Blaustein 女性生殖道病理学
（第 7 版）

主编　〔美〕罗伯特·J. 库尔曼（Robert J. Kurman）

〔美〕洛拉·赫德里克·埃伦森（Lora Hedrick Ellenson）

〔美〕布丽吉特·M. 罗内特（Brigitte M. Ronnett）

主译　薛德彬

北京科学技术出版社

First published in English under the title
Blaustein's Pathology of the Female Genital Tract (7th Ed.)
edited by Robert J. Kurman, Lora Hedrick Ellenson and Brigitte M. Ronnett
Copyright © Springer Nature Switzerland AG, 2019
This edition has been translated and published under licence from
Springer Nature Switzerland AG.

著作权合同登记号　图字：01-2023-0176

图书在版编目（CIP）数据

Blaustein 女性生殖道病理学：第 7 版 /（美）罗伯特·J. 库尔曼，（美）洛拉·赫德里克·埃伦森，（美）布丽吉特·M. 罗内特主编；薛德彬主译 . — 北京：北京科学技术出版社，2023.3
书名原文：Blaustein's Pathology of the Female Genital Tract，7th ed.
ISBN 978-7-5714-2501-2

Ⅰ. ①B… Ⅱ. ①罗… ②洛… ③布… ④薛… Ⅲ. ①妇科病–病理学 Ⅳ. ①R711.02

中国版本图书馆CIP数据核字（2022）第148355号

责任编辑：杨　帆	电　　话：0086-10-66135495（总编室）
责任校对：贾　荣	0086-10-66113227（发行部）
图文制作：北京永诚天地艺术设计有限公司	网　　址：www.bkydw.cn
责任印制：吕　越	印　　刷：北京捷迅佳彩印刷有限公司
出 版 人：曾庆宇	开　　本：889 mm×1194 mm　1/16
出版发行：北京科学技术出版社	字　　数：1850千字
社　　址：北京西直门南大街16号	印　　张：81.5
邮政编码：100035	版　　次：2023年3月第1版
ISBN 978-7-5714-2501-2	印　　次：2023年3月第1次印刷

定　　价：980.00元

译者名单

主译

薛德彬

华夏病理学网（www.ipathology.cn）学术总编兼翻译主管，上海市嘉定区中医医院病理科

译者（按姓氏汉语拼音排序）

白瑞珍　江南大学附属医院病理科

蔡　颖　江苏省无锡市人民医院病理科

曹芳芹　陕西省渭南市妇幼保健院病理科

车拴龙　广州金域医学检验中心，广州医科大学金域检验学院

陈　健　中国人民解放军陆军第八十二集团军医院检验病理科

陈荣明　安徽省长丰县人民医院病理科

陈友权　安徽省六安市第二人民医院病理科

付　勇　中国人民解放军新疆军区总医院病理科

高　珂　南方医科大学第五附属医院

高　薇　山东省济南市中心医院病理科

高蓓蓓　华中科技大学同济医学院附属协和医院病理科

郭　芳　湖北省肿瘤医院病理科

郭晓红　广东省珠海市人民医院病理科

韩　亮　吉林大学中日联谊医院病理科

黄　勇　中国人民解放军陆军第八十一集团军医院检验病理科

黄文斌　河南科技大学第一附属医院病理科

江庆萍　广东医科大学附属第三医院病理科

李　旻　广东省深圳市龙华区人民医院病理科

李　青　上海市浦东新区人民医院病理科

李长平　吉林省通化市人民医院病理科

李国霞　复旦大学附属闵行医院病理科

李素红　山西省儿童医院病理科

李伟松　赣南医学院第一附属医院病理科

廖林虹　江西省赣州市妇幼保健院病理科

刘　杨　黑龙江省大庆市人民医院病理科

马晓燕　西安金域医学检验所有限公司实验诊断部病理科

梅开勇　广州医科大学附属第二医院病理科

漆楚波　湖北省肿瘤医院病理科

王　强　湖北省武汉市黄陂区中医医院病理科

王　毅　广东省妇幼保健院病理科

王宽松　中南大学基础医学院病理学系

王丽萍　吉林大学中日联谊医院病理科

王满香　湖北省肿瘤医院病理科

王仁杰　江西省景德镇市第二人民医院病理科

王巍伟　山东省诸城市妇幼保健院病理科

王学菊　吉林大学中日联谊医院病理科

王雪梅　吉林大学中日联谊医院病理科

魏建国　浙江省绍兴市人民医院病理科

吴　琼　吉林大学中日联谊医院病理科

吴颖虹　江西省景德镇市第二人民医院病理科

阳琼芝　湖北省肿瘤医院病理科

尹香利　陕西省西安国际医学中心医院病理科

张　宏　武警广东省总队医院病理科

张　睿　厦门医学院附属第二医院病理科

张磊超　吉林大学中日联谊医院病理科

张晓阳　天津医科大学第二医院病理科

主编介绍

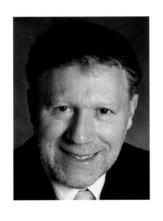

Robert J. Kurman 医学博士是美国约翰斯·霍普金斯大学医学院的"Richard W. TeLinde 妇科病理学杰出教授"[1]，曾任约翰斯·霍普金斯医院妇科病理学主任。他在职业生涯中致力于妇科病理学领域的诊断、研究以及教学工作。他的研究活动始于 20 世纪 70 年代初，主要研究卵巢和睾丸的生殖细胞肿瘤和妊娠滋养细胞疾病，并开创了免疫组织化学（简称免疫组化）技术在经过福尔马林固定、石蜡包埋组织上的应用。这些研究属于第一批描述如何将免疫组化应用于外科病理学的研究。在此期间，他还研究了子宫内膜增生与癌的关系，从而构建了子宫内膜增生的分类系统，后来该分类系统被世界卫生组织（WHO）采纳。在 20 世纪 70 年代末和 80 年代，他在确定 HPV 与子宫颈癌之间的联系的工作中做出了贡献，将 HPV 分子检测作为一种筛查工具。这项贡献还有助于开发"用于报告子宫颈 / 阴道细胞学诊断的 Bethesda 系统（TBS）"，该系统取代了以前的巴氏分类系统，是现在美国及其他多个国家和地区的标准细胞学分类系统。他也是默克公司 HPV 疫苗临床试验的顾问。在过去的 15 年里，他致力于阐明上皮性卵巢癌的发病机制。他不仅与其他病理医师合作，还与分子生物学家和流行病学家合作，证实了多模式方法在卵巢癌研究中的价值。他根据自己的研究结果，提出了一种新的疾病模型，该模型综合了临床观察和病理生物学机制，并用分子数据验证了概念假设，为该领域带来了新的见解。例如，基于形态学和分子遗传学研究，他建立了卵巢癌发生的二元模型，目前该模型已在该领域被广泛接受。此外，他的研究表明，输卵管发生的前驱病变是许多卵巢癌的起源，这一研究结果极大地改变了研究者们对这一研究领域的观点，也对卵巢癌的筛查和预防具有重要意义。他根据研究成果发表了近 300 篇同行评议论文和 150 多篇评论文章，并参与编写了一些专著，但他的影响力远远超出了这些研究工作。他招募和指导的病理医师和研究人员都已成为杰出的妇科病理医师。通过其编写的权威教科书了解到，他还是一名优秀的作者和编辑，他出版的专著包括《Blaustein 女性生殖

1　Richard W. TeLinde 教授是约翰斯·霍普金斯医院妇科病理科的第三任教授，于 1989 年逝世，享年 95 岁。"Richard W. TeLinde 妇科病理学杰出教授"是用他的遗产设立的名誉教授头衔。——译者

道病理学》（第 3 版至第 7 版）、《子宫内膜活检和刮宫诊断：实用方法》（2 个版次）、《宫颈、阴道、外阴肿瘤 AFIP 分册》（第 3 套和第 4 套）、《子宫体肿瘤和妊娠滋养细胞疾病》（第 3 套），以及 2014 年版《女性生殖器官肿瘤的 WHO 分类》。作为一名讲师，他在全世界广受欢迎，并通过其在专业协会中的领导地位（包括国际妇科病理学家协会主席、国际委员会成员以及多种期刊的编辑部成员）为妇科病理学的发展做出了贡献。为了表彰他的学术成就和他所领导的学术活动所取得的成绩，他当选为英国皇家病理医师学院和奥地利病理医师学会的名誉研究员。

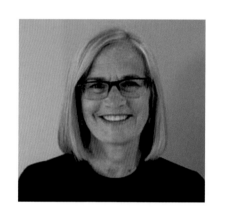

Lora Hedrick Ellenson 医学博士是美国纽约市威尔·康奈尔医学院病理学和实验医学系妇科病理学主任和教授。她在美国加利福尼亚州大学伯克利分校完成了本科学习，随后在美国斯坦福大学医学院和约翰斯·霍普金斯医学院接受住院医师培训。完成解剖病理学课程后，她加入了 Bert Vogelstein 博士和 Ken Kinzler 博士的实验室，担任博士后研究员。她和 Robert J. Kurman 博士同时接受了妇科病理医师的专科培训。在最初从事结肠癌分子生物学研究工作之后，应 Kurman 博士的邀请，她加入了妇科病理科，在那里，她建立了一个独立的研究项目来研究子宫内膜癌的分子遗传学。她的实验室团队是首先记录到子宫浆液性癌中 *TP53* 的高频率突变，以及散发性子宫内膜样癌的微卫星不稳定性和 *PTEN* 突变的研究团队之一。1998 年，在成为美国约翰斯·霍普金斯大学的副教授后，她到美国威尔·康奈尔医学院就职，负责妇科病理科的工作。她在职业生涯中一直管理着一个由美国国立卫生研究院（NIH）资助的实验室，同时也从事妇科病理学的诊断工作，这体现了她广泛的兴趣。自 2001 年开始，她一直是《美国病理学杂志》的副主编。她还曾在《病理学年鉴：疾病机制》的编辑委员会工作了 10 余年。在《罗宾斯和科特兰疾病病理学基础》最新的 3 个版次中，以及最新的《基础病理学》中，她负责撰写关于女性生殖道的章节。最近，她成为《国际妇科病理学杂志》的主编，并且是下一版《女性生殖器官肿瘤的 WHO 分类》的编辑委员会成员。

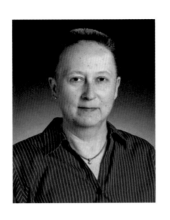

Brigitte M. Ronnett 医学博士是美国约翰斯·霍普金斯大学医学院的病理学教授和妇产科学教授。她毕业于美国西北大学，在美国芝加哥大学普里茨克医学院获得医学学位。她在美国约翰斯·霍普金斯医院完成了病理学住院医师培训，在美国纪念斯隆－凯特琳癌症中心获得了外科病理学住院医师资格，并在美国约翰斯·霍普金斯医院完成了外科病理学和妇科病理学的住院医师培训。自 1995 年以来，她一直是美国约翰斯·霍普金斯大学妇科病理科的成员。她的临床工作集中在大型妇科病理会诊实践方面。她的研究工作聚焦于卵巢黏液性肿瘤、子宫颈和子宫内膜病理学，以及葡萄胎。

薛德彬　译

原书编者名单

Rebecca N. Baergen Department of Pathology and Laboratory Medicine, Weill Cornell Medicine, New York-Presbyterian Hospital, New York, NY, USA

Kathleen R. Cho Department of Pathology, University of Michigan Medical School, Ann Arbor, MI, USA

Philip B. Clement Department of Pathology, Vancouver General Hospital, Vancouver, BC, Canada

Judith A. Ferry James Homer Wright Pathology Laboratories of the Massachusetts General Hospital, Department of Pathology, Harvard Medical School, Boston, MA, USA

John F. Fetsch Soft Tissue Pathology, The Joint Pathology Center, Silver Spring, MD, USA

Deborah J. Gersell Department of Laboratory Medicine, St. John's Mercy Medical Center, St. Louis, MO, USA

Lora Hedrick Ellenson Department of Pathology and Laboratory Medicine, Division of Gynecologic Pathology, Weill Cornell Medical College and New York Presbyterian Hospital, New York, NY, USA

Julie A. Irving Department of Laboratory Medicine, Pathology, and Medical Genetics, Royal Jubilee Hospital, Victoria, BC, Canada

Frederick T. Kraus Perinatal Biology Laboratory, Department of Obstetrics and Gynecology, Washington University School of Medicine, St. Louis, MO, USA

Robert J. Kurman Department of Gynecology, Obstetrics, Pathology and Oncology, Division of Gynecologic Pathology, Johns Hopkins University School of Medicine, Baltimore, MD, USA

William B. Laskin Department of Pathology, Yale Surgical Pathology, Yale School of Medicine, New Haven, CT, USA

Ricardo R. Lastra Department of Pathology, University of Chicago, Chicago, IL, USA

Melinda F. Lerwill Department of Pathology, Massachusetts General Hospital and Harvard Medical School, Boston, MA, USA

Kruti P. Maniar Department of Pathology, Division of Surgical Pathology, Northwestern University Feinberg School of Medicine, Chicago, IL, USA

Michael Mazur Department of Pathology, SUNY Upstate Medical University, Syracuse, NY, USA

W. Glenn McCluggage Department of Pathology, Royal Group of Hospitals Trust, Belfast, UK

Marisa R. Nucci Division of Women's and Perinatal Pathology, Department of Pathology, Brigham Women's Hospital, Boston, MA, USA

Esther Oliva Massachusetts General Hospital, Boston, MA, USA
Department of Pathology, Harvard Medical School, Boston, MA, USA

Edyta C. Pirog Department of Pathology, Weill Cornell, Medical College and New York Presbyterian Hospital, New York, NY, USA

Brigitte M. Ronnett Department of Pathology, Division of Gynecologic Pathology, Johns Hopkins University School of Medicine, Baltimore, MD, USA

Demaretta S. Rush Department of Pathology, University of Arizona College of Medicine, Tucson, AZ, USA

Lauren E. Schwartz Department of Pathology and Laboratory Medicine, Perelman School of Medicine at the University of Pennsylvania, Philadelphia, PA, USA

Jeffrey D. Seidman Center for Devices and Radiological Health, Office of In Vitro Diagnostics and Radiological Health, Food and Drug Administration, Silver Spring, MD, USA

Ie-Ming Shih Gynecologic Pathology Laboratory in the Department of Gynecology and Obstetrics, Johns Hopkins University School of Medicine, Baltimore, MD, USA

Robert A. Soslow Department of Pathology, Memorial Sloan-Kettering Cancer Center, New York, NY, USA
Department of Pathology and Laboratory Medicine, Weill Cornell Medical College and New York Presbyterian Hospital, New York, NY, USA

Paul N. Staats Department of Pathology, University of Maryland School of Medicine, Baltimore, MD, USA

Russell Vang Department of Pathology, Division of Gynecologic Pathology, The Johns Hopkins Medical Institutions, Baltimore, MD, USA

Edward J. Wilkinson Department of Pathology, Immunology and Laboratory Medicine, University of Florida College of Medicine, Gainesville, FL, USA

Thomas C. Wright Department of Pathology and Cell Biology, Columbia University, New York, NY, USA

Robert H. Young Anatomic Pathology, James Homer Wright Pathology Laboratories, Massachusetts General Hospital, Harvard Medical School, Boston, MA, USA

Richard J. Zaino Hershey, PA, USA

Charles J. Zaloudek Department of Pathology, University of California, San Francisco, San Francisco, CA, USA

译者前言

《Blaustein 女性生殖道病理学》自 1977 年面世以来，一直是妇科病理学"金标准"参考书和畅销书。Kurman 教授从本书第 3 版开始担任第一主编，他是世界著名的妇科病理专家，也是最新版《女性生殖器官肿瘤 WHO 分类》的第一主编。其他两位主编 Ellenson 教授和 Ronnett 教授也是国际著名的妇科病理专家，他们与其他编者分别撰写各自权威的专业领域的相关章节，因此可以说本书代表了国际最高专业水平，阐述了妇科病理学各个领域的最新研究进展，尤其是分子病理学领域的惊人进步。在不久的将来，传统的形态学分类系统可能会过时，并被分子学分类所取代。本书旨在体现这种重大变化，强调将传统的形态学分析与免疫组织化学和分子检测技术相结合。

本书原著为 2019 年 9 月出版的第 7 版，由 22 位国际公认的权威专家全面修订，许多章节进行了大幅度的更新。原著共 22 章，正文共 1467 页，有 1400 余幅高质量的插图和 100 多个总结性表格，重点突出，包含女性生殖道病理的各个方面的内容。全书采取统一的编排体例，每个独立病种的介绍都包括概述、病因学、流行病学、临床表现（临床特征）、病理表现、鉴别诊断、临床病程（临床行为）和治疗，结构清晰，便于阅读。本书适用于妇产科病理医师、外科病理医师、病理科进修医师、妇产科医师以及医学院校病理学教师和学生在实际工作中学习和参考。

此次翻译更新了一些术语，如"neoplasia"在第 6 版中译为"瘤变"，第 7 版中统一译为"肿瘤"。本书的翻译工作量巨大，许多译者为此花费了大量的时间和精力。感谢华夏病理学网（www.ipathology.cn）的翻译团队秉承着无私奉献和精诚合作的团队精神完成了稿件的翻译和审校工作。感谢本书第 6 版所有译校者的优质工作，他们为顺利完成本书第 7 版的译校工作奠定了基础。感谢北京科学技术出版社的大力支持，使本书能够顺利出版。

我国各行各业的发展日新月异，病理学的发展也应与时俱进。我们衷心希望大家能喜欢这本翻译巨著《Blaustein 女性生殖道病理学》。如有错误，恳请读者批评指正。

华夏病理学网翻译团队，薛德彬

2020 年 8 月

Preface for Chinese 6th Edition

The trajectory of advances in gynecologic pathology over the past 35 years since the first edition of *Blaustein's Pathology of the Female Genital Tract* is highlighted by the significant contributions from a number of different disciplines notably epidemiology and molecular biology. In fact, the application of molecular biologic methods in conjunction with histopathologic classifications and the natural history of disease ushers in a new approach for surgical pathology in general and gynecologic pathology in particular, which will continue to evolve in the future. Thus, the publication of the 6th edition of the Blaustein text marks the transition in diagnosis from a largely morphologic activity to one based upon an integrated assessment of light microscopy, immunohistochemistry and molecular biology. Finally, the emerging role of digital technology that makes an ever-increasing amount of data available at our fingertips will undoubtedly change the way we access information in the future.

Since the publication of the first edition in 1977, *Blaustein's Pathology of the Female Genital Tract* has emerged as the leading textbook of gynecologic pathology and is the gold-standard reference for practicing pathologists and trainees, as well as obstetric/gynecology practitioners. As with previous editions, the 6th edition maintains a commitment to being a comprehensive text that covers the field of gynecologic pathology in depth while not sacrificing its utility as a "desk-side" text that can be referred to in everyday practice. Accordingly, significant changes have been made to inform the reader of advances in research that have occurred since the last edition while at the same time enhancing its usefulness in the everyday practice of gynecologic pathology.

This thoroughly updated 6th edition includes more than 1400 illustrations in color, informative tables and 22 revised chapters written by internationally recognized experts. Discussion of each specific entity is organized to include general information, etiology, and epidemiology followed by clinical features, pathologic findings, differential diagnosis, clinical behavior and treatment.

I am delighted that this book has been translated into Chinese through the efforts of Huaxia Pathology Web and that the translated version has been published by Beijing Science and Technology Press. Clearly, this book would not have been possible without the great efforts in translation by Debin Xue, Baoling Xing, Qing Li, Liping Wang, Wenbin Huang and many young Chinese pathologists from various different hospitals throughout China. Finally, I must express my gratitude to the prodigious work of the chief reviser, Chengquan Zhao and the co-revisers Aijun Liu, Wentao Yang and Dengfeng Cao. The entire team has produced a superb translation of the 6th edition of *Blaustein's Pathology of the Female Genital Tract*, which will become a valuable resource for all Chinese pathologists.

Robert J. Kurman, M.D.

中文版（第6版）前言

　　距《Blaustein 女性生殖道病理学》初版发行已有 35 年，多学科的重大进步，尤其是流行病学和分子生物学的杰出贡献，推动着妇科病理学不断进步。分子生物学技术结合组织病理学分类和疾病自然史研究为外科病理学（特别是妇科病理学）开创了崭新的研究方法，并且这种研究方法今后仍将继续发展。因此，第6版突出了诊断学研究方法的变迁，从以往的以形态学研究为主，演变为将光学显微镜下形态评估、免疫组织化学和分子生物学结果相结合的综合诊断方法。数字技术的广泛应用也使我们更易获取更多有用的数据，这必将改变我们未来获取信息的方式。

　　《Blaustein 女性生殖道病理学》初版于 1977 年，很快便成为妇科病理学专著的范本，成为临床病理医师、接受病理学培训的医师以及妇产科医师在实际工作中的"金标准"参考书。本书第6版与以往版本一脉相承，属于综合性专著，涵盖妇科病理学的各个领域，既有精深的学术价值，又兼顾实用性，可作为案头教科书，便于读者在日常工作实践中查阅参考。第6版也进行了许多重大修改，以引导读者关注第5版发行之后的研究进展，并进一步提升了本书在妇科病理学日常实践中的实用性。

　　彻底更新的第6版包括1400多幅彩图（译者注：第5版均为黑白图）和信息丰富的表格，全书22章均由国际著名专家编写、修订。每一种独立的疾病都采取统一的编排体例，先阐述基本信息、病因学和流行病学，然后讨论临床特征、病理学表现、鉴别诊断、临床行为和治疗。

　　欣闻华夏病理学网（www.ipathology.cn）的翻译团队将本书译成中文，并由北京科学技术出版社出版。显然，如果没有薛德彬、邢宝玲、李青、王丽萍、黄文斌和来自中国多家医院的众多年轻病理医师的共同努力，本书不可能翻译成文。最后，感谢主审赵澄泉以及副主审刘爱军、杨文涛和曹登峰的巨大贡献。翻译团队的全体成员完成了高质量的译校工作，相信本书将会成为对中国所有病理医师均有价值的参考书。

Robert J. Kurman, M.D.

薛德彬　译

原书第 7 版前言

技术创新推动科学进步。显微镜的应用，尤其是 Virchow 的贡献，引入了细胞病理学理论，Virchow 因此提出癌症系正常细胞发展而来的观点。同样，Cullen 将显微镜分析应用于妇科肿瘤领域，彻底改变了我们对妇科疾病的认识。

今天，分子生物学和生物信息学领域的爆炸性发展提供了新的信息，再次改变了病理学领域。将 1977 年出版的第 1 版《Blaustein 女性生殖道病理学》与现行版的内容进行比较，可以看出妇科病理学的发展轨迹。在第 1 版中，子宫颈癌的病因与单纯疱疹病毒 2 型（HSV-2）有关，这是基于血清流行病学研究和子宫颈癌细胞中 HSV-2 衣壳的电镜照片而得出的结论。已有学者对非对抗性雌激素刺激在子宫内膜癌（分为子宫内膜腺癌、腺棘皮瘤、腺鳞癌和鳞癌）发生和发展中的作用进行了描述，但其作用仍存在争议。在输卵管相关章节，有半页的篇幅是关于原位癌（上皮内癌）的。妊娠滋养细胞疾病分为 3 类：葡萄胎、侵袭性葡萄胎和绒癌。我们现在认识到，子宫颈癌是由人乳头瘤病毒（HPV）引起的，随着 HPV 疫苗的普及，子宫颈癌有望在未来被根除。子宫内膜癌的病理组织学分类已经扩大，最新的下一代测序研究表明，它可以分为 4 个主要的分子亚型（Kandoth et al. 2013）。我们对上皮性卵巢癌概念的认知经历了一个范式的转变，目前的关注点在作为起源部位的输卵管上。最近的一项研究同时使用子宫颈液基样本的突变分析和血浆中循环肿瘤 DNA 的非整倍体检测，结果表明联合应用这两项技术对卵巢癌和子宫内膜癌的检测具有很高的敏感度和特异性，证实了完全基于分子遗传学研究的技术有诊断卵巢癌和子宫内膜癌的潜力，这使得早期诊断和治愈成为可能。

显然，妇科病理学的知识在本书第 6 版面世后的几年里又发生了很多变化。我们认为 40 年前人们对妇科疾病的理解是多么的简单和天真，40 年后的后代在回顾这一版本时也会有同样的感受。评估我们今天所处的研究阶段并推测未来可能发生什么，笔者认识到病理学正处在一个十字路口，因为形态学诊断正让位于分子诊断。考虑到个性化医疗的发展速度，在不久的将来，现行的分类系统可能会过时，因为每个个体的肿瘤都将根据其独特的分子变化进行分类。为了指导这一转变，传统的形态学分析必须与免疫组化和分子生物学发现密切联系起来。这是本书第 7 版旨在实现的主要目标之一。

在本书第 1 版的序言中，Ancel Blaustein 教授说："本书是为妇产科医师、病理医师和住院医师编写的。"笔者认识到，除了无数的病理医师、妇科医师，许多其他专业的医师也已经开始使用本书以获取关于妇科疾病的最新信息，包括对诊断和治疗的讨论。本书第 7 版在继承传统的基础上进行了内容的更新，纳入了妇科病理领域的新进展，如前所述，主要是基于分子生物学的研究成果。

本书第 6 版面世后，WHO 分类也进行了修订，第 7 版采纳了新版 WHO 分类系统。Blaustein 教授很有先见之明，早在 1977 年他就意识到综合性教科书需要多个作者共同参与："妇科病理学领域的发展日新月异，单一作者已经不能胜任教科书的编写。"因此，第 1 版是第一本由多个作者编写的病理学教科书。随着时间的推移，曾经的撰稿人已经过世或退休，因此我们招募了年轻的、有前途的专家作为新的撰稿人，用新的思想和概念使本书焕发新的活力。Kurman 博士从第 3 版开始编辑本书，他将卸任并将编辑权交给 Ellenson 博士和 Ronnett 博士，她们将接替他并继承本书的悠久传统，使本书继续作为妇产科领域宝贵的教育资源。

Robert J. Kurman, M.D.
Lora Hedrick Ellenson, M.D.
Brigitte M. Ronnett, M.D.
薛德彬　译

参考文献

Kandoth C, Schultz N et al（2013）Integrated genomic characterization of endometrial carcinoma. Nature 497（7447）:67–73

Wang Y, Li L, Douville C et al（2018）Evaluation of liquid from the Papanicolaou test and other liquid biopsies for the detection of endometrial and ovarian cancers. Sci Transl Med 10:eaap8793, 1–9

英文缩略语表

AAM	aggressive angiomyxoma	侵袭性血管黏液瘤
ACA	acute chorioamnionitis	急性绒毛膜羊膜炎
ACA	amniotic connective tissue	羊膜结缔组织
ACD	allergic contact dermatitis	过敏性接触性皮炎
ACIS	adenocarcinoma in situ	原位腺癌
ACOG	American College of Obstetricians and Gynecologists	美国妇产科医师协会
ACS	American Cancer Society	美国癌症协会
ACTH	adrenocorticotropic hormone	促肾上腺皮质激素
AFIP	Armed Forces Institute of Pathology	美军病理研究所
AFLP	acute fatty liver of pregnancy	妊娠急性脂肪肝
AFP	alpha-fetoprotein	甲胎蛋白
AGC	atypical glandular cell	非典型腺细胞
AGCT	adult granulosa cell tumor	成年型粒层细胞瘤
AIDS	acquired immunodeficiency syndrome	获得性免疫缺陷综合征，艾滋病
AIM	atypical immature metaplasia	非典型不成熟化生
AIS	adenocarcinoma in situ	原位腺癌
AJCC	American Joint Committee on Cancer	美国癌症分期联合委员会
ALTS	ASCUS-LSIL Triage Study	ASCUS 与 LSIL 分层研究
AMF	abnormal mitotic figure	异常核分裂象
AMF	angiomyofibroblastoma	血管肌成纤维细胞瘤
AMG	actinomycotic granule	放线菌颗粒
AML	acute myeloid leukemia	急性髓系白血病
AN	acanthosis nigricans	黑棘皮病
APA	atypical polypoid adenomyoma	非典型息肉样腺肌瘤
APCCT	atypical proliferative clear cell tumor	非典型增生性透明细胞肿瘤
APET	atypical proliferative endometrioid tumor	非典型增生性子宫内膜样肿瘤
APMT	atypical proliferative mucinous tumor	非典型增生性黏液性肿瘤
APSMT	atypical proliferative seromucinous tumor	非典型增生性浆黏液性肿瘤
APST	atypical proliferative serous tumor	非典型增生性浆液性肿瘤
AR	androgen receptor	雄激素受体
ART	assisted reproductive technique	辅助生殖技术
ASC	atypical squamous cell	非典型鳞状细胞
ASCCP	american Society for Colposcopy and Cervical Pathology	美国阴道镜与子宫颈病理学会
ASC-H	atypical squamous cell - cannot exclude HSIL	非典型鳞状细胞，不除外 HSIL
ASC-US	atypical squamous cell of undetermined significance	非典型鳞状细胞，意义不明
ASPS	alveolar soft part sarcoma	腺泡状软组织肉瘤
BML	benign metastasizing leiomyoma	良性转移性平滑肌瘤

BSO	bilateral salpingo-oophorectomy	双侧输卵管卵巢切除术
CAE	chloroacetate esterase	氯乙酰酯酶
CAF	cellular angiofibroma	富于细胞性血管纤维瘤
CAH	complex atypical hyperplasia	复杂性非典型增生
CAP	College of American Pathologists	美国病理医师协会
CB	centroblast	中心母细胞
CCC	clear cell carcinoma	透明细胞癌
CGH	comparative genomic hybridization	比较基因组杂交
CHM	complete hydatidiform mole	完全性葡萄胎
CIC	cortical inclusion cyst	皮质包涵囊肿
CIGN	cervical intraepithelial glandular neoplasia	子宫颈腺体上皮内肿瘤
CIN	cervical intraepithelial neoplasia	子宫颈上皮内肿瘤
CIS	carcinoma in situ	原位癌
CLC	corpus luteum cyst	黄体囊肿
CLM	corpus luteum of menstruation	月经黄体
CMV	cytomegalovirus	巨细胞病毒
CNS	central nervous system	中枢神经系统
CP	cerebral palsy	脑瘫
CRPV	cottontail rabbit papilloma virus	白尾棕色兔乳头瘤病毒
CT	cytotrophoblast	细胞滋养细胞
DFSP	dermatofibrosarcoma protuberans	隆突性皮肤纤维肉瘤
DFSP-FS	dermatofibrosarcoma protuberans with fibrosarcomatous transformation	隆突性皮肤纤维肉瘤伴纤维肉瘤样转化
DHES	Androgen dehydroepiandrosterone sulfate	硫酸脱氢表雄酮
DIC	disseminated intravascular coagulation	弥散性血管内凝血
DiDi	diamnionic dichorionic	双羊膜囊双绒毛膜囊
DiMo	diamnionic monochorionic	双羊膜囊单绒毛膜囊
DLBCL	diffuse large B-cell lymphoma	弥漫大 B 细胞淋巴瘤
DLEGH	diffuse laminar endocervical glandular hyperplasia	弥漫性层状子宫颈管腺体增生
DPL	disseminated peritoneal leiomyomatosis	腹膜播散性平滑肌瘤病
DSRCT	desmoplastic small round cell tumor	促结缔组织增生性小圆细胞肿瘤
DUB	dysfunctional uterine bleeding	功能失调性子宫出血
E_2	estradiol	雌二醇
EBV	Epstein-Barr virus	EB 病毒
ECC	endocervical curettage	子宫颈管搔刮术
EFT	Ewing family tumor	Ewing 家族肿瘤
EGFR	epidermal growth factor receptor	表皮生长因子受体
EIA	enzyme immunoassays	酶免疫荧光法
EIC	endometrial intraepithelial carcinoma	子宫内膜上皮内癌
EIN	endometrioid intraepithelial neoplasia	子宫内膜样上皮内肿瘤
EMBLT	endocervical-like mucinous borderline tumor	子宫颈管型黏液样交界性肿瘤
EPS	exaggerated placental site	胎盘部位过度反应
ESS	endometrial stromal sarcoma	子宫内膜间质肉瘤
ESS	endometrioid stromal sarcoma	子宫内膜样间质肉瘤
EST	endodermal sinus tumor	卵黄囊瘤（内胚窦瘤）

ESTSCLE	endometrial stromal tumors with sex cord-like elements	子宫内膜间质肿瘤伴性索样成分
ETT	epithelioid trophoblastic tumor	上皮样滋养细胞肿瘤
EVT	extravillous trophoblast	绒毛外滋养细胞
EWS	Ewing sarcoma	尤因肉瘤
FAB	French-American-British	法－美－英
FATWO	female adnexal tumor of wolffian origin	午菲管起源的女性附件肿瘤
FAV	fibrotic avascular villi	纤维性无血管绒毛
FC	follicle cyst	卵泡囊肿，滤泡囊肿
FIGO	Federation International of Gynecology and Obstetrics	国际妇产科联盟
FIRS	fetal inflammatory response syndrome	胎儿炎症反应综合征
FISH	fluorescence in situ hybridization	荧光原位杂交
FNA	fine-needle aspirates	细针穿刺活检
FSH	follicle stimulating hormone	卵泡刺激素
FTE	fallopian tube epithelium	输卵管上皮
FTV	fetal thrombotic vasculopathy	胎儿血栓性血管病变
FVM	fetal vascular thrombosis	胎儿血管灌注不良
FVPTC	follicular variant of papillary thyroid carcinoma	滤泡亚型甲状腺乳头状癌
GCDFP	gross cystic disease fluid protein	巨囊性病液体蛋白
GCT	granulosa cell tumor	粒层细胞瘤
GEMM	genetically engineered mouse model	基因工程小鼠模型
GIST	gastrointestinal stromal tumor	胃肠道间质瘤
GnRH	gonadotropin-releasing hormone	促性腺激素释放激素
GnRHa	gonadotropinreleasing hormone agonist	促性腺激素释放激素激动剂
GOG	Gynecologic Oncology Group	妇科肿瘤学组
GTD	gestational trophoblastic disease	妊娠滋养细胞疾病
GTN	gestational trophoblastic neoplasm	妊娠滋养细胞肿瘤
HA	hyperandrogenism	高雄激素血症
hCG	human chorionic gonadotropin	人绒毛膜促性腺激素
HELLP	hemolysis, elevated liver function and low platelet count syndrome	溶血、肝酶水平升高和血小板减少
HGSC	high-grade serous carcinoma	高级别浆液性癌
HHV	human herpes virus	人类疱疹病毒
HIV	human immunodeficiency virus	人类免疫缺陷病毒
HL	hyperreactio luteinalis	黄体过度反应
HLRCC	hereditary leiomyomatosis and renal cell carcinoma	遗传性平滑肌瘤病和肾细胞癌综合征
HNPCC	hereditary non-polyposis colorectal cancer	遗传性非息肉病性结直肠癌
HPC	hemangiopericytoma	血管外皮细胞瘤
HPF	high-power field	高倍视野
hPL	human placental lactogen	人胎盘催乳素
HPV	human papilloma virus	人乳头瘤病毒
HRR	homologous recombination repair	同源重组修复
HRT	hormone replacement therapy	激素替代疗法
HSIL	high-grade squamous intraepithelial lesion	高度鳞状上皮内病变
HSV	herpes simplex virus	单纯疱疹病毒
HT	hyperthecosis	卵泡膜细胞增生

IARC	International Agency for Research on Cancer	国际癌症研究署
IB	immunoblast	免疫母细胞
ICD	irritant contact dermatitis	刺激性接触性皮炎
ICCR	International Collaboration on Cancer Reporting	国际癌症报告合作组织
IMT	inflammatory myofibroblastic tumor	炎性肌成纤维细胞瘤
IR	insulin resistance	胰岛素抵抗
IRSG	Intergroup Rhabdomyosarcoma Study Group	横纹肌肉瘤研究协作组
ISGYP	International Society of Gynecological Pathologists	国际妇科病理学家协会
ISSVD	International Society for the Study of Vulvovaginal Disease	国际外阴阴道疾病研究学会
IT	intermediate trophoblast	中间滋养细胞
IUD	intrauterine device	宫内节育器
IUFD	intrauterine fetal demise	宫内胎儿死亡
IUGR	intrauterine growth restriction	宫内发育迟缓
IVL	intravenous leiomyomatosis	静脉内平滑肌瘤病
JGCT	juvenile granulosa cell tumor	幼年型粒层细胞瘤
LAM	lymphangioleiomyomatosis	淋巴管平滑肌瘤病
LAST	Lower Anogenital Squamous Terminology	肛门生殖道鳞状上皮术语
LDH	lactate dehydrogenase	乳酸脱氢酶
LEEP	loop electrosurgical excision procedure	电刀环切
LEGH	lobular endocervical glandular hyperplasia	小叶性子宫颈管腺体增生
LELC	lymphoepithelioma-like carcinoma	淋巴上皮瘤样癌
LGPSC	low-grade peritoneal serous carcinoma	低级别腹膜浆液性癌
LGSC	low-grade serous carcinoma	低级别浆液性癌
LGV	lymphogranuloma venereum	性病淋巴肉芽肿
LH	luteinizing hormone	黄体生成素
LHRH	luteinizing hormone-releasing hormone	促性腺激素释放激素
LMP	last menstrual period	末次月经
LOH	loss of heterozygosity	杂合性缺失
LP	lichen planus	扁平苔藓
LS	lichen sclerosus	硬化性苔藓
LSC	lichen simplex chronicus	慢性单纯性苔藓
LSIL	low-grade squamous intraepithelial lesion	低度鳞状上皮内病变
LUFS	luteinized unruptured follicle syndrome	未破卵泡黄素化综合征
LVSI	lymph-vascular space invasion	淋巴管血管浸润
MALT	mucosa-associated lymphoid tissue	黏膜相关淋巴组织
MBT	mucinous borderline tumor	黏液性交界性肿瘤
MDA	minimal deviation adenocarcinoma	微偏腺癌
MDACC	MD Anderson Cancer Center	Anderson 癌症中心
MEC	mucoepidermoid carcinoma	黏液表皮样癌
MERT	malignant extrarenal rhabdoid tumor	恶性肾外横纹肌样瘤
MFI	maternal floor infarct	母体面梗死
MICA	microinvasive carcinoma	微小浸润性癌
MIS	müllerian inhibiting substance	米勒管抑制物
MMF	mammary-type myofibroblastoma	乳腺型肌成纤维细胞瘤
MMMT	malignant müllerian mixed tumor	恶性米勒混合瘤

MMR	mismatch repair	错配修复
MoMo	monoamnionic monochorionic	单羊膜囊单绒毛膜囊
MPF	massive perivillous fibrin	绒毛周围大量纤维素
MPIC	multilocular peritoneal inclusion cyst	多房性腹膜包涵囊肿
MPNST	malignant peripheral nerve sheath tumor	恶性外周神经鞘瘤
MPO	myeloperoxidase	髓过氧化物酶
MPSC	micropapillary serous carcinoma	微乳头型浆液性癌
MPVFD	massive perivillous fibrin deposition	绒毛周围大量纤维素沉积
MRI	magnetic resonance imaging	磁共振成像
MSI	microsatellite instability	微卫星不稳定性
NCI	National Cancer Institute	美国国家癌症研究所
NE	neonatal encephalopathy	新生儿脑病
NF	neurofibromatosis	神经纤维瘤病
NIH	National Institute of Health	美国国立卫生研究院
NK	natural killer	自然杀伤
nRBC	nucleated red blood cell	有核红细胞
OHS	ovarian hyperstimulation syndrome	卵巢过度刺激综合征
ORF	open reading frame	开放阅读框
ORS	ovarian remnant syndrome	卵巢残余综合征
OSE	ovarian surface epithelium	卵巢表面上皮
PARP	poly (ADP-ribose) polymerase	多腺苷二磷酸核糖聚合酶
PAS	periodic acid Schiff	过碘酸希夫
PCOS	polycystic ovary syndrome	多囊卵巢综合征
PCR	polymerase chain reaction	聚合酶链反应
PEComa	perivascular epithelioid cell tumor	血管周上皮样细胞肿瘤
PEPI	postmenopausal estrogen/progestin intervention	绝经后雌激素、孕激素干预
PHM	partial hydatidiform mole	部分性葡萄胎
PID	pelvic inflammatory disease	盆腔炎性疾病
PLAP	placental alkaline phosphatase	胎盘碱性磷酸酶
PMM	peritoneal malignant mesothelioma	腹膜恶性间皮瘤
PMP	pseudomyxoma peritonei	腹膜假黏液瘤
PNET	primitive neuroectodermal tumor	原始神经外胚层肿瘤
POD	polycystic ovary disease	多囊性卵巢疾病
POF	premature ovarian failure	卵巢功能早衰
POSCN	postoperative spindle cell nodules	手术后梭形细胞结节
pPNET	peripheral primitive neuroectodermal tumor	外周型原始神经外胚层肿瘤
PSN	placental site nodule	胎盘部位结节
PSNP	placental site nodule or plaque	胎盘部位结节或斑块
PSTT	placental site trophoblastic tumor	胎盘部位滋养细胞肿瘤
PTB	preterm birth	早产
PTH	papillary tubal hyperplasia	输卵管乳头状增生
PTH	parathormone	甲状旁腺激素
PTHRP	parathormone-related peptide	PTH 相关多肽
PTL	preterm labor	早产
PUIN	pagetoid urothelial intraepithelial neoplasia	Paget 样尿路上皮内肿瘤

RR	relative risk	相对风险
RRSO	risk-reducing salpingo-oophorectomy	预防性输卵管卵巢切除术
RT-PCR	reverse transcription polymerase chain reaction	反转录聚合酶链反应（反转录 PCR）
RUTROSCT	retiform uterine tumor resembling ovarian sex cord tumor	类似卵巢性索肿瘤的网状子宫肿瘤
SAM	superficial angiomyxoma	浅表性血管黏液瘤
SBT	serous borderline tumor	浆液性交界性肿瘤
SCC	squamous cell carcinoma	鳞状细胞癌
SCD	subacute cerebellar degeneration	亚急性小脑变性
SCIS	squamous cell carcinoma in situ	原位鳞状细胞癌
SCJ	squamocolumnar junction	鳞柱交界区
SCOUT	secretory cell outgrowth	分泌细胞过度生长
SCST	sex cord-stromal tumor	性索 – 间质肿瘤
SCTAT	sex cord tumor with annular tubules	伴环状小管性索瘤
SCVMF	superficial cervicovaginal/vulvovaginal myofibroblastoma	浅表子宫颈阴道肌成纤维细胞瘤
SEER	Surveillance Epidemiology and End Results	监测、流行病学和最终结果
SEI	surface epithelial inclusion	表面上皮包涵
SERM	selective estrogen receptor modulator	选择性雌激素受体调节剂
SET	solid, pseudoendometrioid, and transitional cell carcinoma-like	实性、假子宫内膜样和移行细胞癌样
SFT	solitary fibrous tumor	孤立性纤维性肿瘤
SGA	small for gestational age	小于胎龄
SGO	Society of Gynecological Oncologists	美国妇科肿瘤医师协会
SH	stromal hyperplasia	间质增生
SIL	squamous intraepithelial lesion	鳞状上皮内病变
SIN	salpingitis isthmica nodosa	结节性峡部输卵管炎
SISCC	superficially invasive squamous cell carcinoma	浅表浸润性鳞状细胞癌
SLCT	Sertoli-Leydig cell tumor	Sertoli–Leydig 细胞瘤
SM-LMP	smooth muscle tumor of low malignant potential	低度恶性潜能的平滑肌肿瘤
SMA	smooth muscle actin	平滑肌肌动蛋白
SMILE	stratified mucin-producing intraepithelial lesion	复层产黏液性上皮内病变
ST	syncytiotrophoblast	合体滋养细胞
STD	sexually transmitted disease	性传播疾病
STIC	serous tubal intraepithelial carcinoma	浆液性输卵管上皮内癌
STIL	serous tubal intraepithelial lesion	浆液性输卵管上皮内病变
STR	short tandem repeat	短串联重复序列
STUMP	smooth muscle tumor of uncertain malignant potential	恶性潜能未定的平滑肌肿瘤
SUA	single umbilical artery	单脐动脉
TBS	the Bethesda system	子宫颈 / 阴道细胞学诊断的分类和报告系统
TCC	transitional cell carcinoma	移行细胞癌
TCGA	The Cancer Genome Atlas	癌症基因组图谱
TGF	transforming growth factor	转化生长因子
TIC	tubal intraepithelial carcinoma	输卵管上皮内癌
TNF	tumor necrosis factor	肿瘤坏死因子
TORCH	toxoplasmosis, other (viruses), rubella cytomegalovirus, herpes (simplex viruses)	弓形体病、其他（病毒，包括风疹病毒、巨细胞病毒、单纯疱疹病毒）
TPJ	tubal-peritoneal junction	输卵管 – 腹膜交界处

TRAP	twin reversed arterial perfusion	双胎逆行动脉灌注
TSC	tuberous sclerosis complex	结节性硬化复合症
TSS	toxic shock syndrome	中毒性休克综合征
TTTS	twin-twin transfusion syndrome	双胎输血综合征
UGT	undifferentiated gonadal tissue	未分化性腺组织
URR	upstream regulatory region	上游调控区
UTROSCT	uterine tumor resembling ovarian sex cord tumor	类似卵巢性索肿瘤的子宫肿瘤
VAAD	vulvar acanthosis with altered differentiation	外阴棘层肥厚伴分化改变
VAIN	vaginal intraepithelial neoplasia	阴道上皮内肿瘤
VEGF	vascular endothelial growth factor	血管内皮生长因子
VIN	vulvar intraepithelial neoplasia	外阴上皮内肿瘤
VLBW	very low birth weight	极低出生体重
VUE	villitis of unknown etiology	病因不明的绒毛炎
WDPM	well-differentiated papillary mesothelioma	高分化乳头状间皮瘤
WHO	World Health Organization	世界卫生组织
YST	yolk sac tumor	卵黄囊瘤

目　录

外阴良性病变

第 1 章

Demaretta S. Rush, Edward J. Wilkinson 著；

薛德彬，曹芳芹，陈友权　译

内容

1

1.1　解剖学

　　女性外生殖器包括阴阜、大阴唇、小阴唇、阴蒂和前庭。阴阜位于耻骨联合上方，由有毛皮肤和皮下组织组成。在耻骨联合下方，有毛的阴阜分成 2 个皱褶。第一个皱褶为大阴唇，在会阴体的后部、肛门的正前方接合。第二个皱褶为小阴唇，位于大阴唇内侧，每侧小阴唇前方分成 2 个小皱褶：上皱褶在阴蒂前中线融合，形成阴蒂包皮或阴蒂罩；下皱褶在阴蒂后中线融合，形成阴蒂系带。在后部，小阴唇融合成位于阴道口后方、会阴体前方的阴唇系带，没有进一步分开。阴蒂由一束位于中线的勃起组织组成，仅在阴蒂包皮和阴蒂系带之间可见其尖端或阴蒂头。在阴蒂表面下是阴蒂体，它在深部软组织内沿着耻骨支分成 2 个阴蒂脚。前庭是大致呈菱形的区域，由阴蒂系带（前方）、小阴唇内侧缘（侧方）、阴唇系带（后方）所包围。在前庭部位，阴蒂系带的后方为尿道口，再后方为阴道口（由处女膜或其残余物所包围）。外部解剖学如图 1.1 所示。

　　组织学上，阴阜的有毛皮肤类似于身体其他部位（非外阴区）的皮肤组织，由角化鳞状上皮和所有类型的普通皮肤附属器结构（包括毛囊、皮脂腺、小汗腺和感受器）组成。阴阜的皮下组织主要为脂肪组织。大阴唇的组织成分与其相似，但皮下组织还包括平滑肌，上皮深部还有大汗腺。大阴唇内侧的皮肤变成无毛皮肤，相应的毛囊及汗腺缺失，但皮脂腺仍然存在，外观上可能很明显，形成轻微隆起的苍白区域，称为 Fordyce 斑。大阴唇内侧上皮变薄，角化减少。小阴唇富含弹性纤维和血管，不含脂肪组织。小阴唇黏膜与大阴唇内侧部分相似，因为它们是连续的，皮脂腺向内侧渐渐消失。理论上的 Hart 线沿着小阴唇内侧边缘走行，为小阴唇角化上皮与前庭非角化鳞状上皮的交界。在育龄期或雌激素的影响下，前庭黏膜富含糖原，与阴道黏膜相似。前庭黏膜上皮与尿道口的移行上皮融合，并与各种黏膜下腺体的导管开口汇合。

　　外阴的腺体结构在外部检查时通常不可见，其中多数仅在显微镜下可见，除非因疾病而扩大。外阴有毛部分的汗腺与皮肤其他部位的汗腺没有差异。此外，外阴区域还有一些特有的腺体结构。肛

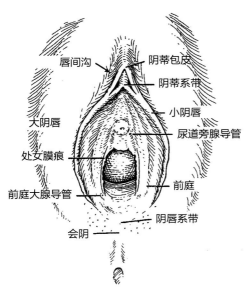

图 1.1　外阴解剖学。前庭是位于小阴唇内侧缘、阴蒂系带至阴唇系带之间的菱形区域，包含尿道口和阴道口

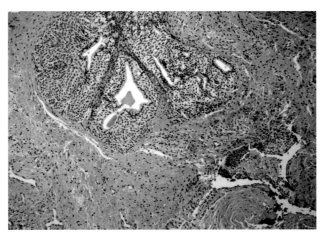

图 1.2　尿道旁腺。腺上皮由尿道上皮和黏液柱状上皮混合组成

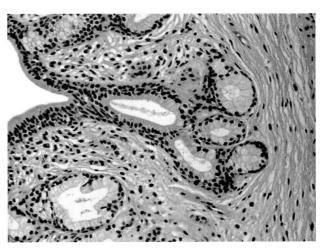

图 1.3　前庭大腺和其导管。腺泡上皮由单层黏液柱状上皮组成，与内衬于导管的移行上皮相融合

门生殖道乳腺样腺体属于特化的大汗腺，位于唇间沟，围绕整个小阴唇、阴蒂、会阴和肛周。这些腺体被覆单层柱状上皮，伴有顶浆突起，腺上皮周围有肌上皮（van der Putte 1991）。这些腺体距表面可深达 3.9 mm（Konstantinova et al. 2017a），有分布广泛的长的螺旋状导管，后者开口于表面。成对的尿道旁腺又称 Skene 腺，是男性前列腺的同类物，由假复层黏液柱状上皮组成，开口于尿道口两侧的表面，并沿尿道后部和外侧分布，其导管衬覆移行上皮（图 1.2）。

　　前庭大腺（Bartholin 腺）为复管泡状腺，腺泡被覆单层黏液柱状上皮（图 1.3）。前庭大腺导管长约 2.5 cm，根据导管所处位置，有 3 种类型的内衬上皮：近端被覆黏液性上皮，远端被覆移行上皮，其开口位于前庭后外侧、处女膜环的外侧，被覆鳞状上皮。前庭小腺位于前庭浅表上皮 1.0~2.5 mm 内，分布于阴蒂系带、尿道口两侧、处女膜环外基部至阴唇系带，与前庭表面相通。它们由衬覆单层黏液柱状上皮的腺泡组成。

　　外阴的主要血液供应为阴部外浅动脉和阴部外深动脉的前、后唇分支（阴部外动脉为股动脉的分支），以及阴部内动脉（为髂内动脉分支）。阴蒂由阴蒂脚和海绵体组成，由阴蒂深动脉供血，而前庭和前庭大腺则由阴道前动脉供血。回流静脉与动脉相伴行。外阴的神经包括感觉神经、特殊受体以及支配血管和腺体的自主神经。外阴的主要神经来源于前（髂腹股沟）唇神经和后（阴部）唇神经。阴蒂由阴蒂的背神经和海绵体神经支配，这些神经也支配前庭。

　　除阴蒂外，整个外阴组织引流入股淋巴结和腹股沟淋巴结。相互交通的小淋巴管绕过阴蒂，延伸至小阴唇、阴蒂包皮和前庭。大阴唇的淋巴网向阴蒂前上方引流，汇入小阴唇和阴蒂包皮的淋巴管，然后进入同侧腹股沟和股淋巴结。一些对侧组织的引流液也可进入股上内侧淋巴结。每侧腹股沟浅淋巴结由 8~10 个淋巴结组成，分为上斜肌组和下腹组，是接收外阴淋巴回流的主要淋巴结，所以也是外阴根治术必须清扫的淋巴结。上斜肌组淋巴结位于腹股沟韧带处，下腹组淋巴结位于大隐静脉和阔筋膜交汇处的上方。阴蒂和会阴中线的淋巴回流绕过浅表淋巴结，在超过 67% 的女性中此处的淋巴引流为双侧性的。来源于阴蒂头的一条较小的次级淋巴通路在汇入尿道的淋巴管后，穿过泌尿生殖膈，与膀胱前表面的淋巴丛汇合，然后流入髂内、闭孔、髂外淋巴结。

1.2 发育异常

1.2.1 先天性异常

外阴先天性发育异常包括缺失、发育不全、过度生长和解剖学多部位重复。有关于先天性阴蒂和外生殖器缺失的报道。米勒管发育不全者的外生殖器基本完整，处女膜和阴道缺失者通常仅表现为前庭区凹陷。小阴唇真性发育不全很少发生，可能是类固醇生成缺陷的标志。小阴唇肥大多见，通常在青春期变得更明显，其定义为从底部到外边缘的长度超过 4 cm（Margesson 2006）。阴蒂肥大可见于肾上腺生殖综合征患者、在子宫内暴露于外源性雄激素的新生儿、两性畸形患者，罕见伴有脂肪代谢障碍（Ridley et al. 1999）。阴唇融合也可能见于两性畸形患者，轻微的小阴唇融合可见于无明显病因的婴儿，局部给予雌激素软膏通常有反应。尿道发育异常可导致尿道开口于阴道或处女膜附近（Kaufman 1994）。双阴道极罕见，通常与内脏米勒系统和直肠的重复有关。

1.2.2 获得性异常

多种外阴疾病可导致生命后期出现解剖学改变。在某些病例中，阴唇肥大可能与长期慢性刺激（如留置导管）有关。阴唇融合也可以是一种后天获得的异常，继发于硬化性苔藓（LS）、扁平苔藓（LP）或其他炎性病变，或女性生殖器外伤造成的粘连和瘢痕。女性生殖器残割发生在非洲、亚洲和中东部分地区，在西方国家的医疗实践中越来越多见，表现为外阴解剖的各种变化，比较复杂（Abdul-Cadir et al. 2016）。这些残割手段包括切除外阴的不同部分、再造切缘，使阴道口部分或完全不可见。女性生殖器残割除了破坏正常的解剖结构外，还可引发并发症，导致外阴的进一步变形。外阴表皮样囊肿是一种常见的并发症，表现为大的有蒂包块，直径可达 7 cm，常在术后存在多年，可被误认为是激素导致的阴蒂增大或肿瘤（Riszk et al. 2007；Osarumwense 2010；Asante et al. 2010）。粒层细胞瘤、血管瘤以及血管、神经和平滑肌的肿瘤也可引起获得性阴蒂增大。

1.3 感染性病变

在发达国家，最常见的外阴感染是由人乳头瘤病毒（HPV）、单纯疱疹病毒（HSV）等病毒引起的性传播疾病，以及传染性软疣和梅毒（一种细菌性疾病）。也有许多其他病原体并非通过性传播而累及外阴。大多数外阴感染可通过临床表现或辅助检查确诊。通常只有在临床表现不典型或诊断可疑时才进行活检。虽然组织病理学表现通常无特异性，但至少可能有一些特征提示病原体类型，指导选择其他检查以确定最终诊断。主要的外阴感染见表 1.1。

1.3.1 细菌感染

1.3.1.1 梅毒

多年来，梅毒的感染率在西方国家呈下降趋势，在 2000 年达到历史最低点，随后又开始攀

表 1.1　主要的外阴感染的类型、病原体、临床表现、建议采用的辅助检查

外阴感染			
诊断	病原体	临床表现	辅助检查
细菌性			
梅毒	梅毒螺旋体	主要表现：硬下疳（溃疡） 次要表现：扁平湿疣（丘疹）	暗视野检查 免疫荧光检测 免疫组化染色 PCR 血清学检查
腹股沟肉芽肿	肉芽肿克雷伯菌	溃疡	细菌培养 Warthin-Starry 或革兰染色（"Donovan 小体"）
性病淋巴肉芽肿	L1、L2、L3 型沙眼衣原体	溃疡，有（或无）腹股沟淋巴结肿大	血清学检查 细菌培养 PCR
软下疳	杜克雷嗜血杆菌	溃疡	细菌培养 PCR 革兰染色或吉姆萨染色
结核	结核分枝杆菌	溃疡、肿块、外生性病变	细菌培养 抗酸染色
病毒性			
尖锐湿疣	HPV，常为 HPV-6 和 HPV-11	尖锐湿疣（生殖道疣）	不需要
疱疹	HSV-1 和 HSV-2	溃疡，免疫抑制患者的病变不典型	细菌培养 PCR 免疫组化染色
水痘（外阴带状疱疹）	带状疱疹病毒	单侧水疱和溃疡	PCR 免疫组化染色
传染性软疣	传染性软疣病毒		不需要
真菌性			
各种	各种	鳞屑斑块（最常见）	皮肤刮屑用于 KOH 制备 PAS 染色或银染色 细菌培养
寄生虫性			
各种	各种	各种	通常不需要

升，近年来在孕妇及人类免疫缺陷病毒（HIV）阳性人群中明显上升（Cohen et al. 2013；Hope-Rapp et al. 2010）。其病原体为梅毒螺旋体，它是一种不能用革兰染色剂染色的螺旋体，不能通过细菌培养检测到，因此了解其临床表现和镜下特征尤为重要。

临床表现

　　该病有不同的病期表现。初次暴露后 1 周至 3 个月，一期梅毒或硬下疳表现为丘疹，进一步发展成无痛性、硬化、表浅、基底干净、边缘隆起的溃疡。硬下疳常为单发，也可多发，特别是在 HIV 阳性患者中（Cohen et al. 2013）。皮损可发生在不易被察觉的部位表面，如子宫颈、肛门黏膜或口咽部。一期梅毒不被注意和未治疗的情况并不少见。通常，硬下疳会在 2~6 周内自愈。

　　二期梅毒的形成时间不定，通常出现在硬下疳发生后 2~8 周。此时，患者可出现皮疹，通常累及黏膜、手掌和足底，可伴有全身症状，如发热、头痛、咽炎和淋巴结肿大。二期梅毒可能伴有新的

无痛性皮肤病变，称为扁平湿疣（梅毒湿疣）和黏膜斑。扁平湿疣表现为隆起的丘疹或斑块，具有柔软的乳头状表面，可累及外阴、肛周和腹股沟区域，最大直径可达 3 cm（图 1.4）。在阴唇内侧的无毛鳞状上皮处，黏膜斑呈现为灰白色糜烂。扁平湿疣和黏膜斑都含有大量的螺旋体，传染性很强。

三期梅毒发生在多年潜伏期后，在当今极为罕见。最重要的是累及心血管系统和中枢神经系统的表现，皮肤或黏膜肉芽肿性病变或梅毒瘤也可见于此期。

镜下表现

一期硬下疳以表面上皮溃疡为特征，伴有黏膜下和血管周围致密的急性或慢性炎症病灶，特点是出现大量浆细胞，亦可伴有肉芽肿性炎。

扁平湿疣的组织学检查显示明显的棘层增生和角化过度、斑片状角化不全以及浅表上皮内微脓肿。真皮内血管周围亦可见慢性炎症反应，类似于一期硬下疳，不同之处在于可见更大量的浆细胞。一期和二期梅毒患者均可出现动脉炎，严重者可出现小血管闭塞。二期梅毒也可出现其他类型的炎症，表现为银屑病样、苔藓样和脓疱样。若炎症和动脉炎以浆细胞浸润为主，应怀疑梅毒的可能性（图 1.5）。

针对螺旋体的 Dieterle 染色、Warthin-Starry 染色和 Steiner 染色（译者注：这三种染色均为银染色法）有助于发现病原体，梅毒螺旋体常位于表皮 – 真皮交界处、真皮浅层血管周围，但即使存在活动性感染也可能呈阴性染色结果。现在通过免疫组化更易判读（图 1.6）。从病变活动部位采集新鲜血清，采用荧光标记抗体技术（使用干涂片制剂），使用暗视野检查可见病原体。也可使用 PCR 技术。与银染色相比，这些检测方法更敏感、更特异，但也更昂贵，并非所有的临床实验室都能应用。血清学检查是最常用的确诊方法，可以代替或作为临床

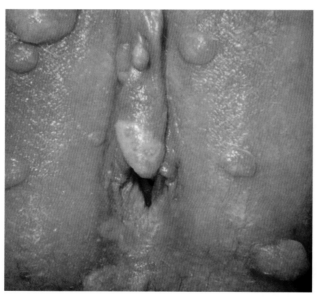

图 1.4　扁平湿疣。病变呈外生型，表面相对光滑、均匀

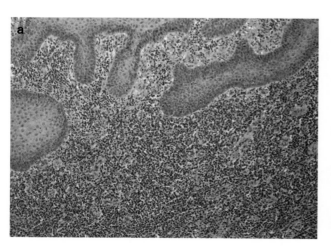
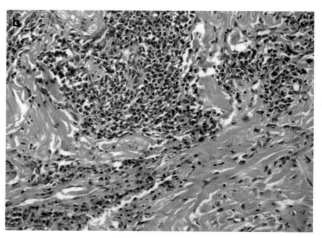

图 1.5　a. 二期梅毒。病变呈明显的假上皮瘤样增生，真皮内存在致密的炎症细胞浸润，其中可见大量浆细胞；b. 真皮较深处，炎症细胞浸润呈围血管分布

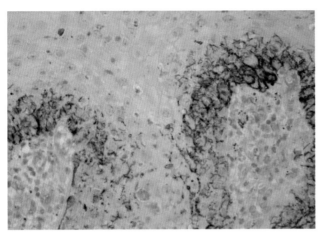

图 1.6　免疫组化染色显示图 1.5 病灶内的梅毒螺旋体，病变位于表皮 – 真皮交界处，明显可见特征性的螺旋结构

样本的显微镜检查的补充。二期梅毒的血清学检查非常敏感，但一期梅毒可能出现假阴性，在这种情况下，可能需要在一段时间后重复检查。

临床病程和治疗

约 30% 的一期梅毒会自发消退。未经治疗或未自发缓解者可能进展为三期梅毒，如果继续不治疗，10% 的患者可能死亡。病变全程可用青霉素或其他适当的抗生素进行全身性治疗。

1.3.1.2　腹股沟肉芽肿

腹股沟肉芽肿，又称杜诺凡病（Donovanosis）或性病肉芽肿，是流行于巴布亚新几内亚、南非、印度、巴西和澳大利亚的一种性传播疾病。在西方国家，这种疾病偶尔会在局部地区暴发。病原体为一种革兰阴性致密荚膜杆菌（以前称为肉芽肿荚膜杆菌），最近被重新命名为肉芽肿克雷伯菌（O'Farrell et al. 2016）。

临床表现

女性的主要病变发生在外阴、阴道和子宫颈。病灶通常在暴露后 1 周至 1 个月内出现，性交、外阴或阴道被粪便污染是其传播方式（Wilkinson et al. 2008）。病变分为 4 种类型：溃疡肉芽肿性、肥

厚性、坏死性和硬化瘢痕性，病变的典型表现为最初为丘疹，进一步发展成溃疡，然后逐渐增大。虽然该病被称为腹股沟肉芽肿，但只有 10% 的病例的腹股沟区受累（O'Farrell et al. 2016）。

镜下表现

组织学上，病变主要由肉芽组织伴广泛的慢性炎症细胞浸润和动脉内膜炎组成。溃疡表面常有纤维素样渗出物，溃疡相邻的表面上皮呈假上皮瘤样增生。表皮内可见坏死和微脓肿。肉芽组织内可见致密的混合性炎症细胞浸润，主要由浆细胞、单核细胞和极少量淋巴细胞组成，可延伸至真皮。

然而，所有这些表现均无特异性，如果未鉴定病原体就无法确定诊断。对病变进行 Warthin-Starry 染色或吉姆萨染色，可见病原体呈特征性双极染色模式，类似于"安全别针"，称为"Donovan 小体"。它们存在于病变中大组织细胞的细胞质空泡内，以及细胞内其他部位（图 1.7）。还可以通过从活动性病变处取材制备涂片，或用溃疡边缘处活检组织制备接触印片，风干后使用甲醇固定，通过吉姆萨染色或细菌培养来鉴定病原体。

临床病程和治疗

妊娠期（O'Farrell et al. 2016）和同时感染 HIV（Basta-Juzbasic et al. 2014）的腹股沟肉芽肿

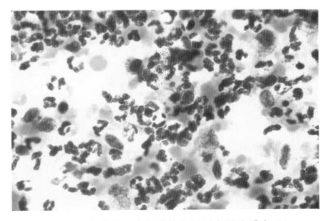

图 1.7　腹股沟肉芽肿。吉姆萨染色显示大量胞质内"Donovan 小体"，病原体周围有特征性的空晕

患者，其病变生长快速，病灶持续时间可能更长，需要更长的治疗时间。罕见病例的病原体可播散到其他器官，最常见的是肝脏和骨（O'Farrell et al. 2016）。应用适当的抗生素治疗，持续到病变完全愈合，由此可以治愈。

1.3.1.3 性病淋巴肉芽肿

性病淋巴肉芽肿（LGV）是一种性传播疾病，流行于非洲、亚洲、中美洲和南美洲，病原体为 L1 型、L2 型和 L3 型沙眼衣原体。该病在西方国家少见，但近年来有零星暴发，主要累及 HIV 阳性男性同性恋者（French et al. 2005）。

临床表现

该病的典型表现分为 3 期，潜伏期为 3~30 天。一期病变为无痛性丘疹，可发展成溃疡，并在 1 周内愈合。2~6 周后，疾病可进展为二期，通常表现为腹股沟淋巴结炎伴肿痛，可有窦道形成。然而，这种典型的腹股沟受累表现已经越来越少见，尤其在女性患者中（Basta-Juzbasic et al. 2014），而直肠炎、阴道炎和子宫颈炎伴全身症状现在更常见。未经治疗的患者可进展为三期，表现为逐渐恶化的直肠炎和脓肿，伴有淋巴回流受阻、纤维化以及阴道和直肠狭窄。

镜下表现

一期病变愈合迅速，很少接受活检。即使进行了活检，其组织学表现也没有特异性，表现为溃疡周围炎性浸润灶，含有巨细胞、淋巴细胞和浆细胞（图 1.8）。陈旧性病变表现为真皮和窦道的广泛纤维化。在光学显微镜下难以识别病原体，重要的是用特殊染色或其他技术排除其他具有相似表现的传染病。诊断依据血清学检查、细菌培养或 PCR 检测。

临床病程和治疗

使用抗生素治疗，也可对淋巴结炎行穿刺抽

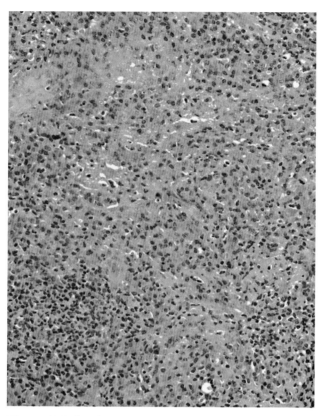

图 1.8　性病淋巴肉芽肿（LGV）。浅表和深部出现致密的慢性炎症细胞浸润，主要是淋巴细胞和浆细胞

吸、切开和引流，以防止病变进展为深溃疡或形成瘘管，并且有助于愈合。及时治疗可防止病变进展到三期（有毁容的可能性）。

1.3.1.4 软下疳

软下疳是一种由杜克雷嗜血杆菌引起的性传播疾病，在非洲、亚洲和加勒比地区流行，多达 56% 的生殖道溃疡为该病所致，但其在西方国家罕见（Mohammed et al. 2008）。

临床表现

该病在 3~7 天的潜伏期后出现症状，最初表现为小丘疹，逐渐发展为脓疱，然后进展为质软的疼痛性溃疡。溃疡通常为单个或多个小病灶，直径为 1~2 mm，但多个病灶可能融合形成直径接近 3 cm 的溃疡。女性患者的溃疡可累及阴唇系带、阴唇、前庭、阴蒂和肛周，临床症状常不明显。40%~50%的患者在出现溃疡后几天到 2 周内出现腹股沟淋巴结肿痛（Mohammed et al. 2008，Basta-Juzbasic et al. 2014）。

镜下表现

皮肤病变的组织学检查显示溃疡有 3 层结构。表面为溃疡床，含有大量中性粒细胞，其下为一层肉芽组织。病变最深处是浸润的慢性炎症细胞，主要由淋巴细胞和浆细胞组成。革兰染色或吉姆萨染色可显示革兰阴性菌。在病变浅表部位，革兰阴性菌以成对或平行链的方式大量存在，细菌培养和 PCR 是更敏感且更特异的诊断方法。

临床病程和治疗

免疫功能正常的个体可通过抗生素治疗而痊愈。目前，该病主要见于 HIV 阳性患者，其病灶更多，治疗效果不佳，即使充分治疗也可能无效（Mohammed et al. 2008）。

1.3.1.5　结核

在全球部分地区，女性生殖道结核是盆腔炎和不孕症的常见原因，但在大多数发达国家少见。它最常累及输卵管和子宫内膜（Manoj et al. 2008）；而外阴受累极罕见，在累及盆腔的结核病例中占比不到 2%（Shen et al. 2011；Manoj et al. 2008）。外阴结核通常由原发性肺部结核分枝杆菌感染引起的血源性播散所致，肺部的结核分枝杆菌感染通常在盆腔疾病被发现时已经治愈，但某些病例的自体接种可能是其病因。免疫抑制可能是易感因素，已有 1 例肾移植患者发生外阴结核的报道（Wilkinson et al. 2008）。激素水平也可能影响病变的发展，因为大多数病例的外阴结核发生在育龄期（Manoj et al. 2008）。

临床表现

外阴结核可表现为溃疡性病变或肿胀伴多发窦道，或因淋巴回流受阻而形成巨大的外生性病变。

镜下表现

受累组织活检通常可以明确诊断，可见特征性的干酪样肉芽肿伴 Langhans 巨细胞。抗酸染色可识别分枝杆菌，但远不如细胞培养和分离病原体更可靠。

临床病程和治疗

病灶切除加 6 个月抗结核药物可治愈（Manoj et al. 2008）。

1.3.1.6　其他细菌感染

红癣是一种由微小棒状杆菌引起的浅表皮肤感染，表现为无症状的红褐色斑点状皮疹，好发于皮肤皱褶处，可累及外阴，通常可基于临床表现做出诊断，很少需要活检。

丹毒由皮肤感染溶血性链球菌或金黄色葡萄球菌所致，表现为边界清晰的红斑，常有发热、不适、寒战和恶心。病变进展可累及皮下组织，形成蜂窝织炎，这种病例的红斑界限不清楚，受累区域会出现肿胀伴疼痛。

溶血性链球菌或金黄色葡萄球菌引起的皮肤感染也可形成脓疱。在外阴，脓疱通常局限于有毛皮肤，表现为小脓疱，很快破裂，形成金黄色的痂。

罕见的葡萄球菌病累及外阴已有报道。这是一种由金黄色葡萄球菌、铜绿假单胞菌、大肠埃希菌、链球菌或变形杆菌引起的皮肤溃疡性感染（Elas et al. 2014）。该病最好通过检查溃疡的脓性引流物来识别，在脓液中可见细菌特有的颗粒。

近期手术和外伤可导致外阴和会阴的皮损部位发生坏死性筋膜炎。大多数外阴感染病例由多种细菌（包括厌氧菌）感染所致（Nakayama et al. 2010）。易感因素包括糖尿病、免疫抑制、周围血管疾病、年龄较大、高血压、肥胖和辐射暴露。最初，坏死性筋膜炎可表现为轻度蜂窝织炎或炎性水肿，常有与组织损伤程度不符的剧痛，伴或不伴发热。即便使用抗生素治疗，该病通常也会迅速进展，因此必须迅速识别，未及时诊断而延误治疗可导致近 50% 的病死率（Stephenson et al. 1992）。及时、积极地进行外科清创，彻底切除感染组织并全身性应用广谱抗生素治疗是治愈的唯一方法，但即使进行了适当治疗，据报道，病死率也为 20%~40%（Sultan et al. 2012）。

1.3.2　病毒感染

1.3.2.1　尖锐湿疣

尖锐湿疣是一种外生性皮肤病变，少见于黏膜，由低危亚型 HPV 感染所致，最常见的亚型为 HPV-6 和 HPV-11。外阴尖锐湿疣的发病率依不同人群而异，一般在 1% 以上。

已发现外阴尖锐湿疣的多种风险因素。尖锐湿疣为性传播疾病，其发病风险随着性伴侣数量的增加而升高。肛门下生殖道区域的其他部位具有 HPV 相关病变的患者，其发病风险升高，高达 50% 的外阴尖锐湿疣女性既往、同时或以后发生子宫颈或阴道鳞状上皮内病变（Mittal et al. 2013）。其他常见的影响因素包括阴道炎、妊娠、糖尿病、口服避孕药和不良卫生习惯。免疫抑制是越来越常见的诱发因素，感染 HIV、接受器官移植或存在自身免疫性疾病的女性常伴有肛门下生殖道的病变，这些病变难以根治（Santana et al. 2011；Lyrio et al. 2013）。

儿童发生尖锐湿疣时必须考虑性虐待，但也已发现其他传播方式。病毒可在子宫内或分娩时垂直传播（Jayasinghe et al. 2006），在出现肉眼可见的病变之前，病毒可保持休眠状态数年（Hornor 2004）。许多儿科病例常呈 HPV-1 和 HPV-2 阳性，这两种亚型常见于皮肤寻常疣，并且患者或看护者都可发生寻常疣，提示存在自身传播和（或）非性接触传播（Allen et al. 1998；Stefanaki et al. 2012）。有一些证据表明，这种疾病也可能通过污染物传播（Jayasinghe et al. 2006）。

关于 HPV 疫苗接种效果的早期研究数据表明，尖锐湿疣越来越少见。在丹麦和澳大利亚，强有力的疫苗接种计划已经覆盖目标人群的 70%~85%。据报道，尖锐湿疣的诊断率明显下降（Ali et al. 2013；Baandrup et al. 2013；Read et al. 2011）。最近的数据显示，美国尖锐湿疣的诊断率也在下降（Flagg et al. 2013）。

临床表现

病变通常无症状，常呈多发性和多灶性分布，常在妊娠期明显增大而引起临床关注（Garland et al. 2009；Hoy et al. 2009）。外阴的任何区域、阴道、子宫颈、尿道和肛管都可能受累。病变可为红色、白色、灰色或棕色，直径从几毫米到几厘米（图 1.9）。稀醋酸液可使异常上皮呈白色，有助于识别。偶尔多个病变融合成大斑块，多见于糖尿病或免疫抑制患者。

镜下表现

组织学检查，病变表现为复杂的分支状乳头结构，有纤维血管轴心，被覆棘层增生的鳞状上皮，常有角化过度和角化不全（图 1.10）。其病理特征

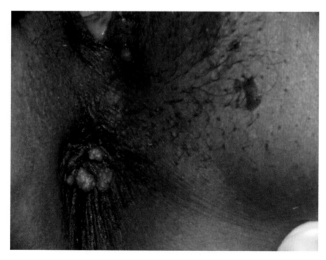

图 1.9　肛周尖锐湿疣。其为外生性病变，表面不规则，有皱褶（由美国佛罗里达大学的 Jaqueline Castagno 博士惠赠）

为挖空细胞异型性，核增大、深染，核形不规则，核膜有皱褶，并可见核周透亮或空晕，常位于上皮层的上 1/3（图 1.11）。这是感染细胞中 HPV 复制的形态学表现，但有些病例的这些表现可能轻微甚至缺失（Medeiros et al. 2005）。基底层和副基底层增生。核分裂象增多，但局限于上皮层的下 1/3。上皮层的中 1/3 开始出现胞质成熟，上皮层上 1/3 的细胞成熟相对正常，细胞间桥明显。也可见角化不良细胞，常见上皮下慢性炎症细胞浸润。

鉴别诊断

外阴的其他良性外生性病变（如纤维上皮性息

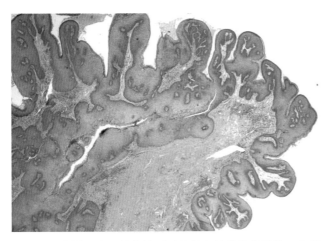

图 1.10　尖锐湿疣。低倍镜下可见复杂的乳头状结构，有纤维血管轴心，被覆增厚的上皮细胞

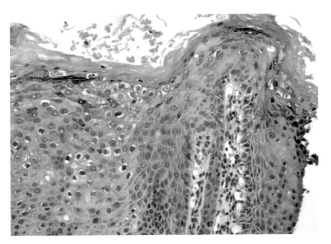

图 1.11　肛周尖锐湿疣。较高倍镜下显示上皮浅层可见特征性的挖空细胞改变，核增大、深染，核形不规则，可见核周透明

肉、前庭乳头状瘤和脂溢性角化病）缺乏尖锐湿疣典型的基底层增生和挖空细胞异型性。形态学不够典型的病例，Ki-67 的免疫组化染色有助于鉴别。HPV 感染激活细胞周期以完成病毒的增殖，此过程发生在成熟的鳞状细胞内，因此尖锐湿疣或低度鳞状上皮内病变（LSIL）的上层上皮细胞会表达 Ki-67，而正常上皮及其他良性鳞状上皮病变中 Ki-67 的表达局限于基底层和副基底层细胞。

伴有疣状形态的高度鳞状上皮内病变（HSIL）和鳞状细胞癌的表层细胞可有明显的挖空细胞异型性，与尖锐湿疣的鉴别要点在于上皮不成熟更明显，核分裂象丰富，常有异常核分裂象，尤其是出现在上皮上层的核分裂象，并且癌浸润下方组织。

尽管少见但应当记住，具有尖锐湿疣典型形态学特征的病变可能含有 HSIL 区域，这种病变几乎总是见于免疫抑制患者（Maniar et al. 2013）。因此，即使在临床上表现为良性尖锐湿疣，也应对这些患者的病变进行活检，以确保排除 HSIL 成分。但即使进行活检，由于广泛的尖锐湿疣成分可能远离其他异常区域，取样时也可能遗漏 HSIL 成分。镜下检查也可能发生同样的情况，由于尖锐湿疣病变相对丰富而忽略了邻近的小灶 HSIL。这种病变可以解释先前报道的感染高危型 HPV 的尖锐湿疣病例。

临床病程和治疗

尖锐湿疣可自发消退，但通常会持续存在，随着时间的推移而增大、增多。它们不是癌前病变，不会进展为 HSIL 或癌。局部应用稀释性鬼臼树脂、咪喹莫特、浓卤代乙酸（三氯乙酸）或儿茶素（Lacey et al. 2013）可治疗小的外阴尖锐湿疣。免疫抑制和子宫颈同时感染 HPV 的患者的治疗反应可能降低（Koo et al. 2016）。较大的病变和耐受局部治疗的病变可通过电切、冷冻手术、激光消融或外科手术来切除或根除（Lacey et al. 2013）。据报道，总复发率为 20%~30%（Lacey et al. 2013），病毒负荷高者的复发率较高（Koo et al. 2016），而外科手术切除患者的复发率较低。

1.3.2.2　疱疹病毒感染

过去，生殖道单纯疱疹病毒（HSV）感染几乎总是由 HSV-2 所致，而 HSV-1 局限于口腔病变。现如今，可能是由于性行为方式的改变，生殖道的 HSV-1 感染越来越常见，尤其是年轻人群，约占某些发达国家新发病例的 50%（Gupta et al. 2007），但外阴 HSV-2 的感染率仍是 HSV-1 的 6 倍。女性生殖道的原发性 HSV-1 感染更为常见，症状也更常见（Fatahzadeh et al. 2007），但复发率较低。由于一种类型的 HSV 抗体对另一型的 HSV 也有一定的作用，故第二种 HSV 的感染率降低，再次感染的严重程度下降且持续时间更短（Fatahzadeh et al. 2007）。美国人在 40 岁之前 HSV-2 的感染率约为 20%，在 60 岁之前 HSV-1 的感染率高达 85%，但外阴受累的发生率尚不清楚，大多数为亚临床感染（Fatahzadeh et al. 2007；Maccato et al. 1992；Nettina 1998）。

临床表现

该病通常在暴露后 4~7 天出现前驱症状（包括发热、头痛、肌肉疼痛和外阴部红斑性肿痛），随后出现丘疹和水疱，进一步发展成极度疼痛的溃疡（图 1.12）。病变可累及肛门、尿道、膀胱、子宫颈、阴道和外阴，伴有排尿困难和阴道分泌物。

同时感染 HIV 可能显著改变 HSV 相关病变的表现。HIV 阳性患者往往有更严重和更频繁的暴发，发展成广泛的病变，需要更长时间的治疗（Domfeh et al. 2012；Fatahzadeh et al. 2007）。患者也可出现不典型的症状或外形不典型的病变，包括无痛性病变、裂隙、斑片状红斑、疖、疣状病变或弥漫性深溃疡性病变（Domfeh et al. 2012；Fatahzadeh et al. 2007）。病理学家最关心的是肥厚性肿块样病变，有时称为慢性肥厚性营养不良病

变。临床上，这些病变表现为外生性肿块，最大径达数厘米（图 1.13），临床上可能类似疣或鳞状

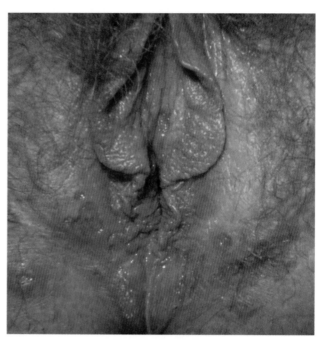

图 1.12　外阴单纯疱疹病毒感染。红斑底部可见大量小而浅的溃疡，见于大阴唇下部、小阴唇和会阴

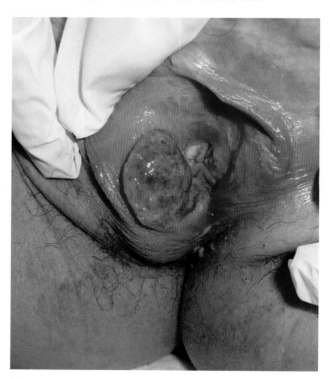

图 1.13　慢性肥厚性营养不良和疱疹感染的非典型表现。病变位于小阴唇内侧面，表面可见小溃疡（经许可引自 Selim et al. 2015）

细胞癌（Domfeh et al. 2012；Mosunjac et al. 2009；Gomes do Amaral et al. 2009；Strehl et al. 2012；Tangjitgamol et al. 2013）。

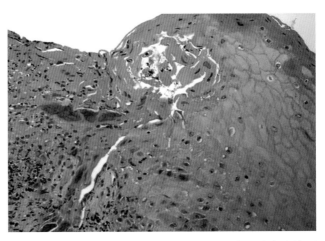

图 1.14　单纯疱疹病毒感染的细胞改变。疱疹性溃疡边缘可见多核，核染色质呈均质状玻璃样变性

镜下表现

溃疡边缘取样可能发现诊断性特征。感染细胞显示核染色质均质化，呈毛玻璃样，进而出现更典型的嗜酸性核内包涵体。多核也是其特征之一（图 1.14）。从新鲜溃疡的基底部和边缘刮取（Tzank 制片）或从新破裂的水疱取样进行细胞学检查，也可见典型的细胞改变。随着时间的推移，受感染的细胞核碎裂、溶解，因而在溃疡后期采集的样本不一定总是含有核内包涵体。

HIV 阳性患者的非典型病变的组织学特征与典型病变明显不同。体积大、外生性的慢性肥厚性营养不良病变的镜下表现为明显增厚、上皮角化过度，其下间质纤维化，真皮层增厚，伴有大量浆细胞和淋巴细胞浸润。只有小范围的溃疡，其中可见特征性的改变（图 1.15）。

无法通过形态学变化可靠地区分初发与复发、HSV-1 与 HSV-2 感染，也无法明确地与带状疱疹相鉴别。尽管罕见，带状疱疹也可累及外阴。免疫组化染色可用来区分组织学和细胞学制片中病毒的类型，必要时也可进行病毒培养。然而，病毒培养的敏感度相对较低，只有约 80% 的初发感染和 25%~50% 的复发感染可以通过这种方法识别（Gupta et al. 2007）。PCR 是识别该病毒的首选方法，较病毒培养更敏感、更快速（Fatahzadeh et al. 2007；Gupta et al. 2007；Hope-Rapp et al. 2010）。

临床病程和治疗

如果不治疗，初发溃疡一般在 2~6 周内痊愈，之后病毒潜伏在局部感觉神经节和自主神经节内。使用抗病毒药阿昔洛韦、伐昔洛韦或泛昔洛韦进行 7~10 天的全身性治疗可以加快愈合、减少病毒传播、降低新病变的发生率，但这些药物不能预防或根除潜伏性感染，并且不能治愈。病毒可能会周期性地再次活化，导致随后的复发。初发感染后，复发率随时间的推移逐渐降低（Gupta et al. 2007）。常规治疗可能对合并 HIV 感染的非典型病变患者无效，这类患者需要更大剂量的抗病毒药和更长的疗程，有些患者可能需要使用替代抗病毒药。对于耐受治疗的大的非典型病变，也可考虑手术治疗。

1.3.2.3　传染性软疣

临床表现

传染性软疣是一种皮肤病毒感染，潜伏期为 14~50 天，表现为小而光滑的丘疹（直径 3~6 mm），中央有斑点或脐凹，通常呈多发性和分散性，也可单发。据报道，传染性软疣偶尔可表现为斑块，由 50~100 个单独的病变聚合而成。在儿童中，病变可发生在皮肤的任何部位，传播途径是密切接触。儿童生殖道受累少见（Zhuang et al. 2015）。而在成人，生殖道通常是唯一受累部位，几乎完全由性接触传播（Bast-Juzbasic et al. 2014）。在外阴部位，大阴唇、小阴唇和阴阜的角化表面最容易受累。病变通常无症状，也可出现瘙痒，过度抓挠造成的剥脱可导致继发性细菌感染，进而掩盖原发病变，混淆诊断。

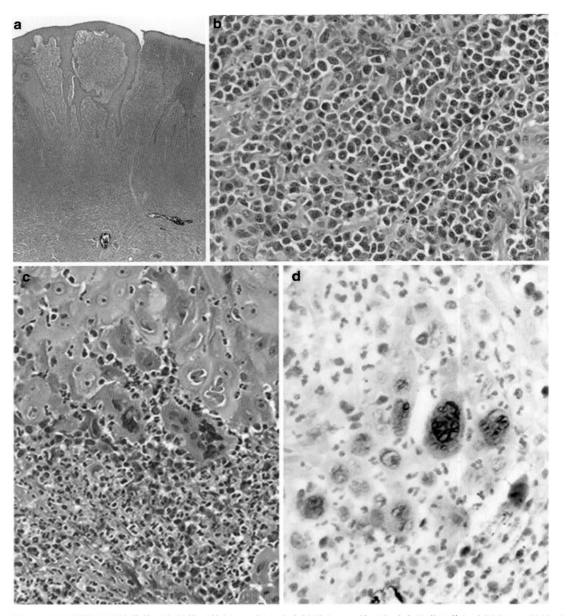

图 1.15　图 1.13 所示慢性肥厚性营养不良的镜下特征。a. 假上皮瘤样增生；b. 其下方致密的淋巴浆细胞浸润；c. 局灶可见 HSV 所致的细胞病理学改变；d. 免疫组化 HSV 染色证实诊断（经许可引自 Selim et al. 2015）

镜下表现

　　临床诊断通常不需要依靠活检，如果行活检，组织学有特征性的改变（图 1.16）。如果从病变中央切开，组织学上可看到病变中央的浅凹。真皮内，血管反应明显，内皮细胞增生，血管周围炎症细胞浸润。新发感染表现为明显的棘层增厚和特征性的胞质内嗜酸性病毒包涵体（Henderson-Patterson 小体），后者在病变内部的刮取物中也可见到。

临床病程和治疗

　　病变只要出现就有传染性，大多数传染性软疣会在数月至数年内自发消退，但许多患者都急于尽早摆脱它们。有许多治疗方法可缩短病程，包括刮除术、冷冻手术和局部用药。不同患者的治疗反应不一，可能需要采用多种治疗方式才能根除病变。

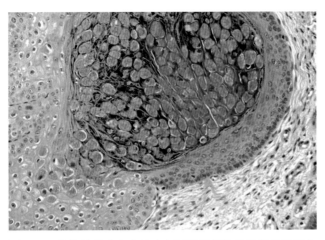

图 1.16　传染性软疣。病灶中心可见特征性的嗜酸性病毒包涵体（Henderson-Patterson 小体）

1.3.2.4　带状疱疹（水痘）

外阴带状疱疹由水痘的病原体累及外阴所致，较为罕见。病毒在骶神经节呈静止状态，到达病变部位后被重新激活。前驱症状为外阴疼痛，体格检查没有明显的发现。起初为刺激性前庭炎，随后水疱破裂，溃疡明显。患者通常是绝经后女性和（或）免疫抑制者，水疱呈特征性的单侧分布。组织学和细胞学检查结果与单纯疱疹病毒感染所致的改变无明显差异，必要时使用病毒特异性抗体做免疫组化染色或 PCR 检测来鉴别。

1.3.2.5　巨细胞病毒感染

巨细胞病毒（CMV）是溃疡性子宫颈炎和外阴阴道炎的罕见病因，临床上类似 HSV 感染（Abou et al. 2013）。组织病理学亦与 HSV 感染相似，但 CMV 在核内和胞质都会引起细胞学改变，不出现多核，病毒包涵体也可累及血管内皮细胞和上皮细胞。通过 CMV 特异性抗体的免疫组化染色、对从活动性病灶采集的拭子进行 PCR 检测或培养分离可明确诊断。

1.3.2.6　EB 病毒感染

原发性 EB 病毒（EBV）感染有时是引起小阴唇溃疡的原因，可伴或不伴有传染性单核细胞增多症的全身症状。溃疡的直径通常超过 1 cm（Halvorsen et al. 2006），溃疡深，伴有坏死，局部存在疼痛。发病的中位年龄为 14.5 岁，大多数患者没有近期性行为史（Halvorsen et al. 2006）。外阴受累可能是血行播散所致，但不能完全排除性传播。

溃疡出现在疾病很早期，通常发生在血清学检测到感染之前，并在 3~4 周内自发愈合（Halvorsen et al. 2006；Sand et al. 2017；Taylor et al. 1998）。可以通过病毒培养或 PCR 确诊（Halvorsen et al. 2006；Sand et al. 2017）。组织学表现无特异性，在活检标本中极少能观察到病变。

1.3.3　真菌感染

外阴真菌感染可引起外阴和肛周皮肤的慢性炎症性疾病。最常见的病原体是念珠菌。复发性或慢性外阴念珠菌感染可引起受累黏膜萎缩和疼痛，外观呈有光泽的红色。可形成局限于阴蒂周围区域、唇间沟和阴道口周围的疼痛性裂隙，这一点可作为诊断的线索（Margesson 2006）。皮肤真菌病少见，大多是人畜共患病，最常见的是犬属小孢子菌和毛癣菌感染（Sand et al. 2017）。皮肤真菌病通常累及有毛皮肤，产生毛囊丘疹性脓疱病变，可融合成隆起的红斑样鳞状斑块。据报道，由马拉色菌感染引起的花斑糠疹可发生于外阴（Day et al. 2014）。外阴真菌感染很少需要活检，通常将皮肤刮屑置于10% 氢氧化钾，通过显微镜检查或适当的培养方法明确诊断。如果活检，表皮存在中性粒细胞可提示真菌感染（图 1.17），银染色或 PAS 染色可显示病原体。通常局部应用抗真菌软膏来治疗。

1.3.4　寄生虫感染

阴虱并不少见，但很少需要组织学检查，因为虱卵、蛹和成虫用肉眼或放大镜可见。

外阴的其他寄生虫感染非常少见。儿童发生

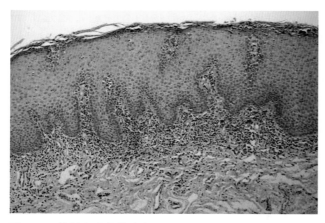

图 1.17　外阴皮肤真菌感染。上皮内见大量中性粒细胞，为真菌感染的线索之一。与银屑病的形态学表现类似，需要鉴别（见图 1.18），明确诊断需要进行特殊染色以识别病原体

蛲虫感染时常出现严重的外阴、阴道瘙痒，以致夜醒，这与蛲虫的迁移有关。外阴前庭和阴道检查表现为明显的炎症，但外阴组织罕见寄生虫。据报道，蛲虫虫卵可引起外阴肉芽肿（Sun et al. 1991）。血吸虫病的传染性尾蚴进入外阴皮肤后可引起病变，病原体通常为曼氏血吸虫，常发生在血吸虫病高发地区，寄生虫可见于活检标本的表皮内。继发于蝇类和麻蝇属幼虫感染的外阴皮肤蝇蛆病已有报道，可通过从外阴组织提取的幼虫来诊断（Cilla et al. 1992；Koranantakul et al. 1991）。

1.4　炎症性皮肤病

　　炎症性皮肤病是最常见的皮肤疾病之一，常累及外阴。在临床和组织学上，外阴皮肤病比外阴区以外其他部位的病变更难被识别，这在很大程度上是由于特殊的局部环境。外阴皮肤处于闭塞的环境中，潮湿、摩擦及其他刺激经常混合在一起，导致外阴的炎症性皮肤病形成异常表现。非生殖道皮肤病的特征在外阴可能不明显甚至缺失。同时，外阴病变更可能出现反应性改变和重复感染的叠加，使症状和表现变得复杂、难以区分。因此，外阴炎症性皮肤病通常无法通过活检确诊，往往需要加强临

床和病理学的联系以及长期观察来获得特异性诊断。在这些病例中，病理医师的工作与其说是明确诊断，不如说是缩小鉴别诊断的范围。

　　皮肤病理学家长期以来一直把识别特定的组织学模式作为皮肤病分类的第一步，因此国际外阴阴道疾病研究学会（ISSVD）建立了第一个基于组织学模式的外阴皮肤病分类方案（Lynch et al. 2006）。本章将 2006 年初版炎症性皮肤病的 ISSVD 分类进行简化，只包括那些最有可能在外阴活检中遇到的疾病，作为表 1.2 的基础，另外也列出了一些不太常见的但值得考虑的疾病。遵循这个框架，将这些疾病按主要组织学模式分类如下。

1.4.1　棘层水肿模式

　　棘层水肿是上皮内水肿的结果。临床上，棘层水肿性病变表现为湿疹性皮炎，表面湿润、有渗出。由于外阴通常处于密闭环境，水分过多导致表面受浸泡，可能会掩盖下方的病变。显微镜下，棘层水肿表现为液体积聚，导致上皮细胞之间的间隙增大。

1.4.1.1　过敏性 / 刺激性接触性皮炎

临床表现

　　接触性皮炎是最常见的外阴棘层水肿性皮炎，累及 15%~54% 的女性（Ball et al. 2015；Connor et al. 2014）。外阴接触性皮炎分为过敏性接触性皮炎（ACD）和刺激性接触性皮炎（ICD），后者多见。ACD 是细胞介导的对过敏原的反应，过敏原包括多种肥皂、局部应用的某些药物或其成分（Moya-Barracco et al. 2014；O'Gorman et al. 2013；Foote et al. 2013；Bauer et al. 2005）。ICD 不仅是由于刺激物的存在，而且是由于下方的皮肤组织损伤及其导致的屏障功能丧失，可见于尿失禁患者，偶见于月经期间使用卫生巾的女性（Wakashin 2007）。表 1.3 列出了一些常见的过敏原和刺激物。

表 1.2　外阴皮肤病按组织学模式分类的概要

外阴皮肤病的 ISSVD 2006 年版分类 [a]	少见类型（ISSVD 的 2006 年版分类未收录）
棘层水肿模式	
特应性皮炎 过敏性 / 刺激性接触性皮炎	
棘层增厚模式	
银屑病 LSC（原发性或继发性）	
苔藓样模式	
LS LP	固定性药疹
真皮均质化 / 硬化模式	
LS	硬皮病
水疱大疱模式	
类天疱疮，瘢痕型（黏膜类天疱疮） 线状 IgA 病	大疱性类天疱疮 妊娠类天疱疮 天疱疮 大疱性系统性红斑狼疮（SLE）
棘层松解模式	
Hailey-Hailey 病 Darier 病	
肉芽肿模式	
克罗恩病 肉芽肿性外阴炎（Melkersson-Rosenthal 病）	结节病
血管病变模式	
阿弗他溃疡 Behcet 病 浆细胞性外阴炎	

注：表格左栏为 2006 年版 ISSVD 分类所包括的疾病，右栏是本章添加的疾病。

[a] 改编自 Lynch et al. 2006。

ICD 和 ACD 的临床表现多样，取决于病情的严重程度和持续时间。急性 ICD 在暴露后几分钟到几小时内发生，而 ACD 的形成则需要 24~48 小时。ICD 的病变往往边界清楚，局限于接触区域，很可能有疼痛感，不太可能出现水疱和大疱；而 ACD 大多界限不清，很可能出现瘙痒并形成小疱和大疱。两者均可出现表浅糜烂或溃疡。有时症状显著但皮损处表现正常或仅有轻微改变，这种情形并不少见（Ball et al. 2015）。

表 1.3　外阴常见的过敏原和刺激物 [a]

芳香剂
表面麻醉药
防腐剂
局部抗真菌药和抗生素
润肤剂
金属（镍、金）
体液
肥皂或洗涤剂
润滑剂
过热

注：[a] 多种物质可成为过敏原或刺激物，取决于患者的敏感程度。

镜下表现

病理表现也有多种变化，取决于病变发生时间的长短。早期棘层水肿可能轻微，然后进展为真皮水肿并形成微小水疱，后者随着时间的推移又会消退。长期存在的接触性皮炎常并发慢性单纯性苔藓（LSC）（见 "1.4.2.2　慢性单纯性苔藓"），伴有明显的棘层增生和角化过度。

临床病程和治疗

ICD 和 ACD 的症状在接触物消失后方可消退，消退需要一定时间。所有可能的暴露物均需消除，涉及面相当广泛，具体到每一种肥皂、洗发水、洗衣产品、乳液、润滑剂、外用药膏和面霜，甚至许多衣物等，直到斑贴试验结果转阴或慢慢恢复。在确定过敏原或刺激物之前，可以采用多种治疗方法控制症状。凡士林或氧化锌可用于形成保护屏障以隔断潜在的接触物，口服非处方抗组胺药可止痒，非甾体抗炎药可镇痛。坐浴和冷敷也可缓解疼痛。对于顽固性疼痛，可用三环类抗抑郁药和抗惊厥药治疗。局部应用糖皮质激素，对重症病例局部注射或全身应用糖皮质激素，通常也是临床管理的一部分。需要注意的是，罕见情况下，局部应用的糖皮质激素本身可能也是过敏原或刺激物。

1.4.1.2 特应性皮炎

临床表现

特应性皮炎主要发生于儿童，85% 的患者在 5 岁之前发病，大多数病例在青春期缓解。仅有 2%~8% 的病例为成人初发（Arkwright et al. 2013）。该病可能累及外阴皮肤，但迄今为止文献报道的病例很少，外阴处的发病率不明。物理检查可能仅可见干燥和结痂，外阴可因抓挠刺激而出现皮肤增厚和局灶性表皮剥脱。

镜下表现

因为根据临床表现和非外阴区皮肤的表现就能诊断，很少需要外阴活检。如果活检，病理表现通常没有特异性。可存在棘层水肿，真皮内可见淋巴细胞及巨噬细胞，炎症细胞的多少与病变严重程度及病程相关。亦可见嗜酸性粒细胞和肥大细胞。最常并发 LSC（见"1.4.2.2　慢性单纯性苔藓"），后者由慢性瘙痒和抓挠所致，可能掩盖初始疾病。

临床病程和治疗

70% 的特应性皮炎患儿在成年前自发缓解，但少数患儿终身患病，周期性加重。该病无法治愈，大多数患者通过使用润肤剂和局部使用糖皮质激素可控制症状。无效时可局部使用钙调神经磷酸酶抑制剂来代替糖皮质激素。罕见的重症难治性病例需要使用全身性钙调神经磷酸酶抑制剂（如环孢素）来治疗。

1.4.1.3 外阴棘层水肿性皮肤病的鉴别诊断

通常无法依靠组织学区分 ICD、ACD 和特应性皮炎，但某些特征可以支持特定的诊断。出现细胞气球样变和角化不良支持 ICD，但也需要考虑重度固定性药疹和多形性红斑的可能性。含有嗜酸性粒细胞的明显水疱和上皮内 Langhans 巨细胞支持 ACD（Moya-Barracco et al. 2014；Hoang et al. 2014），但前者也可见于某些水疱大疱性疾病的早期，对这类病例可用免疫荧光检测来鉴别。棘层水肿可见于真菌感染、某些药物反应、节肢动物咬伤、接触性皮炎和特应性皮炎。仔细寻找真菌病原体，必要时使用特殊染色（如 PAS 染色或银染色）有助于确定是否存在真菌感染，而临床病史有助于确定药物反应和节肢动物咬伤。棘层水肿亦可见于棘层松解性疾病，但棘层松解不是特应性皮炎或接触性皮炎的特征，发现棘层松解提示另一组完全不同的疾病（见"1.4.6　棘层松解模式"）。外阴棘层水肿性皮肤病的鉴别诊断见表 1.4。

1.4.2 棘层增厚模式

棘层增厚是指表皮增厚，临床表现为厚的白色斑块。组织学上，棘层增厚有两种模式。其一为规则性棘层增厚，有时也称为银屑病样增生，表现为上皮脚均匀拉长，所有上皮脚具有相同的长度和宽度；另一模式为不规则棘层增厚，上皮脚的长度和宽度均不相同。无论规则或不规则，棘层增厚的发展都需要一定的时间，因此是慢性而不是急性疾病。

表 1.4　常见外阴棘层水肿性皮肤病的鉴别诊断

诊断	疼痛	瘙痒	病变界限	细胞气球样变 / 角化不良[a]	水疱 / 大疱形成[b]	并发非外阴区皮肤病
ACD	罕见	常见	不清	无	有时（含有嗜酸性粒细胞和 Langhans 巨细胞）	无
ICD	常见	罕见	清楚	有时	无	无
特应性皮炎	罕见	总是	不清	无	无	有

注：[a] 排除多形性红斑。
　　[b] 排除水疱大疱性疾病。

1.4.2.1 银屑病

临床表现

银屑病是一种免疫介导的慢性皮肤病,在美国其发病率约为 3.2%(Young et al. 2017),其中 30%~40% 累及外阴区(Andreassi et al. 2014)。女性患者的中位发病年龄为 25 岁(Young et al. 2017),疾病的严重程度常随着激素水平而波动,在青春期、产后、绝经后加重。外阴银屑病可表现为经典型,最常见于阴阜,呈界限清楚的红斑丘疹和覆盖着银色鳞屑的斑块,刮除表面鳞屑时可见点状出血(Auspitz 征)。外阴其他部位则更常见反转型,表现为银屑缺失,病变呈扁平的红色斑块,可发生糜烂或溃疡。外阴银屑病的症状包括瘙痒、烧灼感和疼痛。

镜下表现

经典型银屑病显示典型的诊断特征,包括融合性表面角化不全伴浅表中性粒细胞聚集(Munro 微脓肿)、表皮增生、颗粒层缺失、棘层松解性脓疱以及真皮乳头上方的表皮变薄(图 1.18a)。在反转型银屑病(图 1.18b)活检标本中其诊断特征可能不太明显或缺失(Andreassi et al. 2014;Moyal-

Barracc et al. 2014)。

临床病程和治疗

银屑病有多种治疗方法,但无法治愈。轻症可用多种外用药,而重症则需要系统性免疫抑制剂治疗,如甲氨蝶呤或环孢素。光疗是一种有效的或可替代外用药的疗法,但外阴复杂的解剖学使其难以实施且效果有限。对于中重度病例,一些新药由于直接针对导致异常免疫反应的细胞因子,疗效显著。

1.4.2.2 慢性单纯性苔藓

临床表现

慢性单纯性苔藓(LSC)是由于局部瘙痒而持续性摩擦或抓挠引起的一种反应性模式,可发生于无诊断性病因的原发性瘙痒(原发性硬化性苔藓),也可能是许多慢性瘙痒性疾病(如特应性或接触性皮炎、慢性真菌感染、硬化性苔藓或扁平苔藓)的结局。LSC 常累及大阴唇、阴阜和肛周区的有毛皮肤,病变可能局限于局部区域,呈灰白色或发红(图 1.19)。皮肤斑纹常加重,是真皮内水肿和慢性摩擦的征象;常见表皮剥脱和裂隙。

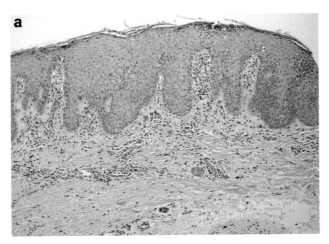
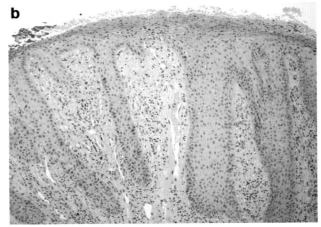

图 1.18　a. 经典型银屑病。表皮呈规则的棘层增生,真皮乳头上方的表皮变薄,颗粒层缺失,融合性表面角化不全伴浅表中性粒细胞聚集(Munro 微脓肿)。b. 反转型银屑病。病变特征与经典型相同,但中性粒细胞的分布更均匀,表面角化不全更厚

镜下表现

除了显著的不规则棘层增厚外，其他组织病理学特征包括角化过度和颗粒层增厚。真皮乳头纤维化，以胶原纤维垂直走行为特征，真皮乳头毛细血管亦呈垂直走向（图 1.20）。真皮乳头的胶原纤维和毛细血管的这种方向性排列是其独特的、有用的诊断特征（Ball et al. 2015）。真皮浅层常有慢性炎症，但一般不出现嗜酸性粒细胞和中性粒细胞。LSC 可出现角化不全，但一般不是显著特征。上述改变无特异性，通常采用排除性诊断。

临床病程和治疗

抓挠 LSC 的病变部位会使瘙痒加剧，形成难以控制的恶性循环。症状可通过局部应用糖皮质激素、钙调神经磷酸酶抑制剂来控制，当然，也可通过避免抓挠来控制。常见复发。

1.4.2.3　外阴棘层增生性皮肤病的鉴别诊断

临床病史通常可证实银屑病的诊断，因为大多数患者其他部位的皮肤有并发或以前诊断的特征性病变。对于某些以前确诊的银屑病病例和无明确病史的病例，如果病变中有明显的中性粒细胞浸润并类似于真菌感染，而其他组织学特征不明确，建议在诊断银屑病之前先行特殊染色以排除真菌感染。对于表现出明显炎症的 LSC 病例，也应采取同样的措施，因为慢性真菌感染是 LSC 的一个常见的潜在原因。

银屑病和 LSC 虽然都有明显的棘层增厚特征，但容易区分。再次强调，银屑病的临床病史极有帮助，而组织学特征对区分两者也是比较可靠的。银

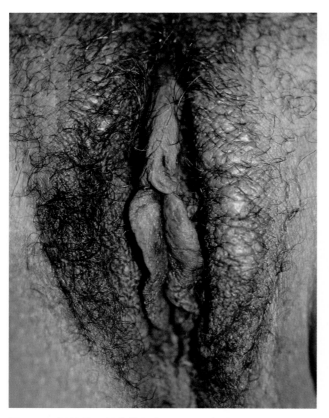

图 1.19　慢性单纯性苔藓的肉眼观。左侧大阴唇表面增厚，呈灰白色（经许可引自 Ball et al. 2015）

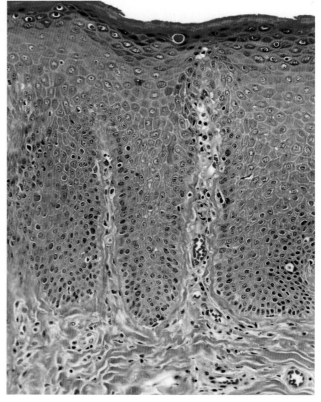

图 1.20　慢性单纯性苔藓。表皮增厚，局部颗粒层增厚。真皮乳头可见特征性的垂直走行的胶原纤维和毛细血管（经许可引自 Ball et al. 2015）

屑病的棘层增厚形态规则，LSC 不规则；银屑病的颗粒层缺失，LSC 的颗粒层突出。此外，真皮乳头上方的表皮变薄、微脓肿形成是银屑病的显著特征，而在 LSC 中不存在。

确定 LSC 是原发性的还是继发性的也是一个难题。慢性接触性皮炎常进展为 LSC（见"1.4.1.1 过敏性 / 刺激性接触性皮炎"），存在棘层水肿或含有嗜酸性粒细胞的炎性浸润提示慢性接触性皮炎。当 LSC 与硬化性苔藓（见"1.4.3.1 硬化性苔藓"）叠加时，表皮 – 真皮交界处苔藓样浸润或空泡变性，以及真皮浅层透明变性对诊断有提示作用。坏死的角化细胞在硬化性苔藓中可大量存在，但在 LSC 中即使有也很罕见，这一点有助于鉴别诊断（Weyers 2015）。棘层增生、角化过度和颗粒层增厚是外阴上皮内肿瘤的常见特征，可依据存在细胞异型性、核分裂活跃伴病理性核分裂象以及异常的成熟模式予以区分。表 1.5 总结了外阴棘层增生性皮肤病的鉴别诊断。

1.4.3 苔藓样模式

苔藓样模式的特征是局限于真皮乳头和表皮基底层的带状炎性浸润，使表皮 – 真皮交界不清，基底层出现灶状坏死和空泡变性。这类外阴皮肤病仅从组织学上难以区分。

1.4.3.1 硬化性苔藓

硬化性苔藓（LS）在青春期前和绝经后较为常见，在普通妇科中诊断率为 1%~2%（Goldstein et al. 2005）。目前认为这是一种自身免疫性疾病，发生于遗传易感的患者（Fistarol et al. 2013；Sherman et al. 2010）。该病在外阴常累及无毛皮肤，主要发生在大阴唇内侧、唇间沟、小阴唇、阴蒂、会阴和肛周的角化上皮。该病常始于阴蒂周围（Fistarol et al. 2013）。病变可局限于小范围的单个区域，也可发生在围绕阴道口和肛门的"8"字形区域。早期病变可表现为白色丘疹，通常演变成白色斑块，或界限清楚的略微隆起的红斑伴水肿。可形成裂隙，特别是在阴蒂和尿道之间、唇间沟和阴唇系带后的会阴上方（Fistarol et al. 2013），亦可形成糜烂及淤斑。晚期病变逐渐变得干燥，出现色素沉着、细小的皱纹，外观类似羊皮纸、玻璃纸或薄纸（图 1.21）。病变多发，所有病变并非处于同一期，同一患者可能同时出现不同期的病变。上皮完整的患者最常见的症状是瘙痒。伴有糜烂或裂隙的患者可伴疼痛、排尿困难和性交困难。仅 9% 的患者无症状（Sherman et al. 2010）。

表 1.5　用于鉴别常见的外阴棘层增生性皮肤病的特征

特征	诊断			
	银屑病	LSC（原发性）	LSC（继发于接触性皮炎或特发性）	LSC（继发于 LS）
棘层增厚模式	规则	不规则	不规则	不规则
颗粒层	消失	明显	明显	明显
同时累及外阴区以外皮肤	有	无	无	无
棘层水肿	无	无	有	无
嗜酸性粒细胞	无	无	有	无
苔藓样浸润	无	无	无	有
基底层空泡变性	无	无	无	有
坏死的角化细胞	无	罕见	罕见	常见

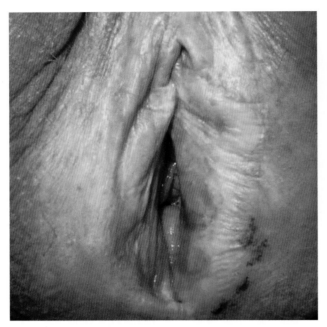

图 1.21　硬化性苔藓的肉眼观。皮肤薄，有光泽，苍白，有皱纹（羊皮纸样），有灶状淤斑。大阴唇和小阴唇的差别消失

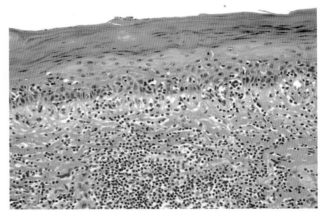

图 1.22　轻微硬化型硬化性苔藓。表皮明显角化过度，可见小灶角化不良细胞。真皮内有密集的淋巴细胞浸润，胶原纤维化，胶原纤维间淋巴细胞呈线性浸润

镜下表现

　　LS 旧称萎缩性硬化性苔藓，因为在充分形成的典型病变中，真皮乳头显著硬化，被覆上皮萎缩。LS 的镜下表现多样，表现为萎缩和硬化的典型病变最易诊断（经典型硬化性苔藓），但并不总是存在。因此，在外阴皮肤病的 ISSVD 分类中，将外阴这个独特部位的 LS 分为两类（表 1.2）。

　　上皮下硬化不明显或缺失并且上皮增生而非萎缩的 LS 病例并不少见（图 1.22），与其他疾病更难区分。长期以来，人们一直认为这种病变代表早期病变，表现为表皮 - 真皮交界处明显的苔藓样浸润、基底层空泡变性和表皮内淋巴细胞，间质均匀化程度轻微或缺失；随着时间的推移，这种病变进展为更容易识别的硬化和萎缩性病变。然而，缺乏间质均匀化的病变未必都是早期病变，因为最近的研究发现，长期存在的病变也有这些特征（Weyers 2015）。在这些病例中，研究人员发现了有助于正确诊断的特征，包括胶原纤维增厚而导致真皮乳头层明显增厚，增厚纤维之间的淋巴细胞呈

线性排列，以及真皮乳头内存在微小的均匀化病灶（Weyers 2015）。

　　不管硬化或萎缩的程度如何，LS 均可见真皮内红细胞外渗，有时表现为淤斑。角质形成细胞中缺少黑色素小体、黑色素细胞消失也是所有 LS 病变的共同特征。色素缺乏和水肿导致病变呈白色。长期的病变可见炎症后色素沉着或黑色素沉着（见"1.7.1　炎症后色素变化"），以及并发 LSC（见"1.4.2.2　慢性单纯性苔藓"），这些特征可混淆诊断。

临床病程和治疗

　　儿童期诊断的 LS 在青春期有所缓解，但大多数病例持续到成年（Fistarol et al. 2013）。如果不治疗，LS 引起的粘连和瘢痕可导致外阴结构的显著变化，包括小阴唇的闭塞和（或）融合、阴道口狭窄和阴蒂模糊。及时和充分的治疗是必要的，可阻止这些变化的发生。

　　LS 可通过治疗而控制，症状可缓解，但很少能完全治愈。大多数患者经历反复复发和缓解。大多数患者通过局部使用高效糖皮质激素治疗可以缓解症状，部分病例可获得彻底治愈（Fistarol et al. 2013）。然而，不管治疗效果如何，总是需要密切

的临床随访，对 LS 内发生任何变化的区域都应立即活检，因为绝经后女性可能进展为分化型（单纯型）外阴上皮内肿瘤（VIN）和随后的鳞状细胞癌，这种进展风险虽小但后果严重。

1.4.3.2　扁平苔藓

临床表现

目前认为扁平苔藓（LP）是一种自身免疫性疾病，即 T 细胞针对基底细胞的反应结果（Goldstein et al. 2005）。据报道，约 50% 的女性 LP 患者的外阴受累（Moyal-Barracco et al. 2014），大多数患者的年龄为 30~60 岁，发病高峰年龄为 50 多岁（Cooper et al. 2006）。外阴疼痛、瘙痒、性交困难和烧灼感为常见症状，部分患者亦可无症状。

病变分为 3 种类型：典型的丘疹鳞屑型、糜烂型和肥厚型，可同时出现 1 种以上类型。外阴最常见的类型为糜烂型，通常累及小阴唇和阴道口，表现为界限清楚的红色糜烂区。丘疹鳞屑型少见于外阴，患者常有全身性疾病。肥厚型在外阴非常罕见。丘疹鳞屑型和肥厚型发生于外阴时，往往伴有更常见的糜烂型。

丘疹鳞屑型在外阴表现为单发或多发、界限不清的粉红色丘疹，而生殖道以外的皮肤表现为界限清楚的、紫罗兰色的平顶丘疹（Goldstein et al. 2005）。在外阴，该病通常累及大阴唇的有毛皮肤。肥厚型表现为单发或多发、表面粗糙的斑块，常发生在会阴或肛周。所有类型的病变周围上皮呈花边样、网状，皮肤科医师称之为 Wickham 纹。

镜下表现

LP 的组织病理学特征根据大体病变的类别和发生部位的不同而异。典型的丘疹鳞屑型病例中，上皮脚呈锯齿状，颗粒层肥厚、呈楔形，通常无角化过度。真皮上部和表皮 – 真皮交界处呈致密的带状炎症细胞浸润，其中主要为淋巴细胞（图

1.23）。基底层上皮细胞液化变性，散在分布的坏死角化细胞形成嗜酸性胶样小体，可见于上皮基底层并脱落至真皮内。在外阴，可能不会充分形成这些典型特征。

肥厚型 LP 与丘疹鳞屑型 LP 类似，但棘层肥厚更明显，导致临床上和镜下容易与 LSC 相混淆（Moyal-Barracco et al. 2014）。

糜烂型 LP（图 1.24）活检常缺乏诊断特征，特别是在病变中央，此处上皮完全缺失。如果怀疑为糜烂型 LP，重要的是活检时应从病变边缘取材。研究人员曾经尝试制定一套诊断标准，但未达

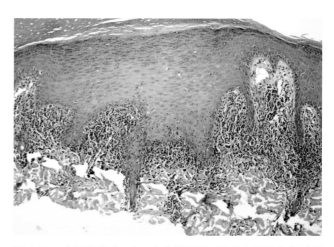

图 1.23　扁平苔藓（LP），丘疹鳞屑型。该病变显示角化过度和颗粒层肥厚，伴不规则棘层增厚（锯齿状上皮脚），表皮 – 真皮交界呈带状炎症细胞（淋巴细胞）浸润

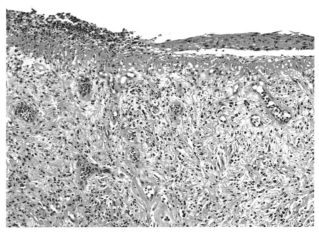

图 1.24　扁平苔藓（LP），糜烂型。表皮薄，糜烂明显，缺乏苔藓样浸润（经许可引自 Ball et al. 2015）

成共识（Simpson et al. 2013），但能够确定几个支持诊断的临床和组织学特征。临床特征包括糜烂区域位于阴道口，糜烂周围有 Wickham 纹，有疼痛和烧灼感，累及其他黏膜表面，伴有阴道炎症。组织学特征包括表皮 – 真皮交界处有界限清楚的炎症带，主要由淋巴细胞组成，以及基底层退变。

临床病程和治疗

正如 LS，未治疗或治疗无效的糜烂型 LP 可导致小阴唇瘢痕形成和粘连、阴道口严重狭窄和阴道闭塞（Lewis 1998）。局部使用糖皮质激素是治疗外阴 LP 的一线药物。偶尔可能会首选其他外用药物。如果局部治疗失败，可使用糖皮质激素进行全身性治疗（Goldstein et al. 2005）。大多数病例经过治疗后其症状显著缓解，但该病很难被根治，特别是糜烂型。在一项前瞻性研究中，仅 9% 的患者完全治愈（Cooper et al. 2006）。与 LS 相同，LP 有进展为 VIN 和鳞状细胞癌的风险，必须密切随访。

1.4.3.3 固定性药疹

临床表现

外阴是药疹的好发部位。药疹属于复发性Ⅳ型超敏反应（Andreassi et al. 2014）。典型病例与氨基比林、磺胺类化合物、抗生素和非甾体抗炎药（NSAID）有关。如今，越来越多的抗菌药、抗真菌药、精神活性药物和镇痛药成为潜在致敏药物。在外阴角化皮肤处，固定性药疹通常为单发的圆形红斑状病变，界限清楚，可进展为糜烂。在非角化黏膜处，病变常表现为边缘不规则的糜烂。症状一般轻微，伴有瘙痒和烧灼感。

镜下表现

组织学上，病变表现为上皮棘层水肿，其下真皮层血管周及间质内淋巴细胞、嗜酸性粒细胞和中性粒细胞浸润。炎症可向上延伸至上皮基底层，引起基底细胞空泡变性。在非生殖区皮肤，愈合阶段表现为明显的炎症后色素失禁，但在外阴不太常见。

临床病程和治疗

多次暴露于致敏药物后，通常在同一位置出现病变，常在几分钟到几小时内发病（Ball et al. 2015）。若避免接触致敏药物则不会发病。

1.4.3.4 外阴苔藓样皮炎的鉴别诊断

早期 LP 很难与任何类型的无明显萎缩或硬化的 LS 相区分，因为两者都有特征性的苔藓样炎性浸润和基底层变性。其鉴别诊断总结于表 1.6。临床特征可能有助于鉴别：LS 很少出现疼痛，很少累及外生殖器皮肤，不累及阴道或其他黏膜；而 LP 常有疼痛，常累及外生殖器皮肤和黏膜以及阴道。有助于鉴别诊断的组织学特征包括 LS 中缺乏噬黑色素细胞，而 LP 中可大量存在；LS 表皮内可见大量淋巴细胞；坏死角化细胞的分布不同，在 LP 中坏死的角化细胞局限于基底层或真皮上层，而在 LS 中坏死的角化细胞从基底层延伸至表皮全层，有时成簇（Weyers 2015）。如果出现棘层增厚模式也有助于诊断，LP 呈不规则棘层增厚，而 LS 呈规则增厚。近来发现 LS 的一项特征为垂直柱状分布的角化不全，而 LP 不存在（Weyers 2013；Weyers 2015）。任何类型的角化不全在 LP 中都是少见的。

表 1.6　外阴硬化性苔藓（LS）与扁平苔藓（LP）的鉴别

	LS	LP
累及阴道	无	有
角化不全	常见，可呈垂直柱状分布	罕见
红细胞外渗	常见	罕见
间质透明变性	常见	罕见
若有坏死角化细胞	上皮全层，可成簇	基底层和真皮上层，不成簇

伴有水疱和糜烂的 LP 可能类似黏膜类天疱疮
（见"1.4.5.1　类天疱疮"）。可通过发现上皮下水
疱以及真皮和水疱内大量嗜酸性粒细胞来识别黏膜
类天疱疮。直接免疫荧光检测可进一步证实诊断，
黏膜类天疱疮呈线性 IgG 和 C3 沉积，而 LP 则
不然。

苔藓样模式也可见于固定性药疹、Stevens-
Johnson 综合征、系统性红斑狼疮和移植物抗宿主
病。出现固定性药疹时炎症细胞中含有嗜酸性粒细
胞，这有助于与 LS 和 LP 相鉴别，其他病变在外
阴都极罕见，结合其他临床表现可诊断。有时浆细
胞性外阴炎可能类似苔藓样皮炎，但病变不累及基
底细胞，这一点有助于鉴别。

1.4.4　真皮均质化 / 硬化模式

在真皮均质化 / 硬化模式中，真皮乳头层因致
密的透明变性物质沉积而增厚。在 ISSVD 2006 年
版的分类中，硬化性苔藓是此类别中仅有的病变
（表 1.2）。

临床表现

临床表现同非硬化性型 LS。

镜下表现

当真皮均质化和硬化的特征明显时很容易诊
断。上皮通常萎缩，上皮脚丧失。基底层空泡化常
见，基底层可见散在的淋巴细胞浸润。可见表层角
化过度。真皮均质化表现为表皮下方细胞稀少的无
定形粉红色透明物呈带状分布，常伴有水肿（图
1.25），这种现象可能来自微血管渗漏的蛋白质沉
积，伴或不伴静脉循环和淋巴引流不足（van der
Avoort et al. 2010）。透明层下见带状浸润的淋巴细
胞，随着病程的进展，该表现可变得越来越不明
显。在不伴有硬化的硬化性苔藓中，真皮可有红细
胞的外渗，黑色素细胞和噬黑色素细胞缺失。

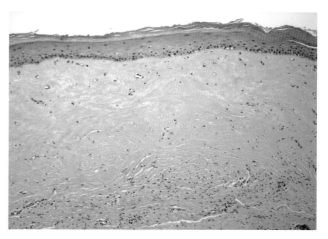

图 1.25　硬化性苔藓。充分形成的病变表现为特征性的上皮变
薄、上皮脚丧失和上皮下间质呈致密的均质化。均质
化组织的深层可见一层残余的慢性炎症（淋巴细胞）

外阴硬化性皮肤病的鉴别诊断

鉴别诊断首先包括硬斑病（morphea），其很
少发生在外阴部，且真皮纤维化延伸至较深的网状
层。其次需要鉴别的是放射性皮炎，其病变内淋巴
细胞罕见。偶尔皮肤肿瘤伴有真皮硬化，除非活检
组织极有限，否则恶性肿瘤的特征应该比较明显。

1.4.5　水疱大疱模式

水疱大疱性皮肤病的特征性表现为表皮内或表
皮与真皮之间充满液体的空隙，不伴棘层松解。这
些疾病本质上通常由自身免疫问题导致，免疫荧光
检测结果是必要的诊断依据。发生在生殖道外皮肤
的水疱大疱性病变常常为完整的、有张力的饱满水
疱，而外阴部水疱常破裂、塌陷，更可能表现为溃
疡，可造成临床混淆。

1.4.5.1　类天疱疮

临床表现

大疱性类天疱疮是最常见的累及皮肤的自身免
疫性发疱性疾病，少数患者的黏膜受累。相当多的
患者伴有神经系统疾病（Schiavo et al. 2013）。黏

膜类天疱疮（旧称瘢痕性类天疱疮）是一种与之相似的疾病，但仅仅累及黏膜部位。两者都是由针对半桥粒和Ⅶ型胶原的自身抗体导致基底层上皮和基底膜之间的黏附丧失所致，这些自身抗体有时是在药物反应、病毒感染或其他诱因的作用下产生的。

虽然大疱性类天疱疮比黏膜类天疱疮更常见，但后者更常累及外阴（Moyal-Barracco et al. 2014）。黏膜类天疱疮多见于 60~70 岁的老年女性，表现为小阴唇、大阴唇及肛门周围黏膜的溃疡、红斑和小水疱，愈合后形成瘢痕，可观察到 Nikolsky 现象（当手指滑过皮肤表面时表皮滑动并与其下方的真皮分离的现象）。

大疱性类天疱疮在水疱破裂之前表现为瘙痒、红斑或荨麻疹的症状，持续数周至数月。外阴的大疱形成后很快破裂，留下浅表的溃疡。大疱性类天疱疮无 Nikolsky 现象。

镜下表现

两种类型的类天疱疮的镜下表现均为表皮下水疱形成，水疱内含有数量不等的嗜酸性粒细胞和中性粒细胞（图 1.26，1.27）。大疱性类天疱疮显示真皮内混合性炎症细胞浸润，其中主要为嗜酸性粒细胞，淋巴细胞和组织细胞较少。两种类型的类天疱疮的直接免疫荧光检测均显示 IgG 和补体 C3 沿基底膜呈线性分布（图 1.28），血清学检查可检出循环自身抗体。

临床病程和治疗

大疱性类天疱疮通常是自限性疾病，数月至数年后消退。全身性应用糖皮质激素是主要的治疗手段，对局限性病变可局部使用糖皮质激素（Ruocco et al. 2013b）。免疫抑制剂（如硫唑嘌呤和环磷酰胺）可与糖皮质激素联合使用或作为替代，氨苯砜和四环素 – 烟酰胺也是可选择的有效药物。静脉注射免疫球蛋白和血浆置换对严重的、难治的病例也是很好的保守治疗方法。如果病变与药物相关，应停止使用该类药物，停药后部分病例可完全缓解。黏膜类天疱疮病例的瘢痕和纤维化可导致外阴解剖形态扭曲，与进展期的 LS 和 LP 相似，此时可采取更激进的治疗手段以减少相关风险。

1.4.5.2　妊娠类天疱疮

妊娠类天疱疮（旧称妊娠疱疹）是另一种皮下大疱性皮肤病，形态学上类似其他类天疱疮，但免疫荧光检测显示病变以表达 C3 为主，仅少数病例伴 IgG 的表达。在妊娠女性中的发病率为 0.2‰~0.25‰，发生在妊娠中期或后期，或产后即时发生，常表现为剧烈瘙痒的小疱疹。20% 的病例有黏膜受累（Kneisel et al. 2011），仅 10% 的病例有外阴受累（Hoang et al. 2015a）。主要采取对症治疗，常使用局部糖皮质激素和口服抗组胺药，重症者需要应用全身性糖皮质激素治疗（Kasperkiewicz et al. 2012）。大多数病例的疱疹在分娩后很快消退。

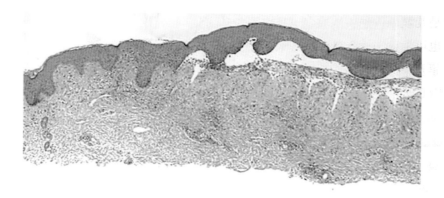

图 1.26　大疱性类天疱疮。低倍镜下，表皮与基底膜明显分离

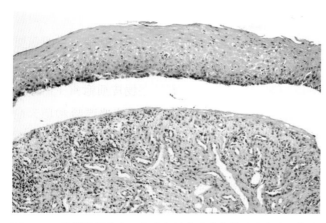

图 1.27　黏膜类天疱疮。上皮与基底膜分离伴真皮炎症，但水疱本身的炎症轻微（经许可引自 Hoang et al. 2015a）

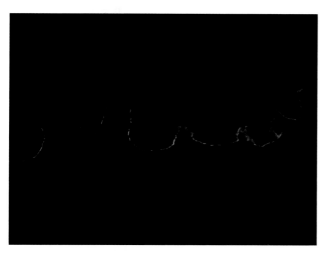

图 1.28　大疱性类天疱疮。直接免疫荧光检测显示 C3 沿基底膜呈线性沉积（经许可引自 Hoang et al. 2015a）

1.4.5.3　线状 IgA 病

临床表现

　　线状 IgA 病是儿童最常见的自身免疫性发疱性疾病，但成年人也可发病，常发生在 20~40 岁或 60 岁以上。疾病常累及下腹部、盆腔、腹股沟和外阴部，表现为环状病变，伴奇痒，病程超过 24 小时后常表现为溃疡结痂性病变。50% 的患者出现黏膜表面受累（Kneisel et al. 2011）。一些病例在发病之前常有细菌和病毒感染（Egan et al. 1999；Wojnarowska et al. 1997），另一些病例由药物引起，万古霉素是最常致病的药物之一（Klein et al. 2000）。

镜下表现

　　早期大疱病变的活检显示上皮下小水疱，水疱中的中性粒细胞显著，有时混有嗜酸性粒细胞。真皮乳头层和表皮可见中性粒细胞性微脓肿，但更常见到中性粒细胞沿着基底膜均匀分布。通过直接免疫荧光检测识别到 IgA 沿基底膜呈线状沉积具有诊断价值。

临床病程和治疗

　　一线治疗常常采用氨苯砜和磺胺嘧啶，有时加用泼尼松局部治疗，以防重复感染，并促进皮肤再生。难治病例可采用红霉素、秋水仙碱、氟氯西林和静脉内免疫球蛋白治疗（Kasperkiewicz et al. 2012）。

1.4.5.4　天疱疮

　　天疱疮是一种免疫介导的皮肤发疱性疾病，由抗桥粒芯糖蛋白自身抗体引起（Hoang et al. 2015a）。大约 25% 的病例与其他自身免疫性疾病有关（Ruocco et al. 2013a）。许多因素可引发遗传易感个体产生自身抗体，包括药物、病毒等（Ruocco 2013a）。目前认识到天疱疮有 3 种类型：寻常型天疱疮、叶性天疱疮和增殖性天疱疮，三者均可累及外阴。

临床表现

　　寻常型天疱疮的水疱性病变可累及皮肤、口腔黏膜和其他黏膜表面。研究显示 22%~44% 的寻常型天疱疮累及生殖区（Kavala et al. 2015；Barbosa et al. 2012），外阴部是第二个常被累及的黏膜部位（Barbosa et al. 2012）。有些病例中，生殖区是唯一发病部位（Barbosa et al. 2012）。大阴唇和小阴唇是外阴最常见的发病部位（Kavala et al. 2015；Barbosa et al. 2012），由于位置的关系，病变常常表现为糜烂，而不是水疱。

　　叶性天疱疮类似于寻常型天疱疮，但仅累及皮肤，不累及黏膜。外阴受累并不少见，只发生在角化的皮肤表面，累及小阴唇和大阴唇的机会均等（Barbosa et al. 2012）。如同寻常型天疱疮，外阴病变主要表现为糜烂。

增殖性天疱疮是少见的类型，更易发生在身体褶皱部位，据报道，少数病例中病变累及外阴和腹股沟（Zaraa et al. 2010）。病变表现为局限性硬化性炎症区域，在角化皮肤上出现小疱液渗出，黏膜表面可见糜烂的斑块。大多数患者同时存在口腔受累，并且病灶呈多发性，仅累及一个部位者罕见（Ruocco et al. 2015；Zaraa et al. 2010）。

镜下表现

寻常型天疱疮可见基底层上方表皮组织分离，基底层鳞状细胞成为水疱的底层，形似"一排墓碑石"（图 1.29），毛囊上皮的棘层松解显著（图

1.30）。叶性天疱疮上皮的分离发生在表皮的颗粒层，导致角质层下水疱形成，没有毛囊上皮的棘层松解。寻常型天疱疮和叶性天疱疮病变的真皮内血管周和间质可见淋巴细胞、中性粒细胞和少量嗜酸性粒细胞浸润。增殖性天疱疮的表现与寻常型天疱疮相似，还可见嗜酸性微脓肿和表皮疣状增生（图 1.31）以及真皮炎症细胞浸润，嗜酸性粒细胞尤其显著（Moyal-Barracco et al. 2014）。三类天疱疮的直接荧光免疫检测均显示细胞间 IgG 和 C3 沉积。

临床病程和治疗

未治疗的天疱疮可扩散，累及较大的体表面积，患者最终因水分和蛋白质的丢失而死亡。如今治疗后的病死率为 5%~10%（Ruocco et al. 2013a），病死率受疾病本身以及高剂量的全身性糖皮质激素和其他药物治疗后的并发症的共同影响。

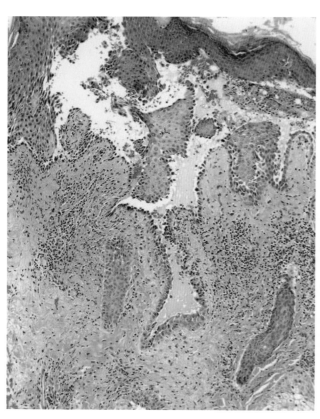

图 1.29 寻常型天疱疮。棘层松解从上皮基底层上方开始，基底层细胞沿着水疱基底排列，呈"墓碑石"样特征（经许可引自 Hoang et al. 2015a）

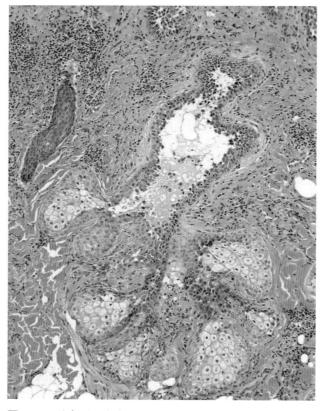

图 1.30 寻常型天疱疮。图示寻常型天疱疮的棘层松解也累及毛囊上皮（经许可引自 Hoang et al. 2015a）

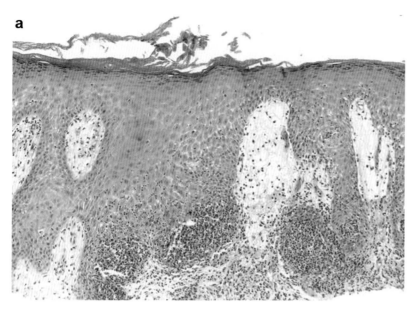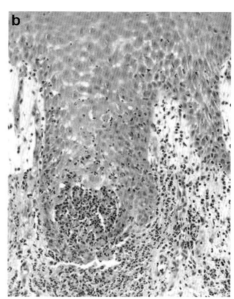

图 1.31　增殖性天疱疮。这种天疱疮亚型有明显的上皮增生（a），伴嗜酸性微脓肿形成（b）（经许可引自 Hoang et al. 2015a）

使用额外的或替代的其他药物和治疗方式（如阿维A 酯、硫唑嘌呤、环磷酰胺、环孢素和静脉内免疫球蛋白）的效果仍然不是完全明确，但是在降低复发风险方面有一定效果（Atzmony et al. 2015）。

1.4.5.5　大疱性系统性红斑狼疮

大疱性系统性红斑狼疮是一种非常罕见的狼疮表现，仅见于不到 5% 的患者。累及外阴者更少见，罕有个案报道（Miziara et al. 2013）。基底膜和其他抗原的自身抗体沉积于皮肤，导致大疱性系统性红斑狼疮的发生，表皮下水疱与大疱性类天疱疮相似。使用免疫荧光检测可以区别这两种病变：狼疮性病变呈特征性的"满堂亮（full house）"模式，显示 IgG、IgM、IgA 和 C3 在表皮 – 真皮交界处沉积。

1.4.5.6　外阴水疱大疱性皮肤病的鉴别诊断

外阴水疱大疱性皮肤病的溃疡与许多外阴感染引起的溃疡相似，合理运用特殊染色和病原菌培养很容易区分。当病变表现为完整的水疱时进行活检，发现表皮的不同分离模式是病变鉴别诊断的第一步。类天疱疮和大疱性系统性红斑狼疮的分离发

生在基底膜，而天疱疮的分离发生在表皮内。当水疱破裂、疱液流出时，应用免疫荧光方法可以明确诊断。对于妊娠期发病和分娩后缓解的水疱病变，需要与妊娠类天疱疮相鉴别。

累及外阴的疱疹样皮炎非常罕见，可能类似于其他水疱大疱性皮肤病，特别是线状 IgA 病，因为前者在真皮乳头也有微脓肿的表现。在真皮乳头发现纤维蛋白沉积提示疱疹样皮炎，使用直接免疫荧光检测，若发现独特的真皮乳头颗粒状 IgA 沉积则可确诊（表 1.7）。

棘层松解性皮肤病也可通过直接免疫荧光检测与水疱大疱性皮肤病相鉴别，前者呈一致性的阴性表达（见下文"棘层松解模式"）。

1.4.6　棘层松解模式

棘层松解是由于鳞状细胞失去桥粒导致细胞间黏附缺失，临床上表现为上皮内小而松弛的水疱，镜下表现为细胞排列无序，彼此分离为单个细胞或成簇，周围为空隙。棘层松解性皮肤病的基底细胞层仍然黏附于基底膜上，细胞分离仅限于基底层上方。

表 1.7   用于鉴别外阴水疱大疱性皮肤病的部分特征

诊断	水疱部位	直接免疫荧光检测的典型表现	其他有用的线索
大疱性类天疱疮	表皮下	IgG 和 C3 沿基底膜呈线性排列	嗜酸性粒细胞显著
黏膜类天疱疮	表皮下	IgG 和 C3 沿基底膜呈线性排列	显著的瘢痕
妊娠类天疱疮	表皮下	C3 沿基底膜呈线性排列	妊娠或近期妊娠
线状 IgA 病	表皮下	IgA 沿基底膜呈线性排列	沿基底膜显著的中性粒细胞浸润
寻常型天疱疮	基底层上方（表皮内）	细胞间 IgG 和 C3 沉积	毛囊上皮棘层松解
叶性天疱疮	角质层下（表皮内）	细胞间 IgG 和 C3 沉积	
增殖性天疱疮	基底层上方（表皮内）	细胞间 IgG 和 C3 沉积	嗜酸性粒细胞性微脓肿
大疱性系统性红斑狼疮	表皮下	IgG、IgM、IgA 和 C3 沿基底膜呈线性排列（"满堂亮"）	系统性红斑狼疮的其他表现
疱疹样皮炎	表皮下	真皮乳头顶点颗粒状 IgA 沉积	真皮乳头的纤维蛋白沉积

1.4.6.1 Hailey-Hailey 病

临床表现

Hailey-Hailey 病是 *ATP2C1* 基因突变引起的，遗传学表现为常染色体显性遗传。约 1/3 的患者为散发性突变，无家族史。发病年龄通常为 10~40 岁。病变常累及易摩擦部位，呈对称性分布，但有病变只局限于外阴的报道（Wieselthier et al. 1993）。临床上病变常表现为反复出现的成簇小水疱，水疱变大、破裂，形成结痂的湿润丘疹，后又融合形成斑块。

镜下表现

疾病的特征性表现为表皮内棘层松解，累及基底层上方至少一半的表皮，导致基底层上方空隙形成。在棘层松解的空隙内，棘层松解细胞的核细节以及细胞间的黏附仍保留，形态上似残破的砖墙（图 1.32）。棘层松解细胞的特征性表现为轻微的角化不良，罕见形成圆形小体。圆形小体为颗粒层内角化不良细胞的独特形式，表现为核固缩和清晰的核周空晕。真皮的慢性炎症明显，直接免疫荧光检测呈阴性。

临床病程和治疗

本病呈慢性反复发作。治疗措施包括口服和局部使用糖皮质激素和抗生素，难治性病例可使用环孢素、氨苯砜和甲氨蝶呤（Farahnik et al. 2017），但大多数患者不能完全缓解。严重的病例通过外科手术、肉毒杆菌毒素、皮肤磨削术和激光消融术治疗，可能获得长期缓解（Farahnik et al. 2017）。

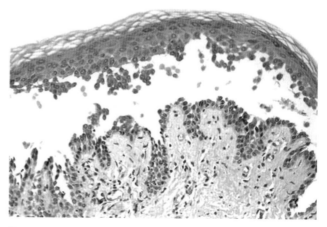

图 1.32   Hailey-Hailey 病。鳞状上皮表现为基底层上方棘层松解，在棘层松解性空隙中有成簇的角质细胞，后者之间仍保持黏附性

1.4.6.2　Darier 病

临床表现

Darier 病是与 Hailey-Hailey 病紧密相关的遗传性疾病，也是常染色体显性遗传病，但近半数的病例为散发（Takagi et al. 2016），由 *ATP2A2* 基因突变引起。患者于 20 岁前发病，青春期为发病的年龄高峰。加重疾病的因素包括高温、高湿、多汗和摩擦，因此，本病常累及外阴和腹股沟部位（Moyal-Barracco et al. 2014）。其他常见受累部位包括胸部、颈部、背部和耳。临床检查示病变呈结痂的、角化过度的丘疹，颜色较周围皮肤深。

镜下表现

镜下表现包括表皮棘层肥厚，基底层上方的棘层松解，形成从基底层向上延伸至颗粒层的裂隙。柱状角化不全是其特征，角化不良显著，形成圆形小体和"谷粒（grain）"。"谷粒"也是角化不良细胞的表现，其细胞核被拉长，胞质稀少，没有核周空晕，贯穿颗粒层。真皮炎症常轻微。

临床病程和治疗

与 Hailey-Hailey 病相同，Darier 病通常也表现为反复发作的慢性疾病。治疗原则为对症治疗以控制症状，可使用局部糖皮质激素和维生素 D_3 软膏，口服类视黄醇或环孢素，局部使用抗生素和抗真菌药以预防表皮感染，避免加重疾病的因素。对严重的病例可采用激光消融术（Takagi et al. 2016）。

1.4.6.3　丘疹性棘层松解性角化不良

临床表现

丘疹性棘层松解性角化不良（papular acantholytic dyskeratosis）或丘疹性生殖道腹股沟棘层松解（papular genitocrural acantholysis）是罕见的慢性皮肤病，常发生于 10~50 岁，表现为白色至正常肤色的光滑丘疹，累及会阴、大阴唇和腹股沟褶皱。病变通常不对称，可伴发疼痛和瘙痒。

镜下表现

组织学检查显示棘层肥厚、角化过度、颗粒层增厚和局部角化不全，基底层上方棘层松解。角化不良细胞是其显著特征，在表皮全层可见圆形小体和"谷粒"形成。一些病例可显示真皮浅层血管周淋巴细胞浸润。组织学表现与 Hailey-Hailey 病和 Darier 病相似，遗传学上也有证据显示其与 Hailey-Hailey 病相关（Pernet et al. 2012；Yu et al. 2016）。

临床病程和治疗

如果没有症状，不需要治疗，但可以局部用药（包括局部糖皮质激素、类视黄醇、他克莫司），也可采用冷冻疗法或激光治疗。患者对治疗的反应不一，通常不能完全治愈，但临床症状可明显缓解（Yu et al. 2016）。

1.4.6.4　外阴皮肤棘层松解性疾病的鉴别诊断

家族史、发病年龄、是否累及腹股沟和外阴以外的皮肤等临床特征有助于鉴别外阴棘层松解性皮肤病。组织学特征也有用。Hailey-Hailey 病的皮肤棘层松解比 Darier 病更明显，丘疹性棘层松解性角化不良的棘层松解比较局限，而 Hailey-Hailey 病和 Darier 病的棘层松解更加弥散。与 Darier 病和丘疹性棘层松解性角化不良相反，Hailey-Hailey 病的角化不良、圆形小体和"谷粒"很少，甚至罕见。分离的柱状角化不全仅见于 Darier 病。疣状角化不良瘤（warty dyskeratoma）也表现为明显的棘层松解特征，需要鉴别，但不同于棘层松解性皮肤病，疣状角化不良瘤是一种孤立性病变。外阴棘层松解性皮肤病的鉴别诊断总结于表 1.8。

表 1.8 外阴棘层松解性皮肤病的鉴别诊断

鉴别要点	Hailey-Hailey 病	Darier 病	丘疹性棘层松解性角化不良
发病年龄	10~40 岁	20 岁前，青春期达到发病高峰	10~50 岁
累及的区域	所有易摩擦部位	胸部、背部、颈部、耳、外阴和腹股沟	外生殖器区褶皱处
柱状角化不全	无	有	无
角化不良	轻微	显著	显著
棘层松解的模式	弥漫	弥漫	局限
棘层松解的程度	严重	中度	中度

1.4.7 肉芽肿模式

肉芽肿性炎的定义为出现成簇的上皮样组织细胞和多核巨细胞，伴有淋巴细胞为主的炎症细胞浸润。当累及皮肤时，炎症波及真皮和（或）皮下组织，不累及表皮。

1.4.7.1 克罗恩病

临床表现

累及外阴的克罗恩病（Crohn 病）是由累及肛周的胃肠道克罗恩病直接蔓延所致，更常见的情况则类似"转移性"疾病，与累及胃肠道的克罗恩病相距较远或独立。大多数病例同时出现胃肠道的受累，但是大约 25% 的患者，尤其是儿童，外阴受累可出现在胃肠道克罗恩病被明确诊断的许多年前（Duan et al. 2014；Moyal-Barracco et al. 2014）。

外阴表现有 4 种类型。最常见的表现为小阴唇和（或）大阴唇的非对称性水肿，在一篇系列性病例报道中，该表现见于 67% 的患者（Barret et al. 2013）。裂隙状、刀割状的深溃疡也常见。肥大性病变可能与受损的淋巴引流有关，继续发展可形成体积巨大的获得性淋巴管瘤（见"1.13.3 局限性淋巴管瘤"）。最少见的表现是慢性化脓和脓肿。外阴克罗恩病虽然有时有明显的临床表现，但是常常无明显的临床症状，仅少数患者主诉有不适的症状，包

括疼痛、瘙痒、流液、性交疼痛和排尿困难（Barret et al. 2013）。

镜下表现

组织学检查结果根据病变的类型而不同，除了累及真皮的干酪样肉芽肿和非干酪样肉芽肿外，通常还包括亚急性或慢性炎性浸润和表皮溃疡，真皮还可出现中性粒细胞性小脓肿。肥大性病变显示淋巴管扩张和不同程度的真皮纤维化。

临床病程和治疗

临床病程不可预测，病变可自发消退，也可持续存在并需要外科手术切除以彻底治愈。瘘管和窦道是常见的并发症，尤其是累及肛门和直肠时。除了针对肠道克罗恩病使用糖皮质激素和免疫调节剂的全身性治疗外，外阴克罗恩病的治疗还包括局部应用抗生素和糖皮质激素，以获得局部疗效。

1.4.7.2 Melkersson-Rosenthal 综合征和肉芽肿性外阴炎

临床表现

Melkersson-Rosenthal 综合征是目前了解很少的一种疾病，典型特征为口面肿胀、面瘫和舌沟异常。一些病例可伴发肉芽肿性唇炎（一种口唇部的水肿和炎症），或伴发外阴部相似的病变（称为肉

芽肿性外阴炎），同时发生肉芽肿性唇炎和肉芽肿性外阴炎的患者非常少见（Sbano et al. 2007）。推测缺乏 Melkersson-Rosenthal 综合征其他症状的肉芽肿性唇炎或肉芽肿性外阴炎可能是此病的顿挫型。临床上肉芽肿性外阴炎表现为大阴唇无痛性红斑和水肿。与克罗恩病不同，溃疡很少见。

镜下表现

组织学最明显的表现是深入真皮的非坏死性肉芽肿，可能无法与克罗恩病相区别，故临床病史对于诊断必不可少。

临床病程和治疗

Melkersson-Rosenthal 综合征是一种反复发作的慢性疾病，没有确切的治疗方法。其治疗与克罗恩病相似，据报道，全身性糖皮质激素和免疫调节剂治疗，或结合局部或病灶内糖皮质激素和抗生素治疗对症状的缓解有效（Ghosh et al. 2011）。同克罗恩病一样，难治性病例的最终治疗方法是手术（Ghosh et al. 2011）。

1.4.7.3　结节病

临床表现

结节病累及泌尿生殖系统的情况非常少见，仅有数例外阴受累病例报道（Pereira et al. 2017）。患者主诉疼痛，受累部位表现为丘疹、结节和斑疹样外观，溃疡较少见。

镜下表现

组织学检查显示表皮轻度棘层增厚和角化过度，真皮层旺炽性肉芽肿性炎症。除了丰富的非干酪样肉芽肿外，炎症轻微。

临床病程和治疗

局部糖皮质激素对皮肤病变有效，小面积的无症状皮肤病变无须治疗，这种病变可以自行消退（Pereira et al. 2017）。

1.4.7.4　外阴肉芽肿性皮肤病的鉴别诊断

临床病史可以解释镜下发现，因为大多数患者已有系统性肉芽肿性疾病的明确诊断。异物和表皮样囊肿破裂导致的角化物反应形成的肉芽肿在外阴部位更常见，在缺乏病史的情况下，在诊断外阴肉芽肿性皮肤病时，必须先排除异物肉芽肿。无论临床病史如何，进行必要的检查以排除分枝杆菌和真菌感染，从而确保排除感染性因素引起的肉芽肿性病变。肉芽肿性炎症也可见于坏疽性脓皮病（见"1.5.3　坏疽性脓皮病"），但中性粒细胞性炎症不是肉芽肿性皮肤病的特征，因此很容易将二者相区分。外阴肉芽肿性炎症的鉴别诊断总结于表 1.9。

表 1.9　外阴肉芽肿性炎症的鉴别诊断

鉴别要点	感染	异物反应	克罗恩病	Melkersson-Rosenthal 综合征 / 肉芽肿性外阴炎	结节病
肉芽肿的常见类型	坏死性	非坏死性	坏死性和非坏死性	非坏死性	非坏死性
溃疡	常见	无	常见	无	偶见
全身性病变	有时	无	常见（胃肠道）	有（口面部）/ 无	有
其他有意义的特征	特殊染色或培养可鉴定病原体	出现异物（缝线、角化物）、多核异物巨细胞	水肿、线性溃疡	—	瘙痒

1.4.8　血管病变模式

ISSVD 2006 年版分类中的血管病变性疾病表现为糜烂和溃疡，由局部血液供应破坏引起。对病变进行组织学检查，可在真皮广泛炎症的背景中观察到明显的血管破坏。

1.4.8.1　外阴口疮病

外阴口疮病表现为疼痛、表浅、界限清楚的溃疡，直径一般 <5 mm，颜色灰白。最常见的部位是小阴唇的内侧面。其为急性发病，大多数溃疡在 7~10 天内愈合。同口腔口疮病一样，其病因不明。口疮病溃疡的风险因素包括精神紧张、感染、维生素缺乏和家族史（Huppert et al. 2006）。病变很少需要活检，组织学特征无特异性，但在最初的阶段可见密集的中性粒细胞浸润，并累及浅表毛细血管，引起白细胞碎裂性血管炎。

1.4.8.2　Behcet 病

临床表现

Behcet 病是发生于小血管和大血管的多系统性血管炎，一般在 20 多岁发病，儿童和 50 岁以上人群罕见（Yazici et al. 2010）。临床表现包括黏膜溃疡、多种皮肤病变、关节炎、葡萄膜炎、血栓性静脉炎、胃肠道和中枢神经系统病变。几乎所有患者会反复出现口腔溃疡，50%~85% 的患者同时有生殖道溃疡（Mat et al. 2013）。女性患者的生殖道溃疡更常见，单独累及外阴被认为是疾病的局限发病形式（Moyal-Barracco et al. 2014）。外阴病变最常见的部位是大阴唇，其次是小阴唇。溃疡界限清楚，伴疼痛和坏死。

镜下表现

组织学检查表现为非特异性改变。早期病变显示中性粒细胞浸润，随后演变成淋巴浆细胞浸润。

半数患者可见淋巴细胞性血管炎，白细胞碎裂性血管炎罕见（Mat et al. 2013）。

临床病程和治疗

溃疡经 2~4 周愈合，与大多数感染性溃疡不同，大于 1 cm 的 Behcet 病溃疡可能留下瘢痕（Mat et al. 2013；Yazici et al. 2010）。Behcet 病基于一系列的临床发现和反复发作及消退的病程特点来诊断，尽管很多患者的疾病随着时间的推移而缓解。根据累及的系统，对活动性病变进行治疗。生殖道溃疡常用局部糖皮质激素治疗，以控制症状。严重的疾病需要全身性治疗，可使用的药物包括秋水仙碱、硫唑嘌呤、环孢素、干扰素和 TNF 阻滞剂（Yazici et al. 2010）。

1.4.8.3　浆细胞性外阴炎（Zoon 外阴炎）

临床表现

浆细胞性外阴炎相对少见，通常为单个有光泽的、红色或橘黄色斑疹，常发生于小阴唇和阴道口。大多数病变有明显的瘙痒和灼痛（Virgili et al. 2015）。病因未明，创伤、病毒感染和自身免疫反应可能是诱发因素（Moyal-Barracco et al. 2014）。

镜下表现

早期病变显示上皮轻度增厚伴角化不全，淋巴细胞呈苔藓样浸润。进展期病变显示上皮变薄，上皮脚变扁平，颗粒层或角化表面缺失，棘层水肿常见。上皮可见中性粒细胞浸润，偶尔可见表面糜烂，溃疡罕见。真皮炎症显著，主要为浆细胞（图 1.33）。当浆细胞成分 >50% 时具有诊断价值，浆细胞成分 <25% 时可排除诊断。当浆细胞成分为 25%~50% 时，必须结合其他特征才能支持诊断。真皮内血管扩张明显，同时可见真皮内红细胞外渗和吞噬含铁血黄素的巨噬细胞，这些是特别有用的支持诊断的特征，也是 ISSVD 分类系统中将其归

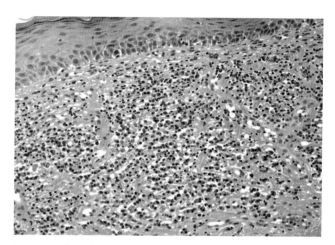

图 1.33 浆细胞性外阴炎。上皮下见炎症细胞浸润，浆细胞尤其显著

为血管病变性疾病的依据。

临床病程和治疗

临床病程表现为反复发作和消退。保持会阴部清洁、支持疗法、局部和病灶内使用糖皮质激素是常用的治疗方法（Yoganathan et al. 1994）。其他可选方法包括阿维 A 酯治疗（Robinson et al. 1998）和局部他克莫司治疗（Virgili et al. 2008）。有些患者可自愈，而其他患者对所有治疗无效，手术可能是他们唯一的治疗选择（Gurumurthy et al. 2009）。

1.4.8.4 外阴血管病变性皮肤病的鉴别诊断

外阴口疮病的溃疡必须与感染引起的溃疡相鉴别，后者可通过特殊染色和病原体培养确诊。浆细胞性外阴炎的血管周浆细胞浸润与梅毒相似，后者可通过血清学检查明确，常规技术不能发现螺旋体。因为组织学特征不定且非特异，临床特征是最常用的鉴别外阴口疮病与 Behcet 病的方法，但在活检中找到白细胞碎裂性血管炎有助于外阴口疮病的诊断。表 1.10 总结了外阴血管病变性皮肤病的鉴别要点。

1.5 缺乏明显组织学模式的杂类皮肤病

1.5.1 褶皱性脓疱病

褶皱性脓疱病是一种少见的中性粒细胞性皮肤病，患者主要为年轻女性。该病大多数由先前诊断的自身免疫性疾病发展而来，但也有诊断先于自身免疫性疾病的褶皱性脓疱病的报道（Marzano et al. 2008），提示在没有任何先前诊断的情况下，要对患者进行密切的临床随访和检查。

褶皱性脓疱病一般发病突然，随后经历慢性消退和复发的过程。病变表现为小脓疱，一些脓疱与毛囊有关，脓疱可融合形成糜烂、结痂的斑块。同腹股沟和其他皮肤褶皱区一样，生殖区常受累。尽管名称是褶皱性脓疱病，但是病变不仅累及褶皱区皮肤，也可累及其他多处皮肤（Schneider et al. 2016；Wang et al. 2017）。

表 1.10 外阴血管病变性皮肤病的鉴别诊断

鉴别要点	外阴口疮病	Behcet 病	浆细胞性外阴炎
溃疡 [a]	有	有	无
白细胞碎裂性血管炎	有，早期病变	无	无
淋巴细胞性血管炎	有	有	无
显著的浆细胞浸润 [b]	无	无	有
口腔溃疡	有	有	无
真皮内红细胞外渗和含铁血黄素沉积	罕见	罕见	常见

注：[a] 排除感染性原因，特别是病毒感染。
　　[b] 排除梅毒。

组织学检查显示表皮内小脓疱，同时可见表皮、真皮内及血管周空隙中性粒细胞浸润，常伴有显著的棘层水肿。完整的脓疱液培养均为阴性，但破损的部位可能发生重复感染。

鉴别诊断包括感染、脓疱性银屑病和其他水疱性皮肤病，这些疾病必须通过适当的检查和临床相关的鉴定标准进行排除。可选择的治疗药物包括局部和全身糖皮质激素、环孢素和氨苯砜。最近，使用西咪替丁联合维生素 C 治疗被认为有效（Marzano et al. 2008）。

1.5.2 多形性红斑 /Stevens-Johnson 综合征

多形性红斑是一种急性、自限性超敏反应性疾病，常累及外阴，但仅外阴部位受累者罕见。感染是常见的诱发因素，尤其是疱疹病毒（Schofield et al. 1993）和支原体感染（Saitoh et al. 1995）。其他病因包括药物反应、妊娠、恶性肿瘤或放射治疗。

临床上多形性红斑表现为疼痛性红斑，迅速融合成水疱，最终形成伴有剧烈疼痛的外阴溃疡。多形性红斑的组织病理学特征随病程的长短而变化。早期病变显示真皮水肿和真皮内慢性炎症的非特异性改变，以及红细胞外渗和局灶界面性皮炎。疾病充分进展阶段表现为基底层显著的空泡变性和单个角质细胞的坏死。疾病的最后阶段，坏死的表皮剥离，形成表皮下水疱，然后形成溃疡，最后表皮再生。

Stevens-Johnson 综合征同多形性红斑相似，但累及的皮肤更广泛，也可累及黏膜，尤其是口腔黏膜和眼结膜。通过累及其他器官系统，以及多形性红斑患者不出现高热和其他全身症状也可区别二者。Stevens-Johnson 综合征最常见的病因是药物反应。Stevens-Johnson 综合征累及外阴的情况罕见，组织学表现同多形性红斑。

1.5.3 坏疽性脓皮病

坏疽性脓皮病是皮肤的一种渐进性坏死和溃疡性病变，本质上是自身免疫性疾病（Ahronowitz et al. 2012）。大多数病例有下肢受累，50% 的病例可伴发全身性疾病，大多数为炎性肠病和关节炎（Dabade et al. 2011）。在这些病例中，伴发疾病常在皮肤病变之前被诊断。但在另一些病例中，坏疽性脓皮病发病在前，或与伴发疾病同时发生（Ahronowitz et al. 2012）。在 25% 的病例中，疾病发生在创伤部位，当累及外阴时，疾病常发生于先前手术或产科撕裂后愈合的部位（Reed et al. 2013）。偶尔，发生外阴坏疽性脓皮病的病例没有其他伴发疾病或先前的创伤（Satoh et al. 2013）。临床上坏疽性脓皮病表现为疼痛的、界限分明的、常为深的溃疡，溃疡边缘隆起，呈紫色且有破损。

镜下表现呈非特异性改变，虽然如此，但还是建议活检以排除感染引起的溃疡。除了伴发角化过度的上皮溃疡外，病变还表现为增生性边缘以及含有显著中性粒细胞浸润的严重皮肤炎症，但坏疽性脓皮病不会出现感染性微生物，还可见淋巴细胞性血管炎。

需要对伴发的自身免疫性疾病进行治疗，坏疽性脓皮病可以由此被治愈。但是坏疽性脓皮病常独立发病，此时有必要进行特殊治疗，包括局部伤口护理、局部和（或）全身性糖皮质激素或免疫调节剂治疗。病变常对治疗抵抗，需要不断摸索直到发现有效的治疗方案。可以考虑手术治疗且有可能有效，但对因局部创伤而发病的患者要小心，因为手术可能加重疾病（Ahronowitz et al. 2012）。

1.6 外阴痛

临床表现

在最新版 ISSVD 共识中，外阴痛被定义为"外阴疼痛持续至少 3 个月，没有可以明确识别的病因，可有潜在的相关因素"（Bornstein et al. 2016）。

ISSVD 对外阴痛的分类根据疼痛的部位，是局限性的还是广泛的，是否为刺激性的、自发的或混合性的而确定。外阴痛也可分为原发性和继发性。原发性外阴痛是指首次阴道性行为时发生，继发性外阴痛是指在一段时间的正常性行为后发生。美国人群中外阴痛的发生率为 3%~7%（Xie et al. 2012），中位发病年龄是 28 岁（Leclair et al. 2011）。

外阴痛的病因不明，可能为多因素导致。患者常有慢性或反复的外阴阴道感染史，感染过程伴有持续性疼痛。这种疾病以往被命名为前庭炎，提示炎症的病因，这个名称可能适用于某些病例。后来，研究者逐渐认识到许多病例与炎症并不相关，或并不仅仅与炎症有关，也不限于前庭，这种情况下，"前庭炎"这个名称并不恰当。

对没有肉眼可见的病变但有明显疼痛的患者是否进行活检存在争议，尤其是该病的组织学检查结果多样且缺乏特异性。目前，推荐对那些对经验性治疗无反应和没有明确病因的外阴痛患者进行活检，哪怕只是排除亚临床感染或炎性疾病。

镜下表现

最近，研究发现，在缺乏其他组织学特征时，有些特征可能与外阴痛有关。最有意义的特征包括肥大细胞增多和神经增生肥大，这些特征提示免疫反应异常以及神经调节异常导致外阴部位的感知异常（Akopians et al. 2015；Hoffstetter et al. 2015；Leclair et al. 2011；Regauer et al. 2015）。其他特征包括非特异性的淋巴细胞性炎症，PR 表达增强，淋巴组织伴淋巴滤泡生发中心形成（Tommola et al. 2015）。后者提示免疫反应的改变在某些病例中起作用，因为在正常对照中没有发现。中枢神经对外阴感觉刺激的处理发生某种改变也可能与患者的症状有关（Akopians et al. 2015）。

临床病程和治疗

因缺乏明确的体格检查阳性发现和组织学发现

且病因不明，外阴痛患者的诊断和管理极其困难。治疗目的是减轻症状，治疗措施包括坐浴、使用局部润肤剂、使用局部麻醉药、局部应用和口服抗抑郁药、口服神经性镇痛药（如加巴喷丁）、去除可能的刺激和变应原、辅助精神疗法。这些方法常常联合使用。某些患者可自发缓解，但大多数患者虽经过多种治疗，仍然不能痊愈（Hofstetter et al. 2015）。对某些局限性前庭痛的女性可采取前庭切除术，短期随访显示 60%~80% 的患者的症状得到明显缓解（Hofstetter et al. 2015）。

1.7 色素性病变和良性黑色素细胞病变

成年女性常见外阴皮肤的生理性色素沉着，尤其是会阴部、肛周区、小阴唇外侧部和后部前庭。一般认为这些是激素影响的结果，在自然肤色较深的女性中更明显。外阴皮肤颜色的加深本身不是令人关切的问题，也不是活检指征。外阴的色素减退较少见，可发生于白癜风和白化病患者，有时是炎症后的继发改变（见后文），也不需要活检。

然而，据估计，有 10%~12% 的女性发生色素性外阴病变，表现为界限清楚的局部色素异常（Murzaku et al. 2014），常需要组织学检查以明确诊断。事实上，与生殖道外皮肤相比，外阴的局限性色素性皮肤病更有必要活检，因为与其他部位的皮肤相比，外阴色素性病变的大体表现对诊断和生物学行为的提示并不可靠。

1.7.1 炎症后色素变化

皮肤炎症愈合后可出现色素减退和色素沉着，很少需要活检，尤其是进行局部临床处置后。在先前有溃疡的部位，新近愈合的皮肤暂时缺少正常数量的黑色素细胞，称为炎症后色素脱失或白斑病，常见于疱疹感染、梅毒性溃疡、烧伤及深部激光或冷冻治疗后。组织学表现为皮肤变薄，缺乏常规数量的色素，但仔细观察，常能观察到一些黑色素的存在。炎症后皮肤色素沉着是一种常见的现象，尤其常见于存在慢性炎症的患者，如慢性单纯性苔藓、硬化性苔藓和扁平苔藓患者。组织学检查发现除了与慢性炎症有关的改变外，真皮或黏膜下可见噬色素巨噬细胞和细胞外色素（色素失禁）。

1.7.2　单纯性雀斑

单纯性雀斑是一种黑色素细胞增生性疾病，发生在黏膜和皮肤组织，外阴部位相对常见。病变较小，直径 ≤ 4 mm，平坦，着色均匀。组织学上，单纯性雀斑病变局限，边界清楚，表皮轻微增生，黑色素细胞数量增加但形态正常，沿着延长的钉突边缘和顶端分布，伴基底部黑色素沉着过度（图1.34）。表皮可呈重度着色，多数鳞状上皮细胞质内有黑色素颗粒，常以上皮－间质交界附近的浓度最高。可见轻度棘层肥厚，钉突呈杵状微突，真皮的上部有吞噬大量色素的噬黑色素细胞。有时，浅层真皮可有少量炎症细胞浸润，但并不总是出现。

1.7.3　外阴黑色素沉着

外阴黑色素沉着是生育期女性最常见的色素性病变（Murzaku et al. 2014），特征性表现为边界不规则的棕色至黑色色素性斑块，可单发或多发，直径从数毫米至数厘米不等。小阴唇是最常见的发病部位（Murzaku et al. 2014），不累及有毛的外阴部位。其病因不明，推测可能是炎症后色素沉着的一种形式或黑色素转运缺陷所致（Oliveira et al. 2011）。

大体上，病变不能与黑色素瘤明确区分，必须进行活检。组织学检查可见黑色素细胞数量正常或轻微增多，但黑色素细胞的树突状突起增多且树突

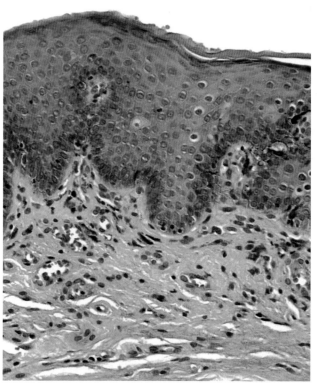

图 1.34　单纯性雀斑。表皮基底层色素明显增多，伴真皮浅层丰富的噬黑色素细胞

状突起内色素增多，尤其在上皮脚的顶部。上皮脚也常延长，真皮噬黑色素细胞增多。除了病变范围足够大者更倾向为外阴黑色素沉着而不是单纯性雀斑外，二者在临床检查和组织学检查时都极难区分。组织学上两者的区别在于雀斑的黑色素细胞增多，但黑色素沉着不然，这种特征并非总是能够辨认，并有一定程度的主观性。更重要的是与黑色素瘤的鉴别，幸运的是，通常情况下两者很容易区别。黑色素瘤表现为黑色素细胞增生的程度非常显著，并有细胞异型性，呈 Paget 样向上扩散至表皮内，为浸润性生长模式，这些特征在外阴黑色素沉着和单纯性雀斑中都不会出现。

1.7.4　普通痣

外阴黑色素细胞痣同皮肤其他部位一样，可以是交界痣、复合痣或皮内痣。临床上，外阴黑色素

细胞痣常表现为边界清楚、丘疹样、色素均匀，直径常小于 10 mm（Rock et al. 1990），最常见于大阴唇、小阴唇和阴蒂（Murzaku et al. 2014）。组织学表现与生殖区外皮肤的痣相同。

多数外阴痣活检提示为复合痣或皮内痣。单纯的交界痣少见，痣细胞位于表皮内及表皮 – 真皮交界处。组织学检查显示痣细胞增生，痣细胞较黑色素细胞稍大，核为圆形或卵圆形，胞质可含黑色素或呈透明样，无颗粒和原纤维，无树突，也无细胞间连接。这些细胞可在真皮内单个分布，但更常见的是成巢。单个痣细胞或痣细胞巢从表皮钉突顶端向真皮内凸出。复合痣的痣细胞同时位于表皮和真皮（图 1.35）。痣细胞巢周围的表皮基底膜消失，胶原和弹性纤维包绕细胞巢，将表皮向上推挤，这解释了临床上可见病变隆起、高于周围皮肤的现象。皮内痣表现为真皮内结缔组织完整包绕的痣细胞和痣细胞巢（图 1.36），在表皮 – 真皮交界处无活动性痣细胞。

外阴的普通痣没有细胞异型性和结构异常，表现为区域化成熟的特征模式：痣细胞在真皮内位置越深，细胞形态越呈梭形化，更似神经样表现。

硬化性苔藓中的黑色素细胞痣显示不常见的组织学特征，需要特别关注（Edwards 2010；Carlson et al. 2002）。肉眼观察，这类病变通常体积小，色素加深。组织学检查可见上皮脚延长，表皮 – 真皮交界处出现丛团状的痣细胞巢。硬化间质包绕的黑色素细胞显示轻度的细胞异型性，可见痣细胞巢和单个痣细胞向表面呈 Paget 样局灶性播散，类似黑色素瘤。苔藓样炎性浸润破坏真皮内痣细胞巢，可见伴色素失禁的噬黑色素细胞增多，与消退型黑色素瘤的变化相似。随访显示这类疾病没有恶性行为，认识到硬化性苔藓中发生的这种变化很重要，可以防止将其误诊为黑色素瘤。

1.7.5　生殖道非典型痣

生殖道非典型痣（atypical genital nevi）表现为特殊的形态学特征，与异型增生痣（dysplastic nevi）一样，没有进展为黑色素瘤的风险。生殖道非典型痣是仅发生在生殖道皮肤的一种不常见的色素性病变，具有独特的组织学特征，在其他部位的痣中未被发现。约 5% 的外阴痣为生殖道非典型痣（Murzaku et al. 2014）。患者常为年轻女性，据报道，患者的中位年龄为 21~26 岁（Gleason et al. 2008；Ribe 2008）。在小阴唇，非典型痣比普通痣更常见，尤其是在儿童中，病变易发生于黏膜部位（Murzaku et al. 2014）。病灶由于体积大、边界不规则和色素沉着加深，临床检查时被关注。

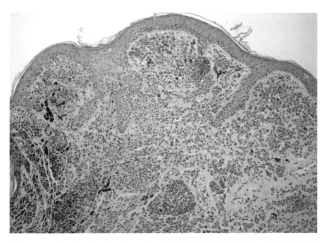

图 1.35　复合痣。表皮 – 真皮交界处和真皮内可见痣细胞巢，大多数有明显的色素沉着

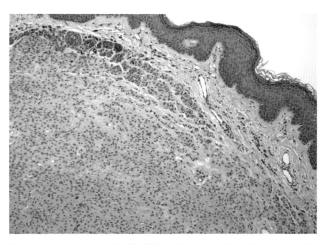

图 1.36　皮内痣。痣细胞巢完全位于真皮内，表皮 – 真皮交界处无活动性痣细胞

组织学检查，病变常有典型普通皮内痣的成分，这在诊断时很有帮助，而且可发现许多不常见的特征。痣细胞巢常比普通痣明显增大（图 1.37）。有明显的交界区活动性，有时表皮－真皮交界处出现连续的黑色素细胞巢，并掩盖表皮－真皮交界处（Gleason et al. 2008；Brenn 2011）。常有细胞异型性。其他令人担心的特点包括局灶性单个痣细胞呈 Paget 样扩散、累及皮肤附属器、沿着延长的上皮突分布的细胞巢、真皮乳头致密的纤维化等（Gleason et al. 2008；Ribe 2008；Murzaku et al. 2014；Brenn 2011）。这些病变曾经被认为是恶性的，现在仍然常被误诊为恶性病变，就是因为上述特征。现在已经明确这些病变都是良性的，实际上并没有恶性转化的风险。有助于区别生殖道非典型痣和黑色素瘤的特征包括真皮成熟现象、核分裂象稀少和无坏死及溃疡（Murzaku et al. 2014）。

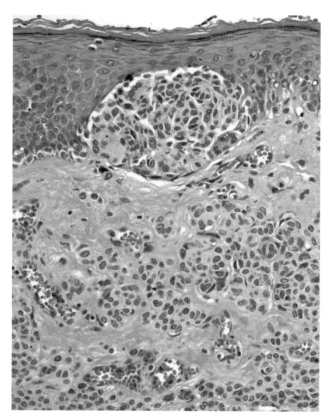

图 1.37　生殖道非典型痣。伴细胞异型性的大的痣细胞巢出现在表皮－真皮交界处

1.7.6　异型增生痣

异型增生黑色素细胞痣最常见于年轻的育龄期女性，肉眼和镜下特征与生殖道非典型痣有重叠，外阴罕见，表现为直径大于 0.5 cm 的色素性隆起性病变，边界不规则。组织学检查显示上皮顶突伸长和桥接，伴大的上皮样或梭形痣细胞巢，痣细胞核有多形性，核仁明显。痣细胞巢扩展到皮肤附属器，包括毛干和汗腺导管。低倍镜下观察，其与大的交界痣的真皮内成分相似，可见梭形或上皮样的痣细胞成巢或单个痣细胞位于真皮乳头和网状层内。真皮上部薄层纤维化是其特征性改变。异型增生痣有不同程度的转化为恶性黑色素瘤的风险，多发性异型增生痣通常风险较高，需要进行仔细的和持续终身的皮肤病学监测。

1.8　良性鳞状上皮增生

1.8.1　纤维上皮性息肉

纤维上皮性息肉（软垂疣）或"皮赘"是相对少见的外阴良性息肉样肿块。纤维上皮性息肉发生于外阴角化性皮肤，临床表现多样，可以较小，呈肉色或有色素沉着，类似尖锐湿疣的乳头状瘤样生长；也可较大，带蒂，常有色素减退。纤维上皮性息肉的切面柔软、有肉质感。小肿块类似于皮内痣；大的病变可影响美观，但通常无临床意义。该类病变常发生于有毛皮肤，但也可见于小阴唇。

组织学上纤维上皮性息肉有两型：一型以上皮为主，另一型以间质为主。上皮表层可因乳头状瘤病、角化过度而增厚，或呈多皱褶的扁平状。结缔组织由疏松的胶原束组成，可见适量的血管。间质可见水肿，细胞稀少。间质细胞核常相对均匀一致，有些病例具有明显的核非典型性（Carter et al. 1992）。纤维上皮性息肉与湿疣的区别在于其缺乏上皮细胞异型性（图 1.38）。

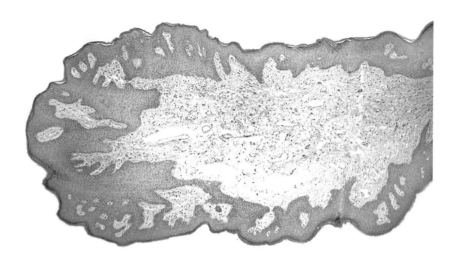

图 1.38　纤维上皮性息肉。纤维上皮性息肉被覆角化鳞状上皮，无异常成熟现象和细胞异型性

1.8.2　前庭乳头状瘤

　　前庭乳头状瘤表现为小的乳头状病变，长度常不足 5 mm，直径为 1~2 mm。与湿疣不同，醋酸试验不显示白色。与纤维上皮性息肉相反，前庭乳头状瘤发生于前庭非角化鳞状上皮黏膜，可单发或多发。如果多发，则诊断为前庭乳头状瘤病，见于约 33% 的正常生育期女性（Hoang et al. 2015b）。单个病变可以无临床症状，但外阴乳头状瘤病常有瘙痒、疼痛和灼热（Chan et al. 2008；Sangueza et al. 2007）。前庭乳头状瘤病的病因不明。

　　组织学检查，鳞状上皮乳头状瘤由纤细的纤维血管性结缔组织轴心组成，被覆非角化鳞状上皮，生育期女性的病变富含糖原。可见薄的角质层，炎症罕见。与尖锐湿疣的区别在于前庭乳头状瘤无细胞异型性。

1.8.3　脂溢性角化病

　　脂溢性角化病是一种良性外生性皮肤病变。老年人受日光照射的皮肤处多见，外阴部位少见，可发生于大阴唇和阴阜的有毛皮肤。病变常有色素沉着，与周围皮肤的界限分明，常被描述为附着于皮肤表面，给人一种容易移除的印象。

　　组织学检查可见棘层肥厚显著，表层角化过度明显。如果有色素沉着，通常在基底层和副基底层细胞较明显。毛囊内有角化过度的上皮栓是其典型特征，可形成角囊肿，是上皮内表层上皮内翻并形成上皮内腔隙，过度角化的上皮脱落于腔内所致（图 1.39a）。鳞状细胞的"鳞状旋涡"丛是其另一个特征（图 1.39b）。

　　脂溢性角化病的乳头结构和角化过度可能提示湿疣性病变，尤其是在低倍镜下。脂溢性角化病病变内常含有 HPV 的 DNA（Gushi et al. 2003；Bai et al. 2003），有些学者坚称这些病变是湿疣的变异型（Li et al. 1994），但是这一点仍然存在争议。脂溢性角化病缺乏角质细胞异型性，而湿疣缺乏角囊肿，两者常易鉴别。上皮的棘层肥厚和不规整可能提示鳞状上皮内病变，但脂溢性角化病缺乏明显的核非典型性和核分裂象，应该容易区分。病变可采用局部药物治疗、破坏性治疗或手术切除。

1.9　角化棘皮瘤

　　角化棘皮瘤表现为快速生长的、质硬的圆顶形病变，病变中央呈脐状。同脂溢性角化病一样，常

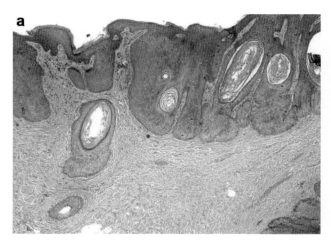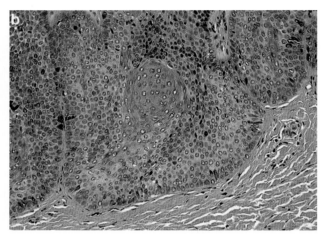

图 1.39　脂溢性角化病。a. 增厚的上皮显示数个角囊肿，无细胞异型性；b. 这个上皮脚中心显示一个"鳞状旋涡"

见于老年人日光暴露部位的皮肤，外阴罕见（Chen et al. 2004；Gilbey et al. 1997；Ozcan et al. 2006；Nascimento et al. 2005）。组织学检查显示病变呈内生性生长方式，具有宽大的推挤性的边界。周围鳞状上皮呈衣领状围绕中央充满角质的、火山口样的结构，后者对应于肉眼所见的中央脐状外观。接近"火山口"中央的鳞状细胞体积较大，富含嗜酸性毛玻璃样胞质。在快速生长的早期阶段，核非典型性呈轻度到中度，可见较多的核分裂象。病变成熟期，这些特征逐渐消退，仅见轻微的非典型性。病变的基底常出现明显的炎性浸润。偶尔，在局部相邻的推挤性边界的附近可见不规则的小巢。也可出现神经周和血管内浸润，但不常见。这些特征使许多医师认为角化棘皮瘤可能确实是鳞状细胞癌的低级别变异型（Karraa et al. 2007；Schwartz 2004；Weedon et al. 2010）。在缺乏其他特征时，还没有关于外阴部位角化棘皮瘤恶性行为的报道，建议采取保守的诊断。

未治疗的角化棘皮瘤常快速生长，经数周到数月达极值，持续数月，最终自发性愈合，病程常在 6 个月之内。也可选择手术治疗，常能治愈，罕见复发的报道。

1.10　囊肿

1.10.1　上皮包涵囊肿

上皮包涵性囊肿常发生在外阴，起源于阻塞的皮脂腺，经过鳞状化生形成，或由先前外科手术的并发症导致。外阴任何部位都可发生，但大阴唇和阴蒂更常见。阴蒂的上皮包涵性囊肿可有蒂，体积较大，病变直径甚至可达 8 cm 或以上（Al-Ojaimi et al. 2012），使其被误诊为恶性肿瘤。这种病变多被认为是女性外阴残割手术的后遗症，常发生于发育中的青少年（Asante et al. 2010；Riszk et al. 2007）。激素环境在病变的生长过程中可能起着一定的作用。大量文献报道了许多没有此类病史的相似疾病，其可发生于幼龄女性到老年女性，人们才认识到这种疾病并不局限于曾接受女性外阴残割手术的患者（Anderson-Mueller et al. 2009；Cetinkursun et al. 2009；Paulus et al. 2010；Schober et al. 2014）。

大体表现上，切除的病变内含白色至黄色的黏稠或干酪样物质。组织学检查，囊肿内衬相对平坦的复层鳞状上皮，无附属器结构（图 1.40）。在囊肿壁邻近的组织内可见异物巨细胞，是对漏入真皮内的角化物质的反应。

上皮包涵性囊肿是良性病变，起源于上皮包涵性囊肿的鳞状细胞癌罕见。无症状的小囊肿通常不需要治疗；当为了明确诊断、囊肿增大、出现症状或继发感染时，需要手术切除。

1.10.2　前庭大腺囊肿和脓肿

据估计，一生中患前庭大腺囊肿和脓肿的概率为 2%（Marzana et al. 2004）。前庭大腺脓肿更常见，其发病率约为前庭大腺囊肿的 3 倍（Lee et al. 2014）。病变是由前庭大腺导管开口阻塞引起分泌物潴留伴导管囊性扩张所致。

正常前庭大腺导管包括 3 种上皮成分：远侧为黏液柱状上皮，中间为移行上皮，开口处为鳞状上皮。所以前庭大腺囊肿的内衬上皮可以为这 3 种上皮中的任何一种，也常混合出现（图 1.41）。有 1 例黑色素细胞来源的病例报道，囊肿内衬细胞的胞质中可见黑色素（Nigam et al. 2017），但色素沉着并不常见。其他病例中，有些囊肿的上皮平坦，无法对其分类。如果囊肿没有感染，邻近组织即使有炎症反应也极轻微。囊肿继发性感染常见，这种病变被归类为前庭大腺脓肿，炎症是其显著特征。

如果存在感染，初始治疗选择包括造袋术、排

脓和抗生素。未切除的病变可复发，需要进一步治疗和手术切除，以达到明确的治疗效果，并防止复发。

1.10.3　黏液囊肿

外阴黏液囊肿最常见于前庭和小阴唇（Heller 2015），起源不明，不同部位的起源不同。推测至少有些黏液囊肿由闭塞的前庭小腺发展而来，而另一些可能起源于异位的米勒管或米勒管化生、中肾管（又称 Wolffian 管）或泌尿生殖道残余，以及前庭大腺（Heller 2015）。

囊壁内衬分泌黏液的单层立方或柱状上皮，似子宫颈管上皮，可见鳞状化生。特殊染色可将黏液囊肿与中肾管起源的囊肿相区别，黏液囊肿上皮呈 AB 染色和黏液卡红染色阳性，而中肾管来源的囊肿呈阴性（Newland et al. 1991），但这种区别并不重要。

常采取手术切除治疗，可明确病理诊断、消除症状和治愈。

1.10.4　纤毛囊肿

外阴也可发生内衬输卵管子宫内膜型上皮的纤

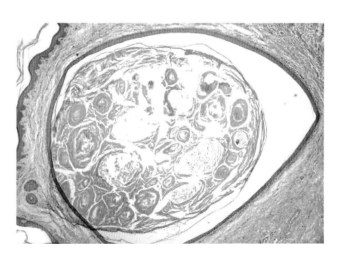

图 1.40　上皮包涵性囊肿。囊肿内衬上皮变薄，囊腔内充满角化碎片

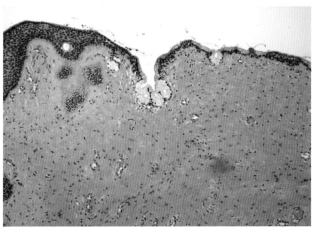

图 1.41　前庭大腺囊肿。囊肿内衬上皮由黏液性上皮、移行上皮和鳞状上皮混合构成，反映了前庭大腺导管的正常结构

毛囊肿，常见于外阴前庭和小阴唇。患者的年龄通常为 25~35 岁，囊肿直径为 1~3 cm（Kuniyuki et al. 2008）。推测囊肿起源于异位的米勒上皮，因为囊肿上皮表达 ER 和 PR（Kuniyuki et al. 2008）。囊肿缺乏相应的子宫内膜间质或吞噬含铁血黄素的巨噬细胞，可据此与子宫内膜异位症相区别。同黏液囊肿一样，手术切除并不是必需的，除非病变有症状。手术的目的常为明确诊断。

1.10.5　Gartner 管囊肿

Gartner 管囊肿可能起源于中肾管的残余，偶见于外阴和阴道的侧面。囊肿的壁薄、半透明，内含清澈的液体。内衬上皮呈立方形或柱状，无纤毛，其内充满嗜酸性分泌物。

1.10.6　汗腺囊瘤（乳腺样囊肿）

汗腺囊瘤起源于肛门生殖道的乳腺样腺体，见于这些腺体的分布区，唇间沟部位最易见。特征是外层为肌上皮细胞，内层为顶浆分泌的立方形或柱状细胞，表现为大汗腺的典型特征。在周围组织中可发现肛门生殖道的乳腺样腺体和肉膜肌。

1.10.7　Nuck 管囊肿（间皮囊肿）

Nuck 管由腹膜鞘状突形成，这种鞘和圆韧带相伴穿过腹股沟管并插入深部大阴唇组织。Nuck 管囊肿通常见于大阴唇上部或腹股沟管，目前认为其发生于圆韧带向下插入大阴唇时形成的腹膜包涵体，类似于精索鞘膜积液。这些囊肿有时相当大，需与腹股沟疝相鉴别，约 1/3 的病例伴发腹股沟疝（Schneider et al. 1994）。组织学检查显示囊肿内衬扁平的间皮细胞。

1.10.8　Skene 腺囊肿

Skene 腺囊肿是起源于尿道旁腺的囊肿，生育期女性最常见（Heller 2015）。患者虽然常无临床症状，但是也可以表现为较大的肿块或伴随疼痛、排液、排尿困难及尿路梗阻。组织学检查可见囊肿内衬移行上皮或鳞状上皮。

1.11　外阴良性腺体病变

外阴部位不同类型的腺体均可发展成增生性或肿瘤性病变。偶见腺上皮取代鳞状上皮，产生边界清楚、红色天鹅绒样的区域（Coghill et al. 1990；Horn et al. 2014）。这种现象的原因不明，诊断可能相当困难，诊断时大多数患者处于绝经后（Horn et al. 2014）。某些病变可能为延伸到前庭的阴道腺病，但局限于前庭和其他外阴部位的病变需要不同的解释。据报道，外阴出现黏液性上皮与 Stevens-Johnson 综合征、氟尿嘧啶局部涂药、激光治疗和某些浆细胞性外阴炎引起的上皮再生有关（Coghill et al. 1990；Heller 2015；Marquette et al. 1985），但有些患者没有任何易感因素。对此的解释包括化生性改变和胚胎干细胞的取代（Horn et al. 2014）。非常罕见的情况下，外阴处可见肠型腺上皮，可能是因为与泄殖腔共同起源（Horn et al. 2014），其可能是发生在外阴的、罕见报道的管状绒毛状腺瘤和胃肠型腺癌的起源（Vitrey et al. 2003；Fox et al. 1988）。

1.11.1　肛门生殖道的乳腺样腺体病变

一直认为外阴乳腺样组织本质上是异位组织，是胚胎期乳线尾部的残余。乳线起自腋窝和胸肌区，经过腹部和盆腔，终止于外阴部。随后的发现令研究者对这个观点产生怀疑，现在认为外阴乳腺样组织是起源于肛门生殖道的乳腺样腺体（El-Khoury et al. 2016；Kurashiga et al. 2014；Konstantinova et al. 2017a，2017b；van der Putte 1991；van der Putte 1994）。这些腺体除了缺乏小叶结构外，在形态学和免疫组化方面与乳腺组织极其相似，更常出现柱状细胞变化和柱状细胞增生。正常情况下，这些腺体的体积小，临床上不易察觉，但这些腺体是许多增生性病变的来源。病变大多数表现为良性、可触摸的皮下肿块。

到目前为止，肛门生殖道的乳腺样腺体最常见的病变是乳头状汗腺瘤，后者也是外阴最常见的良性腺体病变（Baker et al. 2013）。乳头状汗腺瘤患者的年龄为 25~90 岁，平均年龄为 49~52 岁（Konstantinova et al. 2016；Scurry et al. 2009）。病变一般见于肛门生殖道的乳腺样腺体所分布的范围，大多数发生在唇间沟，累及大阴唇和小阴唇。病变可为囊性、实性或有蒂，常无临床症状，但某些患者可出现出血、瘙痒或肿块增大，仅少数病例会出现疼痛。大体观，病变隆起，皮下肿块可触及，表面呈红色、蓝色或肤色（Scurry et al. 2009）。除 1 例病例外，其余报道的所有病例都是单发的（Konstantinova et al. 2016），病变通常体积小，直径在 1~20 mm 不等，平均为 6~7 mm（Konstantinova et al. 2016；Scurry et al. 2009），超过 2 cm 的病变罕

见（Konstantinova et al. 2016）。

组织学检查，虽然肿瘤存在相当大的异质性，但所有病变总是由乳头状和管状结构混合构成（图1.42）。管状和乳头状结构内衬立方或柱状细胞，被肌上皮细胞包绕，似乳腺导管内乳头状瘤（图1.43）。肌上皮细胞最常表现为扁平状，且不明显，需要免疫组化染色（如 SMA、S-100 蛋白、calponin 和 p63 染色）来鉴别（图 1.44）。肌上皮细胞偶尔表现为圆形和胞质透亮的形态。如果需要，用免疫组化染色发现肌上皮细胞是诊断的关键，对鉴别乳头状汗腺瘤与恶性腺体肿瘤非常重要。上皮细胞可呈现很大差异，表现为类似乳腺纤维囊性变的变化谱系，至少局部表现为伴嗜酸性胞质和顶泌突起的柱状细胞典型顶浆分泌的特点。嗜酸性（大汗腺样）化生很常见，胞质透明和泡沫样上皮细胞少见。鳞状化生和黏液性上皮化生也曾有报道，但少见（Konstantinova 2016；Scurry et al. 2009）。病变的结构特点也多变，可表现为实性区和上皮的流水样生长，腔内丛状结构、拱桥或微乳头形成，并与乳头叶状结构和小管混合。上皮和肌上皮细胞都可见核分裂象，甚至多达 13/10 HPF，但即使如此高的核分裂计数也不影响其临床行为（Singteon et al. 2006），肿瘤总是表现为良性，没有

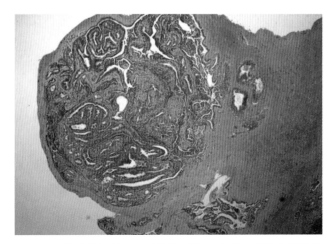

图 1.42　乳头状汗腺瘤。低倍镜下病变表现为管状和乳头状结构构成的皮下包块

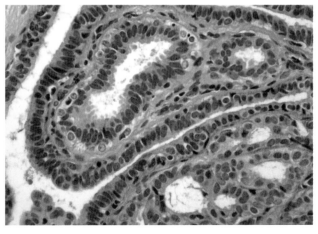

图 1.43　乳头状汗腺瘤。高倍镜下，管状乳头状结构的上皮显示清晰的双层结构：外层为肌上皮细胞，内层为顶泌突起的柱状细胞

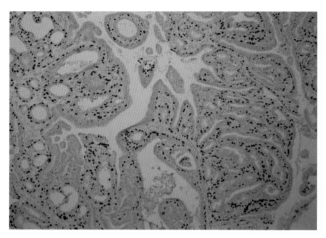

图 1.44 乳头状汗腺瘤。免疫组化染色，肌上皮呈 p63 阳性

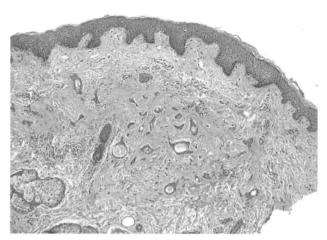

图 1.45 汗管瘤。在纤维化的真皮内可见蝌蚪状的腺体结构

复发和转移的病例报道。

　　许多其他良性腺体病变也起源于肛门生殖道的乳腺样腺体，其中的大多数与乳腺病变相似，也被给予同样的命名，包括泌乳性腺瘤、纤维腺瘤、叶状肿瘤、假血管瘤样间质增生、管状腺瘤和糜烂性腺瘤病（Kazakov et al. 2011；Konstantinova et al. 2009；Scurry et al. 2009）。乳头状汗管囊腺瘤也可能起源于肛门生殖道的乳腺样腺体（Steshenko et al. 2014）。

1.11.2　汗腺来源的病变

　　外阴的结节性汗腺腺瘤、小汗腺囊瘤、汗孔瘤、小汗腺螺旋腺瘤和汗管瘤偶见报道（Baker et al. 2013；Dereli et al. 2007；Kazakov et al. 2010a；Ozcan 2009；Hoang et al. 2015）。这些肿瘤起源于外阴部肛门生殖道的乳腺样腺体或该区域的其他小汗腺和大汗腺。临床和组织学特征等同于非外阴皮肤发生的同类病变。汗管瘤是小汗腺来源的良性肿瘤，是这类病变中最常见的肿瘤，也是第二常见的外阴附属器病变（Baker et al. 2013）。汗管瘤表现为大阴唇上的多发性丘疹，常伴发瘙痒。组织学检查，在真皮上层可见小的、边界清楚的病变，由实体性小巢和导管组成，常伴有特征性的逗点状和蝌

蚪状形态，周围被胶原化的间质包绕（图 1.45）。

1.11.3　前庭大腺来源的实体性病变

　　最常见的前庭大腺来源的良性实体性病变是结节性增生（Kazakov et al. 2007）。病变常无临床症状，但可有轻微的疼痛，表现为质实、有时呈分叶状的肿块，直径为 2~4 cm 不等，切面呈灰白色。组织学检查显示腺泡不规则增生，无包膜包裹，腺泡由立方或柱状细胞组成，胞质丰富，充满黏液。腺泡和导管的关系正常。核位于基底部，无非典型性。可见少量充满浓缩分泌物的扩张的导管。

　　前庭大腺腺瘤比结节性增生少见。结节性增生和前庭大腺腺瘤的区别没有很好的定义或公认的标准。在过去，前庭大腺腺瘤的诊断本身没有被普遍接受，研究者们对这种病变是错构瘤还是真性肿瘤存在争议（Heller et al. 2014）。直到后来发现 1 例前庭大腺的结节性增生呈单克隆性才消除争议（Kazakov et al. 2007）。现在较公认的区别是腺瘤有包膜，界限明显，缺乏正常的腺泡 - 导管关系。

　　罕有起源于前庭大腺的多形性腺瘤（外阴混合瘤）的病例报道（Heller et al. 2014），它同涎腺型恶性肿瘤一样罕见，提示外阴的涎腺样组织（Marwah et al. 1980）可能也起源于前庭大腺。

1.11.4 前列腺样组织和 Skene 腺来源的实体性病变

已有关于外阴前列腺样组织的描述，其一般偶见于真皮浅层，表现为小叶状排列的腺体和细胞巢（Kazakov et al. 2010b；Kelly et al. 2011）。免疫组化染色显示，前列腺分化标记物呈阳性。其起源并不是完全清楚，最近认为其可能是"错位的" Skene 腺（Kelly et al. 2011）。正位的 Skene 腺可发生腺瘤样增生，导致尿道旁区域前列腺样组织产生结节性肿块（Kazakov et al. 2010b）。

1.11.5 前庭小腺腺瘤

前庭小腺腺瘤为罕见的良性肿瘤，病变较小，直径从 1~2 mm 到 1 cm，由多个小叶性小腺体簇组成，腺体内衬黏液性柱状上皮。大多数病例是偶然被发现的，见于因外阴前庭炎而行前庭切除术的标本（Prayson et al. 1995）。

1.11.6 子宫内膜异位症

子宫内膜异位症是指子宫内膜型腺体和间质出现在子宫腔以外的部位，发生在外阴者不常见。报道的病例中，多数发生在会阴切开术的切口部位（Heller 2015；Li et al. 2015）。一般认为外阴的这类病例由分娩时子宫内膜种植于会阴切开术切口导致。也有在其他手术的外阴切口部位发生该疾病的报道（Buda et al. 2008）。没有先前外科治疗史的罕见的自发性会阴部位子宫内膜异位症的病例也有报道（Nasu et al. 2013）。有 1 例不寻常的病例，在前庭大腺两侧出现了子宫腺肌瘤，该病例就没有先前的外科治疗史（Aydin et al. 2011）。

累及外阴的子宫内膜异位症与其他部位的子宫内膜异位症在组织学上无差异，只是不常见，镜下观察到良性表现的子宫内膜腺体和间质为诊断线索。相伴发生的纤维化、噬含铁血黄素的巨噬细胞和淋巴细胞性炎症常见。宽切缘的手术切除常是治愈性的方法。

1.12 毛囊皮脂腺来源的良性病变

毛囊来源的良性病变在外阴罕见，必须发生在大阴唇和阴阜的有毛皮肤上才能确认。发生在外阴的毛发上皮瘤、毛囊瘤、毛母质瘤、圆柱瘤和疣性角化不良瘤都曾有报道（Baker et al. 2013；Heller et al. 2009；Lora et al. 2015）。它们的外观和行为与身体其他部位的同类病变一样。

外阴的良性皮脂腺病变更为罕见。外阴组织中的皮脂腺最可能为 Fordyce 斑，外阴皮脂腺增生极为罕见（Baker et al. 2013），皮脂腺腺瘤也罕见（Baker et al. 2013）。

1.13 良性淋巴血管病变

1.13.1 血管瘤

海绵状血管瘤是外阴最常见的血管瘤类型（Hoang et al. 2015）。小的毛细血管瘤也是外阴常见的血管瘤，尤其是在老年患者中（Heller 2015）。动静脉血管瘤少见。上述所有的病变均表现为边界清楚的血管，血管内充满血液，累及真皮网状层（图 1.46），形态同身体其他部位发生的血管瘤。

虽然化脓性肉芽肿或小叶性毛细血管瘤在阴道常见，但在外阴很罕见（Abreu-dos-Santos et al. 2016），外阴发生的病变常与妊娠有关。组织学上，一层薄的伴有溃疡的上皮覆盖在肉芽组织肿块上。毛细血管丰富，间质内常见继发的炎症性改变（图 1.47）。向下生长的表皮围绕病变外周而形成"衣领"。整体结构呈分叶状，少许增厚的纤维间隔分隔增生的血管。

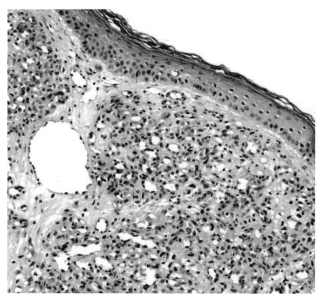

图 1.46　毛细血管瘤。真皮由毛细血管小叶填充，被覆的表皮未被累及

1.13.2　血管角化瘤

　　血管角化瘤是血管瘤的一种变异型，在外阴很常见。大阴唇是常见的受累部位，病变表现为红色、紫红色或黑色的轻微隆起，可单发或多发，发生于单侧或双侧（Nomelini et al. 2010；Yigiter et al. 2008）。病变很少引起症状，但可导致出血、疼痛和瘙痒。大多数患者在 50 岁以下。由于病变特殊的外观，医师常将其切除以做诊断性活检，排除黑色素瘤。

　　组织学检查显示被覆上皮向下生长的鳞状细胞条索将衬有内皮的充满血液的扩张管腔分隔，被覆上皮常角化过度（图 1.48）。可出现不同程度的棘层肥厚和乳头状瘤病，伴有真皮深部的轻度炎症反应。

1.13.3　局限性淋巴管瘤

　　几乎所有外阴淋巴来源的病变都是获得性的，继发于淋巴回流受阻，可由慢性炎症、手术、放射治疗、外伤、感染和肥胖引起（Chang et al. 2016；Heller 2015；Lawrance et al. 2015；Zhu et al. 2014）。与身体其他部位不同，外阴获得性淋巴管瘤倾向于显著外生性生长和增生，大体表现提示为疣甚至癌（Lawrance et al. 2015）。病变表面常覆盖渗出性小囊泡，继发性感染可导致溃疡、疼痛和蜂窝织炎，这些改变可干扰诊断。

　　组织学检查显示真皮乳头层和网状层内扩张、弯曲的薄壁淋巴管（图 1.49）。被覆上皮常无显著变化，但可有糜烂或角化过度。

　　治疗包括切除、激光治疗、冷冻疗法、电烙术或放射治疗（Chang et al. 2016），但根除困难，尤其是在病因持续存在的情况下。

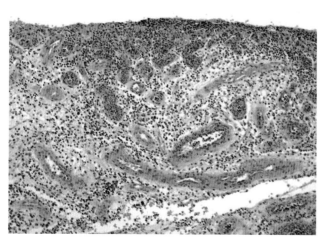

图 1.47　化脓性肉芽肿。这种血管瘤亚型的特征性表现为增生的毛细血管之间疏松结缔组织的炎症

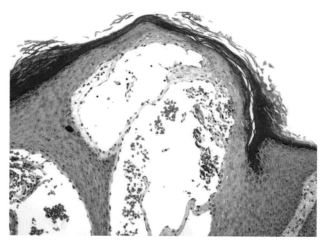

图 1.48　血管角化瘤。鳞状上皮束围绕衬有内皮的血管腔，腔内含有红细胞

1.14　杂类瘤样病变

1.14.1　疣状黄瘤

疣状黄瘤是外阴黏膜表面不常见的良性病变，偶见报道。临床上病变因类似湿疣或鳞状细胞癌而被关注。在已报道的病例中，大多数患者为绝经后女性，病变单发，累及小阴唇或大阴唇、阴蒂或阴唇系带（Fite et al. 2011；Frankel et al. 2011）。大体上，病变为无临床症状的、生长缓慢的、边界清楚的、表面呈疣状的斑块，外表呈橘黄色，直径为2~20 mm（Fite et al. 2011）。多数患者有相关的外阴上皮疾病，常见的疾病包括硬化性苔藓、扁平苔藓、Paget 病和放射性皮炎。疣状黄瘤现被认为是反应性病变，是由于对表皮 – 真皮交界处的损害的反应而产生的（Fite et al. 2011）。

组织学上，病变显示表皮棘层肥厚和角化不全，钉突延长，真皮乳头层泡沫样组织细胞的聚集

是诊断线索。真皮也有不同程度的急性或慢性炎症。病变对局部类固醇药物和局部疣治疗无反应；如果切除不完全，可复发。

1.14.2　特发性外阴钙盐沉着症

外阴钙盐沉着症是一种罕见的良性病变，表现为坚实的、双侧的皮下结节，直径为2~5 mm，累及大阴唇或阴唇系带，随着疾病进展可发生囊性变。组织学检查显示病变被覆正常上皮，皮下结节无细胞且表浅，呈嗜碱性，直径从不足 0.1 mm 到 2.0 mm 不等，有时伴有慢性炎症细胞浸润、肥大细胞和异物巨细胞（图 1.50）。非细胞性物质可用 Von Kossa 染色，显示含有酸性黏多糖（Balfour et al. 1991）。其病因不明，报道的病变发生于伴或不伴钙代谢异常的患者（Biswas et al. 2007；Tomazzini et al. 2008），在其他部位均没有发现钙盐沉积的证据。

1.14.3　外阴淀粉样变性

局限性外阴淀粉样变性极其罕见，几乎都与高度鳞状上皮内病变有关。淀粉样沉着物主要由细胞角蛋白组成（Quddus et al. 2014）。

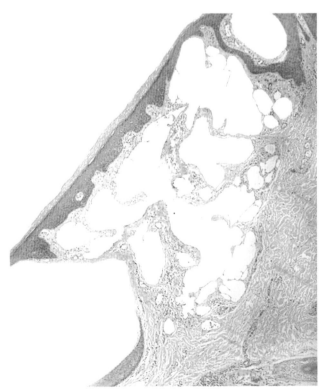

图 1.49　淋巴管瘤。真皮浅层扩张的淋巴管显著

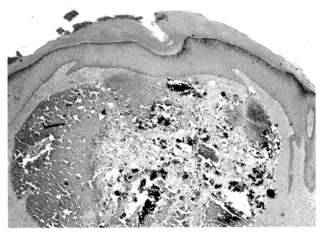

图 1.50　钙盐沉着症。真皮浅层出现界限清楚的钙化结节

1.15　尿道良性病变

1.15.1　尿道脱垂

尿道黏膜脱垂可发生于任何年龄，但是最常见于初潮前期儿童和绝经后女性。黏膜冗余和尿道周围支持性筋膜松弛导致脱垂形成。脱垂可因腹压增大而加重，可能与雌激素相对缺乏有关。脱出的组织呈大的红色息肉样肿块，被覆的尿道上皮伴有黏膜下血管性水肿，突出于尿道，似尿道肿瘤。组织学上，尿道黏膜可有溃疡形成，下方结缔组织内常见炎性浸润和血管充血。冷冻手术是有效的治疗方法（Kaufman 1994）。

1.15.2　尿道肉阜

尿道肉阜是肉质、易碎、无蒂或息肉样的肿块，发生于尿道口附近的后尿道。大多数患者为绝经后女性，平均年龄为 68 岁，已报道的病例包括所有年龄段的成年女性（Conces et al. 2012）。尿道肉阜常无症状，但也可引起出血或排尿困难。病变可以很大，直径可达 3 cm，但一般小于 1 cm（Conces et al. 2012）。表面溃疡见于 1/3 以上的病变（Conces et al. 2012）。

组织学检查，上皮通常表现为尿路上皮和鳞状上皮的混合。上皮折入间质中，产生圆形的细胞巢和腺腔，这是尿道肉阜常见的特点，可据此鉴别尿道肉阜与尿道脱垂，后者除此之外在大体和镜下表现上与尿道肉阜相似。间质见不同程度的慢性炎症，可有纤维化或水肿，富含血管，并且血管常扩张和充血。其病因不明，同尿道脱垂一样，雌激素缺乏被认为起着一定的作用。其他可能的因素包括刺激、外伤和局部充血（Conces et al. 2012）。

1.15.3　软化斑

尿道软化斑是一种慢性肉芽肿性炎，该病变在尿道口呈息肉样肿块。尿道受累常是膀胱病变蔓延的结果。组织学检查，病变中可见泡沫样组织细胞、淋巴细胞、粒细胞和浆细胞。组织细胞胞质内可见具有诊断意义的 Michaelis-Gutmann 小体，即包涵体，呈蓝灰色。这些包涵体可呈分层状或靶环样。Michaelis-Gutmann 小体经 PAS 染色后常呈粉色至红色。多数邻近的组织细胞内含有呈 PAS 染色阳性的胞质内物质。虽然复发常见，但手术切除对较小的尿道软化斑仍具有诊断和治疗意义。抗生素治疗可能有效。

1.15.4　尖锐湿疣

尖锐湿疣可累及尿道，外观可类似于尿道肉阜、尿道脱垂和尿道癌。但尿道湿疣常见于育龄期女性，罕见于绝经后女性，常与生殖区其他部位（特别是外阴前庭）的尖锐湿疣有关。病变通常无症状，当尖锐湿疣位于尿道的中部或上部时，患者可有与尿道尖锐湿疣有关的尿道炎症状。组织学表现同下生殖道其他部位的尖锐湿疣。

参考文献

Abdul-Cadir J, Catania L, Hindin MJ, Say L, Petignat P, Abdulcadir O (2016) Female genital mutilation: a visual reference and learning tool for health care professionals. Obstet Gynecol 128:958–963

Abou M, Dallenbach P (2013) Acute cervicitis and vulvovaginitis may be associated with cytomegalovirus. BMJ Case Rep. https://doi.org/10.1136/bcr-2013-008884

Abreu-dos-Santos F, Camara S, Reis F, Freitas T, Gaspar H, Cordeiro M (2016) Vulvar lobular capillary hemangioma: a rare location for a frequent entity. Case Rep Obstet Gynecol. https://doi.org/10.1155/2016/3435270

Ahronowitz I, Harp J, Shinkai K (2012) Etiology and management of pyoderma gangrenosum. Am J Clin Dermatol 13:191–211

Akopians AL, Rapkin AJ (2015) Vulvodynia: the role of inflammation in the etiology of localized provoked pain of the vulvar vestibule (vestibulodynia). Semin Reprod Med 33:239–245

Al-Ojaimi EH, Abdulla MM (2012) Giant epidermoid inclusion cyst of the clitoris mimicking clitoromegaly. J Lower Gen Tract Dis

17:58–60

Ali H, Guy RJ,Wand H, Read TH, Regan DG, Grulich AE, Fairley CK, Donovan B (2013) Decline in in-patient treatments of genital warts among young Australians following the national HPV vaccination program. BMC Infect Dis 13:140. http://www.biomedcentral.com/17471-2334/13/140

Allen AL, Siegfried EC (1998) The natural history of condyloma in children. J Am Acad Dermatol 39:951–955

Anderson-Mueller BE, Laudenschlager MD, Hansen KA (2009) Epidermoid cyst of the clitoris: an unusual cause of clitoromegaly in a patient without history of previous female circumcision. J Pediatr Adolesc Gynecol 22: e130–e132

Andreassi L, Bilenchi R (2014) Non-infectious inflammatory genital lesions. Clin Dermatol 32:307–314

Arkwright PD, Cassim M, Subramanian H, Spergel J, Schneider LC, Wollenberg A (2013) Management of difficult-to-treat atopic dermatitis. J Allergy Clin Immunol 1:142–151

Asante A, Omurtag K, Roberts C (2010) Epidermal inclusion cyst of the clitoris 30 years after female genital mutilation. Fertil Steril 94:e1–e3

Atzmony L, Hodak E, Leshem YA, Rosenbaum O, Gdalevich M, Anhalt GJ, Mimouni D (2015) The role of adjuvant therapy in pemphigus: a systemic review and meta-analysis. J Am Acad Dermatol 73:264–271

Aydin Y, Atis A, Polat N (2011) Bilateral endometrioma of Bartholin glands accompanying ovarian endometrioma. J Obstet Gynaecol 31:187–189

Baandrup L, Blomberg M, Dehlendorff C, Sand C, Andersen K, Kjaer S (2013) Significant decrease in the incidence of genital warts in young Danish women after implementation of a national human papillomavirus vaccination program. Sex Transm Dis 40:130–135

Bai H, Cviko A, Granter S, Yuan L, Betensly R, Crum C (2003) Immunophenotype and viral (human papillomavirus) correlates of vulvar seborrheic keratosis. Hum Path 34:559–564

Baker GM, Selim A, Hoang MP (2013) Vulvar adnexal lesions: a 32 year, single institution review from Massachusetts General Hospital. Arch Pathol Lab Med 137:1237–1246

Balfour FJT, Vincenti AC (1991) Idiopathic vulvar calcinosis. Histopathology 18:183–184

Ball RA, Edwards L, Reutter JC, West KL, Selim MA (2015) Inflammatory disorders affecting the epidermis of the vulva. In: Hoang, Selim (eds) Vulvar pathology. Springer, New York, pp 31–69

Barbosa NDF, de Aguiar LM, Maruta CW, Aoki V, Sotto MN, Labinas GHO, Perigo AM, Santi CG (2012) Vulvo-vaginal manifestations and evaluation of Papanicolou smears in pemphigus vulgaris and pemphigus foliaceous. J Am Acad Dermatol 67: 409–416

Barret M, de Parades V, Battistella M, Sokol H, Lemarchand N, Marteau P (2013) Crohn's disease of the vulva. J Crohn's Colitis 8:563–570

Bast-Juzbasic A, Ceovic R (2014) Chancroid, lymphogranuloma venereum, granuloma inguinale, genital herpes simplex infection and molluscum contagiosum. Clin Dermatol 32:290–298

Bauer A, Rodiger C, Greif C, Kaatz M, Elsner P (2005) Vulvar dermatoses-irritant and allergic contact dermatitis of the vulva. Dermatology 210:143–149

Biswas A, Cooper J, Latifaj B (2007) Metastatic calcinosis cutis presenting as bilateral vulval cysts. Brit J Dermatol 157:622–624

Bornstein J, Goldstein AT, Stockdale CK, Bergeron S, Pukall C, Zolnoun D, Coady D (2016) 2015 ISSVD, ISSWSH and IPPS consensus terminology and classification of persistent vulvar pain and vulvodynia. Obstet Gynecol 127:745–751

Brenn T (2011) Atypical genital nevus. Arch Pathol Lab Med 135:317–320

Buda A, Ferrari L, Marra C, Passoni P, Perego P, Milani R (2008) Vulvar endometriosis in surgical scar after excision of the Bartholin

gland: report of a case. Arch Gynecol Obstet 277:255–256

Carlson JA, Mu XC, Slominski A, Weismann K, Crowson AN, Malfetano J, Prieto V, Mihm M (2002) Melanocytic proliferations associated with lichen sclerosus. Arch Dermatol 138:77–87

Carter J, Elliott P, Russel P (1992) Bilateral fibroepithelial polyps of labium minus with atypical stromal cells. Pathology 24:37–39

Cetinkurson S, Narci A, Sahin O, Ozcara E (2009) Epidermoid cyst causing clitoromegaly in a child. Int J Gynaecol Obstet 105:64

Chan C, Chiu H (2008) Vestibular papillomatosis. NEJM 358:1485

Chang M, Newman C, Davis MDP, Lehman JS (2016) Acquired lymphangiectasia (lymphangioma circumscriptum) of the vulva: clinicopathologic study of 11 patients from a single institution and 67 from the literature. Int J Dermatol 55:e482–e487

Chen W, Koenig C (2004) Vulvar keratoacanthoma: a report of two cases. Int J Gynecol Path 23:284–286

Cilla G, Pico F, Peris A, Idigoras P, Urbieta M, Perez-Trallero E (1992) Human genital myiasis due to Sarcophaga. Rev Clín Esp 190:189–190

Coghill SB, Tyler X, Shaxted EJ (1990) Benign mucinous metaplasia of the vulva. Histopathol 17:373–375

Cohen SE, Klausner JD, Engelman J, Philip S (2013) Syphylis in the modern era. Infect Dis Clin N Am 27:705–722

Conces MR,Williamson SR,Montironi R, Lopez-Beltran A, Scarpelli M, Cheng L (2012) Urethral caruncle: clinicopathologic features of 41 cases. Hum Path 43:1400–1404

Connor CJ, Eppsteiner EE (2014) Vulvar contact dermatitis. Proc Obstet Gynecol 4: 1. Available from http://ir. uiowa.edu/pog/

Cooper SM,Wojnarowska F (2006) Influence of treatment on erosive lichen planus of the vulva and its prognosis. Arch Dermatol 142:289–294

Dabade TS, Davis MDP (2011) Diagnosis and tretment of the neutrophilic dermatoses (pyoderma gangrenosum, Sweet's syndrome). Dermatol Therapy 24:273–284

Day T, Scurry J (2014) Vulvar Pityriasis versicolor in an immunocompetent woman. J Lower Gen Tract Dis 18: e71–e73

Dereli T, Turk BG, Kazandi AC (2007) Syringomas of the vulva. Int J Gynaecol Obstet 99:65–66

Domfeh AB, Silasi DA, Lindo F, Parkash V (2012) Chronic hypertrophic vulvar herpes simulating neoplasia. Int J Gyneco Pathol 31:33–37

Duan D, Stevenson ML, Malter LB, Pomeranz MK (2014) Cutaneous Crohn's disease of the vulva. BMJ Case Rep 2014. https://doi.org/10.1136/bcr-2014-204507

Edwards L (2010) Pigmented vulvar lesions. Dermatol Ther 23:449–457

Egan CA, Zone JJ (1999) Linear IgA bullous dermatosis. Int J Dermatol 38:818–827

Elas D, Swick B, Stone MS, Miller M, Stockdale C (2014) Botryomycosis of the vulva: a case report. J Lower Gen Tract Dis 18:e80–e83

El-Khoury J, Renald M, Plantier F, Avril M, Moyal-Barracco M (2016) Vulvar hidradenoma papilliferum is located on the sites of mammary-like anogenital glands (MLAGs): analysis of the photographs of 52 tumors. J Am Acad Dermatol 75:380–384

Farahnik B, BlattnerCM, MortazieMB, Perry BM, LearW, Elston DM (2017) Interentional treatments for Hailey-Hailey disease. J Am Acad Dermatol 76:551–558

Fatahzadeh M, Schwartz RA (2007) Human herpes simplex virus infections: epidemiology, pathogenesis, symptomatology, diagnosis, and management. J Am Acad Dermatol 57:737–763

Fistarol SK, Itin PH (2013) Diagnosis and treatment of lichen sclerosus. Am J Clin Dermatol 14:27–47

Fite C, Plantier F, Dupin N, Avril M, Moyal-Barracco M (2011) Vulvar verruciform xanthoma: ten cases associated with lichen sclerosus, lichen planus, or other conditions. Arch Dermatol 147:1087–1092

Flagg EW, Schwartz R,Weinstock H (2013) Prevalence of anogenital warts among participants in private health plans in the United States, 2003-2010: potential impact of human papillomavirus vaccination. Am J Pub Health 103:1428–1435

Foote CA, Brady SP, Brady KL, Clark NS, Mercurio MG (2013) Vulvar dermatitis from allergy to moist flushable wipes. J Lower Gen Tract Dis 18:E16–E18

Fox H, Wells M, Harris M, McWilliam LJ, Anderson GS (1988) Enteric tumours of the lower female genital tract: a report of three cases. Histopathol 12:167–176

Frankel MA, Rhodes HE, Euscher ED (2011) Verruciform xanthoma in an adolescent: a case report. J Lower Gen Tract Dis 16:70–74

French P, Ison CA, Macdonald N (2005) Lymphogranuloma venereum in the United Kingdom. Sex Transm Infect 81:97–98

Garland SM, Steben M, Sings HL, James M, Lu S, Railkar R, Barr E, Haupt RM, Joura EA (2009) Natural history of genital warts: analysis of the placebo arm of 2 randomized phase III trials of a quadrivalent human papillomavirus (types 6,11,16, and 18) vaccine. J Infect Dis 199:805–814

Ghosh D, Woodrow S, Mathew J, Lopes A, Das N (2011) Chronic granulomatous inflammation of the vulva: an unusual presentation with diagnostic and therapeutic difficulties. J Lower Gen Tract Dis 15:322–324

Gilbey S, Moore D, Look K, Sutton G (1997) Vulvar keratoacanthoma. Obstet Gynecol 89:848–850

Gleason BC, Hirsch MS, Nucci MR, Schmidt BA, Zembowicz A, Mihm MC, McKee PH, Brenn T (2008) Atypical genital nevi: a clinicopathologic analysis of 56 cases. Am J Surg Pathol 32:51–57

Goldstein AT, Marinoff SC, Chrostopher K, Srodon M (2005) Prevalence of vulvar lichen sclerosus in a general gynecology practice. J Reprod Med 50:477–480

Goldstein AT, Metz A (2005) Vulvar Lichen planus. Clin Obstet Gynecol 48:818–823

Gomes do Amaral RL, Giraldo PC, Cursino K, Goncalves AK, Eleuterio J, Giraldo H(2009) Nodular vulvar herpes in an HIV-positive woman. Int J Obstet Gynecol 107:255

Gupta R, Warren T, Wald A (2007) Genital herpes. Lancet 370:2127–2137

Gurumurthy M, Cairns M, Cruickshank M (2009) Case series of zoon vulvitis. J Lower Gen Tract Dis 14:56–58

Gushi A, Kanekura T, Kanzaki T, Eizuru Y (2003) Detection and sequences of human papillomavirus DNA in non-genital seborrheic keratosis of immunocompetent individuals. J Derm Sci 31:143–149

Halvorsen JA, Brevig T, Aas T, Skar AG, Slevolden EM, Moi H (2006) Genital ulcers as initial manifestation of Epstein-Barr virus infection: two new cases and a review of the literature. Acta Derm Venerol 86:439–442

Heller DS, Bean S (2014) Lesions of the Bartholin gland: a review. J Lower Gen Tract Dis 18:351–357

Heller DS (2015) Benign tumors and tumor-like lesions of the vulva. Clin Obstet Gynecol 58:526–535

Heller J, Roche N, HameedM(2009) Trichoepithelioma of the vulva: report of a case and review of the literature. J Lower Gen Tract Dis 13:186–187

Hoang MP, Reuter J, Papalas JA, Edwards L, Selim MA (2014) Vulvar inflammatory dermatoses: an update and review. Am J Dermatopathol 36:689–704

Hoang MP, Sangueza OP (2015) Vascular lesions of the vulva. In: Huang MP, Selim MA (eds) Vulvar pathology. Springer, New York, pp 411–438

Hoang MP, Fernandez-Figueras MT, MihmM(2015a) Blistering disorders and acantholytic processes affecting the epidermis of the vulva. In: Huang MP, Selim MA (eds) Vulvar pathology. Springer, New York, pp 71–94

Hoang MP, Kazakov DV (2015) Lesions of Anogenital mammary-like glands, adnexal neoplasms and metastases. In: Huang MP, SelimMA(eds) Vulvar pathology. Springer, New York, pp 327–354

Hoang MP, Kazakov DV, Selim MA (2015b) Cysts, glandular lesions and others. In: Huang MP, SelimMA (eds) Vulvar pathology. Springer, New York, pp 355–383

Hofstetter S, Shah M (2015) Vulvodynia. In: Clin Obstet Gynecol 58–536-545

Hope-Rapp E, Anyfantakis V, Fouere S, Bonhomme P, Louison JB, Tandeau de Marsac T, Chaine B, Vallee P, Casin I, Scieux C, Lassau F, Janier M (2010) Etiology of genital ulcer disease. A prospective study of 278 cases seen in an STD clinic in Paris. Sex Transm Dis 37:153–158

Horn L, Bauerfeind UK, Straub H, Karbe I (2014) Vulval intestinal enteric heteropia with a 10-year follow-up: a case report and review of the literature. Int J Gynecol Pathol 33:258–262

Hornor G (2004) Ano-genital warts in children: sexual abuse or not? J Pediatr Health Care 18:165–170

Hoy T, Singhal PK, Willey VJ, Insinga RP (2009) Assessing incidence and economic burden of genital warts with data from a US commercially insured population. Curr Med Res Opin 25:2343–2351

Huppert JS, Gerber MA, Dietch HR, Mortensen JE, Staat MA, Adams HPJ (2006) Vulvar ulcers in young females: a manifestation of apthosis. J Pediatr Adolesc Gynecol 19:195–204

Jayasinghe Y, Garland SM (2006) Genital warts in children: what do they mean? Arch Dis Child 91:696–700

Karaa A, Khachemoune A (2007) Keratoacanthoma: a tumor in search of a classification. Int J Derm 46:671–678

Kasperkiewicz M, Zillikens D, Schmidt E (2012) Pemphigoid diseases: pathogenesis, diagnosis and treatment. Autoimmunity 45:55–70

Kaufman RH (1994) Benign diseases of the vulva and vagina, 4th edn. Mosby, St. Louis Kavala M, Demir FT, Zindanci I, Can B, Turkoglu Z, Zemheri E, Cam OH, Teksen A (2015) Genital involvement in pemphigus vulgaris (PV): correlation with clinical and cervicovaginal pap smear findings. J Am Acad Dermatol 73:655–659

Kazakov DV, Curik R, Vanecek T, Mukensnabl P, Michal M(2007) Nodular hyperplasia of the Bartholin gland: a clinicopathological study of two cases, including detection of clonality by HUMARA. Am J Dermatopathol 29:385–387

Kazakov DV, Bouda J, Kacerovska D, Michal M (2010a) Vulvar syringomas with deep extension: a potential histopathologic mimic of microcystic adnexal carcinoma. Int J Gynecol Pathol 30:92–94

Kazakov DV, Stewart CJR, Kacerovska D, leake R, Kreuzberg B, Chudacek Z, Hora M, Michal M (2010b) Prostatic-type tissue in the lower female genital tract: a morphologic spectrum including vaginal tubulosquamous polyp, adenomyomatous hyperplasia of paraurethral skene glands (female prostate) and ectopic lesion in the vulva. Am J Surg Pathol 34:950–955

Kazakov DV, Spagnolo DV, Kacerovska D, Michal M (2011) Lesions of anogenital mammary-like glands: an update. Adv Anat Pathol 18:1–28

Kelly P, McBride HA, Kennedy K, Connolly LE, McCluggage WG (2011) Misplaced Skene's glands: glandular elements in the lower female genital tract that are variably immunoreactive with prostate markers and that encompass vaginal tubulosquamos polyp and cervical ectopic prostatic tissue. Int J Gynecol Pathol 30:605–612

Klein PA, Callen JP (2000) Drug-induced linear IgA bullous dermatosis after vancomycin discontinuance in a patient with renal insufficiency. J Am Acad Dermatol 42(Pt 2):316–323

Kneisel A, Hertl M (2011) Autoimmune bullous skin diseases. Part 1: clinical manifestations. JDDG 9: 844–857

Konstantinova AM, Michal M, Kacerovska D, Spagnolo D, Stewart C, Kutzner H, Zelger B, Plaza J, Denisjuk N, Hejda V, Shelekhova K, Bisceglia M, Danis D, Scurry J, van der Putte SC, Pyman J, Chetty N, Szabo R (2009) Mammary-like gland adenoma of the vulva: review of 46 cases. Pathology 41:372–378

Konstantinova AM, Michal M, Kacerovska D, Spagnolo DV,

Stewart CJ, Kutzner H, Zelger B, Plaza JA, Denisjuk N, Hejda V, Shelekhova K, Bisceglia M, Danis D, Zamecnik M, Kerl K, Guenova E, Kazakov D (2016) Hidradenoma papilliferum: a clinicopathologic study of 264 tumors from 261 patients, with emphasis on mammary-type alterations. Am J Dermatopathol 38:374–383

Konstantinova AM, Kyrpychova L, Belousva IE, Spagnolo DV, Kacerovska D, Michal M, Kerl K, Kazakov DV (2017a) Anogenital mammary-like glands: a study of their normal histology with emphasis on glandular depth, presence of columnar epithelial cells, and distribution of elastic fibers. Am J Dermatopathol 39:663–667

Konstantinova AM, Stewart CJR, Kyrpychova L, Belousva IE, Michal M, Kazakov DV (2017b) An immunohistochemical study of anogenital mammarylike glands. Am J Dermatopathol 39:599–605

Koo YJ, Kim YS, Min KJ, Hong JH, Lee JK (2016) High-risk human papillomavirus infection and the prediction of poor treatment response and disease recurrence in patients with vulvovaginal condyloma. Int J Gynecol Obstet 132:20–24

Koranantakul O, Lekhakula A, Wansit R, Koranantakul Y (1991) Cutaneous myiasis of vulva caused by the muscoid fly (Chrysomyia genus). Southeast Asian J Trop Med Public Health 22:458–460

Kuniyuki S, Fukushima Y, Yoshida Y, Yamanaka K, Maekawa N, Inoue T (2008) Ciliated cyst of the vulva: oestrogen and progesterone receptors. Acta Derm Venereol 88:514–515

Kurashige Y, Kishida K, Kurashige K, Minemura T, Nagatani T (2014) Hidradenoma papilliferum of the vulva in association with an anogenital mammary-like gland. J Dermatol 41:411–413

Lacey CJN, Woodhall SC, Wikstrom A, Ross J (2013) 2012 European guideline for the management of anogenital warts. J Europ Acad Dermatol Vener 27: e263–e270

Lawrance NJ, Mowatt D, Yell JA (2015) Massive localized vulval lymphedema with lymphangiomas of the labia majora, misdiagnosed as viral warts. J Lower Gen Tract Dis 19:e64–e65

Leclair CM, Goetsch MF, Korcheva VB, Anderson R, Peters D, Morgan TK (2011) Differences in primary compared with secondary vestibulodynia by immunohistochemistry. Obstet Gynecol 117:1307–1313

Lee MY, Dalpiaz A, Schwamb R, Miao Y, Waltzer W, Khan A (2014) Clinical pathology of Bartholin's glands: a review of the literature. Curr Urol 8:22–25

Lewis FM (1998) Vulval lichen planus. British J Dermatol 138:569–575

Li J, Ackerman AB (1994) Seborrheic keratoses that contain human papillomavirus are condyloma acuminata. Am J Dermatopathol 16:398–405

Li J, Shi Y, Zhou C, Lin J (2015) Diagnosis and treatment of perineal endometriosis: review of 17 cases. Arch Gynecol Obstet 292:1295–1299

Lora V, Scarabello A, Cota C (2015)Warty dyskeratoma as a cutaneous horn on the Mons pubis. Am J Dermatopathol 37:801–804

Lynch PJ, Moyal-Barracco M, Bogliatto F, Micheletti L, Scurry J (2006) ISSVD classification of vulvar dermatoses: pathologic subsets and their clinical correlates. J Reprod Med 2007:3–9

Lyrio LDC, Grassi MFR, Santana IU, Olavarria VG, Gomes A, Costa Pinto L, Oliveira RP, Aquino R, Santiago MB (2013) Prevalence of human papillomavirus infection in women with systemic lupus erythematosus. Rheumatol Int 33:335–340

Maniar KP, Ronnett BM, Vang R, Yemelyanova A (2013) Coexisting high-grade vulvar intraepithelial neoplasia (VIN) and condyloma acuminatum-independent lesions due to different HPV types occurring in immunocompromised patients. Am J Surg Pathol 37:53–60

Manoj K, Soma M, Ajay L, Ashish A, Rakesh S, Paliwal RV (2008) Tubercular sinus of labia majora: rare case report. Infect Dis Obstet Gynecol 2008:81753. https://doi.org/10.1155/2008/87515

Margesson LJ (2006) Vulvar disease pearls. Dermatol Clin 24:145–155

Marquette GP, Su B,Woodruff JD (1985) Introital adenosis associated with Stevens-Johnson syndrome. Obstet Gynecol 66:143–145

Marwah S, Bergman ML (1980) Ectopic salivary gland in the vulva (choristoma): report of a case and review of the literature. Obstet Gynecol 56:389–391

Marzano DA, Haefner HK (2004) The Bartholin gland cyst: past, present and future. J Lower Gen Tract Dis 8:195–204

Marzano A, Ramoni S, Caputo R (2008) Amicrobial pustulosis of the folds: report of 6 cases and a literature review. Dermatology 216:305–311

Mat C, Yurdakul S, Sevim A, Ozyazgan Y, Tuzun Y (2013) Behcet's syndrome: facts and controversies. Clin Dermatol 31:352–361

Medeiros F, Nascimento AF, Crum CP (2005) Early vulvar squamous neoplasia: advances in classification, diagnosis and differential diagnosis. Adv Anat Pathol 12:20–26

Mittal P, Prakash V, Gupta R, Dewan R, Singhal S, Suri J (2013) Giant condyloma acuminatum of vulva treated by surgical excision and reconstruction of defect. Arch Gynecol Obstet 287:1047–1048

Miziara ID, Mahmoud A, chagury AA, Alves RD (2013) Bullous systemic lupus erythematosus: case report. Int Arch Otorhinolayngol 17:344–346

Mohammed TT, Olumide YM (2008) Chancroid and human immunodeficiency virus infection-a review. Int J Dermatol 47:1–8

Mosunjac M, Park JP, Wang YF, Tadros T, Siddiqui M, Bagirov M, Little J (2009) Genital and perianal herpes simplex simulating neoplasia in patients with AIDS. AIDS Patient Care STDs 23. https://doi.org/10.1089/apc.2008.0143

Moyal-Barracco M,Wendling J (2014) Vulvar dermatosis. Best Prac Res Clin Obstet Gynecol 28:946–958

Murzaki EK, Penn LA, Hale CS, Pomeranz MK, Polsky D (2014) Vulvar nevi, melanosis, and melanoma: an epidemiologic, clinical and histopathologic review. J Am Acad Dermatol 71:1241–1249

Nakayama J, Busse R (2010) An analysis of vulvar necrotizing fasciitis in the unique and ethnically diverse Hawaiian population. Hawaii Med J 69:13–16

Nascimento M, Cominos D, Davies N, Obermair A (2005) Vulval keratoacanthoma. Gyn Onc 97:674–676

Nasu K, Okamato M, Nishida M, Narahara H (2013) Endometriosis of the perineum. Obstet Gynaecol Res 39:1095–1097

Nettina SM (1998) Herpes genitalis. Lippincotts Prim Care Pract 2:303–306

Newland JR, Fusaro RM (1991) Mucinous cysts of the vulva. Nebr Med J 76:307–310

Nigam JS, Deshpande AH, Bharti JN, Nair V (2017) Melanocytic colonization of Bartholin cyst: a rarely observed phenomenon. J Lower Gen Tract Dis 21:1–2

Nomelini RS, Pansani PL, Guimaraes PDN, Martins-Filho A, Barcelos ACM, Murta EFC (2010) Vulvar angiokeratoma. J Obstet Gynaecol 30:418–419

O'Farrell N, Moi H (2016) 2016 European guideline on donovanosis. Int J STD AIDS 27:605–607

O'Gorman SM, Torgerson RR (2013) Allergic contact dermatitis of the vulva. Dermatitis 24:64–72

Oliveira A, Lobo I, SeloresM(2011) Asymptomatic vulvar pigmentation. Clin Exp Dermatol 36:921–922

Osarumwense DO (2010) Post genital mutilation giant clitoral epidermoid inclusion cyst in Benin City. Nigeria J Pediatr Adolesc Gynecol 23:336–340

Ozcan F, Bilgic R, Cesur S (2006) Vulvar keratoacanthoma. APMIS 114:562–565

Ozcan Z (2009) Multiple eccrine hidrocystomas of the vulva. Int J Gynaecol Obstet 1:65

Paulus YM,Wong AE, Chen B, Jacobson MT (2010) Preputial epidermoid cyst: an atypical case of acquired pseudoclitoromegaly. J Lower Gen Tract Dis 14:382–386

Pereira IB, Khan A (2017) Sarcoidosis rare cutaneous manifestations: vulval and perianal involvement. J Obstet Gynaecol 37:539–540

Pernet C, Bessis D, Savagnac M, Tron E, Guillot B, Hovnanian A (2012) Genitoperineal papular acantholytic dyskeratosis is allelic to Hailey-Hailey disease. Brit J Dermatol 167:211–213

Prayson RA, Stoler MH, Hart WR (1995) Vulvar vestibulitis. A histopathologic study of 36 cases, including human papillomavirus in situ hybridization analysis. Am J Surg Path 19:154–160

Quddus MR, Sung CJ, Simon RA, Lawrence WD (2014) Localized amyloidosis of the vulva with and without vulvar intraepithelial neoplasia: report of a series. Hum Path 45:2037–2042

Read TR, Hocking JS, Chen MY (2011) The near disappearance of genital warts in young women 4 years after commencing a national human papillomavirus (HPV) vaccination program. Sex Transm Infect 87:544–547

Reed BG, Shippey S, Kremp A, Belin E (2013) Vulvar pyoderma gangrenosum originating from a healed obstetric laceration. Obstet Gynecol 122:452–454

Regauer S, Eberz B, Beham-Schmid C (2015) Mast cell infiltrates in vulvodynia represent secondary and idiopathic mast cell hyperplasia. APMIS 123:452–445

Ridley CM, Neill SM (1999) The vulva, 2nd edn. Blackwell, Oxford, pp 1–36

Ribe A (2008) Melanocytic lesions of the genital area with attention given to atypical genital nevi. J Cutan Pathol 35:24–27

Riszk DEE, Mohammed KH, Joshi SU, Al-Shabani AY, Bossmar TR (2007) A large clitoral epidermoid inclusion cyst Forst presenting in adulthood following childhood circumcision. J Obstetr Gynecol 27:446–448

Robinson JB, Im DD, Simmons-O'Brien E, Rosenshein NB (1998) Etretinate: therapy for plasma cell vulvitis. Obstet Gynecol 51:347–351

Rock B, Hood AF, Rock JA (1990) Prospective study of vulvar nevi. J Am Acad Dermatol 22:104–106

Ruocca V, Ruocco E, Schivao AL, Brunetti G, Guerrera LP, Wolf R (2013) Pemphigus: etiology, pathogenesis, and inducing or triggering factors: facts and controversies. Clin Dermatol 31(374):381

Ruocco E, Wolf R, Ruocco V, Brunetti G, Romano F, Schiavo AL (2013a) Pemphigus: associations and management guidelines: facts and controversies. Clin Dermatol 31:382–390

Ruocco E, Wolf R, Cacavale S, Brancaccio G, Ruocco V, Schiavo AL (2013b) Bullous pemphigoid: associations and management guidelines: facts and controversies. Clin Dermatol 31:400–412

Ruocco V, Ruocco E, Caccavale S, Gambardella A, Schivao AL (2015) Pemphigus vegetans of the folds (intertriginous areas). Clin Dermatol 33:471–476

Satoh M, Yamamoto T (2013) Genital pyoderma gangrenosum: report of two cases and published work review of Japanese cases. J Dermatol 40:840–843

Saitoh A, Ohya T, Yoshida S, Hosoya R, Nishimura K (1995) A case report of Stevens-Johnson syndrome with mycoplasma infection. Acta Paediatr Jpn 37:113–115

Sand FL, Thomsen SF (2017) Skin diseases of the vulva: infectious diseases. J Obstet Gynaecol. https://doi.org/10.1080/01443615.2017.1306696

Sangueza JM, Saenz ML (2007) Challenge. Am J Dermatopathol 29:210

Santana IU, Gomes A, Lyrio LDC, Grassi MFR, Santiago MB (2011) Systemic lupus erythematosus, human papillomavirus infection, cervical pre-malignant and malignant lesions: a systematic review. Clin Rheumatol 30:665–672

Sbano P, Rubegni P, Risulo M, De Nisi MC, Fimiani M (2007) A case of idiopathic granulomatous cheilitis and vulvitis. Int J Dermatol 46:720–721

Schiavo AL, Ruocco E, Brancaccio G, Caccavale S, Ruocco V, Wolf R (2013) Bullous pemphigoid: etiology, pathogenesis and inducing factors: facts and controversies. Clinics in Dermatol 31:391–399

Schneider CA, Festa S, Spillert CR, Bruce CJ, Lazaro EJ (1994) Hydrocele of the canal of Nuck. N J Med 91:37–38

Schneider M, Cardones A, Selim MA (2016) Amicrobial pustulosis of the folds and autoimmunity. J Lower Gen Tract Dis 20:e57–e58

Schober MS, Hendrickson BW, Alpert SA (2014) Spontaneous clitoral hood epidermal inclusion cyst mimicking clitoromegaly in a pediatric patient. Urology 84:206–208

Schofield JK, Tatnall FM, Leigh IM (1993) Recurrent erythema multiforme: clinical features and treatment in a large series of patients. Brit J Dermatol 128: 542–545

Schwartz R (2004) Keratoacanthoma: a clinico-pathologic enigma. Dermatol Surg 30:326–333

Scurry J, van der Putte SCJ, Pyman J, Chetty N, Szabo R (2009) Mammary-like gland adenoma of the vulva: a review of 46 cases. Pathology 41:372–378

Selim MA et al (2015) Infectious diseases and infestations of the vulva. In: Hoang MP, Selim MA (eds) Vulvar pathology. Springer, New York, pp 139–193

Shen HP, Chang WC, Hsieh CH, Yang TC, Hung YC (2011) Vulvar tuberculosis. Taiwan J Obstet Gynecol 50:106–108

Sherman V, McPherson T, Baldo M, Salim A, Gao XH, Wojnarowska F (2010) The high rate of familial lichen sclerosus suggests a genetic contribution: an observational cohort study. J Eur Acad Dermatol Venereol 24:1031–1034

Simpson RC, Thomas KS, Leighton P, Murphy R (2013) Diagnostic criteria for erosive lichen planus affecting the vulva: an international electronic-Delphi consensus exercise. Brit J Dermatol 169:337–343

Sington J, Chandrapala R, Manek S, Hollowood K (2006) Mitotic count is not predictive of clinical behavior in hidradenoma papilliferum of the vulva: a clinicopathologic study of 19 cases. Am J Dermatopathol 28:322–326

Stefanaki C, Barkas G, Valari M, Bethimoutis G, Nicolaidou E, Vosynioti V, Kontochristopoulos G, Papadogeorgaki H, Verra P, Katsarou A (2012) Condyloma acuminata in children. Pediatr Infect Dis J 31:422–424

Stephenson H, Dotters DJ, Katz V, Droegemueller W (1992) Necrotizing fasciitis of the vulva. Am J Obstet Gynecol 166:1324–1327

Steshenko O, Chandrasekaran N, Lawton F (2014) Syringocystadenoma papilliferum of the vulva: a rarity in gynaecology. BMJ Case Reports. https://doi.org/10.1135/bcr-2014-203902

Strehl JD, Mehlhorn G, Koch MC, Harrer EG, Harrer T, BeckmannMW, Agaimy A (2012) Int J Gynecol Pathol 31:286–293

Sultan HY, Boyle AA, Sheppard N (2012) Necrotising fasciitis. BMJ 345:e4274. https://doi.org/10.1136/bmj.e4274

Sun T, Schwartz NS, Sewell C, Lieberman P, Gross S (1991) Enterobius egg granuloma of the vulva and peritoneum: review of the literature. Am J Trop Med Hyg 45:249–253

Tangjitgamol S, Loharamtaweethong K, Thawaramara T, Chanpanitkitchot S (2013) Vulvar pseudoepitheliomatous hyperplasia mimicking cancer in an immunocompromised patient. J Obstet Gynecol Res 40:255–258

Takagi A, Kamijo M, Ikeda S (2016) Darier Disease. J Dermatol 43:275–279

Taylor S, Drake SM, Dedicoat M, Wood MJ (1998) Genital ulcers associated with acute Epstein-Barr virus infection. Sex Transm Infect 74:296–297

Tomazzini E, Giraldo P, Amaral R, Eleuterio J, Cintra ML, Giraldo HPD (2008) Vulvar calcinosis in childhood. Int J Gynaecol Obstet 103:263–264

Tommola P, Butzow R, Unkila-Kallio L, Paavonen J, Meri S (2015) Activation of vestibule-associated lymphoid tissue in localized provoked vulvodynia. Am J Obstet Gynecol 212:476.e1–476.e8

Van der Avoort IAM, van der Laak JAWM, Otte-Holler I, van de Nieuwenhof HP, Massuger LFAG, de Hullu J, van Kempen LCLT (2010) The prognostic value of blood and lymph vessel parameters in lichen sclerosus for vulvar squamous cell carcinoma development: an immunohistochemical study. Am J Obstet Gynecol 203-167:e1–e8

Van der Putte SC (1991) Anogenital "sweat" glands. Histology and pathology of a gland the may mimic mammary glands. Am J Dermatopathol 13:557–567

Van der Putte SC (1994) Mammary-like glands of the vulva and their disorders. Int J Gynecol Pathol 13:150–160

Virgili A, Mantovani L, Lauriola MM, Marzola A, Corazza M (2008) Tacrolimus 0.1% ointment: is it really effective in plasma cell vulvitis? Report of four cases. Dermatology 216:243–246

Virgili A, Corazza M, Minghetti S, Borghi A (2015) Symptoms in plasma cell vulvitis: first observational cohort study on type, frequency and severity. Dermatology 230:113–118

Vitrey D, Frachon S, Balme B, Golfier F (2003) Tubulovillous adenoma of the vulva. Obstet Gynecol 102:1160–1163

Wang MZ, Camilleri MJ, Guo R, Wieland C (2017) Amicrobial pustulosis of the folds: report of 4 cases. J Cutan Pathol 44:367–372

Wakashin K (2007) Sanitary napkin contact dermatitis of the vulva: location dependent differences in skin surface conditions may play a role in negative patch test results. J Dermatol 34:834–837

Weedon D, Malo J, Brooks D, Williamson R (2010) Keratoacanthoma: is it really a variant of squamous carcinoma? ANZ J Surg 80:129–130

Wieselthier JS, Pincus SH (1993) Hailey-Hailey disease of the vulva. Arch Dermatol 129:1344–1345

Weyers W (2013) Hypertrophic lichen sclerosus with dyskeratosis and parakeratosis- a common presentation of vulvar lichen sclerosus not associated with a significant risk of malignancy. Am J Dermatopathol 35:713–721

Weyers W (2015) Hypertrophic lichen sclerosus sine sclerosis: clues to histopathologic diagnosis when presenting as psoriasiform lichenoid dermatitis. J Cutan Pathol 42:118–129

Wilkinson EJ, Stone IK (2008) Atlas of vulvar disease, 2nd edn. Lippincott Williams & Wilkins, Baltimore Wojnarowska F, Frith P (1997) Linear IgA disease. Dev Ophthalmol 28:64–72

Xie Y, Shi L, Xiong X, Wu E, Veasly C, Dade C (2012) Economic burden and quality of life of vulvodynia in the United States. Curr Med Res Opinion 28:601–608

Yazici Y, Yurdakul S, Yazici H (2010) Behcet's Syndrome. Curr Rheumatol Rep 12:429–435

Yigiter M, Arda IS, Tosum E, Celik M, Hicsonmez A (2008) Angiokeratoma of clitoris: a rare lesion in an adolescent girl. Urology 71:604–606

Yoganathan S, Bohl TG, Mason G (1994) Plasma cell balanitis and vulvitis (of zoon). A study of 10 cases. J Reprod Med 39:939–944

Young M, Aldridge L, Parker P (2017) Psoriasis for the primary care practioner. J Amer Nurse Pract 29:157–178

YuWY, Ng E, Hale C, Hu S, PomeranzMK(2016) Papular acantholytic dyskeratosis of the vulva associated with familial Hailey-Hailey disease. Clin Exp Dermatol 41:628–631

Zaraa I, Sellami A, Bougerra C, Sellami MK, Chelly I, Zitouna M, Makni S, Hmida AB, Mokni M, Osman AB (2010) Pemphigus vegetans: a clinical, histological, immunopathological and prognostic study. J Euro Acad Dermato Venereol 25:1160–1167

Zhu J, Lu Z, Zheng M (2014) Acquired progressive lymphangioma in the inguinal area mimicking gioant condyloma acuminatum. Cutis 93:316–319

Zhuang K, Xu F, Ran Y, Lama J (2015) Atypical infantile genital Molluscum contagiosum. An Bras Dermatol 90:403–405

第 2 章

外阴癌前病变和恶性肿瘤

Edward J. Wilkinson，Demaretta S. Rush 著；

刘杨，黄勇 译

内容

2.1　鳞状上皮内病变

一般特征

外阴鳞状上皮内病变的相关术语近年来经历了重大的变革。目前，"鳞状上皮内病变（SIL）"已经取代了从前的"异型增生""原位癌""外阴上皮内肿瘤（VIN）""Bowen 病""Bowen 样异型

增生"等。世界卫生组织（WHO）、美国病理医师协会（CAP）及许多先进的医学专业组织［美国妇产科医师协会（ACOG）、美国阴道镜与子宫颈病理学会（ASCCP）、国际外阴阴道疾病研究学会（ISSVD）等］一致认可这种变革，具体内容见表 2.1（Bornstein et al. 2016；Crum et al. 2014a；Darragh et al. 2013；Wilkinson et al. 2015）。

表 2.1   外阴鳞状上皮内病变（SIL，VIN）的分类

低度鳞状上皮内病变（LSIL，VIN 1）：细胞核异常局限在上皮层的下 1/3

高度鳞状上皮内病变（HSIL，VIN 2~3/VIN 3）：细胞核异常至少累及上皮下 2/3，可至全层

分化型 VIN（dVIN）：由于不是人乳头瘤病毒（HPV）相关性疾病，不属于鳞状上皮内病变（SIL）（Crum et al. 2014a；Darragh et al. 2013）

WHO 将外阴 SIL 分为 2 个等级：低度鳞状上皮内病变（LSIL），包括 LSIL（VIN 1）和轻度异型增生；高度鳞状上皮内病变（HSIL），包括高级别 VIN（VIN 2/VIN 3）、中 – 重度异型增生和原位癌。分化较好的（结构单一的）VIN 称为分化型 VIN（dVIN），由于此型与 HPV 感染无关，因此不属于 SIL（Crum et al. 2014a；Darragh et al. 2013）。SIL 目前已被临床医师、护理人员及医疗基金的管理人员广泛接受并使用。

外阴部位的 SIL 和鳞状细胞癌很少见于 60 岁以下女性，但在过去的 50 年里，60 岁以下女性的发病率显著升高（Barlow et al. 2015；Meltzer-Gunnes et al. 2017）。感染 HIV 的女性和免疫抑制的女性，其外阴 SIL 的发病率明显增高。由于只有部分 HSIL 病例得到诊断，SIL/VIN 的实际发病率更高。大约 50% 的 SIL 患者存在 HPV 感染相关的其他生殖道病变，其中以子宫颈 SIL 最常见。有子宫颈 HSIL/CIN 3 病史的患者在未来 20 年或更长的时间内发生外阴 HSIL 和外阴癌的风险显著增加，阴道、肛门和口咽部发生 HPV 相关上皮内肿瘤或浸润性鳞状细胞癌的风险也会增加（Ebisch et al. 2017）。大约一半的 SIL 患者先前存在或伴发性传播疾病（以尖锐湿疣最常见）。几乎所有外阴 HSIL 均呈致癌型 HPV 阳性，以 HPV-16 最常见，占 80% 以上。HPV-33 约占 10%，其他被检测到但感染率较低的 HPV 类型包括 HPV-59、HPV-45 和 HPV-18（Gargano et al. 2012；Saraiya et al. 2015）。有文献报

道，从外阴感染致癌型 HPV 到出现 HSIL 的平均时间为 18.5 个月（Garland et al. 2009）。目前公认外阴 SIL，包括病变的复发和进展和吸烟相关（Khan et al. 2009）。

临床表现

外阴瘙痒和刺激症状是 SIL 最常见的症状，越来越多的患者因这些症状而就诊。约 1/3 的患者无症状。典型的 HSIL 出现皮肤隆起，呈斑疹或丘疹状（图 2.1~2.4）。外阴 HSIL 最常见于小阴唇和会阴部位。约 1/3 的病例出现肛门周围受累，病变可延伸至肛门。约 2/3 的病例中病变呈多发性（Wilkinson et al. 2012）。当诊断为肛周 HSIL 时，若担心 HSIL 累及肛门或更广泛的区域，可以进行肛门细胞学检查（Darragh et al. 2013）。如果肛门细胞学检查异常，或者有临床指征，可以使用高分辨率肛门镜检查肛门和（或）直肠区域，评估病变范围并进行定位活检（Hillman et al. 2016）。

虽然 HSIL 的临床表现多变，但大约 1/2 的病

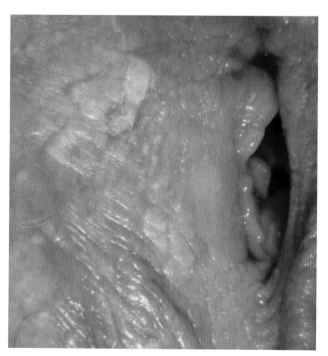

图 2.1   外阴鳞状上皮内病变（HSIL/VIN 2~3）的临床表现。阴唇可见多发性丘疹或白色斑疹

例在就诊时其病变呈白色或醋白色，即局部喷涂 3%~5% 醋酸后呈明显的白色。约 1/4 的病变可见色素沉着（图 2.3，2.4）。HSIL 是外阴第二常见的色

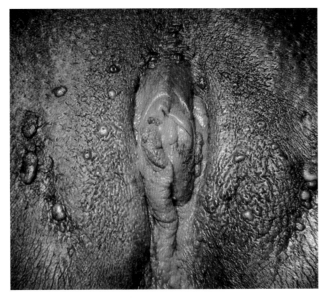

图 2.2 外阴鳞状上皮内病变（HSIL/VIN 2~3）的临床表现。本例是一位年轻的女性患者，大阴唇部位见多发斑块状醋白色区域

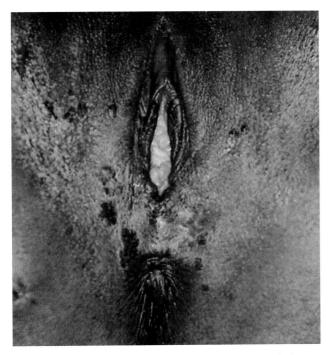

图 2.3 外阴鳞状上皮内病变（HSIL/VIN 2~3）的临床表现。外阴及肛周见色素性斑丘疹样 VIN 病变，呈多发性疣状

素沉着性病变。外阴色素性 HSIL 常发生于外阴的角化上皮。其他 HSIL 可呈粉红色、灰色或红色。病变累及前庭非角化黏膜时常呈红色，这种红色病变曾被称为 Queyrat 增殖性红斑，但是与 Bowen 样丘疹病一样，所有丘疹病都没有被独立命名，而是被归入 SIL 分类中。HSIL 可呈斑疹状（图 2.1）或丘疹状（图 2.2）。在约 3/4 的 HSIL 病例中病变呈多发性，其余病例中病变呈单发性。单发性病变多见于老年女性，并且更常伴发浸润性鳞状细胞癌。融合性生长的 HSIL 相对少见（Wilkinson et al. 2012）（图 2.1，2.4）。肛门处皮肤和肛管的鳞状上皮黏膜是最常见的继发性受累部位。

镜下表现

　　HSIL 上皮细胞的核质比增高，基底层和副基底层以上的细胞质不成熟。基底层以上的细胞可见核分裂象，常见异常核分裂象。此外，还可见多核细胞、角化不良细胞和上皮内角化珠（图 2.5，2.6a，2.6b）。细胞核具有多形性，深染，常无核仁。HSIL 的上皮细胞的染色质之间和染色质周围

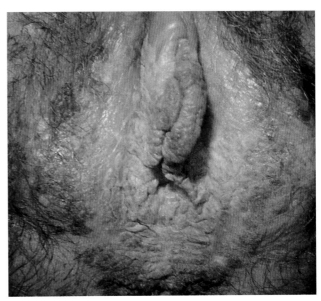

图 2.4 外阴鳞状上皮内病变（HSIL/VIN 2~3）的临床表现。大阴唇与小阴唇处可见轻微隆起的色素性融合性病变，表面粗糙

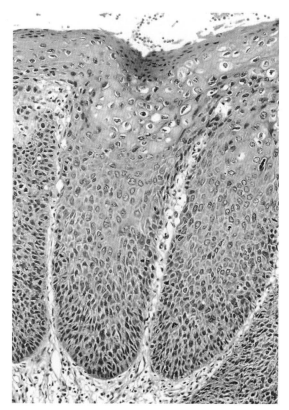

图 2.5　外阴高度鳞状上皮内病变（HSIL，VIN 2），湿疣型。下 2/3 层上皮细胞增生、不成熟，细胞核深染且呈多形性。上 1/3 层上皮细胞成熟，可见明显的挖空细胞

颗粒增多，导致核染色质粗糙，呈放射状分布。细胞的异常分裂导致张力丝在胞质内聚集，出现上皮内单个细胞角化。

当表层的角质细胞不能分泌前角蛋白并且仍然保留细胞核物质时，即发生角化不全。细胞内、外的色素颗粒可分布于上皮全层。色素性 HSIL 病变的基底层下方和真皮乳头层内可见明显的皮肤噬黑色素细胞。HSIL 累及上皮的厚度为 0.10~1.90 mm，平均为 0.52 mm（Benedet et al. 1991）。在被纳入研究的病例中，超过 50% 的 HSIL 病变可累及皮肤附属器，此时应与早期浸润性癌相鉴别（比较图 2.6b、2.6c 和 2.7）。

镜下分级

对于 SIL，应当根据病变最严重、病变级别最高的区域进行分级。当鳞状上皮细胞的异常核分

裂象和缺乏成熟现象仅局限于上皮下 1/3 时，为 LSIL/VIN 1（图 2.8）。外阴 LSIL 是一种不常见的且有争议的病变，虽然有时被称为"非典型尖锐湿疣"或"扁平湿疣"，但不推荐使用这些术语。外阴 LSIL 伴挖空细胞和少数核分裂象，但没有尖锐湿疣的外生性生长模式和明显的细胞异型性。外阴平坦型扁平湿疣可归入 LSIL，因为 LSIL 和扁平湿疣的生物学差异尚未明确，并且形态学区别也不可靠。有文献报道，尽管约 40% 的 LSIL 病例与高危型 HPV 相关，但这些 LSIL 很少发展为高级别病变（Srodon et al. 2006）。偶可见典型尖锐湿疣合并 LSIL 或 HSIL，可诊断为"LSIL 伴尖锐湿疣"或"HSIL 伴尖锐湿疣"（Crum et al. 2014a）。

当细胞异常核分裂象和缺乏成熟的现象累及上皮下 1/3 层以上至上皮全层时，诊断为 HSIL（包括 VIN 2~3）。细胞学改变可累及或不累及颗粒层上方的表层细胞（图 2.9，2.10）。几乎所有的 HSIL 都有异常核分裂象，可见于除最表浅层之外的各层。如果无异常核分裂象或基底层以上无核分裂象，应质疑是否为 HSIL。外阴 SIL 主要是 HSIL，LSIL 相对少见。Ki-67（MIB-1）染色可以显示绝大多数上皮细胞均呈弥漫阳性（图 2.9c）。p16 的免疫组化研究表明，通常情况下，大部分病例的肿瘤区域的上皮全层存在块状阳性反应（Darragh et al. 2013；Crum et al. 2014a）。

外阴鳞状上皮内病变的组织学亚型

依据细胞学特征，外阴 SIL 分为湿疣型（疣性）、基底细胞样以及湿疣型与基底细胞样构成的混合型等几种亚型。单个患者会出现不同的组织学亚型，或同一病变中偶尔发现一种以上的组织学亚型，基底细胞样与湿疣型的混合型特别常见。这些混合型病例可依据主要成分而分类，也可简化为"HSIL，基底细胞样 / 湿疣型"。另外还有一种罕见的 Paget 样 HSIL（Raju et al. 2003）。某些 HSIL 不易归入上述亚型。对于 SIL 的诊断，观察者之

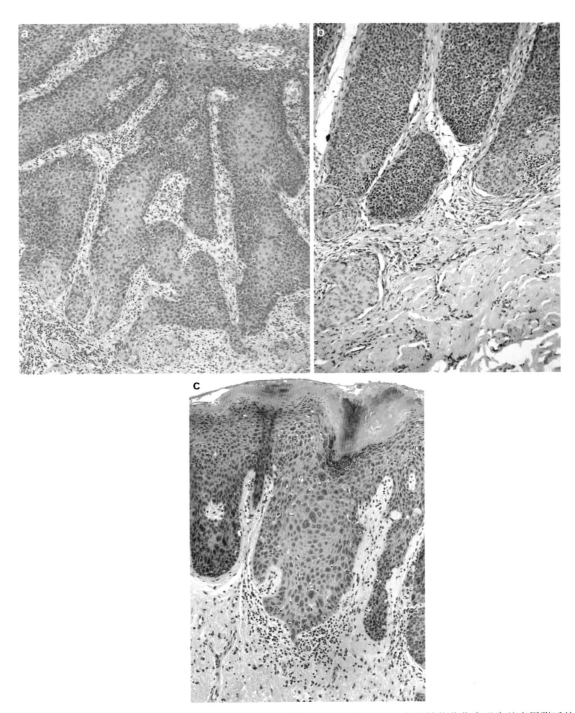

图 2.6 a. 外阴高度鳞状上皮内病变（HSIL，VIN 3）伴浅表浸润性鳞状细胞癌。HSIL 内的鳞状分化表现为基底层附近的小灶圆形细胞，胞质呈嗜酸性，这种特征有助于识别早期浸润。b. HSIL 伴浅表浸润。VIN 内见角化现象。浅表真皮层出现小簇状浸润性鳞状细胞癌。c. HSIL 伴浅表浸润。真皮乳头内的底部出现小灶舌状浸润性鳞状细胞癌。基底细胞不呈栅栏状排列，相比之下，相邻真皮乳头内的基底细胞保持栅栏状排列

间存在差异是公认的（Preti et al. 2000），但对 SIL 分型诊断的重复性良好（Kappa 值为 0.31~0.42）（Trimble et al. 1999）。

湿疣型（疣性）HSIL/VIN 2~3 病变的表面上皮呈高低不平或短刺状，常见角化不全、颗粒层增厚和棘层肥厚，宽阔的钉突延伸至真皮深部。真

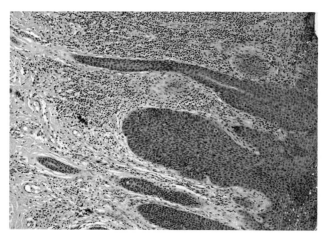

图 2.7　外阴高度鳞状上皮内病变（HSIL，VIN 3）累及皮肤附属器。上皮细胞密度增高，排列紊乱，上皮内无成熟现象。基底部见部分皮脂腺

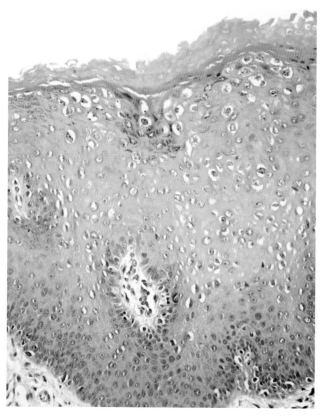

图 2.8　外阴低度鳞状上皮内病变（LSIL，VIN 1）。上皮下 1/3 层内，基底层和副基底层细胞拥挤，部分细胞排列紊乱，无成熟现象，表层可见挖空细胞

皮乳头变细并接近上皮表面。细胞有明显的成熟现象，副基底层细胞增生。细胞膜清楚，胞质呈嗜酸性。常见单个细胞角化和胞质呈嗜酸性的小细胞，

为 "圆体小体细胞（corps ronds）"。多核巨细胞常见，细胞核增大且具有多形性，染色质呈粗颗粒状，核质比增加。核仁不明显。挖空细胞的特征为染色质深染，细胞核皱缩，核周空晕将核与胞质分隔（图 2.5，2.10）。湿疣型 HSIL 与基底细胞样 HSIL 相比，细胞更大，核多形性更明显，常见异常核分裂象（图 2.10b）。

基底细胞样 HSIL 的表皮增厚，表面较为平坦、光滑，不像湿疣型 HSIL 那样高低不平或呈短刺状。可见角化过度，但不如湿疣型 HSIL 广泛。上皮细胞无成熟现象，通常几乎全部由非典型副基底层细胞构成。细胞小而一致，核染色质深染、粗糙，核仁罕见，核分裂象常见，一般可见异常核分裂象。虽然几乎没有成熟的角质细胞，但邻近表面的上皮可见角化、角化不全和挖空细胞（图 2.9）。

湿疣型和基底细胞样 HSIL 都可累及邻近毛囊和其他皮肤附属器。研究的病例中超过 50% 的 HSIL 累及皮肤附属器。HSIL 可累及深达 2.7 mm 的毛发区，需要与早期浸润性癌相鉴别（比较图 2.6b、2.6c 和 2.7）。在无毛区域，HSIL 可累及位置比较表浅的皮肤附属器及前庭小腺。湿疣型和（或）基底细胞样 HSIL 可出现在浸润性鳞状细胞癌附近（Kurman et al. 1993）。与 HSIL 的类型相对应，浸润性癌可能是疣性癌或基底细胞样癌。相反的情形也可发生：基底细胞样 HSIL 可邻近疣性癌，而湿疣型 HSIL 可邻近基底细胞样癌。基底细胞样 HSIL 和基底细胞样癌都与致癌型 HPV 有关，容易与 dVIN 相混淆。一项研究发现，在最初被诊断为基底细胞样 HSIL 的病例中，有 9 例（占 7%）应为分化型 VIN，这些 dVIN 病例呈 HPV 阴性，不表达 p16INK4a，但表达 p53，应属于变异型 dVIN（Fuste et al. 2009）。当病变类似基底细胞样 HSIL 但呈 HPV 阴性时，符合变异型 dVIN，最好被归入 dVIN（Ordi et al. 2009）。

Paget 样 VIN 非常罕见，仅有几例报道（Raju et al. 2003）。病变呈 Paget 样生长结构，肿瘤性上

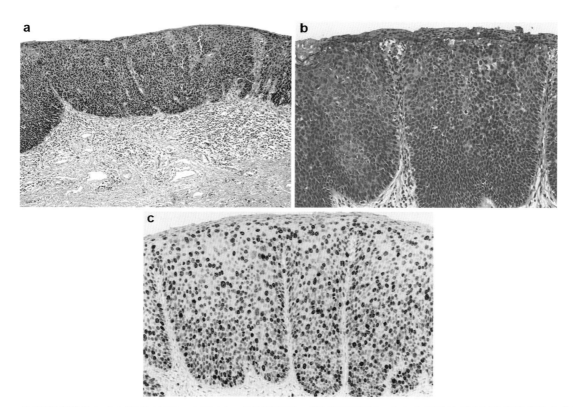

图 2.9 a. 外阴高度鳞状上皮内病变（HSIL，VIN 3），基底细胞样。棘层显著肥厚，上皮全层可见基底细胞样肿瘤性角化细胞。b. HSIL（VIN 3），基底细胞样。上皮全层均被异常细胞取代，表层角化不全，类似子宫颈 HSIL/CIN 3。c. HSIL（VIN3），Ki-67 免疫组化染色，阳性细胞接近全层（经许可引自 Rush et al. 2016）

皮细胞呈巢状或簇状分布于形态正常的上皮组织中。与皮肤 Paget 病和浅表扩散性黑色素瘤的细胞相似，Paget 样 VIN 细胞的胞质染色比邻近的正常角质细胞更浅，细胞核增大，染色质透明，核仁明显。Paget 样 VIN 与 Paget 病及原位黑色素瘤主要通过免疫组化染色来鉴别（表 2.2）（Raju et al. 2003；Wilkinson et al. 2002）。

鉴别诊断

湿疣型和基底细胞样 SIL 的鉴别诊断包括基底细胞癌、浅表扩散性恶性黑色素瘤、Paget 病、Paget 样尿路上皮内肿瘤（PUIN）、外阴多核非典型增生（multinucleated atypia）、外阴棘层肥厚伴分化改变（VAAD）、鬼臼树脂（podophyllin）治疗后反应（Wilkinson et al. 2002；Nascimento et al.

表 2.2 皮肤或直肠起源的外阴 Paget 病、Paget 样尿路上皮内肿瘤（PUIN）与黑色素瘤的免疫组化鉴别

	CK7	CK20	GCDFP-15	CEA	S-100 蛋白，HMB-45，Melan-A	UPK Ⅱ 或 UPK Ⅲ
皮肤原发性 Paget 病	+	0	+	+	0	0
肛门直肠癌相关的 Paget 病	+	+	0	+	0	0
尿路上皮癌相关的 PUIN	+	+（0）	0	0	0	+
黑色素瘤	0	0	0	0	+	0

注：CK7—细胞角蛋白 7；CK20—细胞角蛋白 20；GCDFP-15—巨囊性病液体蛋白 –15；CEA—癌胚抗原；UPK—uroplakin（引自 Wilkinson et al. 2002；Newsom et al. 2015）。

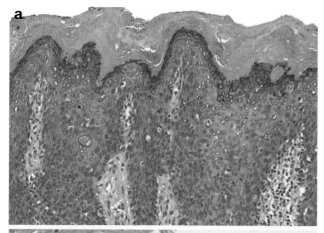

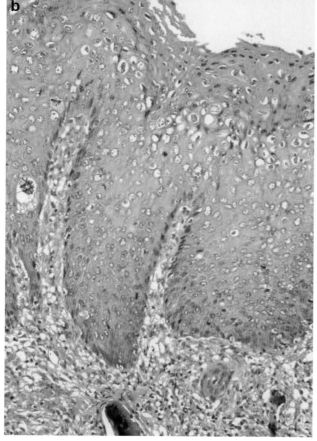

免疫组化有助于 HSIL 与黑色素瘤、Paget 病的鉴别（表 2.2）。外阴多核非典型增生的特点是上皮中下层可见多核角质细胞，不伴明显的核异型性。VAAD 呈广泛、深入的疣状生长方式，成熟的角质细胞排列紊乱，胞质淡染，且角质细胞无异型性。有文献报道，在研究的 10 例 HSIL 中，有 7 例伴慢性扁平苔藓，1 例伴硬化性苔藓。研究人员提出，这些伴发病变可能是外阴疣状癌的前驱病变（Nascimento et al. 2004）；但也有报道认为这些伴发病变可能与进展期低分化外阴癌相关（Al-Bannai et al. 2015）。鬼臼树脂治疗后的外阴尖锐湿疣不太可能被误诊为 HSIL，因为单次使用鬼臼树脂所形成的改变会在 1~2 周内消失。与 HSIL 的异常核分裂象相比，鬼臼树脂治疗后细胞的中期分裂被抑制。核碎裂在 HSIL 中很少见，却常见于湿疣病例。与鬼臼树脂的影响不同，HSIL 的细胞核大小不等，核染色质粗糙，细胞很少出现肿胀（见第 1 章）。

尽管 HSIL 可伴发角化性鳞状细胞癌，但目前还没有纵向研究能够证实鳞状细胞增生本身就是鳞状细胞癌的前驱病变（Kim et al. 1996）。患有外阴硬化性苔藓的患者发生外阴鳞状细胞癌的风险增高（Micheletti et al. 2016）。外阴肿瘤邻近的上皮常伴有以过度角化为特征的棘层肥厚。对部分病例的研究发现，dVIN 伴发硬化性苔藓可能是鳞状细胞癌的前驱病变（Micheletti et al. 2016；Rush et al. 2016；Yang et al. 2000）。

辅助研究

分子生物学研究表明，绝大多数 HSIL 病例伴 HPV 感染，而且几乎总是 HPV-16 感染，主要见于湿疣型 / 基底细胞样 SIL（Gargano et al. 2012；Samama et al. 2006；Saraiya et al. 2015）。免疫组化研究证实 HSIL 发生了 p16/pRB/cyclin D1 通路的改变。约 2/3 的基底细胞样和湿疣型 HSIL 出现了 p16INK4a 的表观遗传基因沉默（epigenetic

图 2.10　a. 外阴高度鳞状上皮内病变（HSIL，VIN 3），湿疣型。表皮角化过度，有明显的颗粒层（经许可引自 Rush et al. 2016）。b. HSIL（VIN 3），湿疣型。细胞排列紊乱，核多形性明显，可见数个多核角质细胞

2004；Al-Bannai et al. 2015）。基底细胞样 HSIL 与 dVIN 相似，但 dVIN 呈 HPV 阴性（Ordi et al. 2009）（表 2.2）。

silencing）（Santos et al. 2004）。一项研究通过免疫组化证实 p16INK4a 表达于 92% 的 HSIL 病变，且这些病例的病变上皮几乎全层呈阳性。在 LSIL/VIN 1 病变中，10 例中有 2 例呈 p16INK 阳性，且局限于上皮层的下半部分（Rufforny et al. 2005）。dVIN 少见致癌型 HPV 感染，若呈致癌型 HPV 阳性，更倾向是基底细胞样 HSIL，而非 dVIN（Ordi et al. 2009）。一项对 13 例 HSIL 的研究显示，大约 1/3 的病例可见 cyclin D1 过表达，且这些病例均表达 pRB 蛋白（Lerma et al. 2002）。dVIN 的基底细胞及部分副基底细胞表达 p53，且与致癌型 HPV 无关（Yang et al. 2000）。通过免疫组化研究 BCL2 和 Ki-67（MIB-1）以分析细胞增殖情况，对 LSIL 和 HSIL 的诊断意义不大。Ki-67 在低级别病变的识别和分级中有一定的价值（Logani et al. 2003）。通过 Phh3 对 18 例 dVIN 病例进行增殖情况的研究，结果发现 Phh3 对疾病的诊断意义不大（Loch et al. 2016）。

大部分 HSIL 病例可见 DNA 非整倍体细胞群（Wilkinson et al. 1981）。通过显微分光光度测定法对多病灶病变进行 DNA 分析，发现每个病灶都起源于独立的干细胞，形成可相互区分的克隆。较大的融合性病灶可能来自一个单细胞系的离心性生长，或者是不同独立克隆的融合。使用显微分光光度测定法对 DNA 进行分析，发现约有一半的单灶性 HSIL 病变含有不同的干细胞，提示这种病变可能出现了克隆性演化（Wilkinson et al. 1981）。

临床行为和治疗

对 HSIL 治疗后的临床过程的研究较多，而对未经治疗的 HSIL 的长期研究较少。有证据显示未经治疗的 HSIL 将进展为浸润性鳞状细胞癌。据报道，HSIL 诊断后 8 年内可出现浸润（Jones et al. 2005）。几组较大的数据着重研究了 HSIL 和浸润性鳞状细胞癌的相关性，发现在已经切除的 HSIL 标本中，2%~20% 的病例出现两者伴发。这些伴有浸润的 HSIL 病例虽然在活检之前进行了外阴检查，但通常没有典型的临床表现（Preti et al. 2017）。HSIL 伴浸润性癌时常累及阴蒂，肿物直径可达 20 mm 或更大，呈结节状，多见于老年女性（Preti et al. 2017）。分析与外阴鳞状细胞癌相邻的上皮组织，发现 60%~80% 的浅表浸润性癌和 25% 的深层浸润性癌的邻近上皮都存在 HSIL（Yoder et al. 2008）。有报道显示约有 7/12（58%）的 dVIN 患者伴有外阴浸润性鳞状细胞癌（Yang et al. 2000）。另有研究发现，18 例 dVIN 患者中有 14 例（78%）伴浸润性鳞状细胞癌（Loch et al. 2016）。大量研究表明，dVIN 与浸润性鳞状细胞癌的相关程度远远超过其他类型的 HSIL（Bigby et al. 2016）。目前尚未明确湿疣型和基底细胞样 HSIL 的临床行为有何不同。HSIL 相关的外阴鳞状细胞癌常见于绝经后女性，但也可见于育龄女性及免疫功能受损的女性。外阴 HSIL 常伴有尖锐湿疣和 HPV 相关性鳞状细胞癌。dVIN 常伴有外阴皮肤病（包括硬化性苔藓和扁平苔藓），也可伴有浸润性癌。一项对 584 例外阴扁平苔藓患者的研究发现 1.6% 的患者伴有 HSIL，其中 1 例患者随后进展为外阴癌。相比之下，在这些患有扁平苔藓的女性中，16 例伴有 dVIN，其中有 9 例发展为浸润性鳞状细胞癌（Ragauer et al. 2016）。HSIL 的自然消退大多发生在年轻和妊娠女性，老年女性、严重免疫抑制的女性和患有 Fanconi 贫血的女性面临着更高的浸润风险（Saraiya et al. 2008；Wilkinson et al. 1984）。

HSIL 的保守疗法多为局部表浅切除术，当 HSIL 累及无毛发覆盖的皮肤或黏膜区（如外阴前庭及肛周区域）时，也可采用激光消融术。一些尖锐湿疣和 HSIL 患者也可局部使用咪喹莫特（ACOG Committee on Gynecologic Practice et al. 2016；Ragauer et al. 2016；van Seters et al. 2008）。吸烟女性的 HSIL 更易复发，因此建议 HSIL 患者戒烟（Khan et al. 2009）。外阴 HSIL 治疗后，近 1/3 的患者复发，其中约 3/4 的患者在 3 年内复发。一项研究表明，HPV-16 抗体阳性患者的复发率较低（Madeleine et al. 2016）。

2.2　分化型外阴上皮内肿瘤

一般特征

分化型外阴上皮内肿瘤（dVIN，单纯型 VIN）的发病率明显低于 HSIL，常见于患有硬化性苔藓或慢性单纯性苔藓的绝经后女性。通常直到发展为浸润性癌，才在肿瘤附近发现 dVIN。

镜下表现

与 HSIL 不同，dVIN 的诊断难度较大，主要原因在于病变多局限于上皮深层，表浅区域相对正常。dVIN 常伴有不同程度的棘层肥厚，表现为上皮增厚，有明显的细胞间桥，表皮突延长并融合成网。与其他类型的 HSIL 相比，dVIN 的角化细胞更大、更多形，嗜酸性胞质的含量更多，以基底层和副基底层最为显著（图 2.11），这一形态有时局限于钉突的基底（Rush et al. 2016；Lerma et al. 2002；Yang et al. 2000）。病理学家普遍认为基底层细胞的异型性对 dVIN 的诊断至关重要（Reutter et al. 2016）。核染色质呈空泡状而非颗粒状，核仁明显，尤以基底层和副基底层的角化细胞最显著（Reutter et al. 2016；Mulvany et al. 2008）（图 2.11）。角化珠多见于 dVIN，其他类型的 VIN 不常见。

鉴别诊断

dVIN 需要与慢性单纯性苔藓、硬化性苔藓相鉴别，还需与糜烂或浅表溃疡相关的修复或反应性增生相鉴别，这类病变包括假上皮瘤样（假癌样）增生、外阴棘层肥厚伴分化改变（VAAD）、先前活检部位的内陷上皮、紧邻上皮下方的肉芽肿性改变或蜕膜样改变（Reutter et al. 2016）。与 dVIN 类似的病变还可发生在黑色素细胞痣上（Michalova et al. 2017）。还有一种病变类似 dVIN，称为鳞状细胞非典型增生，其核异型性虽然类似 dVIN，但组织学更像鳞状细胞增生（Kurman et al. 1993）。尽管鳞状细胞增生可以与角化性鳞状细胞癌伴发，但目前还没有纵向研究能够证实鳞状细胞增生是鳞状细胞癌的前驱病变。

辅助研究

典型的 dVIN 与 HPV 感染无关（Crum et al. 2014a；Darragh et al. 2012），免疫组化染色 p16 呈阴性。大部分病例的基底层和副基底层细胞表达 p53（Yang et al. 2000），但这种染色结果的特异性较低，诊断具有主观性。研究人员一直致力于寻找更好的免疫标记物。利用 Phh3 对 18 例 dVIN 的增殖指数进行研究，未发现其具有诊断价值（Loch et al. 2016）。对 29 例 dVIN 进行免疫组化染色分析，CK17 在 27 例（93%）的基底层或整个上皮全层呈弥漫强阳性（Podoll et al. 2017）。由于在慢性单纯性苔藓中，CK17 只在上皮浅表或局灶呈阳性，故这一发现有助于 dVIN 与慢性单纯性苔藓的鉴别。对 14 例 dVIN 进行 p53 免疫组化染色，其中 10 例

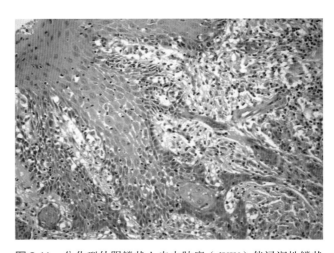

图 2.11　分化型外阴鳞状上皮内肿瘤（dVIN）伴浸润性鳞状细胞癌。上皮细胞极向轻度紊乱，角化细胞胞质丰富。上皮内的副基底层区的角化细胞胞质呈嗜酸性改变，并伴异常角化，细胞核增大，核仁明显

伴外阴浸润性癌，结果显示所有的浸润性癌中 p53 表达缺失。其中 5 例与浸润性癌相邻的 dVIN 病变的 p53 表达也缺失。虽然有 8 例 dVIN 或浸润性癌呈 p53 阳性，相邻上皮组织呈 p53 阴性，但以现在的诊断标准这 8 例不足以被诊断为 dVIN，因为组织学改变不能代表细胞学变化。有 1 例病例，与切缘相邻的上皮组织呈 p53 斑片状表达，经重新评估不能被诊断为 dVIN，其切缘被重新定义为阴性（Singh et al. 2015）。这些研究结果说明 p53 与 CK17 的免疫组化有助于鉴别上皮内病变中的 dVIN，以及对 dVIN 病变切缘的分析。

临床行为和治疗

　　dVIN 属于肿瘤性病变，发展为鳞状细胞癌的风险很高（Bigby et al. 2016）。有文献报道，12 例 dVIN 患者中有 7 例（58%）伴有外阴鳞状细胞癌（Yang et al. 2000）。18 例 dVIN 患者中，14 例（78%）伴浸润性鳞状细胞癌（Loch et al. 2016）。大量研究结果表明，dVIN 与鳞状细胞癌的相关程度明显高于 HSIL 的其他常见亚型（Bigby et al. 2016）。在与 dVIN 相关的浸润性鳞状细胞癌中，角化型最常见。

　　硬化性苔藓与 dVIN 的关系目前尚未阐明。外阴硬化性苔藓患者发展为外阴鳞状细胞癌的风险增高（Micheletti et al. 2016）。外阴肿瘤相邻的上皮常伴以过度角化为特征的棘层肥厚，部分伴有 dVIN 的鳞状细胞癌还可见硬化性苔藓（Micheletti et al. 2016；Rush et al. 2016；Yang et al. 2000）。近期的研究发现，硬化性苔藓可通过 dVIN 进展为癌。在一项对 976 例外阴硬化性苔藓患者的回顾性研究中，34 例患者发展为外阴肿瘤，其中 10 例伴 dVIN。在这 10 例 dVIN 病例中，有 4 例仅出现 dVIN，有 5 例进展为浅表外阴癌，1 例进展为角化型癌。对这些女性进行随访，肿瘤的发病率从第 24 个月的 1.2% 上升到第 300 个月的 36.8%（Micheletti et al. 2016）。有效的治疗和管理可以降

低硬化性苔藓进展为癌的风险（Lee et al. 2015）。外阴扁平苔藓存在发展为 dVIN 和外阴癌的风险。在一项对 584 例外阴扁平苔藓的女性患者的研究中，1.6% 的患者伴有 HSIL，其中 1 例后来发展为外阴癌；在其余的扁平苔藓病例中，有 16 例伴 dVIN，有 9 例进展为浸润性鳞状细胞癌（Ragauer et al. 2016）。dVIN 的治疗同 HSIL。

2.3　鳞状细胞癌

　　在美国，由于一些癌症登记中心对外阴癌没有统一的编码与分类，因此其流行病学数据不全面（Siegel et al. 2017）。一项对 39 种常见癌症的统计发现，鳞状细胞癌占外阴浸润性恶性肿瘤的 75%，HSIL 占上皮内肿瘤的 77%（Saraiya et al. 2008）。经美国癌症协会（ACS）统计，2016 年，外阴鳞状细胞癌有 5950 例新发患者，1110 例患者死亡（Siegel et al. 2016），发病率明显高于 2008 年（3400 例）（American Cancer Society 2017）。在美国，口咽、肛门和外阴部位由致癌型 HPV 引起的肿瘤的发病率逐年递增，适宜接种 HPV 疫苗的人口总量不足女性总人口的 1/3，因此，HPV 疫苗对降低相关肿瘤的发病率意义不大（Jemal et al. 2013）。在一项关于外阴癌的大型回顾性研究中，69% 的病例为 HPV 阳性，其中 48% 的病例为 HPV-16 阳性，近 10% 的病例为 HPV-33 阳性，其他少见的阳性 HPV 类型依次为 HPV-52、HPV-18 和 HPV-31（Saraiya et al. 2015）。此外，还有文献报道过黏膜其他致癌型 HPV，包括 HPV-26、HPV-66、HPV-67、HPV-68、HPV-70 及 HPV-73（Halec et al. 2017）。在 50 岁以下的黑种人或白种人女性中，外阴鳞状细胞癌的发病年龄的特异性不高；然而，在 50 岁以上的女性中，白种人女性外阴鳞状细胞癌的发病率显著高于黑种人女性。总的来说，白种人女性的外阴癌的发病率最高，黑种人和西班牙裔女性的发病率约为白种人和非西班牙裔女性的

1/3（Saraiya et al. 2008）。一些欧洲国家也报道了关于外阴鳞状细胞癌的调查数据，发现其发病率随着年龄的增长而升高。然而，由于在某些登记处的非统一性编码和分类，外阴癌的流行病学数据具有一定的局限性（Siegel et al. 2017）。外阴癌的平均发病年龄为 60~74 岁（Kurman et al. 2010）。虽然在外阴癌病例中，黑种人女性的发病年龄比白种人女性年轻 10 岁左右，但黑种人女性的总体生存率更高（Rauh-Hain et al. 2013）。此外，非白种人女性患外阴肿瘤的风险显著低于白种人女性（Brinton et al. 2017）。曾有文献报道过 1 例外阴鳞状细胞癌患者，其发病年龄为 12 岁（Rabah et al. 1999；Al-Ghamdi et al. 2002）。

流行病学研究表明，先前发生或伴发 HSIL、尖锐湿疣和子宫颈癌都可增加外阴癌的患病风险。致癌型 HPV 是重要的致病因素（Gargano et al. 2012）。外阴硬化性苔藓可增加患外阴癌的终身危险，且风险随着年龄的增长而增加（Micheletti et al. 2016）。与硬化性苔藓相关的肿瘤与致癌型 HPV 无直接的相关性，而与高龄、自身免疫关系密切。虽然扁平苔藓不如硬化性苔藓常见，但也是外阴癌公认的致病因素。对 584 例患有外阴扁平苔藓的患者跟踪随访，有 16 例发展为 dVIN，有 10 例多年后发展为外阴癌，其中 1 例伴 HSIL，9 例为外阴浸润性鳞状细胞癌（Ragauer et al. 2016）。其他相关的致病因素包括慢性炎症性疾病和皮肤病，例如慢性单纯性苔藓、化脓性汗腺炎、慢性生殖道肉芽肿性疾病和腹股沟肉芽肿。此外，高龄、性伴侣数量较多、吸烟、免疫缺陷、糖尿病、胃酸缺乏、会阴卫生不良和肥胖也与外阴癌的发病相关（Brinton et al. 2017；Redman et al. 2005；Short et al. 2005）。外阴癌可见于妊娠期女性，但经产次数与外阴癌并无显著关系。外阴癌公认的职业危险因素包括纺织厂工人、暴露于工业油脂的女性、在染色企业及生产餐具企业工作的女性等。局部暴露于砷剂也会增加致癌风险。A 型血女性患外阴癌的风险可能增加，但这一结论并不确定（Redman et al. 2005）。

目前的研究认为，外阴癌的高危人群有两类：一类为患致癌型 HPV 相关性鳞状上皮病变（尤其是 HSIL，后者常表达 p16INK4a）者；另一类为患非 HPV 相关性外阴病变者，这类病变不表达 p16INK4a，包括 dVIN、外阴皮肤病（如外阴硬化性苔藓、扁平苔藓）、外阴慢性炎症（如慢性肉芽肿病）（Micheletti et al. 2016；Ragauer et al. 2016）。通过 HPV 分子检测的方法对 68 例外阴 HSIL/VIN 3 的患者进行的回顾性研究显示，这些患者的中位发病年龄为 57 岁，有 64 例（94.1%）HSIL 患者感染了致癌型 HPV，其中 55 例（80.9%）为 HPV-16 阳性，9 例感染的是其他类型的 HPV，包括 HPV-33（占 8.8%）、HPV-59（占 2.9%）（Gargano et al. 2012）。在一项对欧洲 587 例外阴 SIL/VIN 病例的大规模调研中，86.7% 的病例被检测出 HPV 阳性（de Sanjose et al. 2013）。

致癌型 HPV 相关性外阴鳞状细胞癌的发病率在年轻女性及老年女性中有所不同。HPV，尤其是 HPV-16，仅见于不到 1/5 的老年（平均年龄为 77 岁）女性外阴癌患者，而见于约 4/5 的较年轻（平均年龄为 50 岁）女性外阴癌患者。此外，老年与较年轻女性的浸润性癌的组织病理学类型也不同。老年女性的外阴鳞状细胞癌的分化较好，可见高度角化，而在较年轻的女性患者中常见疣性癌或基底细胞样鳞状细胞癌（Kurman et al. 1993）。对 177 例外阴浸润性鳞状细胞癌患者进行分析，患者的平均年龄为 75 岁，而 HSIL 患者的平均年龄为 57 岁，其中 118 例（约 66.7%）患者呈致癌型 HPV 阳性，包含 86 例（48.6%）HPV-16 阳性，其他类型包括 HPV-33（10.2%）和 HPV-52（2.8%）（Gargano et al. 2012）。还有对 1709 例浸润性鳞状细胞癌患者进行类似研究的报道，28.6% 的患者呈 HPV 阳性，其中 HPV-16 阳性者占 72.5%，HPV-33 阳性者占 6.6%，HPV-18 阳性者占 4.6%（de

Sanjose et al. 2013）。一项对 177 例外阴鳞状细胞癌患者的研究发现，与致癌型 HPV 相关的肿瘤患者（平均年龄为 64 岁）明显比非 HPV 相关的肿瘤患者（平均年龄为 81 岁）年轻（Gargano et al. 2012）。一项对 197 例外阴癌患者的研究使用 p16（CDKN2A）检测致癌型 HPV，其中 79 例呈 p16 阳性（平均年龄为 58.8 岁），其余 118 例患者呈 p16 阴性（平均年龄为 71.6 岁），支持外阴肿瘤的发生与 HPV 相关这一结论。此外，与 p16 阴性肿瘤相比，p16 阳性、致癌 HPV 相关肿瘤的女性的总体生存率、疾病特异性生存率和无进展生存率显著提高。（McAlpine et al. 2017）。一项对 97 例外阴鳞状细胞癌的研究发现，除临床早期阶段外，p16 免疫反应阳性与 p53 免疫反应缺失是利于提高生存率的独立预后因素（Dong et al. 2015）。

老年女性外阴鳞状细胞癌患者（平均年龄为 77 岁）一般不伴随 HSIL，无吸烟史，很少与 HPV 感染有关，肿瘤特征为分化良好的角化性鳞状细胞癌（表 2.3）（Kruse et al. 2008；Kurman et al. 1993）。免疫功能抑制是老年女性患外阴鳞状细胞癌的危险因素。WHO 将外阴鳞状细胞癌分为 5 种主要亚型，包括角化型、非角化型、基底细胞样、疣性、疣状（Crum et al. 2014a）。WHO 提出的其他亚型已在表 2.3 中列出。

与 HPV 感染无关的外阴鳞状细胞癌常伴有外阴皮肤病变，尤其是硬化性苔藓（Carlson et al. 1998；Loch et al. 2016；Micheletti et al. 2016）。最初对 p53 基因突变和克隆的分析研究发现，外阴鳞状细胞增生可能不是非 HPV 相关性鳞状细胞癌的前驱病变（Kim et al. 1996）。硬化性苔藓相关性外阴鳞状细胞癌患者往往年龄较大，原发肿瘤多累及阴蒂，并且与湿疣型及基底细胞样 HSIL 无关，但可伴 dVIN。目前认为与外阴癌相关的皮肤病变类型比已经报道的更多。在硬化性苔藓相关性鳞状细胞癌中，一半以上的病例表达抑癌基因产物 p53，约 1/3 的病例表达转化生长因子 -β（TGF-β）；而在

非硬化性苔藓相关性鳞状细胞癌中，只有 19% 的肿瘤表达 p53，9% 的肿瘤表达 TGF-β。与非硬化性苔藓相关性肿瘤相比，约一半的硬化性苔藓相关性肿瘤出现显著的纤维黏液样间质反应（Carlson et al. 1998）。对 976 例外阴硬化性苔藓的患者进行调查随访，有 34 例（3.5%）进展为外阴肿瘤，其中 10 例伴 dVIN，这 10 例中有 6 例随后发展为浸润性癌，其中 5 例为浅表浸润型。肿瘤的发病率从第 24 个月的 1.2% 增高到第 300 个月的 36.8%（Micheletti et al. 2016）。

表 2.3　外阴鳞状细胞癌的组织学亚型

角化性鳞状细胞癌
非角化性鳞状细胞癌
基底细胞样癌
疣性癌（湿疣性癌）
疣状癌
巨细胞鳞状细胞癌
梭形细胞鳞状细胞癌
棘层松解性鳞状细胞癌（腺样鳞状细胞癌）
淋巴上皮瘤样癌
浆细胞样鳞状细胞癌
基底细胞癌
变异型基底细胞癌（基底鳞状细胞癌）
腺样基底细胞癌
皮脂腺癌
NOS（非特殊型）

2.3.1　ⅠA 期浸润性鳞状细胞癌（AJCC 分期 T1a，M0，N0；FIGO 分期ⅠA 期）

一般特征

在美国，大多数外阴鳞状细胞癌为Ⅰ期，直径 ≤ 2 cm，局限于外阴，未侵及其他部位，无淋巴结转移（表 2.4~2.6）。根据浸润深度，可将Ⅰ期鳞状细胞癌分为两类。其中ⅠA 期外阴鳞状细胞癌为浅表浸润性鳞状细胞癌，浸润深度 ≤

表 2.4　2017 年外阴癌的 AJCC 分期

病理分期用"pT"表示，临床分期用"T"表示

原发肿瘤（T）的定义

T 分类	FIGO 分期	标准
TX		原发肿瘤无法评估
T0		无原发肿瘤的证据
T1	I	肿瘤局限于外阴和（或）会阴，不管是否为多灶性病变，都为原发灶。将最大的病灶或浸润最深的病灶作为目标病灶，用于 pT 分期。浸润深度为从癌旁最浅表的真皮乳头的上皮 – 间质交界处到肿瘤浸润最深处之间的距离
T1a	I A	肿瘤局限于外阴和（或）会阴，最大径 ≤ 2 cm，间质浸润 ≤ 1 mm
T1b	I B	肿瘤局限于外阴和（或）会阴，最大径 ≤ 2 cm，间质浸润 >1 mm
T2	II	肿瘤无论大小，累及会阴邻近组织（尿道下端或远端 1/3，阴道下端或远端 1/3，肛门）
T3	IV A	肿瘤无论大小，累及下列任何部位：尿道上端或近端 2/3，阴道上端或近端 2/3，膀胱黏膜，直肠黏膜，骨盆

　　注：摘自 AJCC Cancer Staging Manual，8th ed. New York：Springer Science + Business；2017（Gibb et al. 2016，p.636）。经 AJCC 许可使用。原始及主要信息来自 *AJCC Cancer Staging Manual*，Eighth Edition（2017）。

表 2.5　使用 AJCC 分期系统对外阴肿瘤的淋巴结转移情况进行分期

区域淋巴结转移（N）的定义

N 分类	FIGO 分期	标准
NX		区域淋巴结无法评估
N0		区域淋巴结无转移
N0（i+）		区域淋巴结中可见孤立性肿瘤细胞，最大径 ≤ 0.2 mm
N1	III	区域淋巴结转移，1~2 个淋巴结转移，每个发生转移的淋巴结的直径均 <5 mm，或 1 个淋巴结发生转移且直径为 5 mm
N1a[a]	III A	1~2 个淋巴结转移，每个发生转移的淋巴结直径均 <5 mm
N1b	III A	1 个淋巴结转移且直径为 5 mm
N2		区域淋巴结转移，3 个或更多的淋巴结发生转移且淋巴结直径均 <5 mm，或者 2 个或更多淋巴结转移（直径为 5 mm），或有结外侵犯
N2a[a]	III B	3 个或更多的淋巴结转移，每个发生转移的淋巴结直径均 <5 mm
N2b	III B	2 个或更多淋巴结转移，转移的淋巴结直径为 5 mm
N2c	III C	淋巴结有结外侵犯
N3	IV A	区域淋巴结转移发生固定或形成溃疡

　　注：注意，应记录转移淋巴结的部位、大小和转移极向。摘自 AJCC Cancer Staging Manual，8th ed. New York：Springer Science + Business；2017（Gibb et al. 2016，p.637）。经 AJCC 许可使用。原始信息来源于 *AJCC Cancer Staging Manual*，Eighth Edition（2017）。由 Springer International 出版。

　　[a] 包括微转移，分为 N1 微转移与 N2 微转移。

1 mm，病灶直径 ≤ 2 cm。美国癌症分期联合委员会（AJCC）推荐的外阴癌分期见表 2.4 和 2.5（Gibb et al. 2016）。由于外阴鳞状细胞癌并不常见，因此，病理分析对判断临床分期非常重要。对 316 例可查到原始报告的病例进行重新评估，发现有 55 例（17%）的报告中，关于是否存在浸润、浸润深度、脉管侵犯和（或）切缘情况的诊断，至少有一项存在变动（Barbera et al. 2017）。

表 2.6　使用 AJCC 系统记录是否存在远处转移

关于远处转移（M）的定义		
M 分类	FIGO 分期	标准
M0		无远处转移（无病理 M0；使用临床 M 完成分期）
M1	ⅣB	远处转移（包括盆腔淋巴结转移）

注：摘自 AJCC Cancer Staging Manual，8th ed. New York：Springer Science + Business；2017（Gibb et al. 2016，p.637）。经 AJCC 许可使用。原始信息来源于 *AJCC Cancer Staging Manual*，Eighth Edition（2017）。

ⅠA 期外阴癌（FIGO ⅠA 期；AJCC 分期为 T1a，M0，N0）是单灶性病变，直径 ≤ 2 cm，浸润深度 ≤ 1 mm，不考虑是否有脉管侵犯。若肿瘤的浸润灶多于 1 个，则对浸润深度最深及分期最高的病灶进行评估（Gibb et al. 2016）。目前对微小浸润癌的界定尚无一致意见，WHO、ISSVD 及 AJCC 不推荐使用这一术语。对 78 例浸润深度 ≤ 5 mm 的微小浸润癌进行的多因素回顾性分析显示，28 例（36%）的病理学分期为 ⅠA 期，40 例（51%）为 ⅠB 期，6 例（8%）为 Ⅱ 期，4 例（5%）为 Ⅲ 期（Yoder et al. 2008）。美国病理医师协会（CAP）下属的肛门生殖道鳞状上皮术语（LAST）委员会提出"浅表浸润性癌"这一术语，虽然该术语不具特异性，不适合分期，但适用于浸润深度 ≤ 1 mm 且多种原因导致病理分期无法明确的标本。这些原因包括肿瘤扩散至切缘、肿瘤直径未知或无法测量等（Darragh et al. 2013；Wilkinson 1991）。在病理报告中对肿瘤的直径或横径、浸润深度、肿瘤厚度、是否累及脉管、标本的切缘情况进行描述可界定肿瘤的性质和范围。这些发现会影响治疗选择，也是 CAP 外阴癌报告模板所需的内容（Gibb et al. 2016）。

大体表现

Ⅰ 期外阴浸润性鳞状细胞癌表现为溃疡，或红色、棕色、黑色的斑点和丘疹，或白色的过度角化斑块。浸润性癌可与 HSIL 或 dVIN 相关，临床上出现类似 HSIL 的形态，有时伴硬化性苔藓、扁平苔藓、慢性单纯性苔藓、尖锐湿疣或其他外阴疾病。HSIL 和 dVIN 相关性浸润性癌多表现为溃疡性改变、不规则的片状隆起、血管异常、明显的角化过度。但没有任何特异的临床表现可以将 HSIL、dVIN 与并发鳞状细胞癌的 HSIL、dVIN 明确区分（Preti et al. 2017）。

镜下表现

起源于 HSIL 和 dVIN 的鳞状细胞癌的镜下形态包括：①邻近的真皮组织中出现孤立的肿瘤性鳞状细胞，含丰富的嗜酸性胞质，核呈异型性，核仁显著；②真皮乳头内的基底层角质细胞失去整齐的栅栏状结构；③真皮内见不规则的肿瘤性鳞状细胞巢，杂乱排列；④基底层和副基底层见角化不良及角化珠；⑤浸润区域出现局灶真皮反应，表现为明显的纤维变性（真皮促结缔组织增生）和水肿（Kurman et al. 2010）。免疫组化研究发现层粘连蛋白（laminin）在 HSIL 病灶周围呈连续性表达，在浸润性鳞状上皮周围呈非连续性表达（Kurman et al. 2010；Rush et al. 2005）。

准确测量浸润深度对明确肿瘤的预后有重要意义。对 78 例浸润深度 ≤ 5 mm 的外阴鳞状细胞癌进行研究，观察了其中 40 例的腹股沟淋巴结，有 5 例见淋巴结转移。将淋巴结转移与肿瘤的浸润深度、厚度、水平播散范围、估算的体积、肿瘤的组织学类型、分级、主要浸润方式、多灶性、是否有神经浸润、是否有淋巴管浸润、HSIL 的组织学分型及是否有硬化性苔藓做了详细的分析后，发现只有肿瘤的浸润深度与淋巴结转移的关系具有统计学意义（P=0.027，n=78，方差分析），其余观察项目与淋巴结转移之间的关系无统计学意义（P>0.05）（Yoder et al. 2008）。

由于ⅠA 期外阴癌的诊断依据是肿瘤的浸润深度（图 2.12），所以浸润深度的测量需要带刻度的目镜或可比对的检测工具，肿瘤的厚度也需要如此测量。Ⅰ期外阴癌浸润深度的测量，应从邻近最表浅的真皮乳头处的表皮 – 真皮（间质）交界处至浸润最深点（图 2.12）。对 148 例外阴癌病例，按照无瘤区邻近的最深的表皮突部位的基底膜到浸润最深处这种方法测量，与常规方法相比，有 13 例（9%）病例被重新定义为ⅠA 期（van den Einden et al. 2015）。但这种测量方法可能低估了肿瘤的浸润深度，原因在于真皮或黏膜层的淋巴系统和肿瘤区域淋巴通路存在瓣膜结构，这种测量方法不标准，不建议用来测量浸润深度并进行分期。

肿瘤厚度是指从肿瘤表面到浸润最深处的距离，如果存在角化层，则为从颗粒层的基底到浸润最深处的距离。测量浸润深度和肿瘤的厚度都有意义。因为如果肿瘤表面形成溃疡，肿瘤厚度≤1 mm，浸润深度可能超过 1 mm，仅仅测量肿瘤的厚度会低估浸润深度（图 2.12）。因此，病理报告中需要说明测量方式（Darragh et al. 2013; Gibb et al. 2016）。

在一些病例中，尤其是当标本横切或表面上皮出现扭曲、断裂或折叠时，浸润深度的测量有一定难度。如果医师对是否浸润存在疑问，并且通过切片的研究和分析不能解决问题时，建议不要诊断为浸润性癌。对部分病例来说，肿瘤的浸润深度可以用肿瘤的厚度减去表皮的厚度［即上皮表面至邻近真皮乳头内表皮 – 真皮（间质）交界处之间的距离］。测量应从"邻近最表浅的真皮乳头内的上皮 – 间质连接处"开始。某些情况下，出于各种原因，邻近的真皮乳头可能无法找到，例如也许邻近的真皮乳头不是最表浅的，而是肿瘤周边第二表浅的。当肿瘤浸润深度超过 1 mm 时，浸润深度的测量就没有如此重要。修理后的蜡块切面必须显现肿瘤浸润的最深处，这才是用以测量浸润深度的最好切面。少数病例的病变上皮下方不见真皮乳头，这时应从邻近无病变上皮的表皮 – 真皮（间质）交界处开始测量。一般来说，如果标本的切面方向正确，

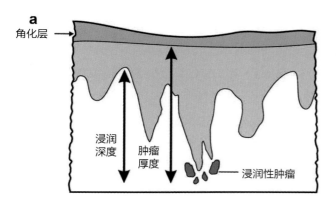
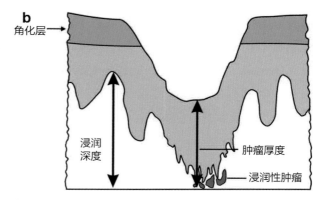

图 2.12　a. 鳞状细胞癌的浸润深度为从邻近肿瘤最浅表的真皮乳头内的表皮 – 真皮交界处到浸润最深处之间的距离。这一测量方法不论表面上皮有无溃疡和角化均适用。这是 AJCC 推荐的外阴鳞状细胞癌的测量方法，以此确定肿瘤为 T1a 期还是 T1b 期（文献来源：AJCC Cancer Staging Manual，8th ed. Springer; 2017。图片版权：E. J. Wilkinson，2007）。当表皮完整时，鳞状细胞癌肿瘤厚度的测量方法：如果肿瘤存在角化，肿瘤的厚度为从颗粒层至浸润最深处的距离。对鳞状细胞癌来说，常规测量是从颗粒层的基底部开始；对黑色素瘤来说，常规测量是从颗粒层的顶部开始。如果上皮无角化，肿瘤的厚度是从肿瘤表面至浸润最深处之间的距离（图片版权：E. J. Wilkinson，2007）。b. 如果肿瘤有溃疡，肿瘤厚度的测量方法。对黑色素瘤来说，肿瘤厚度是从肿瘤的溃疡表面至浸润最深处之间的距离。对鳞状细胞癌来说，浸润深度精确体现了肿瘤的实际浸润深度，即从邻近肿瘤最浅表的真皮乳头内的表皮 – 真皮交界处到浸润最深处之间的距离（图片版权：E. J. Wilkinson，2007）（文献来源：Wilkinson EJ, Stone IK. Atlas of Vulvar Disease. Wolters Kluwer/Lippincott–Williams Wilkins，2012）

肿瘤浸润深度小于 3 mm，肿瘤被完全切除且周边有完整的正常上皮，此时测量的浸润深度与厚度比较可靠（图 2.12，2.13）。如果肿瘤的直径较大或体积太大而不能显现邻近的真皮乳头，可以通过寻找合适的切面解决这一问题。部分切除或浅表活检的标本难以进行可靠的测量。如果肿瘤存在明显的棘层肥厚，增厚的表皮可能导致肿瘤的浸润深度被高估。如果肿瘤有溃疡，则可能出现低估肿瘤浸润深度的情况。CAP 建议手术病理报告包含病理分期所需的信息，并在条件允许的情况下提供病理分期。病理分期总结见表 2.4~2.6（Gibb et al. 2016）。

临床行为和治疗

ⅠA 期外阴癌通常通过手术就可以治愈，但若患者在治疗后复发或出现第二病灶，则面临着侵袭性增强、区域淋巴结转移和死于复发的危险。有学者对 28 例 ⅠA 期外阴鳞状细胞癌患者随访 240 个月，无一例复发（Yoder et al. 2008）。对 26 例 HSIL 伴浅表浸润性鳞状细胞癌的患者进行治疗后，36 个月内有 10 例（38%）复发，出现 HSIL 或浅表浸润性鳞状细胞癌（Herod et al. 1996）。后来这 10 例中的 3 例又发生明显的外阴鳞状细胞癌，而未复发的患者均无淋巴结转移或远处转移，也无一例死于该肿瘤。另一项研究显示 40 例 T1a（ⅠA 期）外阴鳞状细胞癌均无区域淋巴结转移，

但有 2 例复发，其中 1 例伴发腹股沟淋巴结转移（Magrina et al. 2000）。

手术切缘情况与外阴鳞状细胞癌的复发密切相关。手术切缘残留 HSIL 与 HSIL 复发的关系有临界的统计学意义。文献报道，19 例切缘 HSIL 阳性的标本中有 6 例（31%）出现 HSIL 复发。相比之下，59 例切缘 HSIL 或鳞状细胞癌阴性的标本中只有 4 例（7%）出现 HSIL 复发。该研究中有 2 例手术切缘见浸润性鳞状细胞癌，这两例都出现了复发或存在持续性鳞状细胞癌（Yoder et al. 2008）。这项研究结果说明手术方式与切缘有无 HSIL 或浸润性鳞状细胞癌残留之间关系密切。19 例切缘 HSIL 阳性的外阴鳞状细胞癌病例，有 15 例（79%）采取的是外阴局部扩大切除术。在该研究纳入的 78 例外阴鳞状细胞癌患者中，有 44 例采用外阴局部扩大切除术，其中 15 例的标本切缘见 HSIL 病变，2 例见浸润性鳞状细胞癌（Yoder et al. 2008）。

目前可以确定浸润深度 ≤ 1 mm 的 ⅠA（T1a）期外阴鳞状细胞癌患者的腹股沟淋巴结转移风险很低。建议对 ⅠA 期外阴鳞状细胞癌患者采用局部扩大切除术，而不是外阴切除术。对可疑的 ⅠA 期外阴浸润性鳞状细胞癌，必须完整切除，以确保浅表浸润灶附近无并发的浸润更深的鳞状细胞癌。手术标本周围通常可见明显的 HSIL、角化过度及溃疡性病变。标本的最大径一般不超过 3 cm，通常临床上保留的阴性切缘的宽度 ≤ 1 cm。如果肿瘤位于中线和（或）累及阴蒂，建议采用淋巴结取样或淋巴结活检的方式对同侧或双侧腹股沟淋巴结进行评估（Maroney et al. 2013）。ⅠA（T1a）期外阴鳞状细胞癌发生淋巴结转移的可能性非常小，因此对大多数此类病例没必要进行淋巴结活检或切除（Kurman et al. 2010；Yoder et al. 2008）。根据目前发布的研究数据，对 ⅠA（T1a）期外阴癌患者可采用外阴部分深切术（局灶深切术），不需要进行淋巴结切除术（Magrina et al. 2000；Yoder et al. 2008）（图 2.14）。

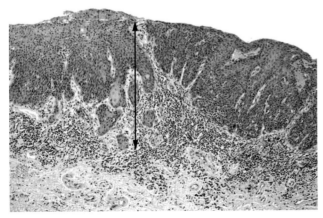

图 2.13　鳞状细胞癌。浸润深度为 2.7 mm，即从邻近最浅表的真皮乳头至浸润最深处之间的距离

2.3.2 浸润性鳞状细胞癌

临床表现

外阴肿瘤，尤其是晚期的肿瘤，可引起各种各样的临床症状，如瘙痒、灼痛、出血、分泌物增多、性交困难、排尿困难、异味、可触及或可见到的肿块等。患者可有外阴 HSIL、dVIN、尖锐湿疣、硬化性苔藓或其他慢性炎性疾病的病史。有文献报道，外阴鳞状细胞癌性高钙血症可导致患者精神错乱、定向力障碍。外阴鳞状细胞癌是引起高钙血症的第二常见的妇科肿瘤，仅次于卵巢癌。伴高钙血症的外阴鳞状细胞癌通常体积较大、分化良好，且无骨转移。切除肿瘤后，血钙降至正常，与高钙血症相关的精神症状随之消失。高钙血症是由肿瘤分泌的甲状旁腺激素（PTH）或甲状旁腺激素样物质引起的。

外阴浸润性鳞状细胞癌可与 HSIL 伴发，或在硬化性苔藓的部位表现为局灶性溃疡或角化过度，亦可表现为外生性乳头状肿物或内生性溃疡。肿瘤常见于小阴唇或大阴唇，原发于阴蒂的病例不到 1/5。肿瘤主要为单发（图 2.15，2.16），不足 10% 的病例呈多发。

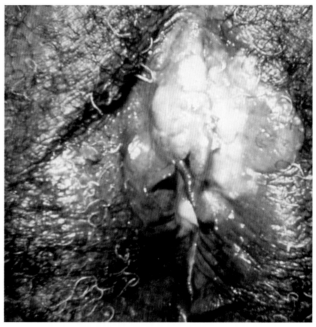

图 2.15 鳞状细胞癌。肿瘤位于左侧大阴唇前内侧和阴蒂

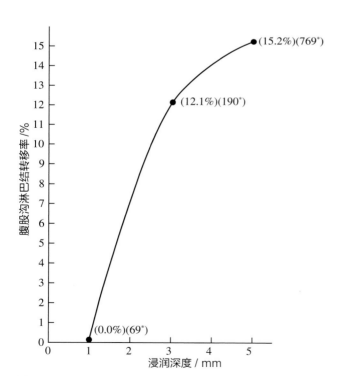

图 2.14 淋巴结切除术患者，其腹股沟淋巴结转移率与肿瘤浸润深度的关系。当肿瘤的浸润深度超过 1 mm 时，淋巴结转移率显著增高（经 E. J. Wilkinson 许可引用）* 差异有统计学意义。

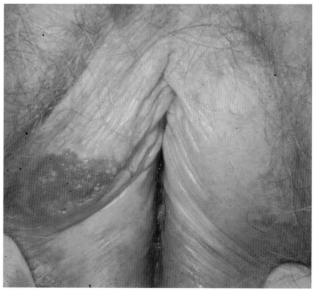

图 2.16 浸润性鳞状细胞癌。肿瘤表现为右侧大阴唇后部的结节性肿物

镜下表现

外阴鳞状细胞癌常与邻近的外阴皮肤或黏膜相延续，后者可见 HSIL、硬化性苔藓、慢性炎症或其他病变。典型浸润性肿瘤的上皮基底层细胞不再呈规则的栅栏状排列。邻近的真皮组织常见水肿、纤维结缔组织增生和（或）炎症细胞浸润，但炎症细胞浸润一般不与浸润性上皮直接接触，而见于肿瘤下方邻近的反应性真皮内。肿瘤下方的真皮组织可见明显增生的血管。肿瘤呈基底部较宽的推挤性浸润，或呈指状结构，也可在真皮内见单个肿瘤细胞浸润。当浸润深度超过 1 mm 时，肿瘤的生长模式可影响区域淋巴结转移风险（Yoder et al. 2008）。已有针对外阴癌浸润方式的分级系统（Yoder et al. 2006）。这种分级系统将肿瘤划分为 4 种组织学浸润模式。①推挤（P）病变在肿瘤与真皮接触面具有宽广的、平滑的浸润前沿。②指状（F）病变的浸润模式呈肿瘤条带附着在真皮内的肿瘤主体上。③小团（G）病变类似于指状病变，但有肿瘤细胞团从肿瘤表面分离并浸润到真皮内。④单个细胞（S）病变有明显成角的浸润灶，并在肿瘤与真皮接触面出现单个肿瘤细胞。指状与多灶性浸润模式可能与疾病复发相关。有时肿瘤组织侵犯毛细血管，此时肿瘤细胞多位于毛细血管腔内并黏附于血管内壁。肿瘤由肿瘤性鳞状上皮细胞组成，内含多少不等的嗜酸性胞质，细胞核大小不一，核染色质异常，呈粗块状或放射状分布，核仁常见，可见明显的核分裂象（包括异常核分裂象）尤其是在表皮 – 真皮交界处附近。

外阴鳞状细胞癌的分级方法很多。笔者应用的是 AJCC 2017 评分系统。AJCC 推荐的外阴鳞状细胞癌的组织学分级中，"G"的含义如下：GX，分级不能评估；G1，高分化；G2，中分化；G3，低分化；G4，未分化（Gibb et al. 2016；American Joint Committee on Cancer 2017）。1 级（G1） 肿瘤无未分化细胞（图 2.17，2.18），2 级（G2）肿瘤的未分化细胞不足 50%，3 级（G3）肿瘤（图 2.19）的未分化细胞超过 50%，但不足 100%。随着级别的增高，复发的风险也增高（Homesley et al. 1991）。

除了肿瘤的分期（表 2.4），AJCC 分期系统还要求报告是否存在淋巴结转移（N）（表 2.5）及远处转移（M）（表 2.6）。所有淋巴结都要进行镜下观察。对镜下识别的淋巴结内转移性鳞状细胞癌细胞可用多克隆广谱 CK 抗体的免疫染色进一步证实。CAP 诊断指南对外阴鳞状细胞癌浅表浸润与深部浸润的病理学报告的要求是相同的（Greene et al. 2016）。《CAP 外科病理学癌症病例要点 / 清单》为活检或切除标本提供了概要式报告模板。除了肿

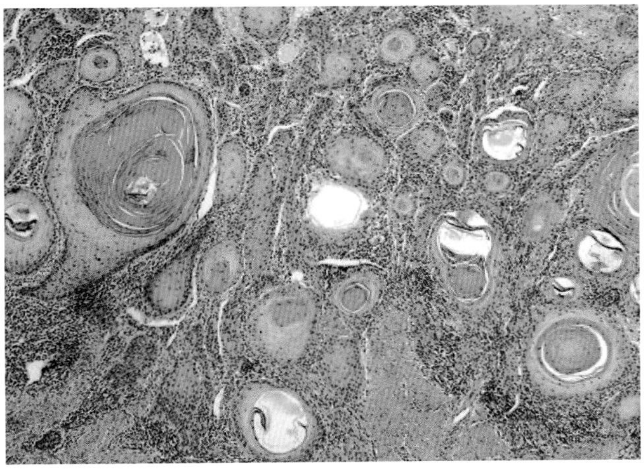

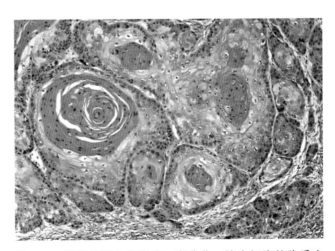

图 2.17 浸润性鳞状细胞癌，高分化。高分化角化性鳞状上皮呈明显的舌状浸润

图 2.18 浸润性鳞状细胞癌，高分化。肿瘤细胞的胞质丰富，细胞核大而圆，核仁明显

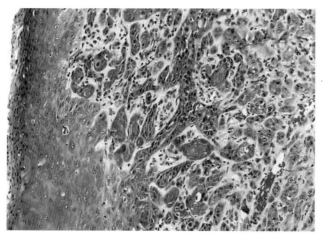

图 2.19　浸润性鳞状细胞癌，中低分化。浸润性鳞状细胞癌呈小巢状或条索状分布，无角化

瘤分期，清单中还要求描述肉眼观察的内容，包括标本类型、淋巴结切除方式、肿瘤位置及大小。需要描述的镜下内容包括肿瘤的组织学类型、组织学分级、病理分期（pTMN/FIGO）、浸润深度、肿瘤切缘的特征、手术切缘、血管及淋巴管有无浸润。此外还应包括肿瘤邻近的外阴皮肤、黏膜情况和其他注解（Greene et al. 2016；Kurman et al. 2010）。

辅助研究

外阴癌的细胞遗传学研究表明外阴癌的遗传机制复杂，并具有核型异常（Crum et al. 2014a）。通过流式细胞术及图像分析发现，外阴癌多见非整倍体，以亚四倍体最常见（Drew et al. 1996）。分子遗传学研究表明，外阴癌的 p16/pRB/cyclin D1 通路发生了改变（Kurman et al. 2010）。肿瘤的发生和发展与基因异常表达有关。

使用单克隆抗体 MIB-1（Ki-67，一种与细胞增殖相关的标记物）进行免疫组化染色，肿瘤表现出两种不同的表达模式，即弥漫阳性和局灶阳性，这与肿瘤的预后有关。弥漫阳性表达的肿瘤预后差（Hendricks et al. 1994）。硬化性苔藓相关性外阴鳞状细胞癌的癌旁增生性鳞状上皮的 Ki-67 表达增强。这些表现有助于识别前驱病变和与癌相关的反应性病变。此外，伴有 dVIN 的肿瘤细胞异常表达

p53（Yang et al. 2000）。

几乎所有的外阴 HSIL 和近 1/3 的外阴鳞状细胞癌均与致癌型 HPV 相关，大部分表达 p16INK4a（McAlpine et al. 2017；Riethdorf et al. 2004；Rufforny et al. 2005）。一项针对 2309 例外阴癌患者的 17 项数据的整合性分析发现，p16INK4a 的表达越强，肿瘤分期越低，淋巴结转移率越低，患者越年轻（55 岁以下），生存率越高（Cao et al. 2016）。对 57 例外阴癌进行 PCR 分析，在 HPV 阳性的病例中，p16INK4a 的阳性率为 80%（Lee et al. 2016）。与 p16 阴性病例相比，表达 p16 并经放射治疗的外阴癌患者的生存率较高，复发率较低。

临床行为和治疗

目前，关于浸润深度在 1.1~2.0 mm 的外阴鳞状细胞癌的研究数据相对有限。有两项研究主要检测浸润深度为 1.0~2.0 mm 的肿瘤，结果显示这些肿瘤无脉管浸润，无淋巴结转移（Preti et al. 1993；Yoder et al. 2008）。Yoder 等通过多变量分析发现肿瘤浸润深度为 1.1~2.0 mm 时，有 6/19（31.6%）的外阴鳞状细胞癌患者出现复发（Yoder et al. 2008）。但复发并不影响患者的生存率，随访这些肿瘤浸润深度 ≤ 2.0 mm 的患者，240 个月内均无死亡（Yoder et al. 2008）。对浸润深度在 1.0~2.0 mm 的患者来说，只有掌握足够的信息才能证实肿瘤发生淋巴结转移的风险很低，可以采用前哨淋巴结采样，而非淋巴结切除术（Klapdor et al. 2017a；Klapdor et al. 2017b；Moore et al. 2003）。对外阴鳞状细胞癌的患者来说，最大的风险就是复发，临床普遍采用外阴局部扩大切除术 / 部分外阴切除术来治疗，并且保证标本切缘无肿瘤累及的区域至少达 1 cm（Maroney et al. 2013）。

浸润深度在 2.1~3.0 mm 的外阴鳞状细胞癌患者，其淋巴结转移风险及复发率明显增高，生存率下降。10% 的病例可发生腹股沟淋巴结转移。在一项对 16 例浸润深度在 2.1~3.0 mm 的外阴癌患者的

研究中，有 5 例（31%）出现复发性鳞状细胞癌，随访 258 个月后，生存率为 93%；对浸润深度超过 3.1 mm 的病例随访 231 个月后，其生存率仅为 79%（Yoder et al. 2008）。对浸润深度为 2.1~3.0 mm 的患者，临床上多采用外阴局部扩大切除术和同侧区域淋巴结清扫。对于这些晚期病例，最好请妇科肿瘤医师会诊（Maroney et al. 2013）。

浸润深度超过 3.1 mm 的外阴鳞状细胞癌患者，其病死率和复发率明显升高。对 15 例此类患者进行随访，5 例（33%）复发，第 231 个月的生存率为 79%（Yoder et al. 2008）。外阴鳞状细胞癌的浸润深度达到 5 mm 时，15.2% 的病例出现腹股沟淋巴结转移（图 2.14）。

除了浸润深度，与淋巴结转移有关的镜下特征还包括浸润间质或周围神经引起的真皮内纤维黏液样变性。研究证实，具有纤维黏液样间质的肿瘤其侵袭性更强，更易发生淋巴结转移、结外扩散和神经侵犯（Jeffus et al. 2015）。肿瘤侵犯周围神经已确定为影响复发的独立预后因素（Holthoff et al. 2015）。

对于浸润深度小于 5 mm 的外阴鳞状细胞癌，手术类型对肿瘤复发的影响似乎不大。在对 78 例浸润深度不足 5 mm 的外阴癌患者的研究中，44 例（56%）进行了广泛局部切除术（外阴部分深切术），其中 3 例还进行了放疗，7 例（9%）进行了外阴全切术（单纯切除术），27 例（35%）进行了腹股沟淋巴结清扫术（根治性外阴切除术），其中 1 例还进行了放疗。研究结果显示，复发性鳞状细胞癌与手术类型无相关性（Yoder et al. 2008）。

2.3.3　外阴鳞状细胞癌的组织学亚型

在形态学上，外阴鳞状细胞癌可分为多种不同的组织学亚型。在组织学上，非特殊型（NOS）浸润性鳞状细胞癌通常是高分化肿瘤，中分化或低分化肿瘤占所有病例的 5%~10%（图 2.13，2.16~2.19）。

2.3.3.1　基底细胞样癌

HPV（主要为 HPV-16）的感染率持续升高见于某些类型的外阴浸润性鳞状细胞癌，其中包括基底细胞样癌。这种亚型常见于较年轻的女性（平均年龄 54 岁），而典型的角化性鳞状细胞癌常见于老年女性（平均年龄为 77 岁）。HPV-16 可见于 70% 的基底细胞样癌（Kurman et al. 1993）。HPV 相关性外阴鳞状细胞癌与非 HPV 相关性外阴鳞状细胞癌无法在组织学上完全区分。分子检测是最敏感的方法，但目前临床上普遍采用 p16INK4a 免疫组化染色进行鉴别（McAlpine et al. 2017）。基底细胞样癌的癌旁常见 HSIL，病变一般为基底细胞样。不同于典型的角化性鳞状细胞癌，基底细胞样癌不一定伴发子宫颈及阴道的鳞状细胞肿瘤（Kurman et al. 1993）。基底细胞样癌在大体上与典型的角化性鳞状细胞癌相似。两者镜下均可见不成熟的、大小不等的鳞状细胞巢，也可见少许成熟分化。部分肿瘤由小的、形状不规则的细胞条索或细胞巢构成，周围围绕致密的透明变性的间质。呈巢状或条索状排列的基底样细胞类似于典型的子宫颈原位癌细胞（图 2.20~2.22）。细胞呈卵圆形，大小较一致，胞质少，核质比高，称为未分化型。核内可见分布均匀的粗颗粒状染色质，呈斑点状。核分裂活性中等。病灶中心偶尔出现成熟现象，细胞质增多。癌巢中心也可见小灶角化，偶见角化珠。桥粒常不明显。

基底细胞样癌的鉴别诊断包括转移性小细胞癌、Merkel 细胞癌和基底细胞癌。这些肿瘤呈弥漫浸润模式，癌巢界限不清，间质内可见条索状或单个肿瘤细胞浸润。而典型的基底细胞样癌，癌巢呈相互吻合的宽带状，且界限清楚。小细胞癌的神经内分泌标记物多为阳性，Merkel 细胞癌的特征为核周胞质点状表达 CK。基底细胞样癌必须与基底细胞癌进行鉴别，但有时两者难以区分。与基底细胞样癌不同，基底细胞癌较局限，呈小叶状，且

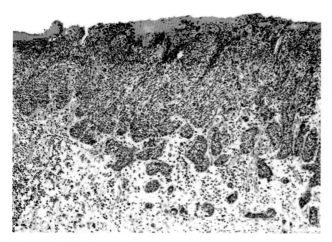

图 2.20　基底细胞样癌，见显著的促结缔组织增生性间质

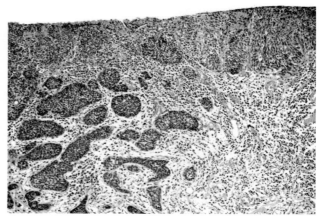

图 2.21　基底细胞样癌伴基底细胞样 VIN。被覆上皮中基底细胞样 VIN 的细胞特点类似于浅表及深部真皮内的基底细胞样浸润性癌细胞，肿瘤由不成熟的角化细胞构成，无明显的成熟或角化现象

癌巢的最外层细胞呈栅栏状排列。

　　基底细胞样癌和常见的鳞状细胞癌相比，两者的预后没有显著差异。在较大样本的研究中也未观察到基底细胞样癌患者的生存率降低的证据（Kurman et al. 1993）。

2.3.3.2　疣性癌（湿疣性癌）

　　疣性癌与基底细胞样癌一样，主要见于相对年轻的女性（平均年龄为 55 岁），与 HPV 感染相关。相邻区域常常伴发湿疣型和（或）基底细胞样 HSIL，或生殖道其他鳞状细胞肿瘤（Kurman et al. 1993）。临床表现为疣状或乳头状肿瘤，与尖锐湿疣相似。疣性鳞状细胞癌和乳头状鳞状细胞癌的发生都可能与外阴尖锐湿疣相关。疣性癌的镜下表现为多发性乳头状突起，乳头有纤维血管轴心，可见上皮角化（图 2.23，2.24）。异型细胞尤其多见于基底层和副基底层，细胞核呈多形性且深染。可见多核细胞。常见核分裂象，有时见异常核分裂象。部分肿瘤细胞的核周胞质呈透明变性，类似于 HSIL 的挖空细胞，这是疣性癌最具特征的组织学特点。在肿瘤外生乳头与下方间质的交界区，可见不规则的上皮细胞巢，同时可见角化珠或角化不良，类似于角化性鳞状细胞癌。部分病例的这一区域小且局限。疣性癌的发生常与 HPV-16 相关（Kurman et al. 1993；Kurman et al. 2010）。

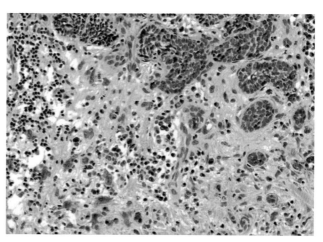

图 2.22　基底细胞样癌。肿瘤细胞相对较小，核深染，核有轻度的异型性。肿瘤细胞极性紊乱，角化现象明显

　　疣性癌的临床病程一般较好，但可出现淋巴结转移。其预后介于疣状癌和普通型鳞状细胞癌之间。大约 80% 的疣性癌和基底细胞样癌可见湿疣型或基底细胞样 HSIL。1/4 的疣性癌和基底细胞样癌与生殖道其他鳞状细胞肿瘤相关（Kurman et al. 1993）。

2.3.3.3　疣状癌

　　疣状癌是一种高度分化的鳞状细胞癌，肉眼观察，肿瘤呈外生性生长，常伴瘙痒和（或）疼痛。肿瘤细胞呈球茎状推挤性浸润（Brisigotti et al.

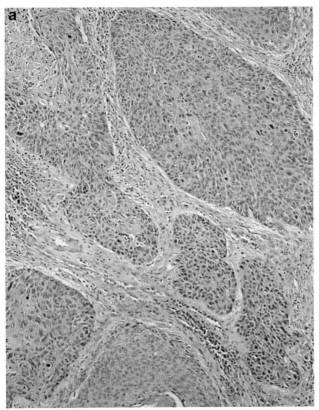

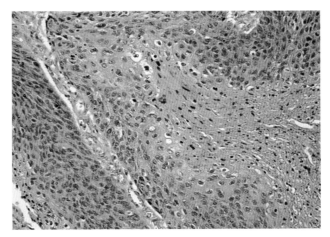

图 2.24　疣性癌（湿疣性癌）。肿瘤细胞核具有多形性，胞质呈空泡状，类似于挖空细胞

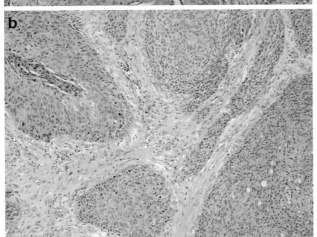

图 2.23　疣性癌（湿疣性癌）。a.肿瘤细胞为高分化的角化细胞，在肿瘤的深部边缘，大小不等、形状各异的癌巢杂乱地浸润间质；b.肿瘤性细胞条索被纤维血管间质分隔，可见角化珠

1989；Liu et al. 2016）。巨大 Buschke-Lowenstein 湿疣是疣状癌的同义词，但它易引起混淆，不建议使用（Kurman et al. 2010）。疣状癌呈外生性乳头状生长，形态类似于外生性广基湿疣（图 2.25），可使外阴变形或完全覆盖外阴。肿瘤出现继发性

感染时可伴恶臭分泌物。局部淋巴结很少增大。VAAD（外阴棘层肥厚伴分化改变）可能是疣状癌的前驱病变，其组织学特点为非浸润性鳞状上皮呈不同程度的疣状增生，包括棘层肥厚、角化不全、颗粒层消失、表层角质细胞的胞质淡染。有研究发现，在 9 例外阴疣状癌中，有 7 例的癌旁可见上述改变。这组研究中，不论是 VAAD 还是疣状癌都与 HPV 无关（Nascimento et al. 2004）。其他研究发现，疣状癌可能与 HPV 感染相关，尤其是 HPV-6 或其变异型。

疣状癌的镜下特征包括明显的棘层肥厚、肿瘤向真皮呈推挤性浸润、细胞形态温和（图 2.26）（见第 3 章）。核多形性极轻微，近真皮处的核异型性最明显。核染色质粗糙，核仁大小不等，可据此与癌旁正常的角化细胞进行区分。核分裂象少见，即使出现也是正常核分裂象。肿瘤细胞的胞质丰富，呈嗜酸性，无角化不良。挖空细胞不是该肿瘤的特征。角化过度和角化不全常见，可能很明显。肿瘤细胞以球茎状上皮脚的形式，形成推挤性浸润边界（Brisigotti et al. 1989；Liu et al. 2016）。向下生长的球茎状上皮缺乏纤维血管轴心。真皮内常见炎症细胞浸润。疣状癌通常为二倍体。在 5%~17% 的病例中，浸润性鳞状细胞癌可能与疣状癌相关（Liu et al. 2016）。

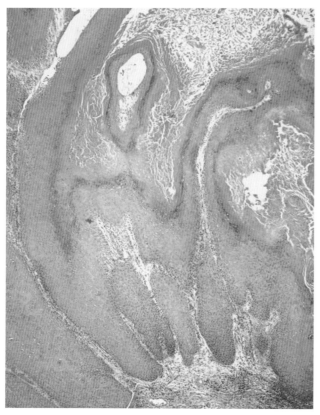

图 2.25　疣状癌的横切面。肿瘤直径为 5 cm，浸润边缘清楚，基底较宽，累及下方的纤维脂肪结缔组织

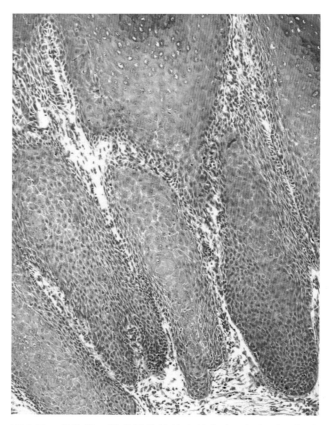

图 2.26　疣状癌。肿瘤呈推挤性生长方式，与间质界限清楚，角质细胞分化良好，部分病例可见核分裂象

疣状癌的鉴别诊断包括典型的鳞状细胞癌、疣性癌和尖锐湿疣。鳞状细胞癌有时可具有疣状癌的某些结构特征，但如果缺乏高度分化表现或呈非推挤性的侵袭模式，则不应将其诊断为疣状癌。普通型鳞状细胞癌（角化性鳞状细胞癌）的核多形性明显，以不规则的结构浸润间质，而疣状癌的浸润巢为球茎状。尽管疣性癌具有疣状外观，但不同于疣状癌的是，其乳头内具有纤维血管轴心。此外，疣性癌的细胞具有明显的异型性，可见挖空细胞，深部边缘的浸润方式与典型的鳞状细胞癌类似。尖锐湿疣的特点是具有复杂的分支血管乳头状结构，乳头内见血管，缺乏向下生长的球茎状结构，常见挖空细胞，但外阴湿疣的挖空细胞有时难以辨认。

疣状癌切除后可局部复发，淋巴结转移非常少见。若存在淋巴结转移，有必要对病变进行重新评判，以确认某些区域是否为普通型鳞状细胞癌。

目前最常见的治疗方法为局部扩大切除术及外阴全切术，不需要清扫淋巴结。如果肿瘤被完全切除，预后极好，但仍有近 20% 的复发率（Liu et al. 2016）。放疗对外阴疣状癌的作用仍然需要进一步的研究，可能适用于晚期患者。

2.3.3.4　巨细胞鳞状细胞癌

巨细胞鳞状细胞癌是鳞状细胞癌的亚型之一，其特点为可见多核瘤巨细胞，细胞核增大，核仁明显，胞质呈明显的嗜酸性（图 2.27）。该肿瘤罕见，预后较差。最重要的鉴别诊断是无色素性恶性黑色素瘤，后者通常也会形成多核瘤巨细胞（Wilkinson et al. 1988）。典型的黑色素瘤可见核内包涵体及显著的核仁，特异性表达 S-100 蛋白、HMB-45 和 Melan-A，不表达 CK，可以据此与巨细胞鳞状细胞癌相区别。

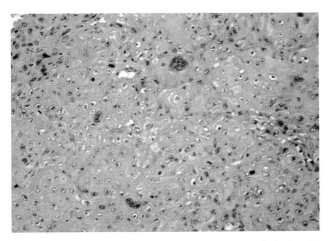

图 2.27　外阴巨细胞鳞状细胞癌。可见明显的多核瘤巨细胞，其胞质丰富且呈嗜酸性，核仁明显

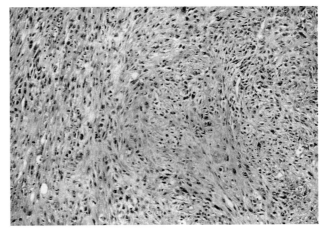

图 2.28　梭形细胞（肉瘤样）鳞状细胞癌。肿瘤由束状分布的梭形肿瘤细胞构成，细胞核呈中度异型性，核分裂象明显

2.3.3.5　梭形细胞鳞状细胞癌

外阴梭形细胞鳞状细胞癌又称肉瘤样鳞状细胞癌，是鳞状细胞癌一种少见的亚型，类似于肉瘤，可见肉瘤样间质（图 2.28）。肿瘤呈双相性分化，可见巨细胞（Bigby et al. 2014）。这种类型的肿瘤可能与伴有外阴肛门生殖道样腺体受累的鳞状细胞癌有关，或与累及腺体的导管原位癌有关（Tran et al. 2015）。在一项对 4 例梭形细胞鳞状细胞癌的研究中，4 例均伴硬化性苔藓且均无 HPV 感染，3 例伴 dVIN，1 例内含异源性恶性成分（Bigby et al. 2014）。肿瘤细胞表达 CK，说明来源于上皮成分，也表达 myogenin（myf4），但不能作为独立的诊断依据（McCluggage et al. 2013）。这类肿瘤必须与间叶来源的梭形细胞肿瘤，如平滑肌肉瘤、恶性纤维组织细胞瘤、纤维肉瘤及肌上皮癌相鉴别（Meenakshi et al. 2009），还要与梭形细胞恶性黑色素瘤及具有梭形细胞特点的移行细胞癌相鉴别。与其他所有间叶来源的肿瘤及黑色素瘤不同，梭形细胞鳞状细胞癌表达 CK。

2.3.3.6　棘层松解性鳞状细胞癌

棘层松解性鳞状细胞癌（腺样鳞状细胞癌、假血管肉瘤样癌）形成圆形腔隙或假腺管结构，内衬单层鳞状上皮细胞。有时在腔隙中心可见角化不良细胞及棘层松解细胞（图 2.29）。这些改变多为局灶性的，也可见于其他分化良好的鳞状细胞癌。棘

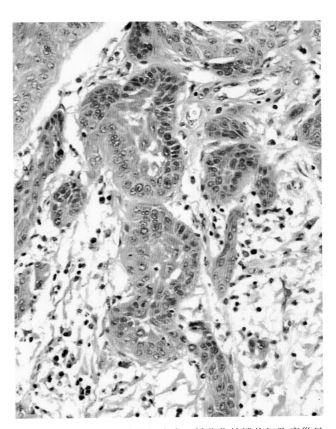

图 2.29　棘层松解性鳞状细胞癌。低分化的鳞状细胞癌巢呈假腺管样结构，部分腺管中央形成空泡

层松解性鳞状细胞癌的预后与普通型鳞状细胞癌类似，然而，近年来有文献报道该肿瘤的侵袭性更强，尤其是那些呈血管肉瘤样增生并归类为棘层松解性鳞状细胞癌的假血管肉瘤样亚型的肿瘤（Horn et al. 2008）。

本病主要与腺鳞癌相鉴别，腺鳞癌含腺上皮与鳞状上皮两种成分，与棘层松解性鳞状细胞癌完全不同。

2.3.3.7　乳头状鳞状细胞癌

这种肿瘤罕见，形态学特点类似于子宫颈乳头状鳞状细胞癌。肿瘤呈外生性生长，并在真皮内呈膨胀性推挤性浸润。目前治疗这类肿瘤的经验有限，对无淋巴结转移的病例可采用广泛深部切除术（Lomo et al. 2004）。

2.3.3.8　淋巴上皮瘤样癌

淋巴上皮瘤样癌很少见于老年女性的外阴。肿瘤由上皮样细胞巢或上皮样合胞体细胞构成，癌巢中及周围见密集的淋巴细胞浸润（图 2.30）（见第 6 章）。上皮细胞表达高分子量 CK，以此与炎症及恶性大细胞淋巴瘤相鉴别。淋巴瘤（包括 Ki-1 淋巴瘤）表达淋巴细胞标记物，其中包含单克隆表型

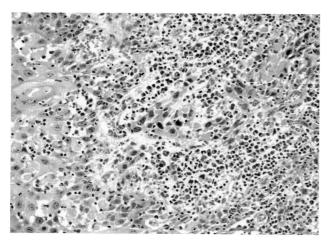

图 2.30　淋巴上皮瘤样癌。真皮内的肿瘤细胞呈巢状分布，或形成合胞体样细胞群，癌巢内及周围见明显的淋巴细胞浸润

的肿瘤性淋巴细胞标记物。治疗方法为局部广泛切除，伴或不伴局部放疗（Carr et al. 1992）。

2.3.3.9　浆细胞样鳞状细胞癌

浆细胞样鳞状细胞癌是罕见的外阴肿瘤。文献报道过一例 92 岁的女性患者，先前因外阴多发性鳞状细胞癌和疣状癌接受过治疗，先前的肿瘤全部经局部切除术治疗。其浆细胞样鳞状细胞癌呈息肉状，直径为 3 cm，发生于尿道上方且邻近尿道的外阴部位，肿瘤表面见溃疡（Tran et al. 2008）。肉眼观察，肿瘤位于黏膜下，微黄，紧靠被覆上皮。肿瘤旁无 HSIL 或 HPV 相关性病变。镜下表现为60% 的肿瘤细胞具有浆细胞样特征，呈上皮细胞样分化。肿瘤细胞缺少浆细胞的"钟面"核形，但胞质呈明显的双嗜性，细胞核呈偏心性分布。肿瘤细胞的大小比正常浆细胞的 2 倍还大，表达 CK5、AE3、高分子量 CK903、p63、CD138 和 VS38，但不表达 κ 轻链和 λ 轻链，部分肿瘤细胞还可表达AE1；不表达其他免疫标记物。患者在确诊 1 年后发生肿瘤转移并死亡。

鉴别诊断包括转移性或原发性黑色素瘤、肌上皮肿瘤、神经内分泌肿瘤、浆细胞瘤、转移性浆细胞样尿路上皮癌和乳腺小叶癌。免疫组化染色有助于鉴别诊断，临床病史对转移性肿瘤的鉴别非常有用。

外阴鳞状细胞癌的临床行为和治疗

影响肿瘤预后及淋巴结转移的重要因素包括肿瘤的直径、有无脉管浸润和肿瘤有无溃疡。肿瘤呈吻合的条索状融合性生长或在真皮内体积大于 $1 mm^3$ 对淋巴结转移无影响，浸润深度 ≤ 1 mm 的肿瘤也无淋巴结转移（Wilkinson 1991）。排除年龄因素，外阴癌患者的生存率随着病变的进展、肿瘤分期和分级的增高、肿瘤厚度增加、明显的纤维黏液样真皮反应、浸润性生长方式、基底细胞样的肿

瘤类型而降低（Pinto et al. 1999）。

　　腹股沟淋巴结的状态及肿瘤的直径是独立的预后因素。美国癌症协会（ACS）研究了外阴癌患者的 5 年相对生存率与肿瘤分期的关系，结果如下：局灶性病变，包括 I 期和 II 期，5 年相对生存率为86%；区域性病变，包括 III 期和 IVA 期，5 年相对生存率为 54%；远处转移病例，IVB 期，5 年相对生存率为 16%（American Cancer Society 2017）。

　　I A 期患者通过适当的手术治疗，5 年生存率接近100%；当浸润深度大于 1 mm 时，需要扩大手术范围，包括清扫腹股沟淋巴结（Maroney et al. 2013；Wilkinson 1991）。ISSVD 对外阴肿瘤的手术方式及切除深度的规定见表 2.7（Iversen et al. 1990）。

　　外阴癌典型的扩散方式为直接蔓延、淋巴结转移和局部复发，远处转移少见。直接蔓延可累及骨，远处转移也可转移至骨。临床对腹股沟淋巴结转移的判断的假阳性率不到 10%，但假阴性率近20%。通过病理评估有无淋巴结转移也存在假阴性的可能。

　　当临床怀疑有腹股沟淋巴结转移时，首选细针穿刺活检，这种方法快速、安全、高效，可识别显著的转移灶。目前在治疗前，首先应明确高风险组与低风险组，使治疗个体化。通过 99m 锝标记的非胶体技术可识别、选择并活检前哨淋巴结，若前哨淋巴结或其他淋巴结无癌转移，可避免清扫腹股沟淋巴结（Klapdor et al. 2017b；Moore et al. 2003）。对 30 例前哨淋巴结评估无转移的患者进行随访，其中 5 例（16.7%）有腹股沟肿瘤复发，复发的肿瘤均位于中心，且直径超过 2 cm（Klapdor et al. 2017a）。对 377 例 T1 期外阴癌患者进行随访，腹股沟有肿瘤复发的患者在前哨淋巴结阴性的病例中占 2.5%，在前哨淋巴结阳性的病例中占 8%，复发的中位时间为 105 个月（Te Grootenhuis et al. 2016）。不管放疗是主要治疗方法还是辅助治疗方法，目前的放疗技术都可做到在治疗腹股沟淋巴结的同时保护皮肤。

表 2.7　外阴肿瘤的手术方式和切除深度

外阴切除术

　　部分外阴切除术：切除部分外阴 / 会阴体，不考虑浸润深度

　　全部外阴切除术：切除全部外阴，适当切除会阴体，不考虑浸润深度

切除深度

　　浅层：切除大部分表层组织，不同程度地切除真皮和皮下组织

　　深层：切除外阴，深至泌尿生殖膈的浅筋膜层和（或）耻骨骨膜

注：引自 ISSVD（Iversen et al. 1990）。

2.4　皮肤附属器型癌

　　在此讨论的皮肤附属器型癌包括基底细胞癌、腺样基底细胞癌、基底鳞状细胞癌（变异型基底细胞癌）和皮脂腺癌。

2.4.1　基底细胞癌

　　虽然基底细胞癌在生殖道外皮肤极其常见，但其在外阴罕见，在外阴癌中的占比低于 10%。该肿瘤主要发生在老年白种人女性（平均年龄为70~76 岁），常表现为溃疡、色素沉着、色素缺失和肿块。瘙痒是最常见的症状（Elwood et al. 2014；Mulayim et al. 2002；Pleunis et al. 2016）。

　　大部分肿瘤局限于大阴唇，约一半为浸润性基底细胞癌。组织学结构与皮肤其他部位的同类肿瘤类似（图 2.31a）。肿瘤细胞小而长，细胞核呈强嗜碱性，组织结构多样，可以表现为表皮基底层的轻度栅栏状排列，也可以由多形性基底细胞形成大棒状结构。癌旁结缔组织常见慢性炎症细胞浸润，偶见黏液或黏液瘤样改变。

　　基底细胞癌与 HPV 无关。肿瘤通常呈斑片状表达 p16，约有一半的肿瘤细胞表达 p16，p16 的表达模式有助于区分基底细胞癌和基底样鳞状细胞

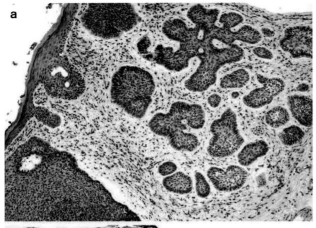

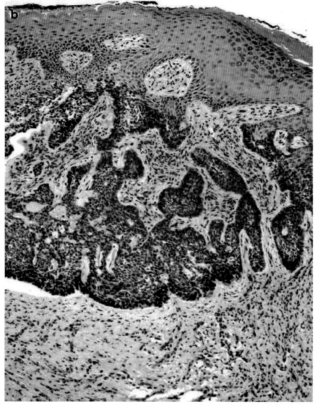

图 2.31 基底细胞癌。a. 肿瘤细胞小而一致，不成熟，累及上皮脚，在肿瘤周围呈特征性的栅栏状排列；b. 基底鳞状细胞癌（变异型基底细胞癌），上皮脚形成分支，呈推挤性方式突入真皮。在鳞状细胞分化区域细胞的胞质增多（图片由 R. J. Kurman 博士惠赠）

癌，后者与 HPV 有关。另外，BerEP4 通常在基底细胞癌中表达，但在基底细胞癌伴有明显鳞状细胞成分时可能呈阴性，在 HPV 相关的鳞状细胞癌中呈阴性（Elwood et al. 2014）。

基底细胞癌的主要治疗方法为广泛局部切除术（Pleunis et al. 2016），大约有 1/5 的病例会出现局部复发。基底细胞癌可发生区域淋巴结转移，但非常罕见，总体预后较好，只有个别出现转移或死亡的病例报道（Benedet et al. 1997；Pleunis et al. 2016）。

2.4.2　腺样基底细胞癌

腺样基底细胞癌是基底细胞癌的一种亚型，与典型的基底细胞癌不同，肿瘤内可见管状或腺样分化，其他区域则为典型的基底细胞癌。

2.4.3　基底鳞状细胞癌（变异型基底细胞癌）

基底鳞状细胞癌为鳞状细胞癌和基底细胞癌组成的混合性肿瘤（图 2.31b），不同于典型的基底细胞癌，其可能呈 BerEP4 阴性（Elwood et al. 2014）。关于其转移潜能的文献报道有限，认知不足。目前认为基底鳞状细胞癌具有局灶侵袭力，可局部复发和发生转移。治疗方法同鳞状细胞癌。

2.4.4　皮脂腺癌

外阴皮脂腺癌罕见，可能与外阴鳞状上皮内病变有关（Escalonilla et al. 1999）。其组织学特点为基底鳞状细胞癌伴皮脂腺分化，肿瘤呈小叶状分布，细胞质呈空泡状。瘤细胞表达 CAM5.2，一些病例表达 p53，但肿瘤与 HPV 感染无关。目前对外阴皮脂腺癌的生物学行为的认知有限，其可能有侵袭性生物学行为（Pusiol et al. 2011）（图 2.32）。

2.5 外阴腺上皮肿瘤（外阴原发性腺癌）

外阴腺性恶性肿瘤可能有多种起源。Paget 病为腺样分化的上皮内病变，可导致浸润性腺癌。原位腺癌据报道可来自外阴乳头状汗腺瘤（Shah et al. 2008）。绝大多数外阴腺癌为前庭大腺原发性恶性肿瘤，少数也可能起源于汗腺或其他皮肤附属器，包括阴蒂部位的皮肤附属器。这类腺性恶性肿瘤包括伴有微囊附属器癌特征的硬化性导管癌，毛母质癌也可发生在该部位（DuPont et al. 2009；Gazic et al. 2011）。其他腺癌可来自尿道、Skene 腺、尿道旁导管或囊肿以及 Paget 病（Heller et al. 2014；Heller 2015）。

2.5.1 Paget 病

临床表现

外阴 Paget 病（佩吉特病）可表现为红斑，常累及前庭及其邻近组织；也可表现为红色或粉红色的湿疹样病变伴角化过度形成的岛状白斑，常累及毛发覆盖的皮肤（图 2.33~2.35）。病变范围或局限

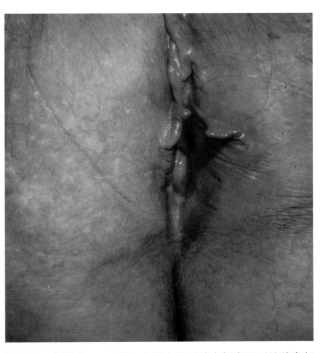

图 2.33　原发性 Paget 病。右侧大阴唇前内侧表面可见稍隆起的白色湿疹样病变

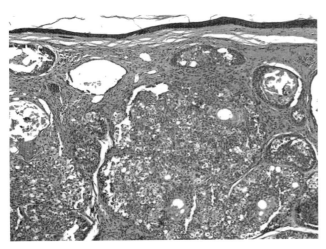

图 2.32　皮脂腺癌。肿瘤由条索状或巢状基底样细胞构成，在副基底层区域可见 Paget 样巢状细胞，其内可见皮脂腺细胞。在上皮表面附近可见较大的簇状分布的皮脂腺细胞（图片由 R. J. Kurman 博士惠赠）

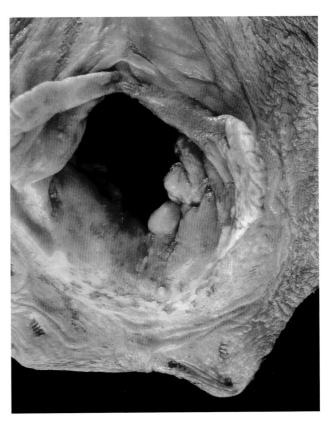

图 2.34　原发性 Paget 病。完整深部外阴切除术标本。Paget 病为白色湿疹样上皮病变，累及会阴体和左侧大阴唇（图片由 R. Foss 惠赠）

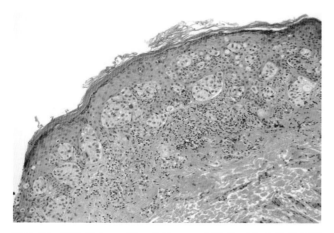

图 2.35　原发性 Paget 病。大量 Paget 细胞位于上皮的基底层
及副基底层。散在的单个 Paget 细胞延伸到上皮上部

表 2.8　外阴皮肤原发性和继发性 Paget 病的分类

原发性 Paget 病（皮肤原发性 Paget 病）
上皮内 Paget 病 / 原位 Paget 病
上皮内 Paget 病伴浸润 / 原发性浸润性 Paget 病
表皮下皮肤肿瘤表现为 Paget 病
继发性 Paget 病（非皮肤原发性 Paget 病）
肛门直肠腺癌表现为 Paget 病
其他腺癌相关的 Paget 病
尿路上皮原位癌或浸润性癌 /PUIN 表现为 Paget 病

注：引自 Wilkinson et al.（2002）。

或广泛，可累及肛门、大腿上方内侧和其他邻近部位。因为临床表现可能与皮肤病相似，故患者可能在活检之前接受过一段时间的多种外用药物治疗。

有学者对 100 例患者进行研究发现，超过一半的患者在明确诊断前出现过瘙痒症状，平均持续 2 年（Fanning et al. 1999）。几乎所有患者都是绝经后的白种人女性，平均年龄为 70 岁（Fanning et al. 1999）。也存在较年轻的育龄期女性患者。患者可能由于外阴瘙痒及疼痛而就医。

Wilkinson 与 Brown 将外阴 Paget 病分为 2 个不同的类型，即外阴皮肤原发性（明确的皮肤起源的）Paget 病与继发性（非皮肤起源的）Paget 病，区分的依据是瘤细胞的起源，具体分类见表 2.8（Crum et al. 2014a；Wilkinson et al. 2002）。

皮肤原发性 Paget 病

外阴皮肤原发性 Paget 病分为 3 个不同的类型（表 2.8）。皮肤原发性 Paget 病可以是起源于外阴上皮的原发性外阴上皮内病变，也可以为表皮下方的皮肤肿瘤播散所致。作为非典型腺型细胞所致的原发性上皮内增生性病变，Paget 病的组织学特征为肿瘤细胞散在分布于鳞状上皮内，细胞相对较大，胞质丰富，这些肿瘤细胞比邻近的角化细胞大，并且核大，核仁明显。与角化细胞的均质嗜酸

性胞质相比，异型腺细胞的胞质呈细颗粒状、双嗜性或嗜碱性，可见空泡。这些细胞在基底层、副基底层聚集成簇或单个散在分布，也可位于上皮的其他层。腺细胞可在鳞状上皮的表层形成小的腺泡簇，下方的毛囊、汗腺导管或其他皮肤附属器可发生上皮内受累，可深达 3.6 mm（Konstantinova et al. 2016）。核分裂象可见，但不常见（图 2.36）。经生理盐水湿润区刮片细胞学检查可识别 Paget 细胞。Paget 病可伴发上皮增生性病变，包括明显的疣状乳头状瘤样增生，与疣类似（Brainard et al. 2000）。

上皮内 Paget 病的病变呈放射状生长，可延伸到阴唇和前庭上皮的重要部分，并与阴道和肛周黏膜相连续。在一些病例中，可发生 Paget 细胞浸润至真皮或黏膜下。有学者对 100 例患者的研究也发现，12% 的病例出现这一现象（Fanning et al. 1999）。因此，外阴上皮内 Paget 病被认为是一种上皮内肿瘤，可以将其看作是一种原位腺癌，其可以发生浸润。

外阴皮肤原发性 Paget 病也可以为下方原发性腺癌的一种表现。4%~20% 被报道病例的外阴 Paget 病下方存在原发性外阴腺癌。外阴腺癌可能起源于原发性浸润性 Paget 病，或来自前庭大腺、特化的肛门生殖腺和其他外阴腺体的腺癌。最初，

学者们注意到许多乳腺外 Paget 病病例，其皮肤下方存在皮肤附属器腺癌。这一发现使人推断表皮内的 Paget 细胞可能来自皮肤下层肿瘤的皮肤内迁移，与乳腺的 Paget 病相似。外阴小汗腺腺癌伴皮肤内肿瘤细胞 Paget 样播散代表外阴皮肤的 Paget 病（Grin et al. 2008），这种情况罕见。皮肤下方的腺癌伴有 Paget 病者，其 Paget 病很少起源于汗腺肿瘤，因为根据一项涉及 17 例外阴 Paget 病的研究，17 例均不表达表皮生长因子（EGF），而 EGF 表达于约 3/4 的小汗腺或大汗腺肿瘤（Al-Salameh et al. 2000）。外阴 Paget 病的总致死率较低，不到 10%，但当其伴有浸润或者下方有腺癌时，肿瘤的预后受浸润深度和肿瘤分期的影响。

外阴 Paget 病可能是非皮肤起源的，主要包括 2 类。① Paget 病旁伴发肛门直肠腺癌或其他非肤源性腺癌。② Paget 病伴膀胱癌或其他尿路上皮癌。Wilkinson 与 Brown 提议把这种外阴 Paget 病样肿瘤归类于 Paget 样尿路上皮内肿瘤（PUIN），因为它们为膀胱（尿路上皮）肿瘤的表现形式，而非腺体起源（Wilkinson et al. 2002）。

邻近部位伴发的原发性非皮肤腺癌可能表现为 Paget 病，包括伴发原位或浸润性直肠腺癌或结肠腺癌的 Paget 病（图 2.37），或相邻子宫颈腺癌的

上皮内蔓延。肛周 Paget 病多与直肠腺癌或鳞状细胞癌相关，表现为肛周瘙痒、疼痛、烧灼感或便后出血（MacLean et al. 2004）。

原发性肛周 Paget 病也可发生，与外阴皮肤的 Paget 病相比，肛周 Paget 病与浸润性腺癌的关系更密切。接近 1/3 的原发性肛周 Paget 病下方有肛门直肠腺癌。原发性肛周 Paget 病可累及外阴，需要与外阴皮肤原发性 Paget 病相鉴别。外阴皮肤原发性 Paget 病累及肛周，在常规组织学检查中无法与肛门、直肠起源的 Paget 病相鉴别，但两者之间可通过免疫组化染色进行鉴别。原发性非皮肤源性肛周 Paget 病表达 CK20，不表达 GCDFP-15，与直肠 Paget 病有关，大部分与直肠腺癌有关（Nowak et al. 1998）。已有文献报道，子宫颈腺癌可表现为外阴 Paget 病（Crawford et al. 1999）。细胞形态和免疫表型提示该外阴 Paget 病可能是子宫颈腺癌起源，大部分病例可能呈 HPV 阳性，尤其是 HPV-16 和 HPV-18，不同于皮肤来源的 Paget 病，后者一般呈 HPV 阴性。

尿路上皮起源的 Paget 病，即 Paget 样尿路上皮内肿瘤（PUIN），是膀胱（尿路上皮）肿瘤的皮肤表现形式：尿路上皮恶性肿瘤伴生殖道 Paget 病最初由 Crocker 于 1889 年报道，是一例男性患者

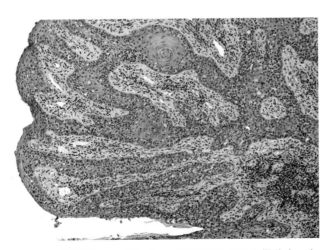

图 2.36　原发性 Paget 病。Paget 细胞呈单个或成巢分布。与周边角质细胞不同的是，Paget 细胞的胞质空淡，核大，核染色质粗糙

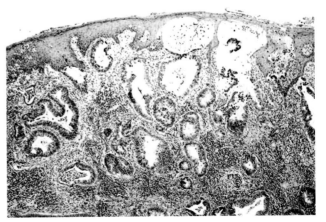

图 2.37　继发性 Paget 病，起源于肛门直肠腺癌。上皮内的 Paget 细胞与下方的腺癌相关，位于被覆上皮。浸润性腺癌侵及真皮，局灶累及被覆上皮，Paget 病的局灶区域与浸润性腺癌相邻

的膀胱癌引起的阴茎及阴囊的 Paget 病，为乳腺外 Paget 病（Nowak et al. 1998）。最近，人们意识到尿路上皮肿瘤引起的外阴黏膜及真皮的 Paget 样病变是一种独立的病变（Wilkinson et al. 2002），可累及阴道、外阴前庭（包括尿道周围区域），呈红斑样改变（Lu et al. 2015）。

PUIN 的细胞具有尿路上皮原位癌的细胞学特点（图 2.38，2.39），而 PUIN 最常与尿路上皮原位癌相关（Brown et al. 2002；Wilkinson et al. 2002；Newsom et al. 2015）。认识 PUIN 的关键意义在于，这种外阴上皮内肿瘤是膀胱尿路上皮肿瘤的表现形式，与下方的腺癌无关。

鉴别诊断与辅助研究

与皮肤原发性 Paget 病、肛门直肠腺癌相关的非皮肤原发性 Paget 病或其他非外阴原发病变的 Paget 细胞不同，PUIN 的细胞无黏蛋白，无 PAS 染色阳性物质，不表达 CEA 或 GCDFP-15（Wilkinson et al. 2002）。PUIN 的细胞呈 CK7 阳性，也可表达 CK20 及 uroplakin Ⅱ 和 uroplakin Ⅲ，这种表达模式见于半数原发性尿路上皮癌（表 2.2）（Wilkinson et al. 2002）。

皮肤原发性 Paget 病、肛门直肠腺癌相关的非皮肤性 Paget 病和其他非外阴原发病变的 Paget 细胞呈 PAS（耐淀粉酶）、黏液卡红、醛复红和 AB 染色阳性，经 Movat 特殊染色后，这些细胞在蓝绿色的背景下呈粉红色。此外，与正常小汗腺和大汗腺细胞及分泌物一样，皮肤型 Paget 细胞富含 CEA 及 GCDFP-15，而 S-100 蛋白、HMB-45 和 Melan-A 均呈阴性（Newsom et al. 2015；Wilkinson et al. 2002）。皮肤型 Paget 细胞表达 CK7（Crawford et al. 1999；Wilkinson et al. 2002）。这些免疫组化表达方式有助于典型的皮肤型 Paget 细胞与 PUIN、HSIL、浅表扩散性恶性黑色素瘤以及 Paget 样网状细胞增生症的鉴别，也有助于判断切缘情况。黑色素瘤呈 S-100 蛋白、HMB-45 和 Melan-A 阳性，

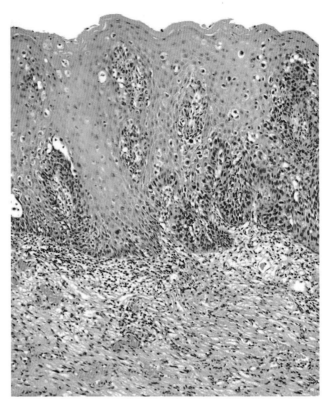

图 2.38　尿路上皮起源的 Paget 病，即 Paget 样尿路上皮内肿瘤（PUIN）。上皮全层见 Paget 样尿路上皮细胞，大部分聚集于基底层及副基底层。肿瘤性尿路上皮细胞与邻近的角化上皮细胞之间存在"裂隙"，这是 PUIN 的特征

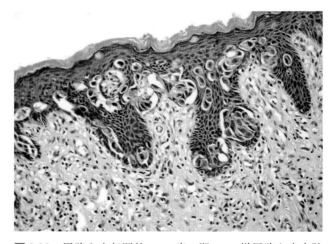

图 2.39　尿路上皮起源的 Paget 病，即 Paget 样尿路上皮内肿瘤（PUIN）。上皮内遍布大的肿瘤性尿路上皮细胞

而典型的 Paget 细胞不表达这些标记物（Hill et al. 2008；Piura et al. 1999）。通过 Fontana-Mason 染色，部分 Paget 细胞内可见黑色素颗粒，这可能是由于

Paget 细胞吞噬了邻近黑色素细胞产生的色素。

研究人员对 7 例外阴浸润性 Paget 病进行分子学亚型和免疫组化分型时发现，同乳腺腺癌一样，外阴浸润性 Paget 病存在 4 种固有的分子亚型：3 例为管腔 B 型，2 例为管腔 A 型，1 例为 HER2 高表达型，1 例为基底样型。7 例中 3 例为管腔 B、HER2 扩增型。另一学者对 10 例非浸润性 Paget 病进行研究时发现，没有一例上皮内病变呈 HER2 高表达，也都不是基底样型（Tessier-Cloutier et al. 2017）。

临床行为和治疗

外阴 Paget 病的治疗和预后取决于病变的类型。皮肤原发性 Paget 病的预后取决于病变是局限于上皮还是存在浸润。原发性上皮内 Paget 病通常进展缓慢，行为呈惰性，累及表浅部位。对病灶行深至筋膜的局部切除，切缘一般距离病灶 2 cm 就已足够。如果外阴 Paget 病伴浸润，或组织学检查发现伴有皮肤附属器或外阴腺癌，治疗必须包括同侧腹股沟 – 股淋巴结的切除。如果肿瘤累及切缘或阴性切缘离肿瘤太近，则需要进行扩大的部分外阴切除术或外阴全切术（Baehrendtz et al. 1994；Crawford et al. 1999；Fanning et al. 1999）。若术后上皮内 Paget 病在周边组织出现复发，这似乎并不会增加下方腺癌的发生风险，临床只需要进行保守治疗，如采用浅表切除术或局部药物治疗，常用咪喹莫特。有报道，局部使用 5% 咪喹莫特乳膏，每周涂 2 次，持续 3 个月，70 例患者中 70% 的患者完全缓解，16% 的患者部分缓解。

尽管病变看似已经被充分切除，但外阴 Paget 病常复发。原因可能是，这类患者临床外观正常的皮肤内含有 Paget 细胞。一项细致的局部解剖学研究（Gunn et al. 1980）发现，Paget 病的病灶多不规则，范围较广，远大于肉眼所见。此外，肿瘤呈多中心性分布，部分病变的外观为正常皮肤组织，

这也是临床进行充分切除后，还有较多的患者出现 Paget 病"复发"的原因。这些外观正常的皮肤组织与皮肤附属器腺癌无关。

手术治疗外阴 Paget 病时，只切除被累及的临床上可见的筋膜区域即已足够，该区域可能存在潜在的腺癌成分。如果存在浸润性癌，则浸润深度影响预后。在一项研究中，7 例浸润深度 ≤ 1 mm 的患者未出现淋巴结转移和死亡；然而在 3 例浸润深度 >1 mm 的患者中，腹股沟淋巴结都出现转移（Crawford et al. 1999）。对皮肤原发性 Paget 病旁正常皮肤的切缘进行冷冻切片检查无助于提高患者的生存率或降低复发率。一项研究对 12 例术后切缘阳性的患者进行了分析，有 7 例（58%）复发，而切缘阴性的 4 例患者中有 1 例（25%）复发（Crawford et al. 1999）。皮肤原发性上皮内 Paget 病的术后复发病变无伴发下方腺癌的风险。原位复发和远处复发病例均可进行局灶浅表切除术。上皮内 Paget 病患者无明显的淋巴结转移及死亡风险（Crawford et al. 1999；Fanning et al. 1999）。对皮肤原发性 Paget 病进行切缘评估有重要意义。非皮肤性 Paget 病（包括 PUIN）也需要进行切缘评估。

对于肛周 Paget 病，需要检查肛门和直肠，以明确该病变是否起源于直肠 Paget 病或肛门直肠腺癌。此类病例的治疗主要针对肛门直肠腺癌，可将外阴 Paget 病视为上皮内肿瘤，采取局部浅表切除术或其他更为保守的治疗。

如果外阴 Paget 病伴发其他腺癌（如子宫颈腺癌），主要针对原发腺癌治疗，Paget 病可被视为上皮内肿瘤，采取浅表切除术。其预后取决于腺癌的分期和生物学行为。

外阴 PUIN 的治疗主要针对膀胱的尿路上皮肿瘤，对外阴的病变按照上皮内肿瘤的方式进行保守治疗。不建议采用外阴全切术或深至深筋膜的局部切除术（Wilkinson et al. 2002）。

2.5.2 肠型黏液腺癌

肠型黏液腺癌（绒毛状管状黏液腺癌、泄殖腔癌、泄殖腔起源的腺癌）是罕见的外阴肿瘤，具有结肠腺上皮肿瘤的特点，其起源不明确。肿瘤多为单发，可累及多个部位。有关于位于处女膜黏膜的原位肠型腺癌病变的文献报道（Dubé et al. 2006）。肿瘤大体上表现为息肉状皮肤肿块，可见表皮脱落和（或）炎症反应（Willen et al. 1999），形似外阴上皮原发的黏液性肿瘤。有文献报道，在一例肠型腺癌的真皮深部见良性黏液性腺上皮成分（Zaidi et al. 2001），提示肿瘤组织也可能起源于外阴的胚胎早期泄殖腔的某些残余，过去的术语体现了这一猜想。目前的观点认为，其可能起源于 Skene 尿道周围腺体残余（McCluggage 2016）。

镜下检查，肿瘤可呈原位改变，完全局限于上皮内，呈绒毛管状或乳头状，表面见结肠型腺上皮细胞。当肿瘤以上皮内成分为主时，与结肠的绒毛状腺瘤相似。肿瘤性黏液性上皮与被覆上皮相连续。如果肿瘤发生浸润，浸润灶与肿瘤性被覆上皮相连续。与 Paget 病不同，此类肿瘤与下方真皮的腺性肿瘤无关。浸润性腺癌类似于黏液性结肠癌，结肠型肿瘤上皮内可见杯状细胞，胞质内可见黏液，无顶浆分泌（Willen et al. 1999；Zaidi et al. 2001）。

一项研究发现，肿瘤细胞呈黏液卡红、AB 染色（pH=5）阳性，表达多克隆 CEA、CK17、CAM5.2 和 p53。此外，部分肿瘤细胞还可表达 S-100 蛋白和嗜铬素蛋白，说明肿瘤性上皮内有神经内分泌细胞。肿瘤细胞不表达单克隆 CEA、ER 和 PR。电镜观察发现了肿瘤内存在结肠型上皮的更多证据（Dubé et al. 2006；Willen et al. 1999；Zaidi et al. 2001）。

由于病变比较罕见，目前治疗泄殖腔源性癌的经验有限，治疗方式同结肠黏膜的类似病变。完全局限于上皮内的肿瘤比浸润性肿瘤在治疗上更为保守。浸润较深的肿瘤很少发生淋巴结转移，但仍有一定的转移风险。据报道，外阴部分深切术（局灶深切术）有效（Willen et al. 1999）。

2.5.3 前庭大腺肿瘤

一般特征

多种肿瘤可起源于前庭大腺。肿瘤起源于前庭大腺的诊断标准如下：①肿瘤必须位于前庭大腺；②组织学特点与原发性前庭大腺肿瘤一致；③非转移性。在前庭大腺癌中，腺癌约占 40%，还可见鳞状细胞癌（40%）、腺样囊性癌（15%）、移行细胞癌（不到 5%）、腺鳞癌（不到 5%）以及低分化腺癌（Obermair et al. 2001；Ouldamer et al. 2013；Heller et al. 2014）。

临床表现

前庭大腺癌常表现为腺体增大及明显的前庭大腺囊肿，多见于 40~70 岁女性，平均发病年龄为 50 岁。

大体表现

典型的前庭大腺肿瘤为深部浸润的实性肿物，位于腺体所在的部位，有时肉眼难以发现，直径为 1~7 cm。

镜下表现

前庭大腺腺癌常为非特殊型，但也可见黏液型及乳头型。肿瘤细胞可见胞质内黏液，表达 CEA。细针穿刺细胞学检查有助于诊断（Heller et al. 2014）。

鉴别诊断

前庭大腺腺癌的鉴别诊断包括皮肤附属器起源的腺癌及转移性腺癌。后两者一般不累及前庭大腺，其组织学类型与原发性前庭大腺肿瘤不同。

其他原发性前庭大腺癌

起源于前庭大腺的鳞状细胞癌与外阴其他部位的鳞状细胞癌的镜下形态相同，典型的前庭大腺鳞癌呈 CEA 阳性。某些病例呈 HPV-16 阳性（Heller et al. 2014）。

起源于前庭大腺的腺样囊性癌与涎腺、上呼吸道、皮肤的腺样囊性癌类似。下生殖道腺样囊性癌存在两种组织学类型（Xing et al. 2016）。①纯粹的腺样囊性癌的肿瘤细胞小而一致，排列成条索状和巢状，伴筛状结构。大小不等的囊腔内可见双嗜性或嗜酸性的无细胞基底膜样物质（图 2.40，2.41）。肿瘤细胞呈 CK 与 S-100 阳性，S-100 阳性说明肿瘤组织含肌上皮成分。纯粹的腺样囊性癌与 HPV 无关。②继发性腺样囊性癌与 HPV 相关，多发生在子宫颈而不是外阴，是腺样囊性癌伴有鳞状

细胞癌的混合类型。基因重排发现腺样囊性癌存在 *MYB* 和 *NFIB* 基因融合。文献报道，9 例腺样囊性癌中有 6 例存在 *NFIB* 重排，2 例存在 *MYB* 重排（Xing et al. 2016）。

腺样囊性癌的鉴别诊断包括腺癌、基底细胞癌、转移性腺样囊性癌和小细胞癌。有报道，阴道起源的转移性小细胞癌可表现为前庭大腺的肿块（Mirhashemi et al. 1998）。与腺样囊性癌相比，腺癌缺少一致的腺泡结构，管腔内也无基底膜样物质。基底细胞癌以实性结构为主，无囊腔和囊内基底膜样物质。转移性类癌与小细胞癌为实性肿物，腺腔少见，含嗜银细胞，常表达神经内分泌标记物。

前庭大腺起源的腺鳞癌是由鳞状细胞和腺细胞组成的混合性肿瘤，鳞状细胞形成细胞间桥，腺细

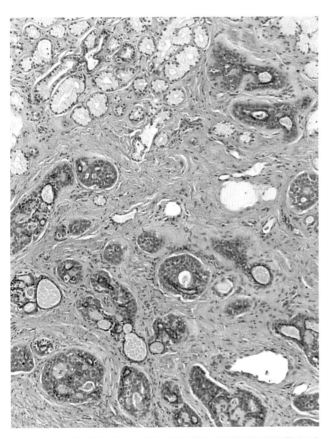

图 2.40　腺样囊性癌。边缘清晰的凿孔状囊腔周围围绕相对较小的肿瘤细胞

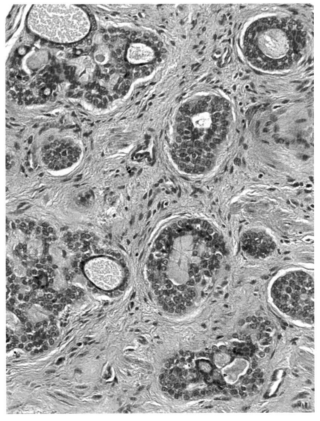

图 2.41　腺样囊性癌。肿瘤细胞小而深染，在间质内排列形成境界清楚的癌巢。肿瘤内见明显的境界清楚的囊腔。周围间质增生（图片由 R. J. Kurman 博士惠赠）

胞含黏液。有报道，其可能起源于汗腺腺瘤。

前庭大腺起源的移行细胞癌的发病率低于 5%（Ouldamer et al. 2013），由一致的多边形或圆形细胞构成，细胞排列成宽广的乳头状结构。腺样或鳞状分化罕见。前庭大腺原发性移行细胞癌的鉴别诊断包括低分化鳞状细胞癌及腺癌。若多处癌巢见到腺体或角化，则为混合型，需列出不同的肿瘤类型。

前庭大腺的其他原发肿瘤罕见。有报道，前庭大腺可发生上皮和神经内分泌恶性肿瘤，包括上皮肌上皮癌、小细胞神经内分泌癌、Merkel 细胞癌和淋巴上皮瘤样癌（Heller et al. 2014）。前庭大腺低级别上皮肌上皮癌也有报道（McCluggage et al. 2009）。罕见的软组织肿瘤（包括平滑肌肉瘤和上皮样肉瘤）及非霍奇金淋巴瘤也可发生在前庭大腺（Heller et al. 2013）。

临床行为和治疗

大约有 20% 的前庭大腺癌会出现腹股沟淋巴结转移。腹股沟淋巴结无转移的患者，其 5 年生存率约为 50%，若 2 枚或以上淋巴结转移，其 5 年生存率降至 20%。腹股沟淋巴结有转移的患者中，约 20% 的患者可能出现盆腔淋巴结转移。无腹股沟淋巴结转移的患者，也无盆腔淋巴结转移风险。

前庭大腺起源的癌的治疗方式与肿瘤分期有关，治疗方式为局部广泛切除或根据临床判断进行扩大切除。不论何种原发肿瘤类型，如果临床需要，则进行同侧和双侧腹股沟淋巴结清扫术（Ouldamer et al. 2013）。可行外阴和区域淋巴结的辅助放疗。

前庭大腺起源的腺样囊性癌的治疗方式为广泛性局部切除术联合同侧腹股沟淋巴结清扫术（Copeland et al. 1986）。肿瘤可出现局部复发。若切缘见癌累及，可辅助放疗。该类型肿瘤患者的生存率高于其他几类前庭大腺癌。

外阴腺鳞癌的治疗方法与鳞状细胞癌类似。腺鳞癌的预后不如鳞状细胞癌，部分原因是腺鳞癌更

易出现淋巴结转移。

Merkel 细胞癌为外阴罕见的肿瘤，发生在外阴，而不是前庭大腺。一篇对 17 例外阴 Merkel 细胞癌的文献综述报道，Merkel 细胞癌的中位发病年龄为 59.6 岁，表现为质硬、可活动的肿块，某些病例伴有表面溃疡。文献报道的治疗方式为肿瘤广泛切除辅助放疗。复发率为 70.6%，平均生存期为 7.8 个月，病死率为 47%（Nguyen et al. 2017）。

2.5.4　Skene 腺和导管腺癌

Skene 导管囊肿、腺瘤性增生、良性肿瘤［包括平滑肌瘤、腺纤维瘤（纤维腺瘤）］等可能来自 Skene 腺或导管。起源于 Skene 腺和尿道周囊肿的原发性腺癌也有报道（Murphy et al. 2004；Nagano et al. 2002）。Skene 腺腺癌很少见，在女性生殖道恶性肿瘤中的占比不到 0.003%（Heller 2015），常累及尿道黏膜。Skene 腺肿瘤被认为起源于腺腔分泌细胞，大部分表达前列腺特异性抗原（PSA）和前列腺酸性磷酸酶，形态学上与前列腺腺癌类似，提示 Skene 尿道周围腺体和前列腺同源（Pongtippan et al. 2004）。这类病例的血清 PSA 水平常升高。透明细胞腺癌，以及腺癌伴神经内分泌分化和腺样囊性癌也有文献报道（Heller 2015；Korytko et al. 2012）。

良性 Skene 腺体 / 导管肿瘤的治疗方法是局部切除。恶性 Skene 腺体 / 导管肿瘤的治疗方法取决于肿瘤分期，但通常是手术切除，也可采用放疗。术后可检测血清 PSA 水平以评估预后，因为这类肿瘤常表达 PSA（Korytko et al. 2012）。

2.5.5　外阴乳腺样腺癌

在此讨论的外阴乳腺样腺癌包括起源于特化性肛门生殖道乳腺样腺体的外阴叶状肿瘤。

位于阴唇间沟的特化性肛门生殖道乳腺样腺

体被认为是外阴乳腺样腺癌的来源（Van der Putte 1994）。以前，研究人员认为外阴乳腺样腺癌来源于异位的乳腺组织，但现在认为这些腺体并非异位组织，而是正常解剖学成分。这些腺体产生的腺癌主要发生在绝经后女性，组织病理学特征与原发性乳腺癌非常相似，还有一些与乳腺癌有关，多数为浸润性、高分化腺癌。某些病例可见导管内癌成分。也有报道提出这些腺体可发生恶性叶状肿瘤（Fu et al. 2011）。这些肿瘤的大体和显微镜检查结果与来自乳腺的肿瘤相同，对邻近组织呈推挤性生长方式。同乳腺叶状肿瘤一样，肿瘤可根据间质细胞的丰富程度和细胞异型性分为低级别或者高级别叶状肿瘤。邻近上皮成分的间质成分最丰富，核分裂象和异型性最明显。通常需对肿物进行完整切除。肿瘤可能发生局部复发，但预后通常非常好（Crum et al. 2014a；Kazakov et al. 2010）。

对 7 例女性外阴乳腺样肿瘤进行分子亚型和免疫组化研究发现，患者的中位年龄为 72 岁，同乳腺腺癌一样，这 7 例肿瘤包括了乳腺癌的所有 4 种分子亚型：3 例管腔 B 型，2 例 HER2 丰富型，1 例管腔 A 型，1 例基底样型（Tessier-Cloutier et al. 2017）。

外阴乳腺样腺癌可出现腹股沟淋巴结转移。肿瘤内可见类似于乳腺腺癌的分泌物，包括 α 乳清蛋白、乳脂球蛋白、ER 和 PR。

外阴转移性腺癌与原发性腺癌的鉴别要点在于后者可见乳腺样腺体或原位腺癌成分。若缺少乳腺样结构，则难以区别两者。对起源于外阴特化性肛门生殖道腺体的原发性腺癌的治疗采用广泛性局灶切除术联合同侧腹股沟淋巴结清扫术。治疗类似于乳腺腺癌，即完整切除病变，如有可能，术后给予化疗，如果呈雌激素受体阳性，则给予抗雌激素治疗（Crum et al. 2014a；Kazakov et al. 2010）。

2.5.6 汗腺起源的癌

外阴汗腺起源的癌罕见，占比不足外阴癌的

1%。患者多表现为外阴无痛性肿物。除了未分化型汗腺癌，还有关于小汗腺导管癌、小汗腺汗孔癌、小汗腺腺癌、透明细胞汗腺癌和大汗腺癌的报道（Baker et al. 2013）。外阴小汗腺腺癌可出现 Paget 样外观（Grin et al. 2008）。腺鳞癌可起源于外阴汗腺瘤。

外阴皮脂腺腺癌可能与 HSIL 有关（Baker et al. 2013；Escalonilla et al. 1999）。大阴唇的黏液腺癌可出现局灶的鳞状上皮及神经内分泌分化，肿瘤细胞呈嗜铬粒蛋白 A、PGP 9.5、5- 羟色胺（血清素）和血管活性肠肽阳性（Graf et al. 1998）。

2.6 外阴恶性黑色素瘤

一般特征

外阴黑色素瘤为继鳞状细胞癌之后第二常见的恶性肿瘤，约占女性所有黑色素瘤的 3%，占外阴所有恶性肿瘤的 8%~10%（De Simone et al. 2008；Ivan et al. 2015；Irvin et al. 2001）（表 2.9）。黑色素瘤为一组复杂的肿瘤，在其他文献中有详述（Elder et al. 2010），多见于白种人女性，在大宗回顾性文献综述中，肿瘤患者被诊断时的年龄为 53~82 岁，中位年龄为 62.2 岁（Heinzelmann-Schwarz et al. 2014）。在对瑞典女性进行的大规模研究中，按年龄分组的统计分析发现，黑色素瘤主要见于 75 岁及 75 岁以上的女性，发病率为 1.28/10 万。60~74 岁女性的发病率为 0.56/10 万；45~59 岁女性的发病率为 0.19/10 万；30~44 岁女性的发病率为 0.08/10 万；29 岁以下女性的发病率 ≤ 0.02/10 万（Ragnarsson-Olding et al. 1999）。儿童外阴黑色素瘤多与硬化性苔藓有关，很难与会阴色素痣及来自硬化性苔藓的复合痣过度生长相鉴别，也难以与来自硬化性苔藓的非典型外阴色素痣相鉴别（Mulcahy et al. 2013；Ivan et al. 2015）。

一项对 198 例患者的研究发现，外阴出血是外阴恶性黑色素瘤最常见的症状，35% 的患者存

表 2.9 基于肿瘤厚度的黑色素瘤的 AJCC 分期

原发性肿瘤（T）的定义		
T 分类	厚度	溃疡状态
TX：原发性肿瘤的厚度不可评估（例如，刮除术标本的诊断）		
T0：无原发性肿瘤的证据（例如，原发部位不明的或完全消退的黑色素瘤）		
Ts（原位黑色素瘤）	不适用	不适用
T1	≤ 1.0 mm	未知或未说明
T1a	< 0.8 mm	无溃疡
T1b	< 0.8 mm	有溃疡
T1b	0.8~1.0 mm	有或无溃疡
T2	> 1.0~2.0 mm	未知或未说明
T2a	> 1.0~2.0 mm	无溃疡
T2b	> 1.0~2.0 mm	有溃疡
T3	> 2.0~4.0 mm	未知或未说明
T3a	> 2.0~4.0 mm	无溃疡
T3b	> 2.0~4.0 mm	有溃疡
T4	> 4.0 mm	未知或未说明
T4a	> 4.0 mm	无溃疡
T4b	> 4.0 mm	有溃疡

注：摘自 AJCC Cancer Staging Manual，8th ed. New York：Springer Science + Business；2017（Gershenwald et al. 2017, p577）。经 AJCC 许可转载。原始及主要信息来自 *AJCC Cancer Staging Manual*，Eighth Edition（2017）。

在外阴出血，28% 的患者可见外阴肿物，5% 的患者伴有溃疡，5% 的患者见痣样改变（Ragnarsson-Olding et al. 1999）。15% 的患者出现瘙痒，14% 的患者有刺激感或烧灼感，12% 的患者出现排尿不适。对 33 例外阴黑色素瘤的回顾性研究发现，72.2% 的病例是患者通过自我检查发现的。从发现肿瘤到寻求医学治疗的平均时间为 28.2 个月。在这些患者中，53.3% 的患者出现溃疡性病变，肿瘤的平均直径为 21.9 mm（5~50 mm）（Heinzelmann-Schwarz et al. 2014）。研究者对 762 例患有外阴 / 阴道黑色素瘤的女性进行了流行病学研究，并与大宗皮肤黑色素瘤进行了对比。外阴 / 阴道黑色素瘤组患者被诊断时的平均年龄为 68 岁，而皮肤组为 52 岁。影响生存率的不良预后因素包括年龄

较大、种族、分期较晚、累及淋巴结和有放疗史（Mert et al. 2013）。

外阴黑色素瘤可来自先前存在的良性或非典型色素性病变。大约 40% 的病例的病变为肿块，但色素性病变颜色改变和溃疡可能是最初的发现。病变部位可能会出现瘙痒、出血或渗出。大约 1/4 的外阴黑色素瘤为无色素型（De Simone et al. 2008；Moxley et al. 2011；Ragnarsson-Olding et al. 1999）。大多数外阴黑色素瘤表现为外阴黏膜或皮肤黏膜交界处边界不清、轮廓不规则的病变，不到 1/4 的病例发生在外阴角化性皮肤部位（Ivan et al. 2015）。在一项针对 33 例外阴黑色素瘤的研究中，31% 的病变发生在小阴唇（Heinzelmann-Schwarz et al. 2014）。一项对外阴黑色素瘤的大型研究发现，许多（约 26.3%）外阴黑色素瘤呈多灶性分布（Heinzelmann-Schwarz et al. 2014）。

外阴黑色素瘤具有 3 种不同的组织学亚型，按发病率递增的次序依次为浅表扩散性黑色素瘤（图 2.42~2.44）、结节性黑色素瘤（图 2.45~2.47）和黏膜 / 肢端雀斑样黑色素瘤（图 2.48）。大约 1/4 的外阴黑色素瘤属于混合型或无法分类（Ragnarsson-Olding et al. 1999）。文献报道过薄的黑色素瘤（de Giorgi et al. 2005）。在不同的报道中，不同类型的外阴黑色素瘤的发病率差异较大（de Simone et al. 2008；Verschraegen et al. 2001；Wechter et al. 2004）。据 Karolinska 报道，在 198 例黑色素瘤患者中，黏膜 / 肢端雀斑样黑色素瘤是最常见的黑色素瘤，约占 52%，结节性黑色素瘤约占 20%，浅表扩散性黑色素瘤占 4%（Ragnarsson-Olding et al. 1999）。黏膜 / 肢端雀斑样黑色素瘤的发病率较高，提示肿瘤为黏膜部位起源。发生在外阴不同解剖部位的黑色素瘤其亚型有差异。一项大型研究显示，黏膜 / 肢端雀斑样黑色素瘤在光滑皮肤、光滑含毛发皮肤和毛发覆盖区的出现频率相同。结节性黑色素瘤主要见于光滑皮肤或光滑含毛发部位，很少见于毛发覆盖区。相反，浅表扩散性黑色素瘤主

要见于毛发覆盖区（Ragnarsson-Olding et al. 1999）。

外阴黑色素瘤类型的某些变化可能与鉴别浅表

扩散性黑色素瘤与结节性黑色素瘤的标准不同有关。对邻近上皮组织的评估有助于鉴别上述两种亚型。若黑色素瘤呈放射状生长，或异型黑色素细胞累及邻近 3 个或 3 个以上表皮钉突，这一病变即属于浅表扩散性黑色素瘤（图 2.44）（Smoller et al. 2016）。

镜下表现

外阴黑色素瘤的组织病理学特征的变化很大，某些特征与黑色素瘤的亚型有关。在某个具体肿瘤内，恶性黑色素瘤可能主要由上皮样细胞、树突状（痣样）或梭形细胞组成，这三种细胞形态可为纯型或混合存在。瘤细胞可能不含黑色素，或黑色素含量多少不等。在上皮内和浸润性黑色素瘤细胞

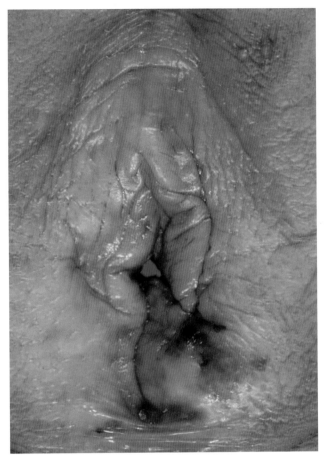

图 2.42　恶性黑色素瘤。浅表扩散性恶性黑色素瘤呈垂直性增长

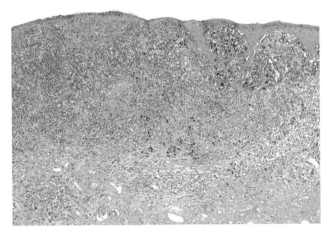

图 2.44　浅表扩散性黑色素瘤。肿瘤呈垂直、浸润性生长

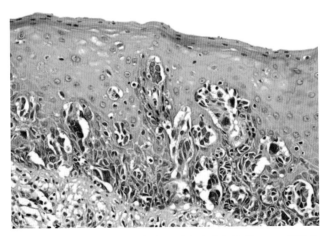

图 2.43　浅表扩散性黑色素瘤。黑色素瘤细胞呈 Paget 样扩散至表皮的上 1/3 层。表皮 – 真皮交界处可见明显的异型黑色素细胞，无浸润

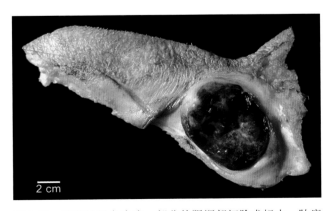

图 2.45　结节性黑色素瘤，部分外阴深部切除术标本。肿瘤组织见明显的色素沉着，与邻近的外阴上皮分界清楚，肿瘤浸润深部组织

中通常可见核分裂象。报告每平方毫米的核分裂象时，只计数浸润性黑色素瘤成分。肿瘤内常见毛细血管样血管和神经周围浸润。

黏膜/肢端雀斑样黑色素瘤发生在黏膜部位，主要在外阴前庭，可以呈垂直生长，也可以呈放射状生长。异型黑色素细胞位于邻近的上皮内，如同肢端雀斑样黑色素瘤和浅表扩散性黑色素瘤中所见（图 2.48）。在黏膜/肢端雀斑样黑色素瘤中，交界部位的黑色素细胞很多，常呈梭形到卵圆形，主要位于基底层和副基底层上皮，与浸润性肿瘤和上皮内肿瘤的相邻部分相融合，反映了肿瘤的放射状生长。肿瘤细胞呈巢状分布，很少或不存在 Paget 样播散。在浸润性成分中，肿瘤细胞的特征同上皮内黑色素瘤细胞，缺乏成熟现象。浸润性黑色素瘤中可见黏膜下纤维化。

浅表扩散性黑色素瘤发生在皮肤和毛发覆盖区。色素沉着情况可能有很大变化。肿瘤性黑色素细胞位于交界区、基底层和副基底层区域，常呈巢状分布。常见上皮内 Paget 样扩散，有时很明显。肿瘤细胞核相对较大，形态较一致，核仁明显。真皮内肿瘤浸润部分的黑色素细胞与上皮内的黑色素细胞类似。浸润性肿瘤细胞的特征变化较大，但无深部成熟现象，核分裂象可见。肿瘤内常见毛细血管样血管和神经周围浸润。

在结节性黑色素瘤中，除浸润性肿瘤成分外，还可见上皮内肿瘤成分，但瘤旁不出现放射状生长的病灶，累及范围少于 3 个上皮脚。结节性黑色素瘤的细胞为多边形（上皮样）及梭形。多边形细胞含丰富的嗜酸性胞质，核大，核仁清楚。树突状细胞与神经细胞类似，胞质向外延伸时逐渐变细，细胞核呈中度多形性。梭形细胞的核较小，呈卵圆形，呈片状或束状排列。

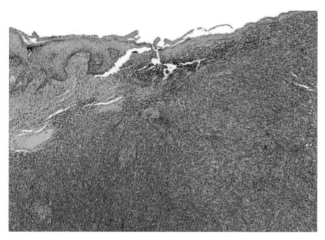

图 2.46　结节性黑色素瘤。肿瘤位于真皮层，上层表皮内无黑色素细胞病变

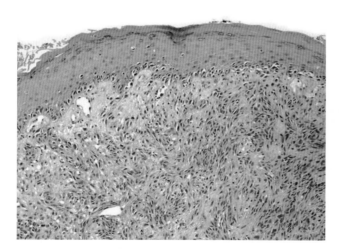

图 2.47　恶性黑色素瘤，无黑色素，梭形细胞型。被覆上皮内见原位黑色素瘤，肿瘤细胞位于上皮的基底层及副基底层。浸润性黑色素瘤由梭形肿瘤细胞组成，无黑色素，肿瘤向深部浸润

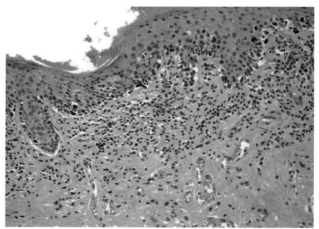

图 2.48　黏膜/肢端雀斑样原位黑色素瘤。这种类型的恶性黑色素瘤通常见于外阴前庭，其特点是在黏膜–黏膜下交界处可见肿瘤细胞呈雀斑状、放射状分布。该病例中，肿瘤累及外阴前庭上皮的基底层，炎症细胞的浸润使黑色素细胞模糊不清，无明显的 Paget 样扩散

鉴别诊断

浅表扩散性恶性黑色素瘤需与许多外阴病变相鉴别，包括但不限于 Paget 病、鳞状上皮内肿瘤（HSIL/VIN）、发育不良痣和外阴非典型痣、硬化性苔藓中的黑色素细胞过度生长、PUIN 和 Paget 样 /Bowen 样网状细胞增多症（Ivan et al. 2015）。与浅表扩散性黑色素瘤相比，Paget 病的细胞较大，胞质丰富，偶尔可见成簇分布的细胞形成腺体结构。伴巨细胞的鳞状细胞癌或由大量梭形细胞形成的鳞状细胞癌易与恶性黑色素瘤相混淆。巨细胞或梭形细胞旁可见典型的鳞状细胞癌，以此可以明确诊断。软组织起源的梭形细胞肿瘤、大细胞淋巴瘤、Paget 样网状细胞增多症、Kaposi 肉瘤以及转移性肿瘤（包括绒癌）也需要与黑色素瘤相鉴别。临床病史、体格检查、影像学检查、全面细致的组织切片检查以及恰当的免疫组化分析都可为诊断提供证据。应该强调，如果初步镜检时难以对一个低分化外阴肿瘤进行分类，应将黑色素瘤放在鉴别诊断的第一位。

通过组织化学及免疫染色的方法检测黏液、CEA、S-100、HMB-45（或 Melan-A）和 CK 可以鉴别 Paget 病与黑色素瘤。任何部位起源的 Paget 细胞均呈 CK（如 CAM5.2、CK7）和 EMA 阳性。皮肤原发性 Paget 病及肛门直肠起源的 Paget 病可见胞质内黏液，黏液卡红染色阳性，表达 CEA，而黑色素瘤则不然（表 2.2）。Paget 样网状细胞增多症通常表达 CD45 和淋巴组织增生相关的标记物。黑色素瘤常呈 S-100 蛋白、HMB-45、MART1/Melan-A、MITF 和 SOX10 阳性，而非黑色素细胞性肿瘤，如 Paget 病、HSIL、PUIN、鳞状细胞癌、Paget 样 /Bowen 样网状细胞增多症和 Kaposi 肉瘤则不表达这些（Ivan et al. 2015；Wilkinson et al. 2002）。硬化性苔藓中的非典型会阴色素痣和复合痣通常界限清楚，黑色素细胞可以有轻度向上的 Paget 样迁移。两者在真皮（译者注：原文是"epidermis"，可能是笔误）内的黑色素细胞均有深部成熟现象。Ki-67 染色时深部黑色素细胞呈较低水平表达或者不表达，表皮及真皮内黑色素细胞呈 HMB-45 阳性表达（Ivan et al. 2015）。

分期、临床行为和治疗

黑色素瘤的 AJCC 分期依据包括肿瘤的厚度（T）及伴或不伴溃疡、区域淋巴结的状态（N）和远处转移（M）情况。目前外阴黑色素瘤的分期参照皮肤黑色素瘤的分期标准，与生长方式无关（Gershenwald et al. 2017；Gibb et al. 2016）。黑色素瘤的组织学分期未归入 AJCC 分期系统。黑色素瘤的分期中，肿瘤的厚度测量是从表皮颗粒层的顶部到肿瘤基底部最深处的浸润细胞，如果肿瘤存在溃疡，则从溃疡的基底到肿瘤最深处的浸润细胞（Gershenwald et al. 2017）。目前 AJCC 分期定义中没有给出当颗粒层不存在和病变没有溃疡时的测量标准，这种情况见于黏膜黑色素瘤。这种情况下的测量方法是从上皮的表面到肿瘤最深处的浸润细胞，如同上述提及的定义标准（表 2.9）。

目前的 AJCC 淋巴结分期（N）包括评估淋巴结内有无肿瘤累及，也包括报告是否有在途中的（in-transit）、卫星和（或）微卫星转移。临床上通过前哨淋巴结活检检测到肿瘤的情况被视为隐匿性转移（Gershenwald et al. 2017）。

远处转移（M）情况的报告内容包括是否存在皮肤、软组织、肌肉、非区域淋巴结、肺、中枢神经系统或其他部位的转移。检测血清 LDH 水平也被纳入分期系统，按照以下方式记录：不适用，未记录，未指定，正常或升高（Gershenwald et al. 2017）。

2017 年版 AJCC 分期系统不使用 Clark 浸润深度作为分期依据，因为 Clark 分级只适用于角化皮肤，不适用于外阴黏膜部位，而大多数外阴黑色素瘤发生在此部位。但先前的研究报道恶性黑色素瘤的浸润深度和肿瘤厚度有预后意义（Raspagliesi et al. 2000）。

生存的不良因素包括：肿瘤的厚度超过 1 mm，核分裂指数超过 10 个 /mm²，表面溃疡，缺乏或轻度炎症细胞浸润。计数每平方毫米核分裂象时，只计数浸润成分的核分裂象。血管侵犯和肿瘤坏死也与肿瘤预后不良有关，多见于体积较大的黑色素瘤。肿瘤的厚度 ≤ 1.49 mm 时，患者的预后较好（Trimble 1996）。

对厚度 ≤ 0.75 mm 的外阴黑色素瘤一般采用局部广泛切除术，保证肿瘤与四周切缘的距离为 1 cm，与底切缘的距离为 1~2 cm。虽然对于厚度为 0.76~1.00 mm 的黑色素瘤的研究数据有限，但上述方法也被用于治疗肿瘤厚度 ≤ 1 mm 的肿瘤。当黑色素瘤的厚度在 1.1~4.0 mm 时，手术标本中肿瘤与四周切缘的距离为 2 cm，与底切缘的距离至少为 1~2 cm（Trimble 1996）。对较厚的外阴浸润性黑色素瘤，应对病变进行广泛和深部组织切除，保证足够的组织切缘（外阴部分切除术）。单侧腹股沟 – 股动脉淋巴结切除术通常用于同侧外阴原发性黑色素瘤的治疗（Heinzelmann-Schwarz et al. 2014）。在一组对 77 例患者的多中心研究中，73% 的患者处于 Ⅰ 期或 Ⅱ 期，Breslow 厚度与复发有关，但与生存情况无关（Moxley et al. 2011）。在该研究中，根治性手术（完整深部外阴切除加双侧腹股沟淋巴结清扫）没有改善生存情况，反而提高了死亡率。一项研究发现，广泛性局部切除术与高生存率有关（Tcheung et al. 2012）。另外，无瘤切缘 ≥ 1 cm 者的预后较好，生存时间较长（Heinzelmann-Schwarz et al. 2014）。

目前分子检测有助于决定治疗方案，也有学者正在进行将免疫组化检测用于治疗评估的研究（Ivan et al. 2015）。研究发现，采用免疫组化检测 CD117，高表达者与无病生存和无复发生存相关（Heinzelmann-Schwarz et al. 2014）。对 33 例外阴黑色素瘤的突变分析发现，*C-KIT* 和 *NRAS* 的突变频率高于其他部位的黑色素瘤，但 *BRAF* 的突变频率低于其他部位（Rouzbahman et al. 2015）。针对编码受体酪氨酸激酶 KIT 的基因拷贝数增加和（或）突变进行分子学研究，发现外阴黏膜黑色素瘤的 *KIT* 突变率为 35%~40%。此检测结果支持采用 KIT 抑制剂（如甲磺酸伊马替尼）进行靶向治疗，按目前的认识，该靶向治疗方法将有助于肿瘤的治疗。

外阴黑色素瘤可能局部复发，或累及子宫颈、尿道、阴道或直肠。复发病例的中位无病生存期的差异很大，但均不到 12 个月，中位生存期短于 3 年（Ferraioli et al. 2016）。远处转移可能是复发的第一表现。转移到肺、大脑、膀胱、骨髓和腹壁者均有报道。对复发病例进行预后评估，发现 5 年生存率约为 5%。

2.7 外阴的其他恶性肿瘤

2.7.1 癌肉瘤

癌肉瘤是一种罕见的外阴肿瘤，只有少数病例报道，其中 3 例与原发性外阴鳞状细胞癌有关（Lordello et al. 2017），与小汗腺螺旋腺癌相关者也有报道（Chen et al. 2011）。最近有一例迅速增大的黏液囊肿的报道，肿瘤由黏液腺癌和间变梭形细胞癌组成，伴有软骨肉瘤和骨肉瘤成分。患者术后数月内出现肿瘤复发并死亡（Lordello et al. 2017）。

2.7.2 恶性蓝痣

恶性蓝痣少见，属于外阴原发性肿瘤，文献曾报道过一例 28 岁女性的大阴唇恶性蓝痣，该患者在治疗后 15 年出现卵巢转移。典型的恶性蓝痣具有明显的核异型性，核分裂象少见（Spatz et al. 1998）。

2.7.3 卵黄囊瘤（内胚窦瘤）

原发的性腺外卵黄囊瘤罕见，卵黄囊瘤极少

发生于性腺外的组织，但有对 15 例卵黄囊瘤的报道，其中 1 例发生在外阴阴唇，11 例发生在子宫内，另外还有发生于阴道、膀胱和腹膜者各 1 例（Ravishankar et al. 2017）。发生在外阴、阴道和骨盆的病变主要见于儿童和年轻女性（Flanagan et al. 1997）。

卵黄囊瘤的组织学变化多样，Schiller-Duval 小体与嗜酸性玻璃样小体是其典型结构。但在某些病例中这两种结构可能不明显，肿瘤可呈现其他形态，包括网状、微乳头状、微囊结构和肝样排列方式。嗜酸性小滴呈 PAS 阳性且耐淀粉酶，免疫染色呈 AFP 阳性。卵巢起源的卵黄囊瘤的组织学表现与预后无关，但没有足够的外阴卵黄囊瘤病例来评估组织学与预后的关系。变化多端的卵黄囊瘤可类似腺癌，后者是主要需要鉴别的疾病。在对 14 例会阴卵黄囊瘤的研究中，一半的病例呈 AFP 阳性。其他研究发现肿瘤表达 SALL4（12/12）、CDX2（10/12）、glypican-3（9/10）、CK20（5/9），CK7 和 PAX8 在不足一半的病例中呈阳性。血清 AFP 水平检测可用于随访。大部分外阴卵黄囊瘤的推荐治疗方法为广泛性局灶切除术和化疗（Ravishankar et al. 2017）。研究证实铂类为主的化疗方案可以显著提高患者的生存率。

2.7.4　原发性恶性淋巴瘤

尽管文献报道不多，但外阴是生殖道恶性淋巴瘤第二好发部位（仅次于子宫颈），主要发生于育龄期和绝经后女性，也见于儿童，罕见情况下可发生在先前放疗的部位（Curtis et al. 2006）。恶性淋巴瘤可为原发性的，也可能为转移性的，此时的淋巴瘤常为播散性（Wang et al. 2017）。肿瘤可表现为前庭大腺肿块、阴蒂肥大、溃疡性或破坏性肿瘤，或类似于外阴部位的其他肿瘤（Nucci et al. 2014；Vang et al. 2002）。外阴淋巴瘤以弥漫大 B 细胞淋巴瘤最为常见（Nucci et al. 2014）。例

外的是，在一篇纳入 29 例外阴淋巴瘤的文献综述中，只有 8 例是弥漫大 B 细胞淋巴瘤（Clemente et al. 2017）。其他类型的淋巴瘤也有报道，包括弥漫性混合细胞性淋巴瘤、滤泡性大细胞淋巴瘤和外周 T 细胞淋巴瘤、Kappa 阳性的淋巴浆细胞性淋巴瘤、血管中心性大小细胞混合性淋巴瘤、浆细胞瘤以及伯基特淋巴瘤（Burkitt 淋巴瘤）（Wang et al. 2017）。淋巴瘤的诊断需要借助特殊的免疫染色和（或）流式细胞术检测［包括淋巴细胞的特异性标记物（如 CD45）以及 T 细胞和 B 细胞标记物的检测］及基因重排分子检测技术，以识别肿瘤细胞群是否为淋巴瘤。

鉴别诊断包括炎症反应、皮肤病、淋巴上皮瘤样癌和其他小蓝细胞肿瘤，通常可通过免疫组化染色进行鉴别（Wang et al. 2017）。与淋巴瘤不同，皮肤病及良性炎症性病变内的淋巴细胞与其他炎症细胞混杂。淋巴上皮瘤样癌含有上皮细胞，表达高分子量 CK，并且无单克隆性淋巴细胞（Carr et al. 1992）。大细胞淋巴瘤（包括 Ki-1 淋巴瘤）与低分化癌相似。CD45（LCA）、淋巴细胞特异性标记物和上皮细胞标记物的免疫染色有助于鉴别（Nucci et al. 2014）。大多数淋巴瘤的治疗以积极的化疗为主，某些病例可以采用放疗（Wang et al. 2017）。淋巴瘤的类型、肿瘤分期和化疗反应都会影响肿瘤的预后。

2.7.5　高级别神经内分泌癌

在外阴，高级别肿瘤伴有神经内分泌分化者包括小细胞神经内分泌癌、大细胞神经内分泌癌和 Merkel 细胞肿瘤。大多数外阴小细胞神经内分泌癌是 Merkel 细胞肿瘤，极少有例外情况（Crum et al. 2014b；Gardner et al. 2011）。

2.7.5.1　Merkel 细胞肿瘤

外阴的 Merkel 细胞肿瘤（梅克尔细胞肿瘤）是

罕见的侵袭性肿瘤。在一篇涉及 17 例外阴 Merkel 细胞肿瘤的文献综述中，患者的中位发病年龄为 59.6 岁（Nguyen et al. 2017）。典型的 Merkel 细胞肿瘤表现为真皮内结节或多结节，可有疼痛，被覆皮肤红斑，可伴有 HSIL 或鳞状细胞癌及鳞状和腺性分化（Gil-Moreno et al. 1997；Nguyen et al. 2017；Scurry et al. 1996）。Merkel 细胞肿瘤可分为 3 种独特的组织病理学亚型，即小梁状或类癌样、中间细胞型和小细胞型或燕麦细胞型（图 2.49~2.51）。这 3 种亚型的肿瘤在外阴的分布并不清楚。Merkel 细胞肿瘤的组织病理学特征为真皮内的低分化肿瘤，由呈弥漫性分布的、小而一致、深染、核仁不明显的肿瘤细胞构成。肿瘤可呈 Paget 样生长。对肿瘤细胞进行低分子量 CK 抗体（如 AE1/3、CAM 5.2 及 CK20）免疫组化染色，细胞呈特征性的核周胞质点状着色。肿瘤细胞常呈 NSE 阳性（Gil-Moreno et al. 1997），而嗜铬粒蛋白可能呈阴性。通过电子显微镜可观察到肿瘤含有膜被神经分泌颗粒，可分泌 ACTH。

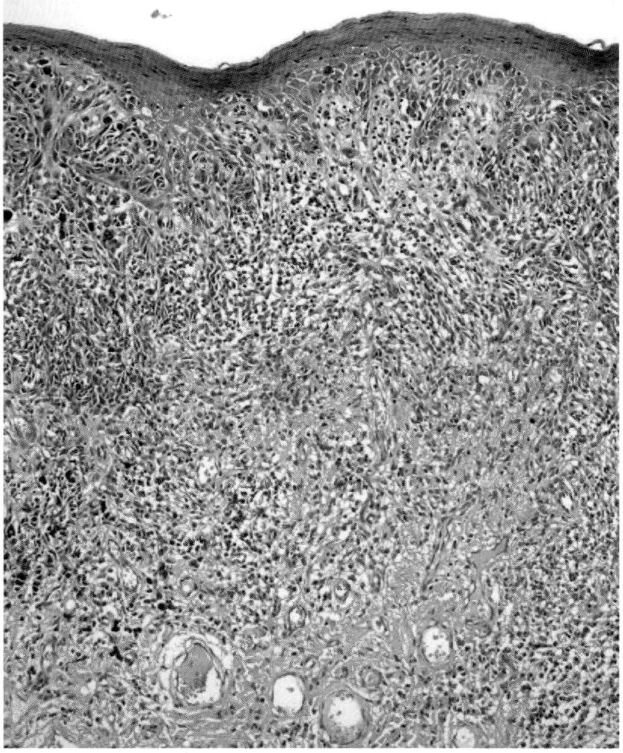

鉴别诊断包括其他原发性或转移性小细胞肿瘤，不仅包括神经内分泌肿瘤，还包括 PNET、基底细胞癌和基底细胞样鳞状细胞癌等（Wilkinson et al. 2014）。若出现 Paget 样扩散，还需要与 Paget 病、黑色素瘤和淋巴瘤相鉴别。免疫组化染色不能鉴别形态学和免疫反应上与 Merkel 细胞肿瘤相似的转移性肿瘤，但临床病史有助于区分。PNET 表达 CD99，淋巴瘤表达 CD45，而 Merkel 细胞癌不表达这两种标记物。

临床上，Merkel 细胞肿瘤的侵袭力强，在诊断后 1 年内常常出现区域淋巴结转移，随后广泛转移

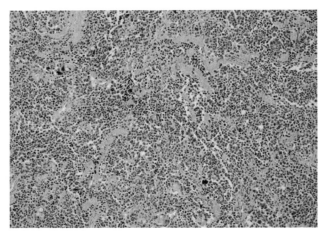

图 2.50　Merkel 细胞肿瘤。肿瘤在真皮内浸润性生长，肿瘤细胞呈界限不清的巢状结构，瘤细胞之间界限不清

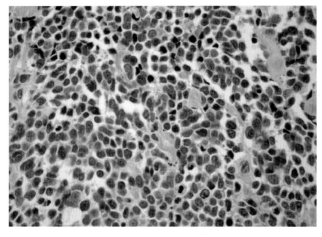

图 2.51　Merkel 细胞肿瘤。肿瘤在真皮内弥漫浸润，肿瘤细胞小，胞质少，可见核仁，染色质深染

图 2.49　Merkel 细胞肿瘤。肿瘤弥漫并在真皮内深部浸润，与被覆上皮毗邻，并累及被覆上皮

（Gil-Moreno et al. 1997；Scurry et al. 1996）。一篇涉及 17 例外阴 Merkel 细胞肿瘤的文献综述发现，70.6% 的病例复发，复发的中位时间为 6.3 个月；术后随访 7.8 个月，47% 的病例死亡（Nguyen et al. 2017）。

局灶性病变的治疗采用广泛性局部切除术（外阴部分深切术），保证切缘与病灶的距离为 2 cm，并进行前哨淋巴结活检（Nguyen et al. 2017）。如果前哨淋巴结见转移性肿瘤，建议清扫局部淋巴结及术后对原发性及区域性病变进行放疗。若肿瘤为全身系统性疾病，建议进行化疗。

2.7.6　转移性肿瘤

转移性肿瘤占外阴所有肿瘤的 5%~10%（Neto et al. 2003）。转移性肿瘤通常表现为皮下和真皮内肿块，可有溃疡，通常在治疗后平均 3 年左右得到确诊。晚期转移者可能在治疗后多年出现。乳腺癌可在治疗后 20 年或更长时间转移至外阴（Alligood-Percoco et al. 2015；Neto et al. 2003；Nucci et al. 2014）。外阴转移性肿瘤以来自生殖道其他部位的肿瘤最常见，子宫颈鳞状细胞癌居首位，其次为子宫内膜癌及卵巢癌。膀胱及尿道的肿瘤转移到外阴也比较常见。起源于阴道、尿道、膀胱和直肠的肿瘤可直接扩散至外阴。乳腺、结肠、阑尾、肾、肺、胃的恶性肿瘤，以及妊娠性绒癌、黑色素瘤和神经母细胞瘤等恶性肿瘤也可转移到外阴（Cheung et al. 2014；Alligood-Percoco et al. 2015；Neto et al. 2003；Rocconi et al. 2004；Ren et al. 2015）。文献曾报道过一例低级别子宫内膜间质肉瘤转移到阴蒂（Androulaki et al. 2007）。恶性淋巴瘤和罕见的霍奇金淋巴瘤也可转移到外阴及前庭大腺（Heller et al. 2014；Wang et al. 2017）。急性髓细胞样白血病可表现为转移性髓样肉瘤，在大阴唇形成肿块（Erşahin et al. 2007）。典型的转移性肿瘤累及真皮及被覆上皮，常形成溃疡。外阴转移癌患者的预后差，治疗主要选择姑息性方法，不建议行根治性手术。

2.8　尿道肿瘤

2.8.1　尿道癌

尿道癌在女性外生殖器恶性肿瘤中所占的比例不到 1%，估计每年发病率为 0.7/100 万，绝大多数发生在老年女性，发病高峰年龄为 80~84 岁，但也有 15 岁女性尿道癌的报道（Derksen et al. 2013）。最常见的临床表现是尿道出血、尿频及排尿困难。尿道远端的肿瘤在病程早期就会导致症状。尿道肿瘤多位于尿道远端，在一项对 91 例女性尿道癌的报道中，尿路上皮癌占 45%，腺癌占 29%，鳞状细胞癌占 19%，另外还有未分化癌（6%）和未知癌类型（Derksen et al. 2013）。鳞状细胞癌及移行细胞癌可呈乳头状生长，形成乳头状瘤或乳头状癌；也可无乳头，表现为尿路上皮或鳞状上皮原位癌，或表现为实性高级别尿路上皮癌或鳞状细胞癌。尿路上皮（移行细胞）癌位于尿道的远端及近端，有文献报道也可见于尿道憩室（Murphy et al. 2004；Amin et al. 1997）。

Paget 样变的尿路上皮原位癌主要累及膀胱，也可累及尿道（Orozco et al. 1993）。这种上皮内肿瘤可呈放射性生长，累及外阴，称为 PUIN。PUIN 可累及尿道口、外阴前庭和邻近的外阴黏膜和皮肤。PUIN 在临床上类似于外阴皮肤 Paget 病（Wilkinson et al. 2002）。原发性尿路上皮癌表达 CK7 和 CK20。此外，uroplakin Ⅲ 在泌尿道原发性尿路上皮癌中的表达率超过 1/2，在来自泌尿道的转移性尿路上皮癌中的表达率约为 2/3（Brown et al. 2002）。uroplakin Ⅱ 比 uroplakin Ⅲ 在评估 PUIN 病变时更敏感（Newsom et al. 2015）。

尿道腺癌较少见，见于尿道近端及尿道憩室（Amin et al. 1997）。腺癌的组织学分型包括柱

状 / 黏液型、透明细胞型及胶样型（Murphy et al.
2004；Young et al. 1985）。在这些类型中，尿道的
透明细胞型腺癌较为特殊，因为此类肿瘤的发病年
龄范围较大，多见于成年人，其特殊的免疫组化和
形态学特征提示其为米勒管分化，患者的预后一般
较好，即使处于较晚期，预后也较好（Drew et al.
1996；Oliva et al. 1996）。这些肿瘤不同于 Skene
腺腺癌，不表达 PSA 和前列腺酸性磷酸酶，瘤细
胞的生长方式类似女性生殖道的透明细胞癌，呈管
囊状、乳头状或弥漫型（Drew et al. 1996）。一项
对尿道腺癌病例的研究发现，2/3 的病例的腺癌起
源于尿道憩室（Oliva et al. 1996）。透明细胞肿瘤
的鉴别诊断包括转移性肿瘤、中肾管癌和肾源性化
生（Murphy et al. 2004）。尿道的鳞状细胞癌与腺
癌均呈 CEA 阳性。

尿道透明细胞腺癌的鉴别诊断包括来自女性生
殖道的转移性透明细胞癌，后者在形态学上与尿道
透明细胞癌难以区分。子宫内膜异位症与肾源性腺
瘤可累及尿道，可表现为肿瘤，但缺乏透明细胞癌
的形态学和核的特征，与尿道透明细胞癌无关。

原发性尿道黏液腺癌罕见，在一项对 5 例尿道
黏液腺癌的报道中，所有的病例均表现为尿道息肉
或乳头状肿块，这类女性尿道黏液腺癌患者的中
位发病年龄为 67 岁。对所有的病例均要排除转移
性黏液腺癌。在这 5 例病例中，3 例在诊断时处于
pT4 期，4 例呈 CDX2、CK20 和 CK7 阳性或局灶
阳性。

尿道癌患者的预后较差。肿瘤的分期和肿瘤类
型影响患者的 5 年生存率。AJCC 关于尿道肿瘤的
分期见表 2.10~2.12（American Joint Committee on
Cancer 2017；McKenney et al. 2017）。在一项对 91
例尿道透明细胞癌病例的研究中，0~Ⅱ 期患者的生
存率为 67%，Ⅲ 期患者的生存率为 53%，Ⅳ 期患
者的生存率为 17%。女性尿道尿路上皮癌或鳞状
细胞癌患者的 5 年生存率约为 60%，而腺癌患者
的 5 年生存率为 17%（Derksen et al. 2013）。在一

表 2.10　AJCC 原发性尿道癌的临床分期

原发性尿道癌肿瘤（T）分期	
尿道：男性的阴茎尿道和女性的尿道	
T 分类	标准
TX	原发性肿瘤无法评估
T0	无原发性肿瘤证据
Ta	无浸润性乳头状癌
Tis	原位癌
T1	肿瘤浸润上皮下结缔组织
T2	肿瘤侵犯以下任何一种：尿道海绵体、尿道周围肌肉
T3	肿瘤侵入以下任何一种：阴茎海绵体、阴道前部
T4	肿瘤侵入其他邻近器官（例如膀胱壁）

项对 13 例女性尿道透明细胞癌病例的研究中，术
后随访 5 年：6 例健在，情况良好；复发的 7 例病
例中，4 例死亡，死亡时间为术后第 5~42 个月，3
例带瘤生存（Oliva et al. 1996）。至于非透明细胞
肿瘤，发生于尿道远端者的生存率要高于发生于尿
道近端者，累及整个尿道者的预后最差（Murphy
et al. 2004）。超过一半的女性尿道癌患者在发现时
肿瘤已累及表浅或深部的盆腔淋巴结，因此生存率
会受到影响。提高早期诊断率、推行个体化手术方
式并改善放疗技术有望大幅提高生存率。

2.8.2　尿道的其他恶性肿瘤

非霍奇金淋巴瘤（Atalay et al. 1998；Zahrani et
al. 2012）、癌肉瘤（Konno et al. 1997）和肉瘤等均
可见于尿道。尿道肉阜伴非典型间质细胞和淋巴组
织反应性增生分别需要与肉瘤和淋巴瘤相鉴别。免
疫组化染色和分子检测可鉴别这些良性病变和淋巴
瘤。约 2/3 病例的非典型间质细胞表达 vimentin，
一半的病例表达 α-SMA（Young et al. 1996）。

多种转移性肿瘤可累及尿道，可通过黏膜直
接蔓延或通过淋巴道、血道转移（Murphy et al.

表 2.11　AJCC 原发性尿道癌的区域淋巴结分期

区域淋巴结转移的定义	
N 分类	标准
NX	区域淋巴结无法评估
N0	无淋巴结转移
N1	腹股沟区和真性骨盆（膀胱周围、闭孔、髂内和髂外）单个区域淋巴结或骶前淋巴结转移
N2	腹股沟区和真性骨盆（膀胱周围、闭孔、髂内和髂外）多个区域淋巴结或骶前淋巴结转移

注：文献引自 AJCC Cancer Staging Manual，8th ed. New York：Springer Science + Business（2017）（Hansel et al. 2017，pp.771–772）。经许可引自 American Joint Committee on Cancer（AJCC），Chicago，Illinois（Hansel et al. 2017，pp.771–772）。原始信息来自 *AJCC Cancer Staging Manual*，Eighth Edition（2017）。

表 2.12　AJCC 原发性尿道癌的远处转移分期

远处转移（M）的定义	
M 分期	标准
M0	无远处转移
M1	有远处转移

注：文献引自 AJCC Cancer Staging Manual，8th ed. New York：Springer Science + Business（2017）（Hansel et al. 2017，pp.771–772）。经许可引自 American Joint Committee on Cancer（AJCC），Chicago，Illinois（Hansel et al. 2017，pp.771–772）。原始信息来自 *AJCC Cancer Staging Manual*，Eighth Edition（2017）。

2004）。尿道的转移性肿瘤中，来自膀胱癌的占 8%~16%（Chen et al. 1997；Maralani et al. 1997）。这些病例的转移方式包括黏膜直接蔓延和（或）淋巴道转移。原发性膀胱癌累及膀胱颈部是尿道受累的最显著的危险因素（Chen et al. 1997）。尿道转移癌还可来自外阴、阴道、子宫颈、肛门和子宫内膜等部位，少数来自卵巢癌。有文献报道，卵巢癌转移至尿道时，外观类似于尿道肉阜（Hammadeh et al. 1996）。

2.9　外阴标本的大体描述、标本处理及报告

2.9.1　外阴活检标本

外阴活检可用于诊断，或针对可疑病变局部取样，或切除活检以争取完整切除病变。诊断性活检可以是钻孔活检（如使用 Keyes 钻孔活检），或削取活检，或部分切除活检（用手术刀切除可疑病变的代表性部分）。钻孔活检通常用于判断炎症性病变，如硬化性苔藓；如果考虑病变为肿瘤性或有浸润可能，应进行切除活检。如果不需要考虑肿瘤的浸润深度，还可采用刮除活检。一般来说，外阴活检的处理同皮肤活检，所有病例都应保证标本定向准确，应获取上皮 – 间质的直角切面，以便清楚地识别上皮 – 真皮或黏膜 – 间质的界面。

有几种方法常用于评估肿瘤的深度及侧切缘的情况。外科医师在上皮的边缘缝线或用墨汁、文身染料标记切除标本的表面都有助于病变的定位。为了区分不同的侧切缘及深切缘，可用一种或多种颜色的墨汁或染料进行标记。标本应切成厚约 2 mm 的薄片，保证切面与标本表面保持正确的角度，保证切面体现了整个标本的情况以利于对病变的判断，除非标本非常大（此时按照部分外阴切除术的标本进行处理）。对大部分病例来说，每个包埋盒中可放几片组织。小的活检组织应全部取材，如有需要，取材时将组织垂直于上皮表面剖开。

对蜡块进行多层面切片有诊断价值，例如，每个蜡块切 3 张切片，这样利于全面观察病变，也可以缩短出报告的时间，因为对小标本若在第一次切片时仅切一张切片，往往不能切全。安装蜡块并重新切片往往比一开始就进行多层次切片耗费时间，并且容易遗漏具有诊断价值的组织。

2.9.2 大手术标本

2.9.2.1 广泛性局部切除术（外阴部分深切术）及浅表外阴切除术

根据病变的范围，大部分手术标本的组成部分是不同的。近年来，ⅠA 期（<1 mm）的浸润性肿瘤多采用广泛性局部切除术，而外阴上皮内肿瘤（VIN 3）或排除浸润的残余 Paget 病通常采用激光技术和（或）局部药物治疗。手术标本可包括部分（或全部）小阴唇、大阴唇、阴蒂、会阴体和肛周组织，但无皮下脂肪。

大体描述应该详细说明病变的特点、范围和解剖结构。由于上皮内病变微小，必须注意组织的颜色和表面纹理。典型的病变呈红色、棕色、白色并且表面粗糙不平。以上内容都应该评估并记录，还应测量并记录病变至标本切缘的距离。

建议将标本固定在软木板上或石蜡盒中，固定 2~3 小时后再进行制片（Greene et al. 2016）。预先固定可以保证切片定位准确和边界定义准确。黑色素瘤的固定和制片可参阅 Smoller 等的文章（Smoller et al. 2016）。

由于病变常常呈多灶性并且肉眼难以辨别，因此必须在镜下检查所有的手术切缘。所有明显的病变都要取材，以排除浸润性癌；所有侧切缘也要全部取材。目前常采用与外科手术切缘（刮取活检）平行的组织切片来评价切缘，这种方法使用的切片量比垂直于切缘取材的切片量少，然而，垂直方向的切片可将病变中心区、切缘和中间区显示在同一个切片中，并且易于评价肿瘤邻近的切缘。为了方便取材，可用大头针将标本固定在木板或石蜡盒里并预先固定 2~3 小时。外科病理报告包括镜下诊断、病变的范围和手术切缘是否足够（Greene et al. 2016）。

2.9.2.2 外阴全切术（浅表或深部）

标本包括整个外阴。浅表外阴全切术（外阴皮肤切除术）标本包括皮肤和极少的皮下组织。深部外阴全切术标本的切除范围至深筋膜，包括皮肤或黏膜、皮下脂肪和皮肤附属器。浅表外阴全切术也偶尔用于广泛性 VIN。深部外阴全切术适用于体积较大的浸润性肿瘤，此时外阴部分深切术不能充分切除病变；深部外阴全切术还适用于广泛性外阴 Paget 病，因为该病可能伴有潜在或相关性腺癌。

外阴 Paget 病标本的大体描述内容同外阴浅表切除术的标本。虽然外阴 Paget 病属于上皮内病变，但有时可发生浸润或伴发潜在的汗腺癌、前庭大腺癌或其他癌，因此需要切除皮下组织。标本用大头针定型，用固定液固定，然后每隔 0.5 cm 取材，以充分评估真皮有无浸润性癌。Paget 病的镜下浸润范围可能超过大体观察的结果。由于表现正常的皮肤组织可存在隐匿性的 Paget 病病灶，因此应对病变的深切缘及侧切缘进行全面评估，方法同浅表外阴切除术的标本。

外科病理报告的内容包括镜下诊断、病变范围、切缘是否足够以及是否存在潜在性癌（Greene et al. 2016）。

2.9.2.3 深部外阴全切术及淋巴结切除术（根治性外阴切除术联合淋巴结清扫术）

标本包括外阴、腹股沟皮肤、皮下组织、股 – 腹股沟淋巴结和一部分隐静脉。该手术主要用于晚期浸润性鳞状细胞癌，目前部分已被深部外阴全切术联合腹股沟 – 股淋巴结切除术取代。

大体描述包括肿瘤的大小、位置、原发病灶的浸润深度和所有的手术切缘，包括直肠周围的切缘与阴道切缘。标本先用大头针定型，再用固定液固定一段时间，有助于检查。取材应包括肿瘤组织，反映肿瘤浸润最深的部位，大、小阴唇，阴蒂，手术切缘（包括阴道切缘）以及所有淋巴结。由于常常存在浸润前病变，主要病灶周围的皮肤也要取材以进行评估。需要与妇科手术医师沟通，将淋巴结分为深、浅两组。与上皮内肿瘤不同，外阴的侵袭性肿瘤多呈单发性，因此切缘的判断可只限于肿瘤附近的切缘。因为标本含有大量脂肪组织，识别淋巴结存在一定的困难。可通过触摸来识别新鲜标本的淋巴结。可每隔 1~2 cm 呈薄片状切开脂肪组织，对含有淋巴结的组织进行充分的切开和触摸，尽可能多地寻找淋巴结。理解外阴淋巴引流的知识有助于对淋巴结进行定位。

外科病理报告的内容包括镜下诊断，肿瘤的分级、大小、位置、最大浸润深度，淋巴管有无浸润，受累淋巴结的数目和部位，以及切缘情况（Greene et al. 2016）。

参考文献

ACOG Committee on Gynecologic Practice, ASCCP (2016) Committee opinion No. 675: management of vulvar intraepithelial neoplasia. Obstet Gynecol 128(4):e178–e182. https://doi.org/10.1097/AOG.0000000000001713

Al-Bannai R, Miller D, Sadownik L et al (2015) Vulvar acanthosis with altered differentiation (VAAD): report of a case with progression to poorly differentiated carcinoma over a 5-Yr period. Int J Gynecol Pathol 34(4):385–389.https://doi.org/10.1097/PGP.0000000000000182

Al-Ghamdi A, Freedman D, Miller D et al (2002) Vulvar squamous cell carcinoma in young women: a clinicopathologic study of 21 cases. Gynecol Oncol 84(1):94–101

Alligood-Percoco NR, Kessler MS,Willis G (2015) Breast cancer metastasis to the vulva 20 years remote from initial diagnosis: a case report and literature review. Gynecol Oncol Rep 13:33–35. https://doi.org/10.1016/j.gore.2015.05.002. eCollection 2015 Aug. PMID: 26425717

Al-Salameh A, Atawil A, Spiegal GW (2000) Absence of epithelial growth factor in anogenital Paget's disease argues against an origin from sweat glands. Mod Pathol 13:120A

American Cancer Society: Vulvar Cancer (2017) State of vulvar cancer. Cancer facts & figures. https://www.cancer.org/cancer/valver

American Joint Committee on Cancer (2017) AJCC cancer staging handbook. In: Amin MB et al (eds) AJCC cancer staging manual, 8th edn. Springer Science + Business, New York. https://doi.org/10.1007/978-3-319-40618-3_63. Vulva p633–642; Urethra p767–773; Melanoma p577

Amin MB, Young RH (1997) Primary carcinomas of the urethra. Semin Diagn Pathol 14:147–160

Androulaki A, Papathomas TG, Alexandrou P, Lazaris AC (2007) Metastatic low-grade endometrial stromal sarcoma of clitoris: report of a case. Int J Gynecol Cancer 17(1):290–293

Atalay AC, Karaman MI, Basak T et al (1998) Non-Hodgkin's lymphoma of the female urethra presenting as a caruncle. Int Urol Nephrol 30:609–610

Baehrendtz H, Einhorn N, Pettersson F, Silfversward C (1994) Paget's disease of the vulva: the Radiumhemmet series 1975–1990. Int J Gynecol Cancer 4(1):1–6

Baker GM, Selim MA, Hoang MP (2013) Vulvar adnexal lesions: a 32-year, single-institution review from Massachusetts General Hospital. Arch Pathol Lab Med 137(9):1237–1246. https://doi.org/10.5858/arpa.2012-0434-OA. PMID: 23991738

Barbera L, Gien LT, Sutradhar R et al (2017) The added value of pathology review in vulvar cancer: results from a population-based cohort study. Int J Gynecol Pathol 36(2):107–110. https://doi.org/10.1097/PGP. 0000000000000313

Barlow EL, Kang YJ, Hacker NF, Canfell K (2015) Changing trends in vulvar cancer incidence and mortality rates in Australia since 1982. Int J Gynecol Cancer 25(9):1683–1689. https://doi.org/10.1097/IGC.0000000000000547

Benedet JL, Wilson PS, Matisic J (1991) Epidermal thickness and skin appendage involvement in vulvar intraepithelial neoplasia. J Reprod Med 36:608–612

Benedet JL, Miller DM, Ehlen TG et al (1997) Basal cell carcinoma of the vulva: clinical features and treatment results in 28 patients. Obstet Gynecol 90:765–768

Bigby SM, Eva LJ, Jones RW (2014) Spindle cell carcinoma of the vulva: a series of 4 cases and review of the literature. Int J Gynecol Pathol 33(2):203–212. https://doi.org/10.1097/PGP.0b013e31828bb49d. PMID: 24487477

Bigby SM, Eva LJ, Fong KL, Jones RW(2016) The natural history of vulvar intraepithelial neoplasia, differentiated type: evidence for progression and diagnostic challenges. Int J Gynecol Pathol 35(6):574–584. https://doi.org/10.1097/PGP.0000000000000280. PMID: 26974999

Bornstein J, Bogliatto F, Haefner HK et al (2016) The 2015 international society for the study of vulvovaginal disease (ISSVD) terminology of vulvar squamous intraepithelial lesions. Obstet Gynecol 127(2):264–268. https://doi.org/10.1097/AOG.0000000000001285. PMID: 26942352

Brainard JA, Hart WR (2000) Proliferative epidermal lesions associated with anogenital Paget's disease. Am J Surg Pathol 24(4):543–552

Brinton L, Thistle JE, Liao LM et al (2017) Epidemiology of vulvar neoplasia in the NIH-AARP study. Gynecol Oncol 145(2):298–304. https://doi.org/10.1016/j. ygyno.2017.02.030. Epub 2017 Feb 22

Brisigotti M, Moreno A, Murcia C et al (1989) Verrucous carcinoma of the vulva: a clinicopathologic and immunohistochemical study of five cases. Int J Gynecol Pathol 8:1–7

Brown HM, Wilkinson EJ (2002) Uroplakin-III to distinguish vulvar paget disease secondary to urothelial carcinoma. Human Pathol 33(5):545–548

Cao H,Wang S, Zhang Z, Lou J (2016) Prognostic value of overexpressed p16INK4a in vulvar cancer: a metaanalysis. PLoS One 11(3):e0152459. https://doi.org/10.1371/journal.pone.0152459. eCollection. PMID: 27031618

Carlson JA, Ambros R, Malfetano J et al (1998) Vulvar lichen sclerosus and squamous cell carcinoma: a cohort, case control, and investigational study with historical perspective; implications for chronic inflammation and sclerosis in the development of neoplasia. Hum Pathol 29:932–948

Carr KA, Bulengo S, Weiss LM et al (1992) Lymphoepithelioma-like carcinoma of the skin. Am J Surg Pathol 16:909–913

Chen ME, Pisters LL, Malpica A et al (1997) Risk of urethral, vaginal and cervical involvement in patients undergoing radical cystectomy for bladder cancer: results of a contemporary cystectomy series from M. D. Anderson Cancer Center. J Urol 157:2120–2123

Chen G, Cheuk W, Cheung JS, Chan JK (2011) Carcinosarcoma ex eccrine spiradenoma of the vulva: report of the first case. Int J Gynecol Pathol 30(3):301–305. https://doi.org/10.1097/PGP.0b013e3182055a3d

Cheung KW, Cheung VY (2014) Recurrence of carcinoma of appendix presenting as vulvar swelling: a case report. J Obstet Gynaecol Can 36(10):904–906. https://doi.org/10.1016/S1701-2163(15)30440-0. PMID: 25375304

Clemente N, Alessandrini L, Rupolo M et al (2017) Primary non-hodgkin's lymphoma of the vulva: a case report and literature review. Medicine (Baltimore) 95(10):e3041. https://doi.org/10.1097/MD.0000000000003041

Copeland LJ, Sneige N, Gershenson DM et al (1986) Bartholin gland carcinoma. Obstet Gynecol 67:794–801

Crawford D, Nimmo M, Clement PB et al (1999) Prognostic factors in paget's disease of the vulva: a study of 21 cases. Int J Gynecol Pathol 18(4):351–359

Crum CP, Herrington CS, McCluggage WG et al (2014a) Epithelial tumors. In: Kurman RJ, Carcanglu ML, Herrington CS, Young RH (eds) WHO classification of tumours of female reproductive organs (vulva section), 4th edn. IRAC, Lyon. ISBN 978-92-832-2435-8. 232-241

Crum CP, Herrington CS, McCluggage WG et al (2014b) Neuroendocrine tumors. In: Kurman RJ, Carcanglu ML, Herrington CS, Young RH (eds) WHO classification of tumours of female reproductive organs (vulva section), 4th edn. IRAC, Lyon. ISBN 978-92-832-2435-8. 241-2

Curtis RE, Freedman DM, Ron E et al (2006) New malignancies among cancer survivors: SEER Cancer registries, 1973–2000. National Cancer Institute, Bethesda. NIH Publ. No. 05-5302

Darragh TM, Colgan TJ, Cox JT et al (2013) The lower anogenital squamous terminology standardization project for HPV-associated lesions: background and consensus recommendations from the college of American pathologists and the American society for colposcopy and cervical pathology. Int J Gynecol Pathol 32(1):76–115. https://doi.org/10.1097/PGP.0b013e31826916c7. PMID: 23202792

de Giorgi V, Massi D, Salvini C, Mannone F, Cattaneo A, Carli P (2005) Thin melanoma of the vulva: a clinical, dermoscopic-pathologic case study. Arch Dermatol 141(8):1046–1047

de Sanjosé S, Alemany L, Ordi J et al (2013) Worldwide human papillomavirus genotype attribution in over 2000 cases of intraepithelial and invasive lesions of the vulva. Eur J Cancer 49(16):3450–3461. https://doi.org/10.1016/j.ejca.2013.06.033. Epub 2013 Jul 22. PMID: 23886586

De Simone P, Silipo V, Buccini P et al (2008) Vulvar melanoma: a report of 10 cases and review of the literature. Melanoma Res 18(2):127–133. Review

Derksen JW, Visser O, de la Rivière GB et al (2013) Primary urethral carcinoma in females: an epidemiologic study on demographical factors, histological types, tumour stage and survival. World J Urol 31(1):147–153. https://doi.org/10.1007/s00345-012-0882-5. Epub 2012 May 22

Dogan A, Hilal Z, Krentel H et al (2017) Paget's disease of the vulva treated with imiquimod: case report and systematic review of the literature. Gynecol Obstet Investig 82(1):1–7. https://doi.org/10.1159/000449158. Epub 2016 Sep 22. Review. PMID: 27655036

Dong F, Kojiro S, Borger DR et al (2015) Squamous cell carcinoma of the vulva: a subclassification of 97 cases by clinicopathologic, immunohistochemical, and molecular features (p16, p53, and EGFR). Am J Surg Pathol 39(8):1045–1053. https://doi.org/10.1097/PAS.0000000000000454. PMID: 26171917

Drew PA, Al-Abbadi MA, Orlando C et al (1996) Prognostic factors in carcinoma of the vulva: a clinicopathologic and DNA flow cytometric study. Int J Gynecol Pathol 15:235–241

Dubé V, Lickrish GM, MacNeill KN, Colgan TJ (2006) Villoglandular adenocarcinoma in situ of intestinal type of the hymen: de novo origin from squamous mucosa? J Low Genit Tract Dis 10(3):156–160. Review. PMID: 16829755

DuPont NC, Mabuchi S, Ries S et al (2009) Sclerosing ductal carcinoma of the clitoris with microcystic adnexal carcinoma-like features. J Cutan Pathol 36(3):359–361. https://doi.org/10.1111/j.1600-0560.2008.01044.x. PMID: 19220633

Ebisch RMF, Rutten DWE, IntHout J et al (2017) Longlasting increased risk of human papillomavirus-related carcinomas and premalignancies after cervical intraepithelial neoplasia grade 3: a population-based cohort study. J Clin Oncol. https://doi.org/10.1200/JCO.2016.71.4543. 2017 May 25:JCO2016714543

Egan CA, Bradley RR, Logsdon VK et al (1997) Vulvar melanoma in childhood. Arch Dermatol 133(3):345–348

Elder DE, Murphy GF (2010) Melanocytic tumors of the skin. AFIP atlas of tumor pathology, Fourth series, Fascicle 12. American Registry of Pathology, Washington, DC in collaboration with the Armed Forces Institute of Pathology, Washington, DC. pp 209–325. IBSN-1-933477-10-5; 978-1-933477-10-7

Elwood H, Kim J, Yemelyanova A, Ronnett BM, Taube JM (2014) Basal cell carcinomas of the vulva: high-risk human papillomavirus DNA detection, p16 and BerEP4 expression. Am J Surg Pathol 38(4):542–547. https://doi.org/10.1097/PAS.0000000000000143. PMID: 24625418

Erşahin C, Omeroglu G, Potkul RK, Salhadar A (2007) Myeloid sarcoma of the vulva as the presenting symptom in a patient with acute myeloid leukemia. Gynecol Oncol 106(1):259–261

Escalonilla P, Grilli R, Cañamero M et al (1999) Sebaceous carcinoma of the vulva. Am J Dermatopathol 21(5):468–472. Review. PMID: 10535578

Fanning J, Lambert HC, Hale TM et al (1999) Paget's disease of the vulva: prevalence of associated vulvar adenocarcinoma, invasive paget's disease, and recurrence after surgical excision. Am J Obstet Gynecol 180:24–27

Ferraioli D, Lamblin G, Mathevet P et al (2016) Genital melanoma: prognosis factors and treatment modality. Arch Gynecol Obstet 294(5):1037–1045. Epub 2016 Jun 30. PMID: 27365105

Flanagan CW, Parker JR, Mannel RS et al (1997) Primary endodermal sinus tumor of the vulva: a case report and review of the literature. Gynecol Oncol 66:515–518

Fu L, Lau S, Roy I, Ferenczy A (2011) Phyllodes tumor with malignant stromal morphology of the vulva: a case report and review of the literature. Int J Gynecol Pathol 30(2):198–202. https://doi.org/10.1097/PGP.0b013e3181f45f58. PMID: 21293278

Fuste V, Alejo M, Clavero O et al (2009) HPV negative vulvar intraepithelial neoplasia (VIN) with basaloid features. An unrecognized variant of simplex (differentiated) VIN. Modern Pathol 22(1):214A

Gardner GL, Reidy-Lagunes D, Gehrig PA (2011) Neuroendocrine tumors of the gynecologic tract: a society of gynecologic oncology SGO clinical document. Gynecol Oncol 122:190–198

Gargano JW, Wilkinson EJ, Unger ER et al (2012) Prevalence of human papillomavirus (HPV) types in vulvar cancers and VIN 3 in the United States before vaccine introduction. J Lower Genital Tract Dis 16(4):471–479. PMID: 22652576

Garland SM, Insinga RP, Sings HL et al (2009) Human papillomavirus infections and vulvar disease development. Cancer Epidemiol Biomark Prev 18(6):1777–1784

Gazic B, Sramek-Zatler S, Repse-Fokter A et al (2011) Pilomatrix carcinoma of the clitoris. Int J Surg Pathol 19(6):827–830. https://doi.org/10.1177/1066896910397882. PMID: 21427098

Gershenwald JE, Scolyer RA, Hess KR et al (2017) Melanoma of the skin. In: Amin MB et al (eds) AJCC cancer staging manual, 8th edn. Springer International Publishing AG, Cham, pp 563–585. https://doi.org/10.1007/978-3-319-40618-3_63

Gibb RK, Olawaiye AB, Chen L et al (2016) Vulva. In: Amin MB et al (eds) AJCC cancer staging manual, 8th edn. Springer International Publishing AG, Cham, pp 633–640. https://doi.org/10.1007/978-3-319-40618-3_63

Gil-Moreno A, Garcia-Jimenez A, Gonzalez-Bosquet J et al (1997) Merkel cell carcinoma of the vulva. Gynecol Oncol 64:526–532

Graf AH, Su HC, Tubbs RR et al (1998) Primary neuroendocrine differentiated mucinous adenocarcinoma of the vulva: case report and review of the literature. Anticancer Res 18:2041–2045

Greene LA, Branton P, Montag A et al (2016) College of American pathologists protocol for the examination of specimens from patients with carcinoma of the vulva. www.CAP.org Gynecologic * Vulva 3.2.0.0

Grin A, Colgan T, Laframboise S et al (2008) "Pagetoid" eccrine carcinoma of the vulva: report of an unusual case with review of the literature. J Low Genit Tract Dis 12(2):134–139

Gunn RA, Gallager HS (1980) Vulvar paget's disease: a topographic study. Cancer (Phila) 46:590–594

Halec G, Alemany L, Quiros B et al (2017) Biological relevance of human papillomaviruses in vulvar cancer. Mod Pathol 30(4):549–562. https://doi.org/10.1038/modpathol.2016.197. Epub 2017 Jan 6

Hammadeh MY, Thomas K, Philp T (1996) Urethral caruncle: an unusual presentation of ovarian tumour. Gynecol Obstet Investig 42:279–280

Hansel DE, Reuter VE, Bochner BH et al (2017) Urethra. In: Amin MB et al (eds) AJCC cancer staging manual, 8th edn. Springer International Publishing AG, Cham, pp 767–773. https://doi.org/10.1007/978-3-319-40618-3_63

Harari SE, Cheng L, Osunkoya AO (2016) Primary mucinous adenocarcinoma of the female urethra: a contemporary clinicopathologic analysis. Hum Pathol 47(1):132–137. https://doi.org/10.1016/j.humpath.2015.09.014. Epub 2015 Sep 30

Heinzelmann-Schwarz VA, Nixdorf S et al (2014) A clinicopathological review of 33 patients with vulvar melanoma identifies c-KIT as a prognostic marker. Int J Mol Med 33(4):784–794. https://doi.org/10.3892/ijmm.2014.1659. PMID: 24535703. PMCID: PMC3976128

Heller DS (2015) Lesions of skene glands and periurethral region: a review. J Lower Genit Tract Dis 19(2):170–174

Heller DS, Bean S (2014) Lesions of the bartholin gland: a review. J Lower Genit Tract Dis 18(4):351–357

Hendricks JB, Wilkinson EJ, Kubilis P et al (1994) Ki-67 expression in vulvar carcinoma. Int J Gynecol Pathol 13:205–210

Herod JJ, Shafi MI, Rollason TP et al (1996) Vulvar intraepithelial neoplasia with superficially invasive carcinoma of the vulva. Br J Obstet Gynaecol 103:453–456

Hill SJ, Berkowitz R, Granter SR, Hirsch MS (2008) Pagetoid lesions of the vulva: a collision between malignant melanoma and extramammary paget disease. Int J Gynecol Pathol 27(2):292–296

Hillman RJ, Cuming T, Darragh T et al (2016) 2016 IANS international guidelines for practice standards in the detection of anal cancer precursors. J Low Genit Tract Dis 20(4):283–291. https://doi.org/10.1097/LGT.0000000000000256. PMID: 27561134

Holthoff ER, Jeffus SK, Gehlot A et al (2015) Perineural invasion is an independent pathologic indicator of recurrence in vulvar squamous cell carcinoma. Am J Surg Pathol 39(8):1070–1074. https://doi.org/10.1097/PAS.0000000000000422

Homesley HD, Bundy BN, Sedlis A et al (1991) Assessment of current international federation of gynecology and obstetrics staging of vulvar carcinoma relative to prognostic factors for survival (a gynecologic oncology group study). Am J Obstet Gynecol 164:997–1004

Horn LC, Liebert UG, Edelmann J et al (2008) Adenoid squamous carcinoma (pseudoangiosarcomatous carcinoma) of the vulva: a rare but highly aggressive variant of squamous cell carcinoma-report of a case and review of the literature. Int J Gynecol Pathol 27(2):288–291. Review

Irvin PW, Legallo RL, Stoler MH et al (2001) Vulvar melanoma: a retrospective analysis and literature review. Gynecol Oncol 83:457–465

Ivan D, PrietoVG(2015)Malignant melanoma of the vulva. In: Hoang MP, Selim MA (eds) Vulvar pathology. Springer Science+Business Media, New York, pp 243–263. https://doi.org/10.1007/978-1-4939-1807-2_8

Iversen T, Andreasson B, Bryson SCP et al (1990) Surgical-procedure terminology for the vulva and vagina: a report of an international society for the study of vulvar disease task force. J Reprod Med 35:1033–1034

Jeffus SK, Gehlot A, Holthoff E et al (2015) A fibromyxoid stromal response is associated with an infiltrative tumor morphology, perineural invasion, and lymph node metastasis in squamous cell carcinoma of the vulva. Am J Surg Pathol 39(9):1226–1233. https://doi.org/10.1097/PAS.0000000000000486. PMID: 26274029

Jemal A, Simard EP, Dorell C et al (2013) Annual report to the nation on the status of cancer, 1975–2009, featuring the burden and trends in human papillomavirus(HPV)-associated cancers and HPV vaccination coverage levels. J Natl Cancer Inst 105(3):175–201. https://doi.org/10.1093/jnci/djs491. Epub 2013 Jan 7. PMID: 23297039

Jones RW, Rowan DM, Stewart AW (2005) Vulvar intraepithelial neoplasia: aspects of the natural history and outcome in 405 women. Obstet Gynecol 106 (6):1319–1326

Kazakov DC, Kazakov DV, Stewart CJ et al (2010) Prostatic-type tissue in the lower female genital tract: a morphologic spectrum, including vaginal tubulosquamous polyp, adenomyomatous hyperplasia of paraurethral skene glands (female prostate), and ectopic lesion in the vulva. Am J Surg Pathol 34(7):950–955. https://doi.org/10.1097/PAS.0b013e3181e0f371. PMID: 20505502

Khan AM, Freeman-Wang T, Pisal N, Singer A (2009) Smoking and multicentric vulval intraepithelial neoplasia. J Obstet Gynaecol 29(2):123–125

Kim YT, Thomas NF, Kessis TD et al (1996) p53 mutations and clonality in vulvar carcinomas and squamous hyperplasias: evidence suggesting that squamous hyperplasias do not serve as direct precursors of human papillomavirus-negative vulvar carcinomas. Hum Pathol 27:389–395

Klapdor R, Hertel H, Soergel P et al (2017a) Groin recurrences in node negative vulvar cancer patients after sole sentinel lymph node dissection. Int J Gynecol Cancer 27(1):166–170. https://doi.org/10.1097/IGC.0000000000000860. PMID: 27870709

Klapdor R, Hillemanns P, Wölber L et al (2017b) Outcome after sentinel lymph node dissection in vulvar cancer: a subgroup analysis of the AGO-CaRE-1 study. Ann Surg Oncol 24(5):1314–1321. https://doi.org/10.1245/s10434-016-5687-0. Epub 2016 Nov 28. PMID: 27896515

Konno N, Mori M, Kurooka Y et al (1997) Carcinosarcoma in the region of the female urethra. Int J Urol 4:229–231

Konstantinova AM, Shelekhova KV, Stewart CJ et al (2016) Depth and patterns of adnexal involvement in primary extramammary (Anogenital) paget disease: a study of 178 lesions from 146 patients. Am J Dermatopathol 38(11):802–808. PMID: 26863064

Korytko TP, Lowe GJ, Jimenez RE et al (2012) Prostatespecific antigen response after definitive radiotherapy for Skene's gland adenocarcinoma resembling prostate adenocarcinoma. Urol Oncol 30(5):602–606. https://doi.org/10.1016/.urolonc.2010.06.015. Epub 2010 Sep 25. PMID: 20870432

Kruse AJ, Bottenberg MJ, Tosserams J et al (2008) The absence of high-risk HPV combined with specific p53 and p16INK4a expression patterns points to the HPV-independent pathway as the causative agent for vulvar squamous cell carcinoma and its precursor simplex VIN in a young patient. Int J Gynecol Pathol 27(4):591–595

Kurman RJ, Toki T, Schiffman MH (1993) Basaloid and warty carcinomas of the vulva. Distinctive types of squamous cell carcinoma frequently associated with human papillomaviruses. Am J Surg Pathol 17:133–145

Kurman RJ, Ronnett BM, Sherman ME, Wilkinson EJ (2010) Tumors of the cervix, vagina, and vulva. In: Silverberg SG, Gardner WA, Sobin SH (eds) AFIP atlas of tumor pathology series 4, Fourth Series Fascicle 13: American Registry of Pathology. Washington, DC in collaboration with the Armed Forces Institute of Pathology, Washington, DC. ISBN 1-933477-1-3 978-1-933477-11-4

Lee A, Bradford J, Fischer G (2015) Long-term management of adult lichen sclerosus: a prospective cohort study of 507 women. JAMA Dermatol 151:1061–1067

Lee LJ, Howitt B, Catalano P et al (2016) Prognostic importance of human papillomavirus (HPV) and p16 positivity in squamous cell carcinoma of the vulva treated with radiotherapy. Gynecol Oncol 142(2):293–298. https://doi.org/10.1016/j.ygyno.2016.05.019. Epub 2016 Jun 3. PMID: 27210818

Lerma E, Esteller M, Herman JG, Prat J (2002) Alterations of the p16INK4a/Rb/Cyclin-D1 pathway in vulvar carcinoma, vulvar intraepithelial neoplasia, and lichen sclerosus. Hum Pathol 33(11):1120–1125

Liu G, Li Q, Shang X, Qi Z, Han C,Wang Y, Xue F (2016) Verrucous carcinoma of the vulva: a 20 year retrospective study and literature review. J Low Genit Tract Dis 20(1):114–118. PMID: 26704335

Loch JR, Black M, Rush D, Wilkinson EJ (2016) Differentiated (simplex) vulvar intraepithelial neoplasia: a study of 18 cases with analysis of phosphohistone-H3 (Phh3), p53 and p16INK4a studies. J Lower Genital Tract Dis 3(supplement 1):S5

Logani S, Lu D, Quint WG et al (2003) Low-grade vulvar and vaginal intraepithelial neoplasia: correlation of histologic features with human papillomavirus DNA detection and MIB-1 immunostaining. Mod Pathol 16(8):735–741

Lomo L, Crum CP (2004) Papillary carcinoma of the vulva. Mod Pathol 204a:17

Lordello L,Webb P, Oliva E (2017) Vulvar carcinosarcoma composed of intestinal-type mucinous adenocarcinoma associated with anaplastic pleomorphic and spindle cell carcinoma and heterologous chondrosarcomatous and osteosarcomatous elements: a case report and review of the literature. Int J Gynecol Pathol. https://doi.org/10.1097/PGP.0000000000000385. Mar 17. PMID: 28319579

Lu B, Liang Y (2015) Pagetoid spread of bladder urothelial carcinoma to the vagina and vulva. J Low Genit Tract Dis 19(1):e13–e16. https://doi.org/10.1097/LGT.0000000000000020

MacLean AB, Makwana M, Ellis PE, Cunnington F (2004) The management of paget's disease of the vulva. J Obstet Gynaecol 24(2):124–128

Madeleine MM, Johnson LG, Doody DR et al (2016) Natural antibodies to human papillomavirus 16 and recurrence of vulvar high-grade intraepithelial neoplasia (VIN3). J Low Genit Tract Dis 20(3):257–260. https://doi.org/10.1097/LGT.0000000000000227

Magrina JF, Gonzalez-Bosquet J, Weaver AL et al (2000) Squamous cell carcinoma of the vulva stage IA: longterm results. Gynecol Oncol 76:24–27

Maralani S,Wood DP Jr, Grignon D et al (1997) Incidence of urethral involvement in female bladder cancer: an anatomic pathologic study. Urology 50:537–541

Maroney JW, Kunos C, Wilkinson EJ, Levenback CF (2013) Vulva. In: Barakat RR, Berchuck A, Markman M, Randall ME (eds) Principles and practice of gynecologic oncology, 6th edn. Wolters Kluiwer/LippincottWilliamsWilkins, Philadelphia, pp 523–556

McAlpine JN, Leung S, Cheng A et al (2017) HPV-independent vulvar squamous cell carcinoma has a worse prognosis than HPV-associated disease: a retrospective cohort study. Histopathology. https://doi.org/10.1111/his.13205. PMID: 28257152

McCluggage WG (2016) Recent developments in non-HPV-related adenocarcinomas of the lower female genital tract and their precursors.Adv Anat Pathol 23(1):58–69. https://doi.org/10.1097/PAP.0000000000000095. Review. PMID: 26645463

McCluggage WG, Aydin NE, Wong NA et al (2009) Low-grade epithelial-myoepithelial carcinoma of Bartholin gland: report of 2 cases of a distinctive neoplasm arising in the vulvovaginal region. Int J Gynecol Pathol 28:286–291

McCluggage WG, Longacre TA, Fisher C (2013) Myogenin expression in vulvovaginal spindle cell lesions: analysis of a series of cases with an emphasis on diagnostic pitfalls. Histopathology 63(4):545–550. https://doi.org/10.1111/his.12205. Epub 2013 Aug 14. PMID:

23944986

McKenney JK, Zhou M, Amin MB et al (2017) College of American pathologists protocol for the examination of specimens from patients with carcinoma of the urethra and periurethral lands. www.CAP.org Urethra 3.3.0.0

Meenakshi M, McCluggage WG (2009) Myoepithelial neoplasms involving the vulva and vagina: report of 4 cases. Hum Pathol 40(12):1747–1753. https://doi. Epub Aug 27. PMID: 19716162

Meltzer-Gunnes CJ, Småstuen MC et al (2017) Vulvar carcinoma in Norway: a 50-year perspective on trends in incidence, treatment and survival. Gynecol Oncol 145(3):543–548. https://doi.org/10.1016/j.ygyno.2017.03.008. Epub 2017 Mar 27

Mert I, Semaan A, Winer I (2013) Vulvar/vaginal melanoma: an updated surveillance epidemiology and end results database review, comparison with cutaneous melanoma and significance of racial disparities. Int J Gynecol Cancer 23(6):1118–1125. https://doi.org/10.1097/IGC.0b013e3182980ffb. PMID: 23765206

Michalova K, Kazakov DV, Michal M et al (2017) Differentiated squamous intraepithelial lesion (dSIL)-like changes in the epidermis overlying anogenital melanocytic nevi: a diagnostic pitfall. Ann Diagn Pathol 26:43–46. https://doi.org/10.1016/j.anndiagpath.2016.11.002. PMID: 28038710

Micheletti L, Preti M, Radici G et al (2016) Vulvar lichen sclerosus and neoplastic transformation: a retrospective study of 976 cases. J Low Genit Tract Dis 20 (2):180–183. https://doi.org/10.1097/LGT.0000000000000186

Mirhashemi R, Kratz A, Weir MM et al (1998) Vaginal small cell carcinoma mimicking a Bartholin's gland abscess: a case report. Gynecol Oncol 68:297–300

Moore RG, DePasquale SE, Steinhoff MM et al (2003) Sentinel node identification and the ability to detect metastatic tumor to inguinal lymph nodes in squamous cell cancer of the vulva. Gynecol Oncol 89(3):475–479

Moxley KM, Fader AN (2011) Malignant melanoma of the vulva: an extension of cutaneous melanoma? Gynecol Oncol 122(3):612–617. https://doi.org/10.1016/j. ygyno.2011.04.007. Epub 2011 May 14. PMID: 21570710

Mulayim N, Foster Silver D et al (2002) Vulvar basal cell carcinoma: two unusual presentations and review of the literature. Gynecol Oncol 85(3):532–537

Mulcahy M, Scurry J, Day T, Otton G (2013) Genital melanocytic nevus and lichen sclerosus. Pathology 45(6):616–618. https://doi.org/10.1097/PAT.0b013-e3283653b5d. PMID: 24018819

Mulvany N, Allen D (2008) Differentiated neoplasia of the vulva. Int J Gynecol Pathol 27(1):125–135

Murphy WM, Grignon DJ, Perlman EJ (2004) Tumors of the kidney, bladder, and related urinary structures. AFIP atlas of tumor pathology. Series 4 American Registry of Pathology, Washington, DC, pp 263–273. ESBN 1-881041-88-3

Nagano M, Hasui Y, Ide H et al (2002) Primary adenocarcinoma arising from a paraurethral cyst in a female patient. Urol Int 69(3):244–246

Nascimento AF, Granter SR, Cviko A et al (2004) Vulvar acanthosis with altered differentiation: a precursor to verrucous carcinoma? Am J Surg Pathol 28(5):638–643. PMID: 15105653

Neto AG, Deavers MT, Silva EG, Malpica A (2003) Metastatic tumors of the vulva a clinicopathologic study of 66 cases. Amer J Surg Pathol 27(6):799–804

Newsom K, Alizadeh L, Al-Quran SZ, Wilkinson EJ (2015) Use of Gata-3 and Uroplakin-II in differentiating primary cutaneous vulvar Paget disease from pagetoid urothelial intraepithelial neoplasia. J Lower Genit Tract Dis 19(2):S6

Nguyen AH, Tahseen AI, Vaudreuil AM et al (2017) Clinical features and treatment of vulvar Merkel cell carcinoma: a systematic review. Gynecol Oncol Res Pract 4:2. https://doi.org/10.1186/s40661-017-0037-x. eCollection 2017. Review. PMID: 28138393

Nowak MA, Guerriere-Kovach P, Pathan A et al (1998) Perianal Paget's disease: distinguishing primary and secondary lesions using immunohistochemical studies including gross cystic disease fluid protein-15 and cytokeratin 20 expression. Arch Pathol Lab Med 122:1077–1081

Nucci MR, Ferry JA, Ganesan R, McCluggage WGM (2014) Germ cell tumors; lymphoid and myeloid tumours; secondary tumors. In: Kurman RJ, Carcanglu ML, Herrington CS, Young RH (eds) WHO classification of tumours of female reproductive organs (vulva section), 4th edn. IRAC, Lyon, pp 252–253. ISBN 978-92-832-2435-8

Obermair A, Koller S, Crandon AJ, Perrin L, Nicklin JL (2001) Primary bartholin gland carcinoma: a report of seven cases. Aust N Z J Obstet Gynaecol 41(1):78–81

Oliva E, Young RH (1996) Clear cell adenocarcinoma of the urethra: a clinicopathologic analysis of 19 cases. Mod Pathol 9:513–520

Ordi J, Alejo M, Fusté V et al (2009) HPV-negative vulvar intraepithelial neoplasia (VIN) with basaloid histologic pattern: an unrecognized variant of simplex (differentiated) VIN. Am J Surg Pathol 33(11):1659–1665. https://doi.org/10.1097/PAS.0b013-e3181b40081. PMID: 19730361

Orozco RE, Vander ZR, MurphyWM(1993) The pagetoid variant of urothelial carcinoma in situ. Hum Pathol 24:1199–1202

Ouldamer L, Chraibi Z, Arbion F et al (2013) Bartholin's gland carcinoma: epidemiology and therapeutic management. Surg Oncol 22:117–122

Pinto AP, Signorello LB, Crum CP et al (1999) Squamous cell carcinoma of the vulva in Brazil: prognostic importance of host and viral variables. Gynecol Oncol 74:61–67

Piura B, Rabinovich A, Dgani R (1999) Malignant melanoma of the vulva: report of six cases and review of the literature. Eur J Gynaecol Oncol 20:182–186

Pleunis N, Schuurman MS, Van Rossum MM et al (2016) Rare vulvar malignancies; incidence, treatment and survival in the Netherlands. GynecolOncol 142(3):440–445. https://doi.org/10.1016/j.ygyno.2016.04.021. Epub 2016 Jun 24. PMID: 27126004

Podoll MR, Singh N, Gilks B et al (2017) Assessment of CK 17 as a marker for the diagnosis of differentiated vulvar intraepithelial neoplasia. Int J of Gynecol Pathol 36:273–280

Pongtippan A, Malpica A, Levenback C et al (2004) Skene's gland adenocarcinoma resembling prostatic adenocarcinoma. Int J Gynecol Pathol 23(1):71–74. https://doi.org/10.1097/01.pgp.0000101144.79462.39. PMID: 14668555

Preti M, Micheletti L, Barbero M et al (1993) Histologic parameters of vulvar invasive carcinoma and lymph node metastases. J Reprod Med 38:28–32

Preti M, Mezzetti M, Robertson C, Sideri M (2000) Interobserver variation in histopathologic diagnosis and grading of vulvar intraepithelial neoplasia: results of a European collaborative study. Br J Obstet Gynaecol 107:594–599

Preti M, Bucchi L, Ghiringhello B et al (2017) Risk factors for unrecognized invasive carcinoma in patients with vulvar high-grade squamous intraepithelial lesion at vulvoscopy-directed biopsy. J Gynecol Oncol 28(4): e27. https://doi.org/10.3802/jgo.2017.28.e27

Pusiol T, Morichetti D, Zorzi MG (2011) Sebaceous carcinoma of the vulva: critical approach to grading and review of the literature. Pathologica 103(3):64–67. PMID: 22007567

Rabah R, Farmer D (1999) Squamous cell carcinoma of the vulva in a child. J Lower Genital Tract Dis 3:204–206

Ragauer S, Eberz B, Reich O (2016) Human papillomavirus-induced squamous intraepithelial lesions in vulvar lichen planus. J Lower Genit Tract Dis 20(4):360–364

Ragnarsson-Olding BK, Nilsson BR, Kanter-Lewensohn LR (1999) Malignant melanoma of the vulva in a nationwide, 25-year study of 219 Swedish females: predictors of survival. Cancer 86(7):1285–1293. PMID: 10506715

Raju RR, Goldblum JR, Hart WR (2003) Pagetoid squamous cell carcinoma in situ (Pagetoid Bowen's disease) of the external genitalia. Int J Gynecol Pathol 22(2):127–135

Raspagliesi F, Ditto A, Paladini D et al (2000) Prognostic indicators in melanoma of the vulva. Ann Surg Oncol 7(10):738–742

Rauh-Hain JA, Clemmer J, Clark RM et al (2013) Racial disparities and changes in clinical characteristics and survival for vulvar cancer over time. Am J Obstet Gynecol 209(5):468.e1–468.e10. https://doi.org/10.1016/j.ajog.2013.07.021. Epub Jul 24. PMID: 23891626

Ravishankar S, Malpica A, Ramalingam P et al (2017) Yolk sac tumor in extragonadal pelvic sites: still a diagnostic challenge. Am J Surg Pathol 41(1):1–11. https://doi.org/10.1097/PAS.0000000000000722. PMID: 27631522

Redman R, Massoll NA, Wilkinson EJ (2005) Association between invasive squamous cell carcinoma of the vulva and ABO blood group. J Lower Genital Tract Dis 9(2):89–92

Ren K, Ma X, Wang F et al (2015) Metachronous metastasis from the right colon adenocarcinoma to the vulva: an unusual report and literature review. Int J Clin Exp Pathol 8(1):1000–1006. PMID: 25755809

Reutter JC, Walters RA, Selim MA (2016) Differentiated vulvar intraepithelial neoplasia: what criteria do we use in practice? J Low Genit Tract Dis 20(3):261–266. https://doi.org/10.1097/LGT.0000000000000211. PMID: 27105329

Riethdorf S, Neffen EF, Cviko A et al (2004) p16INK4A expression as biomarker for HPV 16-related vulvar neoplasias. Hum Pathol 35(12):1477–1483

Rocconi RP, Leath CA, Johnson WM et al (2004) Primary lung large cell carcinoma metastatic to the vulva: a case report and review of the literature. Gynecol Oncol 94(3):829–831. Review

Rouzbahman M, Kamel-Reid S, Al Habeeb A et al (2015) Malignant melanoma of vulva and vagina: a Histomorphological review and mutation analysis – a singlecenter study. J Low Genit Tract Dis 19(4):350–353. https://doi.org/10.1097/LGT.0000000000000142. PMID: 26225944

Rufforny I, Wilkinson EJ, Liu C et al (2005) Human papillomavirus infection and p16ink4a protein expression in vulvar intraepithelial neoplasia and invasive squamous cell carcinoma. J Lower Genital Tract Dis 9(2):108–113

Rush D, Wilkinson EJ (2015) In: Hoang MP, Selim MA (eds) Vulvar intraepithelial neoplasia. Springer Science & Business Media, New York, pp 267–296. https://doi. org/10.1007/978-1-4939-1807-2_9. ISBN 978-1-4939-1806-5

Rush D, Wilkinson EJ (2016) Vulvar intraepithelial neoplasia. In: Fadare O (ed) Precancerous lesions of the gynecologic tract. Springer International, New York, pp 175–204

Rush D, Hyjek E, Baergen RN et al (2005) Detection of microinvasion in vulvar and cervical intraepithelial neoplasia using double immunostaining for cytokeratin and basement membrane components. Arch Pathol Lab Med 129(6):747–753

Samama B, Lipsker D, Boehm N (2006) p16 expression in relation to human papillomavirus in anogenital lesions. Hum Pathol 37(5):513–519

Santos M, Montagut C, Mellado B et al (2004) Immunohistochemical staining for p16 and p53 in premalignant and malignant epithelial lesions of the vulva. Int J Gyn Path 23:206–214

Saraiya M, Watson M, Wu X et al (2008) Incidence of in situ and invasive vulvar cancer in the US, 1998–2003. Cancer 113(10 Suppl):2865–2872. https://doi.org/10.1002/cncr.23759

Saraiya M, Unger ER, Thompson TD et al (2015) HPV typing of cancers workgroup. US assessment of HPV types in cancers: implications for current and 9-valent HPV vaccines. J Natl Cancer Inst 107(6):djv086. https://doi.org/10.1093/jnci/djv086. Print 2015 Jun. PMID: 25925419

Scurry J, Brand A, Planner R et al (1996) Vulvar Merkel cell tumor with glandular and squamous differentiation. Gynecol Oncol 62:292–297

Shah SS, Adelson M, Mazur MT (2008) Adenocarcinoma in situ arising in vulvar papillary hidradenoma: report of 2 cases. Int J Gynecol Pathol Jul 27(3):453–456

Short KA, Kalu G, Mortimer PS, Higgins EM (2005) Vulval squamous cell carcinoma arising in chronic hidradenitis suppurative. Clin Exp Dermatol 30(5):481–483

Siegel RL, Miller KD, Jemal A (2016) Cancer statistics, 2016. CA Cancer J Clin 66:7–30. https://doi.org/10.3322/caac.21332. PMID: 26742998

Siegel DA, Wilson R, Wilkinson EJ et al (2017) Evaluation of the vulvar cancer histology code reported by central cancer registries: importance in epidemiology. Arch Pathol Lab Med 141(1):139–143. https://doi.org/10.5858/arpa.2015-0422-OA

Singh N, Leen SL, Han G et al (2015) Expanding the morphologic spectrum of differentiated VIN (dVIN) through detailed mapping of cases with p53 loss. Am J Surg Pathol 39(1):52–60. https://doi.org/10.1097/PAS.0000000000000291. PMID: 25025443

Smoller BR, Balch C, Baltzer BL et al (2016) College of American pathologists protocol for the examination of specimens from patients with melanoma of the skin. www.CAP.org Skin *Melanoma; Melanoma 3.4.0.0

Spatz A, Zimmermann U, Bachollet B, Pautier P, Michel G, Duvillard P (1998) Malignant blue nevus of the vulva with late ovarian metastasis. Am J Dermatopathol 20(4):408–412

Srodon M, Stoler MH, Baber GB, Kurman RJ (2006) The distribution of low and high risk HPV types in vulvar and vaginal intraepithelial neoplasia (VIN and VaIN). Am J Surg Pathol 30(12):1513–1518

Tcheung WJ, Selim MA, Herndon JE 2nd (2012) Clinicopathologic study of 85 cases of melanoma of the female genitalia. J Am Acad Dermatol 67(4):598–605. https://doi.org/10.1016/j.jaad.2011.11.921. Epub 2012 Jan 13. PMID: 22243767

Te Grootenhuis NC, van der Zee AG, van Doorn HC et al (2016) Sentinel nodes in vulvar cancer: long-term follow-up of the GROningen INternational Study on Sentinel nodes in Vulvar cancer (GROINSS-V) I. Gynecol Oncol 140(1):8–14. https://doi.org/10.1016/j.ygyno.2015.09.077. Epub 2015 Sep 30. PMID: 26428940

Tessier-Cloutier B, Asleh-Aburaya K, Shah V et al (2017) Molecular subtyping of mammary-like adenocarcinoma of the vulva shows molecular similarity to breast carcinomas. Histopathology. https://doi.org/10.1111/his.13239. PMID: 28418164

Tran TA, Carlson JA (2008) Plasmacytoid squamous cell carcinoma of the vulva. Int J Gynecol Pathol 27 (4):601–605. https://doi.org/10.1097/PGP.0b013e318166fd79. PMID: 18753957

Tran TA, Deavers MT, Carlson JA, Malpica A (2015) Collision of ductal carcinoma in situ of anogenital mammary-like glands and vulvar Sarcomatoid squamous cell carcinoma. Int J Gynecol Pathol 34(5):487–494. https://doi.org/10.1097/PGP.0000000000000184. PMID: 26107561

Trimble CL (1996) Melanomas of the vulva and vagina. Oncol (Basel) 10:1017–1023

Trimble CL, Diener-West M, Wilkinson EJ et al (1999) Reproducibility of the histopathological classification of vulvar squamous carcinoma and intraepithelial neoplasia. J Lower Genital Tract Dis 3:98–103

van den Einden LGG, Massuger LFAG, Jonkman JK et al (2015) An alternative way to measure the depth of invasion of vulvar squamous cell carcinoma in relation to prognosis. Mod Path 28:295–301

Van der Putte SCJ (1994) Mammary-like glands of the vulva and their disorders. Int J Gynecol Pathol 13:150–160

van Seters M, van Beurden M, ten Kate FJ et al (2008) Treatment of vulvar intraepithelial neoplasia with topical imiquimod. N Engl J Med 358(14):1465–1473

Verschraegen CF, Benjapibal M, Supakarapongkul W et al (2001) Vulvar melanoma at the M. D. Anderson cancer center: 25 years later. Int J Gynecol Cancer 11(5):359–364

Wang Q, Cracchiolo B, Heller DS (2017) Lymphoma presenting as a mass of the vulva: report of a case of a rare vulvar neoplasm not treated by surgery. J Low Genit Tract Dis. https://doi.org/10.1097/LGT.0000000000000296. PMID: 28166106

Wechter ME, Reynolds RK, Haefner HK et al (2004) Vulvar melanoma: review of diagnosis, staging, and therapy. J Low Genit Tract Dis 8(1):58–69

Wilkinson EJ (1991) Superficially invasive carcinoma of the vulva. Clin Obstet Gynecol 34:651–661

Wilkinson EJ, Brown HM (2002) Vulvar paget disease of urothelial origin: a report of three cases and a proposed classification of vulvar paget disease. Human Pathol 33(5):549–554

Wilkinson EJ, Stone IK (2012) Atlas of vulvar disease, 3rd edn. Wolters Kluwer/Lippincott Williams and Wilkins, Philadelphia

Wilkinson EJ, Friedrich EG Jr, Fu YS (1981) Multicentric nature of vulvar carcinoma in situ. Obstet Gynecol 58:69–74

Wilkinson EJ, Morgan LS, Friedrich EG Jr (1984) Association of Franconi's anemia and squamous-cell carcinoma of the lower female genital tract with condyloma acuminatum. J Reprod Med 29:447–453

Wilkinson EJ, Croker BP, Friedrich EG Jr et al (1988) Two distinct pathologic types of giant cell tumor of the vulva: a report of two cases. J Reprod Med 33:519–522

Wilkinson EJ, Crum CP, Herrington CS et al (2014) Neuroectodermal tumors. In: Kurman RJ, Carcanglu ML, Herrington CS, Young RH (eds) WHO classification of tumours of female reproductive organs (vulva section), 4th edn. IRAC, Lyon, p 242. ISBN 978-92-832-2435-8

Wilkinson EJ, Cox JT, Selim MA, O'Connor DM (2015) Evolution of terminology for human-papillomavirusinfection-related vulvar squamous intraepithelial lesions. J Low Genit Tract Dis 19(1):81–87. PMID: 24832173

Willen R, Bekassy CB et al (1999) Cloacogenic adenocarcinoma of the vulva. Gynecol Oncol 74:298–301

Xing D, Bakhsh S, Melnyk N et al (2016) Frequent NFIB-associated gene rearrangement in adenoid cystic carcinoma of the vulva. Int J Gynecol Pathol. https://doi.org/10.1097/PGP.0000000000000324. Epub 2016 Sep 22. PMID: 27662035

Yang B, Hart WR (2000) Vulvar intraepithelial neoplasia of the simplex (differentiated) type: a clinicopathologic study including analysis of HPV and p53 expression. Am J Surg Pathol 24:429–441

Yoder BJ, Massoll NA, Wilkinson EJ (2006) A proposed classification of invasive patterns in vulvar squamous carcinoma and their influence on the depth of tumor invasion and disease recurrence. Mod Pathol 19(S1): no. 942, 203A

Yoder BJ, Rufforny I, Massoll N, Wilkinson E (2008) Stage IA vulvar squamous cell carcinoma; an analysis of tumor invasive characteristics and risk. Am J Surg Pathol 32(5):765–772

Young RH, Scully RE (1985) Clear cell adenocarcinoma of the bladder and urethra. Am J Surg Pathol 9:816–826

Young RH, Oliva E, Garcia JA et al (1996) Urethral caruncle with atypical stromal cells simulating lymphoma or sarcoma—a distinctive pseudoneoplastic lesion of females. A report of six cases. Am J Surg Pathol 20:1190–1195

Zahrani AA, Abdelsalam M, Fiaar AA et al (2012) Diffuse large B-cell lymphoma transformed from mucosaassociated lymphoid tissue lymphoma arising in a female urethra treated with rituximab for the first time. Case Rep Oncol 5(2):238–245. https://doi.org/10.1159/000333357. Epub 2012 May 15. PMID: 22679430

Zaidi SN, Conner MG (2001) Primary vulvar adenocarcinoma of cloacogenic origin. South Med J 94(7): 744–746

阴道疾病

第3章

Marisa R. Nucci，Richard J. Zaino，Robert J. Kurman 著；
白瑞珍，尹香利　译

内容

阴道如其他腔道器官一样，是体外环境到体内环境的过渡，是抵御多种微生物感染的天然屏障。因此，阴道易发生多种感染（包括性传播疾病和非性传播疾病），它们也是阴道的主要病变。阴道肿瘤相对少见，这多少有点出乎意料，因为感染（如 HPV 感染）与外阴癌及子宫颈癌的发生密切相关。

己烯雌酚（diethylstilbestrol，DES）对阴道发育具有重要作用，子宫内接触 DES 的病理改变将在本章发育异常及恶性肿瘤部分介绍。过去曾对有早孕流产病史的女性使用 DES 治疗，但产生了完全出乎意料的严重后果，这促使研究者们进行了一系列深入研究，从而揭示了阴道胚胎学、解剖学、生理学及肿瘤形成之间的相互关系。然而，敏锐的读者将会注意到，其他许多阴道疾病的发病机制尚未明确，依然处于未知的状态。

3.1　胚胎发育

母体妊娠第 37 天左右，米勒管出现，其为中肾嵴内体腔上皮形成的漏斗形腔道（Cunha 1975）。米勒管向尾端成对生长，延伸到尿生殖窦的后壁。妊娠第 54 天，其尾部融合，形成直的子宫阴道管，内衬单层柱状上皮。子宫阴道管继续向尾端延长直到妊娠第 66 天左右。此后不久，米勒管尾端到子宫颈外口的上皮变为复层鳞状上皮，这部分鳞状上皮来自尿生殖窦鳞状细胞的迁移，而不是米勒管本身柱状上皮的鳞状化生（Robboy et al. 1982a）。复层鳞状上皮的不断生长分层逐渐封闭了大部分的米勒管末端，形成实性的阴道板。妊娠第 16 周，阴道及子宫颈阴道部鳞状上皮开始糖原化、增厚并变得成熟。接着，上皮的剥脱使阴道板出现管道。妊娠第 18~20 周，阴道发育基本完成。如前所述，上皮下间质从子宫颈向外阴呈带状延伸，但阴道间质在诱导黏膜改变中的作用还不清楚（Cunha 1975；Roberts et al. 1988）。

　　过去，我们对阴道胚胎学的认识来自传统的胎儿解剖。最近，通过对人类（宫内接触 DES、阴道横隔及部分阴道发育不全）和小鼠（睾丸女性化综合征、阴道下部发育不全）的自然发育实验（Cunha 1975）以及人胚胎移植到裸鼠的实验（Cunha et al. 1987），研究人员深入、细致地研究了阴道发育异常。这些研究再次证实了阴道的胚胎发育是双重起源，如果没有来自尿生殖窦的鳞状上皮迁移，米勒管本身的柱状上皮就会被保留下来。

3.2　解剖学

　　阴道位于骨盆中央，部分折叠，呈管状结构，连接外阴前庭和子宫颈。阴道位于膀胱后方和直肠前方，阴道轴与子宫轴之间的夹角大于 90°（图 3.1）。成年女性的阴道长约 9 cm，其直径和长度与性行为或性交困难的症状无关（Weber et al. 1995）。除了包绕子宫颈的阴道上端（近侧端），阴道前壁和后壁常处于相接触的状态。阴道壁和子宫颈之间形成穹隆样的凹陷，称作阴道穹隆，是后壁的最深处。与松弛的前壁和后壁相比，侧壁相对紧致，所以阴道腔被一定程度地压缩，横断面呈

"H"形。

　　阴道前邻子宫颈、膀胱底和尿道。尿道近端 1/3 与阴道之间由疏松结缔组织分隔，结缔组织进入阴道壁远端，其筋膜融合后形成一层致密层。阴道后壁的上 1/4 外覆腹膜，形成直肠子宫陷凹（或称 Douglas 窝）的前部。直肠阴道隔将阴道中部 1/2 的外膜与直肠相连接，而会阴体、肛门直肠括约肌将阴道剩余的远侧部与肛管分隔。两侧输尿管走行于侧穹隆的上方，并与上面的子宫动静脉交叉。肛提肌和球海绵体肌围绕阴道远端，阴道最终开口于阴道前庭（图 3.2）。

　　阴道的血供主要来源于髂内动脉的分支，包括子宫动脉、阴道动脉、直肠中动脉及阴部内动脉。广泛的血管吻合提供了备用血流通路，最大限度地减少了缺血性损害的可能。阴道周围复杂的静脉网形成子宫–会阴–直肠静脉丛，最后汇入髂内静脉。

　　阴道的淋巴引流复杂而多变。阴道前侧近端及阴道穹隆的淋巴液与子宫颈来源的淋巴液一起汇入髂内淋巴结。阴道后部的淋巴液汇入臀下、骶部及肛门直肠的淋巴结，阴道远端的淋巴液与外阴一样汇入股淋巴结。值得注意的是，由于存在广泛的吻合通道，任何盆腔、肛门直肠或股淋巴结都可能参

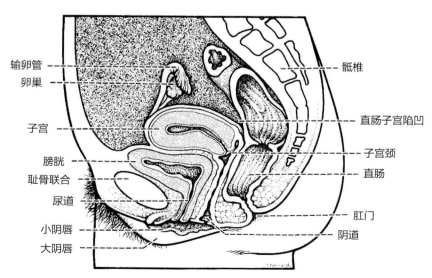

图 3.1　女性骨盆的正中矢状断面

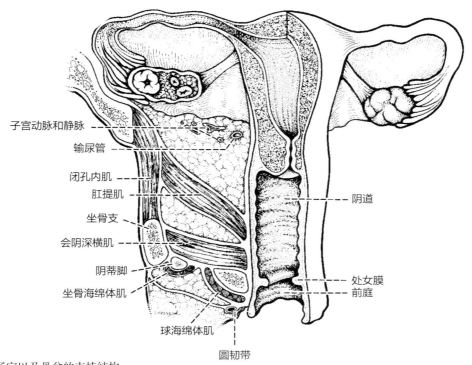

图 3.2　阴道、子宫以及骨盆的支持结构

与阴道任何部分的淋巴引流。

　　阴道的神经支配主要来自自主神经系统的上腹下丛。此神经丛发出分支后联合第 2 到第 5 骶神经的分支形成盆腔神经丛。

3.3　组织学与生理学

　　阴道壁分为 3 层：黏膜层、肌层及外膜（图 3.3）（Robboy et al. 1992）。阴道黏膜层呈杂乱的横向皱褶，厚约 25 mm（图 3.4）。皱褶的厚度与部位和激素水平相关。黏膜被覆复层鳞状上皮，正常情况下上皮细胞含糖原，呈非角化型。对上皮人为分层有助于认识细胞涂片中各种形态的鳞状上皮细胞（图 3.5）。基底层由单层柱状细胞构成，细胞轴垂直于基底膜。核为卵圆形，染色质均匀深染，胞质相对较少，核质比高。副基底层为 2~5 层立方形细胞，核圆、居中，染色质均匀深染。核分裂象通常局限于基底层及副基底层。中层的细胞厚度不一。该层细胞稍显扁平，胞质含量中等，核呈卵

圆形，染色质细而松散。细胞核和细胞质的长轴与基底膜平行。上皮表层的厚度也变化不一。细胞核固缩，小而圆，染色质深染；胞质丰富，细胞极性与中层细胞相似。表层细胞的三维结构呈高度摊薄的盘状，因此横断面的形态为扁平状。

　　中层和表层细胞内有含量不等的糖原。糖原先在中层细胞的核周积聚，形成核周透明区。这种表现可能与挖空细胞的核周空晕相混淆。挖空细胞位于上皮浅表 1/3 处，其核膜不规则，而有核周透明区的正常细胞位于表皮中层，有助于鉴别。大约 3% 的女性表皮基底层有黑色素细胞，是正常成分。

　　黏膜固有层位于鳞状上皮下，由疏松的纤维血管间质组成，含有弹性纤维和神经。间质从子宫颈延伸到外阴，含有非典型多角形或星状间质细胞，胞质淡染（图 3.6）（Elliott et al. 1973）。部分细胞可见多核或分叶状核（图 3.7）。肌层为内环、外纵、界限不清的平滑肌，现有文献对其描述得不充分。一部分外纵肌穿过骨盆侧壁形成主韧带下部，

a

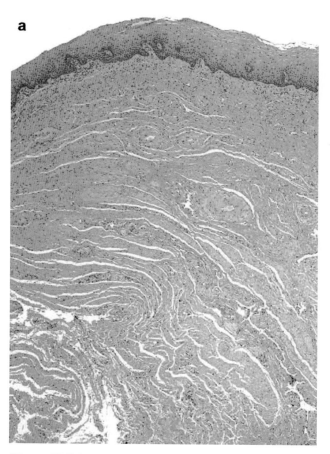

b

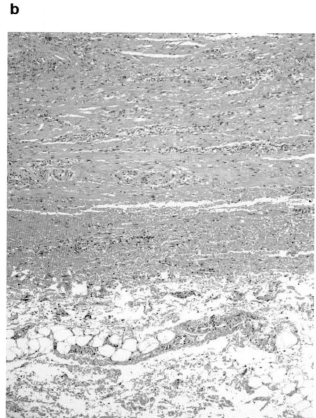

图 3.3　阴道壁。a. 阴道肌层由杂乱的、大小不同的平滑肌束构成；b. 外膜由含有大量血管和神经的脂肪组织构成

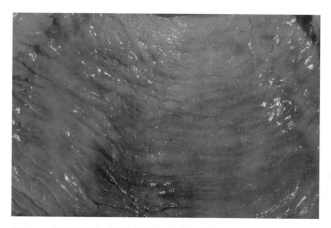

图 3.4　阴道黏膜。阴道黏膜由杂乱的横向皱褶构成

而球海绵体肌纤维则形成阴道远端括约肌。外膜由一薄层致密的结缔组织组成，与骨盆周围的疏松结缔组织融合，内含淋巴丛、静脉丛和神经束。

　　阴道鳞状细胞核内包含类固醇激素受体，故阴道是性激素的靶器官。上皮的厚度和成熟度与月经周期有关。很少进行阴道活检，常做阴道细胞学检查，后者对认识阴道的正常和异常成熟有极大帮助。在子宫内膜增生期，阴道上皮在雌激素的刺激下逐渐增生并充分成熟。在分泌期，阴道上皮在孕激素的作用下，中层细胞停止发育成熟，上皮变薄。糖原在整个月经周期的中层和表层细胞中均可见，在妊娠时尤其明显。产后女性，尤其是哺乳期女性，可出现短暂的阴道萎缩（Wisniewski et al. 1991）。绝经后，阴道上皮逐渐变薄，首先是表层细胞消失，接着是中层细胞消失，以至于绝经后女性的黏膜只有 6~8 层副基底层细胞（图 3.8）。所以，正常的绝经后萎缩的细胞形态可能与高级别上皮内病变混淆，要仔细识别核异常的其他特征。由于新生儿在子宫内接触母体激素，其阴道上皮会出现完全成熟的形态，大约在出生后 4 周内快速退化萎缩。月经初潮后，阴道上皮逐渐成熟。如果绝

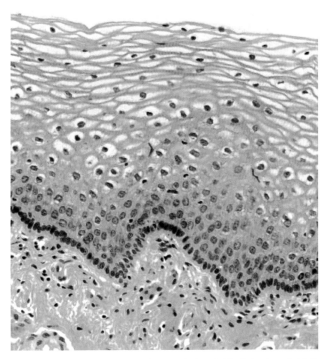

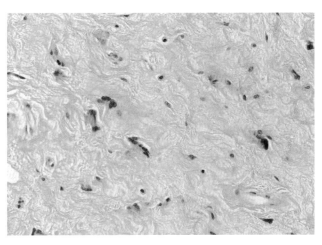

图 3.7　固有层的多核间质细胞。黏膜固有层的表浅部分，星形或梭形细胞间常夹杂着散在的奇异形、小花状的多核细胞。这些细胞可能是阴道纤维上皮性（中胚层）间质息肉的奇异形细胞的来源

图 3.5　成熟的阴道鳞状上皮。上皮由一层基底细胞、几层副基底细胞和多层中层及表层细胞构成，中层及表层细胞内有逐渐积聚的糖原

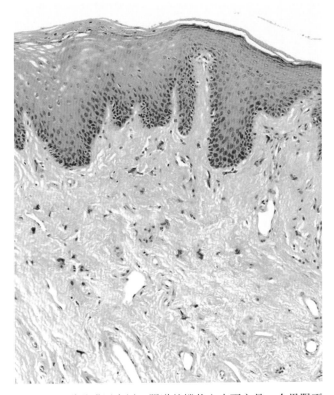

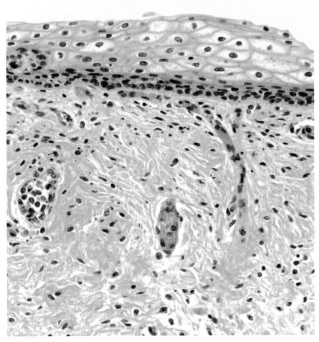

图 3.8　阴道萎缩。上皮变薄，仅有几层副基底层细胞和基底层细胞

图 3.6　阴道黏膜固有层。阴道的鳞状上皮下方是一个界限不清的区域，由体积较大的星状或梭形间质细胞构成。这一区域从子宫颈不规则地延伸到外阴

经后女性的阴道上皮接触雌激素，其成熟度与育龄期女性增生期的阴道上皮相似。有趣的是，一项研究发现，有月经周期的女性和绝经后女性的阴道鳞状上皮从祖细胞到脱落的转变时间都是 5 天左右

（Averette et al. 1970）。

对性交或者分娩时阴道功能的研究很少（Masters 1960）。在性反应早期，阴道近端 2/3 膨胀并延长，随后远端 1/3 收缩。据推测，肛提肌前部和耻尾肌具有性高潮功能（Masters 1960；Senekjian et al. 1986）。功能 MRI 证实在阴道高潮时，迷走神经可能是神经冲动传导的一级或二级通路（Komisaruk et al. 2005）。目前，对性唤起时阴道液的来源还有争议。正常情况下，阴道无腺体，阴道液的可能来源包括皮脂腺、汗腺、前庭大腺、尿道旁腺和子宫颈管腺体。性唤起时细小的液滴散布于阴道皱襞，然后快速聚集（Masters 1960）。有研究者认为，该液体是静脉丛血管收缩而产生的漏出液（Masters 1960）。这些液体通常呈酸性，pH 值为 4.6 左右，性反应时其 pH 值升高。阴道液含有各种酶、酶抑制剂和免疫球蛋白，可使凝集的精液液化，有助于精子获能，还具有抗菌活性。在增生晚期，免疫球蛋白 A 分泌最多（Hill 1984），但其意义还不清楚。在妊娠期和产后即刻，黏膜固有层出现水肿、血管阻塞和胶原丢失，有利于提高分娩时阴道组织的弹性。

3.4   发育异常

3.4.1   子宫内接触己烯雌酚的相关疾病

己烯雌酚（DES）及其相关药物己烷雌酚、己二烯雌酚都是人工合成的。在 20 世纪 40—60 年代，这些非类固醇类雌激素常用于治疗有早期流产高危风险的妊娠女性。据估计有 500 万~1000 万美国女性在妊娠时使用过 DES 或在子宫内（胎儿期）接触了该药（Giusti et al. 1995）。1971 年，人们发现年轻女性阴道罕见的透明细胞腺癌与子宫内接触这些药物相关（Herbst et al. 1971）。随后，研究人员又发现使用过 DES 的女性的女儿的生殖道发生了一些非肿瘤性改变，如腺病、子宫颈外翻、

各种类型的子宫颈阴道嵴以及子宫体和输卵管的结构异常。很快，DES 被禁止应用于妊娠女性。

3.4.1.1   阴道和子宫颈大体结构的改变

将近 1/5 的接触过 DES 的女性出现子宫颈或阴道大体结构的改变（Herbst et al. 1975）。描述性用语有鸡冠样（或者头巾状）、衣领样（缘状）、假息肉样、山脊状。假息肉是以子宫颈阴道部的中央为圆心，外围子宫颈组织形成的同心圆形环状带，大体形态为突起的子宫颈息肉。假息肉的中心可见子宫颈外口，可据此与真性息肉相鉴别。还可出现子宫颈发育不良、阴道穹隆消失或形成阴道横隔。阴道横隔由纤维结缔组织构成，被覆鳞状上皮（图 3.9）。阴道结构异常的自然发育史还不清楚，随着年龄的增长，有些隔膜可能会在子宫颈阴道发育重塑的过程中消失。

3.4.1.2   阴道上皮的改变：腺病和鳞状上皮化生

阴道上皮改变（阴道腺病和鳞状上皮化生）常见于接触过 DES 的女性。在使用 DES 以前，临床上阴道腺病偶见于 30~40 岁的女性，患者常主诉阴道黏液过多。在过去的 10 年中，统计数据再次变化，DES 接触导致的腺病已很少见，但有极少数报道显示，伴阴道非典型病变的成年女性局部使用氟尿嘧啶（5-FU）治疗后可发生获得性阴道腺病（Dungar et al. 1995；Goodman et al. 1991）。临床上，如果阴道黏膜呈红色细颗粒状斑点或斑块（图 3.9），并且碘不着色，应该怀疑腺病。阴道镜下，腺病表现为腺性上皮或化生上皮取代了阴道黏膜的固有鳞状上皮。

在有 DES 接触史的女性中，阴道上 1/3 发生的腺病占 34%，发生于阴道中 1/3 者占 10%，发生于阴道下 1/3 者占 2%。类似于正常子宫颈管黏膜的黏液柱状上皮是最常见的腺病腺上皮（占阴道腺病活检标本的 62%）（图 3.10）（Robboy et al. 1979）。输卵管子宫内膜型腺病中有深染和淡染的

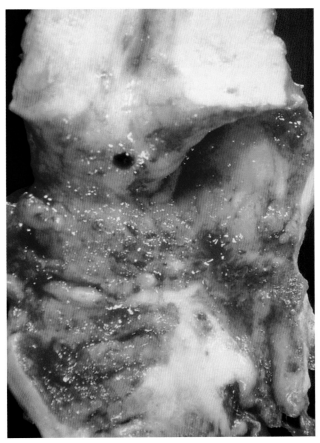

图 3.9 子宫内接触 DES 的女性发生的腺病。本图上半部分可见子宫颈的结节状畸形和隔膜。腺病表现为大片黏膜被质脆的红色细颗粒状上皮所取代

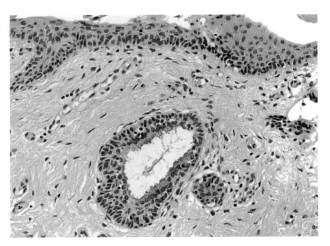

图 3.10 腺病。黏膜固有层内的腺体被覆分泌黏液的柱状上皮并显示早期鳞状上皮化生

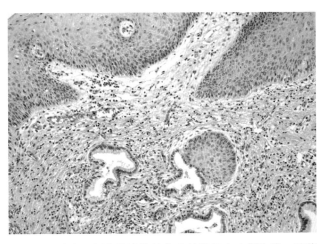

图 3.11 腺病。部分黏液腺被化生的鳞状上皮所取代。随着年龄的增长，成熟的鳞状上皮化生掩盖了腺病的所有表现

细胞，细胞常见纤毛，类似于输卵管和子宫内膜的上皮细胞，这种类型的腺病见于腺病活检标本的21%。黏液柱状细胞或输卵管子宫膜型细胞构成的腺体通常位于固有层，不见于阴道表面。在大多数活检标本中，化生的鳞状细胞在一定程度上取代了腺病病变（图 3.11），这是腺病消退的方式。储备细胞增生促进了鳞状细胞化生从不成熟到成熟的演变，残留的细胞内黏液池和液滴成为腺病退化后的遗迹。化生的鳞状上皮糖原化后最终成熟，使其与正常鳞状上皮难以区分。

3.4.1.3 阴道腺病和子宫颈外翻的胚胎学基础

对 DES 相关改变的认知以及实验研究使研究者深刻理解了正常下生殖道的发育和子宫内接触

DES 的影响（Robboy 1983）。简单来说，尿生殖窦的胚胎性鳞状上皮向上延伸到阴道、外子宫颈及子宫颈鳞柱交界处，取代了被覆这些器官的米勒管原始柱状上皮（Fritsch et al. 2013）。实验研究发现，DES 对 p63 的抑制可能改变了尿生殖窦和米勒管上皮的分化，导致腺病（Kurita et al. 2005；Laronda et al. 2012）。阴道壁的间质（与子宫体和输卵管一样）诱导子宫内膜型上皮的生长，而子宫颈管的浅表间质诱导黏液柱状上皮的生长。接触 DES 的胎儿的子宫壁间质成分不能正常地分化为外层的平滑肌和内层的子宫内膜间质（Robboy et al. 1982a）。最近的研究发现，DES 通过抑制 BMP4/activin A 调节阴道细胞的发育进程而导致腺病（Laronda et al. 2013）。

阴道腺病并非只发生于出生前接触 DES 的女性，据报道，该病也可发生在 2%~10% 的无 DES 接触史的女性，她们不存在已知的危险因素（Chattopadhyay et al. 2001；Ragnarsson-Olding et al. 1993）。局部使用氟尿嘧啶治疗鳞状上皮非典型增生的女性可能会发生腺病（Georgiev et al. 2006），但药物诱导腺体化生的机制还不清楚。

3.4.2　处女膜闭锁

处女膜闭锁是最常见的有临床意义的阴道先天性异常。据报道，其发病率约为 1/2000。如果初生的婴儿分泌浓稠的黏液而使阴道扩张，则提示有处女膜闭锁，但该病变通常直到患者青春期时出现腹痛或月经潴留才被发现（Polasek et al. 1995）。如果不立刻进行治疗，该病会因经血逆流形成子宫内膜异位症和盆腔粘连，从而导致不孕（Wheelock et al. 1985）。一般采取手术治疗，行处女膜中央切开或局部切除术（Acar et al. 2007）。尚无关于该病的详细病理学描述。

3.4.3　阴道发育不全

完全性阴道发育不全相对少见，女婴的发病率约为 1/5000（Droegemueller et al. 1987；Fujimoto et al. 1997；Van Lingen et al. 1998），通常因患者被诊断为原发性闭经而被发现。该病变是尾部米勒管发育和融合不全（米勒管发育不全）而形成的一种孤立性缺陷。除了阴道口可见一短盲袋，患者的外生殖器一般正常（Wheelock et al. 1985）。治疗方法为构建一个人工阴道。虽然阴道发育不全很少有病理学检查的标本，但其通常合并子宫、输卵管缺失（米勒管发育不全或 Mayer-Rokitansky-Küster-Hauser

综合征，后者为原发性闭经的第二常见原因）以及尿道异常（Fliegner 1987；Patnaik et al. 2015）。Mayer-Rokitansky-Küster-Hauser 综合征使人们对胚胎的发育有了深入的了解，证实了胎儿期米勒管的生长和尾部的延长需要完整的中肾管（Ludwig 1998a，1998b）。性腺由于不是米勒管起源，因此通常是正常的。大约 25% 的阴道发育不全的女性有 1 个子宫，患者可有逆行性月经导致的并发症。

3.4.4　阴道横隔

阴道横隔不常见，估计的患病率大约为 1/50 000（Polasek et al. 1995），可以发生于阴道的任何部位，最常见于阴道上中 1/3 交界处。其可能由阴道板不完全迁移或管腔化所致。完全性阴道隔膜患者可出现阻塞性症状，与处女膜闭锁的症状相似；部分性阴道隔膜患者的月经可以流出，但会发生性交疼痛或分娩时的撕裂伤。可以在阴道镜或腹腔镜下手术切除，此种方式的并发症少，长期效果佳（Willams et al. 2014）。隔膜在显微镜下表现为纤维血管间质，两面均被覆上皮。远端表面被覆非角化的复层鳞状上皮，近端表面被覆腺上皮，正如胚胎发育的过程。

3.4.5　其他先天性疾病

完全性双阴道常伴有双子宫颈和双子宫，具有延伸到阴道口的肌性隔膜者少见（Bartlett et al. 1977），无肌层的纵向隔膜更常见，患者常无临床症状。先天性直肠阴道瘘常合并肛门闭锁。肛门开口于阴道尾端后方，邻近阴唇系带。

3.5　感染性炎症性疾病

从出生到月经初潮直至停经，阴道正常菌群不断发生变化。研究虽然早已证实乳杆菌能够分解糖原而形成乳酸，降低阴道内的 pH 值，但这并不能完全解释阴道菌群调节的机制。阴道菌群的生态系统反映了一个由类固醇激素、血管分布、阴道酸度以及糖原之间相互作用构成的微妙平衡，很容易被物理性、化学性或激素性因素所扰乱。1 g 阴道分泌物中有大约 109 种厌氧菌和 108 种兼性细菌，其中乳杆菌最常见（Mårdh 1991）。研究者从来自健康成人的 52 份阴道分泌物样本中发现了 345 种微生物，包括厌氧菌（消化球菌属、拟杆菌属、消化链球菌、乳杆菌属、真杆菌属）和需氧菌（表皮葡萄球菌、棒状杆菌属、乳杆菌属）等（Bartlett et al. 1977）。在月经来潮前 1 周，需氧菌的比例降低约 100 倍。在妊娠期，乳杆菌和酵母菌较多，厌氧菌较少（Lindner et al. 1978）。分娩后第 3 天，厌氧菌的数量陡增。绝经后女性的厌氧菌比例相对较高，使用雌激素的女性其阴道中重新出现了更多的乳杆菌（Larsen et al. 1980）。有时与阴道炎有关的微生物可寄居在健康或无症状女性的阴道内。

3.5.1　阴道炎

阴道炎是妇科患者最常见的就诊原因之一，在美国，每年就诊人次超过 1000 万（Kent 1991）。实际上，所有主要类型的微生物都可能异常群集或导致侵袭性感染，这些微生物包括病毒、细菌、真菌及寄生虫（Friedrich 1985）。很难确定引起阴道炎的最常见微生物，各种微生物感染的发生率随着年龄、性行为及微生物检测方法的不同而变化（Sobel 1990）。目前，超过 20 种细菌、病毒及原虫感染被认为是性传播疾病（STD）（表 3.1）。由于人们对性传播疾病经常会产生强烈的情感反应，所以千万要记住有时性传播疾病与非性传播疾病的界定是有主观性的。许多病原体通过紧密接触黏膜或分泌物传播，其生存需求各不相同。

临床上通常根据出现阴道排液而诊断阴道炎，但是仅仅根据阴道排液来诊断可能造成过度诊断，

表 3.1　通过性传播的病原体

细菌
淋病奈瑟菌
沙眼衣原体
人型支原体
解脲脲原体
梅毒螺旋体
阴道加德纳菌
杜克雷嗜血杆菌
志贺菌属
弯曲菌属
B 族链球菌
真菌
白色念珠菌
病毒
单纯疱疹病毒
乙肝病毒
巨细胞病毒
人乳头瘤病毒
传染性软疣病毒
原虫
阴道毛滴虫
溶组织内阿米巴
蓝氏贾第鞭毛虫
皮外寄生虫
虱
疥螨

因为阴道液体的产生是生理性的，它是由阴道壁漏出液、子宫及子宫颈分泌物、片状脱落的上皮细胞、细菌及细菌产物组成的。尤其在月经中期特别明显，子宫颈黏液量多，呈水样，通常被误称为"阴道排液"。其他相对非特异性的诊断标准包括主观地评估阴道排液的颜色、气味、量和质地。与阴道炎的排液相比，正常阴道分泌物呈絮状而不是均质状，既无臭味，也无瘙痒症状。虽然准确诊断阴道炎并不需要活检，但有些病原体感染会引起特异性的组织反应，病理医师必须熟悉这些组织反应。

3.5.2　念珠菌感染

念珠菌也许是女性生殖道最常见的潜在的或活

跃的病原体。大约 20% 的无症状健康女性的阴道中可分离出念珠菌，大约 70% 的女性在其一生中有时会有念珠菌感染的症状（Sobel et al. 1995）。健康人的结肠中可见白色念珠菌，阴道通常因受到污染的会阴而感染念珠菌（Sobel et al. 1995）。有意思的是，病原体污染浴缸或马桶并不是常见的传染方式（Andrew et al. 1975）。部分患者通过口 – 生殖器或阴茎 – 生殖器（可能性较小）的性传播方式感染病原体（Chapman et al. 1984）。促发有症状感染的风险因素包括妊娠、口服避孕药、抗菌治疗、糖尿病和使用抗生素。阴道菌群的改变可能引起念珠菌感染。

阴道念珠菌感染的典型症状是外阴瘙痒，常伴白色细颗粒状阴道排出物。擦除阴道表面黏附的颗粒状假膜碎屑，黏膜呈红色，见浅表糜烂。

将阴道排出物悬浮在生理盐水或氢氧化钾溶液中，显微镜下若见芽生孢子和假菌丝，基本上可以快速诊断。遗憾的是这种湿法检测的敏感度仅为 65%（Merkus et al. 1985），形态学表现也不特异。一项研究表明，巴氏染色涂片可检测出 46% 的感染患者，而湿法检出率为 85%，培养法的检出率为 94%（McLennan et al. 1972）。在实际工作中，检测者的经验是准确识别病原体的关键。确切诊断真菌感染一般需要培养或 PCR（Mardh et al. 2003）。

很少有患者需要进行活检，活检标本可见间质血管增生，以单核细胞为主的炎性浸润伴被覆上皮内的中性粒细胞浸润（图 3.12）（Kaufman 1980）。镜下一般不能识别念珠菌，除非分泌物仍有黏附性，此时可见酵母或假菌丝缠绕在脱落的鳞状细胞之间（图 3.13）（Bennett et al. 1941）。过去 20 年的一线治疗方法为局部使用咪唑类衍生物，疗程为 5~7 天；后来发现，单剂量应用苯三唑类药物可取得相同的疗效（Sobel et al. 1995）。复发感染较常见，可能是因为耐药或相同菌株的内源性再次感染（Vazquez et al. 1994）。近年来，使用四唑类抗真菌药治疗复发性外阴、阴道念珠菌病的效果较好，而

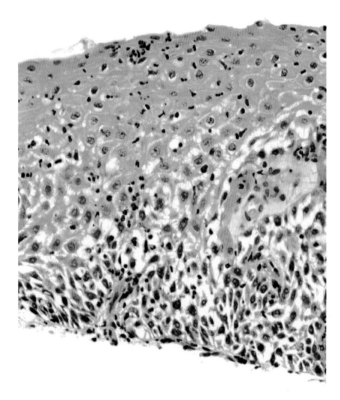

图 3.12　念珠菌或毛滴虫引起的阴道炎。两种病原体引起的阴道炎的组织学改变相似，间质内可见不同程度的单个核炎症细胞浸润，上皮内见中性粒细胞浸润

且安全（Brand et al. 2018）。

除了白色念珠菌以外，10%~20% 的真菌性阴道炎的病原体是其他念珠菌属（Richart 1986；Sobel et al. 1995），热带念珠菌及光滑念珠菌感染有较高的复发率（Richart 1986）。光滑念珠菌感染的症状比白色念珠菌的症状轻（Boquet-Jiménez et al. 1978）。但有报道，光滑念珠菌可引起严重的溃疡型阴道炎，病变形态类似于恶性肿瘤（Clark et al. 1978）。大多数念珠菌的镜下形态相似，但光滑念珠菌只产生酵母（芽生孢子），这种酵母比白色念珠菌的酵母小（Boquet-Jiménez et al. 1978）。

3.5.3　细菌性阴道病

已知毛滴虫、念珠菌等病原体可引起阴道炎。然而，有相当数量的女性有大量的阴道排液或瘙痒

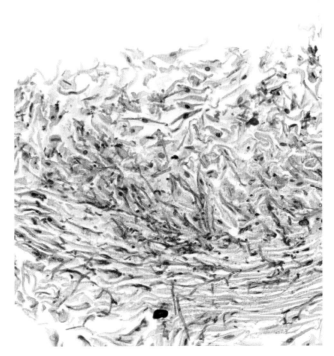

图 3.13　念珠菌性阴道炎。酵母和假菌丝缠绕在片状脱落的表浅鳞状细胞之间。念珠菌通常在阴道活检标本中不能被识别，除非脱落的细胞仍然黏附在完整的黏膜表面（PAS 染色）

症状却找不到病原体。过去，将这种情况称作非特异性阴道炎，但由于缺乏典型炎症的证据，现在倾向称之为细菌性阴道病（Mårdh 1991）。从阴道病女性阴道中分离出的加德纳菌为革兰阴性菌，其在阴道炎女性中的检出率比在无症状女性中高，所以被认为是非特异性阴道炎的病原体（Gardner 1980）。然而，更多的研究质疑这个观点，因为研究发现有时在无阴道排液的健康女性中该病原体和线索细胞的检出率与阴道炎患者相似（Spiegel et al. 1980）。目前的研究认为，细菌性阴道病并不是单一病原体感染，而是由多种寄生细菌过度生长所致，这些细菌包括加德纳菌和厌氧菌，厌氧菌过度生长并替代了阴道内的正常菌群（乳杆菌）（Pheifer et al. 1978；Thomason et al. 1990；Vontver et al. 1981）。女性感染的菌种不仅包括大量阴道加德纳菌，而且还有丰富的二路普雷沃菌、人型支原体、羞怯动

弯杆菌、短小动弯杆菌（Thorsen et al. 1998）。在动物模型中，单独接种加德纳菌或动弯杆菌不能致病，但联合接种可以导致临床疾病（Mårdh et al. 1984）。流行病学数据显示，在未婚时拥有多个性伴侣、较早拥有性经历、从事性工作或者定期冲洗阴道的女性容易患细菌性阴道病（Bautista et al. 2016）。估计 20%~30% 的女性性传播疾病患者有细菌性阴道病（Bautista et al. 2016）。留置左炔诺孕酮缓释宫内节育器也可能提高细菌性阴道病的发病率（Donders et al. 2018）。以下 4 个标准中如果符合 3 个，可以诊断细菌性阴道病：①阴道排液均质、稀薄、有臭味；②阴道 pH 值为 4.5；③查见阴道上皮细胞黏附许多细菌（即线索细胞）（图 3.14）；④阴道分泌物碱性化，有腥臭味（Amsel et al. 1983；Davis et al. 1997；Schwebke et al. 1996）。联合使用印片（或涂片）以及细菌培养方法，在显微镜下找到革兰阴性菌、革兰染色不定菌和线索细胞，排除其他病原体，通常可以做出诊断（Thomason et al. 1992）。在子宫颈阴道细胞学标本中检查鳞状上皮是否被大量球杆菌覆盖可作为细菌性阴道病的筛查方法，这种方法具有中度敏感度和高度特异性（Davis et al. 1997；Giacomini et al. 1998）。尚无关于

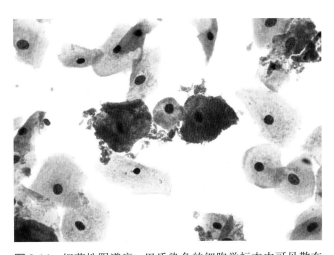

图 3.14　细菌性阴道病。巴氏染色的细胞学标本中可见散在的中层鳞状细胞，其中两个细胞被大量微小的球菌覆盖（线索细胞）。该形态符合细菌性阴道病的 4 个诊断标准之一

其特异性的组织学特征方面的描述。

局部应用醋酸、雌激素或发酵牛奶产物以恢复局部环境是无效的。使用甲硝唑或阴道内使用林可霉素可以使大多数女性达到临床治愈的效果，这进一步支持了厌氧菌和加德纳菌属协同作用导致细菌性阴道病的观点（Spiegel et al. 1980）。该病的具体发病原因还不清楚，但大多由性传播引起（Larsson et al. 1991；Nilsson et al. 1997）。以前认为细菌性阴道病并不能合并其他疾病，但近年的研究认为它能使上生殖道感染（包括输卵管炎和子宫内膜炎）风险增加 3~15 倍（Hillier et al. 1996；Korn et al. 1995；Peipert et al. 1997；Sweet 1995）。此外，对无症状的子宫内膜炎或有症状的输卵管炎女性的子宫内膜和输卵管进行的厌氧菌培养证实，上生殖道感染与细菌性阴道病有关（Korn et al. 1995；Soper et al. 1994）。妊娠期间的细菌性阴道病可显著提高早产率和绒毛膜羊膜炎的发生率（Holst et al. 1994；McGregor et al. 1994；Newton et al. 1997；Soper et al. 1994）。最近一项研究表明，加德纳菌阴道炎小鼠的子宫颈和阴道内的菌落诱导了免疫反应，提示细菌在子宫颈重塑引发早产的过程中作为病原微生物所起的作用（Sierra et al. 2018）。

3.5.4 滴虫性阴道炎

美国每年有超过 250 万女性感染毛滴虫，而全球每年有 1.8 亿女性感染毛滴虫（Thomason et al. 1989）。大约 10% 的女性感染毛滴虫时无症状，她们中大约 50% 的人曾去性病门诊就诊（Sweet et al. 1985a）。美国生育年龄女性的感染率是 3.1%，种族差异明显。非西班牙裔黑种人女性的毛滴虫感染率比非西班牙裔和西班牙裔白种人女性高 10 倍（Sutton et al. 2007）。虽然毛滴虫在自来水、肥皂水或经氯消毒的泳池内可以生存，但其几乎总是经性传播（Zhang 1996）。毛滴虫致病的机制还不清楚，研究发现它可以黏附在阴道壁的鳞状上皮上，但并

不黏附在柱状上皮上（Rein et al. 1990），也不会侵袭鳞状上皮黏膜。毛滴虫是严格的厌氧微生物，感染毛滴虫的阴道通常存在阴道菌群的改变，其中厌氧菌增多（van der Meijden et al. 1988）。虽然性激素对滴虫性阴道炎的作用还不清楚，但一般口服避孕药的女性的感染率较低（Bramley et al. 1979）。

毛滴虫感染后的症状有阴道排液、强烈瘙痒及性交疼痛，月经期症状常加剧。在一项研究中，仅有 17% 的毛滴虫培养呈阳性的女性有瘙痒，而超过 1/3 的患者甚至没有阴道排液（McLellan et al. 1982）。阴道排液常量多、均质、呈黄绿色到灰色，有异味。典型表现为阴道黏膜呈红斑状，可见点状出血，尤其多见于子宫颈黏膜，因此称为草莓子宫颈。

镜下见生理盐水标本中有活动的毛滴虫，伴大量的中性粒细胞，以此诊断。病原体呈卵圆形，直径为 10~20 mm，有极性鞭毛。鞭毛和波浪形膜带动了一种急剧摇摆样的主动运动。如果在悬液中找到运动的病原体再做出诊断，则诊断的特异性接近 100%。在约 70% 的巴氏染色的阴道涂片中也可查到毛滴虫（图 3.15），与悬液诊断的敏感度相似（Lossick et al. 1991）。最近研发的几种分子扩增方法用于检测远端阴道分泌物的毛滴虫感染时，显示出较高的敏感度和特异性（De Meo et al. 1996；Heine et al. 1997；Madico et al. 1998；Witkin et al. 1996）。培养法可以使用，但费用高，无必要。毛滴虫培养呈阳性的女性的阴道活检标本检测不到病原体，但可见不同程度的炎症反应，包括间质血管扩张伴大量浆细胞和淋巴细胞浸润（图 3.12）。子宫颈阴道部及阴道常见棘层水肿（图 3.12）（Kiviat et al. 1990）。鳞状细胞内可见大量中性粒细胞，有时形成上皮内脓肿。上皮棘层不规则肥厚，伴假上皮瘤样增生。溃疡的纤维素性脓性渗出物中有坏死碎片、中性粒细胞和淋巴细胞。甲硝唑治疗有效，当患者的无症状男性伴侣未治疗时，常见复发。令人遗憾的是，甲硝唑耐药的频率在增高（Tobon et al. 1977）。

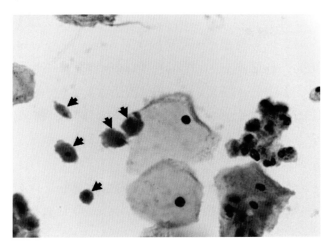

图 3.15 滴虫性阴道炎。阴道分泌物的巴氏染色细胞学标本内可见若干有核的、卵圆形原生生物以及 3 个中层鳞状细胞和炎症细胞

3.5.5 获得性免疫缺陷综合征

美国有超过 100 万人感染 HIV 或罹患获得性免疫缺陷综合征（AIDS）。女性约占新发病例的 1/4，经异性性传播而感染者占所有病例的 28%。AIDS 是 25~44 岁美国女性的第五大死亡原因。AIDS 患者的阴道无大体和组织学的改变。大多数由异性性接触引起的 HIV 感染发生在仅有阴道性行为的女性（Peterman et al. 1988）。男性感染者的精子和无细胞精液中均可检测出 HIV（Lifson 1992）。某些性传播疾病是 HIV 性传播的危险因素，尤其是能够引起阴道黏膜溃疡的性传播疾病，创面有助于 HIV 进入血管，并且具有大量吞噬或结合 HIV 的 CD4[+] 淋巴细胞和巨噬细胞（Clemetson et al. 1993）。据估计，阴道溃疡患者的异性传播 HIV 的危险性是一般人群的 5~10 倍（de Virgiliis et al. 1985）。炎症性或渗出性性传播疾病患者的危险性增加 2~5 倍，原因可能是患者有镜下微小溃疡或阴道排液中 CD4[+] 淋巴细胞增多（Levine et al. 1998；de Virgiliis et al. 1985）。猿猴的实验动物模型已经证实猿免疫缺陷病毒（SIV）位于猿猴阴道的树突状细胞中，表明异性传播 HIV 可以经完整的黏膜发生（Miller et al. 1992）。然而，异性传播

HIV 的具体机制仍然不明确。

3.5.6 B 族链球菌感染

5%~35% 的正常女性阴道中可发现 B 族链球菌（无乳链球菌）（Hoogkamp-Korstanje et al. 1982；Yow et al. 1980）。因此，B 族链球菌被认为是阴道的正常菌群，通常经性接触传播（Hill 1984），但也可能来自下段肠道的上行性感染（Newton et al. 1996）。成年女性的阴道或尿道感染 B 族链球菌时通常很少发病，有时会发生阴道炎（Hill 1984）。阴道感染的组织学改变未曾被报道过。重要的是，该病原体是流产、绒毛膜羊膜炎、胎膜早破、围生期死亡、分娩期和产后菌血症的常见原因（Regan et al. 1996；Sweet 1995）。目前具体原因还不清楚，仅有一小部分感染的母亲和婴儿出现症状（Sweet 1995）。

3.5.7 放线菌感染

放线菌与子宫内放置节育器的女性的上生殖道感染有关，也可以见于约 1/4 的未放置节育器的女性的阴道内。该病原体是口腔和结肠内的正常菌群，阴道内的放线菌可能来自这些部位。阴道异物有助于放线菌过度生长，进而引起阴道炎（Curtis et al. 1981）。巴氏染色涂片和组织切片可以帮助识别放线菌，后者呈浓密的菌团，可见细小的蓝色细丝从中央核心呈放射状发出（图 3.16）。

3.5.8 软化斑和黄色肉芽肿样假瘤

阴道软化斑和黄色肉芽肿样假瘤是密切相关的病变，病原菌为革兰阴性杆菌，常常是大肠埃希菌感染所致（Lin et al. 1979；Strate et al. 1983）。典型病变为阴道黏膜的黄色息肉状结节，有时伴阴道排液。

显微镜下表现与其他部位的病变一致，表现为

图 3.16　放线菌。巴氏染色的细胞学涂片中，可见浓密的菌团、细小的蓝色菌丝从中央核心呈放射状发出

大量的组织细胞、散在的浆细胞和淋巴细胞，组织细胞的胞质丰富，呈颗粒状或淡染泡沫样（von Hansemann 细胞）。某些病例的细胞内和细胞外可见同心圆层状嗜碱性团块（Michaelis-Gutmann 小体）。如果临床怀疑肿瘤，病理医师常被误导，将此病变诊断为罕见的肿瘤，如粒层细胞瘤，因此要细心观察并考虑到该病变。革兰染色、银染色或电镜下发现大量的革兰阴性棒状细菌可以确诊。

3.5.9　结核

　　生殖道结核在美国已不常见，但在第三世界国家还是重要的疾病。仅 1% 的生殖道结核累及阴道，表现为局部溃疡（Nogales-Ortiz et al. 1979）。典型的镜下表现为溃烂的上皮下见到含有 Langhans 巨细胞的坏死性肉芽肿（Coetzee 1972）。

3.5.10　气肿性阴道炎

　　气肿性阴道炎很罕见（大约有 200 例病例报道），以阴道黏膜多个不连续的含气囊腔为特征。大多数患者的症状为阴道排液，在性交时囊肿破裂可发出爆裂的声音。该病明显的症状和体征引起了研究者们的研究兴趣，这与该病的发病率或重

要性并不相称。有证据表明，在宿主免疫功能不全时，该病变是普通感染的少见表现（Josey et al. 1990；Tjugum et al. 1986）。致病因素非单一病原体，但滴虫性阴道炎和加德纳菌阴道炎与该病相关（Gardner et al. 1964）。对病变的化学分析发现其内含有多种气体，包括氨气、硫化氢、氮气、氧气、碳酸及三甲胺。

　　显微镜下特征多样，间质内可见囊腔，内衬多核巨细胞或鳞状细胞或两者均有，可见散在的慢性炎症细胞（Gardner et al. 1964；Kramer et al. 1987）。细菌或原虫产生的气体可能穿过黏膜通道进入间质，但具体的发病机制还不清楚（Gardner et al. 1964）。

3.5.11　细菌性阴道炎的特殊类型

　　偶尔，阴道炎可能由其他部位的常见致病菌引起。已经发现志贺菌性外阴阴道炎是儿童慢性脓血性阴道排液的主要原因，与肠道感染无关（Davis 1975；Rajkumar et al. 1979）。流感嗜血杆菌、白喉棒状杆菌及脑膜炎奈瑟菌也是引起儿童阴道炎的少见原因，组织学改变未见报道（Charles et al. 1978；Fallon et al. 1974；Farrand 1971；Sunderland et al. 1972）。几十年前文献报道称有患者全身性使用抗生素治疗后发生了阴道葡萄球菌感染，这是由于扰乱了阴道本身的正常菌群（Lang et al. 1958）（见"3.5.13　中毒性休克综合征"）。

3.5.12　寄生虫性阴道炎

　　目前，美国的阴道寄生虫感染很少见，但由于跨国旅游，将来该病可能会更常见。溶组织内阿米巴感染是墨西哥、南非及印度的地方病，它引起的阴道阿米巴病在当地已有报道（Heinz 1973；Hingorani et al. 1964；Munguia et al. 1966；van den Broek et al. 1996）。大多数患者有血性阴道排液症

状。病变的大体形态与癌相似，为一个或多个溃疡性坏死增生灶，一般累及子宫颈和阴道。显微镜下显示病变的上皮形成溃疡，并被纤维脓性渗出物取代，渗出物中包含直径为 15~60 μm 的滋养体。在细胞学标本上它们似乎比组织细胞大，与副基底层细胞的大小接近。PAS 染色或酸性磷酸酶染色呈阳性者更支持该诊断。

蛲虫卵或鞭虫卵通常见于阴道被偶然污染后，与这些虫体的肠道感染有关（de Mundi et al. 1978）。曼氏血吸虫和埃及血吸虫的虫体及虫卵曾在盆腔组织（包括阴道内）中被发现，推测与直肠肛门静脉和下腹部静脉的吻合有关（Gelfand et al. 1972）。它们可引起宿主强烈的炎症反应，最终导致致密的纤维化。

3.5.13　中毒性休克综合征

一般特征

1978 年，Todd 等人发现了一种急性的潜在致命的疾病，以发热、低血压、头痛、视物模糊、皮疹、呕吐、腹泻和少尿为特点。该病与葡萄球菌感染有关，由葡萄球菌产生的一种独特的表皮毒素所致，因此被命名为中毒性休克综合征（TSS）（Todd et al. 1978）。1980 年，超过 98% 的病例与月经期使用卫生棉条有关（Friedell et al. 1986）。每年每 10 万行经女性中有 6 人患该病。虽然金黄色葡萄球菌很少寄居在正常阴道内，但可见于 75% 的 TSS 女性（Davis et al. 1980；McKenna et al. 1980；Sweet et al. 1985c）。近来已证实任何局灶性感染葡萄球菌的儿童或成人都有患 TSS 的风险，11% 的报道病例处于非月经期（Resnick 1990；Gaensbauer et al. 2018）。

发病机制

局部感染葡萄球菌与 TSS 的发病有明显的联系。对 TSS 患者及实验模型的研究已经显示，某些

葡萄球菌可合成一种名为中毒性休克综合征毒素 –1（TSST-1）的蛋白，其分子质量约为 22 kDa，该蛋白几乎可导致所有的全身生物学效应（Bergdoll et al. 1981）。缺乏该毒素也可发生 TSS，一些 TSS 病例的发生与其他葡萄球菌产生的肠毒素（如葡萄球菌外毒素 B）、链球菌外毒素以及革兰阴性菌产生的内毒素相关（Resnick 1990；The Working Group on Severe Streptococcal Infections 1993）。在经期使用卫生棉条容易发生 TSS 的机制仍然不清楚，但使用卫生棉条易引起阴道黏膜的微小溃疡（见 "3.7.2　卫生棉条相关溃疡"），溃疡可容留产毒素的葡萄球菌生长。宿主对毒素的免疫反应降低、毒素通过破损的子宫内膜进入体内、正常月经期时抑制葡萄球菌生长的乳杆菌减少使 TSS 容易发生（Friedell et al. 1986；Sanders et al. 1982）。大约 10% 的健康女性的阴道内存在金黄色葡萄球菌，85% 的女性有中毒性休克综合征毒素 –1（TSST-1）抗体（Paris et al. 1982），而其他女性有疾病复发史。这些观察表明本病有多种致病因素。1980 年，具有超强吸收力的 Rely 卫生棉条退出市场后，TSS 的发病率显著降低（Krause 1992）。

临床表现

TSS 的诊断以一系列临床表现为依据，这些临床表现包括发热、低血压、手掌或弥漫性红皮病并引发脱皮、阴道或咽部黏膜充血、多系统功能障碍（如呕吐、腹泻）、肾脏（或脑、肝）功能受损、心肺功能下降、血小板减少、肌酸磷酸激酶水平升高、血钙或血磷水平降低（Davis et al. 1980）。典型表现为阴道红斑、糜烂或阴道炎，有时伴有流脓（Wager 1983）。大约半数病例出现腹部或双侧附件区压痛（Helms et al. 1981）。

大体和镜下表现

该病为系统性疾病，肺、肝、肾脏和生殖道均会出现病理性改变（Abdul-Karim et al. 1981；Paris

et al. 1982）。阴道和子宫颈黏膜出现局灶性的溃疡和斑疹。镜下可见上皮广泛剥脱，上皮下亚急性血管炎、血管周炎症细胞浸润，血小板血栓形成（Abdul-Karim et al. 1981；Paris et al. 1982）。溃疡灶的纤维素性脓性渗出物中很少见革兰阳性球菌。尚无病原体侵犯深部组织的报道（Paris et al. 1982）。

临床行为和治疗

TSS 的严重程度不等，可见相对较轻的病变，也可见急性致死性病变，病死率约为 4%（Sweet et al. 1985b）。治疗方法包括使用耐 β-内酰胺酶抗葡萄球菌抗生素以及针对休克相关的全身症状进行积极的支持治疗（Resnick 1990）。静脉注射免疫球蛋白也很有效，可能是因为导致 TSS 症状的毒素被输注的抗体中和（Barry et al. 1992）。

3.6 非感染性炎症性疾病

偶尔，阴道可被系统性疾病或常见的鳞状黏膜疾病累及，或被其他部位的盆腔疾病侵犯。近期的一项关于慢性阴道炎的研究显示，最常见的诊断如下：接触性皮炎（21%）、复发性外阴阴道念珠菌病（21%）、萎缩性阴道炎（15%）及外阴前庭炎综合征（13%）（Nyirjesy et al. 2006）。

3.6.1 脱屑性阴道炎

特发性脱屑性阴道炎是一类罕见疾病，是指阴道近端的部分正常黏膜被大体鲜红、界清的区域取代的疾病。假膜有时会取代溃烂的黏膜。该病必须与其他能引起糜烂的疾病，如寻常型天疱疮、扁平苔藓和类天疱疮相鉴别（Murphy 2004）。患者通常为绝经前女性，血清雌激素水平正常。阴道出现较多脓血性的排出物，涂片显示大量中性粒细胞和大量副基底层细胞浸润。阴道的 pH 值在 4.5 以上。在少数病例的活检标本中可见非特异性的混合

性炎症细胞浸润（Reichman et al. 2014）。其病原体还不清楚，因为培养未发现任何细菌或病毒。然而，在一些患者的阴道分泌物中发现革兰阳性长杆菌被革兰阳性球菌取代，提示革兰阳性球菌是该病变的病原体。进而推测，该病是扁平苔藓糜烂型的一种形式，因为该病可合并牙龈炎。使用克林霉素和局部类固醇治疗可使 95% 以上的患者出现临床症状的缓解（Sobel 1994）。

3.6.2 木样阴道炎

木样阴道炎是一种罕见的、可能威胁生命的遗传性系统性疾病的局部表现，急性期患者的黏膜表面形成假膜样病变（Lotan et al. 2007；Pantanowitz et al. 2004）。新近的研究表明，该病变是由于纤维蛋白溶解酶原（plasminogen，PLG）基因的多种突变导致严重的 I 型 PLG 缺乏（Tefs et al. 2006）。临床表现通常包括木样结膜炎、木样牙龈炎，偶尔累及呼吸道和胃肠道。慢性期的特征为无症状的无蒂（或带蒂）的、黄白色至红色的质硬包块。组织学表现为上皮下无定形的嗜酸性物质（纤维蛋白和胶原）聚集，可伴有肉芽组织和慢性炎症细胞浸润（Lotan et al. 2007；Pantanowitz et al. 2004）（图 3.17）。

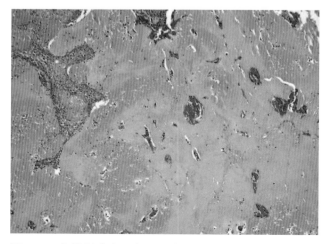

图 3.17 木样阴道炎。广泛的嗜酸性无定形物质沉积于间质，是病变长期存在的特征，常伴被覆上皮的假上皮瘤样增生

3.6.3　精液过敏反应

少数女性接触精液后可出现过敏反应（Levine et al. 1973）。反应的严重程度不同，可以是局部的外阴阴道荨麻疹，也可以是全身荨麻疹和支气管痉挛。接触精液后症状立即出现，一般持续 2~72 小时。

3.6.4　克罗恩病

大约 20% 罹患克罗恩病的女性有阴道症状（Graham et al. 2008）。直肠阴道瘘可发生于某些克罗恩病患者（Faulconer et al. 1975），大约 9% 患该病的女性的瘘管发生于直肠阴道隔（Andreani et al. 2007）。阴道的原位鳞状细胞癌罕有报道（Prezyna et al. 1977）。起源于直肠阴道瘘并以阴道肿块为主要表现的腺癌也很少发生（Chu et al. 2010；Moore-Maxwell et al. 2004）。

3.6.5　大疱性皮肤病

严重的大疱性多形性红斑（Stevens-Johnson 综合征）可导致广泛的外阴及阴道溃疡，其后遗症为阴道狭窄（Graham-Brown et al. 1981）。家族性良性慢性天疱疮（Hailey-Hailey 病）累及阴道时可见棘层松解型上皮内大疱（Václavínková et al. 1981）。

3.6.6　巨细胞动脉炎和多动脉炎

巨细胞动脉炎并不总是局限于颞动脉，亦可局限性地累及某些脏器，更罕见的是累及全身器官（Bell et al. 1986）。作为该病变局限性累及女性生殖道的一部分，阴道可见广泛的动脉炎伴内弹力层断裂、破坏和多核巨细胞吞噬弹性物质（Bell et al. 1986）。局限于生殖道的动脉炎最常见于子宫颈

和子宫内膜，如果红细胞沉降率不升高，则预后良好（Francke et al. 1998）。阴道被累及的频率不确定，因为阴道组织在大部分手术操作过程中很少被取样。

3.6.7　血栓性血小板减少性紫癜

文献报道，阴道的大块急性出血性坏死为血栓性血小板减少性紫癜的起始表现之一（Gallup et al. 1991）。该病通常有 5 项特征：发热、微血管病性溶血性贫血、血小板减少症、神经症状和肾功能不全。镜下显示阴道间质有大量血栓，伴浅表性出血、坏死及上皮脱落。

3.7　外伤、手术及放射所致的损伤

3.7.1　萎缩性阴道炎

阴道鳞状上皮萎缩是绝经后女性的生理现象，常伴随糖原减少和 pH 值升高，反映了雌激素的减退。激素减少的反应也包括阴道菌群的改变，抑制其他潜在病原体的乳杆菌减少。变薄的上皮对变化后的菌群的侵犯几乎无抵抗力，致病细菌包括链球菌、葡萄球菌、大肠埃希菌和假白喉杆菌。因此，微小的损伤就能促使普通的萎缩转变为萎缩性阴道炎。很多患者无症状，但也可能出现少量阴道流血、瘙痒、排尿困难或性交困难，有时伴水样排出物。阴道萎缩表现为黏膜苍白、淤斑及皱襞消失。镜下可见表层及中层细胞不同程度地减少或缺失。伴急性炎症和肉芽组织形成的小溃疡散布在完好的上皮中。也可见黏膜下层淋巴细胞及浆细胞浸润（图 3.18）。虽然组织学改变相对直观，但有时萎缩可能与高度鳞状上皮内病变相混淆（见"3.10.1　阴道上皮内肿瘤"）。雌激素替代治疗有良好的效果，表现为上皮细胞成熟和绝经前菌群及 pH 值的恢复，所以很少需要抗生素治疗。

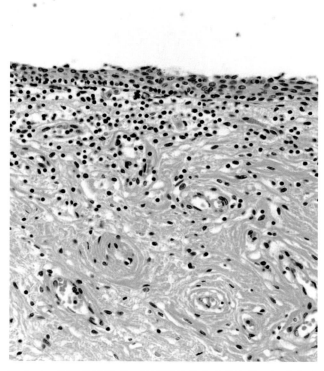

图 3.18　萎缩性阴道炎。除了明显的上皮萎缩外，间质内有大量慢性炎症细胞浸润

3.7.2　卫生棉条相关溃疡

　　截至 1980 年，虽然卫生棉条已经被使用了 60 年，但研究者们并无兴趣去研究它对阴道的影响，直到 1980 年，研究者才发现阴道黏膜溃疡和 TSS 与卫生棉条的使用相关。一些患病女性出现异常阴道分泌物或月经间期出血。典型的表现是一侧阴道穹隆可见单发溃疡，伴边缘不规则的肉芽组织。在排除肿瘤和感染性因素后，更为详细的病史显示病因为频繁使用卫生棉条。显微镜下，一些溃疡的渗出物中含有纤维状的异物（Jimerson et al. 1980）。

　　病变可在停止使用卫生棉条后 2~3 个月内自愈（Jimerson et al. 1980）。随后，Friedrich 研究了使用卫生棉条期间的阴道，提出了一系列临床上无症状，但阴道镜和显微镜下可见的特征性改变，例如：①黏膜脱水；②上皮分层或上皮内开裂；③

微小溃疡（Friedrich et al. 1980）。超微结构的发现包括鳞状细胞间隙变宽及桥粒数量显著减少。他提出，这些改变是由于棉条的吸收功能引起了液体在阴道上皮上的转移。该假说解释了使用超强吸收力的棉条后出现的更高频率的黏膜改变。然而，这种解释可能不全面，因为阴道镜研究证实，阴道干燥程度和不同类型卫生棉条吸收血液的量呈负相关（Raudrant et al. 1995）。与卫生棉条相关的临床隐性阴道微小溃疡的频发有助于解释其与葡萄球菌感染及 TSS 发生的关系。

3.7.3　手术后梭形细胞结节

　　1984 年，Proppe 等人描述了一种下泌尿生殖道病变，其在组织学上与肉瘤非常相似，但为良性病变（Proppe et al. 1984）。因为典型病变为术后 1~3 个月内在手术区域出现的呈息肉状界限不清的结节，所以称作手术后梭形细胞结节。文献曾报道，在没有手术或器械操作临床病史的患者的泌尿系统中也可发生组织学表现相似的病变（Yousem 1961）。同样，这些病变也可以发生在没有手术史的阴道内。镜下以束状交错排列的圆胖梭形细胞和小血管网为特征，有时可见红细胞渗出或含铁血黄素（图 3.19）。病变可见浅表溃疡，深部有慢性炎症细胞浸润。梭形细胞有卵圆形拉长的核、均匀且分散的染色质和丰富的嗜酸性双极细胞质突起。由于核分裂象多见并且病变的界限不清，容易与肉瘤相混淆。有助于鉴别诊断的特征有：该病变缺乏核多形性或核深染，没有病理性核分裂象，在病变部位有近期手术史（Proppe et al. 1984）。无局部复发的报道，即使是不完全切除术后（Proppe et al. 1984）。最近有研究者提出，该病变可归入炎性肌成纤维细胞瘤（IMT）的范畴内，但大部分 IMT 不伴有先前的手术史，且 33% 的 IMT 病例在局部切除后复发（Montgomery et al. 2006）。

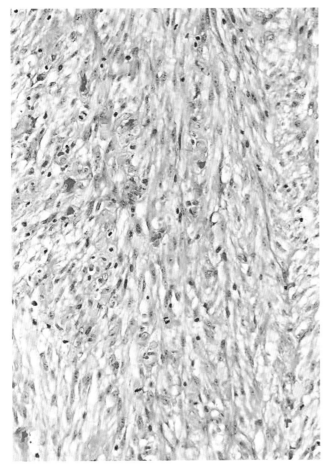

图 3.19　手术后梭形细胞结节。梭形细胞核呈拉长的卵圆形、染色质均匀、分散，有双极的嗜酸性胞质突起。特征性的发现为红细胞外渗

3.7.4　阴道残端（穹隆）肉芽组织

阴道残端肉芽组织是子宫切除后的常见表现。大体可见单个或多个小的红色、柔软的颗粒样或息肉样病变，镜下可见溃疡、水肿及肉芽组织，表层有大量中性粒细胞，深部间质有淋巴细胞和浆细胞。偶尔，散在的怪异间质细胞可使其与恶性肿瘤相混淆（图 3.20）。尤其是因子宫颈或子宫体肿瘤行子宫切除术后更易与之发生混淆。

3.7.5　瘘管

膀胱阴道瘘和输尿管阴道瘘是子宫切除术的并发症，由血供中断引起的缺血性坏死所致。外科矫正手术通常会发现小的组织碎片，包括数量不定的肉芽组织、纤维化、慢性炎症，很少或没有上皮（Tancer 1980）。罕见结石，结石由尿盐组成，为膀胱阴道瘘中持续漏出的尿液在阴道内演变而来。膀胱阴道瘘及阴道裂伤也可能由性交引起。

3.7.6　放射性坏死

外阴、阴道或子宫颈的放射治疗可引起坏死、溃疡或阴道狭窄，这在有危险因素（比如吸烟）而发生微血管损伤的患者中会更明显（Roberts et al. 1991）。该损伤的发生机制反映了内皮细胞对辐射的敏感性，表现为小血管血栓形成及继发的狭窄或闭塞，以及间质纤维化和上皮溃疡形成。颗粒至息肉大的肿块的形成（特别是发生于阴道穹隆者）在临床上类似子宫颈癌复发。除了血管的改变，间质内分布着大量的浆细胞、肉芽组织以及具有核多形性、核深染的怪异间质细胞。即使缺乏大体病变，也可预知阴道鳞状上皮黏膜的极端萎缩，这是放射治疗合并卵巢功能退化的结果（图 3.21）。仔细观察细胞核有助于区分放射性萎缩和上皮内癌。萎缩细胞与上皮内癌细胞一样，出现核质比增高，但前者的核规则，呈圆形至卵圆形，染色质均匀分布、形态模糊，后者的核不规则，染色质呈块状。辐射有时可引起血管局部闭塞，管腔内衬圆胖的内皮细胞，细胞核大，染色质呈空泡状，类似条索状的浸润性癌，两者可用免疫组化染色来区别。虽然Ⅷ因子呈阳性的免疫染色反应不是经常存在，但非典型细胞呈Ⅷ因子阳性且 CK 阴性，说明其为反应性内皮细胞而不是上皮细胞。

3.7.7　阴道脱垂

膀胱膨出、直肠膨出和阴道脱垂可发生于多次阴道分娩后。外科矫治包括切除一部分椭圆形的阴

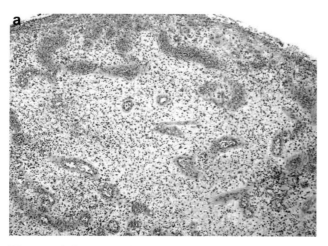
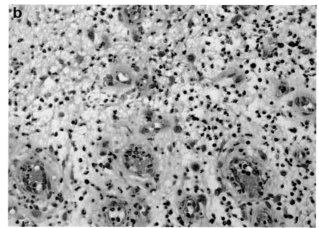

图 3.20　肉芽组织。息肉样、水肿及血管丰富的组织（a）内有大量的炎症细胞，散在怪异间质细胞和明显的内皮细胞，与恶性
　　　　　肿瘤的形态（b）相似

道黏膜，镜下可见不同程度的棘层肥厚、角化过度
（图 3.22）或角化不全。

3.7.8　输卵管脱垂

　　输卵管脱出至阴道是经阴道或经腹子宫切
除术后相对罕见的并发症（Caceres et al. 2008；
Silverberg et al. 1974；Ouldamer et al. 2013）。患者
通常出现腹痛、阴道排液或阴道出血。通常在阴道
顶部可见红色颗粒状团块或结节，肉眼观察可能与
肉芽组织或癌相混淆。触碰脱垂的输卵管常引起剧
烈疼痛。镜下可见复杂的图像，管状、腺样和乳头
状结构都可能存在（图 3.23）。常见细胞复层及核
拥挤，可能很难找到典型的输卵管型有纤毛的或分
泌性柱状细胞（图 3.24）（Silverberg et al. 1974）。
伞端难以辨识，所以必须认真观察且对输卵管脱垂
有一定的认识才能避免将其误诊为腺癌。该病变常
伴有炎症和肉芽组织，当病变显著时，可与侵袭性
血管黏液瘤或血管肌成纤维细胞瘤相混淆（Michal
et al. 2000；Vasquez et al. 2008）。

3.8　囊肿

　　阴道囊肿相对少见，通常发生于育龄期女性，

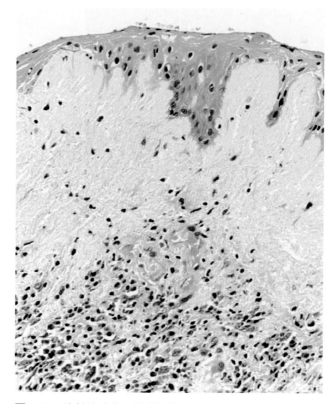

图 3.21　放射性改变。阴道长期受辐射而发生的改变包括鳞
　　　　　状上皮萎缩、水肿、间质纤维化以及血管腔闭塞

患者的平均年龄为 30~40 岁，如果伴随症状，最
常见的症状是肿大的包块，也可以伴随压力性尿
失禁或出血（Pradhan et al. 1986；Kondi-Pafiti et al.
2008）。大多数囊肿位于阴道侧壁或后壁（Pradhan
et al. 1986；Kondi-Pafiti et al. 2008）。已经有几种

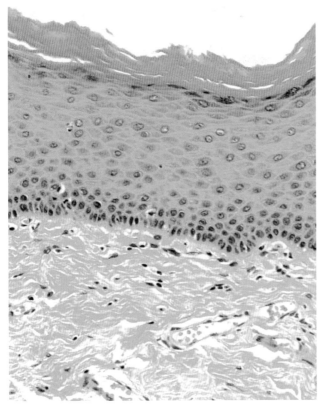

图 3.22　阴道脱垂。鳞状上皮棘层肥厚和角化过度

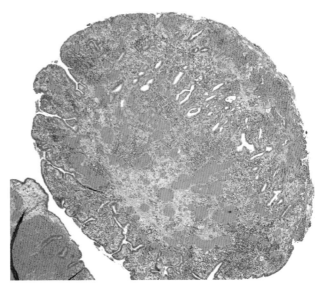

图 3.23　输卵管脱垂。当皱襞不明显时，可能与腺癌相混淆

囊肿性病变的分类方法被提出，反映了良好的显微镜下描述、不完整的胚胎学知识和组织分化相对应的组织发生假设等方面的组合（Kaufman et al. 1989）。最常见的囊肿是米勒管囊肿，其次是鳞状上皮包涵囊肿、前庭大腺囊肿、Gartner 管（加特纳管）囊肿（中肾管囊肿）。功能性分类如下：鳞状上皮包涵囊肿、中肾管囊肿、米勒管囊肿和前庭大腺囊肿。

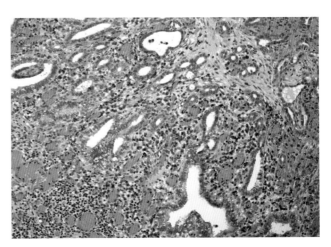

图 3.24　输卵管脱垂。虽然复杂的组织学结构提示可能为恶性肿瘤，但大多数细胞有纤毛提示该组织来自输卵管

3.8.1　鳞状上皮包涵囊肿

鳞状上皮包涵囊肿可能是最常见的阴道囊肿，是阴道裂伤或会阴切开术的修复过程中黏膜碎片内陷所致，因此更常发生于阴道远端（Kaufman et al. 1989）。囊肿通常无症状，直径从几毫米至数厘米不等。镜下表现为囊壁内衬复层鳞状上皮，无钉突，囊肿中央有大量脱落细胞产生的角化物（图 3.25）。

3.8.2　中肾管囊肿

中肾管囊肿也称 Gartner 管囊肿，最常发生于阴道前侧壁，即中肾管的走行路线上。据推测，小而孤立的中肾管囊肿由未完全退化的中肾管残余上皮的分泌而形成。囊肿内衬矮立方状、不分泌黏液的细胞，细胞缺乏胞内黏液卡红或 PAS 阳性物质（图 3.26）。

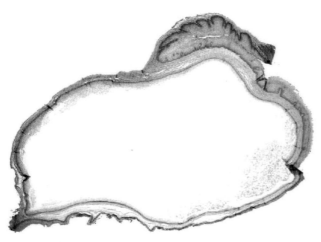

图 3.25　鳞状上皮包涵囊肿。囊肿内衬复层鳞状上皮，含有角化碎屑

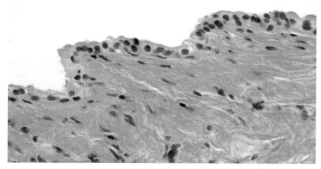

图 3.26　中肾管囊肿。典型的囊肿较小，内衬单层立方上皮，细胞无纤毛和胞内黏液

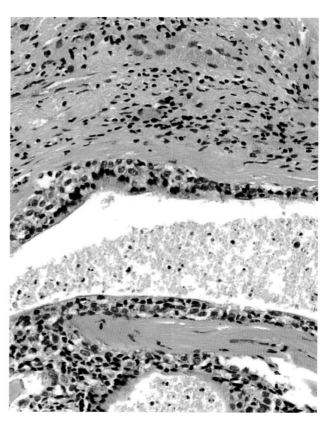

图 3.27　米勒管囊肿。囊肿内衬立方或柱状细胞，可以为子宫颈管上皮、输卵管上皮或内膜样上皮。注意散在细胞的顶部纤毛

3.8.3　米勒管囊肿

　　目前，研究者对米勒管囊肿起源的了解甚少，也许部分米勒管囊肿来源于腺病岛（Kaufman et al. 1989）。囊肿可位于阴道内的任何部位，大体上无法与中肾管囊肿相区分，其直径通常小于 2 cm。鉴别诊断需要依靠镜下表现。米勒管囊肿可内衬米勒管的任何上皮，包括子宫颈黏液性上皮、子宫内膜样上皮和输卵管纤毛上皮（图 3.27）。子宫颈管型的高柱状黏液分泌细胞最常见，也可见鳞状化生。

3.8.4　前庭大腺囊肿

　　前庭大腺囊肿发生于前庭大腺导管分布区域，靠近主导管的前庭开口处。其发病机制不完全清楚，通常可见导管阻塞，与高度黏稠的黏液分泌或腺体感染相关（Kaufman et al. 1989）。囊肿可迅速增大并引起性交困难。囊肿内衬多种上皮，有黏液分泌上皮、鳞状上皮和"移行"上皮，反映了导管和腺体被覆的不同类型上皮（图 3.28）。对正常前庭大腺及前庭大腺囊肿黏液细胞的组织化学和超微结构进行研究后发现，这些细胞与子宫颈细胞无差异（Rorat et al. 1975）。前庭大腺是尿生殖窦起源，而子宫颈来自米勒管，这进一步显示出依据组织学特征的阴道囊肿组织发生学分类法的缺陷。相同组织学表现的囊肿也可发生于前庭的其他部位，说明存在很多尿生殖窦起源的小的前庭腺。阴道囊肿的治疗通常采取手术切除，一些前庭大腺囊肿也可采用造袋术。

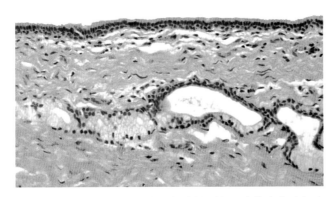

图 3.28　前庭大腺囊肿。囊肿部分衬覆与正常前庭大腺细胞相似的黏液细胞

3.9　良性肿瘤

3.9.1　鳞状上皮乳头状瘤

鳞状上皮乳头状瘤可单发，但常多发。其直径仅几毫米，常成簇分布在处女膜环附近，形成鳞状上皮乳头状瘤病（Kurman et al. 1992）。该病通常无症状，但也可能引起外阴烧灼感或性交痛。鳞状上皮乳头状瘤在大体观察时很难与湿疣相区别。阴道镜和显微镜下检查可见鳞状上皮乳头状瘤是以纤维血管为轴心的单一乳头状结构（图 3.29）。它缺乏复杂的分支结构、棘层肥厚和非典型细胞（挖空细胞），可据此与湿疣相鉴别。

3.9.2　尖锐湿疣

湿疣的特征见第 1 章和第 4 章。由于阴道湿疣的生物学和病理学特征与子宫颈和外阴的同类病变相似，在此不再赘述。

3.9.3　米勒管上皮乳头状瘤

米勒管上皮乳头状瘤很罕见，由 Ulbright 等人首次报道，发生于年轻女性的阴道和子宫颈，常常

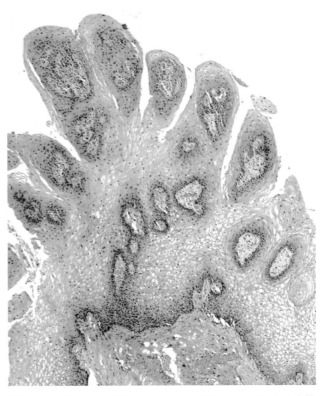

图 3.29　鳞状上皮乳头状瘤。与湿疣相比，鳞状上皮乳头状瘤无挖空细胞和复杂的分支乳头

发生于 5 岁以下女童。该病变主要呈外生性乳头状生长，患者常出现阴道流血。显微镜下，米勒管上皮乳头状瘤由复杂的分支乳头组成，乳头以纤维血管为轴心，被覆上皮形态温和，上皮细胞呈低柱状到立方形，有时形成实性结构，也可呈腺管状（图 3.30）（Ulbright et al. 1981）。发生于年轻女性阴道和子宫颈的类似肿瘤称为中肾米勒管乳头状瘤，呈外生性生长，被覆鞋钉状、嗜伊红的黏液分泌细胞（Arbo et al. 2004；Cohen et al. 2001；Luttges et al. 1994；McCluggage et al. 1999；Schmedding et al. 1997）。米勒管上皮乳头状瘤的形态学、免疫表型、超微结构特点（包括微绒毛、核周排列的微丝、张力丝以及复杂的胞质交错结合）均支持该病变为米勒管起源。该肿瘤为良性，文献报道有少数几例出现复发和恶性转化（Abu et al. 2003；Dobbs et al. 1998；Smith et al. 1998）。

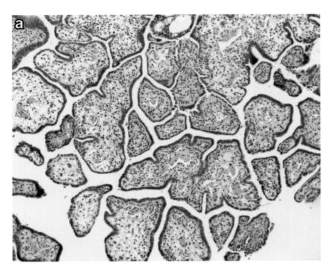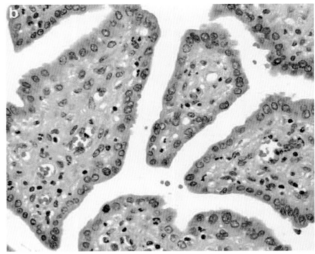

图 3.30   米勒管上皮乳头状瘤。复杂分支的粗大的纤维血管轴心（a）被覆形态温和的低柱状上皮（b）

3.9.4   纤维上皮性息肉

纤维上皮性息肉（又称纤维上皮性间质息肉、中胚层间质息肉）是良性增生性病变，是女性生殖道末端特有的上皮下黏液样间质细胞的反应性病变，而不是肿瘤性病变。细胞的组织学形态与正常女性从子宫颈管延伸到外阴的上皮下带状间质的细胞相似，这证实了息肉中非典型细胞的起源。纤维上皮性息肉可发生于任何年龄，从出生到 77 岁都可发生，最好发于育龄期，患者的平均年龄为 40 岁（Chirayil et al. 1981；Miettinen et al. 1983；Mucitelli et al. 1990；Nucci et al. 2000；Östör et al. 1988；Pul et al. 1990）。该病变通常无症状，在盆腔检查时被偶然发现，位于阴道下 1/3 的侧壁。病变的大小不等，直径通常小于 5 cm，大体上为单一的水肿性息肉，质软，像软垂疣，或像呈指状突起的乳头样病变，或为脑回样肿块（图 3.31）。纤维上皮性息肉通常单发，也可多发，尤其多见于妊娠期女性，大约 25% 的此类息肉是在妊娠期被发现的。

显微镜下可见纤维性间质，中央有纤维血管轴心，被覆厚度不定的复层鳞状上皮。组织学上最具特征的成分是间质，有不同的表现。间质可水肿，含少量温和的梭形细胞，胞质模糊；也可富含细

胞，细胞明显增大，细胞核深染。后一特征明显的息肉通常发生于妊娠期女性，可能与恶性肿瘤相混淆，尤其不易与葡萄簇状肉瘤相鉴别。然而，纤维上皮性息肉没有生发层、未分化的小间质细胞及横纹肌母细胞，也没有侵犯被覆鳞状上皮，可依据这些典型特征与葡萄簇状肉瘤相鉴别。大多数纤维上皮性息肉的发生年龄大于 20 岁，而葡萄簇状肉瘤几乎仅发生于 5 岁以下的儿童。此外，星状细胞和多核细胞位于上皮 – 间质交界处附近，病变的间质细胞与被覆鳞状上皮之间无界限，这些都是纤维上皮性息肉的特征性表现，也是假肉瘤样病变的特

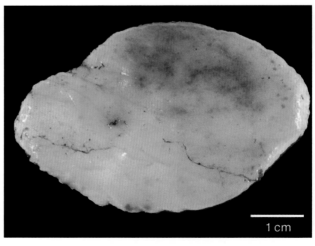

图 3.31   纤维上皮性息肉。横切面可见均质的纤维轴心

征（图 3.32）。纤维上皮性息肉与肉瘤的主要鉴别依据是：位置表浅，肿块小，界限不清，异常间质向黏膜 – 间质界面延伸，出现散在的多核间质细胞（Nucci et al. 2000）。间质细胞呈免疫标记物 desmin、vimentin、ER、PR 阳性，而 actin 较少呈阳性（Hartmann et al. 1990；Miettinen et al. 1983；Mucitelli et al. 1990）。奇异形细胞表达类固醇激素受体，且病变与妊娠的关系密切，即多发性息肉发生于妊娠期，分娩后消退，这些现象都支持纤维上皮性息肉是激素诱导形成的。

3.9.5　管状鳞状上皮息肉

阴道壁管状鳞状上皮息肉是一类罕见病变。其形态学和免疫表型与子宫颈异位前列腺组织相似。目前认为这类病变来自 Skene 腺（Kazakov et al. 2010；Kelly et al. 2011；McCluggage et al. 2006；McCluggage et al. 2007）。典型病变大体呈息肉状、囊状。镜下可见膨胀性生长的鳞状上皮细胞巢周围呈栅栏状，并由少许管状成分环绕。有时鳞状上皮细胞巢中央可见角化珠形成或坏死碎片。少数文献报道，鳞状上皮细胞巢呈基底样上皮分化、微腺体分化或皮脂腺分化（Kelly et al. 2011；Stewart 2009）。与 Skene 腺和前列腺一样，管状成分呈

NKX3.1、前列腺特异性抗原（PSA）、前列腺酸性磷酸酶（PrAP）阳性（McCluggage et al. 2006）。

3.9.6　平滑肌瘤

阴道的良性平滑肌肿瘤不常见。发现时患者的平均年龄为 40 岁，文献报道的患者年龄范围为 19~72 岁（Sangwan et al. 1996）。该肿瘤可发生于阴道任何部位，好发于阴道侧壁，位于黏膜下层。阴道平滑肌瘤的直径为 0.5~15.0 cm，通常小于 5.0 cm（Sangwan et al. 1996）。因为大部分肿瘤相对较小，患者通常无症状。较大的肿瘤可能引起疼痛、阴道出血、难产或性交困难。

阴道平滑肌瘤的大体和镜下形态与子宫平滑肌瘤相似。肿瘤界限清楚，质地坚硬，偶见灶性区域水肿或玻璃样变。镜下可见肿瘤界限清楚，无浸润，梭形细胞呈交错束状排列，细胞核长、呈卵圆形，无核分裂象及核多形性。Tavassoli 和 Norris 报道了 60 例阴道平滑肌瘤，仅 7 例的核分裂象计数超过 5/10 HPF。有 5 例患者出现局部切除后复发。所有复发病例均有较高的核分裂活性和中等到明显的核非典型性（Tazvassoli et al. 1979）。因此，推荐的阴道平滑肌瘤的诊断标准为：肿瘤界限清楚，细胞形态温和，核分裂象少于 5/10 HPF。需要注意的是，妊

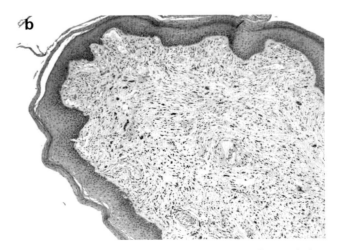

图 3.32　纤维上皮性息肉。间质形态有一定的差异，可表现为间质细胞稀少、形态温和（a），也可具有明显的非典型性（b）。注意间质细胞与上皮无界限，多核间质细胞位于上皮 – 间质交界处

娠期阴道平滑肌瘤的核分裂象增加，但肿瘤缺乏侵袭性。最近的一项研究提示，在将阴道平滑肌肿瘤分类为良性时，子宫标准比部位特异性标准显示出更高的特异性（Sayeed et al. 2018）。

3.9.7　横纹肌瘤

横纹肌瘤是少见的良性肿瘤，表现为横纹肌细胞分化良好，大约有 30 例关于阴道横纹肌瘤的报道（Gold et al. 1976；Hanski et al. 1991；Iversen 1996；Schoolmeester et al. 2018）。发病的平均年龄是 45 岁，年龄范围为 34~57 岁。大体表现为孤立性息肉或结节，直径为 1~11 cm，常小于 3 cm。症状与病变处的肿块相关，可出现性交困难，出血较少见（因为被覆的黏膜通常是完整的）。大体观察时切面呈亮灰白色。镜下见横纹肌瘤位于黏膜下，与周围组织界限欠清，良性的胎儿型或成人型横纹肌细胞呈束状增生，周围包绕着数量不等的纤维性间质。细胞呈梭形或卵圆形，核呈胖卵圆形，胞质丰富，嗜伊红，呈颗粒状（图 3.33）。无核分裂象及核异型性，用磷钨酸苏木精（PTAH）染色或三色染色可显示胞质内的横纹（图 3.34），进一步支持该诊断。通常不需要通过免疫组化和电镜来确定是否为横纹肌分化（Gold et al. 1976）。重要的是不要把阴道横纹肌瘤和胚胎性横纹肌肉瘤（见"3.10.7　胚胎性横纹肌肉瘤"）相混淆，通常不难鉴别两者，生殖道横纹肌瘤缺少核异型性和核分裂活性，也没有生发层，而且发病年龄较大。横纹肌瘤是良性肿瘤，局部切除即可。

3.9.8　梭形细胞上皮瘤

在组织学上与涎腺肿瘤有些相似的肿瘤被归类为梭形细胞上皮瘤或良性混合瘤。这类肿瘤少见，表现为生长缓慢、无痛、界清的黏膜下肿块，可以发生于阴道的任何部位，最常见于处女膜环附近

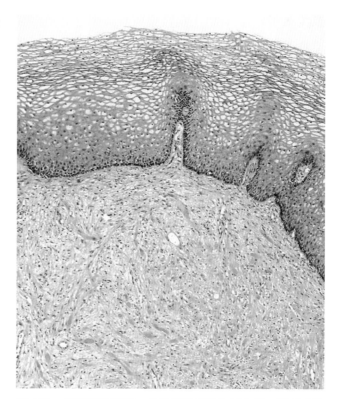

图 3.33　阴道横纹肌瘤。低倍镜显示肿块无包膜，被覆略微增厚的鳞状上皮，肿瘤细胞呈肥硕的梭形

（Branton et al. 1993；Sirota et al. 1981）。平均诊断年龄为 30 岁。肿瘤大小从 1.5 cm 到 5.0 cm 不等，术前一般被诊断为息肉或囊肿。

镜下显示肿瘤界限清楚，无包膜，接近表面上皮但不与其相连，特点为梭形细胞和上皮细胞双相增生（图 3.35，3.36）。梭形细胞增生可呈程度不等的富于细胞区域，也可呈染色较淡的疏松束状的少细胞区域，成纤维细胞将富于细胞区域分隔成相互联系的细胞岛。上皮成分呈灶性分布，可见形态温和、含糖原的复层鳞状上皮巢，偶见内衬黏液分泌上皮的腺体（Fukunaga et al. 1996）。嗜酸性玻璃样变小球可能是由间质基质浓缩形成的，具有特征性。梭形细胞表达 CK 和 SMA（Murdoch et al. 2003），因此称这些病变为混合瘤。此外，其还表达 CD10、WT1 及 PR（Berdugo et al. 2015；Oliva et al. 2004）。该肿瘤为良性，局部切除可以治愈，

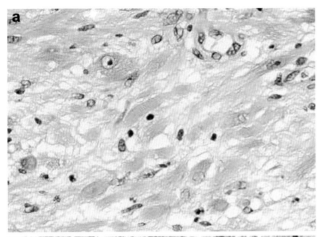

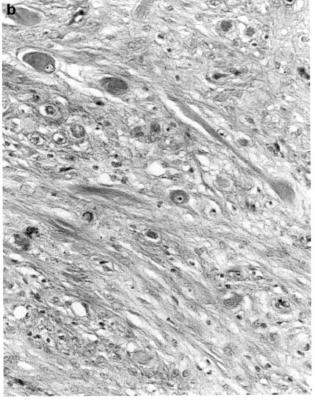

图 3.34　阴道横纹肌瘤。高倍镜显示，嗜酸性的胞质内可见横纹（HE 染色）（a），磷钨酸苏木精（PTAH）染色可显示更明显的横纹（b）

文献报道过一例在切除 8 年后出现复发（Yokoyama et al. 1998）。

3.9.9　子宫内膜异位症

子宫内膜异位症累及阴道者并不少见，异位子

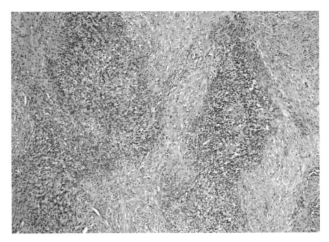

图 3.35　梭形细胞上皮瘤（阴道良性混合瘤）。肿瘤的梭形细胞呈双相生长，可见富于细胞区和少细胞区

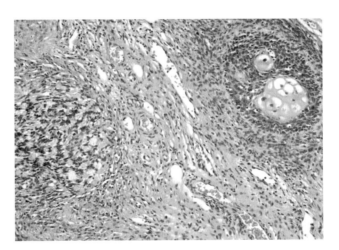

图 3.36　梭形细胞上皮瘤（阴道良性混合瘤）。复层鳞状上皮细胞巢周围包绕着不规则束状的梭形间质细胞

宫内膜或种植在表浅鳞状上皮黏膜，或累及深部间质，尤其是在直肠阴道隔部位（Gardner 1966；Keyzer et al. 1982；March et al. 1976；Venter et al. 1979；Williams 1965）。子宫内膜异位症的全面介绍见第 13 章。

3.9.10　其他良性肿瘤及肿瘤样病变

除了常见的阴道良性肿瘤以外，偶发于阴道的良性肿瘤和瘤样病变还包括腺瘤样瘤（Lorenz 1978）、绒毛状腺瘤（图 3.37）（Fox et al. 1988）、囊性成熟性畸胎瘤（Kurman et al. 1973）、Brenner 瘤

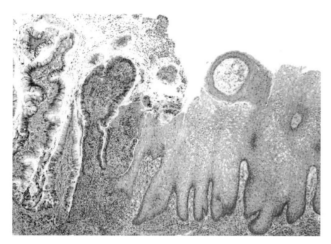

图 3.37　阴道绒毛状腺瘤。肿块呈息肉样，组织学表现与结肠的绒毛状腺瘤相似

（Chen 1981；Shaco-Levy et al. 2013）、血管瘤（Gompel et al. 1977）、粒层细胞瘤（Koskela 1964）、神经纤维瘤（Dekel et al. 1988）、副神经节瘤（Pezeshkpour 1981）、血管球瘤（Spitzer et al. 1985）、蓝痣（Tobon et al. 1977）和嗜酸性肉芽肿（Zhang 1996）。曾经有文献报道，在一位 3 岁女孩的阴道内发现甲状腺和甲状旁腺组织，可能是阴道良性畸胎瘤单胚层分化的表现（Kurman et al. 1973）。

3.10　恶性肿瘤

3.10.1　阴道上皮内肿瘤

　　子宫颈和外阴上皮内病变的发病率高，相比之下，阴道上皮内肿瘤（VAIN）相对少见。存在这种差异的原因还不清楚，可能是阴道黏膜对 HPV 感染的易感性低于子宫颈移行区。但是，阴道感染的 HPV 亚型与子宫颈相似，比外阴感染的亚型多（Sugase et al. 1997；Zhang et al. 2016）。了解其中的原因可能对于阐明女性下生殖道鳞状上皮的癌变机制至关重要。目前，根据最近的肛门生殖道鳞状上皮术语（LAST）项目（Darragh et al. 2012），阴道上皮内肿瘤分为两类——低度鳞状上皮内病变

（LSIL）和高度鳞状上皮内病变（HSIL），取代了以前的 VAIN 或阴道上皮内病变（VAIL）；这种二分法命名适用于整个下生殖道，不仅可以使命名标准化和一致，也反映了其潜在的病理生物学特征。为此，本章将使用"鳞状上皮内病变（SIL）"一词，并在括号内标注先前使用的术语。不考虑术语的演变，SIL 表现为核非典型性，伴一定程度的鳞状上皮不成熟、成熟紊乱、核分裂活跃，有时见病理性核分裂象、棘层肥厚和角化不良。

一般特征

　　阴道原位癌的发病率在白种人中为 0.20/10 万，在黑种人中为 0.31/10 万，低于子宫颈原位癌的发病率（1%）（Cramer et al. 1974；Henson et al. 1977）。最近的一项研究估计，女性阴道原位癌的发病率为 0.1/10 万（Watson et al. 2009），这一研究参考了美国疾病预防与控制中心国家癌症登记项目和 NCI 的监测、流行病学和最终结果（SEER）项目的最新数据，涵盖了 1999 年到 2004 年 92% 的美国人群。60 岁以上女性的阴道原位癌的发病率最高。SIL 3 的平均诊断年龄为 53 岁，比 CIN 3 的平均发病年龄要大 10 岁或 10 岁以上（Hummer et al. 1970）。发生 SIL 的危险因素与 CIN 病变相同，包括免疫抑制、HPV 感染、下生殖道其他部位的鳞状上皮肿瘤、接触射线、出生前接触 DES，但出生前接触 DES 对于 VAIN 的作用是有争议的（Brinton et al. 1990）。在 20 世纪 70 年代中期，学者首次提出 DES 接触者的后代发生异型增生的风险可能会增加，因为其子宫颈和阴道显示出一定程度的化生。后来多个流行病学研究显示，接触和不接触 DES 人群的异型增生的发生率几乎相同。在 1984 年，己烯雌酚导致的腺病（diethylstilbestrol adenosis，DESAD）项目详述了关于异型增生发生率的研究结果，认为接触 DES 的女性的 VAIN 发生率轻度升高。出生前接触 DES 女性的鳞状上皮异型增生的首次发生率是未接触女性的 2 倍（Bornstein et al. 1988；Robboy et al. 1984）。

有些人认为 DESAD 的研究结果可能不准确，异型增生（尤其是轻度异型增生）的发生率的增高可能是因为 HPV 感染的形态被过度解释或错误解释为异型增生（Richart 1986），特别是 DESAD 的研究是在 HPV 感染的组织学形态被完全理解之前进行的。不管形态被如何解释，DES 本身不被看作是异型增生的发病因素。接触 DES 的女性的阴道鳞状上皮更广泛的化生可能是异型增生的易患因素，但这只是推测。大约 75% 的 SIL（VAIN）女性患者之前患有或合并子宫颈或外阴的鳞状细胞癌（Benedet et al. 1984；Kalogirou et al. 1997；Kanbour et al. 1974；Lenehan et al. 1986；Sillman et al. 1985）。这些发现导致"区域效应"这一概念的产生，其是指女性下生殖道的鳞状上皮都有发生肿瘤转化的危险。这个假说引人关注，因为这些部位的鳞状上皮都是尿生殖窦来源并分化形成的，对于各型 HPV 均易感。子宫颈癌放疗会使阴道接触离子辐射，所有因为良性和恶性疾病进行盆腔放疗的女性发生 SIL（VAIN）的风险均会增加（Benedet et al. 1984；Geelhoed et al. 1976；Lenehan et al. 1986）。

大体表现

存在 SIL（VAIN）的女性通常无症状，而且大多数情况下，阴道也无明显的病变。偶见黏膜上皮隆起、粗糙、发白或呈粉红色（图 3.38）。患者的子宫颈阴道细胞学涂片通常提示异常，然后进行阴道镜下活检，阴道、子宫颈都要取样，或在子宫切除标本上对阴道取材，这样就可以确诊。几乎一半病例的病灶呈多发性或弥漫性分布，常位于阴道上 1/3（Benedet et al. 1984；Lenehan et al. 1986；Minucci et al. 1995；Rutledge 1967）。

镜下表现

阴道 SIL（VAIN）的镜下特点与子宫颈的相应病变（见第 5 章）类似。LSIL 以前称为低级别 VAIN 或 VAIN 1，HSIL 以前被诊断为高级别 VAIN

或 VAIN 2~3。组织学上，LSIL 包括外生性湿疣和扁平湿疣。外生性湿疣的特点为疣状乳头状生长，棘层肥厚，表层可见挖空细胞异型性（图 3.39）；这些病变与 HPV-6 和 HPV-11 高度相关。扁平湿疣的浅表上皮内可见挖空细胞，但无外生性生长（图 3.40）。根据相关的 HPV 类型，这些病变可能呈 p16 阳性。高级别 VAIN 的组织学特点为上皮全层出现核形态异常，包括核增大、形状不规则、深染，染色质不规则、致密、深染。VAIN 2 的浅表细胞成熟，而 VAIN 3 几乎没有成熟细胞（图 3.41，3.42）。目前，不再对成熟细胞的分布进行区分，而将 VAIN 2 和 VAIN 3 统称为 HSIL。SIL（VAIN）几乎总是表现为某种程度的鳞状细胞不成熟及成熟紊乱，常见核分裂活跃，出现病理性核分裂象、棘层肥厚及角化不良。

VAIN 的鉴别诊断包括萎缩、放射所致的改变、女性腺病的不成熟鳞状上皮化生，这些疾病都可表现为糖原缺失，细胞相对增生。鉴别主要依据 SIL（VAIN）的核特征，其他病变没有这些特征。放射所致的改变包括核增大、染色质污浊、多核、胞质空泡化，缺少核分裂活性（Fu et al. 1989）。

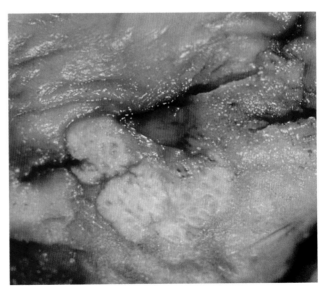

图 3.38　阴道穹隆非典型增生。不规则隆起的白色斑块，表面呈颗粒状

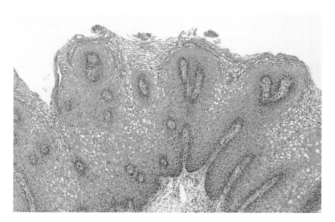

图 3.39　低度鳞状上皮内病变（LSIL，外生性湿疣）。可见乳头瘤样增生和不规则的棘层肥厚，以及表层挖空细胞和 LSIL 的核特征

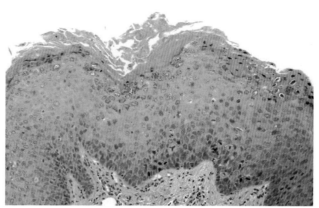

图 3.41　高度鳞状上皮内病变（HSIL）。上皮内肿瘤的特征为核增大和具有多形性，中层和表层细胞保留了胞质分化的部分特征

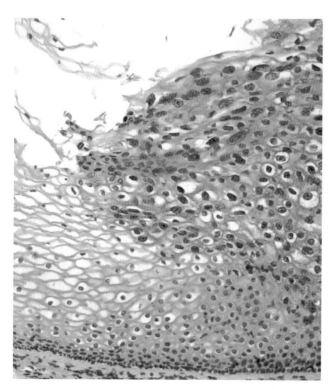

图 3.40　低度鳞状上皮内病变（LSIL）。病变显示表层上皮具有明显的挖空细胞异型性，但无外生性生长。上皮内肿瘤的核特征明显，需要注意的是，基底层和副基底层细胞不受影响

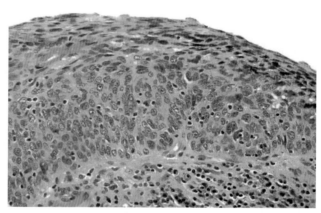

图 3.42　高度鳞状上皮内病变（HSIL）。胞质分化仅限于鳞状上皮最表层。其余细胞的核质比高，核的长轴垂直于基底膜

临床行为和治疗

　　SIL（VAIN）的自然史不清楚。在一项研究中，通过连续活检证实了 SIL（VAIN）的连续变化，约 5% 的病变进展为浸润性癌（Rutledge 1967），但是很多病变都接受了治疗（Sillman et al. 1997）。最近，Kim 等对 576 例患者进行的研究发现，3.2%的 HSIL 进展为浸润性癌，其中位时间为 21.4 个月（Kim et al. 2018）。因为许多 VAIN 得到了治疗，这个数字可能大大低估了该病变的生物学潜能。治疗一般采用局部切除，其他方法如局部使用氟尿嘧啶、激光气化疗法、阴道切除术也已成功用于治疗

偶尔因炎症或反应性因素出现明显的核非典型性，表现为核规则增大、空泡状染色质和中等大小的核仁。这些改变称为反应性鳞状上皮非典型增生。

（MacLeod et al. 1997；Stuart et al. 1988；Wooduff et al. 1975）。一项对 94 例存在 VAIN 的女性的研究显示，经过任何一种治疗后，70% 的患者都会缓解；24% 的患者需要进一步的化学治疗或阴道上部切除术；5% 的患者尽管接受了治疗和密切随访，仍然进展为浸润性癌（Sillman et al. 1997）。Kim 等在最近的研究中发现，分别采用观察（3.5%）、局部治疗（6.5%）、激光消融（75%）、切除（14.1%）和放疗（0.5%）的治疗方法后，HSIL（VAIN 2~3）的复发率 / 进展率分别为 46.2%、62.5%、26.4%、32.7% 和 0%（Kim et al. 2018）。但另一项研究结果表明，放疗后的 SIL（VAIN）可能更难以治疗，更容易复发（Liao et al. 2011）。

3.10.2 鳞状细胞癌

一般特征

鳞状细胞癌约占阴道原发恶性肿瘤的 80%（Creasman et al. 1998；Platz et al. 1995）。在美国，阴道鳞状细胞癌的发病率为 1000 例 / 年，其中白种人女性的发病率为 0.42/10 万，黑种人女性的发病率为 0.93/10 万（Cramer et al. 1974；Platz et al. 1995）。阴道鳞状细胞癌的发病率大约是子宫颈鳞状细胞癌发病率的 1/50（Murad et al. 1975）。阴道原发性鳞状细胞癌只占女性生殖道恶性肿瘤的 1%（Platz et al. 1995），发病率较低，表明阴道鳞状细胞癌相对少见，也说明相对于子宫颈癌而言，阴道鳞状细胞癌的诊断标准极其严格，从而低估了该病变的实际发生率。FIGO 对阴道癌的分期与子宫颈癌类似，依据是临床检查，而不是病理学检查（表 3.2）。肿瘤必须位于阴道，并且只有临床或病理学检查无子宫颈或外阴发生同样肿瘤的证据，才能诊断为阴道原发肿瘤。若位于阴道上部的大肿瘤累及子宫颈阴道部，应诊断为子宫颈原发癌。同样，如果患者在子宫颈癌治疗的 5 年内又发生阴道鳞状细胞癌，则应认为是子宫颈癌复发，而不是阴道的新发癌（Peters et al. 1985b）。所以，只有 10%~20% 的阴道恶性肿瘤被认为是阴道原发肿瘤（Fu et al. 1989a）。阴道浸润性鳞状细胞癌的危险因素与 SIL（VAIN）相同（Brinton et al. 1990；Rutledge 1967）。在一项对 VAIN 和浸润性鳞状细胞癌的病例对照研究中，重要的危险因素还包括先前的阴道排液、尖锐湿疣、刺激、先前的子宫颈阴道细胞学异常、子宫切除病史。奇怪的是，第一次性交年龄早、有多个性伴侣以及吸烟并不会提高肿瘤的发生风险（Brinton et al. 1990）。偶尔有文献报道，先天性阴道缺失的年轻女性行阴道再造术 8~25 年后出现了鳞状细胞癌（Hopkins et al. 1987；Rotmensch et al. 1983）。大多数（但不是全部）原发性阴道鳞状细胞癌与 HPV 感染相关，其中 HPV-16 感染最为常见（Ferreira et al. 2008；Fuste et al. 2010；Madsen et al. 2008）。

临床表现

阴道浸润性鳞状细胞癌患者的平均年龄为 64 岁（Kurman et al. 1992）。临床症状为无痛性阴道流血或排液、排尿困难或尿频（Al-Durdi et al. 1977）。症状与肿瘤大小和浸润程度有关。遗憾的是，大约 20% 的阴道癌患者在出现症状超过 7 个月后才开始治疗（Podczaski et al. 1986）。大多数肿瘤位于阴道上 1/3（Podczaski et al. 1986），其中约 57% 的肿瘤位于后壁，27% 的肿瘤位于前壁（Plentl et al. 1971）。

表 3.2　阴道癌的 FIGO 分期（2009）

分期	临床情况
I	局限于阴道壁
II	扩展至阴道下组织，但未达盆腔侧壁
III	扩展至盆腔侧壁
IV	超出真性骨盆或者累及膀胱或直肠黏膜（大疱性水肿不属于 IV 期）
IV A	累及相邻器官
IV B	累及远处器官

大体表现

阴道鳞状细胞癌的大小不等，可以是临床隐匿癌，也可以直径大于 10 cm。大体形态也不一致，可呈息肉状、蕈伞状、硬化型及溃疡型（图 3.43）。

镜下表现

阴道鳞状细胞癌类似子宫颈鳞状细胞癌（图 3.44）。用 Broders 方法或 Reagan 和 Wentz 方法进行的组织学分级与预后没有关系（Dixit et al. 1993；Perez et al. 1974）。目前，微浸润性癌在阴道不是一个明确的病变类型。间质浸润不超过 3 mm 并且没有血管侵犯的表浅浸润性癌，其淋巴结转移的可能性很小（Peters et al. 1985）。早期浸润性癌与上皮内癌的区别在于一些镜下表现，如在上皮与间质交界处可见成角的狭窄索状癌巢，胞质大多丰富、呈嗜酸性，伴周围促结缔组织增生或炎症反应。然而，遗憾的是，这些特点并非在每一例早期浸润性鳞状细胞癌中都会出现。

临床行为和治疗

历史上，阴道鳞状细胞癌女性患者的生存率较低。然而，后期的研究表明，校正分期后，与子宫颈鳞状细胞癌相比，阴道鳞状细胞癌的预后相当好（Dixit et al. 1993；Hacker et al. 2015；Perez et al. 1988；Premptee et al. 1985）。对同一医疗机构 40 年来的 300 例女性阴道癌患者的回顾性研究发现，其总体 5 年生存率和 10 年生存率分别为 60% 和 49%（Chyle et al. 1996）。最重要的预后相关因素包括 FIGO 分期、肿瘤大小、肿瘤在阴道的位置（上段阴道癌患者的预后较好）。1985—1994 年美国国家癌症数据库的结果以及第 6 个 FIGO 妇科癌症治疗结果的年报均支持分期对预后的重要影响（Beller et al. 2006；Creasman et al. 1998）。Ⅰ 期的 5 年生存率为 73%，Ⅱ 期为 53%，Ⅲ ～ Ⅳ 期仅为 36%（Creasman et al. 1998）。在一项针对 193 例接受放疗的患者的研究中，疾病特异性 5 年生存率 Ⅰ 期为 85%，Ⅱ 期为 78%，Ⅲ ～ Ⅳ 期为 58%（Frank et al. 2005）。最近的研究表明，HPV 状态可能也具有预后意义，包括对早期疾病患者，这些患者

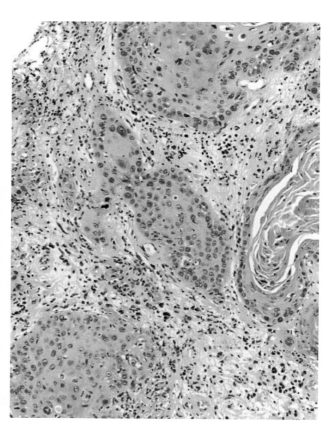

图 3.44　阴道鳞状细胞癌。肿瘤细胞形成的不规则巢团浸润间质，核呈高度多形性，可见明显的角化珠形成

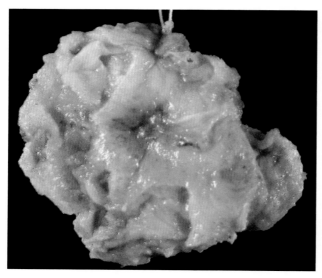

图 3.43　阴道鳞状细胞癌。标本中央可见肿瘤使黏膜发生溃疡

可能具有不同的病毒基因型（Alonso et al. 2012；Brunner et al. 2011；Larsson et al. 2013）。遗憾的是，仅有少数女性在确诊时肿瘤局限于阴道内。阴道鳞状细胞癌在很早期就可以直接蔓延到盆腔软组织或膀胱、直肠黏膜，因为阴道壁较薄，与这些器官仅有几毫米的结缔组织间隔。因此，在最初确诊时，大多数的肿瘤已经浸润到阴道壁周围的软组织，大约 20% 的肿瘤已经侵及盆腔侧壁（Chyle et al. 1996）。正如本章解剖学部分所述，阴道的淋巴引流复杂多变，任何腹股沟或盆腔的淋巴结都可能成为转移的位点，当然，这与肿瘤在阴道的位置有关（Marcus 1960）。阴道鳞状细胞癌的治疗首选放疗，包括短距离照射和外照射放疗，有时对部分病例也可使用根治性阴道切除术。在确诊 2 年内，肿瘤一般会局部复发，而最终可能转移到肺或锁骨上淋巴结（Kurman et al. 1992）。在一项大型研究中，5 年的局部复发率为 23%，远处转移率为 15%（Chyle et al. 1996）。复发患者的 5 年生存率仅为 12%。

3.10.3　疣状癌

疣状癌这一术语用于特指一类阴道罕见的肿瘤，它们具有 Ackerman 医师所描述的特征（Ackerman 1948；Crowther et al. 1988）。大体上，这些肿瘤呈外生性生长，呈蕈伞状，表面呈粗糙颗粒状或高低不平。镜下，疣状癌的特征为鳞状细胞形态温和。在肿瘤的深部，鳞状细胞呈宽大的球茎状，推挤性地向深部侵袭，形成灯笼裤样的形态。肿瘤表面常见过度角化和棘层肥厚。区别疣状癌与湿疣及假上皮瘤样增生是很困难的，浅表活检不能帮助鉴别。有些研究者认为，疣状癌无挖空细胞，被覆鳞状上皮的表面乳头中也无纤维血管轴心，并认为这些是湿疣或疣性癌的典型特征（Japaze et al. 1982；Kurman et al. 1992），但其他研究者并不认同这一观点（Dvoretsky et al. 1986；Lucas et al.

1974），他们认为这些表现还不是诊断疣状癌最根本的依据，诊断的依据应是肿瘤底部呈宽大的球茎状向间质侵袭、细胞形态温和。疣状癌具有惰性生长潜能，如果不完全切除，易局部复发。淋巴结转移即使有也很少见。因为疣状癌不仅对放疗耐受，而且放疗后会转化为常见的鳞状细胞癌，因此治疗通常采取扩大局部切除或根治性手术（Ackerman 1948；Kraus et al. 1966）。由疣状癌和鳞状细胞癌组成的混合性肿瘤，其侵袭性生物学行为与典型的鳞状细胞癌相同，应该被归类为鳞状细胞癌。

3.10.4　疣性癌

细胞核异常、核周有胞质空晕、细胞形态类似上皮内肿瘤的挖空细胞，这样的鳞状细胞癌称作疣性癌。这些改变不见于疣状癌。此外，疣性癌与疣状癌相比，核异型性更明显，可见多核，在间质界面的浸润更明显。目前尚无关于阴道疣性癌的详细临床病理学分析。先前的数据显示，外阴疣性癌呈低度恶性，偶见区域淋巴结转移（见第 2 章）（Kurman et al. 1993）。

3.10.5　乳头状鳞状移行细胞癌

研究者们逐渐认识到下生殖道的病变与尿路上皮起源的病变非常相似。除了移行细胞化生（Wheelock et al. 1985），已有关于子宫颈原发的移行细胞恶性肿瘤的报道（Koenig et al. 1997；Randall et al. 1986），而阴道来源的此类肿瘤少见（Bass et al. 1994；Fetissof et al. 1990；Rose et al. 1998）。诊断术语有很多，包括乳头状鳞状细胞癌、移行细胞癌、鳞状细胞和移行细胞（鳞状移行细胞）混合性癌，这反映出对这类上皮组织学特征的认识是模糊的（Koenig et al. 1997）。乳头状生殖道肿瘤的免疫组化染色显示 CK7 阳性以及 CK20 和 GATA3 阴性，而膀胱的移行细胞癌则呈 CK7、CK20 和 GATA3 阳性

（Chang et al. 2012；Koenig et al. 1997）。

乳头状鳞状移行细胞癌的主要表现常为异常出血或子宫颈阴道细胞学异常。肿瘤大体呈乳头状、息肉状或外生型。镜下，肿瘤表现为细窄的纤维血管轴心被覆复层上皮，上皮类似于移行细胞或鳞状细胞，或兼具两者的形态（图 3.45）。细胞异型性表现为核呈卵圆形，染色质深染，偶见纵行的核沟。挖空细胞少见，上皮全层均可见核分裂象。在浅表活检标本的乳头内通常不能识别是否有间质浸润，必须在更深的可见间质界面的标本内寻找浸润证据。乳头状鳞状移行细胞癌的浸润与传统鳞状细胞癌或移行细胞癌的浸润一样，通常会引发促结缔组织增生性反应。该病变的生物学行为尚不完全清楚，呈惰性或与普通鳞状细胞癌类似（Koenig et al. 1997；Randall et al. 1986）。部分病例采用了泌尿道原发性乳头状移行细胞癌的治疗方法，有些病例的病变与移行细胞化生有关，这些都说明广义上的泌尿生殖器官均具有患移行细胞肿瘤的风险（Fetissof et al. 1990）。

3.10.6 透明细胞腺癌

一般特征

20 世纪 70—90 年代，大部分阴道透明细胞

腺癌发生于有出生前 DES 接触史的年轻女性。美国 DES 接触人群患该疾病的中位年龄为 19 岁，妊娠早期应用 DES 使肿瘤的发生风险更高。幸运的是，在有 DES 接触史并且年龄大于 24 岁的女性中，仅 0.1% 的人会发生透明细胞腺癌。截至 2008 年，全世界已有 757 例子宫颈或阴道透明细胞腺癌患者接受了登记和研究，研究者发现这些患者具有激素经胎盘致癌的发病机制。自从 1971 年用于治疗高危妊娠的 DES 退市至今，有 DES 接触史的患者的年龄已大，2003—2008 年，只有 35 例登记在册的透明细胞腺癌患者。然而，尽管研究者们认为 20 岁以后患透明细胞癌的风险会降低，但长期的随访研究表明，40 岁以后患透明细胞癌的风险会增高（Hou et al. 2017；Troisi et al. 2007；Verloop et al. 2010）；此外，接触 DES 的患者在 40 岁以后患恶性黑色素瘤的风险增高，40 岁后患乳腺癌的风险略增高（Troisi et al. 2007；Verloop et al. 2010）。DES 介导的癌症的发病机制还不完全清楚，有报道认为与高频率的微卫星不稳定及野生型 p53 的过度表达相关（Waggoner et al. 1996；Ways et al. 1987）。甚至在未接触 DES 的女性中，在 30 岁和 80 岁也出现了 2 个发病高峰，提示在阴道透明细胞癌的发生过程中，除了接触 DES 以外，还有其他致病因素（Hanselaar et al. 1997）。

临床表现

较大的肿瘤常导致患者出现阴道出血或排液，较小的肿瘤常无症状，而表现为子宫颈脱落细胞学异常。大约 60% 的病变局限于阴道内。其余病例的病变局限于子宫颈或累及子宫颈和阴道。

大体表现

肿瘤可累及阴道的任何部分和（或）子宫颈，但更常累及阴道前壁上 1/3 区域。大多数较大的肿瘤呈息肉状、结节状，部分呈扁平状或溃疡状，表面呈颗粒样或硬结样。

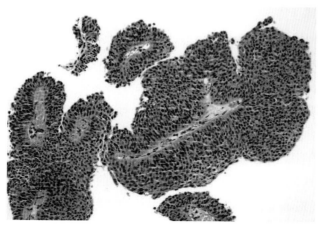

图 3.45　乳头状鳞状移行细胞癌。肿瘤与乳头状尿路上皮细胞癌非常相似

局限于黏膜固有层内的小肿瘤被覆正常或化生的鳞状上皮，在阴道镜下难以识别，仅触诊可以发现（图 3.46）。

镜下表现

DES 相关的透明细胞腺癌与老年女性偶发的卵巢和子宫内膜透明细胞腺癌一样，有多种组织学形态，可单一或混合出现。该肿瘤的特征性表现为透明细胞呈实性片状排列，因而称为透明细胞癌（图 3.47）。胞质的透明形态是制片过程中糖原分解形成的。最常见的形态是管囊状型，特点是管腔和囊腔内衬鞋钉样细胞、扁平细胞或与米勒管上皮相似的上皮，细胞形态多样（图 3.48）。鞋钉样细胞的特点是核呈球茎状突入管腔（图 3.49）。扁平细胞通常温和。如果活检组织较小，镜下仅见此型细胞，很难与腺病相鉴别（Scurry et al. 1991）。与透明细胞癌的区别在于腺病缺乏显著的细胞异型性和间质浸润，而这些特征在少数标本中并不明显。与子宫内膜样腺癌相似的乳头状、管状形态很少见。任何一种形态的管腔内都可能有黏液。肿瘤细胞常呈现中度到重度的细胞核非典型性，细胞核增大，核仁突出，核分裂象可见，但常 <10/10 HPF。免疫组化特征可能与女性生殖道其他部位的透明细胞癌类似，表达 CK7、EMA、Napsin A 和 HNF-1β。

在大多数透明细胞癌的周围可见非典型腺病，表现为腺上皮呈复层结构，核多形、深染，核仁明显。肿瘤附近常见输卵管子宫内膜型细胞，而少见黏液型细胞，提示透明细胞腺癌起源于输卵管子宫内膜型细胞（Robboy et al. 1982b，1984b）。

鉴别诊断

微腺体增生常发生于子宫颈，也可见于阴道腺病。该病变包含许多紧密排列的小腺体，缺乏腺体间间质（见第 4 章）。如果出现广泛化生的鳞状

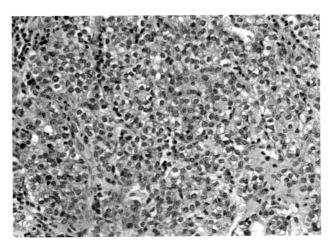

图 3.47　透明细胞癌。肿瘤的实性模式与卵巢和子宫内膜的透明细胞癌相似

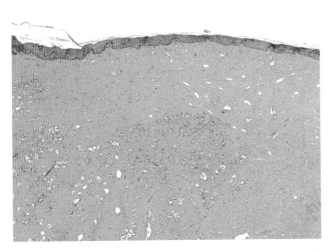

图 3.46　阴道扁平状透明细胞腺癌。由于肿瘤性腺体位于黏膜下层，表面被覆的黏膜为完整的化生性鳞状上皮，故表现为小结节，仅可在触诊时被发现

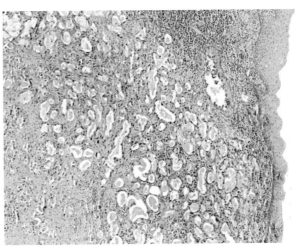

图 3.48　透明细胞癌。肿瘤呈管囊状形态，小管内衬鞋钉样、立方形或扁平的肿瘤细胞

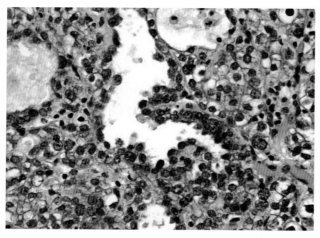

图 3.49　透明细胞癌。实性区的细胞和鞋钉样细胞显示高核质比，核位于顶端并突入囊腔

细胞巢并且细胞质呈淡粉红色，不易与实性的透明细胞癌相鉴别。诊断的关键在于鳞状上皮化生过程中可见内衬黏液性上皮的裂隙。妊娠时常有 Arias-Stella 反应。虽然 Arias-Stella 反应常见于子宫内膜，但也可见于子宫颈管内膜，偶见于输卵管子宫内膜型阴道腺病。特征为高分泌性腺体内衬鞋钉样细胞，核明显增大。而透明细胞癌可见透明细胞巢或明显的乳头结构，这些特点有助于与 Arias-Stella 反应相鉴别。此外，Arias-Stella 反应的鞋钉样核一般都有污浊的染色质。Napsin A 在 Arias-Stella 反应时可以呈阳性表达，因此免疫组化可能会误导诊断（Fadare 2016）。

临床行为和治疗

　　肿瘤可以局部扩散，也可以通过淋巴道和血道转移。子宫颈或阴道的透明细胞癌比鳞状细胞癌更容易扩散到腹腔外。36% 的初次复发的透明细胞癌见于肺或锁骨上淋巴结，而对于鳞状细胞癌该比例不到 10%。所有透明细胞癌患者的 5 年精准生存率都很高，Ⅰ 期患者的 5 年生存率为 93%，10 年生存率为 87%（Herbst 1992）。肿块较大和（或）浸润阴道壁较深时，预后较差，小或浅表的肿瘤也可以复发或转移。多数病例在首次治疗 3 年内

复发，但也有治疗 19 年后才复发的（Burks et al. 1990）。出生前有 DES 接触史的透明细胞癌患者的预后要优于那些没有接触史的患者（5 年生存率分别为 84% 和 69%）（Waggoner et al. 1994）。虽然这一差异可能与有 DES 接触史的人群常进行密集的筛查进而能够尽早诊断有关，但在对疾病的临床分期进行校正后发现，有出生前 DES 接触史的透明细胞癌患者仍具有生存优势，而无 DES 接触史的患者更常发生肺或锁骨上淋巴结转移。

3.10.7　胚胎性横纹肌肉瘤

一般特征

　　婴儿和儿童最常见的阴道恶性肿瘤是胚胎性横纹肌肉瘤，大部分病例的亚型为葡萄簇状肉瘤（Copeland et al. 1985a；Creasman et al. 1998；Hilgers et al. 1970；Newton et al. 1988）。将近 90% 的病例在确诊时小于 5 岁（Creasman et al. 1998；Friedman et al. 1986）。所有的横纹肌肉瘤在诊断时均发生于女性生殖道远端，大多数是胚胎性横纹肌肉瘤，其他类型通常见于老年患者（Nasioudis et al. 2017）。尽管最近的研究表明，胚胎性横纹肌肉瘤是 *DICER1* 胸膜肺母细胞瘤家族性肿瘤易感基因性综合征的肿瘤之一（Witkowski et al. 2016），而且在散发性（非家族性）胚胎性横纹肌肉瘤中也发现有 *DICER1* 的体细胞突变（Doros et al. 2012），说明 *DICER1* 突变在胚胎性横纹肌肉瘤中发挥了作用。但该肿瘤罕见，病因和发病机制尚不清楚。可以确定的是，胚胎性横纹肌肉瘤的发病部位与横纹肌并无关系，大多数肿瘤发生在头部、眼眶和下泌尿生殖道的黏膜内或黏膜附近。

临床表现

　　该肿瘤患者的平均诊断年龄为 2 岁，发病年龄为 0~41 岁（Friedman et al. 1986）。大多数儿童表现为阴道肿块或阴道出血。肿块通常位于阴道前

壁，呈乳头状突起、小结节状，或有蒂（或无蒂）的质软的息肉样肿块，表面覆盖完整黏膜。较大的肿瘤突出于阴道口。一般根据修正的横纹肌肉瘤研究协作组（IRSG）分类法进行肿瘤分组，分组依据包括疾病的范围、切除的可能性以及切除标本的镜下切缘（表 3.3）（Raney et al. 2001）。

大体表现

肿瘤的典型大体表现为质软、灰色或黄褐色、水肿、结节状。由于肿块在空腔器官的腔道内生长而相对不受限，形成了息肉状的大体形态（图 3.50）。

镜下表现

葡萄簇状横纹肌肉瘤在至少 1 个显微镜下视野内可见完整上皮下方的新生层（cambium），可据此与梭形细胞亚型或非特殊类型的胚胎性横纹肌肉瘤相鉴别（Qualman et al. 1998）。新生层是指上皮下方密集的横纹肌母细胞层，横纹肌母细胞散布于疏松黏液样或致密胶原间质中（图 3.51）。术语 "新生层" 是一种类比，原意是树干和树枝外围的一层活跃的生长层。诊断时肿瘤的组织学形态比息肉样或葡萄簇状的大体特点更重要。新生层的细胞呈多边形，胞质少，肿瘤细胞广泛的梭形横纹肌母细胞分化可在肿瘤的新生层或肿瘤其他部位占主导地位。肿瘤细胞呈圆形到梭形，核呈卵圆形，染色质空亮，核仁不明显（Qualman et al. 1998）。任何类型的横纹肌肉瘤的横纹肌起源都是很明显

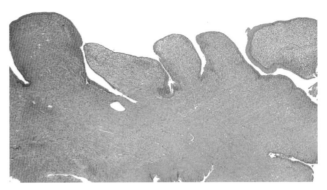

图 3.50　胚胎性横纹肌肉瘤，葡萄簇状亚型。注意肿块的息肉样形态

的，可见胞质红染及呈横纹的纤维（图 3.52）。如果可疑病例无上述特征，免疫组化染色如 MSA、desmin、myoglobin、myogenin（myf4）有助于诊断（Bale et al. 1983；Brooks 1982；Eusebi et al. 1986；Kurman et al. 1992；Qualman et al. 1998）。尽管前两个抗体比 myoglobin 敏感，但对横纹肌分化不特异。有研究报道，约 20% 的横纹肌肉瘤表达 S-100，非常重要的是，不要因此而将之误诊为黑色素瘤（Qualman et al. 1998）。

鉴别诊断包括纤维上皮性息肉、米勒管乳头状瘤及横纹肌瘤。结合年龄和上述镜下特征可正确诊断。放疗或化疗后，偶尔难以判断散在成熟的横纹肌纤维是残留的难治性肿瘤细胞还是盆腔良性肌纤

表 3.3　IRSG 外科 - 病理分组系统

分组	定义
Ⅰ	肿瘤局限，完全切除，病理学检查切缘干净，区域淋巴结无转移
Ⅱ	肿瘤局限，肉眼观可完全切除并且病理学检查显示切缘受累，或区域淋巴结受累，或两种情况都存在
Ⅲ	肿瘤局限，肉眼观未完全切除或仅行活检，肉眼观有肿瘤残留
Ⅳ	诊断时已有远处转移

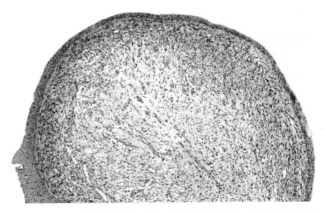

图 3.51　胚胎性横纹肌肉瘤，葡萄簇状亚型。新生层为上皮下方致密的横纹肌母细胞层，横纹肌母细胞散布于疏松黏液样或致密的胶原间质中

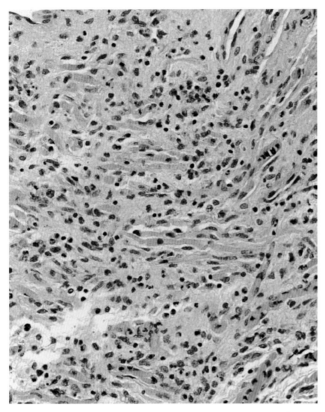

图 3.52　胚胎性横纹肌肉瘤，葡萄簇状亚型。与阴道横纹肌瘤相比，胚胎性横纹肌肉瘤中可见小而原始的细胞构成的致密细胞区。散在的带状细胞为横纹肌分化的证据

维经放射后的改变。有一项研究认为，葡萄簇状横纹肌肉瘤在治疗后常发生分化，该现象说明其预后好（Coffin et al. 1997）。

临床行为和治疗

    肿瘤最初浸润阴道壁、盆腔软组织、膀胱或直肠，然后转移到淋巴结、肺、肝及骨。历史上，根治手术后的预后较差，生存率低于 20%（Coffin et al. 1992）。除了手术治疗外，多药联合化疗和对某些患者进行放疗可明显提高生存率（Coffin et al. 1992；Ghaemmaghami et al. 2008；Maharaj et al. 2008；Newton et al. 1988）。由横纹肌肉瘤研究协作组（IRSG）实施的 5 项序列临床试验（Newton et al. 1988；Qualman et al. 1998；Raney et al. 2001）发现了许多与患者预后强烈相关的预后因

素，包括临床分组（表 3.3）、疾病分期（表 3.4）、患者年龄和组织学亚型。幸运的是，阴道最好发的葡萄簇状胚胎性横纹肌肉瘤的预后较好，生存率高于 90%（Hays et al. 1985；Kirsch et al. 2014；Qualman et al. 1998）；但是，若出现局灶腺泡状形态，则提示预后较差（Qualman et al. 1998）。此外，一项研究认为，细胞间变可能对胚胎性横纹肌肉瘤患者具有预后意义（Pul et al. 1990）。据报道，有 2 例患者在初诊后约 10 年、月经初潮后几个月出现复发，推测其原因与雌激素相关（Vazquez et al. 1994）。

3.10.8　黑色素瘤

一般特征

    文献报道的阴道黑色素瘤超过 200 例，占阴道恶性肿瘤的 5% 以下，占所有黑色素瘤的 1% 以下（Creasman et al. 1998；De Matos et al. 1998；Geisler et al. 1995；Gupta et al. 2002；Huang et al. 2013；Irvin et al. 1998；Liu et al. 1987；Petru et al. 1998；Rouzbahman et al. 2015；Seifried et al. 2015；Tcheung et al. 2012；Udager et al. 2017）。该肿瘤可发生于任何年龄（22~90 岁），大部分发生于绝

表 3.4　IRSG 分期系统

分期	原发肿瘤部位	肿瘤直径 / cm	区域淋巴结	远处转移
1	眼眶、非脑脊膜旁的头颈部、非膀胱/前列腺的泌尿生殖道、胆道	任何大小	N0，N1	M0
2	其他所有部位	≤ 5	N0	M0
3	其他所有部位	≤ 5	N1	M0
4		≤ 5	N0 或 N1	
		任何大小	N0 或 N1	M1

注：N0，临床上无区域淋巴结受累；N1，临床上有区域淋巴结受累；M0，无远处转移；M1，诊断时有远处转移。

经后，患者的平均年龄约为 60 岁（Levitan et al. 1989；Petru et al. 1998；Ragnarsson-Olding et al. 1993）。症状包括阴道流血、排液和出现肿块。肿瘤可起源于阴道内任何部位，易发生于阴道下 1/3（Chung et al. 1980）。其病因和发病机制目前还不清楚，但大多数恶性黑色素瘤最常见于日本女性，其次为白种人，再次为黑种人（Chung et al. 1980；Creasman et al. 1998；Levitan et al. 1989）。在一项尸检研究中，研究者对 100 名女性进行了检测，从其中的 3 名死者的阴道基底层细胞中检出黑色素细胞。有人提出这种现象应被认为是良性的黑变病，黑色素瘤偶尔可能起源于此病（Hasumi et al. 1978）。笔者也观察到阴道局部的黑变病远处存在黑色素瘤病变。不巧的是，黑变病（melanosis）这一术语也用于命名间质的噬黑素细胞和黏膜组织的恶性雀斑样痣，这使本来就少的文献资料更加令人费解。

大体表现

黑色素瘤可表现为结节状、息肉样和蕈伞形黑色或灰色的质软肿块，直径为 0.5~8.0 cm（图 3.53）（Chung et al. 1980；Gupta et al. 2002）。表面上皮常有溃疡形成。

镜下表现

阴道黑色素瘤的镜下表现与其部位无关。诊断通常需要一组特征。除了黏膜交界处增殖活跃之外，常见高度异型的黑色素细胞，单个散在或成簇排列，常常侵犯鳞状上皮全层（图 3.54）。浸润的肿瘤细胞可以呈上皮样、梭形或混合型（图 3.55a）。肿瘤性的黑色素细胞及良性噬黑素细胞内均可见黑色素。肿瘤呈雀斑样向双侧浸润，在上皮间质交界处，单个梭形细胞向旁边扩散，细胞核呈多形性（Chung et al. 1980）。罕见情况下，成巢的上皮样黑色素细胞在上皮交界处形成 Paget 样播散（Chung et al. 1980）。由于 Clark 分级不适用于黏膜部位的黑

色素瘤，Chung 等人建议完全以肿瘤浸润深度进行分级：1 级，肿瘤局限于上皮内；2 级，浸润深度 ≤1 mm；3 级，浸润深度为 1~2 mm；4 级，浸润深度 >2 mm（Chung et al. 1980）。遗憾的是，大部分肿瘤浸润得较深。在一项对 19 例病例的研究中，仅 1 例为 3 级，其余病例都是 4 级（Chung et al. 1980）。

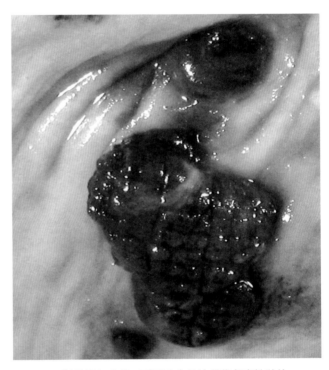

图 3.53 阴道黑色素瘤。可见融合的结节状色素性肿块

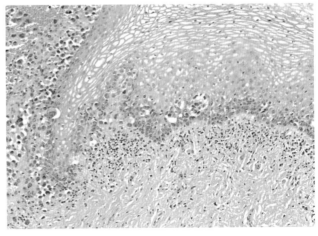

图 3.54 阴道黑色素瘤。阴道原发性黑色素瘤的深部间质浸润区域，表面黏膜可形成溃疡，亦可完整。此区域周围的上皮间质交界处（视野右侧）常见肿瘤累及

鉴别诊断

诊断通常简单，因为大多数的阴道黑色素瘤较大，大体和镜下可见色素。鉴别诊断包括从其他部位转移来的黑色素瘤、低分化鳞状细胞癌、肉瘤及蓝痣。阴道原发性黑色素瘤罕见，所以关键是排除转移性黑色素瘤。在病变双侧存在广泛的交界成分是阴道原发性黑色素瘤的典型特征，在转移性肿瘤中相当少见。完整的病史对确诊很重要，有些病例只有在尸检时才能确诊。当大的溃疡型病变缺乏色素时，可以用免疫组化染色和超微结构检查来鉴别黑色素瘤和分化差的肿瘤。S-100 蛋白是黑色素细胞和神经分化的标记物，恶性肿瘤细胞对 S-100 蛋白抗体敏感，但针对 S-100 蛋白的检测并不特异。SOX10 是一种神经嵴转录因子，似乎比 S-100 蛋白更敏感且更特异（图 3.55b）（Nonaka et al. 2008）。HMB-45 与 S-100 蛋白相比，敏感度较差（一项研究发现，23% 的病例的 HMB-45 失表达）（Gupta et al. 2002），但 HMB-45 特异性较好，黑色素瘤的 CK 和 desmin 染色呈阴性。超微结构检查可见瘤细胞内有黑色素前体及黑色素，还有丰富的粗面内质网和滑面内质网（Hasumi et al. 1978）。黑色素瘤的核呈高度异型性，见大量核分裂象，可据此与少见的良性阴道痣相鉴别。

临床行为和治疗

阴道黑色素瘤的预后差，患者的 5 年生存率低于 30%（Chung et al. 1980；Creasman et al. 1998；Huang et al. 2013；Levitan et al. 1989；Ragnarsson-Olding et al. 1993；Tcheung et al. 2012；Weinstock 1994）。毫无疑问，黑色素瘤固有的侵袭性和发现时已有深部浸润的特点与其预后相关（Chung et al. 1980；Creasman et al. 1998；De Matos et al. 1998；Reid et al. 1989）。一项研究认为，生存率与核分裂活性呈负相关（Borazjani et al. 1990）。另一项研究发现，肿瘤的厚度、溃疡状态、在病理学上组织切缘是否干净都是与恶性黑色素瘤生存率相关的重要且特异的预后因素（Seifried et al. 2015）。阴道黑色素瘤常发生淋巴道和血道转移，阴道和腹股沟是最常见的最初播散部位。首选治疗通常为局部根治性切除，如果肿瘤浸润深度大于 3 mm，建议进行盆腔清扫术。腹股沟淋巴结清扫、放疗和化疗的价值仍不清楚（Levitan et al. 1989；Perez et al. 1992）。最近的分子研究显示，在阴道恶性黑色素瘤中检测到 *NRAS* 突变（约 20%）和 *C-KIT* 突变（约 10%），而未检测到 *BRAF* 突变，这也增加了对一部分患者进行靶向治疗的可行性。

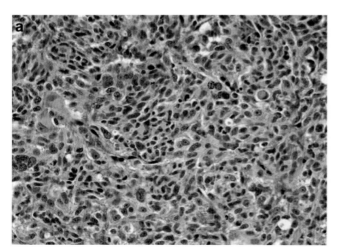 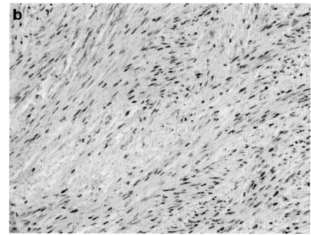

图 3.55　阴道黑色素瘤。肿瘤细胞可呈多边形或梭形，常规染色切片上难以与鳞状细胞癌或肉瘤相鉴别，尤其是在上皮有溃疡的情况下（a）。如果黑色素不明显，SOX10 免疫组化染色有助于诊断（b）

3.10.9　卵黄囊瘤

卵黄囊瘤（内胚窦瘤，EST）一般发生于生殖腺，罕见情况下也可以发生在阴道，阴道的卵黄囊瘤占性腺外卵黄囊瘤的 90% 以上（Clement et al. 1988；Ravishankar et al. 2017；Young et al. 1984；Yuan et al. 2018；Zhang et al. 2016）。有趣的是，有学者认为卵黄囊瘤起源于在胚胎期未能从后肠完全正常地移行至生殖腺的生殖细胞。然而，这个假说并不能明确解释阴道无其他恶性生殖细胞肿瘤却容易发生 EST 的原因。

大部分 EST 发生于 4 岁以下的儿童。症状一般为血性阴道排液，伴或不伴从阴道口脱出的肿块，血清甲胎蛋白水平经常特征性地升高（Tao et al. 2012）。阴道 EST 的大体和镜下特征与卵巢来源的同类肿瘤非常相似。典型病变呈息肉样、无蒂、质软、棕褐色或白色肿块，直径为 1~5 cm（Kurman et al. 1992）。EST 的组织学结构多样，呈微囊状、网状、乳头状或实性。Schiller-Duval 小体是其特征性的结构，乳头的中心为血管腔，与外围的柱状细胞之间是无细胞的结缔组织区带。细胞外玻璃样小体也较常见。虽然 EST 的组织学表现常较典型，但诊断时一般不被首先考虑，因为该病变很少发生在阴道。鉴别诊断时应考虑透明细胞腺癌，EST 的发病年龄较小，免疫组化染色可见 AFP、α1- 抗胰蛋白酶呈阳性表达（Young et al. 1984）。

EST 的侵袭性极强。过去，患者的中位生存期为 11 个月，5 年生存率不足 25%（Copeland et al. 1985b；Perez et al. 1992）。即便是在外科手术后，大部分患者也会在 2 年内出现复发和死亡（Copeland et al. 1985b；Kurman et al. 1992）。术后的多药联合化疗药物常包括长春新碱、放线菌素和环磷酰胺，自 1970 年以来，2 年无病生存率为 95%（Anderson et al. 1985；Copeland et al. 1985b；Young et al. 1984）。数据显示，化疗联合保守手术治疗可能保留患者未来的性功能和生育能力，并具有很高的治愈率（Perez et al. 1992；Tao et al. 2012）。

3.10.10　平滑肌肉瘤

已报道的阴道平滑肌肉瘤有 65 例（Creasman et al. 1998；Curtin et al. 1995；Peters et al. 1985a）。鉴别良性和恶性平滑肌肿瘤的病理诊断标准尚不确定，因此阴道平滑肌肉瘤的发病率及生物学行为还不清楚。目前推荐的平滑肌肉瘤的诊断标准为平滑肌肿瘤的直径大于 3 cm，核分裂象计数超过 5/10 HPF，细胞具有中等或显著异型性（图 3.56），边缘呈浸润性生长（Tazvassoli et al. 1979）。最近的一项研究表明，子宫平滑肌肉瘤的良恶性标准不仅适用于子宫，在将阴道平滑肌肿瘤归类为良性时，该诊断标准具有更高的特异性（Sayeed et al. 2018）。平滑肌肉瘤的发病年龄为 25~86 岁，大多数患者的年龄超过 40 岁。阴道流血是最常见的症状。大体和镜下特征与子宫平滑肌肉瘤相似，转移方式为局部浸润和血道转移。5 年生存率约为 35%，最重要的预后因素为肿瘤分期（Peters et al. 1985a）。治疗首选手术切除，对于较大的肿瘤可能有必要实施盆腔清扫术以保证有足够干净的手术切缘。

3.10.11　继发性肿瘤

虽然阴道的原发性肿瘤很罕见，但通过直接蔓延或淋巴道、血道转移到阴道的继发性肿瘤却很常见（图 3.57）。Fu 和 Reagan 在 355 例阴道浸润性癌中仅发现 58 例（16%）为阴道原发性肿瘤（Fu et al. 1989b）。阴道的继发性肿瘤中，子宫颈起源者最常见（32%），其次为子宫内膜（18%）（图 3.58）、结肠和直肠（9%）、卵巢（6%）、外阴（6%）以及尿道（4%）起源者。即使是阴道的鳞状细胞癌，也只有少数被证实原发于阴道。大约 75% 的继发性鳞状细胞癌来源于子宫颈（79%）

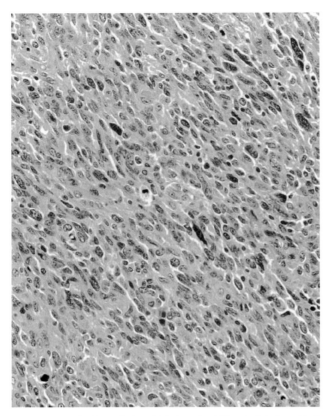

图 3.56 阴道平滑肌肉瘤。肿瘤与子宫平滑肌肉瘤相似，梭形细胞呈束状，核呈中等或显著异型性，核分裂活跃

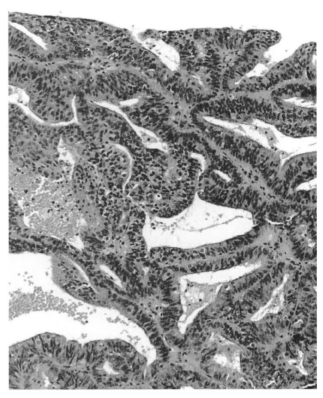

图 3.58 转移性子宫内膜样腺癌。子宫内膜腺癌在阴道复发是常见现象。大部分转移癌的组织学表现与子宫内膜的原发性肿瘤的表现高度一致

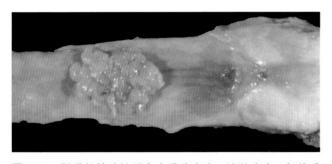

图 3.57 阴道的转移性子宫内膜腺肉瘤。该肿瘤为 8 年前手术切除的子宫腺肉瘤的复发表现

（Torne et al. 1994）。阴道原发性透明细胞癌的特征为年轻患者、具有出生前雌激素接触史、以前或目前患有阴道腺病、肿瘤性透明细胞形成管状囊状或乳头状结构；原发于肾脏的透明细胞癌常发生于年龄较大的患者，部分细胞胞质呈颗粒状，或呈肉瘤样分化。在少见情况下，阴道透明细胞癌在组织学上无法与肾脏转移来的癌相鉴别。

3.10.12 其他恶性肿瘤

阴道偶发子宫内膜腺癌、间质肉瘤、癌肉瘤，有时这些肿瘤来自子宫内膜异位症（图 3.60）（Goyert et al. 1987；Neesham et al. 1998；Peters et al. 1985a）。此外，偶尔可见于文献报道的病例包括类似于滑膜肉瘤的恶性混合瘤或中肾管来源

或外阴（14%）（Fu et al. 1989b）。目前，已有近 100 例阴道转移性肾细胞癌的报道（图 3.59）（Tarraza et al. 1998；Torne et al. 1994；Wooduff et al. 1975）。阴道的转移性肾透明细胞癌在组织学上很难与阴道原发性透明细胞癌相鉴别。鉴别的困难之处在于有时转移性病变的发现早于肾脏肿瘤

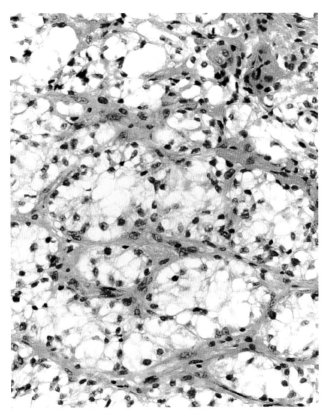

图 3.59　转移性肾细胞癌。胞质透明的多边形细胞呈实性团巢，被纤细的纤维血管组织分隔

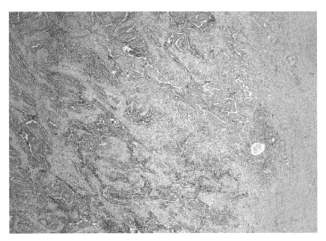

图 3.60　阴道子宫内膜样腺癌。原发性子宫内膜样腺癌的发生与子宫内膜异位症（视野右侧）有关

的恶性肿瘤（Okagaki et al. 1976；Shevchuk et al. 1978；Takehara et al. 1998）、原发性阴道原位腺癌（Clement et al. 1979）、肠型腺癌（Frick et al. 1968）、腺鳞癌（Rhatigan et al. 1973；Sheets et al. 1964；Sulak et al. 1988）、中肾管残余来源的腺癌、腺样基底细胞癌（Naves et al. 1980）、腺样囊性癌（Kurman et al. 1992）、类癌（Fukushima et al. 1986）、小细胞癌（Joseph et al. 1992；Prasad et al. 1992；Resnick 1990）、恶性神经鞘瘤（Davos et al. 1976）、纤维肉瘤（Palmer et al. 1954）、恶性纤维组织细胞瘤（Webb et al. 1974）、血管肉瘤（Premptee et al. 1983；Tohya et al. 1991）和腺泡状软组织肉瘤（Chapman et al. 1984；Lakshminarasimhan et al. 1996）。

参考文献

Abdul-Karim FW, Lederman MM, Carter JR et al (1981) Toxic shock syndrome: clinicopathologic findings in a fatal case. Hum Pathol 12:16–22

Abu J, Nunns D, Ireland D, Brown L (2003) Malignant progression through borderline changes in recurrent Mullerian papilloma of the vagina. Histopathology 42:510–511

Acar A, Balci O, Karatayli R, Capar M, Colakoglu MC (2007) The treatment of 65 women with imperforate hymen by a central incision and application of Foley catheter. BJOG 114(11):1376–1379

Ackerman LV (1948) Verrucous carcinoma of the oral cavity. Surgery (St Louis) 23:670–678

Al-Durdi M, Monaghan JM (1977) Thirty-two years experience in management of primary tumors of the vagina. Br J Obstet Gynecol 127:513

Alonso I, Felix A, Torne A et al (2012) Human papillomavirus as a favorable prognostic biomarker in squamous cell carcinoma of the vagina. Gynecol Oncol 125:194–199. PMID: 22226684

Amsel R, Totten PA, Spiegel CA et al (1983) Nonspecific vaginitis: diagnostic criteria and micro-bial and epidemiologic associations. Am J Med 74:14–22

Anderson WA, Sabio H, Durso N et al (1985) Endodermal sinus tumor of the vagina. The role of primary chemotherapy. Cancer (Phila) 56:1025–1027

Andreani SM, Dang HH, Grondona P, Khan AZ, Edwards DP (2007) Rectovaginal fistula in Crohn's disease. Dis Colon Rectum 50(12):2215–2222

Andrew DE, Bumstead K, Kempton AG (1975) The role of fomites in the transmission of vaginitis. Can Med Assoc J 112:1181–1183

Arbo E, dos RR, Uchoa D et al (2004) Vaginal Mullerian papilloma in a 2-year-old child. Gynecol Obstet Investig 58:55–56

Aulmann S, Sinn HP, Penzel R (2014) Comparison of molecular abnormalities in vulvar and vaginal melanomas. Mod Pathol 27:1386–1393. PMID: 24603591

Averette HE, Weinstein GD, Frost P (1970) Autoradiographic analysis of cell proliferation kinetics in human genital tissues. I. Normal cervix and vagina. Am J Obstet Gynecol 108:8–17

Bale PM, Parsons RE, Stevens MM (1983) Diagnosis and behavior of juvenile rhabdomyosarcoma. Hum Pathol 14:596–611

Barry W, Hudgins L, Donta ST, Pesanti EL (1992) Intravenous immunoglobulin therapy for toxic shock syndrome. JAMA 267:3315–3316

Bartlett JG, Onderdonk AB, Drude E et al (1977) Quantitative bacteriology of the vaginal flora. J Infect Dis 136:271–277

Bass P, Birch B, Smart C, Theaker J, Wells M (1994) Low grade transitional cell carcinoma of the vagina – an unusual cause of vaginal bleeding. Histopathology (Oxf) 24:581–583

Bautista CT, Wurapa E, Sateren WB et al (2016) Bacterial vaginosis: a synthesis of the literature on etiology, prevalence, risk factors, and relationship with chlamydia and gonorrhea infections. Mil Med Res 3:4. PMID 26877884

Bell DA, Mondschein M, Scully RE (1986) Giant cell arteritis of the female genital tract. A report of three cases. Am J Surg Pathol 10:696–701

Beller U, Benedet JL, Creasman WT, Ngan HY, Quinn MA, Maisonneuve P, Pecorelli S, Odicino F, Heintz AP (2006) Carcinoma of the vagina. FIGO 6th annual report on the results of treatment in gynecological cancer. Int J Gynaecol Obstet 95(Suppl 1):S29–S42

Benedet JL, Sanders BH (1984) Carcinoma in situ of the vagina. Am Obstet Gynecol 148:695–700

Bennett HG, EhrlichHM(1941) Myoma of the vagina.Am J Obstet Gynecol 42:314

Berdugo J, Gauthier P, Provencher D et al (2015) Spindle cell epithelioma of the vagina: report of two cases, literature review, and new immunohistochemical markers. Int J Surg Pathol 23:677–681. PMID: 25998318

Bergdoll MS, Reiser RF, Crass BA et al (1981) A new staphylococcal enterotoxin, enterotoxin F, associated with toxic-shock-syndrome staphylococcus aureus isolates. Lancet 1:1017–1021

Boquet-Jiménez E, Alvarez San Cristóbal A (1978) Cytologic and microbiologic aspects of vaginal torulopsis. Acta Cytol 22:331–334

Borazjani G, Prem KA, Okagaki T et al (1990) Primary malignant melanoma of the vagina: a clinicopathological analysis of 10 cases. Gynecol Oncol 37:264–267

Bornstein J, Adam E, Adler-Storthz K, Kaufman RH (1988) Development of cervical and vaginal squamous cell neoplasia as a late consequence of in utero exposure to diethylstilbestrol. Obstet Gynecol Surv 43:15–21

Bramley M, Kinghorn G (1979) Do oral contraceptives inhibit Trichomonas vaginalis? Sex Transm Dis 6:261–263

Brand SR, Degenhardt TP, Person K et al. (2018). A phase 2, randomized, double-blind, placebo-controlled, doseranging study to evaluate the efficacy and safety of orally administered VT-1161 in the treatment of recurrent vulvovaginal candidiasis. Epub ahead of print. Am J Obstet Gynecol. 218(6):624.e1–624.e9. PMID 29534874

Branton PA, Tavassoli FA (1993) Spindle cell epithelioma, the so-called mixed tumor of the vagina. Am J Surg Pathol 17:509–515

Brinton LA, Nasca PC, Mallin K et al (1990) Case-control study of in situ and invasive carcinoma of the vagina. Gynecol Oncol 38(49):49–54

Brooks JJ (1982) Immunohistochemistry of soft tissue tumors. Myoglobin as a tumor marker for rhabdomyosarcoma. Cancer 50:1757

Brunner AH, Grimm C, Polterauer S et al (2011) The prognostic role of human papillomavirus in patients with vaginal cancer. Int J Gynecol Cancer 21:932–939. PMID: 21666483

Burks RT, Schwarz AM, Wheeler JE, Antoniolli D (1990) Late recurrence of clear cell adenocarcinoma of the cervix: case report. Obstet Gynecol 76:525–527

Caceres A, McCarus SD (2008) Fallopian tube prolapse after total laparoscopic hysterectomy. Obstet Gynecol 112(2 Pt 2):494–495

Chang A, Amin A, Gabrielson E et al (2012) Utility of GATA3 immunohistochemistry in differentiating urothelial carcinoma from prostate adenocarcinoma and squamous cell carcinomas of the uterine cervix, anus, and lung.AmJ Surg Pathol 36:1472–1476. PMID: 22982890

Chapman GW, Benda JO,Williams T (1984) Alveolar soft part sarcoma of the vagina. Gynecol Oncol 18:125–129

Charles V, Charles SX (1978) A case of vulvo-vaginal diphtheria in a girl of seven years. Indian J Pediatr 15:257–258

Chattopadhyay I, Cruickshan DJ, Packer M (2001) Non diethylstilbestrol induced vaginal adenosis – a case series and review of literature. Eur J Gynaecol Oncol 22(4):p260–p262

Chen KTK (1981) Brenner tumor of the vagina. Diagn Gynecol Obstet 3:255

Chirayil SJ, Tobon H (1981) Polyps of the vagina: a clinicopathologic study of 18 cases. Cancer (Phila) 47:2904–2907

Chu M, Crist H, Zaino RJ (2010) Adenocarcinoma arising in a rectovaginal fistula in Crohn disease. Int J Gynecol Pathol 29:497–500. PMID 20736780

Chung AF, Casey MJ, Flannery JT et al (1980) Malignant melanoma of the vagina: report of 19 cases. Obstet Gynecol 55:720–727

Chyle V, Zagars GK, Wheeler JA, Wharton JT, Delclos L (1996) Definitive radiotherapy for carcinoma of the vagina: outcome and prognostic factors. Int J Radiat Oncol Biol Phys 35(5):891–905

Clark JFJ, Faggett T, Peters B, Sampson CC (1978) Ulcerative vaginitis due to torulopsis glabrata: a case report. J Natl Med Assoc 70:913–914

Clement PB, Benedet JL (1979) Adenocarcinoma in situ of the vagina. A case report. Cancer (Phila) 43:2479–2485

Clement PB, Young RH, Scully RE (1988) Extraovarian pelvic yolk sac tumors. Cancer (Phila) 62:620–626

Clemetson D, Moss G, Willerford D (1993) Detection of HIV DNA in cervical and vaginal secretions. JAMA 269:2860–2863

Coetzee LF (1972) Tuberculous vaginitis. South Afr Med J 46:1225–1226

Coffin CM, Dehner LP (1992) The soft tissue. In: Stocker JT, Dehner LP (eds) Pediatric pathology, vol 2. Lippincott, Philadelphia, pp 1091–1132

Coffin C, Rulon J, Smith L, Bruggers C, White F (1997) Pathologic features of rhabdomyosarcoma before and after treatment: a clinicopathologic and immunohistochemical analysis. Mod Pathol 10:1175–1187

Cohen M, Pedemonte L, Drut R (2001) Pigmented mullerian papilloma of the vagina. Histopathology 39:541–543

Copeland LJ, Sneige N, Ordonez NG (1985a) Endodermal sinus tumor of the vagina and cervix. Cancer (Phila) 55:2558–2565

Copeland LJ, Sneige N, Stringer CA et al (1985b) Alveolar rhabdomyosarcoma of the female genitalia. Cancer (Phila) 56:849–855

Cramer DW, Cutler SJ (1974) Incidence and histopathology of malignancies of the female genital organs in the United States. Am J Obstet Gynecol 118:443–460

Creasman WT, Phillips JL, Menck HR (1998) The national cancer data base report on cancer of the vagina. Cancer (Phila) 83(5):1033–1040

Crowther ME, Lowe DG, Shepherd JH (1988) Verrucous carcinoma of the female genital tract: a review. Obstet Gynecol Surv 43:263–280

Cunha GR (1975) The dual origin of vaginal epithelium. Am J Anat 143:387–392

Cunha GR, Taguchi O, Namikawa R et al (1987) Teratogenic effects of clomiphene, tamoxifen, and diethylstilbestrol on the developing human female and genital tract. Hum Pathol 18:1132–1143

Curtin JP, Saigo P, Slucher B, Venkatraman ES, Mychalczak B, Hoskins WJ (1995) Soft-tissue sarcoma of the vagina and vulva: a clinicopathologic study. Obstet Gynecol 86(2):269–272

Curtis EM, Pine L (1981) Actinomyces in the vaginas of women with and without intrauterine contraceptive devices. Am J Obstet

Gynecol 140:880–884

Darragh TM, Colgan TJ, Cox JT et al (2012) The lower anogenital squamous terminology standardization project for HPV-associated lesions: background and consensus recommendations from the College of American Pathologists and the American Society for Colposcopy and Cervical Pathology. J Lower Genit Tract Dis 16:205–242. PMID: 22820980

Davis TC (1975) Chronic vulvovaginitis in children due to Shigella flexneri. Pediatrics 56:41–44

Davis JP, Chesney PJ, Wand PJ, LaVenture M (1980) Toxic-shock syndrome. Epidemiologic features, recurrence, risk factors, and prevention. N Engl J Med 303:1429–1435

Davis JD, Connor EE, Clark P, Wilkinson EJ, Duff P (1997) Correlation between cervical cytologic results and gram stain as diagnostic tests for bacterial vaginosis. Am J Obstet Gynecol 177(3):532–535

Davos I, Abell MR (1976) Sarcomas of the vagina. Obstet Gynecol 47(3):342–350

De Matos P, Tyler D, Seigler HF (1998) Mucosal melanoma of the female genitalia: a clinicopathologic study of forty-three cases at Duke University Medical Center. Surgery (St Louis) 124(1):38–48

De Meo LR, Draper DL, McGregor JA et al (1996) Evaluation of a deoxyribonucleic acid probe for the detection of trichomonas vaginalis in vaginal secretions. Am J Obstet Gynecol 174(4):1339–1342

de Mundi ZA, del Alamo CM, de Blas LL, San Cristobal AA (1978) Egg of Trichuris trichiura in a vaginal smear. Acta Cytol 22:119–120

de Virgiliis G, Sideri M, Rossi A et al (1985) "DES-like" anomalies. I. Biological and clinical problems. A study on 12, 285 cases. Cervix Low Female Genital Tract 3:297–312

Dekel A, Avidan D, Bar-ziv J et al (1988) Neurofibroma of the vagina presenting with urinary retention. Review of the literature and report of a case. Obstet Gynecol Surv 43:325–327

Dixit S, Singhal S, Baboo HA (1993) Squamous cell carcinoma of the vagina: a review of 70 cases. Gynecol Oncol 48:80–87

Dobbs SP, Shaw PA, Brown LJ, Ireland D (1998) Borderline malignant change in recurrent mullerian papilloma of the vagina. J Clin Pathol 51:875–877

Donders GG, Bellen G, Ruban K et al (2018) Short- and long-term influence of the levonorgestrel-releasing intrauterine system (Mirena®) on vaginal microbiota and Candida. J Med Microbiol 67:308–313. PMID 29458551

Doros L, Yang J, Dehner L et al (2012) DICER1 mutations in embryonal rhabdomyosarcomas from children with and without familial PPB-tumor predisposition syndrome. Pediatr Blood Cancer 59:558–560. PMID: 22180160

Droegemueller W, Herbst AL, Mishell DR Jr, Stenchever MA (1987) Comprehensive gynecology. Mosby, St. Louis, p 974

Dungar C, Wilkinson E (1995) Vaginal columnar cell metaplasia. An acquired adenosis associated with topical 5-fluorouracil therapy. J Reprod Med 40(5):361–366

Dvoretsky PM, Bonfiglio TA (1986) The pathology of vulvar squamous cell carcinoma and verrucous carcinoma. In: Sommers SC, Rosen PP, Fechner RE (eds) Pathology annual, part 2, vol 21. Appleton-Century-Crofts, Norwalk, pp 23–45

Elliott GB, Elliott JD (1973) Superficial stromal reactions of the lower genital tract. Arch Pathol 95:100–101

Eusebi V, Ceccarelli C, Gorza L et al (1986) Immunocytochemistry of rhabdomyosarcoma. The use of four different markers. Am J Surg Pathol 10:293

Fadare O (2016) Expression of Napsin A is common in Arias-Stella reaction. Hum Pathol 54:202. PMID: 27045514

Fallon RJ, Robinson ET (1974) Meningococcal vulvovaginitis. Scand J Infect Dis 6:295–296

Farrand RJ (1971) Haemophilus influenzae infections of the genital tract. J Med Microbiol 4:357–358

Faulconer HT, Muldoon JP (1975) Rectovaginal fistula in patients with colitis: review and report of a case. Dis Colon Rectum 18:413–415

Ferreira M, Crespo M, Martins L et al (2008) HPV DNA detection and genotyping in 21 cases of primary invasive squamous cell carcinoma of the vagina. Mod Pathol 21:968–972. PMID: 18500261

Fetissof F, Haillot O, Lanson Y, Arbeille B, Lansac J (1990) Papillary tumor of the vagina resembling transitional cell carcinoma. Pathol Res Pract 186:358–364

Fliegner JR (1987) Congenital atresia of the vagina. Surg Gynecol Obstet 165:387–391

Fox H, Wells M, Harris M et al (1988) Enteric tumors of the lower female genital tract: a report of three cases. Histopathology (Oxf) 12:167–176

Francke ML, Mihaescu A, Chaubert P (1998) Isolated necrotizing arteritis of the female genital tract: a clinicopathologic and immunohistochemical study of 11 cases. Int J Gynecol Pathol 17(3):193–200

Frank SJ, Jhingran A, Levenback C et al (2005) Definitive radiation therapy for squamous cell carcinoma of the vagina. Int J Radiat Oncol Biol Phys 62:138–147. PMID: 15850914

Frick HC, Jacox HW, Taylor HC (1968) Primary carcinoma of the vagina. Am J Obstet Gynecol 101:695–703

Friedell S, Mercer LJ (1986) Nonmenstrual toxic shock syndrome. Obstet Gynecol Surv 41:336–341

Friedman M, Peretz BA, Nissenbaum M, Paldi E (1986) Modern treatment of vaginal embryonal rhabdomyosarcoma. Obstet Gynecol Surv 41:614–618

Friedrich EG (1985) Vaginitis. Am J Obstet Gyn 152:247–251

Friedrich EG, Siegesmund KA (1980) Tampon-associated vaginal ulcerations. Obstet Gynecol 55:149–156

Fritsch H, Hoermann R, Bitsche M et al (2013) Development of epithelial and mesenchymal regionalization of the human fetal utero-vaginal anlagen. J Anat 222:462–472

Fu YS, Reagan JW (1989a) Pathology of the uterine cervix, vagina, and vulva. Saunders, Philadelphia, pp 193–224

Fu YS, Reagan JW (1989b) Pathology of the uterine cervix, vagina, and vulva. Saunders, Philadelphia, pp 336–379

Fujimoto V, Miller J, Klein N, Soules M (1997) Congenital cervical atresia: report of seven cases and review of the literature. Am J Obstet Gynecol 177 (6):1419–1425

Fukunaga M, Endo Y, Ishikawa E, Ushigome S (1996) Mixed tumour of the vagina. Histopathology (Oxf) 28(5):457–461

Fukushima M, Twiggs LB, Okagaki T (1986) Mixed intestinal adenocarcinoma-argentaffin carcinoma of the vagina. Gynecol Oncol 23:387–394

Fuste V, del Pino M, Perez A (2010) Primary squamous cell carcinoma of the vagina: human papillomavirus detection, p16(INK4A) overexpression and clinicopathologic correlations. Histopathology 57:907–916. PMID: 21166704

Gaensbauer JT, Birkholz M, Smit MA et al. (2018) Epidemiology and clinical relevance of toxic shock syndrome in US children. Pediatr Infect Dis J. epub. PMID: 29601458

Gallup DC, Nolan TE, Martin D et al (1991) Thrombotic thrombocytopenic purpura first seen as massive vaginal necrosis. Am J Obstet Gynecol 165:413–415

Gardner HL (1966) Cervical and vaginal endo-metriosis. Clin Obstet Gynecol 9:358–372

Gardner HL (1980) Haemophilus vaginalis vaginitis after twenty-five years. Am J Obstet Gynecol 137:385–391

Gardner HL, Fernet P (1964) Etiology of vaginitis emphysematosa. Report of ten cases and review of literature. Am J Obstet Gynecol 88:680–694

Geelhoed GW, Henson DE, Taylor PT et al (1976) Carcinoma in situ of the vagina following treatment for carcinoma of the cervix. A distinctive clinical entity. Am J Obstet Gynecol 124:510

Geisler JP, Look KY, Moore DA, Sutton GP (1995) Pelvic exenteration for malignant melanomas of the vagina or urethra with over 3 mm of invasion. Gynecol Oncol 59(3):338–341

Gelfand M, Ross MD, Blair DM, Weber MC (1972) Distribution and extent of schistosomiasis in female pelvic organs, with special reference to the genital tract, as determined at autopsy.AmJ Trop Med Hyg 20:846–849

Georgiev D, Karag'ozov I, Velev M, Makaveeva V (2006) Three cases of vaginal adenosis after topical 5-fluorouracil therapy for vaginal HPV-associated lesions. Akush Ginekol 45(3):59–61

Ghaemmaghami F, Karimi Zarchi M, Ghasemi M (2008) Lower genital tract rhabdomyosarcoma: case series and literature review. Arch Gynecol Obstet 278:65–69

Giacomini G, Calcinai A, Moretti D, Cristofani R (1998) Accuracy of cervical/vaginal cytology in the diagnosis of bacterial vaginosis. Sex Transm Dis 25(1):24–27

Giusti RM, Iwamoto K, Hatch EE (1995) Diethylstilbestrol revisited: a review of the long-term health effects. Ann Intern Med 122(10):778–788

Gold JH, Bossen EH (1976) Benign vaginal rhabdomyoma. A light and electron microscopic study. Cancer (Phila) 37:2283–2294

Gompel C, Silverberg SG (1977) Pathology in gynecology and obstetrics. Lippincott, Philadelphia

Goodman A, Zukerberg LR, Nikrui N, Scully RE (1991) Vaginal adenosis and clear cell carcinoma after 5-fluorouracil treatment for condylomas. Cancer (Phila) 68(7):1628–1632

Goyert G, Budev H, Wright C et al (1987) Vaginal müllerian stromal sarcoma. A case report. J Reprod Med 32:129–130

Graham DB, Tishon JR, Borum ML (2008) An evaluation of vaginal symptoms in women with Crohn's disease. Dig Dis Sci 53(3):765–766

Graham-Brown RAC, Cochrane GW, Swinhoe JR et al (1981) Vaginal stenosis due to bullous erythema multiforme (Stevens-Johnson syndrome). Br J Obstet Gynaecol 88:1156–1157

Gupta D, Malpica A, Deavers MT, Silva EG (2002) Vaginal melanoma: a clinicopathologic and immunohistochemical study of 26 cases. Am J Surg Pathol 26:1450–1457

Hacker NF, Eifel PJ, van der Velden J (2015) FIGO Cancer report 2015 Cancer of the vagina. Int J Gynaecol Obstet 131:S84–S87. PMID: 26433679

Hanselaar A, van Loosbroeck M, Schuubiers O et al (1997) Clear cell adenocarcinoma of the vagina and cervix. An update of the Central Netherlands registry showing twin age incidence peaks. Cancer 79:2229–2236. PMID: 9179071

Hanski W, Hagel-Lewicka E, Daniszewski K (1991) Rhabdomyomas of female genital tract. Report on two cases. Zentralbl Pathol 137:439–442

Hartmann C-A, Sperling M, Stein H (1990) So-called fibroepithelial polyps of the vagina exhibiting an unusual but uniform antigen profile characterized by expression of desmin and steroid hormone receptors but no muscle-specific actin or macrophage markers. Am J Clin Pathol 93:604–608

Hasumi K, Sakamoto G, Sugano H et al (1978) Primary malignant melanoma of the vagina. Study of four autopsy cases with ultrastructural findings. Cancer (Phila) 42:2675–2686

Hays DM, Shimada H et al (1985) Sarcomas of the vagina and the uterus: the Intergroup Rhabdomyosarcoma Study. J Pediatr Surg 20:718

Heine RP, Wiesenfeld HC, Sweet RL, Witkin SS (1997) Polymerase chain reaction analysis of distal vaginal specimens: a less invasive strategy for detection of trichomonas vaginalis. Clin Infect Dis 24(5): 985–987

Heinz KPW (1973) Amoebic infection of the female genital tract. A report of three cases. South Afr Med J 47:1795–1798

Helms CM, Lengeling RW, Pinsky RL et al (1981) Toxic shock syndrome: a retrospective study of 25 cases from Iowa. Am J Med Sci 282:50–60

Henson D, Tarone R (1977) An epidemiologic study of cancer of the cervix, vagina, and vulva based on the Third National Cancer Survey in the United States. Am J Obstet Gynecol 129:525–532

Herbst AL (1992) Vaginal clear cell cancer: incidence, survival and screening. In: Long-term effects of exposure to diethylstilbestrol (DES) (NIH Workshop), 23–24 Apr. Falls Church, pp 19–20

Herbst AL, Ulfelder H, Poskanzer DC (1971) Adenocarcinoma of the vagina: association of maternal stilbestrol therapy with tumor appearance in young women. N Engl J Med 284:878

Herbst AL, Poskanzer DC, Robboy SJ et al (1975) Prenatal exposure to stilbestrol: a prospective comparison of exposed female offspring with unexposed control. N Engl J Med 292:334

Hilgers RD, Malkasian GD Jr, Soule EH (1970) Embryonal rhabdomyosarcoma (botryoid type) of the vagina: a clinicopathologic review. Am J Obstet Gynecol 107:484

Hill HR (1984) Group B streptococcal infections. In: Holmes KK, Mårdh P-A, Sparling PF, Wiesner PJ (eds) Sexually transmitted diseases. McGraw-Hill, New York, pp 397–407

Hillier SL, Kiviat NB, Hawes SE et al (1996) Role of bacterial vaginosis-associated microorganisms in endometritis. Am J Obstet Gynecol 175(2):435–441

Hingorani V, Mahapatra LN (1964) Amebiasis of vagina and cervix. J Int Coll Surg 42:662–667

Hoffman KE, Horowitz NS, Russell AH (2007) Healing of vulvo-vaginal radionecrosis following revascularization. Gynecol Oncol 106:262–264. PMID: 17507081

Holst E, Goffeng AR, Andersch B (1994) Bacterial vaginosis and vaginal microorganisms in idiopathic premature labor and association with pregnancy outcome. J Clin Microbiol 32(1):176–186

Hoogkamp-Korstanje JAA, Gerrards LJ, Cats BP (1982) Maternal carriage and neonatal acquisition of group B streptococci. J Infect Dis 145:800–803

Hopkins MP, Morley GW (1987) Squamous cell carcinoma of the neovagina. Obstet Gynecol 69:525–527

Hou D, Anderson D, Palmer JR et al (2017) Incidence rates and risks of diethylstilbestrol-related clear-cell adenocarcinoma of the vagina and cervix: update after 40 years. Gynecol Oncol 146:566–571. PMID: 28689666

Huang Q, Huang H,Wan T et al (2013) Clinical outcome of 31 patients with primary malignant melanoma of the vagina. J Gynecol Oncol 24:330–335. PMID: 24167668

Hummer WK, Mussey E, Decker DG, Dockerty MB (1970) Carcinoma in situ of the vagina. Am J Obstet Gynecol 108:1109–1116

Irvin WP Jr, Bliss SA, Rice LW, Taylor PT Jr, Andersen WA (1998) Malignant melanoma of the vagina and locoregional control: radical surgery revisited. Gynecol Oncol 71(3):476–480

Iversen UM (1996) Two cases of benign vaginal rhabdomyoma. Case reports. APMIS 104(7–8):575–578

Japaze H, Dinh TV, Woodruff JD (1982) Verrucous carcinoma of the vulva: study of 24 cases. Obstet Gynecol 60:462–466

Jimerson SD, Becker JD (1980) Vaginal ulcers associated with tampon usage. Obstet Gynecol 56:97–99

Joseph RE, Enghardt MH, Doering DL et al (1992) Small cell neuroendocrine carcinoma of the vagina. Cancer (Phila) 70:784–789

Josey WE, Campbell WG (1990) Vaginitis emphysematosa. J Reprod Med 35:974–977

Kalogirou D, Antoniou G, Karakitsos P, Botsis D, Papadimitriou A, Giannikos L (1997) Vaginal intraepithelial neoplasia (VAIN) following hysterectomy in patients treated for carcinoma in situ of the cervix. Eur J Gynaecol Oncol 18(3):188–191

Kanbour AI, Klionski B, Murphy AI (1974) Carcinoma of the vagina following cervical cancer. Cancer (Phila) 34:1838–1841

Kaufman RH (1980) The origin and diagnosis of "nonspecific vaginitis". N Engl J Med 303:637–638

Kaufman RH, Friedrich EG, Gardner HL (1989) Cystic tumors. In: Benign diseases of the vulva and vagina, 3rd edn. Year Book, Chicago, pp 237–285

Kazakov DV, Stewart CJ, Kacerovska D et al (2010) Prostatic-type tissue in the lower female genital tract: a morphologic spectrum, including vaginal tubulosquamous polyp, adenomyomatous hyperplasia of paraurethral Skene glands (female prostate), and ectopic lesion in the vulva. Am J Surg Pathol 34:950–955. PMID: 20505502

Kelly P, McBride HA, Kennedy K et al (2011) Misplaced Skene's glands: glandular elements in the lower female genital tract that are variably immunoreactive with prostate markers and that encompass vaginal tubulosquamous polyp and cervical ectopic prostatic tissue. Int J Gynecol Pathol 30:605–612. PMID: 21979599

Kent HL (1991) Epidemiology of vaginitis. Am J Obstet Gynecol 165:1168

Keyzer C, Lilford R, GordonW, Bloch B (1982) Pyoderma gangrenosum, vesicovaginal fistula and endometriosis. A case report. South Afr Med J 61:843–845

Kim MK, Lee IH, Lee KH (2018) Clinical outcomes and risk of recurrence among patients with vaginal intraepithelial neoplasia: a comprehensive analysis of 576 cases. J Gynecol Oncol 29:e6. PMID: 29185264

Kirsch CH, Goodman M, Esiashvili N (2014) Outcome of female pediatric patients diagnosed with genital tract rhabdomyosarcoma based on analysis of cases registered in SEER database between 1973 and 2006. Am J Clin Oncol 37:47–50. PMID: 23111355

Kiviat NB, Paavonen JA, Wølner-Hanssen P et al (1990) Histopathology of endocervical infection caused by chlamydia trachomatis, herpes simplex virus, trichomonas vaginalis, and Neisseria gonorrhoeae. Hum Pathol 21:831–837

Koenig C, Turnicky R, Kankam C, Tavassoli F (1997) Papillary squamotransitional cell carcinoma of the cervix: a report of 32 cases. Am J Surg Pathol 21:915–921

Komisaruk BR, Whipple B, Komisaruk BR, Whipple B (2005) Functional MRI of the brain during orgasm in women. Ann Rev Sex Res 16:62–86

Kondi-Pafiti A, Grapsa D, Papakonstantinou K, Kairi-Vassilatou E, Xasiakos D (2008) Vaginal cysts: a common pathologic entity revisited. Clin Exp Obstet Gynecol 35(1):41–44

Korn AP, Bolan G, Padian N, Ohm-Smith M, Schachter J, Landers DV (1995) Plasma cell endometritis in women with symptomatic bacterial vaginosis. Obstet Gynecol 85(3):387–390

Koskela O (1964) Granular cell myoblastoma of the vagina. Ann Chir Gynaecol Fenn 53:270–273

Kramer K, Tobin H (1987) Vaginitis emphysematosa. Arch Pathol Lab Med 111:746–749

Kraus FT, Perez-Mesa C (1966) Verrucous carcinoma. Clinical and pathologic study of 105 cases involving oral cavity, larynx and genitalia. Cancer (Phila) 19:26–38

Krause RM (1992) The origin of plagues: old and new. Science 257:1073–1078

Kurita T, Cunha GR, Robboy SJ, Mills AA, Medina RT (2005) Differential expression of p63 isoforms in female reproductive organs. Mech Dev 122(9):1043–1055

Kurman RJ, Prabha AC (1973) Thyroid and parathyroid glands in the vaginal wall: report of a case. Am J Clin Pathol 59:503–507

Kurman RJ, Norris HJ, Wilkinson E (1992) Tumors of the vagina. In: Atlas of tumor pathology, 3rd series, fasc 4. Tumors of the cervix, vagina, and vulva. Armed Forces Institute of Pathology, Washington, DC, pp 141–178

Kurman RJ, Toki T, Schiffman MH (1993) Basaloid and warty carcinomas of the vulva. Distinctive types of squamous cell carcinoma frequently associated with human papillomaviruses. Am J Surg Pathol 17(2):133–145

Lakshminarasimhan S, Doval DC, Rajashekhar U et al (1996) Preleukemic granulocytic sarcoma of vagina. A case report with review of literature. Indian J Cancer 33(3):145–148

Lang WR, Israel SL, Fritz MA (1958) Staphylococcal vulvovaginitis. A report of two cases following antibiotic therapy. Obstet Gynecol 11:352–354

Laronda MM, Unno K, Butler et al (2012) The development of cervical and vaginal adenosis as a result of diethylstilbestrol exposure in utero. Differentiation 84:252–260. PMID 22682699

Laronda MM, Unno K, Ishi K et al (2013) Diethylstilbestrol induces vaginal adenosis by disrupting SMAD/RUNX1-mediated cell fate decision in the Mullerian duct epithelium. Dev Biol 381:5–16. PMID: 23830984

Larsen B, Galask RP (1980) Vaginal microbial flora: practical and theoretic relevance. Obstet Gynecol 55:100S–113S

Larsson P-G, Platz-Christensen J-J, Sundström E (1991) Is bacterial vaginosis a sexually transmitted disease? Int J STD AIDS 2:362–364

Larsson GL, Helenius G, Andersson S et al (2013) Prognostic impact of human papilloma virus (HPV) genotyping and HPV-16 subtyping in vaginal carcinoma. Gynecol Oncol 129:406–411. PMID: 23402906

Lenehan PM, Meffe F, Lickrish GM (1986) Vaginal intraepithelial neoplasia: biologic aspects and management. Obstet Gynecol 68:333–337

Levine BB, Sriaganian RP, Schenkein I (1973) Allergy to human seminal plasma. N Engl J Med 288:894

Levine WC, Pope V, Bhoomkar A et al (1998) Increase in endocervical CD4 lymphocytes among women with nonulcerative sexually transmitted diseases. J Infect Dis 177(1):167–174

Levitan Z, Gordon AN, Kaplan AL, Kaufman RH (1989) Primary malignant melanoma of the vagina: report of four cases and review of the literature. Gynecol Oncol 33:85–90

Liao JB, Jean S, Wilkinson-Ryan I et al (2011) Vaginal intraepithelial neoplasia (VAIN) after radiation therapy for gynecologic malignancies: a clinically recalcitrant entity. Gynecol Oncol 120:108–112. PMID: 20937524

Lifson AR (1992) Transmission of the human immunodeficiency virus. In: DeVita VT, Hellman S, Rosenberg SA (eds) AIDS: etiology, diagnosis, treatment, and prevention. Lippincott, Philadelphia, pp 111–117

Lin JI, Caracta PF, Chang CH et al (1979) Malacoplakia of the vagina. South Med J 72:326–328

Lindner JGEM, Plantema FHF, Hoogkamp-Korstanje JAA (1978) Quantitative studies of the vaginal flora of healthy women and of obstetric and gynaecologic patients. J Med Microbiol 11:233

Liu L-Y, Hou Y-J, Li J-Z (1987) Primary malignant melanoma of the vagina: a report of seven cases. Obstet Gynecol 70:569–572

Lorenz G (1978) Adenomatoid tumor of the ovary and vagina. Zentbl Gynakkol 100:1412–1416

Lossick JG, Kent HL (1991) Trichomoniasis: trends in diagnosis and management. Am J Obstet Gynecol 165:1217–1222

Lotan TL, Tefs K, Schuster V, Miller J, Manaligod J, Filstead A, Yamada SD, Krausz T (2007) Inherited plasminogen deficiency presenting as ligneous vaginitis: a case report with molecular correlation and review of the literature. Hum Pathol 38(10):1569–1575

Lucas WE, Benirschke K, Lebherz TB (1974) Verrucous carcinoma of the female genital tract. Am J Obstet Gynecol 119:435–440

Ludwig K (1998a) The Mayer-Rokitansky-Kuster syndrome. An analysis of its morphology and embryology. Part I: morphology. Arch Gynecol Obstet 262(1–2):1–26

Ludwig K (1998b) The Mayer-Rokitansky-Kuster syndrome. An analysis of its morphology and embryology. Part II: embryology. Arch Gynecol Obstet 262(1–2):27–42

Luttges JE, Lubke M (1994) Recurrent benign müllerian papilloma of the vagina. Immunohistological findings and histogenesis. Arch Gynecol Obstet 255(3):157–160

MacLeod C, Fowler A, Dalrymple C, Atkinson K, Elliott P, Carter J (1997) High-dose-rate brachy-therapy in the management of high-grade intraepithelial neoplasia of the vagina. Gynecol Oncol 65(1):74–77

Madico G, Quinn TC, Rompalo A, McKee KT Jr, Gaydos CA (1998) Diagnosis of trichomonas vaginalis infection by PCR using vaginal swab samples. J Clin Microbiol 36(11):3205–3210

Madsen BS, Jensen HL, van den Brule AJ et al (2008) Risk factors for invasive squamous cell carcinoma of the vulva and vagina – population-based case-control study in Denmark. Int J Cancer 122:2827–2834. PMID: 18348142

Maharaj NR, Nimako D, Hadley GP (2008) Multimodal therapy for the initial management of genital rhabdomyosarcoma in childhood. Int J Gynecol Cancer 18:190–192

March CM, Israel R (1976) Rectovaginal endometriosis: an isolated enigma. Am J Obstet Gynecol 125:274–275

Marcus SL (1960) Primary carcinoma of the vagina. Obstet Gynecol 15:673

Mårdh P-A (1991) The vaginal ecosystem. Am J Obstet Gynecol 165:1163–1168

Mårdh P-A, Holst E, Moller BR (1984) The grivet monkey as a model for study of vaginitis. In: Mårdh P-A, Taylor-Robinson D (eds) Bacterial vaginosis. Almquist and Wiksell International, Stockholm, p 201

Mardh PA, Novikova N, Witkin SS, Korneeva I, Rodriques AR (2003) Detection of candida by polymerase chain reaction vs microscopy and culture in women diagnosed as recurrent vulvovaginal cases. Int J STD AIDS 14(11):753–756

Masters WH (1960) The sexual response cycle of the human female. I. Gross anatomic considerations. West J Surg Obstet Gynecol 68:57–72

McCluggage WG, Young RH (2007) Tubulosquamous polyp: a report of ten cases of a distinctive hitherto uncharacterized vaginal polyp. Am J Surg Pathol 31:1013–1019. PMID: 17592267

McCluggage WG, Nirmala V, Radhakumari K (1999) Intramural mullerian papilloma of the vagina. Int J Gynecol Pathol 18:94–95

McCluggage WG, Ganesan R, Hirschowitz L et al (2006) Ectopic prostatic tissue in the uterine cervix and vagina: report of nine cases with a detailed immunohistochemical analysis. Am J Surg Pathol 30:209–215. PMID: 16434895

McGregor JA, French JI, Jones W et al (1994) Bacterial vaginosis is associated with prematurity and vaginal fluid mucinase and sialidase: results of a controlled trial of topical clindamycin cream. Am J Obstet Gynecol 170(4):1048–1059; discussion 1059–1060

McKenna UG, Meadows JA, Brewer NS et al (1980) Toxic shock syndrome, a newly recognized disease entity. Report of 11 cases. Mayo Clin Proc 55:663–672

McLellan R, Spence MR, Brockman M et al (1982) The clinical diagnosis of trichomoniasis. Obstet Gynecol 60(1):30–34

McLennan MT, Smith JM, McLennan CE (1972) Diagnosis of vaginal mycosis and trichomoniasis: reliability of cytologic smear, wet smear and culture. Obstet Gynecol 40:231–234

Merkus JMWM, Bisschop MPJM, Stolte LAM (1985) The proper nature of vaginal candidosis and the problem of recurrence. Obstet Gynecol Surv 40:493–504

Michal M, Rokyta Z, Mejchar B, Pelikan K, Kummel M, Mukensnabl P (2000) Prolapse of the fallopian tube after hysterectomy associated with exuberant angiomyofibroblastic stroma response: a diagnostic pitfall. Virchows Arch 437(4):436–439

Miettinen M, Wahlström T, Vesterinen E, Saksela E (1983) Vaginal polyps with pseudosarcomatous features. A clinicopathologic study of seven cases. Cancer (Phila) 51:1148–1151

Miller CJ, Vogel P, Alexander NJ (1992) Localization of SIV in the genital tract of chronically infected female rhesus macaques. Am J Pathol 141:655–660

Minucci D, Cinel A, Insacco E, Oselladore M (1995) Epidemiological aspects of vaginal intraepithelial neoplasia (VAIN). Clin Exp Obstet Gynecol 22(1):36–42

Montgomery EA, Shuster DD, Burkart AL, Esteban JM, Sgrignoli A, Elwood L, Vaughn DJ, Griffin CA, Epstein JI (2006) Inflammatory myofibroblastic tumors of the urinary tract: a clinicopathologic study of 46 cases, including a malignant example inflammatory fibrosarcoma and a subset associated with high-grade urothelial carcinoma. Am J Surg Pathol 30(12):1502–1512

Moore-Maxwell CA, Robboy SJ (2004) Mucinous adenocarcinoma arising in rectovaginal fistulas associated with Crohn's disease. Gynecol Oncol 93:266–268. PMID 15047250

Mucitelli DR, Charles EZ, Kraus FT (1990) Vulvovaginal polyps. Histologic appearance, ultrastructure, immunocytochemical characteristics and clinicopathologic correlations. Int J Gynecol Pathol 9:20–40

Munguia H, Franco E, Valenzuela P (1966) Diagnosis of genital amebiasis in women by the standard Papanicolaou technique. Am J Obstet Gynecol 94:181–188

Murad TM, Durant JR, Maddox WA, Dowling EA (1975) The pathologic behavior of primary vaginal carcinoma and its relationship to cervical cancer. Cancer (Phila) 35:787–794

Murdoch F, Sharma R, Al Nafussi A (2003) Benign mixed tumor of the vagina: case report with expanded immunohistochemical profile. Int J Gynecol Cancer 13:543–547

Murphy R (2004) Desquamative inflammatory vaginitis. Dermatol Ther 17(1):47–49

Murphy R, Edwards L (2008) Desquamative inflammatory vaginitis: what is it? J Reprod Med 53(2): 124–128

Nasioudis D, Alevizakos M, Chapman-Davis E et al (2017) Rhabdomyosarcoma of the lower female genital tract. Arch Gynecol Obstet 296:327–334. PMID: 28634755

Naves AE, Monti JA, Chichoni E (1980) Basal cell-like carcinoma of the upper third of the vagina. Am J Obstet Gynecol 137:136–137

Neesham D, Kerdemelidis P, Scurry J (1998) Primary malignant mixed müllerian tumor of the vagina. Gynecol Oncol 70(2):303–307

Newton WA, Soule EH, Hamoudi AB et al (1988) Histopathology of childhood sarcomas, intergroup rhabdomyosarcoma studies I and II: clinicopathologic correlation. J Clin Oncol 6:67–75

Newton ER, Butler MC, Shain RN (1996) Sexual behavior and vaginal colonization by group B streptococcus among minority women. Obstet Gynecol 88(4 pt 1):577–582

Newton ER, Piper J, Peairs W (1997) Bacterial vaginosis and intraamniotic infection. Am J Obstet Gynecol 176(3):672–677

Nilsson U, Hellberg D, Shoubnikova M, Nilsson S, Mardh PA (1997) Sexual behavior risk factors associated with bacterial vaginosis and Chlamydia trachomatis infection. Sex Transm Dis 24(5):241–246

Nogales-Ortiz F, Tarancón I, Nogales F (1979) The pathology of female genital tuberculosis. Obstet Gynecol 53:422–428

Nonaka D, Chiriboga L, Rubin BP (2008) Sox10: a pan-schwannian and melanocytic marker. Am J Surg Pathol 32:1291–1298. PMID: 18636017

Nucci MR, Young R, Fletcher C (2000) Cellular pseudosarcomatous fibroepithelial stromal polyps of the lower female genital tract: an underrecognized lesion often misdiagnosed as sarcoma. Am J Surg Pathol 24:231–240

Nyirjesy P, Peyton C, Weitz MV et al (2006) Causes of chronic vaginitis: analysis of a prospective database of affected women. Obstet Gynecol 108:1185–1191. PMID 17077241

Okagaki T, Ishida T, Hilgers RD (1976) A malignant tumor of the vagina resembling synovial sarcoma. A light and electron microscopic study. Cancer (Phila) 37:2306–2320

Oliva E, Gonzales L, Dionigi A et al (2004) Mixed tumors of the vagina: an immunohistochemical study of 13 cases with emphasis on the cell of origin and potential aid in differential diagnosis. Mod Pathol 17:1243–1250. PMID: 15154010

Opitz JM (1987) Editorial comment: vaginal atresia (von Mayer-Rokitansky-Küster or MRK anomaly) in hereditary renal adysplasia (HRA). Am J Med Genet 26:873–876

Östör AG, Fortune DW, Riley CB (1988) Fibroepithelial polyps with atypical stromal cells (pseudosarcoma botryoides) of vulva and vagina. A report of 13 cases. Int J Gynecol Pathol 7:351–360

Ouldamer L, Caille A, Body G (2013) Fallopian tube prolapse after hysterectomy: a systematic review. PLoS One 8:e76543. PMID: 24116117

Palmer JP, Biback SM (1954) Primary cancer of the vagina. Am J Obstet Gynecol 67:377–397

Pantanowitz L, Bauer K, Tefs K et al (2004) Ligenous (pseudomembranous) inflammation involving the female genital tract associated with type-1 plasminogen deficiency. Int J Gynecol Pathol 23:292–295. PMID: 15213608

Paris AL, Herwaldt LA, Blum D et al (1982) Pathologic findings in twelve fatal cases of toxic shock syndrome. Ann Intern Med 96:852–857

Patnaik SS, Brazile B, Dandolu V et al (2015) Mayer-Rokitansky-Kuster-Hauser (MRKH) syndrome: a historical perspective. Gene 555:33–40. PMID 25260227

Peipert JF, Montagno AB, Cooper AS, Sung CJ (1997) Bacterial vaginosis as a risk factor for upper genital tract infection. Am J Obstet Gynecol 177(5):1184–1187

Perez CA, Arneson AN, Dehner LP et al (1974) Radiation therapy in carcinoma of vagina. Obstet Gynecol 44:862

Perez CA, Camel HM, Galakatos AE et al (1988) Definitive irradiation in carcinoma of the vagina: long-term evaluation of results. Int J Radiat Oncol Biol Phys 15:1283

Perez CA, Gersell DJ, Hoskins WJ, McGuire WP III (1992) Vagina. In: Hoskins WJ, Perez CA, Young RC (eds) Principles and practice of gynecologic oncology. Lippincott, Philadelphia, pp 567–590

Peterman TA, Stoneburner RL, Allen JR et al (1988) Risk of human immunodeficiency virus transmission from heterosexual adults with transfusion-associated infections. JAMA 259(1):55–58

Peters WA, Kumar NB, Anderson WA, Morley GW (1985a) Primary sarcoma of the adult vagina: a clinicopathologic study. Obstet Gynecol 65:699–704

Peters WA, Kumar NB, Morley GW (1985b) Carcinoma of the vagina: factors influencing treatment outcome. Cancer (Phila) 55:892

Peters WA, Kumar NB, Morley GW (1985c) Microinvasive carcinoma of the vagina: a distinct clinical entity? Am J Obstet Gynecol 153:505–507

Petru E, Nagele F, Czerwenka K et al (1998) Primary malignant melanoma of the vagina: long-term remission following radiation therapy. Gynecol Oncol 70(1):23–26

Pezeshkpour G (1981) Solitary paraganglioma of the vagina. Report of a case. Am J Obstet Gynecol 139:219–221

Pheifer TA, Forsyth PS, Durfee MA et al (1978) Nonspecific vaginitis. Role of Haemophilus vaginalis and treatment with metronidazole. N Engl J Med 298:1429–1434

Platz C, Benda J (1995) Female genital tract cancer. Cancer (Phila) 75:270–294

Plentl AA, Friedman EA (1971) Lymphatic system of the female genitalia. The morphologic basis of oncologic diagnosis and therapy. Saunders, Philadelphia, pp 51–74

Podczaski E, Herbst AL (1986) Cancer of the vagina and fallopian tube. In: Knapp RC, Berkowitz RS (eds) Gynecologic oncology. Macmillan, New York, pp 399–424

Polasek P, Erickson L, Stanhope C (1995) Transverse vaginal septum associated with tubal atresia. Mayo Clin Proc 70(10):965–968

Pradhan S, Tobon H (1986) Vaginal cysts: a clinicopathologic study of 41 cases. Int J Gynecol Pathol 5:35–46. PMID:3957551

Prasad CJ, Ray JA, Kessler S (1992) Primary small cell carcinoma of the vagina arising in a background of atypical adenosis. Cancer (Phila) 70:2484–2487

Premptee T, Amornmarn R (1985) Radiation treatment of primary carcinoma of the vagina: patterns of failure after definitive therapy. Acta Radiol Oncol 24(1):51–56

Premptee T, Tang C-K, Hatef A et al (1983) Angiosarcoma of the vagina: a clinicopathologic report. Cancer (Phila) 51:618–622

Prezyna AP, Kalyanaraman U (1977) Bowen's carcinoma in vulvovaginal Crohn's disease (regional enterocolitis). Report of first case. Am J Obstet Gynecol 128:914–916

Proppe KH, Scully RE, Rosai J (1984) Postoperative spindle cell nodules of genitourinary tract resembling sarcomas. A report of eight cases. Am J Surg Pathol 8:101–108

Pul M, Yilmaz N, Gürses N, Ozoran Y (1990) Vaginal polyp in a newborn – a case report and review of the literature. Clin Pediatr 29:346

Qualman S, Coffin C, Newton W et al (1998) Intergroup rhabdomyosarcoma study: update for pathologists. Pediatr Dev Pathol 1:550–561

Raghavaiah NV, Devi AI (1980) Primary vaginal stones. J Urol 123:771–772

Ragnarsson-Olding B, Johansson H, Rutqvist LE, Ringborg U (1993) Malignant melanoma of the vulva and vagina. Trends in incidence, age distribution, and long-term survival among 245 consecutive cases in Sweden 1960–1984. Cancer 71:1893–1897

Rajagopalan G, Smart MK, Murali N, Patel R, David CS (2007) Acute systemic immune activation following vaginal exposure to staphylococcal enterotoxin B –implications for menstrual shock. J Reprod Immunol 73(1):51–59

Rajkumar S, Narayanaswamy G, Laude TA (1979) Shigella vulvovaginitis in childhood: a case report. J Natl Med Assoc 71:1005–1006

Randall M, Andersen W, Mills S, Kim J-A (1986) Papillary squamous cell carcinoma of the uterine cervix. Int J Gynecol Pathol 5:1–10

Raney RB, Maurer HM, Anderson JR et al (2001) The Intergroup Rhabdomyosarcoma Study Group (ISRG): major lessons from the IRS-I through IRS-IV studies as background for the current IRS-V treatment protocols. Sarcoma 5:9–15. PMID: 2395450

Raudrant D, Landrivon G, Frappart L et al (1995) Comparison of the effects of different menstrual tampons on the vaginal epithelium: a randomised clinical trial. Eur J Obstet Gynecol Reprod Biol 58:41–46. PMID 7758644

Ravishankar S, Malpica A, Ramalingam P et al (2017) Yolk sac tumor in extragonadal pelvic sites: still a diagnostic challenge. Am J Surg Pathol 41:1–11. PMID: 27631522

Regan JA, Klebanoff MA, Nugent RP et al (1996) Colonization with group B streptococci in pregnancy and adverse outcome. VIP study group. Am J Obstet Gynecol 174(4):1354–1360

Reichman O, Sobel J (2014) Desquamative inflammatory vaginitis. Best Pract Res Clin Obstet Gynaecol 28:1042–1050. PMID 25132275

Reid GC, Schmidt RW, Roberts JA et al (1989) Primary melanoma of the vagina: a clinicopathologic analysis. Obstet Gynecol 74:190–199

Rein MF, Müller M (1990) Trichomonas vaginalis. In: Holmes KK, Mårdh P-A, Sparling PF, Wiesner PJ (eds) Sexually transmitted diseases, 2nd edn. McGraw-Hill, New York

Resnick SD (1990) Toxic shock syndrome: recent developments in pathogenesis. J Pediatr 116:321–328

Rhatigan RM, Mojadidi Q (1973) Adenosquamous carcinomas of the vulva and vagina. Am J Clin Pathol 59:208–217

Richart RM (1986) The incidence of cervical and vaginal dysplasia after exposure to DES. JAMA 255:36–37

Robboy SJ (1983) A hypothetic mechanism of diethylstilbestrol (DES)-induced anomalies in prenatally exposed women. Hum Pathol 14:831

Robboy SJ, Kaufman RH, Prat J et al (1979) Pathologic findings in young women enrolled in national cooperative diethylstilbestrol adenosis (DESAD) project. Obstet Gynecol 53:309

Robboy SJ, Taguchi O, Cunha GR (1982a) Normal development of the human female reproductive tract and alterations resulting from experimental exposure to diethylstilbestrol. Hum Pathol 13:190–

198

Robboy SJ, Welch WR, Young RH et al (1982b) Topographic relation of adenosis, clear cell adenocarcinoma and other related lesions of the vagina and cervix in DES-exposed progeny. Obstet Gynecol 60:546

Robboy SJ, Noller KL, O'Brien P et al (1984a) Increased incidence of cervical and vaginal dysplasia in 3,980 diethylstilbestrol (DES)-exposed young women: experience of the national collaborative DES-Adenosis (DESAD) project. JAMA 252:2979

Robboy SJ, Young RH, Welch WR et al (1984b) Atypical (dysplastic) adenosis: forerunner and transitional state to clear cell adenocarcinoma in young women exposed in utero to diethylstilbestrol. Cancer (Phila) 54:869

Robboy SJ, Prade M, Cunha G (1992) Vagina. In: Sternberg SS (ed) Histology for pathologists. Raven Press, New York, pp 881–892

Roberts DK, Walker NJ, Parmley TH, Horbelt DV (1988) Interaction of epithelial and stromal cells in vaginal adenosis. Hum Pathol 19:855–861

Roberts WS, Hoffman MS, LaPolla JP et al (1991) Management of radionecrosis of the vulva and distal vagina. Am J Obstet Gynecol 164:1235–1238

Rorat E, Ferenczy A, Richart RM (1975) Human Bartholin gland, duct, and duct cyst. Histochem Ultrastruct Study Arch Pathol 99:367–374

Rose P, Stoler M, Abdul-Karim F (1998) Papillary squamotransitional cell carcinoma of the vagina. Int J Gynecol Pathol 17:372–375

Rotmensch J, Rosenshein N, Dillon M et al (1983) Carcinoma arising in the neovagina: case report and review of the literature. Obstet Gynecol 61:534

Rouzbahman M, Kamel-Reid S, Al Habeeb A et al (2015) Malignant melanoma of vulva and vagina: a histomorphological review and mutation analysis – a single center study. J Low Genit Tract Dis 19:350–353. PMID: 26225944

Rutledge F (1967) Cancer of the vagina. Am J Obstet Gynecol 97:635–655

Sanders CC, Sanders WE, Fagnant JE (1982) Toxic shock syndrome: an ecologic imbalance within the genital microflora of women? Am J Obstet Gynecol 142:977–982

Sangwan K, Khosla AH, Hazra PC (1996) Leiomyoma of the vagina. Aust N Z J Obstet Gynaecol 36(4):494–495

Sayeed S, Xing D, Jenkins SM et al (2018) Criteria for risk stratification of vulvar and vaginal smooth muscle tumors: an evaluation of 71 cases comparing proposed classification systems. Am J Surg Pathol 42:84–94. PMID: 28786880

Schmedding A, Zense M, Fuchs J, Gluer S (1997) Benign papilloma of the cervix in childhood: immunohistochemical findings and review of the literature. Eur J Pediatr 156(4):320–322

Schoolmeester JK, Xing D, Keeney GL, SukovWR(2018) Genital rhabdomyoma of the lower female genital tract: a study of 12 cases with molecular cytogenetic findings. Int J Gynecol Pathol epub 37(4):349–355. PMID: 28700439

Schwebke JR, Hillier SL, Sobel JD, McGregor JA, Sweet RL (1996) Validity of the vaginal gram stain for the diagnosis of bacterial vaginosis. Obstet Gynecol 88(4 pt 1):573–576

Scurry J, Planner R, Grant P (1991) Unusual variants of vaginal adenosis: a challenge for diagnosis and treatment. Gynecol Oncol 41(2):172–177

Seifried S, Haydu LE, Quinn MJ et al (2015) Melanoma of the vulva and vagina: principles of staging and their relevance to management based on a clinicopathologic analysis of 85 cases. Ann Surg Oncol 22:1959–1966. PMID: 25384702

Senekjian EK, Hubby M, Bell DA et al (1986) Clear cell adenocarcinoma (CCA) of the vagina and cervix in association with pregnancy. Gynecol Oncol 24:207–219

Shaco-Levy R, Benharroch D (2013) Vaginal Brenner tumor. Int J Gynecol Pathol 32:238–241. PMID: 23370647

Sheets JL, Dockerty MD, Decker DG, Welch JS (1964) Primary epithelial malignancy in the vagina. Am J Obstet Gynecol 89:121–

128

Shevchuk MM, Fenoglio CM, Lattes R (1978) Malignant mixed tumor of the vagina probably arising in mesonephric rests. Cancer (Phila) 42:214–223

Sierra LJ, Brown AG, Barila GO et al (2018) Colonization of the cervicovaginal space with Gardnerella vaginalis leads to local inflammation and cervical remodelling in pregnant mice. PLoS One 13:e0191524. PMID: 29346438

Sillman FH, Sedlis A, Boyce JG (1985) A review of lower genital intraepithelial neoplasia and the use of topical 5-fluorouracil. Obstet Gynecol Surv 40:190–220

Sillman FH, Fruchter RG, Chen YS, Camilien L, Sedlis A, McTigue E (1997) Vaginal intraepithelial neoplasia: risk factors for persistence, recurrence, and invasion and its management. Am J Obstet Gynecol 176(1 pt 1):93–99

Silverberg SG, Frabler WJ (1974) Prolapse of fallopian tube into vaginal vault after hysterectomy. Histopathology, cytopathology, and differential diagnosis. Arch Pathol 97:100–103

Sirota RL, Dickerson GR, Scully RE (1981) Mixed tumors of the vagina: a clinicopathologic analysis of eight cases. Am J Surg Pathol 5:413–422

Smith YR, Quint EH, Hinton EL (1998) Recurrent benign mullerian papilloma of the cervix. J Pediatr Adolesc Gynecol 11(1):29–31

Sobel JD (1990) Vaginal infections in adult women. Med Clin North Am 74:1573–1602

Sobel JD (1994) Desquamative inflammatory vaginitis: a new subgroup of purulent vaginitis responsive to topical 2% clindamycin therapy. Am J Obstet Gynecol 171(5):1215–1220

Sobel JD, Brooker D, Stein GE et al (1995) Single oral dose fluconazole compared with conventional clotrimazole topical therapy of Candida vaginitis. Fluconazole vaginitis study group. Am J Obstet Gynecol 172(4 pt 1):1263–1268

Soper DE, Brockwell NJ, Dalton HP, Johnson D (1994) Observations concerning the microbial etiology of acute salpingitis. Am J Obstet Gynecol 170(4):1008–1014; discussion 1014–1017

Spiegel CA, Amsel R, Eschenbach D et al (1980) Anaerobic bacteria in nonspecific vaginitis. N Engl J Med 303:601–607

Spitzer M, Molho L, Seltzer VL et al (1985) Vaginal glomus tumor: case presentation and ultrastructural findings. Obstet Gynecol 66:86S–88S

Stewart CJ (2009) Tubulo-squamous vaginal polyp with basaloid epithelial differentiation. Int J Gynecol Pathol 28:563–566. PMID: 19851205

Strate SM, Taylor WE, Forney JP, Silva FG (1983) Xanthogranulomatous pseudotumor of the vagina: evidence of a local response to an unusual bacterium (mucoid *Escherichia coli*). Am J Clin Pathol 79:637–643

Stuart GCE, Flagler EA, Nation JG et al (1988) Laser vaporization of vaginal intraepithelial neoplasia. Am J Obstet Gynecol 158:240–243

Sugase M, Matsukura T (1997) Distinct manifestations of human papillomaviruses in the vagina. Int J Cancer 72:412–415. PMID: 9247283

Sulak P, Barnhill D, Heller P et al (1988) Nonsquamous cancer of the vagina. Gynecol Oncol 29:309–320

Sunderland WA, Harris HH, Spence DA, Lawson HW (1972) Meningococcemia in a newborn infant whose mother had meningococcal vaginitis (letter to the editor). J Pediatr 81(856):310

Sutton M, Sternberg M, Koumans EH et al (2007) The prevalence of trichomonal vaginalis infection among reproductive-aged women in the United States, 2001–2004. Clin Infect Dis 45:1319–1326. PMID: 17968828

Sweet RL (1995) Role of bacterial vaginosis in pelvic inflammatory disease. Clin Infect Dis 20(2): S271–S275

Sweet RL, Gibbs RS (1985a) Infectious vulvovaginitis. In: Infectious diseases of the female genital tract.Williams & Wilkins, Baltimore, pp 89–96

Sweet RL, Gibbs RS (1985b) Perinatal infections. Infectious diseases of the female genital tract. Williams & Wilkins, Baltimore, pp 206–214

Sweet RL, Gibbs RS (1985c) Toxic shock syndrome. Infectious diseases of the female genital tract.Williams & Wilkins, Baltimore, pp 78–88

Takehara M, Hayakawa O, Itoh E, Sagae S, Suzuki T, Kudo R (1998) A case of a malignant mixed tumor in the vagina. J Obstet Gynaecol Res 24(1):7–11

Tancer ML (1980) The post-total hysterectomy (vault) vesicovaginal fistula. J Urol 123:839–840

Tao T, Yang J, Cao D et al (2012) Conservative treatment and long-term followup of endodermal sinus tumor of the vagina. Gyncol Oncol 125:358–361. PMID: 22178761

Tarraza HM Jr, Meltzer SE, De Cain M, Jones MA (1998) Vaginal metastases from renal cell carcinoma: report of four cases and review of the literature. Eur J Gynaecol Oncol 19(1):14–18

Tazvassoli FA, Norris HJ (1979) Smooth muscle tumors of the vagina. Obstet Gynecol 53:689–693

Tcheung WH, Selim MA, Herndon JE 2nd et al (2012) Clinicopathologic study of 85 cases of melanoma of the female genitalia. J Am Acad Dermatol 67:598–605. PMID: 22243767

Tefs K, Gueorguieva M, Klammt J et al (2006) Molecular and clinical spectrum of type I plasminogen deficiency: a series of 50 patients. Blood 108:3021–3026. PMID: 16849641

The Working Group on Severe Streptococcal Infections (1993) Defining the group a streptococcal toxic shock syndrome. Rationale and consensus definition. JAMA 269:390–391

Thomason JL, Gelbart SM (1989) Trichomonas vaginalis. Obstet Gynecol 74:536–541

Thomason JL, Gelbart SM, Anderson RJ et al (1990) Statistical evaluation of diagnostic criteria for bacterial vaginosis. Am J Obstet Gynecol 162:155–160

Thomason JL, Anderson RJ, Gelbart SM et al (1992) Simplified gram stain interpretive method for diagnosis of bacterial vaginosis. Am J Obstet Gynecol 167:16–19

Thorsen P, Jensen IP, Jeune B et al (1998) Few microorganisms associated with bacterial vaginosis may constitute the pathologic core: a population-based microbiologic study among 3596 pregnant women. Am J Obstet Gynecol 178(3):580–587

Tjugum J, Jonassen F, Olsson JH (1986) Vaginitis emphysematosa in a renal transplant patient. Acta Obstet Gynecol Scand 65(377):378

Tobon H, Murphy AI (1977) Benign blue nevus of the vagina. Cancer (Phila) 40:3174

Todd J, Fishaut M, Kapral F, Welch T (1978) Toxic-shock syndrome associated with phage-group-I staphylococci. Lancet 2:1116–1118

Tohya T, Katabuchi H, Fukuma K et al (1991) Angiosarcoma of the vagina. A light and electronmicroscopy study. Acta Obstet Gynecol Scand 70:169–172

Torne A, Pahisa J, Castelo-Branco C, Fabregues F, Mallofre C, Iglesias X (1994) Solitary vaginal metastasis as a presenting form of unsuspected renal adenocarcinoma. Gynecol Oncol 52(2):260–263

Troisi R, Hatch EE, Titus-Ernstoff L et al (2007) Cancer risk in women prenatally exposed to diethylstilbestrol. Int J Cancer 121:356–360. PMID: 17390375

Tsokos M, Webber BL, Parham DM et al (1992) habdomyosarcoma. A new classification scheme related to prognosis. Arch Pathol Lab Med 116:847–855

Udager AM, Frisch NK, Hong LJ et al (2017) Gynecologic melanomas: a clinicopathologic and molecular analysis. Gynecol Oncol 147:351–357. PMID: 28844540

Ulbright TM, Alexander RW, Kraus FT (1981) Intramural papilloma of the vagina: evidence of müllerian histogenesis. Cancer 48:2260–2266

Václavínková V, Neumann E (1981) Vaginal involvement in familial benign chronic pemphigus (morbus Hailey-Hailey). Acta Dermatovenereal (Stockh) 62:80–81

van den Broek N, Emmerson C, Dunlop W (1996) Benign mixed

tumour of the vagina: an unusual cause for postmenopausal bleeding. Eur J Obstet Gynecol Reprod Biol 69(2):143–144

van der Meijden WI, Duivenvoorden HJ, Both-Patoir HC et al (1988) Clinical and laboratory findings in women with bacterial vaginosis and trichomoniasis versus controls. Eur J Obstet Gynecol Reprod Biol 28:39–52

Van Engen-van Grunsven AC, Kusters-Vandevelde HV, De Hullu J et al (2014) NRAS mutations are more prevalent than KIT mutations in melanoma of the female urogenital tract – a study of 24 cases from the Netherlands. Gynecol Oncol 134:10–14. PMID: 24802725

Van Lingen B, Reindollar R,Davis A, GrayM(1998) Further evidence that the WT1 gene does not have a role in the development of the derivatives of the mullerian duct. Am J Obstet Gynecol 179(3 pt 1):597–603

Vasquez R, Collini P, Meazza C, Favini F, Casanova M, Ferrari A (2008) Late relapse of embryonal rhabdomyosarcoma, botryoid variant, of the vagina Cancer 51:140–141

Vazquez JA, Sobel JD, Demitriou R, Vaishampayan J, Lynch M, Zervos MJ (1994) Karyotyping of Candida albicans isolates obtained longitudinally in women with recurrent vulvovaginal candidiasis. J Infect Dis 170(6):1566–1569

Venter PF, Anderson JD, Van Velden DJJ (1979) Postmenopausal endometriosis. A case report. South Afr Med J 56:1136–1138

Verloop J, van Leeuwen FE, Helmerhorst TJ (2010) Cancer risk in DES daughters. Cancer Causes Control 21:999–1007. PMID: 20204493

Vontver LA, Eschenbach DA (1981) The role of gardnerella vaginalis in nonspecific vaginitis. Clin Obstet Gynecol 24:439–460

Wager GP (1983) Toxic shock syndrome: a review. Am J Obstet Gynecol 146:93–102

Waggoner SE, Mittendorf R, Biney N, Anderson D, Herbst AL (1994) Influence of in utero diethylstilbestrol exposure on the prognosis and biologic behavior of vaginal clear-cell adenocarcinoma. Gynecol Oncol 55(2):238–244

Waggoner SE, Anderson SM, Luce MC, Takahashi H, Boyd J (1996) p53 protein expression and gene analysis in clear cell adenocarcinoma of the vagina and cervix. Gynecol Oncol 60(3):339–344

Watson M, Saraiya M, Wu X (2009) Update of HPV-associated female genital cancers in the United States, 1999–2004. J Womens Health 18:1731–1738. PMID: 19951205

Ways SC, Mortola JF, Zvaifler NJ et al (1987) Alterations in immune responsiveness in women exposed to diethylstilbestrol in utero. Fertil Steril 48:193–197

Webb MJ, Symmonds RE, Weiland LH (1974) Malignant fibrous histiocytoma of vagina. Am J Obstet Gynecol 119:190–192

Weber A, Walters M, Schover L, Mitchinson A (1995) Vaginal anatomy and sexual function. Obstet Gynecol 86(6):946–949

Weinstock MA (1994) Malignant melanoma of the vulva and vagina in the United States: patterns of incidence and population-based estimates of survival. Am J Obstet Gynecol 171(5):1225–1230

Wheelock JB, Schneider V, Goplerud DR (1985) Prolapsed fallopian tube masquerading as adenocarcinoma of the vagina in a postmenopausal woman. Gynecol Oncol 21:369–375

Willams CE, Nakhal RS, Hall-Craggs MA et al (2014) Transverse vaginal septae: management and long-term outcomes. BJOG 121:1653–1658. PMID: 24942132

Williams GA (1965) Postsurgical and post-traumatic tumors. Clin Obstet Gynecol 8:1020–1034

Wisniewski PM, Wilkinson EJ (1991) Postpartum vaginal atrophy. Am J Obstet Gynecol 165:1249–1254

Witkin SS, Inglis SR, Polaneczky M (1996) Detection of chlamydia trachomatis and trichomonas vaginalis by polymerase chain reaction in introital specimens from pregnant women. Am J Obstet Gynecol 175(1):165–167

Witkowski L, McCluggage WG, Foulkes WD (2016) Recently characterized molecular events in uncommon gynaecological neoplasms and their clinical importance. Histopathology 69:903–913. PMID: 27504996

Wooduff JD, Parmley TH, Julian CG (1975) Topical 5-fluorouracil in the treatment of vaginal carcinoma in situ. Gynecol Oncol 3:124–125

Yokoyama Y, Sato S, Kawaguchi T, Saito Y (1998) A case of concurrent uterine cervical adenocarcinoma and renal-cell carcinoma, and subsequent vaginal metastasis from the renal-cell carcinoma. J Obstet Gynaecol Res 24(1):37–43

Young RH, Scully RE (1984) Endodermal sinus tumor of the vagina: a report of nine cases and review of the literature. Gynecol Oncol 18:380–392

Yousem HL (1961) Adenocarcinoma of Gartner's duct cyst presenting as a vaginal lesion. A case report. Sinai Hosp J 10:112–114

Yow MD, Leeds LJ, Thompson PK et al (1980) The natural history of group B streptococcal colonization in the pregnant woman and her offspring. I. Colonization studies. Am J Obstet Gynecol 137:34–38

Yuan Z, Cao D, Yang J et al (2018). Vaginal yolk sac tumors: our experiences and results. Int J Gynecol cancer epub. PMID: 29538246

Zhang ZF (1996) Epidemiology of trichomonas vaginalis. A prospective study in China. Sex Transm Dis 23(5):415–424

Zhang J, Chang X, Qi Y et al (2016) A retrospective study of 152 women with vaginal intraepithelial neoplasia. Int J Gynaecol Obstet 133:80–83. PMID: 26797205

子宫颈良性病变

第 4 章

Thomas C. Wright，Brigitte M. Ronnett 著；

蔡颖，陈荣明　译

内容

本章首先简要回顾子宫颈的大体解剖学，包括血液供应和淋巴回流。然后详述子宫颈的正常组织学和生理学，包括不同细胞类型的免疫组化染色模式。在女性的一生中，子宫颈的大小和结构，以及黏膜表面特定类型上皮的分布及其分化程度都处于变化之中。这些变化在子宫颈癌等疾病的进程中起着举足轻重的作用。鳞柱交界区（SCJ）是重要的解剖学标志，是外部子宫颈鳞状上皮和子宫颈管分泌黏液的柱状上皮的分界线。女性的一生中，SCJ的位置会发生迁移。SCJ很重要，因为它含有特化的鳞状上皮，可能是子宫颈浸润性鳞状细胞癌的起源。多数子宫颈癌前病变累及这一区域。良性子宫颈上皮病变包括鳞状上皮化生、输卵管上皮化生和移行上皮化生、高激素水平导致的 Arias-Stella 反应和假蜕膜反应、炎性病变和感染，以及假肿瘤性腺体改变。由于旺炽性中肾管增生和小叶性子宫颈管腺体增生（LEGH）等假肿瘤性腺体病变较为少见，诊断可能有困难，可误诊为子宫颈腺癌。本章将介绍许多良性肿瘤、囊肿和瘤样病变，这些病变都是病理医师日常工作中可能遇到的。

4.1　大体解剖学

子宫分为子宫体、子宫峡部和子宫颈。子宫颈的英文"cervix"一词来源于拉丁文，意为"颈部"。子宫颈是子宫最下方的部分，突入阴道上部。子宫颈管和子宫体下部之间的移行部分称为子宫峡部或子宫下段。子宫下段这一名称是为了便于对妊娠期

和分娩时的子宫峡部进行描述，也是病理医师描述子宫体癌的重要标志。子宫峡部的肌层发育不如子宫体，这个特征利于分娩时子宫颈管消失和产道扩张。阴道从周围倾斜地与子宫颈远端相连接，将子宫颈分为上方的子宫颈阴道上部和下方的子宫颈阴道部。未孕成年女性的子宫颈长 2.5~3.0 cm，正常情况下向后下方轻微成角。子宫颈阴道部（位于阴道的部分）又称外子宫颈，以前、后阴道穹为界，表面呈椭圆形凸起。这个部分可以分为前唇、后唇，前唇比后唇短。子宫颈阴道部的中央是子宫颈外口。未经产女性的子宫颈外口呈环状，而经产妇的子宫颈外口则呈裂隙状（图 4.1）。子宫颈外口连接着子宫颈管的峡部。子宫颈管是一个椭圆形腔，最大直径为 8 mm，有纵向的黏膜嵴，形成棕榈襞（plicae palmatae）。

子宫颈的血液供应来自子宫动脉的降支，后者沿着子宫颈旁韧带（Mackenrodt 主韧带）上缘抵达子宫颈侧壁（图 4.2）。这些韧带和子宫骶韧带是固定、支持和悬吊子宫颈的主要结构，子宫骶韧带将子宫颈阴道上部与第 2~4 骶椎相连接。静脉系统与动脉系统伴行，子宫颈静脉丛和膀胱颈部静脉丛相互交通。子宫颈的淋巴管有双重起源：黏膜下和纤维性间质深部。这两个系统都汇入峡部两侧的淋巴管丛，向 4 个通道回流，包括髂外和闭孔淋巴结、下腹部和髂总淋巴结、骶淋巴结，以及膀胱后壁淋巴结（图 4.2）。子宫颈的神经分布主要局限于子宫颈管和子宫颈阴道部的周围深部。这种分布导致子宫颈阴道部内 2/3 部分对疼痛相对不敏

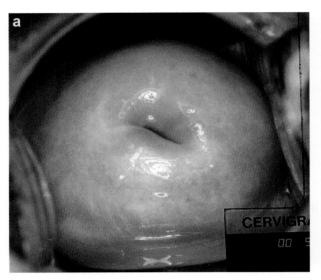 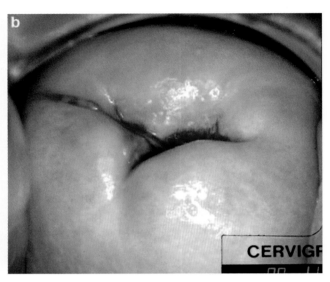

图 4.1　正常子宫颈。a. 未经产女性的子宫颈外口呈环状；b. 经产女性的子宫颈外口呈裂隙状

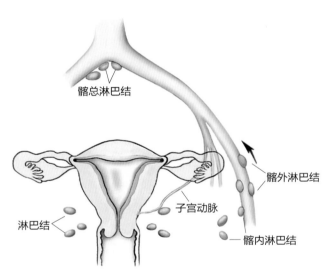

图 4.2　子宫颈的解剖。子宫颈的血液供应和淋巴回流

感。子宫颈的神经来源于盆腔自主神经系统的上、中、下腹下神经丛。

4.2　组织学和生理学

　　子宫颈由纤维、肌肉和弹性组织混合构成，被覆柱状和鳞状上皮。纤维结缔组织是主要成分。平滑肌占 15%，主要位于子宫颈管，子宫颈阴道部几乎没有平滑肌纤维。相反，50%~60% 的峡部支持组织由向心性排列的平滑肌构成，起着括约肌的作用。

4.2.1　鳞状上皮

4.2.1.1　组织学

　　子宫颈阴道部的成熟非角化性鳞状上皮与阴道上皮相似，但是在正常环境下缺乏在阴道上皮中可见的钉突。子宫颈鳞状上皮分为 3 层：基底 / 副基底层，负责持续性上皮更新；中层，或称棘细胞层，是上皮的主要部分；表层，其细胞最成熟（图 4.3）。

　　基底 / 副基底层又称生发层，含有 2 种类型的细胞。一类是真正的基底细胞，直径约为

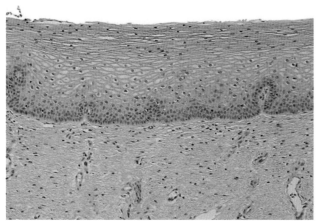

图 4.3　正常鳞状上皮。子宫颈成熟鳞状上皮从基底层向上逐渐成熟，中层细胞空泡化，基底细胞为单层，核垂直于基底膜。在上皮 - 间质连接处，可见指状纤维血管间质乳头突入上皮下部

10 μm，胞质少，细胞核呈卵圆形，垂直于下方的基底膜（图 4.4）。另一类型的细胞由于其所处位置而被称为副基底细胞。与基底细胞相比，副基底细胞更大，胞质更多。副基底层位于基底层上方，有 1~2 层细胞。

基底 / 副基底层的主要作用是上皮再生。因此，包括 HER2/neu 在内的表皮生长因子受体及 ER、PR 主要位于基底 / 副基底层（Berchuck et al. 1990；Kanai et al. 1998）。当鳞状上皮细胞分化到中层，生长因子受体减少。基底细胞似乎起着干细胞的作用，而副基底细胞构成活跃的复制区域。实际上，核分裂象常见于副基底细胞而不是基底细胞，其他提示细胞活跃增殖的标记物如 Ki-67 抗原、PCNA 及其他细胞周期蛋白均位于副基底细胞上（表 4.1）（Konishi et al. 1991；Raju 1994；Cho et al. 1997）。

中层细胞是正在趋向成熟的细胞，特征是胞质逐渐增加。从中层一直到最表层的细胞以下，细胞

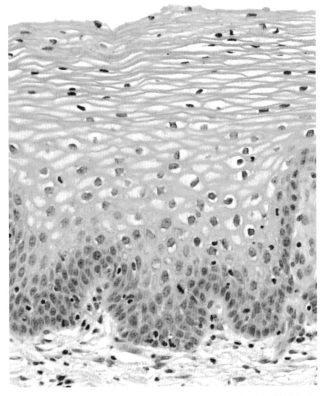

图 4.4　正常鳞状上皮。正常情况下，基底细胞层起着储备细胞层的作用，核分裂象仅见于副基底层

核的大小无明显变化。这些称为中层细胞，它们不再分裂，含有丰富的细胞内糖原（呈 PAS 阳性，不耐淀粉酶），因而胞质呈透明空泡状。

表层是鳞状上皮分化最成熟的部分。这些细胞扁平，胞质更多（直径为 50 μm），细胞核固缩且比其下方的中层细胞的核要小。胞质呈粉红色，嗜伊红，有大量中间丝（图 4.5），这保证了细胞的硬度。电镜下，表层细胞内偶见膜结合角蛋白小体。

鳞状上皮由纤维结缔组织支持，没有子宫颈管腺体。偶尔有间质乳头呈指状向上皮突起（图 4.3）。乳头内穿行的血管为上皮细胞供应营养和氧气。偶尔可见游离神经末梢进入间质乳头。

绝经后女性不再产生卵巢激素，鳞状上皮萎缩，胞质内糖原很少或没有（图 4.6），缺乏成熟的表面上皮和间质乳头。不要将这些细胞改变和子宫颈上皮内肿瘤混淆。萎缩上皮不能充分保护上皮下脉管使其免受损伤，因此常常出现出血和炎症。

4.2.1.2　雌激素和孕激素的作用

在生育期，子宫颈阴道部的上皮通过增殖、成熟、脱落而重建。每 4~5 天上皮完全被新的细胞取代；通过使用雌激素合成物，鳞状上皮成熟的过程能缩短到 3 天（Koss 1992）。ER 位于基底细胞、副基底细胞和中层细胞的细胞核（Kanai et al. 1998；Konishi et al. 1991）。与子宫内膜相比，子宫颈鳞状上皮的 ER 表达水平在滤泡期比黄体期仅有轻微上升。萎缩和存在重度炎症的子宫颈阴道部上皮的 ER 数量下降。在月经周期的滤泡期，子宫颈阴道部上皮的免疫组化检测不到或仅显示低水平的 PR；而在黄体期和妊娠期间，副基底细胞中可检测到 PR（Konishi et al. 1991；Nikolaou et al. 2014）。在整个月经周期中，子宫颈阴道部的间质成纤维细胞中均可检测到 ER 和 PR。

总体来说，雌二醇 -17β 刺激上皮增殖、成熟和脱落，而孕激素抑制中上层上皮的成熟。相应地，

表 4.1　正常子宫颈组织细胞的免疫组化表型

抗体	复层鳞状上皮细胞				储备细胞 / 鳞状化生	子宫颈管柱 状细胞
	基底细胞	副基底细胞	中层细胞	表层细胞		
生长因子 / 受体						
HER2/neu（Raja 1994）	+	+	−	−	+	+
EGFR（Raja 1994）	+	+	−	−	+	−
ER（Raja 1994）	+/−	+	+		+	+
PR（Johnson 1973；Novotny et al. 　1992；Pintos-Pascual et al. 2017）	−	+*	−	−	+	+
细胞周期蛋白						
PCNA（Berchuck et al. 1990；Suh 　et al. 1990；Bhagavan et al. 1982； 　Sharma 2015）	−	+	−	−	NA	+
MIB-1（Ki-67）（Harnden et al. 1999； 　Hoosen et al. 1990）	−	+/−	−	−	−	−
BCL2（Pintos-Pascual et al. 2017； 　Hoosen et al. 1990）	+		−	−	+	+/−
cyclin B1（Novotny et al. 1992）	−	+	−	−	?	?
cyclin D1（Cho et al. 1997）	+	+	−	−	+	+
其他蛋白						
CD44（Zhang et al. 2007）	+	+	−	−	+	−
CEA	−	−	−	−	−	+

注：* 在月经周期的黄体期和妊娠期表达。
　　NA—不适用。? —结果未知。

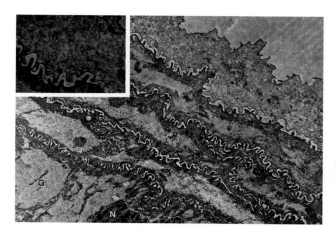

图 4.5　正常鳞状上皮。电子显微镜下的表层细胞。细胞有固
　　　　缩的细胞核（N）和扁平的、充满糖原的胞质（G）。
　　　　最表层细胞有大量微丝和不规则的膜表面凸起。最表
　　　　层细胞之间缺乏桥粒连接，这个特征便于细胞脱落。
　　　　插图：更高倍示最表层细胞的胞质内微丝

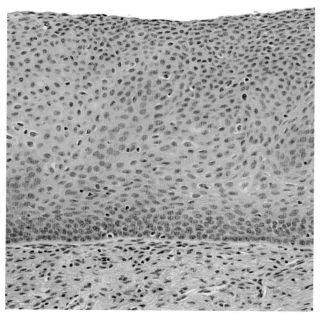

图 4.6　萎缩的鳞状上皮。上皮缺乏富含糖原的空泡状细胞。
　　　　正常细胞极向紊乱，但是细胞的黏附性正常，没有细
　　　　胞异型性

在女性新生儿出生后，其子宫颈阴道部上皮在母体雌激素的刺激下充分成熟，含有大量糖原。随着血清激素水平下降，成熟停止，糖原迅速消失。在儿童期，子宫颈阴道部上皮保持萎缩状态；直至月经初潮，在卵巢激素的刺激下，上皮再次成熟，糖原也再次出现。妊娠期间，随着孕激素水平升高，表层细胞缺乏成熟表现。

4.2.2　柱状上皮

4.2.2.1　组织学

分泌黏液的单层柱状上皮被覆于子宫颈管的表面和下方的腺体结构，传统上称后者为复管泡状子宫颈管腺。连续组织学切片后的三维重建证实子宫颈管腺体实际上是表面上皮在深部的裂隙样内折结构和形成的大量隧道样分支的盲端（图 4.7）（Fluhmann 1961a）。由于这些裂隙或隧道的结构复杂，包括斜向、横向和纵向的排列，在组织切片上它们表现为孤立的腺体。因为被覆于裂隙的上皮与表面上皮相同，所以子宫颈管分泌黏液的器官不是腺体，而是复杂内折的黏液性黏膜。与此相反，不同于导管和表面上皮，真性腺体的分泌部分有不同的上皮衬覆。

柱状上皮细胞的特征是核位于基底部，细胞一致，呈高柱状，胞质内充满黏液小滴，呈细腻的颗粒状（图 4.8）。小滴对 AB 染色有很强的亲和性，表明它们的成分中含有硫酸化唾液酸黏多糖（Fand 1973）。衬覆于腺腔表面的细胞称为栅栏细胞，因为它们的形状很像栅栏。偶尔可见有纤毛的非分泌性细胞（图 4.9），其主要功能是分配和动员子宫颈管黏液（Gould et al. 1979）。通过组织化学染色，子宫颈管上皮内可见孤立的神经内分泌细胞（嗜银和亲银的细胞类型）（Fetissof et al. 1991）。嗜银染色阳性细胞常常含有 5-羟色胺。子宫颈管这些罕

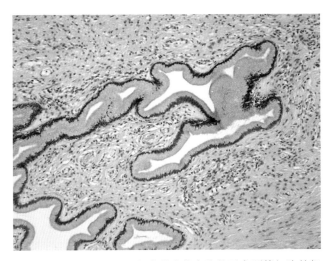

图 4.8　子宫颈管黏膜。充满黏液的高柱状子宫颈管细胞的细胞核位于基底部

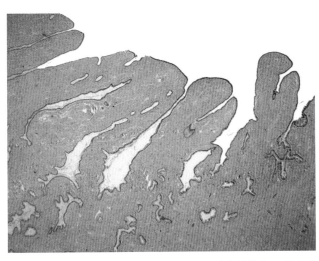

图 4.7　子宫颈管黏膜。有裂隙样内折和隧道样分支。邻近的腺体样结构为正向切面的裂隙 – 隧道复合体

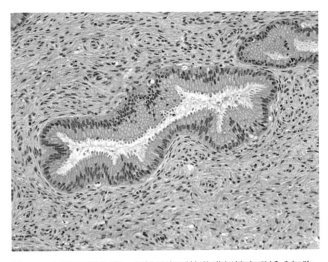

图 4.9　子宫颈管黏膜。本例子宫颈管黏膜频繁出现纤毛细胞

见的神经内分泌细胞的生理学作用尚不清楚。生物化学和免疫组化染色显示子宫颈管的柱状细胞有单层上皮的特征，只表达低分子量 CK，包括 CK7、CK8、CK18 和 CK19（Franke et al. 1986）。

在正常柱状上皮中极少见到核分裂象。正常情况下，即便是在超微水平上观察，也很少见到柱状上皮下方的储备细胞。再生的细胞是源自这些储备细胞，还是发生于持续成熟的子宫颈管细胞，目前还不清楚（Gould et al. 1979）。子宫颈阴道部固有鳞状上皮的血管间质乳头较稀少，而子宫颈管黏膜的上皮下毛细血管网发育良好。

相较于子宫颈阴道部，子宫颈管间质的神经支配更完善。神经纤维平行于肌束走行，但研究尚未证实有明确的游离感觉神经末梢。子宫颈阴道部和子宫颈管的上皮下间质内都可见到真正的淋巴滤泡，有或无生发中心。

4.2.2.2 雌激素和孕激素的作用

子宫颈黏液受激素周期性改变的影响。在雌激素的刺激下，子宫颈管产生大量稀薄的碱性分泌物，以便于精子穿透。排卵期后，分泌物少而稠厚，呈酸性，含有大量白细胞，成为阻挡精子穿透的屏障。子宫颈管通过顶浆分泌和局部分泌而排出分泌物（Ferenczy et al. 1974）。顶浆分泌时，充满分泌颗粒的顶部胞质与细胞分离；而局部分泌时，分泌物从胞质顶部颗粒通过细胞质膜表面的孔状开口释放。

4.2.3 Langerhans 细胞和淋巴细胞

宿主对抗病毒和细菌等病原体的防御机制中，黏膜免疫是重要组成部分。子宫颈有分泌免疫（IgA 抗体介导）、体液免疫（IgG 抗体介导）和细胞免疫系统。外子宫颈和子宫颈管的上皮和上皮下间质内有各种淋巴细胞和树突状巨噬细胞（Manickam et al. 2007）。树突状巨噬细胞包括成熟型和不成熟型，

主要负责抗原识别和最早期的细胞免疫反应。

在正常情况下，在子宫颈也可见到大量 T 淋巴细胞（Johansson et al. 1999）。CD3⁺T 细胞呈带状集中分布于外子宫颈鳞状上皮和子宫颈管柱状上皮的正下方（Johansson et al. 1999；Miller et al. 1992）。这些细胞主要是细胞毒性 T 细胞（如 CD8⁺T 细胞），也有辅助性 T 细胞（如 CD4⁺T 细胞）。子宫颈黏膜固有层还有数量不等的 B 细胞和浆细胞（Johansson et al. 1999）。在正常情况下，子宫颈可存在淋巴细胞和淋巴滤泡（图 4.10），因此，只有存在显著的淋巴细胞浸润时，才可诊断慢性子宫颈炎。

4.2.4 移行区

子宫颈鳞柱交界区（SCJ）的定义为复层鳞状上皮与子宫颈管分泌黏液的柱状上皮之间的交界区域。从形态发生上来讲，有两个不同的鳞柱交界区（图 4.11）。出生时，子宫颈阴道部固有的鳞状上皮紧邻子宫颈管柱状上皮的部位称为原始鳞柱交

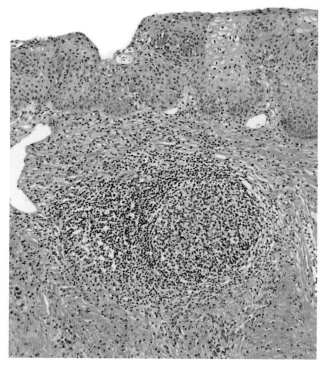

图 4.10 淋巴滤泡。偶尔，在没有子宫颈炎时，子宫颈间质中可出现淋巴滤泡

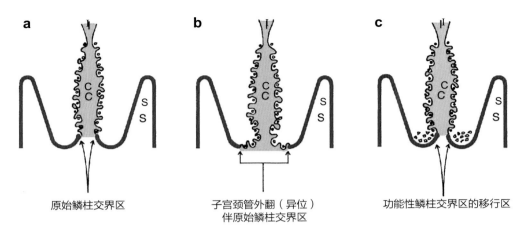

原始鳞柱交界区　　　　　子宫颈管外翻（异位）　　　功能性鳞柱交界区的移行区
　　　　　　　　　　　　　伴原始鳞柱交界区

图 4.11　移行区。原始鳞柱交界区、功能性鳞柱交界区和 3 个基本区域类型的示意图。a. 外子宫颈完全被覆着固有的鳞状上皮，鳞柱交界区位于子宫颈外口；b. 子宫颈管异位，鳞柱交界区位于子宫颈外口的下方；c. 子宫颈异位区域表面被覆鳞状上皮。这个区域是子宫颈移行区。移行区的新的或功能性的鳞柱交界区位于子宫颈外口。S—鳞状上皮；C—子宫颈管柱状上皮；I—子宫峡部

界区。大多数女性新生儿的外子宫颈有一些分泌黏液的柱状子宫颈管上皮，形成子宫颈管外翻（异位）。出生时，原始鳞柱交界区的确切位置和子宫颈管外翻（异位）的数量取决于鳞状上皮从阴道下 1/3 向内迁移的范围。

　　大约在 1 岁时，子宫颈开始伸长。这导致鳞柱交界区向子宫颈外口迁移。这种迁移常常是不完全的。激素和其他物理因素可改变子宫颈前后唇的形状和体积，从而影响子宫颈管异位的大小和分布。月经初潮或妊娠时，子宫和子宫颈都增大。子宫颈的增大伴随着形状的改变，导致子宫颈管柱状上皮外翻或向外翻转到外子宫颈上（图 4.11）。因此，大多数女性在育龄期出现子宫颈管异位，在小于 20 岁和初次妊娠的女性中，子宫颈管异位的范围最广泛。肉眼观察，子宫颈管黏膜呈红色、天鹅绒状，与相邻的粉红色且有光泽的外子宫颈鳞状上皮截然不同（图 4.12a）。

　　随着时间的推移，构成子宫颈管异位的柱状上皮重建并被化生的鳞状上皮取代。由此，组织学上的鳞柱交界区朝着子宫颈外口移动。这个新形成的鳞柱交界区称为功能性、生理性或新的鳞柱交界区。原始鳞柱交界区常常非常截然，而功能性或生理性的鳞柱交界区的柱状上皮和鳞状上皮间的交界

或截然或渐变（图 4.12）。原始鳞柱交界区和青春期后的功能性鳞柱交界区之间的区域称为移行区。移行区的组织学特点是出现化生上皮（见 "4.4.1 鳞状化生"）。

　　移行区的概念对于理解子宫颈鳞状细胞癌和其前驱病变的发病机制至关重要，因为实际上所有子宫颈鳞状上皮肿瘤均始于功能性鳞柱交界区，并且子宫颈癌前驱病变的范围及界限与移行区的分布一致。同样重要且需要记住的是，在育龄期和妊娠期，几乎所有女性的移行区都位于子宫颈的暴露部分。因此，绝大多数子宫颈肿瘤可以通过钻取组织并对其活检进行组织学诊断。在整个育龄期，功能性鳞柱交界区持续地移动。因此，老年和绝经后女性的功能性鳞柱交界区几乎总是在子宫颈外口的内部（图 4.12）。

　　近年来，有学者在鳞柱交界区发现了一群立方形上皮细胞，有助于说明移行区与子宫颈肿瘤形成之间的联系（Herfs et al. 2012）。这些上皮细胞呈单层排列，其位置恒定，与鳞柱交界区是否分隔固有的子宫颈外口鳞状上皮和子宫颈管柱状上皮化生后的鳞状上皮无关（图 4.13a）。这些细胞有独特的组织学特征，称为鳞柱交界细胞（Herfs et al. 2012）。与鳞状上皮和子宫颈管柱状上皮相比，鳞柱交界

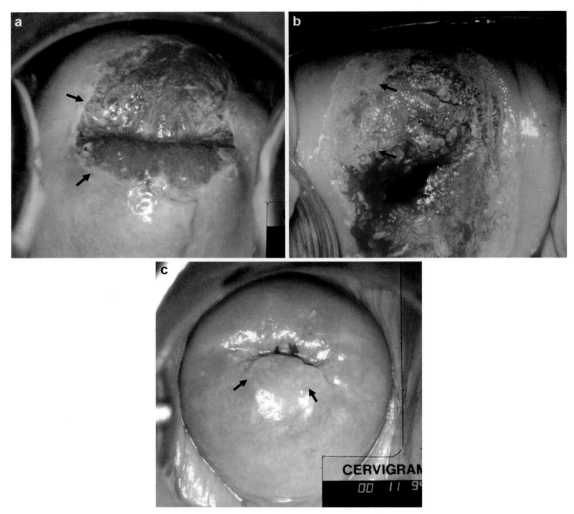

图 4.12　移行区。阴道镜照片示移行区的子宫颈管外翻。a. 子宫颈管前唇和后唇的黏膜都外翻，围绕着解剖学上的子宫颈外口。原始鳞柱交界区（SCJ）位于外子宫颈（箭头）。b. 出现鳞状化生，功能性 SCJ（箭头）在原始 SCJ 内侧。原始 SCJ 和功能性 SCJ 之间的区域是移行区。c. 移行区完全成熟，SCJ 在子宫颈管内部。残留的子宫颈管腺体开口呈环状（箭头）

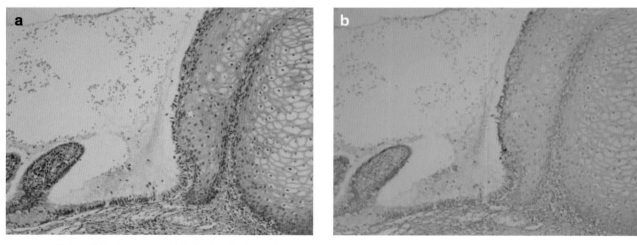

图 4.13　鳞柱交界细胞。a. 位于鳞柱交界区的独立的细胞群，细胞呈立方形；b. 细胞有独特的免疫表型，表达 CK7，而邻近的鳞状上皮和子宫颈管柱状细胞不表达 CK7（图片由 Christopher Crum 和 Michael Herfs 博士惠赠）

细胞具有独特的免疫表型，表达 CK7、AGR2（前梯度蛋白 2）、CD63、MMP7（基质蛋白酶 7）和 GDA（鸟嘌呤脱氨酶），而鳞状上皮和子宫颈管柱状上皮不表达这些标记物（图 4.13b）。

合并高危型人乳头瘤病毒（HPV）感染的子宫颈高度鳞状上皮内病变（HSIL）和浸润性子宫颈癌具有鳞柱交界细胞的免疫表型，而外子宫颈低度鳞状上皮内病变（LSIL）和不同级别的外阴、阴道鳞状上皮内病变（SIL）均没有这个特征（Herfs et al. 2012）。因此，鳞柱交界细胞可能是高危型 HPV 感染的靶细胞，并在感染后进一步发展为子宫颈 HSIL 或浸润性子宫颈癌。

4.3　妊娠期和产褥期的子宫颈良性病变

妊娠期和产褥期子宫颈的形态学改变不是妊娠期或分娩后特有的，只是相比于非妊娠的产后状态，这些改变在妊娠期或分娩后更为常见。它们与类固醇激素水平升高后的刺激作用有关。血管增多、间质水肿伴急性炎症导致子宫颈增大呈海绵状。分娩前胶原纤维被大量破坏，细胞外糖蛋白基质积聚，导致子宫颈软化、消失，便于分娩时子宫颈扩张（内径可达 10 cm 左右）。妊娠期子宫颈黏液稠厚，富含白细胞，形成的黏液栓堵住子宫颈管，将子宫腔封闭，从而与阴道隔开，以阻止细菌侵入。常可见鳞状化生，紧密排列的子宫颈管小腺体单元形成息肉样突起并突入子宫颈管。

4.3.1　假蜕膜反应

约 1/3 的子宫颈的组织学检查可见局灶或弥漫的间质假蜕膜化，并且在产后 2 个月内消失（Johnson 1973），可能是妊娠期间高水平孕激素的作用所致。子宫颈间质假蜕膜化的表现与其他部位的蜕膜化间质相同，细胞边界清楚，有丰富的粉染

胞质（图 4.14）。

4.3.2　Arias-Stella 反应

妊娠期间，子宫颈管腺体和子宫颈的异位子宫内膜腺体都能出现妊娠 Arias-Stella 反应。在一项

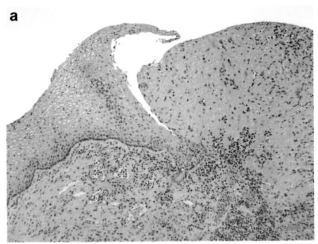

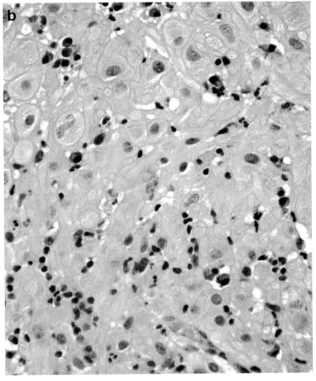

图 4.14　假蜕膜反应。妊娠期间，子宫颈间质细胞可出现假蜕膜反应。a. 本例中，假蜕膜反应形成一个孤立的结节；b. 子宫颈假蜕膜化间质细胞与妊娠期子宫内膜蜕膜细胞完全相同

研究中，191 例妊娠期子宫切除术标本中，有 9% 的病例的子宫颈管腺体存在至少是局灶的 Arias-Stella 反应（Schneider 1981）。子宫颈管的 Arias-Stella 反应通常是局灶的，并且较多见于子宫颈管近端的浅表腺体而不是深部腺体。镜下，妊娠时子宫颈管腺体的 Arias-Stella 反应与发生于子宫内膜者相同。发生 Arias-Stella 反应的腺体，其细胞显著增大，细胞核不规则，常深染，呈鞋钉样突起于腺腔。细胞出现假复层，有大量空泡状胞质，呈高分泌特征（图 4.15）。子宫颈管腺体腔内可出现具有纤维血管轴心的乳头状突起，表面被覆增大的上皮细胞。

　　Arias-Stella 反应偶尔可能被误诊为子宫颈透明细胞癌或原位腺癌。Arias-Stella 反应不形成肿块，也没有明确的间质浸润，缺乏透明细胞癌典型的腺管乳头状区域，可据此与透明细胞癌鉴别。原位腺癌的细胞核更一致，胞质较少见空泡化。Arias-Stella 反应的细胞缺少核分裂活性，而透明细胞癌和原位腺癌的细胞核分裂活跃。由于 Arias-Stella 反应可能与透明细胞癌和原位腺癌相混淆，诊断妊娠期患者透明细胞癌和原位腺癌时要特别谨慎。

4.4　化生

4.4.1　鳞状化生

　　化生定义为一种成熟组织被另一种同样成熟的组织所替代。在子宫颈，鳞状化生是分泌黏液的柱状上皮被复层鳞状上皮所替代，这个过程有 2 种不同的机制（图 4.16）。一种机制是固有的外子宫颈鳞状上皮直接长入相邻的柱状上皮，这个过程常被称为鳞状上皮形成。另一种机制是子宫颈管的柱状上皮下方未分化的储备细胞增殖、分化成鳞状上皮，这个过程称为鳞状化生。

　　鳞状上皮形成过程中，外子宫颈固有的鳞状上皮呈舌状长入邻近的柱状上皮下方，在黏液性

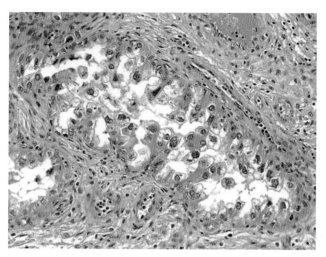

图 4.15　Arias-Stella 反应。不要将 Arias-Stella 反应和子宫颈透明细胞腺癌混淆

上皮和基底膜之间扩展。随着鳞状细胞扩展和成熟，子宫颈管细胞逐渐上抬、退变，最后脱落（图 4.17）。一种假说认为子宫颈管外翻后向鳞状上皮的转化主要依赖于局部（阴道）环境因素，即青春期后阴道的低 pH 值（酸性）（Coppleson et al. 1971）。创伤、慢性刺激或子宫颈感染可刺激修复和重建，也在移行区的发展和成熟中起作用；最终外子宫颈表面被覆具有保护作用的成熟鳞状上皮（图 4.18）。鳞状上皮形成过程导致外 2/3 的子宫颈管异位消失。电切术、冷冻手术或激光手术可导致医源性的移行区柱状上皮的快速鳞状上皮形成。

　　另一种机制是柱状上皮被鳞状上皮替代，移行区的功能是鳞状化生。鳞状化生的第一个阶段是柱状黏液性上皮下方出现小的立方形细胞，即柱状上皮下储备细胞（图 4.19）。该储备细胞的细胞核一致，大而圆，染色质呈细颗粒状，偶尔出现染色质凝聚（即储备细胞的染色中心）。细胞边界不清，胞质稀少。柱状上皮下储备细胞的起源仍有争议。部分研究者认为其直接起源于柱状黏液分泌细胞，也有研究者认为外子宫颈的鳞状上皮基底细胞、泌尿生殖道的胚胎残余或间质细胞可能是储备细胞的来源。

　　储备细胞形成完全成熟的鳞状上皮的过程包括

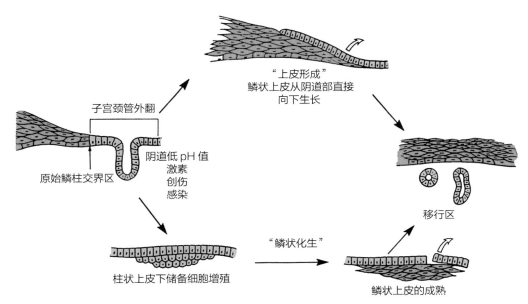

图 4.16　鳞状化生。子宫颈管黏膜通过 2 种组织发生机制被鳞状上皮替代。一种是外子宫颈的鳞状上皮直接长入，称为鳞状上皮形成（上）；另一种是子宫颈管柱状上皮下储备细胞增殖、成熟为鳞状上皮，称为鳞状化生（下）。这 2 种机制都导致成熟鳞状上皮覆盖子宫颈管分泌黏液的腺体（右）

储备细胞不断生长、分层（柱状上皮下储备细胞增生），然后分化为不成熟鳞状化生，继而成熟，与外子宫颈固有的鳞状上皮形态一致，无法区分（图 4.20，4.21）。不成熟鳞状上皮化生与成熟鳞状上皮化生不同，前者缺乏表面成熟并且胞质内糖原不明显，与固有的外子宫颈上皮间有一条清晰的垂直或倾斜的界线，直达表面。因此，缺少经验者可能将不成熟鳞状上皮化生误认为高度鳞状上皮内病变（HSIL），尤其是不成熟鳞状上皮化生累及下方

腺体时。与肿瘤性上皮不同，不成熟鳞状上皮化生保持了细胞组织结构和细胞间的黏附性，没有核异型性，常有单层子宫颈管细胞被覆于鳞状上皮上。不成熟鳞状上皮化生具有成熟鳞状上皮及柱状黏液性上皮的生物化学和免疫组化特征。p16 免疫染色可以很好地区分不成熟鳞状上皮化生和 HSIL

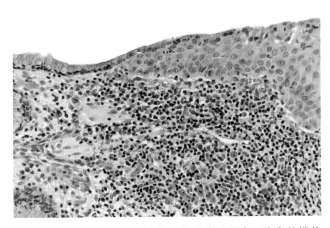

图 4.17　鳞状上皮形成。鳞状上皮形成过程中，狭窄的鳞状上皮舌从外子宫颈长入外翻的子宫颈管黏膜下方并将其抬离基底膜，然后子宫颈管细胞退变、脱落

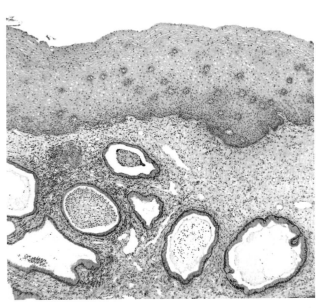

图 4.18　成熟的移行区。表面被覆成熟鳞状上皮，下方是含有黏液的、扩张的子宫颈管腺体

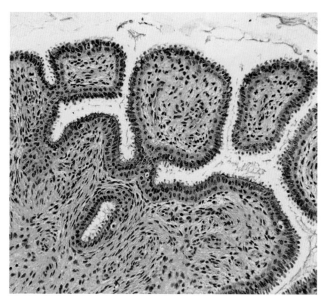

图 4.19　储备细胞增生。储备细胞位于柱状上皮下方

（Bergeron et al. 2010；Zhang et al. 2007；Klaes et al. 2001；Wang et al. 2004；Jonasson et al. 1992）。不成熟鳞状上皮化生不表达 p16（图 4.22），而 HSIL 中，基底细胞和副基底细胞呈 p16 弥漫强阳性。

4.4.2　输卵管上皮化生

　　输卵管上皮化生指子宫颈管腺体被覆米勒型上皮，其形态类似输卵管上皮。完全的输卵管上皮化生是指子宫颈管腺体衬覆的上皮非常类似输卵管上皮，含有大量的纤毛细胞（超过其在一般子宫颈管上皮中的数量），还可见输卵管型分泌细胞、储备细胞和插入细胞（图 4.23）（Jonasson et al. 1992；Novotny et al. 1992；Suh et al. 1990）。约 31% 的患者有输卵管上皮化生，并且与月经周期、炎症改变或 LSIL（CIN 1）相关（Jonasson et al. 1992）。

　　输卵管上皮化生可能很广泛，偶尔会被误认为是子宫颈管腺体肿瘤。然而，温和的细胞特征、缺乏核分裂活性、输卵管上皮化生的细胞顶部表面明显的纤毛通常都能帮助将其与肿瘤性病变相鉴别。其他有助于鉴别的特征包括腺体的位置、形状和周围间质。显示输卵管上皮化生的腺体局限于子宫颈壁浅表 1/3（即在子宫颈间质内的深度不超过

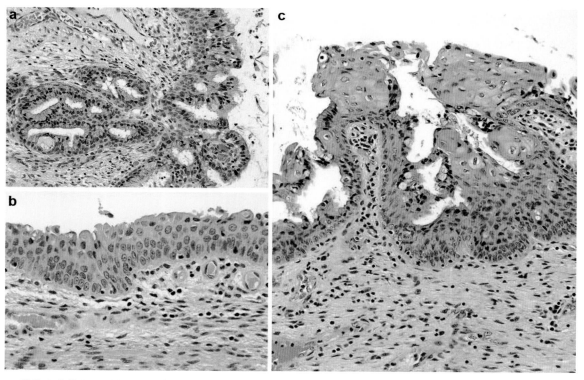

图 4.20　鳞状上皮化生。a. 柱状上皮下储备细胞增殖、分层；b. 没有柱状上皮分化，不成熟化生细胞形成复层鳞状上皮，表面偶有子宫颈管黏液细胞；c. 不成熟化生上皮开始分化

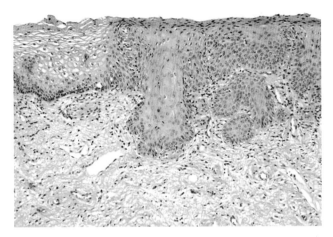

图 4.21　移行区上皮。图左侧,外子宫颈固有的上皮完全成熟。图右侧,化生的鳞状上皮。注意两者间清晰的分界。化生细胞已经长入子宫颈管隐窝并完全取代柱状上皮

7 mm),化生腺体的大小和形状仅有细微差异。另外,输卵管上皮化生腺体周围的间质通常是正常的,没有促结缔组织增生性间质反应,也没有水肿。输卵管上皮化生出现腺体结构异常或周围间质富于细胞时,可能会导致诊断困难(Oliva et al. 1995)。

非典型输卵管上皮化生是输卵管上皮化生的一种形式,腺体被覆纤毛细胞和无纤毛细胞,细胞拥挤,与典型的输卵管上皮化生相比,细胞核更大、更深染(图 4.24)。非典型输卵管上皮化生的细胞常常出现假复层。因其组织学形态与原位腺癌可能十分相似,常常导致诊断困难。但是非典型输卵管

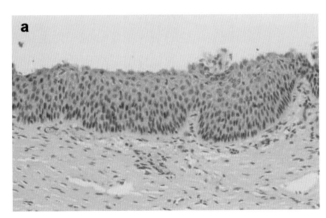
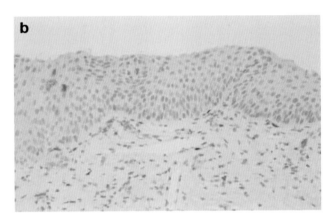

图 4.22　不成熟鳞状上皮化生。a. 仅凭 HE 染色,可能很难区分不成熟鳞状上皮化生和 HSIL;b. p16 免疫组化染色后,两者很好区别,不成熟鳞状上皮化生上皮不表达 p16,而 HSIL 表达

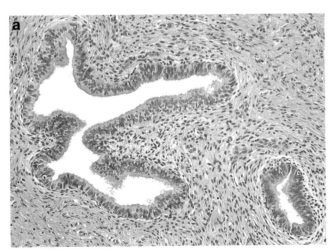
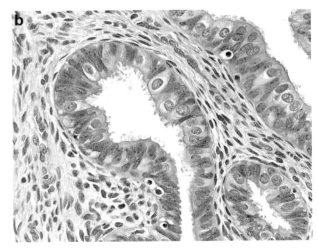

图 4.23　输卵管上皮化生。a. 分泌黏液的柱状上皮被输卵管型上皮替代,有纤毛细胞、分泌细胞和插入细胞;b. 高倍镜下,子宫颈管上皮明显类似输卵管上皮

上皮化生缺乏显著的核分裂活性，没有筛状结构和乳头状突起等结构异常，通常无 p16 弥漫阳性表达，可根据这些特征与原位腺癌相鉴别。偶有孤立的腺体可能呈 p16 弥漫阳性表达，但整个化生性病变不会弥漫表达 p16。然而，要注意非典型输卵管上皮化生可以伴有子宫颈原位腺癌，包括输卵管型和非输卵管型（见第 5 章）。

4.4.3　输卵管 – 子宫内膜样化生

子宫颈的输卵管 – 子宫内膜样化生的组织学形态类似输卵管上皮化生，可见于受到无对抗雌激素刺激患者的子宫内膜。出现输卵管 – 子宫内膜样化生的子宫颈管腺体衬覆假复层柱状上皮伴高核质比（图 4.25）。许多细胞有纤毛，或有分泌特征，可见顶端胞质突起，但腺体周围没有子宫内膜间质。输卵管 – 子宫内膜样化生通常发生在子宫颈锥形切除术后，被认为是子宫颈损伤后的一种异常分化（Ismail 1991）。这些腺体内，上皮呈假复层，核质比高，可能被误认为原位腺癌。与输卵管上皮化生一样，细胞无异型性，不弥漫表达 p16，这些特征表明其为化生而不是肿瘤。腺体结构保留，且与正常

颈管腺体结构一致，缺乏促结缔组织增生性或水肿性间质反应，这些特征也有助于区分化生与浸润性腺癌。

4.4.4　移行细胞化生

移行细胞化生是一种仍有争议的化生类型，有研究者认为这种化生的子宫颈表面和隐窝所衬覆的上皮类似增生的尿路上皮（Duggan 2000；Egan et al. 1997；Jones 1998；Weir et al. 1997）。根据定义，移行细胞化生的上皮排列混乱，细胞超过 10 层，细胞核呈卵圆形至梭形，上皮的深层细胞垂直排列（图 4.26）。表层细胞常常像正常尿路上皮的伞细胞，细胞核呈水平方向。

关于移行细胞化生的争议主要是这一化生到底是有着特殊生物学意义的独特组织病理学改变，还是仅仅是其他已经充分描述过的病变的组织学亚型而无生物学意义。几乎所有报道的移行细胞化生病例都是绝经后女性。在最大的 2 项研究中，出现这类化生的女性的平均年龄分别是 60 岁和 67.8 岁（Egan et al. 1997；Weir et al. 1997）。这些女性中，部分人曾经出现脱落细胞巴氏染色结果异常，提示

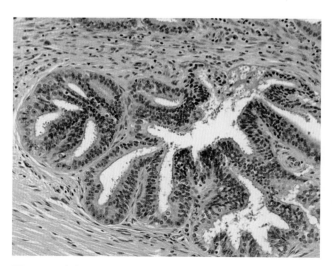

图 4.24　非典型输卵管上皮化生。与输卵管上皮化生相比，上皮更拥挤，呈假复层，细胞核大而深染。可见纤毛细胞，核分裂象不常见

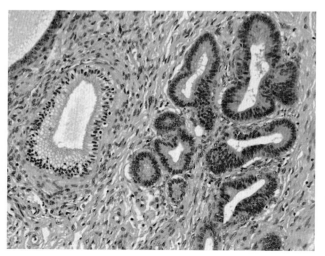

图 4.25　输卵管 – 子宫内膜样化生。图左侧为典型的子宫颈管上皮，图右侧为分泌黏液的柱状上皮被假复层、高核质比、有纤毛和胞质顶突的上皮替代

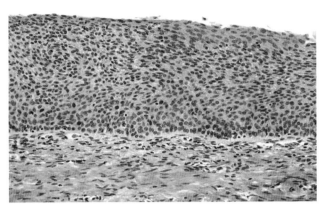

图 4.26　移行细胞化生。这例绝经后患者的鳞状上皮细胞超过 10 层，排列紊乱。有些研究者称这类改变为移行细胞化生

部分病例可能存在萎缩性 HSIL（Koss 1998）。除了发生在移行区，移行细胞化生也可见于外子宫颈和阴道（Weir et al. 1997）。这提示在部分病例中，移行细胞化生仅仅代表固有的鳞状上皮或完全成熟的化生鳞状上皮发生萎缩时细胞层次没有减少的一种萎缩的组织学亚型。免疫组化研究显示，移行细胞化生局灶性表达 CK13、CK17、CK18 等（这些在正常尿路上皮中表达），但是不表达 CK20；这种不对称的单位膜（asymmetric unit membrane）与尿路上皮分化有关（Harnden et al. 1999）。移行细胞化生无 p16 弥漫阳性表达，这不同于 HSIL。

4.5　炎症性疾病

根据病因，可以将子宫颈炎分为两类：感染性和非感染性。无论何种病因，子宫颈对于损伤的反应都是局限性的，反映了炎症和修复的基本机制。在各种炎症性疾病中，两种常见的形态学改变需要特别注意，分别是修复性非典型性以及角化过度和角化不全。

4.5.1　修复性非典型性

重度、急性、长期的慢性炎症或感染伴任何类型的上皮损伤（例如真性糜烂、活检或锥切）会导致鳞状上皮和子宫颈管上皮出现上皮排列紊乱和细胞核异型性等反应性改变。这些改变在组织学和细胞学上常与 HSIL 混淆。反应性鳞状上皮非典型增生的细胞膜边界清楚，细胞核的形态和大小一致，染色质聚集成明显的颗粒或团块（图 4.27）。炎症细胞常常浸润上皮。核分裂象正常，并且局限于增殖的基底层和副基底层细胞。其特征还包括上皮上半部分的细胞正常，并可见规则、有序的成熟现象。

子宫颈管柱状上皮细胞出现修复性改变时，形态学改变包括细胞核增大、深染，并且细胞核的大小和形状不规则，染色质模糊不清。也可能出现胞质嗜酸性改变和黏液小滴消失（图 4.28）。子宫颈管细胞增大，胞质致密、深染、呈嗜酸性，局灶呈空泡状，细胞核出现不同程度的非典型性。所有这些改变称为非典型嗜酸性化生（atypical oxyphilic metaplasia）。尽管这类腺上皮有非典型性，但这种改变是局灶的，与正常黏液柱状上皮相交替，局限于炎症或黏膜损伤区域。另外，在炎症性病变中，胞质呈深嗜酸性并且缺乏异常核分裂象的特征有助于与子宫颈管原位腺癌相鉴别。在鳞状细胞和子宫颈管细胞的修复性非典型增生中，p16[ink] 免疫染色均呈阴性。p16 对鉴别 HSIL、AIS 及与其形态类似的病变（如修复性上皮非典型增生）非常有帮助。少数情况下，出现子宫颈管炎症时，间质充满慢性炎症细胞并使子宫颈管呈乳头状结构（图 4.29）。

4.5.2　放射性非典型性

对子宫颈的放疗能引起鳞状上皮和腺上皮的形态学改变。放射后的非典型性鳞状上皮的细胞核增大，可出现多核。子宫颈细胞涂片中，细胞常可见大量空泡状胞质。放射诱导的子宫颈管腺上皮改变包括细胞增大，细胞核极性消失，出现深嗜酸性大

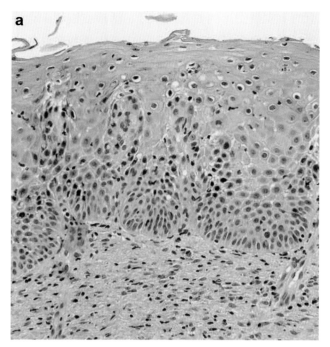

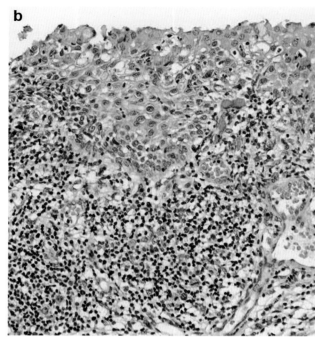

图 4.27　鳞状上皮修复性非典型增生。a. 当成熟鳞状上皮出现修复性改变时，常有基底细胞增生，使上皮的下 1/3 层出现变化。细胞核出现明显的染色中心，但是没有肿瘤性细胞核异常。中层和表层的上皮细胞仍然成熟，但常有核周空晕和某种程度的细胞核增大。表层细胞缺乏 HPV 感染细胞所特有的细胞核异型性。b. 不成熟鳞状上皮化生发生修复性改变时，上皮出现细胞间水肿，急性和慢性炎症细胞常常浸润上皮和间质。化生细胞的细胞核增大、深染，有明显的染色中心。常见微脓肿

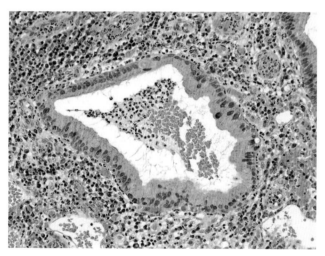

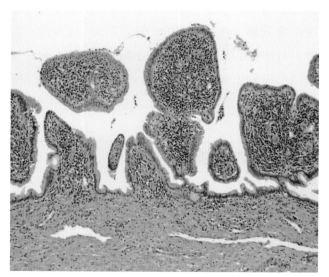

图 4.28　子宫颈管上皮修复性非典型性。子宫颈管上皮出现细胞核增大、核分裂象、微脓肿，细胞内黏液不明显。细胞核染色质分散，胞质嗜伊红，没有异常核分裂象，这些特征属于炎症导致的子宫颈管上皮非典型性，可据此与子宫颈原位腺癌相鉴别

图 4.29　乳头状子宫颈管修复性改变。间质重度炎症使子宫颈管上皮抬高，形成乳头状突起

核仁，并可有多个核仁（Mohan et al. 1999）。放疗后常有间质纤维化、胶原化。血管常出现内膜增厚、玻璃样变，可能完全闭塞。一般不出现非典

型成纤维细胞，后者有时称为放射性成纤维细胞（Lesack et al. 1996）。放疗很多年后，这些形态学改变仍可存在。

4.5.3　角化过度和角化不全

在所有进行子宫颈细胞学筛查的女性中，多达 8% 的女性可检出角化过度和角化不全（Johnson et al. 1991）。大体上，角化过度和角化不全都表现为上皮局灶性或弥漫性白色增厚。若为弥漫性改变，整个子宫颈被覆白色增厚的上皮，表面起皱。若为局灶性改变，则呈轻微隆起的白色斑块。子宫颈角化过度的病因还不清楚，部分病例似乎与慢性刺激有关。例如，多数弥漫性角化过度的患者患有子宫脱垂。局灶性角化过度可能和局部的慢性刺激有关，如患者佩戴子宫帽或子宫托，或患有子宫颈肿瘤。但大多数病例的病因不明。

白色斑块在镜下呈增厚的角质层（角化过度），有或无固缩的细胞核（角化不全）（图 4.30，4.31）。上皮通常表现为棘层肥厚，有发育良好的颗粒层、明显的细胞间桥和伸长的钉突。特征是上皮细胞的糖原含量稀少，但无细胞异型性，常有上皮增生和慢性炎症。成熟鳞状上皮化生常伴有角化不全。

没有形态学或临床证据表明角化过度和角化不全是子宫颈肿瘤的前驱病变，但是，HSIL 和浸润性子宫颈癌可伴有角化过度和角化不全。一些专家

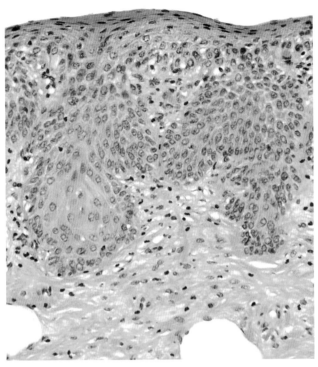

图 4.31　子宫颈角化不全。表层细胞仍有固缩的细胞核。角化不全常伴有角化过度

据此建议：子宫颈细胞学筛查中仅发现角化过度和（或）角化不全而无其他异常的病例都要做阴道镜检查。然而，一些研究报道，子宫颈细胞学筛查发现角化过度或角化不全而没有细胞核异型性的女性中，仅有不到 4% 的人存在为 SIL，而且均为 LSIL。该结果说明这部分女性没有必要进行常规阴道镜检查（Johnson et al. 1991）。然而，需要强调的是，HSIL 和浸润性癌病灶的表层偶尔可出现角化过度，因此，子宫颈阴道部或阴道上皮若出现肉眼可见的白色斑块，都要进行活检。

4.5.4　非感染性子宫颈炎

大部分非感染性子宫颈炎从本质上讲是化学性或机械性的，炎症反应也是非特异性的。常见原因包括冲洗引起的化学刺激以及异物（卫生棉条、子宫帽、子宫托和宫内节育器等）所导致的局部损伤。外科器械和治疗是导致子宫颈组织损伤与炎症

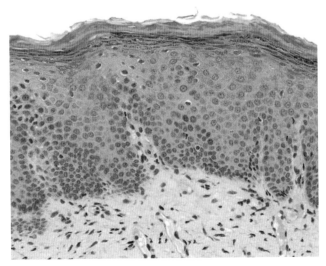

图 4.30　子宫颈角化过度。表层鳞状细胞角化，角化的细胞无细胞核。常伴有颗粒层增厚

的常见医源性因素。急性子宫颈炎的特征是间质水肿、血管充血，以及间质和上皮内中性粒细胞浸润。在临床上，非感染性子宫颈炎的子宫颈红肿且质脆，子宫颈管可能排出脓性分泌物。长时间或重度急性炎症最终导致上皮表面退变，子宫颈管失去分泌功能，溃疡形成。

慢性子宫颈炎浸润的炎症细胞主要包括淋巴细胞、浆细胞和组织细胞，并且伴有多少不等的肉芽组织及间质纤维化。慢性子宫颈炎的诊断应限于临床和组织学上有明显慢性炎症的确凿证据的病例。仅仅在镜下见到散在的淋巴细胞就诊断慢性子宫颈炎是没有临床意义的。偶尔，非感染性子宫颈炎中可见上皮下出现有生发中心的淋巴滤泡（图 4.32）。通常将子宫颈上皮下出现淋巴滤泡的非感染性子宫颈炎称为滤泡性子宫颈炎。在某些情况下，淋巴细胞性炎症反应可能产生淋巴瘤样病变，被怀疑为淋巴瘤（详见下文）。

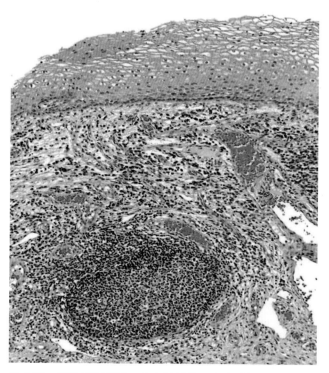

图 4.32　慢性子宫颈炎。上皮下可见一个有明显生发中心的淋巴滤泡。病变中出现多个淋巴滤泡时，称为滤泡性子宫颈炎

4.5.5　感染性子宫颈炎

表 4.2 总结了几种重要的或病理学上有意义的引起感染性子宫颈炎的病原微生物。感染性子宫颈炎非常重要，因为它可能成为流行性疾病，并且在盆腔炎性疾病及子宫内膜感染中具有关键作用。根据对盆腔炎性疾病发病机制的研究，该病起始于感染性子宫颈炎。子宫颈也是包括产后和流产后子宫内膜炎在内的相关综合征的最初感染灶。自发性流产、早产、绒毛膜羊膜炎、死产、新生儿肺炎、新生儿败血症与同时发生在子宫颈的细菌感染直接相关。即使没有任何症状，感染性子宫颈炎也有临床意义，因为可以通过性传播感染患者的男性伴侣，也可引起女性生殖道的上行性感染，并在妊娠期造成垂直传染。

表 4.2　引起感染性子宫颈炎的重要病原微生物

细菌、衣原体，以及多种阴道内源性需氧和厌氧微生物
沙眼衣原体
淋病奈瑟菌
人型支原体
B 族链球菌
解脲支原体
阴道加德纳菌
衣氏放线菌
结核分枝杆菌
梅毒螺旋体
病毒
单纯疱疹病毒
人乳头瘤病毒
真菌
念珠菌
曲霉
寄生虫
阴道毛滴虫
阿米巴
血吸虫

感染性子宫颈炎可以表现为子宫颈管柱状上皮感染导致子宫颈管炎（黏液脓性子宫颈炎），或表

现为子宫颈阴道部的复层鳞状上皮感染导致子宫颈阴道部炎（Holmes et al. 1999）。引起子宫颈管和子宫颈阴道部感染的病原体往往不同，但某些病原体可以同时导致子宫颈管炎和子宫颈阴道部炎。

4.5.5.1　细菌性和衣原体性子宫颈炎

子宫颈的细菌和衣原体感染是感染性子宫颈炎最常见的病因，会引起非特异性的炎症反应。子宫颈管柱状上皮远比周围的鳞状上皮更易受到细菌和衣原体的感染，从而发生特征性的子宫颈管炎。沙眼衣原体与淋病奈瑟菌是最常引起有临床意义的子宫颈管炎的传染性病原体。感染这两种病原体无需易感因素，主要取决于子宫颈暴露于病原体以及病原体的数量。

沙眼衣原体感染常常引起组织学上的滤泡性子宫颈炎，如今，沙眼衣原体被认为是年轻女性滤泡性子宫颈炎的主要病因。沙眼衣原体性子宫颈炎也伴有大量浓稠的炎性渗出物以及反应性鳞状上皮和子宫颈管上皮非典型性（Crum et al. 1984）。

4.5.5.1.1　放线菌病

衣氏放线菌是女性下生殖道常见的共生微生物。子宫颈、阴道的分泌物培养和免疫荧光研究表明，3%~27% 既无明显危险因素也无症状的女性存在衣氏放线菌感染（Lippes 1999）。有报道称，所有子宫颈细胞学筛查标本中，可见到放线菌形态菌落者约占 0.13%（Petitti et al. 1983）。与普通人群相比，放线菌更常见于放置宫内节育器（IUD）的女性，并且与放置时间有关（Lippes 1999；Petitti et al. 1983；Curtis et al. 1981）。在无症状女性的子宫颈管刮出物中，有时可以发现衣氏放线菌感染时可见的硫黄颗粒样结构，它们大多数是假放线菌放射状颗粒，是非特异性的细菌菌落、异物（如 IUD 的尼龙线碎片）、糖蛋白或脂肪，而不是真正的衣氏放线菌菌落（Bhagavan et al. 1982）。组织学上，假放线菌的放射状颗粒与放线菌颗粒不同。在 HE

染色切片上，放线菌颗粒呈明显的颗粒状，周围有嗜碱性的放射状细丝和中心致密的嗜酸性核；而假放线菌的放射状颗粒在 HE 染色切片上为折光性颗粒，周围有不规则的棒状突起，无中心致密核。放线菌颗粒的细丝呈革兰染色阳性和六胺银染色阳性，而假放线菌放射状颗粒呈革兰染色和六胺银染色阴性或非特异性着色（Pritt et al. 2006）。同时含有假放线菌放射状颗粒和真正的放线菌颗粒的病例已有报道。

没有症状的女性体内若发现衣氏放线菌，几乎没有临床意义，也不需要抗生素治疗（Lippes 1999）。罕见情况下，衣氏放线菌可以引起盆腔脓肿。

4.5.5.1.2　结核

子宫颈结核几乎总是继发于结核性输卵管炎和结核性子宫内膜炎，通常伴有肺结核（见第 7 章和第 11 章）。子宫颈结核的患病率不明，因为它通常是在接受不孕症检查的女性中被偶然诊断的。女性生殖道结核占非肺部结核病例的 5%~10%，其中大多数累及子宫内膜或输卵管（Pintos-Pascual et al. 2017）。子宫颈结核只占生殖道结核病例的 5%~15%，这意味着只有 0.1%~0.65% 的结核病女性被诊断出来（Sharma 2015）。大体上，子宫颈可能表现为正常、炎症或者像浸润性癌（Pintos-Pascual et al. 2017）。镜下，子宫颈结核表现为多个以中心干酪样坏死、上皮样组织细胞和多核 Langhans 巨细胞为特征的肉芽肿或结节。有效的抗结核治疗后，肉芽肿通常会消失（Agrawal et al. 1993）。结核性子宫颈炎也可能表现为非干酪样肉芽肿性病变。由于子宫颈可能出现性病淋巴肉芽肿或结节病引起的非结核性干酪样肉芽肿，结核性子宫颈炎必须通过抗酸染色（Ziehl-Neelsen 染色）或者培养证实存在结核分枝杆菌后才可明确诊断。观察 Ziehl-Neelsen 染色的切片，结核分枝杆菌显示为直的棒状杆菌（Evans et al. 1984）。因为培养远比组织切片染色的效果好，故怀疑结核时，需要获取未经固定的活检材料，以做微生物学检测。需要与结核性子宫颈炎鉴别的最常见的肉芽肿性病变包括缝线、结晶或棉球引起的异物巨细胞肉芽肿，性病淋巴肉芽肿，血吸虫病，以及结节病。偶尔在活检或手术后，局部组织的坏死反应可引发子宫颈肉芽肿（Evans et al. 1984）。

4.5.5.1.3 其他肉芽肿性感染

某些通常发生于外阴的性传播疾病也可以发生于子宫颈（见第 1 章）。这些病变包括梅毒（可以是一期梅毒的硬下疳、二期梅毒的梅毒疹或三期梅毒的树胶肿）、性病淋巴肉芽肿、腹股沟肉芽肿和软下疳。临床上这些病变可能与癌相似，尤其是腹股沟肉芽肿，它是非洲地区的地方病，而在非洲地区浸润性子宫颈癌的发病率也很高。多达 50% 的患腹股沟肉芽肿的女性最初可能被误诊为子宫颈癌。因为感染蔓延到子宫旁组织，许多患者被误诊为晚期癌（Hoosen et al. 1990）。除了典型的形态学特征，特异的细菌学和免疫学技术可以用来鉴别这些疾病。

4.5.5.2 病毒性疾病

子宫颈常被包括人乳头瘤病毒（HPV）和单纯疱疹病毒（HSV）在内的多种病毒感染，与子宫颈细菌性感染相反，它们倾向于感染鳞状上皮并引起特征性的形态学改变。尽管子宫颈分泌物中常常分离出巨细胞病毒，但这种病毒通常与子宫颈炎无关，其在子宫颈感染中的作用也不清楚。

4.5.5.2.1 疱疹病毒感染

子宫颈 HSV 感染（生殖道疱疹）确切的患病率虽然还不清楚，但是远高于普遍预期。在美国，至少 5000 万人患有生殖道 HSV 感染（Workowski et al. 2006）。高达 70% 的 HSV-2 感染者没有症状。HSV-1 和 HSV-2 都能引起生殖道疱疹，在某些人

群中，HSV-1 感染比 HSV-2 感染更常见，或者更容易引起最初的疱疹病毒感染（Workowski et al. 2006）。大多数复发性病变是由 HSV-2 引起的。在原发性生殖道 HSV-2 感染的女性中，70%~90% 的女性有子宫颈感染。偶尔，子宫颈感染时溃疡和坏死非常广泛，子宫颈形成一个伴有坏死的蕈状肿块，可能被误诊为子宫颈癌。在子宫颈病变的水疱期，活检可见位于基底层上方的上皮内小水疱，其内充满血清、退变的上皮细胞和多核巨细胞，有时多核巨细胞含有嗜酸性核内包涵体，包涵体周围有透明空晕（图 4.33）。

4.5.5.2.2 疱疹样病变

除疱疹性子宫颈炎外，子宫颈鳞状上皮黏膜的水疱性和大疱性病变也有报道（Burd et al. 1971）。子宫颈寻常型天疱疮是女性系统性天疱疮患者的常见表现（Kaufman et al. 1969）。镜下可见多个上皮内大疱，大疱位于基底层上方，含有特征性的棘层松解性 Tzanck 细胞。

4.5.5.2.3 人乳头瘤病毒

CAP 和 ASCCP 发起的 LAST 项目建议将外生性尖锐湿疣称为 LSIL，可以在其后添加括号，

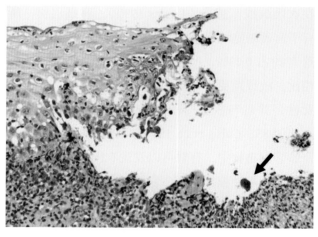

图 4.33 疱疹性子宫颈炎，子宫颈鳞状上皮基底层上方的水疱。图右下方有一个多核鳞状细胞，含有一个毛玻璃样的核内病毒包涵体

额外标注"湿疣"作为可选择的名称（Darragh et al. 2012）。外生性 LSIL（湿疣）是下生殖道 HPV 感染的常见表现之一，通常由 HPV-6 和较少见的 HPV-11 引起（Sugase et al. 1991）。外生性 LSIL（湿疣）在外阴及肛周相当常见，在子宫颈少见。当发现外阴旺炽性外生性 LSIL（湿疣）时，病变可以是多中心的，偶尔可见阴道内或子宫颈的外生性湿疣。子宫颈的外生性 LSIL（湿疣）不伴外阴和阴道受累的情况罕见，病变通常呈多灶性，可累及天然子宫颈外口的成熟鳞状上皮及移行区的不成熟鳞状上皮，包括取代子宫颈管腺体的化生鳞状上皮。病变也可以蔓延至子宫颈管。大体和阴道镜下观察，外生性 LSIL（湿疣）呈白色，白色的程度主要取决于表面角化过度的厚度（图 4.34）。子宫颈外生性 LSIL（湿疣）的其他形态学改变包括阴道和子宫颈出现大量细小的斑丘疹样区域，仅有轻微隆起。

镜下观察，子宫颈的外生性 LSIL（湿疣）的组织学特征包括结构改变（如乳头状瘤病、棘层增厚、角化不全和角化过度），以及细胞学改变，包括挖空细胞（细胞核周胞质空化）、细胞核增大、核异型性，以及多核（图 4.35）。

外生性 LSIL（湿疣）可以自发消退，保守治疗的效果良好，但也可出现难以预料的复发，有时病变会持续存在。通常活检后病变消退或治疗效果明显。外生性 LSIL（湿疣）的自然病程通常受患者因素，尤其是免疫力和类固醇激素水平的影响。

4.5.5.3　真菌病

白色念珠菌引起的子宫颈真菌感染通常是累及外阴和阴道的广泛下生殖道感染的部分表现。抗生素治疗、控制不良的糖尿病和免疫抑制都易导致真菌过度生长（Sobel 1997）。子宫颈念珠菌感染时，可表现为上皮的上层内中性粒细胞增多和真菌菌丝，PAS 染色可以识别出上皮表面和上皮表层内的真菌菌丝。

4.5.5.4　寄生虫病

子宫颈的阴道毛滴虫感染很常见，而且常与滴虫性阴道炎同时存在。急性滴虫性子宫颈炎可能引起严重的炎症反应，脱落的鳞状细胞和子宫颈管细胞出现明显的修复性非典型性，大体和阴道镜下表现也相应地出现异常。

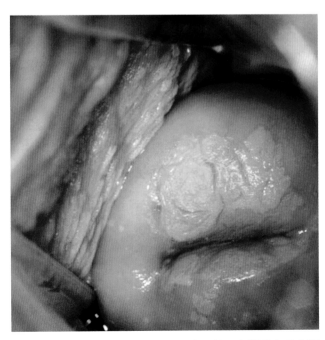

图 4.34　外生性尖锐湿疣。病变呈多灶性，在阴道和子宫颈上均形成隆起的白色乳头状突起

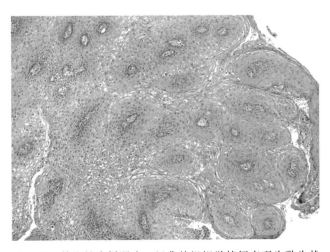

图 4.35　外生性尖锐湿疣。经典的组织学特征表现为乳头状瘤病，伴棘层增厚、角化不全、角化过度以及多核、挖空细胞形成和细胞核异型性等细胞学改变

子宫颈还可出现一些少见的寄生虫感染，如棘球蚴病（又称包虫病）或包虫囊肿、美洲锥虫病、溃疡坏死性阿米巴病（Concetti et al. 2000）。子宫颈血吸虫病通常由曼氏血吸虫引起，在非洲（埃及）、南美洲、波多黎各和一些亚洲国家很常见（Rand et al. 1998）。大量患者的子宫颈血吸虫病与泌尿系统的血吸虫病及不孕症有关。镜下可见有虫卵的非干酪样肉芽肿（假结核结节），虫卵周围有多核巨细胞，血吸虫虫卵常钙化（图 4.36）。曼氏血吸虫有偏在一侧的长棘突，而埃及血吸虫的棘突短，从一极伸出。子宫颈血吸虫病可以出现广泛的子宫颈鳞状上皮的假上皮瘤样增生，在临床和组织学上都类似癌。尽管以前认为在血吸虫流行的人群中慢性、未治疗的子宫颈血吸虫病对子宫颈癌的发生起作用，但现在有证据表明血吸虫病和子宫颈癌之间没有关联（Riffenburgh et al. 1997）。

4.5.5.5 气肿性子宫颈阴道炎

该病变少见，特征是子宫颈阴道部和阴道出现多个灰蓝色的上皮下囊肿（Gardner et al. 1964）。少数情况下囊肿被误诊为浸润性子宫颈癌（Akang et al. 1997）。这种病变的病因不明，但常常伴有滴虫病（Gardner et al. 1964）。囊肿中从未检出过产气细菌。囊肿是扩张的结缔组织腔室，没有内衬上皮，含有空气（包括二氧化碳）。有些囊肿周围有多核异物巨细胞，上皮下静脉和淋巴管常常扩张。

4.5.5.6 子宫颈脉管炎

妇科血管炎是罕见的病变，见于 0.04%~0.1% 的手术切除的妇科标本。大多数妇科血管炎是孤立性的、单个器官的疾病，子宫颈是最常受累的器官（Hernandez-Rodriguez et al. 2009）。单器官脉管炎或子宫颈孤立性动脉炎在组织学上完全等同于结节性多动脉炎，但两者在临床上不相关（Laurtizen et al. 1987；Gozukucuk et al. 2016；Ganesan et al. 2000）。在大多数病例中，表现为中等大小的动脉的非肉芽肿性血管炎，通常无症状，在手术标本检查时被偶然发现，偶尔可伴有出血，临床上一些病例的表现可能与癌症相似。本病的病因尚不清楚。2007 年的一篇文献综述分析了 118 例子宫颈单器官血管炎，发现 99.1% 的患者并没有进展为系统性疾病，切除病变组织似乎可以治愈（Hoppe et al. 2007）。因此，如果没有系统性疾病，无须进一步治疗。

4.6 假肿瘤性腺体病变（增生）和子宫内膜异位症

4.6.1 子宫颈管微腺体增生

子宫颈管微腺体增生是子宫颈管腺体的良性增生性病变。微腺体增生常常在子宫颈活检、锥切活检或子宫切除术标本中被偶然发现。在多达 27% 的锥切标本或子宫切除术标本中检出了微腺体增生（Brown et al. 1986），它似乎起源于柱状细胞来源的储备细胞（Witkiewicz et al. 2005）。临床上，微腺体增生如果看起来很明显，则通常形似子宫颈管息肉，直径为 1~2 cm。患者可能主诉性交后出血或有污斑。微腺体增生最常见于育龄期女性，不过有些病例（<10%）发生于绝经后（Nucci 2014）。早期的研究报道，微腺体增生往往发生在有近期孕

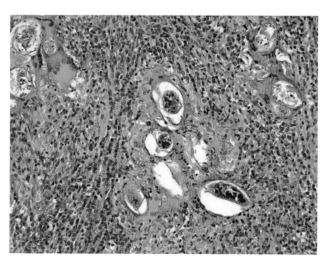

图 4.36 子宫颈血吸虫病。注意钙化的埃及血吸虫虫卵

激素暴露史的患者（使用口服避孕药或妊娠的患者），所以推测微腺体增生是孕激素诱导的病变。然而，有大量没有相关激素暴露史的病例报道，而且近来一项全面的研究没有发现微腺体增生和孕激素暴露之间有关（Greeley et al. 1995）。因此，孕激素暴露在微腺体增生的发病机制中所起的作用目前仍不清楚。

　　组织学上，微腺体增生可以为单个病灶或呈多灶分布，可以累及子宫颈管裂隙的表面和（或）深部。最常见的病变结构是紧密排列的大小不等的腺体或腺管单位，被覆扁平至立方形细胞，细胞质呈嗜酸性颗粒状，含有少量黏液（图 4.37）。腺体形状和大小不一，从小而圆到大而不规则扩张的囊状结构。腺体间的间质常有急性和慢性炎症细胞浸润。子宫颈管细胞的细胞核形态一致，偶有细胞核多形性和深染，但是核分裂活性很低，核分裂象计数仅为 1/10 HPF（Young et al. 1989）。大量病例伴有鳞状上皮化生和柱状上皮下储备细胞增生。可以出现局灶细胞实性增生，包括印戒样细胞的实性增生。在微腺体增生更旺炽的情况下，腺体呈网状或实性排列，部分区域的细胞核深染并出现多形性。微腺体旺炽性增生的意义在于不规则排列的腺体可以产生假浸润形态，可能被误认为腺癌，尤其是透明细胞腺癌。微腺体增生出现实性区域，特别是当实性区域为主要成分或出现印戒样细胞时，也难以和腺癌相鉴别（Young et al. 1989）。与子宫颈管腺癌相比，良性的微腺体旺炽性增生常常缺乏明确的间质浸润，而且核分裂活性低。另外，微腺体旺炽性增生几乎总是含有微腺体增生的组织学特征更典型的区域。区分老年女性的微腺体增生和微腺体增生样子宫内膜癌十分重要。当子宫颈管诊刮术标本中只有小块子宫内膜肿瘤，或者子宫内膜活检或诊刮术标本中出现小块微腺体增生时，两者的鉴别尤其困难。支持子宫内膜癌的组织学特征是病变与可以明确辨认的子宫内膜相延续，间质中有泡沫状巨噬细胞，细胞异型性及核分裂象较微腺体增生更为

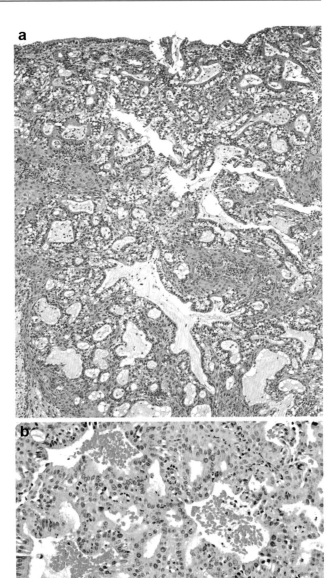

图 4.37　微腺体增生。a. 腺瘤样结构，内衬立方形细胞，可见局灶鳞状化生；b. 高倍镜下，细胞形态一致，形成网状结构。注意细胞间腔隙的囊状扩张使病变呈广泛的空泡化。缺乏细胞内黏液

明显。

　　免疫组化染色下观察，微腺体增生相关的鳞状上皮化生和储备细胞成分呈 p63 阳性（Chekmareva et al. 2008；Houghton et al. 2009）。微腺体增生通常呈 ER 和 PR 阳性，癌胚抗原（CEA）可呈管腔

阳性（Qiu et al. 2003）。Vimentin 通常呈阴性，这可能有助于区分子宫内膜癌和微腺体增生（Qiu et al. 2003）。第 6 章将讨论免疫组化在子宫颈管病变和子宫内膜病变的鉴别诊断中的应用。

4.6.2　中肾管残余和增生

在 1%~22% 的成年女性的子宫颈和多达 40% 的女性新生儿及儿童子宫颈中可发现中肾管远端的残余成分（Huffman 1948；Sneeden 1958）。文献报道的患病率差异较大，似乎与子宫颈取材的广泛程度和取材部位有关（Ferry et al. 1990）。中肾管残余最常见于子宫颈侧面，在子宫切除术标本的常规取材时该区域通常不取材。病变由小管或囊腔构成，常常位于子宫颈侧壁的深部。典型表现为小管排列成小簇状或似胎儿中肾管壶腹部那样有序排列。小管内衬无纤毛、低柱状或立方形的上皮细胞（图 4.38）。细胞不含糖原或黏液，这是中肾管上皮的特点，可以据此与子宫颈管上皮相鉴别。小管管腔常充满粉红色均质的、PAS 阳性的分泌物。

中肾管残余可以增生，形成子宫颈透壁的旺炽性小管腺体增生（图 4.39）。根据腺体结构的构成，一些文献的作者将中肾管增生分成不同的组织学类型（Ferry et al. 1990；Seidman et al. 1995）。

最常见的类型为小叶型，特征是成簇的中肾小管，有或无中央管。小叶型倾向于发生在较年轻的女性，病变不广泛，多发生在更深在的子宫颈间质。弥漫型较少见，其特征是中肾小管呈非簇状弥漫分布或中肾小管增生。将中肾管增生划分成不同的组织学类型没有临床意义。

中肾管增生几乎总是没有症状，多在子宫颈活检、锥切活检或子宫切除术标本中被偶然发现。从组织学上鉴别中肾管增生和中肾管残余是相当武断的，也没有太大的临床意义。中肾管增生是良性病变，有病理学意义，因为它可能被误认为子宫颈管的微偏腺癌。中肾管增生缺乏复杂的腺体结构、核

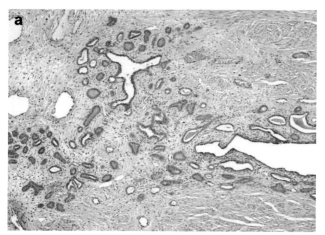

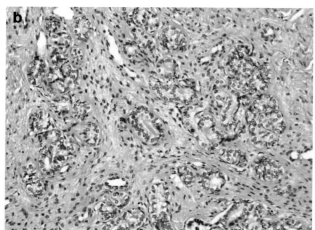

图 4.39　中肾管旺炽性增生。a. 子宫颈深部广泛的中肾小管 – 导管增生，类似于浸润性腺癌。与后者不同，前者增生时保留了小叶结构。注意中央的中肾导管，周围有增生的小管。b. 腺体管腔内可保留粉红色均质的分泌物，细胞类似中肾管残余的细胞

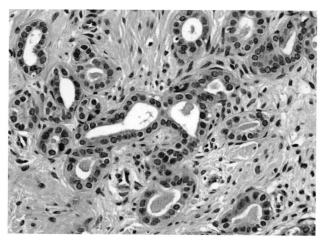

图 4.38　中肾管残余。中肾小管内衬立方上皮，细胞核形态温和。偶尔小管含有粉红色均质的腔内分泌物

分裂象、细胞内黏液和腺体周围间质水肿，可根据这些特点与罕见的中肾管腺癌相鉴别。然而，某些旺炽性增生类型与腺癌难以鉴别。鉴别中肾管增生（和中肾管腺癌）与子宫颈管腺癌、子宫内膜腺癌最有用的免疫组化标记物取决于医师所考虑的腺癌的具体类型。中肾管病变缺乏 p16 的弥漫性表达和激素受体（ER/PR）的表达，而往往表达 GATA3。因此，这些标记物可用于鉴别中肾管病变和子宫内膜的子宫内膜样腺癌。但是，只有 p16 和 GATA3 对与高危型 HPV 相关的子宫颈管腺癌的鉴别诊断有价值，只有 GATA3 对与胃型（非 HPV 相关）子宫颈管腺癌的鉴别诊断有价值（Roma et al. 2015；Howitt et al. 2015）。

4.6.3　小叶性子宫颈管腺体增生

　　子宫颈管腺体增生时而可见，有几种不同形式。小叶性子宫颈管腺体增生（LEGH）是一种少见的形式，由 Nucci 等首先描述（Nucci et al. 1999）。后来的研究通过免疫组化染色（H1K1083 阳性）证实这种增生有独特的胃的表型（幽门腺体化生），H1K1083 是胃幽门黏液的特异性抗体（Mikami et al. 2009）。大部分病例是在观察子宫切除术标本时被偶然发现，也有一些患者主诉大量黏液性或水性分泌物。镜下，小而密集的子宫颈管腺体增生，排列成边界清楚、多小叶的结构。一些小叶中心是更大的腺体结构（图 4.40）。LEGH 通常局限于子宫颈壁内 1/2 层，腺体内衬的细胞缺乏明显的异型性，核分裂象少见。LEGH 可能会被误诊为高分化子宫颈管腺癌（微偏腺癌 / 恶性腺瘤）（见第 6 章）。LEGH 的腺体单元呈规则有序的小叶结构，缺乏不规则的深部间质浸润和促结缔组织增生性间质反应，无明显的核异型性，这些特点有助于鉴别 LEGH 和微偏腺癌。非典型 LEGH 可能与 LEGH 和胃型腺癌 / 微偏腺癌之间具有潜在联系或前驱病变关系（在部分病例中发现了微偏腺癌常见的染色体不平衡）（Kawauchi et al. 2008）。非典型 LEGH 具有结构异型性和细胞异型性，包括核增大、核轮廓不规则、清楚的核仁、粗糙的染色质、极性丧失，偶见核分裂象、凋亡小体和（或）腺腔内核碎屑、上皮内折或具有纤细的纤维血管间质的乳头状突起（Mikami et al. 2004）。

4.6.4　弥漫性层状子宫颈管腺体增生

　　弥漫性层状子宫颈管腺体增生（DLEGH）是另一种少见的增生，由 Jones 等首先描述（Jones et al. 1991），表现为小至中等大小的子宫颈管腺

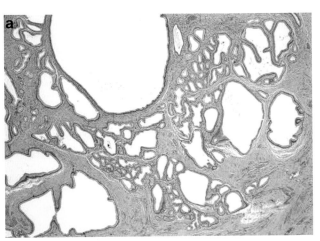
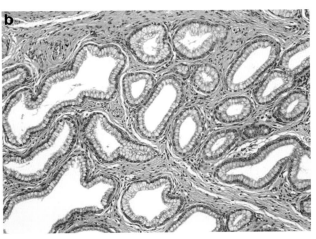

图 4.40　小叶性子宫颈管腺体增生（LEGH）。a. 小的子宫颈管腺体增生，呈紧密排列的小叶结构；b. 腺体细胞无核异型性，类似胃幽门腺型上皮

体紧密排列，通常局限于子宫颈壁外 1/3 层（图 4.41）。与 LEGH 不同，该病变呈层状，缺乏分叶状结构，与下方的间质分界清楚，在基底部呈一条直线。腺体内衬的上皮细胞正常，没有核分裂象，没有促结缔组织增生性间质反应。可以根据这些特征及其所处的浅表位置与子宫颈管胃型 / 微偏腺癌（恶性腺瘤）相鉴别。

偶见不符合 LEGH 或 DLEGH 描述的子宫颈管腺体增生，可使用"子宫颈管腺体增生 – 非特殊型"来描述这种病例。图 4.42 的 a 图和 b 图显示这类病变缺乏小叶结构和边界清楚的层状结构。尚未见关于此类病变的随访资料，大多数病例通过子宫切除术标本诊断，似乎都是被偶然发现的。

4.6.5 子宫颈管内膜异位症

子宫颈管内膜异位症（endocervicosis）非常少见，表现为子宫颈壁外层增大、质韧，大体上可呈囊性（Zaino 2000；Young et al. 2000）。组织学上，腺体形状和大小不一，常呈囊性扩张，内衬黏液型子宫颈管细胞（图 4.43），通常位于子宫颈壁外 1/3 层，延伸至子宫颈旁组织。病变内衬正常上皮至扁平上皮，核分裂象极少见，腺体周围偶尔有子宫内膜样间质。总体来说，该病变与膀胱的子宫

颈管内膜异位症相似，子宫颈管内膜异位症与恶性腺瘤的区别在于它位于子宫颈壁外层，与位于子宫颈管黏膜层的正常子宫颈管腺体有清晰的分界（Young et al. 2000）。

4.6.6 子宫内膜异位症

子宫内膜异位症由异位的子宫内膜腺体和间质构成，而输卵管 – 子宫内膜样化生是指子宫颈管腺体内衬纤毛细胞或有顶浆分泌的分泌型细胞，这些细胞与子宫内膜细胞相似，但化生缺乏子宫内膜间质。子宫颈的子宫内膜异位症可以发生在子宫颈阴道部或子宫颈管，一般局限于子宫颈壁的浅表 1/3 层（Baker et al. 1999）。子宫颈阴道部的子宫内膜异位症的大部分区域呈一个或多个蓝色或红色小结节，直径为数毫米。病变偶尔可以更大或呈囊状，可以导致异常的阴道出血。组织学上，腺体和间质类似增生期子宫内膜（图 4.44）。少数情况下腺体有分泌物。妊娠期或使用孕激素治疗时可能见到蜕膜。

子宫内膜异位症的发生机制仍不清楚，但是已经明确子宫颈的子宫内膜异位症经常发生在子宫颈创伤之后。5%~43% 的子宫颈子宫内膜异位症患者接受过子宫颈烧灼术或冷刀锥形活检或环形切除术

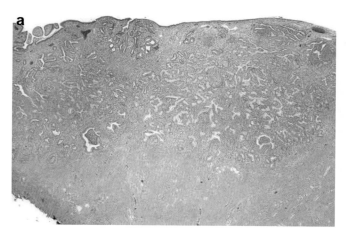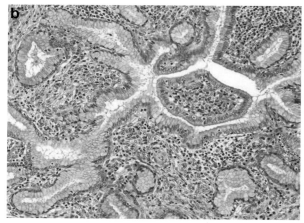

图 4.41 弥漫性层状子宫颈管腺体增生（DLEGH）。a. 高度密集的、小的子宫颈管腺体增生，与下方的子宫颈间质分界清楚；b. 可见腺体分支和炎症反应，但无细胞异型性，呈正常的子宫颈管腺体结构

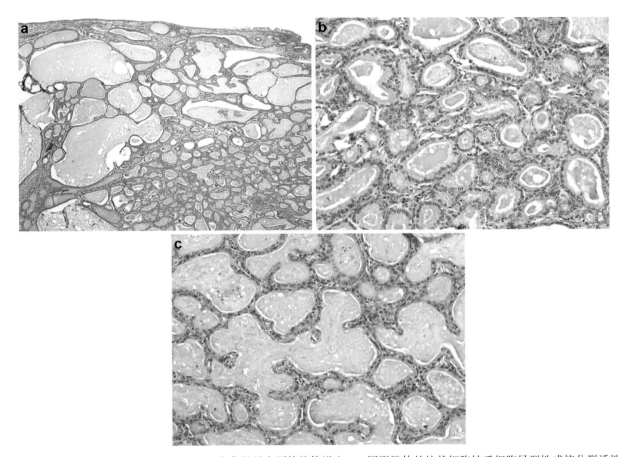

图 4.42　子宫颈管腺体增生 – 非特殊型。a. 密集的子宫颈管腺体增生；b. 圆形腺体的柱状细胞缺乏细胞异型性或核分裂活性，腺体增生没有引起间质反应；c. 上皮萎缩变薄的腺体可呈不规则、扭曲的形状

（Gardner 1966）。一些研究者将这种联系视为支持子宫内膜异位症种植理论的证据。根据该理论，子宫内膜组织在月经后期的烧灼术后或分娩期间植入子宫颈黏膜或黏膜下。然而，子宫内膜异位症在创伤后频繁发生，也可以理解为子宫颈的子宫内膜异位症是修复 / 化生的过程。有证据表明，创伤后子宫颈腺体常常出现输卵管 – 子宫内膜样化生或单纯的输卵管化生，这也支持子宫颈子宫内膜异位症是化生而不是直接种植的观点。

4.7　良性肿瘤

4.7.1　子宫颈管息肉

　　子宫颈管息肉是最常见的子宫颈新生物。子宫颈管息肉是子宫颈管皱襞（包括上皮和固有层）的局灶增生隆起，最常见于 40~60 岁的女性和经产女性。患者可能由于子宫颈管上皮炎症引起黏液分泌过多而出现白带过多，或者由于表面上皮溃疡而出现异常出血。子宫颈管息肉呈圆形或长条形，表面光滑或呈分叶状，常常因为血管增生而呈红色。大多数息肉是单发的，直径从几毫米至 3 cm 不等。一些少见的病例中息肉体积巨大，突出于阴道口，看起来像癌。表 4.3 列出了各种大体上呈息肉样表现的子宫颈病变。镜下，子宫颈管息肉随着占优势的组织成分的不同而呈不同形态。最常见的是子宫颈管黏膜息肉，由衬覆的隐窝黏液性上皮构成，伴或不伴囊性变（图 4.45）。偶尔，息肉的主要成分为纤维组织，为子宫颈间质结缔组织过度生长。其他一些病例中，血管占主要成分，称

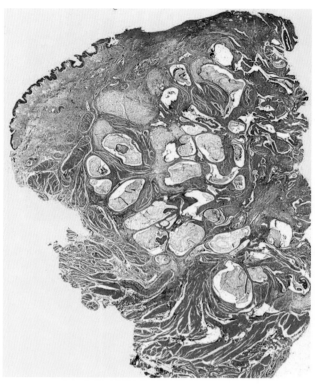

图 4.43　子宫颈的子宫颈管内膜异位症。囊性扩张的子宫颈管腺体延伸至子宫颈壁外 1/3 层（图片由 Phillip Clement 惠赠）

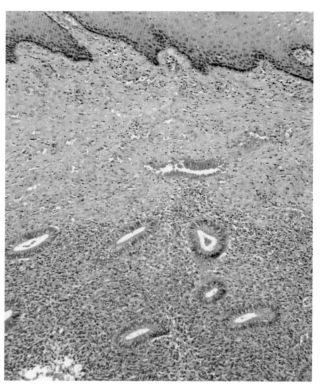

图 4.44　子宫颈的子宫内膜异位症。子宫颈鳞状上皮下可见典型的子宫内膜腺体和间质

表 4.3　子宫颈息肉样病变的临床鉴别诊断

息肉	鳞状上皮乳头状瘤
子宫颈管微腺体增生	尖锐湿疣
蜕膜	乳头状腺纤维瘤
肉芽组织	鳞状细胞癌
平滑肌瘤	腺癌
腺肌瘤	肉瘤（原发性或继发性）
纤维腺瘤	

为血管性息肉。息肉表面上皮或腺体上皮常见鳞状化生。息肉的支持结缔组织通常疏松，有中央营养血管，并且几乎总是有慢性炎症细胞浸润。偶尔，炎症细胞浸润非常广泛而成为息肉的主要成分。这种情况下可见到缺乏表面上皮的息肉样肉芽组织（图 4.46）。子宫峡部的息肉常有子宫颈管型和子宫内膜型上皮成分，称为混合性息肉。

　　子宫颈管息肉处发生的 HSIL、原位癌或浸润性癌（腺癌或鳞状细胞癌）非常罕见。伴有腺癌改变的子宫颈管息肉必须与子宫颈管息肉样腺癌和邻近的腺癌累及子宫颈管息肉相鉴别。最有用的鉴别标准是判断息肉蒂部的基底是否有癌。伴有原发性腺癌的息肉基底没有病变，而且癌在息肉中是局灶的，息肉的其他部分呈良性。息肉样癌的整个肿块都是恶性的，包括基底和邻近区域。若子宫颈息肉中可见癌灶但未累及息肉基底，邻近区域伴有类似形态的癌，目前尚不清楚这种情况是由息肉中的原

发灶不连续性扩散到非息肉区域的，还是相反的情况。

4.7.2　中胚层间质息肉

　　中胚层间质息肉是间质和上皮的外生性增生性良性病变，可发生在育龄期女性的阴道和子宫颈。该病变最常见于妊娠期女性，并且阴道比子宫颈更多见（Norris et al. 1966）。组织学上，这些息

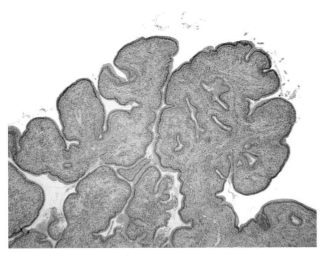

图 4.45　子宫颈管黏膜息肉。这是子宫颈管息肉最常见的组织类型。表面和隐窝被覆子宫颈管型高柱状、黏液性上皮

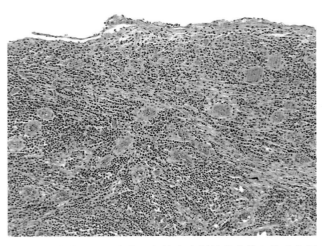

图 4.46　肉芽组织。肉芽组织性息肉样结节大体上像子宫颈管息肉。这种类型的病变常常导致出血

肉由水肿的间质构成，表面被覆良性的复层鳞状上皮（图 4.47a）。间质成分通常是形态温和的肥硕的间质成纤维细胞。然而有些病例可能出现局灶性的奇异形成纤维细胞，核深染、不规则，偶见多核，类似于放射反应的成纤维细胞（图 4.47b）（Clement 1985）。如果仔细寻找，可以在大约 25% 的锥切活检或子宫切除术标本中找到多核间质巨细胞（Hariri et al. 1993）。这些细胞呈 CK、desmin、Ⅷ因子和 S-100 蛋白染色阴性，vimentin 和 α1- 抗糜蛋白酶呈阳性。当这些细胞在间质息肉内大量出现时，形态极像葡萄簇状肉瘤（Elliott et al. 1973）。然而这些病变缺乏核分裂象，没有横纹肌母细胞和生发层，仔细辨认这些特征可以和葡萄簇状肉瘤相鉴别。

4.7.3　浅表宫颈阴道肌成纤维细胞瘤

浅表宫颈阴道肌成纤维细胞瘤是少见的间叶性肿瘤，组织学形态不同于中胚层间质息肉，可见于成年女性的子宫颈和阴道（Laskin et al. 2001）。它们起源于固有层，位于皮下区域。肿瘤边界清楚，直径为 1.0~6.5 cm。肿瘤细胞量中等或高度富于细胞，由形态温和的梭形间叶细胞构成，其周围为胶原性间质，局灶性间质可呈黏液样变和水肿。肿

瘤的特征是具有多种结构模式，在间质丰富区，间叶细胞呈花边状 / 筛网状生长方式，在细胞丰富区则呈束状生长方式。核分裂象少见（Laskin et al. 2001）。肿瘤细胞呈 vimentin、ER、PR、desmin 和 CD34 阳性。部分病例呈 SMA 和 MSA 阳性。

4.7.4　胎盘部位滋养细胞结节

子宫颈管可以出现胎盘部位滋养细胞结节，紧贴上皮下方，有时在子宫颈管诊刮术标本中被发现。组织学上，这些病变与育龄期女性子宫内膜的早期胎盘植入部位的形态相同（Young et al. 1988）。镜下，胎盘部位滋养细胞结节边界清楚，呈玻璃样变，含有绒毛膜型中间滋养细胞和炎症细胞（图 4.48）。中间滋养细胞常常有退变，见广泛的胞质空泡化。它们有一定程度的异型性，可有一些中央坏死，但核分裂活性很低，Ki-67 增殖指数低（Shih et al. 1998）。免疫组化染色，绒毛膜型中间滋养细胞呈 CK、hPL、Mel-CAM（一种免疫球蛋白基因超家族的细胞黏附分子）和 p63 阳性（Shih et al. 1998）。胎盘部位滋养细胞结节的细胞缺乏显著的异型性，核分裂活性低，无 p16 弥漫表达，这些有助于将其与浸润性鳞状细胞癌相鉴别。

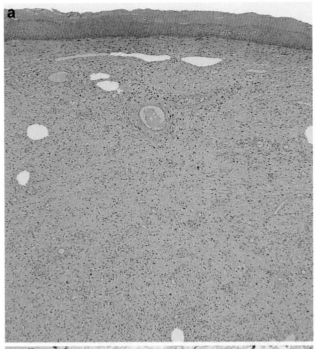

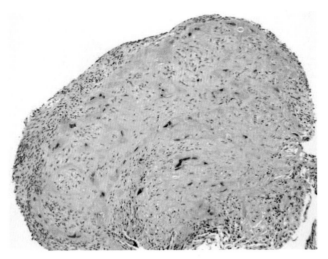

图 4.48   胎盘部位滋养细胞结节。产后数月的子宫颈管诊刮术标本中发现一个含有中间滋养细胞的玻璃样变结节

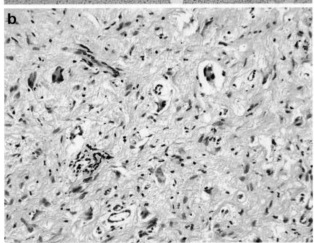

图 4.47   中胚层间质息肉。a. 梭形和星形的成纤维细胞嵌在疏松黏液样间质里，表面被覆复层鳞状上皮；b. 高倍镜下，间质内可见星形非典型成纤维细胞

4.7.5　平滑肌瘤

　　子宫颈平滑肌瘤远比子宫平滑肌瘤少见。子宫颈平滑肌瘤通常单发，导致子宫颈单侧增大。有时，病变从子宫颈管的管腔突出，类似子宫颈管息肉，在分娩时可导致难产。大体观察，子宫颈平滑肌瘤和发生于子宫肌层的肌瘤类似；镜下，前者的

血管往往比后者更多；可以见到多种组织学类型，包括含有奇异形细胞核的非典型平滑肌瘤（见第 10 章）。

4.7.6　腺肌瘤和乳头状腺纤维瘤

　　这些肿瘤罕见，由纤维结缔组织、平滑肌成分和腺体混合构成，腺体的衬覆上皮以子宫颈管型为主。肿瘤直径一般为 1.3~8.0 cm，常常表现为无临床症状的子宫颈管息肉（Gikls et al. 1996）。上皮成分通常是不规则的大腺体，可以伴有呈小叶状分布的较小腺体。这些肿瘤没有上皮成分浸润间质，没有细胞核异型性，核分裂活性低，可以据此与子宫颈管腺癌相鉴别。腺肌瘤可持续存在或者复发，但是没有子宫颈外播散或转移的病例报道（Gikls et al. 1996）。

　　乳头状腺纤维瘤是少见的良性肿瘤，组织学特征和卵巢腺纤维瘤相似，仅有几例文献报道。该肿瘤由纤维结缔组织和内衬子宫颈管型上皮或输卵管型上皮的腺体混合构成。纤维结缔组织常常形成乳头状突起（图 4.49）（Abell 1971；Fratini et al. 1996）。

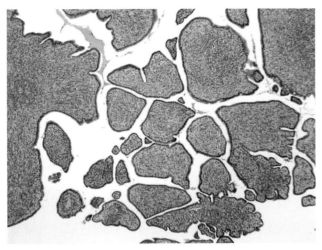

图 4.49　子宫颈管乳头状腺纤维瘤。从子宫颈突起的纤维上皮乳头，乳头被覆子宫颈管型上皮

4.7.7　杂类肿瘤

血管瘤（可以是毛细血管瘤或海绵状血管瘤）很少发生在子宫颈（Gudson 1965；Busca et al. 2016）。有文献报道了目前唯一一例子宫颈淋巴管瘤。另外，有几例子宫颈脂肪瘤的文献记录（Stout 1943）。子宫颈极少发生神经源性肿瘤（包括神经纤维瘤和神经节细胞瘤）。偶尔可以在子宫颈管见到良性蓝痣，由含有黑色素的梭形细胞构成，细胞有树枝状胞质突起，位于子宫颈管间质内，其形态与在真皮发生的蓝痣无法区别（Patel et al. 1985）。子宫颈黑变病少见，特征是子宫颈上皮基底层色素沉着过度。据报道，子宫颈黑变病的上皮基底层有或无黑色素细胞（Yilmaz et al. 1999）。

4.8　囊肿

4.8.1　Nabothian 囊肿

Nabothian 囊肿（纳氏囊肿）是最常见的子宫颈囊肿，发生于子宫颈移行区，继发于鳞状上皮化生，覆盖并阻塞子宫颈管腺体。大体上，这些病变为黄白色囊肿，常多发，直径可达 1.5 cm。镜下，

囊肿被覆略微扁平的、分泌黏液的单层子宫颈管上皮（图 4.50）。有些病例中，被覆的上皮发生鳞状上皮化生。被覆的上皮几乎总是（至少局灶性）呈黏液卡红染色阳性，而创伤性包涵囊肿和中肾管囊肿则呈阴性，可据此鉴别。Nabothian 囊肿通常局限于子宫颈浅表层，但是也可以扩展至子宫颈壁全层（Clement et al. 1989）。

4.8.2　隧道样腺丛

子宫颈管隧道样腺丛是聚集的良性子宫颈管腺体，位置通常接近子宫颈表面上皮。隧道样腺丛很常见，并且随年龄增长而更加多见。在 Fluhmann 的最初描述中，其可见于 8% 的成年女性和 13% 的绝经后女性（Fluhmann 1961b）。隧道样腺丛似乎在妊娠期女性中更常见。这些病变不会导致临床症状，在由于其他原因而行子宫切除术或锥切活检

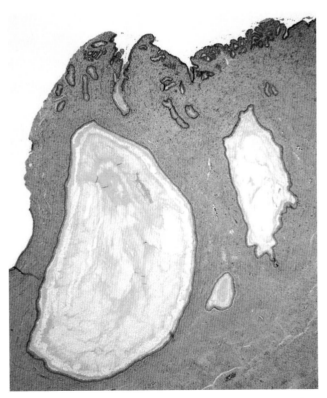

图 4.50　Nabothian 囊肿。Nabothian 囊肿被覆一层扁平的分泌黏液的上皮

的标本中被偶然发现（Segal et al. 1990）。

隧道样腺丛最初被描述为 2 种类型。一型是一簇紧密排列的非囊性腺体，腺体内衬高柱状上皮（A 型）；另一型在大体上呈囊状，内衬立方或扁平上皮（B 型）（图 4.51）。这些腺体成簇排列，有圆形的边界，不浸润子宫颈深部的间质。隧道样腺丛的重要性在于它们偶尔被误认为是子宫颈微偏腺癌（Segal et al. 1990；Jones et al. 1996）。然而，隧道样腺丛没有核异型性和核分裂活性，最重要的是，它不浸润子宫颈深部间质。

4.8.3 包涵囊肿

创伤性包涵囊肿是表皮包涵囊肿的一种，表皮包涵囊肿通常发生在阴道的外阴切开术切口部位或分娩期间阴道撕裂的手术修补部位。包涵囊肿被认为由产科创伤时或随后的外科修补时上皮的存活片段陷入间质而形成的。包涵囊肿在子宫颈不常见。大体上呈单房性囊性结构，直径为 1~2 cm，位于固有上皮下方（Nikolaou et al. 2014）。镜下，创伤性包涵囊肿内衬类似阴道黏膜的复层鳞状上皮，但通常稍薄。上皮具有从基底层细胞向囊腔的正常成

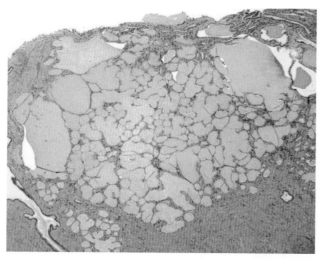

图 4.51　子宫颈管隧道样腺丛。紧密排列的囊状扩张的腺体，内衬扁平上皮。病变边界清楚，不超过正常子宫颈管腺体的深度

熟过程，囊腔内充满脱落的上皮细胞。囊内容物和其他部位的表皮包涵囊肿一样，呈白色稠密的干酪样。

4.9　瘤样病变

4.9.1　蜕膜假息肉

妊娠期间可发生假蜕膜反应，其大体表现取决于其发生部位。如果发生在子宫颈阴道部，其常常表现为隆起的斑块或者假性息肉，在阴道镜下和显微镜下均可能会被误认为浸润性癌。妊娠期间，子宫颈管息肉可呈局灶性间质的假蜕膜反应，罕见情况下出现大片子宫颈管间质蜕膜化，形成子宫颈管息肉样突起。临床上，蜕膜化息肉需要和排出的蜕膜片段相鉴别。两者的区别在于蜕膜化息肉有蒂，而排出的蜕膜片段无蒂。镜下，假蜕膜反应的区域缺乏显著的核异型性和核分裂象，没有同时存在的鳞状上皮内病变（SIL），与表面上皮不连续，可根据以上特征与浸润性非角化性鳞状细胞癌相鉴别。对于比较疑难的病例，可以应用 CK 抗体的免疫组化染色进行鉴别，蜕膜反应呈阴性，而非角化性鳞状细胞癌呈阳性。

4.9.2　米勒管（副中肾管）乳头状瘤

这种子宫颈的良性病变仅有很少的报道，病变呈乳头状生长，主要发生在儿童（Seltzer et al. 1979；Lane et al. 2005；Hollowell et al. 2007）。病变由复杂的乳头状突起构成，被覆扁平的立方上皮，有疏松的纤维血管轴心（图 4.52）。病变组织没有细胞异型性和核分裂象。过去认为该病变起源于中肾管，不过没有发现该病变与中肾管残余有关。尽管米勒管（副中肾管）乳头状瘤的组织发生仍然不清楚，但近来的研究结论倾向于其为米勒管起源。

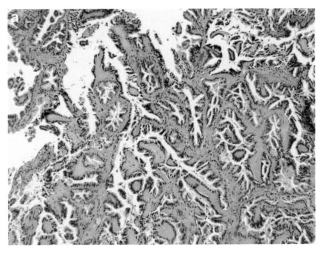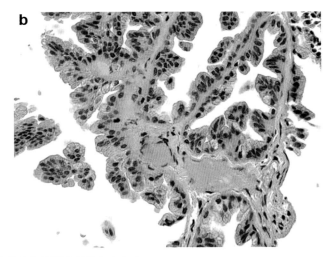

图 4.52　米勒管（副中肾管）乳头状瘤。a. 乳头状突起；b. 乳头状突起被覆扁平的立方上皮

4.9.3　手术后梭形细胞结节和炎性假瘤

手术后梭形细胞结节更常见于外阴和阴道，发生于子宫颈的病变和发生于外阴及阴道的病变在临床表现和组织学形态上均相同（Kay et al. 1985；Proppe et al. 1984）。该病变可以发生在子宫颈活检或其他损伤后，形态学类似结节性筋膜炎，由增生活跃的梭形细胞构成，后者呈交叉束状排列，细胞核呈卵圆形（见图 3.19）。细胞大小略有不同，核分裂象常见。一个典型的特征是病变中出现中性粒细胞和红细胞，使其呈肉芽组织的表现。

炎性假瘤与手术后梭形细胞结节密切相关，但炎性假瘤患者没有明确的创伤史（Abenoza et al. 1994）。炎性假瘤是病因不明的增生性病变，病变的形态多样。病变有 2 种细胞成分：成纤维细胞、肌成纤维细胞和组织细胞构成的纤维组织细胞成分，以及淋巴细胞、浆细胞构成的多种炎症成分。炎性假瘤没有非典型性和核分裂象，有多种炎症细胞浸润，可以据此与肿瘤性病变相鉴别。

4.9.4　淋巴瘤样病变

淋巴瘤样病变（假性淋巴瘤）是子宫颈的重度炎症性病变，炎症广泛而严重，使其足以与淋巴组织增生性病变相混淆（Young et al. 1985）。在子宫颈浅表区有大淋巴样细胞混合着成熟的淋巴细胞和浆细胞。淋巴瘤样病变通常含有巨噬细胞和生发中心，这有助于将其与淋巴瘤相鉴别。另一个有助于与淋巴瘤相鉴别的特征是淋巴瘤样病变的位置浅表。淋巴瘤样病变的炎性浸润很少超过表面上皮下3 mm，而子宫颈淋巴瘤通常延伸至超过子宫颈管腺体的深度（见第 6 章）。

4.10　异源性组织

4.10.1　神经胶质

有 15 例子宫颈或子宫内膜出现神经胶质组织的病例报道（见第 7 章）（Slavutin 1979）。尽管这些病变称为神经胶质瘤，但是其中的神经胶质组织呈高度分化，病变缺乏核分裂象，并且不复发，这些特征都提示其为非肿瘤性病变。不要将该病变和异源性肉瘤或畸胎瘤相混淆。目前认为神经组织是对妊娠子宫进行器械操作时胎儿大脑的神经胶质种植于妊娠子宫或胚胎发生时的异位发育不良所致。该病变发生在子宫颈时常形成息肉，容易出血。

4.10.2 　外胚层结构

令病理医师感到惊奇的是，一些病例中子宫颈黏膜出现真正的表皮化。在这些罕见的病例中可见到皮脂腺、毛发、汗腺，偶尔有毛鞘结构。这些外胚层结构通常附着于鳞状上皮基底层，或孤立地存在于子宫颈间质内。外胚层结构上方的鳞状上皮常常角化过度（Brady et al. 2013）。很难解释这些正常情况下这些作为表皮附属器的外胚层结构是如何出现在中胚层起源的黏膜中的。一种理论认为，这些外胚层结构是错位的胚胎组织。然而，可以设想，在某些情况下，如长期慢性炎症时，复层鳞状上皮可以通过化生过程形成外胚层结构（Brady et al. 2013；Kazakov et al. 2009）。

4.10.3 　软骨

有 4 例子宫颈的异位成熟软骨的报道（Roth et al. 1966）。仅仅出现这些结构没有临床意义。不能将异位成熟软骨与恶性中胚叶混合性肿瘤相混淆。

4.10.4 　前列腺组织

有若干关于子宫颈的异位前列腺组织的报道（McCluggage et al. 2006；Kelly et al. 2011；Nucci et al. 2000），这些病变通常是子宫切除术或子宫颈癌前病变切除术时被偶然发现的。然而，如果异位前列腺组织丰富且出现增生，则可形成明显的瘤样肿块

（Nucci et al. 2000）。病变通常位于子宫颈阴道部的表面上皮下。组织学上，病变呈界限清楚的上皮细胞巢，通常含鳞状上皮和腺体（或腺管）成分（图 4.53a）。鳞状上皮和腺体成分的比例在不同病例间的差别相当大。在有些病例中，病变几乎完全由鳞状上皮成分构成，而在其他一些病例中，病变则主要由腺体（或腺管）组成。腺体（或腺管）成分含胞质内黏液，腺体成分可呈乳头状或筛状结构，但缺乏核分裂活性和核异型性。有时，腺体成分可有双层细胞，外层基底细胞层由小的扁平细胞构成，内层柱状细胞层细胞含丰富的空泡状细胞质。

免疫组化染色，鳞状上皮成分通常呈 GATA3 弥漫阳性（图 4.53b），而腺体成分则呈 GATA3 阴性。腺体成分通常呈前列腺酸性磷酸酶（PrAP）和 PSA 阳性（Kelly et al. 2011）。最近有报道称，腺体成分呈 NKX3 阳性（图 4.53c）。NKX3 是一种受雄激素调节的前列腺特异性转录因子，在前列腺的发育和肿瘤抑制中发挥作用（Roma 2016）。

子宫颈的异位前列腺组织的起源尚不清楚。它可能是一种化生，因为它通常位于子宫颈阴道部，并且在组织学上与阴道的管状鳞状上皮息肉非常相似；但它更可能是一种发育异常，即在胚胎发育过程中尿道周围的 Skene 腺发生错位（Kelly et al. 2011；Nucci et al. 2000；Roma 2016）。这种病变有时会与腺样基底细胞肿瘤 / 基底细胞上皮瘤相混淆。可用 p16 来鉴别这些病变，异位前列腺组织呈 p16 阴性或局灶阳性，而腺样基底细胞肿瘤由于高危型 HPV 的存在而呈弥漫阳性。

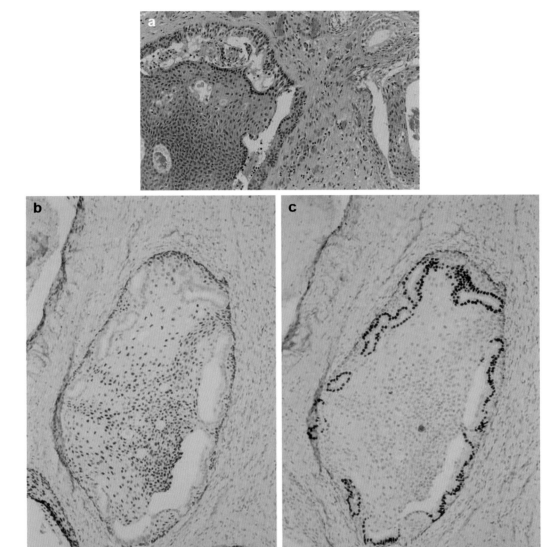

图 4.53 管状鳞状上皮息肉伴异位前列腺组织。a. 鳞状上皮和腺体（或腺管）成分混合存在；b. 鳞状上皮成分呈 GATA3 阳性；c. 腺体成分呈 NKX3 阳性

参考文献

Abell MR (1971) Papillary adenofibroma of the uterine cervix. Am J Obstet Gynecol 110(7):990–993

Abenoza P, Shek YH, Perrone T (1994) Inflammatory pseudotumor of the cervix. Int J Gynecol Pathol 13:80–86

Agarwal J, Gupta JK (1993) Female genital tuberculosis–a retrospective clinico-pathologic study of 501 cases. Indian J Pathol Microbiol 36(4):389–397

Akang EE, Matiluko AA, Omigbodun AO, Aghadiuno PU (1997) Cervicovaginitis emphysematosa mimicking carcinoma of the cervix: a case report. Afr J Med Med Sci 26(1–2):99–100

Baker PM, Clement PB, Bell DA, Young RH (1999) Superficial endometriosis of the uterine cervix: a report of 20 cases of a process that may be confused with endocervical glandular dysplasia or adenocarcinoma in situ. Int J Gynecol Pathol 18:198–205

Berchuck A, Rodriguez G, Kamel A, Soper JT, Clarke-Pearson DL, Bast RC (1990) Expression of epidermal growth factor receptor and HER-2/Neu in normal and neoplastic cervix, vulva and vagina. Obstet Gynecol 76:381–387

Bergeron C, Ordi J, Schmidt D, Trunk MJ, Keller T, Ridder R (2010) Conjunctive p16INK4a testing significantly increases accuracy in diagnosing high-grade cervical intraepithelial neoplasia. Am J Clin Pathol 133 (3):395–406. https://doi.org/10.1309/AJCPXSVCDZ3 D5MZM. 133/3/395 [pii]

Bhagavan BS, Ruffier J, Shinn B (1982) Pseudoactinomycotic radiate granules in the lower female genital tract: relationship to the Splendore-Hoeppli phenomenon. Hum Pathol 13(10):898–904

Boyle DP, McCluggage WG (2009) Combined actinomycotic and pseudoactinomycotic radiate granules in the female genital tract:

description of a series of cases. J Clin Pathol 62(12):1123–1126. https://doi.org/10.1136/jcp.2009.070193

Brady A, McCluggage WG (2013) Ectodermal structures within the uterine cervix and vagina: report of a series of cases. Int J Gynecol Pathol 32(6):602–605. https://doi.org/10.1097/PGP.0b013e318279162e

Brown LJR, Wells M (1986) Cervical glandular atypia associated with squamous intraepithelial neoplasia: a premalignant lesion? J Clin Pathol 39:22–28

Burd LI, Easterly JR (1971) Vesicular lesions of the uterine cervix. Am J Obstet Gynecol 110:887–888

Busca A, Parra-Herran C (2016) Hemangiomas of the uterine cervix: association with abnormal bleeding and pain in young women and hormone receptor expression. Report of four cases and review of the literature. Pathol Res Pract 212(6):532–538. https://doi.org/10.1016/j.prp.2016.03.003

Chekmareva M, Ellenson LH, Pirog EC (2008) Immunohistochemical differences between mucinous and microglandular adenocarcinomas of the endometrium and benign endocervical epithelium. Int J Gynecol Pathol 27(4):547–554. https://doi.org/10.1097/PGP.0b013e318177eadc

Cho NH, Kim YT, Kim JW (1997) Correlation between G1 cyclins and HPV in the uterine cervix. Int J Gynecol Pathol 16:339–347

Clement PB (1985) Multinucleated stromal giant cells of the uterine cervix. Arch Pathol Lab Med 109:200–202

Clement PB, Young RH (1989) Deep Nabothian cysts of the uterine cervix. A possible source of confusion with minimal-deviation adenocarcinoma (adenoma malignum). Int J Gynecol Pathol 8:340–348

Concetti H, Retegui M, Perez G, Perez H (2000) Chagas' disease of the cervix uteri in a patient with acquired immunodeficiency syndrome. Hum Pathol 31 (1):120–122

Coppleson M, Pixley E, Reid B (1971) Colposcopy. A scientific and practical approach to the cervix in health and disease, 1st edn. Charles C. Thomas, Springfield

Crum CP, Mitao M, Winkler B, Reumann W, Boon ME, Richart RM (1984) Localizing chlamydial infection in cervical biopsies with the immunoperoxidase technique. Int J Gynecol Pathol 3(2):191–197

Curtis EM, Pine L (1981) Actinomyces in the vaginas of women with and without intrauterine contraceptive devices. Am J Obstet Gynecol 140(8):880–884

Darragh TM, Colgan TJ, Cox JT, Heller DS, Henry MR, Luff RD et al (2012) The lower Anogenital squamous terminology standardization project for HPV-associated lesions: background and consensus recommendations from the College of American Pathologists and the American Society for Colposcopy and Cervical Pathology. J Low Genit Tract Dis 16(3):205–242. https://doi. org/10.1097/LGT.0b013e31825c31dd

Duggan MA (2000) Cytologic and histologic diagnosis and significance of controversial squamous lesions of the uterine cervix. Mod Pathol 13(3):252–260

Egan AJ, Russell P (1997) Transitional (urothelial) cell metaplasia of the uterine cervix: morphological assessment of 31 cases. Int J Gynecol Pathol 16(2):89–98

Elliott GB, Elliott JDA (1973) Superficial stromal reactions of the lower genital tract. Arch Pathol 95:100–101

Evans CS, Goldman RL, Klein HZ, Kohout ND (1984) Necrobiotic granulomas of the uterine cervix. A probable postoperative reaction. Am J Surg Pathol 8 (11):841–844

Fand SB (1973) The histochemistry of human cervical epithelium. In: Blandau RJ, Moghissi K (eds) The biology of the cervix. University of Chicago Press, Chicago, pp 103–124

Ferenczy A, Richard RM (1974) Female reproductive system. Dynamics of scan and transmission electron microscopy. 1st ed. Wiley, New York

Ferry JA, Scully RE (1990) Mesonephric remnants, hyperplasia, and neoplasia in the uterine cervix. A study of 49 cases. Am J Surg Pathol 14(12):1100–1111

Fetissof F, Serres G, Arbeille B, de Muret A, Sam-Giao M, Lansac J (1991) Argyrophilic cells and ectocervical epithelium. Int J Gynecol Pathol 10(2):177–190

Fluhmann FC (1961a) The cervix uteri and its diseases. Saunders, Philadelphia

Fluhmann CF (1961b) Focal hyperplasia (tunnel clusters) of the cervix uteri. Obstet Gynecol 17:206–214

Franke WW, Moll R, Achtstaetter T, Kuhn C (1986) Cell typing of epithelial and carcinomas of the female genital tract using cytoskeletal proteins as markers. In: Peto R (ed) Cervical Cancer. Banbury Reports, pp 121–144 Cold Spring Harbor Laboratories, Cold Spring Harbor

Fratini D, Cavaliere A (1996) Papillary adenofibroma of the uterine cervix. A case report. Pathologica 88 (2):135–136

Ganesan R, Ferryman SR, Meier L, Rollason TP (2000) Vasculitis of the female genital tract with clinicopathologic correlation: a study of 46 cases with follow-up. Int J Gynecol Pathol 19(3):258–265

Gardner HL (1966) Cervical and vaginal endometriosis. Clin Obstet Gynecol 9:358

Gardner HL, Fernet P (1964) Etiology of vaginitis emphysematosa. Am J Obstet Gynecol 88:680

Gilks CB, Young RH, Clement PB, Hart WR, Scully RE (1996) Adenomyomas of the uterine cervix of of endocervical type: a report of ten cases of a benign cervical tumor that may be confused with adenoma malignum. Mod Pathol 9(3):220–224

Gould PR, Barter RA, Papadimitriou JM (1979) An ultrastructural, cytochemical and autoradiographic study of the mucous membrane of the human cervical canal with reference to subcolumnar cells. Am J Pathol 95:1–16

Gozukucuk M, Gursoy AY, Kankaya D, Atabekoglu C (2016) Single-organ vasculitis of the cervix accompanying human papillomavirus infection. Interv Med Appl Sci 8(2):93–95. https://doi.org/10.1556/1646.8.2016.2.111

Greeley C, Schroeder S, Silverberg SG (1995) Microglandular hyperplasia of the cervix: a true "pill" lesion? Int J Gynecol Pathol 14(1):50–54

Gudson JT (1965) Hemangioma of the cervix. Am J Obstet Gynecol 91:204

Hariri J, Ingemanssen JL (1993) Multinucleated stromal giant cells of the uterine cervix. Int J Gynecol Pathol 12:228–234

Harnden P, Kennedy W, Andrew AC, Southgate J (1999) Immunophenotype of transitional metaplasia of the uterine cervix. Int J Gynecol Pathol 18(2):125–129

Herfs M, Yamamoto Y, Laury A, Wang X, Nucci MR, McLaughlin-Drubin ME et al (2012) A discrete population of squamocolumnar junction cells implicated in the pathogenesis of cervical cancer. Proc Natl Acad Sci USA 109(26):10516–10521. https://doi.org/10.1073/pnas.1202684109

Hernandez-Rodriguez J, Tan CD, Rodriguez ER, Hoffman GS (2009) Gynecologic vasculitis: an analysis of 163 patients. Medicine (Baltimore) 88(3):169–181

Hollowell ML, Goulart RA, Gang DL, Otis CN, Prior J, Sachs BF et al (2007) Cytologic features of mullerian papilloma of the cervix: mimic of malignancy. Diagn Cytopathol 35(9):607–611

Holmes KK, Stamm WE (1999) Lower genital tract infections in women. In: Holmes KK, Sparling PF, Mardh P-A, Lemon SM, Stamm WE, Piot P et al (eds) Sexually Transmitted Diseases, 3rd edn. McGraw-Hill, New York, pp 761–782

Hoosen AA, Draper G, Moodley J, Cooper K (1990) Granuloma inguinale of the cervix: a carcinoma lookalike. Genitourin Med 66(5):380–382

Hoppe E, de Ybarlucea LR, Collet J, Dupont J, Fabiani B, Puechal X (2007) Isolated vasculitis of the female genital tract: a case series and review of literature. Virchows Arch 451(6):1083–1089. https://

doi.org/10.1007/s00428-007-0514-4

Houghton O, McCluggage WG (2009) The expression and diagnostic utility of p63 in the female genital tract. Adv Anat Pathol 16(5):316–321. https://doi.org/10.1097/PAP.0b013e3181b507c6

Howitt BE, Emori MM, Drapkin R, Gaspar C, Barletta JA, Nucci MR et al (2015) GATA3 is a sensitive and specific marker of benign and malignant mesonephric lesions in the lower female genital tract. Am J Surg Pathol 39(10):1411–1419. https://doi.org/10.1097/PAS.0000000000000471

Huffman JW (1948) Mesonephric remnants in the cervix. Am J Obstet Gynecol 56:23–40

Ismail SM (1991) Cone biopsy causes cervical endometriosis and tubo-endometrioid metaplasia. Histopathology 18(2):107–114

Johansson EL, Rudin A, Wassen L, Holmgren J (1999) Distribution of lymphocytes and adhesion molecules in human cervix and vagina. Immunology 96(2):272–277

Johnson LD (1973) Dysplasia and carcinoma in-situ in pregnancy. In: Norris HJ, Hertig AT, Abell MR (eds) The uterus. International Academy of Pathology Monographs. Williams & Wilkins, Baltimore, pp 382–412

Johnson CA, Lorenzetti LA, Liese BS, Ruble RA (1991) Clinical significance of hyperkeratosis on otherwise normal Papanicolaou smears [see comments]. J Fam Pract 33(4):354–358

Jonasson JG, Wang HH, Antonioli DA, Ducatman BS (1992) Tubal metaplasia of the uterine cervix: a prevalence study in patients with gynecologic pathologic findings. Int J Gynecol Pathol 11(2):89–95

Jones MA (1998) Transitional cell metaplasia and neoplasia in the female genital tract: an update. Adv Anat Pathol 5(2):106–113

Jones MA, Young RH (1996) Endocervical type a (noncystic) tunnel clusters with cytologic atypia. A report of 14 cases. Am J Surg Pathol 20:1312–1318

Jones MA, Young RH, Scully RE (1991) Diffuse laminar endocervical glandular hyperplasia: a benign lesion often confused with adenoma malignum. Am J Surg Pathol 15:1123–1129

Kanai M, Shiozawa T, Xin L, Nikaido T, Fujii S (1998) Immunohistochemical detection of sex steroid receptors, cyclins, and cyclin-dependent kinases in the normal and neoplastic squamous epithelia of the uterine cervix. Cancer 82(9):1709–1719

Kaufman RH, Watts JM, Gardner HL (1969) Pemphigus vulgaris: genital involvement. Report of two cases. Obstet Gynecol 33(2):264–266

Kawauchi S, Kusuda T, Liu XP, Suehiro Y, Kaku T, Mikami Y et al (2008) Is lobular endocervical glandular hyperplasia a cancerous precursor of minimal deviation adenocarcinoma?: a comparative molecular-genetic and immunohistochemical study. Am J Surg Pathol 32 (12):1807–1815

Kay S, Schneider V (1985) Reactive spindle cell nodule of the endocervix simulating uterine sarcoma. Int J Gynecol Pathol 4:255–257

Kazakov DV, Mukensnabl P, Kacerovska D, Michal M (2009) Mantle structures in the uterine cervix. Int J Gynecol Pathol 28(6):568–569

Kelly P, McBride HA, Kennedy K, Connolly LE, McCluggage WG (2011) Misplaced Skene's glands: glandular elements in the lower female genital tract that are variably immunoreactive with prostate markers and that encompass vaginal tubulosquamous polyp and cervical ectopic prostatic tissue. Int J Gynecol Pathol 30(6):605–612. https://doi.org/10.1097/PGP.0b013e31821713b6

Klaes R, Friedrich T, Spitkovsky D, Ridder R, Rudy W, Petry U et al (2001) Overexpression of p16(INK4A) as a specific marker for dysplastic and neoplastic epithelial cells of the cervix uteri. Int J Cancer 92(2):276–284

Konishi I, Fujii S, Nonogaki H, Nanbu Y, Iwai T, Mori T (1991) Immunohistochemical analysis of estrogen receptors, Ki-67 antigen, and human papillomavirus DNA in normal and neoplastic epithelium of the uterine cervix. Cancer 68:1340–1350

Koss LG (1992) Diagnostic cytology and its histopathologic basis, 3rd

edn. J.B. Lippincott Company, New York

Koss LG (1998) Transitional cell metaplasia. Adv Anat Pathol 5(3):202–203

Lane BR, Ross JH, Hart WR, Kay R (2005) Mullerian papilloma of the cervix in a child with multiple renal cysts. Urology 65(2):388

Laskin WB, Fetsch JF, Tavassoli FA (2001) Superficial cervicovaginal myofibroblastoma: fourteen cases of a distinctive mesenchymal tumor arising from the specialized subepithelial stroma of the lower female genital tract. Hum Pathol 32(7):715–725. https://doi.org/10.1053/hupa.2001.25588

Laurtizen AF, Meinecke G (1987) Isolated arteritis of the uterine cervix. Acta Obstet Gynecol Scand 66:659–660

Lesack D, Wahab I, Bilks CB (1996) Radiation-induced atypia of endocervical epithelium: a histological, immunohistochemical and cytometric study. Int J Gynecol Pathol 15:242–247

Lippes J (1999) Pelvic actinomycosis: a review and preliminary look at prevalence. Am J Obstet Gynecol 180 (2 Pt 1):265–269

Manickam A, Sivanandham M, Tourkova IL (2007) Immunological role of dendritic cells in cervical cancer. Adv Exp Med Biol 601:155–162

McCluggage WG, Ganesan R, Hirschowitz L, Miller K, Rollason TP (2006) Ectopic prostatic tissue in the uterine cervix and vagina: report of a series with a detailed immunohistochemical analysis. Am J Surg Pathol 30 (2):209–215

Mikami Y, Kiyokawa T, Hata S, Fujiwara K, Moriya T, Sasano H et al (2004) Gastrointestinal immunophenotype in adenocarcinomas of the uterine cervix and related glandular lesions: a possible link between lobular endocervical glandular hyperplasia/pyloric gland metaplasia and 'adenoma malignum'. Mod Pathol 17(8):962–972

Mikami Y, Kiyokawa T, Sasajima Y, Teramoto N, Wakasa T, Wakasa K et al (2009) Reappraisal of synchronous and multifocal mucinous lesions of the female genital tract: a close association with gastric metaplasia. Histopathology 54(2):184–191

Miller CJ, McChesney M, Moore PF (1992) Langerhans cells, macrophages and lymphocyte subsets in the cervix and vagina of rhesus macaques. Lab Investig 67 (5):628–634

Mohan H, Punia RS, Mohan P (1999) Papillary adenofibroma of cervix. J Indian Med Assoc 97(12):524

Nikolaou M, Koumoundourou D, Ravazoula P, Papadopoulou M, Michail G, Decavalas G (2014) An immunohistochemical analysis of sex-steroid receptors, tumor suppressor gene p53 and Ki-67 in the normal and neoplastic uterine cervix squamous epithelium. Med Pregl 67(7–8):202–207

Norris HJ, Taylor HB (1966) Polyps of the vagina: a benigh lesion resembling sarcoma botryoides. Cancer 19:226

Novotny DB, Maygarden SJ, Johnson DE, Frable WJ (1992) Tubal metaplasia. A frequent potential pitfall in the cytologic diagnosis of endocervical glandular dysplasia on cervical smears. Acta Cytol 36(1):1–10

Nucci MR (2014) Pseudoneoplastic glandular lesions of the uterine cervix: a selective review. Int J Gynecol Pathol 33(4):330–338. https://doi.org/10.1097/PGP.0000000000000139

Nucci MR, Clement PB, Young RH (1999) Lobular endocervical glandular hyperplasia, not otherwise specified: a clinicopathologic analysis of thirteen cases of a distinctive pseudoneoplastic lesion and comparison with fourteen cases of adenoma malignum. Am J Surg Pathol 23(8):886–891

Nucci MR, Ferry JA, Young RH (2000) Ectopic prostatic tissue in the uterine cervix: a report of four cases and review of ectopic prostatic tissue. Am J Surg Pathol 24 (9):1224–1230

Oliva E, Clement PB, Young RH (1995) Tubal and tuboendometrioid metaplasia of the uterine cervix. Unemphasized features that may cause problems in differential diagnosis: a report of 25 cases. Am J Clin Pathol 103(5):618–623

Patel DS, Bhagavan BS (1985) Blue nevus of the uterine cervix. Hum Pathol 16:79–86

Petitti DB, Yamamoto D, Morgenstern N (1983) Factors associated with actinomyces-like organisms on Papanicolaou smear in users of intrauterine contraceptive devices. Am J Obstet Gynecol 145(3):338–341

Pintos-Pascual I, Roque-Rojas F, Castro-Sanchez M, Bellas-Menendez C, Millan-Perez R, Ramos-Martinez A (2017) Cervix tuberculosis simulating cancer. Rev Esp Quimioter 30(2):138–149

Pritt B, Mount SL, Cooper K, Blaszyk H (2006) Pseudoactinomycotic radiate granules of the gynaecological tract: review of a diagnostic pitfall. J Clin Pathol 59 (1):17–20. https://doi.org/10.1136/jcp.2005.028977

Proppe KH, Scully RE, Rosai J (1984) Postoperative spindle cell nodules of genitourinary tract resembling sarcomas. A report of eight cases. American Journal of Surgical Pathology 8:101–108

Qiu W, Mittal K (2003) Comparison of morphologic and immunohistochemical features of cervical microglandular hyperplasia with low-grade mucinous adenocarcinoma of the endometrium. Int J Gynecol Pathol 22 (3):261–265. https://doi.org/10.1097/01.PGP.0000071043.12278.8D

Raju GC (1994) Expression of the proliferating cell nuclear antigen in cervical neoplasia. Int J Gynecol Pathol 13 (4):337–341

Rand RJ, Lowe JW (1998) Schistosomiasis of the uterine cervix. Br J Obstet Gynaecol 105(12):1329–1331

Riffenburgh RH, Olson PE, Johnstone PA (1997) Association of schistosomiasis with cervical cancer: detecting bias in clinical studies. East Afr Med J 74(1):14–16

Roma AA (2016) Tubulosquamous polyps in the vagina. Immunohistochemical comparison with ectopic prostatic tissue and skene glands. Ann Diagn Pathol 22:63–66. https://doi.org/10.1016/j.anndiagpath.2016.04.005

Roma AA, Goyal A, Yang B (2015) Differential expression patterns of GATA3 in uterine mesonephric and nonmesonephric lesions. Int J Gynecol Pathol 34(5):480–486. https://doi.org/10.1097/PGP.0000000000000167

Roth E, Taylor HB (1966) Heterotopic cartilage in the uterus. Obstet Gynecol 27:838

Schneider V (1981) Arias-stella reaction of the endocervix: frequency and location. Acta Cytol 25(3):224–228

Segal GH, Hart WR (1990) Cystic endocervical tunnel clusters: a clinicopathologic study of 29 cases of so-called adenomatous hyperplasia. Am J Surg Pathol 14:895–903

Seidman JD, Tavassoli FA (1995) Mesonephric hyperplasia of the uterine cervix: a clinicopathologic study of 51 cases. Int J Gynecol Pathol 14(4):293–299

Seltzer V, Sall S, Castadot MJ, Muradian-Davidian M, Sedlis A (1979) Glassy cell cervical carcinoma. Gynecol Oncol 8:141–151

Sharma JB (2015) Current diagnosis and Management of Female Genital Tuberculosis. J Obstet Gynaecol India 65(6):362–371. https://doi.org/10.1007/s13224-015-0780-z

Shih IM, Kurman RJ (1998) Ki-67 labeling index in the differential diagnosis of exaggerated placental site, placental site trophoblastic tumor, and choriocarcinoma: a double immunohistochemical staining technique using Ki-67 and Mel-CAM antibodies. Hum Pathol 29 (1):27–33

Slavutin L (1979) Uterine gliosis and ossificiation. Am J Diagn Gynecol Obstet 1:351

Sneeden VD (1958) Mesonephric lesions of the cervix. A practical means of demonstration and a suggestion of incidence. Cancer 11:334–336

Sobel JD (1997) Vaginitis. N Engl J Med 337 (26):1896–1903

Stout AP (1943) Hemangioendothelioma: a tumor of blood vessels featuring vascular endothelial cells. Ann Surg 118:445

Sugase M, Moriyama S, Matsukura T (1991) Human papillomavirus in exophytic condylomatous lesions on different female genital regions. J Med Virol 34(1):1–6

Suh KS, Silverberg SG (1990) Tubal metaplasia of the uterine cervix. Int J Gynecol Pathol 9(2):122–128

Wang SS, Trunk M, SchiffmanM, Herrero R, ShermanME, Burk RD et al (2004) Validation of p16INK4a as a marker of oncogenic human papillomavirus infection in cervical biopsies from a population-based cohort in Costa Rica. Cancer Epidemiol Biomark Prev 13(8):1355–1360

Weir MM, Bell DA, Young RH (1997) Transitional cell metaplasia of the uterine cervix and vagina: an underrecognized lesion that may be confused with high-grade dysplasia. A report of 59 cases [see comments]. Am J Surg Pathol 21(5):510–517

Witkiewicz AK, Hecht JL, Cviko A, McKeon FD, Ince TA, Crum CP (2005) Microglandular hyperplasia: a model for the de novo emergence and evolution of endocervical reserve cells. Hum Pathol 36(2):154–161

Workowski KA, Berman SM (2006) Sexually transmitted diseases treatment guidelines. MMWR Recomm Rep 55(RR-11):1–94

Yilmaz AG, Chandler P, Hahm GK, O'Toole RV, Niemann TH (1999) Melanosis of the uterine cervix: a report of two cases and discussion pigmented cervical lesions. Int J Gynecol Pathol 18:73–76

Young RH, Clement PB (2000) Endocervicosis involving the uterine cervix: a report of four cases of a benign process that may be confused with deeply invasive endocervical adenocarcinoma. Int J Gynecol Pathol 19(4):322–328

Young RH, Scully RE (1989) Atypical forms of microglandular hyperplasia of the cervix simulating carcinoma. Am J Surg Pathol 13:50–56

Young RH, Harris NL, Scully RE (1985) Lymphoma-like lesions of the lower female genital tract: a report of 16 cases. Int J Gynecol Pathol 4(4):289–299

Young RH, Kurman RJ, Scully RE (1988) Proliferations and tumors of intermediate trophoblast of the placental site. Semin Diagn Pathol 5:223–237

Zaino RJ (2000) Glandular lesions of the uterine cervix. Mod Pathol 13(3):261–274

Zhang Q, Kuhn L, Denny LA, De Souza M, Taylor S, Wright TC Jr (2007) Impact of utilizing p16INK4A immunohistochemistry on estimated performance of three cervical cancer screening tests. Int J Cancer 120 (2):351–356

子宫颈癌前病变

第5章

Thomas C. Wright，Brigitte M. Ronnett，Robert J. Kurman 著

高蓓蓓，马晓燕，车拴龙　译

内容

本章介绍了子宫颈癌前病变的流行病学、发病机制、当前的命名方法及组织学表现。在过去的 20 年里，特定类型的人乳头瘤病毒（HPV）已经被证实可以导致几乎所有的子宫颈鳞状细胞癌及绝大多数子宫颈腺癌。然而，关于这些 DNA 病毒诱导肿瘤发生的精确分子途径以及为什么只有少数感染 HPV 的个体患上疾病等问题还有待进一步研究。本章还讨论了目前用于鳞状上皮和腺上皮癌前病变的术语，深入描述了鳞状上皮内病变（SIL）和腺上皮肿瘤的组织学特征，还阐述了这些病变的鉴别诊断及包括 p16 在内的组织学方法的应用。

5.1　子宫颈鳞状细胞癌的前驱病变

5.1.1　术语和历史回顾

　　疾病的组织病理学分类不仅应当体现目前有关病因的认识，而且要考虑其临床行为。在过去 50

年里，我们对子宫颈癌前驱病变的病理生物学和临床行为方面的理解发生了巨大演变，因此，过去用于子宫颈癌前驱病变的术语经常被更改。更改术语并且缺乏统一的命名虽然一度使妇科医师和病理医师产生混淆，但是每一次更改实际上减少了特异性病理学分类的数目，并且使临床处理更加方便。

　　1 个世纪前，人们已经认识到浸润性子宫颈癌存在前驱病变。早在 1886 年，John Williams 就提出，在子宫颈浸润性鳞状细胞癌邻近部位存在非浸润性鳞状上皮异常（Williams 1888）。1900 年，Cullen 进一步描述了这些非浸润性上皮病变的空间关系和组织学形态，并认识到这些上皮内病变的组织学形态类似邻近部位的浸润性癌（Cullen 1900）。20 世纪 30 年代，Broders 引入 Schottlander 和 Kermauner 最早提出的"原位癌"一词来描述子宫颈上皮内病变（Broders 1932）。随后，Smith、Pemberton、Galvin、Jones 和 Telinde 先后报道了原位癌与浸润性癌之间的时间关系，他们在数例子宫颈浸润性癌形成之前数月到数年诊断了原位癌（Pemberton et al. 1929）。认识到子宫颈原位癌与浸润性鳞状细胞癌之间存在空间和时间关系之后，一种假说形成：浸润性鳞状细胞癌由组织学上明确的癌前病变演变而来（Broders 1932）。这一假说得到长期随访研究的证实，研究人员发现相当多未经治疗的子宫颈原位癌随后进展为浸润性癌（Kolstad et al. 1976；Koss et al. 1963）。

原位癌是浸润性鳞状细胞癌的前驱病变这一观点被接受以后，妇科医师开始在浸润性癌形成之前使用基于人群的子宫颈细胞学筛查项目进行检测并治疗癌前病变。开展大量筛查工作时医师发现许多女性的子宫颈上皮存在异常，但严重程度在细胞学和组织学上都没有达到原位癌的标准。这些病变形成一种组织学谱系：程度较重者，大部分细胞具有原位癌的细胞学特征；程度较轻者，其细胞异型性程度较轻。许多令人困惑的术语，包括间变（anaplasia）、基底细胞增生（basal cell hyperplasia）和非典型增生（atypical hyperplasia）都曾被用来描述这种组织学谱系，其子宫颈异常的特征介于原位癌与正常子宫颈上皮之间，使用最广泛的术语是非典型增生（dysplasia）。非典型增生源自希腊语："dys"意为"坏"，"plasia"意为"成形"。这一术语在病理学的许多领域中广泛用于描述非恶性病变。非典型增生通常分为轻度、中度和重度。非典型增生的关键特征在于非典型细胞尚未扩展至上皮全层，亦未浸润基底膜。在细胞学概念上，子宫颈的非典型增生是指鳞状上皮的异常程度从良性到可能恶性，而原位癌是指细胞学阳性（查见恶性细胞）。

将子宫颈非浸润性病变分为两组，即非典型增生和原位癌，提示这两种病变存在生物学差异，并且两者的区分具有可重复性。在很多医院，非典型增生被认为是潜在可逆性病变，因此予以忽略或随访处理，或根据其他临床因素进行处理；原位癌则被视为非常显著的病变，通常采用子宫切除

术。子宫颈非浸润性前驱病变的分类（非典型增生及原位癌）仅仅依靠细微的组织学特征，较为主观（Burghardt 1991；Koss 1978）。在 20 世纪 60 年代，几项针对观察者自身和观察者之间组织学诊断差异的研究发现，病理医师区分重度非典型增生及原位癌时并不具有可重复性（Crocker et al. 1968；Kirkland 1963）。

在 20 世纪 60 年代后期，大量研究发现，非典型增生与原位癌的细胞学改变在性质上相似，并且在整个组织学谱系中保持恒定。非典型增生与原位癌均为异常鳞状上皮的单克隆性增生，并且细胞核 DNA 为非整倍体（Fu et al. 1983）。根据这些生物学研究的描述，Richart 提出一种新的概念，他认为子宫颈鳞状细胞癌前驱病变的所有类型均属于一种病变，并称之为子宫颈上皮内肿瘤（CIN）（Richart 1973）。

CIN 命名法将子宫颈癌前驱病变分为 3 组：CIN 1 对应以前的轻度非典型增生，CIN 2 对应中度非典型增生，CIN 3 包括重度非典型增生和原位癌（因为病理医师区分两者时不具有可重复性）。在 CIN 这一概念刚被提出的年代，CIN 定义了一组组织学改变谱系，它们具有相同的病因学、生物学和疾病自然史。而且，CIN 这种诊断术语意味着这些病变如果未经治疗，则将来具有明显的进展为浸润性癌的风险，尽管每一个体的风险程度不同。由此推断，一旦诊断 CIN 并得到恰当的治疗，就可以预防浸润性癌的发生。在 20 世纪 70—80 年代，CIN 命名法成为使用最广泛的子宫颈癌前驱病变的组织学术语。近 30 年来，子宫颈癌及其前驱病变的病因学研究取得了突破性进展。在 20 世纪 50 年代，Koss 和 Durfee 描述了一种细胞质呈气球样变的子宫颈上皮细胞（Koss et al. 1956）。他们称这些细胞为"挖空细胞（koilocytes）"，源自希腊语，意为"空的地方"（Meisels et al. 1976）。在描述这些细胞时，他们注意到这些细胞与轻度非典型增生中看到的细胞之间存在相似性。20 年后，

Meisels 和 Fortin 提出挖空细胞与 HPV 感染相关。目前普遍认为，大部分子宫颈浸润性鳞状细胞癌与腺癌及两者的前驱病变均由感染肛门及生殖道的高危型 HPV 所致（zur Hausen 2002，2009）。特殊类型的高危型 HPV 感染在子宫颈癌发展过程中具有关键作用，研究者据此提出了子宫颈癌发生机制的新模式（图 5.1）。这个模式有 3 个不连续的阶段：①高危型 HPV 的初次感染；②进展为组织学上明确的前驱病变，此过程需要持续感染 HPV；③进展为浸润性癌（Wright et al. 2003；Snijders et al. 2006；Doorbar 2018；Schiffman et al. 2007）。根据这种生物学模式，子宫颈癌从 CIN 1 依次进展为 CIN 2、CIN 3 和浸润性癌的逐步演变是不太可能的。而且，目前发现 CIN 命名法的基本前提似乎不正确。那些称为 CIN 的组织学改变谱系并不是单一病变的不同发展阶段，而是代表 2 种截然不同的生物学实体，一种代表复制性病毒感染，另一种代表局限于上皮内的真正的肿瘤性病变（Wright 2006；Schiffman et al. 2007）。

子宫颈鳞状上皮的复制性 HPV 感染在大部分患者中为自限性过程，常引起平坦型子宫颈病变（图 5.2），较少引起外生性病变（如尖锐湿疣）。复制性 HPV 感染引起的平坦型子宫颈病变常表现为细胞质空泡和细胞核异常。传统观点认为平坦型和外生型湿疣不属于 CIN 1，因为它们不具有常见于 CIN 的核非典型性程度。然而，在 20 世纪 80 年代，研究者发现引起平坦型和外生型湿疣的 HPV 亚型与引起 CIN 1 病变的 HPV 亚型相同，而且平坦型湿疣与 CIN 1 病变还具有相同的 DNA 倍体（Fu et al. 1988）。因此，子宫颈的平坦型和外生型湿疣被归入 CIN 1。这些病变在过去曾被称为挖空细胞非典型性、挖空细胞病或扁平湿疣。

CIN 形态学谱系中的另一个类型是组织学上的高级别病变。高级别病变的细胞通常为非整倍体，是真正的上皮内肿瘤，如果未经治疗则具有进展为浸润性鳞状细胞癌的潜能。它们由基底样细胞非典型增生而形成，具有较高的核质比，曾被称为中度非典型增生、重度非典型增生、原位癌、CIN 2 或 CIN 3。有一种常见的误解认为低级别病变是由病毒感染所致，而高级别病变则不然。其实，低级别与高级别病变具有相似的 HPV 感染率，均为 80%~90%（Clifford et al. 2005；Clifford et al. 2006；

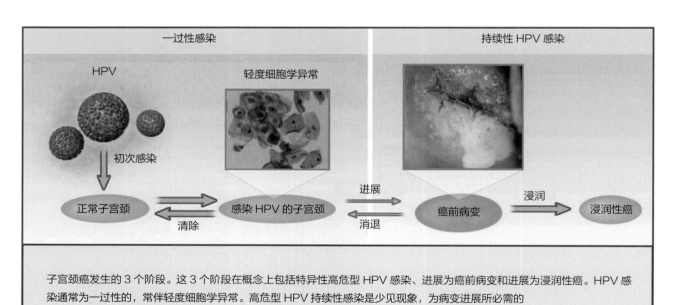

图 5.1　子宫颈癌的发生阶段。子宫颈癌的发生分为 3 个阶段

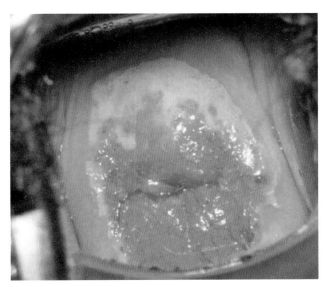

图 5.2　HPV 相关的平坦型子宫颈病变。在子宫颈涂低浓度醋酸后可见平坦型白色病变，为子宫颈复制性 HPV 感染

Smith et al. 2007）。在低级别病变中，有大量的病毒颗粒被复制；而在高级别病变中虽然存在病毒 DNA，但是感染性病毒颗粒的拷贝数相对较少（图

5.3）。

由于对子宫颈癌前驱病变的理解不断深入，许多术语需要修改，以便更确切地反映这些病变的相应组织学模式的生物学进程。接受度最高的修订后术语已经被并入 TBS 细胞学诊断中，低度鳞状上皮内病变（LSIL）对应旧分类中的挖空细胞非典型性和 CIN 1，高度鳞状上皮内病变（HSIL）对应旧分类中的 CIN 2 和 CIN 3（The Bethesda 1988；Solomon et al. 2002）。组织病理报告中也建议使用 LSIL 和 HSIL 这两个术语（Wright et al. 1994）。与细胞病理学相同，组织病理学采取两级分类法也是合理的。因为在生物学上 LSIL（旧称 CIN 1）与 HSIL（旧称 CIN 2 和 CIN 3）属于截然不同的类型。LSIL 在 HPV 类型、克隆性、DNA 倍性和杂合性缺失等方面表现出异质性，而 HSIL 在这些方面表现为同质性。而且，与 HSIL 相比，LSIL 具有特征性的疾病自然史，表现为较高的自发消退

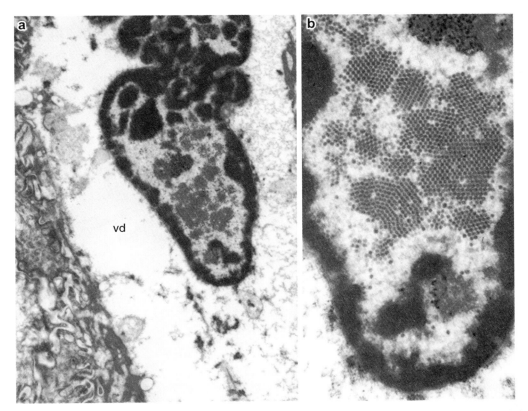

图 5.3　HPV 感染的细胞。复制性 HPV 感染的细胞的电镜照片。a. LSIL 的表面挖空细胞，核内有 HPV 聚集物。核染色质边集，细胞质可见空泡变性（vd）。后者对应光镜下挖空细胞的气球样变。b. 更高放大倍数示核内 HPV 颗粒

率和较低的进展率。由于大多数 CIN 在组织学上属于低级别病变，代表自限性 HPV 感染，未经治疗即可自发消退，因此笔者认为"病变"比"肿瘤"能更反映这种组织病理学类别的自然史。"上皮内病变"比"上皮内肿瘤"能更确切地描述这些低级别的病毒感染。必须强调的是，目前不同的病理实验室仍在使用不同的术语。在美国，虽然许多实验室已经在使用 LSIL/HSIL 两级分类法，但是仍然有些实验室继续使用最初的 CIN 三级分类法，甚至有的实验室还在使用"非典型增生"和"原位癌"这类旧术语。2010 年，AFIP 的《子宫颈肿瘤分册》中，组织病理学和细胞病理学都采用了 LSIL/HSIL 两级分类法。2011 年，美国病理医师协会（CAP）和美国阴道镜与子宫颈病理学会（ASCCP）发起了针对男性和女性肛门及生殖道 HPV 相关鳞状病变的肛门生殖道鳞状上皮术语（LAST）项目。该项目建议对所有肛门生殖道部位（包括子宫颈）诊断 HPV 相关的非浸润性鳞状上皮病变时均使用 LSIL 和 HSIL（Darragh et al. 2012）。尽管病理学家早已认识到 CIN 2 的组织学诊断的重复性差，但基于某些临床因素，病理学家仍然试图在某些女性患者中区分 CIN 2 与 CIN 3。临床随访研究显示，初次诊断的 24 个月后，其中一半的 CIN 2 患者的病变在没有治疗的情况下自发消退（Tainio et al. 2018）。因此，ASCCP 和美国妇产科医师学会（ACOG）的临床管理指南仍建议在有生育要求的女性患者中区分 CIN 2 与 CIN 3（Massad et al. 2013a；ACOG 2013）。对有生育要求并且诊断为 CIN 2 的女性患者来说，观察是首选方案；如果诊断为 CIN 2 和（或）CIN 3 也可以观察，但诊断为 CIN 3 时则不推荐。为了满足这种临床需求，LAST 术语允许将组织学 HSIL 分为 2 类：HSIL（CIN 2）和 HSIL（CIN 3）。2014 年，WHO 女性生殖系统肿瘤分类采用了相同的术语（Kurman et al. 2014）。表 5.1 中显示了不同术语之间的相关性。应当注意的是，由于早期研究使用了非典型增

生、原位癌或 CIN 的相关术语，因此在本章的许多地方笔者仍使用较旧的术语。

5.1.2 一般特征

5.1.2.1 流行病学

鳞状上皮内病变（SIL）主要发生于育龄女性，易感人群和高危因素与性传播疾病（STD）有关。在不同国家和同一国家的不同人群之间，SIL 的发生率有很大差异，这取决于人群是否存在危险因素及是否开展了广泛的细胞学筛查。尽管 SIL 在美国不属于必须报告的病种，但在美国的许多州，接受筛查的女性中细胞学异常的发生率可以根据多处数据而获得准确评估。其中一项大规模调查为 CAP 的实验室间对比研究，该研究汇总了美国超过 600 个细胞学实验室所计算的细胞学异常诊断率。根据该研究，在美国，2006 年 LSIL 的平均患病率是 2.5%，HSIL 的平均患病率是 0.5%（Eversole et al. 2010）。年龄对细胞学异常的影响同样见于组织学诊断的 HSIL 和 LSIL。在 ATHENA（Addressing THE Need for Advanced HPV Diagnostics）研究中，有 46 887 名 21 岁及 21 岁以上的女性在美国接受了常规子宫颈癌筛查，21~24 岁女性的 LSIL 检出率最高（6.5%），如图 5.4 所示（Wright et al. 2012）。LSIL 的检出率随着年龄的增长而下降，在 25~29 岁女性中为 3.8%，在 30~39 岁女性中为 2%，在

表 5.1　子宫颈鳞状细胞癌前驱病变的命名

旧分类	CIN 分类	WHO/Bethesda 系统命名
轻度异型增生	CIN 1	低度鳞状上皮内病变（LSIL）
中度异型增生	CIN 2	高度鳞状上皮内病变（HSIL）[a]
重度异型增生	CIN 3	
原位癌		

注：[a] 在特殊的临床情况下，HSIL 可分为 HSIL（CIN 2）和 HSIL（CIN 3）。

40 岁及 40 岁以上女性中 <1%。在 ATHENA 研究中，HSIL 的检出率显示出相似的年龄分布。HSIL 在 21~24 岁女性中的检出率为 0.7%，在 25~39 岁女性中为 0.4%，而在 40~49 岁和 50 岁及 50 岁以上女性中分别降至 0.2% 和 0.1%。最近报道的 BD Onclarity 研究显示，在接受子宫颈癌筛查的美国女性中，LSIL 和 HSIL 的检出率和年龄分布几乎与 ATHENA 研究的数据相同（Stoler 2018）。ATHENA 研究还发现，与子宫颈细胞学异常相似，组织学 LSIL 和 HSIL 也受年龄的影响（图 5.5）（Wright et al. 2012）。组织学诊断 LSIL 和 HSIL 的高峰年龄为 25~29 岁，而老年女性的检出率显著下降。相反，美国监测、流行病学和最终结果（SEER）癌症注册中心的数据显示，经组织学证实的浸润性子宫颈癌的发病率在 40 岁之前一直在升高，在 40~65 岁发病率仅有轻微变化，65 岁以后开始轻微下降（图 5.6）（Wang et al. 2004a）。必须指出，在 1970—1990 年，西欧及美国的 HSIL 发病率均有所上升，

例如，1994—1998 年较 1979—1983 年，HSIL 的检出率在冰岛 20~24 岁女性中增高了近 4 倍，随后趋于平稳（图 5.7）（Sigurdsson et al. 2007）；在 25~29 岁女性中也增高了近 2 倍，然后才开始下降。

接种 HPV 疫苗已经使澳大利亚、丹麦等高疫苗覆盖率国家的细胞学异常和组织学 HSIL 的发病率显著降低。澳大利亚国家疫苗接种计划于 2007—2009 年开展，12~26 岁的女性中有一半以上接种了四价 HPV 疫苗（针对 HPV-6、HPV-11、HPV-16、HPV-18）（Brotherton 2016）。2013 年，澳大利亚维多利亚州子宫颈细胞学登记处的数据显示，在那些 12~17 岁时通过学校项目接种疫苗的女性中，高级别细胞学异常和组织学 HSIL 的发生比例显著降低。在接种疫苗的女性中，HSIL 的发病率为 0.48%，而在未接种疫苗的女性中则为 0.64%（Gertig et al. 2013）。2016 年，来自同一个登记处的报道称，25~29 岁女性的 HSIL 发病率与前两年相比下降了 17%（Brotherton et al. 2016）。丹麦的一

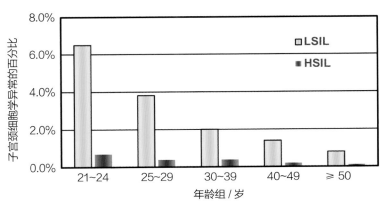

图 5.4　年龄对子宫颈细胞学异常的影响（数据来自美国大型子宫颈癌筛查试验，Wright et al. 2012）

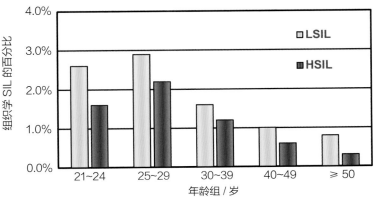

图 5.5　年龄对子宫颈组织学 SIL 的影响（数据来自美国大型子宫颈癌筛查试验，Wright et al. 2012）

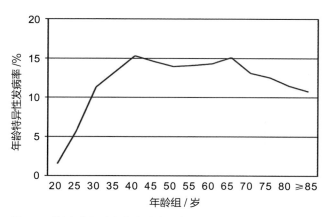

图 5.6 美国子宫颈癌的发病率。年龄对浸润性子宫颈癌发病率的影响。数据来自 SEER 癌症注册中心的监测数据（文献来源：Wang et al. 2004a）

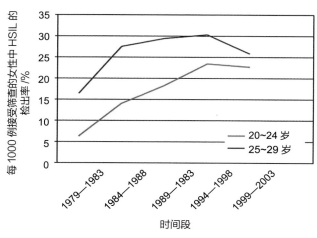

图 5.7 1979—1998 年冰岛 HSIL 检出率的改变（文献来源：Sigurdsson et al. 2007）

项研究表明，2010—2013 年，受益于丹麦 HPV 疫苗接种计划，12~20 岁女性的 HSIL 发病率呈显著下降趋势（Baldur-Felskov et al. 2014）。

5.1.2.2 病因学

流行病学研究已经证实子宫颈癌的发生与高危型 HPV 感染及缺乏子宫颈癌筛查有关（表 5.2），而其他传统的子宫颈癌危险因素的作用较小。在感染高危型 HPV 的基础上，如果存在其他危险因素（如吸烟、免疫抑制、长期口服避孕药等），HSIL 和浸润性子宫颈癌的发生风险可增加 2~3 倍（Schiffman et al. 2007）。除了高危型 HPV 感染和缺乏子宫颈癌筛查之外，其他危险因素的作用机制尚不明确。

表 5.2 多种流行病学研究中的 SIL 相关危险因素

| 性行为 |
| 性伴侣数量 |
| 过早（特别是 16 岁之前）的性行为 |
| 性传播疾病 |
| HPV 感染 |
| HSV 感染 |
| 沙眼衣原体感染 |
| 首次妊娠过早 |
| 产次 |
| 社会经济状况低下 |
| 吸烟 |
| HIV 感染 |
| 任何原因导致的免疫抑制 |
| 维生素缺乏 |
| 距上次子宫颈涂片检查的间隔时间 |
| 口服避孕药 |

5.1.3 人乳头瘤病毒（HPV）

在 1970 年代后期，Harald zur Hausen 博士在理论基础上提出 HPV 可能与子宫颈癌有关，并因此荣获 2008 年度诺贝尔生理学或医学奖（Hausen 1977，2009）。随后，大量流行病学、临床病理学和分子学研究表明，特殊类型的 HPV 与肛门生殖道癌及其前驱病变的形成有关，目前已公认高危型 HPV 感染在大多数子宫颈癌及其前驱病变的发病机制中起关键作用（Human Papillomaviruses 2007）。

5.1.3.1 HPV 的分型及其与特殊类型的肛门生殖道病变的关系

乳头瘤病毒属于乳头瘤病毒科家族的成员之一（Human Papillomaviruses 2007），是双链 DNA 肿瘤病毒，长约 8000 个碱基对，直径为 45~55 nm，无被膜，有由 72 个病毒壳微体组成的正二十面体衣壳。乳头瘤病毒在自然界中广泛分布，包括牛、犬、鸟、兔、鹿和人的乳头瘤病毒。这些病毒具有高度种特异性，只感染特定的种，这体现了其跨越 3 亿年的进化历史（Herbst et al. 2009）。在某一物种中，可存在许多型或多个亚型的 HPV。对其他许多病毒来说，特定的病毒分离株的衣壳蛋白具有不同的抗原结构，而乳头瘤病毒则不同，其衣壳蛋白高度保守，针对牛乳头瘤病毒（BPV）的抗体可与人乳头瘤病毒产生交叉反应（Jenson et al. 1980）。因此，不同乳头瘤病毒型的分型（基因型）必须用 DNA 测序的方法确定。

乳头瘤病毒的分类依据是种系发生算法，主要通过比较病毒全基因组序列或亚基因组特殊片段。截至 2004 年，乳头瘤病毒的种系分类共包括 118 型（图 5.8）（de Villiers et al. 2004）。人乳头瘤病毒为 A 属，由许多密切相关的亚型组成，称为"种"或分化体。其中最重要的是 A9 分化体（以 HPV-16 为代表）和 A7 分化体（以 HPV-18 和 HPV-45 为代表）。迄今为止，已完成 200 多种基

因型的测序并列入 NIH 的乳头瘤病毒 Episteme 数据库（Papillomavirus Episteme 2018）。定义一种独立的 HPV 基因型要求其高度保守的 L1 区（主要衣壳蛋白）的碱基对序列与其他基因型之间的差异在 10% 以上（Burk et al. 2013）。虽然不同类型的 HPV 具有非常相似的结构，但是它们所感染的上皮的解剖结构非常特异，并在感染部位引起特异的病变。即使是在已定义的基因型内，也可以存在许多遗传变异。现在认为 HPV-16 有 4 个主要变异型，其 L1 序列间的差异不到 10%，并且还有 9 个亚型，各亚型 L1 序列间的差异低至 0.5%（Burk et al. 2013）。同样地，HPV-18 变异型也有 3 个不同的家族。HPV-18 变异型的 3 个家族似乎在人类开始定居于不同大陆的同时就已开始出现差异（Bernard et al. 1994）。目前已有充分的数据表明，

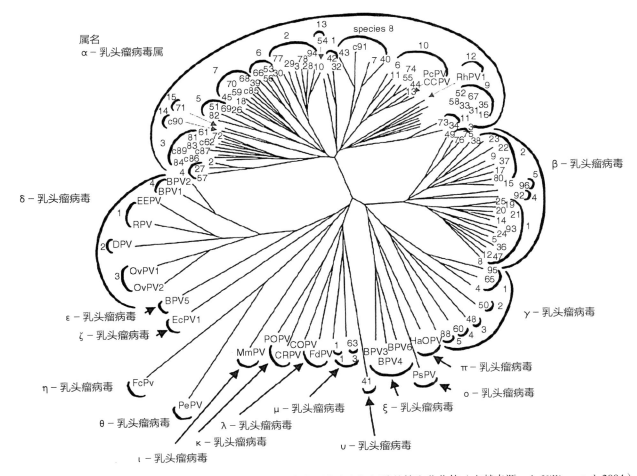

图 5.8　乳头瘤病毒的种系分类。根据 DNA 序列，乳头瘤病毒可分为密切相关的簇和分化体（文献来源：de Villiers et al. 2004）

亚型对决定病毒的致病性十分重要。HPV-16 的变异型对病毒是否会持续存在、病变是否会发展为癌，甚至对受累组织会发展成为哪种组织学亚型的癌症都有重要的影响（Burk et al. 2013）。

乳头瘤病毒为嗜上皮性病毒，主要感染皮肤和黏膜并引起感染部位上皮增生，这些上皮增生或乳头状瘤在某些情况下具有恶性转化的能力。例如，白尾棕色兔乳头瘤病毒（CRPV）可引起家兔的乳头状瘤，局部应用甲基胆蒽后可进展为浸润性鳞状细胞癌；牛感染牛乳头瘤病毒（BPV）后会发生消化道乳头状瘤，在食用含有放射性物质的蕨类植物后可发生恶性转化。在人类，HPV 感染可发生在皮肤、黏膜、结膜、口腔、咽、气管、食管、膀胱和两性生殖道。HPV 的生长条件较为苛刻，仅在受感染的细胞核中复制。除了具有种特异性外，乳头瘤病毒还具有相对的组织特异性和部位特异性。

超过 40 种 HPV 能引起肛门生殖道感染，其中 20 种左右最常见（表 5.3）。根据它们与子宫颈癌及肛门生殖道癌的关系，国际癌症研究署（IARC）将 13 种肛门生殖道 HPV 归入致癌型 HPV，包括 16、18、31、33、35、39、45、51、52、56、58、59 和 68 型（Human Papillomaviruses 2007）。另外，HPV-82 也被认为是致癌型（Munoz et al. 2006）。HPV-6 及 HPV-11 最常见于尖锐湿疣而与子宫颈癌的发生无关，但与喉鳞状细胞癌及外阴、阴茎和肛门的多种癌有关（Human Papillomaviruses 2007）。

通过灵敏的分子检测方法检测 HPV DNA 可以发现，几乎所有的 HSIL 均与 HPV 有关（Petry et al. 2016）。普通女性中，LSIL 可与任何一种肛门生殖道 HPV 类型有关。荟萃分析发现，在经细胞学或者组织学诊断的 LSIL 中，80% 的北美洲女性及近 70% 的其他地区的女性中都能检出 HPV（Clifford et al. 2005；Clifford et al. 2006）。上述差异很可能是由各地区诊断方法不同所致。HPV-16 最常见，占 HPV 阳性病例的 19%（图 5.9），HPV-31、HPV-51 及 HPV-53 次之，各占 7%~8%。HPV-16 在非洲少见，HPV-18 在北美洲比在欧洲及拉丁美洲的女性中常见。事实上，在低级别病变中可以发现多种类型的 HPV 感染，这使所有联系都变得复杂。

大多数研究均提示，近一半 HSIL 与 HPV-16 有关。全球不同地区的研究显示，细胞学和组织学诊断的 HSIL 病例中，HPV-16 的阳性率为 30%~70%（Smith et al. 2007；Clifford et al. 2006）。最近一项有关 HSIL 病例中 HPV 类型分布的荟萃分析表明，HPV-16 占 45.3%，HPV-18 占 6.9%，HPV-31 占 8.6%（图 5.10a）（Smith et al. 2007），HPV-33、HPV-58 及 HPV-52 次之。在 HSIL 中，HPV 类型的多样性不如 LSIL。为了解欧洲地区 HSIL 女性 HPV 基因型分布的微妙差异以及年龄对该地区 HSIL 发病率的影响，两项大型多中心研究对 3000 多例组织学诊断为 HSIL 女性的石蜡包埋组织块进行了聚合酶链反应（PCR）检测（Tjalma et al. 2013）。仅 1.5% 的 HSIL 女性呈 HPV 阴性，且 HPV 阴性 HSIL 的女性的年龄较大，大多数病例的诊断年龄大于 61 岁。17% 的 HSIL 病例中发现了多种类型的 HPV。感染单

表 5.3　肛门生殖道常见类型的 HPV 的致癌风险

低度致癌风险	6、11、42、43、44、53
高度致癌风险	16、18、31、33、35、39、45、51、52、56、58、59、68
未知致癌风险	26、66、73、82

注：表中"癌"特指子宫颈癌。

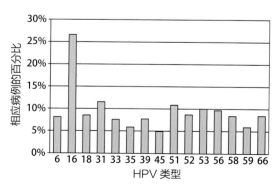

图 5.9　LSIL 中肛门生殖道 HPV 类型的流行率（文献来源：Clifford et al. 2006）

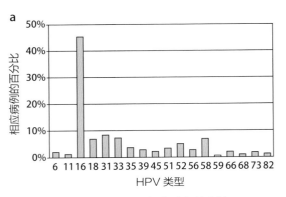
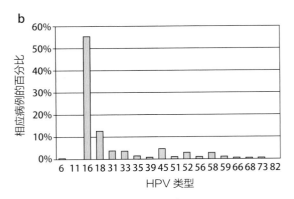

图 5.10　肛门生殖道 HPV 类型的流行率（文献来源：Smith et al. 2007）。a. HSIL；b. 浸润性子宫颈癌

一 HPV 型的 HSIL 女性患者中，最常见的类型是 HPV-16（60%）、HPV-33（11%）、HPV-31（9%）、HPV-52（4%）和 HPV-18（4%）。HPV-16 的感染率随着病变程度的增高而增高，CIN 2 中为 43%，而 CIN 3 中则为 64%。感染 HPV-16 的 CIN 3 女性患者的平均年龄（34 岁）比感染 HPV-18 的 CIN 3 女性患者的平均年龄（42 岁）小。

浸润性子宫颈癌的 HPV 类型的分布显示，在存在 HSIL 的女性中，HPV-16 及 HPV-18 更多见（图 5.10b）（Smith et al. 2007）。一项研究使用敏感的 PCR 方法对超过 10 000 例患有浸润性子宫颈癌女性的石蜡包埋标本中的 HPV 进行鉴定和分型（de Sanjose et al. 2010）。最常见的 HPV 类型是 16、18、31、33、35、45、52 和 58。感染这些基因型的病例共占 HPV 阳性病例的 91%。HPV-16 是最常见的基因型，见于 61% 的子宫颈癌病例。与腺癌（50%）相比，HPV-16 在鳞状细胞癌（62%）中更常见。相反，与鳞状细胞癌（分别为 8% 和 5%）相比，HPV-18 和 HPV-45 更常见于腺癌（分别为 32% 和 12%）。HPV-16、HPV-18 和 HPV-45 在子宫颈腺癌中的检出率为 94%。3%~4% 的子宫颈癌中可检出 HPV-31、HPV-33 和 HPV-52（de Sanjose et al. 2010）。其他任何一种高危型 HPV 在子宫颈癌中所占的比例都不超过 2.5%，大多数不到 1%。与 HSIL 相似，浸润性子宫颈癌病例中 HPV 类型的多样性较低。

5.1.3.2　HPV 的基因组结构

不同类型的 HPV 具有相似的基因组结构（图 5.11）。病毒基因组可分为 3 个区：上游调控区（URR，也称为长控制区或 LCR）、早期区和晚期区。URR 是病毒基因组的非编码区，对早期区下游序列的复制和转录有重要的调控作用。早期区因在病毒生命周期的早期被转录而得名，它主要编码那些对病毒复制有重要作用的蛋白，而晚期区编码病毒的结构蛋白，出现于病毒生命周期的晚期。

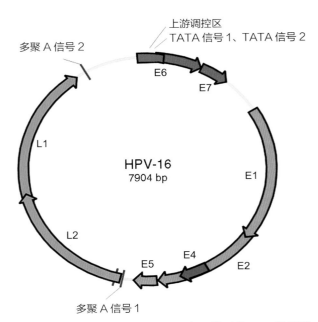

图 5.11　HPV 的基因组结构。HPV 为双链环状 DNA 肿瘤病毒，其基因组可分为 3 个区：上游调控区（URR）、早期区和晚期区

早期区的开放阅读框（ORF）编码的蛋白是病毒复制和维持感染细胞中较高的病毒拷贝数所必需的（Doorbar et al. 2012）。早期区也包括 HPV 基因组的转化区：E5、E6 和 E7。E6 和 E7 的开放阅读框编码 HPV 的主要转化基因（Hausen 2002）。E5 的开放阅读框编码的蛋白只有较弱的转化能力。E6 和 E7 蛋白都是小分子锌结合蛋白，本身缺乏内源性酶活性，通过与细胞调节蛋白结合而发挥转化功能（Doorbar 2007，2018）。E6 蛋白能与 p53 结合，导致 p53 通过泛素依赖途径快速水解蛋白，因此可阻断细胞凋亡。E7 蛋白与 *RB* 基因产物和其他"RB 样蛋白"结合。E7 蛋白结合 RB 后，阻断这些内源性肿瘤抑制物抑制细胞增殖的功能。E7 蛋白也能活化 cyclin A 和 cyclin E，并阻断 WAF-1 和 p27 这两种 CDK 抑制剂的作用，从而促进细胞增殖。E6 和 E7 蛋白过度表达的最终结果是导致无限制的细胞增殖并阻断细胞凋亡。

HPV 的晚期区位于早期区的下游，包含 2 个开放阅读框：L1 和 L2，它们编码衣壳蛋白。L1 编码的蛋白是主要衣壳蛋白，在所有的乳头瘤病毒中高度保守。L2 编码的蛋白是次要衣壳蛋白，在不同类型病毒之间具有较大的可变性。在病毒复制时，L1 和 L2 开放阅读框的转录发生在病毒生命周期的晚期。L1 衣壳蛋白在体外培养系统中可生成与天然病毒体相似的病毒样颗粒（VLPs），但无病毒基因组。由 L1 衣壳蛋白组成的病毒样颗粒已作为抗原用于 HPV 疫苗。

5.1.3.3　HPV 的生命周期

虽然 HPV 的生命周期尚未研究透彻，但是已经了解其大致情况（图 5.12）（Doorbar 2018；Snijders et al. 2006；Doorbar et al. 2012）。为了引起感染，病毒需要进入基底层并感染不成熟鳞状上皮的基底细胞或原始基底样细胞。HPV 可能通过上皮的小缺口或微创伤到达这些细胞。目前认为转化性感染可以发展成为 HSIL 和浸润性子宫颈癌，前

提条件是病毒需要进入具有独特形态和基因表达谱的特化鳞柱交界细胞中（Herfs et al. 2012）。基底细胞上可能存在特异性 HPV 受体，因而 HPV 可以定位于基底层。感染基底细胞似乎需要细胞处于活跃分裂的状态。HPV 一旦进入增殖的基底细胞，基底细胞的分化能力就会被限制。这主要由 E6 蛋白介导。在上皮下层中，E7 蛋白的表达可以刺激细胞增殖。未感染的基底细胞不断分化，感染的基底细胞受分化滞后及细胞持续增殖的影响，病毒持续感染，且感染的基底细胞群不断增多（Doorbar 2018；Doorbar et al. 2012）。HPV 对细胞增殖和分化途径的干扰以一种有序的方式发生。这确保了被 HPV 感染的基底细胞能够以非复制性感染的方式长期存在并储备起来。在文献中，非复制性 HPV 感染常被称为潜伏性感染。潜伏性感染状态下，细胞核内通常只有较少拷贝数的 HPV 基因组，后者以游离的环状形式存在，称为游离体（episome）。潜伏性感染状态下，游离体 DNA 的复制与上皮细胞的复制是紧密偶联的，只有在宿主细胞染色体的 DNA 复制时它们才能被同步复制（Hoffmann et al. 2006）。据推测，潜伏性感染不产生完整的病毒颗粒，因此不出现 HPV 感染所致的细胞学特征，仅能通过分子学方法检测到 HPV 的存在。潜伏性感染的上皮细胞没有形态学异常，大体表现及显微镜下均没有 HPV 导致的特征性上皮病变的证据，而且上皮内的病毒拷贝数很低，常规的分子学检测方法无法发现。

另一种 HPV 感染形式是复制性病毒感染。复制性感染的发生依赖于 HPV 所感染的细胞从基底储备细胞层向上皮表层的持续迁移。在复制性病毒感染状态下，病毒 DNA 的复制不依赖宿主细胞染色体 DNA 的合成，可产生大量病毒 DNA，形成感染性病毒体。病毒 DNA 的复制主要发生在复层鳞状上皮的中层和表层。随着被病毒感染的上皮细胞发育成熟并向上皮表面移动，E6 及 E7 蛋白持续表达。E7 蛋白的表达导致副基底层和中层的上皮

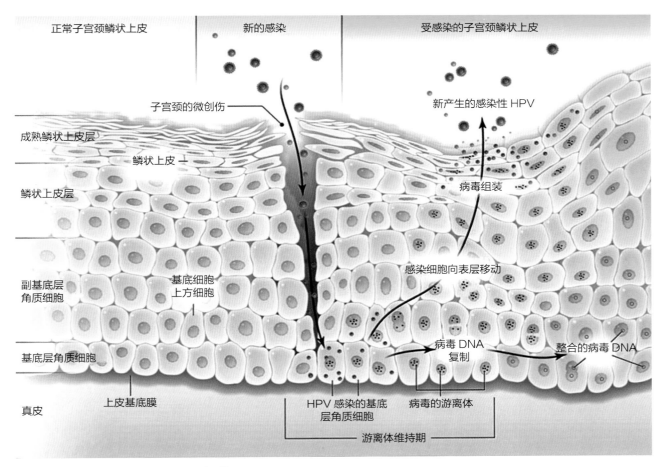

图 5.12 人乳头瘤病毒（HPV）的生命周期

细胞重新进入细胞周期，并为病毒复制提供所需的 DNA 复制装置。上皮细胞产生的细胞源性、特异性分化转录因子可以刺激病毒衣壳蛋白的产生。病毒基因表达模式发生改变，更有利于基因组的扩增而非病毒的存留。这种变化似乎涉及病毒启动子使用的改变和 mRNA 剪接（Doorbar 2018）。大量完整的病毒体在上皮表层细胞内聚集，产生 HPV 相关的特征性病毒感染改变，在细胞学和组织学上都能检测到（图 5.13）。这些病毒相关改变包括棘层肥厚、细胞质空泡形成、挖空细胞形成、多核细胞形成，以及核非典型性。E6 和 E7 蛋白的失调控表达被认为可以导致基因错误在复制性感染细胞中积累，使其易进展为 HSIL（CIN 3）和浸润性子宫颈癌（Isaacson Wechsler et al. 2012）。

逃避宿主免疫应答是 HPV 持续感染并进展为 HPV 相关的癌前病变和癌症的重要前提（de Sanjose et al. 2018）。"保持低调"是病毒避免宿主免疫应答的策略之一（Stanley 2012）。HPV 的所有生命周期都发生在分化的角质细胞中，这些角质细胞会发生程序性死亡，随后 HPV 从上皮表面被释放出来，远离机体的免疫应答。HPV 并不会引起病毒诱导的细胞死亡，因此不会对免疫系统释放炎症或危险信号。Langerhans 细胞也不会被募集到 HPV 感染部位。尽管角质细胞通常具有应对细胞损伤、病原体感染及介导免疫应答的能力，但 HPV 感染可以下调角质细胞固有的免疫传感器，抑制 1 型干扰素应答，并下调细胞因子反应（Stanley 2012）。通过以上及其他一些机制，HPV 可以逃避固有免疫应答，并且使适应性免疫应答的激活延迟。

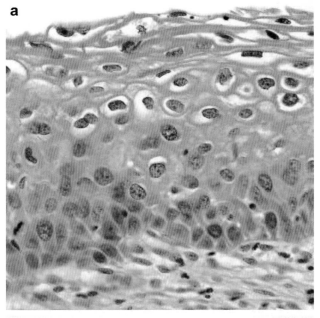

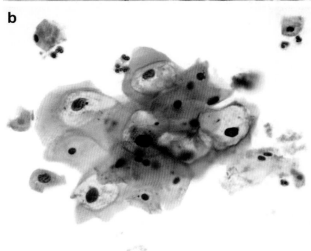

图 5.13　HPV 感染导致的细胞病变。HPV 感染导致的细胞病变包括核增大、核固缩或核深染、细胞大小不一、多核和核周胞质空泡化。a. 典型 LSIL 的组织学特征；b. 典型 LSIL 的细胞学特征

5.1.3.4　HPV 感染的流行病学

　　肛门生殖道 HPV 感染主要通过皮肤与皮肤、黏膜与黏膜之间直接接触而传播。根据人群中男性与女性的流行病学研究，性交是最常见但并不是必然的感染途径（Burchell et al. 2006；Gravitt 2011）。性交引起的传播率不明，但可以肯定其传播率相当高，据估计每次性交具有 40% 的传播风

险（Burchell et al. 2006）。20%~30% 受感染的年轻男女中有多种类型的 HPV 感染。使用避孕套可减少但不能消除女性被传染的风险。男性包皮环切术可减少 HPV 的携带与传播（Winer et al. 2006）。

　　大多数女性在性生活开始后几年内感染 HPV（Winer et al. 2003；Brown et al. 2005）。HPV 的累积暴露量很难测量，因为大多数为一过性感染，其存活时间相当短，而且许多感染 HPV 的女性并不产生可测量水平的抗体，因此血清学检测也不敏感（Ho et al. 2004）。前瞻性随访资料显示，随访 5 年后，80% 的女性大学生在某一段时间感染了 HPV（Winer et al. 2003）。这项研究表明，性活跃的年轻女性最常见的 HPV 感染模式是不同类型 HPV 的多发感染，每次感染的持续时间相当短（Brown et al. 2005）。

　　大多数 HPV 感染为一过性的，且病毒会被清除或潜伏 1~2 年（Burchell et al. 2006；Schiffman et al. 2011；Moscicki et al. 2012）。据推测，清除或形成潜伏状态是由细胞免疫所介导的（Gravitt 2011；Doorbar 2018；Stanley 2012）。如果感染持续存在 36 个月以上，那么病毒在将来被清除的可能性显著降低（Schiffman et al. 2007）。而且，感染持续时间越长，进展为高级别病变的可能性越高（Schiffman et al. 2007；Elfgren et al. 2017；Moscicki et al. 2012）。因此，被高度致癌风险的 HPV 感染持续 2 年或 2 年以上者最为危险，因为这种感染可能进展为高级别病变甚至浸润性子宫颈癌。约 10% 的 HPV 感染会持续 2 年或更长时间。长期的前瞻性群组研究发现，在某些女性中，似乎已被清除的 HPV 感染可能会再次出现。而且，对存在 HIV 感染女性的随访研究表明，免疫抑制程度的增加和检测到 HPV 之间存在很强的相关性（Wright et al. 2006）。上述研究提示，在许多情况下 HPV 病毒似乎已经被清除了，但实际上患者仍然存在隐匿性潜伏性 HPV 感染，病毒在上皮细胞内以低拷贝数持续存在（Gravitt 2011；Moscicki et al.

2012）。多种类型的肛门生殖道 HPV 共同存在，它们在性活跃人群中具有高度传染性，并且大多数感染为一过性的，这些都是 HPV 在人群中的流行病学特征。在细胞学正常的 20 岁左右的女性中，高危型 HPV DNA 的阳性率比较高，并且随着年龄的增长而下降（图 5.14）（Datta et al. 2008）。绝经后女性的 HPV 感染率轻微上升，可能是潜伏感染再次激活所致（de Sanjose et al. 2007，2018）。所在国家的经济发展状态也很重要（de Sanjose et al. 2007，2018），欠发达国家中 HPV 感染率较高的原因不太清楚，但是很可能与性行为、卫生条件差以及并存其他疾病等情况有关。

5.1.3.5 HPV 感染后子宫颈疾病的形成

在 HPV DNA 阳性的女性中，大约 1/3 的人可以出现细胞学异常（Schiffman et al. 2007）。最初细胞学正常的女性感染 HPV 后，在 1~2 年内出现轻微细胞学异常的累积发生率为 25%~50%，在 4 年内细胞学异常的发生风险下降至基线水平（Castle et al. 2002；Moscicki et al. 2001）。导致 HPV 持续存在和进展为 HSIL 的危险因素仍未明确，但是已经发现 HPV 的类型很重要。HPV-16 感染尤其具有致癌性，25 岁及 25 岁以上的 HPV-16 感染者的 CIN 3 的 3 年累积发生风险约为 25%，而 HPV-16 持续

感染 2 年的女性，其 CIN 3 的 12 年累积发生风险约 为 50%（Kjaer et al. 2010；Wright et al. 2015）。在 HIV 感染和处于其他免疫抑制状态的女性中，HPV 持续感染和以后进展为 HSIL 的风险也会增加（Wright et al. 2006）。

大多数 HSIL 起始于移行区的鳞柱交界部位，病变一侧的边界为子宫颈内口的柱状上皮。仅有 10% 的 SIL 位于子宫颈管且与鳞柱交界部位无关（Abdul-Karim et al. 1982）。一般而言，在子宫颈外口表面的 SIL 部分为低级别，而延伸至子宫颈管的病变部分则为高级别（图 5.15）。目前认为大多数浸润性子宫颈癌的细胞起源于位于子宫颈移行区的一种独特的胚胎残余细胞。这些细胞呈立方形，称为鳞柱交界细胞（Herfs et al. 2012）。它们表达 5 种蛋白质标记物，这 5 种标记物几乎存在于所有移行区的 LSIL、HSIL 和浸润性子宫颈癌中，但其并不表达于这部分上皮的基底细胞或子宫颈阴道部的 LSIL 中。这 5 种蛋白质标记物分别为 CK 7、前梯度蛋白 2（AGR2）、CD63、基质金属蛋白酶 7（MMP7）和鸟嘌呤脱氨酶（GDA）（见第 4 章）。

由于阴道镜检查对微小病变不敏感，因此有关

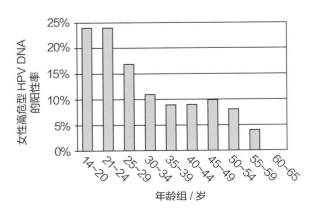

图 5.14 细胞学正常的美国女性中高危型 HPV DNA 的流行情况。数据来自美国疾病控制和预防中心的大宗监测（文献来源：Datta et al. 2008）

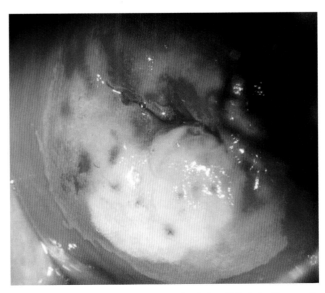

图 5.15 SIL 在子宫颈的分布。当子宫颈同时出现 HSIL 和 LSIL 时，HSIL 一般形成于 LSIL 的内侧。HSIL 很可能会延伸到子宫颈管

持续性 HPV 感染发展为 HSIL 或浸润性癌所需时间的数据有限。一些研究者认为，在那些 HPV 持续感染但未被发现和治疗的女性中，进展为 HSIL 和浸润性子宫颈癌的平均时间为 5~14 年（Woodman et al. 2007）。还有一些研究者则认为，高危型 HPV 感染持续 7 年以上而没有进展为 HSIL（CIN 3）的情况很少见（Moscicki et al. 2012；Castle et al. 2011）。人群中 HPV 感染的高峰年龄是 20 岁左右，而在未筛查人群中，子宫颈癌的发生年龄是 35~55 岁。在未筛查人群中，子宫颈癌的高级别前驱病变总比浸润性鳞状细胞癌更多见，提示仅有少数高级别前驱病变具有进展为浸润性子宫颈癌的能力（Holowaty et al. 1999；Gravitt 2011）。长期随访研究发现，有 30%~50% 的未经治疗或治疗不彻底的 HSIL 在随访超过 30 年后进展为浸润性子宫颈癌（McCredie et al. 2008）。

5.1.4　其他风险因素

必须强调，虽然特殊类型的高危型 HPV 感染是浸润性子宫颈癌形成的必要条件，但是它本身不足以导致浸润性子宫颈癌。从 HPV 最初暴露到子宫颈癌最终形成之间具有很长的潜伏期，并且事实上只有少数暴露于 HPV 的女性会出现子宫颈病变，这说明子宫颈肿瘤的形成还需要其他步骤和其他可能的协同因素。还应注意的是，由于 HPV 感染与子宫颈疾病之间的关联性很强，因此很难评估其他危险因素的作用（Gravitt 2011）。

吸烟也与子宫颈癌的发生有关（Bosch et al. 2007）。在一篇综合性文献回顾中，Szarewski 发现大多数相关研究均报道吸烟与子宫颈癌的形成呈正相关（Szarewski et al. 1998）。吸烟与子宫颈癌之间的相关性可能有多种机制。其一是女性吸烟者或被动吸烟的女性的子宫颈黏液中含有尼古丁和可替宁（cotinine）等烟草副产物（McCann et al. 1992），另外一个可能的机制是烟草副产物对子宫

颈免疫效应细胞及调控细胞如 Langerhans 细胞在数量及分布上的影响（Szarewski et al. 2001）。

目前已认识到服用复方口服避孕药和多产次是子宫颈癌前驱病变和浸润性子宫颈癌的高危因素。一项包含 28 项研究的荟萃分析评估了口服避孕药女性患子宫颈癌的风险，发现随着口服避孕药持续使用时间的延长，患浸润性子宫颈癌的风险也相对增加。连续使用 10 年以上，总体相对风险（RR）为 2.2（95% 可信区间为 1.9~2.2），而 HPV 阳性女性的 RR 为 2.5（95% 可信区间为 1.6~3.9）（Smith et al. 2003）。欧洲癌症与营养前瞻性研究（EPIC）对入组的 308 036 名女性进行了 9 年的随访，最新的分析发现，妊娠次数的增加与 CIN 3 风险的增加相关（Roura et al. 2016）。在该研究中，与从未使用过口服避孕药的女性相比，使用口服避孕药 15 年及 15 岁以上的女性患 CIN 3 和浸润性子宫颈癌的风险显著增加（Roura et al. 2016）。

细胞免疫在 HPV 感染是最终被清除还是病毒持续存在并进展为子宫颈肿瘤方面发挥重要作用（Stanley 2012）。免疫抑制是 SIL 及子宫颈癌发生的明确高危因素。与一般人群相比，肾移植患者发生子宫颈原位癌的 RR 是 13.6（Wright et al. 2006）。HIV 感染也是 SIL 及浸润性子宫颈癌的一个重要危险因素（Denslow et al. 2014）。在感染 HIV 的女性中，HPV 感染更常见，而且更易持续存在（McDonald et al. 2014）。大量研究证实，与多种无 HIV 感染的对照人群相比，存在 HIV 感染的女性的子宫颈肿瘤（包括浸润性子宫颈癌）的发病率更高（Denny et al. 2012）。最近的一项荟萃分析发现，长期使用抗逆转录病毒药物（ART）可以降低存在 HIV 感染的女性感染 HPV 及患 SIL 的风险。

5.1.5　临床特征

子宫颈后唇的 SIL 在某种程度上比前唇多见，

而在子宫颈两侧角很少见（Pretorius et al. 2006；Guido et al. 2005）。SIL 可以水平扩展并累及整个子宫颈移行区，但通常不会扩展至固有上皮部位。SIL 向子宫颈管内的蔓延不受限制，极少数情况下会沿着整个子宫颈管蔓延至子宫体。SIL 的大小及其在子宫颈管内的分布随着病变的严重程度而不同，HSIL 通常病变范围大，更容易累及子宫颈管。

5.1.6 病理学改变

SIL 的特征包括异常的细胞增生、异常成熟和细胞异型性。细胞学异常包括核深染、染色质分布异常、核多形性和核质比增高。核非典型性是 SIL 的标志，表现为核膜不规则，核染色质粗糙、呈颗粒状（椒盐状），或整个核染色质呈纤丝状。

SIL 的传统分级基于上皮层内基底样未分化细胞所占的比例，反映出上皮细胞成熟的逐渐丧失，

以及随着病变程度的增加，糖原化不断减少。因此，根据上皮细胞改变的范围，将 SIL 半定量地分成 3 类：CIN 1——肿瘤的基底样细胞占据上皮层的下 1/3；CIN 2——肿瘤的基底样细胞占据上皮层的下 1/3 至下 2/3；CIN 3——肿瘤的基底样细胞占据上皮层的下 2/3 至全层（图 5.16）。WHO 和 CAP 现已正式采用 TBS 系统命名法将 SIL 的组织学分为 2 级而不是 3 级。

5.1.6.1 低度鳞状上皮内病变（LSIL）

HPV 所致的细胞学和组织学改变是 LSIL 最典型的特征。其中最重要的是明显的核非典型性，以核大小不一伴核增大、深染、不规则和核膜皱缩为特征。核大小之间的差异通常可达 3 倍，染色模式相当多变（图 5.17）。然而在 LSIL 中，位于上皮下 1/3 层的细胞通常仅有轻微的核非典型性（图 5.18），表层细胞的核略小、固缩。感染复制性

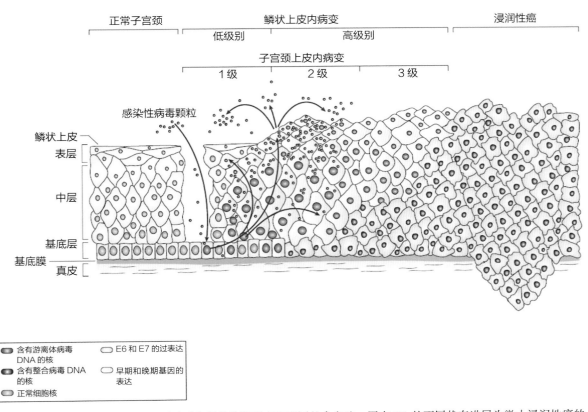

图 5.16 子宫颈鳞状细胞癌的前驱病变。图示子宫颈的前驱病变和不同的命名法。图中 SIL 的不同状态进展为微小浸润性癌的风险是主观的，并不体现其必然比例

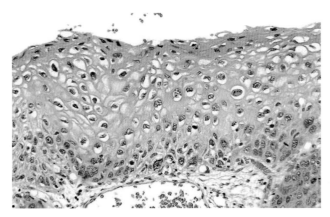

图 5.17　LSIL 的核非典型性。LSIL 最显著的特征是核非典型性，其特点是核增大、深染、核不规则和核大小不一

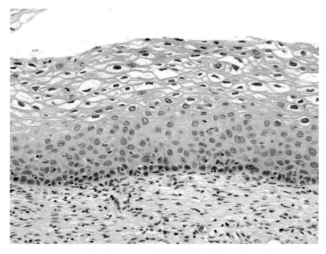

图 5.18　LSIL 的上皮下 1/3 层仅有轻微的细胞异型性

HPV 的鳞状上皮也常在细胞核周围出现胞质空泡或空晕（图 5.19a），伴有细胞膜增厚。这些空晕在细胞学标本中最易观察到（图 5.19b）。空晕的产生是由于复制性 HPV 感染引起细胞骨架异常，后者可导致胞质空泡形成。显著的核非典型性伴胞质空晕称为挖空细胞病或挖空细胞非典型性，是复制性 HPV 感染的特征。另外，复制性 HPV 感染也可出现有丝分裂的纺锤体异常，干扰有丝分裂和胞质分裂，导致多倍体、双核或多核细胞形成（图 5.17，5.19）（Fu et al. 1983）。多倍体细胞具有明显的细胞异型性，在细胞学和组织学上都容易被识别为异常。总之，组织学和细胞学上的挖空细胞、核非典型性、结构异常和多核细胞是下生殖道任何部位的上皮感染 HPV 的特征性表现，在 LSIL 中尤为突出。

　　LSIL 相关的结构异常是由感染上皮的基底层和副基底层细胞增殖引起的。这种异常使病变组织与邻近上皮的结构明显不同。因此，通常可以根据低倍镜下上皮增厚伴明显的表层细胞核深染来识别 LSIL（图 5.20）。HPV 所致的增生千变万化，最常见的特征是乳头状瘤样增生和棘层肥厚（图 5.21）。棘层肥厚较常见的形式之一是上皮中度增厚，呈波浪状略高于表面。在过去的文献中，具有 HPV 相关细胞学病理效应而上皮仅有中度增厚

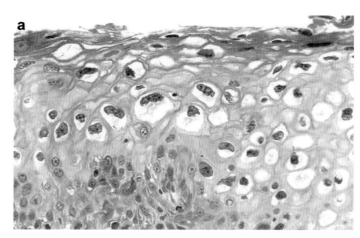
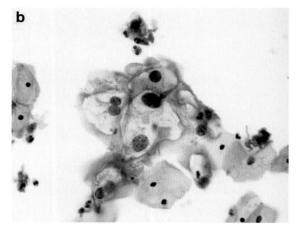

图 5.19　LSIL 中的挖空细胞。感染复制性 HPV 的细胞学特征包括多核和核周胞质空泡或空晕。核非典型性伴胞质空泡称为挖空细胞病。a. 组织学上的挖空细胞病；b. 细胞学上的挖空细胞病

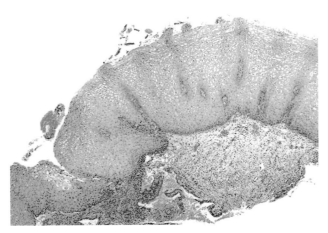

图 5.20　低倍镜下的 LSIL。根据上皮增厚伴明显的表层细胞核深染，通常在相对较低的放大倍数下就能识别 LSIL

的子宫颈病变称为扁平湿疣。复制性 HPV 感染所致的其他类型的上皮增生包括以纤维血管为轴心的多发性乳头状分叶结构和突出的上皮刺突（图 5.22）。阴道镜下，这些增生可表现为类似于外阴或阴道的外生性尖锐湿疣，或是表面具有纤细刺突的轻微外生性病变，后者在阴道镜相关文献中常被称为穗状湿疣。还有一种类型的乳头状 LSIL，称为不成熟湿疣（如乳头状不成熟化生）。这是 HPV-6 或 HPV-11 感染移行区上皮的表现，病变通常具有丝状乳头结构（图 5.23a）。可将不成熟湿疣视为一个组织学谱系中的一部分，其良性一端为鳞状上皮乳头状瘤，恶性一端为乳头状癌。由于受 HPV-6 和 HPV-11 感染的移行区上皮细胞尚未成熟，挖空细胞特征弱化，这些病变保持着不成熟化生的表型（图 5.23b）。不成熟湿疣的细胞仅有轻度核非典型性的表现，核分裂指数通常较低。

LSIL 表面常见的一般是角化不全层，其次是角化过度层，两者都有相应的颗粒层（图 5.24）。当 HPV 感染的上皮累及腺体并且棘层肥厚明显时，组织学上呈内生性模式，形似鼻内翻性乳头状瘤。

鉴别诊断

不同观察者对子宫颈病变的组织学诊断存在着差异。研究表明，病理医师对浸润性病变的诊断一致性非常好，对 HSIL 的诊断一致性中等，对 LSIL 的诊断一致性较差（Ismail et al. 1989；Robertson et al. 1989；Shin et al. 2000；Stoler et al. 2001；Malpica et al. 2005）。在 NCI 发起的多中心 ASCUS 与 LSIL

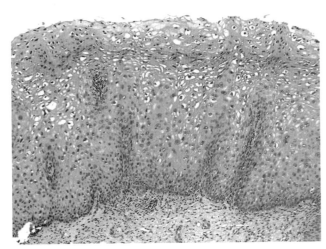

图 5.21　LSIL。通常可见乳头状瘤病、棘层肥厚、角化不全和角化过度

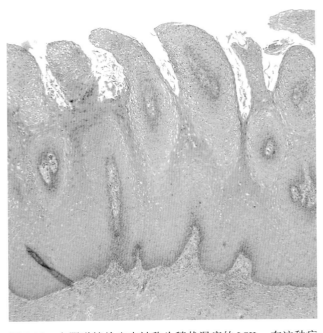

图 5.22　在阴道镜检查中被称为穗状湿疣的 LSIL。在这种病变中，上皮明显增厚伴多发性乳头状分叶结构，每个乳头均有纤维血管轴心。病变内的单个细胞与平坦型病变相似

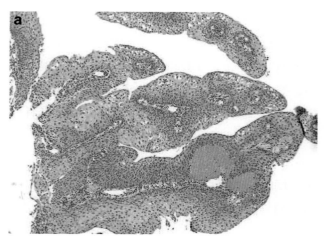

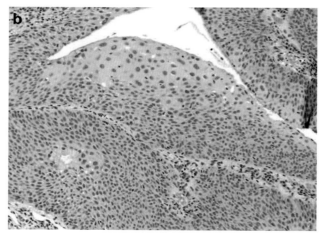

图 5.23 不成熟湿疣的 LSIL。这些病变位于移行区，与 HPV-6 或 HPV-11 有关。a. 它们通常形成细乳头状突起；b. 细胞通常保持化生细胞表型，挖空细胞现象不明显

分层研究（ALTS）中，由病理医师组成的质量控制小组对 2237 例在原临床机构诊断过的阴道镜活检病例进行复审。原诊断为 LSIL 的病例中，仅有 43% 的病例的复审结果为 LSIL（表 5.4）。大部分的不一致归因于病理医师不能区别 LSIL 与反应性鳞状上皮增生。其他研究显示 HSIL（CIN 2）的诊断重复性也很差（Gage et al. 2013；Carreon et al. 2007；Reuschenbach et al. 2014）。在一项研究中，2 位独立的评审者对 357 例先前诊断过的子宫颈活检病例进行评估。当原诊断是 HSIL（CIN 3）时，

2 位评审者与原诊断的符合率分别为 84% 和 81%。而当原诊断是 HSIL（CIN 2）时，符合率仅分别为 13% 和 31%（Carreon et al. 2007）。在许多国家，HSIL（CIN 2）是对子宫颈病变采取治疗措施的一个诊断阈值，该研究结果提示：常规用于区分不同类型子宫颈病变的形态学标准是具有严重缺陷的。

2011 年 CAP 和 ASCCP 赞助的肛门生殖道鳞状上皮术语（LAST）项目，对各种有助于子宫颈病变诊断的生物学标记物进行了正式的文献综述（Darragh et al. 2012）。在遴选出的 72 篇全文综述中，有 53 篇涉及 p16 免疫组化的应用。p16 和 Ki-67 这两种生物学标记物有助于区分 SIL 和其他病变。p16 是一种细胞周期蛋白依赖性蛋白激酶抑制剂，几乎表达于所有 HSIL 和浸润性子宫颈癌（Keating et al. 2001；Klaes et al. 2001；Tsoumpou et al. 2009）。由于 p16 在子宫颈肿瘤形成中的过表达与 HPV 癌基因 E7 的持续表达有直接关系，故 p16 成为 HPV 相关 SIL 的重要生物学标记物。另外，p16 的过表达不依赖于病变相关的高危型 HPV 的特定类型。诸多研究一致表明：p16 不表达于正常鳞状上皮或良性炎症性 / 修复性病变（Queiroz et al. 2006a；Wang et al. 2004b；Zhang et al. 2007；Tsoumpou et al. 2009）。LAST 项目的文献综述发

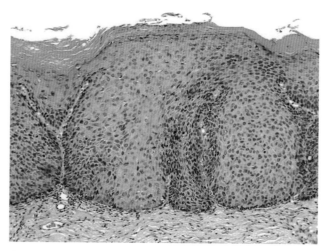

图 5.24 LSIL 伴角化过度和角化不全。角化过度和角化不全通常均与 LSIL 有关

现：以构成阳性染色的既定标准来判断，有不到5% 活检阴性的组织会呈现 p16 染色阳性（Darragh et al. 2012）。相比之下，在 LAST 项目的文献综述总结中，99% 的 HSIL（CIN 3）呈 p16 染色阳性。最近，美国食品和药品管理局（Food and Drug Administration，FDA）对一种商用 p16 免疫组化试剂盒进行测试，在 HE 染色一致诊断为无鳞状上皮内病变的病例中，有 7.5% 的病例呈 p16 阳性（Stoler et al. 2018）。在 HE 染色切片中一致诊断为 LSIL、HSIL（CIN 2）和 HSIL（CIN 3）的病例中，p16 的阳性率分别为 58%、100% 和 100%。这表明常规应用 p16 免疫组化染色可以提高病理医师鉴别 HSIL 与不成熟鳞状上皮化生或反应性/修复性病变的能力。遗憾的是，p16 免疫组化染色在区分 LSIL 和 HSIL 方面没有什么作用。由于约 2/3 的 LSIL 与高危型 HPV 相关，近 1/2 的 LSIL 呈

p16 染色阳性以及 1/3 的 LSIL 呈局灶着色也就不足为奇了（图 5.25，图 5.27a，5.27b）（Wang et al. 2004b；Zhang et al. 2007；Hariri et al. 2007；Stoler et al. 2018；Wright et al. 2012；Stoler 2012#8258）。因此，p16 染色阳性并不意味着可以排除 LSIL，也并不能提示某一个病变就是 HSIL 而不是 LSIL（图 5.26）。

为了对 p16 染色进行划分，只有当活检标本显示基底层细胞连续的核强阳性（或者细胞核与细胞质共阳性），并向上延伸至少累及上皮厚度的 1/3 时，方可视为 p16 阳性（图 5.27b）。局灶或斑片状的着色没有特殊的诊断意义，可见于反应性化生和 LSIL，注意到这一点很重要（图 5.28）。LAST 也强调，p16 作为一种生物学标记物，其性能似乎依赖于一种特定的单克隆抗体，应用替代性的抗体将不能产生同样的染色结果。在文献回顾的基础

表 5.4　ALTS 中的组织病理学诊断的差异

原诊断	质量控制小组复审诊断的占比				
	WNL / %	ASC-US / %	LSIL / %	HSIL / %	总计 / 例
WNL	91	22	4	3	685
ASC-US	77	10	9	4	184
LSIL	44	4	43	13	887
HSIL	7	2	14	77	481

注：改编自文献 Stoler 2001#4675。

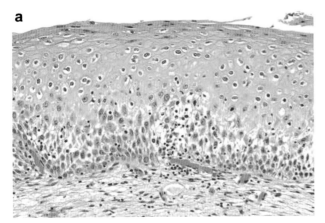
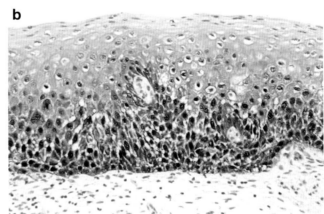

图 5.25　被一些病理医师称为交界性湿疣的 LSIL。a. 核非典型性和棘层肥厚的程度在这种类型的病变中比通常所见的 LSIL 轻，但病变中含有较多的多核细胞；b. 该病变呈 p16 染色阳性，笔者将其归类为 LSIL

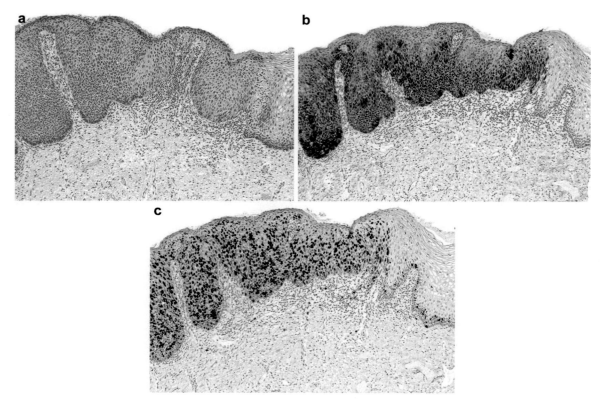

图 5.26　HSIL 和正常鳞状上皮的交界。a. 这张切片显示 HSIL 和正常鳞状上皮的交界。p16（b）和 Ki-67（c）染色均显示出病变和非病变组织之间的界限通常极其清晰

上，LAST 推荐在 3 种情况下常规应用 p16 免疫组化染色（表 5.5）。目前有 2 个大型研究评估了 p16 在诠释子宫颈活检中的临床应用。一个是欧洲监管机构的试验，另一个是美国监管机构最近开展的试验。欧洲的试验中，让若干外科病理医师诊断子宫颈活检标本，先前已由 3 位妇科病理专家组成的专家组对这些病例的 HE 切片进行了诊断（Bergeron et al. 2010）。外科病理医师仅应用 HE 染色时，他们对专家组诊断的 77% 的 HSIL 做出了准确诊断。而将所有病例的 HE 切片和 p16 染色共同评估时，他们准确诊断出 HSIL 病例的比例达到 87%，特异性仅下降 1%。美国监管机构的研究设计与欧洲监管机构的相似。当外科病理医师仅仅应用 HE 切片时，他们对专家组诊断的 84% 的 HSIL 做出了准确诊断；当对所有病例的标本同时应用 HE 切片和 p16 染色时，他们能准确诊断出 90% 经专家组诊断的 HSIL，特异性仅有轻微下降（Stoler et al.

2018）。

　　LAST 也回顾了其他可能的生物学标记物（包括 Ki-67），其次是应用较少的 ProExC 在临床的应用。结论是没有足够的证据推荐在子宫颈组织标本的诊断中常规应用这些标记物染色（Darragh et al. 2012）。这些标记物与 p16 免疫组化联合应用时，对整个效能的增强程度与单独应用 p16 相比是极小的。然而，在需要对疑难的子宫颈活检病例做出解释时，许多病理医师应用 Ki-67 免疫组化。Ki-67 是一种细胞增殖的标记物，正常鳞状上皮通常仅限于副基底层着色，SIL 则表现为上 2/3 层也着色（图 5.26c，5.27c）（Queiroz et al. 2006b；Isacson et al. 1996）。但与 p16 不同的是，Ki-67 阳性可见于 HPV 阴性的鳞状化生或反应性 / 修复性状态。在这些情况下要将其与 SIL 区分，Ki-67 的价值有限。

　　若能谨记显著的核非典型性是 SIL 的标志，则

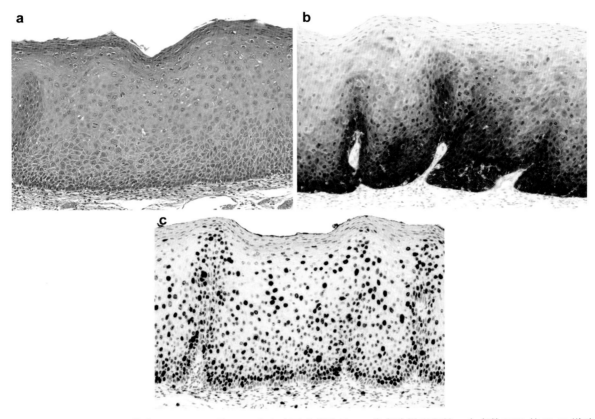

图 5.27　LSIL 的 p16 和 Ki-67 染色。50%~60% 的 LSIL 在上皮下半部分呈 p16 染色弥漫强阳性。大多数 LSIL 的 Ki-67 增殖指数
　　　　高。a. HE 染色；b. p16 染色；c. Ki-67 染色

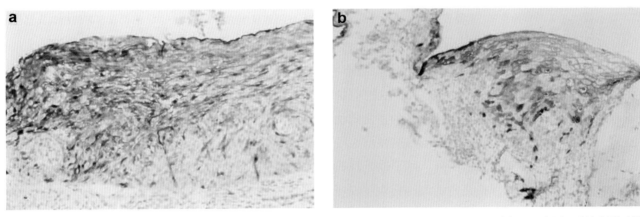

图 5.28　局灶或斑片状的 p16 着色。a. 基底层 / 副基底层局灶着色，但不连续；b. 上皮中层和表层着色而基底层 / 副基底层不着
　　　　色。这种染色模式不被归为 p16 阳性

可减少 LSIL 的过度诊断。将 HPV DNA 与特异性
细胞学 / 组织学相结合后一致发现，缺乏显著核非
典型性的核周空晕没有特异性（Franquemont et al.
1989；Mittal et al. 1990；Ward et al. 1990）。因此，
核周空晕只有在伴有显著核非典型性的情况下才能

诊断为 LSIL，不提倡子宫颈鳞状上皮有一点胞质
空泡的蛛丝马迹就滥用"挖空细胞病"这样的术
语。缺乏核非典型性的胞质空泡是一种非特异性的
改变，可发生于萎缩相关的空泡变性或正常鳞状上
皮显著的糖原空泡（图 5.29）。胞质空泡也见于非

表 5.5　LAST 推荐的 p16 免疫组化染色的应用（Darragh et al. 2012）

3 种情况	注意事项
1. 当 HE 染色切片的鉴别诊断介于 HSIL 与形似 HSIL 的病变（如不成熟鳞状化生、萎缩、反应性上皮改变、斜切）之间时，推荐进行 p16 免疫组化染色	p16 染色阳性支持 HSIL 的诊断
2. 每当病理医师遇到 HE 染色诊断为 HSIL（CIN 2）的病例，推荐做 p16 免疫组化染色以明确诊断	p16 染色阳性支持 HSIL 的诊断，阴性支持 LSIL 或非 HPV 相关病变的诊断
3. 对组织学标本的解释出现专业上的分歧时，推荐将 p16 免疫组化染色作为裁定工具	请注意包括 HSIL 在内的分歧
4. 组织学判断为正常、LSIL 和 HSIL（CIN 3）的活检标本，不推荐将 p16 免疫组化作为常规的辅助检测	

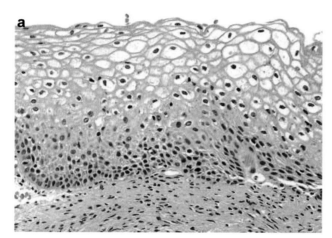 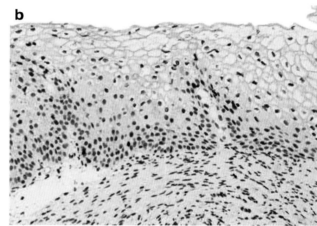

图 5.29　萎缩相关的核周空晕。a. 绝经后女性的活检组织，鳞状上皮细胞显示明显的核周空晕，但没有显著的核非典型性；b. 该病变的 p16 染色呈阴性

HPV 相关的感染性疾病，如滴虫病、阴道加德纳菌病和念珠菌感染（图 5.30）。与 LSIL 中挖空细胞呈局灶性分布相比，有核周透明改变的正常鳞状上皮与周围并无截然的分界，也没有细胞核增大或非典型性，多核细胞很少见。另外，除了缺乏核非典型性之外，这些病变保持正常的细胞层次和成熟化，而 HPV 相关的病变有不同程度的细胞排列紊乱，接近表面尤其明显，并失去正常的成熟模式。

　　如果能认识到 LSIL 的核分裂指数一般不高、保持细胞极性并且没有异常核分裂象（AMF），就会避免将 LSIL 过度诊断为 HSIL。虽然诊断 LSIL 要求显著的核非典型性，但通常不累及基底层或副基底层细胞。对于既有 LSIL 的特征性组织学改变、又有异常核分裂象的病变，其分类是有争议

的。异常核分裂象（图 5.31）通常提示病变为非整倍体。因此，可以得出一个结论：尽管对于仅有 1~2 个异常核分裂象，而基底层或副基底层细胞缺乏显著核非典型性的形似低级别的病变，许多病理医师将其归类为 LSIL，实际上伴有 AMF 时应当将该病变归类为 HSIL。许多 HSIL 在上皮上半部分具有明显的挖空细胞改变，因此，如果病变的基底层或副基底层细胞具有显著核非典型性，不能仅仅根据上皮上半部分出现挖空细胞病和分化就将其归类为 LSIL（图 5.32），这一点也很重要。图 5.33 所示的病变可能被一些病理医师归类为 LSIL。但是，该病变的基底层和副基底层细胞具有显著非典型性，上皮中层有 1 个核分裂象和 1 个 AMF，因此笔者将其归类为 HSIL。

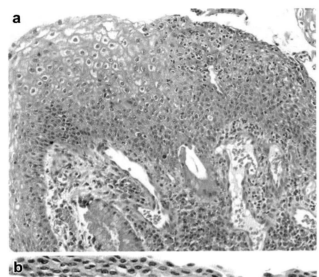

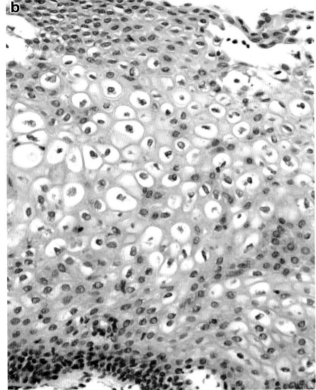

图 5.30　继发于感染的假挖空细胞。a. 感染相关的核周空泡常见于非 HPV 感染的女性。感染时一般会出现相当多的炎症细胞；b. 高倍镜下，细胞核既不像 LSIL 那样增大，也没有非典型性，多核细胞少见

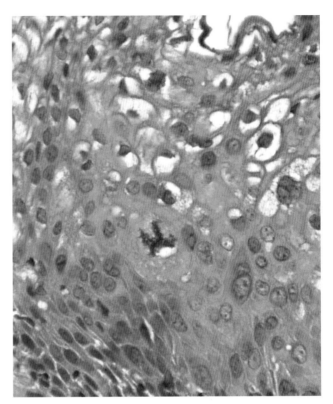

图 5.31　SIL 中的异常核分裂象（AMF）。AMF 提示病变为非整倍体，常见于 HSIL

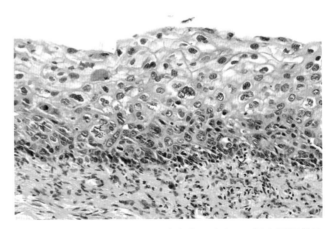

图 5.32　形似 LSIL 的 HSIL。该病变上皮上 1/2 层有明显的挖空细胞病，但基底层和副基底层出现显著的核非典型性，并有异常核分裂象。鉴于基底层和副基底层的细胞具有核非典型性，应当将其归类为 HSIL

5.1.6.2　高度鳞状上皮内病变（HSIL）

在 HSIL 中，非典型性应当见于鳞状上皮全层，其范围和程度均超过 LSIL。基底层和副基底层具有显著的核非典型性和 AMF。不成熟基底型细胞占据上皮的下 1/3 层以上（图 5.34）。另外还有核拥挤、核多形性和正常细胞极性的丧失。不成熟基底型细胞的核比正常上皮相应部位的核更大。所有病例的表层细胞均有一定程度的核增大，但

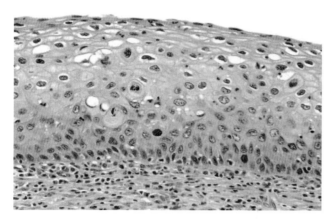

图 5.33　LSIL 和 HSIL。有时难以区分 LSIL 和 HSIL。该病变具有 LSIL 的许多特征，但上皮中层有 1 个核分裂象和 1 个异常核分裂象，故应当将其归类为 HSIL

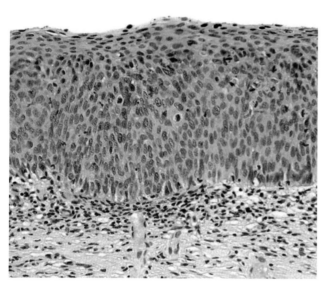

图 5.34　HSIL。未分化的肿瘤性细胞取代了上皮层厚度的 50%~70%。核质比高，细胞膜和基底层均模糊不清

是核增大通常在上皮的下 1/2 层最明显。和 LSIL 一样，HSIL 的细胞核深染，染色质呈粗细不等的颗粒状（图 5.35）。很少见到突出的细胞核或染色中心。正常和异常的核分裂象均可见，通常位于上皮的上 1/2 层。细胞质稀少，导致核质比增大。原始细胞（译者注：原文是"primitive cells"，具体所指不明确）间的分界通常不清楚。基底型细胞上方的细胞也具有核非典型性，但是因胞质较多而核质比较低，细胞边界较清楚，具有更明显

的 HPV 细胞病变效应，包括核周空晕和双核或多核细胞形成。在上皮表层，存在个别角化不良细胞（图 5.36）。这些细胞体积小，核固缩、深染，胞质呈强嗜酸性。HSIL 的另外一个特征是细胞核大小不一致（图 5.37）。必须强调，这个组织学特征是不确定的。在一些 HSIL 中，特别是以前被称为原位癌的病变中，细胞核初看时大小相对一致，但仔细观察可发现其大小形状各异（图 5.38）。多数 HSIL 的上皮上层也具有与 LSIL 类似的挖空细胞特征（图 5.39）。但是，这些挖空细胞经常具有奇异形核和异常角化，这类病变以前被归类为 CIN 2。

在最初的 CIN 命名法中，高级别 CIN 进一步分为 CIN 2 和 CIN 3 两类。以 TBS 为基础的新的组织学分类中，HSIL（CIN 2）和 HSIL（CIN 3）的区分也是可行的。这种区分基于不成熟肿瘤性细胞占据上皮全层的比例。在 HSIL（CIN 2）中，不成熟基底样细胞占上皮厚度的 2/3，但未累及上 1/3（图 5.39）。同样，核分裂象只出现在上皮的下 2/3 层，而不出现于上 1/3 层。在 HSIL（CIN 3）中，不成熟基底样细胞累及上皮层的上 1/3，核分

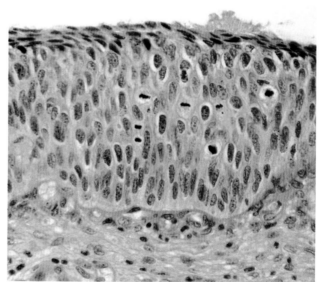

图 5.35　HSIL。这是典型的 HSIL，上皮中层有大量核分裂象，不成熟基底样细胞几乎到达上皮表面

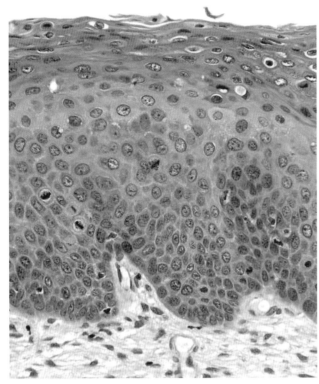

图 5.36　HSIL 伴角化不良细胞。本例 HSIL 在上皮上半部分显示角化不全和角化不良（深染的小细胞伴固缩核和嗜酸性胞质）

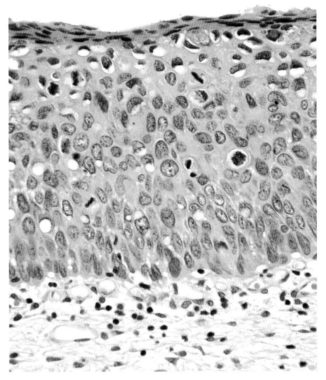

图 5.37　HSIL 伴明显的细胞核大小不一致。核大小不等是 HSIL 的一个不确定的特征

裂象可见于上皮全层（图 5.40）。重复性研究显示，在不同级别的子宫颈癌前病变的组织病理学诊断中，CIN 2 的重复性很差（Ismail et al. 1989；Robertson et al. 1989；Castle et al. 2007）。这是由于区别 CIN 不同级别的标准是主观的，还有一个客观事实：即使在子宫颈活检标本中，不成熟基底样细胞在上皮层所占的比例也具有相当大的差异。

在大多数组织，非整倍性是恶性潜能的标志。多项研究表明，大部分 HSIL 为非整倍体（Bollmann et al. 2003，2005；Bocking et al. 2004）。一些研究通过比较组织学特征和倍性水平发现，具有二倍体或多倍体 DNA 成分的子宫颈病变一般保持基底细胞层的极性，并且缺乏 AMF，而非整倍体病变具有更明显的核非典型性和细胞结构紊乱。与非整倍体最相关的组织学特征是 AMF（Bergeron et al. 1987；Fu et al. 1988）。因此，一些学者提

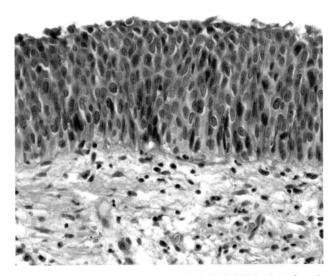

图 5.38　HSIL。上皮全层由小的未分化肿瘤性细胞组成。这是典型的小细胞原位癌。注意大量核分裂象，缺乏细胞成熟和组织结构，无挖空细胞

出，除了多极核分裂和散在的中期核分裂能代表非整倍体之外，AMF 是一个准确的组织学标志，可用于组织学上区分 LSIL 和 HSIL（Richart 1990）。

虽然 AMF 常见于 HSIL（图 5.40），但是不能作为
区别 LSIL 和 HSIL 的唯一标准，原因在于：①它
与核碎裂很难区分；②除了倍性之外，AMF 的检
出还受几个变量（包括活检标本的大小、固定质
量、切片质量和所观察的层数）的影响；③一些
HSIL 缺乏 AMF 并且不是非整倍体，这种现象甚
至见于浸润性癌（Hanselaar et al. 1988；Mourits
et al. 1992）。因此，应将具有上述特征并伴明确
AMF 的病变归类为 HSIL，但反过来，一个病变
如果具有 HSIL 的其他组织学特征，那么即使缺
乏 AMF 也应当诊断为 HSIL。必须指出，应用这
些标准的话，一些 HSIL 会显示类似 LSIL 的显著
的 HPV 细胞病变效应（图 5.32，5.33）。如果具有
HSIL 的其他特征，出现这些表现的细胞不能作为
低度病变的证据。故而区别 LSIL 与 HSIL 的标准
包括其他特征，例如不成熟基底型细胞的分布、
核分裂象在上皮内的位置、分化和细胞极性异常
的程度以及核非典型性的等级（表 5.6）。还要强
调的是，50%~60% 的 LSIL 的免疫组化呈 p16 阳
性，p16 阳性并不能用于鉴别 LSIL 和 HSIL。所以
LAST 推荐，病理医师每当面临一个诊断为 HSIL
（CIN 2）的 HE 切片时，应当做 p16 免疫组化染色
以明确诊断，但是以 p16 阳性来支持 HSIL 的诊断

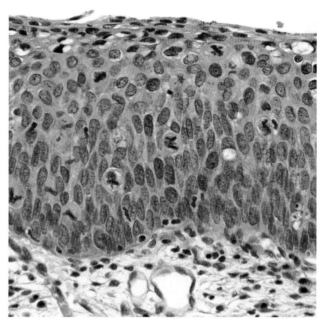

图 5.40　HSIL。这种 HSIL 的不成熟基底样细胞和核分裂象几乎延伸至上皮表面。该病变以前被归类为 CIN 3

是不可靠的（Darragh et al. 2012）。由于不同病理
医师对一个病变是否是 HSIL（CIN 2）的诊断阈
值是有差别的，p16 免疫组化的应用条件也有所不
同。令人欣慰的是，在美国 p16 的监管试验中，应
用 p16 辅助染色并没有增加诊断为 HSIL（CIN 2）
的总数（Stoler et al. 2018）。

　　认识到 HSIL 组织学表现的多变性很重要，特
别是关于细胞大小、挖空细胞的范围、非典型性的
级别和角化的程度。最常见的变异包括成熟型或挖
空细胞型，以明显的感染 HPV 的细胞特点（挖空
细胞病）为特征，伴有基底层和副基底层细胞的非
典型性和上皮的上 2/3 层出现核分裂象（包括异常
核分裂象）。另一常见的变异表现为角化性 HSIL，
表层细胞角化颇为明显，伴 HSIL 的典型组织学和
细胞学特征（图 5.41）。另一些 HSIL 的角化程度
较轻，但有一层明显的角化不全细胞（图 5.42）。
具有不成熟化生表型的 HSIL 可能是最难识别的一
种类型。这些病变类似于不成熟鳞状化生，有时可
出现在完整的柱状上皮下方（图 5.43）。与不成熟

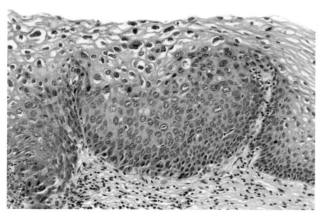

图 5.39　HSIL 伴明显的挖空细胞病。除了不成熟基底样细胞延伸至上皮中层之外，该病变还有挖空细胞病的特征。这种病变以前被归类为 CIN 2

表 5.6　区分低度鳞状上皮内病变（LSIL）和高度鳞状上皮内病变（HSIL）的特征

特征	LSIL	HSIL
HPV 的类型	任何肛门生殖道 HPV	高危型 HPV[a]
挖空细胞病	常有	偶见
倍性	多为二倍体或多倍体	通常为非整倍体
异常核分裂象	无	常见
未分化细胞和核分裂象的位置	下 1/3 层	上 2/3 层

注：[a] 高危型 HPV 包括 HPV-16、HPV-18、HPV-31、HPV-33、HPV-35、HPV-39、HPV-45、HPV-51、HPV-52、HPV-56、HPV-58、HPV-59、HPV-66。

鳞状化生相比，具有不成熟化生表型的 HSIL 表现为更高程度的核深染和核大小不一，表层细胞的核密度未下降，有时在表层可见细胞核呈合体细胞样改变。p16 染色非常有助于这类病变的诊断（图5.44）。过去，一些研究者曾正式提出将高级别前驱病变进一步分类为小细胞间变性、大细胞角化性和大细胞非角化性异型增生（Patten 1978；Ratnam et al. 2000）。由于缺乏对这些亚型的侵袭性潜能的确切研究，不应基于上述亚型来预测进展为浸润性癌的可能性。

鉴别诊断

　　不成熟化生、反应性 / 修复性改变和萎缩都是常被误诊为 HSIL 的病变，主要是因为这些病变的细胞能显示鳞状上皮的不成熟性、核非典型性和炎症性细胞改变。在不成熟化生中，整个上皮层由高核质比的不成熟副基底层细胞组成（图 5.45），这些细胞垂直排列，核轻度深染。最有助于区别具有不成熟化生表型的 HSIL 与不成熟化生的特征是后者缺乏核多形性。与 HSIL 相比，化生性鳞状上皮的核染色质更细腻，分布更均匀，细胞保持极性，细胞膜清晰，细胞拥挤现象不明显。典型的不成熟化生的核分布均匀，核大小和染色模式都没有明显差异，上皮表层很少见到非典型细胞，表层细胞通常比下层细胞更正常。不成熟化生性鳞状上皮的表面通常可见黏液性上皮，而 HSIL 仅会偶然出现这

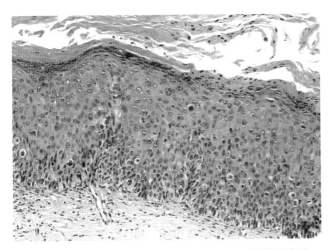

图 5.41　HSIL 伴角化过度和角化不全。HSIL 常见明显角化。本例 HSIL 表面有厚层角化物，妇科检查时往往可见。临床上将子宫颈黏膜表面的角质斑称为子宫颈白斑。也可见角化不全

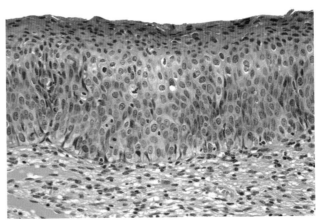

图 5.42　HSIL 伴明显的角化不全。HSIL 表面有一层表现为角化异常的致密的角化不全细胞

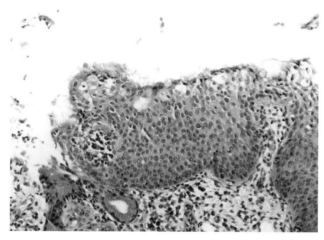

图 5.43　HSIL 伴化生性特征。这例 HSIL 具有化生性特征，表面覆盖柱状上皮。核非典型性程度远远超出化生性改变

种现象（图 5.46）。不成熟化生可有核分裂活性，但没有 AMF。出现大量核分裂象的病变更可能是 HSIL（图 5.47）。有时，不成熟化生中也可能出现较明显的核非典型性（图 5.48），有学者称之为非典型不成熟化生（AIM）（Crum et al. 1983）。组织学上，AIM 病变表现为保持细胞极性的单一形态的鳞状上皮细胞，比普通不成熟鳞状化生更富于细胞，但核分裂活性低，核分裂象计数通常少于 1/10 HPF，Ki-67 阳性细胞非常少（Fu et al. 2002）。一般不推荐应用"AIM"这个术语，除非特别注明，因为该术语尚未被广泛接受，易使临床医师产生

混淆。而且 AIM 的诊断重复性很差，许多被诊断为 AIM 的病变与 HSIL 并存或后来被诊断为 HSIL（Park et al. 1999）。一项研究表明，80% 的高危型 HPV 阳性的 AIM 病变被异时或同时诊断为 HSIL（Geng et al. 1999），提示分类为 AIM 的病变很可能是一种难以识别的 HSIL。

修复过程（图 5.49）有时也很难以与 HSIL 区分。在修复过程中，非典型基底细胞占据上皮层的下 1/2，但核规则，核仁明显，胞膜清晰。另外，常见密集的急性和慢性炎症细胞浸润。在反应性 / 修复性过程中常有细胞间水肿，从而导致上皮呈海绵样。一般没有多核细胞，表层细胞缺乏 HSIL 特征性的细胞核大小、形状和密度的明显差异。

萎缩可有多种组织学表现，偶尔也会与 HSIL 难以区分，这是因为萎缩上皮由没有分化的基底层和副基底层细胞组成。在大多数的病例中，萎缩细胞不成熟但非常温和。虽然核质比高，但是萎缩上皮菲薄，没有核多形性、核分裂活性、核非典型性或极性消失。如果已知患者的年龄，这些病例很少被误诊为 HSIL。但在其他情况下，萎缩可导致细胞成熟障碍并伴假挖空细胞和核大、深染的细胞（图 5.50）。

最后，HSIL 可与微浸润癌相混淆，尤其是在广泛累及腺体的情况下（图 5.51）（见第 6 章）。

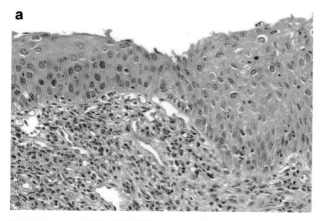
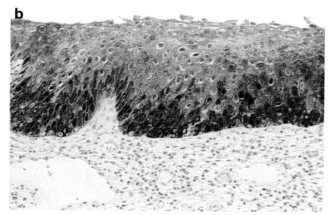

图 5.44　HSIL 伴化生性特征。a. 这一病变的形态学表现相对温和，但核分裂象很多；b. p16 呈弥漫强阳性

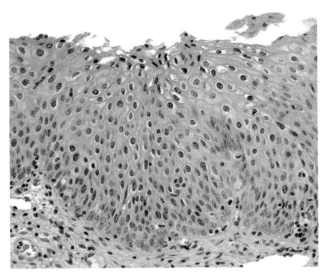

图 5.45　不成熟鳞状化生。化生性鳞状上皮细胞具有规则的排列方向，核染色质均匀，有细胞边界，可见细胞间桥

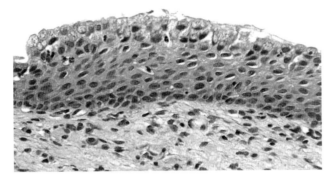

图 5.46　不成熟鳞状化生。该病变有相对一致的化生性表现，但核深染、不规则。可见一些核分裂象。然而，此病变位于柱状上皮之下，核非典型性程度不足以被诊断为 HSIL

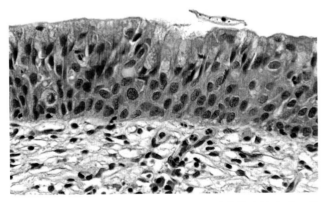

图 5.47　HSIL。该病变外观具有相对一致的化生性表现，却有相当数量的有丝分裂象。除去有丝分裂象，该病变与图 5.46 所示的病变是相似的。但该病灶的 p16 染色呈全层弥漫强阳性（图片未显示），并与其他切片中的经典 HSIL 相关。p16 的免疫组化染色对这类病变的分类至关重要

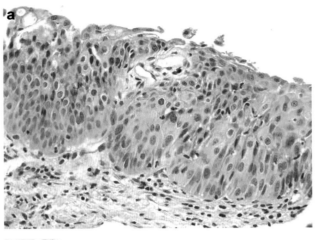

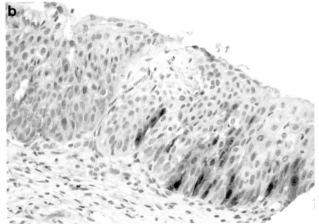

图 5.48　非典型不成熟化生（AIM）。a. 这种不成熟鳞状化生性病变比普通化生具有更明显的核非典型性；b. 这一特殊病变呈 p16 阴性或斑片状着色

　　笔者在实践中发现，仅依靠组织病理学有时无法将不成熟化生、AIM、反应性 / 修复性改变、萎缩与 HSIL 进行区分。对于这些病例，免疫组化染色在区别 HSIL 与其他病变方面至关重要。p16 几乎在所有的 HSIL 和浸润性子宫颈癌中都有过表达，且几乎所有的 HSIL 都显示上皮弥漫强阳性染色（图 5.52）（Keating et al. 2001；Klaes et al. 2001；Stoler et al. 2018）。修复性、化生性和萎缩性病变的上皮罕见 p16 阳性（图 5.48b 和 5.50c）。萎缩上皮呈 Ki-67 染色阴性或极少量表达（图 5.50b），而 HSIL 上皮全层都有大量 Ki-67 着色。

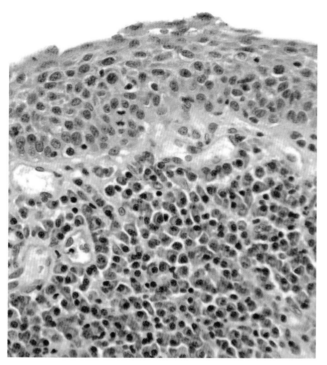

图 5.49　形似 HSIL 的修复过程。这种修复过程比普通修复具有更明显的细胞核差异，但是炎症表现相当明显

5.1.7　上皮内病变的生物学行为

在讨论 SIL 的生物学行为之前要重点强调一下，大多数自然史研究开展于 20 世纪 70 年代和 80 年代。那时人们尚未充分认识到 HPV 对子宫颈癌的致病作用，也未充分认识到 LSIL 仅仅是复制性 HPV 感染的细胞学和组织学标志。并且在过去 10 年中，我们已经认识到，不但子宫颈活检与细胞学的主观解释容易出错，阴道镜检查的准确性也不像过去认为的那么高（Massad 2006；Waxman et al. 2017；Pretorius et al. 2011）。但是有关自然史研究的旧资料仍然很重要，因为之前的研究发现 SIL 既有可能自发消退，也有可能进展为浸润性子宫颈癌。这些研究中应用非典型增生 /CIS 或 CIN 命名法，为了准确地描述这些研究的发现，本章仍保留上述术语。有两种方法曾用于明确 SIL 的自然史，包括对子宫颈病变个体的前瞻性临床随访研究和结合了细胞学记录与癌症登记资料的流行病学研究。

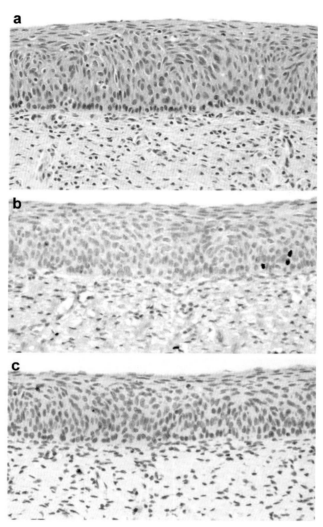

图 5.50　形似 HSIL 的萎缩。a. 在重度萎缩中，可有明显的核大小不一和细胞极性紊乱，形似 HSIL；b. 萎缩上皮的 Ki-67 指数非常低；c. 萎缩上皮不表达 p16

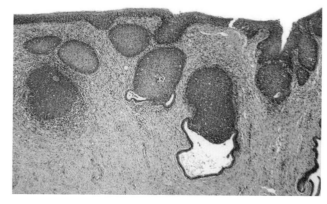

图 5.51　HSIL 累及子宫颈管腺体。当 HSIL 累及子宫颈管隐窝或腺体时，可能被误诊为浸润性癌

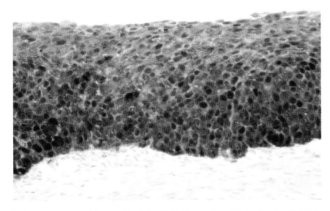

图 5.52　HSIL 的 p16 免疫组化染色。HSIL 通常呈 p16 弥漫强阳性

表 5.7　不同级别的 CIN 的自然史

分级	消退率 / %	持续存在的比例 / %	进展为 CIS 的比例 / %
CIN 1	57	32	11
CIN 2	43	35	22
CIN 3	32	56	12

注：引自 Mitchell et al.（1996）。

关于 SIL 自然史或生物学行为的前瞻性临床随访研究对不同病变的进展率和消退率提供了很不一致的预测。这并不令人惊讶，因为各种研究所采用的纳入标准、SIL 的分类诊断标准和研究设计均不相同。例如，有的研究应用钻孔活检和子宫颈管搔刮术（ECC）来诊断。这些诊断方法可能去除（治疗）病变，因此可能导致自然消退率增高和进展率降低，从而对长期随访数据产生干扰（Nasiell et al. 1983）。

表 5.7 显示的是 20 世纪 90 年代中期发表的一项对活检证实为 CIN 的临床随访研究的一个荟萃分析总结（Mitchell et al. 1996）。病变的级别越高，其持续存在的可能性越大，消退的可能性越小。总体上大约 57% 的 CIN 1 病变未经治疗可自发消退，11% 的 CIN 1 进展为原位癌。高级别 CIN 的持续存在率和进展率更高。43% 的 CIN 2 病变消退，22% 的 CIN 2 进展为原位癌。32% 的 CIN 3 病变消退，12% 的 CIN 3 进展为原位癌。在已经发表的观察性研究中，所有级别的 CIN 进展为浸润性癌的总体比例是 1.7%。最近 Tainio 等发表了关于经活检证实为 CIN 2 病变的自然消退率的荟萃分析，他们发现随访 24 个月后 50% 的病变消退，这与对旧资料的荟萃分析结果非常接近（Tainio et al. 2018）。

1998 年，Melnikow 等完成了一项荟萃分析，

对象是细胞学诊断结果为 SIL 的女性（Melnikow et al. 1998）。这项分析纳入了 13 226 例细胞学检查结果为 LSIL 的女性，随访时间至少为 6 个月，中位加权随访时间为 29 个月；还纳入了 10 026 例 HSIL 女性患者，中位加权随访时间为 25 个月。综合分析，47% 的 LSIL 和 35% 的 HSIL 消退至正常（图 5.53）。没有证据表明消退至正常的受试者比例与随访持续时间有关。LSIL 在随访 6 个月时的总进展率为 7%，随访 24 个月时为 21%。HSIL 在随访 6 个月和 24 个月时的总进展率分别是 7% 和 24%。LSIL 在随访 6 个月和 24 个月内进展为浸润性癌的总百分比分别是 0.04% 和 0.15%，而 HSIL 在随访 6 个月和 24 个月内的进展率分别为 0.15% 和 1.44%。Moscicki 等的文献报道中，细胞学判读为 LSIL 的消退率更高。他们对一组 LSIL 的年轻女性人群进行前瞻性随访，随访 12 个月后消退率为 61%，36 个月后消退率为 91%（Moscicki et al. 2004）。

另外一项研究评估了在加拿大多伦多地区最大的细胞学实验室和加拿大安大略省肿瘤登记处 1962—1980 年的记录资料（Holowaty et al. 1999）。在此期间，实验室评估的具有非典型增生的大部分女性未经治疗而采取保守的处理。该研究以独特的视角观察了未经治疗的 SIL 的长期自然病程（表 5.8）。关键的发现是随访 10 年后仅有 12% 的未经治疗的轻度非典型增生和 17% 的中度非典型增生被诊断为原位癌，88% 的轻度非典型增生和 83% 的中度非典型增生在随访 10 年时消退（Holowaty

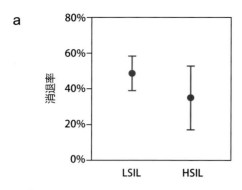
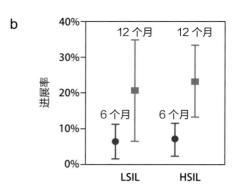

图 5.53   细胞学诊断为 LSIL 和 HSIL 的自然消退（a）和进展（b）的综合评估。HSIL 的进展是指从 CIN 2 进展为 CIN 3 或原位癌。线段代表 95% 可信区间。b 图中，圆点和方块所在线段分别表示随访 6 个月和 12 个月时的情况（根据参考文献 Melnikow et al. 1998 改编）

表 5.8   加拿大多伦多的细胞学实验室对异常子宫颈细胞学的长期随访

病变级别	2 年时	10 年时
消退率 [a]		
轻度非典型增生	44%	88%
中度非典型增生	33%	83%
进展率 [b]		
轻度非典型增生	0.6%	12%
中度非典型增生	1.5%	17%
重度非典型增生	2.8%	21%

注: [a] 消退到正常范围。
    [b] 进展为原位癌或更严重的病变（根据参考文献 Holowaty et al. 1999#4486 改编）。

et al. 1999）。

这项研究显示，绝大部分 LSIL 病变未经治疗可自然消退，随后诊断为原位癌或浸润性子宫颈癌的风险较低。数据也表明，HSIL 未经治疗而消退的可能性高于许多临床医师的认识，一般经过许多年后 HSIL 才会进展为浸润性子宫颈癌。

5.1.8   临床处理

阴道镜检查结合阴道镜下子宫颈活检是对子宫颈细胞学检查异常的女性进行评估的主要方式。阴道镜检查使用约 16 倍放大倍数的长焦距解剖显微镜，以稀释的（4%）醋酸溶液喷涂子宫颈后进行观察。醋酸溶液可以清除和溶解子宫颈黏液并使 SIL 病变显得比周围上皮更白（醋白，图 5.54）。这种着

色便于阴道镜医师对上皮病变的识别和活检。除了对醋白区域进行检测，阴道镜也能发现对于 HSIL 和浸润性癌有提示意义的血管模式。阴道镜检查和适当的定向活检极大地提升了对子宫颈浸润性癌前驱病变患者管理的便利性，因为它能使临床医师排除浸润性癌并判定浸润前病变的范围。保守的消融治疗，如冷冻、激光消融和电刀环切（LEEP）可用于治疗癌前病变，成功率与锥形切除活检相似。

5.2   子宫颈腺癌的前驱病变

5.2.1   术语和历史回顾

1952 年，Helper 最早研究了子宫颈浸润性腺癌的前驱病变，发现与子宫颈浸润性腺癌相邻的结

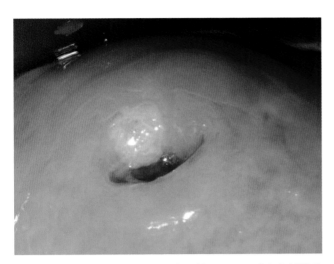

图 5.54 SIL 的阴道镜表现。子宫颈外口可见一醋白色界限清楚的病变

构正常的子宫颈管腺体被覆高度非典型肿瘤细胞（Helper et al. 1952）。此后不久，Friedell 和 McKay 描述了 2 例子宫颈非典型腺体病变，由于病变在组织学上与子宫颈浸润性腺癌相似，故称之为原位腺癌（AIS）（Friedell et al. 1953）。其中 1 例并存子宫颈浸润性腺癌，另 1 例并存鳞状细胞原位癌。

由于与子宫颈鳞状细胞癌的前驱病变相似，有的学者针对子宫颈腺癌的前驱病变提出了平行的分类模式，包括比 AIS 病变的异常程度更轻的病变（Bousfield et al. 1980；Brown et al. 1986；Genest et al. 1993；Luesley et al. 1987）。最初 Bousfield 等将这些假定的低度腺体前驱病变称为子宫颈管异型增生（dysplasia）[1]，而将与 AIS 相似但核非典型性和核分裂活性比 AIS 更低的病变称为非典型增生（atypical hyperplasia）（Hopkins et al. 1988；Bousfield et al. 1980）。Gloor 及其同事建议使用"子宫颈腺体上皮内肿瘤（CIGN）"这一术语，它包括子宫颈腺体异型增生和 AIS。将子宫颈腺体异型增生分为 CIGN 1 级和 2 级，将 AIS 定为 CIGN

1　在"5.2　子宫颈腺癌的前驱病变"中，按传统将"dysplasia"译为"异型增生"，将"atypical hyperplasia"或"atypia"译为"非典型增生"。——译者

3 级（Genest et al. 1993）。

"子宫颈腺体异型增生"这一术语的定义为"腺体病变的特征性表现为明显的核异常，比腺体非典型增生的程度重，但不够子宫颈原位腺癌的诊断标准"（Tavassoli et al. 2003）。然而，对这一术语学者们提出了几种不同的诊断标准，但这些标准均没有被广泛接受（Ioffe et al. 2003；Gloor et al. 1986a；Jaworski 1990）。由于子宫颈腺体异型增生相对少见，它与 AIS 的形态学区分标准存在主观性，并且很少与 AIS 共存，因此，子宫颈腺体异型增生的意义尚不明确，并且许多学者甚至质疑它可否作为一个独立的诊断术语存在（Goldstein et al. 1998；Lee2003；et al. 2014）。许多研究利用客观的生物学标记物，包括 HPV DNA、增殖指数标记物（如 Ki-67/MIB-1）、p16 以及选择性黏液染色来判定子宫颈腺体异型增生是否为 AIS 或子宫颈浸润性腺癌的前驱病变（Anciaux et al. 1997；Lee et al. 2000；Gloor et al. 1986b；Riethdorf et al. 2002；Tase et al. 1989a；Baker et al. 2006；Murphy et al. 2004；Leary et al. 1991；Higgins et al. 1992）。虽然一些研究发现子宫颈腺体异型增生和 AIS 可表达相同的生物学标记物，但最近的大多数研究并没有相似的发现（Lee 2003；Ioffe et al. 2003；Goldstein et al. 1998；Riethdorf et al. 2002）。那些建议使用"腺体异型增生"术语的学者错误地认为，受 HPV 感染的腺体的前驱病变与受 HPV 感染的鳞状上皮的前驱病变相似。如前所述，复制性病毒感染的组织学表现为 LSIL。复制性 HPV 感染与鳞状细胞分化密切相关，但腺上皮细胞不能维持复制性感染。因此，腺上皮不存在与 LSIL 有可比性的低度病变。既然腺体异型增生所提示的与 AIS 和浸润性癌之间的关联并不存在，那么应当停止使用"腺体异型增生"这个术语。对不足以诊断为 AIS 的腺体非典型增生，需使用生物学标记物（如 p16 和 Ki-67）进行评估，如果 p16 阴性且 Ki-67 增殖指数低，则应将病变归类为修复性改变。相反，如果病变呈 p16 弥漫强

阳性并且 Ki-67 增殖指数高，则将其归类为 AIS。2014 年 WHO 分类讨论了 "子宫颈腺异型增生" 这一术语，该术语与低级别 CIGN 同义，但进一步的评论认为这是一种重复性差的诊断，其标准尚未明确（Kurman et al. 2014）。WHO 分类还建议进行免疫组化染色，如果结果与 AIS 一致，则应将病变归类为 AIS 以便于管理。

5.2.2　流行病学和病因学

最近 30 余年，子宫颈腺体的病变日益受到重视，其原因很多。原因之一是子宫颈腺癌和癌前病变患病率的升高。有数据显示，美国和欧洲患子宫颈浸润性腺癌的女性患者的绝对数量在增长，其部分原因可能是常规细胞学、HPV 检测筛查的推广和 SIL 切除治疗（如子宫颈 LEEP 术）的普及，从而使病理学检查可以观察到整个子宫颈移行区。并且病理医师对这类病变的认识也不断加强，阴道镜专家也意识到阴道镜检查难以识别某些类型的腺体病变。

AIS 的患病率尚不清楚，但比 SIL 低。多数研究数据中，AIS 与 HSIL 的发病比例为 1：（26~237）。对美国 SEER 公开数据库中 1976 年至 1995 年的数据进行评估（SEER 2001；Wang et al. 2004a），在 SEER 数据库中，共有 149 178 例女性患子宫颈原位癌或浸润性癌，其中 96% 的病例存在鳞状上皮病变，4% 的女性存在腺体病变。在所有子宫颈病变中有 121 793 例（82%）为原位癌，其中 120 317 例（99%）为原位鳞状细胞癌，只有 1476 例（1%）为 AIS。相比之下，27 385 例患浸润性子宫颈癌，其中 4369 例（16%）患浸润性腺癌。1991—1995 年，白种人女性患原位鳞状细胞癌的年龄标准化发病率为 27.93/10 万，而 AIS 仅为 1.25/10 万（Plaxe et al. 1999；Wang et al. 2004a）。虽然 AIS 的整体发病率相当低，但从 20 世纪的 70 年代到 90 年代，发病率大约增高了 6 倍（Wang et al. 2004a）。由于对 AIS 的报道时间不长，笔者不知道在近 20 年其发病率是否继续增高。然而，最近一项来自荷兰的研究报告显示，2004 年至 2013 年间，AIS 的发病率显著增高（van der Horst et al. 2017）。发病率的增高主要发生在 25~39 岁的女性，59% 的病例伴有 SIL。最近，美国两项大型子宫颈癌筛查研究的基线数据已经公布。这两项研究都将所有 25 岁及 25 岁以上 HPV 或细胞学阳性的女性纳入接受阴道镜检查的人群，并要求进行子宫颈活检和（或）ECC 检查。在一项研究中，在 42 695 例受试者中发现了 16 例确诊的 AIS（37.5/10 万）；在另一项研究中，在 28 110 例受试者中发现了 9 例 AIS（32.0/10 万）。与之相对的是，两项研究中被判定为 HSIL（CIN 3）的比例分别为 594.9/10 万和 569.2/10 万，AIS 与 HSIL（CIN 3）之比为 1：15。这两项研究中 AIS 的发病率比 SEER 在 20 世纪 90 年代报告的发病率高出一个数量级。鉴于许多病理学家认为他们在过去 20 年中诊断了越来越多的 AIS，这并不令人感到意外。此外，这两项研究的独特之处在于，它们将所有 HPV 阳性的女性都纳入接受阴道镜检查的人群，并对所有女性进行了组织学取样。

AIS 和浸润性腺癌之间患病年龄的关系与 HSIL 和浸润性鳞状细胞癌之间的关系相似，说明 AIS 是浸润性腺癌的前驱病变（Plaxe et al. 1999）。黑种人和白种人女性的 AIS 发病率在 35~44 岁达到高峰（Wang et al. 2004a）。然而，与子宫颈鳞状细胞病变不同（高度前驱病变比浸润性鳞状细胞癌的发生更为常见），子宫颈 AIS 和浸润性腺癌的发病率的对比关系正好相反。在所有年龄组中，浸润性腺癌的发病率高于非浸润性腺癌（Plaxe et al. 1999）。造成这一显著差异的原因多样，其中包括进行细胞学和阴道镜检查时，AIS 比 SIL 更难被发现，导致 AIS 在进展成浸润性腺癌之前可能被漏诊。另一证据表明 AIS 是浸润性腺癌的前驱病变，该证据来自一些病例报道和在浸润性腺癌发现前几年有 AIS 细胞学或组织学证据的 2 项小系列病例报道（Boddington et al. 1976；Boon et al. 1981；Kashimura et al. 1990）。尽管这些研究说明 AIS 是前驱病变，但也可以推想到，在子宫颈细胞学检查和宫颈活检中较难发现浸润性癌。

文献报道的与 SIL 相关的 AIS 的比例从 24% 到 90% 不等（Andersen et al. 1989；Colgan et al. 1990；Denehy et al. 1997；Ault et al. 2011）。在 Gardasil HPV 疫苗试验中，22 例被诊断为 AIS 的女性中有 20 例同时存在鳞状细胞病变（Ault et al. 2011）。在欧洲两项大型多中心组织样本的研究中，46 例伴有子宫颈癌前驱病变的女性被诊断出 AIS，其中 28 例同时存在 SIL（Holl et al. 2015）。这表明 AIS 和 SIL 有相似的病因。此外，腺体病变和鳞状病变有许多相似的危险因素。这些因素包括多个性伴侣、使用口服避孕药、过早的性行为和较低的社会经济水平（Ursin et al. 1996）。鳞状上皮和腺上皮病变均与高危型 HPV 相关。Tase 及其同事通过原位杂交检测了 8 例 AIS 的 HPV DNA，发现其中有 5 例有 HPV 感染；与 SIL 病变不同的是，AIS 主要与 HPV-18 相关，而 SIL 主要与 HPV-16 相关（Tase et al. 1989b）。根据这个最初报道，其他研究人员分析了 AIS 的 HPV DNA 表达，明确发现大多数 AIS 与 HPV DNA 相关，并且 HPV-16 和 HPV-18 是最常见的亚型。Duggan 通过对 37 例 AIS 进行 PCR 扩增检测发现，43% 的病例存在 HPV-18 感染，23% 的病例存在 HPV-16 感染（Duggan et al. 1994）。并且 HPV DNA 阳性与任何临床参数都不相关。最近 Quint 等使用高敏感度 PCR 方法

分析了 33 例 AIS 患者，并在所有病例中均鉴定出 HPV DNA，见表 5.9。27% 的患者存在 HPV-18 感染，70% 的患者存在 HPV-16 感染，3% 的患者存在 HPV-45 感染（Quint et al. 2010）。这项研究不仅发现 HPV-16 的高感染率，还发现亚裔美国人 HPV-16 的变异与子宫颈的腺性病变（包括 AIS）更为密切相关。这种特殊的 HPV-16 变异在 AIS 中的检出率比在 HSIL（CIN 3）中高出 4 倍。在美国 ATHENA 试验中，16 例经组织学检查被证实为 AIS。88% 的病例在细胞筛查学中检出 HPV，38% 的病例为 HPV-16 阳性，50% 的病例为 HPV-18 阳性（Wright et al. 2012）。在两项针对子宫颈癌前驱病变的欧洲多中心研究中，95% 的 AIS 病例为 HPV 阳性，且均为 HPV-16（57%）或 HPV-18（38%）阳性（Holl et al. 2015）。

5.2.3 临床特征

荟萃分析对多项研究中纳入的 1278 例接受治疗的女性患者进行了整理，显示患有 AIS 的女性的平均年龄为 37 岁（Salani et al. 2009）。大多数患有 AIS 的女性没有症状，通过子宫颈鳞状上皮内病变（SIL）的筛查或偶然的 ECC、子宫颈活检、锥状或环状切除活检中检测到 AIS。在有症状的女性中，最常见的表现是阴道异常出血（性交后或绝经后出血）或月经失调。少数情况下，患者出现异常分泌物。AIS 很难通过细胞学和阴道镜检查被发现（Duska 2009；Renshaw et al. 2004）。在一项对 42 例组织学确诊为 AIS 的女性的早期研究

表 5.9 AIS 中的 HPV 基因型

文献作者	病例数	HPV-16 阳性者的比例 / %	HPV-18 阳性者的比例 / %	其他 HPV 亚型阳性者的比例 / %	HPV 阴性者的比例 / %
Quint et al.（2010）	33	70	27	6	0
Ault et al.（2011）	22	82	23	0	5
Wright et al.（2012）	16	38	50	0	12
Holl et al.（2015）	49	57	38	0	6

中，只有 45% 的女性在之前的子宫颈细胞学检查中被检测到非典型腺细胞（Denehy et al. 1997）。其他病例是在评估子宫颈鳞状上皮内病变的活检中被偶然发现的。在澳大利亚癌症登记处报告的经组织学确诊的 AIS 病例中，对以往细胞学标本的回顾性研究发现其敏感度约为 50%（Ruba et al. 2004）。在 Gardasil HPV 疫苗试验中，共检出 22 例 AIS 患者，其中只有 2 例（9%）的子宫颈细胞学检查提示腺上皮内肿瘤（Ault et al. 2011）。在迄今为止规模最大的研究中，Umezawa 等回顾了 74 例 AIS 患者的 140 份宫颈细胞学标本（Umezawa et al. 2015）。首次细胞学检查的敏感度只有 45%，经 6 名独立细胞病理学家复查后诊断准确率提高到 79%。一项欧洲 AIS 多中心治疗试验取得了几乎相同的结果，其中只有 40% 的细胞学结果为腺性病变（Costa et al. 2012）。在该试验中，24% 的 AIS 患者的阴道镜检查呈阴性。

AIS 在子宫颈的分布情况对临床管理有重要影响。AIS 通常累及表面上皮、子宫颈内腺体或隐窝，但在有些情况下可局限于腺体，局限于表面上皮者很少见（Witkiewicz et al. 2005）。局限于表面上皮的病例的平均年龄比累及子宫颈内腺体或隐窝者要小，并且已经被推测为 AIS 的最早期表现（Witkiewicz et al. 2005）。局限于表面的 AIS 很容易被忽视，因为它们通常很小，而且与子宫颈内腺体或隐窝的 AIS 相比，细胞异型性和有丝分裂不明显。在 65% 的病例中，AIS 累及移行区（Andersen et al. 1989；Bertrand et al. 1987），并且大多数情况下为单灶性。然而，AIS 可延伸至子宫颈管内长达 3 cm。病变有时表现为多中心，在子宫颈管内呈跳跃性分布，AIS 病灶被正常子宫颈内组织分隔开（Bertrand et al. 1987；Cullimore et al. 1992）。

在活检组织和 ECC 标本中做出 AIS 的诊断具有挑战性。AIS 经常在进行阴道镜检查、子宫颈活检和 ECC 检查时被发现，但 1/3 的病例是在锥形手术切除后标本的病理学检查时才被确诊（Andersen et al. 1989）。最近的一项欧洲多中心研究评估了 3979 例最初被诊断为高级别癌前病变的女性的标本，其中 65 例在最初的机构中被诊断为 AIS（Holl et al. 2015）。然而，这些病例中只有 26 例（40%）经病理学专家检查证实为 AIS。此外，在专家检查时还发现了 23 例原机构未诊断出的 AIS 病例。

5.2.4　病理学改变

常见类型的 AIS 与 HPV 相关。最近发现的一种胃型 AIS 与 HPV 无关，稍后将对其进行讨论。AIS 的特征是子宫颈内腺体由非典型柱状上皮细胞构成，在细胞学上与腺癌细胞相似（图 5.55），但无浸润现象。细胞拉长，呈雪茄状，核深染，染色质呈粗颗粒状（图 5.56）。细胞质减少，仅含少量黏蛋白，导致核质比增高。细胞密集，呈假复层样，可为双层或多层。AIS 可累及腺体，可以呈局灶性、多灶性或弥漫性。通常可见一些腺体的正常上皮突然移行为 AIS（图 5.57）。上皮细胞常见包括 AMF 在内的有丝分裂象和凋亡细胞（图 5.58）。从结构上看，AIS 腺体可有较多外翻性和复杂的乳

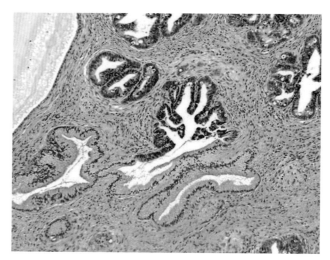

图 5.55　AIS。子宫颈腺体内衬非典型柱状细胞，与腺癌细胞相似

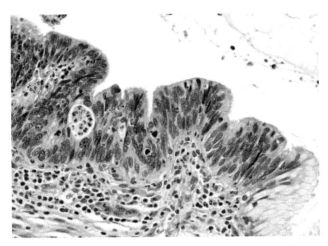

图 5.56　AIS。AIS 细胞呈假复层排列，细胞拉长，核深染

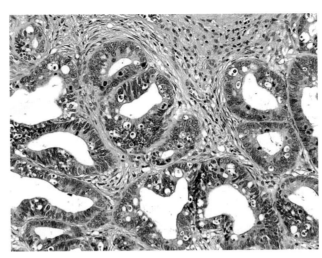

图 5.58　AIS。核分裂象和凋亡小体常见

头状内折，并且局部可呈筛状结构（图 5.57）。由于病变局限于先前存在的正常子宫颈结构，因此保留了原有的小叶结构。

　　已有文献报道了 AIS 的几个组织学变异型。Ostor 等描述了 AIS 的两种组织学类型，其一为典型的子宫颈管型或常见的宫颈内型（Ostor et al. 1984）。常见的宫颈内型可为唯一性结构（58% 的病例），也可与其他类型混合。另一种类型为肠型，与宫颈内型不同，黏膜内可见杯状细胞和帕内特细胞（Paneth 细胞，图 5.59）。结肠变异型少

见，常伴有典型的宫颈内型 AIS。结肠型 AIS 中的杯状细胞含有 O- 乙酰化唾液酸，后者是肠道分化的标记物。部分肠型的 AIS 也含有嗜银颗粒和帕内特细胞（Jakobsen et al. 1983；Trowell 1985）。AIS 的子宫内膜样型少见，腺鳞癌型和透明细胞型更罕见（Gloor et al. 1986b；Jaworski et al. 1988）。

　　部分前驱病变可同时伴有鳞状和黏液样分化（图 5.60a），表明移行区细胞具有双向分化的潜能。复层产黏液性上皮内病变（SMILE）是一种罕见的鳞状和黏液性分化的病变，细胞内含有丰富的黏液（Park et al. 2000）。在目前最大规模的病例研究中，研究人员在 6 年的时间里从 11 520 个宫颈

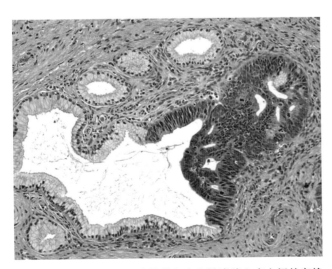

图 5.57　AIS。常可见正常柱状上皮和肿瘤腺上皮之间的突然移行

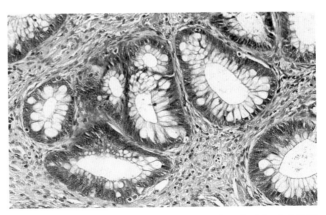

图 5.59　肠型 AIS。肠型 AIS 可见杯状细胞，有时甚至可见帕内特细胞

标本（活检和切除标本）中得到了 60 例 SMILE 患者的 69 个标本（Boyle et al. 2015）。SMILE 通常显示 Ki-67 增殖指数高和 p16 的弥漫性强阳性（图5.60b，5.60c）。该病变通常与 HSIL 和 AIS 有关。在最初的报道中，18 例 SMILE 病例中有 9 例伴有浸润（Park et al. 2000）。在最近更大宗的病例报道中，93% 的 SMILE 病例合并 HSIL，42% 的病例伴有 AIS，10% 的病例伴有浸润性癌（Boyle et al. 2015）。由于 HSIL 和 AIS 与 SMILE 混合的组织学表现，很难将该病变的起源归类为鳞状上皮还是腺上皮。最初认为其是起源于移行区储备细胞的 AIS 变异型，鳞状细胞分化被认为是表型不稳定的表现（Park et al. 2000）。2014 年 WHO 将其归类为 AIS 的变异型（Kurman et al. 2014）。

近期文献报道了少量罕见的 AIS 变异型——胃型 AIS（gAIS）（Mikami et al. 2013；Talia et al.

2017）。该病变可能是胃型子宫颈腺癌的前驱病变（Mikami et al. 2013）。其与子宫颈胃型黏液性癌相似，呈 HPV 阴性并具有胃的表型。gAIS 往往发生见于年龄较大的女性，高于经典型的 AIS 的平均年龄（53 岁）（Talia et al. 2018）。典型 gAIS 多发生在移行区，可累及子宫颈管甚至子宫内膜（Talia et al. 2017）。此时子宫颈柱状细胞具有丰富的嗜酸性或淡粉红色胞质，细胞核位于基底层（图5.61），可见少量杯状细胞，偶见细胞质呈泡沫状。与常见类型的 AIS 相比，gAIS 具有较少的核异型性和核复层，以及较少见的有丝分裂象和凋亡小体。但少数情况下，gAIS 可有明显的核异型性和核复层（图 5.62）。gAIS 不是由 HPV 引起的，所以 p16 染色并不呈阳性，但可显示与正常子宫颈内腺体类似的片状 p16 染色。与 AIS 的常见类型相似，gAIS 对碳酸酐酶Ⅸ呈阳性染色（Liao et al.

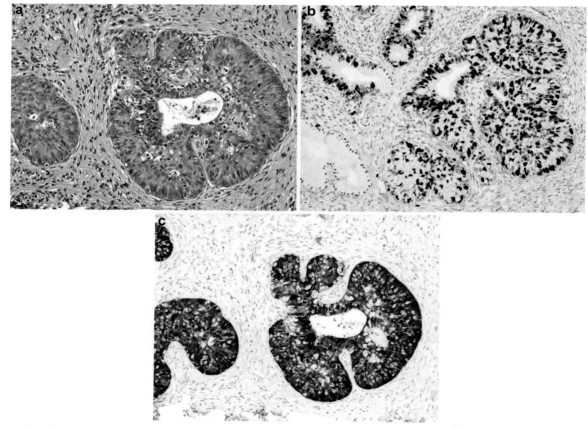

图 5.60　复层产黏液性上皮内病变（SMILE）。a. AIS 表现为黏液性和鳞状分化；b. Ki-67 增殖指数高；c. p16 染色呈阳性

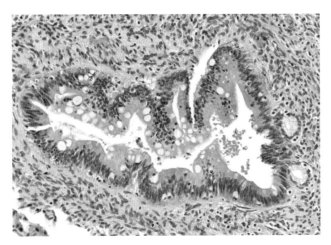

图 5.61 AIS，胃型变异型。该型的特点是丰富的嗜酸性细胞质和偶见杯状细胞。一般来说，其有丝分裂象比常见的宫颈内型更少，有较少的核异型性和复层

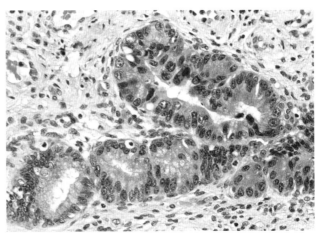

图 5.62 AIS，胃型变异型。本例表现为明显的核异型性和复层，提示可能为 AIS 的常见类型，但它具有特征性的嗜酸性细胞质，p16 染色呈阴性。本例患者最终被诊断为浸润性胃型子宫颈腺癌

2013）。嗜酸性细胞含有中性黏液素，AB / PAS 染色呈红色。免疫组化 MUC6 和 HIK-1083 呈阳性。ER 和 PR 常呈阴性，偶有病例表达 p53 突变型（弥漫染色或完全不染色）。而常见的高危型 HPV 相关的 AIS 变异型则表达野生型 p53（Talia et al. 2017）。

5.2.5 鉴别诊断

AIS 的鉴别诊断包括继发于炎症、放疗或病毒感染的修复性 / 反应性腺体非典型增生、Arias-Stella 反应、微腺体增生、子宫内膜异位症、输卵管化生、中肾管残余和浸润性腺癌。子宫颈内腺体对炎症和放疗的反应可能表现为广泛的细胞和结构变化。在反应性 / 修复性非典型性中，细胞核增大，核仁突出，但有核淡染，无深染（图 5.63）。细胞核可表现为多形性，但染色质常模糊和出现退行性改变。核分裂象通常不易见到或很少，与假复层性相似。必须注意区分真正的假复层和切片切面方向导致的假复层表现。子宫颈内腺体炎症伴储备细胞增生也可表现为假复层（图 5.64）。虽然反应性 / 修复性病变不应出现腺腔内乳头状突起，但子

宫颈管内可见乳头状突起。这些乳头状突起的基质内存在慢性炎症细胞浸润，被覆单层子宫颈管细胞。继发性修复性非典型子宫颈内膜的特征是腺体周围有大量急性和慢性炎症细胞浸润，上皮内可见中性粒细胞浸润。

放射后反应性非典型腺体改变可见细胞核变大、呈多形性，但细胞质常呈空泡状或颗粒状，无假复层排列和核分裂象。与 AIS 或子宫颈管腺体

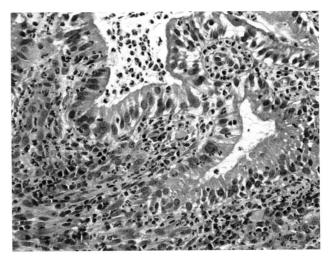

图 5.63 子宫颈管上皮的修复性改变。子宫颈管上皮出现反应性改变时，细胞核变大，核仁明显，染色质不深染，核透亮，核分裂象很少

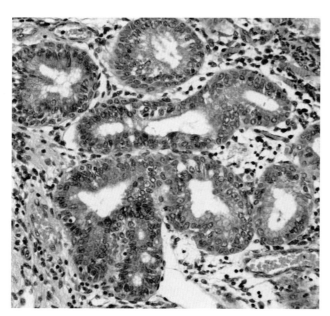

图 5.64　炎症导致的子宫颈管上皮储备细胞增生。炎性子宫颈管腺体常见储备细胞增生，呈假复层排列，偶尔被误诊为 AIS

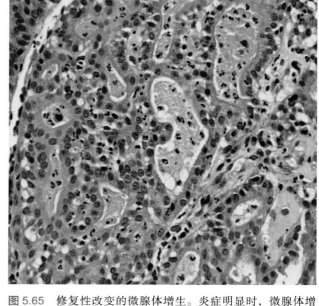

图 5.65　修复性改变的微腺体增生。炎症明显时，微腺体增生出现一定程度的非典型性，可能被误诊为 AIS。然而，即使有炎症，微腺体增生的核分裂象也不常见，无假复层，核轻度异型

的非典型增生相比，放射后非典型细胞之间细胞大小和形状的差异更大。Arias-Stella 反应的腺体仅有单层大而深染的细胞核，细胞常突入腺腔内（即鞋钉样细胞）。Arias-Stella 反应通常仅累及部分腺体，无核分裂象。虽然微腺体增生偶尔会被误诊为 AIS（尤其是在存在炎症时），但微腺体增生缺乏明显的核非典型性，无假复层排列，核分裂象很少（图 5.65）。此外，微腺体增生具有特征性的结构模式，腺体密集、小而一致。非典型微腺体增生已有描述，它形成实性上皮团，细胞异型性明显（Young et al. 1989）。这些病变几乎总是包含典型的微腺体增生区域，这使得它们可以被确定为微腺体增生的非典型表现（见第 4 章）。同样，发生在子宫颈的子宫内膜异位症通常也很容易识别，也很容易与 AIS 相区别。典型的子宫内膜异位症病变包括腺体和子宫内膜间质。腺体内衬的细胞是位于基底层的子宫内膜细胞，可呈假复层排列，无核分裂活性。输卵管化生和中肾管残余的细胞核温和，无核分裂象，具有典型的组织学特征，不应被误认

为是 AIS（见第 4 章）。但是，输卵管上皮化生偶尔可见细胞核增大、染色质粗糙，此时较难与 AIS 相鉴别（图 5.66）。

　　免疫组化在鉴别 AIS 和其他腺性病变方面非常有用。大多数（但不是全部）情况下，AIS 病

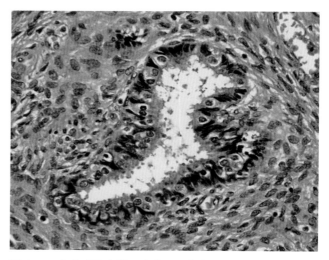

图 5.66　非典型输卵管上皮化生。偶尔，输卵管上皮化生的细胞核增大、深染，染色质粗糙，易被误诊为 AIS，但它缺乏核分裂活性和假复层排列

变的核和（或）胞质呈 p16 弥漫阳性（图 5.67）（Negri et al. 2003；Riethdorf et al. 2002；Cameron et al. 2002；Murphy et al. 2003；Tringler et al. 2004；Volgareva et al. 2004）。最近对腺上皮内肿瘤的生物学标记物的系统回顾和荟萃分析发现，p16 是研究最广泛的生物学标记物，估计 94% 的 AIS 表现为 p16 阳性染色（Lee et al. 2016）。反应性 / 修复性病变和微腺体增生通常呈 p16 阴性。输卵管上皮化生表达 p16 者并不少见，但染色模式与 AIS 不同。在输卵管上皮化生中，p16 染色通常呈局灶性和弱阳性表达，而 AIS 则呈弥漫性和强阳性表达（图 5.68）（McCluggage 2007）。然而，少数输卵管上皮化生的病例可表现为弥漫性阳性，Ki-67 免疫组化有助于与 AIS 相鉴别。在输卵管化生和子宫内膜异位症中，Ki-67 增殖指数通常很低，只有不到

10% 的细胞呈阳性染色，而 AIS 中 Ki-67 增殖指数则要高得多（Cameron et al. 2002；Pirog et al. 2002；McCluggage et al. 1995）。AIS 病变中超过 30% 的细胞通常表现为 Ki-67 核染色，多数情况下大部分的 AIS 细胞呈阳性染色（图 5.67c）。AIS 对从 HeLa 细胞中提取的抗原（mn 抗原碳酸酐酶Ⅸ）呈阳性染色（Liao et al. 1994）。最近的研究表明，92% 的 AIS 细胞呈碳酸酐酶Ⅸ染色阳性，而正常的子宫颈腺体呈阴性染色（Liao et al. 2013；Choschzick et al. 2014）。虽然 p16 研究得没有那么透彻，但碳酸酐酶Ⅸ是诊断胃型 AIS 的重要标记物，而其 p16 染色通常呈阴性（Liao et al. 2013）。ProExC 是几种生物学标记物的组合，在一项研究中，它对区分 AIS 和反应性腺性病变的敏感度为 93%（Sanati et al. 2010）。BCL2 已被用来帮助区分 AIS 与子宫内

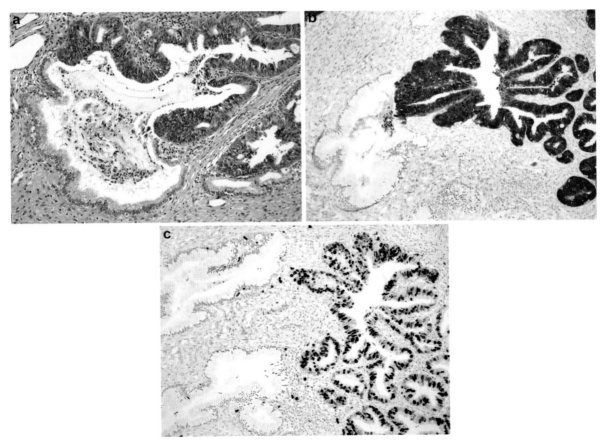

图 5.67　AIS 的 p16 染色。a. 典型 AIS 中正常组织和肿瘤组织的界限分明；b. 肿瘤组织呈 p16 强阳性染色；c. 肿瘤组织呈 Ki-67 染色高增殖指数

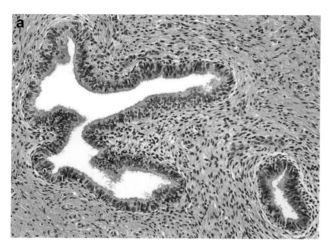
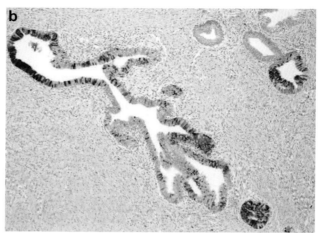

图 5.68　典型的输卵管上皮化生。输卵管上皮化生的 p16 染色呈局灶弱阳性，而 AIS 的 p16 染色呈弥漫强阳性。a. HE 染色；b. p16 染色

膜异位症和输卵管化生。BCL2 具有抑制凋亡的作用，输卵管上皮化生和子宫内膜异位症均呈 BCL2 阳性，而 AIS 病变有明显凋亡，所以 BCL2 染色呈阴性或仅局灶阳性（Cameron et al. 2002）。67% 的 AIS 表达 CEA，阳性定位于细胞质，而正常的子宫颈管柱状上皮或呈阴性表达或仅表达在腺腔缘，而不是细胞质（Hurlimann et al. 1984；Marques et al. 1996）。Vimentin 在 AIS 病变中不表达，在输卵管上皮化生和子宫内膜异位症中呈细胞质阳性（Marques et al. 1996）。同样，ER 通常表达于输卵管上皮化生和子宫内膜异位症，而在 AIS 中不表达。一些学者建议，当 AIS 病例诊断困难时，可使用一组抗体（包括 Ki-67、p16、BCL2、单克隆 CEA、vimentin 和 ER 抗体）（McCluggage 2007）。根据笔者的经验，一个由 p16、Ki-67、ER 和 PR 组成的面板就足够了。

如果受累腺体超出腺体范围或超出最深的未受累子宫颈内隐窝，应怀疑受累腺体发生浸润。此外，在 AIS 中受累腺体周围应无软骨增生或间质反应。其他可能与侵袭有关的令人担忧的特征包括旺盛出芽现象、广泛的筛状结构、腺体融合或"背对背"，以及子宫颈内表面乳头状突起的形成（Kudo et al. 1991；Ostor et al. 2000）。

5.2.6　临床行为和治疗

由于还没有关于 AIS 自然史的研究报道，AIS 是浸润性子宫颈腺癌前驱病变的证据是间接的。尽管如此，但直到最近人们还认为患有 AIS 的女性应该接受子宫切除术，因为在文献中有很多关于 AIS 保守锥形切除术治疗后发生持续性 AIS 或侵袭性疾病的报道（Kennedy et al. 2002；Muntz 1996）。由于 AIS 最常发生在希望保留生育功能的年轻女性，因此针对 AIS 的治疗包括锥形切除术、冷刀、大范围 LEEP、激光等保守治疗方式（Massad et al. 2013a；Costa et al. 2012；Munro et al. 2017）。大量 AIS 患者在锥形切除术后接受了随访。研究显示，如果子宫颈内切缘为阴性，经锥形切除术治疗的女性的复发率较低。在欧洲的多中心治疗试验中，12.6% 的患者在随访过程中被诊断为 AIS/SIL 或浸润性癌（Costa et al. 2012）。锥形切除术后复发最重要的危险因素是边缘状态（Munro et al. 2017；Costa et al. 2012；Goldstein et al. 1998；Wolf et al. 1996；Salani et al. 2009）。子宫颈内切缘阳性的女性患浸润性子宫颈腺癌或复发性 AIS 的风险较大。有报道称，切缘未见残留的患者有高达 40% 的复发率，切缘阳性时复发率可增高至 80%

（Costa et al. 2012）。2009 年的一项荟萃分析发现，在 671 例患者中只有 26% 的阴性切缘患者复发，但只有 0.1% 的患者发展为浸润性腺癌（Salani et al. 2009）。5.2% 切缘阳性的患者发展为浸润性腺癌。其他残留或复发的因素包括年龄 >30 岁、单纯性的 AIS（如不合并 HSIL）、较大的病灶（直径 >8 mm）（Munro et al. 2017；Costa et al. 2012）。基于这些研究，如果锥形切除术切缘为阴性，那么单纯采用锥形切除术的保守治疗被认为是 AIS 患者希望维持生育功能时的一种选择。

5.3　子宫颈细胞学

5.3.1　子宫颈细胞学的优势和局限性

　　子宫颈细胞学筛查已经持续了长达半个多世纪之久，目前它仍是最有效的防癌筛查检测手段之一。超过半个世纪的使用积累了许多流行病学和建模数据并证实了它的有效性。细胞学筛查已成为一项检测指标，所有其他的癌症筛查检测项目均须与其做对比。在女性一生中进行 2 次细胞学筛查就能使浸润性子宫颈癌的患病风险降低 43%，每年进行筛查者的预计患癌风险可降低 90% 以上（Parkin 1991；Goldie et al. 2004）。尽管细胞学筛查的效果不错，但重要的是要记住，在医学领域中，没有任何一种筛查、诊断或治疗技术是十全十美的，子宫颈细胞学也不例外。有些女性虽然接受了常规的细胞学筛查，但仍然发展为浸润性子宫颈癌。

　　近 10 余年来，子宫颈细胞学收集技术、细胞学标本的评估以及细胞诊断报告的分类系统都取得了大幅进步。最重要的进步之一是引进的液基细胞学技术。液基细胞学技术使子宫颈细胞可直接转移至液体固定液中，然后被送到细胞学实验室制片。液基细胞学的主要优势之一是针对性传播疾病病原体（如 HPV DNA、衣原体、淋病奈瑟菌）的分子检测可以直接在液基样本中进行。当诊断为非典

型鳞状细胞 – 意义不明（ASC-US）时，HPV 检测（也就是反馈性 HPV 检测）尤其有用。

5.3.2　Bethesda 系统术语

　　1988 年病理学家们制定了规范子宫颈 / 阴道细胞学诊断术语的 Bethesda 系统（TBS），为回顾和报告妇科子宫颈涂片提供了统一指南（The Bethesda 1988）。随后，在 1991 年和 2001 年病理学家们又修订了 TBS 分类（Workshop 1991；Solomon et al. 2002）。2014 年，针对更多液基细胞学方面的经验、对 HPV 生物学的了解、HPV 疫苗的广泛引入以及单独或结合细胞学进行 HPV 检测，专家们对 2001 年的 TBS 进行了回顾和更新（Nayar et al. 2015）。TBS 现在是美国子宫颈细胞学的标准分类。报告由多个部分组成，但其中最重要的部分是样本充分性声明和判读 / 结果，见表 5.10。报告可以提供额外的信息。TBS 是为了帮助临床医师了解 3 个基本问题：①标本量是否足够？②子宫颈细胞学检查是否正常？③如果检查并非完全正常，那么属于哪种具体异常？

5.3.3　子宫颈癌前驱病变的细胞学表现

　　TBS 分类中把子宫颈癌前驱病变划入"上皮细胞异常"类别。上皮细胞异常分为鳞状细胞异常和腺上皮有关的异常，后者包括子宫颈管腺上皮异常和子宫内膜腺上皮异常。之前的轻度非典型鳞状细胞和非典型子宫颈管细胞也被归入"上皮细胞异常"。

5.3.3.1　鳞状细胞异常
5.3.3.1.1　非典型鳞状细胞

　　非典型鳞状细胞（ASC）是指细胞改变提示存在鳞状上皮内病变，但从数量或性质上不足以诊断 SIL（Workshop 1991；Solomon et al. 2002；Nayar

表 5.10　TBS 2014 版分类（Nayar et al. 2015）

标本类型
注明常规涂片（巴氏涂片）、液基制片或其他制片
标本满意度评估
标本满意
标本不满意（注明原因）
总体分类（可选）
未见上皮内病变和恶性病变
其他：见判读 / 结果
上皮细胞异常：见判读 / 结果（根据需要注明"鳞状上皮"或"腺上皮"）
判读 / 结果
未见上皮内病变和恶性病变
非肿瘤性发现（可选择性报告）
非肿瘤细胞性改变
反应性细胞改变
子宫切除术后腺细胞
微生物
其他
子宫内膜细胞（大于 45 岁女性）
上皮细胞异常
鳞状上皮细胞异常
非典型鳞状细胞（ASC）
－ 意义不明（ASC–US）
－ 不除外 HSIL（ASC–H）
低度鳞状上皮内病变（LSIL）［包括：HPV 感染所致的病变效应 / 轻度异型增生（CIN 1）］
高度鳞状上皮内病变（HSIL）［包括：中度 / 重度异型增生和 CIS（CIN 2 和 CIN 3）］
鳞状细胞癌
腺细胞异常
非典型
－ 子宫颈管细胞（NOS 或在备注中说明）
－ 子宫内膜细胞（NOS 或在备注中说明）
－ 腺细胞（NOS 或在备注中说明）
非典型
－ 子宫颈管细胞，倾向肿瘤
－ 腺细胞，倾向肿瘤
子宫颈管原位腺癌（AIS）
腺癌
－ 子宫颈管型
－ 子宫内膜型
－ 子宫外
－ 非特殊型（NOS）
其他恶性肿瘤（注明类型）
辅助检查
提供检查方法的简要说明，并报告结果，以便于临床医师理解
计算机辅助子宫颈细胞学的判读
如果采用自动化设备检测病例，注明设备和结果
细胞学报告的教学性备注与评论（可选）

et al. 2015）。关于 ASC 需要注意以下几点。首先，ASC 诊断是一种排除性诊断，虽然存在细胞学异常，但不能明确诊断 SIL。其次，当伴有炎症性或反应性改变时，不应诊断 ASC，应仔细观察切片，并尽可能将其归类为未见上皮内病变或恶性肿瘤。再次，虽然 ACS 有时被贬称为"细胞学垃圾筒"，但在进行诊断时有特异性标准。如果能坚持诊断标准，常规细胞学实验室的 ASC 诊断率在所有细胞学标本中不应超过 5%，并且 ASC 的诊断率大约应为 SIL 的 2 倍（Eversole et al. 2010）。

2014 版 TBS 将 ASC 分为 2 种。"非典型鳞状细胞，意义不明（ASC-US）"是指细胞学改变提示 LSIL，但细胞学异常程度不足以明确诊断。"非典型鳞状细胞，不除外 HSIL（ASC-H）"是指细胞学改变提示 HSIL，但细胞学异常程度不足以明确诊断（Sherman et al. 1999）。

诊断 ASC 的详细标准见表 5.11。细胞核大小是区分 ASC-US 与良性细胞改变的主要标准之一。ASC-US 的细胞核是正常中层鳞状细胞核的 2.5~3 倍或者化生细胞核的 2 倍（图 5.69）。此外，核质比可轻微增高。其他特征包括轻微的核深染、染色质分布不均或核形不规则（Nayar et al. 2015）。

ASC-US 包括非典型细胞异常角化，表现为核异型性和浓染的橙红色细胞质。一部分 ASC-US 的诊断是由于不能完全满足 LSIL 的诊断标准而做出的（图 5.70）。出现挖空细胞时，提示存在 HPV 感染（挖空现象，核周空晕），细胞核有轻微的变化。

值得注意的是，ASC-US 诊断的核变化标准具有高度的主观性，即使是在细胞学专家之间也存

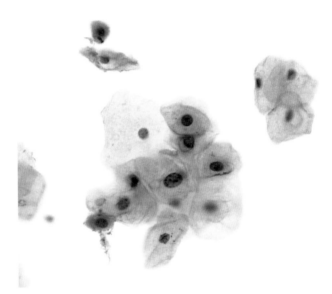

图 5.69　非典型鳞状细胞，意义不明（ASC-US）。中层鳞状细胞核增大、深染，涂片上无微生物感染或炎性改变的表现

表 5.11　非典型鳞状细胞（ASC）的诊断标准

非典型鳞状细胞，意义不明（ASC-US）
细胞在大小和结构上类似于表层或中层鳞状细胞
细胞核大小是正常中层鳞状细胞核大小的 2.5~3 倍，或者是化生细胞核大小的 2 倍
细胞核呈圆形至椭圆形，轻度不规则
细胞核染色轻微深染或不深染

非典型鳞状细胞，不除外 HSIL（ASC-H）
小细胞伴有高的核质比
细胞在大小和结构上与副基底层细胞或基底层细胞相似，但细胞核大小是它们的 1.5~2.5 倍
细胞以单个细胞或小簇形式出现
细胞核常伴有染色质不均匀和深染
核外形常不规则
密集的细胞簇模式
密集的细胞群，类似副基底层细胞或基底层细胞，具有核异型性的特征（包括染色质增多和高核质比）
细胞失去极性时，很难被观察到

在差异。这导致了 ASC-US 诊断的不确定性，是所有细胞学诊断中重复性最差的（Confortini et al. 2003，2007；Gatscha et al. 2001）。诊断为 ASC-US 的女性中，有 3%~5% 的女性在进行阴道镜检查后，组织学诊断为 HSIL（CIN 3）（Stoler et al. 2013，2011；Tewari et al. 2017）。

第二种 ASC 是 ASC-H，其细胞在大小和结构上与副基底层细胞或基底层细胞类似。ASC-H 表现为 2 种不同类型的模式。一种模式是高核质比的小细胞，单独出现或呈小簇状排列。细胞大小与化生细胞相似，但细胞核是正常的 1.5~2.5 倍，核质比增高。细胞核常深染，核形不规则，染色质不均匀（图 5.71）。鉴别诊断包括非典型不成熟鳞状上皮化生和 HSIL。另一种模式是簇状模式（Nayar et al. 2015），表现为簇状鳞状细胞团、核非典型性、染色质深染和高核质比（图 5.72）。有些细胞失去了极性，但不易判断。拥挤的 HSIL 细胞簇可能来源于子宫颈内腺体、隐窝，或反应性、肿瘤性或萎缩的上皮细胞。

ASC-H 是一类少见的病变，通常占所有 ASC 的 10% 以下。根据 CAP 的调查，2006 年美国实

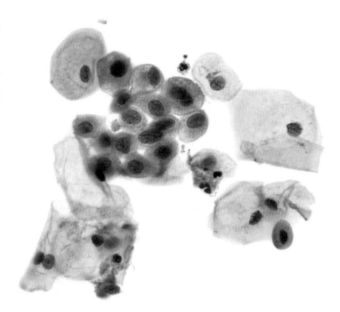

图 5.71　非典型鳞状细胞，不除外 HSIL（ASC–H）。可见一簇非典型不成熟化生细胞。细胞核质比增高，核深染，细胞核轻度不规则。但细胞质比 HSIL 的细胞多，而且只有少量异常细胞簇

验室中 ASC-H 的报告率中位数为 0.3%（Eversole et al. 2010）。大多数 ASC-H 患者呈高危型 HPV DNA 阳性，12%~68% 的 ASC-H 患者在阴道镜检查时发现组织学上的 HSIL（Sherman et al. 1999；Bandyopadhyay et al. 2008；Liman et al. 2005）。由于 ASC-H 患者的组织学 HSIL 患病率很高，因此有人建议 ASC-H 的更恰当的名称应为"不确定的 HSIL"（Wright et al. 2007）。

5.3.3.1.2　低度鳞状上皮内病变

TBS 分类中 LSIL 包括 HPV 感染所致的病变效应和细胞轻度非典型增生（CIN 1）。LSIL 类似于表层或中层鳞状细胞，以单个细胞出现或以具有明确边界的细胞簇状排列。细胞大，胞质丰富。细胞核通常是正常中层细胞鳞状细胞核大小的 3 倍或 3 倍以上（图 5.73），常伴有明显的挖空现象，染色质深染，易见多核（图 5.74）。染色质颗粒细，分布均匀。

随着细胞学方法（如液基细胞学和计算机成

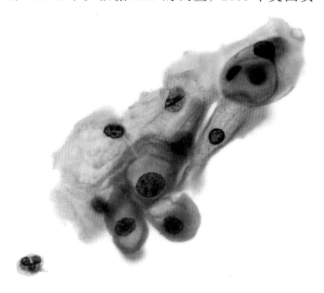

图 5.70　非典型鳞状细胞，意义不明（ASC–US）。细胞出现相当程度的核增大和核周空晕，提示但不足以诊断 LSIL，而且这些异常细胞数量少，所以被诊断为 ASC–US

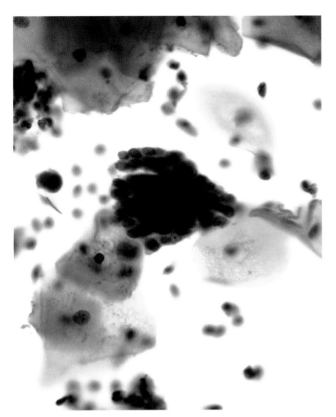

图 5.72 非典型鳞状细胞，不除外 HSIL（ASC-H）。拥挤的细胞核深染，有高的核质比。然而，很难看到单个细胞，所以以笔者不希望将其诊断为 HSIL，应该给出 ASC-H 的诊断

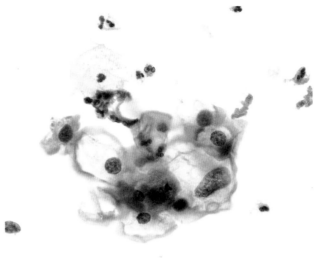

图 5.73 LSIL。病变细胞是中层细胞，细胞核增大，挖空细胞明显。其中一个细胞核比正常中层细胞核大 10 倍

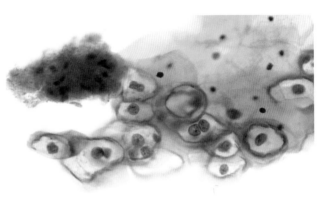

图 5.74 HSIL。病变细胞可见相当明显的挖空细胞伴多核细胞，核周空晕明显

像系统）的发展，在美国 LSIL 的发病率似乎正在上升。根据 20 世纪 90 年代的调查，美国实验室中 LSIL 的检出率为 1.6%，但到 2006 年上升至 3%（Jones et al. 2000；Eversole et al. 2010）。最近的研究显示，某军事医学中心采用计算机细胞学成像系统后，LISL 的检出率从 2.6% 上升到 3.9%（Duby et al. 2009）。年龄是决定子宫颈鳞状上皮内病变患病率的重要因素。在美国的一项大型筛查试验中，LSIL 的检出率在 21~24 岁女性中为 6.5%，在 25~29 岁女性中为 3.8%，在 40~49 岁女性中为 1.4%（Wright et al. 2012）。

5.3.3.1.3 高度鳞状上皮内病变

　　TBS 分类中，HSIL 包括中度和重度非典型增生以及原位癌，因此 HSIL 的细胞学形态具有较大差异。随着病变程度的增加，细胞分化程度和胞质含量下降，核质比增高，核非典型性程度也增加（表 5.12）。尽管 HSIL 细胞的大小差异很大，但通常比 LSIL 的细胞更小，细胞质更少。部分 HSIL 细胞较小，与基底层细胞大小相似，核增大程度有较大差异（图 5.75）。有时细胞核与 LSIL 的细胞核一样大，但由于细胞质较少，因此核质比高于 LSIL。HSIL 细胞体积较小时，细胞核可能不会

表 5.12　鳞状细胞异常的诊断标准

TBS	低度鳞状上皮内病变（LSIL）	高度鳞状上皮内病变（HSIL）		
CIN 命名	CIN 1	CIN 2	CIN 3	
旧版 WHO 命名	轻度非典型增生	中度非典型增生	重度非典型增生	CIS
细胞类型	表层或中层细胞	副基底层细胞	基底层细胞	基底层细胞，梭形细胞，多形细胞
细胞排列	单个或成片	单个或成片	单个或成片	单个、成片或形成合胞体
异常细胞数量	+	++	+++	++++
挖空细胞	+++	+	+/-	+/-
细胞核大小	+++	++	+	+
核深染	+	++	+++	++++
核质比	+	++	+++	++++

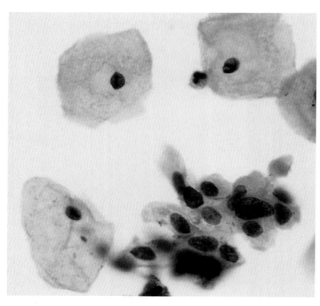

图 5.75　HSIL。核大小有相当大的变异性。许多细胞有较多的胞质，但其核质比高于通常所见的 LSIL

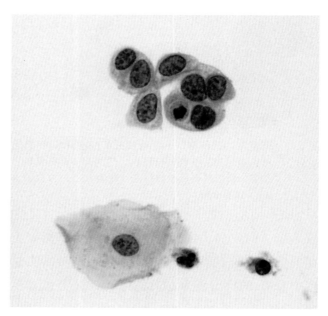

图 5.76　HSIL。细胞与副基底层细胞大小相似，但细胞核与中层细胞大小相似。因此，核质比大幅增高

比中层鳞状细胞大多少，但核质比显著增高（图 5.76）。细胞核深染，核形不规则，可见凹陷。染色质可呈细颗粒状或粗颗粒状，分布均匀。核仁通常不存在。HSIL 的细胞质也有很大差异，可表现为少量、边集、深染的化生细胞样或角化（图 5.77），可呈单细胞、片状、巢团状或合体细胞样。

病变细胞的数量可能有很大的差异。当只有少量的基底细胞样 HSIL 存在时，要正确地将其归类为 HSIL 是相当困难的，这与 HSIL 的假阴性

不成比例。根据 CAP 2006 年的调查，美国实验室中 HSIL 的报告率的中位数为 0.6%（Eversole et al. 2010）。HSIL 的发病率随年龄而变化。在美国的一项大型筛查试验中，HSIL 的检出率在 21~24 岁女性中为 0.7%，在 25~29 岁女性中为 0.4%，在 40~49 岁女性中为 0.2%（Wright et al. 2012）。HSIL 的诊断意味着发生重大子宫颈疾病的高风险。大约 60% 的 HSIL 患者存在组织病理学上的病变（Massad et al. 2013b）。

5.3.3.1.4 浸润性鳞状细胞癌

子宫颈鳞状细胞癌分为角化型和非角化型。非角化性鳞状细胞癌可见大量恶性细胞，细胞松散成片，呈合胞体样排列。细胞通常比 HSIL 略小，但具有 HSIL 的大部分特征。细胞核的染色质呈粗糙的团块状，局灶性染色质淡染，可见明显的大核仁（图 5.78）。鳞状细胞癌通常具有污秽的背景，包括血液、细胞碎片、纤维蛋白和坏死物质，这通常称为肿瘤素质。这种特征性的背景在液基细胞学标本中不太明显，但在液基细胞学制片上可见特殊的坏死背景，坏死物呈大块状围绕着细胞，有时可见大块坏死的组织碎片，所以容易识别（图 5.79）。

在角化型癌的子宫颈细胞标本中，恶性细胞的形状和大小差异很大（图 5.80）。部分细胞呈多形性或蝌蚪状。这些细胞有大量嗜橘黄色胞质，常见大量细胞角化过度和角化不全。细胞核非常不规则，染色很深。有时细胞核发生变性，呈现不透明团块或墨点状。与非角化性鳞状细胞癌不同，角化性鳞状细胞癌经常没有脏污背景或肿瘤素质。

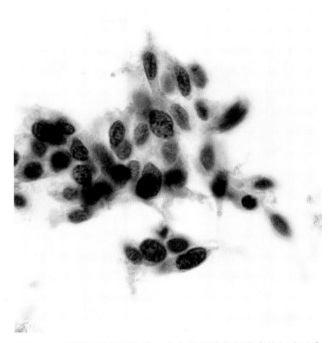

图 5.78　浸润性鳞状细胞癌。非角化性鳞状细胞癌的细胞呈多角形并呈合胞体样片状分布，具有高度非典型性，但比许多上皮内病变的细胞小

5.3.3.2 腺细胞异常

在 2014 版 Bethesda 系统中，包括非典型子宫颈管细胞和非典型子宫内膜细胞在内的所有腺细胞异常被合并为一个实体，即"腺细胞异常"。绝经后女性的良性子宫内膜细胞被归类为"其他"类别。腺细胞异常分为 3 种：非典型腺细胞，非定性或倾向肿瘤；AIS；浸润性腺癌。

5.3.3.2.1 非典型腺细胞

所有非典型腺细胞（AGC）均缺乏腺癌的诊断特征，在 2014 版的 Bethesda 系统中，不管细胞是来自子宫内膜还是子宫颈，均将其划分为 AGC，再详细说明其来源是子宫颈、子宫内膜还是来源不确定。AGC 分为两个类别。第一类是"AGC，非定性[1]（子宫颈管型、子宫内膜型或未分类）"；第二

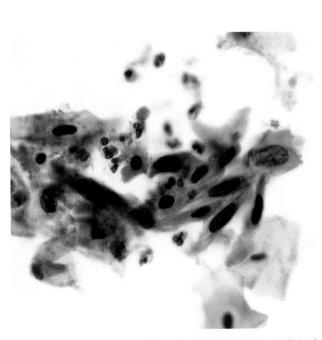

图 5.77　HSIL。许多细胞角化，细胞核染色很深。通常很难将此型 HSIL 与角化型浸润性鳞状细胞癌相区分

1　此处原文是"not qualified"，下文是"NOS"，二者在本章视为语义相同。——译者

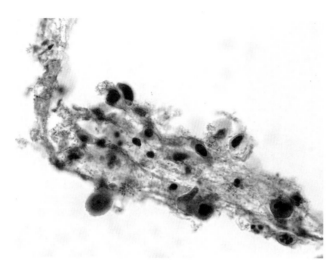

图 5.79　肿瘤素质。鳞状细胞癌的液基标本，显示坏死物质围绕着恶性细胞，形成"大块状"外观

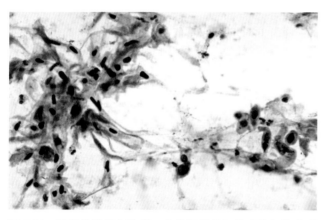

图 5.80　浸润性鳞状细胞癌。角化性鳞状细胞癌的细胞多形性非常明显，包括梭形、拉长和拖尾状。有些细胞核染色很深

类是"AGC，倾向肿瘤"。

　　腺细胞异常比鳞状细胞异常少见得多，并且大多数细胞学医师难以辨认和诊断。而且，区别子宫颈管上皮反应性改变、子宫颈管非典型增生、子宫颈管原位腺癌和子宫颈管浸润性腺癌的标准与鳞状上皮病变的诊断标准相比更不完善。细胞学家甚至很难分辨非典型子宫颈管细胞和累及子宫颈管腺体的 HSIL。所以，因 AGC 而行阴道镜检查的女性有较高的鳞状细胞异常的检出率，后者大约为30%（Kim et al. 1999；Ronnett et al. 1999）。

　　非典型子宫颈管细胞的细胞学特征依据其组织

病理学异常的程度而变化。在细胞病理学医师所指的"非典型子宫颈管细胞，非特指（NOS）"病例中，细胞核大小和形态有所不同（图 5.81）。这些细胞以片状或条状出现，部分细胞拥挤且核重叠。与正常子宫颈腺细胞相比，细胞核通常增大，核面积可达正常子宫颈腺细胞的 3~5 倍。可有轻度核深染和轻度染色质分布不均匀。罕见核分裂象，偶见核仁。"非典型子宫颈管细胞，倾向肿瘤"包括那些细胞学特征提示 AIS，但不足以明确诊断 AIS 的病例。与"非典型子宫颈管细胞，非特指（NOS）"相比，其核深染、核大小的变化程度和染色质颗粒感都更加明显（图 5.82）。当细胞呈条状时，常形成假复层。

5.3.3.2.2　原位腺癌

　　在原位腺癌（AIS）病例中，常见大量 AGC 细胞形成拥挤的细胞簇。成片细胞常常呈三维结构，有时保持原有的腺体结构（图 5.83）。细胞巢中的细胞偶尔形成菊形团，细胞巢周边可形成广泛的羽毛状结构（图 5.84）。单个子宫颈管细胞呈重度非典型性，细胞核增大，呈圆形、椭圆形或拉长，细胞之间大小各异。在大多数病例中，核染色质呈粗块状，可见大量核分裂象。有时很难将 AGC 细胞与累

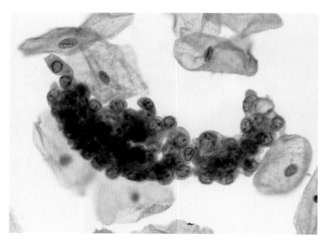

图 5.81　非典型腺细胞，子宫颈管型（AGC-EC）。子宫颈管上皮细胞核增大，核仁明显，大小和形态有所不同。这是产后 6 周的细胞学涂片标本，随访检查完全阴性

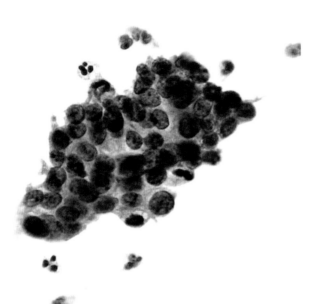

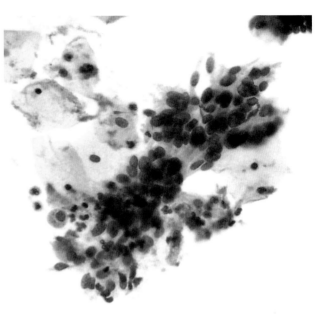

图 5.82　AGC，倾向肿瘤。这些子宫颈管细胞在某种程度上提示原位腺癌（AIS）。细胞核深染，染色质呈粗块状。细胞核大小各异，细胞聚集形成三维细胞团

图 5.84　AIS。单个非典型子宫颈管细胞的核深染，染色质呈粗块状。在典型 AIS 细胞巢的边缘可见特征性的细胞核羽毛状结构

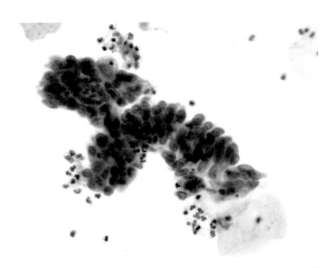

图 5.83　AIS。子宫颈管细胞形成致密的三维结构，与子宫颈管腺体相似。这种结构大量出现于 AIS 标本中

及子宫颈管隐窝或"腺体"的 HSIL 细胞相区分。在这些病例中，重度非典型细胞核位于细胞巢的中心，细胞巢外周的一些细胞为子宫颈管细胞。

5.3.3.2.3　腺癌

　　TBS 将子宫的浸润性腺癌细分为"腺癌，子宫颈管型""腺癌，子宫内膜型"和"腺癌，非特殊型"。浸润性腺癌的细胞学诊断相对简单。原发于子宫颈管或子宫内膜的腺癌细胞，其核增大，核质比高，染色质呈粗块状，核仁明显（图 5.85）。癌细胞可单个或成簇分布。如果有可能，细胞学医师应该努力区分腺癌是来源于子宫颈管还是子宫内膜。区分子宫内膜和子宫颈管来源的关键细胞学特征包括异常细胞的数量、细胞大小、柱状形态是否保留、细胞质形态以及细胞核的结构（Ng 1993）。子宫颈腺癌比子宫内膜腺癌更为常见。子宫内膜腺癌的细胞通常单个散在分布或呈小团块状排列，而子宫颈腺癌的细胞呈较大的二维片状、三维团块状或合体细胞样排列。子宫颈腺癌的细胞通常保持柱状结构，而柱状结构在大多数子宫内膜腺癌中是缺失的。子宫颈腺癌脱落细胞的胞质呈典型的细空泡状，而子宫内膜腺癌细胞的胞质稀少且嗜天青色。子宫内膜腺癌的细胞核大小随肿瘤分级的增高而增大，与子宫颈腺癌的细胞核相比，子宫内膜腺癌细胞核的染色质颗粒较少，染色较浅，少见多个核仁。

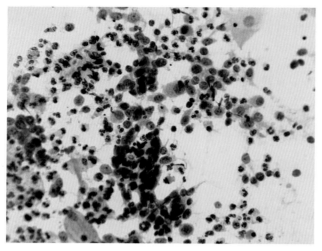

图 5.85　子宫颈腺癌。这些子宫颈管细胞具有明显的腺癌特征。细胞核明显增大，染色质呈粗块状且边集，核仁明显。可见炎症和坏死背景，表明存在肿瘤素质

5.3.4　细胞学异常和子宫颈癌前驱病变的管理

2012 年，美国阴道镜与子宫颈病理学会（ASCCP）对前期制定的细胞学异常和子宫颈癌前驱病变的管理指南进行了修订（Wright et al. 2007；Massad et al. 2013a）。这项指南在美国被广泛采用，其内容都有证据支持。每一建议都被分级，包括建议的力度和支持该建议的数据的力度。以下是该指南的主要摘要。在 www.asccp.org 可查到所有的建议和管理流程图。

5.3.4.1　ASC

因 ASC 而行阴道镜检查的女性中，活检证实为 HSIL 的检出率为 5%~17%（Wright et al. 2007；Stoler et al. 2011，2013）。因 ASC 而发现 HSIL 的检出率取决于下列因素：年龄、病史以及 ASC 亚型。总体上，组织学证实为 HSIL 的女性中，大约一半在最初的细胞学检查时被诊断为 ASC（Lonky et al. 1999；Kinney et al. 1998）。然而值得注意的是，诊断为 ASC 的女性患浸润性子宫颈癌的风险相当低（大约为 1/1000）。

5.3.4.1.1　ASC-US

在北加州凯撒市，存在 ASC-US 的 30~64 岁女性 5 年累积发生 HSIL 的风险为 6.9%（Katki et al. 2013a）。对 ASC-US 患者，有 2 种管理方法：高危型 HPV DNA 检测和 1 年后重复子宫颈细胞学检查（图 5.86）（Massad et al. 2013a）。HPV DNA 检测用于确诊 HSIL，比单一的子宫颈细胞学重复检查使用得更为广泛，但用于接受阴道镜检查的人数大致相当（Arbyn et al. 2006）。此外，从成本 – 效益角度，当从液基标本中获得最初的 ASC-US 细胞学检查标本时，针对 ASC-US 女性的 HPV DNA 检测更容易被接受（Kulasingam et al. 2006；Pedersen et al. 2016）。因此，无论何时使用液基细胞学进行筛查，高危型 HPV DNA 检测都是管理 ASC-US 患者的首选方法（Massad et al. 2013a）。对高危型 HPV DNA 阳性的女性应进行阴道镜检查，而对 HPV DNA 阴性的女性应在 3 年内进行复检。

由于年轻的 ASC-US 患者的 HPV DNA 阳性率比老年患者高得多，因此不建议对年轻的 ASC-US 患者进行 HPV DNA 检测（Sherman et al. 2002；Boardman et al. 2005；Stoler et al. 2011，2013）。相反，对 21~24 岁的 ASC-US 患者使用每年 1 次的细胞学复查进行管理，只有在重复巴氏涂片检查被诊断为 ASC-H、HSIL、AGC 或异常持续 2 年的情况下才进行阴道镜检查（图 5.87）（Massad et al. 2013a）。ASC-US 孕妇的治疗方案与非孕妇相同，但可以将阴道镜检查推迟至产后 6 周。

5.3.4.1.2　ASC-H

由于 ASC-H 中有 13%~66% 的病变经活检确诊为 HSIL，因此 ASC-H 是比 ASC-US 更让人担心的细胞学结果（Xu et al. 2016）。因此，出于管理的目的，ASC-H 应该被认为是一种不确定的 HSIL 结果，所有的 ASC-H 患者都应该进行阴道镜检查（Massad et al. 2013a）。如果患者在阴道镜检查后有组织学上的 LSIL 或更低的诊断，可以在

12 个月和 24 个月后采用复检、LEEP 或复查细胞学、组织学和阴道镜检查结果进行随访。

5.3.4.2 LSIL

在北加州凯撒市，存在 LSIL 的 30~64 岁女性发生 HSIL 的 5 年累积风险为 16%（Katki et al. 2013b）。HSIL 的发生风险随患者的年龄和 HPV 状态而有很大的差异。HPV 阳性的 LSIL 患者 5 年内发生 HSIL 的累积风险为 19%，而 HPV 阴性的 LSIL 患者仅为 5.1%。在 30~34 岁的 LSIL 患者中，发生 HSIL 的风险为 17%，而在 60~64 岁的患者中降至 7.3%。因此，对于细胞学检查结果为 LSIL 的

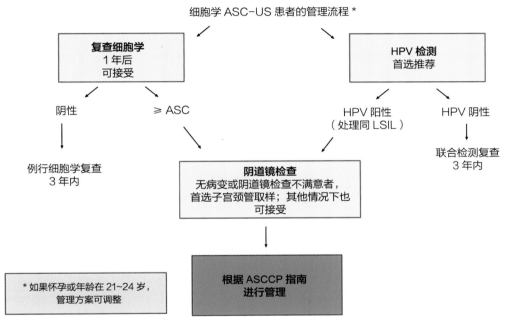

图 5.86 ASCCP 共识会议制定的 ASC-US 管理流程

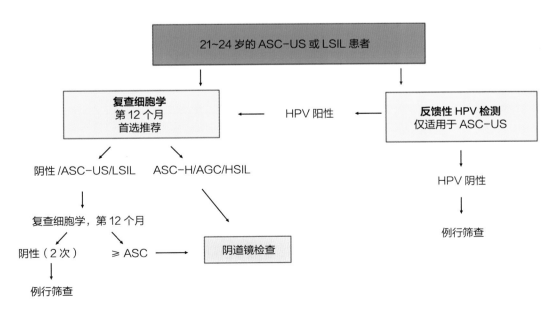

图 5.87 ASCCP 共识会议制定的年轻女性（21~24 岁）的 ASC-US 或 LSIL 管理流程

女性，其治疗方法取决于 HPV 的状态和年龄。患有 LSIL、HPV 状态不明或 HPV 阳性的女性应进行阴道镜检查（图 5.88）（Massad et al. 2013a）。HPV 阴性的 LSIL 的首选治疗方法是在 12 个月内重复进行联合检测。由于浸润性子宫颈癌在年轻女性中非常罕见，且前瞻性研究表明超过 90% 的 LSIL 会自发消退，因此，年轻女性发生 LSIL 时不应进行阴道镜检查，而应每年进行细胞学检查，持续 2 年（图 5.87）（Moscicki et al. 2001，2006；Massad et al. 2013a）。另一类特殊人群是患有 LSIL 的绝经后女性。绝经后 LSIL 患者的 HPV DNA 阳性率和组织学 HSIL 的患病率均低于一般人群。因此，绝经后 LSIL 且未检测 HPV 的女性可以通过 HPV 检测、6 个月和 12 个月的重复细胞学检查和阴道镜检查来管理。

5.3.4.3　HSIL

细胞学诊断为 HSIL 的女性中有 53%~97% 的女性经组织学确诊为 HSIL，大约有 2% 的女性被确诊为浸润性子宫颈癌（Wright et al. 2007）。在凯撒市，HPV 阴性且细胞学诊断为 HSIL 患者中 5 年内经组织学诊断为 HSIL 的累积检出率为 49%。而在 HPV 阳性且细胞学诊断为 HSIL 的患者中，这一比例上升到 71%。因此，不论 HPV 状况如何，对细胞学检查结果为 HSIL 的患者均应进行阴道镜检查或立即行电刀环切术（图 5.89）（Massad et al. 2013a）。如果在阴道镜检查后患者有组织学上的 LSIL 或更低级别的诊断，可以在 12 个月和 24 个月后采用重复联合检测、LEEP 或复查细胞学、组织学和阴道镜检查结果来进行随访。对于 21~24 岁的 HSIL 患者，建议进行初次阴道镜检查。如果没有发现组织学上的 HSIL，建议每 6 个月进行一次细胞学和阴道镜检查，观察 24 个月。非妊娠的 HSIL 患者如果阴道镜检查不理想，需要进行诊断性切除手术。

5.3.4.4　组织学确诊的 LSIL

LSIL 是 HPV 感染的组织学表现。大多数组织学上的 LSIL 在缺乏治疗的情况下会自发消退，很少进展到组织学上的 HSIL（Moscicki et al.

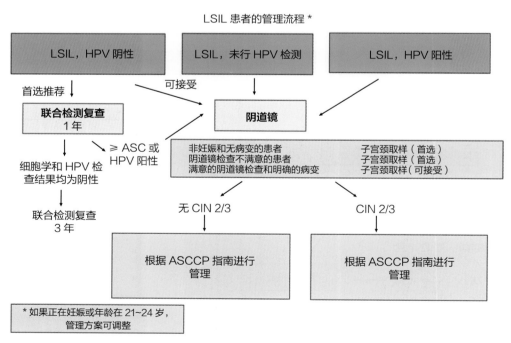

图 5.88　ASCCP 共识会议制定的 LSIL 管理流程

2004；Cox et al. 2003；Trimble et al. 2005）。因此，建议对细胞学诊断为 ASC-US、LSIL、HPV-16/HPV-18 阳性或 HPV 持续性感染者在 1 年后进行保守随访，包括联合检测（图 5.90）（Massad et al. 2013a）。如果组织学上的 LSIL 持续至少 2 年，可以继续随访或接受治疗。细胞学评估为 ASC-H、HSIL 或 AGC 的女性，预计漏检组织学 HSIL 或腺体病变的风险更高。因此，在 HSIL 或 AGC 宫颈细胞学之后检出组织学 LSIL 的女性，可接受

的方法包括在 12 个月和 24 个月重复联合检测、LEEP，或回顾细胞学、组织学和阴道镜检查（如果这些检查结果令人满意且子宫颈管取样阴性）。

5.3.4.5　组织学确诊的 HSIL

HSIL（CIN 3）发展为浸润性子宫颈癌的风险明显较高，因此建议进行治疗。如果阴道镜检查令人满意，且没有任何浸润性癌的迹象（如经阴道镜检查、细胞学检查或组织学检查未发现相

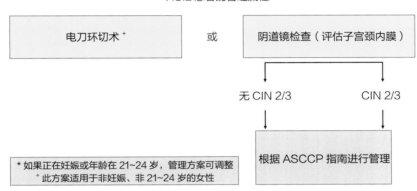

图 5.89　ASCCP 共识会议制定的 HSIL 的管理流程

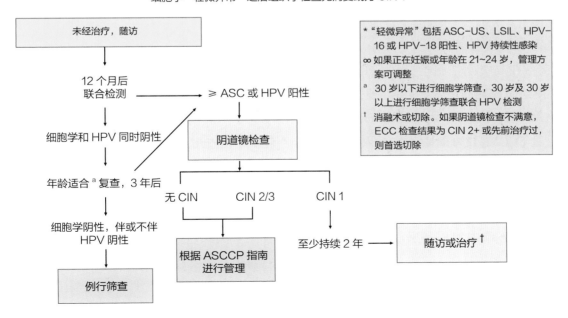

图 5.90　ASCCP 共识会议制定的组织学确诊的 LSIL 的管理流程

关迹象），消融或切除治疗方式都被认为是可接受的治疗（Massad et al. 2013a）。对于所有组织学 HSIL、阴道镜检查不满意或复发性疾病的女性患者，建议采用诊断性切除手术。关于组织学 HSIL（CIN 2）的治疗存在争议，各国的建议不尽相同。很明显，HSIL（CIN 2）的复发率与浸润性子宫颈癌的发生率明显低于 HSIL（CIN 3）（Tainio et al. 2018；Ostor 1993；Moscicki et al. 2010；Silver et al. 2018）。在美国，对于存在组织学上的 HSIL（CIN 2）且希望维持生育功能的女性，建议随访是可以接受的（Massad et al. 2013a）。对于其他女性建议进行治疗。

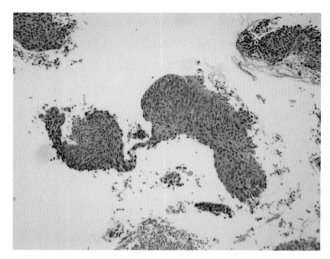

图 5.91   子宫颈管搔刮术标本中的高度鳞状上皮内病变（HSIL）

5.3.4.6   子宫颈管内膜刮取术（子宫颈管搔刮术）

ECC 用于评估子宫颈管内病变的分布和形态，排除浸润性癌、未被怀疑的子宫颈 AIS 和浸润性腺癌的存在。在过去的 10 年中，ECC 的实用性已经成为相当有争议的话题（Driggers et al. 2008）。在 ASCUS 与 LSIL 分层研究（ALTS）中，ECC 可使 40 岁以下女性的 HSIL 的检出率提高 2.2%，使 40 岁以上女性的组织学 HSIL 的检出率提高 13%（Solomon et al. 2007）。最近 NCI 的一项研究发现，在接受阴道镜检查的女性中，有 14% 的人的 ECC 检测到了组织学 HSIL（Liu et al. 2017）。在存在高级别细胞学异常、HPV-16 阳性和高级别阴道镜表现的患者中更容易发现 HSIL。在细胞学 ASC-US 或 LSIL 阴道镜检查不满意的患者中，通过 ECC 在 13% 的女性中检测到了组织学上的 HSIL；而当阴道镜检查正常或检查令人满意时，通过 ECC 检测到 HSIL 的比例低于 5%。许多临床医师在阴道镜检查时常规进行 ECC 检查。ECC 标本由子宫颈内组织碎片、血液、黏液组成，阳性标本中含非典型上皮细胞团（图 5.91）。为了避免在标本处理过程中丢失细小的组织碎片，临床医师应该收集和浓缩样本（包括黏液和血液），使用一小块方形的擦镜纸或细胞刷，立即将其放入固定液中（Hoffman et al. 1993）。通过这种方法，可以在实验室中使最小的组织碎片很容易被全部包埋和切片。

在大多数病例中，当在 ECC 标本中检测到非典型上皮时，标本缺乏基底层且无法判断极向。因此，病理学家既不能排除潜在浸润性癌的可能性，也不能对上皮内病变进行分级。当非典型上皮细胞极向良好时，病理学家可以对病变进行分级。如果病理学家对 ECC 中存在的非典型上皮的数量做出估计，这也是很有帮助的。如果 ECC 中只存在少量非典型上皮碎片，这些碎片可能代表病变的"脱落物"，而病变实际上局限于子宫颈阴道部，并不延伸至子宫颈管内。在这种情况下，最好使用阴道镜重新检查患者，而不是直接进行诊断性切除手术。一般来说，对第二次仔细诊刮而没有发现非典型上皮的患者可以进行保守的门诊随访。病理医师要仔细检查，不能低估或忽略 ECC 中极少数甚至单个的非典型上皮碎片。在对冷刀术后进展为浸润性癌的 21 例女性病例的回顾性研究中，18 例 ECC 中有 7 例在进行冷刀术前就有 SIL，但在最初的 ECC 标本诊断中被漏诊（Schmidt et al. 1992）。

参考文献

Abdul-Karim FW, Fu YS, Reagan JW, Wentz WB (1982) Morphometric study of intraepithelial neoplasia of the uterine cervix. Obstet Gynecol 60:210–214

ACOG (2013) Practice bulletin no. 140: management of abnormal cervical cancer screening test results and cervical cancer precursors. Obstet Gynecol 122(6): 1338–1367

Anciaux D, Lawrence WD, Gregoire L (1997) Glandular lesions of the uterine cervix: prognostic implications of human papillomavirus status. Int J Gynecol Pathol 16:103–110

Andersen ES, Arffmann E (1989) Adenocarcinoma in situ of the uterine cervix: a clinico-pathologic study of 36 cases. Gynecol Oncol 35:1–7

Arbyn M, Sasieni P, Meijer CJ, Clavel C, Koliopoulos G, Dillner J (2006) Chapter 9: Clinical applications of HPV testing: a summary of meta-analyses. Vaccine 24(Suppl 3):S78–S89

Ault KA, Joura EA, Kjaer SK, Iversen OE, Wheeler CM, Perez G et al (2011) Adenocarcinoma in situ and associated human papillomavirus type distribution observed in two clinical trials of a quadrivalent human papillomavirus vaccine. Int J Cancer 128(6):1344–1353. https://doi.org/10.1002/ijc.25723

Baker AC, Eltoum I, Curry RO, Stockard CR, Manne U, Grizzle WE et al (2006) Mucinous expression in benign and neoplastic glandular lesions of the uterine cervix. Arch Pathol Lab Med 130 (10):1510–1515

Baldur-Felskov B, Dehlendorff C, Junge J, Munk C, Kjaer SK (2014) Incidence of cervical lesions in Danish women before and after implementation of a national HPV vaccination program. Cancer Causes Control 25(7):915–922. https://doi.org/10.1007/s10552-014-0392-4

Bandyopadhyay S, Austin RM, Dabbs D, Zhao C (2008) Adjunctive human papillomavirus DNA testing is a useful option in some clinical settings for disease risk assessment and triage of females with ASC-H Papanicolaou test results. Arch Pathol Lab Med 132(12):1874–1881

Bergeron C, Ferenczy A, Shah K et al (1987) Multicentric human papillomavirus infections of the female genital tract. Correlation of viral types with abnormal mitotic figures, colposcopic presentation, and location. Obstet Gynecol 69:736–742

Bergeron C, Ordi J, Schmidt D, Trunk MJ, Keller T, Ridder R (2010) Conjunctive p16INK4a testing significantly increases accuracy in diagnosing high-grade cervical intraepithelial neoplasia. Am J Clin Pathol 133(3):395–406.

Bernard H-U, Chan S-Y, Delius H (1994) Evolution of papillomaviruses. Curr Top Microbiol Immunol 186:33–54

Bertrand M, Lickrish GM, Colgan TJ (1987) The anatomic distribution of cervical adenocarcinoma in situ: implications for treatment. Am J Obstet Gynecol 157:21–25

Boardman LA, Stanko C, Weitzen S, Sung CJ (2005) Atypical squamous cells of undetermined significance: human papillomavirus testing in adolescents. Obstet Gynecol 105(4):741–746

Bocking A, Nguyen VQ (2004) Diagnostic and prognostic use of DNA image cytometry in cervical squamous intraepithelial lesions and invasive carcinoma. Cancer 102(1):41–54

Boddington MM, Spriggs AI, Cowdell RH (1976) Adenocarcinoma of the uterine cervix: cytological evidence of a long preclinical evolution. Br J Obstet Gynecol 83:900–903

Bollmann R, Mehes G, Torka R, Speich N, Schmitt C, Bollmann M (2003) Human papillomavirus typing and DNA ploidy determination of squamous intraepithelial lesions in liquid-based cytologic samples. Cancer 99(1):57–62

Bollmann R, Mehes G, Speich N, Schmitt C, Bollmann M (2005) Aberrant, highly hyperdiploid cells in human papillomavirus-positive, abnormal cytologic samples are associated with progressive lesions of the uterine cervix. Cancer 105(2):96–100

Boon ME, Baak JPA, Kurver PJH, Overdiep SH, Verdonk GW (1981) Adenocarcinoma in situ of the cervix: an underdiagnosed lesion. Cancer 48:768–773

Bosch FX, de Sanjose S (2007) The epidemiology of human papillomavirus infection and cervical cancer. Dis Markers 23(4):213–227

Bousfield L, Pacey F, Young Q, Krumins I, Osborn R (1980) Expanded cytologic criteria for the diagnosis of adenocarcinoma in situ of the cervix and related lesions. Acta Cytol 24(4):283–296

Boyle DP, McCluggage WG (2015) Stratified mucinproducing intraepithelial lesion (SMILE): report of a case series with associated pathological findings. Histopathology 66(5):658–663. https://doi.org/10.1111/his.12498

Broders AC (1932) Carcinoma in situ contrasted with benign penetrating epithelium. J Am Med Assoc 99:1670–1674

Brotherton JM (2016) HPV vaccines: so much learnt, so many more lessons to come. Lancet Oncol 17(1):8–9. https://doi.org/10.1016/S1470-2045(15)00456-8

Brotherton JM, Gertig DM, May C, Chappell G, Saville M (2016) HPV vaccine impact in Australian women: ready for an HPV-based screening program. Med J Aust 204(5):184–1e1

Brown LJR, Wells M (1986) Cervical glandular atypia associated with squamous intraepithelial neoplasia: a premalignant lesion? J Clin Pathol 39:22–28

Brown DR, Shew ML, Qadadri B, Neptune N, Vargas M, Tu W et al (2005) A longitudinal study of genital human papillomavirus infection in a cohort of closely followed adolescent women. J Infect Dis 191(2): 182–192

Burchell AN, Winer RL, de Sanjose S, Franco EL (2006) Chapter 6: Epidemiology and transmission dynamics of genital HPV infection. Vaccine 24(Suppl 3):S52–S61

Burghardt E (1991) Colposcopy-cervical pathology, 2nd edn. Thieme Medical Publishers, New York

Burk RD, Harari A, Chen Z (2013) Human papillomavirus genome variants. Virology 445(1–2):232–243. https://doi.org/10.1016/j.virol.2013.07.018

Cameron RI, Maxwell P, Jenkins D, McCluggage WG (2002) Immunohistochemical staining with MIB1, bcl2 and p16 assists in the distinction of cervical glandular intraepithelial neoplasia from tubo-endometrial metaplasia, endometriosis and microglandular hyperplasia. Histopathology 41(4):313–321

Carreon JD, Sherman ME, Guillen D, Solomon D, Herrero R, Jeronimo J et al (2007) CIN2 is a much less reproducible and less valid diagnosis than CIN3: results from a histological review of population-based cervical samples. Int J Gynecol Pathol 26(4):441–446. https://doi.org/10.1097/pgp.0b013e31805152ab. 00004347-200710000-00013 [pii]

Castle PE, Schiffman M, Gravitt PE, Kendall H, Fishman S, Dong H et al (2002) Comparisons of HPV DNA detection by MY09/11 PCR methods. J Med Virol 68(3):417–423

Castle PE, Stoler MH, Solomon D, Schiffman M (2007) The relationship of community biopsy-diagnosed cervical intraepithelial neoplasia grade 2 to the quality control pathology-reviewed diagnoses: an ALTS report. Am J Clin Pathol 127(5):805–815

Castle PE, Rodriguez AC, Burk RD, Herrero R, Wacholder S, Hildesheim A et al (2011) Long-term persistence of prevalently detected human papillomavirus infections in the absence of detectable cervical precancer and cancer. J Infect Dis 203(6):814–822. https://doi.org/10.1093/infdis/jiq116

Choschzick M, Woelber L, Gieseking F, Oosterwijk E, Tennstedt P (2014) Carbonic anhydrase IX is strongly overexpressed in adenocarcinoma in situ of the cervix uteri. Histopathology 64(4):600–602. https://doi.org/10.1111/his.12288

Clifford GM, Rana RK, Franceschi S, Smith JS, Gough G, Pimenta JM (2005) Human papillomavirus genotype distribution in low-grade cervical lesions: comparison by geographic region and with cervical cancer. Cancer Epidemiol Biomarkers Prev 14(5):1157–1164

Clifford G, Franceschi S, Diaz M, Munoz N, Villa LL (2006) Chapter 3: HPV type-distribution in women with and without cervical neoplastic diseases. Vaccine 24(Suppl 3):S26–S34

Colgan TJ, Lickrish GM (1990) The topography and invasive potential of cervical adenocarcinoma in situ, with and without associated squamous dysplasia. Gynecol Oncol 36:246–249

Confortini M, Carozzi F, Dalla Palma P, Ghiringhello B, Parisio F, Prandi S et al (2003) Interlaboratory reproducibility of atypical squamous cells of undetermined significance report: a national survey. Cytopathology 14(5):263–268

Confortini M, Bondi A, Cariaggi MP, Carozzi F, Dalla Palma P, Ghiringhello B et al (2007) Interlaboratory reproducibility of liquid-based equivocal cervical cytology within a randomized controlled trial framework. Diagn Cytopathol 35(9):541–544

Costa S, Venturoli S, Negri G, Sideri M, Preti M, Pesaresi M et al (2012) Factors predicting the outcome of conservatively treated adenocarcinoma in situ of the uterine cervix: an analysis of 166 cases. Gynecol Oncol 124(3):490–495. https://doi.org/10.1016/j.ygyno.2011.11.039

Cox JT, Schiffman M, Solomon D (2003) Prospective follow-up suggests similar risk of subsequent cervical intraepithelial neoplasia grade 2 or 3 among women with cervical intraepithelial neoplasia grade 1 or negative colposcopy and directed biopsy. Am J Obstet Gynecol 188(6):1406–1412

Crocker J, Fox H, Langley FA (1968) Consistency in the histological diagnosis of epithelial abnormalities of the cervix uteri. J Clin Pathol 21:67–70

Crum CP, Egawa K, Fu YS et al (1983) Atypical immature metaplasia (AIM): a subset of human papillomavirus infection of the cervix. Cancer 51:2214–2219

Cullen TS (1900) Cancer of the uterus. Appleton and Company, New York

Cullimore JE, Luesley DM, Rollason TP, Byrne P, Buckley CH, Anderson M et al (1992) A prospective study of conization of the cervix in the management of cervical intraepithelial glandular neoplasia (CIGN) – a preliminary report. Br J Obstet Gynecol 99:314–318

Darragh TM, Colgan TJ, Cox JT, Heller DS, Henry MR, Luff RD et al (2012) The lower Anogenital squamous terminology standardization project for HPV-associated lesions: background and consensus recommendations from the College of American Pathologists and the American Society for Colposcopy and Cervical Pathology. J Low Genit Tract Dis 16(3):205–242. https://doi.org/10.1097/LGT.0b013e31825c31dd

Datta SD, Koutsky LA, Ratelle S, Unger ER, Shlay J, McClain T et al (2008) Human papillomavirus infection and cervical cytology in women screened for cervical cancer in the United States, 2003–2005. Ann Intern Med 148(7):493–500

de Sanjose S, Diaz M, Castellsague X, Clifford G, Bruni L, Munoz N et al (2007)Worldwide prevalence and genotype distribution of cervical human papillomavirus DNA in women with normal cytology: a meta-analysis. Lancet Infect Dis 7(7):453–459

de Sanjose S, Quint WG, Alemany L, Geraets DT, Klaustermeier JE, Lloveras B et al (2010) Human papillomavirus genotype attribution in invasive cervical cancer: a retrospective cross-sectional worldwide study. Lancet Oncol 11(11):1048–1056. https://doi.org/10.1016/S1470-2045(10)70230-8

de Sanjose S, Brotons M, Pavon MA (2018) The natural history of human papillomavirus infection. Best Pract Res Clin Obstet Gynaecol 47:2–13. https://doi.org/10.1016/j.bpobgyn.2017.08.015

de Villiers EM, Fauquet C, Broker TR, Bernard HU, zur Hausen H (2004) Classification of papillomaviruses. Virology 324(1):17–27

Denehy TR, Gregori CA, Breen JL (1997) Endocervical curettage, cone margins, and residual adenocarcinoma in situ of the cervix. Obstet Gynecol 90(1):1–6

Denny LA, Franceschi S, de Sanjose S, Heard I, Moscicki AB, Palefsky J (2012) Human papillomavirus, human immunodeficiency virus and immunosuppression. Vaccine 30(Suppl 5):F168–F174. https://doi.org/10.1016/j. vaccine.2012.06.045

Denslow SA, Rositch AF, Firnhaber C, Ting J, Smith JS (2014) Incidence and progression of cervical lesions in women with HIV: a systematic global review. Int J STD AIDS 25(3):163–177. https://doi.org/10.1177/0956462413491735

Doorbar J (2007) Papillomavirus life cycle organization and biomarker selection. Dis Markers 23(4):297–313

Doorbar J (2018) Host control of human papillomavirus infection and disease. Best Pract Res Clin Obstet Gynaecol 47:27–41. https://doi.org/10.1016/j. bpobgyn.2017.08.001

Doorbar J, Quint W, Banks L, Bravo IG, Stoler M, Broker TR et al (2012) The biology and life-cycle of human papillomaviruses. Vaccine 30(Suppl 5):F55–F70. https://doi.org/10.1016/j.vaccine.2012.06.083

Driggers RW, Zahn CM (2008) To ECC or not to ECC: the question remains. Obstet Gynecol Clin North Am 35 (4):583–597; viii

Duby JM, DiFurio MJ (2009) Implementation of the ThinPrep imaging system in a tertiary military medical center. Cancer Cytopathol 117(4):264–270

Duggan MA, Benoit JL, McGregor SE, Inoue M, Nation JG, Stuart GCE (1994) Adenocarcinoma in situ of the endocervix: human papillomavirus determination by dot blot hybridization and polymerase chain reaction amplification. Int J Gynecol Pathol 13(2):143–149

Duska LR (2009) Can we improve the detection of glandular cervical lesions: the role and limitations of the Pap smear diagnosis atypical glandular cells (AGC). Gynecol Oncol 114(3):381–382

Elfgren K, Elfstrom KM, Naucler P, Arnheim-Dahlstrom L, Dillner J (2017) Management of women with human papillomavirus persistence: long-term follow-up of a randomized clinical trial. Am J Obstet Gynecol 216(3):264 e1–264 e7. https://doi.org/10.1016/j.ajog.2016.10.042

Eversole GM, Moriarty AT, Schwartz MR, Clayton AC, Souers R, Fatheree LA et al (2010) Practices of participants in the college of american pathologists interlaboratory comparison program in cervicovaginal cytology, 2006. Arch Pathol Lab Med 134(3):331–335. https://doi.org/10.1043/1543-2165-134.3.331

Franquemont DW, Ward BE, Anderson WA, Crum CP (1989) Prediction of "high-risk" cervical epithelial papillomavirus infection by biopsy morphology. Am J Clin Pathol 92(5):577–582

Friedell GH, McKay DG (1953) Adenocarcinoma in situ of endocervix. Cancer 6:887–897

Fu YS, Reagan JW (2002) Pathology of the uterine cervix, vagina, and vulva, 2nd edn. W.B. Saunders Company, Philadelphia

Fu YS, Reagan JW, Richart RM (1983) Precursors of cervical cancer. Cancer Surv 2:359–382

Fu YS, Huang I, Beaudenon S, Ionesco M, Barrasso R, de Brux J et al (1988) Correlative study of human papillomavirus DNA, histopathology and morphometry in cervical condyloma and intraepithelial neoplasia. Int J Gynecol Pathol 7:297–307

Gage JC, Schiffman M, Hunt WC, Joste N, Ghosh A, Wentzensen N et al (2013) Cervical histopathology variability among laboratories: a population-based statewide investigation. Am J Clin Pathol 139(3):330–335. https://doi.org/10.1309/AJCPSD3ZXJXP7NNB

Gatscha RM, Abadi M, Babore S, Chhieng D, Miller MJ, Saigo PE (2001) Smears diagnosed as ASCUS: interobserver variation and follow-up. Diagn Cytopathol 25(2):138–140

Genest DR, Stein L, Cibas E, Sheets E, Zitz JC, Crum CP (1993) A binary (Bethesda) system for classifying cervical cancer precursors: criteria, reproducibility, and viral correlates. Hum Pathol 24(7):730–736

Geng L, Connolly DC, Isacson C, Ronnett BM, Cho KR (1999) Atypical immature metaplasia (AIM) of the cervix: is it related to high-grade squamous intraepithelial lesion (HSIL)? Hum Pathol 30(3): 345–351

Gertig DM, Brotherton JM, Budd AC, Drennan K, Chappell G, Saville AM (2013) Impact of a population-based HPV vaccination program on cervical abnormalities: a data linkage study. BMC Med 11:227. https://doi.org/10.1186/1741-7015-11-227

Gloor E, Hurlimann J (1986a) Cervical intraepithelial glandular neoplasia (adenocarcinoma in situ and glandular dysplasia). A correlative study of 23 cases with histologic grading, histochemical analysis of mucins and immunohistochemical determination of the affinity for four lectins. Cancer 58:1272–1280

Gloor E, Hurlimann J (1986b) Cervical intraepithelial glandular neoplasia (adenocarcinoma in situ and glandular dysplasia). A correlative study of 23 cases with histologic grading, histochemical analysis of mucins, and immunohistochemical determination of the affinity for four lectins. Cancer 58(6):1272–1280

Goldie SJ, Kim JJ,Wright TC (2004) Cost-effectiveness of human papillomavirus DNA testing for cervical cancer screening in women aged 30 years or more. Obstet Gynecol 103(4):619–631

Goldstein NS, Mani A (1998) The status and distance of cone biopsy margins as a predictor of excision adequacy for endocervical adenocarcinoma in situ. Am J Clin Pathol 109(6):727–732

Goldstein NS, Ahmad E, Hussain M, Hankin RC, Perez-Reyes N (1998) Endocervical glandular atypia: does a preneoplastic lesion of adenocarcinoma in situ exist? Am J Clin Pathol 110(2):200–209

Gravitt PE (2011) The known unknowns of HPV natural history. J Clin Invest 121(12):4593–4599. https://doi.org/10.1172/JCI57149

Guido RS, Jeronimo J, Schiffman M, Solomon D (2005) The distribution of neoplasia arising on the cervix: results from the ALTS trial. Am J Obstet Gynecol 193 (4):1331–1337

Hanselaar AG, Vooijs GP, Oud PS, Pahlplatz MM, Beck JLM (1988) DNA ploidy patterns in cervical intraepithelial neoplasia grade III, with and without synchronous invasive squamous cell carcinoma: measurements in nuclei isolated from paraffin-embedded tissue. Cancer 62:2537–2545

Hariri J, Oster A (2007) The negative predictive value of p16INK4a to assess the outcome of cervical intraepithelial neoplasia 1 in the uterine cervix. Int J Gynecol Pathol 26(3):223–228

Helper TK, Dockerty MB, Randall LM (1952) Primary adenocarcinoma of the cervix. Am J Obstet Gynecol 63:800–808

Herbst LH, Lenz J, Van Doorslaer K, Chen Z, Stacy BA, Wellehan JF Jr et al (2009) Genomic characterization of two novel reptilian papillomaviruses, Chelonia mydas papillomavirus 1 and Caretta caretta papillomavirus 1. Virology 383(1):131–135. https://doi.org/10.1016/j. virol.2008.09.022

Herfs M, Yamamoto Y, Laury A, Wang X, Nucci MR, McLaughlin-Drubin ME et al (2012) A discrete population of squamocolumnar junction cells implicated in the pathogenesis of cervical cancer. Proc Natl Acad Sci U S A 109(26):10516–10521. https://doi.org/10.1073/pnas.1202684109

Higgins GD, Phillips GE, Smith LA, Uzelin DM, Burrell CJ (1992) High prevalence of human papillomavirus transcripts in all grades of cervical intraepithelial glandular neoplasia. Cancer 70:136–146

Ho GY, Studentsov YY, Bierman R, Burk RD (2004) Natural history of human papillomavirus type 16 virus-like particle antibodies in young women. Cancer Epidemiol Biomarkers Prev 13(1):110–116

Hoffman MS, Sterghos S Jr, Gordy LW, Gunasekaran S, Cavanagh D (1993) Evaluation of the cervical canal with the endocervical brush. Obstet Gynecol 82(4 Pt 1):573–577

Hoffmann R, Hirt B, Bechtold V, Beard P, Raj K (2006) Different modes of human papillomavirus DNA replication during maintenance. J Virol 80(9):4431–4439. https://doi.org/10.1128/JVI.80.9.4431-4439.2006

Holl K, Nowakowski AM, Powell N, McCluggage WG, Pirog EC, Collas De Souza S et al (2015) Human papillomavirus prevalence and type-distribution in cervical glandular neoplasias: results from a European multinational epidemiological study. Int J Cancer 137(12):2858–2868. https://doi.org/10.1002/ijc.29651

Holowaty P, Miller AB, Rohan T, To T (1999) Natural history of dysplasia of the uterine cervix. J Natl Cancer Inst 91(3):252–258

Hopkins MP, Roberts JA, Schmidt RW (1988) Cervical adenocarcinoma in situ. Obstet Gynecol 71:842–844

Human Papillomaviruses (2007) IARC monographs on the evaluation of carcinogenic risks to humans. IARC, Lyon

Hurlimann J, Gloor E (1984) Adenocarcinoma in situ and invasive adenocarcinoma of the uterine cervix. An immunohistologic study with antibodies specific for several epithelial markers. Cancer 54(1):103–109

Ioffe OB, Sagae S, Moritani S, Dahmoush L, Chen TT, Silverberg SG (2003) Symposium part 3: should pathologists diagnose endocervical preneoplastic lesions "less than" adenocarcinoma in situ?: point. Int J Gynecol Pathol 22(1):18–21

Isaacson Wechsler E, Wang Q, Roberts I, Pagliarulo E, Jackson D, Untersperger C et al (2012) Reconstruction of human papillomavirus type 16-mediated early-stage neoplasia implicates E6/E7 deregulation and the loss of contact inhibition in neoplastic progression. J Virol 86(11):6358–6364. https://doi.org/10.1128/JVI.07069-11

Isacson C, Kessis TD, Hedrick L, Cho KR (1996) Both cell proliferation and apoptosis increase with lesion grade in cervical neoplasia but do not correlate with human papillomavirus type. Cancer Res 56(4):669–674

Ismail SM, Colelough AB, Dinnen JS, Eakins D, Evans DM, Gradwell E et al (1989) Observer variation in histopathological diagnosis and grading of cervical intraepithelial neoplasia. BMJ 298:707–710

Jakobsen A, Kristensen PB, Poulsen HK (1983) Flow cytometric classification of biopsy specimens from cervical intraepithelial neoplasia. Cytometry 4:166–169

Jaworski RC (1990) Endocervical glandular dysplasia, adenocarcinoma in situ, and early invasive (microinvasive) adenocarcinoma of the uterine cervix. Semin Diagn Pathol 7(3):190–204

Jaworski RC, Pacey NR, Greenberg ML, Osborn RA (1988) The histologic diagnosis of adenocarcinoma in situ and related lesions of the cervix uteri. Adenocarcinoma in situ. Cancer 61:1171–1181

Jenson AB, Rosenthal JD, Olson C, Pass F, Lancaster WD (1980) Immunologic relatedness of papillomavirus from different species. J Natl Cancer Inst 64:495–500

Jones BA, Davey DD (2000) Quality management in gynecologic cytology using interlaboratory comparison. Arch Pathol Lab Med 124(5):672–681

Kahn JA (2009) HPV vaccination for the prevention of cervical intraepithelial neoplasia. N Engl J Med 361:273

Kashimura M, Shinohara M, Oikawa K, Hamasaki K, Sato H (1990) An adenocarcinoma in situ of the uterine cervix that developed into invasive adenocarcinoma after 5 years. Gynecol Oncol 36:128–133

Katki HA, Schiffman M, Castle PE, Fetterman B, Poitras NE, Lorey T et al (2013a) Five-year risks of CIN 3+ and cervical cancer among women with HPV testing of ASC-US Pap results. J Low Genit Tract Dis 17 (5 Suppl 1):S36–S42. https://doi.org/10.1097/LGT.0b013e3182854253

Katki HA, Schiffman M, Castle PE, Fetterman B, Poitras NE, Lorey T et al (2013b) Five-year risks of CIN 2+and CIN 3+ among women with HPV-positive and HPV-negative LSIL Pap results. J Low Genit Tract Dis 17(5 Suppl 1):S43–S49. https://doi.org/10.1097/LGT.0b013e3182854269

Keating JT, Cviko A, Riethdorf S, Riethdorf L, Quade BJ, Sun D et al (2001) Ki-67, cyclin E, and p16INK4 are complimentary surrogate biomarkers for human papilloma virus-related cervical neoplasia. Am J Surg Pathol 25(7):884–891

Kelly H,Weiss HA, Benavente Y, de Sanjose S, Mayaud P, ART and HPV Review Group et al (2018) Association of antiretroviral therapy with high-risk human papillomavirus, cervical intraepithelial neoplasia, and invasive cervical cancer in women living with HIV: a systematic review and meta-analysis. Lancet HIV 5(1):e45–e58. https://doi.org/10.1016/S2352-3018(17)30149-2

Kennedy AW, Biscotti CV (2002) Further study of the management of cervical adenocarcinoma in situ. Gynecol Oncol 86(3):361–364

Kim TJ, Kim HS, Park CT, Park IS, Hong SR, Park JS et al (1999) Clinical evaluation of follow-up methods and results of atypical glandular cells of undetermined significance (AGUS) detected on cervicovaginal Pap smears. Gynecol Oncol 73(2):292–298

Kinney WK, Manos MM, Hurley LB, Ransley JE (1998) Where's the high-grade cervical neoplasia? The importance of minimally abnormal Papanicolaou diagnoses. Obstet Gynecol 91(6):973–976

Kirkland JA (1963) Atypical epithelial changes in the uterine cervix. J Clin Pathol 16:150–154

Kjaer SK, Frederiksen K, Munk C, Iftner T (2010) Longterm absolute risk of cervical intraepithelial neoplasia grade 3 or worse following human papillomavirus infection: role of persistence. J Natl Cancer Inst 102(19):1478–1488. https://doi.org/10.1093/jnci/djq356

Klaes R, Friedrich T, Spitkovsky D, Ridder R, Rudy W, Petry U et al (2001) Overexpression of p16(INK4A) as a specific marker for dysplastic and neoplastic epithelial cells of the cervix uteri. Int J Cancer 92(2):276–284

Kolstad P, Klem V (1976) Long-term followup of 1121 cases of carcinoma in situ. Obstet Gynecol 48(2):125–129

Koss LG (1978) Dysplasia. A real concept or a misnomer? Obstet Gynecol 51:374

Koss L, Durfee GR (1956) Unusual patterns of squamous epithelium of uterine cervix: cytologic and pathologic study of koilocytotic atypia. Ann N Y Acad Sci 63:1245–1261

Koss LG, Stewart FW, Foote FW, Jordan MJ, Bader GM, Day E (1963) Some histological aspects of behavior of epidermoid carcinoma in situ and related lesions of the uterine cervix. Cancer 16(9):1160–1211

Kudo R, Sagai S, Hayakawa O, Ito E, Horimoto E, Hashimoto M (1991) Morphology of adenocarcinoma in situ and microinvasive adenocarcinoma of the uterine cervix. Acta Cytol 35:109–116

Kulasingam SL, Kim JJ, Lawrence WF, Mandelblatt JS, Myers ER, Schiffman M et al (2006) Cost-effectiveness analysis based on the atypical squamous cells of undetermined significance/low-grade squamous intraepithelial lesion Triage Study (ALTS). J Natl Cancer Inst 98(2):92–100

Kurman RJ, Ronnett BM, Sherman ME, Wilkinson EJ (2010) Tumors of the cervix, vagina and vulva. AFIP atlas of tumor pathology, vol fourth series. American Registry of Pathology in conjunction with Armed Forces Institute of Pathology, Washington, DC

Kurman R, Carcangiu ML, Herrington CS, Young RH (2014) WHO classification of tumors of female reproductive organs. World Health Organization Classification of Tumors. International Agency for Research on Cancer, Lyon

Leary J, Jaworski R, Houghton R (1991) In-situ hybridization using biotinylated DNA probes to human papillomavirus in adenocarcinoma in-situ and endocervical glandular dysplasia of the uterine cervix. Pathology 23:85–89

Lee KR (2003) Symposium part 4: should pathologists diagnose endocervical preneoplastic lesions "less than" adenocarcinoma in situ?: counterpoint. Int J Gynecol Pathol 22(1):22–24

Lee KR, Sun D, Crum CP (2000) Endocervical intraepithelial glandular atypia (dysplasia): a histopathologic, human papillomavirus, and MIB-1 analysis of 25 cases. Hum Pathol 31(6):656–664

Lee S, Rose MS, Sahasrabuddhe V, Zhao R, Duggan M, Afiero A (2016) Tissue-based immunohistochemical biomarker accuracy in the diagnosis of malignant glandular lesions of the uterine cervix: a systematic review of the literature and meta-analysis. Int J Gynecol Pathol 36:310–322

Liao SY, Brewer C, Zavada J, Pastorek J, Pastorekova S, Manetta A et al (1994) Identification of the MN antigen as a diagnostic biomarker of cervical intraepithelial squamous and glandular neoplasia and cervical carcinomas. Am J Pathol 145(3):598–609

Liao SY, Rodgers WH, Kauderer J, Darcy KM, Carter R, Susumu N et al (2013) Endocervical glandular neoplasia associated with lobular endocervical glandular hyperplasia is HPV-independent and correlates with carbonic anhydrase-IX expression: a Gynaecological Oncology Group Study. Br J Cancer 108(3):613–620. https://doi.org/10.1038/bjc.2012.578

Liman AK, Giampoli EJ, Bonfiglio TA (2005) Should women with atypical squamous cells, cannot exclude high-grade squamous intraepithelial lesion, receive reflex human papillomavirus-DNA testing? Cancer 105(6):457–460

Liu AH, Walker J, Gage JC, Gold MA, Zuna R, Dunn ST et al (2017) Diagnosis of cervical Precancers by Endocervical curettage at colposcopy of women with abnormal cervical cytology. Obstet Gynecol 130(6):1218–1225. https://doi.org/10.1097/AOG.0000000000002330

Lonky NM, Sadeghi M, Tsadik GW, Petitti D (1999) The clinical significance of the poor correlation of cervical dysplasia and cervical malignancy with referral cytologic results. Am J Obstet Gynecol 181(3):560–566

Loureiro J, Oliva E (2014) The spectrum of cervical glandular neoplasia and issues in differential diagnosis. Arch Pathol Lab Med 138(4):453–483. https://doi.org/10.5858/arpa.2012-0493-RA

Luesley DM, Jordan JA, Woodman CBJ, Watson N, Williams DR, Waddell C (1987) A retrospective review of adenocarcinoma-in-situ and glandular atypia of the uterine cervix. Br J Obstet Gynaecol 94:699–703

Malpica A, Matisic JP, Niekirk DV, Crum CP, Staerkel GA, Yamal JM et al (2005) Kappa statistics to measure interrater and intrarater agreement for 1790 cervical biopsy specimens among twelve pathologists: qualitative histopathologic analysis and methodologic issues. Gynecol Oncol 99(3 Suppl 1):S38–S52. https://doi.org/10.1016/j.ygyno.2005.07.040

Marques T, Andrade LA, Vassallo J (1996) Endocervical tubal metaplasia and adenocarcinoma in situ: role of immunohistochemistry for carcinoembryonic antigen and vimentin in differential diagnosis. Histopathology 28(6):549–550

Massad LS (2006) More is more: improving the sensitivity of colposcopy. Obstet Gynecol 108(2):246–247

Massad LS, Einstein MH, Huh WK, Katki HA, Kinney WK, Schiffman M et al (2013a) 2012 updated consensus guidelines for the management of abnormal cervical cancer screening tests and cancer precursors. Obstet Gynecol 121(4):829–846. https://doi.org/10.1097/AOG.0b013e3182883a34

Massad LS, Einstein MH, Huh WK, Katki HA, Kinney WK, Schiffman M et al (2013b) 2012 updated consensus guidelines for the management of abnormal cervical cancer screening tests and cancer precursors. J Low Genit Tract Dis 17(5 Suppl 1):S1–S27. https://doi.org/10.1097/LGT.0b013e318287d329

McCann MF, Irwin DE, Walton LA, Hulka BS, Morton JL, Axelrad CM (1992) Nicotine and cotinine in the cervical mucus of smokers, passive smokers, and nonsmokers. Cancer Epidemiol Biomarkers Prev 1:125–129

McCluggage WG (2007) Immunohistochemistry as a diagnostic aid in cervical pathology. Pathology 39(1):97–111

McCluggage WG, Maxwell P, McBride HA, Hamilton PW, Bharucha H (1995) Monoclonal antibodies Ki-67 and MIB1 in the distinction of tuboendometrial metaplasia from endocervical adenocarcinoma and adenocarcinoma in situ in formalin-fixed material. Int J Gynecol Pathol 14(3):209–216

McCredie MR, Sharples KJ, Paul C, Baranyai J, Medley G, Jones RW et al (2008) Natural history of cervical neoplasia and risk of invasive cancer in women with cervical intraepithelial neoplasia 3: a retrospective cohort study. Lancet Oncol 9(5):425–434

McDonald AC, Tergas AI, Kuhn L, Denny L, Wright TC Jr (2014)

Distribution of human papillomavirus genotypes among HIV-positive and HIV-negative women in cape town. S Afr Front Oncol 4:48. https://doi.org/10.3389/fonc.2014.00048

Meisels A, Fortin R (1976) Condylomatous lesions of the cervix and vagina. I. Cytologic patterns. Acta Cytologica 20:505–509

Melnikow J, Nuovo J, Willan AR, Chan BK, Howell LP (1998) Natural history of cervical squamous intraepithelial lesions: a meta-analysis. Obstet Gynecol 92(4 Pt 2):727–735

Mikami Y, McCluggage WG (2013) Endocervical glandular lesions exhibiting gastric differentiation: an emerging spectrum of benign, premalignant, and malignant lesions. Adv Anat Pathol 20(4):227–237. https://doi.org/10.1097/PAP.0b013e31829c2d66

Mitchell MF, Tortolero-Luna G, Wright T, Sarkar A, Richards-Kortum R, Hong WK et al (1996) Cervical human papillomavirus infection and intraepithelial neoplasia: a review. J Natl Cancer Inst Monogr 21:17–25

Mittal KR, Chan W, Demopoulos RL (1990) Sensitivity and specificity of various morphological features of cervical condylomas. Arch Pathol Lab Med 114:1038–1041

Moscicki AB, Hills N, Shiboski S, Powell K, Jay N, Hanson E et al (2001) Risks for incident human papillomavirus infection and low-grade squamous intraepithelial lesion development in young females. JAmMed Assoc 285:2995–3002

Moscicki AB, Shiboski S, Hills NK, Powell KJ, Jay N, Hanson EN et al (2004) Regression of low-grade squamous intra-epithelial lesions in young women. Lancet 364(9446):1678–1683

Moscicki AB, Schiffman M, Kjaer S, Villa LL (2006) Chapter 5: Updating the natural history of HPV and anogenital cancer. Vaccine 24(Suppl 3):S42–S51

Moscicki AB,MaY,WibbelsmanC, DarraghTM, PowersA, Farhat S et al (2010) Rate of and risks for regression of cervical intraepithelial neoplasia 2 in adolescents and young women. Obstet Gynecol 116(6):1373–1380. https://doi.org/10.1097/AOG.0b013e3181fe777f. 00006250-201012000-00021 [pii]

Moscicki AB, Schiffman M, Burchell A, Albero G, Giuliano AR, Goodman MT et al (2012) Updating the natural history of human papillomavirus and anogenital cancers. Vaccine 30(Suppl 5):F24–F33. https://doi.org/10.1016/j.vaccine.2012.05.089

Mourits MJE, Pieters WJ, Hollema H, Burger M (1992) Three-group metaphase as a morphologic criterion of progressive cervical intraepithelial neoplasia. Am J Obstet Gynecol 167(3):591–595

Munoz N, Castellsague X, De Gonzalez AB, Gissman L (2006) Chapter 1: HPV in the etiology of human cancer. Vaccine 24S3:S1–S10

Munro A, Codde J, Spilsbury K, Stewart CJ, Steel N, Leung Y et al (2017) Risk of persistent or recurrent neoplasia in conservatively treated women with cervical adenocarcinoma in situ with negative histological margins. Acta Obstet Gynecol Scand 96(4):432–437. https://doi.org/10.1111/aogs.13110

Muntz HG (1996) Can cervical adenocarcinoma in situ be safely managed by conization alone? Gynecol Oncol 61 (3):301–303. https://doi.org/10.1006/gyno.1996.0146

Murphy N, Ring M, Killalea AG, Uhlmann V, O'Donovan M, Mulcahy F et al (2003) p16INK4A as a marker for cervical dyskaryosis: CIN and cGIN in cervical biopsies and ThinPrep smears. J Clin Pathol 56(1):56–63

Murphy N, Heffron CC, King B, Ganuguapati UG, Ring M, McGuinness E et al (2004) p16INK4A positivity in benign, premalignant and malignant cervical glandular lesions: a potential diagnostic problem. Virchows Arch 445(6):610–615

Nasiell K, Nasiell M, Vaclavinkova V (1983) Behavior of moderate cervical dysplasia during long-term followup. Obstet Gynecol 61:609–614

Nayar R, Wilbur DC (2015) The Bethesda system for reporting cervical cytology. Definitions, criteria and explanatory notes, 3rd edn. Springer International Publishing, Heidelberg/New York/Dordrecht/London

Negri G, Egarter-Vigl E, Kasal A, Romano F, Haitel A, Mian C (2003) p16INK4a is a useful marker for the diagnosis of adenocarcinoma of the cervix uteri and its precursors: an immunohistochemical study with immunocytochemical correlations. Am J Surg Pathol 27(2):187–193

Ng A (1993) Glandular diseases of the uterus. In: Keebler CM, Somrak TM (eds) The manual of Cytotechnology. American Society of Clinical Pathologists, Chicago

Ostor AG (1993) Natural history of cervical intraepithelial neoplasia: a critical review. Int J Gynecol Pathol 12:186–192

Ostor AG, Pagano R, Davoren RAM, Fortune DW, Chanen W, Rome R (1984) Adenocarcinoma in situ of the cervix. Int J Gynecol Pathol 3:179–190

Ostor AG, Duncan A, Quinn M, Rome R (2000) Adenocarcinoma in situ of the uterine cervix: an experience with 100 cases. Gynecol Oncol 79(2):207–210

Papillomavirus Episteme [database on the Internet] (2018). Available from: http://pave.niaid.nih.gov/#home. Accessed

Park JJ, Genest DR, Sun D, Crum CP (1999) Atypical immature metaplastic-like proliferations of the cervix: diagnostic reproducibility and viral (HPV) correlates. Hum Pathol 30(10):1161–1165

Park JJ, Sun D, Quade BJ, Flynn C, Sheets EE, Yang A et al (2000) Stratified mucin-producing intraepithelial lesions of the cervix: adenosquamous or columnar cell neoplasia? Am J Surg Pathol 24(10):1414–1419

Parkin DM (1991) Screening for cervix cancer in developing countries. In: Miller AB, Chamberlain J, Day NE, Hakama M, Prorok PC (eds) Cancer screening. Cambridge University Press, Cambridge, pp 184–198

Patten SF (1978) Diagnostic cytopathology of the uterine cervix, 2nd edn. S. Karger, Basal

Pedersen K, Burger EA, Sy S, Kristiansen IS, Kim JJ (2016) Cost-effective management of women with minor cervical lesions: revisiting the application of HPV DNA testing. Gynecol Oncol 143(2):326–333. https://doi.org/10.1016/j.ygyno.2016.08.231

Pemberton FA, Smith GV (1929) The early diagnosis and prevention of carcinoma of the cervix: a clinical pathologic study of borderline cases treated at the free hospital for women. Am J Obstet Gynecol 17:165

Petry KU, Cox JT, Johnson K, QuintW, Ridder R, Sideri M et al (2016) Evaluating HPV-negative CIN2+ in the ATHENA trial. Int J Cancer 138(12):2932–2939. https://doi.org/10.1002/ijc.30032

Pirog EC, Isacson C, Szabolcs MJ, Kleter B, Quint W, Richart RM (2002) Proliferative activity of benign and neoplastic endocervical epithelium and correlation with HPV DNA detection. Int J Gynecol Pathol 21(1):22–26

Plaxe SC, Saltzstein SL (1999) Estimation of the duration of the preclinical phase of cervical adenocarcinoma suggests that there is ample opportunity for screening. Gynecol Oncol 75(1):55–61

Pretorius RG, Zhang X, Belinson JL, Zhang WH, Ren SD, Bao YP et al (2006) Distribution of cervical intraepithelial neoplasia 2, 3 and cancer on the uterine cervix. J Low Genit Tract Dis 10(1):45–50

Pretorius RG, Belinson JL, Burchette RJ, Hu S, Zhang X, Qiao YL (2011) Regardless of skill, performing more biopsies increases the sensitivity of colposcopy. J Low Genit Tract Dis 15(3):180–188. https://doi.org/10.1097/LGT.0b013e3181fb4547

Queiroz C, Silva TC, Alves VA, Villa LL, Costa MC, Travassos AG et al (2006a) P16(INK4a) expression as a potential prognostic marker in cervical pre-neoplastic and neoplastic lesions. Pathol Res Pract 202(2):77–83

Queiroz C, Silva TC, Alves VA, Villa LL, Costa MC, Travassos AG et al (2006b) Comparative study of the expression of cellular cycle proteins in cervical intraepithelial lesions. Pathol Res Pract 202(10): 731–737

Quint KD, de Koning MN, van Doorn LJ, Quint WG, Pirog EC (2010)

HPV genotyping and HPV16 variant analysis in glandular and squamous neoplastic lesions of the uterine cervix. Gynecol Oncol 117(2):297–301. https://doi.org/10.1016/j.ygyno.2010.02.003. S0090-8258 (10)00131-9 [pii]

Ratnam S, Franco EL, Ferenczy A (2000) Human papillomavirus testing for primary screening of cervical cancer precursors. Cancer Epidemiol Biomarkers Prev 9(9):945–951

Renshaw AA, Mody DR, Lozano RL, Volk EE, Walsh MK, Davey DD et al (2004) Detection of adenocarcinoma in situ of the cervix in Papanicolaou tests: comparison of diagnostic accuracy with other high-grade lesions. Arch Pathol Lab Med 128(2):153–157

Reuschenbach M, Wentzensen N, Dijkstra MG, von Knebel Doeberitz M, Arbyn M (2014) p16INK4a immunohistochemistry in cervical biopsy specimens: a systematic review and meta-analysis of the interobserver agreement. Am J Clin Pathol 142(6):767–772. https://doi.org/10.1309/AJCP3TPHV4TRIZEK

Richart RM (1973) Cervical intraepithelial neoplasia: a review. In: Sommers SC (ed) Pathology annual. Appleton-Century-Crofts, East Norwalk, pp 301–328

Richart RM (1990) A modified terminology for cervical intraepithelial neoplasia. Obstet Gynecol 75(1):131–133

Riethdorf L, Riethdorf S, Lee KR, Cviko A, Loning T, Crum CP (2002) Human papillomaviruses, expression of p16, and early endocervical glandular neoplasia. Hum Pathol 33(9):899–904

Robertson AJ, Anderson JM, Beck JS, Burnett RA, Howatson SR, Lee FD et al (1989) Observer variability in histopathological reporting of cervical biopsy specimens. J Clin Pathol 42(3):231–238

Ronnett BM, Manos MM, Ransley JE, Fetterman BJ, Kinney WK, Hurley LB et al (1999) Atypical glandular cells of undetermined significance (AGUS): cytopathologic features, histopathologic results, and human papillomavirus DNA detection. Hum Pathol 30(7):816–825

Roura E, Travier N, Waterboer T, de Sanjose S, Bosch FX, Pawlita M et al (2016) The influence of hormonal factors on the risk of Developing Cervical Cancer and Pre-Cancer: results from the EPIC Cohort. PLoS One 11(1):e0147029. https://doi.org/10.1371/journal.pone.0147029

Ruba S, Schoolland M, Allpress S, Sterrett G (2004) Adenocarcinoma in situ of the uterine cervix: screening and diagnostic errors in Papanicolaou smears. Cancer 102(5):280–287. https://doi.org/10.1002/cncr.20600

Salani R, Puri I, Bristow RE (2009) Adenocarcinoma in situ of the uterine cervix: a metaanalysis of 1278 patients evaluating the predictive value of conization margin status. Am J Obstet Gynecol 200(2):182. e1–182.e5

Sanati S, Huettner P, Ylagan LR (2010) Role of ProExC: a novel immunoperoxidase marker in the evaluation of dysplastic squamous and glandular lesions in cervical specimens. Int J Gynecol Pathol 29(1):79–87. https://doi.org/10.1097/PGP.0b013e3181ae81a0

Schiffman M, Castle PE, Jeronimo J, Rodriguez AC, Wacholder S (2007) Human papillomavirus and cervical cancer. Lancet 370(9590):890–907. https://doi.org/10.1016/S0140-6736(07)61416-0

Schiffman M, Wentzensen N, Wacholder S, Kinney W, Gage JC, Castle PE (2011) Human papillomavirus testing in the prevention of cervical cancer. J Natl Cancer Inst 103(5):368–383. https://doi.org/10.1093/jnci/djq562

Schmidt C, Pretorius RG, Bonin M, Hanson L, Semrad N, Watring W (1992) Invasive cervical cancer following cryotherapy for cervical intraepithelial neoplasia or human papillomavirus infection. Obstet Gynecol 80(5):797–800

SEER Program – National Cancer Institute, USA (2001). http://www-seer.ims.nci.nih.gov/ScientificSystems/. Accessed 20 Mar 2003, 2009

Sherman ME, Tabbara SO, Scott DR, Kurman RJ, Glass AG, Manos MM et al (1999) "ASCUS, rule out HSIL": cytologic features, histologic correlates, and human papillomavirus detection. Mod

Pathol 12(4):335–342

Sherman ME, Schiffman M, Cox JT, ASCUS LSIL Triage Study Group (2002) Effects of age and HPV load on colposcopic triage: data from the ASCUS LSIL Triage Study (ALTS). J Natl Cancer Inst 94:102–107

Shin CH, Schorge JO, Lee KR, Sheets EE (2000) Conservative management of adenocarcinoma in situ of the cervix. Gynecol Oncol 79(1):6–10

Sigurdsson K, Sigvaldason H (2007) Is it rational to start population-based cervical cancer screening at or soon after age 20? Analysis of time trends in preinvasive and invasive diseases. Eur J Cancer 43(4):769–774

Silver MI, Gage JC, Schiffman M, Fetterman B, Poitras NE, Lorey T et al (2018) Clinical outcomes after conservative Management of Cervical Intraepithelial Neoplasia Grade 2 (CIN2) in women ages 21–39 years. Cancer Prev Res (Phila) 11(3):165–170. https://doi.org/10.1158/1940-6207.CAPR-17-0293

Smith JS, Green J, Berrington de Gonzalez A, Appleby P, Peto J, Plummer M et al (2003) Cervical cancer and use of hormonal contraceptives: a systematic review. Lancet 361(9364):1159–1167

Smith JS, Lindsay L, Hoots B, Keys J, Franceschi S, Winer R et al (2007) Human papillomavirus type distribution in invasive cervical cancer and high-grade cervical lesions: a meta-analysis update. Int J Cancer 121(3):621–632

Snijders PJ, Steenbergen RD, Heideman DA, Meijer CJ (2006) HPV-mediated cervical carcinogenesis: concepts and clinical implications. J Pathol 208(2): 152–164

Solomon D, Davey D, Kurman R, Moriarty A, O'Connor D, Prey M et al (2002) The 2001 Bethesda system: terminology for reporting results of cervical cytology. JAMA 287(16):2114–2119

Solomon D, Stoler M, Jeronimo J, Khan M, Castle P, Schiffman M (2007) Diagnostic utility of endocervical curettage in women undergoing colposcopy for equivocal or low-grade cytologic abnormalities. Obstet Gynecol 110(2):288–295

Stanley MA (2012) Epithelial cell responses to infection with human papillomavirus. Clin Microbiol Rev 25(2):215–222. https://doi.org/10.1128/CMR.05028-11

Stoler MH, Schiffman M (2001) Interobserver reproducibility of cervical cytologic and histologic interpretations: realistic estimates from the ASCUS-LSIL Triage Study. JAMA 285(11):1500–1505

Stoler MH, Wright TC Jr, Sharma A, Apple R, Gutekunst K, Wright TL (2011) High-risk human papillomavirus testing in women with ASC-US cytology: results from the ATHENA HPV study. Am J Clin Pathol 135(3):468–475. https://doi.org/10.1309/AJCPZ5JY6FCVNMOT.135/3/468

Stoler MH, Wright TC Jr, Cuzick J, Dockter J, Reid JL, Getman D et al (2013) APTIMA HPV assay performance in women with atypical squamous cells of undetermined significance cytology results. Am J Obstet Gynecol 208(2):144.e1–144.e8. https://doi.org/10.1016/j.ajog.2012.12.003

Stoler MH, Wright TC Jr, Ferenczy A, Ranger-Moore J, Fang Q, Kapadia M et al (2018) Routine use of adjunctive p16 immunohistochemistry improves diagnostic agreement of cervical biopsy interpretation: results from the CERTAIN Study. Am J Surg Pathol 42(8):1001-1009. https://doi.org/10.1097/PAS.0000000000001072

Szarewski A, Cuzick J (1998) Smoking and cervical neoplasia; a review of the evidence. J Epidemiol Biostat 3:229

Szarewski A, Maddox P, Royston P, Jarvis M, Anderson M, Guillebaud J et al (2001) The effect of stopping smoking on cervical Langerhans' cells and lymphocytes. BJOG 108(3):295–303

Tainio K, Athanasiou A, Tikkinen KAO, Aaltonen R, Cardenas J, Hernandes J et al (2018) Clinical course of untreated cervical intraepithelial neoplasia grade 2 under active surveillance: systematic review and meta-analysis. BMJ 360:k499. https://doi.org/10.1136/bmj.k499

Talia KL, McCluggage WG (2018) The developing spectrum of gastric-type cervical glandular lesions. Pathology 50(2):122–133. https://doi.org/10.1016/j.pathol. 2017.09.009

Talia KL, Stewart CJR, Howitt BE, Nucci MR, McCluggage WG (2017) HPV-negative gastric type adenocarcinoma in situ of the cervix: a Spectrum of rare lesions exhibiting gastric and intestinal differentiation. Am J Surg Pathol 41(8):1023–1033. https://doi.org/10.1097/PAS.0000000000000855

Tase T, Okagaki T, Clark BA, Twiggs LB, Ostrow RS, Faras AJ (1989a) Human papillomavirus DNA in glandular dysplasia and microglandular hyperplasia: presumed precursors of adenocarcinoma of the uterine cervix. Obstet Gynecol 73(6):1005–1008

Tase T, Okagaki T, Clark BA, Twiggs LB, Ostrow RS, Faras AJ (1989b) Human papillomavirus DNA in adenocarcinoma in situ, microinvasive adenocarcinoma of the uterine cervix and coexisting cervical squamous intraepithelial neoplasia. Int J Gynecol Pathol 8(1):8–17

Tavassoli FA, Devilee P (eds) (2003) Pathology and genetics of Tumours of the breast and female genital organs. World Health Organization classification of tumors. IARC Press, Lyon

Tewari D, Novak-Weekley S, Hong C, Aslam S, Behrens CM (2017) Performance of the cobas HPV test for the triage of atypical squamous cells of undetermined significance cytology in cervical specimens collected in SurePath. Am J Clin Pathol 148(5):450–457. https://doi.org/10.1093/ajcp/aqx091

The (1988) Bethesda system for reporting cervical/vaginal cytologic diagnoses. Developed and approved at a National Cancer Institute Workshop, Bethesda, 12–13, 1988 Dec. 1988;11(5):291–297

Tjalma WA, Fiander A, Reich O, Powell N, Nowakowski AM, Kirschner B et al (2013) Differences in human papillomavirus type distribution in high-grade cervical intraepithelial neoplasia and invasive cervical cancer in Europe. Int J Cancer 132(4):854–867. https://doi.org/10.1002/ijc.27713

Trimble CL, Piantadosi S, Gravitt P, Ronnett B, Pizer E, Elko A et al (2005) Spontaneous regression of highgrade cervical dysplasia: effects of human papillomavirus type and HLA phenotype. Clin Cancer Res 11 (13):4717–4723. https://doi.org/10.1158/1078-0432.CCR-04-2599

Tringler B, Gup CJ, Singh M, Groshong S, Shroyer AL, Heinz DE et al (2004) Evaluation of p16INK4a and pRb expression in cervical squamous and glandular neoplasia. Hum Pathol 35(6):689–696

Trowell JE (1985) Intestinal metaplasia with argentaffin cells in the uterine cervix. Histopathology 9:561–569

Tsoumpou I, Arbyn M, Kyrgiou M, Wentzensen N, Koliopoulos G, Martin-Hirsch P et al (2009) p16 (INK4a) immunostaining in cytological and histological specimens from the uterine cervix: a systematic review and meta-analysis. Cancer Treat Rev 35(3):210–220

Umezawa T, Umemori M, Horiguchi A, Nomura K, Takahashi H, Yamada K et al (2015) Cytological variations and typical diagnostic features of endocervical adenocarcinoma in situ: a retrospective study of 74 cases. Cytojournal 12:8. https://doi.org/10.4103/1742-6413.156081

Ursin G, Pike MC, Preston-Martin S, d'Ablaing G 3rd, Peters RK (1996) Sexual, reproductive, and other risk factors for adenocarcinoma of the cervix: results from a population-based case-control study (California, United States) [see comments]. Cancer Causes Control 7(3):391–401

van der Horst J, Siebers AG, Bulten J, Massuger LF, de Kok IM (2017) Increasing incidence of invasive and in situ cervical adenocarcinoma in the Netherlands during 2004–2013. Cancer Med 6(2):416–423. https://doi.org/10.1002/cam4.971

Volgareva G, Zavalishina L, Andreeva Y, Frank G, Krutikova E, Golovina D et al (2004) Protein p16 as a marker of dysplastic and neoplastic alterations in cervical epithelial cells. BMC Cancer 4:58. https://doi.org/10.1186/1471-2407-4-58

Wang SS, Sherman ME, Hildesheim A, Lacey JV Jr, Devesa S (2004a)

Cervical adenocarcinoma and squamous cell carcinoma incidence trends among white women and black women in the United States for 1976–2000. Cancer 100(5):1035–1044

Wang SS, Trunk M, Schiffman M, Herrero R, Sherman ME, Burk RD et al (2004b) Validation of p16INK4a as a marker of oncogenic human papillomavirus infection in cervical biopsies from a population-based cohort in Costa Rica. Cancer Epidemiol Biomarkers Prev 13(8):1355–1360

Ward BE, Burkett BA, Peterson C, Nichols M, Brennan C, Birch LM et al (1990) Cytological correlates of cervical papillomavirus infection. Int J Gynecol Pathol 9:297–305

Waxman AG, Conageski C, Silver MI, Tedeschi C, Stier EA, Apgar B et al (2017) ASCCP colposcopy standards: how do we perform colposcopy? Implications for establishing standards. J Low Genit Tract Dis 21(4):235–241. https://doi.org/10.1097/LGT.0000000000000336

Williams J (1888) Cancer of the uterus: Harveian lectures for 1886. H.K. Lewis, London

Winer RL, Lee SK, Hughes JP, Adam DE, Kiviat NB, Koutsky LA (2003) Genital human papillomavirus infection: incidence and risk factors in a cohort of female university students. Am J Epidemiol 157(3):218–226

Winer RL, Hughes JP, Feng Q, O'Reilly S, Kiviat NB, Holmes KK et al (2006) Condom use and the risk of genital human papillomavirus infection in young women. N Engl J Med 354(25):2645–2654

Witkiewicz A, Lee KR, Brodsky G, Cviko A, Brodsky J, Crum CP (2005) Superficial (early) endocervical adenocarcinoma in situ: a study of 12 cases and comparison to conventional AIS. Am J Surg Pathol 29(12):1609–1614

Wolf JK, Levenback C, Malpica A, Morris M, Burke T, Mitchell MF (1996) Adenocarcinoma in situ of the cervix: significance of cone biopsy margins. Obstet Gynecol 88(1):82–86. https://doi.org/10.1016/0029-7844(96)00083-X

Woodman CB, Collins SI, Young LS (2007) The natural history of cervical HPV infection: unresolved issues. Nat Rev Cancer 7(1):11–22. https://doi.org/10.1038/nrc2050

Workshop NCI (1991) The revised Bethesda System for reporting cervical/vaginal cytologic diagnoses. Report of the 1991 Bethesda workshop. J Am Med Assoc 267:1892

Wright TC Jr (2006) Chapter 3: Pathology of HPV infection at the cytologic and histologic levels: basis for a 2-tiered morphologic classification system. Int J Gynaecol Obstet 94(Suppl 1):S22–S31

Wright TC Jr, Massad LS, Dunton CJ, Spitzer M, Wilkinson EJ, Solomon D (2007) 2006 consensus guidelines for the management of women with abnormal cervical screening tests. J Low Genit Tract Dis 11(4):201–222

Wright TC Jr, Stoler MH, Behrens CM, Apple R, Derion T, Wright TL (2012) The ATHENA human papillomavirus study: design, methods, and baseline results. Am J Obstet Gynecol 206(1):46 e1–46e11. https://doi.org/10.1016/j.ajog.2011.07.024

Wright TC, Kuhn L (2006) Immunosuppression and the cervix; human immunodeficiency virus (HIV). In: Jordan JA, Singer A (eds) The cervix. Blackwell, Malden, pp 450–517

Wright TC, Kurman RJ (1994) A critical review of the morphologic classification systems of preinvasive lesions of the cervix: the scientific basis of the paradigm. Papillomavirus Rep 5:175–181

Wright TC, Schiffman M (2003) Adding a test for human papillomavirus DNA to cervical-cancer screening. N Engl J Med 348(6):489–490

Wright TC, Stoler MH, Behrens CM, Sharma A, Zhang G, Wright TL (2015) Primary cervical cancer screening with human papillomavirus: end of study results from the ATHENA study using HPV as the first-line screening test. Gynecol Oncol 136(2):189–197. https://doi. org/10.1016/j.ygyno.2014.11.076

Xu L, Verdoodt F, Wentzensen N, Bergeron C, Arbyn M (2016) Triage of ASC-H: a meta-analysis of the accuracy of high-risk HPV testing and other markers to detect cervical precancer. Cancer Cytopathol 124(4):261–272. https://doi.org/10.1002/cncy.21661

Young RH, Scully RE (1989) Atypical forms of microglandular hyperplasia of the cervix simulating carcinoma. Am J Surg Pathol 13:50–56

Zhang Q, Kuhn L, Denny LA, De Souza M, Taylor S, Wright TC Jr (2007) Impact of utilizing p16INK4A immunohistochemistry on estimated performance of three cervical cancer screening tests. Int J Cancer 120(2):351–356

zur Hausen H (1977) Human papillomaviruses and their possible role in squamous cell carcinomas. Curr Top Microbiol Immunol 78:1–30

zur Hausen H (2002) Papillomaviruses and cancer: from basic studies to clinical application. Nat Rev Cancer 2(5):342–350

zur Hausen H (2009) Papillomaviruses in the causation of human cancers – a brief historical account. Virology 384 (2):260–265. https://doi.org/10.1016/j.virol.2008.11.046. S0042-6822(08)00772-1 [pii]

子宫颈癌及其他肿瘤

Edyta C. Pirog，Thomas C. Wright，

Brigitte M. Ronnett，Robert J. Kurman 著；

薛德彬，李长平，高珂　译

第6章

内容

6.1　浸润性癌的分类

2014 年 WHO 工作组把子宫颈浸润性癌分为 3 大类：鳞状细胞癌（SCC）、腺癌和其他上皮性肿瘤（表 6.1）（Kurman et al. 2014）。其他上皮性肿瘤包括腺鳞癌、腺样基底细胞癌、腺样囊性癌、未分化癌以及神经内分泌肿瘤。不同国家中这些不同类型肿瘤的相对发病率有差异；一般来说，鳞状细胞癌是最常见的组织学亚型，占浸润性癌的 76%~89%。腺癌和腺鳞癌占子宫颈癌的 10%~24%，所有其他类型的肿瘤都很少见，加起来不到子宫颈癌的 5%（de Sanjose et al. 2010）。

子宫颈肿瘤最为广泛接受的分期系统是 FIGO 制定的 4 期系统（表 6.2）。Ⅰ 期包括局限于子宫颈的所有肿瘤，又分为两小类：间质浸润深度 ≤ 5 mm（也包括水平范围 ≤ 7 mm）且肉眼不可见的病变（Ⅰ A 期），以及浸润深度 >5 mm 或肉眼可见的病变（Ⅰ B 期）。所以，Ⅰ 期以上的子宫颈癌的分期以临床检查和影像学检查为依据。Ⅱ 期肿瘤蔓延超出子宫颈范围但未达到盆腔侧壁，且未浸润阴道下 1/3。Ⅲ 期肿瘤包括侵犯至盆腔壁、引起肾盂积水或累及阴道下 1/3。Ⅳ 期肿瘤超出真骨盆或临床上侵犯膀胱或直肠黏膜。

6.2　鳞状细胞癌

6.2.1　浅表浸润性鳞状细胞癌

肛门生殖道鳞状上皮术语（LAST）标准化项目为 HPV 相关病变引入了一个新术语："浅表浸润性鳞状细胞癌（SISCC）"，即镜下能见到，但临床不明显的鳞状细胞癌（SCC）（Darragh et al. 2012）。SISCC 的定义为肉眼不可见的病变，标准是以原发病变的基底膜为起点，浸润深度 ≤ 3 mm，宽度 ≤ 7 mm 并且手术切缘阴性（即切缘没有癌）。边缘处存在 HSIL 不排除这个分类，但应该在报告中注明。也应将是否存在淋巴管浸润以及多灶性浸润写入报告中（Darragh et al. 2012）。SISCC 是高度鳞状上皮内病变（HSIL）背景上发生的最早期浸润，是一种早期病变，预后良好。

过去，早期浸润性癌称为"微小浸润性癌（MICA）"。美国妇科肿瘤医师协会（SGO）将其

表 6.1　WHO 修订的子宫颈浸润性癌的组织学分类

鳞状细胞癌
　　角化性鳞状细胞癌
　　非角化性鳞状细胞癌
　　基底细胞样
　　疣状癌
　　疣性癌
　　乳头状鳞状细胞癌
　　鳞状移行细胞癌
　　淋巴上皮瘤样癌

腺癌
　　普通型腺癌
　　子宫内膜样腺癌
　　绒毛状管状腺癌
　　胃型腺癌
　　肠型腺癌
　　印戒细胞型腺癌
　　透明细胞腺癌
　　浆液性腺癌
　　中肾管腺癌

其他上皮性肿瘤
　　腺鳞癌
　　毛玻璃细胞癌
　　腺样基底细胞癌
　　腺样囊性癌
　　未分化癌
　　神经内分泌肿瘤
　　　　类癌
　　　　非典型类癌
　　　　小细胞癌
　　　　大细胞神经内分泌癌

表 6.2　2009 年 FIGO 修订的子宫颈癌分期

分期	定义
Ⅰ	子宫颈癌局限于子宫内（蔓延至子宫体者予以忽略）
Ⅰ A	仅为显微镜下诊断的浸润性癌；所有肉眼可见病变，即使是浅表浸润也都应归入 Ⅰ B 期
Ⅰ A1	间质浸润深度 ≤ 3.0 mm，水平宽度 ≤ 7.0 mm
Ⅰ A2	间质浸润深度 > 3.0 mm 但 ≤ 5.0 mm，水平宽度 ≤ 7.0 mm[a]
Ⅰ B	临床上肉眼可见的局限于子宫颈的病变或镜下病变超过 Ⅰ A2 期
Ⅰ B1	临床上肉眼可见的病变，最大径 ≤ 4.0 cm
Ⅰ B2	临床上肉眼可见的病变，最大径 > 4.0 cm
Ⅱ	肿瘤浸润超出子宫但未到达盆腔壁或阴道下 1/3
Ⅱ A	没有子宫旁侵犯
Ⅱ A1	临床上肉眼可见的病变，最大径 ≤ 4.0 cm
Ⅱ A2	临床上肉眼可见的病变，最大径 > 4.0 cm
Ⅱ B	有子宫旁侵犯
Ⅲ	肿瘤蔓延至盆腔壁和（或）累及阴道下 1/3 和（或）引起肾盂积水或无功能肾[b]
Ⅲ A	肿瘤累及阴道下 1/3，未达盆腔壁
Ⅲ B	肿瘤蔓延至盆腔壁和（或）引起肾盂积水或无功能肾
Ⅳ	癌超出真骨盆或累及（活检证实）膀胱或直肠黏膜。不应因存在大疱水肿而判定为Ⅳ期
Ⅳ A	蔓延至邻近器官
Ⅳ B	蔓延至远处器官

注：[a] 浸润深度从癌起源的表面上皮或腺体的基底部开始测量，不应大于 5 mm。测量方法是从邻近的最表浅上皮乳头的上皮 – 间质交界处至浸润最深处。脉管受累不影响分期，不论累及的是静脉还是淋巴管。
[b] 直肠检查，肿瘤和盆腔壁之间没有非癌性空间。包括所有肾盂积水或无功能肾的病例，除非为其他已知的原因所致。

定义为一种显微镜下的微小肿瘤，其浸润深度不超过表面上皮或不超过上皮的基底膜以下 3 mm，没有定义病变宽度的标准，不允许有淋巴管浸润，要求切缘无癌，但没有说明是否需要报告切缘的鳞状上皮内病变（SIL）。FIGO 的标准把 MICA 再分为浸润子宫颈间质深度 ≤ 3 mm（Ⅰ A1 期）以及 >3.0 mm 但 ≤ 5.0 mm 且水平宽度不超过 7 mm（Ⅰ A2 期）（表 6.2）。出现淋巴管血管浸润并不排除 FIGO 的 Ⅰ A 期（Berek et al. 2010）。由于 MICA 的定义不统一，不推荐使用这一术语。目前普遍认同 LAST 项目提出的术语"SISCC"。临床证据显示，归类为 SISCC 且无淋巴管浸润的病变，其淋巴结转移率、复发率及患者的死亡风险都很低。这类患者可接受保守治疗，通常行子宫颈锥形切除术或子宫颈切除术，而对肿瘤浸润深度 >3 mm 或有淋巴管浸润的患者通常采取更积极的治疗（见后文"治疗"）（Berek et al. 2010；Eskander et al. 2015）。单机构的研究报道显示，活检诊断为 HSIL 后行子宫颈锥切治疗的患者中，SISCC 的发病率为 3.6%~4.7%（Killackey et al. 1986；Matseoane et al. 1992）。

临床表现

　　SISCC 患者的平均年龄为 39~42 岁。大多数 SISCC 患者无症状，子宫颈的肉眼观正常，或表现为"质脆子宫颈"伴异常毛细血管易出血。细胞学检查和阴道镜检查都不能准确预测是否存在早期浸润。在细胞学上，异型细胞可出现显著的异常核仁，提示浸润。然而据报道，细胞学对早期浸润的阳性预测值仅为 27.3%（Andersen et al. 1995）。在阴道镜检查中，早期浸润通常与背景 HSIL 一样呈醋白色。在这一区域内，可以观察到异常血管模式，血管呈不规则分布和杂乱分布，毛细血管间距增大，管径变化明显，以及血管突然改变方向而形成锐角。据报道，阴道镜识别 SISCC 的敏感度为 30%~50%。正如预期的那样，浸润性病变的深度增加，使阴道镜能更准确地预测浸润（Berek et al. 2010）。

病理表现

　　SISCC 的诊断依据是肿瘤性鳞状细胞从 HSIL 延伸至下方间质。浅表浸润可能是单灶性或多灶性病变。其上方的鳞状上皮通常显示广泛的 HSIL，并且大多病例中子宫颈管腺体也被 SIL 广泛累及。浅表浸润灶通常表现为不规则的舌状突起或出芽，上皮 – 间质交界处典型的栅栏状细胞排列缺失。浸

润细胞的体积大，含有丰富的嗜酸性胞质，核质比低，可见淡染的核染色质和明显的核仁（图 6.1，6.2）。这种现象称为"反常成熟"或"假成熟"，并与 HSIL 的背景形成对比。HSIL 显示出不成熟的基底样细胞形态，核质比较高，以及核染色质呈粗糙颗粒状。微小浸润灶内偶尔可见小灶角化。因为局部基底膜被破坏，浸润巢的边界不整齐，其两侧均有完整的基底膜。肿瘤巢团在浸润的前沿轮廓不规则也许是早期浸润最可靠的诊断标准。浸润区也常有炎症反应和间质反应。在舌状浸润上皮巢尖端的周围经常可见明显的淋巴浆细胞浸润。间质反

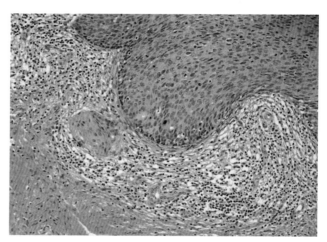

图 6.1　浅表浸润性鳞状细胞癌（SISCC）。浸润灶表现为肿瘤上皮横穿 HSIL 的基底膜。浸润细胞显示"假成熟"现象，胞质丰富且呈嗜酸性，核质比低

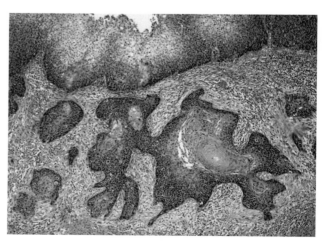

图 6.2　浅表浸润性鳞状细胞癌（SISCC）。浸润性癌巢显示出不规则的尖角轮廓。中央角化珠形成

应表现为水肿和水肿基础上的促结缔组织增生性间质反应，有的病例伴有毛细血管生成。

很少的情况下，浸润间质的肿瘤细胞巢可能具有圆滑的轮廓，貌似 HSIL 累及腺体。这些病例中，与邻近的良性子宫颈腺体的间距相比，舌状浸润灶和圆形至卵圆形的肿瘤细胞巢明显拥挤，紧密排列（图 6.3）。癌巢也可能浸润至正常子宫颈腺体水平之下。仔细比较邻近子宫颈腺体的结构和分布，对于诊断这种有迷惑性的浸润模式至关重要。

伴有或预测浅表浸润的 HSIL 的表现包括 HSIL 广泛累及表面上皮、HSIL 累及深部子宫颈管腺体、腺腔内坏死、鳞状上皮假成熟现象。当活检或锥切标本中出现这些形态时，应特别注意浸润的可能性，可能需要深切标本，以全面评估任何可疑区域。

电镜对超微结构的研究结果表明，子宫颈鳞状细胞癌的早期浸润灶的基底膜层粘连蛋白消失，癌细胞的假足状胞质突起与其下方的间质直接接触（Kudo et al. 1990）。浸润性肿瘤细胞的突起含有丰富的胞质囊泡，直径为 70~90 nm，其中一些囊泡直接开口并进入间质的细胞外基质。在相邻的 HSIL 中观察不到这些小囊泡，因为 HSIL 有完整的基底膜。这些发现提示囊泡中的物质可能在破坏基底膜的过程中起作用。此外，穿过基底膜间隙的肿瘤细胞的假性足突中也显示出肌动蛋白微丝的聚集。相邻的 HSIL 中没有观察到这些局部细胞骨架结构，后者对癌细胞的阿米巴样运动可能有促进作用。此外，浅表浸润区的肿瘤细胞显示桥粒连接的数量减少，导致细胞失黏附和迁移（Kudo et al. 1990）。

随后的免疫组化研究通过使用针对基底膜成分（如层粘连蛋白或Ⅳ型胶原）的抗体，加深了对子宫颈鳞状细胞病变早期间质浸润的认识。这些研究表明，正常的鳞状上皮和 SIL 都有连续、完整的基底膜，仅在严重的炎症反应部位，基底膜偶有小灶性破坏。在一部分浸润性癌中，基底膜的免疫染色

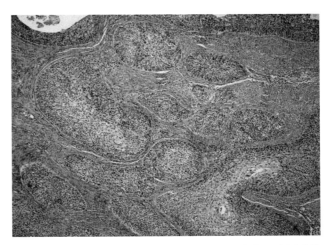

图 6.3　浅表浸润性鳞状细胞癌（SISCC）。肿瘤由具有圆形轮廓的浸润巢组成，类似于 HSIL 累及腺体；然而，其间距比正常的子宫颈内腺体的间距小得多，癌巢拉长且有灶性分支

呈阳性，而且浸润性肿瘤的分化程度越高，其表达量也越多。也有鳞状细胞癌在淋巴结内的转移灶被基底膜围绕的病例报道（Antonelli et al. 1991）。由于浸润和转移需要破坏基底膜，Liotta 对这些看似不一致的发现提出了合理的解释（Liotta 1984），他的假说后来得到了实验证实（Antonelli et al. 1991）。其假说认为，癌巢的形成过程包括生长高峰期伴基底膜破坏和间质浸润，然后是静止期伴基底膜形成。在静止期，基底膜可能保持完整，直到新的生长高峰期伴基底膜被局部溶解，从而使肿瘤出芽。为了更好地观察这个过程，笔者研发了一种较复杂的方法，即利用 CK 和基底膜成分的双重免疫组化染色（图 6.4）（Rush et al. 2005）。用此方法可以在浸润性癌和浅表浸润性子宫颈癌最前沿见到 CK 阳性的肿瘤细胞巢穿过基底膜。

浸润深度的测量和意义

测量间质浸润深度可能很困难，推荐以下指南。评估肿瘤浸润的深度应当从浸润的起始部位开始测量，即从表皮的基底层或从鳞状上皮内肿瘤累及子宫颈管腺体的起点开始测量（图 6.5）。有些病例的浸润灶与 SIL 之间并未直接相连，即使深切

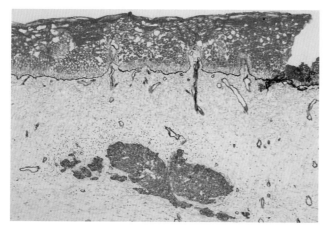

图 6.4　浅表浸润性鳞状细胞癌（SISCC），CK（红色）和IV型胶原（棕色）双重免疫染色。HSIL 下方可见不连续的基底膜。基质中的微小浸润灶缺乏基底膜的围绕

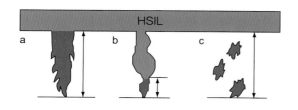

图 6.5　子宫颈癌浸润深度的测量方法。最恰当的浸润深度的测量方法取决于间质浸润的方式。a. 从表面 HSIL 起源的浸润：间质浸润深度从浸润的起点向下直到浸润灶最深处。b. 从 HSIL 累及腺体起源的浸润：间质浸润深度从浸润的起点向下直到浸润灶最深处。c. 未见起源部位的浸润：间质浸润深度从表面 HSIL 的基底层向下直到浸润灶最深处

蜡块也是如此。在这种情况下，假设浸润起始于表面 SIL 的基底细胞，所以主观地从表面 SIL 的基底层开始测量浸润深度。浸润深度也受组织切面角度的影响，所以要努力确保组织的垂直切面。

间质浸润深度是决定 SISCC 患者淋巴结转移、复发风险和死亡的主要因素（表6.3）。在间质浸润深度 ≤ 3 mm 的患者中淋巴结转移非常少见，发生率不到 1%。但间质浸润深度在 3.1~5.0 mm 时，平均淋巴结转移率提高到 6%。浸润深度不超过 3 mm 的子宫颈癌女性，通过子宫颈锥切或单纯子宫切除术处理后，复发或死亡是非常罕见的。然而，浸润深度为 3.1~5.0 mm 的患者中约有 4% 复发，少于 2% 的患者死亡（表6.3）（Averette et al. 1976；Burghardt et al. 1991；Copeland et al. 1992；Sevin et al. 1992；Takeshima et al. 1999；Ostor 1995；Lee et al. 2006）。

水平范围的测量和意义

平行于表面对浸润灶的最大连续长度进行测量，将测量结果作为浸润的水平距离（浸润宽度）。对于多灶性浸润，应单独测量和报告每个浸润灶的宽度，根据最大灶的宽度确定 FIGO 分期（McIlwaine et al. 2014；Day et al. 2016）。早期浸润性鳞状细胞癌的较大水平浸润范围与锥切子宫标本后残留肿瘤风险较高有关（表6.4）（Sedlis et al. 1979）。此外，淋巴结转移的风险也会随水平浸润范围的增大而增加（Takeshima et al. 1999）。

三维结构和肿瘤体积的评估及意义

早期浸润性癌沿着子宫颈管纵向延伸，该测量结果作为肿瘤浸润的水平距离。但病变也可能在第

表 6.3　早期浸润性鳞状细胞癌盆腔淋巴结转移、复发、死亡百分比与浸润深度的关系

风险类型	子宫颈间质浸润深度 /mm		
	<1.0	1.1~3.0	3.1~5.0
淋巴结转移	0.16%（4/2508）	0.75%（9/1196）	6.39%（35/548）
复发	0.45%（11/2426）	1.12%（29/2586）	4.10%（43/1049）
死亡	0.12%（3/2426）	0.51%（9/1776）	1.88%（16/850）

注：数据来自 Averette et al.（1976），Burghardt et al.（1991），Copeland et al.（1992），Sevin et al.（1992），Takeshima et al.（1999），Ostor（1995），以及 Lee et al.（2006）。

表 6.4　浸润深度为 5 mm 时水平浸润范围与锥切术后子宫切除标本中残留浸润性癌之间的关系

水平浸润范围 /mm	病例数 / 例	锥切术后子宫切除标本中残留浸润性癌的比例 /%
4	55	2
4~8	26	27
8	23	35

注：数据来自 Sedlis et al.（1979）。

三个维度扩展，即环周扩散，并超过 7 mm 的线性范围，也就是超过了浅表浸润性癌的阈值。对于相邻蜡块都有浸润性病变的病例，建议将估算的蜡块厚度乘以有浸润的蜡块数，将乘积作为肿瘤环周浸润范围的第三维度。重要的是，这种测量方法只评估连续的相邻切片上的浸润区域。在评估了水平方向和环周方向的肿瘤浸润范围之后，将二者中的较大值用于肿瘤分期。

Burgardt 和 Holzer 为 SISCC 引入了"肿瘤体积"的概念。据报道，肿瘤体积 ≤ 420 mm³ 的癌症患者中没有发生盆腔淋巴结转移，仅一例有脉管浸润（Burgardt et al. 1977）。近年来，SISCC 肿瘤体积的概念受到了一些学者的重视。然而，肿瘤体积的估计不太准确，它可能需要对锥切标本进行额外的连续切片，因此不太可能成为常规的实验室方法。

淋巴管血管浸润的评估和意义

准确识别淋巴管血管浸润（LVSI）可能很困难，因为浸润性肿瘤灶周围的间质经常受制片影响而出现收缩假象，形成类似毛细血管管腔的狭缝状间隙。对于可疑病例，可用单克隆抗体 D2-40 特异性地标记淋巴管内皮细胞，有助于区分真正的 LVSI 与组织处理假象，但可能无法区分肿瘤移位至淋巴管内的人工假象。此外，HSIL 中基底层角质细胞可表达 D2-40，因此在判读结果时需要谨慎。高达 30% 的 SISCC 患者存在 LVSI（Yoneda et al. 2015）。随着浸润深度的增加，LVSI 的发生率升高（Lee et al. 2006）。与浸润深度和预后的关系相比，LVSI 与临床预后的相关性不太明确。然而，据报道，LVSI 的存在往往与病变复发、后续子宫切除标本中残留病灶以及淋巴结转移有关（Sedlis et al. 1979）。因此，建议对 LVSI 患者进行包括盆腔淋巴结清扫在内的彻底治疗（表 6.5）。

手术切缘的评估和意义

切缘的评估通常简单，除非是组织边缘有明显人为烧灼的病例。p16 和 Ki-67 免疫组化染色对于这些病例可能有帮助，因为这两种抗原在热组织损

表 6.5　IA 期子宫颈癌的推荐治疗方式

分期	标准治疗	保留生育功能的治疗
IA1，无 LVSI 锥切切缘及子宫颈管搔刮标本阴性	子宫切除	子宫颈锥切活检
IA1，有 LVSI 锥切切缘及子宫颈管搔刮标本阴性	子宫切除 + 盆腔淋巴结清扫	子宫颈锥切 + 腹腔镜下盆腔淋巴结清扫
IA2 锥切切缘及子宫颈管搔刮标本阴性	改良根治性子宫切除 + 盆腔淋巴结清扫	根治性子宫颈切除 + 盆腔淋巴结清扫
IA1 和 IA2 锥切切缘或子宫颈管搔刮标本阳性 （HSIL 或浸润）	如果锥切不可行，改良根治性子宫切除 + 盆腔淋巴结清扫	重复子宫颈锥切

注：引自 Berek et al.（2010）和 Eskander et al.（2015）。

伤中存在。锥切标本的切缘状态是决定 SISCC 患者治疗方法的重要参数。大多数研究显示，无论是 SIL 还是浸润性病变，锥切切缘阳性的女性在子宫切除标本中残留疾病的发生率（36%~54%）明显高于锥切切缘阴性的女性（4%~10%）（Yoneda et al. 2015；Jones et al. 1993a）。对切缘阳性者需要再次切除或行子宫切除术，因为残留的浸润性癌可能比锥切标本中更深。

鉴别诊断

265 例初诊为 SISCC 的病例被提交给妇科肿瘤学组（GOG）的病理专家小组，其中 37%（99 例）因过度诊断而被否定诊断（专家小组未发现浅表浸润性癌）（Sedlis et al. 1979）。过度诊断的原因通常是将重度子宫颈炎伴反应性 / 修复性改变背景中的斜切面上皮过度解读。另一个原因是子宫颈锥切术后鳞状上皮巢（良性或异型增生）陷入伤口愈合区域的深部间质。在这两种情况下，p16 免疫染色可能有助于勾画病变的轮廓。p16 阳性上皮巢呈锯齿状、边界不规则，支持浅表浸润性癌。组织可能因混有密集的炎症细胞浸润或异物［如烧灼后和止血剂（Monsel 溶液中的硫酸铁或硝酸银）］而被误诊为 SISCC。

治疗

ⅠA 期子宫颈癌的治疗依据是子宫颈锥切活检的病理检查结果，包括浸润深度、水平浸润宽度、有无 LVSI 以及是否累及切缘和子宫颈管搔刮标本（表 6.5）。根据患者的生育愿望和随访条件，推荐的治疗方法可以进一步个体化。根据淋巴结转移、复发和死亡等的风险因素数据，间质浸润 ≤ 3 mm 且无 LVSI 的病变仅有极小的转移或复发潜能；因此，对于这种情况，大多数医院推荐行单纯子宫切除术。然而，对于需要保留生育功能的女性可以采取子宫颈锥形切除术，前提是她们充分理解并接受疾病复发的最小风险，而且愿意接受长期随访检

查。对于伴有淋巴管浸润的 ⅠA1 期肿瘤患者，除子宫切除术或子宫颈锥切术外，还应进行淋巴结清扫。目前，大多数 ⅠA2 期子宫颈鳞状细胞癌最恰当的治疗方法是根治性子宫切除术加盆腔淋巴清扫术。对有强烈愿望保留生育功能的女性，可采用根治性子宫颈切除术加腹腔镜下双侧盆腔淋巴结清扫术（Berek et al. 2010；Eskander et al. 2015）。

6.2.2　浸润性鳞状细胞癌

流行病学

子宫颈癌在全世界女性常见癌症中排第四位，2012 年估计新增 528 000 例。全球大部分（接近85%）病例发生在资源有限的地区。高发地区的数据显示，年龄标准化发病率为每年超过 30/100 000，这些高发地区包括东非（42.7/100 000）、美拉尼西亚（33.3/100 000）、非洲南部（31.5/100 000）和非洲中部（30.6/100 000）。发病率最低的地区是澳大利亚和新西兰（5.5/100 000）及西亚（4.4/100 000）（Globocan 2012）。据估计，2018 年美国有 13 000 例子宫颈癌（所有组织学类型）新增病例，相当于年龄标准化发病率为 7.5/100 000（NCI 2019）。

毫无疑问，细胞学筛查在降低子宫颈癌发病率和死亡率方面起着主要作用。1941 年，George Nicolaou Papanicolaou 博士发表了一篇论文，并于 1943 年出版了《阴道涂片诊断子宫癌》，解释了如何使用细胞学涂片筛查子宫颈肿瘤。20 世纪 50 年代初，美国开始使用巴氏涂片进行筛查，子宫颈癌的发病率持续下降。在 20 世纪 40 年代，美国浸润性子宫颈癌的发病率为 30/10 万，这与目前发展中国家的情况相似。在开始筛查后，到 1975 年，发病率下降了一半，下降到 15/10 万，然后在 2000 年代又下降了一半，降至 7.5/10 万，主要原因是鳞状细胞癌（SCC）的发病率下降。2003 年，美国 FDA 批准了第一种 HPV 检测方法，以配合巴氏涂片筛查。总的来说，自巴氏涂片筛查开始以来，

美国子宫颈癌的发病率下降了 75%。发病率的下降与死亡率的下降是平行的。据估计，2013 年，美国有 4000 人因子宫颈癌死亡，相当于每 10 万人中有 2.3 人死亡（NCI 2019）。自 1975 年以来，死亡率降低了一半，当时死亡率为每年 5.5/10 万（NCI 2019）。

美国目前的发病率和死亡率显示出种族差异，主要原因是医疗机会不均衡和缺乏对筛查和治疗的参与。与高加索裔白种人女性（7.5/100 000）相比，非洲裔美国女性（8.9/100 000）和西班牙裔女性（9.4/100 000）的发病率更高（NCI 2019）。非洲裔美国女性的子宫颈癌死亡率最高（3.9/100 000），其次是美洲印第安人（3.5/100 000）、西班牙裔人（2.6/100 000）和高加索裔白种人女性（2.1/100 000）（NCI 2019）。

在美国，进一步减少浸润性子宫颈癌可以通过提高筛查的参与率来实现。由于《平价医保法案》（ACA）的实施和 HPV 疫苗接种，预计筛查的参与率会有所提高。2006 年和 2014 年，美国 FDA 分别批准了两种 HPV 疫苗 Gardasil 和 Gardasil 9。然而，《平价医保法案》和 HPV 疫苗接种对子宫颈癌发病率的影响需要几年的时间才能看到。

尽管发达国家在预防、检测和管理子宫颈癌方面取得了进展，但在全世界范围内，该肿瘤仍然存在明显的保健问题。在全球范围内，每 2 名患有子宫颈癌的女性中就有 1 名死于这种疾病。2012 年，有 266 000 例子宫颈癌患者死亡，其中 87% 的死亡发生在欠发达地区（Globocan 2012）。

浸润性子宫颈癌的重要流行病学危险因素可分为与 HPV 获得相关的性行为因素、吸烟等环境因素、口服避孕药使用等激素因素、免疫抑制和遗传多态性等宿主因素，以及与不同病毒基因型致癌潜能相关的病毒因素。

HPV 感染对子宫颈癌的发展显示出最大的优势比（odds ratio，OR），其相关性甚至比吸烟和肺癌之间的关联更强。特定基因型的病毒之间表现出相当大的风险差异。感染 HPV-16 与非感染者相比有最高的 OR 值，其发生鳞状细胞癌的 OR 值为 434.5（95%CI 278.2~678.7）；其次为 HPV-33［其 OR 值为 373.5（95%CI 46.7~2985.8）］，以及 HPV-18［其 OR 值为 248.1（95%CI 138.1~445.8）］。相比之下，HPV-6 的 OR 值只有 4.3（95%CI 0.5~38.4），是一种低风险致癌病毒（Munoz et al. 2003）

患有浸润性鳞状细胞癌的女性具有与上皮内肿瘤相似的流行病学特征（见第 5 章）。最重要的是性行为危险因素，这些因素与 HPV 感染的发生有关。与 SIL 一样，浸润性子宫颈癌的相对风险因性伴侣数量多、妊娠次数多、第一次性生活过早和第一次妊娠的年龄过小而显著增加（International Collaboration of Epidemiological Studies of Cervical Cancer 2009）。有证据表明，HPV 以外的其他因素在子宫颈浸润性鳞状细胞癌的发展中也起着重要作用。除了性行为因素和生殖因素之外，吸烟与子宫颈 SCC 的发生也存在显著的关系，而腺癌与吸烟无关（Appleby et al. 2006），风险程度相对较低；与从未吸烟者相比，当前吸烟者的子宫颈 SCC 风险增加 1.6 倍（Appleby et al. 2006）。据观察，戒烟后的风险有所下降。此外，长期使用口服避孕药者出现 HSIL 和浸润性癌的风险都会增加（Appleby et al. 2007）。长时间使用口服避孕药，患浸润性癌的风险增加。在使用联合口服避孕药 ≥ 5 年且目前正在使用的女性中，患癌风险是未使用者的 1.9 倍。在停止使用之后，风险会下降；停用 10 年或更长时间，就会恢复到从未使用过的风险状态。由于感染 HIV 而存在免疫抑制的患者，其患 HSIL 和浸润性癌的风险增加，发生子宫颈癌的相对风险为一般人群的 6 倍（Dugue et al. 2013）。1993 年，美国疾病控制和预防中心将子宫颈癌列为后天获得性免疫缺陷综合征（AIDS）相关的疾病之一。器官移植或自身免疫性疾病治疗后的免疫抑制也会导致子宫颈癌风险增加（为正常人群的 2~30 倍）（Dugue et al. 2013）。

女性中 HPV 感染非常普遍，西方国家 80% 以上的女性在一生中发生过 HPV 感染，但发展为癌症者相对罕见。有学者认为，某些女性可能在基因水平上对子宫颈癌有特定的个体易感性。研究人员研究了多种宿主遗传因素，包括 p53 基因多态性和主要组织相容性复合体（MHC）等位基因与子宫颈癌的关系，但它们的确切作用尚未被阐明。

发病机制

子宫颈癌 HPV 相关病因的发现和阐明历经了几十年，涉及流行病学、临床病理和分子研究。最初，流行病学数据表明子宫颈癌病因中存在一种感染因素。1979 年，病毒学家 Harald zur Hausen 提出 HPV 可能在子宫颈癌发病过程中起作用的假说。1983 年，他和他的合作者确认了 HPV-16 和 HPV-18 在子宫颈癌发病过程中的作用。由于这一发现，Harald zur Hausen 于 2008 年被授予诺贝尔生理学或医学奖。根据 HPV 与子宫颈 SCC 相关的分子学和流行病学证据，15 种 HPV 对人类致癌（高风险），包括 HPV-16、HPV-18、HPV-31、HPV-33、HPV-35、HPV-39、HPV-45、HPV-51、HPV-52、HPV-56、HPV-58、HPV-59、HPV-68、HPV-73 和 HPV-82，还有 3 种可能致癌的类型，包括 HPV-26、HPV-53 和 HPV-66（Munoz et al. 2003）。关于 HPV 驱动肿瘤发病机制的 HPV 分型和分子机制的详细内容见第 5 章。

除了少见的子宫颈腺癌亚型外，所有组织学类型的子宫颈癌均与 HPV 感染有关，包括 SCC、普通型腺癌、腺鳞癌和神经内分泌肿瘤。总体而言，85%~92% 的子宫颈癌组织中可以检测到 HPV DNA（de Sanjose et al. 2010；Tjalma et al. 2013）。在全球范围内，在浸润性子宫颈癌中最常检测到 HPV-16（61%），其次是 HPV-18（10%）和 HPV-45（6%）（de Sanjose et al. 2010）。其他 5 种类型依次为 HPV-31（4%）、HPV-33（4%）、HPV-52（3%）、HPV-35（2%）和 HPV-58（2%），其余 7 种高危型仅见于 1% 以下的肿瘤。浸润性子宫颈癌 HPV 类型的地理分布显示出较小的地区差异。值得注意的是，在非洲，HPV-18 和 HPV-45 较其他地区更为常见（分别为 23% 和 10%），而 HPV-16 相对少见（48%）（de Sanjose et al. 2010）。已有研究证实，HPV-18 和 HPV-45 多见于年轻患者中，并且病变会很快进展为浸润性癌，伴较高的癌症死亡率（de Sanjose et al. 2010；Tjalma et al. 2013；Schwartz et al. 2001）。最全面的 HPV 预防疫苗（Gardasil 9）旨在预防 7 种高危型 HPV（包括 HPV-16、HPV-18、HPV-31、HPV-33、HPV-45、HPV-52 和 HPV-58）的感染。预计该疫苗可预防 80% 以上的子宫颈癌（90% 的肿瘤呈 HPV 阳性）。

少部分浸润性鳞状细胞癌中检测不到 HPV DNA，原因有很多，包括组织学标本质量低、出现了无法常规检测的 HPV 类型，以及整合到宿主 DNA 后部分 HPV 基因组丢失。然而，当使用多种分子技术检测子宫颈鳞状细胞癌中的 HPV DNA 时，检出率接近 99.7%（Walbomers et al. 1999）。对于在整个肿瘤切片中检测到多种 HPV 类型的肿瘤，肿瘤组织经激光捕获显微解剖显示，肿瘤中只检测到一种 HPV，而在相邻未累及的黏膜区域或细胞碎片中检测到更多的 HPV 类型。这一观察导致人们认识到"一种病毒，一种病变"的现象，在这种现象中，一种特定基因型的 HPV 映射到特定的组织部位，并成为肿瘤形成的原因（Quint et al. 2012）。

第 5 章 5.1.3.5 "HPV 感染后子宫颈疾病的形成"部分详细介绍了 HPV 感染与肿瘤发展相关的自然史。在这里，笔者只简单地提一下，大多数的子宫颈 HPV 感染是无症状的，没有发展为上皮内病变。在 HPV 引起黏膜改变的女性中，大多数（约 85%）病变是由于复制性病毒的感染，后者导致低度鳞状上皮内病变（LSIL），而这些病变大部分在长达 2 年的时间内自发消退。约 15% 的子宫颈黏膜病变是由于转化性 HPV 的感染，后者导致 HSIL，进而有可能发展为浸润性癌。HSIL 进展到浸润性癌的时间和进展率只能根据间接证据来估计，因为后续研究是不可能的。估计进展时间是将 HSIL 检测的高峰年龄与浸润性癌的峰值年龄进行比较。感染 HPV-16 的 HSIL 患者的中位年龄为 34 岁，与浸润性 SCC 患者的中位年龄（49 岁）相比较，HPV-16 阳性 HSIL 进展为浸润性癌平均需要 15 年。HPV-18 的进展时间较短，平均为 9 年（HSIL 患者的中位年龄为 38 岁，浸润性癌患者则为 47 岁）。HPV-45 的进展时间更短，平均为 1 年（HSIL 患者的中位年龄为 42 岁，浸润性癌患者则为 43 岁）。而 HPV-31 和 HPV-33 的估计进展时间超过 20 年（Tjalma et al. 2013）。估计 HSIL 发展至浸润性癌的进展率更为复杂，第 5 章中有详细讨论。子宫颈细胞学检查与随访结果的相关分析显示：HSIL 诊断后 24 个月，浸润性癌的发病率为 1.44%（95%CI 0~3.95%）（Melnikow et al. 1998）。所有这些数据都适用于一般人群。免疫抑制个体的进展率较高（Petry et al. 1994）。

分子遗传学

分子遗传学研究发现了一些证据，证实 HPV 灭活了一些调控细胞有丝分裂周期的关键机制。因此，病毒引起一连串不受控制的遗传事件，可能导致宿主细胞的恶性转化。为了复制，HPV 必须在宿主细胞中诱导 DNA 合成。由于 HPV 只在已经不再增殖的成熟鳞状细胞中复制，病毒必须在这些细胞中重新激活有丝分裂周期。实验分子遗传学研究表明，HPV 通过干扰视网膜母细胞瘤蛋白（pRB）和 p53 这两种细胞周期抑制基因的功能蛋白而激活细胞周期（McLaughlin-Drubin et al. 2009）。

pRB 是细胞周期的中枢调节蛋白（图 6.6a）。在静止的细胞中，pRB 与转录因子 E2F 相结合。与 pRB 结合的 E2F 不活跃；然而，被释放的 E2F 可将细胞周期从 G_0/G_1 期推进到 S 期。研究表明，HPV 癌蛋白 E7 与 pRB 结合，从而阻止其与 E2F 转录因子的结合。游离 E2F 水平的升高会激活 DNA 合成和细胞增殖，以及病毒复制（图 6.6b）。细胞 DNA 复制的准确性由 p53 维持。作为对 DNA 复制错误或其他 DNA 损伤的反应，p53 会抑制细胞周期，从而允许 DNA 修复（图 6.6a）。HPV 癌蛋白 E6 通过泛素化过程促进 p53 蛋白的降解，从而降低细胞内 p53 蛋白的水平。HPV 对 p53 表达的改变使细胞 DNA 易受致癌突变剂（如烟草致癌物）的影响。随着时间的推移，未经检查的受损细胞 DNA 由于错误 DNA 的积累和传播，可能导致恶性转化。通过干扰 pRB 和 p53 的功能，高危型 HPV 会引发可能导致恶性肿瘤的遗传事件。然而，由于细胞周期是由多水平机制维持的，人们认为细胞需要发生 5 种以上的主要调节蛋白的改变才能转变成恶性细胞（McLaughlin-Drubin et al. 2009）。

利用比较基因组杂交对子宫颈癌染色体拷贝数改变进行的分析表明，大约一半的癌症病例的染色体 3q 增加，1/3 的肿瘤的 3p 和 11q 减少（Thomas et al. 2014）。染色体臂 3q 编码端粒酶 RNA 组分基因（TERC）和磷脂酰肌醇 3 激酶的催化亚基 α 的基因（PIK3CA）。这两种基因在细胞生长和凋亡中起着重要作用。3q 增加导致两种基因产物的过表达，促进细胞生长，并使细胞凋亡减少（Wang et al. 2014；Ma et al. 2000）。染色体臂 3p 的丢失可能导致抑癌基因，即脆弱组氨酸三联（FHIT）的缺失，其主要功能是诱导细胞凋亡（Butler et al. 2002）。

对子宫颈肿瘤标本的突变分析显示，PIK3CA 和 KRAS 基因的突变频率较高。使用高流量基因分型平台对 80 个肿瘤标本进行分析，对 139 个癌症基因中的 1250 个已知突变进行了分析，结果证实 60% 的肿瘤中存在有效突变（Wright et al. 2013）。突变率最高的是 PIK3CA（31.3%），其次为 KRAS（8.8%）和表皮生长因子受体基因（EGFR）（3.8%）。PIK3CA 的突变率在腺癌和 SCC

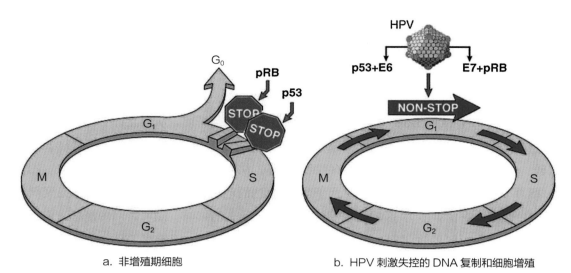

图 6.6　HPV 的癌蛋白 E6 和 E7 激活宿主细胞周期的机制。E6 与 p53 的结合以及 E7 与 pRB 的结合导致细胞持续增殖以及 DNA 错误的积累和传播

中分别为 25% 和 37.5%。但 *KRAS* 突变仅见于腺癌（17.5%）。未发现 HPV-16 或 HPV-18 与体细胞突变之间的关联（Wright et al. 2013）。79 例子宫颈 SCC 的全外显子序列分析显示，肿瘤中 *EP300* 基因（E1A 结合蛋白 p300 的基因）重复突变的突变率为 16%，*FBXW7*（F-box 和 WD 重复序列片段 7 基因）为 15%，*PIK3CA* 为 14%，*HLA-B* 为 14%，*MAPK* 1（丝裂原活化蛋白激酶 1 基因）为 6%，*PTEN*（磷酸酶和张力蛋白同系物基因）为 6%，*NFE2L2*（类红系核因子 2 样转录因子 2）为 4%，*STK11*（丝氨酸 / 苏氨酸激酶 11 基因）为 4%。24 例腺癌中，突变基因分别为 *PIK3CA*（16%）、*ELF3*（E74 样因子 3）（13%）、*KRAS*（8%）和 *CBFB*（核结合因子 β 亚基基因）（8%）（Ojesina et al. 2014）。了解子宫颈癌的分子基础是设计未来靶向治疗的基础。

临床表现

　　子宫颈癌可发生在 20~100 岁之间的任何年龄，年龄分布呈钟形曲线，高峰在 50 岁（NCI 2019；Tjalma et al. 2013）。子宫颈癌女性患者的平均年龄和中位年龄分别为 50~51 岁和 49 岁（de

Sanjose et al. 2010；NCI 2019；Tjalma et al. 2013）。浸润性鳞状细胞癌患者的平均年龄比 HSIL 患者大 15 岁（Tjalma et al. 2013），死亡的中位年龄为 57 岁（NCI 2019）。

　　浸润性子宫颈癌患者的症状表现取决于病变的大小和分期。在没有有效筛查程序的国家，疾病大多发展至晚期。几乎所有这些患者都有临床可见的肿瘤，几乎所有患者都有因肿瘤浸润子宫颈间质而出现的阴道异常出血或浆液性分泌物。出血可能发生在性交后、月经间期或绝经后。肿瘤从子宫颈浸润至子宫旁而出现三联征：坐骨神经痛、下肢水肿和肾衰竭（因输尿管梗阻导致肾积水）。局部晚期或转移性疾病的其他症状和体征包括虚弱、苍白、体重减轻、直肠疼痛和血尿。

　　在美国，大多数（52.7%）患者处于疾病 I 期（Jessup et al. 1996）。早期浸润性癌患者无症状，或出现间歇性污渍，或在性交或冲洗后出血。原发性表现与疾病分期和生存密切相关。子宫颈细胞学筛查有异常的患者的 3 年无病生存率为 96%，而出现阴道出血的患者为 51%，出现疼痛的患者为 21%（Pretorius et al. 1991）。子宫颈癌的分期依据锥切活检病变的大小、体格检查和影像学表现。如果体格检查提示超过 ⅠB1 期，通常做腹部和盆腔计算机断层扫描（CT）或磁共振成像（MRI）以识别转移瘤，并估计肿瘤体积和子宫旁浸润情况。如果无法行 MRI 和 CT，有临床指征，可进行膀胱镜、结肠镜和静脉尿路造影检查，以进行分期。

　　子宫颈癌是妊娠期最常见的妇科癌症，但发病率较低 [（1.5~12）/10 万孕妇]（Jones et al. 1996）。存在浸润性子宫颈癌的孕妇的平均年龄为 32 岁，明显低于一般子宫颈癌患者的年龄。妊娠女性的癌通常为早期；一项研究中 83% 的病例是 Ⅰ 期（Jones et al. 1996）。由于初产前评估常规进行宫颈细胞学检查，检出异常巴氏涂片（Pap）结果的妊娠期女性中，分别有 1/3 的患者在妊娠第 3、第 6 和第 9 个月内确诊（Jessup et al. 1996）。妊娠患者的治疗取决于临床分期和胎龄。约 37% 的患者妊娠至胎儿成熟（Jessup et al. 1996）。一般情况下，预后不因妊娠而改变。

大体表现

　　浸润性鳞状细胞癌的大体表现有很大差异。早期病变可呈局灶性硬结、溃疡，或表现为稍微隆起、易出血的颗粒状区域。阴道镜检查通常可见非典型扭曲的血管，其粗细和结构的变化较大。大约 98% 的早期癌位于移行区，不同程度地侵犯周边子宫颈组织。大多数晚期肿瘤呈内生型或外生型生长。内生型癌形成溃疡或结节，易于向子宫颈管内侵犯并常常向深部浸润达子宫颈间质，使子宫颈增大、变硬、呈桶状。部分内生型癌患者的子宫颈的大体表现正常。外生型子宫颈癌呈息肉状或乳头状、易碎的外观。

组织学分型

　　目前 WHO 分类将浸润性鳞状细胞癌分为两组，即角化性和非角化性（Kurman et al. 2014）。此外，WHO 分类还分别列出了罕见的 SCC 组织学变异，即基底细胞样癌、疣状癌、疣性癌、

乳头状癌、鳞状移行细胞癌和淋巴上皮瘤样癌（LELC）。最常见的肿瘤类型是角化性和非角化性鳞状细胞癌，与子宫颈癌有关的临床参考文献主要涉及这两种肿瘤。

6.2.2.1　角化性和非角化性鳞状细胞癌
镜下表现

　　镜下，浸润性鳞状细胞癌的特点是肿瘤上皮浸润间质，呈相互吻合的舌状或巢状（图 6.7）。浸润性癌巢和癌细胞簇的轮廓不规则，边缘不整齐。一些病例中，肿瘤可呈单个细胞浸润，或呈大片肿瘤性鳞状细胞浸润并几乎完全取代间质。浸润性癌巢中心的细胞经常出现坏死或广泛角化。浸润性癌中，细胞通常呈多角形或椭圆形，细胞质呈嗜酸性，细胞膜明显。细胞间桥可见或不可见。细胞核相对一致或呈多形性。大多数病例中，核染色质粗糙、呈块状，常见核分裂象和异常核分裂象。

　　角化性癌的特征为具有分化良好的鳞状细胞，细胞排列成巢状或条索状结构，其大小和形状变化较大。角化性癌的诊断特点是出现上皮内角化珠（图 6.7）。角化珠由角化的鳞状细胞簇构成并呈同心圆排列。未形成角化珠的肿瘤性鳞状细胞通常含有丰富的嗜酸性胞质和明显的细胞间桥。细胞核通常增大，但核分裂象不多。

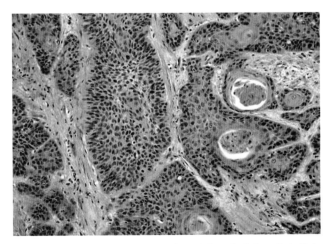

图 6.7　子宫颈角化性鳞状细胞癌。肿瘤呈高分化，由岛状和巢状肿瘤性鳞状上皮组成，伴有中央角化珠

非角化性鳞状细胞癌的特征是肿瘤性鳞状上皮巢常出现单个细胞角化，但根据定义，不形成角化珠。细胞边界相对不清。细胞核呈圆形或卵圆形，核仁突出或染色质粗糙。核分裂象很多。低分化的非角化性肿瘤中，可能难以确认鳞状分化（图 6.8）。SCC 的组织学亚型在预测淋巴结转移或无瘤期方面没有预后意义（Zaino et al. 1992）。

某些鳞状细胞癌排列成实性片状，细胞质透明（图 6.9）。如果肿瘤主要由这些大量糖原化的肿瘤细胞组成，则可诊断为 SCC，并注明透明细胞形

态为 SCC 的变异型，而不是透明细胞癌。

罕见的非角化性 SCC 可见梭形肿瘤细胞，类似于喉部梭形细胞鳞状细胞癌（图 6.10）。在这些病例中 EMA 和 CK 的免疫组化染色显示了梭形细胞的上皮性质。

除这些变异型外，还有罕见的高度角化变异型子宫颈鳞状细胞癌病例。这些肿瘤的 HPV 检测呈阴性，与 HPV 阴性的外阴角化型癌相似。切片显示广泛的角化形成，有浸润性破坏性生长模式，只有轻微的细胞异型性（图 6.11）。肿瘤周围有广泛

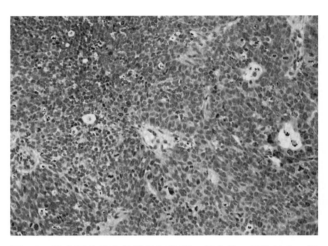

图 6.8　子宫颈非角化性鳞状细胞癌，低分化。细胞较小，核质比高，细胞质不清晰，核大且显著异型。核分裂象多见

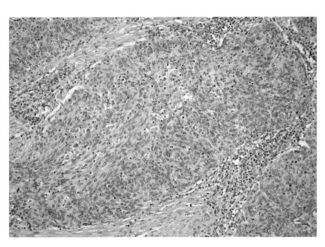

图 6.10　鳞状细胞癌，梭形细胞亚型。这种低分化癌可见梭形肿瘤细胞形态

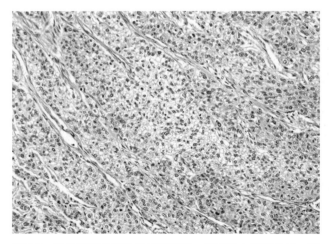

图 6.9　鳞状细胞癌伴透明细胞形态。癌组织由胞质透明、糖原化的多角形细胞组成；这种肿瘤亚型呈实性，没有透明细胞癌的腺体结构特征

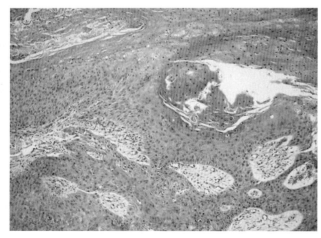

图 6.11　角化性鳞状细胞癌，高分化。这是罕见的 HPV 阴性肿瘤，只有轻微的细胞异型性，呈浸润性破坏性生长模式

的角化过度和角化不全，但没有鳞状上皮内病变的证据（Morrison et al. 2001）。

肿瘤分级

最常用的鳞状细胞癌分级系统将鳞状细胞癌分为三类：高分化（1 级）、中分化（2 级）和低分化（3 级）。大多数鳞状细胞癌属于中分化（2 级），其次是低分化（3 级）和高分化（1 级）。

高分化（1 级）细胞分化成熟，可见丰富的嗜酸性胞质（图 6.7）。癌巢中心通常形成角化珠。也可见单个细胞角化（角化不良），特征为胞质呈强嗜酸性。细胞排列紧密，细胞间桥明显。细胞核大，不规则，深染。核分裂象在浸润性上皮巢的周边最显著。间质常见慢性炎症细胞浸润，偶见异物巨细胞反应。

中分化（2 级）鳞状细胞癌的细胞异型性比高分化（1 级）肿瘤更明显，细胞核大而不规则，胞质不太丰富。细胞边界和细胞间桥均不明显。角化珠罕见，但在肿瘤细胞巢的中心可见单个细胞角化。核分裂象比 1 级鳞状细胞癌多。

低分化（3 级）鳞状细胞癌的肿瘤细胞即使有成熟鳞状分化也很少（图 6.8）。细胞核质比高，细胞质稀少，细胞边界不清晰，细胞间桥未见。细胞核深染，呈卵圆形，染色质粗糙。可见大量核分裂象，肿瘤巢中央坏死。少数低分化癌由高度多形性大细胞组成，核巨大，形状怪异，可见异常核分裂象。

虽然有些研究显示肿瘤分级与生存情况相关，但大多数研究未能确认组织病理学分级可以影响临床结局（Zaino et al. 1992）。妇科肿瘤学组（GOG）的一项研究评估了包括由 Warren、Reagan和 Broder 推荐的多种不同的肿瘤分级系统对于经手术治疗的 ⅠB 期子宫颈癌的预后价值。虽然这些分级系统被观察者证实具有良好的重复性，但都没有预后意义。核级别、角化程度、核分裂活性、浸润模式和淋巴组织反应的程度都缺乏预后意义

（Zaino et al. 1992）。

免疫组化染色及 HPV 原位杂交

子宫颈 SCC 显示 p16 免疫组化呈阳性，90%~100% 的病例中几乎所有肿瘤细胞呈弥漫性 / 强阳性表达（Tringler et al. 2004；Nemejcova et al. 2015）。p16 在子宫颈癌中的表达上调是由于细胞感染高危型 HPV 并通过 HPV 癌蛋白 E7 与 pRB 结合而导致 pRB 失活（图 6.12）。

子宫颈鳞状细胞肿瘤表达多种 CK，包括 CK7，以及 CK4、CK5、CK6、CK8、CK13、CK14、CK16、CK17、CK18 和 CK19（Smedts et al. 1992）。子宫颈鳞状细胞癌一般呈 PAX8 阴性，而 87% 的腺癌病例呈阳性（Tacha et al. 2011；Ozcan et al. 2011）。近 100% 的子宫颈鳞状细胞肿瘤呈 p63 阳性及其同工型 p40 阳性（Nemejcova et al. 2015）。一项对 250 例浸润性癌的研究中，97% 的浸润性鳞状细胞癌呈 p63 弥漫性强阳性表达，其中包括 91% 的小细胞非角化性鳞状细胞癌。相反，神经内分泌型小细胞癌不表达 p63 或仅有局灶性表达（< 30% 的肿瘤细胞）（Wang et al. 2001）。此外，子宫颈鳞状细胞癌中，CEA、D2-40、ER 和 PR 的阳性率分别为 90.6%、53.6%、10.6% 和 1.2%（Nemejcova et al. 2015）。

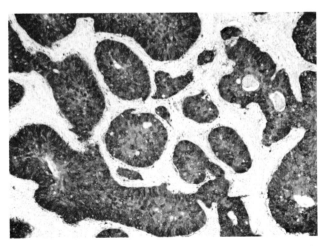

图 6.12　鳞状细胞癌呈 p16 阳性。肿瘤呈细胞核和细胞质弥漫性强阳性

子宫颈癌 HPV 原位杂交检测需要一种高灵敏度检测，要加上一步信号放大。在多达 100% 的肿瘤中确认为阳性，表现为点状或颗粒状核信号（图 6.13）（Mills et al. 2017）。

扩散和转移

子宫颈鳞状细胞癌的扩散主要通过直接浸润邻近组织和淋巴管转移，较少通过血管转移。最初，肿瘤沿着组织界面生长，浸润到子宫颈旁和子宫旁区域，再扩散至主韧带和子宫骶韧带。最后，肿瘤向子宫侧面扩散到达盆腔壁，围绕和阻塞一侧或两侧输尿管。直接扩散也可累及宫腔和阴道，并累及膀胱和直肠，导致膀胱阴道瘘和直肠阴道瘘。子宫颈癌经由淋巴管的扩散相对较早，出现在 25%~50% 的 I B 期和 II 期患者中。最常发生转移的淋巴结是髂内淋巴结、闭孔淋巴结、髂外淋巴结和髂总淋巴结。到疾病晚期，骶淋巴结、主动脉旁淋巴结和腹股沟淋巴结也可发生转移。偶见骶淋巴结、髂外淋巴结和下腹部淋巴结的孤立性转移。横膈以上的远处淋巴结（包括锁骨上淋巴结）转移较罕见，但可能发生在晚期。血道转移是子宫颈癌最少见的转移途径。IV 期肿瘤可经血道转移至肺、肝、骨、心脏、皮肤和脑。肿瘤侵犯输尿管壁，或输尿管周围淋巴管内的肿瘤压迫输尿管，引起输尿

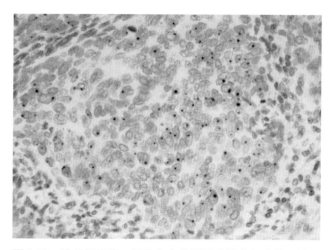

图 6.13　鳞状细胞癌。原位杂交检测显示肿瘤细胞核上的斑点状信号，提示存在 HPV-16 DNA

管阻塞，导致输尿管积水、肾盂积水、肾盂积水性肾萎缩、肾盂肾炎和肾衰竭。双侧输尿管阻塞引起的尿毒症在过去是子宫颈癌患者死亡的主要原因。其他主要死亡原因依次为肠梗阻和肠穿孔引起的腹膜炎、肺转移引起的呼吸衰竭、严重水肿、出血、心力衰竭、大量静脉血栓形成、肺栓塞和放疗引起的并发症。

原发性和转移性肿瘤的鉴别诊断

组织学上最容易与浸润性鳞状细胞癌混淆的病变是鳞状上皮化生、HSIL 广泛累及子宫颈管腺体、妊娠期蜕膜反应伴退变特征、滋养细胞病变（如胎盘部位结节和上皮样滋养细胞肿瘤）。

鳞状上皮化生或 HSIL 累及子宫颈腺体时，其边界圆滑而清楚，缺乏不规则或扇贝状的边缘，腺体周围无促结缔组织增生性间质反应（见前文"6.2.1　浅表浸润性鳞状细胞癌"）。蜕膜反应具有退行性特征，缺乏核分裂活性，Ki-67 免疫染色呈低增殖活性，且 CK 呈阴性。胎盘部位结节表现为界限清楚的结节或斑块，含有中间滋养细胞。这些细胞缺乏核分裂活性，并呈巢状排列，巢中嵌入玻璃样变物质。相比之下，子宫颈癌细胞浸润间质。上皮样滋养细胞肿瘤和胎盘部位滋养细胞肿瘤统称为中间滋养细胞肿瘤（ITT），它们与子宫颈鳞状细胞癌的鉴别具有一定的挑战性。所有这些病例都可能表现出单个细胞浸润和小巢状肿瘤细胞浸润的组织学形态，细胞大且呈多角形，具有嗜酸性胞质。p16 和 p63 免疫组化染色结果在滋养细胞肿瘤与子宫颈癌之间有所重叠，但中间滋养细胞肿瘤不呈 p16 或 p63/p40 弥漫阳性，而是表达 HLA-G 和 HSD3B1，所以用这些标记物能将它们区分开（Kalhor et al. 2009；MAO et al. 2008）。有助于识别滋养细胞肿瘤的其他标记物包括 hCG 和 hPL，这些标记物在子宫颈鳞状细胞癌中仅罕见阳性（Kalhor et al. 2009）。

在评估鳞状细胞癌的切片时，仔细寻找腺体分

化的任何证据（如腺鳞癌成分）很重要。以鳞状成分为主的肿瘤可能被误认为是纯粹的鳞状细胞癌而不是腺鳞癌，而这种腺鳞癌的转移灶可能仅由腺体成分组成。病理医师可能会将这种腺体肿瘤误诊为新发的/独立的原发性腺癌，其实是来自腺鳞癌的转移，而且先前已将腺鳞癌误诊为 SCC。

有时，由基底样小细胞组成的低分化鳞状细胞癌难以与神经内分泌型的小细胞癌、淋巴瘤和恶性黑色素瘤相区分。神经内分泌型小细胞癌常常以单个细胞或非黏附性小巢的形式弥漫性地浸润间质，并出现广泛的挤压假象；常形成菊形团或小梁状结构。细胞学特征为核染色非常深、污浊状，无核仁。相反，低分化鳞状细胞癌的浸润性癌巢有黏附性，细胞核呈椭圆形，染色质呈颗粒状。对于疑难病例，p63 和 p40 免疫组化染色有助于证实鳞状细胞分化（Wang et al. 2001）。神经内分泌标记物如嗜铬蛋白 A、突触素、CD56 等可证实神经内分泌肿瘤的诊断。恶性黑色素瘤和淋巴瘤中 p63 和 CK 均为阴性。

胞质内有大量糖原的鳞状细胞癌有时与透明细胞癌难以区分（图 6.7）。像透明细胞癌一样，这些鳞状细胞癌细胞的胞质透明，胞膜清楚。然而，胞质透明的鳞状细胞癌缺乏特征性的鞋钉样细胞和乳头状、管状囊状区域，而这些形态是透明细胞癌的特征。多取材并仔细观察切片，通常会找到明确的鳞状分化区域。

在原发性肿瘤不明的转移性鳞状细胞癌中，p16 的免疫组化染色有助于判断转移性 SCC 可能为肛门生殖道起源而非肺源性，因为高危型 HPV 相关的肛门生殖道 SCC 有 p16 的弥漫性表达，而肺 SCC 则不表达（Pereira et al. 2011）。虽然弥漫性表达的 p16 是子宫颈癌中高危型 HPV 存在的替代标记物，但重要的是要记住，在某些类型的非 HPV 相关肿瘤中也可以出现类似的 p16 表达。在可用的情况下，用敏感的 HPV 检测方法（如 PCR 或 HPV 原位杂交）检测高危型 HPV 有助于证实弥漫性表达的 p16 是高危型 HPV 相关肿瘤的标志，并在适当的临床条件下支持肿瘤的子宫颈/肛门生殖道起源（Weichert et al. 2009）。

组织病理学检查对预后的意义

分期是子宫颈癌最重要的预后因素。组织学分型和分级对于任何相同分期患者的生存情况都没有影响。女性ⅠB 期和ⅡA 期鳞状细胞癌最重要的病理学预后因素是肿瘤大小、浸润深度、有无 LVSI 和淋巴结状态。因此，在鳞状细胞癌的病理报告中必须描述三个维度的肿瘤大小、浸润深度、有无 LVSI、有无子宫旁受累以及二次切除标本的切缘是否受累。

据报道，肿瘤直径<2 cm 的ⅠB 期肿瘤患者的 10 年无病生存率为 90%，2.1~4.0 cm 者为 76%，4.1~5.0 cm 者为 61%，>5.0 cm 者为 47%。ⅡA 期肿瘤大小与生存率的关系与此相似，10 年无病生存率分别为 93%、63%、39% 和 59%（Perez et al. 1998）。GOG 的研究显示，对于手术治疗后的ⅠB 期鳞状细胞癌患者，如果肿瘤仅浸润子宫颈间质的内 1/3，其 5 年无进展生存率为 98%；如果肿瘤浸润至子宫颈间质的外 1/3，其 5 年无进展生存率只有 63%（Zaino et al. 1992）。相同的研究还显示：如果肿瘤出现淋巴管血管侵犯（LVSI），其 5 年无进展生存率为 70%；如果没有 LVSI，则其 5 年无进展生存率是 83%（Zaino et al. 1992）。多数对手术治疗后ⅠB 期癌的研究显示，LVSI 在某种程度上不如肿瘤大小和浸润深度那么重要。一项对 978 例ⅠB~ⅡA 期患者的研究显示，淋巴结阴性患者的中位生存期是 5.3 年，伴盆腔和腹主动脉旁淋巴结转移患者的中位生存期分别缩短到 3.2 年和 1.3 年（Averette et al. 1993）。子宫旁受累与肿瘤复发及低生存率相关。69 例临床分期为ⅠB 期或ⅡA 期癌的根治性子宫切除术标本的组织学显示，31% 的ⅠB 期肿瘤、63% 的ⅠB2 期肿瘤和 58% 的ⅡA 期肿瘤出现了子宫旁受累。无子宫旁受累的患者的生存率明显高于有子宫旁受累患者（分别为 100% 和 78%）（Benedetti-Panici et al. 2000）。

HPV 基因型对预后的意义

几项研究表明，早期子宫颈癌组织检出 HPV-18 与预后不良有显著相关性（Schwartz et al. 2001）。一项对 399 例 IB~IV 期癌的研究发现，在 IB 期和 IIA 期患者中，HPV-18 DNA 阳性患者的死亡风险约增高 6 倍。这种相关性见于所评估的全部肿瘤组织学类型（包括单独的 SCC）。晚期（IIB 期~IV 期）癌症患者中，HPV 类型对生存率的影响没有差异（Schwartz et al. 2001）。

最近的研究表明，与感染单一类型的 HPV 相比，感染多种类型 HPV 的癌的特异性生存期显著缩短，对放疗的反应也差。这一研究的根本因素可能是 HIV 感染，因为 HIV 阳性与肛门生殖道肿瘤标本中检出多种类型 HPV 和治疗反应差有关（Meyer et al. 2013）。

治疗和预后

鳞状细胞癌的 3 种基本治疗方法是手术、放疗、放疗加手术或放疗加化疗。最近，靶向治疗显示出一定的应用前景。IA 期肿瘤的治疗方案见表 6.5。对于 IB 期和 IIA 期肿瘤，放疗的疗效几乎等同于新辅助治疗后根治性子宫切除术加双侧盆腔淋巴结清扫术。对于 IIB 期~IVA 期肿瘤，治疗包括化疗加近距离放疗；对 IVB 期肿瘤，治疗方案包括化疗。子宫颈癌的化疗包括多种方案，大多数方案为单用顺铂或顺铂联合其他药物。

对于 IA2 期和 IB1 期希望保留生育功能的患者，特别是肿瘤直径 < 2 cm 的患者，根治性子宫颈切除术加腹腔镜下盆腔淋巴结清扫术已成为被广泛接受的治疗选择。根治性子宫颈切除术的 5 年生存率与根治性子宫切除术相比，分别为 92% 和 91%（Diaz et al. 2008）。据报道，子宫颈切除术后的妊娠率为 88%，活婴分娩率为 66%（Diaz et al. 2008）。

大多数肿瘤复发出现在最初治疗后的 2 年内。化疗适用于以前接受手术或放疗后出现转移或复发的患者。这些复发或晚期患者对以顺铂为主的化疗方案的反应率仅为 20%~30%，总生存期小于 10 个月。总的来说，在死于疾病的患者中，85% 的患者在确诊后 3 年内死亡。由于晚期子宫颈癌的有效治疗方案有限，针对子宫颈癌信号通路的靶向治疗正在研究之中。

经过治疗的 I 期患者的 5 年生存率是 95%，II 期患者为 60%~80%，III 期患者为 37%，IV 期患者不足 20%（Jessup et al. 1996）。如果出现淋巴结转移，即使是早期患者，其生存率也降低；生存率与阳性淋巴结的数量相关。

靶向治疗的临床试验

有大量关于子宫颈 SCC 潜在治疗靶点的免疫组化研究，这些治疗靶点包括环氧合酶 2（cyclooxygenase-2，COX-2）、EGFR（HER1）和血管内皮生长因子（VEGF）。虽然在生物学上这些治疗靶点很有前景，但是在两个 II 期临床试验中，将特异性 COX-2 抑制剂作为局限性晚期子宫颈癌的放射增敏剂，结果均显示其增加了毒性却未改变治疗效果（Gaffney et al. 2007）。EGFR 抑制剂，如与 EGFR 结合的嵌合单克隆抗体西妥昔单抗（cetuximab），在临床试验中也未能显示出价值（de la Rochefordiere et al. 2015）。子宫颈癌内的 VEGF 蛋白水平较正常子宫颈组织增高。II 期临床试验证实，重组人源化抗 VEGF 单克隆抗体贝伐单抗（bevacizumab，商品名 Avastin），作为治疗复发性子宫颈癌的二线和三线药物有良好的疗效。

子宫颈癌的 PI3K 通路存在频繁的分子改变，针对其中活化的 PI3K/AKT/mTOR 通路，临床已开展配对靶向治疗的 I 期临床试验。结果显示，治疗组（6 个月）的无进展生存期明显长于非配对治疗组（1.5 个月）。与没有 PIK3CA 突变的鳞状细胞肿瘤患者相比，检测到 *PIK3CA* 突变的鳞状细胞肿瘤患者的总体生存期显著延长（中位数为 9.4 个月）（Hou et al. 2014）。

最新的方法针对的是 T 细胞免疫检查点抑制剂，通过阻断抑制分子来增强抗癌 T 细胞的免疫反应。目前正在进行几项临床试验，其中包括：对子宫颈、外阴或肛门癌患者使用一种 PD-1 抗体〔帕博丽珠单抗（pembrolizumab，商品名 Keytruda）〕进行的 Ⅱ 期试验；对子宫颈癌、阴道癌和外阴癌在内的病毒相关癌症患者使用一种 PD-1 抗体〔纳武利尤单抗（nivolumab，商品名 Opdivo）〕的 Ⅰ/Ⅱ 期试验；对局限性晚期子宫颈癌患者使用一种抗 CTLA-4 抗体〔伊匹木单抗（ipilimumab，商品名 Yervoy）〕，随后进行放化疗的 Ⅰ 期试验（Cancer Research Institute 2019）。

6.2.2.2　基底细胞样癌

最新版 WHO 分类中，基底细胞癌被列为单独的肿瘤亚型；然而，尚无针对此型子宫颈肿瘤的系统研究，出版的资料包括罕见的病例报道和一篇观点论文（Grayson et al. 2002）。鉴于伴有基底样特征的子宫颈癌总是或几乎总是呈高危型 HPV 阳性，并且在分化欠佳的子宫颈 SCC 中有一个基底样形态学谱系，基底细胞样癌可能并不是一个真正的独立实体（Meyer et al. 2013）。由于缺乏有意义的随访文献，目前尚不清楚子宫颈基底细胞样肿瘤的生物学行为是否显著不同于临床分期相似的普通子宫颈 SCC。

子宫颈基底细胞样肿瘤由基底样小细胞形成团块和细胞巢，细胞质稀少，细胞核均匀深染，有大量核分裂象（图 6.14）。可出现角化区域。常见肿瘤细胞巢中央坏死。

6.2.2.3　疣性癌

疣性癌（warty carcinoma）或湿疣性癌（condylomatous carcinoma）是子宫颈鳞状细胞癌的变异

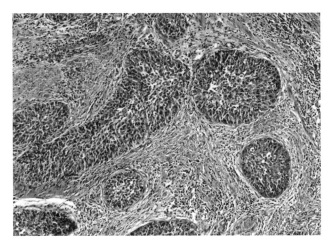

图 6.14　鳞状细胞癌，基底细胞样亚型。肿瘤类似 HSIL 累及子宫颈腺体，但癌巢位于促结缔组织增生性子宫颈间质内，提示为浸润性肿瘤

型，具有明显的外生性（尖锐湿疣样）和浸润性生长方式，细胞学表现为鳞状分化成熟和角化伴明显的挖空细胞改变。其存在浸润性和明显的细胞异型性，可由此与尖锐湿疣和疣状癌相区分。肿瘤在子宫颈中非常罕见，外阴相对常见。关于这类肿瘤的临床经验非常有限，但其侵袭性似乎比普通子宫颈鳞状细胞癌更弱。根据一份独家报道，9 例患者均处于疾病早期（ⅠA 期 ~ ⅡA 期），并且术后均无病生存（Cho et al. 1998）。

6.2.2.4　疣状癌

疣状癌（verrucous carcinoma）是鳞状细胞癌的罕见变异型。在女性生殖道，此癌更常见于外阴，但也有发生在子宫颈的罕见病例报道。一般来说，肛门生殖道疣状癌呈 HPV 阴性（del Pino et al. 2012），细胞学缺乏 HPV 感染的特征（异型性和挖空细胞）；但偶尔可检出低危型 HPV（Yorganci et al. 2003）。个案报道中，患者采用单纯手术治疗，随访时健在（Yorganci et al. 2003）。

疣状癌的临床表现为大范围无蒂肿瘤，大体上类似湿疣。它的特点是缓慢地局限性生长。子宫颈疣状癌的组织学特征等同于较常见的外阴肿瘤，主要呈外生性生长，具有广泛、尖的乳头，表面角化明显（图 6.15）。肿瘤基底部为宽大的上皮细胞巢，后者呈膨胀性生长，具有边界清楚的推挤性边缘。上皮 – 间质交界处有显著的炎症反应。细胞学上，肿瘤性上皮形态温和，缺乏细胞异型性和核分裂活性，但上皮深层可见极少的核分裂象。细胞体积大，胞质丰富、呈嗜酸性，细胞核均匀、淡染，核仁明显。为了准确诊断，活检标本必须足够大，应包含肿瘤基底部的上皮脚和较浅表的部分。如果活检组织仅有浅表角化区域，无法做出癌的正确诊断。疣状癌必须与尖锐湿疣、疣性癌和角化性 SCC 相鉴别。与尖锐湿疣和疣性癌相比，疣状癌缺乏细胞异型性和挖空细胞。具有浸润性肿瘤前沿的外生性高分化角化性癌应被分类为角化性 SCC，而不是疣状癌。

6.2.2.5 乳头状鳞状细胞癌和鳞状移行细胞癌

呈乳头状的子宫颈肿瘤是子宫颈癌的罕见变异型。AFIP 报道了对 32 例乳头状子宫颈癌的综合研究，依据组织学形态将其分为 3 组：鳞状细胞为主型、移行细胞为主型和鳞状移行细胞混合型（Koenig et al. 1997）。最新版 WHO 分类将具有鳞状细胞形态的乳头状肿瘤归为乳头状鳞状细胞癌，将具有移行细胞学形态的乳头状肿瘤归为鳞状移行细胞癌（Kurman et al. 2014）。这两种类型之间的

区别是主观的，它们很可能代表同一肿瘤类型的形态学谱系。移行细胞形态可能是欠成熟鳞状细胞分化的表现。许多报道将这两种类型统称为乳头状鳞状移行细胞癌。乳头状鳞状细胞癌和鳞状移行细胞癌有相同的 CK7 和 CK20 免疫组化表达模式，均呈 CK7 阳性、CK20 阴性，这是典型的子宫颈鳞状细胞癌的表达模式，而不是尿路移行细胞瘤的表达模式（Koenig et al. 1997）。乳头状鳞状细胞癌和鳞状移行细胞癌均呈 HPV-16 阳性（Lininger et al. 1998）。

Randall 等最早的大宗研究发现了这些肿瘤与乳头状尿路上皮癌的组织学相似性（Randall et al. 1986）。随访的 9 例患者中，4 例死于疾病（Ⅱ期至Ⅳ期）。在随后报道的 12 例患者中，3 例为晚期（ⅡB 期和ⅢB 期）并死于疾病（Koenig et al. 1997）。乳头状鳞状移行细胞肿瘤和鳞状移行细胞肿瘤的临床行为无明显差异（Koenig et al. 1997）。Mirhashemi 等（2003）报道的 12 例乳头状癌患者中仅 1 例死亡。这些报道提示乳头状鳞状移行细胞癌的生物学行为可能类似于普通 SCC。

大体检查，肿瘤表现为外生性、蕈伞样和菜花样。组织学上，乳头状鳞状移行细胞癌由乳头状突起构成，轮廓呈类圆形，被覆数层异型上皮细胞（图 6.16）。移行上皮形态较明显的病例中，细胞呈椭圆形，其长轴与乳头表面垂直，表面细胞略呈扁平状。鳞状上皮形态较明显的病例，病变处主要为基底样细胞，类似于 HSIL 细胞（图 6.17）。细胞核深染、呈卵圆形，胞质很少，常见核分裂象。重要的是，可能有局灶性鳞状分化区。在肿瘤的基底部，浸润形式可能呈圆形乳头状，可能难以与 SIL 累及子宫颈管腺体或者普通 SCC 形式的间质浸润相区分。

表浅活检标本中，乳头状鳞状移行细胞癌可能被误诊为乳头状 HSIL。因为乳头状鳞状细胞癌有侵袭能力，所以在诊断乳头状 HSIL 之前，必须仔细评估锥切活检组织以排除浸润。这类肿瘤也可能

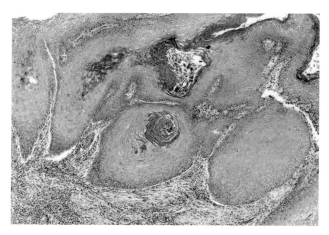

图 6.15　疣状癌。宽广、球茎状的、分化非常良好的肿瘤性鳞状上皮巢呈推挤性浸润浅表间质

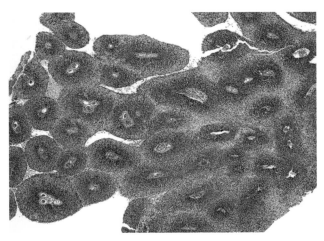

图 6.16　乳头状鳞状移行细胞癌。乳头状结构被覆异型鳞状上皮

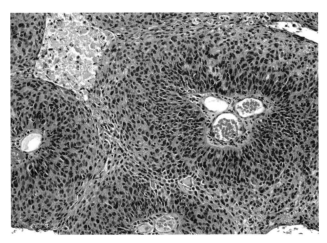

图 6.17　乳头状鳞状移行细胞癌。异型鳞状上皮表现为无成熟分化，核深染且具有多形性

被误诊为鳞状上皮乳头状瘤或尖锐湿疣，尤其是在存在较成熟鳞状细胞分化的病例中。评估下方间质、寻找浸润证据是准确诊断的前提。

6.2.2.6　淋巴上皮瘤样癌

淋巴上皮瘤样癌（LELC）是子宫颈鳞状细胞癌的一种特殊亚型，通常境界清楚，由未分化的细胞构成，癌组织周围的间质内见大量炎症细胞浸润。据报道，LELC 的预后比典型鳞状细胞癌要好。在西方国家，LELC 仅占所有子宫颈原发性恶性肿瘤的 0.7%，但在亚洲的一些研究中，其占比高达 5.5%（Tseng et al. 1997）。子宫颈 LELC 的发病机制取决于患者的种族背景。Epstein-Barr 病毒（EBV）被认为是致病因素，在亚洲的 LELC 患者中有 75% 的患者被检测到 EBV（Tseng et al. 1997）。相反，在西方国家的白种人女性的子宫颈 LELC 中，检测到了 HPV-16 和 HPV-18，而不是 EBV（Bais et al. 2005；Noel et al. 2001）。

LELC 的细胞相对未分化，但具有丰富的胞质和一致的泡状核（图 6.18）。细胞边界不清楚，形成合胞体样细胞。未分化细胞巢被大量慢性炎症细胞（包括淋巴细胞、浆细胞和嗜酸性粒细胞）包绕。LELC 可能被误诊为毛玻璃细胞癌或真性淋

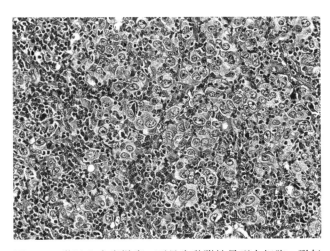

图 6.18　淋巴上皮瘤样癌。可见失黏附性异型大细胞，形似淋巴瘤，与混合性慢性炎症细胞紧密混杂

巴组织增生性病变。与 LELC 相比，这两种病变的细胞边界清楚，胞质呈毛玻璃样，核仁明显。用 LCA、CK 和 EMA 进行免疫组化染色，容易区分 LELC 与淋巴组织增生性病变。

6.3　腺癌

子宫颈腺癌包括一组异质性的肿瘤，有多种组织学结构（表 6.1），由于常见多种分化组织结构混合存在，因此根据主要细胞类型进行组织学分类。有些学者建议，如果其他组织学成分占据肿瘤

10% 以上，根据肿瘤的优势成分进行分类，并罗列其他各种成分作为诊断的一部分。

子宫颈腺癌最常见的类型为子宫颈管腺癌（endocervical adenocarcinoma），也称为普通型子宫颈管腺癌。相对少见的类型包括肠型、子宫内膜样型、透明细胞型和胃型腺癌。虽然有些研究报道子宫颈的子宫内膜样腺癌同普通型一样普遍，但如果采用严格的诊断标准，子宫内膜样腺癌只占所有子宫颈腺癌的 10% 以下（Young et al. 2002；Pirog et al. 2000）。

流行病学

在西方国家，由于开展了有效的细胞学筛查，浸润性鳞状细胞癌的绝对发病率一直在下降，而原位腺癌和浸润性腺癌的发病率却在不断上升（Smith et al. 2000；Vizcaino et al. 1998）。腺癌的这一趋势可能与 HPV 相关感染的普遍增加和子宫颈细胞学筛查对发现肿瘤性腺体病变的敏感度较低有关。腺癌多见于子宫颈管，可能位于子宫颈黏膜隐窝深处，可能导致细胞学取样不足。1973—1996 年，美国子宫颈浸润性癌的年龄校正发病率总体下降了 36.9%。同时，经年龄较正的腺癌发病率升高了 29.1%（Smith et al. 2000）。因此，浸润性鳞状细胞癌与腺癌的患病比例正在发生变化。在 20 世纪 50 年代和 60 年代，大约 95% 的浸润性子宫颈癌被归类为 SCC，只有 5% 的浸润性子宫颈癌被归类为腺癌（Mikuta et al. 1969）。从 1970 年代开始，SCC 的比例逐渐下降到 75%~80%，其余 20%~25% 的病例为各种类型的腺癌、腺鳞癌和其他上皮性肿瘤（Vizcaino et al. 1998）。在全世界范围内和发展中国家，腺癌仍然只占少数，在所有浸润性癌中占比小于 10%（de Sanjose et al. 2010）。

发病机制和风险因素

子宫颈腺癌的不同组织学亚型有各自不同的致病途径。最常见的肿瘤亚型，即普通型、肠型、子宫内膜样型和绒毛状管状腺癌，约占所有腺癌的 90%，均与高危型 HPV 感染有关（Pirog et al. 2000）。少见的腺癌组织学亚型，如胃型（包括微偏腺癌）、透明细胞型、浆液型和中肾管型与 HPV 感染无关，其发病机制将在相应的部分进行阐述（Pirog et al. 2000；Park et al. 2011）。

在 HPV 相关腺癌中，只检测到窄谱的 HPV 基因型。有 3 种基因型的 HPV（HPV-16、HPV-18 和 HPV-45）占 HPV 阳性病例的 90% 以上；其中，HPV-16 阳性病例占 41%~50%，HPV-18 阳性病例占 32%~37%，HPV-45 占 2%~12%（de Sanjose et al. 2010；Pirog et al. 2000）。HPV-16 在 SCC 中占主导地位，而 HPV-18 常与腺癌、腺鳞癌和神经内分泌肿瘤有关（de Sanjose et al. 2010）。

子宫颈腺癌发生、发展的许多流行病学风险因素与子宫颈鳞状细胞癌相同，如多个性伴侣、初次性生活过早以及性传播疾病的病史（Brinton et al. 1993；Castellsague et al. 2006）。使用口服避孕药超过 5 年，患腺癌的风险增加 1.5 倍，而使用宫内节育器有保护作用（Castellsague et al. 2006）。吸烟可使鳞状细胞癌的患病风险增加，但与腺癌无关（Castellsague et al. 2006）。

临床表现和大体表现

在西方国家，大多数子宫颈浸润性腺癌患者都是无症状的，通过子宫颈细胞学筛查而发现存在早期肿瘤。未参与筛查，或子宫颈细胞学筛查未取到病变以致漏诊早期病变的患者，其最常见的症状为异常阴道出血，这样的患者大约占发病人群的 75%。偶尔，患者表现为阴道黏液样排液或盆腔疼痛。大部分浸润性子宫颈腺癌发生在移行区。大体检查，肿瘤表现为蕈样、息肉样或乳头状肿块。15% 的患者没有肉眼可见的病变。虽然大部分肉眼上不明显的肿瘤为早期病变，但也有一些病例是由于子宫颈癌在子宫颈管内发展得较快而发生了深部浸润，因为癌发生在子宫颈管的较上部。

6.3.1　早期浸润性腺癌

定义

必须强调，识别早期浸润性腺癌（ⅠA 期）通常很难，而且与鳞状细胞癌相比，学界对早期浸润性腺癌的生物学行为知之甚少。当提及早期浸润性腺癌时，应考虑以下 4 种组织学类型：普通型、肠型、子宫内膜样型及绒毛状管状腺癌。尚无关于早期浸润性腺癌的罕见亚型的系统性临床信息，这些亚型包括胃型、透明细胞型、浆液型和中肾管型。

镜下表现

大部分早期浸润性腺癌有并存的原位腺癌，部分病例也有 HSIL。正常子宫颈管隐窝在子宫颈间质中的分布和结构不规则，使得原位腺癌与早期浸润性腺癌难以区分。此外，对具有混合性原位腺癌和早期浸润性腺癌的病例，浸润深度可能难以测量。

用于区分早期浸润性腺癌与原位腺癌的几种生长模式如下。①紧密排列的融合的小腺体，显得比邻近的良性腺体更拥挤（图 6.19）。②结构复杂的、分支状、锯齿状或扩张的腺体，其形状比相邻的正常腺体更加不规则。③在扩张的腺腔内，无间质的肿瘤上皮呈筛状生长。④乳头状生长。⑤肿瘤性腺体低于正常腺体深部边缘，且邻近直径较大的血管（图 6.20）。⑥肿瘤性腺体周围有促结缔组织增生性间质反应。评估子宫颈黏膜中正常腺体的结构对早期浸润性腺体的识别具有重要意义，因为浸润性腺体与背景相比有明显的形态异常或拥挤的融合性生长模式。少数良性病变（例如，隧道样腺丛、层状子宫颈管腺体增生、微腺体增生和中肾管增生）也可能出现拥挤的融合性生长，但这些病变通常边界清楚，缺乏肿瘤的细胞学特征。

在确定存在浸润后，应测量浸润深度和浸润性成分的水平范围。在大多数病例中，浸润深度是从上皮表面而不是从原位腺癌起始点开始测量的，因为原位腺癌的起始点可能无法确定。对原位癌与浸润成分密切相关的肿瘤，建议测量整个肿瘤的厚度，包括原位和浸润成分，因为很难甚至不可能确定肿瘤从哪里开始浸润（Ostor 2000）。对于外生性 / 乳头状肿瘤，应报告整个肿瘤的厚度。水平宽度应为平行于表面测量的浸润区域的最大连续跨度。同样，对原位和浸润成分密切相关的肿瘤，建议测量包括原位和浸润成分的整个水平宽度。对有多灶性浸润的病例，每个病灶的深度（厚度）和水平范围（宽度）应单独测量和报告，FIGO 分期应根据最大病灶的测量数据来确定。如果浸润性病变

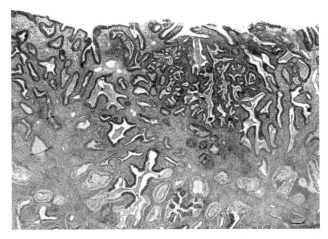

图 6.19　早期浸润性子宫颈管腺癌伴原位腺癌。广泛的原位腺癌的背景中出现腺体呈融合性生长区域，提示浅表间质浸润

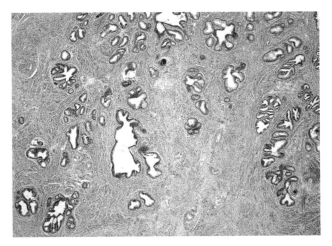

图 6.20　早期浸润性腺癌。肿瘤性腺体类似原位腺癌，其周围无间质反应，但其所在部位深并且腺体呈弥漫性分布，表明该肿瘤为早期浸润性腺癌

跨越相邻的组织蜡块，并出现在相邻蜡块的切片内，则建议估算环周浸润范围并将之作为第三个测量维度，方法是将浸润性癌累及的蜡块数量乘以每个蜡块的近似厚度。除肿瘤大小外，还应报告切缘是否受累及是否存在 LVSI。

临床行为和治疗

早期浸润性腺癌占腺癌的 12%（Ostor 2000）。患者的平均年龄为 39 岁，大约比明显的浸润性腺癌的发病高峰年龄小 6 岁（Ostor 2000）。早期浸润性腺癌（ⅠA1 期和ⅠA2 期）的总体预后都是极好的。一篇荟萃分析对 436 例早期浸润性腺癌（定义为浸润深度 ≤ 5 mm）进行了研究，在 219 例行淋巴结清扫术的病例中，仅有 5 例（2%）出现了转移（Ostor 2000）。最近一篇涉及 943 例早期浸润性癌的文献回顾证实了ⅠA 期腺癌的不良预后风险较低（Smith et al. 2002）。ⅠA1 期与ⅠA2 期相比，淋巴结转移率（分别为 1.45% 和 1.73%）、复发率（分别为 1.54% 和 1.96%）和病死率（分别为 0.85% 和 1.12%）均无统计学差异（Smith et al. 2002）。该研究还显示，接受保守治疗（锥形切除术或单纯子宫切除术）的患者与根治性子宫切除术的患者相比，复发率和病死率没有明显差异。有研究人员检索了美国 SEER 数据库中，1988—2005 年诊断为ⅠA1 期和ⅠA2 期子宫颈癌的所有病例，比较腺癌与 SCC 的治疗和预后。在数据库中确诊的 3987 例女性中，988 例（24.8%）为腺癌。ⅠA1 期和ⅠA2 期腺癌的生存期与对应分期的鳞状细胞癌相似。对于ⅠA1 期和ⅠA2 期腺癌，接受锥切和接受子宫切除治疗的患者的生存率相似：ⅠA1 期子宫切除组的 5 年生存率为 96.9%（95%CI 94.0%~98.4%），而锥切组为 98.8%（95%CI 91.5%~99.8%）；ⅠA2 期子宫切除组的 5 年生存率为 98.2%（95%CI 88.1%~99.7%），而锥切组为 97.8%（95%CI 95.1%~99.0%）（Spoozak et al. 2012）。Spoozak 等的结论是早期浸润性腺癌的预后与相应分期的鳞状细胞癌

并无差异，并且锥切似乎是治疗早期浸润性腺癌的适当方法。一项小型文献荟萃分析也得出了同样的结论（Baalbergen et al. 2011）。这些研究的建议是早期浸润性腺癌患者可以采取与鳞状细胞癌相同的治疗方法，对于ⅠA1 期和ⅠA2 期腺癌，锥切且切缘阴性是合适的治疗方法。对有 LVSI 的病例，建议加做淋巴结清扫术。对有 LVSI 的ⅠA2 期腺癌，建议采用根治性子宫颈切除术或根治性子宫切除术并进行淋巴结清扫（Baalbergen et al. 2011）。

少数研究分析了锥切标本的切缘状况和随后子宫切除标本中残留病变之间的关系。接受锥切的早期浸润性腺癌患者，约 1/3 的病例有切缘受累（Poynor et al. 2006）。接受锥切且切缘阴性的患者，随后的子宫切除标本中无残留病变；而锥切切缘阳性并行子宫切除的患者，约 1/2 的病例有残留病变（Poynor et al. 2006）。

6.3.2 普通型子宫颈管腺癌

一般特征

子宫颈管腺癌是子宫颈黏液性上皮起源的最常见的腺癌类型，因此也称为"普通型"（Young et al. 2002）。此型肿瘤约占所有子宫颈腺癌的 75%（Pirog et al. 2000）。患者的平均年龄为 43~45 岁（范围为 22~80 岁）（Pirog et al. 2000；Holl et al. 2015）。其前驱病变是子宫颈管原位腺癌，大约 90% 的病例可检测到 HPV（Pirog et al. 2000；Holl et al. 2015）。

镜下表现

子宫颈管腺癌呈现多种结构模式，从高分化到低分化不等。高分化腺癌可呈外生性乳头状生长或浸润性生长，或两者兼有。浸润性肿瘤可由不规则囊状和管状腺体组成，腺体具有管腔内乳头状结构或筛状结构（图 6.21~6.23）。中分化腺癌表现为更明显的融合性筛状小腺体成片分布。低分化腺癌则显示未分化细胞组成的实性区域，可能难以与低分

化鳞状细胞癌相鉴别。

肿瘤细胞呈高柱状，核拉长，核多形性明显（图 6.24，6.25）。胞质内黏液呈嗜酸性或嗜双色，黏液通常明显，但在部分病例中黏液稀少。与邻近的原位腺癌相比，浸润性腺体的胞质含量往往更丰富，而核异型性（核增大、深染，大小和形状不一，染色质粗糙）一般更明显。核分裂象常见，通常出现在细胞质的上部，凋亡小体也很常见（图 6.24，6.25），但肿瘤性坏死较罕见。

根据结构特征对普通型子宫颈管腺癌进行的分级类似于子宫内膜腺癌的分级方法。高分化肿

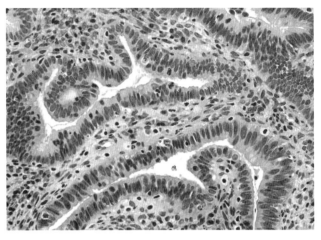

图 6.23　普通型子宫颈管腺癌，高分化。拥挤的不规则腺体浸润于促结缔组织增生性间质中

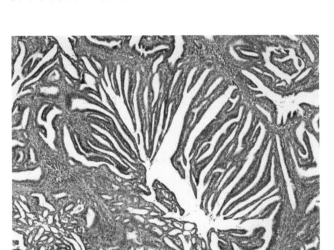

图 6.21　普通型子宫颈管腺癌，高分化。肿瘤显示乳头状和筛状结构，黏液相对缺乏

瘤中，实性片状细胞成分占的比例小于肿瘤总量的 5%，其余的肿瘤呈腺样结构；中分化肿瘤中，6%~50% 的肿瘤由实性片状细胞组成；低分化肿瘤中，超过 50% 的肿瘤细胞呈实性。与鳞状细胞癌不同，腺癌的组织学分级与患者的预后相关。

应在观察大体表现时测量肿瘤大小，以便进行分期。在显微镜下，浸润深度的测量可能不准确，因为难以确定浸润的起点（见本章前文"6.3.1　早期浸润性腺癌"）。对大多数病例，从上皮表面开始测量浸润深度，出现 LVSI 时应该在报告中注明。

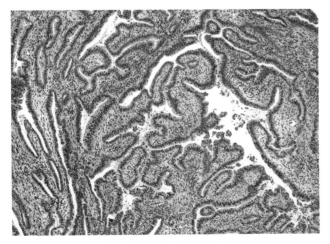

图 6.22　普通型子宫颈管腺癌，高分化。复杂的迷宫样乳头状结构，有促结缔组织增生性间质反应

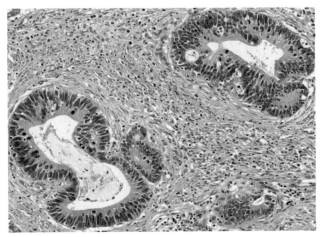

图 6.24　子宫颈管腺癌，普通型。肿瘤性腺上皮的特点：细胞呈高柱状，胞质嗜双色。细胞核复层化、增大，有异型性。明显可见大量的核分裂象及凋亡小体

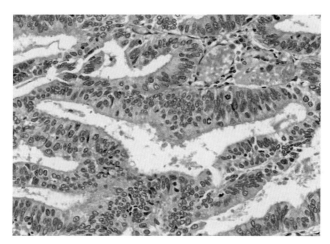

图 6.25   子宫颈管腺癌，普通型。肿瘤性腺上皮的特点：细胞呈高柱状，胞质嗜双色。细胞核复层化、增大，有异型性。可见核分裂象及凋亡小体

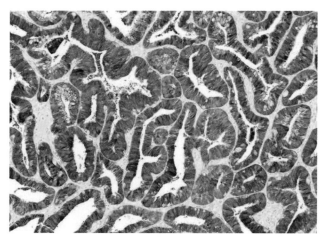

图 6.26   普通型子宫颈管腺癌。肿瘤组织显示 p16 弥漫强阳性

免疫组化染色和原位杂交

普通型子宫颈管腺癌呈 p16 弥漫性中度至强阳性表达（基本上所有肿瘤细胞都呈 p16 阳性）（图 6.26），这与高危型 HPV 介导的分子改变导致 p16 过表达密切相关。因此，p16 可作为高危型 HPV 的替代标记物。通过原位杂交或其他分子学方法来检测肿瘤组织中的高危型 HPV，可明确识别这类子宫颈管腺癌；然而，DNA 原位杂交分析及其他分子学方法也并不是 100% 敏感的。高危型 HPV 相关性子宫颈管腺癌通常会缺失激素受体的表达。部分病例保留 ER 的表达（有时减少或减弱，呈片状 / 局灶性阳性，相比之下，正常腺体通常呈强阳性表达），而 PR 表达缺失（图 6.27），但也有些病例会同时保留 ER 和 PR 的表达。一般来说，PR 更加具有鉴别价值（Jones et al. 2013）。PAX8 在子宫颈管腺癌中显示或强或弱的核阳性（Liang et al. 2016）。部分病例表达 CDX2（21%）（SullIvan et al. 2008），因此，当考虑结直肠癌、胰胆管癌、卵巢黏液性癌和子宫颈管腺癌为原发部位时，用 CDX2 判断原发部位的价值有限。在这种情况下，使用原位杂交检测高危型 HPV（图 6.28）对证实子宫颈起源很有用，但也应该注意，原位杂交的敏感度并非 100%。

鉴别诊断

高分化腺癌必须与良性病变相鉴别。普通型子宫颈管腺癌的微囊亚型具有迷惑性，因为很像 B 型隧道样腺丛。这种亚型不仅有类似良性的组织学结构，并且囊状腺体大部分脱落，因此难以识别。遇见以下情况时，诊断会更加困难，例如，间质深部的良性子宫颈腺体增生、纳氏囊肿和中肾管残余

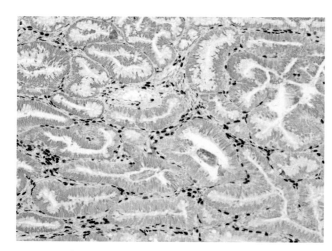

图 6.27   普通型子宫颈管腺癌。肿瘤组织不表达 PR，阳性的间质细胞作为内对照

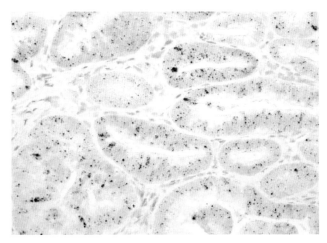

图 6.28　普通型子宫颈管腺癌。原位杂交显示核的点状信号，提示存在 HPV–16 DNA

延伸至子宫颈壁的外 1/3 时。有时，由于腺体破裂和黏液外溢引起间质反应，良性腺体周围会出现非肿瘤性促结缔组织增生性间质。要确定这些腺体的性质，必须在高倍镜下仔细检查其细胞学特点。与普通型子宫颈管腺癌相比，大多数良性腺病保留激素受体的表达（子宫颈腺体小叶状异型增生除外），并且 Ki-67 增殖指数很低。中肾管残余可表达 GATA3（Howitt et al. 2015）。浸润性腺癌与原位癌的鉴别标准已在本章前文 "6.3.1　早期浸润性腺癌" 中介绍。

高–中分化子宫颈腺癌必须与子宫内膜原发的子宫内膜样腺癌及转移至子宫颈的腺癌相鉴别。低分化腺癌可能与鳞状细胞癌、腺鳞癌和子宫颈神经内分泌癌难以区分。子宫内膜的子宫内膜样癌与子宫颈内膜腺癌的鉴别至关重要，因为它们的治疗方式大不相同。最大的困难在于活检标本或刮除术标本有限，肿瘤的主要成分并非总能提示原发部位。例如，某些子宫颈管腺癌可以仅有少许子宫颈管受累，而以子宫内膜或子宫肌层受累为主，形似扩散至子宫颈管的子宫内膜腺癌（Yemelyanoval et al. 2009）。相反，微小的子宫内膜腺癌可以表现为广泛累及子宫颈，形似原发性子宫颈腺癌（Tambouret et al. 2003）。出现温和的桑葚样鳞状分

化更有可能是子宫内膜原发的子宫内膜样腺癌，普通型子宫颈管腺癌的核分裂活性和凋亡相对少见。此外，子宫内膜的子宫内膜样癌常有复杂性非典型增生背景。对疑难病例可以做一组免疫组化来鉴别，表 6.6 和 6.7 总结了不同的免疫组化结果。

绝大多数子宫颈管腺癌与高危型 HPV 相关，复杂的分子机制导致 p16 过表达，因此 p16 呈弥漫强阳性。另外，子宫颈管腺癌通常不表达激素受体（ER/PR）。相反，子宫内膜的子宫内膜样癌在病因学上与高危型 HPV 无关，p16 的表达一般呈斑驳阳性，且强度不等。其中阳性率更高的肿瘤仍显示少于 80% 的肿瘤细胞阳性（非弥漫性模式），有散在阴性病灶或个别散在的肿瘤细胞呈阴性（Yemelyanova et al. 2009）。仅小部分子宫内膜样癌呈 p16 弥漫阳性表达。一些子宫内膜样癌呈明显的黏液性癌或化生性癌分化，这些癌的 p16 呈现少量到广泛的阳性，但染色强度通常没有高危型 HPV 相关性子宫颈管腺癌那样高，如果癌组织并不太少，有些区域会出现 p16 阴性（Ronnett，未发表的研究）。子宫内膜样癌通常表达激素受体（ER/PR），但一些肿瘤，特别是但不限于高级别癌，可能不表达激素受体。因此，大多数情况下，单独分析 p16 的表达或结合 ER/PR 染色可以鉴别高危型 HPV 相关性子宫颈管腺癌和子宫内膜的低级别子宫内膜样癌（Yemelyanova et al. 2009）。

一些病理学家发现，CEA 和 vimentin 对于鉴别高危型 HPV 相关性子宫颈管腺癌（普通型）及子宫内膜的子宫内膜样癌有一些帮助，但其他学者未发现上述现象。大多数子宫内膜的子宫内膜样癌呈 vimentin 阳性、CEA 阴性；而 HPV 相关性普通型子宫颈管腺癌呈 vimentin 阴性和 CEA 阳性。然而，在实际工作中，这些抗体也存在以下一些问题。①这些抗体可以呈灶状阳性。②CEA 的染色很难解释，因为鳞状分化区域（常见于子宫内膜的子宫内膜样癌）也可呈阳性。此外，子宫内膜样腺癌可以有胞质顶端分泌且糖原染色阳性，而一

表 6.6　区分子宫颈管腺癌与低级别子宫内膜腺癌的生物学标记物

标记物	子宫颈管腺癌（HPV 相关）	子宫颈管腺癌（非 HPV 相关 / 胃型）	低级别子宫内膜腺癌（子宫内膜样，黏液性）
ER/PR	阴性 [a]	阴性	阳性
p53	野生型 [b]	野生型 [b] 或异常 / 突变型 [c]	野生型 [b]
p16	弥漫阳性	阴性至局灶阳性 [d]	斑片 / 异质性阳性 [e]
HR HPV	阳性 [f]	阴性	阴性

注：[a] 少数病例保留表达，通常 ER 的表达超过 PR（部分病例呈 ER+/PR−，部分病例呈 ER+/PR+）。
　　[b] p53 野生型 = 非弥漫表达（<80% 的肿瘤细胞），染色强度通常可变。
　　[c] p53 异常 / 突变型 = 弥漫阳性（>80% 的肿瘤细胞）或完全缺失（"裸表型"）。
　　[d] 个别例外呈弥漫表达。
　　[e] p16 的表达可变，从局灶表达至广泛表达，但通常不呈弥漫表达（有个别例外，如某些伴有黏液性和化生性分化的肿瘤）。
　　[f] 敏感度欠理想。
　　HR HPV—高危型 HPV。

表 6.7　区分子宫颈管腺癌与高级别子宫内膜腺癌的生物学标记物

标记物	子宫颈管腺癌（HPV 相关）	高级别子宫内膜原发的子宫内膜样癌	浆液性癌
ER/PR	阴性 [a]	通常阳性	阴性 [a]
p53	野生型 [b]	通常：野生型 [b] 部分：异常 / 突变型 [c]	异常 / 突变型 [c]
p16	弥漫阳性	斑片 / 异质性阳性 [d]	弥漫阳性
HR HPV	阳性 [e]	阴性	阴性

注：[a] 少数病例保留表达，通常 ER 的表达超过 PR（部分病例呈 ER+/PR−，部分病例呈 ER+/PR+）。
　　[b] p53 野生型 = 非弥漫表达（<80% 的肿瘤细胞），染色强度通常可变。
　　[c] p53 异常 / 突变型 = 弥漫阳性（>80% 的肿瘤细胞）或完全缺失（"裸表型"）。
　　[d] p16 的表达可变，从局灶表达至广泛表达，但通常不呈弥漫表达（有个别例外）。
　　[e] 敏感度欠理想。

些常见类型的子宫颈管腺癌则呈阴性。③难以确定 vimentin 到底是在腺体表达还是在间质表达。④不论起源部位，黏液性分化的肿瘤通常都表达 CEA，并且 vimentin 可能呈阴性。

p16 对鉴别子宫颈管腺癌转移至卵巢也有帮助。这些卵巢转移癌往往貌似原发性卵巢子宫内膜样和黏液性肿瘤（非典型增生性 / 交界性肿瘤和癌）。原发性卵巢子宫内膜样和黏液性肿瘤除了少数例外，p16 一般都呈斑驳表达（或缺乏表达），而转移性高危型 HPV 相关性子宫颈管腺癌呈广泛强阳性。在原发性子宫颈管腺癌未知时，对转移性病灶做高危型 HPV 原位杂交检测有助于明确诊断。

子宫颈转移癌通常发生在已知有发生广泛转移的原发癌的患者，组织学上表现为肿瘤不累及表面，但有广泛的淋巴管血管侵犯。在考虑肿瘤是原发于子宫颈还是转移至子宫颈时，病理学家应该评估以下形态学特点：①肿瘤生长模式；②并存的原位癌改变；③细胞类型；④免疫组化特征。原位癌和浸润性癌之间存在过渡可提供原发性的证据，大约见于 50% 的原发性子宫颈腺癌。PAX8 阳性可用于证实肿瘤的米勒管起源。

预后和危险因素

近几年的一项研究（Roma et al. 2016）发现，在普通型子宫颈管腺癌中，浸润的组织学模式与淋巴结转移及复发风险存在相关性。在这项研究中，根据肿瘤的组织学模式（Silva 分类），肿瘤可分成 3 个亚组。A 组表现为边界清楚的肿瘤性腺体，缺乏破坏性的间质浸润或淋巴结浸润。肿瘤有来自边界清楚的腺体的早期破坏性浸润时，归为 B 组。

肿瘤组织出现弥漫性破坏间质的浸润性腺体或实性肿瘤成分时，归类为 C 组。该研究共纳入 352 例病例，所有的 A 组和 B 组以及 83% 的 C 组病例均为 I 期。任何 A 组，不论分期（I A1 期、I A2 期或 I B 期）或浸润深度如何，均未见淋巴结转移或复发。B 组的转移和复发风险分别为 4.4% 和 1.2%，C 组分别为 23.8% 和 22.1%。基于这些结果，Roma 等建议，对呈 A 组生长模式的患者可能不需要进行淋巴结清扫，对呈 B 组生长模式的患者可以考虑行前哨淋巴结活检，而 C 组是唯一需要进行淋巴结清扫的一组（Roma et al. 2016）。

其他报道中，子宫颈腺癌的预后指标包括肿瘤大小、浸润深度、侵犯淋巴管和（或）血管、累及子宫旁组织、肿瘤分期、年龄以及是否存在淋巴结转移（Eifel et al. 1990）。

临床行为和治疗

子宫颈腺癌的扩散方式与鳞状细胞癌相似，一般来说，鳞状细胞癌和腺癌的治疗方式也相似。I 期和 II 期腺癌最常用的治疗方式包括单独放疗，放疗加化疗，放疗后行单纯性子宫切除术或根治性手术。只有少数研究直接比较了同一机构里同一分期的浸润性鳞状细胞癌和腺癌的治疗效果，而这些研究得出了相互矛盾的数据结果。一些研究发现，腺癌患者的 5 年总生存率较低，为 48%~65%，而鳞状细胞癌患者为 68%（Eifel et al. 1990）。其他的一些比较研究和几项以人群为基础的研究一样，均未能确认组织学类型对预后和生存的影响（Anton-Culver et al. 1992）。因此，子宫颈腺癌相对于鳞状细胞癌的预后仍然存在争议。

6.3.3　子宫内膜样子宫颈腺癌

一般特征

目前尚不清楚伴子宫内膜型分化的子宫颈管腺癌是否为一个真正独立的亚型。其中检出高危型 HPV 的肿瘤最符合缺失黏液的普通型子宫颈管腺癌的特点，因此不是独立的实体。根据关于此型肿瘤的文献报道，患者的平均年龄为 50 岁（Pirog et al. 2000）。在不同的系列研究中，子宫内膜样癌占子宫颈管腺癌的 7%~50%（Young et al. 2002）。也有报道称，起源于子宫颈鳞柱交界区的子宫内膜样腺癌中，HPV DNA 的检出率为 78%~100%（Pirog et al. 2000；Jones et al. 2013）。然而，起源于子宫颈管上部和子宫下段的子宫内膜样腺癌通常呈 HPV 阴性（Holl et al. 2015）。这些观察表明，分类的难点在于难以区别真正的原发性普通型子宫颈管腺癌伴黏液缺失与发生于子宫内膜的子宫内膜样癌。使用辅助技术（前文已讨论）可以帮助解决这个问题。大多数专家认为，真正发生于子宫颈的子宫内膜样腺癌非常罕见，而且仅当肿瘤细胞的嗜酸性胞质稀少且没有明显的胞质内黏液时，才归为子宫内膜样腺癌（Young et al. 2002）。

镜下表现

肿瘤细胞的特点为缺少黏液，胞质稀少且呈深嗜酸性，类似子宫内膜型上皮（图 6.29）。在结构上，这些肿瘤通常表现为小圆形或管状腺体，腺腔轮廓平滑，或呈腺腔内筛状生长。一些肿瘤显示乳头状结构伴粗大的纤维血管轴心，呈外生性生长或浸润子宫颈壁。

已有关于微偏型子宫颈子宫内膜样腺癌的描述（Young et al. 1993），该病只有少数病例报道，见于 32~64 岁的女性。肿瘤由温和的、管状或囊状扩张的子宫内膜型腺体构成，浸润子宫颈壁，无或仅有极轻微的间质反应（图 6.30）。细胞异型性轻微，核分裂象罕见。

免疫组化

子宫颈子宫内膜样腺癌的组织化学染色模式类似于普通型子宫颈腺癌，肿瘤细胞呈 p16 弥漫强阳性，激素受体通常呈阴性（Jones et al. 2013）。

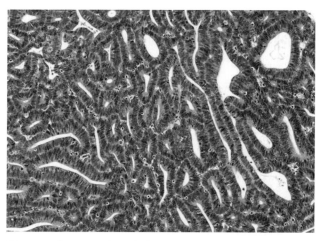

图 6.29 普通型子宫颈管腺癌伴子宫内膜样特征。腺体拥
         挤，细胞呈柱状，核拉长，仅有极少的顶端胞质，
         类似子宫内膜原发的子宫内膜样癌（因检出高危型
         HPV，从而被确诊为原发性子宫颈管腺癌）

鉴别诊断

为了区分是子宫颈还是子宫体原发的子宫内膜样癌，可能需要免疫染色（若 ER 阴性或 PR 阴性或 p16 弥漫阳性，支持子宫颈原发）。罕见病例可能显示混合或重叠的免疫模式。仔细评估影像学检查结果有助于鉴别。子宫体原发的肿瘤通常体积较大，浸润子宫肌层并延伸浸润到子宫颈，因此导致子宫增大。相比之下，子宫颈原发的腺癌通常导致子宫颈扩张，而子宫不增大。此外，对多个切片进行观察可发现子宫内膜肿瘤常有子宫内膜非典型增

生，而子宫颈原发肿瘤伴有原位腺癌、HSIL 或子宫颈管癌的典型特征。在某些病例中，需要了解肿瘤的 HPV 状态才能正确诊断。如果肿瘤呈子宫内膜样，HPV 确实呈阴性，且位于子宫下段，那么它可能真的起源于子宫内膜。

6.3.4 肠型子宫颈腺癌

一般特征

该型肿瘤约占子宫颈腺癌的 8%。患者的平均年龄是 47 岁（范围 26~69 岁）（Pirog et al. 2000）。其中 83% 的肿瘤可检测出 HPV DNA（Pirog et al. 2000）。前驱病变为肠型原位腺癌。近些年报道了老年患者发生的 HPV 阴性肠型原位腺癌（Talia et al. 2014）。

镜下表现

肠型腺癌的肿瘤细胞类似于大肠腺癌（图6.31）。这些肿瘤通常含有杯状细胞，罕见嗜银细胞和帕内特细胞。肿瘤细胞形成有乳头的腺体，或浸润、穿透间质，生长方式类似于结肠腺癌。

免疫组化

肠型腺癌的免疫组化表达谱类似于普通型子宫

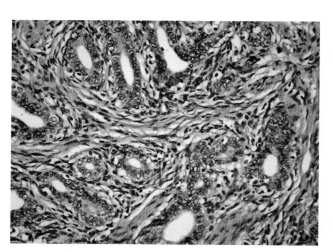

图 6.30 微偏型子宫颈子宫内膜样腺癌。肿瘤由管状腺体构
         成，细胞异型性轻微

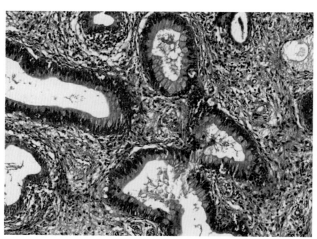

图 6.31 子宫颈的肠型腺癌。肿瘤性腺体含有杯状细胞

颈管腺癌（Saad et al. 2009）。此外，其可能显示肠源性免疫表型，至少局灶性表达 CDX2 和（或）CK20（Saad et al. 2009；Park et al. 2009）。已有观察表明，这些病灶的 CK7 染色的阳性程度比肠源性标记物的染色要高（Park et al. 2009）。

鉴别诊断

　　鉴别诊断包括结肠腺癌的直接蔓延或转移。出现大的花环状腺体、腺体的衬覆上皮不完整和管腔内坏死提示胃肠道转移癌。对疑难病例应当使用免疫组化染色，若病变组织呈 PAX8 和 CK7 阴性，而肠源性标记物呈阳性，表明病变是来自结肠腺癌的扩散。

6.3.5　绒毛状管状子宫颈腺癌

一般特征

　　绒毛状管状腺癌是子宫颈管型、子宫内膜样或肠型子宫颈腺癌的高分化变异型，主要发生于年轻女性，预后极好（Jones et al. 1993b）。此型肿瘤占所有子宫颈腺癌的 3%~6%。因其预后优于普通型子宫颈管腺癌，故将其作为独立的诊断类别。患者的平均发病年龄为 33~41 岁（范围 21~61 岁），大多数患者小于 40 岁（Jones et al. 1993b）。绒毛状管状腺癌中 HPV DNA 的检出率为 100%（Jones et al. 2000）。

镜下表现

　　肿瘤的特征是位于表面，由乳头组成（图6.32），乳头被覆上皮仅有轻度细胞异型性。乳头被覆上皮细胞可以呈现出子宫颈内膜、子宫内膜或肠型特征（图 6.33，6.34）。因为有大量表面乳头，肿瘤常形成外生性的质脆肿块。大部分乳头含有中央纤维血管轴心，其中含有梭形间质细胞，类似于正常子宫颈间质，并有多少不等的炎症细胞。

　　乳头可细长也可粗短。该型腺癌不存在具有卵巢浆液性癌典型特征的、完全由上皮细胞组成的小

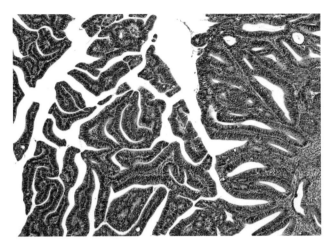

图 6.32　绒毛状管状腺癌。低倍镜下呈现纤细的绒毛状乳头状结构

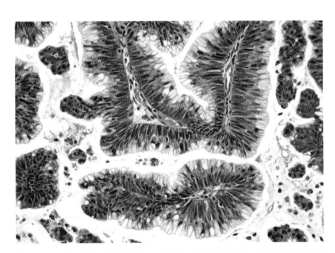

图 6.33　绒毛状管状腺癌，肠型。乳头被覆上皮呈现肠型黏液性和杯状细胞分化

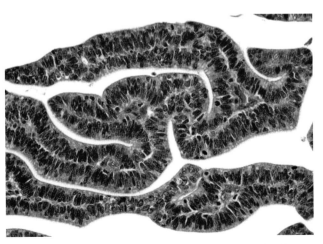

图 6.34　绒毛状管状腺癌，子宫颈管型。乳头被覆上皮呈现普通型子宫颈管腺癌的典型细胞学特征

乳头状细胞簇。在表面乳头之下，肿瘤的浸润性成分由不规则分支状腺体组成，周围间质通常仅有轻微促结缔组织增生性间质反应。在大多数病例中，肿瘤呈浅表浸润，但也可能发生深部浸润并扩散到子宫体。肿瘤的免疫组化表达模式类似于普通型子宫颈管腺癌（Jones et al. 2000）。

鉴别诊断

活检诊断绒毛状管状腺癌可能具有挑战性。该型肿瘤的鉴别诊断包括乳头状子宫颈内膜炎、子宫颈乳头状腺纤维瘤和米勒管乳头状瘤。这 3 种病变都缺乏绒毛状管状腺癌所具有的细胞异型性和核分裂象。米勒管乳头状瘤发生于儿童，而绒毛状管状腺癌发生于 40~50 岁成年人。与绒毛状管状腺癌不同，子宫颈腺纤维瘤和米勒管乳头状瘤的间质成分更明显。绒毛状管状腺癌还必须与乳头状腺癌相鉴别。普通型子宫颈管腺癌有着不规则的纤维厚壁血管轴心，细胞的异型性明显，多张切片中显示浸润性腺体及筛状腺体。在与罕见的子宫颈浆液性乳头状癌相鉴别时，有些研究者认为该肿瘤更有可能是继发于子宫内膜、输卵管或卵巢的浆液性癌。p53 免疫组化的表达对鉴别这两种罕见疾病有帮助，因为绒毛状管状腺癌与普通型子宫颈管腺癌一样，很少出现 p53 的表达异常（具有异质性），而浆液性癌通常存在异常的 p53 表达（存在弥漫性过表达或者完全表达缺失）。

预后和治疗

至今报道的大部分病例的临床预后良好。在两项最大宗的病例研究中，对接受单纯切除术和锥形切除术的所有患者随访 7~77 个月后，患者全部健在且没有复发（Jones et al. 2000）。如果肿瘤表浅，没有淋巴管血管受累，且锥形切除标本的切缘没有肿瘤残留，可以考虑保守治疗。日本学者的研究显示，累及淋巴管血管与淋巴结转移有关（Kaku et al. 1997）。罕见情况下，绒毛状管状腺癌可与其他

类型的癌混合存在，笔者搜集的 2 例均发生了淋巴结转移（资料未发表）。

6.3.6 胃型子宫颈腺癌（包括微偏腺癌）

一般特征

胃型子宫颈腺癌是近些年报道的亚型（Kojima et al. 2007），被收录在 2014 年更新的 WHO 肿瘤分类中。该型肿瘤形成形态学谱系，共同的形态学特征是表达胃型黏液。具有黏液形态学的微偏腺癌是该型肿瘤谱系的一部分，目前认为它代表胃型腺癌的一种高分化形式（Kojima et al. 2007）。目前胃型腺癌真正的发病率未知，因为以前它被错误分类为普通型、肠型或透明细胞腺癌。一般认为胃型子宫颈腺癌在西方国家罕见，但在日本占所有子宫颈腺癌的 20% 以上（Kojima et al. 2007）。胃型腺癌的发病机制仍有待研究。值得注意的是，胃型腺癌（包括微偏亚型）与 HPV 感染无关（Park et al. 2011）。一些病例报道认为其与 Peutz-Jeghers 综合征有关，后者是一种常染色体显性遗传病，丝氨酸/苏氨酸激酶基因 STK11 发生胚系基因突变（Gilks et al. 1989）。此外，据报道，超过一半的病例为散发性，发生 STK11 的体细胞突变（Kuragaki et al. 2003）。根据免疫组化表达情况，一部分肿瘤疑似会发生 p53 基因的突变（Carleton et al. 2016）。

推测其前驱病变是 LEGH（一种胃型子宫颈腺体的良性增生）。患者的平均年龄为 42~50 岁（范围为 25~84 岁）（Kojima et al. 2007；Karamurzin et al. 2015），与普通型腺癌患者相似。大部分患者会出现大量水样阴道分泌物，子宫颈增粗、呈桶状。细胞学筛查对微偏腺癌的敏感度较低，HPV 检测也没有帮助。因此，许多病例在发现时已是高分期肿瘤。包括微偏腺癌在内的胃型腺癌患者的预后比普通型的明显更差（Gilks et al. 1989）。据报道，疾病特异性 5 年总体生存率如下：胃型腺癌为 30%~42%，普通型腺癌为 74%~91%（Park et al.

2011；Karamurzin et al. 2015）。肿瘤倾向于优先扩散到卵巢、腹腔和腹膜外等处（Karamurzin et al. 2015）。在某些病例中，转移癌可能迷惑性地形似原发性卵巢黏液性肿瘤，包括囊腺瘤、非典型增生性 / 交界性肿瘤等。由于成熟现象，卵巢转移癌甚至可能比原发性子宫颈肿瘤分化得更好。有时，只有进行分期手术才能发现原发性子宫颈肿瘤。

镜下表现

胃型腺癌的显著特点是广泛浸润导致子宫颈扩张（桶状子宫颈），不形成明显的肿块。浸润的腺体大小和形状具有明显的多变性，表现为从简单的管状腺体到囊性扩张的腺体（图 6.35），或明显的复杂分支腺体伴腺腔内乳头状结构。肿瘤通常浸润深部组织，可见浸润性腺体周围的促结缔组织增生性间质反应（图 6.36）。

细胞学上，腺体被覆黏液性上皮，有大量透明或淡染的嗜酸性胞质，细胞边界清楚（图 6.37）。与普通型腺癌深染的细胞核相比，其细胞核淡染，通常位于基底部，呈单行排列。不同于普通型腺癌的核拉长和复层化，其细胞核呈圆形至卵圆形，核染色质通常细腻、弥漫分布，有明显的核仁，这一

特征也不同于普通型腺癌（通常染色质粗糙）（图 6.38）。核分裂象可见，但并不多。

胃型腺癌可显示连续分化的谱系，从缺乏异型性的、分化非常好的、归类为微偏腺癌的区域（图 6.39、6.40），到中 – 重度细胞异型性区域，后者的特征为细胞大小不一、失去极性，核增大，核具有多形性，出现大核仁（图 6.41~6.43）。该肿瘤的其他形态学特征包括乳头形成（图 6.44）和胞质消失的肿瘤性腺体（图 6.45）。

在胃型腺癌中，微偏腺癌是一种分化极好的变

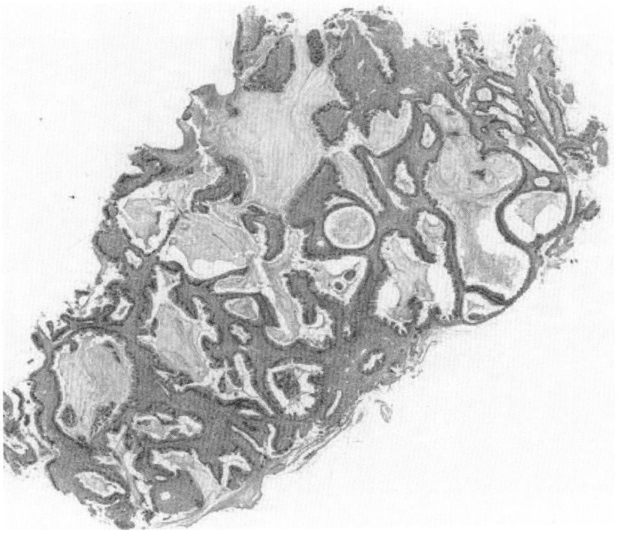

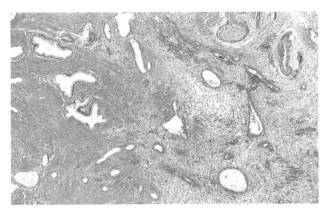

图 6.36　胃型腺癌，微偏亚型。左侧高分化腺体缺乏间质反应，而右侧较深部的腺体在浸润性肿瘤前沿引发促结缔组织增生性间质反应

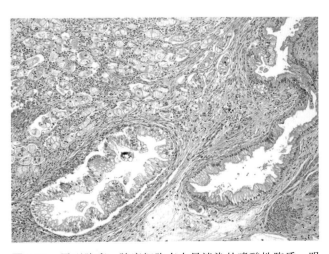

图 6.37　胃型腺癌。肿瘤细胞有大量淡染的嗜酸性胞质、明显的细胞边界、淡染的圆形空泡状核和显著的核仁。图右下方显示肿瘤具有微偏特征；图左上方显示异型性更明显的肿瘤，间质有单个细胞浸润

图 6.35　胃型腺癌，微偏亚型。低倍镜下表现为腺体扩张、形状异常和拥挤

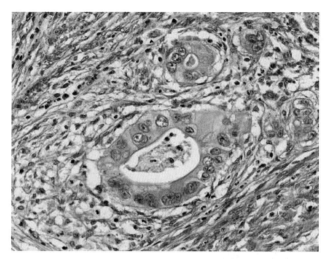

图 6.38　胃型腺癌。高倍镜显示肿瘤细胞有大量淡染的嗜酸
　　　　　性胞质、明显的细胞边界、淡染的圆形空泡状核和
　　　　　显著的核仁

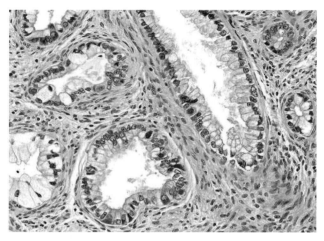

图 6.40　胃型腺癌，微偏亚型。高分化的腺体伴分泌颗粒

异型，肿瘤上皮细胞高度成熟。该型肿瘤最初称为
"恶性腺瘤"，因为其细胞学形态很像正常子宫颈
腺体。1975 年，Silverberg 和 Hurt 将这些病变命名
为"微偏腺癌"（MDA）（Silverberg et al. 1975）。
微偏腺癌是一种罕见的肿瘤，仅占子宫颈腺癌的
1%~3%。MDA 的显微镜下特征包括低级别细胞学
改变，但结构异型性显著（图 6.39，6.40）。组成
腺体的上皮细胞即使有核异型性也很轻微，但细胞
核比邻近的良性腺体的核更大。细胞核呈圆形，略

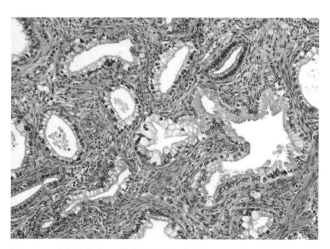

图 6.41　胃型腺癌。肿瘤细胞胞质丰富，核仁明显，呈轻 -
　　　　　中度异型性

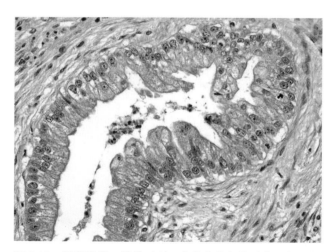

图 6.39　胃型腺癌，微偏亚型。分化非常好的腺体，仅有轻
　　　　　微异型性。核淡染、圆形，有明显的核仁

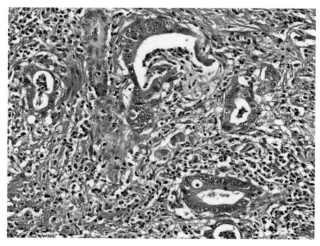

图 6.42　胃型腺癌。肿瘤具有丰富的嗜酸性胞质，核呈圆
　　　　　形，异型性明显。此型肿瘤常见单个细胞浸润，如
　　　　　本图中心所示

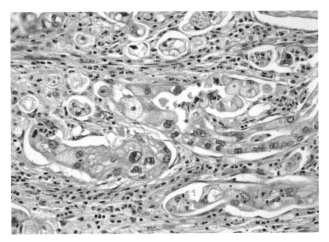

图 6.43　胃型腺癌。肿瘤细胞显示胞质淡染、圆形核和明显的核异型性

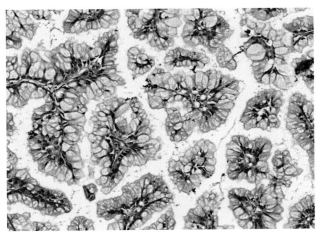

图 6.44　胃型腺癌，微偏亚型。乳头状变异型

呈空泡状，有明显的核仁。外翻成角的腺体周围或肿瘤的深部可能出现促结缔组织增生性间质反应。然而，在某些病例中，浸润性肿瘤的大面积区域可能没有任何间质反应。腺体紧邻厚壁血管有助于判定为间质浸润。MDA 最可靠的诊断标准是：腺体杂乱分布，超过正常子宫颈内膜腺体的分布范围。微偏腺癌常常侵及子宫颈间质厚度的 2/3 以上，而正常子宫颈内膜腺体不超过隐窝和隧道的深度。由于腺体的浸润深度是诊断 MDA 必备的组织学特征，对大部分病例来说，不能根据表浅的子宫颈活检标本做出诊断，需要锥切活检标本或子宫切除标本才能诊断。

免疫组化

胃型腺癌的细胞质特征性地表达胃黏液标记物，如 MUC-6 和 HIK-1083（Carleton et al. 2016；Mikami et al. 2004）。然而，在某些病例中，这些标记物的染色结果可能仅为局灶阳性。必须在适当的组织学背景中判读染色结果，因为 HIK-1083 和 MUC-6 分别在 2% 和 8% 的病例的良性子宫颈内膜腺体中可能呈阳性（Mikami et al. 2004）。类似于普通型子宫颈管腺癌，胃型腺癌呈 ER 和 PR 阴性（Carleton et al. 2016）和胞质 CEA 阳性（Carleton et al. 2016）。p16 染色通常呈阴性（图 6.45b），与 HPV 阴性相关；然而，罕见病例中会显示 p16 斑块状强阳性（Carleton et al. 2016）。不到一半的病例显示突变型 p53 染色，或呈弥漫强阳性（图 6.45c）或完全失表达（Carleton et al. 2016）。此外，据报道，胃型腺癌可表达 CK7、PAX8、CA199 和肝细胞核因子 -1β（Carleton et al. 2016）。

鉴别诊断

胃型微偏腺癌必须与良性病变相鉴别，其中最重要的是 LEGH、深部纳氏囊肿、子宫颈隧道样腺丛、子宫颈壁的异位子宫内膜、弥漫片状的子宫颈腺体增生和子宫颈内膜型子宫腺肌瘤。该肿瘤呈 ER/PR 阴性，几乎可以排除所有的良性病变，仅 LEGH 例外（Carleton et al. 2016）。与胃型腺癌相似，LEGH 表达胃黏液标记物且不表达激素受体（Mikami et al. 2004）。微偏腺癌与非浸润性 LEGH 的鉴别可能极其困难。腺体的杂乱排列、腺体延伸至子宫颈深部间质以及促结缔组织增生性间质反应都支持诊断为微偏腺癌。观察促结缔组织增生性间质反应最好使用平滑肌肌动蛋白（SMA）免疫染色来显示间质细胞。紧邻肿瘤浸润灶的子宫颈间质细胞可显示 SMA 染色阳性，但 LEGH 周围不会呈阳性（Mikami et al. 2005）。此外，据报道，微偏腺癌可呈 PAX2 阴性，约 40% 的病例显示 p53 突变型染色，而 LEGH 呈 PAX2 阳性，表达非突变

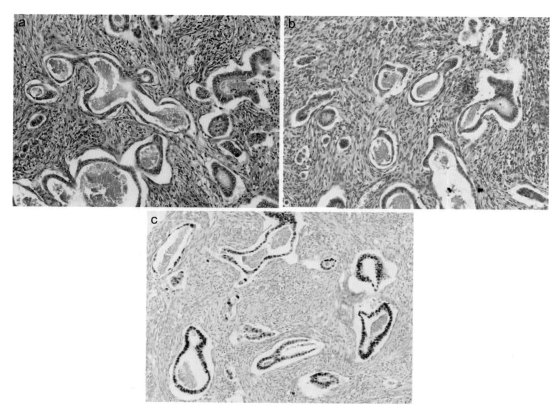

图 6.45　a. 胃型腺癌。腺体的胞质减少，其余部分的肿瘤显示大量典型的细胞质。b. 对应图 a 胃型腺癌的 p16 免疫染色，通常呈阴性。c. 对应图 a 胃型腺癌的 p53 免疫染色，肿瘤表达突变型 p53（呈弥漫强阳性）

型（野生型）p53（Carleton et al. 2016；Mikami et al. 2009；Rabban et al. 2010）。在恶性病变中，胃型腺癌可能与普通型子宫颈管腺癌和透明细胞腺癌难以鉴别。表达 MUC-6（除日本外不容易获得 HIK-1083）和 p16 阴性支持胃型分化，而普通型子宫颈管腺癌呈 p16 弥漫强阳性、MUC-6 阴性。与胃型腺癌不同，透明细胞腺癌通常显示 p16 不同程度的阳性和 MUC-6 阴性（Park et al. 2011）。有趣的是，透明细胞腺癌和胃型腺癌的细胞质均可呈肝细胞核因子 -1β 阳性（Carleton et al. 2016）和 Napsin A 阳性（未发表的观察结果）。

胃型子宫颈腺癌有优先转移到卵巢、腹腔、腹膜外的倾向，并且可能以转移癌为最初表现，此时需要与来自胃肠道和胰胆管的转移性腺癌相鉴别。在这种情况下，PAX8 染色很有帮助，68% 的原发性子宫颈胃型腺癌表达 PAX8（Carleton et al. 2016）。

6.3.7　印戒细胞型子宫颈腺癌

一般特征

单纯的原发性子宫颈印戒细胞癌极其罕见，更常见的情况是与肠型、胃型或子宫颈型黏液腺癌相混合。在子宫颈发现的印戒细胞腺癌中，一部分为转移性病变，最常见的为原发性胃癌转移所致（Imachi et al. 1993），只有极少数病例为子宫颈原发性的（Sal et al. 2016）。来自普通型子宫颈管腺癌背景中的肿瘤呈 HPV 阳性（Sal et al. 2016）。

镜下表现

肿瘤的特征为簇状或单个细胞浸润，伴有膨胀的黏液空泡。在报道的病例中，肿瘤表达 p16、CK7 和 CEA（Sal et al. 2016）。必须排除原发性胃癌、乳腺癌、结肠癌和阑尾癌的转移，可结合免疫组化结果、相关临床表现和影像学检查结果来综合分析。

6.3.8　子宫颈透明细胞腺癌

一般特征

　　透明细胞腺癌占子宫颈腺癌的 2%~7%，包括一组异质性的肿瘤。透明细胞腺癌的年龄分布呈双峰。第一个发病高峰为 17~37 岁（平均为 26 岁）；此外，发生于儿童的透明细胞腺癌的罕见病例也有报道（Hanselaar et al. 1997；Liebrich et al. 2009）。第二个高峰为 44~88 岁（平均为 71 岁）。子宫颈透明细胞腺癌的发病机制还不清楚。除极少数病例外，透明细胞腺癌通常呈 HPV DNA 阴性（Park et al. 2011；Holl et al. 2015，2013）。过去，发生在年轻患者的病例与子宫内己烯雌酚（DES）的暴露有关（Robboy et al. 1984）。在这些患者中，肿瘤主要位于子宫颈阴道部，而不是子宫颈管。最近的数据显示，出生于 DES 暴露期之外的患者的年龄分布仍然显示为双峰，其中部分病例为年轻的、无性生活史的患者，没有 DES 暴露史或 HPV 接触史（Liebrich et al. 2009）。一般认为，透明细胞腺癌可能起源于子宫颈阴道部发生的腺病、子宫颈的子宫内膜异位症或子宫颈的输卵管 – 子宫内膜样化生（Hiromura et al. 2009）。一组老年患者病变组织的免疫组化分析显示，其 EGFR 表达水平增高（75% 的病例），HER2 过表达（25% 的病例），以及 PTEN 失表达（50% 的病例）。此外，58% 的病例表达 p-AKT，50% 的病例表达 p-mTOR，提示涉及 PI3K/AKT 通路（Uneo 2013）。无 DES 暴露史的 Ⅰ B 期和 Ⅱ B 期透明细胞腺癌患者经过手术治疗后，预后类似于非透明细胞腺癌（Thomas et al. 2008）。

镜下表现

　　透明细胞腺癌的组织学特征类似于更常见的发生在子宫内膜或卵巢的透明细胞腺癌。无论有无 DES 接触史，透明细胞腺癌均具有相同的显微镜下特征。显微镜下有 3 种基本结构：实性、管状囊状和乳头状结构。由于糖原聚集，肿瘤细胞的胞质丰富、透明或呈颗粒状嗜酸性，细胞核明显、非常深染且具有多形性，突向囊腔内或管腔内而形成鞋钉样细胞（图 6.46）。乳头轴心通常有透明变性。

免疫组化

　　与卵巢和子宫的透明细胞腺癌相似，子宫颈透明细胞腺癌也表达肝细胞核因子 -1β 和 Napsin A（Park et al. 2011）。然而，这两种抗体的染色并不完全特异，因为一部分胃型腺癌也表达。尽管肿瘤呈 HPV 阴性，但可呈 p16 局部或弥漫阳性表达。透明细胞腺癌通常呈 CEA、ER、PR 阴性，并且大多数病例显示非异常 p53（野生型）表达（Park et al. 2011；Ueno et al. 2013）。

鉴别诊断

　　必须排除来自卵巢或子宫内膜的转移性透明细胞腺癌，可以参考影像学上肿瘤的位置或组织学检查。此外，透明细胞腺癌需要与子宫颈 HPV 相关性变异型鳞状细胞癌和透明细胞型腺鳞癌以

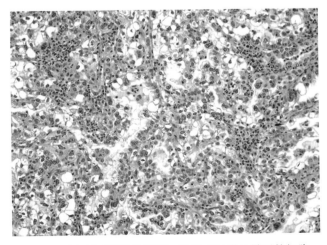

图 6.46　子宫颈透明细胞腺癌。腺体内衬明显异型的细胞，胞质透明

及 HPV 阴性的胃型腺癌和中肾管腺癌相鉴别。透明细胞变异型鳞状细胞癌呈弥漫的实性生长方式，而透明细胞腺癌在同一病变内显示 3 种基本结构的不同组合。透明细胞型腺鳞癌除了由柱状细胞组成的腺样结构外（黏液染色阳性），还可以出现实性片状的透明细胞（Fujiwara et al. 1995）。具有高柱状细胞的透明细胞腺癌在常规切片上可能很难与胃型腺癌相区分，应用 p16、肝细胞核因子 -1β 和 Napsin A 等可能帮助不大，因为两者有一些重叠的表达模式；然而，据报道，CEA 在透明细胞腺癌中呈阴性，而在胃型腺癌中不同程度地表达（Park et al. 2011）。具有管状囊状结构和扁平上皮的透明细胞腺癌必须与中肾管腺癌相鉴别，后者通常表达 GATA3。

在小的活检或刮除术标本中，肿瘤可能与一些良性病变难以区分，这些良性病变如旺炽性或实性微腺体增生、旺炽性 Arias-Stella 反应、非典型嗜酸性化生和放疗引起的非典型性。缺乏显著的增殖活性和表达激素受体的病变倾向于良性。使用孕激素、当前或最近的妊娠史或放疗史等临床病史可能有助于诊断相应的良性病变。

6.3.9　子宫颈浆液性腺癌

一般特征

原发性子宫颈浆液性腺癌极其罕见。累及子宫颈的浆液性腺癌大多数来自子宫内膜浆液性腺癌的直接扩散，或来自原发于卵巢、输卵管或腹膜的浆液性腺癌的转移。患者的年龄为 27~79 岁（平均为 52 岁）（Zhou et al. 1998；Nofech-Mozes et al. 2006）。根据为数不多的文献报道，只有极少数肿瘤呈 HPV DNA 阳性（Park et al. 2011）。推测子宫颈浆液性腺癌可能与子宫内膜浆液性癌相似，均是由 p53 的基因突变引起的（Nofech-Mozes et al. 2006）。文献中最大宗的病例研究显示，对诊断时已是晚期的患者，这种组织学亚型的预后差，但

I 期患者的预后类似于同期普通型子宫颈管腺癌（Zhou et al. 1998）。

镜下表现

子宫颈浆液性腺癌在组织学上等同于子宫内膜浆液性腺癌。只有在排除生殖道其他部位的浆液性腺癌转移后，才能诊断子宫颈原发性浆液性腺癌。肿瘤由细胞簇和复杂乳头组成，乳头被覆的细胞具有多形性鞋钉样高级别核或浸润间质的裂隙状腺腔，内衬伴有"污秽"细胞核的明显非典型细胞。可见活跃的核分裂象。在浆液性腺癌的系列报道中，几乎一半的病例混有其他组织学类型，最常见的是低级别管状绒毛状腺癌（Zhou et al. 1998）。肿瘤呈 p16 阳性和 ER、PR 阴性。在大约一半的报道病例中有 p53 的异常表达（突变型）（Nofech-Mozes et al. 2006）。

6.3.10　子宫颈中肾管腺癌

一般特征

子宫颈中肾管腺癌罕见，由子宫颈间质深部侧面的中肾管残余发展而来。在多达 20% 的常规子宫切除标本中，子宫颈可见中肾管残件，罕见情况下，这些残件会发生腺癌。该病的发病年龄为 34~72 岁，没有明显的发病高峰，大部分患者出现异常阴道出血（Clement et al. 1995；Silver et al. 2001）。最近的二代测序研究表明，81% 的中肾管腺癌有 KRAS 基因（n = 12）或 NRAS 基因（n = 1）的突变，62% 的病例出现染色体重组基因（ARID1A、ARID1B、SMARCA4）的突变。未检出 PIK3CA 或 PTEN 基因的突变。此外，75% 的病例存在 1q 获得（Mirkovic et al. 2015）。该肿瘤中并不能检测到 HPV DNA（Kenny et al. 2012）。I 期中肾管腺癌似乎比其他类型的子宫颈腺癌具有更惰性的生物学行为（Clement et al. 1995）。然而，数例高分期肿瘤呈侵袭性进展，数例伴有肉瘤样成分

的肿瘤发生了转移（Silver et al. 2001）。

镜下表现

中肾管腺癌非常罕见，过去常与子宫颈透明细胞腺癌相混淆。与透明细胞腺癌在发生子宫颈表浅部位不同，中肾管腺癌发生于子宫颈侧壁的深部，也就是中肾管残余的部位。因此，该肿瘤常浸润子宫颈壁的外 1/3。

镜下观察，可见多种生长结构，包括小管（图 6.47）、导管、乳头状、网状、性索样、实性和肉瘤样结构，这些结构可在同一肿瘤内以不同的比例出现（Silver et al. 2001）。以腺样结构为特征的肿瘤，管腔内含有深嗜酸性分泌物（图 6.48），呈抗淀粉酶的 PAS 染色阳性，与良性中肾管增生的腔内分泌物相似。导管结构包括大的管状或膨胀的腺腔结构，管腔内偶尔出现折叠或乳头状结构，衬覆核大、深染的高柱状细胞。这种结构类似于子宫内膜样腺癌。小管结构呈小的圆形至卵圆形腺体，紧密排列，内衬低柱状、立方形或扁平的上皮细胞。网状结构的特点类似于卵巢网的分支状、锯齿状的腺样结构。乳头状结构类似于乳头状生长的透明细胞腺癌或浆液性腺癌，但前者的细胞核温和、一致，缺乏异型性。性索样结构的肿瘤细胞呈长束状

及小梁状生长，有少量嗜酸性胞质。

细胞学上，肿瘤由相对一致的柱状或立方形细胞构成，有少量至中等量强嗜酸性胞质。细胞核呈卵圆形，核染色质深染，多呈点彩状、轻中度异型性，未见显著的核异型性。核分裂指数变化很大，为每 10 个高倍视野（HPF）1~50 个（Silver et al. 2001）。在大多数病例中，浸润性病变的边缘可见小叶性或弥漫性中肾管增生。

免疫组化

中肾管腺癌的免疫组化表达模式类似于正常中肾管残余。上皮标记物（包括 CK7 和 EMA）染色呈阳性，肿瘤特征性地表达 PAX8（弥漫强阳性）、GATA3（阳性范围和强度多变）、calretinin（可能呈点状阳性）和 CD10（细胞的顶端及腔缘呈阳性）。p16 通常呈斑驳阳性，而 ER、PR 和 CK20 呈 阴 性（Howitt et al. 2015；Silver et al. 2001；Kenny et al. 2012）。

鉴别诊断

中肾管腺癌需要和很多病变相鉴别。良性病变方面，要与增生的中肾管残余区分。出现细胞异型性和结构异型性者倾向于腺癌。此外，评估 Ki-67

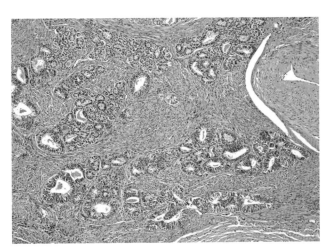

图 6.47 中肾管腺癌。含有嗜酸性分泌物的管状腺体杂乱地浸润子宫颈深部间质

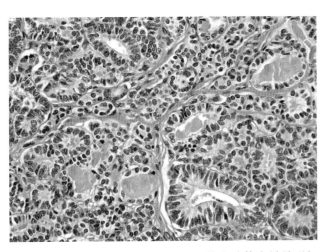

图 6.48 中肾管腺癌。紧密排列的小管状腺体内衬异型细胞，腔内可见嗜酸性分泌物

增殖指数可能有助于鉴别。据报道，中肾管残余增生只有 1%~2% 的 Ki-67 阳性细胞，而腺癌的阳性细胞多达 5%~36%（Silver et al. 2001）。伴明显梭形细胞成分的中肾管腺癌要与子宫颈癌肉瘤相鉴别。后者的癌成分常为鳞状细胞癌或基底细胞样癌，而前者的癌成分主要为小管和腺体。导管结构的中肾管腺癌应当与子宫内膜样腺癌相区分，以下特点有助于确诊为中肾管腺癌：其他独特的结构，管腔内嗜酸性分泌物，相邻的良性中肾管残余，ER 阴性、PR 阴性、calretinin 阳性、GATA3 阳性的染色模式。小管结构的中肾管腺癌可能类似于透明细胞腺癌，乳头结构的中肾管腺癌则类似于浆液性腺癌或透明细胞腺癌。然而，与后两者相比，中肾管腺癌通常具有核级别较低、邻近中肾管残余并表达 GATA3 等特征（Howitt et al. 2015）。

6.4 其他上皮性肿瘤

6.4.1 腺鳞癌

腺鳞癌的定义为由恶性鳞状细胞和腺细胞混合构成的肿瘤。与鳞状细胞癌一样，腺鳞癌与高危型 HPV 感染有关，以 HPV-18 及 HPV-16 阳性最常见（de Sanjose et al. 2010；Holl et al. 2015）。腺鳞癌占所有子宫颈癌的 2%~3%（de Sanjose et al. 2010）。患者的平均年龄为 50 岁（Holl et al. 2015）。鳞状成分通常包括高分化区域，或含有角化珠，或成片细胞内出现单个细胞角化。诊断腺鳞癌必须有足够的腺癌分化成分，出现组织学可识别的腺体（图 6.49）。尽管高分化腺鳞癌很容易识别，但当腺癌成分分化不太好而且数量相对较少时，很容易被忽视。腺鳞癌被认为起源于子宫黏膜上皮的多潜能柱状储备细胞，并且可以双相分化。鳞状和腺癌成分在起源上为单一克隆，并且有同样的 HPV 亚型感染，支持它们来自同一种前体细胞（Ueda et al. 2008）。据报道，腺鳞癌患者的预后比鳞状细胞癌

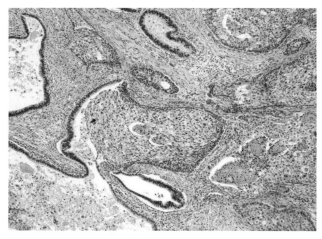

图 6.49　腺鳞癌。浸润性癌巢既有鳞状分化又有腺样分化

和腺癌患者差，但并不是所有研究都证实这个发现（Lee et al. 2014）。

腺鳞癌中有一种罕见的亚型，至少有 70% 的肿瘤细胞有泡状、透明的胞质，并且含有大量的糖原，称为透明细胞腺鳞癌（Fujiwara et al. 1995）。肿瘤细胞黏附成片，通常被结缔组织间隔所分隔，间隔内可见明显的淋巴细胞浸润，形成分叶状外观。肿瘤显示灶性腺样结构，黏液染色（如黏液卡红染色）呈阳性。在一些透明细胞腺鳞癌中，可见提示鳞状分化的梭形细胞。子宫颈的透明细胞腺鳞癌需要与透明细胞腺癌和毛玻璃细胞癌相鉴别。与透明细胞腺癌不同的是，透明细胞腺鳞癌缺乏乳头状、管状囊状结构和鞋钉样细胞。透明细胞腺鳞癌与 HPV-18 感染相关，临床过程呈强侵袭性。在一个系列报道中，11 例患者中有 7 例死于该疾病，包括 5 例 ⅠB 期患者中的 3 例（Fujiwara et al. 1995）。

6.4.2 毛玻璃细胞癌

毛玻璃细胞癌是一种低分化腺鳞癌，有着特殊的显微镜下特征，占子宫颈癌的比例不足 1%。大体表现为肿瘤体积通常很大，子宫颈呈桶状。特殊的镜下特征包括：①均匀一致的多边形大细胞，有

纤细的颗粒状毛玻璃样胞质（因此称为毛玻璃细胞）；②清晰的细胞膜；③显著的核仁（图 6.50）。毛玻璃样形态的形成是由于细胞有丰富的细胞微丝和膨胀的粗面内质网。此外，细胞缺乏细胞间桥、角化不良和细胞内糖原。核分裂活跃。大量淋巴细胞、浆细胞和嗜酸性粒细胞浸润肿瘤间质。偶尔可见形成角化珠的区域和流产型腺腔形成，并有印戒细胞和细胞内黏液。毛玻璃细胞癌必须与新辅助放化疗后的腺鳞癌相鉴别。

　　毛玻璃细胞癌通常呈 HPV-18 阳性（Pirog et al. 2000），患者的平均年龄为 45 岁（Guitarte et al. 2014）。肿瘤具有极强的侵袭性临床过程（中位生存时间为 25 个月），放疗和手术治疗的效果都较差。据报道，最近接受新辅助化疗的患者有较长的生存期（Guitarte et al. 2014）。

6.4.3　腺样基底细胞肿瘤（包括上皮瘤和癌）

　　过去，伴有腺样基底分化的子宫颈肿瘤不论其细胞学特性和生物学行为，都被认为是腺样基底癌。最近，考虑到传统上称为腺样基底细胞癌的肿瘤绝大部分呈良性生物学行为，有学者提议根据形态学特征将该肿瘤分为良性和恶性两种亚型。术语"腺样基底细胞上皮瘤"用于指代低级别亚型，类似于皮肤基底细胞癌伴鳞状分化。高级别亚型通常与腺样基底细胞上皮瘤共存，其浸润性成分具有癌的结构和细胞学特征，此亚型称为"腺样基底细胞癌"。补充性诊断术语可以用来描述其他任何伴发的特殊癌成分，如基底细胞癌、鳞状细胞癌和腺样囊性癌成分（Brainard et al. 1998）。包括上皮瘤和癌在内的腺样基底细胞肿瘤少见，不到子宫颈腺癌的 1%，常见于绝经后女性，尤其是黑种人女性。患者的平均年龄为 60~71 岁（Parwani et al. 2005）。患者常无症状，无明显可识别的肿块。腺样基底细胞癌常在因 SIL 或其他病变而行子宫切除或锥切活检的标本中被偶然发现。上皮瘤和癌呈

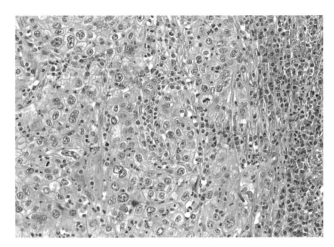

图 6.50　毛玻璃细胞癌。该肿瘤是分化差的腺鳞癌，特征为有明显的异型细胞，后者有丰富的嗜酸性至嗜双色性的毛玻璃样胞质、明显的细胞膜，伴有显著的炎性浸润

高危型 HPV 阳性，p16 染色呈特征性的弥漫阳性（Parwani et al. 2005）。肿瘤由一致的基底样小细胞组成，类似于皮肤的基底细胞癌，细胞排列成小巢状和条索状，呈圆形或分叶状结构，癌巢周围常见栅栏状排列的细胞核。一些癌巢中心形成囊性腔隙，内见坏死的碎屑。癌巢中央也可见鳞状或腺样分化。温和的腺体周围没有促结缔组织增生性间质反应（Brainard et al. 1998）（图 6.51，6.52）。

　　具有浸润性结构和恶性细胞学特征的肿瘤称为癌（图 6.53，6.54），但那些仅有基底细胞样特征的肿瘤也都被贴上了"腺样基底细胞癌"的标签。其他类型的细胞分化也不少见，包括鳞状上皮分化、腺样囊性分化，甚至小细胞神经内分泌分化。具有混合性分化的肿瘤可称为"浸润性癌伴 ×××［分化类型，如腺样基底分化和鳞状和（或）腺样囊性分化等］"。腺样基底细胞癌与腺样囊性癌有一些共同的组织学特征，可能会造成混淆。前者没有特征性的腺腔内玻璃样物质，而后者常有，可以据此鉴别。另外，前者的细胞核更小，多形性更小，并且核分裂象更少（Brainard et al. 1998）。腺样基底细胞癌和腺样囊性癌常与 SIL 相关，因此 SIL 没有鉴别价值。CD117 免疫组化染色可能有所

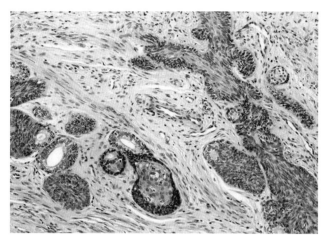

图 6.51　腺样基底细胞上皮瘤。形态温和的小癌巢位于子宫颈间质内，呈基底样、鳞状和癌巢中央腺样分化，无促结缔组织增生性间质反应

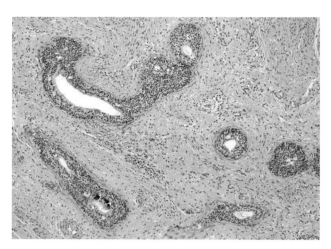

图 6.53　腺样基底细胞癌。子宫颈深部间质中的癌巢和癌岛显示出基底样特征，中央有腺样分化

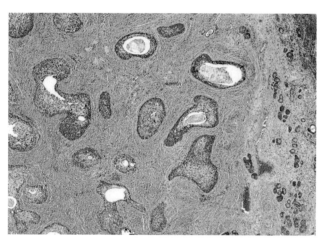

图 6.52　腺样基底细胞上皮瘤伴浸润性鳞状细胞癌。较大的鳞状细胞癌呈岛状浸润子宫颈间质，邻近区域可见小巢状的腺样基底细胞上皮瘤（右）

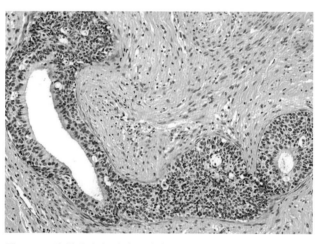

图 6.54　腺样基底细胞癌。癌岛显示出基底样和中央腺样分化，核深染，可见几个核分裂象

帮助，腺样囊性癌通常呈阳性，而有限的数据显示腺样基底细胞癌呈阴性或微弱的阳性（Chen et al. 2012）。

　　在切除标本中遇到切缘阳性、呈腺样基底细胞分化的肿瘤，建议使用更加概括性的术语"腺样基底上皮肿瘤"，因为更加具体的名称（上皮瘤和癌）可能不会促使临床医师完全切除肿瘤，以便进一步评估（Russell et al. 2006）。完全切除的纯低级别上皮瘤可以最终被诊断为腺样基底上皮瘤。低级别上皮瘤类型的纯腺样基底细胞肿瘤似乎具有良

性的临床病程（Brainard et al. 1998；Russell et al. 2006）。腺样基底分化的癌通常与其他癌性成分相混合，可以预期其与相似分期的其他分化类型（鳞状、腺样囊性）的肿瘤具有相似的预后。

6.4.4　腺样囊性癌

　　子宫颈腺样囊性癌非常罕见，在 60 多岁和 70 多岁的患者中最常见（最大宗研究中，平均年龄为 71 岁），黑种人比白种人多见（Grayson et al.

1999）。腺样囊性癌与普通 SCC 或小细胞癌混合存在时，在病因学上与高危型 HPV 相关，特征性地弥漫表达 p16。单纯子宫颈腺样囊性癌极为罕见，似乎与高危型 HPV 无关，其特征是 p16 的非弥漫表达（Xing et al. 2016）。Grayson 提出了肿瘤的"储备细胞起源"的观点，认为子宫颈腺样囊性癌和基底细胞样囊性癌来自共同的祖细胞（Grayson et al. 1999）。

子宫颈腺样囊性癌的组织学特征类似于涎腺腺样囊性癌。可见基底细胞样小细胞排列成大小不一的癌巢，核质比高，有圆柱状玻璃样物质或小腺泡、小囊腔；在横切面上，圆柱状的玻璃样物质呈圆形或卵圆形，使肿瘤呈筛状外观（图 6.55）。癌巢周围的细胞常呈栅栏状排列。细胞核小，呈轻度多形性，偶尔可见核分裂象。局部可见鳞状化生和坏死，常见淋巴管血管侵犯。

电子显微镜下，玻璃样物质部分为上皮性肿瘤细胞产生的基底膜样物质，部分为成纤维细胞产生的纤细前胶原和胶原纤维。这些物质呈层粘连蛋白和Ⅳ型胶原染色阳性（Grayson et al. 1999）。与其他部位的腺样囊性癌不同，通过电镜或 S-100 蛋白、actin 免疫组化标记物染色发现，子宫颈的腺样囊性癌仅见少量肌上皮。基底样细胞表达 MNF116、CAM5.2（低分子量 CK）和 CD117（Chen et al. 2012；Grayson et al. 1999）。在某些病

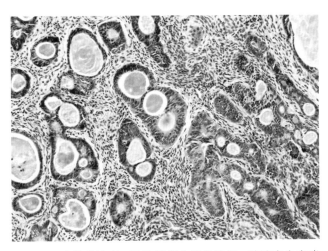

图 6.55　腺样囊性癌。腺体呈部分筛状结构，腺腔内含有嗜酸性物质

例中，在腺样囊性癌的实性变异型中，可以看到大量的实性病灶（Albores-Saavedra et al. 1992）。

腺样囊性癌有侵袭性行为，常见局部复发和转移扩散。在对 43 例患者的回顾性研究中，Ⅰ 期患者 3~5 年的总生存率为 56%（Prempree et al. 1980）。尽管某些研究报道的生存率更高，但该肿瘤比其他类型的Ⅰ期子宫颈癌的生存率还是要低得多。子宫颈腺样囊性癌应与子宫颈腺样基底细胞癌相鉴别。

6.4.5　黏液表皮样癌

在最近的 WHO 分类中，黏液表皮样癌（MEC）并未被列为子宫颈肿瘤的一个单独的分类，而是被归类为腺鳞癌。子宫颈 MEC 的形态学诊断标准与涎腺 MEC 相同，包括出现 3 种细胞（上皮样、中间型和黏液分泌细胞），且没有可识别的腺体。MEC 的鳞状成分通常是非角化或局部角化的大细胞，黏液分泌细胞通常位于鳞状细胞癌巢的中央。黏液样成分包括杯状细胞或印戒样细胞，含有黏液卡红和抗淀粉酶 PAS 染色阳性的黏多糖。黏液被挤压到细胞间隙或纤维性间质中，形成或大或小的黏液湖。该肿瘤与普通腺鳞癌的区别在于缺乏腺体形成。

子宫颈 MEC 有 *CRTC1* 和 *MAML2* 基因的重排（Lennerz et al. 2009）。此前，关于小涎腺 MEC 的相关文献报道了这两个基因的易位。在所有经过检测的子宫颈腺鳞癌中，无一例出现这两种基因的重排，表明子宫颈 MEC 与普通子宫颈腺鳞癌不同。

6.4.6　子宫颈神经内分泌肿瘤

子宫颈神经内分泌肿瘤相当罕见。在过去 20 多年中，这些肿瘤的命名法不断变化，导致临床病理研究结果难以解释。该肿瘤的形态学特征类似于肺的神经内分泌肿瘤。目前 WHO 对子宫颈的该类

肿瘤的分类与肺部的相同，主要有两大类：低级别神经内分泌肿瘤，包括类癌和非典型类癌；以及高级别神经内分泌肿瘤，包括大细胞神经内分泌癌和小细胞癌。高级别神经内分泌肿瘤与高危型 HPV 相关（Wang et al. 2004；Grayson et al. 2002）。

该肿瘤的确切细胞起源尚不清楚。子宫颈阴道部的上皮细胞和子宫颈管上皮细胞中存在少量嗜银细胞，可能是神经内分泌肿瘤的前体细胞。

6.4.6.1　典型类癌和非典型类癌

Albores-Saavedra 等首先描述了子宫颈高分化类癌，由于它们有神经内分泌颗粒，组织学上与肠道的类癌相似，因此称为类癌（Albores-Saavedra et al. 1976）。这类分化良好的肿瘤在镜下呈小梁状、结节状或条索状，常见菊形团样结构，但是少见含有嗜酸性物质的滤泡。肿瘤细胞核呈圆形或纺锤形，胞质充满细颗粒，核分裂象罕见。非典型类癌与典型类癌的生长结构相似，但细胞更丰富，核分裂活性更高（5~10/10 HPF），有中度细胞异型性和坏死灶（表 6.8）。这些肿瘤呈 Syn、CgA 和 NSE 染色阳性，电镜下可见神经内分泌颗粒。

典型和非典型类癌都少见。以前被诊断为子宫颈高分化类癌的一些肿瘤可能是局部出现神经内分泌分化而类似于肠道类癌的子宫颈腺癌。需要指出，如果仔细观察，会发现很多子宫颈癌中都可以见到神经内分泌颗粒。尽管先前的报道认为这些肿瘤的预后相对较好，但近些年来更多的报道表明这些肿瘤有恶性生物学行为，会出现局部和远处转移（Gardner et al. 2011）。迄今为止，所有报道的病例中无一例出现类癌综合征。

6.4.6.2　大细胞神经内分泌癌

大细胞神经内分泌癌是一种低分化肿瘤，典型的生长方式呈器官样、小梁状或条索状，但有些病例只呈单一的片状（图 6.56）。经常可见地图样坏死和周边栅栏样细胞。肿瘤细胞大，胞质丰富、呈嗜酸性，在 HE 染色切片上有时可见嗜酸性胞质小颗粒。细胞核呈高级别空泡状，核仁明显。核分裂象很多（>10/10 HPF）。肿瘤细胞表达 CgA、Syn 和 CD56。肿瘤与高危型 HPV 相关，呈 p16 弥漫阳性。部分病例可见甲状腺转录因子 –1（TTF-1）阳性（McCluggage et al. 2010）。CK 染色通常呈阳性，CEA 在 70% 的病例中表达（Gilks et al. 1997）。大细胞神经内分泌癌通常与腺体病变有关。在一项系列研究中，66% 的大细胞神经内分泌癌伴有原位腺癌，25% 的病例伴有腺癌（Gardner et al. 2011）。

非典型类癌和大细胞神经内分泌癌可以通过核分裂活性、核异型性和坏死程度等来鉴别（表 6.8）（Albores-Saavedra et al. 1997）。大细胞神经内分泌癌与低分化子宫颈腺癌或鳞状细胞癌的鉴别比较困难。重要的是在低分化子宫颈肿瘤中找到小梁状和岛状的生长形式，当有任何神经内分泌分化的形态迹象时，都要做神经内分泌标记物染色。但是应注意，典型的子宫颈腺癌和腺鳞癌有时也出现局部的神经内分泌标记物阳性或偶见嗜银细胞。而大细胞神经内分泌癌在常规的光学显微镜下就可见神经内分泌分化的证据，神经内分泌标记物呈弥漫阳性。此类肿瘤还要与恶性黑色素瘤相鉴别，观察到黑色素和利用 S-100 蛋白、HMB-45 染色很容易鉴别两

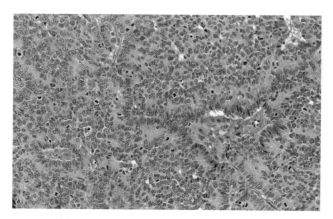

图 6.56　神经内分泌癌。实性癌巢显示出典型的神经内分泌分化特征，呈条索状和栅栏样。核有异型性，核分裂象多见

表 6.8　用于鉴别子宫颈神经内分泌肿瘤的组织学特征

肿瘤类型	生长形式	核分裂象	核异型性	神经内分泌颗粒[a]	坏死程度
典型类癌	小梁状、岛状、片状	罕见	无	有	无
非典型类癌	小梁状、岛状、片状	5~10/10 HPF	中度	有	局部
大细胞神经内分泌癌	片状、器官样、小梁状、条索状	10/10 HPF	明显	有	中度
小细胞癌	片状、巢状、小梁状、条索状	10/10 HPF	中度	有时有	广泛

注：引自文献 Albores-Saavedra et al.（1997）和 Gilks et al.（1997）。
　　[a] 借助电子显微镜或免疫组化技术。

者。HMB-45 和 SOX10 的免疫反应性有助于区分这些肿瘤。

几项研究探讨了 HPV 在大细胞神经内分泌癌中的作用。最大宗病例研究显示，通过原位杂交和 PCR 检测发现 58% 的病例存在 HPV-16 感染，16% 的病例存在 HPV-18 感染（Grayson et al. 2002）。大细胞神经内分泌癌是高度侵袭性肿瘤。回顾 31 例病例报道，65% 的患者在确诊后 3 年内死于该病（Grayson et al. 2002）。

6.4.6.3　小细胞癌

子宫颈小细胞癌在组织学上与其他部位（如肺）的小细胞癌相似。大部分研究显示该型肿瘤占所有子宫颈肿瘤的 1%~2%（0.5%~5.0%）（Abeler et al. 1994）。患者的年龄从 10 多岁至 80 多岁不等，平均年龄和中位年龄均为 50 多岁（Abeler et al. 1994）。大多数患者出现异常阴道出血，骨盆检查可发现明显的肿块。在极少数情况下，患者表现出与卵巢转移有关的腹部症状。细胞学筛查异常的患者比鳞状细胞癌患者少，这是由于该肿瘤缺乏原位癌成分，而且生长迅速（Ambros et al. 1991）。

病理特征

大体上，小细胞癌的体积变化较大，从临床上不明显的小病灶到溃疡性大肿瘤，其表现各异。显微镜下，肿瘤由片状和条索状密集排列的小细胞组

成，细胞质不明显，非常像肺小细胞癌的"燕麦细胞"。细胞核深染，染色质呈细斑点状，核仁不明显，核质比高。核分裂活跃，核分裂象计数 ≥ 3/HPF（图 6.57）。核呈圆形到梭形，核铸型（核镶嵌排列）是小细胞癌的特征之一。核污浊和广泛的人为挤压假象常使核结构和核仁模糊不清。可见小灶鳞状或腺样分化，但是既然被归类为小细胞癌，这些分化成分应少于肿瘤总量的 5%。

免疫组化和分子遗传学特征

大部分病例在 Grimelius 染色或电镜下都可见核心致密的神经内分泌颗粒。尽管小细胞癌伴有异位 ACTH、胰岛素和胃泌素分泌，但异位激素分

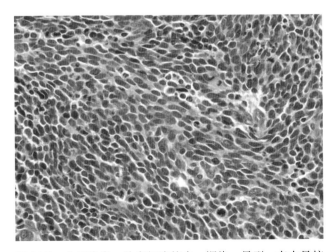

图 6.57　小细胞癌。肿瘤细胞核大、深染、异型，有大量核分裂象，胞质稀少。也可见细胞呈镶嵌排列（铸型）

泌引起的临床症状不常见。免疫组化染色显示，许多病例表达神经内分泌标记物（如 CgA 和 Syn），但也可能呈非常局灶的表达。小细胞癌不同程度地表达一些免疫标记物，如 CK、EMA、各种激素和多肽类（包括 ACTH、降钙素、5-羟色胺、胃泌素、P 物质、血管活性肠肽和生长抑素）（Ueda et al. 1989）。此外，肿瘤显示 p16 弥漫阳性表达和 TTF-1 阳性（McCluggage et al. 2010）。几乎所有子宫颈小细胞癌都与高危型 HPV-18 和 HPV-16 有关，HPV-18 最常见，见于 82%~100% 的病例（Wang et al. 2004）。

鉴别诊断

小细胞癌与小细胞非角化性鳞状细胞癌难以鉴别。由小细胞组成、缺乏或仅有极少的鳞状或腺样分化的肿瘤才能诊断为小细胞癌。组织学上，小细胞非角化性鳞状细胞癌的细胞与 HSIL 细胞类似，没有大多数小细胞癌那样广泛的人为挤压假象和核铸型。小细胞癌常弥漫性浸润子宫颈间质，呈小梁状和界限不清的巢状，而小细胞非角化性鳞状细胞癌常呈不连续的巢状浸润间质。对单个病例来说，神经内分泌标记物或许没有太大的帮助，因为 40% 的小细胞非角化性鳞状细胞癌可呈神经内分泌标记物阳性，40% 的小细胞癌也可呈 CK 阳性（Ambros et al. 1991）。可以根据 p63 核阳性确定为非角化性小细胞癌的鳞状上皮分化，而神经内分泌型小细胞癌不表达 p63（Wang et al. 2001）。由于这两种肿瘤类型中均存在高危型 HPV，因此二者的 p16 表达相似。有报道称，子宫颈小细胞癌表达 TTF-1，这使得肿瘤转移至肺时难以诊断。LCA 和神经内分泌标记物有助于鉴别小细胞癌和淋巴组织增生性疾病。

临床行为和治疗

子宫颈小细胞癌是高度侵袭性肿瘤。90% 的病例可出现淋巴管血管侵犯，并且常广泛侵犯（Abeler et al. 1994）。其预后比同期的低分化鳞状细胞癌要差（Ambros et al. 1991；Zivanovic et al. 2009）。据报道，该病患者的 5 年生存率为 14%（Abeler et al. 1994）。目前联用化疗和放疗来治疗小细胞癌。近年来的一项研究发现，早期患者采用铂类为主的化疗辅以放疗可获得明显较长的总生存期和无病生存期，治疗效果比初始治疗时没有接受化疗的患者要好（Zivanovic et al. 2009）。

6.5 间叶性肿瘤和上皮 – 间叶混合性肿瘤

子宫颈恶性间叶性肿瘤包括平滑肌肉瘤、子宫内膜间质肉瘤、胚胎性横纹肌肉瘤（葡萄簇状）（图 6.58，6.59）、腺泡状软组织肉瘤、恶性神经鞘瘤和骨肉瘤（见第 10 章）。原发性子宫颈肉瘤罕见，其中最常见的是平滑肌肉瘤。

原发于子宫颈的上皮 – 间叶混合性肿瘤包括米勒腺肉瘤和恶性米勒混合瘤（MMMT）。子宫颈 MMMT 比子宫 MMMT 少见，并且与子宫 MMMT 不同，子宫颈 MMMT 与高危型 HPV 感染相关（Grayson et al. 2001）。它们都好发于绝经后女性，通常都呈息肉样或有蒂肿块。关于子宫颈

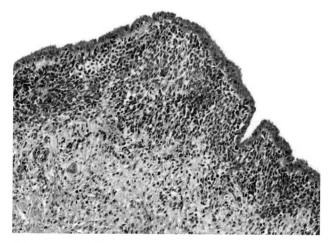

图 6.58 胚胎性横纹肌肉瘤。肿瘤呈息肉状，在紧贴子宫颈管上皮下方见大量密集的间质细胞形成的生发层

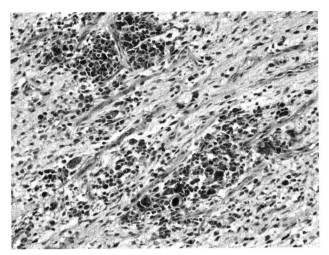

图 6.59　胚胎性横纹肌肉瘤。细胞稀少的水肿性间质中见细胞致密区，肿瘤细胞幼稚，有异型性，胞质少，通常可见明显的核分裂象和凋亡小体

MMMT 的最大宗研究显示，患者的平均年龄为 65 岁（Clement et al. 1998）。然而，子宫颈 MMMT 的组织学形态与子宫 MMMT 不同。前者的癌成分常为基底细胞样肿瘤，表现为致密的小细胞相互吻合，形成小梁状结构，细胞胞质少，外周细胞呈栅栏样排列。其他上皮性成分包括典型的鳞状细胞癌和子宫内膜样腺癌。一些病例也存在腺样基底细胞癌和腺样囊性癌的成分（Mathoulin-Portier et al. 1998）。肉瘤性成分呈典型的同源性，表现为纤维肉瘤或子宫内膜间质肉瘤的形态。肉瘤性成分通常呈高级别，可见黏液样变。

子宫颈 MMMT 需要与扩散至子宫颈的子宫 MMMT 相鉴别，正确诊断主要取决于肿瘤主体所处的部位、癌性成分的形态以及高危型 HPV 感染的状态。一项研究对 8 例子宫颈 MMMT 患者进行了 PCR 检测，发现所有病例都可检出 HPV DNA。在一项运用原位杂交技术的研究中，3 例的上皮性和肉瘤性成分中都可检测到 HPV-16 DNA（Grayson et al. 2001）。虽然报道的病例比较少，但子宫颈 MMMT 的预后可能好于子宫的同类肿瘤（Clement et al. 1998）。

已报道的子宫颈米勒腺肉瘤病例非常少（Jones

et al. 1995），女性腺肉瘤的发病年龄为 14~67 岁，平均年龄为 38 岁（Jones et al. 1995）。典型临床表现为阴道出血或复发性子宫颈息肉。显微镜下，肿瘤常表现为被覆典型子宫颈内膜型上皮的粗乳头。肉瘤性成分的形态多变。某些腺肉瘤可见核分裂活跃的胖梭形细胞，这些细胞在腺体周围形成袖套状结构，或形成上皮下方的生发层。腺肉瘤的诊断需要核分裂象计数至少为 2/10 HPF，但大部分病例都超过 4/10 HPF。其他腺肉瘤间质成分的形态更像胚胎性细胞，细胞小，呈圆形，且未分化，核分裂活跃。Desmin、myogenin 和 Ki-67 染色可用于鉴别横纹肌母细胞分化的病灶，这些病灶可能发生在子宫内膜和子宫颈来源的腺肉瘤中。可能存在多种异源性肉瘤成分，包括带状细胞（骨骼肌分化）、脂肪母细胞、软骨和骨样组织。

鉴别诊断包括腺纤维瘤、非典型子宫颈内膜息肉、子宫颈腺肌瘤和 MMMT。腺纤维瘤也是一种双相性病变，上皮和间质成分都是良性的。非典型子宫颈管息肉的间质细胞增生，核呈反应性非典型性，但这些改变通常是局灶性的，无核分裂象。腺肌瘤可见明确的良性肌瘤成分，从而与腺肉瘤相区分。尽管有几例患者死于该病或出现复发，但子宫颈腺肉瘤的预后通常比较好（Jones et al. 1995）。

6.6　其他肿瘤

子宫颈原发性恶性黑色素瘤是子宫颈最少见的恶性肿瘤之一（Clark et al. 1999）。常见的体征为阴道出血，通常持续时间短。大部分病变因色素沉着而呈暗褐色。子宫颈原发性黑色素瘤的诊断依据是在组织学上出现鳞状上皮交界区的改变，而身体其他部位无类似的病变。

形态学上，子宫颈黑色素瘤与皮肤及生殖道外黏膜的同类肿瘤相似，胞质内常见黑色素颗粒。有些肿瘤没有黑色素，需要同未分化癌相鉴别。少数子宫颈恶性黑色素瘤由透明细胞组成，该肿瘤表达 HMB-45、Melan-A（MART1）、S-100 蛋白和 SOX10，不表达上皮标记物，可据此排除透明细胞腺癌。梭形细胞恶性黑色素瘤需要同平滑肌肉瘤或恶性外周神经鞘瘤相鉴别。与恶性黑色素瘤不同，平滑肌肉瘤表达平滑肌标记物，不表达黑色素细胞标记物。细胞色素沉着、巢状排列、出现非典型上皮或交界区成分、S-100 蛋白呈弥漫强阳性以及其他黑色素细胞标记物阳性有助于黑色素瘤与恶性外周神经鞘瘤的鉴别。原发性恶性黑色素瘤的预后差，Ⅰ期患者的生存率仅为 25%（Clark et al. 1999）。

子宫颈原发性绒癌和上皮样滋养细胞肿瘤罕见，其大体和镜下形态以及临床过程都与子宫的同类肿瘤相同。原发于子宫颈的生殖细胞肿瘤也有报道，包括成熟性畸胎瘤和卵黄囊瘤。也有关于子宫颈原始神经外胚层肿瘤（PNET）的报道（Snijders-Keilholz et al. 2005）。该肿瘤似乎与其他部位的 PNET 相同，免疫组化染色证实某些病例表达限制性表面抗原 MIC-2 和 CD99，并出现 PNET/Ewing 肉瘤家族的 *EWS/FLI-1* 嵌合体的 mRNA 转录特征（Masoura et al. 2012）。

6.7 转移性肿瘤

子宫颈转移性肿瘤最常见的转移途径是盆腔肿瘤直接扩散而累及子宫颈，常来自子宫内膜、直肠或膀胱。肿瘤通过盆腔和生殖道内的淋巴管或血管转移至子宫颈的情况较少见，通过这种途径转移的肿瘤通常是卵巢癌和子宫内膜腺癌，少数是膀胱移行细胞癌。绒癌的子宫颈转移率相对较高。子宫体肉瘤也可累及子宫颈。从远处原发部位转移至子宫颈的肿瘤罕见，最常见的远处器官的转移性肿瘤来自胃肠道（结肠和胃）、卵巢和乳腺（Perez-Montiel et al. 2012），也有肾癌、胆囊癌、胰腺癌、肺癌、甲状腺癌和恶性黑色素瘤转移至子宫颈的报道。偶尔，子宫颈转移性肿瘤是病变的首发症状，导致诊

断困难。特殊的大体形态或组织结构（如印戒细胞癌或透明细胞腺癌）可以为推断肿瘤是否来自远处转移提供线索。

参考文献

Abeler VM et al (1994) Small cell carcinoma of the cervix. A clinicopathologic study of 26 patients. Cancer 73(3): 672–677

Albores-Saavedra J et al (1976) Carcinoid of the uterine cervix: additional observations on a new tumor entity. Cancer 38(6):2328–2342

Albores-Saavedra J et al (1992) The solid variant of adenoid cystic carcinoma of the cervix. Int J Gynecol Pathol 11(1):2–10

Albores-Saavedra J et al (1997) Terminology of endocrine tumors of the uterine cervix: results of a workshop sponsored by the College of American Pathologists and the National Cancer Institute. Arch Pathol Lab Med 121(1):34–39

Ambros RA et al (1991) Evaluation of histologic, morphometric, and immunohistochemical criteria in the differential diagnosis of small cell carcinomas of the cervix with particular reference to human papillomavirus types 16 and 18. Mod Pathol 4(5):586–593

Andersen ES, Nielsen K, Pedersen B (1995) The reliability of preconization diagnostic evaluation in patients with cervical intraepithelial neoplasia and microinvasive carcinoma. Gynecol Oncol 59(1):143–147

Anton-Culver H et al (1992) Comparison of adenocarcinoma and squamous cell carcinoma of the uterine cervix: a population-based epidemiologic study. Am J Obstet Gynecol 166(5):1507–1514

Antonelli AR et al (1991) Basement membrane components in normal, dysplastic, neoplastic laryngeal tissue and metastatic lymph nodes. Acta Otolaryngol 111(2): 437–443

Appleby P et al (2006) Carcinoma of the cervix and tobacco smoking: collaborative reanalysis of individual data on 13,541 women with carcinoma of the cervix and 23,017 women without carcinoma of the cervix from 23 epidemiological studies. Int J Cancer 118(6): 1481–1495

Appleby P et al (2007) Cervical cancer and hormonal contraceptives: collaborative reanalysis of individual data for 16,573 women with cervical cancer and 35,509 women without cervical cancer from 24 epidemiological studies. Lancet 370(9599):1609–1621

Averette HE et al (1976) Diagnosis and management of microinvasive (stage IA) carcinoma of the uterine cervix. Cancer 38(1 Suppl):414–425

Averette HE et al (1993) Radical hysterectomy for invasive cervical cancer. A 25-year prospective experience with the Miami technique. Cancer 71(4 Suppl):1422–1437

Baalbergen A, Smedts F, Helmerhorst TJ (2011) Conservative therapy in microinvasive adenocarcinoma of the uterine cervix is justified: an analysis of 59 cases and a review of the literature. Int J Gynecol Cancer 21(9): 1640–1645

Bais AG et al (2005) Lymphoepithelioma-like carcinoma of the uterine cervix: absence of Epstein-Barr virus, but presence of a multiple human papillomavirus infection. Gynecol Oncol 97(2):716–718

Benedetti-Panici P et al (2000) Early cervical carcinoma: the natural history of lymph node involvement redefined on the basis of thorough parametrectomy and giant section study. Cancer 88(10):2267–2274

Berek JS, Hacker NF (2010) Berek & Hacker's gynecologic oncology. Wolters Kluwer/Lippincott Williams & Wilkins Health, Philadelphia, p 1 online resource (xv, 895 pages)

Brainard JA, Hart WR (1998) Adenoid basal epitheliomas of the uterine cervix: a reevaluation of distinctive cervical basaloid lesions currently classified as adenoid basal carcinoma and adenoid basal hyperplasia. Am J Surg Pathol 22(8):965–975

Brinton LA et al (1993) Risk factors for cervical cancer by histology. Gynecol Oncol 51(3):301–306

Burghardt E, Holzer E (1977) Diagnosis and treatment of microinvasive carcinoma of the cervix uteri. Obstet Gynecol 49(6):641–653

Burghardt E et al (1991) Microinvasive carcinoma of the uterine cervix (International Federation of Gynecology and Obstetrics Stage IA). Cancer 67(4):1037–1045

Butler D et al (2002) Loss of Fhit expression as a potential marker of malignant progression in preinvasive squamous cervical cancer. Gynecol Oncol 86(2):144–149

Cancer Research Institute 2019, https://www.cancerresearch. org/immunotherapy/cancer-types/cervical-cancer

Carleton C et al (2016) A detailed immunohistochemical analysis of a large series of cervical and vaginal gastrictype adenocarcinomas. Am J Surg Pathol 40(5):636–644

Castellsague X et al (2006) Worldwide human papillomavirus etiology of cervical adenocarcinoma and its cofactors: implications for screening and prevention. J Natl Cancer Inst 98(5):303–315

Chen TD, Chuang HC, Lee LY (2012) Adenoid basal carcinoma of the uterine cervix: clinicopathologic features of 12 cases with reference to CD117 expression. Int J Gynecol Pathol 31(1):25–32

Cho NH et al (1998) Detection of human papillomavirus in warty carcinoma of the uterine cervix: comparison of immunohistochemistry, in situ hybridization and in situ polymerase chain reaction methods. Pathol Res Pract 194(10):713–720

Clark KC, Butz WR, Hapke MR (1999) Primary malignant melanoma of the uterine cervix: case report with world literature review. Int J Gynecol Pathol 18(3):265–273

Clement PB et al (1995) Malignant mesonephric neoplasms of the uterine cervix. A report of eight cases, including four with a malignant spindle cell component. Am J Surg Pathol 19(10):1158–1171

Clement PB et al (1998) Malignant mullerian mixed tumors of the uterine cervix: a report of nine cases of a neoplasm with morphology often different from its counterpart in the corpus. Int J Gynecol Pathol 17(3): 211–222

Copeland LJ et al (1992) Superficially invasive squamous cell carcinoma of the cervix. Gynecol Oncol 45(3): 307–312

Darragh TM et al (2012) The Lower Anogenital Squamous Terminology Standardization Project for HPV-Associated Lesions: background and consensus recommendations from the College of American Pathologists and the American Society for Colposcopy and Cervical Pathology. J Low Genit Tract Dis 16(3): 205–242

Day E et al (2016) Multifocal FIGO stage IA1 squamous carcinoma of the cervix: criteria for identification, staging, and its good clinical outcome. Int J Gynecol Pathol 35(5):467–474

de la Rochefordiere A et al (2015) PIK3CA pathway mutations predictive of poor response following standard radiochemotherapy +/– cetuximab in cervical cancer patients. Clin Cancer Res 21(11):2530–2537

de Sanjose S et al (2010) Human papillomavirus genotype attribution in invasive cervical cancer: a retrospective cross-sectional worldwide study. Lancet Oncol 11(11): 1048–1056

del Pino M et al (2012) Comprehensive analysis of human papillomavirus prevalence and the potential role of low-risk types in verrucous carcinoma. Mod Pathol 25(10):1354–1363

Diaz JP et al (2008) Oncologic outcome of fertility-sparing radical trachelectomy versus radical hysterectomy for stage IB1 cervical carcinoma. Gynecol Oncol 111(2): 255–260

Dugue PA et al (2013) Immunosuppression and risk of cervical cancer. Expert Rev Anticancer Ther 13(1): 29–42

Eifel PJ et al (1990) Adenocarcinoma of the uterine cervix. Prognosis and patterns of failure in 367 cases. Cancer 65(11):2507–2514

Eskander RN, Bristow RE, SpringerLink (Online Service) (2015) Gynecologic oncology a pocketbook. Springer, New York

Fujiwara H et al (1995) Clear cell adenosquamous carcinoma of the cervix. An aggressive tumor associated with human papillomavirus-18. Cancer 76(9):1591–1600

Gaffney DK et al (2007) A phase II study of acute toxicity for Celebrex (celecoxib) and chemoradiation in patients with locally advanced cervical cancer: primary endpoint analysis of RTOG 0128. Int J Radiat Oncol Biol Phys 67(1):104–109

Gardner GJ, Reidy-Lagunes D, Gehrig PA (2011) Neuroendocrine tumors of the gynecologic tract: a Society of Gynecologic Oncology (SGO) clinical document. Gynecol Oncol 122(1):190–198

Gilks CB et al (1989) Adenoma malignum (minimal deviation adenocarcinoma) of the uterine cervix. A clinicopathological and immunohistochemical analysis of 26 cases. Am J Surg Pathol 13(9):717–729

Gilks CB et al (1997) Large cell neuroendocrine [corrected] carcinoma of the uterine cervix: a clinicopathologic study of 12 cases. Am J Surg Pathol 21(8):905–914

Globocan 2012 http://globocan.iarc.fr/old/FactSheets/can cers/cervix-new.asp

Grayson W, Cooper K (2002) A reappraisal of "basaloid carcinoma" of the cervix, and the differential diagnosis of basaloid cervical neoplasms. Adv Anat Pathol 9(5): 290–300

Grayson W, Taylor LF, Cooper K (1999) Adenoid cystic and adenoid basal carcinoma of the uterine cervix: comparative morphologic, mucin, and immunohistochemical profile of two rare neoplasms of putative 'reserve cell' origin. Am J Surg Pathol 23(4):448–458

GraysonW, Taylor LF, Cooper K (2001) Carcinosarcoma of the uterine cervix: a report of eight cases with immunohistochemical analysis and evaluation of human papillomavirus status. Am J Surg Pathol 25(3):338–347

Grayson W et al (2002) Detection of human papillomavirus in large cell neuroendocrine carcinoma of the uterine cervix: a study of 12 cases. J Clin Pathol 55(2):108–114

Guitarte C et al (2014) Glassy cell carcinoma of the cervix: a systematic review and meta-analysis. Gynecol Oncol 133(2):186–191

Hanselaar A et al (1997) Clear cell adenocarcinoma of the vagina and cervix. An update of the Central Netherlands registry showing twin age incidence peaks. Cancer 79(11):2229–2236

Hiromura T et al (2009) Clear cell adenocarcinoma of the uterine cervix arising from a background of cervical endometriosis. Br J Radiol 82(973):e20–e22

Holl K et al (2015) Human papillomavirus prevalence and type-distribution in cervical glandular neoplasias: results from a European multinational epidemiological study. Int J Cancer 137(12):2858–2868

Hou MM et al (2014) Targeted PI3K/AKT/mTOR therapy for metastatic carcinomas of the cervix: a phase I clinical experience. Oncotarget 5(22):11168–11179

Howitt BE et al (2015) GATA3 is a sensitive and specific marker of benign and malignant mesonephric lesions in the lower female genital tract. AmJ Surg Pathol 39(10): 1411–1419

Imachi M et al (1993) Metastatic adenocarcinoma to the uterine cervix from gastric cancer. A clinicopathologic analysis of 16 cases. Cancer 71(11):3472–3477

International Collaboration of Epidemiological Studies of Cervical Cancer (2009) Cervical carcinoma and sexual behavior: collaborative reanalysis of individual data on 15,461 women with cervical carcinoma and 29,164 women without cervical carcinoma from 21 epidemiological studies. Cancer Epidemiol Biomarkers Prev 18(4):1060–1069

Jessup JM et al (1996) Clinical highlights from the National Cancer Data Base: 1996. CA Cancer J Clin 46(3):185–192

Jones MW, Lefkowitz M (1995) Adenosarcoma of the uterine cervix:

a clinicopathological study of 12 cases. Int J Gynecol Pathol 14(3):223–229

Jones WB et al (1993a) Early invasive carcinoma of the cervix. Gynecol Oncol 51(1):26–32

Jones MW, Silverberg SG, Kurman RJ (1993b) Well-differentiated villoglandular adenocarcinoma of the uterine cervix: a clinicopathological study of 24 cases. Int J Gynecol Pathol 12(1):1–7

Jones WB et al (1996) Cervical carcinoma and pregnancy. A national patterns of care study of the American College of Surgeons. Cancer 77(8):1479–1488

Jones MW et al (2000) Well-differentiated villoglandular adenocarcinoma of the uterine cervix: oncogene/tumor suppressor gene alterations and human papillomavirus genotyping. Int J Gynecol Pathol 19(2):110–117

JonesMW et al (2013) Immunohistochemistry and HPV in situ hybridization in pathologic distinction between endocervical and endometrial adenocarcinoma: a comparative tissue microarray study of 76 tumors. Int J Gynecol Cancer 23(2):380–384

Kaku T et al (1997) Adenocarcinoma of the uterine cervix with predominantly villogladular papillary growth pattern. Gynecol Oncol 64(1):147–152

Kalhor N et al (2009) Immunohistochemical studies of trophoblastic tumors. Am J Surg Pathol 33(4):633–638

Karamurzin YS et al (2015) Gastric-type endocervical adenocarcinoma: an aggressive tumor with unusual metastatic patterns and poor prognosis. Am J Surg Pathol 39(11):1449–1457

Kenny SL et al (2012) Mesonephric adenocarcinomas of the uterine cervix and corpus: HPV-negative neoplasms that are commonly PAX8, CA125, and HMGA2 positive and that may be immunoreactive with TTF1 and hepatocyte nuclear factor 1-beta. Am J Surg Pathol 36(6): 799–807

Killackey MA, Jones WB, Lewis JL Jr (1986) Diagnostic conization of the cervix: review of 460 consecutive cases. Obstet Gynecol 67(6):766–770

Koenig C et al (1997) Papillary squamotransitional cell carcinoma of the cervix: a report of 32 cases. Am J Surg Pathol 21(8):915–921

Kojima A et al (2007) Gastric morphology and immunophenotype predict poor outcome in mucinous adenocarcinoma of the uterine cervix. Am J Surg Pathol 31(5):664–672

Kudo R, Sato T, Mizuuchi H (1990) Ultrastructural and immunohistochemical study of infiltration in microinvasive carcinoma of the uterine cervix. Gynecol Oncol 36(1):23–29

Kuragaki C et al (2003) Mutations in the STK11 gene characterize minimal deviation adenocarcinoma of the uterine cervix. Lab Investig 83(1):35–45

Kurman RJ, International Agency for Research on Cancer, World Health Organization (2014) WHO classification of tumours of female reproductive organs, 4th edn.World Health Organization classification of tumours. International Agency for Research on Cancer, Lyon, 307 p

Lee KB et al (2006) Lymph node metastasis and lymph vascular space invasion in microinvasive squamous cell carcinoma of the uterine cervix. Int J Gynecol Cancer 16(3):1184–1187

Lee JY et al (2014) Prognosis of adenosquamous carcinoma compared with adenocarcinoma in uterine cervical cancer: a systematic review and meta-analysis of observational studies. Int J Gynecol Cancer 24(2):289–294

Lennerz JK et al (2009) Mucoepidermoid carcinoma of the cervix: another tumor with the t(11;19)-associated CRTC1-MAML2 gene fusion. Am J Surg Pathol 33 (6):835–843

Liang L et al (2016) Assessment of the utility of PAX8 immunohistochemical stain in diagnosing endocervical glandular lesions. Arch Pathol Lab Med 140(2): 148–152

Liebrich C et al (2009) Primary cervical cancer truly negative for high-risk human papillomavirus is a rare but distinct entity that can affect virgins and young adolescents. Eur J Gynaecol Oncol 30(1):45–48

Lininger RA et al (1998) Human papillomavirus type 16 is detected in transitional cell carcinomas and squamotransitional cell carcinomas of the cervix and endometrium. Cancer 83(3):521–527

Liotta LA (1984) Tumor invasion and metastases: role of the basement membrane.Warner-Lambert Parke-Davis Award lecture. Am J Pathol 117(3):339–348

Ma YY et al (2000) PIK3CA as an oncogene in cervical cancer. Oncogene 19(23):2739–2744

Mao TL et al (2008) HSD3B1 as a novel trophoblastassociated marker that assists in the differential diagnosis of trophoblastic tumors and tumorlike lesions. Am J Surg Pathol 32(2):236–242

Masoura S et al (2012) Primary primitive neuroectodermal tumor of the cervix confirmed with molecular analysis in a 23-year-old woman: a case report. Pathol Res Pract 208(4):245–249

Mathoulin-Portier MP et al (1998) Malignant mullerian mixed tumor of the uterine cervix with adenoid cystic component. Int J Gynecol Pathol 17(1):91–92

Matseoane S et al (1992) Diagnostic value of conization of the uterine cervix in the management of cervical neoplasia: a review of 756 consecutive patients. Gynecol Oncol 47(3):287–291

McCluggage WG, Kennedy K, Busam KJ (2010) An immunohistochemical study of cervical neuroendocrine carcinomas: neoplasms that are commonly TTF1 positive and which may express CK20 and P63. Am J Surg Pathol 34(4):525–532

McIlwaine P, Nagar H, McCluggage WG (2014) Multifocal FIGO stage 1A1 cervical squamous carcinomas have an extremely good prognosis equivalent to unifocal lesions. Int J Gynecol Pathol 33(3):213–217

McLaughlin-Drubin ME, Munger K (2009) Oncogenic activities of human papillomaviruses. Virus Res 143(2): 195–208

Melnikow J et al (1998) Natural history of cervical squamous intraepithelial lesions: a meta-analysis. Obstet Gynecol 92(4 Pt 2):727–735

Meyer JE et al (2013) HIV positivity but not HPV/p16 status is associated with higher recurrence rate in anal cancer. J Gastrointest Cancer 44(4):450–455

Mikami Y et al (2004) Gastrointestinal immunophenotype in adenocarcinomas of the uterine cervix and related glandular lesions: a possible link between lobular endocervical glandular hyperplasia/pyloric gland metaplasia and 'adenoma malignum'. Mod Pathol 17(8):962–972

Mikami Y et al (2005) Immunophenotypic alteration of the stromal component in minimal deviation adenocarcinoma ('adenoma malignum') and endocervical glandular hyperplasia: a study using oestrogen receptor and alpha-smooth muscle actin double immunostaining. Histopathology 46(2):130–136

Mikami Y et al (2009) Ki67 labelling index and p53 status indicate neoplastic nature of atypical lobular endocervical glandular hyperplasia (ALEGH). Histopathology 55(3):362–364

Mikuta JJ, Celebre JA (1969) Adenocarcinoma of the cervix. Obstet Gynecol 33(6):753–756

Mills AM et al (2017) HR-HPV E6/E7 mRNA in situ hybridization: validation against PCR, DNA in situ hybridization, and p16 immunohistochemistry in 102 samples of cervical, vulvar, anal, and head and neck neoplasia. Am J Surg Pathol 41(5):607–615

Mirhashemi R et al (2003) Papillary squamous cell carcinoma of the uterine cervix: an immunophenotypic appraisal of 12 cases. Gynecol Oncol 90(3):657–661

Mirkovic J et al (2015) Targeted genomic profiling reveals recurrent KRAS mutations and gain of chromosome 1q in mesonephric carcinomas of the female genital tract. Mod Pathol 28(11):1504–1514

Monk BJ et al (2009) Phase II trial of bevacizumab in the treatment of persistent or recurrent squamous cell carcinoma of the cervix: a gynecologic oncology group study. J Clin Oncol 27(7):1069–1074

Morrison C et al (2001) Highly differentiated keratinizing squamous cell cancer of the cervix: a rare, locally aggressive tumor not associated with human papillomavirus or squamous intraepithelial lesions. Am J Surg Pathol 25(10):1310–1315

Munoz N et al (2003) Epidemiologic classification of human papillomavirus types associated with cervical cancer. N Engl J Med 348(6):518–527

NCI 2019, https://seer.cancer.gov/statfacts/html/cervix.html Nemejcova K, Cibula D, Dundr P (2015) Expression of HNF-1beta in cervical carcinomas: an immunohistochemical study of 155 cases. Diagn Pathol 10:8

Noel J et al (2001) Evidence of human papilloma virus infection but lack of Epstein-Barr virus in lymphoepithelioma-like carcinoma of uterine cervix: report of two cases and review of the literature. Hum Pathol 32(1):135–138

Nofech-Mozes S et al (2006) Immunohistochemical characterization of endocervical papillary serous carcinoma. Int J Gynecol Cancer 16(Suppl 1):286–292

Ojesina AI et al (2014) Landscape of genomic alterations in cervical carcinomas. Nature 506 (7488):371–375

Ostor AG (1995) Pandora's box or Ariadne's thread? Definition and prognostic significance of microinvasion in the uterine cervix. Squamous lesions. Pathol Annu 30 Pt 2:103–136

Ostor AG (2000) Early invasive adenocarcinoma of the uterine cervix. Int J Gynecol Pathol 19(1):29–38

Ozcan A et al (2011) PAX 8 expression in non-neoplastic tissues, primary tumors, and metastatic tumors: a comprehensive immunohistochemical study. Mod Pathol 24(6):751–764

Park KJ et al (2009) Immunoprofile of adenocarcinomas of the endometrium, endocervix, and ovary with mucinous differentiation. Appl Immunohistochem Mol Morphol 17(1):8–11

Park KJ et al (2011) Unusual endocervical adenocarcinomas: an immunohistochemical analysis with molecular detection of human papillomavirus. Am J Surg Pathol 35(5):633–646

Parwani AV et al (2005) Cervical adenoid basal tumors comprised of adenoid basal epithelioma associated with various types of invasive carcinoma: clinicopathologic features, human papillomavirus DNA detection, and P16 expression. Hum Pathol 36(1):82–90

Pereira TC et al (2011) Can we tell the site of origin of metastatic squamous cell carcinoma? An immunohistochemical tissue microarray study of 194 cases. Appl Immunohistochem Mol Morphol 19(1):10–14

Perez CA et al (1998) Tumor size, irradiation dose, and long-term outcome of carcinoma of uterine cervix. Int J Radiat Oncol Biol Phys 41(2):307–317

Perez-Montiel D et al (2012) Adenocarcinoma metastatic to the uterine cervix: a case series. J Obstet Gynaecol Res 38(3):541–549

Petry KU et al (1994) Cellular immunodeficiency enhances the progression of human papillomavirus-associated cervical lesions. Int J Cancer 57(6):836–840

Pirog EC et al (2000) Prevalence of human papillomavirus DNA in different histological subtypes of cervical adenocarcinoma. Am J Pathol 157(4):1055–1062

Poynor EA et al (2006) Clinicopathologic features of early adenocarcinoma of the cervix initially managed with cervical conization. Gynecol Oncol 103(3): 960–965

Prempree T, Villasanta U, Tang CK (1980) Management of adenoid cystic carcinoma of the uterine cervix (cylindroma): report of six cases and reappraisal of all cases reported in the medical literature. Cancer 46(7): 1631–1635

Pretorius R et al (1991) Presentation of cervical cancer. Gynecol Oncol 42(1):48–53

Quint W et al (2012) One virus, one lesion–individual components of CIN lesions contain a specific HPV type. J Pathol 227(1):62–71

Rabban JT et al (2010) PAX2 distinguishes benign mesonephric and mullerian glandular lesions of the cervix from endocervical adenocarcinoma, including minimal deviation adenocarcinoma. Am

J Surg Pathol 34(2): 137–146

Randall ME et al (1986) Papillary squamous cell carcinoma of the uterine cervix: a clinicopathologic study of nine cases. Int J Gynecol Pathol 5(1):1–10

Robboy SJ et al (1984) Atypical vaginal adenosis and cervical ectropion. Association with clear cell adenocarcinoma in diethylstilbestrol-exposed offspring. Cancer 54(5):869–875

Roma AA et al (2016) New pattern-based personalized risk stratification system for endocervical adenocarcinoma with important clinical implications and surgical outcome. Gynecol Oncol 141(1):36–42

Rush D et al (2005) Detection of microinvasion in vulvar and cervical intraepithelial neoplasia using double immunostaining for cytokeratin and basement membrane components. Arch Pathol Lab Med 129(6): 747–753

Russell MJ, Fadare O (2006) Adenoid basal lesions of the uterine cervix: evolving terminology and clinicopathological concepts. Diagn Pathol 1:18

Saad RS et al (2009) CDX-2 expression is a common event in primary intestinal-type endocervical adenocarcinoma. Am J Clin Pathol 132(4):531–538

Sal V et al (2016) Primary signet ring cell carcinoma of the cervix: a case report and review of the literature. Int J Surg Case Rep 21:1–5

Schwartz SM et al (2001) Human papillomavirus and prognosis of invasive cervical cancer: a populationbased study. J Clin Oncol 19(7):1906–1915

Sedlis A et al (1979) Microinvasive carcinoma of the uterine cervix: a clinical-pathologic study. Am J Obstet Gynecol 133(1):64–74

Sevin BU et al (1992) Microinvasive carcinoma of the cervix. Cancer 70(8):2121–2128

Silver SA et al (2001) Mesonephric adenocarcinomas of the uterine cervix: a study of 11 cases with immunohistochemical findings. Am J Surg Pathol 25(3): 379–387

Silverberg SG, Hurt WG (1975) Minimal deviation adenocarcinoma ("adenoma malignum") of the cervix: a reappraisal. Am J Obstet Gynecol 121(7):971–975

Smedts F et al (1992) Keratin expression in cervical cancer. Am J Pathol 141(2):497–511

Smith HO et al (2000) The rising incidence of adenocarcinoma relative to squamous cell carcinoma of the uterine cervix in the United States–a 24-year population-based study. Gynecol Oncol 78(2):97–105

Smith HO et al (2002) Is there a difference in survival for IA1 and IA2 adenocarcinoma of the uterine cervix? Gynecol Oncol 85(2):229–241

Snijders-Keilholz A et al (2005) Primitive neuroectodermal tumor of the cervix uteri: a case report – changing concepts in therapy. Gynecol Oncol 98(3):516–519

Spoozak L et al (2012) Microinvasive adenocarcinoma of the cervix. Am J Obstet Gynecol 206(1):80.e1–80.e6

Sullivan LM et al (2008) Comprehensive evaluation of CDX2 in invasive cervical adenocarcinomas: immunopositivity in the absence of overt colorectal morphology. Am J Surg Pathol 32(11):1608–1612

Tacha D, Zhou D, Cheng L (2011) Expression of PAX8 in normal and neoplastic tissues: a comprehensive immunohistochemical study. Appl Immunohistochem Mol Morphol 19(4):293–299

Takeshima N et al (1999) Assessment of the revised International Federation of Gynecology and obstetrics staging for early invasive squamous cervical cancer. Gynecol Oncol 74(2):165–169

Talia KL, Cretney A, McCluggage WG (2014) A case of HPV-negative intestinal-type endocervical adenocarcinoma in situ with coexisting multifocal intestinal and gastric metaplasia. Am J Surg Pathol 38(2):289–291

Tambouret R, Clement PB, Young RH (2003) Endometrial endometrioid adenocarcinoma with a deceptive pattern of spread to the uterine cervix: a manifestation of stage IIb endometrial carcinoma liable to be misinterpreted as an independent carcinoma or a benign lesion. Am J Surg Pathol 27(8):1080–1088

Thomas MB et al (2008) Clear cell carcinoma of the cervix: a multi-institutional review in the post-DES era. Gynecol Oncol 109(3):335–339

Thomas LK et al (2014) Chromosomal gains and losses in human papillomavirus-associated neoplasia of the lower genital tract – a systematic review and metaanalysis. Eur J Cancer 50(1):85–98

Tjalma WA et al (2013) Differences in human papillomavirus type distribution in high-grade cervical intraepithelial neoplasia and invasive cervical cancer in Europe. Int J Cancer 132(4):854–867

Tringler B et al (2004) Evaluation of p16INK4a and pRb expression in cervical squamous and glandular neoplasia. Hum Pathol 35(6):689–696

Tseng CJ et al (1997) Lymphoepithelioma-like carcinoma of the uterine cervix: association with Epstein-Barr virus and human papillomavirus. Cancer 80(1):91–97

Ueda G et al (1989) An immunohistochemical study of small-cell and poorly differentiated carcinomas of the cervix using neuroendocrine markers. Gynecol Oncol 34(2):164–169

Ueda Y et al (2008) Clonality and HPV infection analysis of concurrent glandular and squamous lesions and adenosquamous carcinomas of the uterine cervix. Am J Clin Pathol 130(3):389–400

Ueno S et al (2013) Absence of human papillomavirus infection and activation of PI3K-AKT pathway in cervical clear cell carcinoma. Int J Gynecol Cancer 23(6):1084–1091

Vizcaino AP et al (1998) International trends in the incidence of cervical cancer: I. Adenocarcinoma and adenosquamous cell carcinomas. Int J Cancer 75(4):536–545

Walboomers JM et al (1999) Human papillomavirus is a necessary cause of invasive cervical cancer worldwide. J Pathol 189(1):12–19

Wang HL, Lu DW (2004) Detection of human papillomavirus DNA and expression of p16, Rb, and p53 proteins in small cell carcinomas of the uterine cervix. Am J Surg Pathol 28(7):901–908

Wang TY et al (2001) Histologic and immunophenotypic classification of cervical carcinomas by expression of the p53 homologue p63: a study of 250 cases. Hum Pathol 32(5):479–486

Wang X et al (2014) The significant diagnostic value of human telomerase RNA component (hTERC) gene detection in high-grade cervical lesions and invasive cancer. Tumour Biol 35(7):6893–6900

Weichert W et al (2009) Molecular HPV typing as a diagnostic tool to discriminate primary from metastatic squamous cell carcinoma of the lung. Am J Surg Pathol 33(4):513–520

Wright AA et al (2013) Oncogenic mutations in cervical cancer: genomic differences between adenocarcinomas and squamous cell carcinomas of the cervix. Cancer 119(21):3776–3783

Xing D et al (2016) Lower female genital tract tumors with adenoid cystic differentiation: P16 expression and high-risk HPV detection. Am J Surg Pathol 40 (4):529–536

Yemelyanova A et al (2009) Endocervical adenocarcinomas with prominent endometrial or endomyometrial involvement simulating primary endometrial carcinomas: utility of HPV DNA detection and immunohistochemical expression of p16 and hormone receptors to confirm the cervical origin of the corpus tumor. Am J Surg Pathol 33(6):914–924

Yoneda JY et al (2015) Surgical treatment of microinvasive cervical cancer: analysis of pathologic features with implications on radicality. Int J Gynecol Cancer 25(4): 694–698

Yorganci A et al (2003) A case report of multicentric verrucous carcinoma of the female genital tract. Gynecol Oncol 90(2):478–481

Young RH, Clement PB (2002) Endocervical adenocarcinoma and its variants: their morphology and differential diagnosis. Histopathology 41(3):185–207

Young RH, Scully RE (1993) Minimal-deviation endometrioid adenocarcinoma of the uterine cervix. A report of five cases of a distinctive neoplasm that may be misinterpreted as benign. Am J Surg Pathol 17(7): 660–665

Zaino RJ et al (1992) Histopathologic predictors of the behavior of surgically treated stage IB squamous cell carcinoma of the cervix. A Gynecologic Oncology Group study. Cancer 69(7):1750–1758

Zhou C et al (1998) Papillary serous carcinoma of the uterine cervix: a clinicopathologic study of 17 cases. Am J Surg Pathol 22(1):113–120

Zivanovic O et al (2009) Small cell neuroendocrine carcinoma of the cervix: analysis of outcome, recurrence pattern and the impact of platinum-based combination chemotherapy. Gynecol Oncol 112(3):590–593

子宫内膜良性病变

第 7 章

Ricardo R. Lastra，W. Glenn McCluggage，

Lora Hedrick Ellenson 著；

付勇　译

内容

7.1 胚胎学、解剖学和先天性异常

子宫内膜和子宫肌层都起源于中胚层，在排卵后第 8~9 周由中肾旁管（又称米勒管、副中肾管）融合形成。子宫颈也起源于米勒管。子宫颈外口和阴道上 2/3 部分（米勒管阴道）的鳞状上皮起源于阴道米勒管，而阴道下 1/3 部分（窦阴道）的鳞状上皮起源于尿生殖窦。最近的研究表明，子宫颈管的腺上皮起源于子宫米勒管（Fluhmann 1960；Fritsch et al. 2013）。妊娠第 20 周前，子宫内膜仅由单层柱状上皮构成，下方由一层较厚的成纤维细胞性间质提供支持。第 20 周以后，表面上皮向下方间质内陷形成腺体结构，并扩展至肌层。子宫（包括子宫体和子宫颈）在出生时和新生儿期的总长度约为 4 cm，并且大部分为子宫颈。在这个阶段，子宫内膜的厚度不到 0.5 mm，子宫内膜表面和腺体被覆低柱状到立方上皮，缺乏增殖或分泌活性，类似于绝经后女性静止期的子宫内膜。

青春期前，子宫内膜保持静止，子宫颈仍然占据子宫的主要部分。育龄期女性的子宫大小和重量随经产情况而发生较大幅度的变化。未产妇的子宫长约 8 cm，子宫底部宽约 5 cm，厚约 2.5 cm，重量大多为 40~100 g。经产妇的子宫相对较大，且子宫长度和重量也随产次增多而增加。子宫颈管内口是纤维肌肉接合处，分隔肌性子宫体和纤维性子宫颈。子宫体分为底部、体部和峡部。底部是子宫位于输卵管开口以上的部分，峡部即子宫下段。子宫前方为膀胱，后方为直肠，周围有圆韧带和子宫卵巢韧带的支持，表面覆盖盆腔腹膜。生育期子宫内膜会出现周期性的形态学改变（详见后文），以子宫内膜表面 2/3 层（即功能层）尤为明显。子宫内膜深部 1/3 层是基底层，在月经周期中形态学改变较轻微。绝经后的子宫内膜形态类似于青春期前（见"7.2.8 绝经后的子宫内膜"）。

7.1.1 脉管解剖学

子宫内膜有充足的血液供应，这些血液来源于子宫肌层呈放射状分布的动脉。这些动脉按一定间隔规律地穿入子宫内膜，形成基底动脉。基底动脉又分为水平分支和垂直分支，前者供应子宫内膜基底层，后者供应浅表的功能层。功能层中的子宫内膜血管又称为螺旋动脉。螺旋动脉在浅表层子宫内膜内发育并发出分支，并且与表面上皮下方的前毛细血管系统相连，在月经周期中极度螺旋化而卷曲，这些现象都受卵巢类固醇激素和前列腺素的影响。

除基底层内的动脉外，子宫内膜动脉缺乏内皮下弹性组织，这和子宫肌层的动脉不同。静脉和淋巴管分别与子宫内膜动脉和腺体紧密伴行。子宫的淋巴回流从子宫浆膜下丛开始，流向盆腔淋巴结和腹主动脉旁淋巴结。

7.1.2 先天性缺陷

子宫的先天性畸形并不常见，发生原因可能是子宫内（胎儿期）暴露于外源性激素（如 DES）（Kaufman et al. 1977），或性腺异常和染色体缺陷相关的内源性激素失调。当然，如今子宫内接触 DES 的机会几乎不存在。然而，性腺和基因型均正常的女性也可能发生米勒管畸形，如米勒管融合缺陷，这种发育异常是因胚胎形成过程中发生错误而产生的，大多数导致错误的原因尚不清楚，但可能和激素失调或遗传缺陷有关。这类疾病通常伴发泌尿系统及远端胃肠道的畸形。从实用角度出发，可将米勒管异常分为 2 类，即融合缺陷和闭锁。

7.1.2.1 米勒管融合缺陷

正常情况下，阴道的上 2/3 和子宫是由成对的米勒管融合形成的。融合以后，中隔退化，形成子宫内膜腔和阴道上段。如果米勒管不融合，则会形

成双角子宫畸形。如果米勒管融合但中隔持续存在，则会形成纵隔子宫。偶尔会出现一个子宫腔内发生癌变，而另一个子宫腔正常的情况，如果此时因患者出现异常子宫出血而进行检查时只刮取了正常子宫腔的子宫内膜，就会造成漏诊。如果纵隔子宫病变轻微或仅局限于子宫底部，则称为鞍形子宫。如果整个子宫和阴道上段都被隔膜隔开，则会形成双子宫伴部分双阴道。这些先天性异常易导致不孕或自然流产，一些病例需要手术矫正。

7.1.2.2　米勒管和阴道闭锁

米勒管和阴道可部分闭锁，也可完全闭锁，尽管同一个家族中多人患病提示本病的发生可能有一定的遗传学因素，表现为隐性或显性常染色体遗传，但是确切病因尚不清楚。如果双侧米勒管闭锁，则上生殖道由位于双侧盆腔壁上的无管腔的肌肉组织构成。Mayer-Rokitansky-Küster-Hauser 综合征是一种由米勒管和阴道发育不全引起的严重的先天性缺陷，患者不仅会出现骨盆肾或无肾等泌尿系统畸形，而且会出现椎骨和其他骨骼畸形，这些均表明其是一种系统性发育畸形。如果仅有一侧米勒管闭锁，则只在受累侧盆腔壁上形成部分输卵管伞和小的肌肉团块。偶尔有发育不全的组织作为附属器附着于无病变侧，形成单颈双角子宫畸形，导致盆腔肿块和痛经。这类患者的性腺正常，内分泌无异常。据推测，这类综合征的进展可能和编码抗米勒管激素或其受体的基因激活突变有关（Lindenman et al. 1997）。如果存在阴道闭锁畸形，且子宫内膜的功能正常，患者出生时就会出现阴道积液，或长大后出现原发性闭经。许多多发性畸形综合征都和米勒管或阴道发育异常有关。Winter 综合征就是一种常染色体隐性遗传病，以阴道发育不全、肾发育不全和中耳畸形为特征（Winter et al. 1968）。完全性阴道闭锁的患者需要进行手术矫形，以形成一个新的阴道。大多数此类患者仅有阴道闭锁，如果子宫和输卵管正常，患者通常有生育功能。

7.2　正常周期性子宫内膜

7.2.1　正常子宫内膜的周期性改变

生育期子宫内膜受卵巢分泌的雌激素和孕激素的影响而发生周期性的增殖、分化和脱落。子宫内膜的形态也随雌激素和孕激素水平的变化而持续改变（Crum et al. 2003；Noyes et al. 1950）。在月经周期的增殖期，子宫内膜的形态相对稳定，每天不会有显著的改变，因此不能根据增殖期子宫内膜的形态来精确地推算月经周期的具体天数。排卵后，子宫内膜进入分泌期，形态几乎每天都有变化，因此一般认为可通过相对特异的形态学特点来推算月经周期的具体天数，推算结果与实际情况仅相差1~2 天。但是这种观点也受到质疑。一项研究发现，按组织学判断月经周期的天数远非最初描述的那样准确，并且不容易掌握（Murray et al. 2004）。如今，子宫内膜活检多用于检查异常子宫出血，要求按组织学判断月经周期天数的情况相对少见，但以前在检查不孕症患者时经常要按组织学来判断月经周期天数。典型的月经周期是 28 天，但不同的个体会有所变化，甚至同一个体的月经周期也不尽相同。一般月经周期的长短差异是由增殖期的持续时间不同导致的，分泌期通常较为稳定，从排卵到月经来潮共持续 14 天。生育期子宫内膜分为两部分：表浅的功能层（海绵层）和深部的基底层。功能层对激素反应最敏感，而基底层对激素不敏感，后者在月经周期中形态变化不大，因此只包含基底层的子宫内膜活检不适合根据组织学推算月经周期天数。子宫内膜腺体的分布通常较为规则，从基底层向表面垂直排列。基底层靠近子宫肌层，并在月经期功能层剥脱后再形成功能层。基底层的腺体不受卵巢激素周期性变化的影响，间质富于细胞。相对于功能层，基底层内螺旋动脉的血管肌壁较厚。如果出现子宫内膜息肉、子宫内膜炎或其他病变，子宫内膜就难以精确分层。

7.2.1.1　增殖期

月经来潮当天是月经周期第 1 天。长短不等的月经期后，子宫腔表面被覆的子宫内膜由薄的基底层和厚的功能层组成。以标准的 28 天月经周期计，第 3~4 天，子宫内膜开始增殖。在增殖期，子宫内膜的厚度能达到 4~5 mm。第 5~14 天，子宫内膜的腺体、间质和血管生长，厚度逐渐增加，直至排卵。子宫内膜腺体形态一致，分布均匀，间距较大，在横截面上呈管状（图 7.1），偶尔可见轻度扩张的腺体，这是正常现象，没有特殊意义。增殖期腺体易见核分裂象，并且只有确定存在核分裂象才能认定子宫内膜处在增殖期。腺上皮细胞呈假复层立方形或低柱状，有中等量嗜碱性细胞质。细胞核为椭圆形或圆形，可有小的核仁；细胞核垂直于基底膜而呈极向排列。增殖期表面上皮细胞常在雌激素的作用下出现局灶纤毛化，因而表面纤毛上皮细胞是正常增殖期子宫内膜的特征，并非子宫内膜的纤毛细胞化生或输卵管上皮化生［见"7.6.1 子宫内膜上皮化生（上皮细胞质改变）"］。

子宫内膜的增殖活性在月经周期第 8~10 天达到顶峰，此时腺上皮复层化更明显，核分裂象也更易见。在增殖晚期，腺体虽然变得越来越弯曲、盘绕，腺体大小和形状的变化越来越大，但是仍保持

管状结构。有时可见核下空泡。增殖期子宫内膜的间质细胞小而致密，呈卵圆形，核深染，胞质不明显，细胞境界不清。间质出现核分裂象，但比腺体的核分裂象少。间质还出现少量薄壁血管。增殖期子宫内膜间质中还可出现类似于淋巴滤泡结构的淋巴细胞聚集现象。在增殖晚期，子宫内膜腺体和间质的核分裂象都减少，开始出现早期间质水肿。

7.2.1.2　分泌期

受排卵后卵巢黄体分泌的孕激素的影响，分泌期子宫内膜以腺体分泌、间质成熟和血管分化为特征。子宫内膜增厚，可达 7~8 mm。分泌期可分为 3 个阶段：分泌早期（排卵后第 2~4 天，即正常 28 天月经周期的第 16~18 天）、分泌中期（排卵后第 5~9 天，即正常 28 天月经周期的第 19~23 天）和分泌晚期（排卵后第 10~14 天，即正常 28 天月经周期的第 24~28 天）。这 3 个阶段是连续的，没有明显的分界，而且部分区域的子宫内膜发育可以比其他区域稍微早一些。

分泌期子宫内膜的主要形态学特征见表 7.1。从卵巢排卵到能辨认分泌早期的形态要经历 36~48 小时的间隔期。分泌早期，子宫内膜腺体仍然呈管状，可见核分裂象。排卵后的最初形态学变化是腺细胞出现核下空泡，通常出现于 28 天月经周期的第 16 天，也就是排卵后的第 2 天。起初，仅少数细胞出现核下空泡，且分布不规则，通常在功能层的中间部分最为明显。随着时间的推移，核下空泡逐渐增多，分布越来越广，直到功能层的绝大多数腺体中几乎所有细胞都含有核下空泡（图 7.2）。核下空泡一般在月经周期的第 17~18 天（即排卵后第 3~4 天）达到顶峰。如前文所述，并不是所有区域的子宫内膜形态都保持一致，一些区域的分期可能略早，分泌早期子宫内膜中可能混杂着具有增殖活性或分泌活性的腺体，单个腺体可能同时存在核分裂象和核下空泡。当 50% 以上的腺体中 50% 以上的细胞含有核下空泡时，一般可以认为卵巢已排

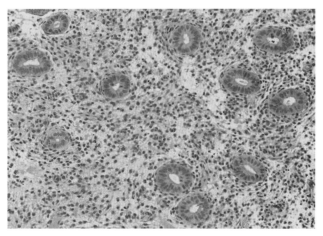

图 7.1　增殖期子宫内膜。管状腺体之间间距较大，腺上皮呈低柱状，有核分裂活性

表 7.1　分泌期子宫内膜的主要形态学特征

月经周期	分期	形态学特征
第 16 天	分泌早期	不规则的基底层空泡 细胞核假复层排列 核分裂象多见
第 17 天	分泌早期	均匀分布的核下空泡 细胞核排列整齐 核分裂象偶见
第 18 天	分泌早期	核上（腔面）空泡 细胞核假复层排列 核分裂象罕见
第 19 天	分泌中期	直管状腺体 少数细胞含有核上空泡 腺腔内含分泌物 缺乏核分裂象
第 20~21 天	分泌中期	腺体成角 腺腔内分泌物明显 缺乏核分裂象 间质水肿变明显 腺腔内分泌物浓缩
第 22 天	分泌中期	间质水肿最明显，出现"裸"间质细胞 腺腔中央含浓缩的分泌物
第 23 天	分泌中期	间质水肿减轻 螺旋动脉明显 螺旋动脉周围开始出现前蜕膜改变
第 24 天	分泌晚期	腺体分泌衰竭，呈锯齿状 间质水肿不明显或消失 螺旋动脉周围显著前蜕膜化，血管丛间前蜕膜形成
第 25 天	分泌晚期	表面上皮下出现局灶性前蜕膜改变
第 26 天	分泌晚期	表面上皮下出现较大范围的前蜕膜改变 核分裂象偶见 间质中有中等量炎症细胞浸润
第 27~28 天	分泌晚期	广泛的前蜕膜改变 核分裂象易见 间质中明显的炎症细胞浸润 纤维素性血栓 灶性出血

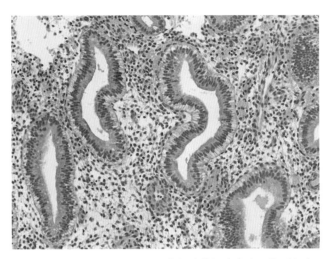

图 7.2　分泌早期的子宫内膜。管状腺体细胞中出现核下空泡

卵。散在的核下空泡并非排卵的可靠证据，因为如前所述，核下空泡也可见于增殖晚期的子宫内膜。分泌早期的子宫内膜间质与增殖晚期的间质难以区分。

在典型 28 天月经周期的第 19~23 天（分泌中期），腺体分泌活性增加，胞质内空泡上移，变为核上空泡，腺腔内可见分泌物（图 7.3）。要注意的是，腺腔内分泌物并非分泌期所特有，也可见于增殖期子宫内膜、子宫内膜增生和恶性子宫内膜病变。分泌中期的子宫内膜腺体常成角，核分裂象不再明显。功能层上方的浅表腺体的分泌活动相对不明显，因此，如果活检部位较表浅，可能会造成分泌不佳的假象。子宫内膜间质水肿持续进展，第

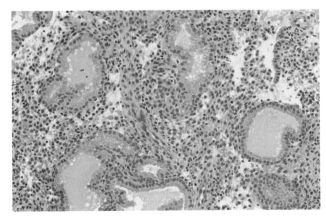

图 7.3　分泌中期的子宫内膜。腺体含有核上空泡，腺腔内有分泌物

22~23 天达到顶峰，子宫内膜的中间部分最明显（图7.4）。螺旋动脉也变得明显。分泌中期，子宫内膜间质细胞的嗜酸性细胞质更明显，这种细胞称为前蜕膜细胞。

分泌晚期（典型28天月经周期的第24~28天或排卵后第10~14天），腺体分泌减少（分泌衰竭），腺体呈锯齿状。间质细胞的前蜕膜变更明显，最初以螺旋动脉周围间质细胞的前蜕膜变最为明显（图7.5）。前蜕膜变导致表面上皮下方的致密层形成，子宫内膜深部的前蜕膜变程度较轻。有时前蜕膜细胞呈梭形，甚至呈印戒细胞样，不易辨认。偶尔会在月经周期的第26或第27天的前蜕膜细胞中见到核分裂象。颗粒样淋巴细胞（详见下文）的间质浸润此时已较为明显，中性粒细胞偶尔见于月经前期；出现这两种细胞时应避免误诊为子宫内膜炎。分泌晚期的子宫内膜腺体可能致密、拥挤（斜切面上更明显），形似子宫内膜增生（图7.6），但缺乏子宫内膜增生的其他特征，如核分裂象。有些分泌晚期的子宫内膜呈"高分泌"状态，类似于 Arias-Stella 反应；但是这种现象本身不足以诊断早孕。

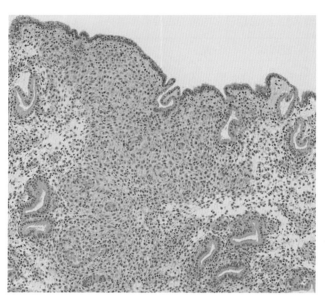

图7.5　分泌晚期的子宫内膜。表面上皮下出现局灶分布的螺旋动脉周围前蜕膜变

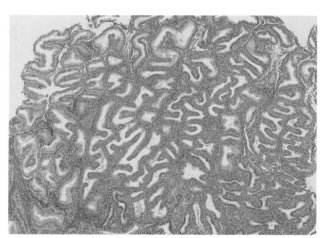

图7.6　分泌晚期的子宫内膜。表浅腺体致密、拥挤，形似子宫内膜增生

月经期的前几天，腺体可见凋亡现象，小血管内出现纤维素性血栓，以及间质内红细胞外渗。

7.2.1.3　月经期

月经出现在正常月经周期的第28天（月经开始的当天即月经周期的第1天），月经期子宫内膜以腺体和间质崩解为特征，通常持续大约4天。子宫内膜腺体呈锯齿状并崩解，一些腺体仍有空泡，表明其有分泌活性。间质聚集、浓缩并崩解，间质

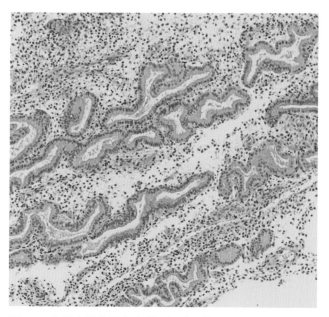

图7.4　分泌中期的子宫内膜。间质显著水肿，出现"裸"间质细胞

细胞聚集成紧密堆积的球状（间质蓝球），并与腺体分离（图 7.7）。紧密聚集的间质细胞球出现，伴有细胞核深染，病理医师如果经验不足可能会担心。间质细胞前蜕膜变消失。其他特征包括碎屑状坏死、中性粒细胞浸润、间质出血和纤维素沉积。腺体和间质中均可见凋亡小体（图 7.8）。随着月经期进展，间质崩解殆尽，腺体变得致密、拥挤，有时呈现"背靠背"的图像；如果经验不足，可能会考虑子宫内膜增生或癌。崩解后子宫内膜腺体呈现表面微乳头状结构（图 7.9）。这种形态称为乳头状合体细胞化生（详见下文），但这种表述并不准确，因为严格来说这并不是化生性改变，而是组织崩解后继发的再生性或退行性变化。除了月经期子宫内膜外，其他一些病变引起的表面组织崩解

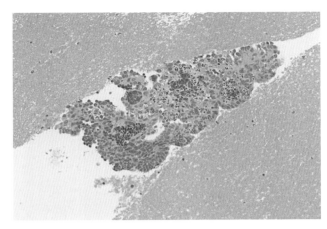

图 7.9　乳头状合体细胞化生。组织崩解后，子宫内膜腺体再生，形成表面微乳头状结构，上皮内常见中性粒细胞

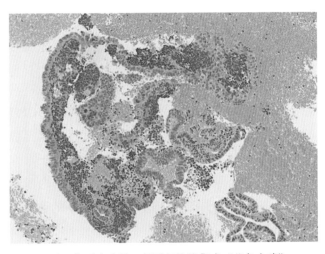

图 7.7　月经期子宫内膜。间质细胞聚集成"蓝色小球"

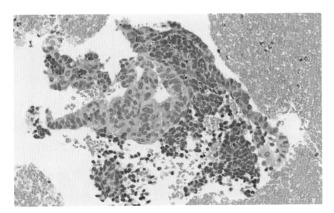

图 7.8　月经期子宫内膜。腺体和间质中出现凋亡小体

也能见到乳头状合体细胞化生。乳头状增殖中可以出现核分裂象。少数情况下，微乳头状结构非常明显，如果伴有核分裂活性，要想到浆液性癌的可能性。此时可观察有无组织崩解的其他特征，并进行 p53 免疫组化染色。大多数浆液性癌的细胞核呈 p53 弥漫性强阳性，而乳头状合体细胞化生的 p53 表达模式为野生型，表现为弱的异质性表达（Quddus et al. 1999）。

7.2.2　子宫下段的子宫内膜

子宫下段或子宫峡部的子宫内膜对类固醇激素的反应性差，月经周期中其形态学改变不明显；就像子宫内膜基底层一样，子宫下段子宫内膜的形态对推断月经周期的天数没有帮助。子宫下段子宫内膜由无活性、分化较差的腺体构成，腺上皮通常有纤毛。腺体呈不规则分布，部分腺腔扩张。其间质呈典型的纤维性，间质细胞比子宫体的子宫内膜间质细胞更长，呈成纤维细胞样。鉴于这些特征，活检标本中子宫下段子宫内膜可能会被误认为是息肉。在子宫下段的下部，子宫内膜的腺体和子宫颈管上段的黏液型腺体相移行，间质纤维化更明显（图 7.10）。

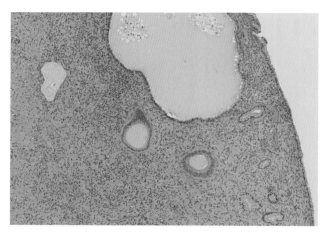

图 7.10   子宫下段的子宫内膜。其由纤毛和黏液腺体混合组成，伴有纤维性间质

7.2.3   子宫内膜周期中类固醇激素、类固醇激素受体及免疫肽之间的相互作用

如前所述，月经初潮后、绝经前女性的月经周期是一系列有规律的形态学和生理学事件，以子宫内膜增殖、分泌、剥脱和再生为特征。这些变化由卵巢周期性释放的类固醇性激素雌二醇（estradiol，E_2）和孕酮（P）控制，因此，子宫内膜是下丘脑 – 垂体 – 卵巢轴的高度敏感性指示器。类固醇激素对子宫内膜上皮和间质细胞的控制是由雌激素受体（ER）和孕激素受体（PR）介导的，这些类固醇受体都是蛋白质，集中于子宫内膜上皮和间质细胞的核内，对 E_2 和 P 有高度亲和力。它们具有类固醇性激素（配体）特异性，特定受体对很多结构类似的激素都有高度亲和力，因此这些激素会相互竞争同一个结合位点。例如，ER 除了能有效结合 E_2 外，还能和雌酮（estrone，E_1）及人工合成雌激素（如 DES）有效结合。

虽然 E_2 对体内子宫内膜细胞的增殖起关键作用，但它不能单独诱导体外原代培养的子宫内膜细胞增殖。E_2 的丝裂原活性被认为是由多肽生长因子和 EGF 的旁分泌效应间接介导的，EGF 能促使细胞从细胞周期 G_0 期向 G_1 期转变（Taketani et al. 1991）。人类子宫内膜细胞含有 EGF 受体和 EGF

的 mRNA，子宫内膜上皮和间质细胞均呈 EGF 样免疫反应阳性，并且子宫内膜上皮比间质细胞的反应更强，其免疫活性随着月经周期中性激素的波动而发生相应变化。EGF 受体的含量似乎受卵巢 E_2 和 P 分泌的调节（自分泌控制）。实际上，EGF 也不能单独影响细胞增殖，但是如果联合 E_2，它能使体外培养的子宫内膜腺体含量增加 50% 以上，而间质细胞则不然。子宫内膜的 EGF 免疫定位及体外实验中 EGF 和 E_2 对上皮细胞增殖的刺激作用都证实 EGF 在子宫内膜的生长过程中起着重要作用。

同样，子宫内膜间质细胞可产生胰岛素样生长因子（insulin-like growth factor，IGF-1 和 IGF-2），以及 IGF 结合蛋白（IGF binding protein，IGFBP），通过 IGF 受体作用于上皮细胞和间质细胞，刺激其增殖、分化及代谢活动（Rutanen 1998）。据推测，雌激素刺激 *IGF-1* 基因表达，从而介导雌激素的活性，而 *IGF-2* 基因的表达则与子宫内膜分化相关。蜕膜化的子宫内膜间质细胞产生 IGFBP-1，通过抑制 IGF-1 的生物学活性，阻止雌激素发挥功能。因此，临床上如果体内缺乏 IGFBP-1，IGF-1 的功能失去拮抗，就会引起子宫内膜增生，甚至癌症的发生（Rutanen 1998）。研究表明，与正常女性相比，多囊卵巢综合征女性患者的子宫内膜的 IGF-1 表达增加是其子宫内膜癌发病率高的重要原因（Shafiee et al. 2016）。

受类固醇激素的调节，特定的间质和上皮细胞亚群在细胞增殖与程序化细胞死亡（凋亡）之间保持着精细的平衡，以维持子宫内膜持续、动态的形态变化。凋亡过程中典型的 DNA 梯形裂解带可见于分泌晚期、月经期和增殖早期（Shikone et al. 1997）。凋亡细胞亚群 DNA 裂解的原位检测表明，大多数凋亡细胞都是基底层内的腺上皮细胞，而且在整个分泌期里凋亡细胞逐渐增多，在月经期时达到顶峰（Tabibzadeh et al. 1994）。类固醇激素的凋亡效应可能是通过抑制剂和激动剂构成的复杂网络介导产生的。研究表明，孕激素能够降低子宫内膜凋亡抑制因子 BCL2 的分泌，而给予抗孕激素药物能够逆转这一作用（Critchley et al. 1999；Gompel et al. 1994）；孕激素也能够通过增加凋亡诱导基因 *BAK* 的表达来促进凋亡（Tao et al. 1998）。

正常月经周期中，ER 和 PR 在子宫内膜中的浓度随血液中 E_2 和孕酮水平的波动而变化。ER 的最高浓度（约为 400 fmol/mg）和 PR 的最高浓度（约为 1000 fmol/mg）出现在增殖中期（月经周期的第 8~10 天），并受血浆中浓度逐渐升高的 E_2 的影响。E_2 促进 ER 和 PR 的合成，而孕酮抑制 ER 的合成。应用 ER 单克隆抗体免疫组化可以准确标记 ER 在细胞内的分布部位，大多数 ER 都位于子宫内膜上皮和间质细胞的细胞核，而不是细胞质。血管内皮细胞对 ER 抗体不着色。性激素及其受体对靶细胞的作用机制包括以下步骤。①循环的和游离的性激素分子可能通过细胞膜被胞质内的受体摄取。②激素分子进入细胞核，这里包含大多数（90%~95%）的细胞受体。③核内激素分子诱导无活性（无功能性）受体从 4S 形式转变为有活性（功能性）的 5S 形式。④激素激活的 5S 受体与核内的相应基因结合，通过刺激 RNA 聚合酶，进而促进 mRNA 转录来影响基因表达。⑤新合成的 mRNA 被转运至胞质内，在胞质内翻译成蛋白质，包括同化酶、异化酶和新的受体（受体补充）。根据这一作用机制，性激素最重要的效应就是激活核内的受体，由此启动一系列事件，从而导致靶细胞生理功能的改变。

7.2.4　正常子宫内膜的免疫组化

正常子宫内膜的腺体和间质都呈 ER（图 7.11）和 PR 阳性。抗凋亡蛋白 BCL2 在增殖期子宫内膜腺体中呈弥漫阳性，在分泌早期和中期的腺体中阳性区域明显减少，但在分泌晚期又会再次出现弥漫阳性（Bozdogan et al. 2002；Gompel et al. 1994；Morsi et al. 2000）。少部分子宫内膜上皮细胞的

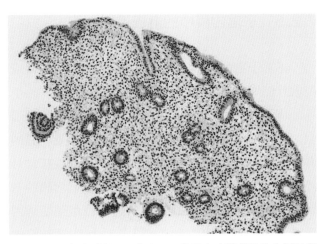

图 7.11　子宫内膜的 ER 表达。正常子宫内膜的腺体和间质都呈 ER 阳性

p63 免疫染色呈核阳性，据此推测其可能为储备细胞或基底细胞，也是子宫内膜化生上皮细胞的来源（O'Connell et al. 2001）。子宫内膜腺体呈 CK7 阳性、CK20 阴性。正常子宫内膜间质呈 CD10（图 7.12）和 BCL2 阳性，CD34 阴性；相反，子宫颈间质呈 CD10 和 BCL2 阴性，CD34 阳性（Barroeta et al. 2007），而子宫颈管腺体周围的间质细胞可以呈 CD10 阳性（McCluggage et al. 2003a）。子宫下段子宫内膜间质的免疫表型与子宫内膜和子宫颈间质相互交叉重叠。正常子宫内膜间质可以呈 SMA 阳性，但通常呈 desmin 阴性。子宫内膜中淋巴造血细胞的免疫组化见后文。

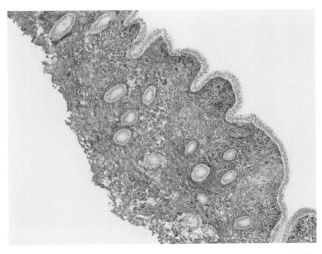

图 7.12　子宫内膜表达 CD10。正常子宫内膜间质呈 CD10 阳性

7.2.5　子宫内膜中的淋巴造血细胞

正常子宫内膜中含多种淋巴造血细胞，其组成根据月经周期的不同阶段和绝经状态而不同。整个月经周期及绝经后的子宫内膜中都可见到淋巴细胞，包括淋巴细胞聚集灶和偶见的含有生发中心的淋巴滤泡。如前文所述，淋巴细胞聚集灶在正常月经周期的增殖期最为常见，在绝经后子宫内膜的基底层也很常见（图 7.13），目前还不清楚到底是因为绝经后淋巴细胞本身的增多，还是继发于腺体萎缩而使淋巴细胞显得相对增多。免疫组化显示 B 淋巴细胞（CD20 和 CD79a 阳性）大约占子宫内膜整个淋巴组织的 1%，且主要聚集在基底层，功能层中只有很少的 B 淋巴细胞。T 淋巴细胞（CD3 阳性）更常见，在整个子宫内膜间质中都有，通常以散在的单个细胞的形式存在，在分泌期较多（Bulmer et al. 1988；Disep et al. 2004）。B 淋巴细胞和 T 淋巴细胞的分布在子宫内膜炎时有所改变（见 "7.4　子宫内膜的炎症性病变"）。颗粒样淋巴细胞（CD56 阳性）大量存在于分泌中期和晚期子宫内膜前蜕膜样间质中（Bulmer et al. 1987，1988），其曾被命名为子宫内膜间质颗粒样细胞，呈单核或双叶核，胞质丰富且呈嗜酸性，内含数量不等的颗粒。其功能不完全明确，具有自然杀伤细

胞（NK 细胞）的特征，T 细胞标记物染色阳性，且呈 CD56 阳性。中性粒细胞在整个月经周期中出现的数量较少，但在月经期组织发生崩解和坏死时会大量出现，形态学上十分明显。与淋巴细胞和中性粒细胞不同，浆细胞一般不被看作是正常子宫内膜的成分，但其他方面正常的子宫内膜中偶可见浆细胞。当然，浆细胞是子宫内膜炎的特征之一（见 "7.4　子宫内膜的炎症性病变"）。肥大细胞罕见，可以用甲苯胺蓝或吉姆萨染色显示，主要位于子宫内膜基底层。肥大细胞还可出现在子宫肌层、子宫内膜息肉和平滑肌瘤中，特别是在平滑肌瘤中的数量较多。子宫内膜和子宫肌层中肥大细胞的数量会随着年龄增长而逐渐减少。组织细胞在正常子宫内膜中也可见到（见 "7.3.3　子宫内膜活检标本中的污染物及其他成分"）。嗜酸性粒细胞不是正常子宫内膜的成分。罕见情况下，子宫内膜中可见灶性髓外造血，其通常与潜在的造血疾病有关，或偶尔被认为是胎儿组织残留（Creagh et al. 1995；Valeri et al. 2002）。

7.2.6　妊娠期子宫内膜

妊娠期子宫内膜的腺体和间质会发生特征性的形态学变化。宫内妊娠时滋养细胞的相关内容见第 20 章。妊娠早期，子宫内膜肥厚，呈高分泌状态，称为妊娠期增生，其特征如下：①腺体呈锯齿状，上皮细胞内和腺腔内均有分泌物；②间质水肿，血管充血；③间质细胞出现蜕膜反应。这些形态类似于月经周期第 22~26 天时非妊娠期子宫内膜的变化，但其变化程度要比后者显著得多。在正常月经周期中，上述每一种变化只在分泌期的某个特定阶段才变得显著；而在妊娠早期，这些形态学变化会同时出现。但是，这些形态学特征对早期妊娠没有诊断特异性，偶尔也可见于其他情况（见 "7.6.1.8　Arias-Stella 反应"）。

一旦胚泡植入子宫内膜，子宫内膜的腺体和间

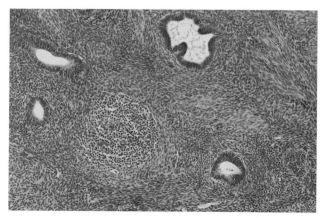

图 7.13　子宫内膜基底层中淋巴细胞聚集。子宫内膜间质中淋巴细胞聚集是一种正常现象

质就开始发生变化，但分泌晚期子宫内膜的所有形态学特征还会维持几天。早期的形态学变化包括腺体膨胀，呈锯齿状，且分泌增多，以及间质水肿，间质前蜕膜反应。妊娠 2 周内，形态学变化轻微；但是大约在 15 天后，由于蜕膜细胞形成，形态学变化的特征较明显。相对于前蜕膜细胞，蜕膜细胞体积较大，细胞膜明显，具有更加丰富的嗜酸性细胞质，可含有胞质小空泡（图 7.14）。细胞核呈圆形或椭圆形，染色质细致、分散，核仁不明显。整个妊娠早期都可以见到间质颗粒样淋巴细胞。此时螺旋动脉也越来越明显，管壁比非妊娠时的分泌期更厚。一些螺旋动脉呈急性动脉粥样硬化改变，血管内膜可见同心圆样肌成纤维细胞增生及泡沫细胞聚集。随着妊娠进展，蜕膜细胞的分布越来越广泛，细胞边界更清楚，呈上皮样。少量颗粒样淋巴细胞会持续存在于整个妊娠期。子宫内膜的一部分腺体会变得萎缩而其他腺体呈高分泌状态。胚泡植入后 4~8 周，子宫内膜腺体常出现，或至少局灶性出现 Arias-Stella 反应，这是腺体对出现于子宫或其他部位的滋养层组织的一种反应。组织学上，Arias-Stella 反应的特征是细胞复层化、分泌活跃、胞质出现空泡、上皮细胞核增大和胞质增宽（图 7.15）。细胞核的体积可增大至平时的

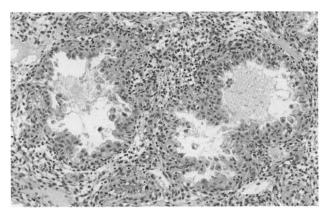

图 7.15　妊娠期 Arias-Stella 反应。腺上皮复层排列，胞质空泡化，细胞核增大

3 倍，可表现出相当明显的非典型性，并突向腺腔而呈鞋钉样外观。虽然核分裂象通常不明显，但可以见到核分裂象，MIB-1 增殖指数较低。病理性核分裂象罕见（Arias-Stella et al. 1994）。Arias-Stella 反应可以是广泛性的，涉及许多腺体；也可以是局灶性的，只涉及少量腺体，甚至是某个腺体的一部分。这些形态学变化在分娩后仍将持续至少 8 周。文献也报道过一些组织形态学变异亚型，包括非典型的早期分泌型、高分泌型、再生型及怪异细胞型（Arias-Stella 2002）。然而，这些亚型之间具有明显的重叠，并且将子宫内膜 Arias-Stella 反应进一步分类没有意义。Arias-Stella 反应也可见于子宫颈和输卵管的腺上皮，出现于子宫内膜异位症或阴道腺病时（Nucci et al. 2004）。

除 Arias-Stella 反应外，当出现滋养层组织时，子宫内膜腺体也会发生其他形态学变化，如胞质富于糖原而呈透明状。这与 Arias-Stella 反应相似，但缺乏 Arias-Stella 反应时的细胞核增大现象。另外一种妊娠相关的形态学变化是子宫内膜上皮细胞出现透明核（Mazur et al. 1983）（图 7.16），这可能和 Arias-Stella 反应相关，也可以独立存在。这种形态是由于生物素的核内聚积，类似于 HSV 感染时的毛玻璃样核（Yokoyama et al. 1993），但不同的是，缺乏 HSV 感染时的 Cowdry A 型嗜酸性核内包涵体和核镶嵌特征。这些细胞核

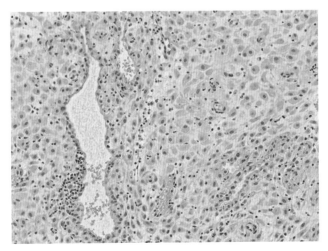

图 7.14　妊娠期子宫内膜。子宫内膜间质扩大，由富含嗜酸性胞质的蜕膜细胞组成

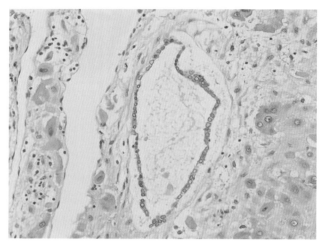

图 7.16   妊娠期子宫内膜的腺上皮细胞透明核。妊娠期子宫内膜腺上皮细胞可含有透明核

中存在生物素，导致抗生物素蛋白与细胞核中的生物素非特异性地结合，当对其进行免疫组化染色时会出现假阳性（Matias-Guiu et al. 1994）。妊娠期也可出现局灶性子宫内膜腺体增殖，常见于三四十岁女性的妊娠早期。这些局灶性病变较罕见，以腺体扩张、核复层、筛状结构及腺腔内钙化为特征（Genest et al. 1995）。虽然有核分裂活性，但细胞形态温和。从随访结果来看，这是一种良性病变，是机体对妊娠的一种少见反应。

妊娠早期，子宫内膜腺体呈 S-100 免疫染色强阳性（Nakamura et al. 1989）。而在妊娠第 12 周后，这种免疫反应消失。S-100 阳性的原因仍不明确。

需要强调的是，上述妊娠期子宫内膜的形态学变化在宫内妊娠和异位妊娠中都可以见到。确诊宫内妊娠需要看到滋养层成分，可以是绒毛，也可以是胎盘部位反应（见第 20 章）。胎盘部位蜕膜中可见中间滋养细胞浸润。虽然中间滋养细胞相对较大，形状及大小各异，可呈多边形甚至梭形，但有时仍然很难将其与蜕膜细胞区分开。中间滋养细胞的细胞核呈分叶状，染色深，可出现双核或多核，核仁明显，可有境界清楚的胞质内空泡。相反，蜕膜化的间质细胞的细胞核相对一致，呈圆形

或椭圆形，染色质细腻、分散，核仁不明显。对难以区分的病例，免疫组化可以帮助鉴别胎盘部位的中间滋养细胞和蜕膜化的间质细胞。具有诊断价值的免疫组化标记物见第 20 章。滋养细胞表达广谱CK、CK7、HPL、HLA-G、抑制素（inhibin）和mel-CAM（CD146），而蜕膜细胞的上述标记物染色则呈阴性（Kurman et al. 1984；McCluggage et al. 1998；O'Connor et al. 1988）。

7.2.7   异位妊娠相关的子宫内膜

前文讨论了妊娠期子宫内膜的形态学变化。异位妊娠时子宫内膜也会发生形态学变化。异位妊娠时，子宫内膜的形态学特征差异很大，但到异位妊娠的第 22~28 天时，子宫内膜腺体通常呈分泌或高分泌状态，有时出现 Arias-Stella 反应，至少局灶如此。偶尔，子宫内膜腺体呈萎缩性改变。如果异位的滋养层退化，子宫内膜腺体的形态会各不相同，表现为与子宫内膜增生紊乱或孕激素反应相同的形态学变化，同时出现增殖期和分泌期子宫内膜。子宫内膜间质在异位妊娠时常见蜕膜化，可见厚壁螺旋动脉，缺乏炎症反应，也缺乏滋养层组织、胎盘绒毛和胎盘部位反应。

7.2.8   绝经后的子宫内膜

绝经年龄因人而异，但通常为 50 岁左右。绝经意味着卵巢停止排卵，卵巢激素合成减少。除非继续受到雌激素（不管是内源性产生的还是外源性使用的）的刺激，绝经后的子宫内膜会变薄、萎缩。由于缺乏雌激素的刺激，子宫内膜的功能层缺失，仅由基底层组成，类似于育龄期和月经初潮前期子宫内膜的基底层。

绝经后子宫内膜的组织学特点差异较大。子宫内膜常常变薄，这在子宫切除或子宫内膜切除标本里都能观察到。腺体没有增殖活性，呈现从完全

是小而分布稀疏的萎缩小腺管（图7.17）到完全是囊性扩张腺体（囊性萎缩或老年性囊性萎缩）（图7.18）的一系列形态学变化。小腺管和囊性扩张腺体可混合存在。在子宫切除或子宫内膜切除标本里可观察到萎缩子宫内膜的囊性腺体，而这在子宫内膜活检中可能观察不到，这是因为在活检过程中组织的破碎破坏了腺体结构。通常，在绝经后最初的几年里，管状腺体比较明显，而囊性萎缩在绝经后年龄较大的女性中比较常见，但并不尽然。腺上皮细胞的细胞核形态规则，小而深染，呈圆形、椭圆形或低柱状。在囊性扩张腺体中，细胞核常因被挤压而变得细小，有时会出现一定程度的核假复

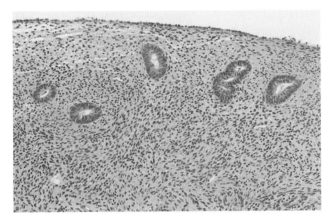

图 7.17　萎缩性子宫内膜腺体。在纤维化背景中分布有小而稀疏的萎缩小腺管

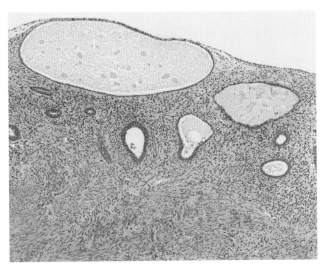

图 7.18　囊性萎缩。纤维性间质中出现囊性扩张腺体

层，造成增殖活性的假象。细胞质常稀少。需要用高倍镜观察，以确定有无核分裂活性。在鉴别增殖期子宫内膜、出现小管状腺体的萎缩子宫内膜、囊性萎缩和简单性增生时，尤其需要用高倍镜来确定有无核分裂象。绝经后子宫内膜间质可较致密，由卵圆形、梭形、胞质稀少的细胞组成，或者较绝经前子宫内膜呈纤维化更明显的外观；随着年龄的增长，间质细胞会逐渐减少而呈间质纤维化。纤维性间质会阻塞腺体，这可能是腺体囊性改变的直接原因。淋巴细胞聚集灶通常很明显，比绝经前子宫内膜要显著得多，这究竟是因为绝经后淋巴组织真正增多，还是由于腺体萎缩使得淋巴组织显得相对增多，尚不明确。有时，在无明确雌激素刺激的情况下，绝经后的子宫内膜腺体也可偶见核分裂象，这种情况可见于缓慢步入绝经期的女性和同时患有子宫脱垂的女性。与绝经前的子宫内膜相同，绝经后的子宫内膜呈激素受体阳性，并保留对雌激素刺激的反应能力。

绝经后子宫内膜的形态学特征与使用外源性激素（孕激素或含有孕激素的化合物）等其他原因引起的萎缩性子宫内膜相类似，但后者由于仅服用孕激素或含有孕激素的化合物，子宫内膜间质常会出现蜕膜变。不管是年轻的特发性卵巢早衰患者，还是手术切除、化疗或放疗等原因造成卵巢早衰的年轻患者，均可出现萎缩性子宫内膜。

7.3　子宫内膜取样及相关问题

大多数子宫内膜取样是为了明确绝经前、围绝经期及绝经后女性异常子宫出血的原因。按照传统方法，大多数子宫内膜标本通过宫颈扩张及刮宫术（dilatation and curettage，D&C）来获得。D&C除了能获得供组织学检查的标本外，对某些异常子宫出血的患者还能起到治疗作用。目前，大多数门诊患者子宫内膜的取样是通过使用 Pipelle 吸刮器或其他方法来进行的。与传统的 D&C 取样不同，使

用 Pipelle 吸刮器活检无须麻醉，常联合使用超声和（或）宫腔镜检查。这些辅助手段可发现单独靠 Pipelle 吸刮器活检可能遗漏的小灶病变。Pipelle 吸刮器活检的缺点是获得的组织标本量常较少，尤其是对于绝经后子宫内膜萎缩的女性，可能会遗漏一些小灶病变。子宫内膜取样标本量的问题将在下文讨论。有时，使用 Pipelle 吸刮器活检后还要做 D&C，例如在怀疑恶性但因 Pipelle 吸刮器活检获取的标本量过少而不能诊断时，或者标本中有些令人担忧的特征但又不足以诊断为恶性时。如前文所述，目前在不孕症的诊治中不常采用子宫内膜取样；但如果要取样，活检时间的选择非常重要。理想情况下，活检应该在分泌中期，即排卵后的第 7~11 天进行。

在做子宫内膜息肉切除术的同时，也应该对周围非息肉样子宫内膜取样活检。当治疗体积较大或多发性的子宫内膜息肉引起的月经过多和子宫黏膜下平滑肌瘤等疾病时，需要行宫腔镜下子宫内膜切除术。这种治疗过程中得到的标本多为碎片状，类似于前列腺电切标本，取材时应该称重（当活检或 D&C 取得的标本量较多时也应该称重；当标本量很少时，称重可能没有实际意义）。所有子宫内膜标本应当全部取材做组织学检查。大的子宫内膜息肉例外，一般只需在代表性区域取材。但要注意，微小癌组织或浆液性子宫内膜上皮内癌（浆液性 EIC）可累及子宫内膜息肉，因此首要原则是，大的子宫内膜息肉至少要每 1 cm 取材一块，小片状子宫内膜标本包埋时应尽可能正确定向，因为定向不正（特别是横切时）会造成子宫腺肌病的组织学假象。能否依靠宫腔镜下子宫内膜切除标本可靠地诊断子宫腺肌病目前仍有争议，但在正确定向的标本中至少可以怀疑子宫腺肌病的存在，尤其是在子宫肌层内看到围绕岛状子宫内膜的肥大平滑肌，或子宫肌层组织碎片至少有 3 面可见子宫内膜组织围绕时（Busca et al. 2016）。一个不常见但与子宫内膜切除相关的问题是，在子宫内膜增生或腺癌的情况下，有可能会过度诊断为肌层浸润，这仍然是标本定向不好和横切造成的。

对任何子宫内膜标本进行病理学诊断时，完整的临床病史都很重要，包括患者的年龄和活检的目的等。月经情况和末次月经（last menstrual period，LMP）时间，以及绝经前女性的月经周期长短都应该了解。有些绝经后出血的病例，其实并不是真正的绝经后出血，而是围绝经期的月经间隔期延长，这使得临床医师和患者以为是绝经后出血。许多异常子宫出血的患者在活检前为了控制出血症状，服用过外源性激素（特别是孕激素），但患者不一定会将这些信息全部主动告知病理医师。有些女性可能正在接受激素替代治疗（hormone replacement therapy，HRT）或正在服用避孕药。这些激素化合物会改变子宫内膜的形态学表现。因此，对病理医师来说，获取这些或其他相关用药史（如他莫昔芬的用药史）显得至关重要。

7.3.1　子宫内膜标本满意度的评估标准

由于如今对门诊患者更多地采用 Pipelle 吸刮活检术而非以前的刮宫术进行子宫内膜组织取样，病理医师遇到的不满意的子宫内膜标本的数量也越来越多。这类标本中子宫内膜组织往往很少，甚至没有子宫内膜组织，尤其是取自萎缩性子宫内膜的标本。这些标本可能全部由小片破碎的、表浅的萎缩性子宫内膜腺体组成（图 7.19），间质较少或缺如，可混杂子宫颈黏液、子宫颈阴道部组织、子宫颈管组织和子宫下段组织。由于此类标本缺乏完整的组织结构，因此，病理医师常常需要花费更多时间去检查标本，在高倍镜下仔细观察并查找组织切片中的核分裂象。就绝经后子宫内膜来说，如果出现核分裂象则是不正常的。对于此类标本，应该如何判定标本是否满意存在争议。明确指出活检标本量不足非常重要，因为这可能涉及临床处理和法医学意义。例如，如果病理报告标本量不足，一些临床医师会常规重复活检，而另外一些临床医师却不会。病理报告为标本量不足的活检在某种程度上提示临床医师可能存在过错或者活检操作过程不正确。尽管有些情况下可能是这样的，但大多数情况下并不完全如此。有研究报道，门诊子宫内膜活检标本量不足的发生率为 4.8%~33%（Antoni et al. 1997；Arch er et al. 1991；Clark et al. 2001；Gordon et al. 1999；Machado et al. 2003），但在这些研究中大多数并未明确标本满意度的标准。最近一项研究显示，包含 10 条以上组织的子宫内膜标本似乎足以排除恶性病变，阴性预测值接近 100%。如果子宫内膜标本少于 10 条组织，则阴性预测值降为 81%（Sakhdari et al. 2016）。值得注意的是，有研究表明，对于萎缩性和没有灶性病变的子宫内膜，应用 Pipelle 吸刮器活检取出少量组织即可，且遗漏重要病变的可能性很小（Bakour et al. 2000）。虽然推荐一个非常精确的评估标准有困难，但将子宫内膜活检标本判定为标本不满意或标本量不足仍需谨慎。尽管理论上具有或不具有间质的子宫内膜型腺体可来自子宫颈的输卵管 – 子宫内膜化生或子宫内膜异位症，但是在大多数病例中，子宫内膜标本中仅含有少量组织时却并不一定需要重复活检，前提是活检时已经探入子宫腔并且活检标本已证实至少取到了一些子宫内膜组织。

当子宫内膜活检标本量极少或组织来源和分化

无法明确时，建议称之为"标本无法评估"。这一术语可能比使用"标本不满意"或"标本量不足"更为恰当一些（Phillips et al. 2005）。在这种情况下，妇科医师应当把活检结果与超声和（或）宫腔镜检查结果结合起来考虑。例如，临床妇科医师怀疑有子宫内膜增生或恶性可能，或患者反复出现绝经后出血，或超声和（或）宫腔镜检查结果令人担忧，那么应当施行 D&C。如果上述检查提示萎缩性子宫内膜，那么重复活检或许就没有必要了。

7.3.2　子宫内膜活检标本中的人工假象

子宫内膜活检标本中有几种常见的人工假象，相关文献不多（McCluggage 2006）。这些假象如果不能辨认，偶尔有可能误诊为子宫内膜增生甚至是癌。常见的子宫内膜腺体套叠现象指的是腺体被嵌套进另一个腺体中（图 7.20）。这种假象似乎是活检操作时机械性破坏和腺体"收缩"造成套叠所致。人为因素造成的腺体拥挤和挤压也很常见，这会让人考虑到是否有子宫内膜复杂性增生。这种假象下，腺体常常"镶嵌"在一起，腺体周围常有组织撕裂，这一现象提示腺体拥挤的人工假象（图 7.21）。门诊活检标本特别常见、但并非特有的一个假象是条带状表浅子宫内膜上皮，有时附带少许

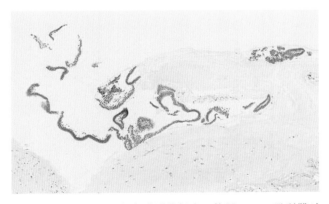

图 7.19　极少量的子宫内膜活检标本。使用 Pipelle 吸刮器对绝经后女性的子宫内膜取得的活检标本完全由萎缩的表浅子宫内膜腺体碎片组成，缺乏子宫内膜间质

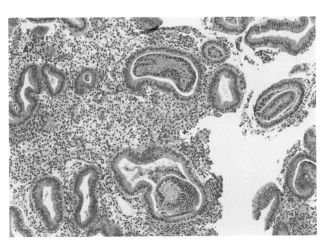

图 7.20　腺体套叠（腺体内含有腺体）。这是子宫内膜活检标本中常见的假象

间质成分，并有假乳头状结构（图 7.22），这会让人考虑到很多子宫内膜的良性或恶性乳头状病变。这些表浅的假乳头状上皮一般是萎缩性的，应当在高倍镜下仔细检查其增殖活性和核异型性。子宫内膜腺体和间质因挤压、破碎而显得细胞极为丰富，并且可能令人担忧。广泛的挤压假象很可能发生于绝经后女性的萎缩性子宫内膜活检组织中，不应当孤立地观察这些挤压的成分，还应观察其他组织。对于子宫内膜切除标本，包埋时定向不良造成的问题前文已述及。

子宫内膜切除标本的另一个假象是烧灼造成的子宫内膜间质细胞空泡化，形成印戒样形态；这种现象类似于子宫颈烧灼造成的子宫颈间质细胞空泡化（McKenna et al. 2008）。有时，子宫内膜活检标本中可见类似于成熟脂肪组织的空泡，这种现象称为假性脂肪过多（图 7.23）。子宫内膜活检标本中出现脂肪组织是一种不好的预兆，提示有可能为医源性子宫穿孔（见 "7.3.4　子宫内膜活检标本中的子宫外组织"），认识这种现象对避免误诊为子宫穿孔很有必要。脂肪组织中脂肪细胞空泡的大小较一致，可见细胞核和毛细血管间隔。相反，假性脂肪过多的空泡大小不等，缺乏脂肪细胞的细胞核和毛细血管间隔（Deshmukh-Rane et al. 2009），其可能与消毒过程中刺激剂的使用有关，或由活检过程中的抽吸操作所致。

7.3.3　子宫内膜活检标本中的污染物及其他成分

子宫内膜活检或刮宫标本中除了子宫内膜组织以外，还常出现其他组织碎片。这种情况并不少见，其中子宫浅肌层组织常见，尤其是刮宫术用力

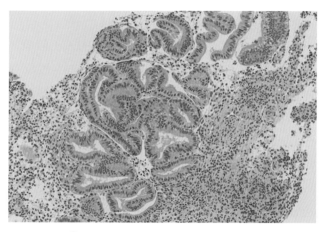

图 7.21　腺体镶嵌。子宫内膜活检中的一个常见假象是腺体"镶嵌"在一起。腺体周围的组织撕裂，提示这是一种人工假象

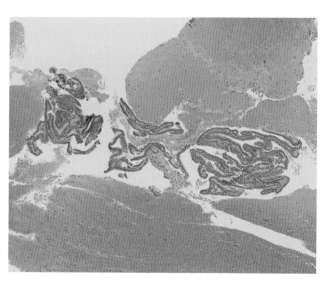

图 7.22　假乳头状子宫内膜。子宫内膜活检中见到子宫内膜的表浅上皮条带，伴有假乳头状结构

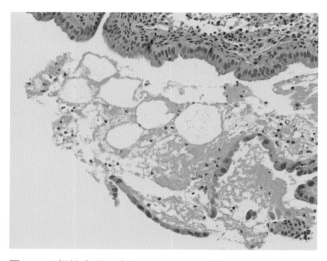

图 7.23　假性脂肪过多。空泡大小不等，缺乏脂肪细胞的细胞核和毛细血管间隔，可由此区分脂肪样空泡与真正的脂肪组织

较大和绝经后女性子宫内膜萎缩时，容易刮出肌层组织。尤为常见的是子宫内膜活检标本中出现伴有子宫颈黏液的子宫颈组织，常常混杂有中性粒细胞、组织细胞和巨细胞（图 7.24）。子宫颈组织通常表现为破碎的子宫颈腺上皮或鳞状上皮，有时会出现子宫颈间质成分。鳞状上皮可呈不成熟化生形态。通常子宫颈成分较明显，易于辨认，但有时难以鉴别，引起诊断时的困惑。例如，如果子宫内膜活检标本中出现子宫颈腺上皮的微腺体增生，就要考虑子宫内膜增生或癌的可能，尤其是对绝经期女性。如果人工假象使得破碎的子宫内膜与子宫颈组织并列，似乎存在两种成分的移行过渡现象，就更容易混淆。在这些情况下，观察其中的间质成分是子宫内膜间质还是子宫颈间质有助于鉴别。有时，来源于子宫颈异型增生的鳞状上皮或腺上皮或来自子宫颈肿瘤的组织也会在子宫内膜活检标本中出现。偶尔，子宫内膜活检中也能看到输卵管上皮成分。

偶尔，子宫内膜活检标本中可见簇状或成片的组织细胞，它们或出现在子宫内膜间质里，或游离于标本外。子宫内膜样本中出现少量组织细胞的情况并不少见，一般不太明显，但如果出现大量组织细胞的聚集，就要考虑上皮或间质肿瘤的可能（图 7.25）。认识组织细胞特征性的分叶状、肾形或咖啡豆样核对诊断有帮助，进行组织细胞标记物（如 CD68 或溶菌酶）的免疫组化染色也是有价值的。组织细胞的出现可能是对子宫腔内碎屑的一种反应，当出现大量组织细胞时，称之为结节性组织细胞增生（Fukunaga et al. 2004；Kim et al. 2002）。在聚集的组织细胞内偶尔可找到核分裂象，细胞膜有时也会很明显。罕见情况下，组织细胞会出现胞质内空泡而呈印戒样（Iezzoni et al. 2001），需排除印戒细胞癌的可能，上皮和组织细胞标记物染色有助于鉴别。蜕膜化和前蜕膜化的子宫内膜间质细胞也可以含有胞质内空泡，类似于印戒细胞癌。在子宫内膜中还可出现胞质丰富的泡沫样组织细胞，其可能与子宫内膜增生、癌或宫腔积脓相关，也可能是黄色肉芽肿性子宫内膜炎的一种表现（见"7.4子宫内膜的炎症性病变"）。

7.3.4 子宫内膜活检标本中的子宫外组织

子宫内膜活检标本中很少能见到子宫外组织，如果见到，应警惕在本次或先前的活检操作过程中发生子宫穿孔的可能，也有存在子宫瘘管的可能。最常见的子宫外组织是脂肪组织。尽管脂肪组织可

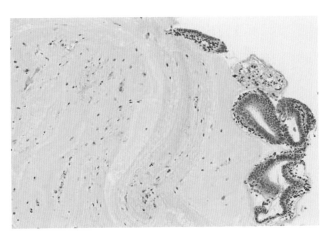

图 7.24 子宫内膜活检组织中的子宫颈黏液。很多子宫内膜活检标本中含有来源于子宫颈的黏液成分，其内常混杂有中性粒细胞、组织细胞和巨细胞

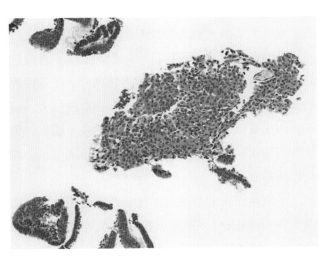

图 7.25 子宫内膜活检组织中的组织细胞。子宫内膜活检组织中聚集的组织细胞的细胞核呈咖啡豆样，胞质丰富且呈嗜酸性

能来自子宫脂肪平滑肌瘤、脂肪瘤、错构瘤样病变组织（McCluggage et al. 2000b）和其他含有脂肪组织的病变组织，或者意味着子宫内膜间质的脂肪化生，但大多数情况下，子宫内膜标本中出现的脂肪组织来源于盆腔软组织或网膜，即提示子宫穿孔。偶尔，脂肪组织还伴有一些纤维素样物质和间皮细胞，这种情况是盆底病变引起间皮细胞增生的一种反应性改变，导致盆腔内子宫固定，易于出现子宫穿孔。有些子宫穿孔的患者毫无症状，大概是由于子宫平滑肌收缩封堵了穿孔缺损；但另一些病例会发生盆腔和（或）腹部的炎症，会出现相应症状。正因为如此，如果子宫内膜活检标本中出现脂肪组织，应及时打电话告知临床医师。罕见情况下，由于子宫穿孔，其他子宫外组织（如肠黏膜）可出现在子宫内膜活检标本中。

7.4　子宫内膜的炎症性病变

子宫内膜炎是根据在子宫内膜中发现异常的炎症细胞浸润而做出的一种组织学诊断，因此，病理医师必须知道哪些是子宫内膜中正常的淋巴造血细胞成分（见"7.2.5　子宫内膜中的淋巴造血细胞"）。大多数子宫内膜炎都发生于育龄期女性，但有时也可发生于绝经后女性。典型症状是异常阴道出血，大多数表现为月经间期出血或月经过多。

子宫内膜炎的病因可以是感染性或非感染性的。由于存在子宫颈屏障和子宫颈黏液，子宫内膜对女性下生殖道的上行性感染具有相对抵抗力。但子宫内膜炎偶尔也可继发于上行性感染，通常作为盆腔炎性疾病的一部分，在生殖道其他部位也会有炎症性病变。

子宫内膜炎的易感因素包括近期妊娠、使用宫内节育器（IUD）、子宫颈管狭窄及曾接受过器械操作。子宫内膜炎也可以伴随子宫内的其他病变，如子宫内膜息肉、增生、癌或平滑肌瘤。子宫内膜炎的组织形态学通常缺乏特异性，因此，如果没有

相关病变，可能找不到发生子宫内膜炎的原因，但个别情况下某些组织学特征能提示特殊病因（见"7.4.1　特殊类型的子宫内膜炎"）。

子宫内膜炎传统上分为急性的和慢性的，但慢性和急性是一个连续的过程，而且急性和慢性炎症细胞常混杂存在。

子宫内膜炎可以呈局灶性或弥漫性，从不易察觉的微小病变到显著的炎症反应，其表现各不相同。子宫内膜腺体通常呈现增殖活性，偶尔有腺体扩张而使腺体结构轻度变形。常有表面子宫内膜的崩解，形态学特征与月经期或其他非月经原因引起的子宫内膜崩解相同。在有些病例中，诊断子宫内膜炎的低倍镜下的线索是间质细胞的梭形化改变（图7.26），但这一特征并不特异，也不总是出现。另外，有些病例出现间质水肿。急性子宫内膜炎的主要炎症细胞是中性粒细胞，它们可在腺腔内聚集形成微脓肿（图7.27），也可在腺体周围浸润；中性粒细胞在子宫内膜表面下方最容易看到。有些病例中，子宫内膜表面糜烂，伴有大量急性炎症细胞浸润，以及纤维素样碎屑形成。传统上，若出现浆细胞，可明确诊断为子宫内膜炎（图7.28），这是因为临近或处于月经期的正常子宫内膜中虽然也有中性粒细胞，但淋巴细胞（包括淋巴细胞聚集灶）是子宫内膜间质的正常组成部分。但急性子宫内膜

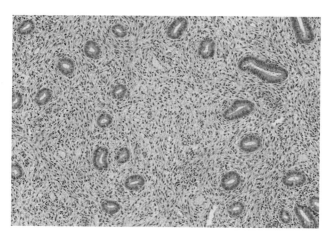

图7.26　子宫内膜炎。某些子宫内膜炎病例中，子宫内膜间质呈梭形细胞形态

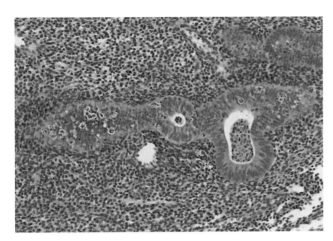

图 7.27　急性子宫内膜炎。急性子宫内膜炎时可见中性粒细胞，后者有时形成腺腔内微脓肿

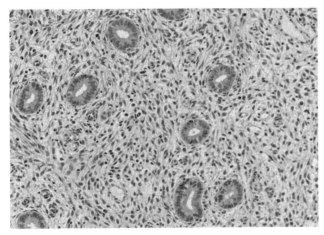

图 7.28　慢性子宫内膜炎。子宫内膜间质内出现浆细胞

膜炎的构成成分。组织细胞与其他炎症细胞混在一起，通常不明显，但偶尔会有大量组织细胞出现，有时其胞质丰富并呈泡沫状。如果出现这些特征，则称之为黄色肉芽肿性子宫内膜炎（图 7.29）。黄色肉芽肿性子宫内膜炎可能与子宫内膜增生或癌有关，可继发于子宫颈管狭窄和阻塞。

当发生子宫内膜炎时，子宫内膜表面上皮和腺上皮可以发生反应性和化生性改变，出现鳞化、纤毛化、嗜酸性改变和其他形式的上皮化生，也可出现核增大和核仁明显等轻度核非典型性。前文提到，偶尔可因腺体扩张而出现轻度组织结构的改变，但显著的腺体拥挤现象不是子宫内膜炎的特征。

前文也提到，浆细胞数量较少时可能难以发现其存在，尤其是在染色欠佳的切片上。子宫内膜间质细胞会有浆细胞样外观，尤其是分泌中、晚期的前蜕膜化细胞，明确的浆细胞应该有核偏位和核周空晕。浆细胞偶尔也能在正常的子宫内膜中见到，因此在缺乏子宫内膜炎的其他证据的情况下，不必过分刻意地查找浆细胞。浆细胞可出现于子宫内膜息肉的间质中，并不能由此即诊断为子宫内膜炎，除非在非息肉的子宫内膜处也能看到浆细胞。分辨不清时，应用组织化学或免疫组化染色有助于鉴

炎时也可以没有或仅有少许浆细胞。浆细胞通常最常见于子宫内膜腺体周围和子宫内膜表皮深部。文献也报道过没有浆细胞出现的子宫内膜炎，称为局灶坏死性子宫内膜炎（Bennett et al. 1999）。在这种类型的子宫内膜炎病变中，呈灶性片状的淋巴细胞和中性粒细胞聚集在个别腺体周围，由于病变局限，易被漏诊。目前还不清楚局灶坏死性子宫内膜炎是否有临床意义。

慢性子宫内膜炎时，除浆细胞外，淋巴细胞的数量也增多，有时淋巴细胞非常明显，呈较大的淋巴细胞聚集灶，偶有淋巴滤泡形成。其他炎症细胞（包括嗜酸性粒细胞和组织细胞）也可能是子宫内

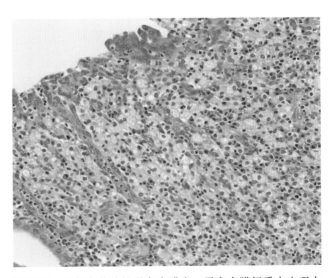

图 7.29　黄色肉芽肿性子宫内膜炎。子宫内膜间质中出现大量泡沫状组织细胞

别浆细胞，但两者的临床应用价值有限。组织化学包括甲基绿 – 派洛宁染色，免疫组化染色可以使用浆细胞标记物如 VS38 或 syndecan（CD138）（Bayer-Garner et al. 2001；Bayer-Garner et al. 2004；Leong et al. 1997）。应用免疫组化或原位杂交检测 κ 和 λ 免疫球蛋白轻链也能帮助识别浆细胞，但它们不是常规检测方法（Euscher et al. 2002）。B 淋巴细胞标记物（CD20 和 CD79a）能帮助鉴别子宫内膜的生理性淋巴细胞浸润和子宫内膜炎的炎性浸润。正常情况下，子宫内膜间质中绝大多数淋巴细胞是 T 淋巴细胞（CD3 阳性），B 淋巴细胞大约只占整个子宫内膜白细胞总数的 1%（Marshall et al. 1988）；且 B 淋巴细胞主要局限在子宫内膜基底层的淋巴细胞聚集灶，功能层中偶尔会有个别 B 淋巴细胞。大多数慢性子宫内膜炎会有 B 淋巴细胞增生和分布异常，后者出现在淋巴细胞聚集灶之外的子宫内膜间质中，有时也出现于上皮内和腺腔内（Disep et al. 2004）。子宫内膜炎中 T 淋巴细胞、组织细胞及颗粒样淋巴细胞和对照组并无太大差别。需要强调的是，浆细胞通常呈 CD20 染色阴性，但 CD79a 染色阳性。

7.4.1　特殊类型的子宫内膜炎

7.4.1.1　沙眼衣原体相关的子宫内膜炎

沙眼衣原体可在急性和慢性子宫内膜炎病例中被分离出来，但目前仍不清楚沙眼衣原体在这些病例中是致病性病原体，还是伴随病原体。沙眼衣原体在女性生殖道的上部和下部都是相对常见的感染性病原体，这可能与盆腔炎性疾病和不孕症有关。继发于沙眼衣原体感染的子宫内膜炎没有特异性的组织学特征，但炎症细胞浸润可能比较严重，也能看到淋巴滤泡和大的淋巴母细胞（Paavonen et al. 1985），还可出现间质坏死和子宫内膜上皮的反应性非典型性。对大多数病例，要想明确诊断，需要做病原体培养。在子宫内膜上皮细胞内可查见沙

眼衣原体包涵体，但是，包涵体在 HE 染色的切片上很难被发现，偶尔可在吉姆萨染色的切片上被识别出来。免疫组化染色也有帮助（Winkler et al. 1984），阳性部位为上皮细胞质内核上空泡，呈点彩状。分子生物学检测对证实沙眼衣原体感染也有价值。

7.4.1.2　巨细胞病毒性子宫内膜炎

巨细胞病毒（CMV）性子宫内膜炎罕见，在免疫缺陷患者中比较多见，但在没有免疫功能缺陷的女性中也偶有发生。典型的核内和胞质巨细胞病毒包涵体主要位于上皮细胞内，间质细胞和内皮细胞中偶尔也能见到。其他组织学形态呈非特异性，个别病例中可见到肉芽肿形成（Frank et al. 1992）。

7.4.1.3　单纯疱疹病毒性子宫内膜炎

2 型单纯疱疹病毒引发的子宫内膜炎罕见，通常继发于子宫颈的上行性感染，有时发生于患有免疫缺陷疾病的女性。典型的单纯疱疹病毒包涵体出现在腺上皮细胞内，可见多核细胞，毛玻璃样细胞核呈镶嵌状排列。其他组织学形态并不特异，但是可以出现子宫内膜腺体和间质的小片状坏死并伴有炎症细胞浸润（Duncan et al. 1989）。妊娠滋养细胞存在时，由于生物素的累积，细胞核变得透明，类似于单纯疱疹病毒包涵体（见 "7.2.6　妊娠期子宫内膜"）。虽然免疫组化染色在二者的鉴别中非常有帮助，但是透明细胞核中的生物素可导致假阳性，因此判断结果时必须要谨慎。

7.4.1.4　支原体性子宫内膜炎

支原体导致子宫内膜炎的情况较罕见，通常为解脲支原体引起的子宫内膜炎。典型的炎症细胞浸润常呈局灶性，故称为 "亚急性局灶性子宫内膜炎"（Khatamee et al. 1989）。炎症细胞主要由淋巴细胞和组织细胞组成，并有少量中性粒细胞和浆细胞。炎症细胞主要集中在表面上皮下方，邻近腺体

旁或围绕螺旋动脉。肉芽肿性病变罕见。

7.4.1.5　放线菌性子宫内膜炎

　　放线菌是革兰染色阳性厌氧菌，可导致子宫内膜炎，常与长期放置宫内节育器（IUD）有关。其菌落形成放线菌颗粒（actinomycotic granule，AMG）。因其大体表现呈棕褐色或黄色，故又称为硫黄颗粒。放线菌能引起上行性感染，导致输卵管卵巢脓肿形成和盆腔炎性疾病，因此识别它非常重要。组织学上，AMG 常位于子宫内膜表面或浅表间质内，呈非折光性颗粒，伴嗜碱性放射状细丝，有时伴有致密的嗜酸性颗粒核心（图 7.30）。其在 Brown-Brenn 染色切片上呈革兰阳性（图 7.31），六胺银染色可显示放线菌。在女性生殖道内也可发现其他革兰染色阳性的丝状菌，因此，尽管形态学上高度怀疑放线菌感染，但为了确诊还是推荐做细菌培养。鉴于放线菌性子宫内膜炎有可能引发临床并发症，必须将放线菌与假放线菌放射状颗粒（假硫黄颗粒）相鉴别（Pritt et al. 2006）。后者多见于某些非感染性病变，大多数与 IUD 相关，有时也可见于非 IUD 使用者。与硫黄颗粒不同，其外围是不规则的粗棒状突起，缺乏中央的致密核心（图 7.32），也可出现相关的炎症反应；Brown-Brenn 染色呈显

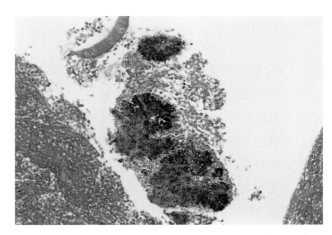

图 7.31　放线菌颗粒（AMG）在 Brown-Brenn 染色上呈革兰阳性

著的、弥漫性的非特异性强着色，而银染呈阴性。假放线菌放射状颗粒比放线菌可能更常见（O'Brien et al. 1981），有时两者也会共存。假放线菌放射状颗粒在盆腔炎相关性疾病中也可见到。微生物、组织化学研究和超微结构分析都支持假放线菌放射状颗粒不具有感染性。尽管假放线菌放射状颗粒的确切组成和本质仍不清楚，但其可能代表机体对异物的一种非同寻常的反应（Splendore-Hoeppli 现象）。假放线菌放射状颗粒的主要临床意义在于其容易与

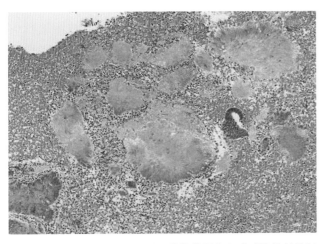

图 7.30　放线菌颗粒（AMG）。放线菌颗粒有嗜碱性放射状细丝，中央呈致密的嗜酸性颗粒状

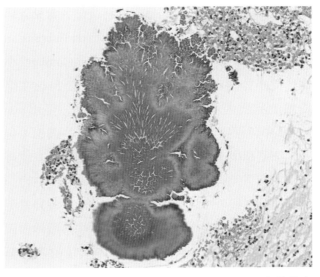

图 7.32　假放线菌放射状颗粒。其外围是不规则的粗棒状突起，缺乏中央的致密核心

AMG 相混淆。

7.4.1.6 真菌和寄生虫所致的子宫内膜炎

真菌和寄生虫引起的子宫内膜炎很少见，主要见于不发达国家。芽生菌病（由皮炎芽生菌感染引起）和球孢子菌病（由粗球孢子菌感染引起）可引起子宫内膜炎，后者通常作为全身播散性感染的一部分。炎性浸润可导致肉芽肿形成。偶有念珠菌和隐球菌性子宫内膜炎的报道。六胺银染色和 PAS 染色有助于证实这些病原体。

在发达国家，血吸虫、蛲虫和细粒棘球绦虫引起的子宫内膜炎很罕见，但血吸虫病在世界某些地区属于地方病。血吸虫性子宫内膜炎的表现或轻或重，以肉芽肿性炎为特征，伴有淋巴细胞、浆细胞、嗜酸性粒细胞及组织细胞浸润，有时很像结核病。子宫内膜表面可有溃疡形成，代之以肉芽组织。诊断依据主要是在组织切片或阴道分泌物涂片上找到血吸虫虫卵。弓形虫（鼠弓形虫）可引起子宫内膜的非特异性炎症反应，可以通过免疫荧光检测对其进行识别。

7.4.2 软斑病

软斑病可累及很多器官，以膀胱最为常见，病变特征是出现片状泡沫样组织细胞（von Hansemann 型组织细胞），细胞内含有 Michaelis-Gutmann 小体。此小体为小而圆的层状钙化小球，出现在组织细胞胞质内或细胞外。此小体含钙，可用 von Kossa 染色证实。组织细胞常与其他炎症细胞（包括浆细胞和中性粒细胞）混杂存在。据报道，软斑病偶尔可发生于子宫内膜（Thomas et al. 1978）。软斑病是对细菌（多为大肠埃希菌）的一种异常免疫反应。细菌可存在于组织细胞的吞噬溶酶体内而不被降解，Michaelis-Gutmann 小体就是由未完全降解的细菌经钙化包裹而形成的。

7.4.3 淋巴瘤样病变

淋巴瘤样病变在子宫颈中更为常见，在子宫内膜中较罕见（Young et al. 1985）（见第 21 章）。组织学上，淋巴瘤样病变以密集的淋巴细胞聚集为特征，常见大量母细胞和星空现象。淋巴细胞在浅表子宫内膜形成带状浸润，这种现象仅见于子宫切除标本或宫腔镜下子宫内膜切除标本。典型病变表现为具有生发中心的淋巴滤泡，滤泡较大，边界不清。除了生发中心和大量母细胞外，还可见到小淋巴细胞、浆细胞、中性粒细胞和组织细胞等炎症细胞混合浸润。淋巴瘤样病变代表了一种极其严重的慢性子宫内膜炎。炎症细胞浸润的多形性、生发中心的形成和局限于子宫内膜浅表部位的炎症（如前文所述，只见于子宫切除标本或宫腔镜下子宫内膜切除标本中）都有助于淋巴瘤样病变与恶性淋巴瘤的鉴别。另外，大体上，淋巴瘤样病变也没有肿块形成。免疫组化检测 κ 和 λ 轻链或者分子生物学方法检测淋巴细胞的多克隆性都具有鉴别诊断价值。少数子宫颈淋巴瘤样病变与 EB 病毒感染有关（Young et al. 1985）。

7.4.4 子宫内膜肉芽肿

子宫内膜肉芽肿罕见。在全球范围内，其最常见的病因是结核病。尽管结核病在发达国家较少见，但对于肉芽肿性子宫内膜炎，应首先考虑结核，除非能证实为其他病因引起的。子宫内膜结核通常发生在绝经前女性，绝经后女性罕见。干酪样坏死是结核性肉芽肿的特征性病变，但由于子宫内膜持续地随月经脱落，结核性子宫内膜肉芽肿常呈非干酪样。对组织进行 Ziehl-Neelson 染色（译者注：常用的抗酸染色方法），很少有组织表现为结核杆菌阳性，当组织学怀疑有结核病的可能时，应该进行结核杆菌培养。其他可引起肉芽肿性子宫内膜炎的病原体包括各种真菌、血吸虫、蛲虫及鼠弓形虫（见"7.4.1.6　真菌和寄生虫所致的子宫内膜炎"）。前文已提及，肉芽肿偶尔也是巨细胞病毒性和支原体性子宫内膜炎的特征之一。

对于子宫内膜肉芽肿，尤其是当其边界清楚时，也要考虑结节病的可能。文献中结节病累及子宫内膜的报道罕见（Pearce et al. 1996）。对角化物的肉芽肿反应可见于具有鳞状分化的子宫内膜样腺癌或者非典型息肉样腺肌瘤（atypical polypoid adenomyoma，APA）。有时，这些角化物肉芽肿也可见于卵巢表面、输卵管、网膜或腹膜，这是由于角蛋白通过输卵管向外播散。如果不出现相关的肿瘤细胞，不能将其归为肿瘤扩散。子宫内膜异物性肉芽肿可继发于滑石粉或其他物质的存在，并且可能和 IUD 有关。子宫内膜异物性肉芽肿的形态为伴有纤维素样物的栅栏状肉芽肿，周围可见组织细胞围绕和巨细胞反应，病变特征类似于类风湿结节，可继发于子宫内膜消融术。通常全部或大部分子宫内膜受累，一般很难见到边界清楚的肉芽肿（见"7.10.4　子宫内膜消融术或切除术的影响"）。类似的形态学变化也可继发于子宫内膜切除术。罕见情况下，找不到子宫内膜肉芽肿的明确病因，此时称之为特发性肉芽肿性子宫内膜炎（图 7.33）。

7.4.5　木样（假膜性）子宫内膜炎

在此讨论木样（假膜性）子宫内膜炎，严格来说并不十分恰当，因为虽然称之为子宫内膜炎，但其炎性浸润较少，甚至没有。木样病是一种常染色体隐性遗传病，特点是纤溶酶原含量少或缺乏，导致纤维蛋白的积聚和沉积。木样子宫内膜炎与其他部位发生的木样病的组织学特征相同，其中木样结膜炎最常见。女性生殖道的木样病罕见，大多数累及子宫颈、外阴或阴道，文献中发生于子宫内膜的报道罕见（Karaer et al. 2007；Scurry et al. 1993）。子宫内膜受累可导致月经不调和不孕。组织学上可见无定形的嗜酸性物质，有点类似于淀粉样物质，但刚果红染色阴性，说明该物质为纤维素（图 7.34）。木样子宫内膜炎可有轻度炎症，偶见多核巨细胞。如果子宫内膜表面有溃疡形成，则炎性浸润较重。

7.5　内源性与外源性激素和药物的影响

7.5.1　功能失调性子宫出血

功能失调性子宫出血（dysfunctional uterine

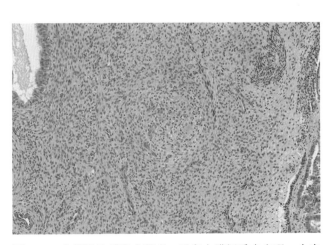

图 7.33　肉芽肿性子宫内膜炎。子宫内膜间质中出现一个肉芽肿

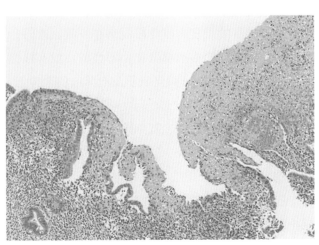

图 7.34　木样（假膜性）子宫内膜炎。条带状无定形的嗜酸性物质为纤维素性沉积物

bleeding，DUB）是绝经前女性发生的一种异常子宫出血，由子宫内膜的正常周期发生改变所致，并且不存在引起子宫出血的其他潜在性病理学因素（如子宫内膜炎、息肉、外源性激素、子宫内膜增生或癌）。多数 DUB 是由内源性激素失调所致。DUB 患者的子宫内膜有一些特征性的形态学变化，最常见于无排卵的月经失调或黄体功能不全，二者分别与雌激素和孕激素相关（详见后文）。通常使用激素疗法治疗 DUB，仅在症状持续存在时才进行子宫内膜活检；激素疗法会导致子宫内膜发生形态学变化。需要强调的是，DUB 是一个临床术语，而不是一个病理学诊断。

　　DUB 患者的活检标本中一个共同的特征是腺体和间质的崩解，但这并非恒定的特征。这一特征也不是 DUB 所独有，在月经期子宫内膜和各种器质性疾病导致的出血中都可能见到。识别子宫内膜崩解的特征并将其与其他病理学变化相区分非常重要。同样重要的是，应当认识到腺体崩解和间质崩解都没有特异性，必须观察未崩解的子宫内膜以评估潜在的异常病变。腺体和间质的崩解也会出现在萎缩性子宫内膜中。腺体和间质崩解的形态学变化将在后文中讨论。月经期子宫内膜发生的崩解是弥漫性的，并且发生在分泌期的子宫内膜。相反，DUB 的子宫内膜崩解背景是非分泌性的，常呈灶性，这使得组织结构呈现异质性，即完整的子宫内膜片段与崩解的子宫内膜片段混杂在一起。此外，月经期子宫内膜的形态学变化是急性的，没有慢性出血的特征（如含铁血黄素沉积及泡沫细胞聚集）。

　　腺体和间质崩解的形态学特征总结于表 7.2。早期特征是腺上皮的基底部细胞质出现核碎屑（凋亡性）的堆积（图 7.35）（Stewart et al. 1999）。间质细胞崩塌，并聚集成致密的细胞簇，被血湖分割。这些间质细胞簇有时称为"间质蓝球"，可形成小息肉状隆起，或与周围组织分离（图 7.36）。细胞紧密挤压，核深染，胞质稀少，混有凋亡碎屑。细胞可能呈镶嵌状排列，如果经验不足，可能

表 7.2　子宫内膜崩解的特征

腺体改变
腺细胞基底部细胞质出现核碎屑（凋亡性）
乳头状合体细胞化生
腺体拥挤
间质改变
间质塌陷
间质细胞聚集
间质内出现核碎屑（凋亡性）
纤维素性血栓
含铁血黄素沉积
泡沫细胞聚集
纤维化和玻璃样变

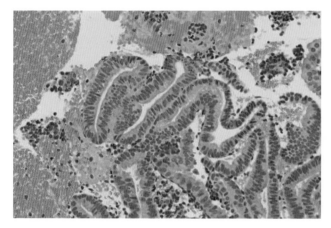

图 7.35　腺体和间质崩解。早期特征是腺上皮胞质内可见凋亡性核碎屑的堆积

会将其误认为小细胞癌。然而，这些间质细胞簇往往有上皮被覆，上皮细胞扁平或呈现乳头状合体细胞化生的特征（见后文），并且可见其他崩解特征。因为间质崩解，子宫内膜腺体断裂并堆积在一起而显得拥挤（图 7.37）。这种腺体拥挤可能类似于子宫内膜增生甚至腺癌，识别崩解的其他特征有助于正确诊断。小血管（螺旋动脉或浅表的扩张性间质血管）内常见纤维素性血栓（图 7.38）。崩解的另外一个共同特征是出现乳头状合体细胞化生（图 7.39），后者又称嗜酸性合体细胞样变或表面

合体细胞样变。"乳头状合体细胞化生"其实是一种误称，因为这不是一种真正的化生，而是对表面子宫内膜崩解的一种再生性反应，或者是一种变性或退行性过程（Shah et al. 2008）。乳头状合体细胞化生的组织学特征是成片的合体细胞样上皮细胞，细胞边界不清，形成微乳头状结构，有时形成小腺腔。合体细胞缺乏间质的支持，没有纤维血管间质轴心。细胞质常呈嗜酸性，往往有中性粒细胞浸润。细胞核可有轻度异型性，有时可见核分裂象。

崩解的其他特征只在部分病例中可以见到，包括泡沫细胞聚集和间质内或组织细胞内含铁血黄素沉积（图 7.39），育龄期正常周期性子宫内膜均无这些特征。这些特征通常提示慢性出血的存在。泡沫细胞最初被认为是组织细胞，但现在被认为可能是子宫内膜间质细胞；由于红细胞崩解，脂质贮积使间质细胞膨胀成泡沫样（Fechner et al. 1979）。慢性出血偶尔也会导致灶性间质纤维化和玻璃样变。

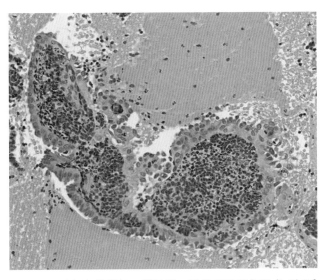

图 7.36　子宫内膜崩解。崩解后，间质细胞聚集形成"间质蓝球"

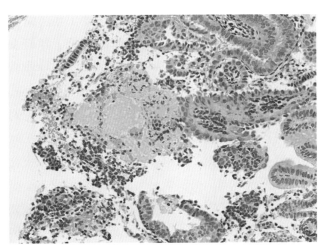

图 7.38　子宫内膜崩解。崩解后，血管内通常可见纤维素性血栓

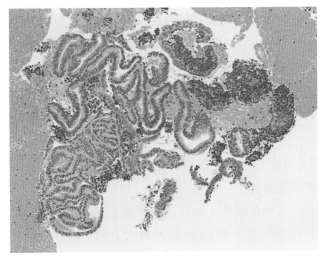

图 7.37　子宫内膜崩解。由于间质崩解，腺体断裂并堆积在一起而显得拥挤

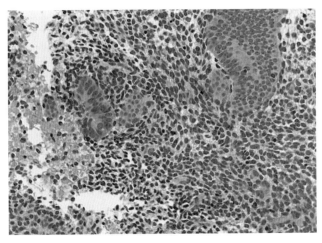

图 7.39　慢性子宫内膜崩解。含铁血黄素聚集在间质内的组织细胞中

7.5.1.1　雌激素相关的功能失调性子宫出血

雌激素相关的功能失调性子宫出血的子宫内膜最常见于围绝经期，通常继发于无排卵周期，故有时称为无排卵子宫内膜，由无黄体形成、孕激素分泌减少所致。也有人称之为持续增殖期子宫内膜。其潜在病因复杂，许多病例可能是由下丘脑功能失调所致。发育中的卵泡在闭锁前会持续存在一段时间并产生雌二醇，一旦闭锁则会发生雌激素撤退性出血。另一些病例中，持续存在的卵泡产生的雌二醇导致子宫内膜不断增生、越来越厚，超出血液供应极限时，就会发生雌激素突破性出血。常见症状为围绝经期出血，但这种出血也见于年轻女性。例如，月经初潮前后的青春期女性，其卵巢尚未建立规律性的排卵周期。多囊卵巢综合征（Stein-Leventhal 综合征）患者，以及年长女性使用无对抗雌激素或内源性雌激素增多（如继发于肥胖）时均可发生雌激素突破性出血。整个育龄期偶尔也会出现无排卵周期。组织学上，整个子宫内膜都会受累，呈增殖期子宫内膜形态，但又有崩解改变，如前文所述（Mutter et al. 2007）。崩解程度的变化极大，可以是轻微的局灶性改变，也可以是广泛的、累及大部分标本。常有局灶性的纤毛（输卵管）或其他类型的上皮化生，随机散在分布。

慢性无排卵周期可导致大量增殖期子宫内膜，并且组织结构可以轻度不规则伴腺体扩张。这种组织既不是正常增殖期子宫内膜，也不是子宫内膜增生，此时称为紊乱增殖期子宫内膜（也译作增生紊乱性子宫内膜、子宫内膜不规则增生、轻度子宫内膜增生过长等）（图 7.40）。在其他方面正常的增殖期子宫内膜内偶尔出现扩张腺体时，不宜诊断为紊乱增殖期子宫内膜，换言之，需要见到大量扩张的且分布广泛的腺体，其间又夹杂正常的增殖期腺体时才能诊断。紊乱增殖期子宫内膜的腺体和间质的比例大多维持在正常范围，但可以有局灶性轻度腺体拥挤和分支。出现大量扩张腺体的病例，其形态学特征与简单性增生有交叉和重叠。事实上，紊

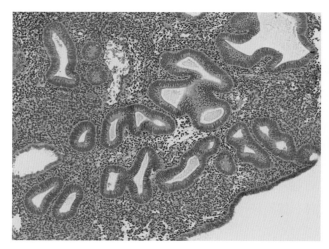

图 7.40　紊乱增殖期子宫内膜。其他方面典型的增殖期子宫内膜内有时会出现少量囊性扩张的腺体

乱增殖期子宫内膜和简单性增生几乎是疾病发展的一个连续过程，两者可能都代表对无对抗雌激素的一种反应而不是恶性前病变，只不过它们进展为子宫内膜样腺癌的风险轻微增加。简单性增生常有更多的腺体扩张，仅有少量正常增殖期腺体，腺体出芽和分支现象更明显。然而，在区分紊乱增殖期子宫内膜和简单性增生时，观察者之间的差异非常显著，并且如前所述，两者是连续性疾病的不同部分，没有明确的界限。因为腺体结构紊乱和扩张，紊乱增殖期子宫内膜有时会与子宫内膜息肉混淆，但是它缺少息肉特征性的纤维性间质和厚壁间质血管，并且紊乱增殖期子宫内膜累及整个子宫内膜。另外，紊乱增殖期子宫内膜还要与子宫内膜囊性萎缩相鉴别，后者缺少核分裂象，而且腺上皮细胞稀疏。排卵后子宫内膜随月经脱落，常会使紊乱增殖期子宫内膜恢复正常。

7.5.1.2　孕激素相关的功能失调性子宫出血——黄体期缺陷

黄体期缺陷（也称为黄体期不足、分泌不足或分泌期不足）是 DUB 的相对常见的原因，也是排卵性不孕的常见原因。尽管有排卵，但黄体分泌的孕激素呈相对或绝对不足状态，这可能是由于黄体

过早退化或不能产生足够量的孕激素。其结果是，黄体期（分泌期）不能充分形成，子宫内膜的分泌特征不明显。其潜在原因不明，可能是由于下丘脑或垂体功能失调导致卵泡刺激素（FSH）分泌减少和黄体生成素（LH）的异常分泌。因为孕激素分泌不足，根据组织学推算的月经周期的天数至少要比实际排卵日期滞后 2 天。有些病例中出现其他形态学特征，包括腺体和间质的发育不协调，以及子宫内膜不同区域出现显著的发育不一致。例如，一些区域呈分泌早期改变，而其他区域呈前蜕膜变；或者，腺体呈高分泌反应特征而间质缺乏前蜕膜变。虽然子宫内膜会显示分泌期特征，但常不能据此推定正常周期的具体日期。除了以上特征外，还可出现子宫内膜表面崩解。需要结合多个月经周期内的反复活检及激素的连续检测结果才能诊断。另一些病例由于黄体的持续存在，孕激素分泌时间延长，导致子宫内膜不规则脱落，这是目前知之甚少的一种 DUB 类型，其组织学特征尚不明确。

7.5.2　外源性激素类制剂和药物的影响

目前，许多外源性激素类制剂广泛应用于各种临床适应证，包括避孕，缓解绝经期症状，治疗器质性病变、DUB、不孕症、子宫内膜增生或子宫内膜癌，以及对处于高雌激素状态或服用他莫昔芬等药物的患者的预防性用药。虽然很多情况可以预测，但各种激素类制剂对子宫内膜的作用各不相同，并且受诸多因素（包括患者的绝经状态、激素类药物的具体成分、用药剂量和时间等）的影响。服用外源性激素类制剂的患者接受子宫内膜活检的情况并非少见。例如，发生异常出血且外源性激素类制剂未能纠正的可疑 DUB，或者想要评估激素类制剂对子宫内膜的作用。另外，服用外源性激素类制剂的患者也可能接受子宫切除术或子宫内膜切除术。一些非激素类制剂也会影响子宫内膜的形态学变化，但其影响比激素类制剂少见。下文将详述

最常用的激素类制剂和一些非激素类制剂对子宫内膜的影响。显然，服用药物的详细信息对于病理医师评估子宫内膜至关重要，然而，这些信息常常不完整或者根本未被告知给病理医师。因此，病理医师在评估子宫内膜时，应时刻警惕是否有外源性激素类制剂的用药史，尤其是子宫内膜的形态与正常月经周期或者绝经后的表现不相符时。

7.5.2.1　单用雌激素的激素替代治疗的影响

有多种人工合成雌激素类制剂被广泛用于绝经期和绝经后女性，以缓解更年期症状。对保留子宫的女性禁忌选择单用雌激素（无对抗雌激素）的激素替代治疗（HRT），因为这种治疗方式有导致子宫内膜增生性病变（包括子宫内膜增生和子宫内膜样腺癌）的风险。正因为如此，单用雌激素的 HRT 极少用于保留子宫的女性。用药后的子宫内膜有多种多样的形态学特征，可出现增殖活性，类似于紊乱增殖期子宫内膜、任何类型的子宫内膜增生或子宫内膜样腺癌等（The Writing Group for the PEPI Trial 1996）。同时，也可以伴有表面崩解和上皮细胞的胞质改变，包括鳞状化生和纤毛细胞化生。发生恶性肿瘤的风险随着用药剂量的增加和治疗时间的延长而升高，所发生的腺癌通常是低级别的早期癌，但也不尽然。接受 1 年的无对抗雌激素治疗的女性中约有 20% 的人发生子宫内膜增生。"绝经后雌激素、孕激素干预（PEPI）试验"得出的结论是：单用雌激素治疗的女性，其子宫内膜增生的发病率增高，分别是 27.7%（简单性增生）、22.7%（复杂性增生）和 11.7%（非典型增生），明显高于安慰剂对照组。有报道称，接受无对抗雌激素治疗的女性发生子宫内膜癌的风险比是 2.3~10.0（Grady et al. 1995；Paganini-Hill et al. 1989），这种风险在雌激素治疗停药后的许多年内仍长期存在（Brinton et al. 1993；Shapiro et al. 1985）。单用雌激素类制剂也可以导致子宫内膜异位症的患者发生增生性改变、恶性前病变及恶性病变。因此，对已

知患有子宫内膜异位症的子宫切除患者，应当慎用无对抗雌激素类药物。

7.5.2.2　雌激素和孕激素联合替代治疗的影响

由于无对抗雌激素的潜在副作用，大多数保留子宫的女性采用雌激素和孕激素联合的激素替代治疗。雌激素和孕激素联合使用分为序贯给药法和连续给药法。序贯（循环）给药方案有多种，通常先每天用雌激素，坚持 21~25 天或 1 个月，其后 10~13 天，每天同时加用孕激素。这种方案会引起撤退性出血。连续给药方案即每天联合使用雌激素和孕激素，应用该方案，前 6 个月可能会发生突破性出血，但之后出血通常会停止。接受序贯或连续方案的患者可在出现意外出血时进行子宫内膜活检，或将其作为日常监测的一部分。子宫内膜的组织学表现和出血方式并无相关性。接受序贯疗法的女性其子宫内膜会表现出萎缩、分泌活性或微弱的增殖活性。如果在雌激素治疗周期内取活检，增殖活性会很明显；如果在孕激素治疗期间取活检，往往可见腺体的分泌活性不足，表现为胞质空泡化、腺腔内有少量分泌物，也可见到局部腺体和间质崩解。序贯给药模式并不能完全消除无对抗雌激素治疗相关的腺癌发生风险；与序贯激素替代治疗相关的子宫内膜增生的发病率为 5.4%，非典型增生的发病率为 0.7%（Sturdee et al. 2000）。需要指出的是，激素替代治疗最常用于绝经后女性，而这一年龄组女性本身就有一定的子宫内膜增生和子宫内膜癌的基础发病率。采用连续联合给药疗法后，子宫内膜一般表现为萎缩（图 7.41）或微弱的分泌反应，很多病例活检时只能取得极少组织。采用连续联合激素替代治疗并不增加子宫内膜增生性病变的患病风险（Nand et al. 1998），而且这种方法实际上可以预防子宫内膜增生和子宫内膜癌的发生和发展，并使复杂性增生的子宫内膜正常化（Feeley et al. 2001；Staland 1981；The Writing Group for the PEPI Trial 1996）。然而，来自女性健康项目

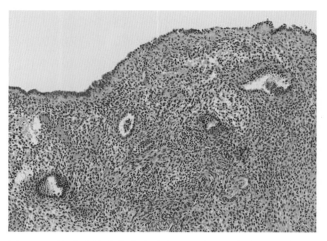

图 7.41　接受连续联合激素治疗的患者的子宫内膜。子宫内膜通常表现为萎缩

（Women's Health Initiative）的资料显示，长期采用联合激素替代治疗的患者发生乳腺癌和卵巢癌的风险增加（Anderson et al. 2003）。在采用联合激素替代治疗的女性中，子宫内膜息肉相对多见，且接受序贯疗法的女性似乎比接受连续疗法的女性更多见（Feeley et al. 2001）。

7.5.2.3　单用孕激素类药物的影响

化学结构类似于孕酮的多种合成药统称为孕激素，它们的应用范围广泛，可单用或与雌激素同时使用。口服或全身应用单一孕激素通常用于治疗异常子宫出血，有抑制排卵和抑制子宫内膜生长的作用。孕激素也用于下列情况，如子宫内膜异位症、避孕及对他莫昔芬使用者子宫内膜的防护。孕激素对不同患者的子宫内膜的影响并不相同，这取决于治疗时患者自身雌激素的起始水平和所用孕激素的类型、剂量及治疗周期。典型的表现是子宫内膜腺体萎缩和间质前蜕膜化或蜕膜化（有时称之为假蜕膜化）。最常见的变化是腺体呈小管状、萎缩，衬覆立方上皮，核小而圆，胞质稀少，有时也可以见到不充分的分泌反应。间质增宽，由前蜕膜化或蜕膜化细胞组成，胞质丰富、呈嗜酸性（图 7.42），伴有颗粒样淋巴细胞浸润；其表现与子宫内膜炎非

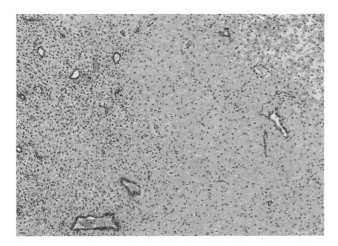

图 7.42　应用单一孕激素类药物的患者的子宫内膜。子宫内膜间质膨胀、增宽，由前蜕膜化细胞组成

常类似，但浆细胞缺如。显著蜕膜化最常见于高剂量孕激素治疗后，在活检标本中表现为大量的息肉状组织碎片，组织表面常有崩解伴中性粒细胞浸润，这些表现也与子宫内膜炎类似。个别情况下，可能由于间质膨胀而血供不足，一些息肉样组织碎片会完全坏死。有时，蜕膜化间质细胞可出现大小和形态不一的深染细胞核，这种情况常令人警觉。如果间质有黏液样变和胞质空泡化而出现印戒细胞样外观，非常类似于印戒细胞癌，就会更令人担心。当孕激素剂量较低时，间质细胞可能不表现为前蜕膜化和蜕膜化。与曼月乐节育器（一种含有孕激素的宫内节育器）相关的形态学变化将在下文讨论（见"7.10.1　宫内节育器的影响概述"）。

7.5.2.4　未用外源性激素时的孕激素样作用

有时，未使用孕激素的患者的子宫内膜也会表现出与应用孕激素后相同的变化，即腺体萎缩和间质蜕膜化。这种情况常常发生在绝经前和绝经后的女性（Clement et al. 1988），大多数病例的病因不明。很多其他的病例可能继发于持续性功能黄体或未破裂的黄素化滤泡，后者表现为滤泡发育但未排卵，其粒层细胞和卵泡膜细胞持续性黄素化而产生孕激素。或许这些变化是局部机械性因素的结果而

非对孕激素的反应。这类机械刺激（包括活检或宫内节育器的存在）导致子宫内膜前蜕膜化或蜕膜化的病例较罕见。极为罕见的病例中，这种改变继发于卵巢或其他部位的可分泌孕激素的肿瘤。

7.5.2.5　促性腺激素释放激素激动剂的影响

促性腺激素释放激素激动剂（GnRHa），包括醋酸布舍瑞林、醋酸戈舍瑞林和醋酸亮丙瑞林。这些药物通常用于治疗子宫肌瘤和子宫内膜异位症。它们对腺垂体的初始刺激可增加黄体生成素（LH）和卵泡刺激素（FSH）的生成，进一步用药会导致垂体对 GnRH 的敏感性降低，继发 LH 和 FSH 的生成减少，进而卵巢雌激素生成减少而形成低雌激素状态。最终结果是子宫肌瘤体积缩小，症状减轻，由此可以选择子宫肌瘤剔除术而不必做子宫切除术，或者选择经阴道的子宫切除术而不必经腹部切除子宫。使用 GnRHa 的患者的子宫内膜的典型表现是腺体萎缩、呈小管状，有时腺体可表现出微弱的增殖活性。如果将 GnRHa 与孕激素联合使用，子宫内膜间质可表现为蜕膜化。

7.5.2.6　雄激素的影响

有几种雄激素被广泛使用，例如达那唑和替勃龙。这类药物主要用于治疗子宫内膜异位症、月经过多或子宫内膜增生，或作为激素替代治疗的治疗药物。在雄激素治疗早期，腺体表现为微弱的分泌反应，但是随着治疗的进行，子宫内膜逐渐萎缩（Marchini et al. 1992）。

7.5.2.7　孕激素受体调节剂的影响

孕激素受体调节剂（progesterone receptor modulator，PRM）属于合成药物，通过与孕激素受体相互作用来抑制或刺激其下游激素反应。孕激素受体拮抗剂已经用于避孕，以及治疗子宫平滑肌瘤病或者子宫内膜异位症。PRM 对子宫内膜的影响已有描述（Mutter et al. 2008）。虽然有些病例的

子宫内膜表现为静止或正常周期状态，但另外一些病例中，子宫内膜间质和上皮生长不协调，腺体明显呈囊状扩张，雌激素性（核分裂）和孕激素性（分泌）反应混合存在。血管的变化包括出现鸡爪样血管和厚壁扩张血管。这些独特的变化称为 PRM 相关的子宫内膜变化。

7.5.2.8　他莫昔芬的影响

　　他莫昔芬属于非类固醇类三苯乙烯类化合物（合成雌激素）类药物，广泛用于乳腺癌的辅助治疗，属于选择性雌激素受体调节剂（SERM），可以延长乳腺癌患者的整体生存期和无瘤生存期，降低对侧乳腺发病的可能性，减少有明显家族史的无症状女性患乳腺癌的风险。美国乳腺与肠道外科辅助治疗研究组（NSABP）乳腺癌预防研究证实，以 20 mg/d 连续服用他莫昔芬 5 年，可以将高危型女性患乳腺癌的风险降低 49%（Fisher et al. 1998）。

　　他莫昔芬治疗乳腺癌的作用机制是竞争性结合雌激素受体，从而产生抗雌激素效应。但是，他莫昔芬同时也产生微弱的雌激素效应而影响子宫内膜（Ismail 1994，1999；Seidman et al. 1999）。他莫昔芬对子宫内膜的影响似乎取决于绝经状态及其使用剂量和持续时间。经阴道超声检查显示，接受他莫昔芬治疗的绝经后患者，其子宫内膜厚度明显大于同年龄对照组未使用他莫昔芬者（Cheng et al. 1997）。他莫昔芬治疗组良性绝经后子宫内膜与未用药的对照组比较，前者显示出较高的 Ki-67 增殖指数（Hachisuga et al. 1999）。他莫昔芬治疗可以导致一系列的子宫内膜增生性病变，包括子宫内膜息肉、简单性增生、复杂性增生、非典型增生和腺癌。与他莫昔芬相关的其他类型的恶性肿瘤也有报道。由于服用他莫昔芬的人群主要是绝经后女性，所以关于此药对子宫内膜的副作用的资料中，副作用大多见于这一年龄组的人群。

　　绝经后服用他莫昔芬的非肿瘤患者，其子宫内膜一般表现为萎缩，但有些病例中，子宫内膜也有

增殖活性。间质通常是纤维性的，因此，服用他莫昔芬的患者在子宫内膜活检时取到的标本经常为极少量组织。间质纤维化可以使腺管阻塞而扩张，间质蜕膜化一般继发于同时使用孕激素的情况（Cohen et al. 1996）。服用他莫昔芬的患者最常见的特征性子宫内膜病变是子宫内膜息肉，后者可以单发或多发，也可以出现子宫内膜增生，这样就会出现息肉样和非息肉样子宫内膜并存的情况。他莫昔芬相关的子宫内膜息肉并没有特别的诊断特征，但这种息肉一般比散发性息肉大。腺体周围间质密集、伴有腺腔内息肉样突起的鹿角形腺体沿息肉长轴排列、间质水肿伴有黏液样变及上皮化生等特征均比散发性息肉更常见（Kennedy et al. 1999；Schlesinger et al. 1998），但上述特征在散发性息肉中也都可以见到（图 7.43）。他莫昔芬相关性息肉可以发生癌变，表现为子宫内膜样癌或浆液性癌。浆液性癌可能的前驱病变——浆液性子宫内膜上皮内癌（浆液性 EIC）也可累及他莫昔芬相关性息肉（McCluggage et al. 2003b；Silva et al. 1990）。在罕见的报道中，乳腺癌（通常是小叶癌）可转移至他莫昔芬相关性子宫内膜息肉中（Houghton et al. 2003）。

　　如前文所述，子宫内膜癌的发生可能与他莫昔芬有关。普遍接受的观点是，服用他莫昔芬的患者

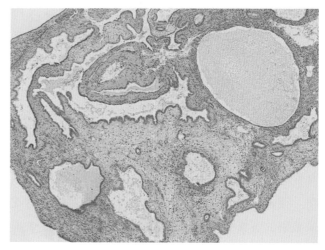

图 7.43　他莫昔芬相关性息肉。常可见伴有息肉样突起的鹿角形腺体、上皮化生性改变及局灶性间质黏液样变

发生子宫内膜癌的风险是同年龄组未用药女性人群的 2~3 倍。长期服用他莫昔芬或有较高的累积剂量的女性的患病风险可能最高。由于大多数与雌激素刺激相关的子宫内膜癌是低级别子宫内膜样癌，所以据此推测与他莫昔芬相关的子宫内膜癌也具有类似的形态。虽然有些研究支持这一论点（Turbiner et al. 2008），然而也有其他研究指出，包括浆液性癌和癌肉瘤（实际上是化生性癌或伴肉瘤化生的癌）（McCluggage 2002）在内的高级别子宫内膜癌更常见于服用他莫昔芬的患者，这些癌的发生并不是继发于雌激素刺激，而是由其他一些机制（例如 DNA 加合物形成）引起的（McCluggage et al. 2000c；Shibutani et al. 2000）。

服用他莫昔芬的患者发生子宫平滑肌肉瘤、子宫内膜间质肉瘤、子宫腺纤维瘤和腺肉瘤的病例也偶有报道（Clement et al. 1996；Huang et al. 1996；McCluggage et al. 1996）。当然，因为他莫昔芬应用范围广泛，这类合并症的发生也可能是巧合。子宫腺肌病更常见于服用他莫昔芬的绝经后患者（Cohen et al. 1997），病变可呈不常见的形态学特征，例如间质纤维化、腺体膨胀及上皮化生（McCluggage et al. 2000a）。另外，服用他莫昔芬也能使子宫平滑肌瘤快速增大。

其他选择性雌激素受体调节剂（如雷洛昔芬）在乳腺癌治疗中也有与他莫昔芬相似的作用。相对于他莫昔芬，这些药物似乎是单纯的雌激素拮抗剂，缺乏微弱的雌激素激动剂作用，不会导致子宫内膜增生性病变（Delmas et al. 1997）。

7.5.2.9　紫杉烷类药物的影响

紫杉烷类药物（如紫杉醇）常常用作乳腺癌、卵巢癌和肺癌的一线化疗药物。紫杉烷类药物通过促进微管蛋白合成微管并抑制微管分解而起作用。除了有大量的停滞于中期的环形核分裂象外（Irving et al. 2000），紫杉烷类药物对于子宫内膜形态学特征的影响很少有报道。与其相关的类似形态学特征在其他器官（如胃肠道）中也能见到。

7.6　化生性改变

7.6.1　子宫内膜上皮化生（上皮细胞质改变）

子宫内膜上皮化生是非肿瘤性的改变（虽然化生也可以同子宫内膜增生或癌共存，但化生本身是非肿瘤性的），是指正常子宫内膜上皮被另一种不同类型的分化上皮局灶性地或广泛地取代。子宫内膜中可以见到各种类型的上皮化生，提示衍生于米勒管的上皮具有分化成米勒系统任何其他上皮的能力。各种上皮化生通常是并存的。就某些变化来说，"化生"是一个不恰当的术语，从严格意义上讲，化生是指一种上皮替代另一种上皮，而前一种上皮正常情况下并不存在于该器官（Hendrickson et al. 1980）。出于这个原因，一些作者宁愿用"上皮细胞质改变"这一术语，而不用"化生"一词。

化生通常累及非分泌状态的子宫内膜并且常与雌激素过多有关。子宫内膜息肉中常见化生。其他相关因素包括外源性激素治疗（尤其是无对抗雌激素疗法）、放置宫内节育器、慢性子宫内膜炎和子宫积脓。后两种情况与鳞状上皮化生关系密切，还有些病例没有明显的诱因。有研究提示，用孕激素治疗子宫内膜增生和子宫内膜样腺癌可能导致恶性病变及其前驱病变中发生各种类型的上皮化生（Wheeler et al. 2007）。化生本身不引起临床症状，但如果伴有子宫内膜增生和子宫内膜癌，那么就会出现与这些病变相关的异常出血（McCluggage 2003）。

特别要提出的是，子宫内膜上皮化生倾向于并发子宫内膜增生（Carlson et al. 2008）或子宫内膜样腺癌。鳞状化生和黏液性化生在子宫内膜样腺癌中尤其常见。在这种情况下，于组织学谱系的较低端，化生伴轻度复杂性腺体与子宫内膜增生合并化生可能难以区分。因为化生本身没有癌前病变的潜能，故区分二者相当重要，推荐使用的诊断标准等同于无化生的子宫内膜增生（见第 8 章）。

有些上皮化生，例如透明细胞化生和乳头状合体细胞化生，需要与 II 型子宫内膜癌或浆液性 EIC 相鉴别。免疫组化对这些病例的鉴别有价值，浆液性 EIC 和 II 型子宫内膜癌中通常有细胞核 p53 弥漫性强阳性反应，而 ER 一般呈阴性或弱阳性。与此相反，大多数化生上皮呈 ER 阳性，而 p53 呈弱的异质性反应模式（Quddus et al. 1999）。小部分子宫内膜上皮细胞核的 p63 免疫反应呈阳性，据推测这些细胞是储备细胞或基底细胞，也是各种化生上皮的起源（O'Connell et al. 2001）。

7.6.1.1 鳞状化生

鳞状化生是子宫内膜上皮化生的最常见形式之一。鳞状化生通常只是局灶性改变，但偶尔也会出现广泛性鳞状化生伴腺腔闭塞，以致难以评价原有的腺体成分，特别是桑葚样鳞状化生（见下文）。鳞状化生常见于子宫内膜样腺癌和子宫内膜增生，要通过仔细检查腺体成分来排除这些病变。鳞状化生也见于子宫内膜息肉中。

鳞状化生分为 2 型，即典型的鳞状化生和桑葚样化生，二者有时共存。典型的鳞状化生的特征是明显的鳞状分化细胞成片排列，可见细胞间桥、细胞膜清晰或角化（图 7.44），有时还可见角化物引起的组织细胞和巨细胞反应。罕见情况下，典型的鳞状化生累及大部分或全部子宫内膜表面，以至宫腔内表面广泛被覆鳞状上皮，这种情况称为子宫鱼鳞病。这种情况最常继发于长期子宫颈阻塞或慢性炎症。子宫鱼鳞病的鳞状上皮一般呈正常表现，但在极少的情况下，也会有尖锐湿疣或上皮内肿瘤的特征（Stastny et al. 1995）。病变罕见延伸并累及输卵管和卵巢，罕见进展为浸润性鳞状细胞癌（Takeuchi et al. 2012）。

桑葚样鳞状化生具有特殊的形态结构，因其类似于桑葚的三维立体结构而得名（Dutra 1959）。

桑葚样化生由圆形细胞团或成片的合体细胞样细胞组成，这些细胞团或细胞常充满腺腔（图 7.45）。细胞核位于中央，形态温和，呈圆形、卵圆形或纺锤形，分布均匀，有时可见小核仁。一些细胞核可能包含光镜下清楚可见的富有生物素的包涵体。细胞边界不清，核分裂象少见或缺乏，可以出现中央坏死。桑葚样化生是否确属鳞状化生还存在分歧，因为桑葚球中缺乏典型鳞状化生的形态学特征，例如角化、细胞间桥及明显的细胞膜。免疫组化染色时，桑葚样化生也显示出一些不同于典型鳞状成分的免疫表型。桑葚样化生中，β-catenin 呈细胞核和胞质阳性（图 7.46）（Brachtel et al. 2005；Saegusa

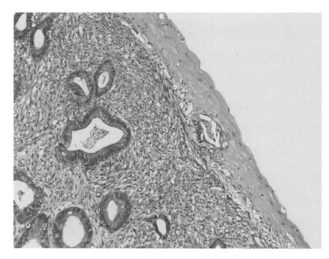

图 7.44 子宫内膜的鳞状化生。典型鳞状化生显示清楚的鳞状分化特征，有界限清楚的细胞膜

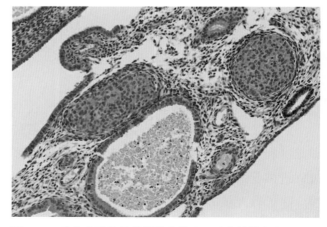

图 7.45 子宫内膜的桑葚样鳞状化生。桑葚样鳞状化生由充满腺腔的圆形细胞团或成片的合体细胞样细胞组成

et al. 2001），而在典型鳞状化生中总是呈细胞膜阳性（Houghton et al. 2008）。伴有桑葚样化生的子宫内膜增生性病变常有 β-catenin 基因突变，这导致了胞质和细胞核的免疫反应表型。桑葚样化生通常呈 ER 和 p63 阴性（Chinen et al. 2004）、CD10 弥漫阳性（Chiarelli et al. 2006）、肠转录因子 CDX2 细胞核阳性（图 7.47）（Houghton et al. 2008；Wani et al. 2008）。有证据表明桑葚样化生继发于 β-catenin 基因突变。相反，典型的鳞状化生通常呈 ER、p63 和 CD10 阳性，而 CDX2 阴性。根据免疫表型可以推论：桑葚样化生没有鳞状化生的确切免疫组化证据，但不成熟的鳞状特征不

能排除（Houghton et al. 2008）。因此有人称之为桑葚样化生，以替代桑葚样鳞状化生这一术语。

7.6.1.2 黏液性化生

黏液性化生是子宫内膜上皮化生中相当少见的一种形式，最常见于癌前病变和恶性病变，也可见于子宫内膜息肉。如果子宫内膜上皮细胞被大量胞质内含有黏液的细胞所取代，类似于子宫颈管细胞，即可将其诊断为黏液性化生（图 7.48）。正常子宫内膜的上皮细胞可含有少量的细胞内黏液，尤其是分布于朝向腺腔的部位，但出现大量胞质内黏液时应当诊断为黏液性化生。子宫内膜中的肠上皮化生偶有描述，其黏液性上皮中可见杯状细胞（Wells et al. 1989）。在一些没有形态学证据的肠上皮化生病例中，可以通过黏蛋白染色来鉴别肠型黏液（McCluggage et al. 1995）。

不伴有恶性或癌前腺体增生的黏液性化生中常有小的微乳头状突起，细胞核小而一致，核分裂象罕见或缺乏。重要的是，子宫内膜的旺炽性黏液性增生是黏液腺癌的特点，即使有子宫肌层的浸润，细胞学改变也可相对温良，几乎没有核分裂活性。因此，子宫内膜复杂性黏液性增生就存在特别的诊断难题，尤其是活检标本（Vang et al. 2003）。根据子宫内膜形态结构的复杂程度及其与潜在子宫内

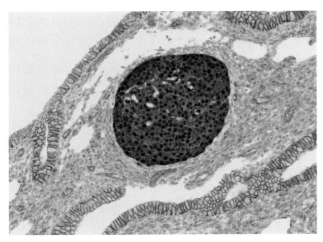

图 7.46 桑葚样鳞状化生中 β-catenin 免疫染色阳性。β-catenin 呈细胞核和细胞质阳性

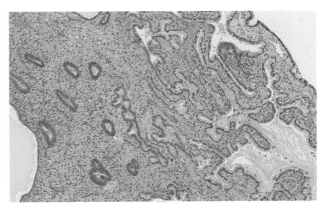

图 7.48 子宫内膜黏液性化生。局灶细胞含有丰富的黏液性细胞质

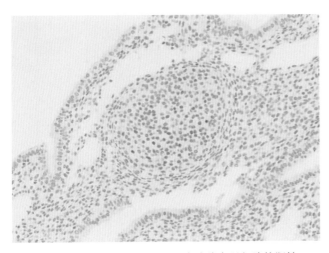

图 7.47 桑葚样鳞状化生中 CDX2 免疫染色呈细胞核阳性

膜腺癌的关系，子宫内膜黏液性增生可分为 3 类（Nucci et al. 1999）。在子宫内膜活检标本中，形态结构中具有任何程度的复杂性黏液增生时都应当考虑高分化黏液腺癌，并使用"子宫内膜复杂性黏液性增生"这一术语，可在评注中说明子宫存在高分化黏液腺癌的显著风险。罕见情况下，子宫内膜黏液性化生伴发于女性生殖道其他部位（如子宫颈管和卵巢）的黏液性病变，可能是区域效应的一种表现（Baird et al. 1991），或者发生于 Peutz-Jeghers 息肉综合征患者（Tantipalakorn et al. 2009）。

7.6.1.3 纤毛细胞化生（输卵管上皮化生）

子宫内膜的表面上皮，尤其是处于增殖期的表面上皮中，出现纤毛上皮细胞是正常的。只有当一个或多个子宫内膜腺体内含有纤毛细胞时才诊断为纤毛细胞化生，这些纤毛细胞可以散在分布于非纤毛细胞中，也可以广泛存在并衬覆于大部分腺腔内面（图 7.49）。化生的纤毛细胞形态温和，核呈圆形、轻度复层，有小核仁，通常含有丰富的嗜酸性细胞质。纤毛细胞化生与雌激素刺激密切相关。如同其他类型的上皮化生一样，纤毛细胞可以存在于非肿瘤性、增生性和恶性子宫内膜中。是否存在子宫内膜增生或癌可以通过常用的指标来评估。

7.6.1.4 透明细胞化生

透明细胞化生罕见，其特征是子宫内膜上皮细胞被含有大量透明胞质的细胞所取代（图 7.50）。这也是妊娠期的特征之一，与 Arias-Stella 反应有重叠。透明细胞化生可能被误诊为透明细胞癌，尤其是在活检标本中。鉴别要点在于透明细胞化生的细胞核形态温和，并且子宫内膜腺体的结构和分布正常。其他支持透明细胞化生而不是透明细胞癌的特征包括病变局限、没有肉眼可见的肿瘤、没有间质浸润，并且呈 ER 强阳性。一部分（但非全部）子宫内膜透明细胞癌呈 ER 阴性。

7.6.1.5 鞋钉样细胞化生

鞋钉样细胞化生或鞋钉样细胞改变罕见，其特征是细胞顶部出现圆形泡状突起，可累及子宫内膜表面或者突入腺腔内（图 7.51；译者注：细胞核往往位于顶部泡状突起内，形似钉头）。鞋钉样细胞化生可能是子宫内膜刮除术后的修复现象，也可见于子宫内膜息肉表面。鞋钉样细胞化生亦可发生于妊娠时。某些透明细胞癌中也可见鞋钉样细胞，需要进行鉴别。鞋钉样细胞化生同透明细胞癌的鉴别标准类似于透明细胞化生与透明细胞癌的鉴别标准。

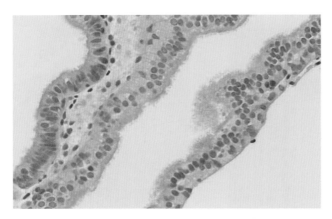

图 7.49 子宫内膜纤毛细胞化生。子宫内膜腺体衬覆纤毛细胞，后者含丰富的嗜酸性细胞质

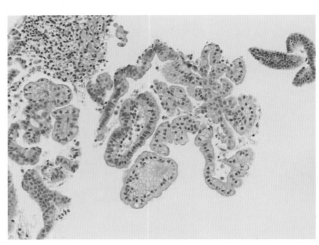

图 7.50 子宫内膜透明细胞化生。子宫内膜腺体被含有大量透明细胞质的细胞取代

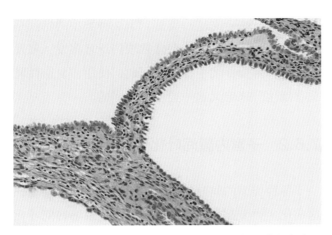

图 7.51　子宫内膜鞋钉样细胞化生。显示子宫内膜息肉表面的鞋钉样细胞

7.6.1.6　嗜酸性（嗜伊红性、嗜酸细胞）化生

嗜酸性化生或嗜伊红性化生较常见，特征是出现含有大量嗜酸性胞质的上皮细胞（图 7.52）。细胞质可呈颗粒状，此时称为嗜酸细胞化生，曾经也称为粉红细胞化生。超微结构示细胞质内出现大量线粒体，类似于其他器官的嗜酸细胞的特征。纤毛细胞化生也常有丰富的嗜酸性胞质，与嗜酸性化生有所重叠。嗜酸性化生的上皮细胞的细胞核可以出现明显的非典型性，类似于其他器官嗜酸细胞常见的退变性核非典型性。主要需要鉴别的是子宫内膜样腺癌的嗜酸性亚型，鉴别要点为嗜酸性化生缺乏肉眼可见的病变，并保留正常的腺体结构。

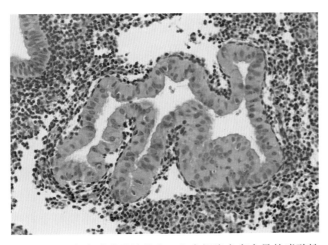

图 7.52　子宫内膜嗜酸性化生。上皮细胞含有大量的嗜酸性细胞质

7.6.1.7　乳头状合体细胞化生

乳头状合体细胞化生是一种误称，因为它不是真正的化生，而是与月经期或非月经期子宫内膜表面破溃相关的一种退变或修复现象。然而，乳头状合体细胞化生这一术语已被广泛使用，所以仍然在此讨论。同义词包括嗜酸性合体细胞改变和表面合体细胞改变。有研究显示，乳头状合体细胞化生的增殖活性和核分裂指数均较低，属于变性和退化现象（Shah et al. 2008）。乳头状合体细胞化生常见，其特征是子宫内膜上皮细胞形成小灶合体细胞样或者微乳头状增生，其中可含有小腺腔，缺乏间质支撑，没有纤维血管间质轴心（图 7.39）。细胞质通常呈嗜酸性，常伴有中性粒细胞浸润。也可有轻度核非典型性，少数病例中可见核分裂象。乳头状合体细胞化生同浆液性腺癌及浆液性 EIC 的鉴别前文已讨论过。另一个重点是，类似于乳头状合体细胞化生的局灶性改变可以发生在子宫内膜样腺癌表面。乳头状合体细胞化生仅限于子宫内膜表面，并伴有其他相关的形态学特征，例如凋亡碎屑、中性粒细胞浸润、腺体融合和间质崩解，从而可与子宫内膜样乳头状腺癌或浆液性癌相鉴别。

7.6.1.8　Arias-Stella 反应

Arias-Stella 反应前文已介绍过，其发生几乎总是与妊娠（包括宫内妊娠和异位妊娠）或滋养细胞疾病相关，少数情况下是激素（尤其是孕激素）治疗后的继发性改变。个别病例则无明显诱因（Dhingra et al. 2007）。最重要的鉴别诊断是透明细胞癌。如果已知患者妊娠，或可见妊娠相关的其他形态学特征，如间质蜕膜化等，则 Arias-Stella 反应的诊断一般比较简单。Arias-Stella 反应只累及先前存在的正常子宫内膜腺体，没有间质浸润，也没有占位性病变。虽然有核增大和核非典型性，但是核质比不高。

7.6.1.9　子宫内膜乳头状增生

子宫内膜乳头状增生通常发生于绝经后女性，其特征包括具有纤维血管轴心的乳头结构，并有不同程度的乳头分支和细胞簇形成（图 7.53）。乳头被覆上皮的细胞核形态温和（Lehman et al. 2001）。虽然乳头状增生并不属于严格意义上的化生，但是因为乳头状增生中通常都有上皮化生（包括最常见的黏液性化生、嗜酸性化生或纤毛细胞化生），因此，在此一并讨论。乳头有时完全位于囊内（乳头伸入囊性扩张的子宫内膜腺体内），另一些病例中，乳头累及子宫内膜表面。乳头状增生最常见于子宫内膜息肉的表面，在一些病例中呈旺炽性增生。这些现象可能与激素类药物相关，有可能误诊为子宫内膜样腺癌或浆液性腺癌，尤其是未发现潜在的息肉或息肉的形态不明显时。了解上述现象并认识到乳头状增生通常发生于子宫内膜息肉这一特点是鉴别诊断的重要线索，但子宫内膜样癌和浆液性癌确实都可以起源于并局限于息肉中。缺乏核非典型性有助于排除腺癌。也有人认为，这种乳头状增生是与上皮化生密切相关的一种增生形式。

依据结构的复杂性和增生程度，乳头状增生可进一步分为 2 种类型（Ip et al. 2013）。第 1 种类型的特征是乳头结构单一、短小，无明显分支，结局通常良好。因此，有人建议使用"子宫内膜良性乳头状增生"来定义这一类型。第 2 种类型的特征是乳头结构相当复杂，病变常常较广泛且多发，复发风险高，常合并发生腺癌。因此，使用"复杂性乳头状增生"来定义这一类型是恰当的。

7.6.2　子宫内膜间叶化生

各种类型的间叶化生均可累及子宫内膜间质，这些化生类型都很罕见。有 2 种理论来解释间叶化生的发生机制：源于子宫内膜间质的化生，或者源于流产或器械操作后的胚胎残余。间叶化生组织应当与癌肉瘤或子宫其他肿瘤中的异源性间叶成分相鉴别。

7.6.2.1　平滑肌化生

这是子宫内膜中最常见的间叶化生。鉴于子宫内膜间质和平滑肌细胞有共同的胚胎起源，一般认为子宫内有一种多能干细胞，它具有分化为子宫内膜间质和平滑肌的能力，由此可以解释子宫内膜间质和平滑肌组成的混合性肿瘤的发生。子宫内膜间质中夹杂小灶平滑肌的情况并不少见，这样的病灶有时称为子宫内膜内平滑肌瘤。有些子宫内膜内的平滑肌结节可能是由正常子宫内膜和肌层的不规则连接导致的，而另一些却反映了子宫内膜间质分化为平滑肌的能力。

7.6.2.2　软骨化生和骨化生

罕见情况下，子宫内膜活检标本中可发现局灶性良性软骨和骨组织，它们或位于子宫内膜间质，或游离于子宫内膜组织中（Bahceci et al. 1996）。大多数病例中软骨和骨可能是胚胎源性，尤其是在有流产史的年轻女性的子宫内膜组织中发现的那些。其他病例中，软骨或骨是真正的化生。子宫内膜癌的间质中也罕见软骨和骨组织。不要将子宫内膜癌中的良性软骨或骨化生误诊为癌肉瘤中异源性肉瘤样成分。罕见情况下，子宫内膜骨化与子宫腔

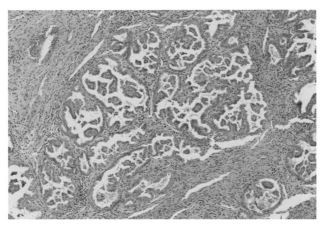

图 7.53　子宫内膜乳头状增生。子宫内膜息肉表面的乳头状突起被覆形态温和的上皮细胞

粘连综合征（Asherman 综合征）相关。

7.6.2.3　神经胶质化生

子宫内膜中出现神经胶质的情况极为罕见。大多数病例的子宫内膜中的神经胶质（必要时可用免疫组化 GFAP 阳性确认）是先前流产的结果。支持这一观点的根据是在子宫内膜中还可以发现软骨或骨等其他成分。

7.6.2.4　脂肪化生

化生的脂肪组织罕见于子宫内膜间质和子宫内膜息肉的间质中。如果子宫内膜活检或刮除术标本中有脂肪组织，必须高度警惕有子宫穿孔的可能性。子宫内膜活检标本中出现的脂肪组织还可能来源于脂肪瘤、脂肪平滑肌瘤、含有脂肪组织的错构瘤（McCluggage et al. 2000b）或癌肉瘤。

7.6.2.5　髓外造血

罕见情况下，子宫内膜中可见髓外造血灶，通常与潜在的造血疾病相关，偶尔也可能是残余的胚胎组织（Creagh et al. 1995）。

7.7　子宫内膜息肉

子宫内膜息肉比较常见，在因异常子宫出血而接受子宫内膜活检的患者中，有 2%~23% 的病例有子宫内膜息肉（Schindler et al. 1980）。目前认为息肉与某些原因引起的雌激素过多有关，常发生于围绝经期女性，可能是因激素的影响而继发子宫内膜基底层局限性增生所致。接受激素替代治疗的患者，无论是联合用药还是单用雌激素，子宫内膜息肉的患病率均升高。使用他莫昔芬也会增加发生子宫内膜息肉的风险（见 "7.5.2.8　他莫昔芬的影响"）。分子学研究证实，许多子宫内膜息肉表现为单克隆性子宫内膜间质的过度生长（通常为 6 号染色体异常所致），并通过尚未明确的间质 – 上皮

作用，诱导多克隆性良性腺体增殖（Dal Cin et al. 1992；Fletcher et al. 1992）。

子宫内膜息肉可单发或多发，可表现为无蒂或广基、有蒂，或通过细长的茎附于子宫内膜，通常表面光滑，切面上可见小囊。子宫内膜息肉可发生于子宫的任何部位，包括子宫下段，但以底部最多见。体积大的息肉可以充满子宫腔，并且延伸到子宫颈管。

如果妇科医师已经知道有息肉并将其完整切除，同时告知病理医师这些情况，那么息肉的病理学诊断通常很容易。偶尔，妇科医师认为有息肉存在，但组织学检查却显示为周期性子宫内膜，并且通常为分泌期子宫内膜，这表明分泌旺盛的子宫内膜会有息肉样外观。很多情况下，妇科医师并没有意识到有息肉，活检取样的组织呈碎片状，这种由息肉和非息肉的子宫内膜混杂组成的组织碎片使诊断变得较为困难。对于因异常出血而活检的病例，病理医师应考虑到息肉的可能性。低倍镜下，诊断的最初线索通常是正常周期性或萎缩性子宫内膜片段与形态不同的片段的混合。以下是子宫内膜息肉的组织学特征，但是这些特征并不一定全部出现在每个病例中。

（1）碎片状的息肉组织有 3 面被覆着上皮。

（2）腺体位于息肉性间质内。息肉性间质与非息肉性间质的质地不同。与非息肉性组织碎片中的间质相比，息肉性间质的纤维化常常更明显，但并非总是如此，有时呈显著的透明变性（图 7.54）。

（3）腺体结构异常，腺腔扩张，有时可见轻度腺体拥挤（图 7.55）。

（4）腺体形态不同于其周围的子宫内膜。例如，非息肉性子宫内膜处于分泌期，而息肉内腺体萎缩、分泌不足或有增殖活性。

（5）厚壁间质血管聚集（图 7.56）。

息肉中的腺体通常是子宫内膜样型，常有化生性改变，包括纤毛细胞化生、嗜酸性化生、黏液性化生和鳞状化生。息肉腺体可能萎缩，但常常具有

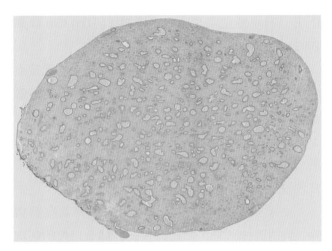

图 7.54　子宫内膜息肉。扩张的腺体位于纤维化间质中

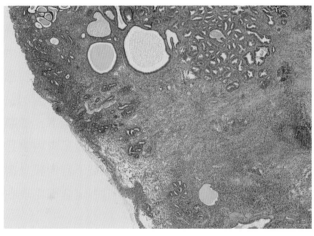

图 7.55　子宫内膜息肉。部分子宫内膜息肉中有腺体轻度拥挤现象

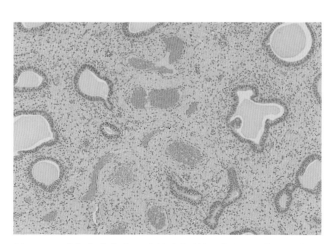

图 7.56　子宫内膜息肉。成簇聚集的间质厚壁血管是子宫内膜息肉的一个特征

增殖活性，即使患者已绝经或周围子宫内膜萎缩时也是如此。虽然绝经后女性的息肉中出现增殖活性并无临床意义，但在病理报告中有必要注明是否存在非息肉性子宫内膜及后者是否具有增殖活性。息肉性间质的纤维化程度常常比非息肉性间质更加明显，但也不是完全如此，有些息肉中间质致密、细胞丰富，类似于正常增殖期的子宫内膜。如前文所述，成簇的厚壁间质血管是子宫内膜息肉的一个特征，但有时也可以看到扩张的薄壁血管。

有些学者把子宫内膜息肉分为多种类型，如增殖期/增生型（增殖期腺体，有时较拥挤）、萎缩型（萎缩性腺体）和功能型（息肉腺体类似于周围正常月经周期的子宫内膜腺体）。然而，这些类型往往是相互重叠的，因此诊断为某种特定类型的息肉非常困难，而且区分这些不同类型没有临床意义。有些息肉起源于子宫下段和子宫颈管的连接处，同时含有子宫颈管腺体和纤毛化的子宫下段腺体。

子宫内膜息肉中上皮和间质的多种形态学表现可导致诊断上的困难。有纤维血管轴心的乳头状增生（见"7.6.1.9　子宫内膜乳头状增生"）偶见于子宫内膜息肉表面或位于囊性扩张的腺体中。息肉表面上皮可以表现出一定的非典型性，并常伴随细胞核退变表现（图 7.57），有时伴有鞋钉样细胞改

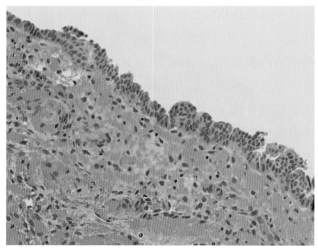

图 7.57　子宫内膜息肉。息肉表面上皮由于退变现象可显示出一定程度的细胞核非典型性

变。局部表面腺体和间质可以发生崩解，偶尔也会因蒂扭转或过度生长而发生供血不足，出现广泛坏死（图 7.58），这些病例中常见血栓形成。一些情况下，坏死的息肉组织仅可见表面上皮或腺体轮廓影残留。子宫内膜息肉中常见不同程度的间质水肿，偶见黏液样变，还可见含铁血黄素沉积和泡沫样组织细胞。在个别报道中，息肉间质内可见性索样区域（De Quintal et al. 2006）。某些子宫内膜息肉间质内有平滑肌束，常邻近厚壁血管处，这个少见特征无重要意义。但如果平滑肌非常明显，这样的息肉称为腺肌瘤样息肉（见"7.7.2　腺肌瘤样息肉"）。子宫内膜息肉间质中可见炎症细胞浸润，其中包括浆细胞；除非息肉外的子宫内膜中也见到浆细胞，否则不能诊断为子宫内膜炎。间质蜕膜化或假蜕膜化一般是孕激素治疗的继发反应，但其蜕膜化程度明显低于周围子宫内膜间质。

如前文所述，服用他莫昔芬的患者的子宫内膜息肉的发病率升高，息肉可单发或多发，体积较大。他莫昔芬相关性息肉的组织学形态并无特征，但上皮化生的概率增加，腺体周围间质聚集，间质水肿、黏液样变，鹿角形的腺体沿息肉长轴有极向地排列，这些特征均有报道（Kennedy et al. 1999）。

如前文所述，如果息肉较大并完整切除，诊断子宫内膜息肉就相对简单。可是如果息肉较小并且呈碎片状，诊断就比较困难。子宫下段的子宫内膜

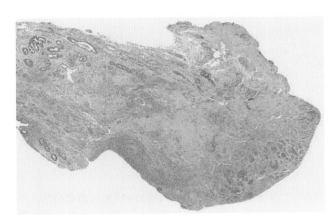

图 7.58　坏死的子宫内膜息肉。继发于息肉蒂扭转的坏死

组织因为腺体形状不规则和其纤维性间质，可能会被误诊为子宫内膜息肉。一些子宫内膜炎病例中可以见到间质的梭形细胞改变，其与子宫内膜息肉的纤维性间质相似，但缺乏息肉的其他形态学特征且间质内有浆细胞浸润。需要注意的是，子宫内膜息肉中也可以存在浆细胞。对于伴有腺体周围细胞成分增加并且间质较致密的大息肉，需要与腺肉瘤进行鉴别。典型的腺肉瘤具有分叶状或棒状结构，乳头宽大，表面被覆上皮细胞，间质突入腺腔内，总的结构类似于乳腺叶状肿瘤。相比之下，子宫内膜息肉一般轮廓光滑。腺肉瘤的间质细胞一般更丰富，核分裂象增多，并伴有一定的核异型性，这在腺体周围尤其明显。对于多次复发的子宫内膜息肉，应该怀疑腺肉瘤的可能，因为其形态学特征可以很细微。腺纤维瘤也应当考虑到，但比较少见，低倍镜下其形态结构类似于腺肉瘤。息肉间质内有平滑肌成分时，应考虑到非典型息肉样腺肌瘤。然而，非典型息肉样腺肌瘤的间质中，平滑肌分化更广泛，腺体结构更复杂，桑葚样鳞状化生通常很广泛（见"7.8　非典型息肉样腺肌瘤"）。息肉的腺体轻度拥挤并显示增殖活性时，可能会与子宫内膜增生相混淆。在这种情况下，识别正常的子宫内膜背景有助于诊断，因为子宫内膜增生一般是弥漫性病变。

7.7.1　子宫内膜息肉伴非典型间质细胞

极少数子宫内膜息肉的间质细胞具有明显的非典型性，呈合体细胞样核，这一点类似于女性生殖道其他部位的息肉，例如外阴和阴道的纤维上皮性息肉（Tai et al. 2002）。这些非典型间质细胞并无意义。

7.7.2　腺肌瘤样息肉

如前文所述，有些子宫内膜息肉间质中有少量

的平滑肌束，通常位于厚壁血管周围，如果平滑肌很明显，这种息肉就称为腺肌瘤样息肉。腺肌瘤样息肉及腺肌瘤也用于描述另一种病变，即子宫内膜型腺体被子宫内膜间质围绕，其外层有平滑肌围绕（图 7.59）。其中的腺体有时可以发生局灶性化生，如纤毛细胞化生、黏液性化生及鳞状化生（Gilks et al. 2000；Tahlan et al. 2006）。这些病变可以是非息肉性的，完全位于子宫肌层，与深部的腺肌病有关，不要与非典型性息肉样腺肌瘤混淆。正如上文所提到的，在腺肌瘤中，腺体周围一般有子宫内膜间质，其外层环绕着平滑肌。

7.7.3　发生于子宫内膜息肉内的增生和癌

　　增生和癌偶尔可以累及良性子宫内膜息肉或发生于良性子宫内膜息肉中（Carlson et al. 2008）。对于子宫内膜息肉，不宜诊断简单性增生，因为增殖活性伴腺体拥挤是许多子宫内膜息肉本身所具有的一个特征。但是息肉中的复杂性增生和非典型增生与非息肉性子宫内膜的诊断标准是一样的。增生可以仅限于息肉内，但在约 50% 的病例中增生还累及非息肉性的子宫内膜（Kelly et al. 2007；Morsi et al. 2000）。子宫内膜样腺癌和浆液性癌（有时偶尔还可见其他类型恶性病变）可以发生于子宫内膜

息肉中，并且有时病变仅局限于息肉中。浆液性癌尤其好发于子宫内膜息肉中或与之相关，浆液性子宫内膜上皮内癌（浆液性 EIC）也是如此（Hui et al. 2005；Silva et al. 1990）。当浆液性 EIC 发生于子宫内膜息肉时，癌细胞的细胞核存在非典型性，显著深染，有时有明显的核仁，核分裂活跃的非典型细胞取代部分子宫内膜表面上皮，有时累及腺上皮（图 7.60）。免疫组化染色有助于突出显示浆液性增生性病变。因为 EIC 细胞的典型表现为 p53 呈细胞核弥漫性强阳性（图 7.61）或表达完全缺失，MIB-1 增殖指数高，ER 的表达通常减弱（见

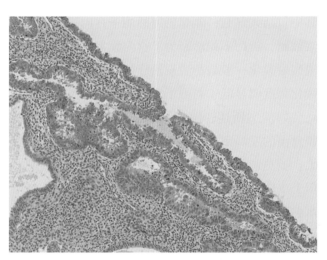

图 7.60　伴有浆液性子宫内膜上皮内癌（浆液性 EIC）的子宫内膜息肉。浆液性子宫内膜上皮内癌罕见地发生在子宫内膜息肉表面

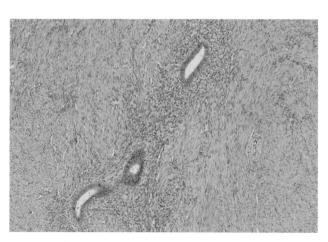

图 7.59　腺肌瘤样息肉（腺肌瘤）。子宫内膜腺体周围被子宫内膜间质围绕，其外层有平滑肌围绕

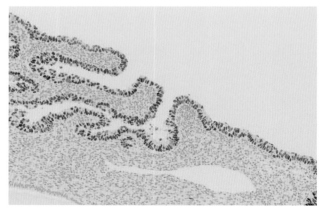

图 7.61　浆液性子宫内膜上皮内癌的 p53 免疫组化染色。子宫内膜息肉表面的浆液性 EIC 的 p53 染色呈细胞核弥漫性强阳性

第 8 章）。相比之下，子宫内膜息肉中的良性上皮显示较低的 MIB-1 增殖指数，ER 阳性，p53 仅有部分散在的细胞核呈弱阳性。p53 染色可以发现比最初形态学检查更为广泛的 EIC 病变。罕见情况下，子宫内膜息肉中可发生癌肉瘤并局限于其中。转移癌偶见，尤其是乳腺小叶癌，其存在于子宫内膜息肉中的病例已有报道（Houghton et al. 2003）。

7.8　非典型息肉样腺肌瘤

非典型息肉样腺肌瘤（APA）是一种双相肉样病变，由位于肌瘤性或纤维肌瘤性间质中的子宫内膜样型腺体构成（Mazur 1981；Young et al. 1986）。由于间质是纤维肌瘤性而不是明显的肌瘤性，所以一些病理医师喜欢将其命名为非典型息肉样腺肌纤维瘤（Longacre et al. 1996）。大多数患者是绝经前或围绝经期女性（其平均年龄为 40 岁），有阴道不规则出血，通常表现为月经过多。有些病例因检查不孕症而确诊，偶有发生于绝经后女性的病例报道。较为罕见的是，曾用无对抗雌激素正规治疗的 Turner 综合征患者也会发生非典型息肉样腺肌瘤（Clement et al. 1987）。一项关于非典型息肉样腺肌瘤的分子病理学研究发现，某些病例中存在 MLH-1 启动子的超甲基化，这也是一些非典型增生和子宫内膜样腺癌的分子学改变特征（Ota et al. 2003）。非典型息肉样腺肌瘤最常见于子宫下段，但是有些病例也位于子宫底、子宫体或子宫颈管。大多数病例的病变有明显的息肉样外观，可以无蒂，也可以是广基型，但有时息肉的特征并不明显，尤其是病变较小时。

非典型息肉样腺肌瘤可以通过子宫内膜活检、息肉切除或者子宫切除确诊。组织学特征为结构不规则的子宫内膜样型腺体，腺体分布较稀疏并杂乱无章地排列，或有不同程度的拥挤、成簇排列，有时可见模糊的小叶结构（图 7.62）。子宫内膜样上皮可呈立方形、矮柱状或假复层。细胞核通常呈

圆形，有时有明显的核仁，可见轻度或最多是中度的细胞异型性。偶见局灶性的纤毛上皮或黏液性上皮。大多数病例（但并非所有病例）存在一个组织学特征：大量的桑葚样鳞状化生（图 7.63），其中央有时可见坏死。腺体位于大量平滑肌性或纤维平滑肌性间质中，但没有子宫内膜间质。肌纤维束一般呈短束状交错排列，间质中核分裂象偶见。病变和其下方子宫肌层之间的交界处一般光滑、圆整，界限较清楚，但偶尔也可与深层的子宫腺肌病相移行。

部分病例中有明显的腺体拥挤现象，腺体间缺乏间质，呈"背靠背"结构，以至于有些病灶在实

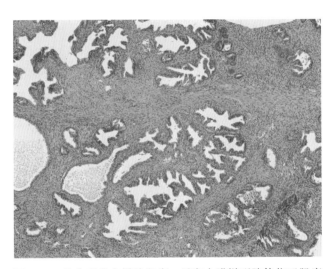

图 7.62　非典型息肉样腺肌瘤。子宫内膜样型腺体位于肌瘤性间质内，可见模糊的小叶结构

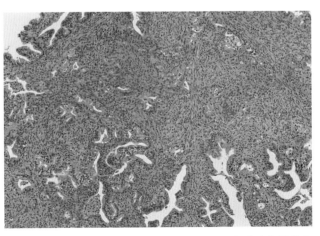

图 7.63　非典型息肉样腺肌瘤。组织中可见大量桑葚样鳞状化生形态

质上与高分化子宫内膜样腺癌无法区分，这种情况最好诊断为 1 级子宫内膜样腺癌。"具有低度恶性潜能的非典型息肉样腺肌瘤"这一术语曾用于描述伴有复杂结构的此类病变（Longacre et al. 1996），但是不推荐使用这一术语。极罕见的情况下，非典型息肉样腺肌瘤可向其下的子宫肌层内浸润，和（或）其周围子宫内膜中存在子宫内膜样腺癌。

非典型息肉样腺肌瘤一般是良性病变，但息肉刮除术或切除术后存在复发风险。一组研究发现，45% 的接受切除术或刮除术的病例出现复发（Longacre et al. 1996）。一项荟萃分析的研究结果也提示，非典型息肉样腺肌瘤转变为子宫内膜样腺癌的风险虽小，却是肯定的，估计约为 8.8%（Heatley 2006）。考虑到这个因素，如果活检或息肉切除术所取得的标本被诊断为非典型息肉样腺肌瘤，应选择子宫切除术作为治疗手段。如果患者希望保留子宫，则要采用子宫内膜刮除术和息肉切除术来完全清除病灶，并密切随访，同时让患者按时接受影像学检查。采取此种方法治疗的患者仍可以成功受孕。有研究提示，有明显复杂结构的病例容易复发。

最重要的鉴别诊断是子宫内膜样腺癌伴肌层浸润或伴显著的促结缔组织增生性间质，二者的鉴别至关重要，因为大多数非典型息肉样腺肌瘤具有良性生物学行为，可以保守治疗。认识非典型息肉样腺肌瘤的息肉本质有助于诊断。非典型息肉样腺肌瘤通常只有轻度到中度的细胞异型性，因此，重度细胞异型性常支持腺癌发生肌层浸润的诊断。非典型息肉样腺肌瘤的间质呈短束状交错排列，与正常子宫肌层内狭长的肌纤维形成对比。在非典型息肉样腺肌瘤的活检或刮除术标本中，通常存在正常子宫内膜碎片背景；而对于子宫内膜样腺癌，活检标本中仅有肌层浸润而无散在肿瘤碎片的情况较为少见。免疫组化对于区分非典型息肉样腺肌瘤和子宫内膜样腺癌肌层浸润的价值有限，因为非典型息肉样腺肌瘤的间质和癌性间质均可表达 desmin 和

SMA（Soslow et al. 1996）。有研究提示 CD10 也许有一定的价值，非典型息肉样腺肌中的间质成分呈 CD10 阴性，而肌层浸润的子宫内膜样癌性腺体周围有特征性的 CD10 阳性间质细胞环绕（Ohishi et al. 2008）。鉴别诊断还包括良性子宫内膜息肉，因为其间质内有较少的平滑肌成分。典型腺肌瘤样息肉或腺肌瘤也可发生（见"7.7.2 腺肌瘤样息肉"），由肌瘤样间质和良性子宫内膜样腺体组成（Gilks et al. 2000；Tahlan et al. 2006）。子宫内膜样腺体周围通常是子宫内膜间质，其外层有平滑肌环绕。由于间质和上皮成分混杂，罕见情况下需要同癌肉瘤进行鉴别，但是癌肉瘤的上皮和间叶成分具有明显的恶性和高级别肿瘤的特点。

7.9 腺纤维瘤

腺纤维瘤是子宫内膜的一种混合瘤（子宫颈也偶有发生），由良性上皮和间叶组织组成，二者均为肿瘤成分。腺纤维瘤好发于绝经后女性，发病年龄范围大。最常见的症状是阴道不规则流血。服用他莫昔芬的患者也偶有发生（Huang et al. 1996）。腺纤维瘤罕见，要与较常见的伴有少量恶性间质成分的腺肉瘤相鉴别（Zaloudek et al. 1981）（见第 10 章）。在大体表现方面，腺纤维瘤占据宫腔，呈典型的宽基底息肉样肿块。镜下，其切面呈海绵状或明显的囊状。上皮形态温和，一般呈子宫内膜样型，也有黏液型、纤毛型甚或鳞状上皮覆盖在宽大或纤细的间质乳头状突起上（图 7.64）。腺纤维瘤的间质成分包含成纤维细胞，罕见情况下也含有子宫内膜间质或平滑肌。间质可以富于细胞或者纤维化，其组成细胞的形态温和，没有核多形性。一般无核分裂象，或 ≤1/10 HPF。较高的核分裂活性支持腺肉瘤的诊断，腺肉瘤比腺纤维瘤更常见。腺体周围有袖套样间质细胞围绕时也要考虑腺肉瘤的可能。偶尔，腺纤维瘤中也发生腺癌，但二者伴发可能只是一种巧合（Venkatraman et al. 2003）。

虽然腺纤维瘤是良性的，但最适当的治疗方法是子宫切除术，因为诊刮及子宫内膜活检标本不足以排除腺肉瘤，并且局部切除或刮宫术治疗后腺纤维瘤仍有复发的可能。正是出于这些原因，有些人认为腺纤维瘤并不存在，它只是腺肉瘤的一种高分化形式。争议的焦点是腺纤维瘤是否真的存在，是否可以将其作为一种病变类型而同腺肉瘤完全区分开。最重要的鉴别特征是间质中核分裂的程度、间质细胞的形态及腺体周围是否有细胞套的存在。传统上，如果核分裂象计数 >1/10 HPF，就要警惕是否存在腺肉瘤，中 – 重度的异型核及腺体周围间质细胞的套样排列也支持腺肉瘤的诊断。然而，腺纤维瘤样子宫内膜息肉和腺肉瘤在形态上有明显的重叠。息肉样子宫内膜病变中允许局灶存在分化较幼稚的区域，而腺肉瘤则没有类似的区域（Howitt et al. 2015）。鉴于二者在形态上有相当多的重叠，难以将子宫内膜刮取术或抽吸术获取的部分组织明确诊断为腺纤维瘤。理论上来讲，除非对整个肿块全部切片并检查，否则不能完全排除腺肉瘤的可能。因此，有必要切除子宫，以确保受检组织不是腺肉瘤中最良性的区域。据报道，有些误诊为腺纤维瘤的病例重复进行了刮宫术，但最终的诊断为腺肉瘤（Clement et al. 1990）。区分腺纤维瘤和良性子宫内膜息肉很重要，因为后者不需要进一步治疗。然而，鉴别二者有时并不容易，对于外观呈乳头状和

间质富于细胞的病变，应该考虑腺纤维瘤的诊断。子宫内膜息肉的间质玻璃样变比腺纤维瘤更明显，但二者存在明显的重叠。

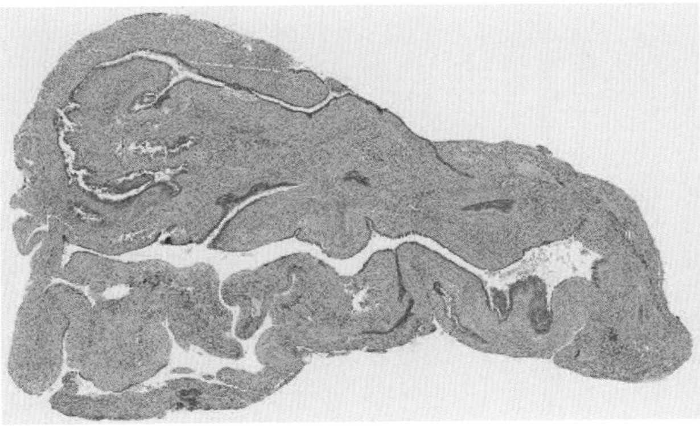

7.10　宫内节育器和治疗的影响

7.10.1　宫内节育器的影响概述

目前，宫内节育器（IUD）已被广泛应用，主要用于避孕。旧式的节育器通常全部由塑料制成，而现在，塑料的外表面有铜涂层。一种含有孕激素的宫内节育器——曼月乐节育器将在后文中讨论（见 "7.10.2　曼月乐节育器的影响"）。与宫内节育器相关的子宫内膜组织学特征很大程度上取决于局部的机械作用。子宫内膜表面由于受到直接压力而呈 IUD 的形状。表面可以出现微乳头状结构（图 7.65）和一些局部的反应性变化，包括核增大、核轻度非典型性、小核仁和胞质空泡化。子宫内膜活检标本中微乳头状的上皮呈现的这些形态学特征会导致诊断困难，临床上使用 IUD 的病史可有助于诊断。腺上皮同样可以出现包括鳞状上皮化生在内的上皮细胞质改变，也可以出现表面溃疡。接触 IUD 的腺上皮及其附近的子宫内膜表现出与其他子宫内膜不同的成熟模式。长期使用 IUD 后，与 IUD 毗邻的子宫内膜偶尔出现纤维

图 7.64　子宫内膜腺纤维瘤。腺纤维瘤由良性腺体和形态温和的纤维性间质构成

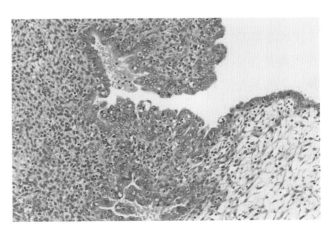

图 7.65　宫内节育器（IUD）反应。出现微乳头形态，符合宫内节育器反应的表现

化、变薄，被覆单层上皮细胞。间质微小钙化罕见。炎性浸润灶常见，由中性粒细胞、淋巴细胞、组织细胞和浆细胞组成，但病变不太明显。异物巨细胞和肉芽肿也可以是炎性浸润的成分，其严重程度与 IUD 的类型和使用时间的长短有关。大多数病例中，炎症比较表浅且大部分仅限于与 IUD 接触的区域，而少量病例中炎症范围比较广泛。局限于 IUD 所在位置的炎症可能是局部刺激的结果，与感染无关，而较广泛的炎症可能是由于继发性感染。在这样的病例中，除了炎性浸润的范围较广泛以外，其程度通常也更重。塑料节育器引起的炎症反应比镀铜节育器更加明显。通常可有混合性病原微生物的感染。长期使用 IUD 所致的感染与革兰阳性厌氧菌中的放线菌属有关（如前文所述）。

使用 IUD 的罕见严重并发症是子宫穿孔或裂伤，通常发生在放置 IUD 时。产褥期子宫组织扩张且柔软，此时发生穿孔的风险最大。IUD 移位进入盆腔并引发炎症反应的情况一般继发于子宫穿孔。但 IUD 也可能自然逸出。

7.10.2　曼月乐节育器的影响

曼月乐节育器是左炔诺孕酮（一种孕激素）控释的 IUD，作为一种高效避孕工具被广泛使用。曼月乐节育器已获准用于治疗特发性月经过多，也在绝经后激素替代治疗中用于提供起保护子宫内膜作用的孕激素。有人提出，曼月乐节育器还能预防服用他莫昔芬或单用雌激素的 HRT 导致的子宫内膜增生性改变。

与曼月乐节育器相关的子宫内膜的组织学特征包括低倍镜下息肉样结构（图 7.66），这种形态可能是 IUD 直接机械刺激的结果。也可出现溃疡、表面微乳头状增生及表面子宫内膜的反应性非典型性。子宫内膜的腺体通常呈萎缩的小管状，偶见微弱的分泌反应。间质可扩张并出现蜕膜化或前蜕膜化，并伴有颗粒样淋巴细胞浸润（Phillips

et al. 2003）。一些病例中可见其他组织学特征，包括间质黏液样或黏液性改变、含铁血黄素沉积（图7.67）及腺体化生。个别病例中可见间质坏死、梗死和微钙化灶。还有些病例的间质内可见浆细胞，提示同时存在与 IUD 相关的子宫内膜炎，也有关于间质透明变性结节的报道（图 7.68）（Hejmadi et al. 2007）。子宫颈也可能出现孕激素相关效应，包括微腺体增生和间质蜕膜化。

7.10.3　辐射对子宫内膜的影响

辐射，包括患者多年前接受的放疗，都可能改变子宫内膜的形态。辐射效应导致的子宫内膜的特

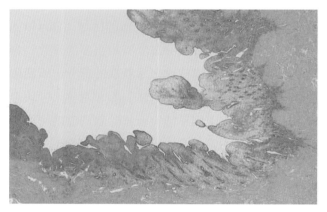

图 7.66　曼月乐节育器相关的子宫内膜。这种子宫内膜在低倍镜下呈息肉样形态

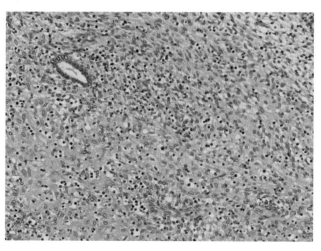

图 7.67　曼月乐节育器相关的子宫内膜。间质扩张和前蜕膜化，有含铁血黄素沉积，间质中出现炎症反应

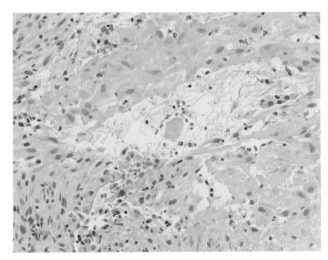

图 7.68　曼月乐节育器相关的子宫内膜。这种子宫内膜间质中可见透明变性结节

征性改变是子宫内膜表面或者腺体的衬覆细胞出现核大、深染的非典型性，有时甚至可见奇异形核（图 7.69）。核染色质污浊、模糊，或者可见明显的核仁。也可见鞋钉样细胞。通常细胞质丰富，呈嗜酸性，透明或有胞质内空泡。正常腺体结构一般保留或腺体减少。间质纤维化，伴有辐射效应特征性的血管变化。

对于核增大且具有非典型性的细胞，要考虑浆液性 EIC 的可能。显然，了解既往放疗史对于确诊最为重要，缺乏核分裂活性和低的核质比也是

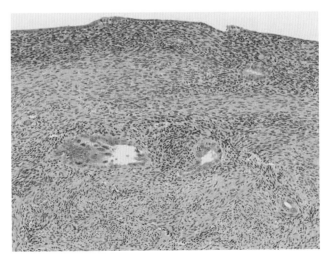

图 7.69　子宫内膜的辐射效应。腺体内衬的细胞可见核增大，有非典型性

另一个诊断线索。p53 的免疫组化染色对鉴别有帮助，浆液性 EIC 通常表现为弥漫性强阳性反应，而受辐射影响的组织一般呈弱的异质性染色。先前的放疗会增加以后发生子宫恶性肿瘤的风险。辐射可以导致各种类型的恶性肿瘤，其中以癌肉瘤的比例最高。

7.10.4　子宫内膜消融术或切除术的影响

子宫内膜消融术是一种通常用于治疗异常子宫出血的非外科疗法，尤其是用于那些绝经前患恶性肿瘤概率小并且无须保留生育功能的女性。子宫内膜消融术的目的是通过热凝固（使用滚环电刀）、激光汽化或切除的方法破坏全部子宫内膜和浅肌层。大多数患者经过消融术治疗后会出现闭经或月经量少，但是有些患者会出现持续性出血和（或）疼痛，这些患者在术后或一段时间后需要重复进行子宫内膜活检或采用子宫切除术治疗。子宫内膜消融术后的组织学特征取决于消融术与术后取活检或子宫全切的间隔时间。在早期阶段（消融术后 3 个月内），子宫内膜和浅肌层完全或几乎完全坏死，代之以纤维素样坏死凝固物，周围有组织细胞和巨细胞反应（图 7.70），类似于风湿结节或者坏死性肉芽肿性病变（Colgan et al. 1999；Ferryman et al. 1992）。可能查见热损伤造成的组织内针状物和不同程度的炎症。不久，坏死组织消失，但巨细胞和肉芽肿性反应仍然存在，有时巨细胞中可见色素。通常可见显著的纤维化，也可有子宫内膜的再生，单层立方形上皮细胞直接毗邻子宫肌层。另一些病例中，子宫内膜的组织学表现相对正常。术后瘢痕的形成可导致宫腔阻塞，并继发宫腔积血或积脓。子宫内膜切除术后的组织学特征与此相似（McCulloch et al. 1995）。

一般子宫内膜活检在消融术之前进行。罕见情况下，活检组织中包含临床上未考虑到的癌组织，并且患者于消融术后不久被切除子宫。这些病例

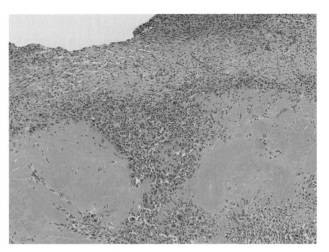

图 7.70 对先前子宫内膜消融术的反应。子宫内膜被纤维素样物质所取代，周围有组织细胞和巨细胞反应

中，消融术可导致子宫内膜癌发生完全性或广泛性坏死。

7.10.5 子宫内膜刮除术的影响

近期的子宫内膜刮除术可以造成子宫内膜的形态学变化，尤其是操作力度过大时。这种变化是短暂的，只见于子宫内膜刮除术后较短时间内再次取样或行子宫切除术的情况。其表面可见局灶性糜烂，并伴有混合性炎性浸润。有些病例可见明显的嗜酸性粒细胞（Miko et al. 1988）。随后，上皮细胞开始修复，有时伴有微乳头结构、鞋钉样细胞改变和轻度的反应性核非典型性。通常，这些变化较微小，没有特殊的诊断难点，10~14 天后即可恢复正常。近期子宫内膜取样后，子宫颈也会出现类似的现象，称为子宫颈管反应性非典型增生（Scott et al. 2006）。

7.10.6 宫腔粘连综合征（Asherman 综合征）

宫腔粘连综合征的特征性病变是局限性或广泛性子宫内膜纤维化，以至于无法区分子宫内膜的功能层与基底层。子宫内膜由单层上皮细胞和位于其下方的纤维组织构成，粘连可以横贯宫腔。子宫内膜间质可发生纤维化或钙化，罕见的情况下甚至出现骨化。子宫内膜的典型特征是腺体稀少、处于静止期，腺腔可以呈囊性扩张。宫腔粘连综合征可以导致不孕、闭经及月经过少。妊娠者可并发早产、前置胎盘或者胎盘植入。有些病例（但非全部病例）的病因是已知的，例如接受过子宫内膜刮除术或消融术、感染、有流产史等。接受宫腔镜下粘连组织松解术后，患者可以成功妊娠。

7.10.7 手术后梭形细胞结节

手术后梭形细胞结节是指在先前手术或活检部位发生的一种超常的修复反应，女性生殖道中最常发生于阴道，发生于子宫内膜的情况鲜有报道（Clement 1988）。手术后梭形细胞结节发生于刺激性操作后的数周或数月内，梭形细胞密集增生，混杂有血管和炎症细胞浸润。大量的核分裂象提示可能为肉瘤，通常是平滑肌肉瘤。但是，与大量核分裂象形成对比的是核形态温和、缺乏细胞异型性。近期的治疗史显然对于确诊极为重要。其组成细胞的免疫表型为 SMA 和 desmin 阳性，偶见 CK 阳性。

7.11 其他少见的杂类病变

7.11.1 子宫内膜中的砂粒体

子宫内膜的良性或恶性病变中都可以出现钙化砂粒体，但是这在正常子宫内膜中少见。在 1/3 的子宫浆液性癌中可见砂粒体，这个比例低于卵巢浆液性癌（Hendrickson et al. 1982）。更为罕见的是，其他类型的子宫内膜恶性肿瘤（例如子宫内膜样癌）中也可见砂粒体。砂粒体偶见于正常子宫内膜中（一般是萎缩性或增殖性子宫内膜），有时也与使用激素类制剂有关。在良性病变中，砂粒体最常见于子宫内膜息肉中（Herbold et al. 1986；Truskinovsky et al. 2008）。砂粒体通常位于腺腔内，这些病例中的砂粒体可能是浓缩的腺腔分泌物钙化而成。另一些病例中，砂粒体位于间质内，这可能是炎症或宫内 IUD 所致的继发反应。在没有恶性病变的情况下，腺腔内或间质中出现砂粒体并不是排除女性上生殖道恶性肿瘤的标准。然而，不附着于组织的游离砂粒体可能是子宫外浆液性癌的一个征象。

7.11.2　气肿性子宫内膜炎

气肿性（多囊肺样）子宫内膜炎的病例偶有报道，其特征是子宫内膜间质内存在充满气体的囊腔（Perkins 1960；Val-Bernal et al. 2006）。仅限于子宫内膜中的病变或同时累及子宫颈的病变均有发生。组织学显示子宫内膜间质中存在大小不等、形态不一的空腔，腔面内衬扁平的间质细胞，偶见组织细胞和（或）巨细胞。病变通常可以自发性消退。气肿性子宫内膜炎既要同制片所致的人工假象和扩张的脉管腔隙相鉴别，又要同致死性的、伴有组织坏死的子宫气性坏疽相鉴别。

7.11.3　良性子宫内膜间质增生

子宫内膜间质肿瘤及子宫内膜活检标本中出现完全由间质细胞组成的组织碎块的鉴别诊断，都在第 10 章中讨论。偶有报道称，显微镜下多灶性的、良性子宫内膜间质增生性病变局限于子宫内膜内，不呈侵袭性生长（Stewart et al. 1998），这种病变称为局灶性子宫内膜间质增生，在活检标本中类似于子宫内膜间质结节或子宫内膜间质肉瘤。极少数情况下，具有合体细胞样形态的显著非典型间质细胞出现于其他方面正常的子宫内膜中（图 7.71）（Usubutun et al. 2005）。

7.11.4　良性滋养细胞病变

中间型滋养细胞良性病变，即胎盘部位结节或斑块（PSNP）和胎盘部位超常反应，将在第 20 章中讨论。子宫内膜的 PSNP 见于妊娠或流产数年后的活检标本、子宫内膜切除标本或子宫切除标本中，极少数情况下，可见于绝经后女性。PSNP 的组织学特征是由较大的退变细胞（通常有非典型细胞核及丰富的嗜酸性胞质）组成的界限清楚的病变（图 7.72）。其免疫表型见第 20 章。

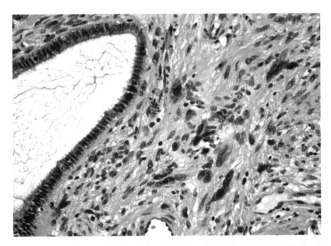

图 7.71　非典型子宫内膜间质细胞。极少数情况下，部分子宫内膜息肉和正常子宫内膜中可见具有非典型合体细胞样核的子宫内膜间质细胞（图片由 Brigitte Ronnett 博士惠赠）

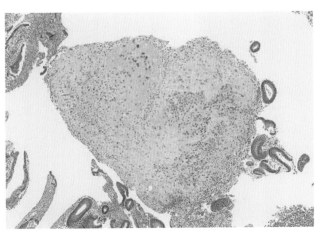

图 7.72　胎盘部位结节或斑块（PSNP）。含有丰富胞质的上皮样细胞组成一个界限清楚的病变

7.11.5　血管内子宫内膜

子宫切除标本中，偶尔在肌层血管内可见月经期子宫内膜（图 7.73）（Banks et al. 1991），罕见情况下可见多个血管受累，子宫内膜甚至可见于子宫旁血管内。血管内的月经期子宫内膜没有临床意义，但可能被误认为是肿瘤累及血管。也应当同血管内小灶性的腺肌病相鉴别（Sahin et al. 1989）。

7.11.6　子宫内膜自溶

子宫切除术已广泛用于治疗各种良性和恶性病变。对于体积明显增大的子宫，福尔马林不能穿透到子宫腔，因此，固定不充分会导致子宫内膜的明显自溶。这种情况常常造成子宫内膜的形态学评估问题，有些病例因子宫内膜自溶严重而不能被正确诊断。这一点对于所有子宫标本都非常重要，尤其是那些伴有子宫内膜肿瘤的病例，自溶会造成肿瘤分型和分级困难。手术后尽快将子宫前后一分为二对剖有利于固定，但是这样处理会使标本变形，造成对肿瘤的评估（如肿瘤肌层浸润深度等指标）出现问题。对剖后用可吸收棉纸填塞子宫腔，由此可尽量避免剖开的子宫变形。也可以将探针由子宫颈外口插入宫腔内，用注射针顺着探针的引导向宫腔内注入福尔马林（Houghton et al. 2004）。这种预处理可以明显减少子宫内膜的自溶。

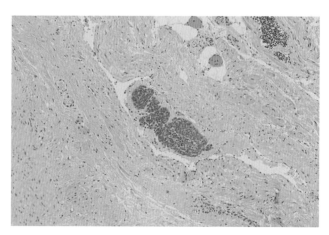

图 7.73　血管内月经期子宫内膜。偶见于子宫肌层血管内的月经期子宫内膜，无临床意义

参考文献

Anderson GL, Judd HL, Kaunitz AM et al (2003) Effects of estrogen plus progestin on gynecologic cancers and associated diagnostic procedures: the Women's Health Initiative randomized trial. JAMA 290:1739–1748. https://doi.org/10.1001/jama.290.13.1739

Antoni J, Folch E, Costa J et al (1997) Comparison of cytospat and pipelle endometrial biopsy instruments. Eur J Obstet Gynecol Reprod Biol 72:57–61

Archer DF, McIntyre-Seltman K, Wilborn WW Jr et al (1991) Endometrial morphology in asymptomatic postmenopausal women. Am J Obstet Gynecol 165:317–320; discussion 320–322

Arias-Stella J (2002) The Arias-Stella reaction: facts and fancies four decades after. Adv Anat Pathol 9:12–23

Arias-Stella J Jr, Arias-Velasquez A, Arias-Stella J (1994) Normal and abnormal mitoses in the atypical endometrial change associated with chorionic tissue effect [corrected]. Am J Surg Pathol 18:694–701

Bahceci M, Demirel LC (1996) Osseous metaplasia of the endometrium: a rare cause of infertility and its hysteroscopic management. Hum Reprod 11:2537–2539

Baird DB, Reddick RL (1991) Extraovarian mucinous metaplasia in a patient with bilateral mucinous borderline ovarian tumors: a case report. Int J Gynecol Pathol 10:96–103

Bakour SH, Khan KS, Gupta JK (2000) Controlled analysis of factors associated with insufficient sample on outpatient endometrial biopsy. BJOG 107:1312–1314

Banks ER, Mills SE, Frierson HF Jr (1991) Uterine intravascular menstrual endometrium simulating malignancy. Am J Surg Pathol 15:407–412

Barroeta JE, Pasha TL, Acs G et al (2007) Immunoprofile of endocervical and endometrial stromal cells and its potential application in localization of tumor involvement. Int J Gynecol Pathol 26:76–82. https://doi.org/10.1097/01.pgp.0000225852.74868.0c

Bayer-Garner IB, Korourian S (2001) Plasma cells in chronic endometritis are easily identified when stained with syndecan-1. Mod Pathol 14:877–879. https://doi.org/10.1038/modpathol.3880405

Bayer-Garner IB, Nickell JA, Korourian S (2004) Routine syndecan-1 immunohistochemistry aids in the diagnosis of chronic endometritis. Arch Pathol Lab Med 128:1000–1003. https://doi.org/10.1043/1543-2165 (2004)128<1000:rsiait>2.0.co;2

Bennett AE, Rathore S, Rhatigan RM (1999) Focal necrotizing endometritis: a clinicopathologic study of 15 cases. Int J Gynecol Pathol 18:220–225

Bozdogan O, Atasoy P, Erekul S et al (2002) Apoptosisrelated proteins and steroid hormone receptors in normal, hyperplastic, and neoplastic endometrium. Int J Gynecol Pathol 21:375–382

Brachtel EF, Sanchez-Estevez C, Moreno-Bueno G et al (2005) Distinct molecular alterations in complex endometrial hyperplasia (CEH) with and without immature squamous metaplasia (squamous morules). Am J Surg Pathol 29:1322–1329

Brinton LA, Hoover RN (1993) Estrogen replacement therapy and endometrial cancer risk: a meta-analysis. Obstet Gynecol 81:265–271

Bulmer JN, Hollings D, Ritson A (1987) Immunocytochemical evidence that endometrial stromal granulocytes are granulated lymphocytes.

J Pathol 153:281–288. https://doi.org/10.1002/path.1711530313

Bulmer JN, Lunny DP, Hagin SV (1988) Immunohistochemical characterization of stromal leucocytes in nonpregnant human endometrium. Am J Reprod Immunol Microbiol 17:83–90

Busca A, Parra-Herran C (2016) The role of pathologic evaluation of endometrial ablation resections in predicting ablation failure and adenomyosis in hysterectomy. Pathol Res Pract 212:778–782. https://doi.org/10.1016/j.prp.2016.06.007

Carlson JW, Mutter GL (2008) Endometrial intraepithelial neoplasia is associated with polyps and frequently has metaplastic change. Histopathology 53:325–332. https://doi.org/10.1111/j.1365-2559.2008.03104.x

Cheng WF, Lin HH, Torng PL et al (1997) Comparison of endometrial changes among symptomatic tamoxifentreated and nontreated premenopausal and postmenopausal breast cancer patients. Gynecol Oncol 66:233–237. https://doi.org/10.1006/gyno.1997.4739

Chiarelli S, Buritica C, Litta P et al (2006) An immunohistochemical study of morules in endometrioid lesions of the female genital tract: CD10 is a characteristic marker of morular metaplasia. Clin Cancer Res 12:4251–4256. https://doi.org/10.1158/1078-0432.ccr-06-0398

Chinen K, Kamiyama K, Kinjo T et al (2004) Morules in endometrial carcinoma and benign endometrial lesions differ from squamous differentiation tissue and are not infected with human papillomavirus. J Clin Pathol 57:918–926. https://doi.org/10.1136/jcp.2004.017996

Clark TJ, Mann CH, Shah N et al (2001) Accuracy of outpatient endometrial biopsy in the diagnosis of endometrial hyperplasia. Acta Obstet Gynecol Scand 80:784–793

Clement PB (1988) Postoperative spindle-cell nodule of the endometrium. Arch Pathol Lab Med 112:566–568

Clement PB, Scully RE (1988) Idiopathic postmenopausal decidual reaction of the endometrium. A clinicopathologic analysis of four cases. Int J Gynecol Pathol 7:152–161

Clement PB, Scully RE (1990) Mullerian adenosarcoma of the uterus: a clinicopathologic analysis of 100 cases with a review of the literature. Hum Pathol 21:363–381

Clement PB, Young RH (1987) Atypical polypoid adenomyoma of the uterus associated with Turner's syndrome. A report of three cases, including a review of "estrogen-associated" endometrial neoplasms and neoplasms associated with Turner's syndrome. Int J Gynecol Pathol 6:104–113

Clement PB, Oliva E, Young RH (1996) Mullerian adenosarcoma of the uterine corpus associated with tamoxifen therapy: a report of six cases and a review of tamoxifen-associated endometrial lesions. Int J Gynecol Pathol 15:222–229

Cohen I, Figer A, Altaras MM et al (1996) Common endometrial decidual reaction in postmenopausal breast cancer patients treated with tamoxifen and progestogens. Int J Gynecol Pathol 15:17–22

Cohen I, Beyth Y, Shapira J et al (1997) High frequency of adenomyosis in postmenopausal breast cancer patients treated with tamoxifen. Gynecol Obstet Investig 44:200–205

Colgan TJ, Shah R, Leyland N (1999) Post-hysteroscopic ablation reaction: a histopathologic study of the effects of electrosurgical ablation. Int J Gynecol Pathol 18:325–331

Creagh TM, Bain BJ, Evans DJ et al (1995) Endometrial extramedullary haemopoiesis. J Pathol 176:99–104. https://doi.org/10.1002/path.1711760114

Critchley HO, Tong S, Cameron ST et al (1999) Regulation of bcl-2 gene family members in human endometrium by antiprogestin administration in vivo. J Reprod Fertil 115:389–395

Crum CP, Hornstein MD, Nucci MR et al (2003) Hertig and beyond: a systematic and practical approach to the endometrial biopsy. Adv Anat Pathol 10:301–318

Dal Cin P, De Wolf F, Klerckx P et al (1992) The 6p21 chromosome region is nonrandomly involved in endometrial polyps. Gynecol Oncol 46:393–396

De Quintal MM, De Angelo Andrade LA (2006) Endometrial polyp with sex cord-like pattern. Int J Gynecol Pathol 25:170–172. https://doi.org/10.1097/01.pgp.0000185409.31427.07

Delmas PD, Bjarnason NH, Mitlak BH et al (1997) Effects of raloxifene on bone mineral density, serum cholesterol concentrations, and uterine endometrium in postmenopausal women. N Engl J Med 337:1641–1647. https://doi.org/10.1056/nejm199712043372301

Deshmukh-Rane SA, Wu ML (2009) Pseudolipomatosis affects specimens from endometrial biopsies. Am J Clin Pathol 132:374–377. https://doi.org/10.1309/ajcpb5vlbir7skds

Dhingra N, Punia RS, Radotra A et al (2007) Arias-Stella reaction in upper genital tract in pregnant and non-pregnant women: a study of 120 randomly selected cases. Arch Gynecol Obstet 276:47–52. https://doi.org/10.1007/s00404-006-0297-x

Disep B, Innes BA, Cochrane HR et al (2004) Immunohistochemical characterization of endometrial leucocytes in endometritis. Histopathology 45:625–632. https://doi.org/10.1111/j.1365-2559.2004.02052.x

Duncan DA, Varner RE, Mazur MT (1989) Uterine herpes virus infection with multifocal necrotizing endometritis. Hum Pathol 20:1021–1024

Dutra FR (1959) Intraglandular morules of the endometrium. Am J Clin Pathol 31:60–65

Euscher E, Nuovo GJ (2002) Detection of kappa- and lambda-expressing cells in the endometrium by in situ hybridization. Int J Gynecol Pathol 21:383–390

Fechner RE, Bossart MI, Spjut HJ (1979) Ultrastructure of endometrial stromal foam cells. Am J Clin Pathol 72:628–633

Feeley KM, Wells M (2001) Hormone replacement therapy and the endometrium. J Clin Pathol 54:435–440

Ferryman SR, Stephens M, Gough D (1992) Necrotising granulomatous endometritis following endometrial ablation therapy. Br J Obstet Gynaecol 99:928–930

Fisher B, Costantino JP, Wickerham DL et al (1998) Tamoxifen for prevention of breast cancer: report of the National Surgical Adjuvant Breast and Bowel Project P-1 Study. J Natl Cancer Inst 90:1371–1388

Fletcher JA, Pinkus JL, Lage JM et al (1992) Clonal 6p21 rearrangement is restricted to the mesenchymal component of an endometrial polyp. Genes Chromosomes Cancer 5:260–263

Fluhmann CF (1960) The developmental anatomy of the cervix uteri. Obstet Gynecol 15:62–69

Frank TS, Himebaugh KS, Wilson MD (1992) Granulomatous endometritis associated with histologically occult cytomegalovirus in a healthy patient. Am J Surg Pathol 16:716–720

Fritsch H, Hoermann R, Bitsche M et al (2013) Development of epithelial and mesenchymal regionalization of the human fetal utero-vaginal anlagen. J Anat 222:462–472. https://doi.org/10.1111/joa.12029

Fukunaga M, Iwaki S (2004) Nodular histiocytic hyperplasia of the endometrium. Arch Pathol Lab Med 128:1032–1034. https://doi.org/10.1043/1543-2165 (2004)128<1032:nhhote>2.0.co;2

Genest DR, Brodsky G, Lage JA (1995) Localized endometrial proliferations associated with pregnancy: clinical and histopathologic features of 11 cases. Hum Pathol 26:1233–1240

Gilks CB, Clement PB, Hart WR et al (2000) Uterine adenomyomas excluding atypical polypoid adenomyomas and adenomyomas of endocervical type: a clinicopathologic study of 30 cases of an underemphasized lesion that may cause diagnostic problems with brief consideration of adenomyomas of other female genital tract sites. Int J Gynecol Pathol 19:195–205

Gompel A, Sabourin JC, Martin A et al (1994) Bcl-2 expression in normal endometrium during the menstrual cycle. Am J Pathol 144:1195–1202

Gordon SJ, Westgate J (1999) The incidence and management of failed Pipelle sampling in a general outpatient clinic. Aust N Z J Obstet

Gynaecol 39:115–118

Grady D, Gebretsadik T, Kerlikowske K et al (1995) Hormone replacement therapy and endometrial cancer risk: a meta-analysis. Obstet Gynecol 85:304–313. https://doi.org/10.1016/0029-7844(94)00383-o

Gupta PK, Hollander DH, Frost JK (1976) Actinomycetes in cervicovaginal smears: an association with IUD usage. Acta Cytol 20:295–297

Hachisuga T, Hideshima T, Kawarabayashi T et al (1999) Expression of steroid receptors, Ki-67, and epidermal growth factor receptor in tamoxifen-treated endometrium. Int J Gynecol Pathol 18:297–303

Heatley MK (2006) Atypical polypoid adenomyoma: a systematic review of the English literature. Histopathology 48:609–610. https://doi.org/10.1111/j.1365-2559.2005.02315.x

Hejmadi RK, Chaudhri S, Ganesan R et al (2007) Morphologic changes in the endometrium associated with the use of the mirena coil: a retrospective study of 106 cases. Int J Surg Pathol 15:148–154. https://doi. org/10.1177/1066896906299120

Hendrickson MR, Kempson RL (1980) Endometrial epithelial metaplasias: proliferations frequently misdiagnosed as adenocarcinoma. Report of 89 cases and proposed classification. Am J Surg Pathol 4:525–542

Hendrickson M, Ross J, Eifel P et al (1982) Uterine papillary serous carcinoma: a highly malignant form of endometrial adenocarcinoma. Am J Surg Pathol 6:93–108

Herbold DR, Magrane DM (1986) Calcifications of the benign endometrium. Arch Pathol Lab Med 110:666–669

Houghton JP, Ioffe OB, Silverberg SG et al (2003) Metastatic breast lobular carcinoma involving tamoxifenassociated endometrial polyps: report of two cases and review of tamoxifen-associated polypoid uterine lesions. Mod Pathol 16:395–398. https://doi. org/10.1097/01.mp.0000062655.62606.86

Houghton JP, Roddy S, Carroll S et al (2004) A simple method for the prevention of endometrial autolysis in hysterectomy specimens. J Clin Pathol 57:332–333

Houghton O, Connolly LE, McCluggage WG (2008) Morules in endometrioid proliferations of the uterus and ovary consistently express the intestinal transcription factor CDX2. Histopathology 53:156–165. https://doi.org/10.1111/j.1365-2559.2008.03083.x

Howitt BE, Quade BJ, Nucci MR (2015) Uterine polyps with features overlapping with those of Mullerian adenosarcoma: a clinicopathologic analysis of 29 cases emphasizing their likely benign nature. Am J Surg Pathol 39:116–126. https://doi.org/10.1097/pas.0000000000000303

Huang KT, Chen CA, Cheng WF et al (1996) Sonographic characteristics of adenofibroma of the endometrium following tamoxifen therapy for breast cancer: two case reports. Ultrasound Obstet Gynecol 7:363–366. https://doi.org/10.1046/j.1469-0705.1996.07050363.x

Hui P, Kelly M, O'MalleyDM et al (2005) Minimal uterine serous carcinoma: a clinicopathological study of 40 cases. Mod Pathol 18:75–82. https://doi.org/10.1038/modpathol.3800271

Iezzoni JC, Mills SE (2001) Nonneoplastic endometrial signet-ring cells. Vacuolated decidual cells and stromal histiocytes mimicking adenocarcinoma. Am J Clin Pathol 115:249–255. https://doi.org/10.1309/rl5hvc5d-9we2-x71h

Ip PP, Irving JA, McCluggage WG et al (2013) Papillary proliferation of the endometrium: a clinicopathologic study of 59 cases of simple and complex papillae without cytologic atypia. Am J Surg Pathol 37:167–177. https://doi.org/10.1097/PAS.0b013e318272d428

Irving JA, McFarland DF, Stuart DS et al (2000) Mitotic arrest of endometrial epithelium after paclitaxel therapy for breast cancer. Int J Gynecol Pathol 19:395–397

Ismail SM (1994) Pathology of endometrium treated with tamoxifen. J Clin Pathol 47:827–833

Ismail SM (1999) Gynaecological effects of tamoxifen. J Clin Pathol 52:83–88

Karaer A, Mert I, Akinsu F et al (2007) Ligneous inflammation

involving the female genital tract. J Obstet Gynaecol Res 33:581–584. https://doi.org/10.1111/j.1447-0756.2007.00579.x

Kaufman RH, Binder GL, Gray PM Jr et al (1977) Upper genital tract changes associated with exposure in utero to diethylstilbestrol. Am J Obstet Gynecol 128:51–59

Kelly P, Dobbs SP, McCluggage WG (2007) Endometrial hyperplasia involving endometrial polyps: report of a series and discussion of the significance in an endometrial biopsy specimen. BJOG 114:944–950. https://doi. org/10.1111/j.1471-0528.2007.01391.x

Kennedy MM, Baigrie CF, Manek S (1999) Tamoxifen and the endometrium: review of 102 cases and comparison with HRT-related and non-HRT-related endometrial pathology. Int J Gynecol Pathol 18:130–137

Khatamee MA, Sommers SC (1989) Clinicopathologic diagnosis of mycoplasma endometritis. Int J Fertil 34:52–55

Kim KR, Lee YH, Ro JY (2002) Nodular histiocytic hyperplasia of the endometrium. Int J Gynecol Pathol 21:141–146

Kurman RJ, Young RH, Norris HJ et al (1984) Immunocytochemical localization of placental lactogen and chorionic gonadotropin in the normal placenta and trophoblastic tumors, with emphasis on intermediate trophoblast and the placental site trophoblastic tumor. Int J Gynecol Pathol 3:101–121

Lehman MB, Hart WR (2001) Simple and complex hyperplastic papillary proliferations of the endometrium: a clinicopathologic study of nine cases of apparently localized papillary lesions with fibrovascular stromal cores and epithelial metaplasia. Am J Surg Pathol 25:1347–1354

Leong ASY, Vinyuvat S, Leong FJWM et al (1997) Anti-CD38 and VS38 antibodies for the detection of plasma cells in the diagnosis of chronic endometritis. Appl Immunohistochem 5:189–193

Lindenman E, ShepardMK, PescovitzOH(1997)Mullerian agenesis: an update. Obstet Gynecol 90:307–312. https://doi.org/10.1016/s0029-7844(97)00256-1

Longacre TA, Chung MH, Rouse RV et al (1996) Atypical polypoid adenomyofibromas (atypical polypoid adenomyomas) of the uterus. A clinicopathologic study of 55 cases. Am J Surg Pathol 20:1–20

Machado F, Moreno J, Carazo M et al (2003) Accuracy of endometrial biopsy with the Cornier pipelle for diagnosis of endometrial cancer and atypical hyperplasia. Eur J Gynaecol Oncol 24:279–281

Marchini M, Fedele L, Bianchi S et al (1992) Endometrial patterns during therapy with danazol or gestrinone for endometriosis: structural and ultrastructural study. Hum Pathol 23:51–56

Marshall RJ, Jones DB (1988) An immunohistochemical study of lymphoid tissue in human endometrium. Int J Gynecol Pathol 7:225–235

Matias-Guiu X, Pons C, Munoz J et al (1994) Biotincontaining intranuclear inclusions in tumor cells: possible cause for misinterpreting nuclear antigen immunostaining. Am J Clin Pathol 102:706–707

Mazur MT (1981) Atypical polypoid adenomyomas of the endometrium. Am J Surg Pathol 5:473–482

Mazur MT, Hendrickson MR, Kempson RL (1983) Optically clear nuclei. An alteration of endometrial epithelium in the presence of trophoblast. Am J Surg Pathol 7:415–423

McCluggage WG (2002) Malignant biphasic uterine tumours: carcinosarcomas or metaplastic carcinomas? J Clin Pathol 55:321–325

McCluggage WG (2003) Metaplasias in the female genital tract. In: Lowe D, Underwood J (eds) Recent advances in histopathology, vol 20. Royal Society of Medicine Press Ltd, London

McCluggageWG(2006) My approach to the interpretation of endometrial biopsies and curettings. J Clin Pathol 59:801–812. https://doi.org/10.1136/jcp.2005.029702

McCluggage WG, Roberts N, Bharucha H (1995) Enteric differentiation in endometrial adenocarcinomas: a mucin histochemical study. Int J Gynecol Pathol 14:250–254

McCluggage WG, Varma M, Weir P et al (1996) Uterine leiomyosarcoma in patient receiving tamoxifen therapy. Acta Obstet Gynecol Scand 75:593–595

McCluggage WG, Ashe P, McBride H et al (1998) Localization of the cellular expression of inhibin in trophoblastic tissue. Histopathology 32:252–256

McCluggage WG, Desai V, Manek S (2000a) Tamoxifenassociated postmenopausal adenomyosis exhibits stromal fibrosis, glandular dilatation and epithelial metaplasias. Histopathology 37:340–346

McCluggage WG, Hamal P, Traub AI et al (2000b) Uterine adenolipoleiomyoma: a rare hamartomatous lesion. Int J Gynecol Pathol 19:183–185

McCluggage WG, Abdulkader M, Price JH et al (2000c) Uterine carcinosarcomas in patients receiving tamoxifen. A report of 19 cases. Int J Gynecol Cancer 10:280–284

McCluggage WG, Oliva E, Herrington CS et al (2003a) CD10 and calretinin staining of endocervical glandular lesions, endocervical stroma and endometrioid adenocarcinomas of the uterine corpus: CD10 positivity is characteristic of, but not specific for, mesonephric lesions and is not specific for endometrial stroma. Histopathology 43:144–150

McCluggage WG, Sumathi VP, McManus DT (2003b) Uterine serous carcinoma and endometrial intraepithelial carcinoma arising in endometrial polyps: report of 5 cases, including 2 associated with tamoxifen therapy. Hum Pathol 34:939–943

McCulloch TA, Wagner B, Duffy S et al (1995) The pathology of hysterectomy specimens following transcervical resection of the endometrium. Histopathology 27:541–547

McKenna M, McCluggage WG (2008) Signet ring cells of stromal derivation in the uterine cervix secondary to cauterisation: report of a previously undescribed phenomenon. J Clin Pathol 61:648–651. https://doi.org/10.1136/jcp.2007.054767

Miko TL, Lampe LG, Thomazy VA et al (1988) Eosinophilic endomyometritis associated with diagnostic curettage. Int J Gynecol Pathol 7:162–172

Morsi HM, Leers MP, Jager W et al (2000) The patterns of expression of an apoptosis-related CK18 neoepitope, the bcl-2 proto-oncogene, and the Ki67 proliferation marker in normal, hyperplastic, and malignant endometrium. Int J Gynecol Pathol 19:118–126

Murray MJ, Meyer WR, Zaino RJ et al (2004) A critical analysis of the accuracy, reproducibility, and clinical utility of histologic endometrial dating in fertile women. Fertil Steril 81:1333–1343. https://doi.org/10.1016/j.fertnstert.2003.11.030

Mutter GL, Zaino RJ, Baak JP et al (2007) Benign endometrial hyperplasia sequence and endometrial intraepithelial neoplasia. Int J Gynecol Pathol 26:103–114. https://doi.org/10.1097/PGP.0b013e31802e4696

Mutter GL, Bergeron C, Deligdisch L et al (2008) The spectrum of endometrial pathology induced by progesterone receptor modulators. Mod Pathol 21:591–598. https://doi.org/10.1038/modpathol.2008.19

Nakamura Y, Moritsuka Y, Ohta Y et al (1989) S-100 protein in glands within decidua and cervical glands during early pregnancy. Hum Pathol 20:1204–1209

Nand SL, Webster MA, Baber R et al (1998) Bleeding pattern and endometrial changes during continuous combined hormone replacement therapy. The Ogen/Provera Study Group. Obstet Gynecol 91:678–684

Noyes RW, Hertig AT, Rock J (1950) Dating the endometrial biopsy. Fertil Steril 1:3–25

Nucci MR, Young RH (2004) Arias-Stella reaction of the endocervix: a report of 18 cases with emphasis on its varied histology and differential diagnosis. Am J Surg Pathol 28:608–612

Nucci MR, Prasad CJ, Crum CP et al (1999) Mucinous endometrial epithelial proliferations: a morphologic spectrum of changes with diverse clinical significance. Mod Pathol 12:1137–1142

O'Brien PK, Roth-Moyo LA, Davis BA (1981) Pseudosulfur granules associated with intrauterine contraceptive devices. Am J Clin Pathol 75:822–825

O'Connell JT, Mutter GL, Cviko A et al (2001) Identification of a basal/reserve cell immunophenotype in benign and neoplastic endometrium: a study with the p53 homologue p63. Gynecol Oncol 80:30–36. https://doi.org/10.1006/gyno.2000.6026

O'Connor DM, Kurman RJ (1988) Intermediate trophoblast in uterine curettings in the diagnosis of ectopic pregnancy. Obstet Gynecol 72:665–670

Ohishi Y, Kaku T, Kobayashi H et al (2008) CD10 immunostaining distinguishes atypical polypoid adenomyofibroma (atypical polypoid adenomyoma) from endometrial carcinoma invading the myometrium. Hum Pathol 39:1446–1453. https://doi.org/10.1016/j.humpath.2008.02.006

Ota S, Catasus L, Matias-Guiu X et al (2003) Molecular pathology of atypical polypoid adenomyoma of the uterus. Hum Pathol 34:784–788

Paavonen J, Aine R, Teisala K et al (1985) Chlamydial endometritis. J Clin Pathol 38:726–732

Paganini-Hill A, Ross RK, Henderson BE (1989) Endometrial cancer and patterns of use of oestrogen replacement therapy: a cohort study. Br J Cancer 59:445–447

Pearce KF, Nolan TE (1996) Endometrial sarcoidosis as a cause of postmenopausal bleeding. A case report. J Reprod Med 41:878–880

Perkins MB (1960) Pneumopolycystic endometritis. Am J Obstet Gynecol 80:332–336

Phillips V, McCluggage WG (2005) Results of a questionnaire regarding criteria for adequacy of endometrial biopsies. J Clin Pathol 58:417–419. https://doi.org/10.1136/jcp.2004.023564

Phillips V, Graham CT, Manek S et al (2003) The effects of the levonorgestrel intrauterine system (Mirena coil) on endometrial morphology. J Clin Pathol 56:305–307

Pritt B, Mount SL, Cooper K et al (2006) Pseudoactinomycotic radiate granules of the gynaecological tract: review of a diagnostic pitfall. J Clin Pathol 59:17–20. https://doi.org/10.1136/jcp.2005.028977

Quddus MR, Sung CJ, Zheng W et al (1999) p53 immunoreactivity in endometrial metaplasia with dysfunctional uterine bleeding. Histopathology 35:44–49

Rutanen EM (1998) Insulin-like growth factors in endometrial function. Gynecol Endocrinol 12:399–406

Saegusa M, Okayasu I (2001) Frequent nuclear betacatenin accumulation and associated mutations in endometrioid-type endometrial and ovarian carcinomas with squamous differentiation. J Pathol 194:59–67. https://doi.org/10.1002/path.856

Sahin AA, Silva EG, Landon G et al (1989) Endometrial tissue in myometrial vessels not associated with menstruation. Int J Gynecol Pathol 8:139–146

Sakhdari A, Moghaddam PA, Liu Y (2016) Endometrial samples from postmenopausal women: a proposal for adequacy criteria. Int J Gynecol Pathol 35:525–530. https://doi.org/10.1097/pgp.0000000000000279

Schindler AE, Schmidt G (1980) Post-menopausal bleeding: a study of more than 1000 cases. Maturitas 2:269–274

Schlesinger C, Kamoi S, Ascher SM et al (1998) Endometrial polyps: a comparison study of patients receiving tamoxifen with two control groups. Int J Gynecol Pathol 17:302–311

Scott M, Lyness RW, McCluggage WG (2006) Atypical reactive proliferation of endocervix: a common lesion associated with endometrial carcinoma and likely related to prior endometrial sampling. Mod Pathol 19:470–474. https://doi.org/10.1038/modpathol.3800556

Scurry J, Planner R, Fortune DW et al (1993) Ligneous (pseudomembranous) inflammation of the female genital tract. A report of two cases. J Reprod Med 38:407–412

Seidman JD, Kurman RJ (1999) Tamoxifen and the endometrium. Int J Gynecol Pathol 18:293–296

Shafiee MN, Seedhouse C, Mongan N et al (2016) Up-regulation of genes involved in the insulin signalling pathway (IGF1, PTEN and IGFBP1) in the endometrium may link polycystic ovarian syndrome and endometrial cancer. Mol Cell Endocrinol 424:94–101. https://doi.org/10.1016/j.mce.2016.01.019

Shah SS, Mazur MT (2008) Endometrial eosinophilic syncytial change related to breakdown: immunohistochemical evidence suggests a regressive process. Int J Gynecol Pathol 27:534–538. https://doi.org/10.1097/PGP.0b013e31817323b3

Shapiro S, Kelly JP, Rosenberg L et al (1985) Risk of localized and widespread endometrial cancer in relation to recent and discontinued use of conjugated estrogens. N Engl J Med 313:969–972. https://doi.org/10.1056/nejm198510173131601

Shibutani S, Ravindernath A, Suzuki N et al (2000) Identification of tamoxifen-DNA adducts in the endometrium of women treated with tamoxifen. Carcinogenesis 21:1461–1467

Shikone T, Kokawa K, Yamoto M et al (1997) Apoptosis of human ovary and uterine endometrium during the menstrual cycle. Horm Res 48(Suppl 3):27–34

Silva EG, Jenkins R (1990) Serous carcinoma in endometrial polyps. Mod Pathol 3:120–128

Soslow RA, Chung MH, Rouse RV et al (1996) Atypical polypoid adenomyofibroma (APA) versus welldifferentiated endometrial carcinoma with prominent stromal matrix: an immunohistochemical study. Int J Gynecol Pathol 15:209–216

Staland B (1981) Continuous treatment with natural oestrogens and progestogens. A method to avoid endometrial stimulation. Maturitas 3:145–156

Stastny JF, Ben-Ezra J, Stewart JA et al (1995) Condyloma and cervical intraepithelial neoplasia of the endometrium. Gynecol Obstet Investig 39:277–280

Stewart CJ, Michie BA, Kennedy JH (1998) Focal endometrial stromal hyperplasia. Histopathology 33:75–79

Stewart CJ, Campbell-Brown M, Critchley HO et al (1999) Endometrial apoptosis in patients with dysfunctional uterine bleeding. Histopathology 34:99–105

Sturdee DW, Ulrich LG, Barlow DH et al (2000) The endometrial response to sequential and continuous combined oestrogen-progestogen replacement therapy. BJOG 107:1392–1400

Tabibzadeh S, Kong Q, Satyaswaroop P et al (1994) Distinct regional and menstrual cycle dependent distribution of apoptosis in human endometrium. Potential regulatory role of T cells and TNF-alpha. Endocr J 2:87–95

Tahlan A, Nanda A, Mohan H (2006) Uterine adenomyoma: a clinicopathologic review of 26 cases and a review of the literature. Int J Gynecol Pathol 25:361–365. https://doi.org/10.1097/01.pgp.0000209570.08716.b3

Tai LH, Tavassoli FA (2002) Endometrial polyps with atypical (bizarre) stromal cells. Am J Surg Pathol 26:505–509

Taketani Y, Mizuno M (1991) Evidence for direct regulation of epidermal growth factor receptors by steroid hormones in human endometrial cells. Hum Reprod 6:1365–1369

Takeuchi K, Tsujino T, Yabuta M et al (2012) A case of primary squamous cell carcinoma of the endometrium associated with extensive "ichthyosis uteri". Eur J Gynaecol Oncol 33:552–554

Tantipalakorn C, Khunamornpong S, Lertprasertsuke N et al (2009) Female genital tract tumors and gastrointestinal lesions in the Peutz-Jeghers syndrome. J Med Assoc Thail 92:1686–1690

Tao XJ, Sayegh RA, Tilly JL et al (1998) Elevated expression of the proapoptotic BCL-2 family member, BAK, in the human endometrium coincident with apoptosis during the secretory phase of the cycle. Fertil Steril 70:338–343

The Writing Group for the PEPI Trial (1996) Effects of hormone replacement therapy on endometrial histology in postmenopausal women. The Postmenopausal Estrogen/Progestin Interventions (PEPI) Trial. JAMA 275:370–375

Thomas W Jr, Sadeghieh B, Fresco R et al (1978) Malacoplakia of the endometrium, a probable cause of postmenopausal bleeding. Am J Clin Pathol 69:637–641

Truskinovsky AM, Gerscovich EO, Duffield CR et al (2008) Endometrial microcalcifications detected by ultrasonography: clinical associations, histopathology, and potential etiology. Int J Gynecol Pathol 27:61–67. https://doi.org/10.1097/pgp.0b013e31812e95cb

Turbiner J, Moreno-Bueno G, Dahiya S et al (2008) Clinicopathological and molecular analysis of endometrial carcinoma associated with tamoxifen. Mod Pathol 21:925–936. https://doi.org/10.1038/modpathol.2008.49

Usubutun A, Karaman N, Ayhan A et al (2005) Atypical endometrial stromal cells related with a polypoid leiomyoma with bizarre nuclei: a case report. Int J Gynecol Pathol 24:352–354

Val-Bernal JF, Villoria F, Cagigal ML et al (2006) Pneumopolycystic endometritis. Am J Surg Pathol 30:258–261

Valeri RM, Ibrahim N, Sheaff MT (2002) Extramedullary hematopoiesis in the endometrium. Int J Gynecol Pathol 21:178–181

Vang R, Tavassoli FA (2003) Proliferative mucinous lesions of the endometrium: analysis of existing criteria for diagnosing carcinoma in biopsies and curettings. Int J Surg Pathol 11:261–270

Venkatraman L, Elliott H, Steele EK et al (2003) Serous carcinoma arising in an adenofibroma of the endometrium. Int J Gynecol Pathol 22:194–197

Wani Y, Notohara K, Saegusa M et al (2008) Aberrant Cdx2 expression in endometrial lesions with squamous differentiation: important role of Cdx2 in squamous morula formation. Hum Pathol 39:1072–1079. https://doi.org/10.1016/j.humpath.2007.07.019

Wells M, Tiltman A (1989) Intestinal metaplasia of the endometrium. Histopathology 15:431–433

Wheeler DT, Bristow RE, Kurman RJ (2007) Histologic alterations in endometrial hyperplasia and welldifferentiated carcinoma treated with progestins. Am J Surg Pathol 31:988–998. https://doi.org/10.1097/PAS.0b013e31802d68ce

Winkler B, Reumann W, Mitao M et al (1984) Chlamydial endometritis. A histological and immunohistochemical analysis. Am J Surg Pathol 8:771–778

Winter JS, Kohn G, Mellman WJ et al (1968) A familial syndrome of renal, genital, and middle ear anomalies. J Pediatr 72:88–93

Yokoyama S, Kashima K, Inoue S et al (1993) Biotincontaining intranuclear inclusions in endometrial glands during gestation and puerperium. Am J Clin Pathol 99:13–17

Young RH, Harris NL, Scully RE (1985) Lymphoma-like lesions of the lower female genital tract: a report of 16 cases. Int J Gynecol Pathol 4:289–299

Young RH, Treger T, Scully RE (1986) Atypical polypoid adenomyoma of the uterus. A report of 27 cases. Am J Clin Pathol 86:139–145

Zaloudek CJ, Norris HJ (1981) Adenofibroma and adenosarcoma of the uterus: a clinicopathologic study of 35 cases. Cancer 48:354–366

子宫内膜癌的前驱病变　第 8 章

Lora Hedrick Ellenson，Brigitte M. Ronnett，

Robert J. Kurman 著；郭芳　译

内容

子宫内膜癌最常见的组织学亚型是子宫内膜样癌，在其发生之前常有子宫内膜增生（endometrial hyperplasia，EH）[1]。肥胖、无排卵周期和外源性激素与子宫内膜样癌和增生有关。此外，子宫内膜增生的发生风险与体重指数（body mass index，BMI）增高和未经产有关（Epplein et al. 2008；Wise et al. 2016；Guraslan et al. 2016）。上述因素对子宫内膜产生无对抗雌激素刺激。研究还发现，子宫内膜样癌患者的血清雌激素水平升高，这更加支持无对抗雌激素对子宫内膜增生和子宫内膜样癌的发生具有刺激作用（Brinton et al. 1992；Potischman et al. 1996）。非典型增生 / 子宫内膜样上皮内肿瘤（EIN）为子宫内膜样癌的直接前驱病变。然而，子宫内膜癌的其他组织学亚型很少与雌激素刺激相关（Sherman et al. 1997）。浆液性癌是典型的、通常与雌激素刺激或增生无关的子宫内膜癌，常发生于萎缩性子宫内膜，其前驱病变称为浆液性子宫内膜上皮内癌（SEIC）。以下讨论总结了目前对这些前驱病变的认识，包括鉴别诊断、临床处理及其与子宫内膜癌的关系。

8.1　子宫内膜增生

8.1.1　定义和分类

　　子宫内膜增生是指大小和形状不规则的腺体的增殖，与正常增殖期子宫内膜相比，腺体 / 间质的比值相应增加。病变范围往往为弥漫性的，但也可能是局灶性的。

　　在过去几十年中，子宫内膜增生的分类和术语经历了多次更改。现代分类法是由世界卫生组织（WHO）和国际妇科病理学家协会（ISGYP）于 1994 年提出的，并很快获得广泛认可。该分类将子宫内膜增生分为 4 组：简单性增生、复杂性增生、简单性非典型增生和复杂性非典型增生。2003年 WHO 分类采纳了该分类，但 2014 年 WHO 分类进行了重大调整，将 4 级分类简化为 2 级分类，

1　"Hyperplasia"译作"增生"，"proliferation"译作"增殖"，中文版严格按原文加以区分。——译者

即无异型性的增生和有异型性的增生（非典型增生）两类[1]。此外，该分类还引入了一个全新的术语"子宫内膜样上皮内肿瘤（EIN）"，它是非典型增生的同义词（Kurman et al. 2014）。这两种分类方法的优缺点将在本章后文中讨论。目前，这两种分类方法都在日常实践中使用。

8.1.2　临床特征

子宫内膜增生患者往往表现为异常出血。偶尔，在对不孕症进行检查或绝经后女性接受激素替代治疗之前行子宫内膜活检时，会意外地检测到这种病变。子宫内膜增生是无对抗雌激素刺激的结果，因而大多数患者有长期无排卵或使用无对抗的外源性雌激素的病史。尽管月经初潮和围绝经期的女性均有无排卵现象，但是年轻女性的子宫内膜增生并不常见。这可能是因为月经初潮时女性很少行子宫内膜活检，但有文献报道过一例 16 岁女性患子宫内膜增生的病例（Lee et al. 1989）。育龄期女性很少发生子宫内膜增生，该病变一般发生于多囊卵巢综合征患者。这种综合征的最初描述包括无排卵、肥胖、不孕和多毛症，但大多数患者缺乏这些特征。相反，无多囊卵巢综合征的肥胖女性也可以出现子宫内膜增生，这可能是脂肪组织中的雄烯二酮在外周转化形成雌激素的结果。

子宫内膜增生女性可罹患糖尿病和高血压，但这两种情况不常见。虽然绝经后女性出现异常子宫出血时总应考虑到是否存在子宫内膜增生或癌，但此时引起出血的最常见原因是子宫内膜萎缩。一项针对绝经后阴道出血的女性的研究发现，这些女性

中，7% 的女性患有子宫内膜癌，15% 的女性患有各种类型的子宫内膜增生，而 56% 的女性有子宫内膜萎缩（Lidor et al. 1986）。相比之下，子宫内膜增生或癌通常表现为中度或重度出血，而子宫内膜萎缩常表现为点状出血。

8.1.3　病理学改变

子宫内膜增生的大体表现并无特殊之处。在子宫切除标本中，增生的子宫内膜表面通常柔软，高低不平，色苍白，呈海绵状，边界不清。子宫内膜增生虽然常表现为内膜弥漫性增厚，但也可能是局限性的，呈息肉状。诊刮获取的标本量通常增多，但是标本量可能变化很大，甚至可能少于正常月经周期的分泌期所获得的标本量。因此，诊断子宫内膜增生应取决于组织学形态而不是标本量。

8.1.3.1　无异型性的增生

这种增生的特征包括腺体 / 间质比值增大和多种类型的异常组织结构。腺体的大小和形状不一。腺腔扩张，腺上皮向外突出，表明结构异常的程度较轻。简单性增生的腺体呈囊性扩张伴少许外突或出芽，腺体周围的间质细胞丰富（图 8.1）；也可表现为腺体轻度扩张，但局灶性腺体密集（图

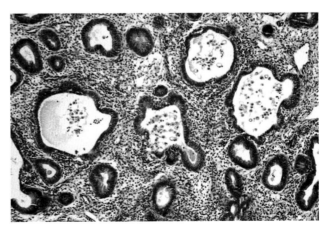

图 8.1　无异型性的增生（简单性增生）。腺体轻度密集，腺腔扩张，有腺体出芽现象

1　根据 WHO 的定义，hyperplasia without atypia 指子宫内膜增生但无显著的细胞异型性；hyperplasia with atypia（atypical hyperplasia）指子宫内膜增生并有细胞异型性。二者的主要区别在于有无细胞异型性。因此，本章将这两个术语分别译为"无异型性的增生"和"有异型性的增生（非典型增生）"，而上一版分别译为"无非典型性的增生"和"有非典型性的增生（非典型增生）"。——译者

8.2）。多种类型的异常组织结构经常混杂并存（图
8.3）。腺体衬覆复层柱状上皮，胞质呈嗜双色性。
核分裂活性变化较大。随着结构异常程度的加重，
腺体变得复杂，形成轮廓不规则的分支，以及突向
腺腔内的乳头状折叠。另外，随着细胞增殖程度的
加重，腺体排列变得拥挤，腺体之间的间质受挤
压，密集的腺体呈"背靠背"排列。因此，复杂性
增生由密集的腺体组成，间质很少（Kurman et al.
1985）（图 8.4，8.5）。腺体的轮廓通常高度复杂，
但有时呈扩张或不扩张的管状（图 8.4，8.5）。上
皮复层化（2~4 层），但部分腺体仅呈轻微复层化

或无复层化。核分裂活性变化不一，核分裂象计数
通常 < 5/10 HPF。即使存在高度复杂性增生伴显著
复层化，核分裂象也可能不明显。无异型性的增生
中，细胞形态类似正常增殖期腺上皮，细胞核呈卵
圆形，位于基底部，核膜光滑，形态温和，形状一
致（图 8.6~8.9）。在简单性增生中，间质细胞比增
殖期子宫内膜更加密集。细胞仍为梭形，但是变
胖，细胞核增大，胞质不明显。子宫内膜间质细胞
的核分裂活性变化不一，但有可能增加。在复杂性
增生中，间质细胞为梭形，因腺体增殖而受挤压。
除密集的间质细胞之外，子宫内膜增生、非典型增

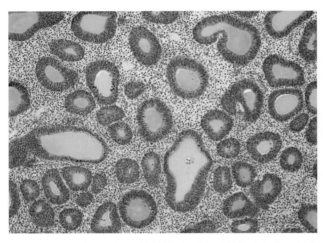

图 8.2　无异型性的增生（简单性增生）。腺体轻度密集，部分
呈囊状扩张

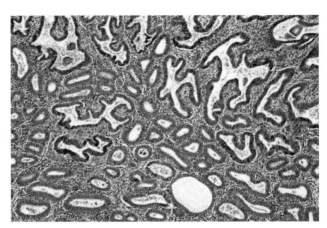

图 8.4　无异型性的增生（复杂性增生）。腺体排列拥挤，足
以归类为复杂性增生，但也存在一些结构简单的管状
腺体

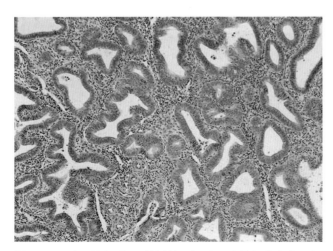

图 8.3　无异型性的增生（简单性增生）。腺体轻度密集和扩
张，部分腺体出芽并有简单分支

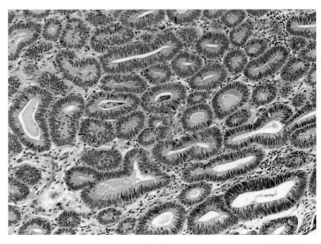

图 8.5　无异型性的增生（复杂性增生）。扩张的腺体类似于
简单性增生，但排列拥挤，足以归类为复杂性增生

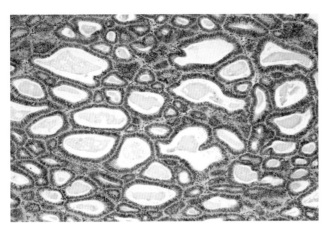

图 8.6 无异型性的增生。细胞核拉长，垂直于基底膜排列，染色质均匀

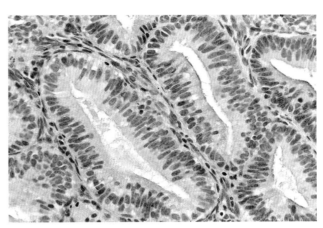

图 8.9 无异型性的增生。细胞核拉长，垂直于基底膜排列，染色质均质、深染

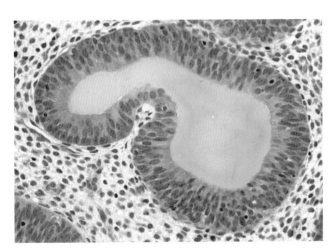

图 8.7 无异型性的增生。细胞核拉长，垂直于基底膜排列，染色质均匀

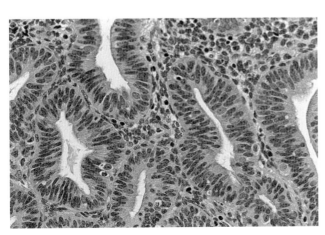

图 8.8 无异型性的增生。细胞核拉长，垂直于基底膜排列，染色质均质、深染

生和高分化腺癌的间质内可出现成簇的泡沫状、含有脂质的细胞（Dawagne et al. 1982；Silver et al. 1998）。泡沫细胞的细胞核小而固缩，胞质含有微小脂滴，但不含黏液。免疫组化证实泡沫细胞为组织细胞（Silver et al. 1998）。在萎缩性和非肿瘤性内膜中也可观察到这种组织细胞。在无症状绝经后女性的子宫颈阴道涂片检查中，单独发现组织细胞与子宫内膜增生或癌的可能性增加并无关联（Hall et al. 1982）。异常子宫出血的绝经后女性的子宫颈阴道涂片检查中，仅仅出现组织细胞也不能预测是否存在子宫内膜增生或癌。然而，在这些子宫颈阴道涂片中，如果发现组织细胞内含有被吞噬的急性炎症细胞或正常子宫内膜细胞，则并存子宫内膜癌或增生的可能性增高 3~4 倍（Nguyen et al. 1998）。

8.1.3.2 非典型增生

评估子宫内膜增生时，最重要的特征是有无核异型性。存在核异型性的细胞表现为复层排列、极性消失和核质比增加（图 8.10~8.15）；核增大，大小和形状不规则，染色质粗糙、呈块状，核膜增厚、不规则且核仁明显。与增殖期子宫内膜和无异型性的增生中呈椭圆形的细胞核相比，非典型增生的细胞核趋向于变圆，核透亮或呈空泡状，染色质凝聚、边集于核膜周围。核异型性在质和量上都不

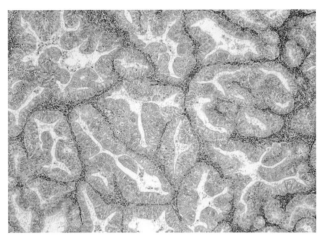

图 8.10　非典型增生。分支状、管状腺体拥挤排列，腺体之间仅有很少的间质

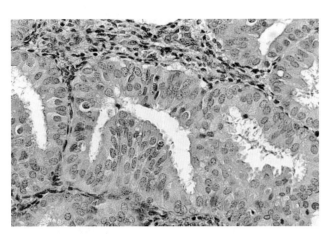

图 8.13　非典型增生。细胞核变大、呈圆形，细颗粒状的染色质呈空泡状；细胞呈复层排列，极性消失

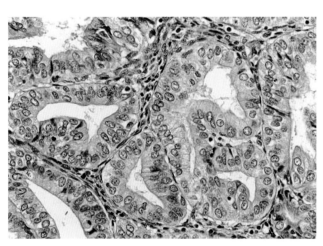

图 8.11　非典型增生。细胞核为圆形，染色质呈空泡状

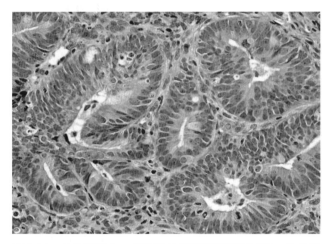

图 8.14　非典型增生。细胞核呈卵圆形到圆形不等，染色质均匀，核仁和核分裂象明显，细胞呈复层排列，极性消失

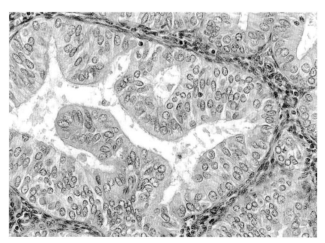

图 8.12　非典型增生。细胞核为圆形，染色质呈空泡状，细胞呈复层排列，极性消失

一致，并非所有腺体都存在异型细胞，单个腺体中可以是一部分细胞具有异型性，而其他细胞无异型性。如果异型细胞数量极少，应当忽略不计；但如果无须仔细寻找就能发现明显的细胞异型性，则应当诊断为非典型增生。病理医师面临的主要问题之一就是在判定是否存在异型性方面，同一观察者和不同观察者之间均存在差异。因而，不推荐将异型性分为轻度、中度和重度，因为这种分级有很大的主观性和不可重复性。此外，在出现化生（见后文）的情况下，评估是否存在异型性也常成为难

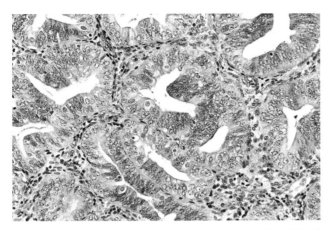

图 8.15 非典型增生。细胞核变大、变圆，细颗粒状的染色质呈空泡样，核仁明显，细胞呈复层排列，极性消失

题。例如，在输卵管上皮化生时，可见核增大、变圆并呈空泡状改变，提示细胞异型性；但这些属于化生性改变，而不是真正的异型性，因为这些不影响临床预后（Hendrickson et al. 1980）。再如，化生和异型性可同时出现在同一个腺体内，因此，非化生细胞内如果出现上述细胞核特征，即使同时存在化生性改变，也可以诊断为非典型增生（图8.16）。细胞核变大、呈多形性、染色质变粗、核仁出现都是细胞异型性的重要形态学特征，但这些

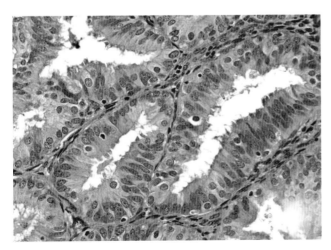

图 8.16 伴输卵管上皮化生和异型性的增生。细胞核呈卵圆形或圆形，染色质呈细颗粒状，细胞出现某种程度的复层化和极性消失。出现纤毛提示输卵管上皮化生。部分细胞核改变与输卵管上皮化生有关，但是极性消失和复层化超出了化生的范畴（与图 8.35 和图 8.36比较）

改变可能较轻微并有一定程度的主观性。判断是非典型增生还是 EIN（见后文）是不管使用哪个分类系统都会遇到的问题。为确定是否存在异型性，最常用的方法是比较可疑腺体和相邻的正常增殖期子宫内膜腺体的核特征。可疑腺体的细胞核如果比增殖期腺体的细胞核的异型性更明显，应将其诊断为非典型增生。如果其与相邻增殖期腺体的细胞核类似，无论增殖多拥挤，病变都应诊断为无异型性的增生。如果组织标本中没有正常增殖期的子宫内膜，必须使用上述的细胞核特征来确定是否存在异型性。

复杂性非典型增生的结构特征与对应的无异型性的复杂性增生相似。复杂性非典型增生的腺体结构几乎总是高度复杂、形状不规则的，并有"背靠背"密集现象（图 8.10）。上皮复层化程度和核分裂活性变化不一，也可见到乳头状内折。某些非典型增生的细胞复层化和核分裂活性均不明显。

8.1.4 鉴别诊断

子宫内膜增生的鉴别诊断应当包括紊乱增殖期子宫内膜、子宫内膜息肉、纤毛细胞改变（输卵管上皮化生）、囊性萎缩，以及子宫内膜腺体和间质的崩解。紊乱增殖期子宫内膜的本质类似于无异型性的增生，但前者为局灶性病变，表现为腺体形状不规则、腺腔扩张，病变混杂于正常腺体之间（图8.17），后者也可能呈局灶密集性分布。紊乱增殖期子宫内膜与无异型性的增生的鉴别要点在于前者的异常腺体仅为局灶性分布，包含紊乱增殖性腺体的内膜不应呈子宫内膜息肉样外观。增生性子宫内膜息肉的部分区域常含有无异型性的增生，后者局限于一个或数个息肉样组织碎片内。息肉通常表现为突出的大而圆的组织片段，与正常子宫内膜形成鲜明的对比。息肉通常含致密的纤维性间质，病变中心附近可见成簇的厚壁血管。组织片段通常有三面被覆着子宫内膜表面上皮（见第 7 章）。

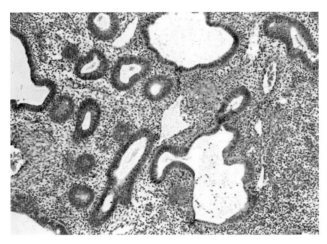

图 8.17　紊乱增殖期子宫内膜。囊性扩张腺体伴出芽，与小管状增生期腺体相混合

子宫内膜腺体的纤毛细胞改变常与简单性和复杂性增生有关。当与子宫内膜增生伴发时，纤毛细胞改变的出现无须特别注明。有纤毛细胞改变的腺体通常轻度扩张。若没有子宫内膜增生，一些孤立的腺体出现纤毛细胞改变时，应诊断为纤毛细胞改变（输卵管上皮化生）（见后文）。纤毛细胞改变通常有散在的泡状核，偶有核仁，这种表现与子宫内膜增生同时出现时不应被误认为是细胞异型性。

在诊刮标本中，囊性萎缩与子宫内膜增生不难鉴别，因为萎缩腺体的崩解是诊刮操作所致。在子宫切除术标本中，囊性萎缩表现为腺体扩张，被覆单层细胞（通常扁平），无核分裂象。而子宫内膜增生为假复层柱状上皮细胞，可有数量不等的核分裂象。

在雌激素撤退引起的子宫内膜腺体和间质崩解中，由于腺体之间没有子宫内膜间质，增殖型腺体可出现"背靠背"现象。这种腺体通常呈碎片状，并出现凋亡小体。常见的特征有成簇的间质细胞和破碎的腺体被血液围绕（见第 7 章）。相反，与崩解中的管状增殖型腺体相比，子宫内膜增生的腺体形状更加不规则，结构更复杂。而且，子宫内膜增生通常不会出现腺体碎片、凋亡小体和圆形簇状的间质细胞团（即间质蓝球）。此外，在子宫内膜活检和刮宫标本中，组织碎片和表面上皮片段并列拼接可形成人为假象，使病理解读变得复杂；只有排除这种假象之后才能诊断为子宫内膜增生（图 8.18）。

非典型增生必须和非典型息肉样腺肌瘤及高分化子宫内膜腺癌相鉴别。非典型息肉样腺肌瘤内的腺体具有不同程度的复杂结构和细胞异型性（图 8.19）。形成桑葚样鳞化几乎是非典型息肉样腺肌瘤的恒定特征。非典型息肉样腺肌瘤中的腺体周围往往围绕着平滑肌；与此不同的是，子宫内膜增生的腺体周围为致密的增殖性间质，而高分化癌的间

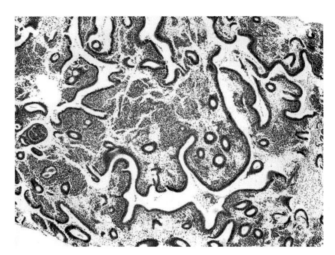

图 8.18　人为所致的腺体密集假象。增殖期子宫内膜碎片的表面上皮并列拼接在一起，类似于无异型性的增生中的囊性扩张腺体，但它其实是人为假象

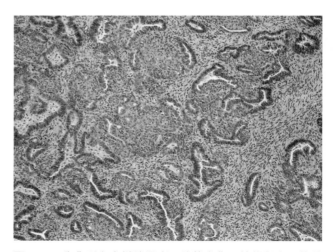

图 8.19　非典型息肉样腺肌瘤。腺体密集，结构复杂，伴桑葚样鳞化。腺体周围由纤维平滑肌性间质围绕

质则发生改变或呈促结缔组织增生性间质。

　　大多数子宫内膜癌不难诊断。然而，最近一些研究强调，手术前子宫内膜取样标本（活检或诊刮标本）中，一部分高分化癌与非典型增生的鉴别非常困难。特异的组织学特征常用来鉴别子宫内膜增生和高分化癌，以减少评估的主观性。出现浸润时，子宫内膜间质直接与恶性细胞相互作用，所产生的形态学改变可以作为诊断癌的依据。与浸润性癌有关的间质和上皮改变统称为子宫内膜间质浸润。有助于识别间质浸润的 3 个标准如下。①腺体不规则地浸润，伴成纤维细胞性间质改变（促结缔组织增生性间质反应）；②单个腺体之间的间质消失，形成融合的腺体结构，有时形成筛状结构；③广泛的乳头状结构。需要注意的是，子宫内膜增生时偶尔可以出现乳头状结构，甚至出现纤维血管轴心；但与癌的乳头状结构相比，子宫内膜增生的细胞学形态温和，不出现上皮复层化，并且核分裂活性较低（Lehman et al. 2001）。据报道，体现浸润特征的病变必须足够广泛，即累及的范围达低倍视野直径（4.2 mm）的一半（2.1 mm）时，才能有效地预测子宫内存在生物学上显著的癌（Kurman et al. 1982；Norris et al. 1983）。然而，不能太教条地使用这项标准，以避免小标本中漏诊癌的可能。如果出现明确的间质浸润，即使范围小于半个低倍视野，也应诊断为高分化癌（图 8.20，8.21）。这种定量标准也不适用于中分化或低分化癌。识别间质浸润的 3 条标准详述如下。

　　（1）反映浸润的间质改变，包括平行排列的致密的成纤维细胞束打乱正常的腺体结构，这比正常子宫内膜间质纤维化更明显（图 8.22）。与正常增殖期子宫内膜相比，其间质细胞更细长，细胞核也更长，并因胶原挤压而呈嗜酸性和波浪状（图 8.23），而增殖期子宫内膜和子宫内膜增生的间质细胞则呈嗜碱性裸核样。如果标本中含有伴纤维性间质的子宫内膜息肉片段，或标本来自子宫下段，这些特征不再适用。这两种情形下，要通

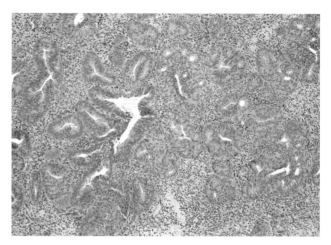

图 8.20　非典型增生伴局部高分化子宫内膜样癌。小团融合的腺体符合早期子宫内膜样癌的表现，这些腺体的结构不同于并存的非典型增生中的单个较大的腺体

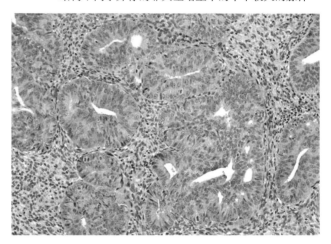

图 8.21　非典型增生伴局部高分化子宫内膜样癌。腺体形成小团，出现腺体融合，并形成早期筛状结构

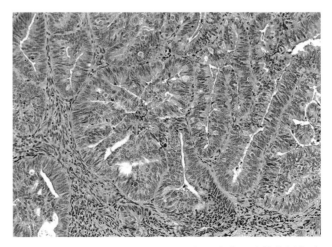

图 8.22　高分化子宫内膜样癌。密集的非典型腺体伴早期腺体融合，其周围围绕着嗜酸性梭形间质细胞，形成促结缔组织增生性间质反应，提示癌向间质浸润

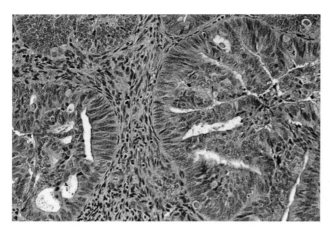

图 8.23　高分化子宫内膜样癌。促结缔组织增生性间质反应
　　　　表明子宫内膜样癌浸润子宫内膜间质，其特征为梭
　　　　形细胞伴成纤维细胞样形态

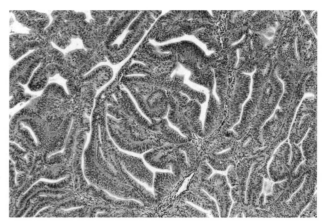

图 8.25　高分化子宫内膜样癌。复杂的分支状腺体形成融合
　　　　腺样 / 迷宫样结构和间质改变（促结缔组织增生性间
　　　　质反应），表明癌浸润子宫内膜间质

过辨认腺体融合来区分子宫内膜增生和子宫内膜
癌（见后文）。非典型息肉样腺肌瘤（见第 7 章）
含有平滑肌，其形态可能类似肌层浸润（图 8.19）
（Mazur 1981）。与非典型息肉样腺肌瘤不同，高分
化癌即使具有深肌层浸润，诊刮标本中也很少见到
平滑肌，因为在活检和诊刮时只能获取肿瘤的外生
部分。

　　（2）融合性腺体聚集，腺体之间无间质，表明
间质浸润（图 8.24，8.25）。融合性腺体的结构特
征是单个腺体周围没有间质围绕。腺体似乎相互融
合在一起，形成复杂的迷宫样结构。由于腺体增生
和上皮搭桥，部分区域出现筛状结构（图 8.26）。

　　（3）复杂的乳头状结构（多发性、分支状、被
覆上皮的纤维性突起）代表间质浸润（图 8.27，
8.28）。这些复杂的乳头结构可形成绒毛状管状结
构。腺腔内上皮形成无纤维血管轴心的乳头突起不
是浸润的特征，这种增生模式常见于复杂性增生中
的嗜酸性化生（详见后文）。纤细的乳头状结构（伴
或不伴纤维血管轴心）通常伴有化生性改变（黏
液性化生、嗜酸细胞化生），并且常常出现于息肉
中，这些改变是简单性和复杂性乳头状增生的一个
特征（图 8.29，8.30）（Lehman et al. 2001）。在这
些病变中，细胞形态温和，被覆于纤维血管轴心表
面的上皮不呈复层化，核分裂指数和 Ki-67 增殖指

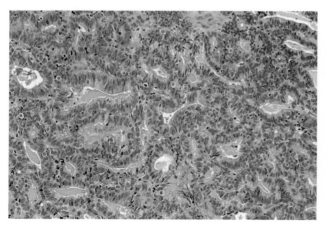

图 8.24　高分化子宫内膜样癌。腺体融合，相互连接，形成
　　　　融合的腺样结构，腺体之间无间质分隔，提示癌浸
　　　　润子宫内膜间质

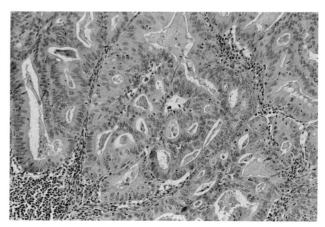

图 8.26　高分化子宫内膜样癌。融合的腺体形成筛状结构，
　　　　表明癌浸润子宫内膜间质

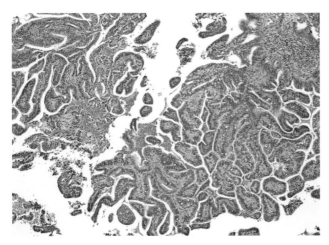

图 8.27　高分化子宫内膜样癌。乳头状或绒毛状管状增生提示癌，这种乳头状或绒毛状结构呈外生性生长，而不仅仅表现为腺腔内上皮性乳头状突起

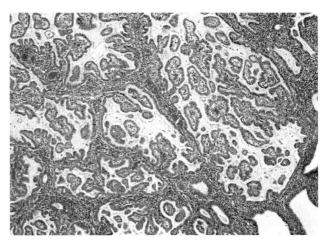

图 8.29　乳头状增生。腺腔内乳头是子宫内膜增生的一种乳头状亚型，而不是癌（和图 8.28 比较）

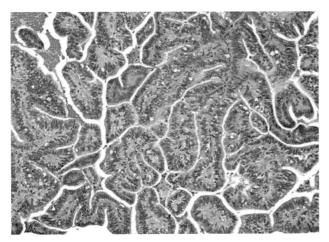

图 8.28　高分化子宫内膜样癌。乳头状或绒毛状管状结构提示癌，这种乳头状或绒毛状结构被覆非典型子宫内膜样上皮，呈外生性生长，并且中央有纤维血管轴心

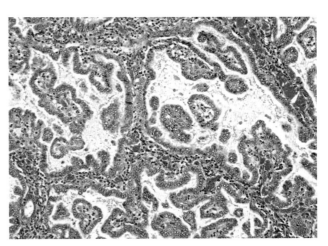

图 8.30　乳头状增生。带纤维血管轴心的乳头位于腺体内，表明它们为子宫内膜增生（而不是癌）的乳头状结构

数非常低。

过去，鳞状上皮团块取代子宫内膜间质为浸润的一个特征（Kurman et al. 1982）。伴轻度核异型性的鳞状上皮团块广泛取代子宫内膜间质，如果出现促结缔组织增生性间质反应或与腺体融合的结构（病变面积超过 2 mm^2），可以将其视为间质浸润。

诊刮标本中，随着核异型性、核分裂活性和细胞复层化程度的增加，子宫内存在癌的可能性也增大，但这种预测价值有限，因为即使上述改变的程度轻微，也与近 1/3 的子宫内膜癌病例有关

（Lehman et al. 2001）；虽然诊刮组织仅显示轻度异型性、低核分裂活性和较少的复层化，但切除标本中 20% 的残留癌是中分化或低分化，并且 10% 的残留癌有肌层浸润。因此，诊刮标本中上述特征虽然也有一定的诊断价值，但都不能准确地预测子宫中是否存在更严重的病变。评估这组交界性病变中不同程度的核异型性是很主观的，而且可重复性不高。相反，如果诊刮标本中不出现间质浸润，那么仅有 17% 的患者的子宫内有癌，并且为高分化癌，且局限于内膜内或仅有浅肌层浸润（表 8.1）。

如果诊刮标本中出现间质浸润，50% 的病例在子宫内可发现残留癌，其中约 1/3 的癌为中分化或低分化，1/4 的癌发生深肌层浸润（表 8.2）。少数（7%）诊刮标本中出现浸润的病例在子宫切除时发现子宫外转移，其中 50% 的病例死于肿瘤（Kurman et al. 1982）。因此，缺乏间质浸润可作为一项基本特征，用来区分非典型增生与具有重要生物学意义的高分化癌（Kurman et al. 1982；King et al. 1984）。较近期的许多研究发现，在诊断为非典型增生之后切除子宫的标本中，子宫内膜癌的发病率高达 43%~52%（Janicek et al. 1994；Widra et al. 1995；Trimble et al. 2006）。其中 2 项研究发现，43% 的癌为ⅠC期或更晚。最近的研究发现仅仅 10.6% 的癌为ⅠC期，而 30.9% 的癌为ⅠB期，其余为ⅠA期。这些研究中，患者通过刮除术或活检取样确诊；但子宫切除标本中发现癌的概率在这两种取样方式之间并没有显著差异。然而，上述研究之一没有复阅活检和诊刮标本以确认其中没有间质浸润的特征（Janicek et al. 1994）。最近，另外有研究证实，如果出现足够的结构复杂性或核异型性（包括明显的核仁），就能识别具有临床意义的子宫内膜增殖性病变，即具有肌层浸润高度可能的病变（Longacre et al. 1995；McKenney et al. 2009）。并且研究证实促结缔组织增生性间质反应与肌层浸润性病变密切相关。

识别间质浸润非常重要，因为它是半定量指标，所以它比其他指标的主观性小，并且它描述的是具有重要生物学意义的病变，即有间质浸润比无间质浸润的病变发生转移的可能性要大得多。关于乳腺、结肠、胰腺和肺肿瘤的实验研究结果支持这样一个观点，即根据所观察到的子宫内膜间质的组织学改变，将子宫内膜增殖性病变分为非浸润性和浸润性两种形式。这些研究表明，与非浸润性肿瘤相比，邻近浸润灶的间质具有重要的分子和结构变化。浸润性肿瘤能诱导肿瘤间质的成纤维细胞转化为肌成纤维细胞，后者产生复杂的细胞外基质成分，如 V 型胶原和蛋白多糖，它们在纤维结缔组织生成时增加，使用上述间质浸润的判定标准，在光学显微镜下即可识别。也有研究证实肿瘤细胞产生生长因子，如血小板衍生生长因子（PDGF）、表皮生长因子（EGF）和胰岛素样生长因子，这些因子在促进肿瘤周围间质细胞生长方面起着重要作用。

表 8.1　诊刮标本中出现非典型增生 [a] 后，子宫切除标本的检查结果（89 例）

结果	病例数及所占比例 / 例（%）
癌	15（17）
分级	
高分化	15（100）
中分化	0
低分化	0
肌层浸润	
无	8（53）[b]
内 1/3 层	7（47）[b]
< 1 mm	5
2~4 mm	2

注：经 Kurman 和 Norris（1982）许可改编。
[a] 根据没有内膜间质浸润、有细胞异型性而诊断非典型增生。
[b] 百分比是指有癌的标本在子宫切除标本中所占的比例。

表 8.2　诊刮标本中出现高分化癌 [a] 后，子宫切除标本的检查结果（115 例）

结果	病例数及所占比例 / 例（%）
癌	58（50）
分级	
高分化	38（66）[b]
中分化	14（24）[b]
低分化	6（10）[b]
肌层浸润	42（72）[b]
内 1/3 层	28（48）[b]
中外 1/3	14（24）[b]

注：经 Kurman 和 Norris（1982）许可改编。
[a] 根据确认子宫内膜间质浸润而诊断高分化癌。
[b] 百分比是指有癌的标本在子宫切除标本中所占的比例。

8.1.4.1　子宫内膜增生分类的可重复性研究和辅助技术

已有许多关于子宫内膜增生的诊断及如何将其与高分化癌相区分的可重复性研究（Kendall et al. 1998；Bergeron et al. 1999；Zaino et al. 2006）。一项纳入 100 例子宫内膜活检和诊刮标本（病变范围从增殖期子宫内膜到高分化癌）的研究结果表明，无异型性的增生和高分化癌的诊断一致性较高，而非典型增生仅有中度诊断一致性（Kendall et al. 1998）。单变量 logistic 回归分析显示，核增大、核呈空泡状改变、核多形性、染色质不规则、极性消失、核变圆及出现核仁等组织学特征和非典型增生的诊断有关。但是，多变量 logistic 回归分析发现，上述组织学特征中，只有出现核仁与区别非典型增生和无异型性的增生有关。

单变量和多变量分析都发现区别癌和非典型增生的相关特征包括间质改变（促结缔组织增生性间质反应）和腺体融合。最近一项研究发现，同一观察者的诊断一致性相似，不同观察者之间的诊断一致性略低（Bergeron et al. 1999）。研究还证实非典型增生在所有类别中的诊断重复性最低。尽管出现核仁对诊断非典型增生的价值和出现间质改变对诊断高分化癌的价值有所降低（不同观察者之间的诊断一致性的平均值较低），但是这些组织学特征仍有助于区别各种诊断类型。因此，不同观察者之间对于非典型增生的诊断一致性最低，提示需要进一步细化组织学标准、提高子宫内膜取样技术并使用新的客观分析方法，以提高非典型增生的诊断重复性。

8.1.4.2　子宫内膜样上皮内肿瘤

2000 年，基于组织病理学、分子遗传学的变化和计算机形态的分析，一种新的子宫内膜增生分类系统被提出（Mutter et al. 2000；Mutter 2000）。根据腺体结构和遗传学异常（克隆性和肿瘤性异常），该系统将子宫内膜增殖性病变分为良性病变

"子宫内膜增生（EH）"和真正的癌前病变"子宫内膜样上皮内肿瘤（EIN）"。多克隆性增殖性病变被视为对异常激素环境（与无排卵周期相关的无对抗雌激素刺激或外源性雌激素刺激）的反应，称为"增生（hyperplasia）"。而单克隆性病变与进展为癌的高风险相关，最初被称为"子宫内膜上皮内肿瘤"，随后在 2014 年 WHO 分类中改名为"EIN"。采用这种分类方法的合理性在于，对于子宫内膜增生，应针对可能的原因和症状治疗，而对于单克隆性病变，应采取切除或消融术治疗。鉴于大多数实验室不能对诊断标本进行克隆性检测，因此建议当腺体密集导致间质体积百分比（VPS）小于 55% 时诊断为 EIN（Mutter 2000）。理想情况下，该参数可通过形态分析进行评估，从而将子宫内膜增生（特别是那些被光学显微镜分类为无异型性的增生）分为单克隆性病变和多克隆性病变。然而，为了使该系统适用于常规实践，研究人员提出了可在光学显微镜下使用的诊断参数。用于确定腺体密集与腺体间间质关系的形态分析指标称为"D 分数"或"多变量识别分数"。"D 分数"侧重于 3 个特征：间质体积百分比（VPS），腺体分支 / 卷曲（腺体外表面密度），与核异型性相关的最短核轴的标准差。上述分类用于预测进展为癌的概率。D 分数 ≤ 1 预测进展为子宫内膜癌的概率高，而 D 分数 >1 提示组织几乎不会进展为癌。因此，基于结构（局部腺体面积超过间质面积）、细胞学改变（病变区域的细胞与背景细胞明显不同）和病变大小（直径 >1 mm）（Mutter 2000），学者们制定了 EIN 的标准。鉴于这些标准几乎等同于非典型增生的标准，最新版 WHO 分类将"非典型增生"等同于"EIN"。尽管许多病例中确实如此，但在其他病变中，将相应的无异型性的增生归入 EIN 可能导致过度诊断和不必要的治疗。一些研究认为，诊断为 EIN 比诊断为非典型增生的一致性更高，但也有研究发现一致性相近（Hecht et al. 2005；Ordi et al. 2014）。此外，在一项嵌套病例对照研究中，

诊断为 EIN 或非典型增生后患者患癌的风险相当（Lacey et al. 2008）。

尽管目前的 WHO 分类中尚未包括子宫内膜的增生性病变，但欧洲工作组（European Working Group，EWG）已发布了另一种子宫内膜增殖性病变的分类系统。该系统将无异型性的简单性和复杂性增生称为"增生"，将非典型增生和高分化癌合并为一个类别，命名为"子宫内膜肿瘤（endometrial neoplasia）"。他们声称，与增生/非典型增生和 EIN 分类系统相比，该系统的一致性更高。这种优势并不奇怪，因为 EWG 分类是二级系统，而与之比较的是较旧的增生/非典型增生四级系统（Bergeron et al. 1999）。笔者不知道是否已经有人在进行一项细致的比较研究，将 3 个分类系统（特别是 2014 年 WHO 分类中增生/非典型增生和 EIN 分类）与 EWG 分类进行比较，以证实这一说法。尽管如此，在 EWG 分类中，"子宫内膜肿瘤"这个术语的用法与 WHO 分类中 EIN 的含义是完全不同的，后者进一步折中了 EIN 和"子宫内膜肿瘤"这两个分类。

8.1.4.3 分子遗传学和免疫组化

此处仅简单介绍分子遗传学研究内容，较详细的讨论见第 9 章。已发现子宫内膜非典型增生有许多分子遗传学改变，包括微卫星不稳定性、抑癌基因 *PTEN* 和癌基因 *KRAS* 的突变。值得注意的是，这些也是子宫内膜样癌最常见的分子遗传学改变。研究进一步证实了临床病理和流行病学研究所得出的结论：子宫内膜非典型增生是子宫内膜样癌的直接癌前病变。一项研究比较了非典型增生及与其并存的癌中的突变，发现二者既有共同的突变，又有各自独特的突变，这表明从子宫内膜增生到癌的分子事件是一个复杂的亚克隆进化过程，而不是线性积累（Russo et al. 2017）。*PTEN* 突变的发生率在复杂性非典型增生和癌中基本相同，而在无异型性的增生中罕见（Hayes et al. 2006）。另外，据

文献报道，在非典型增生中也有 *KRAS* 基因突变和微卫星不稳定性（Levine et al. 1998；Esteller et al. 1999；Enomoto et al. 1993）。而只有少数无异型性的增生中存在 *KRAS* 突变、*PTEN* 突变和微卫星不稳定性。研究表明，上述所有改变在发展到浸润之前都会出现，但是到底发生在疾病进展过程中的哪些阶段，目前还不明确。

近期的免疫组化研究已证实，在 70% 的非典型增生中 *PTEN* 表达降低或缺失，其中一些包含 *ARID1A* 灶性表达缺失（Ayhan et al. 2015）。值得注意的是，*PTEN* 和 *ARID1A* 均缺失的区域 Ki-67 增殖指数增加，这表明 *ARID1A* 阻止了 *PTEN* 失活，而 *PTEN* 失活会防止细胞增殖的加速。目前，不建议在非典型增生中使用 DNA 错配修复相关的免疫组化标记物来筛查 Lynch 综合征。虽然对多种抗体做了大量研究，但尚未发现任何一种抗体可用于子宫内膜增生的诊断。

8.1.5 生物学行为

曾有很多针对子宫内膜增生患者结局的研究都未把细胞学和结构特征分开考虑。这个问题在一项回顾性研究中被提出，该研究分析了 170 例诊刮标本中的子宫内膜增生，平均随访时间为 13.4 年，在确诊后 1 年内未切除子宫。该研究对各种组织学特征进行了评估，并且将细胞学和结构异常单独分析，试图描述与进展为癌的风险增高有关的组织学特征。

无异型性的增生和非典型增生患者中，1/3 的患者在诊断性刮宫后无症状并且不需要进一步治疗。122 例无异型性的增生的患者中，仅有 2 例（1.6%）进展为癌，其中一例为简单性增生，另一例为复杂性增生。有 2 例简单性增生先进展为非典型增生，最终才进展为癌。而 48 例非典型增生中有 11 例（23%）进展为癌（表 8.3）；8% 的简单性非典型增生和 29% 的复杂性非典型增生进展为癌

（表 8.4）。与仅有细胞异型性相比，腺体复杂、拥挤合并异型性的病例具有较高的患癌风险。然而在这 4 组病例中，进展为癌的差异没有统计学意义。最近的一项嵌套病例对照研究中，138 例患者最初诊断为子宫内膜增生，并且经过 1 年以上进展为癌，对照组有 241 例（匹配条件包括年龄、日期和随访间隔期，未进展为癌的子宫内膜增生病例），结果发现，无异型性的简单性增生和复杂性增生进展为癌的可能性为 10%，而简单性和复杂性非典型增生为 40%（Lacey et al. 2008）。这些研究提示细胞异型性是确定病变可能进展为癌的最有用的特征，并为单用细胞异型性进行两级分类提供了有力的理论基础。

从子宫内膜增生进展而来的癌对患者的危害性相对较小（Kurman et al. 1985；Gusberg et al. 1963）。一项研究中，无异型性的增生进展为癌的中位间隔时间大约为 10 年，而非典型增生进展为具有临床证据的癌平均需要 4 年（Kurman et al. 1985）。另一项研究中，从非典型增生进展到癌的中位时间为 6.7 年。

研究表明，诊刮时发现非典型增生者如果在诊刮后 1 个月之内切除子宫，17%~43% 的患者被诊断患有子宫内高分化癌（King et al. 1984；Tavassoli et al. 1978）。诊刮标本中细胞核的异型性、核分裂活性和细胞层次的增加与子宫内癌的发病率增高有关。然而长期随访发现，如果不切除子宫，仅有 11%~40% 的非典型增生进展为癌（Kurman et al. 1985；Gusberg et al. 1963）。因此，诊断为高分化癌的病变常常在很长的一段时间内处于稳定期。非典型增生患者虽未治疗但进展为癌的比例相对较低，其可能的原因包括：一般倾向于对只有最高程度的非典型增生的病例才选择切除子宫，而对程度较轻者选择保守治疗；此外，非典型增生可能代表具有不同遗传或表观遗传异常的异质性群组，且具有不同的进展为癌的潜能；而且，患者因素（例如免疫反应、肥胖、激素环境）也可能在癌变过程中起重要作用。

关于子宫内膜增生的生物学行为的另一项研究发现，无异型性的增生中的绝大多数病变可自行消退，而那些复杂性非典型增生则更可能持续存

表 8.3　170 例子宫内膜增生和非典型增生的随访数据

增生的类型	病例总数 / 例	消退		持续		进展为癌	
		病例数 / 例	（所占比例 /%）	病例数 / 例	（所占比例 /%）	病例数 / 例	（所占比例 /%）
增生	122	97	（79.5）	23	（18.9）	2	（1.6）
非典型增生	48	29	（60）	8	（17）	11	（23）

注：经 Kurman 等（1985）许可后改编。

表 8.4　170 例子宫内膜简单性增生、复杂性增生和非典型增生的随访数据

增生的类型	病例总数 / 例	消退		持续		进展为癌	
		病例数 / 例	（所占比例 /%）	病例数 / 例	（所占比例 /%）	病例数 / 例	（所占比例 /%）
简单性增生	93	74	（80）	18	（19）	1	（1）
复杂性增生	29	23	（80）	5	（17）	1	（3）
简单性非典型增生	13	9	（69）	3	（23）	1	（8）
复杂性非典型增生	35	20	（57）	5	（14）	10	（29）

注：经 Kurman 等（1985）许可后改编。

在（Terakawa et al. 1997）。最近另一项研究证实了细胞异型性对子宫切除标本中存在子宫内膜癌的风险具有预测意义（Hunter et al. 1994）。因为大多数非典型增生具有复杂结构，所以复杂性非典型增生与存在癌和进展为癌的风险显著相关。因此，复杂性非典型增生是子宫内膜高分化子宫内膜样癌的直接前驱病变。然而，在子宫内膜癌病例中仅35%~75% 的患者在先前诊刮或子宫切除标本中出现子宫内膜增生（Ayhan et al. 1991；Beckner et al. 1985；Bokhman 1983；Deligdisch et al. 1985；Gucer et al. 1998；Kaku et al. 1996）。在那些特别注明子宫内膜增生专指非典型增生的研究报道中，患子宫内膜癌的女性中 14%~36% 存在相关的非典型增生（Gucer et al. 1998；Kaku et al. 1996）。并非所有子宫内膜样癌病例中均能发现相关的非典型增生，目前仍不明确这一现象是反映了癌的过度生长掩盖了先前存在的子宫内膜增生，还是反映了癌通过其他途径发展而来。

8.1.6 临床处理

子宫内膜增生患者的临床处理取决于临床因素，包括年轻女性保留生育功能的需求，具有较高癌变风险的年长女性因相关医学情形选择手术，以及显微镜下所见（Kraus 1985）。

8.1.6.1 绝经前（40 岁以下）女性

大多数不规则阴道流血的绝经前女性有自限性的非特异性激素紊乱。这些女性具有低度患癌风险（表 8.5）。一项对 460 例 40 岁及更年轻的女性的研究中，6 例（1.3%）存在"轻度"子宫内膜增生（简单性增生），没有非典型增生或癌（Kaminski et al. 1985）。因此，这一年龄组的大多数女性如果出现不规则阴道流血，不需要进行子宫内膜活检。如果具有子宫内膜癌的危险因素，例如多囊性卵巢疾病或肥胖，以及持续出血者，应当行子宫内膜活检。最近的研究表明，BMI 大于 30 的绝经前女性，其非典型增生或癌的发生率是 BMI 小于 30 的女性的4~7 倍。因此，对于绝经前有异常出血且 BMI 大于 30 的女性，建议进行子宫内膜取样（Wise et al. 2016；Guraslan et al. 2016）。

如果已经诊断子宫内膜增生（无异型性），患者可以接受保守治疗，因为这些病变进展为癌的风险极低（1%~2%）。由于转变为子宫内膜癌的时间

表 8.5 不同年龄的女性的子宫内膜异常出血的相关研究结果

子宫内膜活检标本所见 [a]	年龄段					
	绝经前，40 岁以下（n=5460）		围绝经期，40~55 岁（n=5748）		绝经后，55 岁以上（n=5226）	
	例数	（所占比例 /%）	例数	（所占比例 /%）	例数	（所占比例 /%）
癌	0	（–）	3	（0.4）	15	（7）
非典型增生	0	（–）	5	（0.7）	NK[b]	
增生	6	（1）	41	（6.0）	34	（15）
萎缩	7	（2）	51	（7.0）	127	（56）
息肉	6	（1）	13	（2.0）	19	（8）
增殖期	139	（29）	273	（31）	14	（14）
分泌期	241	（50）	287	（38）	0	（–）

注：[a] Kaminsk 和 Stevens 所研究的子宫内膜数据没有全部列出，所以总的百分数不是 100%。
[b] 本研究未特别注明非典型增生的类型。
NK—不清楚。

约为 10 年，无异型性的增生在进展为癌前首先出现非典型增生，所以采取随访并定期行子宫内膜活检就已经足够（Kurman et al. 1985）。一项研究发现，简单性增生和复杂性增生的年轻患者接受保守治疗后成功妊娠者分别占 29% 和 20%（表 8.6）（Kurman et al. 1985）。

子宫内膜活检诊断为非典型增生的女性，如果有保留生育功能的愿望，应当采取孕激素抑制治疗。鉴于子宫内膜活检和刮除术具有非常接近的准确性，并且 40 岁以下的女性仅有低度患癌风险，因此，并不需要通过刮除术来排除癌，但必须密切随访和定期行子宫内膜活检。采取保守的临床处理方案是合理的，因为年轻女性进展为癌的风险较低，即使确实会发生癌，也倾向于发生危害性较低的类型（表 8.7）；40 岁以下患者中有 20% 以后能够妊娠并且正常分娩（Randall et al. 1997）。最近一项研究发现，对于伴有或无异型性的复杂性增生患者，经孕激素治疗后，复杂性非典型增生会发生消退（表 8.8），无论是否使用孕激素治疗，大多数无异型性的复杂性增生也会消退（Reed et al. 2009）。这项研究还发现，长期大剂量使用孕激素治疗会增加复杂性非典型增生消退的可能性（表 8.9）。

表 8.6　患子宫内膜增生和非典型增生的"未经治疗"女性的妊娠数据

诊断	病例数	成功妊娠的例数及所占比例	足月妊娠例数
简单性增生	35	10（29%）	19
复杂性增生	15	3（20%）	4
非典型增生（简单性和复杂性）	24	3（13%）	4

注：改编自 Kurman 等（1985）的文献。

表 8.7　诊刮发现非典型增生或高分化腺癌的 40 岁以下女性的子宫切除术检查结果

子宫切除术发现	诊刮标本	
	非典型增生（n=517）	高分化癌（n=535）
	例数	例数
癌	2（12%）	13（37%）
1 级	2	10
2 级	0	3
肌层浸润	2（12%）	13（37%）
仅限于子宫内膜	2	3
内 1/3	0	9
中 1/3	0	1

注：改编自 Kurman 和 Norris（1982）的文献。

表 8.8　孕激素治疗后，有或无异型性的复杂性增生消退、持续存在或进展的风险

治疗	无异型性的复杂性增生（n=115）		复杂性非典型增生（n=70）	
	消退（n=82）	持续存在或进展（n=33）	消退（n=44）	持续存在或进展（n=26）
不用孕激素	14（70%）	6（30%）	6（33%）	12（67%）
用孕激素	68（72%）	27（28%）	38（73%）	14（27%）

表 8.9　有或无异型性的复杂性增生消退、持续存在或进展的风险与孕激素治疗时间之间的关系

孕激素治疗时间	无异型性的复杂性增生（n=115）		复杂性非典型增生（n=70）	
	消退（n=82）	持续存在或进展（n=33）	消退（n=42）	持续存在或进展（n=26）
<3 个月	70%	30%	62%	38%
>3 个月	71.6%	28.4%	87%	13%

诊断为高分化癌的女性也可以考虑接受保守治疗。一项对 40 岁以下患非典型增生或高分化癌的女性使用孕激素治疗的研究中，75% 的癌和 95% 的非典型增生消退（Randall et al. 1997）。并且在随访期内所有患者都无进展存活。促使病变消退的孕激素治疗的疗程中位数为 9 个月。另一项研究中，对 40 岁以下女性单独使用孕激素治疗子宫内膜癌，其中 62% 的女性产生激素治疗反应，尽管有 23% 的女性后来发生复发性疾病（Kim et al. 1997）。在随访期内 90% 的患者无病存活。这项研究中患者的反应率较低，可能是由于激素治疗疗程相对较短。因此，对于绝经前的女性，从临床处理角度而言，非典型增生和高分化癌可以视为同一个临床病理类型。然而，病理医师应当把非典型增生与高分化癌相区分，因为孕激素对非典型增生治疗有效的可能性更大。最近的研究表明，左炔诺孕酮宫内释放系统可能促进病变消退；然而，需要进行激素治疗的临床试验来建立标准治疗方法（Chandra et al. 2016；Trimble et al. 2012）。如果选择保守治疗，必须进行 MRI 检查以排除深肌层浸润或并存卵巢肿瘤。

8.1.6.2　围绝经期（40~55 岁）女性

围绝经期异常出血可以采取类似于较年轻女性的处理方式，因为围绝经期女性的患癌风险比较低（表 8.5）。40~55 岁年龄组的女性病例中，绝大多数简单性和复杂性增生都与无排卵有关，为自限性疾病。然而，通常需要子宫内膜活检以排除癌。诊断为非典型增生的患者可用孕激素治疗，或行子宫切除术。

大约 60% 的非典型增生可消退，但活检后子宫内残留癌的可能性随着年龄的增长而增大。对于40~55 岁的患者，应当采取个体化治疗。病变通常可消退，并且残留癌的风险低于较年长的女性。因此，采取观察或用孕激素抑制，每 3 个月进行 1 次子宫内膜活检已足够。如果病变持续存在，则需行子宫切除术。

8.1.6.3　绝经后（55 岁以上）女性

异常出血的绝经后女性患癌或非典型增生的风险显著增加（表 8.5）。因此，一旦发现异常出血，应立即行子宫内膜活检以进行评估。应当采取分段诊刮来诊断子宫内膜增生或非典型增生。如果刮除标本诊断为无异型性的增生，可选择保守治疗，因为这种子宫内膜增生与无对抗雌激素刺激有关，或由外源性激素治疗或者外周脂肪组织内雄激素转变为雌激素所致。一项前瞻性研究中，65 例绝经后患者周期性使用醋酸甲羟孕酮（10 mg/d），持续14 天，大多数（80%）子宫内膜增生可以消退，无一例进展为癌（Ferenczy et al. 1989）。因此，采取保守治疗，仅仅观察或用甲羟孕酮产生药物性刮除的治疗方法是适当的。如果反复出现不规则出血，对激素治疗无效，则需要切除子宫。对刮宫诊断的非典型增生患者也可以选择子宫切除术。具有手术风险因素而不能行子宫切除术的绝经后女性连续使用醋酸甲地孕酮（20~40 mg/d）可以有效避免手术。一项研究中，70 例患者（包括 38 例复杂性增生和 32 例非典型增生）中有 93% 的患者成功避免了手术。平均随访超过 5 年，85% 的患者中子宫内膜增生（非典型增生和无异型性的增生）完全消退，无一例进展为癌（Gal 1986）。

对于正在使用外源性雌激素的子宫内膜增生或非典型增生的绝经后女性，通常终止使用雌激素即可（即使是非典型增生），因为在去除促进子宫内膜增生的刺激因素之后，这些增生性病变均会自行消退。对于正在服用雌激素的女性，循环使用或连续使用甲羟孕酮也是可选方法之一，因为即使使用小剂量孕激素也能充分地降低发生子宫内膜增生和癌的风险。接受雌激素治疗的绝经后女性口服甲羟孕酮 10 mg/d，每月 7~14 天，在 5402名女性中每年检出 5 例子宫内膜癌（Greenblatt et al. 1982）。这一检出率并不高于未用雌激素治疗的

绝经后女性，后者的子宫内膜癌预期发生率是每
1000 名女性中每年 1~2 例，换算成上述研究例数
则为 5.4~9.8 例。

8.1.7　与孕激素治疗有关的形态学改变

　　使用孕激素治疗复杂性非典型增生和高分化癌
已经成为子宫切除术的一种替代治疗手段。选择这
种保守治疗方案时需要正确解读治疗导致的形态学
改变，这样才能恰如其分地进行处理。然而只有很
少的研究描述过这种形态学改变。最近有一项研究

描述了许多相关的组织学改变，包括腺体与间质
比值减小、腺上皮密度减小、核分裂活性下降或
消失、细胞异型性消失，以及各种化生性改变（图
8.31，8.32）（Wheeler et al. 2007）。另外，治疗可
导致筛状和乳头状结构改变，这可能与病变进展相
混淆。重要的是，治疗 6 个月后仍然持续存在结构
异常和（或）细胞异型性是治疗失败的唯一组织学
特征。基于这些发现，研究人员提出了孕激素治疗
后的病变分类（表 8.10）。获取治疗前的子宫内膜
标本非常重要，可供病理医师评估组织对孕激素治
疗的反应，进而为妇科医师提供信息，以改进治疗

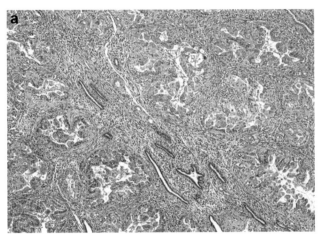

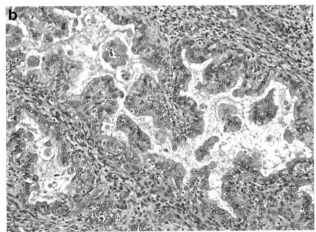

图 8.31　复杂性增生伴孕激素治疗的影响。a. 子宫内膜间质
内形状复杂的单独腺体散在分布于不活跃的腺体之
间；b. 治疗前为子宫内膜样腺癌，其融合性腺体结
构消失，其腺体呈黏液性化生

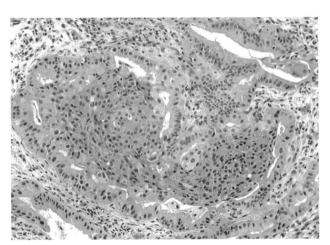

图 8.32　复杂性增生伴孕激素治疗的影响。复杂性腺体呈显
著的化生性改变（嗜酸性化生、黏液性化生和输卵
管型化生）较为常见，核异型性减轻，为孕激素治
疗所致

表 8.10　孕激素治疗后子宫内膜病变的分类

诊断	组织学特征
经孕激素治疗的复杂性增生	无异型性，腺体拥挤、"背靠背"，或出现腺体融合结构［筛状和（或）乳头状结构］
经孕激素治疗的 CAH	有细胞异型性，腺体拥挤、"背靠背"，但无腺体融合结构
经孕激素治疗的高分化癌	有细胞异型性，可见腺体融合结构［筛状和（或）乳头状结构］

注：经 Wheeler 等许可后改编。

方案或中断治疗。

8.2 子宫内膜的细胞学改变：化生和细胞分化

　　子宫内膜增生是雌激素刺激导致的增殖反应，而化生是细胞质分化的表现。细胞质改变（化生）表现为嗜酸性改变、纤毛细胞（输卵管上皮）化生、鳞状化生、分泌性改变/透明性改变及黏液性分化。化生通常是子宫内膜对雌激素和孕激素刺激的反应，但也可能是对其他各种刺激因素的反应。因此，子宫内膜对激素刺激产生的形态学反应较为复杂，包含组织结构、细胞核和细胞质的改变。尽管在分类中将子宫内膜增生和各种化生人为地分开，但二者通常密切相关，无法截然分开。

8.2.1 定义和分类

　　化生是指一种分化成熟的组织被另一种正常情况下不出现在该部位的成熟组织取代的过程。在子宫内膜中，大部分被称为化生的改变仅表示细胞质分化方面的多种改变，它们未见于正常增殖期子宫内膜，不符合真正意义上的化生。因此，有学者认为"改变"这一术语更确切（Silverberg et al. 1992）。用"改变"这一术语的优点还在于它是描述性名词，并不涉及细胞发育分化方面的特殊机制。本章中，"化生""改变"和"分化"这些术语可替换使用。如果不伴随子宫内膜增生，各种细胞改变通常都是局灶性的；但如果出现子宫内膜增生，这些细胞改变则可能是弥漫性的。正如前文所述，子宫内膜上皮对不同的刺激可以发生多种细胞质改变，这在良性和恶性病变中均可见到。这些细胞质改变的简化分类见表 8.11。正确认识这些细胞质改变非常重要，因为它们属于良性病变，并且可能会与子宫内膜增生相混淆。如果同时存在子宫内膜增生与细胞质改变（这种现象常常发生），应当对子宫

表 8.11　子宫内膜化生的分类

乳头状合体细胞化生
嗜酸性改变和纤毛细胞化生
黏液性化生
鞋钉样化生
鳞状化生
分泌性改变
乳头状增殖

内膜增生进行分类，但不一定要描述细胞质改变，因为后者并不影响预后（见"8.2.5　生物学行为"）。

8.2.2 临床特征

　　各种子宫内膜的细胞质改变常常伴随子宫内膜增生，这可能是高雌激素状态所致。存在化生的围绝经期和绝经后女性中，超过 70% 的女性接受过外源性雌激素治疗（Hendrickson et al. 1980）。另外，大多数发生化生的年轻女性都有多囊性卵巢疾病的特征性表现，即持续性无排卵和原发性不孕（Hendrickson et al. 1980；Crum et al. 1981）。化生也可见于多种良性病变，包括子宫内膜息肉、子宫内膜炎、创伤和维生素 A 缺乏症（Hendrickson et al. 1980；Crum et al. 1981；Fluhmann 1954）。

8.2.3 病理学改变

　　各种子宫内膜的细胞质改变都没有独特的大体表现。

8.2.3.1 乳头状合体细胞化生

　　在子宫内膜表面，嗜酸性细胞常融合成合体细胞样，呈扁平排列或更常见的乳头状突起（Rorat et al. 1984）。典型的乳头状突起无结缔组织支撑，含小囊腔，内含多形核白细胞。这种病变称为表面

合体细胞改变、乳头状合体细胞改变或乳头状化生（Hendrickson et al. 1980；Silverberg et al. 1992）。笔者喜欢使用"嗜酸性合体细胞改变"这个术语，因为病变的特征是其由形成合胞体的嗜酸性细胞组成，可以累及腺体和表面上皮。嗜酸性合体细胞改变常常与子宫内膜间质崩解或炎症有关，表明它是一种退变性或修复性的过程（Zaman et al. 1993）。最近一项使用免疫组化染色来判断细胞增殖活性的研究进一步证实了这种上皮性改变的退变本质（Shah et al. 2008）。合胞体内的细胞核排列杂乱，相互堆积；细胞核通常小而温和，但有时也可以呈圆形囊泡状，细胞核的形状和染色质均可有所变化。核分裂象罕见。增多、浓集的细胞核染色质和不规则核膜为退行性变的表现，而增大的空泡状核、明显的核仁和光滑的核膜则为反应性改变。这些退变和修复性改变不能被误认为是核异型性。

8.2.3.2　嗜酸性改变和纤毛细胞化生

　　嗜酸性改变是最常见的化生（图 8.33，8.34）。细胞质嗜酸性改变包括数种类型，均为良性。纤毛细胞、鳞状细胞、嗜酸细胞及乳头状表面合体细胞改变中均可见嗜酸性胞质。然而，嗜酸性改变也能见于子宫内膜增生，特别是非典型增生。腺体部分

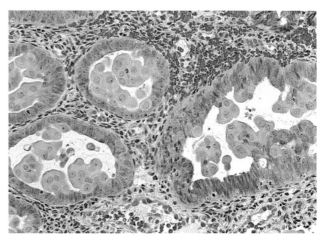

图 8.34　伴嗜酸性化生的非典型增生。非典型增生的腺体，上皮簇由圆形细胞组成，胞质丰富，呈嗜酸性。评定为存在异型性应当根据腺上皮的形态学表现，包括空泡状细胞核、明显的核仁以及极性消失

或全部衬覆嗜酸性细胞，这些细胞的形状可以有相当大的变化：当与非典型增生相关时呈柱状，与纤毛细胞相关时呈圆形，与鳞状分化的细胞融合时呈多边形（像聚集的铺路石）。在增生性病变中，嗜酸性细胞的聚集常常形成腺内乳头状簇和桥，与癌相似。嗜酸性细胞含有数量不等的细胞质，有时可以呈部分空泡化。细胞核呈圆形，有时呈复层。在大多数病例中，细胞核更小、更均匀，缺乏不规则的核膜、粗大的染色质和核仁（这些是真正具有细胞异型性的细胞应有的特征）。偶尔，细胞核可以扩大，并包含一个突出的核仁，核分裂象罕见。

　　嗜酸性改变常合并纤毛细胞改变（输卵管上皮化生）。尽管在子宫内膜的表面可见到纤毛细胞改变，但对增殖性子宫内膜腺体，在显微镜下通常并不易发现纤毛（Masterton et al. 1975）。在萎缩或不活跃的子宫内膜或无子宫内膜增生的息肉中，偶尔可见纤毛细胞。出现大量纤毛化的腺体时称为纤毛细胞改变或输卵管化生，这是因为其与输卵管上皮相似。纤毛细胞呈圆形，略大，核膜光滑、均匀，染色质细腻，分布均匀，无核异型性。纤毛细胞可以单个散在分布，也可以小簇散布在非纤毛细胞中，或衬覆在较大的腺体中。核分裂象仅见于毗

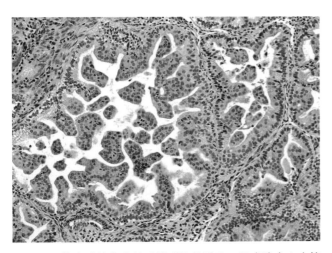

图 8.33　伴嗜酸性化生的无异型性的增生。组成腺内上皮簇的细胞温和，胞质丰富，呈嗜酸性，无异型性

邻的非纤毛细胞。纤毛细胞改变可发生在无子宫内膜增生的腺体中，间质内通常还出现扩张的静脉窦。所有这些变化反映了对雌激素刺激的轻度反应。纤毛细胞改变常伴有简单性、复杂性或非典型增生（图 8.35~8.37）。

8.2.3.3 黏液性化生

黏液性改变具有黏液性上皮的特征，其在细胞学、组织学和超微结构上均与子宫颈管上皮类似（Demopoulos et al. 1983）。虽然它是最不常见的细

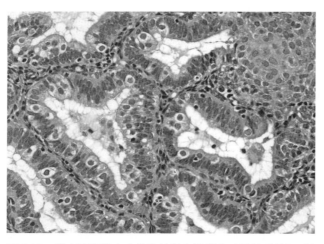

图 8.35 伴有输卵管上皮化生的复杂性增生（无异型性）。拥挤的腺体含有多种类型的细胞，包括纤毛细胞和那些具有圆形核和透明胞质（空晕）的细胞，与在输卵管上皮中看到的相似

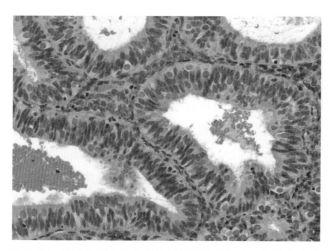

图 8.36 伴输卵管上皮化生的无异型性的增生。拥挤的腺体含有一些纤毛细胞和具有圆形核及透明胞质的细胞

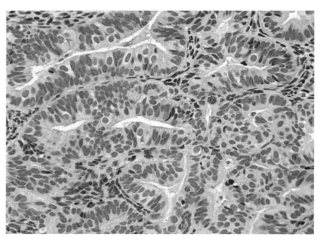

图 8.37 非典型增生伴输卵管上皮化生。明显拥挤的腺体含有一些核呈圆形、胞质透明的细胞，提示潜在的输卵管上皮化生，但是因为细胞核增大、极性消失，超出了化生范畴而提示非典型增生

胞质改变之一，但是其发生率比通常描述的要高。黏液性上皮倾向于呈局灶性分布，由形态温和的高柱状细胞组成，细胞核位于基底部，胞质透明，呈细颗粒状（图 8.38，8.39）。有时黏液性改变伴随乳头状增生，乳头含有正常的但被挤压的间质细胞，被覆的柱状上皮细胞含有黏液，呈单层排列。核分裂象罕见。由于含有黏液，HE 染色时胞质透明，PAS 染色呈阳性并且抗淀粉酶消化；黏液卡红、甲苯胺蓝和 AB 染色均呈阳性。与黏液性上皮相对比，分泌期子宫内膜的空泡状胞质含糖原。个别情况下，黏液性上皮含有杯状细胞，称为肠上皮化生。

从良性到恶性的上皮增生性病变谱系中都可见到黏液分化。一项研究表明，癌与子宫内膜黏液增生性病变并存的可能性存在较大变化，这种变化取决于病变的结构复杂程度和细胞异型程度（Nucci et al. 1999）。随访发现，对于腺腔内有乳头状突起但没有细胞异型性的结构简单的黏液增生性病变，只有首次检查的标本含有非典型增生时才会发现癌；否则这些结构简单的黏液增生性病变无一例并发癌。伴有微腺性结构或筛状结构和轻微细胞异型性的结构较复杂的黏液增生性病变常见于子宫内膜

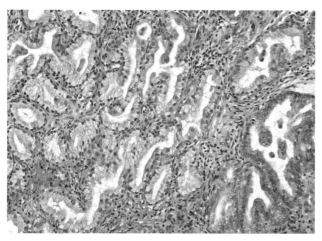

图 8.38　无异型性的增生伴黏液性改变。拥挤的腺体含有丰富、淡染的黏液性胞质，核小且位于基底部

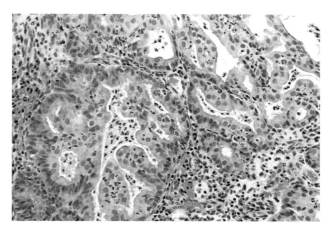

图 8.40　复杂性非典型黏液性增生。该术语只用于描述很少的标本，这类标本中可见腺体拥挤、融合或呈筛状，衬覆细胞含有黏液性胞质改变，并具有核异型性（至少与复杂性非典型增生有关），但是没有可诊断为间质浸润的相应间质反应。随访中，这种病变常常与FIGO 1 级Ⅰ A 期子宫内膜样癌有关，本例正是如此

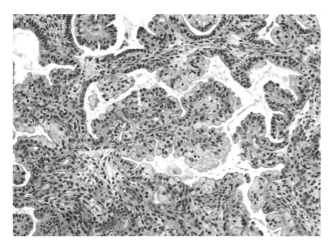

图 8.39　无异型性的增生伴黏液性改变。拥挤的腺体衬以胞质淡染、富含黏液、核小而圆的细胞，可见一些乳头状细胞簇形成

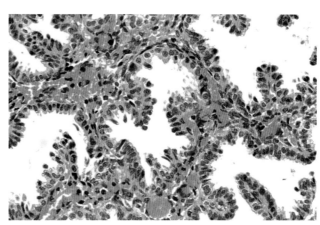

图 8.41　无异型性的增生伴鞋钉样改变。可见拥挤的腺体细胞，细胞核呈圆形、深染并突向腺腔内，部分胞质透明、空泡化，形似 Arias-Stella 反应

表面，并且不伴非典型增生，随访发现其中 65%并发高分化非浸润性癌或微小浸润性癌。高度复杂的黏液增生性病变伴有腺体的出芽、筛状生长、绒毛状分支结构，同时呈现中 - 重度细胞异型性时，通过随访总是能发现癌（图 8.40）。重要的是，这项研究中 80% 的患者的年龄大于 50 岁。因此，围绝经期和绝经后女性出现复杂性黏液增生性病变时，无论有无细胞异型性，都有高度患癌风险。

8.2.3.4　鞋钉样化生

　　鞋钉样改变的特征是腺腔上皮细胞的细胞核突

出到腺腔中。这些细胞常呈嗜酸性，因此与嗜酸性改变有重叠，但当存在大量非常显著的核突出于腔面的细胞时，应视为鞋钉样化生（图 8.41）。与Arias-Stella 反应不同，细胞无显著的透明胞质或细胞异型性。

8.2.3.5　鳞状化生（鳞状分化）

　　鳞状分化可发生于所有类型的子宫内膜增生（图 8.42~8.44）和癌中，尤其在子宫内膜非典型增

生中更加常见，在正常周期子宫内膜或简单性增生和复杂性增生中罕见。鳞状细胞通常形态温和。当出现异型性时，鳞状化生的细胞核的异型程度一般与腺体的核异型性相平行。典型的鳞状细胞含有中等量的嗜酸性胞质，细胞膜界限清楚，通常与发生嗜酸性改变的细胞相移行。鳞状细胞呈圆形或多边形，也可能呈梭形，在腺腔内形成界限清楚的细胞巢（桑葚样鳞化）（图 8.43）。桑葚样鳞化表明不成熟或不完全的鳞状分化。与相对完全的鳞状分化细胞相比，其细胞体积较小，胞质较少。很少见的情况下，鳞化巢的中央发生角化和坏死。鳞化细胞增生并突向腺腔内，最终取代腺腔并与邻近的发生

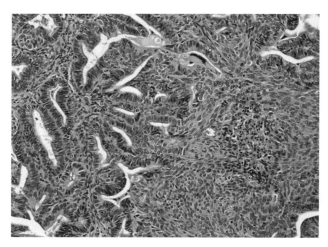

图 8.44　无异型性的增生伴鳞化。中央坏死的鳞化上皮融合成片状，并与无异型性的增生腺体密切混合。但是当腺体成分无融合或无促结缔组织增生性间质反应时，不能将其看作间质浸润

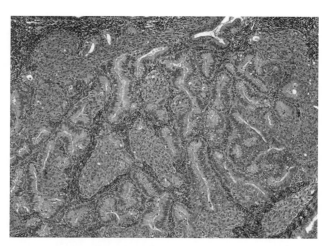

图 8.42　无异型性的增生伴鳞化。鳞状化生上皮岛与无异型性的增生腺体密切混合

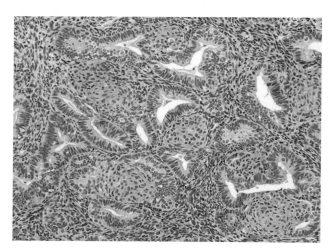

图 8.43　无异型性的增生伴鳞化。桑葚样鳞化与无异型性的增生腺体密切混合，腺体中还可见输卵管上皮化生

同样改变的腺体融合。核分裂象罕见。最近一项研究发现，子宫内膜增生性病变中的桑葚样鳞化上皮不表达雌激素和孕激素受体，与伴发的子宫内膜增生性上皮相比，也几乎检测不到 Ki-67 增殖活性。然而，腺体成分和鳞化成分都有相同的 *PTEN* 基因突变，提示鳞化成分与腺体成分有相关克隆性。该研究的作者认为，桑葚样鳞化是增生性病变的惰性成分。重要的是，这些病变常常与复杂性非典型增生和子宫内膜样癌有关。若内膜标本中出现桑葚样鳞化，即使观察不到增殖性改变，也必须对患者进行密切随访，因为可能存在取材不足或隐匿性腺体病变的情况（Lin et al. 2009）。

8.2.3.6　分泌性改变

分泌性改变以含有核下或核上空泡、胞质因富含糖原而透明的柱状细胞为特征，与分泌早期的子宫内膜腺体相似。这种细胞在非肿瘤性的增殖期子宫内膜中也可以见到，但是在子宫内膜增生或癌变时更常见（图 8.45）。罕见情况下，分泌性改变的细胞呈鞋钉样形态，与 Arias-Stella 反应相似（图 8.41）。对于这种鞋钉样改变，无论有无细胞质空泡化的分泌性改变（图 8.46），都不能将其误认为

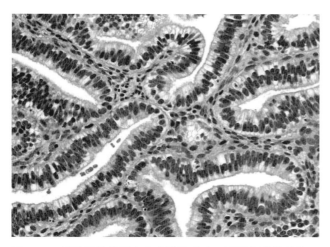

图 8.45　无异型性的增生伴分泌性改变。可见拥挤的腺体、拉长的细胞核，以及分离的核下和核上空泡，类似于月经周期第 18 天的分泌期子宫内膜

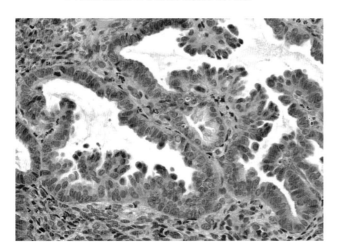

图 8.46　子宫内膜增生伴鞋钉样改变。拥挤的腺体部分衬覆上皮簇，后者的细胞核呈圆形、深染并突向腺腔。这些上皮细胞簇还具有嗜酸性细胞改变的特点

子宫内膜样上皮内癌（见后文）。有时分泌性改变源于孕激素的刺激，但是多数情况下并非如此。呈分泌性改变的柱状细胞可以与多边形透明细胞，以及含有透明的糖原化胞质的鳞状细胞混合存在。各种细胞的胞质均可发生糖原累积。

8.2.3.7　乳头状增殖

病变完全由乳头状增殖组成，形成的乳头具有纤维血管轴心，表面衬覆良性子宫内膜上皮。乳头可为简单的小乳头或复杂的分支乳头。上皮通常

扁平，但也可呈簇状，而且可出现黏液性化生、嗜酸性改变、纤毛细胞改变、鞋钉样改变以及鳞状化生。该实体为良性病变，应与伴乳头状生长模式的癌相鉴别（Ip et al. 2013；Lehman et al. 2001）。

8.2.4　鉴别诊断

在评估各种化生和细胞改变时最重要的是不要把它们与子宫内膜增生或癌相混淆，要依据腺体的结构和细胞学特征进行评估。子宫内膜增生时，腺体轮廓不规则、结构复杂，并且上皮呈复层排列，体现其增生性质。相反，在各种胞质改变时，尽管偶尔会有腺体的囊状扩张和轻微的不规则，但腺体轮廓总体上还是规则的，并且形成管状结构。

尽管各种细胞改变可能伴有轻微的核增大，但没有非典型增生的核染色质异常。有时各种细胞改变看似恶性并提示癌的可能，但是缺乏间质浸润的证据，不能将其诊断为癌。例如，广泛鳞状化生可能提示癌，但是如果没有促结缔组织增生性间质反应或者没有腺体融合结构，就不能将其诊断为癌。与子宫内膜增生并发的鳞状化生和嗜酸性改变可充满腺腔或形成腺体搭桥，但没有真正的腺体融合或筛状结构。黏液性改变有时可以形成复杂的乳头，但是乳头状突起的间质是正常子宫内膜间质，上皮也没有细胞异型性。

8.2.5　生物学行为

在没有子宫内膜增生和癌的情况下，除嗜酸性合体细胞改变之外的其他细胞质改变极少发生（Kaku et al. 1992）。一项纳入 89 例患者的研究发现，若没有增生，这些改变（化生）没有临床意义（Hendrickson et al. 1980）。在一项对子宫内膜增生患者的长期随访研究中，11 例有非典型增生并有鳞化的患者中有 5 例最终发展为癌，这提示伴有鳞化的非典型增生具有恶性潜能（Kurman et al.

1985）。由于细胞质改变本身没有预后意义，识别它们的目的在于不要把这些良性病变与子宫内膜增生或癌相混淆。

8.2.6 临床处理

子宫内膜细胞质改变的临床处理完全取决于并发的子宫内膜增生性病变的性质。假如出现子宫内膜增生，就应给予相应处理。没有子宫内膜增生的子宫内膜细胞质改变无须治疗。

8.3 浆液性子宫内膜上皮内癌

8.3.1 定义和病理表现

浆液性癌是与雌激素刺激无关的子宫内膜癌的代表，主要发生于萎缩的子宫内膜。浆液性癌常常与假定的前驱病变"浆液性子宫内膜上皮内癌（SEIC）"有关。SEIC 属于"原位癌（CIS）"（Spiegel 1995）和"子宫浅表癌"（Zheng et al. 1998），但笔者倾向于使用"SEIC"而不是"CIS"，因为 SEIC 可能与转移性病变有关（详见后文），而 CIS 这个术语隐含着病变无转移潜能之意。由于 SEIC 与浆液性癌有关，而与子宫内膜样癌无关，WHO 分类提议使用的"浆液性 EIC"这个术语是合理的。此外，鉴于其具有转移潜能，最新 WHO 分类已经将其作为癌的一种类型而不是前驱病变。SEIC 的特征是具有与浸润性浆液性癌细胞相同的显著异型的细胞核，并衬覆在萎缩的子宫内膜表面和腺体内。病变可以非常小，呈局灶性，并且常位于息肉的表面（图 8.47~8.53）（Ambros et al. 1995；Sherman et al. 1992）。SEIC 经常会有很小的乳头结构，一些细胞呈鞋钉样形态，核染色质增多且污浊、深染。细胞核增大，常有嗜酸性大核仁，有大量核分裂象，包括非典型核分裂象。少数情况下，病变只累及单个子宫内膜腺体的一部

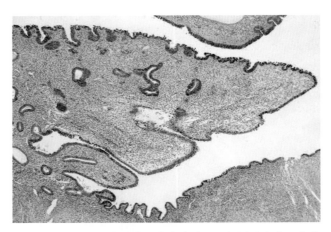

图 8.47 浆液性子宫内膜上皮内癌（SEIC）累及息肉。息肉表面上皮被覆显著异型的 SEIC 细胞（在粗钝乳头结构的左上部和中部表面最明显，见图 8.49）

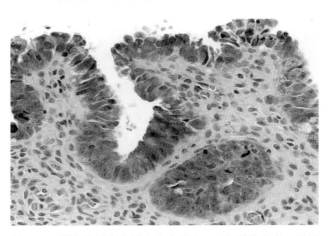

图 8.48 浆液性子宫内膜上皮内癌（SEIC）累及息肉。对图 8.47 所示结构局部放大，可见息肉表面和下方腺体存在显著异型的细胞，后者含增大的泡状核、明显的核仁，还可见鞋钉样细胞和凋亡小体

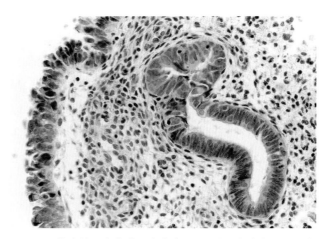

图 8.49 浆液性子宫内膜上皮内癌（SEIC）。息肉表面和下方腺体可见显著异型的细胞，内含增大的泡状核、明显的核仁，还可见鞋钉样细胞和凋亡小体

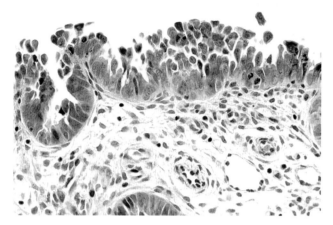

图 8.50　浆液性子宫内膜上皮内癌（SEIC）。表面上皮的显著异型细胞，呈明显的鞋钉样形态，内含增大的泡状核和明显的核仁

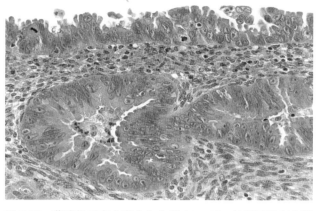

图 8.53　浆液性子宫内膜上皮内癌（SEIC）。被覆于子宫内膜腺体的显著异型细胞含有增大的泡状核和明显的红色核仁

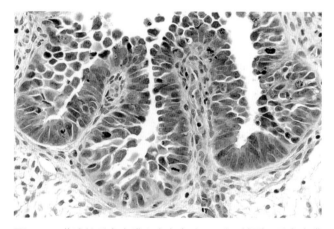

图 8.51　浆液性子宫内膜上皮内癌（SEIC）。被覆于子宫内膜腺体的显著异型细胞含有增大的泡状核、明显的核仁、大量核分裂象和凋亡小体，并且呈明显的鞋钉样形态

分（图 8.49）。最近有学者描述了一种叫作子宫内膜腺体异型增生的病变，该病变也表现出浆液性特征的细胞异型性，但缺乏与 SEIC 相关的显著异型性（Zheng et al. 2004）。已有学者提出这种病变是 SEIC 和浆液性癌的前驱病变。

8.3.2　分子生物学和免疫组化

分子遗传学的证据支持 EIC 是浆液性癌的前驱病变。研究显示，大部分浆液性癌和 EIC 的免疫组化显示其过表达 p53（图 8.54），具有染色体 17p 杂合性缺失和相应的 *TP53* 基因突变（Sherman et al. 1995；Tashiro et al. 1997）。这些病例中 p53 的弥漫性强阳性与 *TP53* 基因突变高度相关。然而，缺少 p53 免疫反应也不能排除 *TP53* 基因突变的存在，因为在少数 p53 阴性的浆液性癌中也检测到 *TP53* 的基因突变，p53 阴性反应是由蛋白截断或者蛋白不稳定造成的（Tashiro et al. 1997）。在一些病例中，研究人员发现 SEIC 和邻近的浆液性癌有同样的 *TP53* 基因突变。与浆液性癌无关的单纯 SEIC 病例也存在 *TP53* 的突变。另外，一例单纯 SEIC 被检测到存在 *TP53* 基因的突变，但没有 17p 染色体的杂合性缺失，这提示 p53 突变发生于

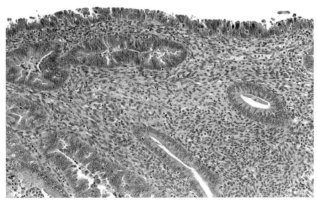

图 8.52　浆液性子宫内膜上皮内癌（SEIC）。被覆于子宫内膜表面和下方腺体（上、中、左下）的显著异型细胞含有增大的泡状核和明显的核仁，与正常腺体（中下和右中）的长形核不同

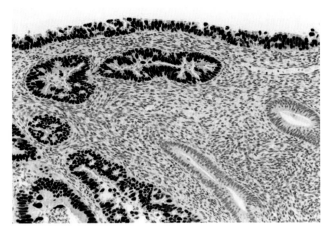

图 8.54　浆液性子宫内膜上皮内癌（SEIC）。SEIC 累及表面上皮及其下方腺体，这些上皮的细胞核呈 p53 弥漫性强阳性表达，而正常腺体为阴性

浆液性癌演变早期（Tashiro et al. 1997）。不伴有浸润性癌的 SEIC 和浆液性癌中均出现同样的 TP53 基因突变，这一发现支持 EIC 是浆液性癌的前驱病变的观点。如上所述，子宫内膜腺体异型增生为 SEIC 的前驱病变这个观点部分是基于一项研究显示这些病变既呈 p53 强阳性，又有 TP53 基因的突变。另一项初步研究结果提示组织学正常的子宫内膜出现 p53 蛋白表达增多和 TP53 基因突变先于子宫内膜腺体的异型增生。这些组织学表现正常的腺体因为表达 p53 而被称为 "p53 分子标记"（Jarboe et al. 2009；Zhang et al. 2009）。目前它们与浆液性癌的关系尚不确定，但是进一步的研究将有助于理解这些病变在浆液性癌发病机制中的生物学意义。最近的一项研究发现 41% 的 SEIC 存在 cyclin E 的扩增，与子宫内膜浆液性癌中的发生率相似，表明这种扩增与 TP53 突变类似，也是浆液性癌发病机制中的早期事件（Kuhn et al. 2014）。

8.3.3　鉴别诊断

至今尚无很好的标准能够鉴别广泛 SEIC 和早期浆液性癌。息肉内或子宫内膜中被 SEIC 累及的拥挤的腺体应该归类为广泛 SEIC，此时病变缺乏

腺体的融合结构、没有促结缔组织增生性间质反应（间质浸润）、病变的最大直径小于 1 cm。当出现腺体融合或间质浸润，且病变的最大直径超过 1 cm 时，就可以诊断为浆液性癌。若有腺体融合或间质浸润，但病变的最大直径小于 1 cm，可以归类为子宫微小浆液性癌（图 8.55，8.56，见后文）。然而，重要的是要注意到当子宫有 SEIC 时，即使没有明显的浸润，在生殖道的其他部位和腹腔也可发现转移性浆液性癌，这提示 SEIC 在浸润子宫内膜间质之前就有转移潜能（Soslow et al. 2000；Baergen et al. 2001）。

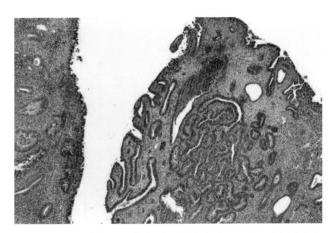

图 8.55　广泛浆液性子宫内膜上皮内癌（SEIC）/子宫微小浆液性癌。SEIC 累及一个子宫内膜息肉的表面，也累及邻近的子宫内膜（左），病变腺体拥挤，虽然直径小于 1 cm，但是呈融合趋势，提示为早期间质浸润

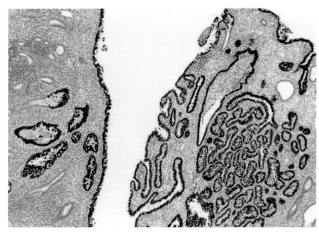

图 8.56　广泛浆液性子宫内膜上皮内癌（SEIC）/子宫微小浆液性癌。p53 免疫组化染色突出显示病变的范围

SEIC 必须与良性化生性内膜病变相鉴别，后者可出现类似 SEIC 中所见到的核改变，后者包括嗜酸性细胞改变、鞋钉样改变和输卵管上皮化生。有时嗜酸性细胞改变和鞋钉样改变可见细胞核增大、污浊、深染，但是这些细胞核通常呈变性的特点，没有 SEIC 中所见的明显的核仁。然而，少数情况下，细胞核可以呈现明显的异型性，有明显的核仁，提示为 SEIC（图 8.41，8.46）。输卵管上皮化生时通常出现增大、深染的细胞核，但与其他类型的细胞（包括纤毛细胞和插入细胞）混合存在，核仁通常不明显。Ki-67 是检测细胞增殖的标记物，Ki-67 免疫染色非常有助于 SEIC 与嗜酸性细胞改变及输卵管上皮化生的鉴别，SEIC 的 Ki-67 增殖指数非常高（几乎所有的细胞核都表达 Ki-67），而化生性病变的 Ki-67 增殖指数非常低。另外，SEIC 通常呈 p53 弥漫性强阳性，而嗜酸性化生一般呈阴性，或者偶尔呈弱阳性或散在的个别细胞核呈中度阳性。基于少量病例的初步资料提示输卵管上皮化生和嗜酸性化生没有很强的 p53 过表达（Quddus et al. 1999）。因此，当形态学难以区分 SEIC 和化生时，联合检测 Ki-67 和 p53 有助于鉴别。

8.3.4 生物学行为和治疗

有关单纯 SEIC 的生物学行为的资料非常有限。一项研究发现单纯 SEIC 和子宫微小浆液性癌（子宫内膜中癌的直径小于 1 cm）患者若无肌层或血管浸润，并且无子宫外病变，平均随访 27 个月，总生存率为 100%（Wheeler et al. 2000）。大多数患者在子宫切除术后未接受进一步治疗。另外，SEIC 累及子宫颈管腺体（ⅡA 期）的少数患者，随访 12~54 个月时全部存活，未发现有病灶存在。同样地，另一项有关 ⅠA 期浆液性癌的研究发现，平均随访 38 个月，13 例患者中有 11 例无病存活（Carcangiu et al. 1997）。相反，SEIC 或者微小浆液性癌的患者若出现子宫外病变（包括微小病灶），即便接受强化疗，最终也全部死于该病（Wheeler et al. 2000）。因此，对子宫内膜活检或刮除标本诊断为 SEIC 的患者，行子宫切除术时必须进行仔细的手术分期。

参考文献

Ambros RA et al (1995) Endometrial intraepithelial carcinoma: a distinctive lesion specifically associated with tumors displaying serous differentiation. Hum Pathol 26:1260–1267

Ayhan A, Yarali H, Ayhan A (1991) Endometrial carcinoma: a pathologic evaluation of 142 cases with and without associated endometrial hyperplasia. J Surg Oncol 46:182–184

Ayhan A et al (2015) Increased proliferation in atypical hyperplasia/endometrioid intraepithelial neoplasia of the endometrium with concurrent inactivation of ARID1A and PTEN tumour suppressors. J Pathol Clin Res 1:186–193

Baergen RN et al (2001) Early uterine serous carcinoma: clonal origin of extrauterine disease. Int J Gynecol Pathol 20:214–219

Beckner ME, Mori T, Silverberg SG (1985) Endometrial carcinoma: nontumor factors in prognosis. Int J Gynecol Pathol 4:131–145

Bergeron C et al (1999) A multicentric European study testing the reproducibility of the WHO classification of endometrial hyperplasia with a proposal of a simplified working classification for biopsy and curettage specimens. Am J Surg Pathol 23:1102–1108

Bokhman JV (1983) Two pathogenetic types of endometrial carcinoma. Gynecol Oncol 15:10–17

Brinton LA et al (1992) Reproductive, menstrual, and medical risk factors for endometrial cancer: results from a case-control study. Am J Obstet Gynecol 167:1317–1325

Carcangiu ML, Tan LK, Chambers JT (1997) Stage IA uterine serous carcinoma: a study of 13 cases. Am J Surg Pathol 21:1507–1514

Chandra V et al (2016) Therapeutic options for management of endometrial hyperplasia. J Gynecol Oncol 27:e8

Crum CP, Richart RM, Fenoglio CM (1981) Adenoacanthosis of endometrium: a clinicopathologic study in premenopausal women. Am J Surg Pathol 5:15–20

Dawagne MP, Silverberg SG (1982) Foam cells in endometrial carcinoma – a clinicopathologic study. Gynecol Oncol 13:67–75

Deligdisch L, Cohen CJ (1985) Histologic correlates and virulence implications of endometrial carcinoma associated with adenomatous hyperplasia. Cancer 56:1452–1455

Demopoulos RI, Greco MA (1983) Mucinous metaplasia of the endometrium: ultrastructural and histochemical characteristics. Int J Gynecol Pathol 1:383–390

Enomoto T et al (1993) Alterations of the p53 tumor suppressor gene and its association with activation of the c-K-ras-2 protooncogene in premalignant and malignant lesions of the human uterine endometrium. Cancer Res 53:1883–1888

Epplein M et al (2008) Risk of complex and atypical endometrial hyperplasia in relation to anthropometric measures and reproductive history. Am J Epidemiol 168:563–570; discussion 571–576

Esteller M et al (1999) MLH1 promoter hypermethylation is an early event in human endometrial tumorigenesis. Am J Pathol 155:1767–1772

Ferenczy A, Gelfand M (1989) The biologic significance of cytologic atypia in progestogen-treated endometrial hyperplasia. Am J Obstet Gynecol 160:126–131

Fluhmann CF (1954) Comparative studies of squamous metaplasia of the cervix uteri and endometrium. Am J Obstet Gynecol 68:1447–1463

Gal D (1986) Hormonal therapy for lesions of the endometrium. Semin Oncol 13:33–36

Greenblatt RB, Gambrell RD Jr, Stoddard LD (1982) The protective role of progesterone in the prevention of endometrial cancer. Pathol Res Pract 174:297–318

Gucer F et al (1998) Concomitant endometrial hyperplasia in patients with endometrial carcinoma. Gynecol Oncol 69:64–68

Guraslan H et al (2016) Could body mass index be an indicator for endometrial biopsy in premenopausal women with heavy menstrual bleeding? Arch Gynecol Obstet 294:395–402

Gusberg SB, Kaplan AL (1963) Precursors of corpus cancer. Iv. Adenomatous hyperplasia as stage O carcinoma of the endometrium. Am J Obstet Gynecol 87:662–678

Hall TE, Stapleton JJ, McCance JM (1982) The isolated finding of histiocytes in Papanicolaou smears from postmenopausal women. J Reprod Med 27:647–650

Hayes MP et al (2006) PIK3CA and PTEN mutations in uterine endometrioid carcinoma and complex atypical hyperplasia. Clin Cancer Res 12:5932–5935

Hecht JL et al (2005) Prediction of endometrial carcinoma by subjective endometrial intraepithelial neoplasia diagnosis. Mod Pathol 18:324–330

Hendrickson MR, Kempson RL (1980) Endometrial epithelial metaplasias: proliferations frequently misdiagnosed as adenocarcinoma. Report of 89 cases and proposed classification. Am J Surg Pathol 4:525–542

Hunter JE et al (1994) The prognostic and therapeutic implications of cytologic atypia in patients with endometrial hyperplasia. Gynecol Oncol 55:66–71

Ip PP, Irving JA, McCluggage WG, Clement PB, Young RH (2013) Papillary proliferation of the endometrium: a clinicopathologic study of 59 cases of simple and complex papillae without cytologic atypia. Am J Surg Pathol. 37(2):167–177

Janicek MF, Rosenshein NB (1994) Invasive endometrial cancer in uteri resected for atypical endometrial hyperplasia. Gynecol Oncol 52:373–378

Jarboe EA et al (2009) Evidence for a latent precursor (p53 signature) that may precede serous endometrial intraepithelial carcinoma. Mod Pathol 22:345–350

Kaku T et al (1992) Endometrial metaplasia associated with endometrial carcinoma. Obstet Gynecol 80:812–816

Kaku Tet al (1996) Endometrial carcinoma associated with hyperplasia. Gynecol Oncol 60:22–25

Kaminski PF, Stevens CW (1985) The value of endometrial sampling in abnormal uterine bleeding. Am J Gynecol Health II:33–36

Kendall BS et al (1998) Reproducibility of the diagnosis of endometrial hyperplasia, atypical hyperplasia, and well-differentiated carcinoma. Am J Surg Pathol 22:1012–1019

Kim YB et al (1997) Progestin alone as primary treatment of endometrial carcinoma in premenopausal women. Report of seven cases and review of the literature. Cancer 79:320–327

King A, Seraj IM, Wagner RJ (1984) Stromal invasion in endometrial adenocarcinoma. Am J Obstet Gynecol 149:10–14

Kraus FT (1985) High-risk and premalignant lesions of the endometrium. Am J Surg Pathol 9:31–40

Kuhn E, Bahadirli-Talbott A, Shih Ie M (2014) Frequent CCNE1 amplification in endometrial intraepithelial carcinoma and uterine serous carcinoma. Mod Pathol 27:1014–1019

Kurman RJ, Norris HJ (1982) Evaluation of criteria for distinguishing atypical endometrial hyperplasia from well-differentiated carcinoma. Cancer 49:2547–2559

Kurman RJ, Kaminski PF, Norris HJ (1985) The behavior of endometrial hyperplasia. A long-term study of "untreated" hyperplasia in 170 patients. Cancer 56:403–412

Kurman RJ et al (2014) WHO classification of tumors of the female reproductive organs. International Agency for Research on Cancer, Lyon

Lacey JV Jr et al (2008) Risk of subsequent endometrial carcinoma associated with endometrial intraepithelial neoplasia classification of endometrial biopsies. Cancer 113:2073–2081

Lee KR, Scully RE (1989) Complex endometrial hyperplasia and carcinoma in adolescents and young women 15 to 20 years of age. A report of 10 cases. Int J Gynecol Pathol 8:201–213

Lehman MB, Hart WR (2001) Simple and complex hyperplastic papillary proliferations of the endometrium: a clinicopathologic study of nine cases of apparently localized papillary lesions with fibrovascular stromal cores and epithelial metaplasia. Am J Surg Pathol 25(11):1347–1354

Levine RL et al (1998) PTEN mutations and microsatellite instability in complex atypical hyperplasia, a precursor lesion to uterine endometrioid carcinoma. Cancer Res 58:3254–3258

Lidor A et al (1986) Histopathological findings in 226 women with post-menopausal uterine bleeding. Acta Obstet Gynecol Scand 65:41–43

Lin MC et al (2009) Squamous morules are functionally inert elements of premalignant endometrial neoplasia. Mod Pathol 22:167–174

Longacre TA et al (1995) Proposed criteria for the diagnosis of well-differentiated endometrial carcinoma. A diagnostic test for myoinvasion. Am J Surg Pathol 19:371–406

Masterton R, Armstrong EM, More IA (1975) The cyclical variation in the percentage of ciliated cells in the normal human endometrium. J Reprod Fertil 42:537–540

Mazur MT (1981) Atypical polypoid adenomyomas of the endometrium. Am J Surg Pathol 5:473–482

McKenney JK, Longacre TA (2009) Low-grade endometrial adenocarcinoma: a diagnostic algorithm for distinguishing atypical endometrial hyperplasia and other benign (and malignant) mimics. Adv Anat Pathol 16:1–22

Mutter GL (2000) Histopathology of genetically defined endometrial precancers. Int J Gynecol Pathol 19:301–309

Mutter GL et al (2000) Endometrial precancer diagnosis by histopathology, clonal analysis, and computerized morphometry. J Pathol 190:462–469

Nguyen TN et al (1998) Clinical significance of histiocytes in the detection of endometrial adenocarcinoma and hyperplasia. Diagn Cytopathol 19:89–93

Norris HJ, Tavassoli FA, Kurman RJ (1983) Endometrial hyperplasia and carcinoma. Diagnostic considerations. Am J Surg Pathol 7:839–847

Nucci MR et al (1999) Mucinous endometrial epithelial proliferations: a morphologic spectrum of changes with diverse clinical significance. Mod Pathol 12:1137–1142

Ordi J et al (2014) Reproducibility of current classifications of endometrial endometrioid glandular proliferations: further evidence supporting a simplified classification. Histopathology 64:284–292

Potischman N et al (1996) Case-control study of endogenous steroid hormones and endometrial cancer. J Natl Cancer Inst 88:1127–1135

Quddus MR et al (1999) p53 immunoreactivity in endometrial metaplasia with dysfunctional uterine bleeding. Histopathology 35:44–49

Randall TC, Kurman RJ (1997) Progestin treatment of atypical hyperplasia and well-differentiated carcinoma of the endometrium in women under age 40. Obstet Gynecol 90:434–440

Reed SD et al (2009) Progestin therapy of complex endometrial hyperplasia with and without atypia. Obstet Gynecol 113:655–662

Rorat E, Wallach RC (1984) Papillary metaplasia of the endometrium: clinical and histopathologic considerations. Obstet Gynecol 64:90S–92S

Russo M et al (2017) Clonal evolution in paired endometrial intraepithelial neoplasia/atypical hyperplasia and endometrioid adenocarcinoma.

Hum Pathol 67:69–77

Shah SS, Mazur MT (2008) Endometrial eosinophilic syncytial change related to breakdown: immunohistochemical evidence suggests a regressive process. Int J Gynecol Pathol 27:534–538

Sherman ME et al (1992) Uterine serous carcinoma. A morphologically diverse neoplasm with unifying clinicopathologic features. Am J Surg Pathol 16:600–610

Sherman ME, Bur ME, Kurman RJ (1995) p53 in endometrial cancer and its putative precursors: evidence for diverse pathways of tumorigenesis. Hum Pathol 26:1268–1274

Sherman ME et al (1997) Risk factors and hormone levels in patients with serous and endometrioid uterine carcinomas. Mod Pathol 10:963–968

Silver SA, Sherman ME (1998) Morphologic and immunophenotypic characterization of foam cells in endometrial lesions. Int J Gynecol Pathol 17:140–145

Silverberg SG, Kurman RJ (1992) Tumors of the uterine corpus and gestational trophoblastic disease. Atlas of tumor pathology, third series, fascicle 3. Armed Forces Institute of Pathology, Washington, DC

Soslow RA, Pirog E, Isacson C (2000) Endometrial intraepithelial carcinoma with associated peritoneal carcinomatosis. Am J Surg Pathol 24:726–732

Spiegel GW (1995) Endometrial carcinoma in situ in postmenopausal women. Am J Surg Pathol 19:417–432

Tashiro H et al (1997) p53 gene mutations are common in uterine serous carcinoma and occur early in their pathogenesis. Am J Pathol 150:177–185

Tavassoli F, Kraus FT (1978) Endometrial lesions in uteri resected for atypical endometrial hyperplasia. Am J Clin Pathol 70:770–779

Terakawa N et al (1997) The behavior of endometrial hyperplasia: a prospective study. Endometrial Hyperplasia Study Group. J Obstet Gynaecol Res 23:223–230

Trimble CL et al (2006) Concurrent endometrial carcinoma in women with a biopsy diagnosis of atypical endometrial hyperplasia: a Gynecologic Oncology Group study. Cancer 106:812–819

Trimble CL et al (2012) Management of endometrial precancers. Obstet Gynecol 120:1160–1175

Wheeler DT et al (2000) Minimal uterine serous carcinoma: diagnosis and clinicopathologic correlation. Am J Surg Pathol 24:797–806

Wheeler DT, Bristow RE, Kurman RJ (2007) Histologic alterations in endometrial hyperplasia and welldifferentiated carcinoma treated with progestins. Am J Surg Pathol 31:988–998

Widra EA et al (1995) Endometrial hyperplasia and the risk of carcinoma. Int J Gynecol Cancer 5:233–235

Wise MR et al (2016) Body mass index trumps age in decision for endometrial biopsy: cohort study of symptomatic premenopausal women. Am J Obstet Gynecol 215:598.e1–598.e8

Zaino RJ et al (2006) Reproducibility of the diagnosis of atypical endometrial hyperplasia: a Gynecologic Oncology Group study. Cancer 106:804–811

Zaman SS, Mazur MT (1993) Endometrial papillary syncytial change. A nonspecific alteration associated with active breakdown. Am J Clin Pathol 99:741–745

Zhang X et al (2009) Molecular identification of "latent precancers" for endometrial serous carcinoma in benign-appearing endometrium. Am J Pathol 174:2000–2006

Zheng Wet al (1998) p53 immunostaining as a significant adjunct diagnostic method for uterine surface carcinoma: precursor of uterine papillary serous carcinoma. Am J Surg Pathol 22:1463–1473

Zheng W et al (2004) Endometrial glandular dysplasia: a newly defined precursor lesion of uterine papillary serous carcinoma. Part I: morphologic features. Int J Surg Pathol 12:207–223

第 9 章

子宫内膜癌

Lora H. Ellenson，Brigitte M. Ronnett，
Robert A. Soslow，Ricardo R. Lastra，
Robert J. Kurman 著；李青，陈友权　译

内容

9.1　流行病学

　　子宫内膜癌是女性生殖道最常见的浸润性肿瘤，在美国女性癌症中位居第 4。据估计，2017 年美国女性子宫内膜癌的新发病例达 61 380 例，死亡 10 920 例。世界范围内，每年子宫内膜癌的新发病例大约是 319 600 例，位列女性癌症的第 6 位（Torre et al. 2015）。不同国家和地区之间子宫内膜癌的发病率差异较大，北美和欧洲最高，而发展中国家要低 4~5 倍。自 1978 年以来，日本的子宫内膜癌发病率逐渐上升，子宫内膜癌现已成为日本最常见的妇科恶性肿瘤（Yamagami et al. 2017）。2012 年，美国黑种人和白种人女性与年龄相对应的子宫内膜癌发病率相似，自 1990 年以来，黑种人女性的发病率持续增高，其死亡率比白种人女性高 80%（Eheman et al. 2012；Jamison et al. 2013）。尽管其原因尚不完全清楚，但许多研究表明，侵袭性组织学亚型和进展期病例的增加是重要因素，也可能与卫生保健质量和遗传因素有关。

9.2　分类

　　过去，与大多数其他肿瘤一样，人们基于 HE 染色组织切片的光学显微镜特征对子宫内膜癌进行分类。尽管分子研究扩展了我们对子宫内膜癌分子基础的理解，但迄今为止子宫内膜癌的分类方法尚未因此改变。最近，已有使用 DNA 和 RNA 高通量分析的研究提出了基于分子基础的分类系统，该分类系统虽在编写本章时尚未完全实施，但是该分类系统的许多方面已经被纳入基于先前分子研究的诊断报告中。鉴于分子病理学的发展速度，必须要考虑到本章所包含的这部分内容可能具有滞后性。

　　自 1983 年具有里程碑意义的临床病理学研究开展以来，子宫内膜癌大致分为两大类，即 I 型和

Ⅱ型（Bokhman 1983）。重要的是要认识到这种分类不是诊断类别，而是用于理解子宫内膜癌的发病机制。如后文所述，无对抗雌激素刺激（如肥胖、外源性雌激素的应用）及子宫内膜增生与最常见的经典型（Ⅰ型，子宫内膜样型）子宫内膜癌的形成有关（Bokhman 1983）。许多近期研究通过证实子宫内膜样癌患者血清雌激素水平的升高确认了这种相关性（Lukanova et al. 2004）。还有研究证实某些类型的子宫内膜癌与雌激素和子宫内膜增生均无关（Sherman et al. 1997）。浆液性癌是最常见的子宫内膜癌形式，通常与雌激素刺激无关，属于Ⅱ型子宫内膜癌。

如后文所述，分子遗传学研究通过鉴定 2 种最常见类型（子宫内膜样癌和浆液性癌）之间显著的分子遗传学差异，为二元分类提供了更多支持。除了下面讨论的例外情况，子宫内膜癌的大多数其他组织学亚型均可以基于临床病理学、免疫组化和分子特征归类为Ⅰ型或Ⅱ型的变异型。因此，与子宫内膜增生和雌激素刺激相关的其他低度恶性肿瘤，例如分泌性癌、绒毛状管状或具有鳞状分化的低级别子宫内膜样癌，属于Ⅰ型癌，透明细胞癌和一些 FIGO 3 级的子宫内膜样癌除外。多年来，关于透明细胞癌的临床病理学研究存在一定分歧。多数研究认为透明细胞癌是一种侵袭性肿瘤，也有研究显示其为惰性肿瘤。尽管大多数透明细胞癌具有独特的特征，但研究人员已经认识到在某些情况下其形态学特征是模糊的。分子研究表明透明细胞癌的遗传学改变有异质性，一些与浆液性癌相同，另一些与子宫内膜样肿瘤相同，还有一些与两者都没有重叠（An et al. 2004）。最近，更多后续研究进一步证实了透明细胞癌的分子异质性（详见"9.4.9　透明细胞癌"）（DeLair et al. 2017）。此外，早期分子学和临床病理学研究表明，3 级子宫内膜样肿瘤可能最好归类为Ⅱ型。这是目前正在研究的领域之一，似乎与透明细胞癌一样，3 级子宫内膜样肿瘤都属于异质肿瘤组（Bosse et al. 2018）。基于最近

的高通量分子研究，子宫内膜癌的这种分类面临挑战。然而，这样广泛的分类应该考虑到尚未通过单独的分子分析彻底明确的子宫内膜癌的其他病因学因素。将来，高通量 RNA 分析、蛋白质组学及代谢组学无疑将给此类病因学因素提供更全面的信息。目前的二代测序分析表明，子宫内膜样癌和浆液性子宫内膜癌可分为 4 种不同的分子亚型（Kandoth et al. 2013）。有趣的是，这些亚型在很大程度上分别对应于Ⅰ型和Ⅱ型肿瘤（见后文详述）。

表 9.1 为世界卫生组织（WHO）和国际妇科病理学家协会（ISGYP）对子宫内膜癌的最新修订版分类。

表 9.1　子宫内膜癌的分类

子宫内膜样癌
伴鳞状分化
绒毛状管状亚型
分泌性癌
黏液性癌
浆液性癌
透明细胞癌
神经内分泌癌
低级别神经内分泌癌
类癌
高级别神经内分泌癌
小细胞神经内分泌癌
大细胞神经内分泌癌
混合细胞型腺癌
未分化癌
去分化癌

9.3　病因学

9.3.1　激素刺激

雌激素替代治疗与子宫内膜癌的发生具有

很强的相关性，这早在 20 世纪 70 年代后期就被许多病例对照研究所证实（Gray et al. 1977；Greenwald et al. 1977；Mack et al. 1976；McDonald et al. 1977；Shapiro et al. 1980；Smith et al. 1975；Ziel et al. 1975）。对内源性激素和子宫内膜癌的研究表明，与无对抗雌激素水平升高相关的风险因绝经状态而异（Potischman et al. 1996）。特别需要强调的是，高雌酮和白蛋白结合的雌二醇水平与绝经后女性罹患子宫内膜癌的风险增加有关，但高水平的总雌激素、游离白蛋白及与白蛋白结合的雌二醇与绝经前女性患子宫内膜癌的风险增加无关。另外，高循环状态雄激素水平也是子宫内膜癌的另一个高危因素，无论是绝经前还是绝经后。降低子宫内膜癌风险的因素包括在激素替代治疗方案中加入孕激素、使用口服避孕药和吸烟（Jama 1987；Austin et al. 1993；Beral et al. 1999；Franks et al. 1987；Kaufman et al. 1980；Lesko et al. 1985；Pickar et al. 1998；Weir et al. 1994；Brinton et al. 2014）。已有研究表明，使用无对抗雌激素超过 2 年的女性罹患子宫内膜癌的风险增加 2~3 倍，而接受雌激素与孕激素联合治疗的女性其患癌风险没有增加（Persson et al. 1989）。一项大型病例对照研究表明，只要服用口服避孕药 1 年便可将子宫内膜癌的患病风险降低 50%，并且其保护作用至少可持续到停药后的第 15 年（Jama 1987）。子宫内膜癌的患病风险还与雌激素受体的多态性有关，但其作用机制目前尚不清楚（Ashton et al. 2009）。

他莫昔芬是一种非甾体化合物，通过与雌激素竞争雌激素受体而发挥作用。他莫昔芬对育龄期女性具有抗雌激素作用，但对绝经后女性却有弱的雌激素效应，因此能显著增加后者的子宫内膜癌患病风险（Andersson et al. 1991；Boccardo et al. 1992；Cook et al. 1995；Fisher et al. 1994，1998；Fornander et al. 1989；Katase et al. 1998；Ribeiro et al. 1992；Rutqvist et al. 1995；Ryden et al. 1992；van Leeuwen et al. 1994；Stewart 1992）。另有研究

指出，应用他莫昔芬治疗的女性中患高危型子宫内膜癌的比例较高，而其他女性中则以低级别子宫内膜癌为主（Fisher et al. 1998；Barakat et al. 1994；Silva et al. 1994；Curtis et al. 2004）。尽管存在子宫内膜癌的患病风险，但他莫昔芬仍然是预防乳腺癌复发的主要治疗药物。与此相对的是，最近有报道称口服避孕药会增加罹患乳腺癌的风险，但可显著降低子宫内膜癌和卵巢癌的患病风险，更不用说它们作为高效避孕药的价值，因此口服避孕药值得继续使用（Morch et al. 2017）。

9.3.2　体质因素

和雌激素替代治疗一样，肥胖也是子宫内膜癌的明确高危因素（Voskuil et al. 2007）。据报道，其相对风险度为 2~10（Parazzini et al. 1991；Parazzini et al. 1997；Onstad et al. 2016）。世界范围内肥胖人数的增加与子宫内膜癌发病率的增高有关，因为超过 50% 的子宫内膜癌病例与肥胖相关。原因可能是肥胖女性的脂肪组织中雄激素可经芳香化转化为雌激素，并且肥胖女性体内性激素结合球蛋白的浓度较低（Enriori et al. 1984）。糖尿病也是子宫内膜癌的高危因素，其相对风险度为 1.2~2.1，并且不依赖于其他常见高危因素（如肥胖）而独立存在（Parazzini et al. 1991，1997；Brinton et al. 1992）。子宫内膜癌的其他高危因素包括初潮早、绝经晚及未生育等。原发性不孕的主要原因是持续性无排卵，导致无对抗雌激素刺激增加（Brinton et al. 1992）。妊娠的保护作用仅限于首次足月妊娠，因为流产和多产不影响子宫内膜癌的患病风险。

9.3.3　饮食

子宫内膜癌的风险度与总热量或总蛋白摄入量，以及肉、蛋、奶、脂肪和油类的食用频率相

关。与久坐不动的生活方式相关的能量消耗和体育锻炼减少一样，这些饮食因素是判定肥胖的主要标准，而肥胖是子宫内膜癌的明确高危因素。目前，特殊饮食因素作为子宫内膜癌患病的独立高危风险还未被证实（Parazzini et al. 1991；Levi et al. 1993）。新近的一项研究指出，运动能够降低子宫内膜癌的患病风险，这一因素与体重无关（Voskuil et al. 2007）。

9.3.4 分子遗传学

分子生物学和生物信息学领域的进展为子宫内膜癌的分子突变研究提供了新信息。这些信息对于我们了解子宫内膜癌至关重要，因此也有助于提高诊断、患者管理和肿瘤预防水平。许多常见的抑癌基因、癌基因和突变基因都涉及子宫内膜癌的发病机制，由此产生和进行分析的大量数据不仅会影响我们对子宫内膜癌的认识，而且无疑会影响子宫内膜癌的分类。最新二代测序结果显示，子宫内膜样癌和浆液性癌可分为 4 个分子亚型。对更罕见的子宫内膜癌类型的研究正在进行中，并将确定它们是否也属于这些分子亚型。目前研究人员正在研究如何将这些亚型纳入诊断实践，并且已有一些常规使用的分子研究将肿瘤归入这些分子亚型之一。鉴于个性化医疗的快速发展，分类系统有可能在不久的将来变得过时，因为每例肿瘤都将根据其独特的分子变化进行分类。下面我们将阐述这 4 个分子亚型，分子研究的诊断方面将在随后的每个特定的 WHO 肿瘤分类的相关部分中介绍。

9.3.4.1 超突变亚型

根据定义，此亚型的突变率高，位列所报道的所有肿瘤之首，个别肿瘤的突变甚至超过 1 万个。高突变率是由编码 DNA 聚合酶 ε 中心催化亚基的 *POLE* 基因的外切核酸酶结构域中的突变引起的。这些突变会引发全酶功能失调，从而导致

复制过程中缺乏 DNA 修复。5.6%~6.5% 的子宫内膜癌中存在 *POLE* 基因突变（Kandoth et al. 2013；Billingsley et al. 2015）。尽管大多数存在 *POLE* 突变的子宫内膜癌的组织学亚型为子宫内膜样型，但在未分化癌和去分化癌及组织学模糊的肿瘤中也发现了 *POLE* 突变（Haruma et al. 2018；Espinosa et al. 2017；Hoang et al. 2017）。一些研究表明，该分子亚型的临床意义在于患者的生存率较高（Bosse et al. 2018；Kandoth et al. 2013）。然而，大多数此类研究没有显示出统计学上显著的关联，甚至有 1 项研究没有显示出利好结果（Billingsley et al. 2015）。由于缺乏与可重复组织学的明确关联，鉴定具有 *POLE* 突变的肿瘤需要进行分子分析，并且关于患者管理方式改变的明确建议还有待更大规模的研究去探索。

9.3.4.2 超突变 / 微卫星不稳定性亚型

这组肿瘤的特征也在于突变率较高，尽管没有超突变亚型那么高。最初检测到该亚型是由于其存在微卫星 DNA 序列长度的改变，因此称之为微卫星不稳定性（MSI）亚型。潜在的分子异常是 DNA 错配修复（MMR）的丧失，这是一种复制后修复机制，主要修复由核苷酸重复区域中的链滑移引起的错配碱基对。这种修复机制的丧失导致碱基对置换、小插入和缺失，这是 DNA MMR 缺失的特征。随着高通量 DNA 序列分析的出现，基于突变的特定类型，研究人员已经发现许多子宫内膜癌中的靶基因。此外，还有许多基因虽然不是明确的错配修复目标，但通常在该亚型中发生突变，详见后文所述。该亚型由子宫内膜样癌组成，并且在 20%~25% 的散发病例中可见。此外，它是从 Lynch 综合征大类中发现的分子表型。本章的其他部分将对此进行更详细的讨论。

9.3.4.3 低拷贝数 / 微卫星稳定（MSS）亚型

顾名思义，此类亚型缺乏 DNA MMR 的异常

和有意义的拷贝数改变。然而，它确实具有与 MSI 亚型相似的 *PTEN*、*PIK3CA*、*PIK3R1*、*ARID1A* 和 *CTNNB1*（β-catenin 基因）的频繁突变，尽管该亚型中 *CTNNB1* 突变的频率更高。与 MSI 亚型一样，该亚型完全由子宫内膜样肿瘤组成。

9.3.4.4　高拷贝数 / 浆液样亚型

除了高拷贝数异常之外，该亚型的主要特征之一是 *TP53* 突变的频率极高。超过 90% 的该亚型肿瘤存在 *TP53* 突变。正如所料，这种亚型主要由浆液性肿瘤和一些 3 级子宫内膜样癌组成，但也包括一些透明细胞癌和癌肉瘤。

9.3.4.5　遗传综合征

9.3.4.5.1　Lynch 综合征

Lynch 综合征是家族性子宫内膜癌的最常见病因，是由有缺陷的 DNA MMR 基因（*MSH2*、*MLH1*、*MSH6* 和 *PMS2*）的种系遗传导致的常染色体显性遗传病。如前文所述，DNA MMR 基因突变导致了 MSI 的分子表型，致癌基因的突变率增高，从而使受影响的个体容易发生各种癌症。子宫内膜癌是 Lynch 综合征的重要组成部分，子宫内膜癌可能是 Lynch 综合征家族性病变的先兆。

高达 1/3 的子宫内膜样癌存在 DNA MMR 蛋白表达异常（Modica et al. 2007；Vasen et al. 2004；Peiro et al. 2002；de Leeuw et al. 2000）。大多数情况下，这是 *MLH1* 启动子高甲基化的结果，其余少量是由 *MLH1*、*MSH2*、*MSH6* 或 *PMS2* 的突变引起的。不仅仅是表达缺失，这些基因中的某一个还发生了突变，这表明受影响的患者可能只是 Lynch 综合征家族的一员。因此，DNA MMR 蛋白的免疫组化检测可作为 Lynch 综合征的筛选方法，但不是诊断性测试。出于实用目的，将 MSH2 和（或）MSH6 或 PMS2 蛋白的表达缺失视为一种相应的体细胞性或种系（Lynch 综合征标志）基因发

生了突变，而 MLH1 和 PMS2 的表达缺失更可能只与表观遗传（*MLH1* 启动子甲基化）病因学相关，而与 Lynch 综合征无关。

目前，建议对所有新诊断的子宫内膜癌患者使用免疫组化方法来筛查 DNA MMR 缺失（Anagnostopoulos et al. 2017；Watkins et al. 2017；Mills et al. 2016）。然而，MSI 分析是否应该使用免疫组化来筛选仍存在争议。因为一些研究表明，仅采用免疫组化方法可能会遗漏一小部分微卫星不稳定性病例（Mills et al. 2016）。应对 MLH1 和 PMS2 表达缺失的癌进行 *MLH1* 甲基化分析。如果鉴定出甲基化，MSI 表型被认为是体细胞突变的结果，导致 MLH1 缺失。然而，如果不存在甲基化或仅缺失 MSH2 和（或）MSH6 或 PMS2，应将患者转诊，进行 Lynch 综合征的综合遗传评估。

虽然有单独 PMS2 缺失（没有 MLH1 缺失）或 MSH6 缺失（没有 MSH2 缺失）的病例记录，但表达缺失往往是成对（MLH1 和 PMS2，或 MSH2 和 MSH6）出现的。只有在有可靠的阳性内对照的情况下，表达完全缺失才可信。可靠的阳性内对照包括非肿瘤性子宫内膜间质和腺体出现可重复的核染色。应注意确保被评估的病变是癌，而不是增生。同样非常重要的是，免疫组化操作和染色结果分析均应严格遵守指南，因为 MLH1 的免疫组化操作和结果判读可能非常难。在缺乏可靠的阳性内对照（而不是技术操作上不满意）的情况下，将 MLH1 表达结果判读为阴性的情况很常见。

9.3.4.5.2　Cowden 综合征

Cowden 综合征是一种常染色体显性遗传病，由 *PTEN* 抑癌基因突变引起，该病患者罹患乳腺、甲状腺和子宫内膜的良性病变和恶性肿瘤的风险增加。据估计，患有 Cowden 综合征的女性一生中罹患子宫内膜癌的风险为 5%~10%，而一般人群为 2.6%。大约每 20 万人中就有 1 人患有这种综合征，但其子宫内膜癌的组织学类型尚无相关描述

（Nelen et al. 1999）。正如上文所阐述的那样，鉴于患者的终生患病风险增加，目前建议对 Cowden 综合征的女性患者从 35~40 岁开始，或者比家族中最早诊断出子宫内膜癌患者的年龄小 5 岁开始，每年进行随机诊刮活检，以筛查子宫内膜癌。对绝经后女性可每年行超声检查。

9.4 不同类型子宫内膜癌的临床病理特征

9.4.1 子宫内膜样癌

子宫内膜样癌是最常见的子宫内膜癌，占所有病例的 3/4 以上。之所以称为子宫内膜样，是因为这些肿瘤类似于增生期的子宫内膜，这一术语也适用于发生在子宫颈、卵巢或输卵管的具有相同组织学特征的肿瘤。

临床表现

子宫内膜样癌的发病年龄可从 10 多岁到 80 岁，平均年龄为 59 岁，大多数为绝经后女性，年轻女性相对少见，只有 1%~8% 的子宫内膜样癌发生于 40 岁以下女性（Crissman et al. 1981；Dockerty et al. 1951；Gitsch et al. 1995；Ross et al. 1983；Peterson 1968）。据报道，30 岁以下病例很少见，其中最年轻的一例是 14 岁伴有 Cowden 综合征的患者（Farhi et al. 1986；Lee et al. 1989；Baker 2013）。年轻女性的子宫内膜样癌通常为低级别的，并且浸润表浅，大多数患者有多囊卵巢综合征的临床症状（月经不调、不孕、肥胖或多毛），但也有报道有些病例并无上述特征。妊娠期发生的子宫内膜样癌罕见（Hoffman et al. 1989），并且几乎都是低级别、浅表浸润或非浸润的，预后非常好。

子宫内膜癌的初始症状常常是不规则阴道出血，但有少数病例是无症状、偶然被发现的。在美国耶鲁 - 纽黑文医院和麻省总医院的一项研究中，

在 8998 例非子宫内膜癌相关的死亡病例的尸体解剖中发现了 24 例子宫内膜癌，这 24 例均无子宫内膜癌相关症状，生前也未被怀疑患有子宫内膜癌（Horwitz et al. 1981）。估计未被发现的子宫内膜癌的发病率为（22~31）/10 000，这一数值是美国康涅狄格州肿瘤登记处记录的子宫内膜癌发病率的 4~5 倍。这一发现表明，有些子宫内膜癌可能无症状，并且一生都未被发现。

许多研究评估了子宫内膜癌的细胞学筛查结果。最近的研究表明，子宫颈细胞学筛查中若发现非典型腺细胞，应同时行子宫颈内膜和子宫内膜取样活检，尤其是对 50 岁以上女性。最近一项针对 554 例子宫内膜癌患者的细胞学研究发现，在组织学诊断前 36 个月内的液基细胞学检查中，38% 的患者的检查中发现了异常腺细胞，在 6.2% 的 40 岁以上女性中只检测到了良性子宫内膜细胞。异常腺细胞的检出与肿瘤大小、类型、FIGO 分期较高和脉管浸润相关（Serdy et al. 2016）。然而，该研究没有说明这些女性在子宫颈细胞学筛查时是否有阴道出血（即临床症状）。总之，子宫颈细胞学筛查仍然是检测子宫内膜癌的一种不敏感的方法，并且对有症状的女性更没有价值，因为出现阴道异常出血的女性可通过子宫内膜活检或刮宫术得到更容易解释的组织学样本来进行评估。最近，已有学者从液基细胞学标本中提取 DNA 来进行分子分析，从而检测子宫内膜癌和卵巢癌，这是当前研究的热门领域之一（Wang et al. 2018）。

大体表现

子宫内膜样癌的大体表现类似于其他类型的子宫内膜癌，需除外浆液性癌和癌肉瘤［分别见"9.4.8 浆液性癌"和"9.4.13 癌肉瘤（恶性米勒混合瘤）"］。子宫内膜表面粗糙，有光泽，呈黄褐色，可能会有局灶性出血。子宫内膜样癌几乎总是表现为向宫腔内生长，即使已经出现深层肌壁浸润也是如此。肿瘤可以呈局限性，也可以呈弥漫性，

但有时可能只呈单个息肉样。在高分化内膜癌中通常无明显坏死，但低分化癌可有坏死，有时与溃疡或质硬区域密切相关。肿瘤浸润子宫肌层可使子宫增大，但少数萎缩性子宫也可能藏匿有弥漫性浸润肌壁的癌。子宫肌层侵犯通常表现为在外生性肿块下方呈线性生长的界限清楚的质硬、灰白区域，或表现为子宫肌壁内多发性白色结节伴坏死性黄色区域。然而，一些分化好的内膜癌在缺乏肉眼可辨的浸润性成分时已出现广泛肌层浸润。子宫内膜癌常累及子宫下段，约 20% 的子宫内膜癌累及子宫颈。

镜下表现：组织学分级

　　子宫内膜样癌的组织学分级取决于肿瘤的镜下形态，包括组织结构和细胞核特征，或将两者结合在一起综合评估（图 9.1~9.16）。组织结构的分级取决于实性成片肿瘤细胞与分化良好的腺体的比例（表 9.2，以及图 9.1，9.3~9.7，9.10，9.12，9.13，9.15）。对于伴有鳞状分化的子宫内膜样癌，辨识实性肿瘤成分的重点是要排除鳞状分化区域。但如果鳞状分化是非角化性的，可能无法将它们与实性生长相鉴别。有人提出，如果实性区域的核特征与肿瘤腺体组分中的核特征相似，则最好将其视为实性生长肿瘤，而非鳞状分化。细胞核的分级取决于细胞核的大小和形状、染色质的分布及核仁的大小。1 级肿瘤的细胞核呈卵圆形，轻度增大，染色质分布相对均匀（图 9.2，9.8）。而 3 级细胞核显著增大、具有多形性，染色质粗糙、分布不均匀，并有明显的嗜酸性核仁（图 9.14）。2 级癌细胞的细胞核特征介于 1 级和 3 级之间（图 9.12，9.16）。核分裂活性是独立的组织学分级指标，正如异常核分裂象一样，核分裂活性一般随着核级别升高而增加。

　　FIGO 分期系统（表 9.3）和 WHO 子宫癌组织病理学分类最新修订版均建议，综合应用组织学结构和核分级对子宫内膜癌进行分级（Scully et al. 1994；Creasman 1989）。组织学结构上属于 1 级

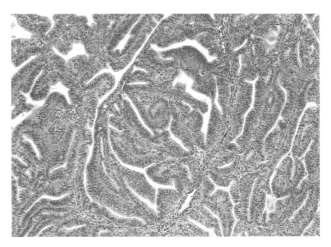

图 9.1　子宫内膜样癌，FIGO 1 级（1 级结构，1 级核）。分化好的腺体相互融合，腺体周围为促结缔组织增生性间质。这些特征提示癌已经浸润子宫内膜间质

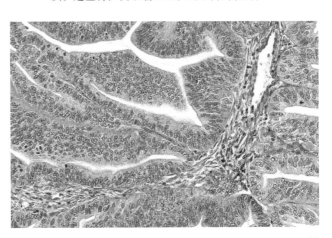

图 9.2　子宫内膜样癌，FIGO 1 级（1 级结构，1 级核）。腺体分化较好，核小、呈圆形或卵圆形，染色质分布均匀

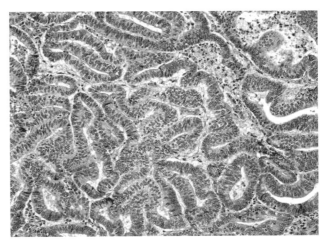

图 9.3　子宫内膜样癌，FIGO 1 级（1 级结构，1 级核）。子宫内膜腺上皮相互连接，呈融合腺样结构，提示癌浸润子宫内膜间质

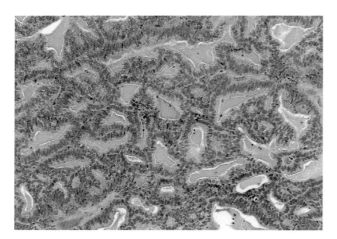

图 9.4 子宫内膜样癌，FIGO 1 级（1 级结构，1 级核）。分化好的腺体呈"背靠背"生长伴小灶腺体融合，后者提示癌

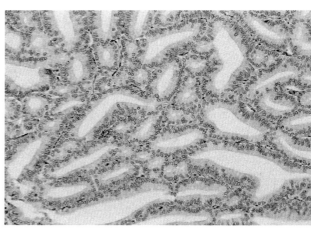

图 9.7 子宫内膜样癌，FIGO 1 级（1 级结构，1 级核）。"背靠背"排列和相互融合的腺体具有黏液样特征

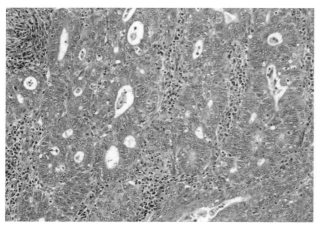

图 9.5 子宫内膜样癌，FIGO 1 级（1 级结构，2 级核）。分化好的子宫内膜样腺体呈筛状生长，提示癌浸润子宫内膜间质

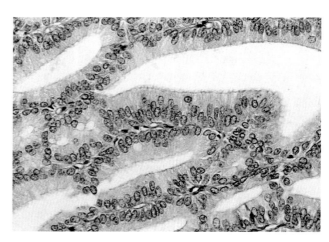

图 9.8 子宫内膜样癌，FIGO 1 级（1 级结构，1 级核）。细胞核呈圆形或卵圆形，染色质分布均匀

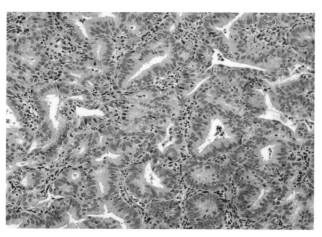

图 9.6 子宫内膜样癌，FIGO 1 级（1 级结构，2 级核）。腺体"背靠背"生长并融合符合癌的特征

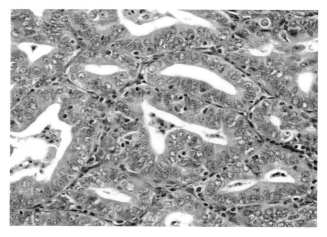

图 9.9 子宫内膜样癌，FIGO 1 级（1 级结构，2 级核）。细胞核在一定程度上增大、变圆，染色质呈颗粒状到空泡状，偶有小核仁

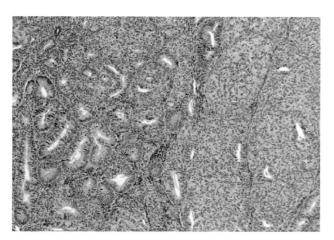

图 9.10　子宫内膜样癌，FIGO 2 级（2 级结构，1 级核）。分化好的腺体混有非鳞状分化的实性肿瘤细胞巢，后者在整个肿瘤中所占比例超过 5% 但低于 50%

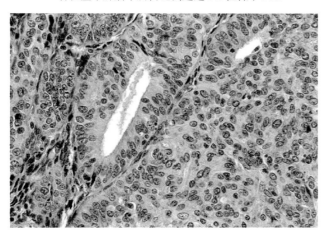

图 9.11　子宫内膜样癌，FIGO 2 级（2 级结构，1 级核）。腺体和实性区域的肿瘤细胞核均为圆形到卵圆形，染色质呈颗粒状

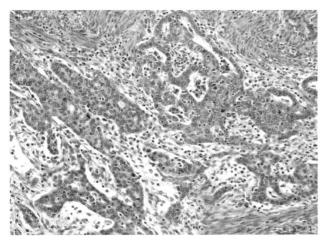

图 9.12　子宫内膜样癌，FIGO 2 级（2 级结构，2 级核）。肿瘤由紧密混合的腺体和非鳞化上皮构成，伴有间质水肿和炎症

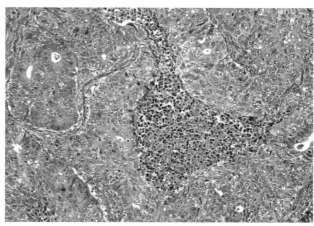

图 9.13　子宫内膜样癌，FIGO 3 级（3 级结构，3 级核）。实性非鳞状分化成分（所占比例 >50%）中可见少量残存的腺体结构，伴有坏死

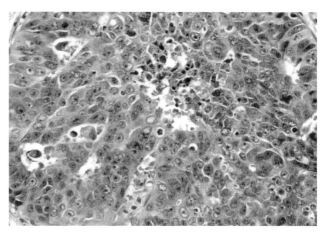

图 9.14　子宫内膜样癌，FIGO 3 级（3 级结构，3 级核）。可见实性非鳞状分化肿瘤伴坏死灶和少量残存的腺腔，以及显著的核异型性（核增大且具有多形性，染色质呈空泡状，核仁明显）

或 2 级时，若显著核非典型性（3 级核）占比超过 50% 的肿瘤，应提高一个组织学等级（Zaino et al. 1995）。例如，通过组织学结构诊断的 2 级肿瘤，如果出现明显的核异型（3 级核），应该升级到 3 级。由此可见，虽然肿瘤主要通过其组织学结构进行分级，但当核分级和组织学结构分级不一致时，应根据核级对整体等级做一定的调整。子宫内膜样癌中，核级和组织学结构分级之间的不一致是不寻常的，若出现，应该怀疑是否为浆液性癌（见"9.4.8　浆液性癌"）。

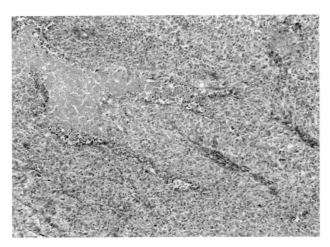

图 9.15　子宫内膜样癌，FIGO 3 级（3 级结构，2 级核）。肿瘤由实性非鳞化上皮构成，伴有坏死

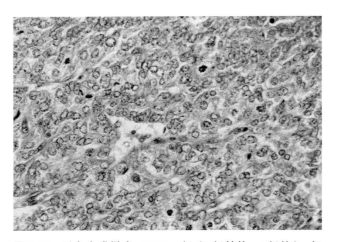

图 9.16　子宫内膜样癌，FIGO 3 级（3 级结构，2 级核）。细胞核仅有中度多形性，染色质呈空泡状，核分裂象多见。腔隙符合残存腺腔的特征，倾向为子宫内膜样癌而非未分化癌；细胞质透明，但缺乏透明细胞癌的其他特征，不足以诊断为透明细胞癌

表 9.2　子宫内膜癌的组织学分级

分级	定义
1 级	实性肿瘤成分的比例 ≤ 5%
2 级	实性肿瘤成分的比例为 6%~50%
3 级	实性肿瘤成分的比例 >50%

表 9.3　子宫内膜癌的 FIGO 分期（2009 年）

分期	分级	定义
Ⅰ A	G1~G3	肿瘤局限于子宫内膜或浸润浅肌层不足 1/2
Ⅰ B	G1~G3	肿瘤浸润深肌层超过 1/2
Ⅱ	G1~G3	肿瘤浸润子宫颈间质 [a]
Ⅲ A	G1~G3	肿瘤浸润浆膜和（或）附件 [b]
Ⅲ B	G1~G3	肿瘤浸润阴道和（或）子宫旁
Ⅲ C1	G1~G3	肿瘤转移至盆腔淋巴结
Ⅲ C2	G1~G3	肿瘤转移至主动脉旁淋巴结
Ⅳ A	G1~G3	肿瘤浸润膀胱和（或）肠黏膜
Ⅳ B	G1~G3	肿瘤发生远处转移，包括腹腔内和（或）腹股沟淋巴结转移

注：G1，非鳞状分化或非桑葚状实性成分的占比 ≤ 5%。G2：非鳞状分化或非桑葚状实性成分占 6%~50%。G3：非桑葚状实性成分的占比 >50%。

分期原则：①子宫体癌目前采用手术分期，未手术患者的分期采用 1971 年 FIGO 临床分期系统；②子宫肌层的厚度最好沿着肿瘤浸润的最深处测量。

分级原则：①核异型性显著，与组织学结构分级不一致时，则将 1 级或 2 级肿瘤提升 1 级；②浆液性癌、透明细胞癌和鳞状细胞癌的核分级优先；③腺癌伴鳞状分化根据腺体成分的核级别分级。

[a] 累及子宫颈管内膜腺体应为 Ⅰ 期。

[b] 腹腔冲洗液细胞学结果阳性的病例应单独报告，但不影响分期。

　　考虑到肿瘤分级对患者预后的重要性及其在临床决策中的重要作用，在使用分级方案时，适当的观察者之间的可重复性是必要的。多项研究表明，基于结构的子宫内膜样癌的 FIGO 分级方法的观察者间的可重复性是可接受的，但是当分级是基于核特征时，则可重复性较差（Lax et al. 2000a；Nielsen et al. 1991）。尽管如此，已有研究表明，当根据核特征对结构上的 1 级或 2 级肿瘤进行升级时，可导致它们被重新划分为更高的等级类别，它们与高级别肿瘤具有相似的复发和死亡风险，这就增加了对核异型性进行统一定义的必要性。

　　同一肿瘤内可见完全不同的组织结构，实性子宫内膜样区域附近也可见形态良好的腺体。当肿瘤表现出这种异质性时，其结构分级应根据肿瘤的整体情况而定。肿瘤分化上的异质性是子宫内膜刮除标本和子宫切除标本的分级存在差异的原因，这种差异出现的概率为 15%~25%（Daniel et al. 1988；Larson et al. 1995；Obermair et al. 1999）。

肌层浸润

子宫内膜癌可表现为不同的肌层浸润方式（图9.17，9.18），可以具有宽广的推挤性浸润前沿，也可以成片、条索状、簇状或以单个腺体的形式浸润肌层。具有宽广的推挤性浸润前沿时，可能难以确定是否真正存在浸润，除非能与相邻未受累的子宫内膜相比较。当肿瘤弥漫性浸润肌层时，肿瘤腺体通常会引起间质反应，其特征是松散的纤维组织伴围绕腺体的慢性炎症细胞浸润。偶尔，高分化癌也可以发生较深的浸润，腺体直接与周围

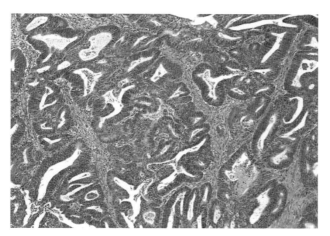

图 9.17　子宫内膜样癌，FIGO 1 级，肿瘤浸润肌层。肌层浸润的特征是平滑肌围绕着岛状高分化腺体

的肌层接触，缺乏间质反应（弥漫性浸润或恶性腺瘤的侵袭模式）（Mai et al. 2002；Longacre et al. 1999）。在这些病例中，当肌层浸润较表浅时，如果存在不规则的腺体排列，则可以确定存在浸润。这种浸润模式通常出现在浸润较深的病例中，因此识别肌层浸润不是问题。弥漫性浸润的子宫内膜样癌与传统意义上广泛肌层浸润的子宫内膜样癌具有相同的临床侵袭性疾病的预后指标（Longacre et al. 1999）。文献中描述过一种罕见的肌层浸润方式，表现为肿瘤性腺体部分膨出，腺体被覆扁平上皮或上皮脱落，有时呈微囊结构，伴纤维黏液样间质反应（图 9.18）。这种浸润类型称为"MELF"，即微囊（microcystic）、拉长（elongated）和碎片（fragmented）（Murray et al. 2003）。多变量分析提示，MELF 浸润与脉管浸润相关，但与预后不良无关（Euscher et al. 2013）。

子宫内膜癌累及子宫腺肌病病灶（图 9.19）和肌层浸润很难鉴别，而两者的鉴别又非常重要，因为即使子宫腺肌病病灶中癌的深度超过真正的浸润性癌的深度，预后也不会更差（Hall et al. 1984；Hernandez et al. 1980；Jacques et al. 1990；Mittal et al. 1993）。当癌的周边围绕的是子宫内膜间质和良

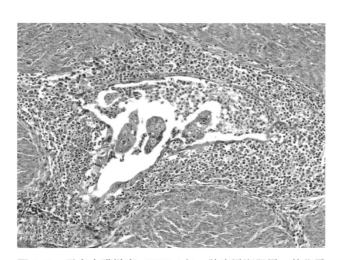

图 9.18　子宫内膜样癌，FIGO 1 级，肿瘤浸润肌层。某些子宫内膜样癌失去子宫内膜的柱状上皮特征，隐匿性地侵入子宫肌层，腺体被覆上皮薄而扁平，腺腔扩张，常与炎症反应关系密切

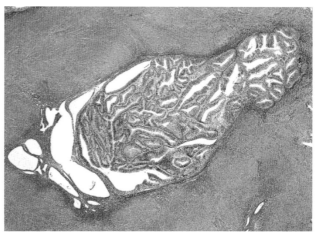

图 9.19　子宫内膜样癌累及子宫腺肌病病灶。FIGO 1 级癌与岛状子宫腺肌病病灶共存，识别的依据是病灶内残存良性子宫内膜腺体，并且病灶周围围绕着子宫内膜间质。还存在未受累的子宫腺肌病病灶

性子宫内膜腺体时，诊断子宫内膜癌累及腺肌病病灶比较简单。但有时非常难识别，尤其是对于老年女性，因为她们的子宫内膜间质发生纤维化或萎缩，所以其子宫腺肌病中的间质成分往往极少。对于这些病例，就需要考虑其他特征，如促结缔组织增生性间质反应、水肿、炎症反应及腺体形状等（Jacques et al. 1990）。子宫内膜癌累及子宫腺肌病病灶时，腺体外形圆而平滑，无促结缔组织增生性间质反应，无炎症反应；相反，真正的子宫内膜癌浸润肌层时，常有慢性炎症反应，腺体外形往往不规则、凹凸不平。由于正常子宫内膜间质细胞常常表达 CD10，而子宫肌层的平滑肌细胞不表达 CD10，所以如果子宫肌层内癌灶周围细胞表达 CD10，则支持子宫内膜癌累及子宫腺肌病病灶。但即使没有子宫腺肌病，部分（52%）病例的肌层内癌组织周围的细胞也常常局灶性表达 CD10，这削弱了 CD10 的鉴别价值（Nascimento et al. 2003；Srodon et al. 2003）。只有在子宫肌层内存在未被癌累及的子宫腺肌病病灶或者已被癌累及的子宫腺肌病病灶内尚有残存的腺肌病病灶时，才能诊断癌累及子宫腺肌病病灶，因为一部分浸润子宫肌层的子宫内膜样癌并不出现间质反应。最近一项研究指

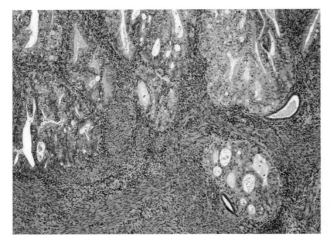

图 9.20　子宫内膜样腺癌，FIGO 1 级，未见浸润。癌巢沿着不规则的子宫内膜 – 肌层连接处生长，似乎存在浅表肌层浸润，但两个癌巢边缘存在良性子宫内膜腺体，提示肿瘤仍然局限于子宫内膜

出，子宫内膜癌累及子宫腺肌病病灶多与先前使用雌激素有关，并且常常是低级别癌，预后也很好（Mittal et al. 1993）。

子宫内膜癌浅表肌层浸润的判定常常存在问题，因为正常子宫内膜和肌层的交界本来就不规则，这一特征在老年女性的子宫中更为明显。如果位于子宫内膜和肌层交界处的癌巢周边或其下方靠近肌层处仍然可见非肿瘤性子宫内膜腺体和间质，表明癌巢仍在子宫内膜内，还没有浸润到浅肌层（图 9.20）。幸运的是，2009 年的 FIGO 分级认为，只要肿瘤属于 I A 期，就没必要区分浅表肌层浸润和非浸润。

鉴别诊断

鉴别诊断主要包括低级别子宫内膜样癌和非典型增生、非典型息肉样腺肌瘤、伴有多种类型细胞质改变（化生）的子宫内膜增生、Arias-Stella 反应及月经期子宫内膜。前三者已在第 8 章中讨论过。有时，非典型性极其显著的 Arias-Stella 反应与癌非常相似。对育龄期女性来说，Arias-Stella 反应远比子宫内膜癌常见，尤其是当临床病史提示存在近期妊娠时，但年轻女性甚至在妊娠时也可发生子宫内膜癌。与子宫内膜癌不同，Arias-Stella 反应更多地呈多灶性，并且混有分泌性腺体和蜕膜组织。Arias-Stella 反应内的腺体可以复杂、弯曲，但无融合或乳头状生长模式，间质也无促结缔组织增生反应。Arias-Stella 反应的腺上皮的细胞核可以显著增大，核染色质退变、污浊，核分裂象非常少见。

月经期子宫内膜和腺癌易混淆，因为存在组织破碎和出血而导致的大量组织碎片。间质崩解导致不同大小的腺体片段和间质细胞簇与血液杂乱混合，看起来很像恶性组织。然而，腺上皮形态是温和的，并且表现出分泌活性。可以识别出邻近未受损的子宫内膜片段中混有前蜕膜细胞，这一点对鉴别诊断有帮助。

鉴别诊断的另一个问题是原发性子宫内膜癌和

子宫颈腺癌的鉴别，这往往是诊断难题，因为这些癌具有相同的形态学特征（子宫内膜样和黏液样分化）。当肿瘤同时累及子宫下段和子宫颈，并且癌前病变缺乏或被癌掩盖时，甚至在子宫切除标本中也很难将二者区分开，但二者的鉴别又非常重要，因为外科治疗方法常不同（免疫染色对鉴别二者有帮助，见下文"免疫组化"）。另一个相关问题是原发性子宫内膜癌与子宫外转移癌的鉴别，这个问题将在"9.6　子宫内膜转移性肿瘤"中讨论。高级别子宫内膜样癌有时与癌肉瘤很难鉴别（具体将在后文中讨论）。

免疫组化

　　子宫内膜样癌表达 PAX8、广谱 CK、EMA、CA125、BerEP4 和 B72.3 等糖蛋白相关标记物。CEA 的表达不确定，通常是局限性腔缘胞膜呈阳性，但也可能因广泛黏液样分化而呈弥漫阳性。几乎所有子宫内膜样癌都表达 CK7 而不表达 CK20（Wang et al. 1995；Castrillon et al. 2002），少数有黏液样分化的亚型也表达 CDX2（Wani et al. 2008；Park et al. 2008）。不同于很多其他部位的腺癌，子宫内膜癌经常显示 vimentin 染色强阳性。

　　关于子宫内膜癌的分子学发病机制的研究有助于深入理解其免疫表型。大多数 FIGO 1 级和 2级子宫内膜癌表达 ER/PR，约 50% 的不伴有浆液性、透明细胞或未分化癌特征的 FIGO 3 级子宫内膜癌表达 ER/PR（Koshiyama et al. 1993；Reid-Nicholson et al. 2006；Soslow et al. 2000a；Lax et al. 1998a；Vang et al. 2001；Darvishian et al. 2004）。p53 过表达源于 TP53 突变导致的突变型 p53 蛋白的堆积，FIGO 1 级子宫内膜癌呈 p53 阴性，少数 FIGO 2 级子宫内膜癌可呈 p53 阳性，而大多数 FIGO 3 级子宫内膜癌可呈明显的 p53 阳性。然而，当 p53 阳性染色非常显著时，应该考虑浆液性癌、透明细胞癌和未分化癌（Lax et al. 1998a；Darvishian et al. 2004；Tashiro et al. 1997a；Soslow

et al. 1998；Lax et al. 1998b；Sherman et al. 1995；Zheng et al. 1998）。p53 过表达的定义是超过 80%的肿瘤细胞核呈弥漫性强阳性，应该与 p53 低水平表达（阳性细胞比例 <50%）相鉴别，而后者常见于子宫内膜样癌。

　　子宫内膜样癌常有 PTEN 突变（Darvishian et al. 2004；Obata et al. 1998；Risinger et al. 1997；Simpkins et al. 1998；Tashiro et al. 1997b；Yokoyama et al. 2000；Bussaglia et al. 2000），但该基因的表达有时因其启动子超甲基化而沉默。因此，用免疫组化方法检测 PTEN 的缺失很有挑战性（Darvishian et al. 2004；Pallares et al. 2005）。

　　研究发现，应用免疫组化方法，DNA MMR蛋白在 1/5~1/3 的子宫内膜样癌细胞的核中失表达（Modica et al. 2007；Vasen et al. 2004；Peiro et al. 2002；de Leeuw et al. 2000）。在散发病例中，这种改变的最常见原因是 MLH1 启动子超甲基化。在 Lynch 综合征中出现突变的基因分别是 MSH6、MSH2、MLH1 或 PMS2，并且突变频率依次降低。DNA MMR 蛋白的免疫组化阴性表达是指在有效的阳性内对照前提下表达完全丧失（图9.21）。有效的内对照包括非肿瘤性子宫内膜间质和腺体的可重复性核着色。DNA MMR 蛋白表达缺失通常表现为偶联形式（MLH1 伴 PMS2 和MSH2 伴 MSH6），这是由于它们形成蛋白 - 蛋白复合体，其中一种蛋白表达缺失就会导致复合体中另一种蛋白不稳定。

　　对于子宫内膜癌和子宫颈腺癌的鉴别，抗体组合的选择取决于具体的肿瘤亚型。通常情况下，包含 ER、PR 和 p16 在内的一组免疫组化标记物对鉴别子宫内膜癌和高危型 HPV 感染相关的子宫颈腺癌有帮助（Yemelyanova et al. 2009a；Staebler et al. 2002；Missaoui et al. 2006；McCluggage et al. 2003；Ansari-Lari et al. 2004）。大多数（约90%）子宫颈腺癌与 HPV 感染相关，p16 呈弥漫性中度至强阳性表达，这是由其复杂的分子学发

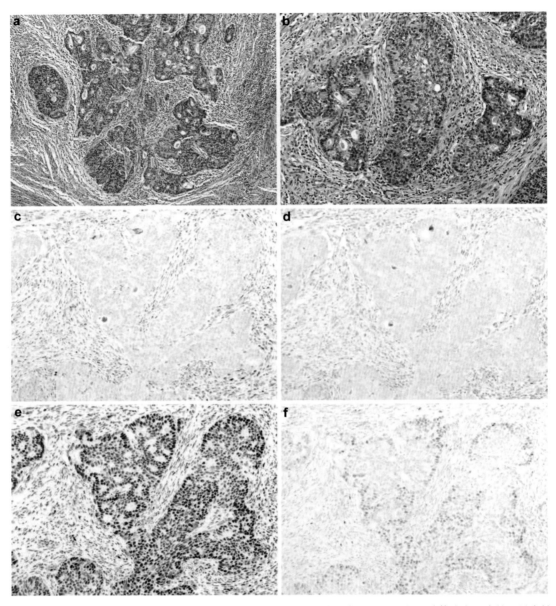

图 9.21   子宫内膜样癌中 DNA MMR 蛋白的免疫组化表达。a、b. 子宫内膜样癌，FIGO 2 级，腺体为主，病灶区呈实性；c. 肿瘤细胞中 MLH1 表达缺失；d. 肿瘤细胞中 PMS2 表达缺失；e. 肿瘤细胞保留 MSH2 的阳性表达；f. 肿瘤细胞保留 MSH6 的阳性表达（尽管只有一部分阳性肿瘤细胞，仍可用"保留"来描述）

病机制所致：高危型 HPV 转化蛋白（E6、E7）与细胞周期调节蛋白（p53、pRB）相互作用，产生无效反馈环，从而导致 p16 的过表达（见第 6 章）。有趣的是，这些 HPV 相关的子宫颈腺癌通常也不表达激素受体 ER/PR（Staebler et al. 2002；McCluggage et al. 2002；Yemelyanova et al. 2009b；Ronnett et al. 2008）。与此相反，子宫内膜腺癌在病因学上与 HPV 无关，p16 表达一般呈不同强度

的斑片状着色（图 9.22），所有 FIGO 级别的肿瘤中只有 30%~40% 的肿瘤细胞呈中等强度着色，只有极少数子宫内膜样癌出现弥漫性强阳性表达（Yemelyanova et al. 2009a）。这种斑片状表达模式明显不同于 HPV 相关的子宫颈腺癌的弥漫性强阳性染色。另外，大多数子宫内膜癌（尤其是 FIGO 1 级和 2 级，也包括许多 FIGO 3 级）呈激素受体阳性（Lax et al. 1998a；Staebler et al. 2002；

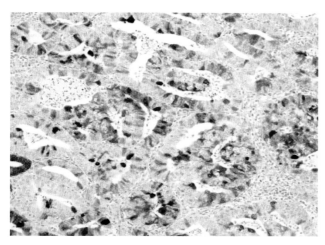

图 9.22　子宫内膜样癌，FIGO 1 级。肿瘤细胞呈斑片状表达 p16

McCluggage et al. 2002）。临床实践中，通常仅依靠 p16 就足以进行这种鉴别。如果需要评估激素受体，笔者特别推荐联合使用 PR 和 ER。根据笔者已发表的文献（Yemelyanova et al. 2009a；Staebler et al. 2002；Ronnett et al. 2008）及未发表文章的经验，子宫颈腺癌对激素受体的表达常常表现为某种程度的 ER 表达（常常呈局灶性弱到中等程度阳性），而 PR 完全不表达。因此，PR 对鉴别子宫内膜癌和子宫颈腺癌更有帮助。需要提醒的是，仍然有一小部分高危型 HPV 感染相关的子宫颈腺癌可同时表达 ER 和 PR，因此，有激素受体表达并不能否定子宫颈腺癌的诊断。检测高危型 HPV DNA 或 RNA 才是诊断高危型 HPV 感染相关子宫颈腺癌的可靠方法，但需要注意的是，原位杂交检测并不具备 100% 的敏感度。

分子遗传学

过去 30 年中，研究人员在子宫内膜癌中发现了很多致癌基因。最近的一些研究表明，子宫内膜样癌中最常见的基因改变是 PTEN 抑癌基因的突变，可出现于 30%~54% 的病例中（Risinger et al. 1997；Tashiro et al. 1997b）。PTEN 位于染色体 10q23.3，编码双特异性磷酸酶（Li et al. 1997），

主要靶点是信号转导通路中调节细胞生长和凋亡的脂质分子磷脂酰肌醇 3,4,5- 三磷酸（PIP3）。PIP3 的去磷酸化抵消了 PI3K（磷脂酰肌醇 3 激酶）的活性，这种蛋白复合物可使 PIP2（磷脂酰肌醇 4,5- 二磷酸）转化为 PIP3。因此，PTEN 的失活突变导致 PIP3 水平升高，PIP3 激活下游分子，包括蛋白激酶 B（AKT 激酶）的磷酸化。AKT 激酶是细胞增殖、细胞生长、细胞凋亡等多种途径的中心调控因子，这些途径在癌症的发展过程中发生了变化。尽管 PTEN 突变在子宫内膜样癌发生过程中的特异性作用并没有被完全阐明，但研究人员已经发现其在所有级别的子宫内膜样癌中的发生频率相同。此外，20%~48% 的非典型增生和不伴非典型性的普通增生中也存在 PTEN 突变（Levine et al. 1998；Maxwell et al. 1998）。这些发现表明，PTEN 失活是子宫内膜样癌发病机制中的重要早期事件。PTEN 基因杂合缺失的基因小鼠模型中，100% 的雌鼠发生子宫内膜增生，其中 20% 的雌鼠的子宫内膜增生进展为癌，支持 PTEN 在子宫内膜肿瘤发生中的早期作用（Podsypanina et al. 1999）。此外，一项流行病学研究发现，在复杂性非典型增生中存在 PTEN 突变并不预示着癌症的进展（Lacey et al. 2008）。总之，这些发现提示 PTEN 突变可能是子宫内膜增生的中心环节，但并没有在向癌的转变中发挥作用。

更有趣的是，磷脂酰肌醇 3 激酶（PI3K）的催化亚基 PIK3CA 癌基因的突变在子宫内膜样癌中很常见（Oda et al. 2005；Hayes et al. 2006）。PIK3CA 的突变为激活突变，就像 PTEN 突变一样，会导致 PI3K 通路的激活。这一突变在伴或不伴 PTEN 突变的子宫内膜样癌中均可出现，但在有 PTEN 突变的肿瘤中更常见。另一项研究表明，虽然 PTEN 突变在复杂性非典型增生和癌中出现的频率相似，但 PIK3CA 突变在复杂性非典型增生中很少见，而约 39% 的癌中都存在 PIK3CA 突变，并且在所有 3 个肿瘤级别中都存在（Hayes et al. 2006）。这些研究

提示 *PTEN* 的失活和 *PIK3CA* 的活化在子宫内膜样癌的发生和发展中的作用不同。*PTEN* 在增生的发生和发展中起着重要作用，而 *PIK3CA* 突变可能在复杂性非典型增生向癌的转变中起作用。虽然生物学基础尚未阐明，但了解 *PTEN* 和 *PIK3CA* 突变及其在子宫内膜增生和癌的发生和发展中的作用可能为侵袭性疾病发生前的治疗干预提供靶点。

约 40% 的子宫内膜样癌存在 *ARID1A* 突变。绝大多数是截断突变，导致蛋白表达缺失型。*ARID1A* 是一种抑癌基因，是 SWI/SNF 家族成员之一，具有解旋酶和 ATP 酶活性。这个基因家族被认为是通过调节染色质结构来控制特定基因的转录的。

与其他肿瘤一样，*TP53* 抑癌基因在子宫内膜癌中的作用也被广泛研究。*TP53* 编码与 DNA 结合并参与细胞周期调控和凋亡的磷蛋白。大约 10% 的子宫内膜样癌中可检出 *TP53* 突变，大多见于 3 级病变中，偶尔也见于 2 级病变中。总体来说，*TP53* 突变发生在大约 50% 的 3 级肿瘤中，而在 1 级肿瘤或子宫内膜增生中很少出现（Lax et al. 2000b）。这一发现反映了 *TP53* 在子宫内膜样癌进展中的作用，但不能反映其对肿瘤起始的作用。

如前文关于 Lynch 综合征的部分所述，子宫内膜样癌另一种常见的分子改变是 MSI 的分子表型。与从同一患者的正常组织中分离出的 DNA 不同，MSI 被定义为肿瘤 DNA 中长度较短的重复性 DNA 序列（微卫星）。这种分子表型是在缺乏完整的 DNA MMR 系统的肿瘤中发现的，MMR 系统是一种基础性的细胞机制，用于防止 DNA 复制过程中产生的 DNA 改变。在显示 MSI 的肿瘤中，DNA MMR 系统通过突变或 DNA MMR 基因启动子的高甲基化而 "沉默"、失活（Esteller et al. 1998）。使 DNA MMR 系统失活的结果是突变发生的速度增快，这显然是导致肿瘤发生的因素之一。在 Lynch 综合征患者的肿瘤中发现了 MSI，其中子宫内膜癌是最常见的非结直肠恶性肿瘤

（Eshleman et al. 1995）。MSI 也存在于 20%~30% 的偶发性子宫内膜癌中，并可见于与表现不稳定的癌症相关的复杂性非典型增生中（Levine et al. 1998；Mutter et al. 1996；Duggan et al. 1994）。在子宫内膜肿瘤的发展过程中，DNA MMR 系统何时失活尚不清楚。为了解决这个重要的、可能有临床意义的生物学问题，对子宫内膜增生的进一步研究是必要的。新近的研究表明，存在 MMR 缺陷与更具侵袭性的肿瘤表型相关，尽管事实上 MMR 缺陷型肿瘤患者与 MMR 正常的肿瘤患者的总体生存期相似。导致这一看似对立的发现的潜在机制目前尚不清楚，但可能至少部分是超突变产生的新抗原引起的免疫应答所致。最近的一项研究报道，由 *MLH1* 甲基化导致 MMR 缺陷的肿瘤患者的无复发生存率降低（Cosgrove et al. 2017）。显然，未来的研究需要更好地定义 MMR 缺陷的预后意义，认识 MMR 缺陷的原因、特异性突变、患者的免疫应答及对治疗的反应都可能在决定肿瘤的生物学行为方面发挥作用。

如前文所述，二代测序研究发现，5%~7% 的子宫内膜样癌存在 *POLE* 突变（其蛋白产物 POLE 是 DNA 聚合酶的组成部分），导致超突变表型。尽管 *POLE* 突变与某些形态学特征存在关联，但还没有特异到能借此识别潜在的分子异常的程度。由于 *POLE* 突变与预后良好和免疫抑制剂治疗指征相关，识别这些肿瘤可能较重要。然而，由于需要进行 DNA 序列分析，目前对 *POLE* 突变的评估并非常规检测。但对于具有模糊或不可分类的形态学和异常免疫组化特征的病例，应考虑进行 *POLE* 突变分析。

虽然研究人员已经在子宫内膜样癌中研究了许多癌基因，但只有少数的癌基因在多数病例中发生改变。在一些研究中，*KRAS* 原癌基因的突变已在 10%~30% 的子宫内膜癌中被一致确认（Lax et al. 2000b；Boyd et al. 1991；Enomoto et al. 1993）。在所有级别的子宫内膜样癌中都发现了这种突变，也

见于复杂性非典型增生中，提示 *KRAS* 突变在这种肿瘤类型中起着早期作用。*KRAS* 编码 21 kDa 的鸟嘌呤核苷酸结合蛋白，该蛋白通过激活跨膜受体的信号转导，在细胞生长和分化的调控中发挥作用。在突变型中，*KRAS* 即使在没有激活受体的情况下也构成信号通路的开启。*FGFR2*（fibroblast growth factor receptor 2，成纤维细胞生长因子受体 2 基因）突变已在 16% 的子宫内膜样癌中被发现，*KRAS* 突变和 *FGFR2* 突变相互排斥（Byron et al. 2008；Pollock et al. 2007）。*CTNNB1* 基因编码 β-catenin，后者是 Wnt 信号通路不可分割的组成部分，参与监控和协调细胞黏附与基因转录。在子宫内膜癌中，*CTNNB1* 突变导致核过度表达 β-catenin，其更多地出现于低级别子宫内膜样癌的某些亚型中，而在高级别子宫内膜样癌或非子宫内膜样分化的子宫内膜癌中很少见（Scholten et al. 2003）。然而，*CTNNB1* 突变和随后的 Wnt 通路激活只存在于低级别子宫内膜样癌的某些亚型中。针对低级别和早期子宫内膜样癌预后因素的多因素分析表明，*CTNNB1* 突变（特别是活性外显子 3 突变）与复发风险增加和整体预后不良密切相关（Heckl et al. 2018；Kurnit et al. 2017；Liu et al. 2014）。L1 细胞黏附分子（L1CAM）是免疫球蛋白家族的一种跨膜蛋白，最初在神经系统中被发现，作为促血管生成因子，在多种恶性肿瘤中与肿瘤浸润性生长和侵袭性行为相关（Friedliet et al. 2009；Kiefel et al. 2012；Kommoss et al. 2017；Raveh et al. 2009）。在子宫内膜癌中，L1CAM 可能参与 Wnt 信号通路的改变和上皮间质转化（epithelial-mesenchymal transition，EMT）（Kommoss et al. 2017；Colas et al. 2012；Heuberger et al. 2010）。有研究表明，L1CAM 的表达与子宫内膜样组织学的不良临床预后之间存在显著相关性，并且研究证实了 L1CAM 的表达与高危因素（如非子宫内膜样组织学、血管侵犯和高级别肿瘤）之间的相关性（Kommoss et al. 2017；Bosse et al. 2014；Dellinger et al. 2016；

Geels et al. 2016；Smogeli et al. 2016；van der Putten et al. 2016；Zeimet et al. 2013）。除非是在低级别早期子宫内膜样癌中，否则 L1CAM 的过度表达被认为是"高风险"因素，可显著降低 5 年生存率（为 71.8%，而 L1CAM 阴性患者的 5 年生存率为 100%），说明 L1CAM 检测对管理此类患者具有潜在价值（Kommoss et al. 2017）。

子宫内膜癌中其他过度表达或扩增的致癌基因还有 *EGFR*、*CMYC*、*HER2/neu*、*BCL2* 和 *CFMS*（Borst et al. 1990；Hetzel et al. 1992；Leiserowitz et al. 1993；Taskin et al. 1997）。需要对这些基因进行更多研究，以进一步明确它们在子宫内膜癌中的作用。

生物学行为和治疗

子宫内膜样癌可通过淋巴管和（或）血管播散、直接蔓延至邻近器官及经腹膜或经输卵管种植而发生转移。淋巴转移比血源性播散更常见，但肿瘤可以在无纵隔淋巴结转移的情况下累及肺，表明疾病早期也可发生血源性播散。子宫内膜癌的盆腔淋巴结转移早于主动脉旁淋巴结转移，但只累及主动脉旁淋巴结的病例报道很少。淋巴结和不同脏器的转移频率分别列于表 9.4 和 9.5。

表 9.4 尸检发现子宫内膜癌发生淋巴结转移的频率（Hendrickson，1975）

淋巴结转移部位	相对频率 /%
主动脉旁淋巴结	64
下腹部淋巴结	61
髂外淋巴结	48
髂总淋巴结	40
闭孔淋巴结	37
骶淋巴结	22
纵隔淋巴结	18
腹股沟淋巴结	16
锁骨上淋巴结	12

表 9.5　尸检发现子宫内膜癌发生脏器转移的频率（Hendrickson，1975）

部位	相对频率 /%
肺	41
腹膜和网膜	39
卵巢	34
肝	29
肠	29
阴道	25
膀胱	23
椎骨	20
脾	14
肾上腺	14
输尿管	8
脑和颅骨	5
外阴	4
乳腺	4
手	
股骨	
胫骨	罕见
耻骨	
皮肤	

子宫内膜癌的常规治疗方式是"全子宫＋双附件"切除术。多年来，临床上均沿袭子宫切除术辅以术前和术后放化疗的传统治疗方法。目前的治疗方法是，只要有可能，所有患者都要切除子宫并进行手术分期，具有不良预后因素、高复发风险的患者附加术后放疗。早期患者若无明显的不良预后因素，提倡进行术后雌激素替代治疗（Creasman 1986）。一项研究表明，低级别（1 级和 2 级）肿瘤、子宫肌层浸润深度 <1/2 并且无淋巴结或其他器官转移的患者，其预后均较好（Lee et al. 1990）。由于盆腔和主动脉旁淋巴结状态具有重要的预后意义，以下情况下应当对上述淋巴结进行活检或清扫：子宫肌层浸润深度 >1/2，3 级肿瘤，累及子宫颈，发生子宫外播散，组织学类型为浆液

性、透明细胞或未分化癌，或者术中触及淋巴结肿大。妇科肿瘤学组（GOG）的一项研究中，只有 1/4 的患者有以上表现，但这些患者中的绝大多数的主动脉旁淋巴结为阳性（Morrow et al. 1991）。最近，对前哨淋巴结的评估已经变得很普遍。研究表明，它具有一定的敏感度和特异性，可降低淋巴结清扫相关并发症的发生率。然而，微转移和散在肿瘤细胞对预后的意义尚不清楚（Holloway et al. 2017）。几项研究表明，肌层侵犯深度可以通过大体表现和术中冷冻切片来评估（Noumoff et al. 1991；Shim et al. 1992；Egle et al. 2008）。 然而，有其他研究表明，术中评估与最终诊断之间的可重复性较差，存在高达 38% 的差异。在未发现严重病变的情况下，无法保证随机切片的作用（Desouki et al. 2017）。

根据手术病理分期，将术后患者分为低度、中度或高度风险。肿瘤为 1 级或 2 级、局限于子宫内膜或仅有轻微肌层浸润者属于低度风险，不需要进一步治疗。出现盆腔淋巴结或主动脉旁淋巴结转移、累及附件或腹腔内脏器者，属于高度风险，需要术后放疗（放疗区域包括阴道残端、盆腔、主动脉旁或全腹）。放疗对这类患者有益，因为主动脉旁淋巴结阳性患者接受术后放疗后，其 5 年生存率约为 40%（Morrow et al. 1991）。虽然接受了外科手术和术后放疗，但仍有 50% 的 III 期肿瘤复发。不仅控制局部复发是个难题，还有 50% 的患者死于远处转移。大约 4% 的子宫内膜癌处于 IV 期，其中 36% 的病例出现肺转移。低度或高度风险之外的患者属于中度风险患者，这类患者是否需要接受术后放疗需要考虑个体化因素，因为并无明确数据表明术后放疗使此类患者获益。研究表明，激素辅助治疗或细胞毒性药物的辅助化疗对提高手术和放疗患者的生存率并无影响，所以目前不推荐这些辅助治疗作为标准治疗方式。与此相反，放疗、激素或细胞毒性药物化疗适用于复发患者；50% 的孤立性阴道穹隆复发患者放疗后 3 年仍生

存（Podczaski et al. 1992）。

治疗导致的组织学改变

　　放疗　腹腔内放疗后肿瘤的组织学改变是非特异性的、多变的，和放疗前相比，其变化可大可小。与此相似，放疗对非肿瘤性子宫内膜或子宫颈管内膜腺体的影响可能很小，也可能出现与肿瘤性细胞无法区分的细胞核和细胞质的改变。肿瘤组织和非肿瘤组织的细胞学改变相似，因此对肿瘤的鉴别在很大程度上依赖于对组织学模式和浸润征象的识别。放疗后的癌组织通常保留不规则的腺样结构，而不管放疗所致的子宫内膜间质和子宫肌层如何改变，未放疗的、非肿瘤性腺体仍然保留正常的组织学排列结构。放疗后改变明显时，细胞核增大，呈高度多形性，核深染，核染色质呈粗块状。细胞质常常呈颗粒状并肿胀，细胞核和细胞质均可见空泡形成。上述细胞核改变是由 DNA 复制但没有细胞分裂所致。

　　细胞内各种细胞器的膨胀使得胞质空泡化，因溶酶体膜的破坏而出现自溶。某些病例中，放疗可促进细胞分化。偶尔，低分化癌在诊刮标本中无鳞状分化，而在放疗后的子宫切除标本中却出现鳞状上皮集。处于有丝分裂期（M 期）和合成期（S 期）的细胞对辐射损伤最敏感。因此，肿瘤细胞与良性细胞对放疗敏感性的差别主要在于肿瘤细胞核分裂活性较高，而非肿瘤细胞的修复能力较强。鉴于放疗所致的形态学反应多变，通常很难确定辐射后肿瘤细胞是否存活。从实际情况看，如果放疗后肿瘤细胞还是明显可见，不管细胞形态学多么异常，都应当认为一部分肿瘤细胞仍保留持续生存的能力。

　　辐射源附近的子宫内膜间质和子宫肌层的放射性改变非常显著。间质细胞首先变成巨大的成纤维细胞。包括血管内皮损伤在内的早期脉管改变可引起血栓形成。放疗后间质进一步出现透明变性，进而形成胶原瘢痕。弹性纤维断裂、破碎，血管壁增厚、硬化。偶尔，血管内膜可出现类似于动脉粥样硬化的改变。血管内膜出现泡沫细胞，子宫肌层细胞可出现颗粒或水肿，邻近放射源的部位尤其明显。瘢痕化、萎缩和血管硬化是长期放疗的特征性改变。子宫内膜变薄、易受损，间质内小血管管壁变薄、扩张，部分血管充满富含脂质的透明细胞而形成斑块。

　　孕激素　孕激素导致的改变包括腺细胞分泌、有丝分裂受阻、梭形间质细胞转化成蜕膜细胞、雌激素相关的细胞学改变（如纤毛形成）减少、鳞状分化区域形成或增多（Richart et al. 1974；Saegusa et al. 1998）。黄体酮效应的最早证据是核下空泡形成，在治疗后 2~3 天即可见到。空泡提示糖蛋白合成，随后发生顶浆分泌，细胞质顶端的分泌物排入腺腔，细胞随之变小。长期治疗的目的是消除疾病（至少在患者可以妊娠之前），这会导致许多形态学改变，临床医师可以以此预测治疗效果。这些形态学改变包括腺体与间质的比例减小、核分裂活性减弱或消失、腺上皮胞质减少、细胞异型性消失及许多胞质改变，包括黏液性、分泌性、鳞状和嗜酸性上皮化生。持续的结构异常和（或）细胞异型性预示治疗失败（Mentrikoski et al. 2012）。黄体酮治疗导致的一些结构改变（筛状和乳头状结构）值得注意，可能与肿瘤进展相混淆（Wheeler et al. 2007；Gunderson et al. 2014）。重要的是将开始治疗后的活检标本与治疗前标本相比较，从而正确判断治疗效果。

9.4.2　子宫内膜样癌伴鳞状分化

　　许多子宫内膜样癌含有鳞状上皮，但鳞状上皮所占比例的变化较大。在充分取材的病例中，鳞状上皮成分应至少占肿瘤的 10% 才能诊断为子宫内膜样癌伴鳞状分化。含有鳞状上皮的子宫内膜样癌应简单归类为子宫内膜样癌伴鳞状分化（而非鳞状上皮化生），并根据腺成分进行分级（根据 FIGO

标准，分为 1 级、2 级或 3 级）。

含鳞状上皮的子宫内膜样癌与无鳞状上皮的子宫内膜样癌的临床特征无差异。在一些大样本研究中，这两类患者在肥胖、高血压、糖尿病和未生育等方面没有差异（Alberhasky et al. 1982；Connelly et al. 1982）。

大体和镜下表现

这类肿瘤没有独特的大体特征。低级别（1级）肿瘤由腺样和鳞状成分组成，但通常以腺样成分为主，鳞状上皮巢局限于腺腔内。鳞状上皮类似于子宫颈移行区化生的鳞状细胞。通常可见伴有明显呈卵圆形到梭形细胞形态的细胞巢，即桑葚样小体（图 9.23）。鳞状上皮内可能见到细胞间桥，常见角化。鳞状细胞的细胞核形态温和，大小一致，缺乏明显的核仁。核分裂象罕见。在高级别肿瘤中，鳞状细胞的异型性更明显，不再局限于腺腔内，而是经常扩散至腺腔外（图 9.24）。有时鳞状细胞由于呈梭形而类似于肉瘤。它们与腺上皮可能不直接相连，表现为位于肌层内或血管腔内的孤立的细胞巢。可有不同程度的角化和角化珠形成。

一般来说，腺成分占主导地位，但大量无腺腔上皮细胞可能是低分化的腺细胞，也可能是位于腺体之间的鳞状上皮。除非证实存在细胞间桥，或者细胞有明显的嗜酸性细胞质、细胞质边界清晰及在没有腺体形成证据的情况下呈片状增生，否则应认为这些上皮细胞是腺性成分。腺性和鳞状成分均可显示 2 级或 3 级核异型性、核质比增高和核分裂活性增强，其中的腺性结构常分化差。中分化肿瘤常见，含有腺样和实性区域，鳞状细胞显示中度核异型性，不主张将其分为"良性"和"恶性"。

在伴有鳞状分化的子宫内膜样癌患者中，一个罕见的发现是存在角化物引起的肉芽肿。该肉芽肿可广泛累及腹腔多个部位，包括卵巢、输卵管、网

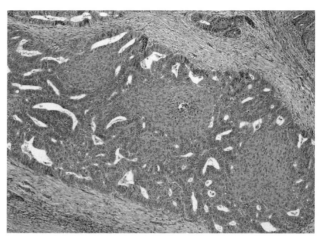

图 9.23　子宫内膜样癌伴鳞状分化，FIGO 1 级。高分化腺体与实性巢状的低级别鳞状上皮紧密混合。只根据腺成分来进行分级

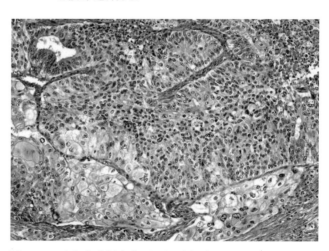

图 9.24　子宫内膜样癌伴局灶性鳞状分化，FIGO 3 级。病灶中有鳞状分化区域，根据实性非鳞状上皮（>50%）伴局灶性残留的子宫内膜样腺体分化，将其分类为高级别子宫内膜样癌

膜及子宫和肠道的浆膜（Chen et al. 1978；Kim et al. 1990；van der Horst et al. 2008）。镜下，这些病变的中央为角化和坏死的鳞状上皮，周围为异物巨细胞反应。也可见到间皮细胞增生。肉芽肿可能来自脱落的坏死肿瘤细胞，后者脱落后经输卵管扩散并植入腹膜表面。重要的是要区分单纯性角化物肉芽肿与存活肿瘤细胞和角化物共存并伴有异物巨细胞反应的病变，因为前者与预后不良无关。因此，单纯的角化物肉芽肿不能诊断为转移性子宫内膜样癌，一定要有可见的癌成分才可以。

鉴别诊断

　　低级别肿瘤最常见的鉴别诊断是非典型增生伴鳞状分化，可用鉴别子宫内膜间质浸润的标准（见第 8 章）加以区分。有时鳞状细胞团被误认为实性增生的肿瘤细胞，从而将低级别肿瘤与高级别癌相混淆，但后者存在高级别核。偶尔，桑葚样鳞状小体可被误认为肉芽肿，发现异物巨细胞和炎症细胞浸润有助于后者的诊断。对伴有鳞状上皮的高级别腺癌的刮宫标本，鉴别诊断的主要问题是区分原发性子宫内膜癌与子宫颈来源的腺鳞癌。子宫颈腺鳞癌通常以鳞状成分为主，而原发性子宫内膜癌则以腺样成分为主。子宫颈内膜肿瘤较为特征性的表现是含有多种细胞类型，特别是黏液性细胞或印戒细胞。

生物学行为和治疗

　　如前文所述，如果根据肿瘤分期、分级和肌层浸润深度来分层，子宫内膜样癌伴鳞状分化与不伴有鳞状上皮者相比，二者在生物学行为上很少有差异（Abeler et al. 1992；Zaino et al. 1988，1991）。与子宫内膜样癌一样，伴鳞状上皮的低级别癌仅倾向于发生浅表浸润，很少侵犯血管腔。而高级别肿瘤具有高频率的深部肌层浸润、血管腔侵犯，以及盆腔和主动脉旁淋巴结转移。高级别肿瘤可广泛转移至整个盆腔和腹腔，累及大肠、肠系膜、肝脏、肾脏、脾和淋巴结。远处转移可累及肺、心脏、皮肤和骨骼。大约 2/3 的转移灶中既有腺癌，又有鳞状细胞癌，单纯性腺癌或鳞状细胞癌分别占 20% 和 8%（Ng et al. 1973）。在血管腔内通常为鳞状成分。子宫内膜样癌伴鳞状分化的治疗方法与相同分期、不伴鳞状分化的子宫内膜样癌一样。

9.4.3　绒毛状管状子宫内膜样癌

　　这是子宫内膜样癌的一种亚型，表现为乳头状结构，乳头有纤细的纤维血管轴心，被覆柱状上皮，肿瘤细胞的细胞核通常形态温和（Chen et al. 1985；Hendrickson et al. 1982）。其中位发病年龄为 61 岁，这与典型的子宫内膜样癌相似，其他临床表现也与低级别子宫内膜样癌类似。

　　绒毛状管状腺癌在显微镜下的典型表现是乳头细长，被覆复层柱状上皮，细胞核呈卵圆形，核异型性轻度到中度（1 级或 2 级核）（图 9.25，9.26），偶尔可见重度异型细胞核（3 级核）。核分裂活性的变化较大，异常核分裂象罕见（Chen et al. 1985）。子宫肌层浸润常较表浅。

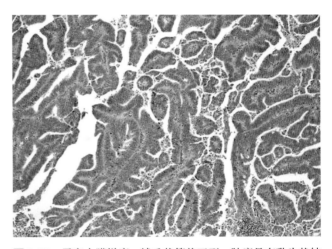

图 9.25　子宫内膜样癌，绒毛状管状亚型。肿瘤具有乳头状结构，可能被误诊为浆液性癌，但具有低级别细胞学特征的柱状上皮（见图 9.23），故应诊断为子宫内膜样癌

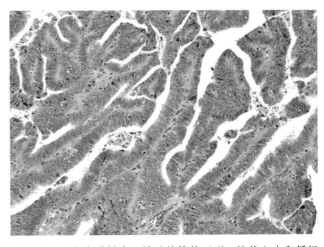

图 9.26　子宫内膜样癌，绒毛状管状亚型。柱状上皮和低级别细胞学特征（拉长的不规则细胞核）证实其为子宫内膜样分化

鉴别诊断

主要的鉴别诊断是浆液性癌，因为绒毛状管状腺癌和浆液性癌都有非常明显的乳头状结构。不同于浆液性癌，绒毛状管状腺癌的乳头较细长，被覆柱状上皮，细胞核只有轻中度异型性。细胞具有明显的子宫内膜样特征，腔缘平滑。这类肿瘤作为一种独特的类型具有重要的临床病理学意义，只有在肿瘤中大多数区域具有绒毛状管状形态时才能诊断。与绒毛状管状腺癌不同，浆液性癌的乳头更加粗短、密集（Bartosch et al. 2011）。最重要的鉴别特征是细胞学特征。浆液性癌的细胞较圆，常常从主乳头脱落形成小乳头状细胞簇，腔缘呈扇贝状。细胞核的多型性和异型性明显（3 级核），常有明显的樱桃色大核仁。细胞可出现鞋钉样形态，细胞核深染、污浊。需要注意的是，标本中可见明显的细胞核异质性。如果不能根据形态学排除浆液性癌的可能性，p53、p16、ER 和 PR 的免疫组化分析将有助于二者的鉴别。绒毛状管状腺癌呈野生型 p53 表达模式，p16 呈斑片状表达，绝大多数表现为 ER 和 PR 的弥漫性强表达。

通常情况下，与典型的子宫内膜样癌相比，绒毛状管状腺癌的分化更好，但在浸润深度或淋巴结转移的发生率方面二者没有显著差异（Zaino et al. 1998）。此外，绒毛状管状腺癌常与典型的子宫内膜样癌混合存在。鉴于这两种类型常并存，且预后相似，故认为绒毛状管状腺癌是子宫内膜样癌的一种变体。治疗方法与具有相同分期、分级、浸润深度的子宫内膜样癌相同。

9.4.4 分泌性癌

分泌性癌是子宫内膜样癌的一种亚型，大多数癌细胞具有核下或核上胞质空泡，类似于分泌早期的子宫内膜。该类型仅占子宫内膜癌的 1%~2%（Tobon et al. 1985）。患者的发病年龄为 35~79 岁，平均为 55~58 岁（Tobon et al. 1985；Christopherson

et al. 1982a）。大多数为绝经后患者，临床表现为异常阴道出血。这种组织学亚型也可见于子宫内膜样癌孕激素治疗后。在所有其他方面，包括与肥胖、高血压、糖尿病和外源性雌激素使用的关系，分泌性癌与子宫内膜样癌相同。

显微镜下，分泌性癌表现为分化良好的腺样结构，腺体由柱状细胞构成，常无分层，伴有核下或核上空泡，与月经周期第 17~22 天的分泌期子宫内膜极为相似（图 9.27~9.29）（Tobon et al. 1985）。

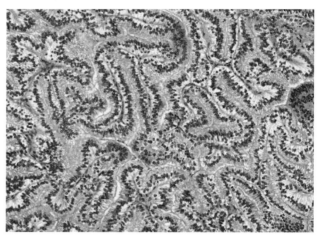

图 9.27　子宫内膜样癌，分泌型，FIGO 1 级。子宫内膜样上皮显示明显的核下和核上空泡，类似于月经周期第 18 天的分泌期子宫内膜

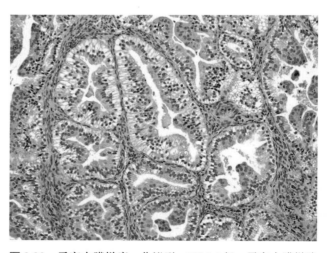

图 9.28　子宫内膜样癌，分泌型，FIGO 1 级。子宫内膜样腺体伴分泌性改变，位于促结缔组织增生性间质内。明显的核下空泡类似于月经周期第 17 天的分泌期子宫内膜

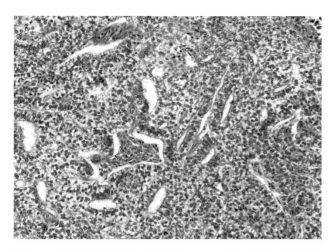

图 9.29　子宫内膜样癌，分泌型，FIGO 2 级。子宫内膜样腺体和实性非鳞状上皮细胞显示弥漫性分泌性分化，表现为胞质透明变性。肿瘤具有一致的低级别细胞学特征，缺乏透明细胞癌的特征性结构，支持分泌性子宫内膜样癌的诊断

肿瘤细胞核通常为 1 级。分泌性形态可呈局灶性或弥漫性，常与子宫内膜样癌混合存在。在年轻患者中，与分泌性癌相邻的子宫内膜通常表现为月经周期第 17 天之后的分泌期子宫内膜，对大多数绝经前患者行子宫和双侧输卵管卵巢切除术时可见黄体。尽管如此，其与孕激素刺激的关系并不总是显而易见的。事实上，分泌性癌可能在没有外源性或异常水平孕激素的绝经后女性中自然发生。肿瘤细胞的分泌活性或许是暂时性的，因为有学者曾经观察到分泌性形态只见于刮宫标本而不见于之后的子宫切除标本中（Christopherson et al. 1982a）。

鉴别诊断

区分分泌性癌与透明细胞癌很重要，因为前者的预后好，后者的预后差。虽然组成这两种肿瘤的细胞都具有透明、富含糖原的细胞质，但二者的组织学特征不一致。有时具有明显腺样结构的分泌性癌可变为实性，形似透明细胞癌。二者通常以其结构和细胞学特征来区分。分泌性癌表现为腺样结构，类似于子宫内膜样癌，少见乳头状或囊状结构，通常不出现实性区域。分泌性癌的细胞呈柱状，与子宫内膜样癌的细胞相似，但有核上或核下空泡。而透明细胞癌通常表现为管状和（或）乳头状结构，但也可表现为腺样结构。细胞通常具有明显的核异型性（3 级），圆形细胞具有多种特征，包括鞋钉样、深染、核仁明显（Bartosch et al. 2011）。在鳞状分化的子宫内膜样癌的鳞状成分中也可见到透明细胞，这些细胞的透明外观也是由于糖原的存在。透明的鳞状细胞往往是多边形的，通常与更典型的鳞状细胞并存，具有丰富的嗜酸性胞质。区分分泌性癌和伴有分泌的非典型增生非常困难，前者有间质浸润（见第 8 章）。治疗方法与同分期、同分级子宫内膜样癌相同。分泌性癌通常为低级别，预后良好（Tobon et al. 1985）。死于疾病复发的病例很罕见（Christopherson et al. 1982a）。

9.4.5　纤毛细胞癌

纤毛细胞癌是一种罕见的低级别子宫内膜样癌（Hendrickson et al. 1983），不需要与子宫内膜样癌相区分，唯一重要的是病理医师应注意，伴有纤毛的子宫内膜增生性病变仍然有可能是癌。雌激素可诱导正常子宫内膜的纤毛形成。虽然雌激素使用非常普遍，但纤毛细胞癌极其罕见，大多数伴有纤毛的子宫内膜增生性病变属于增生，与嗜酸性化生或纤毛化生有关。纤毛细胞癌患者的年龄为 42~79 岁，通常为绝经后女性，临床表现为阴道出血。纤毛细胞癌与外源性雌激素治疗有关。镜下，纤毛细胞癌几乎总是高分化癌，常显示筛状结构。筛状区域的腺腔细胞具有明显的嗜酸性胞质和纤毛。纤毛细胞核通常有不规则的核膜，核染色质粗糙，核仁明显。大多数病例中，纤毛细胞癌与非纤毛子宫内膜样癌混合，偶尔伴有黏液性癌。虽然有些纤毛细胞癌呈中分化，侵犯子宫肌层至 2/3 层，但没有患者复发或死亡。因此，真性癌中纤毛的存在是低级别肿瘤的标志。

9.4.6 子宫内膜样癌伴性索样结构和玻璃样变

这是一种不同寻常的子宫内膜样癌，识别其组织学特征又非常重要，因为它可能被误诊为癌肉瘤。这种肿瘤的典型特征是上皮细胞或梭形细胞束嵌在玻璃样变的间质中，可能类似于肉瘤成分（图9.30）。然而，与癌肉瘤不同，这种类型的肿瘤通常与经典型低级别子宫内膜样癌有关，并且常伴有鳞状分化。此外，大约 50% 的病例有子宫内膜增生。仔细检查发现，在上皮细胞和梭形细胞中存在低级别细胞异型性；而在癌肉瘤中，上皮细胞

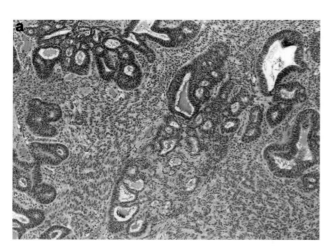

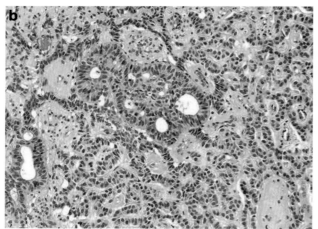

图 9.30　子宫内膜样癌伴性索样结构和玻璃样变。a. 低倍镜下可见典型的子宫内膜样腺成分与性索样上皮成分混合，二者均具有低级别核的特征；b. 高倍镜下显示玻璃样变背景，上皮细胞束嵌在结构良好的腺体旁边

和肉瘤成分均表现为高级别异型性（Murray et al. 2005）。

9.4.7　黏液性癌

这种少见类型的子宫内膜癌的形态学表现类似子宫颈内膜黏液性癌（Czernobilsky 1980；Tiltman 1980）。黏液性癌仅占子宫内膜癌的 1%~9%（Ross et al. 1983；Melhem et al. 1987）。诊断黏液性癌时，需要 50% 以上的肿瘤细胞含有 PAS 阳性、耐淀粉酶消化的胞质内黏液。

根据少数报道的病例，子宫内膜黏液性癌患者的临床特征与子宫内膜样癌患者没有差别。然而，一项研究发现黏液分化是淋巴结转移的危险因素，但其并不改变总生存率（Musa et al. 2012）。患者的年龄为 47~89 岁，典型的临床表现为阴道出血。在一项研究中，40% 以上的患者有外源性雌激素使用史（Melhem et al. 1987）。大多数患者的临床分期为 I 期。

肿瘤的大体特征没有特异性。镜下，腺样结构最常见，通常为绒毛状管状结构（图 9.31，9.32）。衬覆腺体和乳头状突起的上皮细胞多为大小一致的柱状细胞伴轻度复层化。筛状区域少见，典型的形

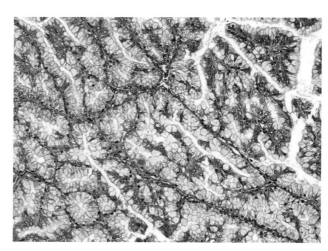

图 9.31　黏液性癌，FIGO 1 级。腺体融合，胞质含有丰富的黏液，细胞核小，核位于基底部

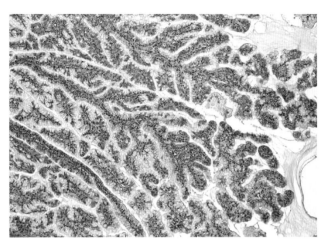

图 9.32　黏液性癌，FIGO 1 级。肿瘤内可见广泛的黏液样分化、腺体融合和乳头状生长，这些结构特征是诊断为癌的依据

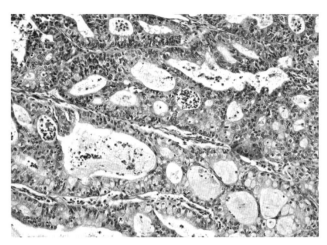

图 9.33　伴黏液分化的子宫内膜样癌，FIGO 1 级。肿瘤呈筛状结构，腺体含有明显的黏液样胞质，也有典型的子宫内膜样癌形态

态学特征为充满黏液的囊状扩张的腺体和由细胞外黏液湖（含有中性粒细胞）围绕的乳头结构。有趣的是，黏液样分化有时伴有鳞状分化。细胞核呈轻度到中度异型性，核分裂活性不明显。邻近的子宫内膜有时可见子宫内膜增生和黏液样化生。一项研究发现，27% 的黏液性癌出现于息肉内（Melhem et al. 1987）。HE 染色时，胞质内黏液呈独特的颗粒状、泡沫状或水泡样形态，从而可以识别。也可以用 PAS、黏液卡红或 AB 染色来证实。胞质内黏液的分布不一，肿瘤内黏液细胞的分布和单个细胞内黏液的分布部位均有所不同。黏液可弥漫性地存在于胞质内、局限于胞质顶端，或为上述两种形式的混合。以典型的子宫内膜样癌为主、黏液成分少于 50% 的肿瘤可命名为子宫内膜样癌伴黏液分化（图 9.33）。

鉴别诊断

　　由于子宫颈内膜上皮和子宫内膜在子宫下段相移行，因此刮宫标本中难以区分原发性子宫颈内膜黏液性癌与子宫内膜黏液性癌。组织化学染色结果在这两个部位的黏液性癌中没有差异（Ross et al. 1983）。子宫颈内膜腺癌与子宫内膜腺癌的鉴别在前文中已经讨论过（见"9.4.1　子宫内膜样癌"中

的"鉴别诊断"）。

　　子宫内膜黏液性癌与透明细胞癌或分泌性癌的区分可根据形态学、PAS 染色和黏液染色而明确。分泌性癌的肿瘤细胞胞质透明（糖原），而不是颗粒状或泡沫状，其 PAS 染色呈阳性，淀粉酶消化后呈阴性。肿瘤内黏液最多呈局灶性分布。透明细胞癌几乎总会存在乳头状或实性区域，与黏液性癌的腺样结构不同。透明细胞癌的细胞倾向于呈多角形而不是柱状，几乎总是存在鞋钉样细胞，而这些细胞学特征不会见于黏液性癌。

　　罕见情况下，黏液性癌或由黏液性癌和子宫内膜样癌组成的混合性肿瘤可含有类似于子宫颈微腺体增生的区域（Young et al. 1992；Zaloudek et al. 1997）。这些病灶特征性地表现为黏液样和嗜酸性改变，伴有微囊样腔隙形成，囊内含有急性炎症细胞。黏液性癌患者的年龄为 50~60 多岁，而微腺体增生患者常为年轻人。可依据腺体结构的复杂性和细胞学异型程度而将黏液性癌与微腺体增生相区分。

临床行为和治疗

　　当根据分期、分级和肌层浸润深度进行分层时，黏液性癌的生物学行为与子宫内膜样癌一样（Ross et al. 1983）。然而，黏液性癌趋于呈低级别

和轻度侵袭性，因此是一组预后非常好的肿瘤。该肿瘤的治疗与子宫内膜样癌相同。由于大多数肿瘤为Ⅰ期、低级别且具有轻度侵袭性，经腹全子宫切除和双侧输卵管卵巢切除术通常就已足够。

9.4.8　浆液性癌

早在 20 世纪初人们就已经认识到有些子宫内膜癌存在乳头状结构。在过去的数十年中，许多研究报道描述了子宫内膜浆液性癌，其形态学类似于卵巢浆液性癌，常有乳头状结构，并将其确定为一种高度侵袭性的子宫内膜癌类型（Hendrickson et al. 1982；Christopherson et al. 1982b；Lauchlan 1981；Walker et al. 1982）。大多数其他类型的子宫内膜癌也可出现乳头状结构，但不具有高度侵袭性。另外，浆液性癌也可以腺体或实性结构为主而没有明显的乳头。浆液性癌与其他类型的肿瘤的鉴别特征是一致而显著的细胞异型性。因此，推荐的命名为"浆液性癌"而不是"乳头状浆液性癌"，以强调肿瘤的细胞类型而非结构。

临床表现

转诊中心报道的浆液性癌的发病率大约为 10%，然而，挪威一项大宗病例研究却显示其发病率仅为 1%（Abeler et al. 1990）。浆液性癌患者的发病年龄为 39~93 岁，通常为绝经后女性，并且比子宫内膜样癌患者的年龄更大（报道的中位年龄和平均年龄接近 70 岁）。另外，患者很少接受过雌激素替代治疗，且子宫颈细胞学检查发现异常的可能性较大。有些资料表明该肿瘤患者很少存在肥胖因素，且黑种人女性的发病率较高（Dunton et al. 1991）。该肿瘤在其他方面与子宫内膜样癌相似。

大体表现

肿瘤性子宫通常较小并且萎缩。肿瘤一般呈外生性生长并有乳头状结构。很难根据其大体表现来评估浸润深度。由于这些肿瘤通常发生于息肉内，对刮宫标本做出浆液性癌或浆液性子宫内膜上皮内癌（SEIC）的诊断后，在子宫切除标本中发现良性外观的子宫内膜息肉含有癌的情况并不少见（见第 8 章）（Carcangiu et al. 1992，1997；Sherman et al. 1992；Silva et al. 1990；Soslow et al. 2000b；Wheeler et al. 2000）。

镜下表现

随着对浆液性癌诊断经验的积累，病理医师已充分认识到其结构特征的变化多端（图 9.34~9.44）。肿瘤虽然以乳头状结构为主，但也可以呈腺样结构和实性结构（Darvishian et al. 2004；Hendrickson et al. 1982；Sherman et al. 1992；Lee et al. 1991）。最初研究人员描述浆液性癌有短粗的乳头，但随后的研究显示 50% 以上的病例中癌组织存在细乳头。这类肿瘤的细胞学特征也非常不一致。常见含有嗜酸性胞质和透明胞质的多角形细胞，但鞋钉样细胞更常见。肿瘤总是存在显著的核异型性（图 9.35，9.37，9.39，9.42），这是诊断浆液性癌所必需的。因此，浆液性癌具有组织学结构和核异型性不一致的特征：结构上呈高分化（乳头状或腺样结构），而核形态为高级别（3 级核）

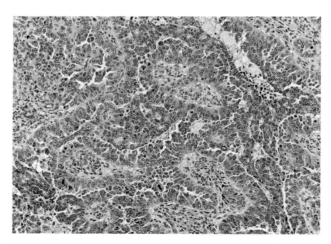

图 9.34　浆液性癌。乳头状肿瘤衬覆明显异型的上皮，腺腔缘呈扇贝状，部分细胞呈鞋钉样

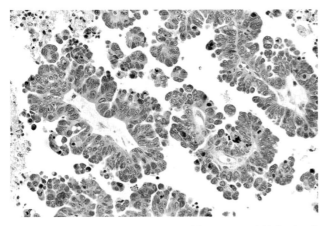

图 9.35 浆液性癌。乳头状结构和脱落的上皮细胞簇中可见明显的异型细胞，包括鞋钉样细胞

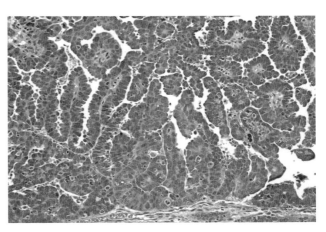

图 9.38 浆液性癌。肿瘤由乳头状结构组成，衬覆上皮有明显的扇贝状腔缘

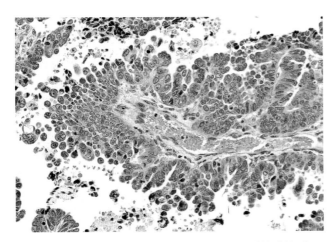

图 9.36 浆液性癌。乳头状结构衬覆明显异型的鞋钉样细胞

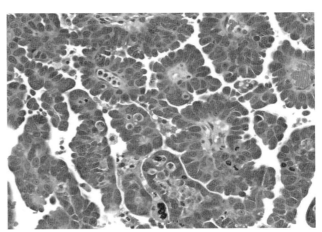

图 9.39 浆液性癌。衬覆乳头的细胞增大，且含有泡状核，核仁明显，可见数个核分裂象

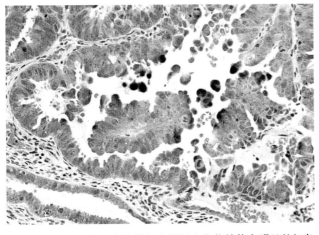

图 9.37 浆液性癌。大多数细胞核呈空泡状并伴有明显的红色核仁，但有些脱落的异型细胞有污浊、深染的细胞核

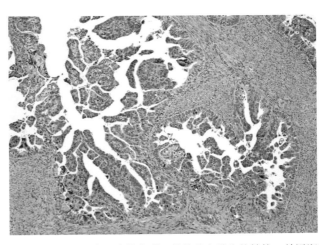

图 9.40 浆液性癌。腺体有明显的腺腔内乳头状结构，并浸润子宫肌层

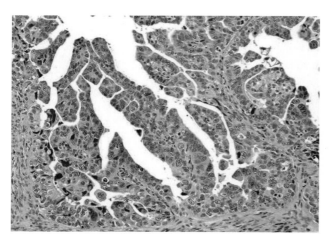

图 9.41　浆液性癌。乳头衬覆明显异型的上皮

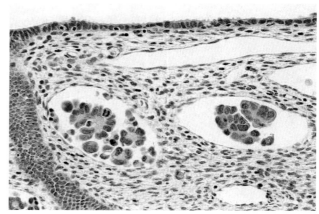

图 9.44　浆液性癌。脱落的乳头状上皮细胞簇出现于子宫内膜的淋巴管腔内

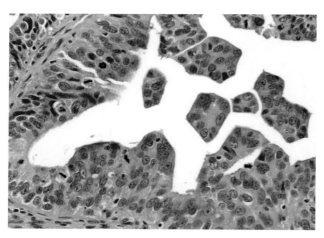

图 9.42　浆液性癌。有些腺上皮有光滑的腔缘，但乳头状上皮细胞簇、明显的核异型性和大量核分裂象是浆液性癌的特征

（Demopoulos et al. 1996）。含有透明细胞区域时不能排除浆液性癌的诊断。

镜下，浆液性癌的外生性成分通常具有复杂的乳头状结构。乳头可表现为粗短、致密纤维化，亦可表现为纤细和易碎。乳头和腺体的衬覆细胞形成细小的乳头簇，多数脱落、漂浮于乳头之间的腔隙内和腺腔内。肿瘤细胞呈立方形或鞋钉样，胞质丰富，呈嗜酸性颗粒状或透明。细胞的黏附性差。整个肿瘤内细胞学形态变化非常大，许多细胞具有明显的异型性，表现为核多形性、核深染和巨大核仁，而其他一些细胞则较小，外观并不如此凶恶。约 50% 的病例具有多核、巨核和奇异形核，也常见到伴有污浊染色质的分叶状核。核分裂活性高，易见异常核分裂象。1/3 的病例可见砂粒体。肿瘤的浸润成分可表现为与肿瘤主体相邻的连续向下延伸的乳头状突起、实性肿块或腺体结构，后者常有肿瘤周围裂隙。血管腔内常见肿瘤细胞巢（图9.44）。

在几乎所有浆液性癌的子宫切除标本中，肿瘤周围的子宫内膜都呈萎缩性改变。不到 10% 的病例有子宫内膜增生，一般无非典型性（Carcangiu et al. 1992；Sherman et al. 1992；Spiegel 1995）。大约 90% 的病例中，邻近癌的表面子宫内膜或远离肿瘤的其他部位子宫内膜被一层至数层高度异型

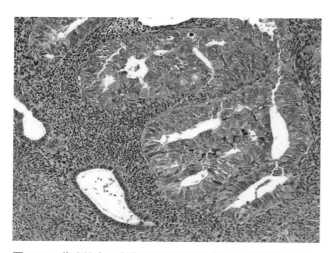

图 9.43　浆液性癌。在萎缩性子宫内膜背景内可见子宫内膜上皮内癌（浆液性上皮内癌）区域，明显异型的上皮取代了先前存在的子宫内膜腺体

的细胞取代，它们覆盖于萎缩性子宫内膜之上或延伸进入正常腺体中。这些细胞与浸润性癌细胞相同，有时形成微乳头状突起。这种病变称为浆液性子宫内膜上皮内癌（图 9.41），见第 8 章（Spiegel 1995；Ambros et al. 1995）。上皮内癌能广泛取代表面子宫内膜和其下方的腺体而无间质浸润。已有文献报道了许多 SEIC 的临床病理特征及其与早期浸润性浆液性癌的区别（Wheeler et al. 2000）。由于这些病变难以区分，并且精准的手术分期确认为ⅠA 期时，它们具有相似的生物学行为，因此有人提议将 SEIC 和病变的最大径≤1 cm 的浆液性癌命名为微小子宫浆液性癌。重要的是应该知道，即使子宫内仅有 SEIC 而完全取材的子宫内膜中没有浸润性癌，卵巢、腹膜或网膜也可能有转移性浆液性癌，这可能是肿瘤细胞的黏附性差而发生脱落和种植所致（Soslow et al. 2000b；Wheeler et al. 2000）。

鉴别诊断

　　浆液性癌必须与绒毛状管状亚型相鉴别，后者也有乳头状结构。不同于浆液性癌的是，绒毛状管状亚型的特征是以细长乳头为主，不出现乳头状细胞簇。另外，这种亚型中细胞呈柱状，类似于子宫内膜样癌细胞，缺乏高级别核异型性（见"9.4.3　绒毛状管状子宫内膜样癌"）。伴有明显腺样结构而缺乏显著乳头状结构的浆液性癌可与子宫内膜样癌混淆。对于这样的病例，主要根据核的形态学特征进行区分。子宫内膜样癌的腺腔缘光滑，内衬柱状细胞，细胞核为 1 级或 2 级。伴有 3 级核的子宫内膜样癌几乎总是实性结构，而不是腺样结构。相反，浆液性癌中的腺体内衬高级别核，有些核呈鞋钉样，导致腺体腔缘呈扇贝状。另外，大多数浆液性癌病例可见突向腺腔内的乳头状细胞簇或腺腔内脱落的肿瘤细胞。免疫组化有助于腺样浆液性癌与子宫内膜样癌的鉴别。一些研究证实浆液性癌非常高频率地呈 p53 弥漫性强阳性或很少呈 p53 完全缺失，这

与 TP53 基因突变有关（见"9.3.4　分子遗传学"）（Tashiro et al. 1997a；Lax et al. 2000b；Sherman et al. 1995；Kovalev et al. 1998；Moll et al. 1996）。另外，大多数浆液性癌弥漫性表达 p16，与高危型 HPV 相关的子宫颈管腺癌的表达模式相同，但浆液性癌与高危型 HPV 无关（Yemelyanova et al. 2009a；Ansari-Lari et al. 2004）。同子宫内膜样癌相比，浆液性癌的 ER 和 PR 表达也相对缺乏，而 Ki-67 增殖指数非常高（Lax et al. 1998a；Carcangiu et al. 1990）。反之，子宫内膜样癌（特别是 1 级和 2 级肿瘤）通常表达激素受体并且增殖指数较低（Lax et al. 1998a，1998b；Carcangiu et al. 1990）。另外，p53 的弥漫性强阳性表达仅见于一部分 3 级子宫内膜样癌中，而罕见于低级别子宫内膜样癌（Lax et al. 1998a，1998b）。子宫内膜样癌的 p16 表达一般呈片状，即使广泛表达的子宫内膜样癌也常见阴性表达的片状区域和细胞散布其间（阳性肿瘤细胞常 <80%），偶尔可见弥漫性表达（Alkushi et al. 2010）。因此，具有高级别细胞学和腺样结构的癌，其鉴别诊断包括 2 级子宫内膜样癌和浆液性癌，可通过 p53、p16、Ki-67 和激素受体的免疫组化染色而区分。浆液性癌和透明细胞癌的鉴别将在后文（见"9.4.9　透明细胞癌"）中进行阐述。

　　有时乳头状合体细胞的嗜酸性改变可能与浆液性癌很难区分，特别是对于老年患者的少量诊刮标本。嗜酸性改变中的乳头突起缺乏纤维血管支撑，乳头内的细胞较小，缺乏明显的核异型性或核分裂活性。通常合体细胞团内可见含有中性粒细胞的微囊（见第 8 章）。有时可能分不清累及子宫内膜的浆液性癌是原发性的还是转移自卵巢或输卵管的浆液性癌。子宫常常是原发部位，即使在根治性子宫切除标本中未能证实浸润也是如此（Warren et al. 1998）。在这些病例中，卵巢通常呈双侧受累，其特征为卵巢表面有小灶性肿瘤或卵巢实质内有肿瘤结节伴卵巢门部血管腔内的肿瘤细胞簇。

免疫组化

由于 *TP53* 突变，继而突变蛋白积聚，大约 90% 的子宫内膜浆液性癌显示 p53 过表达（图 9.45），其中超过 80% 的肿瘤细胞核呈强阳性（Tashiro et al. 1997a；Soslow et al. 1998；Lax et al. 2000b；Sherman et al. 1995；Zheng et al. 1998）。其余肿瘤中有一部分虽有 *TP53* 突变但完全不表达 p53，可能是基因突变导致形成了一种截短的 p53 蛋白或构象发生变化的蛋白，因此商用抗体无法检测到（Tashiro et al. 1997a）。Ki-67 增殖指数非常高（超过 50%~75% 的肿瘤细胞核表达）（Lax et al. 1998a）。典型的浆液性癌缺乏 ER 和 PR 的弥漫性表达（Soslow et al. 2000a；Lax et al. 1998a；Darvishian et al. 2004；Carcangiu et al. 1990），但许多伴有杂交性子宫内膜样 / 浆液性特征的癌和混合型子宫内膜样和浆液性成分的癌尤其会大量表达 ER（Alkushi et al. 2007）。与 ER 相比，PR 常较少表达。p16 呈弥漫性强阳性是浆液性癌的特征（图 9.46）（Reid-Nicholson et al. 2006；Chiesa-Vottero et al. 2007；Yemelyanova et al. 2009a）。与大多数子宫颈内膜癌不同，p16 表达并非意味着高危型 HPV 感染，而是反映了细胞周期的紊乱，后者导致细胞具有高度增殖活性。与子宫内膜样腺癌不同，浆

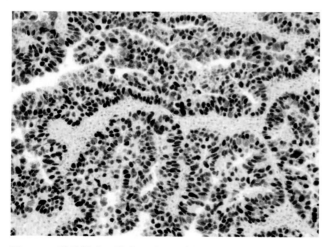

图 9.45　浆液性癌。肿瘤显示 p53 弥漫性强阳性

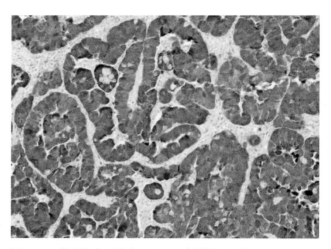

图 9.46　浆液性癌。肿瘤显示 p16 弥漫性强阳性

液性癌的细胞核几乎从不表达 β-catenin，也不存在 PTEN、MLH1、MSH2、MSH6 和 PMS2 失表达。

虽然明确的子宫内膜浆液性癌和子宫内膜样癌具有重要的免疫表型差异，但它们也有共同特征。像子宫内膜样癌一样，子宫内膜浆液性癌常表达广谱 CK、EMA、CA125、BerEP4、B72.3、CK7 和 vimentin，通常不表达 CK20，缺乏胞质 CEA 的弥漫性强阳性表达。

此外，子宫内膜浆液性癌与卵巢、输卵管和腹膜发生的一组浆液性癌相比，其免疫表型也有一些重要的差异。最重要的是前者较少表达 WT1（文献报道中仅见于 7.5%~30% 的病例），而在卵巢、输卵管和原发于腹膜的浆液性癌病例中，WT1 弥漫性的核表达非常常见（见于 70%~80% 或更多的病例）（Acs et al. 2004；Egan et al. 2004；Goldstein et al. 2002）。

分子遗传学

抑癌基因 *TP53* 是浆液性癌最常见的突变基因，已在超过 90% 的病例中被检出（Tashiro et al. 1997a；Moll et al. 1996）。在新一代基因测序之前，除了 *PIK3CA*，很少有其他基因被描述。假定过去称为"染色体不稳定性"的出现是浆液性癌的特征，现在其在癌症基因组图谱（The Cancer Genome

Atlas，TCGA）的分子分类中被称为高拷贝数，这可能并不令人感到意外。高拷贝数改变和突变频率的负相关曾在许多不同类型的肿瘤中被描述。通过高通量 DNA 分析，其他许多基因的突变被检测到，按发生频率排列如下：FBXW7（22%）、PPP2R1A（22%）、CHD4（13%）、PIK3R1（13%）、SPOP（5%）和 TAF1（发生频率未知）。作为子宫内膜样癌分子遗传学的相关内容，PIK3CA 基因（突变频率为 37%~42%）是 PI3K 的催化亚单位，PIK3CA 基因突变导致这条重要通路的结构性激活，该通路在细胞增殖、生长和凋亡方面具有广泛的效应。FBXW7 和 SPOP 基因编码的蛋白质参与泛素介导的众多蛋白质底物的降解过程。尤其是 FBXW7 可促进 cyclin E、cMYC、NOTCH1 和 MCL1 的降解。关于浆液性癌的研究显示其中存在 cyclin E 和 cMYC 的扩增和过表达。另外，有研究报道，35% 的浆液性癌有 HER2/neu 的过表达和（或）扩增（Buza et al. 2013）。然而，时至今日，对于浆液性癌的发展过程中这些基因的作用仍然有很多未知的方面。

值得注意的是，大约 75% 的 SEIC（即一般认为的浆液性癌的前驱病变）存在 TP53 的突变（Tashiro et al. 1997a）。在这种情况下，与突变密切相关的 p53 的免疫组化染色显示弥漫性强阳性。这些发现提示在浆液性癌中 TP53 突变的发生相对较早，且对肿瘤的发展很关键，这与子宫内膜样癌相反，TP53 突变在后者中相对少见，即使发生，也大部分限于 3 级子宫内膜样癌。因此，在浆液性癌的发病机制方面，早期 TP53 突变是肿瘤侵袭性行为的一种重要因素，而且，TP53 突变最常发生在 3 级子宫内膜样癌和浆液性癌中，这很好地说明了 TP53 突变是反映肿瘤侵袭性行为的指标（Alkushi et al. 2004）。

与子宫内膜样癌相反，KRAS 和 PTEN 突变在浆液性癌中很少见，MSI 罕见（Lax et al. 2000b）。

临床行为和治疗

浆液性癌易发生肌层和淋巴管侵犯。子宫切除标本常显示肿瘤广泛地位于肌层、子宫颈、子宫阔韧带、输卵管和卵巢门部的淋巴管内。另外有报道称，当这些部位缺乏大体可见的肿瘤时，类似于子宫内膜部位的上皮内癌也可见于卵巢表面、腹膜、子宫颈内膜及输卵管黏膜（Sherman et al. 1992；Wheeler et al. 2000）。正如卵巢浆液性癌一样，该病早期肿瘤即可累及盆腔和腹腔的腹膜表面。因此，大多数研究认为大约 40% 的子宫浆液性癌病例的临床分期过低就不足为奇了（Dunton et al. 1991；Carcangiu et al. 1992）。除了腹腔内播散外，浆液性癌还能转移至肝脏、脑和皮肤。

一项来自挪威的研究结果显示，所有分期的子宫内膜浆液性癌患者的 5 年和 10 年实际生存率分别为 36% 和 18%（Abeler et al. 1990）；另一项研究发现病理分期为 I 期的浆液性癌患者的 5 年生存率（40%）也惊人地相似（Carcangiu et al. 1992）。另一项关于 I 期和 II 期浆液性癌和透明细胞癌的研究报道显示，癌局限于子宫内膜的患者的 5 年生存率为 57%，与 I A 期和 I B 期肿瘤患者（53%）相似（Cirisano et al. 2000）。最近有人对采用不同方法治疗的 I 期浆液性癌患者的预后进行了回顾性研究，结果发现接受化疗的患者，无论是否接受放疗，其预后均好于单独放疗或观察的患者。仅有 11% 接受化疗和放疗的患者出现复发，而没有治疗的患者的复发率为 30%，仅接受放疗者的复发率为 25%。唯一似乎没有受益于化疗的亚组包括 I A 期浆液性癌患者，27 例这样的患者中仅有 2 例复发（Fader et al. 2009；Tate et al. 2018）。另外，与生存期较短相关的预后因素包括年龄大于 60 岁、出现血管浸润和超过 50% 的肌层浸润。在这项研究中，几乎 50% 的浆液性癌和 40% 的透明细胞癌被认定为早期（临床 I 期和 II 期）。但有趣的是，大多数肿瘤仅侵犯肌层的内 1/3，手术分期却上升为 III 期或 IV 期（Cirisano et al. 1999）。另外，13% 局限于子宫内膜的浆液性癌有主动脉旁淋巴结转移。浆液性癌成分占 25% 以上的混合型子宫内膜癌患者与单纯性浆液性癌患者具有相同的生存时间，表明在子宫癌中识别浆液性癌的重要性（Sherman et al. 1992）。

目前的治疗方法是子宫和双侧输卵管卵巢切除术，同时应包括网膜切除术和细致的手术分期，包括腹腔细胞学检查、盆腔和主动脉旁淋巴结取样或前哨淋巴结评估。考虑到该肿瘤的高度侵袭性行为，除了那些微小子宫浆液性癌（子宫内膜癌灶的最大径小于 1 cm）外，应对所有肿瘤进行辅助治疗。在一项纳入 21 例单纯性 SEIC 或微小子宫浆液性癌的研究中，所有 14 例缺乏肌层或血管侵犯和无子宫外扩散的病例在平均随访 27 个月时，总生存率为 100%（Wheeler et al. 2000）。这些患者中的大多数在子宫切除后没有接受治疗，这些病例中包括了少数子宫颈内膜腺体被 SEIC 累及的患者，她们在随访 12~54 个月期间也都无病生存。相反，所有 SEIC 或微小子宫浆液性癌伴子宫外扩散（即使只是镜下扩散）的患者尽管接受了高强度的化疗，仍然全部死于疾病。在另一项针对 ⅠA 期浆液性癌的研究中，13 例患者中有 11 例在平均随访 38 个月时仍然无病生存（Carcangiu et al. 1997）。另一项纳入 16 例子宫内膜非浸润性浆液性癌的研究中有 6 例为 ⅠA 期，其余 10 例在进行分期时有转移。6 例 ⅠA 期患者中有 2 例在随访 2~73 个月内复发，但无一例死于该病。3 例 ⅡA 期患者在随访 37~61 个月时也无病生存（Fader et al. 2009）。10 例患者在缺乏肌层侵犯的情况下确诊为晚期，这强调对所有浆液性癌患者进行全面分期的重要性。另一项研究中，8 例浆液性癌或透明细胞癌局限于子宫内膜刮宫标本而在子宫切除标本中未见高级别癌（浆液性癌、透明细胞癌或 FIGO 3 级子宫内膜样癌）残留或血管侵犯的病例中，在平均随访 3 年时无一例复发（Aquino-Parsons et al. 1998）。一项评价顺铂、多柔比星（阿霉素）和环磷酰胺

（PAC）化疗方案的研究发现，以前未治疗的卵巢浆液性癌患者的反应率为 70%，而子宫浆液性癌患者的反应率仅为 20%，提示子宫和卵巢浆液性癌之间存在固有的差异（Levenback et al. 1992）。这并不令人意外，根据笔者的经验，卵巢 / 输卵管高级别浆液性癌和子宫浆液性癌有显著的形态学差异。另一项以铂类为基础的化疗研究发现，12 例接受治疗的女性中有 8 例无病生存，其中包括 4 例晚期患者，平均随访时间为 23 个月，提示化疗可能有一定的作用（Gitsch 1995b）。最近更多的研究建议伴或不伴紫杉烷的以铂类为基础的全身性化疗可能对高分期子宫内膜浆液性癌有效（Kelly et al. 2004，2005）。由于肿瘤常缺乏激素受体，因此这些肿瘤对激素治疗无反应。

总之，对浆液性癌患者而言，仔细分期非常重要，因为即使没有或仅有轻微的肌层侵犯，肿瘤仍可能发生子宫外扩散。如果在细致的分期评估后没有发现子宫外扩散的证据，那么患者的预后较好。

9.4.9 透明细胞癌

临床表现

过去，透明细胞癌由于在形态学上类似肾癌而被认为起源于中肾管，但子宫内膜衍生于米勒管，故发生于子宫内膜的透明细胞癌也是米勒管起源的（Kurman et al. 1976）。大多数研究中透明细胞癌的发病率为 1%~6%。几乎所有研究报道中，透明细胞癌患者的年龄大于子宫内膜样癌患者（前者的平均年龄接近 70 岁）（Christopherson et al. 1982a；Abeler et al. 1991；Kanbour-Shakir et al. 1991；Photopulos et al. 1979；Webb et al. 1987；Soslow et al. 2007）。有些研究发现，与子宫内膜样癌相比，透明细胞癌中发现异常细胞学表现的可能性较大，伴随全身症状（如肥胖和糖尿病）者较少，且与雌激素替代治疗无关，但这些研究结果未被其他研究证实。透明细胞癌倾向呈高级别，侵犯层次深。虽

然许多患者被诊断时已处于是晚期，但 40%~60% 的病例中肿瘤仍然局限于子宫。与低级别子宫内膜样癌相比，透明细胞癌同浆液性癌相似，常有深部肌层浸润、高级别核、淋巴管血管浸润和盆腔淋巴结转移（Sakurag et al. 2000）。偶尔，肿瘤局限于息肉内（Kanbour-Shakir et al. 1991）。透明细胞癌患者的生存率在不同研究报道中差异较大，为 21%~75%（Christopherson et al. 1982a；Kurman et al. 1976；Abeler et al. 1991；Photopulos et al. 1979；Webb et al. 1987）。在一项研究中，Ⅰ 期以上的患者无一例存活 5 年，而 Ⅰ 期肿瘤患者的 5 年生存率仅为 44%（Webb et al. 1987）。另一报道中，低分期肿瘤具有较好的预后，估计的生存率为 71%（Malpica et al. 1995）。一项纳入 97 例患者的系列研究发现，总体上其 5 年生存率约为 42%，10 年生存率为 31%（Abeler et al. 1991）。一项研究报道，透明细胞癌患者的 5 年和 10 年实际无病生存率分别为 43% 和 39%（Abeler et al. 1996）。另一项研究发现，透明细胞癌患者的中位生存时间为 29 个月，5 年生存率为 50%（Soslow et al. 2007）。不同研究中患者的生存率差异大，提示不同研究者可能采用了不同的诊断标准，或者是由于透明细胞癌表现为一种异质性肿瘤。后一种解释得到了分子研究的支持（见后文）。透明细胞癌的治疗方法不一致，有些医院不论肿瘤分期如何，都采用化疗。辅助化疗或放疗的作用目前还不明确。鉴于患者的预后差且这些肿瘤常有高级别核和深部肌层侵犯，通常采取辅助治疗。

大体和镜下表现

肿瘤的大体特征没有特异性。透明细胞癌可呈实性、乳头状、管状和囊状结构（图 9.47~9.54）。实性结构由大量透明细胞混杂着嗜酸性细胞组成，而乳头状、管状和囊状结构主要由鞋钉样细胞组成，其间散在透明细胞和嗜酸性细胞。囊状结构常衬覆扁平细胞，砂粒体可见于肿瘤内乳头状区域。

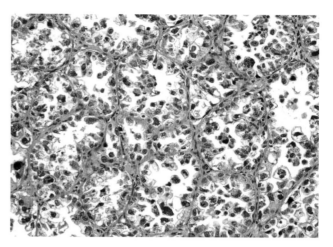

图 9.47　透明细胞癌。腺体衬覆明显异型伴透亮胞质的鞋钉样细胞。该形态类似于妊娠期子宫内膜的 Arias-Stella 反应

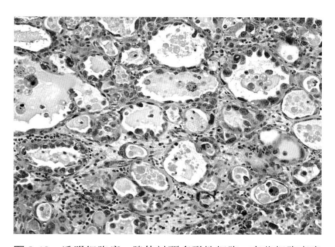

图 9.48　透明细胞癌。腺体衬覆多形性细胞，有些细胞变扁平，而另一些则有明显的鞋钉样形态

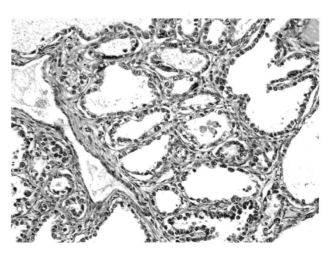

图 9.49　透明细胞癌。腺体衬覆胞质透亮的细胞，细胞主要呈立方形，大小一致，局灶性呈鞋钉样

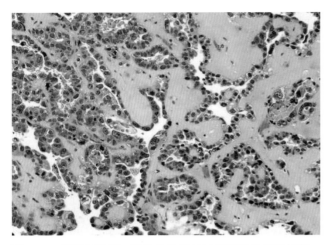

图 9.50　透明细胞癌。乳头状肿瘤显示透明细胞癌的特征，
　　　　包括间质透明变性、胞质透亮或呈嗜酸性颗粒状，
　　　　以及鞋钉样细胞

细胞体积大，胞质透亮或呈轻度嗜酸性。胞质透亮是由于含有糖原，这可以被 PAS 染色和淀粉酶消化所证实。释放糖原并丢失大多数胞质的细胞的特征性表现为裸核，即鞋钉样细胞。肿瘤内细胞核的异型性可以不一致，从轻度到显著的异型均可见（图 9.52，9.53），但几乎总是可见有明显异型性的区域。异型性表现为多形性，常见核大、核仁明显。核分裂象多见，易见异常核分裂象。近 2/3 的透明细胞癌内可见 PAS 阳性且耐淀粉酶消化的细胞内和细胞间透明小体，这种透明小体类似于卵黄囊瘤中的透明小体。

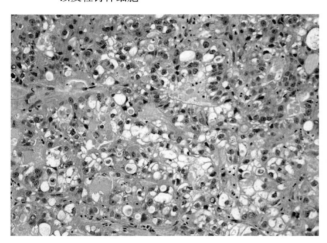

图 9.51　透明细胞癌。实性肿瘤由含有明显透亮胞质的细胞
　　　　组成，细胞核呈空泡状，核仁明显

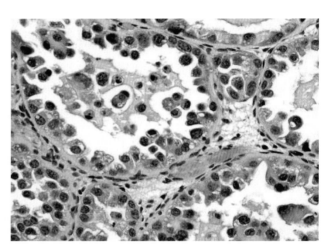

图 9.53　透明细胞癌。鞋钉样细胞有深染的细胞核和空泡状
　　　　透亮的胞质

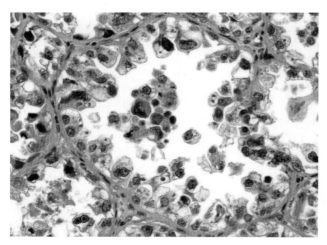

图 9.52　透明细胞癌。鞋钉样细胞明显突入腺腔内，细胞呈
　　　　多形性，细胞核深染

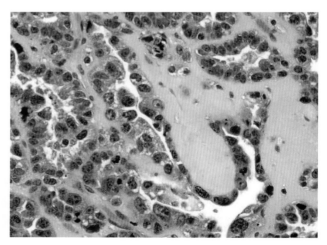

图 9.54　透明细胞癌。透明变性的乳头衬覆着含透亮到嗜酸
　　　　性胞质和多形性核的细胞

鉴别诊断

透明细胞癌的鉴别诊断包括分泌性癌、浆液性癌和卵黄囊瘤。与分泌性癌的鉴别诊断已在前文中讨论过（见"9.4.4　分泌性癌"）。透明细胞癌与浆液性癌的鉴别可根据结构和胞质特征而不是核的特征，因为二者均可显示高级别核的特征，包括空泡状核伴明显的核仁、鞋钉样细胞和细胞核深染且污浊。浆液性癌不会显示透明细胞癌中所见的管状囊状生长模式、透亮胞质和透明变性的间质。有些病例中可见 2 种癌混合存在。子宫内膜的卵黄囊瘤罕见，与透明细胞癌发生于绝经后女性相反，子宫内膜卵黄囊瘤患者多为年轻女性。镜下，卵黄囊瘤可有微囊结构，可能类似透明细胞癌的管状囊状结构。卵黄囊瘤特征性地含有 S-D 小体，而透明细胞癌则没有。卵黄囊瘤可伴有血清 AFP 水平升高，免疫组化显示肿瘤细胞可表达 AFP。

免疫组化

像子宫内膜样癌和浆液性癌一样，透明细胞癌常表达广谱 CK、EMA、CA125、BerEP4、B72.3、CK7 和 vimentin，而 CK20 和 WT1 常呈阴性，缺乏胞质 CEA 的弥漫性强阳性表达。

透明细胞癌常呈 ER/PR 阴性，表达 Ki-67 和 p16，表达率介于子宫内膜样癌和浆液性癌之间（Reid-Nicholson et al. 2006；Vang et al. 2001；Lax et al. 1998b）。大约 40% 的透明细胞癌有 *TP53* 突变，显示异常的 p53 免疫组化表达。

分子遗传学

即使专家进行了复审，分子学研究也支持透明细胞癌的肿瘤异质性。对少量病例的早期研究提示一些病例有子宫内膜样癌的突变谱，而另一些病例则类似浆液性癌。最近的一项研究应用新一代测序技术对 32 例透明细胞癌进行分析，相关结果为上述早期研究提供了进一步的支持，这些病例均经组织病理学证实（DeLair et al. 2017）。

研究发现的最常见突变基因如下：*TP53*（46%）、*PIK3CA*（36%）、*PPP2R1*（36%）、*FBXW7*（25%）、*ARID1A*（21%）、*PIK3R1*（18%）、*SPOP*（18%）伴 *CCNE1* 的扩增（18%）和 *ERBB2*（11%）。有趣的是，若应用一种描述性的 TCGA 分子分类的代理模型，所有的 4 种 TCGA 亚型都在 32 例中出现。2 例是超突变 /POLE 亚型，4 例是高突变 /MSI 亚型，15 例为低拷贝数 /MSS 亚型，11 例为高拷贝数 / 浆液样亚型。另一项新一代测序的研究在一些基因的突变频率和新的遗传学改变的识别上也有相似的发现，进一步说明透明细胞癌的异质性（Le Gallo et al. 2017）。因此，按目前的分类，透明细胞癌在形态学和分子学上都是异质性的，这也说明已经报道的透明细胞癌具有不同的预后。

9.4.10　神经内分泌肿瘤

神经内分泌肿瘤是子宫内膜少见的肿瘤，按照 2014 年版 WHO 分类分为低级别神经内分泌肿瘤（类癌）和高级别神经内分泌肿瘤（小细胞癌和大细胞癌）。低级别肿瘤罕见，文献中只有零星的病例报道。在最近一项纳入 25 例高级别神经内分泌癌的研究中，15 例与子宫内膜癌的其他组织学亚型有关，其中子宫内膜样癌最常见，10 例为纯粹的神经内分泌肿瘤。神经内分泌成分主要为大细胞（15 例）、小细胞（4 例）和两者的混合（6 例）。重要的是，89% 的病例的神经内分泌成分没有被最初做出诊断的病理学家所识别。所有的神经内分泌肿瘤至少有一种神经内分泌免疫组化标记物（CgA、Syn 或 CD56）为阳性。但是，如果仅有 CD56 阳性，没有高度怀疑的形态学特征，则诊断神经内分泌肿瘤需要谨慎。有趣的是，18 例中有 8 例的 DNA MMR 蛋白呈异常免疫组化表达，提示出现 MSI（Pocrnich et al. 2016）。

9.4.11   混合细胞型腺癌

子宫内膜癌可出现 2 种或 2 种以上单纯类型癌的混合。根据惯例，混合性癌中每种成分至少占肿瘤的 10%。例如，含有 10% 的透明细胞癌的子宫内膜样癌应归类为子宫内膜样癌伴透明细胞癌区域。除了少数研究评估混合型子宫内膜样癌中局灶性浆液性癌的意义外，关于另外一种成分应占多少比例才适合作为一种独立的类别，目前还没有相关基础资料。含有至少 10% 浆液性癌成分的混合型浆液性和子宫内膜样癌的生物学行为与单纯性浆液性癌一样，除非是存在 *POLE* 突变或 MSI 的肿瘤（Sherman et al. 1992）。除了浆液性癌和可能的透明细胞癌成分外，混有其他类型的肿瘤成分没有太大的临床意义，即便有意义也很小。

9.4.12   未分化癌 / 去分化癌

2014 年版 WHO 分类将未分化子宫内膜癌定义为缺乏任何分化证据的肿瘤。未分化癌最常见的鉴别诊断是 FIGO 3 级子宫内膜样癌，只有发现明显的子宫内膜样特征时才能诊断为后者。在这种情况下，明确的子宫内膜样特征包括出现即使只是局灶性的腺样结构、鳞状分化或梁状和巢状生长方式。大多数 FIGO 3 级子宫内膜样癌含有局灶性的腺样结构和（或）类似于非角化性低分化鳞状细胞癌。但是，这种癌必须与去分化癌相鉴别，后者是与 FIGO 1 级子宫内膜样癌有关的未分化癌。

目前已认识到未分化癌具有不同类型，这意味着在 HE 切片上见到的缺乏分化的肿瘤可能代表着一组异质性非常显著的肿瘤。小细胞神经内分泌癌是需要单独鉴别的一类肿瘤，因为这种肿瘤具有独特的免疫组化、超微结构、临床和生物学特征。

临床表现

未分化癌和去分化癌患者的发病年龄范围较广，从 30~80 岁不等。子宫内膜原发者比卵巢原发者更多见。部分患者在子宫内膜和卵巢同时发生子宫内膜样癌，仅有其中一个部位出现未分化成分。最常见的症状是阴道出血，许多病例由于全身淋巴结肿大和血清 LDH 水平升高而被怀疑为淋巴瘤。大约 50% 的病例在手术时发现有子宫外扩散。该肿瘤具有高度侵袭性，几乎总是致死。有些病例被诊断为高分化子宫内膜样癌，但在转移部位可为未分化癌。

镜下表现

未分化癌（Altrabulsi et al. 2005）主要由黏附性差的、形态一致的小到中等大小的细胞组成，肿瘤细胞成片排列，没有明显的巢状或小梁状结构或腺腔形成（图 9.55，9.56），然而可允许有极小灶的突然角化。该肿瘤在低倍镜下非常类似于子宫内膜间质肉瘤，但无舌状的肌层浸润和特征性的血管。细胞核的特征通常包括空泡状染色质伴微粒（染色中心）或核仁，核分裂指数非常高，这些特征也不符合子宫内膜间质肉瘤。许多这种类型的未分化癌病例中，当胞质稀少时形似大细胞淋巴瘤，而当胞质较丰富或有肌样特征时则形似浆细胞瘤。虽然肿瘤间质常不明显，但有些肿瘤可显示黏液样

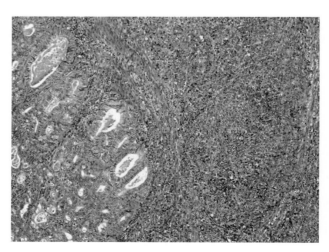

图 9.55　未分化癌。缺乏任何分化特征的实性肿瘤邻近 FIGO 1 级子宫内膜样癌，但二者不相互混合

间质。许多病例中可见大量肿瘤内浸润的淋巴细胞，当该特征明显时，肿瘤可类似于子宫颈和鼻咽部的淋巴上皮样癌。诊断时也要考虑神经内分泌型小细胞癌，但未分化癌通常不会有椒盐样染色质、核镶嵌和超过 10% 的肿瘤细胞表达神经内分泌标记物（CgA 和 Syn）。许多含有未分化成分的子宫内膜癌也含有灶性高分化或中分化子宫内膜样癌（图 9.55），这些肿瘤称为"去分化子宫内膜癌"（Silva et al. 2006）。在这些肿瘤内，腺腔或分化性成分的部位表浅，邻近子宫内膜腔面，而未分化区域则位于子宫内膜深部和肌层，与分化区域界限明显。这种现象可以解释为何偶尔刮宫标本被诊断为高分化子宫内膜样癌，而在子宫切除标本中的较深区域中发现未分化成分。

免疫组化

免疫组化染色时，未分化细胞一般不表达淋巴瘤、浆细胞瘤、横纹肌肉瘤或神经内分泌肿瘤的标记物。例外情况是 CD138 可表达于部分病例，CgA 和 Syn 可低表达于另一些病例。未分化成分的特征是 CK 仅有局灶性弱阳性表达，但几乎每个病例都有少数散在细胞呈 EMA 和 CK18 强阳性（Altrabulsi et al. 2005），而 PAX8、ER 和 PR 呈

阴性，E-cadherin（上皮钙黏素）失表达。可能有约 50% 的病例被证实有异常的 DNA MMR 蛋白表达。

分子遗传学

最近的大多数数据提示未分化癌具有分子上的异质性。大多数去分化癌被证实有异常的 DNA 错配修复基因表达谱，从而使得其中一部分病例属于 Lynch 综合征的肿瘤谱。虽然资料有限，但未分化肿瘤共有高拷贝数和低拷贝数的 TCGA 亚型。这些发现有潜在的预后意义，后续的研究对进一步定义这些肿瘤至关重要。

9.4.13　癌肉瘤（恶性米勒混合瘤）

虽然癌肉瘤与恶性米勒混合瘤（MMMT）同义，但 2014 年版 WHO 分类推荐使用"癌肉瘤"来取代"MMMT"。其占子宫体恶性肿瘤的 5% 以下（Silverberg 1990）。根据定义，该肿瘤由光镜下可识别的恶性上皮和间叶成分组成。由于具有双相性特征，有关该肿瘤的组织发生机制的争议很大。最近的临床病理、免疫组化和分子遗传学研究提供了重要证据，即大多数肿瘤代表着伴有间叶成分的癌，间叶成分是化生和（或）肿瘤进展的结果（McCluggage 2002；Fujii et al. 2000）。有些肿瘤可能起源于腺肉瘤的进展，支持证据是1/3 的癌肉瘤病例中含有腺肉瘤区域（Seidman et al. 2003），以及一些研究报道腺肉瘤的转移灶类似于癌肉瘤（Clement et al. 1990）。也有可能这些肿瘤是由单个多潜能干细胞通过双相分化而发生的。

由于该肿瘤的发病率低，无法进行大规模的流行病学研究，因此癌肉瘤的风险因素很难确定。一项小型研究显示癌肉瘤与子宫内膜癌具有相同的发病因素（超重、外源性雌激素作用和未生育）（Zelmanowicz et al. 1998）。他莫昔芬治疗

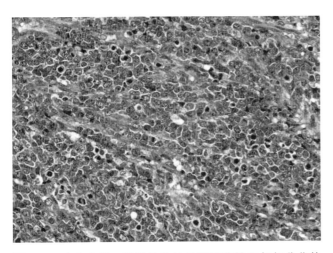

图 9.56　未分化癌。黏附性差的异型细胞缺乏任何分化特征，提示未分化癌，应当与淋巴瘤相鉴别

可能促进癌肉瘤的形成（Curtis et al. 2004；Rieck et al. 2005；Swerdlow et al. 2005）。这种风险似乎是持续性的，甚至在治疗停止后可能还会增加（Ferguson et al. 2006）。有文献报道癌肉瘤和高级别子宫内膜癌并发于先前因直肠癌或子宫颈癌而接受盆腔放疗的患者（Pothuri et al. 2006；Hagiwara et al. 2005）。

子宫内膜癌和癌肉瘤具有许多共同的临床特征。像子宫内膜癌一样，癌肉瘤可转移到盆腔或主动脉旁淋巴结、盆腔软组织、阴道、腹膜表面和肺（Chuang et al. 1970a；Fleming et al. 1984；Norris et al. 1966a）。转移灶的组织学形态多样。3 项关于转移性癌肉瘤的研究证实，侵犯淋巴管和血管腔的病灶基本上总是单纯性癌，转移性病变最常为单纯性癌，偶尔为癌和肉瘤混合存在，单纯性肉瘤非常罕见（Silverberg et al. 1990；Bitterman et al. 1990；Sreenan et al. 1995）。研究还表明，用于子宫内膜癌的分期手术（包括网膜切除、腹膜活检和淋巴结清扫）比用于肉瘤的分期手术更适用于癌肉瘤，前者便于检出隐匿性转移性癌肉瘤（Ferguson et al. 2007a；Yamada et al. 2000）。以铂类为基础的化疗对癌和癌肉瘤的治疗效果较好（Sutton et al. 2000；van Rijswijk et al. 1994）。

临床表现

癌肉瘤患者的平均年龄为 60~70 岁，年龄范围为 40~100 岁。其临床表现和其他子宫内膜癌一样，阴道出血最常见。另一个典型的临床表现是肿瘤呈息肉样突出于子宫颈口。

大体表现

癌肉瘤通常呈息肉样充满整个子宫腔。许多肿瘤侵犯肌层，但一部分肿瘤局限于息肉内。肿瘤常突出到子宫颈外口，类似于子宫颈肿瘤或脱出的子宫平滑肌瘤。突出的肿块顶部可发生坏死，在此部位活检会使诊断变得困难。大约 1/4 的病例中肿瘤

延伸至子宫颈内膜。肿瘤的质地从质软到质硬不等，呈灰褐色，伴有出血和坏死。

镜下表现

癌肉瘤由组织学上恶性的上皮和间叶成分混合组成，但癌肉瘤的上皮成分常难以分类（图 9.57~9.63）。在最近大多数的临床病理学回顾性研究中，作者报道浆液性癌和高级别非特殊型癌是癌肉瘤中最常见的癌成分（Ferguson et al. 2007a）。较早期的文献中，子宫内膜样癌较常见。透明细胞癌、黏液性癌、鳞状细胞癌和中肾管癌也可作为癌肉瘤的上皮性成分，但不常见（Silverberg et al. 1990；Norris et al. 1966a，1966b；Bitterman et al.

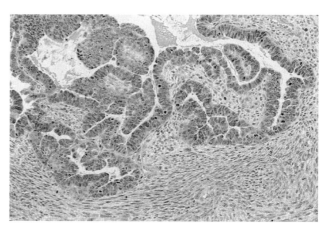

图 9.57   癌肉瘤。具有浆液性癌特征的高级别腺癌与恶性梭形细胞成分（肉瘤）密切混合

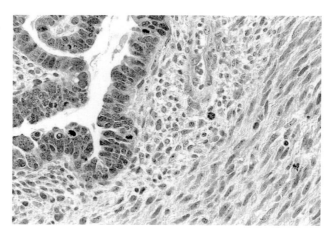

图 9.58   癌肉瘤。癌和肉瘤样成分均有恶性细胞学特征（核多形性和核分裂象）

1990；Larson et al. 1990）。大约 50% 的病例被证实有同源性间叶成分，其中大多数病例具有高级别梭形细胞（像纤维肉瘤）或表现出多形性（像恶性纤维组织细胞瘤）。同源性间叶成分极少类似于平滑肌肉瘤或低级别子宫内膜间质肉瘤（Silverberg et al. 1990；Ferguson et al. 2007a）。若存在异源性间叶成分，则多为横纹肌肉瘤和软骨肉瘤（图 9.59~9.63）（Silverberg et al. 1990；Ferguson et al. 2007b；Barwick et al. 1979）。异源性成分通过光镜就很容易识别，一般不推荐用免疫组化来确认，除非在 HE 切片检查后确有需要。可通过圆形或长梭形细胞伴纤丝状嗜酸性胞质将横纹肌肉瘤识别出来。偶尔散在横纹肌母细胞。有些癌肉瘤由胞质内含有嗜酸性小球的

细胞组成，不应将其误认为是横纹肌母细胞分化的证据。重要的是，癌肉瘤是一组具有高度侵袭性、双相分化的恶性上皮和间叶混合性肿瘤。有些在形态上与癌肉瘤相像的肿瘤不能满足这些标准，但大多数在临床和生物学上与癌肉瘤不同。

鉴别诊断

　　单相性肿瘤不应该诊断为癌肉瘤，但是应认识到，在活检小标本和少量诊刮标本中癌肉瘤可以以间叶性成分或上皮性成分为主。在活检小标本中发现高度多形性肉瘤的碎片、难以进一步分类的高级别癌或异源性成分，通常足以提示该活检标本可能为取材不全的癌肉瘤，但仅根据免疫组化显示共同

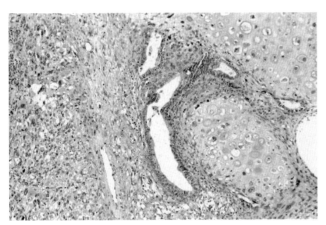

图 9.59　癌肉瘤。腺癌与异源性成分（包括软骨肉瘤和横纹肌肉瘤）密切混合

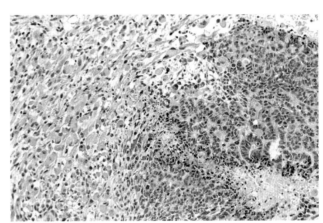

图 9.61　癌肉瘤。腺癌与横纹肌肉瘤混合存在

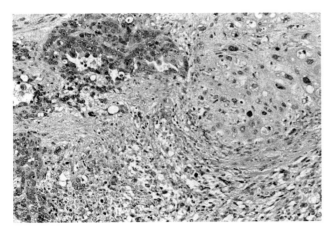

图 9.60　癌肉瘤。与癌紧邻的梭形细胞和软骨成分伴有恶性细胞学特征

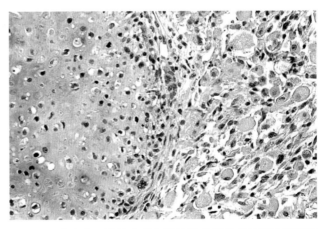

图 9.62　癌肉瘤。软骨肉瘤和横纹肌肉瘤代表异源性肉瘤样成分

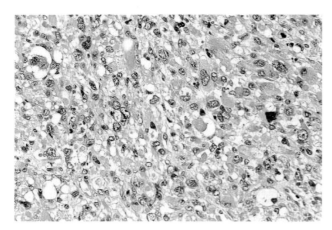

图 9.63　癌肉瘤。横纹肌肉瘤的特征性表现为球状多形性细胞伴大量嗜酸性胞质

表达上皮和间叶性成分相关标记物不足以诊断癌肉瘤。

去分化子宫内膜癌是一种含有分化和未分化肿瘤成分的双相性肿瘤（Silva et al. 2006）。然而，与癌肉瘤不同，去分化癌中的分化性癌通常为高分化子宫内膜样癌，而未分化成分由大小一致的小圆形细胞（而不是梭形和明显多形性细胞）组成（见前文论述未分化癌的部分）。伴梭形细胞成分的索状和透明变异型子宫内膜样癌是另一种类似于癌肉瘤的双相性子宫内膜肿瘤，然而，这些肿瘤是由组织学上低级别的成分组成，其侵袭性不如癌肉瘤和高级别癌（Murray et al. 2005）。这种肿瘤的子宫内膜样成分常可见鳞状分化，与组织学上不是高级别的梭形细胞微妙地移行、融合。在大多数病例中，子宫内膜样癌成分不会超过 FIGO 2 级，梭形细胞丰富，有时核分裂活跃，但没有高级别核。相比而言，癌肉瘤中高级别上皮和间叶成分之间界限清楚，而伴鳞状分化的子宫内膜样癌显示两种成分之间完美地融合。如果子宫内膜样癌伴梭形细胞成分与癌肉瘤难以区分，则肿瘤级别、是否存在融合成分有助于鉴别。子宫内膜样癌很少含有如软骨和骨样组织的异源性成分。异源性成分的出现本身并不足以诊断癌肉瘤，然而若发现横纹肌肉瘤合并腺癌，则几乎总是癌肉瘤。

分子遗传学

关于癌肉瘤的早期分子研究发现 TP53 是常见的突变基因，但也显示癌肉瘤存在异质性，有些肿瘤更多地表现为浆液性癌的模式，而另一些显示出子宫内膜样肿瘤的突变模式（比如 PTEN）。这些临床病理学的早期研究发现癌和肉瘤成分具有相同的突变，这些证据支持"癌肉瘤"这一概念，即肿瘤代表着伴肉瘤分化的癌。最近的新一代测序研究证实了这些早期发现，并且扩展了我们对癌肉瘤的理解。两项已发表的最大规模的研究分别纳入了 27 例和 57 例病例，分别进行了针对性靶点和全外显子测序分析（McConechy et al. 2015；Cherniack et al. 2017）。个体基因的突变率相似，TP53（80%~91%）和 PIK3CA（35%~40%）是最常见的突变基因。其他常见的突变基因包括浆液性癌和子宫内膜样癌的突变基因，这为癌肉瘤形态学上的子宫内膜样和浆液样分化提供了支持。这些基因包括 PTEN（19%~27%）、PIK3R1（11%~17%）、FBXW7（20%~28%）、PPP2R1A（13%~28%）、KRAS（10%~12%）、ARID1A（10%~12%）、CDH4（18%）和 SPOP（7%）。除了新一代测序技术之外，一项包括转录体分析的研究揭示了癌肉瘤的表达谱，研究人员在肿瘤的一种亚型中发现了显著的 EMT 基因印迹。有趣的是，同组的蛋白质组学研究显示癌肉瘤并没有表现出不同，而是表现为癌和肉瘤共同的蛋白质组学特点。虽然取样足以用于做出病理诊断，但是目前尚不清楚所分析的标本中是否含有这两种成分，也不清楚是否分别对这两种成分进行了分析（Cherniack et al. 2017）。毫无疑问，未来通过高通量分析，对这种侵袭性子宫内膜癌的分子基础的研究将持续进行。

临床行为和治疗

由于癌肉瘤曾被认为是肉瘤，所以在过去的许多研究中，病例仅有临床分期或不全面的手术分期。许多之前的研究也可能包括组织学上类似于癌肉瘤的疾病，特别是去分化癌和子宫内膜样癌伴梭形细胞成分。尽管如此，针对全面分期的患者和其他仅有临床分期的患者的研究都一致认为癌肉瘤的生物学行为明显比 FIGO 3 级子宫内膜样癌、浆液性癌和透明细胞癌具有更强的侵袭性（Ferguson et al. 2007a；Vaidya et al. 2006；George et al. 1995；Amant et al. 2005）。手术分期可能是最重要的预后因素。

在临床分期的癌肉瘤患者中，病理学上明确的预后特征通常与分期欠佳的子宫内膜癌患者一样。在多项研究中，子宫外扩散和（或）深部肌层浸润以及淋巴管血管侵犯被认为是影响癌肉瘤患者生存期的独立预后因素（Yamada et al. 2000；Barwick et al. 1979；Inthasorn et al. 2002；Rovirosa et al. 2002；Bodner-Adler et al. 2001；Nordal et al. 1997；Arrastia et al. 1997；Gagne et al. 1989；Nielsen et al. 1989；Sartori et al. 1997）。虽然也有报道称存在浆液性癌和透明细胞癌成分者有显著的发生转移性疾病的趋势，但在许多对临床分期的患者的研究中，研究人员发现肉瘤样成分的组织学形态似乎没有预后意义（Silverberg et al. 1990；Larson et al. 1990；Nordal et al. 1997；Gagne et al. 1989；Spanos et al. 1984）。然而，最近的数据提示，肉瘤样成分的数量可能与肿瘤的生物学行为有关。老龄也可能与预后差有关（Inthasorn et al. 2002；Nordal et al. 1997）。晚期疾病的 5 年生存率仅为 15%~30%（George et al. 1995；Nielsen et al. 1989；Spanos et al. 1984）。

一项对综合分期的 FIGO Ⅰ 期癌肉瘤患者的研究表明，Ⅰ 期癌肉瘤的生物学行为明显比 FIGO 3 级子宫内膜样癌、浆液性癌和透明细胞癌更具侵袭性（Ferguson et al. 2007a）。高级别癌患者的 3 年无病生存率为 87%，而癌肉瘤患者为 42%。不同于针对临床分期患者的研究，上皮性肿瘤的类型、淋巴管血管侵犯、肌层浸润深度及癌相对于肉瘤为主要成分对总生存率均无影响。上皮和肉瘤的级别

对总生存率均无影响，但它们几乎总是高级别的。唯一与临床结局有关的、有统计学意义的临床病理因素是异源性肉瘤样成分（主要是横纹肌母细胞），这可以通过对 HE 染色切片的观察来评估，其提示极低的生存率（Ferguson et al. 2007a）。以异源性肉瘤样成分的存在为基础对临床结局进行分层，研究发现伴有同源性癌肉瘤的患者的生存期与高级别子宫内膜癌患者的生存期没有差别，手术分期为 Ⅰ 期的癌肉瘤患者中，异源性肿瘤患者的 3 年生存率仅为 45%，而同源性肿瘤患者则为 93%。这项研究仅评价了 FIGO Ⅰ 期癌肉瘤中异源性成分的意义，所以还不能确定对于高分期的患者，异源性成分是否会导致预后不良。异源性成分的临床意义之前已被关注到（Major et al. 1993），但对其他临床分期患者的研究并不支持这种观点（Silverberg et al. 1990；Larson et al. 1990；Gagne et al. 1989；Macasaet et al. 1985；Wheelock et al. 1985）。

癌肉瘤可转移到盆腔或主动脉旁淋巴结、盆腔软组织、阴道、腹膜表面和肺（Fleming et al. 1984；Norris et al. 1966a；Chuang et al. 1970b）。如果有手术指征，应对癌肉瘤患者采取根治性子宫和双侧输卵管卵巢切除术，以及盆腔和主动脉旁淋巴结清扫、盆腔冲洗和肿瘤减灭术。之前的文献发现盆腔外放疗可减少局部复发（Hornback et al. 1986）。这在最近一项回顾性研究中得以证实，但盆腔外放疗对总生存期没有令人信服的影响（Callister et al. 2004）。通过分析复发模式，研究人员发现总体局部复发率为 38%，远处复发率为 57%，其中大多数为腹膜复发（Callister et al. 2004）。妇科肿瘤学组（GOG）应用异环磷酰胺加或不加顺铂来治疗晚期、持续性或复发性癌肉瘤，证实加入顺铂对无病生存期仅有小幅度提高，但没有明显提高生存率（Sutton et al. 2000）。

GOG 发表的结果支持在全腹部放疗基础上联合使用化疗（3 个周期的顺铂、异环磷酰胺和美司钠）（Wolfson et al. 2007）。虽然各组的估计

复发率并没有明显改变，但当调整了分期和年龄后，化疗组的复发率较低，估计的死亡率也下降。实际上许多患者都接受了卡铂和紫杉醇的联合化疗（Raspollini et al. 2006；Raspollini et al. 2005；Cimbaluk et al. 2007；Livasy et al. 2006；Sawada et al. 2003）。另外，一些研究发现癌肉瘤患者适用于靶向治疗。

9.5 其他上皮性肿瘤

文献报道了多种子宫内膜发生的罕见上皮性肿瘤，但以个案报道为主，妨碍了详细的临床病理分析。以下讨论其中一部分肿瘤。

9.5.1 鳞状细胞癌

子宫内膜鳞状细胞癌极其罕见。来自挪威的大宗病例研究显示其发病率为 0.1%（Abeler et al. 1992）。诊断子宫内膜原发性鳞状细胞癌必须符合以下标准。①子宫内膜无腺癌。②子宫内膜鳞状细胞癌与子宫颈鳞状细胞癌无任何联系。③子宫颈无鳞状细胞癌。根据这些标准，文献报道的子宫内膜原发性鳞状细胞癌只有 56 例（Goodman et al. 1996）。患者的平均年龄为 67 岁。该病与子宫颈狭窄、宫腔积脓、慢性炎症和未生育强相关。肿瘤可来自子宫鱼鳞病（ichthyosis uteri），后者的子宫内膜被角化性鳞状上皮所取代。过去认为子宫鱼鳞病是使用蒸汽治疗子宫内膜炎的后遗症。废弃这种治疗方法后，子宫鱼鳞病非常罕见。

镜下，子宫内膜鳞状细胞癌类似于子宫颈鳞状细胞癌；然而，有时肿瘤可能分化得非常好，因此在刮宫标本中难以确诊。有时直到子宫切除后才能明确诊断。

除了典型鳞状细胞癌之外，疣状癌也可发生于子宫内膜（图 9.55）。鳞状细胞癌的预后与诊断时的分期密切相关。在一项对报道病例的综述研究中，Ⅰ 期患者的生存率为 80%，而 Ⅲ 期患者的生存率仅为 20%（Goodman et al. 1996）。

9.5.2 玻璃细胞癌

一般认为玻璃细胞癌是混合性腺鳞癌的一种亚型，极少发生于子宫内膜（Arends et al. 1984；Christopherson et al. 1982c）。最初描述的玻璃细胞癌发生于子宫颈，它是一种低分化肿瘤，没有或仅有很少的腺样或鳞状分化，由特征性的多角形细胞组成，呈片状或巢状分布，由纤维性间质分隔，其间含有大量炎症细胞。细胞边界清楚，胞质呈颗粒状嗜酸性或嗜双色性，形成一种毛玻璃样外观。细胞核大而圆，核仁明显，呈嗜酸性，位于中央。核分裂活性高，可见非典型核分裂象。根据小样本研究结果，该肿瘤具有高度侵袭性。

9.5.3 卵黄囊瘤

最近的一项研究（Ravishankar et al. 2017）报道了 15 例性腺外的卵黄囊瘤，其中 11 例位于子宫。患者的年龄范围为 17~87 岁。组织学结构包括微囊/网状、腺样、实体状、乳头状和肝样形态。10 例中可观察到以上混合性组织学结构，S-D 小体仅在 3 例中出现。11 例子宫卵黄囊瘤病例中，8 例有相关的体细胞成分，2 例有次级生殖细胞成分。免疫组化染色对诊断有帮助，在不同的研究中，12 例中 12 例全部表达 SALL4 且 10 例呈 CDX2 阳性，14 例中 7 例呈 AFP 阳性，10 例中 9 例呈 glypican-3 阳性。所有患者都进行了化疗，除 1 例患者外，其余均接受了手术。13 例接受了 5~86 个月的随访，其中 5 例死于疾病，6 例带病生存，2 例无病生存。虽然大多数性腺外的卵黄囊瘤发生于生殖细胞，但子宫的卵黄囊瘤可能与体细胞肿瘤有关，这表明子宫的卵黄囊瘤可能代表着特殊分化的癌，是一种独特的亚型。

9.5.4　巨细胞癌

罕见情况下，原发性子宫内膜癌可含有多核巨细胞，类似于其他部位（如肺、甲状腺、胰腺和胆囊）的巨细胞癌。在一篇关于 6 个病例的报道中，巨细胞占据肿瘤的大部分（Jones et al. 1991）。肿瘤的其余部分含有未分化癌和分化较好的子宫内膜样癌。免疫组化证实巨细胞成分表达 CK 和 EMA，vimentin、desmin 和 SMA 呈阴性。6 例中有 4 例肿瘤的浸润深度超过浅表浸润并复发，3 例患者在 3 年内死于肿瘤。伴有破骨细胞样巨细胞的肿瘤也见于子宫内膜。

9.5.5　绒癌

绝经后女性发生子宫内膜原发性绒癌的情况罕见，这种癌属于体细胞起源（而不是生殖细胞或滋养细胞起源）的癌的一种去分化形式。文献中有 6 例子宫内膜原发性绒癌，其发病年龄为 48~78 岁（Kalir et al. 1995；Pesce et al. 1991；Savage et al. 1987；Tunc et al. 1998）。大多数患者的血清 hCG 水平升高和（或）肿瘤的合体滋养细胞呈 hCG 阳性。文献报道了 1 例伴有癌肉瘤（恶性米勒混合瘤）的绒癌，笔者也遇到过 1 例（Khuu et al. 2000）。这些肿瘤似乎具有侵袭行为。

9.5.6　移行细胞癌

文献报道了 10 例子宫内膜移行细胞癌（Lininger et al. 1997；Spiegel et al. 1996）。患者的发病年龄为 41~83 岁，平均发病年龄为 62 岁。肿瘤通常呈息肉状，临床表现为子宫出血。移行细胞癌常呈乳头状，类似于其他器官的移行细胞癌。它们可不同程度地混杂着其他类型的子宫内膜癌（包括子宫内膜样癌、鳞状细胞癌和浆液性癌）。该肿瘤的总体预后似乎并不比预期的疾病分期的预后差，但在混合性癌中，移行细胞成分似乎是一种侵袭性较强的亚型（Lininger et al. 1997）。

9.5.7　其他罕见的亚型

已报道的其他罕见类型的子宫内膜癌包括子宫内膜样癌嗜酸细胞亚型、原发性印戒细胞癌和子宫内膜样癌伴分泌 AFP 的肝样腺癌（Hoshida et al. 1996；Mooney et al. 1997；Pitman et al. 1994）。另外，伴有 Ewing 肉瘤 / 原始神经外胚层肿瘤的子宫内膜样癌也有报道（Sinkre et al. 2000）。

9.6　子宫内膜转移性肿瘤

9.6.1　卵巢癌

同时累及子宫内膜和卵巢的癌可能为如下情况。①子宫内膜癌转移至卵巢。②卵巢癌转移至子宫内膜。③两个部位的癌均为独立的原发性肿瘤。由于上述情况的预后和治疗不同，因此区分它们非常重要。有人提议当子宫内膜病变小并且仅有轻微浸润时，这两个部位的肿瘤应为独立发生的。一项研究发现，如果这两种癌均为子宫内膜样癌，则预后好，因此二者可能是独立的（Eifel et al. 1982）。当见到浆液性癌或透明细胞癌成分时，患者的预后差，且可能是原发性肿瘤伴有转移。可根据肿瘤体积较大或分期较晚而确定原发性肿瘤。

另一项研究提议：当存在多结节性卵巢受累或满足以下标准中的至少 2 项时，则应判定为肿瘤原发于子宫内膜并转移至卵巢：①卵巢小（最大径小于 5 cm）；②双侧卵巢受累；③深肌层浸润；④脉管侵犯；⑤输卵管受累（Ulbright et al. 1985）。采用这些标准，在分类为转移组和独立的原发组之间远处转移的发生率有明显的差异。子宫内膜癌转移至卵巢较常见，反之较少见。大约 1/3 的病例是独立的肿瘤同时累及这两个器官，但最近更多的数据表明它们可能是克隆性相关的（见下文）。独立的肿瘤为高分化子宫内膜样或非子宫内膜样模式，而 3 级子宫内膜样癌和癌肉瘤通常为一个器官原发并转移至另一器官。

最近一项使用靶向序列分析的分子研究在子宫内膜癌和卵巢癌常见的特异基因改变中发现了大多数同时发生的低级别和低分期的子宫内膜样癌的克隆性证据。这些发现支持病变转移性的本质，但并没有阐明转移的方向。鉴于此类肿瘤患者的预后良好，推测肿瘤细胞的扩散能力受限，无法向女性生殖道外扩散（Anglesio et al. 2016）。

9.6.2 来自生殖道外的癌

当生殖道外的癌转移至子宫时，患者通常已有明显的播散性表现。诊刮标本的诊断偶尔是隐匿性原发性肿瘤的最初诊断线索。患者的平均年龄为 60 岁。转移性乳腺癌是最常（47%）转移至子宫的生殖道外肿瘤（图 9.64），其次是胃癌（29%）、皮肤黑色素瘤（5%）、肺癌（4%）、结肠癌（3%）、胰腺癌（3%）和肾癌（3%）（Kumar et al. 1982）。转移至子宫内膜的肿瘤常弥漫性浸润子宫内膜，使

子宫内膜腺体减少。转移至子宫内膜的肿瘤大多数为低分化并且缺乏鳞状分化，不同于子宫内膜癌。子宫肌层也可含有转移性结节。

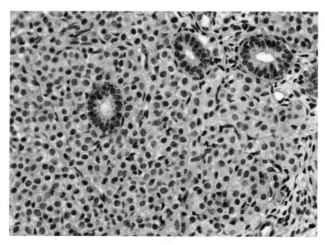

图 9.64　转移性乳腺癌。肿瘤细胞和细胞核的形态单一，胞质淡染，呈嗜酸性。肿瘤细胞取代子宫内膜间质和周围残存的无活性子宫内膜腺体，符合转移性乳腺小叶癌的特点

参考文献

(1987) Combination oral contraceptive use and the risk of endometrial cancer. The Cancer and steroid hormone study of the Centers for disease control and the National Institute of Child Health and Human Development. JAMA 257:796–800

Abeler VM, Kjorstad KE (1990) Serous papillary carcinoma of the endometrium: a histopathological study of 22 cases. Gynecol Oncol 39:266–271

Abeler VM, Kjorstad KE (1991) Clear cell carcinoma of the endometrium: a histopathological and clinical study of 97 cases. Gynecol Oncol 40:207–217

Abeler VM, Kjorstad KE (1992) Endometrial adenocarcinoma with squamous cell differentiation. Cancer 69:488–495

Abeler VM, Kjorstad KE, Berle E (1992) Carcinoma of the endometrium in Norway: a histopathological and prognostic survey of a total population. Int J Gynecol Cancer 2:9–22

Abeler VM et al (1996) Clear cell carcinoma of the endometrium. Prognosis and metastatic pattern. Cancer 78:1740–1747

Acs G, Pasha T, Zhang PJ (2004) WT1 is differentially expressed in serous, endometrioid, clear cell, and mucinous carcinomas of the peritoneum, fallopian tube, ovary, and endometrium. Int J Gynecol Pathol 23:110–118

Alberhasky RC, Connelly PJ, Christopherson WM (1982) Carcinoma of the endometrium. IV. Mixed adenosquamous carcinoma. A clinical-pathological study of 68 cases with long-term follow-up. Am J Clin Pathol 77:655–664

Alkushi A et al (2004) Interpretation of p53 immunoreactivity in endometrial carcinoma: establishing a clinically relevant cut-off level. Int J Gynecol Pathol 23:129–137

Alkushi A et al (2007) Identification of prognostically relevant and reproducible subsets of endometrial adenocarcinoma based on clustering analysis of immunostaining data. Mod Pathol 20:1156–1165

Alkushi A et al (2010) High-grade endometrial carcinoma: serous and grade 3 endometrioid carcinomas have different immunophenotypes and outcomes. Int J Gynecol Pathol 29:343–350

Altrabulsi B et al (2005) Undifferentiated carcinoma of the endometrium. Am J Surg Pathol 29:1316–1321

Amant F et al (2005) Endometrial carcinosarcomas have a different prognosis and pattern of spread compared to high-risk epithelial endometrial cancer. Gynecol Oncol 98:274–280

Ambros RA et al (1995) Endometrial intraepithelial carcinoma: a distinctive lesion specifically associated with tumors displaying serous differentiation. Hum Pathol 26:1260–1267

An HJ et al (2004) Molecular characterization of uterine clear cell carcinoma. Mod Pathol 17:530–537

Anagnostopoulos A et al (2017) Identifying lynch syndrome in women presenting with endometrial carcinoma under the age of 50 years. Int J Gynecol Cancer 27:931–937

Andersson M, Storm HH, Mouridsen HT (1991) Incidence of new primary cancers after adjuvant tamoxifen therapy and radiotherapy for early breast cancer. J Natl Cancer Inst 83:1013–1017

Anglesio MS et al (2016) Synchronous endometrial and ovarian carcinomas: evidence of Clonality. J Natl Cancer Inst 108 (6): djv428. https://doi.org/10.1093/jnci/djv428

Ansari-Lari MA et al (2004) Distinction of endocervical and endometrial adenocarcinomas: immunohistochemical p16 expression correlated with human papillomavirus (HPV) DNA detection. Am J Surg Pathol 28:160–167

Aquino-Parsons C et al (1998) Papillary serous and clear cell carcinoma limited to endometrial curettings in FIGO stage 1a and 1b endometrial adenocarcinoma: treatment implications. Gynecol Oncol 71:83–86

Arends JW et al (1984) Adenocarcinoma of the endometrium with glassy-cell features–immunohistochemical observations. Histopathology 8:873–879

Arrastia CD et al (1997) Uterine carcinosarcomas: incidence and trends in management and survival. Gynecol Oncol 65:158–163

Ashton KA et al (2009) Estrogen receptor polymorphisms and the risk of endometrial cancer. BJOG 116:1053–1061

Austin H, Drews C, Partridge EE (1993) A case-control study of endometrial cancer in relation to cigarette smoking, serum estrogen levels, and alcohol use. Am J Obstet Gynecol 169:1086–1091

Baker WD, Soisson AP, Dodson MK (2013) Endometrial cancer in a 14-year-old girl with Cowden syndrome: a case report. J Obstet Gynaecol Res 39:876–878

Barakat RR et al (1994) Tamoxifen use in breast cancer patients who subsequently develop corpus cancer is not associated with a higher incidence of adverse histologic features. Gynecol Oncol 55:164–168

Bartosch C, Manuel Lopes J, Oliva E (2011) Endometrial carcinomas: a review emphasizing overlapping and distinctive morphological and immunohistochemical features. Adv Anat Pathol 18:415–437

Barwick KW, LiVolsi VA (1979) Malignant mixed mullerian tumors of the uterus. A clinicopathologic assessment of 34 cases. Am J Surg Pathol 3:125–135

Beral Vet al (1999) Use of HRT and the subsequent risk of cancer. J Epidemiol Biostat 4:191–210; discussion 210–215

Billingsley CC et al (2015) Polymerase varepsilon (POLE) mutations in endometrial cancer: clinical outcomes and implications for lynch syndrome testing. Cancer 121:386–394

Bitterman P, Chun B, Kurman RJ (1990) The significance of epithelial differentiation in mixed mesodermal tumors of the uterus. A clinicopathological and immunohistochemical study. Am J Surg Pathol 14:317–328

Boccardo F et al (1992) Chemotherapy versus tamoxifen versus chemotherapy plus tamoxifen in node-positive, oestrogen-receptor positive breast cancer patients. An update at 7 years of the 1st GROCTA (Breast Cancer Adjuvant Chemo-Hormone Therapy Cooperative Group) trial. Eur J Cancer 28:673–680

Bodner-Adler B et al (2001) Prognostic parameters in carcinosarcomas of the uterus: a clinico-pathologic study. Anticancer Res 21:3069–3074

Bokhman JV (1983) Two pathogenetic types of endometrial carcinoma. Gynecol Oncol 15:10–17

Borst MP et al (1990) Oncogene alterations in endometrial carcinoma. Gynecol Oncol 38:364–366

Bosse T et al (2014) L1 cell adhesion molecule is a strong predictor for distant recurrence and overall survival in early stage endometrial cancer: pooled PORTEC trial results. Eur J Cancer 50:2602–2610

Bosse T et al (2018) Molecular classification of grade 3 Endometrioid endometrial cancers identifies distinct prognostic subgroups. Am J Surg Pathol 42:561–568

Boyd J, Risinger JI (1991) Analysis of oncogene alterations in human endometrial carcinoma: prevalence of ras mutations. Mol Carcinog 4:189–195

Brinton LA, Felix AS (2014) Menopausal hormone therapy and risk of endometrial cancer. J Steroid Biochem Mol Biol 142:83–89

Brinton LA et al (1992) Reproductive, menstrual, and medical risk factors for endometrial cancer: results from a case-control study. Am J Obstet Gynecol 167:1317–1325

Bussaglia E et al (2000) PTEN mutations in endometrial carcinomas: a molecular and clinicopathologic analysis of 38 cases. Hum Pathol 31:312–317

Buza N et al (2013) Toward standard HER2 testing of endometrial serous carcinoma: 4-year experience at a large academic center and recommendations for clinical practice. Mod Pathol 26:1605–1612

Byron SA et al (2008) Inhibition of activated fibroblast growth factor receptor 2 in endometrial cancer cells induces cell death despite PTEN abrogation. Cancer Res 68:6902–6907

CallisterMet al (2004) Malignant mixed Mullerian tumors of the uterus: analysis of patterns of failure, prognostic factors, and treatment outcome. Int J Radiat Oncol Biol Phys 58:786–796

Carcangiu ML, Chambers JT (1992) Uterine papillary serous carcinoma: a study on 108 cases with emphasis on the prognostic significance of associated endometrioid carcinoma, absence of invasion, and concomitant ovarian carcinoma. Gynecol Oncol 47:298–305

Carcangiu ML et al (1990) Immunohistochemical evaluation of estrogen and progesterone receptor content in 183 patients with endometrial carcinoma. Part I: clinical and histologic correlations. Am J Clin Pathol 94:247–254

Carcangiu ML, Tan LK, Chambers JT (1997) Stage IA uterine serous carcinoma: a study of 13 cases. Am J Surg Pathol 21:1507–1514

Castrillon DH, Lee KR, Nucci MR (2002) Distinction between endometrial and endocervical adenocarcinoma: an immunohistochemical study. Int J Gynecol Pathol 21:4–10

Chen KT, Kostich ND, Rosai J (1978) Peritoneal foreign body granulomas to keratin in uterine adenocanthoma. Arch Pathol Lab Med 102:174–177

Chen JL, Trost DC, Wilkinson EJ (1985) Endometrial papillary adenocarcinomas: two clinicopathological types. Int J Gynecol Pathol 4:279–288

Cherniack AD et al (2017) Integrated molecular characterization of uterine Carcinosarcoma. Cancer Cell 31:411–423

Chiesa-Vottero AG et al (2007) Immunohistochemical overexpression of p16 and p53 in uterine serous carcinoma and ovarian high-grade serous carcinoma. Int J Gynecol Pathol 26:328–333

Christopherson WM, Alberhasky RC, Connelly PJ (1982a) Carcinoma of the endometrium:I. A clinicopathologic study of clear-cell carcinoma and secretory carcinoma. Cancer 49:1511–1523

Christopherson WM, Alberhasky RC, Connelly PJ (1982b) Carcinoma of the endometrium.II. Papillary adenocarcinoma: a clinical pathological study, 46 cases. Am J Clin Pathol 77:534–540

Christopherson WM, Alberhasky RC, Connelly PJ (1982c) Glassy cell carcinoma of the endometrium. Hum Pathol 13:418–421

Chuang JT, VanVelden DJ, Graham JB (1970a) Carcinosarcoma and mixed mesodermal tumor of the uterine corpus. Review of 49 cases. Obstet Gynecol 35:769–780

Chuang JT, Van Velden DJ, Graham JB (1970b) Carcinosarcoma and mixed mesodermal tumor of the uterine corpus. Review of 49 cases. Obstet Gynecol 35:769–780

Cimbaluk D et al (2007) Uterine carcinosarcoma: immunohistochemical studies on tissue microarrays with focus on potential therapeutic targets. Gynecol Oncol 105:138–144

Cirisano FD Jr et al (1999) Epidemiologic and surgicopathologic findings of papillary serous and clear cell endometrial cancers when compared to endometrioid carcinoma. Gynecol Oncol 74:385–394

Cirisano FD Jr et al (2000) The outcome of stage I-II clinically and surgically staged papillary serous and clear cell endometrial cancers when compared with endometrioid carcinoma. Gynecol Oncol 77:55–65

Clement PB, Scully RE (1990) Mullerian adenosarcoma of the uterus: a clinicopathologic analysis of 100 cases with a review of the literature. Hum Pathol 21:363–381

Colas E et al (2012) The EMT signaling pathways in endometrial carcinoma. Clin Transl Oncol 14:715–720

Connelly PJ, Alberhasky RC, Christopherson WM (1982) Carcinoma of the endometrium. III. Analysis of 865 cases of adenocarcinoma and adenoacanthoma. Obstet Gynecol 59:569–575

Cook LS et al (1995) Population-based study of tamoxifen therapy and subsequent ovarian, endometrial, and breast cancers. J Natl Cancer Inst 87:1359–1364

Cosgrove CM et al (2017) Epigenetic silencing of MLH1 in endometrial cancers is associated with larger tumor volume, increased rate of lymph node positivity and reduced recurrence-free survival. Gynecol Oncol 146:588–595

Creasman WT (1989) Announcement. FIGO stages: 1988 revision. Gynecol Oncol 35:125–127

Creasman WT et al (1986) Estrogen replacement therapy in the patient treated for endometrial cancer. Obstet Gynecol 67:326–330

Crissman JD et al (1981) Endometrial carcinoma in women 40 years of age or younger. Obstet Gynecol 57:699–704

Curtis RE et al (2004) Risk of malignant mixed mullerian tumors after tamoxifen therapy for breast cancer. J Natl Cancer Inst 96:70–74

Czernobilsky B et al (1980) Endocervical-type epithelium in endometrial carcinoma: a report of 10 cases with emphasis on histochemical methods for differential diagnosis. Am J Surg Pathol 4:481–489

Daniel AG, Peters WA 3rd (1988) Accuracy of office and operating room curettage in the grading of endometrial carcinoma. Obstet Gynecol 71:612–614

Darvishian F et al (2004) Serous endometrial cancers that mimic endometrioid adenocarcinomas: a clinicopathologic and immunohistochemical study of a group of problematic cases. Am J Surg Pathol 28: 1568–1578

de Leeuw WJ et al (2000) Prediction of a mismatch repair gene defect by microsatellite instability and immunohistochemical analysis in endometrial tumours from HNPCC patients. J Pathol 192:328–335

DeLair DF et al (2017) The genetic landscape of endometrial clear cell carcinomas. J Pathol 243:230–241

Dellinger TH et al (2016) L1CAM is an independent predictor of poor survival in endometrial cancer – an analysis of the Cancer genome atlas (TCGA). Gynecol Oncol 141:336–340

Demopoulos RI et al (1996) Papillary carcinoma of the endometrium: morphometric predictors of survival. Int J Gynecol Pathol 15:110–118

Desouki MM et al (2017) Intraoperative pathologic consultation on hysterectomy specimens for endometrial Cancer: an assessment of the accuracy of frozen sections, "gross-only" evaluations, and obtaining random sections of a grossly "normal" endometrium. Am J Clin Pathol 148:345–353

Dockerty MB, Lovelady SB, Foust GT Jr (1951) Carcinoma of the corpus uteri in young women. Am J Obstet Gynecol 61:966–981

Duggan BD et al (1994) Microsatellite instability in sporadic endometrial carcinoma. J Natl Cancer Inst 86:1216–1221

Dunton CJ et al (1991) Uterine papillary serous carcinoma: a review. Obstet Gynecol Surv 46:97–102

Egan JA et al (2004) Differential expression of WT1 and p53 in serous and endometrioid carcinomas of the endometrium. Int J Gynecol Pathol 23:119–122

Egle D et al (2008) Validation of intraoperative risk assessment on frozen section for surgical management of endometrial carcinoma. Gynecol Oncol 110: 286–292

Eheman C et al (2012) Annual report to the nation on the status of cancer, 1975-2008, featuring cancers associated with excess weight and lack of sufficient physical activity. Cancer 118:2338–2366

Eifel P et al (1982) Simultaneous presentation of carcinoma involving the ovary and the uterine corpus. Cancer 50:163–170

Enomoto T et al (1993) Alterations of the p53 tumor suppressor gene and its association with activation of the c-K-ras-2 protooncogene in premalignant and malignant lesions of the human uterine endometrium. Cancer Res 53:1883–1888

Enriori CL, Reforzo-Membrives J (1984) Peripheral aromatization as a risk factor for breast and endometrial cancer in postmenopausal women: a review. Gynecol Oncol 17:1–21

Eshleman JR, Markowitz SD (1995) Microsatellite instability in inherited and sporadic neoplasms. Curr Opin Oncol 7:83–89

Espinosa I et al (2017) Undifferentiated and dedifferentiated endometrial carcinomas with POLE exonuclease domain mutations have a Favorable prognosis. Am J Surg Pathol 41:1121–1128

Esteller M et al (1998) MLH1 promoter hypermethylation is associated with the microsatellite instability phenotype in sporadic endometrial carcinomas. Oncogene 17:2413–2417

Euscher E et al (2013) The pattern of myometrial invasion as a predictor of lymph node metastasis or extrauterine disease in low-grade endometrial carcinoma. Am J Surg Pathol 37:1728–1736

Fader AN et al (2009) Platinum/taxane-based chemotherapy with or without radiation therapy favorably impacts survival outcomes in stage I uterine papillary serous carcinoma. Cancer 115:2119–2127

Farhi DC, Nosanchuk J, Silverberg SG (1986) Endometrial adenocarcinoma in women under 25 years of age. Obstet Gynecol 68:741–745

Ferguson SE et al (2006) Comparison of uterine malignancies that develop during and following tamoxifen therapy. Gynecol Oncol 101:322–326

Ferguson SE et al (2007a) Prognostic features of surgical stage I uterine carcinosarcoma. Am J Surg Pathol 31:1653–1661

Ferguson SE et al (2007b) Clinicopathologic features of rhabdomyosarcoma of gynecologic origin in adults. Am J Surg Pathol 31:382–389

Fisher B et al (1994) Endometrial cancer in tamoxifentreated breast cancer patients: findings from the National Surgical Adjuvant Breast and Bowel Project (NSABP) B-14. J Natl Cancer Inst 86:527–537

Fisher B et al (1998) Tamoxifen for prevention of breast cancer: report of the National Surgical Adjuvant Breast and Bowel Project P-1 Study. J Natl Cancer Inst 90:1371–1388

Fleming WP et al (1984) Autopsy findings in patients with uterine sarcoma. Gynecol Oncol 19:168–172

Fornander T et al (1989) Adjuvant tamoxifen in early breast cancer: occurrence of new primary cancers. Lancet 1:117–120

Franks AL, Kendrick JS, TylerCWJr (1987) Postmenopausal smoking, estrogen replacement therapy, and the risk of endometrial cancer. Am J Obstet Gynecol 156:20–23

Friedli A et al (2009) The soluble form of the cancerassociated L1 cell adhesion molecule is a pro-angiogenic factor. Int J Biochem Cell Biol 41:1572–1580

Fujii H et al (2000) Frequent genetic heterogeneity in the clonal evolution of gynecological carcinosarcoma and its influence on phenotypic diversity. Cancer Res 60:114–120

Gagne E et al (1989) Morphologic prognostic factors of malignant mixed mullerian tumor of the uterus: a clinicopathologic study of 58 cases. Mod Pathol 2:433–438

Geels YP et al (2016) L1CAM expression is related to non-Endometrioid histology, and prognostic for poor outcome in Endometrioid endometrial carcinoma. Pathol Oncol Res 22:863–868

George E et al (1995) Malignant mixed mullerian tumor versus high-grade endometrial carcinoma and aggressive variants of endometrial carcinoma: a comparative analysis of survival. Int J Gynecol Pathol 14:39–44

Gitsch G et al (1995a) Endometrial cancer in premenopausal women 45 years and younger. Obstet Gynecol 85:504–508

Gitsch G et al (1995b) Uterine papillary serous carcinoma. A clinical study. Cancer 75:2239–2243

Goldstein NS, Uzieblo A (2002) WT1 immunoreactivity in uterine papillary serous carcinomas is different from ovarian serous carcinomas. Am J Clin Pathol 117:541–545

Goodman A et al (1996) Squamous cell carcinoma of the endometrium: a report of eight cases and a review of the literature. Gynecol Oncol 61:54–60

Gray LA Sr, Christopherson WM, Hoover RN (1977) Estrogens and endometrial carcinoma. Obstet Gynecol Surv 32:619–621

Greenwald P, Caputo TA, Wolfgang PE (1977) Endometrial cancer after menopausal use of estrogens. Obstet Gynecol 50:239–243

Gunderson CC et al (2014) Pathologic features associated with resolution of complex atypical hyperplasia and grade 1 endometrial adenocarcinoma after progestin therapy. Gynecol Oncol 132:33–37

Hagiwara T, Mori T, Kaku T (2005) Development of endometrial cancer following radiation therapy for cervical carcinoma. Eur J Gynaecol Oncol 26:191–195

Hall JB, Young RH, Nelson JH Jr (1984) The prognostic significance of adenomyosis in endometrial carcinoma. Gynecol Oncol 17:32–40

Haruma T et al (2018) Clinical impact of endometrial cancer stratified by genetic mutational profiles, POLE mutation, and microsatellite instability. PLoS One 13:e0195655

Hayes MP et al (2006) PIK3CA and PTEN mutations in uterine endometrioid carcinoma and complex atypical hyperplasia. Clin Cancer Res 12:5932–5935

Heckl M et al (2018) The ARID1A, p53 and ss-catenin statuses are strong prognosticators in clear cell and endometrioid carcinoma of the ovary and the endometrium. PLoS One e0192881:13

Hendrickson E (1975) The lymphatic dissemination in endometrial carcinoma. A study of 188 necropsies. Am J Obstet Gynecol 123:570

Hendrickson MR, Kempson RL (1983) Ciliated carcinoma – a variant of endometrial adenocarcinoma: a report of 10 cases. Int J Gynecol Pathol 2:1–12

Hendrickson M et al (1982) Uterine papillary serous carcinoma: a highly malignant form of endometrial adenocarcinoma. Am J Surg Pathol 6:93–108

Hernandez E, Woodruff JD (1980) Endometrial adenocarcinoma arising in adenomyosis. Am J Obstet Gynecol 138:827–832

Hetzel DJ et al (1992) HER-2/neu expression: a major prognostic factor in endometrial cancer. Gynecol Oncol 47:179–185

Heuberger J, Birchmeier W (2010) Interplay of cadherinmediated cell adhesion and canonical Wnt signaling. Cold Spring Harb Perspect Biol 2:a002915

Hoang LN et al (2017) Interobserver agreement in endometrial carcinoma Histotype diagnosis varies depending on the Cancer genome atlas (TCGA)-based molecular subgroup. Am J Surg Pathol 41:245–252

Hoffman MS et al (1989) Adenocarcinoma of the endometrium and endometrioid carcinoma of the ovary associated with pregnancy. Gynecol Oncol 32:82–85

Holloway RW et al (2017) Sentinel lymph node mapping and staging in endometrial cancer: a Society of Gynecologic Oncology literature review with consensus recommendations. Gynecol Oncol 146:405–415

Hornback NB, Omura G, Major FJ (1986) Observations on the use of adjuvant radiation therapy in patients with stage I and II uterine sarcoma. Int J Radiat Oncol Biol Phys 12:2127–2130

Horwitz RI et al (1981) Necropsy diagnosis of endometrial cancer and detection-bias in case/control studies. Lancet 2:66–68

Hoshida Y et al (1996) Hepatoid adenocarcinoma of the endometrium associated with alpha-fetoprotein production. Int J Gynecol Pathol 15:266–269

Inthasorn P et al (2002) Analysis of clinicopathologic factors in malignant mixed Mullerian tumors of the uterine corpus. Int J Gynecol Cancer 12:348–353

Jacques SM, Lawrence WD (1990) Endometrial adenocarcinoma with variable-level myometrial involvement limited to adenomyosis: a clinicopathologic study of 23 cases. Gynecol Oncol 37:401–407

Jamison PM et al (2013) Trends in endometrial cancer incidence by race and histology with a correction for the prevalence of hysterectomy, SEER 1992 to 2008. Cancer Epidemiol Biomark Prev 22:233–241

Jones MA, Young RH, Scully RE (1991) Endometrial adenocarcinoma with a component of giant cell carcinoma. Int J Gynecol Pathol 10:260–270

Joseph MG, Fellows FG, Hearn SA (1990) Primary endodermal sinus tumor of the endometrium. A clinicopathologic, immunocytochemical, and ultrastructural study. Cancer 65:297–302

Kalir T et al (1995) Endometrial adenocarcinoma with choriocarcinomatous differentiation in an elderly virginal woman. Int J Gynecol Pathol 14:266–269

Kanbour-Shakir A, Tobon H (1991) Primary clear cell carcinoma of the endometrium: a clinicopathologic study of 20 cases. Int J Gynecol Pathol 10:67–78

Kandoth C et al (2013) Integrated genomic characterization of endometrial carcinoma. Nature 497:67–73

Katase K et al (1998) The incidence of subsequent endometrial carcinoma with tamoxifen use in patients with primary breast carcinoma. Cancer 82:1698–1703

Kaufman DW et al (1980) Decreased risk of endometrial cancer among oral-contraceptive users. N Engl J Med 303:1045–1047

Kelly MG et al (2004) Patients with uterine papillary serous cancers may benefit from adjuvant platinumbased chemoradiation. Gynecol Oncol 95:469–473

Kelly MG et al (2005) Improved survival in surgical stage I patients with uterine papillary serous carcinoma (UPSC) treated with adjuvant platinum-based chemotherapy. Gynecol Oncol 98:353–359

Khuu HM et al (2000) Carcinosarcoma of the uterus associated with a nongestational choriocarcinoma. South Med J 93:226–228

Kiefel H et al (2012) L1CAM: a major driver for tumor cell invasion and motility. Cell Adhes Migr 6:374–384

Kim KR, Scully RE (1990) Peritoneal keratin granulomas with carcinomas of endometrium and ovary and atypical polypoid adenomyoma of endometrium. A clinicopathological analysis of 22 cases. Am J Surg Pathol 14:925–932

Kommoss F et al (2017) L1CAM: amending the "low-risk" category in endometrial carcinoma. J Cancer Res Clin Oncol 143:255–262

Koshiyama M et al (1993) Immunohistochemical analysis of p53 protein over-expression in endometrial carcinomas: inverse correlation with sex steroid receptor status. Virchows Arch A Pathol Anat Histopathol 423:265–271

Kovalev S et al (1998) Loss of p53 function in uterine papillary serous carcinoma. Hum Pathol 29:613–619

Kumar NB, Hart WR (1982) Metastases to the uterine corpus from extragenital cancers. A clinicopathologic study of 63 cases. Cancer 50:2163–2169

Kurman RJ, Scully RE (1976) Clear cell carcinoma of the endometrium: an analysis of 21 cases. Cancer 37:872–882

Kurnit KC et al (2017) CTNNB1 (beta-catenin) mutation identifies low grade, early stage endometrial cancer patients at increased risk of recurrence. Mod Pathol 30:1032–1041

Lacey JV Jr et al (2008) PTEN expression in endometrial biopsies as a marker of progression to endometrial carcinoma. Cancer Res 68:6014–6020

Larson B et al (1990) Mixed mullerian tumors of the uterus – prognostic factors: a clinical and histopathologic study of 147 cases. Radiother Oncol 17:123–132

Larson DM et al (1995) Comparison of D&C and office endometrial biopsy in predicting final histopathologic grade in endometrial cancer. Obstet Gynecol 86:38–42

Lauchlan SC (1981) Tubal (serous) carcinoma of the endometrium. Arch Pathol Lab Med 105:615–618

Lax SF et al (1998a) Comparison of estrogen and progesterone receptor, Ki-67, and p53 immunoreactivity in uterine endometrioid carcinoma and endometrioid carcinoma with squamous, mucinous, secretory, and ciliated cell differentiation. Hum Pathol 29:924–931

Lax SF et al (1998b) Clear cell carcinoma of the endometrium is characterized by a distinctive profile of p53, Ki-67, estrogen, and progesterone receptor expression. Hum Pathol 29:551–558

Lax SF et al (2000a) A binary architectural grading system for uterine endometrial endometrioid carcinoma has superior reproducibility compared with FIGO grading and identifies subsets of advance-stage tumors with favorable and unfavorable prognosis. Am J Surg Pathol 24:1201–1208

Lax SF et al (2000b) The frequency of p53, K-ras mutations, and microsatellite instability differs in uterine endometrioid and serous carcinoma: evidence of distinct molecular genetic pathways. Cancer 88: 814–824

Le Gallo M et al (2017) Somatic mutation profiles of clear cell endometrial tumors revealed by whole exome and targeted gene sequencing. Cancer 123:3261–3268

Lee KR, Belinson JL (1991) Recurrence in noninvasive endometrial carcinoma. Relationship to uterine papillary serous carcinoma. Am J Surg Pathol 15:965–973

Lee KR, Scully RE (1989) Complex endometrial hyperplasia and carcinoma in adolescents and young women 15 to 20 years of age. A report of 10 cases. Int J Gynecol Pathol 8:201–213

Lee RB, Burke TW, Park RC (1990) Estrogen replacement therapy following treatment for stage I endometrial carcinoma. Gynecol Oncol 36:189–191

Leiserowitz GS et al (1993) The proto-oncogene c-fms is overexpressed in endometrial cancer. Gynecol Oncol 49:190–196

Lesko SM et al (1985) Cigarette smoking and the risk of endometrial cancer. N Engl J Med 313:593–596

Levenback C et al (1992) Uterine papillary serous carcinoma (UPSC) treated with cisplatin, doxorubicin, and cyclophosphamide (PAC). Gynecol Oncol 46:317–321

Levi F et al (1993) Dietary factors and the risk of endometrial cancer. Cancer 71:3575–3581

Levine RL et al (1998) PTEN mutations and microsatellite instability in complex atypical hyperplasia, a precursor lesion to uterine endometrioid carcinoma. Cancer Res 58:3254–3258

Li J et al (1997) PTEN, a putative protein tyrosine phosphatase gene mutated in human brain, breast, and prostate cancer. Science 275:1943–1947

Lininger RA et al (1997) Transitional cell carcinoma of the endometrium and endometrial carcinoma with transitional cell differentiation. Cancer 79:1933–1943

Liu Y et al (2014) Clinical significance of CTNNB1 mutation and Wnt pathway activation in endometrioid endometrial carcinoma. J Natl Cancer Inst 106 (9): dju245. https://doi.org/10.1093/jnci/dju245

Livasy CA et al (2006) EGFR expression and HER2/neu overexpression/amplification in endometrial carcinosarcoma. Gynecol Oncol 100:101–106

Longacre TA, Hendrickson MR (1999) Diffusely infiltrative endometrial adenocarcinoma: an adenoma malignum pattern of myoinvasion. Am J Surg Pathol 23:69–78

Lukanova A et al (2004) Circulating levels of sex steroid hormones and risk of endometrial cancer in postmenopausal women. Int J Cancer 108:425–432

Macasaet MA et al (1985) Prognostic factors in malignant mesodermal (mullerian) mixed tumors of the uterus. Gynecol Oncol 20:32–42

Mack TM et al (1976) Estrogens and endometrial cancer in a retirement community. N Engl J Med 294:1262–1267

Mai KT et al (2002) Endometrioid carcinoma of the endometrium with an invasive component of minimal deviation carcinoma. Hum Pathol 33:856–858

Major FJ et al (1993) Prognostic factors in early-stage uterine sarcoma. A Gynecologic Oncology Group study. Cancer 71:1702–1709

Malpica A et al (1995) Low-stage clear-cell carcinoma of the endometrium. Am J Surg Pathol 19:769–774

Maxwell GL et al (1998) Mutation of the PTEN tumor suppressor gene in endometrial hyperplasias. Cancer Res 58:2500–2503

McCluggage WG (2002) Malignant biphasic uterine tumours: carcinosarcomas or metaplastic carcinomas? J Clin Pathol 55:321–325

McCluggage WG, Jenkins D (2003) p16 immunoreactivity may assist in the distinction between endometrial and endocervical adenocarcinoma. Int J Gynecol Pathol 22:231–235

McCluggage WG et al (2002) A panel of immunohistochemical stains, including carcinoembryonic antigen, vimentin, and estrogen receptor, aids the distinction between primary endometrial and endocervical adenocarcinomas. Int J Gynecol Pathol 21:11–15

McConechy MK et al (2015) In-depth molecular profiling of the biphasic components of uterine carcinosarcomas. J Pathol Clin Res 1:173–185

McDonald TW et al (1977) Exogenous estrogen and endometrial carcinoma: case-control and incidence study. Am J Obstet Gynecol 127:572–580

Melhem MF, Tobon H (1987) Mucinous adenocarcinoma of the endometrium: a clinico-pathological review of 18 cases. Int J Gynecol Pathol 6:347–355

Mentrikoski MJ et al (2012) Assessing endometrial hyperplasia and carcinoma treated with progestin therapy. Am J Clin Pathol 138:524–534

Mills AM, Longacre TA (2016) Lynch syndrome: female genital tract Cancer diagnosis and screening. Surg Pathol Clin 9:201–214

Missaoui N et al (2006) p16INK4A overexpression and HPV infection in uterine cervix adenocarcinoma. Virchows Arch 448:597–603

Mittal KR, Barwick KW (1993) Endometrial adenocarcinoma involving adenomyosis without true myometrial invasion is characterized by frequent preceding estrogen therapy, low histologic grades, and excellent prognosis. Gynecol Oncol 49:197–201

Modica I et al (2007) Utility of immunohistochemistry in predicting microsatellite instability in endometrial carcinoma. Am J Surg Pathol 31:744–751

Moll UM et al (1996) Uterine papillary serous carcinoma evolves via a p53-driven pathway. Hum Pathol 27:1295–1300

Mooney EE et al (1997) Signet-ring cell carcinoma of the endometrium: a primary tumor masquerading as a metastasis. Int J Gynecol Pathol 16:169–172

Morch LS et al (2017) Contemporary hormonal contraception and the risk of breast Cancer. N Engl J Med 377:2228–2239

Morrow CP et al (1991) Relationship between surgicalpathological risk factors and outcome in clinical stage I and II carcinoma of the endometrium: a Gynecologic oncology group study. Gynecol Oncol 40:55–65

Murray SK, Young RH, Scully RE (2003) Unusual epithelial and stromal changes in myoinvasive endometrioid adenocarcinoma: a study of their frequency, associated diagnostic problems, and prognostic significance. Int J Gynecol Pathol 22:324–333

Murray SK, Clement PB, Young RH (2005) Endometrioid carcinomas of the uterine corpus with sex cord-like formations, hyalinization, and other unusual morphologic features: a report of 31 cases of a neoplasm that may be confused with carcinosarcoma and other uterine neoplasms. Am J Surg Pathol 29:157–166

Musa F et al (2012) Mucinous histology is a risk factor for nodal metastases in endometrial cancer. Gynecol Oncol 125:541–545

Mutter GL et al (1996) Allelotype mapping of unstable microsatellites establishes direct lineage continuity between endometrial precancers and cancer. Cancer Res 56:4483–4486

Nascimento AF et al (2003) The role of CD10 staining in distinguishing invasive endometrial adenocarcinoma from adenocarcinoma involving adenomyosis. Mod Pathol 16:22–27

Nelen MR et al (1999) Novel PTEN mutations in patients with Cowden disease: absence of clear genotypephenotype correlations. Eur J Hum Genet 7:267–273

Ng AB et al (1973) Mixed adenosquamous carcinoma of the endometrium. Am J Clin Pathol 59:765–781

Nielsen SN et al (1989) Clinicopathologic analysis of uterine malignant mixed mullerian tumors. Gynecol Oncol 34:372–378

Nielsen AL, Thomsen HK, Nyholm HC (1991) Evaluation of the reproducibility of the revised 1988 International Federation of Gynecology and Obstetrics grading system of endometrial cancers with special emphasis on nuclear grading. Cancer 68:2303–2309

Nordal RR et al (1997) An evaluation of prognostic factors in uterine carcinosarcoma. Gynecol Oncol 67:316–321

Norris HJ, Taylor HB (1966a) Mesenchymal tumors of the uterus. III. A clinical and pathologic study of 31 carcinosarcomas. Cancer 19:1459–1465

Norris HJ, Taylor HB (1966b) Mesenchymal tumors of the uterus. 3. A clinical and pathologic study of 31 carcinosarcomas. Cancer 19:1459–1465

Noumoff JS et al (1991) The ability to evaluate prognostic variables on frozen section in hysterectomies performed for endometrial carcinoma. Gynecol Oncol 42:202–208

Obata K et al (1998) Frequent PTEN/MMAC mutations in endometrioid but not serous or mucinous epithelial ovarian tumors. Cancer Res 58:2095–2097

Obermair A et al (1999) Endometrial cancer: accuracy of the finding of a well differentiated tumor at dilatation and curettage compared to the findings at subsequent hysterectomy. Int J Gynecol Cancer 9:383–386

Oda K et al (2005) High frequency of coexistent mutations of PIK3CA and PTEN genes in endometrial carcinoma. Cancer Res 65:10669–10673

Onstad MA, Schmandt RE, Lu KH (2016) Addressing the role of obesity in endometrial Cancer risk, prevention, and treatment. J Clin Oncol 34:4225–4230

Pallares J et al (2005) Immunohistochemical analysis of PTEN in endometrial carcinoma: a tissue microarray study with a comparison of four commercial antibodies in correlation with molecular abnormalities. Mod Pathol 18:719–727

Parazzini F et al (1991) The epidemiology of endometrial cancer. Gynecol Oncol 41:1–16

Parazzini F et al (1997) The epidemiology of female gential tract cancers. Int J Gynecol Cancer 7:169–181

Park KJ et al (2008) Immunoprofile of adenocarcinomas of the endometrium, endocervix, and ovary with mucinous differentiation. Appl Immunohistochem Mol Morphol 17:8–11

Peiro G et al (2002) Microsatellite instability, loss of heterozygosity, and loss of hMLH1 and hMSH2 protein expression in endometrial carcinoma. Hum Pathol 33:347–354

Persson I et al (1989) Risk of endometrial cancer after treatment with oestrogens alone or in conjunction with progestogens: results of a prospective study. BMJ 298:147–151

Pesce C et al (1991) Endometrial carcinoma with trophoblastic differentiation. An aggressive form of uterine cancer. Cancer 68:1799–1802

Peterson EP (1968) Endometrial carcinoma in young women. A clinical profile. Obstet Gynecol 31:702–707

Photopulos GJ et al (1979) Clear cell carcinoma of the endometrium. Cancer 43:1448–1456

Pickar JH, Thorneycroft I, Whitehead M (1998) Effects of hormone replacement therapy on the endometrium and lipid parameters: a review of randomized clinical trials, 1985 to 1995. Am J Obstet Gynecol 178: 1087–1099

Pitman MB et al (1994) Endometrioid carcinoma of the ovary and endometrium, oxyphilic cell type: a report of nine cases. Int J Gynecol Pathol 13:290–301

Pocrnich CE et al (2016) Neuroendocrine carcinoma of the endometrium: a Clinicopathologic study of 25 cases. Am J Surg Pathol 40:577–586

Podczaski E et al (1992) Detection and patterns of treatment failure in 300 consecutive cases of "early" endometrial cancer after primary surgery. Gynecol Oncol 47:323–327

Podsypanina K et al (1999) Mutation of Pten/Mmac1 in mice causes neoplasia in multiple organ systems. Proc Natl Acad Sci U S A 96:1563–1568

Pollock PM et al (2007) Frequent activating FGFR2 mutations in endometrial carcinomas parallel germline mutations associated with craniosynostosis and skeletal dysplasia syndromes. Oncogene 26:7158–7162

Pothuri B et al (2006) Radiation-associated endometrial cancers are prognostically unfavorable tumors: a clinicopathologic comparison with 527 sporadic endometrial cancers. Gynecol Oncol 103:948–951

Potischman N et al (1996) Case-control study of endogenous steroid hormones and endometrial cancer. J Natl Cancer Inst 88:1127–1135

Raspollini MR et al (2005) COX-2, c-KIT and HER-2/neu expression in uterine carcinosarcomas: prognostic factors or potential markers for targeted therapies? Gynecol Oncol 96:159–167

Raspollini MR et al (2006) Expression and amplification of HER-2/neu oncogene in uterine carcinosarcomas: a marker for potential molecularly targeted treatment? Int J Gynecol Cancer 16:416–422

Raveh S, Gavert N, Ben-Ze'ev A (2009) L1 cell adhesion molecule (L1CAM) in invasive tumors. Cancer Lett 282:137–145

Ravishankar S, et al. (2017) Yolk Sac Tumor in Extragonadal Pelvic Sites Still a Diagnostic Challenge. Am J Surg Pathol 41:1–11

Reid-Nicholson M et al (2006) Immunophenotypic diversity of endometrial adenocarcinomas: implications for differential diagnosis. Mod Pathol 19:1091–1100

Ribeiro G, Swindell R (1992) The Christie Hospital adjuvant tamoxifen trial. J Natl Cancer Inst Monogr 11:121–125

Richart RM, Ferenczy A (1974) Endometrial morphologic response to hormonal environment. Gynecol Oncol 2:180–197

Rieck GC, Freites ON, Williams S (2005) Is tamoxifen associated with high-risk endometrial carcinomas? A retrospective case series of 196 women with endometrial cancer. J Obstet Gynaecol 25:39–41

Risinger JI et al (1997) PTEN/MMAC1 mutations in endometrial cancers. Cancer Res 57:4736–4738

Ronnett BM et al (2008) Endocervical adenocarcinomas with ovarian metastases: analysis of 29 cases with emphasis on minimally invasive cervical tumors and the ability of the metastases to simulate primary ovarian neoplasms. Am J Surg Pathol 32:1835–1853

Ross JC et al (1983) Primary mucinous adenocarcinoma of the endometrium. A clinicopathologic and histochemical study. Am J Surg Pathol 7:715–729

Rovirosa A et al (2002) Is vascular and lymphatic space invasion a main prognostic factor in uterine neoplasms with a sarcomatous component? A retrospective study of prognostic factors of 60 patients stratified by stages. Int J Radiat Oncol Biol Phys 52:1320–1329

Rutqvist LE et al (1995) Adjuvant tamoxifen therapy for early stage breast cancer and second primary malignancies. Stockholm Breast Cancer Study Group. J Natl Cancer Inst 87:645–651

Ryden S et al (1992) Long-term effects of adjuvant tamoxifen and/or radiotherapy. The South Sweden breast cancer trial. Acta Oncol 31:271–274

Saegusa M, Okayasu I (1998) Progesterone therapy for endometrial carcinoma reduces cell proliferation but does not alter apoptosis. Cancer 83:111–121

Sakuragi N et al (2000) Prognostic significance of serous and clear cell adenocarcinoma in surgically staged endometrial carcinoma. Acta Obstet Gynecol Scand 79:311–316

Sartori E et al (1997) Carcinosarcoma of the uterus: a clinicopathological multicenter CTF study. Gynecol Oncol 67:70–75

Savage J, Subby W, Okagaki T (1987) Adenocarcinoma of the endometrium with trophoblastic differentiation and metastases as choriocarcinoma: a case report. Gynecol Oncol 26:257–262

Sawada M et al (2003) Different expression patterns of KIT, EGFR, and HER-2 (c-erbB-2) oncoproteins between epithelial and mesenchymal components in uterine carcinosarcoma. Cancer Sci 94:986–991

Scholten AN et al (2003) Nuclear beta-catenin is a molecular feature of type I endometrial carcinoma. J Pathol 201:460–465

Scully RE, Bonfiglio TA, Kurman RJ, Silverberg SG, Wilkinson EJ (1994) Histologic typing of female genital tract tumors (international histological classification of tumors), 2nd edn. Springer, New York, pp 1–189

Seidman JD, Chauhan S (2003) Evaluation of the relationship between adenosarcoma and carcinosarcoma and a hypothesis of the histogenesis of uterine sarcomas. Int J Gynecol Pathol 22:75–82

Serdy K et al (2016) The value of Papanicolaou tests in the diagnosis of endometrial carcinoma: a large study cohort from an Academic Medical Center. Am J Clin Pathol 145:350–354

Shapiro S et al (1980) Recent and past use of conjugated estrogens in relation to adenocarcinoma of the endometrium. N Engl J Med 303:485–489

Sherman ME et al (1992) Uterine serous carcinoma. A morphologically diverse neoplasm with unifying clinicopathologic features. Am J Surg Pathol 16:600–610

Sherman ME, Bur ME, Kurman RJ (1995) p53 in endometrial cancer and its putative precursors: evidence for diverse pathways of tumorigenesis. Hum Pathol 26:1268–1274

Sherman ME et al (1997) Risk factors and hormone levels in patients with serous and endometrioid uterine carcinomas. Mod Pathol 10:963–968

Shim JU et al (1992) Accuracy of frozen-section diagnosis at surgery in clinical stage I and II endometrial carcinoma. Am J Obstet Gynecol 166:1335–1338

Silva EG, Jenkins R (1990) Serous carcinoma in endometrial polyps. Mod Pathol 3:120–128

Silva EG, Tornos CS, Follen-MitchellM(1994) Malignant neoplasms of the uterine corpus in patients treated for breast carcinoma: the effects of tamoxifen. Int J Gynecol Pathol 13:248–258

Silva EG et al (2006) Association of low-grade endometrioid carcinoma of the uterus and ovary with undifferentiated carcinoma: a new type of dedifferentiated carcinoma? Int J Gynecol Pathol 25:52–58

Silverberg SG et al (1990) Carcinosarcoma (malignant mixed mesodermal tumor) of the uterus. A Gynecologic Oncology Group pathologic study of 203 cases. Int J Gynecol Pathol 9:1–19

Simpkins SB et al (1998) PTEN mutations in endometrial cancers with 10q LOH: additional evidence for the involvement of multiple tumor suppressors. Gynecol Oncol 71:391–395

Sinkre P et al (2000) Endometrial endometrioid carcinomas associated with Ewing sarcoma/peripheral primitive neuroectodermal tumor. Int J Gynecol Pathol 19:127–132

Smith DC et al (1975) Association of exogenous estrogen and endometrial carcinoma. N Engl J Med 293:1164–1167

Smogeli E et al (2016) L1CAM as a prognostic marker in stage I endometrial cancer: a validation study. BMC Cancer 16:596

Soslow RA et al (1998) Distinctive p53 and mdm2 immunohistochemical expression profiles suggest different pathogenetic pathways in poorly differentiated endometrial carcinoma. Int J Gynecol Pathol 17: 129–134

Soslow RA et al (2000a) Cyclin D1 expression in highgrade endometrial carcinomas-association with histologic subtype. Int J Gynecol Pathol 19:329–334

Soslow RA, Pirog E, Isacson C (2000b) Endometrial intraepithelial carcinoma with associated peritoneal carcinomatosis. Am J Surg Pathol 24:726–732

Soslow RA et al (2007) Clinicopathologic analysis of 187 high-grade endometrial carcinomas of different histologic subtypes: similar outcomes belie distinctive biologic differences. Am J Surg Pathol 31:979–987

Spanos WJ Jr et al (1984) Malignant mixed Mullerian tumors of the uterus. Cancer 53:311–316

Spiegel GW (1995) Endometrial carcinoma in situ in postmenopausal women. Am J Surg Pathol 19:417–432

Spiegel GW, Austin RM, Gelven PL (1996) Transitional cell carcinoma of the endometrium. Gynecol Oncol 60:325–330

Sreenan JJ, Hart WR (1995) Carcinosarcomas of the female genital tract. Apathologic study of 29 metastatic tumors: further evidence for the dominant role of the epithelial component and the conversion theory of histogenesis. Am J Surg Pathol 19:666–674

Srodon M, Klein WM, Kurman RJ (2003) CD10 imunostaining does not distinguish endometrial carcinoma invading myometrium from carcinoma involving adenomyosis. Am J Surg Pathol 27:786–789

Staebler A et al (2002) Hormone receptor immunohistochemistry and human papillomavirus in situ hybridization are useful for distinguishing endocervical and endometrial adenocarcinomas. Am J Surg Pathol 26:998–1006

Stewart HJ (1992) The Scottish trial of adjuvant tamoxifen in node-negative breast cancer. Scottish Cancer Trials Breast Group. J Natl Cancer Inst Monogr 117–120

Sutton G et al (2000) A phase III trial of ifosfamide with or without cisplatin in carcinosarcoma of the uterus: a Gynecologic Oncology Group Study. Gynecol Oncol 79:147–153

Swerdlow AJ, Jones ME (2005) Tamoxifen treatment for breast cancer and risk of endometrial cancer: a casecontrol study. J Natl Cancer Inst 97:375–384

Tashiro H et al (1997a) p53 gene mutations are common in uterine serous carcinoma and occur early in their pathogenesis. Am J Pathol 150:177–185

Tashiro H et al (1997b) Mutations in PTEN are frequent in endometrial carcinoma but rare in other common gynecological malignancies. Cancer Res 57:3935–3940

Taskin M et al (1997) bcl-2 and p53 in endometrial adenocarcinoma. Mod Pathol 10:728–734

Tate K et al (2018) Prognostic factors for patients with early-stage uterine serous carcinoma without adjuvant therapy. J Gynecol Oncol 29:e34

Tiltman AJ (1980) Mucinous carcinoma of the endometrium. Obstet Gynecol 55:244–247

Tobon H, Watkins GJ (1985) Secretory adenocarcinoma of the endometrium. Int J Gynecol Pathol 4:328–335

Torre LA et al (2015) Global cancer statistics, 2012. CA Cancer J Clin 65:87–108

Tunc M et al (1998) Endometrium adenocarcinoma with choriocarcinomatous differentiation: a case report. Eur J Gynaecol Oncol 19:489–491

Ulbright TM, Roth LM (1985) Metastatic and independent cancers of the endometrium and ovary: a clinicopathologic study of 34 cases. Hum Pathol 16:28–34

Vaidya AP et al (2006) Uterine malignant mixed mullerian tumors should not be included in studies of endometrial carcinoma. Gynecol Oncol 103:684–687

van der Horst C, Evans AJ (2008) Peritoneal keratin granulomas complicating endometrial carcinoma: a report of two cases and review of the literature. Int J Gynecol Cancer 18:549–553

van der Putten LJ et al (2016) L1CAM expression in endometrial carcinomas: an ENITEC collaboration study. Br J Cancer 115:716–724

van Leeuwen FE et al (1994) Risk of endometrial cancer after tamoxifen treatment of breast cancer. Lancet 343:448–452

van Rijswijk RE et al (1994) The effect of chemotherapy on the different components of advanced carcinosarcomas (malignant mixed mesodermal tumors) of the female genital tract. Int J Gynecol Cancer 4:52–60

Vang R et al (2001) Immunohistochemical analysis of clear cell carcinoma of the gynecologic tract. Int J Gynecol Pathol 20:252–259

Vasen HF et al (2004) Identification of HNPCC by molecular analysis of colorectal and endometrial tumors. Dis Markers 20:207–213

Voskuil DW et al (2007) Physical activity and endometrial cancer risk, a systematic review of current evidence. Cancer Epidemiol Biomark Prev 16:639–648

Walker AN, Mills SE (1982) Serous papillary carcinoma of the endometrium. A clinicopathologic study of 11 cases. Diagn Gynecol Obstet 4:261–267

Wang NPSZ et al (1995) Coordinate expression of cytokeratins 7 and 20 defines unique subsets of carcinomas. Applied Immunohistochemistry 3:99–107

Wang Y et al (2018) Evaluation of liquid from the Papanicolaou test and other liquid biopsies for the detection of endometrial and ovarian cancers. Sci Transl Med 10 (433): eaap8793. https://doi.org/10.1126/scitranslmed.aap8793

Wani Yet al (2008) Aberrant Cdx2 expression in endometrial lesions with squamous differentiation: important role of Cdx2 in squamous morula formation. Hum Pathol 39:1072–1079

Warren CD et al (1998) Extrauterine serous tumors in minimally invasive USC are metastatic. Mod Pathol 116A:11

Watkins JC et al (2017) Universal screening for mismatchrepair deficiency in endometrial cancers to identify patients with lynch syndrome and lynch-like syndrome. Int J Gynecol Pathol 36:115–127

Webb GA, Lagios MD (1987) Clear cell carcinoma of the endometrium. Am J Obstet Gynecol 156:1486–1491

Weir HK, Sloan M, Kreiger N (1994) The relationship between cigarette smoking and the risk of endometrial neoplasms. Int J Epidemiol 23:261–266

Wheeler DT et al (2000) Minimal uterine serous carcinoma: diagnosis and clinicopathologic correlation. Am J Surg Pathol 24:797–806

Wheeler DT, Bristow RE, Kurman RJ (2007) Histologic alterations in endometrial hyperplasia and welldifferentiated carcinoma treated with progestins. Am J Surg Pathol 31:988–998

Wheelock JB et al (1985) Uterine sarcoma: analysis of prognostic variables in 71 cases. Am J Obstet Gynecol 151:1016–1022

Wolfson AH et al (2007) A gynecologic oncology group randomized phase III trial of whole abdominal irradiation (WAI) vs. cisplatinifosfamide and mesna (CIM) as post-surgical therapy in stage I-IV carcinosarcoma (CS) of the uterus. Gynecol Oncol 107:177–185

Yamada SD et al (2000) Pathologic variables and adjuvant therapy as predictors of recurrence and survival for patients with surgically evaluated carcinosarcoma of the uterus. Cancer 88:2782–2786

Yamagami W et al (2017) Clinical statistics of gynecologic cancers in Japan. J Gynecol Oncol 28:e32

Yemelyanova A et al (2009a) Utility of p16 expression for distinction of uterine serous carcinomas from endometrial endometrioid and endocervical adenocarcinomas: immunohistochemical analysis of 201 cases. AmJ Surg Pathol 33:1504–1514

Yemelyanova A et al (2009b) Endocervical adenocarcinomas with prominent endometrial or endomyometrial involvement simulating primary endometrial carcinomas: utility of HPV DNA detection and immunohistochemical expression of p16 and hormone receptors to confirm the cervical origin of the corpus tumor. Am J Surg Pathol 33:914–924

Yokoyama Y et al (2000) Expression of PTEN and PTEN pseudogene in endometrial carcinoma. Int J Mol Med 6:47–50

Young RH, Scully RE (1992) Uterine carcinomas simulating microglandular hyperplasia. A report of six cases. Am J Surg Pathol 16:1092–1097

Zaino RJ, Kurman RJ (1988) Squamous differentiation in carcinoma of the endometrium: a critical appraisal of adenoacanthoma and adenosquamous carcinoma. Semin Diagn Pathol 5:154–171

Zaino RJ et al (1991) The significance of squamous differentiation in endometrial carcinoma. Data from a Gynecologic Oncology Group study. Cancer 68:2293–2302

Zaino RJ et al (1995) The utility of the revised International Federation of Gynecology and Obstetrics histologic grading of endometrial adenocarcinoma using a defined nuclear grading system. A Gynecologic Oncology Group study. Cancer 75:81–86

Zaino RJ et al (1998) Villoglandular adenocarcinoma of the endometrium: a clinicopathologic study of 61 cases: a gynecologic oncology group study. Am J Surg Pathol 22:1379–1385

Zaloudek C et al (1997) Microglandular adenocarcinoma of the endometrium: a form of mucinous adenocarcinoma that may be confused with microglandular hyperplasia of the cervix. Int J Gynecol Pathol 16:52–59

Zeimet AG et al (2013) L1CAM in early-stage type I endometrial cancer: results of a large multicenter evaluation. J Natl Cancer Inst 105:1142–1150

Zelmanowicz A et al (1998) Evidence for a common etiology for endometrial carcinomas and malignant mixed mullerian tumors. Gynecol Oncol 69:253–257

Zheng W et al (1998) p53 immunostaining as a significant adjunct diagnostic method for uterine surface carcinoma: precursor of uterine papillary serous carcinoma. Am J Surg Pathol 22:1463–1473

Ziel HK, Finkle WD (1975) Increased risk of endometrial carcinoma among users of conjugated estrogens. N Engl J Med 293:1167–1170

第10章

子宫间叶性肿瘤

Esther Oliva，Charles J. Zaloudek，Robert A. Soslow 著；

王毅，张宏，李素红，阳琼芝　译

内容

本章讨论具有间叶性分化的子宫肿瘤，内容包括纯粹间叶性肿瘤，例如来源于平滑肌和子宫内膜间质的肿瘤，也包括含有上皮和结缔组织成分的混合性良、恶性肿瘤。本章采用 WHO 制定的子宫间叶性肿瘤的综合性分类（Kurman et al. 2014），并对其略加修改（译注：此表为 2020 年版 WHO 分类），具体见表 10.1。

对子宫间叶性肿瘤进行恰当的病理学分析需要细致的大体观察和取材。应当对肿瘤进行全面、彻底的检查，除了大体表现典型的平滑肌瘤之外，其他肿瘤都要按直径每厘米取材一块。即使是大体表现典型的平滑肌瘤，如果镜下形态不寻常，也应补充取材。对可能恶性的间叶性肿瘤进行解剖有 3 个主要目的：确定肿瘤边缘的类型（膨胀性或浸润性），评价肌层浸润的深度，明确肿瘤是否侵犯浆膜或扩散至子宫外。取材时应牢记这些基本要求。

最常见的子宫肿瘤是平滑肌瘤，其他类型的良、恶性间叶性肿瘤相对少见。恶性间叶性肿瘤在子宫恶性肿瘤中的占比不足 3%。肿瘤分期是最重要的独立预后因素。过去对子宫肉瘤采用与子宫内膜癌相同的分期系统，现已发现这种分期不太合适，因而形成了一种新的子宫肉瘤分期系统（表10.2）（Prat 2009）。新的分期系统包括两部分，其一是子宫平滑肌肉瘤和子宫内膜间质肉瘤分期系统，其二是腺肉瘤分期系统。癌肉瘤或恶性米勒混合瘤（MMMT）（见第 9 章）是上皮 – 间叶混合性肿瘤，并且其中的两种成分均为恶性。癌肉瘤与子宫内膜癌有许多共同之处，所以采用子宫内膜癌的分期系统。子宫肿瘤的分期系统属于手术病理分期系统，所以病理医师必须熟悉分期标准，确保在外科病理报告中提供分期必需的所有信息。

10.1 平滑肌肿瘤

子宫平滑肌肿瘤十分常见，其中大多数为平滑肌瘤。平滑肌瘤可能是在因其他原因而切除的子宫内被偶然发现的，但它们经常导致妇产科病理诊断的各种常见难题。组织学上，除了极少数病例外，多数平滑肌瘤都易于识别为良性，并且具有平滑肌表型。少数子宫平滑肌肿瘤为平滑肌肉瘤，按照现代诊断标准为高度恶性肿瘤。大多数平滑肌肉瘤容易识别为恶性，且显示平滑肌分化。但少数子宫平滑肌增生性病变由于许多原因而导致诊断困难，这些原因包括分化表型难以明确或者临床生物学行为（良性、恶性或介于两者之间）难以预测。

本章在讨论平滑肌肿瘤时，首先进行常规评估，详述肿瘤的以下特征：分化类型、细胞丰富程度、核分裂指数、是否存在细胞异型性及其程度，以及是否存在坏死及其类型。其次讨论每种平滑肌肿瘤实体的流行病学、病理学、分子生物学、细胞遗传学、临床病程和治疗。

10.1.1 平滑肌肿瘤的评估

为了区别子宫平滑肌肿瘤的临床良恶性，最有效的方法是运用多元标准，也就是说，将数种显

表 10.1　子宫间叶性肿瘤和混合性肿瘤的分类

平滑肌肿瘤

　平滑肌瘤

　　核分裂活跃的平滑肌瘤

　　富于细胞性平滑肌瘤

　　卒中性平滑肌瘤

　　延胡索酸水合酶缺陷型平滑肌瘤

　　平滑肌瘤伴奇异形核

　　上皮样平滑肌瘤

　　黏液样平滑肌瘤

　　血管平滑肌瘤

　　平滑肌瘤伴其他成分

　　脂肪平滑肌瘤

　　平滑肌瘤伴造血细胞

　　弥漫性平滑肌瘤病

　　分割性平滑肌瘤

　恶性潜能未定 / 低度恶性的平滑肌肿瘤

　平滑肌肉瘤

　　普通（梭形）平滑肌肉瘤

　　上皮样平滑肌肉瘤

　　黏液样平滑肌肉瘤

　其他平滑肌肿瘤

　　良性转移性平滑肌瘤

　　静脉内平滑肌瘤病

　　腹膜播散性平滑肌瘤病

血管周上皮样细胞肿瘤及相关病变（血管平滑肌脂肪瘤和淋巴管平滑肌瘤病）

子宫内膜间质肿瘤

　子宫内膜间质结节

　子宫内膜间质肉瘤（低级别）

　子宫内膜间质肉瘤（高级别）

未分化子宫内膜肉瘤

上皮 - 间叶混合性肿瘤

　良性

　　腺纤维瘤

　　腺肌瘤

　恶性

　　腺肉瘤（同源性或异源性）

类似卵巢性索肿瘤的子宫肿瘤（UTROSCT）

炎性肌成纤维细胞瘤（IMT）

除平滑肌肉瘤和子宫内膜间质肉瘤以外的异源性和同源性肉瘤

　横纹肌肉瘤

　腺泡状软组织肉瘤

　原始神经外胚层肿瘤（PNET）

杂类间叶性肿瘤

　腺瘤样瘤

　血管肿瘤

　淋巴瘤

注：改编自 WHO 2014 年的分类。

表 10.2　子宫肉瘤（平滑肌肉瘤、子宫内膜间质肉瘤、腺肉瘤和癌肉瘤）的分期

（1）平滑肌肉瘤和子宫内膜间质肉瘤（ESS）

分期		定义
Ⅰ		肿瘤局限于子宫
	Ⅰ A	<5 cm
	Ⅰ B	>5 cm
Ⅱ		肿瘤扩散至盆腔
	Ⅱ A	累及附件
	Ⅱ B	肿瘤扩散至子宫外的盆腔组织
Ⅲ		肿瘤侵犯腹部组织（不仅仅是突入腹部）
	Ⅲ A	侵犯一个部位
	Ⅲ B	侵犯超过一个部位
	Ⅲ C	转移至盆腔淋巴结和（或）主动脉旁淋巴结
Ⅳ	Ⅳ A	肿瘤侵犯膀胱和（或）直肠
	Ⅳ B	远处转移

（2）米勒腺肉瘤 [a]

分期		定义
Ⅰ		肿瘤局限于子宫
	Ⅰ A	肿瘤局限于子宫内膜 / 子宫颈管内膜不伴肌层浸润
	Ⅰ B	浸润深度小于或等于肌层厚度的 1/2
	Ⅰ C	浸润深度大于肌层厚度的 1/2
Ⅱ		肿瘤扩散至盆腔
	Ⅱ A	累及附件
	Ⅱ B	肿瘤扩散至子宫外的盆腔组织
Ⅲ		肿瘤侵犯腹部组织（不仅仅是突入腹部）
	Ⅲ A	侵犯一个部位
	Ⅲ B	侵犯超过一个部位
	Ⅲ C	转移至盆腔淋巴结和（或）主动脉旁淋巴结
Ⅳ	Ⅳ A	肿瘤侵犯膀胱和（或）直肠
	Ⅳ B	远处转移

注：[a] 子宫体和卵巢 / 盆腔同时发生的肿瘤伴卵巢 / 盆腔子宫内膜异位症应按照独立的原发肿瘤来分类。

微镜下特征作为整体考虑的标准（Bell et al. 1994；Longacre et al. 1997）。这些特征包括平滑肌成分的分化细胞类型、是否存在肿瘤性坏死及其类型、细胞异型性程度、核分裂指数，以及肿瘤与周围（包括子宫外部位）正常结构的关系。

10.1.1.1　分化细胞的类型

普通平滑肌分化是指正常子宫肌层组成细胞的

一种分化模式，普通平滑肌细胞细长，胞膜清晰，胞质呈明显嗜酸性，有时呈纤维状；细胞呈束状排列。由于子宫除了平滑肌肉瘤之外还会发生恶性梭形细胞肿瘤，因此当肿瘤形态与上述描述不同时，desmin 和 caldesmon 免疫组化染色有助于确定平滑肌的分化类型。这些非平滑肌肉瘤的梭形细胞肿瘤包括子宫内膜间质肉瘤的梭形细胞亚型（Lewis et al. 2017；Oliva et al. 1999；Yilmaz et al. 2002）、腺肉瘤或癌肉瘤的肉瘤成分、未分化肉瘤（Kurihara et al. 2008）、胃肠道间质瘤、异源性肉瘤（Fadare 2011）、恶性孤立性纤维性肿瘤（Baldi et al. 2013；Yang et al. 2017）和极其罕见的纤维肉瘤（Chiang et al. 2018）。

上皮样平滑肌细胞呈圆形或多角形，细胞质呈嗜酸性至无色。可有核周胞质空泡，也可表现为核周有一圈嗜酸性胞质而其余胞质透明。当胞质完全透明时，称为"透明细胞"。HMB-45 和 Melan-A 染色有助于区分血管周上皮样细胞肿瘤（PEComa）与其他肌层上皮样肿瘤（见后文）。该分类中的其他肿瘤包括转移性（或局部侵袭性）癌（CK 阳性）、转移性黑色素瘤（S-100 阳性）、胎盘部位滋养细胞肿瘤和上皮样滋养细胞肿瘤（GATA3 阳性）以及腺泡状软组织肉瘤（ASPS）（HMB-45 阴性，存在 Xp11 易位）。有些子宫内膜间质肿瘤可能具有上皮样形态（Lee et al. 2012b）。

黏液样平滑肌增生性病变的特点为黏液样基质中稀疏地分布着一些胞质不明显的星形细胞。恶性黏液样平滑肌肿瘤具有不同程度的细胞异型性，常见到类似软组织黏液纤维肉瘤（黏液样恶性纤维组织细胞瘤或黏液纤维肉瘤）的形态。该分类中的肿瘤包括水肿性平滑肌瘤（含水肿性液体，而非间质黏液）（Clement et al. 1992）、极罕见的黏液样平滑肌瘤、黏液样变（Pugh et al. 2012）、炎性肌成纤维细胞瘤（IMT）（存在 *ALK* 重排）（Bennett et al. 2017a；Parra-Herran et al. 2015；Rabban et al. 2005）和子宫内膜间质肉瘤的纤维黏液样变（Lewis et al. 2017；Oliva et al. 1999；Yilmaz et al. 2002）。

少见的分化类型（例如脂肪和横纹肌）将在后文讨论（见"10.1.3.9 平滑肌瘤伴其他成分"部分）。

10.1.1.2 坏死模式

有无坏死及坏死类型对临床生物学行为具有强有力的预测价值（Bell et al. 1994）。子宫平滑肌肿瘤的两种坏死方式具有重要的诊断意义：凝固性肿瘤细胞坏死和玻璃样坏死（或梗死型坏死）（Bell et al. 1994）。

识别凝固性肿瘤细胞坏死至关重要，因为这是判定临床恶性平滑肌肿瘤的关键特征。凝固性肿瘤细胞坏死的特点是坏死细胞与存活细胞之间界限明显（图 10.1），坏死细胞残存嗜碱性核，往往不伴有炎症或出血。低倍镜下，特征性表现为靠近血管的细胞存活，远离血管的细胞大片坏死（Bell et al. 1994；Clement 2000）。相比之下，玻璃样坏死与缺血后损伤相关，呈明显的分区结构：中央区坏死，靠近周边为肉芽组织，最外围为数量不等的透明变性的嗜酸性胶原，穿插于中央退变区域和外周残留的平滑肌细胞之间（图 10.2），常见出血。坏死组织中如果可以辨认细胞残影或细胞核，那么它们几乎没有核深染或核多形性。

识别凝固性肿瘤细胞坏死的一个难点是它与急性梗死具有相似性（图 10.3）；两者都可见残存肿瘤紧邻坏死肿瘤。凝固性肿瘤细胞坏死与急性缺血性坏死的区别在于以下几点：①坏死肿瘤的"残影细胞"核深染且具有多形性；②在无上述核特征的情况下，有诊断问题的平滑肌肿瘤中，坏死区之外的其他部位不存在持续性缺血。坏死组织和出血周围有存活的良性平滑肌高度提示为早期梗死，梗死区和肉瘤鬼影细胞中缺乏存活的血管也支持早期梗死。

遗憾的是，对于区别凝固性肿瘤细胞坏死和玻璃样坏死（缺血后坏死），不同的观察者间存在着

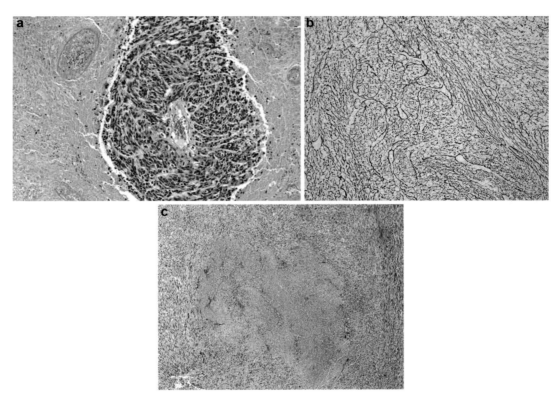

图 10.1　凝固性肿瘤细胞坏死。a. 可见肿瘤细胞仅存在于血管周围，周围组织中仍可辨认出坏死的异型肿瘤细胞的鬼影样轮廓；
　　　　b. 网状支架仍然存在；c. 胶原沉积不明显（三色染色法）

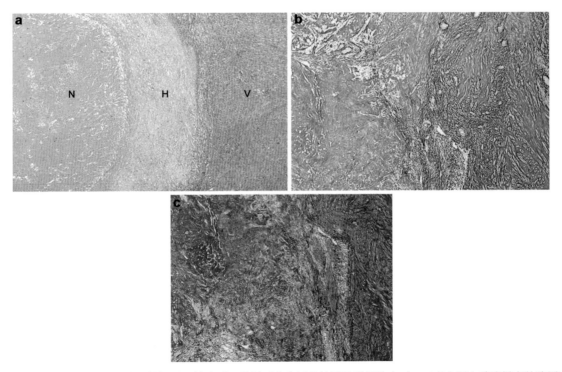

图 10.2　玻璃样坏死。a. 中央区为良性坏死区域（N），外周区为存活的梭形肿瘤细胞（V），二者之间由玻璃样变的胶原区（H）
　　　　相间隔。b. 与凝固性肿瘤细胞坏死相比，网状支架消失（与图 10.1b 比较）。c. 玻璃样坏死。可见胶原沉积（三色染色
　　　　法），不同于凝固性肿瘤细胞坏死（与图 10.1c 比较）

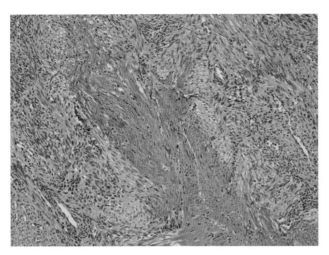

图 10.3　早期梗死，类似于凝固性肿瘤细胞坏死。尽管存活肿瘤突然转变为坏死，但背景缺乏异型性，坏死的病灶不包含深染的异型性鬼影细胞

相当大的差异（Lim et al. 2013）。三色染色法有助于检测缺血性损伤愈合阶段所形成的斑片状病灶。近期一项研究表明，结合网状纤维染色、三色染色和 Ki-67 免疫染色有助于鉴别这些类型的坏死，尽管准确性并不高。大多数梗死灶的三色染色呈蓝色，表明网状结构消失，在某些情况下，梗死灶周围形成增生边缘，与更远处的肿瘤区域不同。而凝固性肿瘤细胞坏死通常（但不总是）会保留网状结构，但三色染色不显色，并且与肿瘤存活部分相比，坏死旁的增殖较少（Yang et al. 2015）。

还有一种坏死模式可见于黏膜下平滑肌瘤伴表面溃疡，其特点为有急性炎症细胞浸润以及修复性病变区域。

10.1.1.3　细胞异型性

数项研究证实子宫平滑肌肿瘤的细胞异型性与临床行为之间具有相关性（Bell et al. 1994）。而问题常在于如何定义"显著异型性"，使其具有可重复性并且能够与他人交流。Bell 等人发现，采用两级分类法，即分为无 – 轻度异型性和弥漫分布的中 – 重度异型性，具有较高的可重复性。他们将中 – 重度异型性定义为：低倍镜（译者注：放大倍

数为 4 × 10 倍）下明显可见核深染和核多形性（图 10.4）（Bell et al. 1994）。具有这种异型程度的肿瘤常体积增大，有时可见异常核分裂象。最常见的现象是中 – 重度异型性在整个肿瘤中弥漫分布，可见于多形性未分化肉瘤（也称为软组织恶性纤维组织细胞瘤）中，但偶尔也可能仅在局部存在。相对而言，无 – 轻度异型性的特征为细胞一致，仅有轻度核多形性（图 10.5），核染色质细腻至颗粒状。与周围正常肌层的平滑肌细胞相比，肿瘤细胞核增大，但在整个肿瘤内细胞核增大的程度一致。若有 1~2 个以上增大的异常核分裂象，则足以归类为中 – 重度异型性。

弥漫性重度异型性也可表现为一致增大的深染

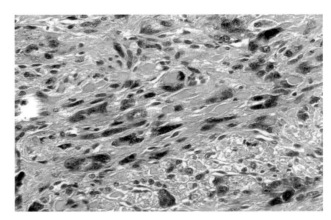

图 10.4　重度多形性异型性。弥漫性重度异型的梭形细胞背景中呈现显著的核多形性

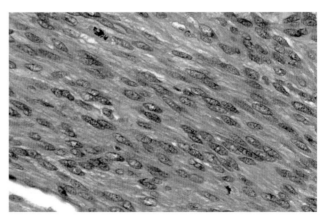

图 10.5　弥漫性轻度异型性。本例为浸润性平滑肌肿瘤，特征为细胞具有一致的轻度异型性

细胞（图 10.6），由于细胞核不呈多形性，在扫描倍数下浏览时难以识别为"非典型"；这种模式类似于软组织的单相型滑膜肉瘤。尽管缺乏多形性，但必须认识这种类型的非典型性；关键在于将肿瘤细胞与周围正常的平滑肌细胞进行对比，寻找肿瘤细胞的核增大和核深染。诊断这类具有一致性重度异型性平滑肌肉瘤的有用的辅助方法是发现周围肌层的浸润。

10.1.1.4　核分裂指数

核分裂指数是指每 10 个 HPF 中明确的核分裂象数量（Hilsenbeck et al. 1992；van Diest et al. 1992）。是否需要计数核分裂象取决于有无显著的细胞异型性或肿瘤细胞坏死。如果不具备这两种特征，核分裂指数低于 20/10 HPF 意义不大。

计算核分裂指数首先要在低倍镜下仔细观察切片，寻找核分裂最活跃的区域，然后在高倍镜下计数该区域 5 组 10 个随机选择的连续视野的核分裂象的数量。必须注意，不要把淋巴细胞、核碎片、苏木精沉渣和肥大细胞当成核分裂象，最可靠的是分裂中期、后期或末期的核分裂象。核分裂计数的可重复性可能依赖于一致的计数技术（O'Leary et al. 1996）或核分裂象的准确定义。磷酸组蛋白 H3 染色可用于辅助传统的核分裂象计数（Chow et al. 2017）。

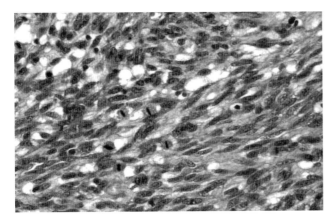

图 10.6　重度一致性异型性。相对一致的恶性细胞呈核深染，且核分裂指数高

10.1.1.5　与周围正常结构的关系以及解剖学分布

判断平滑肌肿瘤侵袭性的另一个指标是其与周围肌层和子宫血管的关系以及是否向子宫外扩散。子宫恶性肿瘤虽然常见浸润性边缘、血管内生长以及子宫外蔓延，但这些特征独立存在时，对平滑肌肉瘤并没有诊断意义。一些相对罕见的良性或低级别平滑肌增生性病变与正常子宫结构之间的关系特殊或存在子宫外蔓延，可能貌似平滑肌肉瘤。

10.1.2　平滑肌瘤

平滑肌瘤是最常见的子宫肿瘤（Payson et al. 2006；Vollenhoven 1998）。临床发现 20%~30% 的 30 岁以上女性患有平滑肌瘤，如果系统检查，多达 75% 的子宫中都可能发现平滑肌瘤（Baird et al. 2003；Cramer et al. 1990；Payson et al. 2006）。平滑肌瘤通常发生于中年女性，30 岁以下的患者不常见；文献中最年轻的患者是 13 岁。一些平滑肌瘤在绝经后明显萎缩，但发病率并未降低。平滑肌瘤在非洲裔美国女性中比在美国白种人女性中更常见（Kjerulff et al. 1996）。

平滑肌瘤的生长受激素环境的影响（Andersen 1998；Marsh et al. 2006；Rackow et al. 2006；Sozen et al. 2006），平滑肌瘤存在雌激素受体（ER）和孕激素受体（PR）（Viville et al. 1997）。雌激素治疗期间平滑肌瘤可增大，当患者使用促性腺激素释放激素激动剂（GnRHa）时，多数平滑肌瘤可缩小（Adamson 1992；Regidor et al. 1995；Shaw 1998；Stovall et al. 1991；Upadhyaya et al. 1990）。孕酮、黄体酮、激素替代治疗、使用克罗米芬和偶然妊娠都可能使平滑肌瘤突然长大，有时平滑肌瘤还会出现红色变性（Sener et al. 1996）。

临床表现

平滑肌瘤的临床表现取决于其大小和位置（Bukulmez et al. 2006）。平滑肌瘤可引起许多症状和体征，最常见的有疼痛、压迫感以及异常子宫出血。甚至很小的位于黏膜下的平滑肌瘤，也可能因压迫表面覆盖的子宫内膜和影响血供而引起出血。在一些病例中，平滑肌瘤可引起不孕。在盆腔检查时可发现较大的肿瘤，因为其可以造成子宫增大或子宫轮廓不规则。有些平滑肌瘤带蒂，可通过子宫颈外口突出到阴道内。某些罕见的情况下，浆膜下带蒂的平滑肌瘤可发生扭转、梗死或脱离子宫。平滑肌瘤继发感染可致发热、白细胞增多以及血沉加快。平滑肌瘤导致的妊娠并发症有自然流产、胎膜早破、难产、子宫倒置以及产后出血。

大体表现

尽管平滑肌瘤存在多种组织学亚型，但很多大体表现相似。2/3 的平滑肌瘤为多发性（Cramer et al. 1990）。平滑肌瘤呈实性球形，突出于周围肌层。切面为白色至棕褐色，呈旋涡梁索状结构（图 10.7）。平滑肌瘤可位于肌层的任意位置，但多数位于肌壁间。黏膜下平滑肌瘤压迫表面覆盖的子宫内膜，增大时可突入子宫腔内。偶尔，平滑肌瘤可黏附到其他盆腔组织上（"寄生性"平滑肌瘤）。平滑肌瘤的外观常因变性而改变，例如出血区域表现为暗红色，坏死的部分表现为界限清楚的黄色区域。这些特征在平滑肌瘤较大、妊娠或接受高剂量孕激素治疗的女性中更为常见。黏膜下平滑肌瘤常伴有溃疡和出血。出血性梗死使平滑肌受损，最终被坚实的白色或半透明的胶原组织所取代。囊性变也会发生，还有一些平滑肌瘤出现广泛钙化。子宫肌瘤的准确位置可以通过阴道超声来明确，在复杂的病例中 MRI 可以作为补充检查（Dueholm et al. 2002; Vitiello et al. 2006）。

镜下表现

典型的平滑肌瘤由形态一致的梭形平滑肌细胞组成，呈旋涡状、束状交织排列。梭形细胞界限不清，含有丰富的纤丝样嗜酸性胞质（图 10.8）。细

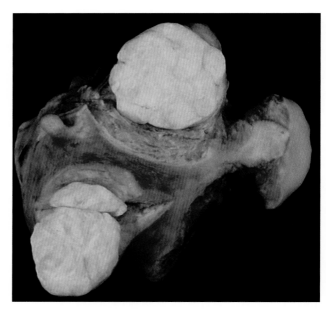

图 10.7　增大的子宫含多发性平滑肌瘤。平滑肌瘤具有旋涡状白色至棕褐色切面，突出于周围肌层

胞核细长，末端钝圆或呈锥形，染色质细腻、分散，核仁较小。核分裂象通常罕见。多数平滑肌瘤的细胞比周围肌层丰富；平滑肌瘤与周围肌层的平滑肌束排列不一致，细胞不丰富的平滑肌瘤可通过结节的界限和其内平滑肌束紊乱的排列来识别。

上文提到的变性在镜下也很明显，在 60% 以上的病例中可见透明变性，在绝经后女性中更常见

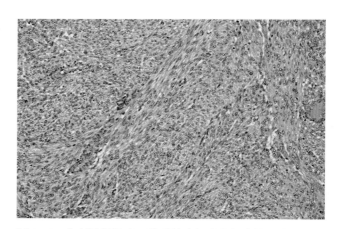

图 10.8　典型平滑肌瘤。梭形肿瘤细胞的细胞核形态温和、相对一致，染色质细腻，核仁小。胞质丰富，呈嗜酸性和纤丝状

（Cramer et al. 1996）。水肿约见于 50% 的平滑肌瘤中，偶尔，显著的水肿变性可类似于黏液样平滑肌肿瘤的形态，或者形成易与静脉内平滑肌瘤病相混淆的结构（Clement et al. 1992；Coad et al. 1997）。约 10% 的平滑肌瘤可见显著出血区域，出血区倾向于呈带状，且界限清楚。囊性变和微钙化约见于 4% 的平滑肌瘤中。妊娠或服用孕激素的女性的平滑肌瘤中，除了出血、水肿、黏液样变、富于细胞灶以及细胞肥大也尤为常见［见后文"10.1.3.3　卒中性平滑肌瘤（出血性富于细胞性平滑肌瘤）"］（Bennett et al. 2016）。促孕剂与核分裂活性轻微增高相关，但增高幅度不到平滑肌肉瘤中所见的水平。

多数平滑肌瘤在镜下边界清楚，但有一些良性肿瘤会与周围肌层相互交错，交织部分的范围偶尔还很广泛（见后文"10.1.4.2　分割性平滑肌瘤"）。黏膜下平滑肌瘤，特别是当其突入宫腔时，可有广泛坏死，常伴急性炎症细胞浸润，不同于平滑肌肉瘤中的坏死。这些肿瘤的坏死与恶性肿瘤的坏死的区别还在于其细胞轮廓不明显或无轮廓。近坏死区域的核分裂活性也常常增高，但这些区域的核分裂象形态正常，与显著的核异型性无相关性。

免疫组化

子宫肌层和平滑肌肿瘤中的平滑肌细胞表达 MSA、α-SMA、desmin 和 caldesmon（Eyden et al. 1992），vimentin 的染色程度稍弱，ER 常表达，而 WT1 的染色稍弱。ER 染色用于确定子宫外平滑肌肿瘤是否为妇科类型（Lee et al. 2009）。平滑肌瘤通常呈 CK 阳性，与周围肌层相似，反应的程度和强度取决于所用的抗体和标本的固定状态（Brown et al. 1987；Eyden et al. 1992；Gown et al. 1988）。EMA 在平滑肌肿瘤中常呈阴性。

分子病理

平滑肌瘤是平滑肌细胞的单克隆增殖，通过葡

萄糖 – 6 – 磷酸脱氢酶同工酶表达等技术观察到的 X 染色体非随机失活，由此证实了这一点。细胞遗传学研究为这些肿瘤的克隆性提供了进一步的证据（Quade 1995）。

平滑肌瘤的细胞遗传学异常近来已成为研究的热点。一些研究者认为早期的细胞遗传学改变不足以导致肿瘤进展，但多种信号通路的失调可能具有变革性。可能导致平滑肌瘤发展的因素包括类固醇、生长因子、转化生长因子 -β（TGF-β）/ Smad、Wnt/β-catenin、视黄酸和维生素 D，这些因素以协同方式共同发挥作用（Borahay et al. 2015）。

常规的细胞遗传学分析发现，约 40% 的子宫平滑肌瘤有染色体异常，包括 t（12; 14）（q15; q23-24），涉及 6 号染色体短臂重排和 7 号染色体长臂间断性缺失（Lobel et al. 2006；Quade 1995；Sornberger et al. 1999）。最近的研究已经证实，从基因组的角度来看，子宫平滑肌瘤至少有 4 种基本上不重叠的类型，其中有些类型具有有趣的临床病理相关性（Markowski et al. 2015；Mehine et al. 2013，2014），按患病率降序排列依次为：*MED12* 点突变或缺失，继而导致 *RAD51B* 上调（60%~70% 的病例）（Mehine et al. 2013；Quade et al. 2003；Schoenmakers et al. 1999）；*HMGA2* 过表达，以 *RAD51B* 作为增强子（10%~20% 的病例）；*FH* 失活；*COL4A6-COL4A5* 缺失。*HMGA2* 过表达是由于 t（12; 14）（q15; q23-24）的易位或涉及多个相互连接的重排中 *HMGA2* 基因的复杂重排（也称为染色体碎裂）（Markowski et al. 2015；Mehine et al. 2013）。这些复杂的染色体重排最常见于缺乏 *MED12* 突变的平滑肌瘤（Mehine et al. 2014）。同时存在 *MED12* 和 *HMGA2* 异常的平滑肌瘤已有极少的报道（Holzmann et al. 2015），而染色体 7q 缺失可能伴或不伴 *MED12* 和 *HMGA2* 突变（Markowski et al. 2012；Mehine et al. 2013）。7 号染色体的缺失可能针对另一个基因：*CUX1*（Schoenmakers et al. 2013）。

有 *HMGA2* 重排的平滑肌瘤多为单发结节，而有 *MED12* 突变的平滑肌瘤多表现为多发肿瘤；这

导致了一种假设，即 *MED12* 突变可能存在于干细胞样的间充质细胞中，这种细胞可在肌层中增殖，导致"平滑肌瘤田野效应"。存在 *MED12* 突变的平滑肌瘤比存在 *HMGA2* 重排的平滑肌瘤更小（Markowski et al. 2015）。

某些异常集中于特定的平滑肌瘤亚型中。例如，22q12.3-q13.1 重现性缺失与静脉内平滑肌瘤病有关（Buza et al. 2014）。1p 缺失常伴随其他异常，尤其是伴随染色体 19 和（或）22 的缺失，与富于细胞性平滑肌瘤相关（Christacos et al. 2006）。19q 和 22q 末端缺失常见于良性转移性平滑肌瘤（Mehine et al. 2013）。FH 的缺失与平滑肌瘤相关（Gross et al. 2004；Lehtonen et al. 2004；Mehine et al. 2014）。某些类型的平滑肌瘤伴奇异形核中，一些伴有 *FH* 基因的体细胞异常（很少为胚系突变），具体将在后文讨论（Bennett et al. 2017b；Gunnala et al. 2017）。

临床行为和治疗

多数平滑肌瘤无症状，仅有少数需要治疗。只有当平滑肌瘤出现症状、干扰妊娠、迅速增大或有诊断问题时才需要治疗（Bukulmez et al. 2006；Ouyang et al. 2006；Wallach et al. 2004）。有时可予以切除（子宫肌瘤剔除术），但如果肿瘤较大或多发，可能需要行子宫切除术。醋酸亮丙瑞林或另一种 GnRHa 治疗通过引起垂体脱敏从而大幅降低雌激素水平，可使平滑肌瘤缩小、子宫体积减小、患者症状减轻（Marsh et al. 2006；Rackow et al. 2006；Shaw 1998）。最大效应发生在用药 8~12 周后，但在停用 GnRHa 治疗后平滑肌瘤会再次增大。该治疗可用于外科手术前，以缩小子宫体积（以便于行子宫肌瘤剔除术或允许经阴道治疗而替代开腹子宫切除术）并降低术中出血风险。由于 GnRHa 有一定的副作用，如潮热、可能造成骨质流失以及引起心血管系统的变化，所以人们一直在寻找替代药物。一种更直接的降低雌激素水平的方法是使用 GnRH 拮抗剂。有证据表明，这种治疗有效且起效

迅速，不会引起 GnRHa 所致的初始类固醇水平突然升高的现象（Flierman et al. 2005）。

此外，平滑肌瘤还可通过子宫动脉栓塞治疗，该方法可使平滑肌瘤缺血和退变（Marshburn et al. 2006；Siskin et al. 2006；Spies et al. 2001）。这种治疗方法可能会引起病理医师的兴趣，其原因如下。①如果随后必须行子宫切除术，平滑肌瘤中可能存在缺血性坏死区域，这需要与平滑肌肉瘤中所见的肿瘤细胞坏死相鉴别。②镜下可见栓塞颗粒，除非病理医师对此已有认识，否则可造成混淆（Dundr et al. 2006；McCluggage et al. 2000；Weichert et al. 2005）。

众所周知，平滑肌肉瘤分切术（一种微创腹腔镜技术，将肿瘤在腹腔内切碎）会导致腹腔内的侵袭性复发（本章后文将详细讨论），但关于分切的平滑肌瘤也可能在腹腔内复发的报道较少（Tulandi et al. 2016），虽然这种情况下的复发病灶通常没有侵袭性。未使用封装袋把碎块完全包住的分切术也被认为会导致医源性子宫内膜异位症和子宫腺肌瘤病（Tulandi et al. 2016）。

这些发现促使一些妇科学会提出适当使用平滑肌瘤分切术的建议。大家一致认为可以继续进行这项手术，特别是对 50 岁以下的女性和有生育意愿的女性。目前的建议是在封装袋中切碎，以防止溢出至腹膜并对肿瘤的良恶性进行分切术前评估，如果为恶性，则不鼓励行分切术（Halaska et al. 2017；Hall et al. 2015）。当然问题在于即便使用子宫内膜活检和影像学检查，也很少能在术前就明确诊断平滑肌肉瘤。然而最近有报道称，定性 MRI 在区分非典型平滑肌瘤和平滑肌肉瘤方面具有显著的鉴别能力（Lakhman et al. 2017）。

这些建议促进了一些临床研究的开展，结果发现分切的"肌瘤"最终被证实是平滑肌肉瘤的情况很罕见。两项研究（其中一项包括 10 119 例患者）报道，此类手术中仅 0.09% 的病例存在这种情况（Seidman et al. 2012；Cui et al. 2016；Kho et al. 2016）。一些医师仍然支持分切术（Parker et al. 2016），特别是考虑到对年轻女性的平滑肌瘤实施这种手术的成本低，且能降低围手术期并发症的发生率（Cui et al. 2016）。

10.1.3　平滑肌瘤的特殊亚型

对于多数平滑肌瘤亚型，主要热点问题在于它们在某个或某几个方面与恶性肿瘤有相似之处。这些亚型包括核分裂活跃的平滑肌瘤、富于细胞性平滑肌瘤、卒中性平滑肌瘤（出血性富于细胞性平滑肌瘤）、延胡索酸水合酶缺陷型平滑肌瘤、平滑肌瘤伴奇异形核、上皮样平滑肌瘤和黏液样平滑肌瘤。其他平滑肌肿瘤的变异型，如血管平滑肌瘤、平滑肌瘤伴其他成分以及平滑肌瘤伴造血细胞，只是形态更奇特，不存在诊断问题。

10.1.3.1　核分裂活跃的平滑肌瘤

偶尔，绝经前女性的典型平滑肌瘤中核分裂象计数可≥ 5/10 HPF（图 10.9），这类平滑肌瘤称为核分裂活跃的平滑肌瘤（Bell et al. 1994；Dgani et al. 1998；O'Connor et al. 1990；Perrone et al. 1988；Prayson et al. 1992）。核分裂象计数通常为 5~9/10 HPF，但偶尔报道核分裂象计数高达 10~20/10 HPF。一些病理学家使用核分裂象 15/10

HPF 作为诊断核分裂活跃的平滑肌瘤的上限，超过这个上限时诊断为"恶性潜能未定的平滑肌肿瘤（STUMP）"，而另一些病理学家使用核分裂象 20/10 HPF 作为上限（Bell et al. 1994）。

即使采取子宫肌瘤剔除术治疗，这些肿瘤的临床过程也是良性的。核分裂指数的增高可能是由于月经周期分泌期孕酮水平的增高（Kawaguchi et al. 1989）或采用单纯孕激素避孕（Tiltman 1985）。患者的激素状况也可能导致核分裂活跃的平滑肌瘤中核分裂象数目增加（Prayson et al. 1992）。这一诊断不能用于呈中 – 重度核异型性、含有异常核分裂象或有肿瘤细胞坏死区域的平滑肌肿瘤，因为这些情况可能是恶性肿瘤的迹象。

10.1.3.2　富于细胞性平滑肌瘤

富于细胞性平滑肌瘤是指肿瘤细胞比周围肌层的平滑肌细胞显著增多。不超过 5% 的平滑肌瘤属于此类。大体上，这些肿瘤被描述为"鱼肉样""质韧"和"质软"，而典型的平滑肌瘤质地较硬（Oliva et al. 1995）。

细胞过于丰富可能提示平滑肌肉瘤的诊断，但富于细胞性平滑肌瘤缺乏肿瘤细胞坏死，几乎没有核分裂象，并且缺乏平滑肌肉瘤中所见的中 – 重度细胞异型性。一些富于细胞性平滑肌瘤中存在栅栏状核排列，类似神经鞘瘤的 Verocay 小体，但

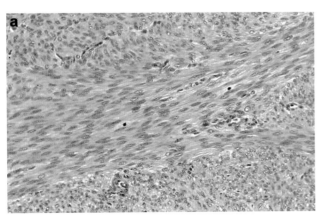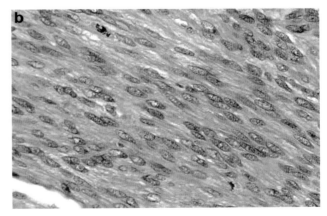

图 10.9　核分裂活跃的平滑肌瘤。a. 可见 2 个核分裂象（视野中央），肿瘤细胞并不丰富，也没有核异型性；b. 图 a 核分裂象的高倍视野，周围肿瘤细胞形态温和，无坏死

其超微结构表现与普通平滑肌瘤相同（Gisser et al. 1977）。黏膜下平滑肌瘤脱垂可能导致细胞更加丰富（McCluggage et al. 1999）。

　　由胞质稀少的小细胞组成的富于细胞性平滑肌瘤可与子宫内膜间质肿瘤难以鉴别，尤其是高度富于细胞性平滑肌瘤（图 10.10）（Oliva et al. 1995）。富于细胞性平滑肌瘤的以下特征有助于与间质肿瘤相区分：细胞呈梭形、束状生长模式以及缺乏丛状血管。在平滑肌瘤中，网状纤维通常平行于细胞束；但在子宫内膜间质肿瘤中，网状纤维围绕单个肿瘤细胞。另外，Oliva 等人强调，存在厚壁肌性大血管这一特征可以区分高度富于细胞性平滑肌瘤与子宫内膜间质增生性病变（Oliva et al. 1995）。尽管有些报道表明平滑肌细胞和子宫内膜间质细胞有相似的免疫表型，但是肌源性标记物（尤其是desmin）（图 10.11）呈弥漫强阳性更倾向为平滑肌肿瘤而不是子宫内膜间质肿瘤（Oliva et al. 1995）。最好在子宫切除标本中观察病变是否有侵袭性。当缺乏肌层浸润或血管浸润时，应鉴别以下两种良性病变：高度富于细胞性平滑肌瘤和子宫内膜间质结节。若出现血管内肿瘤，明确是子宫内膜间质还是平滑肌分化具有临床意义，鉴别诊断包括子宫内膜间质肉瘤（临床上呈低度恶性）和静脉内平滑肌瘤病（临床上呈良性，除非出现心肺并发症）。

　　当子宫内膜标本中发现富于细胞的间叶性增生性病变时，必须非常谨慎地确认此增生是良性还是更为罕见的间质肉瘤。需要考虑以下 3 个问题。①此增生显示哪种分化（平滑肌或子宫内膜间质）？②判断恶性的标准是否适合评估？③此增生是否符合恶性标准？罕见情况下，一些子宫肿瘤似乎由子宫内膜间质和平滑肌细胞混合组成（Bell et al. 1994；Oliva et al. 1998，2007）；这些肿瘤目前被归入子宫内膜间质肿瘤，而不是"子宫内膜间质和平滑肌混合性肿瘤"。无论哪种分化，都应避免在活检或内膜刮除时明确诊断为"子宫内膜间质肉瘤"，因为后者需要行治疗性子宫切除术。对于老

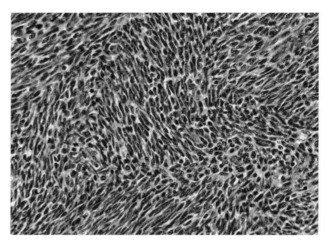

图 10.10　高度富于细胞性平滑肌瘤。肿瘤细胞较小，呈圆形，胞质稀少

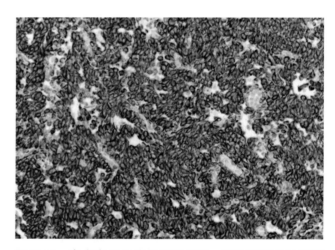

图 10.11　高度富于细胞性平滑肌瘤。肿瘤细胞显示胞质desmin 强阳性染色，也表达 SMA 和 caldesmon，但CD10 呈阴性

年女性或无生育意愿的年轻女性，通常采取诊断性子宫切除术来解决这一问题。对于希望保留生育功能的绝经前女性和不宜手术的老年女性，应考虑使用宫腔镜检查、影像学检查、重复取样和免疫组化等诊断方式，尽管保守的临床管理并不总是治疗标准的组成部分。

10.1.3.3　卒中性平滑肌瘤（出血性富于细胞性平滑肌瘤）

　　卒中性平滑肌瘤或出血性富于细胞性平滑肌瘤（Bennett et al. 2016；Oliva 2016）属于一种富

于细胞性平滑肌瘤，可能发生于服用口服避孕药、妊娠及产后的女性，但文献报道有很多例外情况（Myles et al. 1985；Norris et al. 1988）。该肿瘤的大体表现经常包括出血（有时呈多灶性和星芒状）、梗死样坏死、囊性变、软化和外观呈棕红色（图10.12）（Bennett et al. 2016）。镜下，肿瘤细胞丰富，含有斑片状出血区和水肿区。出血区周围可见类似肉芽组织的狭窄区域，该区域周围的肿瘤细胞的核分裂象略有增多。这些机化性梗死通常容易与提示恶性的凝固性肿瘤细胞坏死相鉴别，但早期梗死可能类似于后者，因为存活和坏死组织之间存在突然的转变。但早期梗死时在鬼影细胞和存活肿瘤细胞中都有出血并缺乏显著的细胞核异型性，因此二者应该能够区分。与平滑肌肉瘤不同，该肿瘤既没有非典型核分裂象，也没有显著的细胞异型性，并且具有界限清楚的挤压性边缘。

10.1.3.4　延胡索酸水合酶缺陷型平滑肌瘤

自从发现遗传性平滑肌瘤病和肾细胞癌综合征（HLRCC）存在延胡索酸水合酶基因（*FH*）的胚系突变后，FH 缺陷型平滑肌瘤成为一个独立类型（Stewart et al. 2008；Toro et al. 2003；Wei et al. 2006）。有 HLRCC 家族史的女性常在 40 岁之前发生平滑肌瘤。在这些患者的子宫肿瘤中，平滑肌细胞含有病毒包涵体样嗜酸性大核仁，核周有空晕，类似于遗传综合征性肾细胞癌中所见（Garg et al. 2011；Sanz-Ortega et al. 2013）。研究表明体细胞 *FH* 异常比胚系突变更常见，此外，研究还发现了其他独特的特征（Miettinen et al. 2016；Reyes et al. 2014）。这些特征包括梭形平滑肌细胞中核呈圆形至卵圆形，胞质呈明显的纤丝状，有时也存在球形嗜酸性小体、上述核特征和鹿角状血管结构（图10.13）。细胞核有时呈或多或少的线性排列，形成核密集区和无核区，有点类似于神经鞘瘤样平滑

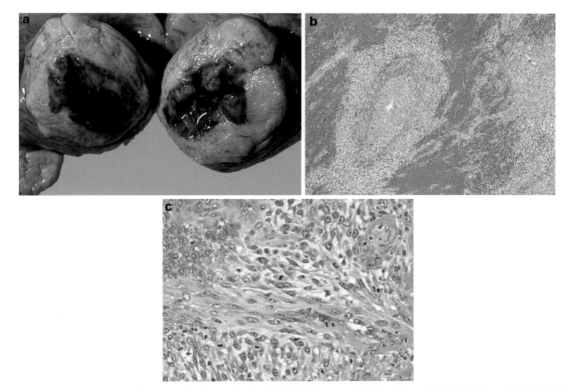

图 10.12　卒中性平滑肌瘤。a. 子宫肌瘤剔除术标本中可见多灶性出血。b. "分带"现象：存活的平滑肌、肉芽样组织和出血。c. 出血性梗死周围的平滑肌细胞核分裂活跃，距离梗死灶较远的未受损的平滑肌瘤细胞的核分裂指数低

肌瘤。

这些是 FH 缺陷型平滑肌瘤的特征，但可能对携带 *FH* 基因突变的肿瘤没有特异性（Alsolami et al. 2014；Miettinen et al. 2016；Reyes et al. 2014）。免疫组化染色可以识别 FH 蛋白（使用商用抗 FH 抗体）的表达缺失或与 FH 缺失相关的下游代谢改变［使用抗 2- 琥珀酰半胱氨酸抗体，2- 琥珀酰半胱氨酸（2-succinyl cysteine）是一种由 FH 缺陷引起的蛋白修饰，下文简称 2SC］（Bardella et al. 2011；Buelow et al. 2016；Joseph et al. 2015）。线粒体酶 FH 的这些异常使它们更依赖于糖酵解来获取能量，称为"Warburg 效应"（Warburg 1956）。虽然现在通常认为 Warburg 效应是其他肿瘤类型中癌基因或抑癌基因的一种伴随现象或下游效应，但在 FH 缺陷型肿瘤中，它可能具有直接的肿瘤表现

（Yang et al. 2012），可能是由于蛋白质的琥珀酸酯化或延胡索酸的积累。

HLRCC 患者可发生多发性皮肤和子宫平滑肌瘤以及一种侵袭性肾癌，后者是 II 型乳头状肾细胞癌谱系的一部分（Launonen et al. 2001；Tomlinson et al. 2002）。由于皮肤和子宫平滑肌瘤可能是前哨性疾病表现，识别它们可能有助于早期诊断潜在致命的肾细胞癌。皮肤和子宫的平滑肌瘤分别见于 75% 和 80% 的 HLRCC 患者（Lehtonen et al. 2006；Sanz-Ortega et al. 2013；Toro et al. 2003；Wei et al. 2006），但在 40% 的皮肤平滑肌瘤患者中，肿瘤都很微小（Toro et al. 2003；Wei et al. 2006）。皮肤平滑肌瘤通常出现在 25 岁左右，而子宫平滑肌瘤的特征为多发，平均发病年龄为 30 岁。肾细胞癌仅发生于 20%~30% 的该类病例中，患者的平均年龄

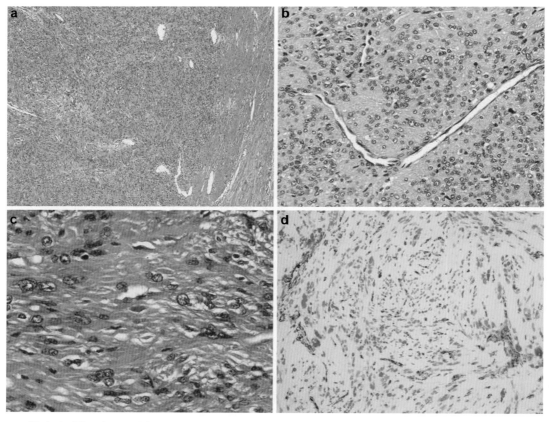

图 10.13　FH 缺陷型平滑肌瘤。a. 肿瘤细胞比周围肌层更丰富，细胞呈纺锤形，核呈卵圆形，肿瘤中可见鹿角状血管、无核区和核密集区。b. 中倍镜显示鹿角状血管。c. 高倍镜显示核呈圆形，可见明显的嗜酸性核仁，核周有空晕，胞质内可见球形嗜酸性小体。d. 肿瘤细胞呈 FH 阴性，而正常成分呈 FH 阳性

为 46 岁（Gardie et al. 2011；Merino et al. 2007）。因此，HLRCC 是一种不完全外显综合征，疾病谱广泛，临床表现可以从无症状到死亡各不相同。

体细胞的 *FH* 异常远比胚系突变常见，可能见于 2%~3% 的平滑肌瘤中。在决定对哪些患者进行胚系基因检测时，不仅要考虑子宫平滑肌瘤的免疫组化和形态学特征，还要考虑患者的特征。在 35~40 岁之前存在 FH 缺陷且其平滑肌瘤体积较大的患者最可能存在胚系突变，尤其是并存皮肤平滑肌瘤的病例。

10.1.3.5　平滑肌瘤伴奇异形核

有几种不同的术语用于描述具有奇异形核的平滑肌瘤，包括合体细胞性平滑肌瘤和非典型平滑肌瘤（Bennett et al. 2017b；Croce et al. 2014；Ly et al. 2013）。

镜下，该肿瘤呈现中 – 重度细胞异型性，恶性子宫平滑肌肿瘤也有这一特点，但前者没有活跃的核分裂象（>10/HPF）和肿瘤细胞坏死（Bell et al. 1994；Downes et al. 1997）。非典型细胞可弥漫性分布于平滑肌瘤中，也可局灶性存在；细胞核增大、深染，染色质呈粗块状，常模糊不清（图 10.14），也常出现较大的核内假包涵体。肿瘤中可有大量多核瘤巨细胞，所以该肿瘤又称为奇异形或合体细胞性平滑肌瘤。

该肿瘤的核分裂计数可能会很复杂，因为经常出现奇异形的核碎裂和核固缩，很像高度非典型核分裂象。使用组蛋白 H3 进行免疫组化染色有助于识别真正的核分裂象（Chow et al. 2017；Veras et al. 2009），但即便是依靠这种染色，也只有类似核分裂的图像才能计数。使用 HE 染色进行传统的核分裂象计数时，仔细评估没有明显核异型性的肿瘤

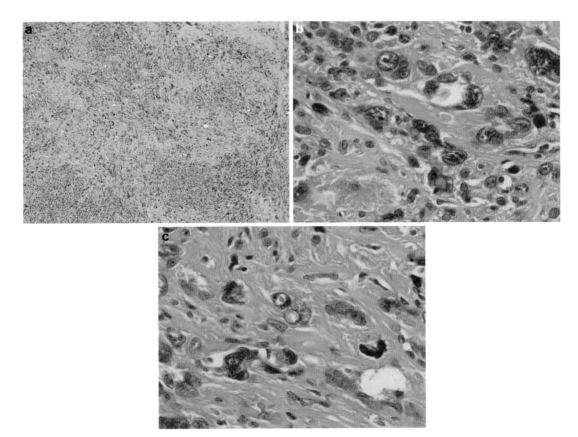

图 10.14　平滑肌瘤伴奇异形核。a. 非典型细胞弥漫性分布；b. 肿瘤细胞具有单个或多个多形性核，染色质粗糙、模糊不清；c. 高倍镜下可见明显的嗜酸性核仁，核周有空晕，提示此奇异形平滑肌瘤为 FH 缺陷型

区域通常是有帮助的。如果这些区域的核分裂象很明显，那么做出该病的诊断是有疑问的，平滑肌瘤伴奇异形核可能不是最佳诊断。仔细观察这样的区域可能发现存在一群单形性、增大和深染的核；如果这些区域的核分裂象计数 >10/HPF，则应把该肿瘤归入平滑肌肉瘤。

因为平滑肌肉瘤的形态学变化很大，部分区域可能缺乏高度富于细胞、细胞异型性和核分裂活性增高等典型特征，所以要广泛取材，以排除平滑肌肉瘤。平滑肌瘤伴奇异形核少见于绝经后女性，因此当老年女性的平滑肌肿瘤中含有异型细胞时，必须仔细寻找平滑肌肉瘤的其他特征。尤为重要的是，要考虑到平滑肌瘤伴奇异形核可能是平滑肌肉瘤的前驱病变（Mittal et al. 2007，2009）。检查这种病例时，必须充分取材并仔细检查肿瘤，在多形性区域寻找核分裂象增多的区域，在梭形细胞区域寻找核增大、深染、核分裂指数增高和肿瘤细胞的凝固性坏死表现。

对于核分裂指数 <10/10 HPF 且缺乏肿瘤细胞坏死，但有弥漫性中 - 重度异型性的平滑肌肿瘤，其临床过程仍有争议。在一项研究中，24 例病例均显示出良性临床过程（Downes et al. 1997）。另一项研究包括 43 例病例，至少随访 2 年，其中仅有 1 例（2%）为临床恶性肿瘤，但数年后才发生进展，这明显慢于平滑肌肉瘤的进展（Bell et al. 1994）。后一项研究仅纳入了具有中 - 重度异型性、核分裂指数 <10/10 HPF 且无肿瘤细胞坏死的子宫平滑肌肿瘤患者。随后的一项研究纳入了核分裂指数 <4/10 HPF 的子宫平滑肌肿瘤患者（Ly et al. 2013），复发很少见。只有 1 例患者（在研究组中占比 <2%）在第 7 年出现肿瘤子宫外复发，而大多数平滑肌肉瘤通常在诊断后 5~6 年内复发。

最初研究认为，奇异形平滑肌瘤根据遗传学和形态学的异质性可分为 2 个亚型，其中一个亚型常有异常的 p53 染色（Croce et al. 2014；Zhang et al. 2014）。最近的报道证实，平滑肌瘤伴奇异形核可分为 2 个基因亚型，每个亚型具有其独特的遗传、免疫组化和形态学特征；其中一个亚型的特征是 *FH* 异常，而另一个亚型携带 *TP53* 和（或）*RB* 异常（Bennett et al. 2017b；Ubago et al. 2016；Zhang et al. 2017）。*FH* 异常的肿瘤表现出与 FH 缺陷型平滑肌瘤相同的组织学特征，同时伴有 2SC 染色阳性和 FH 染色缺失，如前文所述。大规模平行测序显示，几乎所有 FH/2SC 免疫异常的肿瘤都存在体细胞 *FH* 基因改变，包括纯合子缺失（最常见）、错义突变伴杂合性缺失、剪接位点突变（Bennett et al. 2017b）。FH/2SC 染色正常的平滑肌瘤伴奇异形核更容易出现 *TP53* 和（或）*RB1* 改变。

10.1.3.6 　上皮样平滑肌瘤

这类肿瘤包括以前被归类为平滑肌母细胞瘤、透明细胞平滑肌瘤和丛状平滑肌瘤的肿瘤（Kurman et al. 1976）。子宫上皮样平滑肌肿瘤与身体其他部位的同类肿瘤具有相同的组织学表现。上皮样平滑肌瘤的发病年龄为 30~78 岁，平均年龄为 50~60 岁（Kurman et al. 1976；Prayson et al. 1997）。上皮样平滑肌瘤呈黄色或灰色，可有出血区域。与普通平滑肌瘤相比，其质地较软。多数病例的肿瘤为单发，可发生于子宫的任何部位，中位直径为 6~7 cm。

镜下，肿瘤细胞不呈梭形，而呈圆形或多边形（图 10.15），排列成丛状或条索状。瘤细胞核呈圆形，相对较大，居中。目前组成上皮样平滑肌瘤的 3 种基本亚型为平滑肌母细胞瘤、透明细胞平滑肌瘤和丛状平滑肌瘤。肿瘤通常由多种组织形态混合组成，因此可将各种基本亚型统称为上皮样平滑肌瘤。平滑肌母细胞瘤由具有嗜酸性胞质的圆形细胞（而不是梭形细胞）组成。透明细胞平滑肌瘤中的细胞呈多边形，有丰富的透明胞质和界限清楚的细胞膜（图 10.16），细胞可富含糖原，而所含的脂质较少，缺乏黏蛋白。细胞核有时被挤至细胞的周边，使细胞呈印戒样。丛状平滑肌瘤的特征为条索状或巢团状圆形细胞，胞质稀少至中等量。

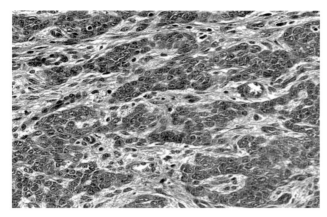

图 10.15　上皮样平滑肌肿瘤。肿瘤富于细胞，由黏附性差的
　　　　　多边形细胞组成，胞质呈嗜酸性

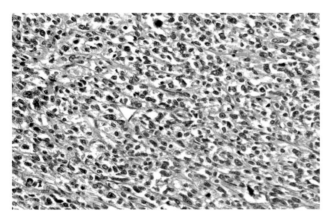

图 10.16　上皮样平滑肌瘤，透明细胞亚型。具有丰富透明胞
　　　　　质的细胞构成细胞巢

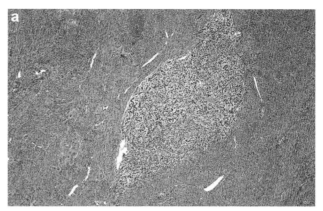

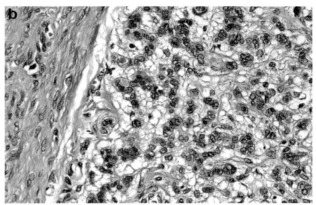

图 10.17　丛状小瘤。仅镜下可见的肿瘤完全被正常肌层所包
　　　　　绕（a），并由蜿蜒条索状的上皮样平滑肌细胞组成
　　　　　（b）

上皮样平滑肌瘤中常见肿瘤组织与典型梭形平滑肌细胞的移行过渡。通过免疫组化染色确定肿瘤细胞为肌源性表型（Brooks et al. 1992；Devaney et al. 1991；Hyde et al. 1989；Rizeq et al. 1994）。电镜检查显示瘤细胞具有平滑肌分化的特征，例如平行的胞质微丝、致密小体以及基膜产物（Chang et al. 1977；Hyde et al. 1989；Ito et al. 1986；Mazur et al. 1986），有些透明细胞平滑肌瘤的肿瘤细胞含有大量的线粒体或胞质空泡。

较小的丛状平滑肌瘤称作丛状小瘤，仅在镜检时可见（图 10.17）（Kaminski et al. 1984）。这些病变以前被认为是血管瘤或子宫内膜间质肿瘤，但超微结构显示肌丝和其他平滑肌细胞的

特征（Kaminski et al. 1984；Nunez-Alonso et al. 1979），瘤细胞具有肌源性免疫表型（Devaney et al. 1991）。丛状小瘤通常位于黏膜下，但也可以发生在肌层的任何部位，甚至可见于子宫内膜，多数为单发，但有时可多发（Seidman et al. 1993）。

子宫上皮样平滑肌肿瘤多为良性，但因为病例罕见，难以预测其临床病程（Clement 2000；Kurman et al. 1976；Prayson et al. 1997）。良性上皮样肿瘤包括丛状小瘤以及一些小肿瘤，它们缺乏细胞异型性，无肿瘤细胞坏死，核分裂指数不升高，或界限清楚、发生广泛透明变性以及以透明细胞为主。当上皮样平滑肌瘤具有以下 2 种或 2 种以上特征时，其生物学行为难以确定，具体包括肿瘤较大（直径 >6 cm）、中度核分裂活性（2~4/10 HPF）、中 - 重度细胞异型性以及坏死。伴中 - 重度异型

性、无坏死、核分裂指数 <5/10 HPF 的上皮样平滑肌瘤被归类为 "STUMP"，并需密切随访。

虽然对这些肿瘤的经验有限，但已经发现了一些潜在的恶性指标。核分裂象计数 ≥ 5/10 HPF 的肿瘤具有较高的转移率，均应被视为上皮样平滑肌肉瘤，即使没有细胞异型性和肿瘤细胞坏死（Jones et al. 1995；Kurman et al. 1976）。在一项研究中，所有伴肿瘤细胞坏死的上皮样平滑肌肿瘤都是临床恶性的（Atkins et al. 2001）。

大多数恶性上皮样平滑肌肿瘤是平滑肌母细胞瘤型，但也有关于透明细胞平滑肌肉瘤的报道（Silva et al. 1995）。由于这些肿瘤具有上皮样形态，因此需要与多种病变相鉴别，包括 PEComa（desmin 阴性，黑色素瘤相关标记物阳性，有时存在 TFE3 过表达）、转移性（或局部浸润性）癌（CK 阳性）、转移性黑色素瘤（S-100 阳性）、胎盘部位滋养细胞肿瘤和上皮样滋养细胞肿瘤（GATA3 阳性）以及 ASPS（HMB-45 阴性，Xp11 易位）。一些子宫内膜间质肿瘤可能具有上皮样形态（Lee et al. 2012b）。

10.1.3.7　黏液样平滑肌瘤

黏液样平滑肌瘤极为罕见，应当作为排除性诊断。其鉴别诊断包括水肿性平滑肌瘤（水肿性液体，而非间质黏液）（Clement et al. 1992）、黏液样平滑肌瘤、黏液样变（Pugh et al. 2012）、炎性纤维黏液样肿瘤（*ALK* 重排）（Bennett et al. 2017a；Parra-Herran et al. 2015；Rabban et al. 2005），以及子宫内膜间质肉瘤的黏液样 / 纤维黏液样变（Lewis et al. 2017；Oliva et al. 1999；Yilmaz et al. 2002）。

大体表现方面，黏液样平滑肌瘤质软，呈半透明状。镜下，平滑肌细胞之间可见大量无定形黏液样物质（Mazur et al. 1980）。黏液样平滑肌瘤的边界清楚，无细胞异型性和核分裂象。进一步的诊断标准是细胞小而一致，无异型性或仅有轻度异型性，核分裂象计数不超过 2/10 HPF，以及含有普通平滑肌瘤的病灶。当黏液样平滑肌肿瘤体积较大并且存在镜下浸润性边缘、细胞异型性或核分裂活跃时，应怀疑其为恶性的。即使无法达到平滑肌肉瘤的诊断标准，具有这些特征的一些黏液样平滑肌肿瘤也呈临床恶性。增大的异型细胞预示恶性。即使没有肿瘤细胞坏死和高核分裂活性，病理医师仅凭局灶性轻度异型性和浸润性生长，也可能足以诊断黏液样平滑肌肉瘤。一项小型研究纳入了 9 例黏液样平滑肌瘤病例，其中 5 例出现复发（Burch et al. 2011）。

10.1.3.8　血管平滑肌瘤

血管平滑肌瘤包含大量有肌壁的大血管，当其以血管成分为主时可能与血管瘤或动静脉畸形难以鉴别。后两者边界不清，而血管平滑肌瘤界限清楚，至少局部出现典型的梭形平滑肌细胞。另一个重要的区别是血管瘤极少发生于子宫，且通常为海绵状血管瘤。

10.1.3.9　平滑肌瘤伴其他成分

在平滑肌瘤中发现了几种类型的分化，最常见的是脂肪分化，脂肪细胞散在分布于典型的平滑肌瘤中。含有大量脂肪的平滑肌瘤称为脂肪平滑肌瘤（图 10.18）；如果同时存在血管成分则称为血管脂肪平滑肌瘤。这些肿瘤多见于中老年女性，可发生于子宫的任意部位，包括子宫颈和子宫阔韧带（Wang et al. 2006）。肿瘤的平均直径为 6 cm，切面可见黄色质软区域。脂肪细胞常见于平滑肌瘤内的局部区域，但也可以弥漫分布。多数情况下，平滑肌成分由梭形细胞组成，而脂肪瘤成分也可能出现在其他的肿瘤亚型中，如上皮样平滑肌瘤；静脉内平滑肌瘤病常见脂肪变性（Brooks et al. 1992）。至少有 1 例脂肪瘤具有复杂的细胞遗传学异常（Pedeutour et al. 2000）。纯粹的子宫脂肪瘤只有少数相关的病例报道（Dharkar et al. 1981；Pounder 1982）。类似于脂肪瘤的脂肪肉瘤很罕见

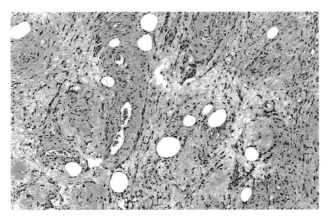

图 10.18　脂肪平滑肌瘤。肿瘤由脂肪细胞、平滑肌和胶原混合而成

（McDonald et al. 2011；Schoolmeester et al. 2016）。文献中平滑肌瘤内的其他组织类型包括棕色脂肪、骨骼肌和软骨（Chen 1999；Fornelli et al. 1999；Martin-Reay et al. 1991；Yamadori et al. 1993）。

10.1.3.10　平滑肌瘤伴造血细胞

平滑肌瘤内可能出现大量造血细胞浸润，有时没有明确的病因。造血细胞浸润表现不同于脓肿，后者见于存在细菌感染的平滑肌瘤中。独特的造血细胞浸润表现包括：在缺乏系统性疾病的情况下，平滑肌瘤内出现髓外造血（Schmid et al. 1990），显著的组织细胞浸润（Adany et al. 1990），以及显著的肥大细胞或嗜酸性粒细胞浸润（Crow et al. 1991；Maluf et al. 1994；Orii et al. 1998；Vang et al. 2000）。最重要的是，致密的淋巴细胞浸润在镜下可能形似淋巴瘤（Ferry et al. 1989）。

10.1.4　平滑肌增生性病变伴少见的生长方式

10.1.4.1　弥漫性平滑肌瘤病和子宫肌层肥厚

弥漫性平滑肌瘤病是一种少见的病变，子宫内可见无数平滑肌小结节，这使得子宫非对称性增大。病变子宫的体积可以非常大，重达 1000 g。肌瘤结节的直径从镜下可见到 3 cm 不等，但大多数肌瘤结节的直径小于 1 cm，由形态一致的温和梭形平滑肌细胞构成，不像典型的平滑肌瘤那样界限清晰。临床过程可因出血而复杂化，但生物学行为仍属良性（Clement 2000；Grignon et al. 1987；Lai et al. 1991；Mulvany et al. 1995）。

子宫肌层肥厚是指子宫肌层增厚并且子宫对称性增大。大体或镜下检查无其他特殊异常；仅表现为体积异常（未产妇 >130 g，1~3 产次者 >210 g，4 产次及 4 产次以上者 >250 g）（Langlois 1970）。子宫的重量随年龄和产次的增加而增加，直至绝经后才逐渐下降。

10.1.4.2　分割性平滑肌瘤

分割性平滑肌瘤是一种良性平滑肌增生性病变，其边缘由平滑肌挤压周围组织而呈舌状，舌状突出侵入周围肌层，偶尔侵入子宫阔韧带和盆腔（Roth et al. 1999）。这种浸润方式也可见于静脉内平滑肌瘤病（见下文）。当水肿和充血明显时，肿瘤扩展至子宫外的部分可以类似胎盘组织，因此又称为绒毛叶状分割性平滑肌瘤（Fukunaga et al. 1998；Roth et al. 2000，1996）（图 10.19）。

10.1.4.3　静脉内平滑肌瘤病和平滑肌瘤伴血管浸润

静脉内平滑肌瘤病（IVL）是一种非常罕见的平滑肌肿瘤，其特征为由组织学良性的平滑肌细胞组成的结节样团块在静脉管腔内生长（Clement 1988；Cohen et al. 2007；Mulvany et al. 1994；Nogales et al. 1987；Norris et al. 1975）。患者的中位年龄为 45 岁，极少数患者小于 40 岁。这种情况与不孕史或产次减少无关，并且与种族无关。主要症状是异常子宫出血和盆腔部的不适，多数患者有盆腔包块。

大体表现上，静脉内平滑肌瘤病在子宫肌层内呈复杂的卷曲状或结节样生长，呈蠕虫样延伸至

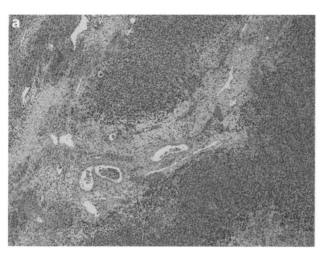

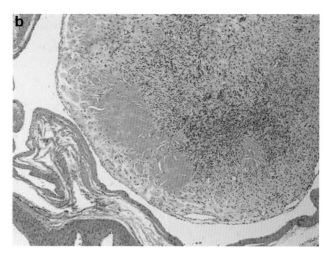

图 10.19　分割性平滑肌瘤。a. 病变位于阔韧带；b. 病变与静脉内平滑肌瘤病相关

子宫阔韧带上的子宫静脉或其他盆腔静脉内（图 10.20）。超过 10% 的病例中肿瘤延伸至腔静脉，其中部分肿瘤可达心脏（Clement 1988；Cohen et al. 2007；Kokawa et al. 2002；Suginami et al. 1990）。蠕虫样团块从质软海绵状到质韧而硬，颜色为粉白或灰色。据报道，平滑肌肉瘤中也存在静脉内平滑肌瘤病样的静脉内生长方式（Coard et al. 2002），因此仔细评估有无可能预示恶性的特征（高核分裂率、显著的核异型性、肿瘤细胞坏死）很重要。如前文所述，静脉内平滑肌瘤病可能具有特殊的核型，表现为 22q12.3-q13.1 重现性缺失（Buza et al. 2014）。

镜下，静脉内平滑肌瘤病位于内衬内皮细胞的静脉腔内（图 10.21）。其组织学形态变化很大，即使在同一肿瘤内也是如此。有些静脉内平滑肌瘤病的细胞组成与平滑肌瘤相同，但大多数病例伴有明显的纤维化或透明变性区域，这些区域有时会使平滑肌细胞变得不明显而难以识别。静脉内平滑肌瘤病内的细胞表现出与平滑肌瘤相同的平滑肌分化范围（Clement 1988）。静脉内生长的肿瘤本身富含血管（图 10.22），有些病变包含许多大大小小的血管，类似血管肿瘤。富于细胞性、异型性、上皮样及脂肪平滑肌瘤样的生长方式都有相关报道；

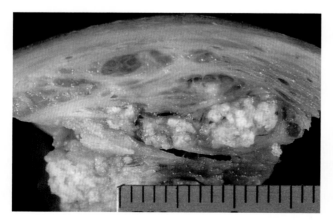

图 10.20　静脉内平滑肌瘤病（IVL）。褐色和白色的血管内肿瘤在肌层内呈广泛性生长

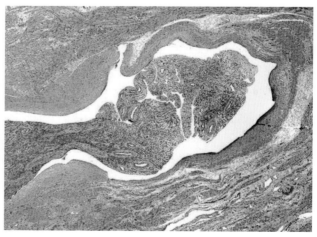

图 10.21　静脉内平滑肌瘤病（IVL）。一小块平滑肌肿瘤生长于子宫肌层的一个大静脉内

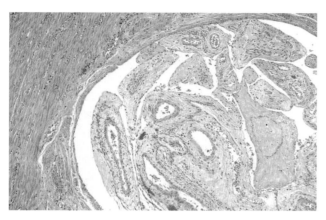

图 10.22 静脉内平滑肌瘤病（IVL）。几乎所有肿瘤都位于血管腔内。肿瘤本身富含血管且发生广泛的玻璃样变

这些肿瘤的生物学行为和预后与普通静脉内平滑肌瘤病相同（Brescia et al. 1989；Clement 1988；Han et al. 1998）。

静脉内平滑肌瘤病可起源于血管平滑肌（Norris et al. 1975）；在这类病例中，肿瘤主要或全部位于血管内，与静脉壁有多处附着。其他病例中则是平滑肌瘤向静脉内延伸（Nogales et al. 1987；Norris et al. 1975），在这些病例中，大部分肿瘤位于血管外，未发现静脉壁起源部位。

静脉内平滑肌瘤病的治疗采取经腹全子宫切除术和双侧输卵管、卵巢切除术，同时切除任何向子宫外扩散的病灶。即使肿瘤未被完全切除，静脉内平滑肌瘤病的预后也良好（Mulvany et al. 1994），

这是由于盆腔复发不常见，且通常可经手术切除（Evans et al. 1981；Norris et al. 1975）。残留的盆腔肿瘤可稳定存在，但也可能呈进展性生长，尤其见于未接受双侧输卵管、卵巢切除术治疗的患者，因为静脉内平滑肌瘤病存在激素依赖性。在切除长入腔静脉或右心房的肿瘤或肺部结节之后，患者可长期生存。有文献报道了一例腹膜后静脉内平滑肌瘤病病例，由于肿瘤分布广泛，无法将其切除，经醋酸亮丙瑞林诱导后肿瘤缩小，成功实施了手术切除（Tresukosol et al. 1995）。

10.1.4.4 良性转移性平滑肌瘤

人们对良性转移性平滑肌瘤（BML）的认识还不清楚，"转移性"平滑肌肿瘤病灶位于子宫外，可能起源于良性子宫平滑肌瘤。这些肿瘤最常累及肺部，其次是淋巴结和腹腔，表现为单个或多个低级别平滑肌肿瘤结节以膨胀性生长方式在肺实质内生长，细支气管陷入其中（图 10.23）。

几乎所有良性转移性平滑肌瘤的病例都发生于女性，多数有盆腔手术史。原发性肿瘤由于通常在转移性病灶被发现之前的数年就被切除，因此常常得不到充分的研究，这使得关于此种情况的报道往往难以评估。一些病例中无论是原发性肿瘤还是所谓的"转移性"肿瘤的细胞学表现（包括核分裂象计数）都未被记录。有些病例可能是静脉内平

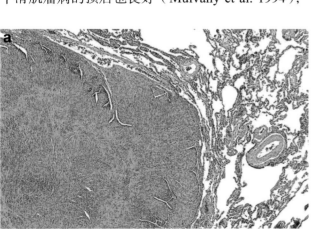
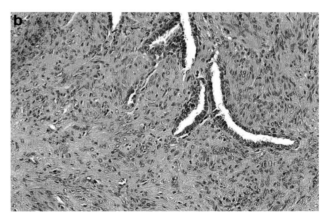

图 10.23 良性转移性平滑肌瘤。a. 肺内可见一个界限清楚的平滑肌肿瘤；b. 高倍镜下，细支气管陷入肿瘤内，被形态温和的平滑肌细胞围绕

滑肌瘤病的 "放逐（deportation）" 转移而到达肺部，然后在肺内种植生长，形成肺内多发性平滑肌结节（Lee et al. 2008）。还有些病例可能是累及子宫和子宫外部位的多灶性平滑肌增生性病变（Cho et al. 1989）。过去，绝大多数良性转移性平滑肌瘤的病例被解释为肺原发性良性平滑肌病变伴有子宫平滑肌瘤病史，或者是形态学信息不全面的子宫平滑肌肿瘤的肺转移（Bell et al. 1994；Cohen et al. 2007；Gal et al. 1989；Wolff et al. 1979）。然而，细胞遗传学研究发现，子宫和肺部的肿瘤是单克隆起源的，并认为肺肿瘤是转移性的（Tietze et al. 2000）。类似的报道中，良性转移性平滑肌瘤的核型与富于细胞性平滑肌瘤部分重叠（19q 和 22q 末端缺失）（Mehine et al. 2013）。

转移灶表达 ER 和 PR（Jautzke et al. 1996），并且肿瘤在妊娠期（Horstmann et al. 1977）、绝经期和卵巢切除术后（Abu-Rustum et al. 1997）消退，这些都提示良性转移性平滑肌瘤可能具有激素依赖性。影像学检查中，这些肿瘤通常表现为单发性或多发性肺结节，CT 显示这些结节（或其他器官的结节）均匀增强（Cohen et al. 2007）。

10.1.4.5　腹膜平滑肌瘤（"寄生性"平滑肌瘤）

罕见情况下，子宫浆膜下平滑肌瘤从最初的部位 "脱落" 并 "黏附" 于盆腔其他部位。这种情况据推测是由梗死和炎症粘连共同作用而形成的。做出 "寄生性平滑肌瘤" 的诊断时应非常谨慎，因为腹膜后或胃肠道起源的恶性平滑肌肿瘤的形态常表现温良且核分裂指数较低。正如前文所述，ER 阳性有助于确定子宫外肿瘤为妇科起源。

10.1.4.6　腹膜播散性平滑肌瘤病

腹膜播散性平滑肌瘤病（DPL）罕见，其特征为育龄女性盆腹腔腹膜表面多发性平滑肌、肌成纤维细胞和成纤维细胞结节（Minassian et al. 1986；Tavassoli et al. 1981）。大多数病例与妊娠、伴雌激素

水平升高的粒层细胞瘤、口服避孕药（Tavassoli et al. 1981）或子宫内膜异位症有关（Clement 2007），常于剖宫产时被意外发现。术中可见盆腹腔的腹膜和子宫、附件、肠道以及网膜表面多发的白色或黄褐色小结节（图 10.24），结节随机分布，多数直径小于 1 cm；这一点与转移性平滑肌肉瘤不同，后者结节的数量少、体积更大并侵犯周围组织。

镜下，结节由胶原、成纤维细胞、肌成纤维细胞和平滑肌细胞组成，妊娠或产后患者的病变中还有蜕膜细胞（图 10.25）。病变通常以梭形细胞为主，可能与转移性肉瘤相混淆，但二者的细胞形态和临床表现均明显不同。另一个区分要点为本病的核分裂象少，核异型性和多形性没有或者很轻微。电镜研究表明，多数结节由平滑肌和蜕膜细胞组成，也有些结节由蜕膜和成纤维细胞或肌成纤维

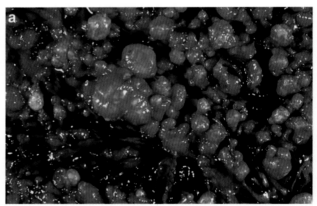

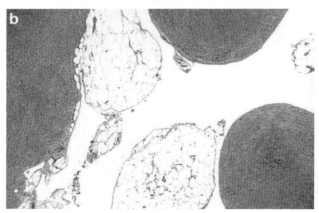

图 10.24　腹膜播散性平滑肌瘤病（DPL）。a. DPL 大体表现为网膜或腹膜上多发或大量的平滑肌性小结节；b. 低倍镜下，网膜脂肪组织包绕多个平滑肌细胞结节

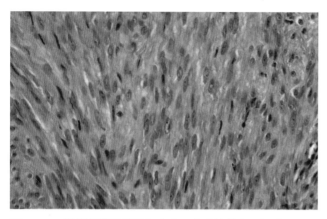

图 10.25　腹膜播散性平滑肌瘤病。腹膜结节由组织学温和的梭形平滑肌细胞组成，无核分裂象

细胞混合而成（Goldberg et al. 1977；Nogales et al. 1978；Pieslor et al. 1979；Tavassoli et al. 1981）。

细胞遗传学研究表明，本病可能起源于单易位事件。对 4 例患者的研究显示，所有微小肿瘤都有相同亲代 X 染色体的非随机性失活（每例 7~14 个），这符合转移性单中心性肿瘤或选择性 X 染色体等位基因克隆性多中心病变的特点（Quade et al. 1997）。基于这种认识，与普通平滑肌瘤相比，本病更接近静脉内平滑肌瘤病（Quade et al. 2002）。

本病多数病例由激素引起或促发，生物化学或免疫组化方法证实病变中存在 ER 和 PR（Due et al. 1989）。病变通常在激素刺激去除后（例如产后）消退或保持静止，所以手术时不必试图全部切除（Tavassoli et al. 1981）。对于激素依赖性病例，用 GnRHa 治疗可使病变消退（Hales et al. 1992），当终止使用 GnRHa 或患者妊娠时，腹膜平滑肌结节可能会再次增大。

有些病例在诊断后不久又被修正为平滑肌肉瘤（Bekkers et al. 1999）。这些病例可能代表一种独立的类型，因为它们与典型腹膜播散性平滑肌瘤病有所不同，这些病例缺乏雌激素暴露或相关的子宫平滑肌瘤，并且其病变不表达 ER 和 PR。

10.1.4.7　腹腔镜分切术后盆腹腔平滑肌瘤种植

有文献描述了一种罕见情况，即腹腔镜分切

术后发生了平滑肌瘤种植（Seidman et al. 2012；Tulandi et al. 2016）。这种特定的情况因其医源性背景而有别于传统的腹膜播散性平滑肌瘤病，后者为激素驱动的（Hales et al. 1992；Tavassoli et al. 1982）。另一个区别在于本病没有长期的研究资料，而腹膜播散性平滑肌瘤病的临床表现和临床过程已被充分研究。遗憾的是，有些文献将几例盆腹腔种植也归为腹膜播散性平滑肌瘤病。鉴于种植处肿瘤的组织学形态与原发性平滑肌瘤类似，目前认为本病的临床生物学为良性。治疗以手术切除为主，加或不加激素治疗。

10.1.5　平滑肌肉瘤

平滑肌肉瘤约占子宫恶性肿瘤的 1.3%，占子宫肉瘤（癌肉瘤除外）的 50% 以上（Abeler et al. 2009）。每 800 例子宫平滑肌肿瘤中约有 1 例平滑肌肉瘤。临床考虑为平滑肌瘤的病例中仅有不到 1% 为平滑肌肉瘤（Leibsohn et al. 1990）。

10.1.5.1　临床表现

女性平滑肌肉瘤的中位发病年龄为 50~55 岁（Abeler et al. 2009；Giuntoli et al. 2003），比平滑肌瘤的发病年龄大 10 岁左右，但也可见于 20~30 岁女性。在美国，非洲裔女性的平滑肌肉瘤发病率高于白种人女性（Brooks et al. 2004），且发病与孕产次无关。本病的临床表现不特异，主要症状为异常阴道出血、下腹部疼痛或盆腹腔包块（Giuntoli et al. 2003）。确诊前症状平均持续时间约为 5 个月（Larson et al. 1990）。似乎没有证据表明临床上迅速增大的子宫平滑肌肿瘤就是平滑肌肉瘤。一项研究中，在 371 例快速生长的肿瘤中仅有 1 例被证实为平滑肌肉瘤（Parker et al. 1994）。与癌肉瘤（恶性米勒混合瘤，MMMT）不同的是，平滑肌肉瘤一般没有盆腔放射史。

10.1.5.2　大体表现

多数平滑肌肉瘤位于子宫肌壁间，50%~75% 为孤立性肿块（Schwartz et al. 1993）。累及子宫颈的比例高于平滑肌瘤。肉瘤的直径平均为 6~9 cm，质软或呈鱼肉样，边界不清（Abeler et al. 2009）。切面呈灰黄色或灰红色，常伴出血及坏死（图 10.26）。肉瘤常比平滑肌瘤更大、更软，边界更不规则，更易见出血和坏死（表 10.3）。另一方面，多数大体表现特殊的平滑肌肿瘤为良性，并显示出一些"退变"形态，常为缺血性改变。除非用定量 MRI 技术进行纹理分析（Schwartz et al. 2006），否则其他影像学检查均无法确定平滑肌肿瘤的良恶性（Lakhman et al. 2017）。

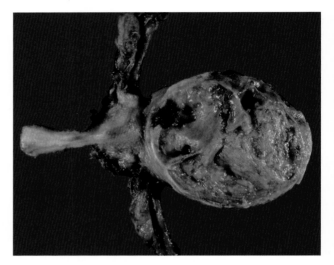

图 10.26　平滑肌肉瘤。平滑肌肉瘤通常为孤立性肿瘤，比普通平滑肌瘤质软，切面可见坏死区和出血区

10.1.5.3　镜下表现

1　普通平滑肌肉瘤

普通平滑肌肉瘤由富含嗜酸性胞质的梭形细胞构成，呈束状排列（图 10.27），常见纵向胞质纤维，三色染色时最明显；细胞核呈纺锤形，通常末端钝圆，核深染，染色质粗糙，核仁明显（图 10.28）。这些肿瘤常有明显的细胞多形性（图 10.29，10.30），特别是低分化的肿瘤。半数肿瘤中可见多核细胞，偶见破骨细胞样巨细胞（Darby et al. 1975；Marshall et al. 1986；Patai et al. 2006），罕见病例以黄瘤样细胞为主（Grayson et al. 1998）。

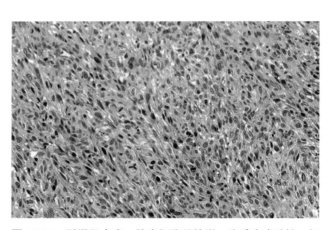

图 10.27　平滑肌肉瘤。肿瘤细胞呈梭形，胞质为嗜酸性，细胞核呈梭形、深染、异型，核分裂象多见

表 10.3　平滑肌瘤和平滑肌肉瘤的大体表现比较

平滑肌瘤	平滑肌肉瘤
通常多发	通常单发（50%~75%）
大小不一，直径通常为 3~5 cm	较大，直径通常为 5~10 cm 或更大
质硬，切面呈旋涡状	质软，切面呈鱼肉样
白色	黄色或褐色
少见出血和坏死（梗死型）	常见出血和坏死（凝固性肿瘤细胞坏死）

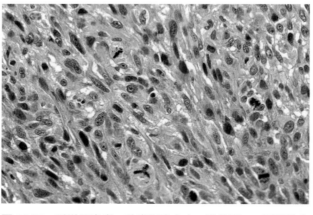

图 10.28　平滑肌肉瘤。肿瘤细胞大小、形状不一，可见数个核分裂象，包括一个异常核分裂象

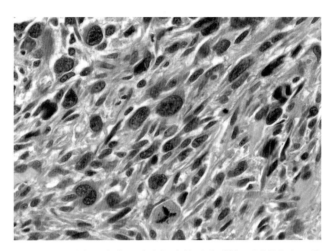

图 10.29 平滑肌肉瘤。肿瘤细胞核呈多形性，视野中有一些巨核细胞和一个非典型核分裂象

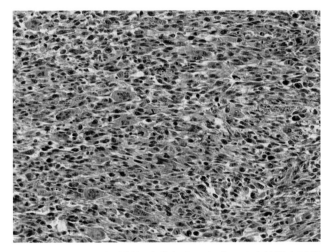

图 10.30 平滑肌肉瘤伴间变特征和巨细胞。此病灶符合平滑肌肉瘤的特征，因其出现在其他方面典型的平滑肌肉瘤中。若无适当的背景，此病灶可能诊断为多形性未分化子宫肉瘤

多数肿瘤浸润周围肌层，10%~22% 的病例有血管侵犯，而界限清楚的平滑肌肉瘤也能发生转移。

诊断子宫平滑肌肉瘤的主要标准是核异型性、核分裂指数高（大于 10/10 HPF，通常大于 15/10 HPF）（Pelmus et al. 2009）以及凝固性肿瘤细胞坏死，尽管后者不是必需的（表 10.4）。鉴别诊断通常包括各亚型的平滑肌瘤、恶性潜能未定 / 低度恶性潜能的平滑肌肿瘤、子宫内膜间质肿瘤（尤其是含有梭形细胞的亚型）、炎性肌成纤维细胞瘤、未分化肉瘤、腺肉瘤或癌肉瘤的肉瘤成分、恶性

表 10.4 伴标准平滑肌分化的子宫平滑肌肿瘤的组织学诊断标准

肿瘤细胞坏死	异型性	核分裂象计数 /10 HPF	诊断
存在	弥漫性中 – 重度	无论多少	平滑肌肉瘤
存在	无至轻度	≥ 10	平滑肌肉瘤
存在	无至轻度	<10	低度恶性潜能平滑肌肿瘤 / STUMP[a]
缺乏	弥漫性中 – 重度	≥ 10	平滑肌肉瘤
缺乏	弥漫性中 – 重度	<10	"平滑肌肿瘤伴低度复发风险" STUMP
缺乏	无至轻度	<5	平滑肌瘤
缺乏	无至轻度	5~20	核分裂活跃的平滑肌瘤
缺乏	局灶性中 – 重度	≥ 5	STUMP（经验有限）
缺乏	局灶性中 – 重度	<5	平滑肌瘤伴奇异形核

注：[a] 如果已排除梗死 / 卒中性平滑肌瘤。

孤立性纤维性肿瘤、来自直肠的胃肠道间质瘤的扩散。除了癌肉瘤（见第 9 章）和胃肠道间质瘤（CD117、DOG-1 和 CD34 阳性），其他鉴别诊断将在本章后文详细讨论。通过形态学、免疫表型和评估基因融合可以区分它们。

2 黏液样平滑肌肉瘤

黏液样平滑肌肉瘤通常较大，呈胶冻样，大体上常为境界清楚的局限性肿块（Kunzel et al. 1993；Schneider et al. 1995）。由于鉴别诊断较多，本病已成为排除性诊断。镜下，黏液样物质广泛地将平滑肌细胞分隔开（图 10.31）（King et al. 1982）。大多数黏液样平滑肌肉瘤的核分裂指数低，其部分原因是细胞密度低；然而有时核分裂指数高，并有高度异型性。除了黏液样改变，其他特征也有助于确定肿瘤为平滑肌肉瘤，包括肌层浸润和血管侵犯。少数黏液样平滑肌肉瘤发生于平滑肌瘤内，浸润性生长是其诊断要点（Mittal et al. 2000）。尽管

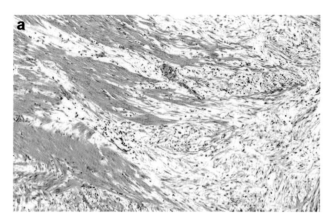
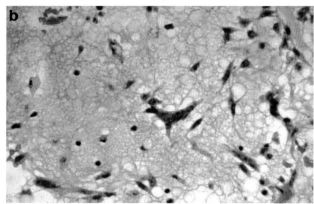

图 10.31　黏液样平滑肌肉瘤。a. 丰富的黏液样间质广泛地将平滑肌细胞束分隔开，显得细胞稀疏；b. 核异型性程度欺骗性地貌似温和，并且由于肿瘤细胞被黏液样间质广泛分隔，核分裂活性显得较低

核分裂指数低，但黏液样平滑肌肉瘤也像普通平滑肌肉瘤一样预后不良。对子宫黏液样平滑肌肿瘤必须高度警惕，不论其核分裂计数多少或有无坏死，任何伴有显著核异型性的黏液样平滑肌肿瘤都应归类为平滑肌肉瘤。

正确诊断需要区分黏液样平滑肌肉瘤中的黏液样分化与极为常见的退变性平滑肌瘤中的水肿性改变（Clement et al. 1992）。在黏液样平滑肌肉瘤中，不仅间质呈黏液样，通常还有明显的细胞增大、核深染和多形性。黏液样平滑肌肉瘤通常与软组织黏液纤维肉瘤有些相似，但前者的血管往往不那么明显，核异型程度通常较低。其他需要鉴别的疾病包括局灶黏液样变（Pugh et al. 2012）、炎性纤维黏液样肿瘤（*ALK* 重排）（Bennett et al. 2017a；Parra-Herran et al. 2015；Rabban et al. 2005）、腺肉瘤中的肉瘤成分、子宫内膜间质肿瘤的黏液性 / 纤维黏液样亚型（Lewis et al. 2017；Oliva et al. 1999；Yilmaz et al. 2002），这些将在本章后文进一步讨论。

3　上皮样平滑肌肉瘤

上皮样平滑肌肉瘤由圆形或多边形细胞组成，并显示以下上皮样分化模式之一：平滑肌母细胞（图 10.32），透明细胞，或丛状形态。同黏液样平滑肌肉瘤一样，本病也是排除性诊断，要考虑多种

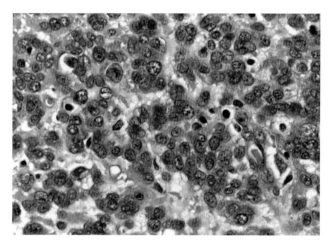

图 10.32　"平滑肌母细胞瘤" 型上皮样平滑肌肉瘤。肿瘤细胞呈多边形，胞质淡染，核有异型性。核分裂象不多见，但有广泛的凝固性肿瘤细胞坏死

其他相似的肿瘤，具体见后文。平滑肌母细胞型最常见，但透明细胞型也有报道（Prayson et al. 1997；Silva et al. 1995，2004）。利用常见的恶性特征可将本病与其他上皮样平滑肌肿瘤相区分（这些特征包括显著的核异型性，加上坏死或核分裂象计数 ≥ 5/10 HPF），从而将肿瘤定性为平滑肌肉瘤（Atkins et al. 2001；Clement 2000；Kempson et al. 2000；Kurman et al. 1976；Moinfar et al. 2007；Prayson et al. 1997）。需要与上皮样平滑肌肉瘤相鉴别的疾病包括平滑肌瘤的各亚型、恶性潜能未定 / 低度恶性潜能的平滑肌肿瘤、PEComa、癌、

转移性黑色素瘤（S-100 蛋白阳性）、胎盘部位的滋养细胞肿瘤和上皮样滋养细胞肿瘤（GATA3 阳性）、腺泡状软组织肉瘤（HMB-45 阳性伴 Xp11 易位），以及一些呈上皮样表现的子宫内膜间质肿瘤（Lee et al. 2012b）。除了癌（见第 9 章）、胎盘部位的滋养细胞肿瘤（见第 20 章）和黑色素瘤，其他疾病将在本章后文进一步讨论。

核分裂指数低的普通型平滑肌肿瘤在临床上偶尔呈恶性病程。这些肿瘤除非发生浸润，或有异常核分裂象，或有肿瘤细胞坏死，否则没有依据怀疑其为平滑肌肉瘤，唯有发生转移才能将其认定为恶性。

10.1.5.4 免疫组化

平滑肌肉瘤的诊断一般无需免疫组化，免疫组化染色偶尔用于鉴别其他子宫恶性肿瘤，如未分化的子宫内膜肉瘤或肉瘤样癌。使用多种抗体可证实子宫外的肉瘤转移灶为平滑肌分化，从而证实其为转移性平滑肌肉瘤。SMA、desmin 和 caldesmon 是最有用的平滑肌分化标记物，而 calponin 和平滑肌肌球蛋白（smooth muscle myosin）偶尔也用于此目的，它们都是胞质显色。肌成纤维细胞也可表达平滑肌标记物，尤其是 SMA，所以单独使用一种标记物不能确定为平滑肌分化。区分子宫内膜间质肿瘤时需要特别小心，因为平滑肌肉瘤通常呈 CD10 阳性，而 CD10 一般作为子宫内膜间质分化的标记物。在一项研究中，9 例平滑肌肉瘤中有 8 例呈 CD10 染色阳性（低至中强度，5%~60% 的肿瘤细胞染色）（Oliva et al. 2002b）。CD10 在平滑肌肿瘤中的显色常为局灶性弱阳性（McCluggage et al. 2001b；Toki et al. 2002）。子宫平滑肌细胞常显示 CK 免疫染色阳性，所以平滑肌肉瘤细胞质偶尔表达 CK 也就不足为奇了（Oliva et al. 2002b）。

许多研究者提出，可用免疫染色区分良性与恶性平滑肌肿瘤。然而，包括 p53（图 10.33）、p16（图 10.34）、MIB-1、ER 和 PR 在内的标记物

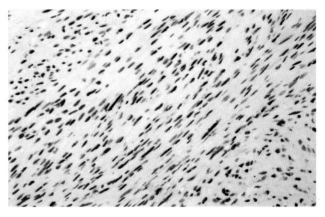

图 10.33 平滑肌肉瘤呈 p53 染色阳性

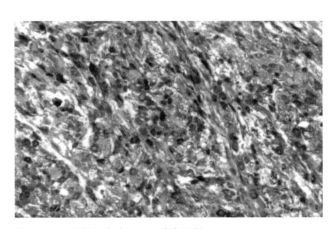

图 10.34 平滑肌肉瘤呈 p16 染色阳性

在平滑肌瘤和平滑肌肉瘤中都有不同程度的表达，因此它们在鉴别诊断中的价值有限（Amada et al. 1995；Atkins et al. 2008；Blom et al. 1999；Bodner et al. 2004；Bodner-Adler et al. 2005；Chen et al. 2008；de Vos et al. 1994；Gannon et al. 2008；Hall et al. 1997；Layfield et al. 2000；Leiser et al. 2006；Leitao et al. 2004；Mittal et al. 2001；O'Neill et al. 2007；Watanabe et al. 2006；Zhai et al. 1999）。例如，p53 基因突变或 p53 免疫染色阳性（>50% 的肿瘤细胞核强阳性）主要见于平滑肌肉瘤，但仅见于少数病例（Gannon et al. 2008；O'Neill et al. 2007）；平滑肌瘤伴奇异形核和低度恶性潜能的平滑肌肿瘤（SM-LMP）/STUMP 与平滑肌肉瘤具有相同的阳性率和染色强度（Chen et al. 2008）。免疫表达重合率最高的是普通平滑肌肉瘤与平滑肌瘤

伴奇异形核。

可用于鉴别普通型、黏液样和上皮样平滑肌肉瘤的抗体总结于表 10.5~10.7。

10.1.5.5 分子病理

通过比较子宫平滑肌肉瘤和正常子宫肌层的基因表达谱，发现二者在细胞周期、DNA 修复和基因组完整性等方面均有差异（Barlin et al. 2015）。基因表达谱能区分子宫原发性平滑肌肉瘤与转移性平滑肌肉瘤，也能区分侵袭性与惰性肿瘤（Davidson et al. 2014）。在一项非监督聚类分析研究中，将平滑肌肉瘤分为两类（根据其基因组亚型），其总生存率和无进展生存率均有显著差异。在根据 TCGA 发起的基因组解读项目中，van de Rijn 及其同事鉴定了平滑肌肉瘤的 3 种基因组类型，其中 1 种集中于子宫肿瘤，另外 2 种为子宫和软组织所共有（Guo et al. 2015），后两者之一预后差。这些亚型在基因表达水平上存在显著差异，可用于研发新的靶向治

表 10.5 普通（梭形）平滑肌肉瘤及其相关实体的免疫组化特征和鉴别诊断

肿瘤类型	Des	CD10	p53	MIB-1	FH	C-kit	STAT6
LMS	++	–/+	–/++	弥漫	完整	不定	–
LMA–apo	++	–/+	NA	定位	完整	NA	–
LMA–bizarre（1）	++	–/+	–	低	缺失	NA	–
LMA–bizarre（2）	++	–/+	++/–	不定	完整	NA	–
ESS–LG	–/+	++/–	–	低	完整	不定	–
GIST	–	–/+	–/+	不定	NA	弥漫	–
SFT	–	+/–	–	不定	NA	–	++
肉瘤 –het	–*	–/+	++	弥漫	NA	不定	–
肉瘤 –undiff	–	–/+	++	弥漫	NA	不定	–

注：Des—desmin；LMS—平滑肌肉瘤；LMA—平滑肌瘤；apo—卒中性；LMA–bizarre（1）—FH 缺陷型平滑肌瘤伴奇异形核；LMA–bizarre（2）—p53 突变平滑肌瘤伴奇异形核；ESS–LG—低级别子宫内膜间质肉瘤；GIST—胃肠道间质瘤；SFT—缺陷性孤立性纤维性肿瘤；het—异源性；undiff—未分化；NA—文献未报道。
* 在横纹肌肉瘤中例外。

表 10.6 黏液样平滑肌肉瘤及其相关实体的免疫组化特征和鉴别诊断

肿瘤类型	Des	SMA	ALK	CD10	Cycl D1	BCOR	Ker
LMS–myx	+/–	+/–	–	–	–	–	–
LMA–degen	++	++	–	–	–	–	–
IMT	+/–	+/–	++	+/–	+/–	–	–/+
ESS–myx	–	+/–	–	+	+	–/+	–
ESS–BCOR	+/–	+/–	–	+	+	+/–	–
癌 –undiff [a]	–	–	–	–	–	–	+/–
肉瘤 –undiff	–	–/+	–	–/+	–/+	–	–

注：Des—desmin；SMA—平滑肌动蛋白；BCOR—BCL6 辅助抑制物；Ker—角蛋白；LMS—平滑肌肉瘤；myx—黏液样；LMA—平滑肌瘤；degen—退变性；IMT—炎性肌成纤维细胞瘤；ESS—子宫内膜间质肉瘤；undiff—未分化。
[a] 这些癌的其他典型特征包括 PAX8 和 E-cadherin 失表达、DNA 错配修复缺陷、染色体重塑异常（即 *ARID1A*、*SMARCB1* 或 *SMARCA4* 表达缺失）。

表 10.7 上皮样平滑肌肉瘤及其相关实体的免疫组化特征和鉴别诊断

肿瘤类型	Des	HMB-45	TFE3	CD10	Inh	Cycl D1	Ker	hPL
LMS-epi	++/–	–/+	–	–/+	–	–	–/+	–
PEComa（1）	+/–	+	–	–/+	–	–	–	NA
PEComa（2）	–	++	++	NA	–	–	–	NA
ESS- 性索	+/–	–	–	++	++	–	+/–	NA
ESS-YWHAE（LG）	–	–	–	++	–	–	–	NA
ESS-YWHAE（HG）	–	–	–	–	–	++	–	NA
UTROSCT	+/–	–	–	+	++	–	+/–	NA
未分化癌	–	–	–	–	–	–/+	+/–	NA
PSTT	–	–	–	–	+	+	++	+
未分化肉瘤	–	–	–	–	–	–/+	–	NA

注：Des—desmin；Inh—inhibin；Ker—角蛋白；hPL—人胎盘催乳素；LMS-epi—上皮样平滑肌肉瘤；PEComa（1）—血管周上皮样细胞肿瘤伴上皮样嗜酸性细胞；PEComa（2）—血管周上皮样细胞肿瘤伴透明细胞，类似 Xp11 易位性肾细胞癌；ESS—子宫内膜间质肉瘤；YWHAE—有 *YWHAE* 易位；LG—低级别；HG—高级别；UTROSCT—类似卵巢性索肿瘤的子宫肿瘤；PSTT—胎盘部位滋养细胞肿瘤；NA—文献未报道。

疗，不同的平滑肌肉瘤亚型对靶向治疗的反应可能不同（Guo et al. 2015）。

子宫平滑肌肉瘤最常见的突变基因为 *TP53*（1/3 的病例）、*ATRX* 基因（X 连锁 α 地中海贫血/智力低下综合征基因；1/4 的病例）和 *MED12* 基因（介质复合物亚单位 12 基因；1/5 的病例）（Makinen et al. 2016）。*ATRX* 表达缺失与端粒的选择性延长（alternative lengthening of telomeres，ALT）有关，导致其获得"ALT 表型"，这可能是治疗靶点（Makinen et al. 2016）。平滑肌瘤和平滑肌肉瘤中均有 *MED12* 突变，可以推测有些平滑肌肉瘤起源于先前存在的平滑肌瘤（Bertsch et al. 2014；Makinen et al. 2016；Matsubara et al. 2013）。罕见的黏液样平滑肌肉瘤携带 *PLAG1* 基因易位（Arias-Stella et al. 2018）。一项研究用突变基因评估了子宫和子宫外平滑肌肉瘤的临床结局（Yang et al. 2015），几乎所有 *TP53* 突变平滑肌肉瘤均位于子宫或腹膜后。*ATRX* 突变与预后差、存在肿瘤性坏死和生存率低相关。

相对于对平滑肌肉瘤中基因突变的了解，关于表观遗传学变化和转录后调控的文献很少。一项研究发现了 94 个 miRNA（微 RNA）在子宫平滑肌肉瘤和子宫内膜间质肉瘤中的表达明显不同，其中 18 个过表达于平滑肌肉瘤，并发现了区分原发性与转移性平滑肌肉瘤的 miRNA 特征（Ravid et al. 2016）。

10.1.5.6 临床行为和治疗

最近妙佑医疗国际（Mayo Clinic）对子宫平滑肌肉瘤的回顾性研究中，按目前的分期系统提供了平滑肌肉瘤的临床病理数据（Giuntoli et al. 2003）。他们回顾了 208 例患者，其中 68% 的病例中病变局限于子宫，6% 的病例中病变累及子宫颈，其中约 50% 仅有子宫颈受累。依据 FIGO 的标准，9% 的病变为Ⅲ期，20% 的病变为Ⅳ期，这意味着存在腹腔侵犯（表 10.2）（Prat 2009）。应用目前的标准进行分类，平滑肌肉瘤为高度恶性肿瘤，生存率低。5 年总生存率介于 15%~35% 之间（Blom et al. 1998；Larson et al. 1990；Pelmus et al. 2009），差异产生的原因在于对诊断标准的理解和执行不同。根据妇科肿瘤学组（GOG）对 59 例患者的研究结果来看，诊断为 Ⅰ 期或 Ⅱ 期患者的 5 年生存率为 40%~70%（Blom et al. 1999；Gadducci et al. 1996a；Larson et al. 1990；Mayerhofer et al. 1999；Nola et al. 1996；Nordal et al. 1995；Pautier et al. 2000；Pelmus et al. 2009；Wolfson et al. 1994），3 年无进展生存率为 30%（Major et al. 1993）。

预后和临床转归

子宫平滑肌肉瘤的预后主要依据其解剖范围并以此分期。对于 Ⅰ 期（局限于子宫）肿瘤，有研究者发现肿瘤大小是重要的预后因素（Abeler et al. 2009）。一项研究中，肿瘤直径大于 5 cm 的患者均死亡，而 8 例肿瘤直径小于 5 cm 的患者中仅 3 例死亡（Evans et al. 1988）。另一项研究中，转移性平滑肌肉瘤病例中仅有 20% 的病例的肿瘤直径小于 5 cm（Jones et al. 1995）。尚不明确绝经是否与肿瘤预后相关。数项研究确认核分裂指数也是预后指标，包括 GOG 开展的关于早期平滑肌肉瘤的大型研究（Abeler et al. 2009；Gadducci et al. 1996a；Larson et al. 1990；Major et al. 1993；Pautier et al. 2000；Pelmus et al. 2009），但也有不同的研究结果（Evans et al. 1988）。PR 表达也可能是 Ⅰ 期平滑肌肉瘤的预后相关指标（Leitao et al. 2012），而黏液样或上皮样分化和弥漫性重度核异型性可能提示预后不良（Wang et al. 2011）。

纪念斯隆 – 凯特琳癌症中心（Memorial Sloan Kettering Cancer Center，MSKCC）基于 270 例患者的数据做了预后因素列线图（诺谟图）（Zivanovic et al. 2012）。患者的中位生存期仅为 3.75 年。诺谟图效（https:// www.mskcc.org/nomograms/uterine）在预测切除术后 5 年生存率方面极为有效（Iasonos et al. 2013）。这些分析提示，最重要的分期差别在于肿瘤是否原发于子宫，次要因素为子宫颈侵犯情况和肿瘤的大小。该图表还列出了其他因素，这些（非连续）预后变量因素按重要性由高至低依次包括肿瘤分级（很难明确）、局部转移、远处转移和子宫颈侵犯。连续性定量因素包括核分裂指数、肿瘤大小（cm）和诊断时的年龄。值得注意的是，该图表没有采纳 FIGO 分期，FIGO 和 AJCC 对平滑肌肉瘤的分期都受到了批评（Raut et al. 2009；Zivanovic et al. 2009）。

无论使用手动的还是电动的分切器，不使用封装袋进行平滑肌肉瘤分切术对患者的生存情况均有显著的负面影响，因为会导致发生腹膜播散。在出现关于分切术的风险和获益的争议之前几年进行的一项初步研究表明，分切术后盆腔播散的发生率增高，但无统计学意义（Morice et al. 2003）。约 10 年后的研究表明，不使用封装袋的分切术不仅显著增加平滑肌肉瘤的腹腔和盆腔的复发风险（64.3% 的患者发生播散性疾病），而且会缩短生存期（Park et al. 2011；Seidman et al. 2012）。

分切术后盆腔复发不仅见于平滑肌肉瘤，也见于 SM-LMP/STUMP、子宫内膜间质肉瘤和平滑肌瘤（Tulandi et al. 2016）。然而，已明确分切术仅与平滑肌肉瘤预后不良相关（Seidman et al. 2012）。因此，对接受子宫平滑肌肉瘤分切术的患者，需再次行手术探查以确认有无腹膜播散（Oduyebo et al. 2014）。

由于没有关于平滑肌肉瘤的分级共识，病理医师应当选择一种替代性评注，病理报告中应当包括肿瘤的最大径、核分裂指数、有无肿瘤性坏死（若有，需注明坏死范围）、肿瘤边缘情况（浸润性或边界清楚）、是否行分切术以及有无脉管受累。

转移和复发

不同的研究组间淋巴结转移率各异，但远低于 Ⅰ 期或 Ⅱ 期高风险子宫内膜癌（Giuntoli et al. 2003）。一项 GOG 的研究中，59 例患者中有 2 例（3%）发生淋巴结转移，2 例肿瘤累及附件，1 例腹水细胞阳性（Major et al. 1993）。另一项 MSKCC 研究纳入了 108 例患者，14% 的患者行淋巴结活检，结果 8% 的患者存在淋巴结转移，所有标本均有子宫外的大体病变和明显的淋巴结肿大（Leitao et al. 2003）。此外，淋巴结阴性患者出现复发或死亡的比例也较高。鉴于此，首次手术时进行淋巴结活检对本病的价值有限。而且，尸检显示44%的平滑肌肉瘤患者存在淋巴结转移（Fleming et al. 1984；Rose et al. 1989）。

平滑肌肉瘤可同时发生局部复发或血源性复发，以下为单部位复发率：外阴22%，盆腔19%，肺22%，骨9%，腹膜后12%。16%的患者同时发生肺和盆腔复发（Giuntoli et al. 2003）。另一项研究中，14%的病例首先复发于盆腔，而41%的病例首先复发于肺（Major et al. 1993）。

肿瘤分级的标准和价值

依据Stanford标准，至少有75%的平滑肌肉瘤为高级别，临床结局数据显示这些肿瘤为高度恶性。妙佑医疗国际的研究（Giuntoli et al. 2003）显示，2级、3级、4级平滑肌肉瘤患者的生存曲线几乎相同。同样，针对软组织肿瘤的分级标准对子宫肉瘤也没有预后意义（Pautier et al. 2000；Pelmus et al. 2009）。因此，对于子宫平滑肌肉瘤，不论采用数字分级（如2级、3级、4级）还是基于分化的定性分级（如高分化）均不合适；依据Stanford标准，所有平滑肌肉瘤均应被认定为高级别。

有些子宫平滑肌肿瘤在长期无病间隙期后有转移潜能，转移后表现为惰性临床过程。这些肿瘤似乎是平滑肌瘤亚型中的一部分，有时被称为"不典型平滑肌瘤"。根据妙佑医疗国际的研究，18例患者在被诊断为平滑肌瘤亚型后的6~11年间有3例死于该病；相比之下，几乎所有的致死性肿瘤都符合Stanford平滑肌肉瘤的标准，患者在确诊后的5年内死亡（Giuntoli et al. 2007）。18例平滑肌瘤亚型患者最初均被考虑为低级别平滑肌肉瘤，但给这类患者贴上这种标签后会使她们接受不必要的放疗和化疗（Giuntoli et al. 2003）。而且，对于不够

Stanford肉瘤诊断标准的、临床上具有复发潜能的不典型平滑肌肿瘤，没有证据表明任何辅助治疗可以改变其临床过程。MSKCC研究了复发性不典型平滑肌肿瘤，其中部分为平滑肌瘤伴奇异形核，这些患者平均经历了12年的疾病进展，但无一例死亡（Veras et al. 2011）。该研究也强调了这类以前被称为"低级别平滑肌肉瘤"的病变具有明显的异质性，这类病变包括普通平滑肌肉瘤（临床结局类似于以前考虑为"高级别"的普通平滑肌肉瘤）、平滑肌瘤亚型和子宫内膜间质肿瘤伴梭形细胞。将复发性、组织学低级别的平滑肌肿瘤命名为"低级别平滑肌肉瘤"是否合理，将在本章关于STUMP的部分讨论（见"10.1.6　恶性潜能未定/低度恶性潜能的平滑肌肿瘤"）。

治疗

对于已绝经的女性，早期平滑肌肉瘤首选经腹全子宫切除术加双侧输卵管卵巢切除术。而关于绝经前是否需要行卵巢切除术，争议较多。临床上早期平滑肌肉瘤转移至卵巢者仅占2%~3%（Leitao et al. 2003；Major et al. 1993）。也有研究显示卵巢切除术并不影响临床结局（Gard et al. 1999；Giuntoli et al. 2003；Larson et al. 1990）。另一研究报道，转移至肺的低级别平滑肌肿瘤对单纯切除卵巢有反应（Abu-Rustum et al. 1997）。然而这些患者的平滑肌肉瘤可能不符合Stanford标准，这提示复发性STUMP和转移性平滑肌瘤患者获益于卵巢切除术。同样，芳香酶抑制剂适用于ER/PR阳性、肿瘤小和（或）病情进展慢的绝经后患者，这类患者无需手术或化疗（Hyman et al. 2014）。因此，尽管理论上这类患者可能获益于卵巢切除术所带来的激素去除，但并不是迫切需要通过进行卵巢切除术来检测有无隐匿性转移。

文献对于平滑肌肉瘤放化疗效果的报道不一致（Gadducci et al. 1996a，2008；Giuntoli et al. 2004，2003；Hensley et al. 2002；Mayerhofer et al. 1999；

Sutton et al. 2005；Zivanovic et al. 2009）。以前认为盆腔辅助放疗可减少复发，但目前放疗已不再是标准治疗方式，因为一项前瞻性随机对照试验表明术后放疗并不改善总生存率或无复发生存率（O'Cearbhaill et al. 2010；Reed et al. 2008）。盆腔放疗仍可用于特定患者，如局部复发和术后有残留的患者。对于 I 期平滑肌肉瘤切除术后患者，放化疗不仅无效，反而有毒性。因此，有强有力的论据支持对早期病例优先选择"观察和等待"（即在疾病进展之前不进行治疗）（Hensley 2017；Littell et al. 2017）。

对发生肿瘤腹腔播散的患者的一线治疗为吉西他滨和多西他赛联合化疗（Hyman et al. 2014），有效率为 27%~53%，中位无进展生存期为 4.4~6.0 个月（Hensley et al. 2002，2008a，2008b）。这些结果对患者来说非常令人失望，但明显胜过之前的化疗策略。对于靶向治疗，仅多靶点酪氨酸激酶抑制剂帕唑帕尼可应用于软组织肉瘤，基于之前临床研究结果的极光激酶 A 抑制剂也处于试验研究阶段（Hyman et al. 2014）。内分泌治疗见前述。

10.1.6 恶性潜能未定 / 低度恶性潜能的平滑肌肿瘤

恶性潜能未定的平滑肌肿瘤（STUMP）一般用于描述存在平滑肌分化，但恶性诊断标准（即"坏死类型是凝固性坏死吗？"）（图 10.35）、平滑肌分化类型（即"肿瘤真的是上皮样吗？"）和恶性潜能存在不确定性（即临床结局的数据太少）的平滑肌肿瘤（图 10.35）。这个术语也可用于低复发风险的肿瘤。这种"不确定性"的实体被人为地从"可能复发"的实体中区分出来，由此产生了 2 个类型：STUMP 和低度恶性潜能的平滑肌肿瘤（SM-LMP）。尽管病理医师和临床医师已广泛理解"STUMP"这一概念，但这两个术语仍有争议。况且，"粗分派"（相对于"细分派"）可能认为，陈

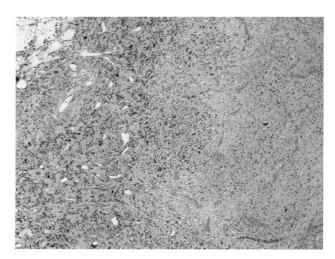

图 10.35　恶性潜能未定的平滑肌肿瘤（STUMP）。这例非典型平滑肌肿瘤含有数个坏死区域，不确定是否为凝固性肿瘤细胞坏死。背景类似于平滑肌瘤伴奇异形核，核分裂指数为 5~7 /10 HPF。因网状纤维消失，坏死区很像梗死型坏死，但在梗死周围区域 MIB-1 增殖指数最低，一般认为高增殖指数这一特征支持凝固性肿瘤细胞坏死

述某个肿瘤的恶性潜能不确定，其实也暗指临床恶性行为的风险不清楚。

不论使用哪种术语，都需要特别注意以下肿瘤类型不能考虑为 STUMP 或 SM-LMP，尽管其中一些可能会局部复发，可能位于血管内和（或）累及阔韧带、盆腔其他软组织、腹膜和肺。这些肿瘤类型包括核分裂活跃的平滑肌瘤、富于细胞性平滑肌瘤、卒中性平滑肌瘤、平滑肌瘤伴奇异形核、弥漫性平滑肌瘤病、分割性平滑肌瘤、转移性平滑肌瘤、静脉内平滑肌瘤病、腹膜播散性平滑肌瘤病、炎性肌成纤维细胞瘤、子宫内膜间质瘤伴平滑肌分化，以及分切术后平滑肌瘤腹腔种植。为了进一步避免滥用 STUMP 和 SM-LMP 这两个术语，对于至少表现出一项恶性标准的任何平滑肌肿瘤，一定要确保广泛取材。上文提及的平滑肌肿瘤亚型的复发或转移在过去被视为"良性的"，因为复发或转移肿瘤的组织学表现仍然保留先前平滑肌瘤的形态。这些继发的肿瘤可通过手术切除（加或不加内分泌治疗）而治愈。

一些平滑肌瘤伴奇异形核以及 Stanford 研究组

描述的"非典型平滑肌瘤伴低度复发风险"被归为STUMP/SM-LMP 类别（Bertsch et al. 2014）。其中大多数肿瘤的核分裂指数小于 5/10 HPF，并表现为良性或最多表现为局部复发的临床过程，有理由将其继续归入平滑肌瘤亚型，前提是取材很充分。那些核分裂指数较高（5~10/10 HPF）者可归为 SM-LMP或非典型平滑肌瘤伴复发潜能 / 低度复发风险。

因此，在除外平滑肌瘤亚型和平滑肌肉瘤之后，STUMP 包括以下 3 类临床实体。①难以诊断的良性平滑肌肿瘤。②惰性复发和（或）无病间隙长的潜在复发的平滑肌肿瘤（SM-LMP）。③难以诊断的普通平滑肌肉瘤。目前还没有方法能区分第一类和第二类，但使用一些免疫组化和下文讨论的镜下特征可能有助于第三类肿瘤的诊断，尽管作用也有限。

平滑肌瘤和平滑肌瘤亚型除了在腹膜外部位出现表现为良性临床过程的复发，有些病例在诊断为平滑肌瘤后所发生的复发和转移可能会显示形态学演进的证据。复发或转移的平滑肌瘤如果符合平滑肌肉瘤的标准，则应将其归入平滑肌肉瘤；但如果复发或转移的肿瘤仅仅表现为细胞更丰富、核分裂更活跃或浸润方式超出典型平滑肌瘤的程度，却不够诊断平滑肌肉瘤的 Stanford 标准，这时应将其归入 STUMP 或 SM-LMP。这种病例可以考虑为"低级别平滑肌肉瘤"，特别是因为临床医师可能难以理解"复发性或转移性非典型平滑肌肿瘤"这个概念，妇科病理文献中对这个术语也没有明确的描述。不论使用哪种术语，关键是向临床医师正确传递信息，即这种复发性、组织学低级别肿瘤完全不同于普通平滑肌肉瘤，因为二者的治疗方式完全不同。

10.1.6.1　镜下表现

细致的镜下检查有助于区别 STUMP 和普通平滑肌肉瘤。当核分裂指数不确定时，鉴别诊断尤其困难，而核分裂指数影响对肿瘤临床行为的预测。这种情况最常见于具有以下特征的平滑肌肿瘤：呈现标准的平滑肌分化、缺乏肿瘤性坏死、有中 – 重度核异型性以及核分裂象计数少于 10/10 HPF。这种情况下诊断 STUMP 的风险很大并会对临床医师产生误导，因为将伴有弥漫性异型核和核分裂指数为 9/10 HPF 的肿瘤归类为"平滑肌肿瘤伴低度复发风险"或 STUMP 都会明显低估肿瘤的转移潜能。排除普通平滑肌肉瘤的关键在于极为彻底地取材，以寻找核分裂活性高的病灶。

10.1.6.2　免疫组化和分子病理

有人提出，将免疫组化和包括比较基因组杂交（CGH）在内的分子检查用于区分 STUMP 和普通平滑肌肉瘤，也用于鉴别"良性"及潜在恶性 STUMP。除了磷酸组蛋白的免疫组化可用于准确计数核分裂象和判断预后（Chow et al. 2017；Veras et al. 2009），其他可能有用的标记物包括 p53和 p16（Ip et al. 2009；O'Neill et al. 2007）。然而，对平滑肌瘤伴奇异形核不应使用这些标记物，因为许多肿瘤携带 p53 基因突变并导致 p53 过表达（Bennett et al. 2017b；Chen et al. 2008；Ubago et al. 2016；Zhang et al. 2017）。平滑肌瘤伴奇异形核、STUMP 和平滑肌肉瘤的相似性包括 miRNA 的表达模式和 *PTEN* 的缺失率（Zhang et al. 2014）。

p53 和 p16 无法用于区分平滑肌瘤伴奇异形核与平滑肌肉瘤，但有助于区分普通平滑肌肉瘤和缺少均质性（弥漫均匀）特征的 STUMP。ATRX、DAXX 和 MED12 的免疫组化染色可能获得更有用的信息。一组平滑肌肉瘤呈 ATRX 和 DAXX 表达缺失（Slatter et al. 2015），这种现象见于 6 例"侵袭性" STUMP 患者（这 6 例患者全部死于该病或复发）和几乎所有的侵袭性平滑肌肉瘤患者。这些标记物可能有助于确定那些实际上是平滑肌肉瘤的 STUMP，尽管尚未对平滑肌瘤伴奇异形核检测过这些标记物。然而，这些标记物呈阳性表达不能提供诊断信息。MED12 与此相似，从平滑肌瘤、STUMP 到平滑肌肉瘤，MED12 的表达水平逐步降低（Croce et al. 2015）。如前文所述，*MED12* 突变较常见于普通平滑肌瘤和核分裂活跃的平滑肌瘤，MED12 表达受抑制可能与恶性相关（Pérot et al. 2012）。

有人提出，CGH 可用于计算"基因组指数"评分，从而区分非复发性 STUMP 与复发性、不良临床结局的 STUMP（Croce et al. 2015）。与其他方法类似，CGH 似乎能查出假冒 STUMP 的普通平滑肌肉瘤。由于文献报道的复发都发生在诊断后的 5 年内，CGH 对那些倾向于晚期复发的 STUMP 可能没有帮助。

10.1.6.3　临床行为和治疗

STUMP 总体进展缓慢，仅小部分可能复发，大部分复发患者存活。迄今最大宗的 STUMP 研究包括 41 例患者，平均随访时间为 45 个月，仅 3 例（7.3%）复发（1 例复发为平滑肌肉瘤，2 例为 STUMP）。肌瘤切除术或子宫切除术后的复发率相似。平均随访 121 个月，所有 3 例复发患者都存活且未再次复发（Guntupalli et al. 2009）。先前包括 15 例 STUMP 的研究也发现该病患者的生存率高，复发后生存率也高且进展缓慢（Peters et al. 1994）。后一研究中尽管未提及坏死，但使用 Bell 等人提出的标准，至少部分肿瘤应诊断为非典型平滑肌瘤。同样，Ip 及其同事报道，16 例中有 2 例复发，这些病例的诊断包括"非典型平滑肌瘤，经验有限"、SM-LMP、非典型平滑肌瘤或"核分裂活跃的平滑肌瘤，经验有限"（Ip et al. 2009）。2 例复发患者最初被诊断为"非典型平滑肌瘤，经验有限"，且免疫组化染色显示 p53 和 p16 弥漫阳性。腹腔镜分切术后 STUMP 可出现腹膜复发（Bogani et al. 2016；Seidman et al. 2012）。

总之，自从引入"STUMP"这一术语以来，多项研究表明，这些肿瘤的行为并非"不确定"。大多数 STUMP 为良性，仅少数复发。因此，一些研究者更倾向于将其命名为"SM-LMP"或"平滑

肌肿瘤伴低度复发风险"，以避免不必要的辅助治疗，并使患者确信其命运并非"不确定"。

10.2　血管周上皮样细胞肿瘤及相关病变

血管周上皮样细胞肿瘤（PEComa）是呈现"血管周上皮样细胞（PEC）"分化的肿瘤（Folpe et al. 2005；Vang et al. 2002），尽管并未发现与其对应的非肿瘤组织。Vang 和 Kempson 描述了 2 种类型的子宫 PEComa。①透明至嗜酸性细胞，平滑肌和黑色素细胞标记物呈不同程度的阳性（B 组 PEComa）（Martignoni et al. 2008）。②透明细胞排列成巢状，HMB-45 呈强阳性，平滑肌标记物的表达明显减弱（A 组 PEComa）（Vang et al. 2002）。PEComa 家族还包括血管平滑肌脂肪瘤、淋巴管平滑肌瘤病（LAM），以及肺和胰腺的透明细胞肿瘤。

LAM 为良性肿瘤，由不同比例的异常血管、脂肪和梭形或上皮样平滑肌细胞构成。子宫 LAM 一般为镜下发现，肿瘤含有扩张的淋巴血管腔隙，平滑肌细胞含有絮状嗜酸性胞质。肺、子宫、腹膜后淋巴结 LAM 可伴结节性硬化症。在这些病例中，LAM 可呈多灶性，呈舌状侵犯肌层，淋巴管减少。子宫 LAM 也可呈散发，其舌状生长不太普遍而淋巴管更明显（Hayashi et al. 2011）。

子宫 PEComa 明显不同于其他部位的 PEComa，其中 B 组尤为特殊。①子宫 PEComa 常符合恶性诊断标准。②恶性 PEComa 通常携带与平滑肌肉瘤相对应的突变，缺少大多数 PEComa 所携带的突变（未出版资料）。③存在平滑肌 /PEComa 混合的情况。

临床表现和大体表现

PEComa 为成人肿瘤，累及子宫时，通常表现为子宫肿块或异常出血，可伴有 LAM 和结节性硬化症。PEComa 一般单发，直径为 1.5~16.0 cm，

多发者罕见。肿瘤的质地和颜色与周围组织无法区分。

镜下表现

低倍镜下，病变呈推挤性或较少见的浸润性生长，有时呈舌状浸润肌层，类似于低级别子宫内膜间质肉瘤（图 10.36）（Vang et al. 2002）。关于妇科 PEComa 可参阅最新综述（Conlon et al. 2015）。

B 组 PEComa 相对常见，其组成以上皮样肿瘤细胞为主，偶尔以梭形细胞为主，含有中等量至丰富的、透明至嗜酸性胞质，细胞界限清楚（图

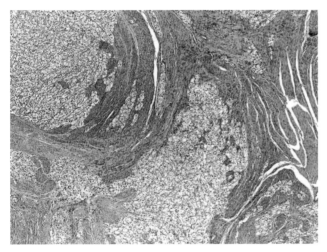

图 10.36　血管周上皮样细胞肿瘤（PEComa，B 组）。此例子宫 PEComa 呈舌状浸润肌层，类似子宫内膜间质肉瘤

10.37）。有时胞质呈独特的颗粒状或细小空泡状。核轻度异型，核分裂指数低，坏死少见，但有的肿瘤具有显著异型的细胞核且核分裂活跃。据报道，有一种亚型具有丰富的玻璃样变间质，掩盖了部分肿瘤细胞（Hornick et al. 2008）。除了上述经典型的肿瘤结构和细胞学特征，其他常见的、非诊断特异性特征包括局限性表达的平滑肌标记物（尤其是 desmin）、显著的核异型性、仅有极少的核分裂象以及淋巴结转移。

A 组 PEComa 相对少见，呈巢状生长方式，其特征表现为透明细胞聚集成簇或形成腺泡样结构，周围围绕薄壁血管或纤细的胶原间质（图 10.38）（Schoolmeester et al. 2015）。约一半的病例有轻度核异型性，另外半数病例显示不同程度的核异型性，罕见显著的核多形性。几乎所有病例均有肌层侵犯，可呈穿透性、浸润性或推挤性。少数病例有坏死、淋巴管血管侵犯或少量色素。这些病例与 Xp11 易位性肾透明细胞癌明显相似，包括基因组及免疫组化特征的相似性（Argani et al. 2016）。

分子病理

区分两种类型的 PEComa 非常重要，因为 B 组 PEComa（尤其是软组织 PEComa）常有 *TSC2* 突变而少有（大约 25%）*TSC1* 突变（Thway et al.

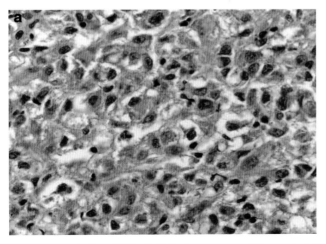

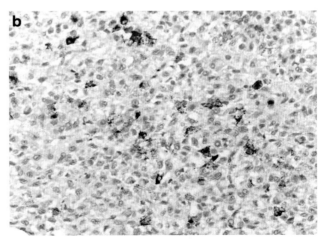

图 10.37　血管周上皮样细胞肿瘤（PEComa，B 组）。a. 上皮样肿瘤细胞呈巢状或片状，内含絮状嗜酸性胞质，核仁明显，染色质粗糙；b. 子宫 PEComa（B 组）呈 HMB-45 阳性，通常呈中等强度、斑片状染色模式

2015；van Slegtenhorst et al. 1997）。这些突变导致雷帕霉素的哺乳动物靶点（mTOR）通路被激活，可采用靶向 mTOR 抑制剂治疗（Goncharova et al. 2002；Martin et al. 2004）。与其他部位发生的 PEComa 相比，恶性 B 组子宫 PEComa 中 *TSC* 突变少见。最近的研究发现，15 例恶性子宫 PEComa 中仅 2 例伴 *TSC2* 突变，无 *TSC1* 突变（未出版数据）。A 组 PEComa 没有上述突变（Agaram et al. 2015），因此对阻断 mTOR 通路的治疗无效。TFE3 所在 Xp11.2 位点的染色体融合是此型 PEComa 的特征，详见下文。

免疫组化

　　免疫组化对于证实 PEComa 的诊断至关重要，但要注意以下两个限制条件。①A 组和 B 组 PEComa 的免疫表型不同。②B 组 PEComa 的免疫表型与子宫平滑肌肿瘤，尤其是上皮样平滑肌肿瘤存在明显的重叠。

　　A 组 PEComa 呈胞质 HMB-45 和组织蛋白酶 K 弥漫阳性，细胞核 TFE3 弥漫阳性（图 10.38）。Melan-A、小眼畸形相关转录因子（MITF）、SMA、desmin 和 caldesmin 染色呈阴性或局灶弱阳性，SOX10 染色呈阴性（Schoolmeester et al. 2015）。TFE3 弥漫强阳性是由于涉及 TFE3 转录因子基因的染色体易位，该基因位于 Xp11.2 位点。*TFE3* 的融合伙伴基因之一为 *SFPQ/PSF*（Agaram et al. 2015），但仍有许多未知的融合伙伴基因。TFE3 呈细胞核弥漫性强阳性染色，通常与 FISH 识别的 *TFE3* 易位高度相关，任何可疑的免疫组化结果都应当通过 FISH 验证。需要鉴别 Xp11 易位相

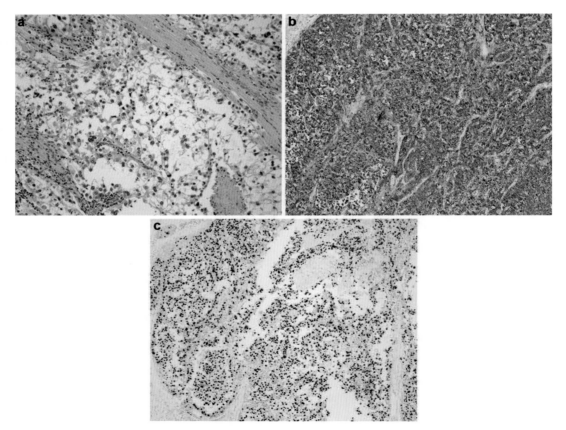

图 10.38　血管周上皮样细胞肿瘤（PEComa，A 组；*TFE3*/Xp11 易位的 PEComa）。a. 胞质透明的上皮样肿瘤细胞呈腺泡状和实性结构，周围围绕明显的血管，类似透明细胞癌型肾细胞癌和某些易位相关肾细胞癌；b. HMB-45 染色呈弥漫强阳性（对比图 10.37b）；c. 肿瘤细胞核呈 TFE3 弥漫性过表达，本例涉及 TFE3 所在染色体易位，可用 FISH 证实

关肾癌时，可通过 PAX8 阳性证实，而阴性则支持 A 组 PEComa（Argani et al. 2016）。腺泡状软组织肉瘤也涉及 Xp11.2 的 *TFE3* 易位，但免疫组化显示 HMB-45、actin 或 PAX8 不呈弥漫阳性。

B 组 PEComa 最特征性的改变为 HMB-45 斑片状胞质阳性（图 10.37）。其他黑色素标记物（如 Melan-A 和 MITF）也常为阳性；S-100 蛋白可为阳性，但通常为阴性（Folpe et al. 2005）。平滑肌标记物（如最常用的 SMA，有时也用 caldesmin 或 desmin）也常呈阳性（Fukunaga 2005；Schoolmeester et al. 2014）。CK、CD117 和 CD34 一般为阴性。一例 HMB-45 阳性的子宫 PEComa 在电镜下显示细胞内有前黑色素小体（Park et al. 2003）。尽管这些免疫表型特征被认为可以证实 PEComa 的诊断，但许多子宫平滑肌肿瘤具有几乎相同的免疫表型（Fadare 2008；Oliva et al. 2006；Silva et al. 2004，2005；Simpson et al. 2007）。虽然有人认为根据平滑肌标记物和 2 种黑素细胞相关标记物在类似 PEComa 的肿瘤中共同表达足以做出诊断，但这个标准并没有得到金标准（如 *TSC1* 或 *TSC2* 突变）的证实（Schoolmeester et al. 2014）。

HMB-45 并不是 PEComa 的特异性标记物。据报道，HMB-45 的阳性表达见于普通和上皮样子宫平滑肌肉瘤（Hurrell et al. 2005；Silva et al. 2004）以及上皮样平滑肌肉瘤的转移灶（Silva et al. 2005）。至少有一例普通平滑肌肉瘤转移至肺并表现为纯上皮样肿瘤伴 HMB-45 强阳性。对子宫原发性平滑肌肉瘤的回顾性研究发现，与占优势的传统成分（未发表数据）不同，只有小灶恶性上皮样细胞表达 HMB-45。由于恶性 PEComa 的诊断标准比子宫平滑肌肿瘤更为宽松，并且转移性恶性 PEComa 适用 mTOR 抑制剂治疗，而平滑肌肉瘤则采用化疗，因此应尽一切努力区分这两种类型的肿瘤。

鉴别诊断包括子宫内膜间质肉瘤（HMB-45 阴性）、转移性恶性黑色素瘤（S-100 阳性）、腺泡状软组织肉瘤（平滑肌标记物和 HMB-45 阴性）（Schoolmeester et al. 2017）和上皮样平滑肌肿瘤。如上文所述，关于 B 组 PEComa 是一种独立的肿瘤类型还是平滑肌肿瘤的亚型仍有争议。目前已有一些学者在研究鉴定 PEComa 的特异性标记物，如 β-catenin（Schoolmeester et al. 2015）、组织蛋白酶 K（Rao et al. 2013）和 CD1a（Ahrens et al. 2011）。组织蛋白酶 K 也表达于子宫平滑肌肿瘤，故诊断价值有限。CD1a 的表达可能是人工假象。在解决争议之前，对于具有平滑肌肉瘤形态学和免疫组化特征的肿瘤，最好将其归类为平滑肌肉瘤，而不管 HMB-45 染色如何。与子宫以外部位发生的 PEComa 非常相似的子宫肿瘤可以考虑为 PEComa，但应该通过检测 *TSC1* 或 *TSC2* 突变或 mTOR 途径的激活来验证，尤其是明显恶性的肿瘤。B 组 PEComa 可能存在两种类型：一种是"从头发生"或与"血管周上皮样细胞瘤病（PEComatosis）"相关，另一种发生于子宫平滑肌肿瘤背景下。

HMB-45 也表达于 PEComa 家族中的其他肿瘤，包括子宫 LAM 和血管平滑肌脂肪瘤，这些都是偶然被发现的。血管平滑肌脂肪瘤为良性，HMB-45 阳性肿瘤细胞位于脂肪和平滑肌细胞内。LAM 一般为显微镜下的偶然发现（Gyure et al. 1995；Torres et al. 1995），一些平滑肌细胞呈 HMB-45 阳性（图 10.39）。

临床行为和治疗

PEComa 的良性和恶性亚型（基于诊断时肿瘤的范围或临床随访资料）（Dimmler et al. 2003；Greene et al. 2003）均有报道。在最近的一篇综述中，44% 的子宫体病变为恶性，其余为良性（Fadare 2008）。有人提议，预后不良因素包括肿瘤体积大（>5 cm）、细胞高度丰富、核异型性显著、核分裂活跃（>1/10 HPF）、出现凝固性坏死、浸润性生长和淋巴管血管侵犯（Folpe et al. 2005）。其他报道中预后因素略有不同（Conlon et

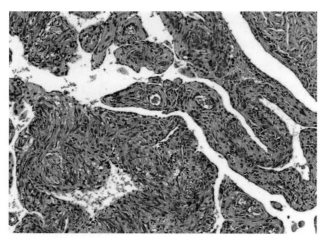

图 10.39　淋巴管平滑肌瘤病（LAM）累及子宫内膜。肿瘤细胞通常呈梭形，核呈卵圆形，胞质呈絮状嗜酸性。肿瘤以扩张的淋巴血管腔隙为中心生长，常见血管内生长并位于病变外周。有时病变类似血管内子宫内膜间质肉瘤

al. 2015）。如上文所述，B 组转移性恶性 PEComa 可用 mTOR 抑制剂治疗，对 A 组 PEComa 的治疗尚无相关研究。

10.3　子宫内膜间质肿瘤

子宫内膜间质肿瘤是子宫间质肿瘤的第二大常见类型，发病率远低于平滑肌肿瘤，占子宫间叶性肿瘤的比例不足 10%，占子宫肉瘤的 25%（Abeler et al. 2009）。最新版的 WHO 分类中，子宫内膜间质肿瘤分为以下 4 类。①子宫内膜间质结节。②低级别子宫内膜间质肉瘤。③高级别子宫内膜间质肉瘤。④未分化子宫肉瘤（表 10.8）。鉴于高级别子

宫内膜间质肉瘤具有独特的形态学、免疫组化和分子特征，WHO 分类中恢复了这一类别（Oliva et al. 2014）。而最后一个类别，因为部分肿瘤可能起源于平滑肌细胞或其他细胞，于是把"未分化子宫内膜间质肉瘤"改为"未分化子宫肉瘤"。在所有类别的肿瘤中，以低级别子宫内膜间质肉瘤最为常见，但仅占子宫全部恶性肿瘤的 0.5% 以下。为了实用起见，本章将子宫内膜间质结节和低级别子宫内膜间质肉瘤放在一起讨论，二者具有相同的组织学、免疫组化和分子特征，主要差异是有无肌层及血管浸润，以此鉴别是恶性（低级别子宫内膜间质肉瘤）还是良性（子宫内膜间质结节）。

10.3.1　子宫内膜间质结节和低级别子宫内膜间质肉瘤

临床表现

子宫内膜间质结节较为罕见，而子宫内膜间质肉瘤的年发病率为 1~2 例 /100 万女性（Hendrickson et al. 2003）。子宫内膜间质结节的发病年龄范围很广（20~86 岁），常见于围绝经期女性。子宫内膜间质肉瘤多发生于 40~55 岁（发病年龄范围为16~83 岁）的女性，诊断年龄与其他子宫肉瘤（平均为 60 岁）相比更年轻（Xue et al. 2011）。患者常见异常子宫出血，常有盆腔疼痛和（或）腹痛症状，妇科检查时可发现子宫增大或盆腔包块，或在因其他原因接受手术时被偶然发现，且常被认为是

表 10.8　子宫内膜间质肿瘤的分类

肿瘤	类型	细胞异型性
子宫内膜间质结节	良性	轻度
低级别子宫内膜间质肉瘤	低度恶性	轻度
高级别子宫内膜间质肉瘤		
YWHAE‐FAM22	中度恶性	一致
ZC3H7B‐BCOR	中度恶性	中度
起源于低级别子宫内膜间质肉瘤	高度恶性	显著
未分化子宫肉瘤	高度恶性	显著

平滑肌瘤（Chang et al. 1990；De Fusco et al. 1989；Dionigi et al. 2002；Fekete et al. 1984；Hart et al. 1977；Norris et al. 1966；Tavassoli et al. 1981）。低级别子宫内膜间质肉瘤与长期使用雌激素或他莫昔芬以及盆腔放疗有关（Beer et al. 1995；Eddy et al. 1997；Meredith et al. 1986；Press et al. 1985）。偶然情况下，子宫内膜间质肉瘤的患者以转移灶为首发症状，最常转移至肺或卵巢（Aubry et al. 2002；Young et al. 1984；Young et al. 1990）。

大体表现

典型的子宫内膜间质结节具有清晰的推挤性边界，位于子宫肌层或内膜，直径从不到 1 cm 至 25 cm 不等。典型表现为实性、黄褐色的肿块，切面呈均质状，常含有一个或多个出血性囊腔，罕见情况下肿瘤可呈囊性（图 10.40），可见坏死及出血（Chang et al. 1990；Dionigi et al. 2002；Tavassoli et al. 1981）。相比之下，子宫内膜间质肉瘤则边界不清，特征性的表现为质软、黄色（或褐色，或白色）的圆形结节，伴肌层浸润（图 10.41，10.42），也可呈蠕虫样浸润整个肌层，有时可浸润子宫旁静脉（更易引起关注）。子宫内膜间质肉瘤

常常含有息肉样的内膜成分，部分肿瘤大体上具有欺骗性的清晰边界，所以需要对肿瘤和肌层交界处进行广泛取材，以鉴别这两种类型的肿瘤（Dionigi et al. 2002）。子宫内膜间质肉瘤也可见出血和坏死（Chang et al. 1990；Fekete et al. 1984；Hart et al. 1977；Norris et al. 1966），罕见囊性变。

子宫内膜间质结节和低级别子宫内膜间质肉瘤的形态多样。肿瘤具有平滑肌分化成分时，表现为

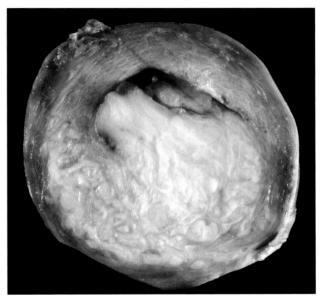

图 10.41　低级别子宫内膜间质肉瘤。子宫内膜可见黄白色的息肉样肿瘤突向子宫腔，肿瘤不规则地浸润肌层，表现为"蠕虫样"斑块并使肌层增厚

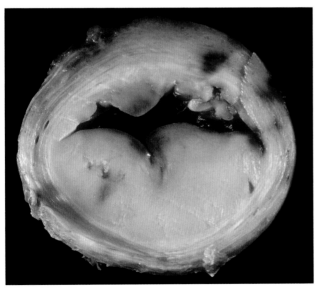

图 10.40　子宫内膜间质结节。肿瘤与肌层界限清晰，切面呈黄褐色均质状，结节中央有囊性变

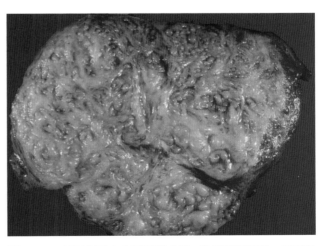

图 10.42　低级别子宫内膜间质肉瘤。肿瘤浸润肌层，切面呈小梁状

棕黄色质软的肿瘤（子宫内膜间质肿瘤的经典表
现）背景中出现瓷白色质硬区域（平滑肌瘤分化区
域）（Oliva et al. 1998）。肿瘤含有黏液时，切面呈
胶冻状和黏液样；肿瘤具有成纤维细胞成分时，
表现为质实的瓷白色，与经典的平滑肌瘤很相似
（Oliva et al. 1999）。

镜下表现

WHO 分类中将子宫内膜间质结节的显微镜下
表现定义为具有清晰边界、伴或不伴有局灶不规则
边界（图 10.43）的肿瘤，局灶不规则边界是指肿
瘤出现指状突起或巢状浸润紧邻主瘤体且距主瘤体
的最远距离 <3 mm（图 10.44），出现淋巴管血管
浸润即可排除子宫内膜间质结节的诊断（Oliva et
al. 2014）。相对而言，低级别子宫内膜间质肉瘤的
特征是大小不等、形状各异的瘤细胞巢舌状浸润肌
层，不伴间质反应（图 10.45，10.46），常可见淋
巴管血管浸润（图 10.47）（Oliva et al. 2014）。

子宫内膜间质结节和低级别子宫内膜间质肉瘤
虽然在肌层和血管浸润方面有所不同，但二者具有
一致的镜下形态，均类似增殖期子宫内膜间质。典
型表现为小而一致的细胞弥漫生长，细胞缺乏胞
质，细胞核为卵圆形至短梭形，核仁不明显，细胞
温和（图 10.48a）。偶尔因为蜕膜变，瘤细胞的胞

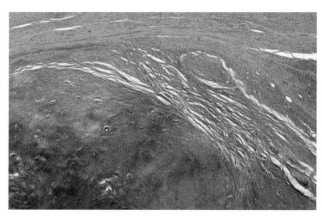

图 10.44　子宫内膜间质结节。虽然肿瘤的大部分区域边界清
楚，但局灶具有不规则的边界，可见小的卫星灶，
距主瘤体不足 3 mm。无淋巴管血管浸润

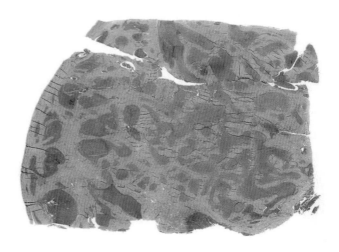

图 10.45　低级别子宫内膜间质肉瘤。低倍镜下可见不规则
"蓝细胞"岛浸润肌层

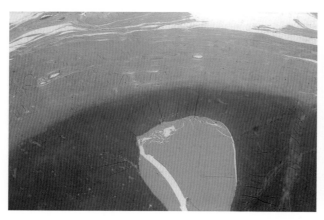

图 10.43　子宫内膜间质结节。特征性的表现为肿瘤与肌层之
间的清晰界限

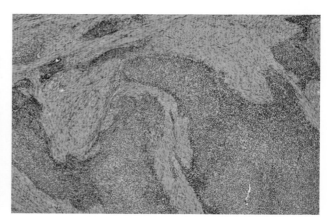

图 10.46　低级别子宫内膜间质肉瘤。可见肿瘤细胞呈不规则
舌状和鹿角状浸润肌层，不伴间质反应

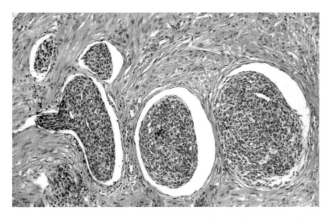

图 10.47　低级别子宫内膜间质肉瘤。常见肿瘤浸润肌层的血管或子宫旁静脉，可以通过 CD31 和 D2-40 染色来证实（后者也是淋巴管内皮标记物）

质变得更加丰富并呈嗜双色性。有丝分裂活性较低（通常 <5/10 HPF），但二者均可见更高的有丝分裂活性（子宫内膜间质结节内可高达 24/10 HPF，低级别子宫内膜间质肉瘤内可高达 32/10 HPF）。虽然肿瘤的典型表现是富于细胞（呈"蓝色"），但也可表现为细胞疏密不等，部分肿瘤可见大片水肿或透明变性，常见典型的小动脉样血管，但是血管的玻璃样变不明显（图 10.48b）；瘤细胞围绕小动脉呈螺旋状排列，常见扭曲的薄壁血管和（或）扩张的小血管，位于外周的大的厚壁血管一般很少见。可见带状或斑块状玻璃样变区域，且可以很显著（图 10.49）。

　　子宫内膜间质结节和子宫内膜间质肉瘤均可见

囊肿、炎症细胞和坏死。囊肿更常见于子宫内膜间质结节且位于结节中央，囊内充满间质细胞、泡沫样组织细胞或二者混杂。间质细胞和组织细胞呈簇状或单个出现，混杂有肿瘤细胞和（或）胆固醇结晶，罕见形成大片状细胞巢。瘤内可见炎症细胞，通常是淋巴细胞。坏死罕见，可见特征性的梗死，可能与新鲜或陈旧性出血有关（Abeler et al. 2009；Chang et al. 1990）。少数情况下出现钙化甚至骨化。由于子宫内膜间质结节和低级别子宫内膜间质肉瘤均可出现上述的形态学特征，所以对于刮宫标本，因为无法评估肿瘤边缘，故无法做出准确的诊断（Nucci 2016；Oliva et al. 2000）。

　　上述两种肿瘤中还可见到如下形态学变异（表 10.9），包括平滑肌、骨骼肌、性索样、腺样和脂肪细胞样分化（Baker et al. 2005），以及纤维和（或）黏液样、假乳头或乳头样、横纹肌样、上皮样和（或）颗粒状细胞样（Dionigi et al. 2002；Oliva et al. 2002a）、透明细胞样（Lifschitz-Mercer et al. 1987）和伴奇异形核细胞（Baker et al. 2005；Kibar et al. 2008；Shah et al. 2009）或破骨细胞样细胞（Fadare et al. 2005）形态。同一肿瘤内可见多个形态学特征，平滑肌及性索样分化共存的现象并不少见。所有的这些形态学特征均可见于原发性或转移性肿瘤，转移性肿瘤与原发性肿瘤的形态可以完全不同（Yilmaz et al. 2002）。

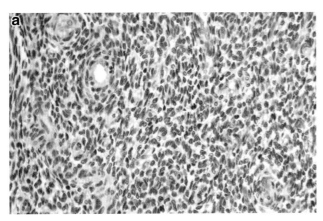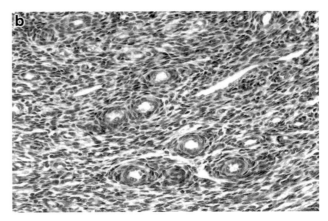

图 10.48　子宫内膜间质结节和低级别子宫内膜间质肉瘤。二者均富于细胞，瘤细胞形态一致而温和，缺乏胞质，核呈卵圆形。小血管与内膜的螺旋小动脉相似（a），整体形态与增殖期子宫内膜相似（b）

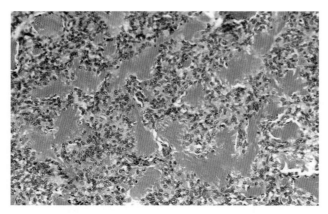

图 10.49　低级别子宫内膜间质肉瘤。带状或斑块状嗜酸性透明变性可见于子宫内膜间质结节和低级别子宫内膜间质肉瘤。这是肿瘤的特征性表现，在平滑肌肿瘤中罕见

表 10.9　子宫内膜间质肿瘤（间质结节和低级别间质肉瘤）的形态学变异

平滑肌
骨骼肌
性索样
成纤维细胞样和（或）黏液样
子宫内膜样腺体
假乳头及乳头样 [a]
脂肪细胞样 [a]
横纹肌样
上皮样细胞和（或）颗粒状细胞（多边形细胞，胞质易辨认） [a] 或透明细胞
伴奇异形核细胞 [a]
破骨细胞样 [a]

注： [a] 罕见报道。

　　平滑肌分化的特征性表现为低倍镜下可见小巢状圆形至轻度不规则的结节，中央为明显的透明变性的胶原，呈放射状嵌入周围的圆形细胞中（"星暴现象"）。圆形细胞过渡至无结构的短束状，再移行为长束状排列的梭形细胞，细胞质为嗜酸性，细胞核呈雪茄烟样，细胞温和，有丝分裂活性低（图 10.50）。平滑肌成分常出现在肿瘤边缘，也可成为肿瘤的主要成分，罕见细胞出现恶性特

征，其可成为转移性肿瘤的唯一成分（Dionigi et al. 2002；Kim et al. 1996；McCluggage et al. 2001a；Oliva et al. 1998；Schammel et al. 1999；Yilmaz et al. 2002）。通过形态学、免疫组化、电镜即可证实肿瘤的平滑肌分化（Binder et al. 1991；Chang et al. 1990；Devaney et al. 1991；Dionigi et al. 2002；Fekete et al. 1984；Hart et al. 1977；Kim et al. 1996；Lloreta et al. 1992；McCluggage et al. 2001a；Oliva et al. 1998；Tavassoli et al. 1981；Yilmaz et al. 2002），平滑肌分化的诊断标准为在 HE 切片中其比例 >30%（Oliva et al. 2014）。不建议使用"间质肌瘤"这个术语，因为它特指良性肿瘤。为了诊断和判断预后，要求对间质结节或低级别子宫内膜间质肉瘤伴平滑肌分化的边缘情况进行评估。骨骼肌分化（Baker et al. 2005；Lloreta et al. 1992，1993）比平滑肌分化少见得多，二者同时出现的情况罕见。骨骼肌分化的细胞大而圆，内含丰富、鲜艳的嗜酸性胞质，核周可见丰富的肌丝，或细胞呈蝌蚪状，以及胞质出现容易识别的横纹（Baker et al. 2005；Lloreta et al. 1992，1993）。

　　子宫内膜间质结节和低级别子宫内膜间质肉瘤均可见性索样分化，且可相当明显，表现为互相吻合的索状、小梁状、巢状、岛状、小管状以及弥漫分布，也可以不同模式混合出现（图 10.51）。这些生长模式与卵巢成年型粒层细胞瘤的生长模式相同。瘤细胞的胞质通常较少，呈嗜酸性，核轻度不规则，没有核沟。小管状结构可为中空状，也可为实性，胞质呈嗜酸性或呈空泡状，核为卵圆形或圆形，或有小突起而呈网状，就像卵巢的 Sertoli 细胞瘤或 Sertoli-Leydig 细胞瘤的细胞核。性索样分化并不少见，可与平滑肌分化共存。虽然经典的子宫内膜间质肿瘤中可见横纹肌样形态［其特征是可见明显的核旁中间丝（Tanimoto et al. 1996）］，但总是会令人想到粒层细胞瘤（Clement et al. 1976；D'Angelo et al. 2013；Fitko et al. 1990；Lillemoe et al. 1991；McCluggage et al. 1996；Rosty et al.

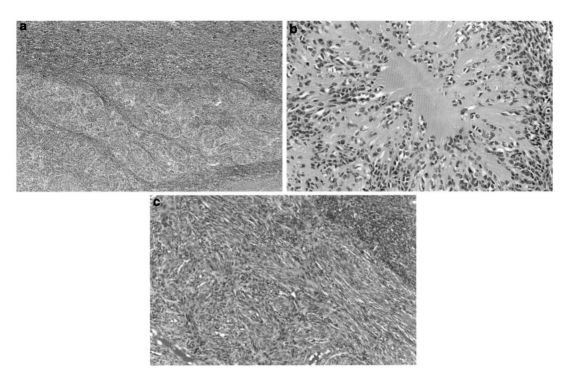

图 10.50　子宫内膜间质肿瘤伴平滑肌分化。a. 深蓝色小细胞背景中可见小巢状 / 结节状平滑肌细胞；b. "星暴现象"是平滑肌分化最具特征的形态，其中央是透明变性的区域，胶原带向四周散射，包绕圆形细胞；c. 短束状梭形细胞常见于圆形的玻璃样变结节的周围或子宫内膜间质肿瘤的邻近区域

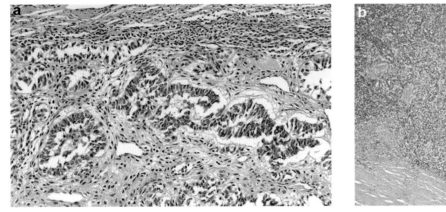
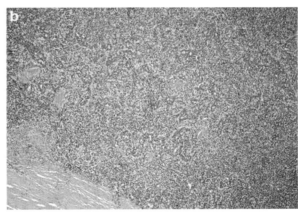

图 10.51　子宫内膜间质肿瘤伴性索样分化。可表现为性索样结构（a）、小梁状或小管状，部分为网状外观（b），范围大小不等。当广泛出现时，需要与 UTROSCT 相鉴别

1998；Zamecnik et al. 1998）。

　　绝大多数内膜间质肿瘤富于细胞，而如果背景为成纤维细胞和（或）黏液样，则肿瘤在低倍镜下表现为细胞稀疏（Kasashima et al. 2003；Kim et al. 2015；Oliva et al. 1999；Park et al. 2013；Yilmaz et al. 2002）。明显纤细或致密的胶原或黏液样（伴或不伴微囊）背景是其特征（图 10.52）。在成纤维细胞变异型中，细胞呈结节状、束状或弥漫排列；黏液样肿瘤中，瘤细胞弥漫分布，典型表现为瘤细胞体积小，核为卵圆形，细胞呈低级别，可见大面积玻璃样变。血管特征和舌状浸润与经典的子宫内膜间质肉瘤相似。转移性肿瘤的形态可与子宫原发性肿瘤相似，但可以更富于细胞，令人想到纤维肉瘤。子宫内膜间质肉瘤的变异型可能与 YWHAE-

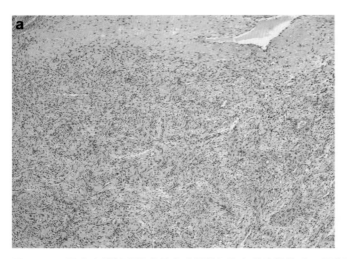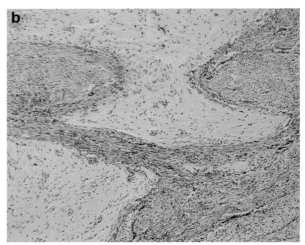

图 10.52　子宫内膜间质肿瘤具有成纤维细胞和黏液样外观。部分子宫内膜间质肿瘤因背景为纤细的成纤维细胞、胶原（a）或黏液样（b）而表现为瘤细胞稀疏。两类肿瘤中均可见典型的小动脉，子宫内膜间质肉瘤的特征是舌状浸润

FAM22 高级别子宫内膜间质肉瘤相关，后者将在后文讨论（Lee et al. 2012b）。

　　子宫内膜样腺体分化可表现为从良性到不典型再到癌的各种形态，且数量不等（图 10.53）（Clement et al. 1992；McCluggage et al. 2001a，2009；Tavassoli et al. 1981）。尽管子宫内膜间质肿瘤中很少见到乳头及假乳头形态，但它们却可成为肿瘤的主要形态学表现，瘤细胞体积小，形态一致而温和，呈乳头或假乳头结构，可见其侵犯肌层或血管，同时肿瘤内可见典型的血管。（McCluggage et al. 2008）。

免疫组化和分子病理

　　子宫内膜间质结节和低级别子宫内膜间质肉瘤具有相同的免疫组化特征。肿瘤细胞呈典型的 CD10 阳性（图 10.54），但也有一些例外。CD10 也称为急性淋巴母细胞白血病抗原，对诊断低级别子宫内膜间质肉瘤的敏感度较高（75%~100%）（Abeler et al. 2011；Chu et al. 2000，2001；McCluggage et al. 2001b；Oliva et al. 2002b；Toki et al. 2002）。但 CD10 也不总呈弥漫性强阳性，鉴别诊断时，高度富于细胞的平滑肌瘤和平滑肌肉瘤也可表达 CD10，故 CD10 的特异性较低

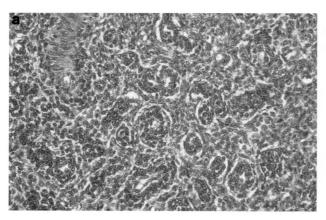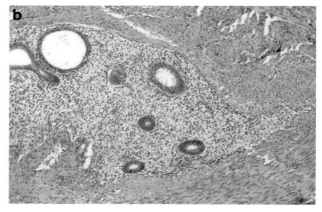

图 10.53　子宫内膜间质肿瘤伴腺样分化。肿瘤中散在局灶性的分化差的上皮样形态（a）或分化良好的内膜样腺体（b）。腺上皮多为良性，罕见不典型或恶性表现

（Abeler et al. 2011；D'Angelo et al. 2010；Mikami et al. 2002；Oliva et al. 2002b）。干扰素诱导的跨膜蛋白 –1（interferon-inducible transmembrane protein-1，IFITM1 或 CD225）已成为鉴别良恶性子宫内膜间质肿瘤的新的潜在标记物（图 10.55）（Parra-Herran et al. 2014），而且在鉴别间质肿瘤和平滑肌肿瘤方面，IFITM1 与 CD10 似乎具有相似的敏感度，但 IFITM1 的特异性高于 CD10，不过这还需要更多的研究来证实（Busca et al. 2017）。

子宫内膜间质结节和低级别子宫内膜间质肉瘤还可表达的其他标记物包括激素受体、CK、

平滑肌标记物和 β-catenin。低级别子宫内膜间质肉瘤中 ERα（以同种型 α 为代表）的表达率为 40%~100%，PR（图 10.56）（主要是同种型 A）的表达率为 60%~100%，但是常为异质性表达（Balleine et al. 2004；Chu et al. 2003；Jakate et al. 2013；Navarro et al. 1992；Reich et al. 2000；Wu et al. 2013；Yoon et al. 2014）；AR 的表达率约为 50%（Moinfar et al. 2004；Roy et al. 2017）。肿瘤表达的 CK 包括 AE1/AE3、CAM5.2（图 10.57）、MNF116 和 CK8/CK18（Agoff et al. 2001；Binder et al. 1991；Farhood et al. 1991；Rahimi et al. 2018；

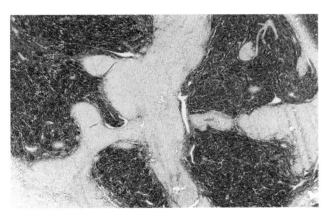

图 10.54　低级别子宫内膜间质肉瘤。不规则巢状肿瘤细胞呈 CD10 强阳性，但是染色强度因肿瘤而异，有时呈 CD10 阴性

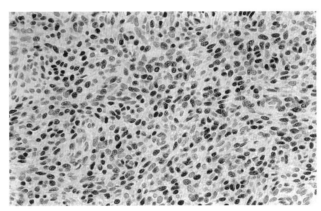

图 10.56　大多数子宫内膜间质结节和低级别子宫内膜间质肉瘤中 PR 呈细胞核强阳性表达。ER 也可阳性，较少数情况下肿瘤表达 AR。激素水平可能对子宫内膜间质肉瘤的侵袭程度起提示作用（某些类型的高级别子宫内膜间质肉瘤的 ER 和 PR 呈阴性）

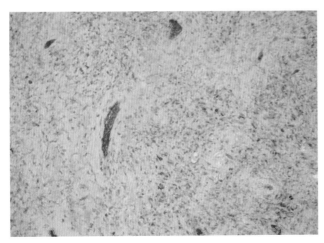

图 10.55　IFITM1 在子宫内膜间质结节和低级别子宫内膜间质肉瘤中呈特征性的胞质阳性

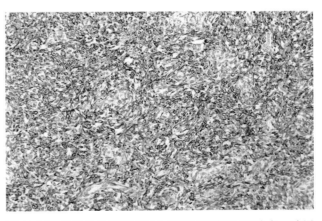

图 10.57　典型的低级别子宫内膜间质肉瘤的 CK 染色。鸡尾酒抗体显示 AE1/AE3－CAM5.2 呈强阳性表达

Sumathi et al. 2004）。子宫内膜间质肿瘤的经典区域可表达平滑肌标记物 SMA 和 calponin（Oliva et al. 2002b），有时表达 desmin（图 10.58），caldesmon、HDAC8 和平滑肌肌球蛋白阳性罕见（Abrams et al. 1989；Franquemont et al. 1991）。SMA、desmin、caldesmon（图 10.59）和 HDAC8 在平滑肌分化的区域常呈阳性（de Leval et al. 2006；Irving et al. 2006；Lillemoe et al. 1991；Nucci et al. 2001；Oliva et al. 2002b；Rush et al. 2001），desmin 也可表达于间质肿瘤的肌成纤维细胞分化区域（Oliva et al. 1999）。已报道 β-catenin 可呈核阳性，但无相关突变的报道（Jung et al. 2008；Ng et al. 2005）。不足一半的低级别子宫内膜间质肉瘤显示芳香化酶阳性（Reich et al. 2004）。性索样分化的区域内 inhibin（图 10.60a）、calretinin、CD99（图 10.60b）、Melan-A、WT1 呈阳性表达，有时 CD56 可呈阳性，这一区域也常表达 CK 和平滑肌标记物（Baker et al. 1999；Fukunaga et al. 1997；Irving et al. 2006；McCluggage et al. 1996，2008；Ohta et al. 2010；Zamecnik et al. 1998），但是 FOXL2 呈阴性（Stewart et al. 2008）。BCOR、DOG1、cyclin D1、c-kit 染色呈典型的阴性表达；后两种标记物可呈局灶阳性，但未发现其相关突变（Kurihara et al. 2008；Rushing et al. 2003）。

子宫内膜间质结节和低级别子宫内膜间质肉瘤

（尤其是经典形态）最常见的基因改变是 *JAZF1-SUZ12* 基因融合（发生率分别为 70% 和 50%），其次为 *JAZF1-PHF1*（约 6%）、*EPC1-PHF1*（4%）、*MEAF6-PHF1*（3%）、*ZC3H7B-BCOR*（2%）、*MBTD1-CXorf67*（2%）和 *BRD8-PHF1* 基因的融合（Chiang et al. 2011；Croce et al. 2013；Dal Cin et al. 1992；Dewaele et al. 2014；Hennig et al. 1997；Hrzenjak 2016；Koontz et al. 2001；Lee et al. 2012c；Micci et al. 2003，2006，2014，2017；Nucci et al. 2007；Panagopoulos et al. 2012，2013；Pauwels et al. 1996；Satoh et al. 2003）。至少 70% 的子宫内膜间质结节和相当比例的低级别子宫内膜间质肉瘤存在 *JAZF1-SUZ12* 基因的融合，这说明 *JAZF1-SUZ12* 基因融合可能是肿瘤发展的早期事件，可作为诊断的参考。而在极少数子宫内膜间质肉瘤旁的未分化肉瘤中发现相同的易位，表明部分未分化肉瘤是子宫内膜间质肉瘤由低级别向高级别转变而来。据报道，具有平滑肌、性索样和成纤维细胞分化的子宫内膜间质肿瘤具有类似的融合基因，尽管不是很常见（Ali et al. 2014；Chiang et al. 2011；D'Angelo et al. 2013；Huang et al. 2004；Oliva et al. 2007；Stewart et al. 2014）。通过多种方法（包括细胞遗传学、FISH 或 RT-PCR）可检测到这些基因易位。

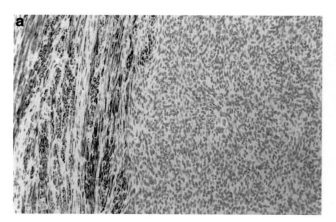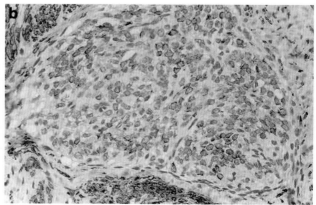

图 10.58　desmin 在典型的低级别子宫内膜间质肉瘤中的表达。a. desmin 通常呈阴性；b. 部分肿瘤呈 desmin 弱阳性，包括呈肌成纤维细胞外观的肿瘤。SMA 常呈阳性表达，但 caldesmon 呈阴性表达

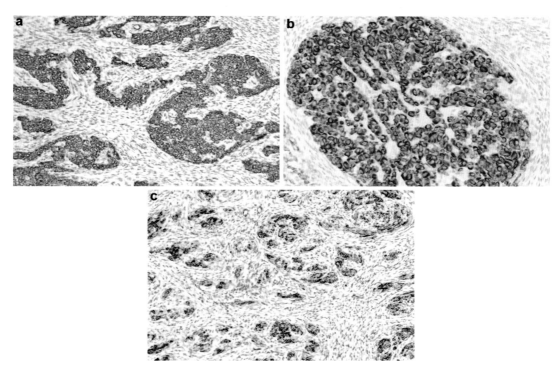

图 10.59　子宫内膜间质肿瘤中平滑肌分化区域表达平滑肌标记物的情况。a. 巢状区域（SMA）；b. "星暴区"（desmin）；c. 小束状区域（caldesmon）

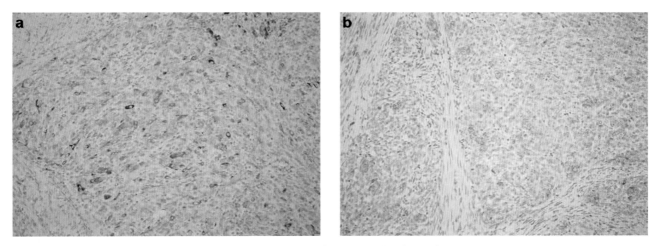

图 10.60　Inhibin（a）和 CD99（b）在子宫内膜间质肿瘤的性索样分化区域的表达不定

鉴别诊断

　　子宫内膜间质肿瘤由于形态学表现各异，所以需要与许多良恶性肿瘤进行鉴别，子宫内膜间质结节与低级别子宫内膜间质肉瘤的鉴别需要强调两点。第一点是子宫内膜间质肿瘤的有限浸润问题。如果根据大体表现认为可能是子宫内膜间质结节，由于间质结节与肌层交界处的不规则浸润应是有限的（少于 3 处浸润，浸润深度 <3 mm），而如果对肿瘤 – 肌层交界处广泛取材，肌层出现了比间质结节更广泛的浸润（不规则浸润深度达到 9 mm，达到 6 处），虽然与经典的子宫内膜间质肉瘤相比，这些肿瘤可能具有更好的预后，但仍应将其诊断为

低级别子宫内膜间质肉瘤，并加以备注（Dionigi et al. 2002）。另一个问题是，不要将子宫内膜间质肿瘤中的平滑肌分化误认为是肌层组织，从而把子宫内膜间质结节误认为子宫内膜间质肉瘤，应对这些病例的大体边缘进行评估（Oliva et al. 1998）。

高度富于细胞的平滑肌瘤是最需要与子宫内膜间质结节和低级别子宫内膜间质肉瘤（经典型或伴有平滑肌分化者）相鉴别的肿瘤，因为它们均富于细胞并具有显著的血管。高度富于细胞的平滑肌瘤的切面通常为棕黄色，可能与邻近肌层的交界不规则，可表达 CD10（有时可呈弥漫阳性），这是子宫内膜间质肿瘤的典型特征。但是，高度富于细胞的平滑肌瘤通常由束状生长的梭形细胞组成，不同于子宫内膜间质肿瘤中弥漫生长的卵圆形细胞；而且平滑肌瘤的血管大且壁厚，可见裂隙状空隙，肿瘤与肌层的交界处可不规则，瘤细胞与周围肌层可见过渡现象。平滑肌瘤通常呈 desmin、caldesmon 和 HDAC8 阳性（de Leval et al. 2006；Oliva et al. 1995，2002b）。催产素虽然不常用，但在平滑肌肿瘤中呈阳性，而在子宫内膜间质肿瘤中呈阴性（Loddenkemper et al. 2003）。Transgelin 是一种新的平滑肌标记物，最近被证实在子宫内膜间质肿瘤中不表达，这一点也有助于鉴别（Tawfik et al. 2014）。

采用免疫组化鉴别高度富于细胞的平滑肌瘤和子宫内膜间质肿瘤时，应慎重诊断，因为子宫内膜间质肿瘤中平滑肌分化的区域通常表达平滑肌标记物，并且单凭这一个标记物也不能证实其是间质肿瘤。肿瘤类型的确定基于是否具有间质成分，可以结合相应的免疫组化和形态学来确定。因此，没有一种标记物是完全敏感和特异的。所以，鉴别子宫内膜间质肿瘤和平滑肌肿瘤往往使用免疫组化套餐（包括 CD10 和至少 2 种平滑肌标记物，最常用的是 desmin 和 h-caldesmon）。罕见情况下，细胞性静脉内平滑肌瘤病（IVL）与低级别子宫内膜间质肉瘤容易混淆，因为二者均可富于细胞且具有血管内生长模式，如果高度富于细胞的平滑肌瘤具有血

管内生长模式，就更易混淆。然而 IVL 的形态学特征是具有束状生长的梭形细胞、大的厚壁血管以及裂隙样间隙（典型的平滑肌瘤可见），有时，内皮下增生的梭形细胞"殖入"血管壁，这提示了肿瘤的起源（Clement et al. 1988；Oliva 2014）。子宫腺肌病病灶中如果缺乏腺体或病灶出现在血管内，则可能会被认为是典型的子宫内膜间质肉瘤，但是大体观察无具体的肿物，邻近的组织中可以发现子宫腺肌病病灶伴间质萎缩，也未见到典型的子宫内膜间质肉瘤的区域，由此可以帮助诊断（Goldblum et al. 1995）。

当富于细胞的子宫内膜息肉出现在刮宫标本中且组织破碎时，需引起关注，并将其与子宫内膜间质肿瘤相鉴别。一般情况下，息肉碎组织中只含有增生不活跃甚至萎缩状态的"致密"间质细胞，无核分裂象，而且缺乏子宫内膜间质肿瘤特有的动脉型血管，至少在部分破碎组织中可见中等至大的血管，其他破碎组织中可见到类似的间质且混杂不活跃的子宫内膜腺体（Oliva et al. 2000）。一项研究发现，在刮宫标本中，大多数子宫内膜间质肿瘤的特征性表现是破碎组织中仅含有子宫内膜间质成分，或主要成分为子宫内膜间质且病变的最大径 > 5 mm（Stemme et al. 2014）。如前文所述，此时无法确定病灶是子宫内膜间质结节还是子宫内膜间质肉瘤，因为无法评估肿瘤和肌层的交界处。

见到广泛的性索样分化时应想到类似卵巢性索间质肿瘤的子宫肿瘤的可能（Clement et al. 1976），特别是在刮宫标本中，一旦见到子宫内膜间质成分就可排除 UTROSCT。因此，由于不能将肿瘤完整取材，所以不能在刮宫标本中诊断 UTROSCT（Baker et al. 2007；Hoang et al. 2018；Nucci 2016；Oliva et al. 2000）。据报道，与具有性索样分化的子宫内膜间质肿瘤相比，类似性索肿瘤的子宫肿瘤更常表达性索分化的标记物，包括 calretinin（最常见）、CD99、Melan-A 和 inhibin（Irving et al. 2006）。另一个可能对鉴别诊断有帮

助的标记物是 FOXL2，因为 UTROSCT 可表达 FOXL2，而据报道，子宫内膜间质肿瘤伴性索样分化则不表达（Stewart et al. 2016b）。刮宫标本中出现性索样区域时，很难鉴别具有巢状、索状或小梁状结构的上皮样平滑肌肿瘤与具有性索样形态的子宫内膜样癌（Eichhorn et al. 1996；Liang et al. 2007），而且这些肿瘤的免疫组化染色结果可能部分重叠，但是梭形细胞强表达 desmin 和 caldesmon（伴或不伴 EMA 阳性），而不表达性索标记物，这一点支持平滑肌肿瘤的诊断。子宫内膜间质肿瘤的经典区域不表达 desmin 和 caldesmon，性索样分化的区域至少表达一种性索标记物，常为 calretinin 或 CD99（Irving et al. 2006；Oliva 2016；Portugal et al. 2009）。子宫内膜癌应该只表达包括 EMA 在内的上皮标记物，极少数情况下可表达 inhibin（Liang et al. 2007）。因为瘤细胞也呈圆形，且呈巢状生长，所以性索样区域（或上皮样子宫内膜间质瘤）的鉴别诊断包括 YWHAE-FAM22 高级别子宫内膜间质肉瘤。然而 YWHAE-FAM22 高级别子宫内膜间质肉瘤的异型性一致，核分裂活跃，肿瘤细胞表达 cyclin D1，不表达 CD10、ER 和 PR（Lee et al. 2012a）。

子宫内膜间质肿瘤伴腺样分化应与旺炽型子宫腺肌病相鉴别，腺肌病病变可出现在血管内。如上文所述，子宫内膜间质肉瘤可见细胞增生且呈膨胀性生长，而子宫腺肌病不形成占位性病变，至多是肌层不规则增厚，其内可见萎缩的巢状病变。旺炽型子宫腺肌病几乎总是与更典型的子宫腺肌病相伴存在（Goldblum et al. 1995；Hirschowitz et al. 2013）。其他的鉴别诊断包括低级别米勒腺肉瘤（腺体为良性）或罕见的癌肉瘤（腺体为恶性）。腺肉瘤与子宫内膜间质肿瘤的区别在于，腺肉瘤具有典型的低级别恶性间质成分、叶状结构和各种上皮成分，上述成分混杂存在，而癌肉瘤的腺体和间质均呈高级别细胞学特征（Clement et al. 1992）。

成纤维细胞性和黏液样子宫内膜间质肿瘤最易与黏液样或水肿性平滑肌瘤相混淆。后者可见局灶细胞呈束状生长，细胞核呈长梭形且两端钝圆，血管主要为大的厚壁血管（Burch et al. 2011）。平滑肌肿瘤通常表达 desmin 和 caldesmon，但部分可呈局灶 / 弱阳性或不表达，尤其是 caldesmon，这限制了免疫组化在该鉴别诊断中的应用（Parra-Herran et al. 2016）。p53 阳性支持平滑肌肉瘤的诊断，因为子宫内膜间质肿瘤通常呈阴性（Kurihara et al. 2008；Schaefer et al. 2017）。SMA 在子宫内膜间质肿瘤中常呈阳性，因此对鉴别诊断没有帮助。神经纤维瘤和恶性神经鞘瘤发生于子宫中的情况很少见。前者常发生在神经纤维瘤病的背景中，特征是表达 S-100，瘤细胞核呈波浪状，位于纤维黏液样背景中，而经典的子宫内膜间质肿瘤常缺乏黏液背景（Gersell et al. 1989；Gomez-Laencina et al. 2012）。虽然恶性神经鞘瘤只在子宫颈中有过报道，但其与含有显著的成纤维细胞肉瘤成分的子宫内膜间质肉瘤似乎有点类似，在刮宫标本中或当肿瘤发生于子宫下段时应考虑到这一诊断。此外，肿瘤可具有明显的小血管，常表达 SOX10、S-100，如果有成纤维细胞成分，CD34 也可为阳性（Keel et al. 1998；Mills et al. 2011）。

少数情况下当子宫肌层出现多灶黏液样变时，可见多灶分布的、界限清楚的、典型的黏液样结节，并表达 CD10，需要与黏液样子宫内膜间质肉瘤进行鉴别。黏液样结节淡染、细胞稀少，含有一致的成纤维细胞样细胞，与子宫内膜间质肿瘤相比，无典型的子宫内膜间质肿瘤的形态，细胞呈 CD34 阳性，其与 I 型神经纤维瘤病有关（Pugh et al. 2012）。黏液瘤在子宫中极为罕见，但在显微镜下很难与黏液样子宫内膜间质肿瘤相区别。黏液瘤主要位于肌层中心，缺乏血管和经典的子宫内膜间质肿瘤区域，并与 Carney 综合征相关（Barlow et al. 1983）。

临床行为和治疗

大多数（约 80%）低级别子宫内膜间质肉瘤

为 I 期，然而约 20% 的患者在诊断时已经出现转移（Chan et al. 2008；Felix et al. 2013）。肿瘤的典型特征为生长缓慢，呈惰性病程，所有分期的 5 年总生存率 >90%。尽管如此，1/3~1/2 的患者出现一次或多次复发。10 年生存率至少为 75%（Abeler et al. 2009）。有学者对这些数据进行了详细的研究后认为，报道中的许多高分期肿瘤，现在应该被诊断为"高级别子宫内膜间质肉瘤"。尽管缺乏核多形性，但是这些 III 期或 IV 期肿瘤患者在 9 个月内会复发，生存率显著降低（Chang et al. 1990）。低级别子宫内膜间质肉瘤可以广泛累及子宫外一个或多个部位：骨盆、淋巴结、腹部、肺部或骨（Chang et al. 1990；Fukunaga et al. 1996；Mansi et al. 1990）。远处转移不多见，肺是最常见（7%~28%）的转移部位（Aubry et al. 2002）。随着时间的推移，肿瘤的形态学表现可能随着侵袭性的增加而改变，这时可能会被误诊为其他肿瘤。

　　治疗包括全子宫切除术和双侧输卵管卵巢切除术，单纯子宫切除术后的复发风险较高（Feng et al. 2013a；Li et al. 2008）。网膜切除术或淋巴结清扫术似乎对早期肿瘤患者的生存没有影响（Chan et al. 2008；Shah et al. 2008）。淋巴结转移率从 0 到 16% 不等（Amant et al. 2007；Feng et al. 2013；Signorelli et al. 2010），且常与严重的子宫外受累、广泛的平滑肌浸润和淋巴管血管侵犯相关（Dos Santos et al. 2011）。放疗可能有助于控制局部复发，但似乎不能提高总生存率（Barney et al. 2009；Gadducci et al. 1996b；Leath et al. 2007）。激素治疗包括使用 GnRH 类似物、孕激素和芳香化酶抑制剂，尤其是针对转移或复发患者或希望保留生育功能的患者（Gadducci et al. 2008；Reich et al. 2004，2007）。一些学者建议对初次诊断患者和复发病例进行 ER 和 PR 状态的评估，因为后者的表达缺失可能预示着肿瘤更具侵袭性（Gadducci et al. 2008）。

　　除了分期，其他预后参数对子宫内膜间质肉瘤患者生存率的影响存在争议，尤其是对 I 期肿瘤患者。部分研究表明，年龄较大（>50 岁）（Akahira et al. 2006；Bodner et al. 2001；Nordal et al. 1996）、黑种人（Chan et al. 2008；Leath et al. 2007）、多胎生育史（Albrektsen et al. 2009）和已绝经（Chauveinc et al. 1999；Nordal et al. 1996；Park et al. 2008）与更差的预后相关，但其他学者并不赞同这些观点（Albrektsen et al. 2009；Brooks et al. 2004；Koivisto-Korander et al. 2008）。病理形态学方面，有丝分裂和肿瘤性坏死对预后的意义一直存在争议。一项研究中，对 419 例子宫肉瘤中的 85 例子宫内膜间质肉瘤进行分析，发现有丝分裂活性是 I 期肿瘤患者的独立预后因素，肿瘤性坏死和有丝分裂计数 >10/10 HPF 与较差的预后相关。而另一项研究发现，衡量肿瘤细胞增殖能力的有丝分裂指数 Ki-67 或磷酸化组蛋白 H3（PHH3）数值可能是复发的预测因子（Feng et al. 2013c，2013d）。而一项最大样本量的研究中，经多变量分析发现，核分裂活性在 I 期肿瘤中没有预测价值，但在诊断时就存在子宫外受累与较差的预后相关（Chang et al. 1990）。肿瘤性坏死是子宫平滑肌肉瘤的一个众所周知的特征，它的出现也与子宫内膜间质肉瘤的不良预后相关（Abeler et al. 2009）。患者如果不存在肿瘤性坏死，其 5 年总生存率为 96%，而具有坏死者其 5 年总生存率为 69%。另一项研究发现，坏死不明显或不存在肿瘤性坏死的患者 5 年和 10 年生存率分别为 90% 左右和 80%，而具有广泛坏死者的 5 年和 10 年生存率约为 45%（Feng et al. 2013b）。然而，迄今为止最大的系列研究并没有发现它们具有相关性（Chang et al. 1990）。肿瘤大小、淋巴管血管浸润、激素水平和细胞倍体对预后的影响尚不清楚（Chew et al. 2010）。这里引用的许多研究涵盖了高级别子宫内膜间质肉瘤的特定类型，这些高级别肉瘤因为缺乏核多形性而未被诊断为高级别，因此，这些数据可能无意中夸大了核分裂活性、坏死与低级别子宫内膜间质肉瘤临床结局之间的相关性。

10.3.2　高级别子宫内膜间质肉瘤

普遍认为定义明确的高级别子宫内膜间质肉瘤有两种类型，其中一种是 WHO 最新分类出版后才被描述的，两种类型在形态学、免疫组化和分子水平上都与经典的低级别子宫内膜间质肉瘤不同，并且这两类肿瘤彼此之间也不同（Oliva et al. 2014）。但是，我们还应认识第三种类型，即在低级别子宫内膜间质肉瘤的背景中出现的高级别肉瘤成分。

10.3.2.1　YWHAE-FAM22（YWHAE-NUTM2）高级别子宫内膜间质肉瘤

YWHAE-FAM22 高级别子宫内膜间质肉瘤的发病年龄范围较大（25~70 岁），常表现为异常阴道出血，或体检时发现子宫增大或盆腔肿块。大体表现上，肿物常常较大（平均直径约为 8 cm），切面为白色、鱼肉状，常见坏死和出血（Lee et al. 2012b）。

镜下特征是肿瘤浸润肌层及肌层静脉，如同低级别子宫内膜间质肉瘤。高倍镜下，肿瘤富于细胞，细胞呈圆形，缺乏胞质或含有中等量的胞质，细胞核为圆形或成角（其大小至少是淋巴细胞

核的 4 倍），染色质为细颗粒状或囊泡状，没有明显的核仁，核分裂活跃（经典病例 >10/10 HPF，但常 >20/10 HPF）。细胞呈不明显的巢状排列或弥漫性生长，伴有纤细的窦状血管（图 10.61）。已报道肿瘤局灶可排列成假乳头、条索状或菊形团（Amant et al. 2011；Lee et al. 2012b）。约 50%的肿瘤可出现第二种成分，多表现为伴或不伴有黏液样背景的低级别梭形细胞肉瘤形态，类似典型的低级别纤维黏液样子宫内膜间质肉瘤，细胞温和且稀疏，呈卵圆形至梭形，背景为纤细的胶原或黏液样，但具有典型子宫内膜间质肿瘤的小动脉（Oliva et al. 1999；Yilmaz et al. 2002）。少数情况下，转移性 YWHAE-FAM22 高级别子宫内膜间质肉瘤可由经典的低级别子宫内膜间质肉瘤进展而来（Aisagbonhi et al. 2017）。

肿瘤的高级别成分通常呈 cyclin D1 弥漫强阳性（阳性细胞 >70%）（图 10.62a），CD10 的表达与低级别肿瘤相反，呈阴性（图 10.62b），但可局灶弱表达 ER 和 PR（Lee et al. 2012a）。肿瘤细胞也表达 BCOR 和 c-kit（与突变无关），但不表达 DOG1（Chiang et al. 2017a；Lee et al. 2014）。检测这些肿瘤时，BCOR 比 cyclin D1 更敏感（Chiang et al. 2017a）。相反，低级别肿瘤成分表达 CD10、ER

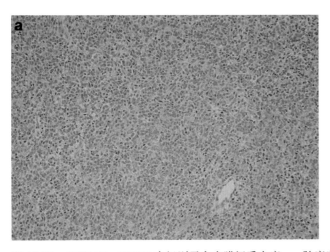
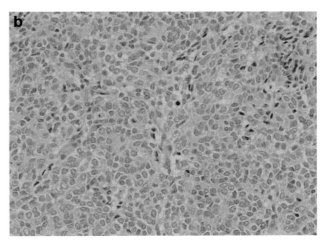

图 10.61　YWHAE-FAM22 高级别子宫内膜间质肉瘤。a. 肿瘤富于细胞，特征性地表现为小而一致的细胞弥漫分布和呈巢状生长；b. 细胞呈圆形，缺乏胞质，核为圆形或成角，无明显的核仁，有丝分裂活跃。肿瘤内可见低级别子宫内膜间质肉瘤成分

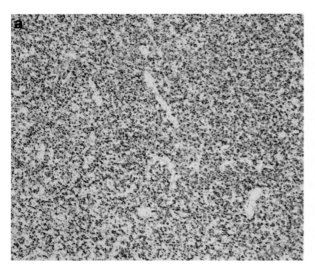
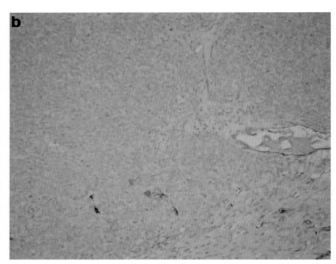

图 10.62   YWHAE‑FAM22 高级别子宫内膜间质肉瘤。与经典的子宫内膜间质肿瘤不同，cyclin D1 呈弥漫阳性（a），而 CD10 呈阴性（b）

和 PR，而不表达或很少表达 cyclin D1。瘤细胞还可局灶弱表达 IFITM1（Busca et al. 2017；Parra-Herran et al. 2014）。通过 FISH 或 RT-PCR 检测发现肿瘤具有与 *YWHAE-FAM22*（也称为 *YWHAE-NUTM2*）融合相关的 t（10;17）（q22;p13）重排。检测方法中 FISH 似乎更敏感，尽管少数细胞中检测到这种易位具有提示意义，但阈值要求阳性细胞比例至少达到 20%~30%（Croce et al. 2013；Kruse et al. 2014a）。据报道，肾透明细胞肉瘤也具有相同的融合基因（Punnett et al. 1989；Rakheja et al. 2004）。这种易位较少发生于经典的低级别子宫内膜间质肿瘤或其变异型中。

虽然肿瘤具有特征性的形态，但在诊断时（尤其是对活检标本进行诊断时）应该考虑到与下列病变进行鉴别：未分化 / 去分化癌、上皮样平滑肌肉瘤、原始神经外胚层肿瘤（PNET）、未分化子宫肉瘤、胃肠道肿瘤（当进行子宫外肿瘤的活检时）或转移性肿瘤。未分化 / 去分化癌由形态单一、失黏附的中等大小的圆形细胞组成，cyclin D1 可呈弥漫性强阳性，而 PAX8 和 EMA 总是呈阴性，与 YWHAE-NUTM2 子宫内膜间质肉瘤的表达相重叠（Shah et al. 2015），尤其在缺乏低级别癌的情况下。但是，未分化癌呈明显的弥漫性生长，CK

AE1/AE3 和 CK8/CK18 鸡尾酒抗体呈阳性，一半病例同时出现 MLH1 和 PMS2 的失表达或 E-cadherin 和 CD44 的失表达（Ramalingam et al. 2016）。上皮样平滑肌肉瘤的瘤细胞呈圆形，很少表达 cyclin D1 和 BCOR（Chiang et al. 2017a；Lee et al. 2012a）。然而，它们常具有明显的恶性梭形细胞成分，并且可表达平滑肌标记物 desmin 和 h-caldesmon，而且 CK 和 EMA 也常呈阳性表达。子宫的 PNET 极为罕见，但由于其高度富于细胞，并且可呈菊形团结构，因此可作为与 YWHAE-NUTM2 子宫内膜间质肉瘤相鉴别的疾病之一。后者有时可表达 PNET 的常见标记物 CD99，但 PNET 的瘤细胞缺乏胞质，如果是中枢型，则一半病例表达 GFAP，而外周型则与 *EWSR1* 重排有关（Chiang et al. 2017a；Euscher et al. 2008）。那些具有 Ewing 肉瘤或外周 PNET 形态和免疫表型特征、但缺乏 *EWSR1* 重排的肿瘤较为罕见，尽管尚未见其发生于子宫的报道，但也应与之进行鉴别；罕见的基因改变还涉及 *FUS*、*BCOR*、*CCNB3*、*CIC* 或 *DUX4*（Hung et al. 2016）。由于未分化肉瘤可广泛表达 cyclin D1，所以很难进行鉴别。然而，与 YWHAE-NUTM2 子宫内膜间质肉瘤相比，未分化肉瘤可呈 CD10 弥漫性强阳性，更重要的是通常具有明显的多形性以及破坏性的肌层浸润（Oliva et al. 2014；Sciallis et al. 2014）。上皮样胃肠道间质瘤和 YWHAE-NUTM2 子宫内膜间质肉瘤均表达 c-kit，但后者主要发生于子宫，且缺乏 c-kit 突变，不表达 DOG1（Miettinen et al. 2011；Novelli et al. 2010；Terada 2009）。

不同于低级别子宫内膜间质肉瘤，YWHAE-NUTM2 子宫内膜间质肉瘤往往在进展期（Ⅱ期或Ⅲ期）才被发现，也更易复发，且通常在早期发生，生物学行为介于低级别子宫内膜间质肉瘤和未分化子宫肉瘤之间，呈中间性行为（Kruse et al. 2014a；Lee et al. 2012b）。标准的治疗方法是切除子宫并辅以化疗，放疗与否均可。小样本系列报道发现以蒽环类药物为主的化疗可获得完全的放疗反应（Hemming et al. 2017）。可能不存在原发性 YWHAE-NUTM2 子宫内膜间质肉瘤，但其可见于复发或转移性肿瘤中（Aisagbonhi et al. 2017）。虽然通过免疫组化或分子检测可发现伴有 *YWHAE-NUTM2* 融合的低级别肿瘤，但尚不清楚哪些肿瘤会进展为高级别子宫内膜间质肉瘤。

10.3.2.2　ZC3H7B‑BCOR 高级别子宫内膜间质肉瘤

ZC3H7B-BCOR 子宫内膜间质肉瘤是一类最近才被描述的高级别子宫内膜间质肉瘤亚型，外观与黏液样平滑肌肉瘤相似。虽然很少有相关报道，但其实际发病率可能更高，因为过去常被误诊为平滑肌肉瘤（Hoang et al. 2017；Lewis et al. 2018；Marino-Enriquez et al. 2018）。

迄今为止唯一的一个系列报道显示，典型肿瘤的发病年龄范围较大（28~71 岁），但最常发生在 40~50 岁。以 *BCOR* 内部串联重复（*BCOR* internal tandem duplication，BCOR-ITD）为特征的亚型多发生于较年轻（18~32 岁）的患者（Marino-Enriquez et al. 2018）。患者会出现包括阴道出血和（或）盆腔肿块在内的非特异性症状，首次诊断时通常已经发生子宫外累及（Hoang et al. 2017；Lewis et al.

2018）。

大体表现上，这些肿瘤的体积通常较大（直径平均为 10 cm），呈息肉样，可发生于子宫内膜或子宫肌层。肿瘤可呈实性、质软或质韧、鱼肉状，切面可呈黄褐色至黄白色。

低倍镜下，肿瘤常呈舌状、推挤性生长，或呈破坏性浸润（最不常见），或同时存在。瘤细胞形态一致，均呈梭形，呈不规则束状生长，没有明显的多形性（图 10.63）。细胞质缺乏至相对丰富，呈淡染至嗜酸性，核呈卵圆形至梭形，核仁不明显，染色质均匀分布。BCOR-ITD 肿瘤常见上皮样圆形细胞和梭形细胞混杂，有丝分裂计数常 >15/10 HPF。特征性的小动脉可以很显著，肿瘤细胞在血管周呈旋涡状分布的现象不明显，但可见大血管和（或）血管外皮细胞瘤样血管。间质可呈黏液样，嗜碱性的黏液池大小不一，间质或可呈胶原样，常见形成胶原斑块（图 10.63）。坏死和淋巴管血管侵犯也常见（Hoang et al. 2017；Lewis et al. 2018）。与 YWHAE-NUTM2 高级别子宫内膜间质肉瘤不同，这些肿瘤与子宫内膜间质肉瘤的经典成分或变异成分都毫无关系。

典型的 ZC3H7B-BCOR 肿瘤与 BCOR-ITD 肿瘤在免疫组化染色结果上高度交叉，但 CD10 的表达情况除外。它们均可表达 CD10，典型的 ZC3H7B-BCOR 肿瘤通常呈弥漫性强阳性，而在 BCOR-ITD 肿瘤中呈阴性或仅局灶呈阳性（Hoang et al. 2017；Lewis et al. 2018；Marino-Enriquez et al. 2018）。ER 和 PR 的表达则不确定。cyclin D1 在多数肿瘤中呈弥漫性强阳性。虽然 BCOR 的染色程度强弱不等，但常呈阳性（图 10.64a）。cyclin D1 与 BCOR 的表达趋势总是呈一致的阳性（Chiang et al. 2017a；Hoang et al. 2017；Lewis et al. 2018）。在平滑肌标记物中，肿瘤更常表达 actin（通常为局灶阳性），而 desmin 和 caldesmon 几乎总是阴性（图 10.64b）。这些肿瘤存在特征性的 t（X;22）（p11q13）重排，导致 *ZC3H7B-BCOR* 的融合，这些可通过 FISH 或

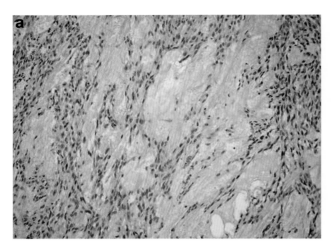
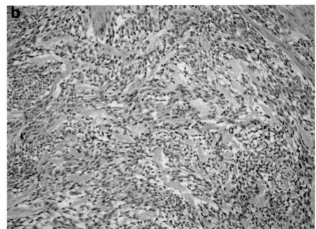

图 10.63　ZC3H7B－BCOR 高级别子宫内膜间质肉瘤。a. 肿瘤细胞呈不明显的丛状结构生长，并伴有明显的黏液样背景，类似黏液样平滑肌肉瘤；b. 其他区域可见梭形细胞并伴有胶原斑块，类似经典的子宫内膜间质肿瘤

PCR 来检测。少数肿瘤显示包括 *BCOR* 第 15 号外显子的内部串联重复（ITD）（Hoang et al. 2017；Lewis et al. 2018；Marino-Enriquez et al. 2018）。

　　黏液样平滑肌肉瘤是高级别子宫内膜间质肉瘤最常需要鉴别的疾病，过去黏液样平滑肌肉瘤常被诊断为高级别子宫内膜间质肉瘤。ZC3H7B-BCOR 间质肉瘤与它的主要鉴别点是缺乏如下特征：典型的纤维束样生长、雪茄烟样细胞核以及 desmin 和 caldesmon 的阳性表达。一项研究显示，19 例平滑肌肉瘤中只有 1 例表达 BCOR（Chiang et al. 2017a）；而另一项研究发现，80 例平滑肌肉瘤中

只有 1 例弥漫表达 cyclin D1（Lee et al. 2012a）。因为低级别子宫内膜间质肉瘤也可表现为舌状肌层浸润、细胞形态一致、带状胶原以及有时可阳性表达 CD10、ER 和 PR，所以也应与之进行鉴别。但是，BCOR-ITD 和典型的 ZC3H7B-BCOR 高级别子宫内膜间质肉瘤均缺乏增殖期子宫内膜间质的特征，后者包括特有的血管和活跃的有丝分裂。此外，低级别子宫内膜间质肉瘤尽管表达 CD10、ER 和 PR，但不表达 BCOR 或 cyclin D1（极少数情况下呈局灶弱阳性）（Chiang et al. 2017a）。罕见情况下，也需与腺肉瘤伴肉瘤样过度生长和 IMT 进行

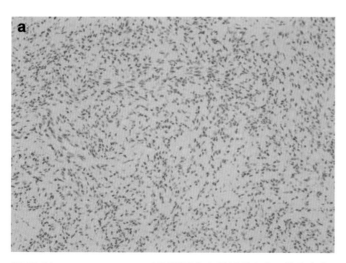
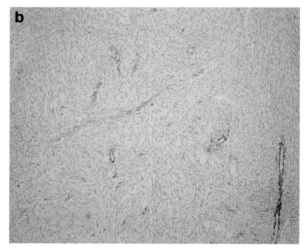

图 10.64　ZC3H7B－BCOR 高级别子宫内膜间质肉瘤。肿瘤常表达 BCOR（a）和 cyclin D1，而不表达 caldesmon（b），与黏液样平滑肌肉瘤不同

鉴别，因为肿瘤也可呈黏液样背景。不过，腺肉瘤通常具有低级别米勒腺肉瘤的特征性表现，迄今为止，尚未发现存在与 BCOR 相关的基因改变（虽然 BCOR 的免疫组化可能呈阳性）（Howitt et al. 2015b）。而 IMT 则可见肿瘤内炎症细胞浸润，以及因 *ALK* 基因重排而呈 ALK 蛋白过表达。最后，还需与未分化子宫肉瘤进行鉴别，事实上，2/3 的 BCOR-ITD 高级别子宫内膜间质肉瘤最初被诊断为未分化子宫肉瘤（Marino-Enriquez et al. 2018），未分化子宫肉瘤的形态通常更具多形性，没有胶原斑块，且呈典型的破坏性浸润模式。

标准的治疗方式是子宫和双侧输卵管卵巢切除术并辅以化疗。虽然对这些肿瘤的治疗经验有限，但 ZC3H7B-BCOR 高级别子宫内膜间质肉瘤患者的预后与 YWHAE-NUTM2 高级别肉瘤患者的预后相似，因为两者都与分期较晚（包括淋巴结转移）和频繁复发及转移相关（Lewis et al. 2018；Marino-Enriquez et al. 2018）。

10.3.2.3　其他高级别子宫内膜间质肉瘤

高级别多形性或异源性肉瘤伴有低级别子宫内膜间质肉瘤的情况较罕见，但如果伴发，可诊断为高级别子宫内膜间质肉瘤（Amant et al. 2006；Cheung et al. 1996；Kurihara et al. 2008；Malpica et al. 2006；McCluggage et al. 2008；Ohta et al. 2010；Sciallis et al. 2014）；但是，部分学者将这些肿瘤定义为去分化子宫内膜间质肉瘤。虽然许多形态单一的未分化子宫肉瘤可能是高级别子宫内膜间质肉瘤（Sciallis et al. 2014），但目前仍将其命名为"未分化子宫肉瘤"（Oliva et al. 2014）。患者常会出现阴道出血或子宫肿块，且在诊断时已存在子宫外受累。高级别成分呈浸润性或破坏性侵袭生长。细胞呈多形性或单一形态，呈上皮样或梭形，胞质多少不一，细胞核深染而不规则，核仁突出，有丝分裂指数高，有病理性核分裂象。细胞呈弥漫性生长，伴有大面积坏死，少见情况下可见异源性分化

成分（横纹肌肉瘤）（Kurihara et al. 2008；Sciallis et al. 2014）。其中典型的低级别子宫内膜间质肉瘤成分数量不一，表达 CD10、ER 和 PR，而高级别多形性成分通常不表达这些标记物（Malpica et al. 2006；Sciallis et al. 2014），cyclin D1 可呈局灶阳性，也可呈 p53 过表达（Jung et al. 2008；Kurihara et al. 2008，2010；Ohta et al. 2010），可表达 AE1/AE3 和 CAM5.2（Rahimi et al. 2018），偶尔可见 *JAZF1* 和 *JJAZ1* 基因融合（Koontz et al. 2001；Kurihara et al. 2008）。

10.3.3　未分化子宫肉瘤

未分化子宫肉瘤是一种极其罕见的异源性恶性间叶性肿瘤，最新版 WHO 分类将其定义为这样一种肿瘤：位于子宫内膜和肌层，瘤细胞呈高级别特征，缺乏类似增殖期子宫内膜间质的任何形态学特征，并缺乏特异性的分化。因很难将其进行分类，所以诊断需要排除高级别子宫内膜间质肉瘤、未分化 / 去分化癌、腺肉瘤伴肉瘤样过度生长、癌肉瘤（MMMT）伴局灶上皮成分或去分化平滑肌肉瘤（Oliva et al. 2014）等的可能，所以这是一种排除性诊断。在最新 WHO 分类出版之前，Kurihara 和同事们研究了一组未分化子宫内膜肉瘤，并将其分为单形性和多形性（Kurihara et al. 2008）两类。他们发现一部分单形性病例表达 ER、PR，具有 β-catenin 突变，但缺乏 p53 突变，具有低级别子宫内膜间质肉瘤成分；而其他病例则表现为 ER 和 PR 阴性，cyclin D1 弥漫性阳性。因此，这些研究者认为，大多数单形性未分化肉瘤可以通过免疫组化结果来分析肿瘤是否对应于 *YWHAE* 重排和 *BCOR* 重排的高级别子宫内膜间质肉瘤。多形性肿瘤通常不表达 ER、PR 和 β-catenin，但 p53 常呈阳性，这一小部分肿瘤可能是真正的未分化肉瘤。

未分化子宫肉瘤通常发生于绝经后的女性，患者可出现异常阴道出血，以及与快速增大的肿块和

（或）转移性病灶相关的体征和症状（Kurihara et al. 2008；Prat et al. 2015；Tanner et al. 2012）。

大体表现上，典型的未分化子宫肉瘤呈体积较大的肉瘤样肿块，可侵及子宫内膜和（或）肌层，有的肿瘤呈息肉样，通常伴有大面积出血和坏死（图 10.65）。镜下，多形性未分化子宫肉瘤的生长模式与其他高级别肉瘤一样，呈特征性的破坏性侵袭生长（图 10.66），梭形肿瘤细胞或上皮样肿瘤细胞通常呈片状或束状生长，异型性显著，可见多核细胞、病理性核分裂象和活跃的有丝分裂（图 10.67），常见坏死（图 10.68）和淋巴管血管侵犯（图 10.69）（Bartosch et al. 2010；Evans 1982）。

瘤细胞对 CD10 的表达不一（图 10.70），多形性肉瘤通常不表达 ER 和 PR（Bartosch et al. 2010；Gremel et al. 2015；Kurihara et al. 2010）。Cyclin D1 的表达也不定。多形性未分化肉瘤可表达 p16、p53（Gremel et al. 2015）；可局灶表达其他免疫组化标记物（包括 CK、SMA 或 desmin）（Bartosch et al. 2010；Kurihara et al. 2008）。关于基因表达的研究发现，多形性未分化子宫肉瘤比典型的子宫内膜间质肉瘤具有更多的染色体异常和复杂核型。数据显示，虽然典型的子宫内膜间质肉瘤发展为未分化肉瘤不是没有可能，但可能性很小（Flicker et al. 2015；Gil-Benso et al. 1999；Halbwedl et al. 2005；Micci et al. 2016）。未分化子宫肉瘤（尤其是单形性肉瘤）

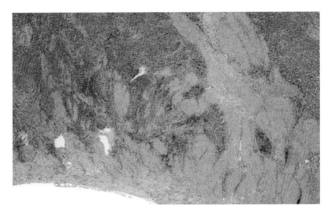

图 10.66　未分化子宫肉瘤。可见破坏性浸润，不同于子宫内膜间质肉瘤中所见的舌状浸润

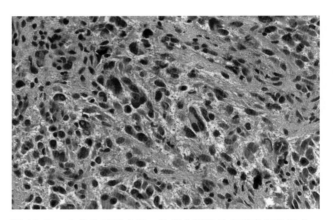

图 10.67　未分化子宫肉瘤。肿瘤由深染的多形瘤细胞组成，可见多核瘤细胞。这是一种排除性诊断

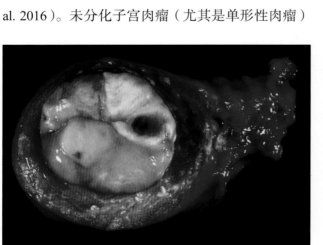

图 10.65　未分化子宫肉瘤。肿瘤呈息肉样，充满整个宫腔，切面呈白色、鱼肉样，可见大面积坏死

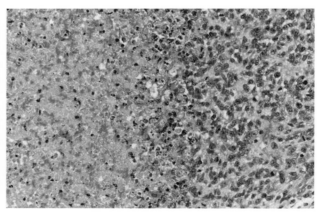

图 10.68　未分化子宫肉瘤。肿瘤中常可见广泛坏死

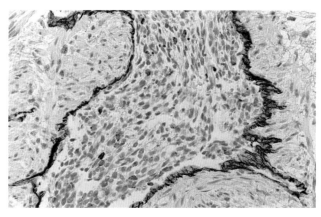

图 10.69　未分化子宫肉瘤。肿瘤极具侵袭性，常伴有淋巴管血管浸润，CD31 免疫染色可证实

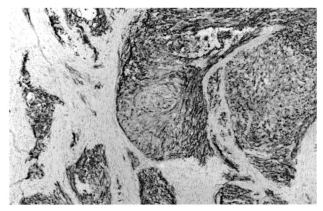

图 10.70　未分化子宫肉瘤。肿瘤细胞显示 CD10 呈弥漫性阳性，但是 ER 和 PR 常为阴性

偶可发生 *JAZF1-SUZ12* 重排（Koontz et al. 2001），但最近的一项研究结果并未发现肿瘤存在这种重排（Jakate et al. 2013）。另一项研究发现未分化子宫肉瘤存在癌症相关基因（*EZR*、*CDH1*、*RB1*、*TP53*、*PRKAR1A*）拷贝的异常，这些异常可能对肿瘤的进展具有一定作用（Choi et al. 2015）。

　　由于未分化子宫肉瘤的诊断需要广泛排除其他肿瘤，所以强烈建议结合免疫组化染色来诊断，如有必要，还可对其进行相关基因融合的分析以进行鉴别，最后做出排除性的诊断。CD10 的表达不足以作为诊断未分化子宫肉瘤的依据，因为该标记物在子宫的大多数肿瘤（上皮性、间叶性和混合性肿瘤）中均可表达。最近有报道称，极少数未分化子

宫肉瘤呈横纹肌样形态，伴有 SMARCA4 表达缺失（Kolin et al. 2018）。

　　总之，即使是进行了积极治疗后的 I 期肿瘤患者，其预后还是很差；诊断时多数患者已存在子宫外受累（Evans 1982；Kurihara et al. 2008）。多形性未分化肉瘤患者的临床预后较单形性肿瘤患者更差。发生局部、区域和远处受累的患者的 5 年生存率分别为 70%、43% 和 23%（2017 年美国癌症协会公布的数据）。最近一项研究分层分析了未分化子宫肉瘤的有丝分裂指数、激素受体表达情况和 *YWHAE-FAM22* 易位状态与预后的关系，发现核分裂象计数 >25/10 HPF、缺乏 ER 和 PR 表达以及具有 *YWHAE-FAM22* 易位的患者预后更差（Gremel et al. 2015）。

10.4　上皮 – 间叶混合性肿瘤

　　上皮 – 间叶混合性肿瘤包含上皮和间叶两种成分。2014 年 WHO 子宫体肿瘤分类中所列出的上皮 – 间叶混合性肿瘤组包括腺肌瘤、非典型息肉样腺肌瘤（APA）、腺纤维瘤、腺肉瘤和癌肉瘤（也称为恶性米勒混合瘤，MMMT）（Kurman et al. 2014）。APA 通常起源于子宫内膜，癌肉瘤被认为是一种特殊类型的肉瘤或化生性子宫内膜癌，因此本书分别在子宫内膜的良性疾病和子宫内膜癌章节中对其进行讨论。

10.4.1　子宫腺肌病和子宫腺肌瘤

　　子宫腺肌病很常见，可见于 15%~30% 的子宫切除标本。其特征是子宫肌层内出现子宫内膜腺体和间质。子宫腺肌瘤则较少见，由子宫内膜的腺体和间质以及平滑肌组成，平滑肌通常占主要成分。它与子宫腺肌病的主要区别在于它形成了局限性结节性肿块。

临床表现

患者通常是围绝经期或绝经前女性，可出现异常子宫出血和痛经症状（Gordts et al. 2018）。较年轻的患者可因无法生育而就诊，多达 1/3 的子宫腺肌病患者无临床症状。深肌层受累的患者往往症状更严重。子宫通常增大，可见雌激素水平增高相关的其他病变，如平滑肌瘤、盆腔子宫内膜异位症和子宫内膜息肉。子宫腺肌病发生于子宫后壁时后壁广泛增厚。临床上子宫腺肌病往往可以通过影像学检查（如经阴道超声或 MRI）确诊。

病理表现

大体表现上，切面肌层呈梁状，可见出血灶，但未见明显的肿瘤性结节。可见充血的小囊腔。

子宫腺肌病是指子宫内膜腺体和间质呈圆形或不规则灶状分布于肥厚的平滑肌束中（图 10.71）。局灶子宫内膜腺体呈囊状，或腺体周围出血，有时肉眼可见充血性小囊肿。子宫内膜的基底部可不规则向下延伸至浅肌层，为了避免将正常子宫内膜误认为是子宫腺肌病，病理学家们一致认为只有当正常子宫内膜基底部与子宫腺肌病之间的距离超过一个放大 100 倍的显微镜视野直径（约 2 mm）时才可诊断（Bergeron et al. 2006）。子宫腺肌病对卵巢激素的功能性反应表现各异，月经周期的前半期常表现为增殖性腺体和间质；因为其可对生理水平的黄体酮无反应，所以在月经周期的后半段则经常缺乏分泌反应或分泌不完全。

子宫腺肌病的变异形态提示恶性肿瘤可能。一种变异是，子宫内膜突入肌层血管生长，模拟肿瘤（如子宫内膜间质肉瘤）的血管侵犯（图 10.72a）。血管内的子宫内膜既可含有子宫内膜腺体和间质，也可只包含间质，可见于 5%~12% 的子宫子宫腺肌病（Meenakshi et al. 2010；Sahin et al. 1989）。血管内子宫腺肌病通常起源于血管周，并侵入血管腔；免疫染色显示血管内的腺肌病病灶被一层 CD31 阳性的内皮细胞所覆盖（图 10.72b）。

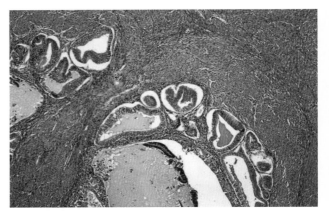

图 10.71 子宫腺肌病。病灶的边缘可见内膜增生，间质相对缺乏。病灶呈小叶状，其周围可见肥大的平滑肌，上述表现符合子宫腺肌病的特征

IVL 也可含有子宫内膜腺体和间质，并被命名为"血管内腺肌瘤病"（Hirschowitz et al. 2013）。子宫腺肌病的其他变异包括腺体或间质成分发生了变化或变得稀疏。低倍镜下提示子宫腺肌病的形态学表现是围绕病灶的平滑肌肥大、病灶保持小叶结构而周围无增生的纤维性间质。腺体贫乏变异型常发生于老年女性，有时称之为"腺体稀疏性子宫腺肌病"，腺体数量很少，部分病灶主要或完全由子宫内膜间质构成（Goldblum et al. 1995）。详细评估后发现，这些变异无恶性特征，如间质细胞缺乏有丝分裂象和未浸润周围肌层，而且几乎总是伴有典型的子宫腺肌病病灶。对腺体贫乏变异型进行低倍镜下观察时，因为中央的细胞通常比周围少，子宫腺肌病病灶的中央苍白，边缘色深（图 10.73）。间质成分也可不明显以致难以被识别，且可发生萎缩和纤维化，与萎缩性子宫内膜息肉的间质相似，呈嗜酸性、纤维样外观，缺乏与子宫内膜间质细胞一致的蓝圆细胞。嗜酸性纤维样外观可与子宫平滑肌相似，但高倍镜下可清晰地观察到周围肥大而结构良好的束状平滑肌与子宫内膜间质中杂乱的纤细纤维之间的明确界限。

大多数子宫腺肌病含有 CD10 阳性的子宫内膜间质。萎缩性子宫腺肌病中可见嗜酸性纤维性间质，局灶阳性或弱阳性表达 CD10，因此 CD10 染

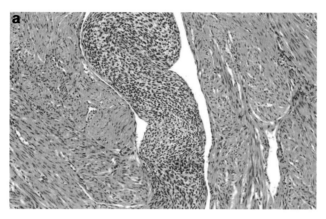
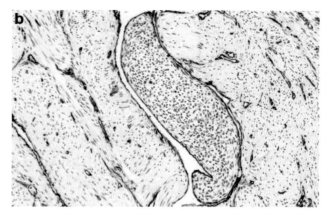

图 10.72　子宫腺肌病患者的血管内子宫内膜组织。a.本例病变中未见腺体，有可能将之诊断为子宫内膜间质肉瘤。但病变无肿块形成，无浸润肌层的间质肿瘤。该区域可见广泛的典型的子宫腺肌病病灶。b. CD31 免疫染色显示静脉内皮细胞。血管内子宫内膜组织被一层 CD31 阳性的内皮细胞完全覆盖，表明病灶由血管外突入静脉腔内，推挤内皮细胞并使其被覆在病灶上

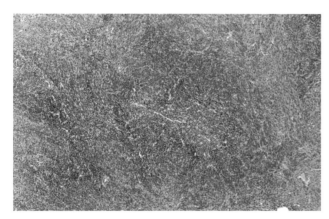

图 10.73　腺体稀疏性子宫腺肌病。其附近的病灶可见腺体和间质，但这一病灶仅有间质，病灶中央细胞较少，颜色苍白，周围细胞较多，染色较深

色的缺失并不能完全排除子宫内膜间质和子宫腺肌病的可能。

子宫腺肌瘤是由平滑肌、子宫内膜腺体和间质组成的局限性肿块（Gilks et al. 2000；Tahlan et al. 2006）。患者的平均年龄为 40~49 岁，最常见的临床表现为异常子宫出血，子宫内也可能有平滑肌瘤。

大体表现上，子宫腺肌瘤表现为子宫肌层内黄褐色圆形肿块，可发生囊性变，其中包含子宫内膜成分或起源于子宫内膜，呈息肉样生长。大约 2% 的子宫内膜息肉实际上是子宫腺肌瘤。镜下

观察，肿瘤内可见子宫内膜腺体和间质，主要成分是平滑肌。腺肌瘤的平滑肌成分通常由典型的梭形平滑肌细胞组成，偶可呈上皮样分化（Kenny et al. 2014）。

子宫腺肌瘤也可发生在子宫颈，症状更不明显（Casey et al. 2015；Gilks et al. 1996）。其可呈息肉状生长，有时从子宫颈外口脱出，或呈结节样突出于肌壁外。子宫颈腺肌瘤由平滑肌和子宫颈内膜黏液柱状腺体组成。腺体一般不呈小叶结构，但至少局灶应具有一个小叶结构。部分可见输卵管上皮或子宫内膜样腺体和间质成分。子宫颈内膜腺体与平滑肌的混杂令人怀疑有微偏腺癌（"恶性腺瘤"）的可能。但与微偏腺癌不同的是，子宫颈腺肌瘤呈局限性肿块或息肉样，不浸润周围组织，细胞没有异型性、核分裂象或间质反应。ER 免疫组化染色在腺肌瘤的腺细胞中通常呈阳性，而在微偏腺癌中通常为阴性。

APA 是腺肌瘤性息肉的一种罕见的变异型，腺体呈非典型增生，通常含有鳞状上皮化生灶（Longacre et al. 1996；Heatley 2006）。关于 APA 的详细讨论见第 7 章。

各种类型的恶性肿瘤，如各种亚型的子宫内膜腺癌（Abushahin et al. 2011；Koike et al. 2013；

Koshiyama et al. 2002）和腺肉瘤（Elshafie et al.
2013），据报道很少发生在子宫腺肌病或腺肌瘤中。

10.4.2 腺纤维瘤

腺纤维瘤首先被描述的发病部位是子宫颈
（Abell 1971）。它是一种良性肿瘤，常发生于子宫
内膜（Zaloudek et al. 1981），由良性上皮和间叶
组成。

临床表现

腺纤维瘤好发于年长女性，中位发病年龄为
68 岁，多数患者处于围绝经期或绝经后。尽管年
长者好发，但其实腺纤维瘤可发生于各年龄段女
性，从 20 岁以下到 80 多岁不等，无种族差异，也
不具有子宫内膜癌的流行病学特征。最常见的症状
是异常阴道出血，较少见的症状包括腹痛、腹部膨
大或息肉样肿瘤突出于子宫颈。部分患者先前有息
肉切除史。

大体表现

腺纤维瘤呈分叶状息肉样，可发生于子宫体或
子宫颈的任何位置。质地从软至硬，颜色从黄褐
色至褐色。约 50% 的腺纤维瘤含有小囊肿，以致
切面呈海绵状或黏液样外观。肿瘤的最大径为 2~
20 cm，中位值为 7 cm。体积大的腺纤维瘤可充满
子宫腔并使子宫增大。

镜下表现

腺纤维瘤由形态温和的上皮和间叶混合构成，
可原发于子宫内膜或子宫颈。肿瘤呈宽乳头或叶
状，表面被覆上皮（图 10.74），突向表面或肿瘤
内的囊腔中。狭窄的囊腔或裂隙样结构表面衬覆
柱状或立方上皮，以子宫内膜样上皮最为多见。
同一个肿瘤内常见多种不同类型的上皮混合，包
括子宫颈上皮、输卵管上皮和鳞状上皮。上皮可

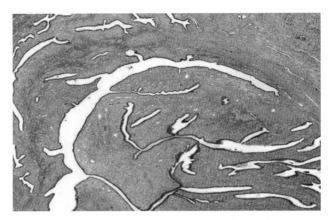

图 10.74　腺纤维瘤。腺纤维瘤中裂隙样腺体和息肉样间质突
起的表面衬覆良性上皮

发生增生和复层化，但这种情况下肿瘤有可能是
APA。腺纤维瘤发生子宫内膜样癌和浆液性癌的情
况均有报道，此时肿瘤的生物学行为取决于癌组织
类型，患者应接受相应的治疗（Miller et al. 1992；
Venkatraman et al. 2003）。

间叶成分常为纤维性，由成纤维细胞和胶原
组成（图 10.75），部分肿瘤由子宫内膜间质细
胞和成纤维细胞混合组成。间质细胞通常密度较
低，没有腺体周围间质细胞密集现象。间叶细胞
的细胞核无异型性，也无核分裂象。罕见病例存
在组织学良性的异源性成分，如脂肪或横纹肌组
织（Akbulut et al. 2008；Horie et al. 1995；Sinkre
et al. 2000b）。腺纤维瘤通常局限于子宫内膜或
子宫颈黏膜，不侵犯子宫肌层或子宫颈间质（图
10.76）。文献中仅有 2 例腺纤维瘤侵犯肌层，其中
一例侵犯了肌层静脉（Clement et al. 1990a）。根据
目前的诊断标准，这些肿瘤可能是腺肉瘤，因为
间质中度富于细胞，可见核分裂象，一般来说，
事实上任何归为腺肉瘤类型的肿瘤更可能是腺肉
瘤而非腺纤维瘤。

鉴别诊断

腺纤维瘤与良性子宫内膜息肉或子宫颈息肉较
难区分。如表现为乳头状结构或模糊的"分叶状"
生长方式，被覆良性上皮的息肉样间质突向表面或

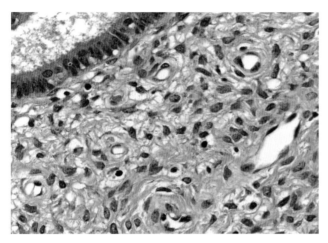

图 10.75　腺纤维瘤。腺纤维瘤的上皮为良性，本例为子宫内膜样上皮。间质细胞亦为良性，细胞核呈淡染的卵圆形或梭形，细胞边界不清。无核分裂象、富于细胞的间质和异型性；或可见核分裂象

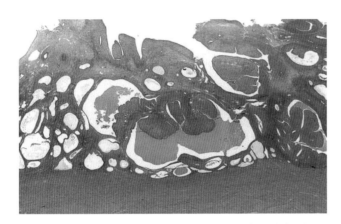

图 10.76　腺纤维瘤。这是一例典型的浅表肿瘤，肿瘤局限于子宫内膜，不侵犯肌层。无核分裂象、富于细胞的间质、异型性、或可见核分裂象

突入囊性扩张的腺体内，则支持腺纤维瘤的诊断。与典型的息肉相比，腺纤维瘤的间质成分的纤维化通常更明显，间质的分布更均匀。

最重要的鉴别诊断是腺肉瘤，因为这两种肿瘤在低倍镜下有某种程度的相似性。过去的鉴别依据是腺肉瘤中间质细胞丰富，或间质细胞具有异型性，核分裂象计数 >4/10 HPF（Kaku et al. 1992；Zaloudek et al. 1981）。随着时间的推移，腺肉瘤的诊断标准不断放宽，以至于现在的部分学者怀疑是否还存在腺纤维瘤（Gallardo et al. 2009），或者至

少怀疑除了子宫切除术标本外，其他任何类型标本的腺纤维瘤的诊断是否正确（McCluggage 2016）。笔者认为腺纤维瘤是可以诊断的，但前提是必须检查整个肿瘤以排除提示腺肉瘤的异常区域，这通常需要行子宫切除术。提示腺肉瘤的诊断特征包括腺体周围间质细胞丰富、间质细胞异型性和任何程度的核分裂活性（Kurman et al. 2014）。实际工作中，可将具有以下特征的所有肿瘤诊断为腺肉瘤：具有腺肉瘤的结构、间质细胞丰富或具有异型性以及可见一个以上的罕见核分裂象。偶尔，这种有疑问的腺纤维瘤可发生于需要重点考虑保留生育功能的年轻女性，这时肿瘤可称为"非典型腺纤维瘤样肿瘤"，但病理报告中应加上一条注解，以告知患者肿瘤可能复发，且复发肿瘤可能完全表现为腺肉瘤。

临床行为和治疗

子宫切除术是腺纤维瘤的首选治疗方案，未完全切除或刮除的肿瘤可能会复发。子宫切除不仅可以保证完全去除肿瘤，还可允许彻底取材来排除腺肉瘤的可能。不能首选子宫切除术时（例如患者是想保留生育功能的年轻女性），可考虑保守治疗（例如宫腔镜重复刮除术或靶向切除术）。腺纤维瘤是良性肿瘤，至今尚无肿瘤相关性死亡的报道。重要的是，当腺纤维瘤呈现出不同寻常的大体或镜下特征时，预后不太明确，此时病理学家应谨慎做出腺纤维瘤的诊断。

10.4.3　腺肉瘤

腺肉瘤最初由 Clement 和 Scully（1974）报道，是一种具有良性上皮成分和肉瘤样间质的双相肿瘤（McCluggage 2010），占子宫肉瘤的 5%~6%（Abeler et al. 2009），最常发生于子宫内膜，也可发生于子宫颈（Jones et al. 1995）和子宫外盆腔部位，如输卵管、卵巢和卵巢旁组织。子宫和子宫外部位（如卵巢）同时发生者少见。

临床表现

　　腺肉瘤可发生于所有年龄段的女性，年龄范围为 15~90 岁，中位年龄为 50~59 岁。子宫外腺肉瘤发生于年轻的女性，其侵袭性比子宫腺肉瘤更强。

　　腺肉瘤与肥胖或高血压无关。少数患者有盆腔放疗史，偶有患者有糖尿病病史。据报道，少数患者使用他莫昔芬来治疗乳腺癌。部分患者有复发性子宫颈息肉或子宫内膜息肉，并有一次或多次息肉摘除史。

　　最常见的症状是异常阴道出血。其他常见的症状和体征包括阴道排液、疼痛、非特异性泌尿系统症状、明显的盆腔包块和突出于子宫颈的肿瘤。大多数肿瘤在诊断时为 I 期。

大体表现

　　腺肉瘤最常发生于子宫内膜并充满子宫腔，常导致子宫增大。极少数肿瘤在肌层内呈结节状生长，其可能来源于子宫腺肌病。5%~10% 的腺肉瘤发生于子宫颈。腺肉瘤通常呈息肉样，最大径的平均值为 5~6 cm（图 10.77），偶尔呈多发乳头状或息肉样肿块，质软或质硬，切面为黄褐色或灰色。约 25% 的腺肉瘤中有出血和坏死，大多数肿瘤中可见小囊肿。

镜下表现

　　肿瘤内遍布管状腺体和裂隙样腔隙，衬覆上皮的乳头状间质由表面突入囊腔（图 10.78），形成分叶状肿瘤样外观（Clement et al. 1990b；Zaloudek et al. 1981）。15%~52% 的腺肉瘤在肌层浸润灶中可见腺体结构。表面上皮和腺上皮通常类似静止期或增殖期子宫内膜上皮，腺肉瘤中也可出现许多其他类型的上皮，包括分泌性上皮、黏液性上皮、鳞状上皮和透明细胞。上皮通常形态温和，但偶尔也可见到增生性甚至非典型增生性上皮。极少数情况下腺肉瘤中可见低级别子宫内膜样腺癌，偶可在邻近腺肉瘤的子宫内膜中见到子宫内膜样腺癌

（Clement et al. 1990b）。如果腺癌是浆液性癌或其他类型的高级别癌，则最好诊断为癌肉瘤，而不是腺肉瘤。

　　腺肉瘤的间质成分通常为低级别同源性肉瘤，如低级别子宫内膜间质肉瘤或类似低级别子宫内膜间质肉瘤的成纤维细胞 / 肌成纤维细胞肉瘤（图 10.79）（Clement et al. 1990b；Gallardo et al. 2009；Soslow et al. 2008）。某些肿瘤中可见平滑肌，并且可能较明显。腺体周围间质细胞丰富是腺肉瘤的特征性表现，几乎每个病例都可见细胞丰富的袖套样间质围绕腺体（图 10.80）或在表面上皮下方形成富于细胞的间质条带，至少局部如此。间质细胞的核异型程度不一，在大多数肿瘤中为轻到中度

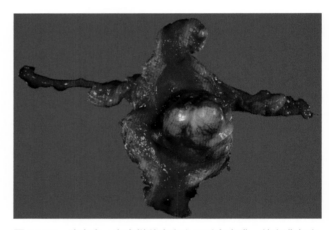

图 10.77　腺肉瘤。息肉样肿瘤发生于子宫内膜，并充满宫腔

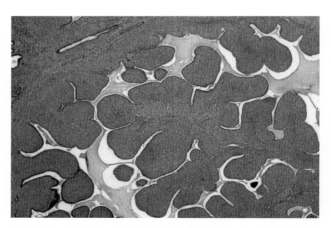

图 10.78　腺肉瘤。乳头状间质被覆良性上皮。间质富于细胞，紧邻上皮下方的细胞最密集

核异型。多数肿瘤中易见核分裂象，其计数通常
≥（2~4）/10 HPF。腺体周围富于细胞的袖套样间
质中核分裂象数量最多。具有腺肉瘤的形态学特
征（间质富于细胞、腺体周围间质细胞呈袖套状分
布、间质细胞异型性，有时可见肌层侵犯）但核分
裂活性不明显的肿瘤也可复发或转移。因此，即使
核分裂象计数只有（1~2）/10 HPF，只要具有腺肉
瘤的典型形态、高度密集的非典型间质细胞围绕上
皮，也应诊断为腺肉瘤。腺肉瘤通常含有与腺纤维
瘤难以区分的形态温和的区域，因此需要仔细地全
面观察镜下形态以寻找肉瘤样成分。

约 5% 的腺肉瘤中可见胖圆形的上皮样细胞，
部分具有丰富的泡沫状胞质，排列成小梁状、岛状
或管状（图 10.81）（Clement et al. 1989；Gallardo
et al. 2009；Hirschfield et al. 1986）。这些结构称为
性索样结构，类似于子宫内膜间质肿瘤中常见的性
索样结构。有时，性索样成分过度生长而成为肿瘤
的主要成分，这样的肿瘤与典型的腺肉瘤预后相
同，不应把这种组织学表现视为高级别肉瘤或间质
肉瘤样过度生长（Stolnicu et al. 2016）。

关于腺肉瘤的组织发生与预后，间质成分起重
要的作用（Piscuoglio et al. 2016）。因为间质成分
的性质具有预后意义，所以应在病理报告中注明其
分级和是否可见核分裂象，以及是否存在肌层浸
润、异源性间质成分和肉瘤样过度生长。

一般来说，高级别肉瘤成分是指肿瘤细胞明显
异型，类似于子宫和软组织中纯粹的高级别肉瘤。
根据 0~3+ 级的核异型分级，高级别肉瘤细胞的核
异型属于 3+ 级（Clement et al. 1990b；Zaloudek
et al. 1981），或显示为只在低倍镜下即可识别的核
异型性和多形性（Gallardo et al. 2009；Hodgson et
al. 2017）。

据报道，33%~50% 的病例出现肉瘤样过度
生长，当肉瘤样成分占肿瘤总体积的 25% 或更
多时，就可视为出现肉瘤样过度生长（Bernard et
al. 2013；Carroll et al. 2014；Gallardo et al. 2009；

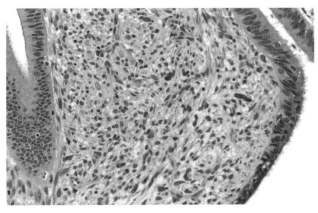

图 10.79　腺肉瘤。腺肉瘤的间质细胞比腺纤维瘤更丰富，尤其
　　　　　是在邻近上皮成分的部位。间质细胞通常类似于子宫
　　　　　内膜间质细胞或成纤维细胞。肿瘤细胞核相对一致，
　　　　　就像本例一样也可具有明显的异型性和多形性

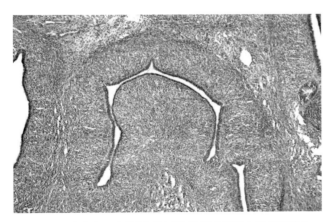

图 10.80　腺肉瘤。腺体周围间质细胞增生是腺肉瘤的特征之一

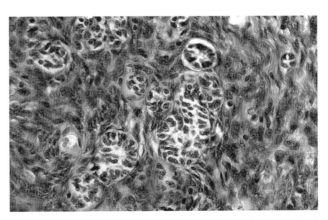

图 10.81　腺肉瘤。腺肉瘤间质中偶尔可见性索样小梁或小管
　　　　　结构

Kaku et al. 1992）。过度生长的区域内无上皮成分，间叶成分通常为高级别，与腺肉瘤背景相比，虽然级别相同（Clement 1989），但肉瘤样过度生长区域内细胞密度增加，核分裂活性增加，核异型性更明显（图 10.82）。肉瘤可以是间质肉瘤、纤维肉瘤、平滑肌肉瘤或几种肉瘤相混合。异源性成分，尤其是横纹肌肉瘤（图 10.83），可发生并局限在肉瘤样过度生长的区域。纯粹性的肉瘤生长区域可以出现在肌层浸润部分或者构成肌层浸润的全部成分。淋巴管血管浸润在腺肉瘤中罕见，多位于肉瘤样过度生长区域。

20%~25% 的腺肉瘤存在异源性成分。与胚胎型横纹肌肉瘤类似，横纹肌是最常见的异源性成

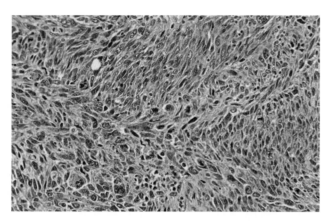

图 10.82　腺肉瘤伴肉瘤样过度生长。腺肉瘤中形成的高级别梭形细胞肉瘤占肿瘤体积的 25% 以上

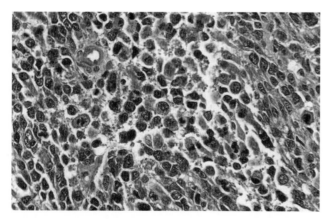

图 10.83　腺肉瘤伴肉瘤样过度生长区域的横纹肌肉瘤。横纹肌母细胞呈圆形或梭形细胞质呈明显嗜酸性。有时能辨认横纹，目前常用免疫组化来确认横纹肌母细胞

分，而软骨、脂肪和其他成分仅偶尔可见。横纹肌肉瘤的特征是肿瘤细胞呈圆形至梭形、细胞核异型且深染、嗜酸性胞质数量不等。HE 切片中偶可见横纹肌母细胞的胞质横纹，目前更多地用免疫组化检测 desmin 和 myogenin 来识别横纹肌母细胞。横纹肌肉瘤可出现在伴有或不伴有肉瘤样过度生长的腺肉瘤中，但更常见于伴有肉瘤样过度生长的腺肉瘤。一项研究发现，出现横纹肌肉瘤成分与肌层侵犯和整体生存率降低有关（Mentrikoski et al. 2015）。

免疫组化和分子病理

腺肉瘤的上皮成分表达 CK，ER 和 PR 通常为阳性。间叶成分通常类似于子宫内膜间质肉瘤，因此腺肉瘤和子宫内膜间质肉瘤具有许多相同的免疫表型特征也就不足为奇了。腺肉瘤的间叶细胞通常呈 CD10 胞质阳性，ER、PR 和 WT1 呈核阳性（Amant et al. 2004；Soslow et al. 2008）。腺体周围密度最高的间质细胞袖套状区域染色最明显。在高级别肉瘤样过度生长的区域，CD10 和激素受体的表达往往较弱或缺失，肉瘤样过度生长区域以及腺体周围袖套状间质细胞区域显示 Ki-67（MIB-1）增殖指数增高（Gallardo et al. 2009）。Ki-67 阳性的间质细胞呈袖套状分布的特点对诊断有帮助，而子宫内膜息肉和 APA（Aggarwal et al. 2012）均无此特点。有时 p53 表达异常（超过 80% 的瘤细胞核呈弥漫性强阳性或完全阴性），尤其在高级别腺肉瘤中，此时最可能存在 *TP53* 突变（Hodgson et al. 2017）。偶尔可见 CK 呈局灶阳性，有时为点状着色，许多腺肉瘤呈 SMA 和（或）desmin 斑片状弱阳性。平滑肌和横纹肌肉瘤样分化区域呈 desmin 细胞质强阳性，横纹肌肉瘤还显示 myogenin 呈细胞核阳性。

近年来有许多关于腺肉瘤的细胞遗传学和分子生物学研究的报道。总的来说，这些研究发现了腺肉瘤在细胞遗传学或分子生物学方面的一些变化，

但只在一半或更少的病例中发现了异常。一项研究发现 45% 的腺肉瘤具有细胞遗传学异常，其中 2 例存在许多与易位相关的非整倍体，7 例有并不复杂的异常，包括 8q13 重排或 8 号染色体拷贝数增多（Howitt et al. 2016）。分子研究显示，腺肉瘤中偶见 ATRX、FGFR2、KMT2C 和 DICER1 等基因发生突变，部分研究发现存在 TP53 突变，但发生得并不频繁（Howitt et al. 2015b）。但一项针对高级别腺肉瘤的研究却发现 TP53 突变频繁发生，并伴有免疫组化的异常表达（Hodgson et al. 2017）。总之，拷贝数的变化比特异性突变更为显著，其中包括 MDM2、CDK4、HMGA2 和 TERT 的扩增（Hodgson et al. 2017；Howitt et al. 2015b；Lee et al. 2016；Piscuoglio et al. 2016）。

鉴别诊断

鉴别诊断包括良性疾病（如子宫内膜息肉、子宫颈内膜息肉及腺纤维瘤）和各种恶性肿瘤（包括子宫内膜间质肉瘤、其他子宫肉瘤），以及年轻患者的子宫颈肿瘤、葡萄簇状横纹肌肉瘤。

许多腺肉瘤患者先前有"息肉"切除史。通常息肉比腺肉瘤更小。镜下，良性息肉的间质通常为纤维性，几乎没有核分裂象，息肉中常有明显的中央血管；如果体积巨大，有的区域细胞较丰富并伴有子宫内膜型间质，这些区域的核分裂活性与腺肉瘤的核分裂活性范围的下限相重叠，因此会产生诊断问题（Hattab et al. 1999）。但息肉缺乏腺肉瘤的特征性结构，无腺体周围间质丰富的现象，通常没有核异型性，也达不到腺肉瘤常见的平均核分裂活性（>4/10 HPF）。罕见的非典型性息肉可见腺肉瘤的部分特征，如结构异常、腺体周围细胞密度增加或间质细胞的有丝分裂活性增加，但这些特点在息肉中总是局灶出现或部分出现，而且息肉很小（直径 <3 cm），也没有表现出像腺肉瘤那样的明显的临床生物学行为（Howitt et al. 2015a）。息肉中偶尔可见奇异形间质细胞，其细胞核染色质污浊并且

没有核分裂活性，这可能是一种退变现象（Tai et al. 2002）。

腺纤维瘤是发生于子宫颈和子宫内膜的罕见良性肿瘤，总体结构类似于腺肉瘤，但间质主要为纤维性，并且细胞丰富程度低于腺肉瘤，上皮性成分周围的间质细胞不密集。间质细胞形态温和，无或难以找到有丝分裂象。部分腺肉瘤内可见类似腺纤维瘤的形态温和的区域，所以通常需要行子宫切除术并在显微镜下评价整个肿瘤才能诊断腺纤维瘤（McCluggage 2016）。一些学者注意到，偶尔很难鉴别腺纤维瘤和低级别腺肉瘤（Clement et al. 1990b；Gallardo et al. 2009）。

腺肉瘤的间质常类似于子宫内膜间质肉瘤或其亚型，所以也须与子宫内膜间质肉瘤相鉴别。子宫内膜间质肉瘤的周边可卷入良性腺体，但在远离肿瘤边缘部位腺体倾向于消失，而腺肉瘤中腺体呈广泛分布。子宫内膜间质肉瘤通常含有上皮样或性索样成分，但不同于腺肉瘤的上皮类型。极少数子宫内膜间质肉瘤含有子宫内膜型腺体，但这些腺体通常不规则地分布于肿瘤中，许多区域缺乏腺体，并且腺体周围的间质不密集，亦无腺肉瘤的叶状结构。

子宫或子宫颈的其他单纯性肉瘤的周围可卷入良性腺体，但肿瘤的大部分区域并没有腺体结构，且肉瘤的级别通常明显高于腺肉瘤间叶成分的级别。尽管伴间质过度生长的腺肉瘤中可见高级别间叶成分，但这类肿瘤不同程度地具有腺肉瘤特征性的典型结构和低级别间叶成分，对肿瘤充分取材总是可以发现这些区域。

对于年轻患者，还应鉴别子宫颈的葡萄簇状横纹肌肉瘤与腺肉瘤。葡萄簇状横纹肌肉瘤具有与腺肉瘤类似的息肉样外观，表面上皮下富于细胞的区域称为"形成层"，类似于腺肉瘤中上皮成分周围高度富于细胞的间质（Daya et al. 1988；Ferguson et al. 2007）。然而，腺体通常不会广泛分布于整个横纹肌肉瘤中，而间叶瘤细胞（其中一些可被识别

为横纹肌母细胞）往往比腺肉瘤的间叶细胞更原始，核分裂活性更高。另外，许多子宫颈横纹肌肉瘤中可见幼稚软骨成分。

癌肉瘤和腺肉瘤都有上皮和间叶两种成分。然而，癌肉瘤中的上皮成分为高级别腺癌或未分化癌，间叶成分为肉瘤，通常为高级别。罕见病例中，腺肉瘤中出现局灶低级别子宫内膜腺癌成分，此时则诊断为腺肉瘤。腺肉瘤中同时出现低级别腺癌与低级别肉瘤时，不应误诊为癌肉瘤，因为癌肉瘤中两种成分通常都是高级别的。

临床行为和治疗

腺肉瘤的治疗方式通常为子宫及双侧输卵管卵巢切除术，但有些年轻患者只做了肿瘤局部切除术。淋巴结转移罕见，存在肉瘤样过度生长的肿瘤患者偶有盆腔淋巴结转移（Machida et al. 2017）。腺肉瘤的侵袭性不及癌肉瘤，但 25%~40% 的患者可复发，偶有侵袭性。复发通常见于骨盆或阴道，5% 的患者可发生远处转移（Clement et al. 1990b）。复发肿瘤通常仅由肉瘤成分组成，但偶尔同时可见上皮和间质成分。原发性肿瘤的如下病理学特征与肿瘤复发或转移风险增高相关：诊断时已有子宫外蔓延、肌层浸润（尤其是浸润至肌层的外 1/2）、存在淋巴管血管浸润以及间叶成分的肉瘤样过度生长。预后与间叶成分的核分裂象数量无明显相关性。已提出的其他不良预后相关因素包括肿瘤高级别（Hodgson et al. 2017）和异源性横纹肌母细胞分化（Mentrikoski et al. 2015），因为它们常与肉瘤样过度生长同时存在，所以很难评估这些特征的独立预后价值。已有文献报道，伴间叶成分肉瘤样过度生长的腺肉瘤患者的预后与癌肉瘤患者的预后类似（Krivak et al. 2001）。但最近的研究表明，伴肉瘤样过度生长的肿瘤患者如果接受辅助治疗，其预后更好（Bernard et al. 2013；Carroll et al. 2014；Tanner et al. 2013）。因治疗与复发之间的间隔时间通常较长（3.5~5.0 年），腺肉瘤患者需要长

期随访。大约 1/4 的腺肉瘤患者死于肿瘤，死亡常发生于最初诊断的 5 年之后。

10.5   类似卵巢性索肿瘤的子宫肿瘤

类似卵巢性索肿瘤的子宫肿瘤（UTROSCT）最初由 Clement 和 Scully 描述，他们将这类肿瘤分成 2 个亚型（Clement et al. 1976）。第一种亚型是 I 型肿瘤，为子宫内膜间质结节或肉瘤，有明显的上皮样结构区域（占肿瘤的 10% 以上），形态类似卵巢性索间质肿瘤，这类肿瘤通常称为子宫内膜间质肿瘤伴性索样成分（ESTSCLE），已经在子宫内膜间质肿瘤部分讨论过。第二种亚型是 II 型肿瘤，主要或完全由性索样成分构成，这类肿瘤称为 UTROSCT。后一类型将在本节中讨论。

临床特征和大体表现

伴有性索样成分的子宫肿瘤常发生于中年女性，患者的平均年龄约为 50 岁（Blake et al. 2014）。主要症状是异常出血或骨盆疼痛，大多数患者可出现子宫增大或可触及的子宫包快。

UTROSCT 表现为肌壁间或黏膜下结节，结节周围由子宫肌层围绕，或表现为宫腔内息肉状肿块。肿瘤的切面呈黄色或棕褐色，界限清楚，或边缘稍不规则，平均直径为 6~7 cm。

镜下表现

显微镜下，大多数肿瘤的界限清楚，少数具有浸润性边缘，血管浸润的情况已有报道。肿瘤细胞形成丛状条索、梁状和巢状，也可以形成有腔的小管（图 10.84），偶尔出现肾小球结构和网状结构。在某些肿瘤中，组织学图像以网状小管为主；有人提出将此称为 RUTROSCT（Nogales et al. 2009）。

肿瘤细胞的细胞核均匀一致，小而温和，核仁不明显，核分裂象罕见，核分裂象计数 >2/10 HPF

时即可认为其具有显著的核分裂活性（Moore et al. 2017）。细胞质少到中等量，呈嗜酸性或丰富泡沫样。细胞呈梭形、立方形、圆柱形。某些肿瘤内有柱状的睾丸样细胞，伴嗜酸性、泡沫样多边形细胞（图 10.85）或类似粒层细胞的细胞。在某些 UTROSCT 中，间质可呈子宫内膜样至透明变性、纤维化和平滑肌分化。肿瘤的间质通常少于50%，通常稀疏。UTROSCT 的组织学起源目前还不明确，目前认为它可能源于子宫内膜间质或子宫中非定向细胞。

免疫组化和分子病理

据报道，该肿瘤有多种免疫组化表达模式，但是性索样结构通常表达 vimentin、CK 和性索标记物［包括 calretinin（图 10.86）、inhibin（图 10.87）、CD99、Melan-A、CD56 和 WT1］，以及 SMA 或 desmin（Leval et al. 2010；Hurrell et al. 2007；Irving et al. 2006）。据文献报道，FOXL2 的染色结果不同。在一项研究中，15 例肿瘤有 1 例呈细胞核强阳性，5 例呈细胞核弱至中等阳性（Chiang et al. 2015）；在另外一项研究中，19 例肿瘤中 2 例呈细胞核强阳性，8 例呈细胞核弱至中等阳性（Croce et al. 2016）。重要的是，子宫内膜

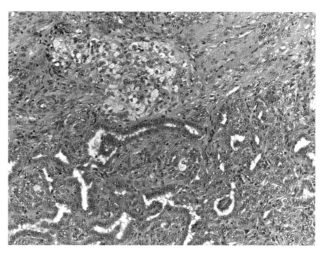

图 10.85　类似卵巢性索肿瘤的子宫肿瘤（UTROSCT）。此例中肿瘤含有内衬低柱状细胞的小管和具有丰富泡沫样胞质的多角形细胞巢

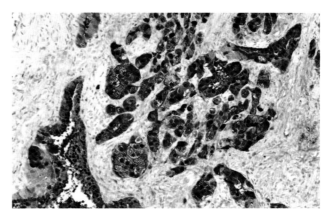

图 10.86　类似卵巢性索肿瘤的子宫肿瘤（UTROSCT）。在 UTROSCT 中，性索样小管呈 calretinin 强阳性

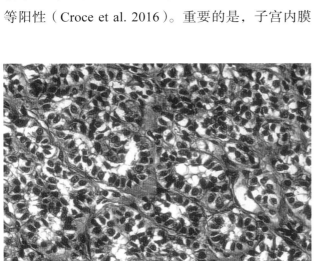

图 10.84　类似卵巢性索肿瘤的子宫肿瘤（UTROSCT）。低柱状的肿瘤细胞呈小管状生长，间质稀少

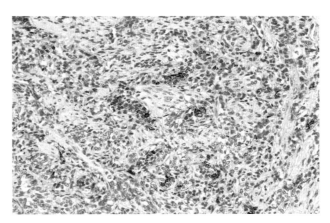

图 10.87　类似卵巢性索肿瘤的子宫肿瘤（UTROSCT）。在 UTROSCT 中瘤细胞呈条索样排列，许多细胞含有泡沫样胞质，显示中等强度且明确的 inhibin 阳性染色

间质细胞通常呈细胞核弱至中等的 FOXL2 染色。在 UTROSCT 中，类固醇生成因子 1（SF-1）也可以着色，在 19 例肿瘤中有 1 例为强阳性，在另外 10 例中为弱至中等阳性，而在子宫内膜间质细胞中则呈阴性（Croce et al. 2016）。在另一个病例较少的报道中也出现了类似情况，没有肿瘤可以模拟 UTROSCT 而显示 SF-1 染色（Stewart et al. 2016b）。EMA 在大多数肿瘤中呈阴性，但是在一项纳入 4 例病例的文献报道中呈弱至中等阳性（Hurrell et al. 2007）。ER 和 PR 通常呈阳性。在大多数 UTROSCT 中可见 2 种或 2 种以上的性索分化的标记物呈阳性，calretinin 最有可能呈阳性（Irving et al. 2006；Pradhan et al. 2013）。

分子研究表明这些肿瘤既不存在 *JAZF1-SUZ12* 基因的融合，也不存在 *PHF1* 重排，这表明它们不太可能是子宫内膜间质肿瘤（Staats et al. 2009）。在 UTROSCT 中，*FOXL2* 和 *DICER* 均未出现突变，尽管有时在 FOXL2 的免疫组化染色时会显示出限制性表达（Chiang et al. 2015；Croce et al. 2016）。

鉴别诊断

鉴别诊断包括 ESTSCLE、腺肉瘤、子宫内膜样腺癌伴性索样成分、上皮样平滑肌肿瘤，以及不太可能的癌肉瘤。ESTSCLE 中几乎总是可见数量不等的典型的子宫内膜间质肿瘤成分，而且它可能比 UTROSCT 更容易侵犯子宫肌层和血管。子宫内膜间质区域通常呈 CD10 强阳性，在 ESTSCLE 中性索间质标记物的染色比在 UTROSCT 中少，并且 FISH 或分子检测可能显示 *JAZF1* 或 *PHF1* 重排，而这两者不存在于 UTROSCT 中。

综上所述，腺肉瘤是良性上皮与恶性间叶组织混合构成的双相性肿瘤。区分 UTROSCT 和腺肉瘤通常很简单，但是某些腺肉瘤含有性索样成分，罕见情况下，性索样成分分布广泛，从而主导了肿瘤的组织学表型（Stolnicu et al. 2016），此时这种肿瘤很难与 UTROSCT 相鉴别。肿瘤的位置也有助于鉴别，因为腺肉瘤通常起源于子宫内膜并突入宫腔，然而 UTROSCT 通常位于子宫肌层。尽管如此，仍有一定程度的形态学重叠；为了正确诊断，必须充分取材以识别具有腺肉瘤形态学特征的肿瘤区域。

子宫内膜样腺癌具有性索样生长模式，几乎总是含有腺体形成成分，与 UTROSCT 不同的是，其性索相关的标记物呈阴性，且往往表达 EMA。

上皮样平滑肌肿瘤可能有性索和梁状结构，表面上看起来类似性索。与 UTROSCT 相比较，这类肿瘤可能表达不同的平滑肌标记物且缺乏性索相关标记物的表达。

最后，癌肉瘤也需要与其鉴别，结合免疫表型和高级别癌样和肉瘤样成分可以与癌肉瘤相鉴别。

临床行为和治疗

这些肿瘤的临床行为很难评估，因为在某些研究中 UTROSCT 和 ESTSCLE 还没有明确的界限。鉴别要点在于 UTROSCT 据报道通常具有良性的临床演变过程，尽管有少数病例出现更具侵袭性的生物学行为，如超出子宫或发生转移。在最近一篇纳入 34 例病例（其中 32 例来自病理咨询）的报道中，8 例（23.5%）发生转移，3 例（8.8%）患者死亡（Moore et al. 2017）。肿瘤坏死和明显的核分裂象（>2/10 HPF）与不良预后有关。UTROSCT 的恶性潜能似乎比至今所预料的更强。尽管如此，仍有文献报道称，保守的子宫保留手术已成功地应用于年轻女性以保留其生育功能（Hillard et al. 2004）。

10.6 炎性肌成纤维细胞瘤

炎性肌成纤维细胞瘤（IMT）是一种不常见的子宫梭形细胞肿瘤，通常具有典型的黏液性基质，其中可见数量不等的慢性炎症细胞。它最初被认为是炎性假瘤（Gilks et al. 1987），但是某些 IMT 有克隆性和 *ALK* 基因的染色体重排，这表明最好将它视为肿瘤。

临床特征和大体表现

　　IMT 可发生于所有年龄段的女性，从儿童到绝经后女性均有可能发生。患者的平均年龄大约为 40 岁，表现为异常出血或肿块引起的相应症状，例如疼痛和压迫感。有些患者有全身症状，包括发热、体重减轻和疲劳。有时，肿瘤在剖宫产或其他外科手术时被偶然发现。

　　大体上，肿瘤直径可达 12 cm，平均为 5~7 cm，质硬或质软，切面呈棕褐色或白色，通常被描述成黏液状或者凝胶状。

镜下表现

　　显微镜下，肌成纤维细胞瘤的肿瘤细胞呈梭形、星芒状、上皮样，胞质淡染，呈嗜酸性（图10.88）。细胞核呈颗粒状或泡沫状，可有明显的核仁。在大多数病例中，细胞核呈轻度到中度异型性，但是在某些肿瘤中，核异型性明显。核分裂象计数不等，大多数为 2~5/10 HPF。偶尔会出现更多的核分裂象，甚至多达 10/10 HPF。异型性的核分裂象通常是不存在的。在某些肿瘤中，总是存在淋巴浆细胞的浸润，其数量从高倍镜下轻度、可

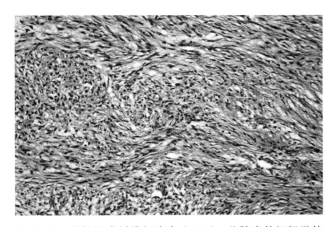

图 10.88　炎性肌成纤维细胞瘤（IMT）。此肿瘤的组织学特征是在黏液样和炎症背景中有低级别梭形细胞，大部分梭形细胞的有丝分裂处于失活状态（图片由 Joseph Rabban 博士惠赠）

视到显著、弥散及低倍镜下可视。目前已经明确的 3 种基本的组织学模式为：在肿瘤细胞中的黏液样背景中可见淋巴细胞和浆细胞弥漫分布，梭形细胞之间紧密排列而类似平滑肌肿瘤，呈透明或胶原样（Rabban et al. 2005）。局部可见黏液样改变和炎症细胞浸润。3 种主要成分的混合常见于同一肿瘤中。肿瘤的浸润性边界几乎是一直存在的。浸润性生长的肿瘤细胞呈指样生长并伸入周围的子宫肌层，肿瘤周围呈不规则的锯齿状，以细胞簇或单个细胞浸润子宫肌层。

免疫组化和分子特征

　　SMA、desmin 的免疫组化染色呈阳性，通常 CD10 在肿瘤细胞胞质中呈中度至显著染色。Caldesmon 可能呈阴性。ER 和 PR 的免疫染色通常呈阳性，但并非总是阳性。ALK 在 90% 以上的 IMT 中呈胞质阳性（Bennett et al. 2017a；Fuehrer et al. 2012；Parra-Herran et al. 2015；Rabban et al. 2005）。其染色强度和分布是可变的，但是总是呈现弥漫性强阳性。ALK 的染色通常是粗颗粒状的，尽管可表现为均质、细胞膜阳性或核周强阳性。ALK 免疫染色的阈值很低，这是为了避免把 IMT 误认为平滑肌肿瘤；任何子宫肿瘤均可出现一定程度的黏液样变或淋巴浆细胞浸润（Pickett et al. 2017）。

　　FISH 检测显示，至少 70%~80% 的肿瘤中呈现 *ALK* 重排（Parra-Herran et al. 2015），并且分子分析已检测到多种融合伴侣（Bennett et al. 2017a；Haimes et al. 2017）。融合伴侣包括 *THBS1*、*IGFBP5*、*DES*、*FN1*、*SEC31* 和 *TIMP3*；*THBS1* 和 *IGFBP5* 似乎是最常见的融合伴侣。由于染色体倒置，*IGFBP5*、*DES* 和 *FN1* 与 *ALK* 位于相同的染色体上。当融合伴侣是其中之一时，FISH 结果可能不能显示 *ALK* 重排。如果组织学表型符合 IMT 且免疫组化呈 ALK 阳性，但 FISH 结果为阴性，不应排除 IMT 的诊断（Haimes et al. 2017）。

已有关于 *ROS1* 重排在子宫外 IMT 的报道，但是迄今为止，尚无其见于子宫 IMT 的报道。

鉴别诊断

毫无疑问，过去 IMT 常被误诊为其他肿瘤类型。容易与 IMT 相混淆的肿瘤是平滑肌肿瘤，包括平滑肌瘤、平滑肌肉瘤和 STUMP（Pickett et al. 2017）。IMT 尤其容易被误诊为黏液样平滑肌肉瘤，也容易被误诊为子宫的其他黏液样间叶肿瘤（如子宫内膜间质肉瘤的黏液变异型），偶尔还会被误诊为孤立性纤维性肿瘤（SFT）（Busca et al. 2017）。

黏液样平滑肌肉瘤是平滑肌肉瘤中少见的亚型，它的特点是丰富的黏液样基质至少占肿瘤的50%。核异型程度与核分裂象各不相同，但是某些黏液样平滑肌肉瘤的核异型性与核分裂活性比一般的平滑肌肉瘤低，肿瘤的恶性本质是由黏液样性质和浸润至周围的子宫肌层共同决定的。黏液样平滑肌肉瘤在形态上与 IMT 有重叠；免疫组化染色结果和 FISH 检测 *ALK* 的重排有助于两者的鉴别。p53 和 p16 的免疫组化可能也有帮助，因为 *TP53* 和 *CDKN2A* 突变发生于 50% 的黏液样平滑肌肉瘤，并导致 p53 的异常染色模式和 p16 完全缺失（Schaefer et al. 2017）。在某些黏液样平滑肌肉瘤中可见不存在任何突变的弥漫强阳性的 p16 染色。相反，p53 和 p16 的异常在 IMT 中少见。因此 ALK、p53 和 p16 的免疫组化有助于 IMT 和黏液样平滑肌肉瘤之间的鉴别。良性黏液样平滑肌瘤罕见并且很少引起诊断问题，ALK 染色的缺失支持平滑肌肉瘤而不是 IMT。

子宫内膜间质肉瘤（ESS）的低级别和高级别亚型可出现黏液样特征。子宫内膜间质肉瘤低级别亚型有丰富的黏液样间质，但是低级别 ESS 通常出现相同的肌层和血管浸润模式，以及相似的毛细血管模式，肿瘤细胞类似子宫内膜间质细胞或成纤维细胞（Oliva et al. 1999）。在 ESS 中 CD10 通常呈阳性，在 IMT 中也可以经常呈 CD10 阳性，因此 ALK 染色是鉴别这两者所必需的。

高级别子宫内膜间质肉瘤伴 *ZC3H7B-BCOR* 基因融合或 *BCOR*-ITD 也有黏液样外观，可能类似 IMT 或黏液样平滑肌肉瘤（Hoang et al. 2017；Lewis et al. 2018；Marino-Enriquez et al. 2018）。高级别子宫内膜间质肉瘤具有侵袭性，呈舌状或推挤性浸润子宫肌层，核异型性不等，核分裂象易见，可见数量不等的黏液样间质。Cyclin D1 呈阳性，CD10 和 BCOR 可能呈阳性；可以根据 ALK 缺失鉴别出 IMT。BCOR 染色似乎不是鉴别这些肿瘤的一种完全可信的方法，因为多数呈局灶性、弱阳性或缺失，具有 *YWHAE-NUTM2* 的高级别子宫内膜间质肉瘤也呈 BCOR 阳性，这表明分子检测对于诊断 BCOR 相关的子宫内膜间质肉瘤是必需的。

最后，SFT 可出现黏液样间质，并且有时累及子宫。SFT 可见不规则排列的梭形细胞和显著的血管。STAT6 染色呈核阳性，CD34 染色呈细胞质阳性。在 IMT 中 STAT6 和 CD34 倾向于呈阴性，但是在一项 IMT 个案报道中，二者呈现阳性表达（Yang et al. 2018）。SFT 的 ALK 呈阴性表达，因此根据形态学特征和免疫组化通常很容易区分这两种肿瘤。

临床行为和治疗

大多数 IMT 是临床良性的，但是少部分（20%~30%）出现了复发和子宫外转移，常发生在骨盆内或腹部，发生子宫外转移者具有侵袭性并可导致患者死亡。与侵袭性相关的特征还包括患者的年龄较大、肿瘤体积大、淋巴管血管浸润、肿瘤细胞坏死和核分裂象计数高（核分裂象计数常超过10/10 HPF）（Bennett et al. 2017a）。理论上出现 *ALK* 重排的肿瘤可使用靶向治疗，并且据报道克唑替尼对其有效（Pickett et al. 2017；Subbiah et al. 2015）。

10.7　除平滑肌肉瘤和子宫内膜间质肉瘤以外的异源性和同源性肉瘤

这一分类中的肿瘤为高级别肉瘤，通常类似癌肉瘤中的间叶成分。大多数多形性同源性肉瘤起源于子宫内膜，由圆形或梭形细胞组成，细胞质含量不等，细胞核具有多形性和异型性，这些肿瘤属于未分化子宫内膜肉瘤，并已在"未分化子宫肉瘤"部分讨论过。部分肿瘤由腺肉瘤或癌肉瘤中肉瘤样间质过度生长所致，或由低级别子宫内膜间质肉瘤去分化所致。大多数未分化肉瘤起源于子宫内膜，但少数起源于子宫肌层，可来自非特异性间叶成分，也可以是平滑肌肉瘤和最近报道的 *NTRK* 融合性纤维瘤肉瘤去分化所致（Chiang et al. 2018）。

单纯的异源性肉瘤偶尔可见于子宫。据推测，部分肿瘤全部由腺肉瘤或癌肉瘤中过度生长的异源性间质组成。横纹肌肉瘤和血管肉瘤是最常见的异源性子宫肉瘤，软骨肉瘤、骨肉瘤、脂肪肉瘤以及包含异源性成分的混合性肿瘤也可发生于子宫（Fadare 2011）。组织学上良性的异位骨、软骨和脂肪偶见于子宫，极少数良性肿瘤包含这些成分中的一种或几种（Roth et al. 1966），不应将其误认为是异源性肉瘤或癌肉瘤，异源性肉瘤或癌肉瘤中的间叶成分在组织学上表现为恶性。

10.7.1　横纹肌肉瘤

横纹肌肉瘤是显示横纹肌分化的恶性肿瘤，是儿童最常见的软组织肿瘤，约 20% 的儿童横纹肌肉瘤起源于生殖道。在成人，女性生殖道横纹肌肉瘤罕见，它可能发生于子宫颈或子宫体。

子宫和子宫颈的横纹肌肉瘤主要分为 3 个亚型，其临床行为和预后有明显的差异。最常见和预后最好的亚型是胚胎性横纹肌肉瘤，它包括葡萄簇状和间变性组织学亚型。其他 2 种横纹肌肉瘤分别是腺泡状和多形性横纹肌肉瘤，它们相对少见且临床结局通常明显不佳。

临床表现

在成人中，横纹肌肉瘤可以发生在任何年龄，包括常发生子宫颈肿瘤的年轻到中年女性，以及常发生子宫体肿瘤的 50~70 岁的中老年女性。最常见的症状是异常阴道出血。大多数（约 75%）女性表现为局灶性或区域性疾病。约 50% 的横纹肌肉瘤原发于子宫颈，这使其成为成人生殖道横纹肌肉瘤的最常见部位；仅有 20% 的肿瘤原发于子宫体。

儿童和年轻女性的子宫颈或子宫横纹肌肉瘤表现为阴道流血或息肉状肿瘤从阴道中突出。儿童的子宫颈横纹肌肉瘤的平均发病年龄为 12 岁（Dehner et al. 2012），但该类肿瘤同样可见于年轻和中年女性（Daya et al. 1988；Li et al. 2013）。子宫颈横纹肌肉瘤可见于高达 20% 的 DICER1 综合征的患者（Stewart et al. 2016a）。该综合征的患者也可发生其他肿瘤，包括胸膜肺母细胞瘤、囊性肾瘤、多结节性甲状腺肿和卵巢 Sertoli-Leydig 细胞瘤。在任何年龄患者（尤其是年轻女性）的子宫颈横纹肌肉瘤确诊后，都应迅速调查患者及其家人，以确定其是否患有由 *DICER1* 基因的胚系突变引起的综合征。

大体表现

子宫颈横纹肌肉瘤主要为息肉样灰褐色或红色肿瘤，最大径为 1.5~5.0 cm（Dehner et al. 2012）。葡萄簇状横纹肌肉瘤是子宫颈最常见的类型，经常被描述为像一串葡萄。子宫体横纹肌肉瘤常为息肉样子宫内膜样肿瘤，长入子宫腔内并侵犯肌层。一些横纹肌肉瘤完全位于肌层内，呈结节状。在最近的一篇系列报道中，目前肿瘤的平均直径为 11.7 cm（Pinto et al. 2018）。

镜下表现

子宫颈横纹肌肉瘤比子宫体更常见，多为葡萄簇状亚型胚胎性横纹肌肉瘤。葡萄簇状横纹肌肉瘤呈息肉样，原始细胞在表面上皮下方形成致密的富于细胞带（"形成层"）（图 10.89）（Daya et al. 1988；Dehner et al. 2012；Li et al. 2013）。息肉主体常为黏液样或水肿样，细胞密度不一，其内常含深染的细胞结节和出血区。肿瘤细胞为横纹肌母细胞，形态变化多样，从核深染、胞质稀少的未分化小圆细胞（"小蓝圆细胞"）到胞质呈嗜酸性的带状细胞，带横纹的带状细胞通常很难识别。在极少数病例中，可见局灶不成熟软骨与横纹肌母细胞混杂存在。肿瘤的非息肉样部分和浸润部分的组织学形态通常与普通型（非葡萄簇状）胚胎性横纹肌肉瘤无法区分，黏液水肿样基质中间疏密交替分布着肿瘤细胞。文献中有一例罕见的葡萄簇状横纹肌肉瘤中有较明显的多形性生长区域（Houghton et al. 2007）。

较年长患者的子宫体横纹肌肉瘤常为高级别多形性肉瘤，由圆形、多边形或梭形细胞构成，夹杂成片的、体积较大的横纹肌母细胞（Ordi et al. 1997；Pinto et al. 2018）。横纹肌母细胞形态多样，从核周空晕、胞质嗜酸性的圆形细胞，到伴纤丝状嗜酸性胞质的梭形或蝌蚪样细胞均可见到。

在女性生殖道中，腺泡状横纹肌肉瘤好发于外阴，也见于子宫体和子宫颈（Fukunaga 2011；Pinto et al. 2018）。肿瘤细胞一般大于胚胎性横纹肌肉瘤的细胞。在一些肿瘤中，肿瘤细胞围绕成圆形或不规则腔隙，形成腺泡状形态，肿瘤含有明显的纤维血管间隔，将肿瘤分隔成多个片状结构，肿瘤细胞似乎黏附于纤维血管间隔之上。在其他腺泡状横纹肌肉瘤中，肿瘤细胞呈实性生长，没有腺泡状腔隙。无论生长方式如何，肿瘤细胞均具有独特的细胞学形态，核呈圆形，大于胚胎性横纹肌肉瘤的细胞核，胞质稀少，常见多核瘤细胞。大多数病例中可见含明显嗜酸性胞质的圆形或梭形细胞，这是重要的诊断线索。一般能辨认出有横纹的肿瘤细胞。

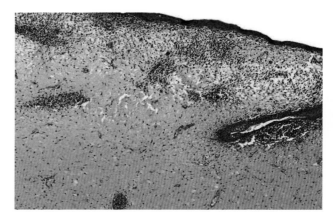

图 10.89　葡萄簇状横纹肌肉瘤。这些肿瘤通常由葡萄样肿瘤组成，基质呈黏液样或水肿样，细胞稀少，原始细胞在表面上皮下方密集排列，沿表面上皮分布，并将上皮卷入肿瘤内（即形成层）。缺乏腺肉瘤的分叶状结构和突入腺腔内的间质性乳头状结构

免疫组化和分子病理

典型的免疫表型包括表达 desmin、MSA、myogenin 和 Myo-D1（图 10.90），它们的阳性染色见于 90% 以上的横纹肌肉瘤（Dehner et al. 2012；Li et al. 2013；Pinto et al. 2018）。Desmin 和 MSA 对横纹肌肉瘤无特异性，也表达于平滑肌分化和肌成纤维细胞分化的组织中。Myogenin 和 Myo-D1 是核调节蛋白，表达于横纹肌分化的早期，myogenin 在这两者中使用得更加广泛。一般来说，myogenin 和 Myo-D1 的表达与肿瘤的分化呈负相关；伴大量分化性横纹肌母细胞的肿瘤中可见广泛的细胞核表达；而在以未分化细胞为主的肿瘤成分且组织学上几乎无法辨认横纹肌母细胞的病例中，仅有散在的 myogenin 表达。已经有学者提出将 PAX7 作为额外有用的横纹肌肉瘤标记物，在胚胎性或多形性横纹肌肉瘤以及某些 myogenin 阴性的病例中，它可能呈染色阳性（Charville et al. 2016）。

具有骨骼肌分化的所有肿瘤通常都表达 myogenin 和 Myo-D1，在使用 myogenin 或 Myo-D1 协助诊断横纹肌肉瘤之前，除单纯的横纹肌肉瘤之外的其他肿瘤（例如含有横纹肌母细胞的癌肉瘤

等）必须首先予以排除。在组织学上类似于横纹肌肉瘤的其他肿瘤中更常见表达的标记物，包括CD99、CK、S-100 或 WT1，偶尔也可表达于横纹肌肉瘤。偶有肿瘤共同表达神经内分泌标记物，例如嗜铬素和突触素与 desmin 和 myogenin 共表达。

免疫组化可能有助于横纹肌肉瘤的进一步分类。在腺泡状横纹肌肉瘤中 myogenin 可呈弥漫性强阳性，而在胚胎性横纹肌肉瘤中染色较弱、较局限（Heerema-McKenney et al. 2008；Morotti et al. 2006）。据报道，约 2/3 的腺泡状横纹肌肉瘤呈PAX5 细胞核阳性，但胚胎性横纹肌肉瘤通常不表达 PAX5（SullIvan et al. 2009）。部分病例与遗传相关，阳性着色的肿瘤具有特征性易位，但不与某个特异的易位相关。

多数腺泡状横纹肌肉瘤存在克隆性染色体易位，或为 t（2;13）（q35;q14）导致 *PAX3-FOX01* 融合，或为 t（1;13）（p36;q14）导致 *PAX7-FOX01* 融合。这些易位能够用 FISH 证实，并且支持腺泡状横纹肌肉瘤的诊断（Rivasi et al. 2008）。*PAX3-FOX01* 融合的患者与 *PAX7-FOX01* 融合的患者的生存期不同，前者的预后明显较差，至少当肿瘤发生转移时如此（Sorensen et al. 2002）。

鉴别诊断

黏液样平滑肌肉瘤可类似于胚胎性横纹肌肉瘤，多形性平滑肌肉瘤可类似于多形性横纹肌肉瘤。当胚胎性横纹肌肉瘤表现为梭形细胞束状生长时，常由于混杂了异质性细胞而出现微妙的虫蚀状形态：部分肿瘤细胞含有浓染的嗜酸性细胞质，其他细胞的细胞质透明或呈嗜双色性（图 10.91），含鲜红色细胞质的圆形横纹肌母细胞常随机混杂于其中。与此相反，平滑肌肉瘤的低倍镜下形态通常更加一致。大多数具有浸润性梭形细胞成分的胚胎性横纹肌肉瘤位于葡萄簇状肿瘤之下，并且可能有明显的亲表皮性。与此相反，平滑肌肉瘤常常是更加深部的病变。免疫组化有助于鉴别横纹肌肉瘤和

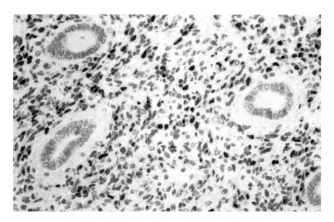

图 10.90 葡萄簇状横纹肌肉瘤。肿瘤细胞核表达 myogenin，证实其为横纹肌母细胞分化

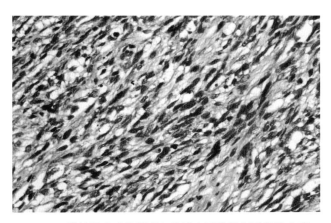

图 10.91 横纹肌肉瘤伴梭形细胞形态可能类似平滑肌肉瘤。与平滑肌肉瘤相比，低倍镜下横纹肌肉瘤的嗜酸性通常不太明显，并且由于混有圆形或梭形横纹肌母细胞而显示淡染的虫蚀状形态

平滑肌肉瘤。二者都可弥漫表达 desmin，但只有横纹肌肉瘤表达 myogenin。Caldesmon 在平滑肌肉瘤中可呈阳性，但在横纹肌肉瘤中通常呈阴性。

腺肉瘤和胚胎性横纹肌肉瘤都可显示息肉样生长和上皮下间质密集，但葡萄簇状横纹肌肉瘤常有明显的黏液样间质，在细胞稀少的背景中随机分布着小片富于细胞的区域，后者由深蓝色原始细胞组成并且核分裂活跃。这些特征有时用肉眼即可识别，以至于肉眼观察玻片就能正确诊断。横纹肌肉瘤没有叶状生长或腺腔内间质性乳头状结构，这一点与腺肉瘤相反。伴间质过度生长的腺肉瘤通常包含局灶横纹肌母细胞，并且可能被误诊为横纹肌

肉瘤。

通过仔细寻找恶性上皮成分可排除间质为主的癌肉瘤，出现任何类型的癌都表明肿瘤是癌肉瘤。有些生殖道多形性横纹肌肉瘤实际上可能是癌肉瘤，其中的上皮成分被过度生长的肉瘤性间质所掩盖。

由核分裂活跃的异型圆形或梭形细胞构成的多形性未分化肉瘤可能会类似于横纹肌肉瘤，但它不存在伴嗜酸性胞质的横纹肌母细胞，不表达肌源性标记物（如 desmin 和 myogenin）。未分化的高级别间质肉瘤通常表达 CD10，但是这个标记物可能对于区分多形性横纹肌肉瘤没有帮助，因为部分多形性横纹肌肉瘤也可以表达 CD10（Fadare et al. 2010）。

未分化癌由中等大小的圆形细胞组成，胞质稀少，没有明显的腺样分化，这也是需要鉴别的疾病之一。未分化癌可见细胞黏附性区域，肿瘤细胞至少局灶性表达 CK 或 EMA，不表达肌源性标记物。同时，许多未分化癌内的某些区域与子宫内膜样腺癌成分相关，这两者共同存在就是去分化癌。

临床行为和治疗

对多数成年患者采取手术治疗，加或不加化疗和放疗。最近一项成人生殖道横纹肌肉瘤的回顾性研究显示，疾病进展的中位时间仅为 9 个月，疾病特异性中位生存时间为 21 个月，5 年疾病特异性生存率仅为 29%（Ferguson et al. 2007）。年龄和肿瘤分期均与生存率无关。这些患者未接受儿科的规范化治疗，这可能导致无法预料的差的预后。在这项研究中，胚胎性横纹肌肉瘤的预后相对于其他亚型的横纹肌肉瘤更好。其他系列研究报道，发生于老年女性的多形性横纹肌肉瘤的预后差（Fadare et al. 2010；Ordi et al. 1997；Pinto et al. 2018）。

发生于子宫颈的横纹肌肉瘤的进展比发生于女性生殖系统其他位置者要慢，胚胎性横纹肌肉瘤比非胚胎性横纹肌肉瘤的无病进展生存期长

（Kriseman et al. 2012；Nasioudis et al. 2017a）。最近一个系列研究报道，7 例平均年龄为 44 岁的葡萄簇状横纹肌肉瘤女性患者中，有 5 例患者还存活且没有疾病迹象（Li et al. 2013）。

对患有葡萄簇状横纹肌肉瘤的儿童、青少年和部分年轻人通常采用局部切除术（如息肉切除术或 LEEP 切除术）来明确诊断，随后给予化疗，对某些病例还需给予放疗。年轻女性也可以选择保留生育功能的初级外科手术治疗（Bouchard-Fortier et al. 2016）。成人生殖道横纹肌肉瘤的预后差，相比之下，儿童和年轻女性的子宫颈胚胎性横纹肌肉瘤的预后较好，他们中大部分人通过局部手术切除和化疗似乎就可以被治愈（Daya et al. 1988；Dehner et al. 2012）。临床结局的不同是否可以归因于肿瘤本身的生物学行为不同和（或）治疗差异，这一点目前还不能确定。

10.7.2　腺泡状软组织肉瘤

女性生殖道的腺泡状软组织肉瘤（ASPS）较少见，偶尔发生于阴道、子宫颈或子宫体。文献中发生于子宫的腺泡状软组织肉瘤可位于子宫内膜、子宫下段和子宫肌层（Kasashima et al. 2007；Nielsen et al. 1995；Radig et al. 1998；Schoolmeester et al. 2017）。患者的平均年龄约为 30 岁，多数患者表现为异常出血。

肿瘤细胞胞质丰富，呈透明至嗜酸性，细胞呈实性巢状生长，细胞黏附性缺失时呈腺泡状生长（图 10.92）。细胞质内充满颗粒和结晶，PAS 染色阳性并且抗淀粉酶消化。细胞核通常呈圆形，有显著的核仁。核分裂活性低，核分裂象很难被发现。支撑细胞巢和腺泡结构的纤维血管框架可以很明显。肿瘤容易累及子宫颈黏膜或子宫内膜，软组织中出现的 ASPS 经常侵犯血管，但在女性生殖系统中并不常见。腺泡状软组织肉瘤的遗传学特征为 t（x;17）（p11;q25）染色体易位，其中染色体

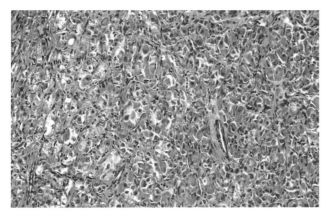

图 10.92　腺泡状软组织肉瘤（ASPS）。肿瘤由上皮样肿瘤细胞组成，胞质含有颗粒或结晶，细胞呈巢状聚集

Xp11 上的 *TFE3* 转录因子基因与染色体 17q25 上的 *ASPSCR1*（*ASPL*）相互融合（Ladanyi et al. 2001）。TFE3 蛋白为核抗原，其免疫组化染色可用于辅助诊断，以识别带有这种易位（或其他涉及 *TFE3* 异常）的肿瘤（Argani et al. 2001，2003；Kasashima et al. 2007；Roma et al. 2005）。TFE3 免疫组化阳性应该被定义为肿瘤细胞核弥漫性强阳性。易位的存在也可以通过 *TFE3* 的 FISH 断裂分离探针检测，即双色探针 FISH 检测 *ASPSCR1-TFE3* 的融合，也可以通过分子检测鉴定融合转录子（Jabbour et al. 2014；Schoolmeester et al. 2017）。大部分平滑肌肿瘤和 PEComa 的标记物在 ASPS 中呈阴性表达，但是罕见病例中显示 HMB-45 局灶强阳性染色（Schoolmeester et al. 2017）。

腺泡状软组织肉瘤的鉴别诊断包括腺癌、上皮样平滑肌肿瘤、血管周上皮样细胞肿瘤、转移性黑色素瘤和 UTROSCT。它们的免疫表型均与腺泡状软组织肉瘤不同，但 PEComa 和 ASPS 的免疫组化特征有时相似，这是因为一些 PEComa 表达 TFE3（Folpe et al. 2005；Schoolmeester et al. 2015）。任何可评估的 desmin 染色或其他标记物（如 HMB-45、MITF 或 Melan-A）的染色都更支持 PEComa 而不是 ASPS。

妇科腺泡状软组织肉瘤的预后相对于软组织的腺泡状软组织肉瘤更好，但报道的病例数量和

随访期还不足以得出明确的结论。在一项纳入 9 例患者的病例报道中，1 例患者死于肿瘤，而另外 8 例患者诊断后无肿瘤证据生存达 9 个月至 17 年（Nielsen et al. 1995）。在另一项纳入 10 例患者的病例报道中，4 例患者在短期随访后无肿瘤证据生存，其余为近期病例或随访缺失（Schoolmeester et al. 2017）。最近，有些研究人员尝试使用 MET 抑制剂治疗 ASPS，因为 ASPS 中基因融合激活了 MET 信号途径并阻断了 VEGF 信号通路。

10.7.3　原始神经外胚层肿瘤

发生于子宫的原始神经外胚层肿瘤（PNET）非常罕见。原始神经外胚层肿瘤可发生于任何年龄，但多数患者为绝经后女性。在最大宗报道中，患者的中位年龄为 58 岁，并且多数患者的肿瘤为 Ⅲ 期或 Ⅳ 期（Chiang et al. 2017b；Euscher et al. 2008）。在另一篇大宗报道中，子宫 PNET 患者的平均年龄是 51 岁（Chiang et al. 2017b）。该病的常见临床表现是异常阴道出血。

PNET 为质软、肉样、灰白色或白色的息肉样包块，起源于子宫内膜，并侵犯肌层。镜下，PNET 由小细胞组成，核为圆形或卵圆形，核深染，胞质稀少（图 10.93），核分裂象通常多见。神经外胚层分化的证据包括出现纤丝状背景、形成菊形团或假菊形团。

免疫染色通常表达一种或多种神经或神经内分泌标记物，一般不表达 CK。最有用的免疫染色标记物为 CK（通常呈阴性，除了癌）、突触素和胶质纤维酸性蛋白（GFAP）、神经丝，这些通常呈阳性。其他神经外胚层标记物（如嗜铬素、NSE 和 CD56）的染色结果变化较大，但偶尔有一种或几种为阳性。许多子宫 PNET，尤其是伴 t（11;22）者，CD99 呈细胞膜弥漫阳性，FLI-1 也同样如此。CD99 和 FLI-1 染色阳性并不能证实肿瘤是外周型 PNET，因为无易位中央型 PNET 常显示

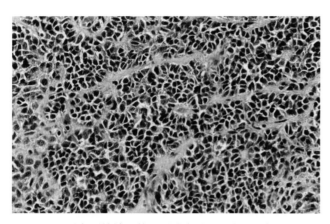

图 10.93　子宫原始神经外胚层肿瘤（PNET）。肿瘤由小细胞组成，核深染，染色质粗糙，胞质稀少，细胞呈巢状和小梁状排列。某些病例中可见菊形团或假菊形团。本例免疫组化呈 CD56、嗜铬素和神经丝阳性

CD99 染色阳性（Chiang et al. 2017b；Euscher et al. 2008）。

子宫 PNET 似乎可分为两大类。一类有染色体易位，通常为 t（11;22）易位，导致 EWS 和 FLI-1 基因的融合，与 Ewing 肉瘤在组织学、免疫组化和生物学上具有相似性（Blattner et al. 2007；Varghese et al. 2006）。另一类子宫 PNET（包括在 2 项最大宗报道中的所有肿瘤）都缺乏 EWSR1 重排，因而更像中央型原始神经外胚层肿瘤，因此在以前称为中央型 PNET（Chiang et al. 2017b；Euscher et al. 2008）。

PNET 和其他类型肿瘤混合出现的病例偶见。据报道，PNET 与多种肉瘤、癌肉瘤和腺肉瘤以及子宫内膜样腺癌相关（Quddus et al. 2009；Sinkre et al. 2000a）。当与癌肉瘤或腺肉瘤相关时，有人认为 PNET 应被视为一种异源性分化。

有关子宫 PNET 的临床行为和最适当的治疗的研究太少。Ⅰ 期肿瘤可能治愈，但晚期肿瘤通常致死。在一项随访研究中，13 例 PNET 患者中 7 例死于肿瘤，6 例无病生存（Euscher et al. 2008）。在另一项对 4 例患者的随访研究中，2 例患者死于肿瘤（Chiang et al. 2017b）。

10.8　其他间叶性肿瘤和病变

10.8.1　腺瘤样瘤

腺瘤样瘤为间皮起源的特殊生殖道肿瘤，男女均可发生（Nogales et al. 2002），在女性可发生于子宫、输卵管和卵巢。

临床表现

腺瘤样瘤通常发生于育龄期女性，中位发病年龄为 42 岁。尚无证据表明它可损害生育功能，通常在因其他原因切除的子宫中被偶然发现。据报道，腺瘤样瘤大约见于 1% 的子宫切除标本，尽管在系统性回顾性研究中见于 5% 的子宫切除标本和 5% 的子宫保留切除标本，提示腺瘤样瘤可能比通常认为的更加常见（Nakayama et al. 2013）。腺瘤样瘤通常被认为是小的平滑肌瘤，除了罕见的大的囊性肿瘤外一般不会导致特殊的症状（Nogales et al. 2002）。腺瘤样瘤是良性的。

病理表现

腺瘤样瘤通常位于子宫角浆膜下的肌层中，通常较小，直径为 0.5~1.0 cm，但也有些较大。已有关于巨大囊性腺瘤样瘤的报道。大体上腺瘤样瘤呈圆形，质韧，常被视为平滑肌瘤。切面为灰白色或黄褐色，因存在一些一致性的小囊结构而呈海绵样外观。

镜下，腺瘤样瘤通常界限清楚，但也有极少数呈弥漫性变异型。腺瘤样瘤由不同大小和形状的小管或条索构成，被覆扁平或立方形上皮细胞（图 10.94）。在腺瘤样瘤中总是可以看到独特的股线细胞质，即穿过管腔的线状连接（Sangoi et al. 2009）。上皮成分周围围绕着胶原、弹性纤维和平滑肌组织，平滑肌组织可占优势，以致肿瘤看起来像平滑肌瘤或脂肪平滑肌瘤。立方形上皮细胞的细胞核形态温和，核偏位，呈圆形，细胞质丰富、淡染，常呈空泡样，有些肿瘤细胞可类似于印戒细

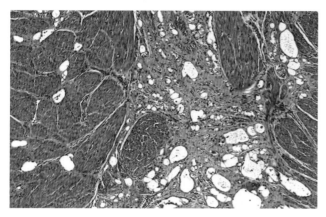

图 10.94　肥厚子宫肌层中的腺瘤样瘤。大小不一的管腔内衬扁平或立方形间皮细胞

胞。上皮细胞在平滑肌束之间生长以及出现印戒样细胞都可能会让人怀疑其为转移性腺癌。然而腺瘤样瘤缺乏或仅有轻微的核异型性，核分裂象少见，黏液染色呈阴性。当被覆小管的细胞为扁平状时，腺瘤样瘤可能类似于血管瘤或淋巴管瘤，但管腔内不含血液，Ⅷ因子相关抗原和 CD31 之类的血管标记物呈阴性。超微结构和免疫组化研究显示腺瘤样瘤的上皮细胞具有间皮表型，cytokeratin、vimentin 和间皮细胞相关抗原（如 calretinin、WT1 和 D2-40）的免疫染色呈阳性（Sangoi et al. 2009）。腺癌相关抗原（如 CD15、CEA、B72.3 和 BerEP4）通常呈阴性，有研究发现 GATA3 和 PAX8 在子宫腺瘤样瘤中也呈阴性（Ronaghy et al. 2018；Wachter et al. 2011）。某些腺瘤样瘤中可见淋巴液聚集。

　　最近有研究报道，腺瘤样瘤在非随机的 X 染色体失活时显示克隆性增殖（Wang et al. 2016）。笔者所在的研究团队最近发现，在所有检测的男性和女性生殖道肿瘤的腺瘤样瘤中存在 *TRAF7* 突变，这为该肿瘤提供了遗传学基础（Goode et al. 2018）。

10.8.2　血管肿瘤

　　与发生于其他部位的血管肿瘤相似，子宫血管瘤由被覆扁平或立方形内皮细胞的肿瘤性血管构成。内皮细胞的细胞核形态温和，核分裂象罕见，通常无核分裂象。子宫血管瘤可根据血管的形态分为毛细血管瘤、海绵状血管瘤或静脉性血管瘤等亚型（Lotgering et al. 1989；Weissman et al. 1993）。罕见的血管瘤组织学类型也可以发生在子宫，如 Kaposi 样血管内皮瘤和肾小球样血管瘤（Giner et al. 2012；Zhang et al. 2012）。这些亚型没有临床特征上的差异，但罕见的亚型（如肾小球样血管瘤）可能是其他疾病［多发性神经病、器官肿大、内分泌疾病、单克隆丙种球蛋白病和皮肤改变（POEMS 综合征）］的标志。子宫颈的毛细血管瘤为子宫最常见的血管肿瘤，多数发生在育龄期女性，并且 ER/PR 在内皮细胞和间质处表达，这提示激素刺激可能在它们的生长中起一定的作用（Busca et al. 2016）。肿瘤的平均直径约为 2 cm。子宫颈血管瘤的女性患者经常会出现异常出血和疼痛。子宫体的血管瘤少见（Chou et al. 2012），并且体积差别很大。大的血管瘤可延伸贯穿子宫肌层的全层，导致严重出血而需切除子宫。动静脉畸形也可发生于子宫（Fleming et al. 1989；Majmudar et al. 1998），可通过动脉和静脉均出现厚壁血管而与静脉性血管瘤相鉴别。血管瘤与血管畸形的组织学鉴别较难，但鉴别并不重要，因为二者的临床特征相似。

　　已有一些子宫血管肉瘤的病例报道（Cardinale et al. 2008；Liuet al. 2016；Schammel et al. 1998）。血管肉瘤为生长于子宫肌层、体积较大、出血性并常伴广泛坏死的肿瘤，由吻合的血管腔构成，被覆异型立方形或"墓碑"样内皮细胞（图 10.95）。核分裂象多见，一些高级别血管肉瘤部分或全部由实性片状、难以识别的上皮样内皮细胞组成，当这些细胞占优势时，肿瘤的性质可通过识别特征性的血管生长灶来明确。这些血管通常位于肿瘤周边，并且可通过血管分化标记物（如Ⅷ因子相关抗原或 CD31）免疫染色阳性而明确。血管肉瘤广泛侵犯并破坏子宫肌层，预后较差，在一篇纳入了 15 例

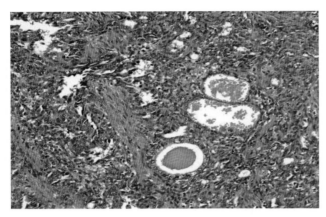

图 10.95 子宫血管肉瘤。部分肿瘤呈实性生长，但血管腔易于识别。恶性细胞呈立方形或多角形，有异型、深染的细胞核。高倍镜下可见大量核分裂象。良性腺体被肿瘤（下方中央）包绕

病例的报道中有 10 例患者平均于 13 个月内死亡（Roma et al. 2017）。在一篇综述中，外科切除后辅以化疗的治疗效果似乎最好（Kruse et al. 2014b）。

10.8.3 淋巴瘤

涉及子宫和子宫颈的淋巴瘤在第 21 章中进行讨论。因此，以下是对这类疾病的简单概述。只有极少数淋巴瘤的初始症状或体征提示其为子宫肿瘤，但这种情况确实发生时，发生于子宫颈的淋巴瘤比发生于子宫内膜的更常见（Harris et al. 1984；Nasioudis et al. 2017b）。多数患者大于 20 岁，表现为腹部或盆腔包块、不规则阴道出血、阴道排液或盆腔不适。子宫淋巴瘤中以弥漫大 B 细胞淋巴瘤最常见（Frey et al. 2006；Kosari et al. 2005；Vang et al. 2000）。据报道，子宫和阴道局限性淋巴瘤患者的生存率为 80%~90%（Ahmad et al. 2014；Vang et al. 2000）。鉴别诊断包括平滑肌瘤伴重度淋巴细胞浸润和炎症性淋巴瘤样病变（假性淋巴瘤）。极少数平滑肌瘤内见重度淋巴细胞浸润，这些肿瘤界限清楚，存在可辨认的残余平滑肌肿瘤区域。此外，浸润的淋巴细胞由多种类型的细胞混合构成（Botsis et al. 2005；Ferry et al. 1989）。炎症性

假性淋巴瘤主要累及子宫颈或子宫内膜表面（或紧邻其下），而淋巴瘤则更大，并且位置更深（Geyer et al. 2010；Ma et al. 2007；Young et al. 1985）。病变由多形性 T 细胞和 B 细胞混合浸润，无免疫球蛋白轻链限制性。然而，在一篇文献报道中，9 例患者中有 4 例显示免疫球蛋白重链克隆性重排。没有一例患者有淋巴瘤分期或后续随访资料，在这种情况下，作者得出结论：克隆性免疫球蛋白重链对诊断淋巴瘤的证据不充分（Geyer et al. 2010）。白血病累及子宫的情况非常罕见（Garcia et al. 2006；Oliva et al. 1997）。

炎症性病变含有异质性淋巴细胞群，为多克隆性，相比较而言，大多数淋巴瘤为较单一的淋巴细胞群。之前已描述过血管内淋巴细胞聚集与严重的慢性子宫颈炎相关。在炎症性病变中，小至中等大小、无异型性的淋巴细胞积聚在淋巴管中并表达混合性 T 细胞和 B 细胞表型，表明它是良性病变（Karpathiou et al. 2018）。

淋巴瘤和白血病的鉴别诊断还包括肿瘤性病变，包括小细胞癌、未分化癌和 IMT，这些已在本文其他处讨论过。

参考文献

Abeler VM, Nenodovic M (2011) Diagnostic immunohistochemistry in uterine sarcomas: a study of 397 cases. Int J Gynecol Pathol 30:236–243. https://doi.org/10.1097/PGP.0b013e318200caff

Abeler VM, Royne O, Thoresen S, Danielsen HE, Nesland JM, Kristensen GB (2009) Uterine sarcomas in Norway. A histopathological and prognostic survey of a total population from 1970 to 2000 including 419 patients. Histopathology 54:355–364. https://doi.org/10.1111/j.1365-2559.2009.03231.x

Abell MR (1971) Papillary adenofibroma of the uterine cervix. Am J Obstet Gynecol 110:990–993

Abrams J, Talcott J, Corson JM (1989) Pulmonary metastases in patients with low-grade endometrial stromal sarcoma. Clinicopathologic findings with immunohistochemical characterization. Am J Surg Pathol 13:133–140

Abu-Rustum NR, Curtin JP, Burt M, Jones WB (1997) Regression of uterine low-grade smooth-muscle tumors metastatic to the lung after oophorectomy. Obstet Gynecol 89:850–852

Abushahin N, Zhang T, Chiang S, Zhang X, Hatch K, Zheng W (2011) Serous endometrial intraepithelial carcinoma arising in adenomyosis: a report of 5 cases. Int J Gynecol Pathol 30:271–281. https://doi.org/10.1097/PGP.0b013e318200868e

Adamson GD (1992) Treatment of uterine fibroids: current findings with gonadotropin-releasing hormone agonists. Am J Obstet Gynecol 166:746–751

Adany R, Fodor F, Molnar P, Ablin RJ, Muszbek L (1990) Increased density of histiocytes in uterine leiomyomas. Int J Gynecol Pathol 9:137–144

Agaram NP et al (2015) Dichotomy of genetic abnormalities in PEComas with therapeutic implications. Am J Surg Pathol 39:813–825. https://doi.org/10.1097/pas.0000000000000389

Aggarwal N, Bhargava R, Elishaev E (2012) Uterine adenosarcomas: diagnostic use of the proliferation marker ki-67 as an adjunct to morphologic diagnosis. Int J Gynecol Pathol 31:447–452. https://doi.org/10.1097/PGP.0b013e318249285b

Agoff SN, Grieco VS, Garcia R, Gown AM (2001) Immunohistochemical distinction of endometrial stromal sarcoma and cellular leiomyoma. Appl Immunohistochem Mol Morphol 9:164–169

Ahmad AK et al (2014) Institutional review of primary non-hodgkin lymphoma of the female genital tract: a 33-year experience. Int J Gynecol Cancer 24:1250–1255. https://doi.org/10.1097/igc.0000000000000201

Ahrens WA, Folpe AL (2011) CD1a immunopositivity in perivascular epithelioid cell neoplasms: true expression or technical artifact? A streptavidin-biotin and polymer-based detection system immunohistochemical study of perivascular epithelioid cell neoplasms and their morphologic mimics. Hum Pathol 42:369–374. https://doi.org/10.1016/j.humpath.2010.09.001

Aisagbonhi O, Harrison B, Zhao L, Osgood R, Chebib I, Oliva E (2017) YWHAE rearrangement in a purely conventional low-grade endometrial stromal sarcoma that transformed over time to high-grade sarcoma: importance of molecular testing. Int J Gynecol Pathol 37(5): 441–447. https://doi.org/10.1097/PGP.0000000000000451

Akahira J et al (2006) Prognoses and prognostic factors of carcinosarcoma, endometrial stromal sarcoma and uterine leiomyosarcoma: a comparison with uterine endometrial adenocarcinoma. Oncology 71:333–340. https://doi.org/10.1159/000107107

Akbulut M, Zekioglu O, Terek MC, Ozdemir N (2008) Lipoadenofibroma of the endometrium: a rare variant of benign mullerian mixed tumor. Arch Gynecol Obstet 278:283–286. https://doi.org/10.1007/s00404-008-0572-0

Albrektsen G, Heuch I, Wik E, Salvesen HB (2009) Prognostic impact of parity in 493 uterine sarcoma patients. Int J Gynecol Cancer 19:1062–1067. https://doi.org/10.1111/IGC.0b013e3181aaa950.00009577-200908000-00013 [pii]

Ali RH et al (2014) Molecular characterization of a population-based series of endometrial stromal sarcomas in Kuwait. Hum Pathol 45:2453–2462. https://doi. org/10.1016/j.humpath.2014.08.012. S0046-8177(14) 00356-6 [pii]

Alsolami S et al (2014) Current morphologic criteria perform poorly in identifying hereditary leiomyomatosis and renal cell carcinoma syndrome-associated uterine leiomyomas. Int J Gynecol Pathol 33:560–567. https://doi.org/10.1097/pgp.0000000000000091

Amada S, Nakano H, Tsuneyoshi M (1995) Leiomyosarcoma versus bizarre and cellular leiomyomas of the uterus: a comparative study based on the MIB-1 and proliferating cell nuclear antigen indices, p53 expression, DNA flow cytometry, and muscle specific actins. Int J Gynecol Pathol 14:134–142

Amant F et al (2004) Immunohistochemical determination of estrogen and progesterone receptor positivity in uterine adenosarcoma. Gynecol Oncol 93:680–685. https://doi.org/10.1016/j.ygyno.2004.03.021. S009082580400 1921 [pii]

Amant F, Woestenborghs H, Vandenbroucke V, Berteloot P, Neven P, Moerman P, Vergote I (2006) Transition of endometrial stromal sarcoma into high-grade sarcoma. Gynecol Oncol 103:1137–1140. https://doi.org/10.1016/j.ygyno.2006.07.013

Amant F et al (2007) Clinical study investigating the role of

lymphadenectomy, surgical castration and adjuvant hormonal treatment in endometrial stromal sarcoma. Br J Cancer 97:1194–1199. https://doi.org/10.1038/sj. bjc.6603986

Amant F, Tousseyn T, Coenegrachts L, Decloedt J, Moerman P, Debiec-Rychter M (2011) Case report of a poorly differentiated uterine tumour with t(10;17) translocation and neuroectodermal phenotype. Anticancer Res 31:2367–2371. 31/6/2367 [pii]

American Cancer Society (2017) Survival rates of uterine sarcoma by stage. Cited 5 Jun 2017. www.cancer.org/cancer/uterine-sarcoma/detection-diagnosis-staging/survival-rates.html

Andersen J (1998) Factors in fibroid growth. Baillieres Clin Obstet Gynaecol 12:225–243

Argani P et al (2001) Primary renal neoplasms with the ASPL-TFE3 gene fusion of alveolar soft part sarcoma: a distinctive tumor entity previously included among renal cell carcinomas of children and adolescents. Am J Pathol 159:179–192. https://doi.org/10.1016/s0002-9440(10)61684-7

Argani P, Lal P, Hutchinson B, Lui MY, Reuter VE, Ladanyi M (2003) Aberrant nuclear immunoreactivity for TFE3 in neoplasms with TFE3 gene fusions: a sensitive and specific immunohistochemical assay. Am J Surg Pathol 27:750–761

Argani P, Zhong M, Reuter VE, Fallon JT, Epstein JI, Netto GJ, Antonescu CR (2016) TFE3-fusion variant analysis defines specific clinicopathologic associations among Xp11 translocation cancers. Am J Surg Pathol 40:723–737. https://doi.org/10.1097/pas.0000000000000631

Arias-Stella JA, Lewis N, Benayed R, Oliva E, Young R, Hoang L, Lee C-H, Jungbluth A, Soslow R, Antonescu C, Ladanyi M, Chiang S (2018) Novel PLAG1 gene rearrangement distinguishes uterine myxoid leiomyosarcoma from other uterine myxoid mesenchymal tumors. Paper presented at the United States and Canadian Academy of Pathology (USCAP) 107th annual meeting, Vancouver

Atkins KA, Bell ME, Kempson RL, Hendrickson MR (2001) Epithelioid smooth muscle neoplasms of the uterus. Mod Pathol 14:132A

Atkins KA, Arronte N, Darus CJ, Rice LW(2008) The use of p16 in enhancing the histologic classification of uterine smooth muscle tumors. Am J Surg Pathol 32:98–102. https://doi.org/10.1097/PAS.0b013e3181574d1e

Attygalle AD et al (2017) An unusual case of YWHAENUTM2A/B endometrial stromal sarcoma with confinement to the endometrium and lack of high-grade morphology. Int J Gynecol Pathol 36:165–171. https://doi.org/10.1097/PGP.0000000000000286

Aubry MC, Myers JL, Colby TV, Leslie KO, Tazelaar HD (2002) Endometrial stromal sarcoma metastatic to the lung: a detailed analysis of 16 patients. Am J Surg Pathol 26:440–449

Baird DD, Dunson DB, Hill MC, Cousins D, Schectman JM (2003) High cumulative incidence of uterine leiomyoma in black and white women: ultrasound evidence. Am J Obstet Gynecol 188:100–107

Baker P, Oliva E (2007) Endometrial stromal tumours of the uterus: a practical approach using conventional morphology and ancillary techniques. J Clin Pathol 60:235–243

Baker RJ, Hildebrandt RH, Rouse RV, Hendrickson MR, Longacre TA (1999) Inhibin and CD99 (MIC2) expression in uterine stromal neoplasms with sex-cord-like elements. Hum Pathol 30:671–679

Baker PM, Moch H, Oliva E (2005) Unusual morphologic features of endometrial stromal tumors: a report of 2 cases. Am J Surg Pathol 29:1394–1398. 00000478-200510000-00018 [pii]

Baldi GG et al (2013) Solitary fibrous tumor of all sites: outcome of late recurrences in 14 patients. Clin Sarcoma Res 3:4. https://doi.org/10.1186/2045-3329-3-4

Balleine RL, Earls PJ, Webster LR, Mote PA, deFazio A, Harnett PR, Clarke CL (2004) Expression of progesterone receptor A and B isoforms in low-grade endometrial stromal sarcoma. Int J Gynecol Pathol 23:138–144. 00004347-200404000-00008 [pii]

Bardella C et al (2011) Aberrant succination of proteins in fumarate hydratase-deficient mice and HLRCC patients is a robust biomarker of mutation status. J Pathol 225:4–11. https://doi.org/10.1002/path.2932

Barlin JN et al (2015) Molecular subtypes of uterine leiomyosarcoma and correlation with clinical outcome. Neoplasia 17:183–189. https://doi.org/10.1016/j. neo.2014.12.007

Barlow JF et al (1983) Myxoid tumor of the uterus and right atrial myxomas. S D J Med 36:9–13

Barney B, Tward JD, Skidmore T, Gaffney DK (2009) Does radiotherapy or lymphadenectomy improve survival in endometrial stromal sarcoma? Int J Gynecol Cancer 19:1232–1238. https://doi. org/10.1111/IGC.0b013e3181b33c9a. 00009577-200910000-00015 [pii]

Bartosch C, Exposito MI, Lopes JM (2010) Low-grade endometrial stromal sarcoma and undifferentiated endometrial sarcoma: a comparative analysis emphasizing the importance of distinguishing between these two groups. Int J Surg Pathol 18:286–291. https://doi. org/10.1177/1066896909337600

Beer TW, Buchanan R, Buckley CH (1995) Uterine stromal sarcoma following tamoxifen treatment. J Clin Pathol 48:596

Bekkers RL, Willemsen WN, Schijf CP, Massuger LF, Bulten J, Merkus JM (1999) Leiomyomatosis peritonealis disseminata: does malignant transformation occur? A literature review. Gynecol Oncol 75:158–163. https://doi.org/10.1006/gyno.1999.5490

Bell SW, Kempson RL, Hendrickson MR (1994) Problematic uterine smooth muscle neoplasms. A clinicopathologic study of 213 cases. Am J Surg Pathol 18:535–558

Bennett JA, Lamb C, Young RH (2016) Apoplectic leiomyomas: a morphologic analysis of 100 cases highlighting unusual features. Am J Surg Pathol 40:563–568. https://doi.org/10.1097/pas.0000000000000569

Bennett JA, Nardi V, Rouzbahman M, Morales-Oyarvide V, Nielsen GP, Oliva E (2017a) Inflammatory myofibroblastic tumor of the uterus: a clinicopathological, immunohistochemical, and molecular analysis of 13 cases highlighting their broad morphologic spectrum. Mod Pathol 30:1489–1503. https://doi.org/10.1038/modpathol.2017.69

Bennett JA et al (2017b) Leiomyoma with bizarre nuclei: a morphological, immunohistochemical and molecular analysis of 31 cases. Mod Pathol 30:1476–1488. https://doi.org/10.1038/modpathol.2017.56

Bergeron C, Amant F, Ferenczy A (2006) Pathology and physiopathology of adenomyosis. Best Pract Res Clin Obstet Gynaecol 20:511–521

Bernard B et al (2013) Uterine adenosarcomas: a dualinstitution update on staging, prognosis and survival. Gynecol Oncol 131:634–639. https://doi.org/10.1016/j.ygyno.2013.09.011

Bertsch E et al (2014) MED12 and HMGA2 mutations: two independent genetic events in uterine leiomyoma and leiomyosarcoma. Mod Pathol 27:1144–1153. https://doi.org/10.1038/modpathol.2013.243

Binder SW, Nieberg RK, Cheng L, al-Jitawi S (1991) Histologic and immunohistochemical analysis of nine endometrial stromal tumors: an unexpected high frequency of keratin protein positivity. Int J Gynecol Pathol 10:191–197

Blake EA, Sheridan TB, Wang KL, Takiuchi T, Kodama M, Sawada K, Matsuo K (2014) Clinical characteristics and outcomes of uterine tumors resembling ovarian sex-cord tumors (UTROSCT): a systematic review of literature. Eur J Obstet Gynecol Reprod Biol 181:163–170. https://doi.org/10.1016/j.ejogrb. 2014.07.050

Blattner JM, Gable P, Quigley MM, McHale MT (2007) Primitive neuroectodermal tumor of the uterus. Gynecol Oncol 106:419–422

Blom R, Guerrieri C (1999) Adenosarcoma of the uterus: a clinicopathologic, DNA flow cytometric, p53 and mdm-2 analysis of 11 cases. Int J Gynecol Cancer 9:37–43

Blom R, Guerrieri C, Stal O, Malmstrom H, Simonsen E (1998) Leiomyosarcoma of the uterus: a clinicopathologic, DNA flow cytometric, p53, and mdm-2 analysis of 49 cases. Gynecol Oncol 68:54–61

Bodner K et al (2001) Prognostic parameters in endometrial stromal sarcoma: a clinicopathologic study in 31 patients. Gynecol Oncol 81:160–165. https://doi. org/10.1006/gyno.2001.6152. S0090-8258(01)96152-9 [pii]

Bodner K, Bodner-Adler B, Kimberger O, Czerwenka K, Mayerhofer K (2004) Estrogen and progesterone receptor expression in patients with uterine smooth muscle tumors. Fertil Steril 81:1062–1066. https://doi.org/10.1016/j.fertnstert.2003.08.043

Bodner-Adler B, Bodner K, Czerwenka K, Kimberger O, Leodolter S, Mayerhofer K (2005) Expression of p16 protein in patients with uterine smooth muscle tumors: an immunohistochemical analysis. Gynecol Oncol 96:62–66. https://doi.org/10.1016/j.ygyno.2004.09.026

Bogani G et al (2016) Morcellator's port-site metastasis of a uterine smooth muscle tumor of uncertain malignant potential after minimally invasive myomectomy. J Minim Invasive Gynecol 23:647–649. https://doi.org/10.1016/j.jmig.2016.01.021

Borahay MA, Al-Hendy A, Kilic GS, Boehning D (2015) Signaling pathways in leiomyoma: understanding pathobiology and implications for therapy. Mol Med 21: 242–256. https://doi.org/10.2119/molmed.2014.00053

Botsis D, Koliopoulos C, Kondi-Pafitis A, Creatsas G (2005) Frequency, histological, and immunohistochemical properties of massive inflammatory lymphocytic infiltration of leiomyomas of the uterus: an entity causing diagnostic difficulties. Int J Gynecol Pathol 24:326–329

Bouchard-Fortier G, Kim RH, Allen L, Gupta A, May T (2016) Fertility-sparing surgery for the management of young women with embryonal rhabdomyosarcoma of the cervix: a case series. Gynecol Oncol Rep 18:4–7. https://doi.org/10.1016/j.gore.2016.08.004

Brescia RJ, Tazelaar HD, Hobbs J, Miller AW (1989) Intravascular lipoleiomyomatosis: a report of two cases. Hum Pathol 20:252–256

Brooks JJ, Wells GB, Yeh IT, LiVolsi VA (1992) Bizarre epithelioid lipoleiomyoma of the uterus. Int J Gynecol Pathol 11:144–149

Brooks SE, Zhan M, Cote T, Baquet CR (2004) Surveillance, epidemiology, and end results analysis of 2677 cases of uterine sarcoma 1989–1999. Gynecol Oncol 93:204–208. https://doi.org/10.1016/j.ygyno.2003.12.029

Brown DC, Theaker JM, Banks PM, Gatter KC, Mason DY (1987) Cytokeratin expression in smooth muscle and smooth muscle tumours. Histopathology 11:477–486

Buelow B, Cohen J, Nagymanyoki Z, Frizzell N, Joseph NM, McCalmont T, Garg K (2016) Immunohistochemistry for 2-Succinocysteine (2SC) and fumarate hydratase (FH) in cutaneous leiomyomas may aid in identification of patients with HLRCC (Hereditary leiomyomatosis and renal cell carcinoma syndrome). Am J Surg Pathol 40:982–988. https://doi.org/10.1097/pas.0000000000000626

Bukulmez O, Doody KJ (2006) Clinical features of myomas. Obstet Gynecol Clin N Am 33:69–84. https://doi. org/10.1016/j.ogc.2005.12.002

Burch DM, Tavassoli FA (2011) Myxoid leiomyosarcoma of the uterus. Histopathology 59:1144–1155. https://doi.org/10.1111/j.1365-2559.2011.04053.x

Busca A, Parra-Herran C (2016) Hemangiomas of the uterine cervix: association with abnormal bleeding and pain in young women and hormone receptor expression. Report of four cases and review of the literature. Pathol Res Pract 212:532–538. https://doi.org/10.1016/j.prp.2016.03.003

Busca A, Parra-Herran C (2017) Myxoid mesenchymal tumors of the uterus: an update on classification, definitions, and differential diagnosis. Adv Anat Pathol 24:354–361. https://doi.org/10.1097/pap. 0000000000000164

Busca A, Gulavita P, Parra-Herran C, Islam S (2017) IFITM1 outperforms CD10 in differentiating lowgrade endometrial stromal sarcomas from smooth muscle neoplasms of the uterus.

Int J Gynecol Pathol 37:372–378. https://doi.org/10.1097/PGP.0000000000000424

Buza N, Xu F, Wu W, Carr RJ, Li P, Hui P (2014) Recurrent chromosomal aberrations in intravenous leiomyomatosis of the uterus: high-resolution array comparative genomic hybridization study. Hum Pathol 45:1885–1892. https://doi.org/10.1016/j.humpath.2014.05.010

Cardinale L, Mirra M, Galli C, Goldblum JR, Pizzolitto S, Falconieri G (2008) Angiosarcoma of the uterus: report of 2 new cases with deviant clinicopathologic features and review of the literature. Ann Diagn Pathol 12:217–221. https://doi.org/10.1016/j.anndiagpath.2007.08.001. S1092-9134(07)00123-2 [pii]

Carroll A et al (2014) Uterine adenosarcoma: an analysis on management, outcomes, and risk factors for recurrence. Gynecol Oncol 135:455–461. https://doi.org/10.1016/j.ygyno.2014.10.022

Casey S, McCluggage WG (2015) Adenomyomas of the uterine cervix: report of a cohort including endocervical and novel variants [corrected]. Histopathology 66:420–429. https://doi.org/10.1111/his.12546

Chan JK, Kawar NM, Shin JY, Osann K, Chen LM, Powell CB, Kapp DS (2008) Endometrial stromal sarcoma: a population-based analysis. Br J Cancer 99:1210–1215. https://doi.org/10.1038/sj.bjc.6604527

Chang V, Aikawa M, Druet R (1977) Uterine leiomyoblastoma: ultrastructural and cytological studies. Cancer 39:1563–1569

Chang KL, Crabtree GS, Lim-Tan SK, Kempson RL, Hendrickson MR (1990) Primary uterine endometrial stromal neoplasms. A clinicopathologic study of 117 cases. Am J Surg Pathol 14:415–438

Charville GW et al (2016) PAX7 expression in rhabdomyosarcoma, related soft tissue tumors, and small round blue cell neoplasms. Am J Surg Pathol 40:1305–1315. https://doi.org/10.1097/pas.0000000000000717

Chauveinc L et al (1999) Uterine sarcomas: the Curie Institut experience. Prognosis factors and adjuvant treatments. Gynecol Oncol 72:232–237. https://doi.org/10.1006/gyno.1998.5251. S0090-8258(98)95251-9 [pii]

Chen KT (1999) Uterine leiomyohibernoma. Int J Gynecol Pathol 18:96–97

Chen L, Yang B (2008) Immunohistochemical analysis of p16, p53, and Ki-67 expression in uterine smooth muscle tumors. Int J Gynecol Pathol 27:326–332. https://doi.org/10.1097/PGP.0b013e31815ea7f5

Cheung AN, Ng WF, Chung LP, Khoo US (1996) Mixed low grade and high grade endometrial stromal sarcoma of uterus: differences on immunohistochemistry and chromosome in situ hybridisation. J Clin Pathol 49:604–607

Chew I, Oliva E (2010) Endometrial stromal sarcomas: a review of potential prognostic factors. Adv Anat Pathol 17:113–121. https://doi.org/10.1097/PAP.0b013e3181cfb7c2. 00125480-201003000-00003 [pii]

Chiang S et al (2011) Frequency of known gene rearrangements in endometrial stromal tumors. Am J Surg Pathol 35:1364–1372. https://doi.org/10.1097/PAS.0b013e3182262743

Chiang S et al (2015) FOXL2 mutation is absent in uterine tumors resembling ovarian sex cord tumors. Am J Surg Pathol 39:618–623. https://doi.org/10.1097/pas.0000000000000367

Chiang S et al (2017a) BCOR is a robust diagnostic immunohistochemical marker of genetically diverse high-grade endometrial stromal sarcoma, including tumors exhibiting variant morphology. Mod Pathol 30:1251–1261. https://doi.org/10.1038/modpathol.2017.42

Chiang S et al (2017b) Primitive neuroectodermal tumors of the female genital tract: a morphologic, immunohistochemical, and molecular study of 19 cases. Am J Surg Pathol 41:761–772. https://doi.org/10.1097/pas.0000000000000831

Chiang S et al (2018) NTRK fusions define a novel uterine sarcoma subtype with features of fibrosarcoma. Am J Surg Pathol 42:791–798. https://doi.org/10.1097/pas.0000000000001055

Cho KR, Woodruff JD, Epstein JI (1989) Leiomyoma of the uterus with multiple extrauterine smooth muscle tumors: a case report suggesting multifocal origin. Hum Pathol 20:80–83

Choi YJ et al (2015) Genomic landscape of endometrial stromal sarcoma of uterus. Oncotarget 6:33319–33328. https://doi.org/10.18632/oncotarget.5384

Chou WY, Chang HW (2012) Uterine hemangioma: a rare pathologic entity. Arch Pathol Lab Med 136:567–571. https://doi.org/10.5858/arpa.2011-0078-RS

Chow KL et al (2017) The mitosis-specific marker phosphohistone-H3 (PHH3) is an independent prognosticator in uterine smooth muscle tumours: an outcome-based study. Histopathology 70:746–755. https://doi.org/10.1111/his.13124

Christacos NC, Quade BJ, Dal Cin P, Morton CC (2006) Uterine leiomyomata with deletions of Ip represent a distinct cytogenetic subgroup associated with unusual histologic features. Genes Chromosomes Cancer 45:304–312. https://doi.org/10.1002/gcc.20291

Chu P, Arber DA (2000) Paraffin-section detection of CD10 in 505 nonhematopoietic neoplasms. Frequent expression in renal cell carcinoma and endometrial stromal sarcoma. Am J Clin Pathol 113:374–382. https://doi.org/10.1309/8vav-j2fu-8cu9-ek18

Chu PG, Arber DA, Weiss LM, Chang KL (2001) Utility of CD10 in distinguishing between endometrial stromal sarcoma and uterine smooth muscle tumors: an immunohistochemical comparison of 34 cases. Mod Pathol 14:465–471. https://doi.org/10.1038/modpathol.3880335

Chu MC, Mor G, Lim C, Zheng W, Parkash V, Schwartz PE (2003) Low-grade endometrial stromal sarcoma: hormonal aspects. Gynecol Oncol 90:170–176. S0090825803002580 [pii]

Clement PB (1988) Intravenous leiomyomatosis of the uterus. Pathol Annu 23 Pt 2:153–183

Clement PB (1989) Mullerian adenosarcomas of the uterus with sarcomatous overgrowth. A clinicopathological analysis of 10 cases. Am J Surg Pathol 13:28–38

Clement PB (2000) The pathology of uterine smooth muscle tumors and mixed endometrial stromal-smooth muscle tumors: a selective review with emphasis on recent advances. Int J Gynecol Pathol 19:39–55

Clement PB (2007) The pathology of endometriosis: a survey of the many faces of a common disease emphasizing diagnostic pitfalls and unusual and newly appreciated aspects. Adv Anat Pathol 14:241–260. https://doi.org/10.1097/PAP.0b013e3180ca7d7b

Clement PB, Scully RE (1974) Mullerian adenosarcoma of the uterus. A clinicopathologic analysis of ten cases of a distinctive type of mullerian mixed tumor. Cancer 34:1138–1149

Clement PB, Scully RE (1976) Uterine tumors resembling ovarian sex-cord tumors. A clinicopathologic analysis of fourteen cases. Am J Clin Pathol 66:512–525

Clement PB, Scully RE (1989) Mullerian adenosarcomas of the uterus with sex cord-like elements. A clinicopathologic analysis of eight cases. Am J Clin Pathol 91:664–672

Clement PB, Scully RE (1990a) Mullerian adenofibroma of the uterus with invasion of myometrium and pelvic veins. Int J Gynecol Pathol 9:363–371

Clement PB, Scully RE (1990b) Mullerian adenosarcoma of the uterus: a clinicopathologic analysis of 100 cases with a review of the literature. Hum Pathol 21:363–381

Clement PB, Scully RE (1992) Endometrial stromal sarcomas of the uterus with extensive endometrioid glandular differentiation: a report of three cases that caused problems in differential diagnosis. Int J Gynecol Pathol 11:163–173

Clement PB, Young RH, Scully RE (1988) Intravenous leiomyomatosis of the uterus. A clinicopathological analysis of 16 cases with unusual histologic features. Am J Surg Pathol 12:932–945

Clement PB, Young RH, Scully RE (1992) Diffuse, perinodular, and other patterns of hydropic degeneration within and adjacent to uterine leiomyomas. Problems in differential diagnosis. Am J Surg Pathol 16:26–32

Coad JE, Sulaiman RA, Das K, Staley N (1997) Perinodular hydropic degeneration of a uterine leiomyoma: a diagnostic challenge. Hum Pathol 28:249–251

Coard KC, Fletcher HM (2002) Leiomyosarcoma of the uterus with a florid intravascular component ("intravenous leiomyosarcomatosis"). Int J Gynecol Pathol 21:182–185

Cohen DT, Oliva E, Hahn PF, Fuller AF Jr, Lee SI (2007) Uterine smooth-muscle tumors with unusual growth patterns: imaging with pathologic correlation. AJR Am J Roentgenol 188:246–255. https://doi.org/10.2214/ajr.05.1070

Conlon N, Soslow RA, Murali R (2015) Perivascular epithelioid tumours (PEComas) of the gynaecological tract. J Clin Pathol 68:418–426. https://doi.org/10.1136/jclinpath-2015-202945

Cramer SF, Patel A (1990) The frequency of uterine leiomyomas. Am J Clin Pathol 94:435–438

Cramer SF, Horiszny J, Patel A, Sigrist S (1996) The relation of fibrous degeneration to menopausal status in small uterine leiomyomas with evidence for postmenopausal origin of seedling myomas. Mod Pathol 9:774–780

Croce S, Chibon F (2015) MED12 and uterine smooth muscle oncogenesis: state of the art and perspectives. Eur J Cancer 51:1603–1610. https://doi.org/10.1016/j.ejca.2015.04.023

Croce S et al (2013) YWHAE rearrangement identified by FISH and RT-PCR in endometrial stromal sarcomas: genetic and pathological correlations. Mod Pathol 26:1390–1400. https://doi.org/10.1038/modpathol.2013.69

Croce S, Young RH, Oliva E (2014) Uterine leiomyomas with bizarre nuclei: a clinicopathologic study of 59 cases. Am J Surg Pathol 38:1330–1339. https://doi.org/10.1097/pas.0000000000000249

Croce S et al (2015) Uterine smooth muscle tumor analysis by comparative genomic hybridization: a useful diagnostic tool in challenging lesions. Mod Pathol 28:1001–1010. https://doi.org/10.1038/modpathol.2015.3

Croce S, de Kock L, Boshari T, Hostein I, Velasco V, Foulkes WD, McCluggage WG (2016) Uterine tumor resembling ovarian sex cord tumor (UTROSCT) commonly exhibits positivity with sex cord markers FOXL2 and SF-1 but lacks FOXL2 and DICER1 mutations. Int J Gynecol Pathol 35:301–308. https://doi.org/10.1097/pgp.0000000000000240

Crow J, Wilkins M, Howe S, More L, Helliwell P (1991) Mast cells in the female genital tract. Int J Gynecol Pathol 10:230–237

Cui RR, Wright JD (2016) Risk of occult uterine sarcoma in presumed uterine fibroids. Clin Obstet Gynecol 59:103–118. https://doi.org/10.1097/grf.0000000000000163

D'Angelo E, Prat J (2010) Uterine sarcomas: a review. Gynecol Oncol 116:131–139. https://doi.org/10.1016/j.ygyno.2009.09.023. S0090-8258(09)00722-7 [pii]

D'Angelo E, Ali RH, Espinosa I, Lee CH, Huntsman DG, Gilks B, Prat J (2013) Endometrial stromal sarcomas with sex cord differentiation are associated with PHF1 rearrangement. Am J Surg Pathol 37:514–521. https://doi.org/10.1097/PAS.0b013e318272c612

Dal Cin P, Aly MS, De Wever I, Moerman P, Van Den Berghe H (1992) Endometrial stromal sarcoma t(7;17) (p15-21;q12-21) is a nonrandom chromosome change. Cancer Genet Cytogenet 63:43–46. 0165-4608(92) 90062-D [pii]

Darby AJ, Papadaki L, Beilby JO (1975) An unusual leiomyosarcoma of the uterus containing osteoclastlike giant cells. Cancer 36:495–504

Davidson B et al (2014) Gene expression signatures of primary and metastatic uterine leiomyosarcoma. Hum Pathol 45:691–700. https://doi.org/10.1016/j.humpath.2013.11.003

Daya DA, Scully RE (1988) Sarcoma botryoides of the uterine cervix in young women: a clinicopathological study of 13 cases. Gynecol Oncol 29:290–304

De Fusco PA, Gaffey TA, Malkasian GD Jr, Long HJ, Cha SS (1989) Endometrial stromal sarcoma: review of Mayo Clinic experience, 1945–1980. Gynecol Oncol 35:8–14

de Leval L, Waltregny D, Boniver J, Young RH, Castronovo V, Oliva E (2006) Use of histone deacetylase 8 (HDAC8), a new marker of smooth muscle differentiation, in the classification of mesenchymal tumors of the uterus. Am J Surg Pathol 30:319–327. https://doi.org/10.1097/01.pas.0000188029.63706.31. 00000478-200603000-00004 [pii]

de Leval L, Lim GS, Waltregny D, Oliva E (2010) Diverse phenotypic profile of uterine tumors resembling ovarian sex cord tumors: an immunohistochemical study of 12 cases. Am J Surg Pathol 34:1749–1761. https://doi.org/10.1097/PAS.0b013e3181f8120c

de Vos S, Wilczynski SP, Fleischhacker M, Koeffler P (1994) p53 alterations in uterine leiomyosarcomas versus leiomyomas. Gynecol Oncol 54:205–208. https://doi.org/10.1006/gyno.1994.1194

Dehner LP, Jarzembowski JA, Hill DA (2012) Embryonal rhabdomyosarcoma of the uterine cervix: a report of 14 cases and a discussion of its unusual clinicopathological associations. Mod Pathol 25:602–614. https://doi.org/10.1038/modpathol.2011.185

Devaney K, Tavassoli FA (1991) Immunohistochemistry as a diagnostic aid in the interpretation of unusual mesenchymal tumors of the uterus. Mod Pathol 4:225–231

Dewaele B et al (2014) Identification of a novel, recurrent MBTD1-CXorf67 fusion in low-grade endometrial stromal sarcoma. Int J Cancer 134:1112–1122. https://doi.org/10.1002/ijc.28440

Dgani R et al (1998) Clinical-pathological study of uterine leiomyomas with high mitotic activity. Acta Obstet Gynecol Scand 77:74–77

Dharkar DD, Kraft JR, Gangadharam D (1981) Uterine lipomas. Arch Pathol Lab Med 105:43–45

Dimmler A, Seitz G, Hohenberger W, Kirchner T, Faller G (2003) Late pulmonary metastasis in uterine PEComa. J Clin Pathol 56:627–628

Dionigi A, Oliva E, Clement PB, Young RH (2002) Endometrial stromal nodules and endometrial stromal tumors with limited infiltration: a clinicopathologic study of 50 cases. Am J Surg Pathol 26:567–581

Dos Santos LA et al (2011) Incidence of lymph node and adnexal metastasis in endometrial stromal sarcoma. Gynecol Oncol 121:319–322. https://doi.org/10.1016/j.ygyno.2010.12.363. S0090-8258(10)01270-9 [pii]

Downes KA, Hart WR (1997) Bizarre leiomyomas of the uterus: a comprehensive pathologic study of 24 cases with long-term follow-up. Am J Surg Pathol 21:1261–1270

Due W, Pickartz H (1989) Immunohistologic detection of estrogen and progesterone receptors in disseminated peritoneal leiomyomatosis. Int J Gynecol Pathol 8:46–53

Dueholm M, Lundorf E, Hansen ES, Ledertoug S, Olesen F (2002) Accuracy of magnetic resonance imaging and transvaginal ultrasonography in the diagnosis, mapping, and measurement of uterine myomas. Am J Obstet Gynecol 186:409–415

Dundr P, Mara M, Maskova J, Fucikova Z, Povysil C, Tvrdik D (2006) Pathological findings of uterine leiomyomas and adenomyosis following uterine artery embolization. Pathol Res Pract 202:721–729. https://doi.org/10.1016/j.prp.2006.07.001

Eddy GL, Mazur MT (1997) Endolymphatic stromal myosis associated with tamoxifen use. Gynecol Oncol 64:262–264. https://doi.org/10.1006/gyno.1996.4552. S0090-8258(96)94552-7 [pii]

Eichhorn JH, Young RH, Clement PB (1996) Sertoliform endometrial adenocarcinoma: a study of four cases. Int J Gynecol Pathol 15:119–126

Elshafie M, Rahimi S, Ganesan R, Hirschowitz L (2013) Mullerian adenosarcoma arising in a subserosal adenomyoma. Int J Surg Pathol 21:186–189. https://doi.org/10.1177/1066896912453852

Euscher ED, Deavers MT, Lopez-Terrada D, Lazar AJ, Silva EG, Malpica A (2008) Uterine tumors with neuroectodermal differentiation: a series of 17 cases and review of the literature.

Am J Surg Pathol 32:219–228. https://doi.org/10.1097/PAS.0b013e318093e421

Evans HL (1982) Endometrial stromal sarcoma and poorly differentiated endometrial sarcoma. Cancer 50: 2170–2182

Evans AT 3rd, Symmonds RE, Gaffey TA (1981) Recurrent pelvic intravenous leiomyomatosis. Obstet Gynecol 57:260–264

Evans HL, Chawla SP, Simpson C, Finn KP (1988) Smooth muscle neoplasms of the uterus other than ordinary leiomyoma. A study of 46 cases, with emphasis on diagnostic criteria and prognostic factors. Cancer 62:2239–2247

Eyden BP, Hale RJ, Richmond I, Buckley CH (1992) Cytoskeletal filaments in the smooth muscle cells of uterine leiomyomata and myometrium: an ultrastructural and immunohistochemical analysis. Virchows Arch A Pathol Anat Histopathol 420:51–58

Fadare O (2008) Perivascular epithelioid cell tumor (PEComa) of the uterus: an outcome-based clinicopathologic analysis of 41 reported cases. Adv Anat Pathol 15:63–75. https://doi.org/10.1097/PAP.0b013e31816613b0

Fadare O (2011) Heterologous and rare homologous sarcomas of the uterine corpus: a clinicopathologic review. Adv Anat Pathol 18:60–74. https://doi.org/10.1097/PAP.0b013e3182026be7

Fadare O, McCalip B, Mariappan MR, Hileeto D, Parkash V (2005) An endometrial stromal tumor with osteoclast-like giant cells. Ann Diagn Pathol 9:160–165. S109291340500033X [pii]

Fadare O, Bonvicino A, Martel M, Renshaw IL, Azodi M, Parkash V(2010) Pleomorphic rhabdomyosarcoma of the uterine corpus: a clinicopathologic study of 4 cases and a review of the literature. Int J Gynecol Pathol 29:122–134. https://doi.org/10.1097/PGP.0b013e3181bc98c0. 00004347-201003000-00005 [pii]

Farhood AI, Abrams J (1991) Immunochemistry of endometrial stromal sarcoma. Hum Pathol 22: 224–230

Fekete PS, Vellios F (1984) The clinical and histologic spectrum of endometrial stromal neoplasms: a report of 41 cases. Int J Gynecol Pathol 3:198–212

Felix AS et al (2013) The etiology of uterine sarcomas: a pooled analysis of the epidemiology of endometrial cancer consortium. Br J Cancer 108:727–734. https://doi.org/10.1038/bjc.2013.2

FengW, Hua K,Malpica A, Zhou X, Baak JP (2013a) Stages I to II WHO 2003-defined low-grade endometrial stromal sarcoma: how much primary therapy is needed and how little is enough? Int J Gynecol Cancer 23:488–493. https://doi.org/10.1097/IGC.0b013e318247aa14. 00009577-201303000-00015 [pii]

Feng W, Malpica A, Robboy SJ, Gudlaugsson E, Hua K, Zhou X, Baak JP (2013b) Prognostic value of the diagnostic criteria distinguishing endometrial stromal sarcoma, low grade from undifferentiated endometrial sarcoma, 2 entities within the invasive endometrial stromal neoplasia family. Int J Gynecol Pathol 32:299–306. https://doi.org/10.1097/PGP.0b013e318229adfb

Feng W et al (2013c) Can proliferation biomarkers reliably predict recurrence in World Health Organization 2003 defined endometrial stromal sarcoma, low grade? PLoS One 8:e75899. https://doi.org/10.1371/journal. pone.0075899. PONE-D-13-18388 [pii]

Feng W, Malpica A, Yinhua Y, Janssen E, Gudlaugsson E, Zhou X, Baak JP (2013d) Diagnostic and prognostic morphometric features in WHO 2003 invasive endometrial stromal tumours. Histopathology 62:688–694. https://doi.org/10.1111/j.1365-2559.2011.04120.x

Ferguson SE, Gerald W, Barakat RR, Chi DS, Soslow RA (2007) Clinicopathologic features of rhabdomyosarcoma of gynecologic origin in adults. Am J Surg Pathol 31:382–389

Ferry JA, Harris NL, Scully RE (1989) Uterine leiomyomas with lymphoid infiltration simulating lymphoma: a report of seven cases. Int J Gynecol Pathol 8:263–270

Fitko R, Brainer J, Schink JC, August CZ (1990) Endometrial stromal sarcoma with rhabdoid differentiation. Int J Gynecol Pathol 9:379–382

Fleming WP, Peters WA, Kumar NB, Morley GW (1984) Autopsy findings in patients with uterine sarcoma. Gynecol Oncol 19:168–172

Fleming H, Ostor AG, Pickel H, Fortune DW (1989) Arteriovenous malformations of the uterus. Obstet Gynecol 73:209–214

Flicker K, Smolle E, Haybaeck J, Moinfar F (2015) Genomic characterization of endometrial stromal sarcomas with array comparative genomic hybridization. Exp Mol Pathol 98:367–374. https://doi.org/10.1016/j. yexmp.2015.03.009. S0014-4800(15)00044-1 [pii]

Flierman PA, Oberye JJ, van der Hulst VP, de Blok S (2005) Rapid reduction of leiomyoma volume during treatment with the GnRH antagonist ganirelix. BJOG 112:638–642. https://doi.org/10.1111/j.1471-0528.2004.00504.x

Folpe AL, Mentzel T, Lehr HA, Fisher C, Balzer BL,Weiss SW (2005) Perivascular epithelioid cell neoplasms of soft tissue and gynecologic origin: a clinicopathologic study of 26 cases and review of the literature. Am J Surg Pathol 29:1558–1575

Fornelli A, Pasquinelli G, Eusebi V (1999) Leiomyoma of the uterus showing skeletal muscle differentiation: a case report. Hum Pathol 30:356–359

Franquemont DW, Frierson HF Jr, Mills SE (1991) An immunohistochemical study of normal endometrial stroma and endometrial stromal neoplasms. Evidence for smooth muscle differentiation. Am J Surg Pathol 15:861–870

Frey NV et al (2006) Primary lymphomas of the cervix and uterus: the University of Pennsylvania's experience and a review of the literature. Leuk Lymphoma 47:1894–1901. https://doi.org/10.1080/10428190600687653. U8R528Q43L276436 [pii]

Fuehrer NE, Keeney GL, Ketterling RP, Knudson RA, Bell DA (2012) ALK-1 protein expression and ALK gene rearrangements aid in the diagnosis of inflammatory myofibroblastic tumors of the female genital tract. Arch Pathol Lab Med 136:623–626. https://doi.org/10.5858/arpa.2011-0341-OA

Fukunaga M (2005) Perivascular epithelioid cell tumor of the uterus: report of four cases. Int J Gynecol Pathol 24:341–346

Fukunaga M (2011) Pure alveolar rhabdomyosarcoma of the uterine corpus. Pathol Int 61:377–381. https://doi. org/10.1111/j.1440-1827.2011.02672.x

Fukunaga M, Endo Y (1996) Pelvic bone involvement in low-grade endometrial stromal sarcoma with ovarian sex cord-like differentiation. Histopathology 29:391–393

Fukunaga M, Ushigome S (1998) Dissecting leiomyoma of the uterus with extrauterine extension. Histopathology 32:160–164

Fukunaga M, Miyazawa Y, Ushigome S (1997) Endometrial low-grade stromal sarcoma with ovarian sex cordlike differentiation: report of two cases with an immunohistochemical and flow cytometric study. Pathol Int 47:412–415

Gadducci A et al (1996a) Uterine leiomyosarcoma: analysis of treatment failures and survival. Gynecol Oncol 62:25–32. https://doi.org/10.1006/gyno.1996.0185

Gadducci A et al (1996b) Endometrial stromal sarcoma: analysis of treatment failures and survival. Gynecol Oncol 63:247–253. https://doi.org/10.1006/gyno.1996. 0314. S0090-8258(96)90314-5 [pii]

Gadducci A, Cosio S, Romanini A, Genazzani AR (2008) The management of patients with uterine sarcoma: a debated clinical challenge. Crit Rev Oncol Hematol 65:129–142. https://doi.org/10.1016/j. critrevonc.2007.06.011

Gal AA, Brooks JS, Pietra GG (1989) Leiomyomatous neoplasms of the lung: a clinical, histologic, and immunohistochemical study. Mod Pathol 2:209–216

Gallardo A, Prat J (2009) Mullerian adenosarcoma: a clinicopathologic and immunohistochemical study of 55 cases challenging the existence of adenofibroma. Am J Surg Pathol 33:278–288. https://doi.org/10.1097/PAS.0b013e318181a80d

Gannon BR, Manduch M, Childs TJ (2008) Differential Immunoreactivity of p16 in leiomyosarcomas and leiomyoma variants. Int J Gynecol Pathol 27:68–73. https://doi.org/10.1097/pgp.0b013e3180ca954f

Garcia MG, Deavers MT, Knoblock RJ, Chen W, Tsimberidou AM, Manning JT Jr, Medeiros LJ (2006) Myeloid sarcoma involving the gynecologic tract: a report of 11 cases and review of the literature. Am J Clin Pathol 125:783–790

Gard GB, Mulvany NJ, Quinn MA (1999) Management of uterine leiomyosarcoma in Australia. Aust N Z J Obstet Gynaecol 39:93–98

Gardie B et al (2011) Novel FH mutations in families with hereditary leiomyomatosis and renal cell cancer (HLRCC) and patients with isolated type 2 papillary renal cell carcinoma. J Med Genet 48:226–234. https://doi.org/10.1136/jmg.2010.085068

Garg K, Tickoo SK, Soslow RA, Reuter VE (2011) Morphologic features of uterine leiomyomas associated with hereditary leiomyomatosis and renal cell carcinoma syndrome: a case report. Am J Surg Pathol 35:1235–1237. https://doi.org/10.1097/PAS.0b013e318223ca01

Gersell DJ, Fulling KH (1989) Localized neurofibromatosis of the female genitourinary tract. Am J Surg Pathol 13:873–878

Geyer JT, Ferry JA, Harris NL, Young RH, Longtine JA, Zukerberg LR (2010) Florid reactive lymphoid hyperplasia of the lower female genital tract (lymphoma-like lesion): a benign condition that frequently harbors clonal immunoglobulin heavy chain gene rearrangements. Am J Surg Pathol 34:161–168. https://doi.org/10.1097/PAS.0b013e3181cc4f12

Gil-Benso R, Lopez-Gines C, Navarro S, Carda C, Llombart-Bosch A (1999) Endometrial stromal sarcomas: immunohistochemical, electron microscopical and cytogenetic findings in two cases. Virchows Arch 434:307–314

Gilks CB, Taylor GP, Clement PB (1987) Inflammatory pseudotumor of the uterus. Int J Gynecol Pathol 6:275–286

Gilks CB, Young RH, Clement PB, Hart WR, Scully RE (1996) Adenomyomas of the uterine cervix of endocervical type: a report of ten cases of a benign cervical tumor that may be confused with adenoma malignum [corrected]. Mod Pathol 9:220–224

Gilks CB, Clement PB, Hart WR, Young RH (2000) Uterine adenomyomas excluding atypical polypoid adenomyomas and adenomyomas of endocervical type: a clinicopathologic study of 30 cases of an underemphasized lesion that may cause diagnostic problems with brief consideration of adenomyomas of other female genital tract sites. Int J Gynecol Pathol 19:195–205

Giner F, Compan A, Monteagudo C (2012) Uterine glomeruloid hemangioma in a patient without POEMS syndrome. Int J Surg Pathol 20:407–410. https://doi.org/10.1177/1066896911429297

Gisser SD, Young I (1977) Neurilemoma-like uterine myomas: an ultrastructural reaffirmation of their non-Schwannian nature. Am J Obstet Gynecol 129:389–392

Giuntoli RL 2nd, Bristow RE (2004) Uterine leiomyosarcoma: present management. Curr Opin Oncol 16:324–327

Giuntoli RL 2nd, Metzinger DS, DiMarco CS, Cha SS, Sloan JA, Keeney GL, Gostout BS (2003) Retrospective review of 208 patients with leiomyosarcoma of the uterus: prognostic indicators, surgical management, and adjuvant therapy. Gynecol Oncol 89:460–469

Giuntoli RL 2nd, Gostout BS, DiMarco CS, Metzinger DS, Keeney GL (2007) Diagnostic criteria for uterine smooth muscle tumors: leiomyoma variants associated with malignant behavior. J Reprod Med 52:1001–1010

Goldberg MF, Hurt WG, Frable WJ (1977) Leiomyomatosis peritonealis disseminata. Report of a case and review of the literature. Obstet Gynecol 49:46–52

Goldblum JR, Clement PB, Hart WR (1995) Adenomyosis with sparse glands: a potential mimic of low-grade endometrial stromal sarcoma. Am J Clin Pathol 103:218–223

Gomez-Laencina AM, Martinez Diaz F, Izquierdo Sanjuanes B, Vicente Sanchez EM, Fernandez Salmeron R, Meseguer Pena F (2012)

Localized neurofibromatosis of the female genital system: a case report and review of the literature. J Obstet Gynaecol Res 38:953–956. https://doi.org/10.1111/j.1447-0756. 2011.01816.x

Goncharova EA et al (2002) Tuberin regulates p70 S6 kinase activation and ribosomal protein S6 phosphorylation: a role for the TSC2 tumor suppressor gene in pulmonary lymphangioleiomyomatosis (LAM). J Biol Chem 277:30958–30967. https://doi.org/10.1074/jbc.M202678200

Goode B et al (2018) Adenomatoid tumors of the male and female genital tract are defined by TRAF7 mutations that drive aberrant NF-kB pathway activation. Mod Pathol 31:660–673. https://doi.org/10.1038/modpathol.2017.153

Gordts S, Grimbizis G, Campo R (2018) Symptoms and classification of uterine adenomyosis, including the place of hysteroscopy in diagnosis. Fertil Steril 109:380–388.e381. https://doi.org/10.1016/j.fertnstert. 2018.01.006

Gown AM, Boyd HC, Chang Y, Ferguson M, Reichler B, Tippens D (1988) Smooth muscle cells can express cytokeratins of "simple" epithelium. Immunocytochemical and biochemical studies in vitro and in vivo. Am J Pathol 132:223–232

Grayson W, Fourie J, Tiltman AJ (1998) Xanthomatous leiomyosarcoma of the uterine cervix. Int J Gynecol Pathol 17:89–90

Greene LA, Mount SL, Schned AR, Cooper K (2003) Recurrent perivascular epithelioid cell tumor of the uterus (PEComa): an immunohistochemical study and review of the literature. Gynecol Oncol 90:677–681

Gremel G et al (2015) A prognosis based classification of undifferentiated uterine sarcomas: identification of mitotic index, hormone receptors and YWHAE–FAM22 translocation status as predictors of survival. Int J Cancer 136:1608–1618. https://doi.org/10.1002/ijc.29141

Grignon DJ, Carey MR, Kirk ME, Robinson ML (1987) Diffuse uterine leiomyomatosis: a case study with pregnancy complicated by intrapartum hemorrhage. Obstet Gynecol 69:477–480

Gross KL et al (2004) Involvement of fumarate hydratase in nonsyndromic uterine leiomyomas: genetic linkage analysis and FISH studies. Genes Chromosomes Cancer 41:183–190. https://doi.org/10.1002/gcc.20079

Gunnala V et al (2017) Novel fumarate hydratase mutation in siblings with early onset uterine leiomyomas and hereditary leiomyomatosis and renal cell cancer syndrome. Int J Gynecol Pathol 113:324–326. https://doi.org/10.1097/pgp.0000000000000423

Guntupalli SR, Ramirez PT, Anderson ML, Milam MR, Bodurka DC, Malpica A (2009) Uterine smooth muscle tumor of uncertain malignant potential: a retrospective analysis. Gynecol Oncol 113:324–326. https://doi.org/10.1016/j.ygyno.2009.02.020

Guo X et al (2015) Clinically relevant molecular subtypes in leiomyosarcoma. Clin Cancer Res 21:3501–3511. https://doi.org/10.1158/1078-0432.ccr-14-3141

Gyure KA, Hart WR, Kennedy AW (1995) Lymphangiomyomatosis of the uterus associated with tuberous sclerosis and malignant neoplasia of the female genital tract: a report of two cases. Int J Gynecol Pathol 14:344–351

Haimes JD et al (2017) Uterine inflammatory myofibroblastic tumors frequently harbor ALK fusions with IGFBP5 and THBS1. Am J Surg Pathol 41:773–780. https://doi.org/10.1097/pas.0000000000000801

Halaska MJ, Haidopoulos D, Guyon F, Morice P, Zapardiel I, Kesic V (2017) European Society of gynecological oncology statement on fibroid and uterine morcellation. Int J Gynecol Cancer 27:189–192. https://doi.org/10.1097/igc.0000000000000911

Halbwedl I et al (2005) Chromosomal alterations in low-grade endometrial stromal sarcoma and undifferentiated endometrial sarcoma as detected by comparative genomic hybridization. Gynecol Oncol 97:582–587. https://doi.org/10.1016/j.ygyno.2005.01. 002. S0090-8258(05)00022-3 [pii]

Hales HA, Peterson CM, Jones KP, Quinn JD (1992) Leiomyomatosis peritonealis disseminata treated with a gonadotropin-releasing hormone agonist. A case report. Am J Obstet Gynecol 167:515–516

Hall KL et al (1997) Analysis of Ki-ras, p53, and MDM2 genes in uterine leiomyomas and leiomyosarcomas. Gynecol Oncol 65:330–335. https://doi.org/10.1006/gyno.1997.4653

Hall T, Lee SI, Boruta DM, Goodman A (2015) Medical device safety and surgical dissemination of unrecognized uterine malignancy: morcellation in minimally invasive gynecologic surgery. Oncologist 20:1274–1282. https://doi.org/10.1634/theoncologist. 2015-0061

Han HS, Park IA, Kim SH, Lee HP (1998) The clear cell variant of epithelioid intravenous leiomyomatosis of the uterus: report of a case. Pathol Int 48:892–896

Harris NL, Scully RE (1984) Malignant lymphoma and granulocytic sarcoma of the uterus and vagina. A clinicopathologic analysis of 27 cases. Cancer 53:2530–2545

Hart WR, Yoonessi M (1977) Endometrial stromatosis of the uterus. Obstet Gynecol 49:393–403

Hattab EM, Allam-Nandyala P, Rhatigan RM (1999) The stromal component of large endometrial polyps. Int J Gynecol Pathol 18:332–337

Hayashi T et al (2011) Prevalence of uterine and adnexal involvement in pulmonary lymphangioleiomyomatosis: a clinicopathologic study of 10 patients. Am J Surg Pathol 35:1776–1785. https://doi.org/10.1097/PAS.0b013e318235edbd

Heatley MK (2006) Atypical polypoid adenomyoma: a systematic review of the English literature. Histopathology 48:609–610

Heerema-McKenney A et al (2008) Diffuse myogenin expression by immunohistochemistry is an independent marker of poor survival in pediatric rhabdomyosarcoma: a tissue microarray study of 71 primary tumors including correlation with molecular phenotype. Am J Surg Pathol 32:1513–1522

Hemming ML, Wagner AJ, Nucci MR, Chiang S, Wang L, Hensley ML, George S (2017) YWHAE-rearranged high-grade endometrial stromal sarcoma: two-center case series and response to chemotherapy. Gynecol Oncol 145:531–535. https://doi.org/10.1016/j.ygyno. 2017.03.021. S0090-8258(17)30237-8 [pii]

Hendrickson MR, Tavassoli F, Kempson RL, McCluggage G, Hailer U, Kubik-Huch RA (2003) Mesenchymal tumours and related lesions. In: Tavassoli F, Devilee P (eds) World Health Organization classification of tumours. Pathology and genetics of tumors of breast and female genital organs. IARC Press, Lyon, pp 233–244

Hennig Y, Caselitz J, Bartnitzke S, Bullerdiek J (1997) A third case of a low-grade endometrial stromal sarcoma with a t(7;17) (p14 approximately 21;q11.2 approximately 21). Cancer Genet Cytogenet 98:84–86

Hensley ML (2017) Difficult choices in stage I uterine leiomyosarcoma-it's okay to "stand there". Gynecol Oncol 147:1–2. https://doi.org/10.1016/j. ygyno.2017.09.004

Hensley ML et al (2002) Gemcitabine and docetaxel in patients with unresectable leiomyosarcoma: results of a phase II trial. J Clin Oncol 20:2824–2831. https://doi. org/10.1200/jco.2002.11.050

Hensley ML, Blessing JA, DeGeest K, Abulafia O, Rose PG, Homesley HD (2008a) Fixed-dose rate gemcitabine plus docetaxel as second-line therapy for metastatic uterine leiomyosarcoma: a Gynecologic Oncology Group phase II study. Gynecol Oncol 109:323–328. https://doi.org/10.1016/j.ygyno.2008.02.024

Hensley ML, Blessing JA, Mannel R, Rose PG (2008b) Fixed-dose rate gemcitabine plus docetaxel as firstline therapy for metastatic uterine leiomyosarcoma: a Gynecologic Oncology Group phase II trial. Gynecol Oncol 109:329–334. https://doi.org/10. 1016/j.ygyno.2008.03.010

Hillard JB, Malpica A, Ramirez PT (2004) Conservative management of a uterine tumor resembling an ovarian sex cord-stromal tumor. Gynecol Oncol 92: 347–352

Hilsenbeck SG, Allred DC (1992) Improved methods of estimating mitotic activity in solid tumors. Hum Pathol 23:601–602

Hirschfield L, Kahn LB, Chen S, Winkler B, Rosenberg S (1986) Mullerian adenosarcoma with ovarian sex cordlike differentiation. A light- and electron-microscopic study. Cancer 57:1197–1200

Hirschowitz L, Mayall FG, Ganesan R, McCluggage WG (2013) Intravascular adenomyomatosis: expanding the morphologic spectrum of intravascular leiomyomatosis. Am J Surg Pathol 37:1395–1400. https://doi.org/10.1097/PAS.0b013e31828b2c99. 00000478-201309000-00013 [pii]

Hoang LN et al (2017) Novel high-grade endometrial stromal sarcoma: a morphologic mimicker of myxoid leiomyosarcoma. Am J Surg Pathol 41:12–24. https://doi.org/10.1097/pas.0000000000000721

Hoang L, Chiang S, Lee CH (2018) Endometrial stromal sarcomas and related neoplasms: new developments and diagnostic considerations. Pathology 50:162–177. https://doi.org/10.1016/j.pathol.2017.11.086. S0031-3025(17)30393-8 [pii]

Hodgson A, Amemiya Y, Seth A, Djordjevic B, Parra-Herran C (2017) High-grade mullerian adenosarcoma: genomic and clinicopathologic characterization of a distinct neoplasm with prevalent TP53 pathway alterations and aggressive behavior. Am J Surg Pathol 41:1513–1522. https://doi.org/10.1097/pas.0000000000000907

Holzmann C, Markowski DN, Bartnitzke S, Koczan D, Helmke BM, Bullerdiek J (2015) A rare coincidence of different types of driver mutations among uterine leiomyomas (UL). Mol Cytogenet 8:76. https://doi.org/10.1186/s13039-015-0177-9

Horie Y, Ikawa S, Kadowaki K, Minagawa Y, Kigawa J, Terakawa N (1995) Lipoadenofibroma of the uterine corpus: report of a new variant of adenofibroma (benign mÅllerian mixed tumor). Arch Pathol Lab Med 119:274–276

Hornick JL, Fletcher CD (2008) Sclerosing PEComa: clinicopathologic analysis of a distinctive variant with a predilection for the retroperitoneum. Am J Surg Pathol 32:493–501. https://doi.org/10.1097/PAS.0b013e318161dc34

Horstmann JP, Pietra GG, Harman JA, Cole NG, Grinspan S (1977) Spontaneous regression of pulmonary leiomyomas during pregnancy. Cancer 39:314–321

Houghton JP, McCluggage WG (2007) Embryonal rhabdomyosarcoma of the cervix with focal pleomorphic areas. J Clin Pathol 60:88–89

Howitt BE, Quade BJ, Nucci MR (2015a) Uterine polyps with features overlapping with those of mullerian adenosarcoma: a clinicopathologic analysis of 29 cases emphasizing their likely benign nature. Am J Surg Pathol 39:116–126. https://doi.org/10.1097/pas.0000000000000303

Howitt BE et al (2015b) Targeted genomic analysis of mullerian adenosarcoma. J Pathol 235:37–49. https://doi.org/10.1002/path.4442

Howitt BE, Dal Cin P, Nucci MR, Quade BJ (2016) Involvement of chromosome 8 in mullerian adenosarcoma. Int J Gynecol Pathol 36:24–30. https://doi.org/10.1097/PGP.0000000000000287

Hrzenjak A (2016) JAZF1/SUZ12 gene fusion in endometrial stromal sarcomas. Orphanet J Rare Dis 11:15. https://doi.org/10.1186/s13023-016-0400-8

Huang HY, Ladanyi M, Soslow RA (2004) Molecular detection of JAZF1-JJAZ1 gene fusion in endometrial stromal neoplasms with classic and variant histology: evidence for genetic heterogeneity. Am J Surg Pathol 28:224–232

Hung YP, Fletcher CD, Hornick JL (2016) Evaluation of NKX2-2 expression in round cell sarcomas and other tumors with EWSR1 rearrangement: imperfect specificity for Ewing sarcoma. Mod Pathol 29:370–380. https://doi.org/10.1038/modpathol.2016.31

Hurrell DP, McCluggage WG (2005) Uterine leiomyosarcoma with HMB45+ clear cell areas: report of two cases. Histopathology 47:540–542

Hurrell DP, McCluggage WG (2007) Uterine tumour resembling ovarian sex cord tumour is an immunohistochemically polyphenotypic neoplasm which exhibits coexpression of epithelial, myoid and sex cord markers. J Clin Pathol 60:1148–1154. https://doi.org/10.1136/jcp.2006.044842

Hyde KE, Geisinger KR, Marshall RB, Jones TL (1989) The clear-cell variant of uterine epithelioid leiomyoma. An immunohistologic and ultrastructural study. Arch Pathol Lab Med 113:551–553

Hyman DM, Grisham RN, Hensley ML (2014) Management of advanced uterine leiomyosarcoma. Curr Opin Oncol 26:422–427. https://doi.org/10.1097/cco. 0000000000000094

Iasonos A et al (2013) External validation of a prognostic nomogram for overall survival in women with uterine leiomyosarcoma. Cancer 119:1816–1822. https://doi. org/10.1002/cncr.27971

Ip PP, Cheung AN, Clement PB (2009) Uterine smooth muscle tumors of uncertain malignant potential (STUMP): a clinicopathologic analysis of 16 cases. Am J Surg Pathol 33:992–1005. https://doi.org/10.1097/PAS.0b013e3181a02d1c

Irving JA, Carinelli S, Prat J (2006) Uterine tumors resembling ovarian sex cord tumors are polyphenotypic neoplasms with true sex cord differentiation. Mod Pathol 19:17–24. https://doi.org/10.1038/modpathol. 3800475

Ito H, Sasaki N, Miyagawa K, Tahara E (1986) Bizarre leiomyoblastoma of the cervix uteri. Immunohistochemical and ultrastructural study. Acta Pathol Jpn 36:1737–1745

Jabbour MN, Seoud M, Al-Ahmadie H, Abdul-Karim FW, Zaatari GS (2014) ASPL-TFE3 translocation in vulvovaginal alveolar soft part sarcoma. Int J Gynecol Pathol 33:263–267. https://doi.org/10.1097/PGP.0b013e318290407c

Jakate K et al (2013) Endometrial sarcomas: an immunohistochemical and JAZF1 re-arrangement study in low-grade and undifferentiated tumors. Mod Pathol 26:95–105. https://doi.org/10.1038/modpathol. 2012.136

Jautzke G, Muller-Ruchholtz E, Thalmann U (1996) Immunohistological detection of estrogen and progesterone receptors in multiple and well differentiated leiomyomatous lung tumors in women with uterine leiomyomas (so-called benign metastasizing leiomyomas). A report on 5 cases. Pathol Res Pract 192:215–223. https://doi.org/10.1016/s0344-0338(96) 80224-x

Jones MW, Lefkowitz M (1995) Adenosarcoma of the uterine cervix: a clinicopathological study of 12 cases. Int J Gynecol Pathol 14:223–229

Jones MW, Norris HJ (1995) Clinicopathologic study of 28 uterine leiomyosarcomas with metastasis. Int J Gynecol Pathol 14:243–249

Joseph NM, Solomon DA, Frizzell N, Rabban JT, Zaloudek C, Garg K (2015) Morphology and immunohistochemistry for 2SC and FH aid in detection of fumarate hydratase gene aberrations in uterine leiomyomas from young patients. Am J Surg Pathol 39:1529–1539. https://doi.org/10.1097/pas.0000000000000520

Jung CK, Jung JH, Lee A, Lee YS, Choi YJ, Yoon SK, Lee KY (2008) Diagnostic use of nuclear beta-catenin expression for the assessment of endometrial stromal tumors. Mod Pathol 21:756–763. https://doi.org/10.1038/modpathol.2008.53

Kaku T, Silverberg SG, Major FJ, Miller A, Fetter B, Brady MF (1992) Adenosarcoma of the uterus: a Gynecologic Oncology Group clinicopathologic study of 31 cases. Int J Gynecol Pathol 11:75–88

Kaminski PF, Tavassoli FA (1984) Plexiform tumorlet: a clinical and pathologic study of 15 cases with ultrastructural observations. Int J Gynecol Pathol 3:124–134

Karpathiou G, Dal P, Chauleur C, Peoc'h M (2018) Intravascular lymphocytic accumulation in the uterine cervix: a frequent finding. Int J Gynecol Pathol 37:229–232. https://doi.org/10.1097/pgp.0000000000000407

Kasashima S, Kobayashi M, Yamada M, Oda Y (2003) Myxoid endometrial stromal sarcoma of the uterus. Pathol Int 53:637–641. 1525 [pii]

Kasashima S, Minato H, Kobayashi M, Ueda Y, Oda Y, Hashimoto S, Inoue M (2007) Alveolar soft part sarcoma of the endometrium with expression of CD10 and hormone receptors. APMIS 115:861–865.

https://doi. org/10.1111/j.1600-0463.2007.apm_635.x

Kawaguchi K, Fujii S, Konishi I, Nanbu Y, Nonogaki H, Mori T (1989) Mitotic activity in uterine leiomyomas during the menstrual cycle. Am J Obstet Gynecol 160:637–641

Keel SB, Clement PB, Prat J, Young RH (1998) Malignant schwannoma of the uterine cervix: a study of three cases. Int J Gynecol Pathol 17:223–230

Kempson RL, Hendrickson MR (2000) Smooth muscle, endometrial stromal, and mixed mullerian tumors of the uterus. Mod Pathol 13:328–342. https://doi.org/10.1038/modpathol.3880055

Kenny SL, McCluggage WG (2014) Adenomyomatous polyp of the endometrium with prominent epithelioid smooth muscle differentiation: report of two cases of a hitherto undescribed lesion. Int J Surg Pathol 22:358–363. https://doi.org/10.1177/1066896913499630

Kho KA, Lin K, Hechanova M, Richardson DL (2016) Risk of occult uterine sarcoma in women undergoing hysterectomy for benign indications. Obstet Gynecol 127:468–473. https://doi.org/10.1097/aog. 0000000000001242

Kibar Y, Aydin A, Deniz H, Balat O, Cebesoy B, Al-Nafussi A (2008) A rare case of low-grade endometrial stromal sarcoma with myxoid differentiation and atypical bizarre cells. Eur J Gynaecol Oncol 29: 397–398

Kim YH, Cho H, Kyeom-Kim H, Kim I (1996) Uterine endometrial stromal sarcoma with rhabdoid and smooth muscle differentiation. J Korean Med Sci 11:88–93

Kim HS, Yoon G, Jung YY, Lee YY, Song SY (2015) Fibromyxoid variant of endometrial stromal sarcoma with atypical bizarre nuclei. Int J Clin Exp Pathol 8:3316–3321

King ME, Dickersin GR, Scully RE (1982) Myxoid leiomyosarcoma of the uterus. A report of six cases. Am J Surg Pathol 6:589–598

Kjerulff KH, Langenberg P, Seidman JD, Stolley PD, Guzinski GM (1996) Uterine leiomyomas. Racial differences in severity, symptoms and age at diagnosis. J Reprod Med 41:483–490

Koike N, Tsunemi T, Uekuri C, Akasaka J, Ito F, Shigemitsu A, Kobayashi H (2013) Pathogenesis and malignant transformation of adenomyosis (review). Oncol Rep 29:861–867. https://doi.org/10.3892/or.2012.2184

Koivisto-Korander R, Butzow R, Koivisto A, Leminen A (2008) Clinical outcome and prognostic factors in 100 cases of uterine sarcoma: experience in Helsinki University Central Hospital 1990–2001. Gynecol Oncol 111:74–81

Kokawa K, Yamoto M, Yata C, Mabuchi Y, Umesaki N (2002) Postmenopausal intravenous leiomyomatosis with high levels of estradiol and estrogen receptor. Obstet Gynecol 100:1124–1126

Kolin DL et al (2018) SMARCA4-deficient undifferentiated uterine sarcoma (malignant rhabdoid tumor of the uterus): a clinicopathologic entity distinct from undifferentiated carcinoma. Mod Pathol 31:1442–1456. https://doi.org/10.1038/s41379-018-0049-z

Koontz JI et al (2001) Frequent fusion of the JAZF1 and JJAZ1 genes in endometrial stromal tumors. Proc Natl Acad Sci U S A 98:6348–6353. https://doi.org/10.1073/pnas.101132598. 98/11/6348. [pii]

Kosari F, Daneshbod Y, Parwaresch R, Krams M, Wacker HH (2005) Lymphomas of the female genital tract: a study of 186 cases and review of the literature. Am J Surg Pathol 29:1512–1520

Koshiyama M et al (2002) Adenocarcinomas arising from uterine adenomyosis: a report of four cases. Int J Gynecol Pathol 21:239–245

Kriseman ML, Wang WL, Sullinger J, Schmeler KM, Ramirez PT, Herzog CE, Frumovitz M (2012) Rhabdomyosarcoma of the cervix in adult women and younger patients. Gynecol Oncol 126:351–356. https://doi.org/10.1016/j.ygyno.2012.05.008

Krivak TC, Seidman JD, McBroom JW, MacKoul PJ, Aye LM, Rose GS (2001) Uterine adenosarcoma with sarcomatous overgrowth versus uterine carcinosarcoma: comparison of treatment and survival. Gynecol Oncol 83:89–94

Kruse AJ, Croce S, Kruitwagen RF, Riedl RG, Slangen BF, Van Gorp T, Van de Vijver KK (2014a) Aggressive behavior and poor prognosis of endometrial stromal sarcomas with YWHAE-FAM22 rearrangement indicate the clinical importance to recognize this subset. Int J Gynecol Cancer 24:1616–1622. https://doi.org/10.1097/IGC.000000000000000278

Kruse AJ, Sep S, Slangen BF, Vandevijver NM, Van Gorp T, Kruitwagen RF, Van de Vijver KK (2014b) Angiosarcomas of primary gynecologic origin: a clinicopathologic review and quantitative analysis of survival. Int J Gynecol Cancer 24:4–12. https://doi.org/10.1097/igc.0000000000000020

Kunzel KE, Mills NZ, Muderspach LI, d'Ablaing G 3rd (1993) Myxoid leiomyosarcoma of the uterus. Gynecol Oncol 48:277–280. https://doi.org/10.1006/gyno.1993.1048

Kurihara S et al (2008) Endometrial stromal sarcomas and related high-grade sarcomas: immunohistochemical and molecular genetic study of 31 cases. Am J Surg Pathol 32:1228–1238. https://doi.org/10.1097/PAS.0b013e31816a3b42

Kurihara S, Oda Y, Ohishi Y, Kaneki E, Kobayashi H, Wake N, Tsuneyoshi M (2010) Coincident expression of beta-catenin and cyclin D1 in endometrial stromal tumors and related high-grade sarcomas. Mod Pathol 23:225–234. https://doi.org/10.1038/modpathol.2009.162

Kurman RJ, Norris HJ (1976) Mesenchymal tumors of the uterus. VI. Epithelioid smooth muscle tumors including leiomyoblastoma and clear-cell leiomyoma: a clinical and pathologic analysis of 26 cases. Cancer 37: 1853–1865

Kurman RJ, Carcangiu ML, Herrington CS, Young RH (2014) WHO classification of tumours of female reproductive organs. World Health Organization classification of tumours, 4th edn. IARC Press, Lyon

Ladanyi M et al (2001) The der(17)t(X;17)(p11;q25) of human alveolar soft part sarcoma fuses the TFE3 transcription factor gene to ASPL, a novel gene at 17q25. Oncogene 20:48–57. https://doi.org/10.1038/sj.onc.1204074

Lai FM, Wong FW, Allen PW (1991) Diffuse uterine leiomyomatosis with hemorrhage. Arch Pathol Lab Med 115:834–837

Lakhman Y et al (2017) Differentiation of uterine leiomyosarcoma from atypical leiomyoma: diagnostic accuracy of qualitative MR imaging features and feasibility of texture analysis. Eur Radiol 27:2903–2915. https://doi.org/10.1007/s00330-016-4623-9

Langlois PL (1970) The size of the normal uterus. J Reprod Med 4:220–228

Larson B, Silfversward C, Nilsson B, Pettersson F (1990) Prognostic factors in uterine leiomyosarcoma. A clinical and histopathological study of 143 cases. The Radiumhemmet series 1936–1981. Acta Oncol 29: 185–191

Launonen V et al (2001) Inherited susceptibility to uterine leiomyomas and renal cell cancer. Proc Natl Acad Sci U S A 98:3387–3392. https://doi.org/10.1073/pnas.051633798

Layfield LJ, Liu K, Dodge R, Barsky SH (2000) Uterine smooth muscle tumors: utility of classification by proliferation, ploidy, and prognostic markers versus traditional histopathology. Arch Pathol Lab Med 124:221–227. https://doi.org/10.1043/0003-9985(2000)124<0221: usmt>2.0.co;2

Leath CA 3rd et al (2007) A multi-institutional review of outcomes of endometrial stromal sarcoma. Gynecol Oncol 105:630–634. https://doi.org/10.1016/j.ygyno.2007.01.031. S0090-8258(07)00056-X [pii]

Lee HJ, Choi J, Kim KR (2008) Pulmonary benign metastasizing leiomyoma associated with intravenous leiomyomatosis of the uterus: clinical behavior and genomic changes supporting a transportation theory. Int J Gynecol Pathol 27:340–345. https://doi.org/10.1097/PGP.0b013e3181656dab

Lee CH, Turbin DA, Sung YC, Espinosa I, Montgomery K, van de Rijn M, Gilks CB (2009) A panel of antibodies to determine site of origin and malignancy in smooth muscle tumors. Mod Pathol 22:1519–1531. https://doi.org/10.1038/modpathol.2009.122

Lee CH et al (2012a) Cyclin D1 as a diagnostic immunomarker for endometrial stromal sarcoma with YWHAE-FAM22 rearrangement. Am J Surg Pathol 36:1562–1570. https://doi.org/10.1097/PAS.0b013e31825fa931. 00000478-201210000-00018 [pii]

Lee CH et al (2012b) The clinicopathologic features of YWHAE-FAM22 endometrial stromal sarcomas: a histologically high-grade and clinically aggressive tumor. Am J Surg Pathol 36:641–653. https://doi.org/10.1097/PAS.0b013e31824a7b1a

Lee CH et al (2012c) 14-3-3 fusion oncogenes in high-grade endometrial stromal sarcoma. Proc Natl Acad Sci U S A 109:929–934. https://doi.org/10.1073/pnas.1115528109

Lee CH et al (2014) Frequent expression of KIT in endometrial stromal sarcoma with YWHAE genetic rearrangement. Mod Pathol 27:751–757. https://doi.org/10.1038/modpathol.2013.199

Lee JC et al (2016) Genomewide copy number analysis of mullerian adenosarcoma identified chromosomal instability in the aggressive subgroup. Mod Pathol 29: 1070–1082. https://doi.org/10.1038/modpathol.2016.99

Lehtonen R et al (2004) Biallelic inactivation of fumarate hydratase (FH) occurs in nonsyndromic uterine leiomyomas but is rare in other tumors. Am J Pathol 164:17–22. https://doi.org/10.1016/s0002-9440(10) 63091-x

Lehtonen HJ et al (2006) Increased risk of cancer in patients with fumarate hydratase germline mutation. J Med Genet 43:523–526. https://doi.org/10.1136/jmg.2005.036400

Leibsohn S, d'Ablaing G, Mishell DR Jr, Schlaerth JB (1990) Leiomyosarcoma in a series of hysterectomies performed for presumed uterine leiomyomas. Am J Obstet Gynecol 162:968–974; discussion 974-966

Leiser AL, Anderson SE, Nonaka D, Chuai S, Olshen AB, Chi DS, Soslow RA (2006) Apoptotic and cell cycle regulatory markers in uterine leiomyosarcoma. Gynecol Oncol 101:86–91. https://doi.org/10.1016/j.ygyno.2005.09.055

Leitao MM Jr et al (2012) Immunohistochemical expression of estrogen and progesterone receptors and outcomes in patients with newly diagnosed uterine leiomyosarcoma. Gynecol Oncol 124:558–562. https://doi.org/10.1016/j.ygyno.2011.11.009

Leitao MM, Sonoda Y, Brennan MF, Barakat RR, Chi DS (2003) Incidence of lymph node and ovarian metastases in leiomyosarcoma of the uterus. Gynecol Oncol 91:209–212

Leitao MM et al (2004) Tissue microarray immunohistochemical expression of estrogen, progesterone, and androgen receptors in uterine leiomyomata and leiomyosarcoma. Cancer 101:1455–1462. https://doi.org/10.1002/cncr.20521

Lewis N et al (2018) ZC3H7B-BCOR high-grade endometrial stromal sarcomas: a report of 17 cases of a newly defined entity. Mod Pathol 31:674–684. https://doi.org/10.1038/modpathol.2017.162

Li N, Wu LY, Zhang HT, An JS, Li XG, Ma SK (2008) Treatment options in stage I endometrial stromal sarcoma: a retrospective analysis of 53 cases. Gynecol Oncol 108:306–311. https://doi.org/10.1016/j.ygyno.2007.10.023. S0090-8258(07)00863-3 [pii]

Li RF, Gupta M, McCluggage WG, Ronnett BM (2013) Embryonal rhabdomyosarcoma (botryoid type) of the uterine corpus and cervix in adult women: report of a case series and review of the literature. Am J Surg Pathol 37:344–355. https://doi.org/10.1097/PAS.0b013e31826e0271

Liang SX, Patel K, Pearl M, Liu J, Zheng W, Tornos C (2007) Sertoliform endometrioid carcinoma of the endometrium with dual immunophenotypes for epithelial membrane antigen and inhibin alpha: case report and literature review. Int J Gynecol Pathol 26:291–297. https://doi.org/10.1097/01.pgp.0000236948.67087.56. 00004347-200707000-00017 [pii]

Lifschitz-Mercer B, Czernobilsky B, Dgani R, Dallenbach-Hellweg G, Moll R, Franke WW (1987) Immunocytochemical study of an endometrial diffuse clear cell stromal sarcoma and other endometrial stromal sarcomas. Cancer 59:1494–1499

Lillemoe TJ, Perrone T, Norris HJ, Dehner LP (1991) Myogenous phenotype of epithelial-like areas in endometrial stromal sarcomas. Arch Pathol Lab Med 115:215–219

Lim D, Alvarez T, Nucci MR, Gilks B, Longacre T, Soslow RA, Oliva E (2013) Interobserver variability in the interpretation of tumor cell necrosis in uterine leiomyosarcoma. Am J Surg Pathol 37:650–658. https://doi.org/10.1097/PAS.0b013e3182851162

Littell RD et al (2017) Adjuvant gemcitabine-docetaxel chemotherapy for stage I uterine leiomyosarcoma: trends and survival outcomes. Gynecol Oncol 147:11–17. https://doi.org/10.1016/j.ygyno.2017.07.122

Liu Y, Guo S,Wang L, Suzuki S, Sugimura H, Li Y (2016) Uterine angiosarcoma: a case report and literature review. Int J Gynecol Pathol 35:264–268. https://doi. org/10.1097/pgp.0000000000000219

Lloreta J, Prat J (1992) Endometrial stromal nodule with smooth and skeletal muscle components simulating stromal sarcoma. Int J Gynecol Pathol 11:293–298

Lloreta J, Prat J (1993) Ultrastructure of an endometrial stromal nodule with skeletal muscle. Ultrastruct Pathol 17:405–410

Lobel MK, Somasundaram P, Morton CC (2006) The genetic heterogeneity of uterine leiomyomata. Obstet Gynecol Clin N Am 33:13–39. https://doi.org/10.1016/j.ogc.2005.12.006

Loddenkemper C, Mechsner S, Foss HD, Dallenbach FE, Anagnostopoulos I, Ebert AD, Stein H (2003) Use of oxytocin receptor expression in distinguishing between uterine smooth muscle tumors and endometrial stromal sarcoma. Am J Surg Pathol 27:1458–1462

Longacre TA, Chung MH, Rouse RV, Hendrickson MR (1996) Atypical polypoid adenomyofibromas (atypical polypoid adenomyomas) of the uterus – a clinicopathologic study of 55 cases. Am J Surg Pathol 20:1–20

Longacre TA, Hendrickson MR, Kempson RL (1997) Predicting clinical outcome for uterine smooth muscle neoplasms with a reasonable degree of certainty. Adv Anat Pathol 4:95–104

Lotgering FK, Pijpers L, van Eijck J, Wallenburg HC (1989) Pregnancy in a patient with diffuse cavernous hemangioma of the uterus. Am J Obstet Gynecol 160:628–630

Ly A, Mills AM, McKenney JK, Balzer BL, Kempson RL, Hendrickson MR, Longacre TA (2013) Atypical leiomyomas of the uterus: a clinicopathologic study of 51 cases. Am J Surg Pathol 37:643–649. https://doi.org/10.1097/PAS.0b013e3182893f36

Ma J, Shi QL, Zhou XJ, Meng K, Chen JY, Huang WB (2007) Lymphoma-like lesion of the uterine cervix: report of 12 cases of a rare entity. Int J Gynecol Pathol 26:194–198

Machida H, Nathenson MJ, Takiuchi T, Adams CL, Garcia-Sayre J, Matsuo K (2017) Significance of lymph node metastasis on survival of women with uterine adenosarcoma. Gynecol Oncol 144:524–530. https://doi.org/10.1016/j.ygyno.2017.01.012

Majmudar B, Ghanee N, Horowitz IR, Graham D (1998) Uterine arteriovenous malformation necessitating hysterectomy with bilateral salpingo-oophorectomy in a young pregnant patient. Arch Pathol Lab Med 122: 842–845

Major FJ et al (1993) Prognostic factors in early-stage uterine sarcoma. A Gynecologic Oncology Group study. Cancer 71:1702–1709

Makinen N et al (2016) Exome sequencing of uterine leiomyosarcomas identifies frequent mutations in TP53, ATRX, and MED12. PLoS Genet 12:e1005850. https://doi.org/10.1371/journal.pgen.1005850

Malpica A, Deavers MT, Silva EG (2006) High grade sarcoma in endometrial stromal sarcoma: dedifferentiated endometrial stromal sarcoma [Abstract]. Modern Pathol 19:188A

Maluf HM, Gersell DJ (1994) Uterine leiomyomas with high content of mast cells. Arch Pathol Lab Med 118:712–714

Mansi JL, Ramachandra S, Wiltshaw E, Fisher C (1990) Endometrial stromal sarcomas. Gynecol Oncol 36:113–118

Marino-Enriquez A et al (2018) BCOR internal tandem duplication in high-grade uterine sarcomas. Am J Surg Pathol 42:335–341. https://doi.org/10.1097/pas.0000000000000993

Markowski DN, Bartnitzke S, Loning T, Drieschner N, Helmke BM, Bullerdiek J (2012) MED12 mutations in uterine fibroids – their relationship to cytogenetic subgroups. Int J Cancer 131:1528–1536. https://doi. org/10.1002/ijc.27424

Markowski DN, Holzmann C, Bullerdiek J (2015) Genetic alterations in uterine fibroids – a new direction for pharmacological intervention? Expert Opin Ther Targets 19:1485–1494. https://doi.org/10.1517/14728222.2015.1075510

Marsh EE, Bulun SE (2006) Steroid hormones and leiomyomas. Obstet Gynecol Clin N Am 33:59–67. https://doi.org/10.1016/j.ogc.2005.12.001

Marshall RJ, Braye SG, Jones DB (1986) Leiomyosarcoma of the uterus with giant cells resembling osteoclasts. Int J Gynecol Pathol 5:260–268

Marshburn PB, Matthews ML, Hurst BS (2006) Uterine artery embolization as a treatment option for uterine myomas. Obstet Gynecol Clin N Am 33:125–144. https://doi.org/10.1016/j.ogc.2005.12.009

Martignoni G, Pea M, Reghellin D, Zamboni G, Bonetti F (2008) PEComas: the past, the present and the future. Virchows Arch 452:119–132. https://doi.org/10.1007/s00428-007-0509-1

Martin KA, Rzucidlo EM, Merenick BL, Fingar DC, Brown DJ, Wagner RJ, Powell RJ (2004) The mTOR/p70 S6K1 pathway regulates vascular smooth muscle cell differentiation. Am J Physiol Cell Physiol 286:C507–C517. https://doi.org/10.1152/ajpcell.00201.2003

Martin-Reay DG, Christ ML, LaPata RE (1991) Uterine leiomyoma with skeletal muscle differentiation. Report of a case. Am J Clin Pathol 96:344–347

Matsubara A et al (2013) Prevalence of MED12 mutations in uterine and extrauterine smooth muscle tumours. Histopathology 62:657–661. https://doi.org/10.1111/his.12039

Mayerhofer K et al (1999) Leiomyosarcoma of the uterus: a clinicopathologic multicenter study of 71 cases. Gynecol Oncol 74:196–201. https://doi.org/10.1006/gyno.1999.5436

Mazur MT, Kraus FT (1980) Histogenesis of morphologic variations in tumors of the uterine wall. Am J Surg Pathol 4:59–74

Mazur MT, Priest JB (1986) Clear cell leiomyoma (leiomyoblastoma) of the uterus: ultrastructural observations. Ultrastruct Pathol 10:249–255

McCluggage WG (2010) Mullerian adenosarcoma of the female genital tract. Adv Anat Pathol 17:122–129. https://doi.org/10.1097/PAP.0b013e3181cfe732

McCluggage WG (2016) A practical approach to the diagnosis of mixed epithelial and mesenchymal tumours of the uterus. Mod Pathol 29(Suppl 1):S78–S91. https://doi.org/10.1038/modpathol.2015.137

McCluggage WG, Young RH (2008) Endometrial stromal sarcomas with true papillae and pseudopapillae. Int J Gynecol Pathol 27:555–561. https://doi.org/10.1097/PGP.0b013e31817a82f9

McCluggage WG, Date A, Bharucha H, Toner PG (1996) Endometrial stromal sarcoma with sex cord-like areas and focal rhabdoid differentiation. Histopathology 29:369–374

McCluggage WG, Alderdice JM, Walsh MY (1999) Polypoid uterine lesions mimicking endometrial stromal sarcoma. J Clin Pathol 52:543–546

McCluggage WG, Ellis PK, McClure N,Walker WJ, Jackson PA, Manek S (2000) Pathologic features of uterine leiomyomas following uterine artery embolization. Int J Gynecol Pathol 19:342–347

McCluggage WG, Cromie AJ, Bryson C, Traub AI (2001a) Uterine endometrial stromal sarcoma with smooth muscle and glandular differentiation. J Clin Pathol 54: 481–483

McCluggage WG, Sumathi VP, Maxwell P (2001b) CD10 is a sensitive and diagnostically useful immunohistochemical marker of normal endometrial stroma and of endometrial stromal neoplasms. Histopathology 39:273–278

McCluggage WG, Ganesan R, Herrington CS (2009) Endometrial stromal sarcomas with extensive endometrioid glandular differentiation: report of a series with emphasis on the potential for misdiagnosis and discussion of the differential diagnosis. Histopathology 54:365–373. https://doi.org/10.1111/j.1365-2559.2009.03230.x. HIS3230 [pii]

McDonald AG, Dal Cin P, Ganguly A, Campbell S, Imai Y, Rosenberg AE, Oliva E (2011) Liposarcoma arising in uterine lipoleiomyoma: a report of 3 cases and review of the literature. Am J Surg Pathol 35:221–227. https://doi.org/10.1097/PAS.0b013e31820414f7

Meenakshi M, McCluggage WG (2010) Vascular involvement in adenomyosis: report of a large series of a common phenomenon with observations on the pathogenesis of adenomyosis. Int J Gynecol Pathol 29:117–121. https://doi.org/10.1097/PGP.0b013e3181b7018d. 00004347-201003000-00004 [pii]

Mehine M et al (2013) Characterization of uterine leiomyomas by whole-genome sequencing. N Engl J Med 369:43–53. https://doi.org/10.1056/NEJMoa1302736

Mehine M, Makinen N, Heinonen HR, Aaltonen LA, Vahteristo P (2014) Genomics of uterine leiomyomas: insights from high-throughput sequencing. Fertil Steril 102:621–629. https://doi.org/10.1016/j.fertnstert.2014.06.050

Mentrikoski M, Lastra R, Kurman RJ (2015) Mullerian adenosarcomas with rhabdomyoblastic differentiation are associated with an aggressive clinical course. Mod Pathol 28:298A

Meredith RF, Eisert DR, Kaka Z, Hodgson SE, Johnston GA Jr, Boutselis JG (1986) An excess of uterine sarcomas after pelvic irradiation. Cancer 58:2003–2007

Merino MJ, Torres-Cabala C, Pinto P, Linehan WM (2007) The morphologic spectrum of kidney tumors in hereditary leiomyomatosis and renal cell carcinoma (HLRCC) syndrome. Am J Surg Pathol 31:1578–1585. https://doi.org/10.1097/PAS.0b013e31804375b8

Micci F, Walter CU, Teixeira MR, Panagopoulos I, Bjerkehagen B, Saeter G, Heim S (2003) Cytogenetic and molecular genetic analyses of endometrial stromal sarcoma: nonrandom involvement of chromosome arms 6p and 7p and confirmation of JAZF1/JJAZ1 gene fusion in t(7;17). Cancer Genet Cytogenet 144:119–124. S0165460803000256 [pii]

Micci F, Panagopoulos I, Bjerkehagen B, Heim S (2006) Consistent rearrangement of chromosomal band 6p21 with generation of fusion genes JAZF1/PHF1 and EPC1/PHF1 in endometrial stromal sarcoma. Cancer Res 66:107–112. https://doi.org/10.1158/0008-5472.CAN-05-2485. 66/1/107 [pii]

Micci F, Gorunova L, Gatius S, Matias-Guiu X, Davidson B, Heim S, Panagopoulos I (2014) MEAF6/PHF1 is a recurrent gene fusion in endometrial stromal sarcoma. Cancer Lett 347:75–78. https://doi.org/10.1016/j.canlet.2014.01.030

Micci F et al (2016) Cytogenetic and molecular profile of endometrial stromal sarcoma. Genes Chromosomes Cancer 55:834–846. https://doi.org/10.1002/gcc.22380

Micci F, Brunetti M, Dal Cin P, Nucci MR, Gorunova L, Heim S, Panagopoulos I (2017) Fusion of the genes BRD8 and PHF1 in endometrial stromal sarcoma. Genes Chromosomes Cancer 56:841–845. https://doi.org/10.1002/gcc.22485

Miettinen M, Lasota J (2011) Histopathology of gastrointestinal stromal tumor. J Surg Oncol 104:865–873. https://doi.org/10.1002/jso.21945

Miettinen M, Felisiak-Golabek A, Wasag B, Chmara M, Wang Z, Butzow R, Lasota J (2016) Fumarase-deficient uterine leiomyomas: an immunohistochemical, molecular genetic, and clinicopathologic study of 86 cases. Am J Surg Pathol 40:1661–1669. https://doi.org/10.1097/pas.0000000000000703

Mikami Y, Hata S, Kiyokawa T, Manabe T (2002) Expression of CD10 in malignant mullerian mixed tumors and adenosarcomas: an immunohistochemical study. Mod Pathol 15:923–930. https://doi.org/10.1097/01.MP.0000026058.33869.DB

Miller KN, McClure SP (1992) Papillary adenofibroma of the uterus: report of a case involved by adenocarcinoma and review of the literature. Am J Clin Pathol 97:806–809

Mills AM, Karamchandani JR, Vogel H, Longacre TA (2011) Endocervical fibroblastic malignant peripheral nerve sheath tumor (neurofibrosarcoma): report of a novel entity possibly related to endocervical CD34 fibrocytes. Am J Surg Pathol 35:404–412. https://doi.org/10.1097/PAS.0b013e318208f72e. 00000478-201103000-00011 [pii]

Minassian SS, Frangipane W, Polin JI, Ellis M (1986) Leiomyomatosis peritonealis disseminata. A case report and literature review. J Reprod Med 31: 997–1000

Mittal K, Demopoulos RI (2001) MIB-1 (Ki-67), p53, estrogen receptor, and progesterone receptor expression in uterine smooth muscle tumors. Hum Pathol 32:984–987. https://doi.org/10.1053/hupa.2001.27113

Mittal K, Joutovsky A (2007) Areas with benign morphologic and immunohistochemical features are associated with some uterine leiomyosarcomas. Gynecol Oncol 104:362–365. https://doi.org/10.1016/j.ygyno.2006.08.034

Mittal K, Popiolek D, Demopoulos RI (2000) Uterine myxoid leiomyosarcoma within a leiomyoma. Hum Pathol 31:398–400

Mittal KR et al (2009) Molecular and immunohistochemical evidence for the origin of uterine leiomyosarcomas from associated leiomyoma and symplastic leiomyoma-like areas. Mod Pathol 22:1303–1311. https://doi.org/10.1038/modpathol.2009.96

Moinfar F, Regitnig P, Tabrizi AD, Denk H, Tavassoli FA (2004) Expression of androgen receptors in benign and malignant endometrial stromal neoplasms. Virchows Arch 444:410–414. https://doi.org/10.1007/s00428-004-0981-9

Moinfar F, Azodi M, Tavassoli FA (2007) Uterine sarcomas. Pathology 39:55–71. https://doi.org/10.1080/00313020601136146

Moore M, McCluggage WG (2017) Uterine tumour resembling ovarian sex cord tumour: first report of a large series with follow-up. Histopathology 71:751–759. https://doi.org/10.1111/his.13296

Morice P et al (2003) Prognostic value of initial surgical procedure for patients with uterine sarcoma: analysis of 123 patients. Eur J Gynaecol Oncol 24:237–240

Morotti RA et al (2006) An immunohistochemical algorithm to facilitate diagnosis and subtyping of rhabdomyosarcoma: the Children's Oncology Group experience. Am J Surg Pathol 30:962–968

Mulvany NJ, Slavin JL, Ostor AG, Fortune DW (1994) Intravenous leiomyomatosis of the uterus: a clinicopathologic study of 22 cases. Int J Gynecol Pathol 13:1–9

Mulvany NJ, Ostor AG, Ross I (1995) Diffuse leiomyomatosis of the uterus. Histopathology 27: 175–179

Myles JL, Hart WR (1985) Apoplectic leiomyomas of the uterus. A clinicopathologic study of five distinctive hemorrhagic leiomyomas associated with oral contraceptive usage. Am J Surg Pathol 9:798–805

Nakayama H, Teramoto H, Teramoto M (2013) True incidence of uterine adenomatoid tumors. Biomed Rep 1:352–354. https://doi.org/10.3892/br.2013.72

Nasioudis D, Alevizakos M, Chapman-Davis E, Witkin SS, Holcomb K (2017a) Rhabdomyosarcoma of the lower female genital tract: an analysis of 144 cases. Arch Gynecol Obstet 296:327–334. https://doi.org/10.1007/s00404-017-4438-1

Nasioudis D, Kampaktsis PN, Frey M, Witkin SS, Holcomb K (2017b) Primary lymphoma of the female genital tract: an analysis of 697 cases. Gynecol Oncol 145:305–309. https://doi.org/10.1016/j.ygyno.2017.02.043

Navarro D et al (1992) Endometrial stromal sarcoma expression of estrogen receptors, progesterone receptors and estrogen-induced srp27 (24K) suggests hormone responsiveness. J Steroid Biochem

Mol Biol 41:589–596

Ng TL et al (2005) Nuclear beta-catenin in mesenchymal tumors. Mod Pathol 18:68–74. https://doi.org/10.1038/modpathol.3800272

Nielsen GP, Oliva E, Young RH, Rosenberg AE, Dickersin GR, Scully RE (1995) Alveolar soft-part sarcoma of the female genital tract: a report of nine cases and review of the literature. Int J Gynecol Pathol 14:283–292

Nogales FF Jr, Matilla A, Carrascal E (1978) Leiomyomatosis peritonealis disseminata. An ultrastructural study. Am J Clin Pathol 69:452–457

Nogales FF et al (1987) Uterine intravascular leiomyomatosis: an update and report of seven cases. Int J Gynecol Pathol 6:331–339

Nogales FF et al (2002) Adenomatoid tumors of the uterus: an analysis of 60 cases. Int J Gynecol Pathol 21:34–40

Nogales FF, Stolnicu S, Harilal KR, Mooney E, Garcia-Galvis OF (2009) Retiform uterine tumours resembling ovarian sex cord tumours. A comparative immunohistochemical study with retiform structures of the female genital tract. Histopathology 54:471–477. https://doi.org/10.1111/j.1365-2559.2009.03244.x. HIS3244 [pii]

Nola M et al (1996) Prognostic parameters for survival of patients with malignant mesenchymal tumors of the uterus. Cancer 78:2543–2550

Nordal RR, Kristensen GB, Kaern J, Stenwig AE, Pettersen EO, Trope CG (1995) The prognostic significance of stage, tumor size, cellular atypia and DNA ploidy in uterine leiomyosarcoma. Acta Oncol 34:797–802

Nordal RR, Kristensen GB, Kaern J, Stenwig AE, Pettersen EO, Trope CG (1996) The prognostic significance of surgery, tumor size, malignancy grade, menopausal status, and DNA ploidy in endometrial stromal sarcoma. Gynecol Oncol 62:254–259. https://doi.org/10.1006/gyno.1996.0224. S0090-8258(96)90224-3 [pii]

Norris HJ, Parmley T (1975) Mesenchymal tumors of the uterus. V. Intravenous leiomyomatosis. A clinical and pathologic study of 14 cases. Cancer 36:2164–2178

Norris HJ, Taylor HB (1966) Mesenchymal tumors of the uterus. I. A clinical and pathological study of 53 endometrial stromal tumors. Cancer 19:755–766

Norris HJ, Hilliard GD, Irey NS (1988) Hemorrhagic cellular leiomyomas ("apoplectic leiomyoma") of the uterus associated with pregnancy and oral contraceptives. Int J Gynecol Pathol 7:212–224

Novelli M et al (2010) DOG1 and CD117 are the antibodies of choice in the diagnosis of gastrointestinal stromal tumours. Histopathology 57:259–270. https://doi.org/10.1111/j.1365-2559.2010.03624.x. HIS3624 [pii]

Nucci MR (2016) Practical issues related to uterine pathology: endometrial stromal tumors. Mod Pathol 29(Suppl 1):S92–S103. https://doi.org/10.1038/modpathol.2015.140

Nucci MR, O'Connell JT, Huettner PC, Cviko A, Sun D, Quade BJ (2001) h-Caldesmon expression effectively distinguishes endometrial stromal tumors from uterine smooth muscle tumors. Am J Surg Pathol 25:455–463

Nucci MR, Harburger D, Koontz J, Dal Cin P, Sklar J (2007) Molecular analysis of the JAZF1-JJAZ1 gene fusion by RT-PCR and fluorescence in situ hybridization in endometrial stromal neoplasms. Am J Surg Pathol 31:65–70. https://doi.org/10.1097/01.pas.0000213327.86992. d1. 00000478-200701000-00007 [pii]

Nunez-Alonso C, Battifora HA (1979) Plexiform tumors of the uterus: ultrastructural study. Cancer 44:1707–1714

O'Cearbhaill R, Hensley ML (2010) Optimal management of uterine leiomyosarcoma. Expert Rev Anticancer Ther 10:153–169. https://doi.org/10.1586/era.09.187

O'Connor DM, Norris HJ (1990) Mitotically active leiomyomas of the uterus. Hum Pathol 21:223–227

O'Leary TJ, Steffes MW (1996) Can you count on the mitotic index? Hum Pathol 27:147–151

O'Neill CJ, McBride HA, Connolly LE, McCluggage WG (2007) Uterine leiomyosarcomas are characterized by high p16, p53 and MIB1 expression in comparison with usual leiomyomas, leiomyoma variants and smooth muscle tumours of uncertain malignant potential. Histopathology 50:851–858. https://doi.org/10.1111/j.1365-2559.2007.02699.x

Oduyebo T et al (2014) The value of re-exploration in patients with inadvertently morcellated uterine sarcoma. Gynecol Oncol 132:360–365. https://doi.org/10.1016/j.ygyno.2013.11.024

Ohta Y, Suzuki T, Omatsu M, Hamatani S, Shiokawa A, Kushima M, Ota H (2010) Transition from low-grade endometrial stromal sarcoma to high-grade endometrial stromal sarcoma. Int J Gynecol Pathol 29:374–377. https://doi.org/10.1097/PGP.0b013e3181cef14b.00004347-201007000-00013 [pii]

Oliva E (2014) Cellular mesenchymal tumors of the uterus: a review emphasizing recent observations. Int J Gynecol Pathol 33:374–384. https://doi.org/10.1097/PGP.0000000000000141

Oliva E (2016) Practical issues in uterine pathology from banal to bewildering: the remarkable spectrum of smooth muscle neoplasia. Mod Pathol 29(Suppl 1):S104–S120. https://doi.org/10.1038/modpathol.2015.139

Oliva E, Young RH, Clement PB, Bhan AK, Scully RE (1995) Cellular benign mesenchymal tumors of the uterus. A comparative morphologic and immunohistochemical analysis of 33 highly cellular leiomyomas and six endometrial stromal nodules, two frequently confused tumors. Am J Surg Pathol 19:757–768

Oliva E, Ferry JA, Young RH, Prat J, Srigley JR, Scully RE (1997) Granulocytic sarcoma of the female genital tract: a clinicopathologic study of 11 cases. Am J Surg Pathol 21:1156–1165

Oliva E, Clement PB, Young RH, Scully RE (1998) Mixed endometrial stromal and smooth muscle tumors of the uterus: a clinicopathologic study of 15 cases.Am J Surg Pathol 22:997–1005

Oliva E, Young RH, Clement PB, Scully RE (1999) Myxoid and fibrous endometrial stromal tumors of the uterus: a report of 10 cases. Int J Gynecol Pathol 18:310–319

Oliva E, Clement PB, Young RH (2000) Endometrial stromal tumors: an update on a group of tumors with a protean phenotype. Adv Anat Pathol 7:257–281

Oliva E, Clement PB, Young RH (2002a) Epithelioid endometrial and endometrioid stromal tumors: a report of four cases emphasizing their distinction from epithelioid smooth muscle tumors and other oxyphilic uterine and extrauterine tumors. Int J Gynecol Pathol 21:48–55

Oliva E, Young RH, Amin MB, Clement PB (2002b) An immunohistochemical analysis of endometrial stromal and smooth muscle tumors of the uterus: a study of 54 cases emphasizing the importance of using a panel because of overlap in immunoreactivity for individual antibodies. Am J Surg Pathol 26:403–412

Oliva EW, Wang WL, Branton P, Logani S, Zannoni GF, Linkov I, Asher M, Soslow RA (2006) Expression of melanocytic ("PEComa") markers in smooth muscle tumors of the uterus: an immunohistochemcial analyisis of 86 cases. Paper presented at the United States and Canadian Academy of Pathology, Atlanta

Oliva E, de Leval L, Soslow RA, Herens C (2007) High frequency of JAZF1-JJAZ1 gene fusion in endometrial stromal tumors with smooth muscle differentiation by interphase FISH detection. Am J Surg Pathol 31:1277–1284. https://doi.org/10.1097/PAS.0b013e318031f012

Oliva E, Carinelli SG, Carcangiu ML(2014) Mesenchymal tumours. Chapter 5, Tumours of the uterine corpus. In: Kurman R, Carcangiu ML, Herrington CS, Young RH (eds) WHO classification of tumours of female reproductive organs. IARC Press, Lyon, pp 135–145

Ordi J, Stamatakos MD, Tavassoli FA (1997) Pure pleomorphic rhabdomyosarcomas of the uterus. Int J Gynecol Pathol 16:369–377

Orii A, Mori A, Zhai YL, Toki T, Nikaido T, Fujii S (1998) Mast cells in smooth muscle tumors of the uterus. Int J Gynecol Pathol 17:336–342

Ouyang DW, Economy KE, Norwitz ER (2006) Obstetric complications of fibroids. Obstet Gynecol Clin N Am 33:153–169. https://doi.org/10.1016/j.ogc.2005. 12.010

Panagopoulos I et al (2012) Novel fusion of MYST/Esa1-associated factor 6 and PHF1 in endometrial stromal sarcoma. PLoS One 7:e39354. https://doi.org/10.1371/journal.pone.0039354. PONE-D-12-09483 [pii]

Panagopoulos I et al (2013) Fusion of the ZC3H7B and BCOR genes in endometrial stromal sarcomas carrying an X;22-translocation. Genes Chromosomes Cancer 52:610–618. https://doi.org/10.1002/gcc.22057

Park SH, Ro JY, Kim HS, Lee ES (2003) Perivascular epithelioid cell tumor of the uterus: immunohistochemical, ultrastructural and molecular study. Pathol Int 53:800–805

Park JY, Kim DY, Suh DS, Kim JH, Kim YM, Kim YT, Nam JH (2008) Prognostic factors and treatment outcomes of patients with uterine sarcoma: analysis of 127 patients at a single institution, 1989–2007. J Cancer Res Clin Oncol 134:1277–1287. https://doi.org/10.1007/s00432-008-0422-2

Park JY, Park SK, Kim DY, Kim JH, Kim YM, Kim YT, Nam JH (2011) The impact of tumor morcellation during surgery on the prognosis of patients with apparently early uterine leiomyosarcoma. Gynecol Oncol 122:255–259. https://doi.org/10.1016/j.ygyno.2011. 04.021

Park JY, Sung CO, Jang SJ, Song SY, Han JH, Kim KR (2013) Pulmonary metastatic nodules of uterine low-grade endometrial stromal sarcoma: histopathological and immunohistochemical analysis of 10 cases. Histopathology 63:833–840. https://doi.org/10.1111/his.12232

Parker WH, Fu YS, Berek JS (1994) Uterine sarcoma in patients operated on for presumed leiomyoma and rapidly growing leiomyoma. Obstet Gynecol 83:414–418

Parker WH, Kaunitz AM, Pritts EA, Olive DL, Chalas E, Clarke-Pearson DL, Berek JS (2016) U.S. Food and Drug Administration's guidance regarding morcellation of leiomyomas: well-intentioned, but is it harmful for women? Obstet Gynecol 127:18–22. https://doi.org/10.1097/aog.0000000000001157

Parra-Herran CE, Yuan L, Nucci MR, Quade BJ (2014) Targeted development of specific biomarkers of endometrial stromal cell differentiation using bioinformatics: the IFITM1 model. Mod Pathol 27:569–579. https://doi.org/10.1038/modpathol.2013.123

Parra-Herran C, Quick CM, Howitt BE, Dal Cin P, Quade BJ, Nucci MR (2015) Inflammatory myofibroblastic tumor of the uterus: clinical and pathologic review of 10 cases including a subset with aggressive clinical course. Am J Surg Pathol 39:157–168. https://doi.org/10.1097/pas.0000000000000330

Parra-Herran C, Schoolmeester JK, Yuan L, Dal Cin P, Fletcher CD, Quade BJ, Nucci MR (2016) Myxoid leiomyosarcoma of the uterus: a clinicopathologic analysis of 30 cases and reviewof the literature with reappraisal of its distinction from other uterine myxoid mesenchymal neoplasms. Am J Surg Pathol 40:285–301. https://doi.org/10.1097/PAS.0000000000000593. 00000478-201603000-00001 [pii]

Patai K, Illyes G, Varbiro S, Gidai J, Kosa L, Vajo Z (2006) Uterine leiomyosarcoma with osteoclast like giant cells and long standing systemic symptoms. Gynecol Oncol 102:403–405. https://doi.org/10.1016/j.ygyno. 2006.02.030

Pautier P et al (2000) Analysis of clinicopathologic prognostic factors for 157 uterine sarcomas and evaluation of a grading score validated for soft tissue sarcoma. Cancer 88:1425–1431

Pauwels P, Dal Cin P, Van de Moosdijk CN, Vrints L, Sciot R, Van den Berghe H (1996) Cytogenetics revealing the diagnosis in a metastatic endometrial stromal sarcoma. Histopathology 29:84–87

Payson M, Leppert P, Segars J (2006) Epidemiology of myomas. Obstet Gynecol Clin N Am 33:1–11. https://doi.org/10.1016/j.ogc.2005.12.004

Pedeutour F, Quade BJ, Sornberger K, Tallini G, Ligon AH, Weremowicz S, Morton CC (2000) Dysregulation of HMGIC in a uterine lipoleiomyoma with a complex rearrangement including chromosomes 7, 12, and 14. Genes Chromosomes Cancer 27:209–215

Pelmus M et al (2009) Prognostic factors in early-stage leiomyosarcoma of the uterus. Int J Gynecol Cancer 19:385–390. https://doi.org/10.1111/IGC.0b013e3181a1bfbc

Pérot G et al (2012) MED12 alterations in both human benign and malignant uterine soft tissue tumors. PLoS One 7:e40015. https://doi.org/10.1371/journal. pone.0040015

Perrone T, Dehner LP (1988) Prognostically favorable "mitotically active" smooth-muscle tumors of the uterus. A clinicopathologic study of ten cases. Am J Surg Pathol 12:1–8

Peters WA 3rd, Howard DR, Andersen WA, Figge DC (1994) Uterine smooth-muscle tumors of uncertain malignant potential. Obstet Gynecol 83:1015–1020

Pickett JL et al (2017) Inflammatory myofibroblastic tumors of the female genital tract are under-recognized: a low threshold for ALK immunohistochemistry is required. Am J Surg Pathol 41:1433–1442. https://doi. org/10.1097/pas.0000000000000909

Pieslor PC, Orenstein JM, Hogan DL, Breslow A (1979) Ultrastructure of myofibroblasts and decidualized cells in leiomyomatosis peritonealis disseminata. Am J Clin Pathol 72:875–882

Pinto A, Kahn RM, Rosenberg AE, Slomovitz B, Quick CM, Whisman MK, Huang M (2018) Uterine rhabdomyosarcoma in adults. Hum Pathol 74:122–128. https://doi.org/10.1016/j.humpath.2018.01.007

Piscuoglio S et al (2016) Uterine adenosarcomas are mesenchymal neoplasms. J Pathol 238:381–388. https://doi.org/10.1002/path.4675

Portugal R, Oliva E (2009) Calretinin: diagnostic utility in the female genital tract. Adv Anat Pathol 16:118–124. https://doi.org/10.1097/PAP.0b013e31819923ce. 00125480-200903000-00005 [pii]

Pounder DJ (1982) Fatty tumours of the uterus. J Clin Pathol 35:1380–1383

Pradhan D, Mohanty SK (2013) Uterine tumors resembling ovarian sex cord tumors. Arch Pathol Lab Med 137:1832–1836. https://doi.org/10.5858/arpa. 2012-0634-RS

Prat J (2009) FIGO staging for uterine sarcomas. Int J Gynaecol Obstet 104:177–178. https://doi.org/10. 1016/j.ijgo.2008.12.008

Prat J, Mbatani (2015) Uterine sarcomas. Int J Gynaecol Obstet 131(Suppl 2):S105–S110. https://doi.org/10.1016/j.ijgo.2015.06.006. S0020-7292(15)00377-X [pii]

Prayson RA, Hart WR (1992) Mitotically active leiomyomas of the uterus. Am J Clin Pathol 97:14–20

Prayson RA, Goldblum JR, Hart WR (1997) Epithelioid smooth-muscle tumors of the uterus: a clinicopathologic study of 18 patients. Am J Surg Pathol 21:383–391

Press MF, Scully RE (1985) Endometrial "sarcomas" complicating ovarian thecoma, polycystic ovarian disease and estrogen therapy. Gynecol Oncol 21:135–154. 0090-8258(85)90246-X [pii]

Pugh A, McCluggage WG, Hirschowitz L (2012) Multifocal uterine myxoid change: a newly recognized association with neurofibromatosis type 1. Int J Gynecol Pathol 31:580–583. https://doi.org/10.1097/PGP.0b013e31824d359a

Punnett HH, Halligan GE, Zaeri N, Karmazin N (1989) Translocation 10;17 in clear cell sarcoma of the kidney. A first report. Cancer Genet Cytogenet 41:123–128.0165-4608(89)90116-7 [pii]

Quade BJ (1995) Pathology, cytogenetics and molecular biology of uterine leiomyomas and other smooth muscle lesions. Curr Opin Obstet Gynecol 7:35–42

Quade BJ, McLachlin CM, Soto-Wright V, Zuckerman J, Mutter GL, Morton CC (1997) Disseminated peritoneal leiomyomatosis. Clonality analysis by X chromosome inactivation and cytogenetics of a clinically benign smooth muscle proliferation. Am J Pathol 150: 2153–2166

Quade BJ, Dal Cin P, Neskey DM,Weremowicz S, Morton CC (2002) Intravenous leiomyomatosis: molecular and cytogenetic analysis of a case. Mod Pathol 15:351–356. https://doi.org/10.1038/modpathol.3880529

Quade BJ, Weremowicz S, Neskey DM, Vanni R, Ladd C, Dal Cin P, Morton CC (2003) Fusion transcripts involving HMGA2 are not a common molecular mechanism in uterine leiomyomata with rearrangements in 12q15. Cancer Res 63:1351–1358

Quddus MR, Rashid L, Sung CJ, Steinhoff MM, Cunxian Z, Lawrence WD (2009) Ewing's sarcoma/peripheral primitive neuroectodermal tumor (ES/PNET) differentiation in endometrial serous carcinomas. Reprod Sci 16:591–595. https://doi.org/10.1177/1933719109332824

Rabban JT, Zaloudek CJ, Shekitka KM, Tavassoli FA (2005) Inflammatory myofibroblastic tumor of the uterus: a clinicopathologic study of 6 cases emphasizing distinction from aggressive mesenchymal tumors. Am J Surg Pathol 29:1348–1355

RackowBW, Arici A (2006) Options for medical treatment of myomas. Obstet Gynecol Clin N Am 33:97–113. https://doi.org/10.1016/j.ogc.2005.12.014

Radig K, Buhtz P, Roessner A (1998) Alveolar soft part sarcoma of the uterine corpus. Report of two cases and review of the literature. Pathol Res Pract 194:59–63

Rahimi S, Akaev I, Marani C, Chopra M, Yeoh CC (2018) Immunohistochemical expression of different subtypes of cytokeratins by endometrial stromal sarcoma. Appl Immunohistochem Mol Morphol 27:466–470. https://doi.org/10.1097/PAI.0000000000000642

Rakheja D, Weinberg AG, Tomlinson GE, Partridge K, Schneider NR (2004) Translocation (10;17)(q22;p13): a recurring translocation in clear cell sarcoma of kidney. Cancer Genet Cytogenet 154:175–179. https://doi.org/10.1016/j.cancergencyto.2004.02.024. S0165-4608(04)00111-6 [pii]

Ramalingam P, Masand RP, Euscher ED, Malpica A (2016) Undifferentiated carcinoma of the endometrium: an expanded immunohistochemical analysis including PAX-8 and basal-like carcinoma surrogate markers. Int J Gynecol Pathol 35:410–418. https://doi.org/10.1097/PGP.0000000000000248

Rao Q et al (2013) Cathepsin K expression in a wide spectrum of perivascular epithelioid cell neoplasms (PEComas): a clinicopathological study emphasizing extrarenal PEComas. Histopathology 62:642–650. https://doi.org/10.1111/his.12059

Raut CP et al (2009) Predictive value of FIGO and AJCC staging systems in patients with uterine leiomyosarcoma. Eur J Cancer 45:2818–2824. https://doi.org/10.1016/j.ejca.2009.06.030

Ravid Y, Formanski M, Smith Y, Reich R, Davidson B (2016) Uterine leiomyosarcoma and endometrial stromal sarcoma have unique miRNA signatures. Gynecol Oncol 140:512–517. https://doi.org/10.1016/j.ygyno.2016.01.001

Reed NS et al (2008) Phase III randomised study to evaluate the role of adjuvant pelvic radiotherapy in the treatment of uterine sarcomas stages I and II: an European Organisation for Research and Treatment of Cancer Gynaecological Cancer Group Study (protocol 55874). Eur J Cancer 44:808–818. https://doi.org/10.1016/j.ejca.2008.01.019

Regidor PA, Schmidt M, Callies R, Kato K, Schindler AE (1995) Estrogen and progesterone receptor content of GnRH analogue pretreated and untreated uterine leiomyomata. Eur J Obstet Gynecol Reprod Biol 63:69–73

Reich O, Regauer S (2004) Aromatase expression in low-grade endometrial stromal sarcomas: an immunohistochemical study. Mod Pathol 17:104–108. https://doi.org/10.1038/sj.modpathol.3800031

Reich O, Regauer S (2007) Hormonal therapy of endometrial stromal sarcoma. Curr Opin Oncol 19:347–352. https://doi.org/10.1097/CCO.0b013e3281a7ef3a. 00001622-200707000-00011 [pii]

Reich O, Regauer S, Urdl W, Lahousen M, Winter R (2000) Expression of oestrogen and progesterone receptors in low-grade endometrial stromal sarcomas. Br J Cancer 82:1030–1034. https://doi.org/10.1054/bjoc.1999.1038. S0007092099910388 [pii]

Reyes C, Karamurzin Y, Frizzell N, Garg K, Nonaka D, Chen YB, Soslow RA (2014) Uterine smooth muscle tumors with features suggesting fumarate hydratase aberration: detailed morphologic analysis and correlation with S-(2-succino)-cysteine immunohistochemistry. Mod Pathol 27:1020–1027. https://doi.org/10.1038/modpathol.2013.215

Rivasi F, Botticelli L, Bettelli SR, Masellis G (2008) Alveolar rhabdomyosarcoma of the uterine cervix. A case report confirmed by FKHR break-apart rearrangement using a fluorescence in situ hybridization probe on paraffin-embedded tissues. Int J Gynecol Pathol 27:442–446

Rizeq MN, van de Rijn M, Hendrickson MR, Rouse RV (1994) A comparative immunohistochemical study of uterine smooth muscle neoplasms with emphasis on the epithelioid variant. Hum Pathol 25:671–677

Roma AA, Yang B, Senior ME, Goldblum JR (2005) TFE3 immunoreactivity in alveolar soft part sarcoma of the uterine cervix: case report. Int J Gynecol Pathol 24:131–135

Roma AA, Allende D, Fadare O, Forscher C, Rutgers JK (2017) On uterine angiosarcomas: 2 additional cases. Int J Gynecol Pathol 36:369–371. https://doi.org/10.1097/pgp.0000000000000352

Ronaghy A, Xiao GQ, Santagada E, Hasanovic A, Unger P (2018) Expression of GATA-3 in testicular and gynecologic mesothelial neoplastic and non-neoplastic tissues. Int J Gynecol Pathol 37:284–289. https://doi.org/10.1097/pgp.0000000000000403

Rose PG, Piver MS, Tsukada Y, Lau T (1989) Patterns of metastasis in uterine sarcoma. An autopsy study. Cancer 63:935–938

Rosty C, Genestie C, Blondon J, Le Charpentier Y (1998) Endometrial stromal tumor associated with rhabdoid phenotype and zones of "sex cord-like" differentiation. Ann Pathol 18:133–136. MDOI-AP-07-1998-18-2-0242-6498-101019-ART57 [pii]

Roth LM, Reed RJ (1999) Dissecting leiomyomas of the uterus other than cotyledonoid dissecting leiomyomas: a report of eight cases. Am J Surg Pathol 23:1032–1039

Roth LM, Reed RJ (2000) Cotyledonoid leiomyoma of the uterus: report of a case. Int J Gynecol Pathol 19:272–275

Roth E, Taylor HB (1966) Heterotopic cartilage in the uterus. Obstet Gynecol 27:838–844

Roth LM, Reed RJ, Sternberg WH (1996) Cotyledonoid dissecting leiomyoma of the uterus. The Sternberg tumor. Am J Surg Pathol 20:1455–1461

Roy M et al (2017) Androgen receptor expression in endometrial stromal sarcoma: correlation with clinicopathologic features. Int J Gynecol Pathol 36:420–427. https://doi.org/10.1097/PGP.0000000000000353

Rush DS, Tan J, Baergen RN, Soslow RA (2001) h-Caldesmon, a novel smooth muscle-specific antibody, distinguishes between cellular leiomyoma and endometrial stromal sarcoma. Am J Surg Pathol 25:253–258

Rushing RS et al (2003) Uterine sarcomas express KIT protein but lack mutation(s) in exon 11 or 17 of c-KIT. Gynecol Oncol 91:9–14

Sahin AA, Silva EG, Landon G, Ordonez NG, Gershenson DM (1989) Endometrial tissue in myometrial vessels not associated with menstruation. Int J Gynecol Pathol 8:139–146

Sangoi AR, McKenney JK, Schwartz EJ, Rouse RV, Longacre TA (2009) Adenomatoid tumors of the female and male genital tracts: a clinicopathological and immunohistochemical study of 44 cases. Mod Pathol 22:1228–1235. https://doi.org/10.1038/modpathol.2009.90

Sanz-Ortega J, Vocke C, Stratton P, Linehan WM, Merino MJ (2013) Morphologic and molecular characteristics of uterine leiomyomas in hereditary leiomyomatosis and renal cancer (HLRCC) syndrome. Am J Surg Pathol 37:74–80. https://doi.org/10.1097/PAS.0b013e31825ec16f

Satoh Y, Ishikawa Y, Miyoshi T, Mukai H, Okumura S, Nakagawa K (2003) Pulmonary metastases from a low-grade endometrial stromal sarcoma confirmed by chromosome aberration and fluorescence in-situ hybridization approaches: a case of recurrence 13 years after hysterectomy. Virchows Arch 442:173–178. https://doi.org/10.1007/s00428-002-0731-9

Schaefer IM, Hornick JL, Sholl LM, Quade BJ, Nucci MR, Parra-Herran C (2017) Abnormal p53 and p16 staining patterns distinguish uterine leiomyosarcoma from inflammatory myofibroblastic tumour. Histopathology 70:1138–1146. https://doi.org/10.1111/his.13176

Schammel DP, Tavassoli FA (1998) Uterine angiosarcomas: a morphologic and immunohistochemical study of four cases. Am J Surg Pathol 22:246–250

Schammel DP, Silver SA, Tavassoli FA (1999) Combined endometrial stromal/smooth muscle neoplasms of the uterus. A clinicopathologic study of 38 cases [abstract]. Mod Pathol 12:124A

Schmid C, Beham A, Kratochvil P (1990) Haematopoiesis in a degenerating uterine leiomyoma. Arch Gynecol Obstet 248:81–86

Schneider D, Halperin R, Segal M, Maymon R, Bukovsky I (1995) Myxoid leiomyosarcoma of the uterus with unusual malignant histologic pattern – a case report. Gynecol Oncol 59:156–158. https://doi.org/10.1006/gyno.1995.1284

Schoenmakers EF, Huysmans C, Van de Ven WJ (1999) Allelic knockout of novel splice variants of human recombination repair gene RAD51B in t(12;14) uterine leiomyomas. Cancer Res 59:19–23

Schoenmakers EF et al (2013) Identification of CUX1 as the recurrent chromosomal band 7q22 target gene in human uterine leiomyoma. Genes Chromosomes Cancer 52:11–23. https://doi.org/10.1002/gcc.22001

Schoolmeester JK, Park KJ (2015) Incidental nodal lymphangioleiomyomatosis is not a harbinger of pulmonary lymphangioleiomyomatosis: a study of 19 cases with evaluation of diagnostic immunohistochemistry. Am J Surg Pathol 39:1404–1410. https://doi.org/10.1097/pas.0000000000000470

Schoolmeester JK, Howitt BE, Hirsch MS, Dal Cin P, Quade BJ, Nucci MR (2014) Perivascular epithelioid cell neoplasm (PEComa) of the gynecologic tract: clinicopathologic and immunohistochemical characterization of 16 cases. Am J Surg Pathol 38:176–188. https://doi.org/10.1097/pas.0000000000000133

Schoolmeester JK et al (2015) TFE3 translocationassociated perivascular epithelioid cell neoplasm (PEComa) of the gynecologic tract: morphology, immunophenotype, differential diagnosis. Am J Surg Pathol 39:394–404. https://doi.org/10.1097/pas.0000000000000349

Schoolmeester JK, Stamatakos MD, Moyer AM, Park KJ, Fairbairn M, Fader AN (2016) Pleomorphic Liposarcoma arising in a lipoleiomyosarcoma of the uterus: report of a case with genetic profiling by a next generation sequencing panel. Int J Gynecol Pathol 35:321–326. https://doi.org/10.1097/pgp.0000000000000241

Schoolmeester JK, Carlson J, Keeney GL, Fritchie KJ, Oliva E, Young RH, Nucci MR (2017) Alveolar soft part sarcoma of the female genital tract: a morphologic, immunohistochemical, and molecular cytogenetic study of 10 cases with emphasis on its distinction from morphologic mimics. Am J Surg Pathol 41:622–632. https://doi.org/10.1097/pas.0000000000000796

Schwartz PE, Kelly MG (2006) Malignant transformation of myomas: myth or reality? Obstet Gynecol Clin N Am 33:183–198, xii. https://doi.org/10.1016/j.ogc.2005.12.003

Schwartz LB, Diamond MP, Schwartz PE (1993) Leiomyosarcomas: clinical presentation. Am J Obstet Gynecol 168:180–183

Sciallis AP, Bedroske PP, Schoolmeester JK, Sukov WR, Keeney GL, Hodge JC, Bell DA (2014) High-grade endometrial stromal sarcomas: a clinicopathologic study of a group of tumors with heterogenous morphologic and genetic features. Am J Surg Pathol 38:1161–1172. https://doi.org/10.1097/PAS.0000000000000256. 00000478-201409000-00001 [pii]

Seidman JD, Thomas RM (1993) Multiple plexiform tumorlets of the uterus. Arch Pathol Lab Med 117:1255–1256

Seidman MA, Oduyebo T, Muto MG, Crum CP, Nucci MR, Quade BJ (2012) Peritoneal dissemination complicating morcellation of uterine mesenchymal neoplasms. PLoS One 7:e50058. https://doi.org/10.1371/journal.pone.0050058

Sener AB, Seckin NC, Ozmen S, Gokmen O, Dogu N, Ekici E (1996) The effects of hormone replacement therapy on uterine fibroids in postmenopausal women. Fertil Steril 65:354–357

Shah R, McCluggage WG (2009) Symplastic atypia in neoplastic and non-neoplastic endometrial stroma: report of 3 cases with a review of atypical symplastic cells within the female genital tract. Int J Gynecol Pathol 28:334–337. https://doi.org/10.1097/PGP.0b013e3181999450

Shah VI, McCluggage WG (2015) Cyclin D1 does not distinguish YWHAE-NUTM2 high-grade endometrial stromal sarcoma from undifferentiated endometrial carcinoma. Am J Surg Pathol 39:722–724. https://doi.org/10.1097/PAS.0000000000000427. 00000478-201505000-00019 [pii]

Shah JP, Bryant CS, Kumar S, Ali-Fehmi R, Malone JM Jr, Morris RT (2008) Lymphadenectomy and ovarian preservation in low-grade endometrial stromal sarcoma. Obstet Gynecol 112:1102–1108. https://doi.org/10.1097/AOG.0b013e31818aa89a. 112/5/1102 [pii]

Shaw RW (1998) Gonadotrophin hormone-releasing hormone analogue treatment of fibroids. Baillieres Clin Obstet Gynaecol 12:245–268

Signorelli M, Fruscio R, Dell'Anna T, Buda A, Giuliani D, Ceppi L, Milani R (2010) Lymphadenectomy in uterine low-grade endometrial stromal sarcoma: an analysis of 19 cases and a literature review. Int J Gynecol Cancer 20:1363–1366. https://doi.org/10.1111/IGC.0b013e3181efd861. 00009577-201011000-00015 [pii]

Silva EG, Tornos C, Ordonez NG, Morris M (1995) Uterine leiomyosarcoma with clear cell areas. Int J Gynecol Pathol 14:174–178

Silva EG, Deavers MT, Bodurka DC, Malpica A (2004) Uterine epithelioid leiomyosarcomas with clear cells: reactivity with HMB-45 and the concept of PEComa. Am J Surg Pathol 28:244–249

Silva EG, Bodurka DC, Scouros MA, Ayala A (2005) A uterine leiomyosarcoma that became positive for HMB45 in the metastasis. Ann Diagn Pathol 9:43–45

Simpson KW, Albores-Saavedra J (2007) HMB-45 reactivity in conventional uterine leiomyosarcomas. Am J Surg Pathol 31:95–98. https://doi.org/10.1097/01. pas.0000213346.57391.70

Sinkre P, Albores-Saavedra J, Miller DS, Copeland LJ, Hameed A (2000a) Endometrial endometrioid carcinomas associated with Ewing sarcoma/peripheral primitive neuroectodermal tumor. Int J Gynecol Pathol 19:127–132

Sinkre P, Miller DS, Milchgrub S, Hameed A (2000b) Adenomyofibroma of the endometrium with skeletal muscle differentiation. Int J Gynecol Pathol 19:280–283

Siskin GP et al (2006) A prospective multicenter comparative study between myomectomy and uterine artery embolization with polyvinyl alcohol microspheres: long-term clinical outcomes in patients with symptomatic uterine fibroids. J Vasc Interv Radiol 17:1287–1295. https://doi.org/10.1097/01. rvi.0000231953.91787. af

Slatter TL et al (2015) Loss of ATRX and DAXX expression identifies poor prognosis for smooth muscle tumours of uncertain malignant potential and early stage uterine leiomyosarcoma. J Pathol Clin Res 1:95–105. https://doi.org/10.1002/cjp2.11

Sorensen PHB et al (2002) PAX3-FKHR and PAX7-FKHR gene fusions are prognostic indicators in alveolar rhabdomyosarcoma: a report from the Children's Oncology Group. J Clin Oncol 20:2672–2679

Sornberger KS et al (1999) Expression of HMGIY in three uterine leiomyomata with complex rearrangements of chromosome 6. Cancer Genet Cytogenet 114:9–16

Soslow RA, Ali A, Oliva E (2008) Mullerian adenosarcomas: an immunophenotypic analysis of 35 cases. Am J Surg Pathol 32:1013–1021

Sozen I, Arici A (2006) Cellular biology of myomas: interaction of sex steroids with cytokines and growth factors. Obstet Gynecol Clin N Am 33:41–58. https://doi.org/10.1016/j.ogc.2005.12.005

Spies JB, Ascher SA, Roth AR, Kim J, Levy EB, Gomez-Jorge J (2001) Uterine artery embolization for leiomyomata. Obstet Gynecol 98:29–34

Staats PN et al (2009) Uterine tumors resembling ovarian sex cord tumors (UTROSCT) lack the JAZF1-JJAZ1 translocation frequently seen in endometrial stromal tumors. Am J Surg Pathol 33:1206–1212. https://doi. org/10.1097/PAS.1200b1013e3181a1207b1209cf

Stemme S, Ghaderi M, Carlson JW (2014) Diagnosis of endometrial stromal tumors: a clinicopathologic study of 25 biopsy specimens with identification of problematic areas. Am J Clin Pathol 141:133–139. https://doi. org/10.1309/AJCPXD0TPYSNVI8I. 141/1/133 [pii]

Stewart L et al (2008) Association of germline mutations in the fumarate hydratase gene and uterine fibroids in women with hereditary leiomyomatosis and renal cell cancer. Arch Dermatol 144:1584–1592. https://doi.org/10.1001/archdermatol.2008.517

Stewart CJ, Leung YC, Murch A, Peverall J (2014) Evaluation of fluorescence in-situ hybridization in monomorphic endometrial stromal neoplasms and their histological mimics: a review of 49 cases. Histopathology 65:473–482. https://doi.org/10.1111/his.12406

Stewart CJ, Charles A, Foulkes WD (2016a) Gynecologic manifestations of the DICER1 syndrome. Surg Pathol Clin 9:227–241. https://doi.org/10.1016/j.path. 2016.01.002

Stewart CJ, Crook M, Tan A (2016b) SF1 immunohistochemistry is useful in differentiating uterine tumours resembling sex cord-stromal tumours from potential histological mimics. Pathology 48:434–440. https://doi.org/10.1016/j.pathol.2016.03.013

Stolnicu S, Molnar C, Barsan I, Boros M, Nogales FF, Soslow RA (2016) The impact on survival of an extensive sex cord-like component in mullerian adenosarcomas: a study comprising 6 cases. Int J Gynecol Pathol 35:147–152. https://doi.org/10.1097/pgp.0000000000000231

Stovall TG, Ling FW, Henry LC, Woodruff MR (1991) A randomized trial evaluating leuprolide acetate before hysterectomy as treatment for leiomyomas. Am J Obstet Gynecol 164:1420–1423; discussion 1423–1425

Subbiah V et al (2015) STUMP un "stumped": anti-tumor response to anaplastic lymphoma kinase (ALK) inhibitor based targeted therapy in uterine inflammatory myofibroblastic tumor with myxoid features harboring DCTN1-ALK fusion. J Hematol Oncol 8:66. https://doi.org/10.1186/s13045-015-0160-2

Suginami H, Kaura R, Ochi H, Matsuura S (1990) Intravenous leiomyomatosis with cardiac extension: successful surgical management and histopathologic study. Obstet Gynecol 76:527–529

Sullivan LM, Atkins KA, LeGallo RD (2009) PAX immunoreactivity identifies alveolar rhabdomyosarcoma. Am J Surg Pathol 33:775–780. https://doi.org/10.1097/PAS.0b013e318191614f

Sumathi VP, Al-Hussaini M, Connolly LE, Fullerton L, McCluggage WG (2004) Endometrial stromal neoplasms are immunoreactive with WT-1 antibody. Int J Gynecol Pathol 23:241–247. 00004347-200407000-00007 [pii]

Sutton G, Blessing J, Hanjani P, Kramer P (2005) Phase II evaluation of liposomal doxorubicin (Doxil) in recurrent or advanced leiomyosarcoma of the uterus: a Gynecologic Oncology Group study. Gynecol Oncol 96:749–752. https://doi.org/10.1016/j.ygyno.2004.11.036

Tahlan A, Nanda A, Mohan H (2006) Uterine adenomyoma: a clinicopathologic review of 26 cases and a review of the literature. Int J Gynecol Pathol 25:361–365

Tai LH, Tavassoli FA (2002) Endometrial polyps with atypical (bizarre) stromal cells. Am J Surg Pathol 26:505–509

Tanimoto A, Sasaguri T, Arima N, Hashimoto H, Hamada T, Sasaguri Y (1996) Endometrial stromal sarcoma of the uterus with rhabdoid features. Pathol Int 46:231–237

Tanner EJ, Garg K, Leitao MM Jr, Soslow RA, Hensley ML (2012) High grade undifferentiated uterine sarcoma: surgery, treatment, and survival outcomes. Gynecol Oncol 127:27–31. https://doi.org/10.1016/j. ygyno.2012.06.030. S0090-8258(12)00481-7 [pii]

Tanner EJ, Toussaint T, Leitao MM Jr, Hensley ML, Soslow RA, Gardner GJ, Jewell EL (2013) Management of uterine adenosarcomas with and without sarcomatous overgrowth. Gynecol Oncol 129:140–144. https://doi.org/10.1016/j.ygyno.2012.12.036

Tavassoli FA, Norris HJ (1981) Mesenchymal tumours of the uterus. VII. A clinicopathological study of 60 endometrial stromal nodules. Histopathology 5:1–10

Tavassoli FA, Norris HJ (1982) Peritoneal leiomyomatosis (leiomyomatosis peritonealis disseminata): a clinicopathologic study of 20 cases with ultrastructural observations. Int J Gynecol Pathol 1:59–74

Tawfik O, Rao D, Nothnick WB, Graham A, Mau B, Fan F (2014) Transgelin, a novel marker of smooth muscle differentiation, effectively distinguishes endometrial stromal tumors from uterine smooth muscle tumors. Int J Gynecol Obstet Reprod Med Res 1:26–31

Terada T (2009) Gastrointestinal stromal tumor of the uterus: a case report with genetic analyses of c-kit and PDGFRA genes. Int J Gynecol Pathol 28:29–34. https://doi.org/10.1097/PGP.0b013e3181808000

Thway K, Fisher C (2015) PEComa: morphology and genetics of a complex tumor family. Ann Diagn Pathol 19:359–368. https://doi.org/10.1016/j. anndiagpath.2015.06.003

Tietze L, Gunther K, Horbe A, Pawlik C, Klosterhalfen B, Handt S, Merkelbach-Bruse S (2000) Benign metastasizing leiomyoma: a cytogenetically balanced but clonal disease. Hum Pathol 31:126–128

Tiltman AJ (1985) The effect of progestins on the mitotic activity of uterine fibromyomas. Int J Gynecol Pathol 4:89–96

Toki T, Shimizu M, Takagi Y, Ashida T, Konishi I (2002) CD10 is a marker for normal and neoplastic endometrial stromal cells. Int J Gynecol Pathol 21:41–47

Tomlinson IP et al (2002) Germline mutations in FH predispose to dominantly inherited uterine fibroids, skin leiomyomata and papillary renal cell cancer. Nat Genet 30:406–410. https://doi.org/10.1038/ng849

Toro JR et al (2003) Mutations in the fumarate hydratase gene cause hereditary leiomyomatosis and renal cell cancer in families in North America. Am J Hum Genet 73:95–106. https://doi.org/10.1086/376435

Torres VE et al (1995) Extrapulmonary lymphangioleiomyomatosis and lymphangiomatous cysts in tuberous sclerosis complex. Mayo Clin Proc 70:641–648. https://doi.org/10.1016/s0025-6196(11)63915-3

Tresukosol D, Kudelka AP, Malpica A, Varma DG, Edwards CL, Kavanagh JJ (1995) Leuprolide acetate and intravascular leiomyomatosis. Obstet Gynecol 86:688–692

Tulandi T, Leung A, Jan N (2016) Nonmalignant sequelae of unconfined morcellation at laparoscopic hysterectomy or myomectomy. J Minim Invasive Gynecol 23:331–337. https://doi.org/10.1016/j.jmig.2016.01.017

Ubago JM, Zhang Q, Kim JJ, Kong B, Wei JJ (2016) Two subtypes of atypical leiomyoma: clinical, histologic, and molecular analysis. Am J Surg Pathol 40:923–933. https://doi.org/10.1097/pas.0000000000000646

Upadhyaya NB, Doody MC, Googe PB (1990) Histopathological changes in leiomyomata treated with leuprolide acetate. Fertil Steril 54:811–814

van Diest PJ et al (1992) Reproducibility of mitosis counting in 2,469 breast cancer specimens: results from the Multicenter Morphometric Mammary Carcinoma Project. Hum Pathol 23:603–607

van Slegtenhorst M et al (1997) Identification of the tuberous sclerosis gene TSC1 on chromosome 9q34. Science 277:805–808

Vang R, Kempson RL (2002) Perivascular epithelioid cell tumor ('PEComa') of the uterus: a subset of HMB-45-positive epithelioid mesenchymal neoplasms with an uncertain relationship to pure smooth muscle tumors. Am J Surg Pathol 26:1–13

Vang R, Medeiros LJ, Ha CS, Deavers M (2000) Non--Hodgkin's lymphomas involving the uterus: a clinicopathologic analysis of 26 cases. Mod Pathol 13:19–28. https://doi.org/10.1038/modpathol.3880005

Varghese L, Arnesen M, Boente M (2006) Primitive neuroectodermal tumor of the uterus: a case report and review of literature. Int J Gynecol Pathol 25:373–377

Venkatraman L, Elliott H, Steele EK, McClelland HR, McCluggage WG (2003) Serous carcinoma arising in an adenofibroma of the endometrium. Int J Gynecol Pathol 22:194–197

Veras E, Malpica A, Deavers MT, Silva EG (2009) Mitosisspecific marker phospho-histone H3 in the assessment of mitotic index in uterine smooth muscle tumors: a pilot study. Int J Gynecol Pathol 28:316–321. https://doi.org/10.1097/PGP.0b013e318193df97

Veras E, Zivanovic O, Jacks L, Chiappetta D, Hensley M, Soslow R (2011) "Low-grade leiomyosarcoma" and late-recurring smooth muscle tumors of the uterus: a heterogenous collection of frequently misdiagnosed tumors associated with an overall favorable prognosis relative to conventional uterine leiomyosarcomas. Am J Surg Pathol 35:1626–1637. https://doi.org/10.1097/PAS.0b013e31822b44d2

Vitiello D, McCarthy S (2006) Diagnostic imaging of myomas. Obstet Gynecol Clin N Am 33:85–95. https://doi.org/10.1016/j.ogc.2005.12.013

Viville B, Charnock-Jones DS, Sharkey AM, Wetzka B, Smith SK (1997) Distribution of the A and B forms of the progesterone receptor messenger ribonucleic acid and protein in uterine leiomyomata and adjacent myometrium. Hum Reprod 12:815–822

Vollenhoven B (1998) 1 Introduction: the epidemiology of uterine leiomyomas. Baillieres Clin Obstet Gynaecol 12:169–176. https://doi.org/10.1016/S0950-3552(98) 80059-X

Wachter DL, Wunsch PH, Hartmann A, Agaimy A (2011) Adenomatoid tumors of the female and male genital tract. A comparative clinicopathologic and immunohistochemical analysis of 47 cases emphasizing their site-specific morphologic diversity. Virchows Arch 458:593–602. https://doi.org/10.1007/s00428-011-1054-5

Wagner AJ et al (2010) Clinical activity of mTOR inhibition with sirolimus in malignant perivascular epithelioid cell tumors: targeting the pathogenic activation of mTORC1 in tumors. J Clin Oncol 28:835–840. https://doi.org/10.1200/jco.2009.25.2981

Wallach EE, Vlahos NF (2004) Uterine myomas: an overview of development, clinical features, and management. Obstet Gynecol 104:393–406. https://doi.org/10.1097/01.aog.0000136079.62513.39

Wang X, Kumar D, Seidman JD (2006) Uterine lipoleiomyomas: a clinicopathologic study of 50 cases. Int J Gynecol Pathol 25:239–242. https://doi.org/10.1097/01.pgp.0000192273.66931.29

Wang WL et al (2011) Histopathologic prognostic factors in stage I leiomyosarcoma of the uterus: a detailed analysis of 27 cases. Am J Surg Pathol 35:522–529. https://doi.org/10.1097/PAS.0b013e31820ca624

Wang W, Zhu H,Wang J,Wang S,Wang D, Zhao J, Zhu H (2016) Clonality assessment of adenomatoid tumor supports its neoplastic nature. Hum Pathol 48:88–94. https://doi.org/10.1016/j.humpath.2015.09.032

Warburg O (1956) On the origin of cancer cells. Science 123:309–314

Watanabe K, Suzuki T (2006) Uterine leiomyoma versus leiomyosarcoma: a new attempt at differential diagnosis based on their cellular characteristics. Histopathology 48:563–568. https://doi.org/10.1111/j.1365-2559. 2006.02368.x

Wei MH et al (2006) Novel mutations in FH and expansion of the spectrum of phenotypes expressed in families with hereditary leiomyomatosis and renal cell cancer. J Med Genet 43:18–27.

https://doi.org/10.1136/jmg.2005.033506

Weichert W, Denkert C, Gauruder-Burmester A, Kurzeja R, Hamm B, Dietel M, Kroencke TJ (2005) Uterine arterial embolization with tris-acryl gelatin microspheres: a histopathologic evaluation. Am J Surg Pathol 29:955–961

Weissman A, Talmon R, Jakobi P (1993) Cavernous hemangioma of the uterus in a pregnant woman. Obstet Gynecol 81:825–827

Wolff M, Silva F, Kaye G (1979) Pulmonary metastases (with admixed epithelial elements) from smooth muscle neoplasms. Report of nine cases, including three males. Am J Surg Pathol 3:325–342

Wolfson AH et al (1994) A multivariate analysis of clinicopathologic factors for predicting outcome in uterine sarcomas. Gynecol Oncol 52:56–62

Wu TI et al (2013) Clinicopathologic parameters and immunohistochemical study of endometrial stromal sarcomas. Int J Gynecol Pathol 32:482–492. https://doi.org/10.1097/PGP.0b013e3182729131

Xue WC, Cheung AN (2011) Endometrial stromal sarcoma of uterus. Best Pract Res Clin Obstet Gynaecol 25:719–732. https://doi.org/10.1016/j.bpobgyn.2011.07. 004. S1521-6934(11)00108-8 [pii]

Yamadori I, Kobayashi S, Ogino T, Ohmori M, Tanaka H, Jimbo T (1993) Uterine leiomyoma with a focus of fatty and cartilaginous differentiation. Acta Obstet Gynecol Scand 72:307–309

Yang EJ, Mutter GL (2015) Biomarker resolution of uterine smooth muscle tumor necrosis as benign vs malignant. Mod Pathol 28:830–835. https://doi.org/10.1038/modpathol.2015.35

Yang Y et al (2012) A novel fumarate hydratase-deficient HLRCC kidney cancer cell line, UOK268: a model of the Warburg effect in cancer. Cancer Genet 205:377–390. https://doi.org/10.1016/j.cancergen.2012.05.001

Yang CY et al (2015) Targeted next-generation sequencing of cancer genes identified frequent TP53 and ATRX mutations in leiomyosarcoma. Am J Transl Res 7:2072–2081

Yang EJ, Howitt BE, Fletcher CDM, Nucci MR (2018) Solitary fibrous tumour of the female genital tract: a clinicopathological analysis of 25 cases. Histopathology 72:749–759. https://doi.org/10.1111/his.13430

Yilmaz A, Rush DS, Soslow RA (2002) Endometrial stromal sarcomas with unusual histologic features: a report of 24 primary and metastatic tumors emphasizing fibroblastic and smooth muscle differentiation. Am J Surg Pathol 26:1142–1150

Yoon A et al (2014) Prognostic factors and outcomes in endometrial stromal sarcoma with the 2009 FIGO staging system: a multicenter review of 114 cases. Gynecol Oncol 132:70–75. https://doi.org/10.1016/j.ygyno.2013.10.029

Young RH, Scully RE (1990) Sarcomas metastatic to the ovary: a report of 21 cases. Int J Gynecol Pathol 9:231–252

Young RH, Prat J, Scully RE (1984) Endometrioid stromal sarcomas of the ovary. A clinicopathologic analysis of 23 cases. Cancer 53:1143–1155

Young RH, Harris NL, Scully RE (1985) Lymphoma-like lesions of the lower female genital tract: a report of 16 cases. Int J Gynecol Pathol 4:289–299

Zaloudek CJ, Norris HJ (1981) Adenofibroma and adenosarcoma of the uterus: a clinicopathologic study of 35 cases. Cancer 48:354–366

Zamecnik M, Michal M (1998) Endometrial stromal nodule with retiform sex-cord-like differentiation. Pathol Res Pract 194:449–453

Zhai YL, Kobayashi Y, Mori A, Orii A, Nikaido T, Konishi I, Fujii S (1999) Expression of steroid receptors, Ki-67, and p53 in uterine leiomyosarcomas. Int J Gynecol Pathol 18:20–28

Zhang H, Luo J, Feng X (2012) Kaposiform hemangioendothelioma in the uterine cervix of a 5-year girl. Fetal Pediatr Pathol 31:273–277. https://doi.org/10.3109/15513815.2012.659382

Zhang Q et al (2014) Molecular analyses of 6 different types of uterine smooth muscle tumors: emphasis in atypical leiomyoma. Cancer 120:3165–3177. https://doi.org/10.1002/cncr.28900

Zhang Q et al (2017) Fumarate hydratase mutations and alterations in leiomyoma with bizarre nuclei. Int J Gynecol Pathol 37:421–430. https://doi.org/10.1097/pgp.0000000000000447

Zivanovic O et al (2009) Stage-specific outcomes of patients with uterine leiomyosarcoma: a comparison of the International Federation of Gynecology and Obstetrics and American Joint Committee on Cancer staging systems. J Clin Oncol 27:2066–2072. https://doi.org/10.1200/jco.2008.19.8366

Zivanovic O et al (2012) A nomogram to predict postresection 5-year overall survival for patients with uterine leiomyosarcoma. Cancer 118:660–669. https://doi. org/10.1002/cncr.26333

输卵管及其周围组织疾病

第 11 章

Russell Vang 著；王仁杰，高薇 译

内容

意大利医学家及解剖学家 Gabriele Falloppio 于 1561 年首次详细而准确地描述了人类的输卵管，并称之为"子宫管"（Graham 1951）。该器官最终以他的名字命名。此后，人们虽然认识了很多非肿瘤性和肿瘤性输卵管病变，但直到最近才开始了解输卵管癌的发病机制。

因输卵管本身的病变而切除的手术标本远远少于女性生殖道其他部位的标本，输卵管常因女性生殖系统其他器官的病变而被切除，从而成为外科病理医师经常检查的标本。输卵管在生殖活动中起重要作用，输卵管的病变会引起与不孕症有关的问题。外科病理医师检查发现的输卵管病变大多数属于非肿瘤性的。输卵管的良性和恶性肿瘤少见，正如下文所述，作为预防性双侧输卵管卵巢切除术标本中的一部分或作为因卵巢癌而被切除的主要器官，送检的全部输卵管组织被彻底检查，因而输卵管伞端的早期癌变得越来越常见。同样，当对整个输卵管进行组织学检查时，偶尔会在一小部分常规标本中发现上皮内癌。

本章详细讨论正常输卵管的胚胎学、大体解剖学、组织学、大体表现以及非肿瘤性病变、良恶性肿瘤和妊娠滋养细胞疾病，并讨论输卵管旁、卵巢旁和盆腔韧带的病变。

11.1　正常输卵管及大体表现

11.1.1　胚胎学

不论遗传型性别如何，从胚胎期第 6 周开始，一对尿生殖嵴前外侧表面发育形成一对米勒管（副中肾管）（O'Rahilly 1983，1989；Robboy et al. 1982）。在尿生殖嵴头端，腹膜产生一群与腹膜层分离的上皮细胞（Guioli et al. 2007）。这种新生的上皮细胞群增生，形成纵行的米勒管（Guioli et al. 2007；Orvis et al. 2007）。围绕米勒管管腔上皮层的间充质细胞也起源于腹膜。米勒管的头端开口于腹腔，尾端长入尿生殖嵴，内侧紧贴午菲管（中肾管），并沿着午菲管生长。在空间上，米勒管位于午菲管的头端外侧，然后在腹侧跨过午菲管。当米勒管进入盆腔时，米勒管呈纵向走行，尾端位于午菲管中间。米勒管的尾端紧邻尿生殖窦的后壁，尿生殖窦紧邻 2 个午菲管。在胚胎期第 8 周，一对米勒管的尾端虽然相互融合，但仍由一层隔膜相隔（图 11.1，11.2）。女性和男性胎儿都要经历上述胚胎发育过程，并在睾丸（若胚胎为男性）开始分泌米勒管抑制物（MIS）之前完成。MIS 也称为抗米勒管激素。若无 MIS，则米勒管被动发育形成输卵管、子宫和阴道壁；若无睾酮，则午菲管退化。在女性胚胎发育过程中，米勒管最初的两部分（开口于腹腔的头端纵行部分和跨越午菲管的横向部分）发育成输卵管。米勒管最初形成的最头端形成输卵管伞端，而最尾段（融合部分）形成子宫。在米勒管第二部分（跨越午菲管的横向部分）生长期间，尿生殖嵴形成横向的盆腔皱褶。米勒管尾段融合后，横向的盆腔皱褶从融合的米勒管向盆壁侧向延伸（图 11.2），形成阔韧带，输卵管附于其上。

输卵管管腔最初为卵圆形到圆形，内衬不成熟的柱状上皮，在第 14 周时黏膜形成皱襞。第 16 周，输卵管开始进入活跃的生长阶段并开始卷绕。平滑肌细胞在第 18 周至第 20 周期间出现于生殖道管壁内。输卵管肌壁仅在米勒管周围发育，因此午菲管残余位于生殖道管壁之外。从第 22 周至第 36 周，输卵管生长和卷绕的速度加快，大约达到每周 3 mm（Hunter 1930）。输卵管伞端直到第 20 周才开始发育，此时每侧输卵管只有 3~4 个伞毛（Sulak et al. 2005）。在整个妊娠期间，伞毛数量都在增加，妊娠终末期每侧输卵管有 6~8 个伞毛。出生后伞毛数量继续增加。

米勒管胚胎发育过程中重要的基因包括 *Wnt* 家族、*Lim1*、*Pax2* 和 *Emx2*（Yin et al. 2005）。另外，*Hox* 家族的基因（在小鼠中为 *Hox*，在人类中为 *HOX*）对解剖结构的形成也特别重要（Du et al.

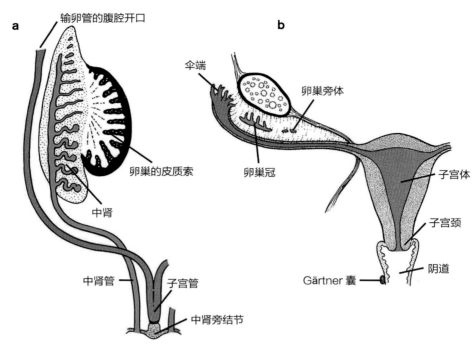

图 11.1　女性胚胎第 8 周末冠状面的腹侧观示意图。a. 图示米勒管（红色）和午菲管（中肾管，蓝色）的排列关系。米勒管的头端位于午菲管的外侧，米勒管向尾端生长，在腹侧跨越午菲管，尾端位于中间位置。米勒管的尾端融合，最终发育成子宫。b. 发育完成的输卵管伴随午菲管残余。红色和蓝色分别对应图 a 中的前体

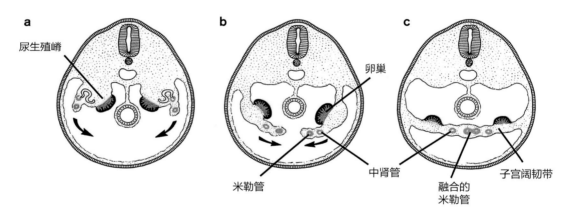

图 11.2　女性胚胎的横断面示意图。显示通过尿生殖嵴逐渐向下的横断面。米勒管（副中肾管，橙色）最终融合，最后位于 2 个午菲管（蓝色）的中间部分。米勒管融合形成横向的腹膜折叠，后者发育成子宫阔韧带（Sadler TW. Langman's Medical Embryology，6th Edition. Baltimore：Williams & Wilkins；1990：Fig 15-23。经 Lippincott Williams & Wilkins 许可引用）

2004；Taylor et al. 1997；Yin et al. 2005）。*Hox* 基因家族有 4 个基因簇（从 *Hoxa* 到 *Hoxd*），编码的转录因子引导胚胎发育，它们的主要功能是沿着发育轴线（如后脑、中轴骨骼和四肢）控制发育模式和位置的识别。米勒管是在胚胎发育过程中受 *Hoxa* 簇控制的解剖结构之一，每个 *Hoxa* 基因

沿着米勒管发育轴线控制不同节段的形态发生。*Hoxa-9* 到 *Hoxa-13* 相互串联，位于染色体的同一区域内。对小鼠的研究显示，*Hoxa* 基因在染色体上的物理次序对应着发育中的米勒管不同节段的相应空间次序（如 *Hoxa-9* 表达于输卵管，*Hoxa-10* 和 *Hoxa-11* 表达于子宫体，*Hoxa-11* 表达于子宫

颈，*Hoxa-13* 表达于阴道上部）。*Hoxa* 基因的空间结构对应着米勒管不同节段的演化产物，人类的胚胎发育仍然保持这种现象（Taylor et al. 1997）。因此，除了 *HOXA-9* 基因之外，可能还有其他几个非 *HOX* 基因，它们之间的相互作用决定了人类输卵管的正常发育。

11.1.2 大体解剖学

输卵管位于卵巢前方，它从同侧卵巢区域向内侧延伸，到达子宫底部的后上方，也就是输卵管的起始部位。在成年女性的育龄期内，其长度通常为 9~12 cm。输卵管的卵巢端开口于腹腔，由大

约 25 个指状突起（输卵管伞毛）组成。输卵管由 5 个主要部分组成，由内向外分别是壁内（间质）部、峡部、壶腹部、漏斗部及伞端（图 11.3）。输卵管末端膨大成为漏斗部，伞毛附于其上。漏斗部长约 1 cm，直径约 1 cm。漏斗部位于卵巢的侧面或输卵管末端几毫米内。漏斗部逐渐变细（直径约 4 mm），在内侧与输卵管壶腹部相移行。壶腹部长约 6 cm，从前方绕过卵巢。与壶腹部相比，峡部的肌壁相对较厚，直径较小。峡部向子宫方向走行约 2 cm。输卵管在子宫肌层内延伸的长度为 1 cm，成为壁内部，最终在子宫输卵管接合处与子宫腔延伸部分相连接。子宫外输卵管沿着阔韧带上缘（输卵管系膜）在腹膜皱褶中走行。

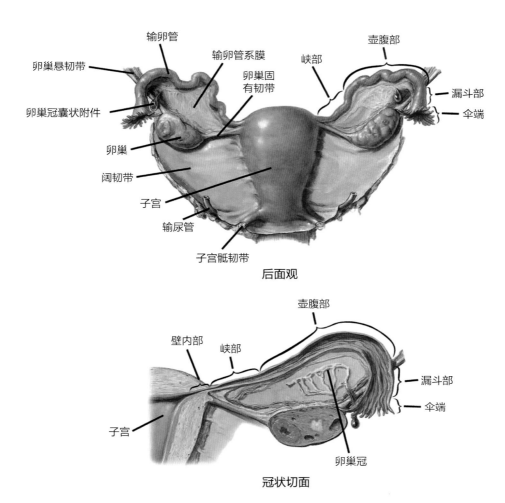

图 11.3 输卵管的后面观（上图）和冠状切面（下图），包括与邻近结构的解剖关系。图示输卵管的 5 个部分（壁内部、峡部、壶腹部、漏斗部及伞端）

输卵管的血供由双重动脉供应，分别来源于卵巢和子宫动脉的分支。输卵管子宫动脉分支从子宫角侧面穿入输卵管系膜并与卵巢动脉输卵管分支相吻合。静脉回流也通过输卵管系膜内吻合的子宫和卵巢静脉的输卵管分支，与动脉供应相平行。输卵管外侧部分由卵巢血管供应，而子宫血管供应输卵管的内侧部分。卵巢静脉在右侧汇入下腔静脉，在左侧则回流到肾静脉。子宫静脉丛回流到髂内静脉。输卵管的淋巴管通常引流进入卵巢和子宫的淋巴管，前者和后者分别引流至腹主动脉旁和髂内淋巴结。

输卵管的神经系统受交感神经和副交感神经双重支配。从 T10 到 L2 脊髓节段发出的交感神经纤维分布在腹腔丛、腹主动脉丛、肾丛、肠系膜下丛、子宫颈阴道丛，也可能分布在骶前神经丛。痛觉神经纤维与交感神经相伴行并与 T10~T12 脊髓相连。来自迷走神经的副交感神经纤维通过卵巢神经丛的节后神经纤维支配输卵管的外侧部分，而内侧部分则由骨盆神经丛中脊髓 S2~S4 节段发出的副交感神经纤维支配。

11.1.3　组织学

输卵管由黏膜层、平滑肌层和浆膜层组成。黏膜层直接位于肌层上，由腔面衬覆的一层上皮和其下方少量的固有层组成，固有层含有血管和梭形或卵圆形间叶细胞。虽然黏膜固有层区域很小，但 5%~12% 产后输卵管发生的蜕膜均位于该区域（图 11.4），在 80% 异位妊娠切除的输卵管中可见到蜕膜组织（Green et al. 1989）。输卵管皱襞间质在绝经后趋向纤维化。随着输卵管腔从子宫到卵巢端逐渐增大，黏膜整体结构的复杂性明显增加。间质（壁内）部黏膜大多平坦，仅有少量起伏，在子宫腔和输卵管开口处的最近端部分衬覆子宫内膜，远离输卵管开口的间质（壁内）部黏膜的衬覆上皮与输卵管远端部分的上皮相似，但纤毛细胞数量较

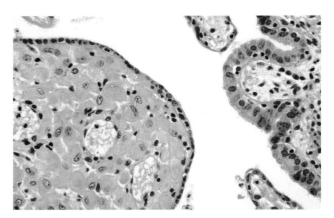

图 11.4　蜕膜。皱襞因黏膜固有层的蜕膜改变而膨胀。蜕膜细胞与子宫内膜的蜕膜细胞具有相似的细胞学特征。背景中可见散在的淋巴细胞

少。峡部黏膜比间质（壁内）部起伏稍大，并有数量有限的钝圆的皱襞（图 11.5）。在壶腹部，皱襞呈纤细的叶状，可见二级和三级分支（图 11.6）。伞端的皱襞实质上为外生性，并没有平滑肌壁，除此之外，漏斗部和伞端的皱襞类似于壶腹部。输卵管伞端游离，又称卵巢伞，它游走于输卵管开口到卵巢的一极，参与摄取卵细胞的活动，在此过程中，伞毛与卵巢的关系似乎可以重新排列。然而，需要指出的是，对这种组织学结构特征的了解很有限（Okamura et al. 1977）

黏膜上皮由单层细胞组成，也可为假复层上皮。上皮细胞主要为纤毛细胞和分泌细胞，后者的数量较多（图 11.7）。有人认为还存在第 3 种细胞，即插入细胞（"钉"细胞），也有人认为它可能是分泌细胞的变异形式，但在 HE 切片上难以准确地识别。输卵管外侧部分的纤毛细胞较丰富，而内侧部分的分泌细胞较多。纤毛细胞呈柱状或圆形，胞质呈轻 – 中度嗜酸性或透明，核呈卵圆形至圆形，染色质呈中等颗粒状和弱嗜碱性。超微结构显示每个纤毛是由位于中央的一对微管和 9 个外周双微管组成。在 Kartagener 综合征中，输卵管纤毛稀少，结构和（或）功能有缺陷，患者的生育功能受损，但没有完全丧失（Halbert et al. 1997）。有关输卵管纤毛结构和生理方面的其他更多细节，可

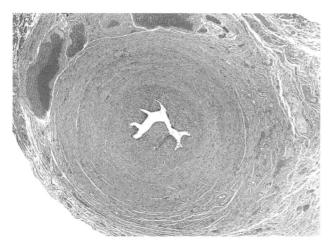

图 11.5　输卵管峡部。除了黏膜显示轻度增多的起伏及数量有限的钝圆皱襞外，形态类似于间质（壁内）部

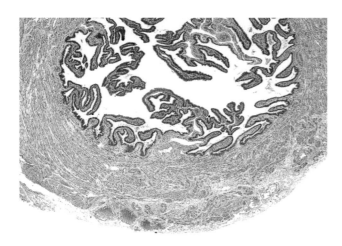

图 11.6　输卵管壶腹部。与间质（壁内）部和峡部相比，整个壶腹部的横切面及管腔的直径更大，肌层更薄，皱襞结构更复杂

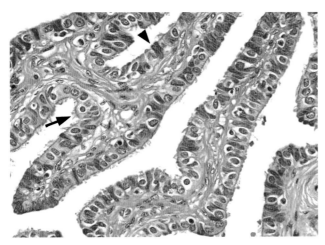

图 11.7　输卵管黏膜。上皮由纤毛细胞（箭头）和分泌细胞（黑色三角形）混合组成

以参考其他书籍和文献（Lyons et al. 2006）。

分泌细胞也呈柱状，与纤毛细胞的高度大致相同，但通常较窄，伴少量嗜酸性胞质。细胞核呈柱状，比纤毛细胞的核更细，染色稍深。免疫组化染色显示输卵管正常黏膜上皮常弥漫性地表达 WT1、ER 和 PR，Ki-67 增殖指数通常低于 10%（George et al. 2012；Kuhn et al. 2012a），但在月经周期中的增殖期，Ki-67 增殖指数要高于分泌期（George et al. 2012）。分泌细胞的免疫表型为 HMFG2(+)/PAX8(+)/p73(-)，纤毛细胞的免疫表型则相反（Bowen et al. 2007；Lee et al. 2007；Roh et al. 2009）。

输卵管上皮细胞的形态学特征在一生中会发生改变。纤毛细胞在胎儿早期发育阶段开始出现，持续存在直到绝经后几年。此时体内雌激素水平下降，输卵管的纤毛逐渐消失。绝经后的女性使用雌激素治疗后，纤毛及其运输颗粒性物质的能力可以恢复。输卵管中存在 ER 也支持雌激素参与纤毛形成。输卵管上皮细胞在月经周期过程中也发生特征性的变化（Donnez et al. 1985）。在月经周期早期，细胞呈低柱状，分泌细胞相对无活性；随着排卵期的临近，可能受雌激素水平增高的影响，分泌细胞变得非常突出，可以凸出到纤毛细胞腔缘上方。在雌激素和孕激素的协同作用下，月经周期中发生纤毛成熟、反复纤毛化和去纤毛化等变化，排卵期间纤毛化程度最明显（Donnez et al. 1985；Verhage et al. 1979）。有关输卵管生理学的更多细节可查阅其他资料（Jansen 1984）。

除了上述三种上皮细胞外，在基底膜上方也可以找到散在的淋巴细胞。这些淋巴细胞的免疫染色显示主要为细胞毒性 / 抑制性 T 细胞，与黏膜相关淋巴组织（MALT）的形成相对应（Morris et al. 1986）。此外，正常输卵管黏膜的炎性成分包括巨噬细胞和树突状细胞。

输卵管肌壁通常由内层环形肌和外层纵行肌两层结构组成。环形肌层为输卵管的主要肌层，其厚度不一，峡部较厚，而壶腹部和漏斗部较薄。外层的纵行肌层容易被忽视，因为其平滑肌束不明显，散在分布于含有许多小血管的疏松结缔组织中。此外，在输卵管间质部子宫端的起始部位，还有一层内层纵行肌，并向输卵管延伸约 2 cm。输卵管的浆膜面被覆扁平间皮细胞。浆膜的间皮与黏膜上皮之间的连接称为输卵管 – 腹膜交界处（图 11.8）（见本章后文关于上皮内癌的组织学特征部分）（Seidman 2015）。间皮下为少量结缔组织，含有少量胶原纤维和血管。

午菲管（中肾管）在输卵管周围发育，正常情况下中肾管残余可存留于整个成年期。这些残余由 10~15 条中肾小管组成，位于输卵管周围丰富的平滑肌间质中。中肾小管（卵巢冠）内衬单层低柱状或立方上皮，可有纤毛细胞或非纤毛细胞（图 11.9）。

11.1.4 大体表现

11.1.4.1 良性疾病的输卵管切除术，伴或不伴子宫切除术

对因良性疾病而切除的子宫标本，均应该测量双侧输卵管的长度和横径，应该检查浆膜是否有肉眼可见的病变。可用钝性探针检查输卵管伞端是否通畅。如果存在病变，应对病变进行测量并确定其部位（间质部、峡部、壶腹部、漏斗部或者伞端），并描述其与输卵管腔和浆膜的关系。整个输卵管应该横切（即切成"面包片"样），以确定输卵管腔内的病变，对肉眼可见的病变必须取材。对肉眼未见明显病变的输卵管，每侧至少取一块组织，建议从伞端取材。

11.1.4.2 非输卵管恶性肿瘤的子宫切除术和（或）卵巢切除术伴输卵管切除术

因恶性肿瘤而切除的子宫标本中，应该注意确定肿瘤细胞是否累及输卵管，尤其是局灶性病变，因为这可以使患者的分期升高。输卵管应该像上文提到的那样进行检查、测量和切开。对于卵巢、腹膜或子宫内膜浆液性癌的病例，建议将双侧输卵管所有组织取材并行组织学检查，以确定有无输卵管上皮内癌（STIC），尤其是输卵管伞端（见后文关于输卵管癌的部分）。许多研究显示出在这种情况下将所有输卵管组织送检的临床和诊断价值（Koc et al. 2018；Lengyel et al. 2013；Singh et al. 2015）。

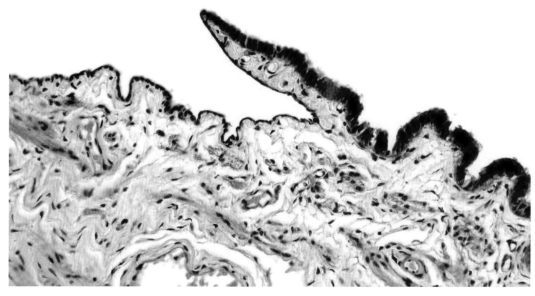

图 11.8 输卵管 – 腹膜交界处。浆膜的扁平间皮细胞（左）与黏膜的高上皮细胞（右）突然移行（图片中央）

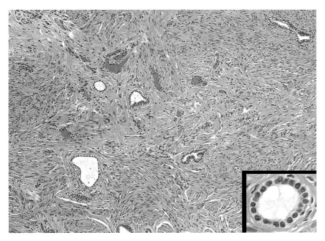

图 11.9　午菲管（中肾管）残余。其被包埋于丰富的平滑肌间质中。图示其管腔呈圆形，内衬单层立方形细胞，细胞形态温和。本例未见纤毛细胞，但其他病例中可以含有纤毛细胞

11.1.4.3　输卵管异位妊娠的全部或部分输卵管切除术

必须仔细检查标本的外观，应在管腔膨胀、积血处取材，如果输卵管内的异位妊娠明显，应该按照上文描述的那样对该部位进行记录并取材。如有破裂口，也应该描述并取材。如果异位妊娠不明显，则需要广泛取材。即使发生输卵管流产，在种植部位也会留下灶性滋养细胞。对管腔内的凝血块和游离组织也应该取材并行镜检，以识别滋养细胞或绒毛。

11.1.4.4　输卵管绝育的双侧输卵管部分切除术

对于这类标本，最重要的是要记录输卵管被完全切断，这需要整个输卵管完整的横切面，并将整个标本取材，行组织学检查。对于无法在 HE 切片上观察到完整的输卵管横切面的情况，有必要对组织块进行重新包埋，然后做多个深切，甚至将整个蜡块全部切完。

11.1.4.5　预防性双侧输卵管卵巢切除术

应按照上文所述的方法进行测量，建议对输卵管进行全面检查（对伞端切开和广泛检查）（Medeiros et al. 2006）。因此，输卵管伞端应从其与输卵管漏斗部的连接处切断并沿输卵管长轴每隔 2 mm 连续切开，对其余整个输卵管应垂直于输卵管长轴每隔 2 mm 切开（即切成"面包片"样）（图 11.10），对卵巢也应垂直于长轴每隔 2 mm 切开（即切成"面包块"样）。对所有的输卵管和卵巢组织均应取材以行组织学检查。

目前对每个蜡块需要切多少张 HE 切片还没有统一的标准，笔者的常规做法是每个蜡块切取一张 HE 切片。然而，已经有研究发现在无对照的病例中，在进一步深切的 HE 切片中可发现在最初的 HE 切片上不存在的小灶输卵管上皮内癌。尽管如

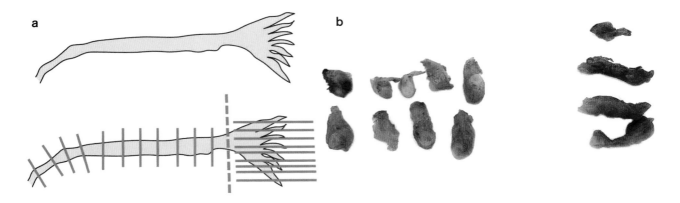

图 11.10　预防性双侧输卵管卵巢切除术标本中输卵管的取材方法。a. 输卵管取材前（上图）和取材过程（下图）简图。从输卵管最末端到伞端起始部每隔 2 mm 做一横切面（红色垂直实线或倾斜实线），输卵管伞端应离断（红色垂直虚线）并沿输卵管长轴每隔 2 mm 平行切开（红色水平实线）。对所有的组织均应取材并行组织学检查。b. 按照上述要求对输卵管取材后的大体照片

此，有学者基于一项研究结果提出，对预防性、降低风险而切除的输卵管标本，没有必要进行过多且更深的 HE 切片检查（Rabban et al. 2009b）。

11.1.4.6 输卵管肿瘤的输卵管切除术，伴或不伴子宫切除术和（或）卵巢切除术

解剖和外科病理学主任协会（Association of Directors of Anatomic and Surgical Pathology）发布了关于输卵管癌大体表现的指南（Longacre et al. 2007）。该指南也列举了应包括在病理报告中的临床、大体表现及组织学基本信息。同样，国际癌症报告合作组织（ICCR）也发表了关于在一份有关输卵管癌的病理报告中应该提供哪些元素的建议（McCluggage et al. 2015a）。

标本大小、肿瘤大小和肿瘤在输卵管内的准确位置都应该被记录，还应仔细检查输卵管表面是否存在肉眼可见的病变，对任何病变都要取材。尤其需要注意输卵管伞端是开放的还是闭合的，后者可能表现为输卵管积水样、积血样或积脓样外观。肿瘤至少要取 3 块，切片应显示肿瘤与黏膜、浆膜的关系及浸润深度。

11.2 输卵管非肿瘤性病变

11.2.1 化生、增生及其他上皮性或非上皮性改变

输卵管上皮可发生各种化生性改变，包括鳞状上皮化生、移行细胞化生（图 11.11）、黏液性化生或嗜酸细胞化生（Egan et al. 1996；Rabban et al. 2009a；Seidman 1994）。黏液性化生可能与 Peutz-Jeghers 综合征有关，也可能是慢性炎症的伴发性改变。宫内妊娠时输卵管也可以出现 Arias-Stella 反应。输卵管黏膜常可见不同程度、不同范围的增生，可为双侧性（Moore et al. 1975；Robey et al. 1989；Yanai-Inbar et al. 1995，2000）。这种增生属

于非特异性改变，没有临床意义，可能与疾病或其他情况有关。增生性上皮表现为细胞层次增多、极性消失、细胞拥挤以及小乳头簇形成，但核分裂象通常很少。在炎症性病变中，可见黏膜扭曲变形（包括皱襞变钝和间质纤维化）。可能存在核非典型性，但其程度通常较轻（Hunt et al. 2002）。有些病例（特别是伴有显著的输卵管炎症时）增生的程度（包括筛状结构）可能类似于癌（图 11.12）（Cheung et al. 1994b；Dougherty et al. 1964），其与癌的鉴别见"11.3.2.1 癌"。乳头状增生（一种特殊形式的增生）的特征是黏膜上皮细胞层次增多，有小的离散的上皮簇，乳头分支比正常时增多，间质和（或）离散的乳头簇中有砂粒体（见下文，图 11.13）（Kurman et al. 2011）。有学者认为部分病例中的输卵管乳头状增生可能是卵巢非典型性（交界性）浆液性肿瘤和种植灶的病因，但这种观点需要进一步研究和确认。组织热灼伤所致的人为假象可使严重的上皮改变类似于早期腺癌（图 11.14）。

偶尔可见的砂粒体通常无特异性，可见于正常上皮或其他病变〔如慢性输卵管炎伴衣原体相关的 IgG 抗体、卵巢浆液性肿瘤、输卵管乳头状增生（图 11.13，见前文）〕（Martin et al. 1995；Seidman et al. 2002）。

输卵管中可见形态学类似于卵巢门细胞的细胞

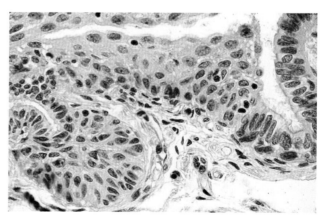

图 11.11　鳞状 – 移行细胞化生。图片上方中央显示较多鳞状细胞分化，而左下方显示较多移行细胞分化。其他病例中可见单纯鳞状细胞或移行细胞化生

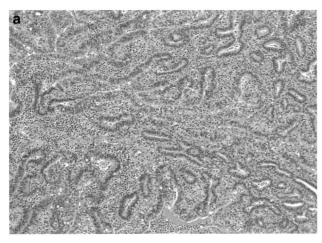
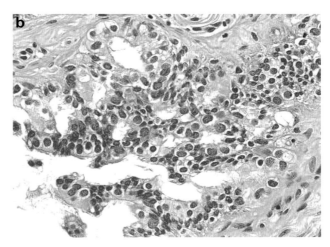

图 11.12　黏膜增生。在有炎症的情况下，可见黏膜扭曲变形。a. 此例旺炽性输卵管炎中存在明显的皱襞变形；b. 另一个病灶显示腺上皮出现筛状结构。细胞核仅有轻度非典型性，无核分裂象，仍然可见纤毛细胞

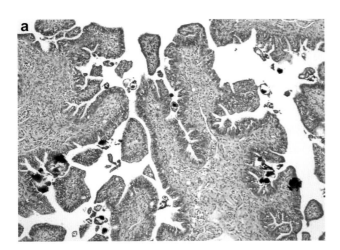
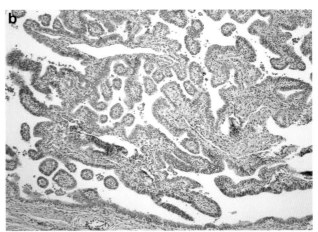

图 11.13　输卵管乳头状增生。a. 黏膜上皮层次增多，可见离散的上皮簇和小乳头间质中的砂粒体；b. 腔内大量具有轴心的小乳头，有些似乎是从大乳头发出的分支

巢（Hirschowitz et al. 2011）。如果缺乏 Reinke 结晶或与无髓神经纤维无关，就很难排除肾上腺残余的可能。但输卵管伞端间质内可见伴有 Reinke 结晶的卵巢门细胞。异位胰腺和性索包涵体（图 11.15）罕见（Longworth et al. 2018；McCluggage et al. 2015b）。

　　输卵管浆膜内陷可形成许多良性的包涵囊肿，最简单的是间皮包涵囊肿。其为直径 1~2 mm 的单房性囊肿，囊壁衬覆 1 层或多层间皮细胞，直接位于浆膜面下方。通过移行细胞化生，浆膜下形成小的 Walthard 细胞巢，表现为直径 1~2 mm 的黄白色结节。组织学上，Walthard 细胞巢可为实性或囊性，与尿路上皮相似（图 11.16）。细胞核呈不规则卵圆形，具有纵向核沟，呈咖啡豆样。间皮包涵囊肿和 Walthard 细胞巢往往是偶然发现，没有临床意义。

11.2.2　子宫内膜异位症与输卵管内膜异位症

　　正常情况下，在输卵管间质部及峡部的黏膜层可能见到子宫内膜组织。子宫内膜组织存在于输

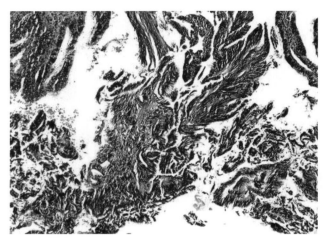

图 11.14 　热灼伤假象。被灼伤的组织由于上皮扭曲变形、复层化和核染色较深，可能被误认为腺癌。然而，高倍镜下观察可见细胞核呈流水样，这是热损伤引起的特征性改变

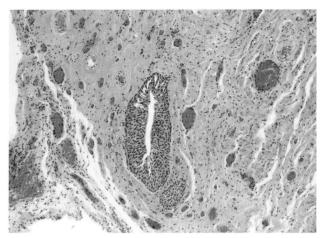

图 11.16 　Walthard 细胞巢。Walthard 细胞巢可呈实性或囊性。高倍镜显示细胞核形态温和，伴移行（尿路上皮）细胞分化

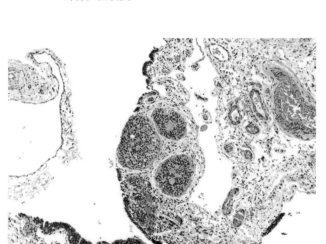

图 11.15 　输卵管伞端的性索包涵体。Inhibin 和 calretinin 的免疫组化染色呈弥漫阳性。对卵巢全部取材，但未见肿块

卵管腔内的情况称为"子宫内膜植入（endometrial colonization）"，然而，目前还不清楚这种现象是否属于正常变异（相对于真正的子宫内膜异位症而言）。输卵管的子宫内膜异位症可以发生在输卵管腔内、肌层或浆膜面。偶见子宫内膜异位症形成一个临床或大体上类似于肿瘤的肿块（息肉样子宫内膜异位症）（Parker et al. 2004）。输卵管结扎术后数年，于输卵管近端发生的子宫内膜异位症称为"输卵管切除术后子宫内膜异位症"（Clement

2007），这种情况较为常见。输卵管内膜异位症（endosalpingiosis）是指异位的输卵管上皮见于输卵管浆膜表面。有关子宫内膜异位症和输卵管内膜异位症的详细讨论见第 13 章。

11.2.3 　结节性峡部输卵管炎

结节性峡部输卵管炎（SIN）是由输卵管峡部的上皮憩室形成的假浸润性病变。该病发生于 25~60 岁女性（平均年龄为 30 岁），通常为双侧性。大体表现上，峡部可见 1 个或多个直径为 1~2 cm 的结节，浆膜面光滑。病变组织的质地较硬，仔细观察可见一些扩张的憩室。

低倍镜下整个肌层内可见呈圆形至拉长扩张的增生腺体，常伴有平滑肌结节性增生和管壁增厚（图 11.17）。增生的腺体呈环形或旋涡状围绕着中央扩张的输卵管腔。在有些切片中可能会见到这些腺体与输卵管腔相通，显示为憩室性病变。腺体由形态温和的单层输卵管型上皮组成，通常缺乏间质反应。然而，SIN 常伴有慢性输卵管炎（Kutluay et al. 1994）。有时憩室下方可出现较大量子宫内膜样间质细胞，但后者通常稀疏或缺乏。如果腺体与

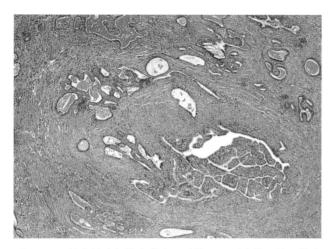

图 11.17　结节性峡部输卵管炎。腺体呈环形或旋涡状围绕中央的输卵管腔并浸润管壁。大部分腺体为圆形，有些腺体扩张呈囊状，腺体的轮廓偶尔轻度不规则，有些腺体的腔内含有血液。高倍镜下，腺体被覆一层温和的输卵管型上皮

间质都存在，有时可能与输卵管的子宫内膜异位症难以区分。

本病的病因不明，可能与炎症性扭曲变形和腺肌病样病变有关（Bolaji et al. 2015）。SIN 的主要并发症是不孕，并与输卵管异位妊娠密切相关（Green et al. 1989；Homm et al. 1987；Majmudar et al. 1983；Persaud 1970；Saracoglu et al. 1992）。笔者见过 1 例罕见并发症是深部憩室破裂、浆膜被穿透，继而引起少量腹腔内出血和盆腔疼痛。

11.2.4　异位妊娠

异位妊娠是指发育中的胚泡种植在除子宫底或子宫下段的子宫内膜以外的部位。由于超过 95% 的异位妊娠发生在输卵管，所以异位妊娠与输卵管妊娠几乎是同义词。然而，按发生率递减的顺序，异位妊娠还可以发生在输卵管伞端与卵巢、输卵管间质部（壁内妊娠）或子宫角、腹腔、子宫颈或后腹膜等部位（Breen 1970）。发生于肝脏、膈肌和脾的异位妊娠极为罕见（Delabrousse et al. 1999）。

病因学

虽然大部分异位妊娠的发病机制还不明确，但任何改变输卵管正常结构的疾病似乎都可能增加异位妊娠的发生率。胚泡因延迟进入子宫腔而可能在输卵管着床，但实验性延迟孕体进入兔、豚鼠、小鼠的输卵管，孕体发生退变，不能成功种植。非人类灵长类动物的异位妊娠罕见。有学者仔细研究了发生异位妊娠的输卵管，发现伴发慢性输卵管炎和结节性峡部输卵管炎的占比分别为 88% 和 43%（Green et al. 1989）。超微结构研究表明，发生异位妊娠的女性的输卵管中纤毛细胞的数量少于宫内妊娠的女性（Vasquez et al. 1983）。异位妊娠的风险因素（按风险由高到低的顺序）分别为有异位妊娠史、有输卵管手术史、吸烟（超过 20 支 / 天）、盆腔炎性疾病、多次自然流产（≥ 3 次）、年龄较大（>40 岁）、有人工流产史、不孕（>1 年）、有多个（>5 个）性伴侣以及有宫内节育器使用史（Bouyer et al. 2003）。

临床表现

目前，异位妊娠占临床已知妊娠的 1%~2%（ACOG 2008；Farquhar 2005；Van Den Eeden et al. 2005）。在数十年前，同时发生异位妊娠与子宫内妊娠（异位双胎妊娠）者占妊娠总数的 1/30 000；在使用辅助生殖技术后，目前其占比高达 0.75%~1%（Habana et al. 2000；Marcus et al. 1995）。异位妊娠的典型症状包括停经伴有随后的阴道出血和（或）腹痛，输卵管破裂可引起腹腔内出血。虽然两侧输卵管妊娠的发生概率相当，但右侧输卵管妊娠稍多见（Breen 1970；Brenner et al. 1980）。双侧输卵管同时妊娠罕见。

连续监测血清 β-hCG 和阴式超声检查是重要的临床评估手段。主要治疗措施包括外科手术（输卵管切除术或输卵管复通术）或药物治疗（甲氨蝶呤）。滋养细胞不完全切除可能导致持续性异位妊娠，其发生率在接受开腹输卵管复通术的患者为

2%~11%，在接受腹腔镜下输卵管复通术的患者为4%~20%（Farquhar 2005；Fylstra 1998）。这与甲氨蝶呤治疗失败的发生率类似。对于某些病例，持续性异位妊娠可能是输卵管复通术或输卵管切除术后妊娠组织从破裂或粉碎的标本中泄漏造成的。在这种情况下，病变组织可作为结节或种植灶而出现于盆腔、网膜或子宫的浆膜面（Cataldo et al. 1990；Doss et al. 1998）。

病理表现

未破裂的输卵管妊娠大体上表现为管腔不规则拉长和扩张，并伴有输卵管积血，肉眼观呈青蓝色（图 11.18）。输卵管内妊娠大部分发生在壶腹部（占 80%），其次为峡部（占 12%）和伞端（占5%）（Breen 1970）。

近 2/3 的病例肉眼或镜下可见明确的胚胎。绒毛膜绒毛通常见于充满血液并扩张的输卵管腔内，其中 75% 的病例中绒毛有活性。与在输卵管系膜对侧形成胎盘相比，输卵管系膜同侧形成胎盘时，种植较深，更可能得以妊娠（Kemp et al. 1999）。孕体绒毛膜外中间滋养细胞可穿透至输卵管壁深部，偶尔可呈弥漫性片状增生，使人怀疑其为妊娠滋养细胞肿瘤或水泡状胎块（Burton et al. 2001；Sebire et al. 2005），但这种表现仍然属于异位妊娠增生的范畴（图 11.19）。或许由于输卵管内间质发生蜕膜化的能力有限并类似于植入性胎盘，绒毛

可侵入肌层和浆膜（Pauerstein et al. 1986）。与子宫种植比较，另一个主要区别是输卵管滋养层不能向叶状绒毛膜和平滑绒毛膜分化（Randall et al. 1987），但可见到孕囊（Pauerstein et al. 1986）。异位妊娠附近中等大小的输卵管动脉的变化与宫内妊娠附近的血管一样，表现为中间滋养细胞侵入、血管内膜增生和内膜泡沫细胞积聚。

将近一半的异位妊娠患者伴有慢性输卵管炎，文献中该比例为 29%~88%（Green et al. 1989）。患者还可能伴有结节性峡部输卵管炎，输卵管黏膜可能见到 Arias-Stella 反应（Milchgrub et al. 1991）。透明细胞增生亦有报道（Tziortziotis et al. 1997）。

输卵管外异位妊娠的临床病理特征随发生部位的不同而有所不同（Oliver et al. 2007）。子宫角或间质部妊娠时，子宫可膨大至孕 12 周大小，破裂时可撕裂子宫动脉中的一条，也可撕裂子宫的一整面。子宫颈异位妊娠表现为出血，类似于不全流产。由于胎盘植入部位下方子宫颈组织的特性，出血可能会难以控制。卵巢妊娠在临床表现上类似于输卵管妊娠，包括常见的术前卵巢破裂。在一个系列研究中，半数以上的卵巢妊娠患者以前有生殖道疾病史或不孕史（Grimes et al. 1983），大体表现为出血性肿块取代卵巢。卵巢妊娠的病理诊断标准如

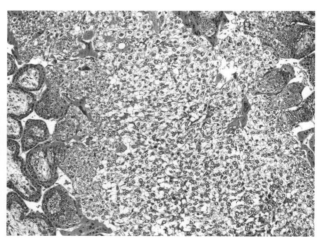

图 11.19　异位妊娠，中间滋养细胞旺炽性增生。不要将片状排列的非典型上皮样细胞误认为妊娠滋养细胞肿瘤或水泡状胎块。图左侧可见绒毛

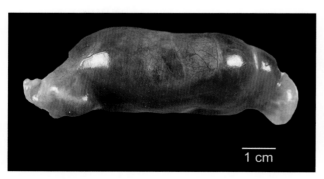

1 cm

图 11.18　异位妊娠。含有异位妊娠组织的扩张的输卵管，横切面会显示出血

下：①输卵管必须是完整的并与卵巢分开；②孕囊必须位于卵巢的正常位置；③孕囊必须通过卵巢固有韧带与子宫相连；④孕囊壁内必须见到卵巢组织（Grimes et al. 1983）。如果采取保守切除术或妊娠组织广泛取代卵巢组织，则发生妊娠的卵巢组织的病理形态很难或不可能被观察到。

后遗症

输卵管妊娠的自然病史包括妊娠组织从输卵管伞端自发地排出（输卵管流产）以及胚胎死亡和孕体退化。而滋养细胞会持续生长，导致输卵管管壁不断扩张、肌壁变薄，并在第 8 周左右发生输卵管破裂。大约 25% 的输卵管妊娠在确诊时已经破裂（Falcone et al. 1998）。破裂后出血量非常多，这是妊娠期女性死亡的一个主要原因。罕见的异位妊娠胎儿可存活到足月。

在大体观正常的输卵管中可能见到绒毛或胎盘部位结节，这些提示患者以前发生过未被发现的异位妊娠（Jacques et al. 1997；Nayar et al. 1996）。少数输卵管妊娠可形成肿块，但滋养细胞的退化和月经周期的恢复可能导致鉴别较为困难。卷曲的、充满血液的输卵管（还可能存在机化、不同程度的炎症和粘连）常伴有同侧卵巢受累，其表现可类似于肿瘤或子宫腺肌瘤。大多数患者的血清 β-hCG 水平升高。这种慢性异位妊娠需要广泛的镜下取材以证实滋养层组织，后者可由无活性的绒毛膜绒毛组成（Ugur et al. 1996）。在较早期妊娠中，子宫外胎儿死亡后可发生胎儿钙化（石胎）或者胎膜与胎儿全部钙化（胎儿胎膜石化）。

11.2.5　息肉

在其他妇产科病理学教科书中，输卵管息肉被归入肿瘤的部分；然而，为了确保概念上的准确性，本章将其纳入非肿瘤性疾病。输卵管息肉可见于 1%~3% 因不孕症而行子宫输卵管造影术的女

性，并可导致输卵管近端闭塞（David et al. 1981；Fernstrom et al. 1964）。文献中对息肉与不孕症的因果关系一直存在争议。息肉常较小，好发于输卵管间质部，特别是在输卵管开口处，常为双侧性。只有极少数输卵管息肉被切除并进行组织学检查，表现为子宫内膜样型，类似于子宫内膜息肉（Lisa et al. 1954）。由于部分患者存在输卵管黏膜的子宫内膜异位症，因而输卵管息肉可能是息肉样子宫内膜异位症的一种镜下表现。

11.2.6　不孕症

本部分所讨论的大部分疾病都可导致明显的输卵管解剖学变形，从而造成输卵管性不孕症。反之，单纯的输卵管生理功能障碍尚无明确定义，但是通过 Kartagener 综合征中的不动纤毛可以说明这些生理功能障碍也可以导致生育功能下降。在一个系列研究中，12 例患者中只有 3 例成功妊娠（Afzelius et al. 1983）。子宫内膜异位症、盆腔炎性疾病史或阑尾炎所致的输卵管旁或伞端粘连都可能干扰正常的输卵管蠕动和采卵。有关输卵管纤毛在各种疾病中的病理生理及其与不孕症的关系，详见相关文献（Lyons et al. 2006）。输卵管口闭塞性纤维化（可能继发于宫腔炎症）或息肉可导致子宫输卵管连接处阻塞（Fortier et al. 1985；Lee et al. 1997）。

11.2.7　与绝育手术相关的问题

绝育手术通过外科方式切除一段输卵管（双侧输卵管部分切除术），或通过钳夹术、电凝术、管内化学方式（如硅胶塞或甲基氰基丙烯酸酯），或通过管内放置机械装置（如 Essure 系统）来损伤输卵管黏膜或阻塞管腔，从而干扰输卵管的功能（Clark et al. 2017；Donnez et al. 1979；Stock 1983）。切除的输卵管应该经组织学检查证实包括

整个管腔的横切面。偶尔，组织切片仅显示纤维肌性或纤维血管组织，而无输卵管黏膜，此时观察到的组织可能是盆腔韧带或血管，在临床上被误认为输卵管。为了充分评估这些病例，有必要将该蜡块深切，也可能需要将组织重新定向和重新包埋，目的是完全切开并找到输卵管管腔。上述方法也适用于组织学上明确存在输卵管，但在 HE 切片上未见完整管腔横切面的病例。

对于最初采用外科手术切除的患者，切断的输卵管自发性重新吻合或形成瘘管均可导致受精、异位妊娠或宫内妊娠，这是输卵管绝育手术失败的常见原因（Soderstrom 1985）。为了明确输卵管绝育手术失败的原因，需要对标本进行仔细的检查，偶尔可对标本行输卵管造影，输卵管要在石蜡内纵向包埋，同时还需要仔细切片。

11.2.8　输卵管炎

输卵管炎包括三大类：急性、慢性和肉芽肿性/组织细胞性。偶尔有些病例具有混合特征，可根据主要组织学表现来分类。

11.2.8.1　急性输卵管炎

急性输卵管炎是一种化脓性炎性病变，通常继发于子宫颈和子宫腔的细菌进入输卵管管腔内（Lareau et al. 2008；McCormack 1994）。它与盆腔炎性疾病在病理上具有相关性，好发于年轻、性生活活跃的育龄期女性。重要的危险因素包括性行为方式和避孕用品的使用模式。

大体表现上，输卵管水肿、扩张（图 11.20），浆膜红肿，可被覆脓性纤维素性渗出物，管腔内也充满脓液。镜下，输卵管腔、黏膜和管壁中含有中性粒细胞、纤维蛋白碎片，还可见溃疡形成（图 11.21）。也可见水肿和淋巴细胞浸润，并可能见到黏膜增生和变形。组织学改变根据疾病的严重程度和时期不同而不同。另外，正如下文所讨论的，根据病原微生物的不同，其形态学也有所变化。严重的输卵管炎可引起不孕和异位妊娠等后遗症。

目前尚不清楚病原微生物是否以精子或阴道毛滴虫作为载体向上传播，或者是否以某种形式被动运输（Keith et al. 1984）。引起急性输卵管炎的细菌有两个来源：性传播和下生殖道菌群。虽然淋病奈瑟菌和沙眼衣原体被认为是最常见的病原微生

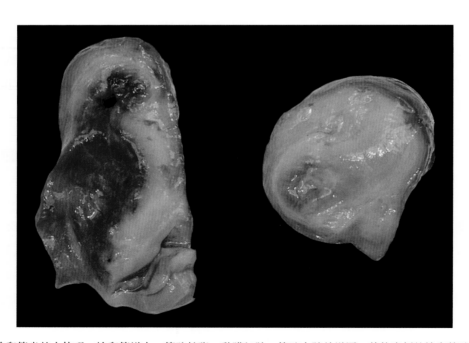

图 11.20　急性输卵管炎的大体观。输卵管增大，管腔扩张，黏膜红肿，管壁水肿并增厚。其他病例的输卵管腔内可含有脓液

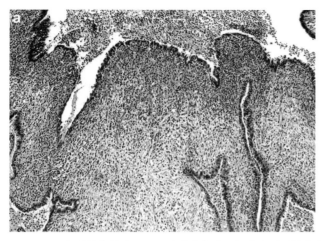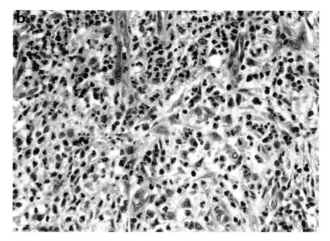

图 11.21　急性输卵管炎。a. 显示黏膜变形、扭曲和严重的炎症，可见覆盖在输卵管腔面的脓液；b. 炎症成分为混合性的，但主要是大量中性粒细胞

物，但细菌学研究表明大多数病例是由多种病原微生物感染引起的，其中厌氧菌主要为类杆菌和消化链球菌属，需氧菌则是大肠埃希菌。有些女性患者的血清中存在抗淋病奈瑟菌菌毛抗体，这提示淋病奈瑟菌可能在急性输卵管炎初期发挥作用，后被厌氧菌所取代。支原体在急性输卵管炎中的作用存在争议。病毒感染似乎不是急性输卵管炎的病因，然而，单纯疱疹病毒累及脱垂的输卵管黏膜伴混合性急性和慢性炎症的病例已有报道（Lefrancq et al. 1999）。

　　淋病奈瑟菌在月经期最容易进入输卵管，这种情况与发生于月经后数天的急性疼痛症状相符。而非淋病奈瑟菌性、非衣原体性急性输卵管炎的发病与近期的月经情况没有明显关系（Sweet et al. 1986）。由 Ward 等人进行的体外研究（1974）已经明确了淋病奈瑟菌感染中可能的最初步骤，所涉及的分子机制请参阅相关文献（Edwards et al. 2004；Lyons et al. 2006）。向体外培养的整条输卵管的管腔内灌注淋病奈瑟菌，发现它只黏附于非纤毛细胞。3 小时内，细胞的微绒毛包绕淋病奈瑟菌并与之黏附，然后淋病奈瑟菌穿透两种细胞和细胞间连接，引起细胞溶解和脱落，相邻纤毛细胞也被破坏，但没有被直接侵入。淋病奈瑟菌脂多糖和淋病奈瑟菌诱导的肿瘤坏死因子（TNF）-α 及其他多

种细胞因子导致大量上皮损伤（Maisey et al. 2003；McGee et al. 1999），致病的程度取决于细菌及宿主的基因组（Arvidson et al. 1999）。细胞溶解后，细菌穿入上皮下结缔组织。在体内，这个过程因宿主的反应而大大减轻。

　　淋病奈瑟菌经上皮表面播散，从而导致黏膜损伤。粒细胞从毛细血管中明显渗出到黏膜层及管腔内，管壁各层血管充血、水肿。由于输卵管腔内充满粒细胞和细胞碎片，随着输卵管扩张，在行腹腔镜手术时可见到脓液从输卵管伞端滴落。严重情况下，输卵管浆膜面可见纤维素性渗出物，这是由血管扩张、血浆蛋白渗出造成的。细胞坏死、管腔膨胀和局灶性腹膜炎可引起腹部和盆腔疼痛。随着时间的推移，反复感染可导致症状反复发作及慢性输卵管炎的形态学变化，这些将在后文中讨论。

　　在急性输卵管炎患者的子宫颈、子宫和输卵管中经常可以分离培养出沙眼衣原体（Kristensen et al. 1985；Mardh et al. 1977）。一般认为衣原体对输卵管造成的损害是由分子量为 60 kDa 的衣原体热休克蛋白（hsp60）以及其他细胞因子所致（Hafner 2015；Lyons et al. 2006）。在衣原体性输卵管炎急性期或亚急性期切除的输卵管，其组织学表现与淋病奈瑟菌引起者几乎相同。初期输卵管有透壁性及黏膜层中性粒细胞浸润伴腔内渗出物，随后有淋

巴浆细胞反应伴不同数量的残留的中性粒细胞。在上皮细胞内可见衣原体包涵体（Winkler et al. 1985）。偶尔淋巴滤泡反应非常旺炽，甚至提示淋巴瘤（Wallace et al. 1991）。

急性输卵管炎的结局（通常在淋病奈瑟菌或衣原体感染的背景下）是输卵管浆膜与周围的腹膜之间形成纤维素性粘连。腹膜炎症可广泛，作为 Fitz-Hugh-Curtis 综合征的一部分，在肝脏和前腹壁间可形成纤细的粘连（即琴弦样粘连）。

不管病原微生物是何种类型，重度急性输卵管炎（同时伴有慢性或肉芽肿性输卵管炎）常累及卵巢，卵巢与输卵管相互粘连，形成输卵管卵巢脓肿（图 11.22）。输卵管卵巢脓肿可为单侧性，也可为双侧性。组织学上，炎症细胞可以中性粒细胞为主或由中性粒细胞、淋巴细胞、组织细胞和浆细胞混合组成。常见广泛坏死。背景中输卵管及卵巢实质变形明显，可有丰富的纤维素和间质水肿。虽然淋病奈瑟菌和沙眼衣原体是急性输卵管炎的常见致病菌，但在输卵管卵巢脓肿中极少能分离培养出两者。任何输卵管卵巢脓肿的需氧和厌氧培养标本都应在手术室或实验室中获得。以前的抗生素治疗可能消除一些可培养的微生物，但厌氧菌常可被分离。大肠埃希菌、脆弱拟杆菌和其他杆菌、消化链球菌、消化球菌和需氧性链球菌是最常被发现的微生物（Landers et al. 1983）。通常情况下，输卵管卵巢脓肿由多种微生物感染引起。

另一种能导致输卵管卵巢脓肿的微生物是衣氏放线菌，该菌本身是女性生殖道菌群的一部分（Persson et al. 1984）。输卵管的放线菌感染与宫内避孕装置（节育器）密切相关（见第 7 章）（Dische et al. 1974）。放线菌的生长需要厌氧环境。镜下，在脓液中可见到细丝状革兰阳性菌团和硫黄颗粒。假放线菌的放射状颗粒不应被误认为是放线菌病中的硫黄颗粒（Bhagavan et al. 1982；Pritt et al. 2006）。

无症状的急性输卵管炎（"生理性输卵管炎"）见于产后输卵管结扎术切除的输卵管。分娩后 5 小时左右开始，直到 7~10 天以后，10% 或 10% 以上标本的输卵管黏膜或管腔内可见少量急性或急性和慢性混合的炎症细胞浸润（图 11.23）。试图培养需氧菌或厌氧菌几乎不会成功。该病变可能继发于分娩创伤或宫内组织坏死，这显然没有临床意义。

11.2.8.2　慢性输卵管炎

作为急性输卵管炎的结局，卵巢近端到输卵管伞端可形成多处输卵管和卵巢粘连，这可能导致输

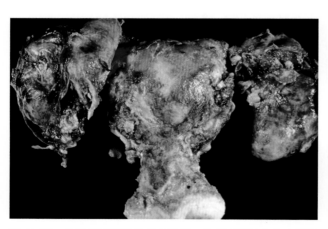

图 11.22　输卵管卵巢脓肿的大体观。此例双侧输卵管卵巢脓肿由纤维炎性包块组成，每侧卵巢和输卵管彼此粘连。切面显示扭曲变形的纤维组织伴水肿、出血和坏死

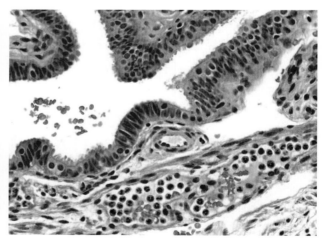

图 11.23　"生理性输卵管炎"。黏膜血管内可见少量急性炎症细胞浸润。其他病例在黏膜上皮或固有层内可见轻度的急性炎症

卵管开口处闭塞。如果输卵管伞端闭合发生在输卵管卵巢脓肿形成之前，那么发炎和扩张的输卵管可形成充满急性和慢性炎症细胞的输卵管积脓。当急性输卵管炎被治疗后，急性和大多数慢性炎症细胞逐渐消失，会留下以慢性输卵管炎为表现的重度瘢痕化输卵管或输卵管积水。在部分仅存在慢性输卵管炎的病例中可检出沙眼衣原体 DNA（Hinton et al. 2000）。因此，慢性输卵管炎的存在可能意味着部分患者曾经患有盆腔炎性疾病。

　　慢性输卵管炎中，由于继发于急性输卵管炎的表面纤维素沉积，黏膜皱襞常彼此互相粘连，粘连可以是局灶性的，也可为广泛性的。如果炎症非常严重，伞端根部可在中央与向外呈放射状排列的伞毛融合，或者伞毛顶部可粘连并堵塞输卵管腔，造成伞端变钝，即形成杵状输卵管（图11.24）。输卵管非伞端部分的愈合和机化也可导致褶皱之间永久性搭桥，通常可导致"滤泡性输卵管炎"（图 11.25）。然而，这个术语本身通常是指以淋巴滤泡为特征的炎症，因而这是一种错误的命名。在慢性输卵管炎中，大多数皱襞虽可保留其大小和形状，但在黏膜层中仍可见到浆细胞、淋巴细胞，或两者同时出现（图 11.26）。常见皱襞的高度减低、皱襞变钝并出现纤维性间质，因而使得正常排列的输卵管黏膜发生扭曲、变形。黏膜也可增生。

输卵管积水的特征性表现为伞端闭锁和输卵管扩张，通常位于壶腹部和漏斗部（图 11.27）。如果卵巢被输卵管卵巢粘连所累及，则卵巢可能会被扩张的输卵管挤压。由于输卵管扩张与非扩张部分

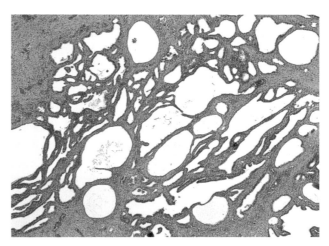
图 11.25　"滤泡性输卵管炎"。黏膜皱襞互相粘连，在慢性输卵管炎背景中形成滤泡样腔隙

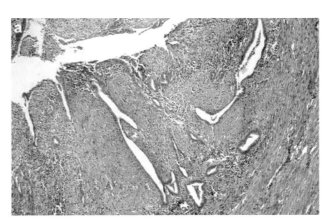

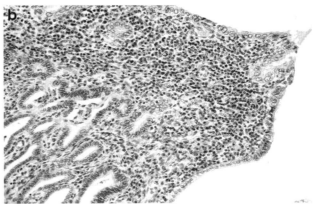

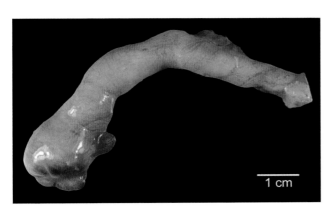
图 11.24　杵状输卵管。输卵管伞端因为粘连而闭合，导致其末端变钝圆

图 11.26　慢性输卵管炎。a. 纤维化和钝圆的皱襞；b. 扭曲变形的皱襞固有层充满淋巴细胞和浆细胞

之间常存在沟通，输卵管扩张的原因尚未明确。扩张的管腔可变成囊状，里面充满浆液性液体；管壁一般呈白色、菲薄、半透明状，偶尔输卵管表面可见纤维性粘连。管壁肌层变薄、萎缩或由纤维组织取代。大多数内衬上皮由矮立方形细胞构成，但偶尔皱襞可含有组织学正常的纤毛和柱状分泌细胞（图 11.28）。在输卵管积水的管壁内可见少量淋巴细胞，但通常并无淋巴细胞浸润。

11.2.8.3 肉芽肿性 / 组织细胞性输卵管炎和异物

肉芽肿性输卵管炎和组织细胞性输卵管炎可由

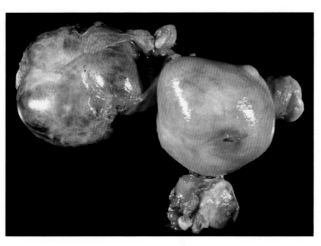

图 11.27 输卵管积水的大体观。输卵管明显扩张，形成囊性包块

不同微生物的感染或由多种非感染性疾病引起，其中包括镜下异物引起的组织反应。

11.2.8.3.1 假黄瘤样输卵管炎和黄色肉芽肿性输卵管炎

假黄瘤样输卵管炎（又称输卵管色素沉着症）的特点是充满脂褐素和含铁血黄素的巨噬细胞沉积于输卵管黏膜固有层（包括膨胀的黏膜皱襞内），其与子宫内膜异位症有关（图 11.29）（Clement et al. 1988；Furuya et al. 2002；Herrera et al. 1983；Munichor et al. 1997；Seidman et al. 1993，2015）。大体表现上，输卵管可扩张并水肿，黏膜呈暗褐色息肉样。尽管与子宫内膜异位症有关，但该病变也可能是由于输卵管炎伴出血（Clement et al. 1988；Seidman et al. 1993）。由于黄色肉芽肿性输卵管炎与盆腔炎性疾病有关，而与子宫内膜异位症无关，因此有人建议将假黄瘤样输卵管炎与黄色肉芽肿性输卵管炎进一步区分开（Furuya et al. 2002）。与假黄瘤样输卵管炎相反，黄色肉芽肿性输卵管炎的黏膜大体上通常是黄色化脓性的；镜下，炎症细胞为泡沫样巨噬细胞（与假黄瘤样输卵管炎中的暗褐色巨噬细胞不同）和其他类型的炎症细胞（包括多核巨细胞）（Furuya et al. 2002；Ladefoged et al.

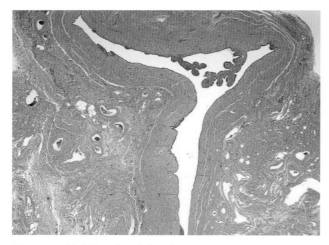

图 11.28 输卵管积水。大部分扩张的输卵管管壁很薄，黏膜层呈萎缩性改变，可见残留的小皱襞。注意管壁内的平滑肌

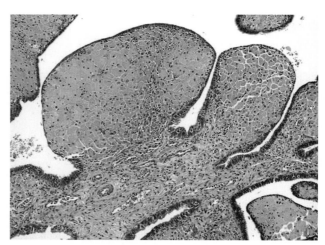

图 11.29 假黄瘤样输卵管炎。黏膜固有层可见大片胞质呈嗜酸性的组织细胞，皱襞膨胀并扭曲变形，不应被误认为是蜕膜化表现

1988）。输卵管黄斑瘤可能为其相关性病变，文献中曾有过报道（Chetty et al. 2003）。

11.2.8.3.2　结核性输卵管炎

结核分枝杆菌历来是肉芽肿性输卵管炎的主要病原体。在输卵管性不孕女性患者中，结核性输卵管炎的发病率在美国远低于 1%，而在印度却接近40%（Parikh et al. 1997）。死于肺结核的女性中有20% 的女性存在输卵管结核（Schaefer 1970）。通过与患有泌尿生殖系统结核的伴侣发生性行为而发生原发性生殖道感染的情况极为罕见。最常见的感染途径是原发性肺结核通过血道播散。血源性播散的结核分枝杆菌最常侵犯输卵管，而不是女性生殖道其他部位，其原因尚不明确。影像学上原发性肺部病变可能不明显，但肺外（如腹膜、肾脏或其他部位）的受累可能较为明显。输卵管结核也可由原发性肠结核经淋巴道蔓延或者由膀胱或胃肠道结核直接蔓延而来。输卵管结核通常是双侧性的。尽管最早期的病理改变仅为镜下所见，但随着病情的进展，输卵管管径增粗，可变成结节状，类似于结节性峡部输卵管炎。在较常见的增殖型结核中，输卵管和卵巢之间可形成多处致密的粘连，伞端与输卵管开口可被堵塞（Schaefer 1970）。当该病以渗出为主要表现时，输卵管渐进性膨胀可类似于细菌性输卵管积脓。输卵管积血、输卵管积水、输卵管卵巢脓肿或冰冻骨盆均可见于该病的晚期（Parikh et al. 1997）。无论哪种类型，都可能出现浆膜结节。

病变早期，镜下可见黏膜层内出现典型的由上皮样组织细胞和淋巴细胞形成的肉芽肿反应，细胞排列成结节状，常见多核巨细胞（图11.30），可见局灶或大片的中央干酪样坏死。免疫抑制可能会改变细胞对微生物的免疫反应，导致肉芽肿无法形成。结合临床情况，仅发现急性和慢性炎症细胞时就应考虑行抗酸染色。病变可从黏膜层扩散到肌层和浆膜层。随着结节的增大和融合，它们可侵蚀并穿破黏膜，将结核性液体

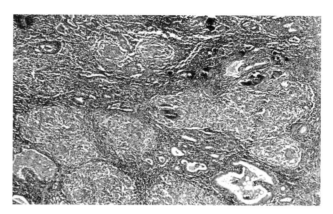

图 11.30　结核性输卵管炎。黏膜层出现非干酪样肉芽肿。注意钙化和多核巨细胞。其他病例中可含有干酪样肉芽肿

排入输卵管腔内，导致输卵管可随之扩大。黏膜炎症反应可导致渐进性瘢痕形成、皱襞变形和粘连。在纤维化区可发生钙化。某些病例中可能不会出现结核结节，因此输卵管内存在干酪样坏死、纤维化或钙化可能是唯一的组织学表现，提示需要更进一步的检查。值得注意的是，显著的黏膜变形可导致类似于癌的增生。

结核性输卵管炎可有几种并发症。除了功能改变外，因病变都是双侧性的，不孕症几乎是最常见的并发症。由于来自输卵管的感染反复在子宫内膜种植，所以结核分枝杆菌的培养和对子宫内膜诊刮标本进行组织学检查对于诊断结核具有重要意义（见第 7 章）。

11.2.8.3.3　寄生虫性输卵管炎

蛲虫病

蛲虫可沿女性生殖道向上逆行进入输卵管，从而引起炎症反应。输卵管和卵巢可能同时受累并可形成输卵管卵巢脓肿或形成纤维结节。镜下可见急性和慢性炎症细胞浸润，同时伴有嗜酸性粒细胞及妊娠雌虫的一部分。虫卵可被释放到组织中，从而引起肉芽肿反应（图 11.31），但虫卵可被钙化和肉芽肿所掩盖。

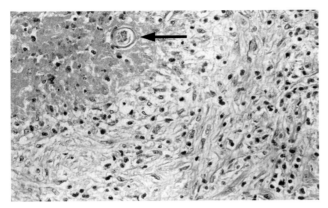

图 11.31   蛲虫引起的肉芽肿性输卵管炎。干酪样坏死中含有大量嗜酸性粒细胞，坏死区内见一个蛲虫卵（箭头）

血吸虫病

输卵管血吸虫病可能是世界范围内肉芽肿性输卵管炎较常见的原因之一，但在美国却罕见。在非洲，输卵管血吸虫病见于约 22% 的感染血吸虫的女性（Gelfand et al. 1971）。埃及血吸虫卵最常见，有些女性可存在曼氏血吸虫。大体表现包括虫卵周围纤维化，形成结节状或纤维化输卵管。组织学上，可见典型的肉芽肿性炎症反应，并可见嗜酸性粒细胞、中性粒细胞、浆细胞、淋巴细胞和巨噬细胞（包括多核巨细胞）。有些肉芽肿位于皱襞的间质内，导致皱襞膨胀。有些患者可同时发生异位妊娠与输卵管血吸虫病。

其他寄生虫病

比较常见的寄生虫感染还有包虫病，该病可继发于细粒棘球绦虫感染累及女性生殖道（包括附件）。也有发生于输卵管的猪囊尾蚴病（由猪肉绦虫的幼虫感染所致）的报道（Abraham et al. 1982）。其他罕见的输卵管的寄生虫病包括阿米巴病（由溶组织内阿米巴感染引起）。利泽甘环

（Liesegang ring）[1] 不应被误认为是寄生虫（Clement et al. 1989）。

11.2.8.3.4   真菌性输卵管炎

其他罕见的引起输卵管卵巢脓肿或肉芽肿性输卵管炎的病原体包括皮炎芽生菌、粗球孢子菌、念珠菌和曲霉，它们可能继发于局灶感染处病原体的血源性播散或播散性疾病。

11.2.8.3.5   结节病

输卵管的结节病罕见（Boakye et al. 1997），组织学上，在黏膜层内可见非干酪样肉芽肿。需要进行培养、组织化学染色，结合临床信息以排除其他肉芽肿性疾病。

11.2.8.3.6   克罗恩病

回肠、结肠或阑尾的克罗恩病可继发性累及输卵管和卵巢，从而引起肉芽肿性输卵管炎及输卵管卵巢脓肿。非干酪样肉芽肿可累及整个输卵管肌层和黏膜层。黏膜可出现反应性非典型增生（Brooks et al. 1977）。肠管与输卵管之间也可能有瘘管形成。

11.2.8.3.7   其他类型的肉芽肿性／组织细胞性病变及异物

输卵管软斑病罕见报道。有些血管炎可有肉芽肿样结构（见本章后文"11.2.11   脉管炎"）（Bell et al. 1986）。输卵管内还可能发生由淀粉和滑石粉引起的异物肉芽肿以及脉冲肉芽肿（pulse granuloma，PG）[2]（Rhee et al. 2006）。为了检测某种异物，应在偏振光下检查肉芽肿或组织细胞反应。子宫内膜或卵巢的伴鳞状分化的子宫内膜样癌

---

1   利泽甘环（Liesegang ring）可见于多种化学系统，在某种条件下经过浓缩、缺乏对流并发生沉淀反应而形成。——译者
2   脉冲肉芽肿（pulse granuloma，PG）是一种罕见病变，以形成纤细的淡嗜酸性透明环为特征，常有混合性急慢性炎症细胞和多核巨细胞。透明环的大小和形状不一，通常与蔬菜物质颗粒有关。因此，多认为 PG 是对蔬菜物质的少见反应。大多数 PG 累及口腔，与口腔病理和牙科手术有关，或与肺内吸入蔬菜物质有关。其他罕见的发生部位包括结直肠、膀胱、输卵管和皮肤。——译者

排出的角化物可在输卵管浆膜面或伞端以及输卵管腔内形成角化物肉芽肿（Kim et al. 1990）。但值得注意的是，并非所有的异物都会引起明显的肉芽肿或组织细胞反应。由于子宫和卵巢动脉之间的血管相互沟通，采用子宫动脉栓塞术来治疗子宫平滑肌瘤时所使用的明胶微球栓塞颗粒（Embospheres®/EmboGold®）有时可见于输卵管和卵巢中（Kim et al. 2007）。在输卵管内，这些颗粒常见于输卵管壁外层或输卵管旁的动脉腔内。与其他异物引起的明显的多核巨细胞反应伴肉芽肿形成和组织细胞增生不同，它们仅引起轻度的淋巴细胞反应，罕见多核巨细胞。

11.2.9　扭转、脱垂及套叠

在输卵管各种解剖学移位中，扭转是最常见的。常见的诱发因素是同侧卵巢囊状扩大，大多数患者存在良性卵巢囊肿或肿瘤，少数患有卵巢恶性肿瘤。卵巢旁囊肿也与输卵管扭转有关。另外，扭转还可继发于输卵管积水、输卵管积脓或妇科手术（特别是绝育手术）造成的输卵管增大，但没有明显附件疾病的患者也可能发生输卵管扭转（Bernardus et al. 1984）。患者主要为育龄期女性，偶尔可发生在妊娠期，临床症状为下腹部突发疼痛。术中见一侧附件扭曲，通常扭曲 1 次或 2 次。早期静脉回流受阻，引起充血，进而导致动脉受压。附件常增大、水肿、色深，表现为出血性梗死。如果及时手术，输卵管可保留。也可发生无症状的或未被诊断的扭转。

作为阴式或腹式子宫切除术的罕见并发症，输卵管可脱垂到阴道内（见第 3 章）（Ouldamer et al. 2013；Ramin et al. 1999）。临床上，该病的特点是在子宫切除后的数天到数年，患者开始出现性交困难、阴道出血、排液或腹痛。然而，有些女性可无症状。临床检查时在阴道穹隆可见一个赘生物，提示其可能是肉芽组织或癌。大体表现

上，可能发现明显的输卵管伞毛。镜下可见明显的急性和慢性炎症细胞浸润，输卵管上皮形成乳头状或假腺样结构，可能类似于腺癌。由于混有肉芽组织，可能难以确认病变组织为输卵管的扭曲部分（Song et al. 2005）；然而，仔细观察应该能找到被覆良性输卵管上皮的乳头。WT1、ER/PR、CK7、CK20、p16 和（或）Ki-67 的免疫染色对鉴别诊断可能有帮助。

输卵管套叠罕见。文献报道过 1 例患者的卵巢旁囊肿被输卵管末端卷入，输卵管伞端被拉进壶腹部（Adams 1969）。

11.2.10　先天性异常

输卵管的结构性先天性异常罕见，虽然在数十年前就已经不在妊娠期间使用 DES，但至今仍可能见到在使用 DES 时代出生的患者的外科标本。宫内接触 DES 的胎儿会形成短小、囊状和卷曲的输卵管。输卵管伞端收缩，开口极小（DeCherney et al. 1981）；黏膜可缺失，或有黏膜但无皱襞（Robboy et al. 1982）。

输卵管重复和副输卵管少见，但后者相对较多（Beyth et al. 1982；Coddington et al. 1990；Daw 1973；Gardner et al. 1948）。输卵管不同节段缺失（也可称为闭锁、发育不全或中断）、壶腹部肌层缺失和输卵管完全缺失的病例都有报道。它们可发生于单侧或双侧，伴有或不伴有子宫异常（如单角或双角子宫）［见 Nawroth 等（2006）的综述］。

11.2.11　脉管炎

作为局限性疾病或系统性疾病的一部分，输卵管可被脉管炎累及，和女性生殖道的其他部位相比，输卵管受累较少见。累及女性生殖道的脉管炎可能是结节性多动脉炎或巨细胞动脉炎，前者较为常见（Ganesan et al. 2000；Hernandez-Rodriguez et al. 2009；Hoppe et al. 2007）。脉管炎可累及一条或多条动脉。需要借助临床信息来确定脉管炎是否局限于女性生殖道，但是脉管炎累及女性生殖道的情况无论是在系统性疾病的早期，还是在系统性疾病的后续进展期都很少见（Ganesan et al. 2000；Hoppe et al. 2007）。

11.3 输卵管肿瘤

输卵管肿瘤分为良性和恶性两大类，恶性肿瘤比良性肿瘤多见，然而这两类肿瘤都很少见。在术前和手术过程中，它们通常被误认为是慢性输卵管炎或输卵管积脓。许多良性肿瘤体积小，只有在开腹手术时才能被偶然发现。输卵管肿瘤的 WHO 分类见表 11.1（Crum et al. 2014），其中大部分属于非特异性的组织学类型，因为同样的病变可见于女性生殖道的其他部位，尤其是卵巢。

11.3.1 良性肿瘤

11.3.1.1 腺瘤样瘤

腺瘤样瘤（良性间皮瘤）是最常见的输卵管良性肿瘤。以前报道的淋巴管瘤可能为腺瘤样瘤。肿瘤呈结节状，直径通常仅有 1~2 cm，位于输卵管的浆膜下，切面呈黄色或灰白色。罕见病例中肿瘤为双侧性。类似的病变可见于子宫、直肠子宫陷凹或卵巢中（见第 10 章）。腺瘤样瘤可能来自浆膜的间皮细胞，切片上偶尔可显示浆膜和肿瘤之间的关系，但通常浆膜覆盖于肿瘤之上。

镜下，肿瘤可以占据输卵管腔一侧或浸润性长入管腔皱褶的支持间质内。在整个输卵管肌壁内可见多个裂隙状或卵圆形小管，间质可发生纤维化或透明变性（图 11.32）。也可能见到局灶性慢性炎症细胞浸润。小管被覆单层低立方形细胞或扁平上皮样细胞，胞质丰富，呈嗜酸性，含有大小不等的空泡；细胞核为圆形，形态温和，核分裂象罕见。

管腔可为中空的或含有淡染的液体。腺瘤样瘤可以发生梗死，当梗死明显时，腺瘤样瘤与非肿瘤组织之间的交界区被掩盖，可见假性浸润、呈实性的存活肿瘤、反应性非典型性生长，可能会与其他病变（如腺癌）相混淆（Skinnider et al. 2004）。

组织化学研究显示，在细胞和管腔内含有 AB染色阳性且易被透明质酸酶消化的物质，然而，这种物质可在组织切片常规处理后消失。腺瘤样瘤缺乏明显的糖原或细胞内上皮性黏蛋白，而这些可能见于米勒管起源的肿瘤中。免疫染色显示腺瘤样瘤

表 11.1 输卵管肿瘤的组织学分类（WHO，2014）

上皮性肿瘤
良性肿瘤
　乳头状瘤
　浆液性腺纤维瘤（注明组织学类型）
前驱病变
　浆液性输卵管上皮内癌
交界性肿瘤（非典型增生性，低度恶性潜能）
　交界性 / 非典型性增生性浆液性肿瘤
恶性
　低级别浆液性癌
　高级别浆液性癌
　子宫内膜样癌
　未分化癌
　其他
　　黏液性癌
　　移行细胞癌
　　透明细胞癌
上皮 - 间叶混合性肿瘤
腺肉瘤
癌肉瘤（恶性米勒混合瘤，MMMT）
间叶肿瘤
平滑肌瘤
平滑肌肉瘤
其他
间皮肿瘤
腺瘤样瘤
生殖细胞肿瘤
畸胎瘤
　成熟性畸胎瘤
　未成熟性畸胎瘤
淋巴和造血系统肿瘤
淋巴瘤
髓系肿瘤

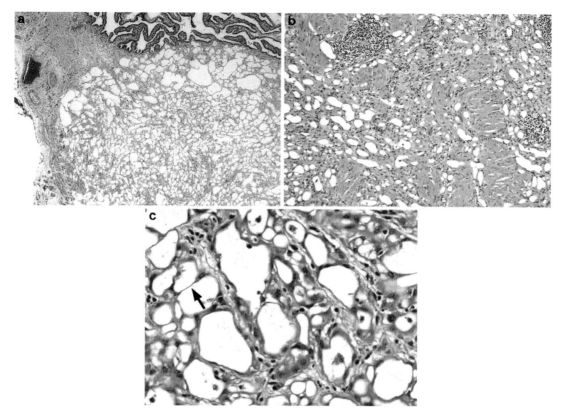

图 11.32　腺瘤样瘤。a. 输卵管壁内结节状的肿瘤；b. 浸润输卵管肌层的小管弥漫性增生，并有局灶性慢性炎症细胞浸润；c. 小管内衬单层扁平嗜酸性细胞，胞质为空泡状，核形态温和，管腔中空。有些病例中局灶可见腔内纤细的胞质丝（箭头）

细胞表达间皮标记物（WT1、calretinin、CK5/CK6 和 D2-40），通常不表达上皮特异性标记物（如 BerEP4、B72.3 和 MOC-31）及激素受体（ER 和 PR）（Sangoi et al. 2009；Wachter et al. 2011）。电镜研究也支持该病变为间皮来源。临床上患者一般无症状，完整切除后罕见肿瘤复发。

最重要的鉴别诊断是转移性印戒细胞癌，特别是在观察冷冻切片时。临床资料（如癌症病史，但有些原发性肿瘤较为隐匿而病史不明）、术中发现输卵管外肿瘤（尤其是多灶性的）、双侧发生，以及组织学上表现为腺体、乳头及实性片状肿瘤细胞混合存在，以上这些均有助于转移癌的诊断。当出现细胞核异型性和核分裂象时应高度怀疑癌，但有些印戒细胞癌可缺乏这些特征。在腺瘤样瘤中的管腔内出现 AB 染色阳性且易被透明质酸酶消化的物质可能是造成混淆的原因，这种物质在冰冻 HE 切

片中类似上皮型黏蛋白，而在常规石蜡制片过程中会消失，因此，它不见于常规 HE 切片中。对冷冻切片进行分析后，常规制片后进行间皮和上皮标记物的免疫染色有助于鉴别。

11.3.1.2　上皮性肿瘤

乳头状瘤罕见（Gisser 1986），它由"腺瘤样"和非常复杂的乳头状增生的腔内肿块组成。低倍镜下，乳头状增生类似于输卵管黏膜过度生长并伴纤细的间质纤维血管轴心，乳头数量明显多于正常输卵管（图 11.33）。高倍镜下，上皮类似于正常输卵管黏膜上皮，存在纤毛细胞和分泌细胞。细胞核形态温和，无核分裂象。根据笔者的经验，输卵管乳头状瘤弥漫性表达 ER 和 WT1，而 Ki-67 增殖指数低。由于乳头状增生的结构复杂，该肿瘤可与非典型增生性 / 交界性浆液性肿瘤、低级别浆液性癌

或绒毛状管状亚型子宫内膜癌相混淆。乳头状瘤中的乳头虽然很复杂，但乳头分支较规则；而非典型增生性／交界性浆液性肿瘤中的乳头更复杂，有多级乳头状分支，细胞复层化并折叠成簇。乳头状瘤中见不到低级别浆液性癌中的细微乳头、砂粒体及间质浸润。低倍镜下，乳头状瘤可能类似于绒毛状管状亚型子宫内膜癌，但在高倍镜下仔细观察可见输卵管型细胞和缺乏子宫内膜样分化。此外，发现鳞状化生、子宫内膜异位症和局灶性实性生长模式支持子宫内膜样癌的诊断。

化生性乳头状瘤罕见，偶尔可见于产褥期的输卵管管腔内（Bartnik et al. 1989；Keeney et al. 1988；Saffos et al. 1980）。化生性乳头状瘤仅为镜下发现，由宽大的乳头组成，衬覆多层和簇状细胞，胞质丰富，呈嗜酸性（图11.34）。细胞核无恶性特征。尚不清楚这种病变属于乳头状化生性增生还是与妊娠有关的小灶非典型增生性／交界性浆液性肿瘤。无论如何，其临床行为均为良性。

输卵管囊腺瘤已有报道，但罕见。非典型增生性／交界性浆液性肿瘤是否为良性肿瘤在文献中还有争议，为简单起见，本章把它划入良性肿瘤部分。罕见的输卵管非典型增生性／交界性浆液性肿瘤、子宫内膜样肿瘤和透明细胞肿瘤都有报道。因文献数量有限而无法判断它们的预后，然而，可以推测它们的行为类似于卵巢的相应肿瘤。已有关于非典型增生性（交界性）黏液性肿瘤的描述，但应认真评估这样的病例以排除来自非卵巢部位的肿瘤累及输卵管的可能。

11.3.1.3 平滑肌瘤和腺肌瘤

输卵管平滑肌瘤是输卵管最常见的间叶来源的肿瘤，但远比子宫平滑肌瘤少见。它们通常较小，大体和镜下表现类似于子宫及女性生殖系统其他部位的平滑肌瘤，也可以发生相似的变性改变。罕见情况下，良性腺体和平滑肌可以紧密地出现在一个肿瘤内，这时应诊断为腺肌瘤。但是，这种病例也可能代表着子宫内膜异位症伴平滑肌化生（见第13章）或子宫样肿块。

11.3.1.4 其他良性间叶性肿瘤和上皮－间叶混合性肿瘤

虽然腺纤维瘤形成临床上可见的肿块的情况不

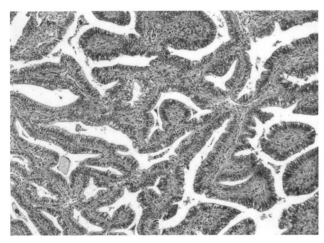

图11.33　输卵管乳头状瘤。丰富而复杂的乳头分支类似于正常的输卵管皱襞。高倍镜下观察会发现正常输卵管型黏膜上皮

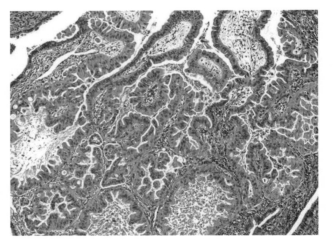

图11.34　化生性乳头状瘤。肿瘤很小，特征是位于输卵管腔内。腔内含有数量有限的中等大小的乳头。高倍镜下观察会发现乳头被覆柱状到立方形上皮细胞，胞质丰富、致密、呈嗜酸性，细胞核形态温和，最多有轻度异型性，仅发现很轻微的细胞复层化

常见，但镜下发现的腺纤维瘤却并不少见。一个与输卵管卵巢恶性肿瘤或炎症性疾病无关的系列研究发现，所有送病理学检查的输卵管组织中 30% 的病例可见腺纤维瘤（Bossuyt et al. 2008）。在这项研究中，大部分病变的直径 <0.3 cm，只有少数病变的直径 >1 cm。所有病例中病变都发生在伞端。有些患者同时伴有卵巢腺纤维瘤。组织学上，输卵管腺纤维瘤类似于卵巢腺纤维瘤，表现为上皮和间质成分混合存在（图 11.35）。上皮成分可含有乳头状裂隙，常呈囊状或圆形小管。大多数肿瘤为浆液性，少数为子宫内膜样型（Alvarado-Cabrero et al. 1997）。间质成分富于细胞，可发生致密纤维化或透明变性。在直径 <0.1 cm 的病变中可能无上皮成分，但因为存在上皮下富于细胞性梭形细胞间质，可提示早期腺纤维瘤的诊断。

囊腺纤维瘤、血管瘤、脂肪瘤、软骨瘤、血管肌成纤维细胞瘤、血管平滑肌脂肪瘤和神经源性肿瘤虽然罕见，但也有报道。它们的镜下表现类似于其他部位的相应肿瘤。

11.3.1.5 畸胎瘤

输卵管畸胎瘤罕见。临床上，输卵管畸胎瘤通常发生于未产妇，发病年龄在 40 岁左右。大体表现上，肿瘤常位于输卵管腔内，往往有蒂与输卵管内壁相连。然而，它们也可位于输卵管壁内或附着于浆膜层。切面呈囊性者比呈实性者常见，可较小（直径为 1~2 cm）或较大（直径可达 10~20 cm）。如卵巢畸胎瘤一样，输卵管畸胎瘤中可见外胚层、中胚层和内胚层来源的代表性成熟组织。输卵管畸胎瘤大部分表现为皮样囊肿。罕见病例完全由成熟的甲状腺组织构成，但无甲状腺功能亢进症的临床表现。输卵管未成熟性畸胎瘤的病例报道罕见，包括混合性生殖细胞瘤中的未成熟性畸胎瘤（Li et al. 1999）。卵巢畸胎瘤似乎起源于异常发育的卵子，但输卵管畸胎瘤的发病机制尚不明确。

11.3.2 恶性肿瘤

11.3.2.1 癌

关于 19 世纪和 20 世纪对输卵管癌的探索和认知演变史已有文献综述（Young 2007），这里不再进行专门阐述。以前认为输卵管原位癌罕见，因为大多数输卵管癌表现为进展期疾病，就诊时多数肿瘤为巨大肿块，患者也有相应症状。而最近几年，对预防性双侧输卵管卵巢切除术标本中的输卵管进行彻底的组织学检查，以诊断早期输卵管癌（通常为显微镜下可见，但临床上隐匿）的情况变得越来越常见。

临床表现

输卵管原发性腺癌不常见，据估计其占女性生殖道恶性肿瘤的 0.7%~1.5%（Benoit et al. 2006；Platz et al. 1995）。然而，真正的发病率很难确定，部分原因是有些输卵管癌可能被误诊为卵巢来源（见下文）。在美国，输卵管癌的发病率为 0.41/10 万（Stewart et al. 2007）。

原位癌 / 上皮内癌和镜下浸润的小肿瘤通常是无症状的，多为隐匿性病变，见于预防性双侧输卵

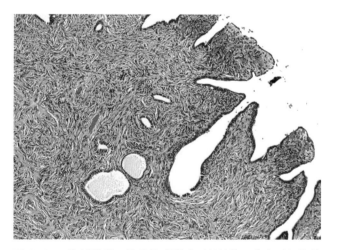

图 11.35 腺纤维瘤。注意肿瘤形成双相结构，由富于细胞的纤维性间质和内衬温和的单层立方上皮的圆形腺体组成。其他病例中病变可以主要表现为圆钝乳头伴裂隙样结构或有丰富的小管

管卵巢切除术标本中［见后文"预防性双侧输卵管卵巢切除术标本中的隐匿性疾病"和"来自无已知遗传风险的女性的常规标本中的隐匿性疾病（可能是散发病例）"中的临床表现］。若肿瘤细胞脱落至输卵管腔内，它们偶尔可被检出，并在子宫内膜、子宫颈活检或刮除标本中或在子宫颈细胞学检查时被发现（Bagby et al. 2013）。有些病例最初并无肿瘤起源于输卵管的临床证据（有时甚至在子宫切除术中也未见明显的大体改变），需要临床上进一步评估，最终证实输卵管为真正的肿瘤起源部位。同样，在罕见病例中，隐匿的浸润性输卵管癌可表现为远处转移（如恶性胸腔积液或锁骨上淋巴结原发部位不明的转移癌）。

大多数出现症状的女性患者的年龄为 50~80 岁，多数研究中中位年龄是 56~64 岁（Alvarado-Cabrero et al. 1999，2013；Hellstrom et al. 1994；Rosen et al. 1999；Stewart et al. 2007）。40 岁以下女性的输卵管恶性肿瘤很罕见。有一定比例的女性是未产妇或既往有不孕史或盆腔炎性疾病史。有些患者有恶性肿瘤病史，通常为乳腺癌。少数患者同时伴有女性生殖道其他部位的肿瘤。最常见的症状和体征是异常子宫出血和（或）阴道排液、腹部和（或）盆腔肿块、腹胀和腹痛，少数病例是在对其他妇科疾病检查时被偶然发现的（Alvarado-Cabrero et al. 1999；Baekelandt et al. 2000；Peters et al. 1988）。5%~14% 的患者在就诊时有腹水形成（Baekelandt et al. 2000；Eddy et al. 1984）。仅有少数患者伴有典型的外溢性输卵管积水（间歇性疝气样腹痛因阴道突然排出水样液体而减轻）。大多数患者的血清 CA125 水平升高。有些患者的血清 β-hCG 水平升高，可能是异位分泌所致。少数患者的子宫内膜活检或刮除标本中或子宫颈细胞学涂片中可查见肿瘤细胞。因为输卵管癌少见（按照以前的分类），临床表现与卵巢肿瘤相似，所以术前很少能将其正确诊断（尽管绝大多数的子宫外高级别浆液性癌为输卵管起源）。患者伴有副肿瘤综合

征的情况罕见（Matsushita et al. 1998；Seeber et al. 2008）。

在有症状的病例中，*BRCA* 相关性肿瘤患者较散发性患者年轻，但两组患者的临床病理特征相似（Cass et al. 2005；Levine et al. 2003）。尽管如此，一些卵巢、输卵管和腹膜高级别浆液性癌的研究表明，有突变的肿瘤可能更频繁地表现出实性、假子宫内膜样和移行细胞癌样（SET）组织学模式。

FIGO 分期

输卵管癌的分期主要根据外科病理检查结果，采用 FIGO 分期系统［《AJCC 癌症分期手册（第 8 版）》］。输卵管上皮内癌（STIC）在《AJCC 癌症分期手册（第 7 版）》之前代表 0 期疾病，目前第 8 版分期系统已取消 0 期。未浸润的或未扩散至输卵管外的 STIC 被归为 FIGO 分期 I A 期输卵管癌（McCluggage et al. 2015a）。I 期肿瘤局限于输卵管（图 11.36），累及盆腔其他部位的为 II 期，累及盆腔外腹膜的为 III 期，发生远处转移的为IV期。输卵管癌的 FIGO 分期系统详见表 11.2。

对于 STIC 和仅有阳性冲洗液的病例，分期术语还不明确，有些临床医师认为是 FIGO 0 期（按照旧的分期系统），而其他学者则认为是 I C 期。因为 STIC 可能伴有卵巢和腹膜表面病变（特别是

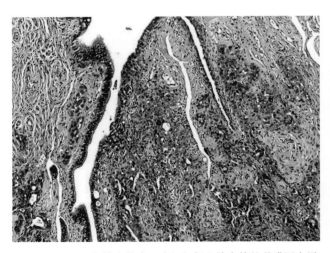

图 11.36   I A 期输卵管癌。癌组织侵入输卵管的黏膜固有层

表 11.2　输卵管癌的 2014 年版 FIGO 分期系统 [《AJCC 癌症分期系统（第 8 版）》]

Ⅰ 期	肿瘤局限于输卵管	
	Ⅰ A	肿瘤局限于一侧输卵管，输卵管表面无肿瘤，腹水或腹腔冲洗液中无恶性细胞
	Ⅰ B	肿瘤局限于双侧输卵管，输卵管表面无肿瘤，腹水或腹腔冲洗液中无恶性细胞
	Ⅰ C	肿瘤局限于一侧或双侧输卵管，有下列任何一种情况： Ⅰ C1：手术导致肿瘤溢出 Ⅰ C2：术前肿瘤表面破裂或输卵管表面有肿瘤 Ⅰ C3：腹水或腹腔冲洗液中查见恶性细胞
Ⅱ 期	肿瘤累及一侧或双侧输卵管伴盆腔扩散（骨盆边缘以下）	
	Ⅱ A	扩散和（或）转移至子宫和（或）卵巢
	Ⅱ B	扩散或种植至盆腔其他组织
Ⅲ 期	肿瘤累及一侧或双侧输卵管伴镜下证实盆腔外腹膜种植转移和（或）腹膜后［盆腔和（或）主动脉旁］淋巴结转移	
	Ⅲ A1	腹膜后淋巴结阳性（仅组织学证实） Ⅲ A1i：转移灶的最大直径 ≤ 1 cm Ⅲ A1ii：转移灶的最大直径 > 1 cm
	Ⅲ A2	镜下盆腔外（盆腔边缘以上）腹膜受累，伴或不伴腹膜后淋巴结阳性
	Ⅲ B	盆腔外大体腹膜转移，最大直径达 2 cm，伴或不伴腹膜后淋巴结转移
	Ⅲ C	盆腔外的大体腹膜转移，最大直径 >2 cm，伴或不伴腹膜后淋巴结转移（包括肿瘤扩散至肝、脾被膜，无任何器官实质受累）
Ⅳ 期	远处转移，包括细胞学阳性的胸腔积液，肝、脾实质转移，腹腔外器官转移（包括腹股沟淋巴结和腹腔外淋巴结），以及透壁性侵犯肠道	
	Ⅳ A	胸腔积液细胞学阳性
	Ⅳ B	肝、脾实质转移，腹腔外器官转移（包括腹股沟淋巴结和腹腔外淋巴结），肠壁受侵犯

因为多数 STIC 位于输卵管伞端，可直接进入腹腔），有人认为仅伴有阳性冲洗液的 STIC 的分期应高于 0 期（按照旧的分期系统）。

有学者提出不宜将未浸润的输卵管腔内肿瘤归为 0 期（按照旧的分期系统）或Ⅰ A 期（Alvarado-Cabrero et al. 1999）。由于对伴有不同浸润深度（类似于其他有肌壁的盆腹腔器官）的Ⅰ期输卵管癌所观察到的预后结果不同，而且有些病例根据目前的 FIGO 分期系统不能适当分期，因此有人建议应对 FIGO 分期进行修订。Alvarado-Cabrero 等人建议Ⅰ期应分为Ⅰ A-0 期（未浸润黏膜固有层的腔内肿块）、Ⅰ A-1 期（浸润至黏膜固有层，但未侵及肌层）和Ⅰ A-2 期（浸润至肌层）（Alvarado-Cabrero

et al. 1999）。也有研究表明无浸润的输卵管伞端癌可直接播散至腹腔，因此其预后比浸润输卵管壁的癌更差，但在目前的分期系统中这种情况不能得到充分体现，故建议重新修订 FIGO 分期系统（Alvarado-Cabrero et al. 1997，1999），把这种情况的分期定义为Ⅰ（F）期。

大多数有症状的输卵管癌患者就诊时已处于进展期（Ⅰ期以上）。在一项基于医院病例的最大宗临床病理研究中，分期比例如下：0 期占 5.5%（按照旧的分期系统），Ⅰ 期占 27.0%，Ⅱ 期占 21.5%，Ⅲ 期占 34.5%，Ⅳ 期占 11.5%（Baekelandt et al. 2000）。这些结果与其他基于医院或人群的大宗研究结果类似，其中Ⅰ期病例占 30%~56%

（Heintz et al. 2006；Hellstrom et al. 1994；Rosen et al. 1999；Stewart et al. 2007）。

　　在一般人群中所有输卵管癌分期的真正分布很难确定，这是因为在同一研究中通常不同时包括以下两种患者群体，即无症状患者（在因输卵管癌遗传风险增加而行预防性双侧输卵管卵巢切除术的标本中发现隐匿性输卵管癌的患者）和那些有症状的患者（即肿块体积大以及处于进展期，但未被怀疑为癌的遗传风险增高的患者）。

术中和大体表现

　　双侧发生的输卵管癌少见（占 3%~13%）（Alvarado-Cabrero et al. 1999，2013；Baekelandt et al. 2000；Hellstrom et al. 1994；Stewart et al. 2007）。肿瘤的平均直径为 4 ~5 cm（0.2~10.0 cm）（Alvarado-Cabrero et al. 1999，2013）。超过半数病例的输卵管轻微膨大，术中可能被误认为是输卵管积水、输卵管积血或输卵管积脓（Alvarado-Cabrero et al. 1999）。肿瘤可能表现为一个或多个黄色至褐色结节或肿块，充满输卵管腔（图 11.37）。出血或坏死常见。大多数肿瘤位于输卵管内（通常位于输卵管远端 2/3 处），少数位于输卵管伞端。

组织学特征

　　（1）上皮内癌

　　过去人们认为输卵管非浸润性癌是"原位癌"。随着在预防性双侧输卵管卵巢切除术标本中对未浸润输卵管间质的早期癌的认识不断加深，近年来"输卵管上皮内癌（STIC）"一词变得比较流行。考虑到 STIC 无间质侵犯但有扩散至输卵管外的能力（见下文），"原位癌"这一术语因意味着无转移潜能而应该被废弃。

　　基本上所有 STIC 均为高级别浆液性癌，且 STIC 的病变细胞显示分泌细胞分化（Lee et al. 2007）。然而，罕见的子宫内膜样上皮内癌亦有报道（Jarboe et al. 2008）。

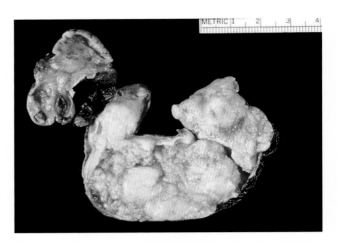

图 11.37　输卵管癌。切面呈轻度异质性、结节状、不规则，且呈黄褐色。左上方是未被肿瘤累及的卵巢，可用于比较

　　组织学上，STIC 是可辨认的最早期癌。其特征为缺乏输卵管间质浸润和出现上皮细胞异常，低倍镜下病变的输卵管上皮染色比邻近的正常输卵管上皮明显加深（图 11.38）。同侧输卵管有浸润性癌时，STIC 可直接毗邻浸润性癌。STIC 可单灶或多灶发生，通常发生在输卵管远端或伞端，有些学者发现 STIC 可发生在输卵管 – 腹膜连接处或接近输卵管 – 腹膜连接处（见前文关于正常组织学的内容）（Seidman 2015）。病灶处通常为扁平上皮，但可见一定程度的上皮复层排列。输卵管腔缘可呈直线或显示多少不等的不规则轮廓和鞋钉样形态。随着复层程度的增加，输卵管腔内可见小簇状脱落的细胞。高倍镜下，病变细胞缺乏纤毛，显示不同的形态学异常，如核增大、核质比增高、核深染或染色质不规则分布、极性消失、核仁明显或可见核分裂象（图 11.39）。核可为卵圆形或柱状，但常呈圆形。

　　由于浸润性癌的体积可以很小，在常规标本中偶然发现的病变在被诊断为 STIC 之前，要将所有剩余输卵管组织行组织学检查以排除浸润。

　　（2）浸润性癌

　　有些位于输卵管腔内、形态学经典的高级别浆液性癌可能体积较小，不伴有输卵管增粗和间质

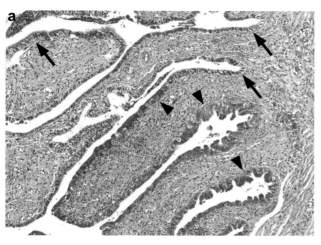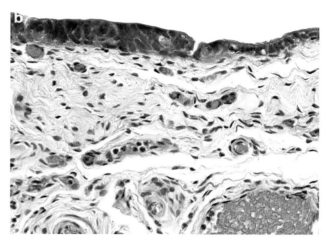

图 11.38　浆液性输卵管上皮内癌（STIC）。a. STIC 主要表现为平坦型增生。然而，低倍镜下，STIC 与相邻的正常输卵管上皮（箭头）相比，因其上皮增厚深染（黑色三角形）而明显可见。b. STIC 和正常输卵管上皮之间突然转变

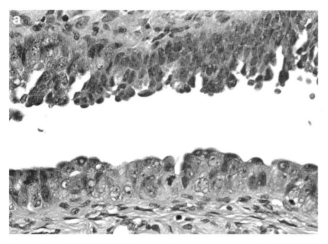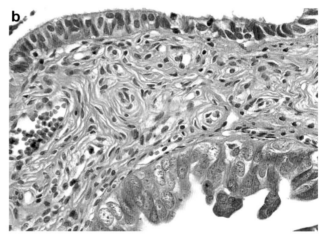

图 11.39　浆液性输卵管上皮内癌（STIC）。a. 病变细胞核深染，核质比增高，细胞排列复层化且极性消失（图片上半部分），或显示核增大的圆形核伴染色质空泡状、核仁明显和核分裂象（图片下半部分）。b. 正常输卵管上皮（图片上半部分）与 STIC（图片下半部分）的比较

浸润。这些被偶然发现的病变在形态学上与 STIC 的上限可重叠，尤其是当 STIC 有明显的细胞复层时。对这些病例，是诊断为 STIC 还是诊断为管腔内不伴有间质浸润的局灶性高级别浆液性癌的决定是主观的，不同学者的标准不同（Jarboe et al. 2008；Young 2007）。而有些学者认为无浸润的管腔内肿块既不能被归为 0 期（按照旧的分期系统），也不能被归为 ⅠA 期（见前文的 FIGO 分期）（Alvarado-Cabrero et al. 1999）。

有些浸润性癌的体积较小，临床上可不明显。

为了评估隐匿性疾病原发于输卵管的可能性，对临床上原发部位不明的高级别转移性腺癌女性患者，将大体表现未发现明显病变的输卵管组织全部取材并进行镜检非常重要。

浸润性输卵管癌的组织学类型和形态学改变类似于卵巢的同类癌。基于医院患者的最大宗临床病理研究显示，输卵管癌的组织学类型分布如下：浆液性癌（80%）、非特殊型腺癌（10%）、子宫内膜样癌（7%）、透明细胞癌（2%）、黏液性癌（2%）、浆液性 – 黏液性混合性癌（1%）（Baekelandt et al.

2000）。大多数输卵管癌分化差，高分化肿瘤非常少见。输卵管癌的标准分级方案还未建立，笔者采用与卵巢癌相同的分级方案（即浆液性癌分低级别和高级别，子宫内膜样癌按照 FIGO 分级标准）。

大多数输卵管浆液性癌在组织学上与卵巢高级别浆液性癌难以区分，它们都有被覆复层上皮的宽广乳头、伴微乳头状上皮簇的不规则裂隙样腔隙（图 11.40）、浸润（表现为大小不一的浸润性实性癌巢或成片肿瘤细胞）、坏死和砂粒体（Alvarado-Cabrero et al. 1999）。细胞核呈高级别，表现为核增大、深染或染色质不规则分布，核仁明显，核膜不规则，核分裂象多见。邻近浸润性癌处有时可见 STIC。

多数子宫内膜样癌是 2 级或 3 级，但有些是 1 级（Navani et al. 1996；Rabczynski et al. 1999）。它们类似于发生在子宫内膜的普通型子宫内膜样癌，包括鳞状分化和绒毛状管状结构，但也可见到嗜酸细胞型、性索样结构和梭形上皮样细胞。有些病例可伴有子宫内膜异位症。少数病例可见良性的间质骨化生。几乎半数病例具有类似于午菲管起源的女性附件肿瘤的形态（FATWO 样型）（Daya et al. 1992；Navani et al. 1996）。输卵管和子宫可同时发生独立的原发性子宫内膜样癌（Culton et al. 2006）。

透明细胞癌和移行细胞癌类似于原发于卵巢的同类肿瘤（Alvarado-Cabrero et al. 1999；Koshiyama et al. 1994）。其他罕见的组织学类型包括未分化癌、小细胞神经内分泌癌、淋巴上皮样癌、浆液性–移行细胞混合性癌、鳞状细胞癌、腺鳞癌、肝样癌、毛玻璃细胞癌和巨细胞癌（Alvarado-Cabrero et al. 1999；Aoyama et al. 1996；Cheung et al. 1994a；Herbold et al. 1988）。曾有输卵管黏液性癌同时伴发子宫颈管腺癌的病例报道，但对这样的病例必须严格评估，排除子宫颈管腺癌继发性累及输卵管的可能。与卵巢不同，输卵管通常没有低级别浆液性癌。

免疫组化特征

虽然有些 STIC 病例仅凭组织学特征而不需要免疫组化即可诊断，但免疫组化染色对有疑问的病例还是有帮助的。大部分 STIC 病例呈 p53 弥漫强阳性（图 11.41）（*TP53* 错义突变模式），但在一项研究中有少数 STIC 病例没有 p53 的过表达（*TP53* 零突变模式）（Kuhn et al. 2012c）。Ki-67 增殖指数常显著升高（图 11.41），一项研究显示平均 Ki-67 增殖指数为 72%（40%~95%）（Jarboe et al. 2008），而另一研究中平均 Ki-67 增殖指数为 36%（12%~71%）（Kuhn et al. 2012a）。根据笔者的经验，

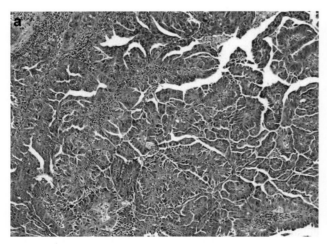
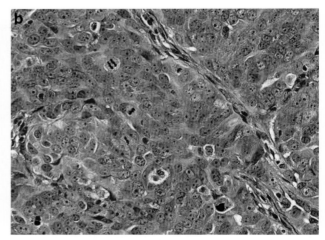

图 11.40　浸润性高级别浆液性癌。a. 伴复层上皮的复杂乳头形成不规则的裂隙样腔隙和上皮细胞小簇；b. 细胞核为高级别核，核分裂象多见，注意核增大、空泡状核和明显的核仁。其他病例中，核可深染而不是呈空泡状

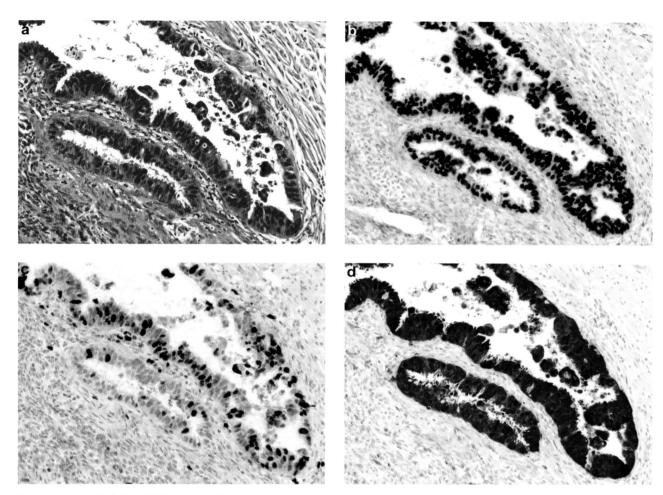

图 11.41　STIC 的免疫组化特征。a. HE 染色；b. p53 弥漫表达；c. Ki-67 增殖指数高；d. p16 弥漫表达

STIC 偶尔有强而弥漫的 p16 表达（p16 在子宫内膜浆液性癌和多数卵巢高级别浆液性癌中呈弥漫性强阳性）。有报道称层粘连蛋白在 STIC 中过度表达，呈弥漫性和明显的胞质染色［见后文"发病机制（包括分子特征）"中有关浆液性癌的内容］（Kuhn et al. 2012b）。

　　浸润性高级别浆液性癌通常弥漫表达 WT1。然而值得注意的是，WT1 的表达并不局限于浸润性癌，正常输卵管上皮和 STIC 也可表达 WT1。ER 和 PR 的表达情况不一。与 STIC 相似，浸润性癌的 p53 蛋白表达模式为"全或无"。子宫内膜样癌的免疫组化资料有限，根据笔者的经验，部分病例可有 WT1 和 p53 的弥漫表达。

STIC 和上皮内异型增生的诊断标准及分类：基于形态学和免疫组化的诊断流程

　　由于观察者之间缺乏高度一致性，单凭组织学特征来诊断 STIC 不具有很高的可重复性（Carlson et al. 2010；Vang et al. 2012；Visvanathan et al. 2011）。有学者研发了一种利用形态学以及 p53 和 Ki-67 免疫组化的诊断流程（图 11.42），用于鉴别输卵管上皮的异型增生，这是一种可重复性更高的 STIC 诊断方法（Vang et al. 2012，2013；Visvanathan et al. 2011）。由于这一系列病变的诊断还缺乏标准化，该诊断流程用于在 STIC 和 p53 印记［浆液性输卵管上皮内病变（STIL）］以及 p53 印记之间对 STIC、非典型性病变进行鉴别。此外，这个诊断流程有助于实现病理学家之间和临床

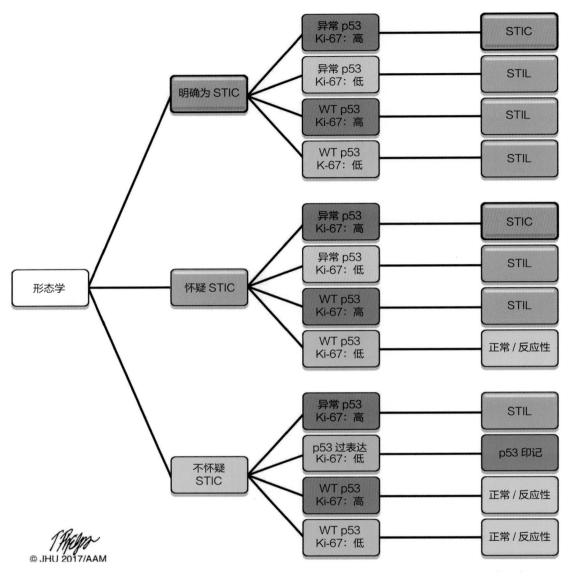

图 11.42   输卵管非典型性和上皮异型性分类的组织学 – 免疫组化诊断流程。其诊断依据是非典型性（明确的或可疑的）、异常 p53 表达（弥漫表达或"无"模式）和高 Ki-67 增殖指数（非典型性病灶中阳性细胞占比≥ 10%）。详见正文。此外，见图 11.41a~c 中的 STIL。WT—野生型（非突变型）模式

医师之间的术语一致性，也有助于不同学术中心的研究人员对病变的分类更加统一。

　　根据该诊断流程，首先根据上述组织学特征组合将形态学非典型性明确分为 STIC、可疑 STIC 和不可疑 STIC。然后，将 p53 表达评分为异常（"全"或"无"模式，中等至强染色）或正常。野生型 / 正常模式的染色是个别细胞轻微着色。与野生型 / 正常模式的充分的内对照相比，"无"模

式则为完全性失表达。仅在非典型性病灶中 Ki-67 增殖指数为低（<10%）或高（≥ 10%）。值得注意的是，正常输卵管黏膜和 STIC 的 Ki-67 增殖指数分别为小于 10% 和大于 10%（George et al. 2012；Kuhn et al. 2012a），而这种区别已被证实具有潜在的观察者间可重复性（Vang et al. 2012；Visvanathan et al. 2011）。

　　最后，根据 p53 和 Ki-67 的免疫组化特点，可

以将病变分为 STIC、STIL、p53 印记或正常 / 反应性。为了保证 STIC 诊断的可重复性，形态学非典型性（被认为是明确的或可疑的）与异常的 p53 表达模式和高的 Ki-67 增殖指数是诊断所必需的（图 11.41a~c，11.42）。在诊断实践中，被归类为 STIL 的病变也可以被诊断为 "上皮异型性"，并在病理报告中注释说明该病变不符合 STIC 的诊断标准。输卵管异型增生在文献中已有描述，但不鼓励使用诊断术语 "异型增生"。此外，"p53 印记" 一词不应在病理报告中使用，该术语最好仅在学术层面应用。

治疗和预后：浸润性癌

肿瘤通常以腹膜腔内种植、淋巴管和血道转移等方式扩散。就诊时患者常有淋巴结转移，最常受累的淋巴结为腹主动脉旁淋巴结和盆腔淋巴结，腹股沟淋巴结和锁骨上淋巴结也可被累及。有时当肿瘤还局限于输卵管时就可发生淋巴结转移（Alvarado-Cabrero et al. 1999；Baekelandt et al. 2000；Deffieux et al. 2005；di Re et al. 1996；Klein et al. 1994，1999）。

在最大宗的输卵管癌研究中，患者接受了各种治疗方法，分期是最重要的预后因素（Alvarado-Cabrero et al. 1999，2013；Baekelandt et al. 2000；Hellstrom et al. 1994；Peters et al. 1988；Riska et al. 2007；Rosen et al. 1999）。在不同研究中所有分期的输卵管癌的 5 年生存率为 43%~56%（Alvarado-Cabrero et al. 2013；Baekelandt et al. 2000；Heintz et al. 2006；Rosen et al. 1999）。基于医院患者的最大宗临床病理研究发现，输卵管癌的 5 年生存率分别为 0 期 88%（按照旧的分期系统），Ⅰ 期 73%，Ⅱ 期 37%，Ⅲ 期 29%，Ⅳ 期 12%（Baekelandtet al. 2000）。这些 5 年生存率数据与其他大宗研究结果相似（Alvarado-Cabrero et al. 2013；Heintz et al. 2006；Hellstrom et al. 1994；Moore et al. 2007；Peters et al. 1988；Rosen et al. 1999）。值得注意

的是，即使是 0 期（按照旧的分期系统）也不能保证被彻底治愈，其 5 年生存率在不同研究中为 75%~91%（Baekelandt et al. 2000；Eddy et al. 1984；Schiller et al. 1971）。然而，这些研究并没有详细说明这些病例的整个输卵管是否被送检，以排除显微镜下的浸润（即处于Ⅰ A 期）。

Alvarado-Cabrero 等人的研究表明，根据浸润深度对 Ⅰ 期病例进行的亚分期具有预后意义（Alvarado-Cabrero et al. 1999）。在他们的研究中，亚分期为 Ⅰ A/B0 期的患者（腔内肿块未浸润黏膜固有层）和 Ⅰ A/B1 期的患者（浸润至黏膜固有层，但未侵及肌层）比亚分期为 Ⅰ A2 期（浸润至肌层）的患者具有更长的无病生存期，差异具有统计学意义。他们也证实 Ⅰ（F）期患者（输卵管伞端癌，但无浸润）比 Ⅰ A/B0 期和 Ⅰ A/B1 期患者的预后差，Ⅰ（F）期患者的生存期与 Ⅰ A2 期和 Ⅰ C 期患者相似。关于这些方面的研究尚无太多文献报道。另外两项研究也显示 Ⅰ 期疾病中输卵管壁的浸润深度有预后意义，而另一项研究显示其没有预后意义（Asmussen et al. 1988；Baekelandt et al. 2000；Peters et al. 1988）。

手术后残留的病变是不良预后因素之一（Baekelandt et al. 2000；Peters et al. 1988；Rosen et al. 1999）。单因素分析（而非多因素分析）显示输卵管伞端闭锁（大体表现为输卵管积水样、输卵管积血样或输卵管积脓样）是有利的预后因素之一（Alvarado-Cabrero et al. 1999；Baekelandt et al. 2000）。关于组织学分级、血管浸润、年龄或腹水形成是否有预后意义，不同研究结果之间有差异（Alvarado-Cabrero et al. 1999；Baekelandt et al. 2000；Hellstrom et al. 1994；Peters et al. 1988；Rosen et al. 1999）。组织学类型没有预后意义（Alvarado-Cabrero et al. 1999；Baekelandt et al. 2000）。在关于卵巢、输卵管和腹膜高级别浆液性癌的研究中，研究人员证实具有同源重组突变（包括 *BRCA* 胚系突变）的患者的无进展生存率较高（Ritterhouse et al.

2016）。

　　输卵管癌的治疗应包括去除原发灶的外科手术和顺铂与紫杉烷联合化疗。由于输卵管癌对这些化疗药物的反应与卵巢癌相似，输卵管癌应与卵巢癌采用相似的治疗（Baekelandt et al. 2000；Moore et al. 2007；Papadimitriou et al. 2008；Riska et al. 2007）。化疗前血清 CA125 水平升高的患者，可以用 CA125 监测疾病对化疗的反应和肿瘤进展。在 Baekelandt 等人的研究中，所有患者的中位无病生存期为 32 个月（Baekelandt et al. 2000）。在该项研究中，术后患者的治疗方式不同。在一项研究中，术后患者接受顺铂与紫杉烷联合化疗，随访 33 个月时Ⅲ期或Ⅳ期患者的复发率为 74%（Moore et al. 2007）。在 Baekelandt 等人的研究中，盆腔是最常见的复发部位，其次是上腹部、腹膜后淋巴结、肝脏、胸膜、阴道、肺、锁骨上淋巴结、腹股沟淋巴结、脑、骨、乳腺和肾上腺等（Baekelandt et al. 2000）。

　　考虑到输卵管癌与 BRCA 胚系突变之间的关系，所有新诊断的输卵管癌患者都应考虑进行遗传咨询。

　　另外，请参阅后文"STIC 的生物学行为（BRCA 胚系突变相关和散发性病例）"。

预防性双侧输卵管卵巢切除术标本中的隐匿性疾病

　　至少 10% 的卵巢癌是遗传性的而不是散发性的，前者中约 90% 存在 BRCA1 或 BRCA2 基因的突变。BRCA1 和 BRCA2 胚系突变的携带者患卵巢癌的风险分别是 44% 和 17%，且风险（累积的风险）从 61 岁至 70 岁随年龄的增长而增加（Kuchenbaecker et al. 2017）。伴有这些突变的女性也有患腹膜癌和输卵管癌的风险。遗传性输卵管癌的确切比例尚不清楚，16%~43% 的输卵管癌患者存在 BRCA 的胚系突变（Aziz et al. 2001；Cass et al. 2005；Levine et al. 2003）。由于这些数据是基于较早的数据和相对较少的病例，而且绝大多数卵巢

癌可能是输卵管源性的（见下文），因此输卵管高级别浆液性癌的 BRCA 胚系突变的真实发生率可能与卵巢浆液性癌（即 17%）相似（Cancer Genome Atlas Research Network 2011）。鉴于存在 BRCA 突变患者具有较高的卵巢癌发生风险，建议 35~40 岁的 BRCA1 突变携带者和 40~45 岁的 BRCA2 突变携带者接受预防性输卵管卵巢切除术，并且已有研究证实这种方法可明显降低盆腔癌的发生风险（Kauff et al. 2007；SGO 2017）。由于有少数患者后来还会发生腹膜癌，因而这种风险不会降至 0。

　　预防性双侧输卵管卵巢切除术后，输卵管的一部分（主要是壁内段）仍留在子宫内。一项研究表明，预防性双侧输卵管卵巢切除术后保留在子宫切除标本中的输卵管的中位长度为 1.2 cm（0.6~1.5 cm）（Gerritzen et al. 2006）。在另一项研究中，73% 的子宫切除标本显示，在输卵管充盈和横切后有输卵管残余，类似一种风险低的输卵管卵巢切除术标本（Cass et al. 2010）。在该研究中，残余输卵管的中位长度为 0.6 cm。尽管并非所有输卵管黏膜在预防性手术中都被切除，但在剩余的输卵管中发生癌的风险可能是极小的，原因如下。①壁内段不常发生输卵管癌。②对预防性双侧输卵管卵巢切除术后的女性进行的随访研究显示，其发生盆腔癌的频率较低（在预防性切除术后 20 年内估计患腹膜癌的风险仅为 4%）（Finch et al. 2006）。③大多数隐匿性输卵管癌发生在伞端。有关处理预防性双侧输卵管卵巢切除术的细节见前文"术中和大体表现"部分。

　　表 11.3 列举了预防性双侧输卵管卵巢切除术标本中检出癌的患者的重要特征（Callahan et al. 2007；Lamb et al. 2006；Manchanda et al. 2011；Poon et al. 2016；Powell et al. 2011；Reitsma et al. 2013；Ricciardi et al. 2017；Sherman et al. 2014；Zakhour et al. 2016）。这些患者的平均或中位年龄从 50 岁到 58 岁不等，BRCA1 和 BRCA2 突变在癌症患者中的携带率分别为 72% 和 28%。在两项研究中，在手术或手术标

表 11.3　大样本研究中预防性双侧输卵管卵巢切除术标本中检测到癌的情况

参考文献 [a]	手术患者总数(n)	检测到癌的总例数(n)和比例(%)/例(%)	手术患者的平均年龄 [b]/岁	手术患者的 BRCA 胚系突变分布 [b]	只存在 STIC 的患者例数/例	输卵管癌 [c]（伴或不伴 STIC）的患者例数/例	卵巢癌 [c]（伴或不伴 STIC）的患者数/例	腹膜癌 [c]（伴或不伴 STIC）的患者例数/例	备注
Callahan, J Clin Oncol 2007	122	7（6%）	58	4, BRCA1 3, BRCA2	3	4	0	0	
Lamb, Am J Obstet Gynecol 2006	113	6（5%）	53	5, BRCA1 1, BRCA2	4	1	0	1	
Manchandra, BJOG 2011	308	14（5%）	53	7, BRCA1 5, BRCA2 2, 突变状态未知	9	1	3	0	卵巢转移性乳腺癌 1 例
Poon, Int J Gynecol Cancer 2016	138	5（4%）	55	3, BRCA1 2, BRCA2	3	2	0	0	
Powell, Int J Gynecol Cancer 2011	111	10（9%）	50	8, BRCA1 2, BRCA2	4	3	1	0	2 例卵巢和输卵管同时受累
Reitsma, Eur J Cancer 2013	360	7（2%）	54	4, BRCA1 2, BRCA2 1, BRCA（-）	3	2	2	0	
Ricciardi, Anticancer Res 2017	411	13（3%）	54	9, BRCA1 1, BRCA2 2, BRCA（-） 1, 突变状态未知	7	2	2	0	2 例为乳腺癌转移至附件
Sherman, J Clin Oncol 2014	966	25（3%）	54	15, BRCA1 8, BRCA2 2, BRCA（-）	4	6	10	5	
Zakhour, Gynecol Oncol 2016	257	13（5%）	56	11, BRCA1 2, BRCA2	9	3	1	0	

注：[a] 在不止一份出版物中明确报道的系列研究在这里只列出一次。
[b] 癌症患者中。
[c] 每项研究中指定的原发部位。

本中发现涉及卵巢、输卵管或腹膜的恶性肿瘤的频率从 2% 到 9% 不等。然而，对来自 9 项研究中的 2786 例患者进行分析后发现，盆腔癌的发生率平均为 4%。大多数癌是输卵管或卵巢的原发性肿瘤（孤立性 STIC 或者浸润性癌伴或不伴 STIC），但极少数是由卵巢中的原发性腹膜癌或转移性乳腺癌。所有癌中孤立性 STIC 占 46%。输卵管或卵巢的原发性癌中，输卵管癌比卵巢癌更常见（两者的比例分别为 79% 和 21%）。浸润性肿瘤可为 FIGO Ⅰ 期或 Ⅰ 期以上。这些浸润性肿瘤大多为高级别浆液性癌，少数为子宫内膜样型。

此外，见前文"治疗和预后：浸润性癌"和后文"STIC 的生物学行为（*BRCA* 胚系突变相关和散发性病例）"。

（1）来自无已知遗传风险的女性的常规标本中的隐匿性疾病（可能是散发病例）

隐匿性输卵管癌并不仅仅见于预防性输卵管卵巢切除标本（来自遗传性卵巢癌风险增加的女性）。有时可在其他手术（如子宫平滑肌瘤切除术）的标本中检测到隐匿性散发性癌（Gilks et al. 2015；Morrison et al. 2015）。在这种情况下发现的隐匿性散发性癌几乎都存在 STIC，后者通常单独存在或与相关的浸润性高级别浆液性癌伴发。如果与高级别浆液性癌伴发，通常在输卵管（但有时是卵巢）中发现浸润性成分。浸润性癌通常较小（直径通常 ≤ 1 cm）。虽然伴有浸润性癌的病例可能是 FIGO Ⅰ 期，但在某些患者中为晚期。

关于在常规标本中偶然发现 STIC 的频率，大量研究表明，在不到 1% 的病例中出现散发性 STIC（Meserve et al. 2017b；Rabban et al. 2014；Seidman et al. 2016）。此外，请参见后文"STIC 的生物学行为（*BRCA* 胚系突变相关和散发性病例）。"

（2）STIC 的生物学行为（*BRCA* 胚系突变相关和散发性病例）

有文献报道了输卵管孤立性 STIC 病例的预后。对 15 份出版物中 78 例 STIC 病例的综述发现，5% 的病例在随后 3.6~6.0 年内发展为腹膜癌（Patrono et al. 2015）。然而，在所有病例的整体分析中，绝大多数有 *BRCA* 胚系突变，少数散发性病例（发生卵巢癌的遗传性风险较低或处于平均水平的女性）在随访中被报道存在 *BRCA* 突变。而且，大量病例的随访时间不足 4 年或随访时间未报道。值得注意的是，11% 的患者有阳性冲洗液，16% 的患者接受了化疗。在一系列预防性切除的输卵管和卵巢标本中，有 2/9（22%）的 STIC 患者在随后的 2.7 年和 3.5 年发生盆腔浆液性癌（Zakhour et al. 2016）。此外，在最初手术时发现的 11 例散发性癌病例（不包括最终确定为 *BRCA* 基因突变携带者的病例）中，有 5 例完成了分期，其中 3 例的分期提高至浸润性高级别浆液性癌（Chay et al. 2016）。在其余的只有 STIC 的 8 例患者中，1 例在 7.3 年时无浆液性癌，3 例随访时间不超过 2.1 年时无浆液性癌，4 例结局和（或）随访时间不明。在其他具有散发特征的系列研究中，有随访意义的病例太少（Gilks et al. 2015；Morri-Sonson et al. 2015；Raban et al. 2014；Seidman et al. 2016）。

虽然现有数据表明孤立性 STIC 的生物学行为呈低风险进展，但需要强调的是，目前对这一类病变的理解存在许多局限性。文献中的病例总数相对较少，报告的一些病例或者没有随访，或者随访时间较短。有趣的是，Labidi-Galy 等人在一项分子研究中建立了一个数学模型，证实卵巢高级别浆液性癌的平均进展时间为 6.5 年（Labidi-Galy et al. 2017）。而且考虑到部分报道的 STIC 病例在最初外科手术后几年进展为浸润性浆液性癌，认识 STIC 的真实行为所必需的随访时间可能需要比目前文献中报道的时间更长。因此，文献中的现有数据可能低估了进展的真正风险。此外，报道的 STIC 主要发生在存在 *BRCA* 胚系突变或接受预防性输卵管卵巢切除术的病例，散发性病例太少且随访很有限。根据观察，携带 *BRCA* 突变的卵巢高级别浆液性癌患者比 *BRCA* 野生型患者有更高的生存率（Bolton et al. 2012；Cancer Genome Atlas Research Network 2011）。与那些 *BRCA* 胚系突变相关的浆液性癌相比，理论上散发性浆液性癌可能有更高的进展率，但需要具体的数据来证实这一问题。

因此，鉴于上述现有文献的局限性以及下面的几种情况，在今后获得更可靠的数据之前，最好将孤立性 STIC 视为一种行为不明确的病变。①一些 STIC 患者有阳性冲洗液。② STIC 常发生在输卵管伞端，这是可以直接进入腹腔的部分。③一些病例在最初 STIC 病灶被切除后被发现患有输卵管外的病变（Bijron et al. 2013；Chay et al. 2016；Morrison et al. 2015）。④ STIC 在形态学和免疫组化上类似于浆液性子宫内膜上皮内癌（另一种可能在远处发生疾病的病变）。最后，应考虑完成散发性 STIC 的分期（Chay et al. 2016）。

发病机制（包括分子特征）

（1）浆液性癌

DNA 倍体检测和分子遗传学研究显示输卵管癌是非整倍体，染色体高度不稳定，其特征是所有染色体不同位点上遗传物质有多种获得和丢失（Heselmeyer et al. 1998；Nowee et al. 2007a；Pere et al. 1998；Ritterhouse et al. 2016；Snowjers et al. 2003）。一项研究证实，在预防性切除的标本中，输卵管上皮非典型性增生、异型增生和 STIC 存在染色体异常，这提示染色体不稳定是浆液性癌发病机制中的早期事件（Salvador et al. 2008）。

输卵管和卵巢浆液性癌的基因表达谱已被证实是相似的，这意味着这两个器官的肿瘤发生有相似的分子通路（Tone et al. 2008）。分子遗传学的研究结果也表明，多个潜在的候选癌基因参与了输卵管癌的发生（Nowee et al. 2007b；Snijders et al. 2003；Tone et al. 2008）。此外，在将卵巢、输卵管和腹膜高级别浆液性癌结合在一起的研究中，最常见的突变是 *TP53*、*BRCA1* 或 *BRCA2*（生殖细胞或

体细胞）和 *ATM* 的突变（Ritterhouse et al. 2016）。此外，*TP53* 已被鉴定为输卵管癌发生过程中一个重要基因。在浆液性癌中已经观察到 *TP53* 突变，但是发生频率在各项研究中不同（Hellstrom et al. 2000；Zheng et al. 1997），尽管存在 *TP53* 突变的病例比例预计接近 100%，类似于卵巢高级别浆液性癌（Cancer Genome Atlas Research Network 2011；Vang et al. 2016）。在早期癌症和超过 90% 的 STIC 中均检测到 *TP53* 突变，这提示该基因的突变是癌变的早期事件（Kuhn et al. 2012c；Lee et al. 2007；Zheng et al. 1997）。

遗传性输卵管癌发生中一个重要的分子事件是 *BRCA1* 或 *BRCA2* 胚系突变。这些抑癌基因分别位于 17 号和 13 号染色体。正常情况下，它们参与基因表达的转录调节、细胞周期调控和 DNA 损伤的识别与修复。*BRCA* 相关性癌的发生似乎遵从在其他器官中所见的肿瘤形成的"二次打击"模型［即患者遗传了胚系 *BRCA* 突变（首次打击），野生型等位基因体系缺失（二次打击），癌由此发生］。

在一项研究中，对来自 *BRCA* 突变患者的少量组织学正常的输卵管上皮标本进行分析，结果显示，与月经周期的卵泡期相比，黄体期的基因表达谱更接近于浆液性癌（Tone et al. 2008）。这些研究结果提示月经周期的激素环境可能在携带 *BRCA* 突变的女性输卵管癌的发生中起作用。还有一些证据表明，正常输卵管伞端黏膜的表观基因重排是 *BRCA* 突变的早期致癌事件（Bartlett et al. 2016）。

其他早期分子事件，包括 *CCNE1*/cyclin E 的拷贝数增多、扩增和过表达，端粒缩短，层粘连蛋白、Rsf-1 及脂肪酸合成酶的上调和过表达（见 11.3.2.1 中的 "免疫组化特征"部分）（Chene et al. 2013；Karst et al. 2014；Kuhn et al. 2010，2012b，2016；Sehdev et al. 2010）。

输卵管浸润性高级别浆液性癌的发病机制似乎开始于 STIC，STIC 是这条通路中组织学上可识别的最早期病变。然而，最近有学者提议将 p53 印记

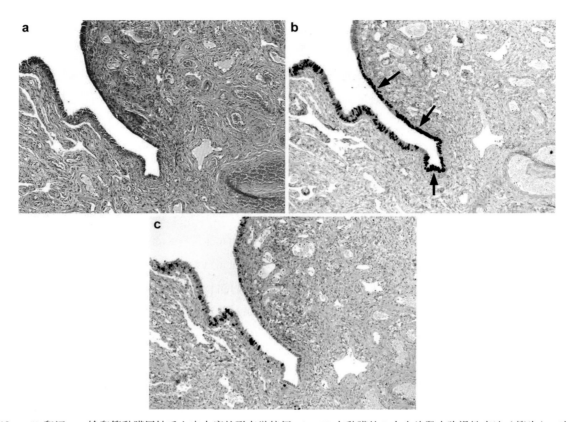

图 11.43　p53 印记。a. 输卵管黏膜层缺乏上皮内癌的形态学特征；b. p53 在黏膜的 3 个小片段中弥漫性表达（箭头），对应图 a；c. 在图 b 中 p53 弥漫性表达的 3 个小片段中，Ki-67 增殖指数低。如果这些弥漫性表达 p53 的病灶代表上皮内癌，则 Ki-67 增殖指数应当较高（与图 11.41c 相比）

作为输卵管 STIC 的前驱病变（Jarboe et al. 2008；Lee et al. 2007）。该病变由组织学正常的、免疫组化特征为 p53 过表达的黏膜上皮组成，至少有 12 个连续的分泌细胞强阳性表达 p53（根据该定义，其间可允许有 p53 表达阴性的纤毛细胞插入）（图 11.43）。在一项研究中，57% 的 p53 印记含有 *TP53* 突变（Lee et al. 2007）。然而，p53 印记的 Ki-67 增殖指数较低。一项研究中，其平均 Ki-67 增殖指数为 3%（0~30%）（Jarboe et al. 2008）。p53 印记存在 DNA 损伤，这一点可通过 γ-H2AX 免疫染色来证实（Jarboe et al. 2008；Lee et al. 2007）。p53 印记常发生于输卵管伞端，在存在 *BRCA* 突变的女性中的发生率与对照组相似（分别为 10%~71% 与 17%~50%）。然而，p53 印记在伴有 STIC 的输卵管中更常见并且为多灶性（Folkins et al. 2008；Lee et al. 2007；Mehra et al. 2011b；Shaw et al. 2009）。

实验模型研究表明 p53 印记与 STIC 之间存在联系，p53 印记是输卵管癌发病机制中的早期事件（Jarboe et al. 2008；Meserve et al. 2017a）。该结论有以下证据支持。① p53 印记在伴有 STIC 的输卵管中更常见。② p53 印记的发生部位倾向于与 STIC 相同（输卵管伞端）。③ p53 印记和 STIC 都被认为来自分泌细胞（小鼠模型显示分泌细胞转化为癌细胞）（Karst et al. 2011；Perets et al. 2013）。④ 与 STIC 一样，p53 印记显示 p53 过表达、*TP53* 突变和 DNA 损伤。⑤ p53 印记与 STIC 直接相移行的情况已有报道［包括 1 例患者中两种成分均有相同的 *TP53* 突变（Lee et al. 2007）］。⑥ 组织学和免疫组化（Ki-67）方面介于 p53 印记和 STIC 之间的病变已有描述。⑦ 文献已报道 1 例在 p53 印记和腹膜浆液性癌中存在相同的 *TP53* 突变（Carlson et al. 2008）。⑧ 对存在 p53 印记、STIC 和涉及输卵管、卵巢和侵袭性高级别浆液性癌的患者中构建进化树的分子研究提示，p53 印记在某些病例中是最早期的事件（Labidi-Galy et al. 2017）。

在这个模型中，输卵管伞端的黏膜层发生损伤，导致分泌细胞的 DNA 发生损伤并有 p53 蛋白的过度积累（p53 印记）。随着 *TP53* 突变的进展，在极少数女性中可同时伴随进一步的细胞增殖和恶性转化，然后 p53 印记进展为 STIC。不论 *BRCA* 的状态如何，p53 印记在一般人群中是一种常见的病变，但在 *BRCA* 突变导致的进一步分子改变的背景下，其可能进展为有转化成 STIC 潜能的恶性克隆。不伴有 *BRCA* 突变的女性虽然也可有 p53 印记，但 *BRCA* 的胚系突变可能会促进 STIC 的发生（Folkins et al. 2008）。需要指出的是，STIC 和浸润性癌可独立于 *BRCA* 突变而发生。在一项研究中，伴有 *BRCA* 突变的女性，其 STIC 的发生率（分别为 8% 和 3%）与对照组无统计学差异（Shaw et al. 2009）。在这一生长阶段，STIC 虽然只能在镜下被观察到，但随着持续的细胞增殖和肿瘤生长，恶性肿瘤细胞最终脱落（或就近沿着输卵管腔）进入腹腔或以浸润性高级别浆液性癌的形式侵入其下的输卵管间质。肿瘤进行性生长最终导致肿瘤分期增高、体积增大、发生腹膜播散和转移，包括累及淋巴结。

已将分泌细胞过度生长（SCOUT）作为 p53 印记和 STIC 的可能的前驱病变（Chen et al. 2010；Mehra et al. 2011a；Ning et al. 2014；Quick et al. 2012）。SCOUT 的特征为分泌细胞形成分离的小片输卵管上皮，但也有关于有纤毛细胞成分的 SCOUT 和乳头状结构的报道（Laury et al. 2011；MeServe et al. 2017a；Ning et al. 2014）。p53 印记是弥漫表达 p53 的 SCOUT 的一个分支［即 p53（+）的 SCOUT］。然而，不像 p53 印记那样，p53 阴性的 SCOUT 显示无 γ-H2AX 免疫染色阳性的 DNA 损伤的证据。而且，与 p53 印记和 STIC 相比，SCOUT 不仅仅发生在输卵管伞端，通常发生在整个输卵管，包括输卵管间质部。SCOUT 存在 p53 印记和高级别浆液性癌的共同特征，例如基因表达的改变，包括 PAX2（一种正常输卵管黏膜分泌细胞表达的标记物）的表达水平下降。而且，与对照组相比，SCOUT 更常见于发生高级别浆液性癌的女性，并与年龄增加相关。SCOUT 精确地转换为 p53 印记和 STIC 的机制仍不清楚。

从诊断角度看，SCOUT 与邻近的输卵管黏膜相比，当在低倍镜下显示染色质深染（因为富含分泌细胞）时可考虑为 STIC（图 11.44）。而高倍镜下，SCOUT 缺乏有意义的非典型性，无 p53 过表达，Ki-67 增殖指数亦不增高。

有些证据表明慢性输卵管炎可能是发生输卵管癌的一个病因，浆液性癌可能在萎缩的基础上发生

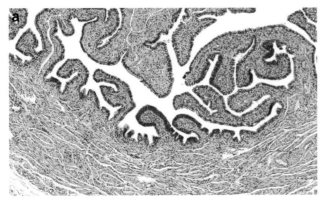
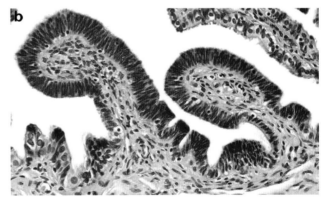

图 11.44　分泌细胞过度生长（SCOUT）。SCOUT 主要由分泌细胞组成，没有纤毛细胞。低倍镜下表现为局灶 STIC（图 a 中心）的可能性，而高倍镜图像中与左下角和右上角正常型黏膜比较无明显的异型性（b）

（Demopoulos et al. 2001）。与卵巢不同，输卵管浆液性癌似乎不遵循卵巢癌发生的二元模型，因此在输卵管中不存在低级别通路，即浆液腺纤维瘤或囊腺纤维瘤进展为非典型增生性（交界性）浆液性肿瘤或非浸润性微乳头（低级别）浆液性癌，然后进展为浸润性低级别浆液性癌。

（2）子宫内膜样癌

卵巢的子宫内膜样癌可能来自卵巢子宫内膜异位症和非典型增生性（交界性）子宫内膜样肿瘤，输卵管子宫内膜样癌的发生似乎也遵循这些通路。在一项纳入 26 例输卵管子宫内膜样癌的研究中，23% 的患者伴有邻近的子宫内膜异位症（Navani et al. 1996）。该研究虽未观察到癌与子宫内膜异位症之间的直接延续，但不能排除癌来自子宫内膜异位症的可能，也不能否认这两个病变之间的直接联系。虽然输卵管发生子宫内膜异位症的情况并不少见，但此处罕见发生非典型性（增生性）交界性肿瘤（Alvarado-Cabrero et al. 1997）。

鉴别诊断

（1）非肿瘤性病变

组织学上，假癌样增生因为存在筛状结构、肌层的假性浸润、淋巴管内的乳头和浆膜下间皮细胞增生而可能类似于癌（图 11.12）（Cheung et al. 1994b）。假癌样增生通常发生于绝经前患者，而输卵管癌则常发生于绝经后患者。输卵管虽可因增生而增大，但与大多数癌不同，在横切面上见不到肿块，因而假癌样增生中的上皮增生仅为镜下的发现。与癌相反，假癌样增生常显示核分裂象少，缺乏实性结构、明显的核非典型性和核仁。急性或慢性输卵管炎通常存在假癌样增生，但有些癌也伴有炎症细胞浸润。

（2）浆液性癌原发部位的确定：与卵巢或腹膜的原发性癌的鉴别

传统观点认为，当癌累及双侧输卵管和卵巢时，卵巢是原发部位，因为卵巢的原发性癌比输卵管的原发性癌更常见。同样，当癌累及双侧输卵管和腹膜时，输卵管受累常被认为是继发性疾病。以前已经有学者提出当肿瘤同时累及输卵管和卵巢时确定输卵管为原发灶的诊断标准。由 Hu 等人提出并由 Sedlis 修订的标准如下：①肿瘤来自输卵管内膜；②肿瘤的组织学类似于输卵管黏膜层；③可见良性到恶性上皮的过渡；④输卵管肿瘤比卵巢肿瘤大（Hu et al. 1950；Sedlis 1978）。正如下文所述，这些标准并不特异，也不可靠。

研究表明，有些卵巢或腹膜原发性高级别浆液性癌实际上可能是输卵管起源。在卵巢或腹膜高级别浆液性癌的背景下，如果同时存在 STIC，则提示肿瘤是输卵管来源（Jarboe et al. 2008；Kindelberger et al. 2007），以下几点支持这一观点。①输卵管伞端是 STIC 的好发部位，此部位是输卵管靠近卵巢表面和腹腔的部分。② STIC 好发于卵巢或腹膜高级别浆液性癌的患者。③ STIC 只与高级别浆液性癌有关，与卵巢和腹膜其他组织学类型的癌无关。④卵巢或腹膜的上皮内癌罕见或不存在。⑤存在 *BRCA* 突变女性（即那些患卵巢癌风险增加的女性）的预防性双侧输卵管卵巢切除术标本中的早期或隐匿性浆液性癌常见于输卵管（尤其是伞端），而不是卵巢。⑥常规标本中的早期或隐匿性散发性浆液性癌（即"卵巢"癌发生风险低于或等于平均值的女性所发生的早期或隐匿性散发性浆液性癌）常见于输卵管（尤其是伞端且癌通常为 STIC），卵巢无病变。（Gilks et al. 2015；Morrison et al. 2015）。⑦ STIC 和同时性卵巢或腹膜高级别浆液性癌中存在相同的 *TP53* 突变（Carlson et al. 2008；Kindelberger et al. 2007；Kuhn et al. 2012c）。⑧有报道显示 p53 印记［见前文"发病机制（包括分子特征）"］和腹膜浆液性癌存在相同的 *TP53* 突变（Carlson et al. 2008）。⑨在卵巢和腹膜的高级别浆液性癌相关的 STIC 中，STIC 的端粒长度通常比卵巢和腹膜中与其相关的癌的端粒长度短，这符合前驱病变的特点（Chene et al. 2013；

Kuhn et al. 2010）。与卵巢表面上皮相比，卵巢高级别浆液性癌的分子特征更类似于输卵管上皮（Klinkebiel et al. 2016；Marquez et al. 2005）。⑩分子研究比较了 STIC、卵巢高级别浆液性癌和转移癌的特征模式，证实 STIC 是输卵管起源（Eckert et al. 2016；Labidi-Galy et al. 2017）。然而，值得注意的是，一些研究者提出，STIC 通路可能只是导致卵巢高级别浆液性癌发生的其中一种通路，STIC 导致了经典的高级别浆液性癌的形成，而具有 SET（实体、假子宫内膜样和移行细胞癌样）模式的高级别浆液性癌可能与 STIC 无关（Ritterhouse et al. 2016）。有关卵巢癌发病机制的更多信息，见第 14 章。

原发性"卵巢"和"腹膜"高级别浆液性癌并存 STIC 的比例分别为 19%~61% 和 29%~61%（Carlson et al. 2008；Kindelberger et al. 2007；Przybycin et al. 2010；Schneider et al. 2017；Seidman 2011；Tan et al. 2012）。关于"STIC 阴性"的卵巢或腹膜高级别浆液性癌，有许多潜在的解释。

小的输卵管癌的癌细胞可能脱落至卵巢或腹膜，继发部位的肿瘤由于优先生长，体积可超过输卵管癌，从而掩盖了肿瘤真正起源于输卵管的线索，这些病例的初始表现似乎提示肿瘤并非来自输卵管。同样，在其他部位（如乳腺、结肠、子宫内膜、子宫颈）的原发性癌中，原始病变并不总是出现在切除的标本中，这可能是由于肿瘤过度生长。有趣的是，卵巢内有显性肿块的病例中 STIC 的检出率较低（11%），而卵巢受累未形成显性肿块的病例中 STIC 更常见（45%）（Roh et al. 2009）。

此外，在初始 HE 切片中可能不存在 STIC，但在深切石蜡块后可以发现 STIC（Mahe et al. 2013；Przybycin et al. 2010）。如果仅在低倍放大时观察 HE 切片，则可能会发现一些很小、隐匿的和细微的 STIC，并且低倍镜下有时可能无法识别。

尽管已接受新辅助化疗的患者可能仍然存在 STIC（Colon et al. 2014），但此类患者的 STIC 检出率相对较低（Mahe et al. 2013）。因此，在某些情况下，新辅助治疗可以根除先前存在的 STIC。

人们已经认识到，一部分预防性输卵管卵巢切除术标本可以有一部分伞端黏膜黏附在卵巢表面（Ayres et al. 2017；Gan et al. 2017）。在这些病例或其他患者（未行预防性输卵管卵巢切除术）中，可能有先前的输卵管卵巢粘连，如果一部分伞端 STIC 黏附于卵巢表面（但与输卵管分离），并最终发展为浸润性高级别浆液性癌，且在卵巢形成肿块，提交完整的输卵管送检后，会显示不包含任何 STIC 的证据。

最后，有学者提出了"祖细胞逃逸"的概念，即具有 *TP53* 突变的非恶性上皮细胞扩散到输卵管外，随后发展为盆腔高级别浆液性癌（Meserve et al. 2017a）。因此，真正起源于输卵管的"卵巢"癌的真实发生频率可能被低估。

尽管卵巢癌的确切起源以及真正起源于输卵管的"卵巢"高级别浆液性癌的确切比例有争议，但对一些国家的和国际性的妇科病理学和临床癌症协会的成员进行调查的结果显示，86% 的病理学家和 92% 的临床医师认可高级别浆液性癌来自输卵管这一观点（McCluggage et al. 2017）。

具有卵巢和（或）腹膜高级别浆液性癌和 STIC 的病例存在 3 种可能性：①输卵管是原发部位，卵巢和（或）腹膜为继发性受累；②卵巢和（或）腹膜是原发部位，病变继发性累及输卵管（以上皮内癌扩散的形式）；③两个部位的病变都可能是独立的原发病灶。虽然以上讨论的证据支持大多数病例是由输卵管引起的，但一些临床病理学、免疫组化和分子证据表明，某些病例中的 STIC 样病变实际上可能代表了转移到输卵管的非输卵管妇科癌（Eckert et al. 2016；Kommoss et al. 2017；McDaniel et al. 2015；Rabban et al. 2015）。

在不能确定原发部位的病例中，这种区别通常并不重要，因为大多数病例通常是高分期的，同时累及这些部位的高级别浆液性癌的治疗和预后相似，而不管原发病变是在哪个部位（Baekelandt et al. 2000；Moore et al. 2007）。

尽管《AJCC 癌症分期手册（第8版）》规定，只有 STIC 的卵巢高级别浆液性癌应归类为 I A 期卵巢癌，但国际癌症报告合作组织（ICCR）建议，当高级别浆液性癌累及多个部位时，如果存在 STIC、浸润性癌累及输卵管黏膜或未发现输卵管伞端癌，应将肿瘤归为输卵管原发性肿瘤（McCluggage et al. 2015a）。

（3）浆液性癌原发部位的确定：与子宫内膜原发性浆液性癌的鉴别

研究发现浆液性子宫内膜上皮内癌（EIC）与 STIC 有关（Jarboe et al. 2009）。笔者遇到过同时发生 STIC 和子宫 MMMT 伴浆液性癌成分的病例。在这些情况下，输卵管和子宫肿瘤的关系不明确。与上文相似，也有以下3种可能：①输卵管是原发性病灶，伴继发性累及子宫；②子宫是原发性病灶，伴继发性累及输卵管（Kommoss et al. 2017）；③二者都可能是独立的原发病灶。

（4）其他输卵管肿瘤和输卵管旁肿瘤

由于有些子宫内膜样癌上皮成分中混有梭形细胞，因此其鉴别诊断应包括 MMMT。一般而言，MMMT 中上皮和间叶成分虽然是混合性的，但不会显示如子宫内膜样癌中子宫内膜样腺体和梭形细胞的组织学移行，后者的组织生长方式比 MMMT 更加有序。MMMT 中核异型性更明显，核分裂象更多。存在恶性异源性组织支持 MMMT 的诊断。

子宫内膜样癌伴午菲管起源的女性附件肿瘤样（FATWO 样）生长方式时，可能与 FATWO 混淆。位于输卵管腔内的肿瘤通常支持癌，因为 FATWO 常位于输卵管旁区，但罕见情况下 FATWO 可发生于输卵管壁内（见后文"11.5.3 午菲管起源的女性附件肿瘤"），后者主要位于输卵管肌壁内，而不是像

子宫内膜样癌发生在输卵管腔内。绒毛状管状亚型结构、鳞状分化和子宫内膜异位症病灶支持癌的诊断。而且，癌内还含有更大的、更典型的子宫内膜样腺体。癌中腺体融合和核异型程度通常比 FATWO 更高。FATWO 常存在多种结构的混合，包括开放或闭合的小管和筛状、实性和梭形结构，而这些特征在 FATWO 样子宫内膜样癌中也可见到。FATWO 中 calretinin 常呈阳性，但偶尔为阴性，而大多数癌为阴性。癌常表达 CK7、EMA、ER 和 PR，而 inhibin 呈阴性。FATWO 偶可表达 CK7 和 inhibin，而 ER、PR 和 EMA 通常呈阴性，偶见表达。

11.3.2.2 肉瘤和上皮 – 间叶混合性肿瘤

输卵管可发生单纯性肉瘤，上皮 – 间叶混合性肿瘤中的间叶成分也可能为肉瘤成分。上皮 – 间叶混合性肿瘤中间叶成分为恶性而上皮成分为良性者称为腺肉瘤，两者均为恶性者称为恶性米勒混合瘤（MMMT，又称癌肉瘤）。

单纯性肉瘤如果分化充分，则可以分为不同组织学亚型。平滑肌肉瘤可能是最常见的类型，可发生于输卵管和阔韧带（Jacoby et al. 1993）。然而，有些病例实际上为胃肠道外的胃肠道间质瘤（Foster et al. 2006）。其他妇科特异性肉瘤（如输卵管原发性子宫内膜间质肉瘤）极少见（Chang et al. 1993）。软骨肉瘤、恶性纤维组织细胞瘤和胚胎性横纹肌肉瘤均有报道。

文献中仅有少数关于输卵管 MMMT 的报道，其中大多数为个案报道（Carlson et al. 1993；Foster et al. 2006；Imachi et al. 1992）。几乎所有患者均为绝经后女性。临床表现为水样或血性阴道排液和腹痛，可伴有腹膜播散症状。大体上，肿瘤使输卵管膨胀，大多数患者就诊时有盆腔包块并且肿瘤已扩散到邻近的盆腔和腹腔器官。必须明确辨认卵巢结构以排除卵巢来源。大体表现上，膨胀的输卵管切面显示黏膜面不规则并伴出血、坏死。镜下可见明确的癌和肉瘤成分，二者彼此相互混杂。组织学图

像（图 11.45）基本上类似子宫和卵巢的 MMMT。在具有异型性、核分裂象多的梭形或圆形细胞肉瘤背景中可有恶性腺样或鳞状病灶（或二者都有）。约半数病例中肉瘤成分可以仅由与输卵管同源的恶性成分（如平滑肌或间质细胞）组成，但常有灶性恶性软骨、骨或横纹肌肉瘤成分。可见 STIC 区域与主要瘤体邻近，尤其是输卵管伞端（Carlson et al. 1993；Gagner et al. 2005）。转移性 MMMT 的组织学成分可为癌、肉瘤或二者都有。MMMT 的主要鉴别诊断是低分化子宫内膜样癌伴梭形细胞特征（见前文的"鉴别诊断"）。输卵管 MMMT 具有侵袭性行为，预后与分期有关。鉴于输卵管 MMMT 的治疗经验有限，文献报道的患者治疗方法各异，目前还没有标准化的治疗方案。其他双相分化的恶性肿瘤（如腺肉瘤）罕见。

11.3.2.3 转移性／继发性肿瘤累及输卵管

累及输卵管的转移癌远比原发性输卵管癌更常见，转移癌通常来自卵巢或子宫内膜，也可来自子宫颈内膜。累及盆腔的女性生殖道或非女性生殖道的转移癌往往累及输卵管浆膜面。来自卵巢的非典型增生性（交界性）浆液性肿瘤常以种植的形式累及输卵管浆膜。腹膜假黏液瘤临床综合征通过播散

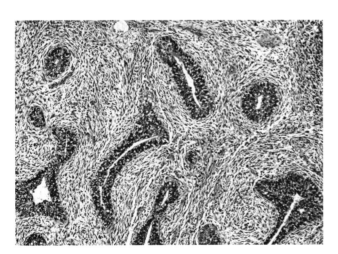

图 11.45 恶性米勒混合瘤（癌肉瘤）。恶性上皮和间叶成分密切混合

性腹腔黏液腺病也可继发性累及输卵管浆膜。然而，有些转移性的非输卵管的妇科和非妇科癌可以类似 STIC 样在上皮内播散（图 11.46）（Na et al. 2017；Rabban et al. 2015；Stewart et al. 2012）。

另外，淋巴管转移癌可累及输卵管的黏膜层和肌层。低级别子宫内膜间质肉瘤可沿着输卵管的淋巴管呈蠕虫样舌状延伸并累及输卵管。来自乳腺癌或盆腔以外的其他肿瘤也可通过血道转移至输卵管。罕见情况下，迁移的良性子宫内膜组织可见于输卵管静脉中，不要误认为是转移癌。偶尔，子宫颈鳞状细胞癌可通过原位癌的形式蔓延累及子宫内膜、输卵管，甚至卵巢表面（Pins et al. 1997）。

在子宫内膜浆液性癌伴腹膜转移（子宫内无肌层和淋巴管血管侵犯）的病例中，输卵管腔内存在肿瘤提示输卵管可作为肿瘤扩散的通道（Snyder et al. 2006）。然而，输卵管腔内子宫内膜样癌的碎片未黏附在输卵管黏膜上被认为是由于人为移位，不符合子宫内膜癌提高分期的条件（Delair et al. 2013；Stewart et al. 2013）。在原发性卵巢癌中，输卵管腔内成群的肿瘤细胞可种植至输卵管腔内膜表面，类似于 STIC 或原发性早期浸润性输卵管癌。关于浆液性癌是来自卵巢还是输卵管在前文"浆液性癌原发部位的确定：与卵巢或腹膜的原发性癌的鉴别"中已经讨论过。

11.3.2.4 淋巴瘤

输卵管的原发性淋巴瘤罕见，几乎都伴有同侧卵巢受累（Vang et al. 2001）。诊断时必须应用免疫组化方法来排除未分化癌和其他小圆细胞肿瘤。

11.4 输卵管的妊娠滋养细胞疾病

输卵管的滋养细胞疾病极其少见。患者常有异位妊娠的危险因素，如输卵管炎及输卵管阻塞等疾病（Muto et al. 1991）。输卵管水泡状胎块或绒癌的临床表现与输卵管异位妊娠相似，因此，罕见情

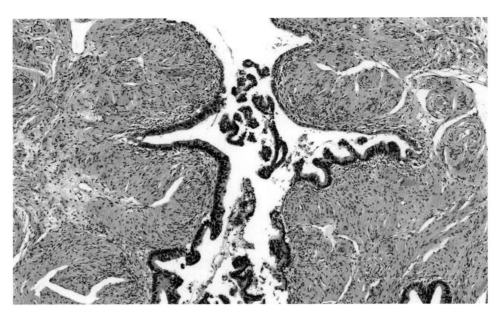

图 11.46　转移性子宫颈腺癌（非特殊型 /HPV 相关）类似 STIC

况下，表面上形似异位妊娠者可能被证实为水泡状胎块或绒癌。水泡状胎块通常呈孤立性生长，可伴有宫内妊娠。输卵管水泡状胎块的组织学形态类似于子宫的完全性或部分性水泡状胎块。然而，由于输卵管异位妊娠常有旺炽性绒毛膜外滋养细胞增生，输卵管水泡状胎块常是过度诊断（Burton et al. 2001；Sebire et al. 2005）。输卵管绒癌在术中表现为大片出血性、肉质样肿块，几乎总会破坏输卵管。其组织学形态与子宫的绒癌类似。绒癌对化疗反应极好。中间滋养细胞病变（包括胎盘部位结节、胎盘部位滋养细胞肿瘤和上皮样滋养细胞肿瘤等）罕见（见第 20 章）（Baergen et al. 2003；Jacques et al. 1997；Nayar et al. 1996；Parker et al. 2003；Su et al. 1999）。

11.5　输卵管旁病变

11.5.1　肾上腺残余

如果仔细检查，超过 20% 的女性的子宫阔韧带内可发现肾上腺皮质残余。它们位于卵巢静脉附近且紧邻腹膜下。大体表现为黄色结节，但可被脂肪组织所掩盖。髓质虽可缺乏，但镜下可见全部 3 层皮质结构（图 11.47）。这种副肾上腺组织可因肾上腺损害而继发性肥大，极少见的情况下，还可引起功能性或为无功能性肾上腺皮质腺瘤（Sasano et al. 1997；Wild et al. 1988）。

11.5.2　输卵管旁囊肿

输卵管旁囊肿大小不一。根据它们可能的起源，可分为副中肾管（米勒管）囊肿、间皮囊肿

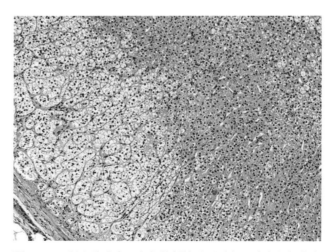

图 11.47　肾上腺残余。它们特征性地显示肾上腺中相似的皮质结构和细胞类型

或中肾管（午菲管）囊肿。由于内衬细胞的挤压或萎缩，这些囊肿有时难以区分。副中肾管囊肿最常见。在一项输卵管旁囊肿的研究中，76% 为副中肾管囊肿，24% 为间皮囊肿，没有中肾管囊肿（Samaha et al. 1985）。Morgagni 囊肿（泡状附件）是迄今最常见的副中肾管囊肿。大体表现上，该囊肿附着于输卵管伞的一根伞毛上，呈圆形或卵圆形，直径为 2~10 mm，囊壁薄，半透明，内含清亮的浆液。镜下，囊壁内衬类似输卵管黏膜的上皮（包括纤毛和非纤毛上皮），可有被覆上皮的细小皱襞突向腔内，囊壁含有少量的平滑肌（图 11.48）。然而，囊肿内衬上皮也可扁平。间皮囊肿通常衬覆立方形或扁平细胞，囊壁薄，含有纤维性间质。该囊肿缺乏副中肾管囊肿的纤毛上皮和细小皱襞。根据现有文献，还不完全清楚中肾管囊肿的特异性组织学特征。

常见的鉴别诊断问题是 Morgagni 囊肿与浆液性囊腺瘤和输卵管积水的鉴别，但这种区分通常没有临床意义。有些病例与浆液性囊腺瘤难以区分，但 Morgagni 囊肿的囊壁常含有平滑肌，而浆液性囊腺瘤的囊壁则含有更多纤维性间质。若存在细小的输卵管上皮样皱襞，则支持 Morgagni 囊肿而不是囊腺瘤。在有些输卵管无法辨认的病例中，Morgagni 囊肿与伴输卵管显著扭曲变形的输卵管

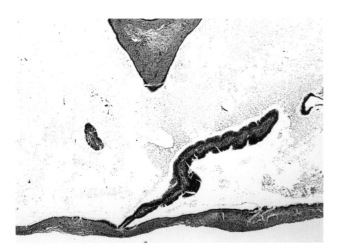

图 11.48　输卵管旁囊肿。囊壁菲薄，内衬上皮的形态温和，类似正常输卵管上皮。可见局灶性残留的皱襞

积水几乎无法区分，因为二者都含有薄层的平滑肌壁和衬覆类似正常输卵管上皮的细小皱襞。

11.5.3　午菲管起源的女性附件肿瘤

午菲管起源的女性附件肿瘤（旧称"可能起源于午菲管的女性附件肿瘤"，FATWO）是一小类独特的肿瘤，可位于子宫阔韧带内、输卵管系膜内或卵巢门部（这些肿瘤在第 17 章中也有讨论）（Devouassoux-Shisheboran et al. 1999；Goyal et al. 2016；Howitt et al. 2015；Kariminejad et al. 1973）。然而罕见情况下，该肿瘤可起源于输卵管壁内，并且不向腔内生长（图 11.49）。患者的年龄为 19~83 岁（不同研究中平均年龄为 42~45 岁），临床表现为腹痛和可触及的包块，或为偶然发现。肿瘤常为单侧性和局限性，无播散。病变直径为 0.8~20.0 cm（平均为 6.0 cm），呈实性、分叶状，有包膜。切面呈灰黄色或黄褐色，质地硬、韧或脆。可见囊性变或钙化。

镜下形态不一。肿瘤通常显示多种生长方式，包括管状（中空或实性管状）、囊状、弥漫性 / 实性、分叶状、筛状 / 网状（图 11.50）和腺瘤样。管腔和筛状腔隙中常含有嗜酸性胶样物质。细胞呈立方形、扁平和（或）梭形，胞质少。细胞核形态温和，核分裂指数通常低。间质呈纤维化或玻璃样变。FATWO 通常表达广谱 CK 和 CD10，calretinin、低分子量 CK（CAM5.2）和雄激素受体通常呈阳性，但偶尔呈阴性。Calretinin 通常呈弥漫阳性。肿瘤细胞偶尔表达 CK7 和 inhibin，CK7 通常呈局灶性表达，inhibin 的表达不一致，也可能呈局灶性表达。ER、PR 和 EMA 通常呈阴性，偶尔呈阳性。CK20 通常呈阴性。

患者经外科治疗后通常为良性结局。多发性局部复发和致命性转移等恶性行为不常见（Brescia et al. 1985；Daya 1994）。临床上很难预测哪类病变将呈现恶性行为。明确具有恶性行为的肿瘤通常有

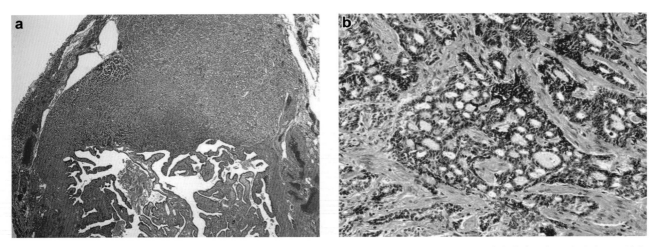

图 11.49　非经典部位的午菲管起源的女性附件肿瘤（FATWO）。a. 肿瘤位于输卵管壁内而不是输卵管旁，但不在腔内；b. 肿瘤显示具有与输卵管旁肿物相同的结构

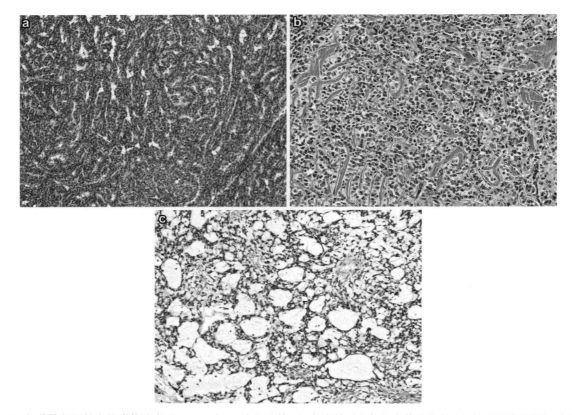

图 11.50　午菲管起源的女性附件肿瘤（FATWO）。a. 中空小管；b. 紧密排列的拉长小管（注意局灶性透明变性的间质）；c. 筛状结构

核异型性和核分裂象，然而，有些 FATWO 虽然组织学形态温和，但表现出恶性行为。

　　FATWO 的鉴别诊断主要是输卵管子宫内膜样癌 FATWO 样型（见前文"鉴别诊断"部分）。

FATWO 的许多组织学和免疫组化特征与 Sertoli 细胞瘤相重叠，该肿瘤的多种生长方式混合存在（尤其是含有筛状结构的囊状生长方式）以及肿瘤细胞体积较大等特点有助于鉴别。另外，性索间质肿瘤在卵巢外发生的情况罕见。

11.5.4　与 von Hippel-Lindau 病相关的乳头状囊腺瘤

这类上皮性肿瘤罕见，特征是起源于子宫阔韧带（Aydin et al. 2005；Brady et al. 2012；Gersell et al. 1988；Korn et al. 1990；Nogales et al. 2012；Werness et al. 1997）。大多数被认为来自中肾管，但有 1 例被认为是米勒管起源（Werness et al. 1997）。有些病例中患者有常染色体显性疾病和 von Hippel-Lindau 病等病史；而在其他一些病例中，子宫阔韧带肿瘤可能是这类疾病的最初表现。应该注意的是，罕见病例与这种遗传病没有关联。患者的发病年龄为 30~50 岁。肿瘤可单侧或双侧发生，大小不一，可由含有复杂乳头状增生的囊腔组成（图 11.51）。乳头常呈短而钝圆的形状。乳头间质细胞数量不一，可发生玻璃样变或纤维化。乳头通常被覆单层低立方形非纤毛细胞，胞质呈嗜酸性或透亮，但文献报道 1 例含有纤毛细胞（Werness et al. 1997）。细胞核形态温和，核分裂象罕见。这些肿瘤缺乏上皮复层化和砂粒体。它们被

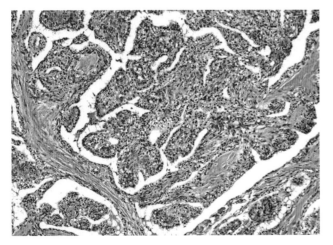

图 11.51　伴 von Hippel‐Lindau 病的乳头状囊腺瘤。囊腔中含有增生的复杂乳头。乳头短而钝圆。高倍镜下观察会发现乳头被覆单层立方形非纤毛细胞，细胞核形态温和，细胞质呈透亮到嗜酸性

认为是良性肿瘤。

诊断这种肿瘤（或在不明确病例中提示其作为一种可能的诊断结果）的重要性在于其与 von Hippel-Lindau 病有关，其他器官可有多种肿瘤，包括肾细胞癌。诊断时不要与其他组织学相似但与 von Hippel-Lindau 病无关的肿瘤相混淆。鉴别诊断包括伴有明显乳头状结构的米勒型囊腺纤维瘤，后者与 von Hippel-Lindau 病无关。囊腺纤维瘤所含的乳头较大，缺乏复杂性，细胞有纤毛，肿瘤内也应该有典型的腺纤维瘤区域，包括明确的裂隙样结构。乳头状囊腺瘤在组织学上还可能与非典型增生性（交界性）浆液性肿瘤相重叠，但后者显示逐级分支的乳头，乳头被覆复层上皮（包括细胞簇），可见纤毛细胞和砂粒体。主要由透明细胞组成的伴有 von Hippel-Lindau 病的乳头状囊腺瘤可能类似于转移性肾细胞癌（Aydin et al. 2005）。与后者相反，乳头状囊腺瘤弥漫性表达 CK7，而肾细胞癌呈 CK7 阴性。乳头状囊腺瘤可呈 CD10 阳性或阴性。其他阳性标记物包括 WT1、PAX2 和 PAX8。据报道，乳头状囊腺瘤呈 ER/PR 阴性，但相关经验有限。尤其是透明细胞性肾细胞癌与乳头状囊腺瘤的相似之处尚不明确，后者在组织学和免疫组化上更类似于透明细胞性乳头状肾细胞癌（Cox et al. 2014）。

11.5.5　其他输卵管旁 / 卵巢旁和盆腔韧带病变

与癌相比，非典型增生性（交界性）肿瘤更常见于子宫阔韧带和输卵管旁 / 卵巢旁。大多数非典型增生性（交界性）肿瘤为浆液性（Aslani et al. 1988）。患者的年龄为 19~67 岁（平均年龄为 32 岁）。肿瘤通常是单侧的，直径为 1~13 cm，通常局限于子宫阔韧带，组织学形态类似于卵巢的同名肿瘤。这种类型肿瘤的生物学行为似乎是良性的。子宫阔韧带的原发性癌罕见（Aslani et al. 1989），

患者通常相对较年轻，肿瘤通常单侧发生。有些病例与盆腔子宫内膜异位症有关。大多数病例中病变局限在阔韧带内。这些肿瘤有多种不同的组织学类型，包括子宫内膜样腺癌和透明细胞腺癌。

输卵管旁 / 卵巢旁和盆腔韧带的大多数间叶性肿瘤是平滑肌瘤。输卵管旁 / 卵巢旁的良性、非典型性和恶性平滑肌肿瘤的分类诊断标准尚未制定，有些学者建议使用子宫平滑肌肿瘤的诊断标准（Kempson et al. 2001；Lax et al. 2003）。值得注意的是，该标准也被建议用于卵巢平滑肌肿瘤的分类（Lerwill et al. 2004）。肉瘤（其中平滑肌肉瘤是相对最常见的）罕见。

发生在输卵管旁 / 卵巢旁和盆腔韧带的其他原发性病变有子宫内膜异位症、子宫样肿块、异位的门细胞巢、良性上皮性肿瘤（包括浆液性囊腺瘤和 Brenner 肿瘤；囊腺纤维瘤通常是偶尔的发现）、腺肌瘤、良性间叶性肿瘤（包括脂肪瘤、良性间叶瘤、神经纤维瘤和神经鞘瘤）、性索间质肿瘤（包括纤维瘤、卵泡膜细胞瘤、类固醇细胞肿瘤）、室管膜瘤、畸胎瘤、嗜铬细胞瘤、类癌、血管周上皮样细胞肿瘤（PEComa）、恶性间叶性肿瘤（包括骨外 Ewing 肉瘤 /PNET、腺肉瘤、子宫内膜样间质肉瘤、横纹肌肉瘤、"间叶性混合性肉瘤"、脂肪肉瘤、腺泡状软组织肉瘤）、卵黄囊瘤和绒癌（Lax et al. 2003）。各种妇科和非妇科肿瘤均可继发性累及输卵管旁 / 卵巢旁和盆腔韧带。较特殊的妇科间叶性肿瘤包括静脉内平滑肌瘤病、弥漫性子宫平滑肌瘤病、绒毛叶状分割性平滑肌瘤（"Sternberg 肿瘤"）、子宫平滑肌肉瘤和子宫内膜间质肉瘤。

参考文献

Abraham JL, Spore WW, Benirschke K (1982) Cysticercosis of the fallopian tube: histology and microanalysis. Hum Pathol 13:665–670

ACOG (2008) ACOG practice bulletin no. 94: medical management of ectopic pregnancy. Obstet Gynecol 111:1479–1485

Adams BE (1969) Intussusception of a fallopian tube. Am J Surg 118:591–592

Afzelius BA, Eliasson R (1983) Male and female infertility problems in the immotile-cilia syndrome. Eur J Respir Dis Suppl 127:144–147

Alvarado-Cabrero I, Navani SS, Young RH et al (1997) Tumors of the fimbriated end of the fallopian tube: a clinicopathologic analysis of 20 cases, including nine carcinomas. Int J Gynecol Pathol 16:189–196

Alvarado-Cabrero I, Young RH, Vamvakas EC et al (1999) Carcinoma of the fallopian tube: a clinicopathological study of 105 cases with observations on staging and prognostic factors. Gynecol Oncol 72:367–379

Alvarado-Cabrero I, Stolnicu S, Kiyokawa T et al (2013) Carcinoma of the fallopian tube: results of a multiinstitutional retrospective analysis of 127 patients with evaluation of staging and prognostic factors. Ann Diagn Pathol 17:159–164

Aoyama T, Mizuno T, Andoh K et al (1996) Alpha-Fetoprotein-producing (hepatoid) carcinoma of the fallopian tube. Gynecol Oncol 63:261–266

Ardighieri L, Lonardi S, Moratto D et al (2014) Characterization of the immune cell repertoire in the normal fallopian tube. Int J Gynecol Pathol 33:581–591

Arvidson CG, Kirkpatrick R, Witkamp MT et al (1999) Neisseria gonorrhoeae mutants altered in toxicity to human fallopian tubes and molecular characterization of the genetic locus involved. Infect Immun 67: 643–652

Aslani M, Scully RE (1989) Primary carcinoma of the broad ligament. Report of four cases and review of the literature. Cancer 64:1540–1545

Aslani M, Ahn GH, Scully RE (1988) Serous papillary cystadenoma of borderline malignancy of broad ligament. A report of 25 cases. Int J Gynecol Pathol 7:131–138

Asmussen M, Kaern J, Kjoerstad K et al (1988) Primary adenocarcinoma localized to the fallopian tubes: report on 33 cases. Gynecol Oncol 30:183–186

Aydin H, Young RH, Ronnett BM et al (2005) Clear cell papillary cystadenoma of the epididymis and mesosalpinx: immunohistochemical differentiation from metastatic clear cell renal cell carcinoma. Am J Surg Pathol 29:520–523

Ayres C, Ratnayake G, McNally O et al (2017) Challenging salpingectomy as a risk-reducing measure for ovarian cancer: histopathological analysis of the tubo-ovarian interface in women undergoing risk-reducing salpingo-oophorectomy. Int J Gynecol Cancer 27:703–707

Aziz S, Kuperstein G, Rosen B et al (2001) A genetic epidemiological study of carcinoma of the fallopian tube. Gynecol Oncol 80:341–345

Baekelandt M, Jorunn NA, Kristensen GB et al (2000) Carcinoma of the fallopian tube. Cancer 89:2076–2084

Baergen RN, Rutgers J, Young RH (2003) Extrauterine lesions of intermediate trophoblast. Int J Gynecol Pathol 22:362–367

Bagby C, Ronnett BM, Yemelyanova A et al (2013) Clinically occult tubal and ovarian high-grade serous carcinomas presenting in uterine samples: diagnostic pitfalls and clues to improve recognition of tumor origin. Int J Gynecol Pathol 32:433–443

Bartlett TE, Chindera K, McDermott J et al (2016) Epigenetic reprogramming of fallopian tube fimbriae in BRCA mutation carriers defines early ovarian cancer evolution. Nat Commun 7:11620

Bartnik J, Powell WS, Moriber-Katz S et al (1989) Metaplastic papillary tumor of the fallopian tube. Case report, immunohistochemical features, and review of the literature. Arch Pathol Lab Med 113:545–547

Bell DA, Mondschein M, Scully RE (1986) Giant cell arteritis of the female genital tract. A report of three cases. Am J Surg Pathol 10:696–701

Benoit MF, Hannigan EV (2006) A 10-year review of primary

fallopian tube cancer at a community hospital: a high association of synchronous and metachronous cancers. Int J Gynecol Cancer 16:29–35

Bernardus RE, Van der Slikke JW, Roex AJ et al (1984) Torsion of the fallopian tube: some considerations on its etiology. Obstet Gynecol 64:675–678

Beyth Y, Kopolovic J (1982) Accessory tubes: a possible contributing factor in infertility. Fertil Steril 38: 382–383

Bhagavan BS, Ruffier J, Shinn B (1982) Pseudoactinomycotic radiate granules in the lower female genital tract: relationship to the Splendore-Hoeppli phenomenon. Hum Pathol 13:898–904

Bijron JG, Seldenrijk CA, Zweemer RP et al (2013) Fallopian tube intraluminal tumor spread from noninvasive precursor lesions: a novel metastatic route in early pelvic carcinogenesis. Am J Surg Pathol 37:1123–1130

Boakye K, Omalu B, Thomas L (1997) Fallopian tube and pulmonary sarcoidosis. A case report. J Reprod Med 42:533–535

Bolaji II, Oktaba M, Mohee K et al (2015) An odyssey through salpingitis isthmica nodosa. Eur J Obstet Gynecol Reprod Biol 184:73–79

Bolton KL, Chenevix-Trench G, Goh C et al (2012) Association between BRCA1 and BRCA2 mutations and survival in women with invasive epithelial ovarian cancer. JAMA 307:382–390

Bossuyt V, Medeiros F, Drapkin R et al (2008) Adenofibroma of the fimbria: a common entity that is indistinguishable from ovarian adenofibroma. Int J Gynecol Pathol 27:390–397

Bouyer J, Coste J, Shojaei T et al (2003) Risk factors for ectopic pregnancy: a comprehensive analysis based on a large case-control, population-based study in France. Am J Epidemiol 157:185–194

Bowen NJ, Logani S, Dickerson EB et al (2007) Emerging roles for PAX8 in ovarian cancer and endosalpingeal development. Gynecol Oncol 104:331–337

Brady A, Nayar A, Cross P et al (2012) A detailed immunohistochemical analysis of 2 cases of papillary cystadenoma of the broad ligament: an extremely rare neoplasm characteristic of patients with von Hippel-Lindau disease. Int J Gynecol Pathol 31:133–140

Breen JL (1970) A 21 year survey of 654 ectopic pregnancies. Am J Obstet Gynecol 106:1004–1019

Brenner PF, Roy S, Mishell DR Jr (1980) Ectopic pregnancy. A study of 300 consecutive surgically treated cases. JAMA 243:673–676

Brescia RJ, Cardoso de Almeida PC, Fuller AF Jr et al (1985) Female adnexal tumor of probable wolffian origin with multiple recurrences over 16 years. Cancer 56:1456–1461

Brooks JJ, Wheeler JE (1977) Granulomatous salpingitis secondary to Crohn's disease. Obstet Gynecol 49: 31–33

Burton JL, Lidbury EA, Gillespie AM et al (2001) Overdiagnosis of hydatidiform mole in early tubal ectopic pregnancy. Histopathology 38:409–417

Callahan MJ, Crum CP, Medeiros F et al (2007) Primary fallopian tube malignancies in BRCA-positive women undergoing surgery for ovarian cancer risk reduction. J Clin Oncol 25:3985–3990

Cancer Genome Atlas Research Network (2011) Integrated genomic analyses of ovarian carcinoma. Nature 474:609–615

Carlson JA Jr, Ackerman BL, Wheeler JE (1993) Malignant mixed Mullerian tumor of the fallopian tube. Cancer 71:187–192

Carlson JW, Miron A, Jarboe EA et al (2008) Serous tubal intraepithelial carcinoma: its potential role in primary peritoneal serous carcinoma and serous cancer prevention. J Clin Oncol 26:4160–4165

Carlson JW, Jarboe EA, Kindelberger D et al (2010) Serous tubal intraepithelial carcinoma: diagnostic reproducibility and its implications. Int J Gynecol Pathol 29:310–314

Cass I, Holschneider C, Datta N et al (2005) BRCA-mutation-associated fallopian tube carcinoma: a distinct clinical phenotype? Obstet Gynecol 106: 1327–1334

Cass I, Walts A, Karlan BY (2010) Does risk-reducing bilateral salpingo-oophorectomy leave behind residual tube? Gynecol Oncol 117:27–31

Cataldo NA, Nicholson M, Bihrle D (1990) Uterine serosal trophoblastic implant after linear salpingostomy for ectopic pregnancy at laparotomy. Obstet Gynecol 76:523–525

Chang KL, Crabtree GS, Lim-Tan SK et al (1993) Primary extrauterine endometrial stromal neoplasms: a clinicopathologic study of 20 cases and a review of the literature. Int J Gynecol Pathol 12:282–296

Chay WY, McCluggage WG, Lee CH et al (2016) Outcomes of incidental fallopian tube high-grade serous carcinoma and serous tubal intraepithelial carcinoma in women at low risk of hereditary breast and ovarian cancer. Int J Gynecol Cancer 26:431–436

Chen EY, Mehra K, Mehrad M et al (2010) Secretory cell outgrowth, PAX2 and serous carcinogenesis in the fallopian tube. J Pathol 222:110–116

Chene G, Tchirkov A, Pierre-Eymard E et al (2013) Early telomere shortening and genomic instability in tuboovarian preneoplastic lesions. Clin Cancer Res 19:2873–2882

Chetty R, Reddy I, Batitang S (2003) Xanthelasma or xanthoma of the fallopian tube. Arch Pathol Lab Med 127:e417–e419

Cheung AN, So KF, Ngan HY et al (1994a) Primary squamous cell carcinoma of fallopian tube. Int J Gynecol Pathol 13:92–95

Cheung AN, Young RH, Scully RE (1994b) Pseudocarcinomatous hyperplasia of the fallopian tube associated with salpingitis. A report of 14 cases. Am J Surg Pathol 18:1125–1130

Clark NV, Endicott SP, Jorgensen EM et al (2017) Review of sterilization techniques and clinical updates. J Minim Invasive Gynecol. https://doi.org/10.1016/j.jmig.2017.09.012

Clement PB (2007) The pathology of endometriosis: a survey of the many faces of a common disease emphasizing diagnostic pitfalls and unusual and newly appreciated aspects. Adv Anat Pathol 14:241–260

Clement PB, Young RH, Scully RE (1988) Necrotic pseudoxanthomatous nodules of ovary and peritoneum in endometriosis. Am J Surg Pathol 12:390–397

Clement PB, Young RH, Scully RE (1989) Liesegang rings in the female genital tract. A report of three cases. Int J Gynecol Pathol 8:271–276

Coddington CC, Chandler PE, Smith GW (1990) Accessory fallopian tube. A case report. J Reprod Med 35:420–421

Colon E, Carlson JW (2014) Evaluation of the fallopian tubes after neoadjuvant chemotherapy: persistence of serous tubal intraepithelial carcinoma. Int J Gynecol Pathol 33:463–469

Cox R, Vang R, Epstein JI (2014) Papillary cystadenoma of the epididymis and broad ligament: morphologic and immunohistochemical overlap with clear cell papillary renal cell carcinoma. Am J Surg Pathol 38: 713–718

Crum CP, Alvarado-Cabrero I, Bijron JG et al (2014) Tumours of the fallopian tube. In: Kurman RJ, Carcangiu ML, Herrington CS et al (eds) WHO classification of tumours of female reproductive organs, 4th edn. IARC Press, Lyon

Culton LK, Deavers MT, Silva EG et al (2006) Endometrioid carcinoma simultaneously involving the uterus and the fallopian tube: a clinicopathologic study of 13 cases. Am J Surg Pathol 30:844–849

David MP, Ben-Zwi D, Langer L (1981) Tubal intramural polyps and their relationship to infertility. Fertil Steril 35:526–531

Daw E (1973) Duplication of the uterine tube. Obstet Gynecol 42:137–138

Daya D (1994) Malignant female adnexal tumor of probable wolffian origin with review of the literature. Arch Pathol Lab Med 118:310–312

Daya D, Young RH, Scully RE (1992) Endometrioid carcinoma of the fallopian tube resembling an adnexal tumor of probable wolffian origin: a report of six cases. Int J Gynecol Pathol 11:122–130

DeCherney AH, Cholst I, Naftolin F (1981) Structure and function of the fallopian tubes following exposure to diethylstilbestrol (DES)

during gestation. Fertil Steril 36:741–745

Deffieux X, Morice P, Thoury A et al (2005) Anatomy of pelvic and para-aortic nodal spread in patients with primary fallopian tube carcinoma. J Am Coll Surg 200:45–48

Delabrousse E, Site O, Le MA et al (1999) Intrahepatic pregnancy: sonography and CT findings. AJR Am J Roentgenol 173:1377–1378

Delair D, Soslow RA, Gardner GJ et al (2013) Tumoral displacement into fallopian tubes in patients undergoing robotically assisted hysterectomy for newly diagnosed endometrial cancer. Int J Gynecol Pathol 32:188–192

Demopoulos RI, Aronov R, Mesia A (2001) Clues to the pathogenesis of fallopian tube carcinoma: a morphological and immunohistochemical case control study. Int J Gynecol Pathol 20:128–132

Devouassoux-Shisheboran M, Silver SA, Tavassoli FA (1999) Wolffian adnexal tumor, so-called female adnexal tumor of probable wolffian origin (FATWO): immunohistochemical evidence in support of a wolffian origin. Hum Pathol 30:856–863

di Re E, Grosso G, Raspagliesi F et al (1996) Fallopian tube cancer: incidence and role of lymphatic spread. Gynecol Oncol 62:199–202

Dische FE, Burt LJ, Davidson NJ et al (1974) Tuboovarian actinomycosis associated with intrauterine contraceptive devices. J Obstet Gynaecol Br Commonw 81:724–729

Donnez J, Casanas-Roux F, Ferin J (1979) Macroscopic and microscopic studies of fallopian tube after laparoscopic sterilization. Contraception 20:497–509

Donnez J, Casanas-Roux F, Caprasse J et al (1985) Cyclic changes in ciliation, cell height, and mitotic activity in human tubal epithelium during reproductive life. Fertil Steril 43:554–559

Doss BJ, Jacques SM, Qureshi F et al (1998) Extratubal secondary trophoblastic implants: clinicopathologic correlation and review of the literature. Hum Pathol 29:184–187

Dougherty CM, Cotten NM (1964) Proliferative epithelial lesions of the uterine tube. I. adenomatous hyperplasia. Obstet Gynecol 24:849–854

Du H, Taylor HS (2004) Molecular regulation of Mullerian development by Hox genes. Ann N Y Acad Sci 1034:152–165

Eckert MA, Pan S, Hernandez KM et al (2016) Genomics of ovarian cancer progression reveals diverse metastatic trajectories including intraepithelial metastasis to the fallopian tube. Cancer Discov 6:1342–1351

Eddy GL, Copeland LJ, Gershenson DM et al (1984) Fallopian tube carcinoma. Obstet Gynecol 64:546–552

Edwards JL, Apicella MA (2004) The molecular mechanisms used by Neisseria gonorrhoeae to initiate infection differ between men and women. Clin Microbiol Rev 17:965–981

Egan AJ, Russell P (1996) Transitional (urothelial) cell metaplasia of the fallopian tube mucosa: morphological assessment of three cases. Int J Gynecol Pathol 15: 72–76

Falcone T, Mascha EJ, Goldberg JM et al (1998) A study of risk factors for ruptured tubal ectopic pregnancy. J Women's Health 7:459–463

Farquhar CM (2005) Ectopic pregnancy. Lancet 366:583–591

Fernstrom I, Lagerlof B (1964) Polyps in the intramural part of the fallopian tubes. A radiologic and clinical study. J Obstet Gynaecol Br Commonw 71:681–691

Finch A, Beiner M, Lubinski J et al (2006) Salpingo-oophorectomy and the risk of ovarian, fallopian tube, and peritoneal cancers in women with a BRCA1 or BRCA2 mutation. JAMA 296:185–192

Folkins AK, Jarboe EA, Saleemuddin A et al (2008) A candidate precursor to pelvic serous cancer (p53 signature) and its prevalence in ovaries and fallopian tubes from women with BRCA mutations. Gynecol Oncol 109:168–173

Fortier KJ, Haney AF (1985) The pathologic spectrum of uterotubal junction obstruction. Obstet Gynecol 65:93–98

Foster R, Solano S, Mahoney J et al (2006) Reclassification of a tubal leiomyosarcoma as an eGIST by molecular evaluation of c-KIT. Gynecol Oncol 101:363–366

Furuya M, Murakami T, Sato O et al (2002) Pseudoxanthomatous and xanthogranulomatous salpingitis of the fallopian tube: a report of four cases and a literature review. Int J Gynecol Pathol 21:56–59

Fylstra DL (1998) Tubal pregnancy: a review of current diagnosis and treatment. Obstet Gynecol Surv 53:320–328

Gagner JP, Mittal K (2005) Malignant mixed Mullerian tumor of the fimbriated end of the fallopian tube: origin as an intraepithelial carcinoma. Gynecol Oncol 97: 219–222

Gan C, Chenoy R, Chandrasekaran D et al (2017) Persistence of fimbrial tissue on the ovarian surface after salpingectomy. Am J Obstet Gynecol 217:425

Ganesan R, Ferryman SR, Meier L et al (2000) Vasculitis of the female genital tract with clinicopathologic correlation: a study of 46 cases with follow-up. Int J Gynecol Pathol 19:258–265

Gardner GH, Greene RR, Peckham BM (1948) Normal and cystic structures of broad ligament. Am J Obstet Gynecol 55:917–939

Gelfand M, Ross MD, Blair DM et al (1971) Distribution and extent of schistosomiasis in female pelvic organs, with special reference to the genital tract, as determined at autopsy. Am J Trop Med Hyg 20:846–849

George SH, Milea A, Shaw PA (2012) Proliferation in the normal FTE is a hallmark of the follicular phase, not BRCA mutation status. Clin Cancer Res 18:6199–6207

Gerritzen LH, Grefte JM, Hoogerbrugge N et al (2006) A substantial part of the fallopian tube is left after standard prophylactic bilateral salpingo-oophorectomy. Int J Gynecol Cancer 16:1940–1944

Gersell DJ, King TC (1988) Papillary cystadenoma of the mesosalpinx in von Hippel-Lindau disease. Am J Surg Pathol 12:145–149

Gilks CB, Irving J, Kobel M et al (2015) Incidental nonuterine high-grade serous carcinomas arise in the fallopian tube in most cases: further evidence for the tubal origin of high-grade serous carcinomas. Am J Surg Pathol 39:357–364

Gisser SD (1986) Obstructing fallopian tube papilloma. Int J Gynecol Pathol 5:179–182

Goyal A, Masand RP, Roma AA (2016) Value of PAX-8 and SF-1 immunohistochemistry in the distinction between female adnexal tumor of probable wolffian origin and its mimics. Int J Gynecol Pathol 35:167–175

Graham H (1951) Eternal Eve: the history of gynaecology & obstetrics. Doubleday, Garden City

Green LK, Kott ML (1989) Histopathologic findings in ectopic tubal pregnancy. Int J Gynecol Pathol 8: 255–262

Grimes HG, Nosal RA, Gallagher JC (1983) Ovarian pregnancy: a series of 24 cases. Obstet Gynecol 61:174–180

Guioli S, Sekido R, Lovell-Badge R (2007) The origin of the Mullerian duct in chick and mouse. Dev Biol 302:389–398

Habana A, Dokras A, Giraldo JL et al (2000) Cornual heterotopic pregnancy: contemporary management options. Am J Obstet Gynecol 182:1264–1270

Hafner LM (2015) Pathogenesis of fallopian tube damage caused by Chlamydia trachomatis infections. Contraception 92:108–115

Haines M (1958) Tuberculous salpingitis as seen by the pathologist and the surgeon. Am J Obstet Gynecol 75:472–481

Halbert SA, Patton DL, Zarutskie PW et al (1997) Function and structure of cilia in the fallopian tube of an infertile woman with Kartagener's syndrome. Hum Reprod 12:55–58

Heintz AP, Odicino F, Maisonneuve P et al (2006) Carcinoma of the fallopian tube. FIGO 6th annual report on the results of treatment in gynecological cancer. Int J Gynaecol Obstet 95(Suppl 1):S145–S160

Hellstrom AC, Silfversward C, Nilsson B et al (1994) Carcinoma of the fallopian tube. A clinical and histopathologic review. The Radiumhemmet series. Int J Gynecol Cancer 4:395–400

Hellstrom AC, Blegen H, Malec M et al (2000) Recurrent fallopian tube carcinoma: TP53 mutation and clinical course. Int J Gynecol Pathol 19:145–151

Herbold DR, Axelrod JH, Bobowski SJ et al (1988) Glassy cell carcinoma of the fallopian tube. A case report. Int J Gynecol Pathol 7:384–390

Hernandez-Rodriguez J, Tan CD, Rodriguez ER et al (2009) Gynecologic vasculitis: an analysis of 163 patients. Medicine (Baltimore) 88:169–181

Herrera GA, Reimann BE, Greenberg HL et al (1983) Pigmentosis tubae, a new entity: light and electron microscopic study. Obstet Gynecol 61:80S–83S

Heselmeyer K, Hellstrom AC, Blegen H et al (1998) Primary carcinoma of the fallopian tube: comparative genomic hybridization reveals high genetic instability and a specific, recurring pattern of chromosomal aberrations. Int J Gynecol Pathol 17:245–254

Hinton EL, Bobo LD, Wu TC et al (2000) Detection of *Chlamydia trachomatis* DNA in archival paraffinized specimens from chronic salpingitis cases using the polymerase chain reaction. Fertil Steril 74:152–157

Hirschowitz L, Salmons N, Ganesan R (2011) Ovarian hilus cell heterotopia. Int J Gynecol Pathol 30:46–52

Homm RJ, Holtz G, Garvin AJ (1987) Isthmic ectopic pregnancy and salpingitis isthmica nodosa. Fertil Steril 48:756–760

Hoppe E, de Ybarlucea LR, Collet J et al (2007) Isolated vasculitis of the female genital tract: a case series and review of literature. Virchows Arch 451: 1083–1089

Howitt BE, Emori MM, Drapkin R et al (2015) GATA3 is a sensitive and specific marker of benign and malignant mesonephric lesions in the lower female genital tract. Am J Surg Pathol 39:1411–1419

Hu CY, Taymor ML, Hertig AT (1950) Primary carcinoma of the fallopian tube. Am J Obstet Gynecol 59:58–67

Hunt JL, Lynn AA (2002) Histologic features of surgically removed fallopian tubes. Arch Pathol Lab Med 126:951–955

Hunter RH (1930) Observations on the development of the human female genital tract. Contrib Embryol 22:91–107

Imachi M, Tsukamoto N, Shigematsu T et al (1992) Malignant mixed Mullerian tumor of the fallopian tube: report of two cases and review of literature. Gynecol Oncol 47:114–124

Jacoby AF, Fuller AF Jr, Thor AD et al (1993) Primary leiomyosarcoma of the fallopian tube. Gynecol Oncol 51:404–407

Jacques SM, Qureshi F, Ramirez NC et al (1997) Retained trophoblastic tissue in fallopian tubes: a consequence of unsuspected ectopic pregnancies. Int J Gynecol Pathol 16:219–224

Jansen RP (1984) Endocrine response in the fallopian tube. Endocr Rev 5:525–551

Jarboe E, Folkins A, Nucci MR et al (2008) Serous carcinogenesis in the fallopian tube: a descriptive classification. Int J Gynecol Pathol 27:1–9

Jarboe EA, Miron A, Carlson JW et al (2009) Coexisting intraepithelial serous carcinomas of the endometrium and fallopian tube: frequency and potential significance. Int J Gynecol Pathol 28:308–315

Kariminejad MH, Scully RE (1973) Female adnexal tumor of probable wolffian origin. A distinctive pathologic entity. Cancer 31:671–677

Karst AM, Levanon K, Drapkin R (2011) Modeling highgrade serous ovarian carcinogenesis from the fallopian tube. Proc Natl Acad Sci U S A 108:7547–7552

Karst AM, Jones PM, Vena N et al (2014) Cyclin E1 deregulation occurs early in secretory cell transformation to promote formation of fallopian tube-derived high-grade serous ovarian cancers. Cancer Res 74:1141–1152

Kauff ND, Barakat RR (2007) Risk-reducing salpingo-oophorectomy in patients with germline mutations in BRCA1 or BRCA2. J Clin Oncol 25:2921–2927

Keeney GL, Thrasher TV (1988) Metaplastic papillary tumor of the fallopian tube: a case report with ultrastructure. Int J Gynecol Pathol 7:86–92

Keith LG, Berger GS, Edelman DA et al (1984) On the causation of

pelvic inflammatory disease. Am J Obstet Gynecol 149:215–224

Kemp B, Kertschanska S, Handt S et al (1999) Different placentation patterns in viable compared with nonviable tubal pregnancy suggest a divergent clinical management. Am J Obstet Gynecol 181:615–620

Kempson RL, Fletcher CDM, Evans HL et al (2001) Tumors of the soft tissues. Armed Forces Institute of Pathology, Washington, DC

Kim KR, Scully RE (1990) Peritoneal keratin granulomas with carcinomas of endometrium and ovary and atypical polypoid adenomyoma of endometrium. A clinicopathological analysis of 22 cases. Am J Surg Pathol 14:925–932

Kim HS, Thonse VR, Judson K et al (2007) Utero-ovarian anastomosis: histopathologic correlation after uterine artery embolization with or without ovarian artery embolization. J Vasc Interv Radiol 18:31–39

Kindelberger DW, Lee Y, Miron A et al (2007) Intraepithelial carcinoma of the fimbria and pelvic serous carcinoma: evidence for a causal relationship. Am J Surg Pathol 31:161–169

Klein M, Rosen A, Lahousen M et al (1994) Lymphogenous metastasis in the primary carcinoma of the fallopian tube. Gynecol Oncol 55:336–338

Klein M, Rosen AC, Lahousen M et al (1999) Lymphadenectomy in primary carcinoma of the fallopian tube. Cancer Lett 147:63–66

Klinkebiel D, Zhang W, Akers SN et al (2016) DNA methylome analyses implicate fallopian tube epithelia as the origin for high-grade serous ovarian cancer. Mol Cancer Res 14:787–794

Koc N, Ayas S, Arinkan SA (2018) Comparison of the classical method and SEE-FIM protocol in detecting microscopic lesions in fallopian tubes with gynecological lesions. J Pathol Transl Med 52:21–27

Kommoss F, Faruqi A, Gilks CB et al (2017) Uterine serous carcinomas frequently metastasize to the fallopian tube and can mimic serous tubal intraepithelial carcinoma. Am J Surg Pathol 41:161–170

Korn WT, Schatzki SC, DiSciullo AJ et al (1990) Papillary cystadenoma of the broad ligament in von Hippel-Lindau disease. Am J Obstet Gynecol 163:596–598

Koshiyama M, Konishi I, Yoshida M et al (1994) Transitional cell carcinoma of the fallopian tube: a light and electron microscopic study. Int J Gynecol Pathol 13:175–180

Kristensen GB, Bollerup AC, Lind K et al (1985) Infections with *Neisseria gonorrhoeae* and *Chlamydia trachomatis* in women with acute salpingitis. Genitourin Med 61:179–184

Kuchenbaecker KB, Hopper JL, Barnes DR et al (2017) Risks of breast, ovarian, and contralateral breast cancer for BRCA1 and BRCA2 mutation carriers. JAMA 317:2402–2416

Kuhn E, Meeker A, Wang TL et al (2010) Shortened telomeres in serous tubal intraepithelial carcinoma: an early event in ovarian high-grade serous carcinogenesis. Am J Surg Pathol 34:829–836

Kuhn E, Kurman RJ, Sehdev AS et al (2012a) Ki-67 labeling index as an adjunct in the diagnosis of serous tubal intraepithelial carcinoma. Int J Gynecol Pathol 31:416–422

Kuhn E, Kurman RJ, Soslow RA et al (2012b) The diagnostic and biological implications of laminin expression in serous tubal intraepithelial carcinoma. Am J Surg Pathol 36:1826–1834

Kuhn E, Kurman RJ, Vang R et al (2012c) TP53 mutations in serous tubal intraepithelial carcinoma and concurrent pelvic high-grade serous carcinoma – evidence supporting the clonal relationship of the two lesions. J Pathol 226:421–426

Kuhn E, Wang TL, Doberstein K et al (2016) CCNE1 amplification and centrosome number abnormality in serous tubal intraepithelial carcinoma: further evidence supporting its role as a precursor of ovarian high-grade serous carcinoma. Mod Pathol 29:1254–1261

Kurman RJ, Vang R, Junge J et al (2011) Papillary tubal hyperplasia: the putative precursor of ovarian atypical proliferative (borderline) serous tumors, noninvasive implants, and endosalpingiosis. Am J Surg Pathol 35:1605–1614

Kutluay L, Vicdan K, Turan C et al (1994) Tubal histopathology in ectopic pregnancies. Eur J Obstet Gynecol Reprod Biol 57:91–94

Labidi-Galy SI, Papp E, Hallberg D et al (2017) High grade serous ovarian carcinomas originate in the fallopian tube. Nat Commun 8:1093

Ladefoged C, Lorentzen M (1988) Xanthogranulomatous inflammation of the female genital tract. Histopathology 13:541–551

Lamb JD, Garcia RL, Goff BA et al (2006) Predictors of occult neoplasia in women undergoing risk-reducing salpingo-oophorectomy. Am J Obstet Gynecol 194:1702–1709

Landers DV, Sweet RL (1983) Tubo-ovarian abscess: contemporary approach to management. Rev Infect Dis 5:876–884

Lareau SM, Beigi RH (2008) Pelvic inflammatory disease and tubo-ovarian abscess. Infect Dis Clin N Am 22:693–708

Laury AR, Ning G, Quick CM et al (2011) Fallopian tube correlates of ovarian serous borderline tumors. Am J Surg Pathol 35:1759–1765

Lax SF, Vang R, Tavassoli FA (2003) Tumours of the fallopian tube and uterine ligaments: tumours of the uterine ligaments. In: Tavassoli FA, Deville P (eds) World Health Organization classification of tumors. Pathology and genetics of tumours of the breast and female genital organs. IARC Press, Lyon

Lee A, Ying YK, Novy MJ (1997) Hysteroscopy, hysterosalpingography and tubal ostial polyps in infertility patients. J Reprod Med 42:337–341

Lee Y, Miron A, Drapkin R et al (2007) A candidate precursor to serous carcinoma that originates in the distal fallopian tube. J Pathol 211:26–35

Lefrancq T, Orain I, Michalak S et al (1999) Herpetic salpingitis and fallopian tube prolapse. Histopathology 34:548–550

Lengyel E, Fleming S, McEwen KA et al (2013) Serial sectioning of the fallopian tube allows for improved identification of primary fallopian tube carcinoma. Gynecol Oncol 129:120–123

Lerwill MF, Sung R, Oliva E et al (2004) Smooth muscle tumors of the ovary: a clinicopathologic study of 54 cases emphasizing prognostic criteria, histologic variants, and differential diagnosis. Am J Surg Pathol 28:1436–1451

Levine DA, Argenta PA, Yee CJ et al (2003) Fallopian tube and primary peritoneal carcinomas associated with BRCA mutations. J Clin Oncol 21:4222–4227

Li S, Zimmerman RL, LiVolsi VA (1999) Mixed malignant germ cell tumor of the fallopian tube. Int J Gynecol Pathol 18:183–185

Lisa JR, Gioia JD, Rubin IC (1954) Observations on the interstitial portion of the fallopian tube. Surg Gynecol Obstet 99:159–169

Longacre TA, Oliva E, Soslow RA (2007) Recommendations for the reporting of fallopian tube neoplasms. Hum Pathol 38:1160–1163

Longworth A, Ganesan R, Yoong AKH et al (2018) Microscopic heterotopic extraovarian sex cord-stromal proliferations: expanding the histologic spectrum. Int J Gynecol Pathol 37:35–43

Lyons RA, Saridogan E, Djahanbakhch O (2006) The reproductive significance of human fallopian tube cilia. Hum Reprod Update 12:363–372

Mahe E, Tang S, Deb P et al (2013) Do deeper sections increase the frequency of detection of serous tubal intraepithelial carcinoma (STIC) in the "sectioning and extensively examining the FIMbriated end" (SEE-FIM) protocol? Int J Gynecol Pathol 32:353–357

Maisey K, Nardocci G, Imarai M et al (2003) Expression of proinflammatory cytokines and receptors by human fallopian tubes in organ culture following challenge with Neisseria gonorrhoeae. Infect Immun 71:527–532

Majmudar B, Henderson PH III, Semple E (1983) Salpingitis isthmica nodosa: a high-risk factor for tubal pregnancy. Obstet Gynecol 62:73–78

Manchanda R, Abdelraheim A, Johnson M et al (2011) Outcome of risk-reducing salpingo-oophorectomy in BRCA carriers and women of unknown mutation status. BJOG 118:814–824

Marcus SF, Macnamee M, Brinsden P (1995) Heterotopic pregnancies after in-vitro fertilization and embryo transfer. Hum Reprod 10:1232–1236

Mardh PA, Ripa T, Svensson L et al (1977) Chlamydia trachomatis infection in patients with acute salpingitis. N Engl J Med 296:1377–1379

Marquez RT, Baggerly KA, Patterson AP et al (2005) Patterns of gene expression in different histotypes of epithelial ovarian cancer correlate with those in normal fallopian tube, endometrium, and colon. Clin Cancer Res 11:6116 – 6126

Martin DC, Khare VK, Miller BE (1995) Association of Chlamydia trachomatis immunoglobulin gamma titers with dystrophic peritoneal calcification, psammoma bodies, adhesions, and hydrosalpinges. Fertil Steril 63:39–44

Matsushita H, Kodama S, Aoki Y et al (1998) Paraneoplastic cerebellar degeneration with anti-Purkinje cell antibody associated with primary tubal cancer. Gynecol Obstet Investig 45:140–143

McCluggage WG, Judge MJ, Clarke BA et al (2015a) Data set for reporting of ovary, fallopian tube and primary peritoneal carcinoma: recommendations from the International Collaboration on Cancer Reporting (ICCR). Mod Pathol 28:1101–1122

McCluggage WG, Stewart CJ, Iacobelli J et al (2015b) Microscopic extraovarian sex cord proliferations: an undescribed phenomenon. Histopathology 66: 555–564

McCluggage WG, Hirschowitz L, Gilks CB et al (2017) The fallopian tube origin and primary site assignment in extrauterine high-grade serous carcinoma: findings of a survey of pathologists and clinicians. Int J Gynecol Pathol 36:230–239

McCormack WM (1994) Pelvic inflammatory disease. N Engl J Med 330:115–119

McDaniel AS, Stall JN, Hovelson DH et al (2015) Nextgeneration sequencing of tubal intraepithelial carcinomas. JAMA Oncol 1:1128–1132

McGee ZA, Jensen RL, Clemens CM et al (1999) Gonococcal infection of human fallopian tube mucosa in organ culture: relationship of mucosal tissue TNF-alpha concentration to sloughing of ciliated cells. Sex Transm Dis 26:160–165

Medeiros F, Muto MG, Lee Y et al (2006) The tubal fimbria is a preferred site for early adenocarcinoma in women with familial ovarian cancer syndrome. Am J Surg Pathol 30:230–236

Mehra K, Mehrad M, Ning G et al (2011a) STICS, SCOUTs and p53 signatures; a new language for pelvic serous carcinogenesis. Front Biosci (Elite Ed) 3:625–634

Mehra KK, Chang MC, Folkins AK et al (2011b) The impact of tissue block sampling on the detection of p53 signatures in fallopian tubes from women with BRCA 1 or 2 mutations (BRCA+) and controls. Mod Pathol 24:152–156

Meserve EEK, Brouwer J, Crum CP (2017a) Serous tubal intraepithelial neoplasia: the concept and its application. Mod Pathol 30:710–721

Meserve EEK, Mirkovic J, Conner JR et al (2017b) Frequency of "incidental" serous tubal intraepithelial carcinoma (STIC) in women without a history of or genetic risk factor for high-grade serous carcinoma: a six-year study. Gynecol Oncol 146:69–73

Milchgrub S, Sandstad J (1991) Arias-Stella reaction in fallopian tube epithelium. A light and electron microscopic study with a review of the literature. Am J Clin Pathol 95:892–895

Moore SW, Enterline HT (1975) Significance of proliferative epithelial lesions of the uterine tube. Obstet Gynecol 45:385–390

Moore KN, Moxley KM, Fader AN et al (2007) Serous fallopian tube carcinoma: a retrospective, multiinstitutional case-control comparison to serous adenocarcinoma of the ovary. Gynecol Oncol 107:398–403

Morris H, Emms M, Visser T et al (1986) Lymphoid tissue of the normal fallopian tube – a form of mucosal-associated lymphoid tissue (MALT)? Int J Gynecol Pathol 5:11–22

Morrison JC, Blanco LZ Jr, Vang R et al (2015) Incidental serous tubal intraepithelial carcinoma and early invasive serous carcinoma in the nonprophylactic setting: analysis of a case series. Am J Surg Pathol 39: 442–453

Munichor M, Kerner H, Cohen H et al (1997) The lipofuscin-iron association in pigmentosis tubae. Ultrastruct Pathol 21:273–280

Muto MG, Lage JM, Berkowitz RS et al (1991) Gestational trophoblastic disease of the fallopian tube. J Reprod Med 36:57–60

Na K, Kim HS (2017) Clinicopathological characteristics of fallopian tube metastases from primary endometrial, cervical, and nongynecological malignancies: a single institutional experience. Virchows Arch 471:363

Navani SS, Alvarado-Cabrero I, Young RH et al (1996) Endometrioid carcinoma of the fallopian tube: a clinicopathologic analysis of 26 cases. Gynecol Oncol 63:371–378

Nawroth F, Nugent W, Ludwig M (2006) Congenital partial atresia of the fallopian tube. Reprod Biomed Online 12:205–208

Nayar R, Snell J, Silverberg SG et al (1996) Placental site nodule occurring in a fallopian tube. Hum Pathol 27:1243–1245

Ning G, Bijron JG, Yamamoto Y et al (2014) The PAX2-null immunophenotype defines multiple lineages with common expression signatures in benign and neoplastic oviductal epithelium. J Pathol 234:478–487

Nogales FF, Goyenaga P, Preda O et al (2012) An analysis of five clear cell papillary cystadenomas of mesosalpinx and broad ligament: four associated with von Hippel-Lindau disease and one aggressive sporadic type. Histopathology 60:748–757

Nowee ME, Dorsman JC, Piek JM et al (2007a) HER-2/neu and p27Kip1 in progression of fallopian tube carcinoma: an immunohistochemical and array comparative genomic hybridization study. Histopathology 51:666–673

Nowee ME, Snijders AM, Rockx DA et al (2007b) DNA profiling of primary serous ovarian and fallopian tube carcinomas with array comparative genomic hybridization and multiplex ligation-dependent probe amplification. J Pathol 213:46–55

O'Rahilly R (1983) The timing and sequence of events in the development of the human reproductive system during the embryonic period proper. Anat Embryol (Berl) 166:247–261

O'Rahilly R (1989) Prenatal human development. In: Wynn RM, Jollie WP (eds) Biology of the uterus, 2nd edn. Plenum Medical Book Co, New York

Okamura H, Morikawa H, Oshima M et al (1977) A morphologic study of mesotubarium ovarica in the human. Obstet Gynecol 49:197–201

Oliver R, Malik M, Coker A et al (2007) Management of extra-tubal and rare ectopic pregnancies: case series and review of current literature. Arch Gynecol Obstet 276:125–131

Orvis GD, Behringer RR (2007) Cellular mechanisms of Mullerian duct formation in the mouse. Dev Biol 306:493–504

Ouldamer L, Caille A, Body G (2013) Fallopian tube prolapse after hysterectomy: a systematic review. PLoS One 8:e76543

Papadimitriou CA, Peitsidis P, Bozas G et al (2008) Paclitaxel- and platinum-based postoperative chemotherapy for primary fallopian tube carcinoma: a single institution experience. Oncology 75:42–48

Parikh FR, Nadkarni SG, Kamat SA et al (1997) Genital tuberculosis- a major pelvic factor causing infertility in Indian women. Fertil Steril 67:497–500

Parker A, Lee V, Dalrymple C et al (2003) Epithelioid trophoblastic tumour: report of a case in the fallopian tube. Pathology 35:136–140

Parker RL, Dadmanesh F, Young RH et al (2004) Polypoid endometriosis: a clinicopathologic analysis of 24 cases and a review of the literature. Am J Surg Pathol 28:285–297

Patrono MG, Iniesta MD, Malpica A et al (2015) Clinical outcomes in patients with isolated serous tubal intraepithelial carcinoma (STIC): a comprehensive review. Gynecol Oncol 139:568–572

Pauerstein CJ, Croxatto HB, Eddy CA et al (1986) Anatomy and pathology of tubal pregnancy. Obstet Gynecol 67:301–308

Pere H, Tapper J, Seppala M et al (1998) Genomic alterations in fallopian tube carcinoma: comparison to serous uterine and ovarian carcinomas reveals similarity suggesting likeness in molecular pathogenesis. Cancer Res 58:4274–4276

Perets R, Wyant GA, Muto KW et al (2013) Transformation of the fallopian tube secretory epithelium leads to high-grade serous ovarian cancer in Brca;Tp53;Pten models. Cancer Cell 24:751–765

Persaud V (1970) Etiology of tubal ectopic pregnancy. Radiologic and pathologic studies. Obstet Gynecol 36:257–263

Persson E, Holmberg K (1984) A longitudinal study of Actinomyces israelii in the female genital tract. Acta Obstet Gynecol Scand 63:207–216

Peters WA III, Andersen WA, Hopkins MP et al (1988) Prognostic features of carcinoma of the fallopian tube. Obstet Gynecol 71:757–762

Pins MR, Young RH, Crum CP et al (1997) Cervical squamous cell carcinoma in situ with intraepithelial extension to the upper genital tract and invasion of tubes and ovaries: report of a case with human papilloma virus analysis. Int J Gynecol Pathol 16:272–278

Platz CE, Benda JA (1995) Female genital tract cancer. Cancer 75:270–294

Poon C, Hyde S, Grant P et al (2016) Incidence and characteristics of unsuspected neoplasia discovered in high-risk women undergoing risk reductive bilateral salpingo-oophorectomy. Int J Gynecol Cancer 26: 1415–1420

Powell CB, Chen LM, McLennan J et al (2011) Risk-reducing salpingo-oophorectomy (RRSO) in BRCA mutation carriers: experience with a consecutive series of 111 patients using a standardized surgical-pathological protocol. Int J Gynecol Cancer 21: 846–851

Pritt B, Mount SL, Cooper K et al (2006) Pseudoactinomycotic radiate granules of the gynaecological tract: review of a diagnostic pitfall. J Clin Pathol 59: 17–20

Przybycin CG, Kurman RJ, Ronnett BM et al (2010) Are all pelvic (nonuterine) serous carcinomas of tubal origin? Am J Surg Pathol 34:1407–1416

Quick CM, Ning G, Bijron J et al (2012) PAX2-null secretory cell outgrowths in the oviduct and their relationship to pelvic serous cancer. Mod Pathol 25:449–455

Rabban JT, Crawford B, Chen LM et al (2009a) Transitional cell metaplasia of fallopian tube fimbriae: a potential mimic of early tubal carcinoma in risk reduction salpingo-oophorectomies from women with BRCA mutations. Am J Surg Pathol 33:111–119

Rabban JT, Krasik E, Chen LM et al (2009b) Multistep level sections to detect occult fallopian tube carcinoma in risk-reducing salpingo-oophorectomies from women with BRCA mutations: implications for defining an optimal specimen dissection protocol. Am J Surg Pathol 33:1878–1885

Rabban JT, Garg K, Crawford B et al (2014) Early detection of high-grade tubal serous carcinoma in women at low risk for hereditary breast and ovarian cancer syndrome by systematic examination of fallopian tubes incidentally removed during benign surgery. Am J Surg Pathol 38:729–742

Rabban JT, Vohra P, Zaloudek CJ (2015) Nongynecologic metastases to fallopian tube mucosa: a potential mimic of tubal high-grade serous carcinoma and benign tubal mucinous metaplasia or nonmucinous hyperplasia. Am J Surg Pathol 39:35–51

Rabczynski J, Ziolkowski P (1999) Primary endometrioid carcinoma of fallopian tube. Clinicomorphologic study. Pathol Oncol Res 5:61–66

Ramin SM, Ramin KD, Hemsell DL (1999) Fallopian tube prolapse after hysterectomy. South Med J 92:963–966

Randall S, Buckley CH, Fox H (1987) Placentation in the fallopian tube. Int J Gynecol Pathol 6:132–139

Reitsma W, de Bock GH, Oosterwijk JC et al (2013) Support of the 'fallopian tube hypothesis' in a prospective series of risk-reducing salpingo-oophorectomy specimens. Eur J Cancer 49:132–141

Rhee DD, Wu ML (2006) Pulse granulomas detected in gallbladder, fallopian tube, and skin. Arch Pathol Lab Med 130:1839–1842

Ricciardi E, Tomao F, Aletti G et al (2017) Risk-reducing salpingo-oophorectomy in women at higher risk of ovarian and breast cancer:

a single institution prospective series. Anticancer Res 37:5241–5248

Riska A, Leminen A (2007) Updating on primary fallopian tube carcinoma. Acta Obstet Gynecol Scand 86: 1419–1426

Ritterhouse LL, Nowak JA, Strickland KC et al (2016) Morphologic correlates of molecular alterations in extrauterine Mullerian carcinomas. Mod Pathol 29: 893–903

Robboy SJ, Taguchi O, Cunha GR (1982) Normal development of the human female reproductive tract and alterations resulting from experimental exposure to diethylstilbestrol. Hum Pathol 13:190–198

Robey SS, Silva EG (1989) Epithelial hyperplasia of the fallopian tube. Its association with serous borderline tumors of the ovary. Int J Gynecol Pathol 8:214–220

Roh MH, Kindelberger D, Crum CP (2009) Serous tubal intraepithelial carcinoma and the dominant ovarian mass: clues to serous tumor origin? Am J Surg Pathol 33:376–383

Rosen AC, Klein M, Hafner E et al (1999) Management and prognosis of primary fallopian tube carcinoma. Austrian Cooperative Study Group for Fallopian Tube Carcinoma. Gynecol Obstet Investig 47:45–51

Saffos RO, Rhatigan RM, Scully RE (1980) Metaplastic papillary tumor of the fallopian tube – a distinctive lesion of pregnancy. Am J Clin Pathol 74:232–236

Salvador S, Rempel A, Soslow RA et al (2008) Chromosomal instability in fallopian tube precursor lesions of serous carcinoma and frequent monoclonality of synchronous ovarian and fallopian tube mucosal serous carcinoma. Gynecol Oncol 110:408–417

Samaha M, Woodruff JD (1985) Paratubal cysts: frequency, histogenesis, and associated clinical features. Obstet Gynecol 65:691–694

Sangoi AR, McKenney JK, Schwartz EJ et al (2009) Adenomatoid tumors of the female and male genital tracts: a clinicopathological and immunohistochemical study of 44 cases. Mod Pathol 22:1228–1235

Saracoglu FO, Mungan T, Tanzer F (1992) Salpingitis isthmica nodosa in infertility and ectopic pregnancy. Gynecol Obstet Investig 34:202–205

Sasano H, Sato S, Yajima A et al (1997) Adrenal rest tumor of the broad ligament: case report with immunohistochemical study of steroidogenic enzymes. Pathol Int 47:493–496

Schaefer G (1970) Tuberculosis of the female genital tract. Clin Obstet Gynec 13:965–998

Schiller HM, Silverberg SG (1971) Staging and prognosis in primary carcinoma of the fallopian tube. Cancer 28:389–395

Schneider S, Heikaus S, Harter P et al (2017) Serous tubal intraepithelial carcinoma associated with extraovarian metastases. Int J Gynecol Cancer 27:444–451

Sebire NJ, Lindsay I, Fisher RA et al (2005) Overdiagnosis of complete and partial hydatidiform mole in tubal ectopic pregnancies. Int J Gynecol Pathol 24:260–264

Sedlis A (1978) Carcinoma of the fallopian tube. Surg Clin North Am 58:121–129

Seeber J, Reimer D, Muller-Holzner E et al (2008) Fallopian tube cancer associated with paraneoplastic dermatomyositis – asymptomatic multivisceral exacerbated dermatomyositis mimicking recurrent widespread malignant disease: case report. Eur J Gynaecol Oncol 29:168–170

Sehdev AS, Kurman RJ, Kuhn E et al (2010) Serous tubal intraepithelial carcinoma upregulates markers associated with high-grade serous carcinomas including Rsf-1 (HBXAP), cyclin E and fatty acid synthase. Mod Pathol 23:844–855

Seidman JD (1994) Mucinous lesions of the fallopian tube. A report of seven cases. Am J Surg Pathol 18: 1205–1212

Seidman JD (2015) Serous tubal intraepithelial carcinoma localizes to the tubal-peritoneal junction: a pivotal clue to the site of origin of extrauterine high-grade serous carcinoma (ovarian cancer). Int J Gynecol Pathol 34:112–120

Seidman JD, Woodburn R (2015) Pseudoxanthomatous salpingitis

as an ex vivo model of fallopian tube serous carcinogenesis: a clinicopathologic study of 49 cases. Int J Gynecol Pathol 34:275–280

Seidman JD, Oberer S, Bitterman P et al (1993) Pathogenesis of pseudoxanthomatous salpingiosis. Mod Pathol 6:53–55

Seidman JD, Sherman ME, Bell KA et al (2002) Salpingitis, salpingoliths, and serous tumors of the ovaries: is there a connection? Int J Gynecol Pathol 21:101–107

Seidman JD, Zhao P, Yemelyanova A (2011) "Primary peritoneal" high-grade serous carcinoma is very likely metastatic from serous tubal intraepithelial carcinoma: assessing the new paradigm of ovarian and pelvic serous carcinogenesis and its implications for screening for ovarian cancer. Gynecol Oncol 120:470–473

Seidman JD, Krishnan J, Yemelyanova A et al (2016) Incidental serous tubal intraepithelial carcinoma and non-neoplastic conditions of the fallopian tubes in grossly normal adnexa: a clinicopathologic study of 388 completely embedded cases. Int J Gynecol Pathol 35:423–429

Shaw PA, Rouzbahman M, Pizer ES et al (2009) Candidate serous cancer precursors in fallopian tube epithelium of *BRCA1/2* mutation carriers. Mod Pathol 22:1133–1138

Sherman ME, Piedmonte M, Mai PL et al (2014) Pathologic findings at risk-reducing salpingo-oophorectomy: primary results from Gynecologic Oncology Group Trial GOG-0199. J Clin Oncol 32:3275–3283

Singh N, Gilks CB, Wilkinson N et al (2015) Assessment of a new system for primary site assignment in high-grade serous carcinoma of the fallopian tube, ovary, and peritoneum. Histopathology 67:331–337

Skinnider BF, Young RH (2004) Infarcted adenomatoid tumor: a report of five cases of a facet of a benign neoplasm that may cause diagnostic difficulty. Am J Surg Pathol 28:77–83

Snijders AM, Nowee ME, Fridlyand J et al (2003) Genome-wide-array-based comparative genomic hybridization reveals genetic homogeneity and frequent copy number increases encompassing CCNE1 in fallopian tube carcinoma. Oncogene 22:4281–4286

Snyder MJ, Bentley R, Robboy SJ (2006) Transtubal spread of serous adenocarcinoma of the endometrium: an underrecognized mechanism of metastasis. Int J Gynecol Pathol 25:155–160

Society of Gynecologic Oncology (2017) Practice bulletin no 182: hereditary breast and ovarian cancer syndrome. Obstet Gynecol 130:e110–e126

Soderstrom RM (1985) Sterilization failures and their causes. Am J Obstet Gynecol 152:395–403

Song YS, Kang JS, Park MH (2005) Fallopian tube prolapse misdiagnosed as vault granulation tissue: a report of three cases. Pathol Res Pract 201:819–822

Stewart SL, Wike JM, Foster SL et al (2007) The incidence of primary fallopian tube cancer in the United States. Gynecol Oncol 107:392–397

Stewart CJ, Leung YC, Whitehouse A (2012) Fallopian tube metastases of non-gynaecological origin: a series of 20 cases emphasizing patterns of involvement including intra-epithelial spread. Histopathology 60: E106–E114

Stewart CJ, Doherty DA, Havlat M et al (2013) Transtubal spread of endometrial carcinoma: correlation of intraluminal tumour cells with tumour grade, peritoneal fluid cytology, and extra-uterine metastasis. Pathology 45:382–387

Stock RJ (1983) Histopathologic changes in fallopian tubes subsequent to sterilization procedures. Int J Gynecol Pathol 2:13–27

Su YN, Cheng WF, Chen CA et al (1999) Pregnancy with primary tubal placental site trophoblastic tumor – a case report and literature review. Gynecol Oncol 73: 322–325

Sulak O, Malas MA, Esen K et al (2005) Uterine tuboovary relationship and fimbrial development during the fetal period. Saudi Med J 26:1080–1084

Sweet RL, Blankfort-Doyle M, Robbie MO et al (1986) The occurrence of chlamydial and gonococcal salpingitis during the menstrual cycle. JAMA 255: 2062–2064

Tang S, Onuma K, Deb P et al (2012) Frequency of serous tubal intraepithelial carcinoma in various gynecologic malignancies: a study of 300 consecutive cases. Int J Gynecol Pathol 31:103–110

Taylor HS, Vanden Heuvel GB, Igarashi P (1997) A conserved Hox axis in the mouse and human female reproductive system: late establishment and persistent adult expression of the Hoxa cluster genes. Biol Reprod 57:1338–1345

Tone AA, Begley H, Sharma M et al (2008) Gene expression profiles of luteal phase fallopian tube epithelium from BRCA mutation carriers resemble high-grade serous carcinoma. Clin Cancer Res 14:4067–4078

Tziortziotis DV, Bouros AC, Ziogas VS et al (1997) Clear cell hyperplasia of the fallopian tube epithelium associated with ectopic pregnancy: report of a case. Int J Gynecol Pathol 16:79–80

Ugur M, Turan C, Vicdan K et al (1996) Chronic ectopic pregnancy: a clinical analysis of 62 cases. Aust N Z J Obstet Gynaecol 36:186–189

Van Den Eeden SK, Shan J, Bruce C et al (2005) Ectopic pregnancy rate and treatment utilization in a large managed care organization. Obstet Gynecol 105:1052–1057

Vang R, Medeiros LJ, Fuller GN et al (2001) Non-Hodgkin's lymphoma involving the gynecologic tract: a review of 88 cases. Adv Anat Pathol 8:200–217

Vang R, Visvanathan K, Gross A et al (2012) Validation of an algorithm for the diagnosis of serous tubal intraepithelial carcinoma. Int J Gynecol Pathol 31: 243–253

Vang R, Shih I, Kurman RJ (2013) Fallopian tube precursors of ovarian low- and high-grade serous neoplasms. Histopathology 62:44–58

Vang R, Levine DA, Soslow RA et al (2016) Molecular alterations of TP53 are a defining feature of ovarian high-grade serous carcinoma: a rereview of cases lacking TP53 mutations in the cancer genome atlas ovarian study. Int J Gynecol Pathol 35:48–55

Vasquez G, Winston RM, Brosens IA (1983) Tubal mucosa and ectopic pregnancy. Br J Obstet Gynaecol 90:468–474

Verhage HG, Bareither ML, Jaffe RC et al (1979) Cyclic changes in ciliation, secretion and cell height of the oviductal epithelium in women. Am J Anat 156:505–521

Visvanathan K, Vang R, Shaw P et al (2011) Diagnosis of serous tubal intraepithelial carcinoma based on morphologic and immunohistochemical features: a reproducibility study. Am J Surg Pathol 35:1766–1775

Wachter DL, Wunsch PH, Hartmann A et al (2011) Adenomatoid tumors of the female and male genital tract. A comparative clinicopathologic and immunohistochemical analysis of 47 cases emphasizing their sitespecific morphologic diversity. Virchows Arch 458:593–602

Wallace TM, Hart WR(1991) Acute chlamydial salpingitis with ascites and adnexal mass simulating a malignant neoplasm. Int J Gynecol Pathol 10:394–401

Ward ME, Watt PJ, Robertson JN (1974) The human fallopian tube: a laboratory model for gonococcal infection. J Infect Dis 129:650–659

Werness BA, Guccion JG (1997) Tumor of the broad ligament in von Hippel-Lindau disease of probable Mullerian origin. Int J Gynecol Pathol 16:282–285

Wild RA, Albert RD, Zaino RJ et al (1988) Virilizing paraovarian tumors: a consequence of Nelson's syndrome? Obstet Gynecol 71:1053–1056

Winkler B, Reumann W, Mitao M et al (1985) Immunoperoxidase localization of chlamydial antigens in acute salpingitis. Am J Obstet Gynecol 152:275–278

Yanai-Inbar I, Silverberg SG (2000) Mucosal epithelial proliferation of the fallopian tube: prevalence, clinical associations, and optimal strategy for histopathologic assessment. Int J Gynecol Pathol 19:139–144

Yanai-Inbar I, Siriaunkgul S, Silverberg SG (1995) Mucosal epithelial proliferation of the fallopian tube: a particular association with ovarian serous tumor of low malignant potential? Int J Gynecol Pathol 14:107–113

Yin Y, Ma L (2005) Development of the mammalian female reproductive tract. J Biochem 137:677–683

Young RH (2007) Neoplasms of the fallopian tube and broad ligament: a selective survey including historical perspective and emphasising recent developments. Pathology 39:112–124

Zakhour M, Danovitch Y, Lester J et al (2016) Occult and subsequent cancer incidence following risk-reducing surgery in BRCA mutation carriers. Gynecol Oncol 143:231–235

Zheng W, Sung CJ, Cao P et al (1997) Early occurrence and prognostic significance of p53 alteration in primary carcinoma of the fallopian tube. Gynecol Oncol 64:38–48

第12章　卵巢非肿瘤性病变

Julie A. Irving，Philip B. Clement 著；陈健　译

内容

卵巢非肿瘤性病变常形成盆腔包块，并伴有激素水平异常的临床表现，其临床检查、术中所见，甚至病理学表现均可类似于卵巢肿瘤。许多非肿瘤性病变发生于育龄期，可伴发不孕症。准确诊断非肿瘤性病变的重要性在于使患者得到恰当的治疗（通常为保守治疗），从而避免不必要的卵巢切除术。本章首先概述正常卵巢的胚胎学及大体解剖学特征，正常卵巢的关键组织学特征将在非肿瘤性病变的相应部分讨论。

12.1 胚胎学和大体解剖学

12.1.1 胚胎学

在人类男性和女性胚胎发育过程中，原始生殖细胞大约于受精 3 周后从卵黄囊经后肠迁移到尿生殖嵴。女性胚胎缺乏 Y 染色体的性别决定区，因此生殖细胞迁入由表面上皮细胞增生形成的细胞团中。从妊娠中期到妊娠末期的早期阶段，由增生上皮和生殖细胞构成的厚的细胞团被间质条带分隔成小的细胞团，这些条带状间质从髓质延伸至皮质。小的细胞团进一步分裂形成原始卵泡，后者由位于中心的单个生殖细胞和位于外周的一层上皮细胞（原始粒层细胞）构成。妊娠中期，女性性腺的间

质内出现间质细胞（Leydig 细胞），其中大部分在妊娠终末期退化。成人的卵巢门部可有少量残留的间质细胞，后者称为门细胞。男性胚胎中，早期上皮增生形成性索与中肾小管之间的连接部分，而卵巢内的相应结构退化，仅在卵巢门部残留少量管状结构，即卵巢网。

12.1.2 大体解剖学

新生儿的卵巢为黄褐色、狭长、扁平的结构，位于真骨盆上方，有时呈小叶状外观，边缘不规则（Pryse-Davies 1974），大小约为 1.3 cm × 0.5 cm × 0.3 cm，重量不足 0.3 g（Pryse-Davies 1974）。在婴儿期和儿童期，卵巢逐渐增大，重量增加 30 倍，外形持续变化，在青春期时达到成人卵巢的外形和大小，并位于真骨盆内。

成人的卵巢呈卵圆形，大小为（3.0~5.0 cm）×（1.5~3.0 cm）×（0.6~1.5 cm），重 5~8 g，卵巢的大小和重量在很大程度上取决于卵泡衍生结构的含量。卵巢外表面呈粉白色，在育龄早期表面光滑，之后逐渐变得凹凸不平。有时从卵巢外面即可见一些充满液体的薄壁囊性卵泡和亮黄色的黄体。卵巢切面上可见分界不清的 3 个区带：位于外层的皮质、位于内层的髓质和卵巢门部。皮质和髓质内通

常可见卵泡衍生结构（囊性卵泡、黄体和白体）
（Clement 2007）。

　　绝经后，卵巢通常萎缩至育龄期的一半大小，但其大小变化很大，主要取决于卵巢间质细胞和未吸收白体的数量。大多数绝经后卵巢表面皱缩，呈脑回样，但部分个体的卵巢表面光滑。此期卵巢切面的质地通常较硬，以实性为主，皮质内偶见直径数毫米的囊肿（包涵囊肿）。髓质内常可见小的白色瘢痕（白体）。髓质及卵巢门部可见厚壁血管（Clement 2007）。

　　成人的卵巢位于子宫两侧，贴近盆腔侧壁，前为阔韧带，后为直肠。卵巢前缘（门部）通过双层腹膜皱褶（即卵巢系膜）附着于阔韧带后方。卵巢内侧通过卵巢固有韧带（子宫卵巢韧带）与子宫角相连，卵巢外侧上方通过卵巢悬韧带（骨盆漏斗韧带）与盆腔侧壁相连。

　　卵巢的血供来自卵巢动脉（主动脉的一个分支）与子宫动脉卵巢支形成的弓形吻合支，后者发出约 10 条动脉分支并穿过卵巢门部而到达髓质，这些分支在髓质内迂曲走行，沿途发出大量分支（Reeves 1971）。在皮质与髓质交界处，髓质动脉和小动脉形成血管丛，血管丛发出更小的细直皮质动脉，后者呈放射状达到皮质。这些皮质小动脉继续分叉、吻合，形成相互连接的弓形血管网，在卵泡的卵泡膜层形成致密的毛细血管网。卵巢内的静脉与动脉伴行，髓质内静脉管腔变大，迂曲走行。静脉在卵巢门部汇聚成静脉丛，再汇入卵巢静脉，左、右卵巢静脉分别汇入左肾静脉和下腔静脉。卵巢的淋巴管主要起始于卵泡的卵泡膜层，穿过卵巢间质，在卵巢门部形成淋巴管丛。输出淋巴管进入卵巢系膜，然后与来自输卵管和子宫底的分支汇合，形成卵巢下淋巴管丛，之后伴随卵巢静脉沿卵巢悬韧带的游离缘走行，在肾下极水平汇入上腹主动脉旁淋巴结（Plentl et al. 1971）。附属淋巴管可绕过卵巢下淋巴管丛，经阔韧带到达髂内淋巴结、髂外淋巴结和主动脉间淋巴结，或经圆韧带到达髂

总淋巴结和腹股沟淋巴结。当盆腔淋巴结和主动脉旁淋巴结被肿瘤广泛取代时，淋巴液逆流可成为肿瘤转移到卵巢的一条罕见途径。

12.2　先天性病变和异位组织

12.2.1　卵巢缺如

　　表型为女性而双侧卵巢缺如常与核型异常和性腺发育不全有关，患者常可见双侧条纹性腺，或单侧条纹性腺伴对侧腹腔内睾丸。罕见的真正无性腺患者已有报道，其核型多为 46, XY，罕见的情况下为 46, XX（Peer et al. 1981）。毛细血管扩张性共济失调综合征患者中，偶有开腹手术时不能找到卵巢组织的情况。

　　手术或尸检发现，基本正常的女性可有一侧卵巢缺如，这些女性常伴有其他异常，包括同侧输卵管、圆韧带、肾或输尿管等单个或多个器官的发育不全或畸形（单一或者组合）。卵巢缺如的鉴别诊断包括以下 2 种病变。①异位卵巢：可位于肝脏水平、肾脏附近、网膜内（Peer et al. 1981）或腹股沟疝内。②附件扭转伴萎缩或自行离断。

12.2.2　分叶状卵巢、副卵巢和额外卵巢

　　分叶状卵巢、副卵巢和额外卵巢都属于极为罕见的妇科畸形。分叶状卵巢位于正常位置，由 1 条或数条沟裂将其分割为两叶或多叶。各叶可完全分离，也可通过纤维组织或卵巢间质相连，罕见病例累及双侧卵巢。副卵巢与分叶状卵巢关系密切，其含有正常卵巢组织，靠近正常位置的正常卵巢，与正常卵巢直接相连或通过韧带相连。额外卵巢具有与正常卵巢相似的结构，但距正常位置的正常卵巢较远并且与之不相连（Hahn-Pedersen et al. 1984），可位于盆腔，与子宫、膀胱或盆腔壁相连，或位于腹膜后、网膜内、主动脉旁、肠系膜

或腹股沟内。大多数副卵巢或额外卵巢的长径小于 1 cm，更小者在术中或尸检时可能无法辨认，一些病例中可为多发和双侧发生。异位卵巢组织具有潜在功能，相关证据包括双侧正常卵巢切除后月经周期持续，异位卵巢组织随黄体囊肿而出现大小变化（Matsubara et al. 2009），以及可发生类似于正常卵巢的病理学改变。因此，额外卵巢是卵巢以外部位发生卵巢型肿瘤，包括罕见的浆液性癌和成熟性畸胎瘤的组织发生机制之一（Gupta et al. 2016；Nomelini et al. 2013）。阔韧带内非上皮性肿瘤如粒层 – 卵泡膜细胞瘤更可能来源于额外卵巢，因其不可能起源于间皮或第二米勒管（见第 13 章）。

　　分叶状卵巢和副卵巢在胚胎学上密切相关。前者是卵巢原基发生小叶化的结果，而后者可能是基本正常的卵巢原基发育和迁移过程中出现轻微偏离的结果。额外卵巢的发生机制为在生殖细胞加入后，部分生殖腺嵴异常迁移，或部分生殖细胞迁移至异常部位，诱导周围组织转化为卵巢间质。分叶状卵巢、副卵巢和额外卵巢患者中，多达 1/3 的患者有其他先天性泌尿生殖系统畸形。

12.2.3　肾上腺皮质残余

　　附件的肾上腺皮质组织常见于输卵管壁内及阔韧带中，在卵巢内非常罕见（Symonds et al. 1973）。肾上腺皮质残余（图 12.1）常表现为有包膜的黄色球形结节，直径数毫米。胚胎发育过程中，肾上腺原基与生殖腺嵴紧邻，这可能是这些部位发生肾上腺皮质异位的原因。卵巢类固醇细胞瘤可能起源于肾上腺皮质残余组织，其组织学形态和内分泌表现均类似于肾上腺皮质。最近报道了 1 例 63 岁高雄激素血症（包括多毛症和血清睾酮水平升高）女性患者，显微镜下观察，在其卵巢和卵巢周围组织中发现多发性肾上腺皮质结节，术后 6 个月观察，其高雄激素血症症状消失（Guarino et al. 2017）。

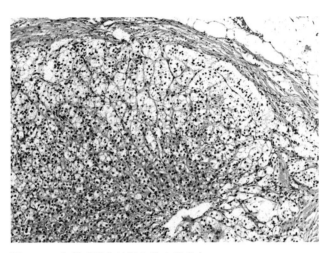

图 12.1　卵巢系膜内的肾上腺皮质残余

12.2.4　卵巢内子宫样肿块

　　文献已报道 16 例卵巢内子宫样肿块（卵巢腺肌瘤）（Na et al. 2017）。该病变见于成年女性，偶见于青春期早期（11~60 岁），病变特征为厚壁平滑肌围绕衬覆子宫内膜组织的中央腔隙。其他表现还包括 CA125 水平升高（2 例）、伴发乳腺癌（2 例）和邻近子宫内膜样腺癌（1 例）。该病变的来源可解释为卵巢的子宫内膜异位囊肿伴间质成分平滑肌化生（子宫内膜肌异位症，见第 13 章）。已报道的 16 个病例中，有 3 例存在先天性泌尿道畸形，提示这些病例可能来源于同侧的米勒管先天性畸形。但还有几个病例的肿块周围可见残存的卵巢实质。

12.2.5　脾性腺融合

　　脾性腺融合（图 12.2）极罕见，是胚胎发育过程中脾和性腺的原基融合的结果。患者中男女比例为 9 : 1。已报道 3 例新生女婴脾性腺融合病例，其中 2 例伴卵巢部分未降和其他多种先天性异常（Putschar et al. 1956）。这 3 例都是连续型脾性腺融合，即有 1 个条索样结构将脾和左卵巢或其周围结构相连，其中 1 例的卵巢内还有数个脾结节。已报道 1 例 74 岁女性发生连续型脾性腺融合，1 例 19 岁

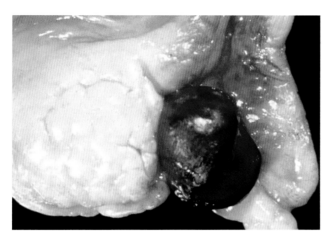

图 12.2　脾性腺融合。脾结节与卵巢表面相连

女性发生不连续型脾性腺融合，这 2 例患者均无其他明显的先天性畸形（Alujevic et al. 1995；Meneses et al. 1989）。此外，1 例 44 岁女性患者有纵隔子宫，基本正常的左卵巢周围有一群脾结节围绕，由于存在多发性粘连，难以确定脾与卵巢间是否存在连接条索（Almenoff 1966）。不连续型脾性腺融合需要与外伤性脾植入相鉴别，后者常有外伤史，开腹手术时腹腔内可见广泛分布的脾结节（见第 13 章）。

12.2.6　前列腺组织

　　已报道 1 例存在卵巢异位性前列腺组织的病例，患者为 70 岁女性，推测异位组织起源于卵巢门部的中肾管残余（Smith et al. 1999）。据报道，在囊性成熟性畸胎瘤中曾发现过前列腺组织（见第 16 章）。

12.3　感染

12.3.1　常见的细菌感染

　　西方国家的卵巢感染多数与细菌性盆腔炎性疾病（PID）有关。虽然一些研究认为宫内节育器（IUD）增加了盆腔感染的风险，但将性伴侣数量

作为控制变量后研究发现，IUD 并不增加 PID 的发生风险（Kaufman et al. 1980）。PID 累及卵巢几乎总是继发于输卵管炎，典型表现为输卵管卵巢脓肿（图 12.3），常为双侧发生。典型临床表现为腹痛或盆腔疼痛，其次是发热、阴道排液或出血、尿路症状（Landers et al. 1985）。妇科检查可触及附件包块，影像学或腹腔镜检查也可发现。仅 1/3~1/2 的患者有急性感染史，这提示亚临床感染很常见。脓肿的细菌培养结果通常为以厌氧菌为主的混合菌群。病变消退后，唯一的后遗症可能是输卵管卵巢纤维性粘连，脓肿治愈后偶可形成囊肿。

　　与输卵管卵巢脓肿相比，不累及输卵管的单侧或双侧卵巢脓肿要少见得多，后者通常继发于非妇科性 PID，如憩室炎、阑尾炎、炎性肠病或术后盆腔感染，病原菌直接蔓延或通过淋巴管播散而累及卵巢。血源性感染导致的卵巢脓肿罕见，这类病例的卵巢外表面通常无明显改变，只有切开卵巢时才能看到脓肿。少数情况下，卵巢或输卵管卵巢脓肿破裂可导致继发性腹膜炎，或导致罕见的累及结肠、膀胱或阴道的瘘管（Simstein 1981）。

　　PID 也可导致症状较轻的慢性或复发性卵巢病变，表现为慢性卵巢周围炎伴卵巢周围和输卵管卵巢粘连，也可表现为卵巢硬化性囊性改变。罕见情况下，慢性卵巢脓肿可形成瘤块，曾被描述为卵巢

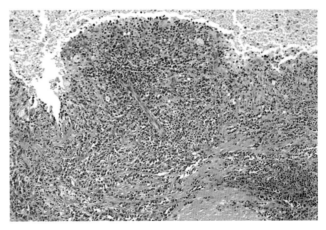

图 12.3　输卵管卵巢脓肿。脓肿壁由炎性坏死物及其下方的肉芽组织组成

黄色肉芽肿、黄色肉芽肿样卵巢炎或炎性假瘤。受累卵巢的切面可见实性或囊性黄色分叶状结节（图12.4），镜下以泡沫样组织细胞为主，混有多核巨细胞、浆细胞、成纤维细胞和中性粒细胞，可见坏死灶和纤维化（图 12.5）。已有数例更为广泛地累及附件的假瘤性黄色肉芽肿性炎的病例报道（Elahi et al. 2015；Ladefoged et al. 1988）。

12.3.2 罕见的细菌感染

12.3.2.1 放线菌病

盆腔放线菌感染不常见，通常为使用 IUD 的并发症，但大多数 IUD 相关的 PID 并非由放线菌

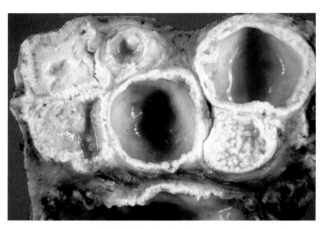

图 12.4　卵巢的黄色肉芽肿，切面可见囊实性淡黄色的分叶状结节

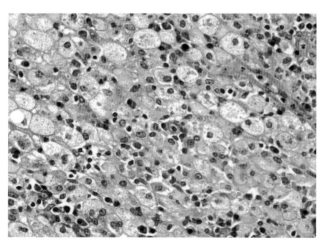

图 12.5　卵巢的黄色肉芽肿。炎症反应病灶中以泡沫样组织细胞为主

病引起（Muller-Holzner et al. 1995；Schindlbeck et al. 2014；Schmidt 1982）。盆腔放线菌感染患者中，接近 85% 的病例有放置 IUD 3 年或 3 年以上的病史，且使用塑料 IUD 者较使用铜质 IUD 者更易感染。患者继发不孕的风险升高（Schmidt 1982）。

盆腔放线菌感染通常累及单侧附件，表现为累及卵巢和输卵管的具有破坏性的多发脓肿（见第 11章），临床表现类似于盆腔恶性肿瘤（Akhan et al. 2008）。罕见情况下，可在脓腔内肉眼观察到特征性的放线菌（硫黄）颗粒。镜下表现为以中性粒细胞和泡沫样组织细胞为主的非特异性炎症，有时混有淋巴细胞和浆细胞。在炎性渗出物中发现硫黄颗粒是其诊断特征，但有时需要广泛取材才能发现。硫黄颗粒表现为边界清晰的圆形团块，由嗜碱性的革兰染色阳性的嗜银性菌落构成，分支状菌丝在颗粒周围呈典型的放射状或栅栏状排列（图 12.6）。银染色有助于识别放线菌，改良抗酸染色阴性有助于与诺卡菌相鉴别（Pritt et al. 2006）。一些病例的子宫内膜刮出物或子宫颈阴道涂片中可见硫黄颗粒，从而在输卵管卵巢切除术前即得以诊断。一项研究发现，通过这种方法诊断的放线菌病患者中，近 95% 的患者被证实有输卵管卵巢脓肿（Burkman et al. 1982）。应对硫黄颗粒与非感染性的假放线菌放射状颗粒进行鉴别，后者可见于子宫内膜标本，

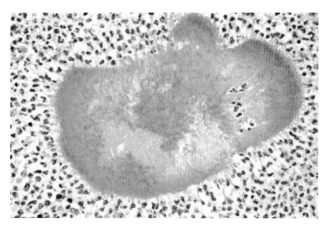

图 12.6　卵巢放线菌病。脓性渗出物中可见放线菌菌落（硫黄颗粒）

是对 IUD 的一种组织反应（见第 7 章）（Pritt et al. 2006），但有时两者可共存（Boyle et al. 2009）。

12.3.2.2　结核

结核性卵巢炎不常见，一般继发于结核性输卵管炎（见第 11 章）。女性生殖道结核几乎总是累及输卵管，但只有 10% 的病例累及卵巢实质（Nogales-Ortiz et al. 1979）。结核性卵巢炎的临床表现为单侧或双侧附件肿块，部分病例伴 CA125 水平升高，临床上可能被怀疑为卵巢肿瘤。大体表现上，卵巢常与输卵管壶腹部粘连，但罕有肉眼可见的干酪样坏死。组织学观察，病灶一般局限于卵巢皮质。对伴有卵巢增大的病例，若在术中发现附近腹膜存在肉芽肿，可能会怀疑转移性卵巢癌（Elmore et al. 2007；Nogales-Ortiz et al. 1979）。

12.3.2.3　软斑病

文献报道的 25 例妇科软斑病中，仅有 4 例累及卵巢（Chou et al. 2002；Klempner et al. 1987）。病变累及单侧或双侧卵巢，以及同侧输卵管，表现为黄色坏死性肿块，质脆，伴灶性出血。其中 1 例还累及毗邻的小肠和大肠，术中观察所见类似于卵巢恶性肿瘤。组织学检查显示典型的软斑病特征（图 12.7）。其中 2 例通过细菌培养检测到大肠埃希菌和（或）粪肠球菌。

12.3.2.4　麻风病

女性生殖道的麻风病罕见，卵巢是其中最常受累的部位（Bonar et al. 1957）。1 例证据确凿的报道中，卵巢的大体表现正常，组织学观察时，在卵巢间质内发现大量空泡状组织细胞，其胞质内含有麻风分枝杆菌。慢性麻风病性卵巢炎表现为慢性炎症细胞浸润和纤维化，通常可检测到麻风分枝杆菌。

12.3.2.5　梅毒

梅毒极罕见累及卵巢，原因不明。梅毒性卵巢

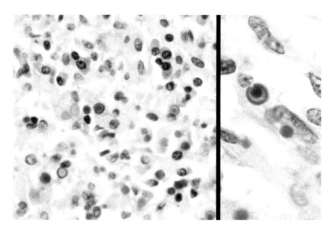

图 12.7　卵巢软斑病。混合性炎症细胞浸润，可见上皮样组织细胞，部分组织细胞含软斑病小体（Michaelis-Guttman 小体）。右图为高倍镜下所见

炎可为先天性、继发性和三期梅毒，这些不同阶段的病理表现与卵巢外梅毒相同。

12.3.3　寄生虫感染

在世界大多数地区，卵巢的寄生虫感染都非常罕见，但在血吸虫病流行地区常见卵巢受累，输卵管也常受累（Mahmood 1975）。患者常表现为下腹部疼痛和盆腔肿块，偶伴月经失调和不孕。术中检查可见输卵管和卵巢增大，粘连明显，散在腹膜结节，类似于恶性肿瘤种植。镜下可见围绕血吸虫虫卵的肉芽肿，常见嗜酸性粒细胞。病变后期常见致密纤维化。作者在 1 例卵巢子宫内膜异位囊肿内观察到血吸虫虫卵，文献也报道过 1 例血吸虫病累及肠道子宫内膜异位症（见第 13 章中的图 13.53）（Abrao et al. 2006）。

蛲虫病累及卵巢常为术中的偶然发现，蛲虫位于卵巢表面，罕见病例中蛲虫可位于卵巢内。部分病例同时累及盆腔腹膜，类似于转移性肿瘤（Podgajski et al. 2007）。肉芽肿可发生干酪样坏死并含有嗜酸性粒细胞，肉芽肿内可见雌性成虫及虫卵（图 12.8）。蛲虫可能从会阴通过生殖道到达腹腔。

罕见的卵巢包虫病已有报道（Zergeroğlu et al.

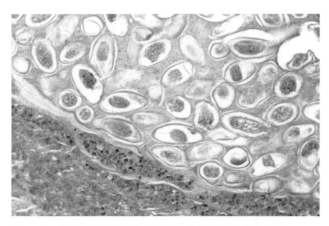

图 12.8　蛲虫病累及卵巢。可见许多特征性的扁平虫卵

2004），其中 1 例的卵巢内可见典型的包虫囊肿，直径为 12 cm。

12.3.4　病毒感染

　　继发于巨细胞病毒（CMV）感染的卵巢炎一般见于免疫抑制患者，常于手术或尸检标本中被偶然发现，多是全身性感染的一部分（Williams et al. 1990）。大体表现上，卵巢的大小一般正常，浅层皮质可有直径数毫米的出血性坏死灶。镜下可见凝固性坏死灶，伴数量不等的中性粒细胞、核碎片、出血，周围间质内可见淋巴细胞、浆细胞和血管扩张。卵巢间质细胞和内皮细胞可见典型的核内包涵体，偶见胞质内包涵体，即使远离坏死灶的区域也是如此。一些病例需要免疫组化染色来证实 CMV 感染，电镜检查可见核内和胞质内疱疹型病毒颗粒。

　　流行性腮腺炎性卵巢炎作为一种临床疾病，远不如流行性腮腺炎性睾丸炎常见。5% 的腮腺炎女性患者伴有该病，尚无关于其急性期病理学改变的详细描述。据推测，继发于流行性腮腺炎性卵巢炎的生殖细胞耗竭可导致过早绝经，并增加卵巢癌的风险（Cramer et al. 1983）。

　　女性下生殖道的 HPV 感染率较高，但经组织学证实的卵巢 HPV 感染极为罕见。一项研究以 E6 和 E7 为引物，通过 PCR 从卵巢和子宫颈同时性鳞状细胞原位癌中检测到 HPV-16 DNA，其中，卵巢病变可能起源于子宫内膜异位囊肿（Manolitsas et al. 1998）。Lai 等（1992）用 PCR 方法检测 10 例组织学正常的卵巢，发现有 5 例的卵巢组织中含有 HPV-16 或 HPV-18 的 DNA 序列。

12.3.5　真菌感染

　　卵巢的真菌感染非常罕见，即使在播散性真菌病患者中也是如此。已报道极罕见的由皮炎芽生菌引起的输卵管卵巢脓肿（Murray et al. 1985），其中 1 例为双侧脓肿，并伴有盆腔腹膜的粟粒状结节，其可能继发于肺的血源性播散；还有 1 例通过性传播感染。

　　文献报道的 11 例女性上生殖道球孢子菌病患者中，7 例累及输卵管、卵巢和腹膜，其中 2 例还伴发球孢子菌性子宫内膜炎（Bylund et al. 1986）。已报道 1 例 IUD 使用者发生曲霉菌性输卵管卵巢脓肿（Kostelnik et al. 1976），脓肿破裂导致弥漫性腹膜炎。

12.4　非感染性炎症性疾病

　　多种非感染性炎症性疾病可累及卵巢，特别是肉芽肿性炎。此外，罕见情况下，肉芽肿也可见于自身免疫性卵巢炎（见后文）。

12.4.1　异物性肉芽肿

　　多种异物可在卵巢和腹膜表面引发肉芽肿反应，术中所见可能类似于恶性肿瘤。这些异物包括手术缝合材料、子宫输卵管造影术使用的造影剂中的脂质、结晶材料（如滑石粉）、囊性畸胎瘤中的角化物，以及子宫内膜腺癌（图 12.9）和卵巢子宫内膜样癌（图 12.10）中的鳞状上皮成分（腹膜和卵巢的角质性肉芽肿见第 13 章）（McCluggage et al. 1997）。外科手套的淀粉颗粒、含淀粉的灌注液及润滑剂等也可引发异物反应。文献报道 1 例氧化纤维素（Surgicel™）引发的旺炽性肉芽肿反应，并形成一个直径 8 cm 的肿块，类似于原发性卵巢肿瘤（Gao et al. 2002）。结核样型淀粉样肉芽肿罕见，其镜下表现类似于结核，伴或不伴干酪样坏死。当肠内容物经结肠卵巢瘘到达卵巢时，也可引发肉芽肿反应（Gilks et al. 1987）。对卵巢进行激光治疗或电凝术后，卵巢可以出现含棕色至黑色碳色素的异物肉芽肿（图 12.11）（Tatum et al. 1996）。胆石可种植于腹膜和卵巢表面（卵巢胆石症，图 12.12；另见图 13.3），可能是腹腔镜胆囊切除术的并发症（见第 13 章）。

12.4.2　坏死性（栅栏状）肉芽肿

　　坏死性肉芽肿可见于卵巢，通常是一种偶然的镜下发现（McCluggage et al. 1997；Tatum et al. 1996）。多数病例在数月到数年前有同侧卵巢手术史或烧灼史。肉芽肿可多发，偶为双侧发生。组织学观察，肉芽肿中央为纤维素样坏死或透明变性区，周围通常为栅栏状排列的组织细胞，有时伴有多核组织细胞，以及数量不等的其他炎症细胞（包括淋巴细胞、浆细胞和嗜酸性粒细胞）。部分病例有纤维性假包膜（图 12.13）。棕色到黑色的碳色素（如前文所述）通常见于烧灼后栅栏状肉芽肿中的多核巨细胞内。栅栏状肉芽肿的鉴别诊断包括本章讨论的其他卵巢肉芽肿，以及子宫内膜异位症引起的坏死性假黄瘤样结节（见第 13 章中的 13.6.1.5）。

12.4.3　继发于系统性疾病的肉芽肿

　　结节病罕见累及卵巢，卵巢结节病样肉芽肿通常是偶然的镜下发现。1 例卵巢结节病患者的血清 CA125 水平升高，伴附件肿块和盆腔淋巴结肿大，临床怀疑为恶性肿瘤（Parveen et al. 2004）。

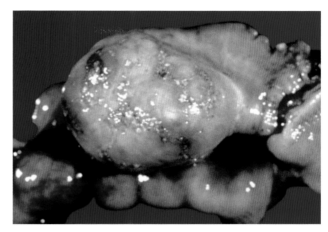

图 12.9　卵巢表面的肉芽肿反应可能类似于恶性肿瘤。卵巢表面可见黄褐色颗粒沉积，是由子宫内膜腺癌伴鳞状分化的角化物种植引发的异物反应

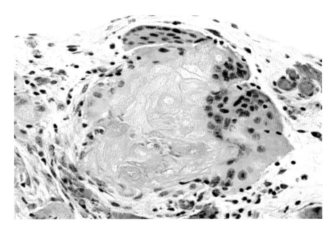

图 12.10　卵巢浆膜表面可见角化物种植引起的异物反应。子宫同时存在子宫内膜样腺癌伴鳞状分化

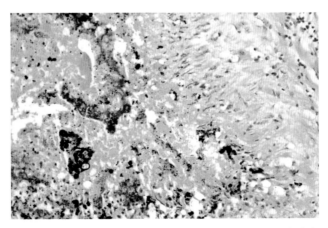

图 12.11　卵巢烧灼后形成的碳色素性肉芽肿。可见黑色碳色素。在图片底部和右侧可见栅栏状排列的组织细胞

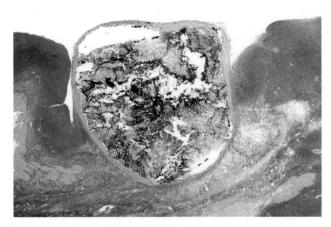

图 12.12　卵巢表面可见胆石种植

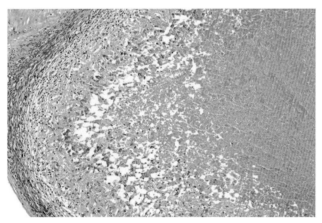

图 12.13　卵巢孤立性栅栏状肉芽肿。中央坏死区的周围有组
织细胞和纤维组织环绕

系统性结节病可累及其他妇科部位或主动脉旁淋巴
结。当卵巢出现结节病样肉芽肿时，需要与卵巢无
性细胞瘤伴肉芽肿反应相鉴别，当后者的肉芽肿反
应明显时，肉芽肿反应可能掩盖肿瘤细胞。罕见情
况下，克罗恩病也可导致卵巢肉芽肿，一般经肠道
病变直接蔓延而来（McCluggage et al. 1997），多
数病例的同侧输卵管同时受累。嗜黏液卡红性组织
细胞增生症不是严格意义上的肉芽肿病，偶可累及
卵巢（见第 13 章）。

12.4.4　皮质肉芽肿

　　皮质肉芽肿是常见的偶然发现。肉芽肿呈球

形，边界清楚，直径为 100~500 μm，由梭形细
胞、上皮样细胞和淋巴细胞组成，部分病例可有
多核巨细胞，偶见不均质的脂肪结晶（图 12.14）
（Hughesdon 1976；McCluggage et al. 1997）。
Hughesdon（1976）认为，皮质肉芽肿可随时间的
推移而逐渐纤维化，绝经后女性的卵巢皮质间质内
可见球形云雾状透明瘢痕，其中部分瘢痕可能由此
而来。这种瘢痕类似于纤维体（corpora fibrosa），
但与纤维体的区别在于前者位于皮质更表浅的区
域，细胞更丰富，嗜酸性更弱，存在网状纤维骨
架。也有人认为透明瘢痕可能是萎缩的子宫内膜间
质异位组织、黄素化间质细胞或异位蜕膜组织。

　　皮质肉芽肿的发生率似乎与年龄有关：30 岁
以下少见；40 岁以上女性中，40% 的女性有活动
性病变（Hughesdon 1976）；此后每隔 10 年，卵
巢横切面中病变的数量逐渐增多。最近一项研究
纳入了 403 例患者，对大体表现正常的卵巢进行
全包埋，结果显示 20.5% 的病例存在皮质肉芽肿
（Seidman et al. 2016）。皮质肉芽肿的临床意义还
不清楚，可能与卵巢间质增生和（或）子宫内膜癌
有关，但尚不明确。

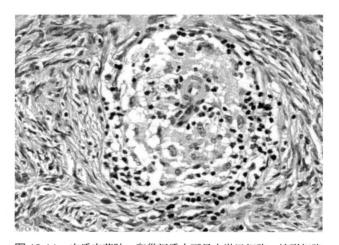

图 12.14　皮质肉芽肿。卵巢间质内可见由淋巴细胞、梭形细胞
和上皮样细胞聚集形成的边界清晰的病灶，偶见多核
巨细胞

12.5　卵巢表面增生性病变

12.5.1　表面上皮、包涵腺体和囊肿、化生

正常卵巢表面上皮由变异的单层间皮细胞构成，局灶为假复层。细胞呈扁平状、立方形至柱状，同一卵巢的不同区域可表现为不同的细胞形态。长期接受腹膜透析患者的卵巢表面上皮可出现鳞状化生（Hosfield et al. 2008）。表面细胞与下方间质之间有一层清晰的基底膜。卵巢切除标本中，外科医师和病理医师的操作过程及延迟固定所致的风干假象会导致表面上皮脱落。仅在裂隙内和表面黏附区能见到保存完好的上皮。表面上皮细胞表达 PAX8、CK、BerEP4、calretinin、desmoplakin、vimentin、ER、PR 和 EGFR，不表达 desmin（Adler et al. 2015；Drapkin et al. 2004；Latza et al. 1990）。

表面上皮包涵（SEI）腺体和 SEI 囊肿是卵巢表面上皮内陷进入皮质形成的，与表面不相连。最近还有学者提出第 2 种类型的皮质包涵囊肿，由输卵管上皮植入卵巢表面形成，可能发生于排卵期（Banet et al. 2015）。表面上皮包涵腺体和囊肿见于各年龄段（包括胎儿期、婴儿期及青春期）女性的卵巢（Blaustein 1981；Blaustein et al. 1982b）。随着年龄增长，其发生率增高，生育晚期和绝经后更常见。

肉眼检查时可能观察到 SEI 囊肿（图 12.15），但大多数仅为镜下可见。直径大于 1 cm 的囊肿称为囊腺瘤，但有人认为更大的囊肿才是肿瘤性病变（见第 14 章）。SEI 腺体和囊肿常多发，单个散在或呈小簇状分布于整个浅层皮质（图 12.16），少数可延伸至深层皮质或髓质。腺体和囊肿内衬单层柱状细胞，绝经后病变上皮常有纤毛，类似输卵管上皮。囊肿及其周围间质内可能见到砂粒体（图 12.16），罕见情况下后者还可见于子宫颈阴道涂片标本中（Luzzatto et al. 1981）。伴或不伴砂粒体的类似腺体如果出现在卵巢表面、卵巢周围粘连处、

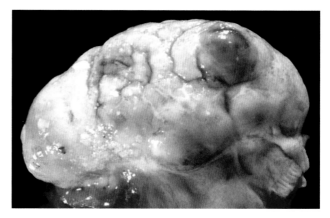

图 12.15　几个 SEI 囊肿突出于卵巢表面

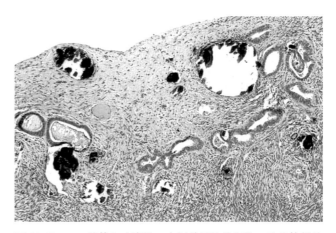

图 12.16　SEI 腺体和小囊肿，内衬单层柱状细胞。砂粒体偶见于腺体或囊腔内，但大多数位于邻近间质内

腹膜表面和网膜内，则称为输卵管上皮异位（见第 13 章）。

少见情况下，腺体和囊肿内衬其他米勒型上皮（子宫内膜样、黏液性）或非特异性的扁平状、立方形或柱状细胞，还可出现罕见的大汗腺化生。妊娠患者的 SEI 腺体可出现 Arias-Stella 样反应（Blaustein et al. 1982b）。一项研究发现，卵巢 SEI 腺体增生和化生性改变（图 12.17）更常见于多囊卵巢综合征或子宫内膜癌患者，提示这些改变与激素水平相关（Resta et al. 1989）。SEI 腺体还可发生一种罕见的假瘤性改变，表现为内衬上皮细胞的胞质显著空泡变性，类似水肿改变，丰富透明的胞质将细胞核推挤到一边，可能类似印戒细胞癌，特别

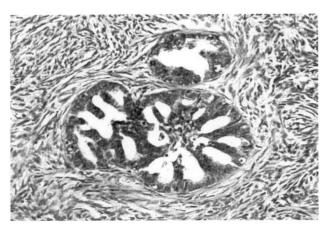

图 12.17   非典型 SEI 囊肿。出现筛状结构，但缺乏细胞异型性

是当细胞增生形成实性巢时（图 12.18）。病理医师必须认识这种诊断陷阱，必要时通过连续切片来观察其与包涵腺体的关系，黏液染色阴性也有助于诊断。

　　一部分常见的卵巢上皮性肿瘤，包括一部分高级别浆液性癌（大多数高级别浆液性癌起源于输卵管，特别是伞端，见第 11 章）可能起源于 SEI 腺体和囊肿。基因表达谱研究已证实，卵巢表面上皮和皮质包涵囊肿具有多潜能干细胞特征（Bowen et al. 2009）。此外，干细胞标记物的免疫组化研究发现，与卵巢表面上皮相比，部分干细胞标记物在皮质包涵囊肿和输卵管远端的表达强度增加（Auersperg 2013）。长期使用口服避孕药者的卵巢

皮质包涵囊肿的数量显著减少，提示使用这些药物可能降低卵巢上皮性癌的发生风险（DastranjTabrizi et al. 2016）。数项研究发现，与对照组相比，卵巢癌患者的 SEI 囊肿（或其前驱病变——表面上皮内陷）的数量增多（Mittal et al. 1993；Tressera et al. 1998）。支持该假说的证据还包括：衬覆上皮偶可出现异型增生（Deligdisch et al. 1995；Scully 1986）；SEI 囊肿表达多种卵巢上皮性肿瘤相关的标记物，包括 PAX8、WT1、EMA、CA125、CEA 和 hCG（Adler et al. 2015；Blaustein et al. 1982a；Shimizu et al. 2000）。SEI 囊肿与囊腺瘤的区别在于前者的体积更小（见前文）。SEI 囊肿还需要与其他卵巢单房性囊肿相鉴别。

12.5.2 　间皮增生

　　间皮增生可见于卵巢表面、卵巢周围纤维性粘连内，或盆腔腹膜的任何区域，一般是对盆腔炎症的反应，但也可见于存在卵巢肿瘤和子宫内膜异位症时。旺炽性间皮增生可形成复杂的腺样和乳头状结构，可有轻度至中度细胞异型性（图 12.19）。间皮增生可类似非典型增生性 / 交界性肿瘤的间质浸润（图 12.20），或类似转移癌、原发性表面浆液性癌或恶性间皮瘤。此部分内容详见第 13 章。

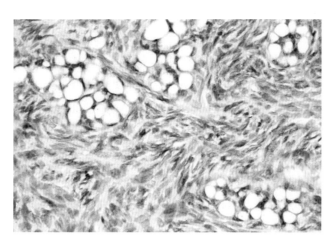

图 12.18 　表面 SEI 腺体的细胞空泡变性。卵巢间质中的实性细胞巢出现这种改变时，类似印戒细胞癌

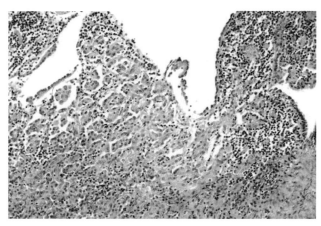

图 12.19 　卵巢表面间皮增生。间皮细胞呈乳头状生长，其中混有淋巴细胞。间皮细胞显示轻度核多形性，偶见多核细胞

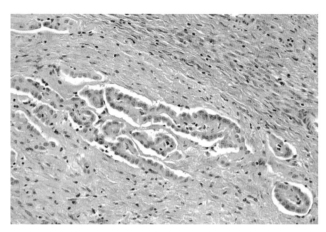

图 12.20　卵巢非典型增生性浆液性肿瘤 / 浆液性交界性肿瘤
的囊壁内可见间皮增生

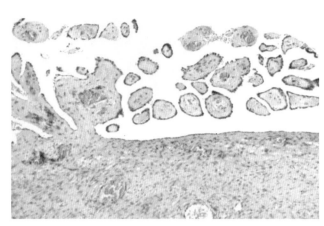

图 12.21　卵巢表面间质增生。卵巢表面可见乳头状、结节状
间质增生

12.5.3　表面间质增生

卵巢表面结节状、息肉样及乳头状间质突起
（图 12.21）是生育后期及绝经后女性常见的镜下偶
然发现。这些突起由卵巢间质组成，伴不同程度的
透明变性，表面被覆单层上皮。间质突起脱落可形
成腹腔冲洗液细胞涂片中偶见的"胶原球"（Wojcik
et al. 1992）。表面间质增生的最大径一般为 1~
3 mm，不超过 1 cm。1 cm 是表面间质增生与表面
浆液性乳头状瘤的人为分界线。

12.6　卵泡及间质成分的非肿瘤性病变

本节介绍卵泡和间质来源的各种非肿瘤性卵巢
病变，其中许多病变继发于垂体或绒毛膜促性腺激
素对卵巢的刺激，可能与雌激素和（或）雄激素的
过度分泌有关。虽然大多数 Leydig 细胞的非肿瘤
性增生不是间质起源，但为了便于叙述，本节将一
并讨论。

12.6.1　孤立性卵泡囊肿和黄体囊肿

孤立性卵泡囊肿和黄体囊肿是对应正常卵泡和
黄体的卵巢非肿瘤性病变。

正常卵泡的发育细节请参考其他书籍，这里仅
做简要概述（Clement 2007）。正常卵泡的成熟过
程始于黄体期，并在下一周期的整个卵泡期内持续
进行。每个月通常只形成 1 个优势卵泡并排卵，其
他发育卵泡闭锁。闭锁卵泡的体积不断缩小，最终
发生纤维化而形成纤维体，纤维体是由波浪形透明
带构成的小瘢痕。未受精时，排卵卵泡塌陷，形成
月经黄体（CLM）。CLM 是一个直径为 1.5~2.0 cm
的圆形结构，周边轮廓呈花边样，中央为伴灶性出
血的灰色凝结物。在黄体期，CLM 的颜色随脂质
逐渐增多而从棕色转变为橘黄色。CLM 偶可发生
囊性变，但此现象更常见于妊娠黄体，两者可能难
以区分，但妊娠黄体一般更大，呈亮黄色。数月
后，CLM 经进行性纤维化和皱缩而退化，转变为
白体。多数白体被吸收。

临床表现

孤立性卵泡囊肿（FC）最常见于育龄期非妊
娠女性，特别是初潮及更年期阶段，也可见于胎儿
期、新生儿期及儿童期，绝经后罕见（Liapi et al.
1987；Strickler et al. 1984）。孤立性或多发性 FC
也可能是 McCune-Albright 综合征（多骨纤维性结
构不良症、皮肤黑色素沉着和内分泌器官功能亢
进）的一个表现。伴有囊性纤维化病变的青春期后

女性可能容易发生孤立性 FC（详见后文）（Shawker et al. 1983）。黄体囊肿（CLC）通常发生于育龄期，罕见情况下，也可见于新生儿和绝经后女性零星排卵后。

FC 和 CLC 患者出现临床症状的比例尚不清楚，原因在于多数病例为盆腔超声检查、腹腔镜检查或开腹术时偶然发现的。对于有临床症状的 FC 和 CLC 患者，一般可触及附件肿块，或有雌激素水平增高的表现，包括同性性早熟、假性性早熟、月经失调（包括闭经和绝经后出血）或子宫内膜增生。CLC 是卵巢残余综合征（ORS）最常见的表现（详见后文）。FC 和 CLC 破裂少见，可导致腹痛和腹腔积血（Hallatt et al. 1984），罕见病例因失血过多而死亡。囊肿破裂更常见于接受抗凝治疗或有出血倾向的患者（Weinstein et al. 1983）。此外，胎儿或新生儿的 FC 可因附件扭转而发生出血和破裂。胎儿或新生儿的 FC 多在生后 4 个月内退化。

大体表现

孤立性 FC 和 CLC 为单房性薄壁囊肿，直径为 3~8 cm，罕见情况下病变可更大（图 12.22），特别是妊娠期和产褥期病例（详见后文）。囊肿通常表面光滑、壁薄。卷曲的黄色内壁（图 12.23）是 CLC 的特征。FC 和 CLC 的内容物可为浆液性或血清样液体，或为凝血块。

镜下表现

FC 内层衬覆粒层细胞，局灶可脱落，外层为卵泡膜内层细胞（图 12.24a）。两层细胞均可发生黄素化。网状纤维染色可区分这两层细胞：卵泡膜内层细胞周围可见致密的网状纤维，而粒层细胞周围的网状纤维稀疏或缺乏（图 12.24b）。CLC 卷曲的黄色内壁由体积较大的黄素化粒层细胞组成，外层由体积较小的黄素化卵泡膜内层细胞组成，最内层为明显的结缔组织层（图 12.25）。妊娠期 CLC 的粒层细胞层内有特征性的透明小体和钙化灶。

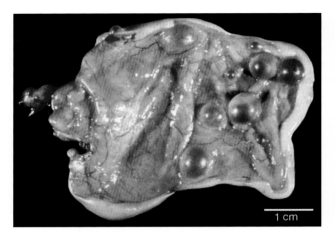

图 12.22　卵泡囊肿。大囊已经打开，还可见多个完整的小囊

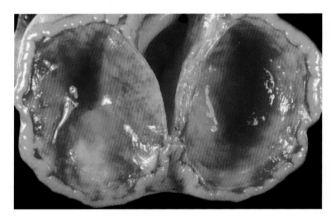

图 12.23　黄体囊肿。注意卷曲的黄色内壁

输卵管妊娠时，CLC 可出现局灶性梗死，可能是 hCG 分泌不足所致。FC 和 CLC 退化后，通常分别形成纤维体和白体，后者偶尔为囊性结构。

"妊娠期和产褥期巨大孤立性黄素化 FC"是孤立性 FC 的一种罕见类型，具有独特的临床和病理特征，发生于妊娠期及产褥期，推测可能与 hCG 刺激有关（Clement et al. 1980）。患者的临床表现为附件可触及的包块（最常见于第 1 次产后检查），或在剖宫产术中发现单侧卵巢囊肿。目前尚无伴发内分泌紊乱的报道。除体积更大（中位直径为 25 cm）外，囊肿的大体表现类似典型的 FC。显微镜下，囊肿衬覆单层到多层黄素化的粒层细胞和卵泡膜细胞，两种细胞通常不易区分。囊壁的纤维组织内可能见到黄素化细胞巢，细胞的胞质丰富，呈

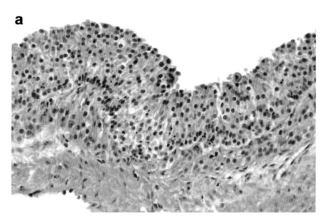

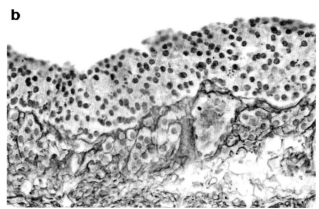

图 12.24　卵泡囊肿。a.囊壁由内层的粒层细胞和外层的卵泡膜内层细胞组成；b.网状纤维染色可区分这两层细胞，卵泡膜内层细胞周围的网状纤维明显，而粒层细胞周围缺乏网状纤维

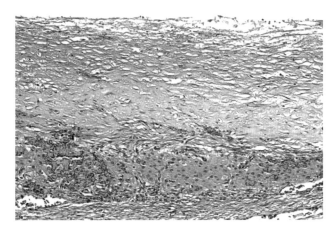

图 12.25　黄体囊肿。囊壁外层为嗜酸性的黄素化细胞，最内层为明显的结缔组织层

空泡状或嗜酸性，细胞的大小和形状不一，所有报道的病例均有局灶性显著的核多形性和核深染，一般没有核分裂象，目前仅有 1 例报道中可见核分裂象（图 12.26）（Lomme et al. 2011）。

发病机制

　　一些 FC 的发病机制可能与垂体前叶促性腺激素释放异常（例如，排卵期前黄体生成素的正常激素峰没有出现）有关。促性腺激素分泌异常女性的 FC 可以是多发性、双侧性和复发性，一些病例伴有黄体形成，有妊娠能力。其他 FC 似乎是自发性

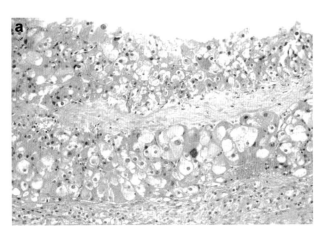

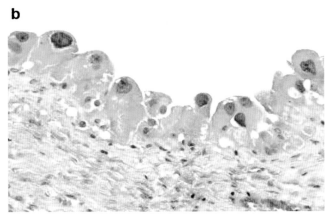

图 12.26　妊娠期及产褥期巨大孤立性黄素化卵泡囊肿。a.衬覆囊壁（上）的黄素化细胞胞质丰富，呈嗜酸性至透明，其在囊壁的纤维组织（下方）内也可见到。局灶可见非典型细胞核。b.高倍镜下，衬覆细胞的核显著深染，非典型性明显

的，切除后不复发。McCune-Albright 综合征伴继发于 FC 的青春期性早熟患者，其促性腺激素水平可能升高；而伴此综合征的其他患者，其 FC 似乎受促性腺激素非依赖性机制的调节（Wierman et al. 1985）。其他可能促进 FC 形成的机制包括周期性使用低剂量口服避孕药（Caillouette et al. 1987）、使用促性腺激素释放激素类似物（Ben-Rafael et al. 1990）或使用他莫昔芬（Cohen et al. 1999）。

临床行为和治疗

大多数 FC 和 CLC 在 2 个月内自发消退，生育期女性出现小的卵巢囊肿可以是正常情况。一些病例在应用高剂量雌 – 孕激素联合制剂后，囊肿加速消退。对伴同性假性性早熟的 FC 患者有时可行囊肿穿刺术，其他病例可能需要手术切除。囊肿持续存在提示肿瘤的可能性，对此有必要行开腹手术或腹腔镜切除。

孤立性卵泡囊肿的鉴别诊断

卵泡来源的孤立性囊肿应与其他孤立性单房囊肿相鉴别。一般认为与 FC 和 CLC 形态相似但直径小于 3 cm 的囊肿是生理性改变，分别称为囊状卵泡和囊状黄体。单纯性囊肿的起源不明，其内衬上皮消失，或在切除后因摩擦或干燥而被破坏，或内衬薄层非特异性上皮样细胞。经广泛取材，有可能在壁内找到卵泡膜细胞，也有可能发现内衬的浆液性、子宫内膜样或其他类型的上皮，从而做出更具特异性的诊断。当壁内的甲状腺滤泡不明显而被忽视或漏取时，罕见的囊性卵巢甲状腺肿也可能被误诊为单纯性囊肿。

表面上皮发生的囊肿一般很小，常为镜下的偶然发现，称为包涵囊肿。形态相似但直径超过 1 cm 者被视为肿瘤性病变，依据其内衬上皮，分别诊断为浆液性、子宫内膜样或黏液性囊腺瘤（见第 14 章）。表皮样囊肿仅衬覆成熟鳞状上皮，被认为是单胚层畸胎瘤或表面上皮来源的囊肿

（Nogales et al. 1976；Young et al. 1980）。一些表皮样囊肿的囊壁内可见 Walthard 细胞巢，支持至少部分表皮样囊肿来源于表面上皮。子宫内膜异位囊肿很容易识别，囊壁可见特征性的子宫内膜上皮和间质，壁内有吞噬色素的组织细胞（见第 13 章）。孤立性 FC 还应与卵巢门部卵巢网来源的囊肿相鉴别（详见后文）（Rutgers et al. 1988）。

巨大 FC 与成人型或幼年型单房性囊性粒层细胞瘤（见第 15 章）的鉴别可能比较困难，尤其是当囊壁内的粒层细胞和卵泡膜细胞排列规则时。但是囊性粒层细胞瘤通常远远大于 FC，且两种细胞的排列更加紊乱，可有明显的囊壁浸润。与妊娠期巨大孤立性黄素化卵泡囊肿相比，囊性粒层细胞瘤中罕见奇异形核。

12.6.2 黄体过度反应

黄体过度反应（HL）的特征是双侧卵巢增大，含有多个由 hCG 刺激导致的黄素化 FC（Montz et al. 1988）。

临床特征

HL 最常见于伴有 hCG 水平增高的疾病［例如葡萄胎、绒癌、胎儿水肿（通常继发于 Rh 因子致敏，但罕见情况下也可由非免疫因素引起）］患者和多胎妊娠者。但 60% 的病例为单胎妊娠，与妊娠滋养细胞疾病（GTD）无关。GTD 患者的 HL 发生率为 10%~50%，发生率的差异取决于检查手段（临床检查或超声检查）。GTD 患者伴发 HL 时，可能提示持续性或转移性 GTD 的风险增加（见第 20 章）（Montz et al. 1988）。罕见情况下，HL 可在多囊卵巢综合征（PCOS）之后发生（Berger et al. 1984）。

HL 表现为盆腔包块，可见于整个妊娠期，或于剖宫产时发现，罕见病例诊断于产褥期。最近一篇文献回顾了 96 例 HL，诊断时孕龄为 7~41 周

（平均为妊娠 21 周），28% 的患者没有症状，72% 的患者有症状，最常见的症状为下腹痛（Cavoretto et al. 2014）。腹痛的原因可能是出血进入囊腔内。罕见情况下，受累卵巢可发生扭转或破裂，有时伴腹腔内出血，可致死。与卵巢过度刺激综合征（OHS）（详见后文）不同，HL 患者较少（24%）出现腹水（Cavoretto et al. 2014）。GTD 患者的 HL 于诊刮时或术后随访阶段被发现（Planner et al. 1982）。与 GTD 不相关的病例中，约 15% 的患者有男性化表现，但患者生育的女婴未受疾病影响（Berger et al. 1984）。GTD 相关的非男性化 HL 患者和 GTD 不相关的男性化 HL 患者均有血浆睾酮水平升高，且升高的水平与卵巢增大的程度成比例。HL 的超声特征为 "轮辐" 征，表现为位于中央的有回声的卵巢间质向外周延伸，并围绕多个无回声的薄壁囊肿（Cavoretto et al. 2014）。

病理特征

大体表现为多发性薄壁囊肿，通常为双侧性，使卵巢中 – 重度增大（最大径可达 35 cm）（图 12.27）。囊内充满清亮或血性液体。镜下表现类似 FC，卵泡膜内层细胞显著黄素化，一些病例的粒层细胞也可黄素化（图 12.28），粒层细胞偶有奇异形核。卵泡膜层和中间的间质常有明显的水肿，中间的间质内常有黄素化间质细胞。

发病机制

HL 偶可发生于正常妊娠者和 hCG 水平正常的患者，且并非所有 hCG 水平升高的女性都有 HL，因此 HL 的发病机制涉及 hCG 之外的因素。有人认为 HL 患者的卵巢对 hCG 敏感性升高（Bradshaw et al. 1986）。一项研究发现，HL 伴 GTD 的患者体内，其他激素水平也有所升高，特别是孕激素、催乳

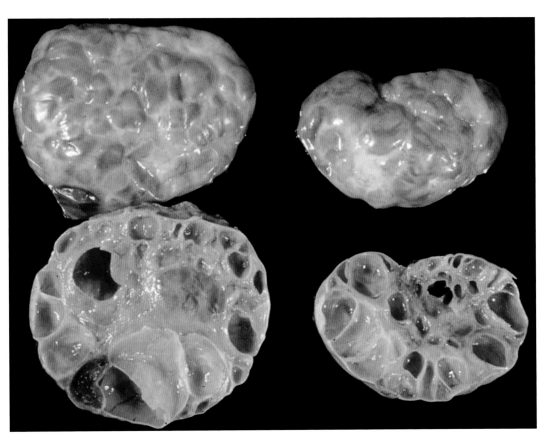

图 12.27　黄体过度反应。卵巢皮质内可见多发性薄壁卵泡囊肿

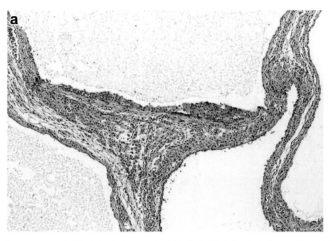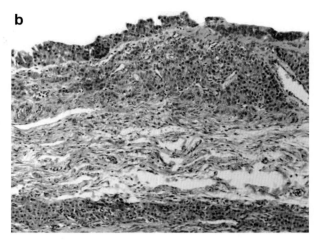

图 12.28 黄体过度反应。a. 充满液体的薄壁卵泡囊肿，内衬粒层细胞和卵泡膜细胞，两者都表现出明显的黄素化；b. 高倍镜下观察所见

素和雌二醇，提示这些激素可能在 HL 的发病或维持中发挥一定作用（Osathanondh et al. 1986）。

临床行为和治疗

　　HL 囊肿通常在产褥期消退，但偶有病例其 HL 囊肿直到产后 6 个月还未完全消退。也有一些病例的 HL 囊肿在妊娠期间自发消退。伴 GTD 的病例，囊肿通常在清宫术后 2~12 周逐渐消退，偶尔也会在 hCG 水平降至正常后仍持续数月，甚至增大（Montz et al. 1988；Planner et al. 1982）。HL 的手术治疗仅用于去除梗死组织、控制出血或缩小卵巢体积以降低男性化患者的雄激素产量。罕见病例在下一次妊娠时出现 HL 复发。

鉴别诊断

　　HL 导致卵巢增大，若不了解其大体形态，可能会误诊为囊性卵巢肿瘤，偶可导致不必要的双侧卵巢切除。如果有疑问，应当取囊壁组织行冷冻切片检查。罕见情况下，妊娠黄体瘤可与 HL 共存，此时的大体表现更加类似肿瘤。

12.6.3　卵巢过度刺激综合征

　　卵巢过度刺激综合征（OHS）是一种医源性黄

体过度反应，见于一部分接受诱导排卵的女性，一般见于先使用 FSH、再用 hCG 的女性，罕见病例在单独使用氯米芬后发生（Haning et al. 1985）。文献报道的 OHS 发病率的差异很大，有人认为，所有接受诱导排卵的女性均存在一定程度的 OHS，其中 0.5%~5.0% 的女性出现严重表现（Kaiser 2003）。OHS 仅发生于排卵后，受孕女性的症状更严重，多囊卵巢患者接受诱导排卵后更容易发生 OHS。已报道数例与诱导排卵不相关的特发性 OHS 病例，患者的 hCG 水平一般较高，例如葡萄胎或多胎妊娠患者（Edwards-Silva et al. 2008；Haning et al. 1985）。文献还报道过数例患有严重甲状腺功能减退症患者发生的 OHS，一般发生于妊娠期，也偶见于非妊娠患者（Edwards-Silva et al. 2008）。慎重选择患者，并通过监测雌激素水平和卵巢大小来调整药物剂量，可降低 OHS 的发病率。目前有证据表明，hCG 是血管内皮生长因子（VEGF）的一种强效诱导剂，重度 OHS 患者的血管通透性升高，VEGF 在其中发挥主要作用（McClure et al. 1994）。此外，FSH 受体突变与复发性、家族性 OHS 有关（Smits et al. 2003）。

　　重度 OHS 表现为卵巢巨大，伴腹水形成，有时伴有胸水，这是浆膜通透性增加的结果（类似于急性 Meigs 综合征的三联征，即良性卵巢肿瘤、胸水和腹水，在切除卵巢肿瘤后胸水和腹水消失）。患者一般伴有血清雌激素、孕激素和睾酮水平升高（Haning et al. 1985）。因血液浓缩而继发少尿和血栓栓塞是其危及生命的并发症。血清肾素、醛固酮和抗利尿激素水平可升高（Haning et al. 1985）。保守治疗一般有效（例如超声引导下囊液抽吸），囊肿一般于 6 周内消退。罕见囊肿扭转或破裂，此时需要手术治疗。卵巢的组织学表现类似黄体过度反应，区别在于 OHS 可见一个或多个黄体。

12.6.4 以多发性卵泡囊肿为特征的罕见病变

幼年型甲状腺功能减退症女性患儿中，高达75% 的患儿罹患多囊卵巢（Lindsay et al. 1983）。罕见情况下，卵巢增大可能是甲状腺功能减退症的首发症状。除了卵巢增大和甲状腺功能减退症的表现外，50% 以上的患者还有不同程度的性早熟和乳头溢液。性早熟和乳头溢液似乎分别由脑垂体分泌的促性腺激素和催乳素增加所致。类似的临床表现在罕见情况下也可见于成人。仅少数病例进行了组织学检查，结果显示为卵泡囊肿，部分病例的卵泡膜内层细胞伴有黄素化。其中 2 例还有原始卵泡耗竭的表现。甲状腺素治疗可缓解甲状腺功能减退症和性早熟的症状，使卵巢囊肿消退，并使升高的促性腺激素和催乳素水平下降。

据报道，孕龄不足 30 周的早产婴儿可发生与雌激素分泌相关的多发性双侧卵泡囊肿（Sedin et al. 1985）。此类囊肿继发于 FSH 和 LH 水平升高，在稍早于预产期的宫内发育阶段出现。据推测，下丘脑和垂体前叶对雌二醇的负反馈调节相对不敏感与显著早产相关。

17- 羟化酶是皮质醇和雌激素合成所必需的，先天性缺乏 17- 羟化酶可导致雌激素水平偏低，继而导致 FSH 和 LH 水平升高（Taylor 1998）。先天性缺乏 17- 羟化酶患者中，罕见病例伴有先天性肾上腺增生、低钾血症、高血压、原发性闭经、双侧多发性卵泡囊肿导致的卵巢增大、缺乏性成熟表现。本病的迟发型可类似特发性多毛症或多囊卵巢综合征（PCOS）。

12.6.5 多囊卵巢综合征

多囊卵巢综合征（PCOS）是一种特发性疾病，对患者的健康有显著影响，体现在生育功能、代谢、心血管系统和肿瘤转化等方面（Ehrmann 2005；Lee et al. 2007；Norman et al. 2007）。PCOS 的特征包括促性腺激素分泌失调、持续无排卵、雄激素增多、外周雄激素向雌激素转化增加和硬化性囊状卵巢。许多患者还有葡萄糖耐量异常和高胰岛素血症。与 1935 年 Stein 和 Leventhal 最初提出的定义（Stein-Leventhal 综合征）相比，目前的 PCOS 临床谱系更广。PCOS 可能有多种潜在病因，可有不同的临床表现（Ehrmann 2005；Norman et al. 2007）。一些 PCOS 患者伴有 HAIR-AN 综合征，后者包括高雄激素血症（HA）、胰岛素抵抗（IR）和黑棘皮病（AN）。这两种综合征在临床和病理上均有重叠。HAIR-AN 综合征将在后文中详细讨论。

临床表现

PCOS 的估计发病率为 5%~10%，是育龄期女性最常见的内分泌疾病（Knochenhauer et al. 1998）。由于症状和体征具有异质性，PCOS 的临床诊断具有挑战性。依据国际共识小组更新后的诊断标准，PCOS 的诊断要求至少具备如下条件中的 2 项，并排除其他可能的疾病。①月经稀发或闭经。②雄激素增多症或高雄激素血症。③超声检查显示多囊卵巢（The Rotterdam Consensus 2004）。需要注意的是，Rotterdam 标准更加宽松，在没有多囊卵巢的情况下也可诊断 PCOS，这导致 PCOS 的发病率受到质疑（Ehrmann 2005；Dumesic et al. 2015；March et al. 2010）。患者一般为 20~30 岁，伴无排卵周期所致的功能失调性子宫出血，一般于青春期前发病，少数表现为继发性闭经、生育功能低下或不孕。80% 的患者有雄激素增多症状，常表现为多毛症（Taylor 1998）。有相当一部分 PCOS 患者超重或肥胖，这会加重已有的代谢和生育方面的异常（Ehrmann 2005）。除多毛症外，皮肤还可发生粉刺、雄激素性脱发和黑棘皮病（HAIR-AN 综合征）（Lee et al. 2007）。大多数患者（尤其是肥胖患者）有高胰岛素血症、胰岛素抵抗和葡萄糖耐量降低，但这些特征有可能直到中老年才出现（Ehrmann 2005；Norman et al. 2007）。PCOS 罕见明显的男性化表现（阴蒂肥大、声音低沉、一过性脱发和男性体型），如果这些症状突然出现，提示为间质 HT 或伴男性化表现的卵巢肿瘤，而不是 PCOS。患者可能出现可触及的卵巢增大。盆腔超声有助于诊断。肥胖和葡萄糖耐量降低可导致心血管疾病风险升高，一些病例伴有高血压和血脂异常（Ehrmann 2005）。在非肥胖女性中，PCOS 患者更常发生非酒精性肝病（Kim et al. 2017）。

PCOS 具有很强的家族发病倾向，可能是导致家族性多毛症最常见的内分泌疾病。少数研究认为 PCOS 与单基因突变相关，但更可能有多基因参与，一些研究（包括靶组织的微阵列分析）的重点是寻找调节下丘脑 – 垂体 – 卵巢轴的候选基因（Draper et al. 2003；Ehrmann 2005；Wood et al. 2003）。全基因组关联分析已从 PCOS 易感位点中发现大量候选基因，包括与促性腺激素受体、FSH 受体和胰岛素受体，以及正常细胞和肿瘤细胞差异性表达的结构域蛋白（DENND1A）和甲状腺腺瘤相关蛋白（THASA）相关的基因（Chen et al. 2011）。

相当一部分患者存在无对抗雌激素刺激相关表现，包括子宫内膜增生和少数（约 1%）子宫内膜癌。子宫内膜癌一般见于 40 岁以下的肥胖患者；在 40 岁以下的子宫内膜癌患者中，多达 1/4 的患者有 PCOS（Coulam et al. 1983）。这些患者的肿瘤几乎总是 1 级子宫内膜样癌，癌组织局限于内膜，或仅浸润浅肌层（Coulam et al. 1983），罕见致死，孕激素治疗或诱导排卵治疗有效（见第 8 章和第 9 章）。PCOS 患者还可发生多种子宫外肿瘤，但可能与 PCOS 没有关系（Coulam et al. 1983）。但有一项研究发现，PCOS 女性患卵巢上皮性癌的风险增加了 2.5 倍（Schildkraut et al. 1996）。

大体表现

PCOS 常累及双侧卵巢，罕见单侧受累。受累卵巢呈圆形，大小为正常卵巢的 2~5 倍，有报道称卵巢体积可达对照组的 3 倍（Lunde et al. 1988）。卵巢大小偶可正常。表浅的皮质囊肿常可通过白色的卵巢表面观察到。切面上，浅层皮质增厚，呈白色的被膜样，可见大量彼此相邻的囊肿，囊肿大小相近，直径一般小于 1 cm（图 12.29）。常可见一个几乎没有排卵痕迹（黄体或白体）的间质中央区。

现已不再使用楔形切除来治疗 PCOS，因此很少见到相应的卵巢标本。多囊卵巢的超声诊断标准为可见到不少于 12 个直径为 2~9 mm 的卵泡，或卵巢体积增大（>10 cm³）（Balen et al. 2003）。但典型的大体表现或超声检查结果并不是 PCOS 诊断所必需的，在缺乏典型的临床表现时，不能诊断 PCOS（详见后文"鉴别诊断"）（Taylor 1998）。

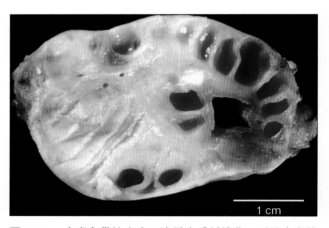

图 12.29   多囊卵巢性疾病。浅层皮质纤维化，可见多发性囊状卵泡

镜下表现

　　卵巢浅层皮质纤维化，细胞稀少，类似被膜（图 12.30a），可有显著的厚壁血管（Hughesdon 1982）。相似的纤维化间质可呈舌状，从浅层皮质向深层皮质和髓质延伸。囊肿的本质是闭锁卵泡，内侧为数层不伴黄素化并呈灶性脱落的粒层细胞，外侧为明显的黄素化卵泡膜内层细胞（图 12.30b），因此有人称之为"卵泡的卵泡膜细胞增生"。但其他研究发现，PCOS 患者与正常女性相比，差别仅在于前者的囊状卵泡数量增加（Lunde et al. 1988）。卵泡膜内层细胞显著黄素化的窦中期卵泡和闭锁卵泡的数量是正常卵巢的 2 倍，而原始卵泡的数量和形态均正常（Hughesdon 1982）。PCOS 患者通常缺乏先前排卵的痕迹，但在基本典型的病例中，约 30% 的患者的卵巢中可见黄体。深层皮质和髓质的间质体积可增大 5 倍。80% 病例的间质内含有黄素化间质细胞，少数病例含有灶性平滑肌（Hughesdon 1982）。与同龄对照组相比，PCOS 患者的卵巢门细胞（Leydig 细胞）巢的数量可能更多。

病理生理学

　　PCOS 的病理生理学很复杂，始动因素尚未完全阐明（Taylor 1998；Dumesic et al. 2015）。一个主要发现是患者血清中的 LH 水平升高或 LH/FSH 比值升高。众所周知，促性腺激素呈脉冲式释放，其浓度在月经周期中持续变化，因此促性腺激素水平异常并非诊断 PCOS 所必需（Ehrmann 2005）。LH 刺激卵泡的卵泡膜内层细胞产生雄烯二酮，后者在外周（主要在脂肪组织内）转化为雌酮（E_1），少量转化成睾酮。更重要的是，卵泡产生的睾酮量也增加，导致 PCOS 患者的血清睾酮浓度小幅升高。雌二醇（E_2）水平保持正常或位于正常下限，致使 E_1/E_2 比值升高。E_1 升高可抑制 FSH 分泌，一部分患者的 inhibin（粒层细胞产生的一种非类固醇肽）分泌也增多（Tanabe et al. 1983），这会进一步增强这种抑制作用。因此，LH/FSH 比值升高是 PCOS 的一个特征。PCOS 患者的卵巢产生的雌激素显著减少，可能是粒层细胞内 FSH 依赖性芳香酶系统失活所致。卵泡内雌激素合成不足而雄激素增加，LH/FSH 比值升高，这些因素导致滤泡发育停滞于窦中期、无排卵和硬化性囊状卵泡。

　　许多相互关联的因素可能在 PCOS 的发生或持续中发挥作用。Taylor（1998）认为，PCOS 患者的促性腺激素、胰岛素分泌与雄激素分泌之间存在关联，导致绝大多数患者的主要病因难以确定。肥胖相关因素包括雄烯二酮转化为 E_1 而导致的高雌激素血症，以及高胰岛素血症。两者均参与了 PCOS 的发病，美国人口肥胖率的增高被认为是导致

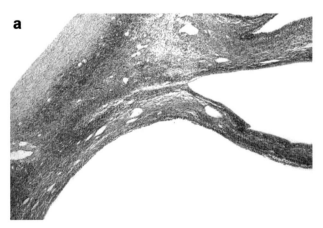 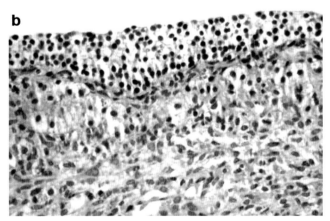

图 12.30　多囊卵巢性疾病。a. 浅层皮质纤维化，其下可见多个囊状卵泡；b. 囊状卵泡内衬非黄素化的粒层细胞，其外层为更厚的黄素化卵泡膜内层细胞

PCOS 发病率升高的一个因素（Ehrmann 2005）。20%~30% 的 PCOS 患者存在肾上腺分泌雄激素过多的情况，表现为硫酸脱氢表雄酮（DHES）水平升高，以及肾上腺对促肾上腺皮质激素（ACTH）的异常雄激素反应（Rodin et al. 1994；Yildiz et al. 2007）。肾上腺分泌雄激素增多可导致高雌激素血症，继发 LH/FSH 比值升高。一些研究者认为肾上腺异常（可能包括迟发性先天性肾上腺增生）是其主要的诱发因素，但也有研究者认为肾上腺异常是 PCOS 患者激素环境改变所导致的继发性改变（Carmina et al. 1995）。

无论是否肥胖，PCOS 患者都存在胰岛素抵抗和高胰岛素血症，但肥胖者更严重（Nestler et al. 1989）。虽然外周组织对胰岛素抵抗，但 PCOS 患者的卵巢仍对胰岛素有反应。胰岛素可放大 LH 的作用，提高卵泡粒层细胞产生雌二醇和孕酮的能力，并可能使卵泡的生长停滞（Granks et al. 1999）。正如后文将要讨论的 HAIR-AN 综合征，胰岛素和胰岛素样生长因子可刺激卵巢间质细胞增生，并促进其分泌雄激素。因此，高胰岛素血症可使 PCOS 患者的循环雄激素水平升高（通过外周转化还可增加雌激素水平），而高雄激素血症亦可加重胰岛素抵抗。

高催乳素血症见于 15%~25% 的 PCOS 患者，但近来有证据提示两者为不同的疾病。乳头溢液是高催乳素血症的一个特征，不见于 PCOS。一项研究发现，导致血清催乳素水平升高的因素中，19% 为垂体腺瘤，23% 为药物作用（Ehrmann 2005；Filho et al. 2007）。

鉴别诊断

PCOS 是一种临床病理综合征，在缺乏常见临床表现时，即使多囊卵巢仅有少量或无先前排卵证据，仍不足以诊断 PCOS。在青春期前女童，以及刚进入青春期的基本正常的女孩中均可偶尔见到类似 PCOS 的多囊卵巢。超声研究发现，伴有轻度高雄激素血症表现、但无月经不规律的排卵女性可出现多囊卵巢，囊肿与临床表现典型的 PCOS 患者相似，差别在于前者的卵巢内可见黄体和白体（Polson et al. 1988）。因此，作为一种临床综合征，PCOS 与正常状态的分界并不十分清楚。

对病理医师而言，PCOS 与肿瘤的鉴别很容易，但其临床表现可能提示分泌雄激素或雌激素的卵巢肿瘤，尤其是那些合并非功能性卵巢肿瘤的罕见病例。一些病例伴发的卵巢肿瘤可以是有功能的，如 Sertoli-Leydig 细胞瘤，此时可能难以确定内分泌改变是由哪个病变引起的。

PCOS 的鉴别诊断还包括其他各种导致促性腺激素释放异常、持续性无排卵和硬化性囊状卵巢的疾病。硬化性囊状卵巢是绝经前患者持续性无排卵的一种非特异性形态学表现，患者可伴有以下疾病或病变。①肾上腺病变，如库欣综合征、先天性肾上腺增生（最常见的是 21- 羟化酶或 11β- 羟化酶缺乏）和男性化肾上腺肿瘤。②原发性下丘脑 – 垂体疾病。③产生过量雌激素或雄激素的卵巢病变，包括性索间质肿瘤和类固醇细胞瘤，以及非肿瘤性病变，如 Leydig 细胞增生和间质卵泡膜细胞增生（HT）。如前文所述，HT 的临床和病理表现均与 PCOS 有重叠，两者可能位于同一疾病谱系的两端。硬化性囊状卵巢也可见于自身免疫性卵巢炎患者（Bannatyne et al. 1990）、长期口服避孕药的女性、存在卵巢周围粘连者和长期补充雄激素的女性变性（女变男）患者（Pache et al. 1991）。有研究发现，PCOS 样综合征与使用抗癫痫药丙戊酸盐有一定相关性（Isojärvi et al. 1993）。

12.6.6 间质增生和间质卵泡膜细胞增生

正常间质细胞呈梭形，胞质稀少，类似成纤维细胞。间质细胞呈旋涡状或席纹状排列，细胞间有致密的网状纤维网，并可见多少不等的胶原，后者在浅层皮质最丰富。间质细胞表达 CD56、WT1、 vimentin、ER 和 PR（Al-Timimi et al. 1985；He et al. 2008；McCluggage et al. 2007）。在育龄后期及绝经后的许多女性中，卵巢间质的体积减小，细胞密度降低，胶原增多。卵巢间质内还有其他多种细胞，其中大多数可能由梭形间质细胞衍变而来，这些细胞包括黄素化间质细胞、有酶活性的间质细胞、蜕膜细胞、子宫内膜间质细胞样细胞（子宫内膜间质异位症，"卵巢子宫内膜间质异位症"）（见第 13 章）、平滑肌细胞、脂肪细胞、间质 Leydig 细胞和罕见的神经内分泌细胞或 APUD（胺前体摄取和脱羧作用）型细胞（Clement 2007）。间质增生（SH）的特征是卵巢间质细胞不同程度的增生。间质卵泡膜细胞增生（HT）是指远离卵泡的卵巢间质内可见黄素化细胞，一般伴有至少中等程度的 SH。

临床表现

　　SH 和 HT 的临床表现不一。中 – 重度 SH 最常见于 50~70 岁女性，占该年龄组尸检病例的 1/3 以上（Snowden et al. 1989）。最近一项研究发现，SH 可见于 24% 的大体表现正常的卵巢（Seidman et al. 2016）。中 – 重度 SH 很少见于 70~80 岁患者，提示该病或许可逆。一项研究发现，SH 与产次呈很强的负相关（Snowden et al. 1989）。中 – 重度 SH 还可见于伴雄激素或雌激素表现的疾病（包括子宫内膜癌、肥胖、高血压和葡萄糖不耐受），但这些表现不如在 HT 中那样常见和明显。

　　HT 最常见于 50~90 岁，家族性 HT 病例也有报道（Judd et al. 1973）。55 岁以上的尸检病例中 1/3 的病例有 HT，标本全面取材并在显微镜下仔细查找，偶见的黄素化间质细胞的现象在此年龄组中更常见（Clement 2007）。绝经后的 HT 通常轻微，临床意义不明，罕见病例伴发绝经后多毛症（Damodaran et al. 2011）。

　　临床表现严重的 HT 常见于较年轻的育龄期患者，罕见病例为青少年和绝经后患者（Madeido et

al. 1985）。临床表现包括显著的男性化、肥胖、高血压、高胰岛素血症和葡萄糖耐量降低。此外，少数 HT 患者（或偶为 PCOS 患者）伴有 HAIR-AN 综合征（详见后文）。HT 的临床表现通常是逐渐出现的，偶可突然发生，后者提示可能存在产生雄激素的肿瘤，尤其是当病变呈单侧性并伴有卵巢增大时。部分 HT 的临床表现更接近 PCOS。一方面，一些 HT 患者的临床表现以雌激素相关症状为主，特别是绝经后患者，其可能存在子宫内膜增生，甚至高分化子宫内膜腺癌（Madeido et al. 1985；Nagamani et al. 1988；Sasano et al. 1989；Snowden et al. 1989）。另一方面，一些研究发现，子宫内膜增生或子宫内膜癌患者的 HT 发生率较高（Nagamani et al. 1988；Sasano et al. 1989）。最近一项研究证实了上述发现，此项研究包括了同时行子宫和双侧卵巢切除术的 238 例 60 岁以上患者，结果显示，子宫内膜萎缩患者的 HT 检出率为 23.9%，而子宫内膜息肉、增生或腺癌患者的 HT 检出率接近 50%（Zhang et al. 2017）。文献报道过 2 例胎盘部位滋养细胞肿瘤患者出现了 HT 相关男性化表现，其中 1 例以此为肿瘤的首发表现（Nagamani et al. 1990；Nagelberg et al. 1985）。

大体表现

　　SH 和 HT 几乎均累及双侧，卵巢大小正常或增大，最大径可达 8 cm，因而可类似卵巢肿瘤（Madeido et al. 1985）。切面通常呈实性、均质状、白色到黄色，质硬（图 12.31）。结节性 HT 中可见多个黄色结节。绝经前患者可出现类似 PCOS 的硬化性囊状改变（Hughesdon 1982）。罕见病例可伴发卵巢肿瘤，一般为间质黄体瘤，后者也有激素分泌潜能（Scully 1964）。

镜下表现

　　SH 和 HT 均表现为在卵巢皮质和髓质内可见间质细胞结节状或弥漫性增生（图 12.32a）。轻

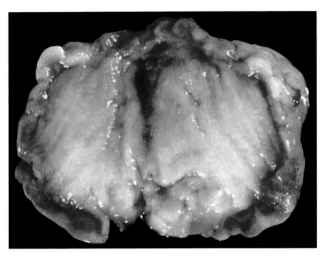

图 12.31　间质增生和间质卵泡膜细胞增生。切面呈实性、均质状、黄色

度 SH 与正常卵巢难以区分。增生的间质内可能见到卵泡相关结构，但其在晚期病变中罕见或不存在（图 12.32b）。SH 中的间质细胞比正常绝经后女性的卵巢间质细胞肥胖，核呈卵圆形至梭形、空泡状，胞质内常含脂质。HT 中的黄素化间质细胞更常见于髓质，但也可见于皮质，细胞可单个散在、形成小巢（图 12.33a）或聚集成结节，胞质丰富，呈嗜酸性或透明，内含多少不等的脂质，核呈圆形，含一个中位小核仁。如前所述，绝经前女性（包括伴 HAIR-AN 综合征者）也常见类似 PCOS 的硬化性囊状改变。HT 伴 HAIR-AN 综合征（详见后文）时，常伴显著的卵巢间质水肿和纤维化，而不是 SH 样改变（Massachusetts General Hospital Case Records 1988）。

HT 偶尔还伴有其他改变，包括闭锁卵泡增多、化生性平滑肌形成的间质小结节、门细胞增生、门细胞肿瘤、间质黄体瘤和卵泡膜细胞瘤（Roth et al. 1973；Scully 1981；Sternberg et al. 1973；Zhang et al. 1982）。不伴 HT 的 SH 也可伴发卵泡膜细胞瘤（Zhang et al. 1982）。一些 HT 可伴有卵巢重度水肿。

组织化学研究发现，非黄素化间质细胞、黄素化间质细胞，以及形态介于两者之间的过渡细胞均具有氧化活性，后者在类固醇激素分泌方面起重要作用（Scully et al. 1964）。一项研究发现，在约 50% 的 SH 病例中，黄素化间质表达细胞色素 P450-17-α，后者可催化雄激素的合成（Sasano et al. 1989）。黄素化间质细胞还表达 inhibin、calretinin（图 12.33b）、睾酮、雌二醇和 FSH（Madeido et al. 1985；McCluggage et al. 2001；Nagamani et al. 1988；Pelkey et al. 1998）。

病理生理学

体外和体内研究显示，与正常卵巢相比，SH 患者的卵巢分泌更多的雄烯二酮、雌酮和雌二醇

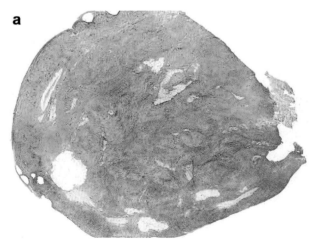
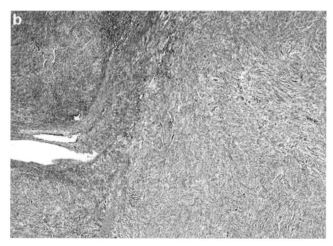

图 12.32　间质增生。a. 卵巢皮质和髓质内可见卵巢间质细胞弥漫性增生；b. 缺乏卵泡相关结构

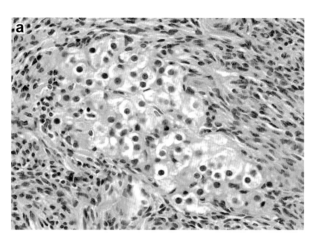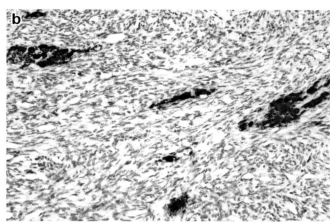

图 12.33　间质卵泡膜细胞增生。a. 卵巢间质内可见黄素化间质细胞巢；b. 黄素化间质细胞表达 calretinin

（Dennefors et al. 1980）。对 HT 患者的卵巢的体外研究（Nagamani et al. 1992）和体内研究发现，患者卵巢的睾酮、双氢睾酮和雄烯二酮的产生率显著增高，其血清浓度达到男性水平（Madeido et al. 1985）。一项研究采用免疫组化方法检测参与胆固醇向类固醇激素转化的各种酶，结果显示，在 HT 患者卵巢中，与雄激素合成相关的酶不仅表达于本病特征性的黄素化间质细胞，还表达于毗邻的梭形间质细胞（Sasano et al. 1989）。与 PCOS 患者一样，SH 患者和 HT 患者的雌激素主要是雌酮，主要由卵巢的雄激素在外周组织芳香化转变而来，患者的雌酮 / 雌二醇比值升高（Sasano et al. 1989）。

与 PCOS 患者不同，多数绝经前 HT 患者的促性腺激素水平正常（Judd et al. 1973）。但促性腺激素可能在 SH 和 HT 中发挥作用，举例如下。①LH 水平升高见于大多数绝经后 SH 和 HT 患者，以及少数绝经前 HT 患者。②卵巢间质细胞表达 FSH 受体和 LH 受体（Nakano et al. 1989）。③体外培养研究显示，FSH 和 LH 可刺激绝经前和绝经后卵巢间质细胞增生（Snowden et al. 1989）。④无论是否伴发 HT，LH 均可增强卵巢间质细胞合成雄激素的能力（Dennefors et al. 1980；Nagamani et al. 1992）。⑤妊娠期间，卵巢间质常发生显著黄素化。⑥一些有症状的 HT 患者伴发妊娠滋养

细胞疾病（Nagamani et al. 1990；Nagelberg et al. 1985）。⑦一些重度 HT 患者的脑垂体内嫌色细胞数量增多（Madeido et al. 1985）。胰岛素抵抗和高胰岛素血症可见于高达 90% 的 HT 患者，这两个因素可能参与了卵巢间质黄素化（HAIR-AN 综合征）（Nagamani et al. 1986）。

鉴别诊断

与纤维瘤相比，SH 几乎总是累及双侧，其特征为细胞核较小，胶原稀少，间质结节通常相互融合。与低级别子宫内膜间质肉瘤的区别在于：SH 细胞呈梭形，缺乏核分裂象和规则分布的小动脉。

HT 的鉴别诊断包括黄素化细胞的非肿瘤性和肿瘤性实性增生性病变，其中多数患者伴有男性化表现。非肿瘤性病变包括妊娠黄体瘤和 Leydig 细胞增生（详见本章相应部分），肿瘤性病变包括黄素化卵泡膜细胞瘤和类固醇细胞瘤（见第 15 章）。与 HT 相比，这些肿瘤几乎总是单侧发生，大体表现为清楚的肿块或结节。多种良性或恶性卵巢肿瘤的间质内也可见到类似 HT 中所见的黄素化间质细胞，包括原发性表面上皮性肿瘤、生殖细胞肿瘤和转移性肿瘤，其统称为"伴功能性间质的肿瘤"（见第 15 章）。

临床行为和治疗

与 PCOS 不同，HT 患者对氯米芬治疗反应差或无反应（Judd et al. 1973）。为阻止男性化症状进展，许多患者需要行双侧卵巢切除术，手术治疗还可能使高血压和葡萄糖耐量异常得以缓解。最近有采用促性腺激素释放激素激动剂（GnRHa）成功治疗 HT 的报道（Vollaard et al. 2011）。

12.6.7 HAIR-AN 综合征

一部分卵泡膜细胞增生（HT）患者除了存在常见的胰岛素抵抗和高胰岛素血症外，还伴有 HAIR-AN 综合征。据估计，高雄激素血症女性的 HAIR-AN 综合征的发病率可高达 5%（Barbieri et al. 1983，1988；Dunaif et al. 1985；Massachuesetts General Hospital Case Records 1982）。HAIR-AN 综合征由高雄激素血症（HA）、胰岛素抵抗（IR）和黑棘皮病（AN）组成，其中 HA 通常较早发生，有时出现于初潮前（Barbieri et al. 1983）。一些 HAIR-AN 综合征患者的男性化表现显著，且其程度可与雄激素水平不成比例（Dunaif et al. 1985）。一些患者的葡萄糖耐量正常，但也有一些患者出现有症状的糖尿病（Kahn et al. 1976）。

HAIR-AN 综合征最常见于 PCOS 患者，绝大多数（即使不是所有）HAIR-AN 综合征患者也存在 HT（Dunaif et al. 1985；Massachuesetts General Hospital Case Records 1988）。HT 伴 HAIR-AN 综合征患者的少见组织学表现包括卵泡闭锁显著、大量退变的卵母细胞、髓质间质纤维化和大量小巢状粒层细胞伴 Call-Exner 小体形成（Massachuesetts General Hospital Case Records 1982）。HAIR-AN 综合征伴 HT 和（或）硬化性囊状卵巢的患者中，罕见病例可发生皮样囊肿和间质黄体瘤。

典型的实验室检查异常包括高胰岛素血症，以及睾酮和雄烯二酮产生率升高伴血清浓度升高（Dunaif et al. 1985）。一些患者的胰岛素抵抗的严重程度与睾酮的升高水平成比例。推测胰岛素抵抗的机制包括以下几种。①胰岛素受体的数量和功能下降，这些异常可能与肥胖有关，或与胰岛素受体结构发生遗传变异有关（A 型）。②存在抗胰岛素受体的抗体，后者可降低胰岛素受体对胰岛素的亲和力，通常与自身免疫性疾病有关（B 型）。③胰岛素发挥作用或清除过程中的受体后缺陷（C 型）（Dunaif et al. 1985；Kahn et al. 1976）。

据推测，HAIR-AN 综合征患者的主要缺陷在于胰岛素抵抗，由此导致高胰岛素血症和该综合征的其他表现。任何导致胰岛素抵抗并继发高胰岛素血症的病因都可引发 HAIR-AN 综合征。高雄激素血症本身可增加胰岛素抵抗的严重程度，因此可能存在一个自我加重的恶性循环（Barbieri et al. 1983）。黑棘皮病可能是继发于高雄激素血症和（或）高胰岛素血症的一个伴随表现。

对 HAIR-AN 综合征患者行双侧卵巢切除术能缓解高雄激素血症，但通常不能缓解胰岛素抵抗（Massachuesetts General Hospital Case Records 1982；Nagamani et al. 1986）。一些患者通过口服避孕药抑制促性腺激素，成功地降低了卵巢雄激素的产量。纠正高雄激素血症可能显著缓解黑棘皮病的症状。

12.6.8 卵巢重度水肿和纤维瘤病

卵巢重度水肿是指间质内水肿液积聚导致卵巢呈肿瘤样增大，多累及单侧卵巢，偶为双侧受累。目前文献报道了 100 多例卵巢重度水肿（Nogales et al. 1996；Roth et al. 1979；Young et al. 1984）。卵巢纤维瘤病更为罕见（Young et al. 1984），以卵巢弥漫性纤维化为特征，与卵巢重度水肿关系密切，因此也在本节一并叙述。

临床表现

卵巢重度水肿患者通常较年轻，平均年龄为

21 岁（6~37 岁），临床表现为腹痛或盆腔疼痛、月经失调和腹胀。疼痛可持续数年，或类似急性阑尾炎的突然发作。雄激素表现约见于 20% 的患者，几乎总是伴有黄素化间质细胞，其中 2/3 的患者有男性化表现，其余仅表现为多毛症（Young et al. 1984）。一些病例的血清睾酮水平升高。雌激素症状罕见，表现为同性假性性早熟（Nogales et al. 1996；Roth et al. 1979；Young et al. 1984）。盆腔检查可触及附件包块，70% 位于右侧。腹腔探查显示 90% 病例累及单侧卵巢，近 50% 的患者的受累卵巢发生部分或完全扭转。文献报道有 1 例患者的对侧卵巢发生了蒂扭转和梗死。腹水少见，但罕见患者伴发 Meigs 综合征。罕见情况下，子宫颈癌发生的淋巴道转移可继发卵巢水肿（Krasević et al. 2004）。

　　卵巢纤维瘤病患者的发病年龄为 13~39 岁，平均年龄为 25 岁（Young et al. 1984）。临床表现包括月经失调或闭经、腹痛，罕见病例伴有多毛症或男性化。多数患者在盆腔检查时有可触及的附件肿块。偶有病例在妊娠晚期或剖宫产时被偶然发现卵巢增大。一些病例在手术时发现受累卵巢发生蒂扭转。卵巢切除后，内分泌症状（包括数名患者的不孕症）均消失，表明该病变可产生类固醇激素。已报道 1 例单侧卵巢重度水肿患者伴发同侧阔韧带的巨大平滑肌瘤（Harrison et al. 2014）。

大体表现

　　重度水肿的卵巢体积增大，质软，有波动感，最大径为 5.5~35.0 cm（平均值为 11.5 cm），最重可达 2400 g（Young et al. 1984）。卵巢表面光滑，白色，有光泽，浅表皮质呈白色、纤维化，卵巢切面水肿（图 12.34）或呈凝胶样，有水样液体渗出。偶见表浅的卵泡囊肿。同侧输卵管也可出现水肿。

　　卵巢纤维瘤病表现为纤维瘤样病变完全或几乎完全累及整个卵巢（Young et al. 1984）。20% 的病例中病变累及双侧卵巢（图 12.35）。受累卵巢的

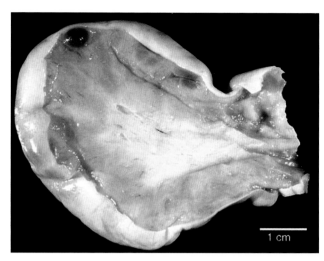

图 12.34　卵巢重度水肿。卵巢增大，显著水肿

最大径为 8~14 cm，表面呈白色、光滑或分叶状。切面呈白色至灰色，质硬，实性，1/3 的病例可见囊状卵泡。

镜下表现

　　卵巢重度水肿在低倍镜下最显著的组织学改变是明显的弥漫性间质水肿，水肿位于卵泡衍生结构之间，有时累及后者，浅层皮质一般不受累（图 12.36），浅层皮质通常出现纤维化并增厚。高倍镜下观察，卵巢梭形间质细胞间可见大量淡染的液体，可有局灶性微囊形成。非水肿区域的间质可正常、增生或呈卵巢纤维瘤病样改变（Young et al. 1984）。约 40% 的病例可有灶性黄素化间质细胞（图 12.37）。伴随的非特异性改变包括：卵巢内血管和淋巴管扩张，偶尔累及输卵管系膜；灶性坏死；红细胞外渗；吞噬含铁血黄素的巨噬细胞和肥大细胞（Roth et al. 1979；Young et al. 1984）。75% 以上的病例的对侧卵巢正常，其余病例的对侧卵巢增大和水肿，或虽无水肿，但伴有间质 HT 或硬化性囊状改变。

　　卵巢纤维瘤病的组织学特征为产胶原的梭形细胞呈纤维瘤样增生（图 12.38），通常围绕正常卵泡衍生结构生长，并导致浅层皮质增厚（图 12.39）

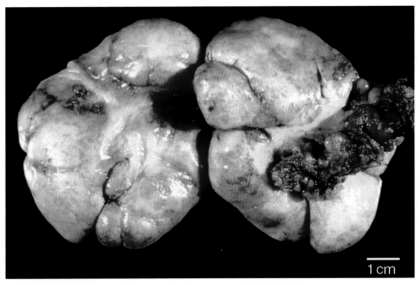

图 12.35 双侧卵巢纤维瘤病。卵巢表面不规则卷曲，有斑驳的白色纤维组织（右卵巢）

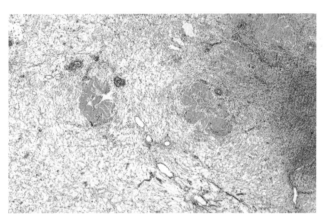

图 12.36 卵巢重度水肿。纤维体间的卵巢间质水肿

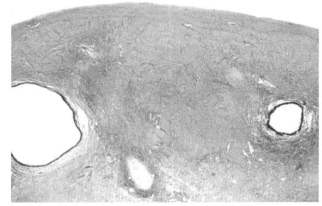

图 12.38 卵巢纤维瘤病。卵巢皮质内可见梭形纤维细胞增生，围绕卵泡衍生结构

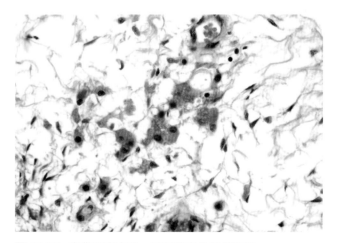

图 12.37 卵巢重度水肿。可见黄素化间质细胞

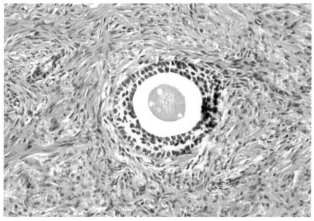

图 12.39 卵巢纤维瘤病。卵巢纤维性间质围绕一个窦前期卵泡

（Young et al. 1984）。多数病例表现为弥漫性增生，但病变也可局限，偶可局限于或主要累及皮质（皮质纤维瘤病）。病变表现不一，可为中等密度的梭形细胞束状增生伴灶性席纹状结构，也可为相对无细胞的致密胶原带。常可见小灶性未受累的卵巢间质。罕见病例的病变内或邻近的非纤维性间质内可见黄素化细胞。偶有病例的病灶内有少量水肿性间质和（或）性索成分（Young et al. 1984）。

发病机制

目前认为卵巢重度水肿的发病机制为卵巢蒂部间断性扭转，导致静脉和淋巴回流部分受阻。约50%的重度水肿病例存在卵巢蒂扭转，少数病例继发于盆腔或主动脉旁淋巴结转移癌所致的卵巢淋巴管阻塞（Krasević et al. 2004；Young et al. 1984）。卵巢间质细胞的黄素化被视为一种继发性改变。

至少部分卵巢重度水肿发生于卵巢间质增生性疾病（包括卵巢纤维瘤病或间质 HT）的基础上，这些基础疾病导致卵巢增大，促进扭转的发生，继而导致卵巢水肿（Young et al. 1984）。卵巢重度水肿与卵巢纤维瘤病的临床相似性和病理表现上的重叠也支持这种解释。Young 和 Scully 认为，卵巢重度水肿就是卵巢纤维瘤病继发扭转和水肿液积聚而形成的（Young et al. 1984）。同样，一些重度水肿病例的同侧卵巢中，以及对侧水肿或非水肿的卵巢中，可以见到黄素化间质细胞，这些病例可能说明间质 HT 患者的一侧或双侧卵巢曾发生扭转。

Russell 和 Farnsworth（1997）认为卵巢纤维瘤病不是重度水肿的前驱病变，他们认为，Young 和 Scully 描述的纤维瘤病代表一类反应性成纤维细胞增生性病变的"燃尽期"表现，该类病变谱系的一端是卵巢重度水肿，另一端则是各种细胞丰富的成纤维细胞性瘤样病变。

鉴别诊断

卵巢重度水肿的鉴别诊断包括可出现水肿或黏液样外观的多种卵巢肿瘤，以纤维瘤最常见，其他还包括硬化性间质瘤、Krukenberg 瘤、伴硬化性腹膜炎的黄素化卵泡膜细胞瘤，以及罕见的卵巢黏液瘤。因此，认识卵巢重度水肿对避免年轻女性接受不必要的卵巢切除是非常重要的。卵巢纤维瘤病也可与纤维瘤混淆，性索样细胞巢明显时也可与 Brenner 瘤混淆。

大体和镜下检查，卵巢重度水肿和纤维瘤病均可见到卵泡衍生结构，这不同于肿瘤。卵巢重度水肿和纤维瘤病通常弥漫累及整个卵巢，而卵巢肿瘤周围可被一圈正常卵巢组织所包绕。此外，卵巢纤维瘤患者的年龄更大，激素分泌不活跃。Krukenberg 瘤的特征是出现印戒细胞。纤维瘤病中的性索样细胞巢的数量、外形和细胞类型均不同于 Brenner 瘤。

临床行为和治疗

虽然文献报道中的多数卵巢重度水肿病例通过卵巢切除术而成功治愈，但应对该病变给予保守治疗，尤其是年轻患者，因为该疾病消退的可能性非常大。在采用卵巢楔形活检和术中冷冻切片检查排除肿瘤性病变后，应行卵巢悬吊术以固定受累卵巢。

12.6.9　妊娠黄体瘤

妊娠黄体瘤是妊娠期发生的一种特殊的非肿瘤性病变，其特征是黄素化细胞实性增生，导致卵巢肿瘤样增大，于产褥期消退（Norris et al. 1967；Burandt et al. 2014）。

临床特征

患者的年龄通常为 20~40 岁，80% 的患者是多产妇，80% 的患者为黑种人。多数患者无症状，在足月或接近足月剖宫产时，或产后输卵管结扎时偶然发现卵巢增大。罕见病例有可触及的盆腔肿块，肿块甚至可阻塞产道。约 25% 的病例出现多毛症或男性化表现，或这些表现在妊娠后半期加重。男性化母亲所产的女婴中，70% 的女婴伴有阴蒂肥大和阴唇融合。男性化患者的血清睾酮水平和其他雄激素水平可达正常值的 70 倍，非男性化患者的这些激素水平也升高（Nagamani et al. 1982）。婴儿的雄激素水平可正常，也可升高，但一般低于母体水平（Nagamani et al. 1982）。妊娠黄体瘤一般于产后数天内开始消退，并于数周内完全消退。与此同时，雄激素水平迅速下降，一般于产后 2 周内恢复正常。罕见情况下，患者于下次妊娠时再次发生妊娠黄体瘤。可通过卵巢结节切除活检或冰冻切片检查确诊。

大体表现

妊娠黄体瘤为红色至棕褐色结节，界清，呈实性，有肉质感（图 12.40），结节小者仅镜下可见，大者直径达 15~20 cm（中位直径为 6.6 cm）（Norris et al. 1967；Burandt et al. 2014）。常见出血灶。近 50% 的病例为多发，至少 1/3 的病例累及双侧。有可能见到一个孤立的妊娠黄体。产后数天至数周，卵巢可见棕色的皱缩性瘢痕。

镜下表现

妊娠黄体瘤表现为边界清楚的圆形结节，细胞弥漫排列（图 12.41），也可排列成小梁状或滤泡样，滤泡样结构可含有胶样物质（图 12.42a）。细胞大小介于毗邻卵泡的黄素化粒层细胞与黄素化卵泡膜细胞之间，胞质丰富且呈嗜酸性，脂质少或无，核位于中央（图 12.42b）。核深染，核大小变化轻微，可有明显的核仁。核分裂象计数可高达 7/10 HPF，平均为（2~3）/10 HPF，可有非典型核分裂象（Norris et al. 1967）。少见特征包括局灶胞质气球样变性和类似妊娠黄体中的胶样小滴。间质稀少，网状纤维围绕细胞团。产后切除标本表现为结节皱缩，退变的黄体瘤细胞充满脂质，核固缩，伴有淋巴细胞浸润和纤维化。

发病机制

妊娠黄体瘤最可能来自 hCG 诱导的黄素化间质细胞增生，但一些研究者认为其起源于黄素化的粒层细胞和卵泡膜细胞（Norris et al. 1967）。该病变只发生于妊娠期，提示 hCG 参与了妊娠黄体瘤的发病，体外和体内实验均发现 hCG 可以增加妊娠黄体瘤的类固醇生成量，也支持这一解释。GTD 患者的 hCG 水平极高，但罕见发生妊娠黄体

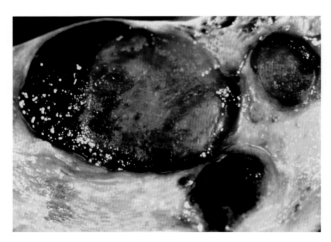

图 12.40　妊娠黄体瘤。正常卵巢实质内可见多个伴有出血的红褐色实性结节，界清

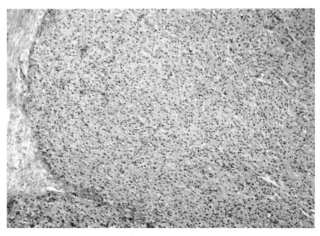

图 12.41　妊娠黄体瘤。正常实质内可见黄素化细胞实性增生形成的界清结节

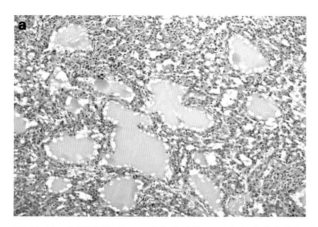 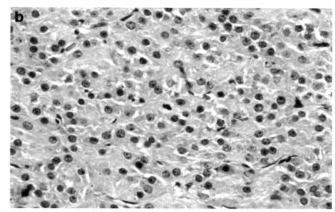

图 12.42　妊娠黄体瘤。a. 滤泡样结构；b. 多角形黄素化细胞呈实性生长

瘤；此外，妊娠黄体瘤几乎仅发生于妊娠末期，此期的 hCG 水平低于妊娠早期和中期。因此，hCG 并不是导致妊娠黄体瘤发生的唯一因素。偶有患者在妊娠前有多毛症病史（部分为家族性多毛症），提示基础性内分泌疾病（如间质 HT 或 PCOS）使得一些患者易于发生妊娠黄体瘤。

鉴别诊断

当妊娠黄体瘤多发时，术中所见可类似转移性肿瘤结节，切除并行冷冻切片检查一般可确诊。但当患者有嗜酸性恶性肿瘤（例如恶性黑色素瘤）病史或临床证据时，鉴别可能较为困难。单发性妊娠黄体瘤的组织学鉴别诊断包括由黄素化细胞组成的多种妊娠期病变。妊娠黄体瘤的大体表现具有特征性，有助于与妊娠期和产褥期巨大孤立性黄素化卵泡囊肿、黄体过度反应和妊娠黄体相鉴别。还需要鉴别妊娠期发生的部分或完全由黄素化细胞构成的原发性实性肿瘤，例如粒层细胞瘤、卵泡膜细胞瘤和类固醇细胞肿瘤（Burandt et al. 2014），这些肿瘤几乎总是表现为单侧孤立性病变，而妊娠黄体瘤更常为双侧多发性结节性病变。部分黄素化的肿瘤包括黄素化粒层细胞瘤和黄素化卵泡膜细胞瘤，两者均可见非黄素化区域，网状纤维更致密，细胞内脂质更丰富，这些特征不同于妊娠黄体瘤。完全黄素化的肿瘤属于类固醇细胞肿瘤，其组织学表现可

类似妊娠黄体瘤，支持类固醇细胞肿瘤的特征包括网状纤维致密、细胞内脂质和脂色素；Leydig 细胞瘤的特征还包括位于卵巢门部、可见 Reinke 结晶（见第 15 章）。孤立性妊娠黄体瘤与脂质含量少的类固醇细胞肿瘤无法区分，除非有其他证据，否则妊娠患者发生的这类病变均归入妊娠黄体瘤。

临床行为和治疗

妊娠黄体瘤是一种良性、自限性疾病，不需要任何处理。

12.6.10　妊娠期粒层细胞增生

一般特征和病理特征

妊娠女性的卵巢内偶可见到形似小肿瘤的粒层细胞增生（Clement et al. 1988），更早期的文献报道，相似的改变还可见于非妊娠女性。笔者曾在一例新生儿卵巢中见到同样的改变，该卵巢中还伴有黄体。发生于妊娠女性的粒层细胞增生常为多灶性病变，位于闭锁卵泡内，常有一层厚的黄素化卵泡膜细胞包绕。粒层细胞可排列成实性、岛状、微滤泡状（图 12.43）或小梁状，其结构类似临床表现典型的粒层细胞瘤。一些 Sertoli 细胞瘤中所见的实性小管结构也可见于粒层细胞增生。粒层细胞胞质稀少，可见核沟，类似成年型粒层细胞瘤的

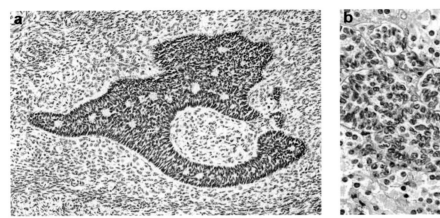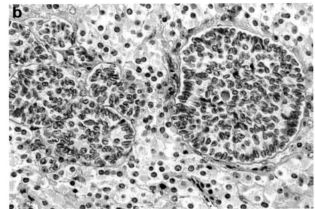

图 12.43　妊娠期粒层细胞增生，类似体积小的粒层细胞瘤。粒层细胞增生位于闭锁卵泡的中央，其周围由黄素化的卵泡膜内层细胞围绕。a. 增生细胞呈不规则岛状排列，可见 Call-Exner 小体；b. 另一病例，粒层细胞呈小巢状排列，可见核沟

细胞。在伴有 Sertoli 样结构的病例中，胞质量中等，内含细小空泡，提示存在脂质。一例粒层细胞增生表现为黄素化粒层细胞形成较大的结节，核呈圆形、大小不一、无核沟，类似妊娠黄体瘤，但明显起源于粒层细胞，且细胞更大。

鉴别诊断

最常需要鉴别粒层细胞瘤或 Sertoli 细胞瘤。粒层细胞增生曾被认为是小的粒层细胞瘤，但该病变常见于妊娠期，提示是对激素环境（可能是 hCG 的 FSH 样效应）的一种少见的非肿瘤反应。粒层细胞增生仅镜下可见、呈多灶性分布和局限于闭锁卵泡都支持这一解释。

12.6.11　Leydig 细胞增生

Leydig 细胞一般位于卵巢门部，因此也称为门细胞，见于所有成人卵巢，与无髓神经纤维关系密切。罕见情况下，Leydig 细胞也可见于门部以外区域，包括卵巢间质或卵巢外组织，例如输卵管的固有层或外膜（Honoré et al. 1979）。间质 Leydig 细胞增生比门部 Leydig 细胞增生要少见得多，是指卵巢门部区域以外的间质出现 Leydig 细胞增生，细胞含有 Reinke 结晶。文献报道 1 例绝经后男性化女性的双侧卵巢发生间质 Leydig 细胞增生，但不伴有门部 Leydig 细胞增生（Taylor et al. 2000）。最近报道了 1 例绝经后病例，患者伴有多毛症、血清睾酮水平升高和双侧 Leydig 细胞增生（未描述增生所处区域），随访过程中，患者的症状逐渐缓解，睾酮水平恢复正常（Hofland et al. 2013）。

卵巢间质发生的 Leydig 细胞瘤罕见，可能起源于间质 Leydig 细胞（见第 15 章）。文献报道 1 例患者同时发生双侧门部 Leydig 细胞增生和双侧门部 Leydig 细胞瘤（Sternberg et al. 1973）。罕见情况下，间质 Leydig 细胞也可见于多种卵巢肿瘤或囊肿（包括黏液性和浆液性囊腺瘤、Brenner 肿瘤、卵巢甲状腺肿和甲状腺肿性类癌）的非肿瘤性间质中（Rutgers et al. 1986）。

门部 Leydig 细胞增生很难准确定义，原因在于 Leydig 细胞广泛散在分布，只有通过双侧卵巢广泛取材，才能对其充分定量。此外，hCG 或 LH 水平升高也可导致生理性 Leydig 细胞增生，例如妊娠期和绝经后女性（图 12.44）（Clement 2007）。生理性增生的程度一般轻微，不伴有内分泌紊乱的临床表现，但妊娠期常见的多毛症患者中，至少部分患者的多毛症与这种增生有关。重度增生可见于妊娠和非妊娠女性，常伴有男性化表现，一些病例伴有血清睾酮水平升高（Hofland et al. 2013）。

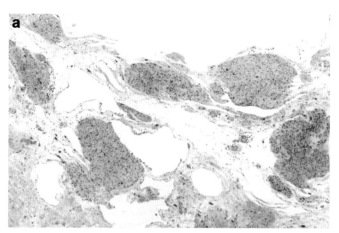
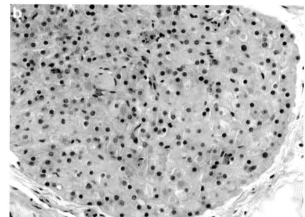

图 12.44　绝经后女性卵巢门部 Leydig 细胞增生。a. 卵巢门 Leydig 细胞呈结节状增生。b.Leydig 细胞胞质丰富，呈嗜酸性。该视野中未见 Reinke 结晶，但可见透明小球（右下），后者可能是 Reinke 结晶的前体

Leydig 细胞增生的特征是 Leydig 细胞数量增多，呈结节状排列，少数呈弥漫排列，细胞增大，可见核分裂象，细胞和细胞核有多形性，核深染，可见多核细胞，光镜下 Reinke 结晶可明显或不明显（图 12.44，12.45）（Sternberg et al. 1973）。

卵巢门部 Leydig 细胞增生可伴有其他卵巢病变，包括间质增生、间质卵泡膜细胞增生、间质 Leydig 细胞增生、卵巢网囊肿（见"12.14　杂类疾病"）和门细胞肿瘤（Sternberg et al. 1973）。1 例门细胞增生伴有卵巢促性腺激素抵抗综合征，另一些病例伴有性腺发育不全（Judd et al. 1970），这两类疾病患者的 LH 水平都有所升高。从病理角度来看，大结节性 Leydig 细胞增生与 Leydig 细胞瘤的区别是人为界定的，当结节直径大于 1 cm 时诊断为 Leydig 细胞瘤。

12.7　肾上腺生殖器综合征相关的卵巢"肿瘤"

文献曾报道 1 例 36 岁先天性肾上腺增生女性患者，其男性化症状突然加重，行双侧输卵管卵巢切除术后症状缓解。大体表现：双侧卵巢或卵巢旁可见褐色质软肿块，组织学表现与肾上腺生殖器综合征（又称先天性肾上腺皮质增生症）相关性睾丸肿瘤相同（Al-Ahmadie et al. 2001）。

12.8　卵巢间质化生（包括蜕膜反应）

卵巢间质细胞具有分化为其他多种间叶细胞类型的潜能，推测其通过化生来完成该过程，最常分化为蜕膜，罕见情况下也可分化为平滑肌、脂肪和骨。

12.8.1　卵巢蜕膜反应

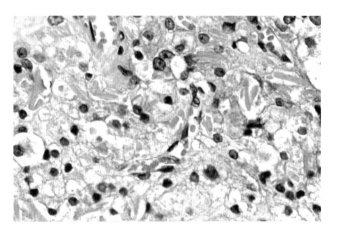

图 12.45　卵巢门部 Leydig 细胞增生。一些细胞核增大、深染，可见许多 Reinke 结晶

卵巢间质的异位蜕膜反应可以单独发生，也可

能是更为广泛的腹膜下盆腔间质蜕膜反应（见第13章）的一部分（Boss et al. 1965）。与第二米勒系统的其他部位一样，卵巢的蜕膜反应通常是固有间质细胞对妊娠激素环境的反应。异位蜕膜最早可出现于妊娠第9周，在几乎所有足月妊娠女性的卵巢中均可见到。其他一些情况下也可能出现卵巢异位蜕膜，但较少见，这些情况包括滋养细胞疾病、孕激素治疗、黄体附近、卵巢和肾上腺发生的具有激素活性的肿瘤和非肿瘤性病变（Boss et al. 1965；Ober et al. 1957）。对卵巢进行放疗可能增加间质细胞对激素刺激的敏感性，从而使其易于发生蜕膜反应（Ober et al. 1957）。绝经前期和绝经后女性的卵巢内偶可出现灶性异位蜕膜，但无明确的原因（Ober et al. 1957）。

蜕膜灶一般仅镜下可见，但部分病例形成肉眼可见的病变，表现为大小不一的褐色至出血性结节或斑块，质软。蜕膜细胞可单个散在、形成小结节或融合成片，病变位于浅层卵巢间质和卵巢表面，常位于卵巢周围粘连处（图12.46）。这些细胞的光镜和超微结构特征与正常部位蜕膜相同。病变内可混有平滑肌细胞，后者可能起源于间皮下的成纤维细胞或卵巢间质。蜕膜灶内含丰富的扩张的毛细血管网，散在淋巴细胞浸润。可有灶性核多形性与深染，有时伴出血性坏死，但并不提示为恶性。异

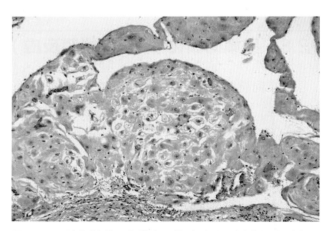

图 12.46　异位蜕膜。卵巢表面粘连处可见蜕膜细胞形成的小结节

位蜕膜细胞偶可见胞质空泡，核偏位，形似印戒细胞（Clement et al. 1989）。支持异位蜕膜的诊断特征包括大多数细胞核形态温和，缺乏核分裂象，胞质空泡的 PAS 染色阴性，患者处于妊娠期。异位蜕膜在产后可发生透明变性。

12.8.2　罕见的卵巢间质化生和钙化

罕见情况下，化生性平滑肌（图12.47a）可见于基本正常的卵巢间质、增生性卵巢间质（间质HT 或多囊卵巢），以及非肿瘤性或肿瘤性囊肿的壁内（Hughesdon 1982；Scully 1981；Seidman et al. 2016）。罕见情况下，肥胖女性的浅层卵巢皮质内偶可见灶性成熟脂肪（图12.47b）（Honoré et al. 1980；Seidman et al. 2016）。在不伴有卵巢肿瘤的情况下，卵巢内很少见到异位骨形成，后者一般见于卵巢周围粘连处，或子宫内膜异位囊肿的壁内，罕见于基本正常的卵巢中（Shipton et al. 1965）。

文献曾报道 1 例广泛累及双侧卵巢的特发性钙化，卵巢大小正常，但质硬如石（Clement et al. 1992）。组织学检查见大量球形、板层状钙化灶，不伴有上皮细胞（图12.48）。这种改变需要与非典型增生性浆液性肿瘤 / 浆液性交界性肿瘤和伴大量砂粒体的癌（至少灶性可见肿瘤性上皮细胞）相鉴别。还需要与被板层状钙化团块取代的"消退后"性腺母细胞瘤相鉴别，后者的特征是伴有性腺发育异常、核型检查可见 Y 染色体、同侧或对侧性腺内残留典型的性腺母细胞瘤。

12.9　卵巢衰竭性疾病

卵巢功能早衰（POF）又称过早绝经，是指多种疾病导致患者在 35 岁（或 40 岁）以前闭经和不孕（Rebar et al. 1982；Russell et al. 1982；van Karseren et al. 1999）。POF 少见，40 岁以下女性的发病率约为 1%（Kalu et al. 2008）；继发性闭经

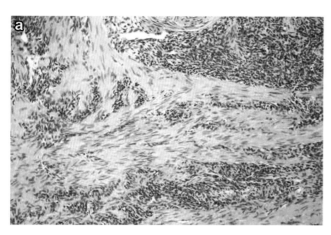

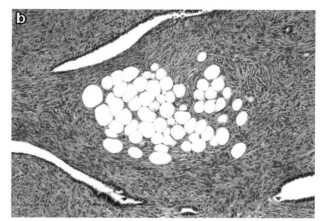

图 12.47　卵巢间质化生。a. 平滑肌束被卵巢间质细胞分隔；b. 卵巢间质内可见灶性脂肪组织，周围有上皮性包涵腺体围绕

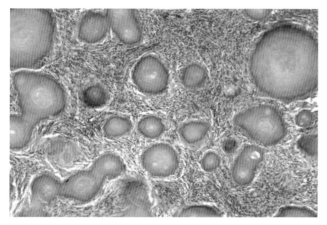

图 12.48　特发性卵巢钙化。卵巢间质内可见大量球形板层状钙化灶，不伴有上皮细胞

患者中，仅 4%~10% 的患者为 POF（Russell et al. 1982）。卵巢衰竭一般不能恢复，但偶有患者的病情（至少暂时性）可逆，表现为出现排卵，甚至妊娠（Rebar et al. 1982；van Karseren et al. 1999）。

POF 患者的核型通常为 46, XX，其第二性征正常，并出现继发性闭经。罕见的青春期前卵巢衰竭可导致原发性闭经或月经稀发，以及第二性征发育不全。因此，POF 可能代表一个连续的疾病谱系，可发生于预期绝经年龄之前的任何年龄段（Rebar et al. 1982）。与 POF 患者不同，性腺发育不全患者一般表现为异常核型、条纹状性腺或腹腔睾丸、原发性闭经、内外生殖器性征模糊，并伴有躯体畸形。POF 患者的卵泡功能低下或无功能，

导致血清雌激素水平低，常伴有雌激素撤退症状。由于负反馈机制失效，低雌激素水平可导致垂体促性腺激素水平升高，此特征不见于下丘脑或脑垂体功能障碍所导致的中枢性闭经。

POF 存在 3 种组织学模式，即卵泡过早耗竭（真性过早绝经）、卵巢促性腺激素抵抗综合征和自身免疫性卵巢炎，但尚不确定这些模式是否分别对应一种独特的疾病，或仅仅是许多不同疾病的非特异性形态学表现（Russell et al. 1982）。

12.9.1　卵泡过早耗竭

卵泡过早耗竭的特征是卵巢体积变小，类似条纹状性腺。组织学表现为原始卵泡和发育卵泡完全或近乎完全消失，类似正常的围绝经期或绝经后卵巢（Russell et al. 1982）。与条纹状性腺的区别在于卵巢可见处于不同闭锁阶段的卵泡和曾经排卵的痕迹。

推测的发病机制包括出生时卵巢生殖细胞数量较少、正常卵泡闭锁加速，或青春期前、后生殖细胞遭到破坏。已发现生殖细胞被破坏的强有力证据，包括抗卵巢抗体和（或）自身免疫性疾病，提示免疫因素参与了一部分 POF 的发病。部分或全部病例均可能出现自身免疫性卵巢炎终末阶段的表现（Russell et al. 1982），因此本书将在相应部分深入阐述。此外，出生后生殖细胞遭破坏的可能病因

包括细胞毒性药物或辐射（见"12.13　继发于细胞毒性药物和辐射的卵巢改变"）和流行性腮腺炎性卵巢炎（见"12.3.4　病毒感染"）。大多数流行性腮腺炎性卵巢炎的临床症状隐匿，因此，过早绝经的患者（包括家族性病例）中，由其所致的病例可能比我们预期的更多。

家族性 POF 为常染色体显性遗传（Mattison et al. 1984），提示部分病例涉及遗传因素，家族性病例占所有 POF 的 12%~28%（Kalu et al. 2008）。症状基本典型的患者偶可伴有染色体异常，多为纯合型或嵌合型 47, XXX，偶为 45, XO/46, XX（Villanueva et al. 1983）。一些家族性 POF 患者的染色体核型为 46, XX，但 X 染色体长臂存在中间缺失（Krauss et al. 1987），其中部分患者有脆性 X 染色体综合征，14% 的病例有 *FMR1* 基因的前突变（Sherman 2000）。但一些学者将染色体异常病例排除在 POF 之外，因此在一些研究中仅包括"染色体正常"患者。最近一篇综述详细介绍了 POF 所涉及的基因改变（Rossetti et al. 2017）。

一些 POF 患者伴有半乳糖血症，提示后者可能是致病因素之一。一项研究发现，半乳糖血症女性患者中，约 2/3 的患有 POF（Kaufman et al. 1981），其中许多患者的半乳糖血症饮食治疗不及时。1 例半乳糖血症伴 POF 患者的卵巢活检结果符合卵巢促性腺激素抵抗综合征（详见下文），然而许多半乳糖血症患者并没有进行卵巢活检，其中一部分患者的卵巢重度萎缩，提示存在卵泡过早耗竭（Escobar et al. 1982）。实验研究也发现，半乳糖或其代谢产物均可干扰出生前卵子的正常发生过程。已报道数例毛细血管扩张性共济失调综合征女性患者发生的原始卵泡耗竭，可能与重度免疫抑制或无胸腺有关（Friedman et al. 1984）。

12.9.2　卵巢促性腺激素抵抗综合征

该综合征（又称 Savage 综合征）罕见，见于

约 20% 的 POF 患者，其特征包括原发性或继发性闭经、内源性高促性腺激素血症和对外源性促性腺激素抵抗（通常是大剂量时抵抗）（Massachusetts General Hospital Case Records 1986；Russell et al. 1982）。对内源性和外源性促性腺激素可表现为相对性或绝对性的间歇性或持续性抵抗。

大体表现类似青春期前或成人卵巢的正常形态。组织学观察，原始卵泡的形态和数量基本正常，但几乎或完全缺乏发育卵泡。有可能见到闭锁卵泡或曾经排卵的痕迹。一些患者的闭锁卵泡中，卵细胞所处区域偶可被钙化物取代。据报道，1 例患者的卵巢中可见大量异常窦前期卵泡，表现为卵泡内含多个由基底膜样物质构成的结节（Massachusetts General Hospital Case Records 1986）。类似的组织学表现也可见于病态肥胖症、库欣综合征和继发于下丘脑 – 垂体功能障碍的促性腺激素低下性卵巢早衰。

该综合征的发病机制尚未明确，推测的可能机制包括卵巢内 FSH 受体和 LH 受体缺乏、存在这些受体的抗体或受体后缺陷。一项研究在几例伴重症肌无力的患者的血清中发现一种 IgG 样物质，后者可改变 FSH 受体，从而影响 FSH 与其受体的结合（Escobar et al. 1982）。1 例卵巢促性腺激素抵抗综合征患者在卵巢衰竭后出现红斑狼疮，在其血清中发现了抗 FSH 受体的特异性抗体（Massachusetts General Hospital Case Records 1986）。另一项研究发现，部分患者的血清中存在抗甲状腺球蛋白和平滑肌的自身抗体（Russell et al. 1982）。1 例患者伴有半乳糖血症（Russell et al. 1982）。

12.9.3　自身免疫性卵巢炎

临床和发病特征

经病理证实的自身免疫性卵巢炎约 25 例（Bannatyne et al. 1990；Jacob et al. 2015；Lonsdale et al. 1991；Russell et al. 1982；Sedmak et al. 1987）。

患者的年龄为 17~48 岁（平均为 31 岁）。临床表现为月经稀发或闭经；或与多发性卵泡囊肿相关的症状，包括盆腔疼痛、附件扭转；或雌激素相关的症状，如异常出血和子宫内膜腺癌（1 例）（Bannatyne et al. 1990；Lonsdale et al. 1991）。多数患者血清中有抗类固醇细胞抗体，一些病例还伴有 Addison 病（又称原发性慢性肾上腺皮质功能减退症）、Hashimoto 甲状腺炎（又称慢性淋巴细胞性甲状腺炎、桥本甲状腺炎）、Sjögren 综合征（又称干燥综合征）或重症肌无力（Bannatyne et al. 1990；Çakır et al. 2011；Jacob et al. 2015；Euthymiopoulou et al. 2007）。Addison 病可于卵巢衰竭之后或与卵巢早衰同时发生，至少部分 Addison 病患者伴有淋巴细胞性肾上腺炎。抗类固醇细胞抗体罕见于普通人群，是一组针对产类固醇细胞中一系列抗原的抗体；抗原抗体反应一般发生于肾上腺皮质，但也可发生于卵泡膜内层、黄体、甲状腺上皮和甲状腺球蛋白、甲状旁腺细胞、胃壁细胞及胸腺细胞，可发生于单个器官，也可累及多个器官（Damewood et al. 1986；Russell et al. 1982）。1 例 18 岁重症肌无力患者在胸腺切除后，继发于自身免疫性卵巢炎的闭经症状消失（Çakır et al. 2011）。

也有证据表明，细胞介导的免疫机制参与自身免疫性卵巢炎的发病。研究显示，活化 T 细胞产生的 γ-干扰素可诱导自身免疫性卵巢炎中的粒层细胞表达 MHC Ⅱ类抗原（Hill et al. 1990）。据文献报道，偶有 POF 患者在皮质类固醇治疗后恢复月经和排卵，其中包括部分自身免疫性卵巢炎患者（Cowchock et al. 1988）。上述研究均表明，由体液免疫和细胞免疫相互作用构成的复杂免疫过程参与了自身免疫性卵巢炎的发病（Sedmak et al. 1987）。

经组织学证实的自身免疫性卵巢炎很少，但其实际发病率肯定会更高一些。2 项 POF 相关研究中纳入了两类患者：一类是未行活检的 POF 患者，另一类是卵巢活检显示无卵泡结构的患者。免疫学检查发现，分别有 67%（Pekonen et al. 1986）

和 90%（Mignot et al. 1989）的患者存在一些自身免疫现象。第 3 项研究中，一些 POF 患者的诱导性 / 辅助性淋巴细胞与抑制性 / 细胞毒性淋巴细胞的比值降低，血清 IgA 浓度下降，提示存在轻度免疫抑制（Friedman et al. 1984）。一些研究也发现，50% 的 POF 患者伴有或随后发生一种或多种相关的自身免疫性疾病，文献报道的平均发病率为 20%（LaBarbera et al. 1988）。Addison 病和甲状腺疾病（Hashimoto 甲状腺炎、Graves 病）是其中最常见的自身免疫性疾病，常伴有抗类固醇细胞抗体，抗体也可先于这些疾病出现（Coulam 1983；Reato et al. 2011）。从另一个角度来看，25% 的特发性 Addison 病患者可能发生 POF，后者通常先于前者数年（偶为更多年）发病（LaBarbera et al. 1988）。其他自身免疫性疾病较少见，包括风湿性关节炎、甲状旁腺功能减退症、重症肌无力、糖尿病、萎缩性胃炎、恶性贫血、溶血性贫血、特发性血小板减少性紫癜、脱发、白癜风和 Sjögren 综合征（Coulam 1983；LaBarbera et al. 1988）。同时患有上述 2 种或 2 种以上疾病（多腺体内分泌病）的患者更常发生 POF（LaBarbera et al. 1988）。

POF 患者的另一个亚组伴有慢性皮肤黏膜念珠菌病或慢性阴道念珠菌病，提示存在 T 细胞功能缺陷，可能与循环内抗 T 淋巴细胞抗体有关，这已在一部分患者中得到证实（Mathur et al. 1980）。这两类患者也常有抗念珠菌抗体、抗胸腺抗体和抗卵巢抗体，提示这些细胞具有共同抗原（Mathur et al. 1980）。

同时患有 POF 和自身免疫性疾病的患者中，1/5 的患者有自身免疫性疾病家族史，提示这类患者具有部分遗传基础。同样，在部分自身免疫性疾病患者中常检测到某些特定的人类白细胞抗原（HLA）（Walfish et al. 1983）。上述研究表明，在具有卵泡过早耗竭组织学模式的患者中，很大一部分属于自身免疫性卵巢炎的终末阶段，此时卵巢炎的组织学表现已不能识别。

大体表现

卵巢大小正常或缩小，但也有 1/3 的病例因多发性卵泡囊肿而出现单侧或双侧卵巢增大，可类似于囊性肿瘤（Bannatyne et al. 1990；Lonsdale et al. 1991）。卵泡囊肿在疾病早期更常见，可能与促性腺激素水平升高有关。卵巢体积变小可能代表疾病的后期或末期，此时卵泡已完全被破坏。

镜下表现

自身免疫性卵巢炎的基本组织学特征为亲卵泡性淋巴细胞浸润，累及含卵泡膜层的发育卵泡、黄体（图 12.49）和闭锁卵泡。浸润程度随卵泡成熟程度的增加而加重。卵泡膜内层的浸润程度一般超过粒层，并可被灶性破坏；粒层可有灶性破裂，粒层细胞脱落。炎性浸润灶主要由淋巴细胞和浆细胞构成，可见嗜酸性粒细胞、组织细胞，罕见病例可见结节病样肉芽肿，有时以这些成分为主（Bannatyne et al. 1990）。常可见原始卵泡，但后者不受累。此外，一些病例的卵巢门部有血管周和神经周淋巴组织浸润，其中部分病例的 Leydig 细胞消失，提示其已被炎症破坏（Gloor et al. 1984）。非特异性表现包括异常的"发育不良"卵泡、卵泡囊肿和浅层皮质纤维化（Bannatyne et al. 1990）。免疫表型分析发现炎症细胞的类型多样，这些炎症细胞包括 B 细胞、T 细胞、多克隆浆细胞、巨噬

细胞和 NK 细胞（Gloor et al. 1984；Lonsdale et al. 1991），以 CD4 阳性和 HLA-DR 阳性辅助性 T 细胞为主（Bats et al. 2008）。

12.10　血管病变

12.10.1　卵巢出血

正常黄体或黄体囊肿破裂偶可导致出血，罕见病例会出现致命性腹腔积血。虽然卵巢出血（图 12.50）也可见于基本正常的女性，但更常见于接受抗凝治疗者（Hallatt et al. 1984）。近 2/3 的卵巢出血发生于右卵巢，临床症状常类似急性阑尾炎（Hallatt et al. 1984）。

12.10.2　卵巢扭转和梗死

卵巢或附件扭转是卵巢病变最常见的并发症，通常见于非肿瘤性囊肿、脓肿或良性肿瘤，偶为恶性肿瘤（Hibbard 1985）。无论婴儿、儿童还是成人，正常卵巢均罕见扭转。已有关于双侧附件同时性或异时性扭转的报道。

临床表现类似急性阑尾炎，或腹痛反复发作，偶可触及附件包块。开腹探查，可见输卵管卵巢蒂扭转，形成水肿性、出血性包块，有时伴梗死。如

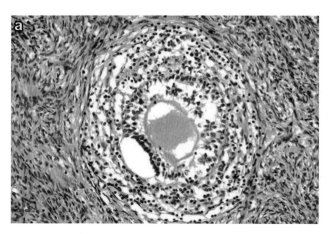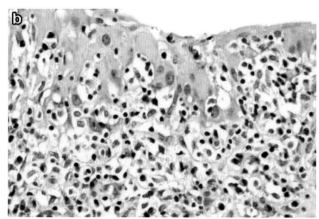

图 12.49　自身免疫性卵巢炎。a. 单个核炎症细胞浸润发育卵泡；b. 淋巴浆细胞致密浸润并破坏部分黄体

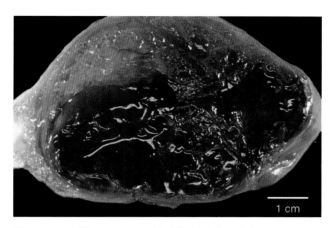

图 12.50　卵巢出血。患者接受抗凝治疗，卵巢内可见一个大血肿

果可能，建议行扭转矫正术，而不是卵巢切除术，目的在于保留卵巢功能。对于有可能保留卵巢功能的患者，一些作者认为应同时行卵巢固定术，从而使再扭转的风险降到最低，特别是对于妊娠患者（Hyttel et al. 2015）。罕见情况下，扭转和梗死可无症状，卵巢自行脱离后，形成游离于腹腔内或与毗邻结构粘连的肿块，偶可发生钙化。如前文所述，本病需要与先天性单侧卵巢输卵管缺乏（见"12.2　先天性病变和异位组织"）相鉴别。罕见情况下，输卵管扭转可单独发生（Athanasias et al. 2013）。

对于任何出血梗死性卵巢肿块，均需要仔细检查以除外肿瘤，包括病变周边的存活组织，也需要观察坏死组织内有无残留的肿瘤细胞影。

12.10.3　卵巢静脉血栓性静脉炎

卵巢静脉血栓形成或血栓性静脉炎是一种少见但可致命的疾病，最常发生于产后，也可在盆腔手术或盆腔外伤之后发生，或作为其他盆腔疾病（例如盆腔炎）的并发症（Witlin et al. 1995）。患者通常表现为发热、下腹痛和腹部包块（几乎总是发生于右侧）。文献曾报道 1 例非产褥期患者发生左卵巢静脉血栓性静脉炎，伴同侧大的子宫平滑肌瘤

（Haynes et al. 2014）。临床症状可类似急性阑尾炎或肾盂肾炎。产褥期病例中，卵巢静脉血栓性静脉炎主要发生于右侧，可能的原因是产褥期左侧卵巢静脉逆向回流，从而阻止细菌从子宫蔓延扩散到该侧。超声、CT 和 MRI 检查有助于术前确诊，从而避免不必要的开腹手术，因此目前主要的治疗方法是抗凝和抗生素治疗（Dessole et al. 2003）。

术中观察，受累卵巢静脉明显增粗，右侧血管病变常延伸到下腔静脉，左侧病变常延伸到左肾静脉。罕见病例的下腔静脉和（或）左肾静脉也可栓塞。周围的腹膜后组织有明显水肿和炎症改变。文献报道 1 例产褥期患者因巨大盆腔静脉血栓而继发无症状性双侧卵巢梗死，但通常情况下，本病患者的同侧卵巢充血而不发生梗死。一些病例可伴有卵巢静脉综合征（见"12.10.4　罕见的血管病变"）。

12.10.4　罕见的血管病变

罕见情况下，巨细胞性动脉炎可累及女性生殖道，包括卵巢（Bell et al. 1986；Marrogi et al. 1991），且几乎仅见于绝经后女性，一些卵巢受累者有全身症状，例如风湿性多肌痛或颞动脉炎病史，和（或）红细胞沉降率（ESR）升高。罕见情况下，青少年狼疮患者也可发生卵巢血管炎（Pereira et al. 2009）。少数无症状患者的卵巢动脉炎是镜下偶然发现的，其可能无须治疗，但应密切随访，包括复查红细胞沉降率（ESR）（Bell et al. 1986；Marrogi et al. 1991）。罕见情况下，结节性多动脉炎可累及卵巢或卵巢门部，这些患者的多动脉炎一般仅累及女性生殖道（子宫颈多见）（图 12.51），随访观察未发现全身症状，但罕见病例为全身受累（Francke et al. 1998；Ganesan et al. 2000）。

卵巢动脉或静脉破裂是腹膜后出血的一个罕见病因，通常发生于妊娠期或产褥期（Ginsburg et al. 1987）。一些病例属于卵巢动脉瘤的并发症。

卵巢静脉曲张几乎总是位于右侧，可见于妊娠

女性或经产妇，病变导致同侧输尿管受压和肾盂肾炎，构成卵巢静脉综合征。卵巢动静脉瘘是妇科手术的一种罕见并发症。

12.11   卵巢妊娠

卵巢妊娠占所有异位妊娠的 1%~3%（Hallatt 1982；Ito et al. 2003）。只有在缺乏输卵管妊娠证据的情况下才能诊断卵巢妊娠。使用宫内节育器或接受促孕治疗的女性，其卵巢妊娠的发病率升高（Joseph et al. 2012）。典型的临床表现为剧烈疼痛伴腹腔积血，开腹手术时大体表现为卵巢增大伴出血，可类似卵巢肿瘤伴出血性改变（图 12.52）。极少数病例在大体表现上可见胚胎，其余病例均需要组织学诊断。文献报道过 1 例 61 岁女性的卵巢内可见胎盘部位结节，后者可能是陈旧性卵巢妊娠的残余（Al-Hussaini et al. 2002）。卵巢原发性妊娠滋养疾病极罕见（见第 20 章），与卵巢妊娠的鉴别参照子宫的同类病变。

12.12   继发于代谢性疾病的卵巢改变

罕见情况下，淀粉样变性可累及卵巢（图 12.53），一般为系统性淀粉样变性患者的镜下偶然发现（Copeland et al. 1985）。文献报道了数例继发于系统性或局限性淀粉样变性的卵巢肿瘤样增大（Mount et al. 2002）。

罕见情况下，系统性贮积病（脂质贮积病、黏多糖贮积症）可累及卵巢，导致卵巢增大（Dincsoy et al. 1984），贮积物质一般位于巨噬细胞内，组织学表现不同于类固醇细胞瘤或卵巢间质内的脂肪组织。

血色素沉着病常累及睾丸，含铁血黄素常见于睾丸血管壁内，但由血色素沉着病所致的相应改变似乎极罕见于卵巢，甚至不存在。

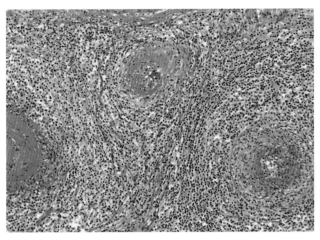

图 12.51   绝经后女性的结节性多动脉炎。该视野中有 3 根卵巢门部血管受累，本例中病变还累及子宫颈

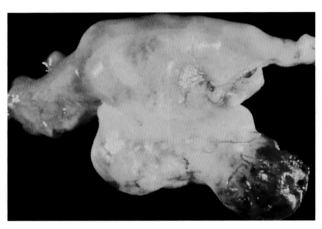

图 12.52   卵巢妊娠。出血性胎盘结节（右下）突出于卵巢表面

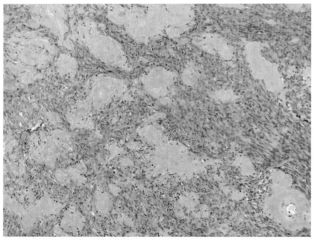

图 12.53   卵巢淀粉样变性。淀粉样变性累及卵巢间质和血管

12.13　继发于细胞毒性药物和辐射的卵巢改变

12.13.1　继发于细胞毒性药物的卵巢改变

细胞毒性药物可导致青春期前和青春期后的卵巢出现多种组织学改变，包括局限性或弥漫性皮质纤维化、卵泡成熟障碍、卵泡数量减少或耗竭（Cohen 2008；Himelstein-Braw et al. 1977）。一些研究显示，上述组织学改变的严重程度与化疗持续时间、药物数量和患者营养不良程度直接相关。部分患者的这些形态学改变与卵巢内分泌功能下降或卵巢衰竭的临床检查结果相一致。接受大剂量细胞毒性药物治疗者，或治疗开始于 25 岁之后者，发生卵巢衰竭的风险更高（Cohen 2008；Letourneau et al. 2012）。罕见病例在治疗停止后，卵巢衰竭可逆转。

12.13.2　继发于辐射的卵巢改变

卵巢是对辐射最敏感的器官之一。对卵巢给予相对低剂量的辐射（500~600 R，1 R=2.58 × 10^{-4} C/kg）可导致 90% 以上的患者出现原始卵泡和发育卵泡完全或几乎完全消失、卵巢间质纤维化、血管硬化（图 12.54）（Cohen 2008；Himelstein-Braw

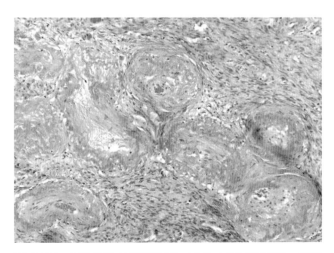

图 12.54　辐射所致的卵巢改变。可见血管透明变性，卵巢间质纤维化

et al. 1977）。对盆腔放疗后的儿童和成人的随访研究发现，绝大多数患者出现卵巢衰竭（Himelstein-Braw et al. 1977；Stillman et al. 1981）。卵巢间质的抗辐射能力强于卵泡，放疗后仍可持续分泌雄激素（Janson et al. 1981）。生育功能保留（包括卵巢移植）是一个新兴领域，一些接受性腺毒性治疗的患者可能从中获益（Practice Committee of American Society for Reproductive Medicine 2013）。

12.14　杂类疾病

12.14.1　卵巢残余综合征

卵巢残余综合征（ovarian remnant syndrome，ORS）又称卵巢种植综合征（Kaminski et al. 1990；Lafferty et al. 1996；Magtibay et al. 2005；Pettit et al. 1988），需要与异位卵巢、副卵巢和额外卵巢相鉴别（见 "12.2　先天性病变和异位组织"）。子宫切除术时保留的卵巢可引发盆腔症状，称为残留卵巢综合征（residual ovary syndrome）（Lafferty et al. 1996），也应与 ORS 相鉴别。ORS 患者有双侧卵巢全切病史，但出现与残留卵巢组织相关的表现。患者行卵巢切除术时常伴有致密粘连，导致粘连的病因包括子宫内膜异位症、盆腔炎性疾病、盆腔手术史、炎性肠病，这些病因也可组合存在。有助于双侧卵巢切除术后患者诊断为 ORS 的线索包括 FSH、LH 和雌二醇维持在绝经前水平，缺乏更年期症状，子宫颈阴道涂片无萎缩表现。

卵巢切除术后数周至数月（偶为数年）内，ORS 患者常出现持续性或周期性的盆腔疼痛，约 50% 的患者出现可触及的盆腔包块。超声或 CT 检查有助于术前发现那些虽有症状但不能触及的卵巢残余组织（Pettit et al. 1988），采用氯米芬刺激残余卵巢组织有助于术中定位（Kaminski et al. 1990）。术中观察，病变位于盆腔侧壁，少数病变位于肠系膜，表现为直径 3~4 cm 的囊性肿块，表面有致密粘连物覆盖。罕见的双侧卵巢残余已有报道。病变可阻塞或压迫输尿管、结肠、小肠或膀胱（Pettit et al. 1988）。组织学观察，残余卵巢内常可见一个或数个卵泡囊肿或黄体囊肿，卵巢周围有慢性纤维炎性组织包绕（图 12.55）。较少见的表现包括子宫内膜异位症、良性肿瘤或正常卵巢组织。残余卵巢可能难以彻底切除，需要多次手术。

12.14.2　卵巢网囊肿

卵巢网是睾丸网的对应结构，位于卵巢门部，由分支小管相互吻合构成，腔内有息肉状突起。卵巢网衬覆扁平状、立方形至柱状上皮，这些细胞也可排列成实性条索。梭形细胞间质呈套状围绕卵巢网，其形态学表现类似于卵巢间质，但两者不相延续。卵巢网与卵巢系膜内的中肾管相邻，并可能与之相连。卵巢网上皮可发生移行细胞化生。

卵巢门部的囊肿偶可起源于卵巢网。卵巢网囊肿通常位于卵巢门部，平均直径为 8.7 cm（1~24 cm）（Rutgers et al. 1988），多为单房，偶可为多房，内衬单层扁平状、立方状至柱状无纤毛上皮。诊断线索包括囊肿位于卵巢门部、腔面形态不规则、小裂缝样外突、壁内常见平滑肌束和增生的门细胞（Leydig 细胞）（图 12.56）。卵巢网腺瘤是指卵巢网增生形成的小的肿瘤样病变。已报道 1 例卵巢网腺瘤样增生，患者 43 岁，卵巢门部可见一个直径 3 mm 的结节，结节由良性增生小管和少量纤维肌性间质构成，界限不清，与正常卵巢网融合（Heatley 2000）。

12.14.3　人工假象和正常发现

在制片过程中，正常卵泡的粒层细胞可被人为地带入组织间隙或脉管腔内（图 12.57，12.58），偶可被误诊为小细胞癌，特别是移位假象细胞皱缩或受挤压时（McCluggage et al. 2004）。有助于正确诊断的线索包括熟知这种假象、细胞核温和、形态与毗邻卵泡的衬覆细胞相似。卵泡破裂后，粒层细胞可沉积在卵巢表面，可被误认为间皮细胞，当细胞丰富时，甚至可能被怀疑为间皮瘤。对疑难病例可行 inhibin 免疫组化染色来帮助诊断。

可能误诊为肿瘤的正常发现包括正常发育卵泡中的粒层细胞和卵泡膜外层细胞偶见的核分裂活跃现象。妊娠晚期和产褥期的黄体可含有大量钙化物，笔者曾遇到一个类似病例，因患者有浆液性交界性肿瘤病史而被误诊为肿瘤复发。

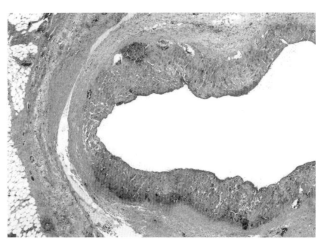

图 12.55　卵巢残余综合征。黄体囊肿被充血的纤维脂肪组织围绕

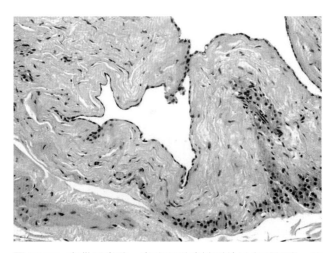

图 12.56　卵巢网囊肿。囊壁和裂隙衬覆单层扁平细胞，壁内可见平滑肌和 Leydig 细胞巢

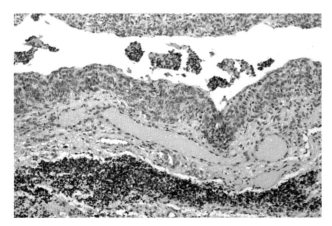

图 12.57　粒层细胞的人为移位。粒层细胞巢位于卵巢间质中的人为腔隙内（下）。邻近的囊状卵泡（上）内可见脱落的粒层细胞，形态与人为腔隙内的细胞相似

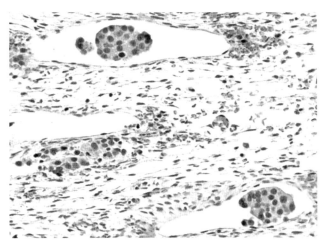

图 12.58　卵巢淋巴管内移位的黄素化粒层细胞

可累及卵巢但更适宜在第 13 章 "腹膜疾病" 中讨论的病变还包括嗜黏液卡红性组织细胞增生症和肠脂垂梗死。

参考文献

Abrao MS, Dias JA Jr, Podgaec S et al (2006) Bowel endometriosis and schistosomiasis: a rare but possible association. Fertil Steril 85:1060

Adler E, Mhawech-Fauceglia P, Gayther SA et al (2015) PAX8 expression in ovarian surface epithelial cells. Hum Pathol 46:948–956

Akhan SE, Dogan Y, Akhan S et al (2008) Pelvic actinomycosis mimicking ovarian malignancy: three cases. Eur J Gynaecol Oncol 29:294–297

Al-Ahmadie HA, Stanek J, Liu J et al (2001) Ovarian "tumor" of the adrenogenital syndrome. The first reported case. Am J Surg Pathol 25:1443–1450

Al-Hussaini M, Lioe TF, McCluggage WG (2002) Placental site nodule of the ovary. Lett Histopathol 41:471– 472

Al-Timimi A, Buckley CH, Fox H (1985) An immunohistochemical study of the incidence and significance of sex steroid hormone binding sites in normal and neoplastic human ovarian tissue. Int J Gynecol Pathol 4:24–41

Almenoff IA (1966) Splenic-gonadal fusion. N Y State J Med 66:1679–1691

Alujevic A, Andelinovic S, Forempoher G (1995) Splenicgonadal fusion of the continuous type in an adult female. Pathol Int 45:871–874

Athanasias P, Doumouchtsis K, Malick R et al (2013) Isolated fallopian tube torsion: a rare variant of a common entity with successful laparoscopic detorsion. J Obstet Gynaecol 33:318

Auersperg N (2013) The stem-cell profile of ovarian surface epithelium is reproduced in the oviductal fimbriae, with increased stem-cell marker density in distal parts of the fimbriae. Int J Gynecol Pathol 32:444–453

Balen AH, Laven JS, Tan SL et al (2003) Ultrasound assessment of the polycystic ovary: international consensus definitions. Hum Reprod Update 9:505–514

Banet N, Kurman RJ (2015) Two types of ovarian cortical inclusion cysts: proposed origin and possible role in ovarian serous carcinogenesis. Int J Gynecol Pathol 34:3–8

Bannatyne P, Russell P, Shearman RP (1990) Autoimmune oophoritis: a clinicopathologic assessment of 12 cases. Int J Gynecol Pathol 9:191–207

Barbieri RL, Ryan KJ (1983) Hyperandrogenism, insulin resistance, and acanthosis nigricans syndrome: a common endocrinopathy with distinct pathophysiologic features. Am J Obstet Gynecol 147:90–101

Barbieri RL, Smith S, Ryan KJ (1988) The role of hyperinsulinemia in the pathogenesis of ovarian hyperandrogenism. Fertil Steril 50:197–212

Bats AS, Barbarino PM, Bene MC et al (2008) Local lymphocytic and epithelial activation in a case of autoimmune oophoritis. Fertil Steril 90:849.e5–849.e8

Bell DA, Mondschein M, Scully RE (1986) Giant cell arteritis of the female genital tract. A report of three cases. Am J Surg Pathol 10:696–701

Ben-Rafael Z, Bider D, Menashe Yet al (1990) Follicular and luteal cysts after treatment with gonadotropinreleasing hormone analogue for in vitro fertilization. Fertil Steril 53:1091–1094

Berger NG, Repke JT, Woodruff JD (1984) Markedly elevated serum testosterone in pregnancy without fetal virilization. Obstet Gynecol 63:260 –262

Blaustein A (1981) Surface cells and inclusion cysts in fetal ovaries. Gynecol Oncol 12:222–233

Blaustein A, Kaganowicz A, Wells J (1982a) Tumor markers in inclusion cysts of the ovary. Cancer (Phila) 49:722–726

Blaustein A, Kantius M, Kaganowicz A et al (1982b) Inclusions in ovaries of females aged day 1–30 years. Int J Gynecol Pathol 1:145–153

Bonar BE, Rabson AS (1957) Gynecologic aspects of leprosy. Obstet Gynecol 9:33–43

Boss JH, Scully RE, Wegner KH et al (1965) Structural variations in the adult ovary: clinical significance. Obstet Gynecol 25:747–764

Bowen NJ, Walker LD, Matyunina LV et al (2009) Gene expression profiling supports the hypothesis that human ovarian surface epithelial are multipotent and capable of serving as ovarian cancer initiating cells. BMC Med Genom 2:71

Boyle DP, McCluggage WG (2009) Combined actinomycotic and pseudoactinomycotic radiate granules in the female genital tract: description of a series of cases. J Clin Pathol 62:1123–1126

Bradshaw KD, Santos-Ramos R, Rawlins SC et al (1986) Endocrine studies in a pregnancy complicated by ovarian theca lutein cysts and hyperreactio luteinalis. Obstet Gynecol 67:66S–69S

Burandt E, Young RH (2014) Pregnancy luteoma: a study of 20 cases on the occasion of the 50th anniversary of its description by Dr. William H. Sternberg, with an emphasis on the common presence of follicle-like spaces and their diagnostic implications. Am J Surg Pathol 38:239–244

Burkman R, Schlesselman S, McCaffrey L et al (1982) The relationship of genital tract actinomycetes and the development of pelvic inflammatory disease. Am J Obstet Gynecol 143:585–589

Bylund DJ, Nanfro JJ, Marsh WL Jr (1986) Coccidioidomycosis of the female genital tract. Arch Pathol Lab Med 110:232–235

Caillouette JC, Koehler AL (1987) Phasic contraceptive pills and functional ovarian cysts. Am J Obstet Gynecol 156:1538–1542

Çakır ED, Özdemir Ö, Eren E et al (2011) Resolution of autoimmune oophoritis after thymectomy in a myasthenia gravis patient. J Clin Res Pediatr Endocrinol 3:212–215

Carmina E, Gonzalez F, Chang L et al (1995) Reassessment of adrenal androgen secretion in women with polycystic ovary syndrome. Obstet Gynecol 85:971–976

Cavoretto P, Giorgione V, Sigismondi C et al (2014) Hyperreactio luteinalis: timely diagnosis minimizes the risk of oophorectomy and alerts clinicians to the associated risk of placental insufficiency. Eur J Obstet Gynecol Reprod Biol 176:10–16

Chen ZJ, Zhao H, He L (2011) Genome-wide association study identifies susceptibility loci for polycystic ovary syndrome on chromosome 2p16.3, 2p21 and 9q33.3. Nat Genet 43:55–59

Chou SC, Wang JS, Tseng HH (2002) Malacoplakia of the ovary, fallopian tube and uterus: a case associated with diabetes mellitus. Pathol Int 52:789–793

Clement PB (2007) Ovary. In: Mills SE (ed) Histology for pathologists. Lippincott, Williams, and Wilkins, Philadelphia, pp 1663–1694

Clement PB, Cooney TP (1992) Idiopathic multifocal calcification of the ovarian stroma. Arch Pathol Lab Med 116:204–205

Clement PB, Scully RE (1980) Large solitary luteinized follicle cyst of pregnancy and puerperium: a clinicopathological analysis of eight cases. Am J Surg Pathol 4:431–438

Clement PB, Young RH, Scully RE (1988) Ovarian granulosa cell proliferations of pregnancy. A report of nine cases. Hum Pathol 19:657–662

Clement PB, Young RH, Scully RE (1989) Nontrophoblastic pathology of the female genital tract and peritoneum associated with pregnancy. Semin Diagn Pathol 6:372–406

Cohen LE (2008) Cancer treatment and the ovary: the effects of chemotherapy and radiation. Ann N Y Acad Sci 1135:123–125

Cohen I, Figer A, Tepper R et al (1999) Ovarian overstimulation and cystic formation in premenopausal tamoxifen exposure: comparison between tamoxifentreated and nontreated breast cancer patients. Gynecol Oncol 72:202–207

Copeland W Jr, Hawley PC, Teteris NJ (1985) Gynecologic amyloidosis. Am J Obstet Gynecol 153:555–556

Coulam CB (1983) The prevalence of autoimmune disorders among patients with primary ovarian failure. Am J Reprod Immunol 4:63–66

Coulam CB, Anneggers JF, Kranz JS (1983) Chronic anovulation syndrome and associated neoplasia. Obstet Gynecol 61:403–407

Cowchock FS, McCabe JL, Montgomery BB (1988) Pregnancy after corticosteroid administration in premature ovarian failure (polyglandular endocrinopathy syndrome). Am J Obstet Gynecol 158:118–119

Cramer DW, Welch WR, Cassells S et al (1983) Mumps, menarche, menopause, and ovarian cancer. Am J Obstet Gynecol 147:1–6

Damewood MD, Zacur HA, Hoffman GJ et al (1986) Circulating antiovarian antibodies in premature ovarian failure. Obstet Gynecol 68:850–854

Damodaran S, Mahmood T, Nawroz I et al (2011) Ovarian stromal hyperplasia and hyperthecosis: an unusual case of post-menopausal hirsutism. Eur J Obstet Gynecol Reprod Biol 158:114–115

DastranjTabrizi A, MostafaGharabaghi P, SheikhzadehHesari F et al (2016) Impact and mechanistic role of oral contraceptive pills on the number and epithelial type of ovarian cortical inclusion cysts; a clinicopathology and immunohistochemical study. Diagn Pathol 22(11):30

Deligdisch L, Einstein AJ, Guera D et al (1995) Ovarian dysplasia in epithelial inclusion cysts. A morphometric approach using neural networks. Cancer (Phila) 76:1027–1034

Dennefors BL, Janson PO, Knutson F et al (1980) Steroid production and responsiveness to gonadotropin in isolated stromal tissue of human postmenopausal ovaries. Am J Obstet Gynecol 136:997–1002

Dessole S, Capobianco G, Arru A et al (2003) Postpartum ovarian vein thrombosis: an unpredictable event: two case reports and review of the literature. Arch Gynecol Obstet 267:242–246

Dincsoy HP, Rolfes DB, McGraw CA et al (1984) Cholesterol ester storage disease and mesenteric lipodystrophy. Am J Clin Pathol 81:263–269

Draper R, Walker EA, Bujalska IJ et al (2003) Mutations in the genes encoding 11beta-hydroxysteroid dehydrogenase type 1 and hexose-6-phosphate dehydrogenase interact to cause cortisone reductase deficiency. Nat Genet 34:434–439

Drapkin R, Crum CP, Hecht JL (2004) Expression of candidate tumor markers in ovarian carcinoma and benign ovary: evidence for a link between epithelial phenotype and neoplasia. Hum Pathol 35:1014–1021

Dumesic DA, Oberfield SE, Stener-Victorin E et al (2015) Scientific statement on the diagnostic criteria, epidemiology, pathophysiology, and molecular genetics of polycystic ovary syndrome. Endocr Rev 36:487–525

Dunaif A, Hoffman AR, Scully RE et al (1985) Clinical, biochemical, and ovarian morphologic features in women with acanthosis nigricans and masculinization. Obstet Gynecol 66:545–552

Edwards-Silva RN, Han CS, Hoang Y et al (2008) Spontaneous ovarian hyperstimulation in a naturally conceived pregnancy with uncontrolled hypothyroidism. Obstet Gynecol 111:498–501

Ehrmann DA (2005) Polycystic ovary syndrome. N Engl J Med 352:1223–1236

Elahi AA, Nigam A, Pujani M et al (2015) Xanthogranulomatous oophoritis mimicking malignancy: a diagnostic dilemma. BMJ Case Rep 25. https://doi.org/10.1136/bcr-2015-210642

Elmore RG, Li AJ (2007) Peritoneal tuberculosis mimicking advanced-stage epithelial ovarian cancer. Obstet Gynecol 110:1417–1419

Escobar ME, Cigorraga SB, Chiauzzi VA et al (1982) Development of gonadotropin resistant ovary syndrome in myasthenia gravis: suggestion of similar autoimmune mechanisms. Acta Endocrinol 99:431–436

Euthymiopoulou K, Aletras AJ, Ravazoula P et al (2007) Antiovarian antibodies in primary Sjogren's syndrome. Rheumatol Int 27:1149–1155

Filho RB, Domingues L, Naves L (2007) Polycystic ovary syndrome and hyperprolactinemia are distinct entities. Gynecol Endocrinol 23:267–272

Francke M, Mihaescu A, Chaubert P (1998) Isolated necrotizing arteritis of the female genital tract: a clinicopathologic and immunohistochemical study of 11 cases. Int J Gynecol Pathol 17:193–200

Friedman CI, Neff J, KimMH (1984) Immunologic parameters in premature follicular depletion: T and B lymphocytes, T-cell subpopulations, cutaneous reactivity, and serum immunoglobulin concentrations. Diagn Immunol 2:48–52

Ganesan R, Ferryman SR, Meier L, Rollason TP (2000) Vasculitis of the female genital tract and its clinicopathologic correlation: a study of 46 cases with follow-up. Int J Gynecol Pathol 19:258–265

Gao HW, Lin CK, Yu CP et al (2002) Oxidized cellulose (Surgicel™) granuloma mimicking a primary ovarian tumor. Int J Gynecol Pathol 21:422–423

Gilks CB, Clement PB (1987) Colo-ovarian fistula: a report of two cases. Obstet Gynecol 69:533–537

Ginsburg KA, Valdes C, Schnider G (1987) Spontaneous utero-ovarian vessel rupture during pregnancy: three case reports and a review of the literature. Obstet Gynecol 69:474– 476

Gloor E, Hurlimann J (1984) Autoimmune oophoritis. Am J Clin Pathol 81:105–109

Granks S, Gilling-Smith C, Watson H, Willis D (1999) Insulin action in the normal and polycystic ovary. Endocrinol Metab Clin N Am 28:361–378

Guarino A, Di Benedetto L, Giovanale V et al (2017) Hyperandrogenism in a postmenopausal woman: a rare case of ectopic adrenal cortical gland. Gynecol Endocrinol 33:185–187

Gupta R, Verma S, Bansal K et al (2016) Mature teratomas in a supernumerary ovary in a child: report of a first case. J Pediatr Adolesc Gynecol 29:e5–e7. https://doi. org/10.1016/j.jpag.2015.07.005

Hahn-Pedersen J, Munkholm Larsen P (1984) Supernumerary ovary. Acta Obstet Gynecol Scand 63: 365–366

Hallatt JG (1982) Primary ovarian pregnancy: a report of twenty-five cases. Am J Obstet Gynecol 143:55–60

Hallatt JG, Steele CH Jr, SnyderM(1984) Ruptured corpus luteum with hemoperitoneum: a study of 173 surgical cases. Am J Obstet Gynecol 149:5–9

Haning RV Jr, Strawn EY, Nolten WE (1985) Pathophysiology of the ovarian hyperstimulation syndrome. Obstet Gynecol 66:220–224

Harrison BT, Berg RE, Mittal K (2014) Massive ovarian edema associated with a broad ligament leiomyoma: a case report and review. Int J Gynecol Pathol 33:418–422

Haynes MC, Lu BY, Winkel AF (2014) Ovarian vein thrombophlebitis related to large uterine myoma. Obstet Gynecol 123:450–453

He H, Luthringer DJ, Hui P et al (2008) Expression of CD56 and WT1 in ovarian stroma and ovarian stromal tumors. Am J Surg Pathol 32:884–890

Heatley MK (2000) Adenomatous hyperplasia of the rete ovarii. Letter Histopathol 36:383–384

Hibbard LT (1985) Adnexal torsion. Am J Obstet Gynecol 152:456–461

Hill JA, Welch WR, Faris HM et al (1990) Induction of class II major histocompatibility complex antigen expression in human granulosa cells by interferon gamma: a potential mechanism contributing to autoimmune ovarian failure. Am J Obstet Gynecol 162:534–540

Himelstein-Braw R, Peters H, Faber M (1977) Influence of irradiation and chemotherapy on the ovaries of children with abdominal tumours. Br J Cancer 36:269–275

Hofland M, Cosyns S, De Sutter P et al (2013) Leydig cell hyperplasia and Leydig cell tumour in postmenopausal women: report of two cases. Gynecol Endocrinol 29:213–215

Honoré LH, O'Hara KE (1979) Ovarian hilus cell heterotopia. Obstet Gynecol 53:461–464

Honoré LH, O'Hara KE (1980) Subcapsular adipocytic infiltration of the human ovary: a clinicopathological study of eight cases. Eur J Obstet Gynaecol Reprod Biol 10:13–20

Hosfield EM, Rabban JT, Chen L et al (2008) Squamous metaplasia of the ovarian surface epithelium and subsurface fibrosis: distinctive pathologic findings in the ovaries and fallopian tubes of patients of peritoneal dialysis. Int J Gynecol Pathol 27:465–474

Hughesdon PE (1976) The endometrial identity of benign stromatosis of the ovary and its relation to other forms of endometriosis. J Pathol 119:201–209

Hughesdon PE (1982) Morphology and morphogenesis of the Stein-Leventhal ovary and of so-called "hyperthecosis". Obstet Gynecol Surv 37:59–77

Hyttel TE, Bak GS, Larsen SB et al (2015) Re-torsion of the ovaries.

Acta Obstet Gynecol Scand 94:236–244

Isojärvi JIT, Laatikainen TJ, Pakarinen AJ et al (1993) Polycystic ovaries and hyperandrogenism in women taking valproate for epilepsy. N Engl J Med 329:1383–1388

Ito H, Ishihara A, Koita H et al (2003) Ovarian pregnancy: report of four cases and review of the literature. Pathol Int 53:806–809

Jacob S, Koc M (2015) Autoimmune oophoritis: a rarely encountered ovarian lesion. Indian J Pathol Microbiol 58:249–251

Janson PO, Jansson I, Skryten A et al (1981) Ovarian endocrine function in young women undergoing radiotherapy for carcinoma of the cervix. Gynecol Oncol 11:218–223

Joseph RJ, Irvine LM (2012) Ovarian ectopic pregnancy: aetiology, diagnosis, and challenges in surgical management. J Obstet Gynaecol 32:472–474

Judd HL, Scully RE, Atkins L et al (1970) Pure gonadal dysgenesis with progressive hirsutism. Demonstration of testosterone production by gonadal streaks. N Engl J Med 282:881–885

Judd HL, Scully RE, Herbst AL et al (1973) Familial hyperthecosis: comparison of endocrinologic and histologic findings with polycystic ovarian disease. Am J Obstet Gynecol 117:976–982

Kahn CR, Flier JS, Bar RS et al (1976) The syndromes of insulin resistance and acanthosis nigricans: insulinreceptor disorders in man. N Engl J Med 294:739–745

Kaiser UB (2003) The pathogenesis of the ovarian hyperstimulation syndrome. N Engl J Med 349:729–732

Kalu E, Panay N (2008) Spontaneous premature ovarian failure: management challenges. Gynecol Endocrinol 24:273–279

Kaminski PF, Sorosky JI, Mandell MJ et al (1990) Clomiphene citrate stimulation as an adjunct in locating ovarian tissue in ovarian remnant syndrome. Obstet Gynecol 76:924–926

Kaufman DW, Shapiro S, Rosenberg L et al (1980) Intrauterine contraceptive device use and pelvic inflammatory disease. Am J Obstet Gynecol 136:159–162

Kaufman FR, Kogut MD, Donnell GN et al (1981) Hypergonadotropic hypogonadism in female patients with galactosemia. N Engl J Med 304:994–998

Kim JJ, Kim D, Yim JY et al (2017) Polycystic ovary syndrome with hyperandrogenism as a risk factor for non-obese non-alcoholic fatty liver disease. Aliment Pharmacol Ther 45:1403–1412

Klempner LB, Giglio PG, Niebles A (1987) Malacoplakia of the ovary. Obstet Gynecol 69:537–540

Knochenhauer ES, Key TJ, Kahsar-Miller M et al (1998) Prevalence of the polycystic ovary syndrome in unselected black and white women in the Southeastern United States: a prospective study. J Clin Endocrinol Metab 83:3078–3082

Kostelnik FV, Fremount HN (1976) Mycotic tubo-ovarian abscess associated with the intrauterine device. Am J Obstet Gynecol 125:272–274

Krasević M, Haller H, Rupčić S et al (2004) Massive edema of the ovary: a report of two cases due to lymphatic permeation by metastatic carcinoma from the uterine cervix. Gynecol Oncol 93:564–567

Krauss CM, Turksoy N, Atkins L et al (1987) Familial premature ovarian failure due to an interstitial deletion of the long arm of the X chromosome. N Engl J Med 317:125–131

LaBarbera AR, Miller MM, Ober C et al (1988) Autoimmune etiology in premature ovarian failure. Am J Reprod Immunol Microbiol 16:115–122

Ladefoged C, Lorentzen M (1988) Xanthogranulomatous inflammation of the female genital tract. Histopathology (Oxf) 13:541–551

Lafferty HW, Angioli R, Rudolph J et al (1996) Ovarian remnant syndrome: experience at Jackson Memorial Hospital, University of Miami, 1985 through 1993. Am J Obstet Gynecol 174:641–645

Lai C, Hsueh S, Lin C et al (1992) Human papillomavirus in benign and malignant ovarian and endometrial tissues. Int J Gynecol Pathol 11:210–215

Landers DV, Sweet RL (1985) Current trends in the diagnosis and treatment of tuboovarian abscess. Am J Obstet Gynecol 151:1098–1110

Latza U, Niedobitek G, Schwarting R et al (1990) Ber-EP4: new monoclonal antibody which distinguishes epithelia from mesothelia. J Clin Pathol 43:213–219

Lee AT, Zane LT (2007) Dermatologic manifestations of polycystic ovary syndrome. Am J Clin Dermatol 8:201–219

Letourneau JM, Ebbel EE, Katz PP et al (2012) Acute ovarian failure underestimates age-specific reproductive impairment for young women undergoing chemotherapy for cancer. Cancer 118:1933–1939

Liapi C, Evain-Brion D (1987) Diagnosis of ovarian follicular cysts from birth to puberty: a report of twenty cases. Acta Pediatr Scand 76:91–96

Lindsay AN, Voorhess ML, MacGillivray MH (1983) Multicystic ovaries in primary hypothyroidism. Obstet Gynecol 61:433

Lomme M, Kostadinov S, Zhang C (2011) Large solitary luteinized follicle cyst of pregnancy and puerperium: report of two cases. Diagn Pathol 6:3

Lonsdale RN, Roberts PF, Trowell JE (1991) Autoimmune oophoritis associated with polycystic ovaries. Histopathology (Oxf) 19:77–81

Lunde O, Hoel PS, Sandvik L (1988) Ovarian morphology in patients with polycystic ovaries and in an age-matched reference material. Gynecol Obstet Investig 25:192–201

Luzzatto R, Brucker N(1981) Benign inclusion cysts of the ovary associated with psammoma bodies in vaginal smears. Acta Cytol 25:282–284

Madeido G, Tieu TM, Aiman J (1985) Atypical ovarian hyperthecosis in a virilized postmenopausal woman. Am J Clin Pathol 83:101–107

Magtibay PM, Nyholm JL, Hernandez JL et al (2005) Ovarian remnant syndrome. Am J Obstet Gynecol 193:2062–2066

Mahmood K (1975) Granulomatous oophoritis due to Schistosoma mansoni. Am J Obstet Gynecol 123:919–920

Manolitsas TP, Lanham SA, Hitchcock A et al (1998) Synchronous ovarian and cervical squamous intraepithelial neoplasia: an analysis of HPV status. Gynecol Oncol 70:428–431

March WA, Moore VM, Willson KJ et al (2010) The prevalence of polycystic ovary syndrome in a community sample assessed under contrasting diagnostic criteria. Hum Reprod 25:544–551

Marrogi AJ, Gersell DJ, Kraus FT (1991) Localized asymptomatic giant cell arteritis of the female genital tract. Int J Gynecol Pathol 10:51–58

Massachusetts General Hospital Case Records (1982) Case 25–1982. Ovarian stromal hyperthecosis. Acanthosis nigricans. N Engl J Med 306:1537–1544

Massachusetts General Hospital Case Records (1986) Case 46–1986. Resistant-ovary syndrome, with hyalinization of preantral follicles. N Engl J Med 315:1336–1344

Massachusetts General Hospital Case Records (1988) Case 22–1988. Ovarian stromal hyperthecosis, with virilization, insulin resistance, and acanthosis nigricans. N Engl J Med 318:1449–1457

Mathur S, Melchers JT III, Ades EW et al (1980) Antiovarian and anti-lymphocyte antibodies in patients with chronic vaginal candidiasis. J Reprod Immunol 2:247–262

Matsubara Y, Fujioka T, Ikeda T et al (2009) Periodic size changes in a supernumerary ovary with associated corpus luteal cyst. J Obstet Gynaecol Res 35:180–182

Mattison DR, Evans MI, Schwimmer WB et al (1984) Familial premature ovarian failure. Am J Hum Genet 36:1341–1348

McCluggage WG, Allen DC (1997) Ovarian granulomas: a report of 32 cases. J Clin Pathol 50:324–327

McCluggage WG, Maxwell P (2001) Immunohistochemical staining for calretinin is useful in the diagnosis of ovarian sex cord-stromal tumours. Histopathology 38:403–408

McCluggage WG, Young RH (2004) Non-neoplastic granulosa cells within ovarian vascular channels: a rare potential diagnostic pitfall. J Clin Pathol 57:151–154

McCluggage WG, McKenna M, McBride HA (2007) CD56 is a sensitive and diagnostically useful immunohistochemical marker of ovarian sex cord-stromal tumors. Int J Gynecol Pathol 26:322–327

McClure N, Healy DL, Rogers PA (1994) Vascular endothelial growth factor as capillary permeability agent in ovarian hyperstimulation. Lancet 344:235–236

Meneses MF, Ostrowski ML (1989) Female splenicgonadal fusion of the discontinuous type. Hum Pathol 20:486–488

Mignot MH, Schoemaker J, Kleingeld M et al (1989) Premature ovarian failure. I: the association with autoimmunity. Eur J Obstet Gynecol Reprod Biol 30:59–66

Mittal KR, Zeleniuch-Jacquotte A, Cooper JL et al (1993) Contralateral ovary in unilateral ovarian carcinoma: a search for preneoplastic lesions. Int J Gynecol Pathol 12:59–63

Montz FJ, Schlaerth JB, Morrow CP (1988) The natural history of theca lutein cysts. Obstet Gynecol 72:247–251

Mount SL, Eltabbakh GH, Hardin NJ (2002) Beta-2 microglobulin amyloidosis presenting as bilateral ovarian masses. A case report and review of the literature. Am J Surg Pathol 26:130–133

Muller-Holzner E, Ruth NR, Abfalter E et al (1995) IUD-associated pelvic actinomycosis: a report of five cases. Int J Gynecol Pathol 14:70–74

Murray JJ, Clark CA, Lands RH et al (1985) Reactivation blastomycosis presenting as a tuboovarian abscess. Obstet Gynecol 64:828–830

Na K, Park SY, Kim HS (2017) Clinicopathological characteristics of primary ovarian adenomyoma: a singleinstitutional experience. Anticancer Res 37: 2565–2574

Nagamani M, Gomez LG, Garza J (1982) In vivo steroid studies in luteoma of pregnancy. Obstet Gynecol 59:105S–111S

Nagamani M, Van Dinh T, Kelver ME (1986) Hyperinsulinemia in hyperthecosis of the ovaries. Am J Obstet Gynecol 154:384–389

Nagamani M, Hannigan EV, Van Dinh T et al (1988) Hyperinsulinemia and stromal luteinization of the ovaries in postmenopausal women with endometrial cancer. J Clin Endocrinol Metab 67:144–148

Nagamani H, Kaspar HG, Van Dinh T et al (1990) Hyperthecosis of the ovaries in a woman with a placental site trophoblastic tumor. Obstet Gynecol 76:931–935

Nagamani M, Stuart CA, Doherty MG (1992) Increased steroid production by the ovarian stromal tissue of postmenopausal women with endometrial cancer. J Clin Endocrinol Metab 74:172–176

Nagelberg SB, Rosen SW (1985) Clinical and laboratory investigation of a virilized woman with placental-site trophoblastic tumor. Obstet Gynecol 65:527–534

Nakano R, Shima K, Yamoto M et al (1989) Binding sites for gonadotropins in human postmenopausal ovaries. Obstet Gynecol 73:196–200

Nestler JE, Clore JN, Blackard WG(1989) The central role of obesity (hyperinsulinemia) in the pathogenesis of the polycystic ovary syndrome. Am J Obstet Gynecol 161:1095–1097

Nogales FF, Silverberg SG (1976) Epidermoid cysts of the ovary: a report of five cases with histogenetic considerations and ultrastructural findings. Am J Obstet Gynecol 124:523–528

Nogales FF, Martin-Sances L, Mendoza-Garcia E et al (1996) Massive ovarian edema. Histopathology (Oxf) 28:229–234

Nogales-Ortiz F, Taracon I, Nogales FF (1979) The pathology of female genital tract tuberculosis. Obstet Gynecol 53:422–428

Nomelini RS, Oliveira LJ, Jammal MP et al (2013) Serous papillary cystadenocarcinoma in supernumerary ovary. J Obstet Gynaecol 33:324

Norman RJ, Dewailly D, Legro RS et al (2007) Polycystic ovary syndrome. Lancet 370:685–697

Norris HJ, Taylor HB (1967) Nodular theca-lutein hyperplasia of pregnancy (so-called "pregnancy luteoma"). A clinical and pathologic study of 15 cases. Am J Clin Pathol 47:557–566

Ober WB, Grady HG, Schoenbucher AK (1957) Ectopic ovarian decidua without pregnancy. Am J Pathol 33:199–217

Osathanondh R, Berkowitz RS, de Cholnoky C et al (1986) Hormonal measurements in patients with theca lutein cysts and gestational trophoblastic disease. J Reprod Med 31:179–183

Pache TD, Chadha S, Goorens LJG et al (1991) Ovarian morphology in long-term androgen-treated female to male transsexuals A human model for the study of polycystic ovary syndrome? Histopathology (Oxf) 19:445–452

Parveen AS, Elliott H, Howells R (2004) Sarcoidosis of the ovary. J Obstet Gynaecol 24:465

Peer E, Peretz BA, Makler A et al (1981) Bilateral adnexal agenesis with an ectopic ovary: case report and review of the literature. Eur J Obstet Gynecol Reprod Biol 12:37– 42

Pekonen F, Seigberg R, Makinen T et al (1986) Immunological disturbances in patients with premature ovarian failure. Clin Endocrinol 25:1–6

Pelkey TJ, Frierson HF Jr, Mills SE et al (1998) The diagnostic utility of inhibin staining in ovarian neoplasms. Int J Gynecol Pathol 17:97–105

Pereira RM, de Carvalho JF, de Medeiros AC et al (2009) Ovarian necrotizing vasculitis in a patient with lupus. Lupus 18:1313–1315

Pettit PD, Lee RA (1988) Ovarian remnant syndrome: diagnostic dilemma and surgical challenge. Obstet Gynecol 71:580–583

Planner RS, Abell DA, Barbaro CA et al (1982) Massive enlargement of the ovaries after evacuation of hydatidiform moles. Aust NZ J Obstet Gynaecol 22:96–100

Plentl AA, Friedman EA (1971) Lymphatic system of the female genitalia. Saunders, Philadelphia

Podgajski M, Kukura V, Duic Z et al (2007) Ascites, high CA-125 and chronic pelvic pain in an unusual clinical manifestation of Enterobius vermicularis ovarian and sigmoid colon granuloma. Eur J Gynaecol Oncol 28:513–515

Polson DW, Wadsworth J, Adams J et al (1988) Polycystic ovaries – a common finding in normal women. Lancet 1:870–872

Practice Committee of American Society for Reproductive Medicine. Fertility preservation in patients undergoing gonadotoxic therapy or gonadectomy (2013) Fertil Steril 100:1214–1223

Pritt B, Mount SL, Cooper K et al (2006) Pseudoactinomycotic radiate granules of the gynaecological tract: review of a diagnostic pitfall. J Clin Pathol 59:17–20

Pryse-Davies J (1974) The development, structure and function of the female pelvic organs in childhood. Clin Obstet Gynaecol 1:483–508

Putschar WGJ, Manion WC (1956) Splenic-gonadal fusion. Am J Pathol 32:15–33

Reato G, Morlin L, Chen S et al (2011) Premature ovarian failure in patients with autoimmune Addison's disease: clinical, genetic, and immunological evaluation. J Clin Endocrinol Metab 96:E1255–E1261

Rebar RW, Erickson GF, Yen SSC (1982) Idiopathic premature ovarian failure: clinical and endocrine characteristics. Fertil Steril 37:35–41

Reeves G (1971) Specific stroma in the cortex and medulla of the ovary. Cell types and vascular supply in relation to follicular apparatus and ovulation. Obstet Gynecol 37:832–844

Resta L, Scordari MD, Colucci GA et al (1989) Morphological changes of the ovarian surface epithelium in ovarian polycystic disease or endometrial carcinoma and a control group. Eur J Gynaecol Oncol 10:39–41

Rodin A, Thakkar H, Taylor N et al (1994) Hyperandrogenism in polycystic ovary syndrome. Evidence of dysregulation of 11-beta-hydroxysteroid dehydrogenase. N Engl J Med 330:460–465

Rossetti R, Ferrari I, Bonomi M et al (2017) Genetics of primary ovarian insufficiency. Clin Genet 91:183–198

Roth LM, Sternberg WH (1973) Ovarian stromal tumors containing Leydig cells. II. Pure Leydig cell tumor, non-hilar type. Cancer (Phila) 32:952–960

Roth LM, Deaton RL, Sternberg WH (1979) Massive ovarian edema. A clinicopathologic study of five cases including ultrastructural

observations and review of the literature. Am J Surg Pathol 3:11–21

Russell P, Farnsworth A (1997) Massive edema and fibromatosis. In: Russell P, Farnsworth A (eds) Surgical pathology of the ovaries. Churchill Livingstone, New York, pp 147–154

Russell P, Bannatyne P, Shearman RP et al (1982) Premature hypergonadotropic ovarian failure: clinicopathological study of 19 cases. Int J Gynecol Pathol 1:185–201

Rutgers JL, Scully RE (1986) Functioning ovarian tumors with peripheral steroid cell proliferation: a report of twenty-four cases. Int J Gynecol Pathol 5:319–337

Rutgers JL, Scully RE (1988) Cysts (cystadenomas) and tumors of the rete ovarii. Int J Gynecol Pathol 7:330–342

Sasano H, Fukunaga M, Rojas M et al (1989) Hyperthecosis of the ovary. Clinicopathologic study of 19 cases with immunohistochemical analysis of steroidogenic enzymes. Int J Gynecol Pathol 8:311–320

Schildkraut J, Schwingl PJ, Bastos E et al (1996) Epithelial ovarian cancer risk among women with polycystic ovary syndrome. Obstet Gynecol 88:554–559

Schindlbeck C, Dziura D, Mylonas I (2014) Diagnosis of pelvic inflammatory disease (PID): intra-operative findings and comparison of vaginal and intraabdominal cultures. Arch Gynecol Obstet 289:1263–1269

Schmidt WA (1982) IUDs, inflammation, and infection: assessment after two decades of IUD use. Hum Pathol 13:878–881

Scully RE (1964) Stromal luteoma of the ovary. Cancer (Phila) 17:769–778

Scully RE (1981) Smooth-muscle differentiation in genital tract disorders [Editorial]. Arch Pathol Lab Med 105:505–507

Scully RE (1986) Ovary. In: Henson DE, Albores-Saavedra J (eds) The pathology of incipient neoplasia. Saunders, Philadelphia, pp 279–293

Scully RE, Cohen RB (1964) Oxidative-enzyme activity in normal and pathologic human ovaries. Obstet Gynecol 24:667–681

Sedin G, Bergquist C, Lindgren PG (1985) Ovarian hyperstimulation syndrome in preterm infants. Pediatr Res 19:548–551

Sedmak DD, Hart WR, Tubbs RR (1987) Autoimmune oophoritis: a histopathologic study of involved ovaries with immunologic characterization of the mononuclear cell infiltrate. Int J Gynecol Pathol 6:73–81

Seidman JD, Krishnan J (2016) Non-neoplastic conditions of the ovaries in grossly normal adnexa: a clinicopathologic study of 403 completely embedded cases. Int J Gynecol Pathol 35:544–548

Shawker TH, Hubbard VS, Reichert CM et al (1983) Cystic ovaries in cystic fibrosis: an ultrasound and autopsy study. J Ultrasound Med 2:439–444

Sherman SL (2000) Permature ovarian failure in the fragile X syndrome. Am J Med Genet 97:189–194

Shimizu M, Toki T, Takagi Y et al (2000) Immunohistochemical detection of the Wilm's tumor gene (WT-1) in epithelial ovarian tumors. Int J Gynecol Pathol 19:158–163

Shipton EA, Meares SD (1965) Heterotopic bone formation in the ovary. Aust N Z J Obstet Gynaecol 5:100–102

Simstein NL (1981) Colo-tubo-ovarian fistula as complication of pelvic inflammatory disease. South J Med 74:512–513

Smith CET, Toplis PJ, Nogales FF (1999) Ovarian prostatic tissue originating from hilar mesonephric rests. Am J Surg Pathol 23:232–236

Smits G, Olatunbosun O, Delbaere A (2003) Ovarian hyperstimulation syndrome due to a mutation in the follicle-stimulating hormone receptor. N Engl J Med 349:760–766

Snowden JA, Harkin PJR, Thornton JG et al (1989) Morphometric assessment of ovarian stromal proliferation: a clinicopathological study. Histopathology (Oxf) 14:369

Sternberg WH, Roth LM (1973) Ovarian stromal tumors containing Leydig cells. I. Stromal-Leydig cell tumor and non-neoplastic transformation of ovarian stroma to Leydig cells. Cancer (Phila)

32:940–951

Stillman RJ, Schinfeld JS, Schiff I et al (1981) Ovarian failure in long-term survivors of childhood malignancy. Am J Obstet Gynecol 139:62–66

Strickler RC, Kelly RW, Askin FB (1984) Postmenopausal ovarian follicle cyst: an unusual cause of estrogen excess. Int J Gynecol Pathol 3:318–322

Symonds DA, Driscoll SG (1973) An adrenal cortical rest within the fetal ovary: report of a case.AmJ Clin Pathol 60:562–564

Tanabe K, Gagliano P, Channing CP et al (1983) Levels of inhibin-F activity and steroids in human follicular fluid from normal women and women with polycystic ovarian disease. J Clin Endocrinol Metab 57:24–31

Tatum ET, Beattie JF Jr, Bryson L (1996) Postoperative carbon pigment granuloma. A report of eight cases involving the ovary. Hum Pathol 27:1008–1011

Taylor AE (1998) Polycystic ovary syndrome. Endocrinol Metab Clin N Am 27:877–902

Taylor HC, Pillay I, Setrakian S (2000) Diffuse stromal Leydig cell hyperplasia: a unique cause of postmenopausal hyperandrogenism and virilization. Mayo Clin Proc 75:288–292

The Rotterdam ESHRE/ASRM-Sponsored PCOS consensus workshop group (2004) Revised 2003 consensus on diagnostic criteria and long-term health risks related to polycystic ovary syndrome. Hum Reprod 19:41–47

Tressera F, Grases PJ, Labastida R et al (1998) Histological features of the contralateral ovary in patients with unilateral ovarian cancer: a case control study. Gynecol Oncol 71:437– 441

van Karseren YM, Schoemaker J (1999) Premature ovarian failure: a systematic review on therapeutic interventions to restore ovarian function and achieve pregnancy. Hum Reprod Update 5:483–492

Villanueva AL, Rebar RW (1983) Triple-X syndrome and premature ovarian failure. Obstet Gynecol 62:70S–73S

Vollaard ES, van Beek AP, Verburg FA et al (2011) Gonadotropin-releasing hormone agonist treatment in postmenopausal women with hyperandrogenism of ovarian origin. J Clin Endocrinol Metab 96:1197–1201

Walfish PG, Gottesman IS, Shewchuk AB et al (1983) Association of premature ovarian failure with HLA antigens. Tissue Antigens 21:168–169

Weinstein D, Rabinowitz R, Malach D et al (1983) Ovarian hemorrhage in women with Von Willebrand's disease. A report of two cases. J Reprod Med 28:500–502

Wierman ME, Beardsworth DE, Mansfield MJ et al (1985) Puberty without gonadotropins. A unique mechanism of sexual development. N Engl J Med 312:65–72

Williams DJ, Connor P, Ironside JW(1990) Pre-menopausal cytomegalovirus oophoritis. Histopathology (Oxf) 16:405–407

Witlin AG, Sibai BM (1995) Postpartum ovarian vein thrombosis after vaginal delivery: a report of 11 cases. Obstet Gynecol 85:775–780

Wojcik EM, Naylor B (1992) "Collagen balls" in peritoneal washings. Acta Cytol 36:466–470

Wood JR, Nelson VL, Ho C (2003) The molecular phenotype of polycystic ovary syndrome (PCOS) theca cells and new candidate PCOS genes defined by microarray analysis. J Biol Chem 278:26380–26390

Yildiz BO, Azziz R (2007) The adrenal and polycystic ovary syndrome. Rev Endocr Metab Disord 8: 331–342

Young RH, Scully RE (1984) Fibromatosis and massive edema of the ovary, possibly related entities: a report of 14 cases of fibromatosis and 11 cases of massive edema. Int J Gynecol Pathol 3:153–178

Young RH, Prat J, Scully RE (1980) Epidermoid cyst of the ovary. A report of three cases with comments on histogenesis. Am J Clin Pathol 73:272–276

Zergeroğlu S, Küçükah T, Koç Ö (2004) Primary ovarian echinococcosis. Arch Gynecol Obstet 270:285–286

Zhang J, Young RH, Arseneau J (1982) Ovarian stromal tumors containing lutein or Leydig cells (luteinized thecomas and stromal Leydig cell tumors): a clinicopathological analysis of fifty cases. Int J Gynecol Pathol 1:270–285

Zhang C, Sung CJ, Quddus MR et al (2017) Association of ovarian hyperthecosis with endometrial polyp, endometrial hyperplasia, and endometrioid adenocarcinoma in postmenopausal women: a clinicopathological study of 238 cases. Hum Pathol 59:120–124

腹膜疾病

第13章

Julie A. Irving，Philip B. Clement 著；

郭晓红，李旻　译

内容

本章讨论腹膜的肿瘤性病变、非肿瘤性病变，以及女性腹膜后淋巴结的部分病变。本章前半部分包括炎症性病变、瘤样病变（包括间皮增生）、间皮瘤、其他原发性肿瘤以及转移性肿瘤。后半部分描述镜下形态呈现米勒管分化、可能起源于第二米勒系统的一大类病变，其经典疾病为子宫内膜异位症。

13.1　炎症性病变

13.1.1　急性腹膜炎

急性弥漫性腹膜炎以浆膜化脓性纤维素性渗出为特征，最常见于内脏穿孔，通常由细菌感染或化学物质（胆汁、胃液或胰液）引起。胰液中的脂酶常引起脂肪坏死。自发性细菌性腹膜炎最常见于免疫力低下或患有肝硬化的儿童和成人（Weinstein et al. 1978），肝硬化患者服用质子泵抑制剂也是一个潜在的危险因素（Min et al. 2014）。引起急性腹膜炎的罕见感染因素包括念珠菌（Bayer et al. 1976）、放线菌和阿米巴（Kapoor et al. 1972）。急性腹膜炎反复发作几乎是家族性地中海热（发作性多浆膜炎）的恒定特征（Sohar et al. 1967）。局限性急性腹膜炎可能与特定器官的感染（如盆腔炎性疾病）或梗死有关。

13.1.2　肉芽肿性腹膜炎

许多感染性和非感染性因素均可导致肉芽肿性腹膜炎。术中见腹膜表面布满结节，可能类似于播散性肿瘤。疾病确诊取决于组织学检查，某些病例需通过微生物检测以明确病原体。

13.1.2.1　感染性肉芽肿

结核性腹膜炎的发病率正在逐渐上升，尤其是在免疫抑制患者中。该病可继发于盆腔、腹腔结核病灶的扩散，或是粟粒性结核的一个表现（Koc et al. 2006）。结核性肉芽肿的组织学特征为干酪样坏死和 Langhans 巨细胞，结核杆菌感染可通过抗酸染色和免疫荧光试验证实。罕见情况下，肉芽肿性腹膜炎可为真菌感染和寄生虫感染的并发症。真菌感染包括组织胞浆菌病、球孢子菌病、隐球菌病，寄生虫感染则包括血吸虫病、蛲虫病、棘球蚴病（包虫病）、蛔虫病及粪类圆线虫病等。

13.1.2.2　非感染性肉芽肿

异物能够引起腹膜的肉芽肿反应，一般可以通过组织学检查确认异物。外科手套、冲洗液以及润滑剂中的淀粉颗粒通常会引起肉芽肿性腹膜炎和纤维性腹膜炎，偶尔炎症反应呈结核样伴干酪样坏死

（Nissim et al. 1981）。PAS 染色阳性的淀粉颗粒在偏光显微镜下呈特征性的"马耳他十字形"（✳）。滑石粉作为外科手套的润滑剂，曾经是引起肉芽肿性腹膜炎和纤维性腹膜炎的一个最重要的原因。滑石粉诱发的腹膜炎也可见于吸毒者。引起肉芽肿性腹膜炎的其他医源性因素包括手术垫单中的纤维素和棉花纤维、微晶胶原止血剂（Avitene）（Park et al. 1981），以及油性材料（如子宫输卵管造影剂），油性材料可引起脂质肉芽肿反应。文献中报道了 1 例由氧化纤维素制品（Surgicel™，一种可吸收止血纱布）引起的异物肉芽肿反应所形成的盆腔肿块，类似于复发性卵巢癌（Deger et al. 1995）。

肠内容物（包括植物、食物来源的淀粉和硫酸钡等）污染腹腔也可能导致腹膜异物肉芽肿反应。卵巢皮样囊肿破裂释放的皮脂和角化物通常会引起强烈的肉芽肿性腹膜炎、脂质肉芽肿性腹膜炎和纤维性腹膜炎反应，术中所见可能类似肿瘤（图 13.1）。笔者还见过 1 例旺炽性肉芽肿性腹膜炎，发生于破裂的卵巢肠型黏液性非典型增生性 / 交界性肿瘤切除术后 3 个月（图 13.2）。子宫和卵巢伴鳞状分化的子宫内膜样腺癌中的角质素可引起肉芽肿性炎，这将在"13.2 瘤样病变"中阐述。

剖宫产术时羊水成分溢出，其中的胎脂（含角化物、鳞状上皮、皮脂和胎毛等）和胎粪（含胆汁、胰液和肠道分泌物等）可导致肉芽肿性腹膜炎（George et al. 1995）。胎儿在子宫内发生肠穿孔可引起胎粪性腹膜炎，这也是发生于新生儿的一种棘手的疾病。与胎脂性腹膜炎不同的是，胎粪性腹膜炎的镜下特征主要是钙化，而不是肉芽肿性炎，有些病例可有明显的 X 线改变。男性胎儿的胎粪性腹膜炎可累及睾丸鞘膜，形成肿瘤样阴囊肿块（Forouhar 1982）。罕见情况下，胎粪性腹膜炎可伴有胎粪的全身性血道播散。

肉芽肿性腹膜炎也可继发于克罗恩病、结节病和 Whipple 病。坏死性腹膜肉芽肿可见于子宫内膜异位症透热消融治疗后（图 13.3）（Clarke et al. 1990）。子宫内膜异位症中的坏死性假黄瘤样结节可能类似于坏死性肉芽肿（见"13.6.1.5 少见的镜下表现"中的"坏死性假黄瘤样结节"）。

在腹腔镜下胆囊切除术中，胆汁或胆石溢出可引起肉芽肿性腹膜炎，随后胆石可以种植于腹膜表面，包括卵巢表面（卵巢胆石症，见图 12.12）（Vadlamudi et al. 1997）。植入的胆石可引起腹痛，导致异物肉芽肿反应和纤维化，或成为感染病灶。其在腹腔镜下表现为红褐色色素沉着病变，类似于子宫内膜异位症（Merchant et al. 2000）。异物巨细胞内可见胆固醇结晶和胆色素（图 13.4）。胆汁 Fouchet 染色阳性和胆囊切除术病史有助于正确诊断。

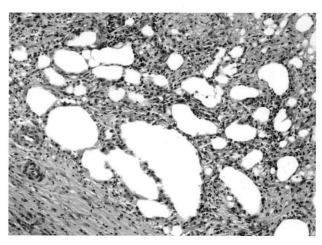

图 13.1 卵巢皮样囊肿破裂引起的脂质肉芽肿性腹膜炎

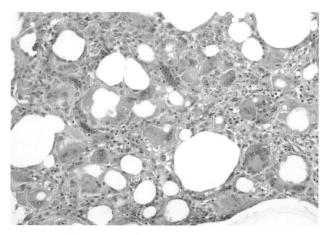

图 13.2 卵巢肠型黏液性非典型增生性 / 交界性肿瘤破裂引起的肉芽肿性腹膜炎

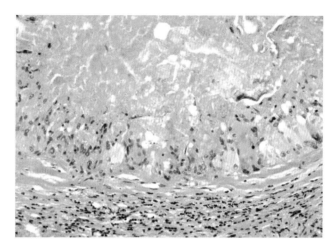

图 13.3　继发于子宫内膜异位症透热消融治疗后的坏死性腹膜肉芽肿。其中心为坏死，内含少量棕色色素，周围由组织细胞包绕

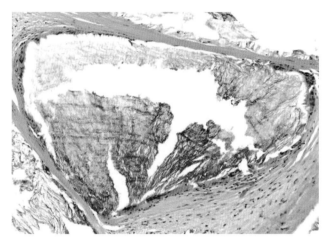

图 13.4　胆石性腹膜炎。胆石嵌入盆腔腹膜内。注意胆石边缘有一圈异物巨细胞及周围纤维化。患者曾于 18 个月前行腹腔镜下胆囊切除术

13.1.3　非肉芽肿性组织细胞病变

腹膜偶尔可见组织细胞浸润，但不形成散在的肉芽肿。腹膜和网膜中可出现胞质内富含蜡样质和脂质的组织细胞浸润，这可能继发于子宫内膜异位症（Clement et al. 1988），或者与腹膜蜕膜反应有关（White et al. 1994）。由吞噬色素的组织细胞形成的腹膜病变称为腹膜黑变病。文献报道的腹膜黑变病通常伴发于卵巢皮样囊肿，有时囊肿在术前已

破裂（Jaworski et al. 2001）；也有报道 1 例腹膜黑变病伴发于卵巢浆液性囊腺瘤。开腹手术时，在盆腔腹膜和网膜内可见呈局灶性或弥漫性、黄褐色至黑色的腹膜着色，或类似的色素性瘤样结节。卵巢肿瘤内有些囊肿的内容物和内衬上皮内可见色素。组织学检查显示，卵巢和腹膜内的色素沉着性病变由纤维性间质内充满色素的组织细胞组成（图 13.5）。目前至少已有 3 例报道，加上笔者遇到的第 4 例，在卵巢皮样囊肿内可见明显的胃黏膜组织。大多数病例中色素来源不明，Jaworski 等证实这些色素虽没有黑色素和含铁血黄素的组织化学特征，但富含铁，因此推测这些色素可能继发于胃黏膜消化性溃疡引起的出血（Jaworski et al. 2001）。这些良性腹膜黑变病应当很容易与转移性恶性黑色素瘤相鉴别，因为前者的色素性组织细胞的细胞核形态温和，且缺乏核分裂象。在 1 例病例报道中，腹膜黑变病与网膜转移性恶性黑色素瘤共存（Lim et al. 2012）。

非特异性腹膜炎症反应处偶尔会出现无色素的组织细胞，这些组织细胞形成结节状、斑片状或较广泛的聚集灶，可表现为手术中肉眼可见的腹膜小结节，但更多情况下仅为镜下所见。组织学上，这些病灶由单一的组织细胞组成，细胞质含量中等，呈淡嗜酸性，细胞核呈肾形和（或）有核沟，类似于 Langerhans 型组织细胞（图 13.6）。曾

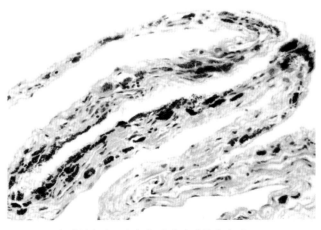

图 13.5　腹膜黑变病。组织细胞内充满棕色色素

有 1 例这种病变发生于粒层细胞瘤患者，最初这些组织细胞被误认为转移性粒层细胞瘤。腹膜结节中也可混杂间皮细胞（结节性组织细胞 / 间皮细胞增生）（Michal et al. 2016）。盆腔腹膜弥漫性组织细胞增生伴子宫颈管腺体异位症的病例已有文献报道（Ruffolo et al. 1993）。这些病例中，CD68、calretinin 和 CK 免疫染色有助于区分组织细胞和间皮细胞（图 13.6）。罕见情况下，广泛性组织细胞性腹膜炎也可伴发于腹膜恶性肿瘤，包括浆液性癌（图 13.7）（Lv et al. 2012）。

　　嗜黏液卡红性组织细胞增生症是以组织细胞中含有聚乙烯吡咯烷酮（PVP）为特征，聚乙烯吡咯烷酮曾是一种血液替代品（Kuo et al. 1984）。这些

细胞可见于女性生殖道内和生殖道外许多部位，包括卵巢、盆腔淋巴结和网膜。组织细胞的胞质呈空泡状、嗜碱性至淡紫色，细胞核偏位，形态学提示印戒细胞癌的可能性（图 13.8）。这些组织细胞呈黏液卡红染色阳性，但与肿瘤性印戒细胞不同的是，组织细胞的 PAS 染色呈阴性，此外，其他多种染色也有助于鉴别（Kuo et al. 1984）。

　　腹膜黏液卡红染色阳性的组织细胞聚集也可能与局部使用氧化再生纤维素（一种止血剂）有关（Tang et al. 2009）。这些组织细胞的胞质呈 PAS 染色阳性，耐淀粉酶消化，CD68 染色呈阳性，S-100 和 CK 呈阴性。

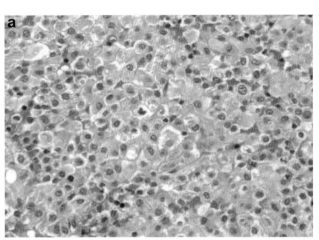

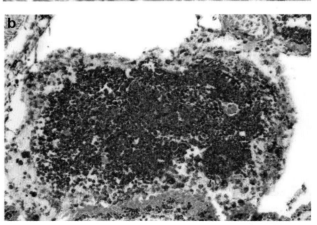

图 13.6　腹膜表面组织细胞结节。a. 细胞具有中等量淡嗜酸性胞质，有些具有肾形核；b. 免疫组化染色显示组织细胞表达 CD68

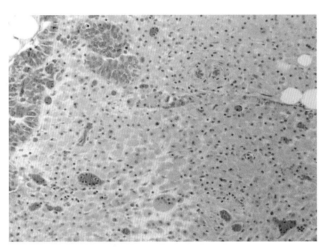

图 13.7　在 1 例原发性减瘤标本（无化疗史）中，伴发于高级别浆液性癌的旺炽性组织细胞性腹膜炎

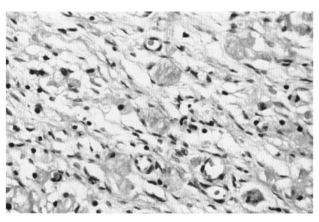

图 13.8　嗜黏液卡红性组织细胞增生症。注意多个空泡状组织细胞，有些细胞呈印戒细胞样

13.1.4　腹膜纤维化

反应性腹膜纤维化常伴发腹膜纤维性粘连，是先前腹膜炎症的常见后遗症和外科手术的常见并发症。腹膜纤维化偶尔形成境界清楚的纤维性结节。有些反应性腹膜纤维化病变中可含有梭形细胞，免疫染色显示梭形细胞表达 vimentin、SMA 和 CK，因此 Bolen 等称其为多潜能浆膜下细胞（Bolen et al. 1986）。据推测，在病理条件下，间皮细胞经转化形成肌成纤维细胞，导致纤维性腹膜粘连（Sandoval et al. 2016）。罕见情况下，腹膜反应性纤维增生可形成肿瘤样结节，而不是像硬化性腹膜炎那样呈弥漫性腹膜增厚。笔者曾在 1 例卵巢黏液性囊腺癌患者的子宫直肠陷凹及肿瘤的浆膜面发现有几个结节，这些结节主要由束状排列的良性梭形细胞组成，形态类似于成纤维细胞和肌成纤维细胞，细胞密度中等，偶见核分裂象，一些梭形细胞的免疫表型与前文所述的多潜能浆膜下细胞相同，笔者将这些病变称为腹膜纤维性结节（Clement 1995）。

局灶性透明变性斑块通常是脾被膜上的一种常见的偶然发现，可能与脾淤血有关（Wanless et al. 1983）。腹膜非特异性纤维性增厚可见于肝硬化和腹水患者。硬化性腹膜炎是一种临床症状明显、可能致死的病变，表现为各种刺激因素引起的间皮下间充质细胞反应性增生。Concato 首次描述了该病，病变表现为脏层腹膜呈瓷白色增厚，或呈散在斑块状，或融合成连续片状，通常累及肝、脾以及横膈腹膜。病变常包裹小肠（"腹茧"），导致肠梗阻。特发性硬化性腹膜炎最常见于热带地区的青春期女性，也可见于其他地区（Foo et al. 1978）。已知的病因包括普萘洛尔治疗、长期非卧床性腹膜透析、腹腔静脉分流术、细菌（包括分枝杆菌）感染、结节病、类癌综合征、家族性地中海热，以及吸毒者用的纤维性异物等。另外，硬化性腹膜炎可以伴发于卵巢黄素化卵泡膜细胞瘤，原因不明（图 13.9，见第 15 章）（Clement et al. 1993；

Staats et al. 2008）。一些硬化性腹膜炎患者已通过抗雌激素和（或）促性腺激素释放激素（GnRH）激动剂治疗而被治愈。硬化性腹膜炎应与腹膜包裹（peritoneal encapsulation）相鉴别，后者较为罕见，属于先天性畸形，表现为副腹膜以囊样结构包裹小肠。腹膜包裹大多没有症状，通常在开腹手术或尸体解剖时被偶然发现。当这两个术语交换使用，或混在一起使用（如"包裹性腹膜炎"）时，就会产生混乱。

"反应性结节性纤维性假瘤"一词用于描述累及成人胃肠道或肠系膜的单个或多个、瘤体直径可达 6 cm 的病变。有些病例可伴有肠壁浸润，但所有病例的生物学行为都呈良性（Yantiss et al. 2003）。镜下可见，病变由低度到中度增生性成纤维细胞、胶原纤维和散在的单个核炎症细胞组成。成纤维细胞不同程度地表达 vimentin、CD117、MSA、SMA 和 desmin，而 CD34 和 ALK-1 呈阴性。硬化性肠系膜炎（肠系膜脂膜炎、肠系膜脂肪营养不良）常在小肠系膜形成一个局限性肿块，病变特征为不同程度的纤维化、炎症细胞浸润和脂肪坏死（Emory et al. 1997）。罕见情况下，硬化性肠系膜炎也可发生于 IgG4 相关性疾病的基础上，其特征是存在大量 IgG4 阳性浆细胞和闭塞性静脉炎

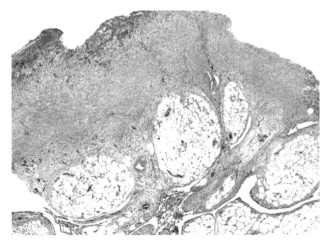

图 13.9　硬化性腹膜炎伴双侧卵巢黄素化卵泡膜细胞瘤。表现为富于细胞的反应性纤维组织累及网膜表面

（Minato et al. 2012）。

偶尔，显著的反应性腹膜纤维化与缺乏明显肉瘤样成分的促结缔组织增生性间皮瘤的鉴别比较困难，特别是活检小标本。然而，这些肿瘤在腹腔中非常罕见，尤其是女性。支持间皮瘤诊断的特征包括核异型性、坏死、胶原纤维结构的排列方式（束状、席纹状）以及浸润到周围组织（Mangano et al. 1998）。

13.1.5　罕见类型的腹膜炎

嗜酸性粒细胞性腹膜炎罕见于嗜酸性粒细胞性胃肠炎和嗜酸性粒细胞增多综合征（Adams et al. 1977）。个别嗜酸性粒细胞性腹水病例与儿童遗传性过敏、腹膜透析、血管炎、淋巴瘤或转移癌及包虫囊肿破裂有关（Adams et al. 1977）。极少数腹膜炎病例可继发于累及腹膜的胶原血管性疾病，如系统性红斑狼疮和 Degos 病。

13.2　瘤样病变

13.2.1　间皮增生

间皮增生是对炎症（包括盆腔炎性疾病）和慢性积液的一种常见反应（图 13.10，13.11）。增生性病变可表现为术中发现的单个或多个小结节，但更多的情况下是显微镜下的偶然发现（Churg et al. 2006）。慢性输卵管炎和子宫内膜异位症患者的间皮增生常累及附件区。卵巢肿瘤患者可偶见间皮增生，特别是在网膜组织（Clement et al. 1993）。卵巢非典型增生性 / 交界性上皮性肿瘤患者的卵巢浅表间质内也可发生间皮增生，这种病例可能会被误诊为侵袭性肿瘤（图 13.12）（Clement et al. 1993）。间皮增生还可局限于疝囊内，可能是创伤或嵌顿所致（Rosai et al. 1975）。显微镜下，盆腔和腹腔内淋巴结偶见增生的间皮细胞，其通常伴有腹膜间皮增生（图 13.13）（Clement et al. 1996a）。增生的间皮细胞可被误认为是转移性肿瘤细胞，尤其是在已知存在盆腔原发性肿瘤的女性患者中。常

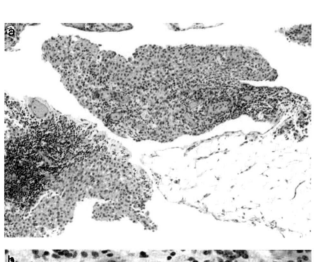

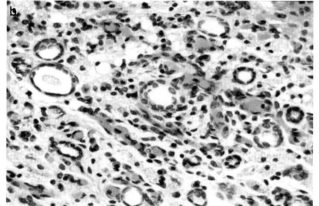

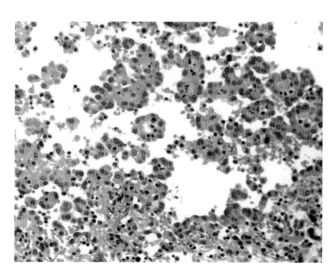

图 13.10　乳头状型间皮增生

图 13.11　间皮增生。a. 结节状型；b. 管状型

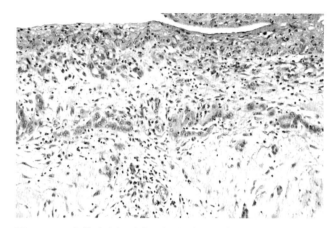

图 13.12　卵巢浅表间质内的间皮增生。其下方可见非典型增生性 / 交界性上皮性肿瘤

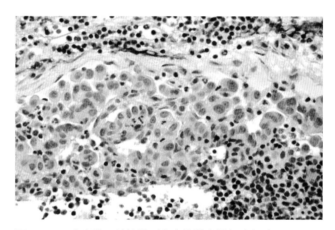

图 13.13　盆腔淋巴结被膜下窦内的增生性间皮细胞

规 HE 染色时，这些细胞的形态有助于正确诊断，也可通过组织化学染色和免疫组化染色加以证实（见后文）。

在旺炽性间皮增生病例中，增生的间皮细胞可排列成实性、小梁状、管状、乳头状、管状乳头状等多种结构（图 13.10，13.11），还可观察到间皮细胞有限地延伸到其下方的反应性纤维组织内，或进入卵巢肿瘤、子宫内膜异位囊肿和腹膜包涵囊肿（见后文）的囊壁内（附壁性间皮增生）。累及卵巢组织和真正的淋巴管血管腔受累的情况也有报道（Oparka et al. 2011）。增生的细胞常局部呈线状排列，有时呈薄层平行排列，其间由纤维素或纤维组织分隔（图 13.12）。间皮细胞可有胞质空泡，空

泡内含酸性黏液（主要为透明质酸），少数情况下可显示明显的胞质透亮。叠加蜕膜样改变（蜕膜样型间皮增生）时，尤其是在结节性间皮细胞中，可能会误诊为转移性肿瘤（Stewart 2013）。可见轻度到中度核多形性和核分裂象，偶见多核细胞。偶见砂粒体，罕见情况下出现类似于横纹肌母细胞的嗜酸性带状间皮细胞。病变中也可混有不等量的组织细胞，即结节性组织细胞 / 间皮增生（Michal et al. 2016）。

间皮细胞增生主要应与腹膜恶性间皮瘤（PMM）相鉴别。肉眼可见的结节、坏死、明显的细胞质内大空泡、显著的核多形性和深部浸润，这些特征都支持腹膜恶性间皮瘤，而不是间皮增生的诊断（Churg et al. 2006）。然而上述的一些特征，如显著的核异型性，在腹膜恶性间皮瘤中并不总是存在，或仅仅呈局灶性。免疫组化有助于鉴别诊断。p53、上皮膜抗原（EMA）、胰岛素样生长因子 2 信使 RNA 结合蛋白 –3（IMP-3）、葡萄糖转运蛋白 –3（GLUT-3）、X 连锁凋亡抑制蛋白（XIAP）呈阳性表达，zeste 同源物 2 增强子（EZH2）高表达，这些是腹膜恶性间皮瘤的特征，而增生性间皮细胞则不然；与腹膜恶性间皮瘤不同的是，反应性间皮细胞通常呈 desmin 阳性（Attanoos et al. 2003；Chang et al. 2014；Shen et al. 2009；Shi et al. 2011；Shinozaki-Ushiku et al. 2017）。BRCA1 相关蛋白 1（BAP1）表达缺失，尤其是合并 9p21 和 p16 纯合性缺失（荧光原位杂交显示），是恶性间皮瘤的显著特征，而这些改变在反应性间皮增生中不存在（Churg et al. 2016；Cigognetti et al. 2015；Ito et al. 2015；Kawai et al. 2016；Sheffield et al. 2015；Shinozaki-Ushiku et al. 2017）。

尽管间皮增生与恶性间皮瘤之间有这些不同特征，但偶尔有些病例也很难甚至不可能区分，尤其是活检标本。如果怀疑病变为恶性间皮瘤，由于其快速生长的特性，几个月内随访就能显示其肿瘤本质。相反，非典型间皮增生在无明显原因下偶尔可

持续数年。偶尔，在腹膜恶性间皮瘤形成之前也会出现良性间皮增生性病变，但不是典型的间皮增生（Churg et al. 2006）。有些"非典型间皮增生"进展为腹膜恶性间皮瘤的病例可能一开始就是恶性间皮瘤（Padmanabhan et al. 2003）。

间皮增生的鉴别诊断还包括原发于腹膜或卵巢的非典型增生性 / 交界性浆液性肿瘤。大体表现为卵巢或腹膜肿瘤，以及伴或不伴纤毛的柱状肿瘤细胞、细胞内或细胞外中性黏液和大量砂粒体等特征支持浆液性肿瘤的诊断。上皮分化标记物（见"13.3.3 恶性间皮瘤"）的免疫组化也有鉴别价值。

13.2.2 腹膜包涵囊肿

腹膜包涵囊肿通常发生于育龄期女性的腹腔内，但其发病年龄范围也可非常广（McFadden et al. 1986；Ross et al. 1989；Veldhuis et al. 2013）。罕见情况下，腹膜包涵囊肿也可发生于男性腹腔内和胸腔内。单房性腹膜包涵囊肿常在开腹手术时被偶然发现，囊肿常为单个或多个单房性囊肿，囊肿体积小、壁薄，呈半透明，可附着或游离于腹腔中。偶尔，囊肿可累及子宫圆韧带，形似腹股沟疝（Harper et al. 1986）。囊壁光滑，内容物呈黄色、水样或胶冻样。虽然大多数单房性间皮囊肿本质上可能为反应性的，但位于结肠系膜、小肠系膜、腹膜后和脾被膜的一些间皮囊肿可能是先天性的（Ross et al. 1989）。

多房性腹膜包涵囊肿（MPIC）可为巨大肿块（图 13.14），这些病变曾称为良性囊性间皮瘤、腹膜炎症性囊肿或术后腹膜囊肿。多房性腹膜包涵囊肿常有临床症状，最常表现为下腹痛和（或）可触及的包块。其通常附着于盆腔器官，在临床检查、开腹手术甚至病理学检查时其形态可类似于卵巢囊性肿瘤（McFadden et al. 1986）；也可累及腹腔上部、腹膜后或疝囊（Ross et al. 1989）。已报道 1 例累及脐部皮肤的皮肤多房性腹膜包涵囊肿，不伴有

疝囊形成（Konstantiniva et al. 2013）。与单房性小囊肿不同，多房性腹膜包涵囊肿的囊壁可见大量纤维组织。其囊内容物与单房性囊肿相似，为浆液性或血性液体。

镜下，多房性腹膜包涵囊肿通常内衬单层扁平（图 13.15）至立方形细胞，偶尔为鞋钉样的间皮细胞，这些间皮细胞一般具有形态温和的核特征，但是，一定程度的反应性非典型性也并不少见（图 13.16）。被覆细胞偶可形成小乳头和筛状结构，或发生鳞状上皮化生。在有些病例中，囊壁内增生的典型或非典型性间皮细胞排列成单行、腺样或巢状

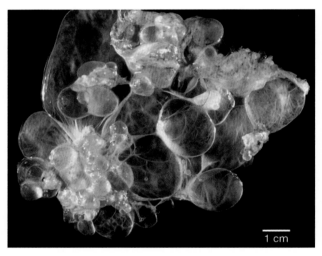

图 13.14 腹膜包涵囊肿。多房性囊性肿块由薄壁囊肿构成，囊壁光滑

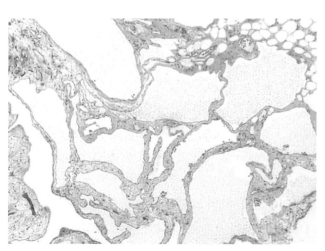

图 13.15 多房性腹膜包涵囊肿。囊腔内衬单层扁平间皮细胞，其间由薄的纤维组织分隔

结构（图 13.17，13.18）（McFadden et al. 1986），或形成类似于腺瘤样瘤的结构。偶尔间质内空泡状的间皮细胞可形似印戒细胞（Ross et al. 1989）。囊肿间隔通常由疏松的纤维血管结缔组织组成，其间散在炎症细胞浸润。有些病例中，囊壁内可见明显的急、慢性炎症细胞浸润，大量纤维素、带状肉芽组织和纤维组织，以及新鲜出血和陈旧性出血等改变。间皮细胞通常表达 calretinin，有些病例则表达 ER 和（或）PR（Sawh et al. 2003）。

有 2 项研究（Ross et al. 1989；Veldhuis et al. 2013）发现，分别有 84% 和 70% 的患者既往有腹部手术史（最常见）、盆腔炎性疾病、子宫内膜异

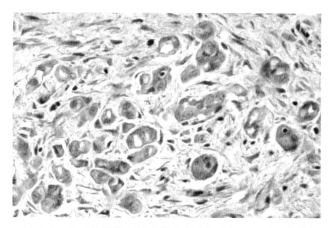

图 13.18　多房性腹膜包涵囊肿伴囊壁间皮细胞增生。高倍镜下显示良性形态的间皮细胞形成小巢状和小管状结构

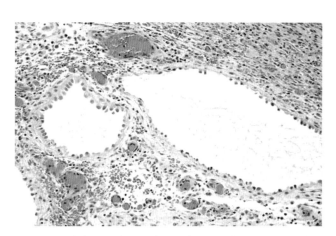

图 13.16　多房性腹膜包涵囊肿。囊腔衬覆轻度反应性非典型间皮细胞

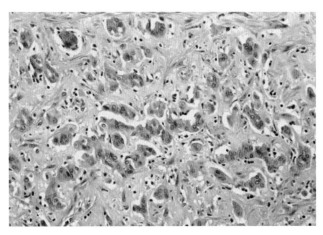

图 13.17　多房性腹膜包涵囊肿伴囊壁间皮细胞增生。间皮细胞在反应性纤维性间质中呈条索状排列，形成浸润性生长方式

位症、炎性肠病、放疗史或腹部创伤史，或上述病史合并存在，这提示炎症在囊肿的发病机制中起一定作用。有些病例难以确定病变到底是炎症引起的旺炽型粘连还是 MPIC，这进一步支持炎症性发病机制的观点。除极少数病例外，MPIC 与石棉接触无明显相关性。随访研究显示，MPIC 无明显的恶性生物学行为，但有多达半数的病例在术后数月至数年复发（Ross et al. 1989）。但是，其中至少部分"复发"病例是术后新近形成的粘连所导致的。有些患者对 GnRH 激动剂、他莫昔芬或口服避孕药治疗反应良好（Sawh et al. 2003；Yokoyama et al. 2014）。因此，笔者更倾向于将上述病变称为多房性腹膜包涵囊肿，而非良性囊性间皮瘤，除非能明确地证实其本质为肿瘤。

多房性腹膜包涵囊肿最常与囊性淋巴管瘤混淆。与多房性腹膜包涵囊肿不同，囊性淋巴管瘤通常发生于儿童，其中男孩更常见。另外，囊性淋巴管瘤通常发生于盆腔以外部位，几乎总是位于小肠系膜、网膜、结肠系膜或腹膜后。囊内容物可为乳糜状，组织学检查时囊壁内可见淋巴细胞聚集及平滑肌组织，而这些表现在多房性腹膜包涵囊肿中罕见。对于有疑问的病例，免疫组化有助于区分内皮细胞和间皮细胞。多房性腹膜包涵囊肿还需与罕见的多囊性腺瘤样瘤鉴别。与多房性腹膜包涵囊肿不

同的是，多囊性腺瘤样瘤常累及子宫肌层，含有典型的腺瘤样瘤病灶，缺乏明显的炎症细胞浸润。关于多房性腹膜包涵囊肿与其他疾病的鉴别诊断详见参考文献（Ross et al. 1989）。

13.2.3　脾种植

脾种植通常在因创伤性脾破裂而行脾切除术后数月至数年，因再次开腹手术或尸体解剖而被偶然发现（Carr et al. 1992）。病变表现为红蓝色腹膜结节，数量可为几个到无数个，呈针尖样大小至直径7 cm 不等，散在、广泛分布于整个腹腔，少数情况下可蔓延至盆腔。术中所见病变类似于子宫内膜异位症、良性或恶性血管性肿瘤或转移癌。

13.2.4　滋养细胞种植

发生于盆腔腹膜或网膜的滋养细胞种植可能是输卵管妊娠手术的并发症（Bucella et al. 2009；Doss et al. 1998）。腹腔镜手术（1.9%）比开腹手术（0.6%）更容易导致滋养细胞种植，而输卵管切开术的滋养细胞种植发生率高于输卵管切除术。滋养细胞种植的临床表现包括异位妊娠病灶切除术后血清人绒毛膜促性腺激素（hCG）水平先降低再升高、腹痛，部分病例可合并腹腔内出血。显微镜下，可见存活的滋养叶组织，也可见到绒毛膜绒毛。部分病变类似胎盘部位结节或斑块（图13.19）。

13.2.5　腹膜角质性肉芽肿

来自女性生殖道肿瘤的角化物种植于腹膜可形成肉芽肿，并可能与转移性肿瘤相混淆（Kim et al. 1990）。角化物的最常见的来源为发生在子宫内膜或卵巢的子宫内膜样腺癌伴鳞状分化，罕见情况下为子宫颈鳞状细胞癌或子宫非典型息肉样腺肌

瘤。肉芽肿由层状角化物组成，有时伴有鳞状细胞残影，被异物巨细胞和纤维组织围绕（图 13.20，12.9，12.10）。患者的随访资料表明肉芽肿没有预后意义，但妇科医师应将病变全部取出送检，以排除存活的肿瘤。其鉴别诊断包括其他来源的角化物所导致的肉芽肿，如本章前文所述。

13.2.6　肠脂垂梗死

肠脂垂可发生扭转和梗死（Vuong et al. 1990），随后发生钙化，可形成质硬的瘤样肿块，附着于腹膜或游离于腹腔。在疾病后期，病变通常表现为中央为坏死和钙化区，其间可见梗死的脂肪组织，周围由层状玻璃样变的结缔组织包绕（图 13.21）。

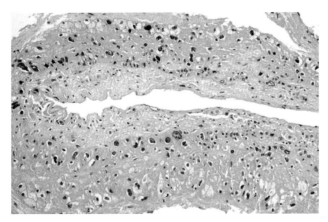

图 13.19　腹膜胎盘部位斑块

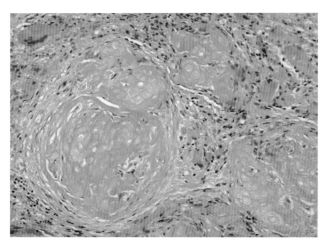

图 13.20　腹膜角质性肉芽肿

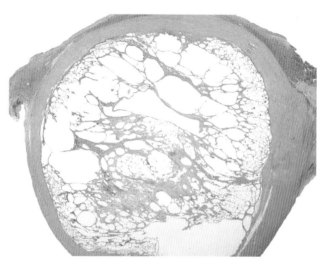

图 13.21　肠脂垂梗死

13.3　间皮肿瘤

13.3.1　腺瘤样瘤

　　腺瘤样瘤为间皮起源的良性肿瘤，罕见于生殖系统以外的腹膜，如网膜或肠系膜，更常见于输卵管、子宫肌层（见第 10 章和第 11 章）以及男性附睾。

13.3.2　高分化乳头状间皮瘤

　　腹膜高分化乳头状间皮瘤（WDPM）是一种少见病变（Chen et al. 2013；Churg et al. 2014；Daya et al. 1990；Goldblum et al. 1995；Malpica et al. 2012）。80% 的病例发生于育龄期女性，偶见于绝经后女性。高分化乳头状间皮瘤常在手术时偶然被发现，少数病例可伴有腹痛或腹水。偶有患者（包括一对姐妹）可能有石棉接触史，但这种相关性可能是偶然的（Daya et al. 1990）。

　　开腹手术和大体观察时，高分化乳头状间皮瘤可为单个，但常为多个，色灰白，呈实性、乳头状或结节状，直径不超过 2 cm。常累及网膜和盆腔腹膜，也有几例累及胃、肠或肠系膜腹膜的报道。

　　显微镜下，纤维性乳头被覆单层扁平到立方形间皮细胞（图 13.22），偶见细胞基底部空泡；细胞核形态温和，核分裂象罕见或缺乏。少见的组织结构包括管状乳头状、腺瘤样瘤样、分支条索状或实性片状。有些肿瘤的间质可发生广泛纤维化。偶见多核间质巨细胞和砂粒体。若病变为多发性的，每个病灶均需取材镜检，因为在少数情况下，具有高分化乳头状间皮瘤形态表现的病变也可能伴有其他病变，如恶性间皮瘤及进展性疾病等（Goldblum et al. 1995）。高分化乳头状间皮瘤的诊断应严格局限于具有温和细胞核形态和没有侵袭性证据的肿瘤。

　　除了 1 例高分化乳头状间皮瘤进展为弥漫性恶性间皮瘤外，随访研究表明绝大部分高分化乳头状间皮瘤具有良性或惰性生物学行为。复发罕见。一项研究显示，26 例高分化乳头状间皮瘤患者中只有 1 例在初次诊断 46.5 个月后复发（Malpica et al. 2012）。但是，偶尔也有病变可持续存在长达 29 年（Daya et al. 1990）。有些患者虽然接受了辅助治疗，但仍死于高分化乳头状间皮瘤，这提示辅助治疗可能是死亡的一个促进因素（Daya et al. 1990）。最近一项研究显示：在 20 例伴有浸润灶的高分化乳头状间皮瘤中，大多数发生于女性腹膜，且往往是多灶性的（Churg et al. 2014）；其中有 5 例患者的 p16 缺失检测为阴性，但 2/3 的患

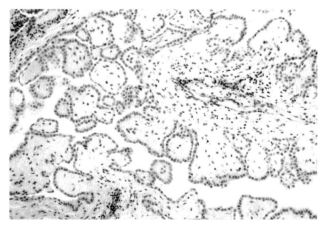

图 13.22　高分化乳头状间皮瘤。纤维性乳头被覆单层、大小一致的扁平至立方形间皮细胞

者具有染色体异常核型；8 例（40%）患者出现复发，其中 1 例死于弥漫性疾病（复发肿瘤未经组织学证实）。因此，当高分化乳头状间皮瘤为多发性或具有浸润性病灶时，建议进行临床随访。

13.3.3　恶性间皮瘤

临床表现

腹膜恶性间皮瘤（PMM）的发病率远低于胸膜恶性间皮瘤，仅占所有间皮瘤的 10%~20%（Baker et al. 2005；Goldblum et al. 1995；Kerrigan et al. 2002）。该肿瘤在女性中更是极为少见，女性患者的腹膜乳头状恶性肿瘤多为卵巢外乳头状浆液性癌（见"13.6　第二米勒系统病变"）。

既往数据显示，大多数腹膜恶性间皮瘤发生于中老年男性，但最近一项研究发现男女发病比例大致相等（Liu et al. 2014），偶见于青年人或儿童。患者通常出现非特异性临床表现，包括腹部不适、腹胀、消化不良和体重减轻。大多数患者可有腹水。部分病例可通过腹水细胞学检查确诊，但通常仍需要开腹检查或腹腔镜检查并活检。罕见情况下，腹膜恶性间皮瘤可发生于疝囊或积液的鞘膜囊内，或表现为腹膜后、脐部、肠道或盆腔肿块，或表现为颈部或腹股沟淋巴结肿大（Sussman et al. 1990）；也可明显累及卵巢，术中所见类似于卵巢原发性肿瘤伴腹膜播散（Clement et al. 1996b）。

一项大宗研究发现，80% 以上的恶性间皮瘤患者有石棉接触史，其中大多数是因石棉接触史行职业鉴定而确诊的。与此观点不同的是，2 项关于女性腹膜恶性间皮瘤患者的研究却发现该肿瘤与石棉接触史无明显相关性（Goldblum et al. 1995；Kerrigan et al. 2002），但通过特殊技术检查，部分女性患者体内也可检测到石棉纤维（Heller et al. 1999）。除石棉外，辐射、慢性炎症、有机化学试剂和非石棉性矿物纤维亦可为部分病例的致病因素。

据文献报道，大多数男性腹膜恶性间皮瘤患者确诊后的生存期不到 2 年，但偶有患者可长期存活。然而一项关于女性腹膜恶性间皮瘤的研究发现，40% 的患者的生存期超过 4 年（Kerrigan et al. 2002）。有研究显示，在上皮型腹膜恶性间皮瘤中，细胞核和核仁增大与患者生存期缩短密切相关（Ceruto et al. 2006）。组织学亚型（见后文）具有预后意义，双相型腹膜恶性间皮瘤患者的生存期较单纯上皮型恶性间皮瘤明显缩短（Ceruto et al. 2006），蜕膜样型恶性间皮瘤患者通常会在短期内死亡（Shia et al. 2002）。腹膜恶性间皮瘤的不良预后因素还包括 WT1 低表达（阳性肿瘤细胞不超过 25%）、p16 表达缺失、*p16/CDKN2A* 纯合性缺失以及神经纤维瘤病 2 型基因半合子缺失等（Krasinskas et al. 2010；Scattone et al. 2012；Singhi et al. 2016）。研究也发现了一些有利的预后因素，包括年龄小于 60 岁、低级别核、核分裂象计数低、缺乏深部浸润，以及基因组拷贝数畸变计数低（Chirac et al. 2016；Feldman et al. 2003；Krasinskas et al. 2016；Liu et al. 2014；Nonaka et al. 2005）。上皮样型腹膜恶性间皮瘤的两级分级系统采用核异型性和核分裂象计数的综合评分，低级别肿瘤患者的总生存期比高级别肿瘤患者更长（Valente et al. 2016）。目前的治疗方案，包括肿瘤细胞减灭术（最大限度地去除肿瘤或无病残留）和腹腔热灌注化疗，在提高长期生存率方面取得了一定的效果（Alexander et al. 2013；Lee et al. 2013）。

病理表现

开腹手术时，可见脏层和壁层腹膜弥漫增厚或被结节及斑块广泛累及（图 13.23）。肿瘤常包绕内脏（图 13.24），也可侵犯脏器，但与同等程度累及腹膜的癌相比，恶性间皮瘤局部侵犯和转移到淋巴结、肝脏、肺和胸膜等情况相对少见。然而尸检时可见到腹腔脏器受到严重侵犯或转移，例如恶性间皮瘤对肠壁的透壁性浸润或者广泛取代胰腺组织。有些肿瘤可引起明显的促结缔组织增生性反应。如上所述，恶性腹膜间皮瘤形成局限性孤立性包块的情况较罕见。

腹膜恶性间皮瘤典型的组织学特征（图13.25~13.28）与胸膜恶性间皮瘤相同。大多数肿瘤

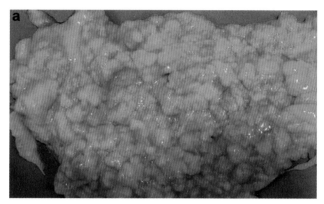

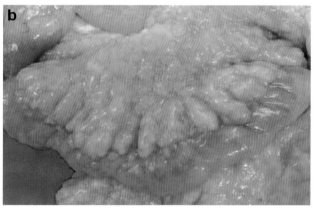

图 13.23　腹膜恶性间皮瘤。a. 广泛分布的网膜结节；b. 肿瘤呈斑块样侵犯小肠系膜

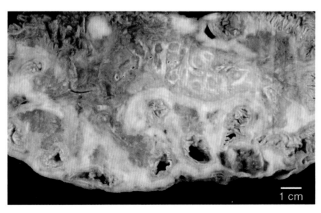

图 13.24　腹膜恶性间皮瘤。肿瘤包绕肠襻（图片由 J. Prat 博士惠赠）

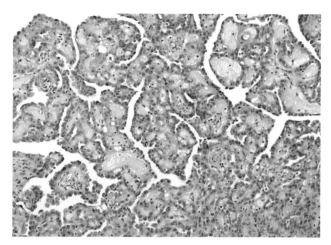

图 13.25　腹膜恶性间皮瘤。乳头状型

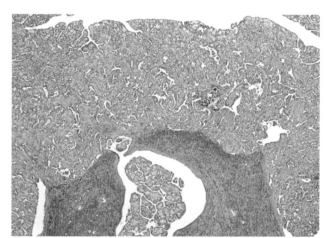

图 13.26　腹膜恶性间皮瘤。管状乳头状型，明显累及卵巢表面

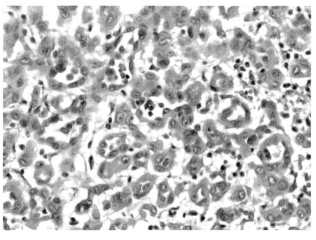

图 13.27　腹膜恶性间皮瘤。肿瘤细胞排列成小管状和小巢状

由上皮细胞组成，排列成管状乳头状和实性片状，可见坏死。通常可见腹膜下组织（如网膜）浸润。如前文所述，病变可累及腹腔内淋巴结。肿瘤细胞通常保留间皮细胞的一些特点，如细胞呈立方形、细胞质呈嗜酸性。瘤细胞常有轻 – 中度核异型性和不同程度的显著核仁，常可见核分裂象，但数量不多。罕见情况下，肿瘤完全由实性型结构组成，瘤细胞呈多角形，胞质丰富、呈嗜酸性，核仁明显（蜕膜样型腹膜恶性间皮瘤）（图 13.29）。据报道，蜕膜样型腹膜恶性间皮瘤除 1 例外，其余均发生于腹膜（Shia et al. 2002）。2/3 的蜕膜样型间皮瘤发

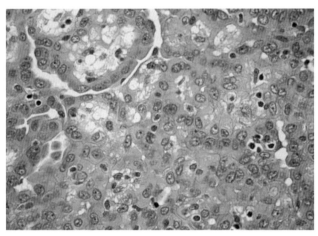

图 13.28　腹膜恶性间皮瘤。肿瘤细胞呈立方形或多角形，细胞质呈嗜酸性，具有中度核异型性

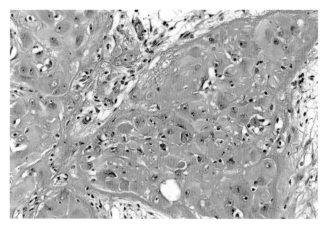

图 13.29　腹膜恶性间皮瘤。实性生长型，瘤细胞胞质丰富且呈嗜酸性（蜕膜样型腹膜恶性间皮瘤）

生于女性，其中部分患者为青少年和青年人。在蜕膜样型间皮瘤中，高级别特征（如显著的核多形性、重度异型性、细胞黏附性缺失、核分裂象计数 >5/10 HPF 等）的出现与较短的平均生存期相关，因此，应在病理报告中备注（Ordonez 2012a）。罕见情况下，多形性间皮瘤也可见于腹膜（Ordonez 2012b）。双相型和肉瘤样型恶性间皮瘤也可发生于腹膜，但比胸膜部位的少见。有研究显示，75 例恶性间皮瘤患者中仅有 5 例为双相型或肉瘤样型（Baker et al. 2005；Pavlisko et al. 2015）。

约 1/3 的病例可见砂粒体，但通常不如浆液性肿瘤明显。偶尔肿瘤内有明显的炎症细胞浸润，如密集的淋巴细胞浸润伴淋巴滤泡形成、肉芽肿和大量富于脂质的泡沫样组织细胞（Kitazawa et al. 1984）。有些肿瘤主要由胞质透亮的细胞组成，胞质内富含糖原或偶尔富于脂质（Ordonez 2005a）。腹膜恶性间皮瘤还可见到具有印戒细胞特征的区域（图 13.30）（Ordonez 2013a）。其免疫组化（见后文）和超微结构特点与胸膜恶性间皮瘤相似。

鉴别诊断

腹膜恶性间皮瘤与非典型间皮增生（见"13.2.1　间皮增生"）的鉴别，以及促结缔组织增生性腹膜恶性间皮瘤与反应性纤维化（见"13.1.4　腹膜纤维化"）的鉴别已在前文讨论。罕见情况下，腹膜恶性间皮瘤可形成多房性囊肿，但与多房性腹膜包涵囊肿相比，腹膜恶性间皮瘤至少局灶性被覆明显异型性的间皮细胞，经充分取材可见典型的病灶。另一个在鉴别诊断中常见的问题是弥漫性累及腹膜的腺癌，包括转移性腺癌（见"13.5　转移性肿瘤"）和腹膜原发性腺癌，后者的形态学表现与发生于输卵管或卵巢的腺癌相同（见"13.6　第二米勒系统病变"）。支持诊断腹膜恶性间皮瘤的特征包括明显的管状乳头状结构、具有中等量嗜酸性胞质的多角形细胞、仅有轻 – 中度核异型性、核分裂象少见以及细胞内为酸性黏液（AB

阳性）而非中性黏液（耐淀粉酶 PAS 阳性）。

免疫组化方面，大部分腹膜恶性间皮瘤表达 CK5/CK6、WT1 和 calretinin（图 13.30b），通常不表达各种"上皮"抗原，包括 claudin-4、CEA、B72.3、Leu-M1（CD15）、MOC-31 和 BerEP4。此外，肿瘤细胞呈 PAX8、PAX2 和 ER 阳性支持浆液性癌的诊断，而 calretinin、CK5/CK6、podoplanin、D2-40 阳性以及 BAP-1 表达缺失则支持腹膜恶性间皮瘤的诊断，但这些标记物也可在浆液性癌的小部分区域阳性表达，因此鉴别意义不大（Andrici et al. 2016；Barneston et al. 2006；Chapel et al. 2017；Comin et al. 2007；Joseph et al. 2017；Ordonez 2005b，2013b）。一项研究发现，h-caldesmon（＋）/calretinin（＋）/ER（－）/BerEP4（－）强烈支持腹膜恶性间皮瘤（而不是浆液性癌）的诊断（Comin et al. 2007），但是没有一种免疫组化标记物在腹膜恶性间皮瘤与腺癌的鉴别诊断中具有诊断价值。因此，对一组抗体的免疫组化结果必须结合 HE 染色和黏液染色来诠释才有意义。

蜕膜样型腹膜恶性间皮瘤必须与累及腹膜的异位蜕膜反应相鉴别。前者的肿瘤细胞有明显的核仁和核分裂象以及 CK 呈阳性表达，根据这些可排除异位蜕膜反应。

据 Lin 等（Lin et al. 1996）报道，腹膜上皮样血管内皮瘤或上皮样血管肉瘤可被误诊为腹膜恶性间皮瘤。这类病变中，提示腹膜恶性间皮瘤诊断的特征包括上皮样细胞排列成管状乳头状、存在反应性或肿瘤性梭形细胞（后者形成局灶性双相型结构）。但根据不同程度的血管分化、肿瘤细胞阳性表达内皮细胞抗原以及 CK 表达呈阴性或弱阳性，可排除腹膜恶性间皮瘤的诊断。血管周上皮样细胞肿瘤（PEComa）可能偶尔发生于肠系膜（见第 10 章），弥漫性累及腹膜时可能类似于间皮瘤（Folpe et al. 2005；Salviato et al. 2006）。

13.4　其他原发性肿瘤

13.4.1　腹腔内促结缔组织增生性小圆细胞肿瘤

临床表现

腹腔内促结缔组织增生性小圆细胞肿瘤（DSRCT）是一种组织起源未定的罕见肿瘤，但最终可能会被证实为一种间皮来源的原始肿瘤（间皮母细胞瘤）（Lae et al. 2002；Ordi et al. 1998；Ordonez 1998a，1998b；Young et al. 1992）。肿瘤多

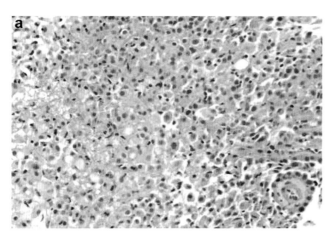
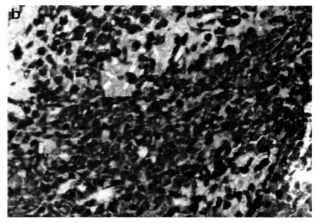

图 13.30　腹膜恶性间皮瘤。a. 瘤细胞的黏附性差，胞质呈不同程度的空泡化，部分类似于印戒细胞（左下）；b. 免疫组化显示 calretinin 呈弥漫性阳性

位于腹腔内，也可见于胸膜，罕见于远离间皮的器官（腮腺、小脑幕和手部）。促结缔组织增生性小圆细胞肿瘤具有 t（11；22）（p13；q12）基因的相互易位，导致 22 号染色体上 *EWS1* 与 11 号染色体 Wilms 瘤抑制基因（*WT1*）融合，*EWS1-WT1* 基因融合成为促结缔组织增生性小圆细胞肿瘤的特征（Ordi et al. 1998）。这种融合导致 EWS/WT1 嵌合转录子的表达并可通过 RT-PCR 检测到。Ewing 肉瘤 / 原始神经外胚层肿瘤（PNET）特征性的 *EWS/ERG* 融合基因也可在极少数促结缔组织增生性小圆细胞肿瘤中被检测到，这提示此两类肿瘤之间存在一定的重叠。

促结缔组织增生性小圆细胞肿瘤明显好发于男性（男女患病比例为 4：1），最常见于青少年和青年人（年龄为 5~76 岁）。患者常有腹胀、腹痛，以及可触及的腹部、盆腔或阴囊肿块，有时伴有腹水。部分患者的血清 CA125 或 NSE 水平升高。术中所见，肿瘤大小不一，但常为较大的腹腔内肿块，伴有形状类似的小的腹膜种植灶。肿瘤有时仅局限于盆腔，明显累及鞘膜或卵巢，可形似睾丸或卵巢原发性肿瘤（Young et al. 1992）。部分病例中肿瘤也可累及腹膜后。有 1 例病例中肿瘤可能原发于肝脏。

在初步治疗（肿块切除减瘤术和术后化疗、放疗，或两者同时进行）后，起初可能会有治疗效果，但 90% 以上的患者死于肿瘤进展。近来建议采用彻底的肿瘤细胞减灭术和腹腔热灌注化疗以达到对局部病灶的最佳控制（Msika et al. 2010）。肿瘤通常局限在腹腔内，但部分患者也可发生肿瘤的腹腔外转移。

病理表现

大体表现上，肿瘤的最大径可达 40 cm，表面光滑或呈结节状，切面呈实性、灰白色且质硬，可见局灶性黏液样变和坏死区。肿瘤可直接侵犯腹腔或盆腔内脏器。

显微镜下，可见界限清楚的上皮样小细胞巢，由富于细胞的促结缔组织增生性间质分隔（图 13.31）。细胞巢大小不一，小至微小细胞簇（甚至单个细胞），大至圆形或不规则形细胞岛。其他常见特征包括圆形花环样或腺样腔隙，部分细胞巢周围是呈栅栏状排列的基底样细胞，中央可见坏死，伴或不伴钙化。肿瘤细胞通常大小一致，胞质稀少，细胞界限不清（图 13.32），也常可见到有些肿瘤细胞具有胞质内嗜酸性包涵体和偏位核，呈横纹肌样外观。细胞核体积小到中等，呈圆形、卵圆

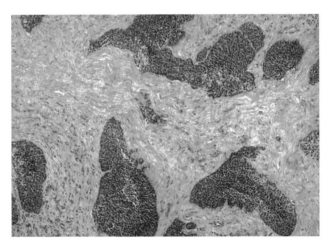

图 13.31　腹腔内促结缔组织增生性小圆细胞肿瘤。肿瘤细胞巢的境界非常清楚，由纤维性间质分隔而成，可见局灶性肿瘤坏死

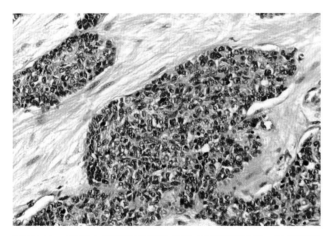

图 13.32　腹腔内促结缔组织增生性小圆细胞肿瘤。肿瘤细胞胞质少，具有恶性细胞核的特征

形或梭形，深染，染色质呈粗块状，核仁通常不明显，有大量核分裂象和单个细胞坏死。

少数病例中出现的一些组织结构特征偶尔会成为病变的主要成分，此时可能导致诊断困难。这些组织结构特征包括形成小管状、腺体（有时伴腺腔内黏液）、囊腔、乳头状、吻合小梁状、类似乳腺小叶癌的细胞条索、腺样囊性癌样病灶，以及仅有很少量促结缔组织增生性间质。少数病例中出现的一些细胞学特征偶尔也可成为病变的主要成分，包括梭形细胞、胞质丰富且呈嗜酸性或透亮的细胞（有时可能形成双相型结构）、印戒样细胞，以及具有显著核多形性的细胞（可能含有奇异形核细胞）（Ordonez 1998a）。脉管侵犯是肿瘤的常见特征，特别是淋巴管侵犯。肿瘤偶尔累及淋巴结。

免疫组化和超微结构特征

肿瘤细胞常表达上皮标记物（低分子量 CK、EMA）、神经 / 神经内分泌标记物（NSE、CD57/Leu-7）、肌源性标记物（desmin）和 vimentin，提示该肿瘤具有多向分化潜能。Desmin 和 vimentin 的染色模式通常呈核旁点状阳性，在横纹肌样肿瘤细胞中尤其明显。不同比例的病例还不同程度地表达其他多种抗原，例如有些病例中 Wilms 肿瘤蛋白（WT1）羧基端呈核阳性（Lae et al. 2002；Ordonez 1998b；Zhang et al. 2003）。

超微结构的差异较大，包括各种类型的细胞连接、核旁中间细胞质丝以及肿瘤细胞巢周围的基板，提示该肿瘤多向分化（Ordonez 1998b）。

鉴别诊断

典型的发病年龄、特殊的分布部位、无腹膜外原发肿瘤、典型的组织学特征和免疫表型，这些特点在多数情况下有助于促结缔组织增生性小圆细胞肿瘤与其他恶性小圆细胞肿瘤的鉴别。促结缔组织增生性小圆细胞肿瘤与以胚芽为主型 Wilms 肿瘤的鉴别可能比较困难，因为前者可能由于全长或

变异转录本而呈现非典型染色模式（Murphy et al. 2008），而后者也可呈 desmin 核旁点状阳性和 CK 阳性（Arnold et al. 2014）。Cyclin D1 的免疫组化可有助于区分促结缔组织增生性小圆细胞肿瘤（肿瘤细胞阴性或 <5% 阳性）与 Ewing 肉瘤 / 原始神经外胚层肿瘤（>50% 的肿瘤细胞核强阳性染色）（Magro et al. 2017）。对疑难病例，有必要行分子学检测来识别独特的染色体相互异位从而确诊。

13.4.2　孤立性纤维性肿瘤

孤立性纤维性肿瘤曾被称为纤维性间皮瘤，现认为其起源于间皮下成纤维细胞（Brunnemann et al. 1999；Young et al. 1990）。腹膜孤立性纤维性肿瘤的临床和病理特征与更常见的胸膜孤立性纤维性肿瘤相似，包括 CD34 阳性、CK 阴性，这种免疫表型有助于该肿瘤与促结缔组织增生性间皮瘤的鉴别（Brunnemann et al. 1999）。但有文献报道 1 例腹膜孤立性纤维性肿瘤，局灶见肉瘤样区域，临床生物学行为呈恶性（Fukunaga et al. 1996）。

13.4.3　炎性肌成纤维细胞瘤

Day 等回顾了 7 例腹腔炎性假瘤（Day et al. 1986），该病变又称浆细胞肉芽肿或炎性肌成纤维细胞瘤（Pettinato et al. 1990）。根据文献报道，该肿瘤可发生于人体多个部位，但最常见于肺、肠系膜、网膜和腹膜后。腹部炎性肌成纤维细胞瘤好发于 20 岁以下年轻人，其中 10 岁以前最多见；患者表现为腹部肿块、发热、发育迟缓、体重减轻、低色素性贫血、血小板增多症和多克隆高丙种球蛋白血症。开腹手术常见肠系膜实性包块，镜下肿瘤由梭形肌成纤维细胞、成熟浆细胞和小淋巴细胞组成。免疫组化显示，这些梭形细胞常呈 ALK-1 胞质阳性，约 50% 的病例中可检测到相关的染色体易位。一般认为炎性肌成纤维细胞瘤具有低度恶性

或中间型生物学行为，预后较好，但常有局部复发趋势，一般远处转移的风险较低。据 Coffin 等（Coffin et al. 2007）报道，盆腹腔炎性肌成纤维细胞瘤的复发率较其他部位高，ALK-1 阴性的肿瘤更易发生远处转移。

13.4.4　钙化性纤维性肿瘤

钙化性纤维性肿瘤罕见，最初被认为是一种假瘤，目前被认为可能是真性肿瘤。该肿瘤可发生于各个年龄段，但好发于儿童和青年人。其发病部位较广泛，包括皮下、深部软组织和胸膜（Nascimento et al. 2002；Sigel et al. 2001）。腹膜的钙化性纤维性肿瘤常是偶然发现，累及小肠或胃的脏层腹膜。肿瘤常较小（直径小于 5 cm），但也可较大，有时多发。镜下肿瘤细胞少，由形态温和的梭形细胞、玻璃样变的胶原纤维、慢性淋巴浆细胞浸润、砂粒体或营养不良性钙化组成。梭形细胞通常呈 CD34 阳性、ALK 阴性，后者被认为是该肿瘤与炎性肌成纤维细胞瘤相鉴别的依据。此外，极少数细胞可表达 SMA 和 desmin（Nascimento et al. 2002；Sigel et al. 2001）。最近一项研究显示，157 例钙化性纤维性肿瘤患者中复发率为 10%，但无患者死亡（Chorti et al. 2016）。

13.4.5　网膜 – 肠系膜黏液样错构瘤

Gonzalez-Crussi 等（Gonzalez-Crussi et al. 1983）将"网膜 – 肠系膜黏液样错构瘤"这一命名用来描述发生于婴儿的一种病变，其特征为多发性网膜和肠系膜结节，由肥胖的间叶细胞以及黏液样、血管性间质构成。病理医师往往将其诊断为某种肉瘤，但这些患者经随访发现均无肿瘤复发和转移。该病变可能为错构瘤或是炎性肌成纤维细胞瘤的一种变异型。

13.4.6　肉瘤

大多数腹腔内的肉瘤并非起源于腹膜，而是起源于腹膜后和胃肠道。这类肿瘤包括平滑肌肉瘤、脂肪肉瘤和胃肠道间质瘤，此处不做深入讨论。罕见情况下，恶性血管源性肿瘤（上皮样血管内皮细胞瘤和上皮样血管肉瘤）可起源于腹膜，在前文关于恶性间皮瘤的鉴别诊断中已有简要的介绍（Lin et al. 1996）。

13.4.7　妊娠滋养细胞疾病

妊娠滋养细胞疾病（包括胎盘部位滋养细胞肿瘤、水泡状胎块和绒癌）罕见于腹膜，推测可能继发于腹腔内异位妊娠。

13.5　转移性肿瘤

转移性肿瘤累及腹膜通常是腹部或盆腔内脏器的原发性肿瘤在腹腔内种植的结果，其中以输卵管或卵巢肿瘤最常见。卵巢正常或仅轻度受累的腹膜浆液性肿瘤可能直接起源于输卵管或腹膜（见"13.6　第二米勒系统病变"），或极少数情况下由子宫内膜浆液性癌转移而来。其他可伴有腹膜种植的肿瘤包括乳腺癌和胃肠道癌，特别是结肠癌、胃癌和胰腺癌。在这些病例中，转移性肿瘤可表现为广泛散在分布于纤维性间质中的印戒细胞（图 13.33）。偶尔印戒细胞的核形态相当温和，形成良性表现的假象。

腹膜假黏液瘤

腹膜假黏液瘤是临床术语，指盆腔内含有大量胶冻样黏液的病变，也常见于腹腔，常为典型的低级别黏液性肿瘤发生腹膜播散的结果，原发性肿瘤多位于阑尾，少数情况下位于胃肠道其他部位。腹膜假黏液瘤常累及卵巢，见第 14 章和第 18 章。

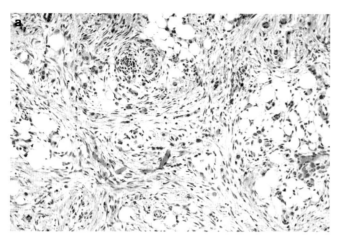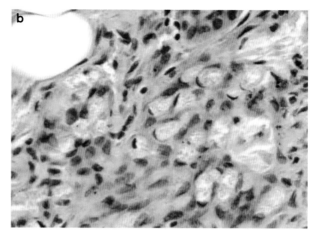

图 13.33　伴印戒细胞特征的低分化腺癌累及腹膜。a. 具有形态温和假象的恶性细胞浸润肠系膜脂肪小叶，伴有促结缔组织增生性间质反应；b. 印戒细胞的高倍观

13.6　第二米勒系统病变

这些腹膜病变的特征是显微镜下具有米勒管（副中肾管）分化，均起源于第二米勒系统，即女性盆腔和下腹部间皮及其下方的间叶组织（Lauchlan 1972）。该层组织结构具有米勒管分化潜能，这是由于其与米勒管在胚胎发育过程中关系密切，后者由中胚层体腔上皮内陷而形成。在胚胎发育过程中，体腔上皮及其下方的间充质发生位移，这是盆腔和腹部淋巴结内出现同种病变的组织发生基础。然而，这类病变中有许多疾病的组织起源尚不确定，其他可能的组织起源机制将在适当的部分讨论。

第二米勒系统病变包括那些含有子宫内膜样上皮、浆液性上皮和黏液性上皮，形态学类似于正常或肿瘤性子宫内膜、输卵管和子宫颈上皮的病变。盆腔腹膜的化生潜能也包括向移行细胞（尿路上皮）分化，如最常见的 Walthard 细胞巢。上皮下方的间质增生可伴有间皮的上皮性分化，也可以形成由子宫内膜间质型细胞、蜕膜或平滑肌组成的单纯性间叶性病变。

13.6.1　常见部位的子宫内膜异位症

子宫内膜异位症的定义为在子宫内膜及子宫肌层以外的部位出现子宫内膜组织，通常可见子宫内膜上皮和间质两种成分，但偶尔仅有一种成分存在时也可诊断为子宫内膜异位症，这将在下文讨论。

13.6.1.1　病因和发病机制

关于子宫内膜异位症的发病机制，目前有 2 种理论：①子宫内膜组织转移至异常部位（转移理论）；②异常部位化生性发育形成子宫内膜组织（化生理论）。大多数病例可通过转移理论得以解释，但是偶尔有些病例中，子宫内膜组织转移性播散不太可能或不可能发生，可通过化生理论得以解释（详见下文）。

13.6.1.1.1　转移理论

Sampson（1927）提出，子宫内膜异位症是由月经期脱落的子宫内膜组织以逆行性月经的形式通过输卵管逆流至腹腔，随后在腹膜表面种植和生长所致。月经期子宫内膜的种植也可以用来解释手术瘢痕内、受损伤的子宫颈和阴道黏膜以及经阴道分娩后会阴和外阴的瘢痕内发生的子宫内膜异位症。

逆流的月经期子宫内膜组织从腹腔通过膈肌缺损和（或）膈肌淋巴管到达胸腔，这可能是胸膜子宫内膜异位症发生的原因。

支持子宫内膜种植假说的证据有以下几点。①子宫内膜异位症最常见于邻近输卵管开口的区域，其分布也与重力和子宫位置有关（Ishimaru et al. 1991）。②卵巢子宫内膜异位症的单侧好发倾向，通常是左侧较右侧更常见，这种现象归因于左侧盆腔内乙状结肠的存在会引起腹腔液流动减少（Sznurkowski et al. 2008）。③月经通过输卵管逆行是一种常见的生理过程，可见于90%的输卵管通畅的月经期女性（Halme et al. 1984）。④子宫内膜异位症常见于初潮早、经量多、经期长（超过7天）和月经频繁（月经周期不足27天）的女性。⑤母乳喂养与子宫内膜异位症患病风险呈负相关（部分原因为产后闭经）（Farland et al. 2017）。⑥月经期子宫内膜是有活力的，能在组织培养基上、皮下或盆腔内注射后生长（D'Hooghe et al. 1995）。⑦子宫内膜异位症在先天性月经阻塞的女性中更常见（Olive et al. 1987）。⑧在动物实验和人类中，子宫内膜异位症病变可沿着子宫盆腔瘘或子宫腹壁瘘生长。

虽然一些瘢痕内的子宫内膜异位症可能是月经期子宫内膜种植引起的，但子宫手术后瘢痕内的子宫内膜异位症则可能继发于子宫内膜组织的术中种植（Chatterjee 1980；Steck et al. 1966）。支持这一观点的是，一些研究发现，经腹腔子宫切开术后患者瘢痕内子宫内膜异位症的发生率高于剖宫产术后患者，这也与植入的妊娠早期子宫内膜比妊娠晚期子宫内膜的存活能力更强相一致。此外，手术分娩后立即行子宫内膜刮除术的患者，其会阴切开术瘢痕内子宫内膜异位症的发生率也远高于手术分娩后未行子宫内膜刮除术的患者（Paull et al. 1972）。

远处部位（如肺、四肢和脑部等）发生的子宫内膜异位症，则可以通过子宫内膜的血行播散来解释。同样，淋巴结内的子宫内膜异位症可能是淋巴道播散的结果。支持子宫内膜异位症起源于淋巴道和血行播散的证据包括以下几点。①子宫肌层内偶尔可见正常子宫内膜组织存在于被覆内皮的腔隙内，最常见于子宫腺肌病。②罕见情况下，子宫内膜异位症可累及脉管腔。③妊娠患者的肺血管内或血管周围偶尔可见滋养细胞和蜕膜组织（Jelihovsky et al. 1968）。④肺部子宫内膜异位症患者几乎全部有子宫手术史，推测手术可能促使子宫内膜组织形成栓子并到达肺部。⑤实验结果显示，向家兔静脉内注射子宫内膜组织可引起肺子宫内膜异位症。⑥观察结果发现，肿瘤细胞、血液、染料和放射性物质可通过逆行性淋巴回流从盆腔迁移到脐部。神经周围播散可能是子宫内膜异位症的另外一个发病机制，可解释累及神经系统的罕见病例（Siquara de Sousa et al. 2015）。

13.6.1.1.2　化生理论

盆腔子宫内膜异位症起源于盆腔腹膜化生性病变，这种观点与盆腔腹膜具有米勒管分化潜能是一致的，如前文所述，该组织称为第二米勒系统（Lauchlan 1972）。支持化生理论的证据包括以下几点。①一些可能性很小或不可能发生正常部位子宫内膜转移的人群也可发生子宫内膜异位症，如闭经和子宫发育不全的特纳综合征、单纯性腺发育不全的女性患者（Peress et al. 1982），以及男性患者。②实验结果显示，放置含有子宫内膜组织但是能阻止细胞通过的微孔过滤器附近的腹膜部位可被诱导发生子宫内膜异位症。③观察发现，家兔自体植入的子宫内膜组织可发生退变，但植入部位的邻近组织随后却发生子宫内膜异位症。④腹膜子宫内膜异位症可合并其他腹膜化生性病变，如弥漫性腹膜平滑肌瘤病（Guarch et al. 2001）。

13.6.1.1.3　其他致病因素

大多数患者的子宫内膜异位症是一种特发性疾病。尽管逆行性月经常见，但只有少数女性受累，其中的原因尚不明确。近年来，人们开始关注盆腔腹膜独特的微环境以及可能促进子宫内膜异位组织存活、植入和增殖的发病机制，其中包括对腹膜损伤和炎症的细胞及免疫反应改变、巨噬细胞异常活化、血管生成的促进，以及子宫内膜异位症腹膜中关键的细胞外基质蛋白聚糖的表达增加等（Capobianco et al. 2017；Tani et al. 2016）。前文已经讨论了某些可能的致病因素（先天性阻塞和医源性植入），下面介绍其他致病因素。

（1）家族性和遗传因素

几项研究表明，子宫内膜异位症女性患者的母亲和姐妹中子宫内膜异位症的发病率高于其丈夫的母亲和姐妹（Lamb et al. 1986；Simpson et al. 1980）。Lamb 等的计算结果显示，一级亲属的总体患病风险为 4.9%。遗传学研究提示子宫内膜异位症呈多基因遗传模式（多个不同的基因影响）或由多因素引起（遗传因素和环境因素相互作用的结果）。也有人反对上述论点，Houston 等（1988）认为这些研究的方法学有缺陷，子宫内膜异位症的遗传易感性尚未得到证实。最近，全基因组关联研究发现了可能增加子宫内膜异位症风险的遗传学标志（Fung et al. 2015）。

分子遗传学分析阐述了一些关于子宫内膜异位症发病机制的有趣理论（Bulun 2009）。Wu 等（2006）通过微阵列分析研究发现，在子宫内膜异位症患者中，其异位和正常位置的子宫内膜组织具有不同的基因表达谱。一般认为，假定的子宫内膜祖细胞/干细胞位于子宫内膜基底部，也可能存在于骨髓中，这已通过体内和体外实验进行了表征（Sasson et al. 2008）。有研究显示，与正常对照组相比，子宫内膜异位症患者在月经期间脱落的子宫内膜基底层组织更多，这也支持子宫内膜异位性种植起源于子宫内膜祖细胞/干细胞的假说，而这些细胞来源于逆行性月经，众所周知逆行性月经在子宫内膜异位症患者中更常见（Halme et al. 1984；

Leyendecker 2002；Sasson et al. 2008）。

（2）激素因素

子宫内膜异位症几乎全部发生于育龄期女性，这提示激素因素可能起着致病作用。还有极少数具有性腺发育不全表型的女性以及男性子宫内膜异位症患者，其发病通常与使用外源性雌激素有关（Martin et al. 1985；Peress et al. 1982）。同理，吸烟和运动与内源性雌激素水平呈负相关，这些似乎是子宫内膜异位症发生和发展的保护性因素。最近一项大规模流行病学调查研究发现，与子宫内膜异位症风险增加相关的因素包括低体重、饮酒和某些月经特征（初潮早、月经周期短和经量多）（Matalliotakis et al. 2008）。

妊娠期间的孕激素微环境可能抑制子宫内膜异位症的发展。许多研究显示，子宫内膜异位症在晚育女性中较多见，而在多产妇中较少见（Redwine 1987）。同样有研究表明，子宫内膜异位症患者中使用口服避孕药的比例比在没有子宫内膜异位症女性中要低得多。

有研究发现，子宫内膜异位症患者中未破卵泡黄素化综合征（LUFS）的发病率较高。健康女性破裂的黄体释放出富含孕酮的液体，并进入腹腔。据推测，这些液体可能抑制月经期逆流的子宫内膜碎片的植入和生长（Koninckx et al. 1980）。在未破卵泡黄素化综合征患者体内，黄体虽已形成，但无黄体破裂和液体释放，这就导致黄体期腹腔液中孕激素水平低（Koninckx et al. 1980）。这种局部激素失衡可能在子宫内膜细胞植入到腹膜的过程中起着关键作用。然而，另一些研究显示，伴和不伴子宫内膜异位症女性的黄体期腹腔液的激素水平没有差异。

（3）免疫因素

一项研究证实，子宫内膜异位症患者体内 T 淋巴细胞介导的针对自体子宫内膜细胞的细胞毒效应减弱，淋巴细胞对自体子宫内膜细胞抗原的刺激应答效应降低（Steele et al. 1984）。细胞免疫力的下降程度与子宫内膜异位症的严重程度成正比。该研究的作者认为，某些细胞介导的免疫机制可能受损，而这些免疫机制可能与抑制子宫内膜组织的生长有关。最近一项研究发现，与没有子宫内膜异位症的女性相比，子宫腺肌瘤和子宫内膜异位症患者的子宫内膜中活化的调节性 T 细胞显著减少，这为子宫内膜异位症发病机制中的免疫应答失调提供了额外的证据（Tanaka et al. 2017）。其他学者认为，活化的巨噬细胞可刺激异位性植入的子宫内膜生长。有研究证实，子宫内膜异位症病灶内的巨噬细胞呈 ER 阳性；在小鼠模型中，雌二醇可刺激巨噬细胞 – 神经相互作用（Greaves et al. 2015）。还有研究发现，白细胞介素 – 4（IL-4），即参与 Th2 免疫应答的一种细胞因子，其局部分泌可诱导异位子宫内膜间质细胞的增殖（OuYang et al. 2008）。环氧合酶 – 2（COX-2）参与前列腺素 E2 的生物合成，其在异位子宫内膜组织中的表达水平高于正常位置的子宫内膜，因而认为环氧合酶 – 2 可促进子宫内膜异位症的发生和发展（Banu et al. 2008）。

13.6.1.2 临床表现

流行病学

传统观点认为，子宫内膜异位症危险因素最多的人群是发达国家中有较高社会经济地位的女性，尤其是晚育女性，但是根据 Houston 的研究结果，这些相关性尚未经统计学证实（Houston et al. 1988）。虽然一度认为子宫内膜异位症更多见于白种人，但研究显示，黄种人和黑种人的发病率与白种人相似，因此这一观点遭到了质疑。

子宫内膜异位症的真实发病率尚不明确，因为许多患者无明显症状。据估计，育龄期女性子宫内膜异位症的发病率为 10%~15%。但是报道的发病率范围有很大差异，这取决于所研究的人群和诊断方法（临床诊断、术中诊断或病理诊断）。同样，在美国明尼苏达州的罗彻斯特市开展的一项关于育龄期白种人女性盆腔子宫内膜异位症发病率的研究显示，当诊断方法由病理诊断扩大到临床和手术诊断时，子宫内膜异位症的总发病率增高了一倍多 [（108.8~246.9）/10 万人年]（Houston et al. 1987）。

80% 以上的患者为育龄期女性。一项研究发现，在小于 44 岁的年龄组中，子宫内膜异位症的发病率随年龄的增长逐渐增高，而在 45~49 岁年龄组中则呈下降趋势（Houston et al. 1987）。不到 5% 的病例为绝经后女性，且通常在绝经前未被诊断（Kempers et al. 1960）。绝经后子宫内膜异位症患者可以出现明显的临床症状，其中 20%~30% 需要手术治疗（Kempers et al. 1960；Punnonen et al. 1980）。一些绝经后子宫内膜异位症患者常伴有肥胖和子宫内膜癌，这提示雌激素过多可能发挥了作用；但在其他系列研究中，大多数患者无明显的外源性或内源性雌激素接触史（Kempers et al. 1960）。慢性子宫内膜炎在子宫内膜异位症患者中更为常见，其在子宫内膜异位症患者和无子宫内膜异位症患者中的发生率分别为 38.5% 和 14.1%（Cicinelli et al. 2017）。约 10% 的子宫内膜异位症患者为青少年（Chatman et al. 1982）。有 3 项研究显示，约 50% 的青少年痛经或慢性盆腔疼痛患者在腹腔镜下被发现有子宫内膜异位症（Chatman et al. 1982）。一些研究发现，青少年子宫内膜异位症患者中月经先天性阻塞的发病率特别高。

症状和体征

子宫内膜异位症的多数症状可能是由子宫内膜异位症病灶内反复发生的周期性月经、炎症和纤维化改变所引起的，但病变范围与症状严重程度没有直接关系（Chatman et al. 1982）。但是上述情况也有例外，即深部浸润性子宫内膜异位症患者可伴有深部盆腔疼痛，临床表现为严重的性交痛和痛经，通常发生于直肠、阴道，有时累及小肠、输尿管或膀胱（Cornillie et al. 1990）。一项研究表明，深部病灶组织的手术完整切除将明显减轻疼痛症状（Chopin et al. 2005）。病变对激素的应答反应程度（经组织学判断）与临床症状无关，而且绝经后子宫内膜异位症患者的组织学表现通常为萎缩性改变（Kempers et al. 1960）。多数研究发现患者年龄也与疾病严重程度无明显关系（Houston et al. 1988）。但有一项研究发现，26~52 岁患者的病变范围比 16~25 岁患者小（Redwine 1987），这可能与 16~25 岁女性多为未产妇有关（Houston et al. 1988）。另有一项研究发现，绝经后患者子宫内膜异位症的病变范围比绝经前患者小，形态学活跃程度也较轻，但病灶中 ER 和 PR 的表达仍与绝经前患者一致（Cumiskey et al. 2008）。

盆腔子宫内膜异位症的典型临床症状为继发性痛经、下腹痛和背痛、性交疼痛、不规则出血以及不孕。高达 30% 的子宫内膜异位症女性患有不孕症，但轻度子宫内膜异位症和不孕症之间的关系备受争议。关于子宫内膜异位症相关的不孕问题可参阅文献综述（Gupta et al. 2008），此处不再赘述。潜在的致病因素包括输卵管因素（粘连、管腔堵塞）、卵巢因素（无排卵、黄体功能不全、LUFS）、免疫因素（抗子宫内膜抗体）、腹膜因素（前列腺素水平升高、巨噬细胞增多）和自发性流产风险增加。

盆腔检查可发现直肠子宫陷凹和子宫骶韧带触痛性结节，双侧卵巢可有触痛且呈半固定和囊状，子宫固定和后倾。触诊时，直肠阴道隔也可有压痛和硬结。月经期间，子宫内膜异位症病灶常常增大和疼痛加剧。临床表现也因子宫内膜异位症的部位而异，这将在本章后面讨论。由于子宫内膜异位症的临床表现通常没有特异性，在不同患者之间差异很大，并且部分患者无临床症状，故明确诊断需通过腹腔镜（或开腹手术）直接观察，最好行病理学检查。激素抑制和手术切除仍是子宫内膜异位症的主要治疗手段（虽然本章不讨论子宫内膜异位症的

治疗，但有必要了解相关内容，这样有利于更好地理解子宫内膜异位症的发病机制），其他的治疗方法还包括分子靶向药物治疗，如环氧合酶抑制剂和免疫调节剂等，以期尽量减少手术干预的必要性（Bulun 2009；Gupta et al. 2008）。

腹腔镜表现

最近有许多研究强调，子宫内膜异位症病灶通常没有色素，特别是早期病变。腹腔镜下可有多种表现，病变可呈透明状、白色或者红色（Jansen et al. 1986；Martin et al. 1989）。连续的腹腔镜检查显示，无色素的子宫内膜异位症病灶最终将转化为典型的色素性病变（Jansen et al. 1986）。有些子宫内膜异位症病变即使在腹腔镜下表现典型，其活检结果也可能仅为无诊断意义的组织，因而有些学者认为，子宫内膜异位症的诊断和治疗并不总是需要得到显微镜下证实（Chatman et al. 1987）。另外有学者发现，腹腔镜下表现不典型的病变中，有 25% 的病例经组织学检查证实为子宫内膜异位症，因此，如果外科手术的目的在于根除，建议对所有可疑为子宫内膜异位症的病变（包括典型和不典型的）行手术切除（Albee et al. 2008）。在另一项研究中，对所有临床上可疑的病灶均进行了腹腔镜活检，其中只有 50% 的病例经显微镜下检查证实为子宫内膜异位症（Walter et al. 2001）。

腹腔镜下发现的盆腔腹膜缺损或"口袋"常伴有子宫内膜异位症，并且可能由子宫内膜异位症所致。一项研究发现，80% 的盆腔腹膜缺损女性患有子宫内膜异位症，而另一项研究发现子宫内膜异位症病灶常位于缺损的边缘。然而，只有 18%~28% 的子宫内膜异位症女性患者伴有腹膜缺损（Redwine 1989）。

血清学标志物

子宫内膜异位症患者的血清和腹腔液中 CA125 水平可升高，其浓度与疾病的严重程度和

临床病程密切相关（Santulli et al. 2015）。然而，血清学检测的敏感度较低，不适用于一般筛查。但是，在相对高发人群中，CA125 的敏感度较高，并且特异性也很高，可用于监测治疗反应。

目前许多血液生物标志物已得到广泛研究，其中包括抗子宫内膜抗体，这些标志物可能有助于子宫内膜异位症的非手术性诊断。但最近一项大型荟萃分析发现，这些标志物均无足够的敏感度和特异性来支持将其常规应用于临床（Nisenblat et al. 2016）。

对妊娠的影响

虽然极少数子宫内膜异位症病灶在妊娠期间可发生永久性消退，但是大多数患者的妊娠期缓解只是暂时的。妊娠期间，子宫内膜异位症的生物学行为在不同患者之间和同一患者的不同妊娠期之间变化极大。妊娠期间，肉眼可见的子宫内膜异位症病灶常在初期增大，偶尔可见溃疡和出血，随后病灶变小。在大多数部位，伴随的疼痛症状会减轻。

妊娠期间，子宫内膜异位症的一种罕见并发症为产时或产后病灶破裂，其最可能是由间质蜕膜化后继发的病变软化和（或）不断增大的子宫压迫所致。破裂最多见于卵巢或肠道，通常可导致穿孔和急腹症。罕见情况下，蜕膜样变的子宫内膜异位症病灶出血，最终可导致腹腔积血，有时甚至是致命性的。

罕见并发症

盆腔子宫内膜异位症患者可出现大量腹水，有时为浆液性血性腹水，其中 1/3 的病例还伴有右侧胸腔积液（Muneyyirci-Delale et al. 1998）。如果一侧或双侧卵巢受累，术中所见可类似于卵巢癌。腹水的发病机制尚不清楚。腹水可能来源于子宫内膜异位囊肿、受到刺激的腹膜间皮细胞或卵巢浆膜（Meigs 样综合征）等。其他罕见的并发症包括子宫内膜异位症病灶出血、卵巢子宫内膜异位囊肿自发性破裂，后者可导致急腹症。

13.6.1.3　大体表现

子宫内膜异位症最常见的发病部位包括卵巢、子宫骶韧带、子宫阔韧带、子宫圆韧带、直肠阴道隔、直肠子宫陷凹，以及子宫、输卵管或其他盆腔器官的浆膜面（表 13.1）；较少见的部位包括大肠、小肠和阑尾的浆膜面，女性生殖道的黏膜面，皮肤，泌尿道，以及盆腔淋巴结。下面将分别对这些部位及其他罕见部位的子宫内膜异位症进行阐述。

根据病变持续时间和距离腹膜表面的深浅不同，子宫内膜异位症病灶可表现为小点状、红色、蓝色、棕色、白色的斑点或斑块，表面轻微隆起或呈皱缩状（图 13.34）。淤斑或棕色区域有时被描述为"火药烧伤状"。子宫内膜异位症病灶常伴有致密的纤维性粘连，病变可形成结节状、囊状或两者均有。极少数情况下，子宫内膜异位症可形成息

表 13.1　子宫内膜异位症的发病部位

常见部位	较少见部位	罕见部位
卵巢	大肠、小肠、阑尾	肺、胸膜
子宫韧带（子宫骶韧带、子宫圆韧带和子宫阔韧带）	子宫颈、阴道和输卵管的黏膜	软组织、乳腺
直肠阴道隔	皮肤（瘢痕、脐部、外阴、会阴、腹股沟区）	骨
直肠子宫陷凹	输尿管、膀胱	上腹部腹膜
子宫、输卵管、乙状结肠、输尿管和膀胱的脏层腹膜	网膜、盆腔淋巴结	胃、胰腺、肝脏
	腹股沟（非皮肤）	尿道、肾、前列腺、附睾
		坐骨神经、蛛网膜下腔、脑

肉样肿块，突出于浆膜面、子宫内膜异位囊肿腔内，或者突出于肠黏膜面（图 13.35）（Stewart et al. 2016）或膀胱黏膜面。其中部分患者有外源性雌激素用药史，显微镜下可见增生性病变（Parker et al. 2004），这种病变为息肉样子宫内膜异位症，在临床、术中或病理检查时可能形似恶性肿瘤（Mostoufizadeh et al. 1980；Parker et al. 2004）。

子宫内膜异位囊肿最常累及卵巢，可部分或几乎全部取代正常组织，其中 1/3~1/2 的患者出现双侧卵巢受累（Egger et al. 1982）。囊肿的直径很少超过 15 cm，较大的病变更有可能含有肿瘤。子宫内膜异位囊肿表面常有致密的纤维组织粘连，这可导致病灶固定于邻近组织。囊壁通常较厚、

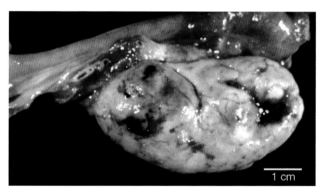

图 13.34 卵巢子宫内膜异位症。多个出血性病灶累及卵巢表面（图片由 R. E. Scully 博士惠赠）

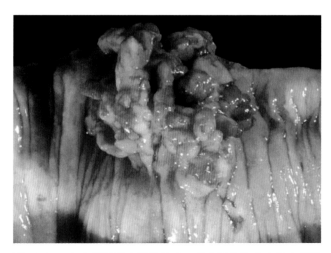

图 13.35 息肉样子宫内膜异位症。息肉样肿块突出于大肠黏膜面

纤维化，内壁光滑或粗糙，呈棕色至黄色（图 13.36）。囊内容物常为半流体性或浓缩的巧克力样物质，极少数情况下，囊内充满水样液体。应对囊壁内所有实性区域或囊腔内息肉样突起取材，进行组织学检查，以排除起源于囊肿的肿瘤。

13.6.1.4 典型的镜下表现

有一篇综述全面、详细地论述了子宫内膜异位症组织学诊断中遇到的多种问题和陷阱（Clement 2007）。子宫内膜异位症常发生于育龄期女性，其典型的形态学表现为病灶内一个或多个腺体，衬覆子宫内膜样上皮，周围是袖套状致密排列的梭形细胞，这些细胞胞质稀少，形态温和，呈典型的非肿瘤性子宫内膜间质细胞形态（图 13.37，13.38）。可见扩张充血的小血管，这种形态结构有时在低倍镜下检查时就可引起注意。子宫内膜异位症最常见于卵巢，外科病理医师最常见到的镜下形态范围广泛，从仅显微镜下可见的扩张腺体（图 13.39）至肉眼可见的子宫内膜异位囊肿均可见到。卵巢外也可出现上述形态谱系，但明显的囊肿少见或罕见，这取决于病变部位。子宫内膜异位症可发生于卵巢的任何部位，但以卵巢皮质最多见。有时病变非常表浅，可在卵巢表面形成小结节、不规则团块或斑片样结构。表面的子宫内膜异位症常伴有纤维组织和炎症细胞，如果病变显著且持续时间较长，可形

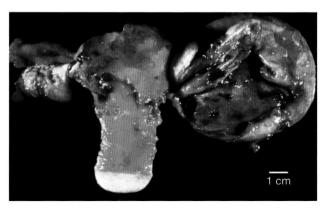

图 13.36 卵巢子宫内膜异位囊肿。囊肿剖开显示，囊内壁局灶性出血。子宫浆膜面也可见多个出血性病灶

成明显粘连。子宫内膜异位腺体有时可呈囊性，借助相关的间质和纤维组织悬挂于卵巢表面。由于子宫内膜间质袖套状包绕带常常不易被察觉，有时几

乎见不到，或者被出血或组织细胞掩盖，因此，围绝经期或绝经后女性的卵巢间质内的子宫内膜异位腺体或任何原因导致的萎缩性腺体可能会被误认为

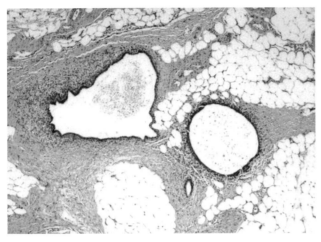

图 13.37 直肠子宫陷凹子宫内膜异位症。囊状扩张的子宫内膜腺体伴有一圈袖套状的子宫内膜间质，周围由纤维、脂肪组织包绕

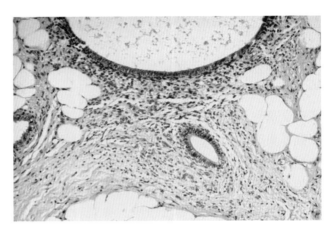

图 13.38 直肠子宫陷凹子宫内膜异位症（图 13.37 的高倍观）。子宫内膜异位腺体衬覆不活跃的上皮，其由薄层间质细胞围绕

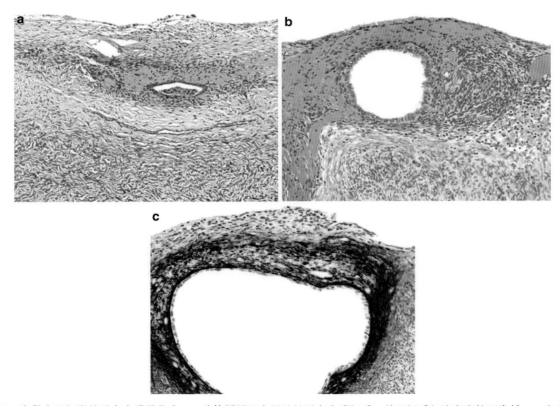

图 13.39 卵巢表面细微的子宫内膜异位症。a. 腺体周围只有局灶的子宫内膜间质，并且间质细胞密度较正常低。b. 出血掩盖了腺体周围的子宫内膜间质。这两例中，如果不能辨认子宫内膜间质，可能会漏诊子宫内膜异位症，这些腺体会被误认为是卵巢上皮包涵腺体。c. 免疫组化显示 CD10 阳性提示为子宫内膜间质细胞

是包涵腺体和囊肿（图 13.39）。CD10 免疫组化染色有助于识别间质细胞，尤其是当间质细胞稀疏和腺上皮极少或缺如时（图 13.39c，13.40）（Sumathi et al. 2002）。

在月经期，子宫内膜异位症病灶的间质和腺腔内均可见出血，并伴有继发性炎症反应，主要表现为组织细胞弥漫浸润。组织细胞通常将外渗的红细胞转变为糖脂和颗粒状棕褐色色素，成为假黄瘤细胞（图 13.41，13.42），后者能取代大部分或全部异位性子宫内膜间质（Clement et al. 1988）。组织细胞中的大部分色素为蜡样色素（脂褐素、血褐素），含铁血黄素非常少（Clement et al. 1988）。子宫内膜异位症早期病变的色素常不明显，病灶

中色素的数量随病变时间延长而增多（Jansen et al. 1986）。可见到数量不等的淋巴细胞和少量其他炎症细胞。若病灶中见到大量的中性粒细胞伴微脓肿形成，应考虑继发细菌感染的可能（Schmidt et al. 1981）。

如前文所述，卵巢子宫内膜异位症的常见表现是明显的囊性变，从而形成子宫内膜异位囊肿。子宫内膜异位囊肿的衬覆上皮和间质往往变得稀少，前者可仅为单层立方上皮，可保留一些子宫内膜腺体的特征，但常常缺乏特异性。在这种情况下，可能只有通过识别其周围一层菲薄的子宫内膜间质来诊断子宫内膜异位囊肿。囊壁衬覆的子宫内膜上皮和间质常常消失，由肉芽组织和致密纤维组织取代，纤维组织中成纤维细胞的核非常小，并含有数量不等的假黄瘤细胞（推测性子宫内膜异位症）（图 13.42）。有些"陈旧性"子宫内膜异位囊肿可出现骨化和钙化，囊腔内陈旧性凝血块能产生非常明显的大体和镜下改变。子宫内膜异位囊肿的衬覆上皮经常出现局灶性细胞增大，这些细胞呈立方形，伴有大量嗜酸性胞质和增大的非典型细胞核（图 13.43）（Clement 2007；Seidman 1996）。这种核异型性的意义不明。虽然这种变化可能为反应性的，但具有这些特征的细胞也可以出现于透明细胞癌和子宫颈管型黏液样（浆黏液性）非典型增生性 / 交界性肿瘤（EMBLT）（见"13.6.3　起源于子宫

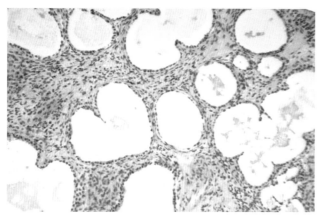

图 13.40　绝经后子宫内膜异位症。腺体呈囊性、萎缩状，由纤维性间质分隔

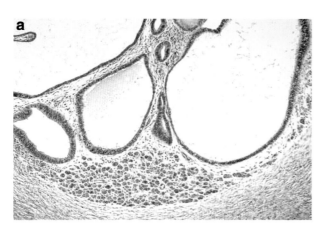

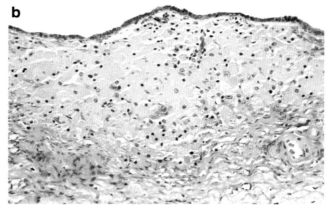

图 13.41　卵巢子宫内膜异位囊肿的衬覆上皮。a. 囊性扩张的子宫内膜腺体，间质内可见大量含色素的组织细胞；b. 子宫内膜异位症表面上皮下有含浅淡色素的组织细胞

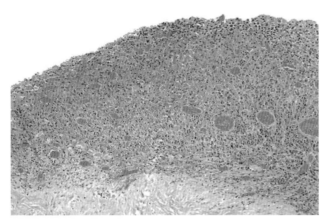

图 13.42　卵巢子宫内膜异位囊肿的囊壁。该囊壁仅由纤维性肉芽组织和含色素的组织细胞组成（推测性子宫内膜异位症）

内膜异位症的肿瘤"部分）（Fukunaga et al. 1997；Rutgers et al. 1988a，1988b）。但是当这种非典型细胞在子宫内膜异位囊肿内为孤立性发现时，随访结果常为良性（Seidman 1996）。但有一项研究显示，一例非典型子宫内膜异位症患者随后患上卵巢外的子宫内膜样癌（Fukunaga et al. 1997）。

　　子宫内膜异位症累及子宫韧带的平滑肌或空腔脏器的壁时，其形态与卵巢和腹膜表面的病变明显不同。前者表现为固有平滑肌显著增生，常形成质硬的实性瘤样包块，类似子宫腺肌病伴继发性子宫肌层肥厚。

13.6.1.5　少见的镜下表现

腺体化生性改变

　　类似正常部位子宫内膜腺体的化生性改变可见于子宫内膜异位症病灶的腺体（Fukunaga et al. 1998）。这些化生性改变包括纤毛化生、嗜酸性化生、鞋钉样化生以及罕见的鳞状上皮化生和黏液性化生（图 13.44）；黏液性化生中可出现子宫颈管型细胞或少见的杯状细胞。一项关于卵巢子宫内膜异位症的研究（Fukunaga et al. 1998）发现，子宫内膜异位症中化生性改变与同时发生的卵巢上皮性癌有显著的相关性。另外，该研究中所有的 4 例子宫颈管型黏液样（浆黏液性）非典型增生性 / 交界性肿瘤（EMBLT）均伴有卵巢子宫内膜异位病灶，后者既有黏液性化生，也有黏液性上皮细胞增生。有些子宫内膜异位症病例中，上皮乳头状黏液性化生和早期 EMBLT 之间的区分可能会比较武断。涉及阑尾子宫内膜异位症肠型化生的特殊环境将在后文讨论（见 "13.6.2.3　肠道子宫内膜异位症"部分）。

　　异位的子宫内膜组织在妊娠期或接受孕激素治疗时常显示出明显的孕激素反应性改变（图 13.45）。在这些病例中，异位子宫内膜组织出现蜕

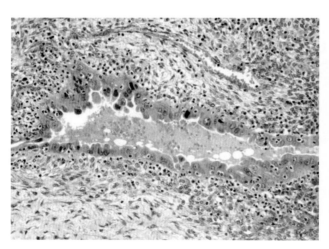

图 13.43　卵巢子宫内膜异位囊肿的衬覆上皮。上皮细胞显示明显的核异型性

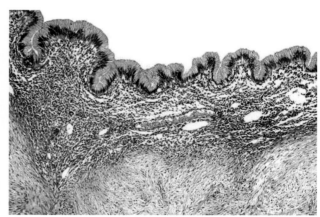

图 13.44　子宫内膜异位症中的黏液性化生

膜反应伴萎缩性腺体，腺体小，衬覆上皮呈立方
形或扁平状（图 13.45a）。妊娠期，异位子宫内膜
腺体偶尔会出现 Arias-Stella 反应（图 13.45b）和
（或）透亮核。接受孕激素药物治疗的患者还会出
现蜕膜细胞坏死、局灶性间质显著水肿和淋巴细胞
浸润。接受激素治疗的绝经前女性，异位子宫内膜
腺体也可出现不活跃或萎缩性改变，类似于绝经后
女性的改变（Nisolle-Pochet et al. 1988）。另外，
在接受达那唑治疗后，子宫内膜异位症病灶常消失
或被纤维组织取代。还有报道，在应用 PR 调节剂
治疗子宫平滑肌瘤后，输卵管的子宫内膜异位症表
现为腺体不规则地囊性扩张，伴正位子宫内膜改变
（Bateman et al. 2017）。

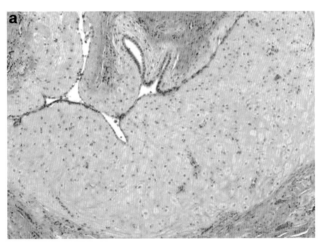

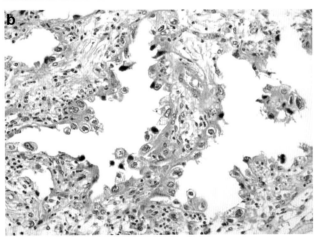

图 13.45　子宫内膜异位症的妊娠性改变。a. 异位子宫内膜腺
体萎缩，间质细胞呈显著的蜕膜样变；b. 异位子宫
内膜腺体显示 Arias‐Stella 反应

腺体增生性改变

　　发生在正位子宫内膜的腺体增生和非典型
增生改变均可见于异位的子宫内膜腺体中（图
13.46），有时这些改变与内源性或外源性雌激素刺
激（Fukunaga et al. 1997；Sampson 1927；Yantiss
et al. 2000）或他莫昔芬治疗有关（McCluggage et
al. 2000；Schlesinger et al. 1999）。腺体的增生性
改变在息肉样子宫内膜异位症中特别常见（Parker
et al. 2004）。由此可以推断，异位子宫内膜的非典
型增生与正位子宫内膜的非典型增生一样，具有恶
变潜能。事实上，在一些少见的病例中，增生性子
宫内膜异位症随后在同一位置发生了子宫内膜癌，
或在同一标本中与癌并存（图 13.46，另见本章图
13.63）（LaGrenade et al. 1988）。

间质改变

　　异位子宫内膜间质也可发生化生性改变，通常
为平滑肌化生，最常见于卵巢子宫内膜异位囊肿的
囊壁内，也偶见于其他部位（图 13.47）（Fredericks
et al. 2005；Scully 1981）。

　　异位子宫内膜间质内出现大量平滑肌化生，可
使病变成为所谓的"子宫内膜肌异位症（endomyo-
metriosis）"或"子宫样肿块"。文献中，该类病变

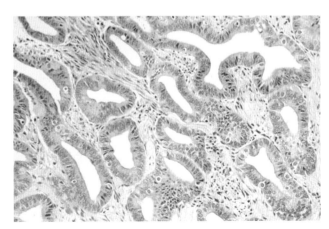

图 13.46　子宫内膜异位症病灶的增生性改变。子宫内膜异位
腺体显示结构和细胞异型性，在该标本的其他区域
发现子宫内膜样癌（见图 13.63）

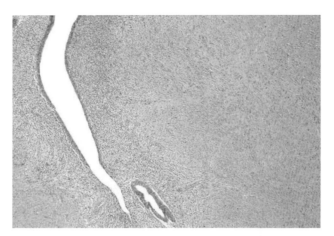

图 13.47　子宫内膜异位症伴间质平滑肌化生。异位子宫内膜腺体和间质周围可见大量化生性平滑肌环绕

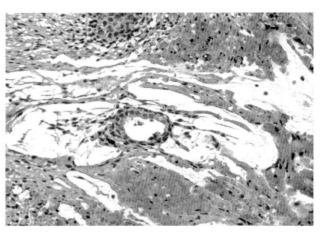

图 13.48　子宫内膜异位症伴明显的黏液样间质。一个异位的子宫内膜小腺体周围有一圈子宫内膜间质，被疏松纤维组织和无细胞黏液湖包绕。该病例在冷冻切片的病理学检查时被误诊为腹膜假黏液瘤

见于闭孔淋巴结、卵巢、小肠、阔韧带、腰骶部和男性的阴囊内（Pai et al. 1998；Rahilly et al. 1991；Young et al. 1986）。一些病例中，卵巢的"子宫样肿块"可能是一种先天性畸形而非子宫内膜异位症的罕见表现（Pueblitz-Peredo et al. 1985）。在 1 例病例报道中，多灶性子宫内膜异位症伴明显的结节性平滑肌化生累及盆腔壁（Kim et al. 2015a）。偶尔，子宫内膜异位症可引起腺腔周围明显的黏液样变（Clement et al. 1994）（图 13.48）或弹性纤维反应（图 13.49）（Clement et al. 2000），它们可局部或完全取代异位子宫内膜间质。罕见情况下，子宫内膜异位症中广泛的黏液样变被误诊为腹膜假黏液瘤和（或）转移性腺癌，其中 1 例通过冷冻切片诊断（Clement et al. 1994；Hameed et al. 1996；Tang et al. 2010）。解剖部位和激素似乎是间质黏液样变的诱发因素，皮肤和表浅软组织的子宫内膜异位症以及发生于妊娠期和产褥期的子宫内膜异位症易发生黏液样变，而妊娠期和产褥期的子宫内膜异位症间质的蜕膜样变则使情况变得更为复杂（Clement 2007）。

间质性子宫内膜异位症

　　某些子宫内膜异位症病例无子宫内膜腺体或仅有极少腺体，即间质性子宫内膜异位症（stromal

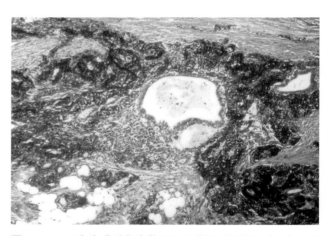

图 13.49　子宫内膜异位症伴明显的弹性纤维性间质。大量弹性纤维组织取代正常的子宫内膜间质（弹性纤维染色）

endometriosis）（Boyle et al. 2009；Clement et al. 2000，1990）。但在早期的文献中，这个术语描述的是现在的低级别子宫内膜间质肉瘤（ESS）。间质性子宫内膜异位症最常见于卵巢。在卵巢间质内，它常于镜下偶然被发现［称为良性间质性子宫内膜异位症（benign stromatosis）］，不伴有盆腔子宫内膜异位症。该情况可能为卵巢间质细胞的一种化生性反应。该病变在子宫颈浅表间质内也很常见（Clement et al. 1990）。盆腔腹膜的子宫内膜异位症可表现为多发性异位子宫内膜间质小结

节，结节内子宫内膜腺体缺如或罕见，这种表现称作微结节性间质性子宫内膜异位症（Boyle et al. 2009；Clement et al. 2000）（图 13.50）。如前文所述，CD10 免疫组化染色阳性有助于确定子宫内膜异位性间质细胞的存在，但该标记物在间质性子宫内膜异位症累及子宫颈的诊断中帮助不大，因为正常的子宫颈间质细胞也可以呈 CD10 强阳性（McCluggage et al. 2003）。罕见情况下，异位子宫内膜间质细胞也有局灶异型性（Shah et al. 2009）。

坏死性假黄瘤样结节

偶尔，卵巢和卵巢外的子宫内膜异位症表现为"坏死性假黄瘤样结节"，通常见于绝经后女性

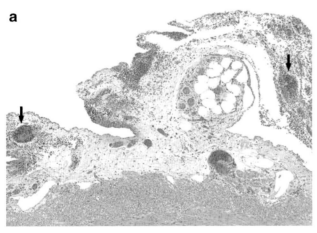

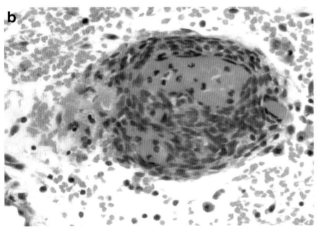

图 13.50 阑尾浆膜面的微结节性间质性子宫内膜异位症。a. 图中左侧和右侧可见 2 个明显的间质结节（箭头）；b. 其中一个结节的高倍图

（Clement et al. 1988）。病变表现为多个结节附着于腹膜上，少数情况下结节可游离于腹腔中。如果同时伴有一侧或双侧卵巢肿大，手术诊断可误诊为卵巢癌伴腹膜扩散。坏死性假黄瘤样结节中心区为坏死组织，坏死周围由栅栏状排列的假黄瘤细胞和（或）玻璃样变的纤维组织包绕（图 13.51）。结节内典型的子宫内膜腺体和间质稀少或缺如，但在卵巢内常可见明确的子宫内膜异位症病灶。患者多为绝经后人群和典型的结节状外观提示，这些结节代表着子宫内膜异位症末期或者"燃尽"的病灶，应与腹膜或卵巢的坏死性肉芽肿和坏死性肿瘤相鉴别。

其他罕见表现

罕见情况下，子宫内膜异位症可伴发腹膜平滑肌瘤病、卵巢畸胎瘤胶质结节种植和脾异位结节。良性子宫内膜异位症的腺体在罕见情况下可以侵犯神经和血管，这种表现可能会误导医师做出恶性的诊断（Roth 1973）。

利泽甘环（Liesegang ring）是嗜酸性、无细胞的环样结构，由体外或体内的胶体溶液过饱和、出现周期性沉淀引起。利泽甘环常见于坏死、炎症或纤维组织中，也可见于子宫内膜异位囊肿内（图 13.52）（Perrotta et al. 1998）。组织学上这种结构可

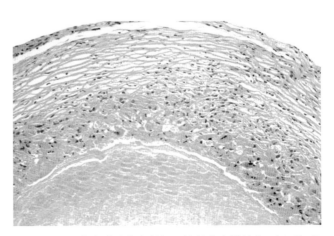

图 13.51 子宫内膜异位症的坏死性假黄瘤样结节。坏死组织中心为假黄瘤细胞，外层为纤维组织

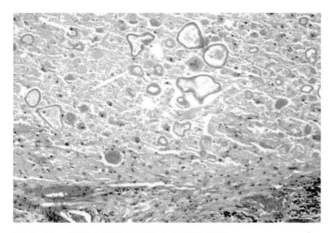

图 13.52　子宫内膜异位囊肿中的利泽甘环

与寄生虫或异物混淆，应注意鉴别（Clement et al. 1989）。子宫内膜异位囊肿内偶可见到血吸虫虫卵（图 13.53）（Abrao et al. 2006）。

　　显微镜下发现，多达 1/3 的子宫内膜异位症患者有非特异性慢性输卵管炎（Czernobilsky et al. 1978）。假黄瘤样输卵管炎或假黄瘤样输卵管病相对少见，其组织学特征是假黄瘤样细胞浸润输卵管黏膜，这些病例几乎都伴有盆腔的子宫内膜异位症（Czernobilsky et al. 1978；Clement et al. 1988）。

13.6.1.6　超微结构、组织化学和类固醇激素受体研究

　　异位子宫内膜腺体的超微结构特征通常体现了异位子宫内膜腺体对月经周期中占优势激素的一种不完全性反应。与正位子宫内膜腺体相反，异位子宫内膜腺体内部和腺体之间的差异明显，所以通常不可能准确地对分泌期按日分期。在应用达那唑治

疗后对子宫内膜异位组织进行超微结构检查，可见腺上皮停滞于增殖早期，或上皮结构紊乱，呈萎缩性改变。

　　ER 和 PR 存在于异位的子宫内膜腺体和间质细胞中，但比例低于正位子宫内膜组织（Bur et al. 1987）。部分病例缺乏一种或两种受体。此外，正位子宫内膜组织的 ER 和 PR 数量在月经周期中有一定程度的正常波动，但是这种波动在异位子宫内膜症病灶中减少或消失（Lessey et al. 1989）。也有报道称，正位子宫内膜和异位子宫内膜的受体数量在达那唑治疗后也有差异。受体水平高低与症状的严重程度之间未发现明显的相关性。

　　总之，这些研究发现与镜下观察到的异位子宫内膜对激素反应的不完全性和异质性是一致的。研究还提示，与正位子宫内膜受到的调控相比，异位子宫内膜具有更高的自主性，这或许可以解释部分患者激素治疗无效的现象（Metzger et al. 1991）。

13.6.1.7　鉴别诊断

　　子宫内膜异位症可并发输卵管上皮异位（endosalpingiosis），应该对二者进行鉴别。输卵管上皮异位中，腺体衬覆良性输卵管型上皮，无子宫内膜间质，不伴有子宫内膜异位症常见的组织细胞性炎症反应（见"13.6.5.1　输卵管上皮异位"）。当子宫内膜异位症的间质稀少或被出血遮盖时，可被误诊为输卵管上皮异位，在卵巢中则被误认为是上皮包涵腺体（见第 12 章）（图 13.39）。

　　坏死性假黄瘤样结节应与卵巢或腹膜的其他坏死性结节，如感染性肉芽肿、卵巢孤立性栅栏状肉芽肿（见第 12 章）以及前文述及的透热疗法引起的腹膜肉芽肿（Clarke et al. 1990）相鉴别。这些病变除了各自的特征性改变外，还缺乏典型子宫内膜异位症中的大量假黄瘤细胞。

　　罕见情况下，低级别子宫内膜间质肉瘤（ESS）含有大量良性或者非典型子宫内膜腺体，以致形似

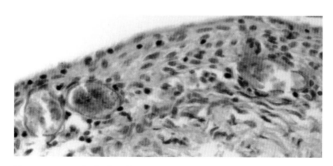

图 13.53　子宫内膜异位囊肿中的血吸虫虫卵

子宫内膜异位症（Clement et al. 1992）。至少有一部分所谓的"侵袭性子宫内膜异位症病例"其实就是子宫内膜间质肉瘤伴明显的腺样分化。与子宫内膜异位症相比，这些肿瘤有更典型的不含腺体的ESS区域，部分病例还可出现核分裂明显活跃、性索样成分及明显的血管侵犯。

某些息肉样子宫内膜异位症病例在初诊时还被考虑过腺肉瘤。与息肉样子宫内膜异位症相比，腺肉瘤腺体周围的间质细胞更致密，间质细胞具有异型性（但许多病例仅为轻度异型性），腺腔内有乳头结构形成，并且核分裂象增多。

13.6.2　少见部位的子宫内膜异位症

13.6.2.1　子宫颈和阴道子宫内膜异位症

子宫颈浅表部位的子宫内膜异位症的发病率比我们想象的要高（Baker et al. 1999；Clement et al. 1990；Gardner 1966）。该病好发于创伤部位，并且通常不伴有盆腔子宫内膜异位症，这提示种植是最可能的发病机制。子宫颈浅表性子宫内膜异位症可无症状，也可有症状（如月经前或性交后出血，或者月经过多）。单个或多个病灶通常累及子宫颈外口，而累及子宫颈内口的情况罕见。异位病灶肉眼观呈质脆的淤斑样条纹、斑块、结节或直径为1~20 mm的囊肿。少数病例因病变内继发纤维化而呈皱褶状或乳头状，形似癌。在近期行锥形切除或电灼治疗的患者中，子宫内膜异位症也可累及整个移行区（Ismail 1991）。在月经前，病灶常增大，从亮红色到蓝色不等；月经期病灶可破裂形成不规则的溃疡。因病变较小、组织挤压和易碎，钻孔活检获取的组织可能没有诊断价值，吸取细胞学检查可能更有用。子宫颈子宫内膜异位症可能为子宫颈阴道涂片中异常腺细胞的来源（Szyfelbein et al. 2004）。

组织学检查中，子宫内膜异位症病灶常局限于浅表固有层（图 13.54）。当异位子宫内膜间质成分稀少或被水肿、出血或炎症遮盖时，可能会被漏诊（Baker et al. 1999）。这些病例中的异位子宫内膜腺体细胞出现异型性或核分裂象时，可能会被误诊为子宫颈管腺体异型增生、原位腺癌甚至浸润性腺癌（图 13.55）。如前文所述，少数子宫颈浅表性子宫内膜异位症病例，即便在连续切片后也仅能见到异位性子宫内膜间质（间质性子宫内膜异位症，图 13.56）（Clement et al. 1990）。

与子宫颈浅表性子宫内膜异位症不同，子宫颈深部的子宫内膜异位症通常是更广泛的盆腔子宫内膜异位症累及直肠子宫陷凹后病灶蔓延所致，子宫颈后壁可触及深在的实性结节或囊肿（Gardner 1966），通过活检或全子宫切除标本的病理学检查可确诊。其鉴别诊断包括子宫腺肌病病灶向下生长。

阴道浅表性子宫内膜异位症较子宫颈子宫内膜异位症少见，常累及穹隆部。两者大体表现相似，均好发于创伤部位且无盆腔子宫内膜异位症

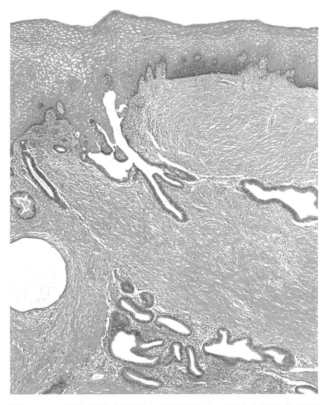

图 13.54　子宫颈浅表性子宫内膜异位症。子宫内膜腺体和周围间质位于鳞状上皮下方

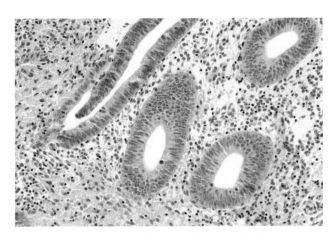

图 13.55 子宫颈浅表性子宫内膜异位症。子宫内膜异位腺体呈复层并可见核分裂象，如果未能辨认出少量的子宫内膜间质和组织细胞，这些腺体可能被误诊为子宫颈管原位腺癌

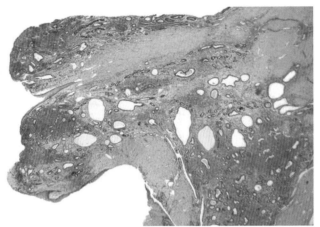

图 13.57 阴道息肉样子宫内膜异位症

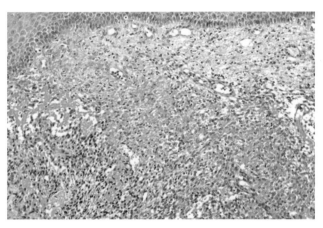

图 13.56 子宫颈间质性子宫内膜异位症。子宫颈外口鳞状上皮下可见一片富于细胞的子宫内膜间质，有出血

（Gardner 1966）。阴道深部的子宫内膜异位症较为常见，常与盆腔子宫内膜异位症有关，表现为阴道后穹的结节状或息肉样肿块（图 13.57）（Gardner 1966）。阴道子宫内膜异位症（尤其是浅表性子宫内膜异位症）的鉴别诊断包括阴道腺病（尤其是输卵管上皮型），后者缺乏子宫内膜间质和特征性的炎症细胞浸润。外阴子宫内膜异位症将在后文讨论（见"13.6.2.5 皮肤子宫内膜异位症"）。最近一项阴道子宫内膜样腺癌的研究发现，18 例腺癌中 14 例伴有阴道子宫内膜异位症，这提示阴道子宫内膜样腺癌与阴道子宫内膜异位症高度相关（Staats et

al. 2007）。由于阴道是子宫内膜来源腺癌的常见复发部位，所以找到子宫内膜异位症病灶对于确定阴道原发是非常重要的（Clement 2007；Staats et al. 2007）。

13.6.2.2 输卵管子宫内膜异位症

"输卵管子宫内膜异位症（tubal endometriosis）"这一术语曾被用于指代至少 3 种互不相关的输卵管病变。最常见的类型是输卵管浆膜或浆膜下子宫内膜异位症，通常伴有盆腔其他部位的子宫内膜异位症，一般不累及输卵管肌层。

子宫内膜组织可直接从子宫角延伸并取代输卵管间质部和峡部的黏膜（第 2 种），这种现象分别见于一般女性人群中 25% 和 10% 的人（Clement 2007），该现象被认为是正常的形态学变异，但在有些病例中，异位子宫内膜可形成输卵管内息肉（David et al. 1981）。子宫内组织偶尔会阻塞输卵管腔，形成输卵管腔内子宫内膜异位症（子宫内膜植入）（图 13.58），可累及双侧输卵管。输卵管腔内的子宫内膜异位症通常不伴有其他部位的子宫内膜异位症。该病变导致 15%~20% 的输卵管源性不孕症，也和输卵管妊娠有关。

第 3 种类型的输卵管子宫内膜异位症称为输卵管切除术后的子宫内膜异位症。它一般在输卵管

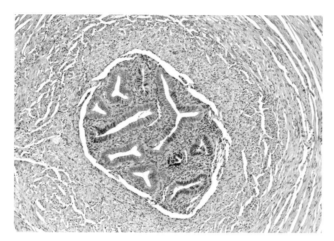

图 13.58　输卵管子宫内膜异位症（子宫内膜植入）。子宫内膜腺体和间质阻塞输卵管腔，子宫内膜组织和输卵管肌层相连处的腔隙为扩张的淋巴管

结扎术后 1~4 年发生于输卵管结扎处近端（Rock et al. 1981）。该病变可能与结节性峡部输卵管炎密切相关或伴发。该异位与子宫腺肌病相似，由子宫内膜腺体和间质组成，从输卵管腔内扩展至输卵管肌层，并常达浆膜面。子宫输卵管造影术或在输卵管标本中注入印度墨汁可显示输卵管 - 腹膜瘘管形成，该病变可引起罕见的并发症：结扎后妊娠。输卵管切除术后子宫内膜异位症可见于 20%~50% 的输卵管结扎患者。输卵管电切结扎法、输卵管近端短及结扎后时间延长均可提高这种并发症的发生率。

13.6.2.3　肠道子宫内膜异位症

据报道，高达 37% 的经历过开腹手术的子宫内膜异位症患者会发生肠道子宫内膜异位症（Williams et al. 1977），但平均发病率大约为 12%。大多数病变局限于肠壁的浆膜或浆膜下，不伴有肠道症状。0.7%~2.5% 的子宫内膜异位症患者因有症状而需进行肠切除术（Prystowsky et al. 1988）。某些研究显示，高达 50% 有临床症状的肠道子宫内膜异位症患者没有肠道外受累，这些病例在术前或术中更有可能未被正确诊断。由于对其警惕性不足，绝经后女性的肠道子宫内膜异位症易被

误诊，尽管在该年龄组中，肠道是更具有临床意义的子宫内膜异位症的好发部位之一（Kempers et al. 1960）。高达 7% 的有临床症状的肠道子宫内膜异位症患者为绝经后女性。

肠道受累部位按照发生率降序排列依次为直肠和乙状结肠、阑尾、回肠末端、盲肠以及大肠和小肠的其他部位（包括 Meckel 憩室）（Yantiss et al. 2001）。在一项大型研究中（Prystowsky et al. 1988），15% 的患者中病变累及 1 个以上部位。出现的症状包括急性或慢性腹痛、腹泻、便秘、便血和大便变细，这些症状可单独或同时出现。虽然症状频繁出现于月经期可提示正确诊断，但是临床表现可类似于急性阑尾炎、粘连或者疝引起的肠梗阻、肿瘤，甚至炎性肠病。内镜和影像学检查常证实存在黏膜外狭窄性病变，内镜活检通常无诊断价值。

直肠乙状结肠子宫内膜异位症常为孤立性病变，累及肠段数厘米，而回肠的病变常为多灶性，累及肠段范围可达 45 cm（Yantiss et al. 2001）。大体观察，病变肠段由于被界限不清的肿块累及而变硬、成角，浆膜面可出现皱褶和粘连。切面通常为质硬的实性灰白色附壁肿块，肿块的大部分是显著增厚的肠壁肌层，形成放射状扇形外观。可见到含有陈旧性血液的小囊腔，但不常见。与原发性腺癌相反，病变部位被覆的肠黏膜完好，尽管一些病例报道称出血性症状的出现率较高。然而罕见情况下，息肉样子宫内膜异位症可累及肠黏膜（图 13.35），大体形态与腺癌类似（Jiang et al. 2013；Parker et al. 2004）。有症状的肠道子宫内膜异位症的典型镜下表现为岛状的异位子宫内膜病灶散在分布于增生性肌层内，可伴或不伴肠壁其他层的受累（图 13.59）（Jiang et al. 2013；Yantiss et al. 2001）。近来一项研究提示，在 103 例因结直肠深部子宫内膜异位症而进行肠切除的患者中，15 例镜下发现子宫内膜异位症病灶出现于一侧或双侧切缘，术后随访 1 年发现，该现象对于临床症状无影

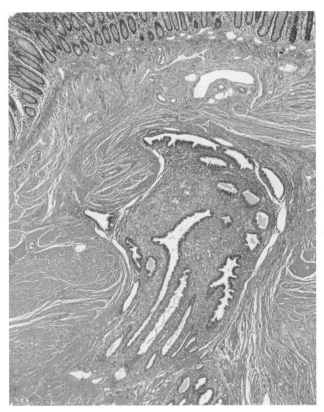

图 13.59   结肠子宫内膜异位症。巢状子宫内膜腺体和间质出现于肌层内

响（Roman et al. 2016）。累及阑尾和盲肠的子宫内膜异位症易有向肠型黏膜转变的倾向，这种转变也称作肠型化生或结肠化；一些病例，特别是当伴有广泛的黏液囊肿和外渗性黏液时，容易使人联想到阑尾低级别黏液性肿瘤破裂（图 13.60）（Kim et al. 2013；Misradji et al. 2014）。

肠道子宫内膜异位症的并发症之一为肠穿孔，常与妊娠有关；在这些病例中，间质内可见明显的蜕膜反应。其他并发症包括肠扭转、肠套叠、急性阑尾炎、阑尾黏液囊肿、肠壁血肿和恶性肿瘤（详见下文）（Mostoufizadeh et al. 1980；Yantiss et al. 2000）。

13.6.2.4   泌尿道子宫内膜异位症

16%~20% 的子宫内膜异位症患者于开腹手术中被发现存在子宫内膜异位症累及泌尿道

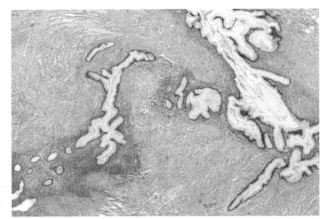

图 13.60   阑尾子宫内膜异位症，肠型黏液性上皮替代内膜上皮

（Redwine 1987；Williams et al. 1977），其中大多数位于膀胱浆膜面或输尿管表面，并且无局部症状。与此相似，15% 的盆腔子宫内膜异位症患者于治疗前行高容量静脉尿路造影时被发现，患者的泌尿道有轻微的、无临床意义的病灶。仅有 0.5%~1.0% 的泌尿道子宫内膜异位症患者有临床症状，其中约 30% 的患者最终因肾积水或无功能肾而需要行肾切除术。文献报道的泌尿道子宫内膜异位症多数累及膀胱或输尿管（两者的发病率大致相同）。最近一项大宗病例研究显示，分别有 95% 和 14% 的子宫内膜异位症患者累及输尿管和膀胱（Knabben et al. 2015）。肾和尿道被累及的概率则低得多。虽然泌尿道受累的患者常伴有盆腔其他部位的子宫内膜异位症，但泌尿道相关症状可能是这些患者的初始症状或者唯一的症状（Stanley et al. 1965）。另外一些研究发现，50% 的输尿管子宫内膜异位症病变局限于输尿管和邻近的子宫骶韧带（Kane et al. 1985）。肾脏子宫内膜异位症患者常无其他部位病灶，提示其异位病灶可能来源于血源性栓子播散。

1/3~1/2 的患者的发病年龄在 40 岁以上，大约 5% 的患者为绝经后女性，其中部分患者接受过雌激素替代治疗。根据症状具有月经周期的特点，术前可做出疑为泌尿道子宫内膜异位症的诊断。这些症状包括耻骨上疼痛或腰痛、尿频、尿急、排尿困难和血尿，偶有患者以继发性泌尿道感染引起的寒战和发热为表现。耻骨上或腰部可触及柔软的包块。然而许多患者（特别是病变累及输尿管的患者）常有非特异性症状或无症状的梗阻性泌尿系统疾病，偶可并发高血压和（或）肾衰竭（见于病变累及双侧输尿管的患者）（Kane et al. 1985；Stanley et al. 1965）。膀胱子宫内膜异位症患者的尿路造影显示膀胱充盈缺损。输尿管下段狭窄伴有输尿管积水、肾积水或无功能肾是输尿管子宫内膜异位症患者典型的尿路造影表现。在一项研究中，7 例输尿管子宫内膜异位症病例均伴有输尿管积水，多数病例伴有肾积水，2 例合并肾盂肾炎（Al-Khawaja et al. 2008）。内镜检查可证实膀胱甚至输尿管受累，病变在月经期可增大、变黑和出血。然而，内镜和活检常无诊断价值（Stanley et al. 1965）。

有症状的膀胱子宫内膜异位症通常为病变累及膀胱壁的结果，典型病变常位于膀胱三角区、膀胱底或后壁下部（Stanley et al. 1965）；病变罕见累及侧壁、顶部或膀胱输尿管连接处。大体表现上，典型的病变为孤立的、蓝色、红色、灰色或棕色的多囊性肿块，使膀胱壁增厚，有时突入膀胱腔内；病变直径从数毫米到 14 cm 不等；黏膜面常完整，偶有溃疡和出血，特别是在月经期。组织学检查显示子宫内膜异位症病灶周围纤维化和平滑肌增生。在一项研究中，60% 的病例中膀胱子宫内膜异位症病变也累及黏膜固有层（Stanley et al. 1965）。罕见并发症包括双侧输尿管口阻塞、膀胱结肠瘘和恶变。

除了少数病例外，输尿管子宫内膜异位症常局限于输尿管下 1/3，通常累及距膀胱输尿管连接处 2~5 cm 之间，累及长度不超过 2 cm；约 10% 的病例为双侧受累（Al-Khawaja et al. 2008；Stanley et al. 1965）。单侧的输尿管病变多发生在左侧。一项研究中，7 个病例中有 6 例如此（Al-Khawaja et al. 2008）；另一项研究中，69 例中有 54 例也发生在左侧（Knabben et al. 2015）。通常，输尿管子宫内膜异位症分为外源型和内源型，但因病变输尿管未能被切除和送病理检查，在许多报道的病例中无法

区分这两种；而且至少部分内源型病例可能最初是外源型。在外源型病例中，子宫骶韧带或输尿管外膜的子宫内膜异位症病灶通过压迫和（或）纤维化导致输尿管腔狭窄；其中有些病例的输尿管上有透壁性瘢痕。内源型的特征性病变为子宫内膜组织位于增生和纤维化的肌层内；有些病例中，病变亦可累及黏膜固有层。极少数黏膜受累者表现为突入腔内的息肉样肿块（图 13.61）。

大体上，肾脏子宫内膜异位症为孤立性、界限清楚的出血性、实性或囊性肿块，局部取代肾实质。在报道的 10 个病例中，病变直径为 1.5~13.0 cm。偶见息肉样肿块突入肾盂内。一些病例镜下可见局灶性平滑肌与子宫内膜异位组织混合存在。

尿道子宫内膜异位症病例罕见报道，病变通常累及尿道憩室（Chowdhry et al. 2004）。

13.6.2.5　皮肤子宫内膜异位症

大多数文献报道中，皮肤子宫内膜异位症位于手术瘢痕内（Chatterjee 1980；Horton et al. 2008；Kazakov et al. 2007；Minaglia et al. 2007；Steck et al. 1966），偶见于穿刺针道内，或与脑室或腰大池 – 腹腔分流术有关（Healey et al. 2012）；其余均为自发性病例。仅有少数病例伴有盆腔子宫内膜异

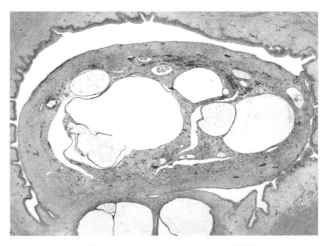

图 13.61　息肉样子宫内膜异位结节突入输尿管腔内

位症（Chatterjee 1980；Steck et al. 1966）。由于瘢痕相关性皮肤子宫内膜异位症通常发生于子宫或输卵管手术后，所以该病最多见于下腹部，其次为脐部。同样，大多数子宫内膜异位症常见于产科或外科创伤区（如阴道下段、外阴、前庭大腺、会阴和肛周区），会阴切开术瘢痕处最常见（Chatterjee 1980；Gardner 1966；Paull et al. 1972；Steck et al. 1966）。一项研究发现，剖宫产术后瘢痕子宫内膜异位症的总体发病率为 0.08%，笔者推测切口处子宫内膜异位症发病风险的升高可能与没有用丝线完全关闭壁层和脏层腹膜有关（Minaglia et al. 2007）。瘢痕相关性子宫内膜异位症少见于非妇科手术后，如阑尾切除术后和疝修补术后等（Steck et al. 1966）。自发性皮肤子宫内膜异位症最常累及脐部，其次为腹股沟和肛周区（Steck et al. 1966）。

皮肤子宫内膜异位症最常见的症状为皮肤包块或结节，可于术后数周或数年出现（Horton et al. 2008；Steck et al. 1966）；剖宫产术与该病的发病平均间隔约 3.2 年（Minaglia et al. 2007）。最近一项研究显示，65 例腹壁子宫内膜异位症的患者从手术（多为剖宫产术）到发病，时间间隔为 1~32 年（中位时间为 7 年）（Ecker et al. 2014）。病变在月经期增大、有压痛，偶尔出血，这些可提示诊断。肛周区子宫内膜异位症患者可因病变累及肛门外括约肌而出现直肠肛门疼痛和直肠刺激征，疑似肛瘘、肛周脓肿或栓塞性痔。脐部子宫内膜异位症在体格检查时可能疑似脐疝。病变切除后偶尔复发。有文献报道，445 例腹壁子宫内膜异位症在手术切除后的复发率为 4.3%（Horton et al. 2008）。

临床检查中，病变为单个硬结节，直径为 6~12 cm，呈粉红色、棕色到蓝黑色，颜色取决于病变时间和病灶在皮肤内的深度。瘢痕相关性皮肤子宫内膜异位症病变的切面为灰白色，伴或不伴局灶性新鲜或陈旧性出血（Chatterjee 1980）。镜检可见子宫内膜异位症累及真皮（图 13.62）和（或）皮下组织（Steck et al. 1966），偶尔还可累及其下

方的骨骼肌。有 4 例反应性骨骼肌再生与腹壁子宫内膜异位症有关，以异位子宫内膜周围成肌细胞样细胞的肿瘤样增生为特征（Colella et al. 2010）。与其他部位的子宫内膜异位症相似，皮肤子宫内膜异位症病变区的腺体和间质可有化生性改变，输卵管上皮化生最常见，也可见嗜酸性、鞋钉样、黏液样、蜕膜样和乳头状合体细胞化生（Kazakov et al. 2007）。一项研究评估了 71 例皮肤和浅表软组织子宫内膜异位症病例，发现 1/3 的病例有平滑肌化生，1/4 的病例的上皮有反应性异型性（Kazakov et al. 2007）。在伴有盆腔子宫内膜异位症的病例中，皮肤病灶和腹膜病灶通常不连续。

腹壁瘢痕和会阴切开术瘢痕相关性子宫内膜异位症分别与子宫手术和会阴切开术密切相关，这提示子宫内膜组织种植是最可能的发病机制。子宫切开术中子宫内膜种植的风险比剖宫产术或经阴道分娩高，这提示妊娠后期蜕膜的种植能力减弱。但

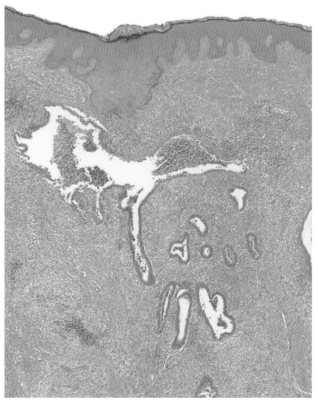

图 13.62　皮肤子宫内膜异位症，病灶位于真皮内

是如果在阴道分娩后立即行刮宫术，会阴切开术瘢痕中子宫内膜异位症的发病率则高得多（Paull et al. 1972）。在非妊娠女性中，刮宫过程中的子宫内膜种植以及月经期子宫内膜的自发性种植也可诱发一些瘢痕性子宫内膜异位症。盆腔和脐部之间存在的淋巴管也许可以解释自发性子宫内膜异位症好发于脐部的原因。起源于腹壁瘢痕性子宫内膜异位症的透明细胞癌的罕见病例已有报道（Shalin et al. 2012）。

13.6.2.6 腹股沟子宫内膜异位症

腹股沟的非皮肤、非淋巴结性子宫内膜异位症继发于子宫圆韧带的腹膜外部分，发生于不足 1% 的子宫内膜异位症患者（Candiani et al. 1991）。常见症状是疼痛性的右侧腹股沟疝样肿块，部分病例在月经期出现症状加重。报道的病例中，将近 1/3 的患者合并腹股沟疝。病变可影响耻骨结节，出现类似关节炎、滑膜炎或腱膜炎的症状。罕见情况下，腹股沟区的子宫内膜异位症可位于腹股沟疝或股疝的疝囊内或 Nuck 管内（Quagliarello et al. 1985）。在腹股沟子宫内膜异位症的大宗病例研究中，患者的年龄范围为 20~53 岁（平均年龄为 35 岁），术前正确诊断率为 31%；42 例病例中，有 5 例有子宫内膜异位症病史（Mourra et al. 2015）。在这些病例中未发现子宫内膜异位症病变的恶变，其中有 1 例患者术后 3 年出现一次复发；同时进行腹腔镜检查的 4 例患者全部患有卵巢子宫内膜异位症。该研究的研究人员注意到，20% 的腹股沟子宫内膜异位症病例是偶然被发现的，并建议将女性的疝囊组织常规送组织病理学检查（Mourra et al. 2015）。

13.6.2.7 淋巴结子宫内膜异位症

淋巴结子宫内膜异位症不常见，很多报道的病例（尤其是来自陈旧文献的病例）多为无子宫内膜间质的良性米勒腺体（常为输卵管上皮源性）累及淋巴结。术中可见或可触及受累淋巴结肿大。镜检发现，与包涵腺体不同，淋巴结子宫内膜异位症多

位于淋巴结中央，伴有子宫内膜间质成分，红细胞和假黄瘤样细胞常见。在同一淋巴结内，输卵管上皮异位症和子宫内膜异位症可同时存在。与其他部位的子宫内膜异位症一样，妊娠期间异位的子宫内膜间质亦可发生蜕膜样变。有 1 例病例报道，1 位使用激素替代治疗的绝经后女性出现了淋巴结异位子宫内膜的蜕膜样变（Kim et al. 2015a）。前文已述及，文献中有 1 例淋巴结内子宫内膜肌异位症（endomyometriosis）的病例报道。

13.6.2.8 肺和胸膜子宫内膜异位症

肺或胸膜的子宫内膜异位症病例罕见。在一些肺子宫内膜异位症的病例报道中，在对妊娠期或有近期妊娠史的女性进行尸检时发现了显微镜下蜕膜样病灶。按照现在的诊断标准，这些病变多数可能是中间滋养细胞栓子，但是也有 1 例为真正的肺蜕膜病（Flieder et al. 1998）。文献上许多所谓的"肺和胸膜子宫内膜异位症"仅仅是根据临床表现或结合非特异性的组织学或细胞学表现而诊断的。本节所讨论的内容来自文献中经病理学确诊的 38 例胸部子宫内膜异位症，其中 21 例发生于胸膜，17 例发生于肺实质（Flieder et al. 1998）。最近一项对 18 例经病理学确诊患者的回顾性研究证实，肺和胸膜子宫内膜异位症患者可发生子宫内膜异位症相关性气胸（Ghigna et al. 2015）。

患者通常为育龄期女性，极少数为绝经后女性。胸膜子宫内膜异位症患者的临床表现与累及肺实质的患者不同。前者的特征性表现为反复发作的月经期呼吸急促，与月经期气胸有关，且右侧较常见。前文述及的一项研究中，在 246 例因自发性气胸而行外科手术的女性中，18 例（7.3%）被发现有胸膜子宫内膜异位症（Ghigna et al. 2015）。少见的临床症状包括反复发作的右侧胸腔积血、咯血或月经期胸痛。胸部 X 线检查常显示气胸，或偶尔为胸腔积血、胸腔积液或胸膜病变。约 1/3 的病例合并腹腔内子宫内膜异位症，另有 1/3 的病例不

能确定是否合并腹腔内子宫内膜异位症。而肺实质子宫内膜异位症患者的典型表现为经期咯血或血性痰。其他患者无症状，病变为影像学检查时的偶然发现。胸部 X 线检查可表现为一个结节、浸润影或整个肺叶模糊不清（Flieder et al. 1998）。文献报道的这些病例中，只有一例有合并腹膜子宫内膜异位症的确凿证据，但是多数患者的腹膜没有被检查过。大多数肺实质子宫内膜异位症的患者有子宫手术史。胸膜子宫内膜异位症几乎总是发生于右侧，文献中仅有 1 例累及双侧。病灶常为多个暗红色或蓝色结节或囊肿，位于横膈胸膜上；较少累及壁层胸膜、脏层胸膜和心包周围胸膜表面。相关的病理改变包括 50% 的患者出现横膈穿孔，偶见胸膜疱。肺和胸膜子宫内膜异位症病例中，约 50% 的病例的横膈和胸膜病变仅由异位子宫内膜间质组成。病灶稀少，可通过激素受体和 CD10 的免疫组化染色辅助识别（Ghigna et al. 2015）。肺实质子宫内膜异位症病灶通常为单个、褐色至灰色、灶性出血的结节或薄壁囊肿，直径可达 6 cm。数例病变位于胸膜下，或累及支气管壁和支气管腔。与胸膜子宫内膜异位症不同，肺实质子宫内膜异位症缺乏好发于右侧的特征，有 1 例出现双侧肺部粟粒样分布；此外，也没有关于肺实质子宫内膜异位症累及横膈并导致穿孔的报道。

胸膜子宫内膜异位症和肺实质子宫内膜异位症具有不同的临床病理特征，提示它们的组织发生不同。肺实质病变的分布以及与子宫创伤史密切相关的特点，强烈提示其为栓子起源。相反，大多数（并不是所有）胸膜子宫内膜异位症病变可能是腹腔异位子宫内膜组织通过横膈缺损或横膈淋巴管到达胸腔引起的，这与横膈缺损或横膈淋巴管主要在右侧相吻合。这些患者的月经期气胸以及不伴有胸膜子宫内膜异位症患者的月经期气胸可能与横膈缺损有关，因为气体可以通过这些缺损从腹腔进入胸腔。空气通过子宫内膜异位症造成的脏层胸膜缺损或从先前存在的大疱中逸出，可能是这些患者发生气胸

的另一个原因。有研究认为，正位的或异位的子宫内膜组织在月经期产生的前列腺素使肺泡容易破裂。

13.6.2.9 软组织和骨骼的子宫内膜异位症

罕见情况下，子宫内膜瘤可发生于远端的骨骼肌或深部软组织，临床表现通常为肿块形成，伴有月经期疼痛、压痛和体积增大。累及部位包括斜方肌、桡侧腕伸肌、拇指、股二头肌、大腿和膝部。文献报道过 1 例很特别的发生于乳腺的子宫内膜腺肌瘤病例，患者有 2 年的月经期乳头溢血病史（Moloshok et al. 1984）。文献还报道过罕见的盆腔子宫内膜异位囊肿侵及腰椎，导致月经期腰部疼痛的病例。

13.6.2.10 上腹部子宫内膜异位症

子宫内膜异位性种植偶见于网膜。一项研究发现，网膜子宫内膜异位症的发病率仅为网膜输卵管上皮异位的 1/8（Zinsser et al. 1982）。罕见情况下，子宫内膜异位性种植可累及肝脏或横膈表面的腹膜。正如子宫内膜异位症病灶累及横膈胸膜一样，横膈腹膜种植偶与横膈缺损和月经期气胸有关。关于上腹部、胰尾和肝实质内子宫内膜腺肌瘤的病例报道罕见。

13.6.2.11 神经系统子宫内膜异位症

根据最近的综合性文献综述，378 例神经子宫内膜异位症中有 97% 的病例存在周围神经系统受累，骶丛和坐骨神经最常受累。最常见的临床症状为月经期坐骨神经痛（Siquara de Sousa et al. 2015）。有些病例可见腹膜外翻并附着在受累神经上（"口袋征"）。文献报道过 13 例中枢神经系统子宫内膜异位症患者，大部分患者的脊髓圆锥和马尾受累，伴月经期背痛、下肢无力或感觉异常。有 2 例脑组织子宫内膜腺肌瘤（发生于额叶或顶叶），1 例患者存在小脑源性步态紊乱伴头痛；1 例患者发生蛛网膜下出血及癫痫大发作（Siquara de Sousa et al. 2015）。

13.6.2.12　男性子宫内膜异位症

男性子宫内膜异位症罕见，可见于因前列腺癌而长期接受雌激素治疗的患者。除 1 例累及腹壁的病变外（Martin et al. 1985），其余患者的病变均局限于泌尿生殖道，特别是膀胱、前列腺和睾丸旁（Young et al. 1986）。2 例发生于睾丸旁的病例，其病变在组成上属于子宫内膜腺肌病。

13.6.3　起源于子宫内膜异位症的肿瘤

一项对子宫内膜异位症的追踪研究显示，与卵巢和盆腔子宫内膜异位症相关的恶性肿瘤分别见于子宫内膜异位症病例总数的 4% 和 10%（Stern et al. 2001）。由于有些肿瘤过度生长，掩盖了肿瘤起源的子宫内膜异位症病灶，所以在一般人群中，来自盆腔子宫内膜异位症的恶性肿瘤的确切发病率尚不清楚（Mostoufizadeh et al. 1980）。子宫内膜异位症和米勒型肿瘤共同存在并非肿瘤来自子宫内膜异位症的确切证据，除非组织学上能证实这两种病变有明确的过渡区。对于多数病例，宜称之为"子宫内膜异位症相关性肿瘤"。对于 I 期上皮性卵巢癌，高达 30% 的患者伴有卵巢子宫内膜异位症，而这种现象在子宫内膜样癌和透明细胞癌患者中更常见。对这些病例中可能存在的前驱病变的研究发现，增生性改变亦可发生于异位子宫内膜，与起源于正常子宫内膜的病变相似。这种形态学变化可见于内源性或外源性雌激素刺激或他莫昔芬治疗的患者（图 13.46）。非典型卵巢子宫内膜异位症约见于 60% 的子宫内膜异位症相关性癌，而在不伴有癌的卵巢子宫内膜异位症中其发生率仅为 2%（Fukunaga et al. 1997）。有些子宫内膜异位性病变，包括非典型子宫内膜异位症，与同时发生的癌具有相同的分子遗传学改变，包括同源性磷酸酶 - 张力蛋白基因（PTEN）、PIK3CA 和富于 AT 交互域 1A（ARID1A）基因突变，杂合性丢失（LOH），以及 p53 的过表达（Akahane et al. 2007；Ayhan et al. 2012；Matsumoto et al. 2015；Sato et al. 2000）。最近一项有趣的研究中，19 例 /24 例（79%）深部浸润性子宫内膜异位腺上皮（不伴恶性肿瘤）检测到体细胞突变，其中 5 例携带已知的癌症驱动基因（包括 ARID1A、PIK3CA、KRAS 和 PPP2R1A）突变（Anglesion et al. 2017）。

关于子宫内膜异位症相关性肿瘤的分子改变已有详尽的文献回顾（Lu et al. 2015；Maeda et al. 2013；Wei et al. 2011），简述如下。抑癌基因 ARID1A 的免疫组化染色缺失已在 2/3 的卵巢子宫内膜样癌和透明细胞癌病例的肿瘤细胞及邻近的子宫内膜异位上皮中得到证实（Ayhan et al. 2012）。而且，ARID1A 突变分别在 46% 的子宫内膜样癌和 30% 的透明细胞癌中得到证实，且与 BAF250a 表达丢失相关（Wiegand et al. 2010）。后者在透明细胞癌及附近的非典型异位子宫内膜中也可以检测到，不伴有肝细胞核因子 -1β 的上调及 ER/PR 的丢失（Kato et al. 2006；Xiao et al. 2012）。在异位子宫内膜上皮及附近透明细胞癌中还发现了其他改变，包括细胞周期调节素 Skp2 过表达和 Ki-67 增殖指数升高（Yamamoto et al. 2010）。此外，LINE-1 甲基化水平逐步降低、DNA 错配修复（MMR）蛋白表达及微卫星不稳定性也已在子宫内膜异位症和相关性卵巢癌中被观察到（Fuseya et al. 2012；Senthong et al. 2014）。一项研究（Lu et al. 2012）已经提议对 Lynch 综合征进行选择性筛查，因为 MMR 蛋白的表达丢失也在 10% 的子宫内膜异位症相关性卵巢癌中被发现。β-catenin 基因（CTNNB1）外显子 3 的突变已在 60% 的卵巢子宫内膜样癌和 73% 的相关性非典型子宫内膜异位症中被发现。约 1/3 的卵巢子宫内膜样癌和透明细胞癌中检测出 PIK3CA 突变（Matsumoto et al. 2015）。

从前文所述来看，很明显子宫内膜异位症相关性卵巢透明细胞癌和子宫内膜样癌至少具有一部分相同的分子遗传学改变，但相互排斥的、组织类型特异性的遗传学谱尚不明确。近来有人根据高分化肿瘤与正位和异位子宫内膜同样表达分泌细胞和纤毛细胞标记物这一共同点，提出卵巢子宫内膜样癌可能起源于分泌细胞前体，那些透明细胞型可能来源于纤毛细胞（Cochrane et al. 2017）。

　　最近的研究发现，与不伴有子宫内膜异位症的癌症患者相比，起源于子宫内膜异位症的癌症患者更年轻（绝经前女性），大多肥胖，并有使用无对抗雌激素史（Zanetta et al. 2000）。此外，子宫内膜异位症相关性肿瘤更多为低级别、低分期肿瘤，预后较非子宫内膜异位症相关性同种肿瘤要好（Erzen et al. 2001）。但是也有人发现二者的生存率无明显差别（Noli et al. 2013）。约 75% 的子宫内膜异位症相关性肿瘤发生于卵巢。卵巢以外最常见的部位为直肠阴道隔，不常见部位包括阴道、结肠、直肠（Yantiss et al. 2000）、膀胱及盆腔和腹腔的其他部位。部分患者有长期使用无对抗雌激素替代治疗史（Yantiss et al. 2000）。如前文所述，异位子宫内膜症的增生性和化生性改变可在肿瘤之前发生，也可与肿瘤同时发生。起源于少见部位的子宫内膜异位症的肿瘤，比卵巢子宫内膜异位症来源的相似肿瘤更容易被误诊，比如结肠子宫内膜异位症来源的子宫内膜样癌可被误诊为结肠原发性腺癌（详见下文），从而导致错误的手术分期和治疗（Yantiss et al. 2000）。

　　子宫内膜样癌（图 13.63）是最常见的起源于卵巢子宫内膜异位症的肿瘤，占所有该类肿瘤的 75%。在一些研究中，高达 24% 的病例已经被明确证实子宫内膜样癌起源于子宫内膜异位症病灶（Mostoufizadeh et al. 1980）。起源于卵巢外子宫内膜异位症的癌中至少 90% 为子宫内膜样癌（Mostoufizadeh et al. 1980）。罕见情况下，起源于卵巢或卵巢外子宫内膜异位症病灶的子宫内膜样肿瘤可为良性或交界性腺纤维瘤（Yantiss et al. 2000）。子宫内膜样癌也是起源于肠道子宫内膜异位症的最常见的恶性肿瘤，大多数子宫内膜异位症相关性肠道肿瘤发生于乙状结肠，其余多发生

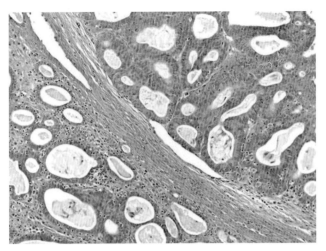

图 13.63　起源于卵巢子宫内膜异位症的子宫内膜样癌。良性的异位子宫内膜腺体（左）和邻近的癌性腺体（右）

于回肠和盲肠（Clement 2007；Petersen et al. 2002；Slavin et al. 2000）。具有以下特征时倾向诊断为子宫内膜样癌而不是结肠原发性腺癌：大体特征不典型、存在子宫内膜异位症、不累及肠黏膜、存在与结肠腺癌不相称的低级别核、鳞状化生、缺乏脏污坏死和 CK7（+）/CK20（-）/CDX2（-）免疫表型（Clement 2007；Kelly et al. 2008；Slavin et al. 2000）。其他起源于肠道子宫内膜异位症的肿瘤包括子宫内膜间质肉瘤、米勒腺肉瘤、癌肉瘤、透明细胞癌、鳞状细胞癌和混合性生殖细胞肿瘤（Clement 2007）。

　　透明细胞癌（图 13.64，13.65）是第二常见的起源于子宫内膜异位症的恶性肿瘤，约占该类肿瘤的 15%。在大多数研究中，卵巢子宫内膜异位症与透明细胞癌共存的概率甚至比子宫内膜样癌高（Wei et al. 2011）。也有少数起源于卵巢外子宫内膜异位症的透明细胞癌的病例报道（Ahn et al. 1991；Hitti et al. 1990）。一项研究利用激光显微切割技术获取肿瘤组织，并采用 PCR 和杂合性丢失（LOH）分析后发现，透明细胞腺纤维瘤可能是透明细胞癌的前驱病变，其证据是卵巢透明细胞癌与良性或交界性透明细胞腺纤维瘤在等位基因模式上高度一致，95% 的病例显示出相同的 LOH 模式

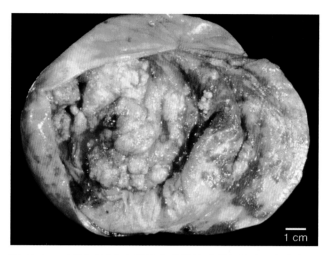

图 13.64　起源于子宫内膜异位囊肿的透明细胞癌。灰白色、质脆的肿瘤结节突出于囊腔内

a

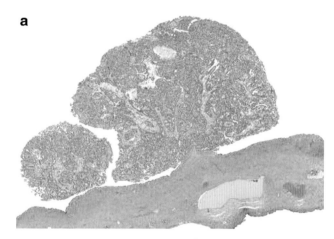

b

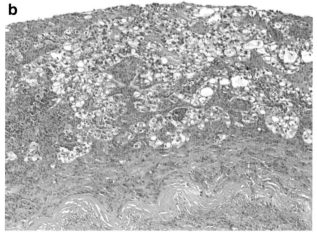

图 13.65　子宫内膜异位囊肿内的透明细胞癌。a. 低倍镜下显示透明细胞癌结节突入囊腔内；b. 另一病例的高倍图像显示透明细胞癌和背景中的色素性组织细胞

（Yamamoto et al. 2008）。近期研究还发现，卵巢子宫内膜异位症相关性透明细胞癌患者与非子宫内膜异位症相关性透明细胞癌患者相比，肿瘤无进展率和患者的总体生存率更高（Orezzoli et al. 2008）

起源于卵巢和卵巢外子宫内膜异位症的其他上皮性肿瘤包括子宫内膜样腺纤维瘤、子宫颈管样黏液型（浆黏液性）和混合细胞型的非典型增生性 / 交界性肿瘤、浆液性非典型增生性 / 交界性肿瘤和鳞状细胞癌（Naresh et al. 1991；Rutgers et al. 1988a，1988b；Yantiss et al. 2000）。子宫内膜间质肉瘤（ESS）、癌肉瘤（恶性米勒混合瘤）及腺肉瘤（经典型和伴肉瘤样过度生长型）（图 13.66）在起源于卵巢内和卵巢外子宫内膜异位症的肿瘤中分别占 10% 和 20%（Clement et al. 1978；Yantiss et al. 2000；Young et al. 1984）。约 1/4 起源于结肠子宫内膜异位症的肿瘤为腺肉瘤（Slavin et al. 2000；Yantiss et al. 2001）。一项研究发现，60% 的卵巢子宫内膜间质肉瘤与卵巢子宫内膜异位症有关（Young et al. 1984）。在一项大型研究中，由于 ESS 位于子宫外的特殊部位，且组织学特点不典型，1/4 的病例被误诊（Masand et al. 2013）。该研究中，从 53 例患者的随访结果得知，几乎 2/3 的患者有复发，15 例患者带病生存，9 例死于疾病。在 6 例原发性子宫外 ESS 中，仅有 1 例具

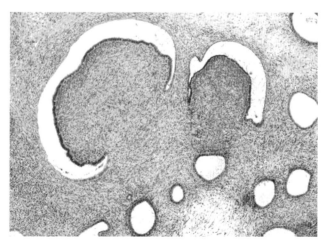

图 13.66　起源于卵巢子宫内膜异位症的米勒腺肉瘤。低级别肉瘤样间质形成腺体周围袖套状结构和腺腔内乳头

有 *JAZF1-JJAZ1* 融合易位，提示子宫外 ESS 中该基因的畸变率低于子宫 ESS（Amador-Ortiz et al. 2011）。有 1 例卵黄囊瘤起源于伴发的子宫内膜异位症的罕见病例报道（Rutgers et al. 1987）。还有一例很独特的病例，具有环状小管结构的性索肿瘤与输卵管浆膜面的子宫内膜异位症病灶紧密相连（Griffith et al. 1991）。

13.6.4　不属于子宫内膜异位症的腹膜子宫内膜样病变

腹膜偶尔可见衬覆子宫内膜上皮的良性腺体（但缺乏子宫内膜间质），分布部位与腹膜输卵管上皮异位相似（Lauchlan 1972）；有些病例可能为间质发生萎缩的子宫内膜异位症。良性子宫内膜样腺体（无子宫内膜样间质）腹膜"种植"与卵巢非典型增生性 / 交界性内膜样肿瘤的相关性已有报道（Russell 1979）。腹膜的病变被认为直接起源于腹膜本身。许多发生于子宫外、卵巢外、盆腔或腹膜后的子宫内膜样肿瘤患者并无明确的子宫内膜异位症。这些肿瘤通常被认为直接起源于间皮或间皮下间质，或者可能来自被肿瘤掩盖了的子宫内膜异位症病灶。这些肿瘤包括子宫内膜样囊性腺纤维瘤和囊腺癌、子宫内膜间质肉瘤、同源性和异源性癌肉瘤（恶性米勒混合瘤）及米勒腺肉瘤。

13.6.5　腹膜的浆液性病变

腹膜的浆液性病变包括非肿瘤性病变（输卵管上皮异位）和肿瘤性病变，形态学类似卵巢的相应病变。

13.6.5.1　输卵管上皮异位

临床表现

输卵管上皮异位是指衬覆输卵管型上皮的良性腺体出现于腹膜或腹膜下组织，该术语也适用于腹膜后淋巴结内出现类似腺体的情况（见"13.6.11　淋巴结内良性米勒腺体"部分）。输卵管上皮异位几乎只发生在女性，通常发生在育龄期，平均发病年龄为 29.7 岁（Zinsser et al. 1982），偶有病例为绝经后女性。输卵管上皮异位几乎总是在手术中或镜检时偶然被发现。回顾性研究发现，12.5% 被切除的网膜组织中有输卵管上皮异位。但是当同一研究者在前瞻性研究中更全面地检查网膜组织时，该比例增加了 1 倍（Zinsser et al. 1982）。输卵管上皮异位在 X 线检查中表现为盆腔内多个细小的钙化灶，或者在直肠子宫陷凹穿刺液、腹腔冲洗液（Sidaway et al. 1987）、输卵管腔及子宫颈细胞学涂片中查见砂粒体（Kern 1991）。虽然大多数研究者倾向认为该病起源于第二米勒系统，但该病与慢性输卵管炎的相关性提示有些病例可能起源于脱落的输卵管上皮的种植（Zinsser et al. 1982）。它也与浆液性非典型增生性 / 交界性肿瘤相关，提示有些输卵管上皮异位病灶可能是种植灶成熟后的表现（Vang et al. 2013）。也有人认为输卵管上皮异位病灶是输卵管上皮细胞经淋巴道播散所致。对于卵巢上皮性肿瘤患者，第 2 次开腹手术时发现输卵管上皮异位但未见残留肿瘤不能作为进一步治疗的依据（Copeland et al. 1988）。

病理表现

输卵管上皮异位常见于被覆在子宫、输卵管、卵巢和直肠子宫陷凹的盆腔腹膜（Zinsser et al. 1982），少见部位包括盆腔壁层腹膜、网膜、膀胱和肠道的浆膜、腹主动脉旁区和皮肤，包括开腹手术后的瘢痕。输卵管上皮异位通常在手术时或对受累组织进行大体检查时并不明显，但是也可以表现为多个针尖大（直径为 1~2 mm）、白色至黄色、不透明或半透明的、充满液体的囊肿，在受累组织表面表现为水泡状或颗粒状外观；罕见形成大囊肿（Clement et al. 1999）。罕见的囊性输卵管上皮异位可累及子宫壁，形成大体上明显的透壁性囊肿（Clement et al. 1999）。镜检显示多个单纯性腺体，常呈囊状扩张，衬覆类似于正常输卵管内膜的单层上皮（图 13.67，13.68）。腺体周围常由疏松或致密的结缔组织间质包绕，间质内可见散在的单个核炎症细胞浸润。腺体形状可不规则、拥挤，以及出现腺腔内间质乳头。可出现数量不等的 3 种正常输卵管上皮细胞：淡染的纤毛细胞、分泌细胞和黑色杆状的中间细胞或"钉子"细胞。这些细胞有明确的腔缘，边界清楚，细胞核位于基底部。可见局灶细胞假复层。核染色质细腻，核膜薄而清晰，通常缺乏明显的核异型性及核分裂象。腺腔内和邻近间质常可见砂粒体，偶见大量砂粒体位于

浆膜下结缔组织中。偶尔可能发现神经周围浸润（Satgunaseelan et al. 2016）。罕见情况下，输卵管上皮异位的腺体可延伸至其下方组织，如阑尾壁及前文提到的子宫壁（Clement et al. 1999）。输卵管异位上皮呈 PAX8、WT1、ER 和 PR 免疫组化染色阳性（Carney et al. 2014；Esselen et al. 2014）。

"非典型输卵管上皮异位"这个术语用于以下情形：当异位输卵管上皮出现细胞复层结构（包括细胞出芽、筛状结构）和不同程度的细胞异型性，并且没有浆液性非典型增生性 / 交界性肿瘤（SBT）存在时。这种病变在组织学上可与腹膜 SBT 相互融合（详见下文）。Bell 和 Scully（1990）认为，如果输卵管型上皮病变显示乳头状、成簇或脱落的细胞团，即使它们起源于输卵管上皮异位，也应诊断为浆液性交界性肿瘤。输卵管异位腺体应与中肾管残余相鉴别，后者为输卵管区域的偶然镜下发现。中肾管的位置较输卵管上皮异位更深，上皮周围有一层平滑肌，管腔衬覆上皮为单层无纤毛的矮柱状或立方上皮。偶尔，卵巢外的非典型增生性 / 交界性和恶性浆液性肿瘤可起源于输卵管上皮异位（Carrick et al. 2003；McCoubrey et al. 2005）。

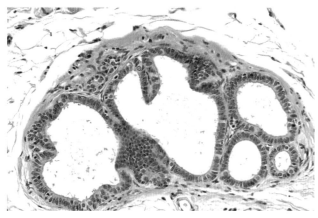

图 13.67 输卵管上皮异位。结构复杂的腺体位于子宫的浆膜下。腺体衬覆单层良性输卵管上皮

13.6.5.2 腹膜浆液性肿瘤

卵巢内发生的各种浆液性肿瘤也可直接起源于卵巢以外的腹膜。因为这些肿瘤的临床病理特征与卵巢及输卵管发生的同类型肿瘤极其相似，所以本章仅作简单介绍。原发性腹膜浆液性非典型增生性 / 交界性肿瘤常广泛累及卵巢外的腹膜，卵巢大小正常，卵巢未见肿瘤或仅浆膜面轻微受累（Bell et al. 1990；Biscotti et al. 1992）。患者的年龄常在35 岁以下（发病年龄范围为 16~67 岁），最常见的临床症状为不孕和慢性盆腔（或腹腔）疼痛。许多患者的病变是因其他情况行开腹手术时偶然被发现的。术中可见盆腔腹膜和网膜具有局灶性或弥漫性粟粒状颗粒和（或）纤维性粘连，少数情况下腹部腹膜亦可受累。镜下检查，肿瘤表浅，

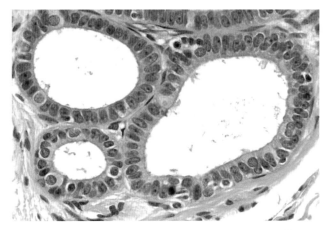

图 13.68 输卵管上皮异位。网膜内腺体衬覆良性输卵管上皮

形态学类似于卵巢交界性浆液性肿瘤的非浸润性上皮性种植或促结缔组织增生性种植。85% 的病例可同时存在输卵管上皮异位。腹膜 SBT 患者的预后较好，临床随访发现，约 85% 的患者未见持续性或进展性疾病。转化为浸润性低级别腹膜浆液性癌（LGPSC）的病例罕见，其中有些病例可能在初次手术标本中已经存在浸润性肿瘤但是未被取到。大多数原发性腹膜浆液性癌为高级别肿瘤（详见下文），但有些病例具有低级别核的特征（低级别浆液性癌），与腹膜 SBT 的鉴别在于出现浸润。LGPSC 类似于 SBT 的浸润性腹膜种植（图13.69）（Weir et al. 1998）。有些病例可有微乳头结构（Elmore et al. 2000）。腹膜低级别浆液性癌缺乏高级别核的异型性，有组织浸润和（或）淋巴管血管腔浸润，并且出现实性上皮增生。腹膜砂粒体癌（Gilks et al. 1990；Weir et al. 1998）是 LGPSC 的一种亚型，大多数肿瘤细胞巢内有砂粒体形成，上皮实性增生缺乏或罕见（见第 14 章），但常见明显的淋巴管侵犯。一项研究显示，普通型 LGPSC 患者的平均年龄为 57 岁，腹膜砂粒体癌患者为 40 岁（Weir et al. 1998）。这两种肿瘤的临床特征常为腹痛、腹部包块或两者均有，但约 40% 的病例为偶然发现的。术中和大体所见差异很大，可为小结节、粘连或明显的肿块。LGPSC 和腹膜砂粒体癌

的短期预后较好。在两项关于 II～IV 期卵巢及腹膜低级别浆液性癌的研究中，对患者进行了减瘤术和铂类化疗，中位无进展生存期为 28.1 个月，中位总生存期为 104.7 个月（75.1~134.2 个月），激素维持疗法组比观察组具有更长的无进展生存期（Gersheron et al. 2015，2017）。LGPSC 进展和死于疾病的风险低于原发于卵巢的同类肿瘤（Gersheron et al. 2015，2017）。这些肿瘤应和腹膜原发性 SBT 及卵巢非典型增生性 / 交界性浆液性肿瘤的非浸润种植相鉴别，后者除了缺乏浸润外，形态学表现与前者非常相似。要确定是否浸润，必须充分取材，这样才能最大限度地发现网膜中的浸润灶。对于表现出 LGPSC 特征而又模棱两可的病例，可以描述性地诊断为低级别浆液性增生，并且可能需要随访和再次取样来证实或排除 LGPSC 的最终诊断。

典型的腹膜浆液性癌具有高级别核的特征（Ben-Baruch et al. 1996；Truong et al. 1990）。术中表现为腹膜上病变广泛播散，但卵巢大小正常，类似于弥漫性恶性间皮瘤或原发部位不明的腹膜癌。在有些研究中，患者的平均年龄较卵巢源性同种肿瘤患者大 10 岁。部分肿瘤发生于因 BRCA 相关性家族性卵巢癌而行双侧卵巢预防性切除的患者（Casey et al. 2005）。BRCA1 突变携带者在行预防性输卵管卵巢切除术 20 年后，患腹膜浆液性癌

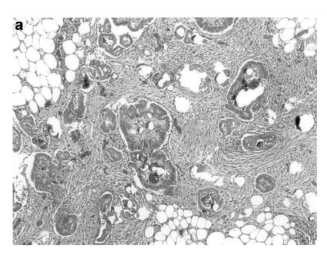
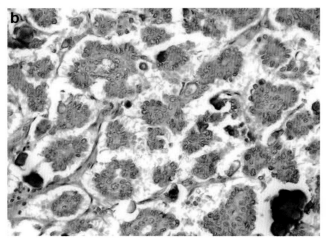

图 13.69　腹膜原发性低级别浆液性乳头状癌。a.肿瘤浸润网膜脂肪组织；b.乳头被覆的肿瘤细胞类似于浆液性交界性肿瘤，注意砂粒体

的风险大约是 4%（Casey et al. 2005；Finch et al. 2006）。

腹膜原发性浆液性癌的镜下表现（图 13.70）和免疫表型与输卵管或卵巢的浆液性癌一致，免疫组化染色 PAX8 及 WT1 呈阳性，p53 为突变型（弥漫阳性或不着色）（Euscher et al. 2005；Kobel et al. 2011）。它们与恶性间皮瘤的鉴别前文已述及。采用最近提出的盆腔原发性高级别浆液性癌的定位标准，目前认为并发输卵管浆液性上皮内癌（常在伞端）的肿瘤是起源于输卵管的肿瘤。只有极少数病例可能原发于腹膜，因为经充分的组织学检查后，在输卵管、卵巢和子宫内膜中仅发现正常或良性病变（McCluggage et al. 2015a；Seidman et al. 2011；Singh et al. 2016）（见第 9 章和第 11 章）。腹膜和输卵管 – 卵巢高级别浆液性癌的组织学表现是相同的，腹膜的原发性肿瘤伴淋巴结转移的预后优于卵巢的原发性肿瘤伴腹膜及淋巴结转移（Bakkar et al. 2014）。

卵巢外的浆液性肿瘤罕见表现为局限性囊性包块，常位于子宫阔韧带内，少数可见于腹膜后。这些部位也可发生浆液性乳头状囊腺瘤和腺纤维瘤、SBT 以及浆液性癌（Aslani et al. 1988，1989；Ulbright et al. 1983）。

13.6.6　子宫颈管内膜异位症（包括米勒上皮异位症）

子宫颈管型良性腺体罕见累及腹膜（子宫颈管内膜异位症，endocervicosis），常累及子宫后壁浆膜、直肠子宫陷凹、阴道顶部、子宫颈壁外侧和膀胱（Clement et al. 1992；Lauchlan 1972；Martinka et al. 1999；Nazeer et al. 1996；Young et al. 1996，2000）。发生于膀胱的子宫颈管内膜异位症常形成肿瘤样包块，累及育龄期女性的膀胱后壁和后顶部，组织学检查示良性子宫颈管型腺体主要位于膀胱固有肌层的平滑肌内（图 13.71）（Clement et al. 1992；Nazeer et al. 1996）。这类病例中，当腺体的浸润模式、上皮具有轻度异型性以及腺体周围

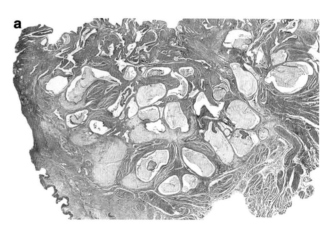

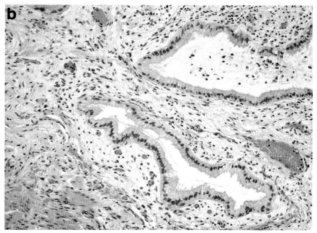

图 13.71　膀胱的子宫颈管内膜异位症。a. 良性子宫颈管型腺体位于膀胱固有肌层内；b. 高倍镜下，腺上皮细胞形态温和，为子宫颈管型黏液性上皮

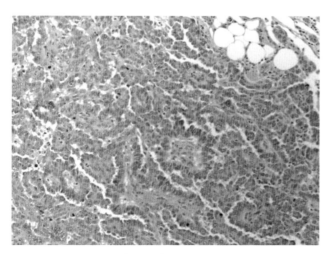

图 13.70　腹膜原发性高级别浆液性癌

出现间质反应这些特征单独出现或共同存在时，可被误诊为高分化腺癌。在这些病例中，缺乏黏膜层肿瘤且细胞仅有轻度异型性有助于子宫颈管内膜异位症的诊断。鉴别诊断包括米勒上皮异位症，米勒上皮异位症是由米勒型腺上皮（输卵管型、子宫颈管型和子宫内膜型）混合组成的病变，有时伴局灶子宫内膜异位性间质。米勒上皮异位症也可发生于膀胱、输卵管系膜和腹股沟淋巴结内（Lim et al. 2003；Young et al. 1986）。罕见病例可以发生恶性转化，有 1 例膀胱子宫颈管内膜异位症发生腺癌的报道（Nakaguro et al. 2016）。

13.6.7　卵巢外黏液性肿瘤

卵巢外也可发生卵巢型黏液性肿瘤，通常位于腹膜后（图 13.72）（de Peralta et al. 1994；Lauchlan 1972；Roma et al. 2009），也有 1 例位于腹股沟的报道（Sun et al. 1979）。这些肿瘤形成囊性大包块，组织学特征与卵巢黏液性囊腺瘤（图 13.73）、非典型增生性 / 交界性肿瘤和囊腺癌相似；有些肿瘤的囊壁含有卵巢型间质。文献报道数个病例中含有由间变性癌组成的附壁结节，形态学表现与卵巢黏液性肿瘤相似（Mikami et al.

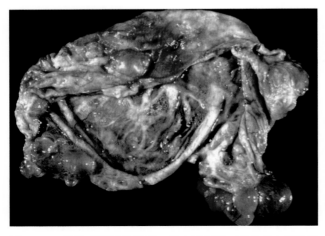

图 13.72　腹膜后黏液性肿瘤。标本已剖开，可见多个囊性结节，内含黏液（图片由 R. E. Scully 博士惠赠）

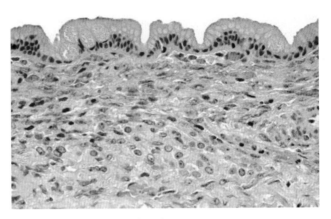

图 13.73　腹膜后黏液性囊腺瘤

2003）。尽管有些肿瘤可能起源于多余卵巢，但是多余卵巢的情形极为罕见。这些肿瘤含有的卵巢样间质内无卵泡或其衍生物，以及罕见情况下男性也可发生相似的肿瘤，以上这些证据都强烈支持该类肿瘤起源于腹膜。关于腹膜后原发性黏液性肿瘤的最大宗研究中，2 例患者死于癌或肉瘤，但当肿瘤缺乏癌或肉瘤的特征时，临床预后尚佳（Roma et al. 2009）。

13.6.8　腹膜移行细胞、鳞状细胞、透明细胞病变和非上皮性病变

移行细胞（尿路上皮）巢也称为 Walthard 细胞巢，常见于各个年龄段女性的盆腔腹膜，通常累及输卵管浆膜面（图 13.74，13.75）、输卵管系膜和卵巢系膜（Bransilver et al. 1974）。Walthard 细胞巢在卵巢表面不常见，但可见于卵巢门，可能起源于卵巢系膜的腹膜。它们在输卵管浆膜最常见（见第 11章）。Walthard 细胞巢的免疫组化呈 GATA3 和 p63阳性，PAX2 和 PAX8 常呈阴性（Esheba et al. 2009；Roma et al. 2014）。卵巢外 Brenner 肿瘤罕见，最常见于子宫阔韧带。与 Walthard 细胞巢相反，腹膜的鳞状化生罕见，常为镜检时的偶然发现，仅有 1 例为肉眼可见的微小结节（Mourra et al. 2004）。已经有文献报道（Hosfield et al. 2008），卵巢及输卵管表

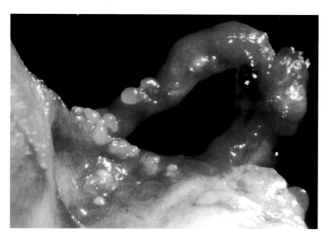

图 13.74　Walthard 细胞巢。输卵管浆膜及系膜区可见多个小囊肿

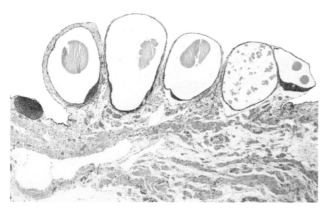

图 13.75　输卵管浆膜的 Walthard 细胞巢。细胞巢（最左边）和多个囊肿形成，衬覆良性移行上皮

面的鳞状化生可继发于腹膜透析。5 例明显起源于腹膜的透明细胞癌不伴有子宫内膜异位症。2 例的病变广泛累及腹盆腔，1 例为乙状结肠系膜内的局限性肿块，1 例的病变累及前腹壁和回肠浆膜，1 例的病变广泛累及腹膜（Evans et al. 1990；Insabato et al. 2015；Lee et al. 1991；Takano et al. 2009）。罕见的腹膜原发性腺外卵黄囊瘤及未分类的恶性性索间质肿瘤病例已有报道（Ravishankar et al. 2017；Shah et al. 2017）。6 例卵巢外性索增生已见报道，在没有性索间质肿瘤的情况下，以输卵管、卵巢旁区、盆壁和阑尾浆膜的镜下受累为特征，有学者认为其是胚胎残余的非肿瘤性增生（McCluggage et al. 2015b）。

13.6.9　腹膜的蜕膜反应

临床表现和术中表现

　　腹膜间皮下间质也可出现类似于输卵管、子宫颈和阴道固有层的异位蜕膜反应。异位蜕膜的常见部位包括输卵管、子宫和子宫韧带、阑尾和网膜的间皮下间质，以及盆腔粘连组织内。少见部位有横膈、肝、脾和肾盂的浆膜面。间皮下蜕膜多为镜检时偶然被发现，但旺炽型病变可见于剖宫产术或产后输卵管结扎术中，表现为腹膜表面多个灰色到白色、局灶出血性结节或斑块，附在腹膜表面，外观类似转移性恶性肿瘤（Adhikari et al. 2013）。数例患者在妊娠晚期、分娩时或产褥期发生了大量的腹腔内出血，出血偶尔是致命性的。妊娠期阑尾蜕膜反应的表现类似急性阑尾炎（Chai et al. 2016）。其他罕见的临床表现包括累及肾盂所引起的肾积水和血尿。

镜下表现

　　镜下检查可见间皮下蜕膜细胞单个散在分布或排列成结节或斑块状（图 13.76）。起源于间皮下肌成纤维细胞的平滑肌也可混杂其中。蜕膜灶血管丰富，有少量淋巴细胞浸润。局灶出血坏死、不同程度的核多形性及核深染可能提示肿瘤，如蜕膜样恶性间皮瘤（Shia et al. 2002），但细胞形态温和、

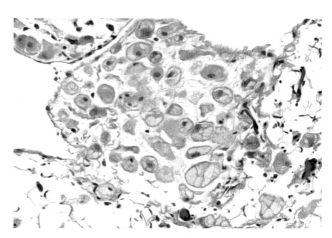

图 13.76　盆腔腹膜下方的异位蜕膜。注意明显的胞质内空泡

核分裂不活跃的特点不支持该诊断。笔者见过数例罕见的网膜蜕膜反应，多数蜕膜细胞的胞质显著空泡化，含有嗜碱性黏液，核偏位。这种形态令人怀疑转移性印戒细胞癌的可能性，但与癌不同的是，正常情况下蜕膜细胞含有酸性黏液而非中性黏液，并且胞质呈 CK 阴性。

13.6.10　弥漫性腹膜平滑肌瘤病

弥漫性腹膜平滑肌瘤病是罕见病，特征是间皮下出现多个细胞学良性的平滑肌细胞结节，常伴有子宫平滑肌瘤，罕见情况下伴有卵巢平滑肌瘤。这些结节一般被认为起源于间皮下的多潜能间充质细胞。该病已在别处论述（见第 10 章）。

13.6.11　淋巴结内良性米勒腺体

临床表现

淋巴结内良性米勒腺体最常见于女性盆腔和主动脉旁淋巴结内（Horn et al. 1995；Kheir et al. 1981），其次为腹股沟和股淋巴结。因为这些腺体几乎均为盆腔癌被清扫的淋巴结内的偶然镜下发现，故其报道的发病率在 2%~41% 之间，发病率的高低取决于切除淋巴结的数目和组织取材是否充分。几乎所有患者均为成人，但有极少数发生于儿童的报道。罕见情况下，类似的腺体也见于男性的盆腔、腹腔和纵隔的淋巴结内（Gallan et al. 2016）。淋巴结含有米勒腺体的病例尽管没有临床或术中表现，但在罕见的情况下出现过淋巴管造影假阳性、淋巴结肿大引起输尿管梗阻，以及术中发现淋巴结肿大的情形。

有些病例中，淋巴结内包涵腺体伴有腹膜的输卵管上皮异位、结节性峡部输卵管炎、急性或慢性输卵管炎（Kheir et al. 1981）。还有一些患者可同时存在卵巢浆液性肿瘤，包括良性、非典型增生性 / 交界性和恶性肿瘤（Prade et al. 1995）。

病理表现

大体上，腺体常不明显，但少数病例可见直径约几毫米的囊腔。腺体常位于淋巴结的周边，最常见于被膜内或皮质浅层的淋巴滤泡之间（图 13.77）；罕见情况下，腺体可游离于被膜下窦（Kheir et al. 1981）。在旺炽型病例中，腺体可弥漫分布于整个淋巴结内。腺体内或腺体周围常可见砂粒体。淋巴结内腺体周围可有薄层纤维组织或淋巴细胞包绕。

腺体可呈圆形和囊状扩张，或因腺腔壁内折而呈不规则形。腺体衬覆上皮以单层立方或柱状输卵管上皮最常见，上皮内纤毛细胞、分泌细胞和闰细胞混杂在一起（图 13.78）。特殊染色可以显示分泌细胞的胞质顶端和腺腔内的黏液。细胞形态温和，核排列规则，位于基底或排列成假复层，细胞核呈圆形至卵圆形，核染色质细腻，偶见小核仁，通常没有核分裂象。罕见病例中细胞具有不同程度的异型性和复层化；后者可形成腺腔内筛孔样结构或被实性片状细胞充填（图 13.79）。这些非典型异位输卵管上皮可能是淋巴结内浆液性肿瘤的罕见来源（详见下文）。

文献报道，淋巴结内包涵腺体可衬覆多种细胞，包括良性子宫内膜样腺上皮、子宫颈管型或杯状细胞型黏液性上皮或化生的鳞状上皮（Lauchlan 1972；Mills 1983）。

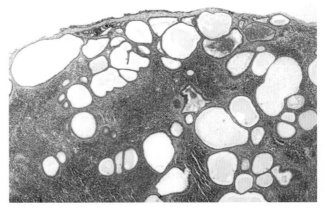

图 13.77　盆腔淋巴结内的输卵管上皮样腺体。腺体位于淋巴结被膜内或紧邻淋巴结被膜的下方，也见于淋巴结深部

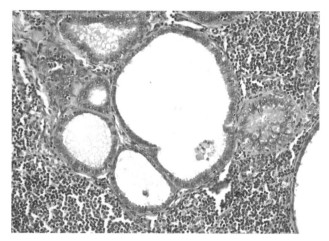

图 13.78　盆腔淋巴结内的输卵管上皮异位腺体。腺体上皮衬覆多种类型的良性细胞（包括纤毛细胞）

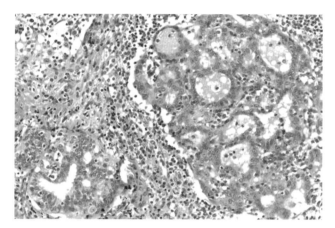

图 13.79　盆腔淋巴结内非典型输卵管上皮异位腺体。部分腺腔充满呈实性或筛状结构生长的细胞

鉴别诊断

　　大多数淋巴结内的包涵腺体与转移癌不难鉴别，但与卵巢原发性 SBT 难以鉴别，甚至无法鉴别。支持病变为良性的特征包括腺体位于被膜或滤泡间，腺体衬覆多种类型的细胞（包括纤毛细胞），没有明显的细胞异型性和核分裂象，以及缺乏促结缔组织增生性间质反应。使鉴别诊断变得复杂的情况是在极少数情况下，淋巴结内米勒包涵腺体会发展为非典型增生性 / 交界性或明显恶性的肿瘤。如果淋巴结内的肿瘤与局灶性非典型异位输卵管上皮有形态学上的过渡，即提示这种诊断（原发性 SBT）。ER 阳性的输卵管上皮异位可以出现

在腋窝淋巴结中，应避免将其误诊为转移性乳腺癌（Corben et al. 2010）。根据 PAX8、WT1 和激素受体阳性，已证实男性也可发生淋巴结内输卵管上皮异位的罕见情况，这些患者因前列腺癌或尿路上皮癌而接受了盆腔淋巴结清扫术（Gallan et al. 2016）。不要将淋巴结内的良性鳞状上皮细胞巢误认为转移性鳞状细胞癌；支持良性的诊断特征包括温和的细胞学特征、缺乏核分裂象，以及部分病例中鳞状上皮细胞巢起源于良性腺体内。

13.6.12　淋巴结内异位蜕膜组织

　　与子宫内膜异位症无关的异位蜕膜是一种罕见的主动脉旁和盆腔淋巴结内的偶然镜下发现，通常见于因子宫颈癌行根治术的妊娠期患者（Ashraf et al. 1984；Mills 1983；Wu et al. 2005）。盆腔的其他部位也可发生浆膜下异位蜕膜反应。在有些病例中，细致的大体检查可以发现蜕膜组织，表现为细小的、灰色被膜下结节。镜下，蜕膜细胞巢占据淋巴结的被膜下窦和表浅皮质（图 13.80），也可累及淋巴结中心部位。蜕膜细胞形态温和，但偶有奇异形深染细胞核，类似于转移性鳞状细胞癌。缺乏核分裂象、角化及间质促结缔组织增生性反应有助于异位蜕膜的诊断。但是转移性鳞状细胞癌和异位

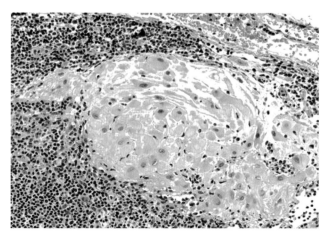

图 13.80　盆腔淋巴结内的异位蜕膜。淋巴结局灶结构被成片的蜕膜细胞所取代

蜕膜也可存在于同一个淋巴结内。

13.6.13　淋巴结内平滑肌瘤病

没有核分裂象和细胞学良性的平滑肌累及淋巴结（图 13.81）的病例报道罕见（Cramer et al. 1980；Hsu et al. 1981）。大多数患者同时患有子宫平滑肌瘤，少数患者伴发弥漫性腹膜平滑肌瘤病（Hsu et al. 1981）或肺内同类型的结节（Cramer et al. 1980）。在妊娠患者中，该病变可与淋巴结内蜕膜组织相融合（Hsu et al. 1981）。大多数淋巴结内平滑肌瘤病可能继发于子宫平滑肌瘤的淋巴结播散（良性转移性平滑肌瘤，见第 10 章），但有些病例的淋巴结内的平滑肌可能来自体腔上皮下的间充质或淋巴结蜕膜组织内的肌成纤维细胞。淋巴结内出现良性形态的平滑肌时也应考虑到淋巴管平滑肌瘤病（LAM），患者常常（但不总是）伴有肺部受累。然而，最近一项研究中，在 19 例女性盆腔和（或）主动脉旁淋巴结内（因卵巢癌或子宫癌而切除）偶然发现 LAM，无一例和肺 LAM 相关。该研究的作者提示淋巴结 LAM 的大小是一个预后因素，因为所有（18 例）小的淋巴结病变（直径 <10 mm）的患者均无复发，仅有 1 例巨大淋巴结 LAM 发展成持续性局部淋巴结疾病（Schoolmeester et al. 2015）。18 例的 β-catenin 免疫组化均呈细胞质弥漫强阳性，支持该标记物可用于辅助诊断；HMB-45 也呈阳性，但可能为局灶性的（Schoolmeester et al. 2015）。淋巴结内良性平滑肌也应与转移性子宫高分化平滑肌肉瘤相鉴别。后者常出现大的子宫肿块，组织学检查可见淋巴结内肿瘤细胞丰富，存在细胞异型性和活跃的核分裂象。

参考文献

Abrao MS, Dias JA Jr, Podgaec S et al (2006) Bowel endometriosis and schistosomiasis: a rare but possible association. Fertil Steril 85:1060.e1–1060.e2

Adams HW, Mainz DL (1977) Eosinophilic ascites. A case report and review of the literature. Dig Dis 22:40– 42

Adhikari LJ, Shen R (2013) Florid diffuse peritoneal deciduosis mimicking carcinomatosis in a primigravida patient: a case report and review of the literature. Int J Clin Exp Pathol 6:2615–2619

Ahn GH, Scully RE (1991) Clear cell carcinoma of the inguinal region arising from endometriosis. Cancer (Phila) 67:116–120

Akahane T, Sekizawa A, Purwosunu Y et al (2007) The role of p53 mutation in the carcinomas arising from endometriosis. Int J Gynecol Pathol 26:345–351

Albee RB Jr, Sinervo K, Fisher DT (2008) Laparoscopic excision of lesions suggestive of endometriosis or otherwise atypical in appearance: relationship between visual findings and final histologic diagnosis. J Minim Invasive Gynecol 15:32–37

Alexander HR Jr, Bartlett DL, Pingpank JF et al (2013) Treatment factors associated with long-term survival after cytoreductive surgery and regional chemotherapy for patients with malignant peritoneal mesothelioma. Surgery 153:779–786

Al-Khawaja M, Tan PH, MacLennan GT et al (2008) Ureteral endometriosis: clinicopathological and immunohistochemical study of 7 cases. Hum Pathol 39: 954–959

Amador-Ortiz C, Roma AA, Huettner PC et al (2011) JAZF1 and JJAZ1 gene fusion in primary extrauterine endometrial stromal sarcoma. Hum Pathol 42:939–946

Andrici J, Jung J, Sheen A et al (2016) Loss of BAP1 expression is very rare in peritoneal and gynecologic serous adenocarcinomas and can be useful in the differential diagnosis with abdominal mesothelioma. Hum Pathol 51:9–15

Anglesio MS, Papadopoulos N, Ayhan A et al (2017) Cancer-associated mutations in endometriosis without cancer. N Engl J Med 376:1835–1848

Arnold MA, Schoenfield L, Limketkai RB et al (2014) Diagnostic pitfalls of differentiating desmoplastic small round cell tumor (DSRCT) from Wilms tumor (WT). Am J Surg Pathol 38:1220–1226

Ashraf M, Boyd CB, Beresford WA (1984) Ectopic decidual reaction in para-aortic and pelvic lymph nodes in the presence of cervical squamous cell carcinoma during pregnancy. J Surg Oncol 26:6–8

Aslani M, Scully RE (1989) Primary carcinoma of the broad ligament. Report of four cases and review of the literature. Cancer (Phila) 64:1540–1545

Aslani M, Ahn G, Scully RE (1988) Serous papillary cystadenoma of borderline malignancy of broad ligament. Int J Gynecol Pathol 7:131–138

Attanoos RL, Griffin A, Gibbs AR (2003) The use of immunohistochemistry in distinguishing reactive from neoplastic mesothelium. A novel use

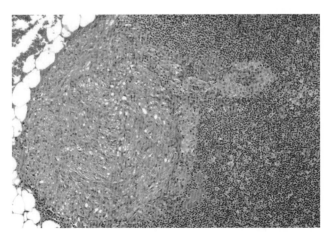

图 13.81　盆腔淋巴结内的良性平滑肌

for desmin and comparative evaluation with epithelial membrane antigen, p53, platelet-derived growth factorreceptor, P-glycoprotein and bcl-2. Histopathology 43:231–238

Ayhan A, Mao T, Tamer S et al (2012) Loss of ARID1A expression is an early molecular event in tumor progression from ovarian endometriotic cyst to clear cell and endometrioid carcinoma. Mod Pathol 22: 1310–1315

Baker PM, Clement PB, Bell DA et al (1999) Superficial endometriosis of the uterine cervix: a report of 20 cases of a process that may be confused with endocervical glandular dysplasia or adenocarcinoma in situ. Int J Gynecol Pathol 18:198–205

Baker PM, Clement PB, Young RH (2005) Malignant peritoneal mesotheliomas in women: a study of 75 cases with emphasis on their morphologic spectrum and differential diagnosis. Am J Clin Pathol 123: 724–737

Bakkar R, Gershenson D, Silva E (2014) Stage IIIC ovarian cancer: a heterogeneous group of patients with different prognosis. Int J Gynecol Pathol 33:302–308

Banu SK, Lee J, Speights VO Jr et al (2008) Cyclooxygenase-2 regulates survival, migration, and invasion of human endometriotic cells through multiple mechanisms. Endocrinology 149:1180–1189

Barnetson RJ, Burnett RA, Downie I et al (2006) Immunohistochemical analysis of peritoneal mesothelioma and primary and secondary serous carcinoma of the peritoneum. Antibodies to estrogen and progesterone receptors are useful. Am J Clin Pathol 125:67–76

Bateman J, Bougie O, Singh S et al (2017) Histomorphological changes in endometriosis in a patient treated with ulipristal: a case report. Pathol Res Pract 213:79–81

Bayer AS, Blumenkrantz MJ, Montgomerie JZ et al (1976) Candida peritonitis. Report of 22 cases and review of the English literature. Am J Med 61:832–840

Bell DA, Scully RE (1990) Serous borderline tumors of the peritoneum. Am J Surg Pathol 14:230–239

Ben-Baruch G, Sivan E, Moran O et al (1996) Primary peritoneal serous papillary carcinoma: a study of 25 cases and comparison with stage III–IV ovarian papillary serous carcinoma. Gynecol Oncol 60:393–396

Biscotti CV, Hart WR (1992) Peritoneal serous micropapillomatosis of low malignant potential (serous borderline tumors of the peritoneum). A clinicopathologic study of 17 cases. Am J Surg Pathol 16:467–475

Bolen JW, Hammar SP, McNutt MA (1986) Reactive and neoplastic serosal tissue. A light microscopic, ultrastructural and immunohistochemical study. Am J Surg Pathol 10:34 –47

Boyle DP, McCluggage WG (2009) Peritoneal stromal endometriosis: a detailed morphological analysis of a large series of cases of a common and under-recognized form of endometriosis. J Clin Pathol 62:530–533

Bransilver BR, Ferenczy A, Richart RM (1974) Brenner tumors and Walthard cell nests. Arch Pathol Lab Med 98:76 –86

Brunnemann RG, Ro JY, Ordonez NG et al (1999) Extrapleural solitary fibrous tumor: a clinicopathologic study of 24 cases. Mod Pathol 12:1034–1042

Bucella D, Buxant F, Anaf Vet al (2009) Omental trophoblastic implants after surgical management of ectopic pregnancy. Arch Gynecol Obstet 280:115–117

Bulun SE (2009) Mechanisms of disease: endometriosis. N Engl J Med 360:268–279

Bur ME, Greene GL, Press MF (1987) Estrogen receptor localization in formalin-fixed, paraffin-embedded endometrium and endometriotic tissues. Int J Gynecol Pathol 6:140–151

Candiani GB, Vercellini P, Fedele L et al (1991) Inguinal endometriosis: pathogenetic and clinical implications. Obstet Gynecol 78:191–194

Capobianco A, Cottone L, Monno A et al (2017) The peritoneum: healing, immunity, and diseases. J Pathol 243:137–147

Carney E, Cimino-Mathews A, Argani C et al (2014) A subset of nondescript axillary lymph node inclusions have the immunophenotype of endosalpingiosis. Am J Surg Pathol 38:1612–1617

Carr NJ, Turk EP (1992) The histological features of splenosis. Histopathology (Oxf) 21:549–553

Carrick KS, Milvenan JS, Albores-Saavedra J (2003) Serous tumor of low malignant potential arising in inguinal endosalpingiosis. Int J Gynecol Pathol 22:412–415

Casey MJ, Synder C, Bewtra C et al (2005) Intraabdominal carcinomatosis after prophylactic oophorectomy in women of hereditary breast ovarian cancer syndrome kindreds associated with BRCA1 and BRCA2 mutations. Gynecol Oncol 97:457–467

Ceruto CA, Brun EA, Chang D et al (2006) Prognostic significance of histomorphologic parameters in diffuse malignant peritoneal mesothelioma. Arch Pathol Lab Med 130:1653–1661

Chai D, Wijesuriya R (2016) Deciduosis of the appendix: diagnostic dilemma continues despite MRI evidence. Ann R Coll Surg Engl 98:e200–e202

Chang S, Oh MH, Ji SY et al (2014) Practical utility of insulin-like growth factor II mRNA-binding protein 3, glucose transporter 1, and epithelial membrane antigen for distinguishing malignant mesotheliomas from benign mesothelial proliferations. Pathol Int 64:607–612

Chapel DB, Husain AN, Krausz T et al (2017) PAX8 expression in a subset of malignant peritoneal mesotheliomas and benign mesothelium has diagnostic implications in the differential diagnosis of ovarian serous carcinoma. Am J Surg Pathol 41:1675–1682. [Epub ahead of print]

Chatman DL, Ward AB (1982) Endometriosis in adolescents. J Reprod Med 27:156–160

Chatman DL, Zbella EA (1987) Biopsy in laparoscopically diagnosed endometriosis. J Reprod Med 32:855–857

Chatterjee SK (1980) Scar endometriosis: a clinicopathologic study of 17 cases. Obstet Gynecol 56:81–84

Chen X, Sheng W, Wang J (2013) Well-differentiated papillary mesothelioma: a clinicopathologic and immunohistochemical study of 18 cases with additional observation. Histopathology 62:805–813

Chirac P, Maillet D, Leprêtre F et al (2016) Genomic copy number alterations in 33 malignant peritoneal mesothelioma (sic) analyzed by comparative genomic hybridization array. Hum Pathol 55:72–82

Chopin N, Vieira M, Borghese B et al (2005) Operative management of deeply infiltrating endometriosis: results on pelvic pain symptoms according to a surgical classification. J Minim Invasive Gynecol 12: 106–112

Chorti A, Papavramidis TS, Michalopoulos A (2016) Calcifying fibrous tumor: review of 157 patients reported in international literature. Medicine 95:e3690

Chowdhry AA, Miller FH, Hammer RA (2004) Endometriosis presenting as a urethral diverticulum: a case report. J Reprod Med 49:321–323

Churg A, Cagle PT, Roggli VL (2006) Tumors of the serosal membranes, Atlas of tumor pathology, ser IV. Armed Forces Institute of Pathology, Washington, DC

Churg A, Allen T, Borczuk AC et al (2014) Well-differentiated papillary mesothelioma with invasive foci. Am J Surg Pathol 38:990–998

Churg A, Sheffield BS, Galateau-Salle F (2016) New markers for separating benign from malignant mesothelial proliferations. Arch Pathol Lab Med 140:318–321

Cicinelli E, Trojano G, Mastromauro M et al (2017) Higher prevalence of chronic endometritis in women with endometriosis: a possible etiopathogenetic link. Fertil Steril 108:289–295

Cigognetti M, Lonardi S, Fisogni S et al (2015) BAP1 (BRCA1-associated protein 1) is a highly specific marker for differentiating mesothelioma from reactive mesothelial proliferations. Mod Pathol 28:1043–1057

Clarke TJ, Simpson RHW (1990) Necrotizing granulomas of peritoneum following diathermy ablation of endometriosis. Histopathology (Oxf) 16:400–402

Clement PB (1995) Reactive tumor-like lesions of the peritoneum (Editorial). Am J Clin Pathol 103:673–676

Clement PB (2007) The pathology of endometriosis: a survey of the many faces of a common disease emphasizing diagnostic pitfalls and unusual and newly appreciated aspects. Adv Anat Pathol 14:241–260

Clement PB, Scully RE (1978) Extrauterine mesodermal (müllerian) adenosarcoma. A clinicopathologic analysis of five cases. Am J Clin Pathol 69:276–283

Clement PB, Scully RE (1992) Endometrial stromal sarcomas of the uterus with extensive endometrioid glandular differentiation. A report of three cases that caused problems in differential diagnosis. Int J Gynecol Pathol 11:163–173

Clement PB, Young RH (1992) Endocervicosis of the urinary bladder: a report of six cases of a benign müllerian lesion that may mimic adenocarcinoma. Am J Surg Pathol 16:533–542

Clement PB, Young RH (1993) Florid mesothelial hyperplasia associated with ovarian tumors: a possible source of error in tumor diagnosis and staging. Int J Gynecol Pathol 12:51–58

Clement PB, Young RH (1999) Tumor-like manifestations of florid cystic endosalpingiosis: a report of four cases including the first reported cases of mural endosalpingiosis of the uterus. Am J Surg Pathol 23:166–175

Clement PB, Young RH (2000) Two previously unemphasized features of endometriosis: micronodular stromal endometriosis and endometriosis with stromal elastosis. Int J Surg Pathol 8:223–227

Clement PB, Young RH, Scully RE (1988) Necrotic pseudoxanthomatous nodules of the ovary and peritoneum in endometriosis. Am J Surg Pathol 12:390–397

Clement PB, Young RH, Scully RE (1989) Liesegang rings in endometriosis. A report of three cases. Int J Gynecol Pathol 8:271–276

Clement PB, Young RH, Scully RE (1990) Stromal endometriosis of the uterine cervix. Avariant of endometriosis that may simulate a sarcoma. Am J Surg Pathol 14:449–455

Clement PB, Young RH, Hanna W et al (1993) Sclerosing peritonitis associated with luteinized thecomas of the ovary: a clinicopathological analysis of six cases. Am J Surg Pathol 18:1–13

Clement PB, Granai CO, Young RH et al (1994) Endometriosis with myxoid change: a case simulating pseudomyxoma peritonei. Am J Surg Pathol 18:849–853

Clement PB, Young RH, Oliva E et al (1996a) Hyperplastic mesothelial cells within abdominal lymph nodes: a mimic of metastatic ovarian carcinoma and serous borderline tumor. A report of two cases associated with ovarian neoplasms. Mod Pathol 9:879–886

Clement PB, Young RH, Scully RE (1996b) Malignant mesotheliomas presenting as ovarian masses. Am J Surg Pathol 20:1067–1080

Cochrane DR, Tessier-Cloutier B, Lawrence KM et al (2017) Clear cell and endometrioid carcinomas: are their differences attributable to distinct cells of origin? J Pathol 243:26–36

Coffin CM, Hornick JL, Fletcher CD (2007) Inflammatory myofibroblastic tumor: comparison of clinicopathologic, histologic, and immunohistochemical features including ALK expression in atypical and aggressive cases. Am J Surg Pathol 31:509–520

Colella R, Mameli MG, Bellezza G et al (2010) Endometriosis-associated skeletal muscle regeneration: a hitherto undescribed entity and a potential diagnostic pitfall. Am J Surg Pathol 34:10–17

Comin CE, Saieva C, Messerini (2007) h-caldesmon, calretinin, estrogen receptor, and Ber-EP4: a useful combination of immunohistochemical markers for differentiating epithelioid peritoneal mesothelioma from serous papillary carcinoma of the ovary. Am J Surg Pathol 31:1139–1148

Copeland LJ, Silva EG, Gershenson DM et al (1988) The significance of müllerian inclusions found at secondlook laparotomy in patients with epithelial ovarian neoplasms. Obstet Gynecol 71:763–770

Corben AD, Nehhozina T, Garg K et al (2010) Endosalpingiosis in axillary lymph nodes: a possible pitfall in the staging of patients with breast carcinoma. Am J Surg Pathol 34:1211–1216

Cornillie FJ, Oosterlynck D, Lauweryns JM et al (1990) Deeply infiltrating pelvic endometriosis: histology and clinical significance. Fertil Steril 53:978–983

Cramer SF, Meyer JS, Kraner JF et al (1980) Metastasizing leiomyoma of the uterus. S-phase fraction, estrogen receptor, and ultrastructure. Cancer (Phila) 45:932–937

Cumiskey J, Whyte P, Kelehan P et al (2008) A detailed morphologic and immunohistochemical comparison of pre- and postmenopausal endometriosis. J Clin Pathol 61:455–459

Czernobilsky B, Silverstein A (1978) Salpingitis and ovarian endometriosis. Fertil Steril 30:45–49

D'Hooghe T, Bambra CS, Raeymaekers BM et al (1995) Intrapelvic injection of menstrual endometrium causes endometriosis in baboons (Papio cynocephalus and Papio anubis). Am J Obstet Gynecol 173:125–134

David MP, Ben-Zwi D, Langer L (1981) Tubal intramural polyps and their relationship to infertility. Fertil Steril 35:526–531

Day DL, Sane S, Dehner LP (1986) Inflammatory pseudotumor of the mesentery and small intestine. Pediatr Radiol 16:210–215

Daya D, McCaughey WTE (1990) Well-differentiated papillary mesothelioma of the peritoneum. A clinicopathologic study of 22 cases. Cancer (Phila) 65:185–195, 292–296

de Peralta MN, Delahoussaye PM, Tornos CS et al (1994) Benign retroperitoneal cysts of müllerian type: a clinicopathologic study of three cases and review of the literature. Int J Gynecol Pathol 13:273–278

Deger RB, LiVolsi VA, Noumoff JS (1995) Foreign body reaction (gossypiboma) masking as recurrent ovarian cancer. Gynecol Oncol 56:94–96

Doss BJ, Jacques SM, Qureshi F et al (1998) Extratubal secondary trophoblastic implants: clinicopathologic correlation and review of the literature. Hum Pathol 29:184–187

Ecker AM, Donnellan NM, Shepherd JP et al (2014) Abdominal wall endometriosis: 12 years of experience at a large academic institution. Am J Obstet Gynecol 211:363.e1–363.e5

Egger H, Weigmann P (1982) Clinical and surgical aspects of ovarian endometriotic cysts. Arch Gynecol 233:37–45

Elmore LW, Sherman ME, Seidman JD et al (2000) p53 expression and mutational status of primary peritoneal micropapillary serous carcinoma (abstract). Mod Pathol 13:124A

Emory TS, Monihan JM, Carr NJ et al (1997) Sclerosing mesenteritis, mesenteric panniculitis and mesenteric lipodystrophy: a single entity? Am J Surg Pathol 21:392–398

Erzen M, Rakar S, Klancar B et al (2001) Endometriosis-associated ovarian carcinoma: an entity distinct from other ovarian carcinomas as suggested by a nested casecontrol study. Gynecol Oncol 83:100–108

Esheba GE, Longacre TA, Atkins KA et al (2009) Expression of the urothelial differentiation markers GATA3 and placental S100 (S100P) in female genital tract transitional cell proliferations. Am J Surg Pathol 33:347–453

Esselen KM, Ng S, Hua Y et al (2014) Endosalpingiosis as it relates to tubal, ovarian and serous neoplastic tissues: an immunohistochemical study of tubal and mullerian antigens. Gynecol Oncol 132:316–321

Euscher ED, Malpica A, Deavers MT et al (2005) Differential expression of WT-1 in serous carcinomas in the peritoneum with or without associated serous carcinoma in endometrial polyps. Am J Surg Pathol 29:1074–1078

Evans H, Yates WA, Palmer WE et al (1990) Clear cell carcinoma of the sigmoid mesocolon: a tumor of the secondary müllerian system. Am J Obstet Gynecol 162:161–163

Farland LV, Eliassen AH, Tamimi RM et al (2017) History of breast feeding and risk of incident endometriosis: prospective cohort study. BMJ 358;j3778

Feldman AL, Libutti SK, Pingpank JF et al (2003) Analysis of factors associated with outcome in patients with malignant peritoneal mesothelioma undergoing surgical debulking and intraperitoneal chemotherapy. J Clin Oncol 24:4560–4567

Finch A, Beiner M, Lubinski J et al (2006) Salpingo-oophorectomy and the risk of ovarian, fallopian tube, and peritoneal cancers in women with a BRCA1 or BRCA2 mutation. JAMA 296:185–192

Flieder DB, Moran CA, Travis WD et al (1998) Pleuropulmonary endometriosis and pulmonary ectopic deciduosis: a clinicopathologic and immunohistochemical study of 10 cases with emphasis on diagnostic pitfalls. Hum Pathol 29:1495–1503

Folpe AL, Mentzel T, Lehr HA et al (2005) Perivascular epithelioid cell neoplasms of soft tissue and gynecologic origin: a clinicopathologic study of 26 cases and review of the literature. Am J Surg Pathol 29:1558–1575

Foo KT, Ng KC, Rauff A et al (1978) Unusual small intestinal obstruction in adolescent girls: the abdominal cocoon. Br J Surg 65:427–430

Forouhar F (1982) Meconium peritonitis. Pathology, evolution, and diagnosis. Am J Clin Pathol 78:208–213

Fredericks S, Russell P, Cooper M et al (2005) Smooth muscle in the female pelvic peritoneum: a clinicopathological analysis of 31 women. Pathology 37:14–21

Fukunaga M, Ushigome S (1998) Epithelial metaplastic changes in ovarian endometriosis. Mod Pathol 11:784–788

Fukunaga M, Naganuma H, Ushigome S et al (1996) Malignant solitary fibrous tumour of the peritoneum. Histopathology (Oxf) 28:463–466

Fukunaga M, Nomura K, Ishikawa E et al (1997) Ovarian atypical endometriosis: its close association with malignant epithelial tumors. Histopathology (Oxf) 30:249–255

Fung JN, Rogers PA, Montgomery GW (2015) Identifying the biological basis of GWAS hits for endometriosis. Biol Reprod 92:87

Fuseya C, Horiuchi A, Hayashi A et al (2012) Involvement of pelvic inflammation-related mismatch repair abnormalities and microsatellite instability in the malignant transformation of ovarian endometriosis. Hum Pathol 43:1964–1972

Gallan AJ, Antic T (2016) Benign müllerian glandular inclusions in men undergoing pelvic lymph node dissection. Hum Pathol 57:136–139

Gardner HL (1966) Cervical and vaginal endometriosis. Clin Obstet Gynecol 9:358–372

George E, Leyser S, Zimmer HL et al (1995) Vernix caseosa peritonitis: an infrequent complication of cesarean section with distinctive histopathologic features. Am J Clin Pathol 103:681–684

Gershenson DM, Bodurka DC, Lu KH et al (2015) Impact of age and primary disease site on outcome in women with low-grade serous carcinoma of the ovary or peritoneum: results of a large single-institution registry of a rare tumor. J Clin Oncol 33:2675–2682

Gershenson DM, Bodurka DC, Coleman RL et al (2017) Hormonal maintenance therapy for women with low-grade serous cancer of the ovary or peritoneum. J Clin Oncol 35:1103–1111

Ghigna MR, Mercier O, Mussot S et al (2015) Thoracic endometriosis: clinicopathologic updates and issues about 18 cases from a tertiary referring center. Ann Diagn Pathol 19:320–325

Gilks CB, Bell DA, Scully RE (1990) Serous psammocarcinoma of the ovary and peritoneum. Int J Gynecol Pathol 9:110–121

Goldblum J, Hart WR (1995) Localized and diffuse mesotheliomas of the genital tract and peritoneum in women. A clinicopathological study of nineteen true mesothelial neoplasms, other than adenomatoid tumors, multicystic mesotheliomas and localized fibrous tumors. Am J Surg Pathol 19:1124–1137

Gonzalez-Crussi F, deMello DE, Sotelo-Avila C (1983) Omental-mesenteric myxoid hamartomas. Am J Surg Pathol 7:567–578

Greaves E, Temp J, Esnal-Zufiurre A et al (2015) Estradiol is a critical mediator of macrophage-nerve cross talk in peritoneal endometriosis. Am J Pathol 185: 2286–2297

Griffith LM, Carcangiu M (1991) Sex cord tumor with annular tubules associated with endometriosis of the fallopian tube. Am J Clin Pathol 96:259–262

Guarch R, Puras A, Ceres R et al (2001) Ovarian endometriosis and clear cell carcinoma, leiomyomatosis peritonealis disseminata, and endometrial adenocarcinoma: an unusual, pathogenetically related association. Int J Gynecol Pathol 20:267–270

Gupta S, Goldberg JM, Aziz N et al (2008) Pathogenic mechanisms in endometriosis-associated infertility. Fertil Steril 90:247–257

Halme J, Hammond MG, Hulka JF et al (1984) Retrograde menstruation in healthy women and in patients with endometriosis. Obstet Gynecol 64:151–154

Hameed A, Jafri N, Copeland LJ et al (1996) Endometriosis with myxoid change simulating mucinous adenocarcinoma and pseudomyxoma peritonei. Gynecol Oncol 62:317–319

Harper GB Jr, Awbrey BJ, Thomas CG Jr et al (1986) Mesothelial cysts of the round ligament simulating inguinal hernia. Report of four cases and review of the literature. Am J Surg 151:515–517

Healey EG, McCluggage WG (2012) Abdominal wall endometriosis associated with ventriculoperitoneal and lumboperitoneal shunts: a report of 2 cases of an extremely rare phenomenon. Int J Surg Pathol 20: 301–304

Heller DS, Gordon RE, Clement PB et al (1999) Presence of asbestos in peritoneal mesotheliomas in women. Int J Gynecol Cancer 9:452–455

Hitti IF, Glasberg SS, Lubicz S (1990) Clear cell carcinoma arising in extraovarian endometriosis: report of three cases and review of the literature. Gynecol Oncol 39:314–320

Horn L-C, Bilek K (1995) Frequency and histogenesis of pelvic retroperitoneal lymph node inclusions of the female genital tract. An immunohistochemical study of 34 cases. Pathol Res Pract 191:991–996

Horton JD, Dezee KJ, Ahnfeldt EP et al (2008) Abdominal wall endometriosis: a surgeon's perspective and review of 445 cases. Am J Surg 196:207–212

Hosfield EM, Rabban JT, Chen L et al (2008) Squamous metaplasia of the ovarian surface epithelium and subsurface fibrosis: distinctive pathologic findings in the ovaries and fallopian tubes of patients on peritoneal dialysis. Int J Gynecol Pathol 27:465–474

Houston DE, Noller KL, Melton J et al (1987) Incidence of pelvic endometriosis in Rochester, Minnesota, 1970–1979. Am J Epidemiol 125:959–969

Houston DE, Noller KL, Melton JIII et al (1988) The epidemiology of pelvic endometriosis. Clin Obstet Gynecol 31:787–800

Hsu YK, Rosenshein NB, Parmley TH et al (1981) Leiomyomatosis in pelvic lymph nodes. Obstet Gynecol 57:91S–93S

Insabato L, Natella V, Somma A et al (2015) Primary peritoneal clear cell carcinoma versus ovarian carcinoma versus malignant transformation of endometriosis: a vexing issue. Int J Surg Pathol 23:211–216

Ishimaru T, Masuzaki H (1991) Peritoneal endometriosis: endometrial tissue implantation as its primary etiologic mechanism. Am J Obstet Gynecol 165:210–214

Ismail SM (1991) Cone biopsy causes cervical endometriosis and tubo-endometrioid metaplasia. Histopathology (Oxf) 18:107–114

Ito T, Hamasaki M, Matsumoto S et al (2015) p16/CDKN2A FISH in differentiation of diffuse malignant peritoneal mesothelioma from mesothelial hyperplasia and epithelial ovarian cancer. Am J Clin Pathol 143:830–838

Jansen RPS, Russell P (1986) Nonpigmented endometriosis: clinical, laparoscopic, and pathologic definition. Am J Obstet Gynecol 155:1154–1159

Jaworski RC, Boadle R, Greg J et al (2001) Peritoneal "melanosis" associated with a ruptured ovarian dermoid cyst: report of a case with electron-probe energy dispersive x-ray analysis. Int J Gynecol Pathol 20:386–389

Jelihovsky T, Grant AF (1968) Endometriosis of the lung: a case report and brief review of the literature. Thorax 23:434–437

Jiang W, Roma AA, Lai K et al (2013) Endometriosis involving the mucosa of the intestinal tract: a clinicopathologic study of 15 cases. Mod Pathol 26:1270–1278

Joseph NM, Chen YY, Nasr A et al (2017) Genomic profiling of malignant peritoneal mesothelioma reveals recurrent alterations in epigenetic regulatory genes BAP1, SETD2, and DDX3X. Mod Pathol 30:246–254

Kane C, Drouin P (1985) Obstructive uropathy associated with endometriosis. Am J Obstet Gynecol 151:207–211

Kapoor OP, Nathwani BN, Joshi VR (1972) Amoebic peritonitis. A study of 73 cases. J Trop Med Hyg 75:11–15

Kato N, Sasou S, Motoyama T (2006) Expression of hepatocyte nuclear factor-1 beta (HNF-1 beta) in clear cell tumors and endometriosis of the ovary. Mod Pathol 19:83–89

Kawai T, Tominaga S, Hiroi S et al (2016) Peritoneal malignant mesothelioma (PMM), and primary peritoneal serous carcinoma (PPSC) and reactive mesothelial hyperplasia (RMH) of the peritoneum. Immunohistochemical and fluorescence in situ hybridization (FISH) analyses. J Clin Pathol 69:706–712

Kazakov DV, Ondic O, Zamecnik M et al (2007) Morphological variations of scar-related and spontaneous endometriosis of the skin and superficial soft tissue: a study of 71 cases with emphasis on atypical features and types of müllerian differentiations. J Am Acad Dermatol 57:134–146

Kelly P, McCluggage WG, Gardiner KR et al (2008) Intestinal endometriosis morphologically mimicking colonic adenocarcinoma. Histopathology 52:510–514

Kempers RD, Dockerty MB, Hunt AB et al (1960) Significant postmenopausal endometriosis. Surg Gynecol Obstet 111:348–356

Kern SB (1991) Prevalence of psammoma bodies in Papanicolaou-stained cervicovaginal smears. Acta Cytol 35:81–88

Kerrigan SAJ, Turnnir RT, Clement PB et al (2002) Diffuse malignant epithelial mesotheliomas of the peritoneum in women: a clinicopathologic study of 25 cases. Cancer 94:378–385

Kheir SM, Mann WJ, Wilkerson JA (1981) Glandular inclusions in lymph nodes. The problem of extensive involvement and relationship to salpingitis. Am J Surg Pathol 5:353–359

Kim K, Scully RE (1990) Peritoneal keratin granulomas with carcinomas of endometrium and ovary and atypical polypoid adenomyoma of endometrium. A clinicopathological analysis of 22 cases. Am J Surg Pathol 14:925–932

Kim J, Russell P, Arendse M et al (2013) Endometriosis in appendix and adjacent caecum with intestinal gland differentiation. Lett Pathol 45:513–515

Kim HS, Yoon G, Ha SY et al (2015a) Nodular smooth muscle metaplasia in multiple peritoneal endometriosis. Int J Clin Exp Pathol 8:3370–3373

Kim HS, Yoon G, Kim BG et al (2015b) Decidualization of intranodal endometriosis in a postmenopausal woman. Int J Clin Exp Pathol 8:1025–1030

Kitazawa M, Kaneko H, Toshima M et al (1984) Malignant peritoneal mesothelioma with massive foamy cells. Acta Pathol Jpn 34:687–692

Knabben L, Imboden S, Fellman B et al (2015) Urinary tract endometriosis in patients with deep infiltrating endometriosis: prevalence, symptoms, management, and proposal for a new clinical classification. Fertil Steril 103:147–152

Köbel M, Turbin D, Kalloger SE (2011) Biomarker expression in pelvic high-grade serous carcinoma: comparison of ovarian and omental sites. Int J Gynecol Pathol 30:366–371

Koc S, Beydilli G, Tulunay G et al (2006) Peritoneal tuberculosis mimicking advanced ovarian cancer: a retrospective review of 22 cases. Gynecol Oncol 103:565–569

Koninckx PR, Ide P, Vandenbroucke W et al (1980) New aspects of the pathophysiology of endometriosis and associated infertility. J

Reprod Med 24:257–260

Konstantinova AM, Michal M, Kacerovska D et al (2013) Multilocular mesothelial proliferation involving the skin of the umbilicus. Am J Dermatopathol 35:856–858

Krasinskas AM, Bartlett DL, Cieply K et al (2010) CDKN2A and MTAP deletions in peritoneal mesotheliomas are correlated with loss of p16 protein expression and poor survival. Mod Pathol 23:531–538

Krasinskas AM, Borczuk AC, Hartman DJ et al (2016) Prognostic significance of morphologic growth patterns and mitotic index of epithelioid malignant peritoneal mesothelioma. Histopathology 68:729–737

Kuo T, Hsueh S (1984) Mucicarminophilic histiocytosis. A polyvinylpyrrolidone (PVP) storage disease simulating signet-ring cell carcinoma. Am J Surg Pathol 8:419–428

Lae ME, Roche PC, Jin L et al (2002) Desmoplastic small round cell tumor. A clinicopathological, immunohistochemical, and molecular study of 32 tumors. Am J Surg Pathol 26:823–835

LaGrenade A, Silverberg SG (1988) Ovarian tumors associated with atypical endometriosis. Hum Pathol 19:1080–1084

Lamb K, Hoffmann RG, Nichols TR (1986) Family trait analysis: a case-control study of 43 women with endometriosis and their best friends. Am J Obstet Gynecol 154:596–601

Lauchlan SC (1972) The secondary müllerian system. Obstet Gynecol Surv 27:133–146

Lee KR, Verma U, Belinson J (1991) Primary clear cell carcinoma of the peritoneum. Gynecol Oncol 41:259–262

Lee M, Alexander HR, Burke A (2013) Diffuse mesothelioma of the peritoneum: a pathological study of 64 tumours treated with cytoreductive therapy. Pathology 45:464–473

Lessey BA, Metzger DA, Haney AF et al (1989) Immunohistochemical analysis of estrogen and progesterone receptors in endometriosis: comparison with normal endometrium during the menstrual cycle and the effect of medical therapy. Fertil Steril 51:409–415

Leyendecker G (2002) Endometriosis results from the dislocation of basalis endometrium. Hum Reprod 17:2736

Lim S, Kim JY, Park K et al (2003) Mullerianosis of the mesosalpinx: a case report. Int J Gynecol Pathol 22:209–212

Lim CS, Thompson JF, McKenzie PR et al (2012) Peritoneal melanosis associated with metastatic melanoma involving the omentum. Pathology 44:255–257

Lin BT-Y, Colby T, Gown AM et al (1996) Malignant vascular tumors of the serous membranes mimicking mesothelioma. A report of 14 cases. Am J Surg Pathol 20:1431–1439

Liu S, Staats P, Lee M et al (2014) Diffuse mesothelioma of the peritoneum: correlation between histological and clinical parameters and survival. Pathology 46:604–609

Lu F-I, Gilks CB, Mulligan A et al (2012) Prevalence of loss of expression of DNA mismatch repair proteins in primary ovarian tumors. Int J Gynecol Pathol 31:524–531

Lu Y, Cuellar-Partida G, Painter JN et al (2015) Shared genetics underlying epidemiological association between endometriosis and ovarian cancer. Hum Mol Genet 24:5955–5964

Lv Y, Li P, Zheng J et al (2012) Nodular histiocytic aggregates in the greater omentum in patients with ovarian cancer. Int J Surg Pathol 20:178–184

Maeda D, Shih I (2013) Pathogenesis and the role of ARID1A mutation in endometriosis-related ovarian neoplasms. Adv Anat Pathol 20:45–52

Magro G, Salvatorelli L, Alaggio R et al (2017) Diagnostic utility of cyclin D1 in the diagnosis of small round blue cell tumors in children and adolescents. Hum Pathol 60:58–65

Malpica A, Sant'Ambrogio S, Deavers MT et al (2012) Well-differentiated papillary mesothelioma of the female peritoneum: a clinicopathologic study of 26 cases. Am J Surg Pathol 36:117–127

Mangano WE, Cagle PT, Churg A et al (1998) The diagnosis of

desmoplastic malignant mesothelioma and its distinction from fibrous pleurisy. A histologic and immunohistochemical analysis of 31 cases including p53 immunostaining. Am J Clin Pathol 110:191–199

Martin JD Jr, Hauck AE (1985) Endometriosis in the male. Am Surg 51:426–430

Martin DC, Hubert GD, Vander Zwaag R et al (1989) Laparoscopic appearances of peritoneal endometriosis. Fertil Steril 51:63–67

Martinka M, Allaire C, Clement PB (1999) Endocervicosis presenting as a painful vaginal mass: a case report. Int J Gynecol Pathol 18:274–276

Masand RP, Euscher ED, Deavers MT et al (2013) Endometrioid stromal sarcoma: a clinicopathologic study of 63 cases. Am J Surg Pathol 37:1635–1647

Matalliotakis TM, Cakmak H, Fragouli YG et al (2008) Epidemiological characteristics in women with and without endometriosis in the Yale series. Arch Gynecol Obstet 277:389–393

Matsumoto T, Yamazaki M, Takahashi H et al (2015) Distinct β-catenin and *PIK3CA* mutation profiles in endometriosis-associated ovarian endometrioid and clear cell carcinomas. Am J Clin Pathol 144:452–463

McCluggage WG, Bryson C, Lamki H et al (2000) Benign, borderline, and malignant endometrioid neoplasia arising in endometriosis in association with tamoxifen therapy. Int J Gynecol Pathol 19:276–279

McCluggage WG, Oliva E, Herrington CS et al (2003) CD10 and calretinin staining of endocervical glandular lesions, endocervical stroma and endometrioid adenocarcinomas of the uterine corpus: CD10 positivity is characteristic of, but not specific for, mesonephric lesions and is not specific for endometrial stroma. Histopathology 43:144–150

McCluggage WG, Judge MJ, Clarke BA et al (2015a) Data set for reporting of ovary, fallopian tube and primary peritoneal carcinoma: recommendations from the International Collaboration on Cancer Reporting (ICCR). Mod Pathol 28:1101–1122

McCluggage WG, Stewart CJ, Iacobelli J et al (2015b) Microscopic extraovarian sex cord proliferations: an undescribed phenomenon. Histopathology 66:555–564

McCoubrey A, Houghton O, McCallion K et al (2005) Serous adenocarcinoma of the sigmoid mesentery arising in cystic endosalpingiosis. J Clin Pathol 58:1221–1223

McFadden DE, Clement PB (1986) Peritoneal inclusion cysts with mural mesothelial proliferation. A clinicopathological analysis of six cases. Am J Surg Pathol 10:844–854

Merchant SH, Haghir S, Gordon GB (2000) Granulomatous peritonitis after laparoscopic cholecystectomy mimicking pelvic endometriosis. Obstet Gynecol 96:830–831

Metzger DA, Lessey BA, Soper JT et al (1991) Hormoneresistant endometriosis following total abdominal hysterectomy and bilateral salpingo-oophorectomy: correlation with histology and steroid receptor content. Obstet Gynecol 78:946–950

Michal M, Kazakov DV, Dundr P et al (2016) Histiocytosis with raisinoid nuclei: a unifying concept for lesions reported under different names as nodular mesothelial/histiocytic hyperplasia, mesothelial/monocytic incidental cardiac excrescence, intralymphatic histiocytosis, and others. A report of 50 cases. Am J Surg Pathol 40:1507–1516

Mikami M, Tei C, Takehara K et al (2003) Retroperitoneal primary mucinous adenocarcinoma with a mural nodule of anaplastic tumor: a case report and literature review. Int J Gynecol Pathol 22:205–208

Mills SE (1983) Decidua and squamous metaplasia in abdominopelvic lymph nodes. Int J Gynecol Pathol 2:209–215

Min YW, Lim KS, Min BH et al (2014) Proton pump inhibitor use significantly increases the risk of spontaneous bacterial peritonitis in 1965 patients with cirrhosis and ascites: a propensity score matched cohort study. Aliment Pharmacol Ther 40:695–704

Minaglia S, Mishell DR Jr, Ballard CA (2007) Incisional endometriomas after cesarean section: a case series. J Reprod Med 52:630–634

Minato H, Shimizu J, Arano Y et al (2012) IgG4-related sclerosing mesenteritis: a rare mesenteric disease of unknown etiology. Pathol Int 62:281–286

Misdraji J, Lauwers GY, Irving JA et al (2014) Appendiceal or cecal endometriosis with intestinal metaplasia. Am J Surg Pathol 38:698–705

Moloshok AA, Ivanko AI (1984) Endometriosis of the breast (an observation). Vopr Onkol 30:88–89

Mostoufizadeh M, Scully RE (1980) Malignant tumors arising in endometriosis. Clin Obstet Gynecol 23:951–963

Mourra N, Nion I, Parc R et al (2004) Squamous metaplasia of the peritoneum: a potential diagnostic pitfall. Histopathology 44:621–622

Mourra N, Cortez A, Bennis M et al (2015) The groin: an unusual location of endometriosis – a multiinstitutional clinicopathologic study. J Clin Pathol 68:579–581

Msika S, Gruden E, Sarnacki S et al (2010) Cytoreductive surgery associated to hyperthermic intraperitoneal chemoperfusion for desmoplastic round small cell tumor with peritoneal carcinomatosis in young patients. J Pediatr Surg 45:1617–1621

Muneyyirci-Delale O, Neil G, Serur E et al (1998) Endometriosis with massive ascites. Obstet Gynecol 69:42–46

Murphy AJ, Bishop K, Pereira C et al (2008) A new molecular variant of desmoplastic small round cell tumor: significance of WT1 immunostaining in this entity. Hum Pathol 39:1763–1770

Nakaguro M, Tsuzuki T, Shimada S (2016) Adenocarcinoma arising in urinary bladder endocervicosis. Pathol Int 66:108–113

Naresh KN, Ahuja VK, Rao CR et al (1991) Squamous cell carcinoma arising in endometriosis of the ovary. J Clin Pathol 44:958–959

Nascimento AF, Ruiz R, Hornick JL et al (2002) Calcifying fibrous 'pseudotumor': clinicopathologic study of 15 cases and analysis of its relationship to inflammatory myofibroblastic tumor. Int J Surg Pathol 10:189–196

Nazeer T, Ro JY, Tornos C et al (1996) Endocervical type glands in urinary bladder: a clinicopathologic study of six cases. Hum Pathol 27:816–820

Nisenblat V, Bossuyt PM, Shaikh R et al (2016) Blood biomarkers for the non-invasive diagnosis of endometriosis. Cochrane Database Syst Rev 5:CD012179

Nisolle-Pochet M, Casanas-Roux F, Donnez J (1988) Histologic study of ovarian endometriosis after hormonal therapy. Fertil Steril 49:423

Nissim F, Ashkenazy M, Borenstein R et al (1981) Tuberculoid cornstarch granulomas with caseous necrosis. Arch Pathol Lab Med 105:86–88

Noli S, Cipriani S, Scarfone G et al (2013) Long term survival of ovarian endometriosis associated clear cell and endometrioid ovarian cancers. Int J Gynecol Cancer 23:244–248

Nonaka D, Kasamura S, Baratti D et al (2005) Diffuse malignant mesothelioma of the peritoneum. A clinicopathologic study of 35 patients treated locoregionally at a single institution. Cancer 104:2181–2188

Olive DL, Henderson DY (1987) Endometriosis and müllerian anomalies. Obstet Gynecol 69:412–415

Oparka R, McCluggage WG, Herrington CS (2011) Peritoneal mesothelial hyperplasia associated with gynaecological disease: a potential diagnostic pitfall that is commonly associated with endometriosis. J Clin Pathol 64:313–318

Ordi J, de Alava E, Torné A et al (1998) Intraabdominal desmoplastic small round cell tumor with EWS/ERG fusion transcript. Am J Surg Pathol 22:1026–1032

Ordonez NG (1998a) Desmoplastic small round cell tumor. I: a histopathologic study of 39 cases with emphasis on unusual histologic patterns. Am J Surg Pathol 22:1303–1313

Ordonez NG(1998b) Desmoplastic small round cell tumor. II: an ultrastructural and immunohistochemical study with emphasis on new histochemical markers. Am J Surg Pathol 22:1303–1313

Ordóñez NG (2005a) Mesothelioma with clear cell features: an ultrastructural and immunohistochemical study of 20 cases. Hum Pathol 36:465–473

Ordóñez NG (2005b) Value of estrogen and progesterone receptor immunostaining in distinguishing between peritoneal mesotheliomas and serous carcinomas. Hum Pathol 36:1163–1167

Ordóñez NG (2012a) Deciduoid mesothelioma: report of 21 cases with review of the literature. Mod Pathol 25:1481–1495

Ordóñez NG (2012b) Pleomorphic mesothelioma: report of 10 cases. Mod Pathol 25:1011–1022

Ordóñez NG (2013a) Mesothelioma with signet-ring cell features: report of 23 cases. Mod Pathol 26:370–384

Ordóñez NG (2013b) Value of PAX8, PAX2, caludin-4, and h-caldesmon immunostaining in distinguishing peritoneal epithelioid mesotheliomas from serous carcinomas. Mod Pathol 26:553–562

Orezzoli JP, Russell AH, Oliva E et al (2008) Prognostic implication of endometriosis in clear cell carcinoma of the ovary. Gynecol Oncol 110:336–344

OuYang Z, Hirota Y, Osuga Y et al (2008) Interleukin-4 stimulates proliferation of endometriotic stromal cells. Am J Pathol 173:463–469

Padmanabhan V, Mount SL, Eltabbakh GH (2003) Peritoneal atypical mesothelial proliferation with progression to invasive mesothelioma: a case report and review of the literature. Pathology 35:260–263

Pai SA, Desai SB, Borges AM (1998) Uterus-like masses of the ovary associated with breast cancer and raised serum CA 125. Am J Surg Pathol 22:333–337

Park SA, Giannattasio C, Tancer ML (1981) Foreign body reaction to the intraperitoneal use of avitene. Obstet Gynecol 58:664–668

Parker RL, Dadmanesh F, Young RH et al (2004) Polypoid endometriosis: a clinicopathologic analysis of 24 cases and a review of the literature. Am J Surg Pathol 28:285–297

Paull T, Tedeschi LG (1972) Perineal endometriosis at the site of episiotomy scar. Obstet Gynecol 40:28–34

Pavlisko EN, Roggli VL (2015) Sarcomatoid peritoneal mesothelioma. Am J Surg Pathol 39:1568–1575

Peress MR, Sosnowski JR, Mathur RS et al (1982) Pelvic endometriosis and Turner's syndrome. Am J Obstet Gynecol 144:474–476

Perrotta PL, Ginsburg FW, Siderides CI et al (1998) Liesegang rings and endometriosis. Int J Gynecol Pathol 17:358–362

Petersen VC, Underwood JCE, Wells M et al (2002) Primary endometrioid adenocarcinoma of the large intestine arising in colorectal endometriosis. Histopathology 40:171–176

Pettinato G, Manivel JC, De Rosa N et al (1990) Inflammatory myofibroblastic tumor (plasma cell granuloma). Clinicopathologic study of 20 cases with immunohistochemical and ultrastructural observations. Am J Clin Pathol 94:538–546

Prade M, Spatz A, Bentley R et al (1995) Borderline and malignant serous tumor arising in pelvic lymph nodes: evidence of origin in benign glandular inclusions. Int J Gynecol Pathol 14:87–91

Prystowsky JB, Stryker SJ, Ujiki GT et al (1988) Gastrointestinal endometriosis. Incidence and indications for resection. Arch Surg 123:855–858

Pueblitz-Peredo S, Luevano-Flores E, Rincon-Taracena R et al (1985) Uteruslike mass of the ovary: endomyometriosis or congenital malformation? A case with a discussion of histogenesis. Arch Pathol Lab Med 109:361–364

Punnonen R, Klemi PJ, Nikkanen V (1980) Postmenopausal endometriosis. Eur J Obstet Gynecol Reprod Biol 11:195–200

Quagliarello J, Coppa G, Bigelow B (1985) Isolated endometriosis in an inguinal hernia. Am J Obstet Gynecol 152:688–689

Rahilly MA, Al-Nafusi A (1991) Uterus-like mass of the ovary associated with endometrioid carcinoma. Histopathology (Oxf)

18:549–551

Ravishankar S, Malpica A, Ramalingam P (2017) Yolk sac tumor in extragonadal pelvic sites: still a diagnostic challenge. Am J Surg Pathol 41:1–11

Redwine DB (1987) The distribution of endometriosis in the pelvis by age groups and fertility. Fertil Steril 47:173–175

Redwine DB (1989) Peritoneal pockets and endometriosis. Confirmation of an important relationship, with further observations. J Reprod Med 34:270–272

Rock JA, Parmley TH, King TM et al (1981) Endometriosis and the development of tuboperitoneal fistulas after tubal ligation. Fertil Steril 35:16–20

Roma AA, Malpica A (2009) Primary retroperitoneal mucinous tumors. A clinicopathologic study of 18 cases. Am J Surg Pathol 33:526–533

Roma AA, Masand RP (2014) Ovarian Brenner tumors and Walthard nests: a histologic and immunohistochemical study. Hum Pathol 45:2417–2422

Roman H, Hennetier C, Darwish B et al (2016) Bowel occult microscopic endometriosis in resection margins in deep colorectal endometriosis specimens has no impact on short-term postoperative outcomes. Fertil Steril 105:423–429

Rosai J, Dehner LP (1975) Nodular mesothelial hyperplasia in hernia sacs. A benign reactive condition stimulating a neoplastic process. Cancer (Phila) 35:165–175

Ross MJ, Welch WR, Scully RE (1989) Multilocular peritoneal inclusion cysts (so-called cystic mesotheliomas). Cancer (Phila) 64:1336–1346

Roth LM (1973) Endometriosis with perineural involvement. Am J Clin Pathol 59:807–809

Ruffolo R, Suster S (1993) Diffuse histiocytic proliferation mimicking mesothelial hyperplasia in endocervicosis of the female pelvic peritoneum. Int J Surg Pathol 1:101–106

Russell P (1979) The pathological assessment of ovarian neoplasms. II. The proliferating "epithelial" tumours. Pathology 11:251–282

Russell P, van der Griend R, Anderson L et al (2016) Evidence for lymphatic pathogenesis of endosalpingiosis. Lett Pathol 48:72–75

Rutgers JL, Scully RE (1988a) Ovarian müllerian mucinous papillary cystadenomas of borderline malignancy. A clinicopathological analysis. Cancer (Phila) 61:340–348

Rutgers JL, Scully RE (1988b) Ovarian mixed-epithelial papillary cystadenomas of borderline malignancy of mullerian type. A clinicopathological analysis. Cancer (Phila) 61:546–554

Rutgers JL, Young RH, Scully RE (1987) Ovarian yolk sac tumor arising from an endometrioid carcinoma. Hum Pathol 18:1296–1299

Salviato T, Altavill G, Busatto G et al (2006) Diffuse intraabdominal clear cell myomelanocytic tumor: report of an unusual presentation of "PEComatosis" simulating peritoneal mesothelioma. Ann Diagn Pathol 10:352–356

Sampson JA (1927) Peritoneal endometriosis due to the menstrual dissemination of endometrial tissue into the peritoneal cavity. Am J Obstet Gynecol 14:422–469

Sandoval P, Jiménez-Heffernan JA, Guerra-Azcona G et al (2016) Mesothelial-to-mesenchymal transition in the pathogenesis of post-surgical peritoneal adhesions. J Pathol 239:48–59

Santulli P, Streuli I, Melonio I et al (2015) Increased serum cancer antigen-125 is a marker for severity of deep endometriosis. J Minim Invasive Gynecol 22:275–284

Sasson IE, Taylor HS (2008) Stem cells and the pathogenesis of endometriosis. Ann N Y Acad Sci 1127:106–115

Satgunaseelan L, Russell P, Phan-Thien K et al (2016) Perineural space infiltration by endosalpingiosis. Lett Pathol 48:76–78

Sato N, Tsunoda H, Nishida M et al (2000) Loss of heterozygosity on 10q.23.3 and mutation of the tumor suppressor gene PTEN in benign endometrial cysts of the ovary: possible sequence progression from benign endometrial cyst to endometrioid carcinoma and clear cell carcinoma of the ovary. Cancer Res 60:7052–7056

Sawh RN, Malpica A, Deavers MT et al (2003) Benign cystic mesothelioma of the peritoneum: a clinicopathologic study of 17 cases and immunohistochemical analysis of estrogen and progesterone receptor status. Hum Pathol 34:369–374

Scattone A, Serio G, Marzullo A et al (2012) High Wilms' tumor gene (WT1) expression and low mitotic count are independent predictors of survival in diffuse peritoneal mesothelioma. Histopathology 60:472–481

Schlesinger C, Silverberg SG (1999) Tamoxifen-associated polyps (basalomas) arising in multiple endometriotic foci: a case report and review of the literature. Gynecol Oncol 73:305–311

Schmidt CL, Demopoulos RI, Weiss G (1981) Infected endometriotic cysts: clinical characterization and pathogenesis. Fertil Steril 36:27–30

Schoolmeester JK, Park KJ (2015) Incidental nodal lymphangioleiomyomatosis is not a harbinger of pulmonary lymphangioleiomyomatosis: a study of 19 cases with evaluation of diagnostic immunohistochemistry. Am J Surg Pathol 39:1404–1410

Scully RE (1981) Smooth-muscle differentiation in genital tract disorders (Editorial). Arch Pathol Lab Med 105:505–507

Seidman JD (1996) Prognostic importance of hyperplasia and atypia in endometriosis. Int J Gynecol Pathol 15:1–9

Seidman JD, Zhao P, Yemelyanova A (2011) "Primary peritoneal" high-grade serous carcinoma is very likely metastatic from serous tubal intraepithelial carcinoma: assessing the new paradigm of ovarian and pelvic serous carcinogenesis and its implications for screening for ovarian cancer. Gynecol Oncol 120:470–473

Senthong A, Kitkumthorn N, Rattanatanyong P et al (2014) Differences in LINE-1 methylation between endometriotic ovarian cyst and endometriosis-associated ovarian cancer. Int J Gynecol Cancer 24:36–42

Shah R, McCluggage WG (2009) Symplastic atypia in neoplastic and non-neoplastic endometrial stroma: report of 3 cases with a review of atypical symplastic cells within the female genital tract. Int J Gynecol Pathol 28:334–337

Shah R, McCluggage WG(2017) Unclassifiable malignant extraovarian sex cord-stromal tumors: report of 3 cases and review of extraovarian sex cord-stromal tumors. Int J Gynecol Pathol 36:438–446

Shalin SC, Haws AL, Carter DG et al (2012) Clear cell adenocarcinoma arising from endometriosis in abdominal wall cesarean section scar: a case report and review of the literature. J Cutan Pathol 39:1035–1041

Sheffield BS, Hwang HC, Lee AF et al (2015) BAP1 immunohistochemistry and p16 FISH to separate benign from malignant mesothelial proliferations. Am J Surg Pathol 39(7):77–82

Shen J, Pinkus GS, Deshpande V, Cibas ES (2009) Usefulness of EMA, GLUT-1, and XIAP for the cytologic diagnosis of malignant mesothelioma in body cavity fluids. Am J Clin Pathol 131:516–523

Shi M, Fraire AE, Chu P et al (2011) Oncofetal protein IMP3, a new diagnostic biomarker to distinguish malignant mesothelioma from reactive mesothelial proliferation. Am J Surg Pathol 35:878–882

Shia J, Erlandson R, Klimstra DS (2002) Deciduoid mesothelioma: a report of 5 cases and literature review. Ultrastruct Pathol 26:355–363

Shinozaki-Ushiku A, Ushiku T, Morita S et al (2017) Diagnostic utility of BAP1 and EZH2 expression in malignant mesothelioma. Histopathology 70:722–733

Sidaway MK, Silverberg SG (1987) Endosalpingiosis in female peritoneal washings: a diagnostic pitfall. Int J Gynecol Pathol 6:340–346

Sigel JE, Smith TA, Reith JD et al (2001) Immunohistochemical analysis of anaplastic lymphoma kinase expression in deep soft tissue calcifying fibrous pseudotumor: evidence of a late sclerosing stage of inflammatory myofibroblastic tumor? Ann Diagn Pathol 5:10–14

Simpson JL, Elias S, Malinak LR et al (1980) Heritable aspects of endometriosis. I. Genetic studies. Am J Obstet Gynecol 137:327–331

Singh N, Gilks CB, Hirschowitz L et al (2016) Primary site assignment in tubo-ovarian high-grade serous carcinoma: consensus statement on unifying practice worldwide. Gynecol Oncol 141:195–198

Singhi AD, Krasinskas AM, Choudry HA et al (2016) The prognostic significance of BAP1, NF2, and CDKN2A in malignant peritoneal mesothelioma. Mod Pathol 29:14–24

Siquara de Sousa AC, Capek S, Amrami KK et al (2015) Neural involvement in endometriosis: review of anatomic distribution and mechanisms. Clin Anat 28:1029–1038

Slavin RE, Krum R, Van Dinh T (2000) Endometriosis-associated intestinal tumors: a clinical and pathological study of 6 cases with a review of the literature. Hum Pathol 31:456–463

Sohar E, Gafni J, Pras M et al (1967) Familial Mediterranean fever. A survey of 470 cases and review of the literature. Am J Med 43:227–253

Staats PN, Clement PB, Young RH (2007) Primary endometrioid adenocarcinoma of the vagina: a clinicopathologic study of 18 cases. Am J Surg Pathol 31:1490–1501

Staats PN, McCluggage WG, Clement PB et al (2008) Luteinized thecomas (thecomatosis) of the type typically associated with sclerosing peritonitis: a clinical, histopathologic, and immunohistochemical analysis of 27 cases. Am J Surg Pathol 32:1273–1290

Stanley KE, Utz DC, Dockerty MB (1965) Clinically significant endometriosis of the urinary tract. Surg Gynecol Obstet 120:491–498

Steck WD, Helwig EB (1966) Cutaneous endometriosis. Clin Obstet Gynecol 9:373–383

Steele RW, Dmowski WP, Marmer DJ (1984) Immunologic aspects of human endometriosis. Am J Reprod Immunol 6:33–36

Stern RC, Dash R, Bentley RC et al (2001) Malignancy in endometriosis: frequency and comparison of ovarian and extraovarian types. Int J Gynecol Pathol 20:133–139

Stewart CJ (2013) Deciduoid mesothelial hyperplasia of the pelvic peritoneum. Histopathology 63:598–600

Stewart CJR, Bharat C (2016) Clinicopathological and immunohistological features of polypoid endometriosis. Histopathology 68:398–404

Sumathi VP, McCluggage WG (2002) CD10 is useful in demonstrating endometrial stroma at ectopic sites and confirming a diagnosis of endometriosis. J Clin Pathol 55:391–392

Sun CJ, Toker C, Masi JD et al (1979) Primary low grade adenocarcinoma occurring in the inguinal region. Cancer (Phila) 44:340–345

Sussman J, Rosai J (1990) Lymph node metastasis as the initial manifestation of malignant mesothelioma. Report of six cases. Am J Surg Pathol 14:818–828

Sznurkowski JJ, Emerich J (2008) Endometriomas are more frequent on the left side. Acta Obstet Gynecol Scand 87:104–106

Szyfelbein WM, Baker PM, Bell DA (2004) Superficial endometriosis of the cervix: a source of abnormal glandular cells on cervicovaginal smears. Diagn Cytopathol 30:88–91

Takano M, Yoshikawa T, Kato M et al (2009) Primary clear cell carcinoma of the peritoneum: report of two cases and a review of the literature. Eur J Gynaecol Oncol 30:575–578

Tanaka Y, Mori T, Ito F et al (2017) Exacerbation of endometriosis due to regulatory T-cell dysfunction. J Clin Endocrinol Metab 102:3206–3217

Tang KW, Lamaro V, Jaworski R (2009) Peritoneal histiocytic reaction associated with oxidised regenerated cellulose, a form of mucicarminophilic histiocytosis. Pathology 41:598–600

Tang K, Lyons S, Valmadre S et al (2010) Endometriosis with myxoid change mimicking pseudomyxoma peritonei. Lett Pathol 42:95–97

Tani H, Sato Y, Ueda M et al (2016) Role of versican in the pathogenesis of peritoneal endometriosis. J Clin Endocrinol Metab 101:4349–4356

Truong LD, Maccato ML, Awalt H et al (1990) Serous surface carcinoma of the peritoneum: a clinicopathologic study of 22 cases. Hum Pathol 21:99–110

Ulbright TM, Morley DJ, Roth LM et al (1983) Papillary serous carcinoma of the retroperitoneum. Am J Clin Pathol 79:633–637

Vadlamudi G, Graebe R, Khoo M et al (1997) Gallstones implanting in the ovary. A complication of laparoscopic cholecystectomy. Arch Pathol Lab Med 121:155–158

Valente K, Blackham AU, Levine E et al (2016) A histomorphologic grading system that predicts overall survival in diffuse malignant peritoneal mesothelioma with epithelioid subtype. Am J Surg Pathol 40:1243–1248

Vang R, Shih IM, Kurman RJ (2013) Fallopian tube precursors of ovarian low- and high-grade serous neoplasms. Histopathology 62:44–58

Veldhuis WB, Akin O, Goldman D et al (2013) Peritoneal inclusion cysts: clinical characteristics and imaging features. Eur Radiol 23:1167–1174

Vuong PN, Guyot H, Moulin G et al (1990) Pseudotumoral organization of a twisted epiploic fringe or 'hard-boiled egg' in the peritoneal cavity. Arch Pathol Lab Med 114:531–533

Walter AJ, Hentz JG, Magtibay PM et al (2001) Endometriosis: correlation between histologic and visual findings at laparoscopy. Am J Obstet Gynecol 184:1407–1413

Wanless IR, Bernier V (1983) Fibrous thickening of the splenic capsule. Arch Pathol Lab Med 107:595–599

Wei J, William J, Bulun S (2011) Endometriosis and ovarian cancer: a review of clinical, pathologic, and molecular aspects. Int J Gynecol Pathol 30:553–568

Weinstein MP, Iannini PB, Stratton CW et al (1978) Spontaneous bacterial peritonitis. A review of 28 cases with emphasis on improved survival and factors influencing prognosis. Am J Med 64:592–598

Weir M, Bell DA, Young RH (1998) Grade 1 peritoneal serous carcinomas. A report of 14 cases and comparison with 7 peritoneal serous psammocarcinomas and 19 peritoneal serous borderline tumors. Am J Surg Pathol 22:849–862

White J, Chan Y-F (1994) Lipofuscinosis peritonei associated with pregnancy-related ectopic decidua. Histopathology (Oxf) 25:83–85

Wiegand KC, Shah SP, Al-Agha O et al (2010) ARID1A mutations in endometriosis-associated ovarian carcinomas. New Engl J Med 363:1532–1543

Williams TJ, Pratt JH (1977) Endometriosis in 1,000 consecutive celiotomies: incidence and management. Am J Obstet Gynecol 129:245–250

Wu DC, Hirschowit S, Natarajan S (2005) Ectopic decidua of pelvic lymph nodes: a potential diagnostic pitfall. Arch Pathol Lab Med 129:e117–e120

Wu Y, Strawn E, Basir Z et al (2006) Genomic alterations in ectopic and eutopic endometria of women with endometriosis. Gynecol Obstet Investig 62:148–159

Xiao W, Awadallah A, Xin W (2012) Loss of ARID1A/BAF250a expression in ovarian endometriosis and clear cell carcinoma. Int J Clin Exp Pathol 5:642–650

Yamamoto S, Tsuda H, Takano M et al (2008) Clear-cell adenofibroma can be a clonal precursor for clear-cell adenocarcinoma of the ovary: a possible alternative ovarian clear-cell carcinogenic pathway. J Pathol 216(1):103–110

Yamamoto S, Tsuda H, Miyai K et al (2010) Cumulative alterations of p27^{Kip1}-related cell-cycle regulators in the development of endometriosis-associated ovarian clear cell adenocarcinoma. Histopathology 56:740–749

Yantiss RK, Clement PB, Young RH (2000) Neoplastic and pre-neoplastic changes in gastrointestinal endometriosis: a study of 17 cases. Am J Surg Pathol 24:513–524

Yantiss RK, Clement PB, Young RH (2001) Endometriosis of the intestinal tract. A study of 44 cases of a disease that may cause diverse challenges in clinical and pathological evaluation. Am J Surg Pathol 25:445–454

Yantiss RK, Nielsen GP, Lauwers GY et al (2003) Reactive nodular fibrous pseudotumor of the gastrointestinal tract and mesentery. Am J Surg Pathol 27:532–540

Yokoyama N, Yasuda R, Ichida K et al (2014) Recurrent peritoneal inclusion cysts successfully treated with oral contraceptives: a report of two cases. Clin Exp Obstet Gynecol 41:83–86

Young RH, Clement PB (1996) Müllerianosis of the urinary bladder. Mod Pathol 9:731–737

Young RH, Clement PB (2000) Endocervicosis involving the uterine cervix: a report of four cases of a benign process that may be confused with deeply invasive endocervical adenocarcinoma. Int J Gynecol Pathol 19:322–328

Young RH, Scully RE (1986) Testicular and paratesticular tumors and tumor-like lesions of ovarian common epithelial and müllerian types. A report of four cases and review of the literature. Am J Clin Pathol 86:146–152

Young RH, Prat J, Scully RE (1984) Endometrioid stromal sarcomas of the ovary. A clinicopathologic analysis of 23 cases. Cancer (Phila) 53:1143–1155

Young RH, Clement PB, McCaughey WTE (1990) Solitary fibrous tumors ("fibrous mesotheliomas") of the peritoneum: a report of three cases. Arch Pathol Lab Med 114:493–495

Young RH, Eichhorn JH, Dickersin GR et al (1992) Ovarian involvement by the intra-abdominal desmoplastic small round cell tumor with divergent differentiation: a report of three cases. Hum Pathol 23:454–464

Zanetta GM, Webb MJ, Li H et al (2000) Hyperestrogenism: a relevant risk factor for the development of cancer from endometriosis. Gynecol Oncol 79:18–22

Zhang PJ, Goldblum JR, Pawel BR et al (2003) Immunophenotype of desmoplastic small round cell tumors as detected in cases with EWS/WT1 gene fusion product. Mod Pathol 16:229–235

Zinsser KR, Wheeler JE (1982) Endosalpingiosis in the omentum. A study of autopsy and surgical material. Am J Surg Pathol 6:109–117

卵巢上皮性肿瘤

第14章

Jeffrey D. Seidman，Brigitte M. Ronnett，

Ie-Ming Shih，Kathleen R. Cho，

Robert J. Kurman 著；

王丽萍，吴琼，王学菊，王雪梅，张磊超，韩亮　译

内容

14.1   流行病学

14.1.1   地理分布、发病率及死亡率

在世界范围内，卵巢癌的发病率和死亡率分别位列女性癌症的第 7 位和第 8 位。每年约有 23.9 万例新发病例和 15.2 万例死亡病例（ACS 2015）。在西半球，卵巢癌占女性癌症的 4%，是死亡率最高的妇科肿瘤。在美国女性中，卵巢癌占所有新发癌症的 3%（SEER 2017），发病率居第 11 位，死亡率居第 5 位，死于卵巢癌的人数占所有癌症死亡人数的 5%。据估计，2017 年美国新增卵巢癌 22 440 例，死亡 14 080 例，卵巢癌是最致命的妇科恶性肿瘤（Siegel et al. 2017）。大约有 1.3% 的美国女性将在她们的一生中患上卵巢癌，相当于每 10 万人中有 12 例新发病例。总体而言，这种疾病在生育率较低的工业化国家更为常见，但也有明显的例外，比如日本的生育率较低，但卵巢癌的发病率也较低。日本女性一生中患卵巢癌的风险为 0.45%，而瑞典女性可达到 1.7%，差异很大。发展中国家卵巢癌的年发病率低于发达国家，平均每 10 万人中分别有 5.0 人和 9.1 人罹患卵巢癌。同样，每 10 万人的平均死亡率分别为 3.1% 和 5.0%（ACS 2015）。斯堪的纳维亚半岛国家的卵巢癌年发病率最高，超过 16/10 万。有趣的是，与其他常见癌症相比，卵巢癌在全球人群中年龄标准化发病率的差异最小（Bray et al. 2015）。从 2004 年到 2013 年，美国卵巢癌的发病率和死亡率分别以每年 1.9% 和 2.2% 的速度下降（SEER 2017）。从 20 世纪 70 年代到 2010 年，全球范围内卵巢癌的发病率在较长时期内相对稳定。然而，东欧、南欧和亚洲卵巢癌的发病率出现了轻度升高，北欧和北美则有所降低（Coburn et al. 2017）。此外，随着腹膜癌和输卵管癌的增多，卵巢癌的发病率似乎有所下降，这反映了最近分类的变化。移民研究显示，和迁出地区相比，卵巢癌的发病率更接近迁入地区，

提示环境因素对卵巢癌的发病风险有显著影响。

卵巢癌的发病率具有种族差异性。白种人的发病率比黑种人和黄种人高。在美国，亚裔女性和白种人女性的卵巢癌患病率分别为 9.3/10 万和 12.5/10 万，死亡率分别为 4.5/10 万和 7.8/10 万。同样，在美国，非裔黑种人女性的发病率是白种人女性的 3/4，其死亡率比白种人低 17%（SEER 2017）。在以色列，犹太女性的患病风险是非犹太女性的 8 倍，部分原因是德系犹太女性中 *BRCA* 突变的频率很高（2.5%）。不同组织学类型卵巢癌的发病率存在全球地理差异（Sung et al. 2014）。例如，与美国的白种人相比，透明细胞癌（CCC）在亚洲人，尤其是日本和亚裔美国女性中更常见（Anglesio et al. 2011；Fuh et al. 2015；Yamamoto et al. 2011）。有趣的是，监测、流行病学和最终结果（SEER）的数据显示，亚裔美国人中 CCC 的发病率正在上升（Park et al. 2017）。子宫内膜样癌在亚洲也相对较常见，而浆液性癌在卵巢癌中所占比例较低（Coburn et al. 2017）。2005—2009 年，北美和许多亚洲及欧洲国家所有分期的病例（包括所有组织学类型）的 5 年总体生存率为 40% 或更高，而其他国家的大多数患者的 5 年总体生存率为 30%~40%（Allemani et al. 2015）。

以人群为基础的卵巢癌发病率数据往往不能准确反映实际的患病风险，因为这些数据对那些接受过双侧输卵管卵巢切除术（BSO）的人来说并不准确，BSO 在美国是一种比较常见的术式。虽然 BSO 并不是 100% 具有保护作用（见"14.5 筛查、早期诊断和预防"），但根据实际情况，接受过 BSO 的女性的患病风险接近零，因此，基于人口的数据低估了未接受过 BSO 的女性的风险。来自美国肯塔基州的一项基于人群的研究发现，考虑到 BSO 的保护作用，年龄校正后的卵巢癌发病率比标准人群高出 1/3~2/3（Baldwin et al. 2017）。换句话说，基于人口的卵巢癌发病率并不适用于接受过 BSO 的患者，因此低估了其他女性的风险。

卵巢癌的流行病学研究依赖于准确的肿瘤分类。将卵巢高级别浆液性癌（HGSC）分类为输卵管和腹腔来源的比例不断变化，与以往将几乎所有子宫外的 HGSC 分类为卵巢来源的做法相比，这无疑对流行病学研究产生了影响。很明显，大部分累及卵巢的黏液性癌是从其他部位转移过来的，因此，较早的研究和没有进行集中病理学检查的研究都不可靠（见"14.9.3.4　浸润性黏液性癌"）。

非典型增生性肿瘤（交界性肿瘤）的发病率很低，大型医院每年只遇到 3 例左右的 MPSC（APST），但有关这类肿瘤的文献非常多，因此会让人有一种其发病率很高的错觉。目前，仍缺乏以人群为基础的交界性肿瘤的发病率数据；在美国，每年发病率为 2.5/10 万（白种人女性中浆液性交界性肿瘤的发病率为 1.5/10 万）；在瑞典，发病率为 6.6/10 万（所有类型的交界性肿瘤）（Mink et al. 2002）。

14.1.2　病因学和风险因素

14.1.2.1　年龄

卵巢癌的发病率随着年龄增长而增高。在美国，5% 的新发病例发生在 35 岁以下的女性，70% 发生在 54 岁以上的女性。30 岁以下的女性的年发病率不到 3/10 万，而 80~84 岁年龄组则高达 48/10 万。卵巢癌患者诊断时的中位年龄约为 63 岁，中位死亡年龄为 70 岁。卵巢癌不同亚型的平均发病年龄有所不同，提示不同类型的卵巢癌涉及不同的遗传综合征，并且发病机制也不同（表14.1）（见"14.2　形态学和分子学发病机制"）。

很多研究显示年龄是一个独立的预后因素，但是由于涉及多种因素的相互作用，这些研究数据难以被评估。在一定程度上，年龄相关的预后差异主要是因为年轻患者中多为低级别、早期的Ⅰ型肿瘤（见"14.2　形态学和分子学发病机制"和"14.6　预后因素"），且体质较老年患者

表 14.1　卵巢癌各个亚组的平均年龄

卵巢癌亚组	平均年龄 / 岁
Lynch 综合征相关的癌	43
非浸润性低级别浆液性癌	43~45
起源于子宫内膜异位症的子宫内膜样癌	50
与子宫的内膜样癌相关的子宫内膜样癌	50
FIGO Ⅰ期癌	53
透明细胞癌	50~53
BRCA1 基因相关的癌	54
低级别浆液性癌	56
子宫内膜样癌	55~58
BRCA2 基因相关的癌	59
FIGO Ⅲ期高级别浆液性癌	62~64
癌肉瘤	64~66

更好。老年患者体质差、并发症多，且化疗反应差。老年女性的治疗往往不如年轻女性积极，在 SEER 数据库中，美国 85 岁以上的卵巢癌患者中超过 40% 的患者没有接受彻底的治疗。出现并发症时，死亡风险较无并发症者高 30%~40%。总体上，年轻的浸润性卵巢癌患者具有更好的特征，因此预后较好，即使在根据分期进行的分层分析中也是如此。

14.1.2.2　生育因素、激素和排卵的影响

有证据显示，生育因素是卵巢癌发病风险的重要影响因素。生育次数较多是很明确的保护因素。生育次数相关风险随着年龄增长而降低，超过 75 岁时消失（McGuire et al. 2016）。大多数其他风险因素的相对影响似乎并没有因生育次数而异（Bodelon et al. 2013）。口服避孕药（OCP）可使高风险和中风险女性的卵巢癌风险降低（Cibula et al. 2011b；Moorman et al. 2013）。许多研究表明，口服避孕药的女性患卵巢癌的风险比未口服避孕药的女性低 50%。一项大规模荟萃分析表明，女性使用 OCP 的时间越长，患卵巢癌的风险降低的幅度就越大（*P*<0.0001）。此外，在停止使用 OCP

后，风险降低的效果可持续 30 多年（Collaborative Group on Epidemiological Studies of Ovarian Cancer 2008）。

月经初潮早和绝经晚都是显著的风险因素。与浆液性癌相比，妊娠对子宫内膜样癌和透明细胞癌的保护作用更大。社会经济地位高与卵巢癌发病风险高和生育水平低有关。挪威的一项基于人群的研究发现，接受促进生育功能的药物治疗的未生育女性，尤其是服用枸橼酸氯米芬的女性的患病风险更高；但经产女性的风险没有显著增高（Reigstad et al. 2017）。几项荟萃分析显示，激素替代治疗可使卵巢癌患病风险轻度增高，其相对危险度为 1.1~1.3。自 2002 年一份报道证实绝经后激素治疗会增加患卵巢癌的风险以来，50 岁以上女性的年龄标准化卵巢癌发病率每年下降 2.4%，而 2002 年之前为 0.8%（Yang et al. 2013）。生育次数多和服用口服避孕药仅对非黏液性肿瘤具有保护作用。

手术相关的保护因素包括子宫切除术（Jordan et al. 2013）、输卵管结扎术和双侧附件切除术。虽然子宫切除术和输卵管结扎术降低卵巢癌发病风险的确切机制还不清楚，但有一种观点认为这两种手术都可以阻止经血逆行造成的子宫内膜异位症，而后者是一些卵巢癌的前驱病变（见"14.2.2.2 子宫内膜异位症"）。与浆液性癌（风险降低约 20%）相比，输卵管结扎术对透明细胞癌和子宫内膜样癌（风险降低 50% 甚至更多）具有更强的保护作用，这一发现进一步支持了这一观点（Cibula et al. 2011a；Sieh et al. 2013）。此外，子宫切除术和输卵管结扎术可以减少或防止潜在的环境致癌物进入腹腔并进而接触输卵管和卵巢组织，诱发附件癌变。最近的一项研究（Falconer et al. 2015）表明，与未接受过输卵管切除术的女性相比，机会性输卵管切除术大大降低了患卵巢癌的风险（*HR* 0.65，95%*CI* 0.52~0.81），这表明仅通过这种手术就可以显著降低患卵巢癌的风险。

卵巢癌发病机制中最常被提及的是持续排卵假说，即反复排卵损伤了卵巢表面上皮，刺激其活跃增生并发生恶性转化。这一假说的流行病学证据是排卵次数（即除妊娠期或口服避孕药期间之外的生育年龄长度）与卵巢癌患病风险之间有直接相关性（Yang et al. 2016）。然而，除了损伤外，还有其他机制可以解释卵巢癌风险与排卵之间的关系。最近的研究提到大多数 HGSC 来源于输卵管（见"14.2 形态学和分子学发病机制"），而且人们注意到，持续排卵的女性其月经来潮也更频繁，月经逆行使输卵管伞端暴露在血液中可能导致铁引起的氧化应激反应（Vercellini et al. 2011）。5% 的大体正常的输卵管（Seidman et al. 2016）和 20% 的晚期子宫外 HGSC（Seidman 2013）女性患者的输卵管中可见陈旧性出血［含铁血黄素和（或）假黄瘤细胞］。此外，卵泡液中含有活性氧，而活性氧是潜在的致癌物，因此可能增加持续排卵的风险（Bahar-Shany et al. 2014）。

14.1.2.3 炎症

炎症与多种疾病，包括心血管疾病、自身免疫性疾病、骨关节炎、炎性肠病和癌症有关。有研究表明，炎症及与之相伴的细胞快速增殖、氧化应激、细胞因子和生长因子水平的升高可能导致 DNA 损伤，从而导致癌症的发生。排卵引起的卵巢表面损伤和盆腔炎性疾病（PID）是炎症导致卵巢癌发生的最常见原因。文献报道中关于 PID 与卵巢癌风险关系的结论不一致；这一风险可能只对浆液性癌有意义，在丹麦基于人群的研究中危险比为 1.19，但在另一项以 13 个病例作为对照的混合回归分析研究中无意义（Rasmussen et al. 2017a，2017b）。SBT 与 PID 和不孕症有更一致和更强的相关性，且相关性一致（Rasmussen et al. 2017c；Seidman et al. 2002）。可以预测，子宫切除术和双侧输卵管结扎术能够通过防止感染因子到达卵巢，从而降低卵巢癌的患病风险；大多数权威的研究结果已经证实了风险的降低，但也有少数研究结果显示并无效果（Vitonis et al. 2011）。同样，如果炎症起了重要作用，则非甾体抗炎药（NSAID）应该可以降低卵巢癌的风险，但相关研究结果并不一致（Merritt et al. 2008；Trabert et al. 2014）。因此，很有必要进一步观察和获取实验数据来确定炎症是否在卵巢癌的发生过程中发挥重要作用。

14.1.2.4　其他风险因素

其他一些潜在风险因素也在研究中，但与卵巢癌的相关性较弱、相关程度尚不确定或无关。这些因素包括第一胎生育年龄、母乳喂养、饮食（Crane et al. 2014）、吸烟、儿童时期某些特定类型的病毒感染以及电离辐射。最近的一项系统综述显示，体重指数（BMI）、体重和身高都与卵巢癌风险呈正相关（Aune et al. 2015）。对 39 项研究的综合分析表明，从基因上预测，BMI 较高只与非 HGSC 风险增加有关（Dixon et al. 2016）。即使在控制了 BMI 之后，糖尿病似乎也会增加患病风险（Lee et al. 2013a）。吸烟似乎只会增加黏液性肿瘤的风险（Licaj et al. 2017）。一些流行病学研究表明，生殖道的滑石粉接触史与卵巢癌风险增加之间存在关联，但结论并不完全一致。最近的一项荟萃分析评估了 24 项病例对照研究和 3 项队列研究，其中包括 302 705 例卵巢癌患者，结果显示，生殖道的滑石粉接触史的卵巢癌相对风险（*RR*）为 1.22（95% *CI* 1.13~1.30）。病例对照研究的 *RR* 为 1.26（95% *CI* 1.17~1.35），队列研究的 *RR* 为 1.02（95% *CI* 0.85~1.20）。浆液性癌是唯一一种与之有显著相关性的组织学类型（*RR* 1.24；95% *CI* 1.15~1.34）。虽然在统计学上有显著意义，但二者的相关性很弱。研究人员得出的结论是，该研究的几个方面，包括病例对照和队列研究结果的异质性，以及使用滑石粉的时间和频率缺乏剂量反应，并不支持滑石粉暴露与卵巢癌之间的因果关系（Berge et al. 2018）。

14.2　形态学和分子学发病机制

卵巢癌的发病过程可以分成两大阶段：恶性转化和腹膜播散。目前一些学者认为，不管组织学类型（浆液性、黏液性、子宫内膜样或者透明细胞型）如何，卵巢癌的恶性转化都会经历良性、交界性和恶性的过程。许多试图阐明卵巢癌发病机制的细胞与分子生物学研究涵盖了卵巢癌的不同类型，结论认为不同组织学类型的卵巢肿瘤的发病机制是相似的。此外，关于腹膜播散的传统观点是，癌症发生于卵巢，经历从高分化到低分化的去分化过程，然后播散至腹腔，最后发生远处转移。现在，这些传统观点对大部分卵巢癌已不再适用。

14.2.1　卵巢癌发病机制的新模型

最近有学者提出了一种新的卵巢癌发病模型，它与所有组织学类型的交界性肿瘤和浸润性癌的分子学和形态学特征相关。该模型对长期以来的很多卵巢癌发病理论提出了挑战，并对预防、早期发现和治疗卵巢肿瘤具有重要意义。此外，新近的研究证据表明，传统上被认为来源于卵巢表面上皮（OSE）的许多卵巢癌更可能来源于输卵管和其他非卵巢组织，如子宫内膜异位症组织。曾经认为卵巢癌起源于卵巢，随后播散到盆腔和腹腔，最后发生远处转移，这种观点正在经受挑战；而"卵巢癌随着时间的推移从高分化演变为低分化"的观点也不正确。本节将全面总结卵巢癌发病机制的新进展，并在述及不同卵巢癌类型时进一步详细讨论。

新模型中，根据临床病理特征和特异性的分子遗传学改变，将卵巢上皮性肿瘤分成两大类：Ⅰ型和Ⅱ型。Ⅰ型和Ⅱ型是以肿瘤发生通路为依据的分型，并非组织病理学诊断术语（表 14.2）。随着少见类型卵巢癌的特异性分子改变被不断发现，以及一些形态学上有交叉的卵巢癌类型（比如卵巢 HGSC 和高级别子宫内膜样癌）的不同分子特征逐

表 14.2　Ⅰ型和Ⅱ型卵巢癌的前驱病变和分子特征

卵巢癌类型	常见的前驱病变	常见的基因突变	染色体不稳定性[a]
Ⅰ型肿瘤			
低级别浆液性癌（LGSC）	? PTH、APST、非浸润性 LGSC	*KRAS*, *BRAF*	低
低级别子宫内膜样癌	子宫内膜异位症，子宫内膜异位囊肿	*CTNNB1*, *PTEN*	低
透明细胞癌	子宫内膜异位症，子宫内膜异位囊肿	*PIK3CA*	低
黏液性癌	APMT	*KRAS*	低
Ⅱ型肿瘤			
高级别浆液性癌（HGSC）	? p53 印记，STIC	*TP53*	高
高级别子宫内膜样癌	未知	*TP53*	高
未分化癌[b]	未知	未知	可能高[b]
癌肉瘤	STIC	*TP53*	未知

注：? —有学者提出，但仍需进一步证实；PTH—输卵管乳头状增生；APST—非典型增生性浆液性肿瘤；APMT—非典型增生性黏液性肿瘤；STIC—浆液性输卵管上皮内癌。
[a] 染色体不稳定性的"低"和"高"指同一组织类型中低级别癌和高级别癌相比较。
[b] 大多数未分化癌可能是 HGSC 和 SET 变异型，但相关研究很少。

渐明确，这种新的分类系统无疑会日臻完善（Cho et al. 2009）。

　　Ⅰ型肿瘤为低级别、相对惰性的肿瘤，前驱病变［如非典型增生性（交界性）肿瘤和子宫内膜异位症］比较明确，通常为体积较大的Ⅰ期肿瘤。Ⅰ型肿瘤包括低级别浆液性癌（浸润性 MPSC）、低级别子宫内膜样癌、黏液性癌、浆黏液性和透明细胞混合性癌。虽然透明细胞癌具有大部分Ⅰ型肿瘤的特征［如有明确的前驱病变（子宫内膜异位症），并且常为Ⅰ期］，但是通常为高级别肿瘤，这与其他Ⅰ型肿瘤不同。然而分子遗传学研究数据显示，与Ⅱ型肿瘤相比，透明细胞癌更接近Ⅰ型肿瘤。

　　Ⅰ型肿瘤常常出现编码蛋白激酶基因（包括 *KRAS*、*BRAF*、*PIK3CA* 和 *ERBB2*）以及包括 *PTEN* 和 *CTNNB1*（β-catenin）在内的其他信号分子的体细胞突变。非典型增生性（交界性）浆液性和黏液性肿瘤都由囊腺瘤发展而来，而非典型增生性子宫内膜样和透明细胞肿瘤由子宫内膜异位症［通常是子宫内膜异位囊肿（子宫内膜瘤）］发展而来（图 14.1）。

　　相比之下，绝大多数Ⅱ型肿瘤为高级别浆液性癌，从肿瘤发生开始即为浸润性高级别肿瘤。过去认为其为直接发生的肿瘤，没有癌前病变。但是最近的研究结果提示高级别浆液性癌来自上皮内癌，后者大多位于输卵管伞端（图 14.2）。实际上，几乎所有的 HGSC 中都存在 *TP53* 突变（Vang et al.

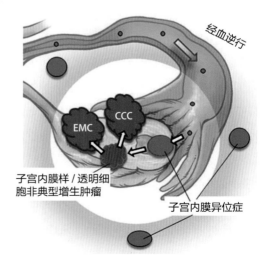

图 14.1　Ⅰ型肿瘤的发生机制模式图。经血逆行导致子宫内膜异位症和非典型增生肿瘤，可进一步导致子宫内膜样癌（EMC）和透明细胞癌（CCC）

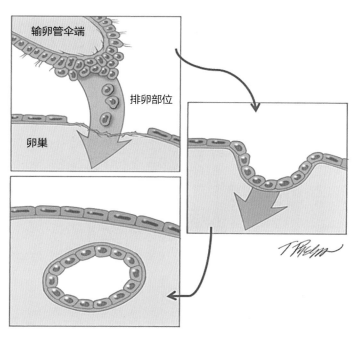

图 14.2　卵巢表面上皮包涵囊肿起源于输卵管伞端上皮的假说模式图。输卵管伞端上皮种植到排卵导致的卵巢破损处，随后可
　　　　内陷形成皮质包涵囊肿

2016）。有趣的是，对少数Ⅰ期高级别浆液性癌的研究表明，它们也存在 TP53 基因突变。因此，经典的高级别浆液性癌即使在病变初始阶段，其形态学和分子特征也与晚期浆液性癌相似。更有趣的是，输卵管浆液性上皮内癌也检测到 TP53 基因突变，并且在最近提出的输卵管上皮内癌假定的前驱病变中也存在 TP53 基因突变，这种现象称为 "p53 印记"（Lee et al. 2007）。这种前驱病变的形态学表现正常，但是具有 p53 的过表达，并可能存在 TP53 基因突变。这些发现证实 TP53 基因突变在 HGSC 早期发展阶段的重要性，具有重要的临床意义（见 "14.5　筛查、早期诊断和预防"）。

　　目前对卵巢癌在解剖学上的演进模式有了更清晰的认识。通常认为肿瘤起源于卵巢，并在一段时间内局限于卵巢内，随后播散到盆腔，进而到达腹腔，最后发生远处转移。这种观点是 FIGO 分期系统的基础：肿瘤局限于卵巢内为Ⅰ期，累及盆腔器官为Ⅱ期，累及腹腔器官为Ⅲ期，远处转移为Ⅳ期（表 14.3）。然而，这一假设存在严重的问题，目前看来，这种假设只适用于少数卵巢癌（Ⅰ型肿

瘤）。通过分析比较Ⅰ期与Ⅲ期卵巢癌的临床病理资料发现，Ⅰ期肿瘤以Ⅰ型为主，非浆液性的，而Ⅲ期肿瘤以Ⅱ型为主（Yemelyanova et al. 2008a）。

　　绝大部分（85%~90%）卵巢癌死亡病例患有Ⅱ型肿瘤（Seidman et al. 2015；Temkin et al. 2017）。大部分Ⅱ型肿瘤为 HGSC，其中多数在就诊时已有广泛的腹膜播散（FIGO Ⅲ期和Ⅳ期），卵巢外有大量肿瘤成分。浆液性癌及其变异型（腹膜浆液性癌、癌肉瘤、未分化癌以及伴高级别浆液性癌成分的混合性癌）占播散性卵巢癌病例的 87%，并且占卵巢癌死亡病例的绝大部分（表 14.4）。

　　和其他癌症相似，卵巢癌的发生也是一个多步骤过程。体细胞突变和基因表达发生改变的细胞经过克隆选择，导致后代细胞浸润性生长的能力不断增强。肿瘤中的突变基因并非随机的，而是编码高度保守的信号通路中的功能蛋白的基因。过去几年里，有关卵巢上皮性肿瘤的分子遗传学改变（如点突变、基因扩增、基因缺失和基因易位等方面）的研究很多。卵巢上皮性肿瘤中基因改变的详细情况并非本章内容，在此仅介绍其中一些实用的信息。

表 14.3　卵巢癌的 FIGO 分期（2012）

Ⅰ期	肿瘤局限于（单侧或双侧）卵巢或输卵管（T1N0M0）
Ⅰ A	肿瘤局限于一侧卵巢（被膜完整）或输卵管，卵巢或输卵管表面无肿瘤，腹腔冲洗液或腹水中无恶性细胞（T1aN0M0）
Ⅰ B	肿瘤局限于双侧卵巢（被膜完整）或输卵管，卵巢或输卵管表面无肿瘤，腹腔冲洗液或腹水中无恶性细胞（T1bN0M0）
Ⅰ C	Ⅰ A 或 Ⅰ B 期肿瘤并伴有以下任何一种情况： Ⅰ C1：外科泄漏（T1c1N0M0） Ⅰ C2：术前被膜破裂，卵巢或输卵管表面有肿瘤（T1c2N0M0） Ⅰ C3：腹腔冲洗液或腹水中有恶性细胞（T1c3N0M0）
Ⅱ期	肿瘤累及一侧或双侧卵巢或输卵管，伴盆腔内（骨盆缘以下）蔓延，或伴原发性腹膜癌（T2N0M0） Ⅱ A：肿瘤蔓延和（或）转移至子宫和（或）输卵管和（或）卵巢（T2aN0M0） Ⅱ B：蔓延至其他盆腔腹膜内组织（T2bN0M0）
Ⅲ期	肿瘤累及一侧或双侧卵巢或输卵管或为原发性腹膜癌，经细胞学或组织学证实扩散至盆腔外腹膜和（或）发生腹膜后淋巴结转移（T1/T2N1M0） Ⅲ A1：（经细胞学或组织学证实）仅有腹膜后淋巴结转移 　Ⅲ A1（ⅰ）：转移灶的最大径 ≤ 10 mm 　Ⅲ A1（ⅱ）：转移灶的最大径 > 10 mm Ⅲ A2：显微镜下盆腔缘以上腹膜外受累，伴或不伴腹膜后淋巴结转移（T3a2N0/N1M0） Ⅲ B：肉眼观盆腔外可见腹膜转移，最大径 ≤ 2 cm，伴或不伴腹膜后淋巴结转移（T3bN0/N1M0） Ⅲ C：肉眼观盆腔外腹膜转移，最大径超过 2 cm，伴或不伴腹膜后淋巴结转移（包括肿瘤侵犯肝和脾包膜而无实质受累）（T3cN0/N1M0）
Ⅳ期	远处转移，不包括腹膜转移（任何 T，任何 N，M1） Ⅳ A：胸膜积液的细胞学检查可见恶性细胞 Ⅳ B：实质转移及腹腔外器官（包括腹股沟淋巴结及腹腔外淋巴结）转移

注：引自 Prat et al.（2015）。

第一，卵巢癌特有的遗传学改变罕见，但卵巢癌的某些组织类型似乎有特征性改变；第二，特定基因改变可用于区分低级别和高级别浆液性癌或子宫内膜样癌；第三，卵巢癌的某些病理类型及其前驱病变之间有相似的基因改变，由此提高了对卵巢癌发病机制的认识程度。与卵巢癌不同组织类型有关的分子生物学特点将在本章后文相应部分进行详细讨论。越来越多的观点认为，HGSC 和 LGSC 都起源于输卵管，而子宫内膜样癌和透明细胞癌则起源于植入的子宫内膜异位组织，可以说，真正的卵巢原发性卵巢肿瘤只有生殖细胞肿瘤和性索间质肿瘤，类似于睾丸肿瘤（Kuhn et al. 2012a）。

14.2.2　卵巢癌假定的组织学前驱病变

14.2.2.1　表面上皮包涵囊肿（皮质包涵囊肿）与异型增生

一般的观点是，OSE 内陷到卵巢间质中，形成简单的腺体和囊肿，内衬一层与 OSE 相同或不明显的立方上皮，更常见的是内衬输卵管型上皮。这些小腺体和囊肿称为皮质包涵囊肿（CIC）（以前称为"生发包涵囊肿"）。它们在形态学上与卵巢外的包涵体相同，在卵巢外被归类为"输卵管内膜异位症"。在卵巢中，CIC 更常见于老年女性（见第 12 章）。从发生过程上看，有观点认为 CIC 是在卵巢表面受损处修复后出现的；然而，这方面的证据并不充分。目前许多学者认为，CIC 是正常情况下与卵巢表面紧密贴合的输卵管伞端上皮植入引起的（Banet et al. 2015）（图 14.2）。CIC 内衬与输卵管相同的纤毛细胞和分泌细胞，此外，还像输卵管一样表达 PAX8（这与 OSE 不同，OSE 表达间皮标记物，通常不表达 PAX8）。另外一个有意思的发现是，与输卵管一样，CIC 中也经常观察到 CD45[+] 白细胞的存在（Ardighieri et al. 2014a）。

多年来，人们一直假设 CIC 经历了卵巢癌的恶性转化，但也有人提出论据来证实这一假设的不

表 14.4 卵巢癌组织学类型和 FIGO 分期之间的关系

卵巢癌的组织学类型	Ⅰ期	Ⅱ期	Ⅲ期	Ⅳ期	合计
高级别浆液性癌	11	18	248	94	371（65.9%）
低级别浆液性癌	2	0	22	5	29（5.1%）
子宫内膜样癌	21	8	10	2	41（7.3%）
透明细胞癌	25	8	10	3	46（8.2%）
癌肉瘤	1	5	21	7	34（6.0%）
移行细胞癌	6	0	0	0	6（1.0%）
黏液性癌	13	1	1	0	15（2.7%）
浆黏液性癌	4	1	0	0	5（0.9%）
混合性癌	4	3	4	2	13（2.3%）
未分化癌	0	1	1	0	2（0.4%）
鳞状细胞癌	0	0	0	1	1（0.2%）
合计	87（15.5%）	45（8.0%）	317（56.3%）	114（20.2%）	563

注：此表仅包括浸润性癌，以及输卵管和腹膜的原发性肿瘤。数据来自一家大型社区医院连续13年的病例。

足。Dubeau（1999）对此进行了总结。第一，癌细胞通常类似于其来源器官中的上皮细胞。卵巢由生殖细胞和有激素活性的间质细胞组成，它们与卵巢癌的各种组织学亚型都不同。后者类似于米勒管来源的组织（浆液性肿瘤类似于输卵管上皮，子宫内膜样肿瘤和透明细胞肿瘤类似于子宫内膜组织）。第二，卵巢并非起源于米勒管。第三，如前文所述，OSE 与间皮组织非常相似，表达谱研究证实，卵巢肿瘤的不同亚型与米勒管来源的正常组织相似，而与 OSE 不同（Marquez et al. 2005）。根据这一论据推断，如果卵巢肿瘤是由 OSE 衍生而来的，它们应该类似间皮瘤，而不是类似米勒管相关癌。

学者们试图通过研究癌旁 OSE 而发现潜在的前驱病变——卵巢非典型增生。研究发现，与正常对照卵巢相比，癌旁或肿瘤对侧的卵巢表面上皮出现细胞异型性特征的频率更高。然而重复研究并未获得相同的结论。基于对人类组织和基因工程小鼠模型（GEMM）的分子遗传学研究（详见下文），大多数专家不再认为这种细胞类型是卵巢癌的可靠来源。

对高危女性预防性切除的卵巢和Ⅰ期卵巢癌对侧外观正常卵巢的一些研究发现，它们的皮质包涵囊肿数量比对照组多，但其他研究组未能证实。上述研究还评估了许多其他特征，其中包括皮质内陷（裂隙）和表面乳头状瘤病，与对照组相比，它们更易见于有患癌倾向的女性的卵巢，但此结果没有被其他研究所证实。上述部分研究存在明显缺陷，相互之间也无法严格比较（Seidman et al. 2007）。

最近，利用 GEMM 的研究提供了进一步的证据，表明卵巢癌的起源部位是米勒上皮［如输卵管上皮（FTE）］，而不是 OSE。不同类型卵巢癌的 GEMM 是通过改变抑癌基因和癌基因产生的，这些基因在小鼠 OSE 或 FTE 的每一种人类卵巢癌病变组织中都经常发生突变。例如，小鼠 FTE 中 Brca1、Trp53 和 Rb1 的缺失会产生类似 HGSC 的肿瘤，Apc 和 Pten 的缺失会激活典型的 Wnt 信号通路和 PI3K/AKT 信号通路，从而产生类似子宫内膜样癌的肿瘤。通过分别在基因相同的小鼠的 FTE 和 OSE 中诱发相同的基因缺陷（如 Apc 和 Pten 缺失），研究人员发现，与 OSE 转化的肿瘤相比，在 GEMM 中，FTE 转化产生的肿瘤在形态学、全基因组表达和生物学行为方面与人类的卵巢子宫内膜样癌更为相似（Wu et al. 2016；Zhai et al. 2017）。

　　虽然目前认为输卵管伞端是卵巢 HGSC 的主要来源，但浆液性癌也可能由输卵管内膜异位症发展而来。据报道，85% 的原发性腹膜浆液性肿瘤与输卵管内膜异位症有关（Irving et al. 2011）。其他前驱病变包括 LGSC 对应的非典型增生性（交界性）浆液性肿瘤，p53 印记和浆液性输卵管上皮内癌（STIC）对应的浸润性 HGSC，子宫内膜异位症或子宫内膜异位囊肿对应的子宫内膜样癌、透明细胞癌和浆黏液性癌。

14.2.2.2　子宫内膜异位症

　　子宫内膜异位症常见（见于 10% 的育龄女性），但对个体而言，恶性转化的风险非常低。20% 的卵巢癌与子宫内膜异位症相关，已经公认它是大多数子宫内膜样癌、透明细胞癌和少数黏液性癌的前驱病变。11%~18% 的 HGSC 患者伴有子宫内膜异位症（Ritterhouse et al. 2016；Seidman 2013），但二者在组织发生上没有相关性。对 13 项研究涉及的 7911 例卵巢癌患者和 13 226 例对照者的病例对照研究进行汇总分析，结果显示，子宫内膜异位症与子宫内膜样癌、CCC 和 LGSC 的风险增加有关，而与 HGSC、黏液性癌或交界性肿瘤无相关性（Pearce et al. 2012）。目前没有明显可信的生物学机制来解释子宫内膜异位症与 LGSC 的关系。当按分期和其他确定的预后因素进行分层分析时，子宫内膜异位症相关性癌的预后与其他组织学类型相同的卵巢癌一样（Kim et al. 2014）。

　　关于子宫内膜癌的前驱病变的研究结果支持子宫内膜异位症为卵巢癌的前驱病变。在子宫，子宫内膜非典型增生是子宫内膜腺癌明确的癌前病变（见第 8 章），在子宫内膜异位症病变中有时可观察到与子宫内膜非典型增生相似的改变（Seidman 1996）。此外，在卵巢子宫内膜样腺癌邻近的子宫内膜异位症病灶中也可见非典型性改变，后者在透明细胞癌附近的子宫内膜异位症病灶中更常见。

偶尔可以观察到完整的形态学变化谱系，即子宫内膜异位症伴增生→非典型增生→高分化子宫内膜样腺癌，但肿瘤转化的风险很低。子宫内膜异位症可能是恶性肿瘤前驱病变的观点得到分子生物学研究的进一步证实，在子宫内膜异位症病变中检测到一系列分子改变，这些结果均提示该病变可能是一种肿瘤性改变。这些分子改变包括几种癌症驱动基因的体细胞突变（这些基因包括 *ARID1A*、*KRAS*、*PPP2R1A* 和 *PIK3CA*，这些基因在卵巢透明细胞癌和子宫内膜样癌中经常发生突变）（Lin et al. 2017）、*PTEN* 位点杂合性缺失（LOH）、微卫星不稳定性（MSI），以及包括三倍体和单体在内的染色体异常。相当一部分子宫内膜异位症病变可能通过进一步的遗传学改变而发生恶性转化。据估计，子宫内膜异位症病例中有 0.3%~3% 发展成卵巢癌，这个数据很可能过高，因为许多子宫内膜异位症患者从未做过活检。尽管没有基于人群的数据，但真实的比例应该接近 1% 或更低。卵巢外子宫内膜异位症并不罕见，但其发生癌变的情况却罕见，这说明卵巢子宫内膜异位症更易发生恶性转化。卵巢中转移性肿瘤的体积一般较大，因此推测卵巢微环境中有助于恶性转化和促进肿瘤生长的因素可能起着重要作用，目前相关问题正处在积极研究中。最近有一项应用免疫组化技术的研究发现，在卵巢中紧邻肿瘤的部位存在活化的基质细胞。这些细胞表达参与类固醇合成的酶，表明这些活化的基质细胞能够促进卵巢中肿瘤的生长（Blanco et al. 2017）。

　　如前文所述，与子宫内膜异位症相关的子宫内膜癌和 CCC 的相对比例远高于其他肿瘤类型。输卵管结扎术对子宫内膜异位症相关癌症具有很强的保护作用，这支持子宫内膜异位症是一种前驱病变（见"14.1.2.2　生育因素、激素和排卵的影响"）。瑞典学者和日本学者通过大型研究进一步证实，子宫内膜异位症是卵巢癌的前驱病变。瑞典一项对 20 000 例子宫内膜异位症住院患者的研究显示，平均随访 11.4 年后其卵巢癌的风险系数是对照组的 1.9 倍。有长期（10 年或更长）子宫内膜异位症病史的人群的相对风险系数为 4.2 倍（Brinton et al. 1997）。对日本 6398 例子宫内膜异位症患者的调查显示，随访 17 年后，标准化发病率为 9.0 倍，诊断时年龄超过 50 岁的女性的风险系数为 13.2 倍（Kobayashi et al. 2007）。在后一项研究中，卵巢癌的平均诊断年龄为 51 岁，这表明子宫内膜异位症相关的癌症患者更年轻（表 14.1）（见"14.9.4.3　子宫内膜样腺癌"）。

14.2.2.3　良性和非典型增生性（交界性）肿瘤

良性卵巢肿瘤的自然发生史无从观察，因为必须完整切除肿瘤才能得出正确的诊断。但卵巢癌中存在形态学良性的区域以及新近的分子研究结果提示，交界性肿瘤是卵巢低级别浆液性癌、卵巢子宫内膜样癌和黏液性癌（"肿瘤发生二元论"中的 I 型肿瘤）的前驱病变。

KRAS 和 *BRAF* 突变主要局限于 LGSC 和 APST，提示 APST 可能是 LGSC（而不是 HGSC）的前驱病变（图 14.3）。在孤立的浆液性囊腺瘤（APST 的假定前驱病变）中缺少 *KRAS* 和 *BRAF* 突变。然而，在伴有小 APST 的浆液性囊腺瘤中，在 APST 和邻近囊腺瘤上皮细胞中检测到相同的 *KRAS* 或 *BRAF* 突变。这些发现表明，*KRAS* 和

BRAF 的突变是与浆液性肿瘤发生相关的早期事件，并且少部分发生 *KRAS* 或 *BRAF* 突变的浆液性囊腺瘤可能发展为 APST。*TP53* 突变在 LGSC 和 APST 中非常罕见。

14.2.2.4　输卵管乳头状增生

输卵管乳头状增生（PTH）的特征是输卵管上皮细胞呈小而圆的簇状和乳头状突起，伴或不伴输卵管腔内、黏膜和固有层的砂粒体形成。组织学上，PTH 与 APST 非常相似。PTH 常伴有 APST，但也可以发生在没有 APST 的病例中。在非浸润性种植病例中，有时会发现 PTH，这种情况等同于 PTH 伴 APST 或伴输卵管内膜异位症并出现 APST 的病例。有人推测，来自输卵管上皮的小乳头和细胞团种植于卵巢和腹膜表面，从而产生卵巢和卵巢外低级别浆液性增生（APST、非浸润性上皮种植物和输卵管内膜异位症）。PTH 常与慢性活动性输卵管炎有关。而在其他没有活动性输卵管炎的病例中也能找到陈旧性炎症的证据，如输卵管皱襞的破坏和变钝。有人提出 PTH 是由慢性炎症引起的，可能是多种卵巢和卵巢外低级别浆液性增生的前驱病变（Kurman et al. 2011；Seidman et al. 2002）。

低级别（微乳头型）浆液性癌的发生

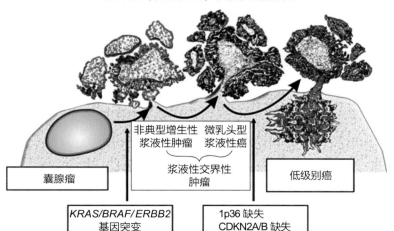

图 14.3　低级别浆液性癌（I 型肿瘤）的发病机制示意图（改编自 Singer et al. 2005）

14.2.2.5 浆液性输卵管上皮内癌和 p53 印记

目前有权威证据表明，大多数 HGSC 起源于输卵管伞端（关于浆液性输卵管上皮内癌和相关的输卵管前驱病变，详见第 11 章）。输卵管伞端通常延伸到卵巢表面，并与卵巢表面紧密接触。在具有 BRCA 基因突变的女性行预防性附件切除的标本中可以找到输卵管上皮非典型增生、原位癌（STIC）和小灶高级别浆液性输卵管癌（详见下文）。

通过彻底检查预防性输卵管卵巢切除（RRSO）标本发现，3% 的病变存在隐匿性上皮内癌或微小浸润癌。在 16 项包括 1750 例患者的研究中，数据差异较大，检出率为 0~12%。数据差异较大反映了输卵管癌（尤其是 STIC）的最低诊断标准存在差异。此外，这些研究还存在其他潜在的来源偏差。最可靠的结论是基于 GOG199 的研究结果，这是一项针对 966 例高危女性的前瞻性研究，研究发现 2.6% 的女性患有囊性或浸润性癌（Sherman et al. 2014）。此外，RRSO 术后发现的部分原发性腹膜癌病例存在镜下输卵管癌病灶未被检出的可能性（Leonhardt et al. 2011）。

鉴于上述发现，对 II 型卵巢癌前驱病变的研究已集中到输卵管，而且已经明确 STIC 与高比例的 HGSC 有关。最近对包括 600 多例盆腔 HGSC 在内的 10 项系统性研究发现，13%~53%（平均值为 37%，95% CI 27%~48%）的患者同时患有 STIC（Chen et al. 2017）。这些研究数据有很大差异，可能是由于各种类型的偏倚，包括缺乏盲法、化疗后标本的变异性，以及诊断方法的不同（如使用免疫组化和更深层次的不同）。此外，即使将输卵管全部包埋，组织厚度为 1~3 mm，对厚度为 5 μm 的切片进行检查，仍会有 99% 以上的组织被漏检（Sherman et al. 2012；Visvanathan et al. 2018）。值得注意的是，输卵管上皮内癌和浸润性癌的形态学可能与转移癌相似（Rabban et al. 2015；Stewart et al. 2012）。此外，来自分子分析的有限数据表明，上皮内癌有时可能是真正的转移性疾病，而不是输卵管的原发性病变

（McDaniel et al. 2015；Eckert et al. 2016；Singh et al. 2017）。同样值得注意的是，新辅助化疗后，STIC 可能会持续存在（Colon et al. 2014）。

在不是因卵巢癌而切除的输卵管标本中，偶尔会发现 STIC。有几篇报道表明，STIC 与非典型子宫内膜增生和子宫内膜样腺癌有关，但矛盾的是，这些肿瘤具有低级别的细胞学特征（Chay et al. 2016；Gilks et al. 2015；Morrison et al. 2015；Rabban et al. 2014；Seidman et al. 2016）。 可以肯定的是，STIC 与子宫内膜浆液性癌有关（见"14.9.2.3.2 输卵管、卵巢或腹膜源性 HGSC"）。

STIC 具有 TP53 基因突变，细胞学形态为恶性，但仅局限于输卵管上皮。另一种病变的特点是，一小段形态学正常的输卵管上皮（至少 12 个输卵管分泌型上皮细胞），免疫组化染色呈 p53 阳性，Ki-67 增殖指数高于正常输卵管上皮，但低于 STIC，称为"p53 印记"。

p53 印记与 STIC 和卵巢浆液性癌都有关，但也见于普通人群；部分 p53 印记中存在 TP53 基因突变。这些结果提示，p53 印记可能就是卵巢 HGSC 的前驱病变（Cass et al. 2014；Crum et al. 2013）。最近有一项研究使用新一代测序平台检查输卵管病变（p53 印记、STIC 和浸润性癌）、卵巢肿瘤和转移性病变的全外显子组序列和染色体改变，并以相同患者的正常组织作为对照，结果发现所有的 p53 印记和 STIC 都存在 TP53 突变。而且，与 STIC 相比，卵巢肿瘤和转移性病变还获得了额外的体细胞突变，这表明 STIC 与卵巢肿瘤和转移灶之间存在着进展关系。在某些情况下，STIC 和转移灶（大网膜或阑尾）中存在独特的序列变化，而卵巢肿瘤中并没有，这说明 STIC 中的祖细胞克隆具有扩散到其他器官并绕过卵巢的能力（Labidi-Galy et al. 2017），这有助于解释为什么几乎所有的 HGSC 都处于晚期。p53 印记是 STIC 的前驱病变这一结论来自对 479 例卵巢癌高危女性的多机构研究，这些女性在接受 RRSO 的同时，

接受了输卵管的全面检查［输卵管伞端全部取材包埋（SEE-FIM）］。在该研究中，与 STIC（4%）和浆液性输卵管上皮内病变（STIL）（5%）相比，有22% 的病例检测到 p53 印记。后者被定义为输卵管上皮内病变，其中有核异型性，但在一定程度上不足以诊断为 STIC。此外，p53 印记存在于输卵管的任何部位，其中输卵管伞端是最常见部位。但发生于输卵管伞端的 p53 印记患者的年龄（54 岁）要比发生在其他部位的患者（45 岁）大。这些结果表明，与发生在输卵管其他部位的病变相比，输卵管伞端的 p53 印记是癌前病变（Visvanathan et al. 2018）。

已有研究表明，即使对卵巢癌患者的输卵管全面检查，最多也只有 60% 的患者存在 STIC。这就提出了癌的来源问题，尽管如前文所述，一种可能的解释是，标准组织切片中 99% 以上的输卵管组织（可能存在 STIC）未经检查。在某些情况下，由于累及卵巢和输卵管的癌灶较大，从而掩盖了起源的部位，因此很可能无法确定是否存在 STIC。最近的一项研究证实了这一点，该研究比较了发现 STIC 和未发现 STIC 的 HGSC。在这项研究中，两组在拷贝数改变、信使 RNA 测序和 miRNA 表达方面没有差异（Ducie et al. 2017）。

14.2.2.6　输卵管 – 腹膜交界处

不同类型上皮细胞间的交界区是癌变的热点区域。最典型的例子是子宫颈内口上皮移行区、肛门直肠交界处和胃食管交界处等。在附件区，间皮、OSE 和输卵管上皮非常接近。该区域的显微解剖学和相应的组织学尚未被完全了解，最近才有学者对其进行了更细致的研究。有人提出，包括 OSE、腹膜和输卵管上皮在内的附件区是一个共同的胚胎学衍生单位，该区域有很高的肿瘤发生风险（Auersperg et al. 2008）。

近年来，盆腔腹膜与输卵管伞端上皮的交界处（TPJ）被认为是腹膜腔与输卵管腔相通的

部　位（Seidman et al. 2011a）（图 14.4，14.5）。该区域常见灶状移行细胞化生，过去称之为"Walthard 细胞巢" 或"Walthard 细胞残余"。由于这些病灶通常是在没有炎症或其他相关病变的情况下观察到的，所以它们似乎是正常的［见"14.9.6　Brenner 肿瘤（移行细胞肿瘤）"和"14.9.3　黏液性肿瘤"］。有一种假说认为 TPJ 的移行上皮化生在 Brenner 肿瘤和黏液性肿瘤的发生中起着重要作用。最近的一系列研究表明，在81 例晚期子宫外 HGSC 患者中，STIC 距 TPJ 的平均距离为 1.8 mm，在某些情况下，STIC 恰好位于此交界处（Seidman 2015）。Schmoeckel 和他的同事证实了这些发现，他们在距离 TPJ 平均1.3 mm 处发现了 STIC（Schmoeckel et al. 2017）。该交界处在这些肿瘤的发病机制中的确切作用值得

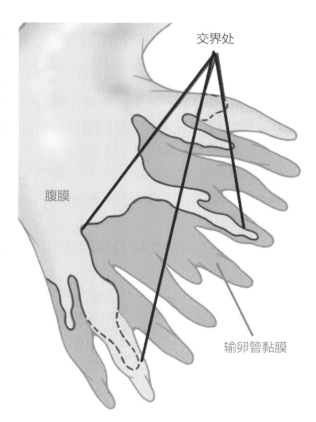

图 14.4　模式图显示，在输卵管伞端区域，输卵管 – 腹膜交界处（TPJ）呈一条蓝色曲线，反映了从输卵管上皮到腹膜间皮层的转变

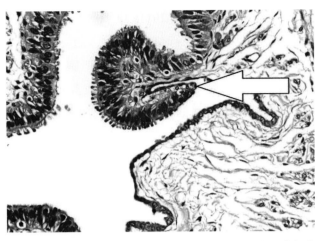

图 14.5　输卵管 – 腹膜交界处（TPJ）的组织学。右下为间皮
　　　　细胞，左上为输卵管上皮。箭头所示为交界处

进一步研究。有趣的是，对小鼠的研究表明，交界
处含有肿瘤干细胞（Flesken-Nikitin 2013）。与明
确定义的输卵管 – 腹膜交界处相比，假定的"卵
巢 – 输卵管交界处"仍有待确定。

14.3　家族性（遗传性）卵巢癌

　　已经确定了卵巢癌的两种遗传易感性：遗传性
乳腺癌 / 卵巢癌（hereditary breast / ovarian cancer,
HBOC）和遗传性非息肉病性结直肠癌（HNPCC,
Lynch 综合征）。值得注意的是，卵巢癌患者亲属
中卵巢癌发病率的增高与卵巢交界性或黏液性肿瘤
患者亲属中卵巢癌发病率的增高并不平行。

14.3.1　*BRCA1*、*BRCA2* 及其他基因

　　在北美，10%~15% 的卵巢癌具有高外显性、
常染色体显性遗传易感性背景，但最近的研究表
明，这一比例接近 24%（Walsh et al. 2011）。众所
周知，在德系犹太人中，*BRCA* 的突变率明显较
高。中国最近的一项研究发现，28.5% 的卵巢癌患
者存在 *BRCA* 突变（Wu et al. 2017）。

　　HBOC 与 *BRCA1* 或 *BRCA2* 基 因 的 种 系 突
变有关。*BRCA1* 和 *BRCA2* 突变基因携带者在 80

岁时罹患卵巢癌的风险预计分别为 44% 和 17%
（Kuchenbaecker et al. 2017）。*BRCA1* 和 *BRCA2*
基因分别位于染色体 17q 和 13q，其编码蛋白在
DNA 修复、细胞周期检查点控制、蛋白质泛素化
和染色质重建中发挥重要作用。这些基因的种系突
变包括小的缺失、插入、点突变和基因重排，通常
导致不成熟的截短蛋白。两个基因中突变的位点分
布较广。研究提示，这些基因内的突变位点可能与
卵巢癌患病风险升高有关。例如，*BRCA1* 基因第
2401~4190 核苷酸的突变增加了卵巢癌的患病风
险，却降低了乳腺癌的患病风险；*BRCA2* 基因 11
号外显子中第 4075~6503 核苷酸的突变也与卵巢
癌的患病风险增加有关。因此，这一区域称为"卵
巢癌相关基因聚集区"。在多达一半的 HGSC 病例
中，*BRCA1* 和（或）*BRCA2* 发生突变，或通过启
动子超甲基化造成等位基因缺失和（或）基因沉
默，导致这些基因功能丧失。

　　同 源 重 组 修 复（HRR） 基 因（如 *BRCA1/
BRCA2* 等）中的种系或体细胞突变对总生存率和
铂反应性有积极影响（Pennington et al. 2014）。然
而，对无进展生存率的影响似乎比对总生存率的
影响更为显著（Rudaitis et al. 2014）。此外，随着
随访时间的延长，生存优势似乎减弱，随访 10 年
时，*BRCA* 种系突变阳性患者和阴性患者之间可能
没有显著的生存差异（Kotsopoulos et al. 2016）。

　　Lynch 综合征患者患卵巢癌的风险也有所增
加，该病患者约占卵巢癌患者的 2%。这种常染色
体显性遗传综合征相关的癌症包括非息肉病性结肠
癌、子宫内膜样癌以及相对少见的其他部位的癌
症（包括卵巢癌）。HNPCC 是由编码 DNA 错配修
复（MMR）相关蛋白的基因突变所致。超过 70%
的 HNPCC 患者有 *MSH2* 或 *MLH1* 基因的种系突
变，*PMS1*、*PMS2* 和 *MSH6* 突变相对少见。Lynch
综合征相关性卵巢癌（Lynch syndrome-associated
ovarian carcinoma, LSAOC）与散发性卵巢癌相
比，其发病年龄早，且诊断时分期较早（FIGO Ⅰ

期或 Ⅱ 期 ）。最近的数据表明，透明细胞癌和子宫内膜样卵巢癌在 Lynch 综合征患者中的发病率过高（Chui et al. 2013；Vierkoetter et al. 2014 ）。这些细胞类型的易感性解释了 LSAOC 的低分期和患者年轻化的特点（Ketabi et al. 2011 ）。

　　研究发现，携带致癌基因突变的卵巢癌患者越来越多，致癌基因数量也在增加。在一项针对 360 例未按年龄或家族史分类的原发性卵巢癌、腹膜癌或输卵管癌患者的研究中，使用靶向捕获和大规模平行基因组测序的方法，对 21 种抑癌基因的种系突变进行了研究，发现 24% 的女性携带种系功能丧失突变，其中 *BRCA1* 或 *BRCA2* 占 18%，*BARD1*、*BRIP1*、*CHEK2*、*MRE11A*、*MSH6*、*NBN*、*PALB2*、*RAD50*、*RAD51C* 或 *TP53* 占 6%。这些基因中有 6 个以前与遗传性卵巢癌无关。在存在遗传突变的女性中，超过 30% 的人没有乳腺癌或卵巢癌的家族史，超过 35% 的人的年龄在 60 岁以上。基于这些发现，研究人员建议对所有患有卵巢癌、腹膜癌或输卵管癌的女性，不论年龄或家族史如何，都要进行全面的遗传性癌基因检测（Walsh et al. 2011 ）。

　　最近的文献强调了多种其他可能增加卵巢癌风险的遗传标志。随着全基因组测序成本的大幅下降，这类数据正在迅速积累，一些实验室已经开始在美国销售这类检测工具。然而，许多关于这些变异的数据是相互矛盾的，在许多情况下，假定风险的增加幅度是微不足道的，因此相应的临床意义很小或没有。其中一些指标的标准化发病率（SIR）为 1.1~1.5。相比之下，*BRCA1* 和 *BRCA2* 的标准化发病率分别为 49.6（95%CI 40.0~61.5）和 13.7（95%CI 9.1~20.7）（Kuchenbaecker et al. 2017 ）。近来有 1 篇报道称 *KRAS* 变异体 rs61764370 会增加卵巢癌的患病风险；随后，卵巢癌协会表明无法证实这一结论（Ovarian Cancer Association Consortium, Breast Cancer Association Consortium, and Consortium of Modifiers of *BRCA1* and *BRCA2*

2016 ）。

14.3.2　家族性卵巢癌的临床病理特征

　　家族性卵巢癌患者的发病年龄比散发性卵巢癌小。*BRCA1* 和 *BRCA2* 相关的卵巢癌的诊断年龄分别为 54 岁和 59 岁，Lynch 综合征的诊断年龄为 43 岁（表 14.1 ）。几乎所有与 *BRCA* 突变相关的肿瘤都是高分期的 HGSC。Chui 及其同事研究了 20 例存在种系突变的 LSAOC 患者。他们发现 90% 的病例含有子宫内膜样癌成分（14 例为单纯性的，4 例为混合性的），10%（2 例）的病例为单纯性 CCC。仅有 2 例肿瘤中可见明显的淋巴细胞浸润（Chui et al. 2014 ）。另一项研究纳入了 53 例 LSAOC，虽然缺乏病理复片，但也发现子宫内膜样癌占优势（Ryan et al. 2017 ）。因此，建议所有诊断为透明细胞癌或子宫内膜样卵巢癌的女性进行 Lynch 综合征的筛查（Rambau et al. 2016；Singh et al. 2017 ）。

　　HGSC 转移灶可表现为多种组织学形态。最近的一项研究表明，具有种系或体细胞 *BRCA1* 或 *BRCA2* 异常的肿瘤更有可能表现出推挤性或浸润性微乳头状转移，而没有这种异常的肿瘤则表现为具有乳头状、腺状特征的浸润性转移，很少有筛状和微乳头状特征（Reyes et al. 2014 ）。在预测 *BRCA* 突变方面，这些转移灶的形态学特征似乎比原发肿瘤的特征更可靠。有限的数据表明，与浸润性微乳头状转移灶相比，具有以推挤性形态为主的转移模式的肿瘤的预后更好（Hussein et al. 2016 ），目前尚不清楚这是否与 *BRCA* 状态无关，但在短期内提示预后良好。

　　BRCA 种系突变相关病例的 5 年生存率明显高于散发性病例（Bolton et al. 2012 ）。一项长期随访研究发现，10 年之后这种差异似乎会消失（Kotsopoulos et al. 2016 ）。这种情况是否会随着 PARP 抑制剂的治疗而改变还有待研究。

14.4　卵巢癌基因工程小鼠模型及其转化应用

14.4.1　小鼠模型

毫无疑问，针对卵巢癌各种主要组织学亚型的基因工程小鼠模型（GEMM）将提供更多关于卵巢癌的生物学信息，也将为卵巢癌预防、早期检测和治疗提供新的策略。以前大多数卵巢癌动物模型都是将人卵巢癌细胞移植到免疫缺陷小鼠。虽然从异种移植模型中可以学到很多东西，特别是那些直接从患者身上转移到小鼠身上的肿瘤组织（患者来源的异种移植物），但这种模型也存在缺陷，包括不能完全模拟肿瘤 - 宿主的相互关系以及不能再现肿瘤的早期改变。近来报道的卵巢癌 GEMM 克服了移植瘤模型的一些缺点，作为建立于免疫系统健全小鼠的原位动物模型，更接近人类卵巢癌的形态和生物学行为。

鉴于上述卵巢癌的形态学和分子异质性，该领域的一个研究目标是开发出能够概括所有卵巢癌主要组织学亚型的小鼠模型。最近的一份报告（National Academies of Sciences, Engineering and Medicine 2016）将迄今为止报道的大多数卵巢癌 GEMM 进行了总结。已经开发出高级别和低级别的浆液性癌、子宫内膜样癌和 CCC 的 GEMM，其中大多数 GEMM 是基于小鼠 OSE 的转化，这种转化是在组织特异性诱导每种人类肿瘤的特征性基因改变后发生的。目前认为许多（即使不是大多数）卵巢癌起源于输卵管伞端，最近的模型也关注小鼠的输卵管上皮（相当于人类的 FTE）的转化。研究表明，与人类 HGSC 相同的遗传学改变（如多种 *Trp53*、*Brca1/2*、*Rb1*、*Pten*、*Nf1* 组合的缺失）也会导致小鼠输卵管内发生 STIC 和 HGSC 样肿瘤（Kim et al. 2012；Perets et al. 2013；Zhai et al. 2017）。

14.4.2　转化应用

能忠实再现人类卵巢癌的小鼠模型对预防、检测和治疗卵巢癌的新药的临床前研究大有裨益。例如，GEMM 可用于研究本章前文所述的许多与卵巢癌风险改变相关因素的作用机制。了解为什么生育次数多和口服避孕药具有保护作用以及为什么癌症通常出现在绝经期女性而不是年轻女性可以帮助研究人员开发新的策略来预防卵巢癌，或至少减缓其进展。患有早期疾病的小鼠可用于检验新的方法，以提高卵巢癌的早期诊断准确率（如检测循环中的肿瘤特异性 DNA 或后文所述的子宫颈细胞学筛查标本中的肿瘤特异性 DNA）。最后，该模型还可用于卵巢癌新疗法的临床前测试。鉴于大量潜在的新药可以单独或与传统疗法联合接受测试，GEMM 可能有助于识别那些对人类卵巢癌治疗有效的药物和药物组合。

14.5　筛查、早期诊断和预防

14.5.1　筛查试验

卵巢癌在普通人群中的患病率相对较低，因此开发一种有效的筛查试验极具挑战性。了解卵巢癌发病机制的新模式对卵巢癌的筛查具有重要意义。由于引起大多数（85%~90%）卵巢癌患者死亡的 HGSC 及其变异型出现在输卵管中，因此所有的筛查试验（至少部分是基于盆腔超声）都是建立在一个错误的致癌模型上的（Bodelon et al. 2014）。这些试验着眼于体积增大的卵巢，当发生癌症时，一般为 Ⅰ 型肿瘤，通常表现为低分期并且预后良好（见"14.2　形态学和分子学发病机制"）。与 Ⅱ 型肿瘤相比，Ⅰ 型肿瘤仅占卵巢肿瘤的 20%。这些肿瘤生长缓慢，一般是从良性囊腺瘤、非典型增生性肿瘤和子宫内膜瘤发展而来，在发生恶性转化之前肿瘤体积已经较大。因此，大多数Ⅰ型肿瘤在发生腹膜播散之前就可通过盆腔检查发现大的盆腔包块，无需超声检查。

相比之下，早期检测 HGSC 的试验更有可能降低这种疾病的死亡率。HGSC 是绝大多数卵巢癌患者死亡的原因，通常诊断时就已经到了晚期。浸润性 HGSC 的假定前驱病变是 STIC，后者是微观的，无法通过超声检查发现。此外，血清 CA125 缺乏足够的敏感度和特异性，无法有效地检测出处于可治愈阶段的卵巢癌。筛查试验一般能鉴别出低分期的非浆液性肿瘤、交界性肿瘤、非上皮性肿瘤和进展期 HGSC，而发现Ⅰ期 HGSC 是极其罕见的情况，即使是针对高风险女性的系列试验也是如此（Skates et al. 2017）。

大多数试验没有获得足够的死亡率数据来确定筛查是否成功。目前有两份关于卵巢癌大规模筛查的临床试验报告，其中包括死亡率数据。前列腺、肺、结肠和卵巢（PLCO）试验随机选择 78 216 例女性，将其分为每年 CA125+ 超声筛查组和常规治疗组（Buys et al. 2011）。随访超过 12 年（最近更新为 14.7 年）（Pinsky et al. 2016）后，发现筛查组的死亡率没有显著降低（RR 1.06）。事实上，在筛查组中死亡患者更多（但没有统计学意义）。最近一项对该试验中卵巢癌细胞类型的分析表明，Ⅰ型肿瘤可能出现向低分期转化的阶段，而Ⅱ型肿瘤则没有（Temkin et al. 2017），这进一步支持了一种观点，即筛查在降低卵巢癌死亡率方面缺乏有效性。

英国卵巢癌筛查合作试验（UK Collaborative Trial of Ovarian Cancer Screening，UKCTOCS）是迄今为止规模最大的临床试验之一（Jacobs et al. 2016）。超过 20 万名女性接受了平均超过 11 年的随访。超过 10 万名女性被随机分配到无筛查组，50 623 例女性被随机分配到超声检查组，50 624 例女性被随机分配到多模式筛查组，后者的筛查方法包括使用专有算法（卵巢癌风险算法，risk of ovarian cancer algorithm，ROCA）分析 CA125 水

平随时间的变化，并在特定条件下转到超声检查组。结果显示，卵巢癌的死亡率没有显著降低。研究证实，卵巢癌筛查试验非但毫无益处，还会对患者造成显著损害。事实上，上述试验中的很多女性都做过手术，有些还出现了严重的并发症，其中只有少部分人患上卵巢癌。2016 年，美国 FDA 发布的安全通告表明，没有安全有效的卵巢癌筛查方法，并建议女性和医师不要使用 ROCA，后者是基于 UKCTOCS 结果计算的，因为其潜在的危害和优势方面的证据尚不足。2018 年，美国预防服务工作组重申了此前反对卵巢癌筛查的建议（Henderson et al. 2018）。

回顾性研究发现，许多卵巢癌患者在确诊前已有一些症状，有的为慢性病表现，因此有学者在努力研究可用于早期诊断的症状指数。遗憾的是，这种方法不太可能有效，因为卵巢癌的早期症状很不特异，都是一些常见的症状。且卵巢癌患者（尤其是 HGSC 患者）一旦出现症状，即表明该疾病已到晚期。根据目前对卵巢癌发病机制的了解，只有无症状的 STIC 是可治愈的。最近使用"卵巢癌症状指数"对 5 项研究进行系统综述，结果突显了这种方法存在的问题，即阳性预测值低于 1%（Ebell et al. 2016）。

在过去的几年中，人们利用分子技术研究了多种识别输卵管早期病变的新方法。这些标本的来源包括子宫颈刷片（Bakkum-Gamez et al. 2014）、从卫生棉条分离出的组织（Erickson et al. 2014）、输卵管伞端的体外清洗液（Dobrinski et al. 2014）和宫腔灌洗液（Maritschnegg et al. 2015）。近来，技术的进步使得检测循环血液中循环游离 DNA（cell-free DNA，cfDNA）成为可能。循环血液中的 cfDNA 多数来自种系来源的非恶性细胞破裂，也存在因少量肿瘤细胞凋亡、坏死而产生的循环肿瘤 DNA（circulating tumor DNA，ctDNA）。新开发的基因组学和生物信息学方法有助于进行高度敏感的分子检测，后者可以从 ctDNA 中检测出肿瘤

特异性改变（Kinde et al. 2011）。

14.5.2　早期诊断

早期诊断可以降低子宫颈癌、乳腺癌和结肠癌的死亡率，但对卵巢癌无效。尽管没有直接的证据，但一项回顾性病例对照研究发现，在出现症状后就诊的 1318 例卵巢癌患者中，超过 12 个月的延迟诊断（从出现症状到确诊的时间超过 12 个月）与 1 个月内确诊的患者相比，生存率并没有差别（Nagle et al. 2011），危险比为 0.94，无统计学意义。对 1442 例卵巢癌患者的前瞻性研究为卵巢癌复发的早期诊断提供了有价值的数据。在该研究中，529 例 CA125 水平降低的患者被随机分配到临床复发时立即治疗组或延迟治疗组（Rustin et al. 2010）。延迟治疗组患者的中位生存期为 27.1 个月，而立即治疗组患者的中位生存期为 25.7 个月，差异无统计学意义。

子宫颈癌、乳腺癌和结肠癌的进展是逐步的，当病变尚未具有浸润性或仅具有表面浸润性、病变局限、在癌症扩散之前以及可以手术切除之前，疾病的早期表现就出现了。相比之下，在卵巢癌的早期症状出现时或 CA125 水平升高时，肿瘤已经扩散到远处并且处于晚期。原因是，最早期的"卵巢癌"是 STIC，尽管其体积很小，但它也是一种具有转移性的癌症，在没有侵袭的情况下也可以向远处扩散。为了使卵巢癌（如 STIC）的早期检测有效，必须在显微镜下且无症状的情况下进行。卵巢癌进展的模式和时间进程的差异是由非浸润性的、显微镜下可见的 STIC 直接进展至 Ⅲ 期卵巢癌所致，而不是像其他癌症那样，通过中间步骤逐步进展为局部浸润性肿瘤。

14.5.3　预防

妇科肿瘤学会提出的预防卵巢癌的 5 项建议分别是口服避孕药、输卵管绝育、高危女性的 RRSO、高危人群的遗传咨询和育龄后的输卵管切除术（Walker et al. 2015）。其中，RRSO 是最常用于高危女性的预防策略。在一项多机构研究中，评估接受 RRSO 的高危女性的非预期肿瘤的发生率，结果为 5%（Conner et al. 2014）。当手术后发现输卵管内无病变时，复发率为 4%~5%，是一般人群的 4~9 倍。如果切除的输卵管中只含有 STIC，术后 4 年的复发率为 11%；如果在输卵管中发现有浸润性癌，术后复发率为 17%。一篇文献综述表明，*BRCA1* 和 *BRCA2* 突变携带者在 RRSO 后发生了腹膜癌，RRSO 与腹膜癌发生之间的中位时间间隔为 54 个月。此外，与未被选择的单个突变携带者相比，较大年龄接受 RRSO、携带 *BRCA1*（与 *BRCA2* 相比）突变，以及 STIC 的存在与复发的相关性很强（Harmsen et al. 2018）。

尽管 RRSO 能够显著降低卵巢癌和乳腺癌的患病风险，但一项针对 3 万名女性的护理健康研究（随访 28 年）显示，切除卵巢对总体生存不利。该研究将接受 BSO 的患者与因子宫良性疾病而行子宫切除术但保留卵巢的患者进行了比较（Parker et al. 2013）。研究结果显示，切除卵巢后，发生冠状动脉疾病时死亡率升高了 23%，肺癌死亡率升高了 29%，结直肠癌死亡率升高了 49%，各种原因导致的死亡率升高了 13%。因此，一些研究人员现在主张，对于没有高危因素的女性，应该进行保留卵巢的输卵管切除术，而不是 RRSO，或者在绝经后进行卵巢切除术。对于希望绝育的年轻女性，建议行输卵管切除术而不是双侧输卵管结扎术，因为输卵管伞端是卵巢癌的主要来源。输卵管切除术似乎是安全的（Song et al. 2017），并且仅双侧输卵管切除术即可在 10 年后将卵巢癌风险降低 61%（Falconer et al. 2015）。输卵管切除术可能不能完全消除该风险，因为双侧输卵管切除术后卵巢表面残留的部分输卵管伞端组织或腹膜内输卵管内膜异位组织仍可发展为癌（Ayres et al. 2017；Gan et al.

最后，多项流行病学研究表明，使用 OCP 可将卵巢癌风险降低 50%。多胎次生育可以减少一生排卵的数量，也能大大降低患癌风险。这些发现与前文描述的卵巢癌变的"持续排卵"假说相一致。因此，有观点认为，年轻女性应选择 OCP 作为首选避孕方法，因为它在提供最佳避孕方法的同时，显著降低了卵巢癌的风险。事实上，在对 10 万名女性的流行病学分析时发现，女性使用 OCP 的时间越长，患癌风险越低（$P<0.0001$），这种风险在停止使用 OCP 后能够持续降低 30 多年（Collaborative Group on Epidemiological Studies of Ovarian Cancer 2008）。

关于可改变的饮食和生活方式因素的数据有限。在超过 8 万例女性参加的护理健康研究中，在未使用激素的女性中，罹患卵巢癌的风险与咖啡因摄入量呈轻度负相关，而与饮酒和吸烟无关，但吸烟可增加黏液性癌的患病风险（Tworoger et al. 2008）。另一项大型研究发现，吸烟使黏液性癌的患病风险增加一倍（Jordan et al. 2007）。但是，如前文所述，20 世纪 90 年代中后期之前关于黏液性肿瘤的资料不太可靠，因为现在认识到大多数累及卵巢的黏液性肿瘤都是转移性的（见"14.1　流行病学"和"14.9.3　黏液性肿瘤"）。

14.6　预后因素

目前被广泛接受的卵巢癌预后因素是 FIGO 分期；对 ⅢC 和 Ⅳ 期患者而言，分期手术（无论是否进行肿瘤减灭术）后残余肿瘤的体积也有预后意义。如前文所述，许多研究表明年龄是一个强有力的预后因素，但并非独立的预后指标（见"14.1.2　病因学和风险因素"和"14.1.2.1　年龄"）。可能较为重要的预后因素包括组织学类型、组织病理学分级和肿瘤是否破裂等，但关于这些预后因素的价值一直存在争议。

14.6.1　细胞类型和组织学分级

对细胞类型和组织学分级的预后价值评估很复杂，因为二者的特征常互相重叠。重要的是要认识到，上皮性卵巢癌的 5 种主要组织学亚型中有 3 种具有明确的分级。因此，一旦确定了细胞类型，只需要对黏液性和子宫内膜样癌进行分级。近年来，通过更具体的组织学标准对卵巢癌类型进行定义，并通过免疫组化和分子研究对其进行相关性分析和验证，卵巢癌细胞类型的诊断可重复性有所提高（Kobel et al. 2014；Seidman et al. 2015）。

回顾文献会发现，组织学分级在很多研究和文献综述中都是显著的预后指标。但是，由于存在多种分级系统，且很多文献中未明确阐述采用哪种分级系统，因此缺乏统一的病理学复片标准，并且分级在病理医师之间的可重复性是最差的。此外，大多数的研究报道要早于细胞类型分辨和分级的最新进展。最近对 2 位妇科病理学家做出的卵巢癌分级与 NCI SEER 数据库中报告的分级进行分析，结果表明无论采用何种分级系统，其结果都是一致的。因此作者的结论是，SEER 记录的分级对于流行病学研究可能不太可靠（Matsuno et al. 2013）。

在肿瘤分期的分层比较中，现有数据表明，与 HGSC 相比，子宫内膜样癌和 LGSC 的预后更好，而癌肉瘤的预后较差。Ⅰ 期透明细胞癌和黏液性癌患者与其他 Ⅰ 期疾病患者的预后一样（Kobel et al. 2010b）。透明细胞癌和黏液性癌在进展期可能预后较差，但由于进展期黏液性癌罕见和透明细胞癌与 HGSC 之间的诊断可重复性问题，资料很受限（Mackay et al. 2010；Zaino et al. 2011）。关于细胞类型的进一步讨论详见本章后文。

目前，卵巢癌分级仅对 ⅠA 期、ⅠB 期和 ⅡA 期患者具有重要临床意义，因为低级别肿瘤即使不治疗预后也非常好，因此可以考虑不用化疗。ⅠA 期和 ⅠB 期的 Ⅰ 级卵巢癌患者的生存率高达 97%。但是 Ⅰ 期卵巢癌是一组异质性肿瘤，其中只有少数为浆液性癌。而目前没有充分的证据表明二元论是否适用于非浆液性肿瘤（不同细胞类型的分级将在后文进一步讨论）。

14.6.2   其他预后因素

手术医师的能力水平与卵巢癌患者的预后密切相关。与在患者量较少、专业划分不细的医院接受诊治的患者相比，在诊治患者量比较大、有专业妇科医师的医院就医的患者具有更高的生存率（Bristow et al. 2014）。同样，与在不经常使用新辅助化疗的医院就医的患者相比，在经常使用新辅助化疗方案的大型医院就医的患者的生存率更高（Barber et al. 2017）。

14.6.3   分期、播散方式和生存期

FIGO 在 2012 年更新了卵巢癌的分期（表14.3）。与之前的版本相比，显著的变化包括删除了 ⅡC 期，将腹股沟淋巴结转移从 ⅢC 期改到 ⅣB 期。除了 ⅢC 期和 Ⅳ 期患者经手术分期和减瘤手术后残余肿瘤体积这项指标之外，FIGO 分期是最权威的卵巢癌预后指标，其他潜在的预后指标与之相比，价值明显较低。

对 Ⅰ 期和 Ⅱ 期患者来说，全面的分期手术（见"14.8   治疗"和"14.8.1   外科手术治疗"）已经足够了，而且也是大多数患者所需要的，可以避免过去存在的低估问题。晚期患者通常还需要进行减瘤手术或肿瘤细胞减灭术。虽然肿瘤细胞减灭术不太可能使患者被治愈，但能提高生存率。其他获益还包括提高生存质量、减少肿瘤的不良代谢反应、改善营养状况、增强对化疗的耐受能力以及增强残余肿瘤对化疗的反应。积极的首次肿瘤细胞减灭术的并发症发生率和死亡率低，而且多数研究认为它能提高生存率。理想的肿瘤细胞减灭术患者的中位生存期为 4~5 年或更长，而不理想的生存期是

1~2 年。理想的减瘤手术加至少清扫一侧盆腔或腹主动脉旁淋巴结，可使无进展生存期提高约 2 个月，使总体生存期提高约 4 个月（Rungruang et al. 2017）。此外，对于那些接受淋巴结清扫，但并无淋巴结转移的患者，复发后的生存率也有所提高（Paik et al. 2016）。对于瘤体较大的患者，无法行有效的肿瘤细胞减灭术，这个时候就需要先行新辅助治疗，再行间隔性肿瘤细胞减灭术。

实际工作中根据组织病理学和细胞学检查结果进行分期。有证据表明，部分 Ⅰ 期肿瘤紧密粘连，预后与分期较高的肿瘤相似。然而，一项研究发现，病理学 Ⅰ 期肿瘤由于粘连严重而被分到 Ⅱ 期，但预后并不差（Seidman et al. 2010a）。尽管这是一些医学中心的常见做法，但 FIGO 分期指南在这一点上仍不明确。该问题和其他一些有关分期的问题及其解答总结于表 14.5 中。

卵巢癌分期的分布与组织学类型有关（表14.4）（Kobel et al. 2010a）。Ⅰ 型肿瘤中绝大部分为 FIGO Ⅰ 期。例如，约 50% 的透明细胞癌、绝大多数黏液性癌和 50% 以上的子宫内膜样癌为 Ⅰ 期。事实上，大多数 Ⅰ 期黏液性癌、子宫内膜样癌和 CCC 仅局限于一侧卵巢（ⅠA 期），只有 1%~5% 的 Ⅰ 期病例存在双侧受累（ⅠB 期）。只有不到 3% 的浆液性癌在诊断时为 Ⅰ 期。LGSC 为 Ⅰ 型肿瘤，诊断时很少为 Ⅰ 期，但非浸润性 LGSC 在诊断时常为 Ⅰ 期。在笔者的研究中（表 14.4），仅有 15% 的卵巢癌病例为 Ⅰ 期，其中 1/3 病例未得到全面分期。各个分期的 5 年生存率见表 14.6。

Ⅰ 期卵巢癌局限于卵巢，或在腹水、腹腔冲洗液中找到癌细胞。肿瘤破裂、腹腔冲洗液或腹水中有肿瘤细胞、卵巢表面有肿瘤累及均为 ⅠC 期。仅当肿瘤细胞暴露于腹腔时，笔者才考虑为卵巢表面受累（Seidman et al. 2004）。因此，卵巢表面受累的特征是外生性乳头状肿瘤、位于卵巢表面或位于卵巢囊性肿瘤的外表面（图 14.6，14.7）。评估卵巢表面受累情况时，需要仔细检查大体标

表 14.5　卵巢癌分期中的问题和解答

问题	解答
非浸润性 STIC 是否属于输卵管受累？	是
卵巢表面受累的含义？	肿瘤细胞直接暴露于腹腔，通常表现为卵巢表面的外生性乳头状结构
肿瘤微小破裂的亚分期是否为 C 期？	是
异质性肿瘤的良性成分破裂，其亚分期是否为 C 期？	尚无指南或参考依据
累及乙状结肠属于 II 期还是 III 期？	II 期。乙状结肠属于盆腔器官
侵犯横膈（为骨骼肌）、后腹壁（腰大肌）、前腹壁（腹直肌）是否为 IV 期？	不，是 III 期
侵犯横膈是否为 IV 期？	只有穿透横膈胸膜表面或进入壁层胸膜时才是 IV 期
侵犯腹壁是 III 期还是 IV 期？	穿透前腹直肌鞘或进入皮下组织或皮肤时为 IV 期
侵犯脾实质为 III 期还是 IV 期？	IV 期（根据 2012 年更新的 FIGO 标准）
与卵巢外结构紧密粘连，但无卵巢外病变的组织学证据，分期是否上调？	尚不清楚。因实际情况而异，FIGO 分期中对这一点并无明确阐述
III 期患者是否需要进行胸部 CT 或其他腹腔外检查以排除 IV 期？	否

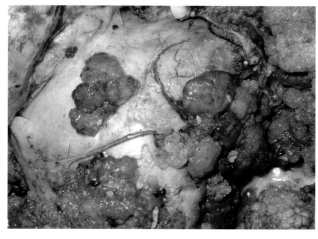

图 14.6　低级别浆液性癌（LGSC）。卵巢表面有外生性乳头状赘生物，提示有卵巢表面受累

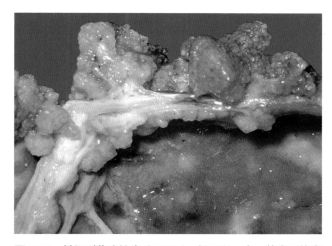

图 14.7　低级别浆液性癌（LGSC）。切面观，内、外表面均有乳头状赘生物（与图 14.6 所示为同一肿瘤）

表 14.6　四大洲多个国家各期卵巢癌的 5 年生存率

单位：%

FIGO 分期	FIGO[a]	美国（SEER）[b]	韩国[c]	荷兰[d]	澳大利亚[e]	瑞典[f]	英国[g]
I	86	92.5	91.4	81.2	88	71	90.0
II	70	73.0	75.6	60	65	67	42.8
III	34	28.9[h]	45.7	24.5	27	31	18.6
IV	18.6	28.9[h]	20.4	11.7	12	17	3.5

注：[a] Heintz et al.（2006）。

[b] SEER（2017）。

[c] Chung et al.（2007）。

[d] Vernooij et al.（2008）。

[e] 澳大利亚国家卫生和医学研究委员会（2008）。

[f] Dahm-Kahler et al.（2017）。

[g] 英国癌症研究中心（2017）。

[h] 被归类为"远处"疾病。

本，也需要手术医师和病理医师的密切合作。以往认为Ⅰ期肿瘤中的不良预后因素包括组织学 3 级、透明细胞癌和ⅠC 期（包括肿瘤破裂），但尚存争议。最近几项大宗研究表明，ⅠC 期肿瘤的预后并不比ⅠA 期差；透明细胞癌和肿瘤破裂也不一定预示着肿瘤预后差。全面分期后发现，Ⅰ期卵巢癌很少为 HGSC；但当它发生时，其预后比其他细胞类型的卵巢癌要差很多（Bamias et al. 2011；Karamurzin et al. 2013；Kobel et al. 2010b；Morency et al. 2016；Seidman et al. 2010b）。研究数据表明，与其他组织学类型的Ⅰ期肿瘤相比，Ⅰ期透明细胞癌多为ⅠC 期，可能与其容易破裂有关（Anglesio et al. 2011）。近来的研究（Higashi et al. 2011；Kumar et al. 2014）表明，当手术时发现 CCC 或子宫内膜样癌仅局限于卵巢时，发生卵巢外隐匿性病变的可能性极低，因此可省略综合外科分期（Tolcher et al. 2015）。

　　与其他类型的卵巢癌相比，局限于卵巢的 HGSC 常因隐匿性疾病的存在而更受关注。与 HGSC 相比，CCC 与子宫内膜样癌的差异在于发病机制的不同。累及卵巢的 HGSC 是由源于输卵管伞端的恶性细胞的种植引起的。恶性细胞种植到卵巢、盆腔和腹腔的其他部位，并进展为 HGSC。这就解释了 HGSC 的晚期典型表现及其强浸润性的生物学行为。与此相反，CCC 和子宫内膜样癌的发病机制始于卵巢表面的良性子宫内膜组织的植入，导致子宫内膜异位囊肿的形成。子宫内膜异位囊肿转化为非典型子宫内膜异位症，然后再进展为子宫内膜样癌或 CCC。癌组织局限于囊肿的上皮层内，因此可以长时间处于相对休眠状态。除非癌组织侵入囊壁，使得癌细胞侵犯血管或淋巴管而发生转移，或囊肿破裂使癌细胞溢入腹膜腔，否则这些癌组织仍然局限，可以通过卵巢切除术治愈。

　　Ⅱ期卵巢癌少见，而且是一组异质性肿瘤，占卵巢癌病例的 5%~8%（表 14.4）（Pennington et al.

2014）。Ⅱ期是指肿瘤播散或转移至卵巢外的盆腔器官。Ⅱ期肿瘤包括直接蔓延到输卵管和盆腔侧壁、转移性播散到盆腔腹膜、直接蔓延至邻近器官但尚未发生转移的可治愈肿瘤，以及转移至盆腔腹膜的预后较差的肿瘤。2012 年 FIGO 分期中删除了原来的"ⅡC 期"。正如前文所述，一些病理学分期为Ⅰ期的肿瘤被许多外科医师认为是"外科分期Ⅱ期"。

　　卵巢癌，特别是 HGSC，一般为Ⅲ期，其中绝大多数（84%）为ⅢC 期。这些肿瘤的特征是沿盆腔和腹腔的腹膜表面播散。少数情况下，孤立的原发性卵巢肿瘤直接侵犯肠管或其他腹腔器官，却不累及腹膜。腹水见于 2/3 的病例，与肿瘤细胞减灭术不理想和阳性淋巴结数量较多相关。大多数行淋巴结活检或清扫的患者会出现腹膜后或盆腔淋巴结转移，其转移率在晚期患者中可高达 78%。腹股沟淋巴结转移相对少见，分期为ⅣB 期，但是 SEER 数据表明，发生腹股沟淋巴结转移的Ⅳ期患者的生存率与发生盆腔 / 腹主动脉旁淋巴结转移的ⅢC 期患者没有差别（Nasioudis et al. 2017a）。约 14% 的早期患者有淋巴结转移，但这种情况因卵巢癌类型而异。早期 HGSC 的淋巴结转移率为 25%~33%，透明细胞癌的淋巴结转移率为 5%~14%，子宫内膜样癌为 6.5%，黏液性癌几乎不发生淋巴结转移（Kleppe et al. 2011；Mahdi et al. 2013；Powless et al. 2011）。在无腹膜转移的情况下，出现腹膜后淋巴结转移提示ⅢA1 期。仅有淋巴结转移而没有腹膜转移的病例相对少见，与具有大量腹腔肿瘤成分的ⅢC 期患者（即使接受了理想的肿瘤细胞减灭术）相比，前者的预后较好。因此，在更新的 2012 年版 FIGO 分期中，没有腹膜受累、但有淋巴结转移者被划分为ⅢA1 期，而不是之前的ⅢC 期（表 14.3）。72% 的Ⅲ期患者有肉眼可见的肠管受累，其中 40% 的患者需要接受肠管切除术。一般表现为广泛的浆膜和浆膜下受累，多段肠管受累，并形成大肿块。其中直肠和乙状结肠是最常受累的部位，在肠道受累病例中占80%。局灶累及深肌层者也不少见，侵及黏膜下层或穿透黏膜形成溃疡者比较少见。

许多研究认为残余肿瘤体积是重要的预后因素，但这只适用于ⅢC期和Ⅳ期患者，因为根据定义，ⅢA期和ⅢB期肿瘤负荷较低（表14.3）。最大残余肿瘤灶的大小可以作为衡量肿瘤细胞减灭术是否理想的标准。大多数妇科肿瘤专家用0、0.5 cm或1.0 cm作为临界值，其中1.0 cm是最常用的标准。大多数研究表明，完全切除肉眼可见的病灶（即临界值为0）可获得最好的预后。

Ⅳ期定义为远处转移，包括肝实质转移和腹腔外转移，占卵巢癌的12%~21%。Ⅳ期患者的中位生存期不超过2年，5年总体生存率为19%，但经最理想的肿瘤减灭术后患者的5年总体生存率可高达39%（Ataseven et al. 2016a）。肝脏、肺和胸膜是最常见的转移部位，前腹壁（包括脐周皮肤及皮下组织）转移也常见。发生孤立性转移者的预后比发生多灶性转移者的预后好。

据报道，有高达45%的卵巢癌患者出现肺和胸膜转移，呼吸衰竭是临床上最常见的死因之一。疾病过程中有1/3的病例出现胸腔积液，其中3/4的病例经细胞学检查发现恶性细胞。肺转移患者中，表现为恶性胸腔积液者比表现为肺实质转移者多3倍。在过去，出现肺转移者的5年生存率仅为6%；广泛开展转移灶切除术之后，其5年生存率提高到17%~36%。

接受尸检的卵巢癌患者中有50%的病例存在肝转移。出现肝转移的Ⅳ期患者的中位生存期约为1年。在切除肝转移灶后，中位生存期提高到2年左右。

前腹壁转移通常累及脐周皮肤和皮下组织。肿瘤穿透前腹直肌鞘并累及腹膜外腹壁的情况属于Ⅳ期（表14.5）。远处转移灶仅出现在腹壁的患者（ⅣB期），其预后与ⅢC期患者相似。腹壁受累可表现为在腹腔镜检查后出现切口部位的转移

（Ataseven et al. 2016b）。

20%的经过尸检的卵巢癌患者存在脾实质转移。2012年FIGO分期（表14.3）中，出现脾实质转移是Ⅳ期。Ⅳ期患者出现脾转移是否为不良预后因素目前尚不明确。卵巢癌患者行脾切除术后，只有50%的患者出现脾转移。

横膈转移一般局限于其腹膜面。肿瘤有时也会浸润或穿透横膈，根据其受累深度和范围可能需要切除部分横膈。在一项针对36例因卵巢癌行全层横膈切除的病例的研究中，19%的病例出现胸膜受累，近50%的病例有肌肉受累。而且，50%的胸膜受累的患者术中未发现明显的胸膜病变（Majd et al. 2016）。

随着紫杉类药物的广泛应用，卵巢癌患者的生存率有所提高，以前罕见的远处转移部位（如骨和脑）的受累情况也有所增多。目前，卵巢癌患者就诊时脑转移的发生率为0.1%，尸检中为6%。4%~6%的中枢神经系统复发患者表现为癌性脑膜炎，其中位生存期不到5个月。确诊卵巢癌后出现脑实质转移的患者，诊断后出现脑转移的中位时间为20~30个月，随后的生存期约为1年（Cormio et al. 2011；Marchetti et al. 2016）。无颅外转移有利于预后。疾病过程中，1%~2%的患者出现骨转移，而在尸检中高达15%的患者存在骨转移。确诊骨转移后，患者的中位生存期为4个月。此外，在有卵巢癌病史的女性出现的乳腺或腋下肿块中，仅1/3为转移性卵巢癌，另2/3为原发性乳腺癌（Karam et al. 2009）。

14.7 细胞病理学

卵巢上皮性肿瘤的细胞病理学评估常包括2种标本：卵巢囊肿的细针穿刺活检（FNA）标本和腹腔液标本（来自腹腔冲洗液或腹水抽吸）。卵巢肿瘤的术中细胞涂片或印片可以作为术中冰冻检查的补充，甚至替代术中冰冻检查（Azami et al.

2018）。如果卵巢癌发生播散，也可对远处转移灶的细针穿刺标本或渗出液进行细胞学检查。罕见情况下，子宫颈细胞学检查发现砂粒体可能成为原发性或复发性卵巢浆液性癌的最早迹象，这种情况常伴有意义不明的非典型腺上皮细胞，或者见于具有恶性肿瘤症状和体征的老年女性。

14.7.1　卵巢囊肿的细针穿刺

当卵巢癌患者无法接受手术或由于其他原因未手术时，对其行细针穿刺会有一定的诊断价值。但卵巢囊肿细针穿刺所获取的标本常常不满意，因此使其诊断价值受限。最近的一项研究中，应用 FNA 方法检测 300 例卵巢囊肿，同时或随后再通过手术标本组织得到病理学确诊，其敏感度和特异性分别为 54% 和 100%。

大多数癌的细针穿刺标本中细胞丰富，含有恶性细胞，但仅凭细胞学标本很难准确地进一步分类。对上皮性肿瘤的进一步分类有价值的特征包括如下。①砂粒体和乳头状结构，提示浆液性分化。②细胞拉长和局灶性鳞状分化，提示子宫内膜样分化。③胞质透亮、丰富和呈泡沫状，并有明显的大核仁，提示透明细胞分化。④柱状细胞含有胞质大空泡，胞质含有嗜碱性黏液，提示黏液性分化。如果出现恶性的细胞核特征，应该首先排除转移癌的可能性（见"14.9.3.4　浸润性黏液性癌"和第 18 章）。浆液性癌的细针穿刺标本往往富于细胞，具有恶性细胞学特征，细胞单个散在或成簇，细胞核增大、深染，染色质呈不规则的粗块状，核仁明显。常见奇异形瘤巨细胞。黏液性癌的标本中有黏液，细胞密度高，细胞单个散在、成簇或呈合胞体样分布，具有多形性，染色质粗糙，核仁明显，胞质呈空泡状。仅凭细胞学标本不太可能排除转移性黏液性癌，但是如果标本量足够用于行免疫染色，则可以缩小鉴别诊断范围。与 HGSC 相比，子宫内膜样癌细胞的胞质较少，颗粒性更明显，细胞核

拥挤，可见微腺腔结构，也可出现鳞状分化。透明细胞癌的细胞学特点是具有丰富、淡染的空泡状胞质，细胞核特征包括多形性和大核仁。

良性上皮性肿瘤的细针穿刺标本中细胞往往较少，大部分标本含有巨噬细胞、淋巴细胞和少许上皮细胞。除非肿瘤发生扭转或坏死，否则背景一般很干净。良性浆液性肿瘤表现为细胞形态一致，黏附成片，细胞核呈圆形至卵圆形，核内可见细颗粒状染色质和小核仁；细胞边界清楚，胞质含量中等，偶见纤毛。含纤维瘤成分的肿瘤也可出现无异型性的梭形间质细胞。黏液性囊腺瘤中瘤细胞呈高柱状细胞，细胞核位于基底部，无异型性，偶见印戒样细胞。各种类型的非典型增生性（交界性）上皮性肿瘤均有一定程度的细胞异型性，可能与分化好的浸润性癌混淆，因此所有病例均需进行组织学检查才能明确诊断。

14.7.2　腹腔液细胞学

腹腔液可通过穿刺获得。该手术常用于复发性卵巢癌，以缓解复发性腹水的症状，不常用于初步诊断。腹腔液细胞学标本一般通过常规卵巢癌分期程序中的腹腔冲洗或腹水抽吸而获取，应在手术操作前进行，因为手术可能造成肿瘤细胞的脱落。细胞学检查结果对 FIGO Ⅰ 期卵巢癌非常重要，腹腔冲洗液或腹水中出现恶性细胞应为 ⅠC 期（如前文所述，2012 年修订版 FIGO 分期删除了 ⅡC 期）。对卵巢癌而言，在腹水中检出癌细胞的敏感度比腹腔冲洗液高，大于 0.5 cm 的腹膜转移灶比小于 0.5 cm 的转移灶的检出率高。与腹腔冲洗液相比，腹水中更容易检出恶性细胞，检出率与腹水量、组织学类型是否为浆液性、分期和淋巴结转移相关。大约 2/3 伴有腹水的 HGSC 患者其早期阶段的细胞学检查呈阳性（Allen et al. 2017）。肿瘤细胞的形态学特征大致与上述 FNA 标本相似，但可能退变更明显。有些细胞类型表现出独特的特征，如

CCC 中的玻璃样间质（Damiani et al. 2016）。少数研究表明，Ⅲ期卵巢癌细胞学阳性患者的预后较阴性患者差。腹水或腹腔冲洗液中出现恶性细胞的ⅠC期卵巢癌，其预后比ⅠA期和ⅠB期差。

对高危女性进行 RRSO 手术时，可同时进行腹腔冲洗，有时在细胞学标本中可发现隐匿性癌。据报道，极少数情况下，在 RRSO 患者的腹腔冲洗液中找到恶性细胞，但组织学检查未发现癌，根据细胞学阳性发现了早期输卵管癌（Agoff et al. 2002）。

良性腹腔冲洗液的主要成分是间皮细胞，细胞单个散在或呈片状。巴氏染色中，间皮细胞呈圆形或多角形，胞质呈深蓝色，细胞核圆形且居中，核膜光滑，染色质呈细颗粒状。退变和反应性间皮细胞内可见细小或粗大的胞质空泡，核周淡染。

在过去，卵巢非典型增生性（交界性）上皮性肿瘤患者的腹腔液中出现上皮细胞是困扰细胞病理学专家的难题。无法根据低级别浆液性肿瘤的细胞学标本来评估是否存在浸润。细胞学检查结果不能预测 APST/SBT 的预后。对少数Ⅰ期卵巢癌患者（浸润性 LGSC 患者），可根据细胞学标本中是否出现上皮细胞（形态学类似卵巢原发性肿瘤）进行亚分期；但这种情况很少见，因为这些肿瘤绝大部分处于晚期。

女性腹腔液细胞学检查中的最大陷阱来自良性上皮增生（见第 13 章）。无论是否有癌，女性腹膜表面均可出现子宫内膜异位症和（或）输卵管内膜异位症，这些病变可导致上皮细胞碎片脱落至腹腔冲洗液或腹水中。此外，良性输卵管上皮（尤其伴有输卵管炎时）和子宫内膜组织也可经输卵管进入腹腔液中。如果腹腔液中的细胞无明显恶性特征，可将其与组织切片中的上皮细胞进行对比，从而得到正确诊断。腹腔内化疗和放疗可引起细胞学异常，甚至形似恶性肿瘤细胞，需要注意。将来，腹腔液标本的分子遗传学分析可能为肿瘤的鉴定提供更有价值的技术。

14.8 治疗

14.8.1 外科手术治疗

卵巢癌的首次手术处理包括分期（目的在于明确病变范围）和减瘤（目的在于减少肿瘤负荷）。除了完整切除原发性肿瘤，还要同时行经腹全子宫切除术、双侧输卵管卵巢切除术和网膜切除术。在看似Ⅰ期的卵巢癌患者中，随机腹膜活检常用于排除隐匿性转移，活检部位包括横膈、腹主动脉旁淋巴结和盆腔淋巴结。但是，在无明显疾病的情况下，特别是对于明显的ⅠA期非浆液性肿瘤，其综合分期的必要性受到质疑（Mahdi et al. 2013；Mueller et al. 2016）。一部分年轻患者可选择保留生育功能的手术。

一般情况下，对Ⅰ期和Ⅱ期患者来说，通过全面的分期手术进行外科处理已经足够；而进展期患者往往还需要行减瘤术或肿瘤细胞减灭术。肿瘤细胞减灭术，无论是初次（发病时）还是再次（复发后）实施，均可延长患者的生存期和无进展期。二次手术对生存率没有明显的影响，因此不再使用。首次复发、二次肿瘤细胞减灭术成功的患者，中位生存期为 2~4 年，而二次肿瘤细胞减灭术不理想者的中位生存期约为 1 年。无病生存期越长（大于 1~2 年）和肿瘤生长局限的患者从二次肿瘤细胞减灭术中的获益最大（Berek et al. 2015）。

14.8.2 化疗

ⅠA 和ⅠB 期低级别肿瘤患者的生存率超过 90%，患者能否从辅助化疗中获益并不明确。一般认为ⅠC 期是不利的预后因素，但最近的一些研究并未予以证实，可能是由于ⅠC 期患者从化疗中获益，从而使其预后与ⅠA 期患者无差别。最近一项随机试验的综合分析发现，辅助铂类化疗可提高早期（FIGO Ⅰ/ⅡA 期）卵巢癌患者的生存率，但目前仍不确定早期低度或中度风险的卵巢癌患者是否能与高危患者一样从辅助化疗中获益（Lawrie et al. 2015）。最近一项对 I 期子宫内膜样癌和 CCC 的 SEER 分析表明，辅助化疗仅对 I C 期Ⅲ级子宫内膜样癌有良好的疗效（Oseledchyk et al. 2017）。值得注意的是，SEER 数据由于缺乏集中的病理学复检而受到限制。对具有不利预后特征（如高级别、I C 期和ⅡA 期）的早期卵巢癌，与不治疗相比，辅助化疗是有益的，但可能 CCC 除外。因此，高级别与低级别的子宫内膜样癌和黏液性癌患者可能从辅助化疗中获益。虽然有些早期患者未经进一步治疗也能治愈，但是识别这组人群较为困难。因为早期卵巢癌的研究涉及诸多特征的评估，许多研究结果相互矛盾。

进展期患者（FIGO Ⅲ期和Ⅳ期）能从铂类和紫杉醇类（以铂类为基础）的化疗中受益。铂类化疗能显著提高化疗有效率，延长缓解持续时间，延缓疾病进展时间，并提高总体生存率。首次复发的中位时间为 16 个月。伴有较小残余肿瘤的Ⅲ期患者中，大约 50% 的患者经过以铂类为主的联合化疗可获得 5 年以上的长期生存。最近的研究数据显示，对成功实行减瘤术的Ⅲ期患者，可选择以铂类为基础的腹腔内化疗作为一线治疗，可使无进展生存率和总体生存率均提高 20% 左右，中位生存期约延长 12 个月。腹腔内给药的优点包括药物浓度高、药物作用时间长和全身毒性少。

在美国，尽管前期减瘤术作为初级治疗的主流治疗方案，但有的患者会因肿瘤无法切除或不能耐受手术而放弃减瘤术，对这些患者可采取新辅助化疗以缩小病变范围或改善体能状态，而后实施间隔减瘤术。新辅助化疗加间隔减瘤术治疗已在欧洲广泛应用多年。数据表明，采用这种方法的患者的生存率并不低于前期减瘤术，手术并发症的发生率和死亡率也较低；然而，由于发表的试验结果存在选择偏倚、手术专业知识差异和肿瘤生物学潜在改变，因此质疑声仍然存在（Fotopolou et al. 2017b）。需要强调的是，上述情况下的组织学类型诊断是基于小的活检标本或细胞学标本，而且这种方法有局限性。Hoang 和他的同事在这些有限的标本的基础上分析了 30 例病例，发现无论是否使用免疫组化，粗针穿刺活检的准确率均为 85%，而细胞学检查的准确率仅为 52%（Hoang et al. 2015）。对复发性卵巢癌病例，铂类化疗加或不加紫杉烷类可能都有效。一些对铂类耐药的患者，紫杉醇治疗往往有效。

不伴有浸润的 STIC 的诊断相当少见，通常发生在 RRSO。相关数据相当有限，而且目前对如何治疗这些患者没有共识，也没有证据表明辅助化疗有任何好处（Chay et al. 2016；Conner et al. 2014；Powell et al. 2013；Powell 2014）。

14.8.3　靶向治疗

奥拉帕尼，一种多腺苷二磷酸核糖聚合酶 [poly（ADP-ribose）polymerase，PARP] 抑制剂，已于 2014 年提前获得美国 FDA 批准，用于具有种系 *BRCA* 突变的复发性卵巢癌的四线治疗。通过这种靶向治疗，PARP 结合到 DNA 损伤位点，形成 PARP-DNA 复合物，导致 HRR 途径缺失的肿瘤细胞死亡（Ledermann et al. 2016）。最近，奥拉帕尼被批准用于复发性铂敏感性疾病的维持治疗。其他有用的 PARP 抑制剂包括：卢卡帕尼，它在 2016 年被批准用于 *BRCA* 突变的卵巢癌的三线治疗；以及尼拉帕尼（Mirza et al. 2016），它在 2017 年被批准用于治疗复发性铂敏感性疾病。血管内皮生长因子（VEGF）抑制剂贝伐单抗对卵巢癌有一定的治疗作用，经美国 FDA 批准用于治疗复发性卵巢癌。体外耐药试验有时用来指导治疗，尤其对于复发性肿瘤，但目前相关资料有限。最后，针对 PD-1/PD-L1 免疫调节通路的免疫检查点抑制剂，可能为卵巢癌患者提供更有效的治疗。这些药物对肺癌和其他几种癌症有显著疗效。有时，患者的临床反应与肿瘤细胞和肿瘤中浸润的免疫细胞中 PD-L1 的免疫组化表达相关。最近的一项研究发现，PD-L1 在卵巢癌中的表达主要局限于肿瘤相关的巨噬细胞（Webb et al. 2016）。目前，这些药物在卵巢癌中的临床试验正在进行中。

14.8.4　其他治疗方案

在某些情况下，激素疗法可能是毒性相对较低的治疗选择。最近的一项荟萃分析发现，激素治疗（包括他莫昔芬、芳香化酶抑制剂、孕酮、LHRH 类似物等）的临床治疗有效率为 41%。然而，这项分析包括了一些低级的随机试验，而这些试验没有区分细胞类型或一线治疗与复发治疗，也没有考虑患者和肿瘤的其他重要特征（Paleari et al. 2017）。一项较早的系统综述发现，他莫昔芬的客观反应率和疾病稳定率分别为 10% 和 32%（Berek et al. 2015）。在所有类型的卵巢癌中，子宫内膜样癌对激素治疗的反应最明显。

放疗多用于不能耐受手术或化疗的患者。对 20 世纪 70 年代接受巩固放疗的患者和接受放疗 + 美法仑治疗的患者的长期随访显示，这些患者的长期生存率与目前接受铂类化疗的患者差不多；然而，辐射毒性的发生率很高（Petit et al. 2007）。盆腔照射可能对局限于盆腔的复发患者有效。

一些治疗机构对患者使用了腹腔热灌注化疗（HIPEC）联合积极的减瘤术，但还没有前瞻性随机试验显示该疗法与铂类化疗具有同等疗效，更不用说更好的疗效了（Harter et al. 2017）。最近的一项随机试验表明，在间隔性细胞减灭术期间，该疗法对患者的生存有益（van Driel et al. 2018）。

14.9　卵巢上皮性肿瘤的病理学

2014 年世界卫生组织（WHO）发布的有关卵巢上皮性肿瘤的分类和分布分别见表 14.7 和 14.8。卵巢上皮性肿瘤约占所有卵巢肿瘤的 50%，约占卵巢良性肿瘤的 40%、卵巢恶性肿瘤的 90%。

过去 20 年，因为种种原因，卵巢肿瘤类型的分布发生了明显变化。首先，人们充分地认识了转移性黏液性癌，并对其进行了适当的分类（Bruls et al. 2015）。而且在美国，卵巢原发性浸润性黏液性癌较为少见，仅占卵巢癌的 2%~3%，在进展期卵巢癌病例中占不到 1%（表 14.4）（Zaino et al. 2011；Pennington et al. 2014），但其在亚洲较为常见。其次，相关的分子研究使几种组织学类型被重新分类，特别是子宫内膜样癌和 CCC。在一项系列研究中，最初在 2002 年由妇科病理学专家按照当时的标准进行分类，后来使用 2014 年的 WHO 标准发现其中有近半数病例要重新分类（Kommoss et al. 2016）。以前在美国，癌肉瘤多被认为是一种罕见的原发性卵巢肿瘤；而如今，癌肉瘤约占卵巢癌的 6%。

准确的病理分型取决于充分取材，以反映肿瘤全貌。许多部位的肿瘤都存在异质性，卵巢肿瘤也不例外。Ⅰ型肿瘤在不同区域可能存在不同的结构，且上皮增生程度不一。一般认为对浸润性癌分型不需要广泛取材，但对非浸润性肿瘤需要细致地观察其大体表现，并对不同区域（如乳头状区、实性区和其他异常区域）分别取材，以防止遗漏小的浸润灶。这些原则对非典型增生性（交界性）子宫内膜样肿瘤、黏液性肿瘤、透明细胞肿瘤和低级别浆液性肿瘤的分型尤为重要。

14.9.1　CAP、WHO、ICCR 和 FIGO 建议的报告规范

CAP 已经发布了卵巢癌的病理报告指南，并于 2016 年更新（Gilks et al. 2016），表示支持 2014 年 WHO 肿瘤分类。CAP 有关卵巢癌的完整报告单中需要评估Ⅰ期卵巢肿瘤的表面受累和肿瘤破裂情况，因此病理医师需要与手术医师沟通或查阅手

表 14.7 2014 年 WHO 发布的卵巢上皮性肿瘤的分类

浆液性肿瘤
良性
浆液性囊腺瘤
浆液性腺纤维瘤
表面浆液性乳头状瘤
交界性
SBT/APST
微乳头型 SBT/ 非浸润性 LGSC
恶性
低级别浆液性癌
高级别浆液性癌
黏液性肿瘤
良性
黏液性囊腺瘤
黏液性腺纤维瘤
交界性
黏液性交界性肿瘤（MBT）/APMT
恶性
黏液性癌
子宫内膜样肿瘤
良性
子宫内膜异位囊肿
子宫内膜样囊腺瘤
子宫内膜样腺纤维瘤
交界性
交界性子宫内膜样肿瘤 / 非典型增生性子宫内膜样肿瘤（APET）
恶性
子宫内膜样腺癌
透明细胞肿瘤
良性
透明细胞囊腺瘤
透明细胞腺纤维瘤
交界性
交界性透明细胞肿瘤 / 非典型增生性透明细胞肿瘤
恶性
透明细胞腺癌
Brenner 肿瘤
良性
Brenner 瘤
交界性
交界性 Brenner 瘤 / 非典型增生性 Brenner 瘤

续表

恶性
恶性 Brenner 瘤
浆黏液性肿瘤
良性
浆黏液性囊腺瘤
浆黏液性腺纤维瘤
交界性
交界性浆黏液性肿瘤 / 非典型增生性浆黏液性肿瘤（APSMT）
恶性
浆黏液性腺癌
未分化癌

注：SBT—浆液性交界性肿瘤；APST—非典型增生性浆液性肿瘤；LGSC—低级别浆液性癌；APMT—非典型增生性黏液性肿瘤。文献来源：Kurman et al.（2014）。

术记录以提供上述情况。对于进展期患者，病理医师需要报告最大腹膜结节的大小，虽然大部分情况下可通过测量大体标本而获得，但因为肿瘤可能未被完整切除或仅部分切除，所以也需要与手术医师沟通。对于明确诊断的 III 期患者，需要结合临床或病理资料判断是否存在远处转移（IV 期）。其他需要检查的要素包括标本类型、术式、标本完整性、原发部位、肿瘤大小、组织学类型、淋巴结数目和状态、其他器官的受累情况、腹腔和胸腔液体标本情况以及 pTNM 分期。黏液性和子宫内膜样癌需要分级（如前文所述，HGSC、LGSC 和 CCC 在其定义中包含分级）；而对子宫内膜样癌，应使用子宫的内膜样癌 FIGO 分级系统（见"14.9.4 子宫内膜样肿瘤"）。虽然建议使用 FIGO 分级系统，但不是必须的。对接受新辅助化疗的患者，有一个可选的化疗反应评分。

CAP 认为 LGSC 和 HGSC 是不同的肿瘤类型，包括一组混合性癌。许多 HGSC 可能起源于输卵管，因为卵巢 / 输卵管 / 腹膜的 HGSC 是一个统一的实体。最近的一项研究提出了对上述观点的支持（Singh et al. 2014）。CAP 还认识到"浸润性植入"是浸润性 LGSC。

表 14.8　卵巢上皮性肿瘤按组织学类型的分布

	良性所占的比例 /%	非典型增生性所占的比例 /%[a]	恶性所占的比例 /%[b]	总计 /%
浆液性	48.6	1.8	17.8	68.2
子宫内膜样	0.8	0.2	1.9	2.9
透明细胞型	0	0.2	2.2	2.4
黏液性	7.6	1.0	0.8	9.4
浆黏液性	1.8	0.3	0.2	2.3
移行细胞	9.9	0.2	0.3	10.4
混合性	0.6[c]	0	0.7	1.3
未分化	—	—	0.1	0.1
癌肉瘤	—	—	1.6	1.6
鳞状细胞	1.3	—	0.1	1.4
总计	70.6	3.7	25.7	100

注：数据来自一家大型社区医院 12 年间的 1304 例病例。
[a] 也可称为"交界性"肿瘤，包括伴上皮内癌和（或）微浸润者。
[b] 包括输卵管和腹膜原发者。
[c] 包括 0.5% 浆液性 – 子宫内膜样和 0.1% 黏液性 – 子宫内膜样。

与 2003 年的版本相比，2014 年的 WHO 分类（Kurman et al. 2014）有几处明显的改变。首先，其认为大部分 HGSC 都可能来源于输卵管。其次，HGSC 和 LGSC 是不同的肿瘤类型，而不是同一种肿瘤的不同分级。浸润性腹膜植入与 SBT/APST 有关，等同于浸润性 LGSC。微乳头型 SBT 等同于非浸润性 LGSC。WHO 不推荐使用"混合性癌"这一分类。最后，将浆黏液性肿瘤从大多数肠型黏液性肿瘤中分离出来，单独归类（见"14.9.3　黏液性肿瘤"）。

ICCR 关于数据报告的建议与 CAP 的建议大致相同。在关于肿瘤的输卵管起源方面，以及浸润性植入等同于浸润性 LGSC 方面，ICCR 的观点与 WHO 和 CAP 是一致的。他们也接受术语"非典型增生"和"非浸润性 LGSC"（McCluggage et al. 2015）。这 3 个组织都不推荐使用术语"低度恶性潜能"。

像 CAP 一样，ICCR 也支持最近被提出的使用原发部位命名的提议（Singh et al. 2014）。目前认为输卵管是绝大多数子宫外 HGSC 的主要发生部位。上述 3 个组织都参照 SEE-FIM 标准来进行输卵管的取材。CAP 建议，仅对于无肉眼可见的输卵管受累的 HGSC 患者，输卵管伞端要全部取材。这 3 个组织也接受子宫内膜样癌的 FIGO 分级系统，且认为所有的 CCC、未分化癌和癌肉瘤均为高级别肿瘤。

FIGO 赞同将卵巢、输卵管和腹膜来源的浆液性癌归为一类，建议使用"浆液性癌"而不是"米勒癌"或"盆腔浆液性癌"。FIGO 还推荐了浆液性癌的二元分级系统和非浆液性癌的 FIGO 分级系统（见"14.9.4.3　子宫内膜样腺癌"）。然而，FIGO 并没有明确建议将与交界性肿瘤相关的浸润性腹膜种植归类为浸润性癌，并且他们在这个问题上的表述也很模糊（Berek et al. 2015）。

14.9.2　浆液性肿瘤

对介于良恶性之间的交界性病变曾经存在广泛的误解，导致卵巢浆液性肿瘤的分类一度陷于争议之中。关于交界性病变的术语将在后文中分别进行详细介绍。

不应使用"囊腺""乳头状""表面""纤维瘤"和"腺性"等词汇来修饰浆液性癌（例如，不建议使用"乳头状浆液性囊腺癌"这样一个过去常用的术语），以免使这一最常见的卵巢癌类型拥有多个不同的名称。正是由于存在多重命名，国际肿瘤疾病分类编码中浆液性癌的同义词至少有 4 个，这会导致肿瘤登记的混乱，并对诠释基于人群的调查数据造成困难。

14.9.2.1　浆液性囊腺瘤和浆液性腺纤维瘤

良性浆液性肿瘤包括囊腺瘤、腺纤维瘤、囊腺纤维瘤和表面乳头状瘤，而"浆液性囊腺瘤"这个通用术语囊括了上述所有病变。这些肿瘤很常见，占卵巢良性上皮性肿瘤的 2/3，占卵巢浆液性肿瘤的大部分，可见于各年龄段的成年人，报道病例的平均年龄为 40~60 岁，差别较大。较大肿瘤可导致非特异性的症状和体征，常表现为盆腔疼痛、不适或无症状的盆腔包块。直径为 1~3 cm 的肿瘤通常是偶然被发现的。双侧卵巢病变的发病率报道不一，范围介于 12%~23%，与对侧外观正常的卵巢是否被彻底检查以及浆液性肿瘤的最低诊断标准有关。

在良性浆液性肿瘤中，单房囊性浆液性肿瘤、多房囊性浆液性肿瘤和囊腺纤维瘤的发病率均等，囊内充满清亮的水样液体（浆液）或稀薄的黏液样物质。偶尔，囊内含有浓稠的黏液样物质，更似黏液性肿瘤。囊性肿物表面光滑，有光泽，偶尔表面可见乳头状赘生物。肿瘤体积大小不一，大者直径可达 30 cm，平均为 5~8 cm。囊壁平坦，或有数量不等的粗大乳头状突起。乳头状赘生物覆盖整个囊肿内壁者罕见。囊腺纤维瘤是实性肿瘤，质韧，有弹性，其内散在腺样腔隙。

正常大小的卵巢表面经常有小乳头状突起，伴有纤维性间质成分，显微镜下类似腺纤维瘤或囊腺纤维瘤，称为表面乳头状瘤，多发时称为表面乳头

状瘤病（见第 12 章）。此外，表面上皮包涵体可出现囊性扩张（CIC）。因此，有人提出只有肿瘤直径大于 1 cm 时才能诊断为浆液性肿瘤。但这样的诊断标准过于主观，因此不太可能将单纯性浆液性囊肿的肿瘤性增生与卵巢皮质的非肿瘤性增生相鉴别。绝大多数浆液性囊腺瘤所衬覆的上皮细胞缺乏增生改变。只有少部分有明显的上皮增生。因此，大多数浆液性囊腺瘤并非真性肿瘤，而是囊性扩张的包涵体。

囊腺瘤被覆假复层输卵管型上皮，具有特征性的细长细胞核（分泌细胞）和圆形细胞核（纤毛细胞）（图 14.8）。单层扁平或立方上皮细胞也很见，细胞核均匀一致，位于基底部。虽然肿瘤细胞常产生黏液并分泌至囊腔内，但并不出现黏液性肿瘤所特有的嗜碱性胞质空泡或胞质颗粒。当囊肿较大时，上皮细胞往往显得扁平。一般没有细胞异型性及核分裂象。囊腺瘤间质内常常出现砂粒体。良性浆液性肿瘤的上皮细胞增生的程度不一，表现为乳头状结构的显著程度和复杂程度不同，从简单的单层粗钝乳头到局灶上皮细胞复层化，直至细胞簇脱落而接近 APST 的增生程度。若肿瘤中上述特征性成分的占比达到 10%，则可以区分浆液性囊腺瘤与 APST；如果这些特征为局灶改变（比例小于

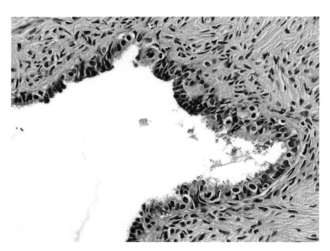

图 14.8　浆液性囊腺瘤。单层浆液性上皮的特征是具有纤毛细胞、分泌细胞和插入细胞，与正常输卵管相似

10%），则诊断为浆液性囊腺瘤伴局灶性非典型性或灶状增生（图 14.9）。

良性浆液性肿瘤的间质可以类似正常卵巢间质，但纤维化和水肿通常更明显。当间质高度富于细胞和纤维化，形成较大的实性区域，其内壁散在衬覆浆液性上皮的腺体或粗大的乳头状突起时，称为腺纤维瘤；如果为囊性，则为囊腺纤维瘤（图 14.10）。偶尔上皮细胞下方可见含有淡棕色颗粒状胞质的假黄瘤样细胞。

浆液性囊腺瘤的免疫组化表达谱与正常卵巢表面上皮和输卵管上皮相似。除了最常用的上皮标记物呈阳性外，大多数病例同时呈 p63 阳性。

卵巢和阔韧带及其周围可发生多种良性囊肿，有时大体表现和显微镜下表现与卵巢浆液性囊腺瘤相似。功能性卵巢囊肿的内衬上皮可能脱落或菲薄。子宫内膜异位囊肿在缺乏出血和子宫内膜间质时，也可与浆液性囊腺瘤非常相似。子宫阔韧带囊肿［如 Morgagni 囊肿、中肾管囊肿和间皮（腹膜）囊肿］也常与浆液性囊腺瘤相似。中肾管囊肿内衬立方形细胞，周围通常有平滑肌束围绕。腹膜囊肿很常见，内衬间皮细胞，常常由于腹膜与卵巢表面粘连而发生。偶尔，输卵管积水的大体表现和显微镜下特征也非常类似卵巢浆液性囊腺瘤。细致的大

体观察、与手术医师的交流有助于识别来自输卵管囊性扩张的囊性病变。

大多数浆液性囊腺瘤的衬覆上皮细胞为多克隆性的，因此浆液性囊腺瘤是非肿瘤性病变（Hunter et al. 2011）。采用单侧输卵管卵巢切除术或卵巢囊肿切除术即可达到治疗目的。复发者少见，可能是由于原手术切除不彻底或出现了一个新发的肿瘤。

14.9.2.2　非典型增生性浆液性肿瘤和浆液性交界性肿瘤

"卵巢交界性上皮性肿瘤"是 20 世纪 70 年代初被提出的诊断名词，用于描述一组缺乏浸润但具有恶性潜能的肿瘤，其生物学行为介于良性囊腺瘤和浆液性癌之间。最初提出这一分类只是为了暂时过渡性使用，但过去 50 年的持续应用反而使这一分类逐渐确定并被视为一组特定的肿瘤类型。过去几十年的研究表明，交界性肿瘤具有比较宽泛的形态学谱系，且与生物学行为相关。当浆液性肿瘤中出现逐级分支的乳头状结构时，应被归入交界性肿瘤。此时其生物学行为通常是良性的，但可能复发，如果发生非浸润性腹膜种植，偶可危及生命，这类肿瘤被命名为非典型增生性浆液性肿瘤（APST）和浆液性交界性肿瘤（SBT）。当肿瘤中

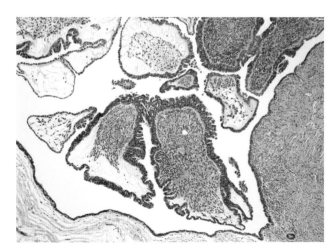

图 14.9　浆液性囊腺瘤。上皮细胞增生区域不足 10%，因此为典型的浆液性囊腺瘤

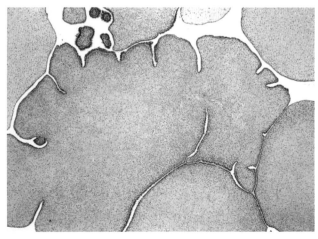

图 14.10　浆液性囊腺纤维瘤。含有宽大的纤维血管轴心且被覆单层输卵管型上皮的乳头状结构突入囊腔内

出现以纤细微乳头结构为特征的复杂无层次性分支结构时，应将其归入非浸润性 LGSC。在所有组织学类型中，APST 约占卵巢非典型增生性（交界性）肿瘤的 50%（表 14.8）。

14.9.2.2.1　临床表现

APST 患者的临床特征与浆液性囊腺瘤相似，平均患病年龄为 42 岁，但也存在一定的地区差异。比如最近发表的一项来自中国的包含 225 例患者的大宗研究数据显示，APST 在中国的平均患病年龄为 32 岁（Qian et al. 2018）。APST 的患病风险因素与卵巢癌相似，但和卵巢癌相比，显著不同的是不孕症女性的发病风险相对更高，而 BRCA 基因突变携带者的发病风险相对更低，换言之，BRCA 基因突变不会增加 APST 的患病风险。子宫内膜异位症并未增加患者罹患 APST 的风险（Pearce et al. 2012）。

14.9.2.2.2　手术表现

37%~55% 的 APST 病例为双侧性发生，外生性乳头状突起通常累及卵巢表面，常见腹膜种植，伴有外生性成分的肿瘤出现腹膜种植的比例为 49%~69%，而完全为囊内生长的肿瘤出现腹膜种植的比例仅为 4%~27%。

14.9.2.2.3　大体表现

与内壁光滑的浆液性囊腺瘤相比，APST 的囊壁常被覆很多细小、茂盛的、易碎的乳头状突起，以囊内壁为著，多达 70% 的病例可出现外生性乳头结构。APST 的腺纤维变异型少见。

上述患者常有腹膜病变。APST 患者常可伴发肉眼不易发现的隐匿性腹膜输卵管内膜异位症。非浸润性促结缔组织增生性种植灶的质地硬，可发生纤维化，约 20% 病例的腹膜表面被覆炎性渗出物。对原发性肿瘤需要充分取材以排除浸润。按以往的取材要求，根据肿瘤最大径每厘米取一块的取材方式可能会造成相当一部分病例的浸润灶被遗漏。最近的数据表明，按肿瘤最大径每厘米需要至少取材 2 块以排除浸润（Seidman et al. 2020）（详见后文）。

14.9.2.2.4　镜下表现

APST 可出现明显的上皮复层化、细胞呈簇状（出芽）、从中央的大乳头放射状发出分支并形成多级细小乳头，可见脱落的单个细胞和细胞团（图 14.11，14.12）。复层和出芽结构至少占肿瘤的 10% 以上才能诊断为 APST。复杂的乳头状结构因切面关系可出现间质内陷，诊断时需谨慎，不要误诊为间质浸润（图 14.12）。

局灶出芽结构互相融合，可形成"罗马桥"或筛状结构（图 14.13，14.14）。此外，亦可见非分支乳头直接由大的中央型乳头发出，形成细长的微乳头结构（图 14.14）。当镜下筛状结构和（或）微乳头结构达到或超过 5 mm，或上述肿瘤成分所占比例达到或超过 10% 时，应诊断为非浸润性 LGSC，此外细胞学特征也需要与 LGSC 一致（见"14.9.2.3　恶性浆液性肿瘤"）。

APST 肿瘤细胞显示上皮分化。约 1/3 的肿瘤出现类似输卵管上皮的纤毛细胞，也可出现鞋钉样细胞（图 14.15），偶尔上皮细胞拉长。此外，乳

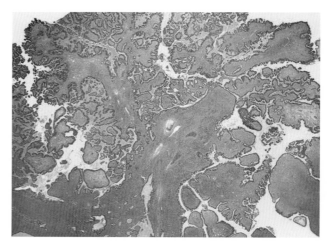

图 14.11　APST。复杂的多级分支结构

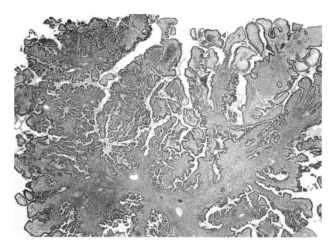

图 14.12　APST。图示间质内的腺样结构为复杂乳头状结构的切面改变，并非浸润

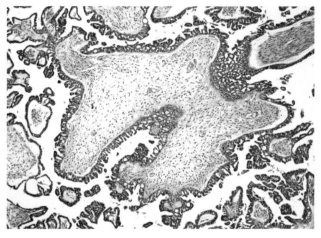

图 14.13　APST。表面乳头融合形成"罗马桥"或筛状结构

头顶端的肿瘤细胞常常脱落，漂浮在乳头周围，细胞质呈明显嗜酸性，细胞核呈圆形，核膜光滑（Zeppernick et al. 2014）。上述肿瘤细胞的核分裂象不明显。有趣的是，*BRAF* 突变与细胞衰老和丰富的嗜酸性细胞质有关。除了上述嗜酸性细胞外，乳头周围出芽和漂浮细胞中还常混有立方形上皮细胞和柱状上皮细胞。分子研究表明这些嗜酸性细胞处于衰老状态。尽管数据有限，但这种"癌基因诱导衰老"表型或许可以解释为何 APST 很少向 LGSC 进展（Zeppernick et al. 2014）。和囊腺瘤相似，APST 的细胞核略显异型。细胞核呈卵圆形或圆形，位于基底部，染色质细腻，偶见明显的核仁（图 14.16，14.17）。核分裂象少见，计数超过 4/10 HPF 者罕见。多达一半的 APST 可出现砂粒体。

偶尔在卵巢 APST 表面可出现类似于促结缔组织增生型非浸润性腹膜种植（详见后文）的病灶。这种现象称为"自身种植"，可出现在卵巢表面或外生性表面乳头之间。2/3 的发生自身种植的病例中病灶为多灶性，直径为 0.1~2.5 cm，这些病灶与周围组织界限清楚，显微镜下表现与促结缔组织增生型非浸润性种植一致。大约 1/3 的病例出现乳头梗死。所有进展期病例都会出现促结缔组织增生型非浸润性腹膜种植。可能的病变发生机制包括卵巢肿瘤与促结缔组织增生性种植灶粘连，以及肿瘤性

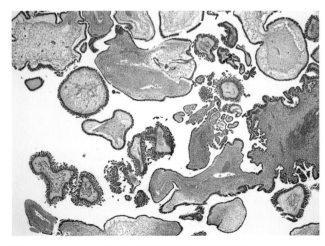

图 14.14　APST。肿瘤中微乳头结构的比例低于 10%

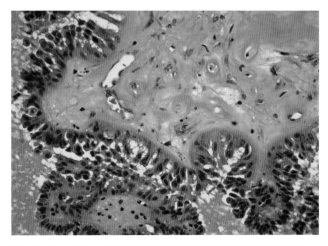

图 14.15　APST。图示明显的富含嗜酸性胞质的鞋钉样细胞

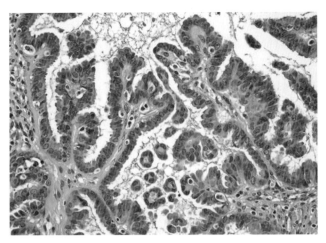

图 14.16   APST。与大乳头分离的小乳头

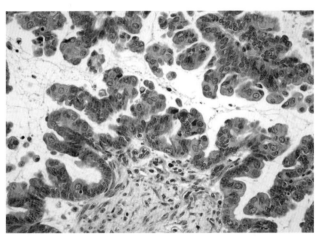

图 14.17   APST。分离的细胞簇，其细胞质丰富且呈嗜酸性，细胞轻度异型，核仁小而突出

乳头的梗死。上述病理学改变的临床意义目前还不清楚。

14.9.2.2.4.1 微浸润和微浸润性癌

APST 中有两种不同类型的微浸润。大部分报道并未对两种类型加以区分，也未阐明二者的预后差别。

（1）普通型微浸润（嗜酸细胞型微浸润）

绝大部分报道的微浸润为这一类型。特征性改变为乳头纤维血管轴心间质内出现具有丰富嗜酸性胞质的孤立细胞和小簇细胞巢，形似表面上皮出芽

（图 14.18~14.20）。病灶直径小于 5 mm，可以是多灶性的。这些嗜酸性细胞的真正性质尚不清楚。大部分病例中嗜酸性细胞周围没有间质反应，因此与浸润性癌缺乏相似性。最近一项研究显示，与乳头表面被覆的立方形细胞和柱状细胞相比，微浸润灶中以及乳头顶端的嗜酸性细胞不表达 ER、PR 和 WT1，Ki-67 增殖指数低，提示这些细胞处于终末分化阶段，部分细胞出现凋亡（Maniar er al. 2014）。一项研究发现，伴有乳头梗死的 APST 出现微浸润的概率更高（Kraus et al. 2010）。

1999 年以前报道的 APST 病例中仅有 1.3% 的病例伴有微浸润（Seidman et al. 2000）。最近一系列研究表明，25% 的 APST 病例伴有微浸润，如果将非浸润性种植计算在内的话，微浸润的发生率可超过 50%。妊娠期 APST 发生微浸润的比例较高。

（2）微浸润性癌

是微浸润的第二种类型，以前称为"微浸润"并包括上述的 APST 伴微浸润，相对少见。其特征性的改变为小的实性细胞巢或微乳头杂乱无章地浸润性生长，肿瘤细胞周围可见空隙以及特征性的间质反应（即促结缔组织增生性反应）（图 14.21~14.23）。偶尔瘤细胞巢中可出现筛状结构。与第一种微浸润类型中出现嗜酸性细胞不同的是，微浸润性癌中的细胞缺乏嗜酸性胞质，而与"浸润性种植"细胞相似，表现为浸润性 LGSC 的特征。目前有限的证据显示，上述表现为真正的浸润性癌，因此这种微浸润类型被称为"微浸润性癌"。微浸润性癌的病灶可以为一个或多个，但直径应小于 5 mm。

上述两种微浸润类型都容易出现双侧卵巢受累、肿瘤呈外生性生长以及腹膜种植。APST 更容易与嗜酸性细胞型微浸润伴发，而微浸润性癌更容易发生在非浸润性 LGSC 中（Vang et al. 2017）（见"14.9.2.3 恶性浆液性肿瘤"）。最近有证据表明，微浸润和微浸润性癌常提示更广泛的浸润性病变出

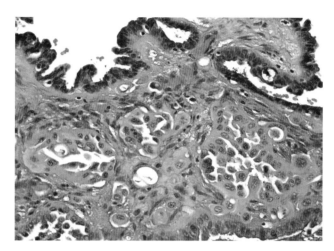

图 14.18 APST 伴微浸润。间质内可见具有丰富嗜酸性胞质的单个细胞和细胞簇

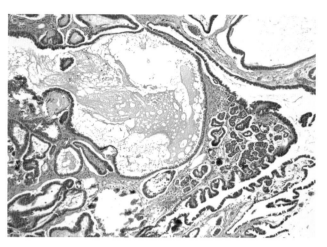

图 14.21 APST 伴微浸润性癌。图右侧可见呈浸润性生长的小乳头,乳头周围可见空隙

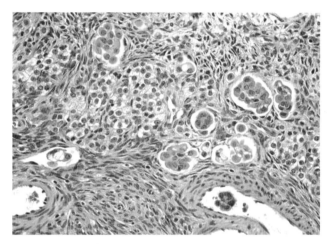

图 14.19 APST 伴微浸润。3~12 个嗜酸性细胞形成的细胞簇,周围可见空隙。与之相比,图片中央的黄素化卵巢间质细胞的胞质更加淡染,周围无空隙

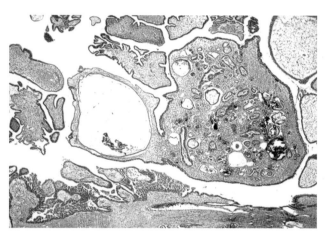

图 14.22 APST 伴微浸润性癌。图右半部分可见一个大乳头,其内有呈浸润性生长的大乳头和微乳头,乳头周围可见空隙。病变范围直径约为 5 mm,介于 APST 伴微浸润性癌和浸润性 LGSC 之间

现的可能性(Seidman et al. 2020),对于这种浸润性病变,需要按肿瘤最大径每厘米至少取材 2 块以发现隐匿性浸润灶。

微浸润细胞巢和微乳头周围常出现空隙,学者们普遍认为这是组织收缩造成的人工假象。然而,一些研究表明,这些空隙很可能是淋巴管,所以这种表现提示淋巴管浸润。Sangoi 及其同事发现,20 例伴微浸润(两种类型)的 SBT 病例(19 例 APST 和 1 例非浸润性 LGSC)中,60% 的病例存在淋巴管浸润,而不伴微浸润的 20 例 SBT 病例

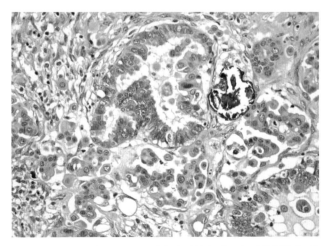

图 14.20 APST 伴微浸润。单个嗜酸性细胞和细胞簇浸润间质

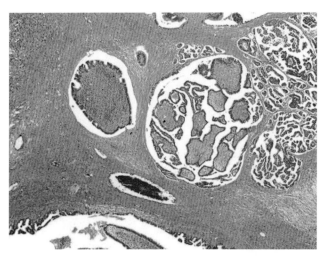

图 14.23　APST 伴微浸润性癌。如图所示，大小不等的乳头状结构呈浸润性生长，图右侧为伴有空隙的微乳头，图左侧可见单个大乳头

（18 例 APST 和 2 例非浸润性 LGSC）中均不存在淋巴管浸润。该研究结果提示淋巴管浸润与微浸润相关，而与患者年龄、临床分期、自身种植、微乳头结构或微浸润模式 / 程度（即嗜酸性细胞型和微浸润性癌）均不相关（Sangoi et al. 2008）。

（3）临床行为和治疗

一篇综述复习了截止到 1999 年文献报道中的 94 例微浸润病例，其生存率为 100%（Seidman et al. 2000）。最近，McKenner 及其同事发现微浸润在单因素分析中是个有意义的生存预测指标，但在多因素分析中不是。尽管需要更多的证据支持，但从患者预后和治疗的角度看，微浸润缺乏明确的临床意义。有限的证据表明，微浸润性癌的复发风险更高（McKenney et al. 2006b）。目前尚不清楚是否需要对微浸润性癌患者进行分期，也无证据表明采用随访或其他治疗对其复发或生存有影响。

14.9.2.2.4.2　伴发腹膜病变：输卵管内膜异位症和"种植"

APST 常伴发腹膜浆液性病变。40% 的 APST 患者存在输卵管内膜异位症。1980—1999 年的研究发现，40% 的 APST 伴有腹膜种植，而在 1980 年

以前的文献中该比例仅为 25%。但是基于人群和医院的调查结果显示其比例为 10%~22%，这提示伴有腹膜种植的患者易被转诊至大的专科医疗中心，可能存在转诊偏倚。最近丹麦一个基于人口的系列报道称 14% 的 APST 患者伴有"种植"（Hannibal et al. 2014）。德国的一项大型多机构研究结果显示，21.7% 的 SBT 患者伴有"种植"（du Bois et al. 2013）。在这两组"种植"病例中，83% 的病变为非浸润性的，17% 的病变为浸润性的。需要指出的是，腹膜种植的发病机制尚未明确，"脱落和种植"机制只是一种假说（详见下文）。

（1）输卵管内膜异位症

无论是否伴有良性或恶性卵巢浆液性肿瘤，腹膜表面均可出现输卵管内膜异位症（见第 13 章）。通常输卵管内膜异位症由腺体组成，腺体衬覆单层柱状上皮，呈管状腺样分化，偶见简单的乳头状结构，可出现轻度细胞异型性（图 14.24）；有时可见砂粒体，甚至在上皮细胞退变后砂粒体依然存在。上述细胞无核分裂象。

（2）非浸润性腹膜种植

在 APST 伴腹膜种植的病例中，83% 的患者的腹膜病变中上皮增生程度虽然不足以诊断为浸润，但也没有输卵管内膜异位症细胞那样温和，这

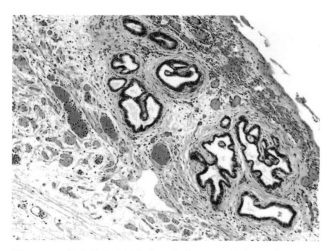

图 14.24　输卵管内膜异位症。腹膜下可见简单的腺体结构，有些具有小而钝的乳头，被覆良性的输卵管样上皮

类病变称为"非浸润性腹膜种植"，包括两种形态学类型：上皮型和促结缔组织增生型。有些病例同时具有这两种非浸润性种植形态。

上皮型非浸润性腹膜种植呈乳头状，在一定程度上类似于卵巢 APST（图 14.25~14.28）。乳头有纤维血管轴心，上皮细胞的形态类似于输卵管内膜异位症的细胞，常有轻度异型性，但核分裂象不易见到（图 14.27，14.28）。砂粒体型钙化常见，有时范围较广（图 14.25）。这种种植类型常类似于一种输卵管黏膜病变，即"输卵管结石"，特征为单层输卵管型上皮包绕砂粒体型钙化。50% 的

进展期 APST/MPSC 病例伴有"输卵管结石"，而24% 的 I 期病例伴有"输卵管结石"（Seidman et al. 2002）。其意义目前尚不清楚，但与 PTH 相关（见第 11 章）。

促结缔组织增生型非浸润性种植表现为腹膜表面增厚的斑块样病灶，可累及网膜小叶间隔，低倍镜下似浸润性生长（图 14.29）。这种类型的种植表现为成纤维细胞高度增生，其中可见衬覆着上皮细胞的腺样或乳头状结构，可见砂粒体。上皮细胞一般仅有轻度异型性，偶有较明显的异型性（图14.30~14.32）。成纤维细胞增生可表现为肉芽组织样改变，肥胖的成纤维细胞呈束状，可伴有水肿，

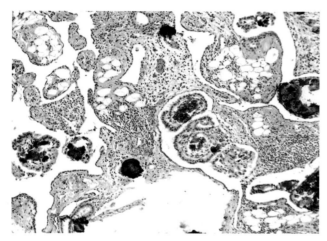

图 14.25　上皮型非浸润性种植。可见砂粒体和慢性炎症，无浸润性生长表现

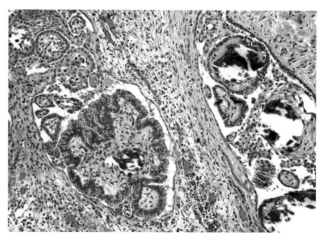

图 14.27　上皮型非浸润性种植。可见类似于卵巢原发性APST 的乳头状结构

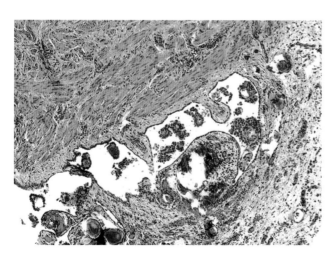

图 14.26　上皮型非浸润性种植。子宫浆膜面的粘连病灶衬覆间皮细胞，局部表面见乳头状结构。病灶内可见砂粒体及慢性炎症，浆膜下组织未见浸润

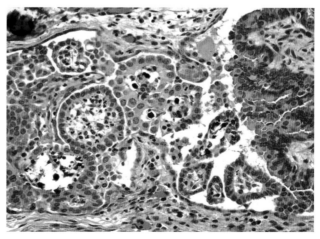

图 14.28　上皮型非浸润性种植。细胞轻度异型

其间散在分布着小血管腔（图 14.29，14.30）。增生的成纤维细胞常围绕上皮细胞形成腺样结构，腺样结构中的细胞与成纤维细胞相互移行，有时两者难以鉴别（图 14.30）。腺样结构常彼此平行排列，可与腹膜表面平行（图 14.29）或垂直。间质内散在富含嗜酸性胞质的细胞（图 14.32），这些细胞与普通型微浸润中的嗜酸性细胞（见前文）相似。以往有专家将这种形态视为早期浸润，但事实上这些细胞的出现并没有影响预后，因此仍被认为是促结缔组织增生型非浸润性种植的一部分。核分裂象不易见，超过 90% 的病例中可见砂粒体。

所有类型的种植均可有炎症反应。促结缔组织增生型非浸润性种植灶中总是伴有慢性炎症（图 14.32），20% 的病例的种植灶表面可见急性炎性渗出物（图 14.29）。60% 的 APST 和非浸润性 LGSC 病例中可见输卵管炎，与分期无关（Seidman et al. 2002）。

（3）浸润性腹膜种植（浸润性 LGSC）

来自加拿大、德国和丹麦的患病人群调查发现，伴有腹膜种植的 APST 或非浸润性 LGSC 患者中有 12%~14% 的病例同时伴有浸润性种植（Vang et al. 2017），大约 3/4 的浸润性种植患者伴有非浸润性 LGSC；APST 伴有浸润性种植者很少见。因

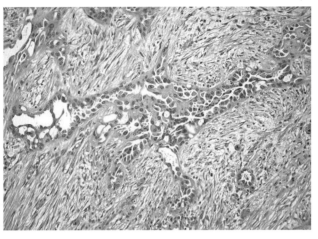

图 14.30   促结缔组织增生型非浸润性种植。腺样结构被肉芽组织样间质围绕

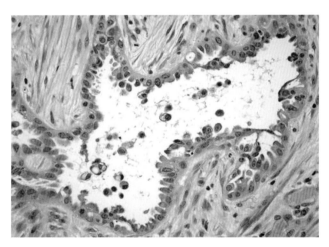

图 14.31   促结缔组织增生型非浸润性种植。腺腔衬覆的细胞富含嗜酸性胞质，有轻度异型性

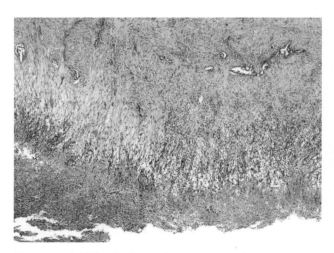

图 14.29   促结缔组织增生型非浸润性种植。低倍镜显示斑块样病变伴有肉芽组织和急性炎性渗出。腹膜表面出现稀少的腺样结构，且平行于腹膜表面

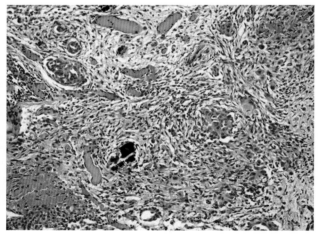

图 14.32   促结缔组织增生型非浸润性种植。间质内可见富含嗜酸性胞质的单个细胞，但并不提示浸润。注意炎症和水肿性间质

此，一旦发现种植，建议对卵巢肿瘤进一步充分取材以寻找是否存在非浸润性或浸润性 LGSC。

浸润性种植的组织学特征是腺体破坏性地浸润性生长，即杂乱无章的腺体呈浸润性生长（图 14.33~14.36）。腺体可融合或形成筛状结构（图 14.37）。外生性生长方式常见，常表现为微乳头结构。微乳头结构排列得杂乱无章，纤维性间质中可见小的实性细胞巢，巢周可见透明空隙（图 14.33~14.36）。有时腺体内可见微乳头，相互融合形成筛状结构（图 14.37）。浸润性种植灶内细胞仅有轻度异型性（图 14.36），有时可呈中度异型。如果出现重度异型，应诊断为 HGSC。核分裂象偶见。

虽然有时促结缔组织增生型非浸润性种植与浸润性 LGSC（浸润性种植）的鉴别非常困难，但前者是具有卵巢外病变的肿瘤中最重要的预后指标，因此二者的鉴别非常重要。表 14.9 总结了浸润性种植与促结缔组织增生型非浸润性种植的有价值的鉴别特征。其中有助于将促结缔组织增生型非浸润性种植与浸润性种植区分开的一个鉴别点是，在促结缔组织增生型非浸润性种植中，成纤维细胞反应性增生的范围相对广泛，而其间增生的腺体相对稀少（图 14.29）；然而，浸润性种植中上皮与间质的比例要高得多（图 14.33）。有时非浸润性

种植中的腺样结构较拥挤，但仍缺乏癌中杂乱无章的浸润性生长的特点，间质中单个细胞的存在无助于种植的分类。相反，被组织收缩包围的实性上皮巢与破坏性浸润密切相关，可用于在缺乏正常组织的腹膜活检标本中识别浸润灶。然而，并不是所有专家都认可后一种标准有预后意义。无论哪种情况，种植分类的观察者间的可重复性都是极高的（McKenney et al. 2016）。

（4）腹膜种植的发生机制

APST 和非浸润性 LGSC 相关腹膜病变的发生机制目前尚不清楚。关于其分子机制的研究数据有限，尚无法解释清楚非浸润性种植是属于独立的原发性腹膜病变还是从卵巢肿瘤脱落或分离后附着于腹膜表面所致。值得一提的是，最近一项研究发现，在 62 对 APST 原发性肿瘤种植（包括浸润性种植和非浸润性种植）病例中有 59 例（95%）均存在 KRAS 或 BRAF 突变，这支持种植来源于卵巢原发性肿瘤（Ardighieri et al. 2014b）。另有一项研究也发现 13 例种植和相应的卵巢肿瘤中存在相同的 KRAS 和 BRAF 突变（Horn et al. 2014）。

浸润性种植罕见，真正的浸润性种植往往提示非浸润性 LGSC 的腹膜转移（包括一些未被检出的隐匿性浸润）。尽管 LGSC 可能是一种独立的腹

表 14.9　浸润性与非浸润性腹膜种植的形态学鉴别

特征	浸润性种植	非浸润性促结缔组织增生型种植	非浸润性上皮型种植
生长方式	杂乱地浸润性生长 上皮/间质比高	有序排列 上皮/间质比低	外生性或位于腹膜表面间皮下凹陷
上皮成分	浆液性和间皮型细胞排列成小巢状，核质比高，细胞巢周围可见空隙 内生性微乳头融合成片 类似卵巢 LGSC 的外生性微乳头	不规则腺样结构，衬覆 1~2 层非特征性上皮和间皮细胞，细胞富含嗜酸性胞质 腺样结构，衬覆上皮常与周围间质细胞相互移行	粗大的乳头结构，类似卵巢原发性 APST 中的分支乳头结构
间质成分	疏松或致密的纤维组织	肉芽组织易见	无特异性间质反应
砂粒体	少见、散在，也可比较明显	常见，而且明显	常见
细胞异型性	一般为轻度到中度	轻度到中度	轻度到中度
炎症	不明显	常见，有时较显著	不明显

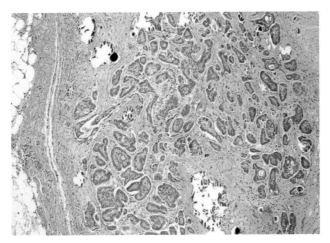

图 14.33　转移性 LGSC（浸润性种植）。低倍镜显示呈不规则浸润性生长的微乳头结构

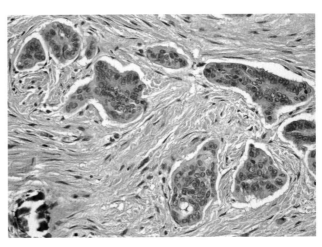

图 14.36　转移性 LGSC（浸润性种植）。实性细胞巢和微乳头周围可见透明空隙

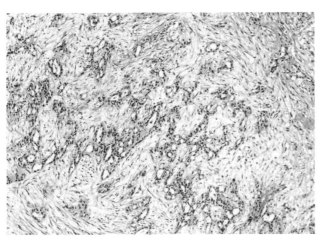

图 14.34　转移性 LGSC（浸润性种植）。不规则的成角腺体呈浸润性生长

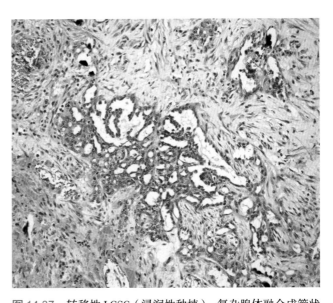

图 14.37　转移性 LGSC（浸润性种植）。复杂腺体融合成筛状结构

膜原发性浆液性癌，但原发性浆液性肿瘤是否存在仍值得怀疑（见"14.2　形态学和分子学发病机制"）。由于非浸润性 LGSC 通常是外生性的，即使在没有浸润的情况下，恶性细胞也可以从肿瘤表面脱落并种植于腹膜表面。这类种植性病变可能随后发展为浸润灶。

14.9.2.2.4.3　淋巴结

在进行淋巴结切除的 APST/非浸润性 LGSC 患者中有 45% 的患者的淋巴结伴有输卵管内膜异

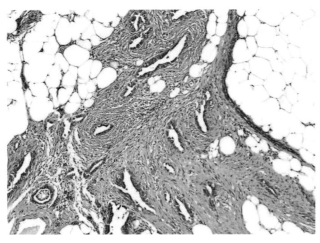

图 14.35　转移性 LGSC（浸润性种植）。成角腺体在网膜中呈浸润性生长

位症，而因其他原因进行淋巴结切除的女性患者中，仅有 10% 的患者出现淋巴结输卵管内膜异位症。至多有 42% 的患者的淋巴结内出现增生性浆液性病变，其增生程度超过输卵管内膜异位症。受累淋巴结的数量平均为 3 枚，接近半数患者出现至少 1 枚淋巴结的弥漫性受累。淋巴结病变与浸润性腹膜种植和微乳头结构显著相关。在美国斯坦福大学开展的研究中（McKenney et al. 2006a），APST和淋巴结切除的患者中有 42% 的患者出现淋巴结病变，然而事实上这一数值偏高，可能是由于其中会诊病例多，也可能是由于腹膜种植患者进行淋巴结活检的频率更高。

目前关于 APST 伴有淋巴结增生性浆液性病变的报道已经超过 100 例。尽管这些病变被归入所谓的"转移"性病变，但将其定义为"淋巴结内浆液性病变"或"淋巴结受累"更为恰当，因为这些病变与卵巢肿瘤的相关性并不确定。

除输卵管内膜异位症之外的淋巴结病变可分为 2 种类型。第 1 种类型是淋巴窦（尤其是被膜下窦）内出现含有丰富嗜酸性胞质的单个肿瘤细胞和细胞簇（图 14.38）。这些细胞需要与间皮细胞相鉴别，因为间皮细胞偶尔可出现在淋巴窦中。当与具有浆液性特征的单纯乳头相关时，它们类似于"微浸润"中的嗜酸性细胞，后者可能是经历凋亡的终末分化细胞（见"14.9.2.2.4.1 微浸润和微浸润性癌"）。富含嗜酸性胞质的肿瘤细胞几乎总是出现在原发性 APST 的表面，并常常出现在促结缔组织增生型非浸润性种植的间质中。同样，淋巴结内出现的嗜酸性细胞也可能来自外生肿瘤表面脱落的细胞，这些细胞通过腹腔淋巴管被引流至淋巴结（Maniar et al. 2014）。

第 2 种类型的淋巴结病变表现为淋巴结内出现包涵腺体和浆液性乳头状结构，通常出现在淋巴结被膜内或紧邻被膜下，形态与卵巢 APST 相似（图 14.39，14.40）。这些存在乳头状浆液性病变的淋巴结内多数同时存在输卵管内膜异位症。肿瘤细胞

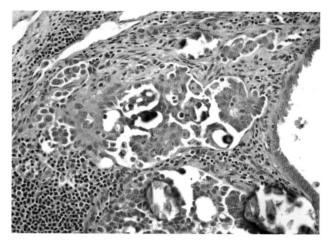

图 14.38 非典型增生性浆液性肿瘤相关的淋巴结病变。被膜下窦内可见单个嗜酸性细胞和细胞簇，不应直接诊断为转移，因为上述病变可由腹腔淋巴引流所致

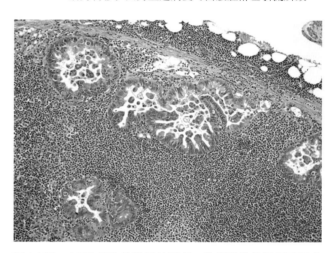

图 14.39 APST 相关的淋巴结病变。肿瘤细胞巢周围无反应性间质增生，淋巴结实质无破坏，这种情况不应该诊断为转移性病变

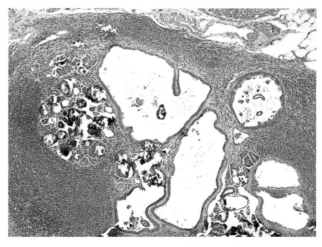

图 14.40 淋巴结中的 APST 和输卵管内膜异位症

有轻度到中度异型性，核分裂象少见。淋巴结内可发生输卵管内膜异位症，上皮可出现乳头状增生，罕见情况下可发生 APST 和癌，这些表现都提示第 2 种类型的淋巴结病变具有独立的组织起源。真正的低级别浆液性癌淋巴结转移常表现为淋巴窦内大量的乳头状结构或者肿瘤细胞杂乱无章地生长（图 14.41，14.42）。

斯坦福大学的研究数据（McKenney et al. 2006a）显示，在淋巴结受累的 31 例患者中有 8 例（26%）出现浸润性腹膜种植。在 22 例随访患者中，4 例带瘤生存，2 例死亡，1 例有性质不确定

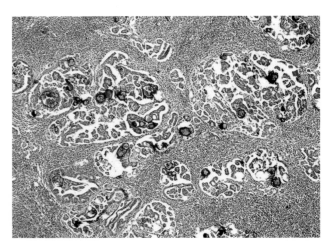

图 14.41　淋巴结转移性低级别浆液性癌。与前述病变仅局限于淋巴窦不同，淋巴结实质有浸润和结构破坏

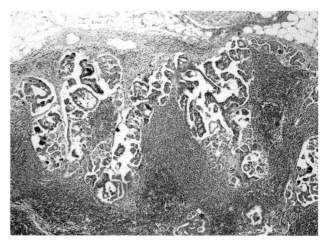

图 14.42　淋巴结转移性低级别浆液性癌。淋巴结内有浸润和破坏

的腹膜种植。淋巴结内出现结节性细胞聚集提示预后不良。

14.9.2.2.5　免疫组化

有限的免疫组化数据表明 APST 表达 CK7 和 CA125（克隆号 OC-125）；约半数病例呈 Leu M1 阳性；少数病例呈 CK20 局灶阳性；WT1 弱阳性。立方形细胞和柱状细胞可显示 Ki-67 部分阳性，但增殖指数普遍偏低。富含嗜酸性胞质的细胞从表面出芽（见前文"镜下表现"），p16 在细胞核和胞质均呈阳性，Ki-67 在细胞核和胞质均呈阴性（Zeppernick et al. 2014）。大部分病例表达 ER 和 PR。其他上皮性标记物（包括 EMA 和 CK）也呈阳性表达。

输卵管内膜异位症与正常 FTE 具有相同的免疫表型（Esselen et al. 2014）（见第 11 章）。有关腹膜种植的免疫组化研究很少。在浸润性种植和转移癌中，calretinin 阳性的间皮细胞和 CD34 阳性的成纤维细胞缺失；而在非浸润性种植中这两种细胞均存在。浸润性和非浸润性种植病例中均存在 SMA 阳性的肌成纤维细胞。淋巴结和种植灶中的间皮细胞可以用 calretinin 识别。

14.9.2.2.6　鉴别诊断

卵巢中大多数非浆液性囊腺瘤或 APST 性质的乳头状肿物为恶性肿瘤，此部分将在后文中详细讨论（见"14.9.2.3　恶性浆液性肿瘤"中鉴别诊断的相关内容）。可出现类似于 APST 中乳头结构的良性上皮性肿瘤包括非典型增生性浆黏液性肿瘤（APSMT；混合米勒型或子宫颈内膜型黏液性肿瘤）和非典型增生性子宫内膜样肿瘤（APET）。这些肿瘤将分别在后文讨论。区分非浸润性 LGSC 与 APST 的方法是，当融合的微乳头结构达到 5 mm 或占肿瘤的 10% 时，均可诊断为非浸润性 LGSC（见"14.9.2.3　恶性浆液性肿瘤"）。

14.9.2.2.7　术中冰冻诊断

低级别浆液性肿瘤具有异质性，在癌中几乎总会出现类似囊腺瘤的良性区域或 APST，由此可以解释为何 20%~30% 的病例的术中冰冻切片被诊断为非典型增生性（交界性）病变，在进一步取材后被诊断为癌。因此，当术中冰冻报告为 APST 时，手术医师需要进行彻底探查。仅 15% 的单侧卵巢肿瘤伴有卵巢外病变，因此除非有可疑的腹膜病变，否则对单侧卵巢肿瘤无须进行全面分期。相反，56% 的双侧卵巢肿瘤伴有卵巢外病变，需要进行全面分期。

14.9.2.2.8　临床行为和治疗

6 项前瞻性随机研究纳入了 373 例 SBT（APST 和非浸润性 LGSC）患者，经过平均 6.7 年的随访，患者的生存率达到 100%。美国、韩国和瑞典的一些大型研究显示患者的 10 年生存率为 96%~100%，其中部分为基于人群的研究。截至 1999 年，2000 例以上局限于卵巢的 SBT 病例，经平均 6.7 年的随访，疾病特异性生存率超过 99.5%（Seidman et al. 2000）。丹麦的一项基于人群的研究显示，尽管 I 期患者发生浸润性癌的风险约为 2%，但 I 期患者的生存率与一般人群的预期生存率没有区别（Hannibal et al. 2014；Vang et al. 2017）。瑞典一项基于人群的研究显示，患病年龄在 65 岁以下的女性无论处于哪个分期，10 年生存率均为 95%~98%（Kalapotharakos et al. 2016）。如果不包括浸润性种植（癌）或种植情况不确定的病例（组织学上不确定或无法提供病理切片），淋巴结内伴有输卵管内膜异位症之外的病变的患者总生存率为 98%~99%（Qian et al. 2018；Seidman et al. 2000）。与浸润性种植无关的伴有微浸润或微浸润性癌患者的生存率可达 100%。

伴有卵巢外病变的 SBT 的生物学行为取决于种植类型。浆液性交界性肿瘤伴有浸润性种植相当于非浸润性 LGSC，不应归入非典型增生性浆液

性疾病。在一篇包括浸润性和非浸润性种植的 467 例非浸润性浆液性肿瘤的文献回顾中，平均 7.4 年的随访结果显示，伴有浸润性种植的患者的生存率为 66%，而伴有非浸润性种植的患者生存率为 95%（P<0.0001）（Seidman et al. 2000）。伴有浸润性种植患者的生存率与浸润性 LGSC 相似，浸润性种植现在被认为是浸润性癌（Kurman et al. 2014）。

无浸润性种植患者除了可能会并发粘连外，预后良好，无须治疗，但长期随访研究表明，大约 16% 的无浸润性种植患者可进展为浸润性 LGSC，10 年生存率为 90%（Hannibal et al. 2014；Vang et al. 2017）。值得注意的是，浸润性 LGSC 患者可以一直无症状生存，直到诊断后 20 年才因疾病死亡。此外，与 I 期患者相比，非浸润性种植患者的总体死亡率更高，危险比为 1.8（Vang et al. 2017）。Uzan 及其同事随访了 168 例进展期 SBT 女性患者，7 例（4%）患者复发并表现为浸润性疾病，20 例患者发生非浸润性复发，继续随访约 7 年后前述 20 例患者中有 4 例（20%）再次复发，病理结果为浸润性疾病（Uzan et al. 2015）。

女性低级别浆液性癌（浸润性种植）的治疗将在后文进行讨论。除了伴有浸润性种植的患者外，对其他病例可行保守治疗，即卵巢囊肿切除术或单侧附件切除术。许多女性患者在接受上述治疗后成功妊娠。一些研究表明，接受保守手术与接受综合分期/根治手术后的复发率没有差异（Gokcu et al. 2016）。针对一些接受了单侧输卵管卵巢切除术但未行全面外科分期的 APST 患者是否应该进行再次手术和分期的问题，笔者认为如果在原发肿瘤取材充分的前提下没有发现浸润或微乳头结构的迹象（见前文"14.9.2.2.4　镜下表现"），则可能无须进行再次手术和分期。大样本数据研究显示，综合分期虽可降低复发率，但对总体生存率似乎无明显影响（Shazly et al. 2016；Shim et al. 2016；Trillsch et al. 2015）。化疗非但无益，反而有害。

14.9.2.3　恶性浆液性肿瘤

14.9.2.3.1　LGSC，非浸润性 LGSC，浸润性和非浸润性 MPSC，微乳头型 SBT，砂粒体癌

最初引入微乳头型浆液性癌（MPSC）的概念是为了将其与 SBT 的常见类型区分开（Burks et al. 1996）。MPSC 表现为低级别癌的生物学行为，而各种类型的 SBT 通常表现为良性转归。组织学上其呈现出显著的微乳头状生长方式，因此得名 MPSC。随着实践的积累，这种肿瘤已经在病理学家之间获得共识：MPSC 指代的是无浸润性 LGSC。但也有一些病理医师认为，虽然非浸润性 LGSC 与一般类型的 SBT 的生物学行为不同，但使用"非浸润性 LGSC"一词可能会导致过度治疗，因此更倾向于命名为"SBT，微乳头变异型"。2014 版 WHO 分类将"SBT，微乳头变异型"和"非浸润性 LGSC"视为同义词（Kurman et al. 2014）。本章使用"非浸润性 LGSC"一词指代微乳头型浆液性癌（MPSC），用 LGSC 指代浸润性高分化浆液性癌。

非浸润性 LGSC 发生卵巢外播散有以下几种可能的途径。①尽管组织学上无浸润，但复杂的微乳头结构本身可能就是一种浸润。②由于卵巢肿瘤取材不充分，可能会漏掉隐匿性浸润。③卵巢表面外生性肿瘤暴露于腹腔，肿瘤细胞可能脱落并植入腹膜表面。以上任何一种途径都可以解释非浸润性 LGSC 与浸润性种植（转移癌）之间的密切联系。当间质浸润深度超过 5 mm（微浸润的临界值；见"微浸润和微浸润性癌"部分），被归类为浸润性 LGSC。

在基于人群和多机构的研究中，非浸润性 LGSC 占 SBT 的 8%~15%（du Bois et al. 2013；Hannibal et al. 2014；Vang et al. 2017）。Ⅰ 期 SBT 病例中 10% 的病例为非浸润性 LGSC，而进展期 SBT 中 17%~20% 的病例为非浸润性 LGSC。浸润性 LGSC 相当罕见，仅占卵巢癌的 4%~5% 和浆液性癌的 6%~7%（表 14.4）。6%~9% 的进展期浆液性癌为浸润性 LGSC。

临床表现

非浸润性 LGSC 患者的平均年龄为 43~45 岁，浸润性 LGSC 患者的平均年龄为 56 岁。患者最常见的临床表现是无症状的盆腔包块，进展期常出现腹痛和腹胀等症状。卵巢癌协作联合会（Ovarian Cancer Association Consortium）的 13 项卵巢癌病例对照研究（包括 13 226 例对照和 7911 例浸润性卵巢癌病例）显示，卵巢癌与子宫内膜异位症有显著相关性（*RR* 2.1；95% *CI* 1.4~3.2）（Pearce et al. 2012）。由于这种分析具有局限性，有待更多证据来证实子宫内膜异位症对卵巢肿瘤的提示意义。

手术表现

60% 的非浸润性 LGSC 呈双侧性，而仅 1/3 的 APST 为双侧性。约 3/4 的患者为 Ⅰ 期，其余为 Ⅱ 期和 Ⅲ 期（Vang et al. 2017），Ⅳ 期非常罕见。浸润性 LGSC 病例中 80%~90% 的病例为双侧性，94% 的病例为进展期。进展期肿瘤中以双侧性和外生性更多见；3/4 的内生性肿瘤为进展期，而几乎所有的外生性肿瘤均为进展期。

大体表现

非浸润性肿瘤的平均直径约为 8 cm，而浸润性肿瘤平均直径约为 11 cm。一半病例可见表面受累（图 14.6，14.7）。由于肿瘤分化非常好，其大体表现类似于 APST，可见较多乳头结构和囊性改变，坏死少见，而 HGSC 有实性区和广泛坏死。与 APST 相比，双侧性、外生性生长以及腹膜种植在非浸润性 LGSC 中更常见。砂粒体亚型更易与子宫浆膜面黏附并浸润子宫肌层。

镜下表现

非浸润性 LGSC 是一种增生性浆液性肿瘤，

上皮高度增生，结构复杂，但缺乏浸润。肿瘤具有
特征性的乳头状分支结构（图 14.44~14.47）。末端
的分支乳头纤细，缺乏微纤维血管轴心，直接从中
央粗大的乳头发出，缺乏不同大小的逐级分支乳
头，与 APST 中乳头结构呈逐级分支明显不同（图
14.43）。乳头融合可在大乳头表面形成筛状或"罗
马桥"结构（图 14.44，14.45）。微乳头结构和筛
状结构均可出现（图 14.46）。只有在微乳头融合
区域直径达到 5 mm，或肿瘤中微乳头结构所占比
例达 10% 才能诊断为非浸润性 LGSC。约 5% 的
APST 可出现局灶性微乳头结构，但未达到上述诊

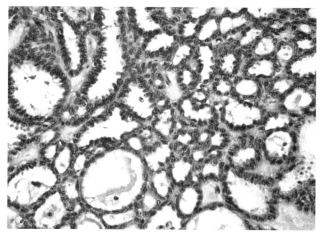

图 14.45　非浸润性 LGSC。细胞轻度异型，可见筛状结构

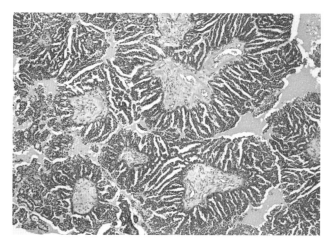

图 14.43　非浸润性 LGSC。分支乳头纤细，微纤维血管轴心极
　　　　　少，从中央粗大乳头直接发出

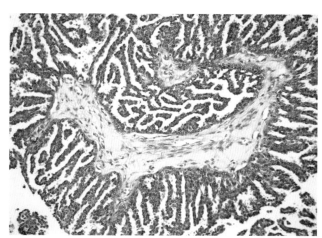

图 14.46　非浸润性 LGSC。可见含少量纤维血管轴心的纤细
　　　　　乳头，在视野下方融合成筛状结构

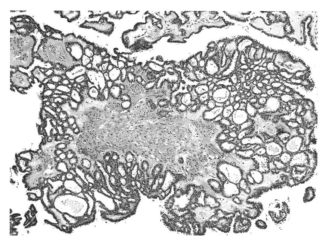

图 14.44　非浸润性 LGSC。大乳头表面的微乳头融合形成筛
　　　　　状结构

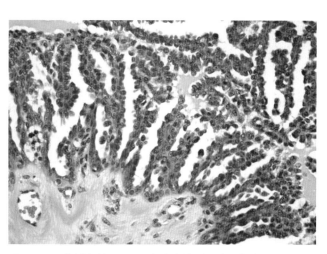

图 14.47　非浸润性 LGSC。微乳头被覆上皮呈轻度异型

断标准（Vang et al. 2017）。大多数非浸润性 LGSC 中存在典型的 APST 区域，而高级别浆液性癌仅有不足 2% 的病例伴有 APST 区域。在有些出现转移的病例（浸润性种植）中，需将原发灶彻底取材后才能找到浸润病灶（Seidman et al. 2020）。

在 LGSC 中出现不规则浸润性生长的实性细胞巢或微乳头结构形成复杂的腺样结构时，应诊断为浸润性 LGSC（图 14.48~14.55），细胞巢和腺样结构周围常有空晕或裂隙。"巨乳头型"是浸润的少见类型，可见浸润间质的大乳头（"翻转

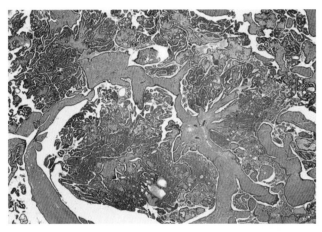

图 14.48　浸润性 LGSC。尽管破坏性浸润性生长的特征不明显，但在低倍镜下病变范围和乳头的融合程度可作为浸润性癌的诊断依据

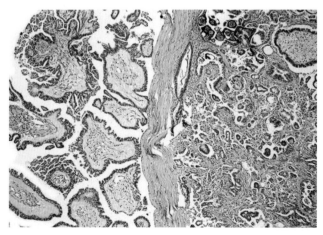

图 14.49　浸润性 LGSC。图左侧示该肿瘤中浆液性囊腺瘤样区域和伴有局灶微乳头结构的 APST 区域，图右侧为浸润性 LGSC

的巨乳头"），周围也有空晕（图 14.22，14.23）（Yemelyanova et al. 2008b）。空晕的本质尚不清楚，如前文所述，有些可能是淋巴管。约 1/3 的病例中可见肿瘤内的淋巴管浸润。有人认为空晕是由间质肌成纤维细胞收缩造成的，在腹膜种植中尤其如此。砂粒体在 LGSC 中很常见。浸润性 LGSC 的砂粒体亚型（即所谓的"砂粒体癌"）含有大量砂粒体，占乳头结构的 75% 以上（图 14.55）。

浸润性和非浸润性 LGSC 的细胞学特征相似，肿瘤细胞呈圆形，胞质稀少，细胞核呈轻度或中度异型，常见明显的小核仁（图 14.45，14.47）。而 APST 细胞为柱状，常被覆纤毛，细胞核异型性更低，核分裂活性低。一旦细胞核出现重度异型，即使无明显浸润，也应诊断为 HGSC，虽然罕见，但是 APST 或非浸润性 LGSC 可伴发 HGSC（Boyd et al. 2012；Dehari et al. 2007）。

LGSC 常出现浸润性腹膜种植（即低级别癌）。在报道的 157 例进展期非浸润性 LGSC 病例中，45% 的 LGSC 种植是浸润性的，而在 APST 相关的种植中仅 7% 的种植为浸润性的（$P<0.0001$）（Seidman et al. 2000）。丹麦的一项基于人群的相似研究得到的数据分别为 50% 和 8%（Vang et al. 2017），两项研究具有相同的趋势。非浸润性 LGSC 更容易发生淋巴结转移癌（即癌组织在淋巴结内浸润性生长并破坏淋巴结的结构，见前文 "14.9.2.2.4.3　淋巴结"部分），提示非浸润性 LGSC 的恶性肿瘤本质。

免疫组化

野生型 p53 呈阳性，WT1 核阳性。不同克隆号的 ER 和 PR 抗体都可出现核阳性（Buttarelli et al. 2017；Escobar et al. 2013）。EMA、CK7 和 CA125 呈阳性，其中 EMA 呈细胞膜阳性，其他两种标记物呈胞质阳性。

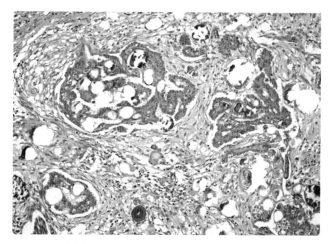

图 14.50　浸润性 LGSC。融合的腺管和筛状结构在间质中呈不规则浸润

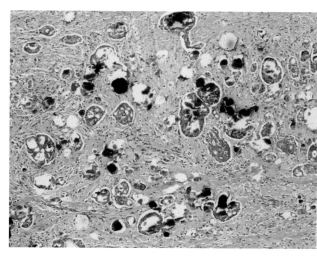

图 14.53　转移性 LGSC（浸润性种植）。侵入网膜的小到中等大的上皮细胞巢融合形成筛状结构

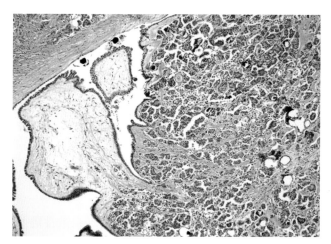

图 14.51　浸润性 LGSC。粗大的水肿乳头的间质内可见大量微乳头结构，呈不规则浸润性生长

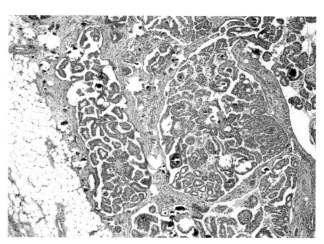

图 14.54　转移性 LGSC。累及腹膜表面的复杂的微乳头结构

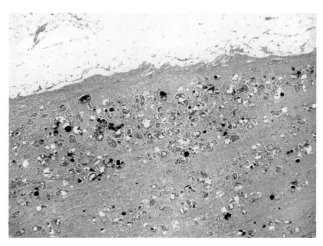

图 14.52　转移性 LGSC（浸润性种植）。网膜内见腺管和细胞巢呈浸润性生长，伴有纤维化及砂粒体

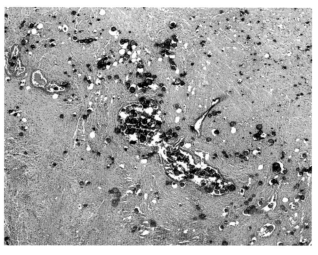

图 14.55　浸润性 LGSC，砂粒体亚型。大量砂粒体取代了癌性腺体

鉴别诊断

APST 常有散在的小灶状微乳头结构，当微乳头融合病变的直径达 5 mm 或者微乳头病变范围占总病变的 10% 或 10% 以上时，应诊断为非浸润性 LGSC。很少有融合乳头结构的直径小于 5 mm 但范围超过肿瘤 10% 的病例，因此上述两种标准均可使用。未达到上述临界值又缺乏浸润特征者，应该归入 APST。包括非浸润性和浸润性 LGSC 在内的浆液性肿瘤的形态学特征的鉴别要点见表 14.10。

分子生物学

全外显子组测序显示，点突变在卵巢 LGSC 中比在其他成人肿瘤中要少见得多；其中 KRAS 及其下游效应基因 BRAF 的激活突变最为常见（Jones et al. 2012）。NRAS 突变偶有报道，但低发生率提示其在 LGSC 发展中的作用有限（Xing et al. 2017）。KRAS 或 BRAF 突变能够导致 MAPK 信号转导途径的组成性激活。越来越多的分子遗传学研究证实 Ras/Raf/MEK/MAPK 信号途径在卵巢低级别浆液性癌的发病机制中非常重要，并确定 KRAS 和 BRAF 突变对 APST 和低级别浆液性癌的提示作用。KRAS 和 BRAF 突变不会同时发生；在无 KRAS 和 BRAF 基因突变的病例中，约 9% 的 APST 病例存在 ERBB2（HER2/neu）基因 12bp 的插入突变，可以激活 KRAS 基因上游调控因子，导致 KRAS 基因表达上调。上述研究提示肿瘤细胞中存在不同突变基因均可导致同一个信号通路异常的现象。与 APST 和低级别浆液性癌相反，在高级别浆液性癌中 KRAS 和 BRAF 突变非常少见。

整体来看，70%~80% 的低级别浆液性癌和 APST 表达活化的 MAPK，而 41% 的高级别浆液性癌中也可见除 KRAS 和 BRAF 之外其他基因突变造成的 MAPK 信号途径的活化，比如超过 20% 的高级别浆液性癌可出现 NF1 基因的突变。NF1 作为 Ras-GTP 酶活化蛋白（Ras-GAP），可以催化 Ras-GTP 水解成 Ras-GDP，通过 Raf、Ral/Cdc42、PLC 和 PI3K 导致下游信号途径的下调。在不久的将来，这些发现可能会为上述患者带来治疗价值。虽然关于传统化疗方案对低级别浆液性癌治疗疗效的报道很少，但研究者已经注意到低级别浆液性癌（微乳头型）患者对以铂类为主的化疗反应差。一些靶向 Ras/Raf/MEK/ERK 信号途径的抗癌药物正在被研发，部分已经进入临床试验阶段。分子靶向药物可作为低级别浆液性癌患者铂类 / 紫杉醇化疗方案的有效替代或辅助治疗方案，也可作为对铂类耐药并伴有 MAPK 信号途径激活的高级别浆液性癌患者的替代治疗。

与高级别浆液性癌相比，在低级别浆液性癌及其假定的前驱病变 APST 中未发现特定的染色体获得区。然而，有限的多态性研究表明，在低级别浆液性肿瘤中，一些亚染色体区域（如 1p 和 9q）表现出频繁的缺失。在最近的一项研究中，Kuo 等应用亲和纯化的方法从卵巢交界性、低级别和高级

表 14.10　卵巢浆液性肿瘤的形态学特征的鉴别

诊断	非典型增生	复层和细胞脱落	微乳头结构	间质浸润
浆液性囊腺瘤	无或少于 10%	无或少于 10%	无	无
APST	≥ 10%	> 10%	可能有，但融合直径小于 5 mm 或比例低于 10%	无
非浸润性 LGSC	有	通常有	有，融合直径 ≥ 5 mm 或融合灶的比例 ≥ 10%	无
浸润性 LGSC	有	通常有	有	有
HGSC	有	通常有	可能有	有

别浆液性肿瘤中分离出肿瘤细胞，用高密度单核苷酸多态性（SNP）芯片分析肿瘤细胞中 DNA 拷贝数的改变，发现在低级别浆液性癌中存在频繁的 1p36 和 9p21 等位基因缺失，而在浆液性交界性肿瘤中却无此改变（Kuo et al. 2009）。1p36 区域包含数个候选的抑癌基因，包括编码 p53 调节的 miRNA（即 miR-34a），该 miRNA 能够模拟 p53 对生长抑制和凋亡的作用。9p21 内含 CDKN2A 基因位点，编码 p16、p15 和 p14（Arf）。

临床行为和治疗

长期随访研究表明，7% 的 I 期非浸润性 LGSC 患者会进展为浸润性癌（Vang et al. 2017）。进展期非浸润性 LGSC 患者的 5 年和 10 年生存率分别为 75%~85% 和 40%~60%。非浸润性 LGSC 复发后呈浸润性癌者，其生存情况与浸润性 LGSC 相似，无进展生存期为 2 年，中位生存期为 6~7 年。低级别浆液性癌的自然病程特点是肿瘤呈惰性生长，对化疗不敏感，复发病灶（甚至是数十年之后复发病灶）仍保留着原发肿瘤分化良好的组织学特点。进展期 LGSC 患者的中位生存期接近 10 年，而同期 HGSC 患者的中位生存期低于 5 年（Bodurka et al. 2012；Gockley et al. 2017；Hannibal et al. 2012；Seidman et al. 2012）。一些研究显示 LGSC 患者的预后并未明显优于 HGSC 患者，这种结论或许是因为研究中选择的患者群体不对等，比如术式、治疗方案和随访方案等不匹配（Ali et al. 2013；Fader et al. 2013；Okoye et al. 2016）。具有 TP53 基因突变的 LGSC 罕见情况下可进展为 HGSC（Dehari et al. 2007；Boyd et al. 2012）。

低级别浆液性癌对铂类 - 紫杉类为主的一线化疗或新辅助化疗不敏感。最近的数据显示，激素治疗和抗血管内皮生长因子治疗（贝伐单抗）的疗效也有限。有限的数据显示初次肿瘤细胞减灭术和复发病例的二次肿瘤细胞减灭术可能更有效（Crane et al. 2015；Fader et al. 2017）。

14.9.2.3.2　输卵管、卵巢或腹膜源性 HGSC

盆腔癌原发灶的定位原则日趋成熟，越来越多的证据表明输卵管是大多数盆腔高级别浆液性癌的原发部位，因此病理报告中应尽可能体现出原发灶所在部位。但是在临床工作中，输卵管、卵巢和腹膜源性高级别浆液性癌的临床病理特征差别不明显，造成区分原发灶困难。

最近的一份报告提出了将输卵管全部取材行病理检查以确定原发部位的标准（Sing et al. 2014）。如果输卵管内出现浆液性上皮内癌（STIC）或有浸润性癌，或者输卵管部分或全部被包裹在卵巢肿块中，输卵管应被视为原发部位。上述标准在执行过程中也有一些注意事项需要明确。①如前文所述，未发现 STIC 的 HGSC 与发现 STIC 的 HGSC 具有相同的分子遗传学和临床特征，这提示恶性肿瘤过度生长导致输卵管腔堵塞而呈现继发性 STIC。②也有一些分子遗传学证据表明，并非所有具有 STIC 形态学特征的病变都是前驱病变，也有可能为输卵管黏膜层的转移灶（Eckert et al. 2016；Labidi-Galy et al. 2017；Singh et al. 2017）。卵巢原发性肿瘤只有在没有 STIC 和输卵管黏膜癌的情况下才能确诊。腹膜原发性肿瘤需要在没有输卵管和卵巢肿瘤的情况下才可诊断。如果小标本活检或细胞学检查中出现 HGSC，或者新辅助化疗后无肿瘤残留，则原发部位可认定为"输卵管卵巢"（Singh et al. 2016）。事实上，输卵管应是原发部位，除非另有佐证（Singh et al. 2015）。真正原发性腹膜 HGSC 是值得怀疑的，因为许多先前符合该名称的肿瘤都与 STIC 有关（Carlson et al. 2008；Horn et al. 2013；Lee et al. 2013b；Seidman et al. 2011b）。最近一项研究表明，在 HGSC 晚期复发的病例中复发的病灶与原发灶存在相同的 TP53 基因突变，表明这些肿瘤在发生上的序贯性，而非再次原发（Anglesio et al. 2017）。

临床表现

高级别浆液性癌是卵巢癌最常见的类型，约占卵巢癌的 50%；如果将临床表现和病理表现均与之相似的输卵管和腹膜浆液性癌也包括在内的话，除了未分化癌和癌肉瘤等变异型外，其所占比例超过 72%（表 14.4）。

浆液性癌好发于 60~70 岁，平均患病年龄为 57~63 岁（文献报道的平均患病年龄最常为 63 岁）。经过全面分期的患者在发现患癌时均处于进展期（Ⅲ期或Ⅳ期），伴有腹腔和盆腔的广泛播散。由于伴有腹水或较大的腹腔肿瘤，最常见的症状为腹痛和腹胀。其他胃肠道症状也比较常见。其他症状还包括尿频、排尿困难和阴道流血。Ⅰ期肿瘤往往在常规体检中被发现，多呈无症状的盆腔包块，但如前文所述，浆液性癌中Ⅰ期肿瘤非常罕见。值得注意的是，有乳腺癌病史而后出现腹膜癌灶的患者中，3/4 为新发生的子宫外浆液性癌（Garg et al. 2005）。

手术表现

2/3 的进展期病例有双侧卵巢受累。几乎所有的进展期卵巢癌均侵及腹膜表面，包括盆腔腹膜（Ⅱ期）、肠管和其他腹腔器官的表面（Ⅲ期）。肿瘤的直接扩散可导致盆腔和腹膜播散，例如，扩散至直肠、乙状结肠、子宫阔韧带或子宫（见"14.6　预后因素"和"14.6.3　分期、播散方式和生存期"）。

有超过 1/3 的进展期浆液性癌病例的卵巢无增大，且病变以累及卵巢表面为主。以前的观点认为上述表现支持其为腹膜原发性浆液性癌，但现在认为上述表现提示浆液性癌应为输卵管起源，尤其是伴有 STIC 时。罕见情况下，浆液性癌可以起源于腹膜外部位，包括盆腔或腹膜后淋巴结、子宫阔韧带、腹膜后。

大体表现

浆液性癌的大小从仅镜下可见到最大径 20 cm 左右。采用综合分期和严格的诊断标准时，Ⅰ期的卵巢 HGSC 几乎不存在。Ⅰ期的输卵管 HGSC（指的是 STIC 伴有或不伴有浸润）罕见，通常在预防性输卵管卵巢切除术（RRSO）或子宫内膜癌分期时被偶然发现。Ⅱ期病例也很少见，通常可见小于 1 cm 的表面结节（Morency et al. 2016；Singh et al. 2018）。

典型肿瘤切面呈多房性、囊实性，囊腔充满软的、质脆的乳头，有时完全呈实性。囊内容物为浆液、混浊或血性液体。肿瘤外表面光滑或凹凸不平，且乳头结构常见。切面实性区域呈粉色至灰色，根据间质含量的多少肿瘤质地可柔软或坚硬。出血和坏死常见。网膜转移的特征性表现是网膜上大小不等的质硬结节，切面呈白色或灰色，有时结节融合而使网膜呈饼状。有超过 20% 的病例中大体表现正常的网膜在镜下可见肿瘤组织。因此，若为明显的Ⅰ期或Ⅱ期肿瘤，可以对网膜自由取材，因为真正的低分期 HGSC 是罕见的。

镜下表现

大多数高级别浆液性癌有复杂的乳头、缎带样或迷宫样结构，其特征性表现为乳头广泛搭桥和融合，形成裂隙样腔隙和实性区。显著的细胞异型性是特征性的（图 14.56~14.68）。偶尔可见绒毛状管状结构，其细胞核呈高级别，奇异形核常见，支持其为浆液性癌而不是子宫内膜样癌，且这种结构常与其他浆液性癌的特点并存。可见移行细胞样乳头状结构，类似于尿路移行细胞癌（TCC）或尿路上皮癌（图 14.65）。移行细胞样模式显示厚的、波浪状的乳头内衬高度复层的多形性上皮细胞，细胞学表现类似于 HGSC。以前被归类为卵巢 TCC。但现在认为当这种结构占优势时，其为 HGSC 的过渡型（HGSC-T）[见"14.9.6　Brenner 肿瘤（移行细胞肿瘤）"]。可见胞质透明的细胞，但缺乏透明细胞癌的特征性结构（见后文的"鉴别诊断"和"14.9.5.3　透明细胞癌"）（图 14.66，14.67）。局部细胞可以小而一致，但几乎所有病例中都可见到具

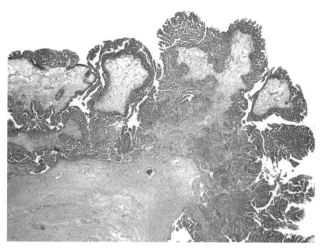

图 14.56　HGSC。低倍镜下未见明显间质浸润。尽管缺乏间质浸润，但也不能诊断为交界性肿瘤，因为肿瘤细胞为高级别（见高倍图）

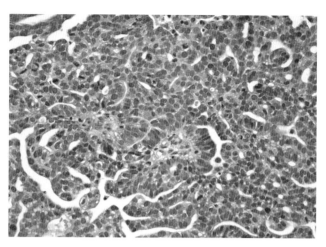

图 14.59　HGSC。裂缝样腔隙是该肿瘤的典型特点

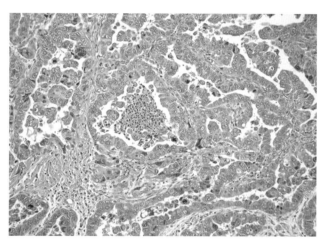

图 14.57　HGSC（与图 14.56 所示病变来自同一病例）。细胞核显著异型，核分裂指数高，可见异常核分裂象

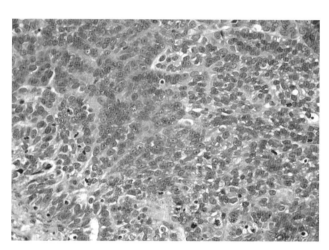

图 14.60　HGSC（变异型）。可见细胞呈实性生长、显著的细胞异型性和很高的核分裂活性

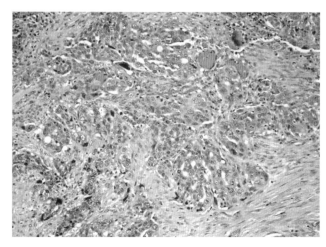

图 14.58　HGSC。裂缝样腔隙形成迷宫样结构，细胞核具有显著异型性

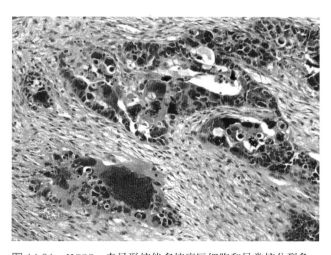

图 14.61　HGSC。奇异形核伴多核瘤巨细胞和异常核分裂象

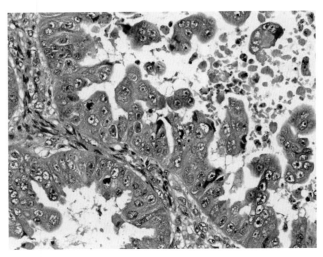

图 14.62　HGSC。可见显著的细胞异型性，以及簇状、离散的细胞团

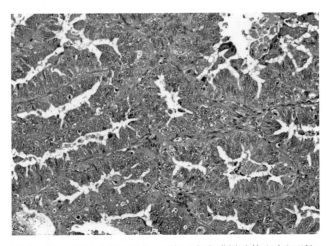

图 14.63　HGSC（变异型）。具有子宫内膜样腺体和高级别细胞学特点的浆液性癌

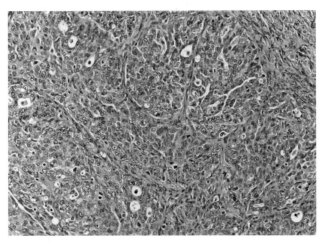

图 14.64　HGSC（变异型）。肿瘤细胞呈实性生长，几乎无圆形腺体样间隙，与子宫内膜样癌表面类似

有显著恶性特征的大而多形的细胞核。多核瘤巨细胞也可以出现（图 14.61，14.62 和 14.67）。典型的奇异形核的直径大于 50 μm（图 14.61，14.67）。

高级别浆液性癌由含有高级别核的肿瘤细胞组成，经常可见散在的奇异形单核巨细胞或合体样细胞。核分裂象（包括异常核分裂象）多见，坏死常较显著（图 14.61）。在以实体瘤为主的肿瘤中，有乳头状或腺管样结构的区域，提示为浆液性癌，而不是未分化癌。大多数情况下可见砂粒体。罕见情况下，肿瘤完全呈实性，缺乏腺管、乳头或其他可识别的结构，这可能是高级别浆液性癌的一种亚型，但是被命名为未分化癌（见"14.9.9　未分化癌"）。在 1/3 的病例中可见肿瘤内淋巴管浸润，在 2/3 的病例中可见卵巢门部淋巴管浸润。

最近人们注意到 HGSC 的一种变异型，以前被归类为未分化癌、子宫内膜样癌和移行细胞癌。它们被命名为"HGSC 的 SET 变异型"，"SET"为实性（solid）、假子宫内膜样（pseudoendometrioid）和移行细胞（transitional cell）模式（图 14.60，14.63~14.65）的英文首字母缩写。现在这些肿瘤被认为是 HGSC 的变异型，因为它们与经典 HGSC 具有相同的免疫组化特征（特别是 WT1 和 p53 阳性），以及相似的分子遗传学特征（尤其是 *TP53* 的高频率突变）。与典型的 HGSC 相比，SET 瘤发生的年龄较小，预后较好。它们常与 *BRAF* 和 *HRR* 基因突变相关，与 STIC 几乎不相关（Howitt et al. 2015；Soslow et al. 2012）。

超过 25% 的具有 SET 特征的肿瘤与 *BRCA1* 或 *BRCA2* 突变或失活相关（Soslow et al. 2012）。其他 HRR 缺陷基因突变经常被发现（Ritterhouse et al. 2016）。有丝分裂指数高、上皮内淋巴细胞增多和坏死也与 *BRCA1* 突变或失活有关，但这些特征不是诊断性的（Fujiwara et al. 2012；Soslow et al. 2012）。在一些研究中，巨大的奇异形核也与 *BRCA1* 突变相关（Fujiwara et al. 2012）。有趣的是，一些 *BRCA1* 相关的三阴性乳腺癌有相似的模

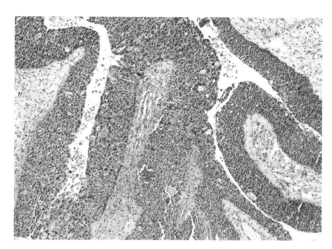

图 14.65　HGSC（变异型）。粗大的乳头内衬恶性上皮，类似于尿路上皮和泌尿系统的乳头状移行细胞癌

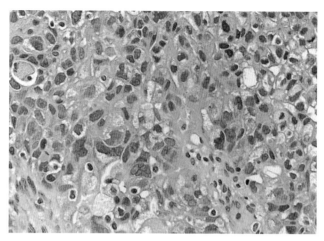

图 14.67　HGSC 的高级别细胞学特征，虽然部分细胞的胞质呈空泡状至透明，但不能诊断为透明细胞癌

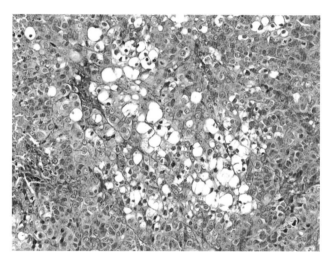

图 14.66　HGSC 伴灶状透明细胞和印戒样细胞。该肿瘤不应描述为具有透明细胞癌特征，因为其缺乏透明细胞癌的结构特点

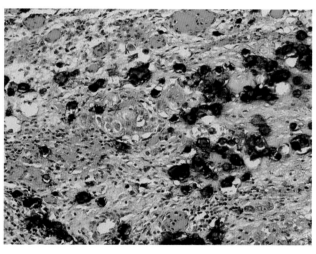

图 14.68　新辅助化疗后间期取样标本中的 HGSC。残留癌细胞的小巢被砂粒体、含铁血黄素沉积和急性出血所掩盖

式，也有高的有丝分裂指数和坏死。

HGSC 的转移灶可能有多种类型。最近的一项研究表明，有生殖系或体细胞 BRCA1 或 BRCA2 异常的肿瘤更可能表现为推挤性或浸润性微乳头状转移，而没有这种异常的肿瘤则表现为乳头状、腺样、微乳头状浸润性转移，筛孔状结构罕见（Reyes et al. 2014）。这些转移性肿瘤比原发性肿瘤更易发生 BRCA 突变。肿瘤内浸润的淋巴细胞可能在原发和（或）转移部位显著，并且与未发生 BRCA 突变或失活的病例相比，有 BRCA 突变的相关病例中的分布更均匀（Soslow et al. 2012）。

分级

浆液性癌呈双峰分布，其中小部分为低级别浆液性癌，而大部分为高级别浆液性癌。上述发现以及低级别和高级别浆液性癌具有截然不同的基因表达谱，均支持应用二级分级系统替代传统的高、中、低分化的三级分级系统。一些特殊病例按二级分级法很难确定是低级别还是高级别，这些病例中 90% 的病例缺乏 KRAS 和 BRAF 突变（低级别浆液性癌的特征），且存在 *TP53* 突变（高级别浆液性癌的特征）。因此，这些介于低级别和高级别之间的肿瘤应被归入高级别的范畴。在 Anderson 癌症中心（MDACC）等提出的二级分级系统中，具有中间级别核的肿瘤被归为高级别（见下文）。除了形态和分子基础支持二级分级系统外，该系统也能将不同预后组区分开。在全科病理医师和专科病理医师中二级分级系统的可重复性已得到证实，这个系统不需要进行耗时且重复性差的核分裂象计数。

MDACC 系统中低级别和高级别浆液性癌的鉴别要点如下（Malpica et al. 2004）。低级别浆液性癌的特征是细胞一致，细胞核轻 - 中度异型，而高级别浆液性癌细胞呈多形性，细胞核显著异型（核大小和形状的差异 >3∶1）。低级别浆液性癌的核分裂计数 <12/10 HPF，通常更低（<5/10 HPF），而高级别浆液性癌的核分裂计数常 >12/10 HPF。

二级分级系统能够有效地将高级别和低级别浆液性癌区分开，两组中 FIGO Ⅲ 期的 5 年生存率分别为 35% 和 50% 以上。然而，患者的年龄和伴随疾病很可能与分级一样，也与生存率相关。高级别浆液性癌患者比低级别浆液性癌患者年长近 10 岁，因此与患有 LGSC 的女性相比，可能伴有更多其他疾病，生命预期值更短。在丹麦一项基于人群的卵巢癌研究中，有严重伴随疾病的卵巢癌患者年长 10 岁左右，且在各分期卵巢癌患者中，并发症越多的患者的死亡率越高。高级别浆液性癌患者的术后死亡率（3 个月内）可高达 25%，可能与年龄、Ⅳ 期和接受非专科医师的管理有关（Urban et al. 2016）。因此，与低级别卵巢癌相比，高级别卵巢癌的高死亡率与并发症之间是不成比例的。此外，与高级别浆液性癌相比，低级别浆液性癌更可能是 Ⅲ A 或 Ⅲ B 期，而高级别癌几乎总是 Ⅲ C 期，这进一步混淆了不同分级的预后。

化疗诱导的组织学改变

肿瘤减灭术标本（新辅助化疗后）常有大量的砂粒体，而上皮成分稀少（图 14.68）。饼状大网膜常缩减到正常大小，伴有广泛的脂肪坏死和纤维化，以及广泛散在分布的癌灶。淋巴细胞、泡沫样组织细胞、含铁血黄素和胆固醇结晶常见，大多数病例中可见组织细胞反应和单核细胞浸润（Bromley et al. 2012）。散在分布的（通常是孤立的）肿瘤细胞具有高级别浆液性癌的典型特征，通常有比化疗前形态更奇异的细胞核。此外，细胞质丰富，可呈透明、空泡状或嗜酸性，并含有巨大核仁。一项研究发现，散在的孤立性肿瘤细胞、纤维化、泡沫样巨细胞和异物巨细胞是新辅助化疗高度特异性的指标，但敏感度较低。炎症、含铁血黄素和散在砂粒体也可能与化疗相关，但特异性稍差。应用肿瘤减灭术后标本的化疗反应评分主要基于残留肿瘤细胞的数量和相关的纤维炎症的改变，最近被证实是可重复的，而且似乎与铂类化疗的反应相关。然而，关于它的实用性有一些相互矛盾的数据，而且得分似乎不能独立地预测总体生存率（Bohm et al. 2015；Coghlan et al. 2017；Said et al. 2017；Singh et al. 2018）。

免疫组化

p53 染色在几乎所有的 HGSC 中都显示出异常的染色模式（核强阳性或不常见的完全阴性）（Karamurzin et al. 2013；Yemelyanova et al. 2011）。这两种模式都与 *TP53* 突变有关。WT1 的核阳性率为 80%~90%（Karamurzin et al. 2013）。WT1 和 p53 染色表现在新辅助化疗前后已被证实是一致的（Casey et al. 2017）。CAM5.2 和 CK7 免疫组化染色呈胞质阳性，阳性率为 100%；Ber-EP4 的阳性率为 95%，CK20 的阳性率为 34%；vimentin 的阳性率为 45%；B72.3 的阳性率为 73%（通常为弱阳性）；CEA 的阳性率为 19%；CA125 的阳性率为 91%；GCDFP-15 的阳性率为 2%；S-100 的阳性率为 30%。CK5/CK6 在 2/3 的病例中呈阳性（Taube et al. 2017）。EMA 在 100% 的病例中呈细胞膜阳性染色。大多数研究表明，ERα 在大多数病例中是阳性的（Taube et al. 2017）。PR 的细胞核表达缺如或仅呈弱阳性，但多达 25% 的病例可呈强阳性。HNF-1β 为阴性（DeLair et al. 2013）。CK7/CK20 联合标记物染色显示，在大多数浆液性、子宫内膜样和透明细胞型卵巢癌中呈 CK7（＋）/CK20（－），而在其他类型中呈 CK7（＋）/CK20（＋）。CK7 的胞质阳性强而弥漫。CK20 呈胞质阳性，但为局灶性或斑片状。大多数 HGSC 中 BRCA1 和 p16（胞质，通常伴有细胞核染色）呈阳性。p16 染色应表现为强而弥漫性地着色，这样才能被认为是有意义的。大约 1/4 的 HGSC 中 BRCA1 表达缺失。这种缺失与生殖系或体细胞突变和启动子高度甲基化有关（Garg et al. 2013）。PARP（在本章前面的"14.8　治疗"和"14.8.3　靶向治疗"中讨论过）在 41%~59% 的 HGSC 中表达（Godoy et al. 2011；Hjortkjaer et al. 2017）。ALK 可能呈阳性，与具有治疗意义的肺癌相比，这种阳性与 ALK 基因易位无关（Tang et al. 2016）。

Calretinin 在超过 1/4 的浆液性癌中呈胞质弱阳性，在 5%~10% 的病例中呈中等至强阳性。CK5/CK6 在大约 1/4 的病例中弱表达。BCL2 表达于 1/3 的病例。肺癌和甲状腺癌的标记物 TTF-1，根据克隆号的不同，在高达 22% 的浆液性癌中呈核表达（Hakim et al. 2017）。CD99 常呈阳性。性索间质肿瘤标记物 inhibin 通常呈阴性，但可呈局灶阳性。p63 通常呈阴性。其他可靠的阴性标记物包　括 h-caldesmon 和 thrombomodulin。CA19-9、CD15 和 D2-40 常呈阴性或弱阳性。一项研究比较了新辅助化疗前后的肿瘤样本，结果提示经过卡铂 – 紫杉醇治疗后高级别浆液性癌的免疫表型没有明显改变。

鉴别诊断

尽管转移到卵巢的癌（尤其是转移到卵巢的结直肠癌）常类似于卵巢黏液性癌或子宫内膜样癌，但转移灶也可表现为多种组织学形态，罕见情况下转移性结直肠癌也可类似浆液性癌（见"14.9.3　黏液性肿瘤"和第 18 章）。

尽管治疗方法类似，但浆液性癌与子宫内膜样癌的鉴别在实际工作中变得越来越重要。目前建议对 HGSC 患者常规检查生殖系 BRCA 突变，对子宫内膜样癌患者常规检测 Lynch 综合征特征性的基因突变。这种突变的识别对于治疗、随访和有关家庭其他成员的恶性肿瘤风险咨询具有重要意义。尽管存在着形态学的交叉，但高级别的腺样和筛状结构的腺癌（非透明细胞，非黏液性）应诊断为浆液性癌，而不诊断为混合性或子宫内膜样癌，除非有典型子宫内膜样癌的形态出现。ER 和 PR 的弥漫强阳性以及 p53 野生型染色、WT1 和 p16 的阴性染色支持子宫内膜样癌的诊断，反之则更常见于浆液性癌。浆液性癌与子宫内膜样癌的特征对比见表 14.11。

表 14.11　低分化浆液性癌与低分化子宫内膜样腺癌的鉴别

鉴别要点	浆液性	子宫内膜样
形态学		
腺腔	裂隙样	圆形，凿孔样
砂粒体	常见	极为罕见
瘤巨细胞	常见	罕见
乳头	小，复杂伴出芽	更长，更宽
腺纤维瘤样生长方式	罕见	常见
鳞状细胞成分	极为罕见	常见
子宫内膜异位症	极为罕见	常见
免疫组化		
WT1	弥漫阳性	阴性或局灶阳性
p53	异常模式 [a]	阴性或弥漫阳性 [a]
p16	弥漫阳性	阴性或局灶阳性
vimentin	阴性	有时阳性
β-catenin	细胞膜阳性	细胞膜阳性，有时细胞核阳性

注：[a] p53 染色模式的描述见正文。在某些研究中，30% 的高级别子宫内膜样癌显示异常的 p53 表达模式。

卵巢和腹膜浆液性癌的分期手术需进行子宫切除。病理医师应仔细检查子宫内膜，以确定是否有浆液性癌的迹象，特别是子宫内膜上皮内癌，它是子宫内膜浆液性癌的前驱病变。即使镜下所见的子宫内膜浆液性癌或缺乏肌层浸润，其也可能扩散到整个腹膜（见第 9 章）。因此，小部分腹膜原发性浆液性癌实际上是播散性子宫内膜浆液性癌，其子宫内膜的原发性肿瘤呈隐匿性。在这些病例中，子宫内膜上皮内癌的鉴定证实了这一点，其中一些最初被解释为起源于子宫外（Roelofsen et al. 2012）。相反，最近一系列研究表明，8%~29% 的明确的上皮内癌和浸润性子宫浆液性癌与 STIC 相关（Jia et al. 2015；Tang et al. 2012；Tolcher et al. 2015）。WT1 是鉴别的最佳标记物之一，因为它通常在子宫外原发性 HGSC 中呈阳性，在子宫浆液性癌中呈阴性。输卵管和子宫内膜的独立的浆液性癌是可能的，但可能非常罕见，这种情况的诊断标准尚未明确。

卵巢原发的非浆液性上皮性肿瘤有时也可类似浆液性癌，尤其是透明细胞癌和子宫内膜样癌。乳头状移行细胞样模式通常显示浆液性分化（Ali et al. 2012；Takeuchi et al. 2013），有时也可见于子宫内膜样癌；此类病例通常伴有鳞状分化（Karnezis et al. 2013）。浆液性癌中出现局灶胞质透亮的细胞并不少见，这并不能说明是透明细胞癌，除非同时出现透明细胞癌的典型结构（图 14.66，14.67）。同样，腺样和筛状结构常见于浆液性癌，不能将其诊断为子宫内膜样癌，除非同时伴有子宫内膜样癌的其他特征性形态（表 14.11）。更重要的是，恶性生殖细胞肿瘤（尤其是胚胎性癌和卵黄囊瘤）常含有实性和乳头状结构，也可类似浆液性癌。患者年龄是一个重要的诊断线索，因为恶性生殖细胞肿瘤几乎都发生在年轻患者。可用针对 AFP 和 glypican-3 的抗体的免疫组化来鉴别，glypican-3 更敏感，但 AFP 更特异（见第 16 章）。血清 AFP 水平也有参考价值。有时，浆液性癌与

网状型 SLCT 的鉴别也很困难。后者呈 inhibin 阳性而 EMA 阴性，且常见于年轻患者，这些都是有效的鉴别要点（见第 15 章）。

罕见情况下，弥漫性恶性间皮瘤（特别是具有乳头状结构者）很难与浆液性癌相鉴别。在普通人群中，HGSC 的发病率是腹膜间皮瘤（一种极为罕见的肿瘤）的 100 多倍。鉴别间皮瘤和浆液性癌的最佳标记物是 calretinin、CK5/CK6、血栓调节蛋白（thrombomodulin）、ER 和 BerEP4，前三者在间皮瘤中呈阳性表达，后二者在间皮瘤中不表达。ER 的敏感度和特异性更高，一般在女性间皮瘤中呈阴性。在大多数病例中，使用 ER、calretinin 和 BerEP4（或 MOC-31）联合染色能明确区分恶性间皮瘤和浆液性癌，也有学者推荐加用间皮瘤中阳性的 h-caldesmon。值得注意的是，CA125 在间皮瘤中常呈阳性。

对于原发灶不明的转移性腺癌，卵巢癌是重要的鉴别诊断。在这种情况下，最有价值的标记物检测方法是联合应用 CK7 和 CK20。人们对 CK7/CK20 在各种部位的癌中的表达谱已进行了充分研究。卵巢子宫内膜样癌和浆液性癌一般呈 CK7（+）/CK20（-）。这组标记物最适用于胃肠道原发性癌和卵巢黏液性癌的鉴别诊断，但有局限性（见"14.9.3.4　浸润性黏液性癌"中的"鉴别诊断"）。乳腺癌常为 CK7（+）/CK20（-），GCDFP-15 常为阳性，而 WT1 呈阴性；而卵巢癌表现为 GCDFP-15 阴性和 WT1 阳性。但大约 1/3 的乳腺癌呈 GCDFP-15 阴性。TTF-1 在鉴别卵巢癌与肺癌及甲状腺癌时没有太大意义，因为它在相当一部分卵巢癌中呈阳性。

分子生物学

浆液性癌占卵巢癌的大部分，过去大多数文献中有关卵巢癌的研究，除了特别注明的以外，主要针对的是浆液性癌。最近有关卵巢癌的临床及分子研究多考虑到其不同的组织学类型，但也更侧重于

研究浆液性癌，因为该肿瘤占卵巢恶性上皮性肿瘤的绝大部分。因此，关于经典型浆液性癌（高级别）、良性、交界性和低度恶性浆液性肿瘤中分子改变的研究最深入。结直肠癌发病机制中由腺瘤向腺癌的演变过程已经非常明确，由此人们普遍认为卵巢浆液性癌是从良性浆液性囊腺瘤到非典型增生性（交界性）浆液性肿瘤，再到低级别浆液性癌，最终发展为高级别浆液性癌。然而，临床病理观察与分子遗传学研究结果使人们现在已认识到低级别（Ⅰ型）和高级别（Ⅱ型）浆液性癌是通过两条不同的途径发生的（Kurman et al. 2016a）。

卵巢癌全基因组突变和 DNA 拷贝数分析主要集中在原发性和复发性肿瘤及其前驱病变、输卵管上皮内癌。第一，*TP53* 突变基本上可以在 100% 准确诊断的 HGSC 和 STIC 中检测到（Vang et al. 2016）。此外，*TP53* 突变是高级别浆液性癌发生的早期分子遗传事件，在所有的 STIC 中都能检测到这种突变（Eckert et al. 2016；Kuhn et al. 2012；Labidi-Galy et al. 2017；McDaniel et al. 2015）。第二，*BRCA1/2* 突变，无论是在生殖细胞中还是在体细胞中，都是下一个最普遍的变化，影响多达 15% 的病例。这些 *BRCA1/2* 缺陷型肿瘤属于 HRR 缺陷型 HGSC 的一个亚群，由于它们的 DNA 更易受到损伤，因此 PARP 抑制剂是肿瘤治疗的候选方案。第三，除了 *TP53* 和 *BRCA1/2* 外，很少有基因出现反复突变。第四，一些分子事件与肿瘤复发相关，包括生殖细胞 *BRCA1* 或 *BRCA2* 突变的多重独立逆转、*BRCA1* 启动子甲基化的丢失以及与药物外排泵 MDR1 的过度表达相关的复发性启动子的融合（Patch et al. 2015）。第五，与Ⅰ型卵巢癌相比，HGSC 在其基因组中表现出弥散和显著的 DNA 拷贝数的变化，这反映了其发展过程中潜在的基因组不稳定性。第六，虽然综合分析表明有 4 种分子亚型（见下文），但它们的临床意义和对病理学诊断的潜在影响（如果存在）尚不清楚。第七，与 *BRCA1/2* 缺陷型肿瘤相比，具有 *CCNE1*

扩增或通路激活特征的高级别浆液性癌的亚型的预后更差（Kroeger et al. 2017）。Cyclin E 被认为是 HGSC 的潜在治疗靶点（Kanska et al. 2016）。

一项关于卵巢癌（包括 HGSC、子宫内膜样癌和一组交界性肿瘤）基因表达模式的大型研究描述了 6 组（C1~C6）具有不同表达谱的肿瘤（Tothill et al. 2008）。HGSC 和一些高、中级别子宫内膜样癌分布于 4 组（C1、C2、C4 和 C5）中。值得注意的是，所有的交界性肿瘤都集中在 C3 亚型，C6 几乎完全由中、低级别的子宫内膜样癌组成。癌症基因组图谱计划证实了这些发现，并将基于表达谱的 HGSC 亚型分别称为免疫反应型、分化型、增殖型和间充质型（The Cancer Genome Atlas Research Network 2011）。目前，这种 HGSC 亚型的分型方法没有明确的临床意义。

临床行为和治疗

卵巢癌（大多数为 HGSC）的生存率见表 14.6。经仔细分期的Ⅰ期患者的 5 年生存率超过 90%；然而，当经过全面综合分期并采用严格的诊断标准时，Ⅰ期高级别浆液性癌几乎不存在（在笔者的研究中的占比 <3%，而在不列颠哥伦比亚大学基于人群的研究中的占比 <1%）（表 14.4）。高级别浆液性癌的组织学特点是Ⅰ期预后不良的因素，尤其是对于尚未完全分期的患者（Bamias et al. 2011；Karamurzin et al. 2013；Kobel et al. 2010b；Morency et al. 2016；Seidman et al. 2010b）。输卵管的Ⅰ期 HGSC（即有或无浸润的 STIC）罕见，通常在 RRSO 或子宫内膜癌分期手术时偶然被发现。HGSC 是Ⅲ期和Ⅳ期卵巢癌的主要类型，通常对铂类化疗药敏感，5 年生存率接近 50%。尽管这些肿瘤通常被认为是无法治愈的，但 10 年生存率可能超过 10%。目前还无法预测哪些女性患者能存活 10 年（Dao et al. 2016）。一些研究人员认为，在通过预先腹腔化疗来减灭肿瘤细胞的情况下这些肿瘤是可以治愈的（Narod 2016）。Ⅱ期肿瘤并不

常见（5% 的 HGSC，表 14.4），并且代表一个中间组，根据其他因素（包括手术切除的完整性和亚分期），其生存率和治愈率可以有很大的差异。

具有大量淋巴细胞浸润的肿瘤与缺乏这种特征的肿瘤相比，前者具有更有利的预后（Bachmayr-Heyda et al. 2013）。最近一项纳入 3000 多例 HGSC 女性的前瞻性队列研究显示，上皮内有大量 CD8⁺ 淋巴细胞的女性比上皮内没有淋巴细胞的女性预后好，其中位生存期比后者至少长 2 年（OTTA Consortium 2017）。

含有 *BRCA* 突变以及 HRR 途径中生殖系或体细胞的其他一些基因突变的肿瘤，其生存率似乎也因此提高（Pennington et al. 2014；Ritterhouse et al. 2016），尽管 5 年生存时的生存效益可能在 10 年生存时消失。肿瘤内大量淋巴细胞浸润、*BRCA/HRR* 缺陷突变和 SET 形态学的肿瘤之间有很多重叠，所有这些似乎都能提示更好的预后（Howitt et al. 2015）。

尽管数据相互矛盾，但一些研究发现，与其他 HGSC 相比，具有移行细胞样模式的肿瘤具有更好的预后，最近使用 SEER 数据进行的基于人群的分析似乎证实了这一点（Nasioudis et al. 2016b）。SEER 数据还表明患者的平均年龄较低，且分期分布倾向于较早期。然而，后一种分析由于缺乏中心病理复查而受到限制，特别是考虑到卵巢癌分类的演变性质。在 SEER 数据中，被诊断为移行细胞样变异型的病例的地理分布在统计学上有显著差异，这也表明在做出这种诊断的病理实践中存在很大的变异性。与 162 例 HGSC 的对照组相比，对 81 例具有移行特征的 HGSC 进行的大型病例对照研究发现，其总生存期显著延长（Guseh et al. 2014）。该项研究更有说服力，因为一位妇科病理学家做了中心病理学随访。尽管如此，预后的显著差异可能是由于移行细胞样组受到恶性 Brenner 肿瘤的混淆，良性 Brenner 成分过度生长或被忽视［见本章后文"14.9.6 Brenner 肿瘤（移行细胞肿瘤）"］

和显示 SET 形态学特征的 HGSC（见本章前面"镜下表现"），两者都可能与更好的预后有关。

对新辅助化疗后行间隔减瘤术的卵巢癌标本进行组织学分析，研究者发现没有残余肿瘤或仅有散在孤立性肿瘤细胞的患者比那些有较大残余肿瘤的患者的生存期更长。在接受新辅助化疗的患者中，约有一半的患者出现中度至显著的肿瘤坏死，这可能与无病生存（DFS）有关，但与总体生存率无关。

血清 CA125 水平与肿瘤体积有关，但不是独立的预后因素。虽然术前 CA125 水平高可能预示着肿瘤难以切除和生存情况较差，但术后 CA125 水平更有预后意义。CA125 水平常用于监测肿瘤复发情况。然而，如前文所述，基于 CA125 水平升高来判断复发并给予及时治疗与症状出现之后给予延迟治疗相比，前者并不能提高生存率（Rustin et al. 2010）。

14.9.3 黏液性肿瘤

首先需要注意的是，卵巢上皮性肿瘤中黏液型的诊断是以 HE 切片为基础的。黏液染色对分类的作用不大，因为其他类型的肿瘤也可以呈阳性。卵巢原发性黏液性肿瘤包括黏液性囊腺瘤、非典型增生性黏液性肿瘤（APMT，也称作黏液性交界性肿瘤，MBT）和黏液性癌（包括上皮内癌和浸润性癌）。其中黏液性囊腺瘤最常见，其次为 APMT，卵巢原发性黏液性癌相对少见。黏液性囊腺瘤和 APMT 为非浸润性病变，可以根据上皮的复杂程度和增生程度的不同将两者区分开。浸润性癌与前两者的区别在于浸润性癌存在间质浸润。黏液性肿瘤中的上皮增生有一个形态学谱系，其中包括伴局灶上皮增生的囊腺瘤、伴有上皮内癌和（或）微浸润的 APMT，该谱系中的每种类型都有其独特的生物学行为，组成了卵巢黏液性肿瘤癌变过程中的不同阶段。分子学研究也支持这个观点（见后文"分子生物学"）。

卵巢其他黏液性肿瘤包括转移性黏液性癌（最常来自胃肠道）以及累及卵巢的阑尾低级别黏液性肿瘤，后者常出现腹膜假黏液瘤（PMP）临床综合征。转移性黏液性癌和阑尾低级别黏液性肿瘤累及卵巢在形态上可与卵巢原发性黏液性肿瘤（包括 APMT 和卵巢原发性黏液性癌）相似。近年来对卵巢黏液性肿瘤的诊断标准进行了修订，从而能够将非卵巢源性肿瘤与真正的卵巢源性肿瘤区分开，这对阐明卵巢黏液性肿瘤的生物学行为并提供有效的治疗非常重要。

部分研究采用了修订后的卵巢黏液性肿瘤诊断标准，尤其注重卵巢原发性和转移性黏液性癌的鉴别，这些研究结果提示原发性卵巢黏液性癌远没有以前认为的那么普遍（Seidman et al. 2003）。然而，尽管人们对于转移癌的认识水平有所提高，但鉴别卵巢原发性和转移性黏液性癌的困难仍然存在（见第 18 章）。识别转移癌的困难不仅在于其形态学与卵巢原发性黏液性癌相似，而且在于有时卵巢肿瘤为首发症状，而临床上缺乏卵巢外原发灶的证据，这导致鉴别诊断更加困难。此外，辅助诊断技术（如免疫组化）在某些情况下有帮助（见后文"鉴别诊断"），但对某些转移病灶与卵巢原发性黏液性肿瘤的鉴别诊断没有帮助。当评价过去关于卵巢黏液性癌生物学行为和治疗反应的相关文献，尤其是那些发表在 1990 年及 1990 年之前的文献时，需要意识到这些文献中可能包含了一部分被错误归类的转移癌。对专家来说，鉴别卵巢原发性和转移性黏液性癌有时也是非常困难的。

14.9.3.1 良性黏液性肿瘤，胃肠型和米勒型（浆黏液型、子宫颈内膜型）

黏液性囊腺瘤（包括米勒型，详见下文）占卵巢良性上皮性肿瘤的 13%（表 14.8），其中大约 80% 为胃肠型。患者的平均年龄约为 50 岁。胃肠型黏液性囊腺瘤大体上为单房或多房，肿瘤大小不一，小到直径仅数厘米，大到直径在 30 cm 以

上，平均直径约为 10 cm。典型的肿瘤呈单侧性（95%），包膜厚、呈白色，外表面光滑。囊内为稠厚的胶样液。肿瘤的大部分区域由腺体和囊腔构成，内衬单层黏液性上皮，类似于胃小凹型上皮。通常情况下，杯状细胞可以不同程度地出现（图 14.69）。囊腔的周围区域可以形成隐窝样结构，该区域内细胞核呈反应性改变，可出现核分裂象，但上皮细胞无异型性或仅有局灶轻度异型性。上皮可呈缎带样，但一般缺乏复层结构和簇状结构；当上皮增生类似于 APMT 时，其范围必须小于肿瘤的 10% 才能被诊断为黏液性囊腺瘤（图 14.70）。

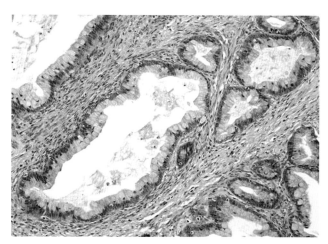

图 14.69 黏液性囊腺瘤。单纯性囊肿内衬单层黏液性上皮，细胞核小、形态温和，均匀一致地位于基底部

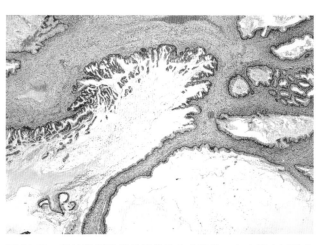

图 14.70 黏液性囊腺瘤伴局灶性上皮增生。上皮增生区域小于肿瘤的 10%

以黏液性囊腺瘤为主但伴有小于 10% 的 APMT 成分时，应诊断为黏液性囊腺瘤伴局灶性上皮增生（Ronnett et al. 2004）。"局灶性上皮增生"为首选术语，因为显微镜下为轻度上皮增生而非某种程度上细胞异型性的增加（Seidman et al. 2004）。大多数肿瘤中可见钙化，钙化通常呈针状，而不是砂粒体样。吞噬黏液的细胞、假黄瘤样细胞和黄素化间质细胞的出现率为 40%~50%。10% 的肿瘤间质出现无细胞性黏液，称为"卵巢假黏液瘤"。10% 的肿瘤中出现多核巨细胞（Seidman et al. 2008）。罕见的良性黏液性肿瘤中可出现实性和腺纤维瘤样区域，称为黏液性腺纤维瘤。近 18% 的黏液性囊腺瘤中可见移行细胞巢，后者也被称为 Brenner 瘤成分，多存在于不同的结节中，被认为是同时发生的 Brenner 瘤（Seidman et al. 2008）。当以 Brenner 瘤成分为主或与黏液性成分混合存在时，这类肿瘤应被归入化生性 Brenner 瘤或黏液–Brenner 混合瘤［见"14.9.6　Brenner 肿瘤（移行细胞肿瘤）"和"14.9.8　上皮性混合性肿瘤"］。根据这些发现和其他一些结果，人们推测大多数胃肠型黏液性肿瘤来源于 Brenner 瘤或移行细胞巢。

偶尔，黏液性囊腺瘤中含有子宫颈内膜型黏液性上皮，称为米勒型、浆黏液型或子宫颈内膜型黏液性囊腺瘤（详见下文）。它们是单房或多房囊性肿瘤，常伴有乳头状结构，而胃肠型黏液性肿瘤以单纯的腺样结构为主。这类肿瘤的上皮与子宫颈黏液性上皮非常相似，细胞呈柱状，胞质顶端含黏液，细胞核形态温和且位于基底部。当应用严格的诊断标准以避免误诊为胃肠道型肿瘤时，这类肿瘤偶尔会有很少或没有杯状细胞，这种亚型是不常见的。黏液性囊腺瘤和腺纤维瘤都是良性肿瘤，但是若病变切除不彻底则可能复发。肿瘤破裂与复发无关。

14.9.3.1.1　APMT（MBT），胃肠型

"交界性肿瘤"概念的提出最初主要针对浆液

性肿瘤（见"14.9.2　浆液性肿瘤"），而后这一概念被扩展至黏液性肿瘤，因为它们似乎也有一些不可预测和不良行为的中间型肿瘤。这些中间型肿瘤的常见特点是 PMP，被认为与伴有腹膜种植的浆液性交界性肿瘤类似，PMP 中腹膜的黏液沉积物代表了卵巢黏液性肿瘤的腹膜种植。随后，人们开始使用术语"非典型增生"（或"非典型增生性肿瘤"）和"低度恶性潜能的肿瘤"来描述这些增生性非浸润性肿瘤。2003 年交界性卵巢肿瘤会议上宣布"非典型增生性黏液性肿瘤""交界性黏液性肿瘤"和"低度恶性潜能的黏液性肿瘤"这三个术语为同义词；2014 年 WHO 支持这些建议，但不支持使用"低度恶性潜能的黏液性肿瘤"（Ronnett et al. 2004；Seidman et al. 2004；Kurman et al. 2014）。

APMT 分两型：胃肠型和浆黏液型（子宫颈内膜型或米勒型）。典型的胃肠型 APMT 体积大，呈多囊性，表面光滑，通常是单侧性（>95%），平均直径为 20~22 cm（Yemelyanova et al. 2008c）。肿瘤囊腔内常充满黏液样物质，内壁光滑，大体观察无明显的乳头结构。镜下可见囊壁衬覆复层增生的胃肠型黏液性上皮，类似于胃小凹型上皮；细胞呈簇状、绒毛状或腺腔内乳头等生长方式，可见数量不等的杯状细胞；黏液型上皮细胞核呈不同程度的异型，通常是轻度到中度；在隐窝区域可出现核分裂象，簇状上皮细胞的胞质相对隐窝区域较成熟，黏液性胞质朝向绒毛膜结构的顶端。按照定义应该缺乏间质浸润（图 14.71~14.75）。

APMT 的临床生物学行为见表 14.12。现代文献显示，符合胃肠型 APMT 诊断标准的肿瘤大多数为良性，几乎所有肿瘤都是 I 期（Chiesa et al. 2010；Hoerl et al. 1998；Irving et al. 2014；Khunamornpong et al. 2011；Koskas et al. 2011；Kurman et al. 2014；Lee et al. 2000；Ronnett et al. 2004）。复发不常见（<2%），通常与不完全切除（囊肿切除）和（或）肿瘤为 I C 期相关，死亡率

表 14.12　卵巢黏液性肿瘤的生物学行为

肿瘤类型	复发率	5 年生存率
APMT，Ⅰ期[a]	<1%	约 99%
APMT，进展期[b]	—	—
APMT 伴上皮内癌[c]	约 2%	约 99%
APMT 伴微浸润 / 微浸润性癌[d]	约 5%	约 97%
浸润性黏液性癌	依赖于分期	约 90%（Ⅰ期） <20%（Ⅲ / Ⅳ期）

注：[a] 99% 的Ⅰ期 APMT 的生存率为 99.5%［罕见复发、死亡，主要是由于不完全切除和（或）IC 期］。

[b] 实际上这类原发性卵巢黏液性肿瘤是不存在的，大多数肿瘤是与 PMP 相关的阑尾起源的低级别黏液性肿瘤，有些肿瘤是转移性卵巢外黏液性癌。

[c] Ⅰ期生存率为 99%，复发率为 2%，死亡率为 1%（IC）。

[d] Ⅰ期生存率为 97%，复发率为 5%，死亡率为 3%（IC）。

数据来源：Fotopolou et al.（2017a）；Khunamornpong et al.（2011）；Zaino et al.（2011）。

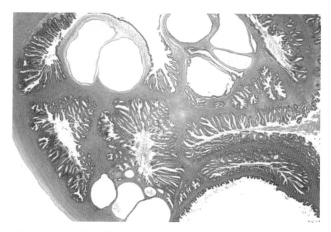

图 14.71　非典型增生性（交界性）黏液性肿瘤（APMT）。有序排列的囊肿，囊内上皮增生，缺乏融合性腺体或破坏性浸润性生长

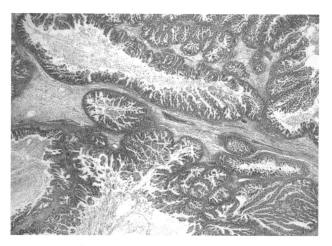

图 14.72　非典型增生性（交界性）黏液性肿瘤（APMT）。拥挤的囊肿具有广泛的上皮增生伴层次增多，局灶可见离散的细胞簇。尽管有明显的增生，但没有证据表明融合性（扩张性）生长模式，因此不符合癌的诊断标准

低于 1%（关于上皮内癌和微浸润 / 微浸润性癌的讨论见后文）。值得注意的是，在过去的文献中有报道称原发性卵巢 MBT 有不良的预后，以所谓的晚期 APMT 为主，其中卵巢外疾病通常表现为腹膜假黏液瘤（PMP）临床综合征。最近的研究证实几乎所有的 PMP 病例都来源于胃肠道（通常是阑尾），而不是卵巢（详见下文）（Ronnett et al. 1995a，1995b，2004；Vang et al. 2006a，2006d）。

　　因此，对这些非卵巢肿瘤进行精确分类和排除后可证实真正 APMT 的生物学行为。最近研究证实转移性黏液性癌累及卵巢类似于原发性卵巢 APMT，以前的文献中报道的晚期 MBT 可能是转移性黏液性癌，它通常来自类似 MBT 的胃肠道 / 胰胆管或子宫颈内膜的恶性肿瘤。因此，真正的原发于卵巢的晚期 APMT（即发生腹膜种植者）几乎不存在。罕见情况下，黏液性囊腺瘤或 APMT 导致盆腔腹膜的黏液聚集，甚至黏液上可能漂浮少量脱落的腺瘤性或增生性黏液性上皮，这可能是由肿瘤破裂或手术剥离造成的，不应归类为 PMP 或有腹膜种植的 APMT。

14.9.3.1.2　APMT，浆黏液型（子宫颈内膜型、米勒型或混合型）（APSMT）

　　关于这种类型肿瘤的性质、术语存在争议，最近的文献几乎同时描述、重命名，并建议将其从卵巢肿瘤分类中排除（Kurman et al. 2016b；Rambau et al. 2017；Taylor et al. 2015）。这种卵巢肿瘤细胞类型遵循Ⅰ型通路，通常出现在子宫内膜异位症病变中，最常被诊断为良性和增生性 / 非典型增生性，很少被诊断为浸润性癌。APSMT 占卵

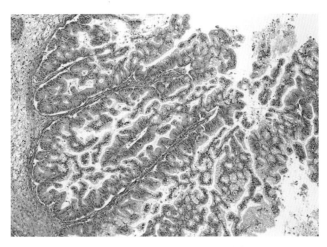

图 14.73　非典型增生性（交界性）黏液性肿瘤（APMT）。胃肠道黏液性上皮的腺体内上皮增生而形成乳头状 / 绒毛状结构，尽管有明显的增殖，但没有证据表明融合性（扩张性）生长模式，因此不符合癌的诊断标准

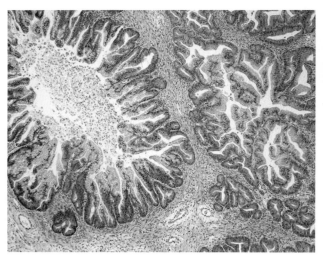

图 14.74　非典型增生性（交界性）黏液性肿瘤（APMT）。小的肿瘤性腺体有序地分布在大的增生性腺体周围

宫内膜样细胞、鳞状上皮细胞和嗜酸性细胞）（图 14.76~14.79）。对于这组肿瘤，"浆黏液性"这一名称比子宫颈内膜型黏液性肿瘤更准确，因为它反映了该肿瘤在形态学和生物学行为上与浆液性肿瘤的相似性，同时也将其与胃肠型 APMT 区分开。然而，由于细胞类型几乎总是混合的，并且显示出米勒型的免疫表型，因此对于这种细胞类型，有人建议使用术语"混合型米勒肿瘤"（Kurman et al. 2016b）来描述。少数研究表明，这些肿瘤（包

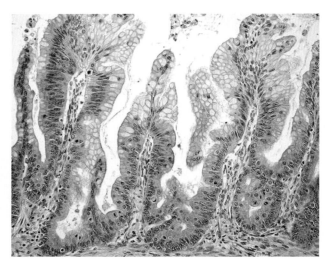

图 14.75　非典型增生性（交界性）黏液性肿瘤（APMT）。隐窝上皮细胞有轻度异型性和增殖活性，而细胞质成熟（有丰富的黏蛋白）则出现在绒毛膜结构的顶端，可见核分裂象

巢肿瘤的 2.3%（表 14.8），占卵巢癌的 0.9%（表 14.4）。浆黏液性 APMT（APSMT）在大体、镜下和免疫表型方面都与胃肠型 APMT 不同（Vang et al. 2006b）。浆黏液性肿瘤较少见，体积较小，双侧性更常见，结构上类似 APST，常与子宫内膜异位症有关。此外，肿瘤间质常见急性炎症细胞，宫颈内膜型黏液性上皮和浆液型（有纤毛）上皮混合存在，常混杂少量其他类型的细胞（子

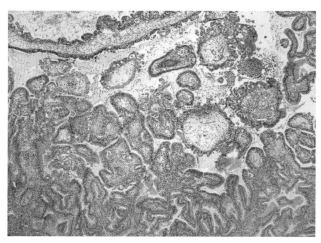

图 14.76　APSMT。低倍镜下见复杂增生的乳头状结构，形态上与非典型增生性浆液性肿瘤相似

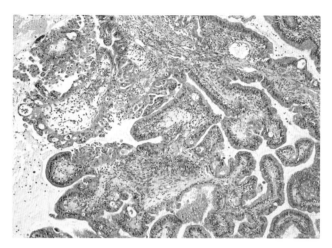

图 14.77　APSMT。类似于 APST 的乳头状结构，既具有浆性上皮（图中左上角的嗜酸性区域），也有子宫颈内膜样黏液性上皮

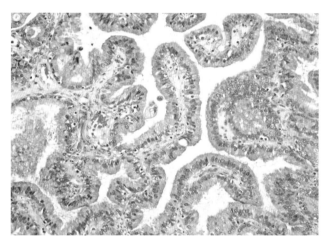

图 14.78　APSMT。上皮细胞轻度异型，胞质呈轻度嗜碱性，类似子宫颈内膜（米勒管）黏液性上皮

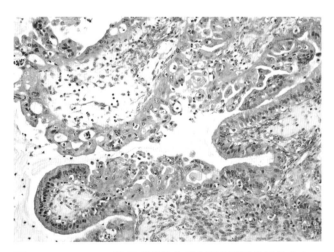

图 14.79　APSMT。胞质嗜酸性和子宫颈内膜样黏液性上皮，注意前者内的急性炎症细胞（微脓肿）

括极少数伴有种植、上皮内癌和微浸润性癌的肿瘤）均呈良性生物学行为（Rodriguez et al. 2004；Shappell et al. 2002）。Rambau 及其同事最近提出一个论点：根据免疫组化和分子特征，最好将大多数浆黏液性癌归类于子宫内膜样癌，或更不常见的低级别浆液性癌（Rambau et al. 2017）。鉴于其独特的形态学特征，尤其是细胞类型的混杂，一些专家更喜欢使用"非典型增生性混合米勒管肿瘤""混合米勒管肿瘤"来反映其具有极低的增殖水平，用"混合米勒管癌"来指代那些罕见的恶性肿瘤。2014 年 WHO 分类建议在后一组肿瘤中使用"癌肉瘤"，从而可以避免与"恶性混合中胚层 / 米勒肿瘤"混淆。

14.9.3.1.3　APMT 伴上皮内癌（非浸润性）

根据 20 世纪 70 年代初的 FIGO 和 WHO 分类，APMT 与黏液性癌的区别在于前者缺乏间质浸润。不久以后，黏液性癌的诊断标准被扩展，异型上皮细胞的显著过度增生被包括在内，这种过度增生表现为上皮细胞层次超过 3 层、腺管内筛状增生或缺乏纤维结缔组织的实性细胞团伴指状突起，这些结构常伴有明显的细胞核异型。此外，仅凭显著的细胞核异型性也可诊断为黏液性癌。自此以后，缺乏间质浸润、但表现出上皮过度生长和细胞核异型性的黏液性肿瘤被称为"非浸润性癌""腺管内癌"或"上皮内癌"。不同研究中上皮内癌的诊断标准无明显差别（Hoerl et al. 1998；Kurman et al. 2014；Lee et al. 2000；Riopel et al. 1999；Rodriguez et al. 2002；Ronnett et al. 2004）。所有研究都将伴有显著细胞核异型性的非浸润性肿瘤视为上皮内癌，这也是推荐的首选标准（图 14.80~14.82）。上皮层次过多和其他复杂的腺管内增生模式在经典型APMT 中也可出现，当缺乏重度细胞异型性时不应诊断为上皮内癌（Ronnett et al. 2004）。

局限于卵巢的上皮内癌预后很好（生存率约为 99%，最近大多数研究报道生存率为 100%）

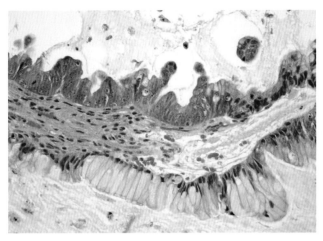

图 14.80　APMT 伴上皮内癌。与背景无非典型性的上皮相
　　　　　比，该病变具有显著的细胞核异型性

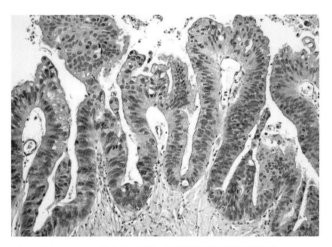

图 14.81　APMT 伴上皮内癌。可见显著的细胞异型性

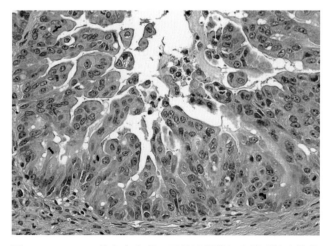

图 14.82　APMT 伴上皮内癌。可见显著的细胞异型性和核分
　　　　　裂象

（Khunamornpong et al. 2011；Lee et al. 2000；Riopel et al. 1999；Rodriguez et al. 2002；Ronnett et al. 2004）。有少数关于"晚期上皮内黏液性癌"的报道，少数患者死于肿瘤。由于转移性黏液性癌在形态上可与伴有上皮内癌的 APMT 类似（详见下文），因此一些预后不佳的晚期上皮内癌很可能是某些原发于卵巢外的隐匿性肿瘤转移所致。其中一部分也可能是真正的卵巢原发性黏液性癌，在未取材的标本中存在破坏性浸润病灶。最后，这些肿瘤可能是浸润性肿瘤，但目前的诊断标准尚无法识别这种浸润模式。

14.9.3.1.4　APMT 伴微浸润和微浸润性癌

　　最近对 APMT 的评估显示有两种类型的微浸润性肿瘤。APMT 中的微小浸润是指小灶间质浸润，间质浸润灶可以为多灶性的，但单灶的最大径须小于 5 mm，APMT 伴微浸润的特点是 APMT 间质中出现单个细胞、腺体，或者小簇状或小巢状黏液性上皮细胞伴轻 - 中度异型（图 14.83，14.84）。当细胞显示浸润性黏液性癌的结构和细胞学特征时，称为 APMT 伴微浸润性癌（图 14.85，14.86）（Khunamornpong et al. 2011；Kurman et al. 2014；Ronnett et al. 2004）。一些伴有微浸润的肿瘤同时存在上皮内癌（图 14.87）。目前没有足够的数据来证实这两种类型的微浸润性肿瘤的生物学行为是否存在差异，但它们一般具有良好的预后。有限的随访数据表明其复发率约为 5%，生存率约为 97%（Chiesa et al. 2010；Hoerl et al. 1998；Irving et al. 2014；Khunamornpong et al. 2011；Kurman et al. 2014；Lee et al. 2000；Riopel et al. 1999；Rodriguez et al. 2002；Ronnett et al. 2004）。

14.9.3.2　黏液性肿瘤伴腹膜假黏液瘤

　　最近的研究将腹膜假黏液瘤（PMP）定义为一个临床病理综合征，患者有黏液性腹水，通常伴有腹膜内胶冻样肿瘤结节，形态学表现为低级别黏液

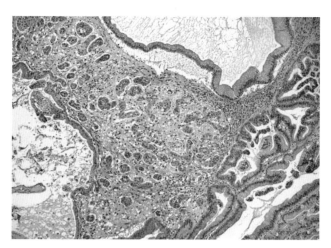

图 14.83　APMT 伴微浸润。小细胞团浸润间质，最大径小于 5 mm（细胞学见图 14.84）

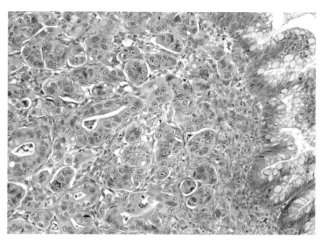

图 14.86　APMT 伴微浸润性癌。恶性腺体和巢团浸润间质（图 14.85 所示同一病例的高倍放大）

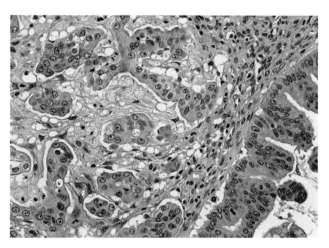

图 14.84　APMT 伴微浸润。上皮巢有轻微的非典型性，与邻近的 APMT 相似（图 14.83 所示同一病变的高倍放大）

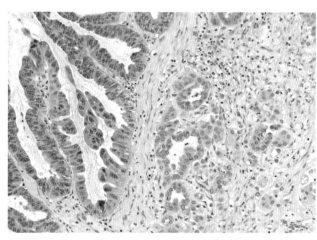

图 14.87　APMT 伴上皮内癌（左）和微浸润性癌（右）。肿瘤与腹膜转移有关

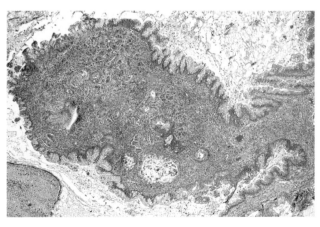

图 14.85　APMT 伴微浸润性癌。APMT 背景下出现浸润性腺体和巢团，直径均小于 5 mm（细胞学见图 14.86）

上皮性肿瘤，伴有细胞外黏液湖和纤维化（Ronnett et al. 1995b）。形态学、免疫组化和分子遗传学研究提供的强有力的证据表明，几乎所有女性病例的 PMP 都起源于阑尾低级别黏液性肿瘤，而卵巢是继发累及的部位（Ronnett et al. 1995a，1997；Szych et al. 1999）。其他研究进一步支持了这一观点，即卵巢原发性黏液性肿瘤破裂与 PMP 的形成无关（Lee et al. 2000）。PMP 相关的卵巢黏液性肿瘤和卵巢原发性 APMT 的形态学特征的鉴别见表 14.13（图 14.88，14.89）。由于与 PMP 相关的卵巢

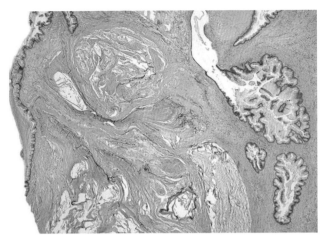

图 14.88　与腹膜假黏液瘤（PMP）相关的阑尾源性低级别黏液性肿瘤累及卵巢。不规则分布的低级别黏液性上皮与黏蛋白有关（卵巢假黏液瘤）

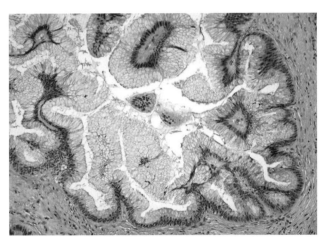

图 14.89　与腹膜假黏液瘤（PMP）相关的阑尾源性低级别黏液性肿瘤累及卵巢。肿瘤黏液性上皮与卵巢原发黏液性肿瘤非常相似

黏液性肿瘤几乎都来源于胃肠道（通常是阑尾），因此现在对这种肿瘤报告为"低级别黏液性肿瘤累及卵巢"（Ronnett et al. 2004）。如果患者有阑尾低级别黏液性肿瘤病史，则认为该肿瘤起源于阑尾低级别黏液性肿瘤。在没有确定阑尾肿瘤的情况下，CK7 和 CK20 免疫染色有助于鉴别阑尾肿瘤的腹膜转移和 APMT（见后文"免疫组化"）。对这类低级别肿瘤应避免使用术语"转移性黏液性癌"，因为尽管与快速致命的转移性黏液性癌相比，这类低级别肿瘤也是致命的，但它们的生物学行为是独特和惰性的（见"14.9.3.5　转移性黏液性癌"）。此外，这类肿瘤即使结构上类似，也不能被命名为 APMT，因为 APMT 表示卵巢起源，贸然使用会引起来源的混淆。当患者的术中冰冻切片检查诊断为 PMP 背景上的卵巢黏液性肿瘤时，需要告知手术医师行阑尾切除术，病理医师应对整个阑尾结构进行镜下检查。PMP 多起源于阑尾，但也有一些罕见的例外，如黏液性腹水起源于卵巢成熟性囊性畸胎瘤相关的黏液性肿瘤（McKenney et al. 2008；Ronnett et al. 2003；Vang et al. 2007b）。因此，这类肿瘤被归入生殖细胞肿瘤的范畴（见第 16 章）。具有黏液性癌的结构和细胞学特征的黏液性肿瘤，其分化程度可从高分化至印戒细胞样的高级别不等，无论是否具有丰富的细胞外黏液，都应诊断为黏液性癌，并且这类腹膜肿瘤应被归类于转移性黏

表 14.13　与腹膜假黏液瘤（PMP）相关的卵巢黏液性肿瘤和卵巢原发性 APMT 的形态学特征鉴别

比较的特征	PMP 相关的卵巢黏液性肿瘤	卵巢原发性 APMT
大小	不等（中位或平均直径为 16~18 cm，范围为 3~30 cm）[a]	大（中位或平均直径为 21~22 cm，范围为 12~35 cm）[a]
单侧性或双侧性	双侧性（75%）[a]	单侧性（>95%）[a]
肿瘤的位置	表面，皮质浅层，间质	间质内（很少在表面，除非破裂）
卵巢假黏液瘤	显著	无或局限性
上皮的量和分布模式	通常很少，偶尔较丰富；分布无规律	丰富；规则的囊腔伴周边腺管
相关的阑尾黏液性肿瘤	几乎所有病例	无

注：[a] 数据来自 Yemelyanova et al.（2008c）。

液性癌而不是 PMP。与 PMP 相关的低级别腹膜黏液性肿瘤同义的病理学术语包括播散性腹膜腺黏蛋白沉积症和低级别腹膜黏液性癌（Carr et al. 2016；Ronnett et al. 1995a，1995b，2001）。播散性高级别（癌性）肿瘤被称为腹膜黏液性癌病、腹膜高级别黏液性癌或单纯的转移性黏液性癌。

14.9.3.3　黏液性肿瘤伴附壁结节

所有类型的卵巢黏液性囊性肿瘤均可伴有附壁结节。附壁结节有 3 种类型，包括真性肉瘤、肉瘤样附壁结节和间变性癌（Baque et al. 2002；Provenza et al. 2008）。间变性癌结节也有多种表现，包括横纹肌样、肉瘤样和多形性（横纹肌样和肉瘤样混合）。真性肉瘤和间变性癌病灶通常见于老年患者，病变体积较大、边界不清，前者由形态单一的梭形细胞构成，后者可见癌性分化，二者均表现出浸润性行为（除了一些未破裂的 I 期肿瘤）。相反，肉瘤样附壁结节更常见于年轻女性患者，病变体积小，边界清楚，由异质性细胞群组成，对预后无影响。肉瘤样附壁结节有多种组织学表现，包括多形性和伴多核巨细胞的牙龈瘤样型、多形性和梭形细胞型及巨细胞 – 组织细胞型（图 14.90~14.94）。结节可能是单个或多个，上述组织学类型可混合存在，其中以多形性牙龈瘤样型最常见。出血、坏死和炎症细胞成分常见。目前尚不清楚肉瘤样附壁结节究竟是肿瘤性病变，还是一种对肿瘤内出血或黏液囊肿破裂的反应性改变。最好将伴有恶性附壁结节的黏液性肿瘤归入黏液性癌的范畴。50% 的恶性附壁结节是致命的。虽然人们普遍认为肉瘤样附壁结节是良性的，但仍应该慎重对待，因为它们的组织学形态让人担忧，并且随访数据非常有限。

14.9.3.4　浸润性黏液性癌

卵巢原发性黏液性癌罕见，占卵巢癌的 2%~3%（表 14.4，14.8）。

临床表现和手术表现

原发性卵巢黏液性癌常表现为单侧大肿瘤，与 APMT 类似，多无卵巢表面受累或卵巢外病变，大多数为 I 期，如前文所述，晚期卵巢黏液性癌的占比不到 1%。

大体表现

大体表现与 APMT 类似，肿瘤通常体积较大，呈单侧性、多房囊性，含有黏液，被膜光滑，肿瘤平均直径和中位直径均为 18~22 cm。肿瘤可

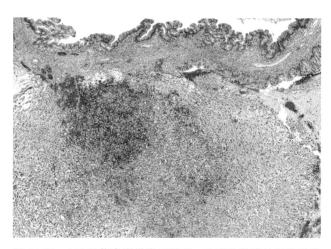

图 14.90　APMT 伴肉瘤样附壁结节。黏液性肿瘤的纤维性囊壁内的附壁结节由增生的梭形细胞和巨细胞构成，伴出血（其细胞学特点见图 14.91）

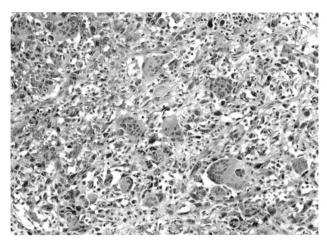

图 14.91　APMT 伴肉瘤样附壁结节。肉瘤样附壁结节由梭形细胞和牙龈瘤样的巨细胞混合构成，恶性程度不明显（与图 14.90 为同一病例）

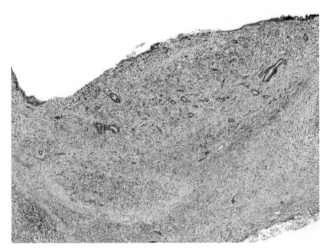

图 14.92　APMT 伴恶性附壁结节。黏液性肿瘤的纤维性囊壁下的附壁结节由浸润性恶性腺体和梭形细胞构成（细胞学特点见图 14.93）

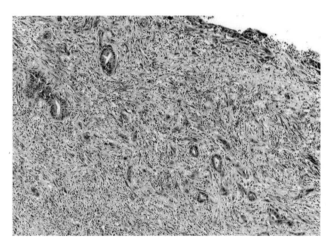

图 14.93　APMT 伴恶性附壁结节。浸润性腺体和梭形细胞与浸润性黏液性癌共存，并混有低分化肉瘤样成分（与图 14.92 为同一病例）

有实性区，也可有坏死灶和出血区。

镜下表现

黏液性癌通常是胃肠型／肠型或非特异类型，目前仅报道了约 50 例浆黏液型（米勒型、子宫颈内膜样型、混合米勒型）。黏液性癌的传统定义中，诊断浸润性黏液性癌的主要镜下特征是恶性黏液性上皮出现破坏性的间质浸润。然而，近来的研究开始关注另一种浸润模式，称为"融合性腺体"或"膨胀性浸润"（Chen et al. 2005；

Khunamornpong et al. 2014；Lee et al. 2000；Riopel et al. 1999；Tabrizi et al. 2010）。在这种模式中，腺上皮显著拥挤，几乎没有间质浸润，并相互融合成片或呈迷宫样，以上表现反映间质浸润，即使没有成纤维细胞增生的间质反应（图 14.95~14.101）。黏液性癌的这种典型类型通常伴有 APMT 成分，癌性成分与 APMT 共同存在，偶尔在大的单房囊肿内出现局灶的、小结节或乳头状癌性增生结节。当出现足够的结构复杂性（融合性腺体／乳头状结构）和异型性时，这种局限性增生称为融合性腺体型／膨胀性浸润型囊内黏液性癌（图 14.100，14.101）。原发性浸润性肿瘤不常见（图 14.102，14.103）。当出现间质浸润时，即使肿瘤区域显示为 APMT 伴或不伴上皮内癌，甚至当浸润灶很小时，表现为 APMT 伴微浸润性癌，均需警惕转移性黏液性癌，因为卵巢转移性黏液性癌可以显示比原发性肿瘤的分化程度更高的生长模式（即"成熟现象"），模拟 APMT 伴上皮内癌和（或）微浸润性癌（见"鉴别诊断"和"14.9.3.5　转移性黏液性癌"）。高级别核更常见于浸润性癌，也可见于融合性腺体型／膨胀性浸润型的肿瘤中（Tabrizi et al. 2010）。以 APMT 为主要成分的肿瘤，只有当融合性生长区域的直径超过微浸润的上限值（即 5 mm）时才能被诊断为浸润性癌。

有关黏液性癌的分级缺乏充分研究。卵巢原发性黏液性癌几乎均以腺体和乳头状结构为主，在结构上一般分化较好或属于低级别。细胞核级别是分级最好的参考指标，笔者更喜欢用前文所述的二级分级系统。尽管如此，仍没有足够的数据来确定这个分级系统在对一个ⅠA 期、ⅠB 期或ⅡA 期肿瘤进行治疗或维持化疗时所具有的鉴别能力（见"14.9.2.3.2　输卵管、卵巢或腹膜源性 HGSC"部分中的"镜下表现"和"分级"）。

浆黏液性（米勒型、子宫颈内膜样型或混合米勒型）黏液性癌十分少见。它们的临床表现、大体表现、镜下形态均类似于 APSMT，多数伴有子宫

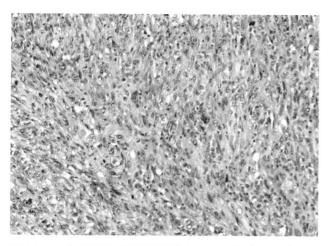

图 14.94　非典型增生性黏液性肿瘤（APMT）伴恶性附壁结节。图 14.92 所示肿瘤的另一个结节由恶性梭形细胞和肉瘤样癌构成［免疫组化呈 CK 阳性（未显示）］

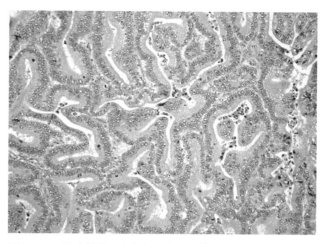

图 14.97　黏液性癌。密集的肿瘤性腺体呈融合腺样生长

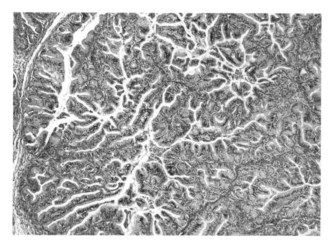

图 14.95　黏液性癌。一种融合性或膨胀性浸润模式，上皮连接分支较 APMT 复杂

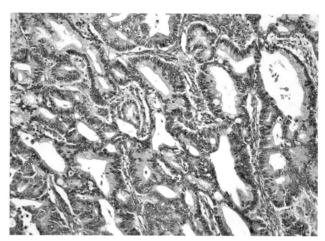

图 14.98　黏液性癌。融合腺样生长伴腺体融合 / 筛状增生

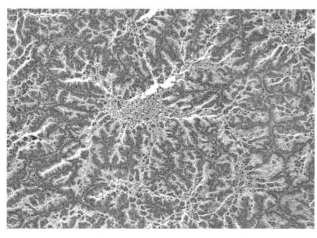

图 14.96　黏液性癌。上皮交错、连接，呈融合腺样生长

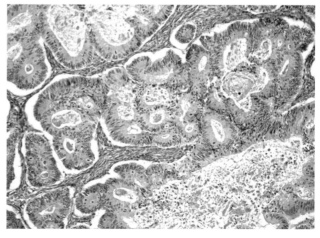

图 14.99　黏液性癌。伴筛状增生的融合腺样生长

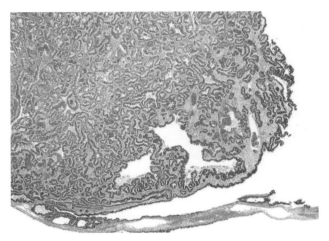

图 14.100　黏液性癌。单房黏液性囊肿内的癌性小结节（细胞学特点见图 14.101）

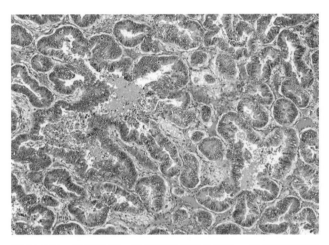

图 14.101　黏液性癌。腺体结构复杂性增生，伴细胞异型和坏死（与图 14.100 为同一病例）

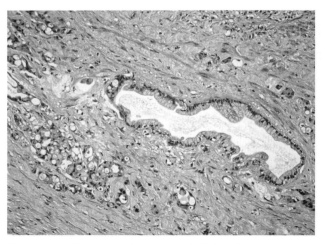

图 14.102　黏液性癌。分化好的至分化差的黏液性癌在纤维结缔组织间质内无规律地浸润

内膜异位症，但表现出破坏性间质浸润或非常复杂的乳头状结构或腺体融合型生长方式，因此被归入癌的范畴。大多数病例表现为膨胀性或融合性生长（图 14.104），而不是破坏性间质浸润。这种融合性腺体类型通常类似于子宫颈内膜的微腺性增生，约 1/3 的病例可以出现鳞状分化，偶尔会出现砂粒体和印戒样细胞（Rambau et al. 2017；Shappell et al. 2002；Taylor et al. 2015）。

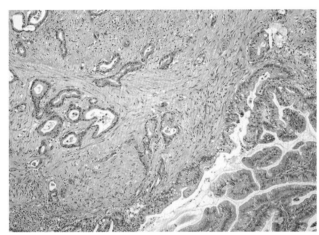

图 14.103　黏液性癌。纤维结缔组织间质内浸润性腺体与右下角的 APMT 有关（当浸润病灶的最大径大于 5 mm 时即为浸润性黏液性癌；如果小于 5 mm，则为微浸润性黏液性癌）

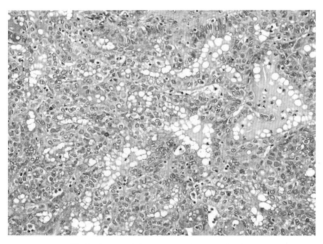

图 14.104　浆黏液性（米勒型、子宫颈内膜样型或米勒 - 黏液混合性）癌。黏液性上皮呈融合腺样增生，可见大量细胞内和细胞外黏液和少量中性粒细胞浸润

免疫组化

卵巢黏液性肿瘤（包括胃肠道型 APMT 和黏液性癌）呈 CK7 弥漫性阳性，CK20 有不同程度的表达。虽然大多数病例呈 CK20 阳性，但其阳性表达不如 CK7 弥漫（Vang et al. 2006a）。卵巢黏液性肿瘤还可以表达 PAX8（但许多为阴性）和 CDX2，Dpc4 呈阳性，p16 通常呈阴性或呈斑片状表达，而 ER、PR 和 CA125 呈阴性（Hu et al. 2015；Vang et al. 2006c，2006d，2007a）。部分起源于成熟性囊性畸胎瘤的黏液性肿瘤具有 APMT 的结构特征，CK7 和 CK20 的表达更具异质性（McKenney et al. 2008；Vang et al. 2007b）。其中一些具有低位肠道肿瘤的形态特点，同时伴有卵巢假黏液瘤的肿瘤与 CK7（－）/CK20（＋）的免疫表型相关（McKenney et al. 2008；Vang et al. 2007b），其形态学和免疫组化特征有可能提示为下消化道起源的转移性黏液性肿瘤，但如果确定为畸胎瘤，则黏液性肿瘤可能起源于畸胎瘤。

浆黏液性肿瘤的免疫表型与胃肠型 APMT 不同，通常浆黏液性肿瘤呈 CK7、ER、PR、间皮素（mesothelin）和 CA125 阳性，CK20 和 CDX-2 呈阴性，常不表达 WT1，并且经常显示 ARID1A 表达缺失（Kurman et al. 2016；Rambau et al. 2017；Vang et al. 2006b）。

鉴别诊断

在评估卵巢的黏液性癌时，至关重要的是要考虑到卵巢外原发的可能性。当卵巢肿瘤表现出以下至少 2 个特点时要考虑转移性黏液性癌的可能：双侧性，体积小（直径通常小于 12 cm），累及卵巢表面，卵巢肿瘤呈结节状，杂乱无章地浸润间质（表 14.14）（Riopel et al. 1999；Seidman et al. 2003；Yemelyanova et al. 2008c）。

免疫组化对鉴别诊断有很大的帮助，但也有一定的局限性。表 14.15 提供了卵巢原发性和转移性黏液性肿瘤的免疫组化特征（见上文"免疫组化"

和"14.9.3.5 转移性黏液性癌"）。

有学者提出了一种有助于鉴别原发性与转移性黏液性癌的方法，该方法特别适用于取材非常有限的术中病理诊断。如前文所述，双侧性黏液性癌和单侧直径小于 10 cm 的病灶倾向为转移性病灶，而直径大于 10 cm 的单侧性病灶倾向为原发性病灶（Seidman et al. 2003）。这种方法能将 90% 的黏液性癌正确分类。后续研究对这一方法进行了证实和进一步改进，准确性仍接近 90%，并指出将 12~13 cm 作为临界值要比 10 cm 更好（Yemelyanova et al. 2008c）。

分子生物学

不同于浆液性肿瘤和子宫内膜样肿瘤，卵巢黏液性肿瘤中的分子改变并未得到广泛研究。这可能与卵巢原发性黏液性癌相对罕见，且如今诊断时严格地将卵巢转移性黏液性癌排除在外有关。大多数已发表的文献中所研究的黏液性癌的病例数很有限，因此卵巢黏液性癌中许多特异性分子改变的真正发生率尚不清楚。

卵巢黏液性癌的全基因组分析显示，癌中 TP53 突变的发生率（52%）以及 RNF43、ELF3、GNAS、ERBB3 和 KLF5 复发突变的发生率很高（Ryland et al. 2015）。另一项采用靶向深测序的研究表明，KRAS 突变仍然是黏液性癌（65%）和 APMT（92%）中最常见的基因改变。癌中 TP53 的突变发生率高于交界性肿瘤（二者分别为 57% 和 12%）。当突变数据与 p53 免疫染色相结合时，大约 68% 的黏液性癌和 20% 的 APMT 发生了 TP53 改变（Mackenzie et al. 2015a）。分子分析揭示了卵巢黏液性肿瘤与其相应的附壁癌结节之间的克隆关系（Mesbah Ardakani et al. 2017）。卵巢黏液性肿瘤伴附壁癌结节常发生于 KRAS 突变的患者，然而其他基因（包括 PIK3CA 和 CDH1）的突变也可能在这些肿瘤的进展中起作用。卵巢黏液性肿瘤表达几种黏蛋白基因（MUC2、MUC3 和

表 14.14　卵巢原发性和转移性黏液性癌的鉴别

鉴别要点	卵巢原发性黏液性肿瘤[a]	卵巢转移性黏液性肿瘤
单侧性与双侧性	单侧性（> 95%）[a]	双侧性常见（约占 65%，因原发性肿瘤部位而有所不同）
大小	大（平均直径和中位直径分别为 22 cm 和 21 cm）[a]	一般较小（平均直径和中位直径分别为 13 cm 和 12 cm；因原发性肿瘤部位而有所不同，范围为 2~18 cm）[a]
大体特征	多囊性（伴或不伴实性灶），被膜光滑	结节状，常伴表面受累，但也可呈多囊性，被膜光滑
肿瘤位置	间质内	表面，表浅皮质，间质
镜下表现	在 APMT 中，高分化的黏液性上皮形成规则的囊性结构，伴有周边腺管；在黏液性癌中，高分化的黏液性上皮常表现为融合性腺体 / 筛状结构，偶见浸润性生长	黏液性腺体通常呈浸润性模式，整个卵巢或表浅皮质中可见结节形成；可见融合性腺体和交界性结构，缺乏促结缔组织增生性反应；与低级别的结构相比，细胞核的异型性超出预期
卵巢外病变	通常没有（Ⅰ期）	常有（腹膜、网膜）

注：[a] 非典型增生性肿瘤和癌。数据来自 Yemelyanova et al.（2008c）。

表 14.15　卵巢黏液性肿瘤的免疫组化特征

原发部位	CK7	CK20	Dpc4	p16	PAX8	ER/PR
卵巢[a]	通常呈弥漫阳性	通常散在阳性	阳性	大多数呈阴性或局灶阳性	±	阴性
结直肠	约 90% 呈阴性 <10% 呈阳性	通常呈弥漫阳性	约 90% 呈阳性	阴性 / 局灶阳性	阴性	阴性
阑尾	约 80% 呈阴性 约 20% 呈阳性（可变）	通常呈弥漫阳性	阳性	阴性 / 局灶阳性	阴性	阴性
胰腺 / 胆道	通常呈弥漫阳性	阴性 / 局灶或散在阳性	约 50% 呈阴性	阴性 / 局灶阳性	阴性	阴性
子宫颈内膜	通常呈弥漫阳性	大多数呈阴性 部分呈阳性	阳性	阳性（弥漫：HPV 阳性） 阴性 / 局灶阳性（无 HPV 感染）	大多数呈阳性 极少数呈阴性	大多数呈阴性 部分呈阳性

注：[a] 畸胎瘤起源的黏液性肿瘤的免疫组化特征是 CK7（–）/CK20（+）。

MUC17），无论其组织来源如何，这些黏蛋白基因都是黏液性癌的特征。卵巢原发性黏液性肿瘤常伴有肠型分化，因此在卵巢黏液性肿瘤中还表达一些编码肠上皮分化标记物的基因也就不足为奇了，如表达尾型同源盒转录因子 CDX1 和 CDX2，以及编码肠癌中过表达的肠上皮细胞表面黏附分子的 *LGALS4*（乳糖凝集素 40）。有关卵巢黏液性肿瘤中 LGALS4 表达的免疫组化研究发现，LGALS4 在正常卵巢表面上皮中无表达，而在黏液性囊腺瘤、交界性黏液性肿瘤和黏液性癌中高表达，说明 LGALS4 表达水平的升高见于卵巢黏液性肿瘤进展的早期。

临床行为和治疗

　　卵巢黏液性癌的生物学行为取决于分期和侵袭的模式。以融合性或膨胀性浸润为主的 Ⅰ 期黏液性癌患者的预后普遍良好（生存率约为 90%）；相反，浸润性肿瘤及晚期肿瘤患者的预后较差

（Chen et al. 2005；Hu et al. 2015；Khunamornpong et al. 2014；Lee et al. 2000；Riopel et al. 1999；Rodriguez et al. 2002；Simons et al. 2015，2017；Tabrizi et al. 2010；Zaino et al. 2011）。与其他类型的卵巢癌一样，铂类 - 紫杉醇化疗是治疗黏液性癌的标准方案。然而，由于存在如前文所述的分类问题，对于那些真正的卵巢原发性黏液性癌患者，应用上述治疗的有效性尚不确定。黏液性癌对常用化疗药的敏感性较低，术后辅助化疗的价值尚不明确（Ledermann et al. 2014）。

14.9.3.5　转移性黏液性癌

典型的转移性黏液性癌呈双侧性，体积小（典型者的直径常小于 12 cm），表现为卵巢表面和皮质浅层受累，呈结节状、不规则间质浸润（表14.14）（Riopel et al. 1999；Seidman et al. 2003；Yemelyanova et al. 2008c）。然而，有些转移性黏液性癌，特别是那些来源于结直肠、胰腺、胆道、阑尾和子宫颈内膜的转移性黏液性癌，大体和镜下特点都与卵巢原发性黏液性肿瘤相似。尤其当转移灶体积大、呈单侧性（因被前面的方法错误分类）或多囊性、累及卵巢的方式不典型时，按照前文所述区分原发性癌和转移癌的原则极易误诊。如果对这些情况不熟悉，就有可能将转移性黏液性癌误诊为原发性卵巢黏液性肿瘤，包括 APMT 伴上皮内癌和（或）伴微浸润性癌和高分化黏液性癌。在一些转移癌中常见高分化区域，形态类似囊腺瘤和 APMT 的前驱病变。胰胆管腺癌的转移是众所周知的，子宫颈内膜和结直肠的黏液腺癌也可转移至卵巢（Elishaev et al. 2005；Judson et al. 2008；Meriden et al. 2011；Yemelyanova et al. 2008c）。当卵巢病变为首发症状，而卵巢外原发性黏液性癌较隐匿时，将这类肿瘤诊断为转移癌尤其困难。严格按照修订的卵巢黏液性癌的诊断标准进行诊断，并提高对转移癌各种形态的认识之后，人们发现卵巢转移性黏液性癌要比原发性黏液性癌更常

见，即使在将转移性印戒细胞癌排除之后也是如此（Seidman et al. 2003；Yemelyanova et al. 2008c）。总之，如果在卵巢内发现黏液性癌，特别是对存在卵巢外病变的病例，病理医师和临床医师一定要考虑到转移癌的可能性。免疫组化对于部分转移性黏液性癌的诊断有帮助，特别是对那些缺乏转移癌的经典特征而类似卵巢原发性黏液性癌的病例。由于原发肿瘤与某些部位来源的转移灶在免疫表型上有重叠（见上文"免疫组化"和表 14.15）（Vang et al. 2006a，2006c，2006d，2007a），因此目前免疫组化标记物的应用价值有限。通常需要全面的临床评估来排除相对隐匿的卵巢外原发灶所致的转移性黏液性癌。

14.9.4　子宫内膜样肿瘤

大多数卵巢子宫内膜样肿瘤都是癌。子宫内膜样腺纤维瘤和非典型增生性子宫内膜样肿瘤少见（表 14.8）。分子生物学研究表明，卵巢子宫内膜样癌与发生在子宫的子宫内膜样癌既有相似之处也有不同之处。例如，在一些子宫和卵巢的子宫内膜样腺癌中存在 *PTEN*、*PIK3CA* 和 *CTNNB1*（β-catenin）突变，但上述基因的突变率在子宫和卵巢不同。全基因组表达研究发现，子宫和卵巢的子宫内膜样腺癌的基因表达谱不同。

卵巢子宫内膜异位症（包括子宫内膜瘤和子宫内膜异位囊肿）比良性子宫内膜样肿瘤常见得多。目前修订后的 WHO 分类（表 14.7）将子宫内膜异位囊肿纳入良性子宫内膜样肿瘤的范畴。大多数卵巢子宫内膜异位囊肿是单克隆病变，且含有多种分子改变，因此可能是肿瘤性病变。如果把子宫内膜异位囊肿归入良性子宫内膜样肿瘤，那么表 14.8中卵巢上皮性肿瘤的相对比例将会有明显的变动。如前文所述，子宫内膜异位症将成为最常见的卵巢肿瘤，而子宫内膜样癌将比良性子宫内膜样肿瘤少很多。

14.9.4.1 子宫内膜样腺纤维瘤和子宫内膜异位囊肿

子宫内膜样腺纤维瘤少见，占卵巢上皮性肿瘤的1%，其中83%为单侧性。平均患病年龄为57岁。平均直径约为10 cm。肿瘤外表面光滑，切面呈致密的纤维样，常混有囊性区域，呈蜂窝状外观。囊内含清亮或淡黄色液体。镜下可见，主要结构是腺纤维瘤或囊腺纤维瘤。上皮成分呈分支管状腺体和囊肿，常类似于增生期子宫内膜或轻度增生的子宫内膜（图14.105）。腺上皮细胞呈高柱状，细胞核呈卵圆形，染色质粗，有小核仁；细胞质呈嗜碱性至嗜双色性。上皮常有纤毛，类似输卵管上皮（图14.106）。有时细胞核一致、细长、深染，胞质稀疏，与萎缩或非活动性子宫内膜相似。核分裂象多少不一，但通常罕见。可见分泌性改变和灶状鳞化。间质常为致密的纤维，局灶区域类似卵巢皮质。子宫内膜样腺纤维瘤常与子宫内膜异位症有关。有时，子宫内膜样腺纤维瘤和浆液性腺纤维瘤的鉴别有一定的主观性，二者都有纤毛上皮。当存在管状腺体结构并缺乏浆液性腺纤维瘤的多发囊肿和纤细乳头结构时，支持子宫内膜样分化。子宫内膜样腺纤维瘤为良性，罕见复发病例。

前文提到的子宫内膜异位囊肿也是良性肿瘤。最新研究通过分析 *ARID1A* 和 *PIK3CA* 在子宫内膜

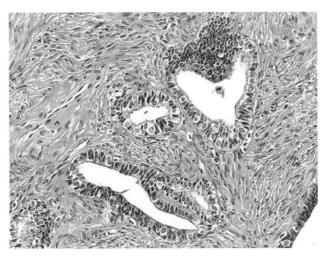

图14.106　子宫内膜样腺纤维瘤。卵巢纤维化间质中的腺上皮类似输卵管上皮

样病变和相关癌中的突变模式，发现多病灶的子宫内膜样病变为同源性的（Anglesio et al. 2015）。关于子宫内膜异位症的深入讨论详见第13章。

14.9.4.2 非典型增生性子宫内膜样肿瘤（APET）

良性子宫内膜样肿瘤由不同程度的上皮增生、腺体拥挤和细胞异型性形成一个形态学谱系，从轻微超出子宫内膜腺纤维瘤形态的上皮轻度异型、腺体轻度拥挤和轻度上皮细胞复层化，到直径高达5 mm的上皮增生、融合成片并缺乏间质支撑，类似子宫内膜非典型增生和高分化子宫内膜腺癌。

这些肿瘤曾有多种命名，包括增生性或增殖性子宫内膜样肿瘤、非典型子宫内膜样腺纤维瘤、低度恶性潜能子宫内膜样肿瘤、子宫内膜样交界性肿瘤和非典型增生性子宫内膜样肿瘤。伴有微小浸润（< 5 mm）的 APET 非常罕见，是该谱系的最上限，超过此范围就要诊断为低级别子宫内膜样癌。在不同的研究系列中，上述各种肿瘤的诊断标准不尽相同，但由于其生物学行为都呈良性，包括伴有微浸润者，因此笔者更愿意将这些肿瘤统称为"APET"。在该谱系的最下限，腺体轻度拥挤、缺乏细胞异型性者最好归入子宫内膜样腺纤维瘤的范畴。

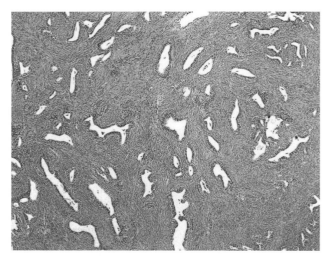

图14.105　子宫内膜样腺纤维瘤。子宫内膜样腺体散在分布于致密的纤维性间质中

APET 仅占卵巢上皮性肿瘤的 0.2%（表 14.8）。在 6 项研究系列中，共有 150 例患者，平均年龄约为 51 岁（Uzan et al. 2012）。其中 7 例（5%）为双侧性，除 2 例外，其余肿瘤均局限于卵巢；1 例有结肠"种植"，1 例为 ⅡC 期。肿瘤大小平均为 9 cm。大体表现上，2/3 的肿瘤呈囊性，其余病例呈囊实性；囊内液体常为血性、褐色或绿色。许多患者有子宫内膜异位症，有些还伴有子宫内膜增生。最近 1 项研究系列包括 30 例 APET，63% 的病例伴有子宫内膜异位症，有子宫内膜检查结果的患者中 39% 的患者有子宫内膜增生或癌（Roth et al. 2003）。

APET 有两种特征性的镜下结构，即腺纤维瘤样结构和腺体/乳头状结构。腺体/乳头增生可导致不同程度的腺体复杂性和拥挤（图 14.107~14.109）。约半数病例有腺纤维瘤成分。通常认为增生腺体的相互融合是浸润的证据，若融合区域小于 5 mm，归入微浸润。一些研究者倾向于将其归类为 APET 伴上皮内癌。有融合性上皮增生或明确的浸润区域且直径超过 5 mm 时宜诊断为癌，此时腺体拥挤，有轻度或中度细胞异型性，上皮层次增加（图 14.107~14.109）；可见簇状和搭桥结构。当细胞出现重度异型性时，可诊断为上皮内癌，但非常少见。1/3 的病例呈现筛状结构。近半数病例可见鳞化（图 14.107，14.108）。间质可以富于细胞或呈纤维性，偶尔围绕腺体呈袖套状，即腺体周围间质增生，更富于细胞；但是这些间质区域缺乏腺肉瘤所见的核分裂象和异型性。坏死常见，往往局限于腺腔或囊腔内（图 14.107）。文献中有 2 例 APET 伴有明显的卵巢外病变，后者可能是起源于子宫内膜异位症的独立病变。在报道的 150 例 APET 中，有随访资料的所有病变的临床行为均呈良性，平均随访时间约 5 年。有 2 例局部复发，1 例为微浸润（见下文），另 1 例形成异位性子宫内膜样癌，但无肿瘤性死亡（Uzan et al. 2012a）。罕见情况下，子宫内膜异位囊肿内衬重度

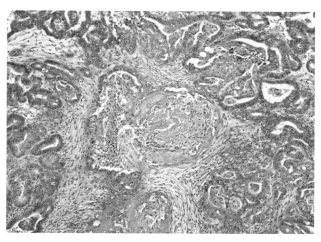

图 14.107　非典型增生性子宫内膜样肿瘤（APET）。出现鳞状分化。间质反应明显。图中央的腺体含有坏死碎屑

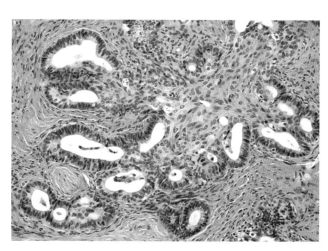

图 14.108　非典型增生性子宫内膜样肿瘤（APET）。子宫内膜样腺体和桑葚样鳞状分化均有轻度细胞异型性

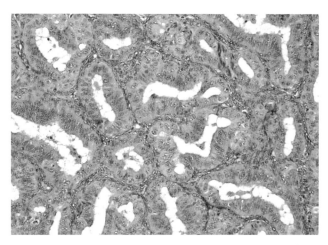

图 14.109　非典型增生性子宫内膜样肿瘤（APET）。腺体明显拥挤，可见中度细胞异型性

异型的上皮细胞，细胞学特点符合恶性（见第 13 章）。如果病变经充分取材但仍未找到浸润区域，则应诊断为 APET 伴上皮内癌，除非存在透明细胞特征。

研究者对 APET 伴微浸润的诊断标准不同。在 2 项研究中，一组微浸润的定义是具有恶性特征的单个细胞、腺体和细胞巢呈不规则浸润性生长。而另一组研究人员采用了不同的标准诊断 APET 伴微浸润，即存在一个或多个融合性（膨胀性）腺体病灶，每个病灶的直径均小于 5 mm。在 13 例伴有微浸润的 APET 患者的后续随访中，10 例患者经过平均 4.4 年均健在，3 例患者仍存活但没有具体信息。上皮内癌是罕见的（目前仅 12 例病例报道），在没有侵袭的情况下，可被诊断为恶性肿瘤。在最近的一项系列研究中，有一例上皮内癌患者经历了 2 次复发，且第 2 次复发时病变为浸润性的，在第 6 年随访时仍存活（Uzan et al. 2012a）。综上所述，微侵袭、上皮内癌、融合性腺体病灶在一定程度上是不典型的形态学特征，通常无临床症状，但仅有少数病例报道，临床随访资料有限。该肿瘤的免疫组化特征与子宫内膜样癌相似（详见下文）。EMA 和多种 CK 呈阳性。在多达一半的病例中，p16 呈阳性，但染色通常是局灶性的。p53 的免疫染色呈野生型。

14.9.4.3 子宫内膜样腺癌

在以往的报道中，15%~20% 的卵巢癌是子宫内膜样型，某些报道中所占比例甚至高达 25%，但当采用更严格的诊断标准（即肿瘤形态与发生在子宫体的内膜样癌非常相似，并且将非特殊类型的高级别腺癌归入浆液性癌）之后，该比例下降至 7%（表 14.4，见下文"鉴别诊断"）。如前文所述，与其他细胞类型的癌相比，子宫内膜样癌较常见于 Lynch 综合征女性患者中（Chui et al. 2013；Vierkoetter et al. 2014）。

临床表现

这类肿瘤常见于 50~60 岁患者，平均患病年龄为 55~58 岁，比浆液性癌患者的患病年龄稍低，差异具有统计学意义。最常见的症状是腹胀、盆腔或腹部疼痛。阴道不规则出血也时常发生，部分原因是卵巢子宫内膜样癌常伴有子宫内膜增生或子宫内膜癌，见于约 1/3 的子宫内膜样癌患者。大多数患者在盆腔检查时可触及附件包块。

手术表现

肿瘤直径为 12~20 cm，平均约为 15 cm。分期的分布明显不同于浆液性癌。多数子宫内膜样癌在诊断时为 I 期：在 19 个研究共 874 例患者中占 43%，在 SEER 数据中占 47%，在笔者的研究中占 51%（表 14.4），在使用新标准的研究中占 70%（见"鉴别诊断"部分）（Lim et al. 2016）。在 Lim 等（2006）的研究中，92% 的病变为 I 期或 II 期，这反映了晚期子宫内膜样癌的罕见性。不足 3% 的 III 期和 IV 期卵巢癌为子宫内膜样癌（表 14.4）。子宫内膜样癌中近 90% 为单侧癌。子宫内膜异位症可发生在卵巢外，也可发生在同侧或对侧卵巢内，还可发生在肿瘤内。只有大约 2% 的 I 期病例出现淋巴结转移（Nasioudis et al. 2017b）。

大体表现

子宫内膜样癌表面光滑。切面呈囊实性，囊内含有质软、易碎的肿物和血性液体，偶尔含有黏液或绿色液体。少见情况下，肿瘤呈实性，伴有广泛出血和坏死。源于子宫内膜异位症病灶的肿瘤大体表现为子宫内膜异位囊肿，囊内含巧克力色液体，囊壁有一个或多个实性结节或乳头状赘生物，其中含有癌的成分。

镜下表现

子宫内膜样癌的结构特点之一是破坏性浸润性生长。这种结构的特点包括呈浸润性生长的不规则腺体；分布不均匀且边缘不规则的癌巢，周围常常伴有水肿或炎症性间质反应；边缘呈锯齿状的实性区和单个细胞的浸润。另一种更常见的结构是上皮增生呈融合性腺体，直径超过 5 mm（微浸润的临界值），这种结构称为"膨胀性浸润"。这种结构中腺体之间的间质不明显，以广泛的腺体分支、出芽、真正的筛状结构和高度复杂的乳头状增生为特点（图 14.110）。大多数子宫内膜样癌以融合性或膨胀性浸润结构为主（图 14.110~14.113）。在卵巢偶尔可见到子宫内膜样癌的 MELF 型（微囊性、拉长和碎片状）（Goldberg et al. 2018）（见第 9 章）。

子宫内膜样腺癌中高分化者占绝大多数，结构特点是腺体融合或呈筛状增生，腺腔内衬复层高柱状上皮，腺缘明显（图 14.111）。可见绒毛状管状生长方式。偶尔可见粗大的乳头状突起，具有移行细胞样特征（Karnezis et al. 2013）。尽管结构呈低级别，但细胞核特征可以呈高级别，至少可以有局灶性的高级别核。核分裂象常见，但通常不超过 1/10 HPF。近 50% 的子宫内膜样癌病例中可见鳞状化生，鳞状细胞的退变可导致间质的异物巨细胞反应。1/3 的病例中可见局灶分泌性改变。大多数病例中可见子宫内膜异位症、子宫内膜样腺纤维瘤或 APET 成分，这些常占据肿瘤体积的绝大部分。

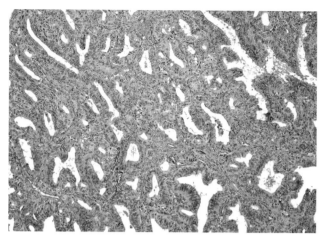

图 14.111　高分化子宫内膜样癌。融合的背靠背腺体增生类似子宫体的子宫内膜样癌

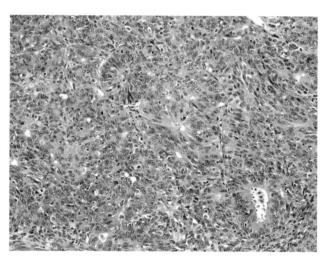

图 14.112　低分化子宫内膜样癌。肿瘤在此区域几乎完全呈实性生长

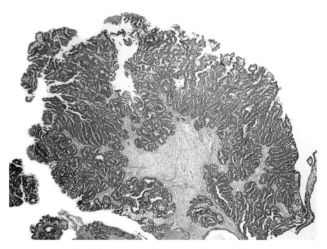

图 14.110　高分化子宫内膜样癌。融合的腺体 / 乳头状增生反映了癌细胞在没有破坏性浸润性生长的情况下发生的侵袭

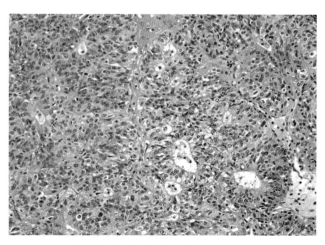

图 14.113　中分化子宫内膜样癌。分为实性区和腺性区

子宫内膜样癌与 I 型肿瘤的发病途径一致，其中可见非浸润性的癌前病变（见"14.2　形态学和分子学发病机制"）。

子宫内膜样腺癌的分级是根据 WHO 中肿瘤非鳞状实体生长的百分比来确定的：小于 5%，为 1 级；6%~50%，为 2 级；大于 50%，为 3 级。此外，如果肿瘤中超过 50% 的核为 3 级核，而根据实体生长的比例为 1 级或 2 级，则等级需要增加 1 级（Kurman et al. 2014）。对实性区域应评估未分化癌的特征（见"14.9.9　未分化癌"）。

在 12% 的病例中可见黄素化间质细胞。中分化和低分化子宫内膜样癌呈实性生长，可见复杂的腺体结构和微腺体结构，细胞核有显著的多形性，核分裂活跃（图 14.112，14.113）；虽然如此，大多数伴有上述特点的高级别癌仍被归入浆液性癌（见后文"鉴别诊断"）。有人认为一些子宫内膜样腺癌中的实性区域可能是未分化成分。

目前，临床病理及分子研究数据表明，严格执行子宫内膜样癌的诊断标准是非常重要的。以腺体结构为主、非透明细胞、非黏液性的高级别卵巢癌应被归入浆液性癌。在浆液性癌中，腺管状、筛状和实性结构常见（见前文"14.9.2.3.2　输卵管、卵巢或腹膜源性 HGSC"）。真正的子宫内膜样癌应类似于发生在子宫体的子宫内膜癌（表 14.11）。卵巢高级别子宫内膜样癌不常见。当采用严格的标准时，88%~95% 的卵巢子宫内膜样癌为 1 级或 2 级（Kumar et al. 2014；Lim et al. 2016）。混合型浆液 – 子宫内膜样癌相当少见，除非明确存在这两种细胞类型的特征，否则应避免做出该诊断。

除了最常见的单纯性子宫内膜样癌之外，一些发生在子宫体的子宫内膜样癌亚型也可见于卵巢，这些亚型包括伴有鳞状分化亚型、分泌性亚型和纤毛细胞亚型。已有关于其他亚型的卵巢子宫内膜样癌镜下特征的描述。其中一个亚型称为 Sertoli 样子宫内膜样癌或类似性索间质肿瘤的子宫内膜样癌。这类肿瘤的特点是以类似性索间质肿瘤的结构为主，通常类似于 Sertoli-Leydig 细胞瘤（SLCT），表现为小管状腺体，内衬立方上皮或低柱状上皮，细胞呈双层排列，类似高分化 Sertoli 细胞瘤。互相吻合的实性小管结构常见（图 14.114，14.115）。部分病例中纤维性间质中度富于细胞，类似于间质肿瘤中的梭形细胞成分。少数病例细胞呈岛状排列，细胞核呈圆形，胞质稀少，类似粒层细胞瘤，但通常无核沟。在几乎所有病例中，总是可以找到典型的子宫内膜样癌区域。在 3 个研究的 30 例患者中，87% 为 FIGO I 期。

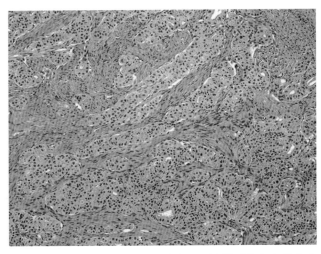

图 14.114　Sertoli 样子宫内膜样癌。双层排列的条索状和小管状结构，类似 Sertoli 细胞瘤或高分化 SLCT

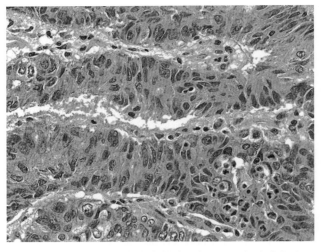

图 14.115　Sertoli 样子宫内膜样癌。与 Sertoli 细胞瘤相比，细胞异型性程度更高

子宫内膜样癌有时含有显著的梭形细胞成分，通常为梭形鳞状上皮成分。它们不应该被归类为癌肉瘤，除非间质表现出明确的肉瘤特点［见"14.9.10　癌肉瘤（恶性中胚叶混合瘤 / 恶性米勒混合瘤）"和"14.9.11　肉瘤"］。其他非常罕见的亚型包括伴有未分化的神经内分泌成分、腺样囊性癌样和基底细胞样型、嗜酸性子宫内膜样癌和纤毛细胞型。

卵巢子宫内膜样癌患者有时可伴发腹膜 CK 肉芽肿，这可能是由于肿瘤破裂或鳞状上皮细胞脱落。鳞状上皮化生中的角蛋白可诱发异物肉芽肿反应。有限的随访显示这些病变没有预后意义，因此不应被视为进展期病变的证据。化疗可导致子宫内膜样癌中鳞状上皮成分的坏死，从而出现广泛的角蛋白肉芽肿，因此化疗后腹膜角蛋白肉芽肿的形成可能反映了肿瘤的灭活。

免疫组化

子宫内膜样癌中上皮标记物呈强阳性，包括 CK 呈细胞质阳性（阳性率：CK7 为 97%，CK20 为 13%）和 EMA 呈细胞膜阳性。PAX8 和 PAX2 通常呈阳性。HNF-1β 在约 50% 的病例中呈核阳性，而 Napsin A（细胞质染色）几乎总是呈阴性。BAF250a（ARID1A）的表达通常保留（6%~35% 的病例表达丢失）（Lim et al. 2015）。ER 和 PR 在大多数病例中都为阳性。WT1 和 p16 常常呈阴性，但是 17%~31% 的病例可呈 WT1 阳性，p16 在近 50% 的病例中可呈局灶阳性。p53 的免疫染色呈野生型染色。低级别肿瘤，尤其是含有鳞状上皮化生者，可表现出核内 β-catenin 表达（反映 CTNNB1 突变）。鳞状上皮化生中 CDX2 有时呈阳性。BRCA1 蛋白通常呈阳性（核染色）。TTF-1 多为阴性。高度 MSI 表型（MMR 缺陷）的肿瘤占卵巢子宫内膜样腺癌的 14%~20%。至少有一种 MMR 蛋白（MLH1、MSH2、MSH6、PMS2）的染色缺失发生在大多数高度 MSI 的子宫内膜样

癌中，提示存在潜在的 Lynch 综合征（Lim et al. 2016；Rambau et al. 2016）。根据不同的克隆，TTF1 可能在多达 22% 的子宫内膜样癌中显示核阳性（Hakim et al. 2017）。其他标记物的阳性率如下：vimentin 31%、B72.3 86%、CEA 30% 以及 CA125 76%。罕见 inhibin 阳性。Calretinin 在 10% 的病例中强表达，在 10%~25% 的病例中弱表达。CD99 多为阳性。典型的子宫内膜样癌、伴分泌性改变的子宫内膜样癌和 Sertoli 样子宫内膜样癌的免疫组化表现相同。在肿瘤附近的基质常常表达类固醇标记物（Blanco et al. 2017）。

鉴别诊断

高级别的子宫内膜样癌需要从多种特征上与 HGSC 相鉴别（表 14.11），并且，如前文所述，两者的鉴别在临床上显得十分重要。

鳞状上皮化生、子宫内膜异位症、腺纤维瘤背景和 APET 的相关成分统称"确诊性子宫内膜样特征"（Lim et al. 2016），尽管各自不具有诊断性，但在适当的情况下，它们都支持子宫内膜样起源；80% 的卵巢子宫内膜样癌至少有其中一个特征（Lim et al. 2016）。只有有证据证实肿瘤起源的子宫内膜异位症才可以诊断子宫内膜异位症。在最近的一项研究中，一半显示 SET 特征的子宫内膜样癌被重新分类为 HGSC，（见前文"14.9.2.3.2　输卵管、卵巢或腹膜源性 HGSC"和"镜下表现"）（Lim et al. 2016）。高级别核的移行细胞样结构通常反映了 HGSC 的移行细胞样变异，但这种变异偶尔发生在子宫内膜样癌，尤其是可见鳞状细胞分化时。在 71 例子宫内膜样癌中，14% 的病例的病变呈移行细胞样形态，其中 50% 具有高级别核的特征（Karnezis et al. 2013）。子宫内膜样癌呈 WT1、p53 和 p16 蛋白阴性或仅局灶性阳性，呈野生型 p53 染色；而 HGSC 中这些蛋白的表达水平高，呈弥漫性 p16 和 WT1 阳性，p53 蛋白表达异常。

鳞状细胞或分泌细胞分化导致的胞质透明可能

造成与透明细胞癌的混淆。这个问题很复杂，因为透明细胞癌经常发生在子宫内膜异位症背景上，正如子宫内膜样癌。在会诊资料中，子宫内膜样癌的浆液样或性索样变异给鉴别诊断造成了很多的问题。患者的年龄有助于鉴别诊断，因为 SLCT 患者的平均年龄是 25 岁，而子宫内膜样癌患者通常是围绝经期或绝经后女性。此外，激素表现（如男性化）可发生于性索间质肿瘤，通常不发生于子宫内膜样癌。发生在青少年的 SLCT 的网状变异很少能模拟子宫内膜样或浆液性癌样，但这种模式通常只是局限于局部。在大多数 Sertoli 样子宫内膜样癌的病例中，广泛的肿瘤取样可以揭示典型的子宫内膜样癌的区域。其他有用的特征如鳞状上皮化生（不发生于性索间质肿瘤），腺纤维瘤是子宫内膜样癌、子宫内膜异位症和子宫内膜样癌中的典型成分，管腔黏液增生（见于子宫内膜样癌）。

尽管性索间质肿瘤常表达 CK，但 EMA 染色几乎均为阴性。Inhibin 是一个非常有用的标记物，大多数粒层细胞瘤和 SLCT 中 inhibin 呈阳性，而在卵巢上皮性肿瘤中一般为阴性。需要注意的是，非肿瘤性间质细胞也呈 inhibin 阳性。Calretinin 在间质肿瘤中常为阳性，但是在 18%~33% 的子宫内膜样癌中呈局灶阳性，在 10% 的病例中强表达。其他上皮性标记物（包括 NSE、OM-1 和 B72.3）在粒层细胞瘤和大多数 SLCT 中不表达，而表达于多数子宫内膜样癌组织。CK7 和 EMA 同时阳性有助于排除卵黄囊瘤，这两个标记物在卵黄囊瘤中均为阴性；当卵黄囊瘤中出现透明细胞成分或需鉴别罕见的子宫内膜样型卵黄囊瘤时可以使用这两个标记物。有时，子宫内膜样癌中有显著的梭形细胞成分，需要与性索间质肿瘤、午菲管起源的女性附件肿瘤（FATWO）或癌肉瘤相鉴别。梭形细胞常常均匀一致，细胞核的特征与腺体中的细胞核类似。在许多病例中，常见梭形细胞与腺体的逐渐融合。梭形细胞型子宫内膜样癌中的梭形细胞多呈 CK 和 EMA 强阳性。

子宫内膜样癌的另一个常见的鉴别诊断是转移性腺癌，特别是结肠癌。卵巢转移性结肠癌常常为囊性，大体上与原发性卵巢癌类似。有价值的鉴别诊断特征是花环状结构，该结构的特点是囊腔内衬恶性高柱状细胞，上皮形成筛状结构，筛孔内可见大量污秽样坏死。此外，转移性肿瘤常为双侧性，且常累及卵巢表面。尽管花环状结构和污秽样坏死是转移性结肠癌的特点，但有时也可见于原发性卵巢癌，通常仅为局灶性。CK7/CK20 是一组鉴别原发性卵巢癌和转移性结肠癌的有价值的标记物，因为卵巢子宫内膜样癌中 CK7 一般呈弥散强阳性而 CK20 呈阴性，而多数结肠癌中 CK7 呈阴性而 CK20 呈弥漫强阳性（见 "14.9.3.5　转移性黏液性癌" 和第 18 章）。

分子生物学

子宫内膜异位症病变的遗传学改变，以及 1/3 的子宫内膜样癌病例从形态学上可观察到子宫内膜异位症向癌的转化，这些都使很多人推测子宫内膜异位症可能是子宫内膜样癌的癌前病变。从子宫内膜异位症到良性子宫内膜样肿瘤，再发展为分化好的子宫内膜样癌的过程与从交界性浆液性肿瘤发展到低级别浆液性癌的过程类似。因此，低级别（高分化的）子宫内膜样癌在卵巢癌发病机制二元论模型中被归入 I 型肿瘤。高级别子宫内膜样腺癌的分类尚不清楚。正如前文提到的，大部分细胞为高级别、含有腺体或接近实性的卵巢癌被归为浆液性癌，因此真正的高级别子宫内膜样癌是非常罕见的。虽然可用于鉴别高级别子宫内膜样癌与 HGSC 的可靠的分子和形态学标准已基本建立，但仍需改进。目前，高级别子宫内膜样癌被归入 II 型肿瘤。

高分化的卵巢子宫内膜样癌与发生在子宫的子宫内膜样癌有许多相似的分子遗传学特征。事实上，发生在子宫和卵巢的子宫内膜样癌存在一些相同的基因突变，这些基因包括抑癌基因、癌基因和参与 DNA 修复的基因。*ARID1A* 是 SWI/

SNF 染色质重塑家族的一个基因，有文献报道，其失活突变发生在大约 30% 的卵巢子宫内膜样癌中（Jones et al. 2010；Mao et al. 2013；Wiegand et al. 2010；Wu et al. 2014）。经典的 Wnt（即 Wnt/β-catenin/Tcf 及 Wnt/β-cat）信号途径参与许多重要细胞过程的调节，包括细胞分化命运的决定、增殖、运动和存活。在该信号途径中，β-catenin 是一个关键的效应分子，Wnt 配体与细胞表面受体选择性结合可使 β-catenin 保持稳定。在人类卵巢子宫内膜样癌中 16%~38% 的病例存在 β-catenin 介导的信号途径失调控，通常是由编码 β-catenin 的基因 CTNNB1 活化突变所致，罕见情况下是由 β-catenin 的反向调控分子（如 APC、AXIN1 或 AXIN2 等）的编码基因失活突变所致。CTNNB1 突变在其他常见卵巢癌类型中罕见。一些研究发现 CTNNB1 突变与鳞状上皮分化、低级别肿瘤和良好预后密切相关。14%~21% 的卵巢子宫内膜样癌存在抑癌基因 PTEN 的失活突变，与 CTNNB1 类似，PTEN 突变在其他常见卵巢癌类型中罕见，CCC 除外（Murakami et al. 2017）。在人类肿瘤中，PTEN 失活，脂质磷酸酶将 PIP3 转换成 PIP2，是激活磷脂酰肌醇 3 激酶（PI3K）信号途径的机制之一。

在子宫内膜样腺癌中，另一个激活 PI3K 的途径是 PIK3CA 的激活突变，PIK3CA 编码 PI3K 的 p110 催化亚基。许多有关 PIK3CA 突变的报道都集中在外显子 9 和 20，这些外显子的突变可见于 20% 的卵巢子宫内膜样癌和透明细胞癌，但仅见于 2% 的浆液性癌。在子宫的内膜样腺癌中同时出现 PIK3CA 和 PTEN 突变的概率很高。无论是发生在卵巢还是发生在子宫内膜，PIK3CA 突变均提示预后不佳。最近对 72 例卵巢原发子宫内膜样癌的突变分析中，Wu 等发现经典的 Wnt 信号途径中的突变缺陷与预测 PI3K/PTEN 通路失调的突变有关（Wu et al. 2007）。发生这些突变的多为低级别和低分期肿瘤。因此，上述两条信号转导途径的缺陷是

低级别子宫内膜样癌的典型特点，这一发现对今后的治疗策略，尤其是分子靶向治疗有重要意义。有报道在卵巢子宫内膜样癌中存在 KRAS 和 BRAF 的活化突变，但是这些基因的突变率低于 7%。TP53 突变在子宫和卵巢的子宫内膜样癌中都很常见。研究报道 TP53 在原发于卵巢的子宫内膜样癌中突变率可高达 60%，在高级别肿瘤中突变率更高。由于这些研究是在 SET 分类被提出之前完成的，因此可以想象，高级别子宫内膜样癌中 TP53 突变的高百分比是由错误分类所致。Wu 等在 72 例子宫内膜样癌中发现大约一半病例存在 TP53 突变，且突变与肿瘤的高分级显著相关，但在 Wnt/β-cat 和（或）PI3K/PTEN 通路有缺陷的病例中 TP53 突变罕见。重要的一点是，基于全基因表达谱，这些高级别子宫内膜样癌与浆液性癌是难以区分的。与浆液性癌类似，分子研究的结果支持将卵巢子宫内膜样癌分成 2 个亚型。低级别肿瘤的特点是存在使 Wnt/β-cat 和 PI3K/PTEN 信号途径失调控的突变，但缺乏 TP53 突变。高级别肿瘤中常见 TP53 突变，但无 Wnt/β-cat 或 PI3K/PTEN 信号途径的缺陷。依据目前的标准，有一些（甚至大部分）高级别肿瘤将被重新分类为高级别浆液性癌。

微卫星是一种 DNA 片段，由长为 1~5 个核苷酸的短基序多次重复构成。微卫星不稳定性（MSI）是指肿瘤细胞 DNA 中微卫星重复序列的数目与患者体内非肿瘤细胞中相同位点的重复数目不同。肿瘤细胞中 MSI 与编码 DNA 错配修复蛋白（如 MSH2、MSH6 和 MLH1）的基因突变或表观遗传失活有关。近来，一项关于卵巢癌中微卫星不稳定性的荟萃分析表明，在未经选择的卵巢癌组织中 MSI 的出现频率约为 12%，但其中非浆液性组织学亚型所占的比例过高。13%~20% 的卵巢子宫内膜样癌中可见 MSI，常常伴有错配修复蛋白的失表达，特别是 MLH1，而后是 MSH2。在伴有 MSI 的散发性卵巢癌中，表达缺失常是启动子超甲基化（而不是失活突变）造成的。

临床行为和治疗

总的来说，卵巢子宫内膜样癌由于Ⅰ期病例的高比例，预后优于典型的浆液性癌。ⅠA 期和ⅠB 期的 5 年无病生存率为 95%，10 年特异性疾病生存率为 95%（Kobel et al. 2010b）。以破裂为基础的ⅠC 期病例似乎具有同样优异的生存率，而以表面受累或阳性细胞学为基础的ⅠC 期病例的生存率则略低，为 84%（Kumar et al. 2014）。对 270 例子宫内膜样癌患者和 659 例浆液性癌患者的大型前瞻性研究发现，Ⅱ期和Ⅲ期子宫内膜样癌的预后明显好于同期的浆液性癌。在这个系列中，平均随访时间只有 2 年左右，子宫内膜样癌与浆液性癌相比，很明显更可能进行理想的肿瘤减灭术。一个较小的回顾性系列研究分析了 98 例子宫内膜样癌患者，中位随访时间超过 9 年，妇科病理学家的回顾性研究发现，按照分期分层，各组的无病生存率或总体生存率没有显著差异（Bouchard-Fortier et al. 2017）。在这项研究中，子宫内膜样癌（而不是复发性浆液性癌）的复发更有可能局限于骨盆。盆腔放射治疗可能对这类患者以及其他低分期非浆液性肿瘤有价值（Kumar et al. 2014；Swenerton et al. 2011）。子宫内膜样癌的治疗一般与其他卵巢癌相同。然而，孕激素、抗雌激素、他莫昔芬和其他激素疗法在以前对子宫内膜样癌的疗效不佳。肿瘤组织中类固醇激素受体的存在与反应率之间可能存在相关性，但数据有限。对于失败或不能耐受化疗或手术的患者，激素疗法可能是治疗复发的一个选择。

（1）卵巢的子宫内膜样癌伴子宫的子宫内膜癌

大约 14% 的卵巢子宫内膜样癌患者同时患有子宫内膜癌，子宫内膜增生也常见。最近的文献使用了更严格的子宫内膜样癌诊断标准，仍表明超过 1/3 的患者有子宫内膜增生或癌症（Lim et al. 2016）。在表现出 MMR 缺陷的卵巢子宫内膜样癌女性患者中，近 2/3 的患者同时患有子宫内膜样癌（Rambau et al. 2016）。因为二者均为高分化的

子宫内膜样腺癌，形态类似，所以有时排除卵巢子宫内膜样癌为转移性肿瘤存在困难。通常经过临床病理学特点的仔细评估能够解决问题。如果发生在子宫的子宫内膜肿瘤为低级别，同时缺乏肌层浸润或子宫肌层浸润深度小于 1/2，那么发生转移的可能性很低，这时可以认为卵巢肿瘤是独立发生的。如果子宫内膜肿瘤为高级别和（或）伴有深肌层浸润，这时就要分析卵巢肿瘤的特点。双侧性、多结节型及其他转移性肿瘤的结构特征（见第 18 章）均提示卵巢肿瘤为转移性。与腺纤维瘤或子宫内膜异位症密切相关的卵巢肿瘤应考虑为独立原发性的。

与子宫内膜癌相关的子宫内膜样癌的中位患病年龄约为 50 岁，显著低于高级别浆液性癌（大约为 60 岁），但接近子宫内膜样癌（55~58 岁）（表 14.1）。卵巢肿瘤的平均直径为 9 cm。大多数肿瘤中卵巢肿瘤和子宫肿瘤均为高分化。子宫内膜样癌的 5 年生存率是 70%~92%，大多数患者的生存时间超过 10 年（Jain et al. 2017）。随访发现大多数患者无复发生存，这一发现支持子宫内膜样癌和卵巢癌为独立原发的Ⅰ期肿瘤，而非Ⅲ期子宫内膜癌转移至卵巢。但是，伴有孤立性卵巢转移的子宫内膜样癌的预后也比较好。

过去 20 年里，研究者应用了许多不同的分子检测方法来评估卵巢和子宫内膜同时出现子宫内膜样腺癌时，究竟是发生了两个独立的肿瘤还是一个肿瘤发生了转移。大多数研究都是基于两个部位的肿瘤中是否存在相同的基因改变来进行判断。几乎每个已发表的研究系列中，同时发生的卵巢和子宫内膜样腺癌病例都是先按标准化的组织学标准进行诊断，然后根据分子分析重新分类的。最近使用靶向基因组和全外显子组大规模并行处理机测序的两项研究均发现，这些肿瘤中的大多数，包括那些基于传统标准似乎代表独立原发的肿瘤，都是克隆相关的，代表从子宫内膜到卵巢的转移（Anglesio et al. 2016；Dizon et al. 2016；Schultheis et al. 2016）。Dizon 和 Birrer 认为这是孤立转移的独特现象，可能不需要全身治疗。

（2）起源于子宫内膜异位症的子宫内膜样癌

卵巢子宫内膜样癌与子宫内膜异位囊肿的相关性已经得到确认。通常，15%~20% 的卵巢子宫内膜样癌与子宫内膜异位症有关。异位可发生在肿瘤中、同侧或对侧卵巢，或其他部位。当将严格的现行标准应用于子宫内膜样癌的诊断时，该相关性可高达 49%（Lim et al. 2016）（见"鉴别诊断"部分）。当经过充分取材，仔细寻找子宫内膜异位症的组织学特点，并采用严格标准诊断子宫内膜样癌后，研究人员发现大多数真正的子宫内膜样癌均与子宫内膜异位症相关。在少数病例中可见子宫内膜异位症向非典型增生再向癌转变的连续过程。这最常见于子宫内膜异位囊肿的内衬上皮，表现为囊壁增厚、乳头状或结节状突入囊内。与子宫内膜异位症相关的子宫内膜样癌患者的平均年龄比与子宫内膜异位症无关的患者小 5~10 岁。与子宫内膜异位症相关的肿瘤，特别是那些源于子宫内膜异位囊肿者，常常是高分化和 I 期肿瘤，因此预后都很好。罕见情况下，子宫内膜异位囊肿中可见局限性上皮非典型增生，这时就需要鉴别非典型增生（与子宫体所见病变相似）与高分化子宫内膜样腺癌。此时可采用子宫中的鉴别诊断标准并略加修改。

14.9.5　透明细胞肿瘤

大多数卵巢透明细胞肿瘤为恶性，占卵巢癌的 8.2%（表 14.4）。透明细胞腺纤维瘤和非典型增生性透明细胞肿瘤非常罕见（表 14.8）。如前文所述，在患有 Lynch 综合征的女性中透明细胞癌（CCC）的比例过高（Chui et al. 2013；Vierkoetter et al. 2014）。有证据表明，CCC 在亚洲人中更为常见，特别是在日本，它占卵巢癌的 20% 以上；在美国，CCC 在亚裔人群中也比在白种人中更常见（Fuh et al. 2015；Yamamoto et al. 2011）。

14.9.5.1　透明细胞腺纤维瘤

透明细胞腺纤维瘤是最罕见的卵巢上皮性肿瘤之一，笔者在 1304 例连续的卵巢上皮性肿瘤中没见到 1 例（表 14.8），在接受 AFIP（美军病理研究所）咨询服务的 472 例透明细胞肿瘤中，仅发现 4 例（Zhao et al. 2011）。根据已报道的 16 例良性透明细胞肿瘤，患者的平均年龄为 45 岁，其中 1 例为双侧性，肿瘤平均直径为 12 cm。肿瘤外观呈分叶状，表面光滑。切面可见微囊分布于致密间质中，呈蜂窝状，囊内含清亮液体。镜下，肿瘤的特点是内衬单层或双层鞋钉样细胞的管状腺体，细胞突入腔内或扁平。鞋钉样细胞的细胞质稀少，而大的多边形细胞胞质丰富，呈透亮、颗粒状或嗜酸性。细胞核无明显异型性，核分裂象罕见，间质为致密的纤维胶原。细胞顶端和腺腔内常含有黏蛋白。细胞质内常含有糖原。临床行为呈良性，然而已报道的病例极为有限。许多专家一直不愿意做出透明细胞腺纤维瘤的诊断，因为它非常可能代表一种样本量不足、不寻常或不明显的 CCC。

14.9.5.2　非典型增生性透明细胞肿瘤

非典型增生性透明细胞肿瘤（APCCT）占卵巢上皮性肿瘤的 0.2%（表 14.8）。已报道的 APCCT（交界性或低度恶性潜能的透明细胞腺纤维瘤）约有 83 例，患者的平均年龄约为 60 岁（Uzan et al. 2012b）。肿瘤平均直径为 9~10 cm。双侧卵巢同时发生者罕见，尚未见腹膜种植的报道。虽然只有约 20% 的病例与子宫内膜异位症相关（Zhao et al. 2011），但在非会诊性实践中，被归类为 APCCT 的肿瘤通常是伴有非典型增生的子宫内膜异位囊肿，比起 APCCT，后者被认为是更合适的诊断。实体型的外观与透明细胞腺纤维瘤相似，但存在柔软、质嫩的区域。发生于子宫内膜异位囊肿中的肿瘤表现为含有陈旧性出血的囊肿。镜下，实体型的结构与透明细胞腺纤维瘤相似，但是腺体更密集。上皮的增生和异型性较透明细胞腺纤维瘤更明显，无间质浸润。腺体和囊腔的衬覆细胞与良性肿瘤类似，但是细胞核的异型性更明显，染色质粗糙，呈团块状，核仁明显，偶尔核分裂象计数可达 3/10 HPF。上皮细胞可表现为分层和出芽，真正的乳头状结构少见。若存在小的实性透明细胞巢、显著拥挤的腺体或乳头状生长方式，则需怀疑是否存在间质浸润。鉴别 APCCT 与 CCC 是妇科病理学最大的难题之一。部分 CCC 仅存在拥挤的腺体，而缺乏明显的浸润。但对于透明细胞肿瘤中腺体拥挤到什么程度意味着浸润，并没有明确的界定，绝大多数需要鉴别 APCCT 和 CCC 的肿瘤最终都被归入 CCC。这样做有助于确保全面分期，若发现转移灶可以进一步明确诊断为癌。

有时，子宫内膜异位囊肿内衬胞质透明的异型上皮细胞，被命名为"非典型子宫内膜异位症"（见第 13 章）。罕见情况下可见恶性肿瘤的细胞学特征，如果经充分取材仍未找到浸润，则可诊断为伴有上皮内癌的 APCCT（图 14.116）。如果浸润灶的直径小于 5 mm，则应诊断为微浸润，此时应立即补充取材并仔细寻找是否存在能够诊断为癌的特征。伴有微浸润或上皮内癌的透明细胞肿瘤罕见，因此其生物学行为尚未确定。

透明细胞腺纤维瘤和 APCCT 的罕见可以反映

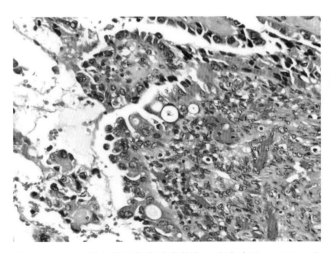

图 14.116　子宫内膜异位囊肿内伴有上皮内癌的 APCCT。注意鞋钉样生长方式，明显的非典型性和上皮下方的子宫内膜间质

出 CCC 的前驱病变更可能是伴有或缺乏异型性的子宫内膜异位症，而不是透明细胞肿瘤。在有限的关于 APCCT 的报道中，仅有一例复发，无因肿瘤死亡的病例。

14.9.5.3　透明细胞癌

临床表现

卵巢透明细胞癌（CCC）患者的平均年龄为 50~53 岁。症状常与盆腔或腹部包块有关。CCC 是最容易发生血管血栓事件和副肿瘤性高钙血症的卵巢上皮性肿瘤，前者的发生率约为 1/3，后者的发生率低于 10%（见第 15 章）。一项来自澳大利亚的大样本研究表明，27% 的 CCC 患者发生血栓事件，而其他类型卵巢癌患者发生血栓事件的比例仅为 7%（Matsuura et al. 2007）。

手术表现

在所有类型的卵巢癌中，CCC 与子宫内膜异位症的关系最为密切。肿瘤附近或盆腹腔其他部位常能发现子宫内膜异位症病灶。54%~69% 的 CCC 为 FIGO Ⅰ 期，9%~17% 为 Ⅱ 期。8% 的 CCC 为双侧性；其中 Ⅰ 期患者中 4% 的 CCC 为双侧性。近来的一些研究表明，与其他肿瘤类型相比，Ⅰ 期 CCC 中 Ⅰ C 期肿瘤的占比更高（55%~74%）（Magazzino et al. 2011）。这可能与子宫内膜异位症导致粘连而难以解剖，所以肿瘤破裂的风险较高相关（Suh et al. 2015）。

大体表现

肿瘤直径可达 30 cm，平均为 13~15 cm。尽管切面可类似良性肿瘤和 APCCT 而表现为实性纤维组织中的蜂窝状结构，但更常为单房厚壁囊性肿物，囊壁内见多个黄褐色肉质结节突入腔内；或呈多房囊性肿块，囊内为水样或黏液样液体。大部分肿瘤发生于子宫内膜异位症病变处，表现为含有特征性巧克力样褐色液体的子宫内膜异位囊肿，但囊壁中可见息肉样或结节状增厚区域，或存在大片实性区域，可能反映其恶性转化的中心。少数情况下肿瘤中含有显著的腺纤维瘤成分，切面为实性，这种情况与子宫内膜异位症无明显相关性。

镜下表现

CCC 可表现为多种不同的结构，这些结构常常同时存在（图 14.117~14.125）。这些结构表现为乳头状、囊管状和实性。少数病例中可见显著的腺纤维瘤成分（图 14.124，14.125）。近来，一些学者将 CCC 分成两个亚型，一型起源于囊肿，而另一型有腺纤维瘤背景。囊性肿瘤多呈乳头状，而含有腺纤维瘤背景者以囊管状结构为主。囊状亚型多与子宫内膜异位症相关（Veras et al. 2009；Zhao et al. 2011）。此外，两种亚型肿瘤的生物学行为可能不同，腺纤维瘤亚型更常为 I 期（Zhao et al. 2011）或更低（Veras et al. 2009），但现有研究数据存在矛盾之处。这些证据说明上述两种肿瘤亚型有不同的发病途径。

实性结构的特点是含有丰富透明胞质的多边形细胞呈片状分布，并被纤细的纤维血管间质或致密的纤维性间质所分隔。乳头状结构的特点是纤维化或透明变性的乳头结构，以透明变性更为常见（图 14.119~14.123）。事实上，乳头轴心的透明变性是 CCC 的典型特征。囊管状结构的特点是大小不等的腺管和囊腔（图 14.117，14.118）。大多数肿瘤中上述几种结构混合存在。虽然被称为 CCC，但肿瘤中许多细胞可含有颗粒状嗜酸性胞质。当大多数肿瘤细胞表现如此时，称为嗜酸性透明细胞癌（图 14.120）。所谓的肝样癌可能是嗜酸性透明细胞癌的一种变异型。胞质透明的细胞含有糖原，有时含有黏液。大多数 CCC 含有 PAS 染色阳性的透明小体。细胞核多样，从小圆形、多角形到伴有明显核仁的大的多形性核（图 14.120~14.125）。通常，瘤细胞的细胞核级别为轻度到重度异型。即使

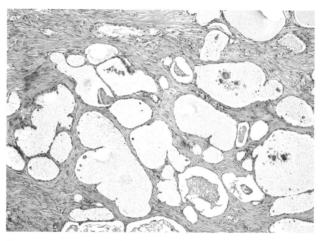

图 14.117　透明细胞癌（CCC）。囊管状结构。腺体囊性扩张，上皮扁平，因此细胞核的异型性可不明显

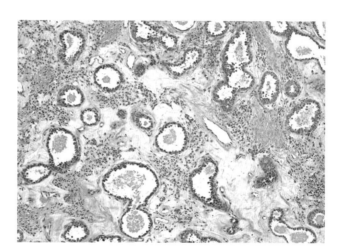

图 14.118　透明细胞癌（CCC）。肿瘤由腺管构成，内衬单层上皮，可见大量的鞋钉样细胞

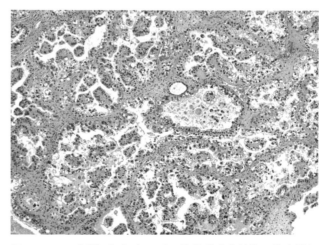

图 14.119　透明细胞癌（CCC）。管状乳头状结构，伴有鞋钉样细胞和透明细胞

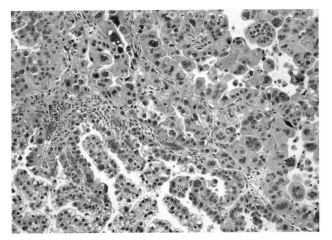

图 14.120　透明细胞癌（CCC）。透明细胞和富含嗜酸性胞质
　　　　　 的细胞（嗜酸性细胞）。细胞核的异型性从轻度至
　　　　　 重度。这是透明细胞癌常见的特征

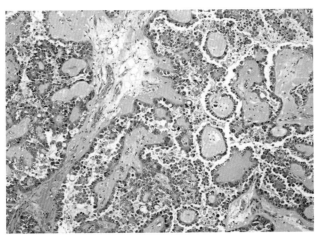

图 14.123　透明细胞癌（CCC）。鞋钉样细胞排列成乳头状结
　　　　　 构。注意透明变性的嗜酸性间质，这是透明细胞
　　　　　 癌的典型特征

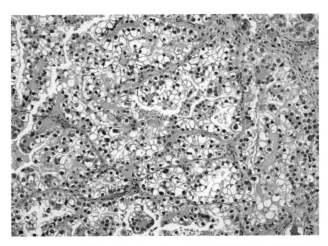

图 14.121　透明细胞癌（CCC）。实性和腺样结构，肿瘤完全
　　　　　 由胞质透明的细胞组成

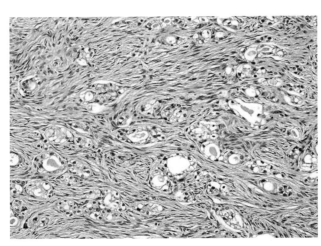

图 14.124　透明细胞癌（CCC）。腺纤维瘤型透明细胞癌，小
　　　　　 而不规则的浸润性腺体

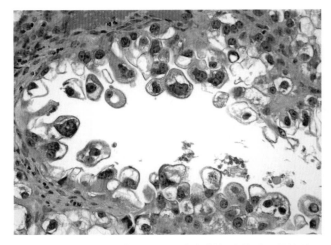

图 14.122　透明细胞癌（CCC）。鞋钉样细胞伴明显的核异型
　　　　　 性和透明胞质

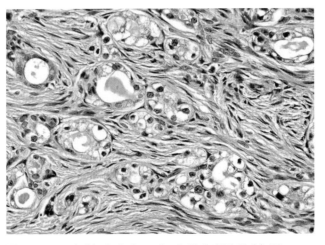

图 14.125　透明细胞癌（CCC）。细胞中度异型（与图 14.124
　　　　　 为同一病例）

肿瘤中大多数细胞仅表现为轻度核异型，也总能见到显著核异型的细胞。因此，不管采用什么分级系统，细胞核分级总是高级别。因为这个和其他一些原因，所有的 CCC 都被认为是高级别的。核分裂活性较低，仅在 1/4 的病例中核分裂象计数超过10/10 HPF。在囊管状和乳头状结构中，瘤细胞多呈鞋钉样外观，细胞核从乳头、腺管或囊腔内向腔内突起（图 14.118~14.123）。有时，腺管和囊腔内衬扁平上皮，该区域内细胞核级别低，但是经过仔细查找可在其他区域发现高级别的细胞核。肿瘤中可见多少不等的坏死、出血及间质淋巴细胞浸润。偶见黄素化的间质细胞和砂粒体样钙化。

源于子宫内膜异位症的透明细胞癌多呈囊性，囊肿内衬上皮表现出异型性，可逐渐或突然过渡到恶性肿瘤和浸润性 CCC 所具有的细胞学特征。这可见于至少 1/3 的 CCC。如果细胞异型性显著但缺乏浸润，则应诊断为 APCCT 伴有上皮内癌（图14.116）。

已报道的卵巢 CCC 中，30%~35% 的 CCC 与子宫内膜异位症有关，病变可位于患侧卵巢，也可以位于盆腹腔。这些数据变化很大，最近的一些研究发现 50% 以上的 CCC 与子宫内膜异位症有关（Bennett et al. 2015）。近期的一项大样本研究发现：90% 的囊性 CCC 伴有子宫内膜异位症，而腺纤维瘤型 CCC 中该比例仅为 44%（Veras et al. 2009）。根据笔者的经验，在常规操作中经仔细寻找，几乎所有的卵巢 CCC 都与子宫内膜异位症相关，至少1/3 的病例明确起源于子宫内膜异位症，通常是子宫内膜异位囊肿。

免疫组化

与其他卵巢癌一样，CCC 中包括 CK 在内的上皮标记物呈弥漫强阳性，特别是 CK7、CAM5.2、EMA、Leu M1、B72.3 和 34βE12（高分子量 CK）。HNF-1β 在 90% 的病例中呈细胞核阳性（DeLair et al. 2013；Kao et al. 2012）。据报道 Napsin A 在接近 90% 的病例中呈胞质着色，通常是局灶性的；然而根据笔者的经验 Napsin A 的表达并没有这么普遍。在 25% 的病例中 BAF250a（ARID1A）的表达缺失（Lim et al. 2015）。OC125常为阳性，WT1 在 10%~20% 的病例中可呈灶状阳性，TTF-1 的阳性率可达 22%，ER 和 PR 通常呈阴性（Lim et al. 2015）。大约 2.4% 的卵巢 CCC具有高度微卫星不稳定性（MSI-high）或错配修复缺陷（deficient MMR）。MSH2 和（或）MSH6的染色缺失发生在绝大多数具有高度微卫星不稳定性的 CCC 中，并提示患有 Lynch 综合征的风险（Lim et al. 2016；Rambau et al. 2016）。最近的一项研究发现 43% 的 CCC 呈 PD-L1 阳性，这与错配修复状态无关（Willis et al. 2017）。AFP、CK20 及CD10 通常呈阴性，尽管高达 20% 的病例中 CD10可呈阳性，但是通常为细胞顶端切缘阳性。p53 一般表现为野生型染色状态。CEA 在大多数病例中呈阴性，vimentin 在约 50% 的病例中呈阳性。透明变性的间质呈Ⅳ型胶原和层粘连蛋白阳性。

鉴别诊断

卵巢透明细胞肿瘤重要的鉴别诊断包括生殖细胞肿瘤，如卵黄囊瘤（YST）、无性细胞瘤和罕见的卵巢甲状腺肿。临床资料有助于鉴别，如卵黄囊瘤和无性细胞瘤发生于年轻患者，YST 患者血清 AFP 水平升高。形态学上，CCC 的乳头状结构更复杂且含有透明变性的轴心，可与具有乳头样结构的 YST 相鉴别。此外，YST 还存在许多 CCC所没有的特征，包括特征性的 Schiller-Duvall 小体和其他结构（见第 16 章）。AFP 染色阴性对排除 YST 非常重要，尽管有报道极少数 CCC 可分泌 AFP。LeuM1 阳性和 AFP 阴性有助于鉴别 CCC和 YST，但是 AFP 的敏感度和特异性均不高。更有助于鉴别诊断的一组标记物是 CK7 和 EMA，如果二者同时呈阳性则可排除 YST，因为 YST 中二者均呈阴性。Glypican-3 在 YST 中总是呈阳性，而在 CCC 中通常呈阴性。EMA 阳性和 CK 弥漫强阳性有助于排除无性细胞瘤。实性结构的 CCC 有时与无性细胞瘤有相似之处，但是无性细胞瘤缺乏 CCC 常见的囊管状和乳头状结构，细胞核更原始。此外，CCC 缺乏无性细胞瘤常见的间质慢性炎症和肉芽肿。充分取材有助于发现其他生殖细胞成分或子宫内膜异位症，这些都有助于诊断。

具有低 – 中级别细胞核的乳头状 CCC 可类似 APST，特别是在取材受限的冰冻切片中。APST 中的"粉染细胞"簇可能与鞋钉样细胞相似。APST 中典型的脱落上皮簇结构在 CCC 的囊腔内也可见到，可见砂粒体样钙化，核分裂指数低为其特征。与 APST 相比，CCC 多为单侧性，且患者年龄较大，但是这些特点对个别病例的鉴别诊断不是很有帮助。WT1 和 ER 联合应用有助于鉴别诊断。APST 中这两个标记物均呈阳性，而 CCC 常呈阴性。

在鉴别诊断中往往过分强调 CCC 中透明的细胞质。但组织学结构，尤其是囊管状和乳头状结构对 CCC 更具特征性，即使瘤细胞的胞质不透明，具有上述经典结构也可以诊断为 CCC。与浆液性癌相比，CCC 的乳头状结构更纤细，间质透明变性更常见。相反地，卵巢 HGSC 常常含有局灶性胞质透明的区域（图 14.66，14.67）；如果缺乏 CCC 中经典的乳头状结构和腺囊状结构，则不应诊断为 CCC。有利于鉴别诊断的免疫组化组合为 ER、HNF-1β、WT1 及 Napsin A，在高级别浆液性癌中通常 WT1（+）/ER（+）/HNF-1β（−）/Napsin A（−），而在 CCC 中通常为 WT1（−）/ER（−）/HNF-1β（+）/Napsin A（+）。

尽管 CCC 中常见透明小体，但该表现无诊断特异性。它们是卵黄囊瘤的特点，但是也可见于大多数癌肉瘤和少数卵巢子宫内膜样癌、浆液性癌和黏液性肿瘤。

伴有分泌性改变的子宫内膜样癌有时类似于 CCC。当肿瘤细胞呈高柱状，伴有核下或核上空泡时，表现与早期分泌期子宫内膜相似时，肿瘤应诊断为分泌型子宫内膜样癌（Lim et al. 2015）。当透明细胞样变更广泛，细胞呈立方形时，鉴别诊断更加困难。最好的鉴别标记物为 HNF-1β、ER 和 PR，在 CCC 中 HNF-1β 总是呈阳性，ER/PR 呈阴性，而在子宫内膜样癌中正好相反。罕见的子宫内膜样癌伴鳞化病例中，化生细胞内富含糖原，易与 CCC 混淆。卵巢类固醇细胞肿瘤可含有胞质明显透明的区域。良性或低级别核的特征、纤细的纤维血管间质、肿瘤小、境界清楚、位于卵巢间质内等特征支持类固醇细胞肿瘤的诊断。

罕见情况下，当卵巢甲状腺肿中的甲状腺滤泡呈高度囊性扩张时，可与 CCC 的囊管状结构相似，而缺乏典型的甲状腺的结构特征。对标本进行充分取材，找到其他畸胎瘤成分和甲状腺球蛋白染色有助于鉴别诊断。卵巢的转移性透明细胞肿瘤（如肾细胞癌）非常罕见（见第 18 章）。有价值的标记物包括 CD10 和 CK7；肾细胞癌一般呈 CK7 阴性和 CD10 阳性，这种表达模式与卵巢 CCC 正好相反，但是在高达 37% 的肾透明细胞癌中 CK7 可呈局灶阳性。34βE12 也有帮助，其在肾细胞癌中一般呈阴性。

分子生物学

卵巢透明细胞肿瘤的分子改变得到了广泛的研究。两项对卵巢 CCC 的全基因组分析显示，*ARID1A* 体细胞失活突变是其最常见的分子遗传事件，约半数病例中存在该突变（Jones et al. 2010；Mao et al. 2013；Wiegand et al. 2010；Wu et al. 2014）。*ARID1A* 编码一种称为 BAF250 的蛋白，它是 SWI/SNF 染色质重组的亚单位。*ARID1A* 可促进 SWI/SNF 复合物与染色质的靶向结合，从而提高染色质对多种核因子的可及性。*ARID1A* 不仅在调节细胞周期进程中扮演"看门人"的角色，而且作为"看护者"防止基因组不稳定并促进 DNA

损伤修复。越来越多的证据表明，*ARID1A* 与 PI3K/AKT 通路之间，以及 *ARID1A* 与 p53 之间存在交联。在 CCC 中第二常见的突变是 *PIK3CA*，*KRAS*、*BRAF* 和 *TP53* 的突变也存在于一些 CCC 中，但它们的发生频率较低。有趣的是，Sato 等的研究显示 21% 的卵巢子宫内膜异位囊肿存在 *PTEN* 体细胞突变，提示卵巢透明细胞癌、子宫内膜样癌及其假定前驱病变存在相同的分子改变（Sato et al. 2000）。在 7 例同时伴有子宫内膜异位症的 CCC 中，3 例在两种病变内均检测到 *PTEN* 基因的等位基因缺失 / 杂合性缺失（LOH），1 例仅在癌组织中检测到 LOH，子宫内膜异位症中没有发生 *PTEN* 基因的 LOH。这些研究结果表明 *PTEN* 抑癌基因失活是卵巢 CCC 发生的一个相对早期事件。迄今为止的研究非常有限，在 CCC 中并未发现与子宫内膜样癌类似的其他改变。总体来说，在 CCC 中未见高频率的 Wnt 信号途径缺陷和微卫星不稳定性。然而，一项对 50 岁以下卵巢癌患者中 MSI 和 MMR 蛋白缺陷的研究发现，有明显比例（17%）的卵巢 CCC 存在 MMR 缺陷（Jensen et al. 2008）。

　　至少有两个独立的研究小组应用经典比较基因组杂交（comparative genomic hybridization，CGH）方法研究了 CCC 中 DNA 拷贝数的改变。在 Dent 等分析的 18 例肿瘤病例中，染色体 9p21 缺失最常见，然后依次是染色体 1p、11q 和 10q（包括 *PTEN* 基因位点所在的 10q23.3）的缺失。未检测到 DNA 拷贝数的增加（Dent et al. 2003）。相反，Suehiro 等在 12 例卵巢 CCC 中检测到某些染色体区域中 DNA 拷贝数的增加，以及频繁的染色体 19p 缺失（Suehiro et al. 2000）。上述两项研究结果的不一致表明 CCC 可能具有异质性，因此，有必要使用更先进的高分辨技术进行大样本分析，从而更可靠地识别 CCC 中常见的 DNA 拷贝数改变。为此，Tsuda 等采用 cDNA 微阵列对 30 例卵巢 CCC 同时进行基因组和表达谱分析（Tsuda et al. 2005）。结果发现，与浆液性癌相比，CCC 中有 12 种基因的 DNA 拷贝数和 mRNA 量增加，有 5 种基因的 DNA 拷贝数和 mRNA 量降低。尽管这些分子改变的临床和生物学意义仍不清楚，但是已明确其中一个基因 *ABCF2* 的过表达与化疗效果差相关。人们推测部分 CCC 可能起源于透明细胞腺纤维瘤和交界性肿瘤，为了验证这一观点，Yamamoto 等从透明细胞腺纤维瘤 / 交界性肿瘤和邻近的 CCC 中分离出 DNA，并分析了 11 条染色体上 17 个不同多态性位点的杂合性缺失（LOH）（Yamamoto et al. 2008）。与交界性肿瘤的邻近区域（LOH 的发生率为 30%）或腺纤维瘤（LOH 的发生率为 22%）相比，CCC 中 LOH 的总体发生率（49%）显著增高。14 例病变中有 13 例 CCC 和腺纤维瘤区域在一个或多个染色体位点上存在涉及共同等位基因的相同 LOH，这一发现显然不是随机的。在 CCC 及其前驱病变中常见染色体 5q、10q 和 22q 的等位基因缺失，癌组织中常见 1p 和 13p 的 LOH，但在腺纤维瘤中却无此改变。这些数据说明透明细胞腺纤维瘤和交界性肿瘤可能是部分 CCC 的克隆性前驱病变。

　　部分针对卵巢癌的全基因表达研究显示，CCC 的基因表达谱与其他类型的卵巢癌明显不同。文献报道有些基因倾向于在卵巢 CCC 及部分相关的子宫内膜异位症中表达。在这些过表达的基因的产物中，HNF-1β 可能是与卵巢 CCC 相对特异的标记物。HNF-1β 是一种核同源域蛋白质，参与肝脏和其他组织（包括分泌期子宫内膜）中基因表达的调节。由于 HNF-1β 对参与葡萄糖 / 糖原代谢的多种基因有调控作用，因此 HNF-1β 表达上调可能是造成 CCC 特征性细胞学改变（即富于糖原、胞质透明）的部分原因。而且，许多 CCC 相对特异性基因也受到 HNF-1β 的调节。

临床行为和治疗

　　对于 CCC 的生物学行为目前存在争议。一些研究表明该肿瘤的预后与其他卵巢癌类似，而在另一些研究中显示其预后更差。对包括 CCC 在内的所有组织学类型的卵巢癌（高级别浆液性癌除外，其很少为 I 期）进行全面分期，FIGO I 期患者的 5 年生存率在 90% 以上（Bennett et al. 2015；Suzuki et al. 2014）（见前文"14.6 预后因素"部分）。透明细胞的组织学改变是导致晚期预后不良的因素更具说服力（Lee et al. 2011；Oliver et al. 2017；Stewart et al. 2017），但数据仍然相互矛盾（Bamias et al. 2010）。重要的是，最近对细胞类型分组标准的改进表明 CCC 被过度诊断，因为大量的高级别浆液性癌中含有透明细胞（见"14.9.2.3.2 输卵管、卵巢或腹膜源性 HGSC"）。从浆液性癌中剔除含有透明细胞的高级别浆液性癌，减少了高级别肿瘤数量，提高了更惰性的低级别浆液性癌的相对比例，因此改善了浆液性癌的生存率。由于纳入了比例较大的低级别病例，浆液性癌的生存率提高了，所以这种改善了的生存率优于 CCC。这种错误分类导致 CCC 的生存率看起来比浆液性癌更差（Seidman et al. 2012）。有限的数据表明，MMR 蛋白缺失的 CCC 预后比 MMR 蛋白完整的肿瘤更好（Stewart et al. 2017）。学者们几次尝试建立专门的 CCC 分级系统都因未能提供有用的预后信息而失败了（Yamamoto et al. 2011）。肿瘤破裂对预后的影响存在争议。多项研究发现肿瘤破裂并未对预后产生不利影响，包括近期一组 193 例 I 期 CCC 样本的资料显示，36% 的患者术中发生肿瘤破裂（Hoskins et al. 2012；Suh et al. 2015）。CCC 的治疗与其他起源于上皮细胞的卵巢癌相似，一些数据表明盆腔放射在部分早期 CCC 中起作用（Hoskins et al. 2012）。

14.9.6 Brenner 肿瘤（移行细胞肿瘤）

移行细胞肿瘤约占卵巢上皮性肿瘤的 10%（表 14.8）。其中绝大部分病例都是良性 Brenner 瘤，

非典型增生和恶性者非常少见。移行上皮细胞的特点是相对一致的复层细胞，细胞核呈卵圆形且有核沟，因其形态类似尿路上皮而得名。有证据表明，良性 Brenner 瘤存在真正的尿路上皮分化，起源于 Walthard 细胞巢（Roma et al. 2014），可能由输卵管 – 腹膜连接处（TPJ）的移行上皮化生发展而来（Kuhn et al. 2013）。相反，移行细胞癌（与良性 Brenner 瘤成分无关）现被认为是高级别浆液性癌的一种变异型（Ali et al. 2012）。相同类型的上皮细胞是特征性的腹膜 Walthard 细胞巢（见第 13 章）。

14.9.6.1 Brenner 瘤（良性移行细胞瘤）

Brenner 瘤患者的平均年龄为 56 岁。该肿瘤常为偶然发现，有时肿瘤体积较小，仅为镜下病变。因此，临床症状常与卵巢肿瘤无关。大多数肿瘤的直径不超过 2 cm，尽管诊断其他类型的卵巢上皮性肿瘤时需要肿瘤直径至少达到 1 cm，但这个标准不适用于直径常仅为几毫米的 Brenner 瘤。9% 的大体正常的卵巢内可见一个或多个移行细胞巢完全植入其中（Seidman et al. 2016）。17% 的病例镜下观察可见多发肿瘤。偶尔肿瘤较大，直径超过 10 cm。大多数肿瘤的边界清楚，呈实性，质韧，表面光滑或稍有隆起。切面一般呈实性、纤维样，常为灰色、白色或黄色，可呈旋涡状或分叶状，有时可见囊性成分。体积小的肿瘤常见于卵巢皮质或门部（图 14.126）。

镜下，典型特征是致密的纤维性间质中见境界清楚的上皮巢（图 14.127~14.129）。上皮细胞大小一致，细胞境界清楚，胞质淡染或呈嗜酸性。细胞核呈卵圆形，常可见小核仁和纵行核沟（图 14.129）。一般缺乏核异型性和核分裂活性。细胞巢常出现囊性变，含有嗜酸性碎屑或黏液。30% 的病例中，囊性细胞巢衬覆化生性黏液性上皮（图 14.129）；当这种病变广泛时，有学者将其命名为化生性 Brenner 瘤。

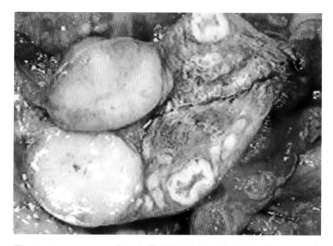

图 14.126　Brenner 瘤。在卵巢间质内可见边界清楚、表面光滑的白色结节，毗邻卵巢门部和表面

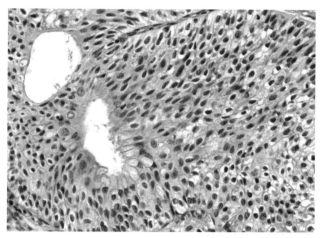

图 14.129　Brenner 瘤。细胞形态类似尿路上皮，细胞核呈卵圆形，伴纵行核沟。细胞巢中可见化生性黏液性上皮

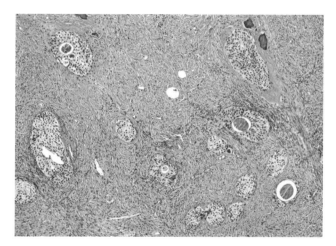

图 14.127　Brenner 瘤。圆形或卵圆形移行细胞巢散布于致密的纤维性间质中。部分细胞巢呈囊性，囊内含有嗜酸性物质。右上方可见针状钙化

有时，肿瘤以化生性黏液成分为主，提示 Brenner 瘤与黏液性囊腺瘤有关（图 14.130）。有人认为，大多数非畸胎瘤性黏液性肿瘤都起源于 Brenner 瘤中黏液成分的过度增生（Seidman et al. 2008）（见后文"Brenner-黏液混合瘤"）。间质表现多样，从类似卵巢皮质至致密纤维样。常见透明变性区域。约 50% 的病例中可见营养不良性针状钙化（图 14.127）。直径小于 1 cm 的肿瘤中 20% 的肿瘤可见钙化，而体积较大的肿瘤中 80% 以上的肿瘤可见钙化。卵巢"皮样囊肿"中某些罕见病例实际上可能是伴有鳞状上皮化生的囊性 Brenner 瘤（见"14.9.7　鳞状上皮肿瘤"）。50% 的 Brenner 瘤患者中，通常位于输卵管远端的腹膜表面可见 Walthard 细胞巢，其发生率明显高于浆液性肿瘤、透明细胞肿瘤或子宫内膜样肿瘤，但与黏液性肿瘤相似（Seidman et al. 2008）。临床表现为良性。

组织化学染色显示肿瘤细胞中含有糖原，且腔缘和腔内容物中含有黏蛋白。免疫过氧化物酶染色显示上皮巢呈 CK 和 EMA 强阳性。GATA3 和 CK7 通常呈阳性，CK20、PAX8、PAX2、SALL4、ER 及 PR 呈阴性（Roma et al. 2015；Takeuchi et al. 2013）；但 CK20 在黏液性成分中可呈阳性（Kondi-

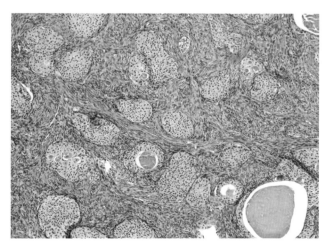

图 14.128　Brenner 瘤。移行细胞巢的轮廓光滑

Pafiti et al. 2012）。p53 显示野生型染色模式。Calretinin、inhibin 及 WT1 呈阴性，尿路上皮特异性标记物 Uroplakin Ⅲ 在大多数病例中的管腔结构中呈局灶性阳性。血栓调节蛋白（thrombomodulin）是尿路上皮的一种敏感但特异性较低的标记物，在 82% 的病例中呈细胞膜强阳性。大部分病例呈 CEA 和 CA19-9 阳性。肿瘤细胞 p16、cyclin D1、EGFR 和 Ras 蛋白呈弱表达或阴性，不表达 p53 和 RB。类固醇生成酶染色常常呈阴性。

Brenner-黏液混合瘤

　　同时含有 Brenner 成分和黏液性上皮成分的肿瘤（图 14.130）比以前预测的更常见。这类肿瘤可以被归入化生性 Brenner 瘤或混合性 Brenner-黏液混合瘤（见"14.9.8　上皮性混合性肿瘤"）。25% 含有黏液性上皮成分的卵巢良性上皮性肿瘤同时含有 Brenner 成分；16% 含有 Brenner 成分的卵巢良性上皮性肿瘤含有黏液性上皮成分。Brenner-黏液混合瘤患者的平均年龄为 68 岁，明显高于单纯性黏液性肿瘤或 Brenner 瘤患者。肿瘤为单侧性，大多数肿瘤中 Brenner 成分和黏液性成分分散，但是在 30% 的病例中这两种成分混杂。其他的临床和病理特点与单纯性黏液性肿瘤或单纯性 Brenner

瘤相似（Seidman et al. 2008）。最近的研究表明，混合瘤的黏液性成分和 Brenner 成分是克隆性的（Wang et al. 2015），并显示出高度一致的体细胞突变（Tafe et al. 2016）。黏液性成分呈 GATA3、PAX2、PAX8 及 SALL4 阴性，但 GATA3 可表达于偶见的基底样细胞（Roma et al. 2015）。

14.9.6.2　非典型增生性 Brenner 瘤（非典型增生性移行细胞瘤）

　　这类罕见肿瘤也被称为"增生性"或"交界性"移行细胞瘤或 Brenner 瘤，或具有低度恶性潜能的移行细胞瘤或 Brenner 瘤，患者的平均年龄为 70 岁。肿瘤为单侧性，局限在卵巢内。肿瘤体积比良性者大，多为囊性，直径 10~28 cm，平均 18 cm。质脆的乳头或息肉样肿物可突入囊腔，在肿瘤切面的实性和纤维性区域常存在良性 Brenner 成分。

　　显微镜下，囊内乳头由移行上皮构成，形态与尿路的低级别非浸润性乳头状移行细胞瘤相似（图 14.131~14.134）。乳头被覆上皮可发生黏液化生（图 14.134）。在乳头下方和囊壁内可见实性移行细胞区，间质成分很少。几乎所有的病例都可见良性移行细胞瘤区域，偶尔可见增生性肿瘤直接起源于良性移行细胞瘤。细胞学特征类似于良性移行细胞瘤，偶尔可见明显的细胞异型性和活跃的核分

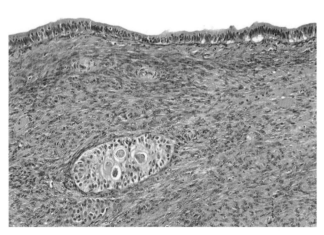

图 14.130　与黏液性囊腺瘤相关的 Brenner 瘤。在单层良性黏液性上皮下可见实性 Brenner 巢

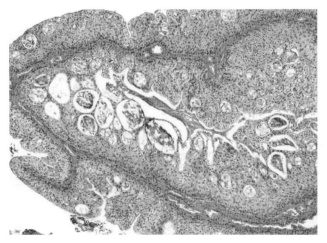

图 14.131　非典型增生性 Brenner 瘤。视野中央大的增生性移行细胞巢，伴有广泛分层和囊性变

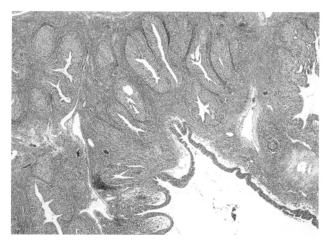

图 14.132　非典型增生性 Brenner 瘤。与良性 Brenner 瘤相比，移行细胞巢更大，细胞排列更密集

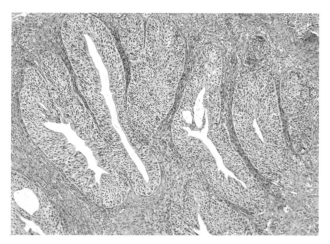

图 14.133　非典型增生性 Brenner 瘤。扩张的上皮巢内充满增生的移行上皮，缺乏间质浸润

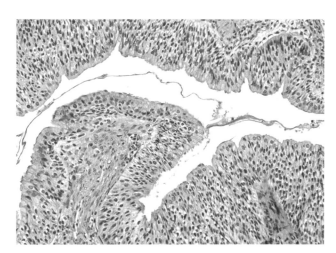

图 14.134　非典型增生性 Brenner 瘤。移行上皮高度分层，表层为黏液性上皮

裂象。一些作者将"增生性"和"具有低度恶性潜能"的移行细胞瘤分开归类。前者类似于 1~2 级尿路上皮乳头状移行细胞癌；后者细胞核高度异型，类似 3 级尿路上皮乳头状移行细胞癌或原位鳞状细胞癌。EGFR、Ras 和 CEA 常呈阳性。RB、cyclin D1、p16 多呈阴性或弱阳性。p53 表现为野生型染色模式。在报道的 60 余例非典型增生性移行细胞瘤中，有 2 例患者出现浸润性复发，其中 1 例肿瘤表现出临床恶性行为（Uzan et al. 2012c）。因此，笔者更愿意使用"非典型增生性移行细胞瘤（非典型增生性 Brenner 瘤）"这一术语。

14.9.6.3　恶性移行细胞瘤（恶性 Brenner 瘤）

卵巢的移行细胞癌（TCC）以前也被包括在此类肿瘤中。几乎所有曾被归类为卵巢移行细胞癌的肿瘤现在都被认为是伴有移行细胞样特征的高级别浆液性癌（HGSC-T）（见"14.9.2.3.2　输卵管、卵巢或腹膜源性 HGSC"）（Ali et al. 2012）。除非另有说明，否则本节其余部分内容仅限于恶性 Brenner 瘤。

临床表现

临床表现无特异性，与其他常见类型的卵巢癌相似；因此，盆腔或腹腔疼痛和盆腔肿块为常见症状。患者的平均年龄为 63 岁。

手术表现

恶性 Brenner 瘤的最大径可达 25 cm，平均直径为 14 cm。16% 的 Ⅰ 期肿瘤为双侧性。肿瘤分期分布如下：Ⅰ 期占 64%；Ⅱ 期占 12%；Ⅲ 期占 18%；Ⅳ 期占 6%。

大体表现

在恶性 Brenner 瘤中可见良性 Brenner 瘤成分，表现为囊壁内的实性纤维性结节。有时恶性 Brenner 瘤完全为实性。

镜下表现

如果观察到良性或非典型增生性 Brenner 瘤成分位于具有相似细胞学特征的浸润性成分的内部或附近，即可做出恶性 Brenner 瘤的诊断。恶性成分的镜下特征是粗钝、常常伸长、折叠并且具有纤维血管轴心的乳头状结构，被覆类似尿路上皮的移行细胞样上皮（图 14.65）。乳头状结构常起源于内衬复层非典型移行细胞的囊壁。约 50% 的病例中可见实性结构。部分病例中可见微腔隙、大囊腔和坏死。不到 20% 的病例中可见灶状鳞状上皮分化或腺样分化。存在间质浸润，表现为乳头基底部被覆上皮向囊壁内浸润性生长（图 14.135），或广泛的实性上皮增生区域，其间缺乏或完全没有纤维血管轴心。恶性 Brenner 瘤的另一种结构是类似良性 Brenner 瘤的实性肿瘤，但是上皮细胞巢排列得更不规则且生长方式紊乱，呈浸润性。瘤细胞异型性明显，与发生在尿路的 2 级或 3 级乳头状移行细胞癌相似。出现高级别多形性核和奇异形巨细胞可能提示其为伴有移行细胞样特征的高级别浆液性癌。在实体型恶性 Brenner 瘤中瘤细胞巢不规则排列成角，可见轻度至中度的细胞异型性。核分裂活性可以很高。此外，与良性 Brenner 瘤一样，恶性 Brenner 瘤通常也具有明显的间质钙化，钙化通常呈毛刺状。

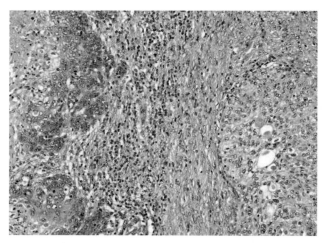

图 14.135　恶性 Brenner 瘤。左侧为浸润性高级别癌，右侧为伴有轻度异型性的 Brenner 巢

免疫组化

关于恶性 Brenner 瘤的免疫组化的已报道数据非常少。其表达特点与良性 Brenner 瘤相似，ER、PR 和 WT1 呈阴性，且 p53 染色表现为野生型模式（Takeuchi et al. 2013）。

鉴别诊断

只有存在良性或非典型增生性 Brenner 瘤成分时才能诊断为恶性 Brenner 瘤。移行细胞癌这一术语之前被用于描述无良性 Brenner 瘤成分的伴移行细胞样特征的肿瘤，但如前文所述，这类肿瘤现在被归类为伴有移行细胞样特征的高级别浆液性癌亚型。移行细胞分化形成粗钝的乳头状结构，细胞核为低级别至中级别；而典型的高级别浆液性癌的乳头状结构通常更纤细，并且具有明显的细胞核异型性。

临床行为和治疗

大多数恶性 Brenner 瘤都处于 I 期。如果像其他卵巢癌一样全面分期，则有望治愈。晚期病例极罕见，目前尚无关于其治疗的数据。

14.9.7　鳞状上皮肿瘤

14.9.7.1　良性鳞状上皮肿瘤（表皮样囊肿）

表皮样囊肿占卵巢上皮性肿瘤的 1.3%（表 14.8）。病变内衬鳞状上皮，缺乏畸胎瘤成分。约 50% 的病例伴有对侧卵巢的成熟性囊性畸胎瘤，提示患表皮样囊肿侧卵巢可能取材不充分或者为单胚层畸胎瘤。若同时出现 Brenner 瘤病灶，提示其为 Brenner 瘤伴鳞状上皮化生；也可能为子宫内膜异位症中的化生性改变。偶尔，将表皮样囊肿充分取材后可以找到其他畸胎瘤成分。由此可见，单纯的表皮样囊肿非常罕见，在表面上皮性肿瘤中占比不到 1%（Khedmati et al. 2009）。

14.9.7.2 鳞状细胞癌

单纯的浸润性鳞状细胞癌非常罕见，在卵巢癌中所占比例不到 0.4%。在一项包含 18 例样本的研究中，7 例伴有子宫内膜异位症，其余 11 例未发现其他病变。卵巢浸润性鳞状细胞癌中最常见的是起源于成熟性囊性畸胎瘤的恶性转化，这类肿瘤应被归类为生殖细胞肿瘤伴恶性转化（见第 16 章）。罕见情况下，卵巢鳞状细胞癌来源于子宫颈癌转移；更为罕见的情况是，子宫颈原位鳞状细胞癌通过上皮播散至子宫内膜、输卵管，也可以累及卵巢。偶有与子宫颈无关的卵巢非畸胎瘤源性原位鳞状细胞癌的报道，实际上可能是非典型增生性移行细胞肿瘤［见"14.9.6.2 非典型增生性 Brenner 瘤（非典型增生性移行细胞瘤）"］。极罕见的情况下，伴明显鳞状化生成分的子宫内膜样癌与卵巢鳞状细胞癌相似。

在一项基于人群的卵巢鳞状细胞癌研究系列中，由于缺乏病理学检查结果来区分畸胎瘤来源的肿瘤与子宫内膜异位症来源的肿瘤和其他真正的原发性卵巢癌，其诊断受到很大的限制。在这类疾病中，患者的中位年龄为 55 岁，40% 的病例为 Ⅰ期，按分期分层的 5 年生存率与高级别浆液性癌患者大体相似（Nasioudis et al. 2016a）。病理结果证实的非畸胎瘤源性肿瘤的有限数据显示，大多数原发性卵巢鳞状细胞癌患者诊断时处于晚期，通常在 1 年内死亡。

14.9.8 上皮性混合性肿瘤

包含 2 种上皮细胞类型的卵巢上皮性肿瘤，当每种成分至少各占 10% 时，即可诊断为上皮性混合性肿瘤。如前文所述，2014 年 WHO 发布的分类没有包括这一类别（表 14.7）。具有非浸润性或边缘性成分的癌应根据浸润性成分进行分类。一般应避免归类为混合性癌。几乎所有的原发性卵巢癌都可以通过仔细地检查和适当的免疫组化方法准确

地归类。

Mackenzie 等回顾了来自加拿大人群的 871 例卵巢癌，并将 1.5% 的卵巢癌归类为混合性癌（排除了 2 例根据非侵入性成分而被归类为混合性癌的病例）。在分析 22 例混合性肿瘤（本研究系列加上其他机构提供的会诊病例）不同成分之间的免疫组化和分子差异后，根据分子和免疫组化分析结果，只有 12 例（55%）是混合性的。最常见的上皮性混合性肿瘤是子宫内膜样 – 透明细胞癌，占混合性癌的 50% 左右。Mackenzie 等得出的结论是，通过形态学和分子特征验证的真正的上皮性混合性肿瘤占卵巢癌的 1%（Mackenzie et al. 2015b）。

14.9.9 未分化癌

未分化癌是一种不能被归入任何组织学类型的卵巢上皮性肿瘤。因此，任何具有腺样成分、乳头状结构或砂粒体的肿瘤都不能归入未分化癌。将实体性癌中有极少量腺体或乳头状结构者归入高级别浆液性癌更合适，但也有少数专家将其归入未分化癌。卵巢原发性未分化癌包括 4 种类型，分别为：非特殊类型（NOS）未分化癌、非小细胞性神经内分泌癌、高血钙型小细胞癌和肺型小细胞癌。当采用严格的病理诊断标准时，上述类型都非常罕见，4 个类型加起来占比不到卵巢浸润性癌的 1%。在笔者研究的 563 例癌中（Seidman et al. 2015）（表 14.4），仅有 2 例（0.4%）未分化癌。当要考虑未分化癌的诊断时，排除转移性肿瘤是非常重要的，特别是排除来自肺的转移性肿瘤。

尽管数据有限，但与其他 3 种罕见类型相比，非特殊类型更常见。典型的未分化癌的临床和病理特征与高级别浆液性癌有很多相似之处，将其归入 HGSC 的实性或 SET 变异型可能是最合适的，但无分子学证据。患者的平均年龄为 60 岁。78%的患者处于 Ⅲ 期或 Ⅳ 期。肿瘤细胞呈实性片状分布，瘤细胞体积大、呈多形性且伴有高级别核，

常含有丰富的嗜酸性胞质。免疫组化显示，上皮标记物（EMA、CAM 5.2 和 B72.3）呈阳性。在几乎所有的病例中，CK7 呈阳性，CK20 呈阴性；在 21% 的病例中，CEA 呈阳性；在 79% 的病例中，CA125 呈阳性。总体来说，患者的 5 年生存率为 22%，但Ⅲ期和Ⅳ期患者的 5 年生存率仅为 14%。尽管未分化癌的总生存率较浆液性癌差，但按照分期分层后，其预后并不比浆液性癌差。

非小细胞性神经内分泌癌常与其他类型的卵巢表面上皮性癌（最常见的是黏液性癌）有关，因此最好按照分化较好的成分归类。高血钙型小细胞癌是一种特殊的肿瘤，将在第 15 章中详述。肺型小细胞癌极其罕见，将在第 17 章中详述。与子宫内膜样肿瘤、黏液性肿瘤或子宫内膜异位症相关的未分化癌可能反映Ⅰ型到Ⅱ型进展（Wu et al. 2013）。

14.9.10　癌肉瘤（恶性中胚叶混合瘤／恶性米勒混合瘤）

癌肉瘤是这类肿瘤的首选术语。旧术语"恶性米勒混合瘤"虽然在 2014 年 WHO 发布的分类中作为同义词使用，但有人认为其更适合用于浆黏液性癌（见"14.9.3　黏液性肿瘤"）。以前认为癌肉瘤罕见，在美国约占卵巢癌的 6%（基于大宗但并非基于人群的研究和病理专家回顾）（表 14.4）。患者的平均年龄为 64~66 岁，略高于高级别浆液性癌。这些肿瘤通常很大，直径为 15~20 cm；其分期与浆液性癌相同；其形态与子宫癌肉瘤相似（见第 9 章）。镜下典型特点是恶性的上皮和间质成分混合存在。间质中常含有成片深染的圆形至梭形细胞，细胞核异型明显，核分裂指数高。最常见的异源性成分是软骨、骨和横纹肌母细胞，与子宫癌肉瘤类似；异源性成分出现的频率与取材范围和观察的仔细程度相关。少数情况下，肿瘤呈典型的癌的形态，但小灶出现恶性间质成分，关于这种肿瘤的报道极少见，目前也将其归为癌肉瘤。上皮标记物的免疫组化染色在肉瘤样成分中常呈阳性，且肿瘤的生物学行为和播散方式与高级别浆液性癌类似。像子宫癌肉瘤一样，大多数卵巢癌肉瘤为单克隆性。上述结果说明这些肿瘤与发生于子宫者一样，应该被归为化生性癌，是Ⅱ型肿瘤的代表（见"14.2　形态学和分子学发病机制"）。浸润性肿瘤与 STIC 相关并有相同的 *TP53* 突变，以及同时存在 STIC，证实了 STIC 与癌肉瘤正如 STIC 与 HGSC 那样关系密切（Ardighieri et al. 2016）。骨骼肌标记物（如 desmin、Myo-D1 和 myogenin）的免疫组化有助于识别异源性横纹肌母细胞。一些研究表明，卵巢癌肉瘤是浸润性的、快速致命的肿瘤，患者的平均生存期约为 1 年（Lu et al. 2014）。但最近的一些研究表明，应用顺铂和紫杉醇或异环磷酰胺化疗可使患者达到与浆液性癌相似的生存期（Doo et al. 2014）。按分期因素分层后，一项大型 SEER 分析（Rauh-Hain et al. 2013）表明，患者生存率比高级别浆液性癌低。在后一项研究中，Ⅲ期癌肉瘤患者的 5 年生存率为 24%，而高级别浆液性癌患者的 5 年生存率为 39%。美国国家癌症数据库的一项分析也有类似的发现，癌肉瘤和高级别浆液性癌患者的 5 年生存率分别为 27% 和 44%（所有阶段）（Rauh-Hain et al. 2016）。多数研究表明，与发生在子宫的癌肉瘤一样，异源性成分的存在并不影响预后。

14.9.11　肉瘤

卵巢原发性肉瘤，无论是单纯性肉瘤还是混合性肉瘤均非常少见，其包含 4 种不同类型的异质性肿瘤：子宫内膜间质肉瘤、腺肉瘤、起源于成熟性畸胎瘤的肉瘤和各种软组织肉瘤。癌肉瘤不再被认为是肉瘤，如前文所述［见"14.9.10　癌肉瘤（恶性中胚叶混合瘤／恶性米勒混合瘤）"］。上述这些肿瘤都极其罕见。起源于畸胎瘤的肉瘤被归入伴有继发性恶性转化的生殖细胞肿瘤（见第 16 章）。

卵巢发生的各种软组织肉瘤罕见，它们的病理特点与发生在软组织中的同类肿瘤没有明显不同（见第22章）。

14.9.11.1　子宫内膜样间质肉瘤

卵巢原发的子宫内膜样间质肉瘤（ESS）极其罕见，形态学表现与子宫 ESS 一致（见第 10 章）。在报道的 27 例病例中，63% 的病例的 ESS 与子宫内膜异位症关系密切，因此推测肿瘤可能起源于子宫内膜异位症。患者的平均年龄为 52 岁。肿瘤平均直径为 10 cm。超过 70% 的患者处于进展期（FIGO Ⅱ～Ⅲ期）。由于原发于子宫的 ESS 多生长缓慢，有晚期复发倾向，因此即使患者的子宫切除术年代久远，也要考虑到子宫原发性 ESS 转移到卵巢的可能性。以梭形细胞成分为主的卵巢性索间质肿瘤，包括富于细胞性纤维瘤、卵泡膜细胞瘤和低分化 SLCT，也是需要考虑的鉴别诊断类型。罕见情况下卵巢间质肿瘤可以以梭形细胞成分为主，形态上与 ESS 非常相似。卵巢原发性 ESS 的临床行为与晚期子宫 ESS 类似，但数据有限。

14.9.11.2　米勒腺肉瘤和浸润性子宫内膜异位症

卵巢米勒腺肉瘤非常罕见，形态学上与发生在子宫的腺肉瘤相似（见第 10 章）。目前报道近 60 例。患者的平均年龄为 54 岁，肿瘤的平均直径为 14 cm。65% 的病例为 FIGO Ⅰ 期。几乎所有的病变都是单侧性。大体上，大部分肿瘤以实性为主，伴有一些囊性区域，10% 的病例中肿瘤以囊性为主。典型的显微镜下特征：腺体周围间质聚集，富于细胞，并存在异型性和核分裂活性。另外一个特征性结构是间质成分被覆单层良性上皮，形成叶片状结构。核分裂象计数平均为 4/10 HPF。大约 15% 的腺肉瘤含有性索样成分，30% 的腺肉瘤伴有间质过度生长并形成肉瘤样区域。在一项包括 40 例腺肉瘤病例的大宗研究中，9 例为高级别［生长最活跃区域可见中度至重度异型性和（或）核分裂象计数 ≥ 10/10 HPF］，31 例为低级别。63% 的Ⅰ 期肿瘤出现复发。低级别肿瘤的 5 年无复发生存率为 45%，而高级别肿瘤为 25%，5 年总生存率为65%。有趣的是，40 例患者中有 2 例存在其他部位的腺肉瘤小病灶，一例在子宫内膜，另一例起源于阑尾的子宫内膜异位症病灶，考虑为同时独立原发的肿瘤。

罕见情况下，组织学良性的子宫内膜异位症在外科医师看来呈浸润性和（或）表现为神经周围浸润和血管浸润。间质可以富于细胞，但缺乏异型性，且核分裂活性很低。这样的肿瘤很难彻底切除，可能表现为低度恶性的生物学行为。这可能是低级别腺肉瘤的一种类型，被命名为"浸润性子宫内膜异位症"。还有人认为这是低级别子宫内膜间质肉瘤伴子宫内膜样腺体分化。目前还缺乏关于该病变的大宗研究，因此对该病变知之甚少（见第13 章）。

参考文献

Agoff SN, Mendelin JE, Grieco VS et al (2002) Unexpected gynecologic neoplasms in patients with proven or suspected BRCA-1 or -2 mutations: implications for gross examination, cytology and clinical follow-up. Am J Surg Pathol 26:171–178

Ali RH, Seidman JD, Luk M, Kalloger S, Gilks CB (2012) Transitional cell carcinoma of the ovary is related to high-grade serous carcinoma and is distinct from malignant Brenner tumor. Int J Gynecol Pathol 31:499–506

Ali RH, Kalloger SE, Santos JL, Swenerton KD, Gilks CB (2013) Stage II to IV low-grade serous carcinoma of the ovary is associated with a poor prognosis: a clinicopathologic study of 32 patients from a populationbased tumor registry. Int J Gynecol Pathol 32:529–535

Allemani C, Weir HK, Carreira H et al (2015) Global surveillance of cancer survival 1995–2009: analysis of individual data for 25,676,887 patients from 279 population-based registries in 67 countries (CONCORD-2). Lancet 385:977–1010

Allen VA, Takashima Y, Nayak S, Manahan KJ, Geisler JP (2017) Assessment of false-negative ascites cytology in epithelial ovarian carcinoma: a study of 313 patients. Am J Clin Oncol 40:175–177

American Cancer Society (2015) Global cancer: facts and figures, 3rd edn. American Cancer Society, Atlanta

Anglesio MS, Carey MS, Kobel M et al (2011) Clear cell carcinoma of the ovary: a report from the first ovarian clear cell symposium, June 24th 2010. Gynecol Oncol 121:407–415

Anglesio MS, Bashashati A, Wang YK et al (2015) Multifocal endometriotic lesions associated with cancer are clonal and carry a high mutation burden. J Pathol 236:201–209

Anglesio MS, Wang YK, Maassen M et al (2016) Synchronous endometrial and ovarian carcinomas: evidence of clonality. J Natl

Cancer Inst 108:djv428

Anglesio MS, O'Neill CJ, Senz J, Gilks CB, McCluggage WG (2017) Identical TP53 mutations provide evidence that late recurring tubo-ovarian high grade serous carcinomas do not represent new peritoneal primaries. Histopathology 71:1014–1017

Ardighieri L, Lonardi S, Moratto D, Faccetti F, Shih I-M, Vermi W, Kurman RJ (2014a) Characterization of the immune cell repertoire in the normal fallopian tube. Int J Gynecol Pathol 33:581–591

Ardighieri L, Zeppernick F, Hannibal CG et al (2014b) Mutational analysis of BRAF and KRAS in ovarian serous borderline (atypical proliferative) tumours and associated peritoneal implants. J Pathol 232:16–22

Ardighieri L, Mori L, Conzadori S et al (2016) Identical TP53 mutations in pelvic carcinosarcomas and associated serous tubal intraepithelial carcinomas provide evidence of their clonal relationship. Virchows Arch 469:61–69

Ataseven B, Chiva LM, Harter P, Gonzalez-Martin A, du Bois A (2016a) FIGO stage IV epithelial ovarian, fallopian tube and peritoneal cancer revisited. Gynecol Oncol 142:597–607

Ataseven B, duBois A, Harter P et al (2016b) Impact of abdominal wall metastases on prognosis in epithelial ovarian cancer. Int J Gynecol Cancer 26:1594–1600

Auersperg N (2013) Ovarian surface epithelium as a source of ovarian cancers: unwarranted speculation or evidencebased hypothesis? Gynecol Oncol 130:246–251

Auersperg N, Woo MMM, Gilks CB (2008) The origin of ovarian carcinomas: a developmental view. Gynecol Oncol 110:452–454

Aune D, Rosenblatt DAN, Chan DSM et al (2015) Anthropometric factors and ovarian cancer risk: a systematic review and nonlinear dose-response meta-analysis of prospective studies. Int J Cancer 136:1888–1898

Ayhan A, Kurman RJ, Yemelyanova A, Vang R, Logani S, Seidman JD, Shih IM (2009) Defining the cut point between low-grade and high-grade ovarian serous carcinoma: a clinicopathologic and molecular genetic analysis. Am J Surg Pathol 33:1220–1224

Ayres C, Ratnayake G, McNally O, Quinn M (2017) Challenging salpingectomy as a risk-reducing measure for ovarian cancer: histopathological analysis of the tuboovarian interface in women undergoing risk-reducing salpingo-oophorectomy. Int J Gynecol Cancer 27: 703–707

Azami S, Aoki Y, Iino M et al (2018) Useful aspects of diagnosis of imprint cytology in intraoperative consultation of ovarian tumors: comparison between imprint cytology and frozen sections. Diagn Cytopathol 46: 28–34

Bachmayr-Heyda A, Aust S, Heinze G et al (2013) Prognostic impact of tumor infiltrating CD8+ T cells in association with cell proliferation in ovarian cancer patients- a study of the OVCAD consortium. BMC Cancer 13:422

Bahar-Shany K, Brand H, Sapoznik S et al (2014) Exposure of fallopian tube epithelium to follicular fluid mimics carcinogenic changes in precursor lesions of serous papillary carcinoma. Gynecol Oncol 132: 322–327

Bakkum-Gamez J, Dowdy S (2014) Retooling the pap smear for ovarian and endometrial cancer detection. Clin Chem 60:22–24

Baldwin LA, Chen Q, Tucker TC, White CG, Ore RN, Huang B (2017) Ovarian cancer incidence corrected for oophorectomy. Diagnostics 7:19

Bamias A, Psaltopoulou T, Sotiropoulou M et al (2010) Mucinous but not clear cell histology is associated with inferior survival in patients with advanced stage ovarian carcinoma treated with platinum-paclitaxel chemotherapy. Cancer 116:1462–1468

Bamias A, Karadimou A, Soupos N et al (2011) Prognostic factors for early stage epithelial ovarian cancer, treated with adjuvant carboplatin/paclitaxel chemotherapy: a single institution experience. Gynecol Oncol 123: 37–42

Bamias A, Sotiropoulou M, Zagouri F et al (2012) Prognostic

evaluation of tumor types and other histopathological characteristics in advanced epithelial ovarian cancer, treated with surgery and paclitaxel/carboplatin chemotherapy: cell type is the most important prognostic factor. Eur J Cancer 48:1476–1483

Banet N, Kurman RJ (2015) Two types of ovarian cortical inclusion cysts: proposed origin and possible role in ovarian serous carcinogenesis. Int J Gynecol Pathol 34:3–8

Baque S, Rodriguez IM, Prat J (2002) Sarcoma-like mural nodules in mucinous cystic tumors of the ovary revisited: a clinicopathologic analysis of 10 additional cases. Am J Surg Pathol 26:1467–1476

Barber EL, Dusetzina SB, Stitzenberg KB et al (2017) Variation in neoadjuvant chemotherapy utilization for epithelial ovarian cancer at high volume hospitals in the United States and associated survival. Gynecol Oncol 145:500–507

Bennett JA, Dong F, Young RH, Oliva E (2015) Clear cell carcinoma of the ovary: evaluation of prognostic parameters based on a clinicopathological analysis of 100 cases. Histopathology 66:808–815

Berek JS, Crum C, Friedlander M (2015) Cancer of the ovary, fallopian tube and peritoneum. Int J Gynecol Obstet 131:S111–S122

Berge W, Mundt K, Luu H, Boffetta P (2018) Genital use of talc and risk of ovarian cancer: a meta-analysis. Eur J Cancer Prev. 27:248–257 https://doi.org/10.1097/CEJ.0000000000000340

Blanco LZ, Kuhn E, Morrison JC, Bahadirli-Talbott A, Smith-Sehdev A, Kurman RJ (2017) Steroid hormone synthesis by the ovarian stroma surrounding epithelial ovarian tumors: a potential mechanism in ovarian tumorigenesis. Mod Pathol 30:563–576

Bodelon C,Wentzensen N, Schonfeld SJ et al (2013) Hormonal risk factors and invasive epithelial ovarian cancer risk by parity. Br J Cancer 109:769–776

Bodelon C, Pfeiffer RM, Buys SS, Black A, Sherman ME (2014) Analysis of serial ovarian volume measurements and incidence of ovarian cancer: implications for pathogenesis. J Natl Cancer Inst 106:dju262

Bodurka DC, Deavers MT, Tian C et al (2012) Reclassification of serous ovarian carcinoma by a 2-tier system: a Gynecologic Oncology Group study. Cancer 118:3087–3094

Bohm S, Faruqi A, Said I et al (2015) Chemotherapy response score development and validation of a system to quantify histopathologic response to neoadjuvant chemotherapy in tubo-ovarian high-grade serous carcinoma. J Clin Oncol 33:2457–2463

Bolton KL, Chenevix-Trench G, Goh C et al (2012) Association between BRCA1 and BRCA2 mutations and survival in women with invasive epithelial ovarian cancer. JAMA 307:382–390

Bouchard-Fortier G, Panzarella T, Rosen B, Chapman W, Gien LT (2017) Endometrioid carcinoma of the ovary: outcomes compared to serous carcinoma after 10 years of follow-up. J Obstet Gynaecol Can 39:34–41

Boyd C, McCluggage WG (2012) Low-grade ovarian serous neoplasms (low-grade serous carcinoma and serous borderline tumor) associated with high-grade serous carcinoma or undifferentiated carcinoma: report of a series of cases of an unusual phenomenon. Am J Surg Pathol 36:368–375

Bray F, Ferlay J, Laversanne M et al (2015) Cancer incidence in five continents: inclusion criteria, highlights from volume X and the global status of cancer registration. Int J Cancer 137:2060–2071

Brinton LA, Gridley G, Persson I, Baron J, Bergqvist A (1997) Cancer risk after a hospital discharge diagnosis of endometriosis. Am J Obstet Gynecol 176:572–579

Bristow RE, Chang J, Ziogas A, Randall LM, Anton-Culver H (2014) High-volume ovarian cancer care: survival impact and disparities in access for advanced-stage disease. Gynecol Oncol 132:403–410

Bromley AB, Altman AD, Chu P et al (2012) Architectural patterns of ovarian/pelvic high grade serous carcinoma. Int J Gynecol Pathol 31:397–404

Bruls J, Simons M, Overbeek LI, Bulten J, Massuger LF, Nagtegaal

ID (2015) A national population-based study provides insight into the origin of malignancies metastatic to the ovary. Virchows Arch 467:79–86

Burks RT, Sherman ME, Kurman RJ (1996) Micropapillary serous carcinoma of the ovary: a distinctive low-grade carcinoma related to serous borderline tumors. Am J Surg Pathol 20:1319–1330

Buttarelli M, Mascilini F, Zannoni GF et al (2017) Hormone receptor expression profile of low-grade serous ovarian cancers. Gynecol Oncol 145:352–360

Buys SS, Partridge E, Black A et al (2011) Effect of screening on ovarian cancer mortality: the Prostate, Lung, Colorectal and Ovarian (PLCO) cancer screening randomized controlled trial. JAMA 305:2295–2303

Cancer Research UK (2017) Original data source: the National Cancer Registration Service, Eastern Office. Cancerresearchuk.org. Accessed 27 Aug 2017.

Carlson JW, Miron A, Jarboe EA et al (2008) Serous tubal intraepithelial carcinoma: its potential role in primary peritoneal serous carcinoma and serous cancer prevention. J Clin Oncol 26:4160–4165

Carr NJ, Cecil TD, Mohamed F et al (2016) A consensus for classification and pathologic reporting of pseudomyxoma peritonei and associated appendiceal neoplasia: the results of the Peritoneal surface oncology group international (PSOGI) modified delphi process. Am J Surg Pathol 40:14–26

Casey L, Kobel M, Ganesan R et al (2017) A comparison of p53 and WT1 immuno-histochemical expression patterns in tubo-ovarian high grade serous carcinoma before and after neoadjuvant chemotherapy. Histopathology 71:736–742

Cass I, Walts AE, Barbuto D, Lester J, Karlan B (2014) A cautious view of putative precursors of serous carcinomas in the fallopian tubes of BRCA mutation carriers. Gynecol Oncol 134:492–497

Chay WY, McCluggage WG, Lee CH et al (2016) Outcomes of incidental fallopian tube high-grade serous carcinoma and serous tubal intraepithelial carcinoma in women at low risk of hereditary breast and ovarian cancer. Int J Gynecol Pathol 26:431–436

Chen S, Leitao MM, Tornos C et al (2005) Invasion patterns in stage I endometrioid and mucinous ovarian carcinomas: a clinicopathologic analysis emphasizing favorable outcomes in carcinomas without destructive stromal invasion and the occasional malignant course of carcinomas with limited destructive stromal invasion. Mod Pathol 18:903–911

Chen F, Gaitskell K, Garcia MJ, Albukhari A, Tsaltas J, Ahmed AA (2017) Serous tubal intraepithelial carcinomas associated with high grade serous ovarian carcinomas: a systematic review. Br J Obstet Gynaecol 124:872–878

Chiesa AG, Deavers MT, Veras E, Silva EG, Gershenson D, Malpica A (2010) Ovarian intestinal type mucinous borderline tumors: are we ready for a nomenclature change? Int J Gynecol Pathol 29:108–112

Cho K, Shih I-M (2009) Ovarian cancer. Annu Rev Pathol Mech Dis 4:287–313

Chui MH, Gilks CB, Cooper K, Clarke BA (2013) Identifying Lynch syndrome in patients with ovarian carcinoma: the significance of tumor subtype. Adv Anat Pathol 20:378–386

Chui MH, Ryan P, Radigan J et al (2014) The histomorphology of Lynch syndrome-associated ovarian carcinomas: toward a subtype-specific screening strategy. Am J Surg Pathol 38:1173–1181

Chung HH, Hwang SY, Jung KW et al (2007) Ovarian cancer incidence and survival in Korea. Int J Gynecol Cancer 17:595–600

Cibula D, Widschwendter M, Majek O, Dusek L (2011a) Tubal ligation and the risk of ovarian cancer: review and meta-analysis. Hum Reprod Update 17:55–67

Cibula D, Zikan M, Dusek L, Majek O (2011b) Oral contraceptives and risk of ovarian and breast cancers in BRCA mutation carriers: a meta-analysis. Expert Rev Anticancer Ther 11:1197–1207

Coburn SB, Bray F, Sherman ME, Trabert B (2017) International patterns and trends in ovarian cancer incidence, overall and by histologic subtype. Int J Cancer 140:2451–2460

Coghlan E, Meniawy TM, Munro A et al (2017) Prognostic role of histological tumor regression in patients receiving neoadjuvant chemotherapy for high-grade serous tubo-ovarian carcinoma. Int J Gynecol Cancer 27:708–713

Collaborative Group on Epidemiological Studies of Ovarian Cancer (2008) Ovarian cancer and oral contraceptives: collaborative reanalysis of data from 45 epidemiological studies including 23,257 women with ovarian cancer and 87,303 controls. Lancet 371:303–314

Colon E, Carlson JW (2014) Evaluation of the fallopian tubes after neoadjuvant chemotherapy: persistence of serous tubal intraepithelial carcinoma. Int J Gynecol Pathol 33:463–469

Conner JR, Meserve E, Pizer E et al (2014) Outcome of unexpected adnexal neoplasia discovered during risk reduction salpingo-oophorectomy in women with germ-line BRCA1 or BRCA2 mutations. Gynecol Oncol 132:280–286

Cormio G, Loizzi V, Falagario M et al (2011) Central nervous system metastases from epithelial ovarian cancer: prognostic factors and outcomes. Int J Gynecol Cancer 21:816–821

Crane TE, Khulpateea BR, Alberts DS, Basen-Engquist K, Thomson CA (2014) Dietary intake and ovarian cancer risk: a systematic review. Cancer Epidemiol Biomark Prev 23:255–273

Crane EK, Sun CC, Ramirez PT, Schmeler KM, Malpica A, Gershenson DM (2015) The role of secondary cytoreduction in low-grade serous ovarian cancer or peritoneal cancer. Gynecol Oncol 136:25–29

Crum CP, Herfs M, Ning G et al (2013) Through the glass darkly: intraepithelial neoplasia, top-down differentiation, and the road to ovarian cancer. J Pathol 231:402–412

Dahm-Kahler P, Borgfeldt C, Holmberg E et al (2017) Population-based study of survival for women with serous cancer of the ovary, fallopian tube, peritoneum or undesignated origin- on behalf of the Swedish gynecological cancer group (SweGCG). Gynecol Oncol 144:167–173

Damiani D, Suciu V, Genestie C, Vielh P (2016) Cytomorphology of ovarian clear cell carcinomas in peritoneal effusions. Cytopathology 27:427–432

Dao F, Schlappe BA, Tseng J et al (2016) Characteristics of 10-year survivors of high-grade serous ovarian carcinoma. Gynecol Oncol 141:260–263

Dehari R, Kurman RJ, Logani S, Shih I-M (2007) The development of high-grade serous carcinoma from atypical proliferative (borderline) serous tumors and low-grade micropapillary serous carcinoma. A morphologic and molecular genetic analysis. Am J Surg Pathol 31:1007–1012

DeLair D, Han G, Irving JA et al (2013) HNF-1β in ovarian carcinomas with serous and clear cell change. Int J Gynecol Pathol 32:541–546

Dent J, Hall GD, Wilkinson N et al (2003) Cytogenetic alterations in ovarian clear cell carcinoma detected by comparative genomic hybridization. Br J Cancer 88:1578–1583

Dixon SC, Nagle CM, Thrift AP et al (2016) Adult body mass index and risk of ovarian cancer by subtype: a Mendelian randomization study. Int J Epidemiol 45:884–895

Dizon DS, Birrer MJ (2016) Making a difference: distinguishing two primaries from metastasis in synchronous tumors of the ovary and uterus. J Natl Cancer Inst 108:djv442

Dobrinski K, Esposito NN, Kruk PA et al (2014) Procurement and cytological features of human fallopian tube fimbrial cells by ex vivo imprinting and washing. J Am Soc Cytopathol 3:309–318

Doo DW, Erickson B, Arend RC, Conner MG, Huh WK, Leath CA (2014) Radical surgical cytoreduction in the treatment of ovarian carcinosarcoma. Gynecol Oncol 133:234–237

Du Bois A, Ewald-Riegler N, de Gregorio N et al (2013) Borderline tumors of the ovary: a cohort study of the Arbeitsgmeinschaft Gynakologische Onkologie (AGO) study group. Eur J Cancer 49:1905–1914

Dubeau L (1999) The cell of origin of ovarian epithelial tumors and the ovarian surface epithelium dogma: does the emperor have no clothes? Gynecol Oncol 72:437–442

Ducie J, Dao F, Considine M, Olvera N, Shaw PA, Kurman RJ, Shih IM, Soslow RA, Cope L, Levine DA (2017) Molecular analysis of high-grade serous ovarian carcinoma with and without associated serous tubal intraepithelial carcinoma. Nat Commun 8:990

Ebell MH, Culp MB, Radke TJ (2016) A systematic review of symptoms for the diagnosis of ovarian cancer. Am J Prev Med 50:384–394

Eckert MA, Pan S, Hernandez KM et al (2016) Genomics of ovarian cancer progression reveals diverse metastatic trajectories including intraepithelial metastasis to the fallopian tube. Cancer Discov 6:1342–1351

Eichorn JH, Young RH, Clement PB et al (2002) Mesodermal (Mullerian) adenosarcoma of the ovary: a clinicopathologic analysis of 40 cases and review of the literature. Am J Surg Pathol 26:1243–1258

Elishaev E, Gilks CB, Miller D et al (2005) Synchronous and metachronous endocervical and ovarian neoplasms: evidence supporting interpretation of the ovarian neoplasms as metastatic endocervical adenocarcinomas simulating primary ovarian surface epithelial neoplasms. Am J Surg Pathol 29:281–291

Erickson BK, Kinde I, Dobbin ZC et al (2014) Detection of somatic TP53 mutations in tampons of patients with high-grade serous ovarian cancer. Obstet Gynecol 124:881–885

Escobar J, Klimowicz AC, Dean M et al (2013) Quantification of ER/PR expression in ovarian low-grade serous carcinoma. Gynecol Oncol 128:371–376

Esselen KM, Ng SK, Hua Y et al (2014) Endosalpingiosis as it relates to tubal, ovarian and serous neoplastic tissues: an immunohistochemical study of tubal and Mullerian antigens. Gynecol Oncol 132:316–321

Fader AN, Java J, Ueda S et al (2013) Survival in women with grade 1 serous ovarian carcinoma. Obstet Gynecol 122:225–232

Fader AN, Bergstrom J, Jernigan A et al (2017) Primary cytoreductive surgery and adjuvant hormonal monotherapy in women with advanced low-grade serous ovarian carcinoma: reducing overtreatment without compromising survival? Gynecol Oncol 147:85–91

Falconer H, Yin L, Grönberg H, Altman DJ (2015) Ovarian cancer risk after salpingectomy: a nationwide population-based study. J Natl Cancer Inst 107:dju410

Flesken-Nikitin A, Hwang CI, Cheng CY, Michurina TV, Enikolopov G, Nikitin AY (2013) Ovarian surface epithelium at the junction area contains a cancer-prone stem cell niche. Nature 495:241–245

Food and Drug Administration (2016) https://www.fda.gov/Safety/MedWatch/SafetyInformation/SafetyAlerts forHumanMedicalProducts/ucm519540.htm. Accessed 20 Aug 2017.

Fotopolou C, Hall M, Cruickshank D et al (2017a) British Gynaecological Cancer Society (BGCS) epithelial ovarian/fallopian tube/primary peritoneal cancer guidelines: recommendations for practice. Eur J Obstet Gynaecol Repr Biol 213:123–139

Fotopolou C, Sehouli J, Aletti G et al (2017b) Value of neoadjuvant chemotherapy for newly diagnosed advanced ovarian cancer: a European perspective. J Clin Oncol 35:587–590

Fuh KC, Shin JY, Kapp DS et al (2015) Survival differences of Asian and Caucasian epithelial ovarian cancer patients in the United States. Gynecol Oncol 136:491–497

Fujiwara M, McGuire VA, Felberg A, Sieh W, Whittemore AS, Longacre TA (2012) Prediction of BRCA1 germline mutation status in women with ovarian cancer using morphology-based criteria: identification of a BRCA1 ovarian cancer phenotype. Am J Surg Pathol 36:1170–1177

Gan C, Chenoy R, Chandrasekaran D et al (2017) Persistence of fimbrial tissue on the ovarian surface after salpingectomy. Am J Obstet Gynecol 217:425. e1–425.e16

Garg K, Zahurak ML, Trimble EL et al (2005) Abdominal carcinomatosis in women with a history of breast cancer. Gynecol Oncol 99:65–70

Garg K, Levine DA, Olvera N et al (2013) BRCA1 immunohistochemistry in a molecularly characterized cohort of ovarian high-grade serous carcinomas. Am J Surg Pathol 37:138–146

Gilks CB, Irving J, Kobel M et al (2015) Incidental nonuterine high-grade serous carcinomas arise in the fallopian tube in most cases: further evidence for the tubal origin of high-grade serous carcinomas. Am J Surg Pathol 39:357–364

Gilks CB, Movahedi-Lankarani S, Baker PM et al (2016) Protocol for the examination of specimens from patients with primary tumors of the ovary or fallopian tube. College of American Pathologists. Protocol web posting date: January 2016. Available at www.cap.org

Gockley A, Melamed A, Bregar AJ et al (2017) Outcomes of women with high-grade and low-grade advancedstage serous epithelial ovarian cancer. Obstet Gynecol 129:439–447

Godoy H, Mhawech-Fauceglia P, Beck A, Miller A, Lele S, Odunsi K (2011) Expression of poly (adenosine diphosphate-ribose) polymerase and p53 in epithelial ovarian cancer and their role in prognosis and disease outcome. Int J Gynecol Pathol 30:139–144

Gokcu M, Gungorduk K, Asicioglu O et al (2016) Borderline ovarian tumors: clinical characteristics, management and outcomes- a multicenter study. J Ovar Res 9:66

Goldberg A, Hand L, DeCotiis D, Rosenblum N, Chan J (2018) Microcystic, elongated, and fragmented pattern invasion in ovarian endometrioid carcinoma: immunohistochemical profile and prognostic implications. Int J Gynecol Pathol 37:44–51

Guseh SH, Rauh-Hain A, Tambouret RH et al (2014) Transitional cell carcinoma of the ovary: a case-control study. Gynecol Oncol 132:649–653

Hakim SA, Youssef NS (2017) Diagnostic utility of thyroid transcription factor-1 in ovarian carcinoma and its relationship with clinicopathologic prognostic parameters. Appl Immunohistochem Mol Morphol 25:237–243

Hannibal CG, Vang R, Junge J, Kjaerbye-Thygesen A, Kurman RJ, Kjaer SK (2012) A binary histologic grading system for ovarian serous carcinoma is an independent prognostic factor: a population-based study of 4317 women diagnosed in Denmark 1978–2006. Gynecol Oncol 125:655–660

Hannibal CG, Vang R, Junge J et al (2014) A nationwide study of serous "borderline" ovarian tumors in Denmark 1978–2002: centralized pathology review and overall survival compared with the general population. Gynecol Oncol 134:267–273

Harmsen MG, Piek JMJ, Bulten J et al (2018) Peritoneal carcinomatosis after risk-reducing surgery in BRCA1/2 mutation carriers. Cancer. 124:952–958. https://doi.org/10.1002/cncr.31211

Harter P, Reuss A, Sehouli J, Chiva L, duBois A (2017) Brief report about the role of hyperthermic intraperitoneal chemotherapy in a prospective randomized phase 3 study in recurrent ovarian cancer from Spiliotis et al. Int J Gynecol Cancer 27:246–247

Heintz APM, Odicino F, Maisonneuve P et al (2006) Carcinoma of the ovary. Int J Gynecol Obstet 95(Suppl 1): S161–S192

Henderson JT, Webber EM, Sawaya GF (2018) Screening for ovarian cancer: updated evidence report and systematic review for the US Preventive Services Task Force. JAMA 319:595–606

Higashi M, Kajiyama H, Shibata K, Mizuno M, Mizuno K, Hosono S (2011) Survival impact of capsule rupture in stage I clear cell carcinoma of the ovary in comparison with other histological types. Gynecol Oncol 123: 474–478

Hjortkjaer M, Waldstrom M, Jakobsen A, Kanstrup H, Sogaard-Andersen E, Steffensen KD (2017) The prognostic value of BRCA1 and PARP expression in epithelial ovarian carcinoma: immunohistochemical detection. Int J Gynecol Pathol 36:180–189

Hoang LN, Zachara S, Soma A et al (2015) Diagnosis of ovarian carcinoma histotype based on limited sampling: a prospective study comparing cytology, frozen section, and core biopsies to full pathologic examination. Int J Gynecol Pathol 34:517–527

Hoerl HD, Hart WR (1998) Primary ovarian mucinous cystadenocarcinomas: a clinicopathologic study of 49 cases with long-term follow-up. Am J Surg Pathol 22:1449–1462

Horn LC, Kafkova S, Leonhardt K, Kellner C, Einenkel J (2013) Serous tubal in situ carcinoma (STIC) in primary peritoneal serous carcinomas. Int J Gynecol Pathol 32:339–344

Horn LC, Hohn AK, Einenkel J, Siebolts U (2014) Monoclonal origin of peritoneal implants and lymph node deposits in serous borderline ovarian tumors (s-BOT) with high intratumoral heterogeneity. Int J Gynecol Pathol 33:592–597

Hoskins PJ, Le N, Gilks B et al (2012) Low-stage ovarian clear cell carcinoma: population-based outcomes in British Columbia, Canada, with evidence for a survival benefit as a result of irradiation. J Clin Oncol 30:1656–1662

Howitt BE, Hanamornroongruang S, Lin DI et al (2015) Evidence for a dualistic model of high-grade serous carcinoma: BRCA mutation status, histology, and tubal intraepithelial carcinoma. Am J Surg Pathol 39:287–293

Hu A, Li H, Zhang L et al (2015) Differentiating primary and extragenital metastatic mucinous ovarian tumours: an algorithm combining PAX8 with tumour size and laterality. J Clin Pathol 68:522–528

Hunter SM, Anglesio MS, Sharma R et al (2011) Copy number aberrations in benign serous ovarian tumors: a case for reclassification? Clin Cancer Res 17:7273–7282

Hussein YR, Ducie JA, Arnold AG et al (2016) Invasion patterns of metastatic extrauterine high-grade serous carcinoma with BRCA germline mutation and correlation with clinical outcomes. Am J Surg Pathol 40:404–409

Irving JA, Clement PB (2011) Diseases of the peritoneum. In: Kurman RJ et al (eds) Blaustein's pathology of the female genital tract, 6th edn. Springer, New York, pp 625–678

Irving JA, Clement PB (2014) Recurrent intestinal mucinous borderline tumors of the ovary: a report of 5 cases causing problems in diagnosis, including distinction from mucinous carcinoma. Int J Gynecol Pathol 33:156–165

Jacobs IJ, Menon U, Ryan A et al (2016) Ovarian cancer screening and mortality in the UK Collaborative Trial of Ovarian Cancer Screening (UKCTOCS): a randomised controlled trial. Lancet Oncol 387: 945–956

Jain V, Sekhon R, Pasricha S et al (2017) Clinicopathological characteristics and prognostic factors of synchronous endometrial and ovarian cancers- a single institute review of 43 cases. Int J Gynecol Cancer 27:938–946

Jensen KC, Mariappan MR, Pitcha GV et al (2008) Microsatellite instability and mismatch repair protein defects in ovarian epithelial neoplasms in patients 50 years of age and younger. Am J Surg Pathol 32:1029–1037

Jia L, Yuan Z, Wang Y et al (2015) Primary sources of pelvic serous cancer in patients with endometrial intraepithelial carcinoma. Mod Pathol 28:118–127

Jones S,Wang TL, Shih IM et al (2010) Frequent mutations of chromatin remodeling gene ARID1A in ovarian clear cell carcinoma. Science 330:228–231

Jones S, Wang TL, Kurman RJ et al (2012) Low-grade serous carcinomas of the ovary contain very few point mutations. J Pathol 226:413– 420

Jordan SJ, Green AC, Whiteman DC et al (2007) Risk factors for benign, borderline and invasive mucinous ovarian tumors: epidemiologic evidence of a neoplastic continuum? Gynecol Oncol 107:223–230

Jordan SJ, Nagle CM, Coory MD (2013) Has the association between hysterectomy and ovarian cancer changed over time? A systematic review and meta-analysis. Eur J Cancer 49:3638–3647

Judson K, McCormick C, Vang R et al (2008)Women with undiagnosed

colorectal adenocarcinomas presenting with ovarian metastases: clinicopathologic features and comparison with women having known colorectal adenocarcinomas and ovarian involvement. Int J Gynecol Pathol 27:182–190

Kalapotharakos G, Hogberg T, Bergfeldt K, Borgfeldt C (2016) Long-term survival in women with borderline ovarian tumors: a population-based survey of borderline ovarian tumors in Sweden 1960–2007. Acta Obstet Gynecol Scand 95:473–479

Kanska J, Zakhour M, Taylor-Harding B, Karlan BY, Wiedemeyer WR (2016) Cyclin E as a potential therapeutic target in high grade serous ovarian cancer. Gynecol Oncol 143:152–158

Kao YC, Lin MC, Lin WC et al (2012) Utility of hepatocyte nuclear factor-1β as a diagnostic marker in ovarian carcinomas with clear cells. Histopathology 61:760–768

Karam AK, Stempel M, Barakat R et al (2009) Patients with a history of epithelial ovarian cancer presenting with a breast and/or axillary mass. Gynecol Oncol 112:490–495

Karamurzin Y, Leitao MM, Soslow RA (2013) Clinicopathologic analysis of low-stage sporadic ovarian carcinomas: a reappraisal. Am J Surg Pathol 37:356–367

Karnezis AN, Aysal A, Zaloudek CJ, Rabban JT (2013) Transitional cell-like morphology in ovarian endometrioid carcinoma: morphologic, immunohistochemical, and behavioral features distinguishing it from high-grade serous carcinoma. Am J Surg Pathol 37:24–37

Ketabi Z, Bartuma K, Bernstein I et al (2011) Ovarian cancer linked to lynch syndrome typically presents as early-onset, non-serous epithelial tumors. Gynecol Oncol 121:462–465

Khedmati F, Chirolas C, Seidman JD (2009) Ovarian and para-ovarian squamous-lined cysts (epidermoid cysts): a clinicopathologic study of 18 cases with comparison to mature cystic teratomas. Int J Gynecol Pathol 28:193–196

Khunamornpong S, Settakorn J, Sukpan K et al (2011) Mucinous tumor of low malignant potential ("borderline" or "atypical proliferative" tumor) of the ovary: a study of 171 cases with the assessment of intraepithelial carcinoma and microinvasion. Int J Gynecol Pathol 30:218–230

Khunamornpong S, Settakorn J, Sukpan K, Suprasert P, Siriaunkgul S (2014) Primary ovarian mucinous adenocarcinoma of intestinal type: a clinicopathologic study of 46 cases. Int J Gynecol Pathol 33:176–185

Kim J, Coffey DM, Creighton CJ et al (2012) High-grade serous ovarian cancer arises from fallopian tube in a mouse model. PNAS 109:3921–3926

Kim HS, Kim TH, Chung HH, Song YS (2014) Risk and prognosis of ovarian cancer in women with endometriosis: a meta-analysis. Br J Cancer 110:1878–1890

Kinde I,Wu J, Papadopoulos N, Kinzler KW, Vogelstein B (2011) Detection and quantification of rare mutations with massively parallel sequencing. Proc Natl Acad Sci U S A 108:9530–9535

Kleppe M, Wang T, Van Gorp T, Slangen BFM, Kruse AJ, Kruitwagen RFPM (2011) Lymph node metastasis in stages I and II ovarian cancer: a review. Gynecol Oncol 123:610–614

Kobayashi H, Simimoto K, Moniwa N et al (2007) Risk of developing ovarian cancer among women with ovarian endometrioma: a cohort study in Shizuoka, Japan. Int J Gynecol Cancer 17:37–43

Kobel M, Kalloger SE, Huntsman DG et al (2010a) Differences in tumor type in low-stage versus high-stage ovarian carcinomas. Int J Gynecol Pathol 29:203–211

Kobel M, Kalloger SE, Santos JL, Huntsman DG, Gilks CB, Swenerton KD (2010b) Tumor type and substage predict survival in stage I and II ovarian carcinoma: insights and implications. Gynecol Oncol 116:50–56

Kobel M, Bak J, Bertelsen BI et al (2014) Ovarian carcinoma histotype determination is highly reproducible, and is improved through the use of immunohistochemistry. Histopathology 64:1004–1013

Kommoss S, Gilks CB, du Bois A, Kommoss F (2016) Ovarian

carcinoma diagnosis: the clinical impact of 15 years of change. Br J Cancer 115:993–999

Kondi-Pafiti A, Kairi-Vassilatou E, Iavazzo C et al (2012) Clinicopathologic features and immunoprofile of 30 cases of Brenner ovarian tumors. Arch Gynecol Obstet 285:1699–1702

Koskas M, Uzan C, Gouy S et al (2011) Prognostic factors of a large retrospective series of mucinous borderline tumors of the ovary (excluding peritoneal pseudomyxoma). Ann Surg Oncol 18:40–48

Kotsopoulos J, Rosen B, Fan I et al (2016) Ten-year survival after epithelial ovarian cancer is not associated with BRCA mutation status. Gynecol Oncol 140:42–47

Kraus J, Seidman JD (2010) The relationship between papillary infarction and microinvasion in ovarian atypical proliferative ("borderline") serous and seromucinous tumors. Int J Gynecol Pathol 29:303–309

Kroeger PT, Drapkin R (2017) Pathogenesis and heterogeneity of ovarian cancer. Curr Opin Obstet Gynecol 29:26–34

Kuchenbaecker KB, Hopper JL, Barnes DR et al (2017) Risks of breast, ovarian, and contralateral breast cancer for BRCA1 and BRCA2 mutation carriers. JAMA 317:2402–2416

Kuhn E, Kurman RJ, Shih I-M (2012a) Ovarian cancer is an imported disease: fact or fiction. Curr Obstet Gynecol Rep 1:1–9

Kuhn E, Kurman RJ, Vang R et al (2012b) TP53 mutations in serous tubal intraepithelial carcinoma and concurrent pelvic high grade serous carcinoma- evidence supporting the clonal relationship of the two lesions. J Pathol 226:421–426

Kuhn E, Ayhan A, Shih IM, Seidman JD, Kurman RJ (2013) Ovarian Brenner tumour: a morphologic and immunohistochemical analysis suggesting an origin from fallopian tube epithelium. Eur J Cancer 49:3839–3849

Kumar A, Le N, Tinker AV, Santos JL, Parsons C, Hoskins PJ (2014) Early-stage endometrioid ovarian carcinoma: population-based outcomes in British Columbia. Int J Gynecol Cancer 24:1401–1405

Kuo KT, Guan B, Feng Y et al (2009) Analysis of DNA copy number alterations in ovarian serous tumors identifies new molecular genetic changes in low-grade and high-grade carcinomas. Cancer Res 69:4036–4042

Kurman RJ, Shih IM (2016a) The dualistic model of ovarian carcinogenesis: revisited, revised and expanded. Am J Pathol 186:733–747

Kurman RJ, Shih IM (2016b) Seromucinous tumors of the ovary: what's in a name? Int J Gynecol Pathol 35:78–81

Kurman RJ, Vang R, Junge J et al (2011) Papillary tubal hyperplasia: the putative precursor of ovarian atypical proliferative (borderline) serous tumors, noninvasive implants, and endosalpingiosis. Am J Surg Pathol 35:1605–1614

Kurman RJ, Carcangiu ML, Herrington CS, Young RH (eds) (2014) WHO classification of tumours of female reproductive organs. International Agency for Research on Cancer (IARC), Lyon

Labidi-Galy SI, Papp E, Hallberg D, Niknafs N, Adleff V, Noe M (2017) High grade serous ovarian carcinomas originate in the fallopian tube. Nat Commun 8:1093

Lawrie TA, Winter-Roach BA, Heus P, Kitchener HC (2015) Adjuvant (post-surgery) chemotherapy for early stage epithelial ovarian cancer. Cochrane Database Syst Rev 2015(12):CD004706. https://doi.org/10.1002/14651858.CD004706.pub5

Ledermann JA, Luvero D, Shafer A et al (2014) Gynecologic Cancer Intergroup (GCIG) consensus review for mucinous ovarian carcinoma. Int J Gynecol Cancer 24(9 Suppl 3):S14–S19

Ledermann JA, Harter P, Gourley C et al (2016) Overall survival in patients with platinum-sensitive recurrent serous ovarian cancer receiving olaparib maintenance monotherapy: an updated analysis from a randomised, placebo-controlled, double-blind, phase 2 trial. Lancet Oncol 17:1579–1589

Lee KR, Scully RE (2000) Mucinous tumors of the ovary: a clinicopathologic study of 196 borderline tumors (of intestinal type) and carcinomas, including an evaluation of 11 cases with 'pseudomyxoma peritonei'. Am J Surg Pathol 24:1447–1464

Lee Y, Miron A, Drapkin R et al (2007) A candidate precursor to serous carcinoma that originates in the distal fallopian tube. J Pathol 211:26–35

Lee Y-Y, Kim T-J, Kim M-J et al (2011) Prognosis of ovarian clear cell carcinoma compared to other histological subtypes: a meta-analysis. Gynecol Oncol 122:541–547

Lee JY, Jeon I, Kim JW et al (2013a) Diabetes mellitus and ovarian cancer risk: a systematic review and metaanalysis of observational studies. Int J Gynecol Cancer 23:402–412

Lee S, Nelson G, Duan Q, Magliocco AM, Duggan MA (2013b) Precursor lesions and prognostic factors in primary peritoneal serous carcinoma. Int J Gynecol Pathol 32:547–555

Lee JY, Chung YS, Na K et al (2017) External validation of chemotherapy response score system for histopathological assessment of tumor regression after neoadjuvant chemotherapy in tubo-ovarian high-grade serous carcinoma. J Gynecol Oncol 28:e73

Leonhardt K, Einenkel J, Sohr S et al (2011) P53 signature and serous tubal in-situ carcinoma in cases of primary tubal and peritoneal carcinomas and serous borderline tumors of the ovary. Int J Gynecol Pathol 30:417–424

Licaj I, Jacobsen BK, Selmer RM, Maskarinec G, Weiderpass E, Gram IT (2017) Smoking and risk of ovarian cancer by histological subtypes: an analysis among 300,000 Norwegian women. Br J Cancer 116:270–276

Lim D, Ip PPC, Cheung ANY, Kiyokawa T, Oliva E (2015) Immunohistochemical comparison of ovarian and uterine endometrioid carcinoma, endometrioid carcinoma with clear cell change, and clear cell carcinoma. Am J Surg Pathol 39:1061–1069

Lim D, Murali R, Murray MP, Veras E, Park KJ, Soslow RA (2016) Morphological and immunohistochemical reevaluation of tumors initially diagnosed as ovarian endometrioid carcinoma with emphasis on high-grade tumors. Am J Surg Pathol 40:302–312

Lin SF, Gerry E, Shih IM (2017) Tubal origin of ovarian cancer- the double-edged sword of haemoglobin. J Pathol 242:3–6

Lu CH, Chen IH, Chen YJ et al (2014) Primary treatment and prognostic factors of carcinosarcoma of the ovary, fallopian tube, and peritoneum: a Taiwanese Gynecologic Oncology Group study. Int J Gynecol Cancer 24:506–512

Mackay HJ, Brady MF, Oza AM et al (2010) Prognostic relevance of uncommon ovarian histology in women with stage III/IV epithelial ovarian cancer. Int J Gynecol Cancer 20:945–952

Mackenzie R, Kommoss S, Winterhoff BJ et al (2015a) Targeted deep sequencing of mucinous ovarian tumors reveals multiple overlapping RAS-pathway activating mutations in borderline and cancerous neoplasms. BMC Cancer 15:415

Mackenzie R, Talhouk A, Eshragh S et al (2015b) Morphologic and molecular characteristics of mixed epithelial ovarian cancers. Am J Surg Pathol 39:1548–1557

Magazzino F, Katsaros D, Ottaiano A et al (2011) Surgical and medical treatment of clear cell ovarian cancer: results from the multicenter Italian trials in ovarian cancer (MITO) 9 retrospective study. Int J Gynecol Cancer 21:1063–1070

Mahdi H, Moslemi-Kebria M, Levinson KL et al (2013) Prevalence and prognostic impact of lymphadenectomy and lymph nodemetastasis in clinically early-stage ovarian clear cell carcinoma. Int J Gynecol Cancer 23:1226–1230

Majd HS, Ferrari F, Manek S et al (2016) Diaphragmatic peritonectomy vs. full thickness resection with pleurectomy during visceral peritoneal debulking (VPD) in 100 consecutive patients with stage IIIC–IV ovarian cancer: a surgical-histological analysis. Gynecol Oncol 140:430–435

Malpica A, Deavers MT, Lu K et al (2004) Grading ovarian serous carcinoma using a two-tier system. Am J Surg Pathol 28:496–504

Maniar KP, Wang Y, Visvanathan K, Shih I-M, Kurman RJ (2014)

Evaluation of microinvasion and lymph node involvement in ovarian serous borderline/atypical proliferative serous tumors: a morphologic and immunohistochemical analysis of 37 cases. Am J Surg Pathol 38:743–755

Mao TL, Shih IM (2013) The roles of ARID1A in gynecologic cancer. J Gynecol Oncol 24:376–381

Marchetti C, Ferrandina G, Cormio G et al (2016) Brain metastases in patients with EOC: clinico-pathological and prognostic factors. A multicentric retrospective analysis from the MITO group (MITO 19). Gynecol Oncol 143:532–538

Maritschnegg E, Wang Y, Pecha N et al (2015) Lavage of the uterine cavity for molecular detection of müllerian duct carcinomas: a proof-of-concept study. J Clin Oncol 33:4293–4300

Marquez RT, Baggerly KA, Patterson AP et al (2005) Patterns of gene expression in different histotypes of epithelial ovarian cancer correlate with those in normal fallopian tube, endometrium, and colon. Clin Cancer Res 11:6116–6126

Matsuno RK, Sherman ME, Visvanathan K et al (2013) Agreement for tumor grade of ovarian carcinoma: analysis of archival tissues from the surveillance, epidemiology, and end results residual tissue repository. Cancer Causes Control 24:749–757

Matsuura Y, Robertson G, Marsden DE et al (2007) Thromboembolic complications in patients with clear cell carcinoma of the ovary. Gynecol Oncol 104:406–410

McCluggage WG, Judge MJ, Clarke BA et al (2015) Data set for reporting of ovary, fallopian tube and primary peritoneal carcinoma: recommendations from the International Collaboration on Cancer Reporting (ICCR). Mod Pathol 28:1101–1122

McDaniel AS, Stall JN, Hovelson DH et al (2015) Nextgeneration sequencing of tubal intraepithelial carcinomas. JAMA Oncol 1:1128–1132

McGuire V, Hartge P, Liao LM et al (2016) Parity and oral contraceptive use in relation to ovarian cancer risk in older women. Cancer Epidemiol Biomark Prev 25:1059–1063

McKenney JK, Balzer BL, Longacre TA (2006a) Lymph node involvement in ovarian serous tumors of low malignant potential (borderline tumors): pathology, prognosis and proposed classification. Am J Surg Pathol 30:614–624

McKenney JK, Balzer BL, Longacre TA (2006b) Patterns of ovarian stromal invasion in ovarian serous tumors of low malignant potential (borderline tumors): a re-evaluation of the concept of stromal microinvasion. Am J Surg Pathol 30:1209–1221

McKenney JK, Soslow RA, Longacre TA (2008) Ovarian mature teratomas with mucinous epithelial neoplasms: morphologic heterogeneity and association with pseudomyxoma peritonei. Am J Surg Pathol 32:645–655

McKenney JK, Gilks CB, Kalloger S, Longacre TA (2016) Classification of extraovarian implants in patients with ovarian serous borderline tumors (tumors of low malignant potential) based on clinical outcome. Am J Surg Pathol 40:1155–1164

Meriden Z, Yemelyanova AV, Vang R, Ronnett BM (2011) Ovarian metastases of pancreaticobiliary tract adenocarcinomas: analysis of 35 cases, with emphasis on the ability of metastases to simulate primary ovarian mucinous tumors. Am J Surg Pathol 35:276–288

Merritt MA, Green AC, Nagle CM, Webb PM (2008) Australian Cancer Study (Ovarian Cancer); Australian Ovarian Cancer Study Group. Talcum powder, chronic pelvic inflammation and NSAIDs in relation to risk of epithelial ovarian cancer. Int J Cancer 122:170–176

Mesbah Ardakani N, Giardina T, Amanuel B, Stewart CJ (2017) Molecular profiling reveals a clonal relationship between ovarian mucinous tumors and corresponding mural carcinomatous nodules. Am J Surg Pathol 41:1261–1266

Mink PJ, Sherman ME, Devesa SS (2002) Incidence patterns of invasive and borderline ovarian tumors among white women and black women in the United States: results from the SEER program 1978–1998. Cancer 95:2380–2389

Mirza MR, Monk BJ, Herrstedt J et al (2016) Niraparib maintenance therapy in platinum-sensitive, recurrent ovarian cancer. N Engl J Med 375:2154–2164

Moorman PG, Havrilesky LJ, Gierisch JM et al (2013) Oral contraceptives and risk of ovarian cancer and breast cancer among high risk women: a systematic review and meta-analysis. J Clin Oncol 31:4188–4198

Morency E, Leitao MM, Soslow RA (2016) Low-stage high-grade serous ovarian carcinomas: support for an extraovarian origin. Int J Gynecol Pathol 35:222–229

Morrison JC, Blanco LZ, Vang R, Ronnett BM (2015) Incidental serous tubal intraepithelial carcinoma and early invasive serous carcinoma in the nonprophylactic setting: analysis of a case series. Am J Surg Pathol 39:442–453

Mueller JJ, Holzapfel M, Han CH et al (2016) Staging lymphadenectomy in patients with clear cell carcinoma of the ovary. Int J Gynecol Cancer 26:120–124

Murakami R, Matsamura N, Brown JB et al (2017) Exome sequencing landscape analysis in ovarian clear cell carcinoma shed light on key chromosomal regions and mutation gene networks. Am J Pathol 187:2246–2258

Nagle CM, Francis JE, Nelson AE et al (2011) Reducing time to diagnosis does not improve outcomes for women with symptomatic ovarian cancer: a report from the Australian Ovarian Cancer Study Group. J Clin Oncol 29:2253–2258

Narod S (2016) Can advanced stage ovarian cancer be cured? Nat Rev Clin Oncol 13:255–261

Nasioudis D, Sisti G, Kanninen TT et al (2016a) Epidemiology and outcomes of squamous ovarian carcinoma; a population-based study. Gynecol Oncol 141:128–133

Nasioudis D, Sisti G, Kanninen TT, Fambrini M, Di Tommaso M(2016b) Prognostic significance of transitional cell carcinoma-like morphology of high grade serous ovarian carcinoma: a comparative study. Int J Gynecol Cancer 26:1624–1629

Nasioudis D, Chapman-Davis E, Frey MK, Caputo TA, Witkin SS, Holcomb K (2017a) Should epithelial ovarian carcinoma metastatic to the inguinal lymph nodes be assigned stage IVB? Gynecol Oncol 147:81–84

Nasioudis D, Chapman-Davis E, Witkin SS, Holcomb K (2017b) Prognostic significance of lymphadenectomy and prevalence of lymph node metastasis in clinicallyapparent stage I endometrioid and mucinous ovarian carcinoma. Gynecol Oncol 144:414–419

National Academies of Sciences, Engineering and Medicine (2016) Ovarian cancers: evolving paradigms in research and care. National Academies Press, Washington, DC. https://doi.org/10.17226/21841. 2017

NHMRC (National Health and Medical Research Council) (n.d.) Australian Government. http://www.nhmrc.gov. au/publications/synopses/_files/cp98_2.pdf. Accessed 6 Oct 2008

Okoye E, Euscher ED, Malpica A (2016) Ovarian low-grade serous carcinoma: a clinicopathologic study of 33 cases with primary surgery performed at a single institution. Am J Surg Pathol 40:627–635

Oliver KE, Brady WE, Birrer M et al (2017) An evaluation of progression-free survival and overall survival of ovarian cancer patients with clear cell carcinoma versus serous carcinoma treated with platinum therapy: an NRG Oncology/Gynecologic Oncology Group experience. Gynecol Oncol 147:243–249

Oseledchyk A, Leitao MM, Konner J et al (2017) Adjuvant chemotherapy in patients with stage I endometrioid or clear cell ovarian cancer in the platinum era: a surveillance, epidemiology, and end results cohort study, 2000–2013. Ann Oncol 28:2985–2993

Ovarian Cancer Association Consortium, Breast Cancer Association Consortium, and Consortium of Modifiers of BRCA1 and BRCA2 (2016) No clinical utility of KRAS variant rs61764370 for ovarian or breast cancer. Gynecol Oncol 141:386–401

Ovarian Tumor Tissue Analysis (OTTA) Consortium (2017) Dose-response association of CD8+ tumorinfiltrating lymphocytes and survival time in high-grade serous ovarian cancer. JAMA Oncol 3:e173290

Paik ES, Shim M, Choi HJ et al (2016) Impact of lymphadenectomy on survival after recurrence in patients with advanced ovarian cancer without suspected lymph node metastasis. Gynecol Oncol 143:252–257

Paleari L, Gandini S, Provinciali N, Puntoni M, Colombo N, DeCensi A (2017) Clinical benefit and risk of death with endocrine therapy in ovarian cancer: a comprehensive review and meta-analysis. Gynecol Oncol 146:504–513

Park HK, Ruterbusch JJ, Cote ML (2017) Recent trends in ovarian cancer incidence and relative survival in the Unites States by race/ethnicity and histologic subtypes. Cancer Epidemiol Biomark Prev 26:1511–1518

Parker WH, Feskanich D, Broder MS et al (2013) Longterm mortality associated with oophorectomy compared with ovarian conservation in the nurses' health study. Obstet Gynecol 121:709–716

Patch AM, Christie EL, Etemadmoghadam D et al (2015) Whole-genome characterization of chemoresistant ovarian cancer. Nature 521:489–494

Pearce CL, Templeman C, Rossing MA et al (2012) Association between endometriosis and risk of histological subtypes of ovarian cancer: a pooled analysis of casecontrol studies. Lancet Oncol 13:385–394

Pennington KP, Walsh T, Harrell MI et al (2014) Germline and somatic mutations in homologous recombination genes predict platinum response and survival in ovarian, fallopian tube, and peritoneal carcinomas. Clin Cancer Res 20:764–775

Perets R, Wyant GA, Muto KW et al (2013) Transformation of the fallopian tube secretory epithelium leads to high-grade serous ovarian cancer in *Brca;Tp53;Pten* models. Cancer Cell 24:751–765

Petit T, Velten M, d'Hombres A et al (2007) Long-term survival of 106 stage III ovarian cancer patients with minimal residual disease after second-look laparotomy and consolidation radiotherapy. Gynecol Oncol 104:104–108

Pinsky PF, Yu K, Kramer BS et al (2016) Extended mortality results for ovarian cancer screening in the PLCO trial with median 15 years follow-up. Gynecol Oncol 143:270–275

Powell CB (2014) Risk reducing salpingo-oophorectomy for BRCA mutation carriers: twenty years later. Gynecol Oncol 132:261–263

Powell CB, Swisher EM, Cass I et al (2013) Long term follow up of BRCA1 and BRCA2 mutation carriers with unsuspected neoplasia identified at risk reducing salpingo-oophorectomy. Gynecol Oncol 129:364–371

Powless CA, Aletti GD, Bakkum-Gamez JN, Cliby WA (2011) Risk factors for lymph node metastasis in apparent early-stage epithelial ovarian cancer: implications for surgical staging. Gynecol Oncol 122:536–540

Prat J, FIGO committee on gynecologic oncology (2015) Abridged republication of FIGO's staging classification for cancer of the ovary, fallopian tube, and peritoneum. Cancer 121:3452–3454

Provenza C, Young RH, Prat J (2008) Anaplastic carcinoma in mucinous ovarian tumors: a clinicopathologic study of 34 cases emphasizing the crucial impact of stage on prognosis, their histologic spectrum, and overlap with sarcomalike mural nodules. Am J Surg Pathol 32:383–389

Qian XQ, Hua XP, Wu JH et al (2018) Clinical predictors of recurrence and prognostic value of lymph node involvement in the serous borderline ovarian tumor. Int J Gynecol Cancer 28:279–284

Rabban JT, Garg K, Crawford B, Chen LM, Zaloudek CJ (2014) Early detection of high-grade tubal serous carcinoma in women at low risk for hereditary breast and ovarian cancer syndrome by systematic examination of fallopian tubes incidentally removed during benign surgery. Am J Surg Pathol 38:729–742

Rabban JT, Vohra P, Zaloudek CJ (2015) Nongynecologic metastases to fallopian tube mucosa: a potential mimic of tubal high-grade serous carcinoma and benign tubal mucinous metaplasia or nonmucinous hyperplasia. Am J Surg Pathol 39:35–51

Rambau PF, Duggan MA, Ghatage P et al (2016) Significant frequency of MSH2/MSH6 abnormality in ovarian endometrioid carcinoma supports histotype-specific Lynch syndrome screening in ovarian carcinomas. Histopathology 69:288–297

Rambau PF, McIntyre JB, Taylor J et al (2017) Morphologic reproducibility, genotyping, and immunohistochemical profiling do not support a category of seromucinous carcinoma of the ovary. Am J Surg Pathol 41:685–695

Rasmussen CB, Jensen A, Albieri V, Andersen KK, Kjaer SK (2017a) Is pelvic inflammatory disease a risk factor for ovarian cancer? Cancer Epidemiol Biomark Prev 26:104–109

Rasmussen CB, Kjaer SK, Albieri V et al (2017b) Pelvic inflammatory disease and the risk of ovarian cancer and borderline ovarian tumors: a pooled analysis of 13 case-control studies. Am J Epidemiol 185:8–20

Rasmussen ELK, Hannibal CG, Dehlendorff C et al (2017c) Parity, infertility, oral contraceptives, and hormone replacement therapy and the risk of ovarian serous borderline tumors: a nationwide case-control study. Gynecol Oncol 144:571–576

Rauh-Hain JA, Diver EJ, Clemmer JT et al (2013) Carcinosarcoma of the ovary compared to papillary serous ovarian carcinoma: a SEER analysis. Gynecol Oncol 131:46–51

Rauh-Hain JA, Gonzales R, Bregar AJ et al (2016) Patterns of care, predictors and outcomes of chemotherapy for ovarian carcinosarcoma: a National Cancer Database analysis. Gynecol Oncol 142:38–43

Reigstad MM, Storeng R, Myklebust TA et al (2017) Cancer risk in women treated with fertility drugs according to parity status: a registry-based cohort study. Cancer Epidemiol Biomark Prev 26:1–10

Reyes MC, Arnold AG, Kauff ND, Levine DA, Soslow RA (2014) Invasion patterns of metastatic high grade serous carcinoma of ovary or fallopian tube associated with BRCA deficiency. Mod Pathol 27:1405–1411

Riopel MA, Ronnett BM, Kurman RJ (1999) Evaluation of diagnostic criteria and behavior of ovarian intestinal-type mucinous tumors: atypical proliferative (borderline) tumors, and intraepithelial, microinvasive, invasive and metastatic carcinomas. Am J Surg Pathol 23:617–635

Ritterhouse LL, Nowak JA, Strickland KC et al (2016) Morphologic correlates of molecular alterations in extrauterine Mullerian carcinomas. Mod Pathol 29:893–903

Rodriguez IM, Prat J (2002) Mucinous tumors of the ovary: a clinicopathologic analysis of 75 borderline tumors (of intestinal type) and carcinomas. Am J Surg Pathol 26:139–152

Rodriguez IM, Irving JA, Prat J (2004) Endocervical-like mucinous borderline tumors of the ovary: a clinicopathologic analysis of 31 cases. Am J Surg Pathol 28:1311–1318

Roelofsen T, van Kempen LCLT, van der Laak JAWM, van Ham MA, Bulten J, Massuger LFAG (2012) Concurrent endometrial intraepithelial carcinoma (EIC) and serous ovarian cancer: can EIC be seen as the precursor lesion? Int J Gynecol Cancer 22:457–464

Roma AA, Masand RP (2014) Ovarian Brenner tumors and Walthard nests: a histologic and immunohistochemical study. Hum Pathol 45:2417–2422

Roma AA, Masand PR (2015) Different staining patterns of ovarian Brenner tumor and the associated mucinous tumor. Ann Diagn Pathol 19:29–32

Ronnett BM, Seidman JD (2003) Mucinous tumors arising in ovarian mature cystic teratomas: relationship to the clinical syndrome of pseudomyxoma peritonei. Am J Surg Pathol 27:650–657

Ronnett BM, Kurman RJ, Zahn CM (1995a) Pseudomyxoma peritonei in women: a clinicopathologic analysis of 30 cases with emphasis on site of origin, prognosis, and relationship to ovarian mucinous tumors of low malignant potential. Hum Pathol 26:509–524

Ronnett BM, Zahn CM, Kurman RJ (1995b) Disseminated peritoneal adenomucinosis and peritoneal mucinous carcinomatosis: a clinicopathologic analysis of 109 cases with emphasis on distinguishing pathologic features, site of origin, prognosis, and relationship to "pseudomyxoma peritonei". Am J Surg Pathol 19:1390–1408

Ronnett BM, Shmookler BM, Diener-West M, Sugarbaker PH, Kurman RJ (1997) Immunohistochemical evidence supporting the appendiceal origin of pseudomyxoma peritonei in women. Int J Gynecol Pathol 16:1–9

Ronnett BM, YanH, Kurman RJ et al (2001) Patients with pseudomyxoma peritonei associated with disseminated peritoneal adenomucinosis have a significantly more favorable prognosis than patients with peritoneal mucinous carcinomatosis. Cancer 92:85–91

Ronnett BM, Kajdacsy-Balla A, Gilks CB et al (2004) Mucinous borderline ovarian tumors: points of general agreement and persistent controversies regarding nomenclature, diagnostic criteria, and behavior. Hum Pathol 35:949–960

Roth LM, Emerson RE, Ulbright TM (2003) Ovarian endometrioid tumors of low malignant potential: a clinicopathologic study of 30 cases with comparison to well-differentiated endometrioid adenocarcinoma. Am J Surg Pathol 27:1253–1259

Rudaitis V, Zvirblis T, Kanopiene D et al (2014) BRCA1/2 mutation status is an independent factor of improved survival for advanced (stage III–IV) ovarian cancer. Int J Gynecol Cancer 24:1395–1400

Rungruang BJ, Miller A, Krivak TC et al (2017) What is the role of retroperitoneal exploration in optimally debulked stage IIIC epithelial ovarian cancer: an NRG Oncology/Gynecologic Oncology Group ancillary data study. Cancer 123:985–993

Rustin GJS, van der Burg MEL, Griffin CL et al (2010) Early versus delayed treatment of relapsed ovarian cancer (MRC OVO5/EORTC55955): a randomized trial. Lancet 376:1155–1163

Ryan NAJ, Evans DG, Green K, Crosbie EJ (2017) Pathological features and clinical behavior of Lynch syndrome-associated ovarian cancer. Gynecol Oncol 144:491–495

Ryland GL, Hunter SM, Doyle MA et al (2015) Mutational landscape of mucinous ovarian carcinoma and its neoplastic precursors. Genome Med 7:87

Said I, Bohm S, Beasley J et al (2017) The chemotherapy response score (CRS): interobserver reproducibility in a simple and prognostically relevant system for reporting the histologic response to neoadjuvant chemotherapy in tuboovarian high-grade serous carcinoma. Int J Gynecol Pathol 36:172–179

Salvador S, Gilks B, Kobel M, Huntsman D, Rosen B, Miller D (2009) The fallopian tube: primary site of most pelvic high-grade serous carcinomas. Int J Gynecol Cancer 19:58–64

Sangoi AR, McKenney JK, Dadras SS et al (2008) Lymphatic vascular invasion in ovarian serous tumors of low malignant potential with stromal microinvasion: a case-control study. Am J Surg Pathol 32:261–268

Sato N, Tsunoda H, Nishida M (2000) Loss of heterozygosity on 10q23.3 and mutation of the tumor suppressor gene PTEN in benign endometrial cyst of the ovary: possible sequence progression from benign endometrial cyst to endometrioid carcinoma and clear cell carcinoma of the ovary. Cancer Res 60:7052–7056

Schmoeckel E, Odai-Afotey AA, Schleißheimer M et al (2017) LEF1 is preferentially expressed in the tubal-peritoneal junctions and is a reliable marker of tubal intraepithelial lesions. Mod Pathol 30:1241–1250

Schultheis AM, Ng CKY, De Filippo MR et al (2016) Massively parallel sequencing-based clonality analysis of synchronous endometrioid endometrial and ovarian carcinomas. J Natl Cancer Inst 108:djv427

Seidman JD (1996) Prognostic importance of atypia and hyperplasia in endometriosis. Int J Gynecol Pathol 15:1–9

Seidman JD (2013) The presence of mucosal iron in the fallopian tube supports the "incessant menstruation hypothesis" for ovarian carcinoma. Int J Gynecol Pathol 32:454–458

Seidman JD (2015) Serous tubal intraepithelial carcinoma localizes to the tubal-peritoneal junction: a pivotal clue to the site of origin of extrauterine high grade serous carcinoma (ovarian cancer). Int J Gynecol Pathol 34:112–120

Seidman JD, Khedmati F (2008) Exploring the histogenesis of ovarian mucinous and transitional cell (Brenner) neoplasms and their relationship with Walthard cell nests: a study of 120 tumors. Arch Pathol Lab Med 132:1753–1760

Seidman JD, Krishnan J (2016) Non-neoplastic conditions of the ovaries in grossly normal adnexa: a clinicopathologic study of 403 completely embedded cases. Int J Gynecol Pathol 35:544–548

Seidman JD, Kurman RJ (2000) Ovarian serous borderline tumors: a critical review of the literature with emphasis on prognostic indicators. Hum Pathol 31:539–557

Seidman JD, Wang BG (2007) Evaluation of normal sized ovaries associated with primary peritoneal serous carcinoma for possible precursors of ovarian serous carcinoma. Gynecol Oncol 106:201–206

Seidman JD, Sherman ME, Bell KA et al (2002) Salpingitis, salpingoliths and serous tumors of the ovary: is there a connection? Int J Gynecol Pathol 21:101–107

Seidman JD, Kurman RJ, Ronnett BM (2003) Primary and metastatic mucinous adenocarcinomas in the ovaries: incidence in routine practice with a new approach to improve intraoperative diagnosis. Am J Surg Pathol 27:985–993

Seidman JD, Soslow RA, Vang R et al (2004) Borderline ovarian tumors: diverse contemporary viewpoints on terminology and diagnostic criteria with illustrative images. Hum Pathol 35:918–933

Seidman JD, Cosin JA, Wang BG et al (2010a) Upstaging pathologic stage I ovarian carcinoma based on dense adhesions is not warranted: a clinicopathologic study of 84 patients originally classified as FIGO stage II. Gynecol Oncol 119:250–254

Seidman JD, Yemelyanova AV, Khedmati F et al (2010b) Prognostic factors for stage I ovarian carcinoma. Int J Gynecol Pathol 29:1–7

Seidman JD, Yemelyanova A, Zaino RJ et al (2011a) The tubal-peritoneal junction: a potential site of carcinogenesis. Int J Gynecol Pathol 30:4–11

Seidman JD, Zhao P, Yemelyanova A (2011b) "Primary peritoneal" high grade serous carcinoma is very likely metastatic from serous tubal intraepithelial carcinoma: assessing the new paradigm of ovarian and pelvic serous carcinogenesis and its implications for screening for ovarian cancer. Gynecol Oncol 120:470–473

Seidman JD, Yemelyanova A, Cosin JA et al (2012) Survival rates for FIGO stage III ovarian carcinoma by cell type: a study of 262 unselected patients with uniform pathologic review. Int J Gynecol Cancer 22:367–371

Seidman JD, Vang R, Ronnett BM, Yemelyanova A, Cosin JA (2015) Distribution and case-fatality ratios by cell type for ovarian carcinomas: a 22-year series of 562 patients with uniform current histological classification. Gynecol Oncol 136:336–340

Seidman JD, Krishnan J, Yemelyanova A, Vang R (2016) Incidental serous tubal intraepithelial carcinoma and non-neoplastic conditions of the fallopian tubes in grossly normal adnexa: a clinicopathologic study of 388 completely embedded cases. Int J Gynecol Pathol 35:423–429

Seidman JD, Savage J, Yemelyanova A, Vang R, Kurman RJ (2020) Intratumoral heterogeneity accounts for apparent progression of noninvasive serous tumors to low-grade serous carcinoma: a study of 30 low-grade serous tumors of the ovary associated with peritoneal carcinomatosis. Int J Gynecol Pathol 39:43–54

Shappell HW, Riopel MA, Smith-Sehdev A et al (2002) Diagnostic criteria and behavior of ovarian seromucinous (endocervical-type mucinous and mixed cell type) tumors: atypical proliferative (borderline) tumors, intraepithelial, microinvasive and invasive carcinoma. Am J Surg Pathol 26:1529–1541

Shazly SAM, Laughlin-Tommaso SK, Dowdy SC, Famuyide AO (2016) Staging for low malignant potential ovarian tumors: a global perspective. Am J Obstet Gynecol 215:153–168

Sherman ME, Guido R, Wentzensen N, Yang HP, Mai PI, Greene MH (2012) New views on the pathogenesis of high-grade pelvic serous carcinoma with suggestions for advancing future research. Gynecol Oncol 127:645–650

Sherman ME, Piedmonte M, Mai PL et al (2014) Pathologic findings at risk-reducing salpingo-oophorectomy: primary results from Gynecologic Oncology Group Trial GOG-0199. J Clin Oncol 32:3275–3283

Shim SH, Kim SN, Jung PS, Dong M, Kim JE, Lee SJ (2016) Impact of surgical staging on prognosis in patients with borderline ovarian tumours: a meta-analysis. Eur J Cancer 54:84–95

Siegel RL, Miller KD, Jemal A (2017) Cancer statistics, 2017. CA Cancer J Clin 67:7–30

Sieh W, Salvador S, McGuire V et al (2013) Tubal ligation and risk of ovarian cancer subtypes: a pooled analysis of case-control studies. Int J Epidemiol 42:579–589

Simons M, Ezendam N, Bulten J, Naqteqaal I, Massuger L (2015) Survival of patients with mucinous ovarian carcinoma and ovarian metastases: a population-based cancer registry study. Int J Gynecol Cancer 25:1208–1215

Simons M, Massuger L, Bruls J, Bulten J, Teerenstra S, Naqteqaal I (2017) Relatively poor survival of mucinous ovarian carcinoma in advanced stage: a systematic review and meta-analysis. Int J Gynecol Cancer 27:651–658

Singer G, Stohr R, Cope L et al (2005) Patterns of p53 mutations separate ovarian serous borderline tumors and low and high-grade carcinomas and provide support for a new model of ovarian carcinogenesis: a mutational analysis with immunohistochemical correlation. Am J Surg Pathol 29:218–224

Singh R, Cho KR (2017) Serous tubal intraepithelial carcinoma or not? metastases to fallopian tube mucosa can masquerade as in situ lesions. Arch Pathol Lab Med 141:1313–1315

Singh N, Gilks CB (2017) The changing landscape of gynaecological cancer diagnosis: implications for histopathological practice in the 21st century. Histopathology 70:56–69

Singh N, Gilks CB, Wilkinson N, McCluggage WG(2014) Assignment of primary site in high-grade serous tubal, ovarian and peritoneal carcinoma: a proposal. Histopathology 65:149–154

Singh N, Gilks CB, Wilkinson N, McCluggage WG(2015) The secondary Mullerian system, field effect, BRCA, and tubal fimbria: our evolving understanding of the origin of tubo-ovarian high-grade serous carcinoma and why assignment of primary site matters. Pathology 47:423–431

Singh N, Gilks CB, Hirshowitz L, Wilkinson N, McCluggage WG(2016) Adopting a uniform approach to site assignment in tubo-ovarian high-grade serous carcinoma: the time has come. Int J Gynecol Pathol 35:230–237

Singh P, Kaushal V, Rai B et al (2018) Chemotherapy response score is a useful histologic predictor of prognosis in high grade serous carcinoma. Histopathology 72:619–625

Singh N, Benson JL, Gan C et al (2018) Disease distribution in low-stage tubo-ovarian high-grade serous carcinoma (HGSC): implications for assigning primary site and FIGO stage. Int J Gynecol Pathol. 37:324–330　https://doi.org/10.1097/PGP.0000000000000429

Skates SJ, Greene MH, Buys SS et al (2017) Early detection of ovarian cancer using the risk of ovarian cancer algorithm with frequent CA125 testing in women at increased familial risk-combined results from two screening trials. Clin Cancer Res 23:3628–3637

Song T, Kim MK, Kim ML et al (2017) Impact of opportunistic salpingectomy on anti-Mullerian hormone in patients undergoing laparoscopic hysterectomy: a multicenter randomized controlled trial. Br J Obstet Gynaecol 124:314–320

Soslow RA, Han G, Park KJ et al (2012) Morphologic patterns associated with BRCA1 and BRCA2 genotype in ovarian carcinoma. Mod Pathol 25:625–636

Stewart CJR, Leung YC, Whitehouse A (2012) Fallopian tube metastases of non-gynaecological origin: a series of 20 cases emphasizing patterns of involvement including intra-epithelial spread. Histopathology 60: E106–E114

Stewart CJR, Bowtell DDL, Doherty DA, Leung YC (2017) Long-term survival of patients with mismatch repair protein-deficient, high stage ovarian clear cell carcinoma. Histopathology 70:309–313

Storey DJ, Rush R, Stewart M et al (2008) Endometrioid epithelial ovarian cancer: 20 years of prospectively collected data from a single center. Cancer 112: 2211–2220

Suehiro Y, Sakamoto M, Umayahara K et al (2000) Genetic aberrations detected by comparative genomic hybridization in ovarian clear cell adenocarcinomas. Oncology 59:50–56

Suh DH, Park J-Y, Lee J-Y et al (2015) The clinical value of surgeons' efforts of preventing intraoperative tumor rupture in stage I clear cell carcinoma of the ovary: a Korean multicenter study. Gynecol Oncol 137: 412– 417

Sung PL, Chang YH, Chao KC, Chuang CM et al (2014) Global distribution patterns of histological subtypes of epithelial ovarian cancer: a database analysis and systematic review. Gynecol Oncol 133:147–154

Surveillance, Epidemiology and End Results (SEER) (n.d.) National Cancer Institute. https://seer.cancer.gov/statfacts/html/ovary.html. Accessed 13 Mar 2017

Suzuki K, Takakura S, Saito M et al (2014) Impact of surgical staging in stage I clear cell adenocarcinoma of the ovary. Int J Gynecol Cancer 24:1181–1189

Swenerton KD, Santos JL, Gilks CB et al (2011) Histotype predicts the curative potential of radiotherapy: the example of ovarian cancers. Ann Oncol 22:341–347

Szych C, Staebler A, Connolly DC, Wu R, Cho KR, Ronnett BM (1999) Molecular genetic evidence supporting the clonality and appendiceal origin of pseudomyxoma peritonei in women. Am J Pathol 154:1849–1855

Tabrizi AD, Kalloger SE, Kobel M et al (2010) Primary ovarian mucinous carcinoma of intestinal type: significance of pattern of invasion and immunohistochemical expression profile in a series of 31 cases. Int J Gynecol Pathol 29:99–107

Tafe LJ, Muller KE, Ananda G et al (2016) Molecular genetic analysis of ovarian Brenner tumors and associated mucinous epithelial neoplasms: high variant concordance and identification of mutually exclusive RAS driver mutations and MYC amplification. Am J Pathol 186:671–677

Takeuchi T, Ohishi Y, Imamura H et al (2013) Ovarian transitional cell carcinoma represents a poorly differentiated form of high-grade serous or endometrioid adenocarcinoma. Am J Surg Pathol 37: 1091–1099

Tang S, Onuma K, Deb P et al (2012) Frequency of serous tubal intraepithelial carcinoma in various gynecologic malignancies: a study of 300 consecutive cases. Int J Gynecol Pathol 31:103–110

Tang S, Yang F, Du X, Lu Y, Zhang L, Zhou X (2016) Aberrant expression of anaplastic lymphoma kinase in ovarian carcinoma independent of gene rearrangement. Int J Gynecol Pathol 35:337–347

Taube ET, Denkert C, Sehouli J et al (2017) Cytokeratin 5/6 expression, prognosis, and association with estrogen receptor α in high-grade serous ovarian carcinoma. Hum Pathol 67:30–36

Taylor J, McCluggage WG (2015) Ovarian seromucinous carcinoma: report of a series of a newly categorized and uncommon neoplasm. Am J Surg Pathol 39: 983–992

Temkin SM, Miller EA, Samimi G et al (2017) Outcomes from ovarian cancer screening in the PLCO trial: histologic heterogeneity impacts detection, overdiagnosis and survival. Eur J Cancer 87:182–188

The Cancer Genome Atlas Research Network (2011) Integrated genomic analyses of ovarian carcinoma. Nature 474:609–615

Tolcher MC, Swisher EM, Medeiros F et al (2015) Characterization of precursor lesions in the endometrium and fallopian tube epithelium of early-stage uterine serous carcinoma. Int J Gynecol Pathol 34:57–64

Tothill RW, Tinker AV, George J et al (2008) Novel molecular subtypes of serous and endometrioid ovarian cancer linked to clinical outcome. Clin Cancer Res 14:5198–5208

Trabert B, Ness RB, Lo-Ciganic WH et al (2014) Aspirin, non-aspirin nonsteroidal anti-inflammatory drug, and acetaminophen use and risk of invasive epithelial ovarian cancer: a pooled analysis in the ovarian cancer association consortium. J Natl Cancer Inst 106:djt431

Trillsch F, Mahner S, Vettorazzi E et al (2015) Surgical staging and prognosis in serous borderline ovarian tumors (BOT): a subanalysis of the AGO ROBOT study. Br J Cancer 112:660–666

Tsuda H, Ito YM, Ohashi Y et al (2005) Identification of overexpression and amplification of ABCF2 in clear cell ovarian adenocarcinoma by cDNA microarray analyses. Clin Cancer Res 11:6880–6888

Tworoger SS, Gertig DM, Gates MA et al (2008) Caffeine, alcohol, smoking, and the risk of incident epithelial ovarian cancer. Cancer 112:1169–1177

Urban RR, He H, Alfonso R, Hardesty MM, Gray HJ, Goff BA (2016) Ovarian cancer outcomes: predictors of early death. Gynecol Oncol 140:474–480

Uzan C, Berretta R, Rolla M et al (2012a) Management and prognosis of endometrioid borderline tumors of the ovary. Surg Oncol 21:178–184

Uzan C, Dufeu-Lefebre M, Fauvet R et al (2012b) Management and prognosis of clear cell borderline ovarian tumor. Int J Gynecol Cancer 22:993–999

Uzan C, Dufeu-Lefebre M, Fauvet R et al (2012c) Management and prognosis of borderline ovarian Brenner tumors. Int J Gynecol Cancer 22:1332–1336

Uzan C, Zanini-Grandon A-S, Bentivegna E et al (2015) Outcome of patients with advanced-stage borderline ovarian tumors after a first peritoneal noninvasive recurrence: impact on further management. Int J Gynecol Cancer 25:830–836

van Driel WJ, Koole SN, Sikorska K et al (2018) Hyperthermic intraperitoneal chemotherapy in ovarian cancer. N Engl J Med 378:230–240

Vang R, Gown AM, Barry TS et al (2006a) Cytokeratins 7 and 20 in primary and secondary mucinous tumors of the ovary: analysis of coordinate immunohistochemical expression profiles and staining distribution in 179 cases. Am J Surg Pathol 30:1130–1139

Vang R, Gown AM, Barry TS et al (2006b) Ovarian atypical proliferative (borderline) mucinous tumors: gastrointestinal and seromucinous (endocervical-like) types are immunophenotypically distinctive. Int J Gynecol Pathol 25:83–89

Vang R, Gown AM, Barry TS et al (2006c) Immunohistochemistry for estrogen and progesterone receptors in the distinction of primary and metastatic mucinous tumors in the ovary: an analysis of 124 cases. Mod Pathol 19:97–105

Vang R, Gown AM, Wu LS et al (2006d) Immunohistochemical expression of CDX-2 in primary ovarian mucinous tumors and metastatic mucinous carcinomas involving the ovary: comparison with CK20 and correlation with coordinate expression of CK7. Mod Pathol 19:1421–1428

Vang R, Gown AM, Farinola M et al (2007a) p16 expression in primary ovarian mucinous and endometrioid tumors and metastatic adenocarcinomas in the ovary: utility for identification of metastatic HPV-related endocervical adenocarcinomas. Am J Surg Pathol 31:653–663

Vang R, Gown AM, Zhao C et al (2007b) Ovarian mucinous tumors

associated with mature cystic teratomas: morphologic and immunohistochemical analysis identifies a subset of potential teratomatous origin that shares features of lower gastrointestinal tract mucinous tumors more commonly encountered as secondary tumors in the ovary. Am J Surg Pathol 31:854–869

Vang R, Levine DA, Soslow RA, Zaloudek C, Shih IM, Kurman RJ (2016) Molecular alterations of TP53 are a defining feature of ovarian high-grade serous carcinoma: a rereview of cases lacking TP53 mutations in The Cancer Genome Atlas Ovarian Study. Int J Gynecol Pathol 35:48–55

Vang R, Hannibal CG, Junge J, Frederiksen K, Kjaer SK, Kurman RJ (2017) Long-term behavior of serous borderline tumors subdivided into atypical proliferative tumors and noninvasive low-grade carcinomas a population-based clinicopathologic study of 942 cases. Am J Surg Pathol 41:725–737

Veras E, Mao TL, Ayhan A et al (2009) Cystic and adenofibromatous clear cell carcinoma of the ovary: distinctive tumors that differ in their pathogenesis and behavior: a clinicopathologic analysis of 122 cases. Am J Surg Pathol 33:844–853

Vercellini P, Crosignani P, Somigliana E et al (2011) The 'incessant menstruation' hypothesis: a mechanistic ovarian cancer model with implications for prevention. Hum Reprod 26:2262–2273

Vernooij IJ, Heintz APM, Witteveen PO et al (2008) Specialized care and survival of ovarian cancer patients in the Netherlands: nationwide cohort study. J Natl Cancer Inst 100:399–406

Vierkoetter KR, Ayabe AR, VanDrunen M, Ahn HJ, Shimizu DM, Terada KY (2014) Lynch syndrome in patients with clear cell and endometrioid cancers of the ovary. Gynecol Oncol 135:81–84

Visvanathan K, Shaw P, May BJ et al (2018) Fallopian tube lesions in women at high risk for ovarian cancer: a multicenter study. Cancer Prev Res (Phila) 11:697–706

Vitonis AF, Titus-Ernstoff L, Cramer DW (2011) Assessing ovarian cancer risk when considering elective oophorectomy at the time of hysterectomy. Obstet Gynecol 117:1042–1050

Walker JL, Powell CB, Chen LM et al (2015) Society of Gynecologic Oncology recommendations for the prevention of ovarian cancer. Cancer 121:2108–2120

Walsh T, Casadei S, Lee MK, Pennil CC, Nord AS, Thornton AM, Roeb W, Agnew KJ, Stray SM, Wickramanayake A, Norquist B, Pennington KP, Garcia RL, King MC, Swisher EM (2011) Mutations in 12 genes for inherited ovarian, fallopian tube, and peritoneal carcinoma identified by massively parallel sequencing. Proc Natl Acad Sci U S A 108:18032–18037

Wang Y, Wu R-C, Shwartz LE et al (2015) Clonality analysis of combined Brenner and mucinous tumors of the ovary reveals their monoclonal origin. J Pathol 237:146–151

Webb JR, Milne K, Kroeger DR, Nelson BH (2016) PD-L1 expression is associated with tumor-infiltrating T cells and favorable prognosis in high-grade serous ovarian cancer. Gynecol Oncol 141:293–302

Wiegand KC, Shah SP, Al-Agha OM et al (2010) ARID1A mutations in endometriosis-associated ovarian carcinomas. N Engl J Med 363:1532–1543

Willis BC, Sloan EA, Atkins KA, Stoler MH, Mills AM (2017) Mismatch repair status and PD-L1 expression in clear cell carcinomas of the ovary and endometrium. Mod Pathol 30:1622–1632

Wu R, Hendrix-Lucas N, Kuick R et al (2007) Mouse model of human ovarian endometrioid adenocarcinoma based on somatic defects in the Wnt/β-catenin and PI3K/Pten signaling pathways. Cancer Cell 11:321–323

Wu R, Baker SJ, Hu TC, Norman KM, Fearon ER, Cho KR (2013) Type I to type II ovarian carcinoma progression: mutant TRP53 or PIK3ca confers a more aggressive tumor phenotype in a mouse model of ovarian cancer. Am J Pathol 182:1391–1399

Wu RC, Wang TL, Shih IM (2014) The emerging roles of ARID1A in tumor suppression. Cancer Biol Ther 15:655–664

Wu R, Zhai Y, Kuick R, Karnezis AN, Garcia P, Naseem A, Hu TC,

Fearon ER, Cho KR (2016) Impact of oviductal versus ovarian epithelial cell of origin on ovarian endometrioid carcinoma phenotype in the mouse. J Pathol 240:341–351

Wu X, Wu L, Kong B et al (2017) The first nationwide multicenter prevalence study of germline BRCA1 and BRCA2 mutations in Chinese ovarian cancer patients. Int J Gynecol Cancer 27:1650–1657

Xing D, Rahmanto S, Zeppernick F et al (2017) Mutation of NRAS is a rare genetic event in ovarian low grade serous carcinoma. Hum Pathol 68:87–91

Yamamoto S, Tsuda H, Takano M et al (2008) Clear cell adenofibroma can be a clonal precursor for clear cell adenocarcinoma of the ovary: a possible alternative clear cell carcinogenic pathway. J Pathol 216:103–110

Yamamoto S, Kasajima A, Takano M et al (2011) Validation of the histologic grading for ovarian clear cell adenocarcinoma: a retrospective multi-institutional study by the Japan Clear Cell Carcinoma Study Group. Int J Gynecol Pathol 30:129–138

Yang HP, Anderson WF, Rosenberg PS et al (2013) Ovarian cancer incidence trends in relation to changing patterns of menopausal hormone therapy use in the United States. J Clin Oncol 31:2146–2151

Yang HP, Murphy KR, Pfeiffer RM et al (2016) Lifetime number of ovulatory cycles and risks of ovarian and endometrial cancer among postmenopausal women. Am J Epidemiol 183:800–814

Yemelyanova AV, Cosin JA, Bidus MA, Boice CR, Seidman JD (2008a) Pathology of stage I versus stage III ovarian carcinoma with implications for pathogenesis and screening. Int J Gynecol Cancer 18: 465–469

Yemelyanova A, Mao TL, Nakayama N (2008b) Low grade serous carcinoma of the ovary displaying a macropapillary pattern. Am J Surg Pathol 32: 1800–1806

Yemelyanova A, Vang R, Judson K et al (2008c) Distinction of primary and metastatic mucinous tumors involving the ovary: analysis of size and laterality data by primary site with reevaluation of an algorithm for tumor classification. Am J Surg Pathol 32:128–138

Yemelyanova A, Vang R, Kshirsagar M et al (2011) Immunohistochemical staining patterns of p53 can serve as a surrogate marker for TP53 mutations in ovarian carcinoma: an immunohistochemical and nucleotide sequencing analysis. Mod Pathol 24:1248–1253

Zaino RJ, Brady MF, Lele SM, Michael H, Greer B, Bookman MA (2011) Advanced stage mucinous adenocarcinoma of the ovary is both rare and highly lethal: a Gynecologic Oncology Group study. Cancer 117: 554–562

Zeppernick F, Ardighieri L, Hannibal CG et al (2014) BRAF mutation is associated with a specific cell type with features suggestive of senescence in ovarian serous borderline (atypical proliferative) tumors. Am J Surg Pathol 38:1603–1611

Zhai Y, Wu R, Kuick R, Sessine MS, Schulman S, Green M, Fearon ER, Cho KR (2017) High-grade serous carcinomas arise in the mouse oviduct via defects linked to the human disease. J Pathol 243:16–25

Zhao C, Wu LS-F, Barner R (2011) Pathogenesis of ovarian clear cell adenofibroma, atypical proliferative (borderline) tumor, and carcinoma: clinicopathologic features of tumors with endometriosis or adenofibromatous components support two related pathways of tumor development. J Cancer 2:94–106

Zhou AG, Levinson KL, Rosenthal DL, VandenBussche CJ (2018) Performance of ovarian cyst fluid fineneedle aspiration cytology. Cancer Cytopathol 126:112–121

第 15 章

性索间质肿瘤、类固醇细胞肿瘤及其他伴内分泌、旁分泌和副肿瘤综合征表现的卵巢肿瘤

Paul N. Staats，Robert H. Young 著；

王强，魏建国，漆楚波 译

内容

性索间质肿瘤包括一组由不同分化程度的卵巢粒层细胞、成纤维细胞、卵泡膜细胞（及其黄素化细胞）、Sertoli 细胞和 Leydig 细胞等单一成分构成或混合构成的卵巢肿瘤。部分学者认为上述类型的细胞均起源于生殖嵴的"特化间质"，因此将这些肿瘤命名为"性腺间质肿瘤（gonadal stromal tumor）"（Norris et al. 1968）。还有些学者则认为体腔和中肾上皮参与性索的形成过程，而性索是粒层细胞和 Sertoli 细胞的前体，因此他们更愿意使用"性索间质肿瘤（sex cord-stromal tumor，SCST）"这一术语，这也是目前接受程度最为广泛的命名（Scully et al. 1998）。此外，本章还将讨论与内分泌功能、旁分泌紊乱以及副肿瘤综合征相关的卵巢肿瘤相关问题。

15.1　性索间质肿瘤

睾丸发育过程中，胚胎期第 5 周即可清楚地辨认出性索，表现为原始 Sertoli 细胞形成的细长柱状结构；但卵巢发育过程中却无类似的索状结构，至少没有上述细长柱状结构的"性索"，只是在卵巢的胚胎发育后期出现包裹在生殖细胞外的前体粒层细胞团。因此，有人指出"性索"这个术语并没有准确地描述粒层细胞的前体细胞。但由于胚胎学家长期使用这个名称，且至今没有更好的术语来替代，因此该术语沿用至今。性索间质肿瘤这一术语的优点，是在总体分类上能将肿瘤分为性索和（或）间质起源。来源于性索的成分（粒层细胞和 Sertoli 细胞）通常排列成上皮样结构，而来源于间质的成分则表现为富于细胞的性腺间质或其特化成分（卵泡膜细胞和间质细胞）。

大多数性索间质肿瘤（粒层 - 间质细胞肿瘤）由卵巢型细胞构成，但某些肿瘤（Sertoli-间质细胞肿瘤）的细胞却呈较典型的睾丸型分化。偶尔肿瘤含有显著的粒层 - 间质细胞肿瘤成分和 Sertoli-Leydig 细胞瘤成分，这种病变长期以来称为两性母细胞瘤。尽管本章沿用这种命名，但是笔者在实际工作中更愿意将其归入性索 - 间质混合性肿瘤，并注明两种组分及其大致比例，正如性腺混合性生殖细胞肿瘤的病理报告方式那样。与两性母细胞瘤

相比，这种诊断方式能为临床医师提供更加切实有效的信息。如果肿瘤细胞分化不成熟，形态介于睾丸型和卵巢型细胞之间，或其结构既非睾丸型特征又非卵巢型特征，则无法将肿瘤明确归入 Sertoli-间质细胞组或 Sertoli-Leydig 细胞组，此时可将这种病变命名为"非特异性性索间质肿瘤"。

2014 年 WHO 对性索间质肿瘤的分类方法见表 15.1（Kurman et al. 2014）。本章大致上采用了该分类方法，不同的是，本章首先介绍单纯的性索肿瘤，因为卵巢粒层细胞瘤（GCT）占性索间质肿瘤的绝大部分，应该给予更多的关注。性索间质肿瘤约占所有卵巢肿瘤的 8%，其中纤维瘤约占 50%。

本章所介绍的肿瘤不仅包括卵巢肿瘤病理学中一些最普遍的病种（如经典型的纤维瘤）；而且包括其他一些形态多变的、几乎要将所有卵巢肿瘤都纳入鉴别诊断范围的病种。评估卵巢疑难病例的最基本方法就是要全面掌握卵巢肿瘤中各种细胞类型和组织结构的错综复杂性，并且要理解不同肿瘤类型在形态学上存在交叉重叠（Young et al. 2001）。尽管有些病例的诊断的确非常困难，但需要指出的是：卵巢肿瘤诊断的要点之一是充分取材，这样往往能找到可以明确诊断的关键病灶。鉴于当今常盲目求助于免疫组化的现状，无论怎么强调对疑难病例充分取材的重要性都不过分。取材不仅要根据肿瘤大小，还要结合标本的大体特征及不同性状，因此，需要结合观察了最初切片之后考虑的鉴别诊断而有目的地多取材。尽管某些情况下必须适当应用免疫组化染色，但有时也要反思是否可以通过进一步取材发现诊断线索。虽然免疫组化染色对诊断很有帮助，但从确诊角度来说，当前的应用热度与之并不完全匹配。某些病例甚至令人困惑，如粒层细胞瘤的 inhibin 免疫染色呈阴性的情况并不罕见。

除了充分取材之外，卵巢肿瘤评估的其他基本要点（如临床情况、患者年龄）都不应被忽视，虽然这些因素并不总是那么重要。卵巢转移性恶性黑

表 15.1　2014 年 WHO 对性索间质肿瘤的分类

纯间质细胞肿瘤
　纤维瘤
　细胞性纤维瘤
　卵泡膜细胞瘤
　黄素化卵泡膜细胞瘤伴硬化性腹膜炎
　纤维肉瘤
　硬化性间质瘤
　印戒细胞间质瘤
　微囊性间质瘤
　Leydig 细胞瘤
　类固醇细胞瘤
　恶性类固醇细胞瘤

纯性索肿瘤
　成年型粒层细胞瘤（AGCT）
　幼年型粒层细胞瘤（JGCT）
　Sertoli 细胞瘤
　环状小管性索瘤

性索 - 间质混合性肿瘤
　Sertoli-Leydig 细胞瘤
　　高分化
　　中分化
　　　伴异源性成分
　　低分化
　　　伴异源性成分
　　网状型
　　　伴异源性成分
　性索间质肿瘤，非特指

注：经许可引自 Kurman et al. 2014。

色素瘤在形态上与恶性类固醇细胞肿瘤、成年型和幼年型粒层细胞瘤十分相似，如果患者有几年前深层浸润恶性黑色素瘤的病史，对于这种情况的诊断思路就会完全不同。从发病年龄来说，同样具有裂隙状腔隙和乳头状结构的卵巢肿瘤，对 10 岁之前患者和对 60 多岁患者的诊断思路完全不同；对前者而言，鉴别诊断中可能性最大的是网状型 Sertoli-Leydig 细胞瘤，而对后者而言可能性最大的是浆液性肿瘤。本章讨论的肿瘤类型中，大部分情况下单侧性肿瘤的比例很高，这在鉴别诊断中通

常很有帮助，特别是对于继发性的卵巢肿瘤。

除了前文强调的充分取材、患者年龄和临床病史之外，免疫组化也很重要，但免疫组化的作用力度一般取决于病理医师对肿瘤形态学谱系的掌握程度。自 Robert E. Scully 博士在 1985 年首次发表有关免疫组化在卵巢肿瘤病理诊断中的应用的论文（Scully 1985）以来，出现了大量与该主题有关的文章。其中许多论文非常优秀，但本章节并没有全部引用。每隔一段时间就会有这方面的相关综述，本章节引用了其中 3 篇（Baker et al. 2004；McCluggage 2008；McCluggage et al. 2008），另外选择了一组经同行评议的论文（McCluggage 2008；Cao et al. 2001；Cathro et al. 2005；Costa et al. 1992，1997；Deavers et al. 2003；Flemming et al. 1995；Guerrieri et al. 1998；Kommoss et al. 1998；Matias-Guiu et al. 1998；Pelkey et al. 1998；McCluggage et al. 1999，2001；McCluggage et al. 1997，2007；Movahedi-Lankarani et al. 2002；Oliva et al. 2007；Riopel et al. 1998；Rishi et al. 1997；Stewart et al. 1997，2000；Zhao et al. 2006，2007a，2007b，2008，2009；Zheng et al. 1997；Al-Agha et al. 2011；He et al. 2008）。部分文献阐述了目前广泛应用的标记物（如 inhibin 和 calretinin），少数文献涉及最新的标记物，其应用价值尚需在今后的实践中进一步被阐明。

性索间质肿瘤及其类似病变的鉴别诊断中，目前最有帮助的标记物包括 3 种，即 inhibin、calretinin 和上皮膜抗原（EMA）。前两者在性索肿瘤中通常呈阳性，EMA 通常呈阴性（Aguirre et al. 1989a）。无论如何，常规病理检查在正确诊断中仍占据主导地位。根据笔者的经验，少数经典型粒层细胞瘤可以呈 inhibin 阴性或 calretinin 阴性。而且，极少数癌会表达 inhibin（McCluggage et al. 1999）。如果某一肿瘤不表达 inhibin 和 calretinin，但表达 EMA，则几乎不可能是粒层细胞瘤。除了成年型粒层细胞瘤，还要注意性索间质肿瘤中

有些类型会不同程度地表达 inhibin 和 calretinin；事实上，有些肿瘤的特征就是不表达 inhibin 和 calretinin，但会表达一些性索间质肿瘤（如微囊性间质瘤）内阴性的其他标记物。最近发现的性索标记物（如 SF-1、FOXL2 和 CD56），这些标记物可能在某些情况下有助于确定肿瘤的性索间质来源，但这方面的文献相对有限（Al-Agha et al. 2011；He et al. 2008；Zhao et al. 2009）。一定要牢记的是，许多卵巢肿瘤的黄素化间质细胞可能会表达多种性索标记物，如果忽视了肿瘤中上皮细胞呈阴性表达，偶尔会出现混淆。

尽管免疫组化很大程度上代替了电子显微镜在卵巢肿瘤辅助诊断中的作用，但超微结构评价仍然会偶尔发挥作用，例如，神经内分泌类型肿瘤中的致密核心颗粒和一些 Sertoli 细胞瘤中的 Charcot-Bottcher 微丝。相反，超微结构检查也可找出一些特征性改变，进而排除性索间质肿瘤或类固醇细胞肿瘤，如查见恶性黑色素瘤的特征性表现。

目前，性索间质肿瘤发生的分子学机制多数都尚不清楚，不过最近有了些进展：多数成年型粒层细胞瘤存在 FOXL2 基因突变，大部分 Sertoli-Leydig 细胞瘤存在 DICER1 基因突变（详见后文）。这些发现为更好地从分子水平理解性索间质肿瘤提供了希望，是对已经成形的、基于形态学的复杂分类的补充，甚至可能改变后文讨论的恶性肿瘤靶向治疗的前景。

15.2　纯性索肿瘤

该类肿瘤包括由上皮型性索细胞组成的所有卵巢肿瘤。该类肿瘤可以沿着女性谱系分化，形成 GCT；也可以沿着男性谱系分化，形成 Sertoli 细胞瘤和 Sertoli-Leydig 细胞瘤。伴环状小管的性索肿瘤谱系尚不确定。虽然 WHO 使用术语"纯"，但是经常发现 GCT 中有卵泡细胞成分。一般发生于中年和老年女性的 GCT 在多个重要方面与发生

于儿童和年轻人的 GCT 存在差异，因此这两种亚型［成年型粒层细胞瘤（AGCT）和幼年型粒层细胞瘤（JGCT）］将分开讨论。需要注意的是，"成年"和"幼年"的分类只是为了便于反映一个事实而用的名称而已，即从形态学角度看，某一类病例可能多见于成人，或多见于幼儿。然而也有一些例外，部分成年型肿瘤也可见于较年轻的患者（甚至儿童），部分幼年型肿瘤也可见于中老年人。不过，成年型和幼年型是便于应用的合适术语，因为 AGCT 和 JGCT 之间的许多差异很难被包括在其他冗长的描述性名称中。目前的分类可以将 Sertoli 细胞瘤与 Sertoli-Leydig 细胞瘤区分开，而先前的分类只能将它们笼统地归类为 Sertoli-间质肿瘤。当然，这些肿瘤在形态上有很多共同之处，且据推测二者关系密切：两种肿瘤中均存在 DICER1 基因突变，这支持它们之间有相关性（Conlon et al. 2015）。

15.2.1　成年型粒层细胞瘤

临床表现

AGCT 约占所有卵巢肿瘤的 1%，占所有 GCT 的 95%。绝经后女性的发病率高于绝经前女性，发病高峰年龄为 50~55 岁（Norris et al. 1968；Bjorkholm 1980；Bjorkholm et al. 1981；Sjostedt et al. 1961；Stenwig et al. 1979）。该类肿瘤是临床最常见的雌激素分泌相关的卵巢肿瘤，但是很难精确统计 AGCT 中分泌激素者所占的比例，因为用于评估雌激素作用的子宫内膜样本很难获得。与这类功能性肿瘤相关的典型子宫内膜改变是简单型增生，并且常常伴有一定程度的癌前非典型改变。AGCT 可合并子宫内膜癌，并且几乎总是高分化癌，报道中的发生率从略低于 5% 至略高于 25%；数据差异较大，其中部分原因是复杂性非典型增生和 1 级腺癌鉴别时的观点不同。若应用严格的子宫内膜癌诊断标准，同时将所有 GCT 患者都考虑在

内，而不仅仅是纳入 GCT 同时进行诊刮和子宫切除的患者，那么 GCT 伴有子宫内膜癌的发生率估计低于 5%。

临床上，AGCT 相关的子宫内膜变化主要表现为育龄期女性出现阴道不规则、大量流血或绝经后阴道流血，但在此之前可以出现几个月到几年之久的闭经，且闭经也可能是患者唯一的内分泌表现。老年女性最常见的内分泌症状是绝经后出血，其罹患子宫内膜癌的概率是年轻人的 2 倍左右。以乳房胀痛为主要症状者偶见。据报道，患者血液和尿液中雌激素水平升高，阴道细胞学涂片一般显示鳞状上皮细胞过度成熟。GCT 患者出现类似分泌性子宫内膜改变者罕见，提示这些病例中肿瘤可能产生大量孕激素（Young et al. 1994a）。

罕见的 AGCT 病例中，雄激素水平改变是唯一的内分泌表现（Nakashima et al. 1984；Norris et al. 1969）。大多数患者出现明显的男性化，但有的患者只出现多毛症。该肿瘤可呈实性或囊实性。囊壁一般较薄，可为单房或多房，与浆液性囊腺瘤类似。由于 GCT 中大体表现为薄壁囊肿者仅占 3% 左右，而约 50% 大体呈囊性者会伴高雄激素血症症状，这是个有趣的现象，但原因不明（Nakashima et al. 1984）。

约 10% 的 GCT 病例会发生腹腔积血，与其他类型的卵巢肿瘤相比，急腹症更易见于 GCT。

大体表现

AGCT（图 15.1~15.3）瘤体大小悬殊，较小者（占比为 10%~15%）盆腔检查时不能被发现（Fathalla 1967），巨大者使腹腔膨隆；平均直径约为 12 cm。术中肿瘤可表现为实性为主或囊性为主，95% 以上为单侧。肿瘤破裂时，其外表面可见破裂点，偶伴出血，但大多数病例的肿瘤表面完整、光滑。实性肿瘤的切面呈灰白色或黄色，取决于脂质的含量；质地软或硬，取决于肿瘤细胞与纤维卵泡膜性间质的相对比例。常见出血区，至少为局灶出血，也可为大量出血。有的肿瘤质脆易碎，大体可能貌似表面上皮的癌（图 15.2）。最具代表性的肿瘤呈囊实性、多房，其内一般充满液体或凝血块，或在实性组织之间有边界不清的出血区（图 15.1）。偶有肿瘤呈多房性或单房性囊肿（图 15.3），内壁一般光滑，与其他卵巢囊性肿物无法区别。

镜下表现

镜下，AGCT 可以仅由粒层细胞构成，但更常见的是合并其他细胞成分，如卵泡膜细胞和（或）成纤维细胞；部分病例以后者为主。粒层细胞的生长方式多样，常为多种结构的混合（图 15.4~15.21）。常见结构包括弥漫型、微滤泡型、大滤泡型、岛状、索状、小梁状和实性管状；较罕见的生长方式包括中空小管状、各种上皮样结构（图 15.16）及肉瘤样形态（图 15.17）。微滤泡型（图 15.14）是病理医师最熟悉的类型，但并非最常见的类型，也不像或多或少有弥漫型表现者那样常成为肿瘤最显著的第一印象。尽管属于弥漫型的 GCT 大部分区域呈非特异性片状结构，但绝大多数病例可见不同程度的上皮样分化，有时在病变边缘区最明显（图 15.4~15.6）。典型情况下，纤细的索状结构常常是诊断 GCT 的首要线索；总体而言，索状结构可能是最常见的上皮样排列方式。

小梁状（图 15.8）和岛状（图 15.11）结构的特点为粒层细胞分别排列成带状和岛状，由纤维瘤样或卵泡膜细胞瘤样间质分隔。实性管状结构中，小管可由均匀一致的细胞构成，或细胞核位于小管周边而细胞质位于小管中央；有时可见一些中空小管状或腺样结构。GCT 中的各种管状结构与高分化 Sertoli 细胞瘤中的类似结构很难区分，诊断时可以忽略该成分，除非管状结构在肿瘤中占据明显比例（10% 或 10% 以上）；后者可诊断为 GCT 和 Sertoli 细胞瘤组成的混合性肿瘤，或诊断为两性母细胞瘤。GCT 的其他结构包括水绸状、脑回样（图

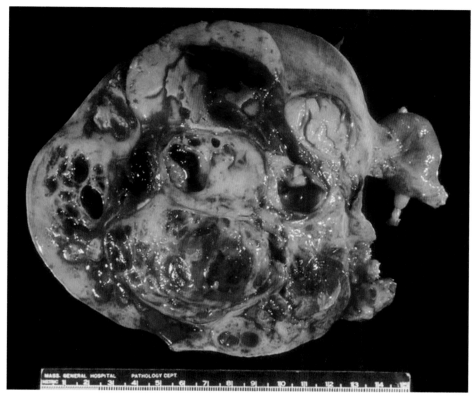

图 15.1　AGCT。肿瘤切面大部分为实性、黄色，局灶呈囊性伴大量出血

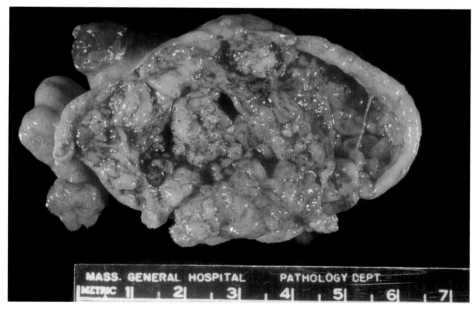

图 15.2　AGCT。肿瘤外观质脆

15.13）和假乳头状（Irving et al. 2008a）。前两种结构中，粒层细胞排列成波纹状或"之"字形，一般呈单行排列。第三种结构可能是一种退变的表现。

GCT 中以微滤泡结构为主者罕见，其特点是出现大量小腔隙，类似发育卵泡中的 Call-Exner 小体（图 15.14）。腔内可能含有嗜酸性液体、一个或数个退变的细胞核、透明变性的基底膜样物质，

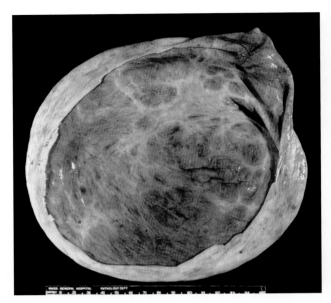

图 15.3　AGCT。肿瘤呈单房囊性，内壁光滑

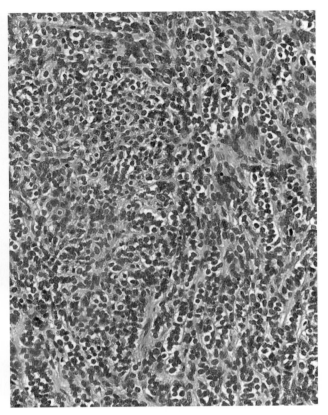

图 15.5　AGCT。图 15.4 的邻近区域，可见呈上皮样的局灶条索状和簇状结构

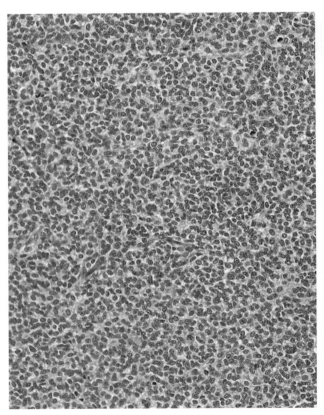

图 15.4　AGCT（弥漫型）

罕见情况下含有嗜碱性液体。典型的微滤泡结构由分化好的粒层细胞分隔，粒层细胞胞质稀少，核淡染、成角或呈卵圆形，常见核沟，细胞杂乱排

列，或围绕滤泡无序排列。GCT 中大滤泡结构（图 15.15）少见，特点是分化好的粒层细胞围成囊腔，其外层通常为卵泡膜细胞。

肿瘤性粒层细胞一般胞质稀少，核淡染，部分可见核沟（图 15.18）。受组织固定和染色等多种因素影响，核淡染和核沟的出现频率在不同肿瘤之间、同一肿瘤的不同区域之间都不相同。除了上述细胞核特点之外，2% 的 GCT 含有奇异形、大而深染的细胞核，并可见多核（Young et al. 1983a）（图 15.19，15.20）。具有奇异形核的细胞常为局灶性分布；但在极少病例中成为主要成分，并可掩盖 GCT 典型的细胞核特征，如果不仔细寻找可能会误诊。

肿瘤细胞核分裂象多少不等，通常并不活跃，但也有例外；核分裂活跃时要特别小心，不要将一些类似 GCT 的肿瘤误诊为 GCT。在某些 GCT

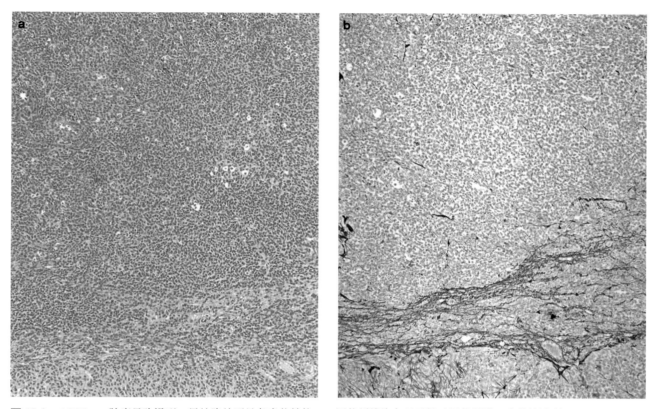

图 15.6　AGCT。a. 肿瘤呈弥漫型，局灶隐约可见条索状结构；b. 网状纤维染色显示缺乏网状纤维，支持该诊断

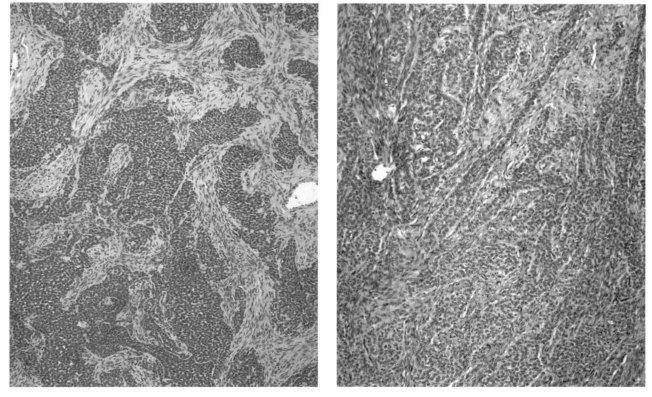

图 15.7　AGCT。富于细胞的纤维性间质内可见大的不规则细胞团和小的细胞巢

图 15.8　AGCT（小梁状型）

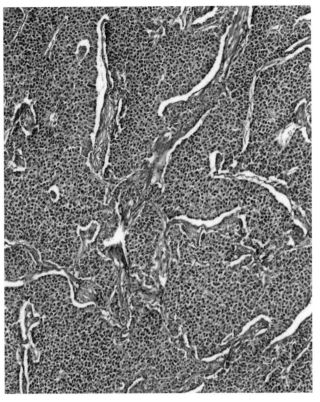

图 15.9　AGCT。肿瘤性粒层细胞形成大的岛状结构，由少许富于血管的间质分隔

中，肿瘤细胞胞质丰富，致密或呈空泡样，与黄体中的粒层细胞有不同程度的相似性；这种病例宜诊断为黄素化的 GCT。罕见情况下，肿瘤性粒层细胞呈印戒细胞样，更多有关印戒细胞间质瘤的内容会在后文介绍。极少数情况下，GCT 可出现肉瘤样转化（Susil et al. 1987）或转化为间变性癌（Scully et al. 1998）。相当一部分粒层细胞瘤与黏液性囊性肿瘤密切相关（McKenna et al. 2005；Price et al. 1990；Staats et al. 2010）。

　　GCT 间质成分的含量和性状变化很大。某些 GCT（一般是弥漫型）基本上无间质成分。肿瘤中粒层细胞呈巢状或小梁状时，间质成分通常较显著，由成纤维细胞和卵泡膜细胞构成，卵泡膜细胞胞质丰富、呈嗜酸性，或呈富含脂质的空泡状。间质通常富于血管（图 15.9），低倍镜下表现相当明显。罕见情况下，GCT 的黄素化细胞中可见 Reinke 结晶，从而可将其特异性地识别为 Leydig 细胞（Ahmed et al. 1999）。GCT 间质中另一种罕

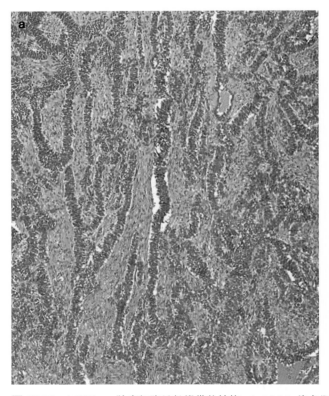

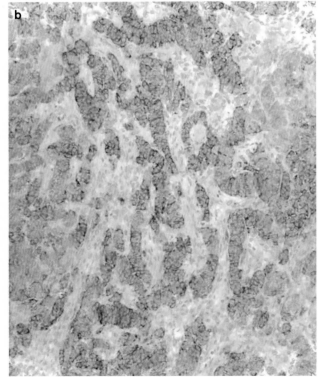

图 15.10　AGCT。a. 肿瘤细胞呈长缎带状结构；b. inhibin 染色阳性

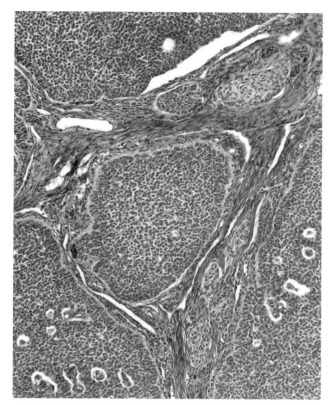

图 15.11　AGCT（岛状型）

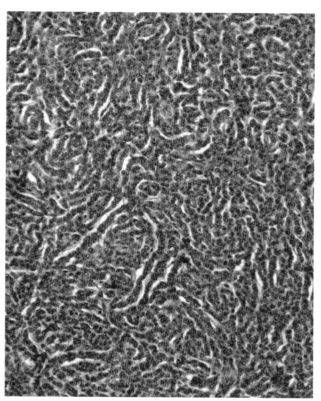

图 15.13　AGCT（脑回样型）

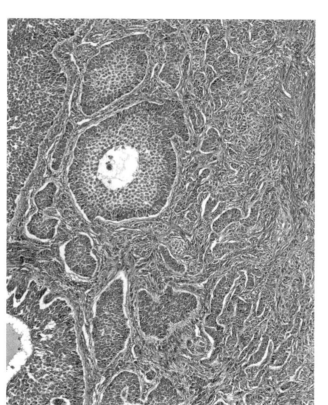

图 15.12　AGCT（岛状和小梁状型）

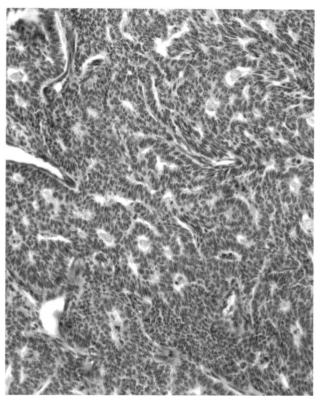

图 15.14　AGCT（微滤泡型）

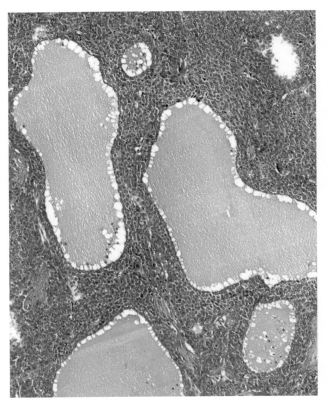

图 15.15　**AGCT（大滤泡型）**

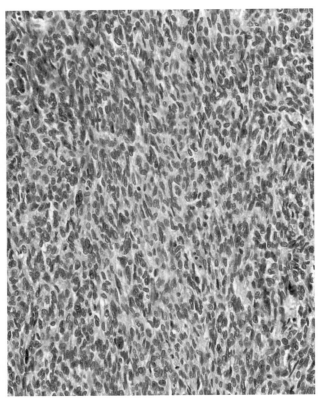

图 15.17　**AGCT（肉瘤样型）**

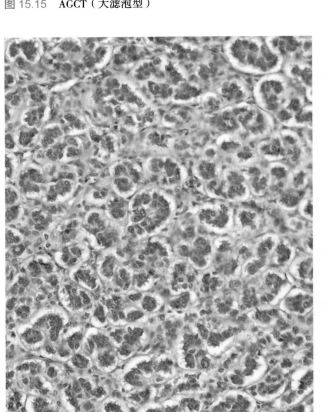

图 15.16　**AGCT。规则的小簇状细胞形成一种特征性的结构**

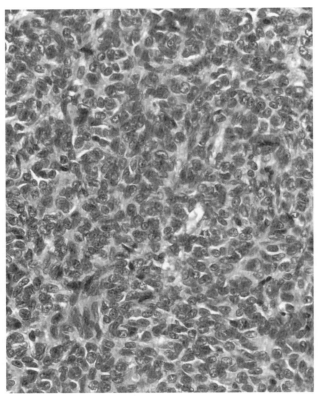

图 15.18　**AGCT。细胞核淡染，部分有核沟**

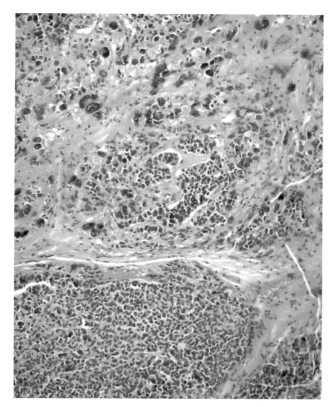

图 15.19　AGCT 伴奇异形核，可见 AGCT 的典型病变（底部），这是诊断线索

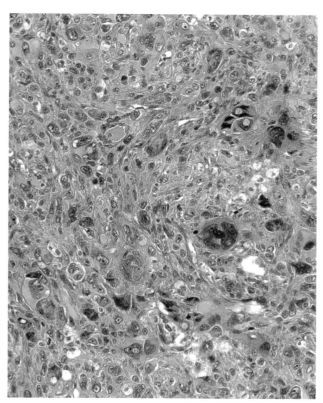

图 15.20　AGCT 伴奇异形核，单看这幅图，形态让人非常担心

见成分是肝样细胞（Ahmed et al. 1999；Nogales et al. 1993）（图 15.21）。与黄素化细胞或间质 Leydig 细胞相比，肝样细胞更大，胞质嗜酸性更强。有 3 例报道称在部分肝样细胞之间的小管中检测到胆色素。肝样细胞的免疫组化呈 EMA、CEA（肝样细胞之间的小管着色）和 CAM5.2 阳性。与黄素化细胞或间质细胞相反，肝样细胞不表达 inhibin（Ahmed et al. 1999）。

大多数 GCT 中含有数量不等的卵泡膜细胞，因此有时也使用粒层 – 卵泡膜细胞瘤这一术语。尽管该术语准确描述了肿瘤内的两种细胞成分，但目前接受更广的观点是将这种具有两种细胞类型的肿瘤命名为 GCT。原因之一是部分病例中存在的卵泡膜细胞是卵巢间质对粒层细胞生长的一种反应性改变，而非同时存在的第二种肿瘤成分。支持这种观点的证据包括：各种良性和恶性卵巢肿瘤、原发性和转移性卵巢肿瘤中都存在非特异性卵泡膜样细

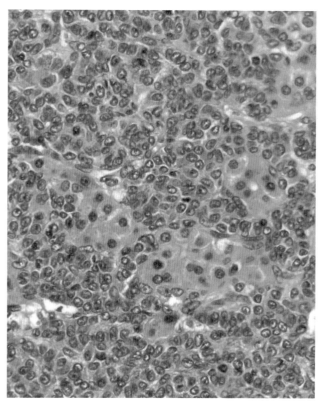

图 15.21　伴肝样细胞的 AGCT

胞；而播散至卵巢外的 GCT 中一般缺乏卵泡膜细胞成分（Fathalla 1968）。不过，有些肿瘤确实富含卵泡膜细胞成分，甚至卵泡膜细胞成分占据明显优势，有可能是真正的混合性肿瘤。GCT 中的卵泡膜细胞形态类似外卵泡膜膜细胞或内卵泡膜膜细胞，并可能发生黄素化。部分肿瘤（尤其是具有弥漫型结构者）中，常规染色区分粒层细胞和卵泡膜细胞非常困难，甚至无法区分。这种情况下网状纤维染色可能有所帮助。与发育中的卵泡相似，GCT 中的网状纤维包绕单个卵泡膜细胞。相反，卵泡的粒层细胞层无网状纤维，GCT 含有稀疏网状纤维，典型者局限在血管周围区域。

许多 GCT 中存在含血囊腔，导致肿瘤中常见相关的非特异性改变；但如果存在 GCT 的其他典型特征，那么这种含血囊腔就变得颇具特征性。例如，囊腔内常衬覆纤维组织，有时伴明显的陈旧性出血或新鲜出血。

产生类固醇激素的细胞，特别是那些含有各种脂质成分或具有氧化酶活性的细胞，一般有数种特征性的组织化学反应；在含有两种细胞成分的肿瘤中，通常卵泡膜细胞呈阳性反应而粒层细胞呈阴性或弱阳性反应（Kurman et al. 1978，1979，1984；Scully et al. 1964）。上述发现和超微结构观察结果使得研究者们认为 GCT 中的卵泡膜细胞成分可以产生激素，并导致雌激素相关症状。支持这种观点的另一证据是，卵巢外复发的 GCT 缺乏卵泡膜细胞成分，通常也无雌激素相关症状。但在某些病例中，组织化学染色和其他证据表明粒层细胞具有分泌雌激素的作用（Armstrong et al. 1976；Dorrington et al. 1975）。上述组织化学染色仅限于学术研究，其他方面的意义极小。

免疫组化中，绝大多数 GCT 呈 inhibin 和（或）calretinin 阳性（Cathro et al. 2005；Deavers et al. 2003；Zhao et al. 2009）。不过，有很小一部分 AGCT 可以出现一种或者两种标记物阴性，并且对于形态学表现比较典型的病例，免疫组化证实并非确诊

所必需。较新的性索标记物，如 SF-1、FOXL2 和 CD56 似乎更敏感，可能有助于传统标记物呈阴性的肿瘤的诊断（Al-Agha et al. 2011；He et al. 2008；Zhao et al. 2009）。然而，对于这些新标记物的应用经验有限，特别是它们的特异性方面，因此和其他肿瘤进行鉴别诊断时，应将这些标记物与形态学和相关的阴性免疫组化指标进行综合分析。特别是 CD56，已知其在多种肿瘤中表达。在与表面上皮肿瘤的鉴别中，EMA 比 CK 更可靠，因为局灶性表达广谱 CK 和 CAM5.2 在 GCT 中并不罕见，而 EMA 表达极少见。

鉴别诊断

将其他卵巢肿瘤误诊为 AGCT，或者反过来将 AGCT 误诊为其他卵巢肿瘤，是相对常见的。一项对一组 *FOXL2* 突变阴性 AGCT 的重新评价研究发现，几乎 20% 的 "AGCT" 其实是其他肿瘤的误诊（McConechy et al. 2016）。由于 AGCT 和与其相似的肿瘤在预后及治疗上存在很大差异，因此必须特别小心地鉴别，以获得正确的诊断。

未分化癌偶尔被误诊为弥漫型结构的 AGCT。如果患者的临床经过与 AGCT 不符，呈显著恶性，就要考虑这种误诊的可能性。区分这两种肿瘤的最佳单一指标是细胞核特征：AGCT 的细胞核均匀一致、淡染，常有核沟（伴奇异形核的肿瘤例外）；而未分化癌的细胞核深染，核的大小、形状不一，核沟罕见，并且常见病理性核分裂象。其他有助于鉴别诊断的要点见表 15.2。高度恶性的小细胞癌常伴高钙血症，也可能被误诊为 AGCT，二者的鉴别要点见表 15.3。最有用的鉴别特征是小细胞癌中核分裂非常活跃，并且缺乏 AGCT 的典型细胞学特征，免疫组化也有鉴别价值（Aguirre et al. 1989b；McCluggage et al. 2004；Conlon et al. 2016）。弥漫型 AGCT 有时会与卵巢原发性或转移性子宫内膜间质肉瘤相混淆，但是后者常为晚期和

双侧性、伴有卵巢外播散、含有大量小动脉及丰富的网状纤维等，这些特点有助于鉴别。GCT 的诊断和其他性索间质肿瘤一样，充分取材非常有帮助；此外，性索间质肿瘤患者在就诊时极少出现双侧病变和卵巢外播散。值得注意的是，在这种情况下的鉴别诊断中，大多数 AGCT 的 CD10 存在一定程度的表达，尽管一般是局灶性、弱着色，与子宫内膜间质肿瘤中常见的强着色、弥漫性表达相反（Oliva et al. 2007）。

AGCT 偶尔可能与纯间质肿瘤（如细胞性卵泡膜细胞瘤、纤维瘤和纤维肉瘤）难以鉴别。网状纤维染色显示这些肿瘤的细胞间富含网状纤维，而不像 AGCT 那样网状纤维稀少。某些病例中，网状纤维的染色模式介于 AGCT 和卵泡膜细胞瘤之间，因此鉴别诊断十分困难，甚至无法鉴别。纤维瘤和纤维肉瘤几乎全部由梭形细胞构成，这一特征在 AGCT 中非常罕见。最近有一组 AGCT 的报道，表明部分病例可同时存在卵泡膜细胞瘤。这些

表 15.2　粒层细胞瘤与未分化癌和低分化腺癌的鉴别

要点	粒层细胞瘤	未分化癌和低分化腺癌
双侧性	<5%	>25%
分期	90% 的病例为 I 期	大多数病例为 III 期或 IV 期
细胞核	细胞核呈圆形或成角、淡染，常有核沟[a]	核深染，常有奇异形核伴病理性核分裂象
黏液	滤泡内偶见黏液（主要是幼年型）	可见细胞内黏液滴、细胞外黏液湖、砂粒体或腺体
预后	好	差
临床行为	当临床行为为恶性时呈惰性过程[b]	快速进展
免疫组化	性索标记物（+），EMA（−）	性索标记物（−），EMA（+）

注：[a] 例外：幼年型粒层细胞瘤（JGCT）细胞核深染、无核沟。
　　[b] 例外：JGCT 罕见。

表 15.3　粒层细胞瘤与小细胞癌的鉴别

要点	幼年型粒层细胞瘤	成年型粒层细胞瘤	小细胞癌
发生年龄	多数患者小于 30 岁	可发生于各年龄段，但大多数在绝经后	总是发生在绝经前期
生物学行为	恶性罕见	偶见恶性，通常病程迁延	高度恶性
高钙血症	无	无	常有
是否分泌雌激素	常分泌	常分泌	不分泌
间质成分	常见卵泡膜细胞瘤样成分	常见纤维卵泡膜细胞瘤样成分	间质少，非特异性
黏液性上皮	无	罕见	有，见于 12% 的病例
细胞质	通常胞质丰富	通常胞质稀少	通常胞质稀少，但也可丰富
细胞核	细胞核深染，无核沟，13% 的病例中有多形性	细胞核淡染，常有核沟	细胞核深染、均一、无核沟
核分裂象	通常见大量核分裂象	多少不等	大量
免疫组化	性索标记物（+），EMA（−）	性索标记物（+），EMA（−）	inhibin（−）［但 calretinin（+）］，EMA（+），SMARCA4 缺失

肿瘤通常呈结节性生长，其细胞质与卵泡膜细胞瘤相似，并且部分病例中具有透明斑块，但是通常存在结构和胞质表现更典型的 GCT 区域。网状蛋白染色特别有助于这些伴"卵泡膜细胞瘤样"区域的 GCT 和卵泡膜细胞瘤的鉴别（Stall et al. 2018）。

有时，单房或多房大滤泡型 AGCT 与单发或多发的卵泡囊肿难以鉴别。例如，患者处于妊娠期或产褥期时，单个较大的黄素化卵泡囊肿与单房囊性 AGCT 在大体上无法鉴别。黄素化卵泡囊肿含有大的黄素化细胞，部分含有较大的奇异形核，而囊性 AGCT 中的肿瘤细胞很少有一致的黄素化，且奇异形核罕见。

子宫内膜样癌可含有类似微滤泡的小腺腔，这种情况下偶尔会被误诊为 AGCT。此外，含有岛状结构的子宫内膜样癌在低倍镜下也可能被误诊为岛状型 AGCT。另一种容易混淆的情况是子宫内膜样癌局灶呈弥漫型结构时，有时与弥漫型 AGCT 难以区分。如果充分取材，总会发现 AGCT 内的一种或多种结构成分，从而明确诊断。具有弥漫型结构的子宫内膜样癌中，局灶不完全鳞化是最重要的确诊线索。大多数情况下，子宫内膜样癌的细胞学特点不同于 AGCT，但罕见情况下子宫内膜样癌的细胞核淡染，与 AGCT 的细胞学形态相似。笔者的经验为，这两种肿瘤至少存在局灶的细胞学差异，在充分取材的情况下可以找到不符合 AGCT 的子宫内膜样癌区域（如鳞化灶），结合这些特点可以明确诊断。正如本章前文所述，必要时进行性索标记物和 EMA 的免疫组化染色，可以协助诊断。

少数 AGCT 中细胞出现广泛的黄素化（Young et al. 1994a），与类固醇细胞肿瘤相似。此时局灶的 AGCT 结构和细胞学特点可有助于诊断。虽然这两种肿瘤均表达大多数性索的免疫组化标记物，但类固醇细胞肿瘤通常呈 MART1/Melan-A 阳性，FOXL2 和 WT1 呈阴性，而 AGCT 通常为相反的表达情况。

偶尔，起源于中肾管的女性附件肿瘤（Wolffian 肿瘤）可能会累及卵巢。Wolffian 肿瘤的实性区域偶尔类似 AGCT 的弥漫性病灶，而囊性（筛状）模式常有嗜酸性分泌物。囊性模式可能提示卵泡，但 Wolffian 肿瘤总体上呈混合模式，不符合 GCT，且细胞学形态也不符合 GCT。Wolffian 肿瘤更常见形态良好的小管，确实需要与 Sertoli 细胞瘤相鉴别。Wolffian 肿瘤细胞质稀少，细胞核形态单一，小而淡染，但没有显著的核沟。免疫组化结果可能会造成困惑，因为 Wolffian 肿瘤表达大多数性索标记物，但 inhibin 呈局灶弱阳性。CD10 弥漫阳性是 Wolffian 肿瘤的典型表现，而大多数 GCT 中 CD10 仅为弱阳性且局灶着色。

AGCT 应与闭锁卵泡内粒层细胞的少量增殖区分开来，这些细胞通常是在孕妇的卵巢内偶然被发现的。鉴别诊断中另一个罕见的问题是 GCT（通常是黄体化的）和上皮样平滑肌肿瘤之间的鉴别。这种情况与子宫肿瘤的鉴别诊断不同，卵巢肿瘤的鉴别中往往不容易考虑到上皮样平滑肌肿瘤。这种情况下免疫组化的意义更加显著，特别是 desmin 染色强阳性而 inhibin 和 calretinin 染色阴性。

AGCT 中的 Call-Exner 小体与类癌中的腺泡（表 15.4）以及性腺母细胞瘤和环状小管性索瘤中的透明小体的鉴别非常重要。类癌的腺泡腔内常含有致密的嗜酸性分泌物，有时有钙化，后者不是 AGCT 的特点。类癌的细胞核染色质粗糙，而 AGCT 的细胞核淡染。性腺母细胞瘤和环状小管性索瘤中的透明小体比 Call-Exner 小体更大。有时可见透明小体与肿瘤细胞巢周围增厚的、透明变性的基底膜相延续；透明小体也可发生钙化。形态学方法鉴别有困难的情况下，神经内分泌标记物和性索标记物的免疫组化可以可靠地区分这些肿瘤；但是，CD56 染色对这两者的鉴别并没有帮助。

AGCT 可能会与两种转移性肿瘤，即转移性恶性黑色素瘤和转移性乳腺癌混淆。转移性恶性黑色素瘤可出现胞质稀少、弥漫生长的肿瘤细胞，低

表 15.4　粒层细胞瘤与岛状类癌的鉴别

要点	粒层细胞瘤	岛状类癌
结构	多样	岛状，圆形腺泡状，实性小管状，带状
腔隙	Call-Exner 小体，细胞界限不清，胞质淡染或呈致密嗜酸性，偶见核固缩	腺泡轮廓清晰，内含致密分泌物，有时可见钙化
细胞核	细胞核呈圆形或成角，淡染，核沟常见，排列无极性	细胞核呈圆形，染色质粗糙，排列有极性
间质	卵泡膜细胞瘤样间质常见，至少局灶为此种间质	纤维瘤样或透明变性的间质，可出现局灶黄素化
结节、侧别和畸胎瘤成分	常为单结节，几乎总是单侧，无畸胎瘤成分	转移者常为多结节，几乎总是双侧；原发者几乎总是单侧，常有其他畸胎瘤成分
嗜银染色	细胞无嗜银性，可含有细小的嗜银颗粒	细胞一般为嗜银性，几乎总是有嗜银颗粒
免疫组化	性索标记物（＋），突触素、嗜铬粒蛋白（－）	性索标记物（－），突触素、嗜铬粒蛋白（＋）

倍镜下形态与 AGCT 十分相似。充分取材往往能发现不符合 AGCT 的生长方式，检出黑色素颗粒或应用免疫组化染色（S-100 或其他黑色素瘤标记物）都有助于疑难病例的诊断。转移性乳腺癌有时候也呈弥漫性生长，细胞质稀少，小叶癌更是如此。乳腺癌很少发生卵巢转移，病史有助于诊断。如果不知道乳腺癌病史，则可能有助于病理医师确诊的只有局灶形态提示乳腺癌且缺少 GCT 的典型细胞学特点。转移性乳腺癌和转移性恶性黑色素瘤中，双侧发生者较 AGCT 多见。免疫组化方面，EMA 和乳腺特异性标记物（如乳腺球蛋白、GATA3 或 GCDFP-15）有助于转移性乳腺癌的诊断，但后面这些标记物在 AGCT 中的特征还未被研究透彻。

分子遗传学

　　最近已经认识到 FOXL2 体细胞突变存在于绝大多数 AGCT 中，FOXL2 基因编码对粒层细胞发育至关重要的转录因子。第一项此类研究发现，89 例 AGCT 中有 86 例（97%）检出突变（Shah et al. 2009）。有趣的是，10 例 JGCT 中仅有 1 例（10%）检出该突变，因此作者推测 JGCT 是与 AGCT 不

同的疾病。14 例卵泡膜细胞瘤中有 3 例（21%）检出 FOXL2 突变，且 49 例其他类型的性索肿瘤（包括 Sertoli-Leydig 肿瘤、纤维瘤和类固醇细胞肿瘤）以及 329 例无关的卵巢和乳腺肿瘤中没有发现 FOXL2 突变。这些结果提示，FOXL2 突变是 AGCT 发病的潜在驱动因素（Shah et al. 2009）。大多数后续研究发现 AGCT 中有类似的高突变率，而其他性索间质肿瘤中 FOXL2 的突变率较低。最近的一项研究发现，排除误诊的肿瘤后，真正的 FOXL2 野生型 AGCT 很少（该研究中其比例为6%），它们具有和突变型相同的形态，并且似乎预后也相似（McConechy et al. 2016）。

　　值得注意的是，免疫组化中 FOXL2 的细胞核着色见于大多数 GCT，甚至见于无 FOXL2 突变的 GCT 以及各种无 FOXL2 突变的性索间质肿瘤。尽管 FOXL2 似乎是性索间质分化的免疫组化标记物，但阳性着色不是 FOXL2 突变的证据。

临床行为和治疗

　　GCT 切除后，雌激素过多的症状一般会消退。如果是保留子宫的年轻患者，常常在术后 1~2天出现雌激素撤退性出血，之后不久月经恢复正

常。各种生长方式的 GCT 均具有恶性潜能，即使肿瘤被成功切除，仍有可能发生卵巢外播散或复发。卵巢外播散通常发生于盆腔或下腹腔内；远处转移罕见，但已有报道其可转移至许多部位。虽然复发可能发生于术后 5 年内，但常发生于术后更久。许多病例在术后 20~30 年甚至更久才会复发。文献报道的 10 年生存率变化很大，从低于 60% 到高于 90% 不等，随访时间越长，生存率越持续下降（Bjorkholm 1980；Bjorkholm et al. 1981；Stenwig et al. 1979；Bjorkholm et al. 1980）。反观早期对 GCT 的研究，有关预后的各种因素和整体生存数据都存在疑问，几乎可以肯定的是这些研究中包含了非 GCT，因为 GCT 及其相似病变的鉴别诊断特征直到近几十年才得以正确认识。在最近一项仔细排除误诊病例后的研究中，GCT 患者 10 年总生存率与一般人群相同，复发时间的中位数为 7.2 年，这说明标准的 5 年随访统计数据对于这种肿瘤而言毫无意义（McConechy et al. 2016）。作者发现，最初确定的 AGCT 人群 72% 的死亡率事实上是误诊病例的死亡率。真正的 AGCT 中只有 2% 的患者在诊断后 5 年内死亡，57% 的患者在疾病复发后 5 年内存活，这支持真正的 AGCT 的病程呈惰性的结论。

更年期或绝经后 GCT 患者的最佳手术治疗方法是全子宫切除术加双侧输卵管卵巢切除术。对年轻女性需重点考虑保留生育功能，如果未发现卵巢外播散且对侧卵巢检查未见累及，那么可以考虑仅切除患侧卵巢和邻近的输卵管。总体而言，没有充分的证据可证实或否认辅助治疗的作用（Gurumurthy et al. 2014）。一些复发性肿瘤已经通过再次手术、放射治疗或其组合而被成功治疗。

至少 90% 的 GCT 为 I 期，这些肿瘤的预后显著优于分期较高的患者。一项大宗研究显示上述两组患者的 10 年生存率分别为 86% 和 49%，在另一项研究中则分别为 96% 和 26%（Bjorkholm et al. 1981）。肿瘤破裂为预后不良因素，肿瘤完整的

I 期患者的 25 年生存率为 86%，而发生肿瘤破裂的同期患者的 25 年生存率仅为 60%（Bjorkholm et al. 1981）。最近也有研究证实了肿瘤分期的预后价值（Auranen et al. 2007）。

GCT 大小也与预后有关。一项研究中，肿瘤直径 ≤ 5 cm 者 10 年生存率为 100%，而肿瘤直径为 6~15 cm 者 10 年生存率为 57%，肿瘤体积更大者的 10 年生存率为 53%（Fox et al. 1975）。另一研究表明，肿瘤直径 ≤ 5 cm 者的总生存率为 73%，肿瘤直径为 5~15 cm 者的总生存率为 63%，而肿瘤直径大于 15 cm 者的总生存率仅为 34%（Stenwig et al. 1979）。最后一组研究中，直径 ≤ 5 cm 的 I 期肿瘤患者的 10 年生存率为 100%，肿瘤直径大于 5 cm 的同期患者的 10 年生存率为 92%（Bjorkholm et al. 1981）。只有最后一组研究中按照分期对生存率进行了校正，基于这一研究，肿瘤直径较小的 I 期患者的预后较好并无统计学意义。因此，肿瘤大小是否为独立于分期之外的预后因素目前仍不清楚。

组织学结构、细胞核异型程度和核分裂象与预后关系的研究取得了诸多成果，大部分研究均未发现 GCT 的组织结构本身有预后意义（Norris et al. 1968；Sjostedt et al.1961）。

GCT 的细胞核异型程度与预后有关。一项研究中，细胞核无异型的患者的 5 年生存率为 92%，轻度异型者的 5 年生存率为 80%，中度异型者的 5 年生存率为 30%（Stenwig et al. 1979）。另一项研究中，细胞核异型性为 1 级者的 25 年生存率为 80%，异型性为 2 级者仅为 60%（Bjorkholm et al. 1981）。上述两项研究中，肿瘤细胞核异型性是 I 期肿瘤最可靠的预后指标；对于分期更晚的肿瘤，细胞核异型性和核分裂象有着相似的预后价值。细胞核异型性对预后的意义方面，还要注意细胞核异型程度的评价具有一定的主观性。此外，如前文所述，大约 2% 的 GCT 含有大而深染、形态奇异的单核和多核细胞（图 15.19，15.20），它

们的存在并不意味着预后变差。这些细胞核的改变类似于伴奇异形核的子宫平滑肌瘤，也可见于 JGCT、微囊性间质瘤，偶见于 Sertoli-Leydig 细胞瘤和卵泡膜细胞瘤，可能是细胞退变的表现。有一项研究纳入均伴有奇异形核的 8 例 GCT、7 例 Sertoli-Leydig 细胞瘤、2 例卵泡膜细胞瘤，其中 11 例有随访结果，术后 3~21 年均无病存活（Young et al. 1983a）。

GCT 的核分裂活性也与预后有关。一项研究中，核分裂象 ≤ 2/10 HPF 的患者的 10 年生存率为 70%，而核分裂象 ≥ 3/10 HPF 者为 37%（Stenwig et al. 1979）。另一项研究（Norris et al. 1968）中，核分裂象多者比少者预后差，但大多数核分裂象较多者其分期也较晚，Ⅰ 期肿瘤中核分裂象的差异对预后无显著影响。

15.2.2　幼年型粒层细胞瘤

临床表现

大约不到 5% 的幼年型粒层细胞瘤（JGCT）患者确诊时处于青春期前（Lack et al. 1981），其中绝大多数病例，以及许多发生于年轻人的 GCT 病例，在组织学形态上与 AGCT 不同，且其中 97% 的患者的年龄小于 30 岁（Young et al. 1984a），因此将其称之为"幼年型"。约 80% 发生于儿童的 JGCT 患者出现同性性早熟症状，占女性性早熟病例的 10%。同性性早熟多为中枢性原因，由于垂体前叶过早释放促性腺激素，卵巢出现一个或多个滤泡囊肿。更准确地说，GCT 所致的性早熟应为假性性早熟，因为与排卵或孕激素分泌无关，所以不可能发生妊娠，而真性性早熟患者可以发生妊娠。通常情况下，乳房发育、出现阴毛和腋毛、内外第二性征器官受刺激并增大、不规则阴道流血以及白色阴道分泌物（可能是子宫颈腺体受刺激所致）预示着存在假性性早熟。身体和骨骼的发育常常增快。偶尔也可见雄激素增多表现，如阴蒂增大

（Young et al. 1984a）。

青春期后 JGCT 患者常表现为腹痛或腹胀，有时伴月经不规则或闭经。所有患者中约有 6% 的患者因肿瘤破裂或腹腔积血而出现急腹症。部分患者可伴发 Ollier 病（内生软骨瘤病），少数患者可伴发 Maffucci 综合征（内生软骨瘤病合并血管瘤病）。双侧发生者仅占 2%。约 10% 的病例在手术时肿瘤已经破裂，出现腹水的比例也接近 10%。卵巢外扩散少见，在笔者的系列研究中仅发现 2% 的病例为 Ⅱ 期，Ⅲ 期罕见（Young et al. 1984a）。肿瘤直径为 3~32 cm，平均直径为 12.5 cm。由于肿瘤体积一般为中等大小或较大，因此临床几乎总是可以触及附件区包块。但是少数病例即使采用双合诊检查，术前也不能触及包块。

大体表现

JGCT 的大体表现与 AGCT 基本相同。囊实性者最常见，囊内可含有血性液体（图 15.22）。也可为实性或完全囊性变；后者常为多房，罕见单房。实性区通常为黄褐色或灰白色，偶尔可见广泛的坏死和（或）出血。

镜下表现

镜下典型表现为细胞丰富的实性肿瘤（图 15.23~15.26），伴局灶性滤泡结构形成（图 15.23），但是肿瘤也可完全为实性或完全为滤泡结构。实性区肿瘤细胞弥漫分布或由纤维间隔分隔成结节状；纤维性间质中偶尔散在小簇肿瘤细胞。实性区常以粒层细胞为主，但常混有卵泡膜细胞，且某些病例中可以以卵泡膜细胞为主。偶尔，粒层细胞和卵泡膜细胞杂乱地混在一起。罕见情况下可见类似经典卵泡膜细胞瘤的形态伴有间质透明变性，但病灶范围常很局限。硬化和钙化罕见。也可见到类似 AGCT 中的假乳头状结构（图 15.26）。

滤泡的大小和形状不一，可以是规则的圆形和卵圆形，但一般都不会达到 AGCT 中罕见的大滤

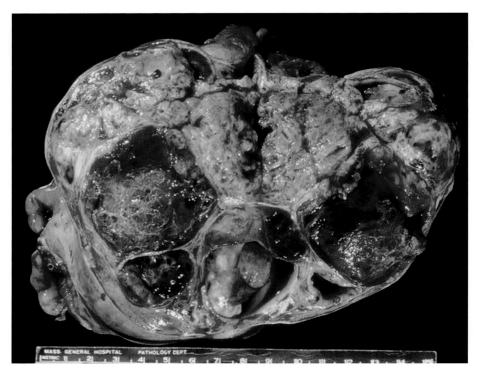

图 15.22   JGCT。肿瘤切面呈囊实性，大部分囊腔内可见凝血块

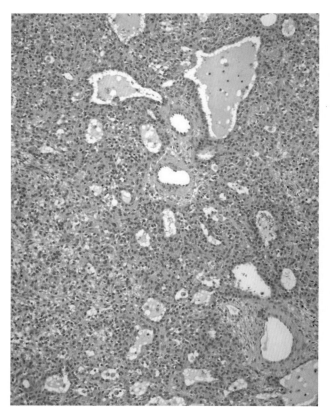

图 15.23   JGCT。滤泡大小和形状不一，由细胞区分隔

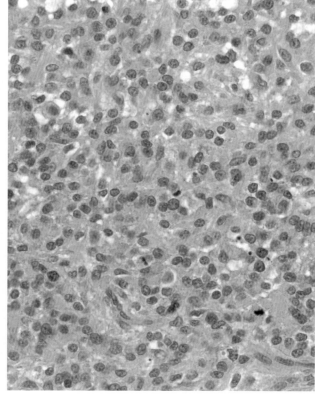

图 15.24   JGCT。细胞胞质丰富，无核沟，可见核分裂象

泡型那么大。滤泡腔内含有嗜酸性或嗜碱性分泌物，约 2/3 的病例呈黏液卡红染色阳性。滤泡内衬细胞层数不等的粒层细胞，使得滤泡壁薄厚不一，周围可有卵泡膜细胞围绕。经常可见衬覆于滤泡的粒层细胞与周围弥漫的富细胞区融合。极少数情况下，衬覆细胞类似鞋钉样细胞。

JGCT 中的肿瘤性粒层细胞有两大特点与 AGCT 中不同：第一，细胞核通常呈圆形、深染，罕见核沟；第二，细胞质通常丰富、呈嗜酸性（黄素化）（图 15.24）。肿瘤中的卵泡膜细胞也常常黄素化，脂肪染色显示上述两种细胞的胞质中含有中等量至大量的脂质。与粒层细胞相比，卵泡膜细胞以梭形更多见，细胞核深染这一点与粒层细胞相似。罕见情况下，JGCT 病例中可见小灶更像 AGCT 形态的区域。

有一组非常罕见的肿瘤，笔者称之为间变性 JGCT。与普通肿瘤相比，该组肿瘤的细胞核异型性十分显著，但结构规则；肿瘤中可见成片生长的区域，单看这些区域无法确定为 JGCT；实际上，某些病例就像未分化癌。只有在充分取材并发现 JGCT 的典型特征（形成典型的滤泡结构）时才能诊断为间变性 JGCT。

JGCT 中的细胞核异型性可以非常轻微，也可以很显著，约 13% 的病例中细胞核呈重度异型（图 15.25）（Young et al. 1984a）。核分裂象多少不一，一般多于 AGCT。

免疫组化特征基本上与 AGCT 相同。

鉴别诊断

JGCT 的鉴别诊断包括 AGCT 和许多其他类型的肿瘤。与 AGCT 相比，JGCT 中的滤泡大小和形状更不规则，其细胞黄素化更为广泛，细胞核通常

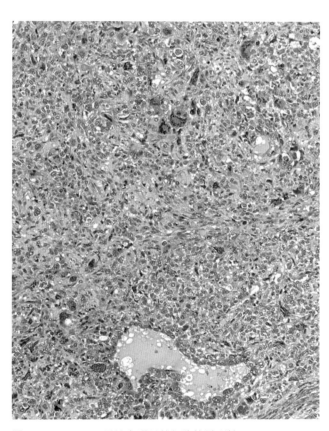

图 15.25　JGCT。局灶有明显的细胞核异型性

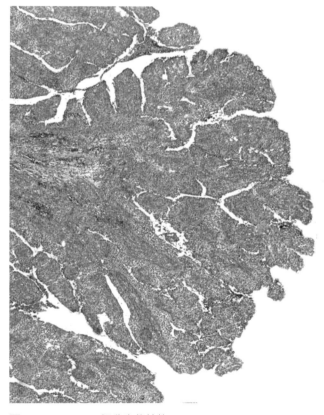

图 15.26　JGCT。假乳头状结构

为圆形、较深染并缺乏核沟（表 15.5）。JGCT 中滤泡内容物多为嗜碱性，黏液卡红染色呈阳性；而 AGCT 中微滤泡内容物常为嗜酸性液体，伴退变的细胞核或基底膜样物质。

JGCT 可能被误诊为恶性生殖细胞肿瘤。后者可能伴有人绒毛膜促性腺激素（hCG）所致的假性性早熟。JGCT 的细胞核形态不像卵黄囊瘤或胚胎性癌那样原始，而且 JGCT 中的滤泡结构也是这两种生殖细胞肿瘤所不具备的。罕见的多泡性卵黄囊瘤中的囊状结构可能貌似 JGCT 中的滤泡。免疫组化染色显示多数生殖细胞肿瘤表达 SALL4，胚胎肿瘤表达 OCT-3/OCT-4，卵黄囊瘤表达甲胎蛋白，这些特点在疑难病例中可有助于诊断；然而，生殖细胞肿瘤一般不表达 inhibin 和 calretinin。

JGCT 有时会被误诊为卵泡膜细胞瘤，因为少数 JGCT 缺乏或罕见滤泡结构，肿瘤细胞一般胞质丰富并且偶尔以卵泡膜细胞为主。充分取材并寻找滤泡结构，用网状纤维染色证实至少部分肿瘤细胞为粒层细胞，这些对于诊断具有重要的价值。而且，卵泡膜细胞瘤中核分裂象罕见，发生于 30 岁以下者少见，儿童中更罕见。黄素化 JGCT 中局灶的弥漫性结构可能提示类固醇细胞瘤的诊断，但是类固醇细胞瘤的组织学结构和细胞学形态单一，这种情况在 JGCT 中少见，JGCT 几乎总会含有更具有诊断性特征的区域。如在 AGCT 部分讨论的那样，MART1/Melan-A、FOXL2 和 WT1 的免疫组化染色可能有助于鉴别。妊娠黄体瘤很少含有圆形滤泡样腔隙，因而可能会想到黄素化 JGCT，但它

与类固醇细胞瘤一样细胞形态单一，其中 1/2 的病例中为多发性，1/3 的病例中为双侧性。

可能与 JGCT 混淆的常见上皮性肿瘤包括透明细胞癌、未分化癌和移行细胞癌。罕见情况下，当 JGCT 中的滤泡衬覆鞋钉样细胞时，可能会貌似以腺管和微囊结构为主的透明细胞癌；当 JGCT 出现细胞核高度异型性时，可能提示未分化癌；罕见病例中，囊性 JGCT 含有衬覆形态一致粒层细胞的假乳头结构，类似移行细胞癌（Young 2008a）。年轻患者、具有滤泡结构以及含有典型 JGCT 形态的区域都有助于正确诊断。如有必要，EMA 及性索标记物的免疫组化检测可帮助确定诊断。

JGCT 可能会与高钙血症型小细胞癌混淆（表 15.3），因为二者都含有滤泡结构，并且都好发于年轻患者。在小细胞癌的典型病例中，癌细胞胞质稀少，这与 JGCT 形成鲜明对比，因为 JGCT 的瘤细胞胞质总是很丰富。小细胞癌的滤泡中罕见嗜碱性分泌物，而这种分泌物在很多 JGCT 中可见。虽然典型 JGCT 易见核分裂象，但相比之下小细胞癌的核分裂象明显更多。部分小细胞癌含有丰富的嗜酸性胞质，这可能为实际诊断工作带来困难，但即使如此鉴别诊断也是可能的，因为小细胞癌的生长方式较 JGCT 更加紊乱。此外，小细胞癌中的大细胞常含有特征性的深染、球状胞质，这一特征在 JGCT 中非常罕见。对鉴别诊断有帮助的免疫组化标记物列于表 15.3。

JGCT 与转移性肿瘤的鉴别诊断中，笔者只见过转移性恶性黑色素瘤与 JGCT 混淆的情况。像许

表 15.5　成年型粒层细胞瘤与幼年型粒层细胞瘤的比较

成年型粒层细胞瘤	幼年型粒层细胞瘤
青春期前患者不到 1%	青春期前患者占 50%
多见于 30 岁后	30 岁后罕见
可见成熟卵泡和 Call-Exner 小体	含有黏液的不成熟卵泡，Call-Exner 小体罕见
细胞核淡染、成角，常见核沟	细胞核深染、圆形，罕见核沟
黄素化不常见	黄素化常见

多转移性肿瘤一样，一些恶性黑色素瘤可含有滤泡样腔隙，并且常常含有丰富的嗜酸性胞质，因此恶性黑色素瘤与实性 JGCT 和含滤泡结构的 JGCT 非常相似。临床资料有助于诊断，因为转移性恶性黑色素瘤罕见于 20 岁以内的患者，而 80% 的 JGCT 患者小于 20 岁。虽然临床病史在大部分病例中很有帮助，但有时恶性黑色素瘤的病史已经过去很久，或者原发肿瘤已自发消退，因此，对于 20 岁以上的患者想要诊断 JGCT 时，应当先排除恶性黑色素瘤的可能性。如果卵巢肿瘤为双侧性，那么这种可能性更高。转移性恶性黑色素瘤的其他特征以及免疫组化也都可能有助于诊断。

临床行为和治疗

尽管 JGCT 通常在分化程度上不如 AGCT，但迄今为止的随访表明 JGCT 有很高的治愈率（Lack et al. 1981；Young et al. 1984a；Zaloudek et al. 1982）。与 AGCT 通常晚期复发相反，所有临床过程为恶性的 JGCT 在 3 年内复发，并且有时临床进展非常快。

笔者的系列研究发现，最有预后意义的特征是肿瘤分期（Young et al. 1984a）。80 例有随访资料的 I 期肿瘤中仅 2 例为临床恶性。肿瘤破裂对预后无不利影响。10 例 I C 期肿瘤中有 2 例为恶性，其中 1 例在腹水细胞学检查中发现恶性细胞。所有 3 例 II 期肿瘤均致死。当考虑到所有分期的肿瘤时，核分裂象和细胞核异型性与预后相关，但在 I 期肿瘤中并无上述相关性。总之，虽然 JGCT 经常存在显著的细胞核异型性和较多核分裂象等令人担心的特征，但除了个别病例外，局限于卵巢内的 JGCT 预后都很好。

由于双侧卵巢受累者罕见并且预后很好，对 I A 期 JGCT 可采取单侧输卵管卵巢切除术。放疗和化疗在持续存在或复发性肿瘤中的治疗经验极少，对这些治疗方式的疗效只有一些个案报道。

上述 JGCT 的生物学行为、预后和治疗不适用

于被笔者称为间变性 JGCT 的罕见病例，笔者的经验显示这种肿瘤为高度恶性。

15.2.3　Sertoli 细胞瘤

Sertoli 细胞瘤很罕见，约占 Sertoli-间质细胞肿瘤的 4%（Oliva et al. 2005；Tavassoli et al. 1980；Teilum 1958；Young et al. 1984a）。这类肿瘤通常是无功能性的，但它们可以分泌雌激素，少数病例分泌孕酮。Sertoli 细胞瘤罕见情况下可引起同性假性性早熟，通常为富含脂质的类型。这类肿瘤偶见于 Peutz-Jeghers 综合征患者，有时候与环状小管性索瘤相关（Young et al. 1984a；Solh et al. 1983；Ravishankar et al. 2016）。有一例 Sertoli 细胞瘤分泌孕激素和雌激素（Tracy et al. 1985）。Sertoli 细胞瘤为单侧，且大部分为 I 期。

肿瘤直径平均约为 9 cm，典型者大体呈分叶状、实性、黄色或棕色肿块。显微镜下，通常为均一小管结构，或至少局灶见小管结构，但罕见病例也可呈弥漫结构。小管可为中空或实性。中空小管内衬柱状至立方形细胞，形态温和，含中等量淡染或弱嗜酸性胞质。管腔通常中空，但也可以含有一些嗜酸性分泌物，罕见情况下可见黏液。实性小管常伸长，但也可以呈圆形或椭圆形。小管紧密排列时可呈实性结构，某些病例中可见真正的实性结构，尤其是当肿瘤的分化程度不像一般的 Sertoli 细胞瘤那么好时。其中一些病例总体上呈实性结构，局灶被纤维性间质分隔，罕见情况下形成类似于睾丸 Sertoli 细胞瘤中所见的腺泡状或巢状结构（图 15.27）。这种情况下，偶尔低倍镜下模糊的腺泡状生长方式类似无性细胞瘤，但高倍镜下仔细观察却发现其细胞学特点的不同，通过免疫组化染色可以明确诊断（图 15.28）。其他少见生长方式包括条索样、小梁状、假乳头状、网状甚至梭形结构。梭形结构会给鉴别诊断造成困难，最近已有文献详细讨论（Oliva et al. 2005）。Sertoli 细胞胞质

内富含脂质时，可命名为富含脂质的 Sertoli 细胞瘤（图 15.29）。偶尔，Sertoli 细胞瘤中有些细胞富含嗜酸性胞质（Ferry et al. 1994）。Sertoli 细胞瘤通常没有或仅有轻微的核异型性或核分裂活性，一般预后很好。少数肿瘤出现中度核异型性，极个别病例呈恶性形态学并且发生转移（Oliva et al. 2005；Phadke et al. 1999）。

Sertoli 细胞瘤的鉴别诊断与 Sertoli-Leydig 细胞瘤的鉴别诊断有很多相似之处，详见后文。这里简单提及那些仅有少量或没有管状结构的 Sertoli 细胞瘤，其中一例见图 15.27 和 15.28。它们与 GCT 的区别是既无后者的典型生长模式又无后者的细胞核特点。Inhibin 染色（图 15.28）和其他性索标记物染色对这些罕见肿瘤与其他肿瘤的鉴别诊断很有帮助，所有这些标记物在 Sertoli 细胞瘤中都有典型的表达。

15.2.4　环状小管性索瘤

该肿瘤的基本特点是存在简单和复杂的环状小管结构（图 15.30~15.32）（Scully 1970；Young et al. 1982a）。简单型小管呈环形，细胞核位于外周，围绕中央基底膜样物质构成透明小体；其间是无核的胞质区，构成环形结构的主要部分。复杂型环形小管的数量更多，都是圆形结构，由相通的环形结构围绕着多个透明小体构成。有些学者认为含有环状小管的肿瘤是 Sertoli 细胞瘤（Tavassoli et al. 1980），而另一些学者认为这类肿瘤是 GCT（Hart et al. 1980）。但是肿瘤的生长方式介于上述两种肿瘤之间，某些病例中含有局灶伸长的管状结构，呈 Sertoli 细胞瘤分化，而另一些病例局灶含有 Call-Exner 小体，呈典型 GCT 分化。超微结构检查显示 Sertoli 细胞型细胞含有 Charcot-Bottcher

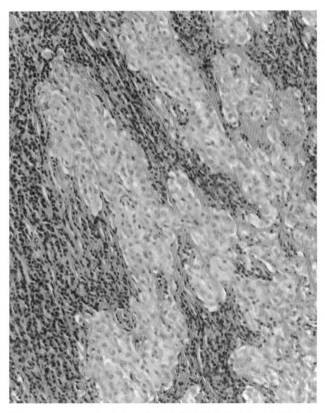

图 15.27　Sertoli 细胞瘤。胞质呈嗜酸性的肿瘤细胞团被炎症细胞所分隔

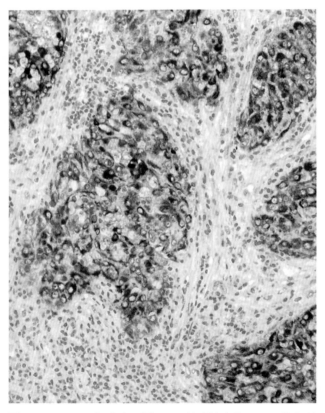

图 15.28　Sertoli 细胞瘤。图 15.27 所示肿瘤的 inhibin 染色呈阳性

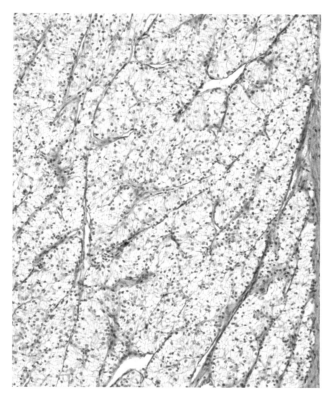

图 15.29　富含脂质的 Sertoli 细胞瘤。结构上为典型的实性 Sertoli 小管，具有大量疏松的胞质，提示胞质内有脂质

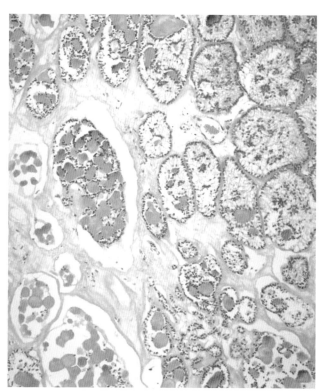

图 15.31　环状小管性索瘤。简单型和复杂型环状小管围绕着透明变性物质

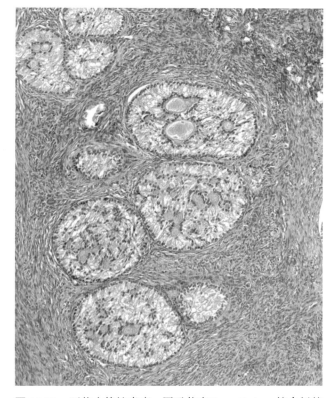

图 15.30　环状小管性索瘤。图示伴有 Peutz-Jeghers 综合征的卵巢内可见数个病灶

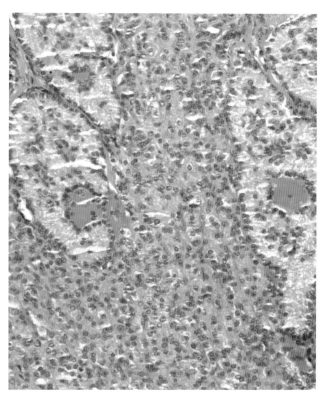

图 15.32　环状小管性索瘤。有局灶的实性增生，此患者不伴 Peutz-Jeghers 综合征

纤维束（Tavassoli et al. 1980），该结构是 Sertoli 细胞特异性的胞质内容物。

环状小管性索瘤的临床和病理表现变化很大，主要取决于患者是否伴有 Puetz-Jeghers 综合征（表 15.6）。几乎所有伴发这种综合征的女性患者行卵巢检查时，在显微镜下均可发现伴有环状小管结构的微小肿瘤，而且至少 2/3 的病例呈多灶性、双侧性；据报道 Puetz-Jeghers 综合征患者中环状小管性索瘤的最大直径为 3 cm。超过半数的病例有局灶性钙化。几乎所有患者的病变都是由于其他原因而切除卵巢时偶然被发现的。所有 Peutz-Jeghers 综合征伴随的微小肿瘤都是良性的，可以进行保守治疗。

有几例报道介绍了伴 Peutz-Jeghers 综合征的其他卵巢肿瘤，其中一些已经引起性早熟。最常见的为 Sertoli 细胞瘤，尤其是伴脂质蓄积者（Solh et al. 1983；Ravishankar et al. 2016）；还包括 2 例 Sertoli-Leydig 细胞瘤、1 例 GCT、1 例类固醇细胞瘤和 2 例未分类性索肿瘤。根据笔者的经验判断，这些肿瘤的显微镜下表现均很独特，包括弥漫区、管状分化、微囊和乳头；且存在两种独特的细胞类型，一种细胞含有丰富的嗜酸性胞质，而另一种细胞胞质很少（Young et al. 1983）。也有报道称 Peutz-Jeghers 综合征患者中罕见伴有表面上皮性肿瘤和生殖细胞肿瘤者。

表 15.6　环状小管性索瘤，伴或不伴 Peutz-Jeghers 综合征的比较

比较的要点	伴 Peutz-Jeghers 综合征	不伴 Peutz-Jeghers 综合征
双侧发生	62%	5%
大体可见者的比例	27%	75%
大小	≤ 3 cm	常常较大
多灶性	82%	6%
钙化	62%	12%
临床表现为恶性	0	20%[a]
微偏腺癌	偶尔	无

注：[a] 仅对大体上可见的肿瘤进行评估。

相反，不伴 Peutz-Jeghers 综合征的患者多是单侧发病，常有可触及的肿块。与伴有 Peutz-Jeghers 综合征的微小肿瘤患者相比，无上述综合征者更易见到肿瘤移行为经典型 GCT 的现象。可见局灶实性增生的嗜酸性细胞（图 15.32）。40% 的患者有雌激素分泌的表现；黄体酮分泌常见，可表现为子宫内膜的蜕膜样变。至少有 1/5 的肿瘤的临床表现为恶性，有通过淋巴系统播散的特点。肿瘤常远期复发。有一个特殊的病例，肿瘤多次复发，复发灶主要位于区域淋巴结和远处淋巴结，每次复发都进行了手术切除，病程超过 24 年。此例肿瘤分泌大量的副中肾管抑制物质和黄体酮，这两种物质的血清水平是监测患者病情的有效肿瘤标志物（Gustafson et al. 1992）。

尽管报道的病例有限，但环状小管性索瘤中 inhibin、calretinin 和其他性索间质标记物似乎都呈阳性。通常需要与 AGCT 或者 Sertoli 细胞瘤相鉴别，但特征性的环状小管使其与这些肿瘤可以区分。免疫组化在鉴别诊断中没有帮助。

15.3　纯间质细胞肿瘤

卵泡膜细胞瘤 – 纤维瘤组的肿瘤完全或者几乎完全由卵泡膜细胞和（或）卵巢间质来源的成纤维细胞构成。纤维瘤、细胞性纤维瘤和纤维肉瘤具有形态学上的谱系性，因此本章对其一起讨论。对偶尔出现的小巢状粒层细胞或者偶尔出现的衬覆 Sertoli 细胞的小管，不能排除其为纯间质细胞肿瘤。这类肿瘤称为伴少许性索成分的纤维瘤或者卵泡膜细胞瘤（Young et al. 1983b）。与之相似的是，黄体细胞也可见于具有纤维瘤或卵泡膜细胞瘤背景的肿瘤中，虽然这些传统上已经被归类为黄素化卵泡膜细胞瘤，但最好的方法是基于背景间质特征对它们进行分类，因为黄体细胞没有预后相关性。黄素化卵泡膜细胞瘤（卵泡膜细胞增生症）伴硬化性腹膜炎这一罕见亚型是唯一保留黄素化卵泡膜细胞

瘤名称的肿瘤。罕见的硬化性间质瘤、印戒细胞间质瘤和微囊性间质瘤均属于这一类。2014 年的 WHO 分类中，类固醇细胞肿瘤（包括 Leydig 细胞瘤）也被归入纯间质细胞肿瘤。

15.3.1　纤维瘤

纤维瘤占所有卵巢肿瘤的 4%，由梭形细胞和数量不等的胶原构成。纤维瘤可发生于所有年龄段，但最常见于中年人，患者的平均年龄为 48 岁（Dockerty et al. 1944），30 岁以下患者的占比不到 10%。纤维瘤很少产生类固醇激素，但是可伴两种少见的临床综合征，即 Meigs 综合征（Meigs 1954）和痣样基底细胞癌综合征（Gorlin 综合征）（Gorlin 1987）。Meigs 综合征和约 1% 的卵巢纤维瘤有关，表现为卵巢纤维性肿瘤（通常是纤维瘤）伴有腹水和胸腔积液，肿瘤切除后上述症状消失。仅伴有腹水者在直径大于 10 cm 的卵巢纤维瘤中占 10%~15%（Samanth et al. 1970）。Meigs 综合征发病原因方面，最广为接受的解释是肿瘤中的液体通过浆膜面渗入腹腔，随后经淋巴管或胸腹腔之间的交通（如膈肌裂孔）进入单侧或双侧胸膜腔。

遗传性痣样基底细胞癌综合征具有以下一个或几个特点：年龄较轻即出现基底细胞癌、颌骨角化囊肿、硬脑膜钙化、肠系膜囊肿、其他少见异常（Gorlin 1987）及卵巢纤维瘤，后者常为双侧性、多结节状并伴有钙化。文献中还有一例儿童卵巢纤维肉瘤伴痣样基底细胞癌综合征的报道（Kraemer et al. 1984）。

纤维瘤被认为是良性肿瘤。然而，其偶尔也会复发，特别是有粘连或破裂者更容易复发。

大体表现

纤维瘤大小不一，可以仅为显微镜下所见或者体积非常大。切面通常质硬、均一、苍白、呈旋

涡状。常见局灶水肿（图 15.33）和囊性变。局灶或弥漫性钙化以及双侧发生者均不到所有病例的 10%，但是如前文所述，二者都是伴有痣样基底细胞癌综合征的卵巢纤维瘤的特点。

镜下表现

显微镜下，梭形细胞呈交叉、束状排列，并可产生胶原，有时可见席纹状结构。透明变性的纤维组织带并不少见。许多肿瘤表现出不同程度的细胞间水肿。肿瘤细胞胞质中可含有少量的脂质（图 15.34）。肿瘤细胞质罕见含有红色小颗粒，后者似透明小体，可能是一种退变现象。如前文所述，少数纤维瘤含有少量性索成分，如果性索成分不多的话，该肿瘤仍然应被分类为纤维瘤。纤维瘤也可含有黄素化间质细胞，这些肿瘤在过去被归类为黄素化卵泡膜细胞瘤。

有一组卵巢纤维瘤含有大量细胞成分（图 15.35），因此称为细胞性纤维瘤（Prat et al. 1981）。如果没有或只有轻度细胞异型性，即使具有相对较高的有丝分裂活性（≥ 4/10 HPF），其临床病程通常也是平安无事（Irving et al. 2006）。大多数细胞性纤维瘤中富于细胞和少细胞区域相交替，但部分是弥漫性富于细胞的。

研究表明，纤维瘤中 inhibin 和 calretinin 的阳性率变化很大（Cathro et al. 2005；Deavers et al. 2003；Al-Agha et al. 2011；Zhao et al. 2009）。这些标记物在多数纤维瘤中的表达为一种或两种呈阴性，即便呈阳性也很弱或呈局灶阳性。有限的数据显示，多数纤维瘤似乎会表达较新的标记物 FOXL2（Al-Agha et al. 2011）和 SF-1（Zhao et al. 2009），通常呈弥漫阳性。纤维瘤也通常会表达 CD56（He et al. 2008）和 WT1（Zhao et al. 2009）。这些标记物不是诊断所必需的。

鉴别诊断

纤维瘤需要与一些非肿瘤性卵巢病变相鉴别，

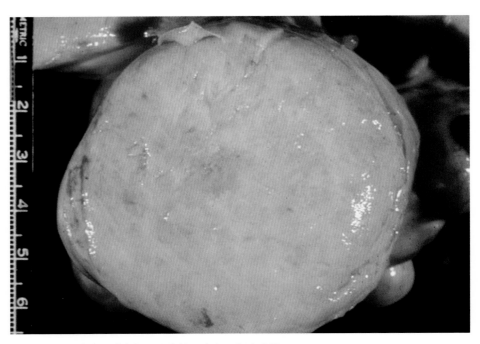

图 15.33　纤维瘤。肿瘤切面呈实性、白色，轻度水肿

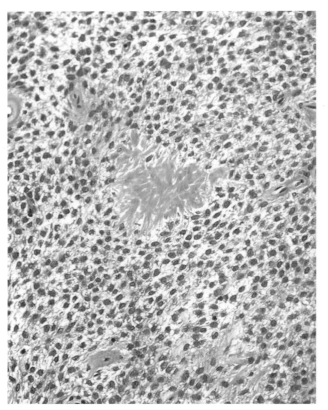

图 15.34　纤维瘤。因为含有少量脂质，横切面显示胞质淡染，容易被误诊为卵泡膜细胞瘤

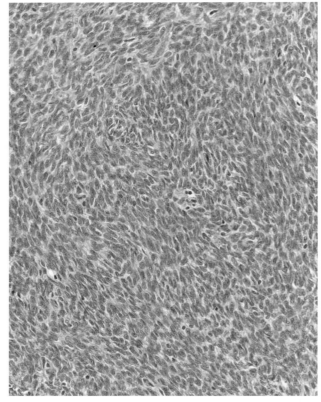

图 15.35　细胞性纤维瘤

特别是卵巢巨块性水肿、纤维瘤病和间质增生。前两种病变常为单侧性，但也可双侧性，特点分别为卵巢间质细胞增生伴显著的细胞间水肿和产生大量致密的胶原。纤维瘤几乎总是取代卵泡、黄体和白体，而卵巢巨块性水肿和纤维瘤病中含有上述结构。与卵巢纤维瘤相反，间质增生为双侧性，镜下特征为排列紧密的间质小细胞呈多结节状增生或弥漫增生，伴少量胶原形成。

在性索间质肿瘤大类中，将纤维瘤与卵泡膜细胞瘤区分开可能具有挑战性，极少数情况下不能区分，有关内容将在卵泡膜细胞瘤部分详细介绍。之前已经讨论过纤维瘤与弥散性 AGCT 的区别。罕见情况下，纤维瘤具有数量不等的细胞并有一些血管分布，这可能导致它们被误判为硬化性间质瘤。综合明显的假小叶、黄体细胞和扩张的血管这些特点，可区分硬化性间质瘤和与其有些相似的纤维瘤。一些纤维瘤出现明显的囊性变，可能会被误诊为表面上皮间质瘤。然而，囊肿没有上皮衬覆（假性囊肿）。

还需要与其他梭形细胞肿瘤（卵巢原发性或转移性的）进行鉴别。平滑肌肿瘤具有更丰富的嗜酸性胞质、圆形细胞核和突出的束状结构，而且平滑肌标记物的免疫组化呈阳性。子宫内膜或子宫内膜间质肉瘤细胞呈特征性的小血管周围分布，可能有泡沫状巨噬细胞，而且这些肿瘤特征性地表达 CD10；据报道，CD10 在纤维瘤中呈阴性（Oliva et al. 2007）。胃肠道间质瘤转移到卵巢的病例已有报道，这种情况下卵巢肿瘤具有与胃肠道肿瘤相同的特征，例如胞质内囊泡、表达 c-kit 和 DOG1。

最后，Krukenberg 瘤通常具有纤维瘤性背景间质，如果上皮成分稀疏且不明显，偶尔会被误认为是纤维瘤。这是术中会诊时特别容易出现的问题，因为印戒细胞在冰冻切片上可能非常不明显。这种情况下病变为双侧性是一个有用的临床线索。大体和显微镜下，Krukenberg 瘤更可能具有结节

性生长方式，并且会侵入正常卵巢实质。仔细观察切片通常可发现明显的上皮成分，必要时可以通过黏蛋白染色或免疫组化证实。

15.3.2　纤维肉瘤

这种恶性卵巢肿瘤的特征是不同程度地均匀分布的大量细胞，细胞存在显著异型性，核分裂显著活跃（Christman et al. 1990）。患者通常是绝经后女性。肿瘤通常大且为单侧性的，常伴出血和坏死。虽然已明确中度至重度细胞异型性、核分裂象计数超过 4/10 HPF 是诊断标准，但某些情况下低级别纤维肉瘤和细胞性纤维瘤之间的鉴别诊断极具挑战性（Prat et al. 1981；Irving et al. 2006）。

15.3.3　卵泡膜细胞瘤

卵泡膜细胞瘤和纤维瘤的镜下区分标准不统一，导致文献中报道的发病率各不相同，卵泡膜细胞瘤的发病率约为 GCT 发病率的 1/3。与 GCT 相比，卵泡膜细胞瘤患者的平均年龄较大，30 岁以下者少见，青春期前患者非常罕见。一项大宗研究中，84% 的卵泡膜细胞瘤发生于绝经后，患者的平均年龄为 59 岁，仅 10% 的患者小于 30 岁（Bjorkholm et al. 1980）。在该项研究中，60% 的绝经后患者表现为阴道流血，21% 的绝经后患者并发子宫内膜癌。卵泡膜细胞瘤以往分为经典型和黄素化型两个亚型（Bjorkholm et al. 1980；Banner et al. 1945；Geist et al. 1938；Hughesdon 1983；Roth et al. 1983；Zhang et al. 1982）。不过最近的 WHO 分类中剔除了黄素化卵泡膜细胞瘤这一分类（Kurman et al. 2014）。

卵泡膜细胞瘤几乎总是单侧性的。体积大小不等，有的小至无法触及，有的为巨大的实性肿块，但多数肿瘤直径不足 5 cm（Burandt et al. 2014）。

切面通常为实性、黄色（图 15.36），部分病变的切面为灰白色，仅局灶呈黄色；偶见囊性变和局灶性出血，极少发生坏死。

显微镜下，肿瘤细胞成片排列，常与纤维束或透明变性斑块相间分布（图 15.37），有些病例出现显著的瘢痕样硬化灶。弥漫性生长最常见，但局灶性结节生长也相对常见。细胞数量通常较少或者中等，但约 1/3 的卵泡膜细胞瘤有细胞密集区。瘤细胞境界不清，呈圆形或卵圆形，胞质量一般中等至丰富。文献中常过分强调其胞质富于脂质的特征（Burandt et al. 2014），但实际上其最常见的特征是淡染或呈暗灰色（图 15.38）。部分病例中瘤细胞胞质可表现为一定程度的空泡化，提示含有中等至丰富的脂质。出现显著空泡化胞质的病例罕见。少数富于细胞型卵泡膜细胞瘤的胞质不明显。细胞核呈圆形至梭形，说明纤维瘤和卵泡膜细胞瘤的形态存在一定重叠（图 15.37），许多具有这样独立病灶的病例被诊断为纤维瘤。细胞核一般无异型性或仅有轻度异型性，罕见奇异形核，没有或少见核分裂象，但极罕见的情况下可以有活跃的核分裂。异型核或者核分裂象对预后没有任何已知的影响。很

少见到黏液样基质（图 15.39）或者脂肪化生，钙化不常见，特别是在年轻患者中更是如此（Burandt et al. 2014；Young et al. 1988）。免疫组化检查，多数卵泡膜细胞瘤可以表达所有常见的性索间质标记物。

以纤维瘤或卵泡膜细胞瘤为主的肿瘤也可以含有类似黄素化卵泡膜细胞和黄素化间质细胞的类固醇型细胞团，过去这类肿瘤称为黄素化卵泡膜细胞瘤。不过，最新的 WHO 分类根据间质成分把这些肿瘤要么归为纤维瘤，要么归为卵泡膜细胞瘤，因为黄素化细胞的存在没有特定的预后意义（Kurman et al. 2014）。在最大规模的黄素化卵泡膜细胞瘤系列病例中，50% 的肿瘤分泌雌激素、39% 的肿瘤为无功能性、11% 的肿瘤分泌雄激素（Zhang et al. 1982）。这种相对高比例的男性化表现与非黄素化卵泡膜细胞瘤中罕见男性化表现形成鲜明对比。与典型的卵泡膜细胞瘤相比，黄素化卵泡膜细胞瘤也可发生于较年轻的人群，但最常见于绝经后女性，只有 30% 的患者为 30 岁以下。极少数情况下，类固醇型细胞中查见 Reinke 晶体（Paraskevas et al. 1989），以往曾称之为间质-Leydig 细胞瘤

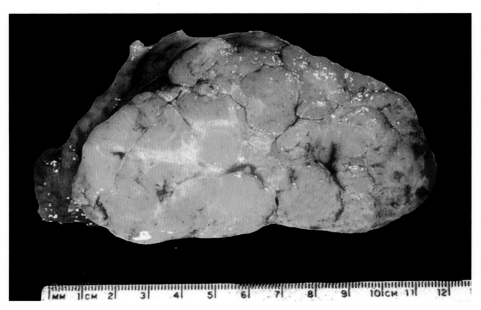

图 15.36　卵泡膜细胞瘤。肿瘤切面均一，呈实性、黄色、分叶状

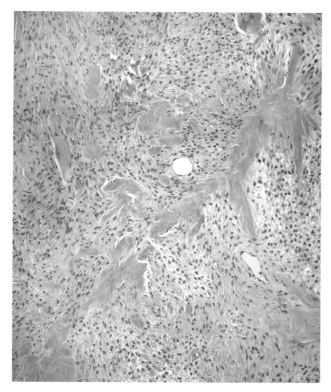

图 15.37　卵泡膜细胞瘤。明显的透明变性斑块。该病例整体上是卵泡膜细胞瘤，但图中所示区域兼具卵泡膜细胞瘤和纤维瘤的特征

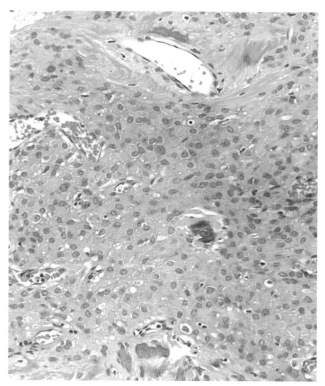

图 15.38　卵泡膜细胞瘤。许多病例中的典型细胞质特征

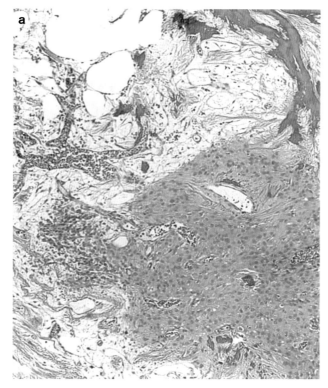

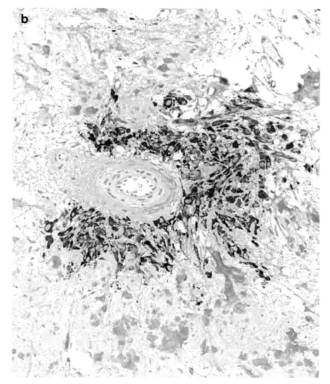

图 15.39　卵泡膜细胞瘤。a. 黏液样间质和局灶钙化；b. inhibin 染色呈阳性

（Zhang et al. 1982；Bohmetal et al. 1991；Paoletti et al. 1987；Scully 1953；Sternberg et al. 1973），其中约 50% 的患者出现男性化症状。

卵泡膜细胞瘤与纤维瘤的鉴别是最常见的诊断困难。二者之间存在形态学谱系上的重叠，谱系两端的病例相对简单，而谱系中间的罕见肿瘤可能无法区分。这类肿瘤由具有部分（但不是所有）卵泡细胞特征的细胞组成，含有少量至中等量的脂质，并且似乎伴有并不明确的雌激素分泌表现。形态学鉴别要点是在纤维瘤中有丰富、淡染或富含脂质的细胞质。术语"纤维卵泡膜细胞瘤（fibrothecoma）"通常用于不确定的病变。有些人对纤维瘤和卵泡膜细胞瘤类别中的所有肿瘤都使用该术语，但笔者更愿意将绝大多数可以在形态学上做出分类的肿瘤区分出来，并尽量少用不确定性术语。

具有丰富纤维卵泡膜细胞瘤样间质或弥漫性生长的 AGCT 与卵泡膜细胞瘤相似。在大多数粒层细胞瘤中，广泛取材可以发现明显的上皮成分。免疫组化在这方面的鉴别中的用途有限。不过，网状蛋白染色可能是有帮助的：卵泡膜细胞瘤中，网状纤维通常围绕单个肿瘤细胞（尽管有时包围着一小簇细胞）；GCT 中，网状纤维包绕整个细胞巢。卵泡膜细胞瘤中有非常少量（<10%）的性索成分也是可以接受的，因为这些次要成分似乎对预后并没有不利影响。其与硬化性间质瘤和微囊性间质瘤的鉴别诊断详见后文。卵泡膜细胞瘤与其他性索间质肿瘤的形态学重叠有限。

卵泡膜细胞瘤几乎都不是恶性的。许多肿瘤被报告为"恶性卵泡膜细胞瘤"，但其中有些可能最好应被报告为内分泌表现不活跃的纤维肉瘤或弥漫性 GCT（Waxman et al. 1979）。需要保持生育功能的情况下，卵泡膜细胞瘤可以通过卵巢切除术得到充分治疗。不过，对于更年期或绝经期的大多数患者来说应当同时进行全子宫切除术和双侧输卵管卵巢切除术。

15.3.4 黄素化卵泡膜细胞瘤（卵泡膜细胞增生症）伴硬化性腹膜炎

这是一种具有独特表现的卵巢罕见病变（图 15.40~15.42），通常伴硬化性腹膜炎（Clement et al. 1994；Staats et al. 2008）。与经典型卵泡膜细胞瘤和普通型黄素化卵泡膜细胞瘤相反，该亚型几乎总是双侧发病。患者的年龄从 10 月龄到 85 岁不等，但多数发生在年轻女性（中位年龄为 27 岁）。症状包括腹痛、腹水和小肠梗阻，没有激素相关症状。

大体上，肿瘤大小不等，较小时卵巢几乎呈正常大小，只有皮质的扩张并呈现正常大脑皮质脑回状外观；大者呈巨大球形肿块，完全看不出正常卵巢。常见水肿、囊肿形成和出血。镜下见温和的梭形细胞增生，并包围整个皮质，髓质不受影响（图 15.40）。一般细胞丰富，细胞密集区和细胞稀疏区交错存在，常见显著水肿伴微囊性改变（图 15.41）。黄体细胞呈小巢状或单个出现，仅有少量或中等量胞质（图 15.42），因此比通常的黄素化卵泡膜细胞瘤更不容易识别。增生常与先前存在的卵巢结构（如卵泡）融合到一起。这种病变的另一个独特表现是许多病例中核分裂活跃。虽然黄素化细胞表达常见的性索标记物（如 inhibin 和 calretinin），但梭形细胞成分通常并不表达；这种成分可表达 FOXL2 和 SF-1，说明它们具有卵巢间质分化特点（McClaggage et al. 2013）。

鉴别诊断范围相当有限。这种病变与纤维瘤、伴黄素化细胞的卵泡膜瘤的区别在于，这种病变为双侧性，缺乏雌激素的表现，皮质呈果皮样生长，并有黄素化细胞的特征，且黄素化细胞较小，单独出现或呈小簇状，不会形成大的细胞巢。非肿瘤性的纤维瘤病和巨大组织水肿会累及正常组织，但通常是单侧性的，细胞成分少，通常不会有黄素化细胞。病变小时可能需与相间质增生相鉴别，但与间质细胞增生症（hypethecosis）有关的间质增生通常

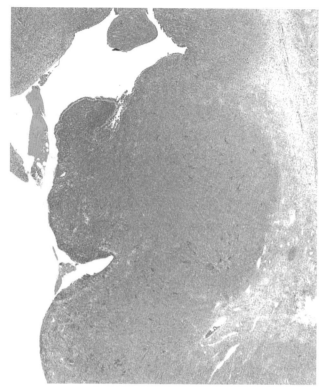

图 15.40　黄素化卵泡膜细胞瘤伴硬化性腹膜炎。卵巢皮质呈明显的脑回样结构，髓质仍然正常

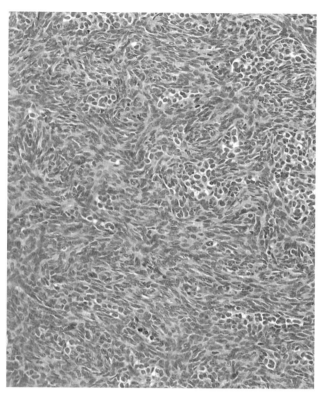

图 15.42　黄素化卵泡膜细胞瘤伴硬化性腹膜炎。形态温和的梭形细胞背景中，出现境界不清的黄体细胞团

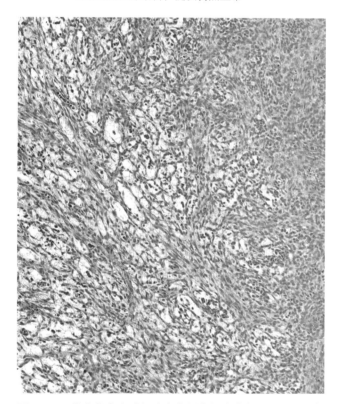

图 15.41　黄素化卵泡膜细胞瘤伴硬化性腹膜炎。可见明显伴微囊性改变的水肿

发生在髓质而不是皮质。最后，黄素化细胞在某些病例中可能不是很明显，导致诊断时可能考虑为各种梭形细胞肿瘤，尤其是纤维瘤。黄素化卵泡膜细胞瘤伴硬化性腹膜炎时的双侧性以及弥漫性皮质生长模式是寻找黄素化细胞的线索，黄素化细胞总是存在。性索标记物的免疫组化染色可以显示出黄素化细胞，但很少需要这样做。

推测该病变是良性的，目前没有其发生转移的报道。有几条证据表明其发生是一个非肿瘤性的过程：在所有可以识别正常卵巢的病变中都能看到围绕皮质及围绕固有卵巢结构的生长模式，并且有不行卵巢切除而成功治愈的病例报道（Schonman et al. 2008）。伴发的硬化性腹膜炎（几乎在所有病例中均可见，但有时仅表现在组织学上）有较高的发病率，甚至发生于卵巢切除术后的数月或数年内，偶尔导致死亡（Staats et al. 2008）。这些病例中硬化性腹膜炎的发病机制尚未可知。

15.3.5　硬化性间质瘤

硬化性间质瘤的临床和病理特征与纤维瘤和卵泡膜细胞瘤不同（Chalvardjian et al. 1973）。后两者发生于 30 岁以内的情况少见，但 80% 以上的硬化性间质瘤发生于 20~30 岁，确诊时平均年龄为 27 岁。与卵泡膜细胞瘤相反，硬化性间质瘤伴雌激素或雄激素分泌者少见。迄今为止，报道的所有硬化性间质瘤均为良性，但有局灶性复发的病例报道（Goebel et al. 2016）。

大体表现上，典型者表现为单侧性、孤立性、边界清晰的肿块；双侧性硬化性间质瘤罕见（Ismail et al. 1990）。切面呈实性、灰白色，常见水肿区和囊肿形成，局灶呈黄色（图 15.43）。极少数标本呈单房囊性。

显微镜下特点鲜明：假小叶样生长方式（图 15.44），即致密少细胞区或水肿的结缔组织将细胞丰富的结节分隔开，结节内可伴有硬化，有些结节内可见明显的薄壁血管（图 15.45）。结节内可见成纤维细胞和圆形、空泡样细胞杂乱分布（图 15.46）。有时空泡细胞呈印戒细胞样，可能与 Krukenberg 瘤中的印戒细胞相混淆，但前者细胞内含的是脂质而不是黏液。含脂质细胞可能是失活或活性较弱的黄体细胞。罕见的功能性硬化性间质瘤中，这种黄体细胞更像黄素化卵泡膜细胞瘤中的细胞。核分裂一般不活跃，但有少数核分裂活性增加的病例报道，其中一例出现局部复发（Goebel et al. 2016）。妊娠期硬化性间质瘤经常有显著的黄素化（Bennett et al. 2015）。罕见情况下，硬化性间质瘤有明显的黏液样变，其中部分病例与罕见的卵巢黏液瘤存在形态上的重叠（Costa et al. 1993）。性索标记物的免疫组化染色一般呈阳性。

尽管纤维瘤、卵泡膜细胞瘤、硬化性间质瘤甚至类固醇细胞瘤之间存在着形态学上的交叉，但这 4 种肿瘤各自存在许多独特之处（表 15.7），一般总能做出明确的诊断。

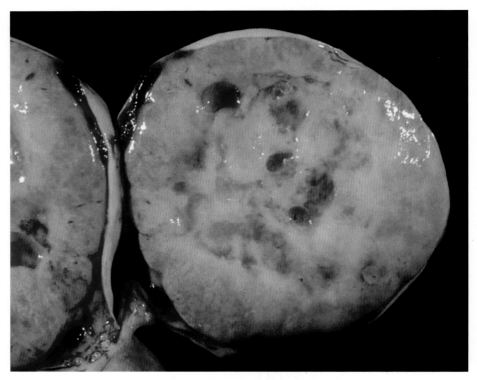

图 15.43　硬化性间质瘤。肿瘤切面大部分呈实性，局灶出现囊性变。囊性区域在肿瘤中央更明显，质地较周边黄色区域软

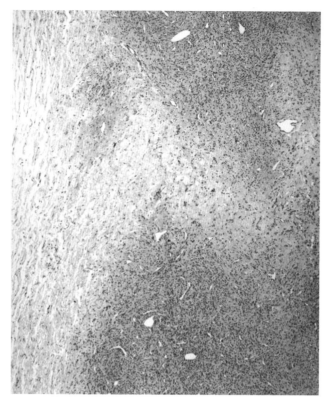

图 15.44　硬化性间质瘤。细胞稀疏的水肿样间质将细胞丰富区分隔成假小叶结构

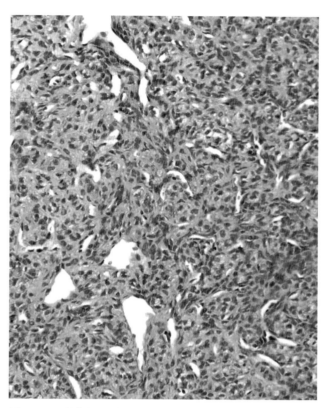

图 15.46　硬化性间质瘤。梭形细胞与圆形、略呈黄素化的细胞混合存在

15.3.6　印戒细胞间质瘤

　　1976 年，Ramzy 描述了 1 例发生于 28 岁女性的罕见卵巢肿瘤，并将其命名为印戒细胞间质瘤。这类肿瘤罕见，其后也只有少数病例报道，所有病例均见于成人，为无功能性、良性肿瘤（Vang et al. 2003）。肿瘤大体表现无特殊，显微镜下见梭形细胞弥漫分布，其间混杂着圆形细胞，后者细胞核偏位，有单个大空泡，类似印戒细胞（图 15.47）。这些细胞弥漫散在或呈灶性分布，脂质染色和黏液染色呈阴性。电镜观察结果表明，部分病例中的空泡是胞质内基质广泛水肿所致，部分病例中空泡是线粒体肿胀造成，还有一些病例中空泡是细胞外基质水肿形成的胞质假包涵体（Dickersin et al. 1995）。尽管报道中免疫组化的应用经验有限，但这些肿瘤似乎会表达性索-间质标记物。有些病例局灶表达 CK，但不表达 EMA，因此，EMA 或

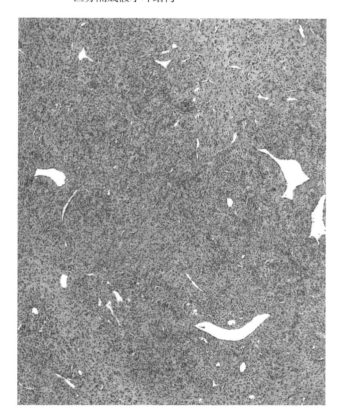

图 15.45　硬化性间质瘤。富于血管的假小叶

表 15.7　硬化性间质瘤与纤维瘤、卵泡膜细胞瘤和类固醇细胞瘤的比较

比较的要点	硬化性间质瘤	纤维瘤	卵泡膜细胞瘤	类固醇细胞瘤
年龄	80% 的患者 <30 岁	10% 的患者 <30 岁	平均年龄为 63 岁	25% 的患者 <30 岁
功能	几乎总是无功能	无功能	一般为雌激素性	一般为雄激素性
大体多彩状	有	无	无	无
假小叶结构	有	罕见	罕见	无
显著扩张的血管	有	罕见	罕见	罕见
两种细胞类型	有	仅见于黄素化型	仅见于黄素化型	无
大片透明变性	无	常见	常见	无
生物学行为	良性	几乎总是良性	几乎总是良性	有时恶性

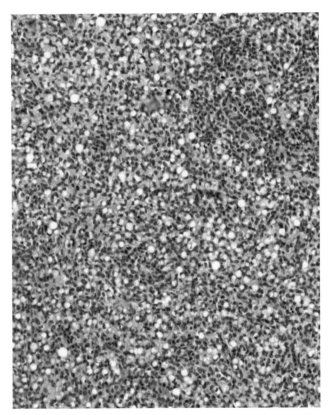

图 15.47　印戒细胞间质瘤

黏蛋白的特殊染色可用于鉴别 Krukenberg 瘤。不过，这两种肿瘤在临床和形态上有许多不同，因此很少需要应用辅助检查。印戒细胞间质瘤没有假小叶，没有富脂细胞，也没有硬化性间质瘤的丰富血管。罕见情况下，印戒细胞间质瘤中的印戒细胞样改变可见于粒层细胞瘤。

15.3.7　微囊性间质瘤

微囊性间质瘤是间质肿瘤类别内最近报道的一个罕见亚型（Irving et al. 2008b; Irving et al. 2015）。迄今为止，报道的所有患者均为成人，且病变均为 I 期无功能性肿瘤，平均直径为 10 cm。肿瘤可以呈囊性或囊实性。显微镜下，典型特点是透明变性条索和纤维化区将富于细胞的成分分隔成小叶状（图 15.48）。这些区域明确存在多少不等的小囊腔，囊腔常十分显著、互相融合（图 15.49），形成该肿瘤独特的形态学特点，肿瘤因此而得名。肿瘤细胞胞质细腻，呈颗粒状、弱嗜酸性，细胞核呈圆形至卵圆形，核仁小，核分裂象罕见。偶尔可见退变的奇异形核。

微囊性间质瘤具有独特的免疫表型。性索间质标记物中，它们通常不表达 inhibin、calretinin 和 CD56，但表达 FOXL2、SF-1 和 WT1，支持它们属于性索间质肿瘤。它们均表达核 β-catenin、cyclin D1、CD10 和 vimentin。到目前为止，大约 1/3 进行了相关检测的肿瘤中的微囊性间质瘤呈 CK 阳性、EMA 阴性。在进行过相关检测的微囊性间质瘤中，半数存在 β-catenin 基因 CTNNB1 的杂合性突变（Irving et al. 2015）。

微囊性间质瘤的鉴别诊断范围非常广，文献中已有详述（Irving et al. 2008b）。玻璃样变区域和细

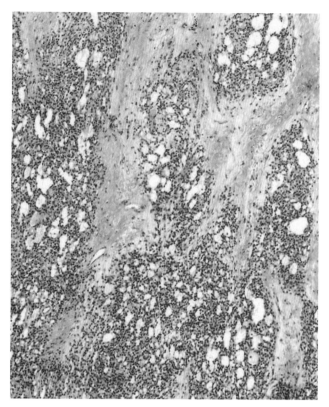

图 15.48　微囊性间质瘤。低倍镜下的典型表现

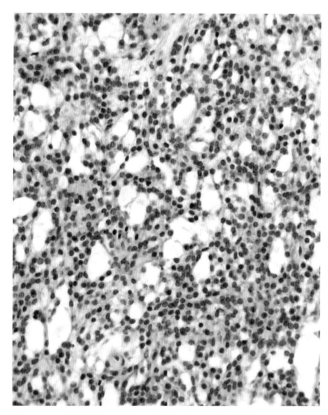

图 15.49　微囊性间质瘤。高倍镜下可见微囊结构

胞形态会使人考虑到卵泡膜细胞瘤，但显著的微囊和独特的免疫组化特征使两者很容易区分。文献中对独特的卵巢实性假乳头状肿瘤（与更常见于胰腺的同一类肿瘤的特征相同）已经有介绍（Deshpande et al. 2010），考虑到这两种肿瘤之间存在共同的 CTNNB1 突变，有学者提出这可能是同一肿瘤的变体。但除了其他差异外，微囊性间质瘤没有假乳头状生长模式，或者说没有实性假乳头状肿瘤的特征性核沟。此外，实性假乳头状肿瘤通常呈 CD56 阳性、WT1 阴性。其他卵巢肿瘤大多数可能有微囊，因此应在充分取材检查、排除其他可能需要单独分类的病种后才能做出微囊性间质瘤的诊断。

15.4　类固醇细胞肿瘤

该类肿瘤约占卵巢肿瘤的 0.1%。根据 2014 年 WHO 分类，类固醇细胞肿瘤包括 Leydig 细胞瘤、类固醇细胞瘤和恶性类固醇细胞瘤（Kurman et al. 2014）。以前独特的诊断实体——间质黄体瘤已被纳入类固醇细胞瘤类别。不过，考虑到这些肿瘤有良性预后的证据，将明确符合间质黄体瘤标准的病例在本文中进行单独描述是合适的。脂质细胞瘤和类脂细胞瘤这两个术语多年来一直用于描述完全由类似于典型类固醇激素分泌细胞、黄素化细胞、Leydig 细胞和肾上腺皮质细胞组成的卵巢肿瘤（Taylor et al. 1967）。然而，该组肿瘤中多达 25% 的病变并不含有脂质或仅含很少量脂质；且几年前开始，"类固醇细胞肿瘤"这一名称已被用来描述上述肿瘤，因为这一命名能够同时反映肿瘤细胞的形态学特点和分泌类固醇激素的倾向（Scully et al. 1998）。类固醇细胞肿瘤各种亚型的特点对比见表 15.8。

所有的类固醇细胞肿瘤都具相同的形态学和免疫组化特征。细胞呈圆形，细胞质中等量至丰富，胞质可能呈嗜酸性或富含脂质，呈海绵状多空泡、几乎透明样。间质黄体瘤和 Leydig 细胞瘤中细胞

表 15.8　类固醇细胞肿瘤的临床和病理特点

要点	间质黄体瘤	Leydig 细胞瘤	C（−）门细胞瘤	类固醇细胞瘤（NOS）
年龄（平均年龄）/ 岁	28~74（58）	32~75（57）	34~82（61）	2~80（43）
男性化表现 / 多毛症	12%	83%	33%	52%
雌激素相关症状	60%	0	44%	8%
雄激素相关症状的持续时间 / 年	1.5~5.0	2~20	1~24	0.5~30.0
伴库欣综合征	0	0	0	6%
平均直径 /cm	1.3	2.4	1.8	8.4
同时伴间质卵泡膜细胞增生症	92%	42%	67%	23%

注：C（−）—Reinke 结晶阴性；NOS—非特指性。引自 Paraskevas 和 Scully（1989）。

质以嗜酸性为主，而类固醇细胞瘤中两种胞质表现均可见。细胞核呈圆形，位于中央，染色质结构粗糙，中央有一显著核仁。胞质内脂褐素可能很明显。

类固醇细胞瘤所有亚型具有相似的免疫组化特点。它们表达大多数性索间质标记物（如 inhibin、calretinin 和 SF-1）。然而，它们通常不表达 FOXL2 或 WT1，但表达 Melan-A，而后者在其他大多数性索间质肿瘤中不表达。

15.4.1　间质黄体瘤

间质黄体瘤约占类固醇细胞瘤的 25%（Hayes et al. 1987a）。这一命名适用于位于卵巢间质内的、小的类固醇细胞肿瘤（图 15.50），推测其起源于卵巢间质。支持这一观点的证据是，间质卵泡膜细胞增生症（非肿瘤性病变）中的卵巢间质具有分化成黄体细胞的能力（Sternberg et al. 1973）。这类肿瘤另一种可能的来源是肾上腺残余细胞和 Leydig 细胞，这两种细胞在卵巢间质中极其罕见。大约 90% 的间质黄体瘤在同侧或对侧卵巢同时存在间质卵泡膜细胞增生症。某些间质卵泡膜细胞增生症病例中，巢状增生的黄体细胞可形成结节（结节状卵泡膜细胞增生症）。卵泡膜细胞增生症形成的大结节与间质黄体瘤的鉴别存在一定的主

观性；笔者将显微镜下可见的结节状病灶诊断为间质卵泡膜细胞增生症，将那些大体可见的结节状病灶诊断为间质黄体瘤。间质黄体瘤的直径几乎都小于 3 cm，而且绝大多数呈单侧性。肿瘤边界清楚，呈实性，切面通常为灰白色或黄色，1/3 的病例含有红色或褐色区，或呈一致的红色或褐色（图 15.50）。

显微镜下，间质黄体瘤呈圆形或类圆形结节，由黄体样细胞组成，一般脂质含量少。核分裂象罕见。肿瘤细胞可以弥漫分布，或呈小巢状或条索状，周围常被多少不等的卵巢间质完全包绕。大约 20% 的病例可出现令人混淆的形态，即局灶退

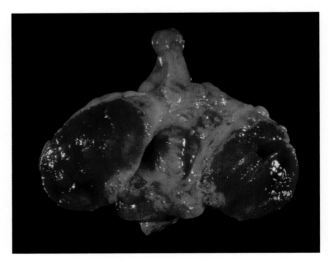

图 15.50　间质黄体瘤。肿瘤呈深褐色

变，形成类似腺体或脉管的不规则腔隙。腔隙内或其周围可出现含有脂质的细胞和慢性炎症细胞，并可能伴有纤维化。部分病变的腔隙内含有红细胞。

80% 的间质黄体瘤发生于绝经后女性。60% 的患者以异常阴道流血为首发症状，这可能与雌激素过多有关，但是目前尚不清楚雌激素是由肿瘤细胞直接分泌的还是由分泌的雄激素经外周转化而来。男性化症状仅见于 12% 的病例。该肿瘤的激素相关表现与其他类固醇细胞肿瘤相反，后者通常表现为男性化，偶尔产生雌激素。其原因可能与伴随的间质卵泡膜细胞增生症相关，特别是那些有长期激素紊乱的患者。

所有报道的具有这些特征的肿瘤都有良性结局。因此，尽管 WHO 目前将间质黄体瘤归类为非特指性类固醇细胞瘤，但局限于卵巢内的小的、伴间质增生和雌激素相关表现的类固醇细胞瘤仍可以被诊断为间质黄体瘤，以表明其很可能具有良性行为。

15.4.2　Leydig 细胞瘤

对类固醇细胞肿瘤而言，只有通过光镜或电镜检查发现肿瘤细胞的胞质中或多或少存在特异性的 Reinke 结晶才能确定肿瘤为 Leydig 细胞起源（Sternberg 1949）。由于光镜检查显示仅 35%~40% 的睾丸 Leydig 细胞瘤含有 Reinke 结晶，如果没有找到 Reinke 结晶，则无法区别 Leydig 细胞与黄体细胞或肾上腺皮质细胞，因此，许多未分类的类固醇细胞瘤可能是未找到 Reinke 结晶的 Leydig 细胞瘤。

Roth 和 Sternberg 将卵巢 Leydig 细胞瘤分为门细胞型和非门细胞型两个亚型（Roth et al. 1973）。前者较为常见，来源于卵巢门部的 Leydig 细胞，该细胞见于 80%~85% 的成人卵巢，通常与无髓神经纤维伴随存在（Sternberg 1949）。门细胞瘤约占类固醇细胞肿瘤的 20%（Paraskevas et al. 1989），

平均发病年龄为 58 岁，75% 的患者出现多毛症或男性化症状；但很少出现雌激素相关症状。与 Sertoli-Leydig 细胞瘤相比，门细胞瘤相关性雄激素症状的出现没有那么突然，且程度较轻，有时可能持续存在多年。尿中 17- 酮类固醇的水平一般正常或仅轻度升高，因为这些肿瘤可产生以睾酮为主的强效雄激素（不属于 17- 酮类固醇），而不是雄烯二酮和脱氢表雄酮等弱效雄激素，后两者与尿液中 17- 酮类固醇水平升高有关。门细胞瘤在术前通常无法触及。双侧发病罕见。目前文献中没有明确恶性的 Leydig 细胞瘤病例。

门细胞瘤大体通常为红褐色至黄色，多位于卵巢门部中央，体积大者罕见（平均直径为 2.4 cm）。显微镜下，类固醇细胞形成境界清楚的肿块，瘤细胞胞质丰富，呈嗜酸性，内含少量脂质；胞质内可含有丰富的脂褐素。这些细胞通常弥漫分布，但偶尔可见细胞核成簇聚集（图 15.51），被无核的嗜酸性区域所分隔。即使未发现 Reinke 结晶，这种结构模式也高度提示为门细胞瘤。部分肿瘤中纤维性间质明显，将肿瘤细胞分隔成结节状。1/3 的病例中可见一种独特现象，即纤维素样物质取代了中等大小血管的管壁（图 15.51），且不伴炎症细胞浸润。可见类似间质黄体瘤中的退变性腔隙。肿瘤细胞往往含有丰富的颗粒性嗜酸性胞质；胞质有时呈海绵状，提示内含脂质。大多数病例中肿瘤细胞的胞质中含有脂褐素，常散在分布。典型的圆形细胞核深染，通常含有一个小核仁；细胞核的大小和形状会有轻度至中度的差异，偶尔可见奇异形核（图 15.51）和多核细胞。核分裂象罕见。胞质内陷可形成核内假包涵体。细长的嗜酸性 Reinke 结晶大小不一，数量不等，多存在于胞质中，有时见于细胞核内，但通常需要仔细查找才会发现。

如果类固醇细胞肿瘤中未见 Reinke 结晶，但肿瘤位于卵巢门部，同时有门细胞增生的背景，与无髓神经纤维相伴，血管壁可见纤维素样坏死，或

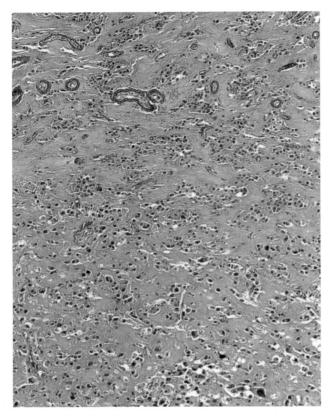

图 15.51　门细胞瘤。有几个重要特征均为该亚型类固醇细胞肿瘤的诊断线索：肿瘤细胞成簇聚集、血管壁纤维素样坏死和局灶奇异形细胞核

可见细胞核成簇聚集区域与嗜酸性无细胞核区域相间（Paraskevas et al. 1989），则倾向于诊断为门细胞瘤。电镜检查，典型 Reinke 结晶在纵切面上呈细针状，在横切面上呈六角形。结晶体的内部呈网状交叉。门细胞瘤细胞的胞质内常可见嗜酸性小球，其可能是结晶体的前身，但它并非门细胞瘤所特有。有些病例中可见间质卵泡膜细胞增生症、门细胞增生或二者同时存在。目前认为非门细胞型 Leydig 细胞瘤直接起源于卵巢间质细胞，目前文献中仅有 4 例报道（Roth et al. 1973），除了发生部位不同，其临床和病理特点与门细胞瘤没有差别。其他方面表现为典型间质卵泡膜增生症的病例中，卵巢类固醇细胞瘤中罕见含 Reinke 结晶的 Leydig 细胞，支持这些肿瘤起源于卵巢间质细胞。一些病例中，有些 Leydig 细胞瘤同时含有卵巢间质和

门部间质，很难确定其属于门细胞型还是非门细胞型。

15.4.3　类固醇细胞瘤，非特指

非特指性类固醇细胞瘤可发生于任何年龄，但患者（平均年龄为 43 岁）一般较其他类型的类固醇细胞肿瘤患者年轻，且与后者相反，其偶见于青春期前（Hayes et al. 1987b）。约 50% 的患者有雄激素相关症状，且症状可持续存在多年；10% 的病例可见雌激素症状，罕见同性假性性早熟；偶见孕激素相关症状。少数肿瘤分泌皮质醇并引起库欣综合征（Young et al. 1987），有些病例的皮质醇水平升高但缺乏库欣综合征的表现；还有 1 例分泌醛固酮。一些罕见病例与高钙血症、红细胞增多症或腹水有关。部分病例不伴内分泌或旁分泌症状。对伴雄激素相关症状、库欣综合征或二者共存的患者所进行的激素研究显示这些患者的尿 17- 酮类固醇和尿 17- 羟皮质类固醇水平升高，血清中睾酮和雄烯二酮水平升高。引起库欣综合征的肿瘤患者的血或尿中游离皮质醇水平升高。

肿瘤多呈实性，边界清楚，少数呈分叶状，平均直径为 8.4 cm；仅 5% 的病例中为双侧性。如果细胞质富含脂质，那么肿瘤切面呈黄色或橘黄色；如果细胞质内脂质含量极少，则切面呈红色至棕色；如果细胞内含丰富的脂褐素，则切面呈深棕色至黑色。偶见坏死、出血及囊性变。

显微镜下，瘤细胞常弥漫分布，有时肿瘤细胞可排列成大的团片状、小巢状、不规则簇状、细条索状或柱状。大多数病例中间质不明显，但是约 15% 的病例中间质相对显著（图 15.52）。可见少量纤维瘤样成分。罕见情况下，间质水肿或呈黏液样，肿瘤细胞散在分布于其中，并可出现钙化和砂粒体。坏死和出血可以很明显，特别是那些细胞异型性显著的肿瘤。

肿瘤细胞呈多边形至圆形，界限清楚，核居

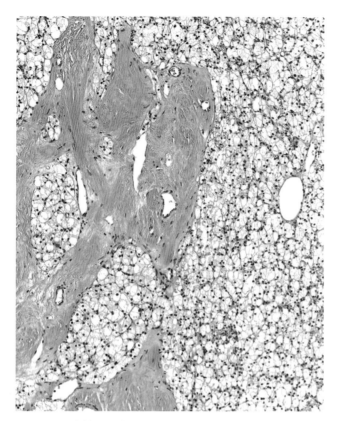

图 15.52　非特指性类固醇细胞瘤。肿瘤细胞胞质丰富、淡染，部分区域由纤维条带分隔

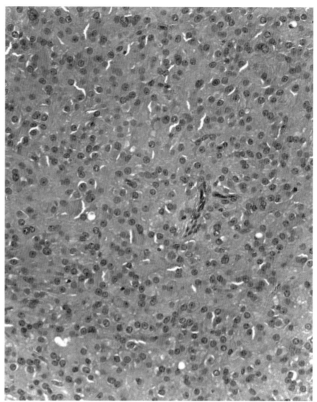

图 15.53　非特指性类固醇细胞瘤。典型的嗜酸性细胞

中，胞质中等量至丰富，可呈嗜酸性颗粒状（脂质少或无）至空泡样和海绵样（脂质丰富）（图 15.52，15.53）。一项研究称该组肿瘤中 75% 的肿瘤含有脂质（Hayes et al. 1987b）。与其他亚型的类固醇细胞肿瘤相比，非特指性类固醇细胞瘤的脂质含量更丰富。罕见情况下，含有大脂滴的细胞呈印戒样外观。40% 的病例中胞质内可见脂褐素。大宗研究表明，60% 的病变中无细胞核异型性或仅有轻微的细胞核异型性，核分裂活性低（< 2/10 HPF）（Hayes et al. 1987b）。其余的病例中，可出现 1~3 级的细胞核异型性，常伴核分裂活性增加（可高达 15/10 HPF）。

鉴别诊断

　　间质黄体瘤和 Leydig 细胞瘤的病理诊断并不太难，因为其发生部位特别，并且由明显的类固醇型细胞组成，且 Leydig 细胞瘤含有 Reinke 结晶。这两种肿瘤中少数病例可形成广泛的腔隙，可能与

腺癌或血管源性肿瘤相混淆。了解这种退变现象，以及这种现象常伴细胞碎屑、炎症细胞浸润和纤维化，标本中其他部位（尤其是肿瘤周边）存在典型的类固醇细胞肿瘤形态，将有助于正确诊断。

　　与间质黄体瘤和 Leydig 细胞瘤相比，非特指性类固醇细胞瘤在组织结构和细胞学上的形态变化更大，因此诊断难度更大。需要鉴别的肿瘤包括广泛黄素化的粒层细胞瘤和卵泡膜细胞瘤、富于脂质的 Sertoli 细胞瘤、透明细胞癌（尤其是嗜酸细胞型）、罕见的嗜酸性子宫内膜样癌、肝样卵黄囊瘤和肝样腺癌、内分泌肿瘤［如嗜酸型卵巢甲状腺肿、垂体型肿瘤和副神经节瘤（嗜铬细胞瘤）］、转移性肾细胞癌、肾上腺皮质癌、肝细胞癌、其他具有嗜酸性细胞的转移性肿瘤以及原发性和转移性黑色素瘤。

　　黄素化粒层细胞瘤和卵泡膜细胞瘤中存在特征性的非黄素化细胞，加之这些肿瘤具有典型的细胞学特点和组织学结构，卵泡膜细胞瘤具有丰富的网

状纤维，这些特点有助于对肿瘤进行鉴别。Sertoli 细胞瘤通常富含脂质，可产生雌激素相关症状，在以弥漫型结构为主的肿瘤中找到实性小管状结构将有助于诊断；而类固醇细胞肿瘤通常产生雄激素。免疫组化可以帮助区分类固醇细胞肿瘤和其他性索间质肿瘤：类固醇细胞肿瘤一般表达 Melan-A，不表达 WT1 和 FOXL2；而鉴别诊断中的其他性索间质肿瘤则有相反的表现。

　　在与透明细胞肿瘤的鉴别诊断中，要注意类固醇细胞肿瘤的胞质呈海绵状或者空泡状，而不是真正的透明样。与类固醇细胞瘤相反，透明细胞癌和转移性肾细胞癌中的透明细胞富含糖原，细胞核偏位。而且，类固醇细胞瘤中不存在管状、腺样和乳头状结构，这也有助于鉴别诊断。如果需要的话，可以进行 Melan-A 和 EMA 或 CK 的免疫组化检查。

　　嗜酸性透明细胞癌、子宫内膜样腺癌、肝样卵黄囊瘤和肝样腺癌的肿瘤细胞都富含嗜酸性胞质。前两种肿瘤一般呈上皮样结构，可能含有腺腔，并且几乎总是伴随更容易识别的结构。嗜酸性透明细胞癌几乎总有透明细胞和鞋钉样细胞，类固醇细胞肿瘤中则不会出现这些细胞。肝样肿瘤也有上皮样结构，可能含有腺腔，免疫组化染色呈 AFP 阳性。原发性和转移性无色素性黑色素瘤可能类似于类固醇细胞瘤；如果含有色素，需要鉴别色素颗粒与类固醇细胞瘤中的脂褐素颗粒。黑色素瘤的细胞核恶性程度比类固醇细胞瘤更明显。包括 S-100 阳性和 inhibin、calretinin 或 SF-1 阴性在内的免疫组化结果都对诊断困难的病例有帮助。Melan-A/MART1 对鉴别诊断没有帮助。含畸胎瘤成分、存在胶质和甲状腺球蛋白的免疫组化染色可以将嗜酸型甲状腺肿和非特指性类固醇细胞瘤区别开。

　　一例罕见的垂体型肿瘤起源于皮样囊肿的囊壁，其肿瘤细胞含有丰富的嗜酸性胞质，肿瘤细胞分泌 ACTH 并导致库欣综合征（Axiotis et al. 1987）。这种肿瘤需要与类固醇细胞肿瘤相鉴别，ACTH 和其他几种垂体激素的免疫组化均呈阳性则有助于鉴别诊断。笔者见过一例卵巢嗜铬细胞瘤，肿瘤细胞的嗜铬素免疫组化染色阳性有助于与类固醇细胞肿瘤相鉴别。对大多数与类固醇细胞肿瘤类似的肿瘤进行电镜检查发现，它们各自具有显著不同的超微结构特征。有无内分泌症状及其性质也是诊断的重要线索。

　　妊娠黄体瘤是妊娠期黄体细胞构成的增生性结节，可以形成很大的肿块，大体和镜下表现都与类固醇细胞肿瘤类似。与后者相似，妊娠黄体瘤也可导致男性化症状（大约见于 1/4 的病例）。然而，与类固醇细胞肿瘤不同的是，大约 1/3 的妊娠黄体瘤为双侧性，大约 1/2 的妊娠黄体瘤为多发性。显微镜下，妊娠黄体瘤的肿瘤细胞呈片状分布，富含嗜酸性胞质，胞质内脂质含量很少或无脂质；核分裂象多见，有时可达（2~3）/10 HPF。相反，形态上与妊娠黄体瘤相似、仅有轻度细胞异型性的类固醇细胞肿瘤通常仅有极少数的核分裂象罕见。含少量脂质或不含脂质的类固醇细胞肿瘤与孤立性妊娠黄体瘤的鉴别诊断非常困难，一般认为发生于妊娠期后 3 个月的病变是孤立性妊娠黄体瘤，除非有明确的证据支持类固醇细胞肿瘤。

临床行为和治疗

　　尽管间质黄体瘤和 Leydig 细胞瘤具有良性预后，但非特指性类固醇细胞瘤有恶性的可能性。两个最大宗研究中，临床表现恶性的肿瘤所占比例分别为 25% 和 43%（Taylor et al. 1967；Hayes et al. 1987b）；罕见情况下，肿瘤在术后 19 年复发。少数病例在手术时可见卵巢外播散；3 例伴有库欣综合征的患者的可见广泛的腹腔内播散（Young et al. 1987）。其中一项研究表明，临床表现恶性的肿瘤患者的平均年龄比良性者大 16 岁（Hayes et al. 1987b）；未见 20 岁以内发生恶性类固醇细胞瘤的报道。

　　一项研究（Hayes et al. 1987b）中，与临床恶性行为最为相关的病理学指标包括核分裂象计数 ≥ 2/10 HPF（92% 为恶性）、坏死（86% 恶性）、直

径 ≥ 7 cm（78% 恶性）、出血（77% 恶性）、2 级或 3 级核异型性（64% 恶性），偶尔肿瘤呈细胞学良性但临床行为恶性。一些病例中肿瘤的转移灶与原发灶的形态类似，而另一些病例中转移灶的分化更差。

15.5　性索 – 间质混合性肿瘤

这类肿瘤包括 Sertoli-Leydig 细胞瘤，以及其他非特指性性索间质肿瘤。后一类包括通常称为"两性母细胞瘤（gynandroblastomas）"的肿瘤。建议将这些肿瘤分类为非特指性性索间质肿瘤，然后对其成分和数量进行说明。不过，鉴于该术语的历史相关性，下文将单独列出。

15.5.1　Sertoli–Leydig 细胞瘤

Sertoli-Leydig 细胞瘤占所有卵巢肿瘤的比例不足 0.5%，分为 3 个主要亚型：高分化、中分化和低分化。后两者可含有异源性成分和（或）网状成分，使得原本复杂的形态变得更加复杂。Sertoli-Leydig 细胞瘤可发生于所有年龄组，但最常见于年轻女性。患者的平均年龄为 25 岁；75% 的患者年龄不超过 30 岁，仅有 10% 的患者年龄超过 50 岁（Roth et al. 1981；Young et al. 1985；Zaloudek et al. 1984）。与其他 Sertoli-Leydig 细胞瘤相比，高分化肿瘤的平均发病年龄大 10 岁（Young et al. 1984b），而网状型肿瘤则小 10 岁（Young et al. 1983c）。与其他亚型相比，网状型更多见于 10 岁前。DICER1 种系突变的 Sertoli-Leydig 细胞瘤（见后文的"分子遗传学"部分）的中位发病年龄是 13 岁（Rio et al. 2011）。

需要强调的是，有些 Sertoli-Leydig 细胞瘤，尤其是低分化型，其中可识别出的 Leydig 细胞非常少，甚至在某些病例中没有这类细胞。但当肿瘤的整体模式极为符合时，仍将其归类为 Sertoli-Leydig 细胞瘤。

临床表现

Sertoli-Leydig 细胞瘤最显著的临床表现是男性化，但仅见于 1/3 的病例。这些病例通常表现为原本月经周期正常的患者出现月经过少，持续几个月之后出现闭经；同时可伴随女性第二性征消失（包括乳腺萎缩和正常女性身体曲线消失），并进行性出现粉刺、多毛、颞侧秃、嗓音低沉及阴蒂肥大等男性化症状。在含有异源性成分或以网状结构为主的肿瘤患者中，雄激素相关症状不明显。肿瘤分泌的雄激素也可导致红细胞增多症。

Sertoli-Leydig 细胞瘤患者的血浆睾酮、雄烯二酮或其他雄激素中的一种或几种可出现浓度升高。尿中 17- 酮类固醇水平一般正常或仅轻度升高，偶有明显升高的报道。这些表现与肾上腺肿瘤相关的男性化症状相反，后者尿液中常有高水平的 17- 酮类固醇。但是，用血浆雄激素和尿液中 17- 酮类固醇的含量来鉴别伴男性化症状的卵巢瘤和肾上腺肿瘤是不可靠的，因为肾上腺肿瘤也常常表现为睾酮升高和尿液中 17- 酮类固醇水平正常（Anderson et al. 1975）。此外，促内分泌激素活化试验以及抑制性腺类固醇和肾上腺皮质类固醇的试验对上述肿瘤的鉴别诊断也无明确的价值。Sertoli-Leydig 细胞瘤偶可伴有血浆甲胎蛋白水平升高，但很少达到卵黄囊瘤患者那样的水平（Benfield et al. 1982；Gagnon et al. 1989）。

大约 50% 的 Sertoli-Leydig 细胞瘤患者无内分泌表现，常有腹胀或腹痛。少数病例伴多种雌激素综合征，类似于 GCT 患者。

开腹手术中，几乎所有的 Sertoli-Leydig 细胞瘤都是单侧的。80% 的病例为ⅠA 期；12% 的病例出现肿瘤破裂或累及卵巢表面，4% 的病例出现腹水。只有大约 2.5% 的肿瘤播散到卵巢外，一般局限于盆腔，很少进入上腹部。与中分化肿瘤相比，低分化肿瘤更易发生破裂，且分期更晚。高分化肿瘤基本上都是ⅠA 期。

大体表现

　　Sertoli-Leydig 细胞瘤的大体表现多种多样（图 15.54~15.56），与 GCT 相似，仅凭大体表现无法区分。不过二者在大体上也存在着一些差异。Sertoli-Leydig 细胞瘤中充满血液的囊腔较 GCT 少见，且与 GCT 不同，前者大体上几乎不会出现单房薄壁囊肿。Sertoli-Leydig 细胞瘤的体积变化很大，可仅为显微镜下可见，也可表现为巨大肿块，大多数直径介于 5~15 cm（平均直径为 13.5 cm）。低分化肿瘤（包括那些含有间叶性异源性成分者）的直径常常大于分化较好者，且常见出血和坏死。含有异源性或网状结构的肿瘤更易出现囊性变。含有异源性成分的肿瘤的大体表现有时类似黏液性囊性肿瘤；含有网状结构的肿瘤大体表现可能含有较大的水肿乳头，类似浆液性乳头状肿瘤，或质地极软（图 15.56）。这些特征在 GCT 中很罕见或缺如。

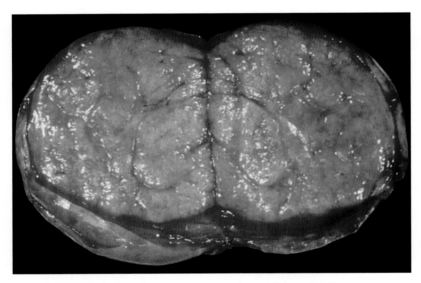

图 15.54　Sertoli-Leydig 细胞瘤。肿瘤切面呈实性、黄色、分叶状

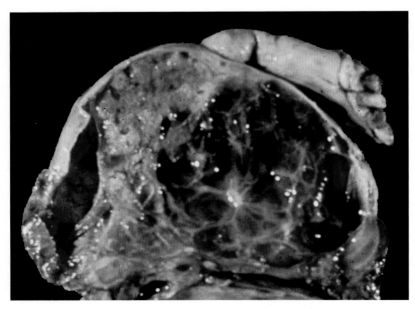

图 15.55　Sertoli-Leydig 细胞瘤，伴黏液性异源性成分。肿瘤切面大部分呈黏液样，只有少量黄色实性成分

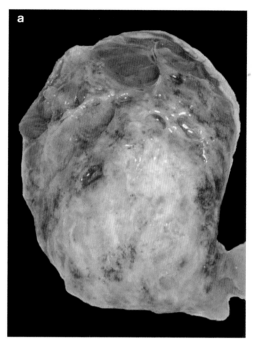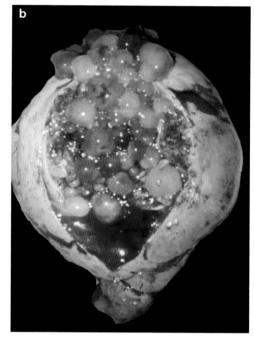

图 15.56　伴网状结构的 Sertoli-Leydig 细胞瘤。a. 肿瘤质软，呈海绵状，这些是许多这类肿瘤的特征；b. 另一肿瘤的囊性特征更明显，水肿的息肉样结构突入囊腔内

15.5.1.1　高分化 Sertoli-Leydig 细胞瘤

　　高分化 Sertoli-Leydig 细胞瘤的特点是含有明显的管状结构（图 15.57）（Young et al. 1984b）。低倍镜下常呈明显的结节状结构，被纤维条带分隔成小叶状，小叶则由中空小管组成，少数情况下为实性小管，部分病例兼有两种小管。典型的中空小管较小，呈圆形至椭圆形，也可囊性扩张，有时可类似高分化子宫内膜样癌中的管状腺体（图 15.58）（McCluggage et al. 2007）。小管腔内一般无明显的分泌物，但是部分病例中可见嗜酸性液体，有时黏液卡红染色呈阳性。实性小管通常拉长，但也可以呈圆形或卵圆形，少数类似青春期前或萎缩的睾丸曲细精管。小管内衬立方至柱状上皮，细胞核呈圆形或卵圆形，无明显核仁。细胞核异型性不明显或仅有轻度的异型性，核分裂象罕见。中空小管的内衬细胞和充满实性小管的细胞均含有中等量的致密胞质，但有的病例中可含有丰富的、富于脂质的淡染胞质。间质由成熟的纤维组织条带组成，其中含有多少不一、但通常较为明显的 Leydig 细胞（图

15.57）。这些细胞可含有丰富的脂褐素；在大约 20% 的病例中，Leydig 细胞内可见 Reinke 结晶。据报道，有一例肿瘤中见骨化（Mooney et al. 2000）。

15.5.1.2　中分化和低分化 Sertoli-Leydig 细胞瘤

　　这些肿瘤中，多种生长方式、诸多细胞类型组成连续的形态学谱系（图 15.59~15.64）。有些肿瘤的部分区域为中分化，而其他区域为低分化；较少见者表现为中分化肿瘤中出现局灶高分化区域。Sertoli 细胞、Leydig 细胞或二者都可以表现出不同程度的不成熟性。中分化 Sertoli-Leydig 细胞瘤中，不成熟 Sertoli 细胞含有小的圆形、椭圆形或多角形细胞核，通常排列成边界不清的细胞团，低倍镜下常呈分叶状（图 15.59）；也可排列成实性和中空小管（图 15.62），类似胚胎睾丸中性索成分的巢状和纤细条索状结构；还能呈宽柱状排列。有时可见腺泡状结构（图 15.61）。与某些高分化肿瘤相似，部分管状结构可呈假子宫内膜样。可见大小不等的囊腔（图 15.64），当囊腔内含嗜

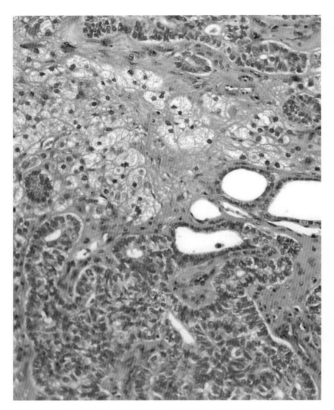

图 15.57　高分化 Sertoli-Leydig 细胞瘤。间质中的 Leydig 细胞分隔中空和实性的小管

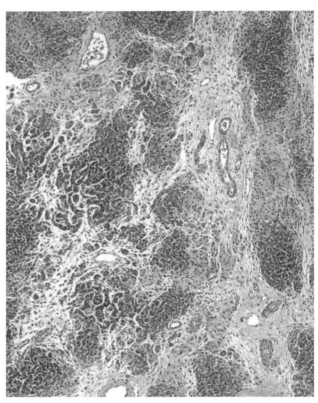

图 15.59　中分化 Sertoli-Leydig 细胞瘤。富于细胞的小叶状结构被轻度水肿的间质成分分隔，间质内含有 Leydig 细胞

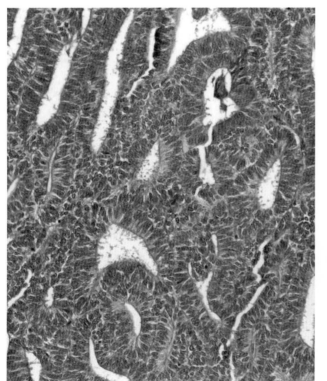

图 15.58　高分化 Sertoli-Leydig 细胞瘤。假子宫内膜样小管

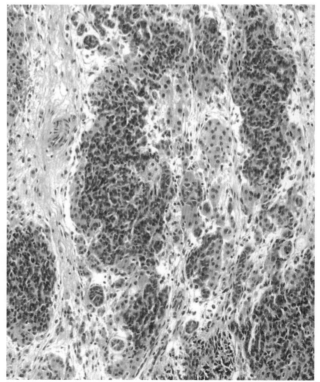

图 15.60　中分化 Sertoli-Leydig 细胞瘤。不成熟的 Sertoli 细胞呈巢状和条索状排列，胞质丰富的 Leydig 细胞呈簇状排列

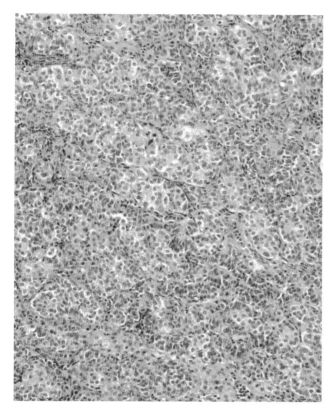

图 15.61　中分化 Sertoli-Leydig 细胞瘤。腺泡状结构

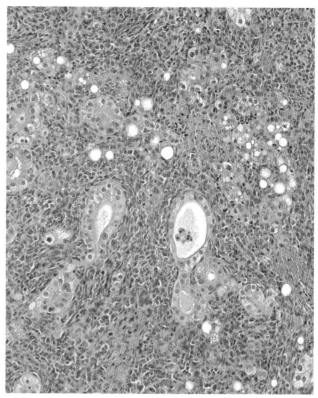

图 15.63　中分化 Sertoli-Leydig 细胞瘤。Sertoli 细胞和 Leydig 细胞交错分布，局灶可见小管结构

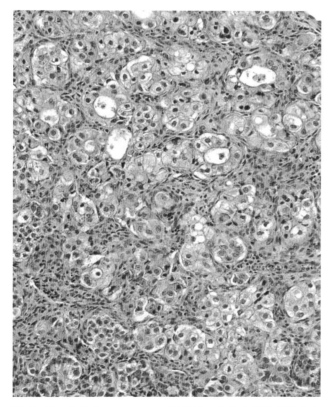

图 15.62　中分化 Sertoli-Leydig 细胞瘤。实性小管和少数中空小管结构

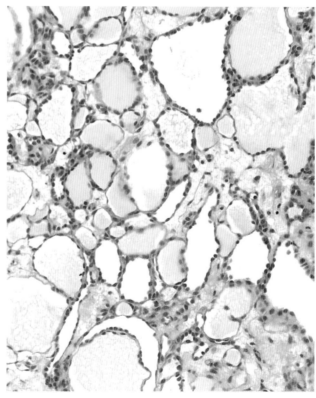

图 15.64　中分化 Sertoli-Leydig 细胞瘤（微囊型）

酸性分泌物时可类似甲状腺样形态；罕见情况下可见滤泡样腔隙。Sertoli 细胞或 Leydig 细胞可以含有奇异形核，这与某些 GCT 类似（Young et al. 1983a）。Sertoli 细胞团被间质成分分隔，间质可呈纤维瘤样，也可表现为细胞致密或伴有明显水肿，间质中通常含有高分化 Leydig 细胞簇。少数情况下，部分或全部间质成分均由不成熟、细胞丰富的间叶组织构成，类似非特殊类型的肉瘤。Sertoli 细胞和（或）Leydig 细胞中可含有多少不等的脂质，有时脂质甚多，形成大小不一的脂滴。低分化 Sertoli-Leydig 细胞瘤以往被归类为肉瘤样，因为除了存在具有特征性的诊断成分外，其形态类似于纤维肉瘤；但肿瘤中通常存在弥漫生长的区域，并非典型的纤维肉瘤形态。在笔者的实际工作中，对于大片区域无明确结构、但是至少存在可诊断为 Sertoli-Leydig 细胞瘤的小灶区域时，仍用"低分化 Sertoli-Leydig 细胞瘤"这一名称。

15.5.1.3　网状型 Sertoli-Leydig 细胞瘤

　　15% 的 Sertoli-Leydig 细胞瘤部分（偶尔为全部）由排列模式类似睾丸网的管状结构组成（Young et al. 1983c；Mooney et al. 2002；Roth et al. 1985；Talerman 1987）。迄今为止，网状结构仅见于其他部分为中分化或低分化的 Sertoli-Leydig 细胞瘤。显微镜下，网状结构可呈不规则分支状、细长、狭窄，常呈裂隙样小管及囊性结构，囊内含有乳头状或息肉样突起（图 15.65，15.66）。小管和囊腔内衬细胞呈不同程度的复层化和细胞核异型性，腔内通常含有嗜酸性分泌物。乳头和息肉有 3 种形式：最常见者，乳头小而圆钝，往往含有透明变性的轴心；有时乳头体积较大、呈球形，乳头间质水肿；部分病例中，乳头细长、广泛分支，表面衬覆复层细胞，类似交界性或浸润性浆液性肿瘤中的乳头。网状型 Sertoli-Leydig 细胞瘤中常见呈柱状或缎带样结构的不成熟 Sertoli 细胞。网状区的间质可以出现透明变性或水肿（图 15.67），细胞

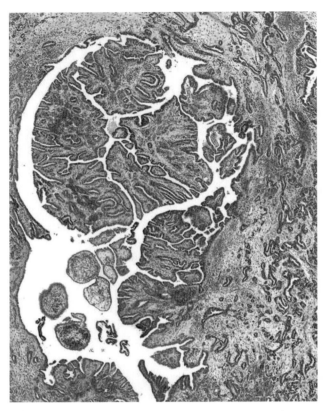

图 15.65　网状型 Sertoli-Leydig 细胞瘤。显著的乳头结构

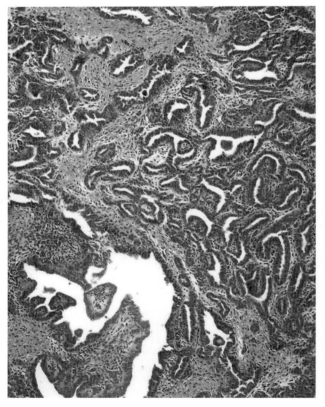

图 15.66　网状型 Sertoli-Leydig 细胞瘤。显著的裂隙样腔隙

数量中等，也可以非常丰富且不成熟。

15.5.1.4　异源性 Sertoli-Leydig 细胞瘤

　　大约 20% 的 Sertoli-Leydig 细胞瘤含有异源性成分，大多数为中分化肿瘤，部分为低分化肿瘤（Nakashima et al. 1984；Sternberg 1949）。最常见的异源性成分是衬覆中 – 高分化胃型或肠型上皮的腺体和囊腔（图 15.68）。肠型上皮可含有杯状细胞、嗜银细胞，偶尔含有帕内特细胞（Young et al. 1982b）。嗜银细胞（Aguirre et al. 1986）偶尔可形成小灶类癌（Scully et al. 1984），一般表现为细胞簇或细胞条索（图 15.69），其中可能混有杯状细胞，表现为杯状细胞类癌形态。罕见情况下，细胞密集排列而呈岛状类癌形态，有时甚至形成大体可见的结节。间质异源性成分见于 5% 的 Sertoli-Leydig 细胞瘤（Prat et al. 1982）。可见肉瘤样背景中出现胚胎性软骨岛，或胚胎性横纹肌肉瘤，

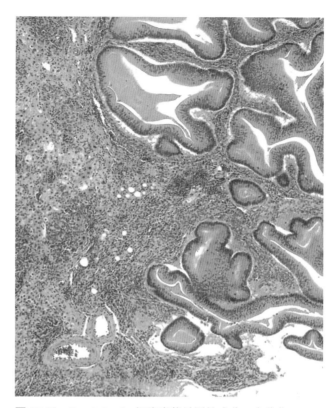

图 15.68　Sertoli-Leydig 细胞瘤伴异源性成分。中分化 Sertoli-Leydig 细胞瘤分隔黏液腺

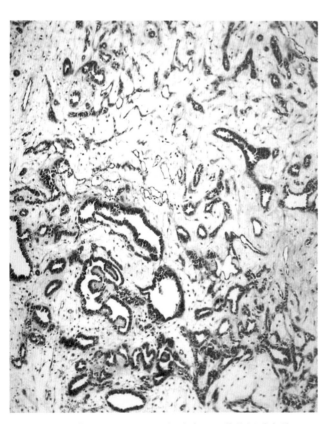

图 15.67　网状型 Sertoli-Leydig 细胞瘤。显著的间质水肿

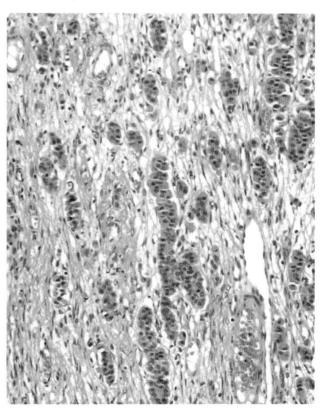

图 15.69　Sertoli-Leydig 细胞瘤伴异源性成分。呈簇状和条索状的类癌细胞

或二者皆有（图 15.70）。偶尔，普通型或异源性 Sertoli-Leydig 细胞瘤内可含有类似肝细胞的成分（Mooney et al. 1999a；Young et al. 1984b）。文献报道中 1 例含有视网膜组织，还有 1 例复发性肿瘤中含有神经母细胞瘤成分（Prat et al. 1982）。

免疫组化

Sertoli-Leydig 细胞瘤中 Sertoli 成分的染色情况与其他性索肿瘤相似，即通常表达 inhibin、SF-1 和 CD56；大多数情况下表达 calretinin，约半数表达 FOXL2（Cathro et al. 2005；Deavers et al. 2003；Al-Agha et al. 2011；Zhao et al. 2009）。Leydig 细胞成分的染色情况与类固醇细胞瘤相似，即 Melan-A 呈阳性，而 WT1 和 FOXL2 呈阴性。网状成分似乎也不表达 FOXL2（Al-Agha et al. 2011）。2 例 *DICER1* 基因突变的病例的 DICER1 免疫组化染色

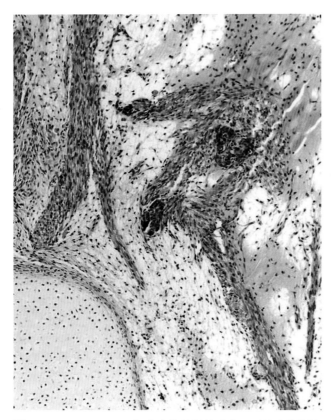

图 15.70 Sertoli-Leydig 细胞瘤伴异源性成分。可见少数深染的 Sertoli 细胞巢，以及带状的横纹肌和灶状软骨

呈阳性，但还没有关于该标记物在临床应用中的研究（Rio et al. 2011）。与其他性索间质肿瘤一样，Sertoli-Leydig 细胞瘤可表达 CK，但不表达 EMA。异质成分的染色与它们所代表的组织的染色相似。

鉴别诊断

因为存在多种结构，Sertoli-Leydig 细胞瘤与 GCT 及非性索间质肿瘤的鉴别诊断有时很困难。子宫内膜样癌中偶尔可出现小的中空管状结构、实性小管巢及条索状结构，与 Sertoli 细胞瘤和 Sertoli-Leydig 细胞瘤中的特征性结构非常类似。子宫内膜样癌也可以含有黄素化的间质细胞，这些细胞类似 Leydig 细胞，使得鉴别诊断更加困难。大多数子宫内膜样癌中可出现黏液分泌、鳞状上皮分化区域（表现为一致的不成熟梭形上皮细胞、桑葚样鳞化甚至局灶性角化）、腺纤维瘤样成分，有助于鉴别。一般见于老年患者、无雄激素相关症状等临床特点支持子宫内膜样癌的诊断，但是必须强调，子宫内膜样癌偶尔伴有功能性间质，后者有时在临床上会导致雌激素相关改变，罕见情况下也可出现男性化症状。对于一些疑难病例，EMA 免疫染色可能有助于诊断，因为子宫内膜样癌中 EMA 几乎总是呈阳性，而 Sertoli-Leydig 细胞瘤仅在罕见情况下出现少数细胞的局灶阳性。性索间质标记物也有帮助。Sertoli-Leydig 细胞瘤可能类似原发性或转移性子宫内膜样间质肉瘤，在有关 GCT 的鉴别诊断中讨论过的标准也同样适用于此。

罕见情况下，Sertoli-Leydig 细胞瘤的腺泡状结构或 Sertoli 细胞瘤可能会与无性细胞瘤相混淆。生殖细胞肿瘤没有典型的散在分布的淋巴细胞，高倍镜下，肿瘤细胞在细胞学特征方面有显著差异。如果需要的话，通过生殖细胞标记物和性索标记物的免疫组化染色很容易将两者区分开来。

具有小管状结构的 Krukenberg 瘤可能类似 Sertoli-Leydig 细胞瘤，特别是存在间质黄素化时；而且，如果 Krukenberg 瘤患者出现男性化症状就

更易产生混淆。但是小管状 Krukenberg 瘤多为双侧性，且大部分情况下含有明显异型的细胞，包括含黏液的印戒细胞，通过特殊染色容易识别。转移性肿瘤的其他共同特征也有助于鉴别诊断。

类癌（尤其是小梁状类癌）可能会与中分化的 Sertoli-Leydig 细胞瘤相混淆。与 Sertoli-Leydig 细胞瘤的性索样结构相比，类癌中的缎带状结构更长、更宽、分布更均匀。含有实性管状结构的罕见类癌与高分化 Sertoli 细胞瘤有时也很难鉴别。仔细观察类癌的间质有助于鉴别诊断。与 Sertoli-Leydig 细胞瘤相比，类癌的间质通常细胞数量较少，呈纤维瘤样，Leydig 细胞罕见，且通常位于边缘区。70% 的原发性类癌伴有畸胎瘤成分，转移性类癌几乎都是双侧性，而且常常有明显的肠道原发灶，腹腔其他部位也可见转移。少数情况下应用免疫组化染色可以确诊。

卵巢 Wolffian 肿瘤中的小管结构可能与 Sertoli 细胞瘤、Sertoli-Leydig 细胞瘤中的小管结构难以鉴别，但是实际上前者总是伴有其他可以排除性索间质肿瘤的形态。尽管两种肿瘤的免疫组化结果有些相似，例如，Wolffian 肿瘤也可表达性索标记物，但 inhibin 一般为弱表达且呈局灶表达。不过，CD10 在多数 Wolffian 肿瘤中呈弥漫性强阳性。

虽然过去有时会将含有异源性成分的 Sertoli-Leydig 细胞瘤误诊为畸胎瘤（Reddick et al. 1982），但事实上 Sertoli-Leydig 细胞瘤和畸胎瘤在肿瘤组成成分上有明显不同，因此绝大多数情况下鉴别二者并不困难。罕见情况下，含有异源性成分的 Sertoli-Leydig 细胞瘤中以黏液性囊性成分为主，部分切片中缺乏有诊断意义的 Sertoli-Leydig 细胞瘤成分，但是根据定义，通过充分取材会或多或少地找到这些成分。

网状型 Sertoli-Leydig 细胞瘤在鉴别诊断中会遇到一些特别的问题，由于其常见于年轻患者，且病理学上可出现囊腔内乳头，因此常被误诊为卵黄囊瘤。约 20% 的网状型 Sertoli-Leydig 细胞瘤患者

有雄激素相关表现，通常是由功能性间质所致，但是这种表现罕见于卵黄囊瘤。与卵黄囊瘤相比，网状型 Sertoli-Leydig 细胞瘤大体表现的恶性程度较低，显微镜下肿瘤细胞也没有那么原始。此外上述两种肿瘤还存在各自特征性的形态，并且卵黄囊瘤的免疫组化几乎总是呈 SALL4 或 AFP 阳性，这些也有助于诊断。

网状型 Sertoli-Leydig 细胞瘤中出现特征性的乳头状结构且细胞复层，尤其是以这些成分为主时，更难鉴别。这种情况下，有时会误诊为交界性浆液性肿瘤、浆液性癌或子宫内膜样癌。多种临床和病理学特点都有助于正确诊断，如患者较年轻、伴男性化症状以及出现更容易识别的 Sertoli-Leydig 细胞瘤的其他特征性形态。部分网状型肿瘤中可见上皮成分和不成熟间叶成分共存，有些病例中还可见其他的异源性间叶成分，需要与恶性中胚层混合瘤鉴别，但根据上述网状型 Sertoli-Leydig 细胞瘤的主要特点仍然可以排除后者。尽管一般情况下没有必要，但 EMA 和一个或者多个性索标记物的免疫组化染色可以解决疑难病例的鉴别诊断问题。

某些性索间质肿瘤的形态学表现介于 GCT 和 Sertoli-Leydig 细胞瘤之间，或者兼具两种肿瘤的特点，这时很难确定它们到底是 GCT、Sertoli-Leydig 细胞瘤还是混合性肿瘤。GCT 与 Sertoli-Leydig 细胞瘤的主要鉴别点列于表 15.9。免疫组化因为有明显的重叠，所以在这方面的意义有限。绝大多数 GCT 表达 FOXL2，但仅半数 Sertoli-Leydig 肿瘤表达这一标记物，因此该标记物阴性可能只是不太支持 Sertoli-Leydig 肿瘤的诊断而已。DICER1 的免疫组化可能在鉴别诊断中有用，但需要进一步研究。Melan-A 可能在显示 Leydig 细胞成分方面有帮助。

分子遗传学

最近，在 Sertoli-Leydig 肿瘤中发现了编码核

表 15.9　GCT 与 Sertoli-Leydig 细胞瘤的鉴别

鉴别要点	GCT	Sertoli-Leydig 细胞瘤
年龄	见于各年龄段，多为绝经后女性	主要见于年轻女性
雌激素	常产生雌激素，罕见雄激素相关症状	常产生雄激素，偶见雌激素相关症状
结构	微滤泡、大滤泡、小梁状、岛状和弥漫型结构	中空或实性小管、条索状、弥漫型结构
性索细胞	粒层细胞成熟，胞质淡染，常有核沟	Sertoli 细胞常不成熟
间质细胞	常见纤维卵泡膜细胞瘤样成分	纤维瘤样成分少见；间质常不成熟，富于细胞或呈水肿样
类固醇细胞	类固醇细胞（黄素化细胞）不明显，很少成簇	类固醇细胞（Leydig 细胞）成簇，Reinke 结晶罕见
异源性成分	罕见	可有，见于 20% 的病例
网状结构	无	可有，见于 15% 的病例

糖核酸酶Ⅲ核糖核酸内切酶的 *DICER1* 基因体细胞突变或种系突变（Conlon et al. 2015；de Kock et al. 2017；Schultz et al. 2017）。尽管不同研究之间的突变率差异很大，但总的来说，经检测的 Sertoli-Leydig 肿瘤中一半以上有该突变。一项有病理学专家参与撰写的综述指出，*DICER1* 基因突变几乎是普遍存在的（Schultz et al. 2017）。虽然一些研究未能对纳入研究的肿瘤进行分级，但中分化到低分化肿瘤的突变率似乎更高，而迄今为止，高分化 Sertoli-Leydig 肿瘤中没有发现 *DICER1* 突变的病例（Conlon et al. 2015；de Kock et al. 2017）。其他具有 Sertoli 分化的卵巢肿瘤（Sertoli 细胞瘤、两性母细胞瘤）也具有这种突变，而睾丸性索间质肿瘤则没有这一突变（Conlon et al. 2015；Schultz et al. 2017）。*DICER1* 种系突变导致多种病变的风险增加，特别是甲状腺多结节性甲状腺肿、Sertoli-Leydig 细胞瘤和胸膜肺母细胞瘤。分化型甲状腺肿瘤、囊性肾瘤、鼻软骨瘤样错构瘤、睫状体髓上皮瘤和子宫颈胚胎型横纹肌肉瘤也与此突变有关。卵巢中，该突变似乎是 Sertoli 分化相对特异性的突变，但罕见情况下，也可以看到其他性索间质肿瘤、甚至罕见的表面上皮肿瘤和生殖细胞肿瘤也有这样的突变。由于 Sertoli-Leydig 细胞瘤中 *DICER1* 的种系突变率相对较高，因此建议这类患者接受遗传咨询。

显微解剖学研究方面，关于 Leydig 细胞成分是肿瘤性（Emerson et al. 2007）还是非肿瘤性的（Mooney et al. 1999b），相关报道结果不同。

临床行为和治疗

具有男性化表现的 Sertoli-Leydig 细胞瘤患者经手术切除治疗后约 4 周可以恢复正常月经，过度生长的毛发也会在一定程度上减少，但阴蒂增大和嗓音低沉不容易恢复。Sertoli-Leydig 细胞瘤的预后与肿瘤分期和分化程度密切相关。罕见情况下肿瘤处于晚期，预后差，在笔者的研究中这种情况的死亡率是 100%（Young et al. 1985）。Ⅰ期肿瘤的生存率与肿瘤分化程度有关。在笔者的系列研究中，高分化肿瘤没有恶性临床行为。11% 的中分化肿瘤、59% 的低分化肿瘤和 19% 的含有异源性成分的肿瘤的临床行为呈恶性。在所有 8 例临床行为表现为恶性的异源性肿瘤中，同源性成分均为低分化，其中 7 例的异源性成分包括骨骼肌、软骨或二者皆有。

早期文献中未能阐明 Sertoli-Leydig 细胞瘤的分化程度与预后之间的关系，但后来的研究支持笔者的研究结果。在笔者的研究中，有证据表明网状结构是预后的不利因素；含有网状结构的Ⅰ期中分化肿瘤中 25% 的肿瘤为恶性，而不含网状结构者中只有 10% 的肿瘤为恶性（Young et al. 1985）。值得注意的是，在笔者的系列研究中，中分化肿瘤中唯一的Ⅲ期病例几乎全由网状结构构成，并且笔者见过另外一例以网状结构为主的 Sertoli-Leydig 细胞瘤，也是Ⅲ期。瘤体破裂也会对Ⅰ期肿瘤的预后产生不利影响。发生破裂的中分化肿瘤中 30% 的肿瘤的临床行为呈恶性，未发生破裂者中该比例只有 7%；低分化肿瘤中，86% 的瘤体破裂者为恶性，而未破裂者中该比例为 45%。存在 DICER1 种系突变的患者的预后似乎比 DICER1 体细胞突变患者好（Schultz et al. 2017）。

　　GCT 常在原发肿瘤切除多年后复发，与此相比，Sertoli-Leydig 细胞瘤复发相对早。在笔者的研究中，66% 的恶性肿瘤在 1 年内复发，只有 6.6% 的恶性肿瘤在 5 年后才复发。复发肿瘤常常局限于盆腔和腹部，但文献报道，肿瘤可远处转移至肺、头皮和锁骨上淋巴结。在笔者的研究中有 3 例患者发生了肝脏实质转移。

　　Sertoli-Leydig 细胞瘤的治疗方式取决于患者的年龄、肿瘤分期、有无瘤体破裂和肿瘤分化程度。年轻女性由于双侧卵巢同时发病的概率很低，因此，对有保留生育功能愿望的Ⅰ A 期患者可以采取单侧输卵管卵巢切除术。值得注意的是，经历单侧输卵管卵巢切除术的 DICER1 种系突变患者有在另一侧发生异时性 Sertoli-Leydig 细胞瘤的风险。这些患者的预后良好，不要认为另一侧的肿瘤是转移所致（Schultz et al. 2017）。晚期患者可采取更为积极的外科治疗和辅助治疗。辅助疗法也适用于Ⅰ期肿瘤患者中的低分化、含间叶源性异源性成分者，或中分化、瘤体破裂者。

15.6　性索间质肿瘤，非特指

15.6.1　两性母细胞瘤

　　两性母细胞瘤（gynandroblastoma）是一种非常罕见的肿瘤（Anderson et al. 1975），常被过度诊

断。在取材充分、其他方面典型的 Sertoli-Leydig 细胞瘤标本中常可见到小灶卵巢型细胞，在 GCT 中有时也可见小灶睾丸型细胞；而两性母细胞瘤的诊断仅用于那些非常罕见的、上述两种肿瘤成分均较明显的肿瘤。根据笔者的标准，两种肿瘤成分至少各占 10% 才能诊断为两性母细胞瘤。正是由于前述原因，笔者建议避免使用"两性母细胞瘤"这一诊断。性索间质肿瘤所分泌的激素的性质不能决定其形态学诊断，因为有些含有睾丸型细胞的肿瘤可以分泌雌激素，而含有卵巢型细胞的肿瘤可以分泌雄激素。经过分子检测的一些罕见肿瘤有时具有 DICER1 或者 FOXL2 基因突变（Conlon et al. 2015；Schultz et al. 2017）。

15.6.2　未分类性索间质肿瘤

　　未分类性索间质肿瘤缺乏明确的定义，在性索间质肿瘤中的比例小于 10%（Seidman 1996；Simpson et al. 1998）。难以确认这类肿瘤是睾丸型分化占优势，还是卵巢型分化占优势。该类肿瘤与睾丸型细胞和卵巢型细胞之间的分界模糊，因为当生长方式处于交界状态且细胞类型也具有一定的相似性时，诊断不可避免地带有一定的主观性。

　　Talerman 及其同事（Talerman et al. 1982）报道了一组性索间质肿瘤，大部分病例都含有纤维卵泡膜样和（或）粒层细胞样增生区域，同时含有小管样分化区域。作者认为它们不同于普通 Sertoli-Leydig 细胞瘤，而属于无小叶结构的弥漫性睾丸母细胞瘤（androblastoma），但笔者认为将它们纳入未分类性索间质肿瘤中更为恰当。

15.7　妊娠期性索间质肿瘤

　　由于临床和病理特征的不同，妊娠期发生的性索间质肿瘤有时难以进一步分类。临床表现对诊断的参考价值不大，因为妊娠期雌激素分泌的表现不

明显，而雄激素分泌相关的表现罕见，这可能是由于胎盘能使雄激素芳香化，从而将其转变为雌激素。事实上，非肿瘤性病变更可能导致妊娠女性出现男性化改变，例如妊娠黄体瘤、高反应性黄体或除性索间质肿瘤之外的其他伴有功能性间质的肿瘤。一项研究中，36 例妊娠期切除的性索间质肿瘤中有 17% 的肿瘤被归入未分类型，而许多虽被诊断为 GCT 或 Sertoli-Leydig 细胞瘤，但肿瘤中含有大片非经典型的形态（Young et al. 1984c）。导致分类困难的原因包括 GCT 中出现明显的细胞间水肿（图 15.71）、显著的黄素化以及 1/3 的 Sertoli-Leydig 细胞瘤病例中可见 Leydig 细胞明显成熟。这些改变在妊娠 7~9 个月时更加显著，并可能掩盖肿瘤原有的结构。在有限的 36 例随访病例中，发生于妊娠期的性索间质肿瘤的生物学行为与发生于非妊娠期者相似。

15.8　具有内分泌功能的其他卵巢肿瘤

15.8.1　卵巢肿瘤伴功能性间质

除性索间质肿瘤和类固醇细胞肿瘤以外，多种卵巢肿瘤内部或其周围的间质细胞都可以产生类固醇激素（Hughesdon 1958），使得肿瘤具有激素活性（图 15.72，15.73）。这些肿瘤称为伴有功能性间质的卵巢肿瘤，可以是良性或恶性，恶性者可以是原发性或转移性的。据报道，几乎每一例卵巢肿瘤都伴有类固醇激素分泌，但是这种现象在某些肿瘤类型中更常见。

伴有功能性间质的卵巢肿瘤（Matias-Guiu et al. 1990）通常不引起明显的内分泌症状，但是往往有类固醇激素检测值的亚临床升高。这类肿瘤中分泌激素的间质细胞常常类似黄体细胞或 Leydig

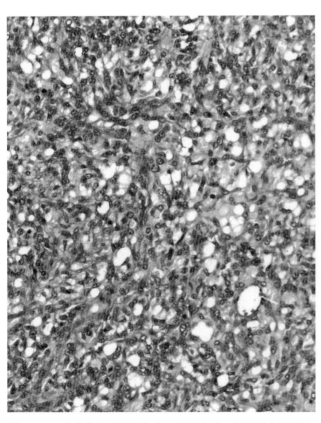

图 15.71　未分类性索间质肿瘤。妊娠患者，细胞间水肿明显

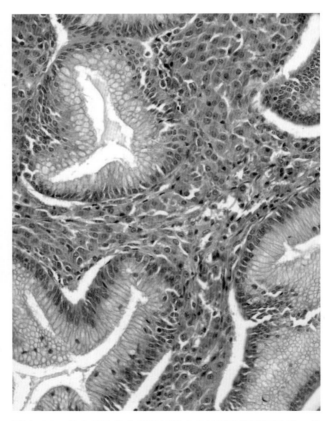

图 15.72　具有男性化表现的妊娠患者的黏液性囊性肿瘤。黄素化间质细胞分隔肿瘤性腺体

细胞，称为黄素化间质细胞。这些细胞几乎总是分布于肿瘤内，呈单个散在、成簇或弥漫分布，但罕见情况下也可以主要分布在肿瘤外，有时围绕肿瘤形成外周带（图 15.73）（Rutgers et al. 1986）。个别病例的黄素化细胞中可见 Reinke 结晶，可以被视为 Leydig 细胞（Konishi et al. 1986）。不过需要强调的是，有时缺乏激素过度分泌的临床证据的肿瘤中具有显著的类固醇型细胞。相反，有时典型的类固醇细胞不明显，但临床上患者存在激素相关症状。伴有功能性间质的卵巢肿瘤可以分为三大类：含有合体滋养细胞的生殖细胞肿瘤、妊娠期肿瘤和特发性肿瘤。前两类中，黄素化间质细胞可能是 hCG 刺激的结果。特发性肿瘤最多见，其间质改变的原因尚不清楚，可能与肿瘤细胞分泌的异位 hCG 或其他间质刺激物质有关。

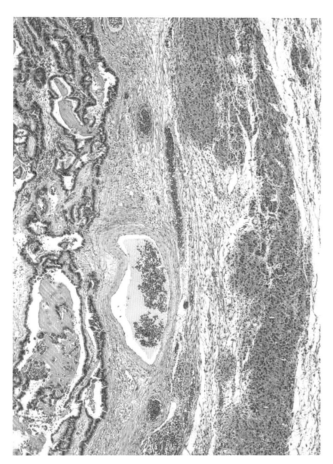

图 15.73　甲状腺肿类癌。类固醇细胞构成的外周带

15.8.1.1　含有合体滋养细胞的生殖细胞肿瘤

2 例含有合体滋养细胞的无性细胞瘤出现间质黄素化并导致内分泌症状；其中一例伴有同性性早熟，另外一例伴有青春期后男性化（Ueda et al. 1972）。

产生 hCG 的生殖细胞肿瘤包括含有合体滋养巨细胞的无性细胞瘤（Zaloudek et al. 1981）、绒癌、胚胎性癌、多胚瘤和混合性原始生殖细胞瘤，也可能导致类固醇激素分泌的表现，这是由 hCG 刺激肿瘤对侧卵巢，形成分泌类固醇激素的黄素化滤泡所致。

15.8.1.2　妊娠期发生的伴有功能性间质的肿瘤

尽管"妊娠期发生的具有功能性间质的卵巢肿瘤可以分泌雌激素"这一推测符合逻辑，但这种可能性并未得到激素分析研究的证实，而且妊娠期也缺乏雌激素过度分泌的临床表现。然而，卵巢肿瘤患者在妊娠期出现男性化症状的报道超过 20 例，并且这些肿瘤都伴有功能性间质。这些肿瘤主要包括 Krukenberg 瘤、黏液性囊性肿瘤（图 15.72）、Brenner 瘤或个别其他类型的肿瘤。这些患者的男性化表现可以开始于妊娠第 3~9 个月。并且患者的女性后代也可能有男性化表现。

15.8.1.3　伴有功能性间质的特发性肿瘤

前两类有功能性间质的卵巢肿瘤见于年轻女性，而特发性组的肿瘤常见于绝经后女性，这可能是由于该年龄组卵巢肿瘤（包括原发性和转移性肿瘤）的发生率较高，且患者外周血中黄体生成素水平可能较高。多种卵巢肿瘤可伴有特发性功能性间质，但此种间质在各种肿瘤中的出现概率不同。

黏液性肿瘤常含有功能性间质，有时会导致雌激素或雄激素相关症状。10%~16% 的 Brenner 瘤伴有子宫内膜增生，少数导致男性化表现。绝经后卵巢子宫内膜样癌患者中存在子宫内膜增生者罕见，有一例出现男性化症状和乳汁分泌。笔者见过一例高分化子宫内膜样癌，该患者的血清睾酮水平升高，并且近期出现了多毛症的表现。浆液性肿瘤和透明细胞肿瘤出现激素分泌表现者罕见。缺乏合体滋养细胞的各种生殖细胞肿瘤，如果患者不在妊娠期，一般很少与间质黄素化和类固醇激素分泌相关。特发性肿瘤组中的生殖细胞肿瘤可以导致雄激素或雌激素相关表现，这组肿瘤包括多种亚型，如皮样囊肿、卵巢甲状腺肿、类癌、胚胎性癌和卵黄囊瘤。生殖细胞肿瘤中被激活的类固醇细胞大多位于肿瘤周边而不是肿瘤内。Rutgers 和 Scully（1986）报道了在肿瘤周边有类固醇细胞形成的病变，包括卵巢甲状腺肿（9 例）、甲状腺肿类癌（图 15.73）或小梁状类癌（4 例）、卵巢网囊肿（4 例）、黏液性囊腺瘤（3 例）、皮样囊肿（2 例）、含合体滋养细胞的无性细胞瘤（1 例）和转移性类癌（1 例）。其中 3 例甲状腺肿类癌在大体表现上均可见肿瘤周边或表面呈黄色。

卵巢肿瘤周边（而非肿瘤内部）形成的类固醇细胞分为 3 类：邻近卵巢间质的黄体细胞、卵巢间质内的 Leydig 细胞及仅见于肿瘤与卵巢门部交界处的门细胞。Rutgers 和 Scully（1986）的报道中，含有上述 3 类细胞的病例数分别为 14 例、2 例和 8 例。含有门细胞增生的肿瘤的体积通常都很大，平均直径为 18 cm。黄体细胞和间质 Leydig 细胞主要见于肿瘤周围的皮质和髓质，单个散在或呈巢状，形成一个不连续的厚达 2 mm 的条带。门细胞呈单个散在或小巢状，在囊壁内形成不连续条带。黄体细胞形成常伴随雌激素相关表现，而间质 Leydig 细胞形成和门部 Leydig 细胞增生通常伴随雄激素相关表现。

与卵巢原发性黏液性肿瘤相似，含黏液细胞的转移癌也常常与间质黄素化有关，而且许多病例有类固醇激素水平的升高。Scully 和 Richardson（1961）发现，来自大肠和胃的转移性腺癌患者中，1/4 的患者有雌激素分泌过多的临床表现，包括绝经前期不规则阴道流血或绝经后阴道流血。偶尔非妊娠期的 Krukenberg 瘤患者有男性化表现。其他的

转移性肿瘤与间质黄素化关系不大。一例发生双侧卵巢转移性乳腺小叶癌的绝经后女性患者出现男性化表现（Caron et al. 1990）。一例转移性结肠类癌患者肿瘤周边的间质出现黄素化（Rutgers et al. 1986）。

15.8.2　卵巢肿瘤伴甲状腺功能亢进

免疫组化染色证实卵巢甲状腺肿和甲状腺肿类癌表达甲状腺球蛋白、三碘甲状腺原氨酸和甲状腺素，因此可能许多病例会产生亚临床水平的甲状腺激素。临床证据表明，25% 的病例存在甲状腺功能亢进，5% 的病例发生严重甲状腺功能亢进。卵巢甲状腺肿患者中甲状腺功能亢进的发生率难以统计，其原因包括诊断卵巢甲状腺肿需要多少甲状腺组织的标准不一，大约 1/6 的卵巢甲状腺肿患者同时伴有甲状腺肿大，且大多数病例报道中缺乏甲状腺功能亢进的实验室检测证据。

有些患者经临床或实验室检测证实有甲状腺功能亢进。由于盆腔放射性碘高吸收而颈部低吸收，因此可以在术前诊断为卵巢甲状腺肿伴有甲状腺功能亢进（Brown et al. 1973）。有些病例直到卵巢肿瘤切除后甲状腺功能亢进的症状消退，才意识到其症状是由于卵巢甲状腺肿相关的甲状腺功能亢进。在这些病例中，有的切除了甲状腺，但甲状腺功能亢进的症状并无缓解。偶尔，卵巢甲状腺肿患者行卵巢切除术后可以出现甲状腺代偿性增大，甲状腺对放射性碘的摄取量增加，或出现甲状腺功能亢进的症状。同样，卵巢甲状腺肿发生扭转也可以导致妊娠患者出现高甲状腺素血症。偶尔，甲状腺肿类癌会出现甲状腺激素的过度分泌，表现为术后甲状腺危象或甲状腺功能减退，有证据表明这类肿瘤的胶质中含有甲状腺球蛋白。

15.8.3　卵巢肿瘤伴类癌综合征

原发于卵巢的类癌包括四大类：岛状类癌、小

梁状类癌、甲状腺肿类癌和黏液性类癌。据报道，1/3 的岛状类癌和 1 例甲状腺肿类癌患者出现类癌综合征。1 例存在该综合征的患者同时出现血清降钙素水平升高（Sens et al. 1982）。卵巢转移性类癌中约半数伴有类癌综合征。在原发性类癌中，肿瘤体积是决定是否存在综合征的一个重要因素。肿瘤体积较大时，2/3 的病例存在类癌综合征。一位 74 岁的卵巢肿瘤患者出现类癌综合征，该肿瘤形态类似非典型类癌，并含有神经内分泌癌（小细胞癌）区域（Brown et al. 1965）。该患者同时有男性化和库欣综合征的表现。尽管未行免疫染色，但作者推测肿瘤细胞会产生 5- 羟色胺和 ACTH。类癌综合征通常发生于没有肝脏或其他部位转移的卵巢类癌患者，因为肿瘤产生的激素可以绕过门静脉系统直接进入体循环，从而避免在肝脏内失活。因此，如果肿瘤局限于卵巢，原发性卵巢类癌引起的类癌综合征常常是可治愈的，并且未见不可逆性的心脏瓣膜损害。

15.8.4　卵巢肿瘤伴 Zollinger-Ellison 综合征

11 例黏液性肿瘤（2 例囊腺瘤、5 例交界性肿瘤及 4 例囊腺癌）导致 Zollinger-Ellison 综合征，肿瘤切除后综合征消失（Boixeda et al. 1990；Garcia-Villaneuva et al. 1990）。大多数肿瘤的体积很大，平均直径为 21.5 cm。在所有行免疫组化染色的病例中，囊壁衬覆细胞均含有胃泌素（图 15.74），约一半病例的囊液中也可检测到胃泌素。

卵巢黏液性肿瘤和 Zollinger-Ellison 综合征之间的相关性与黏液性肿瘤中经常出现肠型神经内分泌细胞相符合。大量的研究表明，各类黏液性肿瘤（良性、交界性和恶性）一般都含有嗜银细胞和激素免疫反应阳性细胞。在大多数研究中，这些细胞最常见于交界性黏液性肿瘤。嗜银细胞常常对 5- 羟色胺和各种多肽类激素呈免疫反应阳性。多肽类激素通常包括促肾上腺皮质激素、胃泌素、生长抑

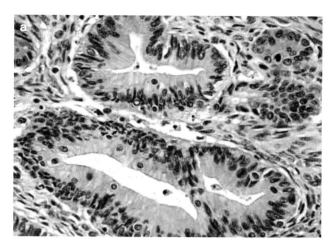

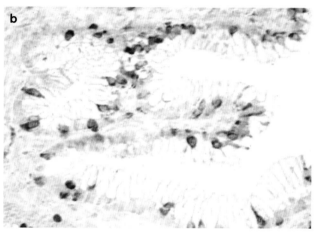

图 15.74　伴 Zollinger-Ellison 综合征的交界性黏液性囊性肿瘤。a. 黏液性柱状细胞，核复层化，中度异型；b. 部分肿瘤细胞呈胃泌素免疫染色阳性

素、胰高血糖素、促胰液素和胰多肽；在许多病例中，肿瘤对多种激素呈免疫反应阳性。

15.9　卵巢肿瘤伴旁分泌紊乱

许多类型的卵巢肿瘤患者会出现各种旁分泌紊乱，其中一些表现为众所周知的内分泌症状和体征，还有些表现为亚临床的实验室检查异常，表明肿瘤细胞可以产生异位激素或激素样物质。上述一些病例中可检测到激素产生，而其他病例中激素紊乱（如高钙血症）的机制仍不清楚。这组肿瘤中的所有病例在肿瘤被成功治疗后，旁分泌紊乱状态均可以消失。

15.9.1　卵巢肿瘤伴高钙血症，包括小细胞癌

伴有高钙血症的卵巢肿瘤中约 60% 的肿瘤为小细胞癌的特殊亚型（Young et al. 1994b），其余病例中一半为透明细胞癌，另外一半为浆液性癌、起源于皮样囊肿的鳞状细胞癌、无性细胞瘤和其他各种杂类肿瘤（每种各占 1/4）。

卵巢癌伴高钙血症的机制尚不清楚（Nussbaum et al. 1990）。除个别病例外，未能在大多数病例的肿瘤细胞中成功检测到甲状旁腺激素（PTH）；有几例进行了血清 PTH 检测，其水平正常。近期的研究证据表明，一些病例中可以检测到血清 PTH 相关多肽（PTHRP）水平升高（Hoekman et al. 1991；Tsunematsu et al. 2000），一些病例通过放射免疫技术检测到其存在（Fujino et al. 1992）；3 例肿瘤（1 例为小细胞癌）的 PTHRP 免疫反应呈阳性（Tsunematsu et al. 2000；Burton et al. 1990）。由于 PTHRP 可与 PTH 和 PTHRP 的受体结合，因此肿瘤分泌的 PTHRP 具有导致甲状旁腺功能亢进的生化特点。有一例患者的血清中 1,25- 二羟维生素 D 水平异常升高，而且肠道中钙离子吸收升高（Hoekman et al. 1991）。肿瘤切除后血清钙、PTHRP 和 1,25- 二羟维生素 D 水平均恢复正常，这说明肠道在维持高钙血症方面发挥了重要作用。

高钙血症型小细胞癌

在 40 岁以下女性发生的卵巢未分化癌中，高钙血症型小细胞癌是最常见的类型。检测过血钙水平的病例中，66% 的病例伴有血钙水平升高（Young et al. 1994b）。尽管高钙血症型小细胞癌可发生在任何年龄，但平均发病年龄为 25 岁，绝大多数（超过 90%）发生在 40 岁以下的女性（Witkowski et al. 2016）。临床常见的症状为腹痛和腹胀。

开腹手术时，几乎所有肿瘤都是单侧性的；卵巢外播散常见。大体表现：肿物呈鱼肉状，白色至浅棕色，常含有大片出血坏死区（图 15.75）。最常见的显微镜下特点是排列紧密的上皮细胞弥漫分布，其间散布含有嗜酸性液体的滤泡状结构（图 15.76）。典型的肿瘤细胞胞质稀少，细胞核小（图 15.77），可见单个小核仁；核分裂象多见。肿瘤细胞也可呈巢状、条索状或排列成不规则细胞团。许多肿瘤中，局灶可见胞质丰富、嗜酸性大细胞，形态类似黄体细胞（图 15.78，15.79）；罕见病例以大细胞为主。大约 10% 的病例中有少量腺体衬覆成熟的黏液性上皮、印戒细胞或含有黏液的高度异型细胞。肿瘤中间质相对稀少，由非特异性纤维组织构成。

SMARCA4 突变导致免疫组化中 SMARCA4 蛋白表达缺失（详见下文），这似乎对诊断具有高度敏感度和特异性。在进行过相关检测的高钙血症型小细胞癌中约有 94% 的肿瘤存在这种现象，而其他卵巢肿瘤中该现象仅见于约 4% 的透明细胞癌和 1 例去分化子宫内膜样腺癌（Clark et al. 2016），因此实际鉴别诊断中不可能考虑到后两者。免疫组化报告为表达缺失需要肿瘤细胞核完全失去表达，而且周围的非肿瘤细胞中有表达。报道的少数罕见病例中，SMARCA4 蛋白有表达，但没有 SMARCB1（INI1）的表达。其他免疫组化指标不具有特异性；CK 和 EMA 以及 CD10、calretinin 常为局灶着色（Aguirre et al. 1989b；McCluggage et al. 2004；Benfield et al. 1982）。

小细胞癌常与成年型或幼年型 GCT 混淆。这三种肿瘤的特点比较见表 15.3。弥漫性小细胞癌在形态上，尤其是在低倍镜下，与恶性淋巴瘤有一定相似之处，但是经充分取材可以找到提示上皮源性肿瘤的生长模式；而且，肿瘤的细胞学特征不符合任何一种恶性淋巴瘤。淋巴细胞标记物的免疫染色可以很容易地解决这一问题。偶尔，小细胞癌的鉴别诊断还包括卵巢的其他小细胞恶性肿瘤及转移性肿瘤，如转移性黑色素瘤和转移性小细胞肉瘤。有趣的是，据报道有一例转移到卵巢的黑色素瘤有

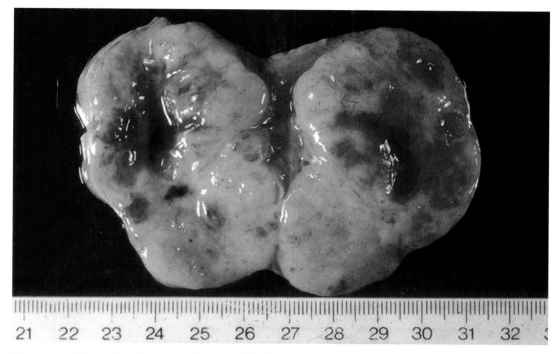

图 15.75　高钙血症型小细胞癌。肿瘤切面大部分呈乳白色，局灶伴有出血和坏死

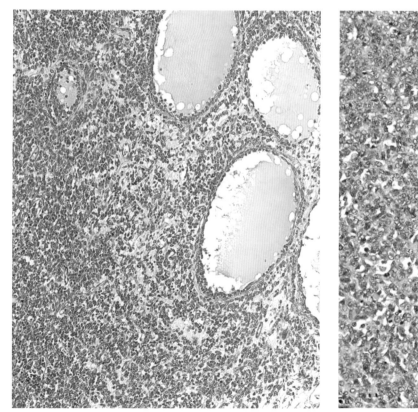

图 15.76　高钙血症型小细胞癌。细胞丰富、排列紧密的肿瘤组织中可见滤泡状结构

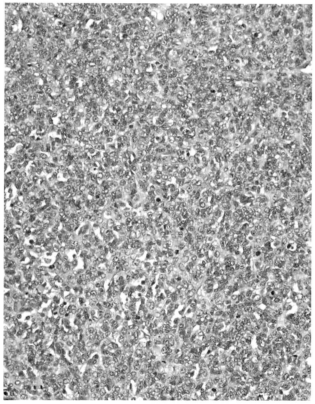

图 15.77　高钙血症型小细胞癌。典型的小细胞

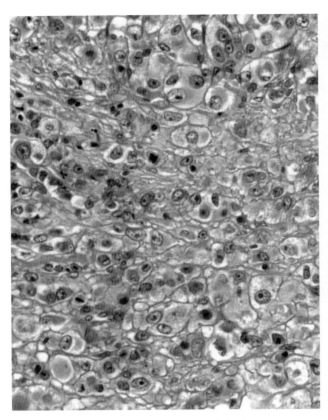

图 15.78　高钙血症型小细胞癌。典型的大细胞

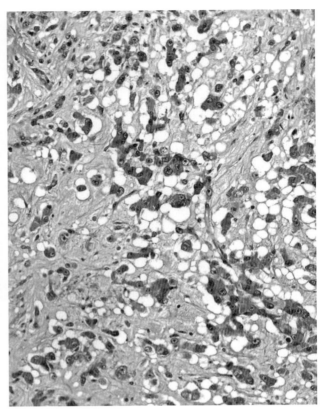

图 15.79　高钙血症型小细胞癌。大细胞变异型，背景常有显著的黏液样变

SMARCA4 染色缺失，但利用黑色素瘤的其他免疫组化标记物很容易区分这些情况。原发性或转移性肺型小细胞癌尽管名称相似，但形态学或临床特征的重叠有限，神经内分泌标记物和 SMARCA4 的免疫组化染色容易区分。

　　最近，几个研究小组分别独立地发现了一种涉及 *SMARCA4* 的突变，这种突变可能是高钙血症型小细胞癌的种系突变或体细胞突变（Jelinic et al. 2014；Kupryjańczyk et al. 2013；Ramos et al. 2014；Witkowski et al. 2014）。该基因编码的蛋白质称为 SMARCA4 或 BRG1，是 SWI/SNF 染色质重塑复合物的一部分。如前文所述，突变导致功能丧失、免疫组化表达随之缺失。即使在无家族史的患者中，种系突变率也为 35%（15 岁以下的患者中为 100%），因此所有诊断为该疾病的患者都应接受遗传咨询（Witkowski et al. 2016）。

特殊染色、免疫组化（Aguirre et al. 1989b）和超微结构（McMahon et al. 1988）检查均未发现任何能识别该肿瘤特定细胞类型的特征，大多数情况下肿瘤细胞缺乏致密核心颗粒。对石蜡包埋标本进行流式细胞术检查，通常显示细胞是二倍体（Eichhorn et al. 1992）。根据年龄分布以及均匀一致的小细胞、滤泡形成的特征，一些学者提出其可能起源于性索。也有些人提出其可能起源于生殖细胞，推测的根据是 SALL4 呈局灶阳性，且少数报道称该肿瘤与生殖细胞肿瘤相关，特别是 2 例成熟性囊性畸胎瘤和 3 例未成熟性畸胎瘤，其中 2 例还含有卵黄囊瘤成分（McClagging et al. 2017）。黏液性上皮的存在并不意味着肿瘤起源于黏液性上皮，因为这可能是表面上皮起源、畸胎瘤性腺上皮或 Sertoli-Leydig 细胞瘤中所见的异源性黏液分化。SMARCA4 与 SMARCB1 功能之间的密切相关提示高钙血症型小细胞癌可能是卵巢的恶性横纹肌样肿瘤。因为罕见情况下恶性横纹肌样肿瘤中有 SMARC4 突变和小细胞癌中的 SMARCB1 突变，且这两个肿瘤之间有一些形态重叠。笔者未发现能证实生殖细胞起源或横纹肌样组织起源的确凿证据。2014 年 WHO 分类中，该肿瘤被归类为混合型卵巢肿瘤（Kurman et al. 2014）。

高钙血症型小细胞癌的预后较差。最近一项对之前已报道病例以及作者以前未报道的病例（共293 例）的研究中，最后随访时只有 44% 的患者存活（Witkowski et al. 2016）。然而，并没有 5 年之后复发的病例报道，因此能在这一时间节点存活的患者似乎有长期生存的可能性。分期是该研究中最重要的预后特征，Ⅰ 期的 5 年生存率为 55%，Ⅱ 期为 40%，Ⅲ 期为 29%，Ⅳ 期为 0%。所有 Ⅳ 期患者在 13 个月内死亡。这项观察性研究发现，接受高剂量化疗并进行自体干细胞移植的患者的总体生存率显著提高，只有 25% 的患者复发，而接受任何其他方式治疗的患者的复发率为 65%。SMARCA4 突变在该肿瘤中的发现为靶向治疗带来了前景。

15.9.2　卵巢肿瘤伴库欣综合征

5 例具有典型临床症状且经生化检测确诊的库欣综合征是由类固醇细胞瘤产生的皮质醇所致（Young et al. 1987）。大多数肿瘤发生于成人，就诊时已发生腹部转移，并存在细胞异型性。罕见情况下，除类固醇细胞瘤外的其他原发性卵巢肿瘤也可出现库欣综合征，这可能与异位产生的促肾上腺皮质激素或促肾上腺皮质激素释放激素有关。

这些病例包括双侧子宫内膜样腺癌（Crawford et al. 1994）、分化差的腺癌（Parsons et al. 1958）、恶性 Sertoli 细胞瘤（Nichols et al. 1962）、小梁状类癌（其中瘤细胞对促肾上腺皮质激素有免疫反应性）（Scully et al. 1998）以及 1 例类似肺非典型类

癌和小细胞癌的肿瘤（Brown et al. 1965）。此外，还有 2 例皮样囊肿中垂体组织所导致的库欣综合征。其中一例尚不清楚是垂体肿瘤还是垂体组织增生；而另一例中有嫌色细胞腺瘤，肿瘤细胞对促肾上腺皮质激素有免疫反应性（Cocconi et al. 1985）。

15.9.3　卵巢肿瘤伴人绒毛膜促性腺激素分泌

Civantos 和 Rywlin（1972）报道了 3 例女性卵巢浆液性乳头状腺癌或黏液腺癌患者存在人绒毛膜促性腺激素（hCG）的异常分泌。这些患者的尿hCG 水平均升高。上述肿瘤均存在低分化区域，其中的细胞类似合体滋养细胞；免疫荧光检测显示这些细胞呈 hCG 阳性。其中一例对侧卵巢含有大量黄体细胞，且子宫内膜中可见蜕膜样反应，该患者有阴道流血；另外 2 例无内分泌表现。有 2 例含有绒癌样成分的低分化表面上皮癌患者的血清 hCG水平升高（Oliva et al. 1993）。绒癌大体上可见坏死、出血，表现为界限清楚的褐色结节。Matias-Guiu 和 Prat（1990）针对卵巢肿瘤中的 hCG 表达进行了一项大规模的免疫组化研究。分别使用针对整个激素及其 β 亚单位的多克隆抗体，以及针对整个激素、β 亚单位以及分别针对 2 个 β 亚单位羧基末端的 4 种单克隆抗体，并将阳性染色结果与有或无"活性"肿瘤间质［黄素化和（或）"固缩"］进行相关性分析，结果显示伴有活性间质的肿瘤中41% 的上皮细胞呈多克隆抗体染色阳性，62% 的上皮细胞呈单克隆抗体染色阳性；而不伴活性间质的肿瘤中上皮细胞的阳性率分别为 14% 和 37%。

15.9.4　卵巢肿瘤伴低血糖

6 例卵巢肿瘤与低血糖相关，包括浆液性囊腺癌、无性细胞瘤、纤维瘤、恶性神经鞘膜瘤、甲状腺肿类癌，以及含有岛状和小梁状结构的类

癌（Scully et al. 1998；Ashton 1995；Morgello et al. 1988）。恶性神经鞘膜瘤中检测到胰岛素和胰岛素原，类癌肿瘤细胞对胰岛素有免疫反应性。具有岛状和梁状结构的类癌患者同时也有甲状旁腺腺瘤和垂体增生。

15.9.5　卵巢肿瘤伴肾素和醛固酮分泌

目前已报道 13 例与高血压相关的激素分泌性卵巢肿瘤，其中 2 例有 Gorlin 综合征。8 例的高血压与肾素分泌性肿瘤、高肾素血症和继发性醛固酮增多症有关（Anderson et al. 1989；Korzets et al. 1986）。有 3 例卵巢肿瘤分泌醛固酮，并导致原发性醛固酮增多症，血浆肾素水平正常或偏低（Jackson et al. 1986；Kulkarni et al. 1990；Todesco et al. 1975）。在 1966 年的一项研究中，第 12 个病例（未检测血浆肾素水平）（Scully et al. 1998）和第 13 个病例（未检测肾素和醛固酮水平）（Scully et al. 1998）中可见醛固酮水平升高。有 4 个病例的肿瘤也产生类固醇激素，导致其中 2 例的同性假性性早熟，另 2 例血清雌二醇和睾酮水平升高。卵巢肿瘤中 8 例为性索间质肿瘤，2 例为类固醇细胞肿瘤。性索间质肿瘤中 4 例是高分化 Sertoli 细胞瘤，其他 4 例因肿瘤形态缺乏特异性或分化太差而无法进一步分类。后 4 例肿瘤中的 1 例为良性肿瘤，患者同时伴有 Peutz-Jeghers 综合征，而其他 3 例为临床恶性，其中 2 例患者死亡。报道的"类固醇细胞肿瘤"中 1 例发生于 7 岁女孩，肿瘤中有显著的滤泡结构，更可能是 JGCT。最后 2 例为平滑肌肉瘤和黏液腺癌。5 例性索间质肿瘤和 1 例平滑肌肉瘤的免疫组化染色呈肾素或肾素原阳性。

15.9.6　卵巢肿瘤伴催乳素分泌

2 例卵巢皮样囊肿与催乳素的分泌有关（Kallenberg et al. 1990；Palmer et al. 1990），这 2 例患者都是生育期女性。其中一例皮样囊肿内含有直径为 2.5 cm 的肿瘤，其内可见由上皮细胞组成的小圆细胞巢，部分上皮细胞围绕充满胶样物质的腺样结构（图 15.80）。细胞质稀少，细胞核小而圆，且较为一致，核分裂不活跃。免疫组化染色显示大多数肿瘤细胞呈催乳素强阳性（图 15.80）。另一例病理学检查显示在皮样囊肿中有一直径为 1 mm 的局灶性垂体组织，该组织由多边形大细胞组成，含有丰富的嗜酸性胞质，呈催乳素阳性。一例性腺母细胞瘤患者没有高催乳素血症（Hoffman et al. 1987），但其肿瘤引流静脉中的血催乳素浓度和外周静脉血催乳素浓度存在梯度差，性腺母细胞瘤中部分类似 Sertoli 细胞的肿瘤细胞呈催乳素阳性。

15.10　卵巢肿瘤伴副肿瘤综合征

15.10.1　卵巢肿瘤伴神经系统疾病

表面上皮来源的卵巢癌是最常见的伴有神经系统疾病的恶性肿瘤之一。有时肿瘤为隐匿性（Mason et al. 1997），可发生影响大脑灰质和白质、小脑、脊髓、周围神经、神经肌肉连接等处的多种病变，并可能伴随重症肌无力（Tyler 1974）。副肿瘤性亚急性小脑变性（SCD）是最常见的病变之一，其中 16%~47% 的病例有卵巢癌（Peterson et al. 1992）。小脑症状通常先于癌症表现，且在肿瘤切除后症状无缓解。仅有一例血浆置换术后患者小脑变性的表现部分消退（Cocconi et al. 1985）。上述病例中 SCD 的发病机制似乎与循环血中抗浦肯野细胞抗体有关，该抗体可与肿瘤中的抗原发生反应。与 SCD 伴其他类型癌症的患者相比，这种抗体在 SCD 伴妇科肿瘤或乳腺癌患者体内更为常见。

边缘叶脑炎与皮样囊肿有关（Dalmau et al. 2008；Sabin et al. 2008），这些患者的血液和脑脊液中可以检测到 N-甲基-D-天冬氨酸受体（NMDAR）的抗体。类似抗体也可见于无肿瘤患者，罕见情况下可见于其他肿瘤患者，但患有这种疾病的年轻女性中（最常见的人群），大约一半的患者有畸胎瘤，最常见的是皮样囊肿，但也有未成熟性畸胎瘤。这些患者可以通过包括手术切除和免疫治疗在内的治疗手段达到最终康复。

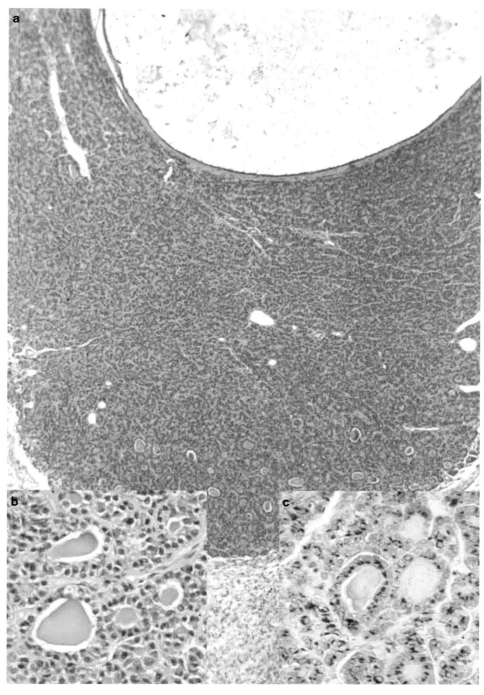

图 15.80　卵巢皮样囊肿内的催乳素瘤。a. 图上方可见皮样囊肿的部分结构，其下方为增生的垂体型细胞；b. 肿瘤由胞质稀少的上皮细胞构成，细胞核呈一致的小圆形，有少量充满胶样物质的腺样腔隙；c. 大部分肿瘤细胞呈催乳素免疫染色强阳性

15.10.2 卵巢肿瘤伴结缔组织病

与卵巢癌相关的最常见的结缔组织病是皮肌炎。一项针对 10 例患有皮肌炎或多发性肌炎以及女性生殖道恶性肿瘤的研究显示，其中 5 例患有卵巢癌（Verducci et al. 1984）。这些肿瘤多是高级别、分期晚的浆液性癌（Mordel et al. 1988），还有 1 例无性细胞瘤和 1 例平滑肌瘤与皮肌炎有关。皮肌炎发作一般早于肿瘤，后者通常在 2 年内变得明显。Medsger 及其同事（1982）描述了 6 例卵巢癌，这些患者在癌症诊断前 5~25 个月被诊断为多发性关节炎和掌侧筋膜炎。关节炎的症状与类风湿关节炎相似。卵巢肿瘤中 4 例为子宫内膜样癌，1 例为浆液性癌，1 例为未分化癌。少数患者有肥大性肺性骨关节病、类风湿关节炎、硬皮病、系统性红斑狼疮或肩 – 手综合征。

15.10.3 卵巢肿瘤伴皮肤疾病

黑棘皮病多见于年轻女性，与多囊性卵巢疾病（POD）、间质卵泡膜细胞增生症相关（Dunaif et al. 1985），是 HAIR-AN 综合征（高雄激素血症、胰岛素拮抗和黑棘皮病）的重要组成部分。4 例所谓的恶性黑棘皮病患者也患有卵巢癌。另有 1 例卵巢癌出现 Leser-Trelat 征的症状（Holguin et al. 1986），即起病突然，且脂溢性角化病的范围迅速扩大，常与隐匿性癌相关。罕见情况下，卵巢癌发生于 Torre-Muir 综合征（Cohen et al. 1991）或 Sweet 综合征的患者（Nguyen et al. 1983）。皮肤黑变病与甲状腺肿类癌相关（Ashton 1995）；肿瘤细胞对 α- 黑素细胞刺激素有免疫反应。卵巢肿瘤与其他皮肤病变的相关性也有个案报道（Fathizadeh et al. 1982）。

15.10.4 卵巢肿瘤伴肾病综合征

肾病综合征病例中，5%~10% 的病例有副肿瘤综合征背景，但只有少数病例的肿瘤发生于女性生殖系统。Hoyt 和 Hamilton（1987）报道了一例 65 岁老年女性患者，该患者在确诊肾病综合征 8 个月之后发现患 IV 期卵巢低分化浆液性癌。肾活检显示为膜性肾小球肾病。肿瘤减灭术后蛋白尿显著减少，联合化疗 10 个月之后蛋白尿消失，且二次探查术未见肿瘤。

15.10.5 卵巢肿瘤伴血液系统疾病

文献中大约 30 例卵巢肿瘤与自身免疫性溶血性贫血有关，Coombs 试验通常呈阳性。这些肿瘤中大多数是皮样囊肿（Payne et al. 1981），少数为癌，一例为粒层细胞瘤（Payne et al. 1981）。粒层细胞瘤患者同时还有脾血管瘤。许多病例中，皮质类固醇疗法、脾切除术或二者联合治疗对症状基本无缓解，但是卵巢肿瘤切除术可使溶血异常快速缓解。Payne 及其同事（Payne et al. 1981）分析了皮样囊肿与贫血之间相关性的可能机制。①肿瘤释放某种物质，该物质使红细胞表面发生改变，导致红细胞对宿主具有抗原性。②囊壁上或囊腔内抗原刺激抗体产生，与红细胞发生交叉反应。③肿瘤直接产生抗红细胞抗体。部分病例的囊肿液中可检测到免疫球蛋白，这支持最后一种机制。

实验室检查常显示卵巢肿瘤伴有弥散性血管内凝血（DIC），但却很少出现 DIC 的临床表现。卵巢肿瘤也可与游走性血栓性静脉炎（Trousseau 综合征）有关。研究表明，无菌性血栓性心内膜炎也是卵巢癌的并发症，卵巢癌也可伴有微血管病性溶血性贫血。分泌雄激素的卵巢肿瘤可伴有轻度红细胞增多，除此之外，副肿瘤性红细胞增多症偶与卵巢肿瘤有关（Payne et al. 1981）。分泌红细胞生成素（TPO）的卵巢肿瘤包括 1 例皮样囊肿和 1 例类固醇肿瘤（Payne et al. 1981）。血液学异常在卵巢肿瘤中罕见，包括非血小板减少性紫癜（黏液性囊腺瘤）、粒细胞增多症（透明细胞癌）、血小板增多症（浆液性癌）、血小板减少症（血管瘤和腺纤维瘤）（von dem Borne et al. 1990）和全血细胞减少症（GCT）（Napoli et al. 1976）。

15.11 其他罕见情形

一例卵巢浆液性癌与抗利尿激素分泌异常综合征相关，该卵巢癌中有肺型小细胞癌成分（Taskin et al. 1996）。电子显微镜检查发现肿瘤细胞中存在神经内分泌颗粒，且肿瘤细胞对抗利尿激素有免疫反应。

少数卵巢肿瘤伴有高淀粉酶血症（O'Riordan et al. 1990），通常是晚期浆液性癌，极少数为早期子宫内膜样癌。这些病例中，血清淀粉酶可作为评估肿瘤进展和疗效的指标。罕见情况下，卵巢癌患者可有类似急性胰腺炎的临床表现（Norwood et al. 1981）。一个罕见病例出现假性 Meigs 综合征，肿瘤在术前已破裂，患者有富含淀粉酶的胸腔积液，切除卵巢交界性浆液性肿瘤之后胸腔积液消失（Cramer et al. 1979）。6 例低分化卵巢癌患者同时出现葡萄膜色素细胞病变（Chahud et al. 2001），此病变也可见于其他内脏癌症。这些患者出现进行性视物模糊和视力丧失，显微镜检查发现双侧视束黑色素细胞弥漫增生，某些病例中病变可累及巩膜（Margo et al. 1987）。2 例卵巢癌患者表现为发热（Schofield et al. 1985），其中 1 例为透明细胞癌，另 1 例未进一步分类。

致谢

感谢已故的 Ancel Blaustein 博士在 20 世纪 70 年代中期编写了本书第 1 版，他曾邀请 Robert E. Scully 博士撰写"卵巢性索间质肿瘤"一章，第 1 版于 1977 年正式出版。20 世纪 80 年代，笔者中的一位（RHY）有幸成为 1987 年第 3 版该章的共同作者之一。2011 年再版时，Scully 博士已退休，未参加这一章的修订。尽管许多文字最初是由他撰写或编辑的，但由于他意识到医学伦理的重要性，他拒绝将自己的名字与一项他没有参与的工作联系在一起。然而，本书作者们仍然想感谢 Scully 博士为这一章所做的贡献，因为他为本章接下来的工作奠定了基础，为作者们从他的案例中学习提供了机会。最重要的是，他为本章所述肿瘤所拍摄的显微图像让我们深受教育。本处的致谢也适用于"第 18 章 卵巢转移性肿瘤"。

参考文献

Aguirre P, Scully RE, Delellis RA (1986) Ovarian heterologous Sertoli–Leydig cell tumors with gastrointestinaltype epithelium. An immunohistochemical analysis. Arch Pathol Lab Med 110:528–533

Aguirre P, Thor AD, Scully RE (1989a) Ovarian endometrioid carcinomas resembling sex cord-stromal tumors: an immunohistological study. Int J Gynecol Pathol 8:364–373

Aguirre P, Thor AD, Scully RE (1989b) Ovarian small cell carcinoma: histogenetic considerations based on immunohistochemical and other findings. Am J Clin Pathol 92:140–149

Ahmed E, Young RH, Scully RE (1999) Adult granulosa cell tumor of the ovary with foci of hepatic cell differentiation. A report of four cases and comparison with two cases of granulosa cell tumor with Leydig cells. Am J Surg Pathol 23:1089–1093

Al-Agha OM, Huwait HF, Chow C, Yanh W, Senz J, Kalloger SE, Huntsman DG, Young RH, Gilks CB (2011) FOXL2 is a sensitive and specific marker for sex cord-stromal tumors of the ovary. Am J Surg Pathol 35:484–494

Anderson MC, Rees DA (1975) Gynandroblastoma of the ovary. Br J Obstet Gynaecol 82:68–73

Anderson PW, Macaulay L, Do YS et al (1989) Extrarenal renin-secreting tumors: insights into hypertension and ovarian renin production. Medicine (Baltim) 68:257–268

Armstrong DT, Papkoff H (1976) Stimulation of aromatization by endogenous and exogenous androgens in ovaries of hypophysectomized rats in vivo by FSH. Endocrinology 99:1144–1151

Ashton MA (1995) Strumal carcinoid of the ovary associated with hyperinsulinemic hypoglycemia and cutaneous melanosis. Histopathology (Oxf) 27:463–467

Auranen A, Sundstrom JI, Ijas J, Grenman S (2007) Prognostic factors of ovarian granulosa cell tumor: a study of 35 patients and review of the literature. Int J Gynecol Cancer 17:1011–1018

Axiotis CA, Lippes HA, Merino MJ, deLanerolle NC, Stewart AF, Kinder B (1987) Corticotroph cell pituitary adenoma within an ovarian teratoma. A new cause of Cushing's syndrome. Am J Surg Pathol 11:218–224

Baker PM, Oliva E (2004) Immunohistochemistry as a tool in the differential diagnosis of ovarian tumors: an update. Int J Gynecol Pathol 24:39–55

Banner EA, Dockerty MB (1945) Theca cell tumors of the ovary. A clinical and pathological study of twenty-three cases (including thirteen new cases) with a review. Surg Gynecol Obstet 81:234–242

Benfield GFA, Tapper-Jones L, Stout TV (1982) Androblastoma and raised serum alpha-fetoprotein with familial multinodular goitre.

Case report. Br J Obstet Gynaecol 89:323–326

Bennett JA, Oliva E, Young RH (2015) Sclerosing stromal tumors with prominent luteinization during pregnancy: a report of 8 cases emphasizing diagnostic problems. Int J Gynecol Pathol 34:357–362

Bjorkholm E (1980) Granulosa cell tumors: a comparison of survival in patients and matched controls. Am J Obstet Gynecol 138:329–331

Bjorkholm E, Pettersson F (1980) Granulosa-cell and theca-cell tumors. The clinical picture and long term outcome for the Radiumhemmet series. Acta Obstet Gynecol Scand 59:361–365

Bjorkholm E, Silfversward C (1980) Theca-cell tumors. Clinical features and prognosis. Acta Radiol Oncol Radiat Phys Biol 19:241–244

Bjorkholm E, Silfversward C (1981) Prognostic factors in granulosa cell tumors. Gynecol Oncol 11:261–274

Bohm J, Roder-Weber M, Hofler H (1991) Bilateral stromal Leydig cell tumor of the ovary. Case report and literature review. Pathol Res Pract 187:348–352

Boixeda D, Roman AL, Pascasio JM et al (1990) Zollinger-Ellison syndrome due to gastrin-secreting ovarian cystadenocarcinoma. Case report. Acta Chir Scand 156:409–410

Brown H, Lane M (1965) Cushing's and malignant carcinoid syndromes from ovarian neoplasm. Arch Intern Med 115:490–494

Brown WW, Shetty KR, Rosenfeld PS (1973) Hyperthyroidism due to struma ovarii: demonstration by radioiodine scan. Acta Endocrinol 73:266–272

Burandt E, Young RH (2014) Thecoma of the ovary: a report of 70 cases emphasizing aspects of its histopathology different from those often portrayed and its differential diagnosis. Am J Surg Pathol 38:1023–1032

Burton PBJ, Knight DE, Quirke P et al (1990) Parathyroid hormone related peptide in ovarian carcinoma. J Clin Pathol 43:784

Cao QJ, Jones JG, Li M (2001) Expression of calretinin in human ovary, testis and ovarian sex cord-stromal tumors. Int J Gynecol Pathol 20:346–352

Caron P, Roche H, Gorguet B, Martel P, Bennet A, Carton M (1990) Mammary ovarian metastases with stroma cell hyperplasia and postmenopausal virilization. Cancer (Phila) 66:1221–1224

Cathro HP, Stoler MH (2005) The utility of calretinin, inhibin and WT1 immunohistochemistry staining in the differential diagnosis of ovarian tumors. Hum Pathol 36:195–201

Chahud F, Young RH, Remulla JF et al (2001) Bilateral diffuse uveal melanocytic proliferation associated with extraocular cancers. Am J Surg Pathol 25:212–218

Chalvardjian A, Scully RE (1973) Sclerosing stromal tumors of the ovary. Cancer (Phila) 31:664–670

Christman JE, Ballon SC (1990) Ovarian fibrosarcoma associated with Maffucci's syndrome. Gynecol Oncol 37:290–291

Civantos F, Rywlin AM (1972) Carcinomas with trophoblastic differentiation and secretion of chroionic gonadotrophins. Cancer (Phila) 29:789–798

Clark BA, Witkowski L, Ton Nu TN, Shaw PA, Gilks CB, Huntsman D, Karnezis AN, Sebire N, Lamovec J, Roth LM, Stewart CJ, Hasselblatt M, Foulkes WD, McCluggage WG (2016) Loss of SMARCA4 (BRG1) protein expression as determined by immunohistochemistry in small-cell carcinoma of the ovary, hypercalcaemic type distinguishes these tumors from their mimics. Histopathology 69:727–738

Clement PB, Young RH, Hanna W, Scully RE (1994) Sclerosing peritonitis associated with luteinized thecomas of the ovary. A clinicopathological analysis of six cases. Am J Surg Pathol 18:1–13

Cocconi G, Ceci G, Juvarra G et al (1985) Successful treatment of subacute cerebellar degeneration in ovarian carcinoma with plasmapheresis. A case report. Cancer (Phila) 56:2318–2320

Cohen PR, Kohn SR, Kurzrock R (1991) Association of sebaceous gland tumors and internal malignancy: the Muir-Torre syndrome. Am J Med 90:606–613

Conlon N, Schultheis AM, Piscuoglio S, Silva A, Guerra E, Tornos C, Reuter VE, Soslow RA, Young RH, Oliva E, Weigelt B (2015) A survey of DICER1 hotspot mutations in ovarian and testicular sex cord-stromal tumors. Mod Pathol 28:1603–1612

Conlon N, Silva A, Guerra E, Jelinic P, Schlappe BA, Olvera N, Mueller JJ, Tornos C, Jungbluth AA, Young RH, Oliva E, Levine D, Soslow RA (2016) Loss of SMARCA4 expression is both sensitive and specific for the diagnosis of small cell carcinoma of ovary, hypercalcemic type. Am J Surg Pathol 40:395–403

Costa MJ, Morris RJ, Wilson R, Judd R (1992) Utility of immunohistochemistry in distinguishing ovarian Sertoli-stromal cell tumors from carcinosarcomas. Hum Pathol 23:787–797

Costa MJ, Morris R, DeRose PB, Cohen C (1993) Histologic and immunohistochemical evidence for considering ovarian myxoma as a variant of the thecomafibroma group of ovarian stromal tumors. Arch Pathol Lab Med 117:802–808

Costa MJ, Ames PF, Walls J, Roth LM (1997) Inhibin immunohistochemistry applied to ovarian neoplasms: a novel, effective, diagnostic tool. Hum Pathol 281:247–254

Cramer SF, Bruns DE (1979) Amylase-producing ovarian neoplasm with pseudo-Meigs' syndrome and elevated pleural amylase. Cancer (Phila) 44:1715–1721

Crawford SM, Pyrah RD, Ismail SM (1994) Cushing's syndrome associated with recurrent endometrioid adenocarcinoma of the ovary. J Clin Pathol 47:766–768

Dalmau J, Gleichman AJ, Hughes EG, Rossi JE, Peng X, Lai M, Dessain SK, Rosenfeld MR, Balice-Gordon R, Lynch DR (2008) Anti-NMDA-receptor encephalitis: case series and analysis of the effects of antibodies. Lancet Neurol 7:1091–1098

de Kock L, Terzic T, McCluggage WG, Stewart CJR, Shaw P, Foulkes WD, Clarke BA (2017) DICER1 mutations are consistently present in moderately and poorly differentiated Sertoli-Leydig cell tumors. Am J Surg Pathol 41:1178–1187

Deavers MT, Malpica A, Liu J, Broaddus R, Silva E (2003) Ovarian sex cord-stromal tumors: an immunohistochenical study including a comparison of calretinin and inhibin. Mod Pathol 16:584–590

Deshpande V, Oliva E, Young RH (2010) Solid psuedopapillary neoplasm of the ovary: a report of 3 primary ovarian tumors resembling those of the pancreas. Am J Surg Pathol 34:1514–1520

Dickersin GR, Young RH, Scully RE (1995) Signet-ring stromal and related tumors of the ovary. Ultrastruct Pathol 19:401–419

Dockerty MB, Masson JC (1944) Ovarian fibromas: a clinical and pathologic study of two hundred and eighty-three cases. Am J Obstet Gynecol 47:741–752

Dorrington JH, Moon YS, Armstrong DT (1975) Estradiol-17b biosynthesis in cultured granulosa cells from hypophysectomized immature rats: stimulation by FSH. Endocrinology 97:1328–1331

Dunaif A, Hoffman AR, Scully RE et al (1985) Clinical, biochemical, and ovarian morphologic features in women with acanthosis nigricans and masculinization. Obstet Gynecol 66:545–552

Eichhorn JH, Bell DA, Young RH et al (1992) DNA content and proliferative activity in ovarian small cell carcinomas of the hypercalcemic type. Implications for diagnosis, prognosis and histogenesis. Am J Clin Pathol 98:579–586

Emerson RE, Wang M, Roth L, Zheng W, Abdul-Karim FW, Liu F, Ulbright TM, Eble JN, Cheng L (2007) Molecular genetic evidence supporting the neoplastic nature of the Leydig cell component of ovarian Sertoli-Leydig cell tumors. Int J Gynecol Pathol 26:368–374

Fathalla MF (1967) The occurrence of granulosa and theca tumors in clinically normal ovaries. A study of 25 cases. J Obstet Gynaecol Br Commonw 74:279–282

Fathalla MF (1968) The role of the ovarian stroma in hormone production by ovarian tumors. J Obstet Gynaecol Br Commonw 75:78–83

Fathizadeh A, Medenica MM, Soltani K et al (1982) Aggressive keratoacanthoma and internal malignant neoplasm. Arch Dermatol 118:112–114

Ferry JA, Young RH, Engel G, Scully RE (1994) Oxyphilic Sertoli cell tumor of the ovary: a report of three cases, two in patients with the Peutz-Jeghers syndrome. Int J Gynecol Pathol 13:259–266

Flemming P, Wellmann A, Maschek HJ et al (1995) Monoclonal antibodies against inhibin represents key markers of adult granulosa cell tumors of the ovary even in their metastases. Am J Surg Pathol 19:927–933

Fox H, Agrawal K, Langley FA (1975) A clinicopathological study of 92 cases of granulosa cell tumor of the ovary with special reference to the factors influencing prognosis. Cancer (Phila) 35:231–241

Fujino T, Watanabe T, Yamaguchi K et al (1992) The development of hypercalcemia in a patient with an ovarian tumor producing parathyroid hormone-related protein. Cancer (Phila) 70:2845–2850

Gagnon S, Tetu B, Silva EG, McCaughey WTE (1989) Frequency of a-fetoprotein production by Sertoli-Leydig cell tumors of the ovary: an immunohistochemical study of eight cases. Mod Pathol 2:63–67

Garcia-Villaneuva M, Figuerola NB, del Arbol LR, Ortiz MJH (1990) Zollinger–Ellison syndrome due to a borderline mucinous cystadenoma of the ovary. Obstet Gynecol 75:549–551

Geist SH, Gaines JA (1938) Theca cell tumors. Am J Obstet Gynecol 35:39–51

Goebel EA, McCluggage WG, Walsh JC (2016) Mitotically active sclerosing stromal tumor of the ovary: report of a case series with parallels to mitotically active cellular fibroma. Int J Gynecol Pathol 35:549–553

Gorlin RJ (1987) Nevoid basal-cell carcinoma syndrome. Medicine (Baltim) 66:98–113

Guerrieri C, Frånlund B, Malmström H, Boeryd B (1998) Ovarian endometrioid carcinomas simulating sex cordstromal tumors: a study using inhibin and cytokeratin 7. Int J Gynecol Pathol 17:266–271

Gurumurthy M, Bryant A, Shanbhag S (2014) Effectiveness of different treatment modalitis for the management of adult-onset granulosa cell tumors of the ovary (primary and recurrent). Cochrane Database Syst Rev 21:CD006912

Gustafson ML, Lee MM, Scully RE et al (1992) Müllerian inhibiting substance as a marker for ovarian sex-cord tumor. N Engl J Med 326:466–471

Hart WR, Kumar N, Crissman JD (1980) Ovarian neoplasms resembling sex cord tumors with annular tubules. Cancer (Phila) 45:2352–2363

Hayes MC, Scully RE (1987a) Stromal luteoma of the ovary: a clinico-pathological analysis of 25 cases. Int J Gynecol Pathol 6:313–321

Hayes MC, Scully RE (1987b) Ovarian steroid cell tumor (not otherwise specified): a clinicopathological analysis of 63 cases. Am J Surg Pathol 11:835–845

He H, Luthringer DJ, Hui P, Lau SK, Weiss LM, Chu PG (2008) Expression of CD56 and WT1 in ovarian stroma and ovarian stromal tumors. Am J Surg Pathol 32:884–890

Hoekman K, Tjandra Y, Papapoulos SE (1991) The role of 1, 25–dihydroxyvitamin D in the maintenance of hypercalcemia in a patient with an ovarian carcinoma producing parathyroid hormone-related protein. Cancer (Phila) 68:642–647

Hoffman WH, Gala RR, Kovacs K, Subramanian MG (1987) Ectopic prolactin secretion from a gonadoblastoma. Cancer (Phila) 60:2690–2695

Holguin T, Padilla RS, Ampuero F (1986) Ovarian adenocarcinoma presenting with the sign of Leser–Trelat. Gynecol Oncol 25:128–132

Hoyt RE, Hamilton JF (1987) Ovarian cancer associated with the nephrotic syndrome. Obstet Gynecol 70:513–514

Hughesdon PE (1958) Thecal and allied reactions in epithelial ovarian tumours. J Obstet Gynaecol Br Commonw 65:702–709

Hughesdon PE (1983) Lipid cell thecomas of the ovary. Histopathology (Oxf) 7:681–692

Irving JA, Young RH (2008a) Granulosa cell tumors of the ovary with a pseudopapillary pattern: a study of 14 cases of an unusual morphologic variant emphasizing their distinction from transitional cell neoplasms and other papillary ovary tumors. Am J Surg Pathol 32:581–586

Irving JA, Young RH (2008b) Microcystic stromal tumor of the ovary. Report of 16 cases of a hitherto uncharacterized distinctive ovarian neoplasm. Am J Surg Pathol 33:367–375

Irving JA, Alkushi A, Young RH, Clement PB (2006) Cellular fibromas of the ovary: a study of 75 cases including 40 mitotically active tumors emphasizing their distinction from fibrosarcoma. Am J Surg Pathol 30:928–938

Irving JA, Lee C, Yip S, Oliva E, McCluggage WG, Young RH (2015) Microcystic stromal tumor: a distinctive ovarian sex cord-stromal neoplasm characterized by FOXL2, SF-1, WT-1, cyclin D1, and beta-catenin nuclear expression and CTNNB1 mutations. Am J Surg Pathol 39:1420–1426

Ismail SM, Walker SM (1990) Bilateral virilizing sclerosing stromal tumours of the ovary in a pregnant woman with Gorlin's syndrome: implications for pathogenesis of ovarian stromal neoplasms. Histopathology (Oxf) 17:159–163

Jackson B, Valentine R, Wagner G (1986) Primary aldosteronism due to a malignant ovarian tumour. Aust NZ J Med 16:69–71

Jelinic P, Mueller JJ, Olvera N, Dao F, Scott SN, Shah R, Gao J, Schultz N, Gonen M, Soslow RA, Berger MF, Levine DA (2014) Recurrent SMARCA4 mutations in small cell carcinoma of the ovary. Nat Genet 46:424–426

Kallenberg GA, Pesce CM, Norman B, Ratner RE, Silverberg SG (1990) Ectopic hyperprolactinemia resulting from an ovarian teratoma. JAMA 263:2472–2474

Kommoss F, Oliva E, Bhan AK, Young RH, Scully RE (1998) Inhibin expression in ovarian tumors and tumor-like lesions: an immunohistochemical study. Mod Pathol 11:656–664

Konishi I, Fujii S, Ishikawa Y, Suzuki A, Okamura H, Mori T (1986) Ovarian fibroma with Leydig cell hyperplasia of the adjacent stroma: a light and electron microscopic study. Int J Gynecol Pathol 5:170–178

Korzets A, Nouriel H, Steiner Z et al (1986) Resistant hypertension associated with a renin-producing ovarian Sertoli cell tumor. Am J Clin Pathol 85:242–247

Kraemer BB, Silva EG, Sneige N (1984) Fibrosarcoma of the ovary. A new component in the nevoid basal-cell carcinoma syndrome. Am J Surg Pathol 8:231–236

Kulkarni JN, Mistry RC, Kamat MR, Chinoy R, Lotlikar RG (1990) Autonomous aldosterone-secreting ovarian tumor. Gynecol Oncol 37:284–289

Kupryjańczyk J, Dansonka-Mieszkowska A, Moes-Sosnowska J, Plisiecka-Hałasa J, Szafron L, Podgórska A, Rzepecka IK, Konopka B, Budziłowska A, Rembiszewska A, Grajkowska W, Spiewankiewicz B (2013) Ovarian small cell carcinoma of hypercalcemic type – evidence of germline origin and SMARCA4 gene inactivation. A pilot study. Pol J Pathol 64:238–246

Kurman RJ, Andrade D, Goebelsmann U, Taylor CR (1978) An immunohistochemical study of steroid localization in Sertoli–Leydig tumors of the ovary and testis. Cancer (Phila) 42:1772–1783

Kurman RJ, Goebelsmann U, Taylor CR (1979) Steroid localization in granulosa–theca tumors of the ovary. Cancer (Phila) 43:2377–2384

Kurman RJ, Ganjei P, Nadjii M (1984) Contributions of immunocytochemistry to the diagnosis and study of ovarian neoplasms. Int J Gynecol Pathol 3:3–26

Kurman RJ, Carcangiu ML, Herrington CS, Young RH (eds) (2014) WHO classification of tumours of female reproductive organs, 4th edn. International Agency for Research on Cancer, Lyon

Lack EE, Perez-Atayde AR, Murthy ASK, Goldstein DP, Crigler JF, Vawter GF (1981) Granulosa theca cell tumors in premenarchal girls. A clinical and pathologic study of ten cases. Cancer (Phila)

48:1846–1854

Margo CE, Pavan PR, Gendelman D, Gragoudas E (1987) Bilateral melanocytic uveal tumors associated with systemic non-ocular malignancy. Malignant melanomas or benign paraneoplastic syndrome? Retina 7:137–141

Mason WP, Dalman J, Curtin MP, Posner JB (1997) Normalization of the tumor marker CA-125 after oophorectomy in a patient with paraneoplastic cerebellar degeneration without detectable cancer. Gynecol Oncol 65:1558–1563

Matias-Guiu X, Prat J (1990) Ovarian tumors with functioning stroma. An immunohistochemical study of 100 cases with human chorionic gonadotropin monoclonal and polyclonal antibodies. Cancer (Phila) 65:2001–2005

Matias-Guiu X, Pons C, Prat J (1998) Müllerian inhibiting substance, alpha-inhibin, and CD99 expression in sex cord stromal tumors and endometrioid ovarian carcinomas resembling sex cord-stromal tumors. Hum Pathol 29:840–845

McCluggage WG (2008) Immunohistochemical markers as a diagnostic aid in ovarian pathology. Diagn Histopathol 14:335–351

McCluggage WG, Maxwell P (1999) Adenocarcinomas of various sites may exhibit immunoreactivity with anti-inhibin antibodies. Histopathology 35:216–220

McCluggage WG, Maxwell P (2001) Immunohistochemical staining for calretinin is useful in the diagnosis of ovarian sex cord-stromal tumours. Int J Gynecol Pathol 20:346–352

McCluggage WG, Young RH (2005) Immunohistochemistry as a diagnostic aid in the evaluation of ovarian tumors. Semin Diagn Pathol 22:3–32

McCluggage WG, Young RH (2007) Ovarian Sertoli-Leydig cell tumors with pseudoendometrioid tubules (pseudoendometrioid Sertoli-Leydig cell tumors). Am J Surg Pathol 31:592–596

McCluggage WG, Maxwell P, Sloan JM (1997) Immunohistochemical staining of ovarian granulosa cell tumors with monoclonal antibodies against inhibin. Hum Pathol 28:1034–1038

McCluggage WG, Oliva E, Connolly LE, Young RH (2004) An immunohistochemical analysis of ovarian small cell carcinoma of hypercalcemic type. Int J Gynecol Pathol 23:330–336

McCluggage WG, McKenna M, McBride HA (2007) CD56 is a sensitive and diagnostically useful immunohistochemical marker of ovarian sex cord-stromal tumors. Int J Gynecol Pathol 26:322–327

McCluggage WG, Staats PN, Gilks CB, Clement PB, Young RH (2013) Luteinized thecomas (thecomatosis) associated with sclerosing peritonitis exhibit positive staining with sex cord markers steroidogenic factor-1 (SF-1) and FOXL2. Am J Surg Pathol 37:1458–1459

McCluggage W, Witkowski L, Clarke BA, Foulkes WD (2017) Clinical, morphologic, and immunohistochemical evidence that small cell carcinoma of the ovary of hypercalaemic type (SCCOHT) may be a primitive germ-cell neoplasm. Histopathology 70:1147–1154

McConechy MK et al (2016) Molecularly defined adult granulosa cell tumor of the ovary: the clinical phenotype. JNCI J Natl Cancer Inst 108:djw134

McKenna M, Kenny B, Dorman G, McCluggage WG (2005) Combined adult granulosa cell tumor and mucinous cystadenoma of the ovary: granulosa cell tumor with heterologous mucinous elements. Int J Gynecol Pathol 24:224–227

McMahon JT, Hart WR (1988) Ultrastructural analysis of small cell carcinomas of the ovary. Am J Clin Pathol 90:523–529

Medsger TA, Dixon JA, Garwood VF (1982) Palmar fasciitis and polyarthritis associated with ovarian carcinoma. Ann Intern Med 96:424–431

Meigs JV (1954) Fibroma of the ovary with ascites and hydrothorax. Meigs' syndrome. Am J Obstet Gynecol 67:962–987

Mooney EE, Nogales FF, Tavassoli FA (1999a) Hepatocytic differentiation in retiform Sertoli-Leydig cell tumors: distinguishing a heterologous element from Leydig cells. Hum Pathol 30:611–617

Mooney EE, Man YG, Bratthauer GL, Tavassoli FA (1999b) Evidence that Leydig cells in Sertoli-Leydig cell tumors have a reactive rather than a neoplastic profile. Cancer 86:2312–2319

Mooney EE, Vaidya KP, Tavassoli FA (2000) Ossifying well-differentiated Sertoli-Leydig cell tumor of the ovary. Ann Diagn Pathol 4:34–38

Mooney EE, Nogales FF, Bergeron C, Tavassoli FA (2002) Retiform Sertoli-Leydig cell tumours: clinical, morphological and immunohistochemical findings. Histopathology 41:110–117

Mordel N, Margalioth EJ, Harats N et al (1988) Concurrence of ovarian cancer and dermatomyositis. A report of two cases and literature review. J Reprod Med 33:649–655

Morgello S, Schwartz E, Horwith M et al (1988) Ectopic insulin production by a primary ovarian carcinoid. Cancer (Phila) 61:800–805

Movahedi-Lankarani S, Kurman RJ (2002) Calretinin, a more sensitive but less specific marker than α-inhibin for ovarian sex cord-stromal neoplasms. An immunohistochemical study of 215 cases. Am J Surg Pathol 26:1477–1483

Nakashima N, Young RH, Scully RE (1984) Androgenic granulosa cell tumors of the ovary. A clinicopathological analysis of seventeen cases and review of the literature. Arch Pathol Lab Med 108:786–791

Napoli VM, Wallach H (1976) Pancytopenia associated with a granulosa-cell tumor of the ovary. Report of a case. Am J Clin Pathol 65:344–350

Nguyen KQ, Hurst CG, Pierson DL et al (1983) Sweet's syndrome and ovarian carcinoma. Cutis 32:152–154

Nichols J, Warren JC, Mantz FA (1962) ACTH-like excretion from carcinoma of the ovary. JAMA 182:713–718

Nogales FF, Concha A, Plata C, Ruiz-Avila I (1993) Granulosa cell tumor of the ovary with diffuse true hepatic differentiation simulating stromal luteinization. Am J Surg Pathol 17:85–90

Norris HJ, Taylor HB (1968) Prognosis of granulosa-theca tumors of the ovary. Cancer (Phila) 21:255–263

Norris HJ, Taylor HB (1969) Virilization associated with cystic granulosa tumors. Obstet Gynecol 34:629–635

Norwood SH, Torma MJ, Fontanelle LJ (1981) Hyperamylasemia due to poorly differentiated adenosquamous carcinoma of the ovary. Arch Surg 116:225–226

Nussbaum SR, Gas R, Arnold A (1990) Hypercalcemia and ectopic secretion of parathyroid hormone by an ovarian carcinoma with rearrangement of the gene for parathyroid hormone. N Engl J Med 323:1324–1328

O'Riordan T, Gaffney E, Tormey V, Daly P (1990) Hyperamylasemia associated with progression of a serous surface papillary carcinoma. Gynecol Oncol 36:432–434

Oliva E, Andrada E, Pezzica E, Prat J (1993) Ovarian carcinomas with choriocarcinomatous differentiation. Cancer (Phila) 72:2441–2446

Oliva EA, Alvarez T, Young RH (2005) Sertoli cell tumors of the ovary. A clinicopathological and immunohistochemical study of 54 cases. Am J Surg Pathol 29:143–156

Oliva E, Garcia-Miralles N, Vu Q, Young RH (2007) CD10 expression in pure stromal and sex cord-stromal tumors of the ovary: an immunohistochemical analysis of 101 cases. Int J Gynecol Pathol 26:359–367

Palmer PE, Bogojavlensky S, Bhan AK, Scully RE (1990) Prolactinoma in wall of ovarian dermoid cyst with hyperprolactinemia. Obstet Gynecol 75:540–543

Paoletti M, Pridjian G, Okagaki T, Talerman A (1987) A stromal Leydig cell tumor of the ovary occurring in a pregnant 15-year-old girl. Ultrastructural findings. Cancer (Phila) 60:2806–2810

Paraskevas M, Scully RE (1989) Hilus cell tumor of the ovary. A clinicopathological analysis of 12 Reinke crystal-positive and 9 crystal-negative cases. Int J Gynecol Pathol 8:299–310

Parsons V, Rigby R (1958) Cushing's syndrome associated with adenocarcinoma of the ovary. Lancet 2:992–994

Payne D, Muss HB, Homesley HD, Jobson VW, Baird FG (1981) Autoimmune hemolytic anemia and ovarian dermoid cysts: case report and review of the literature. Cancer (Phila) 48:721–724

Pelkey TJ, Frierson HF, Mills SE, Stoler MH (1998) The diagnostic utility of inhibin staining in ovarian neoplasms. Int J Gynecol Pathol 17:97–105

Peterson K, Rosenblum MK, Kotanides H, Posner MP (1992) Paraneoplastic cerebellar degeneration. I. A clinical analysis of 55 anti-Yo antibody-positive patients. Neurology 42:1931–1937

Phadke DM, Weisenberg E, Engel G, Rhone DP (1999) Malignant Sertoli cell tumor of the ovary metastatic of the lung mimicking neuroendocrine carcinoma: report of a case. Ann Diagn Pathol 3:213–219

Prat J, Scully RE (1981) Cellular fibromas and fibrosarcomas of the ovary: a comparative clinicopathologic analysis of seventeen cases. Cancer (Phila) 47: 2663–2670

Prat J, Young RH, Scully RE (1982) Ovarian Sertoli-Leydig cell tumors with heterologous elements. (ii) cartilage and skeletal muscle: a clinicopathologic analysis of twelve cases. Cancer (Phila) 50:2465–2475

Price A, Russell P, Elliott P, Bannatyne P (1990) Composite mucinous and granulosa-cell tumor of ovary: case report of a unique neoplasm. Int J Gynecol Pathol 9:372–378

Ramos P, Karnezis AN, Craig DW, Sekulic A, Russell ML, Hendricks WP, Corneveaux JJ, Barrett MT, Shumansky K, Yang Y, Shah SP, Prentice LM, Marra MA, Kiefer J, Zismann VL, McEachron TA, Salhia B, Prat J, D'Angelo E, Clarke BA, Pressey JG, Farley JH, Anthony SP, Roden RB, Cunliffe HE, Huntsman DG, Trent JM (2014) Small cell carcinoma of the ovary, hypercalcemic type, displays frequent inactivating germline and somatic mutations in SMARCA4. Nat Genet 46:427–429

Ramzy I (1976) Signet-ring stromal tumor of ovary. Histochemical, light, and electron microscopic study. Cancer (Phila) 38:166–172

Ravishankar S, Mangray S, Kurkchubasche A, Yakirevich E, Young RH (2016) Unusual Sertoli cell tumor associated with sex cord tumor with annular tubules in Peutz-Jeghers syndrome: report of a case and review of the literature on ovarian tumors in Peutz-Jeghers syndrome. Int J Surg Pathol 24:269–273

Reddick RL, Walton LA (1982) Sertoli-Leydig cell tumor of the ovary with teratomatous differentiation. Cancer (Phila) 50:1171–1176

Rio RT et al (2011) DICER1 mutations in familial multinodular goiter with and without ovarian Sertoli-Leydig cell tumors. JAMA 305:68–77

Riopel MA, Perlman EJ, Seidman JD et al (1998) Inhibin and epithelial membrane antigen immunohistochemistry assist in the diagnosis of sex cord-stromal tumors and provide clues to the histogenesis of hypercalcemic small cell carcinomas. Int J Gynecol Pathol 17:46–53

Rishi M, Howard LN, Bratthauer GL, Tavassoli FA (1997) Use of monoclonal antibodies against human inhibin as a marker for sex cord-stromal tumors of the ovary. Am J Surg Pathol 19:927–933

Roth LM, Sternberg WH (1973) Ovarian stromal tumors containing Leydig cells. II. Pure Leydig cell tumor, non-hilar type. Cancer (Phila) 32:952–960

Roth LM, Sternberg WH (1983) Partly luteinized theca cell tumor of the ovary. Cancer (Phila) 51:1697–1704

Roth LM, Anderson MC, Govan ADT, Langley FA, Gowing NFC, Woodcock AS (1981) Sertoli-Leydig cell tumors. A clinicopathologic study of 34 cases. Cancer (Phila) 48:187

Roth LM, Slayton RE, Brady LW, Blesdsing JA, Johnson G (1985) Retiform differentiation in ovarian Sertoli–Leydig cell tumors. A clinicopathologic study of six cases from a gynecologic oncology study group. Cancer (Phila) 55:1093–1098

Rutgers J, Scully RE (1986) Functioning ovarian tumors with peripheral steroid cell proliferation: a report of twenty-four cases. Int J Gynecol Pathol 5:319–337

Sabin TD, Jednacz JA, Staats PN (2008) Case 26-2008: a 26-year-old woman with headache and behavioral changes. N Engl J Med 359:842–853

Samanth KK, Black WC (1970) Benign ovarian stromal tumors associated with free peritoneal fluid. Am J Obstet Gynecol 107:538–545

Schofield PM, Kirsop BA, Reginald P, Harington M (1985) Ovarian carcinoma presenting as pyrexia of unknown origin. Postgrad Med J 61:177–178

Schonman R, Klein Z, Edelstein E, Czernobilsky B, Fishman A (2008) Luteinized thecoma associated with scerosing peritonitis-conservative surgical approach followed by corticosteroid and GnRH agonist treatment-a case report. Gynecol Oncol 111:540–543

Schultz KAP, Harris AK, Finch M, Dehner LP, Brown JB, Gershenson DM, Young RH, Field A, Yu W, Turner J, Cost NG, Schneider DT, Stewart DR, Frazier AL, Messinger Y, Hill DA (2017) DICER1-related Sertoli-Leydig cell tumor and gynandroblastoma: clinical and genetic findings from the first 107 cases in the international ovarian and testicular stromal tumor registry. Gynecol Oncol 147:521–527

Scully RE (1953) An unusual ovarian tumor containing Leydig cells but associated with endometrial hyperplasia, in a postmenopausal woman. J Clin Endocrinol Metab 13:1254–1263

Scully RE (1970) Sex cord tumor with annular tubules. A distinctive ovarian tumor of the Peutz–Jeghers syndrome. Cancer (Phila) 25:1107–1121

Scully RE (1985) Immunohistochemistry of ovarian tumors. In: Russo J, Russo I (eds) Immunocytochemistry in tumor diagnosis. Martinus Nijhoff, Boston, pp 293–320

Scully RE, Cohen RB (1964) Oxidative-enzyme activity in normal and pathologic human ovaries. Obstet Gynecol 24:667–681

Scully RE, Richardson GS (1961) Luteinization of the stroma of metastatic cancer involving the ovary and its endocrine significance. Cancer (Phila) 14:827–840

Scully RE, Aguirre P, DeLellis RA (1984) Argyrophilia, serotonin, and peptide hormones in the female genital tract and its tumors. Int J Gynecol Pathol 3:51–70

Scully RE, Young RE, Clement PB (1998) Tumors of the ovary, maldeveloped gonads, fallopian tube, and broad ligament. In: Atlas of tumor pathology, 3rd series, fasc 23. Armed Forces Institute of Pathology, Washington, DC

Seidman JD (1996) Unclassified ovarian gonadal stromal tumors. A clinicopathologic study of 32 cases. Am J Surg Pathol 20:699–706

Sens MA, Levenson TB, Metcalf JS (1982) A case of metastatic carcinoid arising in an ovarian teratoma. Case report with autopsy findings and review of the literature. Cancer (Phila) 49:2541–2546

Shah SP, Kobel M, Senz J, Morin RD, Clarke BA et al (2009) Mutation of FOXL2 in granulosa-cell tumors of the ovary. N Engl J Med 360:2719–2729

Simpson JL, Michael H, Roth LM (1998) Unclassified sex cord-stromal tumors of the ovary. A report of eight cases. Arch Pathol Lab Med 122:52–55

Sjostedt S, Wahlen T (1961) Prognosis of granulosa cell tumors. Acta Obstet Gynecol Scand 40:1–26

Solh HM, Azoury RS, Najjar SS (1983) Peutz–Jeghers syndrome associated with precocious puberty. J Pediatr 103:593–595

Staats PN, McCluggage WG, Clement PB, Young RH (2008) Luteinized thecomas (thecomatosis) of the type typically associated with sclerosing peritonitis. Am J Surg Pathol 32:1273–1290

Staats PN, Coutts MA, Young RH (2010) Primary ovarian mucinous cystic tumor with prominent theca cell proliferation and focal granulosa cell tumor in its stroma: case report, literature review, and comparison with Sertoli-Leydig cell tumor with heterologous elements. Int J Gynecol Pathol 29:228–233

Stall JN, Young RH (2019) Granulosa cell tumors of the ovary with prominent thecoma-like foci: a report of ten cases emphasizing the ongoing utility of the reticulum stain in the modern era. Int J Gynecol Pathol 38:143–150

Stenwig JT, Hazekamp JT, Beecham JB (1979) Granulosa cell tumors of the ovary. A clinicopathological study of 118 cases with long-term follow-up. Gynecol Oncol 7:136–152

Sternberg WH (1949) The morphology, endocrine function, hyperplasia and tumors of the human ovarian hilus cells. Am J Pathol 25:493–511

Sternberg WH, Roth LM (1973) Ovarian stromal tumors containing Leydig cells. 1. Stromal-Leydig cell tumor and non-neoplastic transformation of ovarian stroma to Leydig cells. Cancer (Phila) 32:940–951

Stewart CJR, Jeffers MD, Kennedy A (1997) Diagnostic value of inhibin immunoreactivity in ovarian gonadal stromal tumours and their histological mimics. Histopathology (Oxf) 31:67–74

Stewart CJR, Nandini CL, Richmond JA (2000) Value of A103 (melan-A) immunostaining in the differential diagnosis of ovarian sex cord stromal tumours. J Clin Pathol 53:206–211

Susil BJ, Sumithran E (1987) Sarcomatous change in granulosa cell tumor. Hum Pathol 18:397–399

Talerman A (1987) Ovarian Sertoli-Leydig cell tumor (androblastoma) with retiform pattern: a clinicopathologic study. Cancer (Phila) 60:3056–3064

Talerman A, Hughesdon PE, Anderson MC (1982) Diffuse nonlobular ovarian androblastoma usually associated with feminization. Int J Gynecol Pathol 1:155–171

Taskin M, Barker B, Calanog A, Jormark S (1996) Syndrome of inappropriate antidiuresis in ovarian serous carcinoma with neuroendocrine differentiation. Gynecol Oncol 62:400–404

Tavassoli FA, Norris HJ (1980) Sertoli tumors of the ovary. A clinicopathologic study of 28 cases with ultrastructural observations. Cancer (Phila) 46:2282–2297

Taylor HB, Norris HJ (1967) Lipid cell tumors of the ovary. Cancer (Phila) 20:1953–1962

Teilum G (1958) Classification of testicular and ovarian androblastoma and Sertoli cell tumors. Cancer (Phila) 11:769–782

Todesco S, Terribile V, Borsatti A et al (1975) Primary aldosteronism due to a malignant ovarian tumor. J Clin Endocrinol Metab 41:809–819

Tracy SL, Askin FB, Reddick RL, Jackson B, Kurman RJ (1985) Progesterone secreting Sertoli cell tumor of the ovary. Gynecol Oncol 22:85–96

Tsunematsu R, Saito T, Iguchi H, Fukuda T, Tsukamoto N (2000) Hypercalcemia due to parathyroid hormone-related protein produced by primary ovarian clear cell adenocarcinoma: case report. Gynecol Oncol 76:218–222

Tyler HR (1974) Paraneoplastic syndromes of nerve, muscle, and neuromuscular junction. Ann N Y Acad Sci 230:348–357

Ueda G, Nobuaki H, Hayakawa K et al (1972) Clinical histochemical and biochemical studies of an ovarian dysgerminoma with trophoblasts and Leydig cells. Am J Obstet Gynecol 114:748–754

Vang R, Vague S, Tavassoli F, Prat J (2003) Signet-ring stromal tumor of the ovary: clinicopathologic analysis and comparison with Krukenberg tumor. Int J Gynecol Pathol 23:45–51

Verducci MA, Malkasian GD, Friedman SJ, Winkelmann RK (1984) Gynecologic carcinoma associated with dermatomyositis-polymyositis. Obstet Gynecol 64:695–698

von dem Borne AEGK, van Oers RHJ, Wiersinga WM et al (1990) Complete remission of autoimmune thrombocytopenia after extirpation of a benign adenofibroma of the ovary. Br J Rheumatol 74:119–120

Waxman M, Vuletin JC, Urcuyo R, Belling CG (1979) Ovarian low-grade stromal sarcoma with thecomatous features. A critical reappraisal of the so-called "malignant thecoma". Cancer (Phila) 44:2206–2217

Witkowski L, Carrot-Zhang J, Albrecht S, Fahiminiya S, Hamel N, Tomiak E, Grynspan D, Saloustros E, Nadaf J, Rivera B, Gilpin C, Castellsagué E, Silva-Smith R, Plourde F, Wu M, Saskin A, Arseneault M, Karabakhtsian RG, Reilly EA, Ueland FR, Margiolaki A, Pavlakis K, Castellino SM, Lamovec J, Mackay HJ, Roth LM, Ulbright TM, Bender TA, Georgoulias V, Longy M, Berchuck A, Tischkowitz M, Nagel I, Siebert R, Stewart CJ, Arseneau J, McCluggage WG, Clarke BA, Riazalhosseini Y, Hasselblatt M, Majewski J, Foulkes WD (2014) Germline and somatic SMARCA4 mutations characterize small cell carcinoma of the ovary, hypercalcemic type. Nat Genet 46:438–443

Witkowski L, Goudie C, Ramos P, Boshari T, Brunet JS, Karnezis AN, Longy M, Knost JA, Saloustros E, McCluggage WG, Stewart CJR, Hendricks WPD, Cunliffe H, Huntsman DG, Pautier P, Levine DA, Trent JM, Berchuck A, Hasselblatt M, Foulkes WD (2016) The influence of clinical and genetic factors on patient outcome in small cell carcinoma of the ovary, hypercalcemic type. Gynecol Oncol 141:454–460

Young RH, Scully RE (1983a) Ovarian sex cord-stromal tumors with bizarre nuclei. A clinicopathologic analysis of seventeen cases. Int J Gynecol Pathol 1:325–335

Young RH, Scully RE (1983b) Ovarian stromal tumors with minor sex cord elements: a report of seven cases. Int J Gynecol Pathol 2:227–234

Young RH, Scully RE (1983c) Ovarian Sertoli-Leydig cell tumors with a retiform pattern: a problem in histopathologic diagnosis. A report of 25 cases. Am J Surg Pathol 7:755–771

Young RH, Scully RE (1984a) Ovarian Sertoli cell tumors. A report of ten cases. Int J Gynecol Pathol 2:349–363

Young RH, Scully RE (1984b) Well-differentiated ovarian Sertoli–Leydig cell tumors. A clinicopathological analysis of 23 cases. Int J Gynecol Pathol 3:277–290

Young RH, Scully RE (1985) Ovarian Sertoli-Leydig cell tumors. A clinicopathological analysis of 207 cases. Am J Surg Pathol 9:543–569

Young RH, Scully RE (1987) Ovarian steroid cell tumors associated with Cushing's syndrome. A report of three cases. Int J Gynecol Pathol 6:40–48

Young RH, Scully RE (2001) Differential diagnosis of ovarian tumors based primarily on their patterns and cell types. Semin Diagn Pathol 18:161–235

Young RH, Welch WR, Dickersin GR, Scully RE (1982a) Ovarian sex cord tumor with annular tubules: review of 74 cases including 27 with Peutz–Jeghers syndrome and 4 with adenoma malignum of the cervix. Cancer (Phila) 50:1384–1402

Young RH, Prat J, Scully RE (1982b) Ovarian Sertoli-Leydig cell tumors with heterologous elements. (i) Gastrointestinal epithelium and carcinoid: a clinicopathologic analysis of thirty-six cases. Cancer (Phila) 50:2448–2456

Young RH, Dickersin GR, Scully RE (1983) A distinctive ovarian sex cord–stromal tumor causing sexual precocity in the Peutz–Jeghers syndrome. Am J Surg Pathol 7:233–243

Young RH, Dickersin GR, Scully RE (1984a) Juvenile granulosa cell tumor of the ovary. A clinicopathologic analysis of 125 cases. Am J Surg Pathol 8:575–596

Young RH, Perez-Atayde AR, Scully RE (1984b) Ovarian Sertoli-Leydig cell tumor with retiform and heterologous components. Report of a case with hepatocytic differentiation and elevated serum alpha-fetoprotein. Am J Surg Pathol 8:709–718

Young RH, Dudley AG, Scully RE (1984c) Granulosa cell. Sertoli-Leydig cell and unclassified sex cord-stromal tumors associated with pregnancy. A clinicopathological analysis of thirty-six cases. Gynecol Oncol 18:181–205

Young RH, Clement PB, Scully RE (1988) Calcified thecomas in young women. A report of four cases. Int J Gynecol Pathol 7:343–350

Young RH, Oliva E, Scully RE (1994a) Lutenized adult granulosa cell tumors of the ovary: a report of four cases. Int J Gynecol Pathol

13:302–310

Young RH, Oliva E, Scully RE (1994b) Small cell carcinoma of the ovary, hypercalcemia type. A clinicopathological analysis of 150 cases. Am J Surg Pathol 18:1102–1116

Zaloudek C, Norris HJ (1982) Granulosa tumors of the ovary in children. A clinical and pathologic study of 32 cases. Am J Surg Pathol 6:503–512

Zaloudek C, Norris HJ (1984) Sertoli-Leydig tumors of the ovary. A clinicopathologic study of 64 intermediate and poorly differentiated neoplasms. Am J Surg Pathol 8:405–418

Zaloudek CJ, Tavassoli FA, Norris HJ (1981) Dysgerminoma with syncytiotrophoblastic giant cells. A histologically and clinically distinctive subtype of dysgerminoma. Am J Surg Pathol 5:361–367

Zhang J, Young RH, Arseneau J, Scully RE (1982) Ovarian stromal tumors containing lutein or Leydig cells (luteinized thecomas and stromal Leydig cell tumors). A clinicopathological analysis of fifty cases. Int J Gynecol Pathol 1:270–285

Zhao C, Bratthauer GL, Barner R, Vang R (2006) Immunohistochemical analysis of Sox9 in ovarian Sertoli cell tumors and other tumors in the differential diagnosis. Int J Gynecol Pathol 26:1–9

Zhao C, Bratthauer GL, Barner R, Vang R (2007a) Diagnostic utility of WT1 immunostaining in ovarian Sertoli cell tumor. Am J Surg Pathol 31:1378–1386

Zhao C, Bratthauer GL, Barner R, Vang R (2007b) Comparative analysis of alternative and traditional immunohistochemical markers for the distinction of ovarian Sertoli cell tumor from endometrioid tumors and carcinoid tumor: a study of 160 cases. Am J Surg Pathol 31:255–266

Zhao C, Barner R, Vinh TN, McManus K, Dabbs D, Vang R (2008) SF-1 is a diagnostically useful immunohistochemical marker and comparable to other sex cord-stromal tumor markers for the differential diagnosis of ovarian Sertoli cell tumor. Int J Gynecol Pathol 27:507–514

Zhao C, Vinh TN, McManus K, Dabbs D, Barner R, Vang R (2009) Identification of the most sensitive and robust immunohistochemical markers in different categories of ovarian sex cord-stromal tumors. Am J Surg Pathol 33:354–366

Zheng W, Sung CJ, Hanna I et al (1997) Alpha and beta subunits of inhibin/activin as sex cord-stromal differentiation markers. Int J Gynecol Pathol 16:263–271

Kruti P. Maniar，Russell Vang 著；

王宽松，张晓阳　译

内容

生殖细胞肿瘤起源于胚胎性腺的原始生殖细胞，由许多组织学类型不同的肿瘤组成。作为一组特殊类型的性腺肿瘤，生殖细胞肿瘤的概念在过去几十年发生了演变。其依据包括以下几个特征。①这些肿瘤具有相同的组织发生。②同一肿瘤内相对常见地出现不同组织学类型的肿瘤成分。③在原始生殖细胞从卵黄囊壁迁移到生殖腺嵴沿途上的性腺外部位出现组织学类似的肿瘤（Witschi 1948）。④男性和女性所发生的多种不同肿瘤间具有显著的同源性。在其他类型的性腺肿瘤中尚未见如此高的同源性。

在睾丸精原细胞瘤与对应的卵巢无性细胞瘤首次被报道后不久，就有学者注意到二者在形态学上非常相似，但它们组织发生的一致性却长期未被肯定。尽管如此，这些肿瘤仍是最先被认定为来源于生殖细胞的肿瘤。直到有了 Teilum（1944，1946）对卵巢和睾丸肿瘤同源性的研究，Friedman 和 Moore（1946）、Dixon 和 Moore（1952）对睾丸肿瘤的研究，以及 Friedman（1951）对相关的性腺外肿瘤的研究，才有人提议将生殖细胞起源的其他肿瘤归入此类肿瘤。这些观点得到 Witschi（1948）和 Gillman（1948）的胚胎学研究以及随后 Stevens（1959，1960，1962）、Pierce（1961，1962）及 Verney（1961）等人对啮齿类动物生殖细胞肿瘤实验研究结果的支持。

尽管之前偶有生殖细胞和性索衍生成分组成的少见肿瘤的报道，但直到 Scully 对性腺母细胞瘤

做出详细描述（Scully 1953）后，这类肿瘤才被归类为独立疾病。此后，亦有关于另一类由生殖细胞和性索衍生成分组成的肿瘤（即生殖细胞 – 性索 – 间质混合性肿瘤）的详细报道（Talerman 1972a，1972b）。因此，本章不仅介绍生殖细胞起源的肿瘤，还介绍生殖细胞和性索衍生成分组成的肿瘤。

16.1　组织发生

Teilum（1965）所提出的不同类型生殖细胞肿瘤的组织发生及相互关系见图 16.1。按照 Teilum（1965）的理论，无性细胞瘤（精原细胞瘤）是一类未获得进一步分化潜能的原始生殖细胞肿瘤。胚胎性癌则是一种概念和形态上独立的疾病，代表一种由多潜能细胞组成的可以进一步分化的生殖细胞肿瘤。此过程可以发生在向胚胎或体细胞分化的过程中，形成成熟程度不一的畸胎瘤；也可以通过以下两种途径之一，发生在向胚外分化的过程中：沿卵黄途径向卵黄囊（内胚窦）肿瘤分化，或沿滋养细胞途径向绒癌分化。此分化过程是动态的，因此肿瘤可能由处于不同发育阶段的不同细胞成分组成。按照这种观点（Teilum 1965），无性细胞瘤被认为是不能进一步分化的，但是，免疫组化证据表明一些精原细胞瘤或无性细胞瘤可以分化为胚胎性癌，甚至更进一步分化（Parkash et al. 1995）。在一些生殖细胞肿瘤中，无性细胞瘤的细胞与其他肿瘤性生殖细胞成分紧密混合出现亦支持这种观点

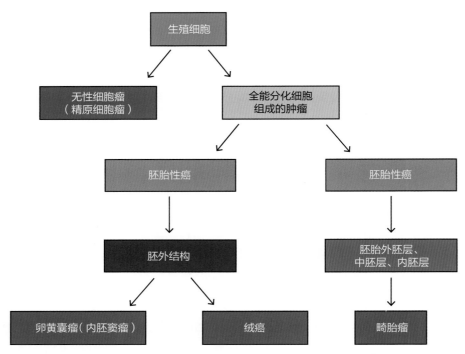

图 16.1   Teilum 提出的生殖细胞肿瘤的组织发生假说模型［改编自参考文献 Teilum（1946）］

（Jacobsen et al. 1989）。

16.2   分类

世界卫生组织（WHO）将生殖细胞肿瘤分为多组（Kurman et al. 2014），其中也包括单纯的生殖细胞肿瘤、单胚层畸胎瘤、畸胎瘤源性体细胞肿瘤，以及混合性生殖细胞 – 性索 – 间质肿瘤（表16.1）。由生殖细胞和性索 – 间质衍生成分组成的肿瘤分为两类：性腺母细胞瘤；生殖细胞 – 性索 – 间质混合性肿瘤，未分类。

16.3   生殖细胞肿瘤的临床和病理特征

生殖细胞肿瘤是卵巢第二大类肿瘤，仅次于上皮性肿瘤，在欧洲和北美占所有卵巢肿瘤的 20%。在上皮性肿瘤发病率低的亚洲及非洲国家，生殖细胞肿瘤占卵巢肿瘤的比例更高。生殖细胞肿瘤可见于从婴儿期到老年期的所有年龄段，最常见

表 16.1   卵巢生殖细胞肿瘤的 WHO 分类

生殖细胞肿瘤

　无性细胞瘤

　卵黄囊瘤（内胚窦瘤）

　胚胎性癌

　非妊娠性绒癌

　成熟性畸胎瘤

　未成熟性畸胎瘤

　混合性生殖细胞肿瘤

单胚层畸胎瘤和皮样囊肿衍生体细胞肿瘤

　卵巢甲状腺肿，良性

　卵巢甲状腺肿，恶性

　类癌

　甲状腺肿类癌

　黏液性类癌

　神经外胚层型肿瘤

　皮脂腺肿瘤

　皮脂腺腺瘤

　皮脂腺癌

　其他罕见单胚层畸胎瘤

　癌

　鳞状细胞癌

　其他

生殖细胞 – 性索 – 间质衍生成分组成的肿瘤

　性腺母细胞瘤

　生殖细胞 – 性索 – 间质混合性肿瘤，未分类

于 10~60 岁，也可见于胎儿期。在儿童及青少年，60% 以上的卵巢肿瘤起源于生殖细胞，而且 1/3 的卵巢肿瘤是恶性的（Norris et al. 1972）。在成人，大多数（95%）生殖细胞肿瘤为良性的，由成熟性囊性畸胎瘤（皮样囊肿）构成。卵巢恶性生殖细胞肿瘤多发生于 40 岁前，40 岁后发生者罕见。

16.3.1　无性细胞瘤

组织发生

无性细胞瘤完全由生殖细胞组成，这些生殖细胞在形态学、超微结构（Lynn et al. 1967）及组织化学（McKay et al. 1953）上类似于原始生殖细胞。无性细胞瘤的肿瘤细胞被认为处于早期性腺未分化阶段；这些细胞停滞于某一发育时期而未获得进一步分化的能力（Teilum 1946）。然而，有证据表明有些细胞偶尔可获得这种能力，并分化为胚胎性癌甚至更进一步分化（Miettinen et al. 1985a；Parkash et al. 1995）。关于无性细胞瘤的组织发生，最广为接受的观点是肿瘤起源于原始生殖细胞，在早期胚胎发生阶段从卵黄囊壁的起源部位迁徙至卵巢（Witschi 1948）。同源性肿瘤发生在睾丸（精原细胞瘤）以及原始生殖细胞从卵黄囊壁迁徙至原始性腺的沿途（包括纵隔、腹膜后、后腹壁、松果体旁及骶尾区），这种现象也支持上述观点。

细胞遗传学及分子特征

大多数无性细胞瘤显示细胞核 DNA 数量增加（四倍体、多倍体或非整倍体）（Asadourian et al. 1969；Kommoss et al. 1990；Kraggerud et al. 2013）。出现等臂染色体 12p［i（12p）］是睾丸生殖细胞肿瘤，尤其是精原细胞瘤的特殊异常，在卵巢无性细胞瘤中也是如此（Atkin et al. 1987；Cossu-Rocca et al. 2006b）。然而，i（12p）也可见于卵巢生殖细胞肿瘤的非无性细胞瘤成分中，因此对无性细胞瘤没有特异性（Poulos et al. 2006）。

比较基因组杂交发现无性细胞瘤中存在多种 DNA 拷贝数的改变（Kraggerud et al. 2000；Riopel et al. 1998）。常见的改变包括 12p、12q、21q 及 22q 染色体的获得和 13q 的缺失。一部分肿瘤有癌基因 *KIT* 的突变（Cheng et al. 2011；Hoei-Hansen et al. 2007）。*KIT* 突变可能与进展期疾病有关（Cheng et al. 2011），但 *KIT* 突变更常见于与生殖腺发育不良无关的无性细胞瘤（Hersmus et al. 2012）。

发病率

无性细胞瘤是一种少见的肿瘤，占原发性卵巢肿瘤的 1%~2%，占卵巢恶性肿瘤的 3%~5%（Mueller et al. 1950；Santesson 1947）。这是最常见的单一形态的卵巢恶性生殖细胞肿瘤。世界各地无性细胞瘤的确切发病率不详，因为大部分癌症登记报告未区分各种类型的卵巢肿瘤。尽管多数报道来自欧洲及北美，但是无性细胞瘤在世界各地及所有种族中均可发生。其发病率在某些国家存在相当大的区域性差异。

临床表现

据报道，从 7 月龄婴儿到 70 多岁女性均可发生无性细胞瘤（Mueller et al. 1950），但是大多数病例发生于 10~30 岁，近半数患者小于 20 岁，80% 的患者小于 30 岁（Asadourian et al. 1969；Björkholm et al. 1990；Gordon et al. 1981；Mueller et al. 1950）。无性细胞瘤发生在青春期前的情况并不少见，但在更年期后非常罕见。因此，无性细胞瘤是儿童期、青春期及成年早期最常见的卵巢恶性肿瘤之一（Asadourian et al. 1969；Björkholm et al. 1990；Gordon et al. 1981；Mueller et al. 1950；Norris et al. 1972）。

曾有单纯型无性细胞瘤发生于姐妹（Talerman et al. 1973）和母女的报道。无性细胞瘤的症状并不独特，类似卵巢其他实性肿瘤患者的表现

（Asadourian et al. 1969；Björkholm et al. 1990；Gordon et al. 1981；Mueller et al. 1950）。通常症状持续时间较短，除此以外，肿瘤常较大，提示其生长迅速（Björkholm et al. 1990）。最常见的表现为腹部增大和下腹部肿块，后者有时可因扭转而伴发腹部疼痛。也可出现体重下降。有些病例中肿瘤为偶然的发现，这些肿瘤通常较小。妊娠时，肿瘤可被偶然发现，患者也可能伴有腹腔、盆腔疼痛和（或）分娩困难。

无性细胞瘤常常伴发性腺母细胞瘤，后者几乎都发生在性腺发育不全的患者（Schellhas 1974a，1974b；Scully 1970a），这提示无性细胞瘤与遗传以及体征及性征异常有关。有些报道强调无性细胞瘤在正常女性患者中发生（Asadourian et al. 1969；Björkholm et al. 1990）。有人认为，性发育障碍与生殖细胞瘤的发生存在两种不同的机制，前者与 *KIT* 突变有关，后者与 Y 染色体上的 *TSPY* 基因有关（Hersmus et al. 2012）。

无性细胞瘤亦可在因原发性闭经而就诊的患者中被偶然发现，这些病例常伴发性腺母细胞瘤（Schellhas 1974a，1974b；Scully 1970a；Williamson et al. 1976）。极少数病例可表现为月经及内分泌异常，但这种表现往往更常见于含有合体滋养细胞或伴有其他肿瘤性生殖细胞成分（尤其是绒癌）的无性细胞瘤患者。后者属于混合性生殖细胞肿瘤。儿童患者可发生性早熟（Rutgers et al. 1986）。无性细胞瘤伴男性化最常见于合并性腺母细胞瘤的单纯性或混合性性腺发育不全患者。曾有报道，少数无性细胞瘤病例伴有高钙血症，其高钙血症是由于循环血中活性维生素 D（1,25- 二羟维生素 D_3）增加，而非甲状旁腺激素相关肽的合成增加，后者见于其他伴有高钙血症的卵巢肿瘤（Evans et al. 2004）。一些其他罕见的副肿瘤综合征也被认为与无性细胞瘤有关，包括抗 Ma 相关脑炎（Abdulkader et al. 2013；Al-Thubaiti et al. 2013）。

大体表现

仅右侧卵巢发生无性细胞瘤者约占 50%，仅左侧发生者约占 35%，双侧发生者约占 15%（Asadourian et al. 1969；Gordon et al. 1981；Mueller et al. 1950）。伴发性腺母细胞瘤时，肿瘤累及双侧的概率明显增高，无性细胞瘤起自性腺母细胞瘤，且其生长之势超过后者（Schellhas 1974a，1974b；Scully 1970a）。因此，如果将这些病例计算在内，双侧肿瘤的患病率会增加。

单纯型无性细胞瘤为圆形、卵圆形或分叶状的实性肿瘤，伴有光滑、灰白色且略有光泽的纤维包膜。肿瘤大小可从直径几厘米到充满盆腔及腹腔的最大径达 50 cm 的巨大肿块（Asadourian et al. 1969）。曾有重量超过 5 kg 的肿瘤的报道（Mueller et al. 1950）。包膜通常完整，但也会破裂（尤其是体积大的肿瘤），并可能导致肿瘤与周围组织粘连。无性细胞瘤的质地不一，体积中等和较小者质地坚实，体积大者质软。肿瘤切面（图 16.2）呈实性，灰红色到淡褐色。可见出血或坏死所导致的红色、棕色或黄色的变色区域，体积较大的肿瘤尤其如此，并且有时因此形成小囊腔，但无性细胞瘤一般是实性的。出现囊性区域提示可能存在其他肿瘤成分，最有可能的是畸胎瘤。鉴于出现其他肿瘤性生殖细胞成分对肿瘤的治疗及预后具有重要意义，因此建议对肿瘤不同部位（尤其是不够典型的区

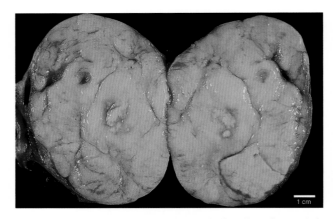

图 16.2　无性细胞瘤。切面呈实性，有分叶状区域，局灶有出血

域）广泛而谨慎地取材。

镜下表现

无性细胞瘤的镜下形态与睾丸精原细胞瘤相同，由大而一致的肿瘤细胞组成，排列成片状、岛状或条带状，周围包绕含有淋巴细胞的数量不等的结缔组织间质（图 16.3~16.5）。肿瘤细胞较大，直径为 15~25 μm，呈卵圆形或圆形，通常可辨认胞质边界。固定较好的标本中，细胞边界清晰。胞质丰富、淡染，呈颗粒状、略嗜酸性或透亮。

细胞核大，居中，呈空泡状，约占整个细胞的1/2。细胞核为卵圆形或圆形，核膜清楚，染色质为细颗粒状且分布不均，含有显著的嗜酸性核仁，核仁通常有 1 个，但有时有 2 个。细胞和细胞核的大小及核染色质数量通常有某种程度的不一致性。可见单个核的大细胞或巨细胞，而其他特征符合典型的无性细胞瘤细胞。核分裂几乎总是可见，从少量核分裂象到核分裂活跃。核分裂活性的差异不仅可见于不同的肿瘤之间，也可见于同一肿瘤的不同区域。

肿瘤细胞的细胞质内含有糖原，PAS 染色呈阳性且能被淀粉酶消化。肿瘤细胞内糖原含量不一，福尔马林固定时间过长可导致胞质内糖原消失。因此，PAS 反应可以为较强至很弱。冰冻组织中，肿

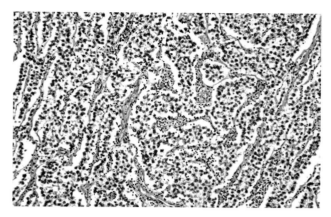

图 16.4　无性细胞瘤。肿瘤由排列成小梁状的瘤细胞组成，被含有淋巴细胞的结缔组织间质所围绕

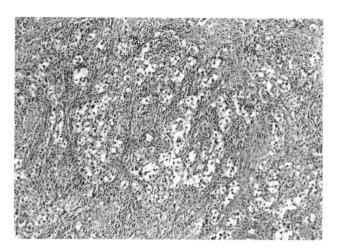

图 16.5　无性细胞瘤。肿瘤细胞巢出现于富含淋巴细胞的纤维性间质内

瘤细胞的细胞质内可见脂质成分。

肿瘤细胞周围的间质中几乎总能见到淋巴细胞浸润，数量可多可少（图 16.5）。偶尔可见有生发中心的淋巴滤泡。结缔组织间质内可见浆细胞和嗜酸性粒细胞，有时可见肉芽肿反应。免疫组化研究发现浸润的淋巴网状细胞主要为 T 细胞及巨噬细胞。B 细胞、NK 细胞及其他淋巴网状细胞相对较少（Dietl et al. 1993）。

结缔组织间质的形态从疏松、水肿而纤细的纤维血管网，到致密的透明变性，表现出相当大的变化。依据间质数量的不同，肿瘤细胞可排列成片状、小巢状、岛状、索状或条状。偶尔，间质过多导致肿瘤细胞巢间存在较宽的间隔。有些病例中玻

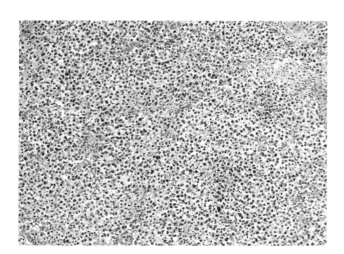

图 16.3　无性细胞瘤。肿瘤由聚集成大片的形态一致的细胞组成

璃样变太过显著，以至于很难找到肿瘤细胞。相反，有些病例的肿瘤细胞丰富，仅含有少至难以辨认的间质。在同一肿瘤的不同区域，间质的含量也可能有相当大的不同。

灶性坏死和出血较常见，在较大的或是发生扭转的肿瘤中范围可能较广泛。钙化在无性细胞瘤中仅偶见，呈小点状或斑状，伴随坏死、出血、纤维化或玻璃样变出现。偶尔，可见相对较大、圆形或卵圆形的钙化小体，可能提示燃尽的性腺母细胞瘤的存在（Scully 1970a）（图16.6）。

6%~8%的无性细胞瘤中可出现个别或聚集的合体滋养巨细胞，它们可分泌hCG。这些细胞的出现与血清hCG水平升高有关，亦可用免疫组化方法证实组织切片中存在hCG。这一证据为无性细胞瘤病例偶见内分泌活性提供了又一个可能的解释，除此以外的另一个解释是无性细胞瘤中出现了真性绒癌的成分。然而，还有一小部分病例，经过仔细检查，仍不能在其中找到滋养细胞成分。这些无性细胞瘤病例中的部分伴有黄素化间质细胞的增多，可能与女性化和少见的男性化表现有关（Rutgers et al. 1986）。

合体滋养巨细胞可形成较大的合体细胞团，类似绒癌的合体滋养细胞，但它又与后者不同，因为前者没有细胞滋养细胞（图16.7）。无性细胞瘤中出现绒癌成分并不常见，但是多数报道中均有此种类型的病例（Pedowitz et al. 1955；Santesson 1947）。合体滋养细胞还必须与异物巨细胞、Langhans巨细胞、单核及多核肿瘤巨细胞相鉴别，后者见于部分无性细胞瘤病例。没有证据表明含有合体滋养巨细胞的无性细胞瘤的预后更差（Zaloudek et al. 1981）。同妊娠滋养细胞疾病（见第20章）及含绒癌的混合性生殖细胞肿瘤一样，血清hCG水平可作为肿瘤标志物用于病情监测。但这些病例的血清hCG水平远低于混合有典型绒癌的无性细胞瘤。

单纯型无性细胞瘤与血清AFP水平升高无关（Talerman et al. 1980）。AFP水平升高提示存在其他生殖细胞肿瘤成分（通常是卵黄囊瘤，它既可位于无性细胞瘤的原发灶内，也可位于转移灶内）。

免疫组化特征和鉴别诊断

SALL4是包括无性细胞瘤在内的原始生殖细胞肿瘤的高度敏感且特异的标记物（Cao et al. 2009）。尽管它可能被认为是相对特异性的标记物，但应该注意，非生殖细胞肿瘤的一个亚类也可以表达此标记物（Miettinen et al. 2014b）。PLAP免疫组化染色在卵巢无性细胞瘤中的应用不如在睾丸精原细胞瘤中广泛（Jacobsen et al. 1989），但是

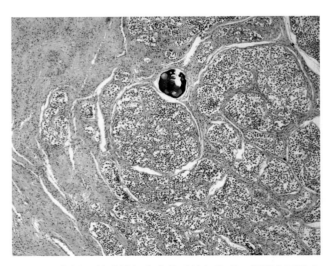

图16.6　起源于性腺母细胞瘤的无性细胞瘤。视野中可见大块钙化物。肿瘤其他部位可见成巢的性腺母细胞瘤

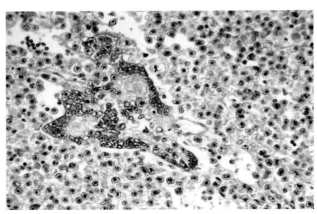

图16.7　含有一个大的合体滋养巨细胞的无性细胞瘤

PLAP 在两种肿瘤中都是以膜阳性为主（Jacobsen et al. 1989）。由于 PLAP 也表达于其他恶性生殖细胞肿瘤，因此它不能用于区别无性细胞瘤与其他恶性生殖细胞肿瘤（Jacobsen et al. 1989），但可用于区别无性细胞瘤与偶尔可能与之相似的非生殖细胞恶性肿瘤，如透明细胞癌、淋巴瘤和粒层细胞瘤。无性细胞瘤表达 c-kit 原癌基因产物（CD117）（图 16.8）（Sever et al. 2005；Tsuura et al. 1994）。曾有研究提出这一发现可能具有潜在治疗价值，因为 c-kit 受体可作为部位特异性的免疫治疗的靶点（Sever et al. 2005）。CD117 的表达对无性细胞瘤并无特异性，卵黄囊瘤也会表达此标记物（Kao et al. 2012）。OCT-4 在无性细胞瘤、精原细胞瘤及胚胎性癌中可呈特异性的核表达，而在其他生殖细胞肿瘤中则为阴性，因而成为无性细胞瘤的另一个有效标记物（Cheng et al. 2004）。尽管 D2-40（podoplanin）对生殖细胞起源无特异性，但是它表达于无性细胞瘤而不表达于其他卵巢生殖细胞肿瘤（Chang et al. 2009）。大多数无性细胞瘤细胞不表达低分子量 CK，但偶有细胞表达（Cossu-Rocca et al. 2006a；Miettinen et al. 1985a，1985b）。因此，低分子量 CK 有助于区分无性细胞瘤与胚胎性癌和卵黄囊瘤，因为后二者呈弥漫表达（Jacobsen et al. 1989；Miettinen et al. 1985a，1985b）。上皮膜抗原

（EMA）的免疫组化阴性也有助于与卵巢上皮性肿瘤相区分（Cossu-Rocca et al. 2006a）。另一个有用的标记物是 NANOG，它对胚胎性癌和无性细胞瘤具有特异性，可以用于与其他生殖细胞和非生殖细胞肿瘤相鉴别（Chang et al. 2009）。

无性细胞瘤的主要鉴别诊断包括胚胎性癌、卵黄囊瘤、透明细胞癌和类固醇细胞肿瘤。实性形态的胚胎性癌、卵黄囊瘤和透明细胞癌与无性细胞瘤的组织学表现可有重叠，但根据以下特点通常可进行区别。①胚胎性癌、卵黄囊瘤和透明细胞癌中腺样和乳头状结构混合存在。②部分无性细胞瘤存在分叶状结构，小叶间纤维间隔内有淋巴细胞浸润。③上述免疫组化结果差异。此外，胚胎性癌的核多形性通常比无性细胞瘤更显著。由于存在片状的透明细胞，组织学上无性细胞瘤偶尔可能貌似类固醇细胞肿瘤。无性细胞瘤患者较年轻，有些存在分叶状结构伴有位于小叶间纤维间隔内的淋巴细胞，表达 CD117 及 OCT-4，而类固醇细胞肿瘤的细胞质呈细空泡状，表达 inhibin、SF-1 和 calretinin，这些均有助于鉴别诊断。

临床行为和治疗

无性细胞瘤是一种可以发生转移及局部播散的恶性肿瘤。尽管无性细胞瘤的侵袭性低于其他恶性生殖细胞肿瘤，但是其恶性潜能却不能被低估。无性细胞瘤生长快速，但是在疾病的早期不转移（但对个体病例无法预测）。在肿瘤较小、可以活动时，其包膜通常是完整的，但是瘤体较大时就可能与周围组织粘连，或可能破裂。破裂可以自发，也可发生于手术中，从而导致肿瘤内容物溢出及腹腔种植，引起严重后果。肿瘤穿透卵巢表面并与周围组织粘连会导致肿瘤的直接播散并进入相邻组织内。

转移播散通过淋巴系统发生；邻近髂总动脉和腹主动脉末端的淋巴结最先受累。偶尔，这些淋巴结可以明显肿大，肿大程度通常为轻度到中

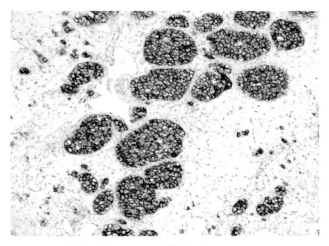

图 16.8　无性细胞瘤。CD117 弥漫表达

度，可被 CT 扫描或 MRI 探及。肿瘤经腹腔淋巴结播散至纵隔淋巴结和锁骨上淋巴结。血源播散至远处器官发生得较晚，任何器官都可以受累，似乎以肝、肺和骨的受累最为常见（Asadourian et al. 1969；Björkholm et al. 1990；Mueller et al. 1950）。在单纯型无性细胞瘤病例中，转移灶与原发灶的组织学形态通常一致，但偶尔转移灶内可伴有其他肿瘤性生殖细胞成分。这种转移模式更常见于混合性肿瘤。曾有人提出，伴有明显异型性、核分裂活性高、间质成分少且仅有少数淋巴细胞浸润的富于细胞性肿瘤具有更强的侵袭性（Asadourian et al. 1969）。然而，迄今为止，尚无明确证据表明个体肿瘤的行为能够通过组织学表现来预测（Björkholm et al. 1990）。尽管如此，存在其他恶性生殖细胞成分属于不良预后因素（Asadourian et al. 1969；Björkholm et al. 1990；Kurman et al. 1976c；Pedowitz et al. 1955）。

同对应的睾丸精原细胞瘤一样，无性细胞瘤会伴有血清 LDH 及其同工酶 LDH-1 水平升高，这些物质可作为肿瘤标志物（Fujii et al. 1985；Schwartz et al. 1988）。肿瘤组织的体积与血清酶水平具有良好的相关性。

单纯型无性细胞瘤患者的预后很好，使用当前治疗方法，5 年生存率可达 90% 以上（A. L. Husaini et al. 2012；Vicus et al. 2010）。预后不良的特征包括诊断时分期较高（尤其是出现淋巴结转移）及肿瘤体积较大（Gordon et al. 1981；Kumar et al. 2008；Pedowitz et al. 1955）。必须指出，即使出现这些不良因素，许多患者仍然可以通过化疗治愈。年龄似乎并非重要的预后因素（Asadourian et al. 1969；Björkholm et al. 1990；Gershenson 1993；Peccatori et al. 1995）。

与其他恶性生殖细胞肿瘤一样，无性细胞瘤对以铂制剂为基础的联合化疗非常敏感。最常用的方案是顺铂、依托泊苷（VP-16）和博来霉素（BEP）。几乎所有的复发都发生在诊断后的两年内

（A. L. Husaini et al. 2012；Vicus et al. 2010）。

对于有包膜的单侧单纯型无性细胞瘤年轻患者，有两种不同的治疗方法。第一种方法是单侧卵巢切除术或输卵管卵巢切除术配合密切随访。第二种方法提倡采用同样的手术治疗，但为减少及预防转移和复发而同时采取辅助化疗。第一种方法的优点是保留了生育能力，而且没有化疗相关的长期遗传学风险。尽管第二种方法降低了转移和复发的风险（A. L. Husaini et al. 2012；Björkholm et al. 1990；Talerman et al. 1973；Vicus et al. 2010），但这种风险并不太严重，因为转移或复发均可通过辅助治疗来治愈（A. L. Husaini et al. 2012；Asadourian et al. 1969；Björkholm et al. 1990；Bonazzi et al. 1994；Gershenson 1993；Peccatori et al. 1995；Vicus et al. 2010）。大多数复发患者挽救性治疗的成功使人们开始质疑初次手术时完善手术分期的价值。对有包膜的单侧无性细胞瘤，推荐采用保守治疗方法（National Comprehensive Cancer Network 2017），但对每个具体病例都要考虑其获益程度。必须指出，在考虑采用上述治疗模式之前，患者必须具备如下条件：对侧卵巢正常，腹腔没有播散，查体、CT 和 MRI 检查均未发现腹部和盆腔淋巴结转移。应当确认，患者必须有正常女性的染色体核型（46，XX）。

对于广泛播散转移的患者，用以铂制剂为基础的联合化疗 3~4 个周期，可成功根治肿瘤（A. L. Husaini et al. 2012；Gershenson 1993；Peccatori et al. 1995；Vicus et al. 2010）。近年来，对于双侧肿瘤和术后肿瘤残留的患者来说，保留生育能力的手术加辅助化疗仍然被证实是成功的（Sigismondi et al. 2015）。新辅助化疗也可用于晚期肿瘤患者或无手术指征的患者（Talukdar et al. 2014）。

发生于性腺发育不全患者的无性细胞瘤，鉴于其发展成双侧卵巢肿瘤的风险较高，必须行子宫及双侧输卵管卵巢切除术（Gallager et al. 1973）。而且，她们的性腺处于激素及功能失活状态，因此，

推荐对所有无性细胞瘤患者进行染色体核型检测，尤其是有男性化表现或有发育异常和月经异常的患者。这对青春期前的患者很重要，因为这些患者没有其他功能异常的表现（如原发性闭经、男性化和正常性发育的缺乏等）。附件切除术后，患者需接受激素替代治疗。这些患者采取充分治疗可以预防对侧性腺发生肿瘤（Gallager et al. 1973）。建议随访，以防止任何激素替代治疗带来的不良反应。

16.3.2　卵黄囊瘤

组织发生

卵黄囊瘤是一种恶性生殖细胞肿瘤，一般认为它起源于未分化的多潜能胚胎性癌，并向卵黄囊或卵黄样结构选择性分化，这种方式类似于非妊娠绒癌向滋养层结构的分化。尽管绝大多数卵黄囊瘤起源于生殖细胞，但部分病例可能是由隐匿性癌细胞演化而来（Roth et al. 2011）。因此，少数情况下，有些卵黄囊瘤可能是上皮性起源，而不是生殖细胞起源。

将卵黄囊（又称内胚窦，endodermal sinus）瘤作为一种独立疾病来认识和分类源于 Teilum 的研究（1946，1950，1959）。Teilum 提出的有关该肿瘤组织起源的概念被 Pierce 等人的啮齿动物肿瘤性卵黄囊的实验研究（1962）所证实。卵黄囊瘤中玻璃样变的 PAS 阳性物质与鼠畸胎癌发生腹水过程中所产生的玻璃样变物质相似，这被视为支持该肿瘤源于卵黄囊的重要依据（Pierce et al. 1959a，1959b，1962，1964）。用电子显微镜观察，可见卵黄囊瘤的细胞与正常人类卵黄囊细胞类似（Gonzalez-Crussi et al. 1976；Jacobsen et al. 1989；Nogales-Fernandez et al. 1977）。

Schiller 在 1939 年描述了一类由透明细胞和鞋钉样细胞组成的卵巢肿瘤，因其出现类似未成熟肾小球结构而被命名为中肾瘤（mesonephroma）。其他研究者（Kazancigil et al. 1940）未能证实该肿瘤起源于中肾，因而其被认为是一种卵巢的内皮瘤（endothelioma）（Schmitz 1925）。Teilum 在 1946 年证实所谓的中肾瘤（Schiller 1939）包括两类不同的肿瘤，它们有不同的组织起源、组织学形态、年龄分布及临床行为。其中之一为高度恶性，见于年轻人，与睾丸中的特定肿瘤类似，源于生殖细胞（Teilum 1946）。另一种肿瘤的侵袭性较低，见于较年长的女性，最终被 Scully 证实为米勒型起源，并被命名为透明细胞癌。

卵黄囊瘤除了曾被称为中肾瘤和内皮瘤外，也曾被称为胚胎性癌，因为其与睾丸胚胎性癌存在某些相似之处（Dixon et al. 1952）。虽然组织学特征类似典型睾丸胚胎性癌（Dixon et al. 1952）的卵巢胚胎性癌偶可发生（Kurman et al. 1976a），但这一类型的卵巢肿瘤多数具有独特的形态，向卵黄囊或卵黄结构分化（Teilum 1959，1965），因而其应被命名为卵黄囊瘤。

卵黄囊瘤这一术语比其旧称"内胚窦瘤"的含义更广。卵巢卵黄囊瘤与未分化胚胎性癌不同（Dixon et al. 1952），与婴幼儿及成人睾丸卵黄囊瘤极其相似（Talerman 1975；Teilum 1959，1965）。现在一般认为，胚胎性癌的名称只能用于具有典型睾丸胚胎性癌组织学形态的卵巢肿瘤（Dixon et al. 1952；Kurman et al. 1976a）。值得注意的是，真正的卵巢胚胎性癌多与卵黄囊瘤伴发。卵巢肿瘤中，卵黄囊瘤成分与其他肿瘤性生殖细胞成分并存的情况并不少见（Jacobsen et al. 1989；Kurman et al. 1976c），这是支持此类肿瘤源于生殖细胞的证据之一。可以发生其他生殖细胞肿瘤的性腺外部位（如纵隔、骶尾部、松果体和阴道），均可发生卵黄囊瘤（无论是单纯型的还是伴有其他肿瘤性生殖细胞成分的）。近期，有学者提出"原始内胚层肿瘤"这一名称，以涵盖卵黄囊瘤中遇到的各种分化模式和类型，以及其他部位具有类似特征的肿瘤（Nogales et al. 2012）。

Bergstrand 及 Czar 在 1956 年首次发现甲胎蛋

白（AFP）是正常人类胎儿血清中的一种特异性成分。在人类胚胎，血清 AFP 的峰值见于妊娠期第 12~13 周，大约为 3000 mg/L，之后，其水平缓慢下降至出生时的 55 mg/L。出生后，血清中 AFP 快速消失，至足月分娩后 3 周，用放射免疫法或灵敏的酶免疫法检测发现其浓度极低（0~15 ng/ml）。在胚胎发育过程中，AFP 由卵黄囊、肝脏及上消化道产生。生殖细胞肿瘤中特定的组织成分与血清 AFP 水平增高有关。现已证实，伴有血清 AFP 水平增高的生殖细胞肿瘤，其肿瘤成分全部或者部分由卵黄囊瘤组成（Norgaard-Pedersen et al. 1975；Talerman et al. 1980）。单纯型无性细胞瘤、卵巢成熟性囊性畸胎瘤或单纯型性腺母细胞瘤患者未见血清 AFP 水平升高（Talerman et al. 1980）。血清 AFP 水平轻微升高偶见于卵巢未成熟性畸胎瘤患者，这很可能与出现神经上皮成分有关。

除卵黄囊瘤外，血清 AFP 水平升高还可见于卵巢肝样癌和少数 Sertoli-Leydig 细胞瘤病例，尤其是网状型（Talerman 1987；Talerman et al. 1985；Young et al. 1983）。部分睾丸胚胎性癌病例的血清 AFP 水平轻微升高，达 60 ng/ml（血清 AFP 的正常上限是 20 ng/ml）（Talerman et al. 1980）。利用免疫组化技术，AFP 还曾出现在卵巢卵黄囊瘤及胚胎性癌的细胞中（Jacobsen et al. 1989；Kurman et al. 1976a），而且 AFP 在肿瘤细胞内外均出现的嗜酸性 PAS 阳性的耐淀粉酶小体中也有表达。睾丸和卵巢的卵黄囊瘤组织曾被提取出大量 AFP（Talerman et al. 1978）。

鉴于人类及其他哺乳动物的正常卵黄囊与 AFP 合成相关（Gitlin et al. 1972），有理由认为卵黄囊瘤选择性合成 AFP 支持如下的观点，即卵黄囊瘤的发生是原始恶性生殖细胞成分向卵黄囊或卵黄结构分化的结果（Jacobsen et al. 1989；Kurman et al. 1976b；Talerman et al. 1974；Talerman et al. 1980）。利用免疫组化技术，人们发现 AFP 表达于胚胎性癌以及形态上缺乏卵黄囊分化的卵黄囊瘤，

提示在形态学分化之前就已经出现卵黄囊分化的生物化学证据，例如 AFP 合成（Jacobsen et al. 1989；Kurman et al. 1976a）。

临床表现

卵黄囊瘤是第二常见的卵巢恶性生殖细胞肿瘤，仅次于无性细胞瘤。它是儿童、青少年及年轻成人最常见的恶性卵巢肿瘤之一（Jacobsen et al. 1989）。

卵黄囊瘤在各种族中均有发生（Gershenson et al. 1983；Jacobsen et al. 1989；Kurman et al. 1976b）。文献中卵黄囊瘤患者的年龄分布从 16 月龄到 46 岁，但是多数患者小于 30 岁（Gershenson et al. 1983；Jacobsen et al. 1989；Kurman et al. 1976b）。卵黄囊瘤最常见于 10~30 岁，其次是 10 岁前和 30~40 岁，而 40 岁以上患者罕见。围绝经期与绝经后的患者偶见，通常伴发恶性体细胞肿瘤。子宫内膜样癌是最常伴发的体细胞肿瘤，但其他相关肿瘤（包括高级别浆液性癌、透明细胞癌和黏液性肿瘤）也有报道（Mazur et al. 1988；McNamee et al. 2016；Nogales et al. 1996；Roth et al. 2011；Rutgers et al. 1987）。尽管这些卵黄囊瘤的组织发生尚不确定，但可认为其来源于"新化生"或"后分化"过程中的体细胞（Mazur et al. 1988；McNamee et al. 2016；Rutgers et al. 1987）。绝经后患不伴体细胞肿瘤的卵黄囊瘤的罕见病例亦有报道，此时一般认为其存在卵黄囊瘤成分的过度生长（McNamee et al. 2016；Nogales et al. 1996；Roth et al. 2011），"体细胞源性卵黄囊瘤"一词被提出用以涵盖这些肿瘤（McNamee et al. 2016；Roth et al. 2011）。值得注意的是，血清 AFP 水平与卵黄囊成分的数量大致相关（Roth et al. 2011）。

多数卵黄囊瘤患者表现为腹部增大、腹痛以及下腹部或盆腔肿块（Gershenson et al. 1983；Jacobsen et al. 1989；Kurman et al. 1976b）。偶尔症状急重（通常由肿瘤扭转所致）。患者可能被误诊为急性

阑尾炎或异位妊娠破裂；部分病例发现于妊娠期（Jacobsen et al. 1989；Kurman et al. 1976b）。卵黄囊瘤的出现与内分泌改变并不相关。临床查体通常可触及肿块，而且体积经常较大（Gershenson et al. 1983；Jacobsen et al. 1989；Kurman et al. 1976b）。血清 AFP 水平升高（Gershenson et al. 1983；Norgaard-Pedersen et al. 1975；Talerman et al. 1978），这对于明确原发肿瘤、转移灶以及复发病变中是否存在卵黄囊瘤成分是一种有用的指标（Talerman et al. 1978，1980）。

大体表现

卵黄囊瘤几乎总是单侧发生（Gershenson et al. 1983；Jacobsen et al. 1989；Kurman et al. 1976b；Talerman et al. 1978）。双侧发生通常是转移性播散的表现。卵黄囊瘤好发于右侧（Jacobsen et al. 1989；Kurman et al. 1976b）。肿块通常较大，直径为 3~30 cm，多数肿瘤的直径超过 10 cm（Jacobsen et al. 1989；Kurman et al. 1976b；Talerman et al. 1978）。其重量经常超过 500 g；曾有文献报道一例重达 5 kg 的卵黄囊瘤。肿瘤通常有包膜，质韧，表面光滑，呈圆形、椭圆形或球形或有些许分叶状；颜色为灰黄色，伴有出血、囊性变或胶冻样变的区域。肿瘤与周围组织可有粘连，并形成浸润。肿瘤切面主要为实性，但常见含胶冻样液体的囊性区。伴有坏死、出血及其他生殖细胞肿瘤成分（尤其是畸胎瘤）时，上述情况可能会导致肿瘤外观的改变。

镜下表现

卵黄囊瘤可出现多种组织学结构，且各种结构的差异甚大。虽然同一肿瘤内可见所有不同的结构，但通常以一种或两种结构为主。卵黄囊瘤中可见下列组织学结构：①微囊或网状结构；②内胚窦样结构；③实性结构；④管泡状结构；⑤多泡卵黄囊结构；⑥黏液瘤样结构；⑦乳头状结构；⑧大囊状结构；⑨肝样结构；⑩腺样或原始内胚层

（肠型）结构（图 16.9~16.20）（Jacobsen et al. 1989）。

内胚窦结构或血管周结构（Schiller-Duval 小体）是卵黄囊瘤的特征性结构（图 16.9）。黏液瘤样结构（图 16.10）、微囊结构（图 16.11）或网状结构均由疏松的空泡状网状结构骨架构成，伴有小囊或微囊，形成蜂窝状结构。微囊衬覆扁平、多形性或间皮样细胞，细胞核大而深染或呈空泡状，核分裂活跃。囊腔大小通常不同（图 16.11）。隐含于囊腔下方的毛细血管腔内可见造血现象。空泡状网状结构内可含有淡染的 PAS 阳性的黏液样物质，形成小湖或沉积物，还可形成圆形、强嗜酸性、PAS 阳性且耐淀粉酶的小球或小滴。这些

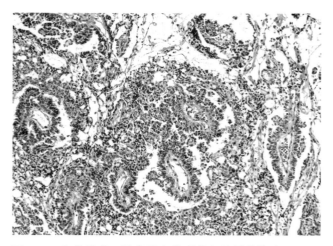

图 16.9　卵黄囊瘤。肿瘤具有典型的血管周结构（Schiller-Duval 小体）

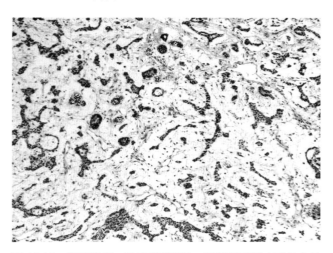

图 16.10　卵黄囊瘤，黏液瘤样结构。黏液样基质中可见少量上皮样细胞，形成索状或腺体样结构

小球也可见于肿瘤细胞胞质内（图 16.12）。也可出现由纤细、疏松的黏液瘤样组织构成的区域，其中含有腺泡样腔隙，偶见衬覆立方上皮的腺样结构，还有常与微囊或其他结构融合的小团状细胞。这种疏松的黏液瘤样结构可能类似于网状黏质（magma reticulare）或胚外体腔的胚外中胚层，而且此结构的出现使得该肿瘤的中胚层性质得以被发现（Teilum 1950）。

内胚窦结构（图 16.9）中央为结缔组织窄带及毛细血管，外附一层立方形或低柱状胚胎性上皮样细胞。这些细胞略呈空泡状且核大，核仁明显，可见核分裂象。外围的囊状窦隙衬覆有细胞核明显深

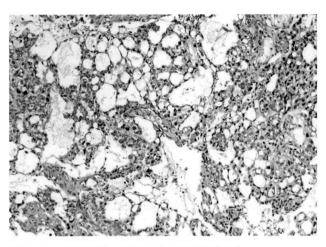

图 16.11　卵黄囊瘤。肿瘤出现大囊及微囊结构

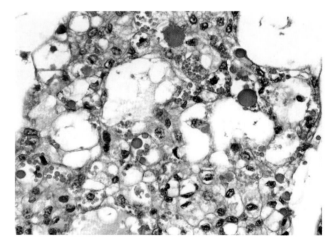

图 16.12　卵黄囊瘤。细胞内可见大量的圆形透明小球，图上方可见此类物质形成较大的沉积物

染的单层扁平细胞。这些特征性的血管周结构据说是内胚窦的重现（Teilum 1959，1965）。虽然在人类胎盘中不明显，但内胚窦在大鼠胎盘中却是定义明确的胚胎学结构。这些结构也称为 Duval 窦、Schiller-Duval 小体或肾小球样结构，形似未成熟的肾小球。纵向切片时，血管周结构中央为结缔组织核心，其内含一纵行的血管，后者被上皮样细胞围绕，这些上皮样细胞常形成小乳头，突入周围的囊状窦隙。

出现血管周结构或 Schiller-Duval 小体可诊断卵黄囊瘤，但有些肿瘤中这些结构表现不明显、不典型或缺如。尽管对肿瘤总是应该仔细检查以发现这些结构，但如果肿瘤其他表现都具典型性，即使没有上述结构也不能排除卵黄囊瘤的诊断。除血管周成分外，内胚窦结构还包括由互通的腔隙及管道组成的复杂迷路，此外也包含乳头状突起及血管，其外包绕窄的结缔组织核心和呈辐射状伸入周围间质的上皮样细胞，这与典型的血管周结构类似，但由于缺乏窦状腔隙而与其有所区别。

实性结构（图 16.13）由上皮样多边形小细胞聚集而成，细胞胞质透明，核大，呈空泡状或出现核固缩，核仁明显，核分裂活跃。实性区肿瘤细胞可能类似于无性细胞瘤细胞，但是前者的多形性更明显，并且至少偶见微囊性区域。微囊的出现有助

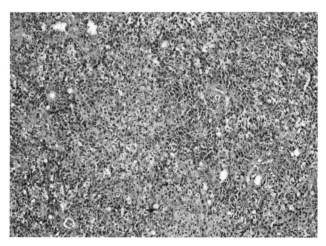

图 16.13　卵黄囊瘤。肿瘤呈实性结构

于鉴别这两类肿瘤。出现卵黄囊瘤的其他形态学特征也有利于鉴别诊断。

管泡状结构（图 16.14）由腺泡状、腺管状或较大的囊性腔隙和腔洞组成，囊腔衬覆扁平或立方上皮样细胞，细胞核大而显著，囊腔周围有黏液瘤样间质或细胞团。有些囊腔衬覆的细胞可能超过一层，有时衬覆细胞形成伸入囊腔的小乳头状突起。这些囊腔被覆的细胞层可与血管周窦状腔隙被覆的细胞相连（Teilum 1959）。可见被覆柱状或立方形上皮样细胞的腺样结构，并且在有些肿瘤中较为明显，也可出现奇形怪状的形态。卵黄囊瘤的大囊状结构指的是比微囊或腺泡腔隙的囊腔更大，一部分肿瘤以这种形态为主。

乳头状结构（图 16.15）中的乳头由结缔组织轴心及其被覆的上皮样细胞组成，这些上皮样细胞有显著的细胞及细胞核的多形性，并有核分裂活性。结缔组织可有不同程度的玻璃样变。这种结构可成为肿瘤内的主要形态。

多泡卵黄囊结构（Teilum 1965）由大量囊腔或空泡组成，其外紧密围绕着致密或疏松的结缔组织间质（图 16.16）。空泡部分内衬柱状或立方形细胞，常见细胞基底部或腔缘空泡；部分则内衬扁平间皮样细胞。各个空泡或囊腔的大小形状不一。囊壁可见缩窄处，将间皮细胞及柱状或立方形上

皮被覆的各部分分开。这种分隔被认为是从原始卵黄囊到次级卵黄囊的胚胎性转变的体现（Teilum 1965）。偶尔，整个肿瘤表现为多泡卵黄囊结构；此类肿瘤称为多泡卵黄囊瘤（Teilum 1965）。

嗜酸性透明小球可见于肿瘤细胞内或肿瘤细胞外，在一些肿瘤中大量出现而且明显（图 16.12）。透明小球可见于上述各种组织学结构所组成的肿瘤中，因而是一个有用的诊断特征。然而，不能依靠透明小球的出现来诊断卵黄囊瘤，因为它们可见于许多恶性肿瘤，常见于低分化肿瘤，尤其是透明细胞癌。透明小球被认为是由肿瘤细胞所分泌并聚集于细胞质内。随着分泌增多，细胞胀大、破裂，将

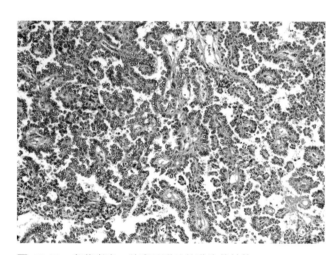

图 16.15 卵黄囊瘤。肿瘤呈明显的乳头状结构

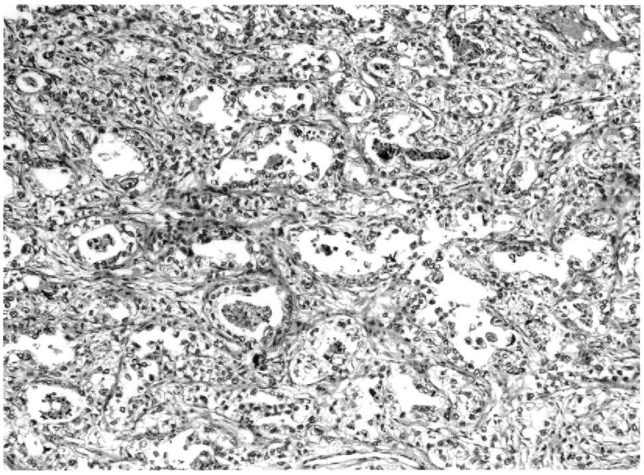

图 16.14 卵黄囊瘤呈明显的腺样结构。腺体衬覆异型大细胞，细胞核大而深染

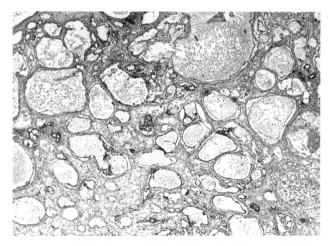

图 16.16 卵黄囊瘤，多泡卵黄囊结构。肿瘤由大量被结缔组织围绕的小囊泡组成

其内容物释放入周围组织。先前免疫组化技术已证实卵黄囊瘤的这些小球含有 AFP（Jacobsen et al. 1989；Kurman et al. 1976b；Shirai et al. 1976）。其他小球可含有 α1- 抗胰蛋白酶及其他血浆蛋白（如转铁蛋白）（Jacobsen et al. 1989；Shirai et al. 1976；Tsuchida et al. 1978）。

　　肝样结构内的组成细胞具有嗜酸性、均匀或颗粒状的胞质，呈实性排列，与肝细胞十分相似。这种肝样细胞聚集在卵黄囊瘤中并不少见；然而，如果肿瘤以这类细胞为主，可命名为"肝样卵黄囊瘤"（Prat et al. 1982）（图 16.17）。这种肿瘤很少与卵黄囊瘤的其他组织学形态或其他肿瘤性生殖细胞成分相混合，加上本身比较罕见，可造成诊断困难。如果一个实性卵巢肿瘤发生于年轻患者，肿瘤由肝细胞样细胞组成并被结缔组织包绕而形成实性片状、条索状或簇状结构，且伴有血清 AFP 水平升高，这些表现强力支持肝样卵黄囊瘤的诊断。

　　由透明变性的 PAS 阳性物质形成条带或结缔组织核心，其外围绕肿瘤细胞，这种现象在卵黄囊瘤中并不少见；在有些肿瘤中这可以成为肿瘤的显著特征，肿瘤细胞贴附并围绕着带状的透明变性物质（图 16.18）。当这种物质在间质中呈线性带状沉积时，其他作者将此形态命名为卵黄囊瘤的"贴壁型结构（parietal pattern）"（Scully et al. 1998）。

在透明变性带附近嗜酸性 PAS 阳性的透明小球可有增多，提示二者之间有相关性，并可能有共同的起源（Teilum 1965）。

　　尽管散在的原始内胚层腺体在卵黄囊瘤中并不少见，但腺样结构或原始内胚层（肠型）结构却只能偶见，该结构中肿瘤成分完全由原始内胚层腺体组成（Cohen et al. 1987）（图 16.19）。这种结构被命名为"腺样（肠型）卵黄囊瘤"。这些肿瘤由巢状或聚集的原始内胚层腺体组成，周围围绕结缔组织，后者从疏松、水肿到致密且有透明变性，质地不一。分化程度可从原始状态到分化相对较好。腺腔内可有浓缩分泌物，肿瘤可形似分泌黏液的腺

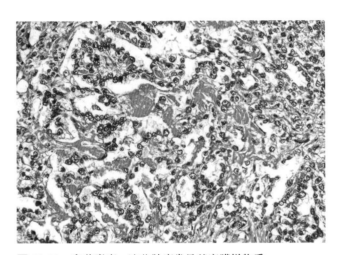

图 16.18　卵黄囊瘤。这些肿瘤常见基底膜样物质

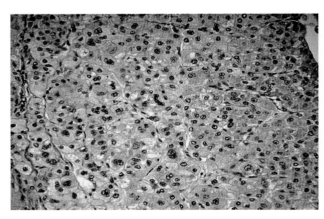

图 16.17　卵黄囊瘤，肝样结构。多边形肿瘤细胞排列成实性或索状结构，胞质均匀或呈嗜酸性颗粒状，类似肝细胞

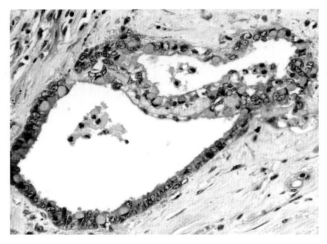

图 16.19　卵黄囊瘤，内胚层（肠型）结构。腺体含有丰富的杯状细胞

癌。超微结构方面，细胞核大，核仁显著，胞质内
含有许多核糖体、粗面内质网及线粒体。细胞内也
可存在致密的无定形物质。曾有报道有这种结构的
卵黄囊瘤病例的血清 AFP 水平常明显升高（Cohen
et al. 1987）。有趣的是，在一项纳入 20 例卵黄囊
瘤病例的研究中，仅有的 1 例双倍体肿瘤为单纯的
腺样型（原肠型），而其他所有肿瘤均为非整倍体
（Kommoss et al. 1990）。

　　出现原始内胚层腺样组织、分叶状或巢状结构
及较高的血清 AFP 水平可作为此型卵黄囊瘤与卵
巢黏液性肿瘤的区分标准。此型卵黄囊瘤还存在一
种变异型，它由大小不等的原始腺体组成，衬覆高
柱状或立方形细胞，细胞质为嗜碱性或透明，含有
类似分泌型子宫内膜癌的核下空泡，即"子宫内膜
样变异型"（图 16.20）（Clement et al. 1987）。这种
变异型可为单一形态，出现明显的腺样或绒毛状管
状结构，或由腺体组成，这些腺体被纤维性或致密
而富于细胞的间质所围绕（Clement et al. 1987）。
血清 AFP 水平升高以及瘤细胞内 AFP 免疫组化染
色阳性可证实卵黄囊瘤的诊断（图 16.21）。

　　偶尔，卵黄囊瘤的细胞多形性与细胞核的多形
性更为明显，可出现一些巨细胞，通常为单核，但
有时为多核。这种表现可见于实性、乳头状及管泡
状结构。免疫组化染色，多形性细胞不同程度地表
达 AFP，并且不表达 hCG，证实巨细胞并非滋养

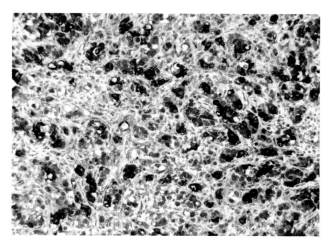

图 16.21　卵黄囊瘤。肿瘤呈现一致的 AFP 强阳性

层起源，而是卵黄囊瘤的成分。另一种罕见的卵黄
囊瘤是肉瘤样型，其可能的来源如下：在上皮性
肿瘤的刺激下，间充质样成分发生肉瘤样转化，
或是直接由上皮性肿瘤发生（Futagami et al. 2010；
Nogales et al. 2012）。间充质成分可以发生各种形
式的分化，也可能是经铂类化疗后仅存的成分，这
给诊断带来了挑战（Ali et al. 2010；Futagami et al.
2010；Nogales et al. 2012）。亦有关于化疗后睾丸
肉瘤样卵黄囊瘤的类似报道（Howitt et al. 2015）。

免疫组化特征和鉴别诊断

　　卵黄囊瘤需要与透明细胞癌、子宫内膜样
癌、胚胎性癌及无性细胞瘤等相鉴别。透明细胞
癌具有更规则的管状结构，缺乏微囊构成的蜂窝
网状结构，有乳头状突起，后者常被覆透明细胞
或鞋钉样细胞。透明细胞癌无卵黄囊瘤中的典型
血管周结构、内胚窦或 Schiller-Duval 小体。被覆
小管的上皮细胞为立方形，胞质透明，或为鞋钉
样细胞，细胞核突向腔面。有些区域由多边形大
细胞组成，胞质透明，细胞核小而深染、一致、
居中，形似肾癌。当透明细胞癌完全由小管或空
腔组成时，容易将其与多泡卵黄囊型卵黄囊瘤混
淆。但是，透明细胞癌内衬的上皮通常由鞋钉样
细胞构成，而不是多泡卵黄囊结构中的两种被覆

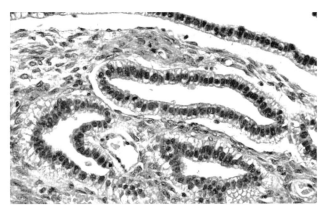

图 16.20　卵黄囊瘤的内胚层结构。可见子宫内膜样变，类似
于分泌型子宫内膜腺癌

上皮结构。囊腔更接近管状而非空泡状。透明细胞癌呈 CK7、EMA 弥漫阳性，AFP 通常为阴性，而卵黄囊瘤的免疫表达谱则相反（Esheba et al. 2008；Ramalingam et al. 2004）。Glypican-3 相较于 AFP 更加敏感（Zynger et al. 2010），在卵黄囊瘤中通常呈弥漫表达，而在透明细胞癌中呈阴性或局灶阳性（Esheba et al. 2008）。但是，这一标记物在两类肿瘤中的表达程度可有重叠（Maeda et al. 2009）。透明细胞癌通常也表达 HNF-1β、Napsin A 和 AMACR；其中，卵黄囊瘤表达 HNF-1β，而不表达 Napsin A 和 AMACR。SALL4 对于检测原始生殖细胞肿瘤（也包括卵黄囊瘤）高度敏感且特异（Cao et al. 2009），但偶尔也在非生殖细胞肿瘤中表达（Miettinen et al. 2014b）。

卵黄囊瘤的子宫内膜样腺样变异型可与子宫内膜样癌伴分泌性改变相似。女性卵黄囊瘤患者一般更年轻且患者血清 AFP 水平升高，而一部分子宫内膜样癌患者在同侧卵巢或盆腔的其他部位伴有子宫内膜异位症。卵黄囊瘤和子宫内膜样癌的其他典型的混合形态，加之前者的透明小球和后者的鳞状分化，都有助于诊断。免疫组化染色，卵黄囊瘤表达 AFP、glypican-3 或 SALL4，而子宫内膜样癌表达 CK7 及 EMA，这一点也有鉴别诊断价值（Ramalingam 2004）。卵黄囊瘤不表达 ER 和 PR（Kommoss et al. 1989）。而 ER 和 PR 在子宫内膜样癌中通常呈弥漫表达（Zhao et al. 2007）。然而，必须注意的是，罕见的混合性体细胞性卵黄囊瘤可以与透明细胞癌和（或）子宫内膜样癌混合，这些卵黄囊瘤也可能广泛表达 CK7 和 EMA（McNamee et al. 2016；Roth et al. 2011）。

卵巢胚胎性癌少见（Jacobsen et al. 1989；Kurman et al. 1976a；Teilum 1959），缺乏卵黄囊瘤的特异性结构。未分化型胚胎性癌由原始胚胎细胞聚集而成。瘤细胞通常大于卵黄囊瘤实性区内的细胞，胞质的颗粒感更强，细胞及细胞核的多形性更明显，核仁更显著。即使肿瘤分化较好，胚胎性细

胞形成条索、小管或乳头，被覆裂隙和腔隙，它仍然缺乏卵黄囊瘤的典型结构。免疫组化对两者有鉴别作用，因为胚胎性癌通常呈 OCT-4 和 CD30 阳性、glypican-3 阴性，而卵黄囊瘤通常呈相反的免疫染色模式（Cheng et al. 2010）。

具有实性结构的卵黄囊瘤可能与无性细胞瘤混淆。无性细胞瘤的细胞通常更一致，缺乏微囊，常伴淋巴细胞浸润及肉芽肿性反应。卵黄囊瘤细胞一致表达低分子 CK（Miettinen et al. 1985a，1985b）。出现这一特征并且 AFP 呈阳性而 CD117、OCT-4 呈阴性，可以区分卵黄囊瘤和无性细胞瘤，因为后者仅偶见 CK 阳性的细胞。

由于存在囊状结构及大量小血管，卵黄囊瘤可能与血管肿瘤混淆，但是仔细检查会发现卵黄囊瘤囊性特征更明显，此外可用适当的免疫组化染色排除血管肿瘤。应当指出，卵黄囊瘤成分可有造血现象，在一些混合性生殖细胞肿瘤中有时与未成熟的血管组织紧密关联，这亦有可能导致诊断困难。一些 Sertoli-Leydig 细胞瘤具有网状结构，偶尔可与卵黄囊瘤混淆，尤其是伴血清 AFP 水平升高时（Talerman 1987；Young et al. 1983）。卵黄囊瘤的细胞及细胞核多形性更高，核分裂活跃，具有其他组织学形态，而 Sertoli-Leydig 细胞瘤缺乏上述特征，这有利于鉴别诊断。免疫组化检测发现 inhibin 和类固醇生成因子 -1（SF-1）的表达，可进一步证实 Sertoli-Leydig 细胞瘤的诊断。

偶尔，成熟型或幼年型粒层细胞瘤可出现网状或小囊状结构，其外围绕着结缔组织间质，形成类似多泡卵黄囊瘤的空泡结构，也可造成诊断困扰。出现成熟型或幼年型粒层细胞瘤的典型实性细胞巢、缺乏卵黄囊瘤的多种不同结构，以及免疫组化染色 AFP、SALL4 呈阴性而 inhibin、SF-1 呈阳性，血清 AFP 水平不高，这些均提示幼年型粒层细胞瘤的诊断（Bai et al. 2013）。

罕见的肝样型卵黄囊瘤与肝细胞癌及原发于卵巢的肝样癌的鉴别诊断较困难。肝细胞癌可以表达

SALL4，但其表达程度低于肝样卵黄囊瘤，超过25% 的阳性率支持后者的诊断（Gonzalez-Roibon et al. 2013）。加用 HepPar1 这一标记物的染色也很有用，尽管肝样卵黄囊瘤也可表达这一标记物（Pitman et al. 2004），但在肝细胞癌和原发于卵巢的肝样癌中，其表达通常更强（Gonzalez-Roibon et al. 2013；Rittiluechai et al. 2014）。管状瘤细胞巢中出现胆汁伴多克隆癌胚抗原（CEA）的表达也支持肝细胞癌的诊断（Rittiluechai 2014）。值得注意的是，根据分化类型，卵黄囊瘤可表达不同内胚层谱系的标记物，包括 TTF-1、CDX2 和 HepPar 1（Shojaei et al. 2016）。此外，卵黄囊瘤的低分化模式（网状微囊、内胚窦、多囊）也表达 GATA3（Miettinen et al. 2014a；Schuldt et al. 2016）。

临床行为和治疗

卵黄囊瘤是高度恶性肿瘤，转移早，并且侵犯周围组织器官。局部侵犯及体腔内蔓延经常导致腹腔内广泛播散。卵黄囊瘤首先通过淋巴系统转移至主动脉旁及髂总淋巴结，然后转移至纵隔及锁骨上淋巴结。血源性播散出现得更晚，可出现肺、肝及其他器官的转移。肿瘤具有局部侵袭性，许多患者确诊时就被发现有卵巢外播散（Gershenson et al. 1983；Jacobsen et al. 1989；Kurman et al. 1976b）。盆腔内复发常见，即使肿瘤和累及的附件已完全切除也是如此（Jacobsen et al. 1989；Kurman et al. 1976b）。此类复发常发生于原发肿瘤被切除数周或数月内。

在有效的联合化疗出现之前，卵黄囊瘤的结局非常令人失望。治疗方法主要是手术，然而，大范围手术并不能改善预后（Kurman et al. 1976b；Teilum 1959）。曾有少数患者长期生存，其肿瘤局限于卵巢内，并且多数采取了单侧附件切除手术（Kurman et al. 1976b；Teilum 1959）。后来，对卵黄囊瘤患者采取保守手术（单侧输卵管卵巢切除术）加多药联合辅助化疗，其预后明显改善

（Gershenson 1993；Peccatori et al. 1995；Teilum 1959）。原先使用的联合化疗方案是放线菌素 D（更生霉素）、长春新碱及环磷酰胺，或放线菌素 D、5-FU 及环磷酰胺。尽管该方案在很多病例中起效，但仍常有病例复发。

顺铂、博来霉素和长春碱联合化疗以及随后的替代方案（毒性更低的顺铂、依托泊苷和博来霉素联合化疗方案）的疗效明显更好，这些方案可使进展期肿瘤患者及其他多药联合化疗方案失败的患者获得缓解（Geshenson 1993；Peccatori et al. 1995）。这种联合化疗方案对卵黄囊瘤的治疗是一项重大变革，使各分期患者，即使接受了保留生育功能的手术，完全治愈率也超过80%（Lu et al. 2014；Talukdar et al. 2014）。新辅助化疗也被有效地应用于一部分晚期肿瘤患者（Lu et al. 2014；Talukdar et al. 2014）。少见的单纯肝样和腺样（原肠型）卵黄囊瘤病例对联合化疗较不敏感，因而预后较差（Clement et al. 1987；Cohen et al. 1987；Prat et al. 1982）。但最近的研究表明，用铂类药物联合化疗治疗肝样卵黄囊瘤的预后可能与其他类型的卵黄囊瘤相似（Rittiluechai et al. 2014）。据报道，即使在早期阶段，体细胞源性卵黄囊瘤的预后也比生殖细胞源性的预后差；然而，这也提示针对这两种成分的辅助化疗可以提高早期患者的生存率（Roth et al. 2011）。

血清 AFP 水平可用于诊断及监测疗效。然而，应当注意的是，结果正常并不总是提示缺乏活动性病变，仅能表明缺乏合成 AFP 的肿瘤成分。如果肿瘤含有卵黄囊瘤成分，术前血清中会检测到高水平的 AFP。术后 AFP 水平下降，如果没有转移，会在4~6 周内达到正常水平，具体下降情况取决于术前血清 AFP 水平。血清 α1-抗胰蛋白酶水平亦可用于监测疾病的活动性，但其有效性不如 AFP（Talerman et al. 1977）。血清 AFP 水平下降、诊断时无腹水与较好的总体生存率相关（de la Motte Rouge et al. 2016；Guo et al. 2015）。卵黄囊

瘤患者的 β-hCG 水平正常。癌胚抗原（CEA）在生殖细胞肿瘤患者中的状态也曾被研究，研究人员发现其作为肿瘤标志物的价值不大（Talerman et al. 1977b）。

16.3.3　胚胎性癌

本书此处介绍的胚胎性癌的概念仅指卵巢肿瘤，其组织学形态类似成人睾丸发生的胚胎性癌。Dixon 和 Moore（1952）认为胚胎性癌是一种具有独立形态及概念的疾病，这种观点一直被认可。胚胎性癌被认为是分化最差的生殖细胞肿瘤，既可以向体细胞分化（形成不同分化程度的畸胎瘤），也可以向胚外结构分化形成卵黄囊 / 卵黄结构（卵黄囊瘤）或滋养层结构（绒癌）（图 16.1）。尽管卵巢胚胎性癌（Jacobsen et al. 1989；Kurman et al. 1976a）与相应的睾丸胚胎性癌有相似的形态，并且二者被认为是同源的，但前者作为混合性生殖细胞肿瘤的一部分已属少见，作为单纯性肿瘤更是罕见。然而有这种组织学形态的肿瘤在睾丸中却相当常见。造成这种差异的原因不明。卵巢胚胎性癌通常与其他肿瘤性生殖细胞成分（最常见的是卵黄囊瘤成分）并存，成为混合性生殖细胞肿瘤的一部分（Jacobsen et al. 1989；Kurman et al. 1976c；Talerman et al. 1978）。胚胎性癌偶尔可与性腺母细胞瘤伴发（Scully 1970a；Talerman 1974；Talerman et al. 1975）。

临床表现

胚胎性癌患者的年龄、临床表现与其他恶性生殖细胞肿瘤相似，几乎总发生在儿童及年轻的成人（Jacobsen et al. 1989；Kurman et al. 1976a；Talerman et al. 1978）。

即使在不伴卵黄囊瘤的情况下，胚胎性癌也可产生 AFP，但这些病例的血清 AFP 水平仅轻微升高。胚胎性癌在含有合体滋养巨细胞（这种情况常见）或伴有绒癌时可产生 hCG，并使患者表现出内分泌症状，如儿童同性性早熟、成人阴道异常流血（Kurman et al. 1976a）。妊娠试验阳性几乎见于所有这类病例。

大体表现

由于胚胎性癌通常是混合性生殖细胞肿瘤的一部分，因此肿瘤的外观由于不同肿瘤成分的类型及数量而有所变化。切面上胚胎性癌成分为实性，呈灰白色，且有轻微的颗粒状表现，较大的肿瘤可有局灶坏死和出血。

镜下表现

最原始和未分化形式的胚胎性癌由上皮样细胞构成实性区域，细胞中等到较大，呈多边形或卵圆形，胞质丰富，有些淡染，嗜酸且呈颗粒状，胞质边界不清，常呈合胞体样（图 16.22~16.24）。细胞核大而明显，居中，呈空泡状或深染，有一定程度的不规则性。核膜清楚，常有多个核仁。核分裂活跃，异常核分裂象常见。通常多形性明显。可见巨细胞及多核细胞。

在分化较好的肿瘤中，除了形成实性区域外，瘤细胞还会衬覆裂隙和空腔，并形成乳头。与未分化型肿瘤相比，瘤细胞更具上皮样形态，呈更加明

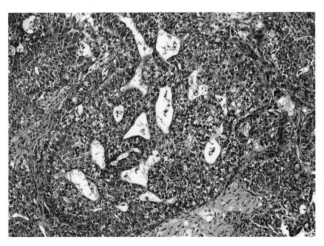

图 16.22　胚胎性癌。肿瘤内可见假腺样结构及实性区域

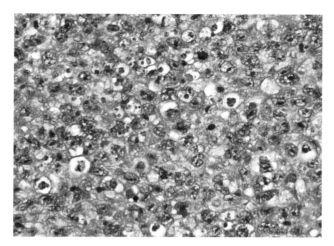

图 16.23　胚胎性癌。与无性细胞瘤相比，瘤细胞核的多形性及核重叠更明显

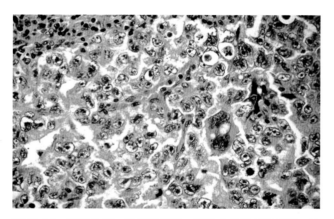

图 16.24　胚胎性癌。肿瘤呈实性，可见合体滋养巨细胞。注意胚胎性癌细胞核的特征性形态

显的立方形或柱状。尽管有提示腺样分化的表现，但并无真正的腺体形成。乳头由实性细胞团组成，或含有囊性腔隙，或出现被肿瘤细胞围绕的小管。这些形态必须和卵黄囊瘤的血管周结构相鉴别。非常原始的间叶组织可与上皮样成分相伴出现。合体滋养巨细胞常见，或紧邻胚胎性癌细胞团，或单独存在于间质中。局灶坏死、出血亦较常见。

免疫组化特征和鉴别诊断

　　胚胎性癌可呈小实性团块状、假腺样或裂隙样形态，周围围绕分化较好的、呈体细胞分化的恶性畸胎瘤成分。胚胎性癌可与其他肿瘤性生殖细胞成

分（如卵黄囊瘤、未成熟性或成熟性畸胎瘤、绒癌、多胚瘤或无性细胞瘤等成分）共存。胚胎性癌与无性细胞瘤的鉴别诊断非常重要，因为二者的预后及治疗反应完全不同。通常，实性原始型胚胎性癌比较容易与无性细胞瘤混淆，但是存在裂隙、腺泡或有细胞被覆的腔隙等表现不支持无性细胞瘤的诊断。

　　胚胎性癌的瘤细胞通常更大，多形性更明显。核分裂更活跃，异常核分裂象更常见。胚胎性癌的瘤细胞核的核膜不太清晰，细胞核更不规则、更大，常含多个深染的核仁；而无性细胞瘤的肿瘤细胞的核仁圆而明显，通常为单个，常呈嗜酸性。出现被淋巴细胞浸润的结缔组织间质和时而可见的肉芽肿反应是无性细胞瘤的突出特征。胚胎性癌通常缺乏这些特征。免疫组化染色显示，胚胎性癌表达CK，但多数无性细胞瘤呈阴性。相反，无性细胞瘤表达 CD117 和 D2-40，而胚胎性癌呈阴性，此外，一些胚胎性癌表达 AFP，而无性细胞瘤总是呈阴性。多数胚胎性癌呈 CD30 阳性（图 16.25），而无性细胞瘤仅偶尔为阳性。最近发现，OCT-4 和 NANOG 在胚胎性癌中始终呈阳性，但两者在无性细胞瘤中亦有表达。值得注意的是，由于 CD30 在治疗后的转移灶中容易失表达，OCT-4 在胚胎性癌的诊断中比 CD30 更为敏感，此现象在睾丸肿

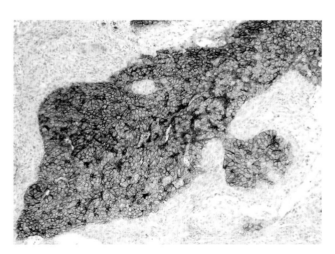

图 16.25　胚胎性癌。CD30 呈弥漫阳性

瘤中亦得到证实（Berney et al. 2001；Chang et al. 2009）。

在鉴别诊断时，还需考虑卵黄囊瘤的实体变异型和具有广泛原始神经外胚层组织的未成熟性畸胎瘤（Cheng et al. 2010）。可根据 OCT-4 和 CD30 阳性、glypican-3 阴性可与卵黄囊瘤相鉴别。未成熟性畸胎瘤的原始神经外胚层组织也呈 CD30 阴性，但 OCT-4 和 SOX2 的表达与胚胎性癌的免疫表型有重叠（Cheng et al. 2010）。SOX2 在许多（虽然不是全部）胚胎性癌中表达，但由于其在未成熟性畸胎瘤和少数上皮性卵巢肿瘤中也有表达，所以并不是完全特异的标记物（Chang et al. 2009）。有助于诊断未成熟神经外胚层组织的形态学特征包括存在周围富于细胞性神经胶质成分以及菊形团结构伴核碎裂；在诊断困难的情况下，使用 GFAP 或其他神经标记物有帮助。

胚胎性癌有时也可能形似非生殖细胞肿瘤（包括上皮性肿瘤和性索间质肿瘤）。EMA 阴性有助于与上皮性肿瘤相鉴别（Iczkowski et al. 2008）。少数性索间质肿瘤虽然可表达 OCT-4，但 SOX2 和 NANOG 通常呈阴性（Chang et al. 2009）。此外，SALL4 对原始生殖细胞肿瘤（包括胚胎性癌）高度敏感，且相对特异（Cao et al. 2009），虽然它偶尔也能在非生殖细胞肿瘤中表达（Miettinen et al. 2014b）。染色体 12p 异常也有助于排除非生殖细胞肿瘤（Cheng et al. 2010）。

临床行为和治疗

卵巢胚胎性癌是高度恶性的肿瘤，有局部侵袭性，可在腹腔内广泛播散，并早期转移。转移播散模式与其他恶性生殖细胞肿瘤类似，先经淋巴道、后经血道发生播散。由于发病率低，目前缺乏有关胚胎性癌特异性治疗和预后的文献，但总体生存率为 39% 左右（Kurman et al. 1976a）。治疗方法与其他卵巢恶性生殖细胞肿瘤相似，包括单侧输卵管卵巢切除术和 BEP 化疗（Gershenson

1993；Peccatori et al. 1995）。对进展期肿瘤予以保守治疗可能对其他生殖细胞肿瘤有效，但由于胚胎性癌具有侵袭性，此做法并不适合大多数胚胎性癌（Kurman et al. 1976a；Sigismondi et al. 2015）。

16.3.4　多胚瘤

一般特征

多胚瘤是一种罕见的卵巢生殖细胞肿瘤，由许多胚状体构成，形态类似正常体节前胚（Beck et al. 1969；King et al. 1991；Takeda et al. 1982）。类似的同源性肿瘤更常见于人类的睾丸，尽管单纯型多胚瘤非常罕见（Beck et al. 1969；Evans 1957）。在所有卵巢病例中，多胚瘤均伴有其他肿瘤性生殖细胞成分，主要是未成熟性或成熟性畸胎瘤（Beck et al. 1969；King et al. 1991；Simard 1957；Takeda et al. 1982）。所有这些肿瘤均发生于年轻或育龄期患者（Beck et al. 1969；King et al. 1991；Simard 1957；Takeda et al. 1982），患者的最大年龄为 38 岁（Simard 1957）。临床上该肿瘤类似卵巢其他恶性生殖细胞肿瘤。必须注意的是，多胚瘤与"弥漫性胚胎瘤（diffuse embryoma）"并不是同一疾病，后者是一种混合性生殖细胞肿瘤，由卵黄囊瘤和胚胎性癌以独特方式混合而成（Scully et al. 1998）。

组织发生

有关胚状体起源的观点存在争议，有人认为它起源于未成熟（恶性）畸胎瘤内的原始生殖细胞，经孤雌发育而来（Marin-Padilla 1965；Peyron 1939；Simard 1957）。其他学者对此观点以及胚状体与早期人类胚胎极为相似这个概念持怀疑态度，因为胚状体发育从未超过 18 天（Beck et al. 1969）。他们认为，胚状体或许是经过奇异分化而获得短暂发育的结果，其可能是对性腺恶性畸胎瘤局部释放的因子的反应。

另一种观点承认早期胚胎与胚状体之间形

态学的相似性，但对其孤雌起源（parthenogenic origin）表示怀疑（Evans 1957；Pierce et al. 1959b；Stevens 1960）。这种观点主张胚状体的形成发生在致畸作用开始之后，最有可能源于肿瘤中的恶性多潜能胚胎细胞，而不是直接源于生殖细胞（Stevens 1962）。这一概念得到实验结果的支持，即在 129 品系小鼠中观察到胚状体自未分化胚胎细胞发育而来。而其来源的肿瘤是一种被连续多年移植的畸胎瘤，且被认为缺乏生殖细胞（Pierce et al. 1959b；Stevens 1960）。这些发现与可能仅在肿瘤内短暂存在的观点相符，当新的胚状体形成时，其他胚状体丢失了身份标识，而它们的多潜能细胞则进一步分化（Evans 1957）。尽管胚状体的起源及发育仍存在很多争议，但是起源于恶性多潜能胚胎细胞的观点是目前最为多数人所接受的，并得到实验结果的支持（Pierce et al. 1959b；Stevens 1960）。

多胚瘤在生殖细胞肿瘤分类中的地位也是一个有争议的问题。Scully 博士提出，多胚性畸胎瘤是未成熟性畸胎瘤最原始的形式，而其他人则认为它是一种不同类型的混合性生殖细胞瘤，有胚胎癌样成分和卵黄囊成分（Young et al. 2016）。目前，在当前的 WHO 分类中，多胚瘤不是一种独立的生殖细胞肿瘤，而是未成熟性畸胎瘤的一个亚类（Kurman et al. 2014）。最近的一项综述认为，如有畸胎瘤成分，则可将单纯型多胚瘤（本质上不存在的实体）伴畸胎瘤且含有大量胚状体的肿瘤归类为多胚瘤；如果多胚瘤夹杂其他生殖细胞肿瘤成分（最常见为卵黄囊瘤、胚胎性癌和畸胎瘤的混合成分），则可将其归类为混合性生殖细胞肿瘤（Young et al. 2016）。

大体表现

多胚瘤通常为单侧性的，大体观，肿瘤类似其他恶性生殖细胞肿瘤，体积可从直径 9.5 cm（Beck et al. 1969）到几乎填满整个腹腔，并侵犯邻近结构（Simard 1957）。肿瘤通常为实性，有出血和坏死区。

镜下表现和免疫组化

多胚瘤由许多胚状体构成，分化较好者由类似胚盘、羊膜腔和卵黄囊的结构组成，周围围绕原始胚外间充质细胞（图 16.26）。有时，胚状体附近可见滋养细胞分化。当胚状体未完全形成时，它们由髓板及羊膜组成，伴有胚泡腔或胚外间充质细胞。它们可能有两个或更多的羊膜腔，共用一个卵黄囊腔，或出现相反的情况。两个腔可相当不成比例，也可畸形。不同胚状体的大小也可有相当大的差异；有些胚状体比较原始，而其他的似乎发育得更好。

有些胚状体可能因畸形而呈现出奇异形态。胚状体发育不超过 18 天。典型的胚状体胚盘的一侧由大小一致的立方形上皮细胞被覆，形似内胚层，另一侧由高柱状上皮细胞被覆，形似外胚层。后者与被覆囊腔其余部分的低立方形上皮融合，形似羊膜。类似卵黄囊的腔位于羊膜的对侧，胚盘居中（图 16.26）。胚状体外围绕有胚外间充质，其组成细胞为紧密或疏松排列的梭形细胞，形态规则，偶见核分裂象。疏松的黏液瘤样区域也可出现。

偶尔，胚状体类似更早期发育的胚胎（主要是胚泡及桑葚胚期），形成许多圆形或卵圆形结构。有些肿瘤以这种形态为主，但偶尔可见发育完全的胚状体（King et al. 1991）。常见不同分化阶段的畸胎瘤样结构，其内散在分布胚状体。据报道，

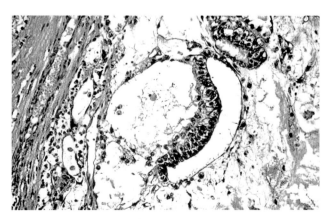

图 16.26　多胚瘤。胚状体内有羊膜腔（右）、胚盘（中央）及不典型卵黄囊（左）

有一个病例的胚状体附近的合体滋养细胞内检出 hCG 及 HPL（Beck et al. 1969）。此肿瘤中未能发现细胞滋养细胞。在另一例报道的病例中，血清 AFP 及 hCG 水平升高，免疫组化染色显示，卵黄囊腔衬覆细胞呈 AFP 阳性，而 hCG 表达于胚状体附近的合体滋养巨细胞（Takeda et al. 1982）。有趣的是，OCT-4 和 CD30 在胚状体的胚盘中也有表达（Cheng et al. 2010）。

临床行为和治疗

多胚瘤是高度恶性的生殖细胞肿瘤。多数病例有邻近结构的浸润及广泛转移，但主要限于腹腔内（Simard 1957）。

多胚瘤的主要治疗方式是外科手术。由于肿瘤常为单侧性，选择的治疗方式为切除肿瘤及其邻近的附件，除非肿瘤已播散至卵巢外。用于治疗恶性生殖细胞肿瘤的联合化疗对多胚瘤有效（Gershenson 1993；Takeda et al. 1982）。

曾有一例患者的肿瘤较小、可活动、未穿透包膜且无转移，其生存时间超过 5 年（Beck et al. 1969）。另一例患者在切除受累附件和由 1 级未成熟性畸胎瘤构成的腹内转移灶后存活，无病生存期超过 12 年（King et al. 1991）。第三例患者诊断后情况较好，无病生存 6 个月（Takeda et al. 1982）。在有效的联合化疗诞生之前，多数多胚瘤患者死于该病。

16.3.5 绒癌

一般特征

单纯的生殖细胞起源的卵巢绒癌是一种罕见肿瘤（Jacobs et al. 1982；Jacobsen et al. 1989；Scully et al. 1998；Vance et al. 1985），即使是绒癌成分与其他肿瘤性生殖细胞成分混合出现的情况也很少见。在多数病例中，绒癌与其他肿瘤性生殖细胞成分相混合，后者的出现是非妊娠性绒癌的诊断性特征，除了一种出现可能性极小的情况，即妊娠性绒癌转移至卵巢生殖细胞肿瘤。存在其他肿瘤性生殖细胞成分对于月经初潮后的患者是特别有用的诊断特征，因为对于这些患者很难排除妊娠性绒癌。因此，如前所述，在上述情况下，不仅是对年幼儿童，对于月经初潮后的患者也可能做出可靠的非妊娠性绒癌的诊断。绒癌最常见于儿童和年轻的成人。在一些系列研究中，50% 的病例见于青春期前儿童（Marrubini 1949）。儿童患者的比例较高可能与医师不愿意对成人病例做出该诊断有关。少数病例伴有腺癌，主要发生在绝经后患者，这种现象可能与体细胞型卵黄囊瘤相似（Hirabayashi et al. 2006；Hu et al. 2010；Oliva et al. 1993）。检测父系 DNA 对区分妊娠性及非妊娠性绒癌有价值。在两个病例中，DNA 多态性分析证实肿瘤为非妊娠性起源（Exman et al. 2013；Hirata et al. 2012；Shigematsu et al. 2000；Tsujioka et al. 2003）。

组织发生

卵巢绒癌可能有以下 3 种起源：①伴随卵巢妊娠的原发性妊娠绒癌；②生殖道其他部位（主要为子宫）的原发性妊娠性绒癌转移至卵巢；③作为一种向滋养层结构方向分化的生殖细胞肿瘤，往往与其他肿瘤性生殖细胞成分混合。确定每个病例的肿瘤的起源模式相当重要，因为这对治疗和预后具有重要的意义。或者，也可把卵巢绒癌划分为以下两个大类：①妊娠性绒癌，包括前文所述的第一和第二类；②非妊娠性绒癌，即向滋养层结构分化的生殖细胞肿瘤。由于本章只涉及生殖细胞肿瘤，因此这里只讨论非妊娠性绒癌。

临床表现

卵巢非妊娠性绒癌的临床表现与其他恶性卵巢生殖细胞肿瘤相似，除了肿瘤具有内分泌活性而分泌 hCG 之外。这种影响在青春期前患者尤其显著，可表现为同性性早熟，包括乳房发育、出现阴毛和腋毛及子宫出血等。成人患者则有异位妊娠症状。极为少见的情况是肿瘤可引起甲状腺功能亢进症状（包括严重的急性发作）。检测尿液或血清中 hCG 水平对诊断非常有用。血清 hCG 水平可以有效地监测治疗效果。必须注意的是，hCG 水平正常并不能排除由其他肿瘤性生殖细胞成分形成的转移及复发。

大体表现

肿瘤通常较大，呈单侧性、实性、灰白色、并伴有出血，可有明显的坏死。由于多数肿瘤混合有肿瘤性生殖细胞成分，因此大体表现也依成分的不同而有所差异。

镜下表现和免疫组化

绒癌由两类细胞组成，即单核及多核滋养细胞（图 16.27）。前者由细胞滋养细胞及中间滋养细胞组成，并含有中等大小的多边形、圆形或卵圆形的细胞，胞质透明且边界清楚。部分细胞的细胞核居中、较小、呈圆形且深染，而其他细胞则有更大的空泡状核，有核仁且核分裂活跃。多核细胞相当于合体滋养细胞，细胞大，呈嗜碱性、空泡状、轮廓不规则，而且细胞形状不一（经常为长形）。这些细胞有多个深染且大小和形状各异的核。细胞滋养

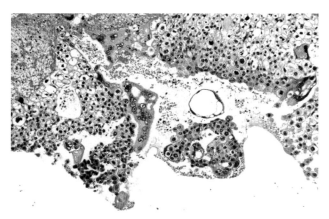

图 16.27　绒癌。细胞滋养细胞由中等大小的细胞组成，位于中央；合体滋养细胞由很大的多核细胞组成，位于周边

细胞通常位于肿瘤的中央，部分或完全被不规则或层状分布的合体滋养细胞所围绕。

两种成分的分布及比例在同一肿瘤的不同部分及不同的肿瘤之间均有较大变化。肿瘤细胞形成实性细胞巢，几乎总有出血和坏死。有时，肿瘤局限于出血灶的周边。肿瘤内常出现其他生殖细胞成分。当伴有其他生殖细胞成分时，绒癌可形成小结节，伴出血，并被其他生殖细胞成分包绕。由于绒癌常有出血，可能需要仔细检查才能发现绒癌成分。

细胞滋养细胞是更原始的成分，而合体滋养细胞则直接或间接地来源于细胞滋养细胞。合体滋养细胞是分化的、不能分裂的、可分泌激素的成分。这些发现也得到电子显微镜及免疫组化染色研究的支持（Pierce et al. 1963，1962，1964）。免疫组化检测 β-hCG 是一种有用的证实诊断的方法。尽管中间型滋养细胞偶可见于非妊娠性绒癌，但其在卵巢的胎盘部位滋养细胞肿瘤及上皮样滋养细胞肿瘤中极其罕见，因此与其他中间型滋养细胞肿瘤的鉴别诊断通常不是问题（Arafah et al. 2015；Arroyo et al. 2009；Baergen et al. 2003；Condous et al. 2003）。

临床行为和治疗

卵巢非妊娠性绒癌是高度恶性的生殖细胞肿瘤，可侵犯邻近组织，在腹腔内广泛播散，并通过淋巴道及血道发生转移。尽管妊娠性绒癌主要通过血道播散，但非妊娠性绒癌除血道播散之外还可发生淋巴道播散和腹腔内播散。有时，血道播散可能更不明显。

在应用有效的联合化疗前，绒癌的预后很差，但在一定程度上比卵黄囊瘤要好。含顺铂或甲氨蝶呤的联合化疗为治疗带来了革命性的变化，显著改善了患者的预后及生存。正如其他卵巢生殖细胞肿瘤，其最常用的化疗方案是 BEP，以及妊娠性绒癌所用的依托泊苷、甲氨蝶呤、放线菌素 D、环磷酰

胺和长春新碱（EMA/CO）方案（Gershenson 1993；Kong et al. 2009；Ozturk et al. 2010；Peccatori et al. 1995）。保留生育能力的手术加新辅助联合化疗已成功应用于许多病例（Jiao et al. 2010）。

16.3.6 畸胎瘤

几个世纪以来，畸胎瘤的起源一直是引起人们关注、猜测和争议的问题。目前最广为接受的孤雌生殖理论认为畸胎瘤源于原始生殖细胞。其他两种理论（即认为其起源于胚胎发育早期分离的卵裂球的理论，以及认为其起源于胚胎残余的理论）目前均鲜有支持者。支持生殖细胞起源理论的依据包括肿瘤的解剖学分布，肿瘤沿原始生殖细胞从卵黄囊到原始性腺的迁徙途径发生。支持证据还包括肿瘤最常发生于生育年龄和动物实验结果（即在注射锌和铜盐的公鸡中，性腺只有处于繁殖期时才能发生囊性畸胎瘤）（Bagg 1936；Carleton et al. 1953）。此外，畸胎瘤的染色体核型分析也支持此观点，成熟性卵巢畸胎瘤的核型为 46, XX（Linder et al. 1975；Rashad et al. 1966）。

研究人员通过细胞遗传学技术和正常及肿瘤细胞中四种酶的电泳图谱分析来研究卵巢畸胎瘤的组织发生。这些研究显示畸胎瘤起源于第一次减数分裂后的单个生殖细胞（Linder et al. 1975；Linder et al. 1970）。随后研究人员通过更先进的基因分型技术研究进一步证实了这些现象（Snir et al. 2017）。多数成熟性囊性畸胎瘤以这种方式发生，但也有一部分肿瘤发生于第一次减数分裂前（Nomura et al. 1983；Parrington et al. 1984；Snir et al. 2017；Wang et al. 2016）。有人假设畸胎瘤优先向正常来源于前胚板的组织分化（Chen et al. 2010）。该理论的基础是局限于头颈区的组织频繁出现（例如，与胶质组织非常接近的生发皮肤，重现了生发头皮），以及正常局限于身体尾部的组织类型（例如肠道组织）很少出现。

卵巢畸胎瘤的分类见表 16.1。简言之，该肿瘤分为以下三大类：①未成熟性畸胎瘤；②成熟性畸胎瘤；③单胚层和高度特化的畸胎瘤。绝大多数（99%）病例为成熟性囊性畸胎瘤（也称为皮样瘤或皮样囊肿）。

16.3.6.1 未成熟性畸胎瘤

未成熟性畸胎瘤由源于任何或全部三个胚层（外胚层、中胚层及内胚层）的组织构成。与更为常见的成熟性畸胎瘤相反，它们包含未成熟性或胚胎性神经外胚层结构。其他未成熟组织也可出现。成熟组织常见，有时为主要成分，此时必须与成熟性畸胎瘤恶变相区分。未成熟神经外胚层成分不同于成熟组织的肿瘤性转化，由此可以鉴别这两种肿瘤。

临床表现

卵巢未成熟性畸胎瘤是一类少见的肿瘤，占比不足卵巢畸胎瘤的 1%（Bonazzi et al. 1994；Caruso et al. 1971；Malkasian et al. 1965；Roth et al. 2006；Scully et al. 1998；Woodruff et al. 1968）。成熟性囊性畸胎瘤最常发生于生育年龄，但所有年龄均可发生；与之相反，未成熟性畸胎瘤具有特别的患者年龄分布，最多见于 20 岁前，几乎不发生于绝经期后（Bonazzi et al. 1994；Breen et al. 1967；Malkasian et al. 1965；Scully et al. 1998；Woodruff et al. 1968）。因此，应仔细检查发生于儿童、青春期及青年人的畸胎瘤并充分取材。

肿瘤通常无症状，直到其达到一定的大小。肿瘤生长较快，表现为盆腔或下腹部肿块，可引起压迫症状（腹部沉重、钝痛），或发生扭转而引起急性腹痛。

大体表现

肿瘤常为单侧发生（Bonazzi et al. 1994；Breen et al. 1967；Caruso et al. 1971；Heifetz et al. 1998；

Woodruff et al. 1968），但至少 10% 的病例伴对侧卵巢成熟性囊性畸胎瘤（Wisniewski et al. 1973）。未成熟性畸胎瘤通常比成熟性畸胎瘤大，据报道，其最大径范围为 9~28 cm（Breen et al. 1967）。肿瘤呈圆形、卵圆形或分叶状，为质软或实性质硬的肿块，常含囊性结构，囊壁有实性区域（Bonazzi et al. 1994；Breen et al. 1967；Caruso et al. 1971；Heifetz et al. 1998；Malkasian et al. 1965；Wisniewski et al. 1973）。肿瘤易穿破包膜，界限不清（Breen et al. 1967；Wisniewski et al. 1973）。切面色泽不均，呈灰色到深棕色、小梁状和分叶状。偶尔可见灶性的软骨和骨组织，毛发也可出现。囊性区域内常含浆液或黏液、胶冻或脂质样物。

镜下表现

未成熟性畸胎瘤由来自三个胚层的各种未成熟和成熟组织组成，一般三个胚层的成分均会出现。偶尔，肿瘤可由一小部分组织构成。外胚层成分通常以神经组织为代表，常见神经胶质、神经节细胞、神经母细胞组织、神经上皮、神经干和视觉结构（图 16.28，16.29）。皮肤成分（包括毛囊皮脂腺单位、大汗腺和毛发等）也很常见。中胚层成分包括纤维结缔组织、软骨、骨、肌肉（通常为平滑肌，但有时为横纹肌）（图 16.30），以及淋巴组织和未分化胚胎性间充质。内胚层的代表性成分为被覆柱状上皮（有时为纤毛上皮）的小管。偶尔可见胃肠道或肾小管上皮。内分泌成分可以出现，但除甲状腺组织外，其他类型的内分泌成分并不常见。

所有这些处于从胚胎到成熟不同发育阶段中的组织在整个肿瘤中随意杂乱分布，这与成熟性畸胎瘤中有序的器官样排列不同。有些病例的肿瘤主要由成熟的组织组成，与成熟性畸胎瘤很难鉴别，被诊断为良性后，患者会在短期内复发而重新就医。回顾原发肿瘤的切片，许多病例中发现了未成熟的成分。因此，强烈建议仔细检查这类肿瘤并充分取

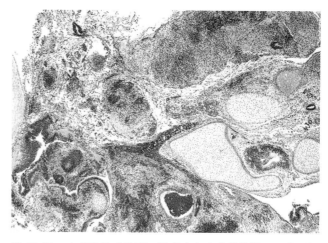

图 16.29　未成熟性畸胎瘤。肿瘤内有未成熟的神经上皮及间叶成分

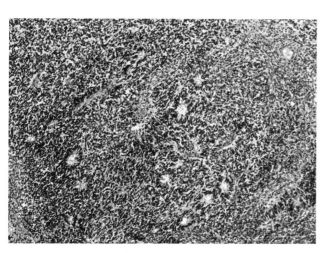

图 16.28　未成熟性畸胎瘤。未成熟神经上皮呈实性分布，可见菊形团

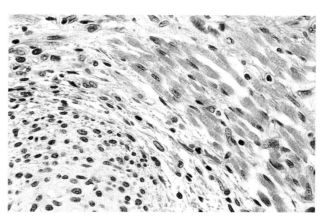

图 16.30　未成熟性畸胎瘤。肿瘤内有未成熟的软骨及横纹肌母细胞成分

材。未成熟性畸胎瘤可合并其他肿瘤性生殖细胞成分，如卵黄囊瘤、无性细胞瘤、胚胎性癌、绒癌和多胚瘤。因此，未成熟性畸胎瘤可为恶性混合性生殖细胞肿瘤的一部分。曾有报道，未成熟性畸胎瘤来自性腺母细胞瘤和生殖细胞 - 性索 - 间质混合性肿瘤的生殖细胞成分。

免疫组化和鉴别诊断

　　未成熟性畸胎瘤必须与恶性米勒混合瘤（MMMT）相区分，后者最常见于子宫，但也可发生于卵巢。MMMT 由类似米勒管中胚叶衍生物的组织构成，米勒管中胚叶为原始结构，可发育为子宫内膜间质和上皮。可根据 MMMT 的特征性组织形态加之缺乏其他胚层衍生物而将其与畸胎瘤区分开；MMMT 中罕见实性未成熟性畸胎瘤中明显的神经外胚层衍生物。MMMT 最常发生于 50~70 岁的绝经后女性，仅偶尔发生于年轻患者，这与未成熟性畸胎瘤不同。MMMT 由肉瘤和癌两种成分组成。癌几乎总为腺癌、鳞状细胞癌或腺鳞癌，而肉瘤成分可能由多种类型的组织组成，包括平滑肌肉瘤、软骨肉瘤、横纹肌肉瘤、纤维肉瘤、未分化肉瘤及黏液瘤样组织。MMMT 不具有畸胎瘤中组织类型多样的特点，而且 MMMT 中的组织一般形成更典型的肉瘤样或癌样形态（见第 14 章"卵巢上皮性肿瘤"）。另外，未成熟性畸胎瘤中的未成熟成分常表达 SALL4，这一点可辅助鉴别非生殖细胞肿瘤（Cao et al. 2009）。但一部分 MMMT 也可强表达 SALL4，因此在与 MMMT 鉴别时需谨慎使用（Bing et al. 2012）。

　　免疫组化还可用于确认未成熟成分及其范围。未成熟神经上皮强表达 SOX2 和 SALL4，但高分化神经成分弱表达或不表达这两种标记物（Nogales et al. 2014）。另外，高级别未成熟性畸胎瘤更常表达 OCT-4，因此 OCT-4 是高度恶性病例的指标（Abiko et al. 2010）。

临床行为和治疗

　　未成熟性畸胎瘤是一种恶性肿瘤，通常生长快速并穿透包膜，与邻近组织形成粘连。它可经种植播散至整个腹腔，也可转移，首先转移至腹膜后、腹主动脉旁及更远处的淋巴结，随后到肺、肝及其他器官。原发肿瘤切除时已发生腹膜种植及转移的情况并不少见（Breen et al. 1967；Wisniewski et al. 1973）。肿块切除后数周或数月内常出现局部复发。复发通常发生在初次治疗后的一年内（Breen et al. 1967）。手术中肿瘤破裂伴有内容物溢出的情况并不少见，但因肿瘤对联合化疗反应较好，因此并不影响肿瘤的良好预后。转移及腹腔种植灶可由多种不同组织构成，因此其畸胎瘤本质显而易见，但也可由单一组织构成。转移灶及腹膜种植灶的组织学形态有时能反映原发肿瘤的形态。未成熟性畸胎瘤化疗后出现两种相关情况，即畸胎瘤生长综合征及化疗逆转（Djordjevic et al. 2007；Merard et al. 2015）。这两种情况下，卵巢外肿瘤的组织学表现均为单纯性成熟性畸胎瘤。对于畸胎瘤生长综合征，有学者提出了以下诊断标准。①化疗期间或化疗后临床或放射学转移范围扩大。②先前升高的血清肿瘤标志物（AFP 或 hCG）水平恢复正常。③组织学检查发现转移灶由单纯性成熟性畸胎瘤组成，无恶性细胞。化疗逆转是指化疗诱导的转移性未成熟性畸胎瘤转化为成熟性畸胎瘤。尚不清楚是否在所有病例中都能可靠地辨识出这两种情况。

　　已经有学者注意到肿瘤的组织学形态与预后之间存在良好的相关性（Bonazzi et al. 1994；Heifetz et al. 1998；Norris et al. 1976；O'Connor et al. 1994）。高级别不成熟以及分化差的肿瘤的预后更差，而越成熟、分化越好者预后越好（Heifetz et al. 1998；Norris et al. 1976；Wisniewski et al. 1973）。一项关于儿童未成熟性畸胎瘤的研究发现，肿瘤越不成熟者越易伴发卵黄囊瘤（Heifetz et al. 1998）。

分级

O'Connor 和 Norris（1994）提议将未成熟性畸胎瘤分为两级：轻度不成熟肿瘤（1 级，低级别），不需联合化疗；明显更不成熟肿瘤（2 级和 3 级，高级别），需联合化疗。一项未成熟性畸胎瘤的大型研究显示，3 级分类法在观察者内和观察者间存在相当大的不一致性，而 2 级分类法明显降低了不一致性。该研究进一步证实了肿瘤分级与生物学行为之间的良好相关性。此外，应当注意的是，成熟性囊性畸胎瘤内偶见小灶镜下未成熟组织并不影响预后（Yanai-Inbar et al. 1987）。

卵巢未成熟性畸胎瘤及其转移灶均应分级，因为分级与治疗和预后有关，决定了哪些患者需接受化疗。为了保证对原发性卵巢肿瘤充分取材，应沿肿瘤最大直径每 1 cm 取一块组织。目前使用的分级系统是 AFIP 系统，这也得到了 WHO 的认可。该系统是对未成熟神经上皮进行分级，分级依据是任何一张切片上未成熟神经上皮的合计含量（Norris et al. 1976；O'Connor et al. 1994）（表 16.2）。

不管卵巢肿瘤的级别如何，转移灶和（或）种植灶内没有未成熟组织时定为 0 级。特别是一种完全由成熟神经胶质组成的 0 级种植灶（腹膜胶质瘤病），其预后极佳（Liang et al. 2015）。

对于局限于一侧卵巢的 1 级（低级别）未成熟性畸胎瘤，推荐的治疗为单侧输卵管卵巢切除术和密切随访（National Comprehensive Cancer Network 2017）。几乎所有病例采用这种治疗方式后都能被治愈（Bonazzi et al. 1994；Peccatori et al. 1995）。

表 16.2　未成熟性畸胎瘤的分级

分级	标准
1 级	未成熟神经外胚层成分总量 ≤ 1 个 / 低倍视野（4 倍物镜）
2 级	未成熟神经外胚层成分总量 >1 个 / 低倍视野（4 倍物镜）但 ≤ 3 个 / 低倍视野（4 倍物镜）
3 级	未成熟神经外胚层成分总量 >3 个 / 低倍视野（4 倍物镜）

对于 2 级和 3 级（高级别）肿瘤，大多数患者可以通过单侧输卵管卵巢切除术后加辅助化疗而得到完全治愈（Bonazzi et al. 1994）。如果肿瘤累及卵巢外，需扩大手术范围。目前推荐的联合治疗是 BEP 方案（National Comprehensive Cancer Network 2017）。长春新碱、放线菌素 D（更生霉素）和环磷酰胺（VAC）曾为首选治疗方案（Norris et al. 1976），因为这种方案的治疗效果与长春碱、博来霉素和顺铂（VBP 方案）或 BEP 方案相似，而后两者的毒性更大。有证据显示应用 BEP 方案后肿瘤的复发率低于 VAC 方案，对有转移的患者首选含顺铂的方案，特别是 BEP 方案（其毒性小于 VBP 方案）（Bonazzi et al. 1994；Gershenson 1993；Peccatori et al. 1995）。

一项针对儿童未成熟性畸胎瘤（卵巢、睾丸和性腺外）的联合研究（Heifetz et al. 1998）发现，此类人群的单纯性未成熟性畸胎瘤的预后很好。作者认为显微镜下卵黄囊瘤病灶是唯一有效的复发预测因素，而未成熟性畸胎瘤的级别则不然；但应该指出，这项研究没有单独分析卵巢病例的级别与预后的相关性。

16.3.6.2　成熟性实性畸胎瘤

一般特征

成熟性实性畸胎瘤是一类少见的卵巢畸胎瘤，主要见于儿童和年轻人，发病年龄类似于未成熟性实性畸胎瘤（Peterson 1956；Woodruff et al. 1968）。多数实性卵巢畸胎瘤至少含有部分未成熟组织，因而被视为恶性。少数完全由成熟组织构成的实性卵巢畸胎瘤被归入本组，被误认为是恶性的。只要有未成熟神经成分出现的肿瘤就不属于成熟性实性畸胎瘤，因此识别成熟组织极其重要，因为按照定义，只有缺乏未成熟神经外胚层成分的肿瘤才能诊断为成熟性实性畸胎瘤。

大体表现

肿瘤一般较大，大体无特殊，外观与未成熟性实性畸胎瘤相似。与后者相比，该类肿瘤生长缓慢，但被发现时通常已经较大，因此这一特征对诊断几乎没有帮助。所有报道的成熟性实性畸胎瘤均为单侧性（Peterson 1956；Wisniewski et al. 1973；Woodruff et al. 1968）。

镜下表现

成熟性实性畸胎瘤由来自三个胚层的成熟组织构成。必须使用严格的诊断标准，彻底检查肿瘤并进行充分取材，因为含有未成熟神经外胚层成分会改变肿瘤的预后（Peterson 1956；Wisniewski et al. 1973；Woodruff et al. 1968）。源于三个胚层的组织排列有序，类似更常见的成熟性囊性畸胎瘤，但肿瘤为实性或至少主要部分为实性。肿瘤中最常见的神经源性成分常导致诊断困难，因为未能辨别其成熟性。偶尔，成熟性实性畸胎瘤可有腹膜种植，后者全部由成熟神经胶质组成（神经胶质瘤病）（图 16.31）。不论治疗方法如何，即使发生广泛腹膜病变，预后也很好（Robboy et al. 1970；Roth et al. 2006；Scully et al. 1998）。完全由成熟性神经胶质组成的腹膜种植灶偶尔可见于未成熟性实性畸胎瘤和成熟性囊性畸胎瘤患者。出现这些种

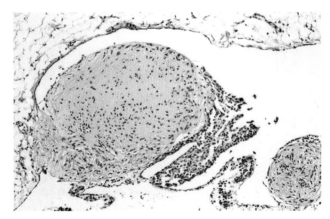

图 16.31　成熟性神经胶质种植。成熟性神经胶质种植于网膜（腹膜胶质瘤病）

植病灶并不影响预后（Heifetz et al. 1998；Nielsen et al. 1985；Robboy et al. 1970；Roth et al. 2006；Scully et al. 1998）。

临床行为和治疗

肿瘤单侧发生时，治疗选择卵巢切除术或单侧附件切除术，可完全治愈（Peterson 1956；Wisniewski et al. 1973；Woodruff et al. 1968）。

16.3.6.3　成熟性囊性畸胎瘤

一般特征

对卵巢成熟性囊性畸胎瘤或皮样囊肿的认识由来已久。肿瘤由三个胚层（外胚层、中胚层和内胚层）的高分化衍生物组成，并且以外胚层成分为主。单纯型成熟性囊性畸胎瘤总是良性的，但偶尔其中一种成分可发生恶变。它也可能是混合性生殖细胞肿瘤的一部分。

临床表现

成熟性囊性畸胎瘤是最常见的卵巢畸胎瘤，也是最常见的卵巢生殖细胞肿瘤。其发生相对常见，约占所有卵巢肿瘤的 20%（Peterson et al. 1955；Roth et al. 2006；Scully et al. 1998）。成熟性囊性畸胎瘤最常发生于生育年龄，但与其他卵巢生殖细胞肿瘤不同，这类肿瘤的患者年龄分布更为广泛，可发生于从婴儿到老年人的任何年龄段人群（Ayhan et al. 2000；Caruso et al. 1971；Peterson et al. 1955）。一些研究显示，超过 25% 的病例见于绝经后女性（Malkasian et al. 1967）。在新生儿中也有该病的报道。成熟性囊性畸胎瘤常在体检、影像学检查或因其他原因进行腹部手术时偶然被发现。

患者表现为腹痛（47.6%）、腹部肿块或肿胀（15.4%）和异常子宫出血（15.1%）（Peterson et al. 1955）。腹痛一般为持续性、轻微或中等程度，但

有一些病例由于肿瘤扭转或破裂而发生急性严重腹痛。儿童和青年患者中，肿瘤更易于活动，常发生肿瘤扭转。异常子宫出血和肿瘤切除后出血停止的现象表明肿瘤可合成激素，但是组织学检查无法对此内分泌改变提供任何解释（Malkasian et al. 1967）。成熟性囊性畸胎瘤患者的生育能力可轻微下降，但在多数病例尚无满意的解释。10% 的病例在妊娠期间被确诊（Ayhan et al. 2000；Caruso et al. 1971）。因肿瘤含有牙齿、骨和软骨，成熟性囊性畸胎瘤可通过放射影像学诊断（Malkasian et al. 1967；Peterson et al. 1955）。

细胞遗传学特征

成熟性囊性畸胎瘤为二倍体，有正常的 46,XX 核型，起源于首次减数分裂后的生殖细胞，因此其与青春期后的睾丸成熟性畸胎瘤相反；后者为恶性、非整倍体，有包括 12p 扩增在内的复杂的细胞遗传学异常，是起源于其他形式的生殖细胞肿瘤（Atkin 1973；Linder et al. 1970；Ulbright 2005）。值得注意的是，卵巢成熟性囊性畸胎瘤与青春期前睾丸成熟性畸胎瘤有相似之处，二者均为二倍体，核型正常，均为良性（Ulbright 2005）。以往使用染色体显带技术的研究（Nomura et al. 1983；Parrington et al. 1984）显示成熟性囊性畸胎瘤具有不同的起源方式。大多数卵巢成熟性囊性畸胎瘤起源于第一次减数分裂后的生殖细胞，但有些肿瘤的起源发生比这一事件更早（Nomura et al. 1983；Parrington et al. 1984）。这种差别也可见于未成熟性卵巢畸胎瘤，这些肿瘤与睾丸中相应病变类似，往往为非整倍体。

大体表现

成熟性囊性畸胎瘤没有好发于某侧卵巢的倾向；8%~15% 的病例为双侧性（Peterson et al. 1955；Roth et al. 2006；Scully et al. 1998）。肿瘤大小不一，直径可从很小（0.5 cm）到很大（超过

40 cm），重量可达几千克。大约 60% 的成熟性囊性畸胎瘤的直径为 5~10 cm，90% 以上的肿瘤的直径小于 15 cm（Peterson et al. 1955）。肿瘤呈卵圆形或球状，表面光滑，呈灰白色而有光泽（图16.32）。肿瘤一般可活动，偶尔与周围组织粘连，尤其是当有内容物漏出时。触诊肿瘤质软，有波动感，伴实性质硬区；上述质感一般见于肿瘤刚被移除时，因为室温下肿瘤易发生固化。肿瘤内容物在 34 ℃ 以上时为液态，低于 25 ℃ 时成为固态（Blackwell et al. 1946）。肿瘤切面呈囊性，其内充满脂质物和毛发，其外包被不同厚度的坚实包膜。脂质物与正常皮脂类似。肿瘤一般为单房性的，也可为多房性的，同一卵巢中可有数个肿瘤。

起自囊壁、突入囊腔的是头节，其大小不一，表现为从小结节到圆形突起的肿块，常为单个，也可多个，一般为实性，也可为部分囊性。这种头节曾被称为皮样乳头、皮样头节、Rokitansky 头节和胚胎结节。肿瘤内的毛发起源于头节，如果有牙齿或骨出现（图 16.33），也容易出现在此部位。头节由各种不同的组织成分组成，是需要仔细取材的部位之一。31% 的成熟性囊性畸胎瘤病例有肉眼可见的成形的牙齿（Blackwell et al. 1946）。偶可见指（趾）骨、长骨和其他骨，以及部分胸廓、成圈的肠管，甚至胎儿样结构（Abbott et al. 1984；

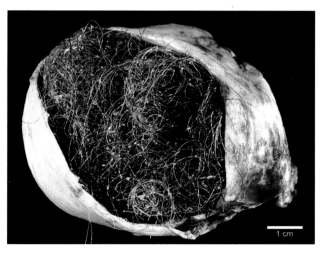

图 16.32　成熟性囊性畸胎瘤。包膜完好的肿瘤内含有毛发

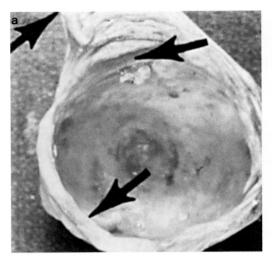
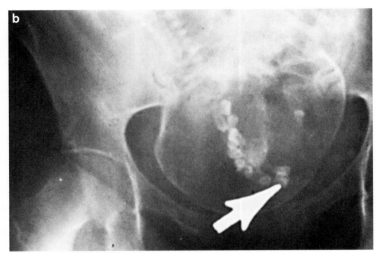

图 16.33　成熟性囊性畸胎瘤。a. 包膜完好的球形囊性肿块，可见牙齿（箭头）；b. 肿瘤经盆腔放射 X 线片而被确诊，可见一排牙齿（箭头）（图片由 A. Blaustein 博士惠赠）

Weldon-Linne et al. 1983）。这些肿瘤称为胎儿样畸胎瘤或模型畸胎瘤（Abbott et al. 1984；Weldon-Linne et al. 1983）。

镜下表现

　　囊壁外层由卵巢间质组成，常有玻璃样变，使其难以被辨认。囊腔主要衬覆皮肤，小肿瘤可完全由皮肤结构衬覆。皮肤由角化鳞状上皮组成，常含有丰富的皮脂腺及小汗腺，伴有脂肪（图 16.34）。某些肿瘤中，脂质肉芽肿及脂肪坏死样、筛样或囊样积气症样结构相当突出。常有毛发及其他皮肤附属器。偶尔，囊壁由支气管、胃肠上皮、柱状或立方上皮衬覆（图 16.35）。鳞状上皮可仅见于皮样头节区域。有时，上皮脱落可导致衬覆上皮缺失，并可伴发异物巨细胞反应。后者可作为对肿瘤成分的反应而见于肿瘤的其他部位。肿瘤内容物溢出时亦可见异物巨细胞反应，并导致粘连形成。

　　皮样头节附近区域含有大量来源于三个胚层的不同组织。其中，以鳞状上皮和其他皮肤衍生物为代表的外胚层组织最丰富。也可见到脑组织、神经胶质、神经组织、视网膜、脉络丛及神经节。少数病例中，神经胶质可高度富于细胞，使神经胶质增生与起源于畸胎瘤的低级别胶质瘤（如星形细胞瘤

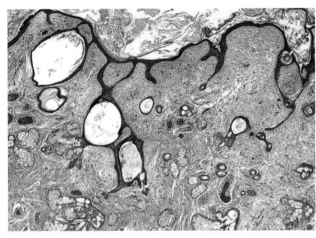

图 16.34　成熟性囊性畸胎瘤。囊内衬覆的是皮肤及其附属器

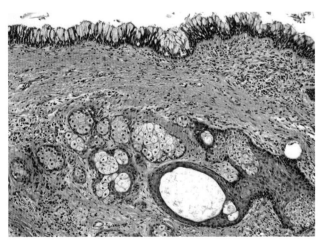

图 16.35　成熟性囊性畸胎瘤。肿瘤衬覆分化好的成熟呼吸道上皮。其下可见成熟的附属器结构

或少突胶质细胞瘤）的鉴别非常困难。在卵巢中，这种鉴别的标准尚未建立。而且由于畸胎瘤中极少出现此类问题，这些病变的确切生物学行为未知。

中胚层组织以骨、软骨、平滑肌及纤维脂肪组织为代表。内胚层组织以胃肠和支气管的上皮及腺体、甲状腺和涎腺组织为代表。一项对 100 例病例的研究发现，100% 的病例都有外胚层结构，93% 的病例有中胚层结构，71% 的病例有内胚层结构（Blackwell et al. 1946）。成熟性囊性畸胎瘤中出现前列腺等罕见组织的病例亦有报道（Halabi et al. 2002）。成熟性囊性畸胎瘤中不同组织呈有序的器官样排列，形成皮肤、支气管和胃肠道组织，以及骨和其他结构。这些组织可弥散分布，但它们的排列并不像未成熟性畸胎瘤中那样杂乱无序。

除了甲状腺组织外，成熟性囊性畸胎瘤中罕见其他类型的内分泌组织，但是出现垂体、肾上腺和甲状旁腺组织的情况已有报道。偶尔成熟性囊性畸胎瘤内可见功能性内分泌组织形成的腺瘤（Roth et al. 2006；Scully et al. 1998）。成熟性囊性畸胎瘤必须与罕见的胎中胎区别，后者最可能由包含了单卵双羊膜的双胎中的一个所致（Brand et al. 2004）。胎中胎可通过以下特征与畸胎瘤鉴别，即胎中胎位于腹膜后，有脊椎结构，伴有肢芽形成，且有发育完善的器官系统。胎中胎比分化最好的畸胎瘤的组织结构发育得更好。与成熟性囊性畸胎瘤一样，胎中胎是一种良性病变（Brand et al. 2004）。

临床行为和治疗

卵巢成熟性囊性畸胎瘤可有各种并发症，多数可治愈，因此认识这些并发症就显得非常重要，这些并发症包括扭转、破裂、感染、溶血性贫血、副肿瘤性脑炎和恶变。

肿瘤扭转是最常见的并发症（Ayhan et al. 2000；Caruso et al. 1971；Pantoja et al. 1975a；Peterson et al. 1955），一项大型研究显示其发生率为 16.1%（Peterson et al. 1955）。该并发症在妊娠期及产褥期更常见（Malkasian et al. 1967；Peterson et al. 1955）。成熟性囊性畸胎瘤占妊娠期卵巢肿瘤的 22%~40%，0.8%~12.8% 的成熟性囊性畸胎瘤发生于妊娠期（Caruso et al. 1971；Peterson et al. 1955）。妊娠期发生者更易发生扭转，这个事实相当重要。扭转也较常见于儿童及年轻人（Pantoja et al. 1975a；Peterson et al. 1955）。患者通常有严重的急性腹痛，表现为急腹症。治疗方式为切除受累卵巢或行输卵管卵巢切除术。

肿瘤扭转使其易于破裂。成熟性囊性畸胎瘤破裂并非常见并发症，约发生于 1% 的病例（Malkasian et al. 1967；Peterson et al. 1955）。破裂的直接结果是出血或休克，尤其是在妊娠或分娩时，即使如此，预后通常也很好。肿瘤破裂后可能因其内容物溢出至腹腔而引起化学性腹膜炎，这可以引起明显的肉芽肿反应，导致腹腔内广泛、紧密的粘连。肿瘤破裂偶尔可引起腹膜神经胶质种植。当肿瘤含有成熟的神经胶质成分，其内容物溢出导致大量的由成熟神经胶质构成的小结节沉积于腹腔时，即可发生神经胶质种植。这些沉积物在腹腔广泛播散，但预后良好，单纯手术切除原发肿瘤即可治疗（Robboy et al. 1970）。成熟性囊性畸胎瘤破裂后其内容物不仅可进入腹腔，而且可进入邻近器官（常为膀胱或直肠），已有几例这样的病例见诸报道（Dandia 1967）。感染不是常见的并发症，约发生于 1% 的病例（Malkasian et al. 1967）。感染的微生物常为大肠埃希菌，沙门菌感染导致伤寒的情况也有报道（Hingorani et al. 1963）。

自身免疫性溶血性贫血偶尔可见于卵巢畸胎瘤（主要为成熟性囊性畸胎瘤）患者。曾有报道少数成熟性囊性畸胎瘤和其他卵巢囊性肿瘤伴有此种并发症（Bernstein et al. 1974；Payne et al. 1981）。患者有进行性贫血的症状和体征，其程度可达到中度或重度；伴有网织红细胞过多症、球形红细胞增多症及渗透脆性增加。外周血中可见幼红细胞。血清间接胆红素水平升高，直接抗球蛋白试验（Coombs 试验）阳性，提示存在与患者红细胞反应的自身抗体。血小板数量正常。脾可触及，仅轻度增大。类固醇治疗仅暂时有效，脾切除对疾病进展没有影响（Bernstein et al. 1974；Payne et al. 1981）。切除卵巢肿瘤可使贫血永久消退（Bernstein et al. 1974；Dawson et al. 1971；Payne et al. 1981）。曾有学者提出以下可能的致病机制（Bernstein et al. 1974）。①肿瘤内出现与宿主抗原性不同的物质，刺激宿主产生抗体，这些抗体与患者自身的红细胞发生交叉反应。②肿瘤产生专门针对宿主红细胞的抗体，类似于移植物抗宿主反应。③肿瘤分泌物包裹红细胞，导致红细胞的抗原性改变。根据上述观点，应对有自身免疫性溶血性贫血但对类固醇治疗无反应的青年女性进行盆腔及影像学检查，因为这可能有助于发现卵巢畸胎瘤，从而避免不必要的脾切除术（Payne et al. 1981）。

已报道多例成熟性和未成熟性畸胎瘤病例发生副肿瘤性边缘叶脑炎综合征，并已证实该综合征继发于抗 N-甲基-D-天冬氨酸（NMDA）受体亚基的抗体；这些亚基表达于相关畸胎瘤中的神经和（或）鳞状组织（Clark et al. 2014；Dalmau et al. 2007；Gultekin et al. 2000；Vitaliani et al. 2005）。该综合征表现为急性精神症状、癫痫发作、记忆力减退、意识水平改变、中枢性换气不足和脑脊液炎性异常（Vitaliani et al. 2005）。从血清和脑脊液中能分离出反应性抗体（Dalmau et al. 2007）。脑炎相关肿瘤显示肿瘤内淋巴样浸润增多，后者与成熟性神经胶质成分（包括反应性生发中心、弥漫淋巴浆细胞浸润和神经元退行性改变）相关（Dabner et al. 2012）。肿瘤切除和免疫治疗对大多数病例有效（Dalmau et al. 2007）。

对年轻患者的单纯成熟性囊性畸胎瘤的治疗可选择保留部分卵巢的囊肿切除术。采用这种治疗后患者通常可获得完全治愈。对成熟性囊性畸胎瘤进行保守手术后，局部复发少见，复发率低于1%。

16.3.6.4　成熟性囊性畸胎瘤（皮样囊肿）伴恶变

一般特征

恶变是成熟性囊性畸胎瘤的少见并发症，发生于约 2% 的病例（Ayhan et al. 2000；Krumerman et al. 1977；Malkasian et al. 1967；Park et al. 2008；Peterson 1957；Roth et al. 2006；Scully et al. 1998；Stamp et al. 1983），但一篇报道称其发病率接近 4%（Pantoja et al. 1975b）。文献报道中伴恶变的患者的年龄范围为 19~88 岁（Peterson 1957），但绝经后女性患者更常见（Krumerman et al. 1977；Malkasian et al. 1967；Pantoja et al. 1975b；Peterson 1957；Stamp et al. 1983）。最常见的症状是腹痛（Chen et al. 2008）。

临床上，该肿瘤与无并发症的成熟性囊性畸胎瘤很难鉴别，但出现如下特征则提示为恶性：肿瘤体积大（直径 >10 cm），患者年龄较大（>50岁），以及肿瘤抗原［特别是 CA125 和鳞状细胞癌（SCC）抗原］水平升高（Chen et al. 2008；Dos Santos et al. 2007；Hackethal et al. 2008）。多普勒超声、CT 和 MRI 等影像学发现也具有提示恶性的价值（Chiang et al. 2011；Dos Santos et al. 2007）。有时，肿瘤可能为偶然的发现。

大体表现

这种肿瘤通常比普通成熟性囊性畸胎瘤要大（Caruso et al. 1971；Krumerman et al. 1977；Scully et al. 1998；Stamp et al. 1983）；大体观多呈实性（图 16.36），但这一般无助于鉴别诊断。成熟性囊性畸胎瘤恶变多发生于单侧肿瘤患者（Peterson 1957；Peterson et al. 1955）。

镜下表现

恶变最常见的肿瘤成分是鳞状上皮，后者形成典型的鳞状细胞癌（图 16.37，16.38）（Caruso et al. 1971；Hirakawa et al. 1989；Krumerman et al. 1977；Pantoja et al. 1975b；Peterson 1957；Stamp et

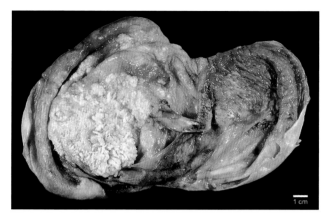

图 16.36　发生于成熟性囊性畸胎瘤的鳞状细胞癌（左侧）伴过度生长

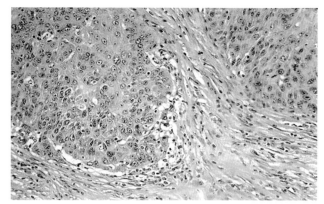

图 16.38　发生于成熟性囊性畸胎瘤的鳞状细胞癌。肿瘤呈推挤性生长

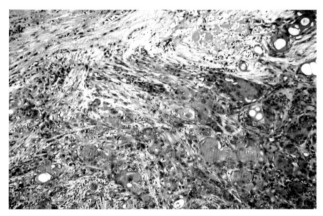

图 16.37　发生于成熟性囊性畸胎瘤的鳞状细胞癌。肿瘤呈浸润表现，可见许多角化珠

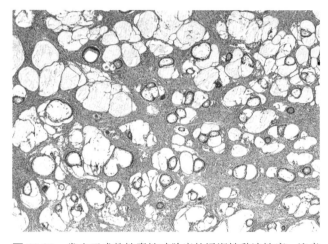

图 16.39　发生于成熟性囊性畸胎瘤的浸润性黏液性癌。注意广泛的腺样成分、轻度无序的腺样排列和明显的卵巢假黏液瘤。在这类病例中诊断浸润可能非常困难，特别是难以与那些有卵巢假黏液瘤，且伴有稍欠广泛的腺性增生和致密腺体的非癌性肿瘤相区分

al. 1983）。成熟性囊性畸胎瘤中的任何组织均可能发生恶变，已经报道过许多种恶性肿瘤，包括黏液性癌（图 16.39）、类癌、甲状腺癌、基底细胞癌、皮脂腺癌、黑色素瘤（图 16.40）、平滑肌肉瘤、软骨肉瘤和血管肉瘤（Gupta et al. 2004；McCluggage et al. 2006；McKenney et al. 2008；Peterson 1957；Ueda et al. 1993；Vang et al. 2007；Venizelos et al. 2009）。恶性成分侵犯肿瘤其他部位和包膜可致穿孔。恶性成分的生长范围可能超过成熟性囊性畸胎瘤的其他成分并造成诊断困难。

临床行为和治疗

　　这种恶性肿瘤的播散方式不同于其他生殖细胞起源的肿瘤。肿瘤通过直接侵犯和腹膜种植播

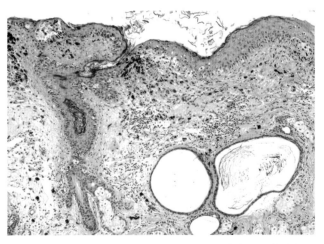

图 16.40　发生于成熟性囊性畸胎瘤的黑色素瘤。注意鳞状上皮内的巢状结构

散，一般无淋巴结转移（Krumerman et al. 1977；Peterson 1957）。开腹手术时通常可见广泛的局部侵犯而无淋巴结受累（Pantoja et al. 1975b；Stamp et al. 1983）。血行播散少见。

成熟性囊性畸胎瘤伴恶变的患者预后不良（Krumerman et al. 1977；Pantoja et al. 1975b；Peterson 1957；Stamp et al. 1983）；5 年生存率仅为 15%~48.4%（Chen et al. 2008；Krumerman et al. 1977；Peterson 1957）。据报道，那些恶性成分是局限于卵巢的鳞状细胞癌，并且手术切除时没有内容物外溢的患者预后较好，报道的 5 年生存率是75.7%（Chen et al. 2008）。

治疗方法为子宫及双附件切除（Krumerman et al. 1977；Stamp et al.1983）。因为肿瘤一般为单侧性，对那些没有穿透包膜、没有邻近组织侵犯的病例，更保守的手术治疗方案可能同样有效。然而，成熟性囊性畸胎瘤伴恶变通常发生于绝经后女性，因此可采取全子宫和双侧输卵管卵巢切除术。如果肿瘤播散到卵巢外并侵犯邻近组织，提倡采取更激进的方案，包括肿瘤和受累组织或脏器的切除（Pantoja et al. 1975b）。已证实辅助化疗有助于改善 SCC 患者（特别是高分期患者）的生存（Chen et al. 2008）。一些作者报道全盆腔放疗能使患者获益，然而另一些作者无法证实该治疗方法的有效性（Chen et al. 2008；Chiang et al. 2011；Dos Santos et al. 2007；Hackethal et al. 2008）。预后不良因素包括诊断时高分期，老年患者、肿瘤体积大和血清肿瘤标志物阳性（Chen et al. 2008）。

16.3.6.5　发生于成熟性囊性畸胎瘤中的黏液性肿瘤

一般特征

一般而言，绝大多数原发性卵巢黏液性肿瘤是上皮起源，但有少数为生殖细胞起源。已有病例研究显示 2%~11% 的卵巢成熟性囊性畸胎瘤伴有黏液性肿瘤，这种情况下的黏液性肿瘤很可能为生殖细胞起源。

这一概念的进一步证据包括偶然发现的畸胎瘤［其主要由内胚层衍生的黏液性（肠型）上皮和少量其他畸胎瘤成分组成］，以及一些卵巢甲状腺肿和甲状腺肿性类癌病例中，肠型黏液性上皮是仅有的其他组织成分。21% 的卵巢黏液性肿瘤的被覆上皮包含嗜银和亲银颗粒，相当多的病例中也可见到帕内特细胞。这些发现强有力地支持至少一部分卵巢黏液性肿瘤是从畸胎瘤（生殖细胞）起源的肠型上皮衍化而来。大量分子研究结果证实至少一部分与畸胎瘤有关的黏液性肿瘤起源于生殖细胞（Fujii et al. 2014；Kerr et al. 2013；Magi-Galluzi et al. 2001；Snir et al. 2016；Wang et al. 2015）。

镜下表现

与成熟性囊性畸胎瘤相关的原发性卵巢黏液性肿瘤呈谱系组织学表现（McKenney et al. 2008；Vang et al. 2007）。在谱系较低级别形态的一端，肿瘤呈现囊腺瘤样特征。具有复杂结构和复层上皮的增生性肿瘤形似卵巢表面上皮起源的非典型增生性（交界性）黏液性肿瘤或阑尾低级别腺瘤样黏液性肿瘤。有些囊腺瘤和增生性肿瘤可伴发卵巢假黏液瘤，这些肿瘤类似下消化道腺瘤样肿瘤，易见富于黏液的柱状上皮和丰富的杯状细胞。其他肿瘤可显示杯状细胞类癌样形态。谱系中较高级别形态的一端，癌的形态可为腺样（图 16.39）或印戒细胞型。卵巢假黏液瘤也可伴有杯状细胞类癌样肿瘤或癌。

免疫组化和鉴别诊断

该类肿瘤的 CK7 和 CK20 免疫组化染色显示肿瘤具有不同的联合表达谱（Vang et al. 2007）。不伴卵巢假黏液瘤、呈囊腺瘤样或增生形态的肿瘤显示多种 CK7/CK20 表达模式［包括 CK7 弥漫阳性 /CK20 不确定表达（这种模式常见于卵巢上皮性肿瘤）]。那些伴卵巢假黏液瘤，并呈囊腺瘤样、增生性或杯状细胞类癌样形态的肿瘤特征性地呈现 CK7 阴性/CK20 弥漫阳性或 CK7 灶性阳性/CK20 弥漫阳性的模式（典型的下消化道肿瘤的表达模式）。其中少数组织学和免疫表型类似下消化道腺瘤样肿瘤的肿瘤患者可以出现腹膜假黏液瘤的临床综合征，但无阑尾肿瘤。附带强调一点，虽然几乎所有腹膜假黏液瘤都来自阑尾，但仍有罕见的原发于卵巢的病例，这些病例属于起源于成熟性囊性畸胎瘤中的阑尾型黏液性肿瘤。癌呈现不同的 CK7/CK20 表达模式，但部分病例呈 CK7 阴性/CK20 弥漫阳性或 CK7 局灶阳性/CK20 弥漫阳性模式。

卵巢生殖细胞起源的黏液性肿瘤，如果具有原发性下消化道肿瘤典型的组织学和免疫组化特征，可能被误诊为转移性或继发性肿瘤累及卵巢。因此，在这种卵巢黏液性肿瘤中寻找灶性畸胎瘤成分十分重要，这有助于提示卵巢原发的可能。尽管如此，当卵巢成熟性囊性畸胎瘤中有疑问的黏液性肿瘤在组织学和免疫组化上与下消化道肿瘤相似时，建议对大体标本广泛取材，并进行进一步的临床评估，以排除相似的阑尾或结直肠原发性黏液性肿瘤作为肿瘤向肿瘤罕见转移的可能性（例如，原发性下消化道肿瘤转移至同时存在的卵巢畸胎瘤中）。

起自畸胎瘤的原发性卵巢黏液性肿瘤，其组织学和免疫组化表现类似于下消化道肿瘤者被认为是生殖细胞起源。组织学和免疫组化表现类似于卵巢表面上皮黏液性囊腺瘤或非典型增生性（交界性）黏液性肿瘤的肿瘤，可能作为一种独立的肿瘤，与畸胎瘤发生于同一个卵巢；然而，也应考虑到其中一些生殖细胞起源的黏液性肿瘤具有起源于畸胎瘤中上消化道、胰胆管或鼻窦组织的潜在可能，其组织学和免疫组化特征类似卵巢表面上皮起源的黏液性肿瘤。

命名法

对于组织学和免疫组化特征类似于下消化道肿瘤的原发性卵巢黏液性肿瘤，宜采用描述性命名法，命名方法类似下消化道部位的相应肿瘤（例如，将组织学和免疫组化特征类似于阑尾黏液性肿瘤的卵巢肿瘤命名为低级别黏液性肿瘤）。这种命名法基于以下因素：①交界性肿瘤或非典型增生性肿瘤等术语已被用于卵巢上皮性肿瘤；②这些黏液性肿瘤是生殖细胞起源而不是表面上皮起源；③它们类似于下消化道的相应肿瘤。

临床行为和治疗

有关卵巢生殖细胞起源的黏液性肿瘤的生物学行为的资料有限，但在两个系列研究中，囊腺瘤样和增生性 / 低度恶性潜能肿瘤患者随访时情况仍然较好，并且无病生存（McKenney et al. 2008；Vang et al. 2007）。同样的研究中，黏液性癌患者的结局不一，但显示肿瘤具有侵袭潜能。然而有文献（Ueda et al. 1993）报道，一例发生于成熟性囊性畸胎瘤的腺癌患者在诊断后生存超过 15 年。

16.3.6.6　卵巢甲状腺肿

一般特征

甲状腺组织是成熟性囊性畸胎瘤中相对常见的成分，见于 5%~20% 的病例。卵巢甲状腺肿是畸胎瘤单胚层发育的结果，即畸胎瘤中甲状腺组织过度生长，超越其他所有组织，或仅有甲状腺组织发育。卵巢甲状腺肿的名称应予以保留并用于完全或主要由甲状腺组织组成的肿瘤（Roth et al. 2006, 2007；Scully et al. 1998）。

临床表现

卵巢甲状腺肿不常见，约占卵巢畸胎瘤的 3%。患者的年龄分布与成熟性囊性畸胎瘤大致相同，为 6~74 岁。大多数患者处于育龄期（Roth et al. 2006, 2007；Woodruff et al. 1966），通常没有特异性症状，临床表现与成熟性囊性畸胎瘤相似。唯一的区别是部分卵巢甲状腺肿病例伴有甲状腺增大，另一些病例中卵巢甲状腺肿是引起甲状腺功能亢进的原因，尽管术前未能经实验室检查证实（Smith 1946；Woodruff et al. 1966）。因此，卵巢甲状腺肿内的异位甲状腺组织和原位甲状腺一样，也能引起同样的生理学和病理学改变（Smith 1946）。

大体表现

卵巢甲状腺肿通常单侧发生，但常伴有成熟性囊性畸胎瘤，极少数病例伴发对侧卵巢囊腺瘤（Roth et al. 2006，2007；Scully et al. 1998；Woodruff et al. 1966）。在一些病例中，对侧卵巢的畸胎瘤中也含甲状腺组织。

卵巢甲状腺肿大小不一，直径通常不超过10 cm。一般表面光滑，剖开前，肿瘤类似于成熟性囊性畸胎瘤。偶尔可出现粘连。肿瘤切面可能完全由淡褐色有光泽的甲状腺组织组成，可见出血、坏死和灶性纤维化。伴少量胶质的实性肿瘤的光泽感更弱，肉质表现更明显。一些肿瘤可为囊性（Szyfelbein et al. 1994）。

镜下表现和免疫组化

肿瘤由成熟的甲状腺组织组成，具有大小不等的滤泡，滤泡内衬单层柱状或扁平上皮（图

16.41）。滤泡内含嗜酸性 PAS 阳性的胶质，染色强度不定。滤泡大小差异显著，可能为含有大量胶质的大滤泡，也可能为小滤泡。免疫组化染色可见上皮细胞表达甲状腺球蛋白和 TTF-1（图 16.42）。偶尔，滤泡内衬的上皮细胞可为柱状，含小乳头状突起，类似于甲状腺功能亢进症时甲状腺组织的形态学表现。有时，其形态可类似腺瘤样结节性甲状腺肿。也能见到腺瘤样病变。当肿瘤内滤泡显著拥挤而没有恶性特征时，建议称之为"增生性卵巢甲状腺肿"（图 16.43）（Devaney et al. 1993）。具有桥本甲状腺炎形态的卵巢甲状腺肿也有报道

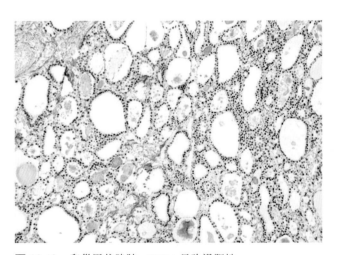

图 16.42　卵巢甲状腺肿。TTF-1 呈弥漫阳性

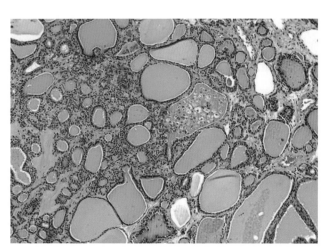

图 16.41　卵巢甲状腺肿。肿瘤由正常甲状腺组织组成

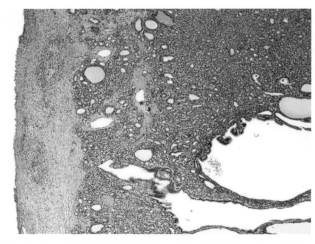

图 16.43　增生性卵巢甲状腺肿。滤泡显著拥挤，但未见滤泡性甲状腺癌的诊断性特征（肿瘤浸润卵巢皮质伴卵巢浆膜面生长及血管侵犯）

（Erez et al. 1965）。极少数肿瘤可能出现透明细胞或囊性结构（Szyfelbein et al. 1994；Szyfelbein et al. 1995）。

临床行为和治疗

大多数卵巢甲状腺肿为良性，可通过卵巢切除术或单侧输卵管卵巢切除术进行治疗。一小部分病例存在并发症，最重要的是进展为恶性（Devaney et al. 1993；Garg et al. 2009；Rose et al. 1974；Roth et al. 2006，2007）。一项研究（Devaney et al. 1993）中，增生性卵巢甲状腺肿为良性；另一研究中 26% 的病例为临床恶性，但总体生存情况良好（10 年生存率为 98%，25 年生存率为 92%）（Robboy et al. 2009）。由于缺乏可明确提示恶性的形态学特征，一些学者提议把所有增生性甲状腺肿均视为具有恶性潜能（Robboy et al. 2009；Shaco-Levy et al. 2012）。

另一个并发症是腹水或腹水伴发胸水，产生假性 Meigs 综合征（Kawahara 1963）。17% 的卵巢甲状腺肿病例可见腹水，但出现腹水并不提示恶性（Smith 1946）。出现腹水和胸水的原因还未完全阐明。在大多数报道的病例中，切除肿瘤后胸水和腹水可完全消退。

偶尔，因肿瘤破裂或局部播散，卵巢甲状腺肿可扩散至卵巢外。在这些病例中，腹腔内出现肿瘤沉着病灶，数量可以较多，由成熟的甲状腺组织组成。有人认为这种情况为良性的，并将其命名为良性甲状腺肿病（Karseladze et al. 1994），但有些权威学者认为这是分化极好的滤泡性癌（Rose et al. 1974；Roth et al. 2008）。这种情况只会偶尔伴有不良反应，主要由粘连形成引起。由于伴发这种罕见情况的大多数患者已通过肿瘤切除和放射性碘（^{131}I）治疗而获得很好的疗效，或随访不同时间后因无不良反应而失访，因此无法解决这个争议。然而，仍发现个别患者死于卵巢甲状腺肿病（Rose et al. 1974）。

16.3.6.7　起源于卵巢甲状腺肿的恶性肿瘤

临床表现

卵巢甲状腺肿的恶变不常见，在一项研究中其占所有卵巢甲状腺肿病例的 3%（Robboy et al. 2009），肿瘤显示甲状腺癌的组织学和（或）细胞学特征（"恶性卵巢甲状腺肿"）。许多报道的恶性卵巢甲状腺肿病例实际上是甲状腺肿性类癌。恶性卵巢甲状腺肿患者相对年轻。起自卵巢甲状腺肿的不同类型甲状腺癌的女性患者的平均年龄为 38~46 岁（Roth et al. 2008）。大多数甲状腺乳头状癌和典型滤泡性癌表现为 I 期病变。

镜下表现

已有超过 100 例记录完整的病例报道（Garg et al. 2009；Robboy et al. 2009；Roth et al. 2008）。显微镜下，大多数肿瘤为乳头状癌（图 16.44），包括滤泡亚型乳头状癌，其次是滤泡癌。少数肿瘤显示低分化癌的特征。起自卵巢甲状腺肿的甲状腺乳头状癌中也有 *BRAF* 突变和 *RET/PTC* 重排，如正常甲状腺部位发生的甲状腺乳头状癌一样（Boutross-Tadross et al. 2007；Schmidt et al. 2007）。

许多报道的病例中，医师依据肿瘤的组织学形态做出诊断，没有发现转移或其他恶性特征（Devaney et al. 1993；Roth et al. 2008，2007）。诊断恶性卵巢甲状腺肿是否应该使用与正常部位甲状腺肿瘤相同的诊断标准仍不清楚。考虑到正常部位甲状腺肿瘤诊断时所存在的观察者间的差异，将甲状腺正常部位所采纳的诊断标准［视觉上透明的细胞核、核重叠、核内假包涵体和核沟（Robboy et al. 2009）］应用于卵巢甲状腺肿发生的滤泡亚型甲状腺乳头状癌（FVPTC）可能比较困难。应该注意，卵巢肿瘤即使仅有轻度异型核特征，只能提示而不能完全诊断为 FVPTC 时，仍具有转移的能力（Garg et al. 2009），用于区别良性和恶性甲状腺组织的普通细胞核特征（透明、核沟、假包涵

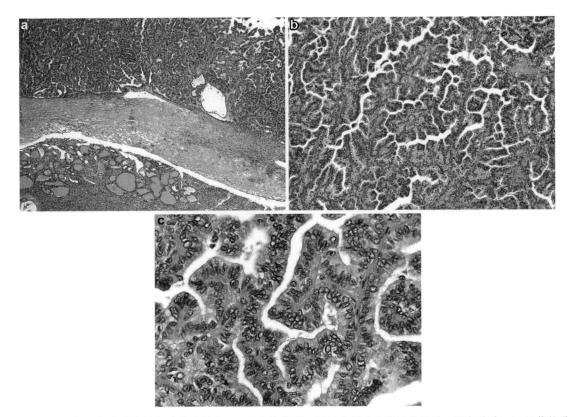

图 16.44　起源于卵巢甲状腺肿的甲状腺乳头状癌。a. 低倍镜视野。图片底部为卵巢甲状腺肿，顶部为癌；b. 显著的乳头状结
　　　　　构；c. 甲状腺乳头状癌的特征性细胞核

体和核重叠）在鉴别临床良性或恶性甲状腺肿时
并不绝对可靠（Robboy et al. 2009；Shaco-Levy et
al. 2012）。因此，如果遇到伴有交界性 FVPTC 细
胞学特征的卵巢滤泡型甲状腺肿瘤，建议至少由两
位在甲状腺病理诊断方面具有丰富经验的外科病理
医师进行复片，以避免诊断不足或过度诊断（Garg
et al. 2009）。另外，基于 FVPTC 的惰性临床行为
（Nikiforov et al. 2016），许多这类病例现在被命名
为"伴乳头样核特征的非浸润性滤泡性甲状腺肿瘤
（NIFTP）"，是否应该或如何将这种改进的命名应
用于卵巢甲状腺肿目前还不清楚。

　　将甲状腺正常部位所使用的诊断标准用于卵巢
甲状腺肿内滤泡癌［肿瘤浸润卵巢皮质伴卵巢浆膜
生长及血管侵犯（Robboy et al. 2009）］的诊断也
有问题，特别是因为卵巢缺乏真正的包膜；并且没
有发现血管侵犯可以有效提示卵巢甲状腺肿的临床

良性或恶性（Robboy et al. 2009；Shaco-Levy et al.
2012）。此外，对于组织学上符合卵巢甲状腺肿的
卵巢肿瘤（但出现卵巢外转移或复发，而且转移或
复发灶在组织学上类似非肿瘤性甲状腺组织），有
人将这种卵巢肿瘤称为"高分化滤泡性癌"（Roth
et al. 2008）。因此，这种形式的滤泡性癌只有在出
现卵巢外病变时才能被诊断。然而应该指出，这种
疾病的性质尚有争议，有人认为是"腹膜甲状腺
病"。不论如何，明显恶性的甲状腺乳头状癌和典
型的滤泡性癌组成的肿瘤病灶应该被诊断。

　　对任何有疑问的以甲状腺组织增生为特征的卵
巢肿瘤，强烈建议广泛取材。对于罕见及少见病例
（特别是伴双侧肿瘤的病例），有必要建议进行进
一步的临床检查以排除来自甲状腺的转移性病变继
发累及卵巢的可能性。

临床行为和治疗

关于增生性卵巢甲状腺肿的临床行为见前文"卵巢甲状腺肿"部分。恶性卵巢甲状腺肿转移不常见（Garg et al. 2009；Roth et al. 2008；Shaco-Levy et al. 2012）。除累及腹膜外，其他播散路径包括通过淋巴管转移到主动脉旁淋巴结和其他淋巴结，以及通过血液转移到肺和骨（Roth et al. 2008）。该病可以治疗，包括转移病例在内的大多数病例均有较好的结局。卵巢甲状腺肿内甲状腺乳头状癌、典型滤泡癌和"高分化滤泡性癌"的患者中死于各自所患肿瘤者的比例仅分别为 7%、14% 和 0%（Roth et al. 2008）。SEER 数据库最近的分析也显示出极好的疾病特异性生存情况，5 年、10 年和 20 年的总生存率分别为 96.7%、94.3% 和 84.9%（Goffredo et al. 2015）。某项研究显示，卵巢甲状腺肿中所有组织学恶性的甲状腺型肿瘤患者的 10 年和 25 年的生存率分别为 81% 和 60%（Robboy et al. 2009）。该研究对恶性卵巢甲状腺肿中可能提示侵袭性行为的病理特征进行了评估，发现甲状腺肿成分的大小与恶性行为有关。研究还显示，大量腹水、广泛粘连或卵巢浆膜破坏在临床恶性肿瘤中更为常见。然而，仍不能明确判断哪些病例将发展为进展性疾病。

恶性卵巢甲状腺肿的治疗至少应该包括卵巢切除术，但也可能包括甲状腺切除术、放射性碘（^{131}I）治疗以及随访检测血清甲状腺球蛋白含量。长期随访很重要，因为转移可以在数十年后发生。

16.3.6.8　类癌

卵巢类癌可为原发性或转移性的。原发性类癌分为以下 4 类：①岛状；②小梁状；③黏液性；④甲状腺肿性。2014 版 WHO 分类中，类癌也称为"高分化神经内分泌瘤，Ⅰ级"（Prat et al. 2014）。混合型类癌（由上述单纯型任意组合而成）也可出现。后者不常见，并且常伴有成熟性囊性畸胎瘤。转移性类癌中以岛状类癌最常见，其次是小梁状和黏液性类癌。卵巢转移性类癌将在第 18 章

"卵巢转移性肿瘤"中讨论。

16.3.6.8.1　岛状类癌

一般特征

起源于中肠衍生物的岛状类癌是原发性卵巢类癌中最常见的类型。该肿瘤的发生通常与成熟性囊性畸胎瘤中出现的胃肠道或呼吸道上皮有关。岛状类癌也可见于实性畸胎瘤和黏液性肿瘤内，或伴发 Sertoli-Leydig 细胞瘤（Young et al. 1982），或仅为单纯型（Robboy et al. 1975；Soga et al. 2000；Talerman 1984）。一般认为，单纯型岛状类癌来自畸胎瘤的单胚层发育或来自卵巢内的肠嗜铬细胞，前者的可能性更大。大约 40% 的卵巢岛状类癌为单纯型，其余 60% 为混合型（Scully et al. 1998；Soga et al. 2000）。

临床表现

已报道的原发性卵巢岛状类癌超过 200 例（Davis et al. 1996；Robboy et al. 1975；Scully et al. 1998；Soga et al. 2000）。患者的年龄范围为 31~83 岁，但大多数患者处于绝经后或围绝经期（Davis et al. 1996；Robboy et al. 1975；Soga et al. 2000）。1/3 的被报道病例伴有典型的类癌综合征，但没有转移（Davis et al. 1996；Robboy et al. 1975；Soga et al. 2000）。这一点不同于肠道类癌，后者只有转移播散到肝脏时才出现类癌综合征。这种差别的原因是来自卵巢的血流直接进入体循环而不通过肝脏，因而肝脏不能灭活肿瘤产生的 5-羟色胺。是否出现类癌综合征症状也取决于分泌性肿瘤细胞的数量。

除 1 例外，功能性卵巢类癌的最大直径均达到约 10 cm，而肠道类癌通常较小。因此，肿瘤大小与是否出现类癌综合征有良好的相关性。肿瘤切除后症状迅速缓解，尿中 5-羟吲哚乙酸（5-HIAA）消失（Robboy et al. 1975），血清 5-羟色胺水平显著降低。血清 5-羟色胺和尿 5-HIAA 检测可用于监

测疾病的活动性和疗效。如果肿瘤无功能，则没有特异性的临床表现。

大体表现

岛状类癌与成熟性囊性畸胎瘤的大体特征类似，岛状类癌通常存在于成熟性囊性畸胎瘤内。如果肿瘤伴发实性畸胎瘤或黏液性肿瘤，大体表现也与后两者相似。如果类癌不伴其他组织成分，则呈实性。肿瘤的质地均一，大小不定（从仅在显微镜下可见到最大直径为 20 cm）。肿瘤颜色从淡褐色到黄色或灰白色。原发性卵巢类癌几乎总是单侧发生，偶可伴发对侧卵巢成熟性囊性畸胎瘤。

镜下表现

原发性卵巢岛状类癌通常有典型的中肠类癌相关的表现（Robboy et al. 1975）。肿瘤由一致的多边形细胞所构成的小腺泡和实性细胞巢组成，这些细胞胞质丰富，细胞核呈圆形或卵圆形、深染，位于细胞中央（图 16.45）。核分裂活性低。胞质呈嗜碱性或双嗜性，可含红色、褐色或橙色的亲银或嗜银颗粒，这些颗粒可见于大多数原发性卵巢类癌病例（Robboy et al. 1975）。超微结构方面，卵巢岛状类癌细胞与其他部位的岛状类癌细胞有相似的形态（Soga et al. 2000），而且有丰富的神经内分泌颗粒，颗粒大小和形状差异显著，可为圆形、卵圆形或狭长形。

免疫组化和鉴别诊断

免疫组化染色显示肿瘤细胞表达嗜铬粒蛋白和突触素（图 16.46），这进一步支持类癌的诊断，并已成为证实诊断的可选择的方法。这两种标记物常呈弥漫而强的染色（Zhao et al. 2007）。免疫组化技术也可用于显示肿瘤细胞胞质内的 5-羟色胺（Sporrong et al. 1982）。偶尔，其他神经激素多肽也可表达于肿瘤细胞的胞质，但明显少于小梁状或甲状腺肿性类癌（Sporrong et al. 1982）。肿瘤细

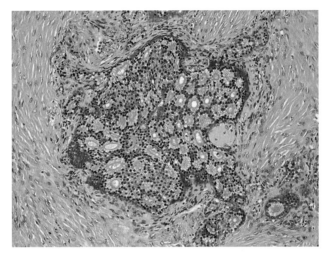

图 16.45 原发性卵巢岛状类癌。注意由于出现神经内分泌颗粒，肿瘤细胞呈亮粉色

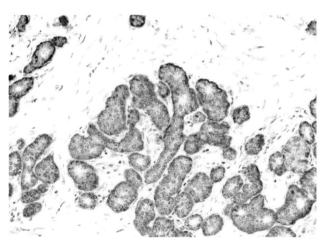

图 16.46 原发性卵巢岛状类癌。肿瘤细胞弥漫表达嗜铬粒蛋白。注意细胞中嗜铬粒蛋白表达部位与图 16.45 中亮粉红色胞质颗粒所在部位相同

胞巢周围的结缔组织常较致密并有透明变性，这是肿瘤产生的 5-羟色胺所引起的纤维化效应。当需要运用免疫组化染色来与癌鉴别时，应该注意类癌常表达广谱 CK 和低分子量 CK（CK8/CK18），偶尔可为弥漫阳性。CK7 和 EMA 更具特异性，因为二者常在癌中表达，而很少表达于类癌（Zhao et al. 2007）。CK7 和 EMA 阳性的类癌通常表达范围有限。此外，ER 和 PR 在类癌中通常呈阴性，而在子宫内膜样癌中呈阳性，因此可被纳入免疫组化标记物组合中用于鉴别诊断（Zhao et al. 2007）。

原发性卵巢岛状类癌必须与转移性卵巢岛状类癌相鉴别，后者通常为胃肠道起源。转移性类癌几乎总是累及双侧卵巢（Robboy et al. 1974），不像原发性卵巢类癌是单侧的（Robboy et al. 1975）。大体上，转移性类癌由肿瘤结节组成，而原发性卵巢类癌则形成单一均质的肿块。出现其他畸胎瘤样成分伴卵巢类癌可证实肿瘤为原发性的（Robboy et al. 1975；Soga et al. 2000）。免疫组化研究对区分两者没有帮助，因为转移性中肠类癌和卵巢岛状类癌的表达谱相似，包括 CDX2 均呈阳性（Rabban et al. 2009）。

原发性卵巢类癌有时可能与 Brenner 瘤混淆，但 Brenner 瘤的细胞巢和具有核沟的咖啡豆样细胞核形态不支持类癌的诊断，而典型的小腺泡结构和表达嗜铬粒蛋白 A 均支持类癌的诊断。粒层细胞瘤也可能与类癌混淆，因为 Call-Exner 小体可被误认为类癌的腺泡，但类癌细胞常形成腺泡结构且含更多的细胞质和亲银颗粒（Robboy et al. 1975）。类癌中几乎总是缺失粒层细胞瘤中可能出现的囊性区域。出现典型的核沟则进一步支持成年型粒层细胞瘤的诊断。类癌一般不表达 inhibin 和 calretinin（Zhao et al. 2007）。

偶尔，卵巢类癌与 Krukenberg 瘤混淆，但后者通常发生于双侧，体积更大。Krukenberg 瘤的细胞与间质有融合倾向，细胞更大，多形性更明显，至少局灶为印戒样形态，核分裂更活跃，腺泡结构不明显。表达嗜铬粒蛋白和突触素则支持类癌的诊断。

临床行为和治疗

卵巢岛状类癌是恶性肿瘤，但生长缓慢，仅偶有转移。曾报道过的 11 例转移中，7 例死于转移性疾病（Davis et al. 1996；Robboy et al. 1975），其中包括来自 Davis 等人所报道的 6 例转移性疾病患者，该报道的病例收集时间超过 40 年，纳入了 9 例卵巢岛状类癌（1996）。该报道提出转移性疾病

可能比平常报道的更常见。不应低估岛状类癌的恶性潜能，但 Davis 等人（1996）关于转移性肿瘤和致死结局方面的报道带有某种程度的选择性。

个别患者在肿瘤切除后，类癌综合征（如三尖瓣关闭不全导致右心衰竭）可能加重并导致患者死亡，目前已有 2 例这样的报道（Robboy et al. 1975）。对于大多数有类癌综合征的患者，术前所观察到的类癌综合征的症状和体征在术后一段时间内消失或减退（Robboy et al. 1975）。因为这种肿瘤几乎全部发生于绝经后或围绝经期患者，所以治疗选择双侧输卵管卵巢切除术和子宫切除术。如果出现灶性卵巢外播散或转移，则需外科切除。化疗的经验则有限。检测血清 5-羟色胺和尿中 5-羟吲哚乙酸（5-HIAA）可用于监测病情进展。

16.3.6.8.2　小梁状类癌

一般特征

小梁状类癌包括后肠或前肠衍生的类癌。原发性小梁状或缎带状类癌的发生通常与畸胎瘤成分相关（Robboy et al. 1977；Soga et al. 2000），但在随后的研究中，4 例小梁状类癌中的 2 例为单纯型类癌并且与畸胎瘤成分无关（Talerman et al. 1982）。

临床表现

小梁状类癌罕见。患者年龄为 24~74 岁，大多数发生于绝经后（Davis et al. 1996；Robboy et al. 1977；Soga et al. 2000；Talerman et al. 1982）。小梁状类癌是一种生长缓慢的肿瘤，可以达到较大的体积。目前已知的病例无一例与类癌综合征相关。3 例患者术后立即接受了尿液检测，显示 5-HIAA 值正常（Robboy et al. 1977）。

大体表现

小梁状类癌的大体形态取决于肿瘤是否伴有畸胎瘤成分。若伴有畸胎瘤成分，其形态类似成熟性

囊性畸胎瘤。如为单纯型，肿瘤表现为实性、质韧到质硬、圆形或卵圆形的肿块，轮廓光滑，切面呈褐色到黄色。肿瘤几乎总是单侧性的（Robboy et al. 1977；Soga et al. 2000；Talerman et al. 1982），但偶尔伴有对侧卵巢成熟性囊性畸胎瘤（Robboy et al. 1977；Soga et al. 2000）。已报道的病例中，肿瘤的最大直径为 4~25 cm（Robboy et al. 1977；Soga et al. 2000；Talerman et al. 1982）。

镜下表现

肿瘤通常由波浪状的长缎带、条索或平行排列的小梁状结构组成，周围围绕着致密的纤维结缔组织间质（图 16.47）。缎带、条索或小梁的组成细胞通常呈单层排列，但有时为双层。细胞核拉长或为卵圆形，含有细腻而分散的染色质。胞质丰富，常含有橘黄色到红棕色的颗粒，通常可用嗜银和亲银染色显示。超微结构方面，神经内分泌颗粒为圆形或卵圆形，大小略有不同（Serratoni et al. 1975；Talerman et al. 1985），因此不同于岛状类癌中的颗粒。

免疫组化和鉴别诊断

免疫组化详见"岛状类癌"部分。免疫组化染色显示小梁状类癌表达的神经激素类多肽的种类远多于岛状类癌，这些激素类多肽包括 5-羟色胺、

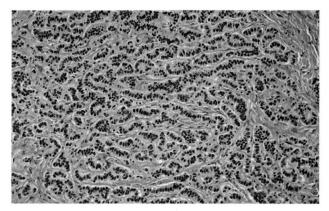

图 16.47　原发性卵巢小梁状类癌。肿瘤细胞排列成长的分支状的条索，周围围绕着致密的纤维性间质

胰多肽、胰高血糖素、脑啡肽、胃泌素、血管活性肠肽和降钙素（Sporrong et al. 1982）。

原发性小梁状类癌必须与转移性小梁状类癌相鉴别，后者通常为双侧性并且常有其他部位的转移。原发性病变常见的畸胎瘤成分如若出现，则有助于鉴别原发性和转移性病变。免疫组化对鉴别没有帮助，因为转移性后肠或前肠类癌与卵巢小梁状类癌的表达谱相似，包括 CDX2 呈阴性（Rabban et al. 2009）。小梁状类癌有时可见灶性的岛状结构，但除非这种形态为主要成分，否则没有必要把肿瘤归类为混合性类癌。

出现甲状腺滤泡提示肿瘤为卵巢甲状腺肿和类癌（甲状腺肿性类癌），在诊断小梁状类癌前必须排除这种情况的出现。偶尔，小梁状类癌必须与具有条索样形态的 Sertoli-Leydig 细胞瘤相鉴别。与 Sertoli-Leydig 细胞瘤不同，小梁状类癌没有小管结构。免疫组化染色表达嗜铬粒蛋白和突触素，而不表达 inhibin 和 calretinin 支持类癌的诊断。

临床行为和治疗

卵巢小梁状类癌患者的预后较好，因为这些肿瘤不发生转移（Davis et al. 1996；Robboy et al. 1977；Talerman et al. 1982）。有一例病例在接受双侧输卵管卵巢切除术和子宫切除术后 2 年被发现出现腹膜种植（Robboy et al. 1977）。最佳治疗是切除受累的附件，可达到完全治愈的目的，但建议对患者密切随访。

16.3.6.8.3 黏液性类癌（杯状细胞类癌）

一般特征

黏液性类癌是类癌的一种变异型，主要发生于阑尾（Klein 1974；Subbuswamy et al. 1974；Warkel et al. 1978），偶见于卵巢（Alenghat et al. 1986；Baker et al. 2001；Soga et al. 2000）。然而应该指出，所谓的"卵巢原发性 Krukenberg 瘤"，其中至少部分病

例可能是本病。还应该强调，在原发性卵巢黏液性类癌确诊之前，必须排除具有杯状细胞类癌样特征的转移性阑尾癌。有许多关于后者的文献报道（Hristov et al. 2007），笔者也见过几例。文献报道的部分"原发性卵巢黏液性类癌"其实是隐匿性阑尾原发性肿瘤转移所致。

临床表现

患者的年龄范围为 14~74 岁。黏液性类癌通常为单纯型，也可伴成熟性囊性畸胎瘤。肿瘤为单侧性，但可能伴对侧卵巢转移（Alenghat et al. 1986；Baker et al. 2001；Soga et al. 2000）。

大体表现

大体上，肿瘤通常相当大，直径为 4~30 cm，大多数肿瘤的最大直径超过 8 cm。肿瘤呈灰黄色，质韧，一般为实性但可含囊性区（Alenghat et al. 1986；Baker et al. 2001；Soga et al. 2000）。当肿瘤为成熟性囊性畸胎瘤的一部分时可见与之相似的外观。

镜下表现

显微镜下，黏液性类癌由大量小腺体或腺泡组成，腺腔非常小，内衬形态一致的柱状上皮或立方上皮。细胞核小，呈圆形或卵圆形；细胞也可为充满黏液的杯状细胞（图 16.48）。一些细胞因内含黏液过多而胀破，可导致腺体内小黏液池形成，甚至可导致腺体闭塞，在结缔组织内形成黏液池。腺体被结缔组织围绕，结缔组织可疏松水肿，或呈致密纤维样或透明变性。一些腺体或腺泡可能更大，偶尔呈囊性。这是典型或经典型黏液性类癌的形态模式。有些区域的肿瘤细胞侵犯周围结缔组织，常呈现印戒细胞样形态。肿瘤细胞可形成大片实性细胞巢，形态欠一致，异型特征更明显，细胞核大而深染，核分裂活跃。

有些肿瘤以这种形态为主。第二种形态结构类似 Krukenberg 瘤，称为不典型或 Krukenberg 瘤样

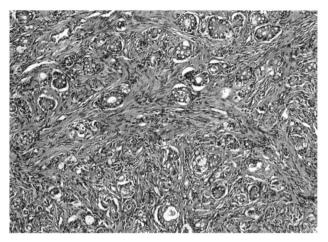

图 16.48　原发性黏液性类癌。肿瘤由很多小腺体和腺泡组成，腺腔很小或不明显。可见许多充满黏液的杯状细胞

结构。有时，具有典型或不典型结构的黏液性类癌与伴有大量神经内分泌细胞的肠型腺癌相混合，这是黏液性类癌的第三种结构。一些黏液性类癌可与其他类型类癌（如岛状或小梁状类癌）混合出现，形成混合型类癌。因此，原发性卵巢黏液性类癌分为上述 4 种组织学模式。在一项纳入 17 例黏液性类癌的研究中，6 例是经典型，4 例是不典型或 Krukenberg 瘤样型，5 例与肠样腺癌混合，2 例是混合型类癌（Baker et al. 2001）。肿瘤细胞质可见橘红色甚至亮红色颗粒。嗜银和亲银颗粒总会出现，而且在一些肿瘤中这些颗粒很丰富（Alenghat et al. 1986；Baker et al. 2001；Soga et al. 2000）。

超微结构方面，部分细胞含神经分泌颗粒而其他细胞则缺乏。肿瘤细胞可同时含神经分泌颗粒和黏液性物质。运用免疫组化染色可进一步证实肿瘤细胞的神经内分泌性质。

免疫组化和鉴别诊断

肿瘤细胞对嗜铬粒蛋白 A 有阳性反应。免疫组化技术显示一些肿瘤细胞含 5-羟色胺和胃泌素，而且这两种物质可出现于同一肿瘤细胞中。肿瘤细胞中还检测到其他神经激素类多肽（如胰多肽和催乳素），但所表达的种类比小梁状类癌少。

CEA 和低分子量 CK 也可表达于肿瘤细胞胞质内。这些肿瘤应该有 CK7 阴性、CK20 弥漫阳性的表达模式（Vang et al. 2007）（图 16.49）。

原发性卵巢黏液性类癌必须与转移性黏液性类癌相鉴别，包括伴杯状细胞类癌样特征的阑尾癌继发累及卵巢（Hristov et al. 2007；Soga et al. 2000）。和其他转移到卵巢的类癌一样，转移性黏液性类癌几乎总是双侧性的，不形成单一肿块，表现为卵巢组织内多发散在的肿瘤沉积。按大小不同，转移灶可形成肉眼可见的肿瘤结节，或仅在显微镜下可见。组织学上，其形态可能与原发性肿瘤难以鉴别。出现畸胎瘤成分支持为卵巢原发。

黏液性类癌必须与卵巢其他黏液性肿瘤相鉴别，特别是发生于畸胎瘤的伴有杯状细胞类癌样特征的黏液性癌。当类癌由大腺泡组成、黏液分泌增加并有形态多形性时，更容易混淆。黏液性类癌偶尔可与卵巢高分化子宫内膜样肿瘤混淆，后者可与黏液性肿瘤相像。

黏液性类癌必须与 Krukenberg 瘤相鉴别。二者的鉴别可能很困难，特别当黏液性类癌主要呈现 Krukenberg 样形态，或 Krukenberg 瘤含有许多亲银和嗜银颗粒时。出现这些颗粒以及超微结构观察到神经分泌颗粒不能作为二者的鉴别依据。双侧卵巢受累以及发现卵巢外原发性印戒细胞癌或黏液腺癌均提示 Krukenberg 瘤。

临床行为和治疗

在某种程度上，卵巢原发性黏液性类癌比其他类型的卵巢原发性类癌更具侵袭性（Alenghat et al. 1986；Baker et al. 2001；Soga et al. 2000），类似于阑尾黏液性类癌的生物学行为（Klein 1974；Subbuswamy et al. 1974；Warkel et al. 1978）。肿瘤主要通过淋巴管播散，最初开腹手术时可能已有转移。诊断时没有转移的患者比有转移的患者预后更好，即便转移灶较小也是如此（Alenghat et al. 1986；Baker et al. 2001；Soga et al. 2000）。曾有一组 17 例患者的报道（Baker et al. 2001）。其中 6 例患者的肿瘤局限于卵巢且为典型或经典型黏液性癌；其中有随访（27~147 个月）的 5 例患者的情况均较好，肿瘤切除后无病生存。3 例肿瘤局限于卵巢的不典型黏液性类癌患者的情况亦较好，肿瘤切除后无病生存（随访 36~168 个月）。8 例为"癌起源于黏液性类癌"，包括 I 期 6 例、II 期 1 例和 III 期 1 例。其中 7 例有随访。其中 2 例分别在 9 个月和 12 个月时死于本病，4 例随访 48~120 个月时存活且情况较好，另外的 1 例患者在 36 个月时死于其他原因。

治疗方式为手术，根据疾病范围选择不同的手术方式。对绝经后、对侧卵巢受累和无生育意愿的患者，应切除子宫、双输卵管卵巢、网膜和所有肿瘤结节。必须清扫主动脉旁淋巴结，因为该处可能出现转移性肿瘤。术后可给予包括 5-FU 的联合化疗，但这种治疗模式的效果还未被肯定。对于肿瘤局限于卵巢的未绝经患者，可行单侧输卵管卵巢切除并密切随访。

16.3.6.8.4　甲状腺肿性类癌

一般特征

卵巢甲状腺肿性类癌是一种少见的肿瘤，由甲

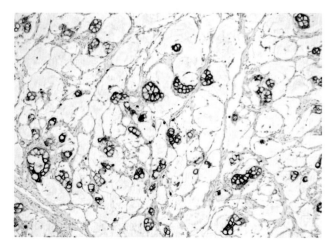

图 16.49　原发性黏液性类癌。肿瘤细胞膜呈 CK20 弥漫强阳性

状腺组织与类癌密切混合组成，呈缎带样或条索状结构。大多数肿瘤中也能见到其他畸胎瘤成分（Robboy et al. 1980）。过去人们认为组织学呈甲状腺肿性类癌的肿瘤是发生于卵巢甲状腺肿中的癌，但学者在一些病例中已注意到其与类癌的相似性。

临床表现

已报道的病例超过 60 例（Robboy et al. 1980；Snyder et al. 1986；Soga et al. 2000），可能还有相当数量的未报道病例。年龄分布与卵巢甲状腺肿相似，为 21~77 岁。肿瘤通常无任何特异性临床表现。有一例报道的肿瘤与男性化相关。甲状腺肿性类癌类似后肠类癌，但不像原发性卵巢岛状类癌，它不伴类癌综合征（Robboy et al. 1980；Snyder et al. 1986；Soga et al. 2000），只有一例伴类癌综合征的报道（Ulbright 2005）。

大体表现

如果是单纯型肿瘤，大体上可能与卵巢甲状腺肿或类癌相似。如果肿瘤是畸胎瘤的一部分，则表现为畸胎瘤内的黄色结节（Robboy et al. 1980；Snyder et al. 1986）。

镜下表现和免疫组化

显微镜下，甲状腺肿性类癌由含胶质的甲状腺滤泡与存在于致密纤维组织间质内的、呈缎带样排列的肿瘤细胞混合构成，与小梁状类癌相似（图16.50）。两种组织交界处的甲状腺滤泡经常较小。类癌通常由柱状细胞排列成或曲或直的长缎带样结构，细胞核拉长、深染。肿瘤也可由被致密纤维组织间质包绕的较小的肿瘤细胞岛组成。在病变中的类癌部分，核分裂轻度活跃。

通过组织化学和免疫组化方法可在类癌细胞（Robboy et al. 1980；Snyder et al. 1986；Stagno et al. 1987）和一些甲状腺滤泡上皮中发现嗜银和亲银颗粒。类癌成分表达嗜铬粒蛋白和突触素。

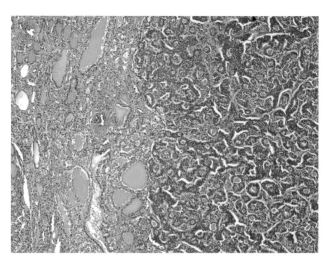

图 16.50　甲状腺肿性类癌。类癌形成的细长条索状或缎带样结构（右）与甲状腺滤泡（左）混合

TTF-1 和 CK7 通常表达于甲状腺肿性成分，而类癌成分不表达（Rabban et al. 2009）；但笔者曾见过类癌成分中灶性表达 TTF-1 的病例。超微结构检查显示类癌成分和一些甲状腺滤泡细胞中含神经分泌颗粒（Snyder et al. 1986；Stagno et al. 1987）。免疫组化和超微结构检查已证实 2 例肿瘤中存在淀粉样物质沉着（Arhelger et al. 1974；Dayal et al. 1979）。

一些研究者认为甲状腺肿性类癌其实是类癌性质，而甲状腺成分仅仅类似于甲状腺组织而已（Hart et al. 1978）。其他研究者明确证实了肿瘤中的甲状腺成分表达甲状腺球蛋白和 TTF-1，表明其本质为甲状腺组织（Rabban et al. 2009；Robboy et al. 1980；Snyder et al. 1986）。因此认为在确诊为甲状腺肿性类癌的病例中，肿瘤由甲状腺组织和类癌密切混合而成。甲状腺肿性类癌应该与发生在卵巢甲状腺肿中的甲状腺癌相鉴别，二者经常被混淆。发生在卵巢甲状腺肿中的癌具有正常部位甲状腺癌的典型形态，通常表现为滤泡或乳头状结构。

临床行为和治疗

仅有一例甲状腺肿性类癌发生转移的报道，该例患者接受手术联合放射治疗后痊愈（Robboy et

al. 1980）。其余所有病例均呈良性过程（Robboy et al. 1980；Snyder et al. 1986）。

16.3.6.9　单胚层畸胎瘤伴神经外胚层分化

完全由成熟神经胶质（Ulirsch et al. 1982）或室管膜组织（Tiltman 1985）衬覆的卵巢囊肿已有报道。然而更重要的是神经外胚层肿瘤也可发生于卵巢，并被视为伴神经外胚层分化的单胚层畸胎瘤（Chiang et al. 2017；Liang et al. 2016）。Kleinman 等人报道了 25 例原发性卵巢神经外胚层肿瘤（Kleinman et al. 1993）。患者的平均年龄为 23 岁（6~69 岁）。肿瘤为囊性和（或）实性，平均直径为 14 cm（4~20 cm）。肿瘤包含 3 种组织学类型：分化型（室管膜瘤，图 16.51）、原始型（髓上皮瘤、室管膜母细胞瘤、神经母细胞瘤和髓母细胞瘤）和间变型（胶质母细胞瘤）。有些病例伴有成熟性囊性畸胎瘤。患者偶尔可表现出进展期疾病。值得注意的是室管膜瘤可能因含有乳头状区域而类似浆液性肿瘤，或因含有腺样结构而类似子宫内膜样肿瘤。生存情况取决于分期，但分化型比其他两型的结局更好，发生死亡的 I 期肿瘤病例可见于间变型肿瘤患者。

最近一项关于发生于女性生殖道和盆腔的中枢神经系统（CNS）型肿瘤和瘤样增生的研究显示，有一种卵巢广谱神经上皮肿瘤，其常与畸胎瘤伴发，复发疾病为胚胎型肿瘤（Murdock et al. 2018）。推荐借用原发性 CNS 肿瘤的形态学标准，结合免疫组化和分子分析进行诊断性评估，提倡用原发 CNS 肿瘤 WHO 系统进行分类。

16.3.6.10　由血管组织构成的单胚层畸胎瘤

另一类型的单胚层畸胎瘤是一种完全或主要由未成熟血管组织构成的肿瘤。这类肿瘤发生于儿童和年轻人，患者具有提示卵巢肿瘤的症状和体征。肿瘤大小不一，表面光滑，质软，呈实性、灰粉色，可有出血。显微镜下，肿瘤由小血管腔隙组成，内衬未成熟的内皮细胞，其外围绕疏松水肿或致密纤维化的结缔组织。血管腔内所衬覆的内皮细胞可为多层，并可形成突入管腔的小突起。小簇内皮细胞也可见于结缔组织内，并可能成为其主要成分，这些内皮细胞可形成不完整的管腔，部分不形成管腔。

内皮细胞显示明显的细胞多形性和细胞核多形性，核分裂活跃。偶尔，一些血管腔隙内可见造血活性。当这些肿瘤含小灶畸胎瘤成分时，其本质更容易识别，但如果以单纯的形式出现，特别是当内皮细胞排列更趋实性，明显的血管腔隙不多时，病变的本质就更难以被识别出来。偶尔，这些肿瘤可能由未成熟的血管周细胞组成，形似血管外皮细胞瘤。多切片可能发现更典型的血管结构，加之 CD31、CD34 和 VIII 因子的免疫组化染色有助于正确诊断。这方面鉴别很重要，因为由未成熟血管组织组成的或主要由血管成分组成的单胚层畸胎瘤总体上比卵巢高级别未成熟性畸胎瘤和血管肉瘤的侵袭性低，而这些病变易于混淆。与大多数未成熟性畸胎瘤一样，肿瘤分级是重要的预后因素。

Baker 等人曾报道了一组含有显著的良性血管增生并且伴有神经组织的畸胎瘤（Baker et al. 2002）。背景肿瘤为成熟性囊性畸胎瘤、未成熟性

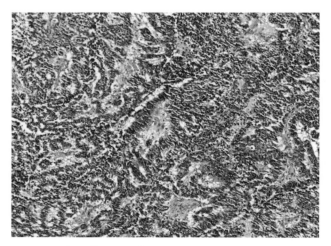

图 16.51　伴室管膜瘤的单胚层畸胎瘤。可见血管周假菊形团

畸胎瘤或混合性生殖细胞肿瘤。增生血管由长而薄壁的弯曲血管或排列成圆形而具有肾小球样结构的细胞簇组成。可见小血管排列成螺旋状，局灶呈小梁状结构。

16.3.6.11 单胚层畸胎瘤伴皮脂腺分化

表现为单胚层畸胎瘤或起源于成熟性囊性畸胎瘤的皮脂腺肿瘤罕见（Chumas et al. 1991）。目前已报道的病例显示，患者起病时的年龄为 31~79 岁，但多数患者大于 49 岁。所有患者均表现为下腹部增大。开腹手术中发现的卵巢肿瘤较大，直径为 10~35 cm。一些患者伴对侧卵巢成熟性囊性畸胎瘤。肿瘤主要呈囊性。部分为突入囊腔的实性黄褐色肿块。后者包含坏死或干酪样物质（Chumas et al. 1991）。

显微镜下，肿瘤成分包括皮脂腺腺瘤、伴皮脂腺分化的基底细胞癌和皮脂腺癌（Chumas et al. 1991）。腺瘤全部由增生的正常皮脂腺细胞结节或小叶组成，这些细胞的成熟程度不同，以成熟细胞为主。伴皮脂腺分化的基底细胞癌由恶性基底细胞团或细胞巢组成，内含成熟的皮脂腺细胞。皮脂腺癌由具有显著细胞多形性和核多形性的皮脂腺细胞组成，呈浸润性生长。肿瘤细胞呈典型皮脂腺细胞形态。所有肿瘤的脂质染色均呈强阳性，可证实其诊断（Chumas et al. 1991）。

治疗采取受累附件切除术或子宫加双侧输卵管卵巢切除术（Chumas et al. 1991）。患者预后良好，仅一例复发。这例肿瘤为伴皮脂腺分化的基底细胞癌，复发于盆腔；无进一步随访记录。一例患者除皮脂腺腺瘤外还伴有起自同侧卵巢的鳞状细胞癌，确诊 1 年后死于肿瘤播散。其他所有患者均情况良好，术后随访 1.5~6.0 年均无病生存。一例皮脂腺癌患者情况良好，诊断后 6 年仍无病生存（Chumas et al. 1991）。其他 2 例皮脂腺癌患者在肿瘤完全切除后情况良好，分别随访 19 个月和 32 个月无复发（Moghaddam et al. 2013；Venizelos et al. 2009）。

16.3.6.12 单胚层畸胎瘤的其他类型

一些发生于成熟性囊性畸胎瘤内的生殖细胞起源的黏液性肿瘤可能因过度生长而掩盖背景中的畸胎瘤成分，以致肿瘤貌似完全由黏液性肿瘤成分组成（见"16.3.6.5 发生于成熟性囊性畸胎瘤中的黏液性肿瘤"）（Vang et al. 2007）。这种现象类似以下情形：单纯卵巢甲状腺肿中的甲状腺组织或类癌形成单一成分或过度生长，并掩盖其他所有组织。至少一部分卵巢单纯性黏液性肿瘤起源于畸胎瘤，因此代表一类单胚层畸胎瘤。

其他罕见的卵巢单胚层畸胎瘤包括以下几种：表皮样囊肿，被覆无附属器的表皮；黑色素肿瘤，类似视网膜始基瘤（King et al. 1985）；以及可能与后者相对应的良性囊性病变（Anderson et al. 1971）。一些恶性结缔组织肿瘤的单胚层畸胎瘤起源难以被证实，因为存在起源于正常卵巢组织的结缔组织肿瘤。外胚层或内胚层组织来源的单胚层畸胎瘤起源更易令人接受，而且可能还有尚未被发现的此型肿瘤。

16.3.7 混合性生殖细胞肿瘤

混合性生殖细胞肿瘤是由超过一种肿瘤性生殖细胞成分构成的肿瘤，如无性细胞瘤合并畸胎瘤、卵黄囊瘤、绒癌、胚胎性癌或多胚瘤，以及这些肿瘤类型的任何其他混合形式（图 16.52）。有些肿瘤可能含有所有这些肿瘤性生殖细胞成分。组织学上，不同的肿瘤性生殖细胞成分可密切混合或互相分离。一些研究提示混合性生殖细胞肿瘤的发病率（占所有恶性生殖细胞肿瘤的 8%~19%）（Gershenson et al. 1984；Kurman et al. 1976c；Pedowitz et al. 1955）高于先前的报道。导致这一发现的原因是对肿瘤的检查更为细致，而且对"生殖细胞肿瘤可能由不同组织学特征的肿瘤性成分混合构成"这一事实的认识有所提高。这组肿瘤仅包括完全由肿瘤性生殖细胞成分组成的肿瘤，不包括

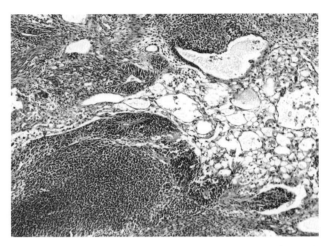

图 16.52　恶性混合性生殖细胞肿瘤。肿瘤由低分化神经上皮成分和卵黄囊瘤（右）构成

性腺母细胞瘤和生殖细胞－性索－间质混合性肿瘤，后者除生殖细胞外，还含有不可缺少的性索－间质衍生物成分。在生殖细胞起源的性腺肿瘤中可相对频繁地发现不同的肿瘤性生殖细胞成分，这是支持这组肿瘤具有共同组织发生的强有力的证据。这些肿瘤中所出现的不同肿瘤成分可以密切混合，或形成彼此相邻的分隔区域（由纤维间隔分开）。

很多属于这组的卵巢肿瘤是按照出现的主要成分来分类，但要强调，大体表现上，应在所有不同形态的区域仔细取材。肿瘤内见到的所有肿瘤性生殖细胞成分，即使很小，也都应报告并描述，如果可能，应估计它们的大小或相对占比。这一点很重要，因为这些肿瘤的生物学行为和治疗方式差异相当大，出现小范围恶性程度较高的成分就可能改变治疗方案和预后。儿童患者尤其如此（Heifetz et al. 1998），大多数儿童未成熟性畸胎瘤表现出非侵袭性行为，但如果未成熟性畸胎瘤内出现小灶卵黄囊瘤成分则与侵袭行为相关。

出现极小灶卵黄囊瘤或高级别未成熟性畸胎瘤可能并不改变一个主要由低侵袭性成分组成的混合性生殖细胞肿瘤的行为，但肿瘤内出现大量恶性程度较高的成分者通常伴有较强的侵袭性行为。在有效的联合化疗开展之前，出现卵黄囊瘤或

其他侵袭性更强的成分与治疗反应不佳和预后差相关（Asadourian et al. 1969；Kurman et al. 1976c；Talerman et al. 1973）。对于大多数卵黄囊瘤合并无性细胞瘤或其他生殖细胞成分的病例，其临床过程与单纯的卵黄囊瘤无太大差别（Gershenson 1993；Peccatori et al. 1995）。过去报道的一些无性细胞瘤具有不同的治疗反应和行为，可能因为其存在未被识别的其他生殖细胞成分。

16.4　由生殖细胞和性索－间质衍生物组成的肿瘤的临床和病理特征

16.4.1　性腺母细胞瘤

一般特征

1953 年，Scully（1953）描述了两例独特的性腺肿瘤，并将其命名为性腺母细胞瘤。肿瘤由生殖细胞和性索－间质衍生物组成，这些成分类似不成熟粒层细胞和 Sertoli 细胞。其中一个肿瘤还含有与黄素化细胞或 Leydig 细胞难以区别的间质成分。这两个肿瘤均发生于性发育异常的女性表型患者。年龄较大的一例患者处于青春期后，有男性化表现，推测该肿瘤具有分泌类固醇激素的能力。肿瘤位于正常的卵巢位置，但正常卵巢组织无法被辨认，因此发生肿瘤的性腺的真实性质不能明确。两例患者均有双侧肿瘤，且在一定程度上过度生长的无性细胞瘤更占优势。之所以称之为性腺母细胞瘤是因为肿瘤似乎能再现性腺发育过程，发生于性发育异常的患者，且发生于性质不能确定的性腺（Scully 1970a）。随后的研究证实这两例患者均为性染色质阴性（提示 XY 核型）。

性腺母细胞瘤的肿瘤本质受到质疑，因为一些病变非常小，而且可通过透明变性和钙化完全消退。此外，当肿瘤为恶性时，肿瘤自身性质表明其为生殖细胞肿瘤，尽管事实上性腺母细胞瘤由两种或三种不同类型的细胞组成。当肿瘤发生转移时，

转移灶内从未观察到上述不同类型细胞组成的性腺母细胞瘤。然而，非常小的性腺母细胞瘤与较大的肿瘤确实具有相同的形态，包括生殖细胞成分内的核分裂活性和无性细胞瘤的早期过度生长。50% 的病例与无性细胞瘤相关，另外 10% 的病例伴有其他恶性程度更高的生殖细胞肿瘤（Scully 1970a）。鉴于此，性腺母细胞瘤代表一种原位生殖细胞恶性肿瘤的观点是非常合理的。

遗传学和分子特征

性腺母细胞瘤几乎全部发生于单纯或混合性性腺发育不全患者或男性假两性畸形患者。偶尔患者身材矮小并可有 Turner 综合征的其他表现（Brant et al. 2006；Schellhas 1974b；Shah et al. 1988）。有染色体核型记录的性腺母细胞瘤患者几乎（96%）都有一条 Y 染色体（Schellhas 1974b），最常见的核型是 46,XY（见于一半的病例），其次是 45,X/46,XY 嵌合体（见于 1/4 的病例）（Schellhas 1974b）。一小部分患者为 46,XX 核型（Bergher De Bacalao et al. 1969；Erhan et al. 1992；Nakashima et al. 1989；Obata et al. 1995；Talerman et al. 1990；Zhao et al. 2000）。一些患者生育多次（Bergher DeBacalao et al. 1969；Erhan et al. 1992；Nakashima et al. 1989；Talerman et al. 1990；Zhao et al. 2000）。其余病例的核型为很多不同形式的嵌合体，包括 45,X/46,XX 嵌合体（Schellhas 1974b；Scully 1953）。6 例患者有 Y 染色体形态异常。

性腺母细胞瘤患者和无性细胞瘤及性腺发育不全患者的核型分布具有显著的相似性。在一篇回顾性文章中，25 例无性细胞瘤和性腺发育不全的患者中，24 例患者有一条 Y 染色体。60% 的病例的核型为 46,XY，24% 的病例的核型为 45,X/46,XY。其他病例的核型为不同形式的嵌合体（Schellhas 1974b）。一例患者为 45,X 单体并伴 Turner 综合征。其他所有伴 Turner 综合征表现的患者的核型均为含一条 Y 染色体的不同嵌合体形式。曾有报道一例核型为 46,XX 的女性罹患性腺发育不全和无性细胞瘤，该患者中未见 Y 染色体 DNA 的证据（Letterie et al. 1995）。受累性腺未发现性腺母细胞瘤，但作者认为可能是由无性细胞瘤过度生长所致。这个发现提示性腺母细胞瘤和性腺发育不全可以偶发于无 Y 染色体 DNA 的患者。但一些学者推测这些研究未检测到嵌合体，发育不全性腺包含至少有一些 Y 染色体物质的细胞（Ulbright et al. 2014）。

至少已发现 10 例见诸报道的性腺母细胞瘤患者具有性腺发育不全的家族史（Allard et al. 1972；Anderson et al. 1975；Boczkowski et al. 1972；Talerman 1971）。在 2 个实例中获得了性腺母细胞瘤患者具有三代罹患性腺发育不全的家族史的证据（Allard et al. 1972；Bartlett et al. 1968）。曾有文献报道发生于一对双胞胎（Frasier et al. 1964）和四对同胞的性腺母细胞瘤（Allard et al. 1972；Anderson et al. 1975；Boczkowski et al. 1972；Talerman 1971）。所有这些患者均为 46,XY 核型。据推测，其遗传方式或为 X 连锁隐性基因遗传或为常染色体性连锁突变基因遗传（Bartlett et al. 1968；Schellhas 1974a，1974b）。*TSPY* 基因位于 Y 染色体 GBY 位点，推测其在性腺母细胞瘤的发病机制中发挥作用（Hertel et al. 2010；Lau et al. 2009）。

内分泌特征

在最初报道的两例性腺母细胞瘤中有一例的性腺母细胞瘤与某些内分泌异常存在相关性（Scully 1953）。考虑到性腺母细胞瘤几乎都发生于性腺发育不全患者，不应将这些患者中出现的性腺发育缺陷的表现与肿瘤相关的内分泌效应混淆。肿瘤引起的男性化表现在肿瘤切除后可能消退，性腺不再进一步发育，但性腺异常仍然存在。类固醇激素的确切来源还不清楚，但类似 Leydig 细胞或黄体细胞的间质细胞是雄激素最有可能的来源（Scully

1953）。进一步的观察表明，Leydig 细胞或黄素化细胞的出现并不总是与男性化表现相关，与无男性化表现的患者所患的肿瘤相比，这些细胞更多见于有男性化表现的女性表型患者的肿瘤中。已发现肿瘤还可能分泌雌激素，其证据为肿瘤切除后出现潮热和其他更年期症状（Scully 1970a）。最初激素分泌的证据主要来自临床，通常表现为青春期后出现的男性化表现（如出现男性体形、多毛症和阴蒂肥大）。一些病例的尿 17- 酮类固醇水平轻度升高。促性腺激素水平通常升高。

随后体外研究显示性腺母细胞瘤能通过孕酮产生睾酮和雌激素（Anderson et al. 1975；Rose et al. 1974）。已发现性腺发育不全患者体内有睾酮分泌的证据（Judd et al. 1970）。体外研究证实显微镜下不含任何 Leydig 细胞和黄体细胞的条索状性腺中，孕酮可转化形成雄激素和雌激素，但从病例报道的描述来看，该性腺可能含有一个小的"燃尽"的性腺母细胞瘤（Mackay et al. 1974）。体外睾酮的形成归因于性腺母细胞瘤中出现的 Leydig 细胞或黄素化细胞（Rose et al. 1974），但不含 Leydig 细胞或黄体细胞的条索状性腺也能产生类固醇，这提示特征不鲜明的间质组织也有合成类固醇的能力（Mackay et al. 1974）。

虽然对性腺母细胞瘤和性腺发育不全相关的激素问题的理解有所进步，但仍存在一些问题，最重要的问题是为什么一些患者有男性化表现而另一些却没有。尽管男性化表现和肿瘤中出现 Leydig 细胞或黄素化细胞大致相关，但这种关联并不恒定。存在差异可能是因为细胞群小，类固醇分泌量低，不足以导致男性化表现。另一个可能的解释是类固醇代谢途经也许不同，一些性腺母细胞瘤可产生代谢后无功能的激素，而其他性腺母细胞瘤则产生代谢后有活性的类固醇。

临床表现

性腺母细胞瘤的确切发病率还不清楚，但可以

肯定的是，这种疾病很少见。据报道，性腺母细胞瘤约发生于 1/3 的 45,X/46,XY 嵌合体患者（Coyle et al. 2016；Zelaya et al. 2015）和约 5% 的女性表型伴性别发育障碍患者（Jiang et al. 2016）。性腺母细胞瘤通常见于年轻患者，最常见于 20 多岁，在 30 岁之后和 10 岁之前的发病率依次降低。除少数几例外，所有报道的病例均发生于 30 岁以下患者。性腺母细胞瘤患者通常有原发性闭经、男性化表现或生殖器发育异常。性腺母细胞瘤通常是在针对上述问题所开展的检查中被发现的。另一种发病表现是出现性腺肿瘤。在这些病例中，性腺母细胞瘤构成肿瘤的一部分并在组织学检查时被发现。大多数（80%）性腺母细胞瘤患者为女性表型，其余为男性表型患者并伴有隐睾症、尿道下裂和女性内部第二性器官。女性表型患者中，60% 的患者出现男性化，其余表现正常（Scully 1970a）。

大多数女性表型患者有生殖器发育异常，乳腺发育迟缓常见，即使是无男性化表现的女性患者也可发生。原发性闭经是女性表型性腺母细胞瘤患者的常见起病症状，但一些患者有自发性周期性出血，偶见月经正常的患者（Scully 1970a）。女性表型的性腺母细胞瘤患者出现的男性化表现在肿瘤切除后通常不会消退，但在个别病例中可见消退，还有一些病例有部分消退。

大多数性腺母细胞瘤患者伴性腺发育不全，但能正常妊娠的患者（包括 46,XX 核型的患者）已见报道（Bergher De Bacalao et al. 1969；Erhan et al. 1992；Nakashima et al. 1989；Zhao et al. 2000）和真性雌雄同体的患者（Talerman et al. 1990）。

8 名真性雌雄同体伴性腺母细胞瘤的患者中，2 例为 46,XX 核型（McDonough et al. 1976；Talerman et al. 1981），4 例 为 46,XY 核 型（Damjanov et al. 1980；Park et al. 1972；Quigley et al. 1981；Szokol et al. 1977），另 2 例为 46,XX/46,XY 嵌合体（Radharrishnan et al. 1978；Talerman et al. 1990）。5 例睾丸正常下降的男性被诊断患有性腺母细胞瘤

（Hughesdon et al. 1970；Talerman et al. 1975），其中一些在切除患病睾丸后生育了子女。

大体表现

右侧性腺的性腺母细胞瘤比左侧更常见，双侧发生者的比例为 40% 或更高（Scully 1970a；Talerman et al. 2007）。虽然观察大体表现时可识别一些肿瘤，但许多病例仅在组织学检查时才能被发现。双侧肿瘤可能就表现为这种情况，大体观察时仅能发现一侧肿瘤。大多数病例中，肿瘤过度生长，导致难以确定起源的性腺。能明确性质的性腺通常为条索状性腺或睾丸。这些病例的对侧性腺可能是条索状性腺或睾丸，前者更可能发生性腺母细胞瘤（Scully 1970a；Talerman et al. 2007）。偶尔，性腺母细胞瘤可见于其他方面均正常的卵巢（Nakashima et al. 1989；Nomura et al. 1999；Pratt-Thomas et al. 1976）。

单纯的性腺母细胞瘤大小不一，从显微镜下可见到直径达 8 cm，大多数肿瘤直径数厘米。当性腺母细胞瘤被过度生长的无性细胞瘤或其他恶性生殖细胞成分掩盖时，可见明显大很多的肿瘤（Scully 1970a；Talerman 1974；Talerman et al. 2007）。有无透明变性和钙化以及无性细胞瘤的过度生长会导致肿瘤大体形态的差异。

性腺母细胞瘤为实性肿瘤，表面光滑或稍呈分叶状。质地从软而肉质到韧而坚硬。可见钙化斑或可能几乎完全钙化。大体表现上，45% 的病例可见钙化，超过 20% 的病例在接受影像学检查时可见钙化（Scully 1970a）。肿瘤颜色从灰色或黄色到棕色不等，切面略呈颗粒状（图 16.53）。

性腺母细胞瘤患者的外部性器官表现多样，从正常到完全不能分辨，但内部第二性器官几乎总包含一个在多数情况下发育不良的子宫，还包含两个（或偶尔为一个）正常的输卵管；这种情况也见于男性表型患者。男性内部第二性器官，如附睾、输精管和前列腺，偶见于有男性化表现的女性表型患

者，并且总是可以在男性表型的假两性畸形患者中被发现（Scully 1970a）。

镜下表现和免疫组化

性腺母细胞瘤由被结缔组织间质围绕的细胞巢聚集而成（图 16.54~16.56）。细胞巢为实性，通常较小，呈卵圆形或圆形，但偶尔可以较大并拉长。细胞巢由生殖细胞和类似未成熟的 Sertoli 细胞和粒层细胞的性索衍生物混合构成（图 16.55）。生殖细胞大而圆，胞质淡染或呈轻度颗粒状，细胞核

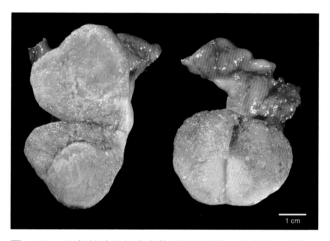

图 16.53　双侧性腺母细胞瘤伴无性细胞瘤。肿瘤表面光滑，切面为实性、颗粒状、黄褐色。右侧肿瘤下极的白色结节为无性细胞瘤（经 Robert E. Scully 博士许可转载）

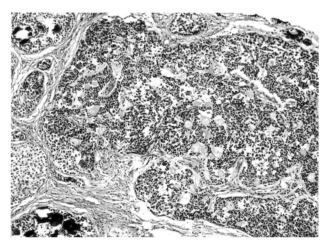

图 16.54　性腺母细胞瘤。细胞巢被结缔组织间质围绕。注意钙化灶

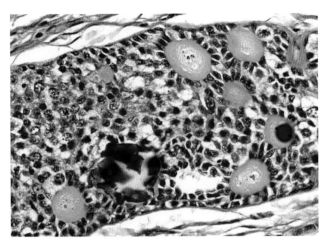

图 16.55　性腺母细胞瘤。一个由较大的生殖细胞组成的细胞巢与较小的性索衍生物密切混合。还可见透明变性的 Call-Exner 样小体

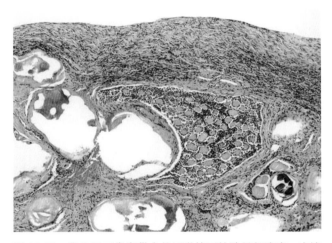

图 16.56　发生于正常卵巢内的显微镜下性腺母细胞瘤。应该指出，显微镜下性腺母细胞瘤样病灶也可见于一些正常的胎儿和新生儿（Safneck et al. 1986；Scully et al. 1998）

大而圆，呈空泡状，常见明显的核仁。这些生殖细胞的组织学、超微结构、组织化学和免疫组化染色特征［CD117（＋）、OCT-4（＋）和 SALL4（＋）］（Cao et al. 2009）与无性细胞瘤或精原细胞瘤内的生殖细胞相似。性索细胞表达 inhibin 和 SF-1，恒定表达 FOXL2（粒层细胞的一种标记物），及局灶性或弱表达 SOX9（Sertoli 细胞的一种标记物）（Buell-Gutbrod et al. 2011；Hersmus et al. 2008；Kao et al. 2014）。

生殖细胞可见核分裂活性，而且在一些病例中

较为显著。生殖细胞与未成熟性索细胞密切混合，后者较小，呈圆形或卵圆形，上皮样细胞的细胞核深染，呈卵圆形或轻度拉长的胡萝卜样。这些细胞无核分裂活性。细胞巢内未成熟性索细胞有 3 种典型排列方式。①沿细胞巢周围呈花冠状排列，有时呈栅栏状排列。②围绕单个或成团的生殖细胞排列，与卵泡上皮围绕初级卵泡的卵子一样。③围绕小圆形腔隙排列，腔隙内含无定形的、透明变性的、嗜伊红且 PAS 阳性的物质，类似 Call-Exner 小体。

围绕细胞巢的结缔组织间质常含有与 Leydig 细胞或黄素化间质细胞难以区别的细胞团。每个病例中这些细胞的数量差异很大；一些病例中数量很多，而另一些病例中很难见到，或可能缺失。

许多病例中的细胞与 Leydig 细胞难以区别，而且可含有脂褐素颗粒，但从未在这些细胞的细胞质中发现对诊断 Leydig 细胞的特异性 Reinke 结晶。66% 的病例中可见 Leydig 细胞或黄素化细胞，老年患者中其出现概率几乎是 15 岁或年龄更小患者的 2 倍（Scully 1970a）。Leydig 细胞或黄素化细胞的出现并非诊断性腺母细胞瘤所必需。细胞巢周围的结缔组织间质可以稀少或丰富，可以从致密透明变性到富于细胞，类似卵巢间质。这些形态表现更常见于起源于或被怀疑起源于条索状性腺的肿瘤（Scully 1970a）。偶尔，间质可疏松或水肿。

性腺母细胞瘤的基本成分包括细胞巢内的 2 种细胞类型和间质内的 Leydig 细胞或黄素化细胞，这一点已通过电镜证实（Garvin et al. 1976；Ishida et al. 1976；Mackay et al. 1974）。虽然关于生殖细胞本质的观点一致，但对性索 – 间质细胞的本质仍存在争议。有人认为性索 – 间质细胞是 Sertoli 细胞、粒层细胞或它们的前体（Mackay et al. 1974），而其他人认为这些是不能进一步区分的原始性索 – 间质细胞（Scully 1970a；Talerman 1980）。后一种观点更为广泛接受。最近免疫组化研究显示 FOXL2 比 SOX9 表达得更稳定且更广

泛，这表明其向粒层细胞分化；但一些共表达的出现又支持伴杂合特征的不完全分化的性索成分的观点（Kao et al. 2014；Ulbright et al. 2014）。形成的 Call-Exner 样小体的无定形的、嗜伊红、透明变性物质的本质也是争论点之一。这些物质为基底膜来源（Ishida et al. 1976；Mackay et al. 1974），或由破裂和死亡前的间质细胞所形成的纤维状物质组成。大多数研究者支持前一种观点。

性腺母细胞瘤的基本组织学形态可能被 3 种病变，即透明变性、钙化和无性细胞瘤的过度生长所影响（Scully 1970a；Talerman 1980；Talerman et al. 2007）。透明变性的病变通过细胞巢内透明变性的 Call-Exner 样小体和类似细胞巢周围物质的基底膜样条带融合而成。透明变性物质替代了肿瘤细胞，有时整个细胞巢都可能被替代。钙化是一个常见的特征（图 16.54），81% 的病例在显微镜下可见钙化；钙化通常开始于 Call-Exner 样小体，伴小钙化球形成，钙化球常分层，像砂粒体。该过程继续发展，钙化小体不断增大、融合，加上透明变性物质发生钙化，以致形成覆盖整个细胞巢的钙化团块。这个过程可延伸至间质，间质也可能发生透明变性和钙化。在这样的病例中，肿瘤细胞变得非常稀少或缺乏，出现光滑而圆的钙化团块可能是性腺母细胞瘤存在的唯一证据（图 16.56）。仅依据这个发现不足以诊断性腺母细胞瘤，这样的肿瘤被称作燃尽型性腺母细胞瘤（Scully 1970a；Talerman 1980；Talerman et al. 2007），但它强力支持性腺母细胞瘤的诊断，并提示应对肿瘤进行仔细检查以明确有无活性更高的区域。

性腺母细胞瘤中常出现无性细胞瘤的过度生长，50% 的病例有此现象（Scully 1970a；Talerman 1980；Talerman et al. 2007）。过度生长的程度可能不同，从性腺母细胞瘤巢外间质中出现小簇恶性生殖细胞，到整个肿瘤被大片过度生长的无性细胞瘤所占据，仅偶见性腺母细胞瘤巢。这些病例中的无性细胞瘤成分在组织学、组织化学、免疫组化和超微结构方面均显示单纯型无性细胞瘤或精原细胞瘤的典型特征。应该注意的是，当性腺母细胞瘤被过度增生的无性细胞瘤所掩盖时，性腺母细胞瘤巢内的生殖细胞成分具有明显的增殖活性并且长势超过性索成分。当性腺母细胞瘤发生退化时，首先表现为生殖细胞减少。性腺母细胞瘤也可伴有其他恶性程度更高的生殖细胞肿瘤（如未成熟性畸胎瘤、卵黄囊瘤、胚胎性癌和绒癌），而且其长势可被这些肿瘤所超越，10% 的病例有此表现（Scully 1970a；Talerman 1980；Talerman et al. 2007）。曾报道有一例无性细胞瘤过度生长的性腺母细胞瘤，其中含有增生的性索成分，形似 Sertoli 细胞瘤，该病变发生于一名具有 46,XY 核型的 19 岁女性表型患者发育不全的性腺（Nomura et al. 1999）。曾经有学者假设性腺母细胞瘤可与生殖细胞 – 性索 – 间质混合性肿瘤共存，但 2 例被描述存在这种相关性的肿瘤（Bhathena et al. 1985；Cholafranceschi et al. 1995）事实上是典型的性腺母细胞瘤而不是混合性肿瘤。

分割性性腺母细胞瘤和未分化性腺组织

2006 年，Cools 和同事引入"未分化性腺组织（UGT）"的概念，他们将其定义为生殖细胞和性索细胞呈混合性索状（而非管状或滤泡状）排列和（或）任意分布于纤维性间质背景中（Cools et al. 2006）。大多数（67%）被研究的病例中可见这种组织邻近性腺母细胞瘤，据推测该组织为性腺母细胞瘤的前驱病变（Cools et al. 2006）。目前提出的性腺母细胞瘤发生模型始于 SOX9 缺乏导致的 Sertoli 细胞异常发育，SOX9 缺乏可能是由于上游突变。缺乏正常 Sertoli 细胞时，生殖细胞无法成熟，表达胚胎生殖细胞的标记物（如 OCT-3/OCT-4）。未成熟生殖细胞可转化为性腺母细胞瘤中的肿瘤性生殖细胞，并最终与性索细胞形成器官样细胞巢，形成典型性腺母细胞瘤的表现（Cools et al. 2006；Ulbright 2014）。

Scully 博士发现一种病变，其特征与 UGT 重叠，他将其称为"分割性性腺母细胞瘤"（"dissecting gonadoblastoma"），并在近期的综述中由他的同事详细描述（Kao et al. 2016；Ulbright et al. 2014）。分割性性腺母细胞瘤与经典性腺母细胞瘤含有相同的细胞成分，但呈浸润性或弥漫性排列。与 UGT 相似，分割性性腺母细胞瘤常见于罹患经典性腺母细胞瘤的性腺，由此支持其为前驱病变的观点（Kao et al. 2016）。几乎所有描述的病例均发生于女性表型患者，按发生率递减的顺序，核型依次为 46,XY、45,XO/46,XY 或 46,XX（Kao et al. 2016）。临床表现与经典性腺母细胞瘤类似。显微镜下，可见一些不同的结构，这些结构常混合存在。实性或膨胀性排列见于 68% 的病例，由大的生殖细胞巢和少量性索细胞组成，常穿插有纤维脉管间隔。这种结构中，典型圆形基底膜物质沉积不明显。63% 的病例可见网状结构，这种结构由小的生殖细胞巢连接而成，周围环绕性索细胞，常伴有明显的基底膜物质沉积和富于细胞的间质背景。58% 的病例出现索样结构，表现为不规则分布的生殖细胞索和性索细胞小巢，间质也富于细胞。前两种结构罕见钙化并缺乏索样结构（Kao et al. 2016）。生殖细胞呈不同的形态，从精原细胞样到生殖细胞瘤样；仅后者表达 OCT-3/OCT-4。性索细胞小，核深染，呈卵圆形或成角，核仁不明显，染色类似经典性腺母细胞瘤中的性索细胞，呈 inhibin、SF-1 和 FOXL2 阳性，SOX9 仅局灶性表达或弱表达（Kao et al. 2016）。

分割性性腺母细胞瘤中的索样和网状结构本质上等同于 UGT，相关性腺母细胞瘤的高发病率支持这些病变是经典性腺母细胞瘤的前驱病变。相反，现已表明，实性或膨胀性结构是侵袭性无性细胞瘤的直接前驱病变，经典性腺母细胞瘤代表一种中间病变（Kao et al. 2016）。

鉴别诊断

性腺母细胞瘤因其独特的组织学形态和细胞组成，不易与其他任何公认的性腺肿瘤所混淆。性腺母细胞瘤可能与生殖细胞 – 性索 – 间质混合性肿瘤产生混淆（Talerman 1971，1972a），后者与性腺母细胞瘤有一个共同特征，即由生殖细胞和性索 – 间质衍生物组成。生殖细胞 – 性索 – 间质混合性肿瘤的形态欠一致，缺乏巢团样结构，无钙化和透明变性，包括性索 – 间质衍生物在内的细胞的增生活性更显著，倾向发生于正常性腺，并有其他遗传、内分泌和躯体差异。其他类似性腺母细胞瘤的病变是卵巢伴环状小管性索瘤（SCTAT）（Scully 1970b），这种肿瘤常见于 Peutz-Jeghers 综合征的患者。该病变也常为双侧发生，由内衬 Sertoli 细胞和粒层样细胞的小管组成，含有同样为圆形、嗜伊红和透明变性的 Call-Exner 样小体，而且易发生钙化，发生方式与性腺母细胞瘤相同。其与性腺母细胞瘤的根本区别是缺乏生殖细胞（见第 15 章）。伴管内生殖细胞瘤的 Sertoli 细胞结节也类似于性腺母细胞瘤；但管内生殖细胞瘤中的性索细胞呈完全 Sertoli 细胞分化且 SOX9 阳性，而不表达 FOXL2（Hersmus et al. 2008；Kao et al. 2014）。因此，这两个指标的免疫组化染色能辅助鉴别性腺母细胞瘤。实性或膨胀性生长的性腺母细胞瘤可被误诊为无性细胞瘤，因为纤维脉管分割生殖细胞而呈大巢状和片状。但出现性索细胞提示肿瘤为性腺母细胞瘤，对疑难病例可用 SF-1 免疫组化显示这些细胞（Kao et al. 2016）。

临床行为和治疗

如果将肿瘤和对侧性腺一并切除，由于对侧性腺可能含有未被发现的性腺母细胞瘤，单纯型性腺母细胞瘤患者的预后极好。当性腺母细胞瘤伴无性细胞瘤时，预后仍然很好；与不伴性腺母细胞瘤的无性细胞瘤相比，其转移发生得更晚并且更少见。除 2 例患者死于播散性无性细胞瘤外（Hart et al. 1979；Teter 1970），所有有随访的性腺母细胞瘤和无性细胞瘤患者，包括个别伴转移的病例（Hart et al. 1979；Schellhas et al. 1971；Scully 1970a），均存活而且治疗后情况较好。当性腺母细胞瘤伴有恶性程度更高的生殖细胞肿瘤（如胚胎性癌、卵黄囊瘤、绒癌和未成熟性畸胎瘤）时，各自的预后不同。过去，这些患者中无一存活超过 18 个月（Talerman 1974）。后来，联合化疗成功应用于恶性生殖细胞肿瘤的治疗，如果治疗得当，这些肿瘤的预后可明显改善。

因为性腺母细胞瘤几乎全部发生于无正常功能的性腺发育不全患者，并且恶性生殖细胞肿瘤可能起源于性腺母细胞瘤（Schellhas 1974b），因此一般认为治疗应选择性腺切除（Schellhas 1974a；Scully 1970a；Talerman 1980；Talerman et al. 2007）。这个共识不仅适用于表现异常的对侧性腺，在大多数病例中也适用于表现正常的性腺。不推荐对无症状两性异常患者常规切除子宫或其他米勒管衍生物，因其罕见发生恶性肿瘤（Hughes et al. 2006；Mouriquand et al. 2014）。

16.4.2 生殖细胞－性索－间质混合性肿瘤

一般特征

生殖细胞－性索－间质混合性肿瘤作为描述性术语，最初命名时旨在涵盖由这些细胞类型组成的所有肿瘤，包括性腺母细胞瘤。考虑到目前"性腺母细胞瘤"这一名称已建立，生殖细胞－性索－间质混合性肿瘤这一术语应保留用于由这些细胞类型组成且具有不同于性腺母细胞瘤的独特组织学形态的肿瘤（Talerman 1972a，1972b）。WHO 分类把这类肿瘤命名为"生殖细胞－性索－间质混合性肿瘤，未分类。"

遗传学和分子特征

几乎所有罹患这种肿瘤的女性患者都进行了基因型和核型测定，结果显示她们都具有 46,XX 的正常女性染色体组成。所有患者均有正常的体征和性征发育。除了报道的 1 例患者有 22 号染色体单体的核型外（Speleman et al. 1997），没有其他证据显示这种肿瘤患者有染色体异常或性腺发育不全。一项对少数肿瘤的研究显示，部分肿瘤有染色体 12p 扩增，未检测到 c-kit 或 PDGFRA 基因突变（Michal et al. 2006）。

内分泌特征

在临床上，未观察到大多数生殖细胞－性索－间质混合性肿瘤患者存在任何内分泌异常。多数病例术前没有接受激素功能检测。这些病例的术后检测显示其激素功能正常。一例患者为 8 岁女孩，有假性性早熟症状，在发现其存在一较大的卵巢肿瘤之前有 3 年的乳腺发育和月经出血病史（Talerman et al. 1977）。其尿液中雌激素的排泄量增加。卵巢肿瘤切除后，子宫流血停止，尿雌激素水平也变得正常（Talerman et al. 1977）。另一类似病例为一位 4 岁女孩，核型为 46,XX，表现为性早熟及雌二醇、孕酮、睾酮和雄烯二酮水平升高（Metwalley et al. 2012）。该患者患有生殖细胞－性索－间质混合性肿瘤和卵黄囊瘤，肿瘤切除后，症状消失，激素水平恢复正常。

另外 10 例 10 岁以下患者有同性假性性早熟，其中包括 4 例不到 1 岁的婴儿，表现为乳腺发育和阴道流血（Lacson et al. 1988；Metwalley et al. 2012；Michal et al. 2006；Zuntova et al. 1992）。尿液雌激素水平升高，阴道涂片显示雌激素效应。肿瘤切除后，患者完全恢复正常。没有一例患者有男性化表现。这些发现表明，这种肿瘤的女性患者或者没有任何相关的内分泌异常，或者是有内分泌异常但表现为女性化。一例生殖细胞－性索－间质混合性肿瘤患者在 10 岁时接受了肿瘤切除手术（Talerman 1972a），发育正常并在 15 岁时开始行经。肿瘤切除 12 年后其情况良好，无病生存。

临床表现

这些肿瘤罕见。已有一些资料齐全的病例报道（Arroyo et al. 1998；Lacson et al. 1988；Michal et al. 2006），但可能仍有一些病例未被识别而被归为生殖细胞肿瘤或性索间质肿瘤。这类肿瘤更多发生于正常女性表型患者，但也可发生于正常成年男性。大多数已知的女性病例为 10 岁以下的儿童。超过 10 余例为不到 1 岁的婴儿（Talerman 1972b，1980）。3 例肿瘤分别发生在 26 岁、31 岁和 43 岁有正常生育史的女性（Talerman 1980）。发生在卵巢中的这种肿瘤最常见于 10 岁以下的儿童，其次为 10~30 岁人群，30 岁以上发生者少见。因此，这种肿瘤的患者年龄分布不同于性腺母细胞瘤（Talerman 1980）。

大体表现

肿瘤体积相对较大，其直径从 7.5 cm 到 18 cm 不等，重量为 100~1050 g。除 2 例患者外，其余所有肿瘤均为单侧性的，且对侧性腺总是被描述为正常卵巢，这一点在一些切除或活检的病例中被显微镜检查所证实。

肿瘤通常呈圆形或卵圆形，质地坚实，有光滑而有轻微光泽的灰色或灰黄色包膜。大多数肿瘤为实性（Michal et al. 2006；Talerman 1972a，1972b；Talerman et al. 2007），但一些病例为部分囊性（Talerman et al. 1977）。肿瘤切面呈一致的灰色、粉色或黄至淡棕色。大体表现无钙化区及坏死灶。输卵管和子宫总是正常的。外生殖器无异常。

镜下表现和免疫组化

肿瘤由生殖细胞和性索衍生物组成，彼此紧密混合。肿瘤细胞形成 4 种不同的组织学结构（Arroyo et al. 1998；Michal et al. 2006；Talerman 1972a，1972b，1980；Talerman et al. 1977）。

第一种由细长分支的条索或小梁组成（图 16.57，16.58），条索和小梁在某些区域扩展形成

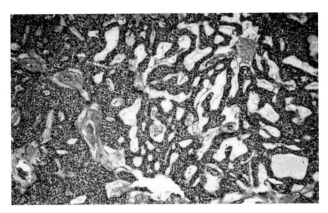

图 16.57　生殖细胞 – 性索 – 间质混合性肿瘤。肿瘤由较大的细胞簇和更纤细的条索组成

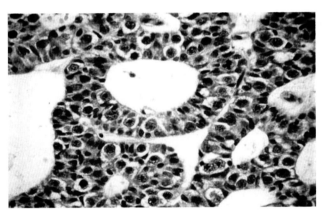

图 16.58　生殖细胞 – 性索 – 间质混合性肿瘤。注意大的生殖细胞被性索 – 间质细胞围绕

更宽的柱状结构和更大的圆形或卵圆形细胞团，被结缔组织间质包绕。

第二种由缺乏管腔的管状结构组成，围以纤细的结缔组织网。在某些区域，管状结构不明显，肿瘤形成小簇或更大的圆形或卵圆形细胞团，围以结缔组织间质。结缔组织间质的量和形态有所不同，在主要表现为条索状或小梁状结构的肿瘤中结缔组织更丰富，而以管状结构为特征的肿瘤则更富于细胞，所含结缔组织较少。间质从疏松水肿到致密纤维化和透明变性不等。疏松、水肿的间质在条索样结构最为明显的区域中更为常见，而致密纤维化和透明变性的间质则围绕更大的细胞团分布。

第三种结构由被性索成分围绕的散在的生殖细胞簇组成，性索成分可以非常丰富。与性索衍生物

混合的生殖细胞还可在结缔组织间质中散在分布或
呈小簇状出现。有时可有岛状结构出现的迹象，表
现为由纤细的纤维血管间质所围绕的大小不同的细
胞岛，这些细胞岛互相融合或形成细胞团，偶尔被
大量结缔组织分隔，形成更明显的岛状结构。经常
见到所有这些结构的混合。生殖细胞 – 性索 – 间质
混合性肿瘤中未见那种出现于性腺母细胞瘤的典型
的巢状结构。仅有一例发现少量 Leydig 细胞或黄
素化细胞（Talerman 1972a），而其他所有病例中
均未看到这些细胞。

更晚被发现的第四种结构形态（Arroyo et al.
1998；Michal et al. 2006）与伴环状小管性索瘤
（SCTAT）（Scully et al. 1998；Scully 1970b）相似，
但与 SCTAT 不同，前者肿瘤内出现了生殖细胞
（图 16.59，16.60）。生殖细胞形态与由其他三种结
构组成的肿瘤中的生殖细胞相似，包括核分裂活性
方面。性索成分与典型的伴环状小管性索瘤内的性
索成分相似。

肿瘤内出现生殖细胞和性索衍生物两种细胞成
分，并且二者紧密混合。性索衍生物呈单行排列于
周边，在细胞索的周围形成长排，或围绕管状结
构，或在小的肿瘤细胞簇或大的肿瘤细胞团内围绕
单个或成团的生殖细胞分布。性索衍生物一般更像

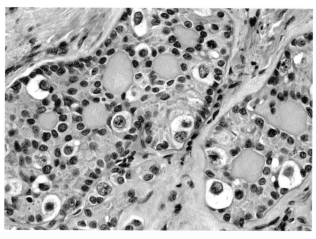

图 16.60　生殖细胞 – 性索 – 间质混合性肿瘤伴 SCTAT 样结
构。与图 16.55 和 16.58 比较，视野中可见典型的
细胞学特征

Sertoli 细胞，不太像粒层细胞。性索衍生物显示不
同程度的核分裂活性。生殖细胞与无性细胞瘤和性
腺母细胞瘤内的生殖细胞在各个方面均相似，包括
超微结构、组织化学和免疫组化反应［CD117（+）
和 OCT-4（+）］。在一些病例中，肿瘤内的一些生
殖细胞比性腺母细胞瘤或无性细胞瘤中见到的生殖
细胞更成熟，往往类似于原始生殖细胞。由此可
见，与性腺母细胞瘤或无性细胞瘤中的生殖细胞相
比，这些生殖细胞可能代表生殖细胞成熟过程中更
晚期的阶段。生殖细胞显示活跃的核分裂活性。

肿瘤没有性腺母细胞瘤中所见到的透明变性、
钙化或退化改变，而且增生活跃。肿瘤某些区域的
细胞成分有所差异：一些区域以生殖细胞为主，而
另一些区域以性索衍生物为主。然而，这两种细胞
的紧密混合随处可见。大多数肿瘤显示实性结构，
偶尔可出现衬覆性索成分的小裂隙。一些肿瘤可见
内衬性索衍生物或扁平上皮样细胞或无内衬的大
小不等的囊性腔隙（Talerman et al. 1977；Tavassoli
1983；Tokuoka et al. 1985）；它们与一些网状型
Sertoli-Leydig 细胞瘤（Talerman 1987；Talerman et
al. 1985；Young et al. 1983）或囊性性索间质肿瘤
中所见到的囊性腔隙极其相似。少数肿瘤中，这
种结构可以很明显，可能令人想到肿瘤除含有生

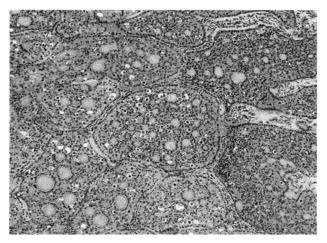

图 16.59　生殖细胞 – 性索 – 间质混合性肿瘤伴 SCTAT 样结
构。注意其与 SCTAT 非常相似，不同之处是前者出
现生殖细胞

殖细胞和性索衍生物外还含有上皮细胞（Tavassoli 1983）。有人认为这些细胞事实上为性索衍生物，而与一些单纯性索肿瘤有共同之处的肿瘤则具有网状或囊性形态或兼具两种形态。

所有病例均存在正常卵巢组织，包括一例在最初切片中未能被识别出的病例（Talerman 1972a），判断存在正常卵巢组织的依据是出现正常卵巢间质并至少有一些原始卵泡。很多病例中还可见到发育卵泡（Talerman 1972b；Talerman et al. 1977）。在其他病例中，肿瘤病灶非常接近卵巢表面，破坏了原始卵泡和发育卵泡。

鉴别诊断

组织学上，这一肿瘤最可能与性腺母细胞瘤混淆。与性腺母细胞瘤相反，这种肿瘤缺乏典型的巢样结构，生殖细胞和性索成分均具有更高的增殖活性，并缺乏钙化及透明变性，而且大多数病例缺乏 Leydig 细胞或黄素化细胞。大体上肿瘤较大。肿瘤起源的性腺是正常卵巢，没有性腺发育不全或任何体征和性征异常的证据。患者有正常女性的核型（46,XX），无男性化证据。即使有异常内分泌活性的迹象，患者也表现为女性化特征。

偶尔，如果生殖细胞相对稀少，肿瘤可能与卵巢单纯性索间质肿瘤混淆，但生殖细胞的出现应该会提醒观察者注意到肿瘤的真正性质。如果性索衍生物数量很少，以致其被漏掉或被忽视时，该肿瘤可能会被误诊为生殖细胞肿瘤，但出现与生殖细胞密切混合的性索成分应该会提示其真正的性质。出现显著的裂隙和囊腔，特别是当囊腔内含乳头状突起时，该肿瘤可能与网状型 Sertoli-Leydig 细胞瘤甚或与浆液性乳头状肿瘤混淆。无论结构如何，出现与性索衍生物混合的生殖细胞都提示肿瘤为生殖细胞–性索–间质混合性肿瘤。

临床行为和治疗

以单纯形式出现的卵巢生殖细胞–性索–间质混合性肿瘤的预后良好。绝大多数已知的病例中，当肿瘤局限于卵巢并且无其他恶性肿瘤性生殖细胞成分时，受累附件切除后不会出现复发或转移。患者情况良好，无病生存期为 1~15 年（Michal et al. 2006；Talerman 1980；Talerman et al. 2007）。因此，行单侧输卵管卵巢切除后，建议仔细检查腹腔。如果对侧卵巢显示出异常征象，建议进行活检，随后应对患者行染色体检查。如果核型是 46,XX 且未检测到其他异常，则不需要进一步治疗，但应长期而审慎地随访。

曾报道一名 5 岁女孩发生转移性生殖细胞–性索–间质混合性肿瘤，病例资料完整（Lacson et al. 1988）。转移发生于主动脉旁淋巴结和腹腔。在切除受累附件、主动脉旁淋巴结和腹膜转移灶，并行一个疗程的以顺铂为基础的联合化疗后，2 年后随访时，患儿情况良好，无病生存（Lacson et al. 1988）。另一例报道的转移性生殖细胞–性索–间质混合性肿瘤发生于一名 30 岁女性，其肿瘤有不同寻常的类似 SCTAT 的形态（Arroyo et al. 1998）。右侧卵巢肿瘤切除后 3 年，在患者的子宫底发现一个较大的肿块，于是切除了该肿块和很多腹膜种植结节以及子宫和左侧卵巢。病理学检查结果显示原发灶和转移灶的形态相同，左侧卵巢正常。转移灶切除并接受联合化疗后 1 年，患者情况良好且无病生存。

有 3 例 20 多岁的患者、1 例 30 多岁以及 1 例 40 多岁的患者罹患伴无性细胞瘤的生殖细胞–性索–间质混合性肿瘤，未发现转移的证据。行单侧附件切除术及放疗后的 2~7 年，患者情况均良好，且无病生存（Talerman 1980）。

5 例 4~16 岁的儿童患者的生殖细胞–性索–间质混合性肿瘤以恶性生殖细胞成分（包括绒癌和卵黄囊瘤）为主。其中 3 例肿瘤发生转移并导致患者死亡。转移灶由恶性生殖细胞成分构成。2 例患者经过以顺铂为基础的化疗后随访 5 年 8 个月，仍健在且情况较好（Metwalley et al. 2012）。当肿瘤伴有恶性生殖细胞成分时，除切除受累附件外，患者还应接受适当的联合化疗，方案同非无性细胞瘤的恶性生殖细胞肿瘤的联合化疗。当肿瘤发生于月经初潮后的女性时，肿瘤以非单纯形式出现并伴有其他肿瘤性生殖细胞成分的可能性增加。

参考文献

A. L. Husaini H, Soudy H, El Din Darwish A, Ahmed M, Eltigani A, A L Mubarak M, Sabaa AA, Edesa W, A L-Tweigeri T, Al-Badawi IA (2012) Pure dysgerminoma of the ovary: a single institutional experience of 65 patients. Med Oncol 29:2944–2948

Abbott TM, Hermann WJ, Scully RE (1984) Ovarian fetiform teratoma (homunculus) in a 9-year-old girl. Int J Gynecol Pathol 2:392–402

Abdulkader MM, Yousef MM, Abdelhadi MK, Amr SS, Alabsi ES, Al-Abbadi MA (2013) Microscopic dysgerminoma associated with anti-Ma2 paraneoplastic encephalitis in a patient with gonadal dysgenesis. Int J Gynecol Pathol 32:277–282

Abiko K, Mandai M, Hamanishi J, Matsumura N, Baba T, Horiuchi A, Mikami Y, Yoshioka S, Wakasa T, Shiozawa T, Konishi I (2010) Oct4 expression in immature teratoma of the ovary: relevance to histologic grade and degree of differentiation. Am J Surg Pathol 34:1842–1848

Al-Thubaiti I, Al-Hayek K, Binfalah M (2013) Anti-Ma-associated encephalitis due to dysgerminoma in a woman with Swyer syndrome. Neurology 80:1439–1440

Alenghat E, Okagaki T, Talerman A (1986) Primary mucinous carcinoid tumor of the ovary. Cancer (Phila) 58:777–783

Ali L, Bambach BJ, Kozielski R, Wagner H, Lele S, Mhawech-Fauceglia P (2010) Ovarian yolk sac tumor associated with major fibrosarcoma component in a 13-year-old girl. Int J Gynecol Pathol 29:252–255

Allard S, Cadotte M, Boivin Y (1972) Dysgenesie gonadique pure familiale et gonadoblastome. Union Med Can 101:448–452

Anderson CT Jr, Carlson IH (1975) Elevated plasma testosterone and gonadal tumors in two 46XY "sisters". Arch Pathol 99:360–363

Anderson MC, McDicken IW (1971) Melanotic cyst of the ovary. J Obstet Gynaecol Br Commonw 78:1047–1049

Arafah MA, Tulbah AM, Al-Husaini H, Al-Sabban M, Al-Shankiti H, Al-Badawi IA (2015) Extrauterine epithelioid trophoblastic tumor arising in the ovary with multiple metastases: a case report. Int J Surg Pathol 23:339–344

Arhelger RB, Kelly B (1974) Strumal carcinoid. Report of a case with electron microscopical observations. Arch Pathol 97:323–325

Arroyo JG, Harris W, Laden SA (1998) Recurrent mixed germ cell-sex cord-stromal tumor of the ovary in an adult. Int J Gynecol Pathol 17:281–283

Arroyo MR, Podda A, Cao D, Rodriguez MM (2009) Placental site trophoblastic tumor in the ovary of a young child with isosexual precocious puberty. Pediatr Dev Pathol 12:73–76

Asadourian LA, Taylor HB (1969) Dysgerminoma. An analysis of 105 cases. Obstet Gynecol 33:370–379

Atkin NB (1973) High chromosome numbers of seminomata and malignant teratomata of the testis: a review of data on 103 tumours. Br J Cancer 28:275–279

Atkin NB, Baker MC (1983) i(12p): specific chromosomal marker in seminoma and malignant teratoma of the testis? Cancer Genet Cytogenet 10:199–204

Atkin NB, Baker MC (1987) Abnormal chromosomes including small metacentrics in 14 ovarian cancers. Cancer Genet Cytogenet 26:355–361

Ayhan A, Bukulmez O, Genc C, Karamursel BS, Ayhan A (2000) Mature cystic teratomas of the ovary: case series from one institution over 34 years. Eur J Obstet Gynecol 88:153–157

Baergen RN, Rutgers J, Young RH (2003) Extrauterine lesions of intermediate trophoblast. Int J Gynecol Pathol 22:362–367

Bagg HJ (1936) Experimental production of teratoma testis in the fowl. Am J Cancer 26:69–84

Bai S, Wei S, Ziober A, Yao Y, Bing Z (2013) SALL4 and SF-1 are sensitive and specific markers for distinguishing granulosa cell tumors from yolk sac tumors. Int J Surg Pathol 21:121–125

Baker PM, Oliva E, Young RH, Talerman A, Scully RE (2001) Ovarian mucinous carcinoids including some with a carcinomatous component. Am J Surg Pathol 25:557–568

Baker PM, Rosai J, Young RH (2002) Ovarian teratomas with florid benign vascular proliferation: a distinctive finding associated with the neural component of teratomas that may be confused with a vascular neoplasm. Int J Gynecol Pathol 21:16–21

Bartlett DJ, Grant JK, Pugh MA, Aherne W (1968) A familial feminizing syndrome. A family showing intersex characteristics with xy chromosomes in three female members. J Obstet Gynaecol Br Commonw 75:199–210

Beck JS, Fulmer HF, Lee ST (1969) Solid malignant ovarian teratoma with "embryoid bodies" and trophoblastic differentiation. J Pathol 99:67–73

Bergher De Bacalao EB, Dominguez I (1969) Unilateral gonadoblastoma in a pregnant woman. Am J Obstet Gynecol 105:1279–1281

Bergstrand CG, Czar B (1956) Demonstration of a new protein fraction in serum from the human fetus. Scand J Lab Invest 8:174

Berney DM, Shamash J, Pieroni K, Oliver RT (2001) Loss of CD30 expression in metastatic embryonal carcinoma: the effects of chemotherapy? Histopathology 39:382–385

Bernstein D, Naor S, Rikover M, Menahem H (1974) Hemolytic anemia related to ovarian tumor. Obstet Gynecol 43:276–280

Bhathena D, Haning RV, Shapiro S, Hafez GR (1985) Coexistence of a gonadoblastoma and mixed germ cell-sex cord stroma tumor. Pathol Res Pract 180:203–206

Bing Z, Pasha T, Wang LP, Zhang PJ (2012) Malignant mixed mullerian tumor: an immunohistochemical study. Patholog Res Int 2012:569609

Björkholm E, Gyftodimos A, Lundell M, Silfverswärd C (1990) Dysgerminoma. The Radiumhemmet series 1927-1984. Cancer (Phila) 65:38–44

Blackwell WJ, Dockerty MB, Masson JC, Mussey RD (1946) Dermoid cysts of the ovary: clinical and pathological significance. Am J Obstet Gynecol 1:415

Boczkowski K, Teter J, Sternadel Z (1972) Sibship occurrence of XY gonadal dysgenesis with dysgerminoma. Am J Obstet Gynecol 113:952–955

Bonazzi C, Peccatori F, Colombo N, Lucchini V, Cantu MG, Mangioni C (1994) Pure ovarian immature teratoma, a unique and curable disease: 10 years' experience of 32 prospectively treated patients. Obstet Gynecol 84:598–604

Boutross-Tadross O, Saleh R, Asa SL (2007) Follicular variant papillary thyroid carcinoma arising in struma ovarii. Endocr Pathol 18:182–186

Brand A, Alves MC, Saraiva C, Loío P, Goulão J, Malta J, Palminha JM, Martins M (2004) Fetus in fetu – diagnostic criteria and differential diagnosis – a case report and literature review. J Pediatr Surg 39:616–618

Brant WO, Rajimwale A, Lovell MA, Travers SH, Furness PD, Sorensen M, Oottamasathien S, Koyle MA (2006) Gonadoblastoma and Turner syndrome. J Urol 175:1858–1860

Breen JL, Neubecker RD (1967) Ovarian malignancy in children with special reference to the germ-cell tumors. Ann N Y Acad Sci

142:658–674

Buell-Gutbrod R, Ivanovic M, Montag A, Lengyel E, Fadare O, Gwin K (2011) FOXL2 and SOX9 distinguish the lineage of the sex cord-stromal cells in gonadoblastomas. Pediatr Dev Pathol 14:391–395

Cao D, Guo S, Allan RW, Molberg KH, Peng Y (2009) SALL4 is a novel sensitive and specific marker of ovarian primitive germ cell tumors and is particularly useful in distinguishing yolk sac tumor from clear cell carcinoma. Am J Surg Pathol 33:894–904

Carleton RL, Friedman NB, Bomze EJ (1953) Experimental teratomas of the testis. Cancer (Phila) 6:464–473

Caruso PA, Marsh MR, Minkowitz S, Karten G (1971) An intense clinicopathologic study of 305 teratomas of the ovary. Cancer (Phila) 27:343–348

Chang MC, Vargas SO, Hornick JL, Hirsch MS, Crum CP, Nucci MR (2009) Embryonic stem cell transcription factors and D2-40 (podoplanin) as diagnostic immunohistochemical markers in ovarian germ cell tumors. Int J Gynecol Pathol 28:347–355

Chen RJ, Chen KY, Chang TC, Sheu BC, Chow SN, Huang SC (2008) Prognosis and treatment of squamous cell carcinoma from a mature cystic teratoma of the ovary. J Formos Med Assoc 107:857–868

Chen E, Fletcher CD, Nucci MR (2010) Meningothelial proliferations in mature cystic teratoma of the ovary: evidence for the common presence of cranially derived tissues paralleling anterior embryonic plate development. An analysis of 25 consecutive cases. Am J Surg Pathol 34:1014–1018

Cheng L, Thomas A, Roth LM, Zheng W, Michael H, Karim FWA (2004) OCT4: a novel biomarker for dysgerminoma of the ovary. Am J Surg Pathol 28:1341–1346

Cheng L, Zhang S, Talerman A, Roth LM (2010) Morphologic, immunohistochemical, and fluorescence in situ hybridization study of ovarian embryonal carcinoma with comparison to solid variant of yolk sac tumor and immature teratoma. Hum Pathol 41:716–723

Cheng L, Roth LM, Zhang S, Wang M, Morton MJ, Zheng W, Abdul Karim FW, Montironi R, Lopez-Beltran A (2011) KIT gene mutation and amplification in dysgerminoma of the ovary. Cancer 117:2096–2103

Chiang AJ, La V, Peng J, Yu KJ, Teng NN (2011) Squamous cell carcinoma arising from mature cystic teratoma of the ovary. Int J Gynecol Cancer 21:466–474

Chiang S, Snuderl M, Kojiro-Sanada S, Quer Pi-Sunyer A, Daya D, Hayashi T, Bosincu L, Ogawa F, Rosenberg AE, Horn LC, Wang L, Iafrate AJ, Oliva E (2017) Primitive neuroectodermal tumors of the female genital tract: a morphologic, immunohistochemical, and molecular study of 19 cases. Am J Surg Pathol 41:761–772

Cholafranceschi M, Massi D (1995) Gonadoblastoma with coexistent features of mixed germ cell-sex cord stroma tumor: a case report. Tumori 81:215–218

Chumas JC, Scully RE (1991) Sebaceous tumors arising in ovarian dermoid cysts. Int J Gynecol Pathol 10:356–363

Clark RM, Lynch MP, Kolp R, Zukerberg LR, Growdon WB, Rueda BR (2014) The N-methyl-D-aspartate receptor, a precursor to N-methyl-D-aspartate receptor encephalitis, is found in the squamous tissue of ovarian teratomas. Int J Gynecol Pathol 33:598–606

Clement PB, Young RH, Scully RE (1987) Endometrioid-like variant of ovarian yolk sac tumor. A clinicopathological analysis of eight cases. Am J Surg Pathol 11:767–778

Cohen MB, Friend DS, Molnar JJ, Talerman A (1987) Gonadal endodermal sinus (yolk sac) tumor with pure intestinal differentiation: a new histologic type. Pathol Res Pract 182:609–616

Condous G, Thomas J, Okaro E, Bourne T (2003) Placental site trophoblastic tumor masquerading as an ovarian ectopic pregnancy. Ultrasound Obstet Gynecol 21:504–506

Cools M, Stoop H, Kersemaekers AM, Drop SL, Wolffenbuttel KP, Bourguignon JP, Slowikowska-Hilczer J, Kula K, Faradz SM, Oosterhuis JW, Looijenga LH (2006) Gonadoblastoma arising in undifferentiated gonadal tissue within dysgenetic gonads. J Clin Endocrinol Metab 91:2404–2413

Cossu-Rocca P, Jones TD, Roth LM, Eble JN, Zheng W, Karim FW, Cheng L (2006a) Cytokeratin and CD30 expression in dysgerminoma. Hum Pathol 37:1015–1021

Cossu-Rocca P, Zhang S, Roth LM, Eble JN, Michael H, Emerson RE, Jones TD, Hattab EM, Cheng L (2006b) Chromosome 12p abnormalities in dysgerminoma of the ovary: a FISH analysis. Mod Pathol 19:611–615

Coyle D, Kutasy B, Han Suyin K, Antao B, Lynch SA, McDermott MB, O'Connell SM, Quinn F (2016) Gonadoblastoma in patients with 45,X/46,XY mosaicism: a 16-year experience. J Pediatr Urol 12:283 e1–283 e7

Dabner M, McCluggage WG, Bundell C, Carr A, Leung Y, Sharma R, Stewart CJ (2012) Ovarian teratoma associated with anti-N-methyl D-aspartate receptor encephalitis: a report of 5 cases documenting prominent intratumoral lymphoid infiltrates. Int J Gynecol Pathol 31:429–437

Dalmau J, Tuzun E, Wu HY, Masjuan J, Rossi JE, Voloschin A, Baehring JM, Shimazaki H, Koide R, King D, Mason W, Sansing LH, Dichter MA, Rosenfeld MR, Lynch DR (2007) Paraneoplastic anti-N-methyl-D-aspartate receptor encephalitis associated with ovarian teratoma. Ann Neurol 61:25–36

Damjanov I, Klauber G (1980) Microscopic gonadoblastoma in dysgenetic gonad of an infant: an ultrastructural study. Urology 15:605–609

Dandia SD (1967) Rectovesical fistula following an ovarian dermoid with recurrent vesical calculus: a case report. J Urol 97:85–87

Davis KP, Hartmann LK, Keeney GL, Shapiro H (1996) Primary ovarian carcinoid tumors. Gynecol Oncol 61:259–265

Dawson MA, Talbert W, Yarbro JW (1971) Hemolytic anemia associated with an ovarian tumor. Am J Med 50:552–556

Dayal Y, Tashjian AH Jr, Wolfe HJ (1979) Immunocytochemical localization of calcitonin-producing cells in a strumal carcinoid with amyloid stroma. Cancer (Phila) 43:1331–1338

de la Motte Rouge T, Pautier P, Genestie C, Rey A, Gouy S, Leary A, Haie-Meder C, Kerbrat P, Culine S, Fizazi K, Lhomme C (2016) Prognostic significance of an early decline in serum alpha-fetoprotein during chemotherapy for ovarian yolk sac tumors. Gynecol Oncol 142:452–457

Devaney K, Snyder R, Norris HJ, Tavassoli FA (1993) Proliferative and histologically malignant struma ovarii: a clinicopathologic study of 54 cases. Int J Gynecol Pathol 12:333–343

Dietl J, Horny HP, Ruck P, Kaiserling E (1993) Dysgerminoma of the ovary. An immunohistochemical study of tumor-infiltrating lymphoreticular cells and tumor cells. Cancer (Phila) 71:2562–2568

Dixon F, Moore R (1952) Tumors of the male sex organs. Atlas of tumor pathology, sect VIII, fasc 31b, 32. Armed Forces Institute of Pathology, Washington, DC

Djordjevic B, Euscher ED, Malpica A (2007) Growing teratoma syndrome of the ovary: review of literature and first report of a carcinoid tumor arising in a growing teratoma of the ovary. Am J Surg Pathol 31:1913–1918

Dos Santos L, Mok E, Iasonos A, Park K, Soslow RA, Aghajanian C, Alektiar K, Barakat RR, Abu-Rustum NR (2007) Squamous cell carcinoma arising in mature cystic teratoma of the ovary: a case series and review of the literature. Gynecol Oncol 105:321–324

Erez SE, Richart RM, Shettles LB (1965) Hashimoto's disease in a benign cystic teratoma of the ovary. Am J Obstet Gynecol 92:273–274

Erhan Y, Toprak AS, Ozdemir N, Tiras B (1992) Gonadoblastoma and fertility. J Clin Pathol 45:828–829

Esheba GE, Pate LL, Longacre TA (2008) Oncofetal protein glypican-3 distinguishes yolk sac tumor from clear cell carcinoma of the ovary. Am J Surg Pathol 32:600–607

Evans R (1957) Developmental stages of embryo-like bodies in teratoma testis. J Clin Pathol 10:321

Evans KN, Taylor H, Zehnder D, Kilby MD, Bulmer JN, Shah F, Adams JS, Hewison M (2004) Increased expression of 25-hydroxyvitamin D-1α-hydroxylase in dysgerminomas: a novel form of humoral hypercalcemia of malignancy. Am J Pathol 165:807–813

Exman P, Takahashi TK, Gattas GF, Cantagalli VD, Anton C, Nalesso F, Diz Mdel P (2013) Primary ovary choriocarcinoma: individual DNA polymorphic analysis as a strategy to confirm diagnosis and treatment. Rare Tumors 5:89–92

Fadare O, Zhao C, Khabele D, Parkash V, Quick CM, Gwin K, Desouki MM (2015) Comparative analysis of Napsin A, alpha-methylacyl-coenzyme A racemase (AMACR, P504S), and hepatocyte nuclear factor 1 beta as diagnostic markers of ovarian clear cell carcinoma: an immunohistochemical study of 279 ovarian tumours. Pathology 47:105–111

Frasier SD, Bashore RA, Mosier HD (1964) Gonadoblastoma associated with pure gonadal dysgenesis in monozygous twins. J Pediatr 64:740–745

Friedman NB (1951) The comparative morphogenesis of extragenital and gonadal teratoid tumors. Cancer (Phila) 4:265–276

Friedman NB, Moore RA (1946) Tumors of the testis; a report on 922 cases. Mil Surg 99:573–593

Fujii S, Konishi I, Suzuki A, Okamura H, Okazaki T, Mori T (1985) Analysis of serum lactic dehydrogenase levels and its isoenzymes in ovarian dysgerminoma. Gynecol Oncol 22:65–72

Fujii K, Yamashita Y, Yamamoto T, Takahashi K, Hashimoto K, Miyata T, Kawai K, Kikkawa F, Toyokuni S, Nagasaka T (2014) Ovarian mucinous tumors arising from mature cystic teratomas – a molecular genetic approach for understanding the cellular origin. Hum Pathol 45:717–724

Futagami M, Yokoyama Y, Shigeto T, Mizunuma H (2010) A case of recurrent yolk sac tumor as spindle cell sarcoma of the abdominal wall. Eur J Gynaecol Oncol 31:690–693

Gallager HS, Lewis RP (1973) Sequential gonadoblastoma and choriocarcinoma. Obstet Gynecol 41:123–128

Garg K, Soslow RA, Rivera M, Tuttle MR, Ghossein RA (2009) Histologically bland "extremely well differentiated" thyroid carcinomas arising in struma ovarii can recur and metastasize. Int J Gynecol Pathol 28:222–230

Garvin AJ, Pratt-Thomas HR, Spector M, Spicer SS, Williamson HO (1976) Gonadoblastoma: histologic, ultrastructural, and histochemical observations in five cases. Am J Obstet Gynecol 125:459–471

Gershenson DM (1993) Update on malignant ovarian germ cell tumors. Cancer (Phila) 71:1581–1590

Gershenson DM, Del Junco G, Herson J, Rutledge FN (1983) Endodermal sinus tumor of the ovary: the M. D. Anderson experience. Obstet Gynecol 61:194–202

Gershenson DM, Del Junco G, Copeland LJ, Rutledge FN (1984) Mixed germ cell tumors of the ovary. Obstet Gynecol 64:200–206

Gillman J (1948) The development of the gonads in man with consideration of the role of fetal endocrines and the histogenesis of ovarian tumors. Contrib Embryol 32:83

Gitlin D, Perricelli A, Gitlin GM (1972) Synthesis of α-fetoprotein by liver, yolk sac, and gastrointestinal tract of the human conceptus. Cancer Res 32:979–982

Goffredo P, Sawka AM, Pura J, Adam MA, Roman SA, Sosa JA (2015) Malignant struma ovarii: a population-level analysis of a large series of 68 patients. Thyroid 25:211–215

Gonzalez-Crussi F, Roth LM (1976) The human yolk sac and yolk sac carcinoma. An ultrastructural study. Hum Pathol 7:675–691

Gonzalez-Roibon N, Katz B, Chaux A, Sharma R, Munari E, Faraj SF, Illei PB, Torbenson M, Netto GJ (2013) Immunohistochemical expression of SALL4 in hepatocellular carcinoma, a potential pitfall in the differential diagnosis of yolk sac tumors. Hum Pathol 44:1293–1299

Gordon A, Lipton D, Woodruff JD (1981) Dysgerminoma: a review of 158 cases from the Emil Novak Ovarian Tumor Registry. Obstet Gynecol 58:497–504

Gultekin SH, Rosenfeld MR, Voltz R, Eichen J, Posner JB, Dalmau J (2000) Paraneoplastic limbic encephalitis: neurological symptoms, immunological findings and tumour association in 50 patients. Brain 123(Pt 7):1481–1494

Guo YL, Zhang YL, Zhu JQ (2015) Prognostic value of serum alpha-fetoprotein in ovarian yolk sac tumors: a systematic review and meta-analysis. Mol Clin Oncol 3:125–132

Gupta D, Deavers MT, Silva EG, Malpica A (2004) Malignant melanoma involving the ovary: a clinicopathologic and immunohistochemical study of 23 cases. Am J Surg Pathol 28:771–780

Hackethal A, Brueggmann D, Bohlmann MK, Franke FE, Tinneberg HR, Munstedt K (2008) Squamous-cell carcinoma in mature cystic teratoma of the ovary: systematic review and analysis of published data. Lancet Oncol 9:1173–1180

Halabi M, Oliva E, Mazal PR, Breitenecker G, Young RH (2002) Prostatic tissue in mature cystic teratomas of the ovary: a report of four cases, including one with features of prostatic adenocarcinoma, and cytogenetic studies. Int J Gynecol Pathol 21:261–267

Hart WR, Burkons DM (1979) Germ cell neoplasms arising in gonadoblastomas. Cancer (Phila) 43:669–678

Hart WR, Regezi JA (1978) Strumal carcinoid of the ovary: ultrastructural observations and long-term follow-up study. Am J Clin Pathol 69:356–359

Heifetz SA, Cushing B, Giller R, Shuster JJ, Stolar CJ, Vinocur CD, Hawkins EP (1998) Immature teratomas in children: pathologic considerations: a report from the combined Pediatric Oncology Group/Children's Cancer Group. Am J Surg Pathol 22:1115–1124

Hersmus R, Kalfa N, de Leeuw B, Stoop H, Oosterhuis JW, de Krijger R, Wolffenbuttel KP, Drop SL, Veitia RA, Fellous M, Jaubert F, Looijenga LH (2008) FOXL2 and SOX9 as parameters of female and male gonadal differentiation in patients with various forms of disorders of sex development (DSD). J Pathol 215:31–38

Hersmus R, Stoop H, van de Geijn GJ, Eini R, Biermann K, Oosterhuis JW, Dhooge C, Schneider DT, Meijssen IC, Dinjens WN, Dubbink HJ, Drop SL, Looijenga LH (2012) Prevalence of c-KIT mutations in gonadoblastoma and dysgerminomas of patients with disorders of sex development (DSD) and ovarian dysgerminomas. PLoS One 7:e43952

Hertel JD, Huettner PC, Dehner LP, Pfeifer JD (2010) The chromosome Y-linked testis-specific protein locus TSPY1 is characteristically present in gonadoblastoma. Hum Pathol 41:1544–1549

Hingorani V, Narula RK, Bhalla S (1963) Salmonella typhi infection in an ovarian dermoid. Obstet Gynecol 22:118–120

Hirabayashi K, Yasuda M, Osamura RY, Hirasawa T, Murakami M (2006) Ovarian nongestational choriocarcinoma mixed with various epithelial malignancies in association with endometriosis. Gynecol Oncol 102:111–117

Hirakawa T, Tsuneyoshi M, Enjoji M (1989) Squamous cell carcinoma arising in mature cystic teratoma of the ovary. Clinicopathologic and topographic analysis. Am J Surg Pathol 13:397–405

Hirata Y, Yanaihara N, Yanagida S, Fukui K, Iwadate K, Kiyokawa T, Tanaka T (2012) Molecular genetic analysis of nongestational choriocarcinoma in a postmenopausal woman: a case report and literature review. Int J Gynecol Pathol 31:364–368

Hoei-Hansen CE, Kraggerud SM, Abeler VM, Kaern J, Rajpert-De Meyts E, Lothe RA (2007) Ovarian dysgerminomas are characterised by frequent KIT mutations and abundant expression of pluripotency markers. Mol Cancer 6:12

Howitt BE, Magers MJ, Rice KR, Cole CD, Ulbright TM (2015) Many postchemotherapy sarcomatous tumors in patients with testicular germ cell tumors are sarcomatoid yolk sac tumors: a study of 33 cases. Am J Surg Pathol 39:251–259

Hristov AC, Young RH, Vang R, Yemelyanova AV, Seidman JD, Ronnett BM (2007) Ovarian metastases of appendiceal tumors with goblet cell carcinoidlike and signet ring cell patterns: a report of 30 cases. Am J Surg Pathol 31:1502–1511

Hu YJ, Ip PP, Chan KK, Tam KF, Ngan HY (2010) Ovarian clear cell carcinoma with choriocarcinomatous differentiation: report of a rare and aggressive tumor. Int J Gynecol Pathol 29:539–545

Hughes IA, Houk C, Ahmed SF, Lee PA, Lawson Wilkins Pediatric Endocrine Society/European Society for Paediatric Endocrinology Consensus G (2006) Consensus statement on management of intersex disorders. J Pediatr Urol 2:148–162

Hughesdon PE, Kumarasamy T (1970) Mixed germ cell tumours (gonadoblastomas) in normal and dysgenetic gonads. Virch Arch (Pathol Anat) 349:258–280

Iczkowski KA, Butler SL, Shanks JH, Hossain D, Schall A, Meiers I, Zhou M, Torkko KC, Kim SJ, MacLennan GT (2008) Trials of new germ cell immunohistochemical stains in 93 extragonadal and metastatic germ cell tumors. Hum Pathol 39:275–281

Ishida T, Tagatz GE, Okagaki T (1976) Gonadoblastoma: ultrastructural evidence for testicular origin. Cancer (Phila) 37:1770–1781

Jacobs AJ, Newland JR, Green RK (1982) Pure choriocarcinoma of the ovary. Obstet Gynecol Surv 37:603–609

Jacobsen G, Talerman A (1989) Atlas of germ cell tumors. Munksgaard, Copenhagen

Jiang JF, Xue W, Deng Y, Tian QJ, Sun AJ (2016) Gonadal malignancy in 202 female patients with disorders of sex development containing Y-chromosome material. Gynecol Endocrinol 32:338–341

Jiao LZ, Xiang Y, Feng FZ, Wan XR, Zhao J, Cui QC, Yang XY (2010) Clinical analysis of 21 cases of nongestational ovarian choriocarcinoma. Int J Gynecol Cancer 20:299–302

Judd HL, Scully RE, Atkins L, Neer RM, Kliman B (1970) Pure gonadal dysgenesis with progressive hirsutism. N Engl J Med 282:881–885

Kao CS, Idrees MT, Young RH, Ulbright TM (2012) Solid pattern yolk sac tumor: a morphologic and immunohistochemical study of 52 cases. Am J Surg Pathol 36:360–367

Kao CS, Ulbright TM, Idrees MT (2014) Gonadoblastoma: an immunohistochemical study and comparison to Sertoli cell nodule with intratubular germ cell neoplasia, with pathogenetic implications. Histopathology 65:861–867

Kao CS, Idrees MT, Young RH, Ulbright TM (2016) "Dissecting gonadoblastoma" of Scully: a morphologic variant that often mimics germinoma. Am J Surg Pathol 40:1417–1423

Karseladze AI, Kulinitch SI (1994) Peritoneal strumosis. Pathol Res Pract 190:1082–1085 discussion 1086–8

Kawahara H (1963) Struma ovarii with ascites and hydrothorax. Am J Obstet Gynecol 85:85–89

Kazancigil T, Laquer W, Ladewig P (1940) Papilloendothelioma of the ovary; report of three cases and discussion of Schiller's "mesonephroma ovarii". Am J Cancer 40:199

Kerr SE, Flotte AB, McFalls MJ, Vrana JA, Halling KC, Bell DA (2013) Matching maternal isodisomy in mucinous carcinomas and associated ovarian teratomas provides evidence of germ cell derivation for some mucinous ovarian tumors. Am J Surg Pathol 37:1229–1235

King ME, Micha JP, Allen SL, Mouradian JA, Chaganti RS (1985) Immature teratoma of the ovary with predominant malignant retinal anlage component. A parthenogenically derived tumor. Am J Surg Pathol 9:221–231

King ME, Hubbell MJ, Talerman A (1991) Mixed germ cell tumor of the ovary with a prominent polyembryoma component. Int J Gynecol Pathol 10:88–95

Klein H (1974) Mucinous carcinoid tumor of the vermiform appendix. Cancer (Phila) 33:770

Kleinman GM, Young RH, Scully RE (1993) Primary neuroectodermal tumors of the ovary. A report of 25 cases. Am J Surg Pathol 17:764–778

Kommoss F, Franklin WA, Talerman A (1989) Estrogen and progesterone receptors in endodermal sinus (yolk sac) tumor. Evaluation of immunocytochemical and biochemical methods. J Reprod Med 34:943–945

Kommoss F, Bibbo M, Talerman A (1990) Nuclear deoxyribonucleic acid content (ploidy) of endodermal sinus (yolk sac) tumor. Lab Investig 62:223–231

Kong B, Tian YJ, Zhu WW, Qin YJ (2009) A pure nongestational ovarian choriocarcinoma in a 10-year-old girl: case report and literature review. J Obstet Gynaecol Res 35:574–578

Kraggerud SM, Szymanska J, Abeler VM, Kaern J, Eknaes M, Heim S, Teixeira MR, Trope CG, Peltomaki P, Lothe RA (2000) DNA copy number changes in malignant ovarian germ cell tumors. Cancer Res 60:3025–3030

Kraggerud SM, Hoei-Hansen CE, Alagaratnam S, Skotheim RI, Abeler VM, Rajpert-De Meyts E, Lothe RA (2013) Molecular characteristics of malignant ovarian germ cell tumors and comparison with testicular counterparts: implications for pathogenesis. Endocr Rev 34:339–376

Krumerman MS, Chung A (1977) Squamous carcinoma arising in benign cystic teratoma of the ovary: a report of four cases and review of the literature. Cancer (Phila) 39:1237–1242

Kumar S, Shah JP, Bryant CS, Imudia AN, Cote ML, Ali-Fehmi R, Malone JM Jr, Morris RT (2008) The prevalence and prognostic impact of lymph node metastasis in malignant germ cell tumors of the ovary. Gynecol Oncol 110:125–132

Kurman RJ, Norris HJ (1976a) Embryonal carcinoma of the ovary: a clinicopathologic entity distinct from endodermal sinus tumor resembling embryonal carcinoma of the adult testis. Cancer (Phila) 38:2420–2433

Kurman RJ, Norris HJ (1976b) Endodermal sinus tumor of the ovary: a clinical and pathologic analysis of 71 cases. Cancer (Phila) 38:2404–2419

Kurman RJ, Norris HJ (1976c) Malignant mixed germ cell tumors of the ovary. A clinical and pathologic analysis of 30 cases. Obstet Gynecol 48:579–589

Kurman RJ, Carcangiu ML, Herrington CS, Young RH (eds) (2014) WHO classification of tumours of female reproductive organs. International Agency for Research on Cancer, Lyon

Lacson AG, Gillis DA, Shawwa A (1988) Malignant mixed germ-cell-sex cord-stromal tumors of the ovary associated with isosexual precocious puberty. Cancer (Phila) 61:2122–2133

Lau YF, Li Y, Kido T (2009) Gonadoblastoma locus and the TSPY gene on the human Y chromosome. Birth Defects Res C Embryo Today 87:114–122

Letterie GS, Page DC (1995) Dysgerminoma and gonadal dysgenesis in a 46,XX female with no evidence of Y chromosomal DNA. Gynecol Oncol 57:423–425

Liang L, Zhang Y, Malpica A, Ramalingam P, Euscher ED, Fuller GN, Liu J (2015) Gliomatosis peritonei: a clinicopathologic and immunohistochemical study of 21 cases. Mod Pathol 28:1613–1620

Liang L, Olar A, Niu N, Jiang Y, Cheng W, Bian XW, Yang W, Zhang J, Yemelyanova A, Malpica A, Zhang Z, Fuller GN, Liu J (2016) Primary glial and neuronal tumors of the ovary or peritoneum: a clinicopathologic study of 11 cases. Am J Surg Pathol 40:847–856

Linder D, Power J (1970) Further evidence for postmeiotic origin of teratomas in the human female. Ann Hum Genet 34:21–30

Linder D, McCaw BK, Hecht F (1975) Parthenogenic origin of benign ovarian teratomas. N Engl J Med 292:63–66

Lu Y, Yang J, Cao D, Huang H, Wu M, You Y, Chen J, Lang J, Shen K (2014) Role of neoadjuvant chemotherapy in the management of advanced ovarian yolk sac tumor. Gynecol Oncol 134:78–83

Lynn JA, Varon HH, Kingsley WB, Martin JH (1967) Ultrastructural and biochemical studies of estrogen secretory capacity of a "nonfunctional" ovarian neoplasm (dysgerminoma). Am J Pathol 51:639–661

Mackay AM, Pettigrew N, Symington T, Neville AM (1974) Tumors of dysgenetic gonads (gonadoblastoma): ultrastructural and steroidogenic aspects. Cancer (Phila) 34:1108–1125

Maeda D, Ota S, Takazawa Y, Aburatani H, Nakagawa S, Yano T, Taketani Y, Kodama T, Fukayama M (2009) Glypican-3 expression in clear cell adenocarcinoma of the ovary. Mod Pathol 22:824–832

Magi-Galluzi C, O'Connell J, Neffen E et al (2001) Are mucinous cystadenomas of the ovary derived from germ cells? A genetic analysis (Abstract). Mod Pathol 14:140A (abstract # 818)

Malkasian GD Jr, Dockerty MB, Symmonds RE (1967) Benign cystic teratomas. Obstet Gynecol 29:719–725

Malkasian GD, Symmonds RE, Dockerty MB (1965) Malignant ovarian teratomas. Report of 31 cases. Obstet Gynecol 25:810–814

Mangili G, Sigismondi C, Lorusso D, Cormio G, Scollo P, Vigano R, Gamucci T, Candiani M, Pignata S (2011) Is surgical restaging indicated in apparent stage IA pure ovarian dysgerminoma? The MITO group retrospective experience. Gynecol Oncol 121:280–284

Marin-Padilla M (1965) Origin, nature and significance of the "embryoids" of human teratomas. Virchows Arch (Pathol Anat) 340:105–121

Marrubini G (1949) Primary chorionepithelioma of the ovary; report of two cases. Acta Obstet Gynecol Scand 28:251–284

Mazur MT, Talbot WH Jr, Talerman A (1988) Endodermal sinus tumor and mucinous cystadenofibroma of the ovary. Occurrence in an 82-year-old woman. Cancer (Phila) 62:2011–2015

McCluggage WG, Bissonnette JP, Young RH (2006) Primary malignant melanoma of the ovary: a report of 9 definite or probable cases with emphasis on their morphologic diversity and mimicry of other primary and secondary ovarian neoplasms. Int J Gynecol Pathol 25:321–329

McDonough PG, Byrd JR, Tho PT, Otken L (1976) Gonadoblastoma in a true hermaphrodite with a 46, XX karyotype. Obstet Gynecol 47:355–358

McKay D, Hertig AT, Adams EC, Danziger S (1953) Histochemical observations on the germ cells of human embryos. Anat Rec 117:201–219

McKenney JK, Soslow RA, Longacre TA (2008) Ovarian mature teratomas with mucinous epithelial neoplasms: morphologic heterogeneity and association with pseudomyxoma peritonei. Am J Surg Pathol 32:645–655

McNamee T, Damato S, McCluggage WG (2016) Yolk sac tumours of the female genital tract in older adults derive commonly from somatic epithelial neoplasms: somatically derived yolk sac tumours. Histopathology 69:739–751

Merard R, Ganesan R, Hirschowitz L (2015) Growing teratoma syndrome: a report of 2 cases and review of the literature. Int J Gynecol Pathol 34:465–472

Metwalley KA, Elsers DA, Farghaly HS, Abdel-Lateif H, Abdel-Kader M (2012) Precocious puberty secondary to a mixed germ cell-sex cord-stromal tumor associated with an ovarian yolk sac tumor: a case report. J Med Case Rep 6:162

Michal M, Vanecek T, Sima R, Mukensnabl P, Hes O, Kazakov DV, Matoska J, Zuntova A, Dvorak V, Talerman A (2006) Mixed germ cell sex cord–stromal tumors of the testis and ovary. Morphological, immunohistochemical, and molecular genetic study of seven cases. Virchows Arch 448:612–622

Miettinen M, Virtanen I, Talerman A (1985a) Intermediate filament proteins in human testis and testicular germcell tumors. Am J Pathol 120:402–410

Miettinen M, Wahlstrom T, Virtanen I, Talerman A, Astengo-Osuna C (1985b) Cellular differentiation in ovarian sex-cord-stromal and germ-cell tumors studied with antibodies to intermediate-filament proteins. Am J Surg Pathol 9:640–651

Miettinen M, McCue PA, Sarlomo-Rikala M, Rys J, Czapiewski P, Wazny K, Langfort R, Waloszczyk P, Biernat W, Lasota J, Wang Z (2014a) GATA3: a multispecific but potentially useful marker in surgical pathology: a systematic analysis of 2500 epithelial and

nonepithelial tumors. Am J Surg Pathol 38:13–22

Miettinen M, Wang Z, McCue PA, Sarlomo-Rikala M, Rys J, Biernat W, Lasota J, Lee YS (2014b) SALL4 expression in germ cell and non-germ cell tumors: a systematic immunohistochemical study of 3215 cases. Am J Surg Pathol 38:410–420

Moghaddam Y, Lindsay R, Tolhurst J, Millan D, Siddiqui N (2013) A case of sebaceous carcinoma arising in a benign cystic teratoma of the ovary and review of the literature. Scott Med J 58:e18–e22

Mouriquand P, Caldamone A, Malone P, Frank JD, Hoebeke P (2014) The ESPU/SPU standpoint on the surgical management of Disorders of Sex Development (DSD). J Pediatr Urol 10:8–10

Mueller CW, Topkins P, Lapp WA (1950) Dysgerminoma of the ovary; an analysis of 427 cases. Am J Obstet Gynecol 60:153–159

Murdock T, Orr B, Allen S, Ibrahim J, Sharma R, Ronnett BM, Rodriguez F (2018) Central nervous system-type neuroepithelial tumors and tumor-like proliferations developing in the gynecologic tract and pelvis: clinicopathologic analysis of 23 cases. Am J Surg Pathol 42:1429–1444

Nakashima N, Nagasaka T, Fukata S, Oiwa N, Nara Y, Fukatsu T, Takeuchi J (1989) Ovarian gonadoblastoma with dysgerminoma in a woman with two normal children. Hum Pathol 20:814–816

National Comprehensive Cancer Network (2017) Ovarian cancer (Version 3.2017). National Comprehensive Cancer Network. Available: https://www.nccn.org/professionals/physician_gls/pdf/ovarian.pdf. Accessed 5 Oct 2017

Nielsen SN, Scheithauer BW, Gaffey TA (1985) Gliomatosis peritonei. Cancer (Phila) 56:2499–2503

Nikiforov YE, Seethala RR, Tallini G, Baloch ZW, Basolo F, Thompson LD, Barletta JA, Wenig BM, Al Ghuzlan A, Kakudo K, Giordano TJ, Alves VA, Khanafshar E, Asa SL, El-Naggar AK, Gooding WE, Hodak SP, Lloyd RV, Maytal G, Mete O, Nikiforova MN, NoseV, Papotti M, Poller DN, Sadow PM, Tischler AS, Tuttle RM, Wall KB, LiVolsi VA, Randolph GW, Ghossein RA (2016) Nomenclature revision for encapsulated follicular variant of papillary thyroid carcinoma: a paradigm shift to reduce overtreatment of indolent tumors. JAMA Oncol 2:1023–1029

Nogales FF, Bergeron C, Carvia RE, Alvaro T, Fulwood HR (1996) Ovarian endometrioid tumors with yolk sac tumor component, an unusual form of ovarian neoplasm. Analysis of six cases. Am J Surg Pathol 20:1056–1066

Nogales FF, Preda O, Nicolae A (2012) Yolk sac tumours revisited. A review of their many faces and names. Histopathology 60:1023–1033

Nogales FF, Dulcey I, Preda O (2014) Germ cell tumors of the ovary: an update. Arch Pathol LabMed 138:351–362

Nogales-Fernandez F, Silverberg SG, Bloustein PA, Martinez-Hernandez A, Pierce GB (1977) Yolk sac carcinoma (endodermal sinus tumor): ultrastructure and histogenesis of gonadal and extragonadal tumors in comparison with normal human yolk sac. Cancer (Phila) 39:1462–1474

Nomura K, Ohama K, Okamoto E, Fujiwara A (1983) Cytogenetic studies of multiple ovarian dermoid cysts in a single host. Acta Obstet Gynecol Jpn 35:1938–1944

Nomura K, Matsui T, Aizawa S (1999) Gonadoblastoma with proliferation resembling Sertoli cell tumor. Int J Gynecol Pathol 18:91–93

Norgaard-Pedersen B, Albrechtsen R, Teilum G (1975) Serum alpha-foetoprotein as a marker for endodermal sinus tumour (yolk sac tumour) or a vitelline component of "teratocarcinoma". Acta Pathol Microbiol Scand A 83:573–589

Norris HJ, Jensen RD (1972) Relative frequency of ovarian neoplasms in children and adolescents. Cancer (Phila) 30:713–719

Norris HJ, Zirkin HJ, BensonWL(1976) Immature (malignant) teratoma of the ovary: a clinical and pathologic study of 58 cases. Cancer (Phila) 37:2359–2372

O'Connor DM, Norris HJ (1994) The influence of grade on the outcome of stage I ovarian immature (malignant) teratomas and the reproducibility of grading. Int J Gynecol Pathol 13:283–289

Obata NH, Nakashima N, Kawai M, Kikkawa F, Mamba S, Tomoda Y (1995) Gonadoblastoma with dysgerminoma in one ovary and gonadoblastoma with dysgerminoma and yolk sac tumor in the contralateral ovary in a girl with 46XX karyotype. Gynecol Oncol 58:124–128

Oliva E, Andrada E, Pezzica E, Prat J (1993) Ovarian carcinomas with choriocarcinomatous differentiation. Cancer 72:2441–2446

Ozturk E, Ugur MG, Cebesoy FB, Aydin A, Sever T, Balat O (2010) Good prognosis for primary ovarian pure nongestational choriocarcinoma using the EMA/CO regime. Eur J Gynaecol Oncol 31:123–125

Pantoja E, Noy MA, Axtmayer RW, Colon FE, Pelegrina I (1975a) Ovarian dermoids and their complications. Comprehensive historical review. Obstet Gynecol Surv 30:1–20

Pantoja E, Rodriguez-Ibanez I, Axtmayer RW, Noy MA, Pelegrina I (1975b) Complications of dermoid tumors of the ovary. Obstet Gynecol 45:89–94

Park IJ, Pyeatte JC, Jones HW Jr, Woodruff JD (1972) Gonadoblastoma in a true hermaphrodite with 46, XY genotype. Obstet Gynecol 40:466–472

Park JY, Kim DY, Kim JH, Kim YM, Kim YT, Nam JH (2008) Malignant transformation of mature cystic teratoma of the ovary: experience at a single institution. Eur J Obstet Gynecol Reprod Biol 141:173–178

Parkash V, Carcangiu ML (1995) Transformation of ovarian dysgerminoma to yolk sac tumor: evidence for a histogenetic continuum. Mod Pathol 8:881–887

Parrington JM, West LF, Povey S (1984) The origin of ovarian teratomas. J Med Genet 21:4–12

Payne D, Muss HB, Homesley HD, Jobson VW, Baird FG (1981) Autoimmune hemolytic anemia and ovarian dermoid cysts: case report and review of the literature. Cancer (Phila) 48:721–724

Peccatori F, Bonazzi C, Chiari S, Landoni F, Colombo N, Mangioni C (1995) Surgical management of malignant ovarian germ-cell tumors: 10 years' experience of 129 patients. Obstet Gynecol 86:367–372

Pedowitz P, Felmus LB, Grayzel DM (1955) Dysgerminoma of the ovary; prognosis and treatment. Am J Obstet Gynecol 70:1284–1297

Peterson WF (1956) Solid, histologically benign teratomas of the ovary; A report of four cases and review of the literature. Am J Obstet Gynecol 72:1094–1102

Peterson WF (1957) Malignant degeneration of benign cystic teratomas of the overy; a collective review of the literature. Obstet Gynecol Surv 12:793–830

Peterson WF, Prevost EC, Edmunds FT, Hundley JM Jr, Morris FK (1955) Benign cystic teratomas of the ovary; A clinico-statistical study of 1,007 cases with a review of the literature.Am J Obstet Gynecol 70:368–382

Peyron A (1939) Faits nouveaux relatifs l'origine et l'histogenese des embryomes. Bull Assoc Fr Cancer 28:658

Pierce GB, Dixon FJ Jr (1959a) Testicular teratomas. I. Demonstration of teratogenesis by metamorphosis of multipotential cells. Cancer (Phila) 12:573–583

Pierce GB, Dixon FJ Jr (1959b) Testicular teratomas. II. Teratocarcinoma as an ascitic tumor. Cancer (Phila) 12:584–589

Pierce GB Jr, Midgley AR Jr (1963) The origin and function of human syncytiotrophoblastic giant cells. Am J Pathol 43:153–173

Pierce GB Jr, Verney EL (1961) An in vitro and in vivo study of differentiation in teratocarcinomas. Cancer (Phila) 14:1017–1029

Pierce GB Jr, Midgley AR Jr, Ram JS, Feldman JD (1962) Pariental yolk sac carcinoma: clue to the histogenesis of Riechert's membrane of the mouse embryo. Am J Pathol 41:549–566

Pierce GB Jr, Midgley AR Jr, Beals TF (1964) An ultrastructural study

of differentiation and maturation of trophoblast of the monkey. Lab Investig 13:451–464

Pitman MB, Triratanachat S, Young RH, Oliva E (2004) Hepatocyte paraffin 1 antibody does not distinguish primary ovarian tumors with hepatoid differentiation from metastatic hepatocellular carcinoma. Int J Gynecol Pathol 23:58–64

Poulos C, Cheng L, Zhang S, Gersell DJ, Ulbright TM (2006) Analysis of ovarian teratomas for isochromosome 12p: evidence supporting a dual histogenetic pathway for teratomatous elements. Mod Pathol 19:766–771

Prat J, Bhan AK, Dickersin GR, Robboy SJ, Scully RE (1982) Hepatoid yolk sac tumor of the ovary (endodermal sinus tumor with hepatoid differentiation): a light microscopic, ultrastructural and immunohistochemical study of seven cases. Cancer (Phila) 50:2355–2368

Prat J, Cao D, Carinelli S, Nogales FF, Vang R, Zaloudek CJ (2014) Monodermal teratomas and somatic-type tumours arising from a dermoid cyst. In: Kurman RJ, Carcangiu M, Herrington CS, Young RH (eds) WHO classification of tumours of female reproductive organs, 4th edn. IARC Press, Lyons, pp 63–66

Pratt-Thomas HR, Cooper JM (1976) Gonadoblastoma with tubal pregnancy. Am J Clin Pathol 65:121–125

Quigley MM, Vaughn TC, Hammond CB, Haney AF (1981) Production of testosterone and estrogen in vitro by gonadal tissue from a 46,XY true hermaphrodite with gonadal failure and gonadoblastoma. Obstet Gynecol 58:253–259

Rabban JT, Lerwill MF, McCluggage WG, Grenert JP, Zaloudek CJ (2009) Primary ovarian carcinoid tumors may express CDX-2: a potential pitfall in distinction from metastatic intestinal carcinoid tumors involving the ovary. Int J Gynecol Pathol 28:41–48

Radharrishnan S, Sivaraman L, Natarajan PS (1978) True hermaphrodite with multiple gonadal neoplasms: report of a case with cytogenetic study. Cancer 42:2726–2732

Ramalingam P, Malpica A, Silva EG, Gershenson DM, Liu JL, Deavers MT (2004) The use of cytokeratin 7 and EMA in differentiating ovarian yolk sac tumors from endometrioid and clear cell carcinomas. Am J Surg Pathol 28:1499–1505

Rashad MN, Fathalla MF, Kerr MG (1966) Sex chromatin and chromosome analysis in ovarian teratomas. Am J Obstet Gynecol 96:461–465

Riopel MA, Spellerberg A, Griffin CA, Perlman EJ (1998) Genetic analysis of ovarian germ cell tumors by comparative genomic hybridization. Cancer Res 58:3105–3110

Rittiluechai K, Wilcox R, Lisle J, Everett E, Wallace HJ 3rd, Verschraegen CF (2014) Prognosis of hepatoid yolk sac tumor in women: what's up, Doc? Eur J Obstet Gynecol Reprod Biol 175:25–29

Robboy SJ, Scully RE (1970) Ovarian teratoma with glial implants on the peritoneum. An analysis of 12 cases. Hum Pathol 1:643–653

Robboy SJ, Scully RE (1980) Strumal carcinoid of the ovary: an analysis of 50 cases of a distinctive tumor composed of thyroid tissue and carcinoid. Cancer (Phila) 46:2019–2034

Robboy SJ, Scully RE, Norris HJ (1974) Carcinoid metastatic to the ovary. A clinocopathologic analysis of 35 cases. Cancer (Phila) 33:798–811

Robboy SJ, Norris HJ, Scully RE (1975) Insular carcinoid primary in the ovary. A clinicopathologic analysis of 48 cases. Cancer (Phila) 36:404–418

Robboy SJ, Scully RE, Norris HJ (1977) Primary trabecular carcinoid of the ovary. Obstet Gynecol 49:202–207

Robboy SJ, Shaco-Levy R, Peng RY, Snyder MJ, Donahue J, Bentley RC, Bean S, Krigman HR, Roth LM, Young RH (2009) Malignant struma ovarii: an analysis of 88 cases, including 27 with extraovarian spread. Int J Gynecol Pathol 28:405–422

Rose LI, Underwood RH, Williams GH, Pinkus GS (1974) Pure gonadal dysgenesis. Studies of in vitro androgen metabolism. Am J Med 57:957–961

Roth LM, Karseladze AI (2008) Highly differentiated follicular carcinoma arising from struma ovarii: a report of 3 cases, a review of the literature, and a reassessment of so-called peritoneal strumosis. Int J Gynecol Pathol 27:213–222

Roth LM, Talerman A (2006) Recent advances in the pathology and classification of ovarian germ cell tumors. Int J Gynecol Pathol 25:305–320

Roth LM, Talerman A (2007) The enigma of struma ovarii. Pathology 39:139–146

Roth LM, Miller AW 3rd, Talerman A (2008) Typical thyroid-type carcinoma arising in struma ovarii: a report of 4 cases and review of the literature. Int J Gynecol Pathol 27:496–506

Roth LM, Talerman A, Levy T, Sukmanov O, Czernobilsky B (2011) Ovarian yolk sac tumors in older women arising from epithelial ovarian tumors or with no detectable epithelial component. Int J Gynecol Pathol 30:442–451

Rutgers JL, Scully RE (1986) Functioning ovarian tumors with peripheral steroid cell proliferation: a report of twenty-four cases. Int J Gynecol Pathol 5:319–337

Rutgers JL, Young RH, Scully RE (1987) Ovarian yolk sac tumor arising from an endometrioid carcinoma. Hum Pathol 18:1296–1299

Safneck JR, deSa DJ (1986) Structures mimicking sex cord-stromal tumours and gonadoblastomas in the ovaries of normal infants and children. Histopathology 10:909–920

Santesson L (1947) Clinical and pathological survey of ovarian tumours treated at radiumhemmet. Acta Radiol (Stockh) 28:644–668

Schellhas HF (1974a) Malignant potential of the dysgenetic gonad. II. Obstet Gynecol 44:455–462

Schellhas HF (1974b) Malignant potential of the dysgenetic gonad. Part 1. Obstet Gynecol 44:298–309

Schellhas HF, Trujillo JM, Rutledge FN, Cork A (1971) Germ cell tumors associated with XY gonadal dysgenesis. Am J Obstet Gynecol 109:1197–1204

Schiller W (1939) Mesonephroma ovarii. Am J Cancer 35:1

Schmidt J, Derr V, Heinrich MC, Crum CP, Fletcher JA, Corless CL, Nose V (2007) BRAF in papillary thyroid carcinoma of ovary (struma ovarii). Am J Surg Pathol 31:1337–1343

Schmitz E (1925) Malignant endothelioma of perithelioma type in the ovary. Am J Obstet Gynecol 9:247

Schuldt M, Rubio A, Preda O, Nogales FF (2016) GATA binding protein 3 expression is present in primitive patterns of yolk sac tumours but is not expressed by differentiated variants. Histopathology 68:613–615

Schwartz PE, Morris JM (1988) Serum lactic dehydrogenase: a tumor marker for dysgerminoma. Obstet Gynecol 72:511–515

Scully RE (1953) Gonadoblastoma; a gonadal tumor related to the dysgerminoma (seminoma) and capable of sex-hormone production. Cancer (Phila) 6:455–463

Scully RE (1970a) Gonadoblastoma. A review of 74 cases. Cancer (Phila) 25:1340–1356

Scully RE (1970b) Sex cord tumor with annular tubules a distinctive ovarian tumor of the Peutz-Jeghers syndrome. Cancer (Phila) 25:1107–1121

Scully R, Young R, Clement P (1998) Tumors of the ovary, maldeveloped gonads and broad ligament. Armed forces Institute of Pathology. Washington, DC

Serratoni FT, Robboy SJ (1975) Ultrastructure of primary and metastatic ovarian carcinoids: analysis of 11 cases. Cancer (Phila) 36:157–160

Sever M, Jones TD, Roth LM, Karim FW, Zheng W, Michael H, Hattab EM, Emerson RE, Baldridge LA, Cheng L (2005) Expression of CD117 (c-kit) receptor in dysgerminoma of the ovary: diagnostic and therapeutic implications. Mod Pathol 18:1411–1416

Shaco-Levy R, Peng RY, Snyder MJ, Osmond GW, Veras E, Bean SM, Bentley RC, Robboy SJ (2012) Malignant struma ovarii: a blinded study of 86 cases assessing which histologic features correlate with aggressive clinical behavior. Arch Pathol Lab Med 136:172–178

Shah KD, Kaffe S, Gilbert F, Dolgin S, Gertner M (1988) Unilateral microscopic gonadoblastoma in a prepubertal Turner mosaic with Y chromosome material identified by restriction fragment analysis. Am J Clin Pathol 90:622–627

Shigematsu T, Kamura T, Airnia T et al (2000) DNA polymorphism analysis of a pure nongestational choriocarcinoma of the ovary: case report. Eur J Gynecol Oncol 21:153–154

Shirai T, Itoh T, Yoshiki T, Noro T, Tomino Y (1976) Immunofluorescent demonstration of alpha-fetoprotein and other plasma proteins in yolk sac tumor. Cancer (Phila) 38:1661–1667

Shojaei H, Hong H, Redline RW (2016) High-level expression of divergent endodermal lineage markers in gonadal and extra-gonadal yolk sac tumors. Mod Pathol 29:1278–1288

Sigismondi C, Scollo P, Ferrandina G, Candiani M, Angioli R, Vigano R, Scarfone G, Mangili G (2015) Management of bilateral malignant ovarian germ cell tumors: a MITO-9 retrospective study. Int J Gynecol Cancer 25:203–207

Simard LC (1957) Polyembryonic embryoma of the ovary of parthenogenetic origin. Cancer (Phila) 10:215–223

Smith FC (1946) Pathology and physiology of struma ovarii. Arch Surg 53:603–626

Snir OL, Buza N, Hui P (2016) Mucinous epithelial tumours arising from ovarian mature teratomas: a tissue genotyping study. Histopathology 69:383–392

Snir OL, DeJoseph M, Wong S, Buza N, Hui P (2017) Frequent homozygosity in both mature and immature ovarian teratomas: a shared genetic basis of tumorigenesis. Mod Pathol 30:1467–1475

Snyder RR, Tavassoli FA (1986) Ovarian strumal carcinoid: immunohistochemical, ultrastructural, and clinicopathologic observations. Int J Gynecol Pathol 5:187–201

Soga J, Osaka M, Yakuwa Y (2000) Carcinoids of the ovary: an analysis of 329 reported cases. J Exp Clin Cancer Res 19:271–280

Speleman F, Dermaut B, De Potter CR, Van Gele M, Van Roy N, De Paepe A, Laureys G (1997) Monosomy 22 in a mixed germ cell-sex cord-stromal tumor of the ovary. Genes Chromosomes Cancer 19:192–194

Sporrong B, Falkmer S, Robboy S et al (1982) Neurohormonal peptides in ovarian carcinoids. An immunohistochemical study of 81 primary carcinoids and of intraovarian metastases from six midgut carcinoids. Cancer (Phila) 49:68–74

Stagno PA, Petras RE, Hart WR (1987) Strumal carcinoids of the ovary. An immunohistologic and ultrastructural study. Arch Pathol Lab Med 111:440–446

Stamp GW, McConnell EM (1983) Malignancy arising in cystic ovarian teratomas. A report of 24 cases. Br J Obstet Gynaecol 90:671–675

Stevens LC (1959) Embryology of testicular teratomas in strain 129 mice. J Natl Cancer Inst 23:1249–1295

Stevens LC (1960) Embryonic potency of embryoid bodies derived from a transplantable testicular teratoma of the mouse. Dev Biol 2:285–297

Stevens LC (1962) The biology of teratomas including evidence indicating their origin form primordial germ cells. Annee Biol 1:585–610

Subbuswamy SG, Gibbs NM, Ross CF, Morson BC (1974) Goblet cell carcinoid of the appendix. Cancer (Phila) 34:338–344

Szokol M, Kondrai G, Papp Z (1977) Gonadal malignancy and 46, XY karyotype in a true hermaphrodite. Obstet Gynecol 49:358–360

Szyfelbein WM, Young RH, Scully RE (1994) Cystic struma ovarii: a frequently unrecognized tumor. A report of 20 cases. Am J Surg Pathol 18:785–788

Szyfelbein WM, Young RH, Scully RE (1995) Struma ovarii simulating ovarian tumors of other types. A report of 30 cases. Am J Surg Pathol 19:21–29

Takeda A, Ishizuka T, Goto T, Goto S, Ohta M, Tomoda Y, Hoshino M (1982) Polyembryoma of ovary producing alpha-fetoprotein and

HCG: immunoperoxidase and electron microscopic study. Cancer (Phila) 49: 1878–1889

Talerman A (1971) Gonadoblastoma and dysgerminoma in two siblings with dysgenetic gonads. Obstet Gynecol 38:416–426

Talerman A (1972a) A distinctive gonadal neoplasm related to gonadoblastoma. Cancer (Phila) 30:1219–1224

Talerman A (1972b) A mixed germ cell-sex cord stroma tumor of the ovary in a normal female infant. Obstet Gynecol 40:473–478

Talerman A (1974) Gonadoblastoma associated with embryonal carcinoma. Obstet Gynecol 43:138–142

Talerman A (1975) The incidence of yolk sac tumor (endodermal sinus tumor) elements in germ cell tumors of the testis in adults. Cancer (Phila) 36:211–215

Talerman A (1980) The pathology of gonadal neoplasms composed of germ cells and sex cord stroma derivatives. Pathol Res Pract 170:24–38

Talerman A (1984) Carcinoid tumors of the ovary. J Cancer Res Clin Oncol 107:125–135

Talerman A (1987) Ovarian Sertoli-Leydig cell tumor (androblastoma) with retiform pattern. A clinicopathologic study. Cancer (Phila) 60:3056–3064

Talerman A, Dlemarre JF (1975) Gonadoblastoma associated with embryonal carcinoma in an anatomically normal man. J Urol 113:355–359

Talerman A, Evans MI (1982) Primary trabecular carcinoid tumor of the ovary. Cancer (Phila) 50:1403–1407

Talerman A, Haije WG (1974) Alpha-fetoprotein and germ cell tumors: a possible role of yolk sac tumor in production of alpha-fetoprotein. Cancer (Phila) 34:1722–1726

Talerman A, Haije WG (1985) Ovarian Sertoli cell tumor with retiform and heterologous elements. Am J Surg Pathol 9:459–460

Talerman A, Okagaki T (1985) Ultrastructural features of primary trabecular carcinoid tumor of the ovary. Int J Gynecol Pathol 4:153–160

Talerman A, Roth LM (2007) Recent advances in the pathology and classification of gonadal neoplasms composed of germ cells and sex cord derivatives. Int J Gynecol Pathol 26:313–321

Talerman A, van der Harten JJ (1977) Mixed germ cell-sex cord stroma tumor of the ovary associated with isosexual precocious puberty in a normal girl. Cancer (Phila) 40:889–894

Talerman A, Huyzinga WT, Kuipers T (1973) Dysgerminoma. Clinocopathologic study of 22 cases. Obstet Gynecol 41:137–147

Talerman A, Haije WG, Baggerman L (1977a) Alpha-1 antitrypsin (AAT) and alphafoetoprotein (AFP) in sera of patients with germ-cell neoplasms: value as tumour markers in patients with endodermal sinus tumour (yolk sac tumour). Int J Cancer 19:741–746

Talerman A, van der Pompe WB, Haije WG, Baggerman L, Boekestein-Tjahjadi HM (1977b) Alpha-foetoprotein and carcinoembryonic antigen in germ cell neoplasms. Br J Cancer 35:288–291

Talerman A, Haije WG, Baggerman L (1978) Serum alphafetoprotein (AFP) in diagnosis and management of endodermal sinus (yolk sac) tumor and mixed germ cell tumor of the ovary. Cancer (Phila) 41:272–278

Talerman A, Haije WG, Baggerman L (1980) Serum alphafetoprotein (AFP) in patients with germ cell tumors of the gonads and extragonadal sites: correlation between endodermal sinus (yolk sac) tumor and raised serum AFP. Cancer (Phila) 46:380–385

Talerman A, Jarabak J, Amarose AP (1981) Gonadoblastoma and dysgerminoma in a true hermaphrodite with a 46,XX karyotype. Am J Obstet Gynecol 140:475–477

Talerman A, Verp MS, Senekjian E, Gilewski T, Vogelzang N (1990) True hermaphrodite with bilateral ovotestes, bilateral gonadoblastomas and dysgerminomas, 46, XX/46,XY karyotype, and a successful pregnancy. Cancer (Phila) 66:2668–2672

Talukdar S, Kumar S, Bhatla N, Mathur S, Thulkar S, Kumar L (2014)

Neo-adjuvant chemotherapy in the treatment of advanced malignant germ cell tumors of ovary. Gynecol Oncol 132:28–32

Tavassoli FA (1983) A combined germ cell-gonadal stromal-epithelial tumor of the ovary. Am J Surg Pathol 7:73–84

Teilum G (1944) Homologous tumours in ovary and testis: contribution to classification of gonadal tumours. Acta Obstet Gynecol Scand 24:480

Teilum G (1946) Gonocytoma; homologous ovarian and testicular tumours. 1. With discussion of "mesonephroma ovarii" (Schiller: Am J Cancer 1939). Acta Pathol Microbiol Scand 23:242

Teilum G (1950) "Mesonephroma ovarii" (Schiller) extraembryonic mesoblastoma of germ cell origin in ovary and testis. Acta Pathol Microbiol Scand 27:249

Teilum G (1959) Endodermal sinus tumors of the ovary and testis. Comparative morphogenesis of the so-called mesoephroma ovarii (Schiller) and extraembryonic (yolk sac-allantoic) structures of the rat's placenta. Cancer (Phila) 12:1092–1105

Teilum G (1965) Classification of endodermal sinus tumour (mesoblatoma vitellinum) and so-called "embryonal carcinoma" of the ovary. Acta Pathol Microbiol Scand 64:407–429

Teter J (1970) Prognosis, malignancy, and curability of the germ-cell tumor occurring in dysgenetic gonads. Am J Obstet Gynecol 108:894–900

Tiltman AJ (1985) Ependymal cyst of the ovary. A case report. S Afr Med J 68:424–425

Tokuoka S, Aoki Y, Hayashi Y, Yokoyama T, Ishii T (1985) A mixed germ cell-sex cord-stromal tumor of the ovary with retiform tubular structure: a case report. Int J Gynecol Pathol 4:161–170

Tsuchida Y, Kaneko M, Yokomori K, Saito S, Urano Y, Endo Y, Asaka T, Takeuchi T (1978) Alpha-fetoprotein, prealbumin, albumin, alpha-1-antitrypsin and transferrin as diagnostic and therapeutic markers for endodermal sinus tumors. J Pediatr Surg 13:25–29

Tsujioka H, Hamada H, Miyakawa T, Hachisuga T, Kawarabayashi T (2003) A pure nongestational choriocarcinoma of the ovary diagnosed with DNA polymorphism analysis. Gynecol Oncol 89:540–542

Tsuura Y, Hiraki H, Watanabe K, Igarashi S, Shimamura K, Fukuda T, Suzuki T, Seito T (1994) Preferential localization of c-kit product in tissue mast cells, basal cells of skin, epithelial cells of breast, small cell lung carcinoma and seminoma/dysgerminoma in human: immunohistochemical study on formalin-fixed, paraffin-embedded tissues. Virchows Arch 424:135–141

Ueda G, Fujita M, Ogawa H, Sawada M, Inoue M, Tanizawa O (1993) Adenocarcinoma in a benign cystic teratoma of the ovary: report of a case with a long survival period. Gynecol Oncol 48:259–263

Ulbright TM (2005) Germ cell tumors of the gonads: a selective review emphasizing problems in differential diagnosis, newly appreciated, and controversial issues. Mod Pathol 18(Suppl 2):S61–S79

Ulbright TM (2014) Gonadoblastoma and hepatoid and endometrioid-like yolk sac tumor: an update. Int J Gynecol Pathol 33:365–373

Ulbright TM, Young RH (2014) Gonadoblastoma and selected other aspects of gonadal pathology in young patients with disorders of sex development. Semin Diagn Pathol 31:427–440

Ulirsch RC, Goldman RL (1982) An unusual teratoma of the ovary: neurogenic cyst with lactating breast tissue. Obstet Gynecol 60:400–402

Vance RP, Geisinger KR (1985) Pure nongestational choriocarcinoma of the ovary. Report of a case. Cancer (Phila) 56:2321–2325

Vang R, Gown AM, Zhao C, Barry TS, Isacson C, Richardson MS, Ronnett BM (2007) Ovarian mucinous tumors associated with mature cystic teratomas: morphologic and immunohistochemical analysis identifies a subset of potential teratomatous origin that shares features of lower gastrointestinal tract mucinous tumors more commonly encountered as secondary tumors in the ovary. Am J Surg Pathol 31:854–869

Venizelos ID, Tatsiou ZA, Roussos D, Karagiannis V (2009) A case of sebaceous carcinoma arising within a benign ovarian cystic teratoma. Onkologie 32:353–355

Vicus D, Beiner ME, Klachook S, Le LW, Laframboise S, Mackay H (2010) Pure dysgerminoma of the ovary 35 years on: a single institutional experience. Gynecol Oncol 117:23–26

Vitaliani R, Mason W, Ances B, Zwerdling T, Jiang Z, Dalmau J (2005) Paraneoplastic encephalitis, psychiatric symptoms, and hypoventilation in ovarian teratoma. Ann Neurol 58:594–604

Wang WC, Lai YC (2016) Genetic analysis results of mature cystic teratomas of the ovary in Taiwan disagree with the previous origin theory of this tumor. Hum Pathol 52:128–135

Wang Y, Schwartz LE, Anderson D, Lin MT, Haley L,Wu RC, Vang R, Shih Ie M, Kurman RJ (2015) Molecular analysis of ovarian mucinous carcinoma reveals different cell of origins. Oncotarget 6:22949–22958

Warkel RL, Cooper PH, Helwig EB (1978) Adenocarcinoid, a mucin-producing carcinoid tumor of the appendix: a study of 39 cases. Cancer (Phila) 42:2781–2793

Weinberg LE, Lurain JR, Singh DK, Schink JC (2011) Survival and reproductive outcomes in women treated for malignant ovarian germ cell tumors. Gynecol Oncol 121:285–289

Weldon-Linne CM, Rushovich AM (1983) Benign ovarian cystic teratomas with homunculi. Obstet Gynecol 61:88S–94S

Williamson HO, Underwood PB Jr, Kreutner A Jr, Rogers JF, Mathur RS, Pratt-Thomas HR (1976) Gonadoblastoma: clinicopathologic correlation in six patients. Am J Obstet Gynecol 126:579–585

Wisniewski M, Deppisch LM (1973) Solid teratomas of the ovary. Cancer (Phila) 32:440–446

Witschi E (1948) Migration of the germ cells of human embryos from the yolk sac to the primitive gonadal folds. Contrib Embryol 32:67

Woodruff JD, Rauh JT, Markley RL (1966) Ovarian struma. Obstet Gynecol 27:194–201

Woodruff JD, Protos P, Peterson WF (1968) Ovarian teratomas. Relationship of histologic and ontogenic factors to prognosis. Am J Obstet Gynecol 102:702–715

Yanai-Inbar I, Scully RE (1987) Relation of ovarian dermoid cysts and immature teratomas: an analysis of 350 cases of immature teratoma and 10 cases of dermoid cyst with microscopic foci of immature tissue. Int J Gynecol Pathol 6:203–212

Young RH, Scully RE (1983) Ovarian Sertoli-Leydig cell tumors with a retiform pattern: a problem in histopathologic diagnosis. A report of 25 cases. Am J Surg Pathol 7:755–771

Young RH, Prat J, Scully RE (1982) Ovarian Sertoli-Leydig cell tumors with heterologous elements. I. Gastrointestinal epithelium and carcinoid: a clinicopathologic analysis of thirty-six cases. Cancer (Phila) 50:2448–2456

Young RH, Stall JN, Sevestre H (2016) The polyembryoma: one of the most intriguing human neoplasms, with comments on the investigator who brought it to light, Albert Peyron. Int J Gynecol Pathol 35:93–105

Zaloudek CJ, Tavassoli FA, Norris HJ (1981) Dysgerminoma with syncytiotrophoblastic giant cells. A histologically and clinically distinctive subtype of dysgerminoma. Am J Surg Pathol 5:361–367

Zelaya G, Lopez Marti JM, Marino R, Garcia de Davila MT, Gallego MS (2015) Gonadoblastoma in patients with Ullrich-Turner syndrome. Pediatr Dev Pathol 18:117–121

Zhao S, Kato N, Endoh Y, Jin Z, Ajioka Y, Motoyama T (2000) Ovarian gonadoblastoma with mixed germ cell tumor in a woman with 46, XX karyotype and successful pregnancies. Pathol Int 50:332–335

Zhao C, Bratthauer GL, Barner R, Vang R (2007) Comparative analysis of alternative and traditional immunohistochemical markers for the distinction of ovarian sertoli cell tumor from endometrioid tumors and carcinoid tumor: a study of 160 cases. Am J Surg Pathol 31: 255–266

Zuntova A, Motlik K, Horejsi J, Eckschlager T (1992) Mixed germ cell-sex cord stromal tumor with heterologous structures. Int J Gynecol Pathol 11: 227–233

Zynger DL, McCallum JC, Luan C, Chou PM, Yang XJ (2010) Glypican 3 has a higher sensitivity than alpha-fetoprotein for testicular and ovarian yolk sac tumour: immunohistochemical investigation with analysis of histological growth patterns. Histopathology 56: 750–757

第17章 卵巢非特异性肿瘤（包括间叶性肿瘤）

Lauren E. Schwartz，Russell Vang 著；

李国霞 译

内容

本章讨论一组异质性肿瘤，其中许多肿瘤并非卵巢特有。这些肿瘤大多数在卵巢中少见，更常发生于身体其他部位。因此，一旦在卵巢中见到这些肿瘤，病理医师和临床医师可能在诊断、明确其组织学发生和生物学行为及确定治疗方案等方面存在困难。这些肿瘤的鉴别诊断包括间叶组织来源的卵巢原发性肿瘤，以及转移或扩散至卵巢的继发性肿瘤。卵巢非特异性间叶性肿瘤首先要与包含大量成熟或不成熟间叶成分的畸胎瘤相鉴别，其次要与癌肉瘤（恶性米勒混合瘤，MMMT）相鉴别，后者除了包含恶性上皮成分外，还包含不同的恶性间叶成分。含有间叶组织的畸胎瘤已在本书第 16 章中介绍过，癌肉瘤、子宫内膜间质肉瘤和腺肉瘤已在第 14 章中讨论过。

除了卵巢非特异性间叶性肿瘤之外，本章还将介绍腺瘤样瘤（间皮起源）、Wolffian 肿瘤、卵巢神经源性肿瘤、卵巢肝样癌、卵巢肺型小细胞癌和涎腺型肿瘤。2014 版 WHO 分类（Kurman et al. 2014）把高钙血症型小细胞癌列在卵巢杂类肿瘤中，相关内容已在本书第 15 章中讨论过。卵巢实性假乳头状肿瘤（Deshpande et al. 2010）在 2014 版 WHO 分类（Kurman et al. 2014）中也被列在卵巢杂类肿瘤里，本书不予讨论。

17.1　卵巢非特异性间叶性肿瘤

卵巢起源的间叶性肿瘤少见，一般认为其源自卵巢结缔组织，而非畸胎瘤或表面上皮 – 间质

（米勒系统）。有一些病例不能排除是畸胎瘤起源
或表面上皮 – 间质（米勒系统）起源的肿瘤。本
章讨论的肿瘤只包含一种良性或恶性的肿瘤性间
叶成分。而畸胎瘤类肿瘤或癌肉瘤常含有多种组
织成分。

　　鉴于卵巢畸胎瘤可以呈单胚层分化，一些病变
中组织的归类及其组织学发生不容易明确。因此，
尽管部分此类肿瘤可显示直接起源于卵巢组织，但
有相当多的病例，其组织学发生和起源是不确定
的。跟身体其他部位发生的相应肿瘤一样，卵巢间
叶性肿瘤可以是良性或恶性的，根据其组织学起源
来分类。

17.1.1　低级别子宫内膜间质肉瘤

　　原发于卵巢的低级别子宫内膜间质肉瘤（low-
grade endometrial stromal sarcoma，LGESS）非 常
少见，报道的病例不到 100 例（Oliva et al. 2014；
Young et al. 1984；Chang et al. 1993；Masand et al.
2013）。患者的年龄不一，大多为 41~60 岁（Oliva
et al. 2014；Chang et al. 1993）。

　　临床表现不特异，包括腹胀、腹痛。肿瘤多数
为单侧发生的，部分病例中肿瘤发生于双侧。肿瘤
平均直径近 10 cm（Oliva et al. 2014）。大体表现
不一，可以囊性为主，或以实性为主。切面通常呈
黄褐色，伴出血和（或）坏死灶。肿瘤的镜下表现
类似于发生在子宫的低级别子宫内膜间质肉瘤，细
胞类似增生期子宫内膜间质细胞，细胞小、致密
排列，呈片状分布（图 17.1，17.2）。核分裂象不
一。肿瘤内的血管类似于子宫的低级别子宫内膜
间质肉瘤中的血管（见第 10 章）。部分病例中可
见性索分化和平滑肌化生。大多数病例伴有子宫
内膜异位症，提示肿瘤源自异位的子宫内膜而不
是卵巢间质。免疫组化染色显示，肿瘤呈 CD10 弥
漫强阳性。与子宫的 LGESS 一样，部分病例存在
JAZF1-SUZ12 基因融合和 *PHF1*（Amador-Ortiz et

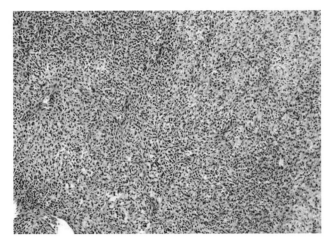

图 17.1　低级别子宫内膜间质肉瘤（低倍图）

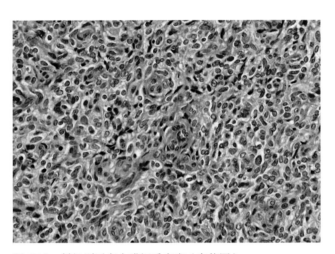

图 17.2　低级别子宫内膜间质肉瘤（高倍图）

al. 2011；Chiang et al. 2011）。

　　其鉴别诊断包括转移性病变、性索间质肿瘤和
其他不常见的病变。如果子宫内膜间质肉瘤经全面
广泛评估，子宫没有被病变累及、肿块主要位于卵
巢且表现类似于卵巢癌，多数情况下认为其是卵巢
原发性的（Oliva et al. 2014）。子宫内膜间质肉瘤
除了要和子宫的子宫内膜间质肉瘤转移相鉴别外，
还应与转移性胃肠道间质瘤（GIST）相鉴别。两
者的发病年龄相似。组织学上，转移性 GIST 更可
能显示核呈栅栏状排列，缺乏 LGESS 中典型的血
管。而且，免疫组化染色可以帮助鉴别，GIST 显
示 c-kit、DOG-1 和（或）CD34 阳性。

17.1.2　黏液瘤

卵巢原发性黏液瘤是相当罕见的肿瘤，文献中仅有极少数的病例报道（Brady et al. 1987；Eichhorn et al. 1991；Scully et al. 1998；Roth et al. 2013）。患者的年龄范围为 12~80 岁，只有 1 例是绝经后患者。报道的病例中肿瘤都是单侧发生的（Brady et al. 1987；Eichhorn et al. 1991；Scully et al. 1998；Roth et al. 2013）。大体表现：肿瘤的最大径为 3.5~22.0 cm（Eichhorn et al. 1991；Scully et al. 1998；Roth et al. 2013；Dutz et al. 1961），有包膜，呈灰白色，质软。切面部分呈囊性，实性区质地黏滑，囊性区含透明、浓稠的黏液样物。

镜下，肿瘤组织显示典型的黏液瘤外观，与其他部位发生的黏液瘤相似。肿瘤组织由疏松的黏液性间质及散在的星芒状或梭形细胞构成；部分细胞核深染，但无多形性，缺乏核分裂象。肿瘤内血管多少不一，稀少时仅含少量毛细血管，缺乏丛状血管；血管丰富时可见明显的毛细血管，肿瘤周边区可见较大的肌性血管。黏液性间质 AB 染色呈阳性反应，含有纤细的网状纤维。脂肪染色呈阴性。部分区域存在纤维化，无其他结缔组织成分，形态呈均质状。黏液瘤的免疫组化染色显示 vimentin 阳性，actin 局灶阳性，而 desmin、inhibin、CK、血管标记物、S-100 蛋白和 NF 均为阴性（Eichhorn et al. 1991；Roth et al. 2013；Costa et al. 1993）。

近期的文献提到 3 例卵巢黏液瘤患者还伴有性索间质肿瘤（Roth et al. 2013），其中 2 例伴硬化性间质瘤，另 1 例伴黄素化卵泡膜细胞瘤。这一发现使作者猜测这些卵巢黏液瘤是否源自其他间质病变，提示卵巢黏液瘤的发生可能有 2 种不同的途径，一种是源自卵巢黏液样结缔组织，一种是源自其他性索间质肿瘤（Roth et al. 2013）。作者提议，当黏液瘤样成分明显且病变最大径大于 1 cm 时可以诊断为黏液瘤（Roth et al. 2013）。对黏液瘤的起源尚需要更多深入的研究。

尽管黏液瘤被认为是一种良性肿瘤，但因其含有黏液的特性而难以完整切除，如果不能将附件连同肿瘤完整切除则常易复发。对行单侧附件切除后被确诊为黏液瘤的病例的随访资料显示，患者的无瘤生存时间为 1~21 年（Roth et al. 2013；Costa et al. 1993）。

需要与黏液瘤相鉴别的病变很多，主要应与肉瘤相鉴别，包括黏液样脂肪肉瘤和胚胎性横纹肌肉瘤。黏液样脂肪肉瘤中含有脂肪成分，富含血管，至少部分区域能见到脂母细胞。胚胎性横纹肌肉瘤的细胞形态不一致，细胞和核的多形性程度更高，且含有横纹肌母细胞。此外，胚胎性横纹肌肉瘤的免疫组化染色显示 MSA、desmin 和 myogenin 阳性。即使局灶出现非典型性，也应怀疑为低级别肉瘤，并排除其他可能的病变。

黏液瘤还应与各种良性病变相鉴别，其中包括伴黏液样变的纤维瘤和卵巢巨块性水肿。前者的部分区域能见到典型纤维瘤中的纤维组织，后者的特征见第 12 章（Young et al. 1984；Kalstone et al. 1969）。卵巢巨块性水肿患者通常较年轻，可见各级卵泡陷入，而黏液瘤中观察不到这种现象。此外，黏液瘤还应与黏液性囊腺瘤和癌相鉴别，不论是原发性的还是继发性的，黏液上皮性肿瘤都含有上皮细胞，缺乏星形细胞和梭形细胞，可以显示腺样分化。CK 染色可帮助诊断。

17.1.3　未分化肉瘤

有些卵巢肿瘤分化很差，虽然可以诊断为肉瘤，但是除了间叶源性分化特征外，不显示更明确的分化方向。仔细检查大体、广泛取材和镜下认真观察，可帮助发现分化好的区域，进一步准确诊断。免疫组化染色也有助于准确地判断肿瘤的组织起源。然而，对于部分病例，即使做了广泛、仔细的检查，但仍然不能做出准确的诊断。

17.2 肌分化的肿瘤

17.2.1 平滑肌瘤

卵巢原发性平滑肌瘤不常见（Scully et al. 1998；Doss et al. 1999；Kandalaft et al. 1992；Lerwill et al. 2004；Prayson et al. 1992），文献中仅有少数病例报道。可能很多病例未被报道，特别是肿瘤小并且是被意外发现时。卵巢原发性平滑肌瘤可能起源于卵巢皮质间质、黄体及卵巢韧带与卵巢连接处血管壁中的平滑肌；然而，其真正的组织学起源尚不确定。平滑肌瘤通常见于绝经期和围绝经期女性，有时也发生于年轻女性。患者的年龄范围为 3~65岁。临床上，许多患者无任何症状，肿瘤多为意外发现。出现的症状总是与附件包块有关，患者常主诉腹部膨胀和疼痛，可因为蒂扭转而出现剧烈疼痛，罕见出现腹水，胸水未见报告。患者常伴有子宫平滑肌瘤。

卵巢平滑肌瘤通常单侧发生，但文献报道过 1 例 21 岁女性双侧卵巢发生的巨大平滑肌瘤（Kandalaft et al. 1992）。肉眼观察，肿瘤呈实性，质硬，圆形或卵圆形，表面光滑。切面呈白色或灰白色、实性、旋涡状，没有凝固性坏死。镜下，肿瘤显示出典型的平滑肌瘤形态，像子宫平滑肌瘤一样，由一致的梭形或长梭形平滑肌细胞构成，细胞核两端钝圆或呈雪茄烟状（图 17.3）。细胞核呈栅栏状排列，可以很明显。核分裂活性缺乏或处于低水平，无细胞丰富或核多形性的特征。大多数平滑肌瘤呈典型形态，但也可呈富于细胞型、核分裂活跃型、黏液样型、上皮样型和其他亚型。肿瘤细胞由纤维分隔成束状，纤维间隔可以很宽大或出现明显的透明变性。子宫平滑肌瘤中可以见到的其他变性，在卵巢平滑肌瘤中也可发生。偶尔，平滑肌瘤呈上皮样形态，可能造成诊断困难。免疫组化染色显示肿瘤表达 SMA、MSA、desmin、ER 和 PR。

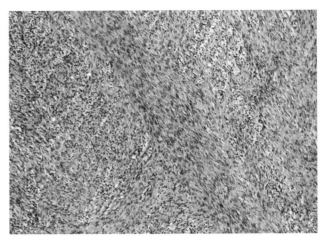

图 17.3 卵巢原发性平滑肌瘤。肿瘤的形态类似于更常见的子宫平滑肌瘤

文献报道过 1 例 63 岁女性发生了卵巢巨大脂肪平滑肌瘤（Mira 1991），相关资料详细。肿瘤几乎取代了整个卵巢，肿瘤内平滑肌组织被脂肪成分替代并分隔。患者不伴子宫平滑肌瘤病。

卵巢原发性平滑肌瘤必须与有蒂的浆膜下（寄生性）子宫平滑肌瘤相鉴别，后者与子宫表面不再相连，而是附着于卵巢并从卵巢获得血供。平滑肌瘤还必须与卵巢更常见的纤维瘤相鉴别，平滑肌瘤往往容易被诊断为纤维瘤，但纤维瘤也可以表达肌源性标记物（Costa et al. 1993；Tiltman et al. 1999），使用免疫组化区分两者时应谨慎判断。平滑肌瘤的治疗方法是切除受累侧附件。

17.2.2 平滑肌肉瘤

卵巢原发性平滑肌肉瘤相当罕见，通常见于绝经后女性，但有时也可见于年轻女性（Lerwill et al. 2004；Vijaya Kumar et al. 2015；Balaton et al. 1987）。肿瘤通常较大、呈实性，患者常有与腹部或盆腔肿块相关的症状和体征。切面灰黄，质软，呈鱼肉样，常常伴有出血和坏死。

镜检，与平滑肌瘤不同，平滑肌肉瘤可见不同程度的核分裂活性、细胞丰富、核多形性和坏死（图 17.4，17.5）。有人提出，当出现下述中 2 个或以上的组织学特征时可诊断为平滑肌肉瘤：明显的核异型性、核分裂象计数 ≥ 10/10 HPF、肿瘤细胞坏死。还有人提议，对于核存在异型性的平滑肌瘤，核分裂象计数 ≥ 5/10 HPF 时，即使没有肿瘤细胞坏死，也可诊断为平滑肌肉瘤（Lerwill et al. 2004）。当肿瘤的组织学特征介于平滑肌瘤和平滑肌肉瘤之间时，可诊断为"恶性潜能未定的平滑肌肿瘤"。

多数卵巢平滑肌肉瘤是普通类型，偶尔也可以是黏液样型或上皮样型。识别这 2 种不常见的亚型很重要，形态类似于子宫相应的平滑肌肉瘤。该肿

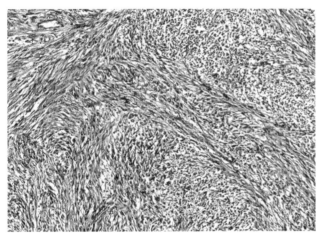

图 17.4　卵巢原发性平滑肌肉瘤（低倍图）。注意它与图 17.3 中的平滑肌瘤有相似性

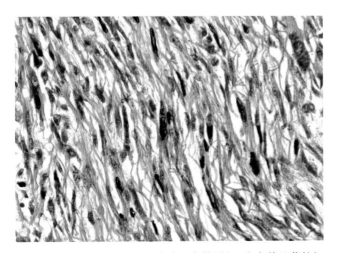

图 17.5　卵巢原发性平滑肌肉瘤（高倍图）。注意其显著的细胞和核的多形性

瘤经血道转移，通常预后不良。卵巢原发性平滑肌肉瘤必须与含有明显平滑肌肉瘤成分的癌肉瘤相鉴别，鉴别诊断还包括伴有明显平滑肌瘤样成分的未成熟性畸胎瘤、子宫或其他器官转移至卵巢的平滑肌肉瘤，以及卵巢原发性或转移性分化差的肉瘤和癌肉瘤。

17.2.3　横纹肌瘤

文献中没有关于单纯卵巢横纹肌瘤的详细报道，但有学者报道过 1 例 48 岁女性浆液性囊腺瘤的附壁结节为横纹肌瘤（Huang et al. 2005）。

17.2.4　横纹肌肉瘤

卵巢原发性横纹肌肉瘤不常见，文献中仅有少数病例报道。仔细回顾文献发现，某些病例，比如 Sandison 频繁引用的病例（1955）不是纯粹的横纹肌肉瘤而是癌肉瘤或伴明显横纹肌母细胞成分的畸胎瘤。因此，诊断卵巢原发性横纹肌肉瘤的前提是必须充分取材，排除其他肿瘤成分存在的可能性。有其他肿瘤成分存在，就能排除纯粹卵巢横纹肌肉瘤的诊断。

诊断一名年轻女性患有胚胎性横纹肌肉瘤，要考虑到 DICER1 综合征的可能，因为胚胎性横纹肌肉瘤可能是 DICER1 综合征的表现之一（Stewart et al. 2016；de Kock et al. 2015）。

卵巢原发性横纹肌肉瘤的组织学起源不明。这些肿瘤可以起源于卵巢结缔组织，或为畸胎瘤的单向分化形成，或为伴恶性成分过度生长的成熟性囊性畸胎瘤恶性转化的结果，或为癌肉瘤的单向分化所致。

卵巢横纹肌肉瘤患者的年龄范围是 2.5~84 岁。由于报道的病例少，好发年龄无法确定。然而，与其他部位发生的横纹肌肉瘤一样，其多形性亚型患者的年龄较大，而胚胎性和腺泡状横纹肌肉

瘤多发生于年轻女性和儿童（Chan et al. 1989）。临床上，患者通常因腹部巨大肿块生长迅速而出现相关症状，常伴血性腹水。就诊时常已有转移。

肉眼检查，肿瘤为单侧，可转移到对侧卵巢而使其受累。肿瘤通常很大，直径超过 10 cm。切面呈实性、鱼肉样，灰粉红到黄褐色不等，出血和坏死区域可很明显。

镜下，肿瘤可以是胚胎性（包括葡萄簇状横纹肌肉瘤）、腺泡状或多形性型，横纹肌母细胞的数量不等（图 17.6~17.8）。胚胎性或腺泡状型横纹肌肉瘤发生于儿童和年轻成人，而多形性横纹肌肉瘤发生于老年女性。诊断多形性横纹肌肉瘤应该不太困难，因为至少能见到一些有横纹的横纹肌母细胞。而诊断胚胎性横纹肌肉瘤则困难得多，因为瘤细胞分化差，横纹肌母细胞分化难以识别。而且，识别出腺泡状或葡萄簇状生长方式对于诊断这 2 个亚型很有必要，但这其实并不容易。

胚胎性横纹肌肉瘤由小圆形原始细胞构成，仅有少量胞质位于细胞边缘。可见处于不同分化阶段且分化差的横纹肌母细胞。因此，其很难与分化差的小细胞癌、淋巴瘤/白血病甚至神经母细胞瘤相鉴别（Scully et al. 1998；Nielsen et al. 1998；Nunez et al. 1983）。小圆形细胞间偶见散在分布的横纹肌母细胞，这些分化较好的大细胞具有明亮的

嗜酸性胞质和偏位核（图 17.8）。识别这些细胞的存在可提供诊断线索。偶尔可见更典型的大的横纹肌母细胞。诊断并非必须要找到横纹，瘤细胞分化好时会出现横纹（图 17.7）。电镜下发现 Z 带或其前体有助于诊断。免疫组化显示 myoglobin、desmin、MSA 和 myogenin 阳性可帮助诊断（图 17.9）。肿瘤常见水肿、出血和坏死，使得诊断更加困难。所以，仔细的肉眼观察和充分取材是正确诊断的前提。该肿瘤可能比我们认为的要更常见，因为其分化差而可能被归入卵巢未分化肿瘤或被误诊为其他肿瘤。部分病例中肿瘤浸润骨髓，最初被诊断为白血病（Nunez et al. 1983）。因此，对于年

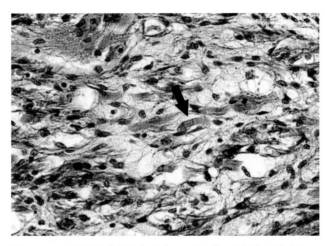

图 17.7　卵巢原发性横纹肌肉瘤。可见明显的横纹（箭头）

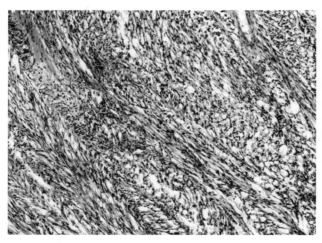

图 17.6　卵巢原发性横纹肌肉瘤。该视野肿瘤含有明显的梭形细胞成分

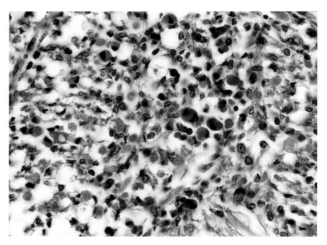

图 17.8　卵巢原发性横纹肌肉瘤。肿瘤含有丰富的横纹肌母细胞，胞质丰富且呈明亮的嗜酸性，细胞核偏位

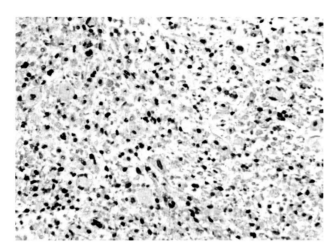

图 17.9 卵巢原发性横纹肌肉瘤，显示弥漫表达 myogenin

轻患者卵巢未分化小圆细胞肿瘤，必须强调要与胚胎性横纹肌肉瘤相鉴别。此外，在诊断胚胎性横纹肌肉瘤时必须排除其他肿瘤成分的存在。

鉴于过去几十年里在胚胎性横纹肌肉瘤治疗方面取得的进展，做出正确的诊断具有学术和实用双重重要意义。过去，这样的肿瘤患者预后很差，多数报道显示患者于诊断后 1 年内死于广泛转移。近年来，部分伴有转移的胚胎性横纹肌肉瘤患者在外科手术、化疗和放疗后能无病生存。

17.2.5 肌成纤维细胞瘤

文献中报道过 1 例卵巢肌成纤维细胞瘤（Rhoades et al. 1999），相关资料详细，情况如下。患者女性，22 岁，车祸后发现右侧卵巢增大，但拒绝接受开腹手术。3 年后肿物逐渐增大，行开腹手术。术中见右卵巢肿物，大小为 9.0 cm×8.5 cm×6.0 cm，重 215 g，与右侧输卵管和网膜粘连，行肿物切除术。肿物呈实性、灰白至黄褐色，切面呈旋涡状并可见局灶性钙化。镜下，肿瘤由一致的形态温和的梭形细胞构成，瘤细胞被透明变性的胶原分割成不规则的束状，部分区域可见血管增生，无异型性或核分裂活性。瘤细胞表达 vimentin、SMA 和 MSA，不表达 desmin 和 CK。该患者治疗后 21

个月随访时情况良好、无瘤生存。肌成纤维细胞瘤是良性肿瘤，完整切除即可治愈。

17.3 血管和淋巴管分化的肿瘤

17.3.1 血管瘤

血管瘤包括海绵状血管瘤、毛细血管瘤和吻合状血管瘤，偶尔发生于卵巢，文献报道的卵巢血管瘤不到 100 例（Ziari et al. 2016；Lawhead et al. 1985；Talerman 1967；Dundr et al. 2017）。有很少的卵巢血管瘤病例，其临床检查结果怀疑为恶性肿瘤（Schoolmeester et al. 2015）。同一般的血管瘤一样，关于卵巢血管瘤的起源问题也一直存在争议。一种观点认为其是错构瘤性血管畸形，还有一种观点认为其是真性肿瘤，这两种观点都能解释血管瘤的形成。据病例报道，卵巢血管瘤患者的年龄范围为 4 月龄 ~81 岁（Ziari et al. 2016），没有年龄好发倾向。大多数卵巢血管瘤是于外科手术或尸检时偶然发现的（Talerman 1967）。少数病例的血管瘤较大，患者因卵巢肿物表现为腹部膨胀（Gehrig et al. 2000；Mann et al. 1961；Mc et al. 1955），或因肿瘤蒂扭转而发生急性腹痛（Mann et al. 1961；Shaffer et al. 1939）。部分病例有腹水，肿瘤切除后腹水消失（Gehrig et al. 2000；Mc et al. 1955；Savargaonkar et al. 1994）。血管瘤通常发生于单侧，不过有 4 例病例报道是双侧发生的（Talerman 1967）。卵巢血管瘤可以发生于全身性血管瘤病患者（Lawhead et al. 1985）和女性生殖道其他部位有血管瘤的患者（Lawhead et al. 1985；Talerman 1967）。而且，卵巢血管瘤与多种综合征有关，包括 Kasabach-Merritt 综合征和假 Meigs 综合征，患者血清中 CA125 水平可升高（Schoolmeester et al. 2015）。

肉眼检查，病变小，呈红色或紫红色，圆形或卵圆形结节状，直径从几毫米到 24 cm 不等。切面上，病灶的质地通常似海绵，呈蜂窝状外观。血管瘤可发生在卵巢的不同部位，但髓质和门部最常见（Talerman 1967）。

镜下，卵巢血管瘤可以是海绵状血管瘤、毛细血管–海绵状混合性血管瘤或吻合状血管瘤。病变由血管腔隙组成，腔隙大小不一，通常较小，衬覆单层内皮细胞，腔内常含有红细胞（图 17.10）。最近有报道称吻合状血管瘤可见于卵巢，由非分叶状分布的、毛细血管样大小的血管增生组成，混杂有较大的血管（Dundr et al. 2017；Kryvenko et al. 2011）。卵巢血管瘤内偶尔能看到血栓形成。病变内可见到少量结缔组织。少数病例的血管瘤间质中可见黄素化细胞，其中 1 例尚有激素功能表现（Savargaonkar et al. 1994）。

血管瘤必须与扩张的血管增生相鉴别，后者常见于卵巢门部。很小的血管瘤与血管增生不容易区别，血管瘤通常形成结节或小肿块。对于由血管腔隙构成有边界的结节，倾向于诊断为血管瘤而非血管增生，血管增生通常更小、更弥漫。血管腔内存在大量血细胞且缺乏淡伊红色均质物质有助于诊断血管瘤，可与较少见的淋巴管瘤相鉴别。免疫组化染色（包括 CD31、CD34、ERG 和 FLI-1）用于辅助诊断（Schoolmeester et al. 2015）。血管瘤还须与伴有明显血管成分的畸胎瘤相鉴别。这种情况下应

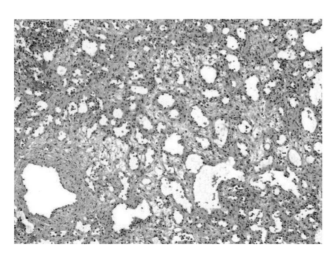

图 17.10　卵巢血管瘤。肿瘤由大量小血管构成，一些血管腔内可见红细胞

仔细取材，查找其他畸胎瘤成分，如果发现，可以与血管瘤相区分。卵巢血管瘤（特别是吻合状血管瘤）的鉴别诊断还包括高分化血管肉瘤和 Kaposi 肉瘤。与高分化血管肉瘤和 Kaposi 肉瘤不同，血管瘤缺乏细胞异型性，病变更小，多少有些分叶状排列（Kryvenko et al. 2011）。

血管瘤的治疗方法是卵巢切除术。

17.3.2　血管肉瘤

卵巢血管肉瘤非常罕见（Scully et al. 1998；Nielsen et al. 1997；Nucci et al. 1998；Kruse et al. 2014；Yaqoob et al. 2014）。一些报道的病例中，血管肉瘤源自成熟性囊性畸胎瘤或伴有未成熟性畸胎瘤，这类病例通常被认为是生殖细胞肿瘤，不在本章讨论的范围内。我们曾遇到 1 例卵巢非典型增生性（交界性）黏液性肿瘤的附壁结节为血管肉瘤，这一罕见类型的血管肉瘤也不在本章的讨论范围内。

血管肉瘤患者的年龄范围为 19~77 岁。肿瘤通常是单侧发生，但也有双侧发病的报道。原发性卵巢血管肉瘤的组织学起源尚不确定。它可能源于卵巢的血管成分，也可能是畸胎瘤的单向分化，或是源自伴有血管成分明显过度生长的畸胎瘤。患者通常有一些与下腹部肿块相关的症状，可伴发肿瘤扭转、破裂或出血。

肉眼检查，肿瘤通常大，呈蓝褐色、出血状，质软而脆。血管肉瘤可局限于卵巢，但常伴有周围组织的浸润。

镜下，肿瘤由大小、形态不一的血管腔隙构成，腔内衬覆大而异型的内皮细胞，核奇异，核分裂活跃（图 17.11，17.12）。肿瘤部分区域的血管腔隙间可见较多的结缔组织。衬覆异型内皮细胞的细乳头状突起可以很明显。一些肿瘤由衬覆异型细胞的密集腔隙构成，呈实性形态（Nucci et al. 1998）。

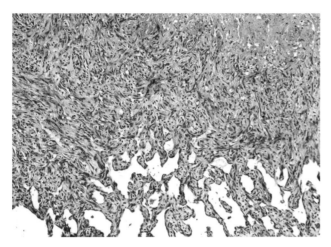

图 17.11　卵巢原发性血管肉瘤。肿瘤内血管密集排列，呈实性梭形细胞形态（图片上方）。图片下方可见更典型的血管形态

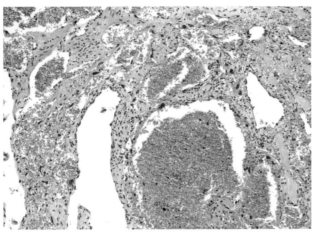

图 17.12　卵巢原发性血管肉瘤。肿瘤由扩张的血管腔隙组成，腔内衬覆的内皮细胞增大，核深染

卵巢血管肉瘤必须与伴有大量血管成分的未成熟性畸胎瘤相鉴别。存在其他生殖细胞成分可作为畸胎瘤与原发性血管肉瘤的鉴别依据。当肿瘤分化差，特别是呈实体形态时，免疫组化染色显示肿瘤表达 CD31、CD34 和 ERG 有助于诊断血管肉瘤。

该肿瘤可局部浸润或经由血道转移，预后差，尤其是就诊时即伴有转移的患者。如果肿瘤局限于卵巢，则预后较好，且有过几例患者幸存的报道。近期研究显示辅助化疗可延长生存期（Kruse et al. 2014）。

17.3.3　淋巴管瘤

卵巢淋巴管瘤很罕见（Singer et al. 2010；Radhouane et al. 2016）。肿瘤多较小且为偶然发现。由于肿瘤生长缓慢，患者往往很长一段时间内没有症状。肿瘤通常是单侧发生的，但也有双侧发生的报道。肉眼检查，肿瘤小，表面光滑、呈灰色。切面呈黄色蜂窝状，由大量含黄色清亮液体的小囊腔组成。

镜下，卵巢淋巴管瘤由密集排列的薄壁淋巴管腔隙构成，腔内衬覆扁平内皮细胞，腔内含有淡嗜酸性均质液体（图 17.13），可见淋巴细胞。卵巢淋巴管瘤的组织学起源有争议，一些研究者认为其是发育畸形，另一些研究者认为其是肿瘤，两种情况可能都有。

伴有明显脉管成分的畸胎瘤与淋巴管瘤的区别在于后者缺乏其他生殖细胞肿瘤成分。淋巴管瘤还须与血管瘤和腺瘤样瘤相鉴别，后两者也含有薄壁脉管样腔隙。与血管瘤相比，淋巴管瘤的腔隙内不含血细胞，且淋巴管瘤表达 D2-40。腺瘤样瘤存在实性区域，腔内衬覆的细胞的免疫组化染色呈 CK 和 calretinin 阳性。

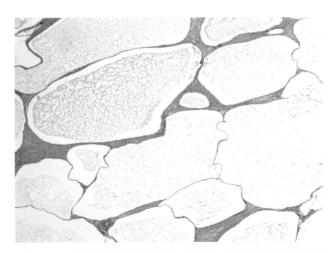

图 17.13　卵巢原发性淋巴管瘤。肿瘤由大而密集排列的薄壁淋巴管腔隙构成，腔内衬覆扁平内皮细胞，腔内含有淡嗜酸性液体

17.4 软骨分化的肿瘤

17.4.1 软骨瘤

关于卵巢软骨瘤仅有几例文献报道，多数资料不详细。有 1 例软骨瘤报道的资料记载较完整，认为软骨瘤起源于卵巢间质（Nogales 1982）。该肿瘤是意外被发现的，大小为 4 cm×3 cm×3 cm，完全由成熟软骨构成。尽管软骨瘤可起源于卵巢结缔组织化生，但文献中大多数的卵巢软骨瘤更可能是伴有软骨化生的纤维瘤或是伴有明显软骨成分的畸胎瘤。

17.4.2 软骨肉瘤

单纯的卵巢软骨肉瘤很罕见（图 17.14，17.15）。有 1 例报道（Talerman et al. 1981），患者为 61 岁女性，表现为腹部肿块，显微镜检查证实为单纯的高分化软骨肉瘤。行单侧卵巢切除术后，该患者的情况良好且无瘤生存期达 6 年。该肿瘤的组织学起源不明确，但是该患者的年龄和组织学表现提示该肿瘤源于卵巢皮样囊肿伴恶性转化和恶性软骨成分过度生长（Talerman et al. 1981）。文献中有过几例卵巢成熟性囊性畸胎瘤（皮样囊肿）

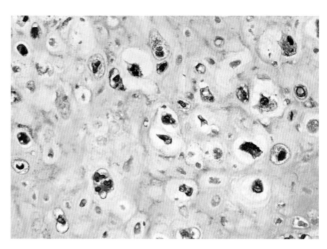

图 17.15　原发性卵巢软骨肉瘤。核异型显著

伴软骨成分恶性转化的报道（Yasunaga et al. 2011；Climie et al. 1968），资料记载较完整。对于伴有软骨分化的卵巢恶性肿瘤，应充分取材以排除畸胎瘤背景或癌肉瘤可能。

17.5 骨分化的肿瘤

17.5.1 骨瘤

发生在卵巢的骨瘤只有少数几例报道。尽管骨瘤可来源于卵巢间质，但大多数病例可能是纤维瘤或平滑肌瘤的骨化生，也可能是卵巢结缔组织的骨化生或异位，并非真正的肿瘤。骨瘤也可能源于畸胎瘤。病变通常小，也可能很大，组织学上由致密的皮质骨构成。

17.5.2 骨肉瘤

单纯的卵巢骨肉瘤只有少数几例报道，患者的年龄范围为 24~76 岁（Lacoste et al. 2015）。肿瘤常出现广泛转移，患者的生存率低。有 1 例骨肉瘤患者在接受腹腔转移灶切除术后，使用环磷酰胺、丝裂霉素 C 和博来霉素三联化疗（Hirakawa et al. 1988），肿瘤复发后又加用顺铂、多柔比星（阿霉

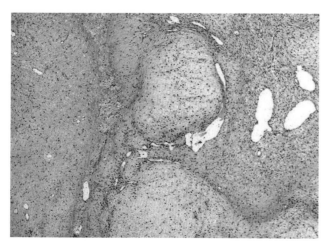

图 17.14　原发性卵巢软骨肉瘤（低倍图）

素）化疗。尽管如此，肿瘤仍然进展，患者在确诊后 8 个月死亡。近期有文献报道了 2 例患者长期生存（无瘤生存期超过 3 年），这 2 例患者都于手术完整切除肿瘤后接受了多柔比星（阿霉素）和顺铂化疗（Lacoste et al. 2015）。

组织学上，肿瘤呈典型的骨肉瘤形态，与发生在骨组织的骨肉瘤一样。尽管该肿瘤被认为直接起源于卵巢间质，但其组织学发生仍不确定。偶见卵巢骨肉瘤源于卵巢畸胎瘤的报道（Stowe et al. 1952），然而这类病例不应与纯粹的卵巢骨肉瘤或伴有显著骨肉瘤成分的癌肉瘤相混淆。

17.6 神经分化的肿瘤

卵巢神经源性肿瘤罕见，临床症状通常与腹内肿块有关。肿瘤呈实性，体积通常不大。组织学起源不明，可能类似于卵巢其他间叶性肿瘤。

17.6.1 神经纤维瘤

文献中有几例伴系统性神经纤维瘤病（von Recklinghausen 病）的卵巢神经纤维瘤的报道（Hegg et al. 1990；Smith 1931；Protopapas et al. 2011）。组织学上，肿瘤类似于其他部位发生的神经纤维瘤。

17.6.2 神经鞘瘤（Schwann 细胞瘤）

有 3 例卵巢神经鞘瘤的报道（Meyer 1943；Mishura 1963）。其中 1 例肿瘤体积大（Mishura 1963），呈实性，切除后患者情况好且无瘤生存。组织学上，肿瘤形态类似于其他部位发生的神经鞘瘤。

17.6.3 恶性外周神经鞘膜瘤

有 1 例卵巢恶性神经鞘瘤的报道（Stone et al.

1986）。患者为 71 岁未经产女性，表现为下腹部膨胀伴疼痛，未见系统性神经纤维瘤病的特征。开腹探查发现左卵巢有一直径 15 cm 的肿瘤，质硬，部分区域伴出血。腹腔内有大量肿瘤结节。遂行肿瘤减积手术，切除卵巢肿瘤及网膜。组织学和超微结构检查显示是恶性神经鞘瘤。术后患者接受了多柔比星、环磷酰胺的联合化疗，但是病情进展，术后 5 个月患者死于广泛的腹腔内转移（Stone et al. 1986）。1 例 38 岁系统性神经纤维瘤病的女性患者发生了神经纤维肉瘤（Dover 1950）。该肿瘤为意外发现的，且肿瘤已取代了卵巢。肿瘤呈实性，组织学显示典型的神经纤维肉瘤形态，中度核多形性和核分裂活性。肿瘤无转移迹象。确诊后患者情况良好且无瘤生存 1 年（Dover 1950）。还有 1 例卵巢恶性上皮样神经鞘瘤的报道（Laszlo et al. 2006）。

17.6.4 副神经节瘤

卵巢的副神经节瘤（肾上腺外嗜铬细胞瘤）罕见，文献中只有很少的几例报道。有几例患者伴高血压。病程常呈良性（Schuldt et al. 2015）。已报道的 3 例副神经节瘤，患者的年龄范围为 22~68 岁（McCluggage et al. 2006）。有 1 例个案报道，患者仅 15 岁（Fawcett et al. 1971）。肿瘤的特征是"细胞球（zellballen）"样生长方式，同卵巢外的副神经节瘤一样。免疫组化显示肿瘤神经内分泌标记物阳性而不表达 CK。支持细胞表达 S-100 蛋白。需要注意的是该肿瘤也可表达 inhibin，可能会与性索间质肿瘤混淆，特别是 Sertoli 细胞瘤。

17.6.5 节细胞神经瘤

有 1 例 4 岁女性患儿发生卵巢节细胞神经瘤的报道（Schmeisse et al. 1938）。患儿腹部膨胀。肿瘤呈实性，重 200 g，瘤体几乎取代了整个卵巢。

组织学显示肿瘤由分化良好的节细胞构成。瘤体切除后出现复发。节细胞神经瘤必须与伴有明显节细胞成分的畸胎瘤、偶尔发生在卵巢门部的节细胞增生相鉴别，后者为非肿瘤性病变，其本质可能是一种错构瘤。但文献中有节细胞神经瘤源自畸胎瘤的病例报道（Coy et al. 2018）。

17.7 脂肪组织分化的肿瘤

卵巢组织中偶尔可看到脂肪细胞聚集形成脂肪细胞岛，无包膜，这是卵巢结缔组织化生的结果。卵巢组织中形成的这些脂肪细胞岛称为脂肪异常分化（adipose prosoplasia）。卵巢中见到的良性脂肪组织可能是畸胎瘤中伴明显的脂肪组织的区域。纯良性脂肪肿瘤在卵巢中非常罕见。有 1 例纯脂肪瘤的病例报道（Zwiesler et al. 2008）。恶性脂肪组织可能是癌肉瘤伴明显脂肪肉瘤成分的区域，或者可能是由于其他部位的脂肪肉瘤转移到卵巢。文献中报道过 1 例很罕见的卵巢黏液样脂肪肉瘤（Liang et al. 2015；Tirabosco et al. 2010）。

17.8 间皮分化的肿瘤

17.8.1 腺瘤样瘤

女性腺瘤样瘤最常见于输卵管、阔韧带，偶见于子宫近浆膜的部位，仅少数发生在卵巢（见第 10 章和第 11 章）。尽管对于其组织学发生长期以来一直存在争议，但目前认为其源于间皮，因为形态学、组织化学、免疫组织学和超微结构研究均支持其为间皮起源。腺瘤样瘤是良性的，因此也被认为是良性间皮瘤。

卵巢腺瘤样瘤只有很少数的病例报道，多见于 21~40 岁 女 性（Scully et al. 1998；Young et al. 1991；Phillips et al. 2007）。病变小，呈圆形或卵圆形，直径 0.5~3.0 cm，通常发生在卵巢门，多

为意外发现的。有 2 例肿瘤较大，最大径分别达 6 cm 和 8 cm，且患者有症状。

组织学上，与其他部位发生的腺瘤样瘤形态相似，肿瘤由衬覆立方上皮样、矮柱状上皮样或扁平上皮样细胞的裂隙状腔隙组成（图 17.16），也可由疏松、水肿状或致密、玻璃样变性的结缔组织包绕上皮样细胞而呈实性聚集。上皮样细胞可呈明显的空泡状。文献中有关于嗜酸性亚型腺瘤样瘤的报道（Phillips et al. 2007）。上皮样细胞呈 AB 染色阳性，且可被透明质酸酶消化；腔隙内物质的 AB 染色呈阳性。偶尔，这些细胞可显示微弱的 PAS 阳性反应。免疫组化染色显示肿瘤细胞强表达低分子量 CK、WT1、calretinin 和 D2-40，但 ER、PR 和 BerEP4 呈阴性。超微结构观察可见瘤细胞具有丰富的微绒毛、束状的胞质细丝、紧密连接的复合体和细胞间隙，这些均支持间皮起源。该肿瘤为良性，切除即完全治愈。

卵巢腺瘤样瘤的鉴别诊断宽泛，其可能与卵黄囊瘤（YST）相混淆，因为腺瘤样瘤的腔隙看起来与 YST 的微囊结构相似。但是二者的细胞核形态完全不同。腺瘤样瘤的细胞核形态温和，通常较小或呈扁平状，而 YST 的核大，呈圆形或卵圆形、空泡状，核分裂活跃；腺瘤样瘤缺乏 YST 典型的肿瘤生长方式，可帮助鉴别两者。淋巴管瘤与腺瘤

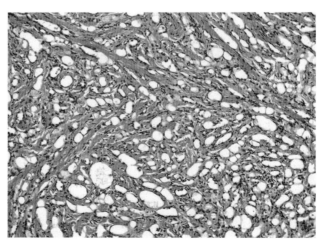

图 17.16　腺瘤样瘤。肿瘤含有大量裂隙和小圆形腔隙，其衬覆单层扁平细胞

样瘤可以很相似，免疫组化染色有助于鉴别两者。淋巴管瘤呈低分子量 CK 阴性，而腺瘤样瘤则呈强阳性；腺瘤样瘤呈脉管标记物 VIII 因子、CD34 和 CD31 阴性，而淋巴管瘤却呈阳性；腺瘤样瘤还表达 calretinin 和 WT1，而淋巴管瘤不表达。

17.8.2　腹膜恶性间皮瘤

偶尔，腹膜间皮瘤可累及卵巢表面（见第 13 章）。当间皮瘤累及卵巢时，可能与卵巢原发性肿瘤（交界性浆液性肿瘤伴种植、低级别浆液性癌和高级别浆液性癌）或良性病变相混淆（Talerman et al. 1985）。该肿瘤可广泛累及卵巢，呈卵巢原发性肿瘤的表现。一组系列研究中，9 例腹膜恶性间皮瘤表现为卵巢肿块，2 例因肿瘤局限于卵巢而被认为是卵巢原发性恶性间皮瘤（Scully et al. 1998；Clement et al. 1996）。间皮瘤的组织学、免疫组化和病变分布特点有助于正确诊断（Scully et al. 1998；Talerman et al. 1985；Clement et al. 1996；Bollinger et al. 1989；Ordonez 1998；Vang et al. 2009）。大多数患者是中老年人，儿童罕见（Talerman et al. 1985）。卵巢恶性间皮瘤与石棉接触史的确切关系尚不清楚。

另外，恶性间皮瘤应与高分化乳头状间皮瘤相鉴别，后者也可累及卵巢。

17.9　Wolffian 肿瘤

最初报道的该类肿瘤（Kariminejad et al. 1973）均位于阔韧带内，或附着于阔韧带，或附着于输卵管；随后的报道也是如此。后来文献报道了少数几例可能起源于中肾管的卵巢肿瘤（Devouassoux Shisheboran et al. 1999；Hughesdon 1982；Young et al. 1983），说明这类肿瘤也可以发生于卵巢。2014 版 WHO 分类中，将可能为"午菲管起源的女性附件肿瘤（FATWO）"称为 Wolffian 肿瘤（中肾管肿

瘤）（Kurman 2014）。

多数患者的年龄范围为 28~79 岁。部分患者表现为腹胀，其他患者则是在体检时发现肿瘤的（Hughesdon 1982；Young et al. 1983）。所有病例的肿瘤都是单侧的。大多数病例病变局限于卵巢，但有 1 例病例报道发生腹腔转移。发生腹腔转移的那例患者的肿瘤含未分化癌区域（Young et al. 1983）。多数肿瘤的最大径为 2~20 cm，表面光滑，常呈分叶状，可以是实性或囊实性的。囊腔直径大小不一，有的可达 11 cm（Young et al. 1983）。

镜下，肿瘤内上皮细胞相对一致，衬覆于囊腔或小管，有时形成筛状结构。肿瘤细胞也可形成密集的小管，弥漫性生长，或者充满小管或管状腔隙（图 17.17）。瘤细胞核呈一致的圆形或卵圆形，核分裂活性低。瘤细胞不含黏液，但偶尔含糖原。瘤内结缔组织的含量多少不一，可少到难以察觉，也可相当多，形成纤维束而将肿瘤细胞分隔成岛状，从而使肿瘤呈小叶状（Young et al. 1983）。2 例报道中，肿瘤伴侵袭性行为，核分裂活跃，核分裂象计数 ≥ 10/10 HPF，其中 1 例具有核多形性。详细的免疫组化染色情况见第 11 章。

2 例患者随后出现病情进展，肿瘤发生转移（Young et al. 1983）。8 例患者术后存活，且无瘤生

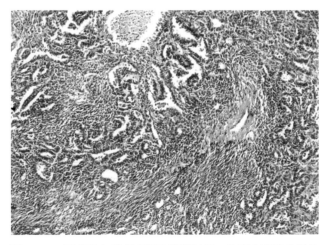

图 17.17　可能为午菲管起源的卵巢肿瘤。肿瘤由密集排列的小管和管状腔隙构成，腔隙周围呈实性梭形细胞形态

存时间为 1~15 年，1 例失访（Young et al. 1983），提示多数病例的肿瘤不伴侵袭性进程。值得注意的是，该肿瘤的核分裂活性和生物学行为的相关性很好。

Wolffian 肿瘤可与性索间质肿瘤相混淆，特别是各种类型的 Sertoli-Leydig 细胞瘤和表面上皮 – 间质肿瘤（见第 15 章）。Wolffian 肿瘤存在上述典型特征而缺乏 Sertoli-Leydig 细胞瘤的各种形态结构，根据这一点可鉴别两者。伴有显著梭形细胞成分的 Wolffian 肿瘤的形态可类似于富于细胞性纤维瘤（Fanghong et al. 2008）。Wolffian 肿瘤缺乏细胞及核的多形性、乳头状结构、细胞内和管腔内黏液，可根据这些要点将其与各种卵巢表面上皮 – 间质肿瘤相鉴别。

17.10　卵巢网病变

卵巢网囊肿/囊腺瘤不常见，但可能比人们认识到的要更多见。卵巢网肿瘤患者的平均年龄是59 岁（年龄范围为 23~80 岁）。患者可能出现腹部不适、盆腔受压、男性化、绝经后出血和（或）多毛症（Rutgers et al. 1988）。多数肿瘤是单侧的，平均直径为 9 cm。肿瘤可以是单囊或多房囊性，囊内壁通常光滑。

卵巢网病变的组织学谱系包括囊肿、囊腺瘤、腺瘤、腺瘤样增生和腺癌（Rutgers et al. 1988；Heatley 2000；Nogales et al. 1997）。多数是囊肿/囊腺瘤。卵巢网病变发生在卵巢门或解剖学上与卵巢网相关的部位。区分囊肿和囊腺瘤是有主观性的，不过有人提议囊肿以直径 1 cm 为上限。卵巢网囊肿/囊腺瘤以不规则的裂隙为特征，内衬单层上皮，无纤毛，形态温和（图 17.18）。卵巢腺瘤的边界清楚，肿瘤内可见拥挤的小管和乳头结构，衬覆单层、温和的上皮细胞。腺瘤样增生在组织学上类似于腺瘤，但是界限不清。

卵巢网腺癌很罕见，缺乏准确的描述。仅

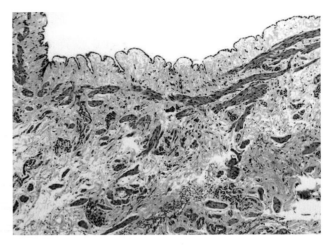

图 17.18　卵巢网囊肿，其衬覆立方上皮

有 1 例卵巢网腺癌的报道，资料记录完整。患者为 52 岁女性，腹部膨胀，有腹水（Rutgers et al. 1988）。这个病例患有双侧囊实性肿瘤，缺乏特殊的大体形态学特征。肿瘤内可见明显的分支小管和囊腔，囊腔内可见简单的乳头结构，乳头含纤维血管或透明变性轴心，部分囊腔内含嗜酸性物质。肿瘤局部可见实性管状结构，小管和乳头结构衬覆无纤毛的立方形异型细胞，局灶上皮呈复层、多层，核分裂活跃。只有肿瘤足够小并能辨认肿瘤位于卵巢门，并且肿瘤由一系列裂隙样网状小管和含有乳头的囊肿组成，乳头被覆的细胞类似于正常卵巢网细胞，此时才能诊断为卵巢网腺癌（Scully et al. 1998；Rutgers et al. 1988）。

卵巢网囊肿/囊腺瘤是良性的。腺瘤和腺癌的资料有限，所以，它们的生物学行为尚不明确。

组织学特征类似于卵巢网囊腺瘤的病变中最常见的是浆液性囊腺瘤，但鉴别两者的临床意义不大。卵巢网囊腺瘤好发于卵巢门部或与卵巢网具有解剖学关联的部位，其具有裂隙样囊腔且细胞无纤毛，囊壁中含平滑肌和门细胞。该病变可能与网状型 Sertoli-Leydig 细胞瘤相混淆，但是后者可呈现 Sertoli-Leydig 细胞瘤的其他结构特征且表达 inhibin 和 SF-1。卵巢网病变的免疫组化资料有限，所以，免疫组化的作用仍不确切。部分浆液性癌病灶小，可能类似于卵巢网腺癌，但浆液性癌往往发生在卵巢皮质，一般没有细裂隙样乳头，核多形性程度更高。免疫组化显示，卵巢网病变呈PAX8 阳性，PAX2 和 GATA3 阴性。应注意，卵巢网病变中细胞核可显示 SF-1 弥漫弱着色。这些染色可帮助区分卵巢网病变与 Wolffian 肿瘤及性索间质肿瘤。然而，形态学才是最重要的，特别是米勒管来源的病变（Goyal et al. 2016），有时 Wolffian 肿瘤的免疫表型并不特异。

17.11 组织学发生不确定的原发性卵巢肿瘤

17.11.1 肝样癌

1987 年，Ishikura 和 Scully（1987）描述了 5 例具有肝样特征的卵巢癌，其中 3 例为原发性肿瘤，2 例可能是原发性肿瘤。文献报道的病例不到 50 例。患者的年龄范围为 35~78 岁（Randolph et al. 2015），这与肝样型卵黄囊瘤（YST）不同，YST 通常发生于儿童、青少年和年轻女性。卵巢肝样癌的发病年龄范围和组织学形态与以前描述的伴肝样特征的胃癌非常相似（Ishikura et al. 1986）。肝样型 YST 可以是纯肝样形态，可以混合其他 YST 形态，也可以混合其他生殖细胞肿瘤。不同于肝样型 YST，卵巢的肝样癌是纯肝样形态，但它偶尔伴浆液性腺癌或其他类型的卵巢表面上皮 – 间质肿瘤（Scurry et al. 1996，1998；Pitman et al. 2004；Tochigi et al. 2003）。卵巢肝样癌（Ishikura et al. 1987；Pitman et al. 2004；Tochigi et al. 2003）同肝样型 YST 和伴肝样特征的胃腺癌一样（Ishikura et al. 1986），也伴 AFP 分泌，可用免疫组化方法检测肿瘤细胞内的 AFP。有学者发现有几个病例的血清 AFP 处于较高水平，可以用血清 AFP 水平监测病情。患者的血清 CA125 水平也升高（Randolph et al. 2015）。

临床上，患者表现出与附件肿块有关的症状和体征。主要症状是腹部膨胀，可伴疼痛、不适或体重减轻（Ishikura et al. 1987）。有几例患者就诊时双侧卵巢都有肿瘤（Randolph et al. 2015）。

大多数卵巢肝样癌体积大，伴腹腔内转移性肿瘤结节（Ⅲ 期）（Ishikura et al. 1987）。组织学上，肿瘤的形态与肝细胞癌的形态很像（图 17.19），癌细胞具有中等或丰富的嗜酸性胞质，呈实性片状或结节样分布，细胞界限清楚，核居中，核仁明显（Ishikura et al. 1987；Pitman et al. 2004；Tochigi et al. 2003）。通常核分裂活性高，可见病理性核分裂象。肿瘤部分区域的核多形性相当显著，可见多核巨细胞（Ishikura et al. 1987）。可见 PAS 染色阳性的抗淀粉酶透明小球，胞质内含糖原。肿瘤呈纯肝样形态时，见不到生殖细胞肿瘤或表面上皮 – 间质肿瘤的组织学结构（Scully et al. 1998；Ishikura et al. 1987）。

免疫组化显示，相当数量的肿瘤细胞表达 AFP（图 17.20）和 HepPar 1（Pitman et al. 2004）。此外，肿瘤细胞表达白蛋白、α_1-AT 和 α_1-ACT。局灶可见 CEA 阳性（Ishikura et al. 1987）。

卵巢肝样癌是一种高度恶性的肿瘤（Scully et al. 1998；Ishikura et al. 1987）。组织学发生尚不确定。与肝样型 YST 不同，卵巢肝样癌并非生殖细

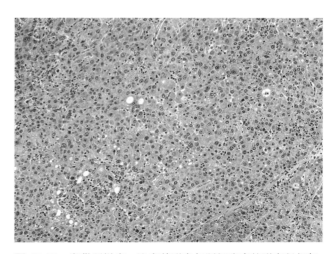

图 17.19 卵巢肝样癌。注意其形态与肝细胞癌的形态很相似

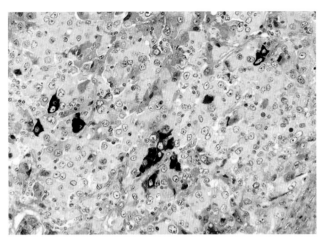

图 17.20   卵巢肝样癌，显示表达 AFP

胞起源，它发生于老年女性，不伴有其他肿瘤性生殖细胞成分，不见于性腺发育不全的患者。从年龄分布及偶尔伴卵巢表面上皮 – 间质肿瘤的情况来看，卵巢肝样癌可能是一种化生性肿瘤，是表面上皮 – 间质肿瘤的变异型（Scurry et al. 1996，1998；Ishikura et al. 1987；Randolph et al. 2015；Pitman et al. 2004；Tochigi et al. 2003）。

卵巢肝样癌必须与肝样型 YST 相鉴别。临床上可以通过以下 2 个方面鉴别：发病年龄、临床分期。卵巢肝样癌的发病年龄大，通常为绝经后女性（但部分 YST 也见于绝经后女性）；卵巢肝样癌的临床分期高，通常为 III 期肿瘤。组织学上，肝样癌显示高度的细胞和核多形性，瘤巨细胞很常见。

大多数病例的免疫细胞化学染色显示瘤细胞内 AFP 阳性，血清 AFP 水平升高，可以据此将肝样癌与其他卵巢肿瘤，如未分化腺癌、伴明显鳞状分化的子宫内膜样腺癌及类固醇细胞肿瘤相鉴别（Ishikura et al. 1987）。在 1 例报道中，卵巢肝样癌不表达 AFP（Sung et al. 2013）。卵巢原发性肝样癌还应与肝细胞癌转移到卵巢的情况相鉴别（Young et al. 1992）。尽管卵巢转移性肝细胞癌不常见，但在确诊卵巢原发性肝样癌之前必须小心排除这种可能性。

17.11.2   卵巢肺型（神经内分泌型）小细胞癌

Eichhorn 等人（1992）报道了 11 例类似于肺小细胞癌的卵巢原发性肿瘤，临床表现和组织学都不同于卵巢原发性高钙血症型小细胞癌（Young et al. 1994）。患者的年龄范围为 28~85 岁。多数患者表现为腹部膨胀。其中 6 例为单侧，5 例为双侧。有 7 例已扩散到卵巢外，就诊时均无远处转移（Eichhorn et al. 1992）。肿瘤的最大径为 4.5~26.0 cm，以实性为主，伴大小不等的小囊性区（Eichhorn et al. 1992）。

组织学上，肿瘤由小到中等大小的圆形至梭形细胞构成，胞质少，核深染，核仁不明显，细胞呈片状、大团块状或密集的巢状分布（图 17.21），有时呈岛状或小梁状（Eichhorn et al. 1992）。Young 等（1984）报道了 4 例含有子宫内膜样癌成分的卵巢肺型小细胞癌，其中 1 例显示灶性鳞状分化，2 例伴 Brenner 瘤，1 例含有内衬非典型黏液细胞的囊肿。另有报道称，6 例卵巢肺型小细胞癌中有 2 例肿瘤含嗜银颗粒。一项研究中，对 9 例卵巢肺型小细胞癌进行了免疫组化染色，其中 6 例呈 CK 阳性，5 例呈 EMA 阳性，2 例呈 chromogranin 阳性，9 例均呈 vimentin 阴性，少数几例可见 CK20 呈核周点状阳性，TTF-1 的表达情况不一（Carlson et al. 2007；Rund et al. 2006）。Eichhorn 等（1992）对 8 例行流式细胞检测，其中 5 例为非整倍体，3 例为二倍体。很重要的一点需要注意，如果肿瘤的形态学典型，即使缺乏神经内分泌标记物阳性，也能诊断该肿瘤。

肿瘤具有侵袭性，长期随访的 7 例患者中 5 例死于诊断后 1~13 个月，1 例死亡时间不详，1 例存活 7.5 年。另 2 例分别于外科手术后 6 个月和 8 个月复发。5 例 III 期肿瘤患者和 2 例 I 期肿瘤患者接受了联合化疗，除了均使用顺铂外，多数患者也联合使用多柔比星。接受这些治疗的患者中有 1 例

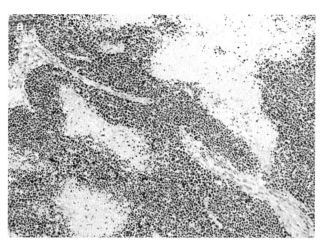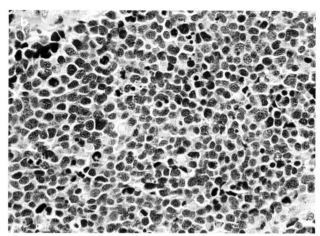

图 17.21 卵巢肺型小细胞癌。a. 实性生长方式，肿瘤中可见含大量地图状坏死；b. 小至中等大的圆形细胞，胞质稀少，核深染，未见核仁，可见大量凋亡小体和核分裂象（由美国马萨诸塞州波士顿 Robert H. Young 医师供图）

存活 7.5 年（Eichhorn et al. 1992）。

治疗上选择对肺小细胞癌有效的药物来进行积极治疗。

卵巢原发性（肺型）小细胞癌必须与肺小细胞癌转移到卵巢相鉴别，二者在临床和病理学上均有所不同（Young et al. 1985；Irving et al. 2005）。此外，还要与卵巢原发性高钙血症型小细胞癌相鉴别（Scully et al. 1998；Young et al. 1994）（见第 15 章）。卵巢原发性肺型小细胞癌患者的年龄大，该肿瘤见于围绝经期或绝经后女性（Scully et al. 1998；Eichhorn et al. 1992），无高钙血症，45% 的病例的肿瘤发生于双侧，而双侧发生的高钙血症型小细胞癌罕见（1%）（Eichhorn et al. 1992）。

组织学上，卵巢原发性肺型小细胞癌不同于高钙血症型小细胞癌：前者的细胞染色质纤细、分散，核仁不明显；而后者的染色质呈块状，核仁明显，40% 的病例出现大细胞，胞质丰富且呈嗜酸性（Eichhorn et al. 1992）。高钙血症型小细胞癌常见滤泡样腔隙，而肺型小细胞癌中几乎没有（Eichhorn et al. 1992）。肺型小细胞癌是神经内分泌癌，而高钙血症型小细胞癌不是，认识到这一点很重要。免疫组化显示，肺型小细胞癌通常但不总是表达 CgA 和 Syn，而高钙血症型小细胞癌不表达这些标记物。相反，高钙血症型小细胞癌显示 BRG1 完全缺失。虽然资料有限，肺型小细胞癌 BRG1 的表达不缺失。超过 50% 的肺型小细胞癌中可见子宫内膜样肿瘤和 Brenner 瘤成分，而高钙血症型小细胞癌中则没有。此外，肺型小细胞癌中非整倍体更常见（Eichhorn et al. 1992）。

尽管卵巢原发性肺型小细胞癌的组织学发生尚不确定，但该肿瘤常伴有子宫内膜样肿瘤和 Brenner 瘤的现象却提示其表面上皮 – 间质起源的可能，且患者的年龄分布也更支持这一观点（Eichhorn et al. 1992）。

17.11.3 非小细胞型神经内分泌癌

文献报道了少数卵巢肿瘤的细胞呈实性片状、巢状、条索状、梁状或实性岛状分布，显示神经内分泌分化（Scully et al. 1998；Eichhorn et al. 1996；Veras et al. 2007）。这些肿瘤可伴有表面上皮 – 间质肿瘤或生殖细胞肿瘤成分（Collins et al. 1991；Agarwal et al. 2016）。患者的年龄范围为 22~77 岁。部分肿瘤为 Ⅰ 期，即便如此，预后还是很差。有几例临床分期高，肿瘤显示出侵袭性行为，这同发生在其他部位的神经内分泌肿瘤一样。

组织学上，肿瘤的神经内分泌成分由实性岛或条索构成，细胞中等到较大，细胞质的量不等，核大，部分细胞有明显的核仁。核分裂活性不等，但是通常活性高。细胞岛或条索由少量结缔组织包绕。免疫组化染色通常显示肿瘤表达广谱 CK、CK7、CK20、CgA 和 Syn（Veras et al. 2007），部分病例也能检测到表达其他多肽类神经激素（Eichhorn et al. 1996）。

该肿瘤的神经内分泌成分可类似于卵巢的岛状类癌，但该肿瘤的细胞通常较大且显示更高程度的细胞和核的多形性，存在表面上皮 – 间质成分，这一点有助于区分二者。区分两者很重要，因为神经内分泌癌的预后远比类癌差得多。瘤细胞的大小、增殖指数及上述免疫组化标记物强阳性可帮助鉴别卵巢肺型小细胞癌和神经内分泌癌。另一个要鉴别的肿瘤是卵巢成年型粒层细胞瘤。免疫组化可帮助鉴别，因为神经内分泌癌呈 inhibin、calretinin 和 SF-1 阴性（Agarwal et al. 2016）。存在表面上皮 – 间质成分更能证实肿瘤的卵巢起源，从而区别于卵巢转移性小细胞癌（Eichhorn et al. 1996）。

17.11.4　涎腺样癌

类似涎腺癌的卵巢肿瘤很罕见，文献中有一组 12 例涎腺样癌（salivary gland-like carcinomas）的报道（Eichhorn et al. 1995）。肿瘤常类似于腺样囊性癌，多数肿瘤也出现少量表面上皮 – 间质肿瘤成分。后者可以是不同组织学类型的肿瘤，包括浆液性癌、子宫内膜样癌及透明细胞癌。患者的年龄大，绝大多数发病于 61~80 岁。除了有 1 例成分单一和另 1 例伴交界性浆液性表面上皮 – 间质肿瘤成分外，多数患者伴广泛转移，预后差。组织学上，这些肿瘤显示出涎腺的腺样囊性癌样结构（图 17.22）。瘤细胞类似于肌上皮细胞，但免疫组化未能证实这一点，多数病例中瘤细胞并不表达 actin 和 S-100 蛋白（Scully et al. 1998；Eichhorn et al.

1995）。组织学发生上，这些肿瘤可能源于表面上皮 – 间质，因为肿瘤常伴有表面上皮 – 间质成分或最初表现为子宫内膜样癌的患者复发时表现为腺样囊性癌。

肿瘤显示出基底细胞样或造釉细胞瘤样特征的情况并不少见（Scully et al. 1998；Eichhorn et al. 1995）。此类肿瘤患者的年龄跨度较大，为 19~65 岁。多数肿瘤局限于卵巢（ⅠA 期），且肿瘤切除后预后好，但部分病例的随访时间相对短（16~71 个月）。组织学上，肿瘤显示基底细胞样或造釉细胞瘤样形态（图 17.23）。可见局灶性鳞状细胞分化、腺样分化及少量子宫内膜样癌成分（Scully et al. 1998；Eichhorn et al. 1995）。卵巢涎腺样癌的组织学发生不确定，很可能是表面上皮 – 间质（特别是子宫内膜样癌）起源。

17.11.5　肾母细胞瘤

关于卵巢肾母细胞瘤（Wilms 瘤）的文献报道不足 10 例。患者的年龄范围为 1~36 岁。报道的病例中有单纯的卵巢肾母细胞瘤，或是源自卵巢畸胎瘤的肾母细胞瘤（Alexander et al. 2017）。肿瘤显示出典型的高分化肾母细胞瘤形态，有肾小球样结构形成、小管和明显的胚芽（Alexander et al.

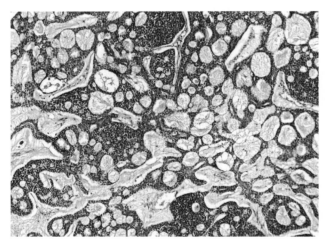

图 17.22　类似腺样囊性癌的卵巢癌（由美国马萨诸塞州波士顿的 Robert H. Young 医师供图）

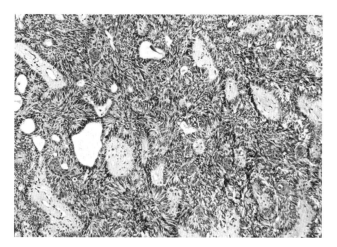

图 17.23　呈基底细胞样形态的卵巢癌。注意肿瘤上皮与纤维脉管轴心的交界处肿瘤周边瘤细胞呈栅栏状排列（由美国马萨诸塞州波士顿的 Robert H. Young 医师供图）

2017；Sahin et al. 1988）。尽管肿瘤被称为卵巢原发性肾母细胞瘤，但其组织学起源并不明确。一般认为该肿瘤起源于中肾管残余或畸胎瘤（Alexander et al. 2017）。偶尔，网状型 Sertoli-Leydig 细胞瘤由于存在小管和乳头而类似于肾小球样结构，被误诊为卵巢肾母细胞瘤。充分取材和镜下仔细检查发现 Sertoli-Leydig 细胞瘤的其他组织学形态，且其缺乏肾胚芽结构，这些有助于与肾母细胞瘤鉴别。免疫组化染色显示 inhibin 和 SF-1 阳性，则更支持 Sertoli-Leydig 细胞瘤的诊断。

参考文献

Agarwal L, Gupta B, Jain A (2016) Pure large cell neuroendocrine carcinoma of the ovary with metastasis to cervix: a rare case report and review of literature. J Clin Diagn Res 10(9):ED01–ED03

Alexander VM et al (2017) Wilms' tumor of the ovary. Gynecol Oncol Rep 19:18–21

Amador-Ortiz C et al (2011) JAZF1 and JJAZ1 gene fusion in primary extrauterine endometrial stromal sarcoma. Hum Pathol 42(7):939–946

Balaton A et al (1987) Primary leiomyosarcoma of the ovary: a histological and immunocytochemical study. Gynecol Oncol 28(1):116–120

Bollinger DJ et al (1989) Peritoneal malignant mesothelioma versus serous papillary adenocarcinoma. A histochemical and immunohistochemical comparison. Am J Surg Pathol 13(8):659–670

Brady K et al (1987) Ovarian myxoma. Am J Obstet Gynecol 156(5):1240–1242

Carlson JW et al (2007) Biomarker-assisted diagnosis of ovarian, cervical and pulmonary small cell carcinomas: the role of TTF-1, WT-1 and HPV analysis. Histopathology 51(3):305–312

Chan YF, Leung CS, Ma L (1989) Primary embryonal rhabdomyosarcoma of the ovary in a 4-year-old girl. Histopathology 15(3):309–311

Chang KL et al (1993) Primary extrauterine endometrial stromal neoplasms: a clinicopathologic study of 20 cases and a review of the literature. Int J Gynecol Pathol 12(4):282–296

Chiang S et al (2011) Frequency of known gene rearrangements in endometrial stromal tumors. Am J Surg Pathol 35(9):1364–1372

Clement PB, Young RH, Scully RE (1996) Malignant mesotheliomas presenting as ovarian masses. A report of nine cases, including two primary ovarian mesotheliomas. Am J Surg Pathol 20(9):1067–1080

Climie AR, Heath LP (1968) Malignant degeneration of benign cystic teratomas of the ovary. Review of the literature and report of a chondrosarcoma and carcinoid tumor. Cancer 22(4):824–832

Collins RJ et al (1991) Primary mixed neuroendocrine and mucinous carcinoma of the ovary. Arch Gynecol Obstet 248(3):139–143

Costa MJ et al (1993) Histologic and immunohistochemical evidence for considering ovarian myxoma as a variant of the thecoma-fibroma group of ovarian stromal tumors. Arch Pathol Lab Med 117(8):802–808

Coy S et al (2018) De novo tumors of teratoma: ganglioneuroma arising from a mature cystic teratoma of the ovary. Int J Gynecol Pathol 37(3):296–300. https://doi.org/10.1097/PGP.0000000000000409

de Kock L et al (2015) Ovarian embryonal rhabdomyosarcoma is a rare manifestation of the DICER1 syndrome. Hum Pathol 46(6):917–922

Deshpande V, Oliva E, Young RH (2010) Solid pseudopapillary neoplasm of the ovary: a report of 3 primary ovarian tumors resembling those of the pancreas. Am J Surg Pathol 34(10):1514–1520.

Devouassoux-Shisheboran M, Silver SA, Tavassoli FA (1999) Wolffian adnexal tumor, so-called female adnexal tumor of probable Wolffian origin (FATWO): immunohistochemical evidence in support of a Wolffian origin. Hum Pathol 30(7):856–863

Doss BJ et al (1999) Ovarian leiomyomas: clinicopathologic features in fifteen cases. Int J Gynecol Pathol 18(1):63–68

Dover H (1950) Neurofibrosarcoma of the ovary associated with neurofibromatosis. Can Med Assoc J 63(5):488–490

Dundr P et al (2017) Anastomosing hemangioma of the ovary: a clinicopathological study of six cases with stromal luteinization. Pathol Oncol Res 23(4):717–722

Dutz W, Stout AP (1961) The myxoma in childhood. Cancer 14:629–635

Eichhorn JH, Scully RE (1991) Ovarian myxoma: clinicopathologic and immunocytologic analysis of five cases and a review of the literature. Int J Gynecol Pathol 10(2):156–169

Eichhorn JH, Scully RE (1995) "Adenoid cystic" and basaloid carcinomas of the ovary: evidence for a surface epithelial lineage. A report of 12 cases. Mod Pathol 8(7):731–740

Eichhorn JH, Young RH, Scully RE (1992) Primary ovarian small cell carcinoma of pulmonary type. A clinicopathologic, immunohistochemical, and flow cytometric analysis of 11 cases. Am J Surg Pathol 16(10):926–938

Eichhorn JH et al (1996) Ovarian neuroendocrine carcinomas of non-small-cell type associated with surface epithelial adenocarcinomas. A study of five cases and review of the literature. Int J Gynecol Pathol 15(4):303–314

Fanghong L, Szallasi A, Young RH (2008)Wolffian tumor of the ovary with a prominent spindle cell component: report of a case with brief discussion of unusual problems in differential diagnosis, and literature review. Int J Surg Pathol 16(2):222–225

Fawcett FJ, Kimbell NK (1971) Phaeochromocytoma of the ovary. J Obstet Gynaecol Br Commonw 78(5):458–459

Gehrig PA, Fowler WC Jr, Lininger RA (2000) Ovarian capillary hemangioma presenting as an adnexal mass with massive ascites and elevated CA-125. Gynecol Oncol 76(1):130–132

Goyal A, Masand RP, Roma AA (2016) Value of PAX-8 and SF-1 immunohistochemistry in the distinction between female adnexal tumor of probable wolffian origin and its mimics. Int J Gynecol Pathol 35(2):167–175

Heatley MK (2000) Adenomatous hyperplasia of the rete ovarii. Histopathology 36(4):383–384

Hegg CA, Flint A (1990) Neurofibroma of the ovary. Gynecol Oncol 37(3):437–438

Hirakawa T et al (1988) Ovarian sarcoma with histologic features of telangiectatic osteosarcoma of the bone. Am J Surg Pathol 12(7):567–572

Huang TY, Chen JT, Ho WL (2005) Ovarian serous cystadenoma with mural nodules of genital rhabdomyoma. Hum Pathol 36(4):433–435

Hughesdon PE (1982) Ovarian tumours of Wolffian or allied nature: their place in ovarian oncology. J Clin Pathol 35(5):526–535

Irving JA, Young RH (2005) Lung carcinoma metastatic to the ovary: a clinicopathologic study of 32 cases emphasizing their morphologic spectrum and problems in differential diagnosis. Am J Surg Pathol 29(8): 997–1006

Ishikura H, Scully RE (1987) Hepatoid carcinoma of the ovary. A newly described tumor. Cancer 60(11): 2775–2784

Ishikura H et al (1986) Hepatoid adenocarcinomas of the stomach. An analysis of seven cases. Cancer 58(1):119–126

Kalstone CE, Jaffe RB, Abell MR (1969) Massive edema of the ovary simulating fibroma. Obstet Gynecol 34(4):564–571

Kandalaft PL, Esteban JM (1992) Bilateral massive ovarian leiomyomata in a young woman: a case report with review of the literature. Mod Pathol 5(5):586–589

Kariminejad MH, Scully RE (1973) Female adnexal tumor of probable Wolffian origin. A distinctive pathologic entity. Cancer 31(3):671–677

Kruse AJ et al (2014) Angiosarcomas of primary gynecologic origin: a clinicopathologic review and quantitative analysis of survival. Int J Gynecol Cancer 24(1):4–12

Kryvenko ON et al (2011) Anastomosing hemangioma of the genitourinary system: eight cases in the kidney and ovary with immunohistochemical and ultrastructural analysis. Am J Clin Pathol 136(3): 450–457

Kurman RJ, Carcangiu ML, Simon Herrington C, Young RH (2014) WHO classification of tumours of female reproductive organs, 4th edn. IARC Press, Lyon

Lacoste C et al (2015) Primary osteosarcoma of the ovary. Gynecol Obstet Fertil 43(7–8):555–556

Laszlo A, Ivaskevics K, Sapi Z (2006) Malignant epithelioid ovarian schwannoma: a case report. Int J Gynecol Cancer 16(Suppl 1):360–362

Lawhead RA, Copeland LJ, Edwards CL (1985) Bilateral ovarian hemangiomas associated with diffuse abdominopelvic hemangiomatosis. Obstet Gynecol 65(4):597–599

Lerwill MF et al (2004) Smooth muscle tumors of the ovary: a clinicopathologic study of 54 cases emphasizing prognostic criteria, histologic variants, and differential diagnosis. Am J Surg Pathol 28(11): 1436–1451

Liang SX et al (2015) Primary myxoid liposarcoma of the ovary in a postpartum female: a case report and review of literature. Int J Gynecol Pathol 34(3):298–302

Mann LS, Metrick S (1961) Hemangioma of the ovary. Report of a case. J Int Coll Surg 36:500–502

Masand RP et al (2013) Endometrioid stromal sarcoma: a clinicopathologic study of 63 cases. Am J Surg Pathol 37(11):1635–1647

Mc BR, Trumbull M (1955) Hemangioma of the ovary with ascites. Miss Doct 32(10):271–274

McCluggage WG, Young RH (2006) Paraganglioma of the ovary: report of three cases of a rare ovarian neoplasm, including two exhibiting inhibin positivity. Am J Surg Pathol 30(5):600–605

Meyer R (1943) Nerve tumors of the female genitals and pelvis. Arch Pathol 36:437–464

Mira JL (1991) Lipoleiomyoma of the ovary: report of a case and review of the English literature. Int J Gynecol Pathol 10(2):198–202

Mishura VI (1963) Report of large benign tumor – report of three cases. Vopr Onkol 9:103

Nielsen GP et al (1997) Primary angiosarcoma of the ovary: a report of seven cases and review of the literature. Int J Gynecol Pathol 16(4):378–382

Nielsen GP et al (1998) Primary ovarian rhabdomyosarcoma: a report of 13 cases. Int J Gynecol Pathol 17(2):113–119

Nogales FF (1982) Primary chondroma of the ovary. Histopathology 6:376

Nogales FF et al (1997) Adenomas of the rete ovarii. Hum Pathol 28(12):1428–1433

Nucci MR et al (1998) Angiosarcoma of the ovary: clinicopathologic and immunohistochemical analysis of four cases with a broad morphologic spectrum. Am J Surg Pathol 22(5):620–630

Nunez C et al (1983) Ovarian rhabdomyosarcoma presenting as leukemia. Case report. Cancer 52(2):297–300

Oliva E, Egger JF, Young RH (2014) Primary endometrioid stromal sarcoma of the ovary: a clinicopathologic study of 27 cases with morphologic and behavioral features similar to those of uterine low-grade endometrial stromal sarcoma. Am J Surg Pathol 38(3):305–315

Ordonez NG (1998) Role of immunohistochemistry in distinguishing epithelial peritoneal mesotheliomas from peritoneal and ovarian serous carcinomas. Am J Surg Pathol 22(10):1203–1214

Phillips V, McCluggage WG, Young RH (2007) Oxyphilic adenomatoid tumor of the ovary: a case report with discussion of the differential diagnosis of ovarian tumors with vacuoles and related spaces. Int J Gynecol Pathol 26(1):16–20

Pitman MB et al (2004) Hepatocyte paraffin 1 antibody does not distinguish primary ovarian tumors with hepatoid differentiation from metastatic hepatocellular carcinoma. Int J Gynecol Pathol 23(1):58–64

Prayson RA, Hart WR (1992) Primary smooth-muscle tumors of the ovary. A clinicopathologic study of four leiomyomas and two mitotically active leiomyomas. Arch Pathol Lab Med 116(10):1068–1071

Protopapas A et al (2011) Ovarian neurofibroma: a rare visceral occurrence of type 1 neurofibromatosis and an unusual cause of chronic pelvic pain. J Minim Invasive Gynecol 18(4):520–524

Radhouane A, Mayada S, Khaled N (2016) Lymphangioma of the ovary: etiology and management. Eur J Obstet Gynecol Reprod Biol 203:342–343

Randolph LK et al (2015) Hepatoid carcinoma of the ovary: a case report and review of the literature. Gynecol Oncol Rep 13:64–67

Rhoades CP, McMahon JT, Goldblum JR (1999) Myofibroblastoma of the ovary: report of a case. Mod Pathol 12(9):907–911

Roth LM, Gaba AR, Cheng L (2013) The pathogenesis of ovarian myxoma: a neoplasm sometimes arising from other ovarian stromal tumors. Int J Gynecol Pathol 32(4):368–378

Rund CR, Fischer EG (2006) Perinuclear dot-like cytokeratin 20 staining in small cell neuroendocrine carcinoma of the ovary (pulmonary-type). Appl Immunohistochem Mol Morphol 14(2):244–248

Rutgers JL, Scully RE (1988) Cysts (cystadenomas) and tumors of the rete ovarii. Int J Gynecol Pathol 7(4):330–342

Sahin A, Benda JA (1988) Primary ovarian Wilms' tumor. Cancer 61(7):1460–1463

Sandison AT (1955) Rhabdomyosarcoma of the ovary. J Pathol Bacteriol 70(2):433–438

Savargaonkar PR et al (1994) Ovarian haemangiomas and stromal luteinization. Histopathology 25(2):185–188

Schmeisser HC, Anderson W (1938) Ganglioneuroma of the ovary. J

Am Med Assoc 111:2005–2007

Schoolmeester JK et al (2015) Ovarian hemangiomas do not harbor EWSR1 rearrangements: clinicopathologic characterization of 10 cases. Int J Gynecol Pathol 34(5):437–444

Schuldt M et al (2015) Ovarian paraganglioma. Int J Surg Pathol 23(2):130–133

Scully RE, Young RH, Clement PB (1998) Tumors of the ovary, maldeveloped gonads, fallopian tube, and broad ligament, 3rd ser, vol 23. Armed Forces Institute of Pathology, Washington, DC

Scurry JP, Brown RW, Jobling T (1996) Combined ovarian serous papillary and hepatoid carcinoma. Gynecol Oncol 63(1):138–142

Shaffer MD, Cancelmo JJ (1939) Cavernous hemangioma of the ovary in a girl twelve years of age. Am J Obstet Gynecol 38:722–723

Singer T et al (2010) Rare case of ovarian cystic lymphangioma. J Minim Invasive Gynecol 17(1):97–99

Smith FR (1931) Neurofibroma of the ovary associated with Recklinghausen's disease. Am J Cancer 15:859–862

Stewart CJ, Charles A, Foulkes WD (2016) Gynecologic manifestations of the DICER1 syndrome. Surg Pathol Clin 9(2):227–241

Stone GC et al (1986) Malignant schwannoma of the ovary. Report of a case. Cancer 58(7):1575–1582

Stowe LM, Watt JY (1952) Osteogenic sarcoma of the ovary. Am J Obstet Gynecol 64(2):422–426

Sung JH et al (2013) Hepatoid carcinoma of the ovary without staining for alpha-fetoprotein. Obstet Gynecol Sci 56(1):41–44

Talerman A (1967) Hemangiomas of the ovary and the uterine cervix. Obstet Gynecol 30(1):108–113

Talerman A, Auerbach WM, van Meurs AJ (1981) Primary chondrosarcoma of the ovary. Histopathology 5(3):319–324

Talerman A et al (1985) Diffuse malignant peritoneal mesothelioma in a 13-year-old girl. Report of a case and review of the literature. Am J Surg Pathol 9(1):73–80

Tiltman AJ, Haffajee Z (1999) Sclerosing stromal tumors, thecomas, and fibromas of the ovary: an immunohistochemical profile. Int J Gynecol Pathol 18(3):254–258

Tirabosco R et al (2010) Primary myxoid liposarcoma of the ovary in an adolescent girl: a case report. Int J Gynecol Pathol 29(3):256–259

Tochigi N et al (2003) Hepatoid carcinoma of the ovary: a report of three cases admixed with a common surface epithelial carcinoma. Int J Gynecol Pathol 22(3):266–271

Vang R, Ronnett B (2009) Metastatic and miscellaneous primary tumors of the ovary. In: Oliva E, Nucci MR (eds) Gynecologic pathology. Elsevier, Philadelphia, pp 539–613

Veras E et al (2007) Ovarian nonsmall cell neuroendocrine carcinoma: a clinicopathologic and immunohistochemical study of 11 cases. Am J Surg Pathol 31(5):774–782

Vijaya Kumar J et al (2015) A rare presentation of primary leiomyosarcoma of ovary in a young woman. Ecancermedicalscience 9:524

Yaqoob N et al (2014) Ovarian angiosarcoma: a case report and review of the literature. J Med Case Rep 8:47

Yasunaga M et al (2011) Dedifferentiated chondrosarcoma arising in a mature cystic teratoma of the ovary: a case report and review of the literature. Int J Gynecol Pathol 30(4):391–394

Young RH, Scully RE (1983) Ovarian tumors of probable wolffian origin. A report of 11 cases. Am J Surg Pathol 7(2):125–135

Young RH, Scully RE (1984) Fibromatosis and massive edema of the ovary, possibly related entities: a report of 14 cases of fibromatosis and 11 cases of massive edema. Int J Gynecol Pathol 3(2):153–178

Young RH, Scully RE (1985) Ovarian metastases from cancer of the lung: problems in interpretation–a report of seven cases. Gynecol Oncol 21(3): 337–350

Young RH, Prat J, Scully RE (1984) Endometrioid stromal sarcomas of the ovary. A clinicopathologic analysis of 23 cases. Cancer 53(5):1143–1155

Young RH, Silva EG, Scully RE (1991) Ovarian and juxtaovarian adenomatoid tumors: a report of six cases. Int J Gynecol Pathol 10(4):364–371

Young RH et al (1992) Hepatocellular carcinoma metastatic to the ovary: a report of three cases discovered during life with discussion of the differential diagnosis of hepatoid tumors of the ovary. Hum Pathol 23(5):574–580

Young RH, Oliva E, Scully RE (1994) Small cell carcinoma of the ovary, hypercalcemic type. A clinicopathological analysis of 150 cases. Am J Surg Pathol 18(11):1102–1116

Ziari K, Alizadeh K (2016) Ovarian hemangioma: a rare case report and review of the literature. Iran J Pathol 11(1):61–65

Zwiesler D et al (2008) A case report of an ovarian lipoma. South Med J 101(2):205–207

第18章 卵巢转移性肿瘤

Melinda F. Lerwill，Robert H. Young 著；

吴颖虹，薛德彬 译

内容

　　扩散到卵巢的肿瘤很重要，它们在尸检中最常见，在手术病理标本中也不罕见，误诊可能会给患者带来严重的不良后果。扩散途径包括邻近部位的肿瘤直接局部蔓延或生殖道外肿瘤的远处转移（Young 2006，2007）。后者才是真正意义上的转移性肿瘤，而继发于邻近部位的肿瘤有时不用"转移性肿瘤"这个名称。为了便于讨论，本章包括从所有部位播散到卵巢的肿瘤。

　　本章首先阐述临床、大体和显微镜检查的一般原则，这些原则有助于病理医师对卵巢转移性肿瘤做出正确的诊断，除此之外也强调一些常见的诊断陷阱。随后按原发部位或器官对肿瘤逐个展开讨论，也对可能起源于多个部位的少数肿瘤（Krukenberg 瘤、类癌或胃肠道间质瘤）予以介绍。笔者的思路是将其分为以下 3 个基本类别。①来自生殖外（实际工作中最重要的问题）。②来自生殖道的其他部位。③腹膜肿瘤累及卵巢。造血系统肿瘤在另外一个单独的章节内讨论。

18.1　一般原则

　　准确识别卵巢肿瘤的转移性质取决于以下 5 个因素。①了解转移性肿瘤的发生率，并且知道它们往往类似于多种原发性肿瘤。②获得全面的临床史。在某些情况下，病理医师应当要求临床医师进一步追查病史。③如有必要，应进行临床彻查及外科手术探查，以寻找卵巢外的原发性肿瘤。④病理医师对卵巢肿瘤进行细致的大体和镜下检查，有时需要复查大体标本和补充取材制片。⑤合理使用传统的特殊染色和免疫染色。

　　如果不知道或者忽视了另一个器官同时存在或者先前存在的肿瘤，病理医师往往就会漏诊转移性肿瘤。如果先前手术的术中所见和病理检查结果与待检卵巢肿瘤存在任何可能的相关性，应予复查。在有些情况下，如果病理医师怀疑该卵巢肿瘤为转移性肿瘤，必须于术后寻找卵巢外的原发性肿瘤。即使找不到卵巢外原发性肿瘤，如果疾病的分布不符合典型的卵巢原发性肿瘤或者病理检查高度提示转移性，就必须考虑卵巢转移的诊断。例如，在没有出现广泛腹膜疾病的情况下出现肺、肝转移显然是卵巢癌播散的少见模式，但对易发生卵巢转移的其他肿瘤，播散却属于寻常情况。在某些情况下仅仅因为出现了卵巢外肿瘤，就必须慎重考虑卵巢肿瘤为转移性肿瘤的可能性。例如，高分化卵巢黏液性肿瘤如果伴有大网膜及腹膜表面广泛的黏液腺癌，应该考虑卵巢肿瘤可能为转移性的，尤其是来自胰腺、胆道或阑尾（如果存在腹膜假黏液瘤）。另外，某些通常为良性的肿瘤（如 Sertoli 细胞瘤或原发性类癌）如果同时存在卵巢外肿瘤，诊断时应非常小心。这种情况下，假定的"Sertoli 细胞瘤"实际上可能是与其相似的转移性肿瘤，如管状 Krukenberg 瘤（Bullon et al. 1981）；而类癌则可能是转移性肿瘤而不是卵巢原发性肿瘤。同时也必须强调，如果卵巢肿瘤存在雌激素、雄激素或孕激素过多的临床或病理证据，并不排除转移性肿瘤，因为后者可能含有功能性间质（Scully et al. 1961）（见第 15 章）。

由于种种原因，很难确定卵巢转移性肿瘤的准确发生率。一些研究数据来源于尸检结果，另一些来源于手术切除标本，或两者兼有。此外，一些研究包括临床隐匿性的转移性肿瘤，如在预防或治疗性卵巢切除术标本中发现乳腺癌，以及在胃癌或肠癌手术中偶然发现的卵巢小转移灶。相反，其他一些研究仅限于临床表现为盆腔和腹部肿块的转移性肿瘤。最后，有些研究包含的转移性卵巢癌与具有相似组织学类型的子宫癌相关，但许多病例中卵巢肿瘤可能是独立的原发性肿瘤（Ulbright et al. 1985a；Zaino et al. 1984）。

转移性卵巢肿瘤的发生率在不同国家之间也不尽相同，因为发生卵巢转移比例较高的癌症的患病率差异较大。例如，在胃癌高发的日本，转移性卵巢癌约占卵巢恶性肿瘤的 40%；而在胃癌相对较少见的非洲，转移性卵巢癌则远不如前者多见。某些研究中转移性恶性肿瘤发生率的较大差异尚不能以原发性肿瘤患病率的不同来充分解释。这类差异在某种程度上可能与卵巢是否经显微镜镜检及镜检是否彻底有关，因为在 1/3~1/2 的病例中，大体表现不能发现卵巢受累的证据。关于转移性卵巢肿瘤的发生率，最有意义的数据是临床考虑转移性卵巢肿瘤的可能性，这个数字为 5%~10%。

转移性卵巢肿瘤患者的年龄分布在很大程度上取决于相应的原发性肿瘤，但对于任何一种常见的原发性肿瘤（起源于肠道、胃或乳腺的肿瘤），伴卵巢播散者的平均年龄都明显低于无卵巢播散者，提示年轻女性的卵巢因血供丰富而比年长女性的卵巢更容易接纳转移性肿瘤。

肿瘤播散到卵巢的途径包括以下几个。远隔部位的播散主要通过血管和淋巴管。卵巢转移经常伴发其他血道转移，对转移性病例进行镜下检查时常常发现卵巢血管内肿瘤，并且年轻患者更易发生卵巢转移，这些现象均提示血行播散的重要性。

体腔内播散导致的表面种植是腹腔内肿瘤播散到卵巢的一条重要途径，因为腹膜播散常常伴有卵巢受累。转移癌的病灶通常见于卵巢表面或皮质浅层，支持上述种植性转移机制。

对输卵管和子宫癌、间皮瘤（偶尔还包括结肠癌和腹膜后肉瘤）而言，直接蔓延是一个重要的扩散途径。生殖道癌的另一种扩散机制是通过输卵管腔蔓延到卵巢表面，这是子宫体癌最常见的扩散途径（Creasman et al. 1972），也可以解释某些从子宫颈肿瘤播散而来的病例（Pins et al. 1997；Ronnett et al. 2008）。

卵巢转移性肿瘤的大体特征差异很大，它们可能类似于多种卵巢原发性肿瘤。由于卵巢转移性肿瘤发生于双侧的比例相对较高（2/3~3/4 的病例），对于双侧卵巢肿瘤（图 18.1），如浆液性癌和未分化癌（二者也常发生于双侧），特别要考虑到转移的可能性。与之相反，卵巢子宫内膜样癌和黏液性癌发生于双侧的比例不到 15%，因此对于具有子宫内膜样或黏液性特征的双侧卵巢肿瘤，必须慎重考虑转移的可能性（Young et al. 1991a）。然而，许多转移性肿瘤为单侧，如果镜下特征提示转移，则单侧发生不能成为否定转移的理由。约 10% 表现为附件包块的双侧卵巢肿瘤在仔细检查后被证实为转移性肿瘤。黏液性肿瘤是原发性的还是转移性的是较常需要考虑的问题，评估肿瘤的发生侧别和大小可以作为一条线索。任何大小的双侧肿瘤或直径 10 cm 以下的单侧肿瘤可能是转移性的，而直径 10 cm 以上的单侧肿瘤通常是原发性的（Seidman et al. 2003）。这种一般原则可能有帮助，特别是在术中诊断时，然而有很多例外（Stewart et al. 2005；Khunamornpong et al. 2006），大肠和子宫颈的原发性肿瘤尤其如此（Yemelyanova et al. 2008）。同时也应注意，累及卵巢的转移性肿瘤往往较大，可能使原发性肿瘤显得更小。

　　另外有 2 种大体表现提示转移性肿瘤，但是没有诊断特异性，即出现多个肿瘤结节（图 18.1）和肿瘤位于卵巢表面（图 18.2），有时没有明显地累及卵巢实质。这些特征之所以对诊断仅有提示作用可从以下例子中看出。众所周知，一些浆液性癌也发生于卵巢表面；此外部分浆液性癌和未分化癌可呈多结节性。但是这些癌的镜下特征一般不会令人怀疑为转移性肿瘤。还有些子宫内膜样癌起源于卵巢浅层皮质或卵巢表面的子宫内膜异位症病灶，因而肿瘤可突出于卵巢表面。这些子宫内膜样癌与子宫内膜异位症的相关性容易被忽视，却是支持其原发于卵巢的重要依据。一些转移性肿瘤的大体特征是存在囊腔，但这个特征不是卵巢原发性肿瘤的诊断依据（图 18.3）。这些囊腔通常大，偶尔为薄壁，即使当原发灶缺乏囊肿时，也可能在转移灶中

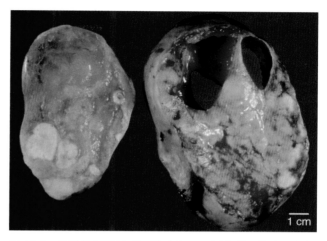

图 18.1　转移性阑尾腺癌。肿瘤位于双侧卵巢，较小的卵巢有几个离散的结节。另一卵巢中结节已融合，但仍然可以辨认界限不清的结节状结构

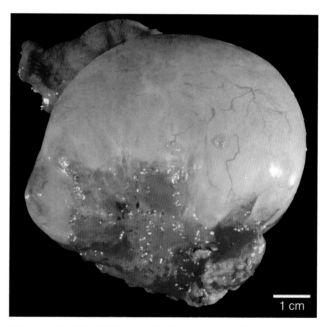

图 18.2　转移性盲肠腺癌。卵巢表面可见黏液样肿瘤病灶

发生。

　　转移性肿瘤的镜下表现与原发性肿瘤明显不同。除了各种原发性肿瘤的自身特征外，与上述提示转移的大体特征相关的镜下发现，即卵巢表面种植（图 18.4）和多结节性（图 18.5），在很多病例中均能提示转移，但同样需要如前文所述那样谨慎诊断。这些发现对于具有黏液性或子宫内膜样形态的病例，以及有任何不寻常镜下表现的病例特别

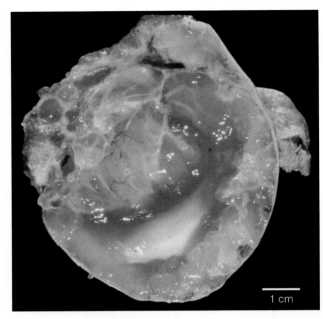

图 18.3 转移性盲肠腺癌。图中显示肿瘤切面主要为囊性，大体上符合原发性肿瘤的特征

个表现；当这种形态出现在卵巢时（图 18.8），需考虑转移，而且必须先排除转移可能性才能诊断为原发性肿瘤。

大多数卵巢转移癌的上皮成分是明显恶性的，但某些肿瘤易有欺骗性特征，特别是黏液性肿瘤，可以分化并出现交界样甚或囊腺瘤样外观。这种所

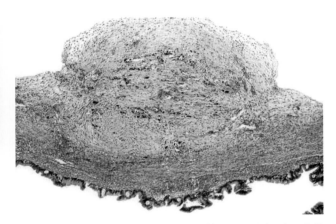

图 18.4 转移性胰腺癌。由浸润小腺体和明显的间质组成的典型的表面种植性结节状突出物。注意其下方成熟的囊性组成部分（经许可引自 Young 2006）

重要。表面种植通常是局灶性的，常常突起于相邻皮质表面，肿瘤往往包埋在促结缔组织增生性或有透明变性的纤维组织内（图 18.4）。前述类型的间质反应也常见于转移性肿瘤更接近中央的区域（图 18.6），而且转移性肿瘤中的间质反应普遍比原发性肿瘤更常见，尤其是多灶性病变。与原发性肿瘤相比，转移性肿瘤更多地围绕正常卵巢结构生长（图 18.7）。转移性肿瘤另一更常见的特点是呈异质性或结节状浸润性生长（图 18.6）。这种描述试图体现转移性肿瘤的多种不同形态：背景肿瘤的生长方式不具有明显的破坏性，有时甚至表现为假良性特征，但是在此背景上可出现多灶性散在分布的明显浸润性肿瘤，后者常位于促结缔组织增生性间质中。在原发性黏液性肿瘤内呈破坏性侵犯生长的浸润性中 – 高级别癌可以有类似的表现，但通常不会是多灶性的，也不如很多转移性病例那样显著。这种生长模式虽然没有诊断特异性，但应考虑到转移的可能性。肿瘤本身的性质也很重要。例如，卵巢原发性黏液性癌很少有胶样形态，而众所周知，这是结肠癌的一

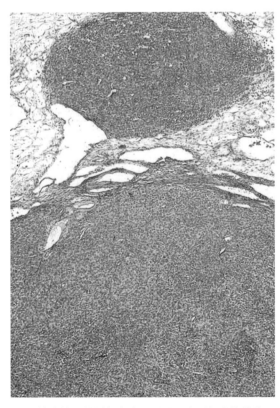

图 18.5 转移性恶性黑色素瘤。可见 2 个不相连的结节

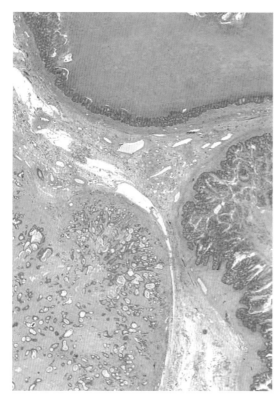

图 18.6　肿瘤呈异质性结节状生长。在这例转移性结肠癌
　　　　　中，可见 3 种独立的不同生长模式：上部为一个扩
　　　　　张腺体，右下为常见的腺癌，左下为明显的促结缔
　　　　　组织增生性间质内的小腺管状腺癌（图片由 Kenneth
　　　　　R. Lee 惠赠。经许可引自 Young 2006）

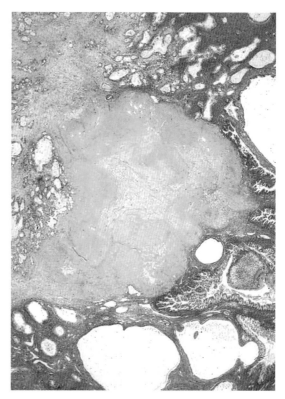

图 18.7　围绕白体生长的转移性结肠癌

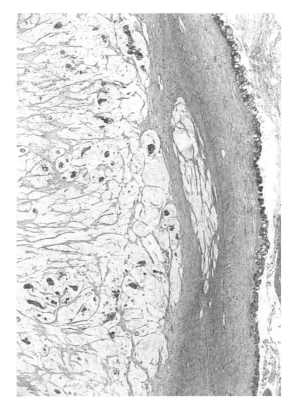

谓的"成熟现象"（Young et al. 2001）甚至可导致
出现形似良性的扁平上皮细胞，如果被形态温和
的间质分隔，也可能类似于腺纤维瘤或囊腺纤维
瘤（图 18.9）。某些转移性肿瘤的另一个令人困惑
的镜下特征是存在囊腔，其中一些类似于卵泡。这
些卵泡样腔隙（图 18.10）可能出现在各种各样的
转移性肿瘤，包括转移性胃癌和肠癌、类癌、来自
不同部位的小细胞癌和恶性黑色素瘤中。转移性肿
瘤的其他多种特征和细胞类型提示多种可能的原
发部位，这将在其他章节中详细讨论（Young et al.
2001）。淋巴管或血管浸润有时在卵巢门部特别明
显，强烈提示转移（图 18.11）。

　　根据常规的镜下特征提出鉴别诊断，再选择
性地应用免疫组化，这种诊断策略对于某些病例
的诊断有帮助（Baker et al. 2004；McCluggage

图 18.8　转移性胶样腺癌。这种黏液性癌的生长方式罕见于
　　　　　卵巢原发性肿瘤中，对于这类图像应该考虑到转移
　　　　　的可能（经许可引自 Young 2006）

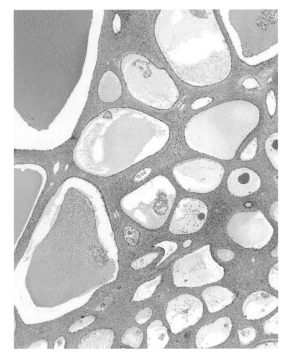

图 18.9　转移性胆管癌。上皮明显成熟化，背景为富于细胞性间质，形似囊腺纤维瘤

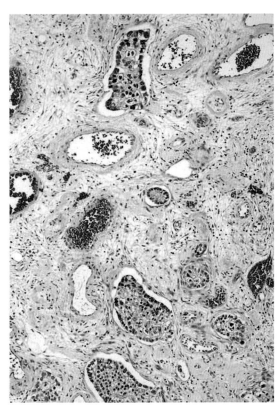

图 18.11　转移癌明显累及淋巴管（经许可引自 Young 2006）

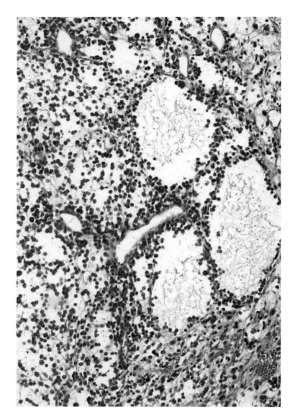

图 18.10　转移性恶性黑色素瘤的卵泡样腔隙

and Wilkinson 2005；McCluggage and Young 2005；McCluggage 2012），但免疫组化本身很少具有诊断特异性。即使经过最彻底的评估，病理医师有时也无法确定肿瘤到底是原发性的还是转移性的，但是以形态学为基础，可以提出最具可能性的卵巢外原发部位，以指导临床评估。表 18.1 比较了卵巢转移性和原发性黏液性囊性肿瘤的不同特点，在很大程度上，这也广泛适用于其他肿瘤类型。

18.2　生殖道外肿瘤

我们先讨论胃肠道肿瘤（除外稍后讨论的肉瘤）及其相关结构，大多数诊断问题与这些方面相关。我们首先讨论 Krukenberg 瘤，它是累及卵巢的最知名的肿瘤之一（Young 2006）。

表 18.1 有助于鉴别卵巢转移性与原发性黏液性囊性肿瘤的临床病理特点的比较

特点	转移性	原发性
卵巢外原发性肿瘤病史或临床证据	常有 [a]	罕见 [b]
卵巢外疾病	常见	罕见
卵巢双侧病变	常见	罕见
肿瘤直径 >15 cm	不常见	常见
大体可见卵巢表面肿瘤	偶见	罕见
镜下可见卵巢表面有种植性结节或黏液	常见	罕见
异质性结节浸润性生长	常见	罕见
胶样癌的生长方式	偶见	罕见
黏液性肉芽肿	不常见	常见
血管浸润	偶见	罕见
单个细胞生长	偶见	不常见
米勒源性上皮	罕见	偶见
与畸胎瘤、子宫内膜异位症、腺纤维瘤、Brenner 瘤 [c] 的相关性	罕见	偶见
附壁结节	缺乏	偶见

注：来自文献 Lee et al. 2003。
[a] 在某些病例中，原发性肿瘤最初可能是隐匿性的，需要临床评估和检测。
[b] 患者始终有存在独立原发性肿瘤的可能性，尤其常见于卵巢原发性黏液性肿瘤及某些与卵巢原发性肿瘤相似的肿瘤扩散到卵巢时。
[c] 由于列出的这 4 种病变是常见的，它们可能偶然存在于转移性肿瘤所累及的卵巢内。此外应该指出的是，某些转移性肿瘤内的成熟成分可有灶性腺纤维瘤样外观。

18.2.1 胃癌

18.2.1.1 转移性肿瘤伴印戒细胞（Krukenberg 瘤）

绝大多数转移到卵巢的胃癌是 Krukenberg 瘤，这类肿瘤的定义是充满黏液的印戒细胞至少占转移性肿瘤的 10%。在绝大多数已报道的病例中，Krukenberg 瘤来自胃癌，通常起自幽门。Krukenberg 瘤次常见的原发性肿瘤是大肠、阑尾和乳腺发生的癌；胆囊、胆管、胰腺、子宫颈和膀胱是这类肿瘤的罕见来源。Saphir（1951）的一项尸检研究表明，各器官的印戒细胞癌比其他组织学类型的癌更易发生卵巢转移，其比例约为 4 : 1。后来的研究支持了这一观点：胃的印戒细胞癌转移到卵巢的频率大大高于肠型胃癌（Lerwill et al. 2006），结肠印戒细胞癌转移到卵巢的频率也远远高于传统的结肠腺癌（Amorn et al. 1978）。

Krukenberg 瘤的发生率根据普通人群胃癌的发生率而变化。在日本，这种胃癌的患病率很高，而在原发性卵巢癌患病率很低的国家，Krukenberg 瘤占据了卵巢恶性肿瘤的很大比例（Yakushiji et al. 1987）。

Krukenberg 瘤患者的平均年龄约为 45 岁。1/4~1/2 的患者小于 40 岁，只有略高于 10% 的患者超过 60 岁。这种年龄分布的部分原因是年轻女性胃印戒细胞癌的发生率较高，且年轻女性的卵巢血供更丰富。在一项研究中，35 岁或更年轻的胃印戒细胞癌女性患者中 10% 的患者在就诊时已有卵巢转移（Tso et al. 1987）。

几乎 90% 的 Krukenberg 瘤患者有卵巢受累的相关症状，通常是腹痛和腹胀；偶有异常子宫出血；罕见情况下，尤其在妊娠期间，出现激素生成明显过量的征象，如男性化。其余患者有胃肠道症状或癌播散到诸如肺和骨等其他部位所造成的各种症状，或无症状。20%~30% 的病例有胃癌或其他器官癌症的病史，后者更少见。诊断胃癌和发现卵巢转移的时间间隔通常为 6 个月或更短，但也有长达 12 年的病例报道（Hale 1968）。大多数情况下，胃癌的诊断在术前已明确，或在针对卵巢转移灶所行的手术中被发现，或在此后几个月内被检出。并不少见的情况是，因原发性肿瘤太小而在手术时未能发现，且可能在诊断 Krukenberg 瘤后仍未通过上消化道影像学检查找到原发性肿瘤的证据。极少数情况下，直到发现卵巢转移性肿瘤 5 年或更久后才发现胃癌。即便有些病例已存在转移，原发性癌的体积可能仍然很小，特别是乳腺和胃的原发性癌，需要充分取材、多切面查找才能发现。之前尸检报道为"原发性"Krukenberg 瘤的病例可能遗漏了上述或其他器官中的微小原发灶。Ulbright 和 Roth（1985b）引用了一个病例，该病例对胃标本取材 200 块才发现肿瘤原发灶。

几乎所有患者都在被诊断为卵巢转移癌的 1 年内死亡，但是一例罕见的患者在接受胃大部切除术和双侧卵巢切除术后存活了 6 年，并且是明显的无瘤生存（Holtz et al. 1982）。这样的结果虽然特殊，但也证实切除胃和已有肿瘤转移的卵巢可能治愈肿瘤仅局限于这些器官的病例。对于已切除胃癌的绝经期或绝经后女性，常规切除卵巢以避免后期发生卵巢转移及再次手术是明智之举。

大体表现

Krukenberg 瘤通常为圆形至椭圆形、质硬的白色肿块，可为结节状或体积较大。其表面一般没有明显的粘连。切面常为棕褐色（图 18.12）或白色，但也可见紫色、红色或变为棕色的区域及广泛出血区。其外观可能比较一致，也可见边界不清的结节甚至界限清楚的结节。典型者质地坚实，但肉样、胶冻状或海绵状区域也很常见。有时周边区与中央区在外观上截然不同，中央区比周边区质地更

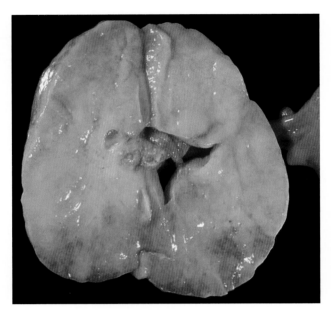

图 18.12　Krukenberg 瘤。切面较为均一，呈棕褐色

软（图 18.13）。偶尔，肿瘤的大体特征不太典型，表现为含黏液性或水样液体的薄壁大囊肿，囊肿由相对少量的实性组织分隔开。80% 及以上的病例为双侧卵巢受累。

镜下表现

这些肿瘤的组织学表现具有多样性，远不止于文献所强调的形态学特征，即在富于细胞的间质中

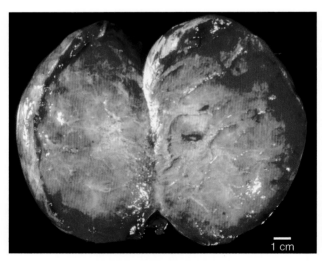

图 18.13　Krukenberg 瘤。此病例的中央区与周边区外观不尽一致，为少见现象

出现印戒细胞（图 18.14）。这张图片具有历史意义，因为人们最初将其误诊为纤维肉瘤。这种显著表现仅见于少数病例，且明显程度不一。我们首先了解其低倍镜特点，然后依次讨论与印戒细胞（和其他细胞类型）相关的特征、其他上皮成分和间质方面的问题。

　　Krukenberg 瘤呈明显的或至少是模糊的结节状生长，在低倍镜下通常非常明显（图 18.15），但结节和结节间的间质可有相当大的差异，尤其当存在其他特点时（见下文）（图 18.16~18.32）。结节常被水肿的间质分隔开来，并常看到细胞密集的假小叶结构（图 18.16）。结节本身通常由印戒细胞、未分化的细胞、腺体、囊肿和背景间质混杂组成。类似的上皮和间质成分的组合可见于更弥漫分布的肿瘤中。有时低倍镜下可见这样一个明显的特点，即肿瘤周边细胞更密集，这些细胞包括聚集的肿瘤细胞和（或）间质，周边细胞逐渐向水肿更明

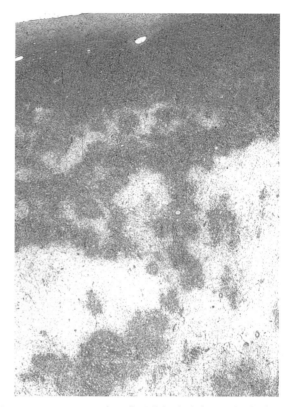

图 18.15　Krukenberg 瘤。典型的细胞丰富区和细胞稀少区交替分布

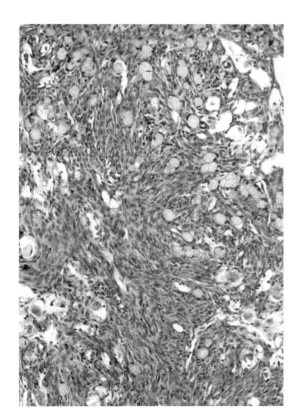

图 18.14　Krukenberg 瘤。细胞间质内出现大量印戒细胞

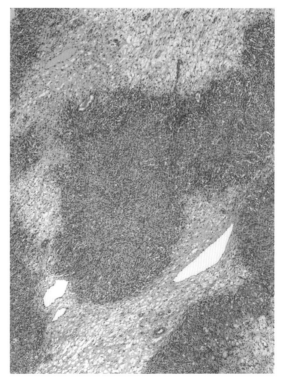

图 18.16　Krukenberg 瘤的假小叶结构

显的中央区域延伸（图 18.17）。残存的卵巢结构可能出现于肿瘤内部（图 18.18）。

　　印戒细胞的数量变化很大。有时印戒细胞大量出现，像"汪洋大海"一样夺目（图 18.19）。相反的情况也不少见，这些细胞可以相对不太明显，至少在最初的低倍镜评估时，甚至有时在高倍镜下仔细观察也不明显。印戒细胞彼此之间的分布（图 18.20）以及印戒细胞与其他上皮成分之间的分布同样有差异。它们可以弥漫生长，有时排列成整齐的簇状（图 18.21），或形成假管腔，或完全无规律地分布在间质中或分布在腺体和囊腔之间。单个印戒细胞通常大小相对一致，胞质往往透亮或是嗜碱性，将细胞核推挤到一边。细胞核往往有颇具欺骗性的温和的细胞学特征。偶尔胞质为嗜酸性（图 18.22），有时致密。胞质可有牛眼样外观，可见中央为嗜酸性小体的大空泡。可能出现其他黏液性肿瘤细胞，但没有印戒细胞的形态；此外，出现普通

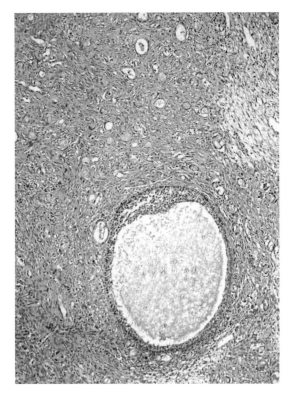

图 18.18　Krukenberg 瘤。一个明显的陷入的卵泡

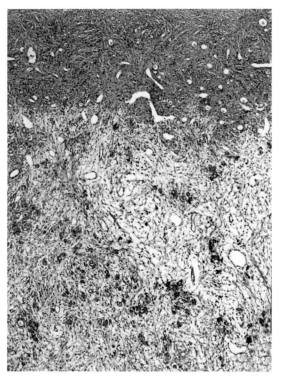

图 18.17　Krukenberg 瘤。肿瘤的周边区域（图片顶部）与中央区域形成对比，后者有明显水肿和成簇的肿瘤细胞团

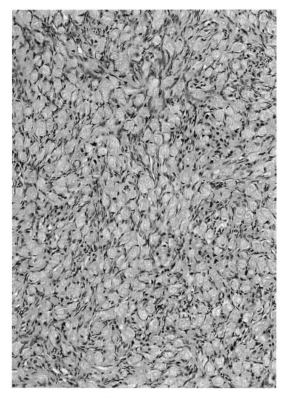

图 18.19　Krukenberg 瘤。图中可见大量印戒细胞

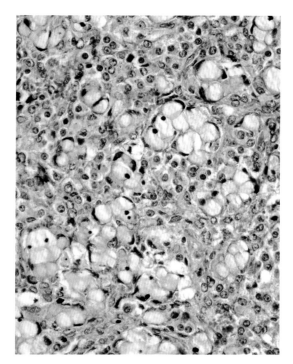

图 18.20　Krukenberg 瘤。典型的印戒细胞与黄素化的间质细胞交织在一起

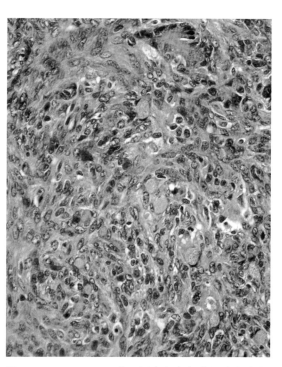

图 18.22　**Krukenberg** 瘤。图中很多印戒细胞有浓缩的嗜酸性胞质

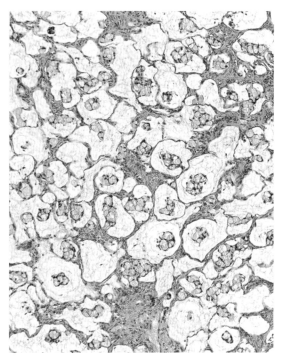

图 18.21　**Krukenberg** 瘤。印戒细胞比较有序地聚集在相对一致的腔隙内

的无黏液肿瘤细胞的情况也并不罕见，这些区域可以很明显（图 18.23）。罕见情况下可出现胞质透明的细胞（图 18.24）。极其特殊的情况下，甚至可以看到鳞状细胞或移行细胞样细胞。

其他上皮成分，特别是腺体和囊腔，存在于大多数 Krukenberg 瘤中（Kiyokawa et al. 2006；Young 2006）（图 18.25）。在许多情况下，这些成分可以和印戒细胞一样引人注目。腺体通常都很小，因而常常呈现微囊结构（图 18.26），但腺体也可有所变化：从中等大小到大囊腔；从无腺样分化到显著的肠型分化，但很少出现非印戒细胞肠癌所具有的典型的假性子宫内膜样形态（详见后文），"脏坏死"也少见。腺体和囊腔的衬覆细胞变薄，罕见衬覆黏液柱状细胞。圆形小腺管、大而中空的腺管或实性假腺管结构皆可出现，印戒细胞可有可无（图 18.27）；当上述特征明显时，可称为"管状 Krukenberg 瘤"。黏液染色可以突出显示印戒细胞（图 18.28）。许多肿瘤没有特殊的排列

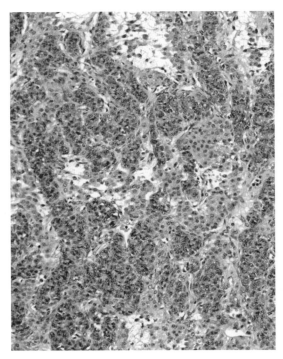

图 18.23　Krukenberg 瘤。上皮细胞没有明显的黏液性胞质，被黄素化间质细胞分隔成条索状或簇状，形似 Krukenberg 瘤与 Sertoli-Leydig 细胞瘤

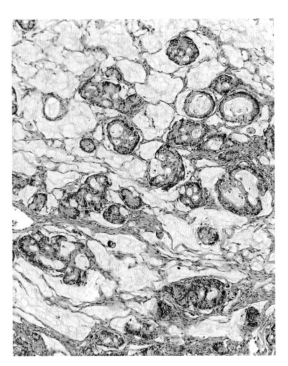

图 18.25　Krukenberg 瘤的腺样分化

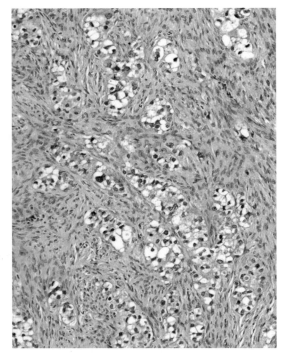

图 18.24　Krukenberg 瘤。有明显透明胞质的条索状和簇状细胞团分布于细胞含量中等的纤维性间质中。这个视野的形态学表现没有诊断特异性

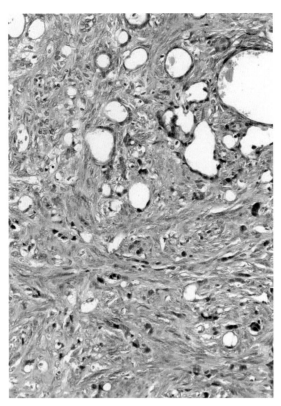

图 18.26　Krukenberg 瘤。在许多病例中可以看到小微囊结构

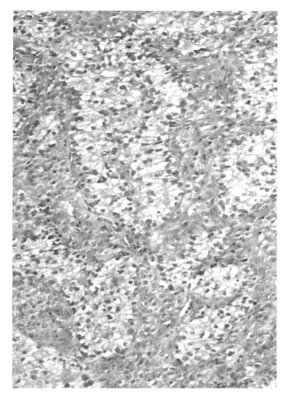

图 18.27　*Krukenberg* 瘤。可见明显的管状结构（管状 *Krukenberg* 瘤）。肿瘤内的细胞因胞质透明，可能被误诊为富于脂质的 Sertoli 细胞瘤

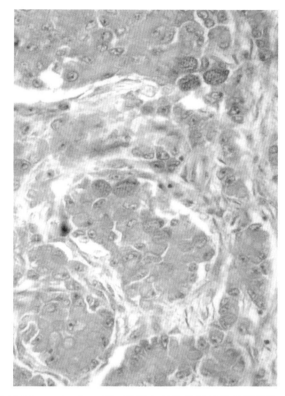

图 18.28　*Krukenberg* 瘤。黏液卡红染色显示具有管状结构的肿瘤中的印戒细胞

方式，表现为癌的普通生长方式，例如呈块状、巢团状、条索状（图 18.29）和单细胞分布，这些排列方式至少呈局灶性出现。可以出现明显的卵泡样腔隙（图 18.30）。

　　根据笔者的经验，水肿性间质常常比细胞丰富的间质更常见，高度富于细胞的"肉瘤样"间质很少见。事实上，细胞密集区更常见的成因是出现显著的小而深染且胞质稀少的上皮成分，而非富于细胞的间质增生。间质内黏液有时比较明显，可含有印戒细胞，或形成无细胞的黏液池，或被纤细的胶原分隔，形成"羽毛状退变"的外观（图 18.31）。当腺体在背景间质中排列相对规则时，尽管这种排列通常只是局灶性出现，却可能形成具有欺骗性的整齐的结构。在这种情况下，如果间质富于细胞，初看类似于腺纤维瘤，在冷冻切片检查时特别容易被误诊。如果冷冻切

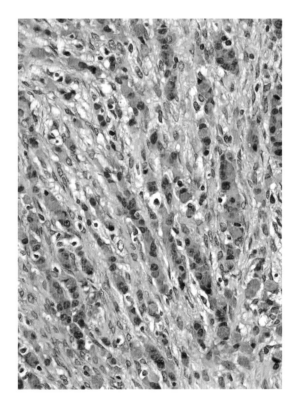

图 18.29　*Krukenberg* 瘤。未分化的肿瘤细胞呈条索状生长，仅见散在的印戒细胞

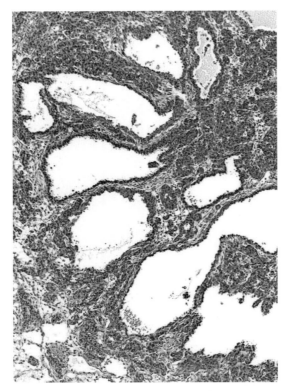

图 18.30　Krukenberg 瘤中明显的卵泡样腔隙

片取材时只取到温和的"纤维瘤样"间质，可能会误诊为纤维瘤（图 18.32）。偶尔，这些纤维瘤样区有席纹状外观。Krukenberg 瘤是最常与黄素化间质细胞相关的卵巢肿瘤之一（图 18.20）。通常黄素化细胞至少是少量出现，也可有显著的黄素化，特别是妊娠患者；由于很多患者较年轻，这种情况时可发生。和通常的肿瘤转移一样，血管和淋巴管浸润常见，一般发生在肿瘤的周边或卵巢门部。在一个独特的胃原发性肿瘤病例中，其卵巢转移灶显示卵黄囊分化，但在原发性肿瘤内没有发现该表现（Zamecnik et al. 2008）。在另外 2 个少见的病例中，卵巢转移性印戒细胞癌起源于子宫颈，判断的依据主要是原位杂交检测出 HPV（Veras et al. 2009）。

鉴别诊断

　　大体表现上，Krukenberg 瘤可类似于纤维瘤

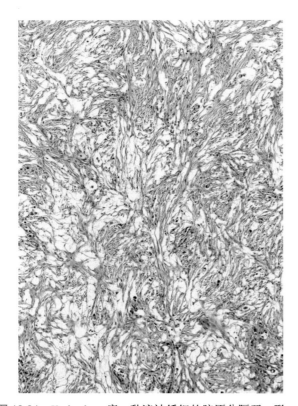

图 18.31　Krukenberg 瘤。黏液被纤细的胶原分隔开，形成"羽毛状退变"的外观

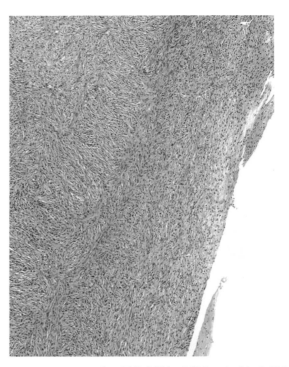

图 18.32　Krukenberg 瘤。纤维瘤样间质增生，印戒细胞稀少

或任何其他类型的实性卵巢肿瘤。如前文所述，偶尔 Krukenberg 瘤的形态在冷冻切片中或低倍镜下也可能与其他肿瘤相混淆，但在高倍镜下，尤其通过黏液染色的帮助，应该很容易诊断。经常会将 Krukenberg 瘤误诊为卵巢 Sertoli-Leydig 细胞瘤，特别是当在肿瘤内见到明显的管状成分及间质黄素化时（Bullon et al. 1981）；然而，印戒细胞并非 Sertoli-Leydig 细胞瘤的特征，除了偶尔见于异源型肿瘤的情况（见第 15 章）。硬化性间质瘤可能含有类似于印戒细胞的细胞并有成纤维细胞增生，但这些细胞含有脂质（而不是黏蛋白）。罕见的印戒细胞间质瘤也可能被列入鉴别诊断，但该肿瘤内的印戒细胞同样呈黏液染色阴性。

表面上皮性肿瘤所致的鉴别诊断问题通常比性索间质肿瘤少。当肿瘤内有透明胞质的细胞时可能需要与透明细胞癌相鉴别，但后者的透明细胞内含糖原；后者出现黏液时，通常位于管腔内和细胞外。在极少数病例中，透明细胞癌内可能有局灶性印戒细胞，但常有其他特征，如典型的管状囊状或乳头状结构，使其可以鉴别。原发性黏液性肿瘤很容易与 Krukenberg 瘤相区分，因为后者有许多特点表明其为转移性病变。应该指出，极少数黏液性肿瘤可含有印戒细胞，而它们在其他方面与 Krukenberg 瘤的相似度极低（McCluggage et al. 2008）。偶尔，浆液性癌（甚至还有一些子宫内膜样癌和未分化癌）可以有印戒细胞（Che et al. 2001），但这些肿瘤与 Krukenberg 瘤之间存在诸多差异，应该很容易鉴别。

含有大量印戒细胞的黏液性类癌可以通过类癌的其他成分与 Krukenberg 瘤相区分，这些成分的出现可用特殊染色证实。偶尔，可能要与间皮瘤相鉴别。罕见的累及卵巢的腺瘤样瘤内的空泡状细胞可能会被误认为是印戒细胞，但是它们有很多不同之处，这有助于避免误诊，腺瘤样瘤的大体表现也不像恶性肿瘤（Phillips et al. 2006）。有些恶性间皮瘤内可见到腺瘤样区域（Baker et al. 2005），以

至于累及卵巢时，可能需要与 Krukenberg 瘤相鉴别。然而，间皮瘤的管状 – 乳头状结构通常很独特，而且这些肿瘤缺乏大多数 Krukenberg 瘤的上述特征。

嗜黏液性组织细胞增生症是罕见的非肿瘤性病变，由医用聚乙烯吡咯烷酮或氧化再生纤维素所致，其特点是出现印戒样细胞，并累及许多组织和器官，包括卵巢（Kuo et al. 1984；Kershisnik et al. 1995）。这两种物质呈黏液卡红染色阳性。聚乙烯吡咯烷酮呈 PAS 染色和 AB 染色阴性，而氧化再生纤维素的 PAS 染色和 AB 染色均呈阳性。免疫组化染色角蛋白呈阴性，组织细胞标记物 CD68 呈阳性。

18.2.1.2　转移性肠型胃腺癌

关于这种类型的病例报道很少（Lerwill et al. 2006）。有限的资料表明，该病患者比一般的 Krukenberg 瘤患者在某种程度上更为年长。一些 Krukenberg 瘤病例所表现出的内分泌症状不是该病的特点。

大体表现

肿瘤可以发生在双侧或单侧卵巢，通常较大，呈实性或囊性，与一般的 Krukenberg 瘤相比，更像转移性结肠癌。

镜下表现

肿瘤通常形成中等大小的管状腺体，类似于转移性结肠癌的假子宫内膜样结构（图 18.33）。也可能发现转移性结肠癌的其他特征（如"脏坏死"）。卵巢转移性肿瘤的常见表现都可以发生，包括明显的间质水肿（图 18.34）和肿瘤内小范围的显著形态学异质性（图 18.35）。还可看到癌的非特异性生长方式，例如条索状结构。较少见情况下，出现黏液样肿瘤的表现。部分病例存在很少量（根据定义 <10%）印戒细胞。

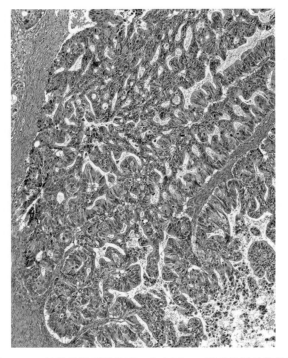

图 18.33　转移性肠型胃腺癌。大小不一、形状各异的腺体构成假子宫内膜样的形态

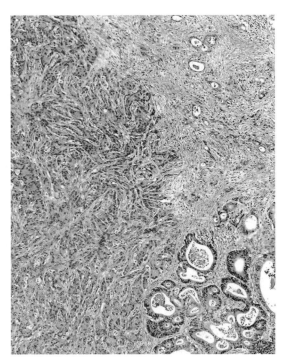

图 18.35　转移性肠型胃腺癌。小范围肿瘤内出现多种明显不同的形态是许多卵巢转移性肿瘤的特点

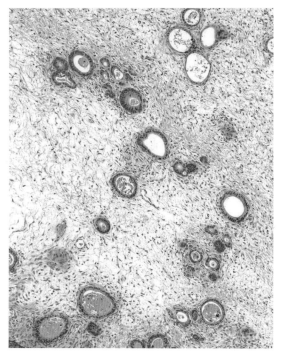

图 18.34　转移性肠型胃腺癌。小腺体被明显水肿的间质所分隔

鉴别诊断

　　鉴别诊断包括可能出现假子宫内膜样或黏液性特征的其他转移性肿瘤，如转移性结直肠癌；还包括原发性子宫内膜样肿瘤和黏液性肿瘤。鉴别其他转移性肿瘤时，临床评估至关重要，而且本章其他部分所详述的特点可用于区别原发性肿瘤。免疫组化的价值有限，因为鉴别诊断时胃癌的免疫表型谱与原发性和转移性肿瘤均有重叠。然而，大多数胃癌呈 SATB2 阴性，这一点可能有助于与转移性结直肠癌相鉴别，后者通常呈 SATB2 阳性（Berg et al. 2017）。

18.2.2　肠癌

　　绝大部分肠道起源的卵巢转移性肿瘤来自大肠，偶尔有小肠来源的病例（Mitsushita et al. 2017）。据报道，在尸检病例中，来自肠癌的卵巢转移性肿瘤远比来自胃癌者少见（Saphir 1951）；但若评估手术中遇到的恶性卵巢肿瘤，转移性肠癌则更常见（Khunamornpong et al. 2006；Lee et al. 2009；Alvarado-Cabrero et al. 2013）。Lash 和 Hart（1987）推测，高达 45% 的卵巢转移性大肠癌在临床上被认为是卵巢原发性肿瘤，还有很多病例即使在已知有肠癌的情况下，病理检查时仍会发生这样的误诊。

约 4% 的女性肠癌患者会在患病过程中的某个时期发生卵巢转移（Birnkrant et al. 1986），但有一项研究显示该比例高达 10%，此研究中将卵巢切成厚度为 2 mm 的薄片（Graffner et al. 1983）。在这项针对 58 例患者的研究中，6 例卵巢转移性肿瘤中的 4 例在大体检查时没有被发现。40 岁以下的大肠癌女性患者更容易发生卵巢转移（占该年龄段患者的 18%~27%）（Pitluk et al. 1983）。在一项大型研究中，1/4 的患者不到 40 岁；另一项研究中，约 43% 的患者不到 50 岁（Judson et al. 2008）。后项研究指出，表现为卵巢肿块的患者明显比那些发生卵巢播散时已知患有结直肠原发性肿瘤的患者年轻（平均年龄分别为 48 岁和 61 岁）。笔者曾见过一名 12 岁的女孩发生肿瘤的卵巢转移。血清 CA125 水平可能会升高，从而加剧与原发性肿瘤的混淆。

从临床的角度来看，这种类型的转移癌患者分为以下 3 类。①在诊断卵巢肿瘤之前就已知有肠癌的患者（50%~75% 病例），其中 90% 的病例在 3 年前已发现患有肠癌；②肠癌切除术中意外发现有卵巢受累的患者；③以卵巢肿瘤为首发表现的患者（3%~20% 的病例）。已经发现多达 8% 因肠癌接受双侧预防性卵巢切除术的患者有卵巢转移（MacKeigan et al. 1979）。一项研究发现，位于大肠的原发性肿瘤中，77% 发生在直肠或乙状结肠，5% 发生在降结肠，9% 发生在升结肠，而 9% 发生在盲肠（Lash et al. 1987）。3 例播散至卵巢的少见的肠道透明细胞腺癌，其原发部位是小肠（Young et al. 1998）。偶尔，患者的卵巢肿瘤内有黄素化间质细胞，肿瘤还导致患者出现了激素分泌和相应的内分泌症状。

大体表现

近 60% 的病例中肿瘤为双侧性，可形成无特殊外观的实性肿块，但更多的是形成囊性病变，至少是局灶呈囊性，而很多肿瘤以囊肿为主（图 18.36）。肿瘤常常较大，在一项研究中，其中位最大直径为 11 cm（Lash et al. 1987），它们可与原发性卵巢癌非常相像。切面常常表现为易碎或糊状的黄色、红色或灰色伴囊性分隔的组织，囊内含坏死、黏液性或透明的液体，或含新鲜或陈旧性血液。将近 10% 的肿瘤在盆腔检查或切除时自发破裂。偶有由多个充满黏液性或透明液体的薄壁囊腔构成的病例。

镜下表现

肿瘤细胞的生长方式类似于常见类型的原发性肠癌细胞，通常形成或大或小的腺体，常伴筛状结构（图 18.37，18.38）。坏死常见且往往广泛，形成腔内含有核碎片的明显的嗜酸性团块，这个特征称为"脏坏死（dirty necrosis）"（图 18.37）。一篇报道中所有病例均出现这种坏死（Lash et al. 1987）。Lash 和 Hart（1987）强调了肿瘤的另外 2

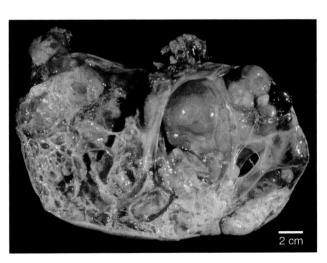

图 18.36　来自结肠的转移癌。肿瘤为囊实性

个特征，即腺体常常在坏死物质周边呈环状排列（花环样）（图 18.37），以及腺上皮的局灶节段性坏死（图 18.39）。囊腔可明显，囊内含有坏死碎片、肿瘤细胞簇（图 18.40）或出现空腔。乳头状结构少见。包括杯状细胞在内的含有黏液的细胞（图 18.41）可能会散在分布于无黏液细胞之间，后者通常为肿瘤的主要成分或唯一的细胞类型。上皮细胞通常有明显的异型性（图 18.42）。内衬高分化、富于黏液的细胞的腺体和囊腔结构可能是肿瘤的主要组成部分。罕见情况下，肿瘤有胶样癌的形态。印戒细胞可以少量存在，在一项研究中，10%的病例出现印戒细胞（Lewis et al. 2006）。间质从忽略不计到丰富不等（图 18.43）；间质常为促结缔组织增生性，但也可为水肿性或黏液样，常含有黄素化间质细胞。

　　来自肠道透明细胞腺癌的转移癌具有与转移到卵巢的普通肠道腺癌相似的腺样结构，包括"脏坏死"，但这些肿瘤细胞含有明显的透明胞质（图

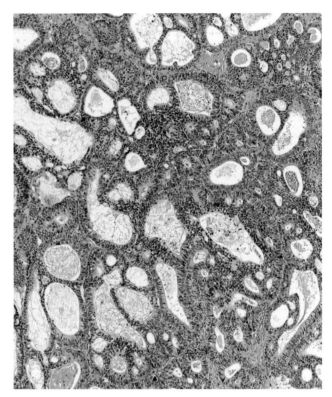

图 18.38　来自结肠的转移癌。紧密排列的腺体伴灶性筛状结构

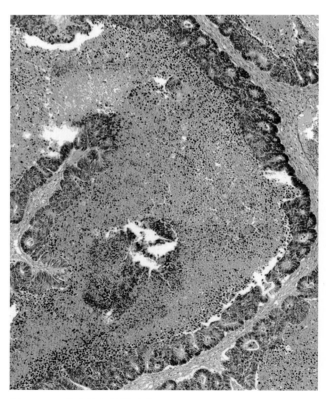

图 18.37　来自结肠的转移癌。可见广泛的"脏坏死"

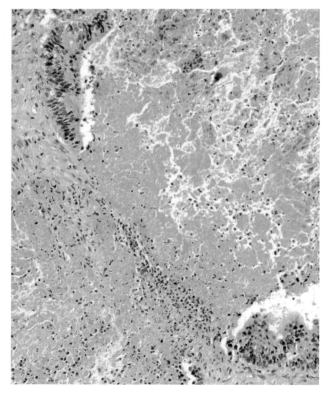

图 18.39　来自结肠的转移癌。上皮节段性坏死

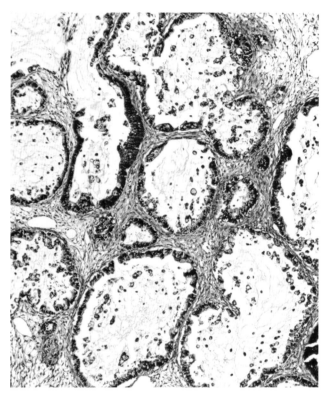

图 18.40　来自结肠的转移癌。囊腔内含成簇的肿瘤细胞

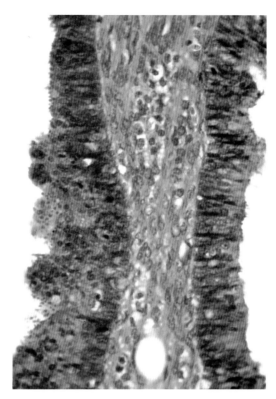

图 18.42　来自结肠的转移癌。可见典型的中级别到高级别上
　　　　　皮细胞形态

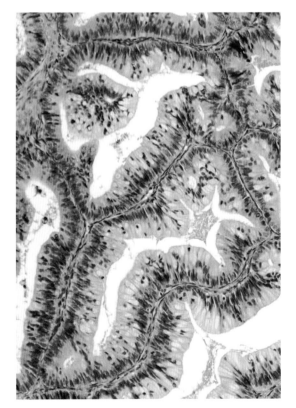

图 18.41　来自结肠的转移癌。该肿瘤中很多瘤细胞为黏液
　　　　　性细胞

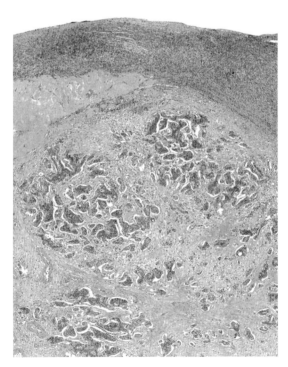

图 18.43　来自结肠的转移癌。小的肿瘤细胞巢周围有明显的
　　　　　间质反应

18.44）。有些病例中，胞质透明区域位于核下（图
18.45），形似分泌型子宫内膜样癌，但大多数病例
还是最像透明细胞腺癌。少数肿瘤中，胶样分泌很
明显。

结肠印戒细胞癌可形成典型的 Krukenberg
瘤。在一项大型研究中，后者中的 5.4% 来自乙状
结肠（Yakushiji et al. 1987）。肠道小细胞癌伴卵巢
转移的病例罕有报道（Eichhorn et al. 1993）。

鉴别诊断

在一项研究中，超过 2/3 的转移性肠癌最初被
误诊为卵巢原发性腺癌（Ulbright et al. 1984）。显微
镜检查时，最难排除的肿瘤是原发性子宫内膜样腺
癌和黏液腺癌。Lash 和 Hart（1987）在一项针对 22
例转移性肠癌的研究中发现有 19 例类似子宫内膜样
癌，2 例类似黏液性癌，还有 1 例类似子宫内膜样 –

黏液性混合性癌。除了临床线索，大体特点可能有
助于鉴别诊断。转移性肠癌通常累及双侧卵巢，与
之相反，只有不到 15% 的原发性子宫内膜样和黏
液性癌发生于双侧卵巢。子宫内膜样腺癌常常为囊
性，像许多转移性结肠癌一样，但这些囊腔有时充
满巧克力样物质，后者一般与子宫内膜异位症背景
有关。转移性肠癌通常出现较为均质的、很少有坏
死的实性成分，有时表现为相关的腺纤维瘤。

与相似腺体分化程度的子宫内膜样腺癌相比，
转移性肠癌的腺体通常内衬更低分化、核深染更明
显且极性更差的细胞。另外，转移性肠癌内常见广
泛的融合性坏死，而在有腺体形成的子宫内膜样癌
中这种坏死则不常见；腺腔内的"脏坏死"现象也
是如此。但应该强调的是，"脏坏死"和转移性肠
癌的其他典型特征（如腺体内衬上皮局灶节段性坏
死）也可见于某些子宫内膜样癌（DeCostanzo et al.

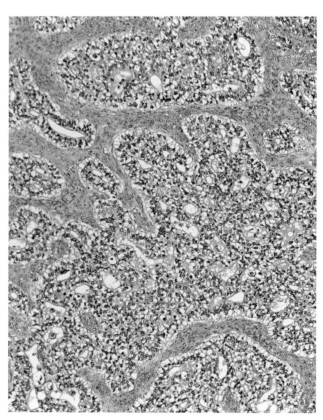

图 18.44　肠的透明细胞型转移癌。透明细胞的形态使其易与
　　　　　透明细胞癌相混淆

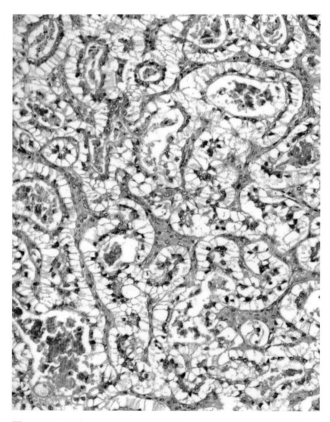

图 18.45　肠的透明细胞型转移癌。可见明显的分泌样外观

1997）。局灶性的鳞状分化常见于子宫内膜样癌，罕见于肠癌。免疫组化染色可能有助于鉴别，结直肠癌通常呈 CDX2（+）/SATB2（+）/CK20（+）/PAX8（−）/CK7（−）/ER（−），而子宫内膜样癌呈 PAX8（+）/CK7（+）/ER（+）/CDX2（−）/SATB2（−）/CK20（−）（Baker et al. 2004；Berg et al. 2017；Laury et al. 2011；McCluggage 2008；Moh et al. 2016；Perez Montiel et al. 2015）。例外情况包括结直肠癌中偶见 CK7（+）呈阳性，右半结肠癌中偶见 CK20（+）呈阴性（Lee et al. 2003），一些子宫内膜样腺癌呈 CDX2 阳性（通常为鳞状细胞化生区域）。小肠癌在 CK7（−）/CK20（+）表型方面有较大差异，其中许多病例呈 SATB2 阴性（Chen et al. 2004；Kim et al. 2016；Lee et al. 2003）。

在区分转移性肠道腺癌和原发性黏液腺癌时，核位于基底的颈管型黏液细胞频繁出现的腺体和囊腔更支持卵巢原发性黏液腺癌而非转移，尽管某些转移性肠癌常会有分化型腺体和囊腔。杯状细胞在原发性黏液性癌中更常见，但也可以出现于转移性黏液性肿瘤。卵巢转移性疾病的其他典型的大体和镜下特征对许多病例的鉴别诊断是有帮助的，但有时仅凭卵巢肿瘤的检查可能无法区分转移性黏液腺癌和原发性黏液腺癌。

由于卵巢黏液性癌和黏液性交界性肿瘤多为肠型，因此它们与肠道型肿瘤具有相似的免疫表型也就不足为奇了（McCluggage 2012）。卵巢黏液性癌常常呈 CK7（+），可能呈 CK20（+），因此 CK20 的鉴别作用不大（McCluggage and Wilkinson 2005）。此外，起自畸胎瘤的黏液性癌通常显示 CK7（−）/CK20（+）表型，与大肠癌相同，反映它们可能起源于肠道成分（McKenney et al. 2008；Vang et al. 2006）。结直肠癌通常呈 CDX2 弥漫性阳性，但卵巢黏液性肿瘤也可呈 CDX2 阳性（Logani et al. 2005；Vang et al. 2006b）。起源于畸胎瘤的黏液性癌通常呈 SATB2 阳性，非畸胎瘤源性卵巢黏液性肿瘤呈阴性（Moh et al. 2016；Perez

Montiel et al. 2015）。

18.2.3　阑尾肿瘤

阑尾的低级别黏液性肿瘤最常累及卵巢。卵巢播散也可见于有明显侵袭性的普通型肠腺癌和典型黏液型肠腺癌（Merino et al. 1985；Ronnett et al. 1997），并可见于伴神经内分泌分化和有灶性杯状细胞类癌样结构的癌、胶样癌和印戒细胞癌，罕见情况下也可见于典型的类癌。尽管有一篇关于杯状细胞类癌播散到卵巢的文献，在笔者和其他学者（Hristov et al. 2007；Reid et al. 2016）看来，其中绝大部分应该被归类为癌，尽管其伴有神经内分泌分化，并且常含孤立看来可视为杯状细胞类癌的局限性病灶（Tang et al. 2008）。胶样癌和印戒细胞癌与其他部位来源的肿瘤没有区别，印戒细胞癌是 Krukenberg 瘤的起源之一。关于类癌的讨论详见后文。笔者仅对阑尾低级别黏液性肿瘤做详细评述，使用 Misdraji 等（2003）提议的术语，简述黏液性癌、肠型癌和伴神经内分泌分化的癌。

18.2.3.1　来自阑尾低级别黏液性肿瘤的播散

患者常为中老年人，常出现附件包块或腹胀。在许多病例中，这是阑尾肿瘤的第一个证据；但在有些病例中，患者在已知有原发性阑尾肿瘤后的一段时间出现卵巢肿瘤的相关症状。如果之前未被切除，阑尾通常扩张并且常被黏液覆盖。然而，有些病例的右髂窝被黏液样物质所覆盖而导致阑尾难以或不能被找到。患者常出现腹膜假黏液瘤。

大体表现

开腹手术时的典型发现为囊性卵巢肿瘤，常累及双侧（图 18.46），平均直径约为 16 cm，通常为多房性。常常出现广泛的腹膜假黏液瘤（Young 2004），其黏液样物质可以明显覆盖一侧或双侧卵巢的表面。卵巢切面显示典型的大量胶冻状黏液样

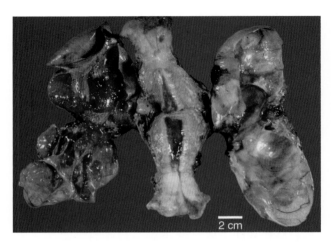

图 18.46   转移性阑尾低级别黏液性肿瘤。卵巢肿瘤为囊性

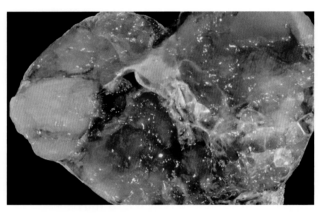

图 18.47   转移性阑尾低级别黏液性肿瘤。肿瘤明显为黏液性

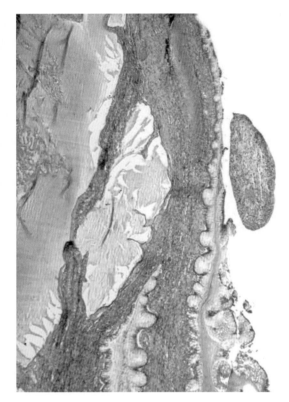

图 18.48   转移性阑尾低级别黏液性肿瘤。卵巢表面被覆柱状
细胞，黏液深入卵巢间质（卵巢假黏液瘤）

物质（图 18.47），而有些病例则具有更坚实的质
地。多囊性外观最常见，但伴纤维化的机化黏液可
形成实性区域。

镜下表现

低倍镜检查显示，腺体和囊腔常以一种"随
意"的生长方式出现在可辨认的残留卵巢成分之
间。卵巢表面可有明显的黏液，伴或不伴上皮细
胞，或卵巢表面仅有黏液细胞（图 18.48）。腺体
和囊腔总体上以一种"懒散、随意"的方式延伸到
下方的间质内（图 18.49）。这些腺体和囊腔衬覆
黏液柱状上皮细胞（图 18.50），与卵巢原发性黏
液性肿瘤及其他类型的转移性黏液性肿瘤相比，
其上皮显得更高。黏液常常从胞质顶部溢出（图

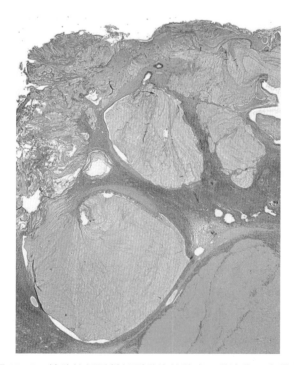

图 18.49   转移性阑尾低级别黏液性肿瘤。黏液位于卵巢表
面，囊性腺体随意陷入卵巢皮质的间质内

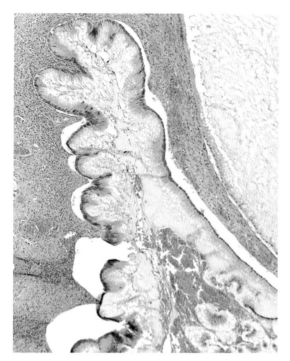

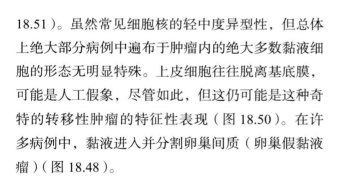

图 18.50 转移性阑尾低级别黏液性肿瘤。黏液细胞为高柱状，且有轻微异型性。上皮细胞收缩，与其下方支持性的基底膜相分离

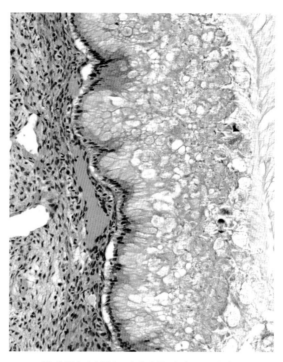

图 18.51 转移性阑尾低级别黏液性肿瘤。黏液似乎从柱状细胞顶部溢出

18.51）。虽然常见细胞核的轻中度异型性，但总体上绝大部分病例中遍布于肿瘤内的绝大多数黏液细胞的形态无明显特殊。上皮细胞往往脱离基底膜，可能是人工假象，尽管如此，但这仍可能是这种奇特的转移性肿瘤的特征性表现（图 18.50）。在许多病例中，黏液进入并分割卵巢间质（卵巢假黏液瘤）（图 18.48）。

鉴别诊断

　　首先简单谈谈这些病例是否为真正的转移性肿瘤，这在过去有些争议，但现在该问题已在很大程度上得到了解决，倾向性的意见是其属于转移性疾病（Ronnett et al. 1995a，1995b，1997；Seidman et al. 2003；Szych et al. 1999；Young et al. 1991）。典型者同时出现卵巢和阑尾的肿瘤，其组织学的相似性、双侧卵巢肿瘤常见，以及单侧卵巢肿瘤病例以右侧受累多见等，均支持肿瘤是从阑尾播散到卵巢。在这些病例中，缺乏阑尾破裂的迹象曾成为支

持阑尾并非原发部位的证据。然而，不断累积的经验表明，破裂部位可能非常小，需要充分取材、深切才能发现；而未找到破裂部位的绝大多数病例并未进行这样的彻查。此外，有些病例的破裂部位已经愈合，仅显示为阑尾壁上的纤维化。

　　发现卵巢肿瘤与腹膜假黏液瘤的关联，加之多数病例中对阑尾病变已有的了解，通常比较容易把这些肿瘤诊断为转移性肿瘤。罕见的与腹膜假黏液瘤相关的原发性黏液性肿瘤，如果取材良好，常伴有畸胎瘤成分（Stewart et al. 2014），可能表现出在转移性阑尾低级别黏液性肿瘤中常见的上皮回缩。与原发性阑尾肿瘤一样，畸胎瘤起源的黏液性癌常常呈 CK7（−）/CK20（＋）/CDX2（＋）/SATB2（＋），这限制了免疫组化在确定这些肿瘤起源部位上的诊断用途（McKenney et al. 2008；Moh et al. 2016；Perez Montiel et al. 2015；Vang et al. 2007）。

18.2.3.2　黏液性癌和肠型癌

这些阑尾肿瘤与肠道其他部位来源的同类肿瘤相似。当阑尾肿瘤播散到卵巢时，除了手术或其他临床发现会令人考虑到阑尾可能是肿瘤的原发部位外，该转移性肿瘤没有其他独特的特征。有些病例有明显的形态多样性。

18.2.3.3　伴神经内分泌分化的癌

Hristov 等（2007）报道了一系列这种类型的卵巢转移癌，并强调其整体的临床特点和形态学发现支持把阑尾肿瘤归类为癌而不是杯状细胞类癌。尽管肿瘤局部可能有杯状细胞类癌的性质，但依据明显的浸润性破坏性生长的特点（图 18.52）足以将其定义为癌。印戒细胞常是一个明显的特征，这类肿瘤的转移是 Krukenberg 瘤的一种形式。来源于阑尾腺癌和杯状细胞类癌的 Krukenberg 瘤呈 SATB2 强阳性，而来源于胃的 Krukenberg 瘤大多

呈阴性（Yang et al. 2018）。尽管从学术兴趣考虑，可以进行神经内分泌染色，但在笔者看来，没有必要把它们应用于常规诊断。评估卵巢转移性肿瘤的普遍原则有助于这些病例的诊断。如果阑尾肿瘤最初并不明显的话，显著的管状成分和神经内分泌分化会让人怀疑是阑尾原发性的。

18.2.4　类癌和神经内分泌癌

类癌约占卵巢转移性肿瘤的 2%，与直径大于 1 cm 的小肠类癌播散到卵巢的比例相似。尽管大多数转移性类癌起源于小肠（Robboy et al. 1974；Strosberg et al. 2007），但偶有来自阑尾、结肠、胃、胰腺或肺者（Brown et al. 1980；Hopping et al. 1942；Ulbright et al. 1984；Young et al. 1985）。在关于卵巢转移性类癌的研究中，35 例患者的年龄从 21~82 岁不等，中位年龄为 57 岁；几乎所有患

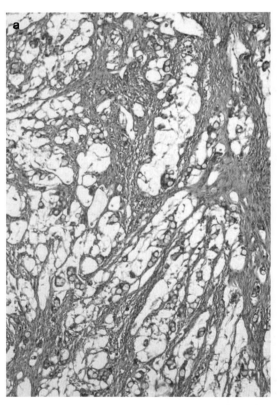
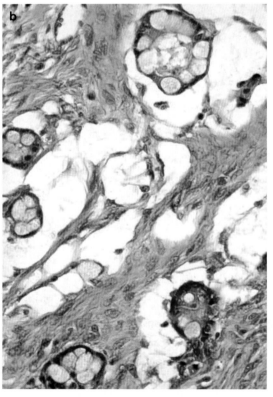

图 18.52　伴神经内分泌分化的转移性阑尾癌。a. 具有侵袭性的肿瘤呈明显的浸润性生长；b. 小簇状肿瘤细胞符合杯状细胞类癌的形态

者都在 40 岁以上（Robboy et al. 1974）。这项研究中的 10 例直到尸检时才得到确诊。术中发现转移的女性患者中有 40% 在术前有类癌综合征的表现。其中有些患者也有肠道或卵巢受累的症状和体征。至少 90% 的病例有卵巢外转移，而卵巢原发性类癌罕见相似的转移。原发部位通常是回肠，偶可来源于盲肠、空肠、阑尾和胰腺。1/3 的患者在 1 年内死亡；3/4 的患者在接受单侧或双侧输卵管卵巢切除加子宫切除术后 5 年内死亡，其中有些患者还接受了肠道手术。然而，25 例患者中有 6 例的术后中位无症状期长达 5 年。类癌综合征的症状在手术切除卵巢肿瘤后普遍减轻。

鉴于偶尔并发卵巢转移，患有胃肠道类癌的绝经期或绝经后女性即使缺乏明显的卵巢受累表现，也都应该接受双侧卵巢切除术，以防隐匿性转移。一旦发现双侧卵巢类癌，应仔细寻找是否有卵巢外的原发性肿瘤。如果发现转移性和原发性肿瘤，只要可行都应切除。对于单侧卵巢肿瘤患者，在确定其卵巢肿瘤是原发性或转移性之前，需仔细检查其肠道和肠系膜及其他器官。如果对侧卵巢增大，则应活检，彻底寻找肿瘤内的畸胎瘤成分，并行术后影像学检查。因为肠道内的原发性肿瘤可以非常小，在诊断卵巢转移 1 年后或更久之后行影像学检查都未必能发现。

大体表现

这些肿瘤绝大多数是双侧发生的（图 18.53），相反，卵巢原发性类癌几乎都是单侧发生的。肿瘤通常只有中等大小，也可以比较大，典型者主要为实性，表面光滑或有圆形凸起。切面显示单个或融合的质实、灰白至黄色的结节，类似于卵巢纤维瘤或卵泡膜细胞瘤。偶尔出现大小不等的囊腔（图 18.53），囊腔内为透明的水样液体，大体上类似于囊腺纤维瘤。肿瘤可出现灶性出血、坏死（图 18.54）。

镜下表现

转移性类癌的镜下特征一般类似卵巢原发性类癌，但无畸胎瘤成分，常见明显的多发结节，偶尔可观察到血管浸润。岛状结构最常见（图 18.55），但小梁状（图 18.56）、混合性和罕见的实性管状结构也可出现。腺泡结构常见，通常形态一致，较小而圆（图 18.57）；常含均质的嗜酸性分泌物，这种分泌物可发生钙化，有时形成砂粒体。腺泡有时穿插在腺泡外的其他实性细胞巢中，有时候规则地排列在周边。滤泡样腔隙常常十分明显（图 18.58）。可能会出现空腔，但有时肿瘤细胞会脱落到腔隙

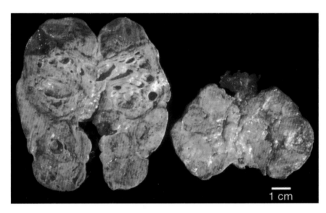

图 18.53　转移性类癌。左边较大的肿瘤含有多个囊肿，形似囊腺纤维瘤

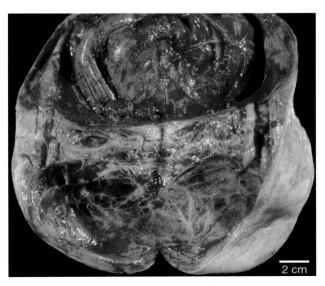

图 18.54　转移性类癌。肿瘤以囊腔为主伴广泛出血

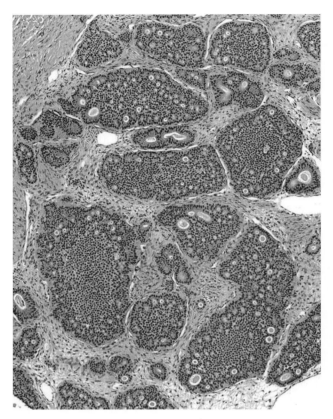

图 18.55　转移性类癌。明显的岛状结构

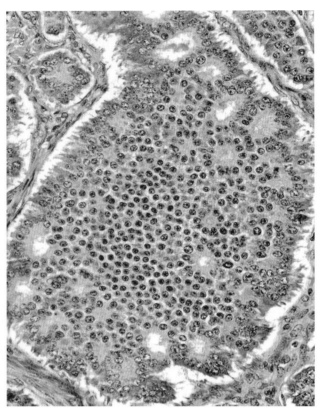

图 18.57　转移性类癌。典型的腺泡结构

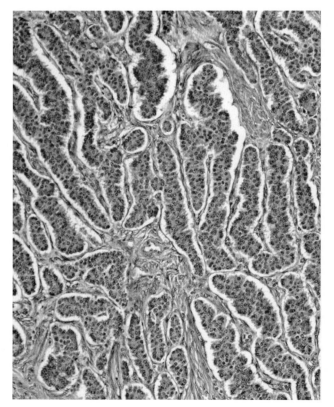

图 18.56　转移性类癌。小梁状结构

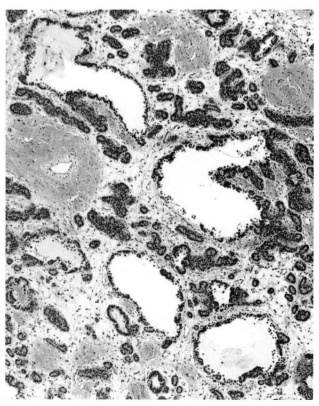

图 18.58　转移性类癌。明显的滤泡样结构

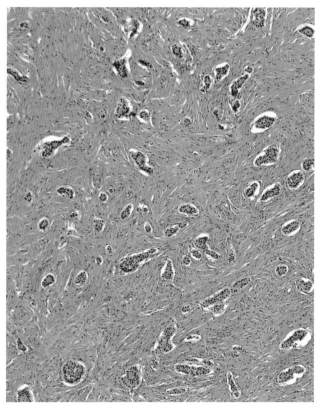

图 18.59 转移性类癌。丰富的间质

内。转移性类癌常有丰富的、细胞稀少的纤维性间质（图 18.59）；偶尔，这种间质出现广泛的透明变性。事实上，在转移性肿瘤中，转移性类癌最常见不活跃的但呈明显纤维瘤样改变的间质。

鉴别诊断

在大多数病例中，缺乏畸胎瘤成分和双侧多发是转移性类癌与原发性类癌的主要鉴别点，此外，转移性肿瘤内的小梁状结构较少见，可发生血管浸润。在原发性甲状腺肿性类癌中特别常见黏液性腺体，而转移性类癌不然。卵巢外存在类癌病灶强烈支持卵巢肿瘤是转移性的。CDX2 不能可靠地区分胃肠道和卵巢起源的类癌，因为二者的表达谱存在重叠（Desouki et al. 2013；Rabban et al. 2009）。

除了原发性类癌外，转移性类癌可能会与其他许多肿瘤相混淆，这些肿瘤包括粒层细胞瘤、Sertoli-Leydig 细胞瘤、Brenner 瘤、良性或交界性

腺纤维瘤和囊腺纤维瘤，以及各类腺癌。粒层细胞瘤的 Call-Exner 小体内充满嗜酸性致密的基底膜物质，可能类似于类癌的腺泡，但其不同之处在于腔内含有水样的、嗜酸性液体和萎缩的细胞核。检查肿瘤细胞是做出正确诊断的最有用的途径。微滤泡型粒层细胞瘤细胞的细胞质通常稀少，细胞核为卵圆形、成角或圆形，典型性地淡染，并有核沟。其细胞之间以及细胞与 Call-Exner 小体腔隙之间的排列关系通常较为随意。相反，类癌细胞的特征是具有圆形核，染色质粗糙，胞质内往往含有明显的红色或棕红色嗜银颗粒。这些细胞常常分布规则，沿腺泡腔呈极性排列。

Sertoli-Leydig 细胞瘤内的性索样结构可形似小梁状类癌中缎带状排列的结构，但后者通常更长、更厚且排列更规则。卵巢支持或 Sertoli-Leydig 细胞瘤可形似岛状型类癌的腺泡。当伴异源性成分的 Sertoli-Leydig 细胞瘤中存在小灶的类癌成分时，可能会产生更多的困扰。然而 Sertoli-Leydig 细胞瘤其他特征的存在，以及注意观察类癌的典型细胞学特征，可以做出区分。

Brenner 瘤的纤维瘤样间质通常与类癌难以区别，但前者的上皮巢由核为椭圆形、淡染、有核沟的尿路上皮型细胞构成，而无类癌的典型细胞学特征。通过对不同结构及细胞学特征的识别，良性或恶性的腺纤维肿瘤及含有小管和腺泡的子宫内膜样腺癌一般较易与类癌区分。伴明显岛状结构的转移性乳腺癌可能类似于类癌。极少数情况下，胰腺腺泡细胞癌可转移到卵巢，在未知胰腺原发肿瘤的情况下，可能会被误诊为转移性类癌。

如果在上述任何情况下均难以诊断类癌，应该更广泛地取材，进行神经内分泌标记物的免疫染色。极少数情况下这些手段均不奏效，则可用电子显微镜寻找致密的核心颗粒，从而做出鉴别。

如前所述，笔者认为如果采用严格的标准，只有极少数黏液类癌会扩散至卵巢。然而，笔者已经注意到伴神经内分泌分化的阑尾癌可有上述

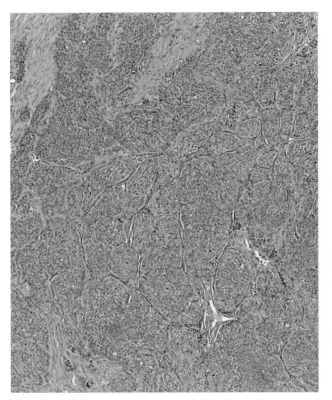

图 18.60　来源于小肠的转移性神经内分泌癌。可见岛状结构，尽管间隔不如分化好的类癌那样明显

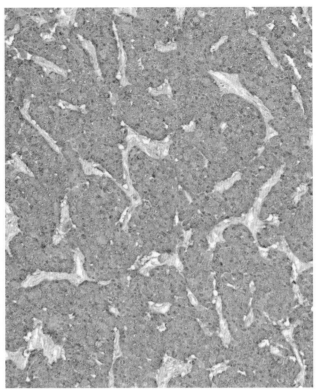

图 18.62　转移性神经内分泌癌。为前两图中所显示的同一肿瘤，其嗜铬素染色呈阳性

表现，故肿瘤的谱系范围可以表现为从神经内分泌癌（图 18.60~18.62）到神经内分泌型小细胞癌等类型。

18.2.5　胰腺肿瘤

18.2.5.1　胰腺导管腺癌和黏液性囊腺癌

　　过去认为胰腺癌播散到卵巢是少见的，但目前的经验表明，这种现象比之前人们认为的要更常见，而且某些被错误划分为卵巢原发性黏液性癌、甚至黏液性交界性肿瘤的转移性肿瘤几乎都是这个类型（Meriden et al. 2011；Young et al. 1989）。在一项大型研究中，播散到卵巢的 82 例非生殖道癌中胰腺原发者占 7 例（Petru et al. 1992）。在另一项关于转移性黏液性癌的研究中，8 例起源于胰腺（Riopel et al. 1999）。患者多为中老年人。卵巢播散常常是终末期前疾病播散的一部分，而某些病例是

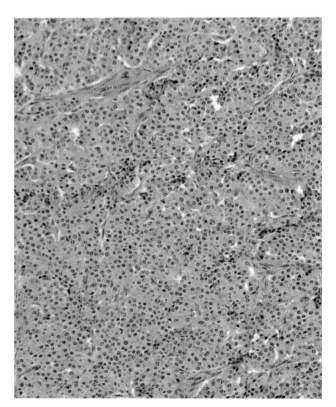

图 18.61　转移性神经内分泌癌。可见明显的嗜酸性细胞

尸检发现的。但在相当多的病例中卵巢疾病为主要临床发现，有些情况下，甚至为仅有的临床表现。

大体表现

典型的卵巢病变为双侧性，常表现为实性结节，这是许多播散到卵巢的转移性肿瘤的特点。然而，卵巢肿瘤也可较大、为囊性和多房性，有时可为单侧性，类似于原发性肿瘤（图 18.63）。肿瘤切面显示的外观可能与原发性黏液性肿瘤无法区别，尽管在有些病例中可见表面结节，从而怀疑其为转移性肿瘤。

镜下表现

大体表现为实性结节的病例，其典型的组织学表现为随意浸润于促结缔组织增生性间质中的小腺体。那些大体表现为囊性的肿瘤，可见类似于黏液性囊腺瘤、交界性黏液性囊腺瘤和中分化或高分化黏液性囊腺癌的病灶（图 18.64）。然而，在大体表现为实性的肿瘤中那种较为典型的更明显的癌灶在囊性肿瘤中也常出现（图 18.65），但病灶可能非常小，确认极其有赖于充分的取材。有些病例中，多灶的高级别癌随意散在分布于明显更为惰性的低级别囊性肿瘤中，形成鲜明的对比，这是诊断的一个线索。在上述两种大体表现不同的疾病中，都可见表面种植（图 18.66）。这其中一些病例的

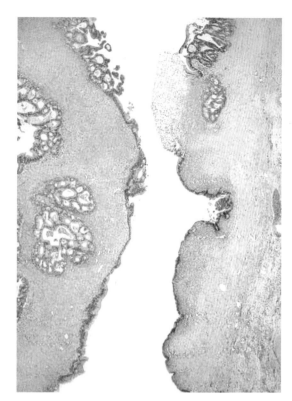

图 18.64　来自胰腺的转移癌。明显的囊性特征和不同程度的分化

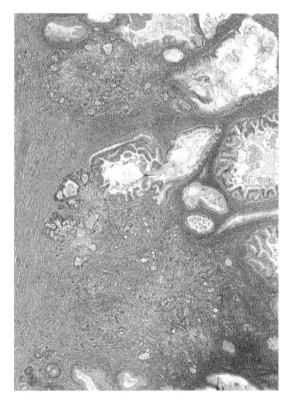

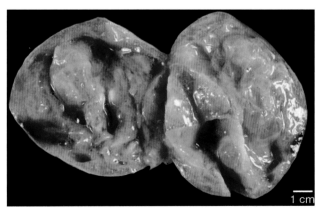

图 18.63　来自胰腺的转移癌。囊性肿瘤类似原发性黏液性肿瘤

图 18.65　来自胰腺的转移癌。局灶性高级别癌出现于由更为惰性的肿瘤所构成的背景中

上皮成熟化很明显（图 18.67），但高倍镜下仔细检查起初以为是良性肿瘤的区域，可发现与其结构

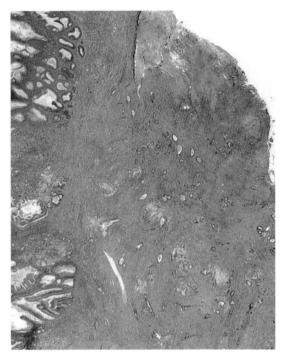

图 18.66　来自胰腺的转移癌。表面种植

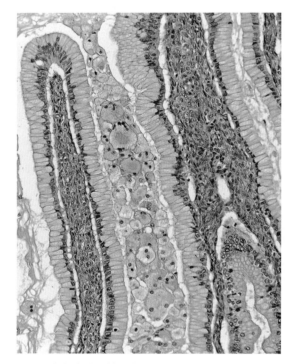

图 18.67　来自胰腺的转移癌。肿瘤上皮明显成熟，以至于在形态学上与原发性良性肿瘤难以区别

分化程度不相称的某种程度的细胞异型性。血管浸润可能会出现。胰腺肿瘤通常是典型的导管腺癌，但偶尔也有黏液性囊腺癌。

鉴别诊断

　　许多特征有助于区分卵巢原发性黏液性肿瘤与转移性胰腺黏液性肿瘤及其他部位原发的黏液性癌。双侧卵巢肿瘤强烈支持肿瘤为转移性的，卵巢表面和卵巢皮质浅层发现促结缔组织增生性间质中的种植性癌也是如此。黏液性肉芽肿（Kim et al. 2007）在原发性黏液性肿瘤中远比在转移性黏液性肿瘤中更常见。临床表现往往很有帮助，双侧卵巢存在黏液性癌的病例常常出现腹腔内扩散最符合卵巢癌继发性受累的诊断。如前文所述，镜下出现异质性图像也有助于诊断转移癌（表 18.1）。

　　转移性胰腺癌和卵巢黏液性癌在 CK7、CK20（图 18.68）和 CDX2 的表达上存在重叠，因此这些标记物的鉴别作用不大（Vang et al. 2006a，2006b）。不表达 Dpc4 提示肿瘤的原发部位为胰腺，因为约 1/2 的胰腺癌不表达 Dpc4，而卵巢黏液性肿瘤表达 Dpc4（Ji et al. 2002；Meriden et al. 2011）。然而，Dpc4 阳性没有鉴别价值。除了 Dpc4，其他胰腺标记物如 mesothelin、fascin 和前列腺干细胞抗原（PSCA）可能对鉴别困难的病例有帮助（Cao et al. 2004）。

18.2.5.2　腺泡细胞癌

　　仅有 4 例胰腺腺泡细胞癌播散至卵巢的报道，表明其非常罕见（Vakiani et al. 2008）。患者均为成年人，其中 3 例卵巢肿瘤先于胰腺肿瘤被发现。然而这 3 例患者的原发性肿瘤在术后短期内变得明显。有 3 例出现了卵巢外和胰腺外的累及。

大体表现

　　这些卵巢肿瘤中，3 例为双侧性，平均最大直径约为 7 cm，绝大部分区域为实性、质韧，仅有 1

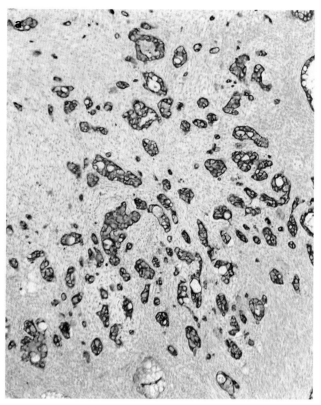

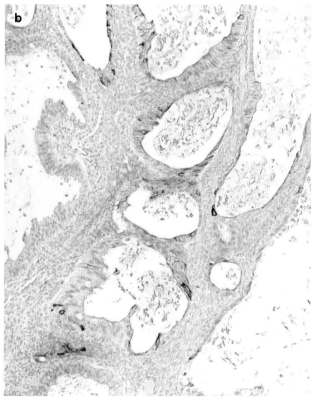

图 18.68　来源于胰腺的转移癌。免疫染色显示显著的 CK7 着色（a）和更为灶性的 CK20 着色（b），此类肿瘤中许多病例都可见此表现

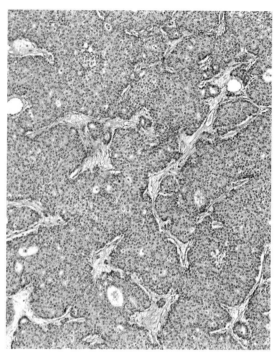

图 18.69　转移性胰腺腺泡细胞癌。肿瘤细胞岛内见无数小腺泡。肿瘤的形态与类癌相似

例显示"黏液"变性。

镜下表现

　　该肿瘤的特点是实性巢伴管腔形成（图 18.69），后者可为小腺泡（图 18.70）、较大的小管，甚至更大者有时呈囊腔样的腺样结构（图 18.71）。该肿瘤中穿插的间质很少。在有些病例中可见明显粉刺样坏死。肿瘤细胞具有丰富的淡染至嗜酸性的细颗粒状胞质。细胞核为圆形，染色质呈斑块状，核仁明显。核分裂通常活跃。所有病例中均可见血管浸润。免疫染色显示所有病例的糜蛋白酶（图 18.72）及胰蛋白酶染色呈阳性。神经内分泌标记物染色呈阴性。

鉴别诊断

　　由于有明显的腺泡分化，这些肿瘤可能会被误诊为类癌或其他类型的神经内分泌肿瘤。事实上，早先一些被报道的病例就有这种误诊。至少局部出现明亮的嗜酸性颗粒状胞质，表明胞质内存在酶原

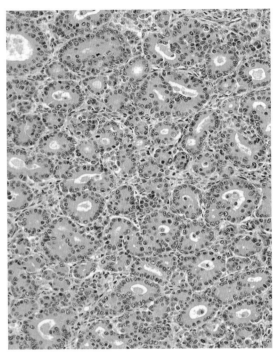

图 18.70　转移性胰腺腺泡细胞癌。高倍镜下显示典型的小腺泡

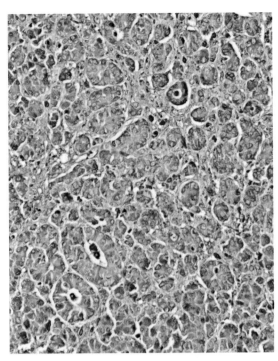

图 18.72　转移性胰腺腺泡细胞癌。糜蛋白酶的免疫染色呈阳性

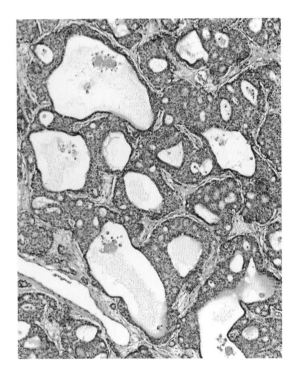

图 18.71　转移性胰腺腺泡细胞癌。可见明显的囊腔

颗粒，这与典型的神经内分泌肿瘤细胞的细胞质形成对比。腺泡细胞癌的细胞也缺乏后者所具有的典型的"椒盐状"染色质。绝大部分腺泡细胞癌的癌

细胞有特征性的显著的单个大核仁，这也是一个值得注意的鉴别点。尽管腺泡细胞癌存在上述鲜明的特点，免疫组化的差异仍有重要的诊断意义。其他一些少见的鉴别诊断，例如 Sertoli 细胞瘤，也可借免疫组化协助诊断，Vakiani 等（2008）最近详细阐述了这些问题。

18.2.5.3　其他胰腺肿瘤

　　偶尔，胰腺神经内分泌癌会播散到卵巢。文献报道，一例 41 岁的女性，出现了多毛症、库欣综合征及盆腔包块等表现。检查时发现该患者有原发性胰腺内分泌肿瘤及双侧卵巢囊实性转移性肿瘤（Oberg et al. 2002）。Mete 等（2011）报道了一例胰腺实性假乳头状癌转移至双侧卵巢的病例。双侧卵巢受累与此型卵巢原发性肿瘤不同。

18.2.6　胆囊和肝外胆管肿瘤

　　多年以来，胆囊肿瘤和肝外胆管肿瘤转移至卵

巢的散发病例时有报道（Young et al. 1990a），通常是个案报道，但最近 Khunamornpong 等（2008）报道了较大宗的病例，反映了有关这类肿瘤的全方位的经验。

他们报道的 16 例患者的年龄从 21 岁到 87 岁不等（中位年龄为 59 岁）。几乎 50% 的患者都有妇科表现。其余患者有胆管肿瘤相关的常见症状。

大体表现

除 1 例外，所有的卵巢肿瘤都是双侧性的。大多数卵巢都有大体上明显的病变，肿瘤的平均直径为 9.4 cm。肿瘤的切面多样，最常见为囊实性的，但有时为均一实性的，另有 5 例为多囊性的。

镜下表现

约 60% 的病例的肿瘤呈转移性肿瘤所具有的典型的多结节生长方式，而 2/3 的病例可见表面种植（图 18.73）。肿瘤的总体特征与包括胰腺和结肠等腹部其他不同部位来源的转移性腺癌相似。例如，有些病例有类似于原发性胰腺癌的黏液性分化的形态，而另一些病例则有转移性结肠癌所具有的较为典型的胶样（图 18.74）或假子宫内膜样形态。4 例因出现印戒细胞而被诊断为 Krukenberg 瘤。

鉴别诊断

这类肿瘤基本上类似于来自腹部其他部位的转移性肿瘤，除临床发现原发部位不同外，并无独特之处。Khunamornpong 等（2008）所报道的 16 例患者中，3 例为肝门部胆管癌，5 例为胆总管癌，8 例为胆囊癌。像卵巢原发性黏液性肿瘤和其他胰胆管腺癌一样，这些肿瘤往往呈 CK7 阳性，CK20 的表达程度不同，因此 CK 表达谱不能提供鉴别信息。

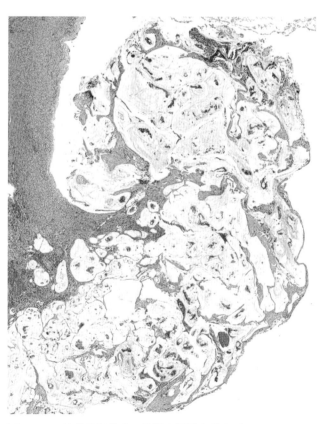

图 18.73　转移性胆管癌。胶样癌累及卵巢表面

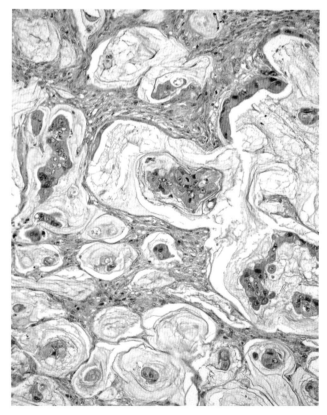

图 18.74　转移性胆管癌。该肿瘤具有明显的胶样形态

18.2.7　肝脏肿瘤

18.2.7.1　肝细胞癌

肝细胞癌播散至卵巢比胰腺肿瘤和胆管肿瘤更罕见，但有 5 例有重要临床意义的病例报道（Khunamornpong et al. 1999；Young et al. 1992a）。患者均为成年人。2 例患者的双侧卵巢肿瘤与肝脏原发性肿瘤同时被发现。另 1 例患者的双侧卵巢肿瘤切除后通过射线检查发现肝脏肿瘤。其他 2 例分别在发现肝脏肿瘤 3 个月和 7 个月后发现单侧卵巢肿瘤。

病理表现

卵巢肿瘤的直径为 4~10 cm，其中 3 例为实性。肿瘤切面呈黄绿色（图 18.75）可能是一个诊断线索。显微镜检查可见转移性肿瘤的典型特征，例如某些病例有明显的卵巢表面受累（图 18.76），其总体表现符合肝细胞癌的特征，1 例除外，该例可见明显的囊腔。有时可见明显的小梁状结构，而且肿瘤细胞几乎都有中等至丰富的嗜酸性胞质（图 18.77，18.78）。

鉴别诊断

在这些病例中，主要鉴别诊断包括卵巢原发性

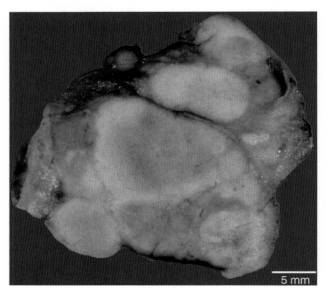

图 18.75　转移性肝细胞癌。肿瘤切面呈黄绿色，可见多个结节

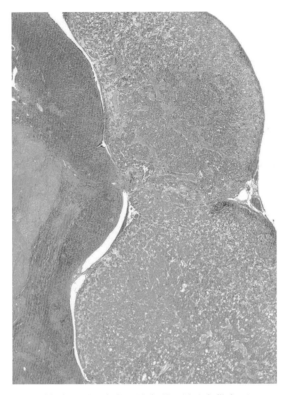

图 18.76　转移性肝细胞癌。肿瘤明显累及卵巢表面

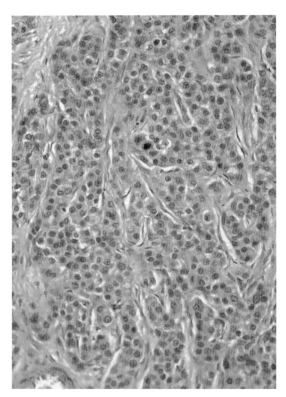

图 18.77　转移性肝细胞癌。肿瘤细胞的胞质呈嗜酸性，排列成小梁状。请注意胆汁的存在（经许可引自 Young 2007）

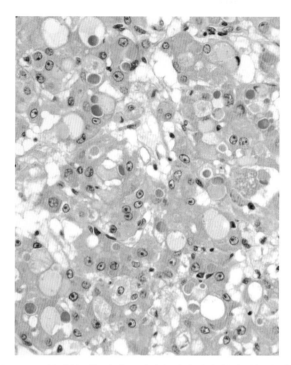

图 18.78　转移性肝细胞癌。肿瘤细胞有丰富的嗜酸性胞质。可见散在的透明小球

或转移性肝样肿瘤。在大多数肝样卵黄囊瘤病例中，若发现灶性更为典型的卵黄囊瘤或其他生殖细胞成分，可排除转移性肝细胞癌，而且肝样卵黄囊瘤患者较年轻，年龄上也不支持后者的诊断。对于绝经后患者，鉴别诊断优先考虑肝样癌，而非肝样卵黄囊瘤。肝样癌通常含有局灶性典型的表面上皮癌，以浆液性癌为代表。肿瘤播散到双侧卵巢及其他卵巢转移性肿瘤的典型特征有助于明确肿瘤的转移性质。肝样癌也可发生在卵巢外，如胃和肺，且有可能转移到卵巢，尽管没有相关报道。HepPar1不能用于区别转移性肝细胞癌、肝样卵黄囊瘤及肝样卵巢癌，因为其在这些肿瘤中均表达（Pitman et al. 2003）。

18.2.7.2　肝内胆管癌

　　肝内胆管癌播散至卵巢有一定的发病率，特别是在东亚、东南亚等地，泰国肝吸虫的流行导致肝内胆管癌高发。在世界其他地区，仅有很少的关于肝内胆管癌播散至卵巢的文献记载。一组 16 例的病例报道增加了这方面的信息（Khunamornpong et al. 2007）。

病理表现

　　约 2/3 的病例播散到双侧卵巢，肿瘤的平均直径约为 12 cm。绝大多数肿瘤为囊性或实性，其中几乎有一半是囊性的，其余为均质实性。显微镜检查显示肿瘤的形态变化多样，但一般都有转移性疾病的典型特征，包括明显的结节或者模糊的多结节结构（图 18.79）。有些病例可见明显的成熟分化伴囊性结构（图 18.80）。微乳头偶尔可见（图 18.81）。很多病例中细胞异型性程度和腺体分化程度不一致（图 18.82），这可能是转移性腺癌的线索。

18.2.7.3　其他罕见肿瘤

　　1 例 19 岁女性患者的肝母细胞瘤在被发现时已出现双侧卵巢转移（Green et al. 1989）。

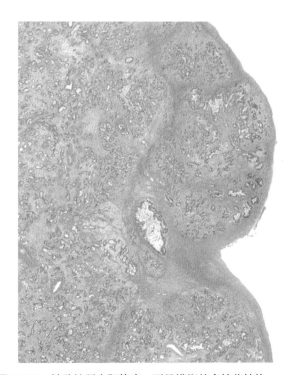

图 18.79　转移性肝内胆管癌。可见模糊的多结节结构

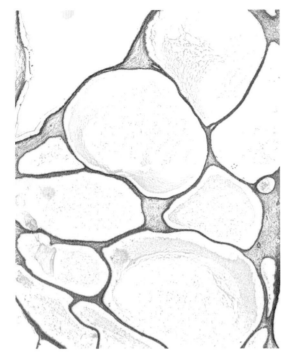

图 18.80　转移性肝内胆管癌。明显的成熟分化导致出现形似良性的囊性结构

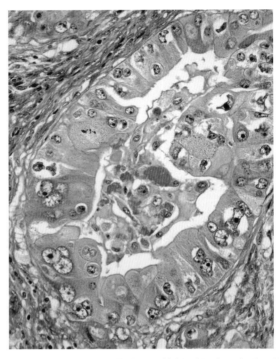

图 18.82　转移性肝内胆管癌。腺体衬覆细胞具有明显的异型性

受累。在这些病例中，约 80% 的病例中肿瘤已转移到双侧卵巢。而联合统计尸检和手术发现的所有病例，约 2/3 的病例有双侧卵巢转移。绝大部分的乳腺癌卵巢转移的外科病理经验来自已知有乳腺癌扩散的患者，后者为了降低雌激素水平而切除卵巢，其卵巢转移往往只是镜下转移。

　　转移性乳腺癌很少出现卵巢肿瘤的症状或体征，在发现原发性肿瘤前出现卵巢转移者很罕见（Gagnon et al. 1989；Young et al. 1981）。研究人员在一个大宗病例报道中发现，将近 40% 的卵巢转移性肿瘤由乳腺癌造成，略多于胃肠道来源的转移（Gagnon et al. 1989）。然而，59 例乳腺癌转移病例中的 22 例是尸检时发现的，28 例是在治疗性卵巢切除术的标本中偶然发现的。在其余的 9 例中，4 例是因其他原因进行手术而偶然发现的，另外 5 例的卵巢转移灶已大到足以构成临床手术指征。仅有 1 例卵巢转移性肿瘤出现在乳腺癌发现之前。这例患者同时出现肝及卵巢肿瘤，直到 15 个月后才发现原发性乳腺癌。诊断乳腺癌和发生卵巢转移的中

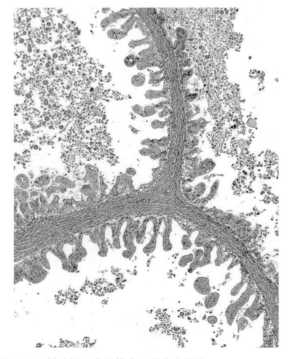

图 18.81　转移性肝内胆管癌。微乳头结构

18.2.8　乳腺癌

　　约 10% 的乳腺癌患者在尸检时被发现有卵巢

位间隔时间为 11.5 个月，并与乳腺癌分期有关。诊断卵巢转移后的中位生存期为 16 个月。1 例患者在乳腺癌最初治疗后的第 10 年发现卵巢转移性乳腺癌，因卵巢转移相关的间质黄素化所导致的男性化表现而被查出（Caron et al. 1990）。虽然乳腺癌的卵巢转移常常伴有腹部其他部位的转移，偶尔也会遇到孤立性卵巢转移性肿瘤。包括印戒细胞型在内的乳腺小叶癌比导管癌更常出现卵巢播散，在尸检中发现，前者中有 36% 的病例转移到卵巢，后者仅有 2.6% 的病例转移到卵巢（Harris et al. 1984）。

大体表现

　　大体表现时，肉眼可见卵巢受累的病例往往有不规则、结节状的表面，常见质地坚实或有砂砾感、白色到黄色、大小不等的结节（图 18.83）。当被肿瘤取代后，器官变成一个表面光滑或有圆形突起的肿块；其他情况下有囊肿，罕有完全囊性者。分析所有病例可知，直径大于 5 cm 的肿瘤罕见，仅占一个大宗病例报道的 15%（Gagnon et al. 1989）。

镜下表现

　　镜下所见的组织结构和细胞类型的多样性与原发性乳腺癌相同。早期病例中，卵巢皮质内可见小条索及细胞簇。在绝经前女性患者中，小灶肿瘤细胞往往位于成熟卵泡的高度血管化的内卵泡膜细胞层，或者位于黄体的颗粒层或卵泡膜层。肿瘤可见于卵巢表面（图 18.84），但一般不像从腹腔脏器转移来的肿瘤那么明显。多结节状生长可以很明显（图 18.85）。常见类似于乳腺导管癌的管状腺体和巢状排列（图 18.86，18.87），小叶癌的列兵样单行排列也常见（图 18.88）。在一项研究中，上述排列方式可分别见于 42% 和 32% 的病例中（Gagnon et al. 1989）。纯粹的筛状排列并不常见，但局灶性筛状排列区域相对常见。将近 10% 的病例中肿瘤细胞呈弥漫性分布，肿瘤细胞偶尔呈单个或簇状生长。乳头状结构和明显嗜酸的细胞均少见。这些各种各样的结构可以混合存在。在一项研究中，15% 的病例中可见淋巴管受侵犯（Gagnon et al. 1989）。

　　印戒细胞通常不是转移性乳腺癌的显著特点，但罕见情况下，转移性乳腺癌可以出现

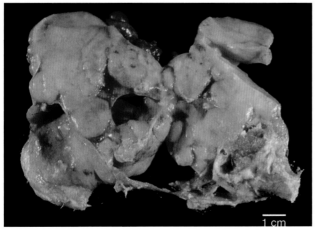

图 18.83　转移性乳腺癌。肿瘤切面呈黄白色、分叶状。肿瘤播散到一个有皮样囊肿的卵巢中

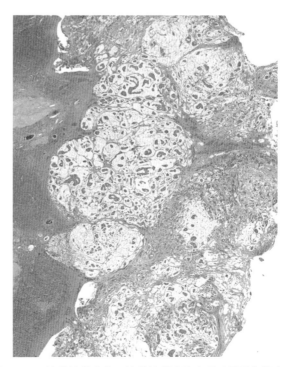

图 18.84　转移性乳腺癌。转移性黏液腺癌明显累及卵巢表面

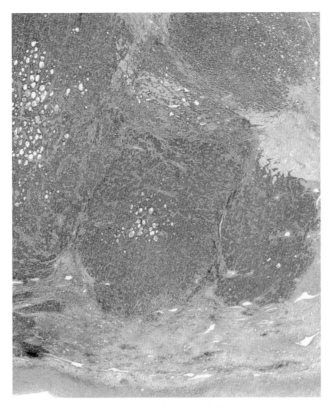

图 18.85   转移性乳腺癌。肿瘤呈多结节状分布

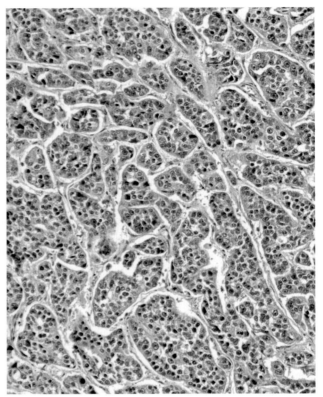

图 18.87   转移性乳腺癌。岛状结构

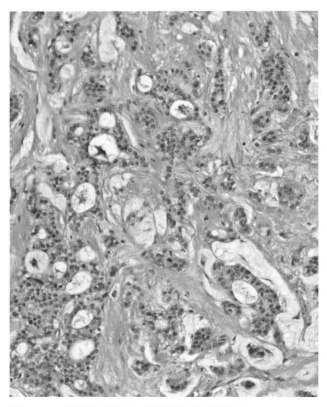

图 18.86   转移性乳腺癌。导管癌的典型小腺体

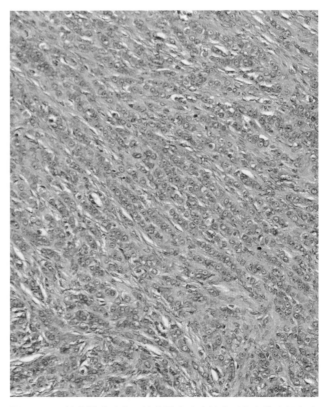

图 18.88   转移性乳腺癌。转移性小叶癌的典型条索状生长方式

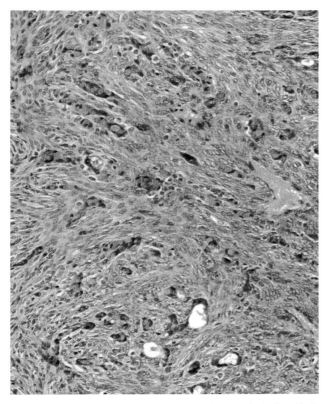

图 18.89　转移性乳腺癌。肿瘤具有印戒细胞成分，符合 Krukenberg 瘤的特点

Krukenberg 瘤的特点（图 18.89）。这类肿瘤的典型表现包括肿瘤细胞排列成巢状、条索和弥漫成片，印戒细胞最常见的排列方式为弥漫成片（71%）和条索区域内（65%）（Bennett et al. 2017）。这些模式与原发性乳腺癌相似，缺乏细胞外黏液、肠型腺体、脏坏死、微囊和杯状细胞类癌样病灶等胃肠源性 Krukenberg 瘤更常见的表现。

肿瘤间质从稀少到丰富不等；与肠道起源的转移癌的间质不同，转移性乳腺癌很少出现间质黄素化。

鉴别诊断

转移性乳腺癌的鉴别诊断可能比较困难，主要原因是原发性肿瘤相距较远、不明显或者病理医师不知道存在原发灶。罕见情况下，以腺样结构为主的肿瘤可能形似表面上皮性肿瘤，尤其是子宫内膜样型；而呈岛状排列者可能像类癌。在特殊情况

下，弥漫分布或单行排列的肿瘤细胞非常像淋巴瘤或粒细胞肉瘤。由于都有细胞巢和条索，转移性乳腺癌也曾被误诊为粒层细胞瘤。然而，总体生长方式、肿瘤细胞的特征和临床特征几乎总能使转移性乳腺癌与其他肿瘤相鉴别，但仅凭常规染色切片进行鉴别偶尔也较困难。

乳腺起源标记物的免疫组化评估可能对疑难病例有帮助。在常用的乳腺标记物中，GATA3 最敏感。它表达于 90% 以上的原发性和转移性乳腺导管癌和小叶癌，包括许多三阴性癌中（Byrne et al. 2017；Miettinen et al. 2014）。相反，不足 10% 的卵巢表面上皮癌呈 GATA3 阳性，即使阳性也较弱且为局灶阳性。重要的是要记住，GATA3 阳性见于多种其他肿瘤，包括 90% 以上的移行细胞癌中（Miettinen et al. 2014），因此，其用途取决于所考虑的鉴别诊断。GCDFP-15（图 18.90）是另一种常用的乳腺标记物（Monteagudo et al. 1991）。据报道，40%~70% 的卵巢转移性乳腺癌呈 GCDFP-15 阳性，而原发性卵巢癌罕见（<5%）阳性（Bombonati et al. 2012；Tornos et al. 2005；Wick et al. 1989）。GCDFP-15 在乳腺癌中的表达通常较强，但为局灶性。GCDFP-15 的作用有限，因为它对乳腺癌（特别是低分化肿瘤）仅有中度敏感度。Mammoglobin 是乳腺起源的另一个标记物，它表达于 50%~70% 的乳腺癌中（图 18.91），但妇科肿瘤也常表达，Mammoglobin 常呈阳性，包括发生于卵巢的 40% 的子宫内膜样癌、36% 的浆液性癌、21% 的透明细胞癌和 6% 的黏液性癌（Bombonati et al. 2012；Hagemann et al. 2013）。因此，它对于这种鉴别诊断不是可靠的标记物。

妇科肿瘤起源的标记物可提供补充信息。在一项关于组织芯片的研究中，PAX8 在 88% 以上的非黏液性卵巢癌病例中呈阳性，而 243 例乳腺癌标本呈阴性（Nonaka et al. 2008）。超过 80% 的卵巢浆液性癌和移行细胞癌呈 WT1 阳性，但非选择性乳腺癌仅有约 3% 呈阳性（Bombonati et al.

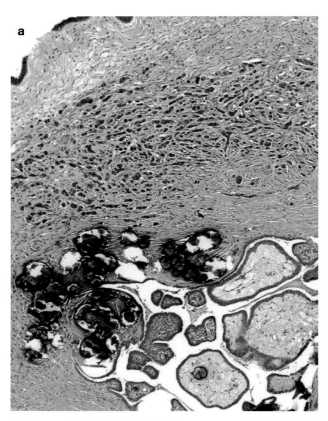

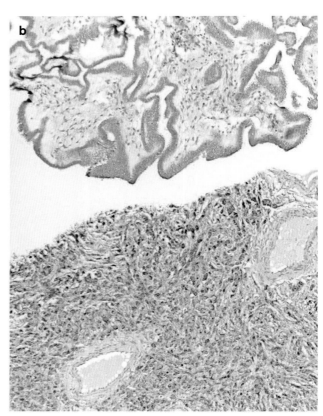

图 18.90　浆液性肿瘤中的转移癌。GCDFP-15 免疫染色呈阳性（b）帮助证实该肿瘤中的浸润性癌来自乳腺癌的转移，而不是原发性浆液性卵巢肿瘤的成分

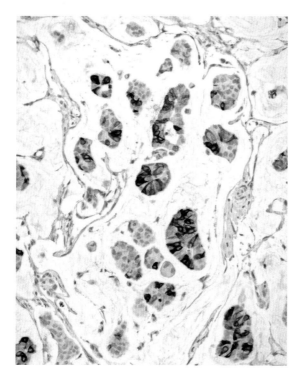

图 18.91　转移性乳腺癌。Mammoglobin 的免疫染色呈阳性

2012）。然而，约 50% 的单纯型和混合型黏液性乳腺癌和 11% 的乳腺微乳头状癌可呈 WT1 阳性，偶尔可呈弥漫强阳性（Bombonati et al. 2012；Lee et al. 2007）。CK7 和 CK20 表型对于区分转移性乳腺癌与原发性卵巢腺癌没有帮助，因为两者通常都是 CK7（＋）/CK20（－）。

另外，在腹腔内促结缔组织增生性小圆细胞肿瘤（DSRCT）累及卵巢的病例中（Young et al. 1992b），某些区域的表现可能类似转移性乳腺癌。然而，这些患者通常才十几岁，此时乳腺癌是罕见的；另外存在特征更明显的区域及典型的免疫表型均有助于鉴别诊断。笔者见过这样一例 DSRCT 累及乳腺的病例，其镜下表现容易引起混淆，但具有继发性累及乳腺的提示性特征，而且具有 DSRCT 的免疫表型特征。

18.2.9　肾脏肿瘤

肾细胞癌极少播散到卵巢，只有少数发生卵巢转移的病例有详细的报道（Insabato et al. 2003；Liang et al. 2016；Vara et al. 1998；Spencer et al. 1993；Young et al. 1992）。在临床上可能先发现卵巢肿瘤，导致肿瘤被误诊为卵巢原发性透明细胞癌。这些患者的肾脏肿瘤通常在短期内被发现，但其中 1 例直到 8 年后才被查出（Young et al. 1992）。

大体表现

于卵巢发现的肿瘤，只有少数是双侧性的，往往很大（平均最大径为 12.5 cm），肿瘤为囊性或囊实性，有一囊性肿瘤为单房性，其中一个区域内有一个直径为 2.5 cm 的实性结节。肿瘤的实性部分一致性或灶性地呈黄色至橙色（图 18.92）不等。

镜下表现

可能有 1 例除外，其他已经报道的肿瘤为分化良好的透明细胞癌；转移性肾细胞癌镜下呈相对一致的图像，或为弥漫成片的透明细胞，或为小管状结构。小管衬覆形态相似的细胞，小管内含有嗜酸性物质或血液。肿瘤内几乎总是存在明显的窦状血管结构（图 18.93）。

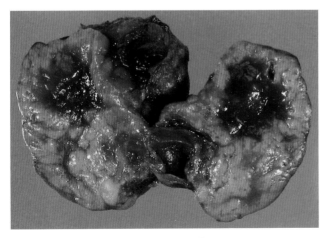

图 18.92　转移性肾细胞癌。肿瘤呈橙色

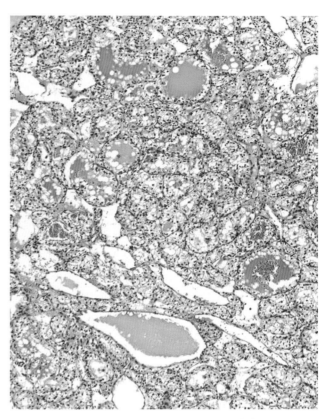

图 18.93　转移性肾细胞癌，透明细胞型。该病例的原发性肿瘤直到转移灶切除后 8 年才获得诊断。注意窦状血管结构

鉴别诊断

对于鉴别诊断有帮助的是，绝大部分卵巢原发性透明细胞癌具有管状囊状结构和乳头状成分，有鞋钉样细胞和腔内黏液。相反，鞋钉样细胞和明显的黏液分泌极少见于肾细胞癌。此外，肾细胞癌所具有的典型的窦状血管结构不是卵巢透明细胞癌的特征。对于无鞋钉样细胞或黏液分泌的纯卵巢透明细胞癌病例，偶尔需要进行肾脏的影像学检查，以排除肾细胞癌。使用一组抗体可能有助于鉴别这两者：卵巢透明细胞癌通常呈 CK7 和 mesothelin 阳性，CD10 和肾细胞癌标记物（RCCma）阴性，而肾透明细胞癌往往表现出相反的免疫表达谱［CK7（－）/mesothelin（－）/CD10（＋）/RCCma（＋）］（图 18.94）（Cameron et al. 2003；Leroy et al. 2007；Ohta et al. 2005）。对于转移性肾细胞癌，PAX2 虽然可能比 RCCma 更敏感，但应该注意约

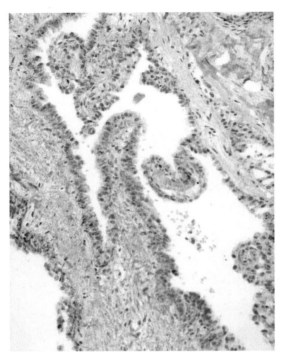

图 18.94　转移性肾细胞癌。该肿瘤具有不同寻常的嗜酸性形态，CD10 免疫染色呈阳性

40% 的卵巢透明细胞癌也表达 PAX2（Gokden et al. 2008）。PAX8 表达于 90% 的肾细胞癌，因此不能用于鉴别卵巢表面上皮癌和转移性肾细胞癌（Laury et al. 2011）。

　　肾移行细胞肿瘤很少播散到卵巢，但例外情况总是存在，一例肾盂移行细胞肿瘤患者在起病时就出现卵巢转移（Hsiu et al. 1991；Oliva et al. 1993）。文献报道过一例肾盂肿瘤伴腺样分化和印戒细胞并形成双侧 Krukenberg 瘤的病例（Irving et al. 2006）。肾脏 Wilms 瘤的卵巢转移罕见，在关于该肿瘤的几个大宗研究中还未见此类情况发生。一个令人注意的病例是一名肾横纹肌样瘤患者以卵巢转移灶起病，最初被误诊为粒层细胞瘤，直到尸检时才发现有原发性肾脏肿瘤（Young et al. 1993a）。

18.2.10　膀胱、输尿管和尿道肿瘤

　　这些部位的肿瘤很少转移到卵巢，尽管最近有证据表明，少见的浆细胞样膀胱癌可能有卵巢转移

的倾向（Ricardo-Gonzalez et al. 2012）。罕见的来自膀胱的印戒细胞癌表现为 Krukenberg 瘤（Young et al. 1988a）。少数脐尿管腺癌会转移到卵巢，形成黏液性囊性肿瘤（Ohira et al. 2003；Young 1995）。关于输尿管癌或尿道癌的卵巢转移，仅有个别的病例报道。

　　对于很多可能为移行细胞癌转移到卵巢的病例，很难区分肿瘤是转移性肿瘤还是交界性或恶性 Brenner 瘤，抑或是独立的卵巢原发性移行细胞癌（Soslow et al. 1996；Young et al. 1988a）。然而，在几乎所有的交界性或恶性 Brenner 瘤中都可以发现典型的良性 Brenner 瘤病灶，出现并存的良性黏液成分也有助于诊断 Brenner 瘤。在评估这些病例时，卵巢外原发性肿瘤的浸润范围和卵巢转移性肿瘤的一般特征都必须考虑。Ulbright 等（1984）报道的系列病例中，转移性移行细胞癌呈囊性，表明来自各个部位的卵巢转移性肿瘤常有发生囊性变的倾向。

　　膀胱移行细胞癌常表达 CK20、uroplakin 3 和 thrombomodulin，常不表达 WT1（Logani et al. 2003）。而卵巢原发性移行细胞癌一般不表达 CK20，很少表达 uroplakin 3 和 thrombomodulin，WT1 常呈阳性。这种免疫表达谱的差异表明上述两种肿瘤所共有的组织学特征并不代表其拥有相同的组织学起源，卵巢原发性移行细胞癌是表面上皮性肿瘤的变异型。有趣的是，Brenner 瘤表达 uroplakin 3 和 thrombomodulin 的频率较高，表明这些肿瘤具有真正的尿路上皮分化（Logani et al. 2003）。

18.2.11　肾上腺肿瘤

　　神经母细胞瘤比其他肾上腺肿瘤更常播散到卵巢。25%~50% 的神经母细胞瘤女性患者在尸检时发现有卵巢受累（Meyer et al. 1979）。患者在生存期内极少发生有明显临床表现的转移，但有文献记载（Sty et al. 1980；Young et al. 1993a）。罕见情况

下，神经母细胞瘤原发于卵巢，这些肿瘤必须和转移性神经母细胞瘤相区别。原发性肿瘤位于单侧，偶尔伴有畸胎瘤，并缺乏其他部位已知的原发性肿瘤，以上这些因素有助于鉴别诊断。明显的原纤维性背景和存在假菊形团有助于鉴别转移性神经母细胞瘤和其他转移性小细胞肿瘤；免疫染色有助于鉴别常规染色无法诊断的病例。

即使是在尸检中，肾上腺皮质腺癌的卵巢转移也很罕见。有人报道了 1 例非尸检病例，导致卵巢恶性嗜酸性肿瘤的鉴别诊断范围扩大（Kurek et al. 2001）。嗜铬细胞瘤播散至卵巢更罕见。

18.2.12　恶性黑色素瘤

死于恶性黑色素瘤的患者中，尸检发现约 20% 的病例有卵巢受累。大部分肿瘤起源于皮肤，偶尔起源于脉络膜或其他部位。卵巢受累者有时可出现临床症状。3 项相对大型的黑色素瘤卵巢转移的病例研究显示，52 例患者中很多都有临床症状（Fitzgibbons et al. 1987；Gupta et al. 2004；Young et al. 1991b）。患者的平均年龄为 38 岁，2 例为青少年。常见临床表现为腹部肿胀或疼痛，通常都有黑色素瘤的病史，虽然未必及时告知病理医师。大约 80% 的患者有卵巢外转移性肿瘤，通常发生于盆腔和上腹部。

大体表现

卵巢肿瘤的平均直径为 10 cm，约 30% 呈黑色或棕色（图 18.95）。约 80% 的肿瘤有较小的囊性成分。罕见情况下，肿瘤主要为囊性。

镜下表现

一些病例在低倍镜下表现为肿瘤呈多结节性生长，该特征提示该肿瘤为转移性的。最常见的镜下表现是富含嗜酸性胞质的大细胞（图 18.96）。偶尔肿瘤以胞质稀少的小细胞为主（图 18.97），

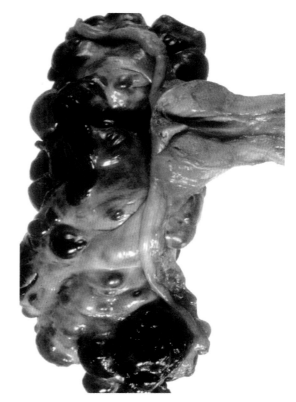

图 18.95　转移性恶性黑色素瘤。肿瘤为黑色，外表面具有结节状圆形凸起

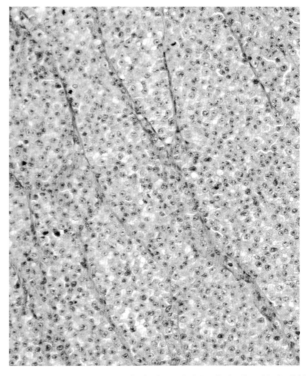

图 18.96　转移性恶性黑色素瘤。肿瘤细胞有明显的嗜酸性胞质

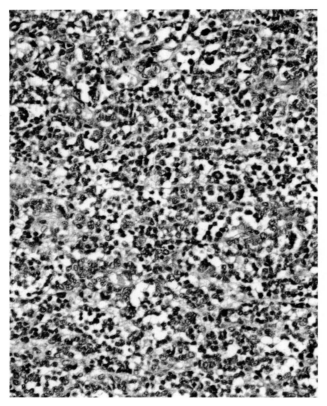

图 18.97　转移性恶性黑色素瘤。可见小细胞恶性肿瘤的图像

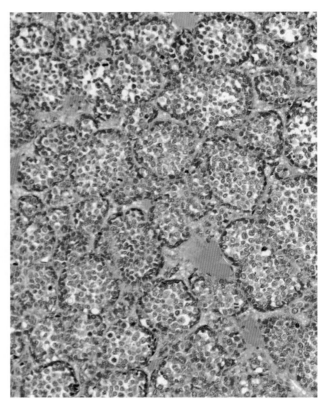

图 18.98　转移性恶性黑色素瘤。具有痣样形态的细胞巢

少数以梭形细胞为特征；也会见到这些类型的细胞混合存在的病例。约 40% 的病例可见到卵泡样腔隙（图 18.10）。很多转移性黑色素瘤具有一个有助于诊断的特点，即存在不连续的圆形痣样细胞巢（图18.98）。在很多病例中都可见到明显的核仁，约 25% 的病例出现核内胞质性假包涵体。出现黑色素是提示肿瘤性质的明显线索，但在已经报道的病例中，约 1/2 的病例的黑色素不明显或缺失。其他可能令人困惑的表现包括透明细胞、横纹肌样细胞、条索状生长和黏液样间质。

鉴别诊断

转移性黑色素瘤必须与罕见的、通常起自皮样囊肿壁的原发性黑色素瘤相鉴别（McCluggage et al. 2006）。在皮样囊肿壁的内衬鳞状上皮下方有时存在交界活性（junctional activity）或伴有其他畸胎瘤样成分，如卵巢甲状腺肿。因为识别畸胎瘤样

成分对于确定黑色素瘤的原发性质非常重要，病理医师应广泛取材。如果其他部位没有明显原发性肿瘤的证据而出现明显的卵巢纯黑色素瘤，应该彻底查找隐匿性原发性肿瘤。如果没有其他部位原发性肿瘤的证据，卵巢肿瘤可能来源于已经退化的原发性皮肤黑色素瘤。在这些病例中，即使没有已知的原发性肿瘤，双侧卵巢肿瘤或肿瘤呈多结节形式生长也强烈提示肿瘤为转移性。在有些病例中，切除的原发性黑色素瘤位于远隔部位，患者可能没有考虑其相关性或临床医师并不知晓。

转移性黑色素瘤，尤其肿瘤内无黑色素时，可能非常类似于有少量脂质的类固醇细胞肿瘤。此外，如果肿瘤是在妊娠期间被发现的，则要考虑妊娠黄体瘤。黑色素颗粒可能会被误判为脂褐素，存在脂褐素可以是类固醇细胞肿瘤的特点，并使肿瘤组织呈暗绿棕色或呈几乎全黑的色泽。转移性黑色素瘤中出现滤泡样结构易导致其与高血钙型小细胞

癌（当细胞较小时）及幼年型粒层细胞瘤（当细胞有明显嗜酸性胞质时）相混淆。在极少数情况下还要鉴别表面上皮性肿瘤，尤其是未分化癌和移行细胞癌，但表面上皮性肿瘤常常至少有一些明显的上皮特点，可以借此排除黑色素瘤。对于年轻患者，罕见情况下会考虑无性细胞瘤，但多种结构和细胞学的差异应该可以解决这个问题。在上述所有情况下，卵巢转移性黑色素瘤的诊断可以通过免疫染色证实，包括 S-100、HMB-45、MART1（即 Melan-A）、SOX10 和 MITF 阳性及 CK 阴性，其他肿瘤的特征性抗原也可用于鉴别诊断。

18.2.13　肺和纵隔肿瘤

只有大约 5% 的肺癌女性患者在尸检时被发现有卵巢转移，外科病理医师很少有机会碰到这种卵巢肿瘤。在特殊情况下，卵巢转移可能在肺肿瘤发现之前或同时被发现。这种现象的主要特征是根据 32 例系列研究总结而来的（Irving et al. 2005）。

这些肿瘤的平均发生年龄为 47 岁。略多于 1/2 的病例的卵巢肿瘤在发现时已知有肺癌病史。其余大部分病例中，两个部位的肿瘤基本上同时被发现，但在近 20% 的病例中，卵巢转移的表现早于肺原发性肿瘤的检出，有时间隔 2 年多的时间才发现原发性肿瘤。

大体表现

大约 1/3 的病例的卵巢转移性肿瘤为双侧性，平均最大直径约为 10 cm。迄今所发现的此类肿瘤还没有表现出独特的大体特征，但有些肿瘤具有与转移性肿瘤相符的特征，如明显的多结节性（图 18.99）。偶尔出现与原发性表面上皮性肿瘤的相似之处（图 18.100）。

镜下表现

病例中最多见的是小细胞癌，约占 44%（图

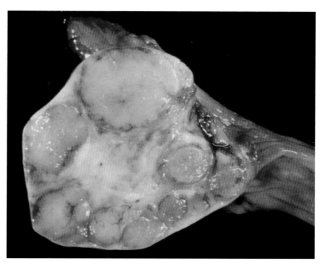

图 18.99　转移性肺细支气管肺泡癌。注意多发性结节

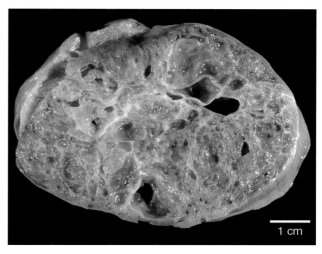

图 18.100　转移性肺小细胞癌。切面的囊实性非常像表面上皮性肿瘤

18.101，18.102），其余肿瘤主要为腺癌和大细胞癌，二者的比例约为 2∶1。偶尔，归类为非典型类癌 – 神经内分泌癌的分化相对较好的神经内分泌肿瘤会播散到卵巢（图 18.103）。也许令人吃惊的是，虽然有报道，但鳞状细胞癌播散到卵巢却极其少见。卵巢肿瘤的形态学特征与肺内肿瘤相似，但与卵巢转移性疾病相关的特点（特别是累及表面、呈结节状及侵入血管腔）除外。罕见的病例表现为 Krukenberg 瘤（Giordano et al. 2017）。

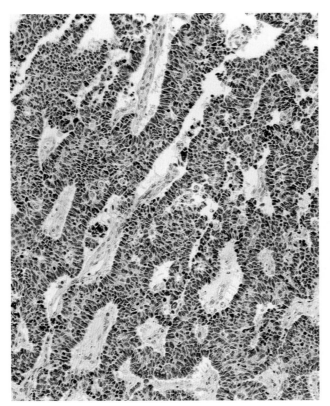

图 18.101　转移性肺小细胞癌。小梁状结构

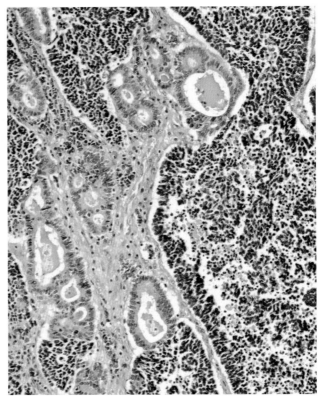

图 18.102　转移性肺小细胞癌。灶状腺样分化

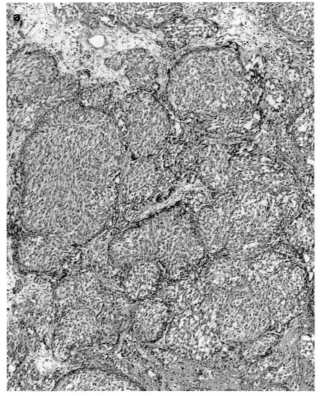

图 18.103　转移性肺神经内分泌癌（a），嗜铬素的免疫染色呈阳性（b）

鉴别诊断

当患者同时存在肺和卵巢的肿瘤时，很难确定哪个肿瘤是原发性的。当组织学特征为典型的肺癌表现时，可以假设其来源于肺，极少有例外。肺型小细胞癌可以原发于卵巢，但这些病例通常没有肺部受累，容易做出卵巢原发的诊断。出现局灶性表面上皮性肿瘤有时也有助于排除转移性肿瘤。如果没有上述发现，肺内又有肿瘤，就难以确定卵巢的肺型小细胞癌是原发性还是转移性的。在有些转移性小细胞癌的病例中，可以看到腺体分化（图18.102）。鉴别诊断时需要牢记，卵巢原发性肺型小细胞癌有时伴有子宫内膜样癌，因而，真正的转移性小细胞癌伴有腺体成分很可能被视为卵巢原发性小细胞癌伴子宫内膜样癌。这个例子表明，少数情况下存在很难解决的诊断问题。

转移性腺癌通常有非特异的腺体特征，在已知存在肺肿瘤的情况下，这些特征有助于区分独立的卵巢原发性腺癌。不幸的是，卵巢原发性肿瘤的形态学范畴非常广，尤其是子宫内膜样癌，在没有已知的肺内肿瘤的情况下，做出转移性肿瘤的诊断可能较困难或没有可能。大细胞癌可能需要与卵巢嗜酸性肿瘤进行大范围的鉴别诊断。

TTF-1 在识别转移性肺癌中的效用取决于所考虑的形态学亚型。约 75% 的肺腺癌呈 TTF-1 阳性，而只有 40% 的大细胞癌呈阳性，绝大多数鳞状细胞癌呈阴性（DiLoreto et al. 1997；Hecht et al. 2001；Kaufmann et al. 2000；Reis-Filho et al. 2000）。TTF-1 也可能表达于一些卵巢癌（Kubba et al. 2008；Zhang et al. 2009），一项研究中浆液性癌中的表达率高达 37%，这一点值得注意（Kubba et al. 2008；Zhang et al. 2009）。TTF-1 在卵巢原发性肿瘤中的表达通常是局灶性的，但偶尔呈弥漫性。TTF-1 阴性并不能排除肿瘤原发于肺；虽然 TTF-1 弥漫阳性提示肺起源，但其没有独立诊断价值。

作为肺腺癌的标记物，Napsin A 通常与 TTF-1 联合使用。80%~90% 的肺腺癌呈 Napsin A 阳性，但鳞状细胞癌、大细胞癌和小细胞癌通常呈阴性（Bombonati et al. 2012）。在卵巢癌中，它常表达于透明细胞癌，而其他表面上皮性肿瘤罕见阳性（Kandalaft et al. 2014）。因此，Napsin A 对肺或卵巢起源的鉴别价值取决于鉴别诊断时所考虑的特定肿瘤类型。CK7/CK20 表达谱对鉴别转移性肺腺癌和卵巢原发性腺癌没有帮助，因为二者通常都呈 CK7（+）/CK20（-）（Irving et al. 2005）。

卵巢转移性小细胞癌也可能来源于肺以外的其他部位。一篇文献报道中，有 3 例原发于纵隔，显然为胸腺起源，并且发病时已发现卵巢转移（Eichhorn et al. 1993）。不同部位起源的小细胞癌都表达 TTF-1，因而 TTF-1 对于肺起源的小细胞癌并无特异性（Agoff et al. 2000）。一项研究发现，2 例卵巢肺型小细胞癌中有 1 例呈 TTF-1 阳性（Carlson et al. 2007）。

1 例后纵隔原发的神经母细胞瘤转移到了卵巢。胸腺瘤很少转移到卵巢（Martin-Hernandez et al. 2015）。

18.2.14 生殖道外肉瘤

生殖道外肉瘤，无论是内脏还是软组织起源的，除了在疾病的后期阶段，极少会转移到卵巢，并且通常不难诊断。一个例外是胃肠道间质瘤，其中一小部分病例有卵巢转移，从而产生一些诊断问题（Irving et al. 2005）。

5 例报道的患者均为成人。其中 3 例的原发性肿瘤（2 例原发于小肠，1 例原发于肠系膜）和转移性肿瘤同时被发现。1 例卵巢肿块的发现较胃原发性肿瘤的发现早 18 个月，1 例的卵巢播散在原发性小肠肿瘤被切除 27 年后才被发现。

卵巢肿瘤没有特殊的大体特点，但肿块往往相当大。镜下，正如这类肿瘤的已知形态一样，通常表现为低级别梭形细胞肿瘤（图 18.104），但有些特征（如存在印戒样细胞和细胞呈栅栏状排列，图

18.105）往往使其形态变得复杂。鉴别诊断的范围可能较广，包括富于细胞性纤维瘤典型纤维瘤、平滑肌肿瘤和其他原发性软组织肿瘤。当需要鉴别上

述任何一种疾病，但有不典型性特征者（如双侧卵巢肿瘤或存在卵巢外疾病）时，宜行 CD117 免疫染色（图 18.106）或其他标记物（如 DOG1 和琥珀酸脱氢酶 B）的免疫染色以排除胃肠道间质瘤的可能（Gill et al. 2010；Miettinen et al. 2009）。

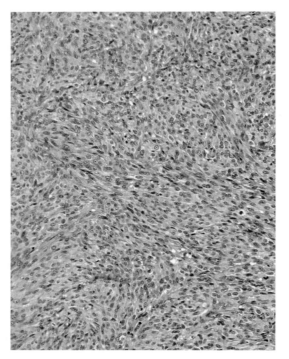

图 18.104　转移性胃肠道间质瘤。该图像可能会与富于细胞性纤维瘤混淆

一项研究纳入了 11 例转移到卵巢的横纹肌肉瘤病例，患者的年龄为 6~27 岁（Young et al. 1989）。6 例肿瘤为腺泡状横纹肌肉瘤，3 例为胚胎性横纹肌肉瘤，1 例为胚胎性和腺泡状混合性横纹肌肉瘤，1 例没有说明亚型。大多数病例中，卵巢播散是疾病的晚期表现。只有 2 例患者出现卵巢肿瘤症状，在患者发现软组织肿块几周后发现有卵巢受累。2 例为双侧卵巢肿瘤。在胚胎性横纹肌肉瘤转移到卵巢的病例中，因为存在带状细胞，横纹肌肉瘤的诊断通常较明确，另外必须把转移性肿瘤与原发性胚胎性横纹肌肉瘤这一卵巢原发性恶性横纹肌肉瘤中最常见的亚型相区分。对于年轻的女性患者，转移性肺泡横纹肌肉瘤需要与其他卵巢原发性和转移性小细胞肿瘤相鉴别。结合每个具体病例的临床表现，广泛取材和免疫组化将在不同程度上

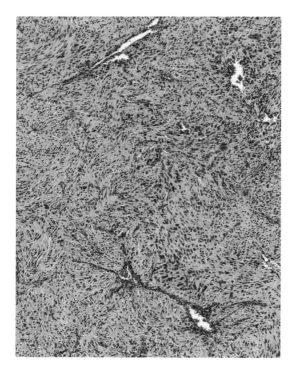

图 18.105　转移性胃肠道间质瘤。可见栅栏状排列

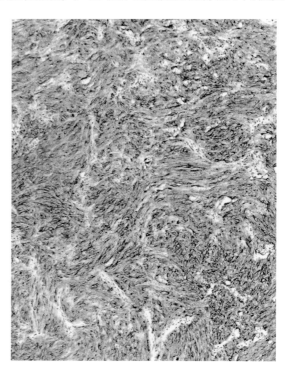

图 18.106　转移性胃肠道间质瘤（CD117 免疫染色）

帮助解决这些可能极具挑战性的问题。另外 2 例累及卵巢的横纹肌肉瘤发生于具有类似急性白血病临床表现的患者（Hayashi et al. 1988）。

在一项针对 21 例非横纹肌肉瘤的卵巢转移性肉瘤的研究中，10 例起源于生殖道外，并且所有病例都有明显的临床表现（Young et al. 1990b）。这些肿瘤包括原发于不同部位的多种类型的软组织肉瘤。极少数血管肉瘤转移到卵巢，以及少数 Ewing 肉瘤转移的病例均有文献记载。后者值得注意，因为它们可能是卵巢小细胞恶性肿瘤诸多鉴别诊断中的一种。

18.2.15　其他罕见的卵巢转移性肿瘤

除了上述已经讨论的肿瘤外，其他类型的卵巢转移性肿瘤非常罕见，一般只是在尸检中发现。甲状腺癌播散到卵巢极其罕见，甚至尸检病例中也是如此，但仍然有少数发现于生前的病例报告。一名 29 岁的女性患者（Young et al. 1994）因甲状腺滤泡状癌接受部分甲状腺切除术 12 年后，于右侧卵巢出现了一个直径为 17 cm 的肿瘤。发现卵巢肿瘤时，该肿瘤还播散到大脑和一侧肾上腺。最初考虑的诊断为恶性卵巢甲状腺肿，因为与诊断甲状腺肿瘤的时间间隔太久，直到患者出现卵巢肿瘤，才促使对其甲状腺肿瘤的复片，并重新诊断为癌，而一开始并没有做出甲状腺癌的诊断。另一例 38 岁的女性患者（Brogioni et al. 2007）存在甲状腺乳头状癌及局部淋巴结播散，7 年后出现双侧卵巢转移并且肿瘤呈囊性。还有一例甲状腺乳头状癌，其卵巢转移在 10 年后才被诊断出（Logani et al. 2001）。

回顾有关甲状旁腺癌的文献，还没有发现任何关于卵巢转移的病例报道。有文献报道过头颈部癌转移到卵巢的罕见病例，笔者见过一例筛窦原发性未分化癌转移到卵巢。涎腺肿瘤也会极其罕见地播散到卵巢。笔者见过一例年轻女性患者，其在 12 岁时因腮腺腺样囊腺癌切除腮腺，随后出现局部复发、肺转移，起病后 11 年出现有症状的双侧卵巢转移。Longacre 及其同事（1996）报道了一例 30 岁患颌下腺腺样囊腺癌的女性患者，其左侧卵巢有直径为 10 cm 的转移灶，10 年后，对侧卵巢又继发了一处更小的肿瘤。这些病例强调，具有任何类型肿瘤的病史，即使肿瘤位于相对远隔的部位，在评估不常见的卵巢肿瘤时，都可能有相关性。食管癌很少播散到卵巢。有一项研究简要地提到了 1 例转移到卵巢的食管腺癌（Riopel et al. 1999）。

据笔者所知，只有 2 个病例报道提及中枢神经系统肿瘤和颅骨肿瘤转移到卵巢。1 例是转移性脑膜瘤，另 1 例是发生在一名 4 岁女孩的转移性髓母细胞瘤，其卵巢门部附近的裂隙内充满了肿瘤细胞（Young et al. 1993a）。除恶性黑色素瘤外的皮肤肿瘤很少播散到卵巢；临床明显播散到卵巢的 Merkel 细胞癌曾有报道（Eichhorn et al. 1993）。1 例脊索瘤曾转移到卵巢（Zukerberg et al. 1990）。转移性肿瘤也会累及含有原发性卵巢肿瘤的卵巢，但仅有个案报道，这些偶然事件似乎没有独特的特征，笔者之前也遇到过几例（图 18.90）。

18.3　女性生殖道肿瘤

18.3.1　输卵管癌

最近有证据表明，许多（有人认为大部分）卵巢浆液性癌起源于输卵管，这使得对这部分内容的阐述具有挑战性（Kindelberger et al. 2007）。这个问题将在本书其他章节更为详细地探讨。笔者认为，主要瘤体位于卵巢的大多数浆液性癌起源于卵巢，主要根据最大瘤体所在的位置和疾病累及的方式进行分类。应该强调的是，类似原位肿瘤的输卵管内表面生长可能是卵巢癌种植的结果，并不一定提示输卵管原发。因为输卵管原发性黏液性癌和透明细胞癌非常罕见，当它们同时累及这两个器官时，几乎可以肯定为卵巢原发。当形态学表现为子宫内膜样癌时，仍然很可能是卵巢原发，尽管输卵管的子宫内膜样癌远比透明细胞癌或黏液性癌更常见。

18.3.2　子宫内膜癌

据报道，诊断子宫内膜癌后，34%~40% 的尸检病例发生卵巢受累（Beck et al. 1963；Bunker 1959），5%~15% 的子宫加双侧输卵管卵巢切除标本可见卵巢受累。相反，诊断卵巢子宫内膜样癌后，大约 1/3 的病例发现患有子宫内膜癌。当子宫体和卵巢都被癌累及时，就会存在两处肿瘤都是原发性肿瘤还是其中一处为转移性肿瘤的问题（Eifel et al. 1982；Ulbright et al. 1985；Zaino et al. 1984）。如果子宫内膜癌浸润子宫深肌层并伴淋巴管或血管受累，或者如果肿瘤出现在输卵管腔内，或者如果肿瘤位于卵巢表面并出现在卵巢淋巴管内或血管

内，那么认为卵巢属于继发性受累通常是合理的。反之，如果没有淋巴管播散或血行播散，或者如果子宫体癌的体积小并且局限于子宫内膜层或浅表肌层，或者如果肿瘤发生在子宫内膜非典型增生或子宫内膜异位症的背景下，那么这些肿瘤可能是独立原发的。对于共存的卵巢肿瘤和子宫内膜癌，有助于判断肿瘤是原发性还是转移性的标准见表 18.2。尽管同时发生的卵巢肿瘤和子宫肿瘤多数是子宫内膜样型，偶尔两者只是形态相似，本质上是其他细胞类型的肿瘤。罕见情况下，两个器官发生的肿瘤是不同组织学类型的肿瘤（Eifel et al. 1982）。

对于有些同时累及子宫和卵巢的病例，即使考虑了上述判读特征，也无法确定肿瘤的原发部位。一般认为，大多数同时发生的、局限于器官的卵巢癌和子宫体癌是独立的原发性肿瘤，因为合并这两种癌的患者的生存率一般较高，这也支持独立

表 18.2　同时发生的子宫体癌和卵巢癌的性质判断标准

子宫体原发、卵巢转移	卵巢原发、子宫体转移	卵巢原发、子宫体原发	卵巢转移、子宫体转移	原发灶不明
子宫体的大肿瘤直接扩散到卵巢	卵巢的大肿瘤直接扩散到子宫体	两个肿瘤之间没有直接扩散	肿瘤之间通常没有扩散	广泛累及两个器官，或按照左侧四列判读出的结果相矛盾
从子宫内膜浸润到深肌层	从浆膜表面浸润子宫肌层	常无子宫肌层浸润或浅肌层浸润	特征是肿瘤位于子宫内膜间质内	可有子宫肌层浸润
子宫体和（或）卵巢都有淋巴管或血管受侵	子宫体和（或）卵巢都有淋巴管或血管受侵	无淋巴管或血管受侵	卵巢和子宫体常有淋巴管或血管受侵	
常有子宫内膜非典型增生	常无子宫内膜非典型增生	常有子宫内膜非典型增生	无子宫内膜非典型增生	
输卵管内有肿瘤	腹膜表面有肿瘤，输卵管内有时有肿瘤	两个肿瘤通常都局限在原发部位或仅有微小播散	女性生殖道外常有明显的肿瘤	
肿瘤主要位于卵巢表面	肿瘤主要位于卵巢内	肿瘤主要在卵巢和子宫内膜内	卵巢肿瘤常为双侧发生，常累及卵巢表面	
卵巢常无子宫内膜异位症	卵巢可有子宫内膜异位症	卵巢可有子宫内膜异位症	无子宫内膜异位症	
组织学类型一致并符合子宫体原发的特点	组织学类型一致并符合卵巢原发的特点	组织学类型一致或不同	肿瘤类型不符合或少见于任一器官原发的特点	

原发的观点。然而，最近的分子研究发现许多并发于子宫和卵巢的子宫内膜样癌病例具有克隆性证据，支持它们为互相继发（Anglesio et al. 2016；Schultheis et al. 2016）。尽管如此，对于同时发生于卵巢和子宫体的子宫内膜样癌，临床上应当继续按早期疾病进行处理，因为这类疾病的患者的生存率高（Gilks et al. 2018）。

罕见情况下，伴有鳞状分化的子宫体腺癌播散到卵巢时，单侧或双侧卵巢浆膜面出现角化物沉积或伴有异物巨细胞反应的退变成熟鳞状细胞（Kim et al. 1990）。如果通过仔细取材但在这些角化物沉积中找不到存活的肿瘤细胞，患者的预后似乎也不差，即使在腹膜的其他部位找到这种肉芽肿也是如此。

18.3.3　子宫颈癌

研究人员最近对子宫颈癌产生了浓厚的兴趣（Elishaev et al. 2005；Ronnett et al. 2008；Young et al. 1988b），这是因为观察到子宫颈腺癌比鳞状细胞癌更常发生卵巢播散，由此研究人员产生一个疑问，即子宫颈腺癌患者保留卵巢是否合理。另外，不同类型的子宫颈癌患者偶尔会出现临床上明显的卵巢转移（Young et al. 1993b）。

在 Tabata 等（1987）的尸检研究中，597 例鳞状细胞癌中有 104 例（17.4%）检测到卵巢转移，77 例腺癌中有 22 例（28.6%）检测到卵巢转移。鳞状细胞癌转移至卵巢的频率远远高于之前文献报道的 3%。患者存活期间发现卵巢转移的情况更为罕见。在 318 例接受子宫全切并保留卵巢治疗的 I A 期子宫颈癌患者中，Tabata 等（1987）随访未发现术后卵巢转移，这些病例中超过半数的病例的随访时间超过 5 年。在该研究中的 I B 期、Ⅱ期和Ⅲ期子宫颈癌病例中，278 例鳞状细胞癌无一例发生卵巢转移。相反，在 48 例腺癌中，有 6 例（12.5%）发生了卵巢转移。两项大宗系列研究中包括 I B 期或更晚期的患者，其卵巢转移率为 0.5%~1.5%（Shimada et al. 2006；Toki et al. 1991）。腺癌和鳞状细胞癌的卵巢转移率分别为 5% 左右和 1% 以下。Shimada 等（2006）发现腺癌的 I B 期、Ⅱ A 期和Ⅲ B 期病变的卵巢转移率分别为 3.72%、5.26% 和 9.85%，而鳞状细胞癌的上述各项病变的卵巢转移率分别为 0.22%、0.75% 和 2.17%。转移至卵巢的子宫颈癌往往已广泛侵犯子宫体（Reyes et al. 2015；Ronnett et al. 2008；Tabata et al. 1987；Toki et al. 1991）并累及输卵管黏膜（Reyes et al. 2015）。

18.3.3.1　腺癌

普通型子宫颈管腺癌最常发生卵巢转移，可能是由于其本身的发生率较高，而较罕见的胃型腺癌也能发生卵巢转移（Karamurzin et al. 2015）。原发性宫颈肿瘤可能仅仅是微小浸润性癌，甚至具有客观上难以明确浸润的特征。子宫颈癌连续蔓延到子宫体可能由于增加了通过输卵管向卵巢表面转移的机会而导致转移形成（Ronnett et al. 2008）。

大约只有 1/3 的卵巢转移性肿瘤为双侧性的，其直径常常超过 10 cm。鉴于普通型子宫颈管腺癌在某种程度上具有独特的组织学形态，卵巢也出现这种形态（图 18.107~18.109）也就不足为奇了。从卵巢的角度来探讨这个话题，假子宫内膜样形态比黏液性肿瘤更多见，却又不是典型的子宫内膜样腺体肿瘤的形态。就像 Ronnett 等（2008）总结的那样，这些肿瘤常有混合的形态，低倍镜下呈现子宫内膜样的形态特点，但是在高倍镜下可见胞质顶端黏液。细胞核通常深染、拉长（图 18.109），其细胞异型性程度高于具有类似腺体分化程度的真正的子宫内膜癌。位于顶端的核分裂象通常很明显，并且常见大量凋亡细胞。p16 免疫染色阳性（图 18.108）支持其继发性质，但并不特异。p16 应当呈阳性，如有必要，可通过原位杂交和 PCR 来获得更确凿的 HPV 相关证据。曾有文献记载，上述

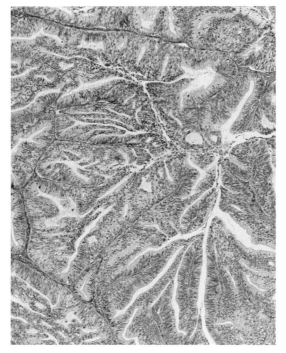

图 18.107 转移性普通型子宫颈管腺癌。其呈现假子宫内膜样形态

检测结果促使对临床上未被怀疑的子宫颈进行检查，继而发现了隐匿的原发性肿瘤（Ronnett et al. 2008）。

典型的细胞学特征

在 AFIP 的一项研究中，高达 10% 的子宫颈黏液腺癌转移至卵巢（图 18.110）（Kaminski et al. 1984），但其中的病例多来自会诊病例，因而可能导致发生率方面的偏差；其他病例偶有详细报道（Young et al. 1988b），或被纳入卵巢转移性黏液性癌的研究中（Riopel et al. 1999）。

18.3.3.2 鳞状细胞癌

原发性子宫颈癌在治疗期间或治疗后的 10 年内都可能发生卵巢转移。有 1 例直至尸检时才发现子宫颈肿瘤，而 7 个月前患者曾因累及左侧卵巢的鳞状细胞癌而接受治疗（Young et al. 1993b）。该

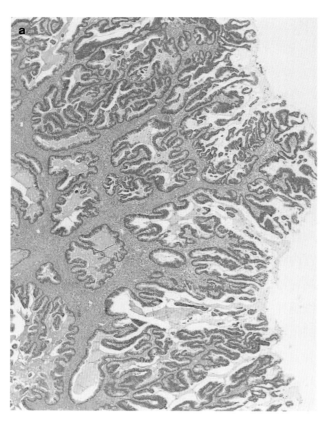
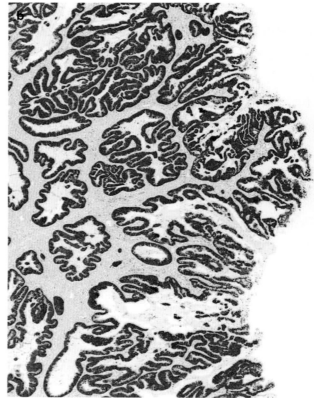

图 18.108 转移性普通型子宫颈管腺癌。HE 染色（a）和 p16 免疫染色（b）的对比

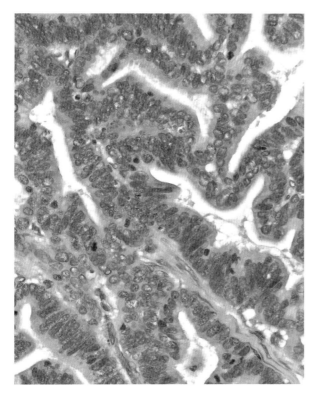

图 18.109 转移性普通型子宫颈管腺癌

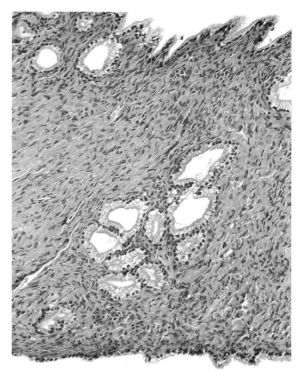

图 18.110 转移性黏液型子宫颈管腺癌。如同恶性腺瘤中所见到的高度分化的腺体

例子宫颈肿瘤的浸润深度仅为 3.8 mm，而其他病例则有子宫颈壁的深部浸润，并常伴有肿瘤的子宫外蔓延（Young et al. 1993b）。临床上明显的卵巢转移癌的最大径为 5~17 cm，可呈实性、囊实性或囊性。镜下，除了多个肿瘤的鳞状细胞巢内出现明显的囊性变外，其余表现出鳞状细胞癌的典型特征。一个病例的子宫颈鳞状细胞癌的浸润深度仅为1.2 mm，该肿瘤以原位的方式累及子宫内膜，并累及一侧卵巢的表面、卵巢的包涵腺体及囊肿，推测肿瘤细胞是通过输卵管管腔播散的。在一个值得注意的病例中，子宫颈原位鳞状细胞癌连续蔓延到子宫内膜、输卵管和卵巢，广泛取代了子宫内膜和输卵管上皮，并局部浸润输卵管壁和双侧卵巢实质（Pins et al. 1997）。

已知子宫颈肿瘤的存在通常可以帮助鉴别来自子宫颈的转移性鳞状细胞癌及卵巢原发的鳞状细胞癌，但有些病例中则先发现卵巢肿瘤，后来才发现子宫颈原发性肿瘤（Young et al. 1993b）。在做出

卵巢原发性鳞状细胞癌的诊断之前，除非有显而易见的原发性肿瘤的明显特点，否则都要考虑子宫颈肿瘤播散的可能性。由于大多数卵巢鳞状细胞癌都发生在先前已存在的肿瘤背景（如皮样囊肿或子宫内膜异位囊肿）上，广泛取材以发现这类成分对于确定肿瘤的原发性质可能至关重要。当子宫颈和卵巢这两个器官都有鳞状细胞癌时，尽管有强有力的证据表明卵巢肿瘤为转移性的，但罕见情况下卵巢鳞状细胞癌与子宫颈原位鳞状细胞癌可以并存，因而某些病例中两个器官的肿瘤可能都是独立、原发的。虽然这些病例的鉴别诊断主要在于原发性与转移性鳞状细胞癌，但有些转移性鳞状细胞癌会发生囊性变。鉴于鳞状细胞和移行细胞的密切相关性，这些病变可能类似于卵巢原发性移行细胞癌（图18.111）。

18.3.3.3 其他癌

有 2 例腺鳞癌和 2 例玻璃状细胞癌转移到卵巢

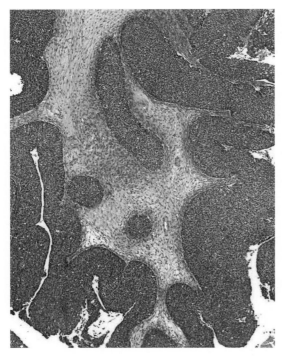

图 18.111　转移性子宫颈鳞状细胞癌。囊壁衬覆较厚的、呈波动带状分布但无明显鳞状分化的肿瘤细胞，类似于卵巢原发性移行细胞癌

的病例报道（Young et al. 1993b）。2 例病例中的转移性腺鳞癌与子宫颈原发性肿瘤同时发现。这 2 例卵巢肿瘤均为双侧性，子宫颈肿瘤有深部浸润并向子宫颈外蔓延，这些发现有助于转移性肿瘤的诊断。在 2 例玻璃状细胞癌病例中，1 例肿瘤的卵巢累及属于镜下发现；而另 1 例肿瘤的卵巢累及大体表现非常明显，但卵巢没有增大。

转移至卵巢的子宫颈小细胞癌或由腺癌和小细胞癌组成的混合性肿瘤或高级别神经内分泌肿瘤仅有罕见的病例报道（Young et al. 1993b）。其中一篇报道中，4 例患者的年龄为 23~34 岁。其均有明显的卵巢播散的临床表现（Young et al. 1993b）。其中 1 例患者有类癌综合征。其中 2 例子宫颈肿瘤和卵巢肿瘤被同时发现，另 2 例卵巢肿瘤分别于发现子宫颈肿瘤后的 10 个月和 3 年才被发现。另一篇报道包括 2 例子宫颈管腺癌和高级别神经内分泌癌混合性癌，其卵巢转移灶仅含有腺癌成分（Ramalingam et al. 2012）。

在 1 例少见的病例中，在检测到子宫肿瘤之前，先发现转移至卵巢的子宫颈移行细胞癌（Young et al. 1993b）。该例的卵巢转移性肿瘤形成一个大的囊性包块，镜下与卵巢原发性移行细胞癌无法区分，但却有明显的血管腔隙受侵，提示其转移性质。

18.3.4　其他子宫肿瘤

到目前为止，这些肿瘤中最重要的是转移性子宫内膜间质肉瘤，因为该肿瘤在某种程度上具有卵巢播散的倾向，并可能引起一系列广泛的鉴别诊断问题。子宫内膜间质肉瘤的卵巢转移比平滑肌肉瘤更多见。在一项对 11 例转移到卵巢的子宫肉瘤（其中没有尸检结果）的研究中，8 例是子宫内膜间质肉瘤，3 例是平滑肌肉瘤（Young et al. 1990b）。患者的年龄为 33~79 岁（平均年龄为 50 岁），其中 5 例患者不到 50 岁。3 例患者有卵巢转移的临床表现。2 例患者的子宫原发性肿瘤分别于双侧卵巢肿瘤切除 7 个月和 10 个月后才被发现。另有 4 例患者的卵巢和子宫肿瘤同时被发现，其余 2 例患者的卵巢转移发生在子宫肿瘤被发现后的 4~9 年。6 例卵巢肿瘤发生在双侧，最大直径达

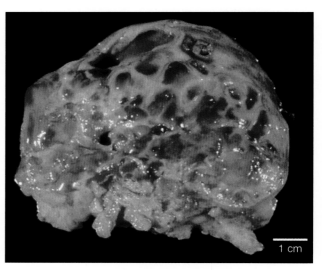

图 18.112　转移性子宫内膜间质肉瘤。奇异的结节状生长

17 cm。这些肿瘤通常为实性（图 18.112）或囊实性，但很少为囊性。

解读这些肿瘤的镜下表现的主要问题在于，在卵巢，这种肿瘤的舌状浸润特性往往不明显。弥漫性生长（图 18.113）常见。其他诊断问题是由于一些肿瘤中存在大的纤维瘤样区域（图 18.114）和透明斑块（图 18.115）。Yu 等（1986）报道了 1 例发生在 24 岁女性患者的转移性子宫内膜间质肉瘤，最初就是因为这个原因而误诊为卵泡膜细胞瘤。在其他具有弥漫性生长方式的病例中，类似于子宫内膜螺旋动脉的特征性小动脉并不明显，以至于形态学上类似弥漫性粒层细胞瘤。偶尔，转移性子宫内膜间质肉瘤存在性索样分化区域，这一点可能会加剧其与性索间质肿瘤的混淆。然而，高倍镜下不显示粒层细胞瘤的典型核特征，仔细检查通常可见至少有灶性区域存在子宫内膜间质肿瘤的典型血管结构（图 18.116）。子宫内膜间质肉瘤多为双侧发

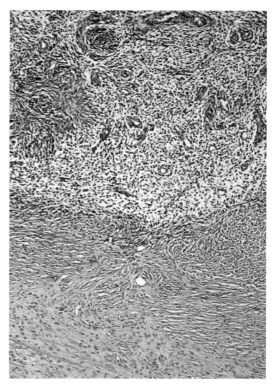

图 18.114　转移性子宫内膜间质肉瘤。顶部为子宫内膜间质肉瘤的典型特征，底部为不常见的纤维瘤样形态

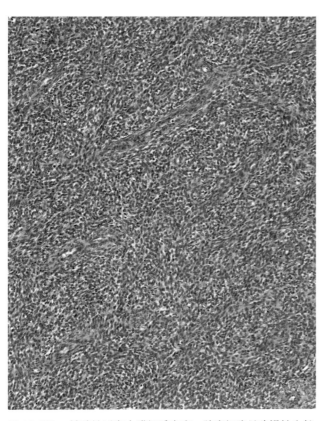

图 18.113　转移性子宫内膜间质肉瘤。肿瘤细胞呈弥漫性生长

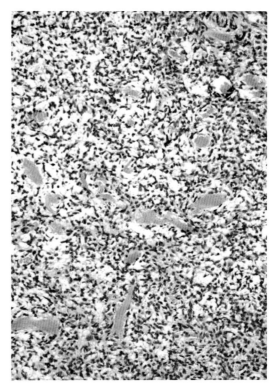

图 18.115　转移性子宫内膜间质肉瘤。透明斑块非常明显，可能会被误诊为卵泡膜细胞瘤

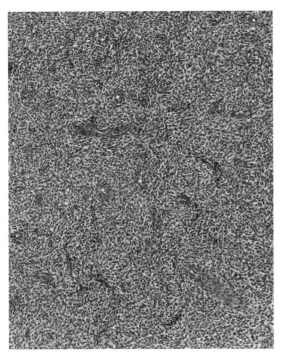

图 18.116　转移性子宫内膜间质肉瘤。存在典型的小动脉（与图 18.113 为同一肿瘤）

生，卵巢外肿瘤也更常见。

卵巢转移性子宫内膜间质肉瘤必须与原发性子宫内膜样间质肉瘤相区别（Oliva et al. 2014；Young et al. 1984）。肿瘤与子宫内膜异位症有关为支持卵巢起源的证据。肿瘤发生在双侧卵巢支持其为转移性肿瘤，但有些双侧肿瘤也可能为独立原发的。

子宫平滑肌肉瘤伴卵巢转移可能不像文献报道的那样罕见，尤其对有广泛播散的患者而言。在笔者的研究中，3 例有卵巢转移的子宫平滑肌肉瘤患者的年龄分别为 35 岁、44 岁和 49 岁（Young et al. 1990b）。第 1 例患者于子宫切除术后 14 个月出现 1 个大而有症状的卵巢转移性肿瘤。第 2 例患者的卵巢转移性肿瘤发生在肿瘤广泛播散期间。第 3 例仅在显微镜下发现有卵巢转移。MMMT 播散到卵巢常见，但通常不会造成诊断问题。子宫米勒腺肉瘤累及卵巢不常见，某些病例中可能为独立原发的，尤其是在肿瘤与子宫内膜异位症相关时。

子宫妊娠性绒癌可以播散到卵巢，但根据已知的子宫疾病，这不是一个诊断问题（Acosta-Sison

1958）。如果一名育龄女性存在卵巢绒癌，且不是很确定其是否从子宫或输卵管绒癌转移而来，可能需要彻底取材以明确是否存在畸胎瘤成分。如果没有找到畸胎瘤成分，则可能很难或无法区分卵巢原发性绒癌（妊娠性绒癌或生殖细胞起源的绒癌）和转移性绒癌（来自已消退的子宫绒癌）。侵袭性水泡状胎块播散到卵巢的病例也有文献报道，罕见情况下，胎盘部位滋养细胞肿瘤可通过子宫壁蔓延、累及卵巢（Abdul-Hafeez et al. 1987；Milingos et al. 2007）。

18.3.5　外阴和阴道肿瘤

外阴癌和阴道癌罕见卵巢播散。偶有阴道透明细胞腺癌转移到卵巢，大多数情况下其与盆腔的广泛播散有关。

18.4　腹膜肿瘤

尽管大部分腹膜浆液性癌累及卵巢的病例为继发性的，但这个问题通常不在卵巢继发性肿瘤的讨论范畴内，因为卵巢受累仅是广泛播散的腹腔疾病的一部分。在这里，笔者更感兴趣的是恶性间皮瘤明显累及卵巢的病例，这可能产生更多的鉴别诊断问题（Baker et al. 2005）。

一项对腹膜间皮瘤的研究发现，卵巢受累较常见（Goldblum et al. 1995），而这种现象则成为另一项研究的焦点，该研究收集了 7 例临床上表现为"卵巢癌"的腹膜恶性间皮瘤（Clement et al. 1996）。这些病例的鉴别诊断主要是卵巢表面上皮癌，尤其是浆液性癌。虽然有些重叠，但在典型病例中，间皮瘤具有管状乳头状结构（图 18.117）和弥漫性生长方式，并具有含丰富嗜酸性胞质的特征性的立方至圆形细胞（图 18.118），这样的形态明显不同于浆液性癌。间皮瘤内虽然偶尔可见到砂粒体，但极少出现大量砂粒体，若出现大量砂粒

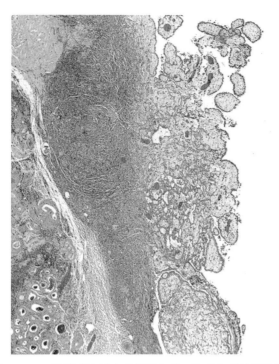

图 18.117 腹膜恶性间皮瘤累及卵巢。注意典型的管状乳头状结构

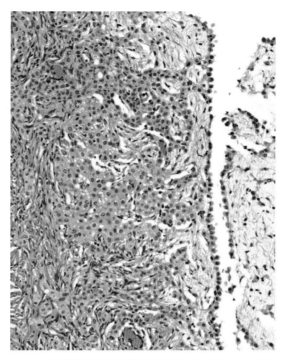

图 18.118 腹膜恶性间皮瘤累及卵巢。注意典型的嗜酸性胞质和相对温和的细胞形态

体，则支持浆液性肿瘤的诊断。选用一组标记物（calretinin、ER、MOC-31 和 BerEP4）进行免疫组化染色可能对疑难病例的诊断有帮助（Ordóñez 2006）。需注意少数（6%~18%）腹膜间皮瘤呈 PAX8 阳性，因此 PAX8 对浆液性癌并无特异性（Chapel et al. 2017；Tandon et al. 2018）。

在以卵巢受累为主要表现的病例中，腹膜间皮瘤形态的多样性可能会导致其他不同的鉴别诊断，但一般较罕见。Baker 等（2005）已经详细回顾过这类病变，其中有 2 个问题可能比其他多数问题更有现实意义，值得我们关注，故在此予以简单说明。有些间皮瘤的管状和乳头状生长方式乍看可能类似于透明细胞癌，但后者的细胞异型性通常较轻，并且在全面评估形态学改变时，应该可以区分这两种肿瘤。间皮瘤呈现梭形细胞形态或有显著的黏液样间质时可能会被误认为 MMMT，与 MMMT 的高级别癌相比，间皮瘤细胞几乎总是具有更轻的多形性。

另外一种可能以卵巢症状为主要临床表现，并被视为"卵巢癌"的腹膜肿瘤是分化程度各异的腹腔内促结缔组织增生性小圆细胞肿瘤（DSRCT）。这类肿瘤中少数在起病时就有卵巢受累，其发生于 10 多岁至 20 多岁的患者，最年长者为 27 岁（Elhajj et al. 2002；Parker et al. 2002；Young et al. 1992b；Zaloudek et al. 1995）。在有些病例中，卵巢肿瘤一开始被认为是原发性的。所有病例在起病时均有广泛的卵巢外肿瘤。

肿瘤通常累及双侧卵巢，镜下可见肿瘤呈大结节、小巢及簇状分布，主要由核深染、胞质稀少的小细胞组成，并被结缔组织增生性间质包绕（图 18.119，18.120）。肿瘤显示特征性的免疫染色谱，许多肿瘤细胞呈 CK、EMA、desmin 和 vimentin 染色阳性。

这些病例的鉴别诊断范围较广，主要与一些可能累及卵巢的小细胞肿瘤相鉴别，在年轻女性患者中肿瘤可以是原发性的，也可以是继发性的，见其

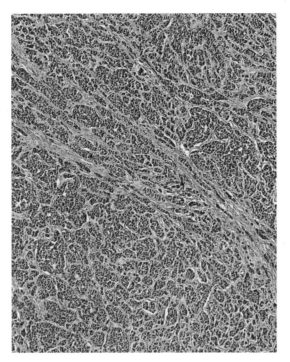

图 18.119　腹腔内促结缔组织增生性小圆细胞肿瘤累及卵巢。巢状排列

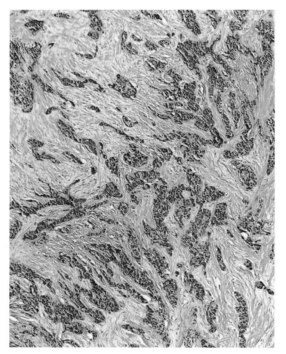

图 18.120　腹腔内促结缔组织增生性小圆细胞肿瘤累及卵巢。结缔组织增生性间质较明显，在腹腔广泛播散性病变的背景下，患者是一个强有力的诊断线索，特别是对于年轻女性

他部分的详细介绍（Young et al. 1990）。其他诊断问题罕见，与一些不同寻常的发现有关，例如灶性小管分化或者细胞有超出一般程度的明显的嗜酸性胞质。通常这些仅仅是以更独特的形态学特征为主要表现的肿瘤中的局灶性发现。

参考文献

Abdul-Hafeez M, Akhtar M, Aqeel HSB, Kidess EA (1987) Placental site trophoblastic tumor: report of a case with review of literature. Ann Saudi Med 7:340–344

Acosta-Sison H (1958) The relative frequency of various anatomic sites as the point of first metastasis in 32 cases of chorionepithelioma. Am J Obstet Gynecol 75:1149–1152

Agoff SN, Lamps LW, Philip AT, Amin MB, Schmidt RA, True LD, Folpe AL (2000) Thyroid transcription factor-1 is expressed in extrapulmonary small cell carcinomas but not in other extrapulmonary neuroendocrine tumors. Mod Pathol 13:238–242

Alvarado-Cabrero I, Rodríguez-Gómez A, Castelan-Pedraza J, Valencia-Cedillo R (2013) Metastatic ovarian tumors. A clinicopathologic study of 140 cases. Anal Quant Cytopathol Histopathol 35:241–248

Amorn Y, KnightWA (1978) Primary linitis plastica of the colon: report of two cases and review of the literature. Cancer (Phila) 41:2420–2425

Anglesio MS, Wang YK, Maassen M, Horlings HM, Bashashati A, Senz J, Mackenzie R, Grewal DS, Li-Chang H, Karnezis AN, Sheffield BS, McConechy MK, Kommoss F, Taran FA, Staebler A, Shah SP, Wallwiener D, Brucker S, Gilks CB, Kommoss S, Huntsman DG (2016) Synchronous endometrial and ovarian carcinomas: evidence of clonality. J Natl Cancer Inst 108:djv428. https://doi.org/10.1093/jnci/djv428

Baker PM, Oliva E (2004) Immunohistochemistry as a tool in the differential diagnosis of ovarian tumors: an update. Int J Gynecol Pathol 24:39–55

Baker PM, Clement PB, Young RH (2005) Malignant peritoneal mesothelioma in women. A study of 75 cases with emphasis on their morphologic spectrum and differential diagnosis. Am J Clin Pathol 123:724–737

Beck RP, Latour JPA (1963) Necropsy reports on 36 cases of endometrial carcinoma. Am J Obstet Gynecol 85:307–311

Bennett JA, Young RH, Chuang AY, Lerwill MF (2017) Ovarian metastases of breast cancers with signet ring cells: a report of 17 cases including 14 Krukenberg tumors. Int J Gynecol Pathol (in press). https://doi. org/10.1097/PGP.0000000000000462

Berg KB, Schaeffer DF (2017) SATB2 as an immunohistochemical marker for colorectal adenocarcinoma. A concise review of benefits and pitfalls. Arch Pathol Lab Med 141:1428–1433

Birnkrant A, Sampson J, Sugarbaker PH (1986) Ovarian metastasis from colorectal cancer. Dis Colon Rectum 29:767–771

Bombonati A, Lerwill MF (2012) Metastases to and from the breast. Surg Pathol Clin 5:719–747

Brogioni S, Viacava P, Tomisti L, Martino E, Macchia E (2007) A special case of bilateral metastases in a woman with papillary carcinoma of the thyroid. Exp Clin Endocrinol Diabetes 115:397–400

Brown BL, Scharifker DA, Gordon R, Deppe GG, Cohen CJ (1980) Bronchial carcinoid tumor with ovarian metastasis. A light microscopic and ultrastructural study. Cancer 46:543–546

Bullon A, Arseneau J, Prat J, Young RH, Scully RE (1981) Tubular

Krukenberg tumor. A problem in histopathologic diagnosis. Am J Surg Pathol 5:225–232

Bunker ML (1959) The terminal findings in endometrial carcinoma. Am J Obstet Gynecol 77:530–538

Byrne DJ, Deb S, Takano EA, Fox SB (2017) GATA3 expression in triple-negative breast cancers. Histopathol 71:63–71

Cameron RI, Ashe P, O'Rourke DM, Foster H, McCluggage WG (2003) A panel of immunohistochemical stains assists in the distinction between ovarian and renal clear cell carcinoma. Int J Gynecol Pathol 22:272–276

Cao D, Ji H, Ronnett BM(2004) Expression of mesothelin, fascin, and prostate stem cell antigen in primary ovarian mucinous tumors and their utility in differentiating primary ovarian mucinous tumors from metastatic pancreatic mucinous carcinomas of the ovary. Int J Gynecol Pathol 24:67–72

Carlson JW, Nucci MR, Brodsky J, Crum CP, Hirsch MS (2007) Biomarker-assisted diagnosis of ovarian, cervical and pulmonary small cell carcinomas: the role of TTF-1, WT-1 and HPV analysis. Histopathology 51:305–312

Caron P, Roche H, Gorguet B, Martel P, Bennet A, Carton M (1990) Mammary ovarian metastases with stromal cell hyperplasia and postmenopausal virilization. Cancer (Phila) 66:1221–1224

Chapel DB, Husain AN, Krausz T, McGregor SM (2017) PAX8 expression in a subset of malignant peritoneal mesotheliomas and benign mesothelium has diagnostic implications in the differential diagnosis of ovarian serous carcinoma. Am J Surg Pathol 41:1675–1682

Che M, Tornos C, Deavers MT (2001) Ovarian mixed-epithelial carcinomas with a microcystic pattern and signet-ring cells. Int J Gynecol Pathol 20:323–328

Chen ZME, Wang HL (2004) Alteration of cytokeratin 7 and cytokeratin 20 expression profile is uniquely associated with tumorigenesis of primary adenocarcinoma of the small intestine. Am J Surg Pathol 28:1352–1359

Clement PB, Young RH, Scully RE (1996) Malignant mesotheliomas presenting as ovarian masses. A report of nine cases, including two primary ovarian mesotheliomas. Am J Surg Pathol 20:1067–1080

Creasman WT, Lukeman J (1972) Role of the fallopian tube in dissemination of malignant cells in corpus cancer. Cancer (Phila) 20:456–457

DeCostanzo DC, Elias JM, Chumas JC (1997) Necrosis in 84 ovarian carcinomas: a morphologic study of primary versus metastatic colonic cancer with a selective immunohistochemical analysis of cytokeratin subtypes and carcinoembryonic antigen. Int J Gynecol Pathol 16:245–249

Desouki MM, Lioyd J, Xu H, Cao D, Barner R, Zhao C (2013) CDX2 may be a useful marker to distinguish primary ovarian carcinoid from gastrointestinal metastatic carcinoids to the ovary. Hum Pathol 44:2536–2541

DiLoreto C, Di Lauro V, Puglisi F et al (1997) Immunocytochemical expression of tissue specific transcription factor-1 in lung carcinoma. J Clin Pathol 50:30–32

Eichhorn JH, Young RH, Scully RE (1993) Non-pulmonary small cell carcinomas of extragenital origin metastatic to the ovary: a report of seven cases. Cancer (Phila) 71:177–186

Eifel P, Hendrickson M, Ross J, Ballon S, Martinez A, Kempson R (1982) Simultaneous presentation of carcinoma involving the ovary and the uterine corpus. Cancer (Phila) 50:163–170

Elhajj M, Mazurka J, Daya D (2002) Desmoplastic small round cell tumor presenting in the ovaries: report of a case and review of the literature. Int J Gynecol Cancer 12:760–763

Elishaev E, Gilks CB, Miller D, Srodon M, Kurman RJ, Ronnett BM (2005) Synchronous and metachronous endocervical and ovarian neoplasms. Evidence supporting interpretation of the ovarian neoplasms as metastatic endocervical adenocarcinomas simulating primary ovarian surface epithelial neoplasms. Am J Surg Pathol 29:281–294

Fitzgibbons PL, Martin SE, Simmons TJ (1987) Malignant melanoma metastatic to the ovary. Am J Surg Pathol 11:959–964

Gagnon Y, Tetu B (1989) Ovarian metastases of breast carcinoma. A clinicopathologic study of 59 cases. Cancer (Phila) 64:892–898

Gilks CB, Kommoss F (2018) Synchronous tumors of the female reproductive tract. Pathol 50:214–221

Gill AJ, Chou A, Vilain R, Clarkson A, Lui M, Jin R, Tobias V, Samra J, Goldstein D, Smith C, Sioson L, Parker N, Smith RC, Sywak M, Sidhu SB, Wyatt JM, Robinson BG, Eckstein RP, Benn DE, Clifton-Bligh RJ (2010) Immunohistochemistry for SDHB divides gastrointestinal stromal tumors (GISTs) into 2 distinct types. Am J Surg Pathol 34:636–644

Giordano G, Cruz Viruel N, Silini EM, Nogales FF (2017) Adenocarcinoma of the lung metastatic to the ovary with a signet ring cell component. Int J Surg Pathol 25:365–367

Gokden N, Gokden M, Phan DC, McKenney JK (2008) The utility of PAX-2 in distinguishing metastatic clear cell renal cell carcinoma from its morphologic mimics. An immunohistochemical study with comparison to renal cell carcinoma marker. Am J Surg Pathol 32:1462–1467

Goldblum J, Hart WR (1995) Localized and diffuse mesotheliomas of the genital tract and peritoneum in women. A clinicopathological study of nineteen true mesothelial neoplasms, other than adenomatoid tumors, multicystic mesotheliomas and localized fibrous tumors. Am J Surg Pathol 19:1124–1137

Graffner HOL, Alm POA, Oscarson JEA (1983) Prophylactic oophorectomy in colorectal carcinoma. Am J Surg 146:233–235

Green LK, Silva EG (1989) Hepatoblastoma in an adult with metastasis to the ovaries. Am J Clin Pathol 92:110–115

Gupta D, Deavers MT, Silva EG et al (2004) Malignant melanoma involving the ovary. A clinicopathologic and immunohistochemical study of 23 cases. Am J Surg Pathol 28:771–780

Hagemann IS, Pfeifer JD, Cao D (2013) Mammaglobin expression in gynecologic adenocarcinomas. Hum Pathol 44:628–635

Hale RW (1968) Krukenberg tumor of the ovaries. A review of 81 records. Obstet Gynecol 32:221–225

Harris M, Howell A, Chrissohou M, Swindell RIC, Hudson M, Sellwood RA (1984) A comparison of the metastatic pattern of infiltrating lobular carcinoma and infiltrating duct carcinoma of the breast. Br J Cancer 50:23–30

Hayashi Y, Kikuchi F, Oka T et al (1988) Rhabdomyosarcoma with bone marrow metastasis simulating acute leukemia. Report of two cases. Acta Pathol Jpn 38:789–798

Hecht JL, Pinkus JL, Weinstein LJ et al (2001) The value of thyroid transcription factor-1 in cytologic preparations as a marker for metastatic adenocarcinoma of lung origin. Am J Clin Pathol 116:483–488

Holtz F, Hart WR (1982) Krukenberg tumors of the ovary. A clinicopathologic analysis of 27 cases. Cancer (Phila) 50:2438–2447

Hopping RA, Dockerty MB, Masson JC (1942) Carcinoid tumor of the appendix. Report of a case in which extensive intra-abdominal metastases occurred, including involvement of the right ovary. Arch Surg 45:613–622

Hristov AC, Young RH, Vang R, Yemelyanova AV, Seidman JD, Ronnett BM (2007) Ovarian metastases of appendiceal tumors with goblet cell carcinoid-like and signet ring cell patterns: a report of 30 cases. Am J Surg Pathol 31:1502–1511

Hsiu J-G, Kemp GM, Singer GA, Rawls WH, Siddiky MA (1991) Transitional cell carcinoma of the renal pelvis with ovarian metastasis. Gynecol Oncol 41:178–181

Insabato L, DeRosa G, Franco R et al (2003) Ovarian metastasis from renal cell carcinoma: a report of three cases. Int J Surg Pathol 11:309–312

Irving JA, Young RH (2005) Lung carcinoma metastatic of the ovary. A clinicopathologic study of 32 cases emphasizing their morphologic spectrum and problems in differential diagnosis. Am J Surg Pathol 29:997–1006

Irving JA, Lerwill MF, Young RH (2005) Gastrointestinal stromal tumors metastatic to the ovary. A report of five cases. Am J Surg Pathol 29:920–926

Irving JA, Vasques DR, McGuinness TB, Young RH (2006) Krukenberg tumor of renal pelvic origin: report of a case with selected comments on ovarian tumors metastatic from the urinary tract. Int J Gynecol Pathol 25:147–150

Ji H, Isacson C, Seidman JD, Kurman RJ, Ronnett BM (2002) Cytokeratins 7 and 20, Dpc4, and MUC5AC in the distinction of metastatic mucinous carcinomas in the ovary from primary ovarian mucinous tumors: Dpc4 assists in identifying metastatic pancreatic carcinomas. Int J Gynecol Pathol 21:391–400

Judson K, McCormick C, Vang R, Yemelyanova AV, Wu LSF, Bristow RE, Ronnett BM (2008) Women with undiagnosed colorectal adenocarcinomas presenting with ovarian metastases: Clinicopathologic features and comparison with women having known colorectal adenocarcinomas and ovarian involvement. Int J Gynecol Pathol 27:182–190

Kaminski PF, Norris HJ (1984) Coexistence of ovarian neoplasms and endocervical adenocarcinoma. Obstet Gynecol 64:553–556

Kandalaft PL, Gown AM, Isacson C (2014) The lungrestricted marker napsin a is highly expressed in clear cell carcinomas of the ovary. Am J Clin Pathol 142:830–836

Karamurzin YS, Kiyokawa T, Parkash V, Jotwani AR, Patel P, Pike MC, Soslow RA, Park KJ (2015) Gastric-type endocervical adenocarcinoma: an aggressive tumor with unusual metastatic patterns and poor prognosis. Am J Surg Pathol 39:1449–1457

Kaufmann O, Dietel M (2000) Thyroid transcription factor-1 is the superior immunohistochemical marker for pulmonary adenocarcinomas and large cell carcinomas compared to surfactant proteins a and B. Histopathology 36:8–16

Kershisnik MM, Ro JY, Cannon GH, Ordóñez NG, Ayala AG, Silva EG (1995) Histiocytic reaction in pelvic peritoneum associated with oxidized regenerated cellulose. Am J Clin Pathol 103:27–31

Khunamornpong S, Siriaunkgul S, Chunduan A (1999) Metastatic hepatocellular carcinoma of the ovary. Int J Gynecol Obstet 64:189–191

Khunamornpong S, Suprasert PS, Pojchamarnwiputh S, Chiangmai WN, Settakorn J, Siriaunkgul S (2006) Primary and metastatic mucinous adenocarcinomas of the ovary: evaluation of the diagnostic approach using tumor size and laterality. Gynecol Oncol 101:152–157

Khunamornpong S, Siriaunkgul S, Suprasert P, Pojchamarnwiputh S, Chiangmai WN, Young RH (2007) Intrahepatic cholangiocarcinoma metastatic to the ovary: a report of 16 cases of an underemphasized form of secondary tumor of the ovary that may mimic primary neoplasia. Am J Surg Pathol 31:1788–1799

Khunamornpong S, Lerwill MF, Siriaunkgul S, Suprasert P, Pojchamarnwiputh S, Chiangmai WN, Young RH (2008) Carcinoma of extrahepatic bile ducts and gallbladder metastatic to the ovary: a report of 16 cases. Int J Gynecol Pathol 27:366–379

Kim K-R, Scully RE (1990) Peritoneal keratin granulomas with carcinomas of endometrium and ovary and atypical polypoid adenomyoma of endometrium. A clinicopathological analysis of 22 cases. Am J Surg Pathol 14:925–932

Kim KR, Lee HI, Lee SK, Ro JY, Robboy SJ (2007) Is stromal microinvasion in primary mucinous ovarian tumors with "mucin granuloma" true invasion? Am J Surg Pathol 31:546–554

Kim CJ, Baruch-Oren T, Lin F, Fan XS, Yang XJ, Wang HL (2016) Value of SATB2 immunostaining in the distinction between small intestinal and colorectal adenocarcinomas. J Clin Pathol 69:1046–1050

Kindelberger DW, Lee Y, Miron A, Hirsch MS, Feltmate C, Medeiros F, Callahan MJ, Garner EO, Gordon RW, Birch C, Berkowitz RS, Muto MG, Crum CP (2007) Intraepithelial carcinoma of the fimbria and pelvic serous carcinoma: evidence for a causal relationship. Am J Surg Pathol 31:161–169

Kiyokawa T, Young RH, Scully RE (2006) Krukenberg tumors of the ovary. A clinicopathologic analysis of 120 cases with emphasis on their variable pathologic manifestations. Am J Surg Pathol 31:277–299

Kubba LA, McCluggage WG, Liu J, Malpica A, Euscher ED, Silva EG, Deavers MT (2008) Thyroid transcription factor-1 expression in ovarian epithelial neoplasms. Mod Pathol 21:485–490

Kuo T-T, Hsueh S (1984) Mucicarminophilic histiocytosis. A polyvinylpyrrolidone (PVP) storage disease simulating signet-ring cell carcinoma. Am J Surg Pathol 8:419–428

Kurek R, Von Knoblock R, Feek U, Heidenreich A, Hofmann R (2001) Local recurrence of an oncocytic adrenocortical carcinoma with ovary metastasis. J Urol 166:985

Lash RH, Hart WR (1987) Intestinal adenocarcinomas metastatic to the ovaries. A clinicopathological evaluation of 22 cases. Am J Surg Pathol 11:114–121

Laury AR, Peret R, Piao H, Krane JF, Barletta JA, French C, Chirieac LR, Lis R, Loda M, Hornick JL, Drapkin R, Hirsch MS (2011) A comprehensive analysis of PAX8 expression in human epithelial tumors. Am J Surg Pathol 35:816–826

Lee KR, Young RH (2003) The distinction between primary and metastatic mucinous carcinomas of the ovary. Am J Surg Pathol 2:281–292

Lee MJ, Lee HS, Kim WH, Choi Y, Yang M (2003) Expressions of mucins and cytokeratins in primary carcinomas of the digestive system. Mod Pathol 16:403–410

Lee AH, Paish EC, Marchio C, Sapino A, Schmitt FC, Ellis IO, Reis-Filho JS (2007) The expression of Wilms' tumour-1 and Ca125 in invasive micropapillary carcinoma of the breast. Histopathology 51:824–828

Lee S-J, Bae J-H, Lee A-W, Tong S-Y, Park Y-G, Park J-S (2009) Clinical characteristics of metastatic tumors to the ovaries. J Korean Med Sci 24:114–119

Leroy X, Farine MO, Buob D, Wacrenier A, Copin MC (2007) Diagnostic value of cytokeratin 7, CD10 and mesothelin in distinguishing ovarian clear cell carcinoma from metastasis of renal clear cell carcinoma. Histopathology 51:846–876

Lerwill MF, Young RH (2006) Ovarian metastases of intestinal-type gastric carcinoma. A clinicopathologic study of 4 cases with contrasting features to those of the Krukenberg tumor. Am J Surg Pathol 31:1382–1388

Lewis MR, Deavers MT, Silva EG, Malpica A (2006) Ovarian involvement by metastatic colorectal adenocarcinoma. Still a diagnostic challenge. Am J Surg Pathol 30:177–184

Liang L, Huang H, Dadhania V, Zhang J, Zhang M, Liu J (2016) Renal cell carcinoma metastatic to the ovary or fallopian tube: a clinicopathological study of 9 cases. Hum Pathol 51:96–102

Logani S, Baloch ZW, Snyder PJ, Weinstein R, LiVolvi VA (2001) Cystic ovarian metastasis from papillary thyroid carcinoma: a case report. Thyroid 11:1073–1075

Logani S, Oliva E, Amin MB, Folpe AL, Cohen C, Young RH (2003) Immunoprofile of ovarian tumors with putative transitional cell (urothelial) differentiation using novel urothelial markers. Histogenic and diagnostic implications. Am J Surg Pathol 27:1434–1441

Logani S, Oliva E, Arnell PM, Amin MB, Young RH (2005) Use of novel immunohistochemical markers expressed in colonic adenocarcinoma to distinguish primary ovarian tumors from metastatic colorectal carcinoma. Mod Pathol 18:19–25

Longacre TA, O'Hanlan K, Hendrickson MR (1996) Adenoid cystic carcinoma of the submandibular gland with symptomatic ovarian metastases. Int J Gynecol Pathol 15:349–355

MacKeigan JM, Ferguson JA (1979) Prophylactic oophorectomy and colorectal cancer in premenopausal patients. Dis Colon Rectum 22:401–405

Martin-Hernández R, Mollejo Villanueva M, Navarro Sánchez M, Carabias López E (2015) Ovarian metastasis of a thymoma: report of a case and literature review. Int J Gynecol Pathol 34:374–378

McCluggage WG (2008) Immunohistochemical markers as a diagnostic aid in ovarian pathology. Diagn Histopathol 14:335–351

McCluggage WG (2012) Immunohistochemistry in the distinction between primary and metastatic ovarian mucinous neoplasms. J Clin Pathol 65:596–600

McCluggage WG, Wilkinson N (2005) Metastatic neoplasms involving the ovary: a review with an emphasis on morphological and immunohistochemical features. Histopathology 47:231–247

McCluggage WG, Young RH (2005) Immunohistochemistry as a diagnostic aid in the evaluation of ovarian tumors. Semin Diagn Pathol 22:3–32

McCluggage WG, Young RH (2008) Primary ovarian mucinous tumors with signet ring cells: report of three cases with discussion of so-called primary Krukenberg tumor. Am J Surg Pathol 32:1373–1379

McCluggage WG, Bissonnette JP, Young RH (2006) Primary malignant melanoma of the ovary: a report of 9 definite or probable cases with emphasis on their morphologic diversity and mimicry of other primary and secondary ovarian neoplasms. Int J Gynecol Pathol 25:321–329

McKenney JK, Soslow RA, Longacre TA (2008) Ovarian mature teratomas with mucinous epithelial neoplasms: morphologic heterogeneity and association with pseudomyxoma peritonei. Am J Surg Pathol 32:645–655

Meriden Z, Yemelyanova AV, Vang R, Ronnett BM (2011) Ovarian metastases of pancreaticobiliary tract adenocarcinomas: analysis of 35 cases, with emphasis on the ability of metastases to simulate primary ovarian mucinous tumors. Am J Surg Pathol 35:276–288

Merino MJ, Edmonds P, LiVolsi V (1985) Appendiceal carcinoma metastatic to the ovaries and mimicking primary ovarian tumors. Int J Gynecol Pathol 4:110–120

Mete O, Yeğen G, Güllüoğlu MG, Kapran Y, Klöppel G (2011) An unusual clinical presentation of pancreatic solid pseudopapillary tumor with ovarian metastases: a diagnostic dilemma. Int J Surg Pathol 19:342–345

Meyer WH, Yu GW, Milvenan ES, Jeffs RD, Kaizer H, Leventhal BG (1979) Ovarian involvement in neuroblastoma. Med Pediatr Oncol 7:49–54

Miettinen M, Wang ZF, Lasota J (2009) DOG1 antibody in the differential diagnosis of gastrointestinal stromal tumors: a study of 1840 cases. Am J Surg Pathol 33:1401–1408

Miettinen M, McCue PA, Sarlomo-Rikala M, Rys J, Czapiewski P, Wazny K, Langfot R, Waloszczyk P, Biernat W, Lasota J, Wang Z (2014) GATA3: a multispecific but potentially useful marker in surgical pathology: a systematic analysis of 2500 epithelial and nonepithelial tumors. Am J Surg Pathol 38:13–22

Milingos D, Doumplis D, Savage P, Seckl M, Lindsay I, Smith JR (2007) Placental site trophoblastic tumor with an ovarian metastasis. Int J Gynecol Cancer 17:925–927

Misdraji J, Yantiss RK, Graeme-Cook FM, Balis UJ, Young RH (2003) Appendiceal mucinous neoplasms. A clinicopathologic analysis of 107 cases. Am J Surg Pathol 27:1089–1103

Mitsushita J, Netsu S, Suzuki K, Nokubi M, Tanaka A (2017) Metastatic ovarian tumors originating from a small bowel adenocarcinoma - a case report and brief literature review. Int J Gynecol Pathol 36:253–260

Moh M, Krings G, Ates D, Aysal A, Kim GE, Rabban JT (2016) SATB2 expression distinguishes ovarian metastases of colorectal and appendiceal origin from primary ovarian tumors of mucinous or endometrioid type. Am J Surg Pathol 40:419–432

Monteagudo C, Merino MJ, Laporte N, Neumann RD (1991) Value of gross cystic disease fluid protein-15 in distinguishing metastatic breast carcinomas among poorly differentiated neoplasms involving the ovary. Hum Pathol 22:368–372

Nonaka D, Chiriboga L, Soslow RA (2008) Expression of Pax8 as a useful marker in distinguishing ovarian carcinomas from mammary carcinomas. Am J Surg Pathol 32:1566–1571

Oberg KC, Wells K, Seraj IM et al (2002) ACTH-secreting islet cell tumor of the pancreas presenting as bilateral ovarian tumors and Cushing's syndrome. Int J Gynecol Pathol 21:276–280

Ohira S, Shiohara S, Itoh K et al (2003) Urachal adenocarcinoma metastatic to the ovaries: case report and literature review. Int J Gynecol Pathol 22:189–193

Ohta Y, Suzuki T, Shiokawa A, Mitsuya T, Ota H (2005) Expression of CD10 and cytokeratins in ovarian and renal clear cell carcinoma. Int J Gynecol Pathol 24:239–245

Oliva E, Musulen E, Prat J, Young RH (1993) Transitional cell carcinoma of the renal pelvis with symptomatic ovarian metastases. Int J Surg Pathol 2:231–236

Oliva E, Egger JF, Young RH (2014) Primary endometrioid stromal sarcoma of the ovary: a clinicopathologic study of 27 cases with morphologic and behavioral features similar to those of uterine low-grade endometrial stromal sarcoma. Am J Surg Pathol 38:305–315

Ordóñez NG (2006) Value of immunohistochemistry in distinguishing peritoneal mesothelioma from serous carcinoma of the ovary and peritoneum. A review and update. Adv Anat Pathol 13:16–25

Parker LP, Duong JL, Wharton JT, Malpica A, Silva EG, Deavers MT (2002) Desmoplastic small round cell tumor: report of a case presenting as a primary ovarian neoplasm. Eur J Gynaec Oncol 23:199–202

Perez Montiel D, Arispe Angulo K, Cantú-de León D, Bornstein Quevedo L, Chanona Vilchis J, Herrera Montalvo L (2015) The value of SATB2 in the differential diagnosis of intestinal-type mucinous tumors of the ovary: primary vs metastatic. Ann Diagn Pathol 19:249–252

Petru E, Pickel H, Heydarfadai M, Lahousen M, Haas J, Schaider H, Tamussino K (1992) Nongenital cancers metastatic to the ovary. Gynecol Oncol 44:83–86

Phillips V, McCluggage WG, Young RH (2006) Oxyphilic adenomatoid tumor of the ovary: a case report with discussion of the differential diagnosis of ovarian tumors with vacuoles and related spaces. Int J Gynecol Pathol 26:16–20

Pins MR, Young RH, Crum CP, Leach IH, Scully RE (1997) Cervical squamous carcinoma in situ with superficial extension to corpus and tubes and invasion of tubes and ovaries. Int J Gynecol Pathol 16:272–278

Pitluk H, Poticha SM (1983) Carcinoma of the colon and rectum in patients less than 40 years of age. Surg Gynecol Obstet 157:335–337

Pitman MB, Triratanachat S, Young RH, Oliva E (2003) Hepatocyte paraffin 1 antibody does not distinguish primary ovarian tumors with hepatoid differentiation from metastatic hepatocellular carcinoma. Int J Gynecol Pathol 23:58–64

Rabban JT, Lerwill MF, McCluggage WG, Grenert JP, Zaloudek CJ (2009) Primary ovarian carcinoid tumors may express CDX-2: a potential pitfall in distinction from metastatic intestinal carcinoid tumors involving the ovary. Int J Gynecol Pathol 28:41–48

Ramalingam P, Malpica A, Deavers MT (2012) Mixed endocervical adenocarcinoma and high-grade neuroendocrine carcinoma of the cervix with ovarian metastasis of the former component: a report of 2 cases. Int J Gynecol Pathol 31:490–496

Reid MD, Bastruk O, Shaib WL, Xue Y, Balci S, Choi HJ, Akkas G, Memmis B, Robinson BS, El-Rayes BF, Staley CA, Staley CA, Winer JH, Russell MC, Knight JH, Goodman M, Krasinskas AM, Adsay V (2016) Adenocarcinoma ex-goblet cell carcinoid (appendiceal-type crypt cell adenocarcinoma) is a morphologically distinct entity with highly aggressive behavior and frequent association with peritoneal/intra-abdominal dissemination: an analysis of 77 cases. Mod Pathol 29:1243–1253

Reis-Filho JS, Carrilho C, Valenti C et al (2000) Is TTF1 a good immunohistochemical marker to distinguish primary from metastatic lung adenocarcinomas? Pathol Res Pract 196:835–840

Reyes C, Murali R, Park KJ (2015) Secondary involvement of the adnexa and uterine corpus by carcinomas of the uterine cervix: a detailed morphologic description. Int J Gynecol Pathol 34:551–563

Ricardo-Gonzalez RR, Nguyen M, Gokden N, Sangoi AR, Presti JC, McKenney JK (2012) Plasmacytoid carcinoma of the bladder: a urothelial carcinoma variant with a predilection for intraperitoneal spread. J Urol 187:852–855

Riopel MA, Ronnett BM, Kurman RJ (1999) Evaluation of diagnostic criteria and behavior of ovarian intestinaltype mucinous tumors. Atypical proliferative (borderline) tumors and intraepithelial, microinvasive, invasive, and metastatic carcinomas. Am J Surg Pathol 23:617–635

Robboy SJ, Scully RE, Norris HJ (1974) Carcinoid metastatic to the ovary. A clinicopathologic analysis of 35 cases. Cancer (Phila) 33:798–811

Ronnett BM, Kurman RJ, Zahn CM, Shmookler BM, Jablonski KA, Kass ME (1995a) Pseudomyxoma peritonei in women. A clinicopathologic analysis of 30 cases with emphasis on site of origin, prognosis, and relationship to ovarian mucinous tumors of low malignant potential. Hum Pathol 26:509–524

Ronnett BM, Zahn CM, Kurman RJ, Kass ME, Sugarbaker PH, Shmookler BM (1995b) Disseminated peritoneal adenomucinosis and peritoneal mucinous carcinomatosis: a clinicopathologic analysis of 109 cases with emphasis on distinguishing pathologic features, site of origin, prognosis, and relationship to "pseudomyxoma peritonei". Am J Surg Pathol 19:1390–1408

Ronnett BM, Kurman RJ, Shmookler BM, Sugarbaker PH, Young RH (1997) The morphologic spectrum of ovarian metastases of appendiceal adenocarcinomas. A clinicopathologic and immunohistochemical analysis of tumors often misinterpreted as primary ovarian tumors or metastatic tumors from other gastrointestinal sites. Am J Surg Pathol 2:1144–1155

Ronnett BM, Yemelyanova AV, Vang R, Gilks CB, Miller D, Gravitt PE, Kurman RJ (2008) Endocervical adenocarcinomas with ovarian metastases. Analysis of 29 cases with emphasis on minimally invasive cervical tumors and the ability of the metastases to simulate primary ovarian neoplasms. Am J Surg Pathol 32:1835–1853

Saphir O (1951) Signet-ring cell carcinoma. Mil Surg 109:360–369

Schultheis AM, Ng CK, De Filippo MR, Piscuoglio S, Macedo GS, Gatius S, Perez Mies B, Soslow RA, Lim RS, Viale A, Huberman KH, Palacios JC, Reis- Filho JS, Matias-Guiu, Weigelt B (2016) Massively parallel sequencing-based clonality analysis of synchronous endometrioid endometrial and ovarian carcinomas. J Natl Cancer Inst 108:djv427. https://doi.org/10.1093/jnci/djv427

Scully RE, Richardson GS (1961) Luteinization of the stroma of metastatic cancer involving the ovary and its endocrine significance. Cancer (Phila) 14:827–840

Seidman JD, Kurman RJ, Ronnett BM (2003) Incidence in routine practice with a new approach to improve intraoperative diagnosis. Primary and metastatic mucinous adenocarcinomas in the ovaries. Am J Surg Pathol 27:985–993

Shimada M, Kigawa J, Nishimura R, Yamaguchi S, Kuzuya K, Nakanishi T, Suzuki M, Kita T, Iwasaka T, Terakawa N (2006) Ovarian metastasis in carcinoma of the uterine cervix. Gynecol Oncol 101:234–237

Soslow RA, Rouse RV, Hendrickson MR, Silva EG, Longacre TA (1996) Transitional cell neoplasms of the ovary and urinary bladder: a comparative immunohistochemical analysis. Int J Gynecol Pathol 15:257–265

Spencer JR, Eriksen B, Garnett JE (1993) Metastatic renal tumor presenting as ovarian clear cell carcinoma. Urology 41:582–584

Stewart CJR, Brennan BA, Hammond IG et al (2005) Accuracy of frozen section in distinguishing primary ovarian neoplasia from tumors metastatic to the ovary. Int J Gynecol Pathol 24:356–362

Stewart CJ, Ardakani NM, Doherty DA, Young RH (2014) An evaluation of the morphologic features of low-grade mucinous neoplasms of the appendix metastatic in the ovary, and comparison with primary ovarian mucinous tumors. Int J Gynecol Pathol 33:1–10

Strosberg J, Nasir A, Cragun J, Gardner N, Kvols L (2007) Metastatic carcinoid tumor to the ovary: a clinicopathologic analysis of seventeen cases. Gynecol Oncol 106:65–68

Sty JR, Kun LE, Casper JT (1980) Bone scintigraphy in neuroblastoma with ovarian metastasis. Wis Med J 79:28–29

Szych C, Staebler A, Connolly DC, Wu R, Cho KR, Ronnett BM (1999) Molecular genetic evidence supporting the clonality and appendiceal origin of pseudomyxoma peritonei in women. Am J Pathol 154:1849–1855

Tabata M, Ichinoe K, Sakuragi N, Shina Y, Yamaguchi T, Mabuchi Y (1987) Incidence of ovarian metastasis in patients with cancer of the uterine cervix. Gynecol Oncol 28:255–261

Tandon RT, Jimenez-Cortez Y, Taub R, Borczuk AC (2018) Immunohistochemistry in peritoneal mesothelioma. A single-center experience of 244 cases. Arch Pathol Lab Med 142:236–242

Tang LH, Shia J, Soslow RA, Dhall D, Wong WD, O'Reilly E, Qin J, Paty P, Weiser MR, Guillem J, Temple L, Sobin LH, Klimstra DS (2008) Pathologic classification and clinical behavior of the spectrum of goblet cell carcinoid tumors of the appendix. Am J Surg Pathol 32:1429–1443

Toki N, Tsukamoto N, Kaku T et al (1991) Microscopic ovarian metastasis of the uterine cervical cancer. Gynecol Oncol 41:46–51

Tornos C, Soslow R, Chen S et al (2005) Expression of WT1, CA 125, and GCDFP-15 as useful markers in the differential diagnosis of primary ovarian carcinomas versus metastatic breast cancer to the ovary. Am J Surg Pathol 29:1482–1489

Tso PL, Bringaze WL III, Dauterive AH, Correa P, Cohn I Jr (1987) Gastric carcinoma in the young. Cancer (Phila) 59:1362–1365

Ulbright TM, Roth LM (1985a) Metastatic and independent cancers of the endometrium and ovary: a clinicopathologic study of 34 cases. Hum Pathol 16:28–34

Ulbright TM, Roth LM (1985b) Secondary tumors of the ovary. In: Roth LM, Czernobilsky B (eds) Tumors and tumor-like conditions of the ovary, Contemporary issues in surgical pathology, vol 6. Churchill-Livingstone, New York, pp 129–152

Ulbright TM, Roth LM, Stehman FB (1984) Secondary ovarian neoplasia. A clinicopathologic study of 35 cases. Cancer (Phila) 53:1164–1174

Vakiani E, Young RH, Carcangiu ML, Klimstra DS (2008) Acinar cell carcinoma of the pancreas metastatic to the ovary. A report of 4 cases. Am J Surg Pathol 32:1540–1545

Vang R, Gown AM, Barry TS, Wheeler DT, Yemelyanova A, Seidman JD, Ronnett BM (2006a) Cytokeratins 7 and 20 in primary and secondary mucinous tumors of the ovary: analysis of coordinate immunohistochemical expression profiles and staining distribution in 179 cases. Am J Surg Pathol 30:1130–1139

Vang R, Gown AM, Wu LSF, Barry TS, Wheeler DT, Yemelyanova A, Seidman JD, Ronnett BM (2006b) Immunohistochemical expression of CDX2 in primary ovarian mucinous tumors and metastatic mucinous carcinomas involving the ovary: comparison with CK20 and correlation with coordinate expression of CK7. Mod Pathol 19:1421–1428

Vang R, Gown AM, Zhao C, Barry TS, Isacson C, Richardson MS, Ronnett BM (2007) Ovarian mucinous tumors associated with mature cystic teratomas. Morphologic and immunohistochemical analysis identifies a subset of potential teratomatous origin that shares features of lower gastrointestinal tract mucinous tumors more commonly encountered as secondary tumors in the ovary. Am

J Surg Pathol 31:854–869

Vara A, Madrigal B, Veiga M, Diaz A, Garcia J, Calvo J (1998) Bilateral ovarian metastases from renal clear cell carcinoma. Acta Oncol (Stockh) 37:379–380

Veras E, Srodon M, Neijstrom ES, Ronnett BM (2009) Metastatic HPV-related cervical adenocarcinomas presenting with thromboembolic events (trousseau syndrome): clinicopathologic characteristics of two cases. Int J Gynecol Pathol 28:134–139

Wick MR, Lillemoe TJ, Copland GT, Swanson PE, Manivel JC, Kiang DT (1989) Gross cystic disease fluid protein-15 as a marker for breast cancer: immunohistochemical analysis of 690 human neoplasms and comparison with alpha-lactalbumin. Hum Pathol 20:281–287

Yakushiji M, Tazaki T, Nishimura H, Kato T (1987) Krukenberg tumors of the ovary: a clinicopathologic analysis of 112 cases. Acta Obstet Gynaecol Jpn 39:479–485

Yang C, Sun L, Zhang L, Zhou L, Zhao M, Peng Y, Niu D, Li Z, Huang X, Kang Q, Jia L, Lai J, Cao D (2018) Diagnostic utility of SATB2 in metastatic Krukenberg tumors of the ovary. An immunohistochemical study of 70 cases with comparison to CDX2, CK7, CK20, chromogranin, and synaptophysin. Am J Surg Pathol 42:160–171

Yemelyanova AV, Vang R, Judson K, Wu LSF, Ronnett BM (2008) Distinction of primary and metastatic mucinous tumors involving the ovary: analysis of size and laterality data by primary site with reevaluation of an algorithm for tumor classification. Am J Surg Pathol 32:128–138

Young RH (1995) Urachal adenocarcinoma metastatic to the ovary simulating primary mucinous cystadenocarcinoma of the ovary: report of a case. Virchows Arch 426:529–532

Young RH (2004) Pseudomyxoma peritonei and selected other aspects of the spread of appendiceal neoplasms. Semin Diagn Pathol 21:134–150

Young RH (2006) From Krukenberg to today: the ever present problems posed by metastatic tumors in the ovary. Part I. Historical perspective, general principles, mucinous tumors including the Krukenberg tumor. Adv Anat Pathol 13:205–227

Young RH (2007) From Krukenberg to today: the ever present problems posed by metastatic tumors in the ovary. Part II. Adv Anat Pathol 14:149–177

Young RH, Hart WR (1989) Metastases from carcinomas of the pancreas simulating primary mucinous tumors of the ovary: a report of seven cases. Am J Surg Pathol 13:748–756

Young RH, Hart WR (1992) Renal cell carcinoma metastatic to the ovary: a report of three cases emphasizing possible confusion with ovarian clear cell adenocarcinoma. Int J Gynecol Pathol 11:96–104

Young RH, Hart WR (1998) Metastatic intestinal carcinomas simulating primary ovarian clear cell carcinoma and secretory endometrioid carcinoma. A clinicopathologic and immunohistochemical study of five cases. Am J Surg Pathol 22:805–815

Young RH, Scully RE (1985) Ovarian metastases from cancer of the lung: problems in interpretation – a report of seven cases. Gynecol Oncol 21:337–350

Young RH, Scully RE (1988a) Urothelial and ovarian carcinomas of identical cell types: problems in interpretation. A report of three cases and review of the literature. Int J Gynecol Pathol 7:197–211

Young RH, Scully RE (1988b) Mucinous tumors of the ovary associated with mucinous adenocarcinomas of the cervix. A clinicopathological analysis of 16 cases. Int J Gynecol Pathol 7:99–111

Young RH, Scully RE (1989) Alveolar rhabdomyosarcoma metastatic to the ovary. A report of two cases and discussion of the differential diagnosis of small cell malignant tumors of the ovary Cancer (Phila) 64:899–904

Young RH, Scully RE (1990a) Ovarian metastases from carcinoma of the gallbladder and extrahepatic bile ducts simulating primary tumors of the ovary: a report of six cases. Int J Gynecol Pathol 9:60–72

Young RH, Scully RE (1990b) Sarcomas metastatic to the ovary. A report of 21 cases. Int J Gynecol Pathol 9:231–252

Young RH, Scully RE (1991a) Metastatic tumors in the ovary: a problem-oriented approach and review of the recent literature. Semin Diagn Pathol 8:250–276

Young RH, Scully RE (1991b) Malignant melanoma metastatic to the ovary: a clinicopathologic analysis of 20 cases. Am J Surg Pathol 15:849–860

Young RH, Scully RE (2001) Differential diagnosis of ovarian tumors based primarily on their patterns and cell types. Semin Diagn Pathol 18:161–235

Young RH, Carey RW, Robboy SJ (1981) Breast carcinoma masquerading as a primary ovarian neoplasm. Cancer (Phila) 48:210–212

Young RH, Prat J, Scully RE (1984) Endometrial stromal sarcomas of the ovary. A clinicopathologic analysis of 23 cases. Cancer (Phila) 53:1143–1155

Young RH, Gilks CB, Scully RE (1991) Mucinous tumors of the appendix associated with mucinous tumors of the ovary and pseudomyxoma peritonei: a clinicopathological analysis of 22 cases supporting an origin in the appendix. Am J Surg Pathol 15: 415–429

Young RH, Gersell DJ, Clement PB, Scully RE (1992a) Hepatocellular carcinoma metastatic to the ovary: a report of three cases discovered during life with discussion of the differential diagnosis of hepatoid tumors of the ovary. Hum Pathol 23:574–580

Young RH, Eichhorn JH, Dickersin GR, Scully RE (1992b) Ovarian involvement by the intra-abdominal desmoplastic small round cell tumor with divergent differentiation. A report of three cases. Hum Pathol 23:454–464

Young RH, Kozakewich HPW, Scully RE (1993a) Metastatic ovarian tumors in children: a report of 14 cases and review of the literature. Int J Gynecol Pathol 12:8–19

Young RH, Gersell DJ, Roth LM, Scully RE (1993b) Ovarian metastases from cervical carcinomas other than pure adenocarcinomas: a report of 12 cases. Cancer (Phila) 71:407–418

Young RH, Jackson A, Wells M (1994) Ovarian metastasis from thyroid carcinoma twelve years after partial thyroidectomy mimicking struma ovarii. Report of a case. Int J Gynecol Pathol 13:181–185

Yu TJ, Iwasaki I, Horie H, Tamaru J, Takahashi A (1986) Endolymphatic stromal myosis of the uterus with metastasis to ovary and recurrence in vagina. Acta Pathol Jpn 36:301–308

Zaino RJ, Unger ER, Whitney C (1984) Synchronous carcinomas of the uterine corpus and ovary. Gynecol Oncol 19:329–335

Zaloudek C, Miller TR, Stern JL (1995) Desmoplastic small cell tumor of the ovary: a unique polyphenotypic tumor with an unfavorable prognosis. Int J Gynecol Oncol 14:260–265

Zamecnik M, Voltr L, Stuk J, Chlumska A (2008) Krukenberg tumor with yolk sac tumor differentiation. Int J Gynecol Pathol 27:223–228

Zhang PJ, Gao HG, Pasha TL, Litzky L, LiVolsi V (2009) TTF-1 expression in ovarian and uterine epithelial neoplasia and its potential significance, an immunohistochemical assessment with multiple monoclonal antibodies and different secondary detection systems. Int J Gynecol Pathol 28:10–18

Zukerberg LR, Young RH (1990) Chordoma metastatic to the ovary: report of a case. Arch Path Lab Med 114:208–210

第 19 章　胎盘疾病

Rebecca N. Baergen，Deborah J. Gersell，
Frederick T. Kraus 著；

薛德彬，江庆萍，李国霞，黄文斌　译

内容

胎盘对胎儿的生长和存活起着至关重要的作用，在胎儿出生前承担着许多躯体器官最重要的功能。因此，干扰胎盘功能的病理过程可能导致胎儿生长发育异常、畸形或死产，而且越来越多的研究结果表明一些长期残疾（特别是神经方面的）可以追溯到出生前发生的损伤。本章的目的是描述临床上重要的胎盘病变，并强调这些病变对胎儿、母体或两者都有直接或间接的重要性。

19.1　正常解剖学和发育

Boyd 和 Hamilton（1970）的专著对人类胚胎植入的各个阶段进行了详细的描述并包含精美的插图。卵细胞在输卵管内受精并迅速发育，形成囊胚并到达子宫内膜腔。在这一阶段，囊胚的外层细胞层已经分化成滋养细胞，囊胚的内细胞团将发育成胚胎。在排卵后第 6~7 天，滋养细胞附着并穿透子宫内膜。排卵后第 10~11 天，囊胚完全嵌入子宫内膜间质，在穿透缺损处重建连续性。滋养层迅速向四周生长，侵入母体血管并形成充满血液的空间（陷窝），陷窝将滋养细胞与母体分隔，滋养细胞形成小梁柱（图 19.1）。外层的合体滋养细胞（ST）呈放射状围绕，中央为细胞滋养细胞（CT）形成的实性核心。随着胚外间充质穿透进入细胞滋养细胞核心并在其中形成小血管，这些血管最终相互连接，并与体柄尿囊中独立形成的血管相连接（绒毛尿囊胎盘形成），在第 5~6 周建立起胎儿胎盘循环。在干绒毛深处有一层滋养细胞壳，将干绒毛锚定在基板上，并继续生长，使胎盘和绒毛间隙不断扩大（图 19.2）。

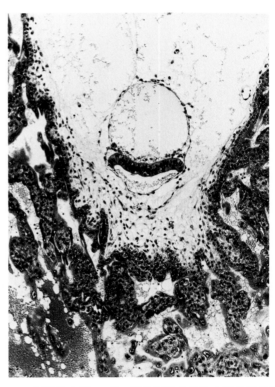

图 19.1　胚胎植入第 13 天。滋养细胞分化为内层的细胞滋养细胞和外层的合体滋养细胞。细胞滋养细胞局灶增生并形成凸起（即初级绒毛前体）。胎盘位于中心附近

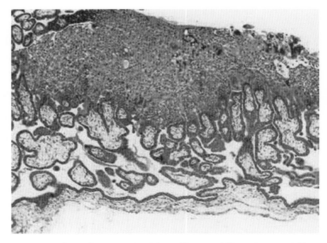

图 19.2　次级绒毛。间充质穿透并进入滋养细胞柱。滋养细胞壳深入子宫内膜（图顶部）

胚胎的成功植入需要母体组织和滋养细胞之间一系列复杂、协调的相互作用。滋养细胞由几种形态上和功能上截然不同的细胞类型组成，每一种细胞都有其独特的解剖学分布。CT 是滋养细胞的生发成分，核分裂活跃，表现为一层形态一致的细胞直接覆盖在绒毛间质之上。CT 具有单个圆形核，胞质透明，细胞边界清晰。ST 覆盖在 CT 之上，是滋养细胞的终末分化成分，具有运输功能和保护功能，并产生妊娠特异性蛋白和激素。ST 含有丰富的嗜双色胞质，常呈空泡状，有多个小而深染的细胞核，并有明显的刷状缘。中间滋养细胞（IT）或绒毛外滋养细胞存在于锚定细胞柱中，但在种植部位、绒毛膜板、胎盘外膜、细胞岛、胎盘间隔等绒毛外部位最为常见。IT 来自滋养细胞壳，在种植部位侵犯子宫内膜和肌层。分布在绒毛、种植部位和绒毛膜的 IT 亚群在形态学和免疫组化方面都是不同的（Shih et al. 2004）。IT 具有不规则深染的细胞核，染色质呈粗颗粒状。大多数 IT 为单核细胞，但也可有多个核。IT 可能呈圆形、多边形或梭形（取决于它们所在的位置），并有丰富的嗜酸性、嗜双色或透明的细胞质。一般来说，细胞学特征足以鉴别 IT，但 IT 与种植部位蜕膜细胞的混合如此紧密，以至于很难用传统的光学显微镜来鉴定任何一个特定的细胞是母体的细胞还是胎儿的细胞。对于疑难病例（如

流产标本或怀疑有胎盘附着的子宫标本），CK 的免疫组化染色有助于将 IT（CK 呈阳性）与蜕膜细胞（CK 呈阴性）区分开。

在种植部位渗入蜕膜和肌层的 IT 负责对螺旋动脉进行显著的生理性结构改造，这个过程称为生理转化。在妊娠早期，IT 侵犯螺旋动脉的蜕膜段，形成腔内栓塞。随后，在妊娠第 12~20 周，血管内的 IT 从螺旋动脉的蜕膜段延伸到肌层段。最终，IT 和纤维素样物质完全取代了血管内皮、血管中膜的肌层和弹性组织（图 19.3），并呈现出血管内皮表型。在这个变化过程中，螺旋动脉逐渐扩张，最终形成巨大的漏斗形通道，以此增加流向种植部位的血流。血管中膜肌层的溶解导致固定的血管扩张，对缩血管效应没有反应。

最初，绒毛环绕整个绒毛膜腔，但随着绒毛膜向宫腔内突出，面向子宫腔的绒毛逐步萎缩，形成平滑的绒毛膜或胎膜（图 19.4）。这些萎缩的绒毛在成熟胎盘的胎膜切片上仍然可见（图 19.5）。在绒毛膜的子宫内膜面上，绒毛继续增殖，形成最终的胎盘（丛密绒毛膜）。如果偏离了绒毛生长和萎缩的通常模式，可能会出现下文描述的一些异常的胎盘形状以及异常的脐带插入。绒毛膜继续生长和增大，通常在第 20 周左右，通过包蜕膜和对侧子宫壁的真蜕膜融合，最终导致子宫腔的闭塞。随着时间的推移，绒毛膜腔被逐

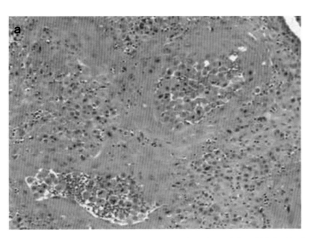
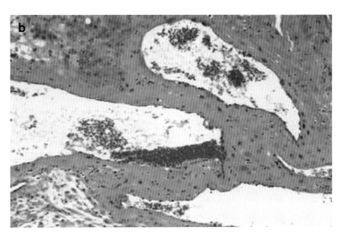

图 19.3　正常螺旋动脉的重塑。血管腔内的中间滋养细胞（a）随后同纤维素样基质一起侵犯并取代血管中膜（b）

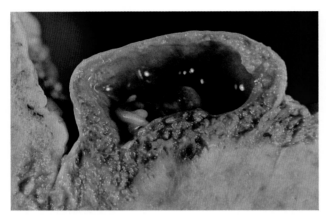

图 19.4　平滑绒毛膜的形成。随着绒毛膜向宫腔内突出，宫腔内面的绒毛萎缩并形成胎膜

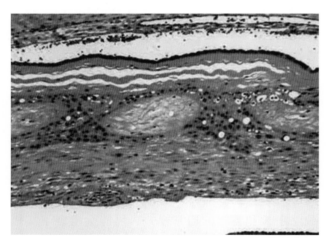

图 19.5　平滑绒毛膜。足月时，胎膜上仍可见到萎缩的绒毛残迹

渐扩大的羊膜所取代。基板的不规则皱褶被生长相对缓慢的锚绒毛拉进绒毛间隙，形成胎盘隔，约在妊娠 3 个月时出现。胎盘隔有明显的 IT。胎盘隔将母体面不完全、不规则地划分为 15~20 个分区，其生理意义未知。

在胎盘的生长和成熟过程中，Kaufmann 等人详细描述了 5 种绒毛类型（Benirschke et al. 2006，2012）。间充质绒毛是绒毛发育过程中一个原始的、短暂的阶段。间充质绒毛间质疏松，有大量的 Hofbauer 细胞（霍夫包尔细胞，胎盘巨噬细胞）和中央小血管、有序排列的双层 CT 和 ST。在妊娠早期以间充质绒毛为主，在分娩时间充质

绒毛也可少量出现，因为它们是其他绒毛类型的前体。Kaufmann 认为，间充质绒毛在 7~8 周开始发育为不成熟中间绒毛。不成熟中间绒毛由丰富的疏松网状间质构成，并有显著的间质通道，偶有 Hofbauer 细胞，这些特点可能使其被误认为绒毛水肿（图 19.6）。在整个妊娠中期，不成熟中间绒毛占优势，在足月时小叶中心仍然可有小簇状不成熟中间绒毛持续存在（正常为绒毛总体积的 0~5%）。随着血管获得明显的肌性中膜，并有越来越明显的外膜和纤维性间质，不成熟中间绒毛逐渐发育为干绒毛。干绒毛支撑着绒毛树并运输血液，是氧气或营养物质交换的主要场所。在正常足月胎盘中，干绒毛占绒毛的 20%~25%，在绒毛膜板下方的中央，其密度最高。

在妊娠晚期，新形成的间充质绒毛发育为成熟中间绒毛。成熟中间绒毛又长又细，与终末绒毛的直径大致相同，有许多小血管和毛细血管，占比小于绒毛的 50%。足月时成熟中间绒毛大约占绒毛体积的 1/4。终末绒毛是绒毛树的最终分支，在妊娠晚期沿成熟中间绒毛表面产生。终末绒毛有窦状扩张的毛细血管（按定义占绒毛间质的 50% 以上），在变薄的表面滋养细胞层之下隆起。内皮和滋养细胞基底膜融合形成血管合胞体膜（图 19.7）。在这些区域，母体和胎儿循环的接触最密切，发生气体

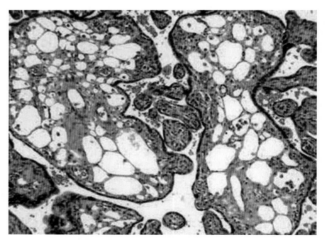

图 19.6　不成熟中间绒毛。这些绒毛的特点是含有网状间质和 Hofbauer 细胞的间质通道

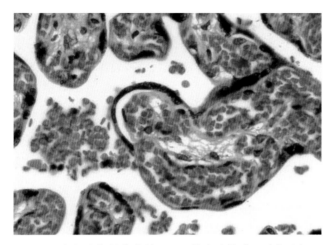

图 19.7　妊娠晚期的终末绒毛，血管合胞体膜。胎儿毛细血管伸向合体细胞结节间的薄层合体滋养细胞胞质下方。内皮细胞和合体滋养细胞基底膜融合，形成血管合胞体膜

和营养物质的交换。正常情况下，终末绒毛占足月绒毛体积的 40% 以上。

随着绒毛的成熟，由于 ST 和 CT 变薄、绒毛平均直径减小及胎儿毛细血管与绒毛表面的贴壁，母胎循环之间的障碍得以减少。任何胎盘的绒毛都不是完全均匀的。外周绒毛和绒毛膜板下的绒毛体积较小，胶原化间质较多，滋养细胞基底膜较厚，血液灌注不如位于胎儿小叶中央的绒毛。在判断胎盘成熟度时，应考虑部位的差异，最好采用从胎盘中央区域取材的标准化切片来评估。

胎盘有两套循环：母体循环和胎儿循环。母体血液通过母体基板的子宫胎盘血管输送到绒毛间隙。母体血液流向绒毛膜板，向外侧扩散，在绒毛周围渗出，并通过胎盘基板周围集中的静脉出口流出。缺氧的胎儿血液通过两条脐动脉到达胎盘，这两条动脉在干绒毛中形成分支和分叉，最终止于复杂的终末绒毛毛细血管网。富含氧气和营养物质的胎儿血液通过静脉分支回流到脐静脉。正常胎盘循环接受约 55% 的胎儿心脏输出量。由于缺乏自主神经支配，它只能对局部因素（如压力和流量）做出反应。

19.2　胎盘和绒毛的异常发育

19.2.1　异常的形状

在胎盘发育过程中，绒毛萎缩和增殖的模式决定最终的胎盘形状和形态，一般认为这是由母体血流决定的。这就是向营养性的概念（Benirschke et al. 2012），它可以被简单地表述为胎盘在营养良好的区域生长和扩张，在营养不良的区域萎缩。这可能导致胎盘的一部分被"抛在后面"，形成副叶或继发的裂片状或帆状脐带插入（见后文）。副胎盘是最常见的形状变异（占胎盘的 3%~6%），通常为一个（但偶尔为多个）离散的胎盘组织通过胎膜和主胎盘分开（图 19.8）。脐带通常插入主胎盘，供应副胎盘的胎儿血管穿越没有下方绒毛间充质支持的胎膜。如果这些胎膜血管在分娩过程中受到损伤，可能会导致严重的胎儿出血。膜性血管也可能发生血栓形成。从本质上讲，副叶有萎缩或梗死倾向，但在其他方面无特殊的组织学改变。双叶型胎盘是由两个大小大致相等的胎盘叶被胎膜分开的变体。脐带通常插在两叶之间。

其他形状异常少见。膜状胎盘是大而薄的胎盘，具有覆盖整个妊娠囊的功能性绒毛膜绒毛。它不发生有差别的平滑绒毛膜萎缩和丛密绒毛膜增

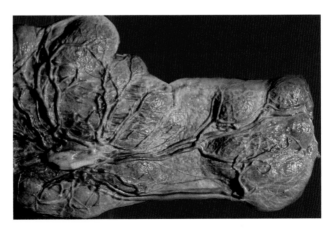

图 19.8　副叶（副胎盘）。分开的胎盘组织块通过胎膜与主胎盘相连，这部分胎膜含有帆状的、无胎盘实质支撑的胎儿血管

生。胎盘实质的厚度可能有所变化，只有圆盘状胎盘主要区域的厚度不变。膜状胎盘在某些动物物种中是正常情形，但在人类中极罕见。

人类膜状胎盘必然形成前置胎盘，因此导致产前出血和异常胎盘粘连（胎盘植入）等并发症。几乎所有的病例都伴有早产和胎儿高死亡率。环状或圆柱形的环状胎盘非常罕见。在有孔胎盘中，绒毛实质的局灶性缺失可导致穿透孔，最常见的原因是胚胎种植在平滑肌瘤或其他子宫缺陷的部位。

19.2.2　绒毛膜外胎盘

绒毛膜外胎盘是一种常见的大体结构异常，胎盘外膜不是插入绒毛膜的边缘，而是向内进入胎盘的中心部分。胎盘组织的边缘（绒毛膜外部分）没有胎膜覆盖（图 19.9）。胎儿血管似乎终止于绒毛膜板的边缘，但实际上在较深的绒毛组织中继续沿着周边走行。

病因和发病机制

有许多理论试图解释绒毛膜外胎盘的病因和发病机制，包括异常深层种植、异常浅表种植和盘膜边界过早固定。最近，连续超声影像学研究发现反复边缘出血导致轮廓胎盘，表明胎盘边缘的复发性出血使膜插入部位发生了中央隆起和移位（Redline et al. 1999）。这可能代表整个妊娠期间反复持续出血（慢性早剥）与异常胎盘之间的病理关联。羊水的流失也可能导致这一过程。如果是极端的绒毛膜外种植，可能发生早期绒毛膜破裂，并导致绒毛膜外妊娠。

病理表现

历史上，根据从绒毛膜板向胎膜移行的性质，将绒毛膜外胎盘分为有缘胎盘和轮廓胎盘（Benirschke et al. 2006，2012）。在轮廓胎盘（circumvallate placenta）中，有一个独特的纤维素环，边缘的环状胎膜向胎盘中心反折、折叠并卷曲覆盖自身表面（图 19.10）。在胎膜反折部位，常可见到多少不等的纤维素、新鲜和陈旧性血凝块，绒毛膜板有局灶性（严重病例为弥漫性）含铁血黄素沉积。从绒毛膜板向胎膜平坦移行而没有反折或明显的纤维素沉积者，称为有缘胎盘（circummarginate placenta）（图 19.11）。这两种情况都可能是部分的或完全的，并且它们经常彼此融合。许多学者建议废弃"有缘胎盘"这一术语，并认为所有的绒毛膜外胎盘都是有缘胎盘的一部分（Kraus et al. 2004）。

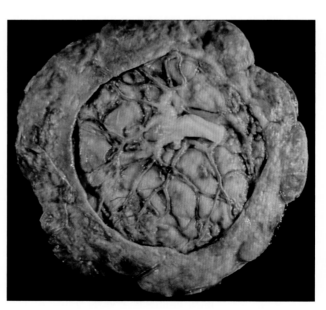

图 19.10　绒毛膜外胎盘。胎膜没有延伸到胎盘的周围边缘，留下一圈胎盘组织延伸出绒毛膜板外。这种胎膜环卷曲并向中心反折（轮廓胎盘）

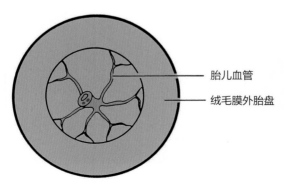

图 19.9　绒毛膜外胎盘（胎儿面）。血管似乎终止于绒毛膜板边缘，但在绒毛膜外部的周围继续走行

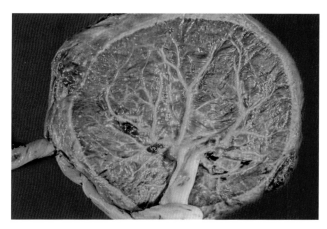

图 19.11　绒毛膜外胎盘。这个绒毛膜外胎盘的胎膜移行处是平坦的（有缘胎盘）

临床行为

文献中绒毛膜外胎盘的发生率差异很大，可能是由没有使用统一的术语所致。它较常见于多胎妊娠，临床结局似乎平行于相关的出血量和胎盘异常的程度。不伴出血的轻度或局灶性轮廓胎盘无临床意义。伴有慢性边缘性胎盘早剥和羊水过少的较严重病例可合并产前出血、早产（PTL）、子宫内生长迟缓（IUGR）和长期的神经功能缺损（Redline et al. 2000）。在连续的妊娠过程中，可能会发生轮廓胎盘。

19.2.3　胎盘粘连、植入和穿透

胎盘粘连、植入和穿透是指胎盘与子宫壁的异常黏附，使新生儿出生后胎盘不发生分离，其根本病因是蜕膜缺失。异常黏附 / 侵袭的程度是可变的；胎盘绒毛可能附着于肌层（胎盘粘连）或侵犯肌层（胎盘植入），有时穿透浆膜（胎盘穿透）。但在临床实践中，几乎所有的胎盘粘连都有侵犯区域，因此都是真正的胎盘植入。小灶性胎盘粘连确实也有发生。

病因

这种情况的病理基础是蜕膜缺失。蜕膜通常在

妊娠期间调节滋养细胞的侵袭，当胎儿出生后，子宫收缩时，由于蜕膜有剪切力，胎盘与子宫肌层分离。胎盘粘连 / 植入也具有异位妊娠（子宫角、输卵管或子宫颈）的特征，因为这些异常的位置没有形成适当的蜕膜（Benirschke et al. 2006，2012）。

临床表现

胎盘粘连的发生频率很难确定。报道的数据差异很大，从 1/70 000 次妊娠到 1/540 次妊娠。Fox 强调，胎盘粘连好发于多胎和高龄产妇（Fox et al. 2007）。许多诱发因素与胎盘粘连有关，其中最重要的是前置胎盘（胎盘植入于子宫下段，靠近或覆盖于子宫颈口）和先前有剖宫产史。在一些报道中，多达 64% 的胎盘粘连与前置胎盘有关，这是由于子宫颈的蜕膜化程度差。其他危险因素包括既往的子宫内器械操作史或宫内感染史、既往的人工移除胎盘史、子宫结构缺陷（平滑肌瘤、隔）和非子宫底种植。所有这些情况的共同终点都是蜕膜的缺陷或缺失。在不到 10% 的病例中，没有发现任何危险因素。

病理表现

在分娩时切除子宫，通常容易诊断。胎盘种植在子宫下段或子宫颈，常在以前剖宫产部位的前方（图 19.12）。肌层厚度不一，但常明显变薄。在分娩时试图摘除附着的胎盘可能会破坏子宫和胎盘。显微镜下，主要特征是部分或完全没有基底蜕膜。胎盘绒毛直接附着或侵入子宫肌层（图 19.13），在某些情况下可穿透子宫浆膜。绒毛通常不直接附着于肌层，而是被纤维蛋白和绒毛外滋养层包裹。诊断的关键特征是绒毛和肌层之间没有蜕膜。诊断也可以通过检查胎盘来确定。大体检查可见破碎、低洼或人工移除的胎盘，镜下检查可见一层薄薄的平滑肌纤维附着在胎盘上，而没有中间的蜕膜。在含有蜕膜的基板中偶有平滑肌细胞不能诊断为胎盘粘连。在产后刮宫术中，如果胎盘组织没有被完全

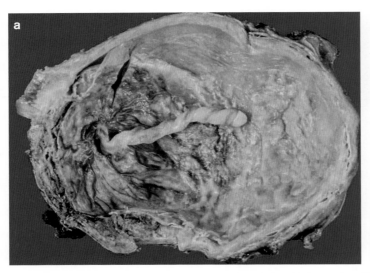

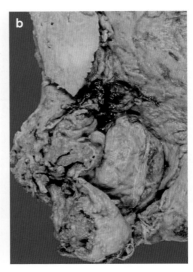

图 19.12　穿透性胎盘。a. 胎盘在子宫颈口（左上）植入并穿透浆膜；b. 在以前做过 3 次剖宫产术的子宫下段前侧部位，胎盘穿透浆膜

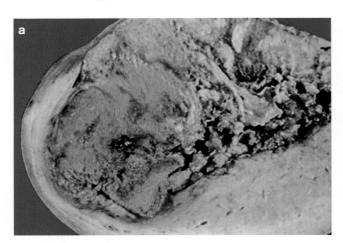

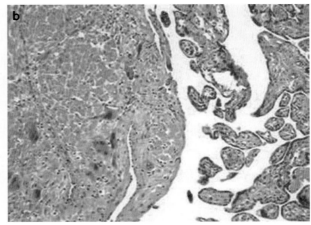

图 19.13　植入性胎盘。a. 胎盘侵犯肌层几乎到达浆膜层；b. 绒毛侵犯肌层，其间无插入的蜕膜组织

清除，就会有进一步出血或感染的可能。

临床行为和治疗

　　粘连性胎盘妊娠的胎儿可以正常生长和发育。虽然通常能够预料或诊断粘连性胎盘，但经常可能直到分娩的第三产程、胎盘不能被剥离时才被考虑。产后出血可能威胁生命，需要立即行子宫切除术，出血也可延迟发生。由于伴有较高的前置胎盘发生率，分娩前出血和早产很常见。在妊娠或分娩的任何时期都可能发生子宫破裂。孕妇和胎儿死亡现在很少见。

19.2.4　胎盘间质发育不良

　　间质发育不良的胎盘通常非常大，常常超过 1000 g，并有独特的外观。绒毛膜板血管呈动脉瘤性扩张，常形成血栓。大体检查可辨认扩大的囊状干绒毛（图 19.14）。镜下检查，干绒毛增大、水肿伴囊腔形成，有明显的厚壁肌性干血管（图 19.15）。终末绒毛一般正常，但可能表现出远端绒毛不成熟和绒毛膜血管病。大体检查和镜下检查，胎盘间质发育不良可能与部分性葡萄胎相混淆，但未见滋养细胞增生。此外，这种罕见的病变常被

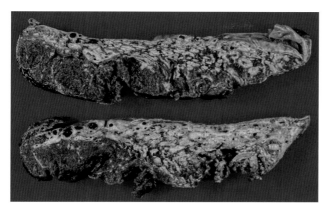

图 19.14 胎盘间质发育不良。产前超声检查证实此胎盘大体不正常（有扩大的囊性绒毛）伴间质发育不良。婴儿是正常的

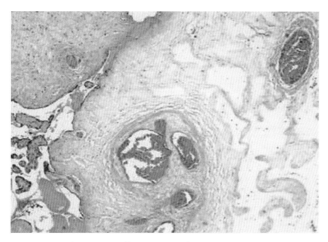

图 19.15 胎盘间质发育不良。干绒毛明显增大，间质丰富，局灶性囊性退变，可见厚壁肌性大血管

超声诊断为部分性葡萄胎。超过一半的报道病例与 Beckwith-Wiedemann 综合征有关。间质发育不良与宫内发育迟缓（IUGR）、宫内胎儿死亡（IUFD）和新生儿死亡相关（Jauniaux et al. 1997；Moscoso et al. 1991；Pham et al. 2006）。女性胎儿受累相对多见。

19.3 多胎妊娠

多胎妊娠常见，并且随着辅助生殖技术（ART）的应用而日益增多。2000 年美国采用 ART 双胎妊娠者占所有双胎妊娠者的 14%，应用 ART 出生者中双胎占 45%（Reynolds et al. 2003）。与单胎相比，多胎的并发症不成比例地增高，包括更高的患病率、死亡率、低出生体重、发育异常和畸形。仔细的胎盘病理学检查有助于深入理解多胎特有的问题，病理医师应当了解多胎胎盘检查的特殊注意事项。

19.3.1 双胎妊娠

19.3.1.1 合子性
定义

双胎可以来自两个单独的卵细胞受精（双合子或双卵双胎）或是来自单个受精卵的分裂（单合子或单卵双胎）。单合子双胎通常有相同的基因和表型，但双合子双胎与单胎的兄弟姐妹一样，在遗传学上是不同的。当卵细胞与不同来源的精子受精（同期复孕）或在不同时间排卵和受精导致不同发育年龄的双胎（异期复孕）时，产生双合子双胎的罕见变异。单卵异核体双胎是单合子双胎的一种罕见变异，具有不同的染色体组型，有时甚至是不同性别的（Baldwin 1994）。这些双胎被认为是染色体不分离的结果，最常发生在性染色体，但偶尔也会发生在常染色体上。双胎的第三种类型是极体或双精单卵双胎，可能是卵母细胞和极体受精的结果。Bieber 等（1981）报道过一例来自卵母细胞和其第一极体受精形成的三倍体无心畸形 / 二倍体双胎妊娠。

发生率和病因

在美国高加索人中，每 80 例妊娠中大约有 1 例是双胎妊娠，其中约 30% 的双胎是单合子双胎。单合子双胎的发生率虽在世界范围内保持相对恒定（1000 例妊娠中大约有 3.5 例），但所有类别双胎发生率有明显的地域差异，这反映出在卵泡刺激素水平较高和具有多排卵的遗传素质的某些人群和家族中双合子双胎增多。双合子双胎的发生率也与年龄有关，在 35 岁前其发生率随孕妇年龄的增加而升高，可能再次反映了随年龄的增加而增高的卵泡刺激素水平的作用。单合子双胎的原因不明。单合子双胎在行 ART 的妊娠中明显增多（Menezo et al. 2002）。ART 改变了多胎妊娠的流行病学。对于这一技术是否影响或怎样影响胚胎发育还不清楚。到目前为止，在应用 ART 的多胎妊娠中，病理性胎盘病变的发生率并没有增高（Sato et al. 2006a）。

19.3.1.2 胎盘形成

多胎妊娠时检查胎盘的目的与单胎妊娠时一样，是为了确认影响胎盘功能的病理性病变。这些病变的大体和镜下表现在单胎和多胎胎盘中是相同的，尽管有一些病变与多胎的关系更密切。分析比较病变在胎盘区域的相对分布以及与胎儿大小和胎儿状况的相互关系，是多胎妊娠胎盘评估中的一个重要内容。多胎妊娠独有的特点体现在胎盘类型、胎盘与胎膜的关系、血管吻合的模式和程度。

19.3.1.2.1 绒毛膜的性质、羊膜的性质和胎盘共享

双胎妊娠的胎盘可以是单绒毛膜囊型或双绒毛膜囊型。几乎所有的双合子双胎都是双绒毛膜囊胎盘（双羊膜囊双绒毛膜囊型，DiDi）。双排卵时，每个胚泡产生一个胎盘。如果它们植入的部位很靠近，可能导致不同程度的融合（DiDi 融合型），否则它们完全分离。单合子双胎可以表现为任何类型的胎盘形成，这取决于它们何时分裂（图 19.16）。如果单受精卵分裂的时间很早，在绒毛膜分化之前（受精后最初的 5~6 天），这种情况类似于双合子双胎。形成的两个胎盘可以是分离的或融合的（占单合子双胎的 25%）。如果分裂发生于绒毛膜形成之后，但在羊膜形成之前（受精后第 8 天），将会形成一个胎盘伴有两个羊膜囊（双羊膜囊单绒毛膜囊型，DiMo），这种情况见于 75% 的单合子双胎。如果受精卵分裂发生在羊膜形成之后（受精后第 8~15 天），则形成只有一个羊膜腔的单个胎盘（单羊膜囊单绒毛膜囊型，MoMo），分裂再迟一些会产生连体双胎（图 19.17）。实际上，单绒毛膜囊胎盘的双胎都是单合子双胎，除了极罕见的例外（单卵双精和 1 例双合子单绒毛膜囊双胎）（Souter et al. 2003）。不管胎盘是分离的还是融合的，有双绒毛

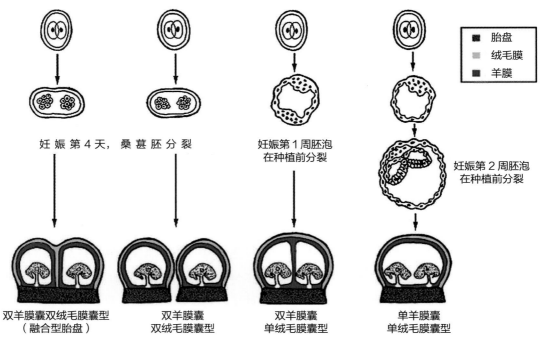

图 19.16   双胎胎盘（文献来源：Fox 1997，经 American Registry of Pathology/Armed Forces Institute of Pathology 许可使用）

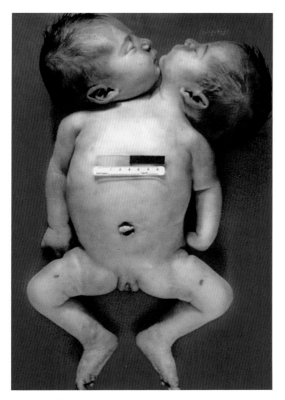

图 19.17　连体双胎（经 American Registry of Pathology/Armed Forces Institute of Pathology 许可使用）

际上两者由隔膜分开（DiDi 融合型）。

由于两层羊膜间存在绒毛膜组织，双绒毛膜囊融合型胎盘的隔膜相对较厚且不透明，并且萎缩的血管在胎膜内呈现白色条纹（图 19.18）。因为每个胚胎在它自己的绒毛膜内发育，所以胚胎间的任何融合都会包含绒毛膜组织。隔膜内的绒毛膜组织与牢固附着于胎儿表面的下方胎盘是相连续的。如果羊膜分离，绒毛膜组织将呈嵴状存留在隔膜的基底部，产前超声可表现为"双峰"征。相反，双羊膜囊单绒毛膜囊胎盘的隔膜薄而呈半透明，由两层直接贴附的羊膜构成（图 19.19）。缺乏绒毛膜的隔膜很容易从胎盘表面分离。隔膜的组织学检查可证实其大体印象。这在隔膜卷切片上最容易完成（图 19.20，19.21），尽管在隔膜与胎儿面相交的 T 区切片也可以得到同样的信息。当隔膜被撕裂或扭曲而不能制作胎膜卷切片时，后一种方法特别有用，但对病理医师和病理技术员而言都非常难切。

绒毛膜板上胎儿血管的分布同样有助于区分 DiDi 融合型胎盘与 DiMo 型胎盘。在双绒毛膜囊胎盘中，每个双胎的绒毛膜板血管位于真正的血管赤道上，因此决定了两个胎盘的血管赤道。在双羊膜囊双绒毛膜囊融合型胎盘中，胎儿的绒毛膜血管相互靠近但不跨过融合区（图 19.18）。在双羊膜

膜囊胎盘的双胎可以是双合子双胎或单合子双胎。很明显，胎儿的性别不同可证实双合子关系，但仍需要深入的检查（血型分析、HLA 分型和 DNA 分析）来确定相同性别双卵性双胎的接合子性质。

确定胎盘形成的类型很重要，不仅是确认合子性质的第一步，而且主要因为它与多胎妊娠的发病率和死亡率增高有密切关系。单绒毛膜囊胎盘的双胎比双绒毛膜囊胎盘的双胎具有更高的死亡率，单羊膜囊胎盘形成的胎儿的死亡率可高达 50%。

大体检查通常能可靠地确认胎盘形成的类型。两个完全分离的胎盘显然是双绒毛膜囊型（DiDi 分离型），每个胎盘都需要进行常规检查。通常是胎盘分离但绒毛膜融合。双胎之一的胎膜几乎总是与另一胎的胎盘重叠（绒毛膜不规则融合）。因此，在分离融合胎盘的胎盘时必须小心，要沿着血管赤道而不是在分隔膜处分开它们。当囊胚种植彼此很近时，两个胎盘融合，貌似形成单个胎盘但实

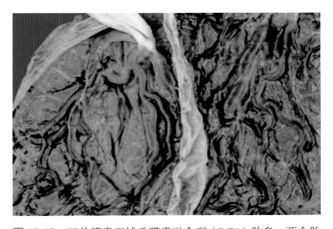

图 19.18　双羊膜囊双绒毛膜囊融合型（DiDi）胎盘。两个胎盘融合但不连续，由厚的隔膜分开，胎儿血管不穿过融合线（经 American Registry of Pathology/Armed Forces Institute of Pathology 许可使用）

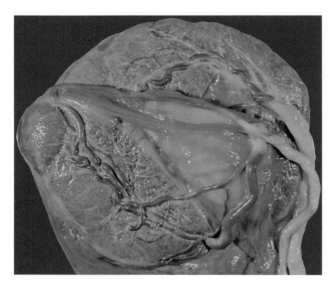

图 19.19   双羊膜囊单绒毛膜囊（DiMo）双胎胎盘。隔膜薄而柔软。注意脐带呈帆状附着、插入隔膜内（经 American Registry of Pathology/Armed Forces Institute of Pathology 许可使用）

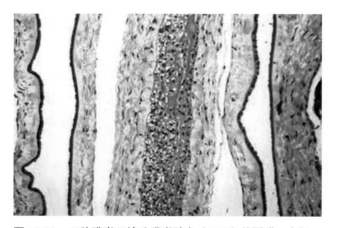

图 19.20   双羊膜囊双绒毛膜囊胎盘（DiDi）的隔膜。中间一层为融合的绒毛膜，两侧为羊膜

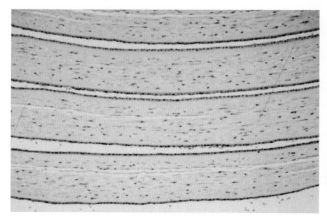

图 19.21   双羊膜囊单绒毛膜囊胎盘（DiMo）的隔膜。隔膜由两层直接并排的羊膜构成

囊单绒毛膜囊胎盘中，两个胎儿共用同一胎盘的一部分，两个胎儿的血管区域紧密地交织在一起（图19.22）。通过肉眼观察和识别不成对的血管，可以看到双胎胎儿面的血管吻合，比如动脉或静脉的分支吻合，但没有相应的静脉或动脉。单羊膜囊双绒毛膜囊胎盘的隔膜位置与胎儿血管区无关，而且不一定与胎儿血管区一致。

罕见情况下，单绒毛膜囊胎盘表现为两个明显分离的胎盘，表面上类似于分离的双绒毛膜囊胎盘。根据隔膜的性质，以及血管区与吻合处的相互交织，可以确定它们是单绒毛膜囊胎盘。两分离胎盘的外观是由其中的绒毛组织的退行性改变或萎缩造成的，后者与种植部位影响母体血液供应的因素有关。

单羊膜囊单绒毛膜囊（MoMo）胎盘很少见，见于不到 1% 的双胎妊娠。在单羊膜囊单绒毛膜囊妊娠中，双胎均在一个单羊膜囊内发育。在考虑单绒毛膜囊胎盘为单羊膜囊胎盘之前，羊膜之间的脐带插入应该是完整和连续的。由于羊膜通常与下面的绒毛膜分离，分娩时几乎完全是分开的，虽然很像单羊膜囊，但其实是人工假象，不是真的单羊膜囊胎盘，即所谓的假单性胎盘。尽管胎膜模式早期就已建立，而且贯穿整个妊娠过程，但仍有双羊膜

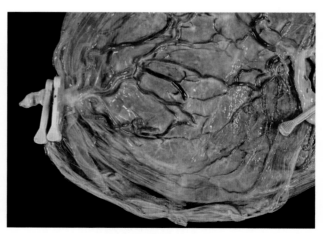

图 19.22   双羊膜囊单绒毛膜囊（DiMo）双胎胎盘。胎儿面显示血管吻合支（经 American Registry of Pathology/Armed Forces Institute of Pathology 许可使用）

囊隔膜在妊娠中破裂的报道。这提示至少有些单羊膜囊胎盘可能原来是双羊膜囊型的。在单羊膜囊妊娠中，脐带的胎盘附着点常常彼此相近，通常相距 6 cm 之内（图 19.23）。罕见情况下，部分脐带融合。常见到大血管吻合，但并不总是在相靠近的两脐带之间。脐带缠绕常见，是致病和致死的重要原因（图 19.24）。

在多胎妊娠中，来自每个胎儿的血管在绒毛膜表面分布的相对比例、每个胎儿的相对胎盘重量都是需要观察的内容。融合型胎盘可以分开称重。单

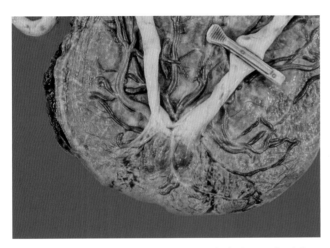

图 19.23　脐带附着，单羊膜囊单绒毛膜囊（MoMo）胎盘。脐带附着的部位靠近，是单羊膜囊单绒毛膜囊胎盘的典型特征

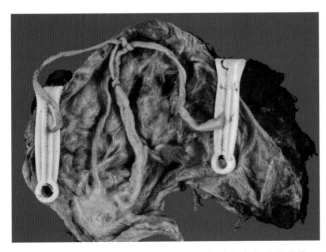

图 19.24　单羊膜囊单绒毛膜囊（MoMo）胎盘中的脐带缠绕。脐带缠绕导致妊娠 25 周时子宫内胎儿死亡

绒毛膜囊双胎可根据绒毛膜血管的分布来估算每个胎盘的重量。静脉回流模式是评估胎盘血液供应的良好指标。并非所有生长不一致的双胎都有不对称的胎盘，并非所有具有不对称胎盘的双胎都是生长不一致的，但是两者的相关性并不少见。

19.3.1.2.2　血管吻合

单绒毛膜囊胎盘的一个重要特征是两个胎儿的血液循环间存在血管沟通。当绒毛间质内独立发育的小血管与绒毛膜板和体柄的较大血管连接时，胎儿血液循环就建立起来了。当双胎共用同一个胎盘时，两个发育中的血液循环就可能存在多种不同方式的合并。例如，来自双胎之一的动脉所供应的毛细血管床可能与另一胎儿的静脉建立连接，导致实质动静脉吻合。相反，双绒毛膜囊双胎胎盘的两套血液循环是各自独立建立的，这就解释了为什么双羊膜囊双绒毛膜囊融合型胎盘缺乏血管沟通，但也有罕见的例外情况。

一般认为单绒毛膜囊胎盘总是存在血管沟通，但血管吻合的数目、大小和类型等变化较大。绒毛膜板大血管之间的吻合很常见。大血管吻合主要是动脉 – 动脉（A-A）吻合，而静脉 – 静脉（V-V）吻合较少见。发生在共用的绒毛实质深部毛细血管之间的动脉 – 静脉（A-V）吻合具有更重要的生理意义。表面（大血管）和实质（绒毛毛细血管）的连接可能涉及同一支血管（图 19.25），形成复合的血管吻合。单独的动脉 – 动脉吻合（占所有病例的 20%~28%）、动脉 – 动脉吻合伴动脉 – 静脉吻合（占所有病例的 25%~40%）最常见。去掉共存的大血管吻合，单独的动脉 – 静脉吻合估计发生于 11%~20% 的病例中。

通过发现胎儿面不成对的血管，大体检查容易识别大血管吻合（图 19.22），如一条动脉没有一条配对的静脉延伸回脐带（图 19.26）。记住：正常情况下动脉横跨静脉。应记录血管吻合的大小、类型（动脉穿过静脉）和数量。动脉 – 静脉吻合的

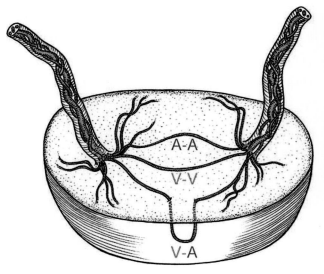

图 19.25　单绒毛膜囊胎盘的血管吻合类型。大血管吻合（动脉－动脉吻合、静脉－静脉吻合）在绒毛膜板上容易识别。动脉－静脉吻合发生于共同胎盘小叶的毛细血管间。不成对的动脉穿过绒毛膜板而邻近另一个胎儿的不成对静脉提示这种可能性。表面（大血管）和毛细血管吻合可以累及同一支血管（经 American Registry of Pathology/Armed Forces Institute of Pathology 许可使用）

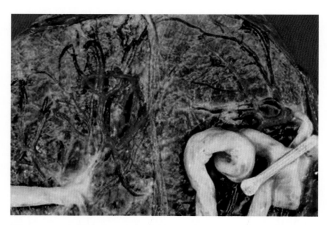

图 19.26　血管吻合。空气注射可以突出显示大血管吻合（经 American Registry of Pathology/Armed Forces Institute of Pathology 许可使用）

生理意义更重要，但更难识别（图 19.27）。由于注射研究是定性的，并不一定反映血管吻合的生理意义或体内血流的总体平衡，因此很少进行注射研究。然而，如果考虑血管吻合是胎儿生长不协调的原因或促进因素，必须进行注射研究并记录。

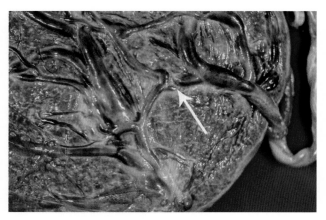

图 19.27　动脉－静脉吻合。来自脐带的一条不成对动脉在底部几乎不可见，穿过绒毛膜板，靠近一条不成对的扩张静脉，后者来自右侧另一个胎儿（经 American Registry of Pathology/Armed Forces Institute of Pathology 许可使用）

19.3.1.2.3　多胎妊娠中的脐带

　　脐带异常在多胎妊娠中比在单胎妊娠中更常见。据报道，双胎中脐带帆状附着的发病率比单胎中高 9 倍。脐带附着异常（边缘性附着和帆状附着）的发病率随双胎的靠近而升高（发病率由低至高依次为双绒毛膜囊分离型胎盘、双绒毛膜囊融合型胎盘、单绒毛膜囊胎盘）。在多胎妊娠中脐带附着异常具有与其在单胎妊娠中同样的意义。另外，有一些证据显示脐带帆状附着是影响双胎输血综合征和相关早产的一个因素。

　　多胎妊娠中单脐动脉（SUA）也很常见，发生率大约为 3%，而在单胎妊娠中仅为 0.53%。大多数双胎的单脐动脉不一致，然而单合子双胎单脐动脉的一致性比双合子双胎高。双胎的脐带长度比单胎的脐带长度平均短 7.6 cm，脐带螺旋过少的发病率较之也有所增高。

　　共用同一个羊膜腔的双胎（单羊膜囊双胎）发生脐带缠绕的风险增加。在单绒毛膜囊双胎中可发生所有类型的脐带缠绕，据报道其发病率为 53%~71%，并且脐带缠绕可能非常复杂（图 19.28）。这样的脐带缠绕不仅可导致脐带受压，而且在分娩过程中一个脐带缠绕在另一个脐带上可能导致错

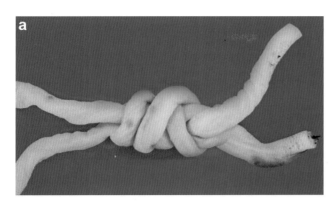

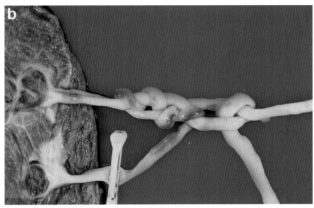

图 19.28　单羊膜囊单绒毛膜囊（MoMo）双胎，复杂的脐带缠绕

误地离断脐带。脐带缠绕是妊娠第 24 周前胎儿死亡的一个最常见的原因，此时胎儿仍有足够的活动空间。在妊娠第 30~32 周以后以及更多胎的妊娠中，由于胎儿活动的机会减少，脐带缠绕并不常见。脐带缠绕可导致慢性血供障碍，或者直到分娩造成急性血管闭塞时才成为问题。

19.3.2　多胎妊娠的并发症

19.3.2.1　双胎输血综合征

　　单绒毛膜囊胎盘的血管沟通创造了双胎间血液流动的可能性。一个胎儿到另一个胎儿存在血液净流量时，其临床表现因血管沟通的大小、数目和类型而异。毛细血管大小的动静脉（A-V）吻合引起长时间少量血液的传输（慢性输血）。产时和分娩时大量血液通过大口径的绒毛膜板血管迅速传输

（急性输血）可造成一个胎儿死亡。这两种情况经常同时发生，即慢性长期输血基础上叠加急性输血（急慢性输血）。

19.3.2.1.1　慢性输血

定义和病因学

　　双胎输血综合征（TTTS）或慢性双胎输血是单绒毛膜囊双胎围产儿死亡的重要原因。Schatz 认为，当不平衡的血流通过共同胎盘小叶深部的动静脉吻合（第三循环）从一个胎儿（供血胎儿）流向另一个胎儿（受血胎儿）时，就产生慢性 TTTS（Benirschke et al. 2006）。与体积较大的、高血容量和羊水过多的受血胎儿相比，血液的慢性单向转移可导致供血胎儿贫血、血液相对缺乏、羊水过少和生长迟缓。受血胎儿的高血容量和高血压可引起尿量增加和羊水过多，而供血胎儿的低血压和低血容量可造成少尿、羊水过少和活动减少（贴附胎儿）。两个胎儿都可能发生水肿，这反映了受血胎儿的心脏功能障碍、充血性心力衰竭和供血胎儿的严重贫血。

　　尽管血管吻合是 TTTS 发生的必要前提条件，但血液变化以外的其他因素（差异蛋白、心房肽、生长因子浓度或胶体渗透压）也可能起作用。在单绒毛膜囊双胎合并 TTTS 中的病例，脐带帆状附着明显更为常见。有人认为帆状脐带更容易受压，造成脐带静脉血流量减少，而通过 A-V 吻合支的血流量增加。其他学者推测羊水过多可能是由于脐带和绒毛膜血管受压，这一观点为羊膜腔穿刺术提供了治疗的理论基础。

　　TTTS 的临床定义很复杂，因为非慢性双胎输血的原因（母体、胎儿、脐带或胎盘因素）通常导致双胎非对称生长。虽然有人认为双胎中血红蛋白的浓度相差 >5 g/dl 和体重相差 15%~20% 是界定的标准，但类似的体重和血红蛋白的浓度差异在无双胎输血解剖学基础的双绒毛膜囊双胎中也很常见

（Redline et al. 2001）。可选的标准是受血胎儿心脏重量是供血胎儿的 2~4 倍。在导致双胎体重生长不一致的其他任何病变中一般没有这种特征。心脏大小的差异不仅是由于全身性生长差异，也是由受血胎儿高血容量、高血压和高黏滞性引起的心脏负荷增加所致。心脏大小的差异可能是慢性 TTTS 的首发表现，早在妊娠第 10 周超声检查时就有明显的表现。胎儿整体大小的差异通常只在妊娠后期才明显。不一致的羊水量、水肿和贴附胎儿是强力提示 TTTS 的其他超声表现。Quintero（Kontopoulos et al. 2016）最近研发了用于临床评估和治疗的 TTTS 的临床定义和分期系统。

发生率

新近的研究表明，详细记载的双胎输血的病例数和有动静脉吻合但无大血管吻合的单绒毛膜囊双胎胎盘的病例数密切相关（Benirschke et al. 2001），见于 9%~20% 的单绒毛膜囊型妊娠。表面的大血管吻合可能允许血液从受血胎儿回流到供血胎儿，从而似乎缓和了动静脉输血的作用，平衡了两个胎儿的循环。如果没有表面吻合，动静脉输血就不能得到缓解，导致明显的生长不一致、羊水过多、早产和围产期高死亡率。TTTS 不是单羊膜囊双胎胎儿死亡的主要原因，可能是因为大多数单羊膜囊单绒毛膜囊双胎有大血管吻合，防止血液优先从一个胎儿流向另一个。女性胎儿更常见 TTTS，原因不明。

大体和镜下表现

分娩后，新生儿及其相应的胎盘的大小和外观有明显的差异。供血胎儿较小、苍白、贫血，而受血胎儿则较重，表现出水肿、充血和高血容量（图 19.29）。双胎都可能有水肿。受血胎儿的器官比供血胎儿的相应器官大而重（图 19.30），尤其是受血胎儿的心脏相对增大，所有房室的心肌均肥大。肺动脉和全身动脉以及小动脉中膜的平滑肌增加。有报道称受血胎儿的肺动脉钙化。供血胎儿的心脏

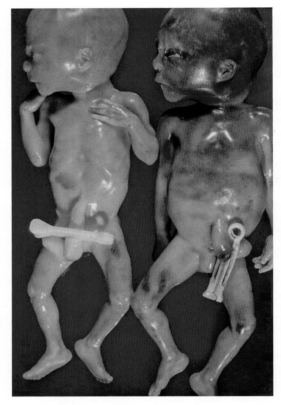

图 19.29　双胎输血综合征（TTTS）。供血胎儿（左侧）体积小、苍白。受血胎儿（右侧）体积大、充血（经 American Registry of Pathology/Armed Forces Institute of Pathology 许可使用）

通常较小，动脉平滑肌减少。受血胎儿的肾小球增大，体积达正常大小的 2 倍，而供血胎儿的肾小球正常或较小。

供血胎儿的胎盘可以巨大、苍白，说明胎儿贫血（图 19.31）。绒毛粗大、水肿，间质有许多 Hofbauer 细胞和含有核红细胞的毛细血管（图 19.32）。伴有羊水过少时，可见到结节性羊膜。受血胎儿的胎盘通常小、质硬、呈深红色，绒毛成熟，血管扩张、充血（图 19.33）。

临床表现

在妊娠中期，慢性 TTTS 通常表现为急性羊水过多和双胎之间生长不一致，但在更早期可以根据超声检查发现羊水量差异而怀疑本病。TTTS 的后果严重，根据诊断和分娩时的孕周，胎儿的死

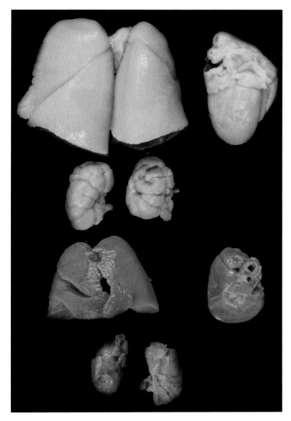

图 19.30　双胎输血综合征（TTTS）。受血胎儿的器官体积更大、更重。较小胎儿（供血胎儿）器官充血，较大胎儿（受血胎儿）器官苍白，与预期模式相反，提示受血胎儿输血给供血胎儿（经 American Registry of Pathology/Armed Forces Institute of Pathology 许可使用）

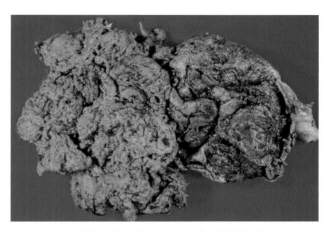

图 19.31　双胎输血综合征（TTTS）。供血胎儿的胎盘（左）体积大、苍白，反映其贫血。受血胎儿的胎盘体积小、充血（经 American Registry of Pathology/Armed Forces Institute of Pathology 许可使用）

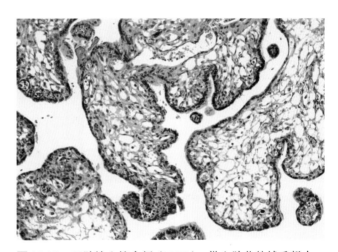

图 19.32　双胎输血综合征（TTTS）。供血胎儿的绒毛粗大、相对不成熟、水肿，伴大量不成熟红细胞前体

亡率高达 70%~100%。症状出现得越早，致死可能性越大。妊娠中期发生慢性 TTTS 常伴有早产、一个或两个胎儿死亡，即使新生儿存活，新生儿的患病率也将明显增高。双胎都有很大风险。因为血液浓缩，受血胎儿容易发生心力衰竭、溶血性黄疸、胆红素脑病和血栓形成。供血胎儿可能存在严重的贫血或低血糖。双胎都可能早产和罹患心力衰竭。多器官坏死性病变包括白质梗死、脑白质病、积水性无脑畸形、脑穿通畸形、肠闭锁、肾皮质坏死和皮肤发育不全（图 19.34），任一或两个胎儿都可能发生这些病变。这些病变可能是由血流动力学改变、短暂的心血管损害和胎盘血管复杂波动性沟通引起的灌注不足所致。

处理

试图改变 TTTS 的方法包括服用吲哚美辛以减少胎儿尿量和羊水量，使用地高辛来治疗充血性心力衰竭，减压性羊膜穿刺术以延长妊娠和影响胎儿血流，隔膜分离，选择性减胎，以及吻合血管的激光消融等。最后一种处理方法需要对生理学上意义重大的动静脉吻合进行精确的产前影像学检查并在体内成功消融。越来越尖端的多普勒技术用于调整个体化治疗策略并评估干预效果。激光位点的病理评估和残余吻合血管的影像学在治疗策略上发挥着

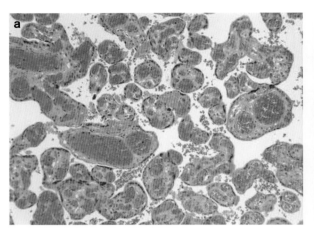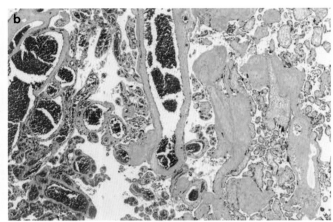

图 19.33　双胎输血综合征（TTTS）。受血胎儿的绒毛相对成熟、充血（a），供血胎儿的胎盘与受血胎儿的胎盘相比，差异显著（b）

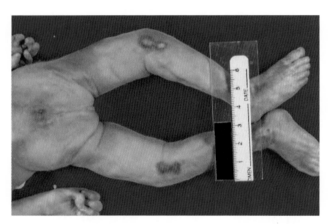

图 19.34　双胎输血综合征（TTTS）。双胎可有坏死性病变，包括本图供血胎儿中见到的皮肤发育不全（经 American Registry of Pathology/Armed Forces Institute of Pathology 许可使用）

重要作用。两个胎儿的血液循环相互连通，而且任何的处理方法都会潜在影响两个胎儿，了解到这些知识必然会冲淡干预治疗的热情。考虑到血管解剖学的复杂性和独特性，治疗后果很难预测。

19.3.2.1.2　急性输血

　　如果一个胎儿在子宫内死亡，无论是否存在慢性双胎输血或 TTTS，幸存胎儿都可能会失血，其血液会进入死亡胎儿突然松弛的循环系统。双胎之一死亡后的急性低血压和（或）失血可能是幸存胎儿发生坏死病变的原因，这种观点得到了多普勒研

究的支持，并且研究发现幸存胎儿的脐带血流速度显著变化。据估计，幸存胎儿神经后遗症的发生率高达 27%。超声检查显示，出生时和子宫内的胎儿脑损伤在部分病例中是快速形成的。这些观察结果对于试图解释双胎中脑瘫（CP）的高发病率具有重要意义，据报道，其发病率是单胎的 5 倍，主要影响单合子双胎。认识到预测 CP 的病变是产前发生的，这不仅在法医学方面很重要，而且在考虑有意减少胎儿对存活双胎可能造成的后果时也很重要。

　　双胎中一个胎儿多血，另一个胎儿缺血，这种情况并不总是慢性输血，而是可能反映血液通过表面大血管吻合的急性转移。大量血液可以通过大血管连接而快速转移。单纯的急性输血通常在出生时被诊断。供血胎儿苍白，受血胎儿充血，但两个胎儿无生长差异，在最初评估时血红蛋白浓度和红细胞压积水平是相同的。

19.3.2.1.3　急慢性输血

　　在慢性输血的基础上叠加急性输血时，预期的模式出现逆转，供血胎儿较小、多血，而受血胎儿较大、缺血（图 19.30）。这种模式是发生在供血胎儿死亡、受血胎儿的血液注入供血胎儿松弛的血管树以后，还是先发生急性输血，供血胎儿心脏容量极度增大而引起胎儿死亡，目前还不清楚。这两

种机制可能都起作用。偶尔急性输血和（或）胎儿向母体出血可发生在与慢性输血无关的生长不一致的双胎中。虽然这种情形可能类似于慢性输血急性发作，但缺乏适应慢性输血的证据（心脏大小无差异，羊水过多或过少）可能有助于排除慢性输血作为一个相关因素。

19.3.2.2　不对称增长

根据现有的生长标准，双绒毛膜囊双胎和单绒毛膜囊双胎的生长曲线在妊娠第 30~34 周以前与单胎相似（Ananth et al. 1998；Kraus et al. 2004）。随着妊娠的进展，双胎各自的体重日益低于单胎。当双胎生长不一致时，较大胎儿的生长接近于胎龄相当的单胎，而较小胎儿的生长速度减慢，可能逐渐下降到小于胎龄（SGA）的范围。在双绒毛膜囊双胎中，生长不一致通常在妊娠第 25 周左右出现；但在单绒毛膜囊双胎中，其出现时间明显不一，有些病例可早在妊娠第 18~20 周就开始出现。

双胎出生体重不一致与早产、围产期死亡和生后患病率高度相关（Cooperstock et al. 2000）。生长不一致的双胎大多数是双绒毛膜囊双胎；即使在单绒毛膜囊双胎中，TTTS 也不是生长不一致的最常见原因。甚至当发生慢性输血时，其他因素也可能同样或更大程度地导致胎儿不协调生长。脐带异常（包括帆状附着和单脐动脉）与胎儿体重降低有关，两者在双胎妊娠中更常见。最近一项研究发现，脐带边缘附着（帆状、边缘性和明显偏心性附着）在双绒毛膜囊双胎和单绒毛膜囊双胎中是生长不一致和 SGA 的最强预测因素（Redline et al. 2001）。双胎出生体重不一致也与胎盘大小有关，较小婴儿的胎盘也较小。胎盘营养不良、营养不对称、脐带插入异常、胎盘体积不对称以及胎盘血管化减少是导致宫内发育迟缓和双胎发育不一致的主要致病因素（Bruner et al. 1998）。胎盘和胎儿生长不对称是否反映了胚胎的普遍问题，还是由原发性胎盘问题引起的，目前尚不清楚。

虽然不一致的胎盘实质病变为生长不对称提供了一种可能的解释，但大多数胎盘疾病的病变以同样程度累及双胎胎盘；与单胎胎盘中的发生率相比，大多数病变所表现的一致性高于预期。最近一项研究发现，与不一致性 SGA 双胎明显有关的唯一病变是纤维性无血管绒毛（FAV）（Redline et al. 2001）。该病变提示胎儿血管闭塞（胎儿血栓性血管病变），并与足月婴儿的神经功能障碍有关，可能与双胎发病率和死亡率的增高有关。在单绒毛膜囊胎盘中，胎儿血管血栓形成的发病率高于双绒毛膜囊胎盘，这与脐带边缘性附着、血管垫和宫内发育迟缓有关（Sato et al. 2006a）。

19.3.2.2.1　双胎消失现象

双胎妊娠通常因其中一个胚胎 / 胎儿早期死亡而变成单胎妊娠，称为双胎消失现象（vanishing twin，或称为胎儿自然减灭）。在妊娠第 10 周前诊断的双胎中大约有 70% 的双胎在出生时转变为单胎。当双胎之一在妊娠前早期自发死亡时，通常难以或不可能发现任何残留。在存活胎儿的胎膜内，残留的扁平萎缩性胎盘表现为不规则增厚区。镜下检查可识别出膜性间隔并确定绒毛膜。罕见情况下可见严重退变的胚胎残迹（图 19.35）。而选择性减胎的胚胎残余更容易识别（图 19.36）。

19.3.2.2.2　纸样胎儿

妊娠中期死亡的胎儿可能被保留，并逐渐被孪生的另一个胎儿的生长压迫而变扁平。根据保留时间的长短，这种扁平的死胎（纸样胎儿）可发生不同的变化（图 19.37）。有些仍然很容易辨别，而另一些类似于无定形坏死物质。标本 X 线检查可显示骨骼残余。据估计，纸样胎儿的形成大约需要 10 周时间。胎儿和胎盘组织的浸渍和自溶程度不一，常常难以确定其死亡原因，但多数病例与异常脐带附着和 TTTS 有关。单绒毛膜囊型和双绒毛膜囊型妊娠都可以发生纸样胎儿。随着羊水被吸收，

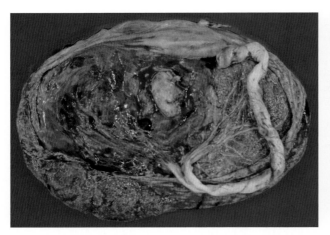

图 19.35 早期一个胎儿死亡。这个畸形的微小胎儿与正常的孕生胎儿一起足月分娩。这种异常形态学提示这个早期胎儿的死亡是核型异常的结果

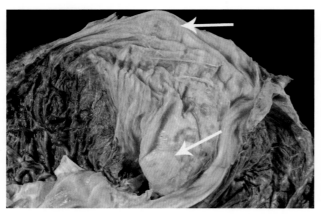

图 19.36 多胎妊娠伴选择性减胎。减灭胎儿通常大小较一致，在胎膜上较容易识别（经 American Registry of Pathology/Armed Forces Institute of Pathology 许可使用）

纸样胎儿的羊膜腔逐渐被压缩。相应的胎盘通常苍白、变薄和萎缩，无血管的绒毛埋陷于纤维素中。

19.3.2.2.3 双胎死亡中的幸存者

据报道，双胎中一胎死亡后，幸存胎儿会发生异常（包括肠闭锁、皮肤缺陷、截肢、腹裂，特别是大脑损伤）。文献报道中，幸存下来的双胎之一发生严重脑损伤的风险约为 20%，其他报道中风险甚至更高。单绒毛膜囊双胎似乎风险最大（Pharaoh et al. 2000），许多异常可能是由于这些双胎之间的血管吻合。幸存胎儿也有较高的出生后死亡率。

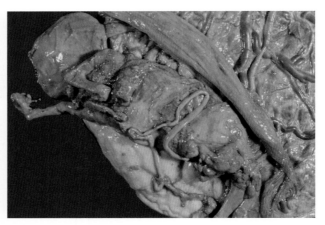

图 19.37   纸样胎儿

19.3.2.3   重复畸形：连体双胎

偶尔单合子双胎的大小和外形有明显差异或呈现不同程度的不完全分离。这些不对称和不完全重复包括无心畸形、寄生双胎和连体双胎。寄生双胎是黏附于其孕生胎儿体内或体外的不同发育程度的胎儿形团块（图 19.38）。连体双胎保留其整体对称性，但在发育过程中发生了不完全分离或继发性融合。寄生双胎和连体双胎均不显示特异性胎盘异常。

无心双胎是最常见的不对称重复畸形，占单绒毛膜囊双胎的 1%。无心胎儿是一种严重畸形，常表现为胎儿大小、外形和器官发生程度各不相同的奇异形胎儿。任何两个无心胎儿均不相似。有些是无定形的、不成形的团块，类似于畸胎瘤（图 19.39）；而另一些则发育良好。通常无心胎儿有相对发育良好的下身（包括腿和会阴结构）、一个插入脐带的躯干和一个圆形的、圆拱状的上身（图 19.40）。单个体腔可能含有腹腔脏器，但通常无胸廓和心脏，上半身形成很差。偶尔可见心血管残余或畸形心脏。器官发育程度差别很大，有些无心胎儿的大多数器官缺如，而另一些无心胎儿的器官可能发育良好。无心胎儿可发生水肿，有些比其孕生双胎体积大。

所有无心胎儿共同的基本特征是其血液循环完全由另一胎儿（"泵"胎儿）维持（Benirschke et

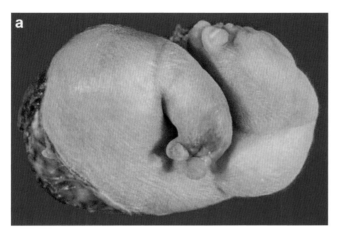

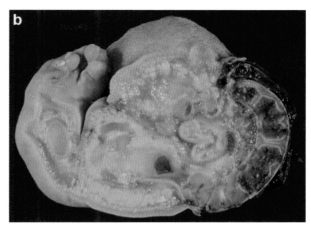

图 19.38　寄生双胎。从孪生双胎之一的腹腔切除的寄生胎

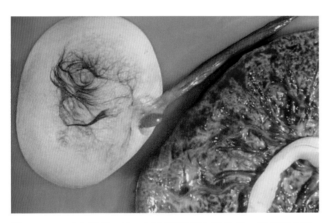

图 19.39　无心胎儿。这一无定形的无心胎儿有一条单脐动脉

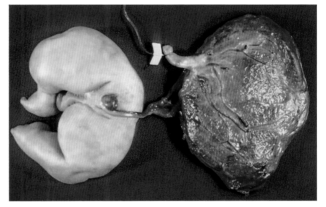

图 19.40　无心胎儿。圆拱状的上身和结构相对正常的下肢是无心胎儿较常见的形态（经 American Registry of Pathology/Armed Forces Institute of Pathology 许可使用）

al. 2012）。来自正常"泵"胎儿的血液通过动脉 – 动脉吻合到达无心胎儿，反向流经无心胎儿，然后通过静脉 – 静脉吻合返回正常的"泵"胎儿（双胎逆行动脉灌注，TRAP）。大多数无心胎儿有一条单脐动脉。无心胎儿和"泵"胎儿之间存在大量的特殊血管联系，这种联系发生于脐带或绒毛膜板水平。胎盘实质的血管不相连，因此无心胎儿类似于连体双胎，但不像 TTTS。无心双胎胎盘的组织学特征尚无详细描述。绒毛不成熟、近期和陈旧性的脐带及绒毛膜板静脉血栓形成已有报道（Steffensen et al. 2008）。无心胎儿可发生于双羊膜囊型或单羊膜囊单绒毛膜囊胎盘，但发生于单羊膜囊胎盘者尤其常见。无心胎儿在三胎妊娠和更多胎妊娠中发生的比例非常高。

"泵"胎儿存在心血管超负荷的风险。循环血液通过无心胎儿的额外工作可能导致心脏扩大及高输出量性衰竭，后者与水肿和羊水过多有关。"泵"胎儿也易出现生长停滞，可能是因为从胎盘到无心畸胎返回的血液中氧含量不足。许多"泵"胎儿都有先天性畸形。有人根据预后因素（包括"泵"胎儿的心血管状态和无心双胎的大小）提出了无心畸形的分类（Wong et al. 2005）。采用类似于 TTTS 的处理方法，已经成功缓解了"泵"胎儿的心脏负荷过重的影响（Tan et al. 2003）。

19.3.3　多胎妊娠

　　多胎妊娠的胎盘检查方法是双胎检查方法的延伸。与双胎胎盘一样，多胎胎盘检查时要评估绒毛膜的性状、胎膜关系、脐带附着部位、绒毛膜血管的分布、潜在的血管吻合和胎盘的相对体积。合子性不同，胎盘的形成模式也不同。例如，三胎的胎盘可为单绒毛膜囊型、双绒毛膜囊型或三绒毛膜囊胎盘伴不同程度的羊膜（图 19.41，19.42）。因子宫空间有限，多绒毛膜囊胎盘通常融合。常见单合子和多合子多胞胎合并存在。随着辅助生殖技术应用的增加，三胎、四胎甚至五胎在许多医疗机构中都已不再罕见（图 19.43）。多胎可发生与双胎一样的并发症（包括早产、低出生体重、先天性畸形、围产期发病率/死亡率增高），并且胎儿数量越多，出现的问题也越多。与双胎相比，多胎更常出现无心畸形。脐带缠绕罕见于单羊膜囊型的多胎，可能是由于胎儿在日益拥挤的子宫腔内活动机会受限。虽然多胎出生的前景有所改观，但并发症常见，结局常不乐观。因此，提倡选择性减胎，而且目前已积累了大量相关经验。胎盘检查时应仔细寻找并常规识别减灭胎儿的残迹。

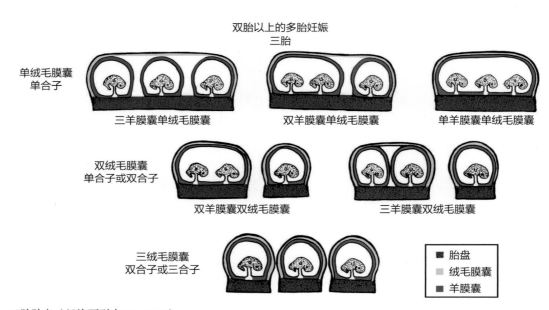

图 19.41　三胎胎盘（经许可引自 Fox 1997）

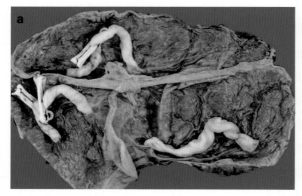
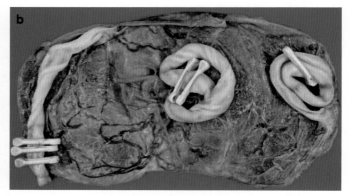

图 19.42　三胎的胎盘。a. 三羊膜囊单绒毛膜囊型三胎胎盘。虽然胎盘不连续，但胎盘的血管模式证实其为单绒毛膜囊胎盘。
　　　　　b. 双羊膜囊单绒毛膜囊型三胎胎盘，图中间和右侧的胎儿共用一个羊膜囊

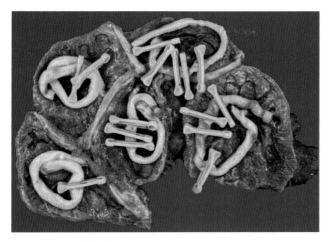

图 19.43　五胎胎盘

19.4　胎盘炎症性病变

胎盘炎症是一种常见并且重要的组织学发现。一般而言，特定的炎症细胞浸润及其累犯模式可反映胎盘炎症的病因并决定其临床意义（Redline 2002）。胎盘炎症可分为以下两种主要类型。①急性绒毛膜羊膜炎（ACA）：总是由微生物感染引起，通常是细菌经阴道或子宫颈向上感染（上行性感染）所致。②绒毛炎：通常是绒毛实质的慢性炎症。绒毛炎常是特发性的，但少见情况下也可因病毒、某些细菌或原虫（protozoa）经母体血而感染胎盘（血源性感染）。经产道分娩感染是胎儿感染的一种重要途径，但这种情况感染并不累及胎盘。

子宫内感染和炎症的后果包括流产、死产、早产（PTB）、胎儿畸形、产后活动性感染和长期后遗症（常是神经系统的疾病）。受累患儿最严重的异常可能是重度残疾、智力发育迟缓、失明或失聪。为供养这些患儿所需承受的社会、经济和精神负担是巨大的。

19.4.1　上行性感染和急性绒毛膜羊膜炎

19.4.1.1　发病率、病因学和发病机制

ACA 是最常见的胎盘感染和炎症类型（Redline

2007a）。组织学上，在足月胎盘中 ACA 的发生率为 10%~15%，在早产胎盘中 ACA 的发生率高达 50%~70%。ACA 和孕龄之间存在显著的负相关性，表明 ACA 和 PTB 之间存在很强的相关性。临床医师使用"绒毛膜羊膜炎"这一术语来描述提示子宫内感染的一组症状（母体发热、子宫压痛或血白细胞计数升高），但这些症状与组织学上的绒毛膜羊膜炎相关性差。然而，绒毛膜羊膜炎的组织学表现才是子宫内感染的诊断依据。

虽然对 ACA 的组织学一直存在争议，但现已清楚，ACA 是母体和胎儿体内对进入孕囊的感染性病原体发生的一种急性炎症反应。微生物通常是细菌，这些细菌已从大部分病例的胎膜、羊水、脐带血和胎儿组织中培养分离出来（Zhang et al. 1985），并在培养阴性的病例中通过 PCR 检测得到证实（Gardella et al. 2004）。ACA 能通过在实验动物的羊膜内注射细菌而产生，注射无菌外源性刺激剂则不能引起 ACA。大多数 ACA 病例是由阴道或子宫颈处的细菌上行进入子宫所致。其他少见子宫内感染的可能来源包括子宫内膜炎以及输卵管、膀胱、阑尾或肠道病原体的邻近播散。最近的流行病学和实验资料提示，梭状芽孢杆菌所致的牙周病与 PTL 有关，表明在某些病例中这些微生物可经血源性途径到达蜕膜（Han et al. 2004；Hill 1998）。

宫内感染时，ACA 几乎总是先于破膜发生，事实上，在这些病例中，ACA 可能是破膜的原因。也就是说，如果发生自发性破膜而之前没有感染，则随后感染的风险会略有增加。尽管这两种模式的组织学改变相同，但结局研究表明胎膜完整的 ACA 是一种独特病种，其对发育中胎儿的危害高于破膜后发生的 ACA（Redline 2004b）。ACA 的易感性与一些便于微生物进入宫内环境的因素密切相关，也与感染因子的毒力和宿主对感染因子的反应等密切相关。

19.4.1.2　病理表现

19.4.1.2.1　母体炎症反应

　　在大多数 ACA 病例中，胎膜大体上是正常的。在特别严重、长期感染的病例中，胎膜可能不透明，易碎或有恶臭味。组织学上，可见母体（先）和胎儿（后）对羊膜感染的炎症反应，感染相继有序发生并且可预测，正如 Blanc（1959）最初描述的那样。最初的炎症表现是母体循环的局部反应，中性粒细胞从胎膜蜕膜游出到细菌进入处（子宫颈口）的胎膜。一旦细菌进入羊水，母体的中性粒细胞也会从绒毛间隙迁移到绒毛膜板的底面。中性粒细胞最初聚集在绒毛膜下纤维素层（图19.44），逐渐迁移穿过绒毛膜结缔组织层和羊膜（图 19.45）。随着时间的推移，中性粒细胞凋亡，细胞核碎裂，随后羊膜上皮坏死（坏死性绒毛膜羊膜炎）（图 19.46）。

　　母体炎症反应的连续性改变和疾病进展（分期）是恒定的。Amsterdam 胎盘工作小组已提出母体炎症反应分期和分级的临床相关方案（表 19.1）（Khong et al. 2016）。母体炎症反应的时间进展可基于个人观察、临床相关性及实验数据来评估。根据 Redline（2006a）的观察，最初的母体炎症反

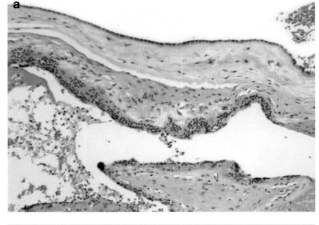

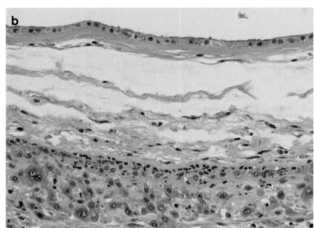

图 19.44　急性绒毛膜羊膜炎（ACA）的母体反应（早期）。母体中性粒细胞迁移出绒毛间隙，聚集在绒毛膜下纤维素层（a）或从蜕膜血管迁移出并浸润绒毛膜滋养细胞（b）

表 19.1　**急性绒毛膜羊膜炎（ACA）的分期（Khong 等人 2016 年修正版）**

母体反应	
1 期（早期）	急性绒毛膜下炎或绒毛膜炎
2 期（中期）	急性绒毛膜羊膜炎
3 期（晚期）	坏死性绒毛膜羊膜炎
重度	融合性炎症伴或不伴绒毛膜下微脓肿
胎儿反应	
1 期（早期）	脐静脉炎或绒毛膜血管炎
2 期（中期）	脐静脉炎和脐动脉炎
3 期（晚期）	坏死性脐带炎
重度	融合性炎症伴血管平滑肌变薄

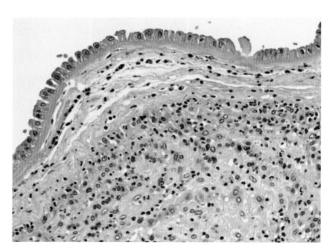

图 19.45　急性绒毛膜羊膜炎（ACA）的母体反应（中期）。母体中性粒细胞迁移进入绒毛膜和羊膜的结缔组织内

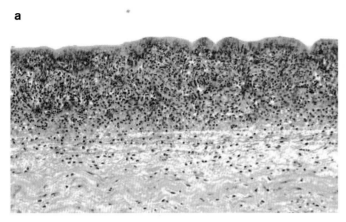

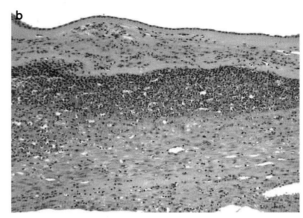

图 19.46　急性绒毛膜羊膜炎（ACA）的母体反应（重度）。弥漫性重度炎症伴中性粒细胞核碎裂和羊膜上皮细胞坏死（a）以及绒毛膜微脓肿（b）

应（急性绒毛膜下炎）发生于感染后 6~12 小时。羊膜结缔组织（ACA）受累最可能发生于感染后 12~36 小时，之后中性粒细胞开始经历凋亡和核碎裂（感染后 36~48 小时）。母体反应的时限是否因母体因素（如母体内已存在的抗体或特异性病原体的性质）而发生改变以及如何改变目前尚不清楚。母体炎症反应的强度（等级）更难定量。有人提议根据绒毛膜板炎症最严重区域中中性粒细胞的数量来分级。

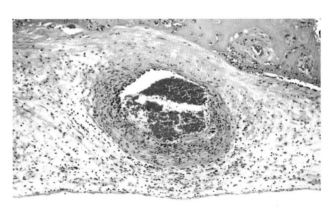

图 19.47　急性绒毛膜羊膜炎（ACA）的胎儿反应（早期）。胎儿中性粒细胞迁入绒毛膜板血管（绒毛膜血管炎）

19.4.1.2.2　胎儿炎症反应

胎儿对羊膜感染也有反应，其反应程度取决于胎龄和胎儿的免疫系统状态。胎龄小于 20 周，重量低于 500 g 的胎儿常缺乏白细胞反应。胎儿炎症反应首先表现为胎儿中性粒细胞迁移进入脐静脉（脐静脉炎）和（或）绒毛膜板血管（绒毛膜血管炎）。炎症细胞的迁移呈新月形，定向地朝向羊膜腔感染源（图 19.47）。后期，胎儿中性粒细胞从脐动脉（脐动脉炎）游出并进入华通胶（Wharton's jelly）。随着感染持续时间的增加，中性粒细胞坏死并形成围绕脐血管的坏死带（坏死性 / 亚急性坏死性脐带炎），坏死带可发生钙化或出现新生血管（图 19.48）。脐带炎症往往呈节段性，有时仅累及多张切片中的一张，常来自脐带末端。

胎儿炎症反应的进展比母体的反应更加多变，但也可以对其进展进行分期（表 19.1），分期主要取决于胎龄。胎儿炎症反应的强度（等级）与胎儿不良结局密切相关。绒毛膜板或脐血管中见到中性粒细胞散在浸润被认为是轻度到中度（1 级）。重度（或 2 级）绒毛膜血管炎的特征是中性粒细胞几乎融合成片并浸润血管伴血管中膜平滑肌变薄或排列紊乱（图 19.49）。炎性血管中可形成血栓。

羊膜感染是一种独特的情况，母体和胎儿共同对同一感染性损伤做出反应。绒毛膜羊膜炎的急性炎症细胞浸润特征性地局限于胎膜和脐带。除非胎儿败血症继发性累及绒毛，否则绒毛实质不会受累。这种情况下，细菌（通常为大肠埃希菌、B 族

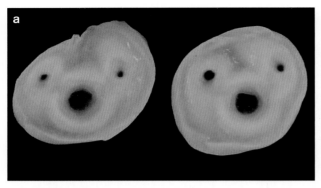

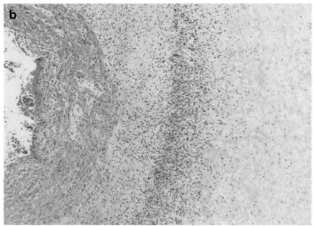

图 19.48   急性绒毛膜羊膜炎（ACA）的胎儿反应（晚期）：坏死性脐带炎。大体上可见明显的坏死性白细胞形成的新月形带围绕脐带血管

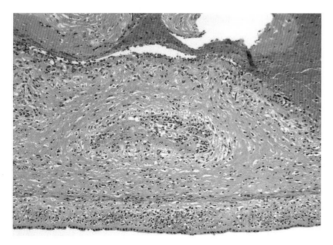

图 19.49   急性绒毛膜羊膜炎（ACA）的胎儿反应（重度）。胎儿中性粒细胞浸润绒毛膜血管，血管中膜排列紊乱，这个病例中可见血栓形成

链球菌）位于绒毛毛细血管内，常伴滋养细胞基膜下中性粒细胞聚集（图 19.50）。急性静脉炎和绒

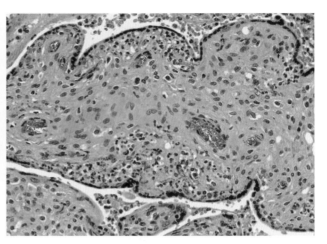

图 19.50   急性绒毛炎。绒毛毛细血管中有明显的细菌菌落，中性粒细胞聚集在绒毛间质周围的滋养细胞下方

毛间脓肿的最常见病因是单核细胞增生性李斯特菌感染。虽然大多数胎膜白细胞是母源性的，但荧光原位杂交研究已证实羊水和胎肺中的大多数白细胞来自胎儿，这强调了母体和胎儿免疫系统的重要作用。炎性浸润的特征通常不是特异性的，难以以此明确病原体。事实上，即使在羊膜涂片中已证实有细菌存在，但在组织切片中发现细菌的情况仍相对少见。值得注意的例外情况包括 B 族链球菌感染，即使缺乏绒毛膜羊膜炎的组织学证据也能轻易发现菌落。当在羊膜上出现长形（长度至少为 15 μm）、弱碱性波浪状梭形杆菌属病原体并且常伴有非常严重的炎症和坏死时，这种细菌在常规 HE 染色切片中也可见到。梭形杆菌可被银染证实，但革兰染色时仅显示微弱的革兰阴性。在罕见的念珠菌感染病例中，在脐带羊膜表面肉眼可见直径为 2~3 mm 的白色真菌小菌落。常规 HE 染色切片中也可见念珠菌酵母和菌丝，组织学特征为脐带羊膜表面下小的、浅表的、新月形的微脓肿（脐带周围炎）（图 19.51）。通过 PAS 或六胺银染色容易观察到菌落。

19.4.1.3 临床意义

虽然母体受到的危害与绒毛膜羊膜炎有关（母体败血症），但绒毛膜羊膜炎最主要的临床意义是

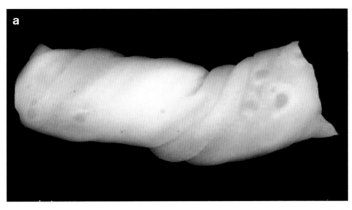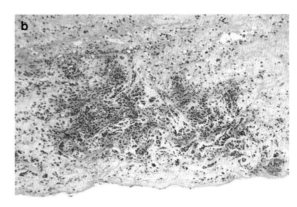

图 19.51　念珠菌脐带周围炎。脐带上的黄色小病灶（a）对应于浅表微脓肿（b）

其对胎儿的潜在不利影响。

19.4.1.3.1　早产

据估计大约 70% 的围产期死亡和近 50% 的长期神经系统疾病可能是由早产（PTB）引起的（Esplin 2006）。虽然有多种因素可引起 PTB，但绒毛膜羊膜炎引起者所占比例较高。作为 PTB 的一个原因，子宫内感染通常无症状，直到产程开始或胎膜早破，因此，早期诊断困难。许多新近的处理方案的目的是识别处于危险的女性和开发靶向感染和炎症的治疗措施，以相应地减少自发性 PTB 并降低与其相关的死亡率和长期患病率。

实验和人体研究累积的数据正在阐明细菌感染和绒毛膜羊膜炎如何导致自发性 PTB 的发生。对细菌侵犯的炎症反应造成细胞因子的产生，并启动前列腺素合成，最终导致子宫收缩。某些与绒毛膜羊膜炎相关的细菌通常富含磷脂酶 A2，后者从膜磷脂释放出前列腺素的前体——花生四烯酸。炎症反应也可造成金属蛋白酶的合成增加，后者被认为可使子宫颈的胶原重塑和软化，降解胎膜细胞外基质，最终导致破膜（Kumar et al. 2006）。

在胎龄小于 25 周的 ACA 病例中，大约 30% 的患者伴有胎盘后血肿，这是由炎症引起的蜕膜出血所致，可导致分娩时胎盘慢性剥离，甚至导致多数胎儿死亡（Redline 2004b）。

19.4.1.3.2　胎儿炎症反应综合征

传统观点认为，绒毛膜羊膜炎诱导的许多早产儿并发症是由早产（而不是感染本身）所致。然而越来越多的证据显示，能够预示长期患病的病理学损伤（脑室周围软化、脑室内出血）开始于子宫内胎儿对胎盘感染的反应（胎儿炎症反应综合征，FIRS）。大多数研究认为，组织损伤的直接原因不是感染性病原体本身，而是胎儿炎症反应介质［主要是细胞因子（IL-1、IL-6、IL-8、TNF-α）］在胎儿损伤（尤其是在预示脑瘫发生的白质损伤）发生中所起的重要作用（Gomez et al. 1998；Leviton et al. 1999）。细胞因子可直接通过毒性作用或间接通过活化内皮细胞和小胶质细胞导致血栓形成或增加血管通透性，从而引起白质损失。在早产儿中，细胞因子还会干扰少突胶质细胞的成熟。内毒素或外毒素是否通过胎盘或血脑屏障直接损伤中枢神经系统尚不清楚。

ACA 中唯一与中枢神经系统损伤直接相关的组织学发现是胎儿炎症反应的严重程度。与单独的脐静脉炎相比，脐动脉炎常伴有较高水平的胎儿循环内细胞因子（Kim et al. 2001；Rogers et al. 2002）。严重的绒毛膜血管炎与足月胎儿和早产儿的脑瘫危险性增加密切相关（Redline 2005；Redline et al. 1998b）。在炎症性绒毛膜板血管中同时伴发附壁血栓是极低出生体重（VLBW）婴儿发生神经功能缺损的另一个危险因素（Redline et al. 1998b）。

19.4.1.3.3 新生儿感染

ACA 意味着胎儿暴露于感染环境中，但胎儿不一定被感染。暴露于感染环境的胎儿可通过胎儿的皮肤、眼、鼻或耳道，或通过吸入或吞咽感染的羊水而感染。胎盘呈现 ACA 的婴儿在新生儿期发生败血症和死亡的危险性增加。尽管大多数病例中的母体或婴儿均无明显的临床症状，但新生儿感染是其围产期死亡的一个重要原因，并且大多数严重的新生儿感染与 ACA 相关。包括胎龄和病原微生物在内的许多因素决定了胎儿的临床结局。B 族 β 溶血性链球菌、大肠埃希菌和流感嗜血杆菌是新生儿感染的最常见原因。与新生儿感染危险性增加相关的胎盘特征包括严重的母体和胎儿炎症反应（Keenan et al. 1977；Zhang et al. 1985）。

19.4.2 亚急性绒毛膜羊膜炎

亚急性绒毛膜羊膜炎以单核细胞和变性的中性粒细胞混合性炎症细胞浸润为特征，可伴坏死。这种模式可能起源于进行性低度或重复性感染，并与少数伴羊膜坏死的 VLBW 婴儿的慢性肺病相关。胎儿母亲的病史可包括反复发作的阴道出血（Ohyama et al. 2002）。

19.4.3 慢性绒毛炎

病因学

慢性绒毛炎或绒毛实质的慢性炎症有两种不同的病因。绝大多数绒毛炎病因不明（病因不明的绒毛炎，VUE），被认为是母体对胎盘中胎儿抗原的免疫介导反应（宿主抗移植物反应）。这一观点得到最近一项研究的支持，该研究发现绒毛炎症细胞是 CD8 阳性的母源性 T 淋巴细胞（Myerson et al. 2006；Redline 2007b）。

极其罕见的是，绒毛炎可由血源性感染引起，病原微生物通常为病毒，但也可以是一些细菌和原虫，它们通过母体血液到达胎盘（血源性感染）。与绒毛膜羊膜炎不同，局部感染和血源性感染累及胎盘只是母体全身性疾病的表现之一。尽管血源性获得性病原体引起的致命胎儿胎盘感染已有文献记载，但非常少见。

病理表现

绒毛炎几乎总是在显微镜下检查时被偶然发现。对于潜在的炎症病变，通常既无临床怀疑，也无大体病理学线索。可有非特异性发现（包括胎盘可能较小，或较大并且发生水肿），仅在极少数情况下大体表现可见炎症病灶。所有绒毛炎的重要共同特征是绒毛内炎症细胞浸润，但炎症的相关特征和性质在不同病例之间有差异。浸润细胞通常为慢性炎症细胞，由不同比例的淋巴细胞、组织细胞和浆细胞组成（图 19.52），但偶尔可为肉芽肿性炎，罕见明显的中性粒细胞浸润。部分病例可见坏死、营养不良性钙化和间质含铁血黄素沉积。炎症细胞一般聚集在绒毛内，也可延伸到绒毛周围间隙，通常伴有绒毛间隙纤维素沉积和相邻炎症性绒毛粘连（图 19.53）。偶尔以绒毛间隙成分炎症为主（绒毛间隙炎）。炎症性绒毛通常随机分布，但

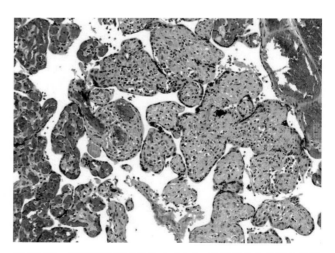

图 19.52 病因不明的绒毛炎（VUE）。淋巴细胞和组织细胞浸润绒毛

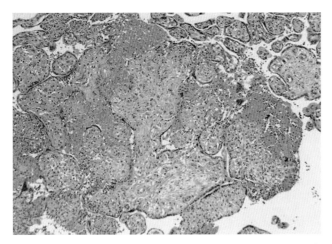

图 19.53　病因不明的绒毛炎（VUE）。炎症累及绒毛周围间隙伴邻近炎症性绒毛粘连

部分病例可集中于胎盘基底部。绒毛的受累程度在不同的病例中有很大的差异，可按 Amsterdam 胎盘工作小组提出的方案进行半定量分级（Khong et al. 2016），将绒毛炎分为低级别和高级别。低级别绒毛炎指任何病灶内炎症细胞浸润累及少于 10 个相邻绒毛，需要 1 个以上病灶才能诊断。高级别绒毛炎为多灶、至少 1 个病灶表现为炎症细胞浸润累及超过 10 个相邻绒毛（Khong et al. 2016）。低级别可进一步分为局灶或多灶，高级别分为片状或弥漫性。

19.4.3.1　病因不明的绒毛炎

超过 95% 的绒毛炎病因未明。尽管病因不明的绒毛炎（VUE）的范围和严重性各异，但在大多数（60%~75%）病例中呈现低级别病变。浸润绒毛的炎症细胞通常由巨噬细胞和淋巴细胞组成，可见巨细胞，但巨细胞并不提示感染。绒毛周围可能出现活动性炎症成分（中性粒细胞浸润），暴发性炎症可表现为绒毛间隙炎、纤维素沉积伴绒毛坏死（活动性慢性绒毛炎）（图 19.54）。这种模式可见于某些感染性（革兰阴性细菌感染性、非梅毒螺旋体感染性）绒毛炎，应考虑特殊染色（革兰染色、银染）协助诊断。炎症细胞浸润常局限于终末绒毛，但也可累及干绒毛。干绒毛血管炎症性闭塞

和下游纤维化无血管绒毛（VUE 伴胎儿闭塞性血管病）与神经系统损伤有关（图 19.55）（Kraus et al. 2004）。有些病例中慢性蜕膜炎和慢性绒毛膜羊膜炎可伴有 VUE。常见绒毛炎累及绒毛膜板基底部 / 胎盘隔周围绒毛（基底部绒毛炎），这种模式代表 VUE 的一个亚型，常伴有浆细胞性蜕膜炎。

临床意义

VUE 是常见病变，在妊娠晚期的胎盘中有 5%~15% 的胎盘受累（Redline 2007b）。临床上轻

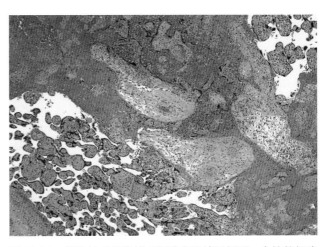

图 19.54　慢性绒毛炎伴绒毛间隙炎和绒毛坏死。中性粒细胞和慢性炎症细胞浸润绒毛间质和绒毛间隙。胎儿干绒毛血管炎、绒毛坏死和弥漫性绒毛周围纤维素沉积形成肉眼可见的坏死灶。干血管闭塞导致远端绒毛改变。图示为纤维化无血管绒毛（FAV）

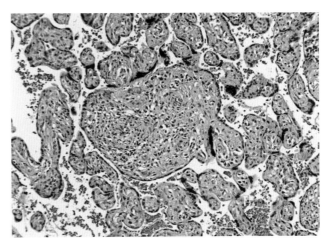

图 19.55　病因不明的绒毛炎（VUE）伴胎儿闭塞性血管病。血管炎和干绒毛血管闭塞导致无血管绒毛

度 VUE 通常无明显症状，胎儿不受影响。较严重、广泛的 VUE 可伴有宫内胎儿死亡（IUFD）、胎儿宫内发育迟缓（IUGR）、脑瘫和其他神经系统损伤（Redline et al. 2000）。这些并发症与绒毛炎的严重程度直接相关。在 VUE 中母源性细胞不仅进入绒毛，而且进入胎儿本身。这是否会增加围产期患病率或死亡率尚不清楚。导致胎儿死亡的 VUE 一般病变范围广泛，表明胎盘功能不全可能是损伤发生机制之一。VUE 可复发（弥漫性病变的复发率为 10%~25%），伴妊娠失败。复发性 VUE 病例特别容易发生 IUGR、IUFD 和早产。

19.4.3.2　感染性绒毛炎

虽然感染性绒毛炎和 VUE 之间的差异十分细微，但罕见情况下绒毛炎的形态学特征可提示其感染原因。一般而言，感染性绒毛炎往往更严重、更弥漫，伴有更多的绒毛坏死，可伴慢性绒毛膜羊膜炎。

19.4.3.2.1　巨细胞病毒感染

病理表现

巨细胞病毒（CMV）感染的胎盘可正常、较小（IUGR 病例）或大而水肿。组织学上，绒毛可呈现与孕龄部分相关的任何变化或全部变化。其特征包括浆细胞浸润绒毛、间质含铁血黄素通常沉积在残留闭塞的血管周围（图 19.56）。可见灶性间质坏死、钙化和无血管绒毛。在内皮细胞、Hofbauer 细胞或滋养细胞内可见病毒性细胞病理学改变，这些改变具有诊断价值，表现为大的嗜酸性核内包涵体和较小的嗜碱性细胞质内包涵体（图 19.57）。在早期、严重感染时，包涵体数量非常多，易于发现；随着妊娠时间的推移，病毒包涵体常缺乏。当在常规 HE 染色的切片中未见包涵体时，可用免疫组化、聚合酶链反应（PCR）或原位杂交检测证实 CMV 感染。

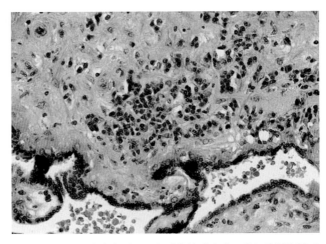

图 19.56　巨细胞病毒（CMV）感染性胎盘炎。浆细胞浸润绒毛

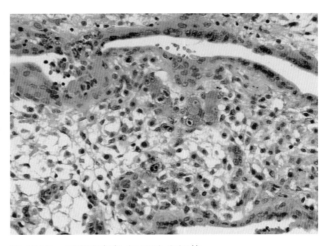

图 19.57　巨细胞病毒（CMV）包涵体

临床意义

CMV 是绒毛炎最常见的病原体。在所有活胎中，先天性感染的发生率为 0.2%~2.2%。胎儿受累可发生在子宫内、分娩时或出生后。子宫内感染可来自原发性或复发性母体感染。潜伏病毒激活引起的先天性感染所致的胎儿损伤和迟发性后遗症的病例可能少于来自原发性母体感染的病例。目前，CMV 是公认的引起发育障碍最常见的感染原因。晚期并发症包括智力低下、脉络膜视网膜炎和癫痫发作，特别是感觉神经性听力损伤，其在有症状的先天性感染幸存患者中最常见，但也可迟发于出生时无症状的儿童。

19.4.3.2.2　梅毒螺旋体感染

病理表现

　　感染的胎盘倾向于体积巨大。组织学上，绒毛
宽大，相对不成熟，但水肿不明显。绒毛间质内细
胞丰富，主要为较多的 Hofbauer 细胞，可见淋巴
浆细胞浸润，伴滋养细胞下中性粒细胞浸润和局灶
性微脓肿形成。罕见情况下炎症反应具有肉芽肿特
征。血管内皮下和血管周围纤维化导致管腔狭窄、
再通或绒毛血管闭塞，这些是主要特征。有些病例
可见明显的浆细胞性蜕膜血管炎以及胎膜和脐带慢
性炎症细胞浸润。坏死性脐带炎常见，但并非普遍
现象，也不是先天性梅毒的特异性改变。胎盘和脐
带的组织学改变具有特征性但无诊断特异性。确切
诊断依赖于检测到螺旋体，螺旋体在脐带中最容易
检测到，不管是否存在脐带炎。

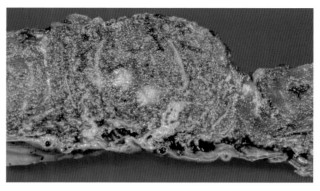

图 19.58　李斯特菌胎盘炎。部分病例大体上可见明显的黄白色坏死区域，对应绒毛间隙脓肿

19.4.3.2.3　单核细胞增生性李斯特菌感染

病理表现

　　胎盘通常大体上正常，但可见微小的黄白色坏
死灶，罕见较大的脓肿或梗死（图 19.58）。与其
他大多数绒毛炎不同，李斯特菌绒毛炎以中性粒细
胞为主。急性绒毛炎是李斯特菌感染的特征，需要
排除其他感染，最好通过组织学革兰染色证实。罕
见情况下，急性绒毛炎和绒毛间脓肿可由母体败血
症引起。绒毛通常埋陷于绒毛间隙的急性炎症灶和
纤维素之中，当广泛受累时，可出现绒毛坏死和绒
毛间隙脓肿形成。绒毛内中性粒细胞常局限于绒毛
边缘，并在绒毛边缘呈环状分布，位于滋养细胞和
绒毛间质之间（图 19.59）。李斯特菌绒毛炎可伴
或不伴绒毛膜羊膜炎或脐带炎。单核细胞增生性李
斯特菌是一种小的可动的革兰阳性杆菌，末端呈
圆形，可通过革兰染色（如 Brown-Hopps 染色）、
Warthin-Starry 染色或 Dieterle 染色证实。免疫组化
染色可用于确定诊断，并排除具有类似组织学特征

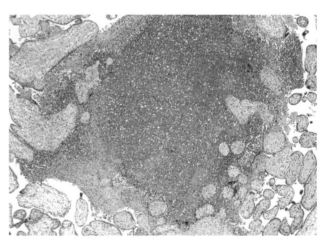

图 19.59　李斯特菌胎盘炎。中性粒细胞聚集在绒毛间隙。陷入的绒毛逐渐坏死、形成脓肿。中性粒细胞聚集在滋养细胞下方的绒毛间质周围

的其他感染。

临床意义

　　单核细胞增生性李斯特菌是子宫内感染、自然
流产、早产、新生儿败血症等疾病和围生儿死亡的
重要原因。围产期李斯特菌病表现为两种形式之
一。在"早期型"病例中，先天性感染导致破坏性
新生儿败血症（婴儿脓毒性肉芽肿病），胎儿器官
内播散性微脓肿与胎盘内微脓肿相似。"晚期型"
围产期李斯特菌病可能为分娩期间感染所致，表现
为新生儿在出生后第 2 周或第 3 周发生脑膜炎。尽
管孕妇感染时可有流感样综合征和发热等症状，但
单核细胞增生性李斯特菌通常不引起成人严重疾

病。最常见的感染途径是摄入污染的食物（经常是乳制品）。短暂的菌血症后，粪便排菌，直到建立免疫反应。胎盘感染可能来源于血源性播散或上行性感染。妊娠女性和胎儿对李斯特菌的特殊易感性似乎与母胎接触面的局部因素（即局部免疫功能低下）有关（Redline 1988）。

19.4.3.2.4　鼠弓形虫感染

病理表现

发生鼠弓形虫感染的胎盘大体可正常，但通常大而水肿。显微镜下，感染的胎盘的形态学变化非常大，从绒毛内轻微的淋巴细胞浸润到伴坏死的破坏性病变。可见伴中央坏死、栅栏状组织细胞和 Langerhans 细胞的真性肉芽肿。组织细胞可呈结节状聚集于滋养细胞下方或延伸入绒毛间隙，可见蜕膜浆细胞浸润和血管炎以及胎膜和脐带慢性炎症细胞浸润。该病原体的包囊可见于没有明显炎症的胎膜、绒毛膜板、脐带或绒毛中（图 19.60），常在羊膜上皮下被发现。弓形虫包囊通常不伴有炎症反应，但其一旦破裂，其速殖子可诱发强烈的炎症反应和坏死。在 HE 染色切片中识别速殖子非常困难，需要用免疫组化、免疫荧光或 PCR 作为辅助检查。

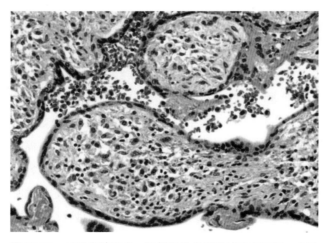

图 19.60　弓形虫绒毛炎。这例慢性炎症性绒毛中可见一个弓形虫包囊

临床意义

先天性感染似乎主要来自母体在妊娠早期获得的原发性感染，通常由摄入未熟肉食中的虫卵或接触猫的粪便而引起。在母体发生寄生虫血症期，病原体被传输到胎盘和胎儿。在这种情况下，胎儿感染的风险大约是 50%。尽管妊娠前 3 个月获得性感染最严重，但胎儿受累的可能性随着孕龄的增加而增加。胎儿受累的临床表现从中枢神经系统和眼的严重损伤到完全无症状感染，仅在随访数月或数年后因发生脉络膜视网膜炎才被诊断。产前诊断（通过胎儿血液检查或培养）和抗生素治疗似乎可降低先天性感染的发生率。母体因既往感染而出现抗体时，除罕见情况外，胎儿一般不会发生病变。

19.4.3.2.5　细小病毒 B19 感染

病理表现

细小病毒 B19 优先感染复制活跃的细胞（特别是有核红细胞），感染后这些细胞被破坏。因此，胎盘病理学改变可反映胎儿的贫血状态。大体上，胎盘体积大、色苍白，质脆、易碎，特别是当感染伴胎儿水肿时，胎盘可发生水肿。镜下表现为绒毛比较一致、相对不成熟和水肿。绒毛血管中幼红细胞内可见诊断性核内嗜酸性包涵体伴染色质周围凝集（图 19.61）。原位杂交和免疫组化对确定感染细胞比传统显微镜更加敏感，PCR 可用于确诊。与大多数其他先天性血源性感染不同，本病未见绒毛炎症。

临床意义

人细小病毒 B19 是"第五疾病"或传染性红斑的致病因子，其引发的疾病是一种发生于儿童的急性轻度发疹性疾病。在成人中，大多数为无症状感染；但在女性中特别常见自限性多关节病，慢性溶血性贫血患者可发生再生障碍性危象。到目前为

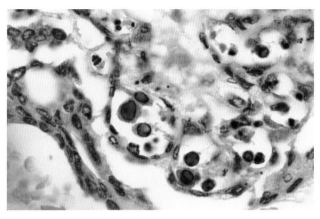

图 19.61　细小病毒感染。绒毛毛细血管的红细胞显示中位核内嗜酸性包涵体，核周染色质凝集

止，胎儿细小病毒感染最常见的后果是非免疫性水肿（可自发消退）和流产。大多数流产发生在妊娠第 10~28 周，但引起胎儿丢失的危险性较低，估计不到 10%。新生儿贫血可见于少数妊娠晚期受到感染的婴儿，细小病毒感染致畸形的病例罕见报道，曾有类似于眼部风疹性胚胎畸形的病例报道。

19.4.3.2.6　单纯疱疹病毒感染

播散性单纯疱疹病毒感染是导致新生儿严重感染性疾病和引起新生儿死亡的重要原因。尽管上行性感染和经胎盘播散都有描述，但分娩时胎儿被感染最常见。在一些血源性感染病例中，可见绒毛坏死和粘连、淋巴细胞性绒毛炎和绒毛血管纤维素样坏死。在上行性感染病例中，可见急性坏死性和慢性淋巴浆细胞性绒毛膜羊膜炎、羊膜病毒包涵体和脐带炎。有报道称，在妊娠前 20 周内发生原发性感染的患者其自然流产和先天性畸形的发生率较高。

19.4.3.2.7　水痘 - 带状疱疹感染

在美国由于大多数（95%）育龄期女性具有免疫性，因而在妊娠期发生水痘感染不常见。发生先天性感染时，大体可见胎盘较小、坏死灶和绒毛坏死，镜下可见血管闭塞、淋巴浆细胞浸润，以及伴

有巨细胞的肉芽肿。绒毛和蜕膜内可出现病毒包涵体。胎儿表现多样，从完全无症状婴儿到围产期胎儿水痘 / 带状疱疹或明显的胚胎疾病，后者在妊娠前 3 个月被感染的胎儿中占比不足 5%。妊娠期间母体带状疱疹复发似乎与严重的胎儿后遗症无关。

19.4.3.2.8　风疹

由于推行了富有成效的免疫接种计划，目前先天性风疹罕见。在以前风疹流行期，风疹引起的胎盘改变已有详细记录，主要为妊娠前 6 个月流产，但少数发生于足月胎盘。

19.4.3.2.9　人类免疫缺陷病毒感染

人类免疫缺陷病毒（HIV）可在分娩时经胎盘或在出生后通过母乳喂养传播给胎儿（婴儿）。子宫内传播可通过 PCR 检测婴儿体内病毒或出生 48 小时内羊水共培养而证实。几种因素（母体、胎儿、产道和病毒）可影响母体 - 胎儿病毒的传播，传播时限可决定随后的胎儿（婴儿）感染进程。分娩前和分娩期间对母体和分娩后对婴儿行抗逆转录病毒治疗大大减少了垂直传播。与 HIV 直接相关的胎盘组织病理学改变还未见描述，特别是尚无关于绒毛炎的报道。研究发现，血清反应阳性母体的胎盘的 ACA 发病率增高。

19.4.3.2.10　寨卡病毒感染

寨卡病毒是黄病毒科的一种单链 RNA 虫媒病毒，黄病毒属最初在非洲被分离出来。此病毒可通过蚊虫传播给人类，在过去几年，世界其他地区也有寨卡病毒感染暴发的报道。动物模型、人体组织培养和流行病学研究表明，病毒可穿过胎盘、感染胎儿组织，特别是感染胎儿大脑（Platt et al. 2017）。胎儿畸形的表现多样，包括生长受限、流产或死胎、围产期死亡和小头畸形（Chibueze et al. 2017），小头畸形的发病率高达 2.3%。虽然需要进一步的研究来确定胎盘病理检查的全部病理学改变，但初步

研究表明，感染该病毒会导致绒毛增大，不成熟绒毛中 Hofbauer 细胞增多，但没有明显的炎性渗出物（Kaplan et al. 2016；Rosenberg et al. 2017）。

19.4.3.2.11 其他微生物感染

患疟疾时可发生重度慢性组织细胞性绒毛间隙炎（Ordi et al. 1998）。复发性绒毛炎可见于非梅毒性螺旋体感染（Abramowsky et al. 1991）。与其他病原体血源性播散有关的胎盘病变在其他章节详述（Fox et al. 2007）。

19.4.4 胎盘感染的其他模式

19.4.4.1 慢性组织细胞性绒毛间隙炎

慢性组织细胞性绒毛间隙炎是指绒毛间隙内单核-巨噬细胞弥漫、均匀性浸润伴绒毛周围不同程度的纤维素沉积（图 19.62）。这类疾病不包括以绒毛炎或绒毛间隙多种炎症细胞浸润为主的炎症性病例。胎盘常小于相应孕龄的胎盘。其组织学特征与胎盘疟疾很相似，可根据缺乏疟色素鉴别两者。慢性组织细胞性绒毛间隙炎为特发性的，最常见于妊娠前 3 个月自发性流产的病例，也见于妊娠中期和晚期。其与复发性自发性流产、IUGR、IUFD 和整个围产期高死亡率有关。

19.4.4.2 慢性蜕膜炎

慢性蜕膜炎是指底蜕膜出现浆细胞或弥漫性慢性炎症（伴或不伴浆细胞）。慢性炎症反应可直接对抗母体或胎儿抗原或微生物。慢性蜕膜炎通常与足月 VUE 和早产胎盘中 ACA 有关，也可以是一种独立的病变。缺乏相关发现时，其临床意义有限。

19.4.4.3 慢性绒毛膜羊膜炎

罕见情况下，与 ACA 分布相同的炎症细胞浸润是由慢性炎症细胞组成（图 19.63）。这些慢性炎症细胞通常以成熟小淋巴细胞为主，但浆细胞、组织细胞及少见的大淋巴细胞和免疫母细胞也可混合存在（Jacques et al. 1998）。有些病例中，慢性炎症细胞可伴少量中性粒细胞成分，后者可与慢性炎症成分完全分离或密切混杂。慢性绒毛膜羊膜炎中的炎症细胞浸润通常为灶性并且较轻。慢性绒毛膜羊膜炎一般限于胎膜，但绒毛膜板受累也可发生。绒毛膜板中大的胎儿血管和脐带也出现慢性感染的情况罕见。慢性绒毛膜羊膜炎常伴绒毛炎，偶尔也伴慢性或亚急性坏死性脐带炎。虽然大多数病例仍未鉴定出特异性感染原，但罕见慢性绒毛膜羊膜炎的发生与风疹、单纯疱疹、苍白螺旋体或弓形虫感染有关。重要的是，慢性绒毛膜羊膜炎与急性或亚急性绒毛膜羊膜炎无关。

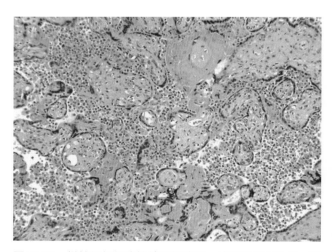

图 19.62 慢性组织细胞性绒毛间隙炎。绒毛间隙内单核-巨噬细胞弥漫性浸润

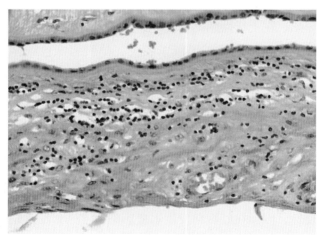

图 19.63 慢性绒毛膜羊膜炎。小淋巴细胞浸润羊膜和绒毛膜

19.4.4.4　嗜酸性粒细胞性 /T 细胞性血管炎

嗜酸性粒细胞性 /T 细胞性血管炎是由胎儿嗜酸性粒细胞和淋巴细胞形成的慢性炎性浸润，累犯绒毛膜板和干绒毛大血管（图 19.64）。在急性绒毛膜羊膜炎中，典型的病灶是局灶性的，无绒毛板血管的弥漫受累，通常只累及单个血管。此外，炎性浸润朝向胎盘或血管母体侧，与上行性感染中的胎儿炎症反应（即炎症细胞向羊膜腔迁移）相反。这与胎儿循环中的血栓形成和慢性绒毛膜炎有关，但无特异性的临床联系（Fraser et al. 2002；Jacques et al. 2011）。

19.5　母体和胎儿血管灌注不良

胎盘是一种血管性器官，具有相对独立的胎儿循环和母体循环。这两个循环的完整性对维持胎盘的基本功能是必需的。累及胎盘内及其周围血管和间隙内的凝血块、血肿和其他病理学改变可引起胎儿和母体损伤，损伤的严重性取决于它们的大小、部位和程度。大小的测量和程度的评估对评估个体损伤很重要。然而，没有绝对的"临界值"，不会因为结果超过它就会不可避免地出现不利结局或低于它就能保证无害结果。正常胎盘有相当大的功能

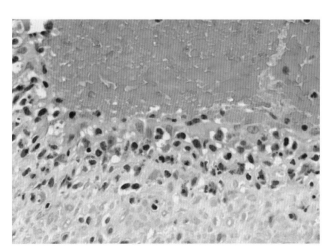

图 19.64　嗜酸性粒细胞性 /T 细胞性血管炎。嗜酸性粒细胞和小淋巴细胞侵入绒毛膜板的血管壁

储备，据估计其占胎盘体积的 10%~20%。损伤导致的可能危害不仅取决于病理学的性质和程度，也取决于未受累胎盘实质的数量和功能状态。因此，在功能受损的或小的胎盘中，即使是相对较小的病变也可能比在其他方面正常的胎盘中较大的病变具有更重要的临床意义。

与凝血和纤维蛋白溶解相关的某些因子之间的平衡对机体的动态平衡是必需的；妊娠本身会使该平衡偏向血栓形成。在母体绒毛间隙内，凝血抑制因子（如合体滋养细胞表面的膜联蛋白 V）在正常情况下能抑制凝血。血栓形成因子可抵抗凝血抑制因子，导致血栓形成和梗死（Rand 2000；Rayne et al. 1993）。在胎儿循环系统内，淤血、炎症或挤压引起的局部损伤或嗜血栓形成因子都可导致凝血。

19.5.1　母体循环与母体血管灌注不良

与胎盘病理生理学有关的母体循环包括子宫动脉及其分支、螺旋动脉（包括转化的小动脉 – 子宫胎盘血管）、母体绒毛间隙和子宫静脉回流。许多影响母体循环的病理学改变能追溯到异常植入和血管重塑。

19.5.1.1　蜕膜血管病变、生理学改变不完全、急性动脉粥样硬化和母体血管灌注不良

病因学

正常情况下，滋养细胞侵入螺旋动脉而使之发生生理性结构重塑，当螺旋动脉不能形成上述相应的改变时，动脉平滑肌持续存在，血管腔无法扩张，子宫胎盘的血流量减少，母体血压升高，母体血管内皮损伤，进而出现母体的先兆子痫症状。

病理表现

基板可见未经重塑的螺旋动脉，平滑肌弹力中膜持续存在（缺乏生理性改变）（图 19.65）。未经

重塑的螺旋动脉易于发生一种特征性病变——急性动脉粥样硬化，其特征为坏死、血管壁嗜酸性改变和大泡沫样巨噬细胞以及炎性浸润（图 19.66）。管腔可部分或全部被血栓阻塞。急性动脉粥样硬化累及基板和膜状蜕膜的含有肌层的母体动脉，后者常是检查急性动脉粥样硬化的最佳部位（图 19.67）。另外，纤维素样坏死、血管炎和血栓形成也可能发生，所有这些病变都被包含在蜕膜血管病变或蜕膜动脉病变之内（Khong et al. 2016）。基板浅层的不成熟中间滋养细胞和基板深层的滋养细胞巨细胞增加（Redline et al. 1995）。这些改变与特征性的血管改变被合称为表浅植入（superficial implantation）（Kraus et al. 2004）。

蜕膜小动脉壁肥厚是蜕膜血管病变的一种少见形式，特别容易发生于糖尿病合并先兆子痫的女性（Barth et al. 1996）。壁蜕膜内受累血管的肌壁增厚，管腔显著狭窄（图 19.67）。当血管肌壁的平均直径超过整个血管直径的 30% 时可诊断为肌壁肥厚（Redline et al. 2004b）。在妊娠晚期可发生慢性血管炎，尤其是血管周围炎，血管内皮滋养细胞在妊娠晚期持续存在（Khong et al. 2016）。

蜕膜血管病变最直接的不良反应是流入绒毛间隙的母体血液减少（母体血管灌注不良），导致胎盘生长缓慢和重量减轻（Khong et al. 2016）。显微镜下改变包括显著增多的合体滋养细胞小结节（图 19.68）。足月时，大约 30% 的终末绒毛应显示合体

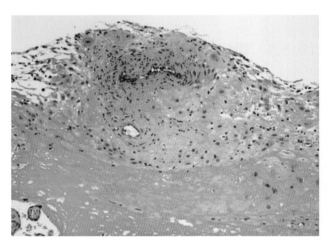

图 19.65　血管重塑不完全。基板动脉仍有肌性血管壁

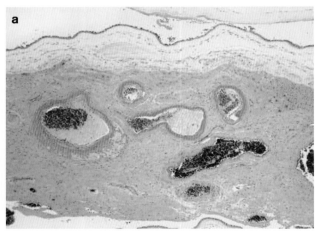

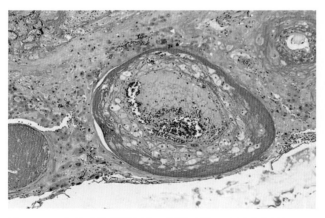

图 19.66　急性动脉粥样硬化。螺旋动脉显示纤维素样坏死和泡沫样巨噬细胞聚集。图中最大的一个动脉内可见血栓形成，其上方胎盘梗死

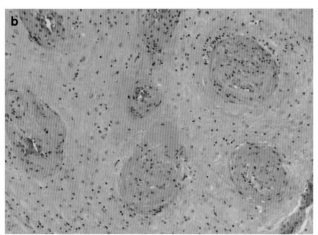

图 19.67　急性动脉粥样硬化（a）和蜕膜小动脉壁肥厚（b）。肥厚的血管壁中，血管壁的厚度大于整个血管直径的 1/3

滋养细胞小结节，其在孕早期数量较少（Loukeris et al. 2010）。发生先兆子痫时，病理性小结节内的细胞核发生缺血性坏死（凋亡性坏死）（Huppertz et al. 2006），释放膜碎片、DNA 和蛋白质进入母体循环。这些循环的细胞碎片可导致母体血管内皮损伤（Huppertz et al. 2006）。绒毛也小于预期的胎龄，称为绒毛成熟加速。发生凋亡性坏死的合体小结节之间粘连，可导致小簇绒毛呈粘连状态，它们常表现为核碎裂（绒毛粘连）（图 19.69）。随着灌注不良的程度越来越严重，绒毛间隙内纤维素增多，其首先环绕干绒毛，然后累及终末绒毛。绒毛间隙内纤维素聚集，可能是母体血液低灌注和淤血或异常的血液凝固或二者并存的结果。

当母体血流量严重减少并且持续存在时，绒毛发育出现异常。末端绒毛数量减少，纤细而少分支，终末绒毛非常小，并且合体小结节增多。这些特征合称末端绒毛发育不良（又称外周绒毛发育不良，图 19.70）（Benirschke et al. 2006；Khong et al. 2016）。重要的是，这些变化必须被证实集中在胎盘中部和基底区域，因为在正常情况下胎盘周围和绒毛膜下区域可由于灌注不足而产生类似的变化（Wyatt et al. 2005）。即使是正常胎盘，在这些区域也会出现滋养细胞缺氧相关基因的表达（Wyatt

et al. 2005）。局限性的严重缺血可导致梗死，严重先兆子痫病例中梗死区域可较大并呈多灶性（图 19.71）。长期母体血管灌注不良可引起胎儿血容量不足、细胞外液减少和脐带异常细小。

临床意义

母体血管异常并导致胎盘灌注不良是 IUGR 的主要原因之一。严重的母体血管灌注不良可导致 IUFD，并且其与 VLBW 婴儿的脑瘫有关（Redline et al. 2007）。系统性红斑狼疮患者（Magid et al. 1998）、硬皮病患者（Magid et al. 1998）、抗磷脂抗

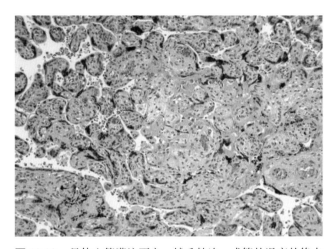

图 19.69　母体血管灌注不良。绒毛粘连。成簇的退变的终末绒毛互相粘连

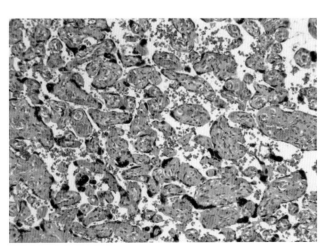

图 19.68　母体血管灌注不良。合体滋养细胞小结节增多。末端绒毛可见成簇聚集的合体滋养细胞核

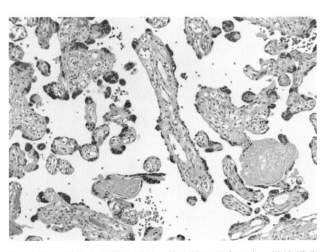

图 19.70　母体血管灌注不良。终末绒毛发育不全。慢性严重的母源性灌注不良导致终末绒毛在纵切面上纤细、无分支，在横切面上非常小。合体小结节显著

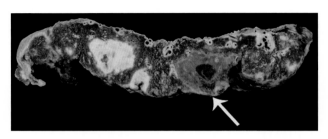

图 19.71 母体血管灌注不良导致的不同阶段的梗死。新鲜梗死呈红色（白色箭头）

体综合征患者（Salafifia et al. 1997）、有遗传学血栓形成倾向的患者和偶然无任何可识别症状的患者的胎盘均可发生相同的病理学改变。当妊娠期发生血栓性血小板减少性紫癜时，胎盘也可出现螺旋动脉的收缩、扩张、透明变性和血栓形成等类似的改变（Jamshed et al. 2007）。

19.5.1.2 梗死

病因学

与其他器官一样，胎盘梗死是由血供受阻所致的缺血性坏死。供应胎盘的螺旋动脉可因急性动脉粥样硬化而狭窄，因血栓形成而阻塞，或因胎盘后血肿而断裂。据报道，广泛的胎盘梗死与血栓形成倾向有关（Arias et al. 1998；Dizon-Townson et al. 1997；Khong 1999）。

病理表现

大体观察，梗死为楔形硬化区，常位于胎盘边缘。新鲜梗死难以察觉，其颜色变化不明显，但比周围胎盘更加坚硬且更加干燥。陈旧性梗死逐渐变硬，颜色从红色变为棕色，然后变为褐色、黄色或白色（图 19.71）。显微镜下，最早的改变是绒毛间隙塌陷。绒毛拥挤，仅以薄层纤维素分隔，滋养细胞核聚集在一起而形成小结节。合体滋养细胞、血管内皮和绒毛间质进行性坏死，直至最后仅剩拥挤的鬼影样绒毛轮廓（图 19.72）。与其他器官一样，呈木乃伊样梗死的绒毛不会被巨噬细胞清除或被纤维组织替代。梗死边缘可发生轻度急性炎症反应。

临床行为

大约有 25% 的其他方面正常的足月胎盘会发生梗死。在其他方面正常的胎盘中发现小灶周围梗死没有临床意义。多灶性或大面积（直径 >3 cm）梗死、中心性梗死或发生在妊娠初期或中期的梗死有临床提示意义，可能有母体血管性疾病，其中先兆子痫最常见。广泛的胎盘梗死与胎儿缺氧、IUGR、IUFD 及神经损伤有关。对胎儿的这些不良影响不仅是绒毛组织破坏的结果，而且反映了母体血供已经减少的胎盘又在此基础上发生了梗死。

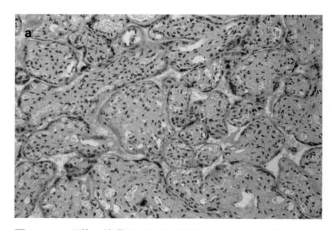
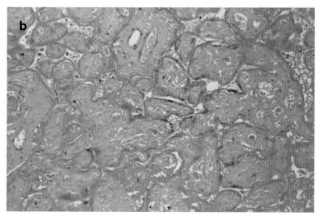

图 19.72 母体血管灌注不良导致的梗死。绒毛间隙塌陷，绒毛进行性坏死（a），最终形成鬼影样绒毛残影（b）

19.5.1.3 胎盘后血肿

定义

胎盘后血肿是在胎盘底部和子宫肌层之间的蜕膜发生的凝血块。它代表着产科医师根据产妇当前的症状与体征而做出胎盘早剥这种临床诊断的一种病理性病变。这两个术语不可替换使用，替换使用则可导致伴有严重后果的胎盘早剥与病理上的凝血块相混淆，而后者的影响主要取决于其大小。

发生率

胎盘后血肿见于大约 4.5% 行病理学检查的胎盘中（Fox et al. 2007）。美国的全国医院出院病历摘要（National Hospital Discharge Summary）的数据显示，有症状的胎盘早剥发生于 1% 的单胎分娩中，该发生率似乎呈上升趋势（Ananth et al. 2005）。

病因学

胎盘后血肿的发病机制可能是蜕膜动脉出血，随后凝血块体积不断增大并使胎盘剥离。发生再灌注的闭塞性缺血动脉可发生破裂，导致胎盘后血肿。伴先兆子痫的产妇，胎盘后血肿的发生率增高 3 倍，这可能与相关的血管病变有关。与胎盘后血肿相关的其他因素还包括 PTL、绒毛膜羊膜炎、贫血、吸烟、滥用可卡因、外伤、糖尿病和脐带短等。例如，车祸后黏附性胎盘发生外伤性分离，随后可能发生血管破裂出血。

病理表现

胎盘后血肿局限并附着于胎盘周边时，血肿可变形并在其上方的胎盘实质上形成压迹（图19.73）。由于血供中断，其上方的胎盘组织发生梗死。即使凝血块本身在分娩过程中脱落，其上方胎盘的特征性压迹和梗死也容易识别。较大的凝血块可使胎盘组织断裂并进入胎盘的基板部位。比较陈旧的胎盘后血肿可不太明显，仅在梗死下方形成不明显的红褐色薄层凝血块。当胎盘后血肿延伸至胎盘边缘时，血液可外渗而不会产生压痕。对于新发生的广泛的胎盘剥离，胎盘内通常仅有轻微的大体和组织学改变。这些大血肿一般会导致急性胎儿窘迫，必须紧急分娩。剖宫产时可发现漂浮的分离胎盘后方有体积较大的新鲜凝血块，这可能是急性胎盘后出血时可观察到的唯一客观征象。产科医师应记录下这一发现，并将凝血块与胎盘组织一同送检。当证实片块状蜕膜伴有丝条状纤维素时，显微镜下发现凝血块是胎盘后血肿的诊断依据。

胎盘后血肿由分层的红细胞和纤维素组成，纤维素所占的比例随着病变时间的延长和红细胞变性而增高。病变演变的时间过程还不清楚。邻近的蜕膜组织可发生坏死。含有含铁血黄素的巨噬细胞常分布于陈旧性凝血块周围，有时累及蜕膜。接触子宫的凝血块可发生机化，而接触胎盘界面的凝血块不发生机化。血肿上方的胎盘常发生梗死。绒毛水肿和绒毛间质出血（图 19.74）是继发性的胎盘异常，提示胎盘后血肿对胎儿有不利影响。伴灌注不良的胎盘内血肿也可通过类似的机制发生。

临床意义

胎盘后血肿的临床意义主要与血肿的大小有关。胎盘后凝血块阻碍血液从螺旋动脉进入绒毛间隙。小的凝血块的影响较小，这是由于邻近的螺旋动脉足以维持胎盘绒毛的功能。凝血块和梗死越

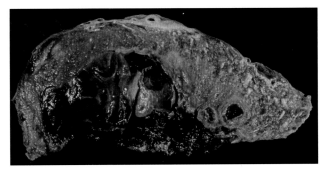

图 19.73　胎盘后血肿。在胎盘后大块血肿的上方，胎盘受压、梗死

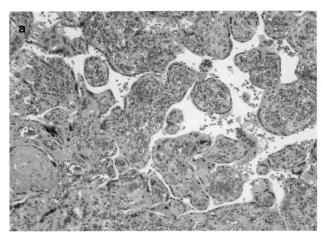
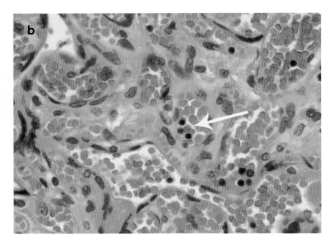

图 19.74   a. 绒毛间质出血；b. 绒毛间质出血（白色箭头）伴急性胎盘后血肿

大，其不良影响超过胎盘功能储备的可能性就越大，在慢性子宫胎盘缺血时胎盘可能已经处于储备能力失代偿的边缘。陈旧性的慢性病变伴有蜕膜内含铁血黄素沉积提示可能存在胎盘功能慢性减退。广泛的血液积聚会导致胎盘剥离的全部临床表现：疼痛、产妇休克及胎儿严重急性缺氧。

19.5.1.4   边缘血肿

边缘血肿发生于连接胎膜的胎盘外侧边缘。

病因学

一般认为急性边缘血肿是由低位胎盘边缘的子宫胎盘静脉破裂所致。胎盘边缘的静脉发生反复慢性出血（慢性边缘血肿）可使胎膜附着部位抬起并使胎膜插入部位向中央移位，导致轮廓胎盘的形成。

病理表现

大体上，急性边缘血肿在胎盘的外侧边缘形成一个新月形的凝血块。切面上凝血块呈三角形，顶点多位于胎膜和绒毛膜的连接处。显微镜下，胎盘边缘新发生的凝血块通常完全位于胎盘的外面，偶尔可累及绒毛间隙。此外，急性边缘血肿对邻近绒毛没有影响。慢性边缘血肿是呈黄褐色的凝血块，

通常发生于轮廓胎膜的插入部位并且伴有蜕膜含铁血黄素沉积（图 19.75）。

临床意义

急性边缘血肿可伴有产前出血，在有些病例中随后即产程开始，这对于胎儿没有任何不良影响。慢性边缘血肿和轮廓胎盘的形成常与出生前出血有关。在这种情况下，胎盘后血肿和胎盘剥离也比较常见。

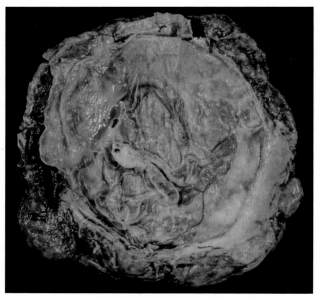

图 19.75   慢性边缘血肿。在这个轮廓胎盘的边缘，明显可见陈旧性褐色凝血块

19.5.1.5　绒毛间隙血栓

定义、发生率和病因学

　　绒毛间隙血栓是指绒毛间隙内的凝血块。绒毛间隙血肿常见，在胎盘中的发生率为 36%~48%。一般认为绒毛间隙血栓是由胎儿血液通过破裂的血管合体滋养细胞膜进入绒毛间隙所致。尽管多数凝血块由母体血液组成，但仍然可以在凝血块中检查到少量胎儿血液的存在（Kaplan et al. 1982）。绒毛损伤并导致胎儿向母体出血的可能原因包括创伤、羊膜腔穿刺和外转胎位术。基底绒毛间隙血肿可能有不同的病因。

病理表现

　　绒毛间隙血栓通常呈楔形凝血块，可发生在绒毛间隙的任何部位，最常见于绒毛膜与基底膜之间的中部位置。它们起初是红色的呈流体或者半流体的血液，随着时间的推移逐渐分层并失去色素。血栓可为单个，但多发血栓也常见。大多数血栓的直径为 1~3 cm。显微镜下，血栓由分层的红细胞和纤维素组成，纤维素所占的比例随着病变时间的延长而增高（图 19.76）。移位至凝血块边缘的绒毛可发生梗死和（或）无血管。

临床意义

　　绒毛间隙血栓的临床意义在于它可标记出从胎儿进入母体血液循环的出血部位。绒毛间隙血肿发生在出血部位。其在临床上比较常见，并不表明胎儿血液发生了明显的丢失。少数情况下，如果是缓慢的长期出血，较大量的胎儿向母体出血可导致胎儿贫血和胎儿胎盘水肿；如果出血严重或剧烈，则可以导致胎儿猝死。当出血量达到或者超过 150 ml 时，胎儿可发生严重的疾病甚至死亡；但如果是周期性发生的慢性出血，即使出血量少也有重要意义。有研究表明，当母体和胎儿的 ABO 血型相互兼容时，这种危险性会增大，或许是因为

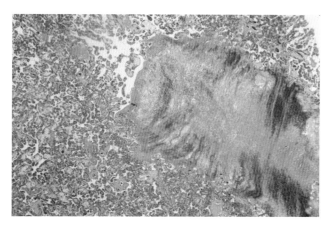

图 19.76　绒毛间隙血栓。典型病变由分层的纤维素和红细胞组成

出血部位缺乏凝血块形成（Ziska et al. 2008）。甚至在导致 IUFD 的病例中，通常都没有胎儿窘迫或损伤的临床表现。胎儿向母体出血的出血量可使用 Kleihauer-Betke 试验来测量，流式细胞仪可能更敏感（Davis et al. 1998；Fernandes et al. 2007）。胎儿向母体出血的严重性与绒毛间隙血栓的大小和数量的关系不一致。在许多严重的胎儿向母体出血的病例中，可能没有血肿，出血部位可能也无法被发现。

　　实际上每次妊娠的过程，都会有少量的胎儿血液漏入母体的血液循环中。胎儿向母体出血可使 Rh 阴性的母亲产生同种免疫反应，引起胎儿溶血性贫血和免疫性水肿。

19.5.1.6　绒毛膜下巨大血肿（Breus 胎块）

　　绒毛膜下巨大血肿是指厚度至少为 1 cm 的凝血块，导致绒毛膜板与其下方大部分胎盘分离（图 19.77）。血肿通常相对新鲜、呈红色，使绒毛膜板变形并呈结节状肿块突入羊膜腔内。血肿可分割绒毛膜板或延伸至绒毛间隙，有时可深达基板。该病变罕见，在一项大型研究中发现产妇中的发生率大约只有 0.53‰（Shanklin et al. 1975）。该病的病因和发病机制仍不清楚，大部分学者认为血肿来自母体。

绒毛膜下巨大血肿通常是急性的，由于胎盘功能急剧减退，其可导致流产或者 IUFD。很少有婴儿存活。

19.5.1.7　母体面梗死和绒毛周围大量纤维素沉积

定义

一些学者根据特征性的绒毛周围纤维素沉积而将两种病变区分开，但它们可能是同一病变的不同表现形式。"母体面梗死"这一原始名称是

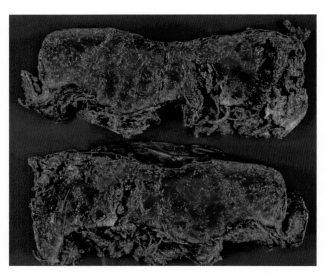

图 19.77　绒毛膜下巨大血肿。厚的新鲜凝血块使绒毛膜板与其下方的胎盘实质分离

个错误用语，其指代的病变并不是真正的梗死，其往往是胎盘的弥漫性病变而不仅累及母体面绒毛。如果按照 Katzman 和 Genest 提出的标准进行分类，44% 的病变不符合其中任何一类（Katzman et al. 2002）。因此，"绒毛周围大量纤维素沉积（MPVFD）"是当前建议使用的术语。

病因学

目前在胎盘中确定了两种类型的纤维蛋白样或纤维素样物质（Frank et al. 1994；Vernof et al. 1992）。基质型纤维素样物质是由癌胚纤维连接蛋白、Ⅳ型胶原、层粘连蛋白和腱糖蛋白组成，纤维

素很少或没有。它总是与绒毛外的滋养细胞有关，或明显由绒毛膜外滋养细胞产生。在 MPVFD 情况下这种类型的纤维素样物质和伴随的滋养细胞包绕着绒毛。纤维素型纤维素样物质具有凝血块产物的免疫组化特点，缺乏滋养细胞成分。这种类型的纤维素积聚在伴有蜕膜血管病变和先兆子痫综合征的母体血管灌注不足处。

事实上，绒毛间隙受累似乎意味着母体血液循环异常。一些研究报告确定了一组相关性疾病：抗磷脂抗体综合征（Sebire et al. 2002）、多发性肌炎（Al-Adnani et al. 2008；Hung et al. 2005）、长链 L-3-羟酰基辅酶 A 脱氢酶缺乏症（Matern et al. 2001；Rakheja et al. 2002；Griffifin et al. 2012）、慢性绒毛间隙炎（Weber et al. 2006）和血栓形成倾向（Arias et al. 1998；Katz et al. 2002）。然而，另外两项独立研究发现，双卵双胎中只有一名胎儿发生病变，提示胎儿本身对此病的发生起一定的作用（Gupta et al. 2004；Redline et al. 2003）。在这些疾病中，还不清楚包绕终末绒毛的纤维素样物质是绒毛间隙内母体血液淤滞继发血液凝固的表现，还是绒毛滋养细胞的异常分泌物。

病理表现

大体上，宽条状、交错块状、质硬、淡褐色或灰色的蜡状物质像一层厚外壳积聚在胎盘基底部，并呈分支状遍布整个胎盘（图 19.78）。纤维素样蛋白沉积大部分集中在基底部，但更常见的是弥漫性沉积（图 19.79）。显微镜下，含有许多单核滋养细胞的粉红色无定形基质型纤维素样物质将绒毛广泛分隔开（图 19.80）。陷入的绒毛组织内虽不能看见合体滋养细胞及毛细血管内皮细胞，但仍然可见绒毛间质和绒毛轮廓。

临床意义

据报道 MPVFD 的发生率为 0.5~5.0/1000 次分娩（Redline et al. 2003）。病变严重时，妊娠前 3

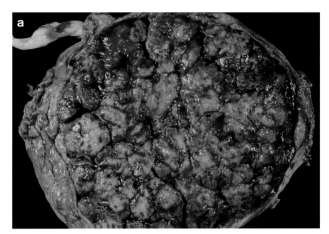

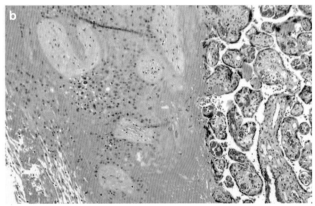

图 19.78　绒毛周围大量纤维素沉积（MPVFD）。母体面广泛变色和变硬（a）。基板绒毛被包裹在纤维素样物质中（b）

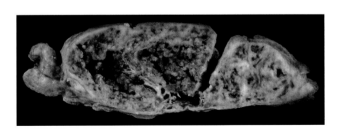

图 19.79　绒毛周围大量纤维素沉积（MPVFD）。白色质硬的纤维素弥漫性分布于整个胎盘（包括母体面）

个月内发生自然流产（有时为习惯性流产）以及妊娠中期和晚期宫内胎儿死亡都较为常见。存活者通常早产，并伴有宫内发育迟缓或出现长期的神经功能缺损（Adams-Chapman et al. 2002）。以后再妊娠的患者可出现 MPVFD 的复发。由纤维素样物质包裹的绒毛是孤立的、无功能的，最终梗死。Redline 和 Patterson 发现，绒毛周围纤维素样

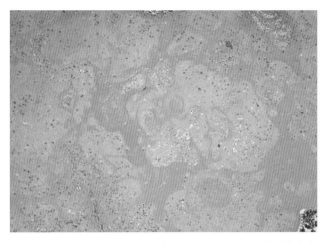

图 19.80　绒毛周围大量纤维素沉积（MPVFD）。绒毛被含有 IT 的致密纤维素样物质分隔并包裹

物质包裹胎盘中央底部（该处被认为是气体和营养物质交换的主要区域）超过 20% 的绒毛时，与宫内反应迟缓和胎盘重量低密切相关（Redline et al. 1994）。较轻的病例（绒毛周围纤维素沉积包裹终末绒毛的 5%~20%）中，上述类似并发症的程度较轻。

19.5.2　胎儿循环与胎儿血管灌注不良

胎盘的胎儿血液循环始于成对的脐动脉，它们是胎儿髂动脉的分支。脐动脉在胎盘的绒毛膜板发出分支，并逐渐在小的干绒毛再次发出分支，最终到达绒毛毛细血管，在这里通过血管合体滋养细胞膜进行氧气和营养物质的交换。富含营养物质的血液穿过干绒毛和绒毛膜板逐渐增大的静脉到达脐静脉，再通过脐带回流入胎儿的静脉窦。

19.5.2.1　胎儿血管血栓形成

定义

胎儿血液循环中形成的凝血块会阻碍血液流向绒毛，导致它们不能发挥从母体到胎儿输送氧气和营养物质的功能。Amsterdam 胎盘工作小组称之为胎儿血管灌注不良（Khong et al. 2016）。胎儿血

栓性血管病变（FTV）是指血流阻塞和停止后干血管和绒毛的改变。这些改变包括绒毛间质 – 血管核碎裂、无血管绒毛（Salafifia 1997；Salafifia et al. 1997）、出血性血管内膜病（旧称出血性血管内膜炎）（Sander 1980；Sander et al. 2002）。具有同样含义的相关病变或者术语包括胎儿动脉干血栓形成（Fox 1966）、纤维素性血管炎（Scott 1983）、血管内膜纤维素垫（DeSa 1973）。

病因学

　　Virchow 三联征适用于胎盘的血栓形成。血液淤滞、血管损伤和高凝状态，尤其是上述三者同时存在，可导致胎儿血液循环内凝血块形成。血液淤滞最常见的原因是脐带缠绕或解剖因素（脐带过长、脐带过度扭转等）导致脐带慢性、不完全性或反复地间歇性受压。血液淤滞也可能是由帆状血管受压、绒毛膜血管瘤或者间质发育不良的血管迂曲引起。血管损伤可能是由胎儿对感染的炎症反应、暴露于细胞因子或胎粪或者 VUE 中的血管炎（VUE 伴闭塞性血管病）所致。高凝状态发生于遗传性（凝血因子 V、蛋白 S 或蛋白 C 缺乏等）和获得性血栓形成倾向者（抗磷脂血症、红斑狼疮）。母体或新生儿存在血栓形成倾向本身虽然并不能预示胎盘或胎儿存在血管病变，但是它或许代表着一种伴有其他疾病的危险因素（Ariel et al. 2004）。

病理表现

　　绒毛膜板或脐带的大血管内的血栓在大体上常可见到（图 19.81）。形成血栓的大血管病灶内，绒毛分布呈苍白三角形，其质地常与周围实质相同（图 19.82）。三角形区域代表无血管绒毛灶。陈旧性病变质地较硬，呈灰白色，界限清晰。有时血栓和绒毛病变都较轻，最好在福尔马林固定后评估。大多数病例中闭塞的血管小，只有在显微镜下才可辨认小簇状末端纤维化的无血管绒毛。

　　大血管血栓的演变除了不发生机化外，与其他

部位相似。新鲜血栓附着于管壁，使血管扩张，并有分层的形态学表现。内皮细胞消失，梭形细胞侵入血栓内并形成多腔性结构（分隔）（图 19.83）。红细胞破碎并混入邻近的结缔组织。这些"出血性"病变称为出血性血管内膜病或出血性血管内膜炎，最初由 Sander（1980 年）描述。平滑肌可消失，管壁可有钙化，提示慢性病变。

　　远离闭塞血管的绒毛显示出独特的连续改变。早期变化包括血管内细胞、内皮细胞和绒毛间质细胞的核碎裂，伴毛细血管破坏和红细胞外渗（图 19.84）。间质可能钙化。最后，绒毛发生玻璃样变性，绒毛间质温和、致密、细胞稀少（无血管绒毛灶，图 19.85）。周围的合体滋养细胞持续存在，并常显示合体滋养细胞结节增多。导致终末绒毛改

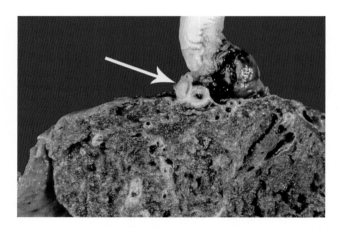

图 19.81　绒毛膜板血管血栓。图片显示一支大的绒毛膜板血管被质硬的白色血栓阻塞

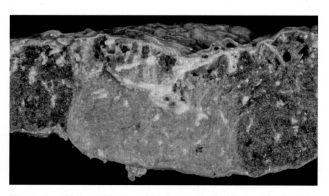

图 19.82　胎儿血管闭塞。当胎儿的大血管闭塞时，其下游的绒毛表现为浅色无血管绒毛的楔形区域。这是为数不多的在固定后的胎盘标本中更容易发现的病变之一

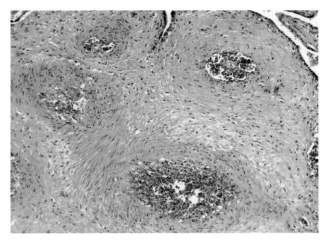

图 19.83　胎儿血管闭塞。胎儿干血管中的红细胞外渗和间隔

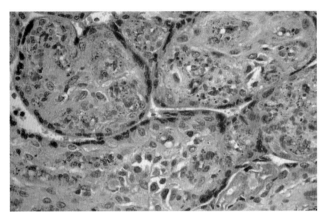

图 19.84　胎儿血管闭塞，绒毛间质 – 血管核碎裂。红细胞碎片外渗，终末绒毛的毛细血管内和毛细血管周围可见核碎片。这些代表着闭塞血管下游绒毛的早期变化

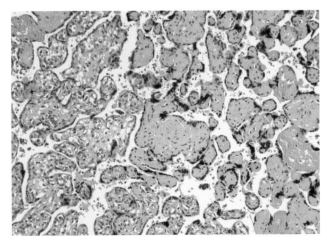

图 19.85　胎儿血管闭塞，无血管绒毛。无血管绒毛反映了胎儿血管闭塞，与活产婴儿胎盘内有功能的绒毛相反

变的血栓化血管可以明显或不明显，这取决于切片的平面。出现 IUFD 之后，整个胎盘可发生同样的连续改变。确定病变是弥漫性的还是局灶性的有助于区分退行性与病理性血管改变。

临床意义

　　胎儿血管灌注不良（FVM）与新生儿脑病（McDonald et al. 2004）、脑瘫（Redline 2005）、宫内胎儿死亡（IUFD）以及胎儿和新生儿血栓阻塞性疾病密切相关（Kraus et al. 1999；Redline et al. 1995）。FVM 是 IUGR 或双胎生长不一致的一种主要的胎盘病理改变（Redline et al. 2001）。

　　胎儿血栓性血管病变（FTV）的不利影响至少包括以下两个方面。一方面，胎儿胎盘循环内存在血栓提示其他部位也可能发生血栓，其发生可能是胎儿凝血系统全身性激活或直接栓塞的结果。已有报道称，胎儿的大脑、肾、肺和肝脏均可发生血栓或栓子形成和梗死，其中肝脏的血栓或栓子和梗死可导致严重的围产期胎儿肝病（Burke et al. 1995；Dahms et al. 2002；Kraus et al. 1999）。虽然胎盘内和胎儿体内同时发生凝血块有明确的关系，但胎盘内单独存在 FVM 并不具有预测价值。在伴有胎盘 FTV 的新生儿中，全身性栓塞或梗死并不常见（Leistra-Leistra et al. 2004）。另一方面，由于较大比例的胎盘循环床丧失，胎盘储备功能降低。同一胎盘内发生多种病变而导致损伤的后果比较复杂（Redline et al. 2004a；Redline et al. 2000；Viscardi et al. 2001）。

19.5.2.2　血管内膜纤维素垫

　　血管内膜纤维素垫由 DeSa 首先描述，它是由绒毛膜静脉壁内的纤维素沉积和成纤维细胞增生组成；它在绒毛膜静脉内形成非阻塞性的腔内突起，有些伴有钙化（图 19.86）（DeSa 1973）。该病变是由静脉内压力升高导致的局部损伤所致。临床相关因素包括低出生体重、胎盘剥离、母体高血压及

分娩时缺氧等。为了强调伴血管壁水肿，Scott 等
（1983）还描述了一种称为纤维素性血管病的相似
病变，该病变常伴有死胎和其他严重后果。目前
这些大血管病变被归类为血管内膜纤维素垫，并
且被认为是压力相关性病变，累及胎儿血管的实
际阻塞部位和终末绒毛之间的血管（Redline et al.
2004a）。它们常伴发终末绒毛内其他胎儿血管阻
塞性病变（包括无血管绒毛和绒毛间质 – 血管核碎
裂等），是胎盘中最常见的血栓性病变。血管内膜
纤维素垫钙化提示血管长期阻塞和血栓形成。

19.5.2.3 胎儿血管狭窄和脐血管阻力增加

多普勒超声研究发现了一组生长受限的胎儿伴
有血流阻力增加。一般而言，这些病例中的胎盘体
积小，伴终末绒毛发育不全。这些病例中，胎儿的
小动脉干狭窄伴管壁增厚（Giles et al. 1985），并
由形态测量学研究所证实（Fok et al. 1990；Mitra
et al. 2000）。当病变严重或有强有力的临床病史支
持时，这些变化可被注意到，但它们与产后动脉血
管痉挛存在明显的重叠。

19.5.2.4 绒毛膜血管病和绒毛膜血管瘤病

绒毛膜血管病和绒毛膜血管瘤病并非 FVM 的
病变，但由于它们是累及胎儿血管系统的病变，因

此按传统将其放在此处来描述。绒毛膜血管病是绒
毛血管过多的一种形式，表现为绒毛扩张并含有增
多的毛细血管。其诊断标准为每张切片在显微镜下
数个区域可见超过 10 个终末绒毛含有 10 条以上毛
细血管（实际上毛细血管的数量常超过 15 条）（图
19.87）（Altshuler 1984）。毛细血管位于薄的基膜
中央，常缺乏血管周细胞。该病变与充血的不同之
处在于，充血的毛细血管明显，但其分布正常并且
数量不增多。

尽管据报道，绒毛膜血管病约见于高达 7% 的
胎盘中，但采用严格的诊断标准，其发生率显著下
降。这种变化常见于糖尿病患者。绒毛膜血管病的
发病率在高原地区的妊娠女性中较高，提示它是对
缺氧的一种适应性反应（Soma et al. 1996）。虽然
绒毛膜血管病常见于临床结局异常和缺氧的病例
中，但尚未证实其是一个独立的致病因素（Ogino
et al. 2000）。

在弥漫性多灶性绒毛膜血管瘤病中，绒毛毛
细血管的数量也明显增多，但其不同于绒毛膜血管
病，它们常伴有周细胞、累及干绒毛并且通常发
生于妊娠 32 周之前的不成熟胎盘。毛细血管的增
殖遍及绒毛树，而不是只累及末端绒毛。这种最
近被描述的少见病变的临床意义还没有完全明确
（Ogino et al. 2000）。

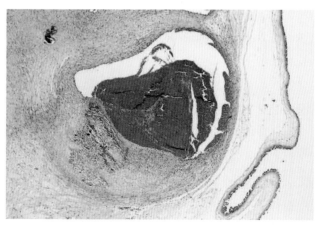

图 19.86　血管内膜纤维素垫。纤维素沉积于绒毛膜板的大血
管壁，管壁钙化提示其为长期病变

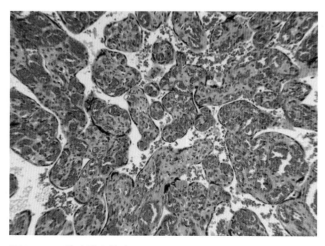

图 19.87　绒毛膜血管病

19.6　胎膜

胎膜与胎盘相连续，形成含有羊水的囊腔，胎儿在其内生长和发育。胎膜提供了抵抗感染的一个重要的屏障，容纳羊水，并且具有代谢功能（包括调控产程开始时相关的活动）。在妊娠囊重建后检查胎膜的自然解剖结构可用于评估胎膜的大小、完整性、胎膜附着处及胎膜破裂处。胎膜破裂点到胎盘边缘的距离反映了胎盘在子宫的种植位置，种植位置越低，胎膜破裂点越靠近胎盘。若形态结构提示低位种植，应考虑到相关病变（如边缘血肿、边缘前置胎盘或者胎盘植入）的可能。显微镜下，胎膜包括胎儿羊膜、绒毛膜和母体蜕膜。羊膜由羊膜上皮和结缔组织层构成，通过一层疏松的海绵层与周围绒毛膜分隔开。绒毛膜也是由结缔组织层和细胞层组成，后者含有绒毛膜型中间滋养细胞及萎缩绒毛。胎膜最外层是母体蜕膜组织（图 19.5）。

19.6.1　鳞状上皮化生

鳞状上皮化生灶是呈轻度隆起、有时呈靶状、珍珠白色的斑点，大多位于脐带附着部位（图 19.88）。虽然它们的直径通常只有几毫米，但罕见情况下可为较大的斑块。组织学上，伴或不伴有角化的鳞状上皮化生灶与周围的羊膜上皮细胞有一个

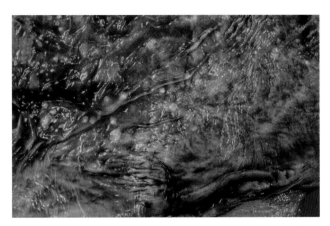

图 19.88　鳞状上皮化生。鳞状上皮化生表现为隆起的白色斑点

截然的过渡。鳞状上皮化生没有临床意义，仅仅是羊膜上皮的成熟，与胎膜、脐带和胎儿皮肤相连。重要的是应将其与结节性羊膜区分开，肉眼观察时后者的外观与其相似。

19.6.2　结节性羊膜

定义和病理表现

结节性羊膜罕见，为羊膜表面布满的小（直径为 1~5 mm）而不规则的淡黄色隆起的结节（图19.89）。这些结节通常集中位于绒毛膜板上，尤其是脐带附着处周围，但它们也可见于羊膜表面的任何位置。结节由含有细胞和毛发碎片的无定形的嗜伊红物质组成（图 19.89）。结节下方羊膜上皮通

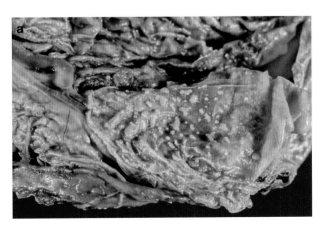

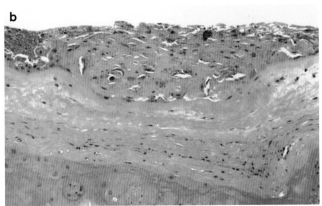

图 19.89　结节性羊膜。不规则隆起的羊膜结节（a）对应于由埋陷于嗜酸性颗粒状物质内的变性细胞碎片和毛发组成的结节性沉积物（b）

常是缺失的。

病因学和临床表现

结节性羊膜常伴有重度的羊水过少。由于羊膜上皮依赖于羊水提供营养，因此缺乏羊水会导致上皮细胞死亡和基底膜的剥脱。当羊水不足时，来自胎儿表皮、口腔、泌尿道和胃肠道以及羊膜本身的颗粒状碎片和细胞成分会异常集中和沉积于羊膜表面。引起羊水过少的原因不一致。在许多病例中，胎儿泌尿道异常（肾脏发育不全或泌尿道阻塞）导致胎儿尿液减少，从而引起羊水过少。羊水过少可能与 IUGR 相关，但很少引起羊膜结节。然而，双胎输血综合征中的供血胎儿常伴有羊膜结节。与羊水产生过少相比，长期的羊水漏不太可能引起结节性羊膜，推测是由于细胞和颗粒状碎片随着羊水漏而流失。结节性羊膜是羊水过少的一个可靠的指标，如果存在结节性羊膜，应对胎儿进行相关的检查，包括有无泌尿道异常和肺发育不全（Benirschke et al. 2012）。

19.6.3　羊膜带

定义

羊膜在妊娠早期破裂，随后羊膜和绒毛分离，导致羊膜断裂和破碎，形成细的纤维性条带。这些纤维性条带环绕胎儿肢体、手指和（或）脚趾、颈部和脐带，造成特征性的缢痕、断肢和并指（趾）症（图 19.90）。后遗症是高度不一的，取决于胎儿哪个部分被缠绕。有些伴有特征性羊膜带缺陷的胎儿具有其他通常较重的结构异常，包括大肢体缺失、体壁或开放性颅骨缺损、短脐带、畸形足或者内部器官畸形。这种情况下发生的广谱畸形曾有多种命名（包括羊膜带综合征、羊膜带断裂综合征、早期羊膜破裂序列征、肢体－体壁综合征及羊膜粘连畸形综合征）。

病理表现

大体上，羊膜带和羊膜条可能难以识别。由于

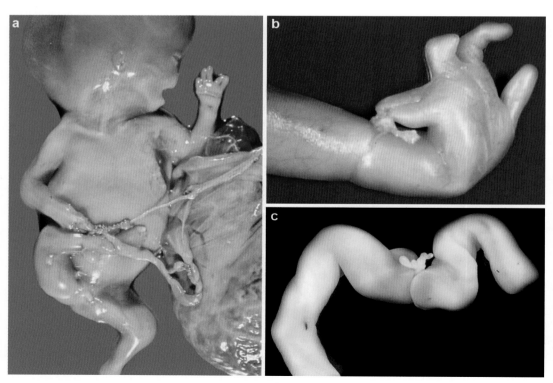

图 19.90　羊膜带。羊膜带缠绕肢体（a）、手指（b）和脐带（c）

胎盘表面常缺乏羊膜上皮，表面可暗淡、略粗糙。显微镜下，羊膜带通常由羊膜结缔组织构成，偶见羊膜上皮细胞。在伴有体壁或开放性颅骨缺损病例中，羊膜在缺损部位可与胎儿皮肤相连续。胎盘和胎儿之间可能有广泛粘连。

病因学

对于该病中出现的畸形，曾经有多种理论解释。Torpin（1965）强力支持羊膜带引起结构缺陷的观点。缺陷的性质变化多样，与羊膜破裂的时间点不同有关：早期破裂可导致胎儿受到压迫、束缚或者吞入羊膜带，引起严重的多系统缺陷；而肢体和手指的挛缩和断肢被认为是妊娠晚期羊膜破裂所致。一旦羊膜带妨碍了正常的胚胎发育过程，就会导致畸形。Kalousek 认为羊膜带的范围与发育阶段一样重要，它们的发生决定了胎儿受累的模式（Kalousek et al. 1988）。羊膜破裂的病因仍不清楚。羊膜带罕见于外伤和羊膜腔穿刺术后及患结缔组织病的女性。其他学者认为羊膜带是继发性病变，较严重的胎儿畸形是血管破裂或原发性胚胎发育缺陷的结果。

临床意义

认识羊膜破裂及其后果对于接受生育咨询服务的父母非常重要，因为其复发的风险可忽略不计。除非伴有典型的挛缩或断肢病变，否则主要的颅骨或体壁缺损可能难以诊断。一条重要的线索是胎儿缺陷的多样性和不对称性，这不同于任何遗传综合征。没有两个病例是相同的。

19.6.4 胎粪污染

定义和发生率

胎粪即胎儿的肠内容物，通常会进入羊水中，特别是在胎儿足月或临近足月时。报道的发生率为 7%~25%。胎粪在过期分娩的胎盘中特别常见，发生率达到 31%。胎粪污染不可能见于妊娠 30 周以前。

病理表现

胎粪在大体上即能识别，在分娩前不久排出的胎粪可被识别，因为它位于胎盘表面，但不会使胎膜、胎儿表面或脐带染色。胎膜逐渐被绿染、变黏糊，随着暴露时间的延长，胎膜可变成深色并发生水肿，最终呈暗淡污浊的棕褐色（图 19.91）。

镜下，暴露于胎粪中的羊膜上皮显示出变性改变（包括细胞堆积、复层，最终核固缩并坏死）。海绵层可有显著的水肿。随着时间的推移，胎粪被羊膜、绒毛膜和蜕膜中的巨噬细胞吞噬（图 19.92）。体外研究显示，胎粪排出的时间从 1~3 小时到 24~48 小时不等（Miller et al. 1985；Funai et al. 2009）。有关这些观察结果在体内的情况如何尚未明确。由于脐带缺乏巨噬细胞，所以胎粪很少见于脐带中。胎粪穿过胎膜和脐带，最后到达胎儿的大血管，其中的毒性成分可导致脐带或者绒毛膜板血管周围的中层平滑肌细胞发生凋亡性细胞坏死（即胎粪相关的肌坏死，图 19.93）。

必须将胎粪与含铁血黄素进行鉴别，后者一般体积较大，具有折光性，呈黄色结晶样颗粒。如果色素模糊不清，可进行铁染色。脂色素和组成不明的非含铁血黄素、非胎粪性色素可见于各种不同的

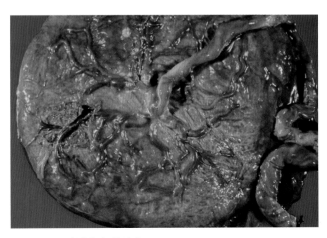

图 19.91 胎粪染色的胎盘

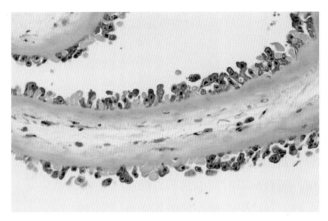

图 19.92　胎粪反应。羊膜上皮细胞堆积和复层，下方间质内可见吞噬胎粪的巨噬细胞

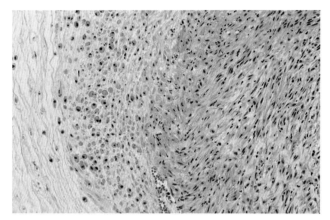

图 19.93　胎粪诱导的肌坏死。该脐动脉壁外层平滑肌细胞对长期暴露于胎粪的反应表现为凋亡，其细胞核固缩，细胞质致密且呈嗜酸性

临床病变中。推测这些色素可能为较长期胎粪的代谢产物。

临床意义

　　胎粪污染长期以来一直被认为是围产期病患的一个指征。胎粪排出与胎儿窘迫的相关指标有明显的密切关联，这些指标包括 Apgar 新生儿评分低、脐动脉 pH 值 ≤ 7.0、呼吸窘迫、出生后 24 小时内癫痫发作和需要分娩室复苏。与羊水透明的情况相比，各种新生儿疾病均与胎粪污染关系密切（Kraus et al. 2004）。同样比较明确的是，许多胎儿（特别是在足月或足月后）的胎粪排出反映的是其生理性成熟，常与明显的问题不相关。而还有许多胎儿明显处于窘迫状态甚至死亡，但其甚至没有胎粪排出。因此，胎粪作为围产期损伤的主要因素的作用存在争议。最重要的考虑是胎粪在什么情况下被排出。胎粪染色经常与其他重要的病理改变（特别是绒毛膜羊膜炎）叠加，后者可能是主要的损害性因素。然而，胎粪可能会潜在增强这些潜在病理改变的影响。例如，B 族链球菌在胎粪中生长活跃，体外研究显示胎粪可抑制嗜中性粒细胞的功能。

　　胎粪可直接诱导损伤（羊膜上皮、脐带和绒毛膜板的血管），也可引起血管收缩，后者为缺血的一种可能的原因（Altshuler et al. 1989；Sienko et al. 1999）。一些研究表明，胎粪可能妨碍肺泡表面活性物质的功能，胎粪浓度过高时，可能直接毒害 II 型肺泡细胞，可能促使胎粪吸入综合征的发生（Cleary et al. 1998）。胎粪作为主要因素在胎粪吸入综合征中的作用目前仍有争议。尸检研究显示，在大多数病例中胎粪吸入综合征发生于产前，尤其与子宫内感染和慢性缺氧关系密切（Ghidini et al. 2001）。

19.6.5　腹裂

　　腹裂是指脐旁腹壁缺损，肠管从缺损处突出。这有别于更加常见的脐膨出，后者是指肠管突入脐带附着处的囊状缺损内，但仍被包绕在腹膜和羊膜内。腹裂的特征性表现为羊膜上皮广泛一致的空泡化（图 19.94）。超微结构研究证实空泡内含有脂质，但其来源不清楚（Benirschke et al. 2012）。这些羊膜变化在脐膨出中并不存在。

19.7　脐带

19.7.1　正常解剖学和胚胎发育

　　妊娠早期，胚泡充满了疏松网状的胚外中胚层，中央的腔隙形成绒毛膜腔。胚胎结构通过胚外中胚层桥、体蒂和脐带的先导而与滋养细胞壳相

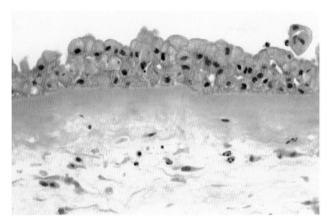

图 19.94　腹裂。腹裂的羊膜上皮细胞中可见细小的空泡。本例中上皮复层是胎粪污染的结果

连。卵黄囊和尿囊突入体蒂内。随着羊膜的增大，胚胎脱入羊膜腔，逐渐将体蒂拉长。尿囊的血管与绒毛内独立发育的血管相连接，胎儿胎盘（绒毛膜尿囊）循环由此建立。

　　正常的脐带含有 2 条动脉和 1 条静脉，悬浮在 Wharton 胶内。Wharton 胶是一种疏松的、有结构的黏液样组织，表面被覆着牢固黏附的羊膜。Wharton 胶来源于胚外间充质，由肌成纤维细胞、丰富的基质和水组成。疏松的凝胶和收缩细胞的结合有助于保持血管充盈和保护血管免受压迫。脐带所需的氧气和营养物质由脐带血管供应。正常脐带内未见其他血管或淋巴管。脐动脉一般在胎盘附着部位 1.5 cm 内通过吻合（Hyrtl 吻合）融合或连接。这种连接对于均衡血流和将血液均匀地分配到胎盘具有重要意义。正常脐带呈螺旋状，通常为逆时针或向左螺旋（呈逆时针螺旋的脐带与呈顺时针螺旋的脐带的数量比约为 7∶1），平均螺旋数量为 0.2 r/cm。超声检查证实螺旋状结构在妊娠早期就已建立。

19.7.2　胚胎残余

　　胚胎残余可以追溯到体蒂和脐带形成时期，通常为显微镜下的发现。胚胎残余的出现与先天性异常和母亲的年龄、种族、孕次或者分娩时的孕龄等无关。尿囊管残余常见于脐带近端（约 15%），它们被覆扁平或者立方上皮细胞，类似于移行上皮，管腔可有可无（图 19.95a）。尿囊残余位于 2 条脐动脉之间。罕见情况下，尿囊残余增大而使脐带扩张，或可保持开放，使尿液易于从脐带根部漏出。

　　卵黄管是胚胎早期连接胎儿回肠和卵黄囊的管道，其残余很少见，约见于 1.5% 的脐带中。这些残余通常是不连续的，位于周边部，内衬柱状细胞，类似肠上皮（图 19.95b）。卵黄管残余有时有平滑肌壁，偶尔含有神经节细胞、肝脏、胰腺、胃或者小肠黏膜组织。卵黄血管可伴随卵黄管残余出现或可孤立发生。它们通常成对，但有时可群集，衬覆内皮细胞而无肌层。卵黄管残余几乎没有临床意义。它们罕见伴有 Meckel 憩室、小肠闭锁或小肠突入脐带内，如果不注意可能会被钳夹或切除。囊性卵黄管残余罕见，多见于男性（男性与女性中的发生频率之比约为 4∶1）胎儿。卵黄囊残余常表现为羊膜和绒毛膜之间一个小的、扁平的白色结节，在组织学上其由无定形的嗜碱性物质组成。

19.7.3　脐带事故

　　脐带是胎儿和胎盘之间的重要生命线。脐带血流停止或减少可导致胎儿出现严重的损伤或死亡。脐带血流可因机械因素（压力）、血管损伤（外伤、炎症或者胎粪）或血栓形成而受到影响。有可能导致血流阻塞的脐带异常包括异常卷曲、狭窄、长度异常、真结、缠绕、脱垂和帆状附着等，与 IUFD、IUGR 及胎儿神经损伤的风险增加有关（Baergen 2007；Baergen et al. 2001）。这些疾病中许多是相互关联的。例如，真结和过度卷曲常发生于脐带过长者，而脐带狭窄几乎总是见于脐带过度卷曲者。慢性部分性或间歇性血流阻塞可由脐带、绒毛膜板或血管干扩张和血栓形成、内膜纤维素垫和（或）反映胎儿血管阻塞（FAV/绒毛间质 – 血管核

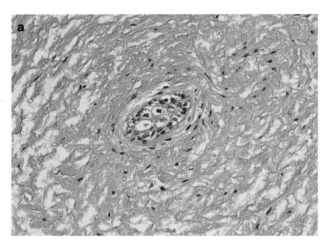 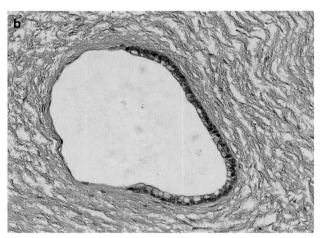

图 19.95　尿囊残余（a）和卵黄管残余（b）

碎裂）的绒毛变化来证实（Parast et al. 2008）。然而，脐带内实际的血栓形成是一种很罕见的现象。基于这些发现，非急性脐带压迫见于一半以上无法解释的胎儿死亡病例。当分娩期间脐带小结缠绕勒紧或者有脐带脱垂时可并发急性血流阻塞。多普勒研究证实脐带闭塞和受压能够妨碍静脉回流。飞速发展的成像技术为评估病理改变与血流明显变化之间的关系提供了更科学的方法。

19.7.4　脐带长度

　　脐带长度是一个重要的参数，在脐带收缩或者移除一段脐带以用于其他研究之前，脐带长度会在产房内被最准确地测量和记录。脐带长度在分娩后数小时内至少缩短数厘米。脐带长度与胎龄之间的标准已经确定（Kraus et al. 2004）。分娩时脐带的平均长度为 55~60 cm。

　　脐带长度反映了影响其生长的一些因素——主要因素是脐带拉力，而脐带拉力与胎儿活动和影响胎儿运动的子宫内环境有关，尽管也可能存在决定脐带长度的遗传因素（Baergen et al. 2001）。在妊娠的最后 3 个月，由于胎儿活动空间减小，脐带增长减慢，但有些脐带直到分娩时仍然正常增长。限制胎儿活动的病变——羊膜带、羊水过少、骨骼发

育异常和空间拥挤（多胎妊娠）——通常伴有相对较短的脐带。患有 21- 三体综合征的婴儿有短而未扭曲的脐带。Naeye 发现短脐带与以后的运动和精神损伤有关（Naeye 1985）。

　　脐带过长或过短都可能会有某些不良后果，短脐带和长脐带都会导致神经损伤的风险（Baergen 2007）。有些人认为对脐带相对长度和绝对长度一同考虑比较合适。例如，一条广泛成环的长脐带在功能上可能相当于短脐带。

19.7.4.1　脐带过短

定义和发生率

　　根据 Gardiner 的计算结果，正常的头先露分娩要求脐带长度至少为 32 cm，这提供了异常短脐带的一般定义（Gardiner 1922）。根据这个定义，有 0.4%~0.9% 的脐带为脐带过短。Berg 与 Rayburn 发现有 2% 的脐带不足 35 cm（Berg et al. 1995）。

临床意义

　　在有些病例中，脐带过短与胎儿窘迫有关，尽管有报道短脐带中的血液 pH 值和碱缺失值与长度正常的脐带相同（Berg et al. 1995）。在缺乏胎儿畸形的情况下，脐带过短与 Apgar 评分低、新生儿肌

张力减退和需要复苏密切相关。脐带过短可伴有胎盘破裂和出血、第二产程延长、胎盘剥离、羊膜下出血和子宫内翻。在极少数病例中，脐带可完全或几乎完全缺失（acordia），其特征与直接附着于胎盘的胎儿前腹壁缺陷有关。

19.7.4.2 脐带过长、脐带缠绕和脐带脱垂

定义和发生率

脐带过长有多种不同的定义，分别为长度超过70 cm（Baergen et al. 2001）、超过 80 cm（Berg et al. 1995）或者超过 100 cm（Kraus et al. 2004）。脐带缠绕多发生于胎儿的颈部、身体和四肢，大约见于23% 的分娩胎儿，但更常见于脐带过长者。脐带脱垂是一种产科急症，是指脐带在胎儿先露部之前出现，见于 0.25%~0.50% 的分娩。

临床意义

脐带过长与 IUGR、IUFD、脑显像异常及不良的神经系统结局有关（Baergen 2007；Baergen et al. 2001）。胎盘内可见到与静脉阻塞相一致的组织学改变。脐带过长也与过度打结、过度卷曲、缠绕和脱垂有关。大多数脐带缠绕不会产生不良影响，但有些可导致脐带受压。脐带紧密地缠绕可与Apgar 评分低和死产有关。超声显示颈部有脐带缠绕的胎儿，经剖宫产分娩和生后进入新生儿重症监护室的概率很高。颈部脐带缠绕被证实为 IUGR 的一个原因，说明在有些病例中这种损伤效应是长期的（Soernes 1995）。脐带紧缠颈部限制了静脉回流，可能导致新生儿贫血甚至低血容量性休克。脑瘫与分娩时颈部脐带的紧密缠绕有关（Nelson et al. 1998）。脐带脱垂见于约 20% 的围产期胎儿死亡病例（Lin 2006）。

病理表现

脐带缢缩和缠绕胎儿部分身体在有些脐带缠绕

病例中可以很明显。脐带受压可伴有水肿、静脉充血、出血，以及脐带血栓形成或绒毛膜板大血管血栓形成和（或）反映血管闭塞的绒毛异常。

19.7.5 脐带打结

发生率和病因学

0.35%~0.50% 的脐带可有脐带真结。脐带真结（图 19.96）应与脐带假结相区分，后者为脐血管差异生长导致的局灶性冗长（图 19.97）。脐带真结被认为与胎儿活动有关，在脐带过长、男性胎儿、单羊膜囊双胎、经产妇的情况下脐带真结的发生率增高，可伴有羊水过多。脐带真结可见于流产的胎盘

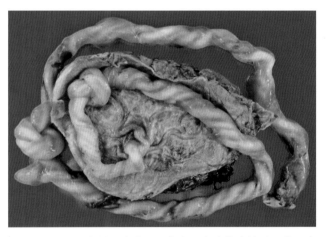

图 19.96 脐带真结。脐带过长伴有 2 个脐带真结（经美国病理学登记处 /AFIP 许可使用）

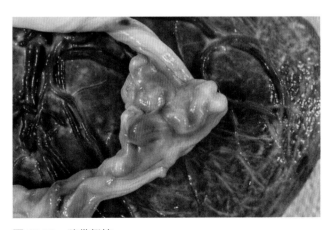

图 19.97 脐带假结

以及妊娠第 3 个月的胎盘，表明脐带真结可能在妊娠早期就已形成，此时胎儿有充足的活动机会。

病理表现

对脐带打结，应当评估慢性病变、紧实度和循环系统受损的证据。在长期紧密地打结的病例中，脐带上有凹陷和 Wharton 胶缺失伴血管受压；当打结被解开时，这些变化还持续存在。脐带或绒毛膜板的血管内血栓形成（有时有钙化）以及反映胎儿血管阻塞的绒毛改变提示慢性血管闭塞。急性紧密的结可伴有结节远端静脉扩张、水肿和绒毛血管充血。

临床意义

脐带真结与 8%~11% 围生期死亡有关，原因可能为胎儿发生血液循环障碍（图 19.98）。急性紧密打结或者长期存在的打结可能引起 IUFD 或者产时胎儿死亡（Hershkovitz et al. 2001）。脐带假结通常没有临床意义。

19.7.6 脐带螺旋过多与不足

定义和发生率

正常脐带的平均螺旋指数约为 0.2 圈 /cm（螺旋指数是指 1 cm 脐带长度内的螺旋的数量）。脐带螺旋过多一般是指螺旋指数 >0.3 圈 /cm，脐带螺旋不足是指螺旋指数 <0.1 圈 /cm（Kraus et al. 2004）。在一项研究中，120 例未经选择的胎盘组织中，7.5% 的脐带有螺旋不足，20% 的脐带有螺旋过多（Machin et al. 2000）。4%~5% 的脐带没有螺旋。像脐带长度一样，脐带螺旋被认为主要反映胎儿的活动情况，螺旋指数减小与子宫收缩或影响胎儿运动的胎儿异常有关。据报道，脐带螺旋不足较常发生于双胎和染色体异常的胎儿。脐带螺旋过多较常见于脐带过长、男性胎儿、经产妇（可能与胎儿有过多的活动空间有关），且与母亲使用过可卡因有关。

病理表现

脐带螺旋过多可局限，也可影响整条脐带（图 19.99），或伴有脐带缩窄（图 19.100）。绒毛膜板

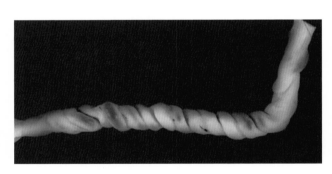

图 19.99 脐带螺旋过多

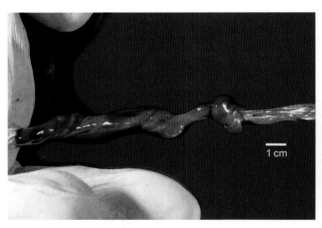

图 19.98 紧密的脐带真结引起胎儿宫内死亡（IUFD）（经美国病理学登记处 /AFIP 许可使用）

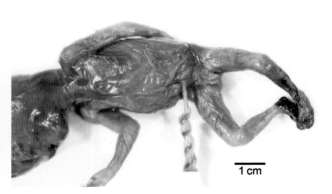

图 19.100 脐带螺旋过多伴脐带缩窄和胎儿宫内死亡（IUFD）（经美国病理学登记处 /AFIP 许可使用）

和绒毛干血管的血栓性病变以及绒毛内血栓形成与脐带螺旋过多有关。血栓钙化和血管内膜纤维素垫提示一个慢性发展的过程。

临床意义

脐带螺旋过多可能引起血流障碍。螺旋过多与不良的胎儿结局有关，包括胎儿 IUGR、不能耐受产程和 IUFD（De Laat et al. 2007）。脐带无螺旋或轻微螺旋与胎儿异常、染色体错误、胎儿窘迫以及胎儿及新生儿的患病率和死亡率增高有关。

19.7.7　脐带缩窄

定义和病因学

脐带缩窄是一种界限明确的、通常较短的狭窄段，伴有 Wharton 胶减少和血管缩窄（图 19.100）。其病因不明，但很少发生在过度扭曲之外。有些学者假设的另一种情况是，脐带缩窄是 Wharton 胶原发性缺乏的结果，在死胎中，脐带缩窄是由于胎儿端的液体丢失。然而，并不是所有死胎都在附着端有这种缩窄，该部位伴有狭窄的许多病例与胎儿循环内的血栓形成有关。

病理表现

脐带缩窄最常见于脐带的胎儿端，偶尔可出现在胎盘端或者其他部位。它们通常伴有脐带过长和螺旋过多。许多脐带缩窄病例与浸软胎有关，但这种异常并非仅见于流产的胎盘。脐带缩窄部分显示 Wharton 胶减少、血管受压（尤其是静脉受压）。胎盘表面的血管可有血栓形成。

临床意义

脐带缩窄经常伴有流产（Peng et al. 2006）。缩窄可发生于连续妊娠的孕妇，并且被认为可能是非免疫性水肿的一个原因。

19.7.8　脐带直径

脐带直径受到脐带血管数量、Wharton 胶含量和液体含量的影响。来自无并发症妊娠的列线图显示，32 周孕龄前超声检查所示的脐带直径和横截面积逐渐增加，而后降低，可能是由 Wharton 胶内液体含量减少所致。Patel 和同事确立了脐带周长的正常范围为（37.7 ± 7.73）mm（Patel et al. 1989）。Silver 和同事通过研究证实脐带直径范围为 1.25~2.00 cm，周长为 2.4~4.4 cm（Silver et al. 1987）。决定 Wharton 胶含量和水含量的因素还不清楚。胎儿心脏受压模式更常见于液体含量减少的脐带中（Silver et al. 1987）。Wharton 胶减少或缺乏的细（"瘦"）脐带可能与 IUGR 有关。目前，细脐带被定义为超声检查脐带横截面 <10% 百分位数或其全长直径都 ≤ 8 mm（Raio et al. 1999；Redline et al. 2004b）。细脐带倾向于有较低的螺旋指数和脐静脉血流量（用胎儿体重校正）减少（Di Naro et al. 2001）。

脐带局部水肿或弥漫性水肿不一致地发生于多种临床疾病（尤其是糖尿病）患者，但其病因仍不清楚。

19.7.9　脐带破裂

脐带完全破裂非常罕见。虽然大多数脐带破裂发生于复杂的分娩过程中，但罕见发生于产程早期或者产程开始之前。脐带过短、帆状附着、创伤或炎症（Chasen et al. 1999）被认为是脐带破裂的致病因素。

19.7.10　附着

19.7.10.1　帆状附着和膜状血管

定义和发生率

帆状附着是指脐带附着在胎膜上。

帆状附着是一种常见异常，见于约 1% 的胎盘。帆状胎盘在多胎妊娠、绒毛膜外胎盘和单脐动脉中的发生率明显增高。也有报道称，帆状附着的发生率增高与吸烟及高龄产妇有关。当胎膜内的膜状血管出现于胎儿部分之前时，一种相关性病变即前置血管即可发生。

病理表现

脐带附着在胎膜上后，脐带血管通常在胎膜上形成分支（图 19.101）。由于失去了 Wharton 胶的保护罩作用和其下层绒毛组织的支撑，膜状血管容易发生损伤——外伤性破裂、出血（图 19.102）、受压和血栓形成，特别是当它们先于胎儿横过子宫颈外口时更容易发生损伤。通过测量膜状血管的长度来评估其脆弱度。膜状血管并不仅存在于呈帆状附着的脐带，它们也可异常出现于附着脐带的边缘甚至中央。膜状血管为胎盘副叶正常供血。作为重要病理改变的一个发生部位，所有膜状血管都应该仔细检查，包括镜下仔细观察切片。罕见情况下，呈帆状附着的脐带仍有 Wharton 胶，在血管形成分支前在胎膜内走行（间置性帆状附着）。

病因学

当胎盘从其初始植入的部位"移动"，后方留下一个附着的脐带时，脐带帆状附着可能会发生（向营养性理论）（Benirschke et al. 2012）。这种胎盘重塑可能是对子宫拥挤和（或）母体血液供应的一种反应，引起胎盘在一侧萎缩，同时在另一侧生长或扩大。脐带帆状附着的发生率在多胎妊娠、伴结构缺陷和异物的子宫、超声检查显示胎盘偏位膨胀伴前置胎盘转变为子宫高位胎盘等情况下增高，这些都支持向营养性理论。

临床特征

帆状附着有几个重要的临床特征。膜状血管易损是最常见的并发症。分娩期间可突然发生血管受

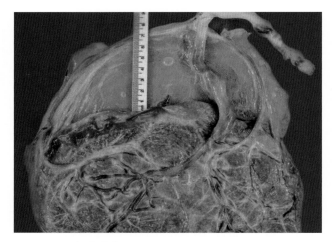

图 19.101　帆状附着

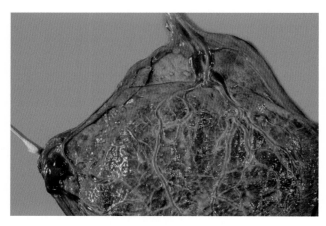

图 19.102　帆状附着。膜状血管破裂伴有周围出血

压伴严重的胎儿窘迫，或者血管突然破裂出血，甚至大出血。虽然出血最常见于分娩时邻近子宫颈口的膜状血管，但出血也可发生于分娩前和来自子宫较高位的血管。膜状动脉和膜状静脉的血栓形成与严重的胎儿血栓事件和胎儿死亡有关。

脐带帆状附着也意味着胎盘成熟欠佳，这也许可以解释文献报道的出生体重低、Apgar 评分低和胎儿心率异常。脐带帆状附着与先天性异常也有关，8.5% 的存在先天性异常的婴儿和 25% 的自然流产的胎儿伴有帆状脐带。伴有脐带帆状附着的结构异常只是发生变形，而不是畸形或结构破坏，表明它们和帆状附着是子宫腔内空间竞争的结果。与单绒毛膜囊妊娠不伴双胎输血综合征者相比，脐带帆状附着在单绒毛膜囊妊娠伴双胎输血综合征者中

更为常见。

19.7.10.2　边缘附着

定义和发生率

　　脐带附着在胎盘边缘者称为边缘附着或球拍状附着。大约有 7% 的胎盘可以见到边缘附着，推测它的发生机制与帆状附着相同（向营养性理论，Benirschke et al. 2012）。

临床意义

　　边缘附着的临床意义尚存在争议。有报道称，边缘附着会导致流产和畸形婴儿的发生率增高，与新生儿窒息和 PTL 有关，但这些相关性尚未被其他研究证实。周围性的脐带附着（帆状附着、边缘附着和明显偏位附着）与双胎的生长不一致和 SGA 有关（Redline et al. 2001）。

19.7.10.3　分叉附着

　　在分叉附着中，脐带在附着胎盘前分叉，分叉前可伴或不伴 Wharton 胶的丢失（图 19.103）。分叉脐带可帆状附着于胎盘上或进入胎盘内。

　　如果血管无 Wharton 胶支撑，它们会易于发生与膜状血管相同的并发症。

19.7.10.4　羊膜网

　　羊膜网或羊膜索是在附着部位包绕脐带的羊膜皱襞（图 19.104）。它们通常无临床意义，但偶可限制脐带的活动性，可能影响血流。

19.7.11　脐血管异常

19.7.11.1　单脐动脉

定义和发生率

　　单脐动脉（SUA）是一种常见的且重要的脐

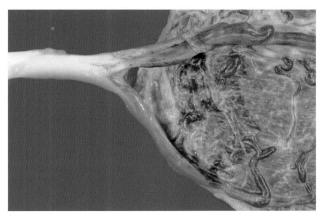

图 19.103　分叉附着

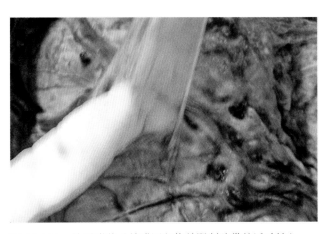

图 19.104　拴系附着（羊膜网包绕并限制脐带的活动性）

带异常。对连续分娩的前瞻性研究发现，单脐动脉的发生率相对一致（<1%），但在围产期尸检病例（2.7%~12.0%）和自然流产病例（1.5%~2.7%）中其发生率相对较高。在白种人女性、糖尿病母亲、多胎和胎儿染色体畸形（尤其是三体综合征）病例中，单脐动脉的发生率较高。总体来说，单脐动脉是最常见的胎儿畸形。

　　应在靠近胎盘部位并与胎盘相距 3~5 cm（最好 >10 cm）处对脐带血管进行大体评估，因为脐动脉常在邻近胎盘处发生融合（Hyrtl 融合）。

病因学

　　SUA 的病因是原发性发育不全还是继发性萎缩一直存在争议。但两者都有可能，而且原发性发育不全更有可能与其他胎儿异常有关。当仔细寻找时，在有些单脐动脉中可通过组织学证实存在血管残留。

病理表现

在部分病例中可见到萎缩血管中的肌组织或弹性纤维残余。单脐动脉常伴有帆状附着（发生率高达 12%）和轮廓胎盘。偶尔两支脐动脉虽存在，但其大小明显不同。超声检查中，脐动脉的直径至少相差 1 mm 才会被认为不一致（Raio et al. 1998）（图 19.105）。明显的脐动脉不一致可伴有类似于 SUA 中发生的胎儿畸形。

临床意义

先天性畸形 SUA 与胎儿畸形之间的关系已有很详细的资料记载，但这种相关性还没有特别的器官或特异性异常。任何器官系统都可能会受到影响，畸形通常是多发性的。先天性畸形在死胎、流产胎儿和新生儿期死亡者中最多见和最严重。出生时未被发现有异常单脐动脉的婴儿，在新生儿期存活以后不太可能再被检测到其他明显异常。在并肢畸形和无心畸形胎儿中几乎都可以见到 SUA。至于 SUA 是否对先天性畸形的发生具有一定的作用，或者仅是先天性畸形的一个表现，这一点还不清楚。

围生期死亡率 SUA 婴儿的围生期死亡率（11%~41%）明显增高。在大多数病例中，SUA 虽然与主要畸形有关，但是其他方面正常的 SUA 婴儿的围生期死亡率也有所增高。超声检查证实的单脐动脉脐带中 Wharton 胶减少可能导致脐带易受损伤。

低出生体重 即使把伴有畸形的婴儿排除在分析之外，SUA 也与低出生体重密切相关。

19.7.11.2 血管畸形

19.7.11.2.1 节段性变细

Quereshi 和 Jacques 报道，脐带血管因中膜缺失而节段性变细的病例大约占胎盘接受连续检查病例的 1.5%。大多数病例中的节段性血管变细累及脐静脉，但偶尔单支或者两支脐动脉也显示相同的变化。血管的表层和中层管壁均显示缺失。在相当多的病例中，节段性血管变细伴随着胎儿畸形，并有较高的胎儿窘迫的发生率。

19.7.11.2.2 胎粪引起的肌坏死

长期暴露于胎粪可引起脐带血管和绒毛膜板血管的平滑肌坏死。肌坏死常常发生于最接近表面的动脉的浅表部分。坏死细胞变圆，细胞质深染且呈嗜酸性、污浊状，细胞核固缩或消失（图 19.93）（King et al. 2004）。胎粪相关的血管坏死与脑瘫有关（Redline et al. 2000）。除了引起血管损害外，体外研究发现胎粪还可导致脐带血管收缩（Altshuler et al. 1989）。

19.7.11.2.3 溃疡

Wharton 胶的线形溃疡伴血管坏死、动脉瘤样扩张和破裂可导致羊膜内出血、胎儿重度贫血和宫内胎儿死亡（图 19.106）。这些脐带异常与胎儿肠闭锁畸形有关。

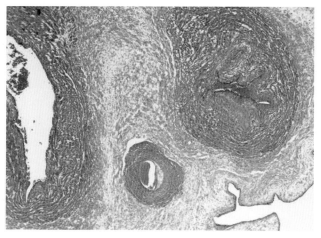

图 19.105　不一致的脐动脉

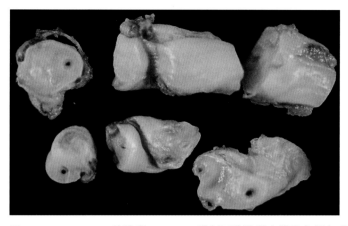
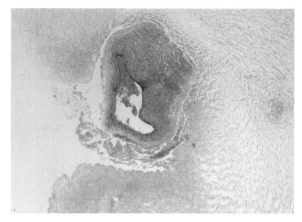

图 19.106　Wharton 胶溃疡。Wharton 胶坏死伴脐带血管壁变薄和破裂，导致有十二指肠闭锁畸形的胎儿发生宫内死亡（经美国病理登记处 /AFIP 许可使用）

19.7.11.2.4　血栓形成

定义和发生率

脐带血管血栓形成非常罕见，但当其发生时，可为闭塞性或非闭塞性，常伴有绒毛膜板血管或干绒毛血管内的相似改变。每 1300 例正常分娩病例、每 938 例围生期尸检病例和每 250 例高危妊娠病例中分别仅有 1 例发生脐带血管血栓形成（Sato et al. 2006b）。

病因学

血栓形成可能与脐带受压、异常螺旋、打结、缩窄、血肿、炎症、异常附着、羊膜带或脐带缠绕有关。其他因素（如血栓形成倾向）可能对血栓形成有促进作用。在许多病例中血栓形成的病因不清。

病理表现

血栓常仅累及脐带静脉（约占 71%），其次为动脉和静脉混合性血栓形成（约占 18%），单独发生动脉血栓者较少见（约占 11%）。如果发生缓慢，血栓可伴有血管钙化（图 19.107）。绒毛膜板和干绒毛血管可同样受到累及。

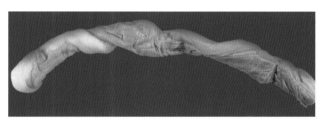

图 19.107　有血栓形成的脐动脉。这个有血栓形成的脐动脉，肉眼所见呈深色螺旋状，病因不明（经美国病理登记处 /AFIP 许可使用）

临床意义

血栓形成会导致胎儿较高的患病率和死亡率，尤其是双脐动脉闭塞时。血栓可导致胎儿脏器梗死，或导致胎儿胎盘血液循环床大量丧失。血栓也与胎儿脑瘫（CP）、胎儿宫内发育迟缓（IUGR）和宫内胎儿死亡（IUFD）有关。

19.7.11.2.5　血肿

定义和发生率

脐带血肿是指血液聚积在 Wharton 胶内。该病少见。

病因学

在绝大多数病例中未见明显的病因。罕见情

况下，出血被证实来自脐静脉或脐动脉，也有人认为来自脐肠系膜血管。曲张静脉的破裂、羊膜腔穿刺术或经皮脐带取样时的创伤性损害、炎症或血管壁结构异常都可能是血肿发生的机制。在大多数病例中，脐带血肿是医源性的，由分娩后夹紧脐带引起。因此，必须注意寻找与脐带血肿相邻的夹痕。

病理表现

大多数脐带血肿表现为紫红色梭形膨大（图19.108）。血肿通常局限在脐带内，但偶尔可破裂，血液由此流入羊膜腔。少量新鲜血液积聚常常是由进行脐带血取样或分娩时脐带受牵拉造成的。

临床意义

有报道称 40%~50% 的围生期死亡与脐带血肿有关。失血或者脐带血管受压伴循环衰竭可能导致胎儿死亡或重度神经损伤。

19.7.11.2.6　血管瘤

定义

血管瘤是由增生的血管所形成的良性血管性肿瘤，有时伴有明显的 Wharton 胶黏液样变性（血管黏液瘤）。

病理表现

血管瘤表现为脐带梭形膨胀，通常位于胎盘端。血管瘤可以非常大（文献中有 1 例重达 900 g）（图 19.109）。显微镜下，这些良性肿瘤与发生于身体其他部位的良性血管瘤的特征相似。

临床意义

伴黏液样变性的血管瘤（血管黏液瘤）可能伴有出血、甲胎蛋白水平增高和罕见的非免疫性胎儿水肿，其可能与高输出量性心力衰竭有关。

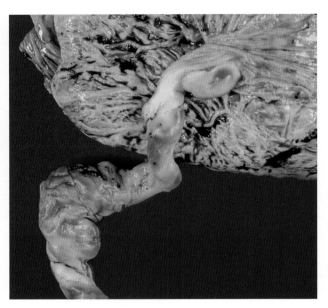

图 19.108　局限性脐带血肿（经美国病理登记处 /AFIP 许可使用）

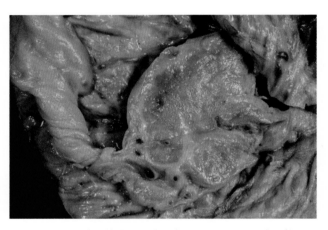

图 19.109　脐带血管瘤（经美国病理登记处 /AFIP 许可使用）

19.7.11.2.7　动脉瘤

脐带动脉瘤罕见。动脉瘤可非常大以至于压迫邻近血管而导致胎儿死亡。据报道，脐带动脉瘤见于 18- 三体综合征中（Sepulveda et al. 2003）。

19.8　临床综合征及其胎盘病理联系

虽然胎盘经常被送到病理医师处，但产科医师提供的临床资料往往有限。以下讨论那些可能需要将胎盘送检的常见临床病变及其相关的病理表现。

19.8.1 先兆子痫

定义

妊娠期高血压、妊娠诱导的高血压和子痫前期是与胎盘内母体血管灌注不良相关的临床诊断。妊娠前血压正常的孕妇在妊娠第 20 周后，血压至少 2 次达到 140/90 mmHg 或者更高者，称为妊娠期高血压。在此基础上出现蛋白尿［尿蛋白（+）以上，而且 24 小时尿蛋白定量 >300 mg］意味着发生了先兆子痫。再出现以下一项或者多项者，提示患有重度先兆子痫：收缩压超过 160 mmHg 或舒张压超过 110 mmHg；蛋白尿超过 5 g/24 h，或在 2 次间隔时间至少为 4 小时的尿常规检测中尿蛋白超过（+++）者；头痛；视觉障碍；上腹部或右上腹部疼痛；少尿；血小板减少症或肝酶水平升高；宫内发育迟缓；和（或）肺水肿。HELLP 综合征是重度先兆子痫的一种类型，伴有特异性的三联征：溶血、肝酶水平升高和血小板减少。痉挛表明子痫已发生。胎盘（通常是不成熟胎盘）分娩通常是先兆子痫唯一有效的治疗手段。

病因学

向胎盘供应母体血液的螺旋动脉必须扩张以适应胎盘胎儿单位的不断生长。正常情况下螺旋动脉扩张是通过螺旋动脉的滋养细胞重建来完成的。这个过程失败会导致蜕膜血管病变，使母体血流量减少、胎盘缺血和母体出现先兆子痫的症状（Lim et al. 1997）。

一般认为，发生先兆子痫的母体存在广泛的血管内皮功能障碍，这是由缺血性滋养细胞产生可溶性因子所致。内皮素和 sFlt-1 是其中两种可溶性因子。二者在疾病发生前出现，引起内皮功能障碍和母体高血压。这些因子通过中和内皮生长因子和胎盘分泌的胎盘生长因子的血管生成和血管舒张的效应而发挥作用（Mutter et al. 2008）。在实验性小鼠

模型中内皮素和 sFlt-1 过表达时，小鼠就会出现严重的蛋白尿、高血压、生长受限、血小板减少症和肝脏功能障碍等表现（Venkatesha et al. 2006）。

病理表现

胎盘病变与母体症状的严重性之间的相关性较差，但与胎儿结局的相关性较好。两种类型的异常胎盘病变与先兆子痫有关。第一种也是最常见的是小胎盘伴蜕膜血管病变。病理变化特征表现为母体血流灌注不足和脐带变细。第二种相对较少见的类型是大胎盘伴有一组异质性病变（包括糖尿病、胎盘水肿、多胎妊娠和水泡状胎块）。

19.8.2 原发性高血压

以前患高血压但不并发先兆子痫的孕妇的病变可能与先兆子痫患者的病变相似，但绒毛异常不明显。子宫或肌层内动脉发生的动脉硬化可能足以导致不同程度的胎盘缺血。

19.8.3 糖尿病

无并发症的糖尿病产妇的胎盘变化多样。约半数病例的胎盘经大体和镜下检查均正常。胎盘改变、代谢控制和临床严重程度之间存在一定的相关性。当它们异常时，糖尿病孕妇的胎盘会变大、变重和充血，脐带会增粗和发生水肿。较大胎盘内的绒毛常出现绒毛血管增生甚至绒毛膜血管病，终末绒毛不成熟，大的终末绒毛伴中央毛细血管增多，胎儿血管中存在有核红细胞（图 19.110）。胎盘、胎儿体内和新生儿体内常出现血栓，这是糖尿病伴有血栓形成倾向的一种表现。当并发高血压或先兆子痫时，胎盘可较小，并有母体血流量供应不足的表现。

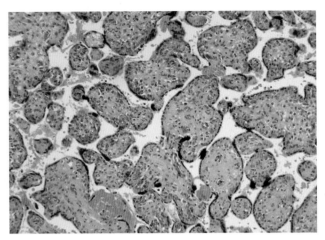

图 19.110　终末绒毛不成熟。大的终末绒毛数量增加，毛细血管增多

19.8.4　早产和胎膜早破

　　足月分娩发生于妊娠第 37~42 周。新生儿最严重的后遗症发生于妊娠第 34 周前。VLBW 婴儿是指活体婴儿体重为 500~1500 g。他们发生新生儿死亡、神经受损和肺部发育不成熟的风险最高。在美国所有妊娠中有 12%~13% 的妊娠发生 PTB。PTB 使围生期的患病率和死亡率增高 40 倍。

　　大多数 PTB 是由 ACA 和先兆子痫引起的。这两种病理类型有非常少的重叠（Arias et al. 1993；Hansen et al. 2000b）。ACA 最常见，发生于 61% 的胎膜早破中（Hansen et al. 2000a，2000b）。ACA 在 PTB 较早期更常见。血流受损后引起的病变更多见于 PTB 较晚期（Hecht et al. 2008）。早产常伴有蜕膜出血和胎盘早剥。

19.8.5　过期妊娠

　　妊娠时间超过 42 足周（294 天）者称为过期妊娠，围生儿的死亡率增高。过期妊娠的新生儿出现特征性的身体和四肢细长，皮肤干燥、皱褶和粪染，指甲长。过期胎盘常见粪染，但胎盘在其他方面没有独特或明确的病理改变（Benirschke et al.

2006）。与以往的观点相反，胎盘在达到足月后并不会衰老，如果胎儿未娩出，胎盘能继续充分发挥功能。

19.8.6　宫内发育迟缓、宫内生长受限

　　胎儿生长情况的出生前评估是根据超声检查测量腹围、头围、双顶径和股骨长度（以及其他指标）来进行的，这些也可用于评估胎儿体重（Resnik 2002）。宫内生长受限（IUGR）是预后差和胎儿死亡的重要风险因素（Turan et al. 2008）。当头围和腹围成比例地减小时，IUGR 是对称性的；而当腹围减小得更多时，则 IUGR 为不对称性的。当胎儿被确诊为 IUGR 时，可以对脐带、大脑中动脉或其他部位的血管进行血流多普勒检测。脐动脉血流减少或缺乏是一种明显的不良表现，这种现象可以在早期发生，并持续数周直到分娩（Rigano et al. 2001）。出生体重低于胎龄预期百分比（人为地设定为第 3、第 5 或第 10 百分位）的婴儿被分类为小于胎龄（SGA）的婴儿并被定性为生长受限。

　　促使 IUGR 发生的母体因素包括先兆子痫、高血压、糖尿病、血栓形成倾向、重度营养不良、慢性肾脏疾病、吸烟、滥用药物和不良产科病史。胎儿因素包括染色体异常（包括胎盘限制性嵌合体）、先天性畸形和多胎（Wilkins-Haug et al. 2006）。与 IUGR 相关的胎盘病变如下：①使母体血流减少的血管病变（蜕膜血管病或慢性剥脱）；②使胎儿血流减少的血管病变（FTV、大绒毛膜血管瘤或脐带畸形）；③可明显减少有功能胎盘数量的病变（广泛性慢性绒毛炎、MPF、MFI 或多发性梗死）（Sebire et al. 2008）。

19.8.7　新生儿脑病、脑瘫和出生窒息

　　历史上，新生儿出生第 1 周内出现的异常神

经系统表现被假设为分娩过程中发生了一段时间的窒息（严重缺氧伴代谢性酸中毒）所致，临床上称之为"新生儿窒息"和"缺氧缺血性脑病"。尽管单纯性缺氧确实存在（急性剥脱是一个好的例子），但其他因素（子宫内感染、其他急性和慢性胎盘病变）更常见。其短暂性临床状态（其特征为肌张力减退、窒息、昏迷和癫痫）现在称为新生儿脑病（NE）。新生儿中其发病率为 6‰~8‰。

相反，脑瘫（CP）是一种慢性、非进行性的神经系统异常，大部分患儿表现为痉挛性双侧瘫痪、偏瘫或四肢麻痹，新生儿中发生率为 2‰。脑瘫通常不能在 2 岁前被诊断，当然也不可能在出生时被诊断。将近 50% 的患儿的脑瘫是在明显正常妊娠的足月分娩后发生，其余的患儿为 VLBW 婴儿（出生体重 <1.5 kg）或表现不一的低体重新生儿和近足月儿，其中一部分伴有 IUGR（Redline 2006c）。过度早熟是发生新生儿脑病和脑瘫的高危因素（Nelson et al. 2005）。一项以人群为基础的、伴新生儿脑病足月婴儿的大型研究发现，有 13% 的患儿进展为脑瘫，而 24% 的脑瘫患儿有新生儿脑病的病史（Badawi et al. 2005）。虽然分娩监测和产前诊断技术有所进展，但脑瘫的总发病率在过去的 50 年里并没有下降。

毫无疑问，对于来自伴有新生儿脑病的每个新生儿的胎盘，病理医师都需要认真检查（Keogh et al. 2006）。新生儿脑病相关的急性病变包括大的胎盘后血肿、胎粪相关的肌坏死和严重绒毛膜羊膜炎，特别是伴有重度的绒毛膜血管炎症者（Redline et al. 2000；Redline et al. 1998b）。新生儿脑病相关的慢性病变包括胎儿血管血栓（McDonald et al. 2004；Nelson et al. 1998），特别是伴有脐带异常（Redline 2004a）、胎盘或胎儿水肿和弥漫性慢性绒毛炎，尤其是伴有闭塞性胎儿血管炎、弥漫性绒毛膜羊膜含铁血黄素沉着症和绒毛周围大量纤维素沉着（Redline 2005）。

19.8.8　胎儿积水和胎盘积水

胎儿积水是一种广泛的全身水肿状态，指大量液体积聚在皮下组织、体腔内；而胎盘积水是指液体积聚在胎盘和脐带内。大多数病例现在通过产前超声检查而被发现。由于许多病例有可能被治愈，因此迫切需要在产前发现它的特异性病因。对于死亡病例，确定其病因对于生育咨询和将来妊娠的适当处置仍然很重要。即使胎盘缺乏特异性改变，病理医师也要发挥重要作用，综合考虑其他实验室检查（包括细胞遗传学、免疫学和微生物检测、免疫组化和荧光原位杂交）结果而做出判断。

免疫性水肿是由于母体对胎儿红细胞表达的 Rh 抗原（主要是 D 抗原）产生的同种免疫，目前仍然可以遇到这类病例，但由于预防性注射抗 D 丙种球蛋白（免疫球蛋白）而罕见。非免疫性水肿少见，活胎中发生率为 1/1400~1.34/1000（Trainor et al. 2006）。许多因素可引起非免疫性胎盘或胎儿水肿。非免疫性水肿的主要病理生理改变包括心力衰竭、贫血和低蛋白血症。其中最主要的病变有心脏畸形、染色体异常（45XO、21- 三体综合征和 18- 三体综合征）、胸腔病变（先天性囊性腺瘤样畸形、肺隔离症或肿瘤）、贫血（细小病毒感染或胎儿向母体出血所致）、胎儿感染（TORCH 感染或梅毒）、大的肿瘤（骶尾部畸胎瘤或血管瘤）和泌尿道异常（Rodriguez et al. 2002）。染色体异常在妊娠第 24 周前较常见，心脏和肺部疾病常见于妊娠第 24 周后（Sohan et al. 2001）。产前治疗对细小病毒感染、心律失常和胸腔积液引起的水肿的效果较好（Sohan et al. 2001）。

水肿性胎盘通常巨大（重量超过 1000 g）、质软、易碎和苍白色（图 19.31）。组织学上绒毛增大，细胞滋养细胞显著，绒毛毛细血管减少，间质水肿（图 19.111）。在贫血病例中，有核红细胞（幼红细胞和晚幼红细胞）非常明显，常成簇分布，使毛细血管扩张。

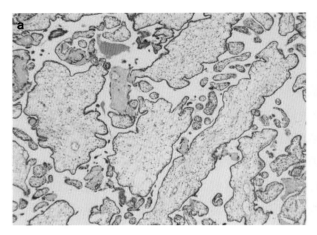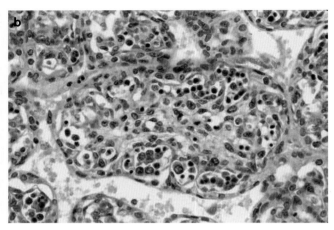

图 19.111　胎儿胎盘水肿。绒毛不成熟和水肿（a）。在这例 Rh 血型不相容病例中，由于胎儿贫血，有核红细胞和幼红细胞使绒毛毛细血管扩张（b）

19.8.9　胎儿血液循环中的有核红细胞

正常足月胎盘的切片或正常新生儿血液中很少见到有核红细胞（nRBC）。胎儿或新生儿血液中 nRBC 的绝对数量在 500~1000 个 /ml，或每 100 个白细胞中有 1~10 个 nRBC 可视为大致正常（虽然不是完全正常，但相对常见）；超过上述范围即为异常（Hermansen 2001）。新生儿血液循环中 nRBC 数量增加是子宫内缺氧的一个公认的参数（Hermansen 2001）。nRBC 增多被认为是急性或慢性缺氧引起促红细胞生成素释放所致。最显著的 nRBC 增多见于重度贫血伴免疫性或非免疫性水肿和先天性感染（尤其是细小病毒感染）者。胎儿向母体出血导致的急性或慢性贫血可引起 nRBC 明显增多。nRBC 增多也可见于其他临床疾病 [包括母亲糖尿病、酸中毒（Lim et al. 2000）、IUGR、母亲吸烟（Yeruchimovich et al. 1999）和其他感染（Hermansen 2001）]。

促红细胞生成素能够在羊水和胎儿血液中被检测出来。促红细胞生成素水平升高可见于母亲糖尿病、宫内发育迟缓、母亲吸烟、胎儿贫血、酸中毒、长期慢性心动缓慢（在心率变慢前即可检出）和急性或反复的胎儿出血后（Teramo et al. 2008）。羊水中促红细胞生成素水平相对较低，但持续存在的时间较长。即使血液中促红细胞生成素回到正常水平，但脐带缠绕所致的短暂性缺氧仍可通过检测羊水中促红细胞生成素的水平而被反映出来（Hashimoto et al. 2003）。

急性事件和 nRBC 数量增加之间的时间间隔不是很明确。然而，当缺氧事件发生时，接近成熟的储备 nRBC 可能会几乎立即被释放到血液循环中。更进一步的 nRBC 增多必须首先产生更多的红细胞，因此，nRBC 的显著增多可能需要 24 小时或更长时间。

临床上明显的 nRBC 增多通常在镜下观察胎盘时被发现（图 19.74）（Curtin et al. 2002；Redline 2008）。Redline 发现，脐带血液中 nRBC 的数量与胎盘内 10 个高倍视野（40 倍物镜）下 nRBC 的数量具有高度相关性。10 个 nRBC/10 HPF 相当于 nRBC 的绝对数量为 2500 个 /mm^3，其敏感度为 90%，特异性达 82%（Redline 2008）。然而，最准确的 nRBC 计数是在新生儿娩出后进行。研究发现，脑瘫（CP）婴儿的胎盘 nRBC 的数量与胎盘病变 [多灶性无血管绒毛（如 FTV）或慢性绒毛炎] 明显相关。绒毛膜板或脐带血管内胎粪相关性坏死与 nRBC 增多交界性相关性。宫内发育迟缓的早产新生儿在出生后的第一周内出现持续性 nRBC 增多意味着存在其他并发症（包括支气管肺发育不良、坏死性小肠结肠炎和脑室内出血）（Baschat et al. 2007）。

19.8.10　血栓形成倾向

遗传性和获得性凝血功能异常是不良妊娠，包括早期自然流产、IUFD、胎盘早剥、IUGR 和先兆子痫的高风险因素（Dizon-Townson et al. 1997；Greer 1999；Many et al. 2001，2002；Redline 2006b；Rodger et al. 2008）。

研究最多的血栓形成倾向包括凝血因子 V 基因 *G1691A* 突变（Leiden 因子 V）、凝血酶原基因 *G20210A* 突变、亚甲基四氢叶酸还原酶基因 *C677T* 突变、蛋白 S、蛋白 C 和抗凝血酶Ⅲ缺乏，以及高同型半胱氨酸血症和获得性血栓形成状态（如抗磷脂抗体综合征）。凝血病也发生于糖尿病患者。仅识别遗传性血栓形成倾向不能预测妊娠并发症的发生。最近已经有学者总结了具有特定血栓形成条件的母体不同后果的风险评估方法（Redline 2006b）。

母体血栓形成倾向没有对应的特异性的胎盘病变。血栓形成倾向与不良妊娠结局相关的胎盘病理变化基本上类似于慢性母体血管灌注不良相关的其他病变（合体小结增多、绒毛间隙纤维素增加、梗死、胎盘后血肿、终末绒毛发育不全、胎盘重量减轻和脐带变细）（Arias et al. 1998；Kraus et al. 1999；Many et al. 2001）。有些报道中，母体血栓形成倾向与 MPVF/MFI 和绒毛下血肿有关（Heller et al. 2003；Redline 2006b）。凝血功能异常是否是异常胎盘形成或加重已存在的胎盘病变的原因还不清楚。获得性血栓形成状态（如抗磷脂抗体综合征）可能通过阻断正常抗血栓钙磷脂结合蛋白 V 磷脂结合蛋白和活化补体而促进胎盘内血液凝固（Rand 2000；Shamonki et al. 2007）。患红斑狼疮（Magid et al. 1998）和硬皮病（Doss et al. 1998）的患者同样也易发生胎盘内血液凝固。IgG 型抗磷脂抗体可穿过血管内膜而进入胎儿的血液循环。

到目前为止的研究中，胎儿血栓形成倾向相关基因的突变本身与胎儿血管血栓形成并不相关。在有血栓形成倾向的婴儿中，其血栓阻塞性胎盘病变的发生率并不增高；并且，在胎盘有胎儿血栓阻塞性病变的婴儿中，血栓形成倾向的突变发生率也没有增高。多数情况下，胎儿凝血功能异常与其他影响胎儿血流的因素共同作用。FTV 与脐带缠绕和脐带畸形有明显的强相关性。

19.8.11　妊娠急性脂肪肝和 HELLP 综合征

HELLP 综合征（溶血、肝酶水平升高和血小板减少）和妊娠急性脂肪肝（AFLP）均表现为先兆子痫合并肝功能异常。HELLP 综合征比较常见，通常经过适当的治疗和处理后，预后较好。AFLP 虽然少见，但有显著的死亡率。AFLP 的肝脏活组织检查具有特征性的病理改变（包括微小空泡性脂肪变性）。

虽然 HELLP 综合征和 AFLP 是母体发生的疾病，但导致疾病发生的一个非常重要的原因是胎儿遗传性基因突变导致长链 3– 羟基辅酶 A 脱氢酶缺乏，从而引起脂肪酸代谢异常（Ibdah et al. 1999）。分娩后，母体的急性症状通常会减轻。婴儿会发生严重的肝脏功能障碍、低血糖症、心肌病和神经肌肉功能异常。早期通过适当的饮食治疗可以降低胎儿的患病率和死亡率。

脂肪酸是胎儿重要的能量来源。目前已确认有 20 多种遗传学上明确的脂肪酸代谢性疾病（Shekhawat et al. 2005）。虽然它们罕见，但对母体和胎儿来说，它们是最常见的伴有严重后果的代谢性异常。回顾性研究发现，这些疾病可见于较多难以解释的死胎和突然死亡的婴儿。

HELLP 综合征中的胎盘病变包括严重先兆子痫中所见到的蜕膜血管病的所有特征。而伴有 AFLP 的胎盘改变很少有记载。有 1 例报道中在母体面可见梗死（Matern et al. 2001）。

19.8.12 镰状细胞遗传性状 / 镰状细胞病和其他血红蛋白病

当绒毛间隙内出现镰状母体细胞时，虽然可将其识别为镰状细胞病，但是胎盘内低氧分压也可以导致母体的红细胞呈镰状细胞样改变（Bloomfield et al. 1978）。临床问题和胎盘病变不太可能出现在无并发症的镰状细胞遗传性状的母体。镰状细胞病与自然流产、死胎、早产和 IUGR 相关，但常规的产科护理和密切的血液监测可明显降低母亲和胎儿的患病率。镰状细胞病时胎盘可正常（母亲镰状红细胞除外），或胎盘变小和梗死。笔者见过 1 例罕见的镰状细胞遗传性状的患者并发其他血红蛋白病或母亲合并凝血病的病例，其胎盘广泛性梗死，并有产后疾病。脐带静脉超微结构异常是由低氧所致（Decastel et al. 1999）。

19.8.13 贮积病

代谢贮积病罕见，其胎盘变化非常不一致。在有些遗传性代谢贮积病中，胎盘异常包括滋养细胞、间质和 Hofbauer 细胞的空泡样变。曾有 2 例 Gaucher 病胎儿发生了非免疫性胎儿水肿和死亡，其胎盘内的血液循环中存在 Gaucher 细胞。遗传分析和（或）酶学、生物化学检测有助于发现特异性酶缺陷。

19.9 流产、死胎和子宫内胎儿死亡

妊娠产物通常要被送检并进行病理检查，以证实存在子宫内妊娠、排除滋养细胞疾病，如有可能，还要解释妊娠失败的原因。胚胎和胎盘组织（绒毛膜绒毛、IT 浸润的种植部位或孤立的滋养细胞团）的确认基本上可证实子宫内妊娠。当形态学不明确时，CK 的免疫染色可以突出显示 IT。如果未找到胚胎或胎盘组织，则不能排除异位妊娠的可能。应该知道，所有这些所见结合在一起，包括绒毛膜绒毛，都不能完全排除异位妊娠，因为在罕见情况下子宫内和输卵管妊娠可同时发生。

在所有妊娠中有将近半数发生流产，其中一半是由孕妇和医师确认的。对于临床上明确的妊娠，把妊娠流产分为两个完全不同的组：早期流产（妊娠≤12 周）和晚期流产（妊娠 >12 周）。一般来说，胚胎 / 胎儿因素、主要染色体异常是大部分早期流产的原因，而晚期自然流产 / 死胎多与胎盘和母体因素相关。

19.9.1 早期流产

妊娠前 8 周是胚胎形成阶段。妊娠第 12 周以内发生的流产都属于早期流产。半数以上早期自然流产者存在染色体异常，其中大多数在胚胎期被排出。三体综合征、三倍性和单倍体 X 最常见（Lash et al. 2008）。

在自然流产排出的组织中可以见到完整或被破坏的绒毛膜腔。绒毛膜腔内常常是空的，但可含有脐带或胚胎残余。胚胎常显示全身异常发育（生长结构紊乱），这意味着可能存在高度的染色体异常（图 19.112）。局限性发育缺陷（面部融合缺陷、眼异常、肢芽畸形、神经管缺陷和颈部水肿）虽然

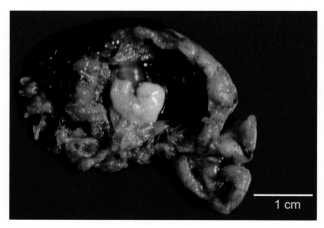

图 19.112　自然流产。这一早期流产的异常胚胎与染色体核型异常密切相关

通常也是遗传性疾病，但在早期胚胎中往往较难发现这些特异性的形态学缺陷，在较大的未足月胎儿中较容易发现这些病变。发现发育良好的正常胚胎提示可能存在母体诱发因素（感染、炎症、免疫排斥或凝血功能障碍），但 20%~25% 形态学正常的胚胎也存在核型异常（通常为三倍体）。胚胎形态学的准确评估需要熟悉正常胚胎发育的各个阶段，Kalousek 等（1980）的专著中有图文并茂的详尽描述。在刮除标本的分离组织中，胚胎和（或）胎盘的大体评估充其量是次优的。

胎儿死亡后，胎盘通常在子宫内保留一段时间，流产标本中的绒毛往往能反映出胎儿死亡的改变。不管是什么原因，胎儿死亡均会导致胎儿血管在整个胎盘内逐渐弥漫性地退化。最初的退化表现为血管内核碎裂（胎儿死亡 6 小时内），随后干血管出现间隔（胎儿死亡 48 小时内），最后血管完全闭塞，绒毛间质透明变性（胎儿死亡时间超过 2 周）（Dr et al. 1992；Genest 1992；Genest et al. 1992）。这种变化的发生顺序与闭塞性胎儿血管的终末绒毛的局部改变相同。

染色体核型异常的流产绒毛常常异常，其异常模式没有特异性。绒毛增大伴黏液样间质、不规则绒毛轮廓、多个滋养细胞内陷和滋养细胞包涵体等提示染色体异常的异常特征常见，它们虽在染色体核型异常的流产组织中更加明显，但也可见于染色体核型正常的流产组织。完全性和部分性葡萄胎是唯一具有明确染色体核型异常的形态学类型，有一定程度的诊断可靠性，但二者在早期流产中难以区分。罕见情况下，不伴有葡萄胎改变的滋养细胞增生可见染色体异常（特别是 7、15、21 和 22 号染色体三体综合征）（Redline et al. 1998a）。对这些病例最好的处理方式是随访血清 hCG 滴度以确保 hCG 水平恢复正常。

对那些因反复性自然流产而苦恼的夫妇而言，临床上进行染色体核型检测非常有价值。在福尔马林固定的组织标本中进行 FISH 检测可以检出染色

体三体。偶尔，染色体核型异常仅发生于胎盘内。在局限性胎盘嵌合体中，嵌合体只发生于胎盘，而不见于胎儿（Kalousek et al. 1994）。这些胎盘无组织学异常，需要对绒毛间质、滋养细胞和胎儿进行遗传学评估才能明确诊断。

19.9.2　晚期流产、死胎和子宫内胎儿死亡

妊娠第 20 周后染色体异常仍然可发生，但少见。在解释晚期流产、死胎和 IUFD 时，重点要考虑的疾病包括子宫内感染、炎性病变、母体和（或）胎儿血液循环衰竭、破坏性胎盘病变、脐带意外。这些病变的大体和镜下特征在本章其他部分已有描述。胎儿死亡后发生的退行性改变可或多或少地重叠发生。胎儿向母体出血作为胎儿意外死亡的一个原因常被忽略。在所有这些病例中应进行 Kleihauer-Betke 检测。当胎儿形状正常和胎盘病变不明显时，需要考虑到局限性胎盘嵌合体的可能。

当血栓形成倾向、母体血管阻塞性病变和 VUE 严重或早期发生时，需要考虑复发性流产与这些疾病之间的相关性。绒毛周围大量纤维素沉积和慢性组织细胞性绒毛间隙炎虽是罕见的病变，但它们几乎总是会导致受累个体的复发性流产（Redline 2007b；Waters et al. 2006）。

19.10　非滋养细胞性肿瘤

19.10.1　绒毛膜血管瘤

绒毛膜血管瘤是起源于干绒毛的胎盘血管瘤，可见于 0.5%~1% 的经仔细检查的胎盘中。血管瘤通常很小，位于胎盘内，难以被发现，特别是在未固定的标本中。使绒毛膜板或基板发生扭曲变形的大肿瘤罕见。极少数情况下，绒毛膜血管瘤可通过一细蒂与胎盘相连。绒毛膜血管瘤通常单发（图 19.113），但也可为多发（图 19.114）。它们可呈棕

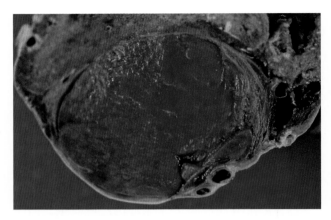

图 19.113　绒毛膜血管瘤

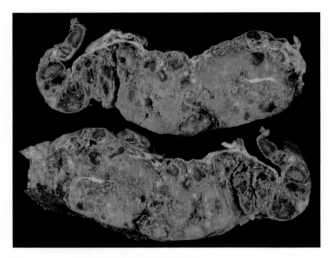

图 19.114　多发性胎盘绒毛膜血管瘤

色、黄色、褐色、红色或白色，质地通常较硬，与周围实质组织界限清楚。它们通常从胎儿表面凸出，常位于周围。大部分绒毛膜血管瘤由毛细血管样小血管组成，血管间有不明显的疏松间质。偶尔间质细胞数量较多或显示明显的黏液样变、透明变性、坏死或钙化。据报道，在部分绒毛膜血管瘤中可见到核分裂象和核非典型性，但这些特征并不提示肿瘤具有侵袭性。滋养细胞可明显增生（Ogino et al. 2000）。伴有类似改变但无结节性膨胀的较大干绒毛的局限性聚集称为局限性绒毛膜血管瘤病（Ogino et al. 2000）。

先兆子痫和高原地区妊娠之间的相关性表明低氧分压可能在绒毛膜血管瘤的发生中起一定作用。

虽然大部分绒毛膜血管瘤没有临床意义，但各种并发症已有报道，这些并发症与较大的病变直接相关。羊水过多和早产是最重要的并发症。胎儿心脏增大、充血性心力衰竭和水肿等表现是由于较大的绒毛膜血管瘤导致血液分流，从而使心脏负荷增加。当大量血液直接穿过远离功能性绒毛的血管瘤时，慢性缺氧可导致胎儿宫内发育迟缓。胎儿向母体出血、胎儿贫血和血小板减少症等并发症反映了血液通过绒毛膜血管瘤时上述细胞成分被隔离或被破坏。也有报道称，皮肤血管瘤发生于少数有胎盘绒毛膜血管瘤的婴儿。

19.10.2　肝细胞腺瘤和肾上腺皮质结节

罕见情况下，胎盘内发现肝细胞小结节，称为肝细胞腺瘤。肝细胞腺瘤内可含有造血细胞岛，但缺乏胆管和中央静脉（图 19.115）。它们的免疫表型与正常肝细胞相同。肾上腺皮质细胞构成的小结节被认为是异位组织，其发生机制不明。

19.10.3　其他胎盘"肿瘤"

一例胎盘平滑肌瘤虽然发生在胎盘内并且有浸润性边界，但分子生物学研究证实其是母体来源。有文献报道，畸胎瘤罕见发生在绒毛膜板的羊膜和绒毛膜之间，以及脐带内。虽然根据缺乏脐带、组织构成紊乱可以区别畸胎瘤与无心畸形的胎儿，但这种区别是一个有争议的问题。

19.10.4　胎盘转移性肿瘤

母体或胎儿肿瘤都可能转移到胎盘，但很罕见。恶性黑色素瘤虽然是最常见的转移到胎盘的母体恶性肿瘤，但事实是在这个年龄组其他肿瘤更常见。转移到胎盘的其他母体恶性肿瘤包括白血病、淋巴瘤、乳腺癌和肺癌。有报道称，恶性黑色素

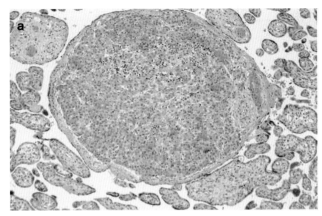

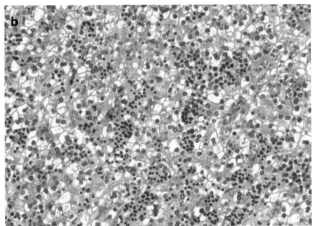

图 19.115　肝细胞腺瘤。分离的肝细胞团（a）显示有髓外造血（b）

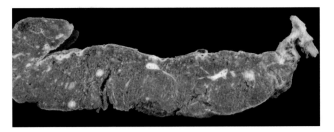

图 19.116　转移性乳腺癌。转移性肿瘤表现为小结节（经美国病理登记处 /AFIP 许可使用）

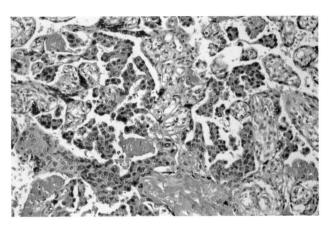

图 19.117　转移性乳腺癌。转移性肿瘤细胞局限在绒毛间隙内

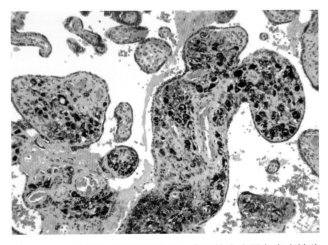

图 19.118　转移性胎儿黑色素瘤。先天性头皮黑色素瘤转移到胎盘

瘤、白血病和淋巴瘤可经胎盘转移到胎儿（Kraus et al. 2004；Baergen et al. 1997）。

　　虽然转移性肿瘤灶的大体表现明显，但发生母体恶性肿瘤转移的胎盘大体表现通常正常（图 19.116）。肿瘤细胞常局限在绒毛间隙内（图 19.117）。绒毛或胎儿血管浸润非常少见，即使发生，其与肿瘤向胎儿扩散的相关性也不高。

　　先天性胎儿肿瘤扩散至胎盘的病例也非常罕见，其中以神经母细胞瘤最常见，罕见的有胎儿白血病、淋巴瘤、肝母细胞瘤、肉瘤和骶尾部畸胎瘤转移到胎盘的病例（图 19.118）。播散性组织细胞增多症累及脐带血管的病例已有报道。转移性胎儿肿瘤累及的胎盘常表现为水肿、苍白、体积增大，肿瘤细胞导致血管扩张。色素性痣细胞可累及绒毛，与巨痣有关，但它们并不被认为是恶性肿瘤或转移性肿瘤。

19.11　胎盘的检查

　　所有胎盘在分娩时都应由临床医师进行大体检查并记录。有些信息（如脐带长度、脐血管数目、胎盘在子宫内的位置、胎盘后血肿、胎膜血管破裂、胎膜或胎盘母体面的完整性）可能与病变有直接关联，最好由临床医师记录。用于微生物培养和细胞遗传学检测所需的样本最好在此时采集。当母亲或新生儿出现异常、妊娠或分娩过程复杂、胎盘大体可见异常或对多胎妊娠进行评估时，通常会将胎盘送至病理医师处进行检查。Kraus 等（2004）已经制定了胎盘病理检查的指南。胎盘病理检查的申请单应包括有特定问题的送检原因，以及相关的临床病史——母亲的孕次、产次，以前妊娠的细节，潜在的母体疾病，产前过程，产程和分娩过程，新生儿胎龄、体重和 Apgar 评分。未送病理检查的胎盘需要保留，以便在需要时进行全面的胎盘检查。

胎盘检查最好能在新鲜或固定后的标本中进行。在笔者所在的医院，胎盘需在新鲜状态下进行检查，以便进行称重和相关测量、记录大体病变并制作胎膜卷。胎盘经固定后，将其切开并检查切面，取材制片。对胎盘进行下列系统性处理，就不太可能忽略重要的异常。

19.11.1 胎膜的处理

破裂口：测量胎膜破裂口与胎盘边缘的最近距离。这提供了与种植部位有关的信息（低位或前置胎盘）。

完整性：通过尝试重建羊膜囊来评估是否有胎膜滞留在子宫内。

附着：胎膜可附着在胎盘的边缘，或附着部位从边缘移向中央（轮廓胎盘），记录附着的程度（全部、部分）及相关改变。

颜色和不透明性：胎膜不透明或呈云雾状提示感染。胎盘呈绿色或褐色提示胎粪污染或含铁血黄素沉积。

制作胎膜卷，包括破裂口和胎盘边缘的胎膜。去除胎膜。

19.11.2 脐带的处理

长度：测量所有脐带片段的长度。最准确的脐带长度评估是在产房内进行的。在分娩后数小时内脐带长度可缩短 7 cm。

直径：测量脐带的最大直径和最小直径。

附着：测量脐带附着处与最近胎盘边缘之间的距离。注意附着的方式、部位及所有胎膜血管的情况。

血管：正常情况下有 3 条。

扭转：螺旋的程度可用每 10 cm 的螺旋圈数来记录。

其他：缩窄、水肿、血栓形成、血肿、溃疡和打结。

沿着胎盘表面水平切除脐带。

19.11.3 胎盘的处理

测量：测量胎盘的最大直径和厚度。

重量：去除胎膜、脐带和大血块后再称重。福尔马林固定可使胎盘的重量增加 10%。

形状：注意异常的形状。

胎儿面：评估颜色（蓝色、绿色、棕色）和绒毛膜血管。动脉在静脉上交叉。

母体面：母体面应该是完整的。碎片状缺失表明胎盘组织有残留。评估所有凝血块的位置、大小和相关的胎盘改变。每隔 1 cm 将胎盘像切面包片那样切开。

切面：胎盘的颜色反映胎儿的血液含量。描述、测量和定位局灶性异常胎盘。当病变较大或大部分胎盘发生改变时应评估其所占的比例。

19.11.4 切取组织

选取 2 块脐带和 2 块胎膜卷，可以将其放在一个蜡块中。不要在附着部位 2 cm 内切取脐带——这可能导致 SUA 的错误印象。在笔者所在的医院，常规送检来自大体正常的中央胎盘的至少 3 块胎盘组织。送检母体面的多个组织块可以帮助识别异常的母体血管。根据情况送检额外的组织以恰当地反映病理改变。选取组织块的数量应根据特定的临床情况来调整。例如，当存在脐带并发症可能时，胎儿绒毛膜板血管的额外切片可优化对胎儿血管血栓形成的评估。

19.11.5　多胎妊娠的特殊情况

分娩医师应该辨认脐带，如果不能，可以主观地判断或根据特别的特征（脐带长度、附着部位等）来确定脐带。每个胎盘都要独立地进行大体检查和显微镜下评估。

胎盘类型：两个完全独立的胎盘是明显的双绒毛膜囊胎盘，需要进行常规检查。为了区分 DiMo 型胎盘和 DiDi 融合型胎盘，需要评估各自的羊膜和胎儿血管类型。在 DiDi 融合型胎盘中，胎盘间隔是不透明的，胎儿血管不会跨过融合线。而在 DiMo 型胎盘中，胎盘间隔薄，两胎儿的血管区相互混合。

胎盘重量：称量属于每个婴儿的胎盘重量。对 DiDi 融合型胎盘可以沿着融合线将胎盘分开，然后分别称重。需要注意的是，单绒毛膜囊双胎婴儿的胎盘分布与他们的绒毛膜静脉分布相匹配，而不对应于分离膜的位置。

血管吻合：评估单绒毛膜囊双胎胎盘的血管吻合。大的绒毛膜血管吻合在大体上容易识别。深的动静脉吻合不易被发现，但可被视为不成对的动脉或静脉。

19.11.6　特殊技术

细胞遗传学：胎盘组织比其他胎儿组织容易生长和进行核型分析。妊娠早期的绒毛膜绒毛标本可用于产前诊断。流式细胞仪在评估葡萄胎妊娠方面可能有价值。FISH 可以解决特异性染色体相关的遗传学问题。

培养：通常由产科医师操作。灼烧羊膜后用拭子沾取羊膜表面或绒毛膜下纤维组织进行培养。

免疫过氧化物酶染色：这项技术有助于确定感染性微生物和细胞类型，例如慢性组织细胞性绒毛间隙炎中 CD68 的免疫染色。

参考文献

Abramowsky C, Beyer-Patterson P et al (1991) Nonsyphilitic spirochetosis in second-trimester fetuses. Pediatr Pathol 11:827–838

Adams-Chapman I, Vaucher YE et al (2002) Maternal floor infarction of the placenta: association with central nervous system injury and adverse neurodevelopmental outcome. J Perinatol 22:236–241

Al-Adnani M, Kiho L et al (2008) Recurrent massive perivillous fibrin deposition associated with polymyositis: a case report and review of the literature. Pediatr Dev Pathol 11:226–229

Altshuler G (1984) Chorangiosis. An important placental sign of neonatal morbidity and mortality. Arch Pathol Lab Med 108:71–74

Altshuler G, Hyde S (1989) Meconium-induced vasocontraction: a potential cause of cerebral and other fetal hypoperfusion and of poor pregnancy outcome. J Child Neurol 4:137–142

Ananth CV, Vintzileos AM et al (1998) Standards of birth weight in twin gestations stratified by placental chorionicity. Obstet Gynecol 91:917–924

Ananth CV, Oyelese Y et al (2005) Placental abruption in the United States, 1979 through 2001: temporal trends and potential determinants. Am J Obstet Gynecol 192:191–198

Arias F, Rodriguez L et al (1993) Maternal placental vasculopathy and infection: two distinct subgroups among patients with preterm labor and preterm ruptured membranes. Am J Obstet Gynecol 168:585–591

Arias F, Romero R et al (1998) Thrombophilia: a mechanism of disease in women with adverse pregnancy outcome and thrombotic lesions in the placenta. J Matern Fetal Med 7:277–286

Ariel IB, Anteby E et al (2004) Placental pathology in fetal thrombophilia. Hum Pathol 35:729–733

Badawi N, Felix JF et al (2005) Cerebral palsy following term newborn encephalopathy. Dev Med Child Neurol 47:293–298

Baergen RN (2007) Cord abnormalities, structural lesions, and cord accidents. Semin Diag Pathol 24:23–32

Baergen RN, Johnson D et al (1997) Maternal melanoma metastatic to the placenta: case report and review of the literature. Arch Pathol Lab Med 121:508–511

Baergen RN, Malicki D et al (2001) Morbidity mortality, and placental pathology in excessively long umbilical cords; retrospective study. Pediatr Dev Pathol 4:144–153

Baldwin VJ (1994) Pathology of multiple pregnancy. Springer, New York

Barth WHJr, Genest DR et al (1996) Uterine arcuate artery Doppler and decidual microvascular pathology in pregnancies complicated by type I diabetes mellitus. Ultrasound Obstet Gynecol 8:98–103

Baschat AA, Gungor S et al (2007) Nucleated red blood cell counts in the first week of life: a critical appraisal of relationships with perinatal outcome in preterm growth restricted neonates. Am J Obstet Gynecol 197(3):286. e1–286.e8

Benirschke K, Masliah E (2001) The placenta in multiple pregnancy: outstanding issues. Reprod Fertil Dev 13(7–8):615–622

Benirschke K, Kaufmann P et al (2006) Pathology of the human placenta, 5th edn. Springer, New York

Benirschke K, Burton GJ et al (2012) Pathology of the human placenta, 6th edn. Springer, New York

Berg TG, Rayburn WF (1995) Umbilical cord length and acid-base balance at delivery. J Reprod Med 40:1–12

Bieber FR, Nance WE et al (1981) Genetic studies of an acardiac monster: evidence of polar body twinning in man. Science 213:775–777

Blanc WA (1959) Amnionic infection syndrome. Pathogenesis, morphology, and significance in circumnatal mortality. Clin Obstet Gynaecol 2:705–734

Bloomfield RD, Suarez JR et al (1978) The placenta: a diagnostic tool in sickle cell disorders. J Natl Med Assoc 70:87–88

Boyd JD, Hamilton WJ (1970) The human placenta. Heffer, Cambridge

Bruner JP, Anderson TL et al (1998) Placental pathophysiology of the twin: oligohydramnios-polyhydramnios sequence and the twin-twin transfusion syndrome. Placenta 19:81–86

Burke CJ, Tannenberg AE (1995) Prenatal brain damage and placental infarction-an autopsy study. Dev Med Child Neurol 37:555–562

Chan OT, Mannino FL et al (2007) A retrospective analysis of placentas from twin pregnancies derived from assisted reproductive technology. Twin Res Hum Genet 10(2):385–393

Chasen ST, Baergen RN (1999) Necrotizing funisitis with intrapartum umbilical cord rupture. J Perinatol 19(4):325–326

Chibueze EC, Tirado V et al (2017) Zika virus infection in pregnancy: a systematic review of disease course and complications. Reprod Health 14(1):28

Cleary GM, Wiswell TE (1998) Meconium-stained amniotic fluid and the meconium aspiration syndrome. An update. Pediatr Clin North Am 45:511–529

Cooperstock MS, Tummara R et al (2000) Twin birth weight discordance and risk of preterm birth. Am J Obstet Gynecol 183:63–67

Curtin WM, Shehata BM et al (2002) The feasibility of using histologic placental sections to predict newborn nucleated red blood cell counts. Obstet Gynecol 110:305–310

Dahms B, Boyd T et al (2002) Severe perinatal liver disease associated with fetal thrombotic vasculopathy in the placenta. Pediatr Dev Pathol 5:80–85

Davis BH, Olsen S et al (1998) Detection of fetal red cells in fetomaternal hemorrhage using a fetal hemoglobin monoclonal antibody by flow cytometry. Transfusion 38:749–756

De Laat MWM, van Alderen ED et al (2007) The umbilical coiling index in complicated pregnancy. Eur J Obstet Gynecol Reprod Biol 130:66–72

Decastel M, Leborgne-Samuel Y (1999) Morphological features of the human umbilical vein in normal, sickle cell trait, and sickle cell disease pregnancies. Hum Pathol 30(1):13–20

DeSa DJ (1973) Intimal cushions of foetal placental veins. J Pathol 110:347–352

Di Naro E, Ghezzi F et al (2001) Umbilical vein blood flow in fetuses with normal and lean umbilical cord. Ultrasound Obstet Gynecol 17:224–228

Dizon-Townson DS, Meline L et al (1997) Fetal carriers of the factor V Leiden mutation are prone to miscarriage and placental infarction. Am J Obstet Gynecol 177:402–405

Doss BJ, Jacques SM et al (1998) Maternal scleroderma: placenta findings and perinatal outcome. Hum Pathol 28:1524–1530

Dr G, Singer DB (1992) Estimating the time of death in stillborn fetuses: III. External fetal examination; a study of 86 stillborns. Obstet Gynecol 80:593–600

Esplin MS (2006) Preterm birth: a review of genetic factors and future directions for genetic study. Obstet Gynecol Surv 61:800–806

Fernandes BJ, von Dadelszen P et al (2007) Flow cytometric assessment of feto-maternal hemorrhage; a comparison with Betke-Kleihauer. Prenat Diagn 27:641–643

Fok RY, Pavlova Z et al (1990) The correlation of arterial lesions with umbilical artery Doppler velocimetry in the placentas of small-for-dates pregnancies. Obstet Gynecol 75:578–583

Fox H (1966) Thrombosis of the foetal stem arteries in the human placenta. J Obstet Gynaecol Br Commonw 73:961–965

Fox H (1997) Pathology of the placenta, 2nd edn. Saunders, Philadelphia

Fox H, Sebire NJ (2007) Pathology of the placenta, 3rd edn. Saunders, Philadelphia

Frank HG, Malekzadeh F et al (1994) Immunohistochemistry of two different types of placental fibrinoid. Acta Anat 150:55–68

Fraser RB, Wright JR (2002) Eosinophilic/T-cell chorionic vasculitis. Pedatr Dev Pathol 5:350–355

Funai EF, Labowsky AT et al (2009) Timing of fetal meconium absorption by amniotic macrophages. Am J Perinatol 26(1):93–97

Gardella C, Riley DE et al (2004) Identification and sequencing of bacterial rDNAs in culture-negative amniotic fluid from women in premature labor. Am J Perinatol 21:319–323

Gardiner JP (1922) The umbilical cord: normal length; length in cord complications; etiology and frequency of coiling. Surg Gynecol Obstet 34:252–256

Genest DR (1992) Estimating the time of death in stillborn fetuses: II. Histologic evaluation of the placenta; a study of 71 stillborns. Obstet Gynecol 80:585–592

Genest DR, Williams MA et al (1992) Estimating the time of death in stillborn fetuses: I. Histologic evaluation of fetal organs; an autopsy study of 150 stillborns. Obstet Gynecol 80:575–584

Ghidini A, Spong CY (2001) Severe meconium aspiration syndrome is not caused by aspiration of meconium. Am J Obstet Gynecol 185:931–938

Giles WB, Trudinger BJ et al (1985) Fetal umbilical artery flow velocity waveforms and placental resistance: pathological correlation. Br J Obstet Gynaecol 92:31–38

Gomez R, Romero R et al (1998) The fetal inflammatory response syndrome. Am J Obstet Gynecol 179:194–202

Greer IA (1999) Thrombosis in pregnancy: maternal and fetal issues. Lancet 353:1258–1265

Griffin AC, Strauss AW et al (2012) Mutations in longchain 3-hydroxyacyl coenzyme a dehydrogenase are associated with placental maternal floor infarction/massive perivillous fibrin deposition. Pediatr Dev Pathol 15(5):368–374

Gupta N, Sebire NJ et al (2004) Massive perivillous fibrin deposition associated with discordant fetal growth in a dichorionic twin pregnancy. J Obstet Gynaecol 24:579–580

Han YW, Redline RW et al (2004) Fusobacterium nucleatum induces premature and term stillbirths in pregnant mice: implication of oral bacteria in preterm birth. Infect Immun 72:2272–2279

Hansen AR, Collins MH et al (2000a) Very low birthweight infant's placenta and its relation to pregnancy and fetal characteristics. Pediatr Dev Pathol 3:419–430

Hansen AR, Collins MH et al (2000b) Very low birthweight placenta; clustering of morphologic characteristics. Pediatr Dev Pathol 3:431–438

Hashimoto K, Clapp JF (2003) The effect of nuchal cord on amniotic fluid and cord blood erythropoietin at delivery. J Soc Gynecol Investig 10:406–411

Hecht JL, Allred EN et al (2008) Histologic characteristics of singleton placentas delivered before the 28th week of gestation. Pathology 40:372–376

Heller DS, Rush D et al (2003) Subchorionic hematoma associated with thrombophilia: report of three cases. Pediatr Dev Pathol 6:261–264

Hermansen MC (2001) Nucleated red blood cells in the fetus and newborn. Arch Dis Child Fetal Neonatal Ed 84:F211–F215

Hershkovitz R, Silberstein T et al (2001) Risk factors associated with true knots of the umbilical cord. Eur J Obstet Gyneco Biol 93:36–39

Hill GB (1998) Preterm birth: associations with genital and possibly oral microflora. Ann Periodontal 3:222–232

Hung NA, Jackson C et al (2005) Pregnancy-related polymyositis and massive perivillous fibrin deposition in the placenta: are they pathogenetically related? Arthr Rhematism 55:154–156

Huppertz B, Kadyrov M et al (2006) Apoptosis and its role in the trophoblast. Am J Obstet Gynecol 195:29–39

Ibdah JA, Bennett MJ et al (1999) A fetal fatty acid oxidation disorder as a cause of liver disease in pregnant women. N Engl J Med 340:1723–1731

Jacques SM, Qureshi F (1998) Chronic chorioamnionitis: a clinicopathologic and immunohistochemical study. Hum Pathol 29:1457–1461

Jacques SM, Qureshi F et al (2011) Eosinoophilia/T-cell chorionic vasculitis: a Clinicopathologic and immunohistochemical study of 51 cases. Pediatr Dev Pathol 14(3):198–205

Jamshed S, Kouides P et al (2007) Pathology of thrombotic thrombocytopenic purpura in the placenta, with emphasis on the "snowman sign". Pediatr Dev Pathol 10:455–462

Jauniaux E, Nicolaides KH et al (1997) Perinatal features associated with placental mesenchymal dysplasia. Placenta 18:701–706

Kalousek DK, Bamforth S (1988) Amnion rupture sequence in previable fetuses. Am J Med Genet 31:63–73

Kalousek DK, Barrett I (1994) Confined placental mosaicism and stillbirth. Pediatr Pathol 14:151–159

Kalousek DK, Fitch N et al (1990) Pathology of the human embryo and previable fetus. An atlas. Springer, New York

Kaplan C, Blanc WA et al (1982) Identification of erythrocytes in intervillous thrombi. A study using immunoperoxidase identification of hemoglobins. Hum Pathol 13:554–557

Kaplan CG, Covinsky MH et al (2016) Letter to the editor. Pediatr Dev Pathol 19:258

Katz VL, DiTomasso J et al (2002) Activated protein C resistance associated with maternal floor infarction treated with low-molecular-weight heparin. Am J Perinatol 19:273–277

Katzman PJ, Genest DR (2002) Maternal floor infarction and massive perivillous fibrin deposition: histological definitions, association with intrauterine fetal growth restriction, and risk of recurrence. Pediatr Dev Pathol 5:159–164

Keenan WJ, Steichen JJ et al (1977) Placental pathology compared with clinical outcome. Am J Dis Child 131:1224–1227

Keogh JM, Badawi N (2006) The origins of cerebral palsy. Curr Opin Neurol 19:129–134

Khong TY (1999) The placenta in maternal hyperhomocysteinaemia. Br J Obstet Gynaecol 106:2733–2738

Khong TY, Mooney EE et al (2016) Sampling and definitions of placenta lesion; Amsterdam placental workshop group consensus statement. Arch Pathol Lab Med 140:698–713

Kim CJ, Yoon BH et al (2001) Umbilical arteritis and phlebitis mark different stages of the fetal inflammatory response. Am J Obstet Gynecol 185(2):496–500

King EL, Redline RW et al (2004) Myocytes of chorionic vessels from placentas with meconium-associated vascular necrosis exhibit apoptotic markers. Hum Pathol 35(4):412–417

Kontopoulos E, Chmait RH et al (2016) Twin-to-twin transfusion syndrome: definition, staging and ultrasound assessment. Twin Res Hum Genet 19(3):175–183

Kraus FT, Acheen VI (1999) Fetal thrombotic vasculopathy in the placenta: cerebral thrombi and infarcts, coagulopathies, and cerebral palsy. Hum Pathol 30:759–769

Kraus FT, Redline RW et al (2004) Placental pathology. ARP/AFIP, Washington, DC

Kumar D, Fung W et al (2006) Proinflammatory cytokines found in amniotic fluid induce collagen remodeling, apoptosis, and biophysical weakening of cultured human fetal membranes. Biol Rep 74(1):29–34

Lash GB, Quenby S et al (2008) Gestational diseases – a workshop report. Placenta 22:S92–S94

Leistra-Leistra MJ, Timmer A et al (2004) Fetal thrombotic vasculopathy in the placenta: a thrombophilic connection between pregnancy complications and neonatal thrombosis? Placenta 25(Suppl A):S102–S105

Leviton A, Paneth N et al (1999) Maternal infection, fetal inflammatory response, and brain damage in very low birth weight infants. Developmental epidemiology network investigators. Pediatr Res 46(5):566–575

Lim LK, Zhou Y et al (1997) Human cytotrophoblast differentiation/invasion is abnormal in pre-eclampsia. Am J Pathol 151:1809–1818

Lim FT, Scherjon SA et al (2000) Association of stress during delivery with increased numbers of nucleated cells and hematologic progenitor cells in umbilical cord blood. Am J Obstet Gynecol 183:1144–1151

Lin MG (2006) Umbilical cord prolapse. Obstet Gynecol Surv 61(4):269–277

Loukeris K, Baergen RN (2010) Syncytial knots as a reflection of placental maturity: reference values for 20 to 40 weeks gestational age. Pediatr Dev Pathol 13(4):305–309

Machin GA, Ackerman J et al (2000) Abnormal umbilical cord coiling is associated with adverse perinatal outcomes. Pediatr Dev Pathol 3:462–471

Magid MS, Kaplan C et al (1998) Placental pathology in systemic lupus erythematosus: a prospective study. Am J Obstet Gynecol 179:226–236

Many A, Schreiber L et al (2001) Pathologic features of the placenta in women with severe pregnancy complications and thrombophilia. Obstet Gynecol 98:1041–1044

Many A, Elad R et al (2002) Third trimester unexplained intrauterine fetal death is associated with inherited thrombophilia. Obstet Gynecol 99:684–687

Matern D, Shehata BM et al (2001) Placental floor infarction complicating the pregnancy of a fetus with longchain 3-hydroxyacyl-CoA dehydrogenase (LCHAD) deficiency. Mol Genet Metab 72:265–268

McDonald DG, Kelehan P et al (2004) Placental fetal thrombotic vasculopathy is associated with neonatal encephalopathy. Hum Pathol 35:875–880

Menezo YJ, Sakkas D (2002) Monozygotic twining: is it related to apoptosis in the embryo? Hum Reprod 17:247–248

Miller PW, Coen RW et al (1985) Dating the time interval from meconium passage to birth. Obstet Gynecol 66:459–462

Mitra SC, Seshan SV et al (2000) Placental vessel morphometry in growth retardation and increased resistance of the umbilical artery Doppler flow. J Matern Fetal Med 9:282–286

Moscoso G, Jauniaux E et al (1991) Placental vascular anomaly with diffuse mesenchymal stem villous hyperplasia. A new clinico-pathological entity? Pathol Res Pract 187:324–328

Mutter WP, Karumanchi SA (2008) Molecular mechanisms of preeclampsia. Microvasc Res 75:1–8

Myerson D, Parkin RK (2006) The pathogenesis of villitis of unknown etiology: analysis with a new conjoint immunohistochemistry-in situ hybridization procedure to identify specific maternal and fetal cells. Pediatr Dev Pathol 9(4):257–265

Naeye RL (1985) Umbilical cord length: clinical significance. J Pediatr 107:278–281

Nelson KB, Grether KJ (1998) Potentially asphyxiating conditions and spastic cerebral palsy in infants of normal birth weight. Am J Obstet Gynecol 179:507–513

Nelson KB, Dambrosia JM et al (1998) Neonatal cytokines and coagulation factors in children with cerebral palsy. Ann Neurol 44:665–675

Nelson KB, Dambrosia JM et al (2005) Genetic polymorphisms and cerebral palsy in very preterm infants. Pediatr Res 57:494–499

Ogino S, Redline RW (2000) Villous capillary lesions of the placenta: distinctions between chorangioma, chorangiomatosis, and chorangiosis. Hum Pathol 31:945–954

Ohyama M, Itani Y et al (2002) Re-evaluation of chorioamnionitis and funisitis with a special reference to subacute chorioamnionitis. Hum Pathol 33:183–190

Ordi J, Ismail MR et al (1998) Massive chronic intervillositis of the placenta associated with malaria infection. Am J Surg Pathol 22:1006–1011

Parast MM, Crum CP et al (2008) Placental histological criteria for umbilical flow restriction in unexplained stillbirth. Hum Pathol 39:948–953

Patel D, Dawson M et al (1989) Umbilical cord circumference at birth. Am J Dis Child 143:638–639

Peng HW, Levitin-Smith M et al (2006) Umbilical cord stricture and overcoiling are common causes of fetal demise. Pediatr Dev Pathol 9:14–19

Pham T, Steele J et al (2006) Placental mesenchymal dysplasia is associated with high rates of intrauterine growth restriction and fetal demise. A report of 11 new cases and review of the literature. Am J Clin Pathol 126:67–78

Pharaoh P, Adi Y (2000) Consequences of in-utero death in twin pregnancy. Lancet 355:1597–1602

Platt DJ, Miner JJ (2017) Consequences of congenital Zika virus infection. Curr Opin Virol 27:1–7

Qureshi F, Jacques SM (1994) Marked segmental thinning of the umbilical cord vessels. Arch Pathol Lab Med 118:826–830

Raio L, Ghezzi F (1998) The clinical significance of antenatal detection of discordant umbilical arteries. Obstet Gynecol 91:86–91

Raio L, Ghezzi F et al (1999) Prenatal diagnosis of a lean umbilical cord: a simple marker for the fetus at risk of being small for gestational age at birth. Ultrasound Obstet Gynecol 13:176–180

Rakheja D, Bennett MJ et al (2002) Long-chain L-3-hydroxyacyl-coenzyme a dehydrogenase deficiency: a molecular and biochemical review. Lab Investig 82:815–824

Rand JH (2000) Antiphospholipid antibody-mediated disruption of the annexin-V antithrombotic shield: a thrombogenic mechanism for the antiphospholipid syndrome. J Autoimmun 15:107–111

Rayne SC, Kraus FT (1993) Placental thrombi and other vascular lesions. Classification, morphology, and clinical correlations. Pathol Res Pract 189:2–17

Redline RW (1988) Specific defects in the anti-listerial immune response in discrete regions of the murine uterus and placenta account for susceptibility to infection. J Immunol 140:3947–3955

Redline RW (2002) Clinically and biologically relevant patterns of placental inflammation. Pediatr Dev Pathol 5:326–328

Redline RW (2004a) Clinical and pathological umbilical cord abnormalities in fetal thrombotic vasculopathy. Hum Pathol 35:1494–1498

Redline RW (2004b) Placental inflammation. Semin Neonatol 9:265–274

Redline RW (2005) Severe fetal placental vascular lesions in term infants with neurologic impairment. Am J Obstet Gynecol 192:452–457

Redline RW (2006a) Inflammatory responses in the placenta and umbilical cord. Semin Fetal Neonatal Med 11:296–301

Redline RW (2006b) Thrombophilia and placental pathology. Clin Obstet Gynecol 49(4):885–894

Redline RW (2006c) Placental pathology and cerebral palsy. Clin Perinatol 33:503–516

Redline RW (2007a) Infections and other inflammatory conditions. Semin Diagn Pathol 24:5–13

Redline RW (2007b) Villitis of unknown etiology: noninfectious chronic villitis in the placenta. Hum Pathol 38(10):1439–1446

Redline RW(2008) Elevated circulating fetal nucleated red blood cells and placental pathology in term infants who develop cerebral palsy. Hum Pathol 39:1378–1384

Redline RW, O'Riordan MA(2000) Placental lesions associated with cerebral palsy and neurologic impairment following term birth. Arch Pathol Lab Med 124:1785–1791

Redline RW, Pappin A (1995) Fetal thrombotic vasculopathy: the clinical significance of extensive avascular villi. Hum Pathol 26:80–85

Redline RW, Patterson P (1994) Patterns of placental injury: correlation with gestational age, placental weight, and clinical diagnosis. Arch Pathol Lab Med 118:698–701

Redline RW, Patterson P (1995) Preeclampsia is associated with an excess of proliferative immature intermediate trophoblast. Hum Pathol 26:594–600

Redline RW, Hassold T et al (1998a) Determinants of villous trophoblastic hyperplasia in spontaneous abortions. Mod Pathol 11(8):762–768

Redline RW, Wilson-Costello D et al (1998b) Placental lesions associated with neurologic impairment and cerebral palsy in very low birth weight infants. Arch Pathol Lab Med 122:1091–1098

Redline RW, Wilson-Costello D et al (1999) Chronic peripheral separation of placenta. The significance of diffuse chorioamniotic hemosiderosis. Am J Clin Pathol 111:804–810

Redline RW, Dinesh S et al (2001) Placental lesions associated with abnormal growth in twins. Pediatr Dev Pathol 4:473–481

Redline RW, Jiang JG et al (2003) Discordancy for maternal floor infarction in dizygotic twin placentas. Hum Pathol 34:822–824

Redline RW, Ariel IB et al (2004a) Fetal vascular obstructive lesions: nosology and reproducibility of placental reaction patterns. Pediatr Dev Pathol 7:443–452

Redline RW, Boyd T et al (2004b) Maternal vascular underperfusion: nosology and reproducibility of placental reaction patterns. Pediatr Dev Pathol 7:237–249

Redline RW, Minich N et al (2007) Placental lesions as predictors of cerebral palsy and abnormal neurocognitive function in extremely low birth weight infants (<1kg). Pediatr Dev Pathol 10:282–292

Resnik R (2002) Intrauterine growth restriction. Obstet Gynecol 99:490–496

Reynolds MA, Schieve LA et al (2003) Trends in multiple births conceived using assisted reproductive technology, United States, 1997–2000. Pediatrics 111: 1159–1162

Rigano S, Bozzo M et al (2001) Early and persistent reduction in umbilical vein flow in the growth restricted fetus: a longitudinal study. Am J Obstet Gynecol 185:834–838

Rodger MA, Paidas M et al (2008) Inherited thrombophilia and pregnancy complications revisited. Obstet Gynecol 112:320–324

Rodriguez MM, Chaves F et al (2002) Value of autopsy in nonimmune hydrops fetalis: series of 51 stillborn fetuses. Pediatr Dev Pathol 5:365–374

Rogers BB, Alexander JM et al (2002) Umbilical vein interleukin-6 levels correlate with the severity of placental inflammation and gestational age. Hum Pathol 33:335–340

Rosenberg AZ, Yu W et al (2017) Placental pathology of zika virus: viral infection of the placenta induces villous stromal macrophage (Hofbauer cell) proliferation and hyperplasia. Arch Pathol Lab Med 141(1):43–48

Salafia CM (1997) Placental pathology of fetal growth restriction. Clin Obstet Gynaecol 40:740–749

Salafia CM, Cowchock FS (1997) Placental pathology and antiphospholipid antibodies: a descriptive study. Am J Perinatol 14(8):435–441

Salafia CM, Pezzullo JC et al (1997) Placental pathology of absent and reversed end-diastolic flow in growth-restricted fetuses. Obstet Gynecol 90:830–836

Sander CH (1980) Hemorrhagic endovasculitis and hemorrhagic villitis of the placenta. Arch Pathol Lab Med 104:371–373

Sander CM, Gilliland D et al (2002) Livebirths with placental hemorrhagic vasculitis. Interlesional relationships and perinatal outcomes. Arch Pathol Lab Med 126:157–164

Sato Y, Benirschke K (2006a) Increased prevalence of fetal thrombi in monochorionic-twin placentas. Pediatrics 117(1):e113–e117

Sato Y, Benirschke K (2006b) Umbilical arterial thrombosis with vascular wall necrosis: clinicopathologic findings of 11 cases. Placenta 27:715–718

Scott JM (1983) Fibrinous vasculosis in the human placenta. Placenta 4:87–100

Sebire NJ, Sepulveda W (2008) Correlating placental pathology with ultrasound findings. J Clin Pathol 61:1276–1284

Sebire NJ, Backos M et al (2002) Placental massive perivillous fibrin deposition associated with antiphospholipid antibody syndrome. Br J Obstet Gynaecol 109:570–573

Sepulveda W, Corral E et al (2003) Umbilical artery aneurysm: prenatal identification in three fetuses with trisomy 18. Ultrasound Obstet Gynecol 21:292–296

Shamonki JM, Salmon JE et al (2007) Excessive complement is associated with placental injury in patients with antiphospholipid antibodies. Am J Obstet Gynecol 196 (2):167.e1–167.e5

Shanklin DR, Scott JS (1975) Massive subchorial thrombohaematoma. (Breus' mole). Br J Obstet Gynaecol 82:476–487

Shekhawat P, Matern D et al (2005) Fetal fatty acid oxidation disorders, their effect on maternal health and neonatal outcome: impact of expanded newborn screening on their diagnosis and management. Pediatr Res 57:78R–86R

Shih IM, Kurman RJ (2004) p63 expression is useful in the distinction of epithelioid trophoblastic and placental site trophoblastic tumors by profiling trophoblastic subpopulations. Am J Surg Pathol 28(9):1177–1183

Sienko A, Altshuler G (1999) Meconium-induced umbilical vascular necrosis in abortuses and fetuses: a histopathologic study for cytokines. Obstet Gynecol 94:415–420

Silver RK, Dooley SL et al (1987) Umbilical cord size and amniotic fluid volume in prolonged pregnancy. Am J Obstet Gynecol 157:716–720

Soernes T (1995) Umbilical cord encirclements and fetal growth restriction. Obstet Gynecol 86:725–728

Sohan K, Carroll SG et al (2001) Analysis of outcome in hydrops fetalis in relation to gestational age at diagnosis, cause and treatment. Acta Obstet Gynecol Scand 80:726–730

Soma H, Watanabe Y et al (1996) Chorangiosis and chorangioma in three cohorts of placentas from Nepal, Tibet, and Japan. Reprod Fertil Devel 7:1533–1538

Souter VL, Kapur RP et al (2003) A report of dizygous monochorionic twins. NEJM 349:154–158

Steffensen T, Gilbert-Barness E et al (2008) Placental pathology in TRAP sequence: clinical and pathogenetic implication. Fetal Pediatr Pathol 27:13–29

Tan TYT, Sepulveda W(2003) Acardiac twin: a systematic review of minimally invasive treatment modalities. Ultrasound Obstet Gynaecol II 22:409–419

Teramo KA, Widness JA (2008) Increased fetal plasma and amniotic fluid erythropoietin concentrations: markers of intrauterine hypoxia. Neonatology 95 (2):105–116

Torpin R (1965) Amniochorionic mesoblastic fibrous strings and amniotic bands: associated contricting fetal malformations of fetal death. Am J Obstet Gynecol 91:65–75

Trainor B, Tubman R (2006) The emerging pattern of hydrops fetalis-incidence, etiology, and management. Ulster Med J 75:185–186

Turan S, Miller J et al (2008) Integrated testing and management in fetal growth restriction. Semin Perinatol 32:194–200

Venkatesha S, Toporsian M et al (2006) Soluble endoglin contributes to the pathogenesis of preeclampsia. Nat Med 12:642–649

Vernof K, Benirschke K et al (1992) Maternal floor infarction: relation to X cells, major basic protein, and adverse perinatal outcome. Am J Obstet Gynecol 167:1355–1363

Viscardi RM, Sun CC (2001) Placental lesion multiplicity: risk factor for IUGR and neonatal cranial ultrasound abnormalities. Early Hum Dev 62:1–10

Waters BL, Ashikaga T (2006) Significance of perivillous fibrin/oid deposition in uterine evacuation specimens. Am J Surg Pathol 30:760–765

Weber MA, Nikkels PGJ et al (2006) Co-occurrence of massive perivillous fibrin deposition and chronic intervillositis: case report. Pediatr Dev Pathol 9:234–238

Wilkins-Haug L, Quade B et al (2006) Confined placental mosaicism as a risk factor among newborns with fetal growth restriction. Prenat Diagn 26:428–432

Wong AE, Sepulveda W(2005) Acardiac anomaly: current issues in prenatal assessment and treatment. Prenat Diagn 25:796–806

Wyatt S, Kraus FT et al (2005) The correlation between sampling site and gene expression in the term human placenta. Placenta 26:372–379

Yeruchimovich M, Dollberg S et al (1999) Nucleated red blood cells in infants of smoking mothers. Obstet Gynecol 93:403–406

Zhang J, Kraus FT et al (1985) Chorioamnionitis: a comparative histologic, bacteriologic, and clinical study. Int J Gynecol Pathol 4:1–10

Ziska Z, Fait T et al (2008) ABO fetomaternal compatibility poses a risk for massive fetomaternal transplacental hemorrhage. Acta Obstet Gynecol Scand 87:1011–1014

第20章　妊娠滋养细胞肿瘤和瘤样病变

Ie-Ming Shih，Brigitte M. Ronnett，Michael Mazur，
Robert J. Kurman 著；

张睿，廖林虹，王满香　译

内容

20.1　引言

妊娠滋养细胞疾病（GTD）包括一组异质性疾病，具有特殊的临床特征、形态学特征和发病机制。WHO 有关 GTD 的修订后的分类包括完全性葡萄胎（CHM）、部分性葡萄胎（PHM）、侵袭性葡萄胎、绒癌、胎盘部位滋养细胞肿瘤（PSTT）、上皮样滋养细胞肿瘤（ETT）、胎盘部位过度反应（EPS）和胎盘部位结节（PSN）（表 20.1）（Davidson et al. 2007）。这些疾病中的一部分是真性肿瘤，其他则是胎盘形成异常伴滋养细胞的肿瘤转化倾向。胎盘部位过度反应和胎盘部位结节是两种良性滋养细胞病变，也在本章讨论，因为它们需要与其他具有恶性潜能的滋养细胞肿瘤相鉴别。有关滋养细胞疾病的文献非常多，但其分类和命名不一致，有时会引起混淆。事实上，滋养细胞疾病的形态学分类的必要性受到质疑，因为目前对滋养细胞疾病的处理主要采用内科方式，对葡萄胎继发的滋养细胞疾病通常不需要组织学诊断就能进行治疗。因此，通常将所有的滋养细胞疾病合并成一个大类并统称为 GTD，而不用特异性的病理学术语。然而，研究已证实不同类型的疾病在病因、形态学和临床行为等方面具有非常明显的差异。这些研究也强调统一组织学分类的重要性（不仅有利于病理报告的标准化，也能确保这些疾病得到恰当的临床处理）。尽管如此，将所有的滋养细胞疾病统称为 GTD 仍

表 20.1　GTD 的最新版 WHO 分类

葡萄胎（异常形成的胎盘）
完全性葡萄胎（CHM）
部分性葡萄胎（PHM）
侵袭性葡萄胎
滋养细胞瘤样病变（良性病变）
胎盘（种植）部位过度反应
胎盘部位结节（PSN）
滋养细胞肿瘤（肿瘤性疾病）
绒癌
胎盘部位滋养细胞肿瘤（PSTT）
上皮样滋养细胞肿瘤（ETT）

具有临床价值，因为所有转移性或持续性滋养细胞疾病的处理原则相同，都是监测 hCG 水平和化疗。

本章讨论了每一种特殊类型的 GTD 的临床和病理特征、临床行为和治疗措施。此外，笔者也对不同亚型的滋养细胞的形态学和免疫组化特征进行了概括，这些内容对 GTD 的诊断很重要。最近一些研究为滋养细胞功能的分子机制提供了新的认识，特别是与滋养细胞疾病有关的分子机制，有助于我们更深入地理解这些疾病的生物学，所以本章也有相应的介绍。

20.2　滋养细胞的形态学、发育和生物学概述

GTD 中异常滋养细胞具有在胎盘发育早期滋养细胞和种植部位滋养细胞的一些特征（Kurman et al. 2014）。在正常胎盘发育过程中，伴随绒毛膜绒毛生长的滋养细胞称为绒毛滋养细胞，而所有其他部位的滋养细胞则称为绒毛外滋养细胞（EVT）。滋养细胞可分为 3 种类型：细胞滋养细胞（CT）、合体滋养细胞（ST）和中间滋养细胞（IT）。大多数绒毛滋养细胞由 CT 和 ST 组成，仅

有少数 IT。相反，浸润到蜕膜、子宫肌层和螺旋动脉的绒毛外滋养细胞全部都是 IT。

CT 是滋养细胞的生发成分，而 ST 是滋养细胞的分化部分。ST 与母体血液循环接触，并负责产生绝大多数胎盘激素。IT 是一种特殊的滋养细胞，兼有 CT 和 ST 的部分形态学和功能特征。IT 曾称 X 细胞、间质（细胞）滋养细胞、绒毛外（细胞）滋养细胞和 "CT"。病理医师偏爱 "IT" 这一术语，因为它更加明确地反映了这类细胞介于 CT 和 ST "中间" 状态的独特细胞群的形态学和功能特征（包括产生激素）。形态学和免疫组化研究表明，IT 是一组异质性的细胞群，可根据解剖部位对其进一步分类。因此，笔者提出了如下命名：从锚绒毛的滋养细胞柱延伸而来的 IT 称为 "绒毛中间滋养细胞（绒毛 IT）"，位于胎盘部位（或基板）者称为 "胎盘种植部位中间滋养细胞"，位于胎膜的平滑绒毛膜者称为 "绒毛膜型中间滋养细胞"（图 20.1）。位于滋养细胞岛和胎盘间隔的 IT 类似于胎盘种植部位中间滋养细胞。

人类的滋养细胞来源于胚泡最外层的滋养外胚层。滋养外胚层在种植后不久（第 7~8 天）在种植端分化成合体滋养细胞团。随后，合体滋养细胞团内出现小空泡并膨胀、融合，形成被合体滋养细胞小梁分隔而成的腔隙系统。大约在受精后第 12 天，来自初级绒毛膜板的前绒毛（绒毛生成前）的单核滋养细胞侵入合体滋养细胞小梁，小梁的外围末端互相连接，形成滋养细胞的最外层（即滋养细胞壳）。妊娠第 2 周后，胚外间叶细胞长入小梁，并将它们转化为初级绒毛膜绒毛。腔隙融合形成绒毛间隙。

绒毛形成后，就能辨认各个亚群的滋养细胞（图 20.1）。绒毛表面衬覆两层细胞，内层为 CT，外层为 ST。CT 是绒毛表面的滋养细胞干细胞，具有增殖活性，在妊娠前 3 个月，其 Ki-67 增殖指数大约为 30%。在妊娠早期，CT 向两个主要方向分化：绒毛和绒毛外（Shih 2007a）。在绒毛表面，

CT 直接融合形成 ST。CT 分化成 ST 后，增殖活性完全丧失（Shih et al. 1998a）。随着妊娠的持续，CT 的增殖活性下降，ST 与 CT 的比例相对增加。ST 的细胞核逐渐凋亡，形成合胞体结，表现为成簇的固缩核伴少量胞质，最终它们被排入绒毛间隙中。

CT 的第二种分化途径发生在绒毛末端，此部位与胎盘床密切接触。这些绒毛称为锚绒毛，它们在滋养细胞柱内呈连续的形态学谱系，表现为 CT 逐渐过渡、转变为 IT（图 20.1）。滋养细胞柱中的这些 IT 称为"绒毛中间滋养细胞"。绒毛中间滋养细胞的增殖活性随着细胞离开绒毛而逐渐降低（Shih et al. 1998a）。滋养细胞柱的基底部与子宫内膜相连，此处 IT 浸润蜕膜和子宫肌层，侵犯并取代种植部位（基板）的螺旋动脉，从而建立母体 / 胎儿血液循环。胎盘种植部位的 IT 称为种植部位

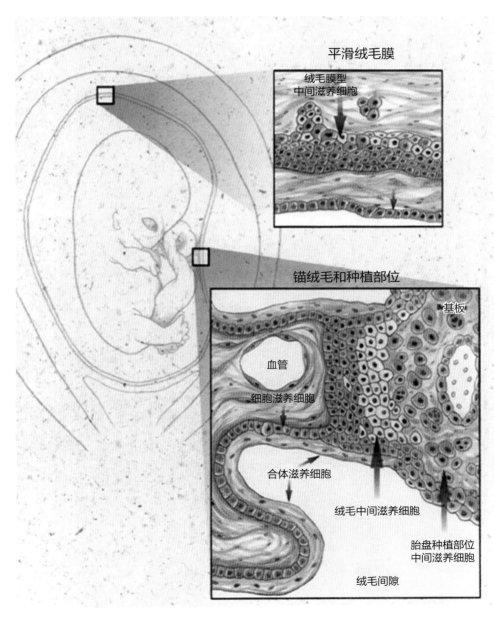

图 20.1　滋养细胞亚群在胎盘和胎膜中的分布示意图

中间滋养细胞。虽然这些滋养细胞广泛浸润胎盘床，但它们并不具有增殖活性。胎盘种植部位的有些单核 IT 融合成终末分化的多核细胞（Kurman et al. 2014）。与锚绒毛相反，飘浮绒毛不直接接触胎盘床，其顶端的滋养细胞类似胎盘种植部位中间滋养细胞。这种滋养细胞群伴有细胞外基质蛋白和纤维素的广泛沉积，形成"气球样"结构，称为"滋养细胞岛"。与胎盘种植部位中间滋养细胞一样，滋养细胞岛的滋养细胞无增殖活性。远离种植部位（即丛密绒毛膜）的 IT 分化成"绒毛膜型中间滋养细胞"。大约在妊娠第 20 周时，膨大的孕囊占满子宫内膜腔，丛密绒毛膜与壁蜕膜相融合，形成平滑绒毛膜（图 20.2）。在妊娠期，随着妊娠的延续，平滑绒毛膜的表面积不断增加，绒毛膜型中间滋养细胞在整个妊娠期持续增殖，但增殖活性低。

20.3 滋养细胞亚型的形态学、基因表达和免疫组化特征

20.3.1 滋养细胞的形态学

20.3.1.1 绒毛前滋养细胞

光镜下，绒毛前滋养细胞由单核滋养细胞和浸润至子宫内膜的原始合体滋养细胞组成。绒毛前滋养细胞的二态结构类似于绒癌（图 20.3），因此，有人推测绒癌的形态学特征是绒毛前滋养细胞的再现。然而与绒癌不同的是，绒毛前滋养细胞的多形性不明显并且无细胞坏死。

20.3.1.2 细胞滋养细胞

绒毛形成后，CT 表现为较小的原始上皮细胞，呈多边形至椭圆形，大小一致（图 20.4a）。CT 为单核，胞质透明至颗粒状，细胞边界清楚，可见核分裂象。

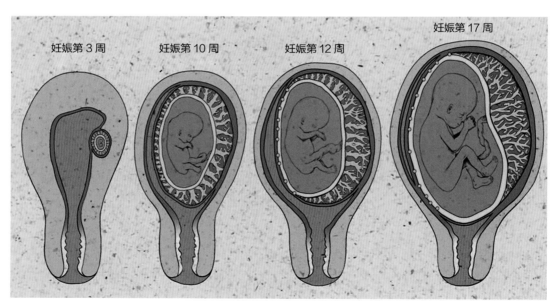

图 20.2 平滑绒毛膜形成示意图。妊娠第 3 周，整个胚泡埋陷于种植部位的子宫内膜里，周围包绕着滋养细胞壳。妊娠第 10 周，种植部位形成胎盘，种植部位对侧顶端的绒毛膜绒毛开始退化。大约在妊娠第 12 周时，胎盘对侧末端的羊膜 / 绒毛膜与包蜕膜融合；绒毛间隙闭塞，绒毛膜绒毛（小的、圆形、淡灰色结构）退化。上述过程持续进行，大约在妊娠第 17 周时，子宫腔对侧的羊膜、平滑绒毛膜紧贴子宫内膜，子宫腔开始消失。羊膜、平滑绒毛膜和下方的蜕膜组成胎膜

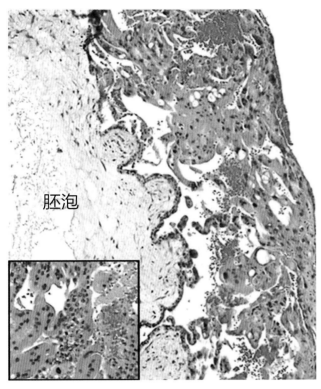

图 20.3　原始滋养细胞。胚泡周围的绒毛前滋养细胞显示二态结构，由单核滋养细胞和合体滋养细胞构成，类似绒癌。与绒癌不同的是，单核滋养细胞的体积较小，大小较一致，无异型性（插图），滋养细胞也不侵犯和破坏邻近组织

20.3.1.3　合体滋养细胞

ST 由较大的、多核细胞群组成，胞质呈强嗜双色性，通常含有多个大小不一的空泡（图 20.4a）。ST 细胞膜表面常见明显的刷状缘，核深染且常常固缩，无核分裂象。

20.3.1.4　绒毛中间滋养细胞

绒毛中间滋养细胞为单个核细胞，比 CT 大，胞质淡染至透明，细胞核为圆形且大小一致。

20.3.1.5　种植部位中间滋养细胞

种植部位中间滋养细胞的形态学变化范围大，因解剖部位不同而异（图 20.4b，20.4c）。例如，子宫内膜中的种植部位中间滋养细胞为多角性或圆形，胞质丰富、呈嗜双色性，很像与其混杂的蜕膜化间质细胞。而子宫肌层的种植部位中间滋养细胞常为梭形，类似于子宫肌层的平滑肌细胞。一般而言，种植部位中间滋养细胞的胞质丰富，呈嗜酸性到嗜双色性，胞质内散在小空泡。种植部位中间滋养细胞的细胞核形状高度不规则，核深染，染色质

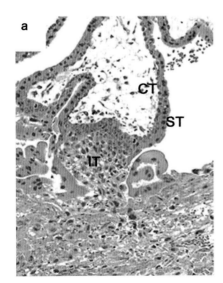
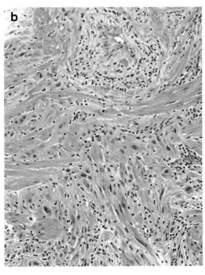
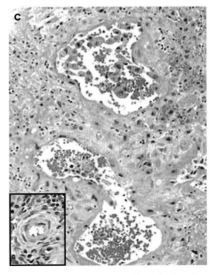

图 20.4　绒毛膜绒毛和种植部位。a. 锚绒毛附着、固定在种植部位。绒毛表面有两层滋养细胞——内层为细胞滋养细胞（CT），外层为合体滋养细胞（ST）。中间滋养细胞（IT）从滋养细胞柱分化而来，从滋养细胞柱末端进入种植部位。b. IT 浸润子宫内膜和肌层，当侵入子宫肌层时呈现特别的生长方式。c. IT 针对性地"侵犯"螺旋动脉，把它们从管腔直径小、高阻力的动脉（插图）转变为管腔直径大、低阻力的血管，把血液导入绒毛间隙。IT 可见于动脉腔内，有时似乎可阻塞整个血管腔

为粗颗粒状，细胞核常呈分叶状或有多个较深的核沟；核仁较小，不如 CT 明显。可见胞质陷入核内，形成核内假包涵体。偶见种植部位单核 IT 融合成多核细胞。

种植部位中间滋养细胞浸润蜕膜、围绕腺体、侵入子宫肌层，分隔但不破坏平滑肌纤维。这些细胞特征性地侵入螺旋动脉，取代血管壁的平滑肌细胞，但仍保持整体结构的完整性。种植部位中间滋养细胞周围常见嗜酸性纤维素样物质沉积。这种纤维素样物质含有各种细胞外基质蛋白，包括成人型和癌胚型纤维连接蛋白、Ⅳ 型胶原、层粘连蛋白和少量纤维素。种植部位中间滋养细胞是胎盘部位过度反应和 PSTT 的主要细胞成分。

滋养细胞岛的 IT 为单个核细胞，细胞呈圆形、大小一致，细胞核为圆形。它们包埋于大量均质性的嗜酸性纤维素样基质中。体外研究表明这些细胞岛来源于飘浮的细胞柱，这些细胞柱并不固定到子宫内膜上。因此，大量细胞外基质积聚在这些细胞中间，并在细胞岛的中央取代这些滋养细胞的位置。

20.3.1.6　绒毛膜型中间滋养细胞

多数绒毛膜型中间滋养细胞大小相对一致，胞质呈嗜酸性或透明（富含糖原），形成一层紧密的结构（图 20.1，20.5）。这些细胞大多比种植部位中间滋养细胞小，但稍大于 CT。偶尔这些细胞呈巢状或条索状延伸入其下方的蜕膜。与种植部位中间滋养细胞一样，有些绒毛膜型中间滋养细胞也是多核细胞。绒毛膜型中间滋养细胞是胎盘部位结节和 ETT 的组成细胞（Shih et al. 1999）。

20.3.2　滋养细胞的基因表达和免疫组化特征

应用免疫组化方法检测滋养细胞相关基因的表达（表 20.2），不仅在 GTD 的诊断中具有重要价值，同时在滋养细胞的生物学研究中也具有重要作用（Shih 2007a）。人绒毛膜促性腺激素的 β 亚单位（β-hCG）、人胎盘催乳素（hPL）、胎盘碱性磷酸酶（PLAP）、inhibin 和低分子量 CK 是大家熟知的滋养细胞标记物。在人类的滋养细胞中又发现了几个新基因。针对上述标记物的抗体，尤其是那些商业用抗体，能用于福尔马林固定和石蜡包埋的组织切片，在不同类型 GTD 的研究和鉴别诊断中具有重要价值。例如，HSD3B1 是一种高度特异的滋养细胞标记物，它几乎只表达于少数几种正常组织（包括滋养细胞和皮脂腺）（Mao et al. 2008）。针对 HSD3B1 蛋白的商用抗体对于区分滋养细胞和非滋

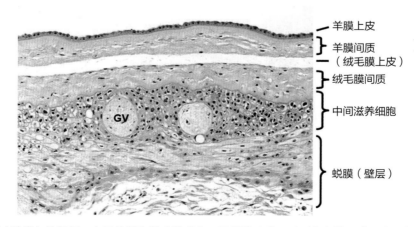

图 20.5　平滑绒毛膜（胎膜）的解剖。由于羊膜和绒毛膜融合，平滑绒毛膜上不再存在绒毛膜上皮。但是，因处理组织造成的假象，在融合绒毛膜上皮所在的部位常见一条裂隙。位于平滑绒毛膜上的滋养细胞称为"绒毛膜型中间滋养细胞"，与其他类型的滋养细胞相比，它具有独特的形态学和免疫组化特征。GV—绒毛残影

养细胞病变非常有用。

所有滋养细胞亚群和妊娠期滋养细胞病变对广谱 CK 抗体（如 AE1/AE3 鸡尾酒抗体）呈强阳性。更具体地说，滋养细胞表达低分子量 CK。CK 免疫染色对证实胎盘部位的种植部位中间滋养细胞特别有用（此类滋养细胞总是与其他类型的细胞混在一起）。IT 表达低分子量 CK，因此在不表达低分子量 CK 的蜕膜细胞和平滑肌细胞中容易辨认 IT。子宫肌层平滑肌细胞可呈斑点状胞质阳性，这很容易与 IT 细胞中的弥漫胞质阳性相区分。

CT 对多种抗原有免疫反应性，这些抗原包括 SALL4、p63、cyclin E、白血病抑制因子受体、EGFR、P2Y6 嘌呤受体和几种细胞黏附分子，后者包括 integrin 和 E-cadherin（表 20.2）。与 ST 不同，CT 不表达多种类固醇和妊娠相关的激素。CT 高表达 Ki-67（增殖指数为 25%~50%），特别是在形成滋养细胞柱的区域（表 20.2）。这些发现证实 CT 是一种具有高度增殖活性和有限功能的干细胞。

CT 向 ST 分化时，基因表达也发生明显改变。例如，ST 表达几种妊娠相关激素，包括 β-hCG、hPL、雌二醇、孕激素、胎盘生长激素、妊娠特异性糖蛋白、松弛肽和 inhibin。其中一些激素在 ST 中的分布随着胎龄而变化。例如，至少妊娠时间的变化从妊娠第 12 天开始到第 8~10 周，ST 含有丰富的 β-hCG，随后 β-hCG 水平下降，到妊娠第 40 周时仅为局灶性表达。hPL 在妊娠第 12 天也见于 ST，但随后其表达水平稳步增高。从妊娠中期末到妊娠结束，绒毛膜绒毛的 ST 内弥漫性地表达 hPL。α-inhibin 在妊娠前 3 个月表达水平最高，然后逐渐降低，直至妊娠最后 3 个月（表 20.2）（Shih et al. 1999）。与 CT 相比，有些基因在 ST 中表达下调。例如，ST 不表达 E-cadherin 和 Ki-67。这些发现支持 ST 是终末分化的细胞的观点，其主要功能是分泌激素和通过绒毛表面进行分子运输。

在各种类型的滋养细胞中，IT 的基因表达谱最复杂。其基因表达取决于 IT 的分化状态和解剖学部位，换言之取决于 IT 的亚群（表 20.2）。只有滋养细胞柱中的绒毛中间滋养细胞表达鞘糖脂的 HNK-1 糖类抗原决定簇，而其他亚群的滋养细胞均不表达（Shih et al. 1997）。随着绒毛中间滋养细胞向种植部位中间滋养细胞分化，有些基因表达

表 20.2　不同滋养细胞亚群中滋养细胞标记物的表达

滋养细胞类型	HSD3B1	HLA-G	hPL	β-hCG	cyclin E	p63	CD146*	HNK-1	Muc4	β-cat
细胞滋养细胞	低	低	低	低	高	高	低	低	低	nuc
合体滋养细胞	高	低	高	高	低	低	低	低	低	低
滋养细胞柱中的 IT	varied	高	渐增	低	渐增	低	渐增	高	高	memb
种植部位的 IT	高	高	高	M	低	低	高	低	低	低
平滑绒毛膜中的 IT	高	高	低	低	低	低	高	低	低	低

注：免疫反应的强度表示为 低 ▭▬▬ 高 。
M—多核中间滋养细胞呈阳性表达。
▭▬▬—滋养细胞柱中朝向种植部位表达强度逐渐增加。
IT—中间滋养细胞；核着色，胞膜着色。
varied—着色不一。
* CD146 和 Mel-CAM 是同义词。

上调，这些基因表达物包括恶性黑色素瘤黏附分子（Mel-CAM 或 CD146）（Shih 1996）、α-inhibin（Shih et al. 1999）、hPL（Kurman et al. 1984）和 cyclin E（Mao et al. 2006）（表 20.2）。在绒毛中间滋养细胞向种植部位中间滋养细胞分化的过程中，表达下调的基因产物包括 Ki-67、EGFR 和 E-cadherin。种植部位中间滋养细胞在激素分泌方式上与 ST 相似。它含有丰富的 hPL，最早出现在妊娠第 12 天，并在妊娠第 11~15 周时达到峰值。α-inhibin 在妊娠第 10 周后也表达于种植部位中间滋养细胞。而 hCG 在种植部位中间滋养细胞中仅为局部表达，最早在妊娠第 12 天出现并维持到妊娠第 6 周，随后消失。所谓的多核滋养细胞巨细胞，除了不表达妊娠相关的主要碱性蛋白外，其免疫表型与单核滋养细胞相同（Kurman 1991），所以这些巨细胞应称为"多核中间滋养细胞"，而不是合体滋养巨细胞（Shih 1996）。

侵入螺旋动脉的种植部位中间滋养细胞除了神经细胞黏附分子（neural cell adhesion molecule，NCAM）（Burrows et al. 1994）、E-cadherin 和 β-catenin 表达上调外，其免疫表型与位于蜕膜和子宫肌层间的中间滋养细胞相似（Shih et al. 2002）。子宫内膜和肌层的种植部位中间滋养细胞表达白血病抑制因子受体（Sharkey et al. 1999），它们与母体蜕膜白细胞上的白血病抑制因子相互作用。虽然白血病抑制因子在某些物种的胎盘形成和种植过程中起着重要作用，但它在人类的种植部位中间滋养细胞生物学中的旁分泌作用尚未明确。

与种植部位中间滋养细胞不同，绒毛膜型中间滋养细胞弥漫表达 p63，但仅局灶表达几种滋养细胞相关抗原［包括 hPL、Mel-CAM（CD146）、Muc4 和 cyclin E］（表 20.2）。绒毛膜型中间滋养细胞具有轻度的增殖活性，Ki-67 增殖指数轻度增高（3%~10%），而种植部位中间滋养细胞中 Ki-67 呈阴性。

GTD 中滋养细胞的免疫表型与它们对应的正常滋养细胞相似。在日常病理诊断中，HSD3B1、CK18、hPL、p63、Ki-67 和 cyclin E 是诊断滋养细胞病变非常有用的标记物。免疫组化在 GTD 的鉴别诊断中的实际应用见"20.10 免疫组化在鉴别诊断中的应用"。

20.4 滋养细胞的功能

滋养细胞在种植和胚胎发育中发挥重要作用。滋养细胞主要作用如下：第一，绒毛滋养细胞（ST 和 CT）为母体与胎儿交界处的分子运输提供了结构支持。第二，种植部位中间滋养细胞在胎盘部位建立起胎儿与母体的循环通道（图 20.4）。第三，ST 分泌一些妊娠相关激素，这些激素是成功地维持胎盘和胎儿所必需的。最后，ST 与胎膜处的绒毛膜型中间滋养细胞形成免疫屏障，阻止母体的免疫系统对胎儿进行异物免疫排斥。功能异常的滋养细胞可引起几种常见的妊娠疾病，包括着床失败从而导致自然流产、先兆子痫和胎儿宫内发育迟缓。下面讨论特殊滋养细胞亚型的功能。

主要免疫检查点之一的负责癌细胞免疫逃逸的是程序性细胞死亡蛋白 1（PD-1）及其配体（PD-L1）之间的相互作用。在早期和成熟的正常胎盘组织中，抗 PD-L1 特异性抗体的免疫组化染色结果呈阳性。PD-L1 在 ST 中高表达，在位于平滑绒毛膜和种植部位的中间滋养细胞中低表达，而在细胞滋养细胞中呈阴性（Veras et al. 2017）。PD-L1 在正常胎盘中的表达模式同样见于各种类型的妊娠滋养细胞疾病。滋养细胞肿瘤也可表达 PD-L1 以逃避宿主的免疫反应，从而提高其生存能力。

20.4.1 绒毛前滋养细胞

绒毛前 ST 在植入早期负责侵入母体组织。随后，绒毛前单核滋养细胞（图 20.3）负责进一步侵入种植部位，使种植部位继续扩大。妊娠第 13 天左右，间叶细胞进入滋养细胞群，形成绒毛膜绒毛，形成最初始的胎盘结构。

20.4.2　细胞滋养细胞

CT 是滋养干细胞，位于绒毛的表面。CT 表达 EGFR，后者能结合蜕膜分泌的表皮生长因子（EGF）。推测 EGFR 及其配体通过旁分泌机制刺激细胞滋养细胞的持续增长。CT 通过两种主要途径进行分化。第一种途径是，CT 继续增殖，并融合形成表层的 ST，使发育中的胎盘绒毛表面积增加。第二种途径是，CT 分化成滋养细胞柱中的绒毛 IT，在胎盘种植部位进一步分化成种植部位中间滋养细胞，或在平滑绒毛膜处分化成绒毛膜型中间滋养细胞。

20.4.3　合体滋养细胞

ST 是合成和分泌多种妊娠相关激素的终末分化细胞，这些激素在建立和维持妊娠方面起着重要作用。部分分泌蛋白还发挥旁分泌功能以调节胎盘种植部位的蜕膜细胞、炎症细胞和平滑肌细胞的局部微环境。除了可以作为内分泌器官外，ST 还浸泡在母体血液中，负责母体与胎儿之间氧气、营养物质和各种物质的代谢和交换。

20.4.4　绒毛中间滋养细胞

绒毛中间滋养细胞在滋养细胞柱基部的近端增生，作为种植部位中间滋养细胞和绒毛膜型中间滋养细胞的来源。此外，绒毛中间滋养细胞对于维持绒毛完整地附着于胎盘基板上有着重要作用。在绒毛中间滋养细胞表面表达的 HNK-1 糖基团可能促使滋养细胞柱间的细胞相互黏着，以对抗由抵御胎动和胎床血液流动造成的旋涡所带来的机械剪切力（Shih et al. 1997）。

20.4.5　种植部位中间滋养细胞

种植部位中间滋养细胞的主要功能是在妊娠早期浸润基板的螺旋动脉，从而建立母体 – 胎儿血液循环。滋养细胞的浸润机制类似于肿瘤细胞的浸润。例如，蛋白酶使基质降解和组织重构，这是滋养细胞迁移和浸润的前提。种植部位中间滋养细胞的浸润性表型与 E-cadherin 缺失有关（Shih et al. 2002）。生长因子及其受体表达构成特殊的机制，以调节滋养细胞的行为以及包括细胞增殖、迁移和分化在内的细胞 – 细胞之间的各种联络（自分泌或旁分泌）。细胞黏附分子在滋养细胞中的表达对滋养细胞在各种细胞外基质中迁移及其与微环境建立沟通的过程中发挥重要作用。研究证实，种植部位中间滋养细胞分泌高糖基化的 hCG，后者是一种自分泌因子，参与启动并调节滋养细胞的浸润（Cole 2009）。

与恶性肿瘤不同，种植部位中间滋养细胞的浸润受到严密的调控，仅局限在种植部位，并且只在妊娠早期暂时出现。虽然种植部位滋养细胞广泛浸润至子宫内膜基板，但这些细胞在妊娠早期仅浸润至子宫肌层内 1/3，随后浸润程度下降，到妊娠末期，其浸润肌层的深度不足 10%。虽然调控滋养细胞浸润的分子机制尚不清楚，但浸润的进程可能受滋养细胞和种植部位的微环境所调控。单个核的种植部位滋养细胞融合成多核细胞，使其丧失浸润和迁移的能力。虽然多核的种植部位滋养细胞也可见于滋养细胞肿瘤（如 PSTT），但更常见于正常胎盘或胎盘部位过度反应，这一特征有助于区分胎盘部位过度反应和胎盘部位滋养细胞肿瘤。

此外，另一个用于鉴别非肿瘤性滋养细胞和肿瘤细胞的特征是细胞增殖的方式。种植部位中间滋养细胞的分化伴随着细胞增殖活性的降低，而恶性肿瘤中增殖失控。种植部位中间滋养细胞不表达 Ki-67，而表达静止期的细胞周期蛋白（包括 p21WAF1/CIP1）（Cheung et al. 1998）和 p57kip-2

（Chilosi et al. 1998）。因此，种植部位中间滋养细胞如果出现任何程度的增殖活性（出现核分裂象或 Ki-67 呈阳性的滋养细胞）都属于异常情况，必须考虑肿瘤性病变或葡萄胎。

种植部位的螺旋动脉是种植部位中间滋养细胞入侵的靶标。促使种植部位中间滋养细胞浸润螺旋动脉而不是其他结构的机制尚不清楚，一种推测是氧的梯度可能是一种引导性信号。滋养细胞侵入血管壁时伴有大量的细胞外基质沉积，最终完全取代螺旋动脉的平滑肌层，使这些动脉转变成管径大和低阻力的血管。这种滋养细胞侵入血管的特性不仅见于正常胎盘，也可见于 PSTT。种植部位中间滋养细胞取代血管内壁的内皮细胞，通过获得表达数个内皮细胞标记物［包括血管细胞黏附分子 –1（VCAM-1）、VE-cadherin、β4-integrin（Zhou et al. 1997）和 Mel-CAM（Shih 1996，1999）］，呈现从上皮向内皮转化的特征。因此，有人提议用"滋养细胞假血管形成"来描述种植部位中间滋养细胞的这种特有分化。有些侵入螺旋动脉的种植部位中间滋养细胞沿着血管壁逆向迁移，到达子宫肌层中种植部位之外的螺旋动脉。血管内的种植部位滋养细胞聚集形成类似活塞或筛孔状结构，控制滋养细胞重构过的血管中的血流。这种集聚过程与 NCAM 和 E-cadherin 表达相关。NCAM 和 E-cadherin 类似于细胞 – 细胞黏附同型分子，能增加侵入螺旋动脉的滋养细胞间的黏附性。最近的研究结果证实了上述假设，研究发现，将 E-cadherin 基因引入 E-cadherin 阴性的种植部位滋养细胞系 IST-1 后，可使培养中的 IST-1 获取细胞固定和细胞黏附的表型（Shih et al. 2002）。

20.4.6　绒毛膜型中间滋养细胞

绒毛膜型中间滋养细胞的功能尚不明确。与种植部位中间滋养细胞不同，在整个妊娠期随着胎膜表面积的增加，绒毛膜型中间滋养细胞一直在增殖。绒毛膜型中间滋养细胞可能有助于细胞外基质的合成，这种基质可保持胎膜的张力强度。绒毛膜型中间滋养细胞也可能作为一种抗母体免疫系统的生物屏障和机械屏障，在保证胎儿这种异物的存活中起着重要作用（详见下文）（Kurman et al. 2014）。

20.5　妊娠滋养细胞疾病的分类

根据 2014 年 WHO 分类（表 20.1），GTD 从广义上可分为葡萄胎病变和非葡萄胎病变。葡萄胎病变包括部分性葡萄胎、完全性葡萄胎和侵袭性葡萄胎。非葡萄胎病变包括绒癌、起源于种植部位中间滋养细胞的病变（胎盘部位过度反应和 PSTT）和源于绒毛膜型中间滋养细胞的病变（胎盘部位结节和上皮样滋养细胞肿瘤）。过去，胎盘部位过度反应和胎盘部位结节曾被归类为"未分类 GTD"，二者均为良性病变，具有特别的组织发生机制，可通过形态学特征进行鉴别诊断。修订后的分类包括上皮样滋养细胞肿瘤（ETT），这是一种不同于绒癌和 PSTT 的滋养细胞肿瘤。

20.6　妊娠滋养细胞疾病的一般特征

20.6.1　流行病学

葡萄胎和绒癌在世界各地的发病率差别很大，在亚洲、非洲、拉丁美洲发病率最高，在北美洲、欧洲和澳大利亚发病率则低得多。但是，因为研究方法的局限性，很难对发病率进行比较；并且，有些发病率的研究数据来自医院而不是来自普遍人群，这可能使报道的发病率相对过高。虽然关于 GTD 的发病率的数据有差异，但在近几十年，GTD 的发病率在下降，特别是在前述高发地区（Kim et al. 1998；Hando et al. 1998）。

在北美洲和欧洲，葡萄胎的发病率大约为 1‰（100 例 /10 万次妊娠）。在亚洲和中东的某些区域，葡萄胎的发病率较高，为 1‰~10‰［（100~1000例）/10 万次妊娠］（Altieri et al. 2003）。绒癌在美国和欧洲的发病率为 0.025‰~0.05‰（Palmer 1994）。在亚洲、非洲和拉丁美洲，绒癌的总体发病率较高，可高达 1‰~2‰（Palmer 1994）。同葡萄胎一样，绒癌的发病率也存在很大的地区差异。在尼日利亚，绒癌位居常见女性恶性肿瘤中的第三位，仅次于乳腺癌和子宫颈癌。虽然存在研究方法的问题，但绒癌在发展中国家的发病率的确明显高于北美洲和欧洲。近年来，由于社会经济状况的改善，绒癌和葡萄胎的总体发病率急剧下降。研究发现，社会经济状况低下或某些饮食习惯可以促进 GTD的发生。

绝大多数 GTD 发生于生育年龄的女性。性生活活跃的女性的发病风险增加，但是 20 岁以下或 40 岁以上的女性的发病率明显要高一些。葡萄胎罕见于绝经后女性，这些患者从妊娠到 GTD 发病之间间隔很长的时间。40 岁以上的女性中，葡萄胎或绒癌患者的绝对人数较少，原因是其生育功能下降。然而，女性年龄并不影响部分性葡萄胎的发病率。父亲的年龄和种族均不影响葡萄胎的发病风险。尽管葡萄胎、绒癌、胎盘部位过度反应和胎盘部位结节几乎总是见于育龄期女性，但是少数的胎盘部位滋养细胞肿瘤（PSTT）和上皮样滋养细胞肿瘤（ETT）可在绝经后女性中发生。

研究发现，患有葡萄胎或者绒癌的女性中，既往发生自然流产史的比例高于正常妊娠者。此外，这次妊娠出现葡萄胎的女性，下次妊娠再发葡萄胎的风险增加（Palmer 1994）。而足月妊娠和产下活胎的妊娠具有保护作用，所以 GTD 较少见于经产妇（Palmer 1994）。活产婴儿的数目越多，保护作用越强。

20.6.2　葡萄胎的遗传学

细胞遗传学研究发现，染色体异常在葡萄胎的发生中起着重要作用（Altieri et al. 2003；Wells 2007）。完全性葡萄胎为纯雄性（只有父系遗传物质），通常是二倍体（两份父系染色体成分，没有母系染色体成分），是由无母系遗传物质的空卵子与单个精子受精并复制所致（单精受精，约占85%），染色体核型为 46, XX（图 20.6）（Li et al. 2002）。少数（约 15%）为双精受精，且染色体核型多为 46, XY（Banet et al. 2013）。一些完全性葡萄胎为四倍体而非二倍体，但遗传学物质也是纯雄性。因此，完全性葡萄胎在遗传学上为父源性，对母体而言，本质上属于同种异体移植物。与完全性葡萄胎的发病机制相反的单性生殖是卵巢畸胎瘤，母源性染色体在卵细胞中进行复制。继发于完全性葡萄胎或与之相关（并发）的绒癌也是纯雄性（Li et al. 2002；Garner et al. 2007；Savage et al. 2017）。家族性双亲来源的完全性葡萄胎是一种罕见的完全性葡萄胎，并不是纯雄性，而是由母源性效应基因 NLRP7（NALP7；位于 19 号染色体上）和 KHDC3L 基因（C6orf221；位于 6 号染色体上）突变，导致绒毛滋养细胞中父系印记基因优先表达所致（Parry et al. 2011）。

部分性葡萄胎几乎总是双雄性三倍体，即拥有两份父系染色体成分和一份母系染色体成分，大部分（约 99%）是由两个精子与卵子结合所致。最常见的染色体核型是 69,XXY，其次是 69,XXX，只有少数是 69,XYY（图 20.7）（Li et al. 2002；Banet et al. 2013）。在胚胎发生的早期，双雄性三倍体通常表现出早期部分性葡萄胎的形态学特征，仅有少数部分性葡萄胎继续发育至出现经典的形态。罕见情况下，部分性葡萄胎也会出现三精性四倍体（Murphy et al. 2012）。但是，并不是所有的三倍体妊娠都会表现为部分性葡萄胎的组织学特征，因为三倍体本身是不同的组合，具有不同的发病机制（Golubovsky 2003）。母系卵子第一次减数分裂失败而形成的双倍体卵子（46,XX），如果与一个单倍体的精子结合，将形成三倍体胚胎（69,XXX

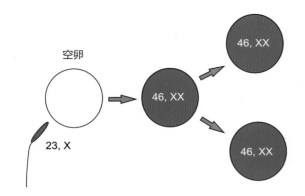

图 20.6　完全性葡萄胎的染色体起源。一个精子与一个空卵子结合受精。23, X 染色体复制形成完全纯合性二倍体基因组 46,XX。一个空卵子与两个精子（23, X 或 23,Y）结合后导致相似的过程。注意两种染色体核型（46, XX 和 46, XY）都可以产生

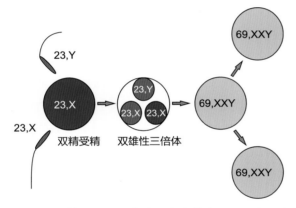

图 20.7　三倍体部分性葡萄胎的染色体来源。一个正常的 23,X 单倍体卵子与两个精子（23,X 或 23,Y）结合受精，形成 69 条染色体的胚胎（69,XXY、69,XXX 或 69,XYY）。如果精子没有发生减数分裂而产生了 46,XY 的精子，然后受精，也可形成类似的三倍体胚胎

或 69,XXY）（Redline et al. 1998），后者称为双雌性三倍体胚胎（母系来源），其中 2/3 的单倍体基因组源于母系。大部分情况下，这种三倍体胚胎不会表现出葡萄胎的特征，但偶有局灶提示部分性葡萄胎的发育不良特征（Fisher et al. 2014）。罕见情况下，与前述 NLRP7（NALP7）基因和 KHDC3L（C6orf221）基因突变相关的家族性复发性葡萄胎患者可出现完全性葡萄胎的形态学表现及免疫表型（p57 阴性）。因此，大多数文献记载的部分性葡萄胎为双雄性三倍体，但并非所有的三倍体胚胎都是

部分性葡萄胎。

与葡萄胎相反，非葡萄胎通常为二倍体，即父系、母系染色体成分各一份，但有些可能是四倍体。除此之外，如上文提及的一些非葡萄胎为双雌性三倍体胚胎。特别是一些具有细胞遗传学异常（如染色体三体）的非葡萄胎标本，可出现提示或类似部分性葡萄胎的形态学异常的绒毛。遗传学方面，少见的父系 / 双亲嵌合体妊娠（androgenetic/biparental mosaic conception）不同于典型的葡萄胎，在其组成绒毛中的单个绒毛中，不同程度地混杂着父系和双亲细胞系，这些细胞通常为二倍体，但也可为二倍体和三倍体混杂，甚至有四倍体细胞（Ronnett et al. 2011）。

20.6.3　血清标志物

只有明确 GTD 的诊断，才能更好地进行治疗。如果可能的话，明确滋养细胞病变的组织学类型，监测血清 hCG 滴度，并在适当的时候进行化学治疗。目前已证实，hCG 是所有类型 GTD 的理想标志物，监测血清 hCG 滴度已成为处理这种疾病的必要手段之一。hCG 是由两个多肽链（α 链和 β 链）组成的糖蛋白，与碳水化合物基团相连接。它的结构与其他激素［特别是黄体生成素（LH）］相似。所有这些激素的 α 多肽链相同，β 链的差异是造成这些激素各具独特免疫特性和生物功能的原因。因此，β-hCG 是 GTD 最特异性的标志物。hCG 主要由 ST 分泌，如果有滋养细胞存在并采用敏感的检测方法，几乎都可以在血清中检测到 hCG（Cole et al. 2008a）。除了 ST 以外，胎盘种植部位中间滋养细胞也能分泌一种高糖基化亚型的 hCG。有文献报道高糖基化 hCG 可抑制 IT 凋亡，促进细胞浸润和生长。

正常妊娠时，在妊娠第 10 周，血 β-hCG 水平达到峰值，为 5 万 ~10 万 mIU/ml，到妊娠第 20 周时下降至 1 万 ~2 万 mIU/ml，并保持这个水平直到妊娠

末期。据文献报道，妊娠早期 β-hCG 水平可达到 60 万 mIU/ml。葡萄胎患者中，诊断时 β-hCG 水平的变化很大，但多数患者的 β-hCG 水平明显升高，这是有用的诊断特征。曾有报道称，葡萄胎患者的 β-hCG 水平可超过 200 万 mIU/ml。完全性葡萄胎患者的 β-hCG 滴度一般比部分性葡萄胎患者高（Czernobilsky et al. 1982）。绒癌患者的 β-hCG 水平很高，有报道称，β-hCG 水平可超过 1100 万 mIU/ml（Hsieh et al. 2008）。与完全性葡萄胎和绒癌时 β-hCG 水平较高不同，在 PSTT 和 ETT 中 β-hCG 水平较低（Shih et al. 1998b），尽管如此，β-hCG 水平在这些肿瘤的监测中仍非常有用（Cole et al. 2006）。

20.6.4　分期和预后因素

已有几个系统用于对 GTD 进行预后预测和治疗指导，包括修订后的 FIGO 分期系统、WHO 预后指标评分系统和美国国立卫生研究院（NIH）转移性 GTD 分类系统（Soper 2006）。FIGO 分期系统采用的是解剖学分期，归纳于表 20.3；每一期无危险因素的患者为 A 期；仅有 1 个危险因素者为 B 期；有 2 个危险因素者为 C 期。NIH 转移性 GTD 分类系统采用的是临床分型，它基于不同的临床特征和血清 hCG 水平把患者分为两组：预后良好和预后不良（表 20.4）。WHO 预后指标评分系统是根据不同的预后特征进行总体评分，将患者划分为低、中、高风险组（表 20.5）。根据 WHO 预后指标评分系统，不出现转移（Ⅰ期）和低风险

表 20.3　妊娠滋养细胞疾病的 FIGO 分期系统

分期	定义
Ⅰ	局限在子宫
Ⅱ	转移至盆腔和阴道
Ⅲ	转移至肺
Ⅳ	远处转移

表 20.4　恶性滋养细胞疾病的临床分型

非转移性 GTD
转移性 GTD
预后良好
hCG 处于低水平（血清 β-hCG 浓度 <4 万 mIU/ml）
症状出现不足 4 个月
无脑部或肝部转移
无先期化疗
非足月妊娠事件（即为葡萄胎、异位妊娠或自然流产）
预后不良
治疗前 hCG 处于高水平（血清 β-hCG 浓度 >4 万 mIU/ml）
症状出现超过 4 个月
脑或肝部转移
先期化疗失败
前次妊娠为足月妊娠

表 20.5　基于预后因素的 WHO 评分系统[a]

预后因素	评分			
	0	1	2	4
年龄 / 岁	≤ 39	>39		
前次妊娠	葡萄胎	流产	足月产	
间隔时间[b]	4	4~6	7~12	>12
hCG（IU/L）	<10^3	10^3~10^4	10^4~10^5	>10^5
ABO 血型（女 × 男）		O×A, A×O	B, AB	
最大的肿瘤直径（包括子宫肿瘤）		3~5 cm	>5 cm	
转移部位		脾、肾	消化道、肝	脑
转移灶的数目		1~4	4~8	>8
前次化疗方案			单一药物	≥ 2 种药物

注：[a] 对个体的各个预后因素评分相加得到总评分。总评分：<4 分，低风险；5~7 分，中风险；>8 分，高风险。
　　[b] 间隔时间是指从前次妊娠结束到开始化疗前的时间间隔，以月计算。

转移（Ⅱ期和Ⅲ期，评分 <7 分）的 GTD 采用单药化学治疗，生存率可接近 100%。相反，高风险转移性 GTD（Ⅳ期，评分 ≥ 7）需要先进行多种药

物化学治疗，进行或不进行辅助放疗和外科手术，生存率为 80%~90%（Morgan et al. 2008；Ngan et al. 2007）。

除了诊断为绒癌之外，其他不良预后因素包括诊断时患有转移性疾病、脑或肝转移、出现症状 4 个月以上、既往化疗失败和治疗前血清 β-hCG 水平高于 10 万 mIU/ml。

一些研究人员建议把 β-hCG 水平的关键值下调至 4 万 mIU/ml。局限在肺或阴道的转移性疾病不是预后差的指标。虽然较难准确评估肺外转移的预后意义，但是发生中枢神经系统（CNS）转移患者的缓解率大约只有 50%。治疗过程中出现 CNS 转移的患者的预后更差。肝转移者预后亦差，但采用多种药物化学治疗可提高患者的生存率。发生在足月妊娠后的绒癌比发生在葡萄胎后的预后更差。

20.7　妊娠滋养细胞疾病的发病机制

目前只有少数几个分子方面的研究，所以大多数 GTD 的发病机制尚不清楚（Shih et al. 2002）。主要原因是 GTD 较少见，缺乏相关的实验模型。目前研究最充分的 GTD 是葡萄胎，其次是绒癌（Li et al. 2002）。葡萄胎的发展可能与过量的父系单倍染色体相关。父系 / 母系染色体比例越高，患葡萄胎的概率就越大。父系 / 母系染色体比例在完全性葡萄胎中为 2∶0，而在部分性葡萄胎中为 2∶1。下面提到的两项研究支持上述假说。第一项研究是将雄源性或雌源性原核注入去核的卵细胞中，构建孤雄或孤雌发育（单性生殖）的小鼠模型，将雄源性胚胎移植到代孕母体中，结果产生类似于人类完全性葡萄胎的体积大、肥厚性胎盘，而雌源性胚胎仅形成小胎盘伴胚胎发育停滞。另一项研究是用鼠胚胎性成纤维细胞作为细胞模型，发现父系和母系基因组在增殖、细胞周期进程、衰老和肿瘤形成中的作用相反（Hernandez et al. 2003）。与来自双亲的成纤维细胞相比，基因组成分完全来

自父系的雄源性成纤维细胞具有自发转型、细胞传代时即可形成肿瘤等功能；而基因组成分完全来自母系的雌源性成纤维细胞增殖活性下降，衰老程度更高。这种差异化的分子机制是由于印记基因的表达差异。例如，母系表达而父系印记的基因（如 p57^{kip2}）减少细胞增殖。相反，父系表达的生长因子（如 Igf2）对所有基因型的长期增殖是必不可少的。（Hernandez et al. 2003）。因此，在完全性和部分性葡萄胎的发病过程中也可能存在类似机制。在罕见的家族性 / 复发性葡萄胎（仅占 2% 的葡萄胎病例）中，可检测出母系基因 NALP7 的突变，该基因在炎症和细胞凋亡中起着重要作用（Murdoch et al. 2006；Slim et al. 2007）。

妊娠滋养细胞肿瘤（GTN）至少有 3 种亚型（表 20.1），包括最常见的绒癌和较少见的 PSTT 和 ETT。GTN 的分子分析主要针对不同类型 GTN 中滋养细胞标记物及其独特的基因表达谱系，并与正常妊娠早期不同的滋养细胞亚型进行对比（Shih 2007a）。这些研究的主要结论是在滋养干细胞（可能是 CT）恶变后，不同的分化机制决定了产生何种滋养细胞肿瘤（图 20.8）。GTN 中这些分化模式重复早期胎盘发育的各个阶段。例如，绒癌是由不同数量的肿瘤性 CT、ST 和（绒毛外）IT 组成，肿瘤构成类似于绒毛前胚泡，后者也是由各种滋养细胞亚型混合组成。另一方面，PSTT 中肿瘤性 CT 在种植部位主要分化成（绒毛外）IT，而 ETT 中肿瘤性 CT 在平滑绒毛膜处分化成绒毛膜型（绒毛外）IT。该模型提示，绒癌是最原始的滋养细胞肿瘤，而 PSTT 和 ETT 相对分化较好。此外，该模型也解释了为何在部分 GTN 中可见绒癌、PSTT 和（或）ETT 的混合并存。

20.8　葡萄胎的临床病理特征、生物学行为和治疗

葡萄胎是以绒毛增大、水肿、呈水泡状伴绒

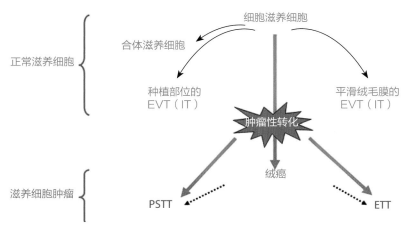

图 20.8　滋养细胞肿瘤与中间滋养细胞亚型有关。种植部位中间滋养细胞分化与胎盘部位过度反应和胎盘部位滋养细胞肿瘤相关，绒毛膜型中间滋养细胞与胎盘部位结节和上皮样滋养细胞肿瘤相关。
　　　　　EVT—绒毛外滋养细胞（等同于中间滋养细胞）

毛滋养细胞增生为特征的异常胎盘。根据不同的遗传学特征（如前文所述），将葡萄胎分为两种亚型，即完全性葡萄胎（CHM）和部分性葡萄胎（PHM）。典型的完全性和部分性葡萄胎很容易根据组织学检查相区分。研究发现，葡萄胎与非葡萄胎、不同葡萄胎亚型之间的鉴别存在诊断差异（Vang et al. 2012；Gupta et al. 2012）。应用常规超声检查能在妊娠较早期（常在妊娠前 3 个月）做出临床诊断和评估，结果导致基于以前在妊娠中期样本描述的 CHM 和 PHM 的典型形态学特征现在变得不太明显，从而使组织病理学诊断更加困难（Garner et al. 2007）。除此之外，其他各种遗传学异常，如三倍体和单倍体的胚胎也会产生异常胎盘，这些胎盘表现为轻度绒毛水肿和滋养细胞增生，但并非葡萄胎。最近的研究表明，一些新的辅助诊断技术对明确诊断葡萄胎标本具有一定的帮助（Banet et al. 2013；Bifulco et al. 2008；McConnell et al. 2009a）。在不同研究中，完全性和部分性葡萄胎的报道比例不一，但多数报道显示完全性葡萄胎的发生数量超过部分性葡萄胎（Czernobilsky et al. 1982；Bifulco et al. 2008；McConnell et al. 2009a；Olsen et al. 1999；Jacobs et al. 1982；Szulman et al. 1982；Golfier et al. 2007）。根据临床表现、病理形态和细胞遗传学方面的差异将葡萄胎

分为两种类型，但是所有葡萄胎妊娠都有发展成持续性 GTD 的潜能（Altieri et al. 2003），而完全性葡萄胎的风险性远高于部分性葡萄胎。

20.8.1　完全性葡萄胎

　　完全性葡萄胎的特征是大多数绒毛水肿、不同程度的滋养细胞增生和异型性。胎儿组织通常不存在。完全性葡萄胎是完全性单精受精（约 85% 为纯合子或单精受精），多数完全性葡萄胎的染色体为双倍体（46,XX），部分为四倍体（Banet et al. 2013）。

临床表现

　　如前所述，通过常规超声检查，现在（第 8.5~12 周）较过去（第 16~18 周）可以在妊娠更早期诊断出完全性葡萄胎。盆腔超声检查可发现具有诊断意义的暴风雪模式，而高分辨率超声检查通常可以看到宫腔内复杂性团块含有很多小囊泡。对出现这种影像模式尤其伴有 β-hCG 水平显著升高者，临床上可以诊断为葡萄胎妊娠。因此，现在完全性葡萄胎患者很少出现那些典型的临床体征和症状（如子宫体积增大、剧吐、卵巢黄素化囊肿、甲状腺功能亢进症或先兆子痫）。大多数患者出现阴

道流血或通过超声发现存在异常。通常情况下，初步诊断不全流产或稽留流产时，血清 β-hCG 水平高于 10 万 mIU/ml 提示医师应考虑诊断葡萄胎妊娠。过去大约 2/3 的患者的子宫增大超过其妊娠时间。偶尔首发症状是突然排出的葡萄状绒毛。高达 1/4 的完全性葡萄胎患者有先兆子痫（妊娠诱发的高血压、水肿和蛋白尿）。与非葡萄胎妊娠不同，葡萄胎患者的先兆子痫发生在妊娠前 3 个月内，而非葡萄胎患者的先兆子痫发生在妊娠最后 3 个月内。因此，妊娠早期出现先兆子痫，尤其伴随子宫过度增大，提示葡萄胎妊娠。葡萄胎相关的其他临床体征包括妊娠剧吐、甲状腺功能亢进症、肺滋养细胞栓塞和由卵巢黄素化囊肿引起的卵巢增大（高反应性黄体）（Garner et al. 2007）。完全性葡萄胎的 β-hCG 水平通常会显著升高。

尽管这些临床体征和症状可以使葡萄胎妊娠在清宫前得以诊断，但临床表现变化很大。高达 80% 的病例根据自发排出或刮除组织的组织学检查而被首次诊断。葡萄胎还可以出现在无症状的选择性流产标本中，罕见情况下可发生在输卵管和卵巢。累及附件的原发性葡萄胎应与异位妊娠流产常引起的水肿性改变相鉴别，还应与蔓延至阔韧带的侵袭性葡萄胎相鉴别。

大体表现

在典型病例中，弥漫增大、水肿的绒毛使胎盘外观呈特征性的葡萄状（图 20.9）。然而，现在完全性葡萄胎标本的体积比以前显著减小，并且在非常早期的病例中大体上可能看不到水肿改变。现在充分发育的葡萄胎非常少见，水肿绒毛的直径变化很大，小到数毫米，大到 3 cm，平均约为 1.5 cm。罕见情况下，在完全性葡萄胎中可见胎儿发育。在子宫吸刮术后，葡萄胎性绒毛可能破裂和塌陷，大量凝血块也使其难以辨认，尤其是在妊娠早期绒毛增大尚不显著时。在这种情况下，肉眼检查可能看不到绒毛增大。收集附着于纱布上的抽吸出来的子宫内容物并做组织学检查对诊断是必要的。将组织浸于生理盐水或福尔马林中可以使破裂的绒毛重新悬浮起来。

镜下表现

完全性葡萄胎有两个重要特征：滋养细胞增生和绒毛水肿。许多绒毛可见中央池形成，表现为明显的完全无细胞的中央空隙（图 20.10）。通常可见较小但水肿的绒毛。绒毛间质呈特殊的浅蓝灰色。在绒毛表面之下，可见广泛散在的梭形细胞和水肿的中央池。完全性葡萄胎的绒毛间质含有大量

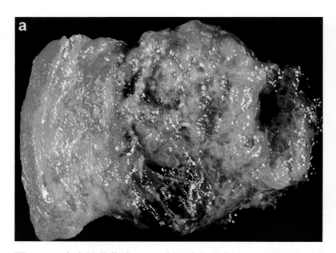
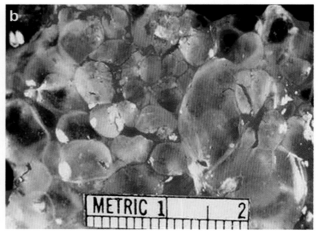

图 20.9　完全性葡萄胎。a. 一例子宫切除标本显示增大的子宫，葡萄胎组织突入宫腔；b. 在充分发育的完全性葡萄胎中，水肿绒毛的直径从几毫米到 3 cm 不等

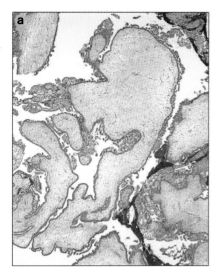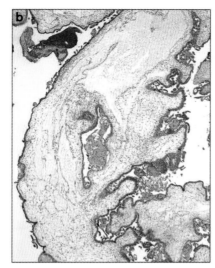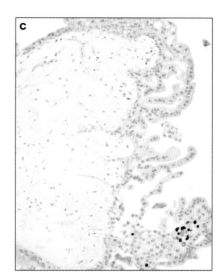

图 20.10　a、b. 完全性葡萄胎。肿大的绒毛周围滋养细胞增生，可见绒毛中央池和滋养细胞包涵体。c. 完全性葡萄胎。绒毛 CT 和间质细胞呈 p57 阴性（作为内对照的中间滋养细胞呈 p57 阳性），基因分型为完全性单精受精

但不明显的 CD34 阳性的血管。所有葡萄胎都在绒毛表面可见多少不一的杂乱排列的滋养细胞增生。在完全性葡萄胎中，增生的滋养细胞环绕在绒毛周围，由 CT、ST 和绒毛 IT 混合组成的细胞柱和细胞带从绒毛表面向外随机扩展（图 20.11）。葡萄胎中增生滋养细胞的数量变化不一。增生可能非常显著，占绒毛的大部分；但也可能很轻微，仅局灶可见。因此必须充分取材。有时也可见到大片含有

绒毛 IT 且似乎没有附着于绒毛的滋养细胞。这可能是由平切造成的，或者是从种植部位脱落的滋养细胞。正常妊娠早期可见的滋养细胞岛在完全性葡萄胎中很少看到。完全性葡萄胎的滋养细胞总是可见细胞异型性，有时这种异型性可能与绒癌一样显著（图 20.11，详见下文）。另外，线性排列的异型中间滋养细胞下面伴有一层纤维素也是葡萄胎妊娠滋养细胞病变的特征，而在流产的胎盘中则没有

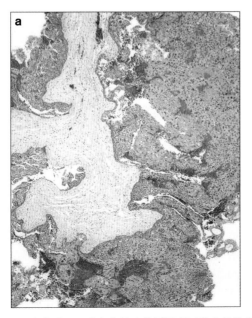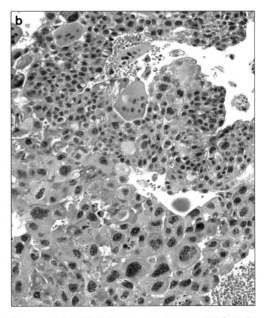

图 20.11　完全性葡萄胎。a. 肿大的绒毛伴周围明显增生的滋养细胞；b. 增生的滋养细胞由 CT、ST 和 IT 混合组成

这种特征。

前文已经提及，在妊娠前 3 个月清宫术的葡萄胎标本中可能看不到完全性葡萄胎的典型形态学特征，或其特征非常不明显（图 20.12）。这些所谓的"早期完全性葡萄胎"或"非常早期完全性葡萄胎"的病例没有典型临床表现或超声影像学的异常。早期完全性葡萄胎的组织学特征：①冗余的或息肉样 – 球茎状的终末绒毛；②绒毛间质富于细胞，伴原始星状细胞；③绒毛间质内呈迷路样网状结构的小管；④绒毛和绒毛膜板的底面都可见局灶 CT 和 ST 增生；⑤绒毛表面和种植部位的异型性滋养细胞（Keep et al. 1996；Mosher et al. 1998）；⑥绒毛间质凋亡增多（Kim et al. 2006）。

完全性葡萄胎的种植部位几乎总是表现出类似胎盘部位过度反应的形态学特征，与非葡萄胎型胎盘部位过度反应相比，其中间滋养细胞的异型性更明显（Shih et al. 1998a）（图 20.13，20.14）。葡萄胎和非葡萄胎的胎盘部位过度反应都可见明显的种植部位 IT，但前者的增殖活性（如 Ki-67）有不同程度的增高，而后者无增殖活性且不表达 Ki-67（图 20.14c）（Shih et al. 1998a；Montes et al. 1996）。有趣的是，完全性葡萄胎的 CT 的细胞凋亡水平比正常胎盘的 CT 更高，提示在完全性葡萄胎中存在复杂而精细的细胞数量的调控。

鉴别诊断

见下文部分性葡萄胎部分。

临床行为和治疗

在对晚期患者的水肿绒毛进行清宫术后患者会立即发生严重的呼吸窘迫，这种现象通常是由于大量滋养细胞进入肺组织（这是正常妊娠中生理过程的过度反应）。葡萄胎清宫术后最严重的并发症是持续性或转移性 GTD，以及发展为绒癌的风险。葡萄胎后滋养细胞疾病可能是宫腔内持续性葡萄胎，也可能是侵袭性葡萄胎或绒癌。持续性 GTD 见于 17%~20% 接受清宫术的女性（Seckl et al. 2000）、3%~5% 接受子宫切除的女性（Genest 2001）。在美国完全性葡萄胎后发生绒癌的风险为 2%~5%（Elston 1995；Coukos et al. 1999），在日本则为 13%（Matsui et al. 1996）。众所周知，基于生物学标记物来预测完全性葡萄胎的生物学行为非常困难，葡萄胎妊娠的生物学性质变幻莫测，绝不能低估。部分研究发现葡萄胎患者中 Nanog 的 mRNA 水平和蛋白质表达均较高与较差的临床结局（发生持续性 GTD 的风险增加）有关，但其他研究尚未发现能可靠预测预后的临床、组织学形态或免疫组化标记物（Siu et al. 2008；Shih et al. 2008）。因此，在治疗完全性葡萄胎时，使用敏感

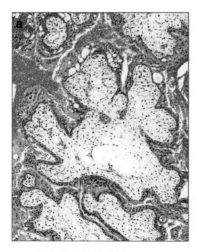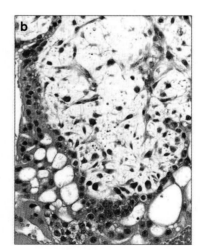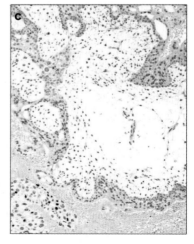

图 20.12　早期完全性葡萄胎。a、b. 球茎状"菜花样"绒毛被增生的滋养细胞包绕，可见少量细胞黏液间质、小管状血管和间质内的细胞核碎屑；c. 绒毛 CT 和间质细胞呈 p57 阴性（内对照中间滋养细胞呈 p57 阳性），基因分型为完全性单精受精

方法连续监测血清 β-hCG 水平和影像学检查是对患者进行随访的主要方法。

虽然化疗会稍微增加今后自发性流产或先天性异常的风险，但是许多患者后来都能成功地足月妊娠。一般来说，经过适当的治疗后，葡萄胎

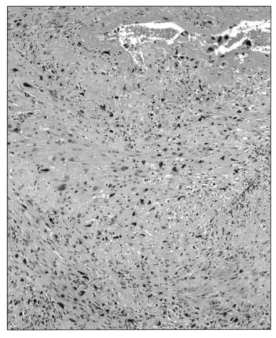

图 20.13　葡萄胎型胎盘（种植）部位过度反应，与早期完全性葡萄胎（图中未示）相关。异型的、深染的中间滋养细胞浸润子宫肌层，血管肌壁被纤维素样物质取代

妊娠患者有望在未来正常生育（Berkowitz et al. 1998）。治疗前和治疗后 4 周应行胸片检查以排除病变转移。葡萄胎清除后，必须仔细监测 β-hCG 的水平，因为其是妊娠早期发现持续性 GTD 的最可靠、最灵敏的方法。β-hCG 水平应在清除术后 10~170 天内降到正常，多数患者的 β-hCG 水平会在 60 天内降到正常水平。下述情况预示着葡萄胎后的持续性 GTD：清除术后的 2~4 周 β-hCG 水平达到平台水平而不下降、β-hCG 水平持续升高、持续性子宫病变（如异常出血），或有转移的证据。持续性葡萄胎的初始治疗通常使用甲氨蝶呤和（或）放线菌素 D（更生霉素）。

20.8.2　部分性葡萄胎

部分性葡萄胎的特点是由两种绒毛密切混杂：一种是增大、水肿的绒毛，一种是正常大小的绒毛并可能伴纤维化。可能有肉眼可见的存在先天性异常的胚胎或胎儿。

部分性葡萄胎通常由双精性三倍体受精引起（高达 99% 为杂合子或双精受精）；罕见三精性四倍体（Banet et al. 2013）。

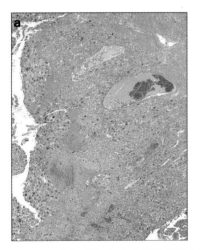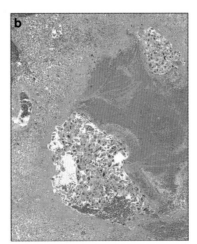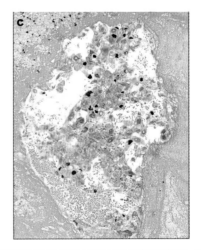

图 20.14　a. 子宫切除标本中葡萄胎型胎盘部位过度反应（与 CHM 相关），异型的葡萄胎滋养细胞衬覆在种植部位表面。b. IT 相关的纤维素样物质浸润子宫肌层并累及血管。c. 葡萄胎型胎盘部位过度反应。免疫组化双染显示中间滋养细胞呈 HLA-G 阳性（红色）、Ki-67 部分阳性（棕色核）（与非葡萄胎 EPS 相比较）

临床表现

　　部分性葡萄胎可有类似于完全性葡萄胎的临床症状和体征，但通常二者的临床表现不相似。子宫大小通常比正常妊娠月份的子宫小，子宫增大超过对应妊娠月份的子宫者少见。部分性葡萄胎常见稽留流产，阴道出血是主要临床表现。42% 的部分性葡萄胎有发生先兆子痫的风险，其发生时间常晚于完全性葡萄胎，但可以同样严重（Jauniaux 1999）。血清 β-hCG 水平常比同一妊娠时间 β-hCG 水平低或处于正常水平。只有少数一些患者像完全性葡萄胎患者一样出现 β-hCG 值的显著增高。

大体表现

　　通常标本的体积很小（小于 200 ml）。肉眼可能看见并可识别出葡萄胎的绒毛，但绒毛大小比完全性葡萄胎小。早期部分性葡萄胎的大体特征可能不明显（图 20.15）。一些病例中可见胎儿或胎膜。如有胎儿，胎儿常有肉眼可见的先天性异常。

镜下表现

　　部分性葡萄胎的一些绒毛特点可以类似完全性葡萄胎，但这种改变是局灶性的（图 20.16）。水肿的绒毛和小而相对正常的绒毛混合存在。中央池没有完全性葡萄胎明显。小的绒毛通常可见纤维化，类似稽留流产中的表现（图 20.17）。与完全性葡萄胎相比，部分性葡萄胎中滋养细胞增生也不太显著，通常是局灶性的；滋养细胞即使有异型性也比较轻微，由杂乱的滋养细胞簇（通常是 ST）组成，从一部分异常绒毛的表面向外呈放射状排列。部分性葡萄胎另一常见的特征是增大绒毛的轮廓不规则，呈扇贝状。滋养细胞陷入绒毛间质；当陷入的滋养细胞与绒毛表面滋养细胞不相连时，就成为间质内滋养细胞包涵体（图 20.16，20.17）。陷入现象并非部分性葡萄胎所独有，偶尔可见于其他病变（包括完全性葡萄胎和非葡萄胎水肿性流产）。

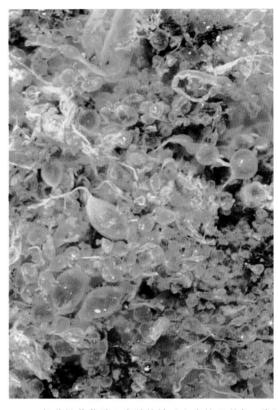

图 20.15　部分性葡萄胎。水肿的绒毛和小的"形态正常"的绒毛相混合

　　部分性葡萄胎常可见胎儿（通常为畸形的）或羊膜，与多数完全性葡萄胎缺乏胎儿结构的情况相反。胎儿死亡继发胎儿结构的退变可能导致难以辨认胎儿结构。一个细微线索是存在有功能的绒毛循环，其中含有有核红细胞；只有胎儿发育才有这一特征。相反，完全性葡萄胎的胚胎通常在器官发生前已死亡，因此在标本中看不到胎儿结构，而胎盘血管中也不会有胎儿红细胞存在。在诊断明显的部分性葡萄胎时，要考虑到存在标本包括一个非葡萄胎胎儿和一个完全性葡萄胎的双胎妊娠的可能性，这种情况是可以发生的（Lage et al. 1992），但其发生的概率远低于部分性葡萄胎的单胎妊娠。总而言之，当存在以下 4 种镜下特征时，有足够的信心诊断部分性葡萄胎：两种绒毛（一种水肿的，一种"正常"的）；增大的绒毛内可见中央池；不规则绒毛的边缘呈地图状、扇贝状，伴有滋养细胞包涵体；轻微的滋养细胞增生（通常为局灶性，包括

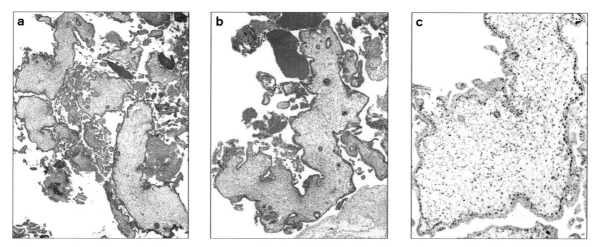

图 20.16　部分性葡萄胎。a、b. 增大的不规则绒毛和小绒毛相混合。大而不规则的绒毛呈扇贝状，可见滋养细胞内陷形成的包涵体和滋养细胞轻微增生。c. 绒毛 CT 和间质细胞呈 p57 阳性，基因分型为双精性三倍体

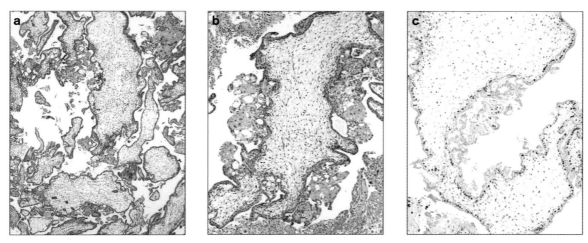

图 20.17　部分性葡萄胎。a、b. 增大的不规则绒毛和小绒毛相混合。大而不规则的绒毛呈扇贝状，可见少许滋养细胞内陷形成的包涵体和部分绒毛周围滋养细胞增生。c. 绒毛 CT 和间质细胞呈 p57 阳性，基因分型为双精性三倍体

ST 增生）（Genest 2001；Lee et al. 2003）。

鉴别诊断

　　完全性葡萄胎与部分性葡萄胎的鉴别诊断特征见表 20.6。葡萄胎的鉴别诊断包括在变化多端的非葡萄胎组织中存在提示葡萄胎妊娠的某些特征，包括妊娠标本中绒毛形态学异常、早期非葡萄胎标本中滋养细胞明显增生、水肿性胎儿、父系 / 双亲嵌合体妊娠。绒毛形态学异常是指绒毛具有提示葡萄胎（通常提示部分性葡萄胎）的异常特征，偶尔类似早期完全性葡萄胎，但尚无充分的诊断特征支

持上述两种类型的葡萄胎。在部分病例中，形态学改变与其他（非葡萄胎）遗传性异常，如三体性（trisomy）遗传性异常相关。部分性葡萄胎至少具有以下组织学特征中的 3 种。①两种不同类型的绒毛。②绒毛周围滋养细胞轻微增生。③滋养细胞包涵体。④明显的扇贝状绒毛。⑤绒毛中央池形成。而非葡萄胎流产至多具有 2 种上述组织学特征（Chew et al. 2000）。早期非葡萄胎标本有时表现为滋养细胞增殖，这种明显的表现会让人考虑到完全性葡萄胎（通常是早期完全性葡萄胎）。但这种标本缺乏葡萄胎的其他特征。在早期非葡萄胎流产中

表 20.6　完全性葡萄胎与部分性葡萄胎的病理特征和生物学行为

特征	完全性葡萄胎	部分性葡萄胎
核型	46,XX；46,XY	69,XXY；69,XXX
胚胎 / 胎儿	无	有
绒毛轮廓	圆	扇贝样
水肿	明显；形成中央池累及所有绒毛	不太明显，局灶性中央池不明显纤维化绒毛
滋养细胞增生	环周；程度不一，可明显	局灶并且轻微
滋养细胞异型性	常有	无
种植部位	过度反应	正常，或偶尔出现过度反应
p57（kip2）染色	阴性	弥漫阳性
行为	17%~20% 进展为持续性 GTD	<4% 进展为持续性 GTD

的绒毛表面滋养细胞增殖具有极性分布，滋养细胞增殖特征性地位于绒毛末端，以便在基板中种植；有极性的滋养细胞岛也与非葡萄胎流产相关。非葡萄胎流产的滋养细胞有极性，与葡萄胎的不规则增殖或环绕绒毛周围的滋养细胞增殖截然不同。

自发性流产常与胚胎发育失败或胚胎早期死亡有关，上述情况称为萎缩卵或水肿性流产。像葡萄胎标本一样，这些标本也显示一些绒毛水肿、肿胀，但水肿性流产的样本量通常较少，其绒毛只是轻度增大，比完全性或部分性葡萄胎的绒毛要小。在非葡萄胎流产中，中央池可见，但仅局灶分布。绒毛滋养细胞增生也不明显。非葡萄胎性父系 / 双亲嵌合体妊娠的标本较少，其在早期妊娠时，表现为早期胎盘间质发育不良。特征性的表现为水肿绒毛可见部分中央池和滋养细胞包涵体，常伴部分绒毛间质富于细胞和明显的血管增殖，但绒毛无滋养细胞增生。部分父系 / 双亲嵌合体妊娠标本也有葡萄胎成分，其中葡萄胎成分表现为绒毛滋养细胞增

生和完全性葡萄胎的其他特征（早期或发育更完全的完全性葡萄胎）。此外，由于各种葡萄胎亚型呈现交叉重叠的形态学特征谱系，其形态学特征部分取决于妊娠时间，完全性葡萄胎（包括早期完全性葡萄胎）与部分性葡萄胎通常需要互相鉴别。葡萄胎亚型的鉴别要点包括：绒毛的大小和形状、绒毛水肿的程度、滋养细胞增生程度，完全性葡萄胎和部分性葡萄胎亚型的形态学特征变化范围大，使得两者之间的形态学存在重叠，即上述两类病变的形态学改变分别位于变化范围的两端。由于存在诊断重复性差和形态学重叠的问题，推荐应用辅助技术协助葡萄胎的准确诊断（详见后文相关章节）。

当看到大片具有异型性的或增生性滋养细胞而未见任何绒毛时，需要鉴别绒癌与葡萄胎脱落的滋养细胞。一定要确保取材充分，寻找小而破碎的葡萄胎性绒毛。此外，当切片中仅见滋养细胞时，深切可能找到葡萄胎性绒毛的绒毛间质。在葡萄胎性绒毛的背景下，对并发绒癌的诊断标准要更加严格。诊断绒癌需要异型滋养细胞确实形成独立成分（不附着于葡萄胎性绒毛），因此，仅有分离的滋养细胞时，无法在形态学上与绒癌相区分。这意味着滋养细胞增生需要包括不同类型的滋养细胞（CT、ST 和 IT）的增生，且呈明显恶性的细胞学特征，才支持绒癌的诊断。伴组织破坏性浸润时，通常更加支持绒癌的诊断，但并非诊断所必需的。

临床行为和治疗

一些研究发现，部分性葡萄胎很少继发持续性 GTD 或转移性 GTD，风险程度估计为 0~4%（Seckl et al. 2000；Matsui et al. 1996；Lage et al. 1992；Hancock et al. 2006；Menczer et al. 1999；Zalel et al. 1997；Bagshawe et al. 1990；Berkowitz et al. 1990；Goto et al. 1993；Niemann et al. 2007）。把完全性葡萄胎误诊为部分性葡萄胎是导致以前研究中高估了部分性葡萄胎继发的持续性 GTD 的发生率的主

要原因。尽管部分性葡萄胎发展为持续性 GTD 或 GTN 的风险相对较低，但有数个病例报道显示部分性葡萄胎和 GTN 之间具有相关性。例如，曾有报道侵袭性葡萄胎和转移性肺病变与一例部分性葡萄胎有关（Hancock et al. 2006）；也有报道在 3000 例部分性葡萄胎中有 3 例发生了绒癌。虽然有反复发生部分性葡萄胎的病例，但部分性葡萄胎的复发风险大小仍未知。因此，尽管继发于部分性葡萄胎后的持续性 GTD 并不常见，但仍需对部分性葡萄胎患者在清宫术后进行随访。

20.8.3　侵袭性葡萄胎

侵袭性葡萄胎的水肿绒毛侵犯子宫肌层或血管，更少见的情况下，可放逐至子宫外部位。尽管侵袭性葡萄胎并非真性肿瘤，但因为病变可以侵犯子宫肌层和转移，临床上常被认为是恶性的。

临床表现

侵袭性葡萄胎是葡萄胎可能发生的后遗症，几乎总是继发于 CHM。侵袭性葡萄胎很少作为首发表现，但可能与宫腔内葡萄胎妊娠同时发生。病理诊断要求有葡萄胎性绒毛侵犯子宫肌层或到达子宫

外部位（放逐）（图 20.18）。当发生放逐时，侵袭性葡萄胎通常累及肺、阴道、外阴或阔韧带。通常需要有子宫切除标本才能诊断，但很少有组织学证据，因为子宫内葡萄胎清除后 β-hCG 滴度持续不降的患者很少行子宫切除术，并且转移性 GTD 通常用细胞毒性药物化疗就能成功治疗而不需要活检。

大体表现

在子宫内，侵袭性葡萄胎表现为从子宫腔向子宫肌层扩展的侵袭性出血性病变。可以仅侵犯子宫肌层的浅层，也可侵犯全层，伴穿孔或阔韧带受累。肉眼常见明显的小水泡状物。

镜下表现

镜下，侵袭性葡萄胎的诊断性特征是子宫肌层或子宫外部位见水泡状绒毛和滋养细胞。滋养细胞增生伴异型性和绒毛增大，其形态学表现就像非侵袭性葡萄胎那样变化多端，从轻度增生伴轻微异型性到明显增生伴极其显著的异型性。绒毛水肿的程度通常不如非侵袭性葡萄胎明显，但在侵袭性葡萄胎中也可见绒毛水肿明显、显著的滋养细胞增生和胎盘部位过度反应（图 20.18）。葡萄胎性绒毛的

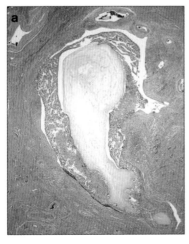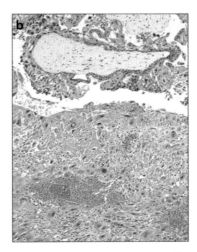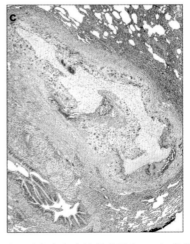

图 20.18　a. 侵袭性葡萄胎。子宫切除标本中子宫肌层内可见水泡状绒毛伴滋养细胞增生（来自完全性葡萄胎）。b. 与葡萄胎型胎盘（种植）部位过度反应相关的侵袭性完全性葡萄胎。葡萄胎性绒毛的滋养细胞增生，伴异型的种植型中间滋养细胞浸润并替代相邻子宫肌层。c. 侵袭性完全性葡萄胎。来自子宫内完全性葡萄胎的绒毛，放逐并出现在肺实质中

直径通常不超过 5 mm。在转移灶中，诊断侵袭性葡萄胎基于绒毛的存在。在看似完全由高度增生的滋养细胞构成的病变中，必须仔细寻找绒毛。位于远处转移部位的病变通常由局限于血管内的葡萄胎性绒毛构成，不侵犯邻近组织。子宫外部位的葡萄胎性绒毛是通过血管内 "放逐" 的结果（图 20.18）。

鉴别诊断

侵袭性葡萄胎和绒癌这两种病变均可表现为 β-hCG 水平持续不降或增高，并且二者都可引起继发性病变，如肺部继发性病变。因此，在临床上无法鉴别二者。在子宫切除术中，侵袭性葡萄胎中并发绒癌不能仅凭借水肿绒毛来诊断，必须看到在形态学上很难与绒癌相区分、明确不同的异型滋养细胞成分（具有明显的细胞学恶性特征）破坏组织浸润性的证据，并且葡萄胎妊娠中组织破坏性浸润不仅仅局限于种植或附着部位的黏附层。如果仅见分离的异型滋养细胞碎片，而无上面描述的其他特征，即使在血管中见到细胞碎片，也不能视为绒癌的诊断证据。这是因为从绒毛中分离出滋养细胞不能提示绒癌，并且有时在单张切片中可能缺乏相应的绒毛结构（有时深切才能显示绒毛结构）。

在植入性或穿透性胎盘中可见胎盘绒毛植入甚至穿透子宫肌层，但这些绒毛组织源自非葡萄胎妊娠。

临床行为和治疗

侵袭性葡萄胎是葡萄胎后持续性 GTD 或转移性 GTD 的最常见形式，其发生率比绒癌高 6~10 倍。组织学确诊的病例大部分发生在子宫，其中 20%~40% 的病例发生远处转移，主要累及肺，也可累及阴道、外阴和阔韧带。应用现代化疗手段，侵袭性葡萄胎很少致死。多数患者，即使伴远处转移者也都可生存。发展为绒癌的风险并不高于不伴浸润的完全性葡萄胎。

侵袭性葡萄胎是对伴有子宫外病变或葡萄胎妊娠之后 β-hCG 水平持续不降而子宫腔内没有残余葡萄胎的患者所给出的临床诊断。然而在这些病例中，持续不降的 β-hCG 水平也可能是由绒癌引起的。在这种情况下，在缺乏组织标本时应使用特殊的病理诊断，即临床术语 "持续性 GTD 或 GTN"，而不必试图区分侵袭性葡萄胎和绒癌。

20.8.4　葡萄胎的辅助诊断技术

当形态学特征典型时，仅基于形态学就能做出葡萄胎的诊断。但一些研究发现，即便是在经过专门培训的有经验的病理医师之间，基于常规 HE 染色切片进行葡萄胎诊断的差异性也很大（在不同观察者之间和不同病例之间的可重复性欠佳）（Gupta et al. 2012）。通常，造成葡萄胎分类差异的原因有以下几种：①葡萄胎的组织学诊断标准不完善；②病理医师采用的诊断标准差异大，并且不同妊娠时间的标本的形态学变化大；③随着早期妊娠常规 B 超检查的广泛应用，大部分葡萄胎或非葡萄胎妊娠标本取自妊娠非常早期，因此形态学特征不典型（Kerkmeijer et al. 2009）。

由于葡萄胎的准确诊断对临床有一定的意义，以及目前众所周知的诊断差异性大，需要进一步提高葡萄胎的诊断水平。葡萄胎和非葡萄胎标本具有截然不同的遗传学谱系（详见前文），现代辅助技术能针对这些遗传学差异进行检测（Hui et al. 2017）。

20.8.4.1　p57 表达的免疫组化分析

p57 是父系印记而母系表达的 *CDKNIC* 基因的产物，是一种周期素依赖性激酶抑制因子，该基因位于染色体 11p15.5。完全性葡萄胎（包括早期完全性葡萄胎）缺乏母系基因，在绒毛 CT 和绒毛间质细胞中 p57 不表达或表达水平非常低。而部分性葡萄胎和非葡萄胎妊娠标本（包括异常绒毛形态者）有母系染色体，绒毛 CT 和绒毛间质细胞中 p57 呈弥漫阳性表达（图 20.10c、20.12c、20.16c、20.17c、20.19b 和 20.20c）（Chilosi et al. 1998；Castrillon et al. 2001）。不同的 p57 表达模式有助于区分完全性葡萄胎（包括早期完全性葡萄胎）与部分性葡萄胎和各种非葡萄胎妊娠（包括双亲二倍体流产、绒毛形态异常流产和双雌性三倍体流产）。p57 对完全性葡萄胎的诊断价值已被分子遗传学研究所证实（McConnell et al. 2009a；Popiolek et al. 2006），并且 p57 的免疫组化判读具有高度可重复性（Vang et al. 2012）。但 p57 也有局限性，它不能区分部分性葡萄胎与非葡萄胎妊娠，因为二者均有母系染色体，p57 均呈阳性表达。因此，需要应用其他方法（如基因分型）以最终区分部分性葡萄胎和非葡萄胎妊娠。

　　p57 的免疫组化判读方法是观察绒毛 CT 和绒毛间质细胞以及切片中所有中间滋养细胞和母体蜕膜细胞是否呈核阳性（图 20.19）。当绒毛 CT 和绒毛间质细胞呈 p57 完全阴性或少许阳性（阳性细胞少于这两种细胞的 10%）时，则判读为"阴性"。中间滋养细胞和（或）母体蜕膜细胞呈核 p57 阳性，这对免疫组化结果的判读也很重要，应作为所有标本（包括完全性葡萄胎在内）的内对照。在完全性葡萄胎中，IT 表达 p57 认为与"表观遗传松弛（epigenetic relaxation）"（仅表达来自父系基因的拷贝，母系基因拷贝缺失）相关。当绒毛 CT 和绒毛间质细胞呈 p57 广泛弥漫阳性表达（通常 >50% 的细胞呈阳性）时，则判读为"阳性"。p57 的免疫组化判读通常很简单，这些细胞成分（绒毛 CT 和绒毛间质细胞）呈不同的表达模式，几乎总是一致性地呈阴性或弥漫阳性；很少遇见中间性 / 局灶阳性、不一致或异质性染色模式（详见下文）。一些研究发现，少数二倍体和四倍体完全性葡萄胎病例呈有限程度的 p57 表达（绒毛 CT 和绒毛间质细胞呈散在核阳性），这种有限程度（少于这些细胞成分的 10%）表达的病例仍然符合完全性

葡萄胎的诊断。除了典型的 p57 弥漫阳性的表达模式，偶见表达模式的变异。当绒毛 CT 和绒毛间质细胞的核表达介于局灶阳性范围（占这些细胞成分的 10%~50%）时，考虑为 p57 免疫染色呈"局灶阳性"。根据笔者的诊断经验，这种染色模式仅见于部分性葡萄胎和非葡萄胎妊娠（有时与细胞退变相关），但从未见于分子学证实的完全性葡萄胎。因此，判读为基本阳性是合理的。在单个绒毛中，绒毛 CT 和绒毛间质细胞出现阳性或阴性结果的任何组合或混杂［包括 CT 呈 p57 阳性而绒毛间质细胞呈 p57 阴性（大部分病例），反之亦然］，判读为 p57 免疫染色"不一致"。这种染色模式是父系 /

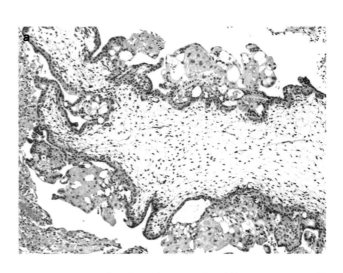

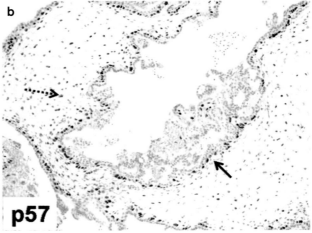

图 20.19　部分性葡萄胎中 p57 的表达情况。a. HE 染色切片；b. 细胞滋养细胞（实线箭头）和间质细胞（虚线箭头）呈 p57 阳性

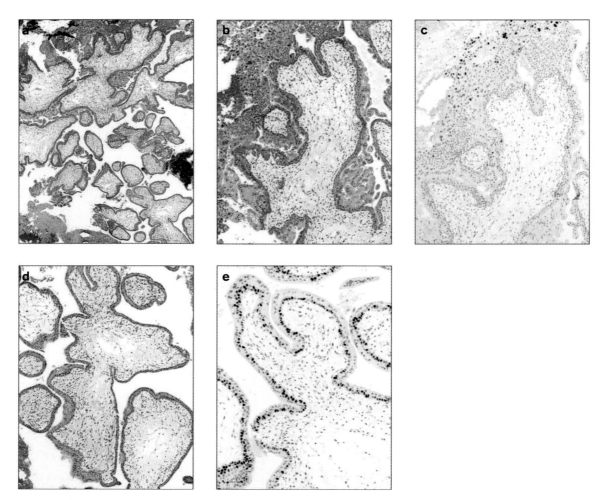

图 20.20　a~c. 源自父系 / 双亲嵌合体妊娠的早期完全性葡萄胎。水泡状绒毛见滋养细胞增生（a 图中上方，b）和早期完全性葡萄胎的其他特征 [包括绒毛 CT 和间质细胞呈 p57 阴性（c）]。d、e. 父系 / 双亲嵌合体妊娠中非葡萄胎成分。绒毛（a图下方，d）无滋养细胞增生，p57 呈异常表达模式，即绒毛 CT（双亲来源细胞）呈 p57 阳性，绒毛间质细胞（单精来源细胞）p57 呈阴性（e）

双亲嵌合体妊娠的特征，表现为存在或缺乏母源性遗传物质的不同类型细胞呈不一致的 p57 表达，其中 p57 阴性细胞来自父系（通常为二倍体），而 p57 阳性细胞来自双亲（通常也是二倍体，但有些为三倍体或四倍体）。当存在两种形态学不同的绒毛，且呈现两种不同的染色模式时，则判断为 p57 免疫染色"异质性"。例如，一组绒毛呈典型的 p57"阴性"，而另一组呈典型的 p57"阳性"。在双胎妊娠中，其中一胎为纯雄性二倍体完全性葡萄胎，p57 呈阴性，而另一胎为典型的双亲性二倍体非葡萄胎流产，p57 呈阳性（Ronnett et al. 2011）。另一种 p57 异质性表达模式（常伴不一致表达）

见于父系 / 双亲嵌合体妊娠伴葡萄胎成分。其中，非葡萄胎性父系 / 双亲嵌合体妊娠成分呈不一致的 p57 表达模式（通常 CT 呈阳性而绒毛间质细胞呈阴性），具有完全性 / 早期完全性葡萄胎特征的水泡状绒毛成分呈 p57 阴性，因此，这两种成分相对彼此而言呈异质性 p57 表达（一种成分呈不一致表达，另一种成分呈阴性）。除了 p57 呈阳性表达的上述变化，在特殊情况下罕见 p57 反常保留和失表达。据报道，两例分子学证实的纯雄性完全性葡萄胎伴 p57 弥漫阳性，是母系 11 号染色体（p57 基因所在位点）保留所致（McConnell et al. 2009b）。两例分子学证实的部分性葡萄胎伴 p57 失表达，一例为双雄性三倍体，另一例为三雄性四倍体，是 11 号染色体的母系拷贝缺失所致（Banet et al. 2013；DeScipio et al. 2011）。

20.8.4.2　分子遗传分型

在完全性葡萄胎、部分性葡萄胎和非葡萄胎妊娠标本中，通过短串联重复序列（STR）基因分型进行分子遗传分析，比其他遗传技术更有鉴别诊断价值。该技术通过辨认完全性葡萄胎的纯雄性、部分性葡萄胎的双雄性三倍体和非葡萄胎妊娠的双亲等位基因平衡，从而将三者进行区分（Lipata et al. 2010）。其他辅助技术，包括常规细胞遗传学（核型分析）、DNA 倍体分析（流式细胞术、图像分析）和荧光原位杂交，都具有局限性，无法确定染色体成分的母系或父系来源，不能绝对地确定真正的诊断。这些技术能检出二倍体和三倍体，在形态学异常已经充分形成时，能提高对完全性葡萄胎和部分性葡萄胎的识别。但是，仅通过这些技术本身，并且当形态学改变轻微或重叠时，无法区分完全性葡萄胎（尤其是一些早期完全性葡萄胎）与非葡萄胎妊娠（二者均为非特异性二倍体），也无法区分部分性葡萄胎与双雌性三倍体非葡萄胎妊娠（二者均为非特异性三倍体）。在诊断部分性葡萄胎时，STR 遗传学分析显得尤为重要，因为部分性葡萄胎和非葡萄胎妊娠呈现相同的 p57 表达模式。STR 检测与形态学相结合，能明确部分性葡萄胎事实上是双雄性三倍体妊娠，避免将早期完全性葡萄胎、非葡萄胎妊娠伴绒毛形态异常甚至双雌性三倍体妊娠误诊为部分性葡萄胎。双雌性三倍体通常不表现为部分性葡萄胎的形态学特征，但少数情况下绒毛可有提示部分性葡萄胎的局灶性形态异常（Fisher et al. 2014），如果进行染色体倍体分析而不是分子遗传分型，有可能导致过度诊断。

STR 是重复的 DNA 序列，在人类中具有高度多态性。STR 分析使用荧光标记的 PCR 引物，通过聚合酶链反应（PCR）对多个 STR 基因座扩增，然后通过毛细管电泳测定 PCR 产物的大小。用于分析的标本是福尔马林固定的石蜡包埋组织切片。先用染色切片辨认纯绒毛组织和纯蜕膜组织的区域，然后在连续切片的未染色切片上将这些组织的相应区域进行大体切割。在分析葡萄胎时，鉴定母体（蜕膜）和绒毛组织的每个位点的等位基因，并比较其模式。绒毛的等位基因被鉴定为父源性（非母源性）或可能为母源性样（由于共享等位基因，也可能是父源性）。通过比较两个等位基因的峰值或峰面积计算等位基因比率，从而确定每个等位基因相对拷贝数 / 含量。有关如何具体使用这些辅助技术对 STR 数据进行解读及其示例和计算方法可以参考其他出版物（Banet et al. 2013；Hui et al. 2017）。

20.9　滋养细胞肿瘤和瘤样病变的临床病理特征、生物学行为和治疗

20.9.1　绒癌

妊娠绒癌如果不进行治疗，是高度恶性上皮性肿瘤，起源于任何类型的妊娠事件（葡萄胎最常见）中的滋养细胞。绝大多数绒癌见于育龄期女性，但据报道也有罕见病例发生于绝经后女性。绒癌以单核滋养细胞和 ST 的双相性增生为主，形态学上重现胎盘发育过程中绒毛前原始滋养细胞的特征。除了胎盘内绒癌（详见后文）之外，绒毛膜绒毛不是肿瘤成分（Jiao et al. 2016）。

临床表现

理论上，绒癌可以起源于胚胎种植过程中原始胚泡的滋养细胞，但是大部分绒癌病例似乎是在妊娠后发生的。实际上，可以在妊娠第 7~9 个月的胎盘中发现胎盘内绒癌（Jiao et al. 2016），伴有正常形态的 CT 向绒癌 CT 的过渡。妊娠事件越异常，伴发绒癌的可能性越大。

绒癌的症状和体征千变万化。异常子宫出血是

绒癌最常见的临床表现，但子宫病变可能限于子宫肌层而没有症状。并非所有患者在宫内妊娠后都能被发现存在子宫病变。据报道，有许多没有原发子宫肿瘤的转移性绒癌的病例，很可能是由于子宫内肿瘤发生了退变。尽管大多数绒癌发生在先前妊娠后不久（表 20.7），但在妊娠和诊断绒癌之间也可能有漫长的潜伏期（>10 年）（Suzuki et al. 1993；Patten et al. 2008）。由于产后绒癌罕见，其诊断可能被延误，从出现症状到治疗的平均间隔时间是 7 周（Nugent et al. 2006）。有时转移相关的症状是最先提示绒癌存在的线索，肺为最常见的转移部位。患者也可出现毒性甲状腺肿和中枢神经系统、肝脏、胃肠道或尿道出血。罕见情况下，妊娠性绒癌与子宫内妊娠可能同时存在，或为镜下的偶然发现，或为妊娠期并发绒癌。妊娠性绒癌还可原发于输卵管，但这种情况极罕见，可能是异位妊娠的后遗症。

大体表现

　　子宫绒癌通常是暗红色出血性肿块，表面粗糙、不规则，有不同程度的坏死（图 20.21）。偶尔，病变可能没有明显出血，呈鱼肉状，灰黄至灰褐色伴坏死。子宫病灶的大小范围变化极大，从微小的、镜下可见的小灶到巨大的伴坏死的肿瘤。子宫外转移灶为界限清楚的出血性病变。对于罕见的胎盘内绒癌，通过肉眼观察很难诊断，因为病变可能非常小，并且可以类似于非肿瘤性病变（如胎盘梗死或陈旧性凝血块）（Jiao et al. 2016）。

镜下表现

　　绒癌以浸润周围组织和穿透血管的成团或成片的滋养细胞为特征（图 20.22~20.24）。绒癌一般不伴有绒毛膜绒毛。然而，存在绒毛膜绒毛（无论是葡萄胎绒毛还是非葡萄胎绒毛）并不能排除绒癌的诊断，因为绒癌可能与完全性葡萄胎同时发生，也可能罕见于胎盘内（胎盘内绒癌）（Savage et al. 2017）。绒癌特征性地表现为肿瘤中央出血坏死，肿瘤外周仅有薄薄一层的肿瘤细胞存活。与正常组织交界处（如果存在）一般边界清楚，呈膨胀性和推挤性生长（图 20.22）。

　　CT、IT 和 ST 密切混合，构成绒癌的细胞群（图 20.23）（Mao et al. 2007）。CT 和 IT 倾向成簇、成片生长，并由 ST 分隔，形成特征性的双相生长模式（图 20.23）。这些生长模式再现了妊娠早期种植的绒毛前胚泡的滋养细胞与母体 – 胎盘循环之间的关系。ST 网与 CT 和 IT 密切混杂，在许多病例中形成滋养细胞的丛状生长方式。绒癌 IT 在单核滋养细胞中所占的比例变化很大，从 1% 到 90% 不等（Shih 1996）。一项研究表明，绒癌主要由 ST 和 IT 构成，而 CT 仅占很小的比例（Mao et al. 2007）。绒癌中的 IT 往往体积更大，有更丰富的胞质（图 20.23）。IT 通常紧邻 CT，呈现自 CT

表 20.7　妊娠滋养细胞肿瘤的临床特征

特征	绒癌	PSTT	ETT
临床表现	葡萄胎后持续性 GTD	稽留流产	异常阴道流血
末次妊娠或 GTD	常在数月内	不定，可能在很久之前	不定，可能在很久之前
有葡萄胎病史	约 50%	10%	15%
血清 β –hCG 水平	高（>10 000 IU/ml）	低（<2000 IU/ml）	低（<2000 IU/ml）
临床行为	未治疗者进展快，治疗后大多痊愈	自限、持续或进展	自限、持续或进展
化疗反应	好	不一致	不一致
主要的治疗方法	化疗	子宫切除或局部切除	子宫切除或局部切除

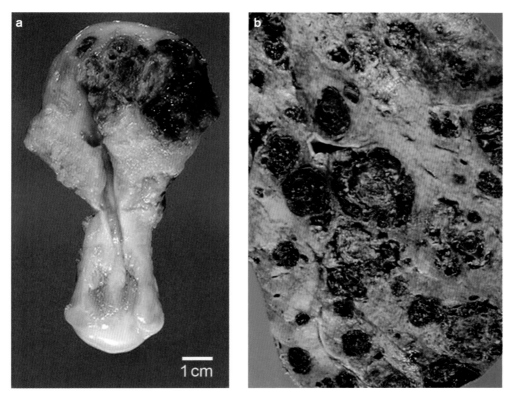

图 20.21　绒癌。a.子宫内的绒癌。肿瘤形成一个大的出血性肿块，累及子宫内膜和肌层；b.绒癌肝转移，可见明显的多发、界限清楚的出血性肿块

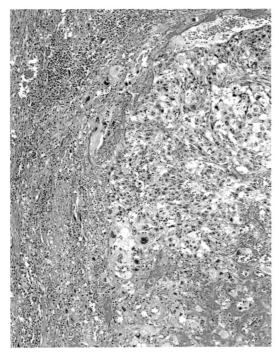

图 20.22　绒癌。肿瘤在子宫肌层内形成边界清楚的肿块，右下角可见出血

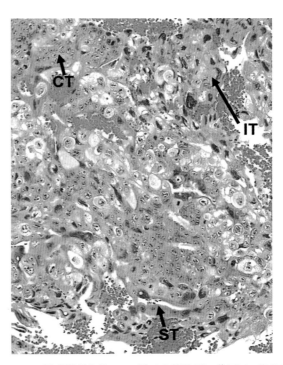

图 20.23　绒癌滋养细胞。ST 衬于血管腔面，位于 CT 和 IT 的表面（如同"戴帽"）

分化而来的分区模式。偶尔，绒癌似乎主要由 CT 和 IT 构成，形成单相黏合的片状或团块结构，仅有不明显或稀少的 ST（图 20.24，20.25）。这种单相型绒癌可能会造成鉴别诊断的难题。仔细寻找 ST、蜡块深切、β-hCG 免疫组化染色可能有助于找到 ST。β-hCG 免疫组化染色对显示稀少或不明显的 ST 非常有用。

绒癌的独特形态学特征之一是在肿瘤中心缺乏新的血管形成（图 20.26），但在绒癌的外周部位可见来自周围间质的血管。绒癌内肿瘤细胞形成错综复杂的假性血管网和血湖，它们衬覆滋养细胞而非内皮细胞。这些滋养细胞衬覆的假性血管可能与绒癌外的真性血管相连通。这种肿瘤细胞形成的类似微血管的管腔称为"拟血管生成（vasculogenic mimicry）"，这个术语用于描述那些与内皮细胞无关的新生腔隙（Folberg et al. 2000）。这种现象可能仅见于子宫切除标本中体积足够大的绒癌（图 20.26），而在小活检标本中可能不明显。与其他实体肿瘤的血管生成不同，绒癌的假性血管腔缺乏足够的间质支持，这容易引起肿瘤中心出血和坏死。因此，在病变中可能只有很少量的绒癌存在，对这些病例需要广泛取材，在切片中找到具有典型形态学特征的绒癌。

滋养细胞可能有相当明显的细胞异型性，核增大，多形性明显，可见异常核分裂象和奇异形细胞。核染色质呈粗颗粒状，分布不均匀，可有核仁（图 20.24）。也可见到增大的多核中间滋养细胞（有两个或多个核），其与 ST 的不同之处在于其细胞质不呈深嗜酸性，也没有空泡形成，CD146（Mel-CAM）呈阳性（Shih 1996）。绒癌伴局灶 PSTT 和（或）ETT 分化的情况并不少见（Cole et al. 2008b）。绒癌的成分可以是分散的，或与 PSTT 或 ETT 逐渐融合在一起。为了报告这些混合性 GTN 病例，笔者推荐使用"绒癌伴 PSTT 或 ETT"的术语以强调辨识绒癌成分的重要临床意义，因为绒癌需要细胞毒性药物化疗。未来还需进行更深入

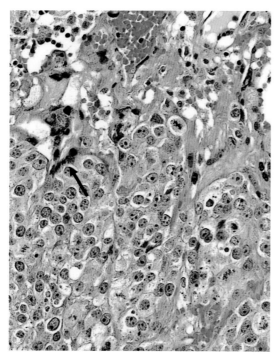

图 20.24 合体滋养细胞不明显的绒癌。偶尔，绒癌主要由 CT 和 IT 构成，ST 不明显或稀少（箭头），呈单一黏附性片状模式，这种生长模式类似于低分化癌

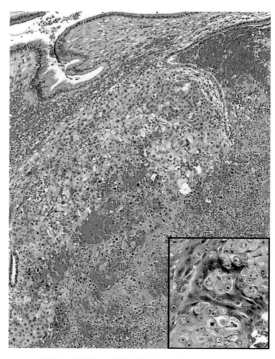

图 20.25 单相型绒癌。单核滋养细胞（CT 和 IT）可见，这张切片中没有 ST。然而深切片可见 ST，表现出 ST 和单核滋养细胞交替出现的（双相）模式（插图）

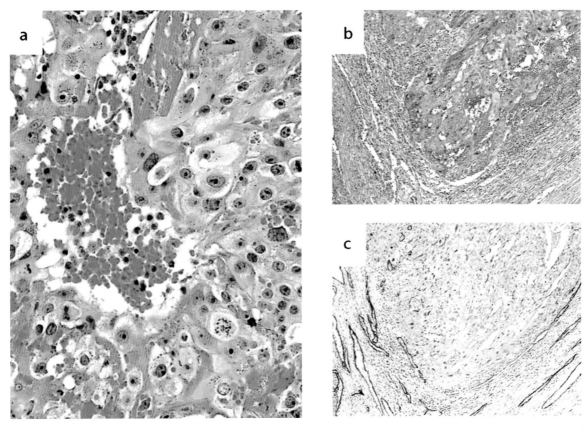

图 20.26 绒癌和拟血管生成。a. HE 染色，高倍镜显示绒癌细胞。b. 三色染色显示绒癌内几乎没有结缔组织。c. CD34 免疫染色，除了肿瘤 – 间质交界处之外，肿瘤内未见内衬内皮细胞的血管腔。本例绒癌的血供来源于滋养细胞围成的含血腔隙，后者与环绕肿瘤的软组织中的血液循环不相通

的研究以了解混合性 GTN 的治疗效果和临床预后。

罕见病例中，在完全性葡萄胎和看似正常的胎盘中可能并发绒癌（即胎盘内绒癌；图 20.27~20.29）。

鉴别诊断

通常，诊断绒癌需要见到滋养细胞生长的双相模式（ST 和单核滋养细胞）和伴坏死的肿瘤组织侵犯子宫内膜和肌层。观察到游离的双相滋养细胞组织可能不足以诊断绒癌，除非能排除早期胎盘和完全性葡萄胎相关性滋养细胞增生。应彻底寻找子宫内膜和肌层受侵犯的证据，需要深切片来证实绒癌的侵犯模式。因此，绒癌必须与妊娠早期正常滋养细胞、葡萄胎妊娠、PSTT、ETT 和其他上皮细胞恶性肿瘤相鉴别。主要根据形态学基础进行鉴别

诊断（表 20.8）。偶尔，早期妊娠刮出的正常滋养细胞中没有绒毛；在这种情况下，滋养细胞可能仅少量存在，深切片中可能发现不成熟绒毛。早期妊娠的正常滋养细胞尽管存在增生，但不显示在绒癌中所见的异型性改变（包括细胞显著增大和核异常）（图 20.30）。因此，看到大量异型滋养细胞时应怀疑绒癌。最重要的是，刮宫的正常滋养细胞碎片没有肿瘤性坏死或破坏性侵袭生长。一般而言，在绒毛存在的情况下不应诊断绒癌。伴绒毛存在的滋养细胞增生通常提示早期流产伴部分滋养细胞增生或葡萄胎。但绒癌可能与完全性葡萄胎相伴发，必须通过严格的诊断标准来区分葡萄胎显著的滋养细胞增生与绒癌的肿瘤性滋养细胞（详见葡萄胎相关内容）。罕见情况下，妊娠性绒癌发生于正常发育的胎盘，肿瘤与形态正常的成熟的非葡萄胎性绒

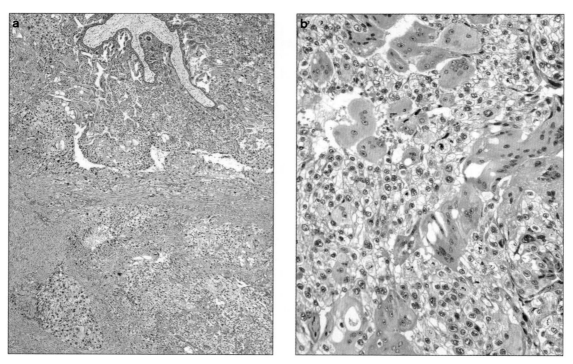

图 20.27　侵袭性完全性葡萄胎伴并发的绒癌。a. 子宫肌层见侵袭性葡萄胎绒毛伴滋养细胞增生（图中上方），相邻子宫肌层见分离的滋养细胞增生，未见葡萄胎绒毛（图中下方）。b. 源自侵袭性完全性葡萄胎的绒癌。细胞学恶性的侵袭性滋养细胞增生，滋养细胞由单核滋养细胞和 ST 密切混合而成

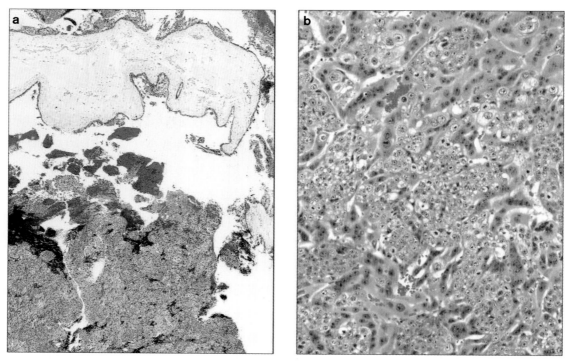

图 20.28　完全性葡萄胎伴并发的绒癌。a. 宫腔诊刮标本，见葡萄胎绒毛（图中上方），分离的组织碎片中可见明显异型的滋养细胞增生（图中下方）；b. 细胞学恶性的滋养细胞增生，滋养细胞由单核滋养细胞和 ST 密切混合而成

毛密切结合（Zanetta et al. 1997）。如果诊断有疑问，应行 X 线胸片检查并密切监测 β-hCG 水平。

鉴别绒癌和其他位于子宫内或其他部位的癌通常不难。有时，活检标本可能仅显示少数 ST 或整个病变都由单核滋养细胞构成，类似于低分化癌（图 20.24，20.25）。在鉴别诊断时，临床病史可能包括之前有葡萄胎妊娠或其他可疑的妊娠事件，这些都有助于诊断。血清 β-hCG 水平和 ST 呈 β-hCG、hPL、HSD3B1 免疫染色阳性对诊断也很有帮助（表 20.2）。近来有报道 SALL4 可作为绒癌 CT 的标记物，在妊娠滋养细胞肿瘤中 SALL4 免疫染色呈阳性有助于绒癌与 PSTT 和 ETT 的鉴别（Stichelbout et al. 2016）。

除了子宫和性腺之外，其他许多部位的原发性绒癌均有报道。然而，在育龄期女性中，子宫外看似原发的单纯绒癌很可能是未发现标志性妊娠事件的妊娠性绒癌，但有些病例可能为非妊娠性的。真正发生于少见部位的原发性绒癌可能是性腺外生殖细胞肿瘤，或普通癌的去分化。罕见情况下，原发于胃肠道、膀胱、乳腺、肺或子宫内膜的体细胞肿瘤可以显示绒癌分化，并可见普通癌向滋养细胞成分的过渡。因为体细胞肿瘤也可以分泌 β-hCG 而没有绒癌的组织学改变，所以在诊断绒癌时必须找到典型的双相生长模式。分子分析有助于妊娠肿瘤与非妊娠肿瘤的鉴别诊断，尤其是对于罕见病例（Aranake-Chrisinger et al. 2016）。STR 标记物的基因分型尤其有助于明确子宫外绒癌是妊娠性（雄源性或双亲源性）的还是非妊娠性的（DNA 与母源性 DNA 相匹配的生殖细胞或体细胞肿瘤）（Savage et al. 2017）。

绒癌与 PSTT 和 ETT 的鉴别诊断将在后续特定章节中讨论，概括于表 20.7 和 20.8。

生物学行为和治疗

绒癌最常见的转移部位是大脑和肝脏，治疗失败的病例大多伴有肝和（或）脑转移。高水平 β-hCG 是预测肝、脑转移的风险因素（Yuan et al. 1999）。其他常见转移部位包括肾和腹部其他脏器（如肠道）等，几乎所有的器官，包括皮肤在内，都可能受累。淋巴结偶尔受累，常是来自其他器官的绒癌再转移。据报道有 16%~32% 的患者出现阴道受累。在未治疗的情况下，绒癌最常见的死因是

表 20.8　妊娠滋养细胞肿瘤的形态学特征

特征	绒癌	PSTT	ETT
细胞群	二态；合体滋养细胞与单核滋养细胞相交替	单一；种植部位中间滋养细胞	单一；绒毛膜型中间滋养细胞
细胞大小和形状	不规则，变化大	大而多形	较小，圆形，一致
细胞质	不定，淡染或嗜中性	丰富，嗜酸性	嗜酸性或透明
生长方式	边界清楚的肿块，中央坏死或出血	融合成片或成团，或单个细胞浸润	上皮样巢、条索或实性
肿瘤边界	局限，推挤性	浸润性	局限，膨胀性
细胞坏死	广泛	通常没有	广泛
钙化	无	无	常有
血管浸润	从周围到血管腔	从周围到血管腔	无
纤维素样改变	无	有	有
核分裂活性	高；2~22/10 HPF	不定；0~6/10 HPF	不定；1~10/10 HPF
伴有绒毛	无	无	无

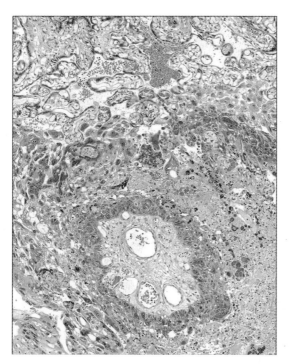

图 20.29　胎盘内绒癌。成熟的绒毛膜绒毛中见细胞学恶性的双相滋养细胞增生伴坏死（上方）

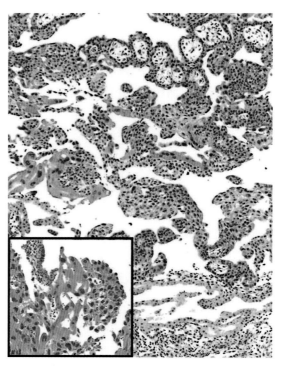

图 20.30　早期妊娠的正常滋养细胞。早期胎盘中的滋养细胞可见呈双相性的生长模式，这种生长模式也可见于绒癌（插图）。与绒癌不同的是，正常滋养细胞虽然增生，但无细胞异型性（包括明显的细胞增大和核异常）。正常滋养细胞无肿瘤细胞坏死或破坏性浸润。大量滋养细胞伴异型性应考虑疑似绒癌。此外，存在绒毛膜绒毛对诊断早期妊娠胎盘很重要。如果在最初的切片中未见绒毛，深切片可能有助于发现绒毛

出血或肺功能不全。致命性出血通常发生在中枢神经系统或肺组织，但腹腔内和胃肠道出血也可能致死。阴道转移灶活检后可能导致出血。肺功能不全可能是由于肿瘤负荷较大，或由放疗和细胞毒性药物化疗所致。

　　化疗方案如 EMA/CO（依托泊苷、甲氨蝶呤、放线菌素 D、环磷酰胺和长春新碱）可以非常有效地杀灭绒癌细胞，使绒癌成为仅用化疗就能治愈的少数癌症之一。目前绒癌的总生存率接近 100%（Brown et al. 2017），但有些会发展为无法手术的病变伴复发和耐药。这些不幸的患者需要新的治疗方案（Essel et al. 2017）。EG-VEGF 受体抑制剂是一种用于治疗绒癌的新的靶向治疗药物（Traboulsi et al. 2017）。绒癌的治疗原则与葡萄胎后发生的 GTD 相似。

20.9.2　胎盘部位滋养细胞肿瘤

　　胎盘部位滋养细胞肿瘤（PSTT）是相对少见

的 GTD 类型，不到 GTD 病例的 3%（Hassadia et al. 2005；Papadopoulos et al. 2002）。肿瘤由种植部位中间滋养细胞构成，其形态类似于妊娠早期胎盘种植部位子宫内膜和肌层中浸润的中间滋养细胞。分子遗传学和免疫组化都支持 PSTT 为滋养细胞性质的肿瘤（Oldt et al. 2002；Singer et al. 2002）。PSTT 没有绒癌的双相结构，也没有 ETT 的上皮样生长方式。1895 年，Marchand 首次发现该肿瘤并将其命名为"非典型绒毛膜上皮瘤"。由于该肿瘤罕见，它一再被重新发现并被重新命名。人们曾经认为 PSTT 是 CT 肿瘤性转化并向种植部位 IT 分化的结果（Shih 2007a）。良性和恶性 PSTT 均未被发现存在明显的核型异常（Hui et al. 2004；Xue et al. 2002）。有趣的是，病史和遗传学分析发现超过85%的 PSTT 患者都曾有过女性胎儿妊娠史。此外，分子遗传学研究发现，PSTT 缺乏 Y 染色体，提示父系来源的 X 染色体可能在发病机制中起一定作用（Yap et al. 2010；Zhao et al. 2016a；Hui et al. 2000）。

临床表现

本病好发于育龄期女性。患者可出现闭经或不规则阴道出血，常伴子宫增大（Hassadia et al. 2005；Kurman et al. 1976；Young et al. 1984），通常被误认为妊娠。当子宫停止增大时，又会被诊断为稽留流产。血清 β-hCG 水平通常较低（<1000 mIU/ml）。PSTT 一般发生在正常妊娠后，这与绒癌不同，后者主要与完全性葡萄胎有关，但 PSTT 也可发生于自然流产和葡萄胎后（Moore-Maxwell et al. 2004）。由于与前次妊娠间隔时间很长，因此 PSTT 与前次妊娠的关系通常不明确。患者常表现为闭经或不规则阴道出血（Papadopoulos et al. 2002；Shih et al. 2001）。罕见的原发于输卵管和卵巢的 PSTT（Su et al. 1999；Arroyo et al. 2008）及转移至卵巢的 PSTT（Milingos et al. 2007）也有报道。PSTT、绒癌、ETT 的临床特征见表 20.7。

大体表现

多数肿瘤界限清楚，呈息肉样突向宫腔内，或主要累及子宫肌层。切面质软、呈黄褐色，可见局灶出血或坏死。肿瘤通常浸润至子宫浆膜，罕见情况下可侵犯包括阔韧带在内的附件结构。

镜下表现

构成 PSTT 的主要细胞类型是种植部位中间滋养细胞。PSTT 的镜下特征总结见表 20.8。与绒癌的混合性（双相性）细胞类型不同，PSTT 的大多数细胞群呈单相性（图 20.31~20.33）。细胞体积大

且呈多角形，核不规则、深染，胞质呈强嗜酸性或嗜双色性，偶见胞质内空泡（图 20.31）。有时可见散在分布的多核种植部位中间滋养细胞，可能会被误认为 ST。肿瘤细胞通常聚集融合成团片状，但在肿瘤周边，滋养细胞常呈单个、条索状或巢状浸润，特征性地分隔单个肌纤维和肌束（图20.32）。虽然多数种植部位滋养细胞为多角形，但也有许多细胞呈梭形，特别是靠近子宫肌层的肿瘤细胞（图 20.33）。偶尔，PSTT 几乎全部由单个或小细胞巢构成，不形成团片，也不形成肿块。单个肿瘤细胞广泛浸润子宫内膜和肌层，并穿透子宫壁。尽管某些肿瘤对组织造成的破坏相对较小，但另一些肿瘤则可引起大片坏死，这种特征通常与肿瘤的恶性生物学行为相关（详见下文）。PSTT 中也可出现绒癌和 ETT 的组织学特征，这种情况并不少见，这些肿瘤称为绒癌和 PSTT 混合性肿瘤，或者 PSTT 和 ETT 混合性肿瘤。这些混合性

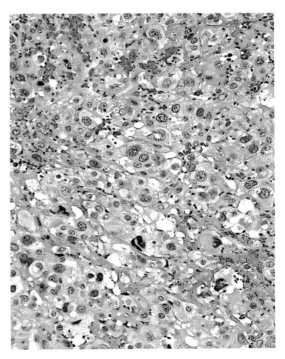

图 20.31　胎盘部位滋养细胞肿瘤（PSTT）。肿瘤由融合成片的种植部位滋养细胞组成，细胞大、呈多角形，核不规则、深染，胞质呈强嗜酸性或嗜双色性，偶见胞质内空泡

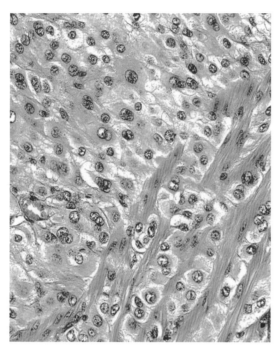

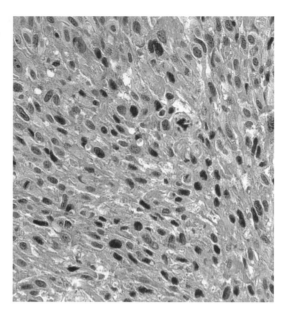

图 20.33　胎盘部位滋养细胞肿瘤（PSTT）。种植部位中间滋养细胞可呈梭形，需与平滑肌肉瘤相鉴别

图 20.32　胎盘部位滋养细胞肿瘤（PSTT）。肿瘤由融合成片的单相性中间滋养细胞构成，而绒癌则由细胞滋养细胞、合体滋养细胞和中间滋养细胞混合构成。肿瘤细胞侵犯子宫肌层并特征性地分隔肌束

肿瘤病例太少，尚不足以让人们了解其临床生物学行为。

　　与正常胎盘种植部位相似，肿瘤内可见大量嗜酸性纤维素样物质，并有特征性的血管侵犯方式，即血管壁被滋养细胞和纤维素样物质广泛取代（图 20.34）。这种特征性的血管"转化"在人类所有的实体肿瘤中都是独一无二的，是 PSTT 的诊断特征。肿瘤旁未受累的子宫内膜可见蜕膜样变或 Arias-Stella 反应。在 PSTT 中几乎从未发现绒毛。PSTT 表达种植部位中间滋养细胞标记物（表20.2）；这种表达模式支持肿瘤可能起源于滋养干细胞（可能是 CT），并向种植部位滋养细胞转化。

鉴别诊断

　　PSTT 的鉴别诊断包括胎盘部位过度反应、绒癌、ETT 和上皮样平滑肌肿瘤。其中，PSTT 与胎盘部位过度反应是最难鉴别的。两者均可见大量种

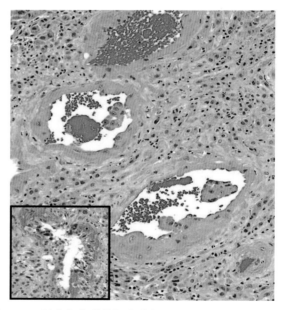

图 20.34　胎盘部位滋养细胞肿瘤（PSTT）。种植部位中间滋养细胞侵犯血管，类似于正常种植部位。肿瘤细胞围绕、浸润血管，并侵入血管腔内，血管壁被纤维素样物质所取代。部分血管壁上可见嗜酸性纤维素样物质沉积（插图）

植部位中间滋养细胞浸润，而且免疫表型相似。支持 PSTT 的组织学特征包括滋养细胞聚集成团片，有明确的核分裂象，无绒毛（表 20.8）。而胎盘部

位过度反应仅显微镜下可见，由成片玻璃样物质分隔中间滋养细胞，无核分裂象，通常混有蜕膜和绒毛（表 20.8）。此外，与 PSTT 相比，胎盘部位过度反应具有更多的多核滋养细胞。在鉴别胎盘部位过度反应与 PSTT 时，通过 Ki-67 的免疫组化染色评估种植部位中间滋养细胞的增殖活性，比核分裂象计数更可靠（Shih et al. 1998a）。免疫组化在 PSTT 鉴别诊断中的应用详见"20.10　免疫组化在鉴别诊断中的应用"和图 20.53。简略地说，Ki-67 增殖指数在 PSTT 中明显增高（>10%），而在正常或过度反应的种植部位接近于 0。如果种植部位中间滋养细胞呈 Ki-67 阳性，强烈提示 PSTT 的可能。尽管胎盘种植部位的 Ki-67 增殖指数可高达 10% 或以上，但是由于有绒毛存在，一般不难区分 PSTT 和完全性葡萄胎。在胎盘种植部位，由于种植部位中间滋养细胞在形态上与该处其他类型的细胞非常相似，所以要依据严格的形态学标准仔细评估 Ki-67 呈阳性的种植部位中间滋养细胞。胎盘部位或 PSTT 中，许多 Ki-67 阳性细胞是 NK 细胞和活化的 T 淋巴细胞。利用免疫双标技术对 MIB-1 抗体（检测 Ki-67 增殖指数）和种植部位中间滋养细胞标记物如 HSD3B1、HLA-G 和 Mel-CAM（CD146）进行免疫双染，有助于鉴别胎盘部位过度反应和 PSTT（Shih 2007a；Mao et al. 2008）。评估 Ki-67 增殖指数时，应避免评估滋养细胞柱部分，此处滋养细胞通常处于增殖状态或因切片斜切可能导致 Ki-67 增殖指数被高估。

与绒癌的双相形态不同，PSTT 由相对单形（单相）的滋养细胞组成。对 PSTT 中出现的多核中间滋养细胞，不要将其误认为绒癌中的 ST。绒癌中拉长的 ST 呈交织排列，PSTT 中的多核中间滋养细胞常呈多角形或圆形。此外，PSTT 弥漫表达 hPL（表达比例 >50%），而 β-hCG 仅呈局灶阳性（大多局限于多核中间滋养细胞）。有时，hCG 和 hPL 的表达可能更明显，但是这一发现对于预测 PSTT 的预后并没有临床意义。中间滋养细胞的

Ki-67 增殖指数也可用于 PSTT 和绒癌的鉴别（Shih et al. 1998a）。PSTT 的 Ki-67 增殖指数（<30%）明显低于绒癌（>40%）。

浸润至子宫肌层的 PSTT 与上皮样平滑肌肿瘤的鉴别有时可能比较困难（图 20.33）。独特的血管浸润方式和纤维素样物质沉积有助于从形态上识别 PSTT（图 20.34）。HSD3B1、CK18 和 hPL 免疫组化呈阳性表达而平滑肌标记物呈阴性也有助于鉴别两者（Shih 2007a；Mao et al. 2008）。免疫组化在 PSTT 鉴别诊断中的应用见"20.10　免疫组化在鉴别诊断中的应用"。

有时，PSTT 可能与低分化癌和转移性黑色素瘤混淆。诊断 PSTT 的关键特征包括：明显的血管侵犯、特征性的肌层浸润和广泛的纤维素样物质沉积（图 20.32，20.34）。HSD3B1、hPL 和 HMB-45 的免疫组化染色有助于鉴别 PSTT 与低分化癌和黑色素瘤（见"20.10　免疫组化在鉴别诊断中的应用"）。一般来说，绒癌患者的血清 β-hCG 水平较高，为 1000 mIU/ml 至超过 100 万 mIU/ml；而 PSTT 患者的血清 β-hCG 水平明显较低，一般低于 1000 mIU/ml。研究表明，hCG 游离 β 亚基的百分比是诊断 PSTT 的可靠的血清学标志物，可用于排除其他产生 hCG 的滋养细胞肿瘤和非滋养细胞肿瘤（Cole et al. 2006）。

PSTT 与 ETT 的鉴别诊断见 ETT 相关内容。

临床行为和治疗

PSTT 通常浸润子宫肌层至浆膜层，因此，在刮宫时可能导致子宫穿孔。肿瘤也可直接侵犯阔韧带和卵巢。尽管病变侵犯子宫深肌层，但大多数 PSTT 病例具有自限性（Hassadia et al. 2005；Papadopoulos et al. 2002；Chang et al. 1999）。10%~15% 的 PSTT 表现出恶性临床行为。当病变局限于子宫时，首选的治疗方法为子宫切除（Horowitz et al. 2017；Zhao et al. 2016b）；对于病变局限且希望保留生育功能的患者，应考虑更保守的外

科手术（Pfeffer et al. 2007；Numnum et al. 2006；Machtinger et al. 2005），可行病灶刮除或局部切除，但如果血清 β-hCG 水平持续升高，提示疾病仍然存在，则需进行子宫切除。对于病变广泛或转移性病例，还需进行化疗，但治疗效果不一。联合化疗通常有较高的反应率，即使是复发、转移的患者也有可能获得长期缓解，仅少数患者可获得完全缓解（Horowitz et al. 2017）。一般来说，一线治疗采用 EMA/CO 方案，难治性病例采用 EMA/EP（依托泊苷、甲氨蝶呤、放线菌素 D，依托泊苷、顺铂）方案（Newlands et al. 2000）。通过高强度化疗，影像学检查评估病变扩散程度，手术切除局部病灶，密切监测血清 β-hCG 水平，大部分患者可以被治愈。PSTT 患者的死亡率为 15%~30%，但由于良性病例一般未予报道，因此死亡率可能被高估（Shih et al. 1998b；Hassadia et al. 2005；Papadopoulos et al. 2002）。FIGO Ⅰ~Ⅱ 期的患者在行子宫切除术后预后良好，而 Ⅲ~Ⅳ 期的患者预后差（Zhao et al. 2016b）。恶性肿瘤可发生广泛转移，与绒癌一样，可转移至肺、肝、腹腔和脑。转移性肿瘤可发生在初次诊断后数年，与原发性肿瘤具有相同的组织学形态。文献报道了一例 PSTT 病例，患者在子宫切除术后 5 年出现复发并死亡。

　　由于 PSTT 主要由种植部位中间滋养细胞组成，这些细胞仅含有少量 β-hCG，因此血清 β-hCG 水平低，一般为 1000~2000 mIU/ml，这远远低于绒癌。尽管血清 β-hCG 水平低，但它却是监测疾病进展的最佳指标（Piura 2006）。需要注意的是，它不能用于 PSTT 与其他滋养细胞疾病的鉴别（Harvey et al. 2008）。必须强调一点：即使 β-hCG 水平低，疾病仍然可能进展（How et al. 1995）。对于血清 β-hCG 水平极低或检测不出的患者，监测尿或血清中 β-hCG 的 β 亚基可能更好，因为 PSTT 中它的比例远高于分泌 β-hCG 的绒癌和其他癌（Cole 2009）。

　　很难确切地预测 PSTT 的生物学行为，但有些研究发现，某些临床参数可能与预后不良有关，这些参数包括 FIGO 分期晚（Chang et al. 1999；Hoekstra et al. 2004；Piura et al. 2007）、发生转移（Papadopoulos et al. 2002）、与前次妊娠间隔时间长（Hassadia et al. 2005；Papadopoulos et al. 2002；Hoekstra et al. 2004；Baergen et al. 2006）、年龄 >35 岁、hCG>1000 mIU/ml、浸润深度深（Piura et al. 2007；Baergen et al. 2006）及表达 p53（Nagai et al. 2007）。一些研究发现，核分裂计数高是 PSTT 预后不良的指标（Hoekstra et al. 2004；Baergen et al. 2006）。根据笔者的经验，恶性 PSTT 与良性病例相比，肿块通常更大，细胞成团片状，胞质透明，而不呈嗜双色性，坏死更广泛，核异型更明显且核分裂活性更高（图 20.35）。笔者的研究发现，Ki-67 增殖指数可能是可靠的预后指标，在恶性肿瘤中一般高于 50%。

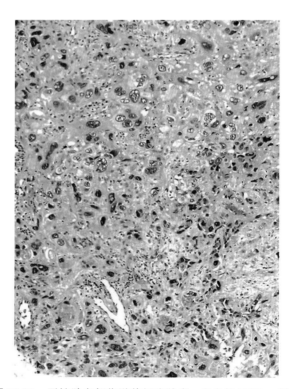

图 20.35　恶性胎盘部位滋养细胞肿瘤。和良性 PSTT 一样，恶性 PSTT 呈团状和片状结构，肿瘤细胞大，胞质丰富且呈嗜酸性。但恶性 PSTT 中肿瘤细胞的核异型更明显

20.9.3 上皮样滋养细胞肿瘤

上皮样滋养细胞肿瘤（ETT）这一术语用来描述一种少见的滋养细胞肿瘤类型，它不同于 PSTT 和绒癌，其特征更像癌。该肿瘤最初被命名为"非典型绒癌"，该名称用于描述既往罹患绒癌的患者在接受高强度化疗后在肺部出现的转移灶（Mazur 1989；Jones et al. 1993）。随后有文献报道，类似的病变见于清除葡萄胎后的子宫，称为"中间滋养细胞多发性结节"（Silva et al. 1993）。其后又有报道，在无 GTD 病史的子宫中也发现了类似的肿瘤（Shih et al. 1998b）。认识到 ETT 是滋养细胞疾病的一种特殊类型，一方面是由于 ETT 过于罕见，另一方面是因其形态学特征更像癌而非滋养细胞肿瘤（Shih et al. 1998b）。分子学研究已经证实 ETT 为滋养细胞性质（Oldt et al. 2002；Singer et al. 2002）。根据形态学、超微结构和免疫组化的研究结果，ETT 似乎来自细胞滋养细胞向绒毛膜型中间滋养细胞分化时的肿瘤性转化（Shih 2007a）。

临床表现

Palmer 等（2008）对文献上发表的 52 例 ETT 病例进行分析，发现 67% 的患者有阴道不规则出血，36% 的患者有葡萄胎妊娠史，35% 的患者有转移灶。患者的平均年龄为 38 岁，从前次妊娠到诊断为 ETT 的平均间隔时间是 76 个月。hCG 水平通常较低（<1000 mIU/ml）（Shih et al. 1998b；Hamazaki et al. 1999），但在有些病例中也可较高。子宫外存在 ETT 而子宫内未发现滋养细胞病变的病例也有报道（Shih et al. 1998b；Hamazaki et al. 1999），这些肿瘤的起源尚不清楚。众所周知，绒癌可以在很长的潜伏期后发病，而子宫无病变，因此可以想象，子宫外 ETT 可能具有与其相似的发生和发展模式。罕见情况下，ETT 可发生在子宫外部位，包括阔韧带、胆囊和同侧附件。ETT 可与绒癌和 PSTT 共存（Shih et al. 1998b；Silva et al.

1993）。一项小样本分子遗传学研究发现，ETT 中染色体是平衡的，既无获得也无缺失，这表明与大多数实体肿瘤不一样，ETT 无明显的 DNA 拷贝数改变，这一点与 PSTT 相同（Xu et al. 2009）。

大体表现

一项包括 14 例 ETT 的研究发现，30% 的肿瘤位于子宫体，50% 的肿瘤位于子宫下段或子宫颈管，还有 20% 的肿瘤发生在子宫外部位（包括小肠和肺）（Shih et al. 1998b）。在行子宫切除术的病例中，肿瘤直径为 0.5~4 cm。肿瘤均为孤立性结节，浸润子宫颈或子宫肌层深部。肿瘤切面呈实性或囊性。实性区一般呈黄褐色至棕色，伴不同程度的出血和坏死（图 20.36）。转移性 ETT 具有相似的大体表现（图 20.37）。

镜下表现

ETT 呈结节状，通常界限清楚，但在肿瘤周边可见局灶浸润。肿瘤由相对一致的单核滋养细胞组成，通常排列成巢状、条索状或团块状，与嗜酸性、纤丝状、玻璃样物质和坏死碎屑密切混杂（图 20.38~20.42）。玻璃样物质由癌胚型和成人型Ⅳ型胶原、纤维连接蛋白组成，位于肿瘤细胞巢内或围绕在其周围，融合成片。这种强嗜酸性物质和坏死碎片可能看起来像角化物（图 20.40~20.42）。存活的肿瘤细胞岛周围见广泛坏死，形成地图样结构（图 20.38）。肿瘤细胞巢中央常有一小血管。肿瘤内血管通常保留，血管壁偶有少量无定形纤维素样物质沉积。肿瘤周围常见淋巴细胞浸润（图 20.38）。在大多数病例中，凋亡细胞弥漫分布于整个肿瘤内。ETT 中常见钙化（图 20.38），而 PSTT 或绒癌则相反，这种形态学特征在所有 GTD 中是唯一的。

ETT 的主要细胞群是绒毛膜型中间滋养细胞（Shih 2007a）。肿瘤细胞呈现胎膜（平滑绒毛膜）中间滋养细胞的形态学特征，核圆而一致，胞质

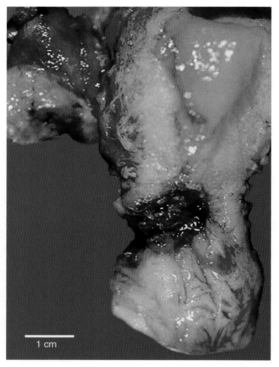

图 20.36 上皮样滋养细胞肿瘤（ETT）。肿瘤位于子宫颈管内，界限清楚，可见溃疡、出血和坏死（经许可引自 Shih et al. 1998b）

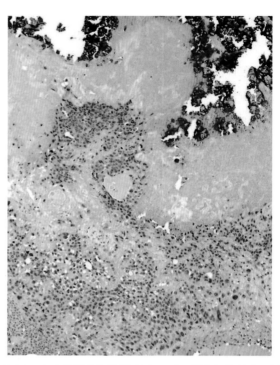

图 20.38 上皮样滋养细胞肿瘤（ETT）。子宫切除标本，异型的单核滋养细胞呈巢状排列。大片地图样坏死和大块钙化为该肿瘤的特征，而没有绒癌中典型的双相特点

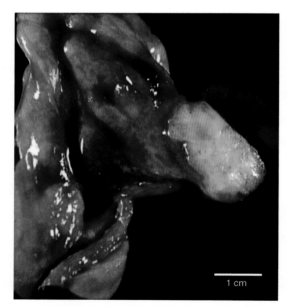

图 20.37 肺转移性上皮样滋养细胞肿瘤（ETT）。肺叶切除标本切面见一个孤立的黄色结节，可见坏死

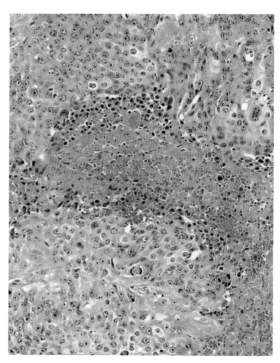

图 20.39 上皮样滋养细胞肿瘤（ETT）。肿瘤细胞相对一致，围绕坏死，偶见核分裂象

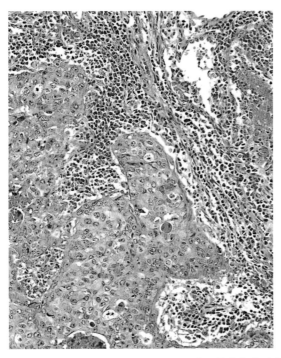

图 20.40　上皮样滋养细胞肿瘤（ETT）。典型绒癌化疗后出现孤立性肺转移。肿瘤细胞黏附成片，伴散在分布的嗜酸性碎屑，类似于角化性鳞状细胞癌

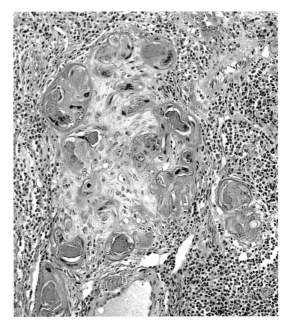

图 20.42　上皮样滋养细胞肿瘤（ETT）。强嗜酸性物质沉积于肿瘤细胞巢周围，伴大量淋巴细胞浸润

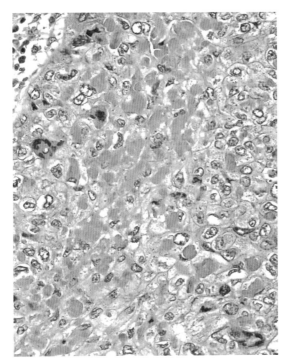

图 20.41　上皮样滋养细胞肿瘤（ETT）。高倍镜下，肿瘤内可见明显的强嗜酸性碎屑

呈嗜酸性或透明（富含糖原），细胞膜清晰（图 20.5）。大多数细胞比 CT 大，但比种植部位中间滋养细胞小。核染色质细腻，核仁明显或不可见。偶尔，在较小的肿瘤细胞之间或细胞外透明基质中可发现种植部位中间滋养细胞样大细胞。核分裂象计数为 0~9/10 HPF（×40），平均为 2/10 HPF（Shih et al. 1998b）。在多数病例中，可见凋亡细胞和凋亡小体弥漫分布于整个肿瘤内。虽然大多数 ETT 呈现均一的结构模式，但肿瘤内偶见局灶区域类似于胎盘部位结节、PSTT 或绒癌。

在所有 GTD 中，ETT 具有一种独一无二的特征，就是可以取代子宫颈管上皮和（或）子宫内膜表面上皮，使其重新上皮化（图 20.43）（Shih et al. 1998b；Fadare et al. 2006）。当肿瘤累及子宫下段和子宫颈管时，这一特征使它更像角化性鳞状细胞癌。肿瘤细胞通常排列成 2~3 层，比子宫颈鳞状细胞大，具有丰富的嗜酸性胞质和大而深染的多形性核。

ETT 的免疫组化特征与绒毛膜型中间滋养细胞相似（表 20.2）。"经典"的种植部位中间滋养细胞标记物如 hPL 和 CD146（Mel-CAM），在 ETT 中

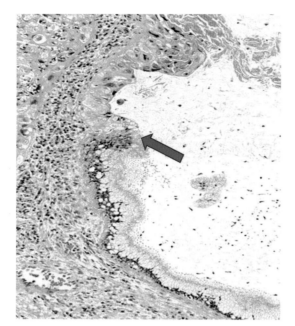

图 20.43　上皮样滋养细胞肿瘤（ETT）。子宫颈管腺体的部分
　　　　　细胞被 ETT 细胞取代，两种细胞截然分界（箭头）
　　　　　（经许可引自 Shih et al. 1998b）

仅呈局灶阳性，而在 PSTT 中呈弥漫表达。此外，ETT 的形态学特征和基因表达谱与胎盘部位结节的中间滋养细胞相似（Shih et al. 1999，2001），表

明 ETT 是胎盘部位结节对应的肿瘤。确实，偶尔可以在同一个标本中看到 ETT 和胎盘部位结节共存（Shih et al. 1999，1998b），也有文献报道胎盘部位结节转化成恶性 ETT（Tsai et al. 2008）。子宫外 ETT 的形态学和免疫组化特征与子宫 ETT 相似（Hamazaki et al. 1999）。

　　ETT 可以与 PSTT 或绒癌混合存在（图 20.44）。有研究人员提出，这些混合性肿瘤可能是由滋养细胞异常分化引起的：肿瘤性细胞滋养细胞（干细胞）向种植部位中间滋养细胞分化形成 PSTT 成分，向绒毛膜型中间滋养细胞分化形成 ETT 成分，或保留相对未分化状态而形成绒癌成分（Shih 2007a）。根据该理论（图 20.8），绒癌是最原始的滋养细胞肿瘤，而 PSTT 和 ETT 是分化程度较高的肿瘤。这种假说可以解释混合性滋养细胞肿瘤中含有绒癌、PSTT 和（或）ETT 成分。这种新的假说模型也可以解释之前的报道，即肺内转移性绒癌经大剂量化疗后出现 ETT。在这些病例中，对化疗药高度敏感的绒癌细胞经化疗后向 ETT 分化，

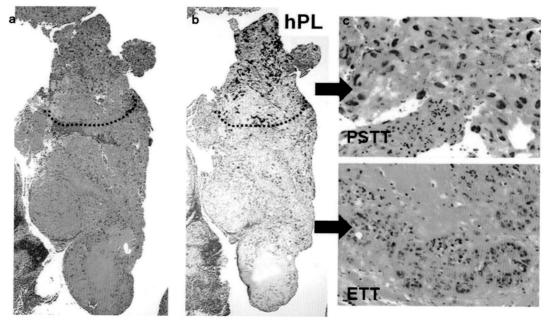

图 20.44　胎盘部位滋养细胞肿瘤（PSTT）和上皮样滋养细胞肿瘤（ETT）混合性肿瘤。a. HE 染色。PSTT 区域（虚线以上）肿瘤细
　　　　　胞密度高于 ETT 区域（虚线以下），ETT 区域见地图样坏死和大量嗜酸性物质沉积；b. hPL 免疫组化染色，hPL 阳性仅局
　　　　　限于 PSTT 区域；c. PSTT 区域和 ETT 区域的组织学特征

形成对化疗不敏感的 ETT。因此，在化疗后，ETT 细胞的数量超过绒癌细胞。

鉴别诊断

需要与 ETT 相鉴别的病变包括 PSTT、胎盘部位结节、绒癌、上皮样平滑肌肿瘤、子宫颈的角化性鳞状细胞癌及其他高级别癌（Shih et al. 1998b，2001；Pluschke et al. 2014；Vencken et al. 2006）。ETT 呈结节状生长，膨胀性浸润子宫肌层，而 PSTT 的肿瘤细胞则侵入子宫肌束和纤维组织之间。ETT 的肿瘤细胞较 PSTT 的肿瘤细胞小（图 20.45）；ETT 倾向于呈巢状和条索状生长，而 PSTT 一般不表现为这种生长方式。在 ETT 中，可见广泛的地图样坏死，伴有营养不良性钙化，肿瘤细胞周围见纤丝状嗜酸性物质包绕；而在 PSTT 中，肿瘤细胞周围是更均质的纤维素样物质。ETT

中肿瘤细胞围绕血管，但血管浸润并不是一个显著的特征；而在 PSTT 中，血管浸润情况类似于种植部位，血管壁平滑肌被玻璃样物质取代（图 20.34）。如果发现钙化，病变很可能是 ETT 而不是 PSTT。在小活检样本或刮宫标本中，如果发现绒毛，那很可能是胎盘部位结节，而不是 ETT。诊断困难时，可用免疫染色协助诊断（见"20.10 免疫组化在鉴别诊断中的应用"和图 20.53）。

ETT 与胎盘部位结节的鉴别见"20.9.5 胎盘部位结节"中的相关内容。

与绒癌相比，ETT 细胞排列成巢状或条索状，没有绒癌那么明显的出血。β-hCG 免疫染色有助于鉴别诊断。在绒癌中，β-hCG 染色突出地显示双相性滋养细胞群：β-hCG 阴性的 CT 和 IT 与 β-hCG 阳性的 ST 相交替。而在 ETT 中，β-hCG 阳性的单个单核细胞或小簇细胞是随机分布的。

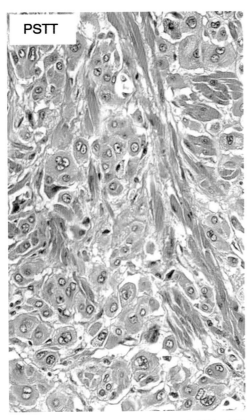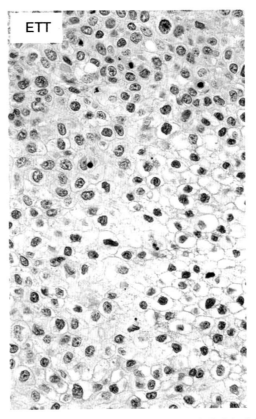

图 20.45 胎盘部位滋养细胞肿瘤（PSTT）和上皮样滋养细胞肿瘤（ETT）的细胞学特征比较。PSTT 由种植部位中间滋养细胞组成，细胞较大，呈多角形，核异型，浸润至平滑肌内。ETT 由绒毛膜型中间滋养细胞构成，细胞较小，细胞核圆而一致，胞质呈嗜酸性或透明（富含糖原），细胞膜清晰

上皮样平滑肌肿瘤除了含有上皮样细胞区域外，通常还有典型的平滑肌细胞区域。此外，上皮样平滑肌肿瘤表达 desmin 和 SMA 等平滑肌标记物，而 ETT 不表达。相反，ETT 表达 HSD3B1 和 CK18，而平滑肌肿瘤不表达（Mao et al. 2008）。

ETT 与子宫颈角化性鳞状细胞癌的鉴别较为困难。由于 ETT 可发生于子宫下段和子宫颈，并累及子宫颈管上皮，因此鉴别诊断尤其困难。在这种情况下，免疫染色特别有帮助。用于鉴别诊断的各种商用抗体见"20.10　免疫组化在鉴别诊断中的应用"和图 20.56。

从形态学区分肺的 ETT 与原发性鳞状细胞癌极为困难，尤其是对绝经后患者（Shih et al. 1998b；Hamazaki et al. 1999）。支持 ETT 诊断的有用线索包括：①缺乏强嗜酸性胞质和细胞间桥，这二者常见于分化型鳞状细胞癌；②高度异型的肿瘤细胞浸润肺泡腔，但是肺泡间隔保留，而鳞状细胞癌很少见这种特征（Hamazaki et al. 1999）。与子宫颈鳞状细胞癌一样，肺的原发性鳞状细胞癌很少表达 HSD3B1 和 CK18（Mao et al. 2008）。

临床行为和治疗

一般情况下，ETT 的临床行为与 PSTT 类似。大多数 ETT 表现为良性。在 Palmer 等报道的病例中，ETT 的转移率约为 25%，死亡率达 13%，但是多数病例缺乏长期随访数据（Palmer et al. 2008）。由于侵袭性肿瘤数量少，而且多数病例的随访时间短，所以无法确定任何可以预测预后的特征。

尽管 ETT 患者的血清 β-hCG 水平普遍较低且变化不定，但监测其水平却可以成功地监测治疗效果。对于血清中检测不出 β-hCG 或 β-hCG 水平很低的患者，检测尿 β-hCG 的 β 亚单位也许有帮助（Rinne et al. 1999）。子宫切除术和肺切除术是有效的治疗方法，但早期病灶刮除的效果尚需进一步评估。与绒癌不同，ETT 对化疗似乎仅有部分反应，即使进行了高强度化疗，ETT 仍可能复发或转移（Shih et al. 1998b；Horowitz et al. 2017；Silva et al. 1993；Davis et al. 2015；Macdonald et al. 2008）。复发可能出现较晚，并且情况复杂（Macdonald et al. 2008）。联合化疗如 EMA/CO 方案用于治疗转移性 ETT 已经获得成功（Tsai et al. 2008）。

20.9.4　胎盘（种植）部位过度反应

胎盘（种植）部位过度反应（EPS）这个术语用于描述一种较活跃的种植部位。正常胎盘部位与 EPS 的区分有些武断，因为目前缺乏可靠的量化指标来界定正常妊娠不同阶段滋养细胞浸润的数量和范围。EPS 可以发生在正常妊娠或妊娠前 3 个月内流产的情况下。根据笔者的经验，在妊娠前 3 个月内的自然流产和人工流产中，EPS 的发生率较低（<2%）。

EPS 的特点是种植部位中间滋养细胞（其中多数为多核滋养细胞）广泛浸润子宫内膜和肌层（图 20.46，20.47）。虽然有大量滋养细胞浸润，但胎盘部位的整体结构并没有被破坏。滋养细胞可完全掩盖子宫内膜腺体和螺旋动脉，但无坏死。同样，滋养细胞可呈条索状、巢状或单个弥漫浸润子宫肌层并分隔平滑肌细胞，也不产生坏死（图 20.46）。细胞学上，EPS 的滋养细胞与正常胎盘种植部位的中间滋养细胞相似。细胞质丰富且呈嗜酸性，核深染、不规则（图 20.46）。在许多病例中可以见到大量多核的种植部位中间滋养细胞（图 20.47）。未见核分裂象。绒毛膜绒毛形态无异常。

EPS 的滋养细胞与正常胎盘部位的种植部位中间滋养细胞的免疫表型相同（表 20.2）。这表明在 EPS 中，种植部位中间滋养细胞的分化没有改变，提示 EPS 其实是种植部位的一种正常变化。虽然在 EPS 中可见大量的种植部位中间滋养细胞浸润，但其 Ki-67 增殖指数接近于 0（图 20.47）（Shih et al. 1998a）。多数完全性葡萄胎和少量部分性葡萄胎可伴有 EPS，与不伴葡萄胎的 EPS 相比，伴葡萄胎的 EPS 的种植部位中间滋养细胞的非典型性通常更明显，而且具有不同程度的增殖活性，因此 Ki-67 增殖指数不会为 0。

EPS 最重要的鉴别诊断是 PSTT，PSTT 病变的具体描述见相关章节。尽管 EPS 和 PSTT 具有相似的形态学和免疫组化特征，但有研究从遗传学方面指出两者没有关系（Dotto et al. 2008）。偶尔，浸润子宫肌层的种植部位中间滋养细胞可能类似于非典型平滑肌瘤中的非典型平滑肌细胞。以下特征支持 EPS 的诊断：存在绒毛结构，滋养细胞呈浸润性生长，特征性的血管侵犯模式，表达 HSD3B1、CK 和 hPL。

EPS 可能代表刮宫后能自发消退的一个生理过程。与葡萄胎无关的 EPS 并不增加发生持续性

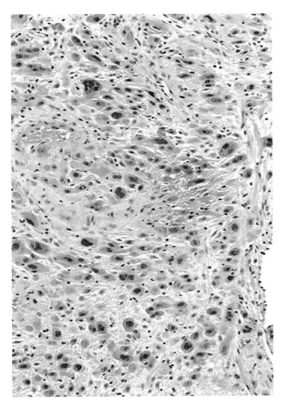

图 20.46　胎盘（种植）部位过度反应（EPS）。EPS 由单核和多核种植部位中间滋养细胞混合组成。多核细胞在 EPS 中比在 PSTT 中更为常见。与 PSTT 不同的是，EPS 的滋养细胞分布更广泛，不呈融合性生长，缺乏坏死和核分裂象

GTD 的风险，不需要进行特殊治疗和随访。正因为如此，在日常工作中区分 EPS 和正常胎盘部位并不重要，因为诊断 EPS 的形态学标准很主观，而且没有临床意义。然而，在刮宫标本中报告 EPS 可能表明已经考虑到了与 PSTT 的鉴别。如果不能确定病变是 PSTT 还是 EPS，可以随访监测血清 hCG 的滴度，EPS 病例的血清 hCG 水平不会升高，而 PSTT 病例中则会升高（即使只有轻度升高）。

20.9.5　胎盘部位结节

胎盘部位结节（PSN）或胎盘部位斑块是由绒毛膜型中间滋养细胞构成的边界清楚的小结节状病变，细胞埋陷于透明变性的间质内。PSN 可能是前次宫内妊娠未退化的胎盘部位。但是，PSN 的组成细胞更像平滑绒毛膜的 IT（绒毛膜型 IT），而不像胎盘部位的 IT（种植部位 IT）（Shih et al. 1999）。基于形态学和免疫组化的研究发现，PSN 似乎代表着 ETT 对应的良性病变。

PSN 患者为育龄期女性。PSN 通常是在子宫刮除标本和子宫颈活检标本中被偶然发现的，偶尔可见于子宫切除标本。一项研究发现，40% 的 PSN 位于子宫颈管，56% 的 PSN 位于子宫内膜，4% 的 PSN 在输卵管（Shih et al. 1999）。当病变位于输卵管时，推测患者既往可能有输卵管妊娠史（Baergen et al. 2003；Garg et al. 2004；Nayar et al. 1996；Jacques et al. 1997）。子宫外腹膜 PSN 也有过报道（Kurek et al. 2017；Gupta et al. 2017）。PSN 的诊断可以出现在各种临床情况中，包括子宫颈涂片提示异常后评估子宫颈上皮内病变时（35%）、痛经和月经过多（30%）、反复自然流产（5%）、妊娠物残留（5%）、性交后出血（2.5%）以及不孕症（2.5%）（Shih et al. 1999）。许多患者既往有治疗性流产史和剖宫产史。相当多的患者有输卵管结扎史（Shih et al. 1999；Huettner et al. 1994；Carinelli et al. 1989）。据报道，诊断 PSN 时距前次妊娠的时

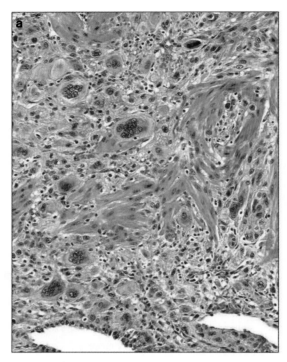
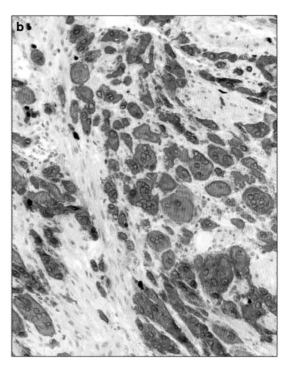

图 20.47   不伴葡萄胎的胎盘（种植）部位过度反应（EPS）。a. 单核和多核的种植型中间滋养细胞浸润子宫内膜种植部位；b. 免疫双染显示 HLA-G 呈阳性的滋养细胞不表达 Ki-67

间间隔从 2 个月到 108 个月不等，表明这些病变在子宫中可以持续存在很长一段时间。

    PSN 通常较小，直径为 1~14 mm（平均为 2.1 mm）。偶尔可见多个直径 >5 mm 的 PSN。当肉眼可见时，PSN 大体表现为黄色到白色、坏死样结节，位于子宫内膜或浅肌层（Kim et al. 2005）。

    显微镜下，PSN 呈小结节状或斑块样，边界平滑，界限清楚（图 20.48~20.52）。结节周围见薄层慢性炎症细胞围绕，偶见蜕膜细胞。PSN 存在蜕膜细胞，而在背景子宫内膜或子宫颈组织中却找不到蜕膜细胞，其原因尚不清楚。结节通常由类似平滑绒毛膜的滋养细胞即绒毛膜型中间滋养细胞（图 20.5）组成。结节外周为滋养细胞，中央是透明变性的细胞外基质（图 20.48~20.50）。PSN 的滋养细胞与正常胎膜的绒毛膜型中间滋养细胞具有一些共同的特点（图 20.49）（Shih et al. 1999）。细胞大小不一，多数细胞核相对小而一致，少数细胞核较

大、不规则、深染。偶见多核细胞。较大的滋养细胞胞质丰富，呈嗜酸性或嗜双色性；较小的滋养细胞胞质透明，富含糖原（图 20.51）。滋养细胞排列得杂乱无章，呈单个散在、小簇状和条索状分布，偶尔呈弥漫分布（图 20.52）。核分裂象罕见或没有。

    罕见情况下，PSN 的形态学和免疫染色特征提示 ETT，但在数量和质量上均不足以诊断为 ETT（Shih et al. 1999；Mao et al. 2006；Tsai et al. 2008）。可以用"非典型胎盘部位结节"来报告这种病变。虽然没有标准和量化指标来界定"非典型胎盘部位结节"，但与普通 PSN 相比，前者在刮宫或活检标本中通常含有更多的病变组织，而且细胞更丰富（Shih et al. 1999；Mao et al. 2006；Tsai et al. 2008；McCarthy et al. 2017a）。更确切地说，该病变的大小介于 PSN（直径很少超过 4 mm）和较大的 ETT（肿瘤直径通常为几厘米）之间。与典型 PSN 相比，非典型胎盘部位结节往往细胞密度较大，滋养细胞排列成更紧密的巢状和条索状

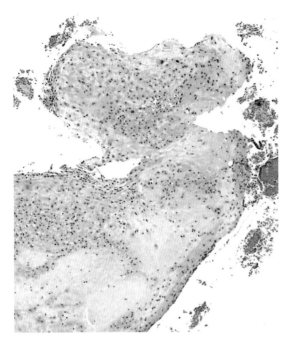

图 20.48　子宫内膜诊刮组织中的胎盘部位结节（PSN）。病变边界清晰，含有嗜酸性无细胞物质

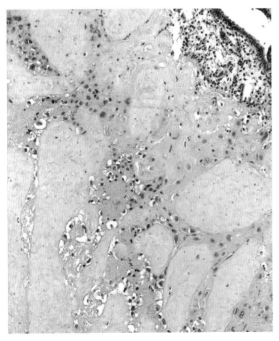

图 20.49　胎盘部位结节（PSN）。结节由玻璃样变的基质及散在分布其中的绒毛膜型中间滋养细胞组成。可见两种不同的滋养细胞群：一种胞质呈嗜酸性，另一种胞质透明或呈空泡状

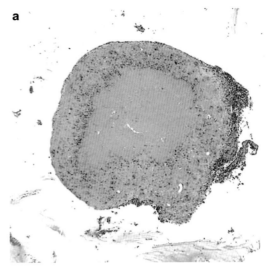

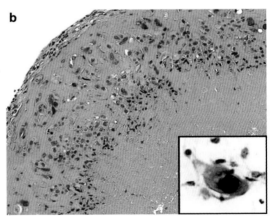

图 20.50　宫颈诊刮组织中的胎盘部位结节（PSN）。a. 低倍镜下，病变为孤立性结节，结节中心为嗜酸性无细胞物质，外周为滋养细胞层。b. 绒毛膜型中间滋养细胞呈单个散在、小簇状或条索状分布。在子宫颈细胞学标本中，偶可见滋养细胞，细胞相对较大，胞质丰富，核退变（插图）

示非典型胎盘部位结节介于 PSN 和 ETT 之间，可能代表良性 PSN 向 ETT 转变的过渡阶段。根据组织学和免疫组化特征，以及某些 ETT 与 PSN 的密切关系，推测 ETT 可能是 PSN 对应的肿瘤性病变（Mao et al. 2006；Tsai et al. 2008）。

　　PSN 中滋养细胞的免疫表型与胎膜的平滑绒毛膜 IT（图 20.5）相似，与种植部位的 IT 不同（表 20.2）。例如，PSN 仅局灶表达 hPL 和 CD146（Mel-CAM），不表达 MUC-4，而这些标记物在胎盘种植部位中间滋养细胞中呈弥漫性强表达（Shih

（图 20.53）（Shih et al. 1998b）。此外，非典型胎盘部位结节的 Ki-67 增殖指数也较高。这些特点提

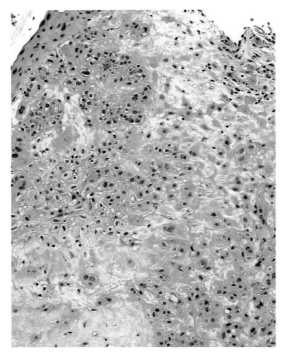

图 20.51　胎盘部位结节（PSN）。绒毛膜型中间滋养细胞排列成小巢状和条索状，细胞边界清晰。核分裂象罕见，偶可见个别核分裂象

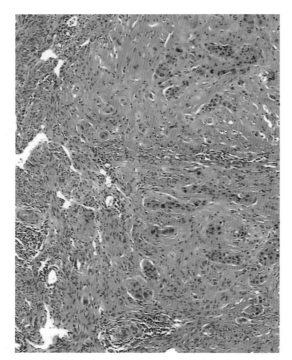

图 20.52　胎盘部位结节（PSN）。某些情况下，滋养细胞排列得杂乱无章，呈单个散在、小簇状和条索状分布，偶尔可弥漫分布。本例中嗜酸性细胞外基质不太明显（对比图 20.48 和 20.49）。每个细胞巢周围均可见玻璃样变的基质，这是胎盘部位结节的特征性表现

2007b）。PSN 通常不表达 β-hCG。PSN 的绒毛膜型中间滋养细胞表达 p63，而妊娠早期种植部位中间滋养细胞不表达 p63（Shih et al. 2004；Lee et al. 2007）。PSN 细胞的增殖水平较低，仅见少量散在的 Ki-67 阳性细胞，这与正常妊娠的胎膜平滑绒毛膜的绒毛膜型中间滋养细胞相似（Shih et al. 1999）。但是在正常种植部位，甚至在胎盘部位过度反应中，种植部位中间滋养细胞的 Ki-67 增殖指数为 0（Shih et al. 1998a）。

PSN 可能会与 PSTT、ETT 以及非滋养细胞病变，特别是子宫颈浸润性鳞状细胞癌相混淆（Shih et al. 2001；Giordano et al. 2016）。PSN 仅显微镜下可见，病变界限清楚，有广泛的玻璃样变，细胞数量少，这些特征可以将 PSN 与 PSTT 区分开。鉴别困难时，可借助免疫染色（见"20.10　免疫组化在鉴别诊断中的应用"）。如前所述，在子宫颈活检标本中，区分 PSN 与子宫颈鳞状细胞癌相当困难。当病变局限、边界清楚、细胞外有大量嗜酸性物质沉积且缺乏核分裂象时，支持 PSN 的诊断。HSD3B1 和 p16 的免疫染色对于鉴别诊断非常有用（Mao et al. 2006，2008）：PSN 呈 HSD3B1阳性、p16 阴性；子宫颈高度鳞状上皮内病变和鳞状细胞癌呈 p16 弥漫阳性、HSD3B1 阴性。

PSN 与 ETT 的鉴别通常不难，因为前者仅为显微镜下可见，而且边界清楚（Shih et al. 1999）。ETT较大，坏死明显。PSN 的细胞密度远低于 ETT（图20.54）。与 ETT 相比，PSN 的细胞形态温和，核分裂象少或无。如果见到钙化，则更倾向于 ETT，而不是 PSN。此外，ETT 通常表达 cyclin E，而 PSN很少表达该标记物（图 20.54）（Mao et al. 2006）。

PSN 是良性非肿瘤性病变。结节小、界限清楚，通常在外科手术切除的标本中被发现。目前尚没有关于普通型 PSN 复发或进展为持续性 GTD 的病例报道（Shih et al. 2001）。因此，不需要对 PSN患者进行特殊治疗或随访。有限的资料表明非典型胎盘部位结节有并发或继发中间滋养细胞肿瘤（特

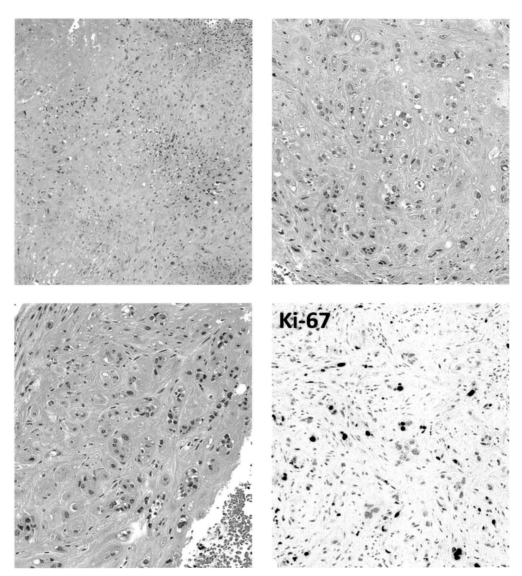

图 20.53　非典型胎盘部位结节（PSN）。该病变介于胎盘部位结节和上皮样滋养细胞肿瘤之间。与典型胎盘部位结节相比，非典型胎盘部位结节表现为细胞密度较大，细胞排列成更紧密的巢状和条索状。Ki-67 增殖指数为 15%~20%，高于普通的胎盘部位结节

别是 ETT 和 PSTT）的风险（Kaur et al. 2015）。

20.9.6　绒毛膜血管上皮癌

　　把绒毛膜血管上皮癌（chorangiocarcinoma）放在本章讨论，是因为这种病变可能起源于滋养细胞。绒毛膜血管上皮癌是一种非常罕见的胎盘病变，目前仅有 3 例病例被报道（Faes et al. 2012；Huang et al. 2015）。有人认为它的发病率实际上要比文献报道的

高（Khong 2000）。肿瘤通常在足月或接近足月的胎盘中偶然被发现。大体观类似于胎盘梗死，是一种孤立性胎盘内病变。显微镜下肿瘤的特征为绒毛间质内滋养细胞异常增生，伴有血管增生病（或绒毛膜血管瘤）（图 20.55）。通过这种独特的形态学特征（绒毛上皮成分和血管成分均增生）可以将其与其他滋养细胞肿瘤和瘤样病变区分开。上皮成分形成实性细胞巢，中央是大片凝固性坏死，周围围绕着数层（3~6 层）存活的上皮性肿瘤细胞。低倍镜下，肿

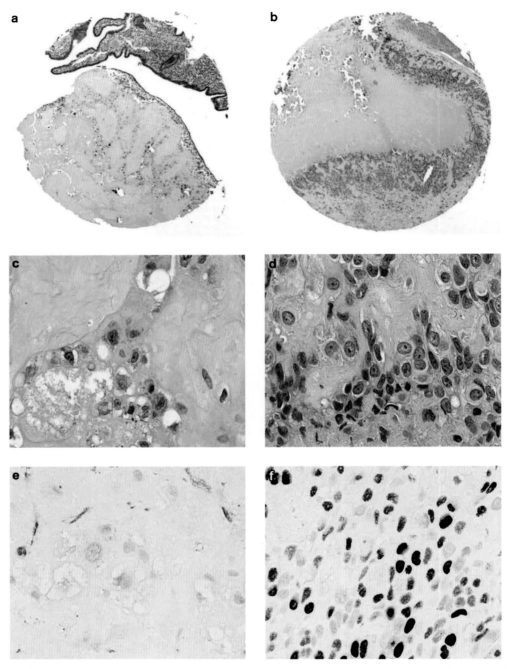

图 20.54　胎盘部位结节（PSN，a、c、e）与上皮样滋养细胞肿瘤（ETT，b、d、f）的比较。a、b. HE 染色切片，低倍镜下观。c、d. HE 染色切片，高倍镜下观。e、f. cyclin E 免疫染色（经许可引自 Mao et al. 2006）

瘤的大部分区域为坏死。上皮细胞高度增生，核分裂象易见。肿瘤细胞表达低分子量 CK（如 CK18）、β-hCG 和 HSD3B1，支持其为滋养细胞起源（Mao et al. 2008）。血管成分类似于绒毛膜血管病或绒毛膜血管瘤，在绒毛间质中可见大量镶嵌分布的血管。绒

毛膜血管上皮癌的发病机制尚未明确。目前认为该病变可能是绒毛膜血管瘤伴滋养细胞增生，或者是真性滋养细胞肿瘤伴绒毛膜血管反应性增生，或者是滋养细胞和绒毛血管的反应性病变，又或者是绒毛膜血管瘤和绒癌的碰撞瘤。临床上对绒毛膜血管

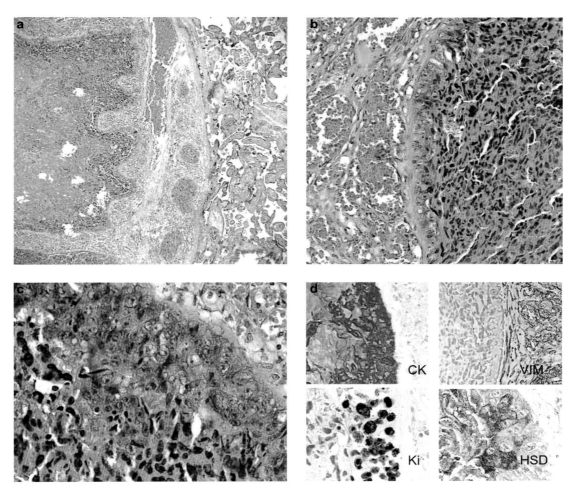

图 20.55　绒毛膜血管上皮癌。a. 肿瘤特征性地表现为绒毛膜绒毛间质内滋养细胞异常增生（左）和血管增生病（右）。b、c. 上皮成分形成实性细胞团块，中央是大片凝固性坏死，周围围绕着数层（3~6 层）存活的上皮性肿瘤细胞（可能是滋养细胞）。d. 绒毛膜血管上皮癌的免疫组化特征。上皮细胞表达低分子量 CK（如 CK18）和 HSD3B1（滋养细胞相关标记物），支持肿瘤细胞起源于滋养细胞。存活的上皮细胞高表达 Ki-67（>90%）。血管 / 绒毛膜血管病成分表达 vimentin，不表达 CK 和 HSD3B1。VIM—vimentin（波形蛋白）

上皮癌的认识非常有限，少数病例报道的数据显示患者产后无明显异常，也没有发生持续性 GTD（Faes et al. 2012；Huang et al. 2015）。

20.10　免疫组化在鉴别诊断中的应用

　　根据临床表现和形态学特征，滋养细胞肿瘤与瘤样病变通常可以明确诊断（表 20.7 和 20.8）。但在某些情况下，特别是对活检小标本和刮宫标本，诊断可能具有挑战性（Narita et al. 2003）。为了帮助鉴别诊断，笔者设计了一个三层免疫组化序贯法

诊断流程图，称之为"滋养细胞病变诊断流程图"（Shih 2007a；Mao et al. 2008）（图 20.56）。使用的抗体均为商用抗体，见表 20.9。第一层区分滋养细胞病变与非滋养细胞病变。第二层区分种植部位中间滋养细胞病变（即胎盘部位过度反应和 PSTT）、绒毛膜型中间滋养细胞病变（即胎盘部位结节和 ETT）或绒癌。第三层区分良性瘤样病变与滋养细胞肿瘤（图 20.56）。以 PSTT 为例，详细诊断流程见图 20.57。

　　在该流程图中，首先应用 HSD3B1 和低分子量 CK（如 CK8 或 CK18）来确定病变是否为

滋养细胞来源。如果 HSD3B1 和低分子量 CK 呈弥漫强阳性，则强烈提示滋养细胞起源（Mao et al. 2008）。应当注意的是，低分子量 CK 必须与 HSD3B1 联合使用，因为前者广泛表达于各种腺癌。因此，将低分子量 CK 用于 HSD3B1 阳性的病例来进一步支持滋养细胞病变的诊断。正常滋养细胞和滋养细胞病变通常表达 GATA3，因此可以在免疫组化抗体组合中加入 GATA3，特别是在

没有 HSD3B1 抗体或染色结果不明确时（Banet et al. 2015）。一旦确诊为滋养细胞病变，就应该考虑到绒癌，因为它是最常见的滋养细胞肿瘤。存在 β-hCG 阳性的 ST 支持绒癌的诊断。对于 ST 成分较少的绒癌病例，β-hCG 阳性的 ST 往往位于单核滋养细胞之间或在细胞巢周围。不要将绒癌中的 ST 误认为是 PSTT 和 ETT 中 β-hCG 阳性的多核 IT。多核 IT 通常为多角形或圆形，细胞核位于

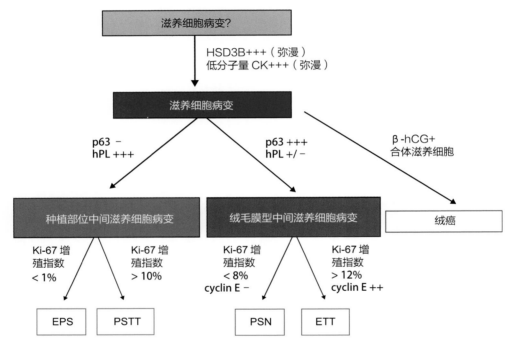

图 20.56　滋养细胞肿瘤和瘤样病变的免疫组化鉴别诊断流程示意图。使用表 20.9 中的一组商用抗体，依次进行三层免疫染色。第一层用于鉴别滋养细胞病变与非滋养细胞病变。第二层用于判断是否为绒癌、种植部位中间滋养细胞病变或绒毛膜型中间滋养细胞病变。第三层用于区分良性瘤样病变与真性滋养细胞肿瘤

表 20.9　三层免疫组化序贯法鉴别滋养细胞病变流程图中所用的商用抗体

标记物	抗体来源	应用
HSD3B1	Abnova（3C11-D4[a]）	区分 GTD 与大部分非 GTD
细胞角蛋白（CK）	Ventana（CAM5.2）	排除间叶源性类似病变
p63	Neomarker（4A4）	区分 ETT 与 PSTT
hPL	Dako（polyclonal）	区分 PSTT 与 ETT
β-hCG	Dako（polyclonal）	突出显示绒癌中的合体滋养细胞
cyclin E	Zymed（HE12）	区分 ETT 与 PSN
Ki-67	Dako（MIB-1）	区分 ETT 与 PSN 及 PSTT 与 EPS

注：[a] 一抗的克隆号或抗体名称，购自商业途径。

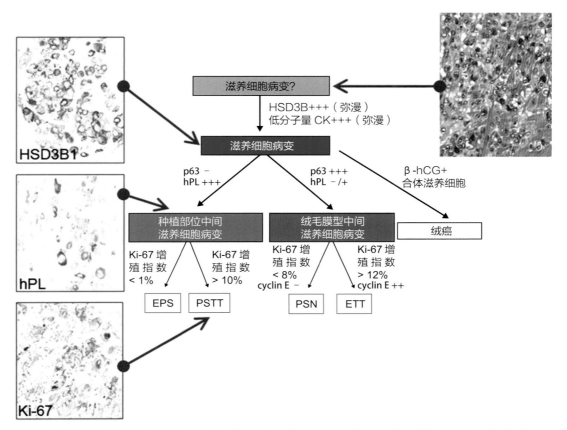

图 20.57　PSTT 的诊断流程图。HE 切片显示肿瘤由非典型大细胞形成融合性团块和条索。需要与 PSTT 相鉴别的病变包括 PSTT、胎盘部位过度反应、ETT、平滑肌肿瘤和低分化癌。免疫组化显示肿瘤细胞弥漫表达 HSD3B1，提示滋养细胞来源。接着，依次进行 hPL 和 Ki-67 染色，hPL 弥漫阳性表明病变来源于种植部位中间滋养细胞，Ki-67 增殖指数约为 15% 证实其肿瘤性质。结合形态学和免疫组化结果，本例符合 PSTT

中央；而 ST 形态不规则、扭曲，胞质染色深，核拉长、分布均匀。绒癌具有很高的增殖活性，其中单个核细胞 Ki-67 的增殖指数（通常 >40%）明显高于大多数 PSTT 和 ETT（通常 <30%）。在疑为绒癌的疑难病例中，SALL4 免疫染色有助于显示绒癌的细胞滋养细胞成分（Stichelbout et al. 2016）。需要注意的是，部分恶性 PSTT 和 ETT 可能具有非常高的 Ki-67 增殖指数，因此，Ki-67 对于鉴别诊断有用但不特异。其他免疫组化标记物，包括 HLA-G、Mel-CAM、p63、hCG、CK 和 inhibin 等，对绒癌与其他滋养细胞肿瘤的鉴别诊断价值不大（Kalhor et al. 2009）。

　　在排除绒癌之后，应当联合使用 hPL 和 p63 来判断病变是与种植部位 IT 相关还是与绒毛膜型

IT 相关。在 PSTT 和 EPS 中，hPL 呈弥漫阳性（阳性率通常 >50%），p63 呈阴性或极小灶阳性。相反，在 ETT 和胎盘部位结节中，hPL 呈阴性或局灶阳性，而 p63 呈弥漫阳性（阳性率通常 >50%）（Shih et al. 2004；Lee et al. 2007；Zhang et al. 2009）。注意，应选用能识别所有 p63 亚型的 p63 抗体。然后，用 Ki-67 来区分 ETT 与 PSN，以及 PSTT 与 EPS。Ki-67 增殖指数在 EPS 中几乎为 0（<1%），而在 PSTT 中一般超过 10%；同样，其在 PSN 中通常很低（<5%），而在 ETT 中超过 15%。评估 Ki-67 增殖指数时需要注意，子宫内膜中存在的许多 NK 细胞和淋巴细胞也表达 Ki-67，可导致 Ki-67 增殖指数被高估（Shih et al. 1998a）。因此，仅评估滋养细胞的 Ki-67 增殖指数非常重要。从形

态学来看，滋养细胞核大、多形性明显（退变），而炎症细胞的核通常小而一致，但有时可能难以区分两者。此时，利用免疫双标技术检测滋养细胞标记物 HLA-G 和 Ki-67，可以帮助鉴别滋养细胞和淋巴细胞并准确评估 Ki-67 增殖指数。Ki-67 增殖指数对区分 PSTT 与 EPS 较区分 ETT 与 PSN 更为可靠，因为在某些病例中，ETT 和胎盘部位结节的 Ki-67 增殖指数差别很小。在这种情况下，可用 cyclin E 染色来帮助鉴别 ETT 和 PSN（Mao et al. 2006）。在很多 ETT 中可见细胞核表达 cyclin E，而 PSN 则很少表达。

在鉴别滋养细胞肿瘤和瘤样病变时，必须强调免疫染色方案的顺序，要点见图 20.56。例如，p63 只有用在鉴别种植部位中间滋养细胞相关的滋养细胞肿瘤 / 瘤样病变（PSTT 和 EPS）和绒毛膜型中间滋养细胞相关的滋养细胞肿瘤 / 瘤样病变（ETT 和 PSN）时才有意义。p63 不能用于鉴别滋养细胞与非滋养细胞病变，因为它在各种亚型的鳞状细胞癌中都有表达（McCarthy et al. 2017b）。同样，cyclin E 仅用于鉴别 ETT 与 PSN，而不能用于其他情况，因为它可以在多种肿瘤中表达。

参考文献

Altieri A et al (2003) Epidemiology and aetiology of gestational trophoblastic diseases. Lancet Oncol 4(11):670–678

Aranake-Chrisinger J et al (2016) Use of short tandem repeat analysis in unusual presentations of trophoblastic tumors and their mimics. Hum Pathol 52:92–100

Arroyo MR et al (2008) Placental site trophoblastic tumor in the ovary of a young child with isosexual precocious puberty. Pediatr Dev Pathol 12:73–76

Baergen RN, Rutgers J, Young RH (2003) Extrauterine lesions of intermediate trophoblast. Int J Gynecol Pathol 22(4):362–367

Baergen RN et al (2006) Placental site trophoblastic tumor: a study of 55 cases and review of the literature emphasizing factors of prognostic significance. Gynecol Oncol 100(3):511–520

Bagshawe KD et al (1990) Gestational trophoblastic tumours following initial diagnosis of partial hydatidiform mole. Lancet 335(8697):1074–1076

Banet N et al (2013) Characteristics of hydatidiform moles: analysis of a prospective series with p57 immunohistochemistry and molecular genotyping. Mod Pathol 27:238

Banet N et al (2015) GATA-3 expression in trophoblastic tissues: an immunohistochemical study of 445 cases, including diagnostic utility. Am J Surg Pathol 39(1): 101–108

Berkowitz LW, Lage JM (1990) Persistent gestational trophoblastic tumor after partial hydatidiform mole. Gynecol Oncol 36:358–362

Berkowitz RS et al (1998) Gestational trophoblastic disease. Subsequent pregnancy outcome, including repeat molar pregnancy. J Reprod Med 43(1):81–86

Bifulco C et al (2008) Genotypic analysis of hydatidiform mole: an accurate and practical method of diagnosis. Am J Surg Pathol 32(3): 445–451

Brown J et al (2017) 15 years of progress in gestational trophoblastic disease: scoring, standardization, and salvage. Gynecol Oncol 144(1):200–207

Burrows TD, King A, Loke YW (1994) Expression of adhesion molecules by endovascular trophoblast and decidual endothelial cells: implications for vascular invasion during implantation. Placenta 15(1):21–33

Carinelli SG, Verdola N, Zanotti F (1989) Placental site nodule: a report of 17 cases. Pathol Res Pract 185: 30–34

Castrillon DH et al (2001) Discrimination of complete hydatidiform mole from its mimics by immunohistochemistry of the paternally imprinted gene product p57KIP2. Am J Surg Pathol 25(10):1225–1230

Chang YL et al (1999) Prognostic factors and treatment for placental site trophoblastic tumor- report of 3 cases and analysis of 88 cases. Gynecol Oncol 73(2):216–222

Cheung AN et al (1998) p21WAF1/CIP1 expression in gestational trophoblastic disease: correlation with clinicopathological parameters, and Ki67 and p53 gene expression. J Clin Pathol 51(2):159–162

Chew SH et al (2000) Morphology and DNA content analysis in the evaluation of first trimester placentas for partial hydatidiform mole (PHM). Hum Pathol 31(8): 914–924

Chilosi M et al (1998) Differential expression of p57kip2, a maternally imprinted cdk inhibitor, in normal human placenta and gestational trophoblastic disease. Lab Investig 78(3):269–276

Cole LA (2009) New discoveries on the biology and detection of human chorionic gonadotropin. Reprod Biol Endocrinol 7(1):8

Cole LA et al (2006) Gestational trophoblastic diseases: 3. Human chorionic gonadotropin-free beta-subunit, a reliable marker of placental site trophoblastic tumors. Gynecol Oncol 102(2):160–164

Cole KA et al (2008a) A functional screen identifies miR-34a as a candidate neuroblastoma tumor suppressor gene. Mol Cancer Res 6(5):735–742

Cole ME et al (2008b) Placental-site trophoblastic tumors: a case of resistant pulmonary metastasis. Nat Clin Pract Oncol 5(3):171–175

Coukos G et al (1999) Complete hydatidiform mole. A disease with a changing profile [In process citation]. J Reprod Med 44(8):698–704

Czernobilsky B, Barash A, Lancet M (1982) Partial moles: a clinicopathologic study of 25 cases. Obstet Gynecol 59:75–77

Davidson B, Baekelandt M, Shih IM (2007) MUC4 is upregulated in ovarian carcinoma effusions and differentiates carcinoma cells from mesothelial cells. Diagn Cytopathol 35(12):756–760

Davis MR et al (2015) Epithelioid trophoblastic tumor: a single institution case series at the New England Trophoblastic Disease Center. Gynecol Oncol 137(3): 456–461

DeScipio C et al (2011) Diandric triploid hydatidiform mole with loss of maternal chromosome 11. Am J Surg Pathol 35(10):1586–1591

Dotto J, Hui P (2008) Lack of genetic association between exaggerated placental site reaction and placental site trophoblastic tumor. Int J Gynecol Pathol 27(4):562–567

Elston C (1995) Gestational trophoblastic disease. In: Fox H (ed) Haines and Taylor: textbook of obstetrical and gynecological pathology, 4th edn. Churchill Linvingstone, New York, pp 1597–1639

Essel KG et al (2017) Salvage chemotherapy for gestational trophoblastic neoplasia: utility or futility? Gynecol Oncol 146(1):74–80

Fadare O et al (2006) Epithelioid trophoblastic tumor: clinicopathological features with an emphasis on uterine cervical involvement. Mod

Pathol 19(1):75–82

Faes T et al (2012) Chorangiocarcinoma of the placenta: a case report and clinical review. Placenta 33(8):658–661

Fisher RA et al (2014) Clinical utility of selective molecular genotyping for diagnosis of partial hydatidiform mole; a retrospective study from a regional trophoblastic disease unit. J Clin Pathol 67(11):980–984

Folberg R, Hendrix MJ, Maniotis AJ (2000) Vasculogenic mimicry and tumor angiogenesis. Am J Pathol 156(2): 361–381

Garg R et al (2004) Have you ruled out a placental site nodule? Contempory OB/Gyn 49:18–20

Garner EI et al (2007) Gestational trophoblastic disease. Clin Obstet Gynecol 50(1):112–122

Genest DR (2001) Partial hydatidiform mole: clinicopathological features, differential diagnosis, ploidy and molecular studies, and gold standards for diagnosis. Int J Gynecol Pathol 20(4):315–322

Giordano G et al (2016) A case of placental site nodule associated with cervical high-grade squamous intraepithelial lesion. Eur J Gynaecol Oncol 37(2): 259–261

Golfier F et al (2007) First epidemiological data from the French Trophoblastic Disease Reference Center. Am J Obstet Gynecol 196(2):172 e1–172 e5

Golubovsky MD (2003) Postzygotic diploidization of triploids as a source of unusual cases of mosaicism, chimerism and twinning. Hum Reprod 18(2): 236–242

Goto S et al (1993) Development of postmolar trophoblastic disease after partial molar pregnancy. Gynecol Oncol 48(2):165–170

Gupta M et al (2012) Diagnostic reproducibility of hydatidiform moles: ancillary techniques (p57 immunohistochemistry and molecular genotyping) improve morphologic diagnosis for both recently trained and experienced gynecologic pathologists. Am J Surg Pathol 36(12):1747–1760

Gupta M et al (2017) Extrauterine placental site trophoblastic tumor involving the vagina. Int J Gynecol Pathol 36(3):294–299

Hamazaki S et al (1999) Epithelioid trophoblastic tumor: morphological and immunohistochemical study of three lung lesions. Hum Pathol 30:1321–1327

Hancock BW, Nazir K, Everard JE (2006) Persistent gestational trophoblastic neoplasia after partial hydatidiform mole incidence and outcome. J Reprod Med 51(10):764–766

Hando T, Ohno M, Kurose T (1998) Recent aspects of gestational trophoblastic disease in Japan. Int J Gynaecol Obstet 60(Suppl 1):S71–S76

Harvey RA et al (2008) Human chorionic gonadotropin free beta-subunit measurement as a marker of placental site trophoblastic tumors. J Reprod Med 53(8):643–648

Hassadia A et al (2005) Placental site trophoblastic tumour: clinical features and management. Gynecol Oncol 99(3):603–607

Hernandez L et al (2003) Paternal and maternal genomes confer opposite effects on proliferation, cell-cycle length, senescence, and tumor formation. Proc Natl Acad Sci U S A 100(23):13344–13349

Hoekstra AV, Keh P, Lurain JR (2004) Placental site trophoblastic tumor: a review of 7 cases and their implications for prognosis and treatment. J Reprod Med 49(6):447–452

Horowitz NS, Goldstein DP, Berkowitz RS (2017) Placental site trophoblastic tumors and epithelioid trophoblastic tumors: biology, natural history, and treatment modalities. Gynecol Oncol 144(1):208–214

How J et al (1995) Placental site trophoblastic tumor. Report of three cases and review of the literature. Int J Gynecol Cancer 5:241–249

Hsieh TY et al (2008) Uterine choriocarcinoma accompanied by an extremely high human chorionic gonadotropin level and thyrotoxicosis. J Obstet Gynaecol Res 34(2):274–278

Huang B et al (2015) Chorangiocarcinoma: a case report and clinical review. Int J Clin Exp Med 8(9):16798–16802

Huettner PC, Gersell DJ (1994) Placental site nodule: a clinicopathologic study of 38 cases. Int J Gynecol Pathol 13(3):191–198

Hui P et al (2000) Pathogenesis of placental site trophoblastic tumor may require the presence of a paternally derived X chromosome. Lab Investig 80(6):965–972

Hui P et al (2004) Comparative genomic hybridization study of placental site trophoblastic tumour: a report of four cases. Mod Pathol 17(2):248–251

Hui P et al (2017) Hydatidiform moles: genetic basis and precision diagnosis. Annu Rev Pathol 12:449–485

Jacobs PA et al (1982) Complete and partial hydatidiform mole in Hawaii: cytogenetics, morphology and epidemiology. Br J Obstet Gynaecol 89(4):258–266

Jacques SM et al (1997) Retained trophoblastic tissue in fallopian tubes: a consequence of unsuspected ectopic pregnancies. Int J Gynecol Pathol 16(3):219–224

Jauniaux E (1999) Partial moles: from postnatal to prenatal diagnosis. Placenta 20(5–6):379–388

Jiao L et al (2016) Intraplacental choriocarcinoma: systematic review and management guidance. Gynecol Oncol 141(3):624–631

Jones WB et al (1993) Thoracotomy in the management of gestational choriocarcinoma. A clinicopathologic study. Cancer 72(7):2175–2181

Kalhor N et al (2009) Immunohistochemical studies of trophoblastic tumors. Am J Surg Pathol 33:633–638

Kaur B et al (2015) Atypical placental site nodule (APSN) and association with malignant gestational trophoblastic disease; a clinicopathologic study of 21 cases. Int J Gynecol Pathol 34(2):152–158

Keep D et al (1996) Very early complete hydatidiform mole. Hum Pathol 27(7):708–713

Kerkmeijer LG et al (2009) Earlier diagnosis and serum human chorionic gonadotropin regression in complete hydatidiformmoles. Obstet Gynecol 113(2 Pt 1):326–331

Khong TY (2000) Chorangioma with trophoblastic proliferation. Virchows Arch 436(2):167–171

Kim JH et al (1998) Subsequent reproductive experience after treatment for gestational trophoblastic disease. Gynecol Oncol 71(1):108–112

Kim SY, Chang AS, Ratts VS (2005) Radiographic and hysteroscopic findings of a placental site nodule. Fertil Steril 83(1):213–215

KimMJ et al (2006) Diagnostic and pathogenetic significance of increased stromal apoptosis and incomplete vasculogenesis in complete hydatidiform moles in very early pregnancy periods.Am J Surg Pathol 30(3):362–369

Kurek C, Jaworski R, Lamaro V (2017) Extrauterine peritoneal placental site nodule. Pathology 49(5):560–561

Kurman RJ (1991) The morphology, biology, and pathology of intermediate trophoblast: a look back to the present. Hum Pathol 22(9):847–855

Kurman RJ, Shih IM (2014) Discovery of a cell: reflections on the checkered history of intermediate trophoblast and update on its nature and pathologic manifestations. Int J Gynecol Pathol 33(4):339–347

Kurman RJ, Scully RE, Norris HJ (1976) Trophoblastic pseudotumor of the uterus: an exaggerated form of "syncytial endometritis" simulating a malignant tumor. Cancer 38(3):1214–1226

Kurman RJ et al (1984) Immunocytochemical localization of placental lactogen and chorionic gonadotropin in the normal placenta and trophoblastic tumors, with emphasis on intermediate trophoblast and the placental site trophoblastic tumor. Int J Gynecol Pathol 3(1): 101–121

Lage JM et al (1992) A flow cytometric study of 137 fresh hydropic placentas: correlation between types of hydatidiform moles and nuclear DNA ploidy. Obstet Gynecol 79(3):403–410

Lee KR et al (2003) Tumors of the oary and peritoneum-surface epithelial-stromal tumors. In: Tavassoli FA, Devilee P (eds) Pathology and genetics: tumors of the breast and female genital organs. IARC Press, Lyon, pp 113–202

Lee Y et al (2007) A unifying concept of trophoblastic differentiation and malignancy defined by biomarker expression. Hum Pathol 38(7):1003–1013

Li HW, Tsao SW, Cheung AN (2002) Current understandings of the molecular genetics of gestational trophoblastic diseases. Placenta 23(1):20–31

Lipata F et al (2010) Precise DNA genotyping diagnosis of hydatidiform mole. Obstet Gynecol 115(4):784–794

Macdonald MC et al (2008) Diagnostic challenges in extrauterine epithelioid trophoblastic tumours: a report of two cases. Gynecol Oncol 108(2):452–454

Machtinger R et al (2005) Placental site trophoblastic tumor: outcome of five cases including fertility preserving management. Gynecol Oncol 96(1):56–61

Mao TL et al (2006) Cyclin E and p16 immunoreactivity in epithelioid trophoblastic tumor – an aid in differential diagnosis. Am J Surg Pathol 30(9):1105–1110

Mao TL et al (2007) Immunohistochemistry of choriocarcinoma: an aid in differential diagnosis and in elucidating pathogenesis. Am J Surg Pathol 31: 1726–1732

Mao TL et al (2008) HSD3B1 as a novel trophoblast-associated marker that assists in the differential diagnosis of trophoblastic tumors and tumorlike lesions. Am J Surg Pathol 32(2):236–242

Matsui H, Iizuka Y, Sekiya S (1996) Incidence of invasive mole and choriocarcinoma following partial hydatidiform mole. Int J Gynaecol Obstet 53(1):63–64

Mazur MT (1989) Metastatic gestational choriocarcinoma. Unusual pathologic variant following therapy. Cancer 63(7):1370–1377

McCarthy WA et al (2017a) Atypical placental site nodule arising in a postcesarean section scar: case report and review of the literature. Int J Gynecol Pathol. PMID: 29140877, https://doi.org/10.1097/PGP.0000000000000468

McCarthy WA et al (2017b) Comparison of p63 and p40 immunohistochemical stains to distinguish epithelioid trophoblastic tumor from other trophoblastic lesions. Int J Gynecol Pathol 37(4):401–404

McConnell TG et al (2009a) Diagnosis and subclassification of hydatidiform moles using p57 immunohistochemistry and molecular genotyping: validation and prospective analysis in routine and consultation practice settings with development of an algorithmic approach. Am J Surg Pathol 33:805–817

McConnell TG et al (2009b) Complete hydatidiform mole with retained maternal chromosomes 6 and 11. Am J Surg Pathol 33(9):1409–1415

Menczer J et al (1999) Metastatic trophoblastic disease following partial hydatidiform mole: case report and literature review. Gynecol Oncol 74(2):304–307

Milingos D et al (2007) Placental site trophoblastic tumor with an ovarian metastasis. Int J Gynecol Cancer 17(4): 925–927

Montes M et al (1996) Prevalence and significance of implantation site trophoblastic atypia in hydatidiform moles and spontaneous abortions. Am J Clin Pathol 105(4):411–416

Moore-Maxwell CA, Robboy SJ (2004) Placental site trophoblastic tumor arising from antecedent molar pregnancy. Gynecol Oncol 92(2):708–712

Morgan JM, Lurain JR (2008) Gestational trophoblastic neoplasia: an update. Curr Oncol Rep 10(6):497–504

Mosher R et al (1998) Complete hydatidiform mole. Comparison of clinicopathologic features, current and past. J Reprod Med 43(1):21–27

Murdoch S et al (2006) Mutations in NALP7 cause recurrent hydatidiform moles and reproductive wastage in humans. Nat Genet 38(3):300–302

Murphy KM et al (2012) Tetraploid partial hydatidiform mole: a case report and review of the literature. Int J Gynecol Pathol 31(1):73–79

Nagai Y et al (2007) Impact of p53 immunostaining in predicting advanced or recurrent placental site trophoblastic tumors: a study of 12 cases. Gynecol Oncol 106 (3):446–452

Narita F et al (2003) Epithelioid trophoblastic tumor (ETT) initially interpreted as cervical cancer. Int J Gynecol Cancer 13(4):551–554

Nayar R et al (1996) Placental site nodule occurring in a fallopian tube. Hum Pathol 27(11):1243–1245

Newlands ES et al (2000) Etoposide and cisplatin/etoposide, methotrexate, and actinomycin D (EMA) chemotherapy for patients with high-risk gestational trophoblastic tumors refractory to EMA/cyclophosphamide and vincristine chemotherapy and patients presenting with metastatic placental site trophoblastic tumors. J Clin Oncol 18(4):854–859

Ngan S, Seckl MJ (2007) Gestational trophoblastic neoplasia management: an update. Curr Opin Oncol 19(5): 486–491

Niemann I, Hansen ES, Sunde L (2007) The risk of persistent trophoblastic disease after hydatidiform mole classified by morphology and ploidy. Gynecol Oncol 104(2):411–415

Nugent D et al (2006) Postpartum choriocarcinoma presentation, management and survival. J Reprod Med 51(10):819–824

Numnum TM et al (2006) Fertility sparing therapy in a patient with placental site trophoblastic tumor: a case report. Gynecol Oncol 103(3):1141–1143

Oldt RJ 3rd, Kurman RJ, Shih IM (2002) Molecular genetic analysis of placental site trophoblastic tumors and epithelioid trophoblastic tumors confirms their trophoblastic origin. Am J Pathol 161(3): 1033–1037

Olsen JH et al (1999) Molar pregnancy and risk for cancer in women and their male partners. Am J Obstet Gynecol 181(3):630–634

Palmer JR (1994) Advances in the epidemiology of gestational trophoblastic disease. J Reprod Med 39(3): 155–162

Palmer JE et al (2008) Epithelioid trophoblastic tumor: a review of the literature. J Reprod Med 53(7):465–475

Papadopoulos AJ et al (2002) Twenty-five years' clinical experience with placental site trophoblastic tumors. J Reprod Med 47(6):460–464

Parry DA et al (2011) Mutations causing familial biparental hydatidiform mole implicate c6orf221 as a possible regulator of genomic imprinting in the human oocyte. Am J Hum Genet 89(3):451–458

Patten DK et al (2008) Gestational choriocarcinoma mimicking a uterine adenocarcinoma. J Clin Oncol 26 (31):5126–5127

Pfeffer PE et al (2007) Fertility-sparing partial hysterectomy for placental-site trophoblastic tumour. Lancet Oncol 8(8):744–746

Piura B (2006) Placental site trophoblastic tumor – a challenging rare entity. Eur J Gynaecol Oncol 27(6):545–551

Piura B et al (2007) Placental site trophoblastic tumor: report of four cases and review of literature. Int J Gynecol Cancer 17(1):258–262

Pluschke A et al (2014) Epithelioid trophoblastic tumour simulating a high grade carcinoma. Pathology 46(3): 248–250

Popiolek DA et al (2006) Multiplex short tandem repeat DNA analysis confirms the accuracy of p57(KIP2) immunostaining in the diagnosis of complete hydatidiform mole. Hum Pathol 37(11):1426–1434

Redline RW, Hassold T, Zaragoza MV (1998) Prevalence of the partial molar phenotype in triploidy of maternal and paternal origin. Hum Pathol 29(5):505–511

Rinne K, Shahabi S, Cole L (1999) Following metastatic placental site trophoblastic tumor with urine β-core fragment. Gynecol Oncol 74:302–303

Ronnett BM, DeScipio C, Murphy KM (2011) Hydatidiform moles: ancillary techniques to refine diagnosis. Int J Gynecol Pathol 30(2):101–116

Savage J et al (2017) Choriocarcinoma in women: analysis of a case series with genotyping. Am J Surg Pathol 41(12):1593–1606

Seckl MJ et al (2000) Choriocarcinoma and partial hydatidiform moles. Lancet 356:36–39

Sharkey AM et al (1999) Localization of leukemia inhibitory factor and its receptor in human placenta throughout pregnancy. Biol Reprod 60:355–364

Shih IM (1999) The role of CD146 (Mel-CAM) in biology and pathology. J Pathol 189(1):4–11

Shih IM (2007a) Gestational trophoblastic neoplasia – pathogenesis and potential therapeutic targets. Lancet Oncol 8(7):642–650

Shih I-M (2007b) Trophogram, an immunohistochemistry-based algorithmic approach, in the differential diagnosis of trophoblastic tumors and tumorlike lesions. Ann Diagn Pathol 11(3):228–234

Shih IM (2009) Gestational trophoblastic lesions. In: Oliva E, Nucci MR (eds) Gynecologic pathology. Churchill Livingstone Elsevier, New York, pp 645–665

Shih IM, Kuo KT (2008) Power of the eternal youth: Nanog expression in the gestational choriocarcinoma. Am J Pathol 173(4):911–914

Shih IM, Kurman RJ (1996) Expression of melanoma cell adhesion molecule in intermediate trophoblast. Lab Investig 75(3):377–388

Shih IM, Kurman RJ (1998a) Ki-67 labeling index in the differential diagnosis of exaggerated placental site, placental site trophoblastic tumor, and choriocarcinoma: a double immunohistochemical staining technique using Ki-67 and Mel-CAM antibodies. Hum Pathol 29(1):27–33

Shih I-M, Kurman RJ (1998b) Epithelioid trophoblastic tumor–a neoplasm distinct from choriocarcinoma and placental site trophoblastic tumor simulating carcinoma. Am J Surg Pathol 22(11):1393–1403

Shih IM, Kurman RJ (1999) Immunohistochemical localization of inhibin-alpha in the placenta and gestational trophoblastic lesions. Int J Gynecol Pathol 18(2):144–150

Shih IM, Kurman RJ (2001) The pathology of intermediate trophoblastic tumors and tumor-like lesions. Int J Gynecol Pathol 20(1):31–47

Shih IM, Kurman RJ (2002) Molecular basis of gestational trophoblastic diseases. Curr Mol Med 2(1):1–12

Shih IM, Kurman RJ (2004) p63 expression is useful in the distinction of epithelioid trophoblastic and placental site trophoblastic tumors by profiling trophoblastic subpopulations. Am J Surg Pathol 28(9):1177–1183

Shih IM et al (1997) Distribution of cells bearing the HNK-1 epitope in the human placenta. Placenta 18(8): 667–674

Shih IM, Seidman JD, Kurman RJ (1999) Placental site nodule and characterization of distinctive types of intermediate trophoblast. Hum Pathol 30(6):687–694

Shih IM et al (2002) The role of E-cadherin in the motility and invasion of implantation site intermediate trophoblast. Placenta 23(10):706–715

Silva EG et al (1993) Multiple nodules of intermediate trophoblast following hydatidiform moles. Int J Gynecol Pathol 12(4):324–332

Singer G et al (2002) HLA-G immunoreactivity is specific for intermediate trophoblast in gestational trophoblastic disease and can serve as a useful marker in differential diagnosis. Am J Surg Pathol 26(7):914–920

Siu MKY et al (2008) Overexpression of Nanog in gestational trophoblastic diseases – effect on apoptosis, cell invasion and clinical outcome. Am J Pathol 173:1165

Slim R, Mehio A (2007) The genetics of hydatidiform moles: new lights on an ancient disease. Clin Genet 71(1):25–34

Soper JT (2006) Gestational trophoblastic disease. Obstet Gynecol 108(1):176–187

Stichelbout M et al (2016) SALL4 expression in gestational trophoblastic tumors: a useful tool to distinguish choriocarcinoma from placental site trophoblastic tumor and epithelioid trophoblastic tumor. Hum Pathol 54:121–126

Su YN et al (1999) Pregnancy with primary tubal placental site

trophoblastic tumor – a case report and literature review. Gynecol Oncol 73(2):322–325

Suzuki T et al (1993) Identification of the pregnancy responsible for gestational trophoblastic disease by DNA analysis. Obstet Gynecol 82(4 Pt 1):629–634

Szulman AE, Surti U (1982) The clinicopathologic profile of the partial hydatidiform mole. Obstet Gynecol 59(5): 597–602

Traboulsi W et al (2017) Antagonism of EG-VEGF receptors as targeted therapy for choriocarcinoma progression in vitro and in vivo. Clin Cancer Res 23:7130

Tsai HW et al (2008) Placental site nodule transformed into a malignant epithelioid trophoblastic tumour with pelvic lymph node and lung metastasis. Histopathology 53(5):601–604

Vang R et al (2012) Diagnostic reproducibility of hydatidiform moles: ancillary techniques (p57 immunohistochemistry and molecular genotyping) improve morphologic diagnosis. Am J Surg Pathol 36(3): 443–453

Vencken PM, Ewing PC, Zweemer RP (2006) Epithelioid trophoblastic tumour: a case report and review of the literature. J Clin Pathol 59(12):1307–1308

Veras E et al (2017) PD-L1 expression in human placentas and gestational trophoblastic diseases. Int J Gynecol Pathol 36(2):146–153

Wells M (2007) The pathology of gestational trophoblastic disease: recent advances. Pathology 39(1):88–96

Xu ML et al (2009) Epithelioid trophoblastic tumor: comparative genomic hybridization and diagnostic DNA genotyping. Mod Pathol 22(2):232–238

Xue WC et al (2002) Malignant placental site trophoblastic tumor: a cytogenetic study using comparative genomic hybridization and chromosome in situ hybridization. Cancer 94(8):2288–2294

Yap KL et al (2010) Lack of a y-chromosomal complement in the majority of gestational trophoblastic neoplasms. J Oncol 2010:364508

Young RH, Scully RE (1984) Placental-site trophoblastic tumor: current status. Clin Obstet Gynecol 27(1): 248–258

Yuan CC, Wang PH, Ng HT (1999) High hCG level is a risk factor for predicting the occurrence of brain and/or liver metastases from gestational choriocarcinoma. Int J Gynaecol Obstet 65(1):67–69

Zalel Y, Dgani R (1997) Gestational trophoblastic disease following the evacuation of partial hydatidiform mole: a review of 66 cases. Eur J Obstet Gynecol Reprod Biol 71(1):67–71

Zanetta G et al (1997) Choriocarcinoma coexistent with intrauterine pregnancy: two additional cases and a review of the literature. Int J Gynecol Cancer 7:66–77

Zhang H-J et al (2009) P63 expression in gestational trophoblastic disease: correlation with proliferation and apoptotic dynamics. Int J Gynecol Pathol 28: 172–178

Zhao S et al (2016a) Molecular genotyping of placental site and epithelioid trophoblastic tumours; female predominance. Gynecol Oncol 142(3):501–507

Zhao J et al (2016b) Placental site trophoblastic tumor: a review of 108 cases and their implications for prognosis and treatment. Gynecol Oncol 142(1):102–108

Zhou Y et al (1997) Human cytotrophoblasts adopt a vascular phenotype as they differentiate: a strategy for successful endovascular invasion? J Clin Invest 99:2139–2151

第 21 章 累及女性生殖道的血液系统肿瘤和部分瘤样病变

Judith A. Ferry　著；李伟松　译

内容

多种血液学肿瘤，包括许多不同类型的淋巴瘤和淋巴系白血病、髓系肉瘤和髓系白血病以及罕见的组织细胞肿瘤，都可以发生于女性生殖道。当这些全身性的血液系统病变累及女性生殖道时，一般不难诊断；但在少数情况下，当女性生殖道为血液系统肿瘤的原发部位时，可能难以诊断，其鉴别诊断也会遇到特别的问题。

21.1　女性生殖道的淋巴系肿瘤

淋巴瘤很少累及女性生殖道。当淋巴瘤累及女性生殖道时，卵巢最常受累，其次为子宫颈、子宫体、阴道、外阴和输卵管（Nasioudis et al. 2017）。绝大多数发生于女性生殖道的淋巴瘤都是 B 细胞性非霍奇金淋巴瘤，其中弥漫大 B 细胞淋巴瘤是最常见的类型（Nasioudis et al. 2017）。T 细胞淋巴瘤很少发生，而 NK 细胞淋巴瘤和霍奇金淋巴瘤更少见（Ferry et al. 1997；Kosari et al. 2005；Nasioudis et al. 2017）。极少数淋巴瘤发生于 HIV 感染或医源性免疫抑制的患者（Kaplan et al. 1993；Nagarsheth et al. 2005；Lanjewar et al. 2006），少数女性患者有血液肿瘤家族史（Frey et al. 2006）。妊娠期发生的淋巴瘤常累及生殖道，尤其是 Burkitt 淋巴瘤（Horowitz et al. 2013）。

21.1.1 卵巢淋巴瘤

21.1.1.1 原发性卵巢淋巴瘤

总体上，不到 1% 的淋巴瘤累及卵巢（Freeman et al. 1972；Dimopoulos et al. 1997；Ferry et al. 1997）；在原发于卵巢的肿瘤中，淋巴瘤占比低于 1.5%。然而，在 Burkitt 淋巴瘤存在地方性流行的国家，儿童和青少年 Burkitt 淋巴瘤是最常见的恶性卵巢肿瘤（Scully 1979；Akakpo et al. 2017）。

21.1.1.1.1 临床表现

婴幼儿到老年人均可发生（Ferry et al. 1997），发病的高峰年龄为 30~50 岁（Dimopoulos et al. 1997；Ferry et al. 1997；Vang et al. 2001a）。淋巴瘤偶尔发生于妊娠期（Ferry et al. 1997；Magloire et al. 2006）。少数患者呈 HIV 阳性（Lanjewar et al. 2006）。卵巢淋巴瘤的临床表现通常是肿块引起的非特异性症状（腹痛或腹胀）（Dimopoulos et al. 1997；Neuhauser et al. 2000；Vang et al. 2001a；Sun et al. 2015）。少数患者出现疲倦、体重下降、发热或异常阴道出血（Dimopoulos et al. 1997）。极少数情况下淋巴瘤为偶然发现（Vang et al. 2001a；Shigematsu et al. 2016）。血清乳酸脱氢酶水平常升高；CA-125 水平也常升高（Miyazaki et al. 2013；Sun et al. 2015；Guvvala et al. 2017）。

21.1.1.1.2 病理表现

原发性卵巢淋巴瘤多为单侧发生（Sun et al. 2015），瘤体小至仅镜下可见（Vang et al. 2001a），大至直径 25 cm，直径一般为 8~14 cm（Ferry et al. 1997；Vang et al. 2001a；Sun et al. 2015）。肿瘤外表面通常完整，光滑或呈结节状。肿瘤质地取决于

细胞的丰富程度和硬化程度，切面质地软，呈鱼肉状，或质地实而韧。肿瘤一般为白色、黄色、褐色或灰粉色。部分病例出现囊性变、出血或坏死（Ferry et al. 1997；Sun et al. 2015）。非常罕见的淋巴瘤病例并存畸胎瘤，并且可能来自畸胎瘤（McKelvey et al. 2003；Valli et al. 2014；Maguire et al. 2015）。

最常见的卵巢淋巴瘤为弥漫大 B 细胞淋巴瘤，其次是 Burkitt 淋巴瘤和滤泡性淋巴瘤（Dimopoulos et al. 1997；Nasioudis et al. 2017）。在儿童和青少年中最常见的为弥漫性、侵袭性淋巴瘤，包括 Burkitt 淋巴瘤和弥漫大 B 细胞淋巴瘤（Kosari et al. 2005），而在成年人中则为惰性或侵袭性淋巴瘤。卵巢淋巴瘤好发于黄体、白体、滤泡和皮质的边缘，常破坏卵巢的实质，罕见情况下与邻近增生和黄素化的间质有关（Ferry et al. 1997）。

21.1.1.1.2.1 弥漫大 B 细胞淋巴瘤

发生于卵巢的弥漫大 B 细胞淋巴瘤与其他部位发生者相同，由中心母细胞、免疫母细胞、分叶的细胞或上述细胞混合构成。卵巢的弥漫大 B 细胞淋巴瘤常伴有硬化，肿瘤细胞呈条索状或巢状生长，类似于癌（Scully 1979），或细胞伸长并呈席纹状排列而形似肉瘤（图 21.1）。少数弥漫大 B 细胞淋巴瘤含有滤泡性淋巴瘤成分（Neuhauser et al. 2000；Vang et al. 2001a）。肿瘤细胞表达 B 细胞标记物（如 CD20），卵巢弥漫大 B 细胞淋巴瘤大部分为生发中心 B 细胞表型（CD10$^+$ 或 CD10$^-$，BCL6$^+$，MUM1$^-$）（Hans et al. 2004），BCL2 在肿瘤中的表达不恒定，增殖指数通常超过 50%（Vang et al. 2001a；Maguire et al. 2015；Sun et al. 2015）。通常 EBV 呈阴性（Sun et al. 2015）。免疫球蛋白克隆性重排。小宗病例研究发现，荧光原位杂交（FISH）显示 *MYC*、*BCL2* 或 *BCL6* 基因重排。文献报道过一例伴 *MYC* 和 *BCL2* 基因重排的卵巢双打击淋巴瘤（Sun et al. 2015）。

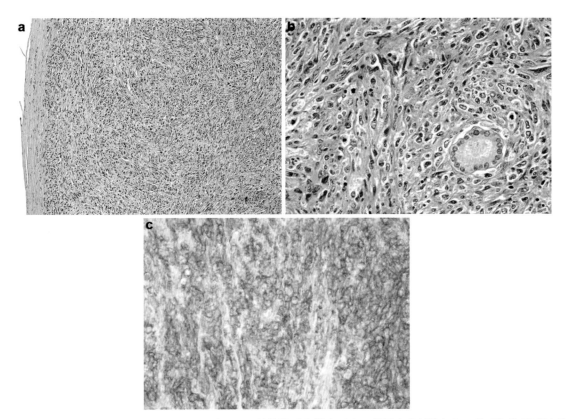

图 21.1 卵巢弥漫大 B 细胞淋巴瘤，肿瘤细胞呈梭形。a. 低倍镜示卵巢表面有一薄层未受累的组织。肿瘤细胞呈席纹状生长。
b. 高倍镜示异型的肿瘤细胞有两端钝圆而细长的核，部分肿瘤细胞核呈圆形或有核裂；伴有间质硬化。肿瘤组织内见
一个小的上皮包涵腺体。c. 肿瘤细胞 CD20⁺，证实其属于 B 细胞系；肿瘤细胞也表达 CD45（即白细胞共同抗原）（未
提供图片）（石蜡切片，过氧化物酶法）

21.1.1.1.2.2　Burkitt 淋巴瘤

卵巢 Burkitt 淋巴瘤最常见于女童和年轻女性
（Kosari et al. 2005；Miyazaki et al. 2013；Lee et al.
2015）。与其他卵巢淋巴瘤相比，Burkitt 淋巴瘤常
累及双侧卵巢（Lagoo et al. 2006；Lee et al. 2015；
Sun et al. 2015；Akakpo et al. 2017）。有一种假说
认为，妊娠期间发生的 Burkitt 淋巴瘤更易累及受
激素刺激的器官，如卵巢（Magloire et al. 2006）。

Burkitt 淋巴瘤在临床上有 3 种表现形式：散
发性、地方性和免疫缺陷相关性（Leoncini et al.
2017），散发性和地方性 Burkitt 淋巴瘤均可累及
卵巢（Leoncini et al. 2017），免疫缺陷患者（HIV
感染者）发生的卵巢 Burkitt 淋巴瘤也有报道
（Lanjewar et al. 2006）。卵巢 Burkitt 淋巴瘤和发
生于其他部位者的组织学特征相同。形态一致的

中等大小的细胞弥漫增生，细胞核为圆形，含有
斑点状染色质，有多个小核仁。胞质含量中等，
吉姆萨或瑞特染色呈深蓝色。有大量核分裂象。
在深染的肿瘤细胞背景中有大量散在、淡染的可
染体巨噬细胞，在低倍镜下形成"星空现象"（图
21.2）。伴有浆细胞样分化的 Burkitt 淋巴瘤常发
生于免疫缺陷患者（Leoncini et al. 2017）。和其他
部位发生的 Burkitt 淋巴瘤一样，卵巢 Burkitt 淋巴
瘤特征性的免疫表型包括单型性 IgM（+）、CD20
（+）、CD10（+）、CD5（-）、BCL6（+）、BCL2
（-），以及 Ki-67 增殖指数高达 100%，并且肿瘤细
胞有 MYC 基因易位（Kosari et al. 2005；Chishima
et al. 2006；Leoncini et al. 2017；Sun et al. 2015）。
地方性 Burkitt 淋巴瘤通常含有 Epstein-Barr 病毒
（EBV），而仅有一小部分散发性 Burkitt 淋巴瘤和

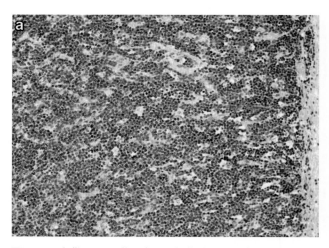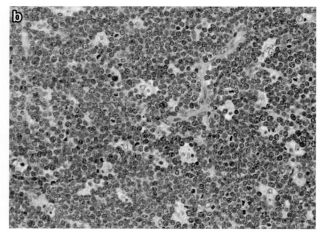

图 21.2　卵巢 Burkitt 淋巴瘤。a. 低倍镜示在深染的肿瘤细胞背景中散在、淡染的可染体巨噬细胞，形成"星空现象"。b. 高倍镜示 Burkitt 淋巴瘤的典型形态，包括相当一致的中等大小的淋巴细胞，核呈圆形，点彩状染色质，以及大量核分裂象

发生于 HIV 阳性患者的免疫缺陷相关 Burkitt 淋巴瘤呈 EBV 阳性（Leoncini et al. 2017）。

21.1.1.1.2.3　滤泡性淋巴瘤

卵巢滤泡性淋巴瘤主要发生于中老年人。肿瘤可以全部为滤泡，也可有明显的弥漫区域，由多少不等的中心细胞（小裂细胞）和中心母细胞（大无裂细胞）混合构成。所有三个级别的滤泡性淋巴瘤均可发生于卵巢（图 21.3）（Vang et al. 2001a；Lagoo et al. 2006）。（1 级：0~5 个中心母细胞 /HPF。2 级：6~15 个中心母细胞 /HPF。3 级：>15 个中心母细胞 /HPF。）有一项研究提示，发生于卵巢的滤泡性淋巴瘤可分为 2 组。第一组呈 BCL2 阴性或弱表达，无 *IGH/BCL2* 基因融合，组织学为 2 级或 3A 级，如果临床分期明确，则肿瘤局限于一侧卵巢。第二组均为低级别，呈 BCL2 强阳性表达，存在 *IGH/BCL2* 基因融合，并且大多数患者有广泛播散的疾病。第一组患者的预后优于第二组患者（Ozsan et al. 2011）。

21.1.1.1.2.4　罕见的淋巴瘤

罕见的浆母细胞淋巴瘤（Guvvala et al. 2017）、间变性大细胞淋巴瘤、B 淋巴母细胞和 T

淋巴母细胞淋巴瘤、ALK⁺ 弥漫大 B 细胞淋巴瘤均有发生于卵巢的病例报道（Vang et al. 2001a；Iyengar et al. 2004；Kosari et al. 2005；Sakurai et al. 2008；Yadav et al. 2013；Sellami-Dhouib et al. 2013）。淋巴母细胞淋巴瘤累及卵巢者通常也累及骨髓（Cunningham 2013）。结外边缘区淋巴瘤并发于严重子宫内膜异位症且累及卵巢和输卵管的病例也有报道（Nezhat et al. 2013）。

21.1.1.1.3　分期、治疗和预后

分期发现，大多数病例有卵巢外播散，通常累及盆腔或主动脉旁淋巴结，偶尔累及腹膜、生殖道其他部位或向远处播散（Dimopoulos et al. 1997；Ferry et al. 1997；Sun et al. 2015）。传统观点认为卵巢淋巴瘤属于侵袭性肿瘤，预后差。但近年来随着治疗手段的改进，卵巢淋巴瘤似乎与相应分期及组织学类型的淋巴结淋巴瘤的预后相似（Dimopoulos et al. 1997；Mansouri et al. 2000；Vang et al. 2001a）。

21.1.1.2　继发性卵巢淋巴瘤

在播散性淋巴瘤和淋巴细胞白血病患者中，卵巢受累较常见，但可能没有相应的症状。7%~25% 的死于淋巴瘤的女性患者有卵巢受累（Barcos

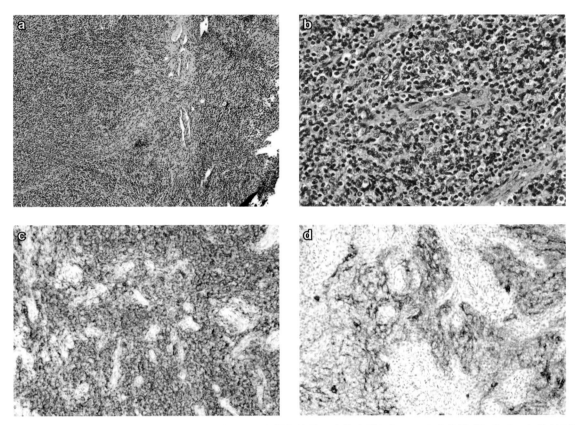

图 21.3　卵巢滤泡性淋巴瘤。a.异型淋巴样细胞增生，形成模糊结节，取代卵巢组织。b.大多数异型细胞小，细胞核不规则，大细胞非常少。c.异型细胞是 B 细胞（CD20⁺），同时它们也表达滤泡中心相关抗原 BCL6（未提供图片）。d. CD21 突出显示滤泡树突状细胞网；与常规染色切片相比，滤泡结构更明显（石蜡切片的过氧化物酶方法显色）

et al. 1987；Ferry et al. 1997）。任何类型的淋巴瘤都可以播散至卵巢，但纵隔大 B 细胞淋巴瘤有明显累及卵巢的倾向（图 21.4）（de Leval et al. 2001；Zinzani et al. 2002；Shulman et al. 2008）。有关于急性淋巴母细胞白血病在骨髓缓解期出现卵巢复发的病例报道。通常复发不仅仅发生在卵巢，腹膜、网膜、输卵管、淋巴结和中枢神经系统也常常受累（Cecalupo et al. 1982；Wyld et al. 1983；Cunningham 2013；Nunes et al. 2015）。

鉴别诊断

卵巢淋巴瘤需要与许多肿瘤相鉴别，这些肿瘤包括无性细胞瘤、转移癌（包括转移性肺小细胞癌和伴高钙血症的原发性小细胞癌）、成年型粒层细胞瘤（Neuhauser et al. 2000）、梭形细胞肉瘤、未

分化癌和髓系肉瘤（Ferry et al. 1997）。应用免疫组化染色较易证实或排除淋巴瘤。与发生于下生殖道的淋巴瘤（详见下文）相反，卵巢淋巴瘤和炎症容易鉴别。

鉴别诊断的主要问题在于区别弥漫大 B 细胞淋巴瘤和非淋巴系肿瘤，因为大淋巴样细胞形态多样，与其他类型肿瘤细胞的大小和形状可能类似。Burkitt 淋巴瘤细胞非常丰富，有特征性的组织学形态。滤泡性淋巴瘤至少部分呈滤泡样生长方式。有助于鉴别诊断的部分特征列于表 21.1。

21.1.2　输卵管淋巴瘤

21.1.2.1　原发性输卵管淋巴瘤

输卵管原发的淋巴瘤罕见，文献报道了 1 例输

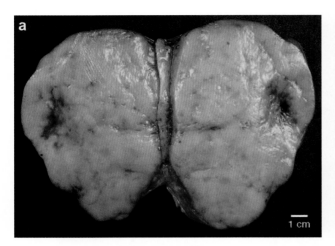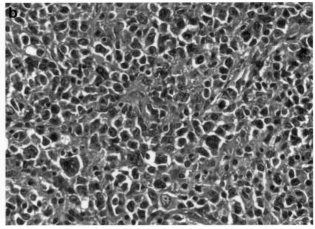

图 21.4　纵隔大 B 细胞淋巴瘤累及卵巢。a. 大体表现，卵巢肿瘤剖面为白色鱼肉样。b. 高倍镜示肿瘤细胞缺乏黏附性，细胞核为圆形或不规则形，胞质少。少量细胞有核裂，极少数为多核细胞

表 21.1　卵巢弥漫大 B 细胞淋巴瘤的鉴别诊断

非淋巴瘤	难点	鉴别特征	非淋巴瘤常见的免疫表型
无性细胞瘤	由 IB 构成的 DLBCL：IB 和无性细胞瘤细胞的大小、形态类似，二者都有明显的核仁	无性细胞瘤：肿瘤细胞成片或成巢，纤维小梁有淋巴细胞和组织细胞；核一侧扁平，染色质细腻，丰富、透明的 PAS 阳性细胞质，细胞边界明显（DLBCL 则不然）	PLAP（+），OCT-4（+），CD117（+），CD45（-），CD20（-）
癌	DLBCL 伴硬化可呈条索状或巢状生长，与癌类似	黏附性生长、核镶嵌排列、管腔形成、产生黏液支持病变为癌；滤泡结构支持病变为伴高钙血症的小细胞癌	CK（+），CD45（-），CD20（-）
梭形细胞肉瘤	DLBCL 伴硬化可有梭形细胞形态	肉瘤中没有 CB 和 IB 相混杂，肿瘤细胞通常更长	间叶标记物阳性（程度不一），CD45（-），CD20（-）
AGCT	构成 DLBCL 的 CB 和 IB 有大而淡染的空泡状核，形似 AGCT 的细胞；AGCT 可呈弥漫结构，类似 DLBCL	小梁状、岛状、微滤泡或巨滤泡结构，Call-Exner 小体，染色质更淡染、更均匀，核沟，以上这些支持病变为 AGCT	Inhibin（+），calretinin（+），CD45（-），CD20（-）
髓系肉瘤	大淋巴细胞和原始髓系细胞的形态重叠，生长方式也相似	原始髓系细胞稍小于大淋巴细胞，染色质更细腻、更分散，核仁通常更小。有些细胞可有粉红色胞质，提示髓系分化。骨髓检查可能发现髓系白血病。可能出现嗜酸性中幼粒细胞	溶菌酶（+），MPO（+/-），CD68（+/-），CD34（+/-），CD117（+）

注：DLBCL—弥漫大 B 细胞淋巴瘤；IB—免疫母细胞；CB—中心母细胞；AGCT—成年型粒层细胞瘤；MPO—髓过氧化物酶。

卵管原发性边缘区 B 细胞淋巴瘤伴输卵管炎（Noack et al. 2002）、1 例疑似输卵管原发性滤泡性淋巴瘤（图 21.5）（Ferry et al. 1991）和 1 例双侧输卵管原发性外周 T 细胞淋巴瘤（Gaffan et al. 2004）。

21.1.2.2　继发性输卵管淋巴瘤

卵巢淋巴瘤患者伴有输卵管受累相对常见（Neuhauser et al. 2000）。大多数为弥漫大 B 细胞淋巴瘤或 Burkitt 淋巴瘤（Vang et al. 2001b），也

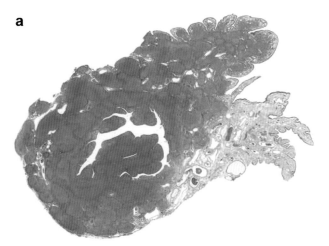
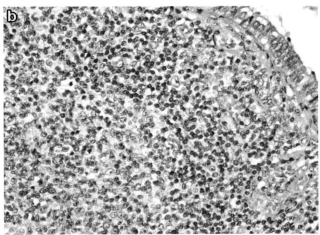

图 21.5　输卵管滤泡性淋巴瘤。a. 完整的大切片示拥挤的淋巴滤泡透壁性累及输卵管；b. 高倍镜示一个肿瘤性滤泡的一部分，由小裂细胞（中心细胞）混合少量大无裂细胞（中心母细胞）构成，滤泡周围是小淋巴细胞

有滤泡性淋巴瘤、外周 T 细胞淋巴瘤和淋巴母细胞性淋巴瘤 / 白血病的报道（Cecalupo et al. 1982；Osborne et al. 1983；Neuhauser et al. 2000；Vang et al. 2001b）。有文献报道了 1 例伴有丰富的淀粉样物质沉积的结外边缘区淋巴瘤累及输卵管（Mehta et al. 2014）。在播散性淋巴瘤病例尸检标本中也可见到输卵管被浸润（Iliya et al. 1968）。

21.1.3　子宫淋巴瘤

21.1.3.1　原发性子宫淋巴瘤

发生于子宫的淋巴瘤的数量不足结外淋巴瘤的1%（Freeman et al. 1972）。与子宫体相比，淋巴瘤更常见于子宫颈。一项研究报道，子宫颈与子宫体淋巴瘤的发生比例为 10∶1（Vang et al. 2000c），而在其他研究中子宫颈与子宫体淋巴瘤的发生比例并没有这么悬殊（Kosari et al. 2005；Mandato et al. 2014）。

21.1.3.1.1　临床表现

罹患子宫淋巴瘤的成年人的年龄范围跨度很大（Harris et al. 1984），平均年龄和中位年龄都为 40~60 岁（Harris et al. 1984；Perren et al. 1992；

Makarewicz et al. 1995；Dursun et al. 2005；Frey et al. 2006；Mandato et al. 2014）。异常阴道出血是最常见的症状（Harris et al. 1984；Makarewicz et al. 1995；Alvarez et al. 1997；Ferry et al. 1997；Chandy et al. 1998；Vang et al. 2001b；Chan et al. 2005；Frey et al. 2006；Cohn et al. 2007；Mandato et al. 2014）。其次为性交困难，以及会阴、盆腔或腹部疼痛。一些患者有全身症状（如发热或体重减轻）（Perren et al. 1992；Ferry et al. 1997；Dursun et al. 2005）。因为淋巴瘤一般不形成溃疡，宫颈细胞学检查只能偶尔发现子宫淋巴瘤。

21.1.3.1.2　病理表现

子宫颈淋巴瘤病变的体积通常较大，在盆腔检查中可以发现。典型表现是子宫颈呈弥漫环状增大（"桶状子宫颈"）（图 21.6）。淋巴瘤也可能形成一个不连续的黏膜下肿瘤（Harris et al. 1984；Chan et al. 2005）、息肉样或多结节状病变（Harris et al. 1984；Chandy et al. 1998；Garavaglia et al. 2005）或蕈状外生性肿块；很少形成溃疡（Harris et al. 1984）。对肿瘤的描述多种多样，包括呈鱼肉样、质韧或质硬、呈浅褐色至黄色（Harris et al. 1984）。常见广泛的局部播散，如累及阴道、子宫

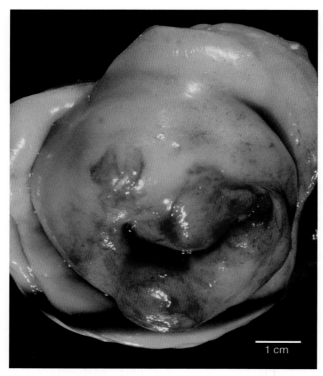

图 21.6　子宫颈淋巴瘤。大体检查发现子宫颈呈环状增大（"桶状子宫颈"）

旁甚至盆腔侧壁（Harris et al. 1984；Chandy et al. 1998；Frey et al. 2006；Cohn et al. 2007），也有肿瘤浸润至膀胱的报道（Kawauchi et al. 2002）。患者常出现继发于输尿管梗阻的肾盂积水（Harris et al. 1984；Ferry et al. 1997；Cohn et al. 2007）。子宫体淋巴瘤常呈鱼肉状或质软，呈淡灰色、黄色或淡黄色，可以形成息肉状肿块或弥漫浸润子宫内膜，有时浸润至子宫肌层深部（Harris et al. 1984；Ferry et al. 1997）。

　　子宫淋巴瘤与发生于淋巴结和结外其他部位者的镜下表现相似。发生在子宫颈的淋巴瘤，表面上皮下方常有一条未受淋巴瘤累及的正常组织区带，上皮通常也完好，不受病变累及。在活检大标本或子宫切除术标本中，常常可见子宫颈壁深部受浸润。活检小标本常常有明显的挤压假象。

21.1.3.1.2.1　弥漫大 B 细胞淋巴瘤

　　到目前为止，无论是子宫体还是子宫颈，弥漫大 B 细胞淋巴瘤都是子宫原发性淋巴瘤中最常见的类型（Alvarez et al. 1997；Chandy et al. 1998；Vang et al. 2000c，2001b；Kawauchi et al. 2002；Garavaglia et al. 2005；Frey et al. 2006），约占 70%（Vang et al. 2001b；Dursun et al. 2005）。肿瘤细胞可以是中心母细胞、免疫母细胞或分叶的大淋巴细胞，或是以上几类细胞的混合。子宫颈淋巴瘤常发生显著的硬化（Vang et al. 2001b；Garavaglia et al. 2005；Lagoo et al. 2006），致使肿瘤细胞呈梭形或排列成条索样（Harris et al. 1984）。肿瘤细胞的梭形生长方式可能非常明显，因而类似肉瘤，有人使用"梭形细胞亚型"（Carbone et al. 2006）和"肉瘤样亚型"（Kahlifa et al. 2003；Fratoni et al. 2016）这些名称。文献报道了血管内大 B 细胞淋巴瘤累及子宫和附件的一些少见病例（Sur et al. 2005；Yamada et al. 2005；Shigematsu et al. 2016）。镜下可见异型大淋巴细胞充满血管腔（图 21.7）。

21.1.3.1.2.2　滤泡性淋巴瘤

　　滤泡性淋巴瘤是第二常见的子宫淋巴瘤类型；所有三个级别的滤泡性淋巴瘤都有发生在子宫的报道（Kosari et al. 2005）。子宫滤泡性淋巴瘤也常常伴有硬化。当子宫颈壁受到肿瘤侵袭时，肿瘤性滤泡常常位于血管周围（图 21.8）（Harris et al. 1984）。

21.1.3.1.2.3　黏膜相关淋巴组织结外边缘区淋巴瘤（MALT 淋巴瘤）

　　子宫内膜发生的一些边缘区淋巴瘤病例和更罕见的发生于子宫颈的边缘区淋巴瘤病例已有报道（Ferry et al. 1997；van de Rijn et al. 1997；Vang et al. 2000c，2001b；Kosari et al. 2005；Frey et al. 2006；Tahmasebi et al. 2015；Bennett et al. 2016；Takimoto et al. 2017）。子宫内膜 MALT 淋巴瘤有明显的特征，受累患者为 40~90 岁，中位年龄为 60 岁左右。该淋巴瘤常为偶然发现，一般不形成肿块，且常局限于子宫内（Iyengar et al. 2004；Tahmasebi et al.

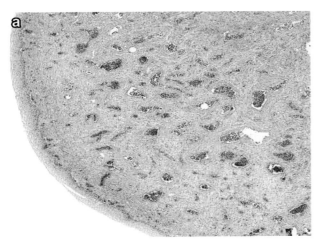
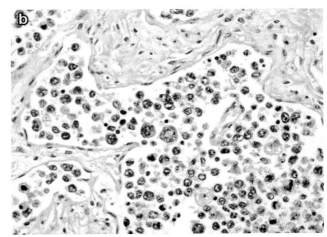

图 21.7　子宫颈血管内大 B 细胞淋巴瘤。a. 子宫颈外口多个血管内含有肿瘤细胞；b. 高倍镜示一个扩张的血管充满了异型且多形的大淋巴细胞。肿瘤细胞呈 CD20（＋）和 CD3（－）（未提供图片），符合 B 细胞性肿瘤的特征

2015；Bennett et al. 2016）。镜下，病变均由大结节构成，肿瘤细胞为形态单一的小淋巴细胞，核轻度不规则，有少量至中等量淡染的胞质，肿瘤细胞邻近（有时围绕着）子宫内膜腺体，通常没有淋巴上皮病变。该淋巴瘤可局限于子宫内膜或浸润肌层。免疫组化显示肿瘤细胞主要为 B 细胞［CD20（＋），CD79a（＋）］，呈 CD10（－）、BCL2（＋）、BCL6（－）、CD23（－）、IgM（＋）、IgD（－）和 cyclin D1（－），通常共表达 CD43（图 21.9），罕见共表达 CD5。肿瘤结节可见 CD21⁺、CD23⁺ 滤泡树突状细胞网。增殖指数低。一些病例的结节周边出现单型性浆细胞。免疫球蛋白重链基因呈克隆性重排。FISH 检测未见 *IGH* 重排和 *MALT1* 基因重排。随访发现患者几乎总是无病生存（Iyengar et al. 2004；Tahmasebi et al. 2015；Bennett et al. 2016）。

21.1.3.1.2.4　罕见的淋巴瘤

有文献报道了罕见发生于子宫颈的淋巴瘤，如 Burkitt 淋巴瘤（Kosari et al. 2005；Nomura et al. 2006）和罕见的 B 淋巴母细胞淋巴瘤（Kosari et al. 2005）、外周 T 细胞淋巴瘤（Kirk et al. 2001）和子宫颈结外 NK/T 细胞淋巴瘤（Vang et al. 2001b；Wang et al. 2015）。子宫很少发生移植

后 B 细胞性淋巴组织增殖性疾病（Nagarsheth et al. 2005）。

21.1.3.1.3　分期、治疗和预后

尽管大多数子宫淋巴瘤在诊断时病变体积较大（原发性子宫内膜边缘区淋巴瘤除外），但是病变通常是局限性的（Ann Arbor Ⅰ期或Ⅱ期），并且Ⅰ期比Ⅱ期更常见（Vang et al. 2000c；Chan et al. 2005；Mandato et al. 2014）。子宫淋巴瘤的治疗方案不尽相同。有一些年轻女性患者通过联合化疗被成功治愈，甚至部分患者的生育能力得以保留（Ferry et al. 1997；Garavaglia et al. 2005）。子宫淋巴瘤的预后相对较好（Ferry et al. 1997；Chandy et al. 1998；Nasu et al. 1998；Vang et al. 2001b）。子宫颈淋巴瘤的预后好于宫体淋巴瘤（Nasioudis et al. 2017）。子宫颈淋巴瘤的特定病因生存率预计为 87%，而子宫体淋巴瘤为 67%（Nasioudis et al. 2017）。然而，病变局限的子宫体淋巴瘤的预后较好，尤其是局限于子宫内膜的边缘区淋巴瘤（van de Rijn et al. 1997；Frey et al. 2006）。病变处于进展期并有子宫内膜受累的患者预后较差（Harris et al. 1984）。

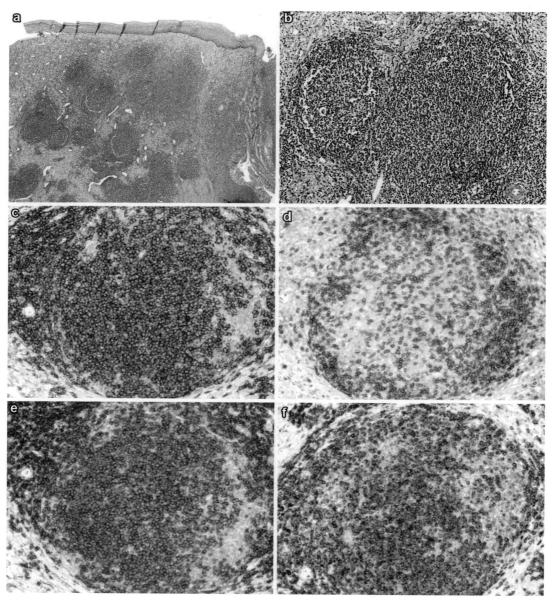

图 21.8　子宫颈滤泡性淋巴瘤。a. 低倍镜示不典型淋巴滤泡向子宫颈壁深层侵袭。表面上皮完好，没有受到淋巴细胞浸润。
b. 高倍镜示滤泡由形态单一的异型小淋巴细胞构成，滤泡拥挤、边界不清。免疫染色示滤泡由 B 细胞（c，CD20⁺）构
成，周围围绕着 T 细胞（d，CD3⁺）。B 细胞同时表达滤泡中心相关标记物 CD10（e）和 BCL2（f）。这些免疫组化结果
证实了滤泡性淋巴瘤的诊断

21.1.3.2　继发性子宫淋巴瘤

　　播散性淋巴瘤或淋巴细胞白血病继发累及子宫
的病例并不罕见，患者可无症状，或者表现为阴道
出血或排液（Ferry et al. 1997；Vang et al. 2001b；
Kosari et al. 2005）。在原发性子宫淋巴瘤中，子宫
颈淋巴瘤远比子宫体淋巴瘤多。与此相反，子宫继
发性受累时，子宫体淋巴瘤的发生概率至少与子宫

颈淋巴瘤相当。与原发性病变相比，子宫继发性淋
巴瘤有更多的类型，包括弥漫大 B 细胞淋巴瘤、
滤泡性淋巴瘤、慢性淋巴细胞白血病、B/T 淋巴母
细胞白血病 / 淋巴瘤（Ferry et al. 1997；Vang et al.
2001b；Lyman et al. 2002；Kosari et al. 2005；Kazi
et al. 2013）和结外 NK/T 细胞淋巴瘤（Murase et
al. 2002），其中弥漫大 B 细胞淋巴瘤稍占优势。

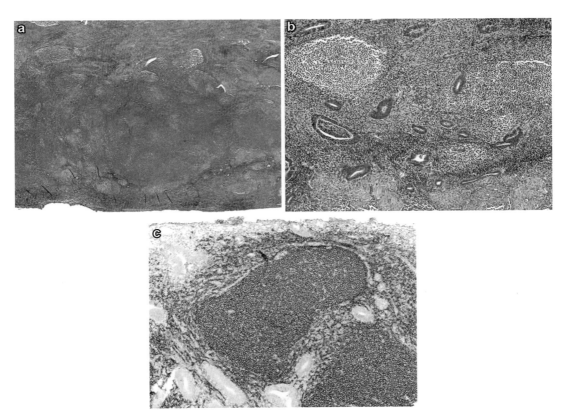

图 21.9　子宫内膜边缘区淋巴瘤。a. 小淋巴细胞形成拥挤的结节，广泛取代子宫内膜，并累及子宫浅肌层。b. 形态温和的小淋巴细胞形成结节，散在分布于子宫内膜腺体之间。c. 淋巴细胞主要为 B 细胞（CD20$^+$），B 细胞同时表达 CD43。小淋巴细胞形成的拥挤结节内有 CD21$^+$ 滤泡树突状细胞网（未提供图片）

子宫继发性淋巴瘤的预后远不及子宫原发性淋巴瘤（Vang et al. 2000c；Murase et al. 2002）。

　　在淋巴细胞白血病的死亡病例中，子宫受累相对常见。一项尸检研究结果显示，25% 的急性淋巴母细胞白血病死亡患者和 14% 的慢性淋巴细胞白血病死亡患者出现子宫受累（Barcos et al. 1987）。

21.1.4　淋巴系肿瘤累及胎盘

　　约 0.1% 的女性在妊娠期会发生恶性肿瘤，其中部分为淋巴瘤或白血病。罕见情况下，患者的胎盘内可见淋巴瘤或白血病病灶（Meguerian-Bedoyan et al. 1997；Catlin et al. 1999；Nishi et al. 2000；Jackisch et al. 2003；Maruko et al. 2004；Chen et al. 2016）。部分患者的治疗很成功，而另一些患者死于这类疾病。大多数情况下，胎盘淋巴瘤不会播散至胎儿，但确实有胎盘淋巴瘤播及胎儿（Catlin et al. 1999；Maruko et al. 2004）并导致胎儿出生后死亡的少见病例报道（Catlin et al. 1999）。

　　大体表现为白色结节或者白色颗粒状区域或梗死（Meguerian-Bedoyan et al. 1997；Nishi et al. 2000；Chen et al. 2016）。镜下，在绒毛间区（母体循环）见肿瘤细胞不同程度地密集浸润。个别罕见病例中，在绒毛膜绒毛，包括血管（胎儿循环）（Catlin et al. 1999；Maruko et al. 2004）或脐带血（van der Velden et al. 2001）中也可见到肿瘤细胞；在非常罕见的情况下，胎儿循环受累后肿瘤累及胎儿，导致婴儿在出生数月内死亡（Catlin et al. 1999）。因此，在孕产妇患有恶性肿瘤的情况下，对胎盘进行仔细的巨检和镜下检查非常重要。

　　淋巴瘤和淋巴细胞白血病的类型众多，有些文献使用的是旧的分类系统（Jackisch et al. 2003）。

已有 B 细胞和 T 细胞侵袭性淋巴瘤累及胎盘的病例报道（Meguerian-Bedoyan et al. 1997）。也有纵隔大 B 细胞淋巴瘤（Nishi et al. 2000）、发生于医源性免疫抑制女性的弥漫大 B 细胞淋巴瘤（Chen et al. 2016）、ALK 阳性间变性大细胞淋巴瘤（Meguerian-Bedoyan et al. 1997）和 EBV 阳性侵袭性 NK 细胞白血病 / 淋巴瘤（Catlin et al. 1999）累及胎盘的罕见病例报道。B 淋巴母细胞白血病累及胎盘且在脐带血中发现肿瘤细胞的病例也曾被报道过（van der Velden et al. 2001）。

21.1.5　阴道淋巴瘤

21.1.5.1　原发性阴道淋巴瘤

临床表现

阴道的原发性淋巴瘤罕见（Perren et al. 1992；Ferry et al. 1997；Vang et al. 2000b）。与女性生殖道其他部位的原发性淋巴瘤相似，患者的年龄范围很广，平均年龄为 40 多岁。患者表现为阴道出血、排液、疼痛、性交困难或尿频。有些患者有阴道肿块。肿瘤可压迫尿道而导致无尿（Yoshinaga et al. 2004）或膀胱膨胀（Vang et al. 2000b）。大的肿块可压迫尿路，导致肾积水（Ragupathy et al. 2013）。肿瘤常导致阴道壁出现边界不清的增厚区或硬结，并常伴邻近组织（如子宫颈和直肠阴道隔）的浸润（Vang et al. 2000b）。与发生于子宫颈的淋巴瘤一样，发生于阴道的原发性淋巴瘤的表面上皮通常完好，所以宫颈细胞学筛查结果一般为阴性（Prevot et al. 1992；Ragupathy et al. 2013）。

病理表现

原发性阴道淋巴瘤的病理特征与子宫颈淋巴瘤类似。近 88% 的阴道淋巴瘤为弥漫大 B 细胞淋巴瘤（Nasioudis et al. 2017），少数阴道原发性淋巴瘤为滤泡性淋巴瘤（Harris et al. 1984；Kosari

et al. 2005；Cohn et al. 2007）、Burkitt 淋巴瘤、淋巴浆细胞淋巴瘤（Kosari et al. 2005）、T 细胞淋巴瘤（Prevot et al. 1992；Ferry et al. 1997）和边缘区淋巴瘤（Yoshinaga et al. 2004）。与发生在子宫颈的淋巴瘤一样，阴道弥漫大 B 细胞淋巴瘤常伴有明显的硬化，并可呈肉瘤样。这类病例仅有少部分经过详细研究，但肿瘤细胞均呈 CD20（+）、CD5（-）、CD10（-）、BCL6（+）、MUM1（-）、CD138（-），且 EBV、HHV-8 均呈阴性，伴有免疫球蛋白和 BCL6 基因的体细胞突变。这些特征提示弥漫大 B 细胞淋巴瘤梭形细胞亚型与 B 细胞成熟过程中的生发中心早期阶段相关（Carbone et al. 2006）。罕见的原发性 EBV 阳性的阴道淋巴瘤也有报道（Domingo et al. 2004）。

分期、治疗和预后

阴道原发性淋巴瘤通常是局限性病变（Ann Arbor ⅠE 期或ⅡE 期）。阴道淋巴瘤没有一致的治疗方案，但其预后似乎较好（Perren et al. 1992；Prevot et al. 1992；Vang et al. 2000b；Domingo et al. 2004；Yoshinaga et al. 2004；Cohn et al. 2007）。例如，在一项研究报道中，8 例阴道弥漫大 B 细胞淋巴瘤患者中仅有 1 例患者死于该病（Vang et al. 2000b）。

21.1.5.2　继发性阴道淋巴瘤

阴道继发性淋巴瘤比原发性淋巴瘤更常见，包括淋巴瘤复发于阴道和广泛播散性淋巴瘤伴有阴道受累（Ferry et al. 1997），其预后远比原发者差（Prevot et al. 1992；Vang et al. 2000b）。

21.1.6　外阴淋巴瘤

21.1.6.1　原发性外阴淋巴瘤

外阴的原发性淋巴瘤极其罕见。患者为成年女性，外阴出现结节、肿胀或硬结（Ferry et al. 1997；Vang et al. 2000a）。少数病例中，淋巴瘤表现为前庭大腺区域肿块（Tjalma et al. 2002）或阴蒂肿块（Kosari et al. 2005）。患者的平均年龄似乎大于生殖道其他部位淋巴瘤患者（Kosari et al. 2005）。一些患者为 HIV 阳性或处于医源性免疫抑制状态（Kaplan et al. 1993；Kaplan et al. 1996；Ferry et al. 1997；Vang et al. 2000a）。弥漫大 B 细胞淋巴瘤是最常见的类型（Ferry et al. 1997；Macleod et al. 1998；Vang et al. 2000a；Tjalma et al. 2002；Clemente et al. 2016），约占外阴淋巴瘤总数的 50%（Nasioudis et al. 2017），其他类型少见。有几例淋巴浆细胞淋巴瘤（Kosari et al. 2005）和 1 例移植后 T 细胞性淋巴组织增殖性疾病（Kaplan et al. 1993）的病例报道。总体上，外阴淋巴瘤的侵袭性相对较强，但少数患者长期无病生存。

21.1.6.2　继发性外阴淋巴瘤

淋巴瘤复发或广泛播散时很少伴有外阴继发性淋巴瘤。继发性淋巴瘤的类型多样（图 21.10）

（Kosari et al. 2005）。蕈样肉芽肿可以累及外阴，但通常其他部位的皮肤也有受累（Vang et al. 2001b）。

21.2　女性生殖道的非肿瘤性淋巴组织增殖性病变

女性生殖道的慢性炎症很常见。有 2 种特殊的非肿瘤性淋巴细胞增殖性病变，即淋巴瘤样病变和平滑肌瘤伴淋巴细胞浸润，它们本质上属于瘤样病变，但通常有广泛的淋巴细胞浸润，可类似于淋巴瘤。

21.2.1　旺炽性淋巴组织增生（淋巴瘤样病变）

少数下生殖道的炎症性病变，因淋巴细胞致密而广泛，并含有许多大淋巴细胞，可能会被怀

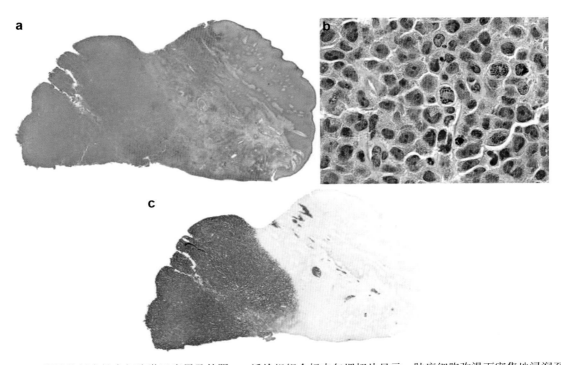

图 21.10　ALK 阴性的间变性大细胞淋巴瘤累及外阴。a. 活检组织全标本包埋切片显示，肿瘤细胞弥漫而密集地浸润至活检组织的深层；b. 肿瘤细胞大而异型，核为圆形、卵圆形且伴有浅至深的切迹，核仁显著，细胞含有中等量淡红染色的胞质，核分裂象易见（油镜）；c. 石蜡切片的免疫组化显示 CD30 弥漫强阳性，主要病变表面的淋巴管内可见 CD30 阳性的肿瘤细胞团

疑为恶性淋巴瘤。这些"淋巴瘤样病变"可见于子宫颈、子宫内膜和外阴，其中子宫颈最为常见（Young et al. 1985；Hachisuga et al. 1992；Ma et al. 2007）。淋巴瘤样病变几乎总是发生于育龄期女性，常因异常阴道流血或鳞状细胞非典型增生进行检查或其他原因而偶然被发现。淋巴瘤样病变常发生于 EB 病毒、衣原体、HPV 感染及宫内节育器使用和手术后（Young et al. 1985；Hachisuga et al. 1992；Ma et al. 2007；Geyer et al. 2010；Ramalingam et al. 2012）。病变位置表浅，常伴有被覆上皮糜烂或溃疡。位于子宫颈的病变深度一般不超过 3 mm，仅少数情况下病变超过最深的子宫颈管腺体。大肿块极少见。病变含有多种形态的淋巴细胞（小淋巴细胞和包括免疫母细胞在内的大淋巴细胞），常混杂浆细胞和中性粒细胞。没有硬化。子宫颈或子宫内膜的淋巴瘤样病变通常有慢性子宫颈炎或子宫内膜炎的背景。

免疫组化显示病变中 B 细胞和 T 细胞混杂，大细胞表达 CD20，有时可以共表达 CD30，大细胞可以聚集成团，这可能是生发中心（图 21.11）。生发中心细胞表达 CD20、CD10、BCL6，而不表达 BCL2，符合反应性滤泡的特征。浆细胞呈多克

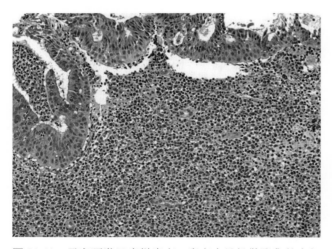

图 21.11　子宫颈淋巴瘤样病变。病变内见松散聚集的大细胞，其间混杂着小淋巴细胞、浆细胞和中性粒细胞，表面上皮可见受累。大细胞主要为 CD20[+]B 细胞，小细胞主要是 CD3[+]T 细胞（未提供图片）

隆性（κ[+] 细胞和 λ[+] 细胞混合构成）（Young et al. 1985；Hachisuga et al. 1992；Ma et al. 2007）。令人惊讶的是，有一项研究发现，44% 的淋巴瘤样病变有单克隆性免疫球蛋白重链（IGH）基因重排（Geyer et al. 2010），即便如此，这些患者经过随访后均未罹患淋巴瘤（Young et al. 1985；Hachisuga et al. 1992；Ma et al. 2007；Geyer et al. 2010；Ramalingam et al. 2012）。

相反，下生殖道淋巴瘤通常形成肿块并常累及邻近器官。镜下检查，淋巴瘤由形态单一的淋巴细胞构成，常伴有硬化，倾向于向深部浸润，在上皮下形成狭窄的未受肿瘤累及的区域，肿瘤常播散到邻近的血管（Young et al. 1985）。有些病例很难鉴别是淋巴瘤样病变还是淋巴瘤。对这样的病例再次进行活检可能有助于鉴别，因为淋巴瘤样病变可以自发消退。

21.2.2　平滑肌瘤伴淋巴细胞浸润

子宫平滑肌瘤伴淋巴细胞浸润是少见的病变，患者的年龄为 25~53 岁。大体表现上，肌瘤直径为 2~12 cm，大体表现可能很典型（Saglam et al. 2005），有些病变的质地较软（图 21.12）（Ohmori et al. 2002；Paik et al. 2004）。镜下检查，可见中等量至大量的小淋巴细胞浸润，并有散在的大淋巴细胞、组织细胞、数量不等的浆细胞，少数情况下可见嗜酸性粒细胞。部分病例出现反应性滤泡。病变中没有中性粒细胞（Ferry et al. 1989；Ohmori et al. 2002；Paik et al. 2004；Saglam et al. 2005），炎症细胞浸润往往局限于平滑肌瘤内（图 21.12），但偶尔可浸润邻近子宫肌层（Ferry et al. 1989；Saglam et al. 2005）。免疫组化显示滤泡中为 B 细胞（CD20[+]，CD79a[+]）、滤泡外为 T 细胞（CD3[+]，CD45RO[+]）。少数病例以具有细胞毒性表型的 CD8[+] 或 TIA-1[+] T 细胞浸润为主（Paik et al. 2004；Saglam et al. 2005）。仅有 1 例经分子学检测发现 T

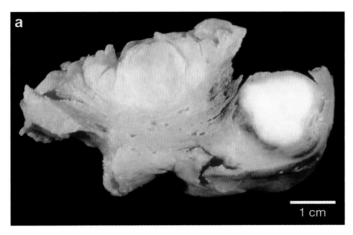
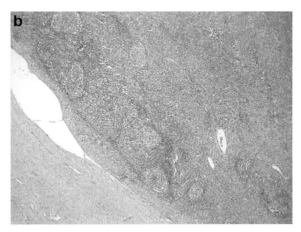

图 21.12　平滑肌瘤伴淋巴细胞浸润。a. 大体表现上，子宫切面有一个典型的平滑肌瘤，体积较小，呈白色，界限清楚（右侧）。还可见一个黄褐色的平滑肌瘤伴有淋巴细胞浸润（左侧）。b. 淋巴细胞广泛浸润平滑肌瘤，邻近的子宫肌层没有受累。病变有多个淋巴滤泡，多位于平滑肌瘤的周边

细胞受体 γ 链基因存在克隆性重排（Saglam et al. 2005）；其意义不明，因为 3 年后患者状况良好，没有患淋巴瘤的证据。炎症性病变偶尔出现克隆性 B 细胞群或 T 细胞群，这些表现不一定提示淋巴瘤。

这种反应性病变的病因不明，但是数例患者曾用过宫内节育器，其可能有引起慢性炎症性病变的作用（Ferry et al. 1989）。1 例患者有自身免疫性疾病的临床特征（Saglam et al. 2005）。数例患者使用过 GnRHa 治疗（Saglam et al. 2005）。有报道，LHRH 治疗可导致平滑肌瘤内淋巴细胞浸润和明显的血管破坏（Ohmori et al. 2002）。这些与治疗有关的退行性改变可能引发了平滑肌瘤内的炎症反应（Ohmori et al. 2002；Paik et al. 2004）。

随访显示，所有平滑肌瘤伴淋巴细胞浸润的病例都呈良性临床过程（Ferry et al. 1989；Saglam et al. 2005）。在笔者遇到的病例中，1 例患者在诊断为平滑肌瘤伴淋巴细胞浸润后数月被切除了一个体积较大的脂肪瘤，脂肪瘤内有多灶淋巴细胞聚集（Ferry et al. 1989）。患者随访 8 年后情况良好，没有患淋巴瘤的证据（未发表资料）。

平滑肌瘤伴淋巴细胞浸润的鉴别诊断包括子宫淋巴瘤，浸润的细胞呈多种形态且浸润范围局限于

平滑肌瘤内有助于与淋巴瘤相鉴别。炎性假瘤在子宫内形成肿块，但肿块由成纤维细胞和肌成纤维细胞（而非平滑肌细胞）构成，并且浸润细胞包括中性粒细胞。化脓性肌瘤是伴有显著中性粒细胞浸润和脓性坏死的平滑肌瘤，不要同平滑肌瘤伴淋巴细胞浸润相混淆。

21.2.3　下生殖道淋巴瘤的鉴别诊断

需要与下生殖道淋巴瘤相鉴别的病变包括慢性炎症性病变、癌、肉瘤和其他病变。淋巴瘤，特别是伴有硬化的淋巴瘤，由于人为挤压而容易产生假象，这增加了诊断难度。与许多子宫颈淋巴瘤相似，特发性腹膜后纤维化是一种硬化性病变，可导致输尿管梗阻。在滤泡外出现大量 B 细胞和异型淋巴细胞支持淋巴瘤的诊断，但如果挤压假象很广泛，那么识别异型淋巴细胞可能比较困难。表 21.2 列出了对部分病变的鉴别诊断有帮助的特征。

21.3　女性生殖道的髓系肿瘤

髓系肉瘤是由原始髓系成分构成的肿块性病变，很少累及女性生殖道。有时候肿瘤因含有大量

表 21.2 女性下生殖道淋巴瘤的鉴别诊断

诊断	不支持淋巴瘤的特征	支持淋巴瘤的特征
淋巴瘤样病变	没有肿块	出现肿块
	位置浅表	向深部浸润
	糜烂	上皮不受累，无糜烂
	浸润细胞成分混杂	浸润细胞的形态单一
	没有硬化	出现硬化
	存在 STD 或 EBV 感染的证据	
癌，特别是小细胞癌	在组织保存最好的区域，黏附性生长，核镶嵌排列	肿瘤细胞不黏附
		肿瘤细胞：CB、IB 或分叶细胞
	破坏正常组织结构（如子宫内膜或子宫颈腺体）	不破坏正常结构
	出现 SCIS 或 ACIS	无 SCIS 或 ACIS
	异型细胞呈 CK（+）	肿瘤细胞呈 CD45（+）、CD20（+）（B 细胞淋巴瘤）
梭形细胞肉瘤	没有混杂的 CB、IB 和分叶细胞	CB、IB 或分叶细胞中混杂着梭形细胞
	肿瘤细胞呈 CD45（-）、CD20（-）	肿瘤细胞呈 CD45（+）、CD20（+）（B 细胞淋巴瘤）
低级别子宫内膜间质肉瘤	细胞均匀而松散地分布，呈特征性的舌状生长	肿瘤细胞排列紧密
		血管一般不明显
	明显的小动脉	呈 CD45（+）、CD20（+）、CD10（-/+）（B 细胞淋巴瘤）
	可能混杂有泡沫样细胞	
	呈 CD45（-）、CD20（-）、CD10（+）	
胚胎性横纹肌肉瘤	儿童患者	患者为成年人
	富细胞区和少细胞区交替	异型细胞均匀分布
	黏液样背景	硬化背景
	肿瘤细胞呈 desmin（+）、myogenin（+）、Myo-D1（+）	肿瘤细胞呈 CD45（+）、CD20（+）（B 细胞淋巴瘤）
髓外造血系统疾病，特别是红系为主	红系成分的特征：均匀深染的染色质	淋巴细胞的特征：空泡状或斑点状染色质
	出现巨核细胞和成熟髓系成分	无其他造血细胞成分
	并存骨髓增殖性疾病的证据	

髓过氧化物酶而呈绿色，因此曾称为绿色瘤。后来其被改称为粒细胞肉瘤，以包括那些不呈绿色的肿瘤（Rappaport 1966）。WHO 分类将位于髓外和骨内、由髓母细胞或不成熟髓系细胞构成的瘤块称为髓系肉瘤。"原单核细胞肉瘤"这个名称用于由原单核细胞构成的少见髓系肉瘤（Brunning et al. 2001）。

21.3.1 临床表现

生殖道的髓系肉瘤见于小儿至老年患者，患者的中位年龄约为 40 岁（Garcia et al. 2006）。髓系肉瘤发生在以下 3 种背景下：有已知的急性髓系白血病，有骨髓增生性肿瘤或相关的病变，没有造血系统疾病的其他证据（Neiman et al. 1981）。近半数患者有髓系肿瘤的病史，其髓系肿瘤常常是急性髓系白血病，偶尔是慢性骨髓增生性肿瘤或骨髓增生异常综合征 / 骨髓增殖性肿瘤；因此这些病变代表了患者先前的髓系肿瘤复发或进展。髓系肉瘤伴有骨髓增殖性肿瘤的患者常常发生原始细胞危象（Neiman et al. 1981）。在 FAB 分类中，白血病包括 M1、M2、M3、M4（Garcia et al. 2006）和 M5 型（Hernandez et al. 2002）。一些病例与伴有异常骨髓嗜酸细胞增多症的急性髓系白血病（AML，M4eo）相关（Drinkard et al. 1995；Garcia et al. 2006）。几乎所有没有骨髓疾病证据的髓系肉瘤最终会进展为白血病（Neiman et al. 1981）。然而，少数孤立性髓系肉瘤的患者通过积极的联合放化疗可能长期生存，不进展为急性白血病（Meis et al. 1986；Imrie et al. 1995）。除了 1 例患者先前由于乳腺癌进行了化疗之外，总体上患者在发病前没有诱发髓系肿瘤的情况（Pullarkat et al. 2007）。有些罹患生殖道急性髓系白血病和髓系肉瘤的患者曾在日本广岛或长崎暴露于辐射（Liu et al. 1973）。大部分髓系肉瘤发生于卵巢或子宫。阴道和外阴的髓系肉瘤很少见（Oliva et al. 1997；Garcia et al. 2006；Wasson et al. 2015）。

21.3.2　病理表现

镜下可见黏附性差的异型细胞弥漫浸润，一些正常结构可以不被累及，如子宫内膜腺体或发育中的卵泡。常见单行排列的生长方式，易见核分裂象。肿瘤细胞中等大小，为卵圆形或不规则形，核染色质细腻，有小核仁，有时可见明显的核切迹。细胞质非常稀少至中等量，有时呈粉红色，表示细胞质含有髓系颗粒。常有散在的凋亡细胞。少部分病例出现地图状坏死。病灶内可能有散在的嗜酸性前体细胞（Oliva et al. 1997；Garcia et al. 2006）。根据细胞分化程度可将病变分为原始细胞型、未成熟型或分化型（Brunning et al. 2001；Garcia et al. 2006）。原始细胞型主要由原始髓细胞构成，

未成熟型除了含有原始髓细胞外还含有早幼粒细胞，而分化型还含有中性粒细胞系中更成熟的细胞（Brunning et al. 2001）。

石蜡切片的免疫表型示肿瘤细胞特征性地表达髓过氧化物酶（MPO）、溶菌酶、CD117 和 CD43，CD34 和 CD68 通常呈阳性。CD45（白细胞共同抗原）常呈阳性，但在蜡块切片上可能着色模糊甚至呈阴性，可能导致诊断困难（Brunning et al. 2001；Pathak et al. 2005；Garcia et al. 2006）。肿瘤细胞也表达氯乙酰酯酶（CAE），而不表达 B 细胞和 T 细胞特异性抗原。原单核细胞肉瘤呈溶菌酶（＋）、CD68（＋），但不表达 MPO（Brunning et al. 2001）。

21.3.2.1　卵巢的髓系肿瘤

髓系白血病初起时很少表现为卵巢病变，但尸检时卵巢浸润很常见。对 1958—1982 年死于白血病的 1206 例患者进行尸体解剖发现，11% 的急性粒细胞白血病和 9% 的慢性粒细胞白血病累及卵巢（Barcos et al. 1987）。笔者注意到后几年髓外肿瘤显著减少，可能是由更高强度的治疗所致。

不成熟髓细胞形成卵巢肿瘤时，诊断为卵巢髓系肉瘤是恰当的。临床上确定的髓系肉瘤患者中，卵巢很少受累。Neiman 等报道的 21 例髓系肉瘤女性患者中无一例附件受累（Neiman et al. 1981），Meis 等报道的 9 例女性患者中仅一例附件受累（Meis et al. 1986）。少数女性和极少数儿童患者以明显的孤立性卵巢髓系肉瘤或卵巢髓系肉瘤为急性髓系白血病的首发表现（Osborne et al. 1983；Ferry et al. 1991；Drinkard et al. 1995；Oliva et al. 1997；Ding et al. 2015）。急性粒细胞白血病化疗后复发也可发生在卵巢，但通常不是孤立性病灶（Oliva et al. 1997；Cunningham 2013）。

肿瘤为单侧或双侧发生，直径可达 19 cm（平均直径为 10~12 cm）。肿瘤一般为实性，质软，呈白色或红棕色，但可见囊性变、出血或坏死（Osborne et al. 1983；Ferry et al. 1991）。一些病变

呈肉眼可见的独特的绿色（Oliva et al. 1997），可以称之为绿色瘤。

21.3.2.2　子宫的髓系肿瘤

子宫髓系肉瘤少见（Oliva et al. 1997）。在 30 例发生于不同部位的 2 组髓系肉瘤女性患者中，有 1 例发生在子宫体，1 例在子宫颈（Neiman et al. 1981；Meis et al. 1986）。患者都是成年女性，平均年龄为 60 多岁，常常出现异常阴道出血，有时伴有腹痛（Spahr et al. 1982；Harris et al. 1984；Hernandez et al. 2002；Pathak et al. 2005；Pullarkat et al. 2007；Wasson et al. 2015）。在一些患者的宫颈涂片中发现恶性肿瘤细胞，但不能做出特异性的诊断（Spahr et al. 1982；Ferry et al. 1991）。其中一例患者考虑为恶性淋巴瘤或白血病（Spahr et al. 1982），另一例怀疑为淋巴瘤（Ferry et al. 1991）。子宫颈比子宫体更易受累，但两者可以同时发生（Harris et al. 1984；Pullarkat et al. 2007）。仅有极少数病例的肿瘤局限于子宫（Harris et al. 1984）。大多数患者的肿瘤会累及生殖道其他部位［包括阴道（Spahr et al. 1982；Ferry et al. 1991）、外阴（Spahr et al. 1982）、卵巢或输卵管（Hernandez et al. 2002；Garcia et al. 2006）］，有时有子宫旁组织受累（Ferry et al. 1991），伴或不伴肿瘤蔓延至盆腔侧壁（Pathak et al. 2005）。盆腔大肿块可能伴有输尿管积水（Pullarkat et al. 2007）。一些患者同时有生殖道外其他部位受累，这些部位包括淋巴结（Spahr et al. 1982；Harris et al. 1984；Garcia et al. 2006）、胃肠道（Spahr et al. 1982）、乳腺（Garcia et al. 2006）或纵隔（Garcia et al. 2006）。骨髓检查可能发现急性髓系白血病（Garcia et al. 2006）。那些发病时没有急性髓系白血病的患者，也常常进展为急性髓系白血病（Harris et al. 1984；Ferry et al. 1991；Hernandez et al. 2002）。1 例慢性粒细胞白血病女性患者在原始细胞危象后短期内发生了乳腺和子宫内膜的粒细胞肉瘤（Spahr et al. 1982）。

1 例有乳腺癌病史的患者化疗后，发生了孤立的与治疗相关的子宫原单核细胞肉瘤，肿瘤细胞表达 CD45、CD43、CD68 和溶菌酶，伴有 11q23 的 *KMT2A* 基因异位（以前称为混合表型白血病基因，*MLL*）（Pullarkat et al. 2007）；伴有 11q23 异常的急性髓系白血病可以是包含 DNA 拓扑异构酶 Ⅱ 抑制剂的化疗后并发症。

大体表现上，病变呈结节、溃疡或大肿块，常蔓延至阴道或子宫颈旁软组织（Ferry et al. 1991）。肿瘤呈灰褐色或灰蓝色至绿色（Harris et al. 1984）。镜下，不成熟的粒细胞倾向于围绕正常结构浸润，而不是摧毁性浸润，这种生长方式也见于淋巴瘤。组织学表现和其他部位的髓系肉瘤类似。

在最初活检时常常无法做出正确的诊断，特别是在早期的报道中，那时常规免疫染色尚未普及，适用于石蜡切片免疫组化的抗体较少。最常将该肿瘤误诊为恶性淋巴瘤（Harris et al. 1984）。文献报道中，一例子宫颈活检标本最初被诊断为小细胞鳞状细胞癌，另一例未做出诊断（Ferry et al. 1991）。

子宫发生其他血液系统疾病的病例极少见。髓外造血可见于子宫内膜并累及子宫内膜间质或生殖道其他部位，但后者更为少见。其中大约一半患者伴有血液肿瘤（Valeri et al. 2002）。笔者见过一例慢性特发性骨髓纤维化患者，其子宫内膜出现广泛的髓外造血（"髓样化生"）（未发表的病例，图 21.13）。

21.3.2.3　阴道和外阴的髓系肿瘤

急性粒细胞白血病偶尔会浸润阴道（Ferry et al. 1991）。另外，有少数阴道髓系肉瘤的病例报道（图 21.14）。Oliva 和同事描述了 3 例女性患者，其年龄分别为 66 岁、73 岁和 76 岁，患者表现为绝经后出血、宫颈细胞学筛查异常和肿块。其中 1 例先前有急性髓系白血病病史；另 1 例患者起初表现为阴道髓系肉瘤，但骨髓活检发现有急性髓系白血病；还有 1 例患者有明显的孤立性髓系肉瘤。

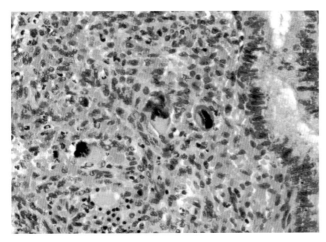

图 21.13　子宫内膜髓外造血。几个巨核细胞散在分布于子宫内膜间质内，细胞核大而深染，有异型性。靠近图片底部可见一簇松散的有核红细胞

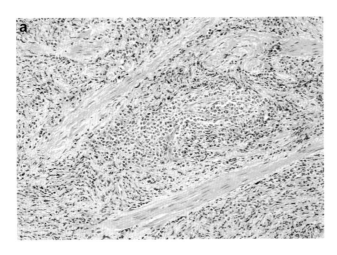

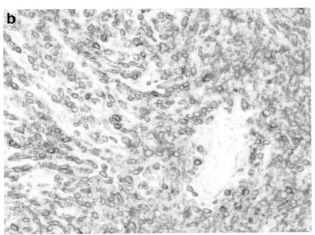

图 21.14　阴道髓系肉瘤。a. 原始肿瘤细胞黏附性差，染色质颗粒细腻而分散，细胞质稀少，肿瘤细胞浸润纤维肌性间质；b. 肿瘤细胞 MPO 呈阳性

最后一次随访，1 例患者带病生存，另 2 例已经去世（Oliva et al. 1997）。文献中还有 1 例 48 岁女性患者因出现阴道疼痛和白带，检查发现阴道有一个孤立的绿色肿块。检查发现该肿瘤表达 CAE、CD43、CD45 和溶菌酶阳性，而 CD20、CD3、S-100 蛋白和 CK 均呈阴性。尽管经过治疗，患者仍快速进展为 M5a 型急性髓系白血病。细胞遗传学分析发现复杂核型。该患者在其他部位（包括乳腺和大腿）发生髓系肉瘤，初诊后 10 个月死于白血病（Hernandez et al. 2002）。1 例 39 岁 21- 三体综合征患者，出现与子宫颈和阴道髓系肉瘤相关的症状（Ferry et al. 1991）。Neiman 等在关于髓系肉瘤的大宗报道中提到 1 例类似的病例，但没有详细描述（Neiman et al. 1981）。

文献报道过 1 例老年女性的髓系肉瘤表现为外阴肿块，其他检查证实其存在急性髓系白血病（Ersahin et al. 2007）。另 1 例骨髓增生异常 / 骨髓增殖性肿瘤患者出现阴蒂皮疹，相关检查证实其为髓系肉瘤；2 个月后该例患者发展为急性髓系白血病（Garcia et al. 2006）。

生殖道髓系肉瘤的预后很难评估，因为多年来只有很少的病例报道，且治疗方案不一致，大样本量的研究也很少（Oliva et al. 1997；Garcia et al. 2006），随访期通常较短。开始时表现为孤立性髓系肉瘤的患者，常常进展为急性髓系白血病（Garcia et al. 2006），这种情况甚至发生于那些接受了强化治疗的患者（Hernandez et al. 2002）。总体上，女性生殖道髓系肉瘤患者的预后差。随着对急性髓系白血病治疗的进步，预后有可能会改善。偶尔有些发病时表现为孤立性髓系肉瘤和那些病变范围更广的患者确实有较长的无病生存期（Oliva et al. 1997；Garcia et al. 2006）。

21.3.3　鉴别诊断

在一些大宗研究中，大部分髓系肉瘤最初被误

诊，常被误诊为恶性淋巴瘤（Neiman et al. 1981；Meis et al. 1986）。由于免疫组化的广泛应用和可用于石蜡切片免疫组化检测的抗体增多，误诊也少了。与淋巴瘤相比，髓系肉瘤的细胞核染色质更细腻而分散，细胞质更丰富。细胞质可能呈特征性的红色。在一些病例中可以识别出嗜酸性中幼粒细胞，这一点对于诊断肿瘤起源于原始髓系细胞非常有帮助。对以前流式细胞学检测有特征性结果、已经被诊断为急性髓系白血病的患者，做出髓系肉瘤的诊断并不困难，但无上述病史时，诊断髓系肉瘤是很有挑战性的。使用一组髓系相关抗原的抗体，如溶菌酶、MPO、CD68、CD34 和 CD117，结合 B 细胞标记物（如 CD20）和 T 细胞标记物（如 CD3），在部分病例加做非淋巴造血细胞标记物（如 CK 和 S-100 蛋白），由此将可以确定是否为髓系肉瘤。要注意某些 T 细胞系相关抗原（如 CD43），无细胞系特异性，可表达于髓系肉瘤。原单核细胞肉瘤可表达 CD4（表达程度通常比成熟的辅助性 T 细胞弱）和 CD56（一般被认为是 NK 细胞的标记物），且可不表达用于检测原始细胞的 CD34 和 CD117，因此对于少见或意外的免疫染色结果，需要慎重解读（表 21.1）。

有时候，鉴别子宫内膜的子宫积脓和髓系肉瘤比较困难。一些髓系肉瘤出现分化成熟形态。而在重度急性炎症背景中，退变的中性粒细胞的细胞核可失去特征性的分叶状而呈圆形，这种形态可能会被误认为是原始细胞。只有病变出现一群可信的保存完好的原始髓系成分时才能诊断为髓系肉瘤。

21.4 女性生殖道的组织细胞肿瘤

21.4.1 Langerhans 细胞组织细胞增生症

临床表现

Langerhans 细胞组织细胞增生症在以前称为组织细胞增生症 X，发生于以下 3 种临床综合征之一：①嗜酸性肉芽肿，其特征是单一病灶；② Hand-Schüller-Christian 病，这是一种慢性渐进性多灶病变，通常累及单个器官系统；③ Letterer-Siwe 病，为 Langerhans 细胞组织细胞增生症的侵袭性暴发性病变，呈多灶、多系统累及（Weiss et al. 2001；Montero et al. 2003）。

Langerhans 细胞组织细胞增生症偶尔发生于生殖道，其中外阴最常见，其次为阴道和子宫颈（Issa et al. 1980；Lieberman et al. 1996），罕见发生于子宫内膜和卵巢（Axiotis et al. 1991）。子宫受累几乎总是伴有外阴和（或）阴道病变（Issa et al. 1980；Ferry et al. 1991）。罕见病例如先天性 Langerhans 细胞组织细胞增生症累及胎盘的病例也有报道（Terry et al. 2013）。尿崩症和 Langerhans 细胞组织细胞增生症的黏膜皮肤病变之间似乎有强烈的关联，特别是在女性生殖道的病例中（Issa et al. 1980）。在生殖道病变出现之前或之后，Langerhans 细胞组织细胞增生症患者常有其他部位的异常表现（Axiotis et al. 1991），特别是骨的病变（Issa et al. 1980；Padula et al. 2004）。单发于生殖道的 Langerhans 细胞组织细胞增生症罕见（Santillan et al. 2003）。

生殖道 Langerhans 细胞组织细胞增生症有以下 4 种生长方式（Axiotis et al. 1991；Padula et al. 2004）。①单发的生殖道病变，有些病例出现局部复发，但没有累及远处部位。②单发的生殖道病变，后来播散到其他部位（最常见的部位是骨），有些病例伴有尿崩症。③初起为口腔或皮肤病变，随后发展为生殖道和多器官病变。④开始时出现尿崩症，随后发生生殖道和多器官病变。

生殖道 Langerhans 细胞组织细胞增生症患者的年龄为 1~85 岁，大部分患者是年轻人（Issa et al. 1980；Axiotis et al. 1991；Chang et al. 2013）。常见症状为外阴瘙痒或性交困难（Issa et al. 1980；Lieberman et al. 1996）。病变可以单发或多发（Issa et al. 1980；Santillan et al. 2003），呈白色或黄棕色溃疡、丘疹、溃疡性结节（Issa et al. 1980；Venizelos et al. 2006）、红斑、红色丘疹（Santillan et al. 2003）或不规则质脆肿块（Ferry et al. 1991），并且可能类似于原发性梅毒、鳞状细胞癌、性病淋巴肉芽肿（Issa et al. 1980）、单纯疱疹病毒感染或黑色素瘤（Ferry et al. 1991）。子宫颈病变呈黄棕色、棕色或红色丘疹（Issa et al. 1980；Ferry et al. 1991）。

病理表现

镜下可见黏膜下 Langerhans 细胞呈结节状或片状生长，细胞核淡染，有深皱褶或折叠（核沟），核膜纤薄，染色质浅染，细胞质较丰富且为淡粉红色。一些区域常混杂着嗜酸性粒细胞和淋巴细胞，有些病例中还有中性粒细胞（图 21.15）。细胞浸润常常伴有溃疡、鳞屑和痂皮（Issa et al. 1980）。累及胎盘时，低倍镜下的表现类似于慢性绒毛膜炎（Terry et al. 2013）。Langerhans 细胞组织细胞增生症在镜下可能和炎症性病变、淋巴瘤或癌混淆，但是大量的 Langerhans 细胞混合着嗜酸性粒细胞可以提示正确的诊断。Langerhans 细胞有独特的免疫表型：S-100 蛋白（＋）、CD1a（＋）和 Langerin（＋）。CD45、CD68 和溶菌酶也有程度不等的表达。CD30、MPO、B 细胞和 T 细胞的特异性标记物呈阴性。像其他组织细胞和单核细胞一样，Langerhans 细胞可以表达 CD4（Weiss et

al. 2001；Padula et al. 2004）。绝大多数病例存在 *BRAF V600E* 的突变，这也许揭示了 Langerhans 细胞组织细胞增生症的病因，免疫组化显示，这些病例表达 BRAF（Roden et al. 2014）。Langerhans 细胞组织细胞增生症是起源于鳞状上皮或其他组织中的成熟 Langerhans 细胞的肿瘤转化，还是起源于骨髓中异常的有 Langerhans 细胞特征的细胞，目前仍不清楚（Montero et al. 2003）。

治疗和预后

生殖道 Langerhans 细胞组织细胞增生症的生物学行为很难预测，因为这类病变很少见并且生物学行为多变，还没有统一的治疗方案。偶尔，外阴小病变可以自发性消退，但结节性病变不然（Issa et al. 1980）。病变在最初可以单纯切除或局部使用类固醇激素。如果这些方法无效，局部放射治疗可能有效，但可能会复发。少数病例使用了类固醇药物或化疗（甲氨蝶呤、长春新碱、长春碱和其他药物）（Issa et al. 1980；Axiotis et al. 1991；Lieberman et al. 1996；Chang et al. 2013）。由于 Langerhans 细胞是抗原呈递细胞，在免疫应答中起着重要作用，因此有人试用免疫调节剂（如干扰素）对 Langerhans 细胞组织细胞增生症进行治疗。有报道称使用干扰素和 thalidomide 治疗皮肤和肛

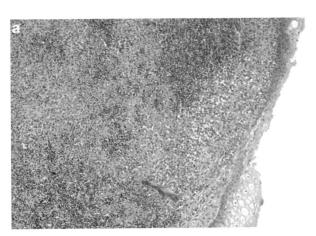
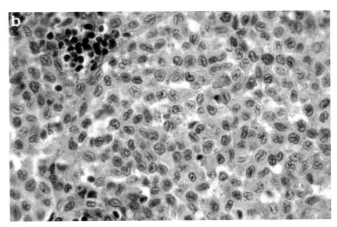

图 21.15　外阴 Langerhans 细胞组织细胞增生症。a. 低倍镜示鳞状上皮黏膜下有成片淡染的组织细胞、聚集的小淋巴细胞和少量的嗜酸性粒细胞；b. 高倍镜示 Langerhans 细胞有大的卵圆形细胞核（有核沟）、富于淡粉色的细胞质，混合着一些小淋巴细胞和嗜酸性粒细胞

门生殖道的 Langerhans 细胞组织细胞增生症非常有效（Montero et al. 2003），但是疗效不持久。沙利度胺可能有效，是因为它是 TNF 抑制剂，而TNF 在骨髓前驱细胞产生 Langerhans 细胞的过程中起作用（Santillan et al. 2003）。无论何种治疗方法，常见病变不完全缓解、局部复发和远处复发的情况（Santillan et al. 2003；Padula et al. 2004；Venizelos et al. 2006）。

参考文献

Akakpo PK, Derkyi-Kwarteng L et al (2017) A pathological and clinical study of 706 primary tumours of the ovary in the largest tertiary hospital in Ghana. BMC Women's Health 17(1):34

Alvarez A, Ortiz J et al (1997) Large B-cell lymphoma of the uterine corpus: case report with immunohistochemical and molecular study. Gynecol Oncol 65:534–538

Axiotis C, Merino M et al (1991) Langerhans cell histiocytosis of the female genital tract. Cancer 67:1650–1660

Barcos WL et al (1987) An autopsy study of 1206 acute and chronic leukemias (1958–1982). Cancer 60:827–837

Bennett JA, Oliva E et al (2016) Primary endometrial marginal zone lymphoma (MALT lymphoma): a unique clinicopathologic entity. Am J Surg Pathol 40(9):1217–1223

Brunning R, Matutes E et al (2001) Acute myeloid leukemia not otherwise categorised. In: Jaffe E, Harris N, Stein H, Vardiman J (eds) Pathology and genetics: tumours of haematopoietic and lymphoid tissues. IARC Press, Lyon, pp 91–105

Carbone A, Gloghini A et al (2006) A spindle cell variant of diffuse large B-cell lymphoma possesses genotypic and phenotypic markers characteristic of a germinal center B-cell origin. Mod Pathol 19(2):299–306

Catlin EA, Roberts JD Jr et al (1999) Transplacental transmission of natural-killer-cell lymphoma. N Engl J Med 341(2):85–91

Cecalupo AJ, Frankel LS et al (1982) Pelvic and ovarian extramedullary leukemic relapse in young girls. Cancer 50:587–593

Chan JK, Loizzi V et al (2005) Clinicopathologic features of six cases of primary cervical lymphoma. Am J Obstet Gynecol 193(3 Pt 1):866–872

Chandy L, Kumar L et al (1998) Non-Hodgkin's lymphoma presenting as a primary lesion in uterine cervix: case report. J Obstet Gynaecol Res 24(3):183–187

Chang JC, Blake DG et al (2013) Langerhans cell histiocytosis associated with lichen sclerosus of the vulva: case report and review of the literature. J Cutan Pathol 40(2):279–283

Chen G, Crispin P et al (2016) Placental involvement by non-Hodgkin lymphoma in a Crohn disease patient on long-termthiopurine therapy. Intern Med J 46(1):102–105

Chishima F, Hayakawa S et al (2006) Ovarian Burkitt's lymphoma diagnosed by a combination of clinical features, morphology, immunophenotype, and molecular findings and successfully managed with surgery and chemotherapy. Int J Gynecol Cancer 16(Suppl 1):337–343

Clemente N, Alessandrini L et al (2016) Primary non-Hodgkin's lymphoma of the vulva: a case report and literature review. Medicine (Baltimore) 95(10):e3041

Cohn DE, Resnick KE et al (2007) Non-Hodgkin's lymphoma mimicking gynecological malignancies of the vagina and cervix: a report of four cases. Int J Gynecol Cancer 17(1):274–279

Cunningham I (2013) The clinical behavior of 124 leukemic ovarian tumors: clues for improving the poor prognosis. Leuk Lymphoma 54(7):1430–1436

de Leval L, Ferry J et al (2001) Expression of bcl-6 and CD10 in primary mediastinal large cell lymphoma. Evidence for derivation from germinal center B cells? Am J Surg Pathol 25(10):1277–1282

Dimopoulos MA, Daliani D et al (1997) Primary ovarian non-Hodgkin's lymphoma: outcome after treatment with combination chemotherapy. Gynecol Oncol 64:446–450

Ding J, Li H et al (2015) Ovarian granulocytic sarcoma as the primary manifestation of acute myelogenous leukemia. Int J Clin Exp Pathol 8(10):13552–13556

Domingo S, Perales A et al (2004) Epstein-Barr virus positivity in primary vaginal lymphoma. Gynecol Oncol 95(3):719–721

Drinkard LC, Waggoner S et al (1995) Acute myelomonocytic leukemia with abnormal eosinophils presenting as an ovarian mass: a report of two cases and a review of the literature. Gynecol Oncol 56:307–311

Dursun P, Gultekin M et al (2005) Primary cervical lymphoma: report of two cases and review of the literature. Gynecol Oncol 98(3):484–489

Ersahin C, Omeroglu G et al (2007) Myeloid sarcoma of the vulva as the presenting symptom in a patient with acute myeloid leukemia. Gynecol Oncol 106(1):259–261

Ferry JA, Young RH (1991) Malignant lymphoma, pseudolymphoma and hematopoietic disorders of the female genital tract. Pathol Annu 26(Part 1):227–263

Ferry J, Young R (1997) Malignant lymphoma of the genitourinary tract. Curr Diagn Pathol 4:145–169

Ferry JA, Harris NL et al (1989) Leiomyomas with lymphoid infiltration simulating lymphoma. A report of 7 cases. Int J Gynecol Pathol 8:263–270

Fratoni S, Abruzzese E et al (2016) Primitive "spindle cell variant" (sarcomatoid variant) diffuse large B-cell lymphoma of the uterine cervix: description and outcome of a rare case. Int J Gynecol Pathol 35(6):593–597

Freeman C, Berg JW et al (1972) Occurrence and prognosis of extranodal lymphomas. Cancer 29(1):252–260

Frey NV, Svoboda J et al (2006) Primary lymphomas of the cervix and uterus: the University of Pennsylvania's experience and a review of the literature. Leuk Lymphoma 47(9):1894–1901

Gaffan J, Herbertson R et al (2004) Bilateral peripheral T-cell lymphoma of the fallopian tubes. Gynecol Oncol 95(3):736–738

Garavaglia E, Taccagni G et al (2005) Primary stage I-IIE non-Hodgkin's lymphoma of uterine cervix and upper vagina: evidence for a conservative approach in a study on three patients. Gynecol Oncol 97(1):214–218

Garcia MG, Deavers MT et al (2006) Myeloid sarcoma involving the gynecologic tract: a report of 11 cases and review of the literature. Am J Clin Pathol 125(5): 783–790

Geyer JT, Ferry JA et al (2010) Florid reactive lymphoid hyperplasia of the lower female genital tract (lymphoma-like lesion): a benign condition that frequently harbors clonal immunoglobulin heavy chain gene rearrangements. Am J Surg Pathol 34(2):161–168

Guvvala SL, Sakam S et al (2017) Case of primary bilateral diffuse large B-cell lymphoma of the ovary with plasmablastic features in an HIV-negative female patient. BMJ Case Rep 2017

Hachisuga T, Ookuma Y et al (1992) Detection of Epstein-Barr virus DNA from a lymphoma-like lesion of the uterine cervix. Gynecol Oncol 46:69–73

Hans CP, Weisenburger DD et al (2004) Confirmation of the molecular classification of diffuse large B-cell lymphoma by immunohistochemistry using a tissue microarray. Blood 103(1):275–282

Harris NL, Scully RE (1984) Malignant lymphoma and granulocytic sarcoma of the uterus and vagina. A clinicopathologic analysis of 27 cases. Cancer 53: 2530–2545

Hernandez JA, Navarro JT et al (2002) Primary myeloid sarcoma of the gynecologic tract: a report of two cases progressing to acute myeloid leukemia. Leuk Lymphoma 43(11):2151–2153

Horowitz NA, Benyamini N et al (2013) Reproductive organ involvement in non-Hodgkin lymphoma during pregnancy: a systematic review. Lancet Oncol 14(7): e275–e282

Iliya FA, Muggia FM et al (1968) Gynecologic manifestations of reticulum cell sarcoma. Obstet Gynecol 31: 266–269

Imrie KR, Kovass MJ et al (1995) Isolated chloroma: the effect of early antileukemic therapy. Ann Inter Med 123(5):351–353

Issa PY, Salem PA et al (1980) Eosinophilic granuloma with involvement of the female genitalia. Am J Obstet Gynecol 137:608–612

Iyengar P, Deodhare S (2004) Primary extranodal marginal zone B-cell lymphoma of MALT type of the endometrium. Gynecol Oncol 93(1):238–241

Jackisch C, Louwen F et al (2003) Lung cancer during pregnancy involving the products of conception and a review of the literature. Arch Gynecol Obstet 268(2): 69–77

Kahlifa M, Buckstein R et al (2003) Sarcomatoid variant of B-cell lymphoma of the uterine cervix. Int J Gynecol Pathol 22(3):289–293

Kaplan MA, Jacobson JO et al (1993) T cell lymphoma of the vulva with erythrophagocytosis in a renal allograft recipient. Am J Surg Pathol 17:842–849

Kaplan EJ, Chadburn A et al (1996) Case report. HIV-related primary non-Hodgkin's lymphoma of the vulva. Gynecol Oncol 61:131–138

Kawauchi S, Fukuma F et al (2002) Malignant lymphoma arising as a primary tumor of the uterine corpus. Pathol Int 52(5–6):423–424

Kazi S, Szporn AH et al (2013) Recurrent precursor-B acute lymphoblastic leukemia presenting as a cervical malignancy. Int J Gynecol Pathol 32(2):234–237

Kirk CM, Naumann RW et al (2001) Primary endometrial T-cell lymphoma. A case report. Am J Clin Pathol 115 (4):561–566

Kosari F, Daneshbod Y et al (2005) Lymphomas of the female genital tract: a study of 186 cases and review of the literature. Am J Surg Pathol 29(11):1512–1520

Lagoo AS, Robboy SJ (2006) Lymphoma of the female genital tract: current status. Int J Gynecol Pathol 25(1): 1–21

Lanjewar D, Dongaonkar D (2006) HIV-associated primary non-Hodgkin's lymphoma of ovary: a case report. Gynecol Oncol 102(3):590–592

Lee AC, Chui CH (2015) Bilateral ovarian Burkitt's lymphoma: successful treatment with preservation of ovarian function. J Pediatr Adolesc Gynecol 28(4): e105–e107

Leoncini L, Campo E, Stein H, Harris N, Jaffe E, Kluin P (2017) Burkitt lymphoma. In: Swerdlow S, Campo E, Harris N et al (eds) WHO classification of tumours of haematopoietic and lymphoid tissues. 4th, update ed. Lyon: IARC, pp 330–334

Lieberman PH, Jones CR et al (1996) Langerhans cells (eosinophilic) granulomatosis. Am J Surg Pathol 20:519–552

Liu PI, Ishimaru T et al (1973) Autopsy study of granulocytic sarcoma (chloroma) in patients with myelogenous leukemia, Hiroshima-Nagasaki 1949–1969. Cancer 31:948–955

Lyman MD, Neuhauser TS (2002) Precursor T-cell acute lymphoblastic leukemia/lymphoma involving the uterine cervix, myometrium, endometrium, and appendix. Ann Diagn Pathol 6(2):125–128

Ma J, Shi Q et al (2007) Lymphoma-like lesion of the uterine cervix: report of 12 cases of a rare entity. Int J Gynecol Pathol 26(2):194–198

Macleod C, Palmer A et al (1998) Primary non-Hodgkin's lymphoma of the vulva: a case report. Int J Gynecol Cancer 8:504–508

Magloire LK, Pettker CM et al (2006) Burkitt's lymphoma of the ovary in pregnancy. Obstet Gynecol 108(3 Pt 2):743–745

Maguire A, Castriciano G et al (2015) Case study: diffuse large B-cell lymphoma arising in ovarian mature cystic teratoma. Int J Gynecol Pathol 34(5):459–464

Makarewicz R, Kuzminska A (1995) Non-Hodgkin's lymphoma of the uterine cervix: a report of three patients. Clin Oncol (R Coll Radiol) 7:198–199

Mandato VD, Palermo R et al (2014) Primary diffuse large B-cell lymphoma of the uterus: case report and review. Anticancer Res 34(8):4377–4390

Mansouri H, Sifat H et al (2000) Primary malignant lymphoma of the ovary: an unusual presentation of a rare disease. Eur J Gynaec Oncol 21(6):616–618

Maruko K, Maeda T et al (2004) Transplacental transmission of maternal B-cell lymphoma. Am J Obstet Gynecol 191(1):380–381

McKelvey A, McKenna D et al (2003) A case of lymphoma occurring in an ovarian teratoma. Gynecol Oncol 90(2):474–477

Meguerian-Bedoyan Z, Lamant L et al (1997) Anaplastic large cell lymphoma of maternal origin involving the placenta: case report and literature survey. Am J Surg Pathol 21(10):1236–1241

Mehta N, Schoder H et al (2014) Adnexal mass secondary to extranodal marginal zone lymphoma of mucosa-associated lymphoid tissue (MALT lymphoma) with associated amyloid deposition. BMJ Case Rep 2014

Meis JM, Butler JJ et al (1986) Granulocytic sarcoma in nonleukemic patients. Cancer 58:2697–2709

Miyazaki N, Kobayashi Y et al (2013) Burkitt lymphoma of the ovary: a case report and literature review. J Obstet Gynaecol Res 39(8):1363–1366

Montero AJ, Diaz-Montero CM et al (2003) Langerhans cell histiocytosis of the female genital tract: a literature review. Int J Gynecol Cancer 13(3):381–388

Murase T, Inagaki H et al (2002) Nasal NK-cell lymphoma followed by relapse in the uterine cervix. Leuk Lymphoma 43(1):203–206

Nagarsheth NP, Kalir T et al (2005) Post-transplant lymphoproliferative disorder of the cervix. Gynecol Oncol 97(1):271–275

Nasioudis D, Kampaktsis PN et al (2017) Primary lymphoma of the female genital tract: an analysis of 697 cases. Gynecol Oncol 145(2):305–309

Nasu K, Yoshimatsu J et al (1998) A case of primary non-Hodgkin's lymphoma of the uterine cervix treated by combination chemotherapy (THP-COP). J Obstet Gynaecol Res 24(2):157–160

Neiman RS, Barcos M et al (1981) Granulocytic sarcoma: a clinicopathologic study of 61 biopsied cases. Cancer 48:1426–1437

Neuhauser TS, Tavassoli FA et al (2000) Follicle center lymphoma involving the female genital tract: a morphologic and molecular genetic study of three cases. Ann Diagn Pathol 4(5):293–299

Nezhat CH, Dun EC et al (2013) A rare case of primary extranodal marginal zone B-cell lymphoma of the ovary, fallopian tube, and appendix in the setting of endometriosis. Am J Obstet Gynecol 208(1):e12–e14

Nishi Y, Suzuki S et al (2000) B-cell-type malignant lymphoma with placental involvement. J Obstet Gynaecol Res 26(1):39–43

Noack F, Lange K et al (2002) Primary extranodal marginal zone B-cell lymphoma of the fallopian tube. Gynecol Oncol 86(3):384–386

Nomura S, Ishii K et al (2006) Burkitt lymphoma of the uterus in a human T lymphotropic virus type-1 carrier. Intern Med 45(4):215–217

Nunes V, Della Starza I et al (2015) A case of late isolated ovarian relapse of acute lymphoblastic leukemia after an allogeneic stem cell transplant. Leuk Lymphoma 56(5):1517–1520

Ohmori T, Wakamoto R et al (2002) Immunohistochemical study of a case of uterine leiomyoma showing massive lymphoid infiltration and localized vasculitis after LH-RH derivant treatment. Histopathology 41(3): 276–277

Oliva E, Ferry JA et al (1997) Granulocytic sarcoma of the female genital tract. A clinicopathologic study of 11 cases. Am J Surg Pathol 21:1156–1165

Osborne BM, Robboy SJ (1983) Lymphomas or leukemia presenting as ovarian tumors. An analysis of 42 cases. Cancer 52:1933–1943

Ozsan N, Bedke BJ et al (2011) Clinicopathologic and genetic characterization of follicular lymphomas presenting in the ovary reveals 2 distinct subgroups. Am J Surg Pathol 35(11):1691–1699

Padula A, Medeiros LJ et al (2004) Isolated vulvar Langerhans cell histiocytosis: report of two cases. Int J Gynecol Pathol 23(3):278–283

Paik SS, Oh YH et al (2004) Uterine leiomyoma with massive lymphoid infiltration: case report and review of the literature. Pathol Int 54(5):343–348

Pathak B, Bruchim I et al (2005) Granulocytic sarcoma presenting as tumors of the cervix. Gynecol Oncol 98(3):493–497

Perren T, Farrant M et al (1992) Lymphomas of the cervix and upper vagina: a report of five cases and a review of the literature. Gynecol Oncol 44:87–95

Prevot S, Hugol D et al (1992) Primary non Hodgkin's malignant lymphoma of the vagina. Report of 3 cases with review of the literature. Path Res Pract 188:78–85

Pullarkat V, Veliz L et al (2007) Therapy-related, mixed-lineage leukaemia translocation-positive, monoblastic myeloid sarcoma of the uterus. J Clin Pathol 60(5): 562–564

Ragupathy K, Bappa L (2013) Primary vaginal non-Hodgkin lymphoma: gynecologic diagnosis of a hematologic malignancy. J Low Genit Tract Dis 17(3): 326–329

Ramalingam P, Zoroquiain P et al (2012) Florid reactive lymphoid hyperplasia (lymphoma-like lesion) of the uterine cervix. Ann Diagn Pathol 16(1):21–28

Rappaport H (1966) Tumors of the hematopoietic system. Armed Forces Institute of Pathology, Washington, DC

Roden AC, Hu X et al (2014) BRAF V600E expression in Langerhans cell histiocytosis: clinical and immunohistochemical study on 25 pulmonary and 54 extrapulmonary cases. Am J Surg Pathol 38(4):548–551

Saglam A, Guler G et al (2005) Uterine leiomyoma with prominent lymphoid infiltrate. Int J Gynecol Cancer 15(1):167–170

Sakurai N, Tateoka K et al (2008) Primary precursor B-cell lymphoblastic lymphoma of the ovary: case report and review of the literature. Int J Gynecol Pathol 27(3): 412–417

Santillan A, Montero AJ et al (2003) Vulvar langerhans cell histiocytosis: a case report and review of the literature. Gynecol Oncol 91(1):241–246

Scully RE (1979) Tumors of the ovary and maldeveloped gonads. In: Atlas of tumor pathology. 2nd series, Fascicle 16. Armed Forces Institute of Pathology, Washington, DC, pp 117–127

Sellami-Dhouib R, Nasfi A et al (2013) Ovarian ALK+ diffuse large B-cell lymphoma: a case report and a review of the literature. Int J Gynecol Pathol 32(5): 471–475

Shigematsu Y, Matsuura M et al (2016) Intravascular large B-cell lymphoma of the bilateral ovaries and uterus in an asymptomatic patient with a t(11,22)(q23;q11) constitutional translocation. Intern Med 55(21):3169–3174

Shulman LN, Hitt RA et al (2008) Case records of the Massachusetts General Hospital. Case 4–2008. A 33-year-old pregnant woman with swelling of the left breast and shortness of breath. N Engl J Med 358(5):513–523

Spahr J, Behm FG et al (1982) Preleukemic granulocytic sarcoma of cervix and vagina. Initial manifestation by cytology. Acta Cytol 26:55–60

Sun J, Zhang J et al (2015) Primary diffuse large B-cell lymphoma of the ovary is of a germinal Centre B-cell-like phenotype. Virchows Arch 466(1):93–100

Sur M, Ross C et al (2005) Intravascular large B-cell lymphoma of the uterus: a diagnostic challenge. Int J Gynecol Pathol 24(2):201–203

Tahmasebi FC, Roy S et al (2015) Primary extranodal marginal zone lymphoma of the endometrium: report of four cases and review of literature. Int J Clin Exp Pathol 8(3):3036–3044

Takimoto T, Maegawa S et al (2017) Extranodal marginal zone lymphoma of the uterine cervix with concomitant copy number gains of the MALT1 and BCL2 genes: a case report. Oncol Lett 13(5):3641–3645

Terry J, Pluchinotta FR et al (2013) Congenital langerhans cell histiocytosis with placental involvement. Pediatr Dev Pathol 16(3):224–228

Tjalma W, Van de Velde A et al (2002) Primary non-Hodgkin's lymphoma in Bartholin's gland. Gynecol Oncol 87(3):308–309

Valeri RM, Ibrahim N et al (2002) Extramedullary hematopoiesis in the endometrium. Int J Gynecol Pathol 21(2):178–181

Valli R, Froio E et al (2014) Diffuse large B-cell lymphoma occurring in an ovarian cystic teratoma: expanding the spectrum of large B-cell lymphoma associated with chronic inflammation. Hum Pathol 45(12):2507–2511

van de Rijn M, Kamel O et al (1997) Primary low grade endometrial B-cell lymphoma. Am J Surg Pathol 21: 187–194

van der Velden VH, Willemse MJ et al (2001) Clearance of maternal leukaemic cells in a neonate. Br J Haematol 114(1):104–106

Vang R, Medeiros L et al (2000a) Non-Hodgkin's lymphoma involving the vulva. Int J Gynecol Pathol 19(3): 236–242

Vang R, Medeiros L et al (2000b) Non-Hodgkin's lymphoma involving the vagina. A clinicopathologic analysis of 14 patients. Am J Surg Pathol 24(5): 719–725

Vang R, Medeiros LJ et al (2000c) Non-Hodgkin's lymphomas involving the uterus: a clinicopathologic analysis of 26 cases. Mod Pathol 13(1):19–28

Vang R, Medeiros L et al (2001a) Ovarian non-Hodgkin's lymphoma: a clinicopathologic study of eight primary cases. Mod Pathol 14(11):1093–1099

Vang R, Medeiros LJ et al (2001b) Non-Hodgkin's lymphoma involving the gynecologic tract: a review of 88 cases. Adv Anat Pathol 8(4):200–217

Venizelos ID, Mandala E et al (2006) Primary langerhans cell histiocytosis of the vulva. Int J Gynecol Pathol 25(1):48–51

Wang GN, Zhao WG et al (2015) Primary natural killer/T cell lymphoma of the cervix: case report and clinicopathological analysis. Taiwan J Obstet Gynecol 54(1): 71–74

Wasson M, Hochman M et al (2015) Postmenopausal bleeding resulting from acute myeloid leukemia infiltration of the endometrium. Del Med J 87(7):212–215

Weiss L, Grogan T et al (2001) Langerhans cell histiocytosis. In: Jaffe E, Harris N, Stein H, Vardiman J (eds) Pathology and genetics: tumours of haematopoietic and lymphoid tissues. IARC Press, Lyon, pp 280–282

Wyld PH, Lilleyman JS (1983) Ovarian disease in childhood lymphoblastic leukemia. Acta Haematol 69: 278–280

Yadav R, Sharma MC et al (2013) Natural history of primary precursor B lymphoblastic lymphoma of the ovary: report of a rare case. J Obstet Gynaecol Res 39(2): 611–616

Yamada N, Uchida R et al (2005) CD5+ Epstein-Barr virus-positive intravascular large B-cell lymphoma in the uterus co-existing with huge myoma. AmJ Hematol 78(3):221–224

Yoshinaga K, Akahira J et al (2004) A case of primary mucosa-associated lymphoid tissue lymphoma of the vagina. Hum Pathol 35(9):1164–1166

Young RH, Harris NL et al (1985) Lymphoma-like lesions of the lower female genital tract: a report of 16 cases. Int J Gynecol Pathol 4:289–299

Zinzani P, Martelli M et al (2002) Induction chemotherapy strategies for primary mediastinal large B-cell lymphoma with sclerosis: a retrospective multinational study on 426 previously untreated patients. Haematologica 87:1258–1264

女性生殖道的软组织病变

第22章

John F. Fetsch，William B. Laskin 著；

王巍伟，梅开勇 译

内容

在女性生殖道中最常见的良性间叶性肿瘤为平滑肌瘤；在该解剖部位，儿童和成年人中最常见的恶性间叶性肿瘤分别为横纹肌肉瘤和平滑肌肉瘤。由于对这些肿瘤已有充分的认识，并且在本书其他章节中已有讨论，本章不再赘述。因此，本章主要讨论那些偶尔累及女性生殖道的少见间叶性病变。在篇幅允许的范围内，笔者尽可能涵盖记录较完善的和最相关的病变，并且包括对罕见病变的简要评论和（或）相关参考文献，也包括来自先前美军病理研究所（AFIP）肿瘤登记处的一些补充数据。需要了解的是，其中所讨论的一些疾病直到最近才被认识，而且仍处于研究中。读者可参考软组织肿瘤方面的权威专著来获取更多的知识。

22.1   具有良性行为的软组织肿瘤和肿瘤样病变

22.1.1   侵袭性(深部)血管黏液瘤(AAM)

1983 年，侵袭性血管黏液瘤被确认为一种独特的临床病理学病变（Steeper ea al.1983）。早期文献报道中，该病变有时被归为黏液瘤、血管黏液瘤、水肿样纤维瘤或软纤维瘤。

临床表现

侵袭性血管黏液瘤好发于成年女性，发病年龄 高 峰 为 30~50 岁 ［图 22.1 ］（Chan et al. 2000；

Fetsch et al. 1996）。然而，关于 AFIP 数据库中 71 例侵袭性血管黏液瘤的一篇综述提示，该肿瘤的发病年龄范围比一般认为的要宽。60 岁及 60 岁以上女性占总患病人数的 18%。这一数字高得令人惊讶，这可能是由病例选择偏倚造成的，但它仍然强调了一点，即"绝经后"这种情况对这一诊断并无太大影响。相反，对青春期前女孩诊断"侵袭性血管黏液瘤"应该谨慎。文献中，1 例 11 岁女孩被诊断为侵袭性血管黏液瘤，但其症状更符合浅表性血管黏液瘤（Nielsen et al. 2001；White et al. 1994）。

大多数患者表现为生长缓慢的盆腔或会阴部肿块，无症状或伴局部钝痛、压迫感或性交困难。体

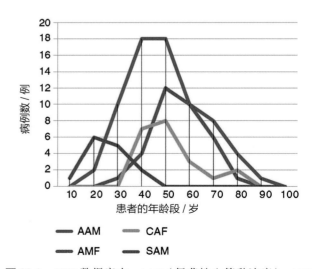

图 22.1   AFIP 数据库中，AAM（侵袭性血管黏液瘤）、AMF（血管肌成纤维细胞瘤）、CAF（富于细胞性血管纤维瘤）和 SAM（浅表性血管黏液瘤 / 皮肤黏液瘤）患者的年龄分布

格检查时，肿瘤大小通常被严重低估，术前临床诊断通常包括前庭大腺囊肿、阴道囊肿、疝、脂肪瘤或盆腔脓肿。大多数肿瘤通常隐藏于深部软组织内。AFIP 数据库中，50% 以上被切除的肿瘤的直径 ≥ 10 cm。

　　CT 检查显示，肿瘤表现为低衰减度或等衰减度肿块，倾向于围绕盆腔底部结构生长，一般不会造成阴道和直肠肌肉组织的严重破坏（Outwater et al. 1999）。MRI 检查显示，T_1 加权图像表现为低信号至等信号肿块，而 T_2 加权图像则表现为明显的高信号肿块（Chien et al. 1998；Davani et al. 1998；Outwater et al. 1999）。T_2 加权 MRI（矢状面观察最佳）和增强 CT 图像通常会显示该肿瘤的特征性、高 / 低信号交替的旋涡状或层状内部结构（Outwater et al. 1999）。这些影像学技术可以准确评估肿瘤的范围，同时也可以确定盆膈是否被突破，从而为选择最佳的手术方式提供有用的信息（Outwater et al. 1999）。

病理表现

　　大体表现方面，肿瘤通常表现为体积较大的肿块，其直径一般大于 10 cm，但大于 20 cm 者也并不少见。在 AFIP 数据库中，直径小于 5 cm 的肿瘤所占的比例不足 10%。病变通常呈小叶状外观，黏附于脂肪、肌肉和其他局部组织结构上。肿瘤通常质软至中等硬度或具有一致性的橡胶感，切面通常有光泽或呈黏液水肿样，呈粉红色或红褐色。肿瘤内有时可见灶性出血和囊性变。

　　侵袭性血管黏液瘤的肿瘤细胞分布相对一致，稀疏至中等密度。肿瘤细胞相对较小，呈星形和梭形，位于疏松的胶原样、黏液性水肿样基质内，基质内散在不同管径的血管以及埋陷于其中的各种局部组织（图 22.2，22.3）。肿瘤细胞的胞质较少，呈嗜酸性，细胞边界不清；细胞核的形态相对温和，染色质淡染、透亮，核仁小而居中。有时可见多核肿瘤细胞。核分裂象少见。大多数病例存在一个明显的典型特征，即分化良好的肌样细胞（肌成纤维细胞性或真正的平滑肌细胞）松散地聚集于较大的神经节段和血管周围（Fetsch et al. 1996；Granter et al. 1997；Skálová et al. 1993）。这些细胞的免疫组化特征通常与血管壁平滑肌有所不同（图 22.4f）（Fetsch et al. 1996）。虽然肿瘤的名称意味着其存在丰富的黏液样基质，但肿瘤的黏液染色通常仅为弱阳性，提示非胶原性间质以水肿为主（Fetsch et al. 1996；Steeper et al. 1983）。

　　肿瘤细胞核通常呈中度至弥漫性表达雌激素受体（ER）和孕激素受体（PR）（图 22.4）（Fetsch et al. 1996；McCluggage et al. 2000）。细胞质弥漫

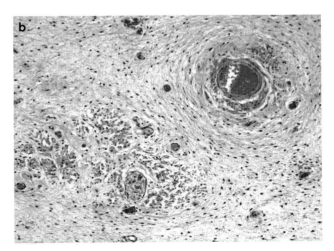

图 22.2　侵袭性血管黏液瘤。低倍（a）和中倍（b）镜下图像。肿瘤细胞细小，均匀分布于疏松的胶原样基质内，可见散在分布的较大血管，可见一些增生性、嗜酸性肌样细胞围绕神经和血管分布

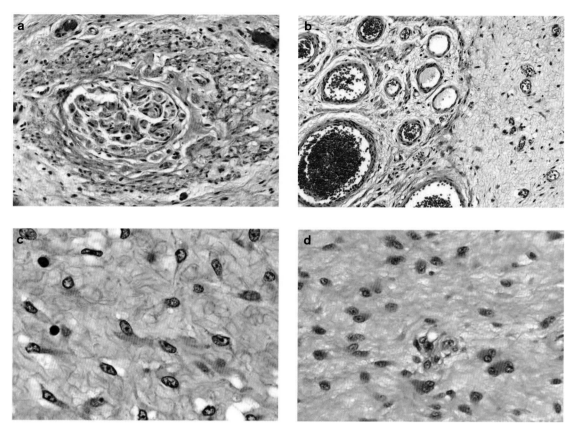

图 22.3   侵袭性血管黏液瘤。增生性、分化成熟的肌样细胞分布于一个神经节段（a）和几条血管（b）周围。图 c 和 d 是侵袭
性血管黏液瘤小肿瘤细胞的高倍镜图像，细胞质稀少，细胞边界不清，核仁小而明显。图 c 中有 2 个淋巴细胞可作为
肿瘤细胞大小的参照物。图 d 显示多核肿瘤细胞

表达 vimentin，不同程度地表达 desmin 和 actin。CD34 的表达较为少见，通常仅为局灶阳性。不表达 S-100 蛋白。根据笔者的经验，星形和梭形的小肿瘤细胞对 D33 desmin 抗体（DAKO）的免疫反应性通常比对 DE-R-11 抗体（DAKO）更强。如上所述，那些通常分布于神经和血管周围、分化成熟、体积较大的肌样细胞对 actin 和 desmin 的免疫反应性更强、更一致（与分布较广、胞质较少、体积较小的肿瘤细胞相比）。传统的细胞遗传学分析显示，大多数（但非全部）侵袭性血管黏液瘤存在 12 号染色体异常；一些研究发现，该染色体的 HMGA2 基因存在异常（Medeiros et al. 2007；Nucci et al. 2001；Tsuji et al. 2007）。在接受了免疫组化检测的侵袭性血管黏液瘤病例中，37%~90% 的肿瘤细胞核表达 HMGA2 蛋白（Bigby et al. 2011；

Dreux et al. 2010；McCluggage et al. 2010），而这一发现也可见于其他一些软组织肿瘤（包括子宫平滑肌瘤、中胚层间质性息肉、生殖道肌上皮性肿瘤及女性下生殖道浅表肌成纤维细胞瘤）；然而，正常外阴或阴道软组织及几种需要重点鉴别的软组织肿瘤（例如血管肌成纤维细胞瘤）中却未发现 HMGA2 蛋白的细胞核表达（Bigby et al. 2011；Dreux et al. 2010；McCluggage et al. 2010；Medeiros et al. 2007；Nucci et al. 2001，2003）。

鉴别诊断

需要与侵袭性血管黏液瘤相鉴别的病变包括：浅表性血管黏液瘤、血管肌成纤维细胞瘤、富于细胞性血管纤维瘤、黏液样和水肿性平滑肌肿瘤、盆腔纤维瘤病和低级别黏液样纤维肉瘤（黏液样恶性

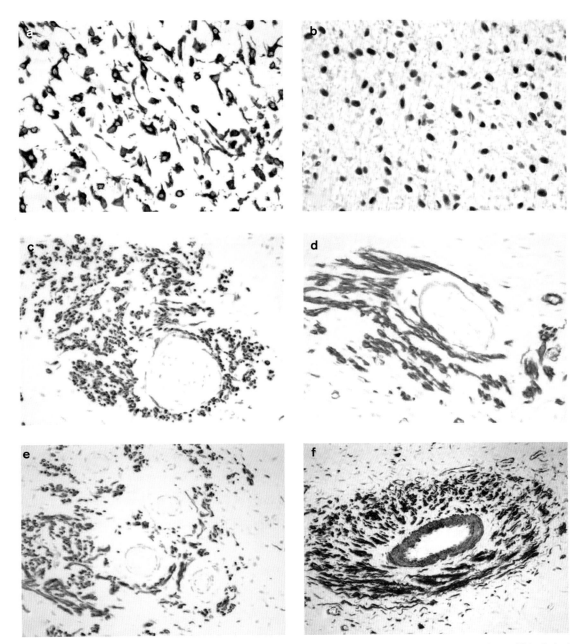

图 22.4　侵袭性血管黏液瘤的免疫组化。a. 小肿瘤细胞表达 desmin；b. 细胞核表达 ER；c、d. 神经周围肌样细胞表达 desmin；e. 血管周围肌样细胞表达 desmin（注意：真正的血管壁呈 desmin 阴性）；f. 血管周围肌样细胞和血管壁平滑肌细胞均表达 α –SMA

纤维组织细胞瘤）。这些肿瘤中的大多数在本章后面部分有详细描述。

　　黏液样和水肿性平滑肌肿瘤的特征：肿瘤细胞通常较大，呈梭形；细胞质丰富，呈嗜酸性（纵向胞质条纹可通过 Masson 三色染色显示），有时可见核旁空泡。真正的黏液样平滑肌肿瘤含有丰富的

透明质酸，而侵袭性血管黏液瘤无此特征。

　　黏液样纤维肉瘤（黏液样恶性纤维组织细胞瘤）主要发生于老年人。与侵袭性血管黏液瘤相比，该肿瘤的核分裂象和细胞异型性较为明显（即使是低级别病变）。此外，黏液样纤维肉瘤通常含有复杂的微血管网络，伴分支状弯曲的毛细血管，

而大多数良性软组织肿瘤明显缺乏这一特征。

有时，儿童期不对称性大阴唇肥大（又称青春期前外阴纤维瘤或纤维增生）（Altchek et al. 2007；Iwasa et al. 2004a；Vargas et al. 2005）和外阴肥大伴淋巴水肿（严重局部淋巴水肿）（Nielsen et al. 2001；Vang et al. 2000a；D'Antonio et al. 2010；McCluggage et al. 2008）等生理性改变也可与侵袭性血管黏液瘤相混淆，尤其是无相关临床信息的活检标本。这些界限不清的病变主要位于浅表软组织，缺乏侵袭性血管黏液瘤的许多形态学特征（如均匀一致的小肿瘤细胞和血管周围或神经周围肌样细胞增生），认识这些特征是鉴别过程中重要的第一步。在儿童期不对称性大阴唇肥大病例中，成纤维细胞成分表达CD34 而不表达 desmin，这是另一个有助于鉴别诊断的特征。外阴肥大伴淋巴水肿（严重局部淋巴水肿）主要发生于病态肥胖患者、长期固定不动的患者及那些曾经在该区域进行重大手术操作的患者。组织学上，这一病变的特征是：随着皮肤增厚和皮下脂肪隔扩张而出现明显的水肿性改变，可见扩张、扭曲的淋巴管、血管周围慢性炎症，增生性成纤维细胞缺乏 desmin 和 ER 的表达。

临床行为和治疗

侵袭性血管黏液瘤的局部复发率超过 35%（Chan et al. 2000；Fetsch et al. 1996；Granter et al. 1997）。因此，在不影响功能（不造成残疾）的前提下，首选肿瘤完全切除术。在完全切除很可能致残或渴望保留生育功能的情况下，如果患者了解复发风险和进一步的外科手术干预，也可以选择不完全切除术（Chan et al. 2000；Smith et al. 2016）。由于肿瘤通常生长缓慢，并且很难通过体格检查发现复发，所以所有患者均需要进行长期随访和定期影像学检查。辅助化疗在该肿瘤治疗中的作用还没有得到证实；但是一些病例研究显示，放疗后的肿瘤发生了退变（Bhandari et al. 2006；Suleiman et al. 2006）。如果肿瘤的雌激素受体（ER）呈阳性，对

于接受新辅助治疗同时又存在广泛疾病的患者及手术切除后肿瘤残留或复发的患者，推荐采用激素疗法（包括绝经前女性使用的促性腺激素释放激素激动剂和绝经后女性使用的芳香化酶抑制剂）（Fine et al. 2001；McCluggage et al. 2006；Schwartz et al. 2014）。然而，后两种治疗方案都需要进一步研究。

尽管侵袭性血管黏液瘤通常被认为是良性非转移性肿瘤，但是有 2 例发生转移的病例报道。第 1 例报道（Siassi et al. 1999）中，讨论和插图似乎并不完全支持该肿瘤为侵袭性血管黏液瘤（Nielsen et al. 2001）；最近的 1 例似乎更难排除侵袭性血管黏液瘤的诊断（Blandamura et al. 2003），但由于没有其他类似的观察结果，其意义仍不清楚。

22.1.2　浅表性血管黏液瘤

临床表现

浅表性血管黏液瘤（皮肤黏液瘤）是一种发生于真皮和皮下组织的良性间叶性肿瘤，具有局部复发的潜能（Allen et al. 1988；Calonje et al. 1999；Carney et al. 1986；Fetsch et al. 1997）。该肿瘤具有广泛的解剖分布和更大的发病年龄范围，发病高峰年龄为 31~50 岁（Allen et al. 1988；Calonje et al. 1999）。然而，女性生殖道浅表性血管黏液瘤患者的发病年龄通常为 20 岁左右（Fetsch et al. 1997）。罕见情况下，该肿瘤可伴有皮肤色素沉着异常、内分泌过度活跃、心脏黏液瘤、砂粒体性黑色素性神经鞘瘤及其他一些类型的肿瘤（Carney 综合征）（Boikos et al. 2006；Stratakis et al. 2001）。医师通常对发生在外阴或会阴区域的该类病变认识不足。在 AFIP 资料库中，所有被诊断为浅表性血管黏液瘤的女性患者中，约 13% 的患者的肿瘤发生于此区域。

病理表现

肿瘤位于真皮和皮下组织，形成小叶状或多结节状肿块，直径通常 ≤ 2.5 cm，很少 >5 cm（Carney

et al. 1986）。肿瘤含有丰富的透明质酸，细胞稀疏到中等密度，呈星形和梭形；细胞质淡染，呈嗜酸性；细胞核具有轻度多形性，染色质"污浊"，偶见细胞核内胞质性假包涵体（图 22.5，22.6）。常见局灶性多核巨细胞。黏液样基质破坏间叶结构，形成少细胞的黏液池和裂隙样腔隙，通常将肿瘤结节与原有组织分离。血管密度不一，但是通常缺乏侵袭性血管黏液瘤中的特征性大管径血管。常见散在性炎症细胞（如中性粒细胞、淋巴细胞和浆细胞）浸润。肿瘤内偶见皮肤附件上皮性成分，后者有时可以发生囊性变和基底细胞样上皮外周出芽（Allen et al. 1988；Carney et al. 1986；Fetsch et al. 1997）。

肿瘤细胞表达 vimentin 和 CD34（Fetsch et al. 1997）。一些细胞的细胞质可弱表达 S-100 蛋白，可有少量细胞表达 actin。该肿瘤细胞核不表达 ER

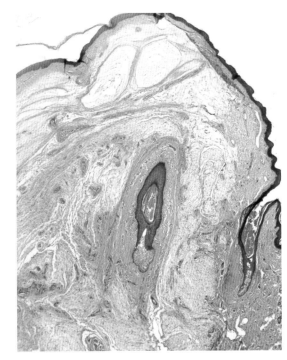

图 22.5　浅表性血管黏液瘤（皮肤黏液瘤）。注意多结节状生长模式、丰富的黏液样基质和少细胞的裂隙样腔隙

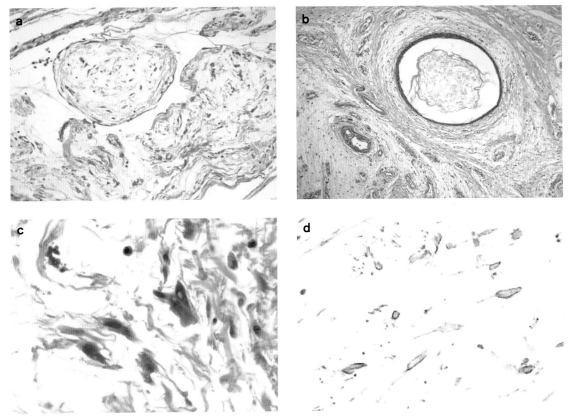

图 22.6　浅表性血管黏液瘤。a. 肿瘤结节周围通常存在充满透明质酸的裂隙样腔隙；b. 可见被埋陷于内部的囊性上皮；c. 肿瘤细胞常有"污浊"的染色质，常见多核细胞和核内胞质性假包涵体；d. 肿瘤细胞通常表达 CD34

和 PR（Fetsch et al. 1997）及 HMGA2（McCluggage et al. 2010），也不表达 GFAP 和 desmin。

鉴别诊断

　　浅表性血管黏液瘤与侵袭性血管黏液瘤仅在名称上有相似之处。与侵袭性血管黏液瘤相比，浅表性血管黏液瘤位置表浅，体积较小，含有大量 AB 染色阳性（pH 2.5）的透明质酸成分；同时，二者的肿瘤细胞形态和免疫表型均不同。

临床行为和治疗

　　浅表性血管黏液瘤的复发率 >30%，因此应采取肿瘤完全切除术，同时注意切缘情况。目前尚无该肿瘤转移的病例报道。当病变为多灶性、发生于儿童或患者出现其他少见的临床表现（如面部皮肤显著性色素沉着、心脏症状或内分泌异常）时，要考虑 Carney 综合征，建议进行相关检查。

22.1.3　血管肌成纤维细胞瘤

临床表现

　　血管肌成纤维细胞瘤是一种良性的软组织肿瘤，主要发生于外阴皮下组织。罕见病例可以发生于阴道，通常发生于阴道口附近（Fletcher et al. 1992；Fukunaga et al. 1997；Laskin et al. 1997；Magro et al. 2014）。患者的年龄多为 31~70 岁，41~50 岁为发病年龄高峰（Fukunaga et al. 1997；Laskin et al. 1997；Nielsen et al. 2001）。肿瘤通常表现为相对较小的、无痛性皮下肿块。罕见情况下，肿瘤可以有蒂（Sims et al. 2012）。

病理表现

　　大体表现上，肿瘤通常为直径小于 5 cm 的界限清楚的肿块，质软至质韧，呈粉褐色至黄色，切面呈黏液样或黏液水肿样。肿瘤内可能存在与脂肪组织高度相似的区域。

　　肿瘤的镜下特征包括：细胞边界相对清楚，细胞密度低至中等；血管丰富，主要为分布均匀的毛细血管样小血管和静脉，有时伴局灶透明变性（图 22.7a，22.7b）。细胞密度常因区域而异，有些区域可含有丰富的黏液水肿样、疏松的胶原性间质。典型表现为肿瘤细胞形态多样，呈上皮样、梭形，可以有多个核；细胞核呈轻度异型性，核分裂象较少。一些上皮样细胞可含有丰富的嗜酸性细胞质，呈浆细胞样。肿瘤细胞倾向于呈局灶性条索状、巢状和小梁状生长，并在血管周围聚集。在 AFIP 资料库中，50% 以上的病例存在脂肪组织；少数病例中，脂肪组织明显，甚至为主要成分，其称为血管肌成纤维细胞瘤脂肪瘤样亚型（图 22.7c，22.7d）（Cao et al. 2005；Laskin et al. 1997）。与侵袭性血管黏液瘤相比，该肿瘤通常没有大血管和中等大小的神经段。

　　血管肌成纤维细胞瘤表达 vimentin，通常表达 desmin（Fletcher et al. 1992；Fukunaga et al. 1997；Laskin et al. 1997；Nielsen et al. 1996a）、ER 和 PR（Laskin et al. 1997）。Actin 的表达不定，通常较少。在普通型病例中，CD34 的表达极为少见；然而，在脂肪瘤样亚型中，CD34 有一定数量的表达（Cao et al. 2005；Laskin et al. 1997）。

　　一些同时表达 desmin 和 CD34 的阴道肿瘤被报道为血管肌成纤维细胞瘤，但笔者认为它们更符合浅表子宫颈阴道肌成纤维细胞瘤（SCVMF，详见下文"鉴别诊断"）（Ganesan et al. 2005；Laskin et al. 2001；Nielsen et al. 1996a）。肿瘤细胞不表达 S-100 蛋白和 HMGA2（HMGIC）（Nucci et al. 2003；McCluggage et al. 2010）。

鉴别诊断

　　需要与血管肌成纤维细胞瘤相鉴别的病变主要包括侵袭性血管黏液瘤、富于细胞性血管纤维瘤、浅表子宫颈阴道肌成纤维细胞瘤（SCVMF）和乳腺型肌成纤维细胞瘤（MMF）。侵袭性血管黏液瘤

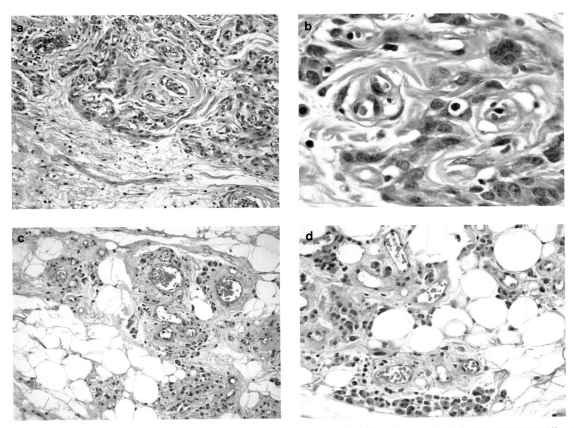

图 22.7 血管肌成纤维细胞瘤。血管肌成纤维细胞瘤普通型（a、b）和脂肪瘤样亚型（c、d）的中倍和高倍镜下图像。注意上皮样肿瘤细胞倾向于在血管周围聚集

通常为巨大的深部肿块，边缘呈推挤性浸润。该肿瘤含有多种区域性结构，包括大血管和神经，有时周围包绕着疏松的、梭形的肌样（平滑肌样）细胞。与血管肌成纤维细胞瘤相比，侵袭性血管黏液瘤中的小肿瘤细胞形态通常更为单一且分布更为均匀。细胞核的 HMGA2 免疫组化染色和荧光原位杂交（FISH）检测 HMGA2 基因重排有助于诊断，因为在一些侵袭性血管黏液瘤中存在这种变化，但在血管肌成纤维细胞瘤中则不存在（McCluggage et al. 2010）。虽然有文献报道存在侵袭性血管黏液瘤和血管肌成纤维细胞瘤混合性特征的肿瘤（Granter et al. 1997），但是笔者尚未在手术切除标本中遇到这两种肿瘤不能区分的病例；同时，分子遗传学分析也支持它们是两种不同的肿瘤（Medeiros et al. 2007；Chen et al. 2012；Schoolmeester et al. 2015）。

血管肌成纤维细胞瘤和富于细胞性血管纤维瘤

具有一些共同的特征，二者通常均表现为相对较小的浅表性肿块，具有丰富的血管，且均可能以梭形细胞为主并含有脂肪组织。然而，富于细胞性血管纤维瘤缺乏明显的上皮样肿瘤细胞（倾向于聚集在血管周围），往往存在更为明显的血管周透明变性，并且可有较明显的核分裂活性。免疫组化染色显示，富于细胞性血管纤维瘤通常表达 CD34，这与传统血管肌成纤维细胞瘤不同，该肿瘤内更不可能存在 desmin 的表达。此外，富于细胞性血管纤维瘤经常发生 RB1/13q14 单等位基因缺失和 RB1 免疫表达缺失，这一特征与 SCVMF、MMF 和梭形细胞脂肪瘤相似，但这两种缺失在血管肌成纤维细胞瘤中并不存在（Chen et al. 2012；Flucke et al. 2011；Maggiani et al. 2007；Magro et al. 2012b，2014；Schoolmeester et al. 2015）。

女性下生殖道的 SCVMF 可累及子宫颈、阴

道或外阴（Ganesan et al. 2005；Laskin et al. 2001；Magro et al. 2012a）。SCVMF 很少与他莫昔芬暴露有关（Ganesan et al. 2005）。该肿瘤通常比血管肌成纤维细胞瘤的位置更为表浅，治疗时通常连同覆盖其上的黏膜或皮肤一起切除（图 22.8a）。该肿瘤通常为中等细胞密度，增生性细胞呈梭形、星形或小上皮样，细胞质相对稀少。在细腻的胶原状、黏液水肿样或透明变性的（偶尔）基质中，肿瘤细胞随机排列成网状（或筛状）、模糊的席纹状和短束状结构（图 22.8b~22.8d）。肿瘤内局部可见多核细胞及轻度异型性，但核分裂活性很低。肿瘤细胞表达 ER 和 PR，且通常同时表达 desmin 和 CD34。少数病例可局灶表达 SMA。该肿瘤也显示有 RB1 的免疫表达缺失。

MMF 是 *RB1* 基因缺陷肿瘤家族的另一成员，特征为梭形细胞与黏稠的胶原束、透明变性的胶原

或黏液样基质混合。罕见情况下，肿瘤细胞可具有上皮样形态；一些病例可有局灶性细胞核深染或多核，通常伴有退行性变或共质体型异型。肿瘤背景中常见脂肪细胞。大多数病例表达 CD34、desmin 和激素受体蛋白，大多数病例显示 RB1 免疫表达缺失。与血管肌成纤维细胞瘤相比，该肿瘤与富于细胞性血管纤维瘤的关系更为密切，二者具有更多的形态学重叠（Howitt et al. 2016）。

临床行为和治疗

　　血管肌成纤维细胞瘤通常可通过单纯性局部切除而被治愈。有 1 例发生于老年女性的血管肌成纤维细胞瘤伴有肉瘤样变（血管肌成纤维细胞肉瘤）的病例报道（Nielsen et al. 1997a）。肉瘤样成分类似于黏液样纤维肉瘤（黏液样恶性纤维组织细胞瘤）。

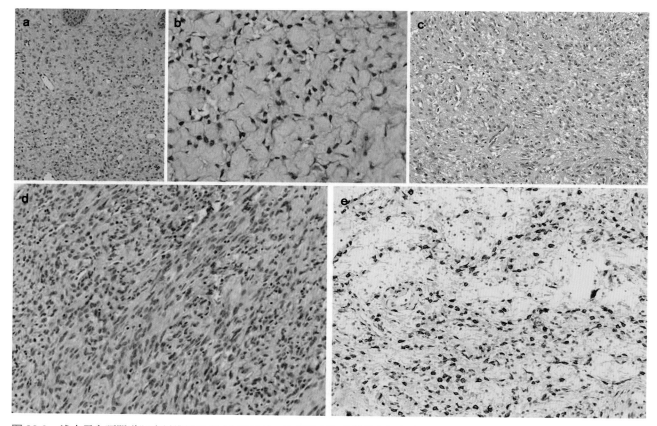

图 22.8　浅表子宫颈阴道肌成纤维细胞瘤（SCVMF）。注意肿瘤与黏膜紧密相连（a）。肿瘤细胞体积较小，呈上皮样或梭形；肿瘤细胞随机排列成筛状（b）、无结构（c）或局部束状（d）不等。e.desmin 的免疫组化染色

22.1.4　富于细胞性血管纤维瘤

临床表现

富于细胞性血管纤维瘤（Iwasa et al. 2004b；Nielsen et al. 2001；Nucci et al. 1997）（血管肌成纤维细胞瘤样肿瘤）（Laskin et al. 1998）是最近被描述的外阴会阴部和腹股沟区良性浅表性软组织肿瘤。已有关于阴道富于细胞性血管纤维瘤的病例报道，但根据笔者的经验，它们通常位于阴道口。该肿瘤发病的年龄通常为 31~80 岁，中位年龄为 40 多岁（Iwasa et al. 2004b）。大多数肿瘤为无痛性病变。

病理表现

大体表现上，肿瘤通常为较小（直径 < 3 cm）的肿块，界限清楚，切面与血管肌成纤维细胞瘤相似。组织学上，肿瘤通常界限清楚，细胞密度中等，肿瘤细胞呈梭形，伴有大量均匀分布的中小型血管，经常伴有血管周围透明变性的纤维化表现（图 22.9）。黏液水肿样基质内可见纤细的胶原、灶性粗大的嗜酸性胶原束、数量不等的脂肪组织（见于高达 50% 的病例）及各种退化性改变（包括出血、囊性变和假血管瘤样间质改变）。核分裂象通常稀少，但罕见情况下可以相对活跃（Iwasa et al. 2004b）。无非典型核分裂象。肿瘤细胞核通常仅有轻微或低度异型性，但在罕见病例中，可以存在小范围、较为明显的异型性。最近一项研究（Chen et al. 2010）显示，个别罕见的富于细胞性血管纤维瘤不仅存在细胞异型性，而且在一些不连续的区域内还存在肉瘤转化，类似于多形性脂肪肉瘤、高分化脂肪肉瘤或多形性肉瘤（NOS）。在对上述这些病例进行最后一次的随访时，7 例伴有异

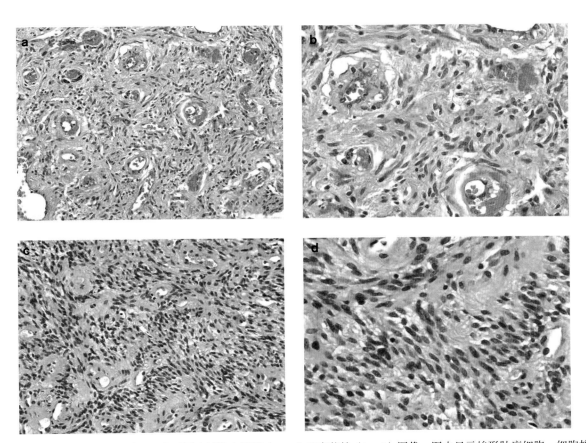

图 22.9　富于细胞性血管纤维瘤。2 个不同病例的中倍镜（a、c）和高倍镜（b、d）图像，图中显示梭形肿瘤细胞，细胞核呈梭形、淡染，细胞质稀少且呈弱嗜酸性，通常伴有大量厚壁血管

型性或肉瘤样改变的患者均无复发或转移，但随访间隔时间太短（中位数为 14 个月），无法进行有意义的推断。

据文献报道，该肿瘤的免疫表型存在显著差异，需要进一步的研究来解释其中的一些差异。肿瘤细胞弥漫性地、强阳性表达 vimentin，约 50% 的病例表达 CD34（Curry et al. 2001；Iwasa et al. 2004b；Laskin et al. 1998）。Actin 和 desmin 在肿瘤内的阳性率分别 <20% 和 <10%。据报道，高达 50% 的病例表达 ER 和 PR。该肿瘤不表达 HMGA2（McCluggage et al. 2010）。

鉴别诊断

富于细胞性血管纤维瘤的鉴别诊断与上一节所讨论的血管肌成纤维细胞瘤的鉴别诊断基本相同。形态学上，与富于细胞性血管纤维瘤最为相似的两种肿瘤为梭形细胞脂肪瘤和 MMF。这三种病变似乎存在生物学上的联系，因为它们的共同特征是 13q14 缺失，伴 RB1 和 FOXO1 位点的单等位基因缺失。现在已经有学者提出一个疑问，即在单个肿瘤的形态学谱系中，这三种肿瘤是否为真正不同的肿瘤类型或端点（Flucke et al. 2011；Howitt et al. 2016；Magro et al. 2012b；Schoolmeester et al. 2015）。尽管如此，这三种肿瘤在解剖学分布、形态学和免疫表型方面仍存在一些值得注意的差异。

梭形细胞脂肪瘤倾向发生于后颈部和上背部，很少发生于外阴区。与富于细胞性血管纤维瘤相比，它通常具有更多的脂肪细胞成分、更不明显的血管系统及更为黏稠的胶原束。该肿瘤的梭形细胞成分对 CD34 的表达更为一致，并且通常缺乏 desmin 和 ER 的表达。

最初被描述的 MMF 见于乳腺，现在认为其具有相当广泛的解剖学分布。与富于细胞性血管纤维瘤相比，MMF 往往具有更为丰富、黏稠或透明变性的胶原蛋白，通常具有更为明显的脂肪细胞成分，无明显的血管成分及显著的血管周围透明变性，且更为一致地表达 desmin（Howitt et al. 2016）。然而，因为这两种肿瘤存在大量的特征重叠，一位专家可能将一些肿瘤归类为 MMF，而另一位专家可能将这些肿瘤归为富于细胞性血管纤维瘤。在这种情况下，精确的命名主要是为了学术性讨论，因为这些病变的临床行为和治疗也相似。

临床行为和治疗

富于细胞性血管纤维瘤的最佳治疗方法是完整局部切除。对于那些核分裂指数较高和细胞异型性较为明显的罕见病例，需要特别注意切缘情况。局部复发很少见（Laskin et al. 1998；McCluggage et al. 2002），至今尚未有肿瘤转移的病例报道。

22.1.5 颗粒细胞肿瘤

在较早的医学文献中，该肿瘤称为"颗粒细胞性肌母细胞瘤"。最近一些出版物使用"颗粒细胞性神经鞘瘤"这一名称，反映了目前公认的肿瘤细胞来源，但是大多数学者仍然沿用"颗粒细胞肿瘤"这一名称。

临床表现

据估计，5%~16% 的颗粒细胞肿瘤发生于外阴（Chiodi et al. 1957；Levavi et al. 2006；Moscovic et al. 1967；Nielsen et al. 2001）。大阴唇是最常见的受累部位，但其他部位（包括阴阜、阴蒂、会阴和肛门周围）也可发生（Horowitz et al. 1995；Moscovic et al. 1967；Wolber et al. 1991）。最近有一篇对 134 例外阴颗粒细胞肿瘤的综述性报道（Kardhashi et al. 2012）。以前的 AFIP 资料库（截至 1996 年）中记录着另外 62 例（其中 5.1% 的病例为女性）。在笔者所遇到的病例中，患者的发病年龄为 14~73 岁，发病高峰年龄为 31~40 岁。患者通常表现为无症状性肿块，但偶尔会有疼痛和瘙痒。该肿瘤常被临床误诊；在一些情况下，其大体形态类似于鳞状细胞癌。颗粒细胞肿瘤在非洲裔美国人中的发病率越来越高，3%~20% 的病例为多灶性，少数有家族遗传性（Lack et al. 1980；Levavi et al. 2006；Majmudar et al. 1990；Moscovic et al. 1967；Pressoir et al. 1980；Ramos et al. 2000）。一旦确诊，一些学者主张进行详细的临床病史询问和彻底的体格检查，以排除其他临床隐匿性病变，因为该肿瘤有时会影响解剖学上敏感的部位（如气道）（Althausen et al. 2000；Chiodi et al. 1957；Levavi et al. 2006；Lieb et al. 1979）。罕见情况下，颗粒细胞肿瘤可累及阴道、子宫颈和卵巢（Gal et al. 1988；Gifford et al. 1973；Ramos et al. 2000）。绝大多数颗粒细胞肿瘤为良性，恶性病例的占比不超过 2%（Fanburg-Smith et al. 1998；Horowitz et al. 1995；Levavi et al. 2006；Ramos et al. 2000；Robertson et al. 1981；Kardhashi et al. 2012）。

病理表现

在 AFIP 资料库中，75% 以上妇科相关颗粒细胞肿瘤的直径 < 2 cm，直径 ≥ 5 cm 者罕见。偶尔可见表皮或黏膜溃疡。肿瘤质地坚实、一致，切面通常呈放射状对称、边界受限或呈星状，呈白褐色至淡黄色。

组织学上，颗粒细胞肿瘤的特征为细胞体积较大，呈上皮样，局灶可见梭形肿瘤细胞；细胞质丰富，可见粗糙的嗜酸性颗粒（由胞质吞噬过多溶酶体所致）（图 22.10）。肿瘤细胞的细胞核深染，大小相对一致，但偶尔可见局灶性轻度至中度多形性；可有核仁或不明显。通常罕见核分裂象。肿瘤可形成界限相对清楚的肿块，很少存在间质反应；或可能具有浸润性、星状外观，伴明显的促结缔组织增生。一些病例与小神经干密切相关。大多数病例累及真皮和皮下组织，许多病例会诱导上覆鳞状上皮的假上皮瘤样增生。这可能会被误诊为浸润性鳞状细胞癌，特别是在取材不足或浅表活检、颗粒细胞不明显时的标本中（Strong et al. 1970；Wolber

et al. 1991）。

应当注意肿瘤的生长方式和切缘情况（Althausen et al. 2000）。尽管数据有限，但有一些证据表明，具有境界清楚的结节性外观和推挤性边界的妇科颗粒细胞肿瘤（即使手术切缘距离肿瘤非常近），其局部复发的可能性很小。与之相反，具有浸润性边缘的颗粒细胞肿瘤似乎有很大的局部复发风险。

恶性颗粒细胞肿瘤通常体积较大，具有广泛而显著的细胞学异型性，而不仅仅是局灶性异型性。罕见情况下，很难预测颗粒细胞肿瘤的恶性潜能，因为其可能缺乏明显的异型性。然而，在大多数情况下，结合下列组织学特征有助于判断肿瘤的预后：肿瘤坏死、显著的梭形肿瘤细胞、显著的细胞核多形性、许多大的空泡状核伴大核仁、许多细胞核质比较高及核分裂象计数 >2/10 HPF（特别是核分裂象广泛存在，并且伴非典型核分裂象）。Fanburg-Smith 等认为，上述特征中出现 3 个或 3 个以上时，应将颗粒细胞肿瘤视为潜在恶性肿瘤。满足上述特征中的 1 个或 2 个时，应将颗粒细胞肿瘤视为非典型颗粒细胞肿瘤，但没有证据表明非典型颗粒细胞肿瘤具有转移潜能（仅有 9 例获得随访）。颗粒细胞肿瘤表达 S-100 蛋白（细胞核和细胞质）、SOX10（Miettinen et al. 2015）、CD68、calretinin、inhibin 和 vimentin。几乎所有颗粒细胞肿瘤也表达 TFE3（细胞核）（Chamberlain et al. 2014；Schoolmeester et al. 2015），但无相应基因的重排（Schoolmeester et al. 2015）。颗粒细胞肿瘤不表达 CK、EMA、actin、desmin、嗜铬粒蛋白和HMB-45。

鉴别诊断

需要与颗粒细胞肿瘤相鉴别的病变包括组织细胞肿瘤、"纤维组织细胞瘤"、黑色素瘤、肌源性肿瘤及伴有颗粒状细胞质的上皮性肿瘤。通过上述免疫组化可以很容易地排除这些肿瘤。组织细胞肿瘤的组织学特征为核呈肾形的单核细胞和多核巨细

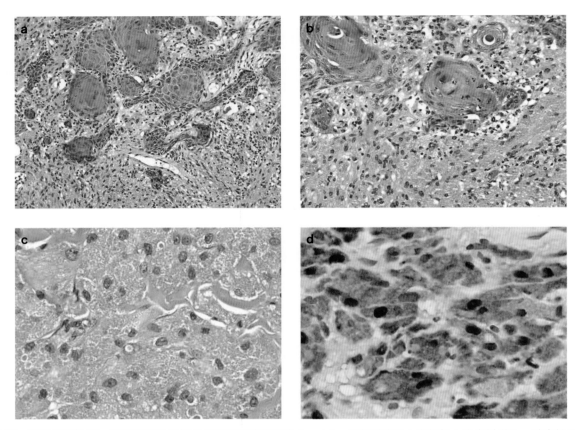

图 22.10　颗粒细胞肿瘤。颗粒细胞肿瘤的中倍和高倍镜下图像（a、b），示被覆鳞状上皮的假上皮瘤样增生；肿瘤性 Schwann 细胞的高倍镜下图像（c）显示细胞质呈颗粒状，细胞核内可见小核仁及散在的胞质性假包涵体；肿瘤细胞核和细胞质的 S-100 蛋白的免疫组化染色呈阳性（d）

胞。当组织细胞大量存在时，由于其存在丰富的表面丝状伪足，可见细胞之间的"开窗"现象。组织细胞增生性病变通常表达 CD68 和 CD163，有些病例表达 CD31、CD45RB 和其他一些标记物（如 CD1a 和 S-100 蛋白）。良性纤维组织细胞瘤通常位置表浅（大多数位于真皮层），通常具有星状结构，其肿瘤细胞比颗粒细胞肿瘤具有更高的异质性。许多肿瘤对平滑肌肌动蛋白（SMA）具有局灶性免疫反应活性，其中大多数包含对 XⅢ a 因子具有反应性的细胞亚群。在一些纤维组织细胞瘤中，随机分布的散在性 S-100 蛋白阳性细胞通常为非病变成分的树突状细胞。

临床行为和治疗

　　绝大多数（≥98%）颗粒细胞肿瘤为良性病变。为了降低局部复发的风险，关于妇科肿瘤的文献报道建议施行保守的局部广泛切除术。然而，有证据表明对界限清楚、呈结节状生长的肿瘤施行单纯局部切除即可。恶性颗粒细胞肿瘤最重要的预后因素是肿瘤大小（Fanburg-Smith et al. 1998）。与良性颗粒细胞肿瘤相比，恶性颗粒细胞肿瘤更多见于老年患者，它们通常表现为高级别恶性肿瘤，易转移至局部淋巴结、肺和骨。因此，需要对它们采取积极的治疗措施。在推测颗粒细胞肿瘤发生转移之前，应当先考虑多发性独立病变的可能。

22.1.6　神经鞘瘤 /Schwann 细胞瘤

　　神经鞘瘤罕见发生于外阴（Hanafy et al. 1997；White et al. 1990）、阴道（Ellison et al. 1992；Dane et al. 2010）、子宫颈（Gwavava et al. 1980；LeMaire et al. 2002）、子宫体、输卵管（Duran et al. 2004）、子宫阔韧带、子宫圆韧带及卵巢，大多数发生于女性生殖道附近的神经鞘瘤来自盆腔腹膜后（Inoue et al. 2004；Kemmann et al. 1977；Ueda et al. 1996）。外阴神经鞘瘤最常见于阴唇（Santos et al. 2001），但也可发生于其他部位（包括阴蒂）（Chuang et al. 2007；Huang et al. 1983）。大多数神经鞘瘤属于经典型，但少数病例可为丛状型（通常位置表浅）（Chuang et al. 2007；Santos et al. 2001；Woodruff et al. 1983；Yamashita et al. 1996）或富于细胞型（通常位于深部）（White et al. 1990）。

临床表现

浅表性神经鞘瘤通常表现为实性、界限清楚的结节状肿块。腹膜后神经鞘瘤通常是在对患者进行其他疾病的检查时偶然发现的。中央退行性变性和囊性变是常见的影像学改变（Inoue et al. 2004）。影像学检查显示，丛状神经鞘瘤可以呈多结节状、"蠕虫袋"样外观。患者通常无症状，但有时一些患者会出现沿受累神经段的放射性疼痛。一项研究报告指出，15% 起源于神经鞘瘤病（特征为多发性非皮肤神经鞘瘤，患者无神经纤维瘤病 1 型或 2 型的皮肤红斑）背景的神经鞘瘤发生于盆腔（Merker et al. 2012）。

病理表现

该肿瘤界限清楚，中等硬度，切面呈灰白色至黄色，有时可见出血灶及伴有褐色液体的囊性区域。该肿瘤缺乏平滑肌肿瘤中常见的旋涡状切面。

组织学上，肿瘤有包膜。位于深部的神经鞘瘤周围可能有较厚的纤维组织包绕，伴片状慢性炎症细胞浸润。肿块可能与邻近组织结构粘连。该肿瘤中，梭形 Schwann 细胞呈交替生长模式（图 22.11）。Antoni A 区黏液样基质较少，细胞较丰富；在这些区域中，细胞呈束状生长，局部可见

细胞核呈栅栏状排列及 Verocay 小体形成。Antoni B 区含有黏液样基质，细胞较少，细胞排列较不规则。神经鞘瘤中常见厚壁血管和血管周围黄色瘤细胞，可见中央囊性变及出血性退行性变。细胞核存在不同程度的异型性（通常被视为退变表现）。核分裂象通常少见，但也可能非常明显。与神经纤维瘤相比，神经鞘瘤中核分裂活性的临床意义要小得多。

富于细胞性神经鞘瘤通常位置较深，且体积较普通型神经鞘瘤大（White et al. 1990）。这些肿瘤的特征是具有明显的 Antoni A 区，并且 Antoni B 区的比例通常 ≤ 10%。肿瘤内通常缺乏 Verocay 小体。由于高度富于细胞、局灶细胞核异型性及核分裂象（通常 ≤ 4/10 HPF），富于细胞性神经鞘瘤可能与肉瘤相混淆（White et al. 1990）。

所有神经鞘瘤通常对 S-100 蛋白和 SOX10 都具有广泛的免疫活性（Miettinen et al. 2015；Nonaka et al. 2008）。大多数肿瘤表达 caretinin，部分肿瘤也表达 GFAP。少数情况下，局灶肿瘤细胞表达 CK，这可能是由于 CK 抗体与 GFAP 抗原决定簇存在交叉反应。Schwann 细胞不表达 actin 和 desmin。

临床行为和治疗

通常局部切除神经鞘瘤即可治愈，其复发率很低（<5%）。由于邻近于局部区域的组织结构（如大血管和子宫）并与之粘连，位于深部的神经鞘瘤可能难以切除，并且切除过程中有时会并发大出血而使问题复杂化（Kemmann et al. 1977；White et al. 1990）。真正的神经鞘瘤的恶性转化非常罕见。

22.1.7　神经纤维瘤和神经纤维瘤病 1 型

临床表现

神经纤维瘤病 1 型（NF1）是一种常染色体显性遗传病，发病率大约是 1/3000（Riccardi 1981）。

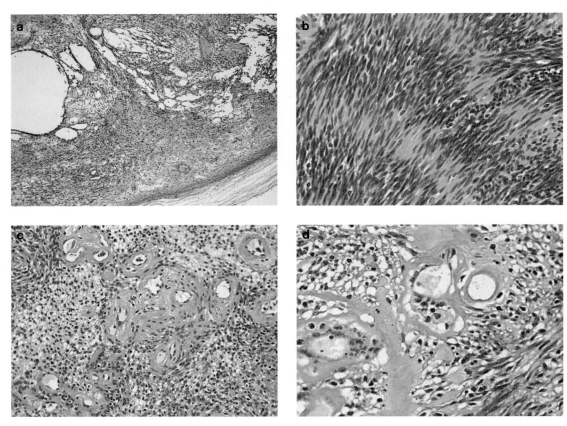

图 22.11　神经鞘瘤。低倍镜示，肿瘤有包膜，中央囊性变（a）；肿瘤性 Schwann 细胞核的两端渐细，呈明显的栅栏状排列（b）；可见厚壁血管（c）和血管周围黄色瘤细胞（d）

事实上，该疾病的外显率为 100%；虽然这是一种进展性疾病，但在表达方面存在明显的变异（Riccardi 1981）。约 50% 的患者的父母有一方患病，而另外 50% 的患者则是由于新的突变。本章参考文献中有一些极好的综述（Gutmann et al. 1997；Riccardi 1981），其中包括关于该病诊断标准的总结（Gutmann et al. 1997）。据报道，6%~18% 的 NF1 女性患者会发生外阴部位的神经纤维瘤（Brasfield et al. 1972；Char et al. 1982；Gersell et al. 1989；Schreiber 1963）。然而，不足 1% 的患者会有阴道受累。同时，发生于子宫颈的神经纤维瘤有几例报道（Busby 1952；Char et al. 1982；Gersell et al. 1989；Gordon et al. 1996；Wei et al. 2005），而其他部位如子宫体（Gordon et al. 1996；Yousem et al. 1962）、输卵管和卵巢（Gordon et al. 1996；Haraoka et al. 1988；Czuczwar et al. 2016）的神经纤维瘤则非常罕见。

阴蒂和包皮的神经纤维瘤通常为先天性的；在许多情况下，它们是儿童 NF1 患者的初显症状（Blickstein et al. 1990；Haraoka et al. 1988；Sutphen et al. 1995）。临床上，这种病变可能与外生殖器不显相混淆，但它们的质地比激素诱导的增大的阴茎更硬（Blickstein et al. 1990；Sutphen et al. 1995）。仔细检查往往会发现，患者有多发性皮肤咖啡牛乳色斑，但 NF1 的其他诊断特征在该年龄段可能不存在，直到青春期前后才表现出来（Blickstein et al. 1990；Brasfield et al. 1972；Nishimura et al. 1991；Rink et al. 1983；Schreiber 1963；Sutphen et al. 1995）。对于许多儿童患者来说，NF1 的临床确诊与受累的一级亲属紧密相关（Sutphen et al. 1995）。

发生于阴道和子宫颈的神经纤维瘤通常在成年早期被诊断，罕见于不伴 NF1 的患者。约 30% 的阴道神经纤维瘤于妊娠期间或分娩过程中因阻塞产道而被发现（Saha et al. 1993）。许多阴道神经纤维瘤患者同时患有膀胱和（或）外阴疾病（Blickstein et al. 1990；Char et al. 1982；Gold 1972；Rink et al. 1983；Sutphen et al. 1995）。一些患者特征性地表现为泌尿道症状或体征（Char et al. 1982）。

外阴局限性皮肤神经纤维瘤可见于各年龄段人群，但 20 岁之前并不常见。这些肿瘤可为散发性，也可能与 NF1 有关。

病理表现

外生殖区的局限型、丛状型和弥漫型神经纤维瘤病例均有报道（图 22.12）。大多数发生于阴蒂和深部泌尿生殖道的神经纤维瘤（与 NF1 相关）为丛状型或混合型（丛状型和弥漫型）。大体表现上，丛状神经纤维瘤内的神经节段扭曲变形，形成“蠕虫袋”样外观。弥漫型神经纤维瘤表现为灰白色肿块，边界不清，体积较大，呈膨胀性生长。局限性神经纤维瘤的边界清楚与否，取决于其在神经内所占的比例。局限性神经纤维瘤可形成实性、质韧的肿块，也可因富含黏液样基质而形成质软、有波动感的肿块。神经纤维瘤很少有色素沉着。

神经纤维瘤含有 S-100 蛋白和 SOX10 阳性的肿瘤性 Schwann 细胞，并混有其他神经鞘成分（如神经微丝蛋白阳性的神经轴突、CD34 阳性的神经内成纤维细胞、少数 EMA 阳性的神经束膜细胞）。Schwann 细胞通常具有细长的双极细胞质突起；细胞核深染，呈波浪状且两端渐细。神经纤维瘤的生长方式比神经鞘瘤更随意，黏液样基质的分布更广泛。通常不存在细胞核的栅栏状排列和 Verocay 小体。几乎所有病例均无核分裂象或极其稀少。当高度富于细胞、细胞核深染且增大（比典型的神经纤维瘤细胞核大 3 倍）伴明显的核分裂活性和（或）坏死时，应高度怀疑为恶性肿瘤。

与大多数其他类型的神经纤维瘤相比，弥漫型神经纤维瘤中的 Schwann 细胞的细胞质突起通常较短，锥形特征不明显（更接近卵圆形）。这些细胞呈渗透性、弥漫性随机生长，或有时呈模糊的席纹状结构。局部组织结构埋陷是一种特征性的现象，许多病例含有异常的小神经分支，形成 Wagner-Meissner 样小体（图 22.12d）。如上文所述，这种类型的神经纤维瘤可以与丛状型神经纤维瘤并存。当弥漫型神经纤维瘤累及皮肤时，有时可能会与隆突性皮肤纤维肉瘤（DFSP）相混淆，因为这两种病变都含有 CD34 阳性细胞（图 22.13）。然而，弥漫型神经纤维瘤存在两种细胞群：纤细的 CD34 阳性的成纤维细胞样细胞、S-100 蛋白和 SOX10 阳性的 Schwann 细胞；而 DFSP 缺乏后者。

产后微小神经瘤是一种与分娩相关的创伤性神经瘤，不应与真性神经纤维瘤相混淆（Tiltman et al. 1996）。这些肿瘤体积较小（通常直径 ≤ 1 mm），偶见于子宫颈，表现为小神经分支排列紊乱，但其他方面相对正常，常呈卫星结节样围绕于较大神经节段周围。

临床行为和治疗

局限性神经纤维瘤可影响美观或长期引起刺激，通常需要采取保守切除治疗。阴蒂神经纤维瘤的推荐治疗方法是保留神经血管束和腺组织的阴蒂成形术（Sutphen et al. 1995）。当神经纤维瘤范围较大、导致功能受损和出现症状时，可能需要更加积极的治疗。然而，对许多发生在泌尿生殖系统的大的丛状神经纤维瘤来说，完整切除会非常困难，甚至几乎不可能（Cheng et al. 1999）。当先前存在的神经纤维瘤突然长大时应格外注意，因为这提示存在恶性转化的风险。

22.1.8 结节性筋膜炎

临床表现

结节性筋膜炎通常表现为迅速生长的肿块，持续时间不超过 2 个月。该疾病可以无症状，也可伴

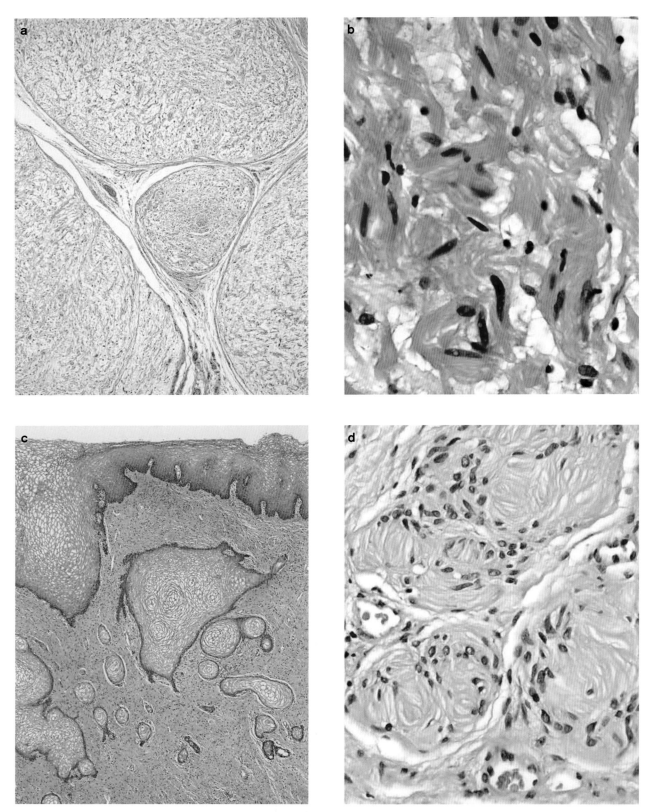

图 22.12　神经纤维瘤。a、b. 神经内神经纤维瘤伴丰富的黏液样基质。注意图 b 中 Schwann 细胞的细胞核深染，呈锥形，局灶呈波浪状。c、d.NF1 患者的阴道弥漫型神经纤维瘤。注意图 c 中的阴道上皮改变类似于颗粒细胞肿瘤，并注意图 d 中的 Wagner-Meissner 样小体

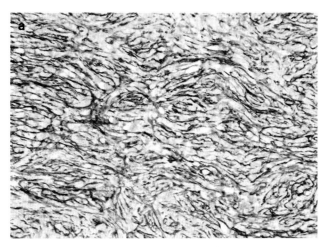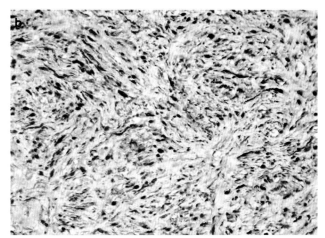

图 22.13　神经纤维瘤。弥漫型神经纤维瘤的 CD34（a）和 S-100 蛋白（b）免疫组织化染色结果。CD34 突显大量纤细的成纤维细胞样梭形细胞，S-100 蛋白突显肿瘤性 Schwann 细胞

有轻微的疼痛或压痛。累及外阴的病例报道很少，总共只有 15 例（Aranda et al. 1998；O'Connell et al. 1997；Biedrzycki et al. 2007b；Pichler Sekulic et al. 2016）。然而，在 AFIP 资料库中，有 26 例外阴结节性筋膜炎病例（1.1% 的患者为女性）。该病变好发于阴唇，特别是大阴唇。据文献记载，患者的发病年龄为 7~51 岁。在 AFIP 资料库中，患者的发病年龄为 8~58 岁，发病高峰年龄为 31~40 岁，中位年龄为 34 岁。

病理表现

结节性筋膜炎通常形成界限清楚的肿块，肿块直径通常 < 3 cm，几乎总是 < 5 cm。在 AFIP 资料库中，肿块直径的中位数为 1.9 cm。该肿块的切面从黏液样至纤维化不等，有时伴局灶囊性变。

组织学上，结节性筋膜炎常形成分叶状肿块，细胞大小相对一致，为肥胖的、"活化的"（肌）成纤维细胞，可有轻微异型性，无多形性（图 22.14）。这些梭形细胞呈疏松、羽毛状、组织培养样生长模式，伴散在、小灶性黏液样变性。有时可见排列更为紧密的细胞，尤其是在肿瘤周边。病变内常见少量淋巴细胞浸润，黏液样变性区域偶见破骨细胞样巨细胞。核分裂象可较多，但无非典型

性。在一些晚期病例中，病变中央可存在透明变性的（瘢痕样）胶原或发生囊性变。

梭形细胞通常弥漫性表达 α-SMA 和 MSA，肌成纤维细胞特征性地表现为细胞膜下（"电车轨道"）表达模式；desmin 通常呈阴性（Montgomery et al. 1991）。该病变细胞不表达 S-100 蛋白、CD34 或 CK。破骨细胞样巨细胞呈 CD68（KP-1）强阳性。最近研究证实，结节性筋膜炎是一种伴有 MYH9-USP6 基因易位的克隆性肿瘤性病变，（非肌性）肌球蛋白重链 9 基因的启动子区与泛素特异性肽酶 6 基因的编码区融合（Erickson-Johnson et al. 2011；Pichler Sekulic et al. 2016；Shin et al. 2016）。

鉴别诊断

由于结节性筋膜炎病灶内的炎症细胞丰富和核分裂象多，因而可能被误诊为梭形细胞肉瘤。然而，有助于正确诊断的线索包括肿块生长速度较快、体积较小且呈小叶状结构、存在黏液样变性区域、缺乏明显的细胞核异型性和多形性及缺乏非典型核分裂象。

临床行为和治疗

结节性筋膜炎是一种良性的自限性疾病，通常

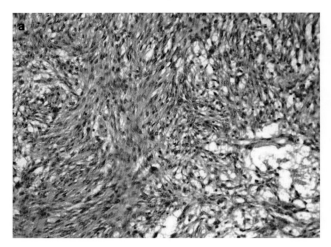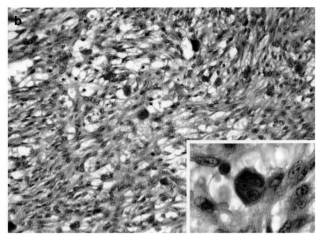

图 22.14　结节性筋膜炎。注意疏松、组织培养样生长方式和黏液样变性区域（a）。图 b 和插图示散在的破骨细胞样巨细胞

通过单纯局部切除即可治愈。局部复发率不超过 2%，通常发生于首次不完全切除后。当以前被诊断为结节性筋膜炎的部位复发时，应对原来的标本进行重新阅片，以确保最初诊断的准确性。

22.1.9　韧带样瘤 / 肌腱膜纤维瘤病

临床表现

　　韧带样瘤罕见；据估计，每年其发病率为（2.4~4.3）/100 万（Reitamo et al. 1982）。该病发病部位广泛，但唯一最常见的部位是前腹壁。前腹壁韧带样瘤极好发于女性（在 AFIP 资料库中，女性与男性患者人数之比 >8∶1）。患者的发病年龄通常为 18~40 岁，通常于妊娠期间或分娩后一年内发病。因此，韧带样瘤是妇科医师比较常遇到的纤维性肿瘤之一。更罕见情况下，妇科医师可能还会遇到发生于髂窝或盆腔下部区域的韧带样瘤（Cormio et al. 1997；Fishman et al. 1996；Kim et al. 1971；Manetta et al. 1989；Mariani et al. 2000；Nielsen et al. 1997；Simon et al. 1985）。这些部位的韧带样瘤也好发于女性，且发病年龄与腹壁韧带样瘤相同。然而，在 AFIP 资料库中，这些部位发生韧带样瘤的概率比腹壁低 20 倍。在文献报道中，虽然盆腔韧带样瘤与妊娠和分娩之间并没有明

确的关系，但最近对内部资料进行回顾性分析发现，高达 40% 的病例为妊娠患者，提示该病可能与妊娠有关。大多数韧带样瘤为散发性的，但有些病例与家族性腺瘤性息肉病 /Gardner 综合征有关。

病理表现

　　无论解剖部位如何，韧带样瘤均具有相同的大体和镜下表现。大体表现上，肿瘤境界不清，质地较硬，通常与筋膜和肌肉密切相关。切面粗糙，呈小梁状，外观呈灰白色。组织学上，该病变的细胞密度中等，呈浸润性生长，由梭形细胞束构成；细胞核仅有轻度异型性，无明显多形性（图 22.15a）。肿瘤细胞通常具有小而明显的中央核仁。核分裂活性不定，但通常较低。可见丰富的胶原或黏液胶原样基质。肿瘤细胞通常排列成疏松束状或呈宽广的席纹状生长模式。血管通常分布均匀、壁薄，伴裂隙样或圆形的管腔。较少见的组织学变化包括瘢痕样胶原沉积区、筋膜炎样生长区、局部细胞稀少伴间质透明变性及一些存在鹿角状［血管外皮细胞瘤（HPC）样］血管的区域（Zreik et al. 2016）。免疫组化染色显示，肿瘤细胞通常表达 α-SMA 和 MSA，一些病例可有少量细胞表达 desmin。绝大多数肿瘤至少局灶性地于细胞核表达 β-catenin（图 22.15b）（Bhattacharya et al. 2005；

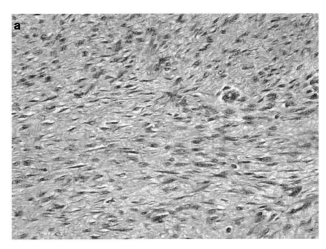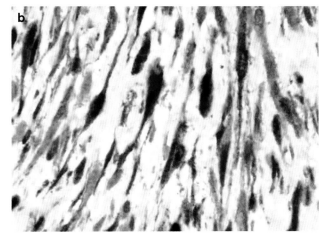

图 22.15　韧带样瘤。a. 中倍镜图像显示韧带样瘤呈宽束状生长；b. 高倍镜图像显示，细胞核和细胞质呈 β-catenin 阳性

Carlson et al. 2007）。肿瘤通常不表达 CD34，对 S-100 蛋白也无免疫反应活性。

临床行为和治疗

　　韧带样瘤容易局部复发，最佳的治疗方法为肿瘤完全切除术并保留较宽的无肿瘤切缘。在出于保留功能的考虑而导致上述治疗方案无法实施的情况下，通常不提倡采用激进的治疗方案，因为韧带样瘤不会发生转移（Mariani et al. 2000）。在无法对肿瘤进行完整切除的情况下，放射治疗可能会有帮助（Jelinek et al. 2001）。对其他一些治疗方法也进行了尝试，其中包括非甾体抗炎药加或不加用抗雌激素或雌激素调节剂（如他莫昔芬及其相关药物）（Wilcken et al. 1991；Eastley et al. 2016；Janinis et al. 2003）和酪氨酸激酶抑制剂（如甲磺酸伊马替尼和帕唑帕尼）（Chugh et al. 2010；Penel et al. 2011），并取得了不同程度的成效。对于应用所有其他合理治疗方法均无效的病例，通常采用根治性外科手术。

22.1.10　生殖道横纹肌瘤

　　在过去，生殖道横纹肌瘤常被认为是胎儿横纹肌瘤的一种亚型。然而，现在大多数软组织方面的专家认为它是一种单独的、不同的肿瘤类型。

临床表现

　　文献中共有 40 多例生殖道横纹肌瘤的报道（Autio-Harmainen et al. 1986；Di Sant'Agnese et al. 1980；Gold et al. 1976；Iversen 1996；Kapadia et al.1993；Konrad et al. 1982；Suarez Vilela et al. 1990；Lin et al. 2002；McCluggage et al. 2013）。80% 以上的肿瘤发生于阴道，形成无症状的息肉样肿块，直径通常为 1~3 cm。其余病例平均分布于子宫颈阴道部 / 子宫颈和外阴。患者的年龄为 8~54 岁，但绝大多数为 31~50 岁。外阴横纹肌瘤患者的年龄较小（年龄范围为 8~24 岁）（Iversen 1996）。

病理表现

　　大体表现上，肿瘤通常呈息肉样或菜花状，表面被覆黏膜。肿瘤的平均直径约为 2 cm。组织学检查可见纤维性间质内较大的带状细胞交错聚集，混杂有散在性的肥胖的上皮样细胞（细胞质呈嗜酸性）（图 22.16）。仔细观察通常可以发现少数肿瘤细胞的胞质内有横纹（图 22.16b 插图），用 Masson 三色染色和磷钨酸苏木精（PTAH）染色可更明显。肿瘤细胞核通常较大，位于中央；染色质

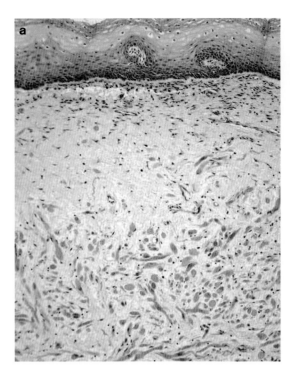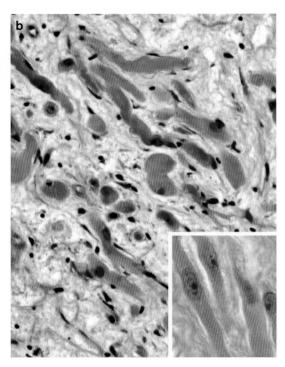

图 22.16　阴道横纹肌瘤的低倍镜（a）和高倍镜（b）图像。注意丰富的嗜酸性胞质和细胞核特征。图 b 的插图中可见明显的横纹

呈空泡状，核仁明显，位于中央。偶见多核细胞。无细胞退行性变和核分裂活性。无葡萄簇状横纹肌肉瘤中所见的上皮下"生发层"现象。

免疫组化显示，肿瘤细胞表达 MSA、desmin、myoglobin 和骨骼肌分化的细胞核调节蛋白（特别是 myogenin，个人经验），上皮标记物呈阴性。

鉴别诊断

对于儿童患者，需要与生殖道横纹肌瘤相鉴别的主要病变是胚胎性横纹肌肉瘤的葡萄簇状亚型。在这种肿瘤中，上皮下通常含有丰富的、生发层样肿瘤细胞；它们呈浸润性生长，细胞核的异型性明显，可见核分裂象。老年患者中，在证实存在骨骼肌分化之前，通常首先考虑中胚层间质性息肉。当肌源性特征明显时，应考虑到腺肉瘤或癌肉瘤的异源性成分，但横纹肌瘤无上皮成分，并且间质细胞缺乏恶性细胞的形态学特征。

临床行为和治疗

生殖道横纹肌瘤是一种良性肿瘤，可通过单纯性局部切除而治愈。

22.1.11　血管球瘤

血管球瘤累及小阴唇（Katz et al. 1986；Kohorn et al. 1986）、阴蒂（Jagadha et al. 1985；Sonobe et al. 1994）、尿道周围区域（Sonobe et al. 1994）、阴道（Aynardi et al. 2016）、子宫颈（Albores-Saavedra et al. 1999；Aynardi et al. 2016）和卵巢（Aynardi et al. 2016）的病例罕有报道，在 AFIP 资料库中另有 4 例病例。患者的年龄为 27~67 岁。该肿瘤通常呈孤立性，直径 ≤ 1 cm；但是，罕见情况下，肿瘤可为多灶性或直径可达 3 cm。外阴血管球瘤的典型临床表现常为剧烈的非放射性疼痛（有时难以忍受），与月经周期无关，局限于特异性的"触发点"。可见覆盖其上的皮肤红斑。

组织学检查可见肿瘤界限清楚，呈结节状，由上皮样平滑肌细胞组成，有时含有局灶性梭形（修饰后或特化性）平滑肌细胞，其围绕大量血管排列（图 22.17）。上皮样细胞通常呈荷包蛋样外观，细胞核呈圆形、深染，位于中央；细胞质淡染至呈嗜酸性，细胞界限清楚。偶尔可见"退行性"非典型性，一些病例可能由于线粒体在细胞质内聚集而具有癌细胞的特征。核分裂象罕见。免疫组化显示，肿瘤细胞呈 MSA、α-SMA 和 SMM 强阳性，通常表达 calponin 和 h-caldesmon，但 desmin 通常呈阴性；Ⅳ型胶原和层粘连蛋白在肿瘤细胞周围呈典型的网状结构；背景中可能存在许多 S-100 蛋白呈阳性的神经分支，但肿瘤细胞不表达 S-100 蛋白；肿瘤细胞不表达 CK、突触素和嗜铬粒蛋白。

该肿瘤可通过局部完整切除而被治愈。

22.1.12 血管良性肿瘤和血管肿胀

女性生殖道可以发生各种良性血管病变。外阴血管性病变，从继发于感染的反应性血管肿胀（如杆菌性血管瘤病）（Long et al. 1996）到血管畸形和肿瘤（Fernández-Aguilar et al. 2004），这些病变的形态学与发生于其他皮肤部位的病变相似，本章

不予讨论。许多比较常见的外阴血管性病变（如幼年性血管瘤、小叶性毛细血管瘤 / 化脓性肉芽肿和血管角质瘤）（Cohen et al. 1989）在本书其他章节讨论。

阴道血管瘤通常被归类为毛细血管瘤或海绵状血管瘤，很少被归类为动静脉性血管瘤（Cook et al. 1989；Davis et al. 1983；Emoto et al. 1997；Gupta et al. 2006；Herszkowicz et al. 2001；Rezvani 1997）。大多数阴道血管瘤为偶然被发现的孤立性小病变。然而，少数情况下，它们可能会广泛累及外阴、尿道、子宫颈或盆腔。当广泛分布时，该病变称为血管瘤病。与女性生殖道其他血管性病变一样，它在妊娠期间可迅速生长。

子宫颈最常见的良性血管性病变是毛细血管瘤和海绵状血管瘤（Ahern et al. 1978；Davis et al. 1983；Fadare et al. 2006b；Gusdon 1965）。这些病变可能是偶然被发现的（如在阴道镜检查时或在因其他病变而切除的子宫标本中被发现），或因导致异常阴道出血而被发现。大体表现上，病变的直径通常 < 4 cm，呈紫红色，质软至呈海绵状。据报道，子宫颈血管瘤患者的年龄范围较广，发病的高峰年龄为 21~30 岁。仅有极少数病例发生于青春期前。关于子宫颈杆菌性血管瘤病有 1 篇文献报道

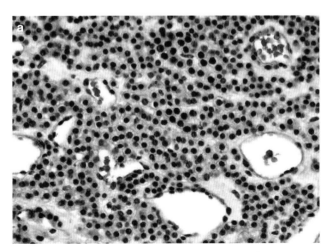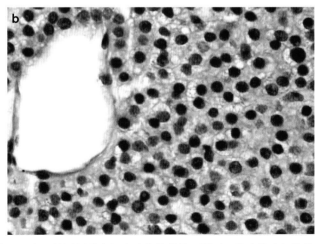

图 22.17 血管球瘤。血管球瘤的中倍镜（a）和高倍镜（b）图像。注意血管周围肿瘤细胞聚集的趋势。同时，注意肿瘤细胞的荷包蛋样外观，细胞核呈圆形且居中，细胞界限清楚

（Long et al. 1996）。

　　子宫体良性血管瘤患者可能无症状，或伴有异常阴道出血、不孕、自然流产和胎儿死亡。在妊娠、分娩和外科手术（如子宫肌瘤切除术）过程中，它们可以引起致命性并发症（Chestnut et al. 1988；Dawood et al. 1972；Gantchev 1997；Thanner et al. 2001；Weissman et al. 1993）。大多数子宫体的血管性病变发生于 21~50 岁，通常为海绵状血管瘤（又称子宫海绵状血管瘤病）（Comstock et al. 2005；Dawood et al. 1972；Gantchev 1997；Kobayashi et al. 1999；Thanner et al. 2001；Uzunlar et al. 2002；Weissman et al. 1993）或动静脉畸形（Majmudar et al. 1998）。一般认为前者属于先天性疾病，通常广泛累及子宫；后者为先天性或继发性疾病（通常发生在创伤后），其分布倾向为局限性（肿瘤样）（Gantchev 1997）。这两种病变的这种区别可能具有临床意义，因为动静脉畸形导致的出血很难控制（Comstock et al. 2005）。频谱多普勒分析是一种非常有价值的临床工具，有助于区分这两种病变（Comstock et al. 2005）。

　　卵巢血管瘤的发病年龄范围较广，可分为 2 种类型：一类伴盆腹腔（边缘性）血管瘤病（Lawhead et al. 1985），另一类为局限性病变（Alvarez et al. 1986）。前者往往有症状，而后者通常无症状。局限性卵巢血管瘤通常为单侧发生，最常见于髓质和门部。它们通常为海绵状血管瘤，毛细血管瘤不常见。少数病例可能伴有腹水、血清 CA-125 水平升高、间质黄素化和激素功能改变（Gehrig et al. 2000；Gücer et al. 2004；Savargaonkar et al. 1994；Yamawaki et al. 1996；Kryvenko et al. 2011）。关于发生于新生儿卵巢的幼年性富于细胞性血管瘤（血管内皮细胞瘤）有 1 篇文献报道（Prus et al. 1997）。

　　吻合性血管瘤是一种新近被发现的血管肿瘤体，主要发生在泌尿生殖道、腹膜后和脊柱旁。血管结构复杂及薄壁血管间相互吻合，导致其与高分化血管肉瘤相混淆（图 22.18）；然而，低倍镜下，

这些病变往往存在小叶轮廓，它们通常含有灶性海绵状血管腔隙，血管往往内衬单层上皮，内皮细胞温和且呈鞋钉样，核分裂象很少或无，Ki-67 增殖指数很低（Kryvenko et al. 2011）。背景中经常出现大量组织细胞，而组织细胞往往呈 CD31 阳性，因此 ERG 是笔者首选用于突出显示内皮细胞的免疫标记物。肿瘤内可见散在的少量玻璃样小体、血管内血栓和髓外造血灶。在卵巢中，肿瘤周围可见黄素化间质细胞（Dundr et al. 2017）。

　　对生殖道血管异常的女性患者进行体格检查时可能会有其他一些重要的发现，这些发现有助于病变的诊断。一些患者可能同时存在皮肤、深部软组织或其他器官系统的血管瘤或者血管畸形（Dawood et al. 1972；Gantchev 1997；Herszkowicz et al. 2001；Thanner et al. 2001）；少数患者可伴有 Klippel-Trenaunay-Weber 综合征（Comstock et al. 2005）、结节性硬化症（Gantchev 1997）、遗传性出血性毛细血管扩张症（Gantchev 1997）和蓝色橡胶痣综合征（Sobottka Ventura et al. 2001）。

　　关于女性生殖道良性血管性病变的治疗方法多种多样，包括临床观察、局部消融治疗和病变器官切除。血管性病变的类型、大小、部位、有无症状，是否需要保留生育能力及其他因素的不同致使其治疗方法也有所不同。

22.1.13　女性生殖道其他良性软组织病变

　　文献报道的发生于女性生殖道的其他良性软组织肿瘤和肿瘤样病变包括增生性筋膜炎、缺血性筋膜炎（Scanlon et al. 2003）、淋巴管瘤、神经节瘤（Fingerland 1938）、钙化性纤维（假）瘤（Xiao et al. 2013）和脂肪源性肿瘤；其中，脂肪源性肿瘤包括普通型脂肪瘤（Brandfass et al.1955；Dharkar et al. 1981；Moreno-Rodríguez et al. 1999）、冬眠瘤（Sheth et al. 2011）、成脂细胞瘤（Kirkham et al. 2013）和外阴成脂细胞瘤样肿瘤（Mirkovic et

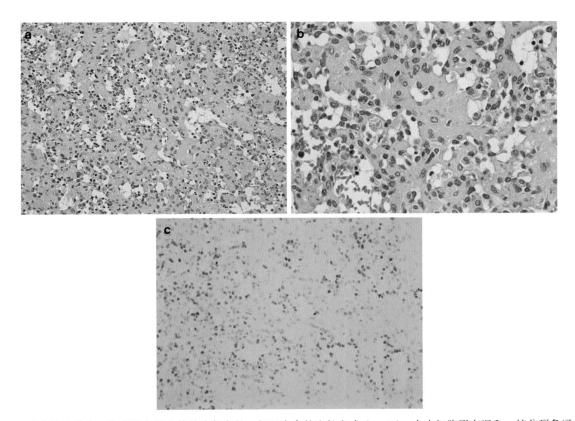

图 22.18　吻合性血管瘤。注意该良性血管肿瘤复杂的、相互吻合的生长方式（a、b）。内皮细胞形态温和，核分裂象通常无或罕见。图 b 中可见一些玻璃样变小体。FLI-1 显示内皮细胞，这些内皮细胞通常呈单层排列（c）

al. 2015）。Rosai-Dorfman 病也有文献报道，常表现为惰性过程（Murray et al. 1991）。单侧外阴结节发生于狂热的自行车爱好者，其内混杂着脂肪组织和透明结缔组织，结缔组织中含有反应性成纤维细胞、各种管径大小（有时为厚壁）的血管及散在的周围神经，又称"自行车骑行者结节"（McCluggage et al. 2011）。

22.2　交界性 / 低级别软组织肿瘤和间叶性肿瘤伴不确定行为

22.2.1　隆突性皮肤纤维肉瘤

隆突性皮肤纤维肉瘤（DFSP）一般发生在青壮年，最初表现为小面积皮肤斑块样病变，随着时间的推移，逐渐进展为隆起的多结节肿块。肿瘤的

生长速度变化很大，表现为长的相对静止期，间隔着缓慢或较快增大期。该病好发于躯干和肢带区（呈老式泳衣式分布），文献中有 40 多例外阴 DFSP 的报道（Alvarez-Canas et al. 1996；Bock et al. 1985；Ghorbani et al. 1999；Gökden et al. 2003；Nirenberg et al. 1995；Schwartz et al. 1999；Vanni et al. 2000；Wrotnowski et al. 1988；Edelweiss et al. 2010）。外阴 DFSP 患者的发病年龄为 19~83 岁，中位年龄为 40~45 岁。

大部分 DFSP 起源于真皮，随后蔓延到皮下组织，偶尔会累及深部结构。组织学上，肿瘤由相对一致的梭形成纤维细胞样细胞组成，形成一致的、致密的席纹状结构（图 22.19，22.20）。很少见到其他细胞成分（如淋巴细胞、巨细胞和黄色瘤细胞等）。在未经过治疗的普通 DFSP 病例中很少见到出血、含铁血黄素沉积和坏死。

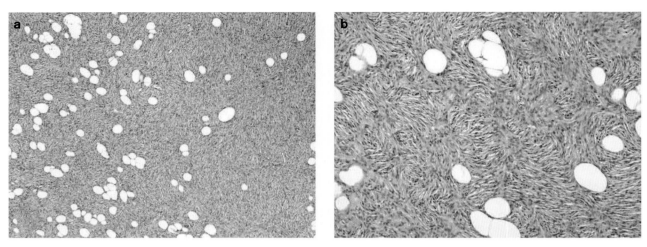

图 22.19　隆突性皮肤纤维肉瘤（DFSP）。低倍镜图像（a）和中倍镜图像（b），可见充分形成的席纹状生长方式，以及浸润和包裹脂肪

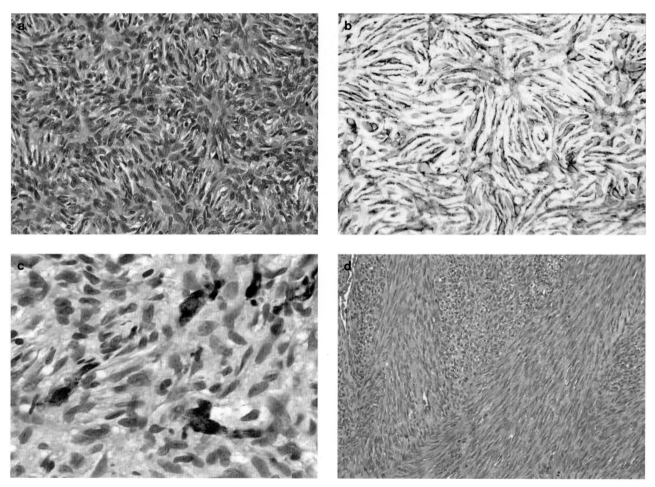

图 22.20　隆突性皮肤纤维肉瘤（DFSP）。a. 高倍镜下梭形肿瘤细胞呈一致的、致密的席纹状结构，显示典型的束状生长；b. 肿瘤呈 CD34 阳性；c. 含有散在的黑色素细胞，正如色素性 DFSP（Bednar 瘤）；d. 由 DFSP 转化的纤维肉瘤呈特征性的束状生长

肿瘤上方的被覆上皮常变薄，不同于纤维组织细胞瘤中的棘皮病改变。一种常见的、具有诊断价值的组织学表现是脂肪和皮肤附属器被卷入肿瘤内。有些病例可见黏液样基质，但常为局灶性的，可能会导致特征性的紧密、层状生长模式消失。有的病例会包含血管内膜来源的非肿瘤性肌样结节（Calonje et al. 1996）。少数（1%~5%）病例可有散在的含有黑色素的梭形、上皮样和树突样细胞（色素性 DFSP 或 Bednar 瘤，图 22.20c）。细胞多形性一般轻微。虽然核分裂活性变化很大，但总体上核分裂指数通常相对较低。

少数 DFSP 含有实性束状生长区域（图22.20d），其形态学与经典的成人型纤维肉瘤难以区分。这种病变称为隆突性皮肤纤维肉瘤伴纤维肉瘤样转化（DFSP-FS）（Abbott et al. 2006；Mentzel et al. 1998；Wrotnowski et al. 1988）。其诊断标准在文献中相差很大。有些学者认为纤维肉瘤成分需要占肿瘤区域的 5%~10%（虽然没有规定直径最小为多少厘米，但至少要超过偶尔可见的单个显微镜下病灶），而其他学者则主张纤维肉瘤成分占肿瘤区域的 25%~30%，或者肿瘤直径 ≥ 1 cm。组织学上，纤维肉瘤成分常来自皮下组织，形成典型的无脂肪结节；与邻近呈席纹状生长的 DFSP 相比，纤维肉瘤成分通常（但不总是）具有更明显的细胞异型性、更高的细胞密度和更多的核分裂象。极少数情况下，DFSP 也含有具有显著多形性的病灶，类似于恶性纤维组织细胞瘤（多形性未分化肉瘤）。

DFSP 中典型的梭形肿瘤细胞通常呈 CD34 阳性（图 22.20b），不表达 S-100 蛋白。有时可见局灶性 actin 阳性。在纤维肉瘤样转化区域，CD34 的表达程度通常降低。色素性 DFSP（Bednar 瘤）中含黑色素的梭形和树突状细胞表达 S-100 蛋白、SOX10（个人观察）、HMB-45 和 Melan-A（如果细胞未脱色素，最好用红色显色观察）。

DFSP 通常含有额外的环状染色体伴 17 号和 22 号染色体的低度扩增，或含有线性的 t（17;22）

（Maire et al. 2002；Sirvent et al. 2003）。前者常见于成人，而后者则常见于儿童。这两种遗传学改变都可产生 COL1A1/PDGF-β 的嵌合基因。虽然在 COL1A1 基因（来自 17 号染色体）的断裂点上存在较大的变化，但 PDGF-β（来自 22 号染色体）外显子 2 则总被累及。合成的嵌合体蛋白产物被处理，产生成熟的 PDGF-ββ，从而导致 PDGF-β 蛋白酪氨酸激酶的连续性自分泌和旁分泌激活，最终促进细胞增殖和肿瘤生长（Shimizu et al. 1999）。

DFSP 是一种"不确定性"或具有低度恶性潜能的肿瘤。少于 3% 的普通病例会发生转移。然而，当出现纤维肉瘤转化时，转移风险增加到 10%~15%（Abbott et al. 2006；Mentzel et al. 1998）。当出现恶性纤维组织细胞瘤样区域时，转移风险也增加，尽管这种形态学改变与转移的关系至今还未得到充分研究。由于肿瘤浸润的范围常超过大体上明显的边界，并且十分容易复发，因此通常建议采取广泛的局部切除术（McPeak et al. 1967；Roses et al. 1986）。为了降低复发的风险，有些学者主张肿瘤的切缘应有 3 cm 的正常组织，可包括其下的筋膜组织。然而，若使用这种方法，需要采用皮肤移植来弥补手术造成的缺损，所以需要个体化治疗。越来越多的患者经 Mohs 显微手术得到成功治疗（DuBay et al. 2004；Gloster Jr et al. 1996；McArthur 2006；Snow et al. 2004）。所有病例都需要长期随访，如果具有较高的转移风险，患者还需要定期检查（通过 X 线胸片等）肿瘤有无转移。甲磺酸伊马替尼（imatanib mesylate）是几种蛋白酪氨酸激酶（包括 PDGF 受体）的有效抑制剂，对局部进展性或转移性疾病有利（McArthur 2006）。

22.2.2　孤立性纤维性肿瘤

血管外皮细胞瘤（HPC）最初被用来描述周细胞谱系的肿瘤，由肥胖的上皮样和卵圆形细胞组成，与大量薄壁、分支状（鹿角样）血管的关系非常密切（Enzinger et al. 1976）。然而，周细胞的诊断性特征在大多数血管外皮细胞瘤中并不是全部存在，而且上述形态学特征也可能见于其他间叶性肿瘤，使得该肿瘤成为一种排除性诊断。孤立性纤维性肿瘤与血管外皮细胞瘤具有许多相同的临床病理特征（Hasagawa et al. 1999），很多专家都认为这两个术语是同义词，"HPC"这一名称逐渐过时（Gengler et al. 2006）。在这个肿瘤组中一个普遍的发现是 *NAB2-STAT6* 易位（有外显子变异），这是由于 12 号染色体的染色体内倒位，将转录抑制因子 *NAB2* 融合到转录激活因子 *STAT6*（Chmielecki et al. 2013；Mohajeri et al. 2013；Robinson et al. 2013）。

临床表现

文献中女性生殖道孤立性纤维性肿瘤（SFT）主要发生于外阴阴道区域（Fukunaga 2000），少数位于子宫（Chu et al. 2006；Wakami et al. 2005；Strickland et al. 2016）、子宫颈、子宫阔韧带、卵巢旁组织和输卵管（Biedrzycki et al. 2007a；Zubor et al. 2007）。该肿瘤的发病年龄较宽，但大多数患者为 40~80 岁。外阴阴道肿瘤通常表现为无症状的、缓慢生长的肿块，而疼痛和出血通常预示着存在子宫和子宫颈肿瘤。文献报道了 1 例分泌高分子量胰岛素样生长因子 II 并导致低血糖的子宫肿瘤（Wakami et al. 2005）。SFT 也可发生于盆腔陷凹的软组织和腹膜后（Enzinger et al. 1976；Espat et al. 2002；Hasagawa et al. 1999），且因它们邻近于女性生殖道，因此该部位的 SFT 也可见于妇科诊治工作中。

病理表现

SFT 的大小不一，大多数肿瘤的最大直径为 3~15 cm（Biedrzycki et al. 2007a；Enzinger et al. 1976）。大体表现上，SFT 常呈境界清楚的结节状肿块，质地较硬，切面呈灰白色、旋涡状。有时可见出血和黏液样变。组织学上，富细胞型 SFT（经典型 HPC）由卵圆形至梭形细胞组成，核呈圆形至卵圆形，胞质少，呈淡嗜酸性，细胞界限不清（图 22.21a）。肿瘤细胞紧密排列在很多薄壁的、部分塌陷的、分支状毛细血管周围。病变内散在的较大血管常呈鹿角样。常见血管周围胶原沉积。普通型 SFT（纤维型 HPC）（图 22.21b）特征性地显示为细胞丰富区和细胞稀少区。细胞丰富区的细胞为梭形和长梭形（伴或不伴一些上皮样细胞），排列成短束状或模糊的席纹状，随意地排列在血管外皮细胞瘤血管周围。核分裂指数一般较低。细胞稀少区含有丰富的透明变性的胶原或黏液样基质。血管周围胶原化可能是细胞稀少区最显著的特征。脂肪瘤样 HPC（脂肪形成亚型 SFT）（Espat et al. 2002）和巨细胞性血管纤维瘤（巨细胞丰富型 SFT）（Guillou et al. 2000；Hasagawa et al. 1999）兼有普通型和富细胞型 SFT 的特征（Gengler et al. 2006）。然而，前者有数量不等的成熟脂肪细胞，而后者有多核间质巨细胞（分布于肿瘤间质内或扩张的假血管腔隙的内表面）。最近，学者发现了一种"去分化"类型的 SFT，其特征介于普通型 SFT 和多形性肉瘤之间（Mosquera et al. 2009）。免疫组化显示 SFT 呈 STAT6 核阳性（图 22.21c），强阳性表达 CD34、BCL2 和 CD99，少数病例不同程度地表达 EMA、SMA 和核 β-catenin（Carlson et al. 2007；Hasagawa et al. 1999；Cheah et al. 2014；Doyle et al. 2014；Yoshida et al. 2014）。而角蛋白、desmin 和 S-100 蛋白通常呈阴性，但在少数情况下可以非常有限地表达。CD34 在非典型/恶性 HPC/SFT 中的表达水平趋向减低。

鉴别诊断

SFT 应与外阴阴道部位许多富于血管的、部位特异性的梭形细胞病变相鉴别。富于细胞性血管纤维瘤与 SFT 都表现为血管周围胶原沉积，偶尔存

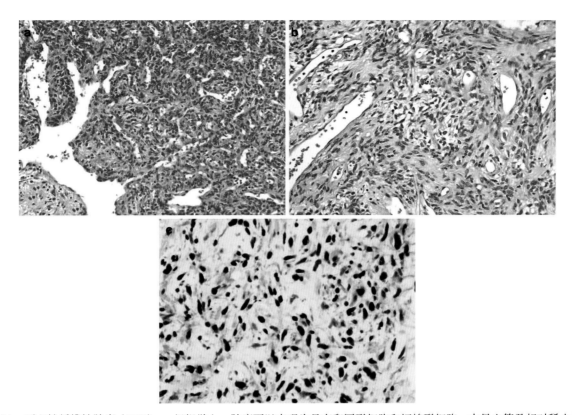

图 22.21　孤立性纤维性肿瘤（SFT）。a. 组织学上，肿瘤可以表现为具有卵圆形细胞和短梭形细胞、大量血管及相对稀少的胶原基质（以前被归类为 HPC）；b.SFT 还可表现为具有丰富的黏液胶原基质和散在的分支和（或）厚壁血管梭形细胞肿瘤，现已广泛认识到这两种形态的肿瘤有时具有重叠的组织学特征，并且 STAT6 核阳性常见；c. 呈 STAT6 核阳性

在一些血管外皮细胞瘤样血管和 CD34 阳性的肿瘤细胞。然而，多种组织学结构、显著的血管外皮细胞瘤样血管和细胞周围胶原沉积不是普通富于细胞性血管纤维瘤的特征，并且该肿瘤缺乏 STAT6 的核表达。血管肌成纤维细胞瘤通常缺乏血管外皮细胞瘤样血管，其梭形和上皮样肿瘤细胞（通常表达 desmin）明显倾向于呈条索状和巢状围绕在病变血管周围。子宫内膜间质肉瘤和滑膜肉瘤（尤其是单相纤维型和低分化型）可能有血管外皮细胞瘤样血管成分，然而这些肿瘤的侵袭性都比 SFT 更强，常有更加明显的核异型性和更多的核分裂象。另外，肿瘤细胞在小动脉周围聚集是子宫内膜间质肉瘤的一个独特的组织学特征。与 SFT 相比，子宫内膜间质肉瘤呈 CD10 和 PR 强阳性，也表达 ER，而 CD34 呈阴性（Bhargava et al. 2005）。滑膜肉瘤常局灶性表达 CK 和 EMA，到目前为止检

测的所有病例都缺乏 STAT6 的核表达，CD34 一般呈阴性。滑膜肉瘤还有特征性的 t（X;18）易位伴 *SYT/SSX* 融合转录。

临床行为和治疗

　　大多数 SFT 为良性病变（Enzinger et al. 1976；Espat et al. 2002；Gold et al. 2002）。据报道，SFT 发生复发和转移的病例占总病例的 6%~15%（Enzinger et al. 1976；Vallat-Decouvelaere et al. 1998），且 5 年生存率 >85%（Espat et al. 2002）。然而，一项大型研究报告腹部和骨盆 SFT 的局部复发率为 9%，转移率为 30%（Demicco et al. 2017）。与侵袭性行为相关的特征为肿瘤体积大（2 篇文献中肿瘤的直径分别 >5 cm 和 >10 cm）、浸润性边缘、高度富于细胞、核多形性，核分裂象计数 ≥ 4/10 HPF 和坏死（Enzinger et al. 1976；Gold et al. 2002；Vallat-Decouvelaere et al. 1998）。最近，Demicco 和他的同事提出了转移和疾病特异性死亡率的三级风险模型，给出了患者年龄、肿瘤大小、有丝分裂活动和坏死的个人评分（Demicco et al. 2017）。这种分级方案成功地预测了预后不良的高风险患者，但在评估这些不同临床病理因素的预测值的更大系列研究出现之前，其评估恶性潜能的标准仍然存在一些争议，并且预后的预测可能存在问题，所以一般建议行切缘阴性的完整切除，以及长期随访（Vallat-Decouvelaere et al. 1998）。对含有组织学恶性成分且肿瘤体积大的患者，除了进行手术治疗外，还应辅以其他治疗方法，因为他们可能会从中获益。

22.2.3　炎性肌成纤维细胞瘤

　　炎性肌成纤维细胞瘤（IMT）罕见，文献中也称之为炎性假瘤、浆细胞肉芽肿和浆细胞性假瘤。该肿瘤的发病部位非常广泛，在女性生殖道，IMT 主要发生在子宫（Azuno et al. 2003；Fisher 2004；Gilks et al. 1987；Kargi et al. 1995；Rabban et al. 2005；Shintaku et al. 2006；Parra-Herran et al. 2015），有几例肿瘤累及子宫颈（Parra-Herran et al. 2015）。已经被记载的 3 例胎盘 IMT 可能是由于子宫原发性 IMT 的直接蔓延（Banet et al. 2015；Schoolmeester et al. 2017）。最近研究发现该病患者常有染色体 2p23 的克隆性染色体异常，形成各种相关的融合基因转录子（包括 *TPM3-ALK*、*TPM4-ALK* 等），支持其是一种肿瘤性（而不是反应性）病变（Bridge et al. 2001；Griffiin et al. 1999；Lawrence et al. 2000）。

　　报道的子宫 IMT 病例的发病年龄为 6~60 岁。患者可表现为肿块相关的临床症状，或主要表现为一般体征和症状（包括发热、体重下降、面部和四肢红斑、全身乏力和疲劳）。

　　妇科炎性肌成纤维细胞瘤的直径一般为 1~

12 cm，常在子宫腔内呈息肉状生长或者弥漫性累及子宫壁。其切面呈白色、纤维性和旋涡状，与平滑肌肿瘤类似，或可能为光滑、质软、鱼肉样甚至为胶冻状。很少观察到出血和坏死灶。

　　组织学上，肿瘤细胞呈梭形和星状，胞质呈嗜双色或嗜酸性，细胞核染色质"透亮"，核仁明显、居中（图 22.22）。瘤细胞缺乏明显的核深染和多形性。核分裂象不等，但通常较少，无奇异形核分裂。肿瘤细胞可能因为存在中等量的黏液样基质而排列疏松，或者因为大量的纤维硬化性间质而散在分布，或者紧密排列成宽广的席纹状和束状结构。几乎普遍可见明显的淋巴浆细胞浸润。上皮的特征是在黏液样基质内可见片状的圆形上皮细胞，并伴有显著的急性炎性浸润或较少的慢性炎性浸润，最近被认为是一种潜在的侵袭性变异体，更易于侵犯腹腔内（大网膜、腹膜或肠系膜）部位（Marino-Enriquez et al. 2011）。

　　文献中免疫组化结果差异较大，可能是由方法学不同和病例的异质性造成的。一般来说至少普遍存在局灶性 SMA 表达。Desmin、h-caldesmon、CD10、ER 和 PR 的表达更加不一致（Bennett et al. 2017；Haimes et al. 2017）。然而发生于各部位的 IMT 对 ALK-1 的免疫反应也不一致（Fisher 2004；Montgomery et al. 2006），超过 85% 的子宫 IMT 通常表达 ALK-1（Fuehrer et al. 2012；Rabban et al. 2005）。多数 IMT 局灶性表达 CK，但据笔者所知，子宫 IMT 中未见其表达。IMT 不表达 CD34 和 S-100 蛋白，通常不表达 CD117（Rabban et al. 2005）。

　　ALK（间变性淋巴瘤激酶）基因位点重排通常能用 FISH 检测出来，二代测序和 RT-PCR 也能用来检测 *ALK* 基因融合子，包括但不仅限于 *TPM3*（原肌球蛋白 3）、*TPM4*（原肌球蛋白 4）、*CLTC*（网格蛋白重链基因）和 *RANBP*（RAN 结合蛋白 1 和 2）。最近研究发现子宫 IMT 有 *ALK* 的易位，也发现新的位点，即 *IGFBP5*、*THBS1* 和 *TIMP3*

（Haimes et al. 2017）。ALK 的免疫组化通常呈胞质表达（有时伴有核旁加重）（图 22.22c），表达模式因融合位点的不同而不同。例如：*CLTC-ALK1* 重排的肿瘤有明显的颗粒状胞质；*RANBP2-ALK1* 和 *RRBP1-ALK1* 重排的腹腔内上皮样 IMT 中，前者是核膜表达 ALK，后者是胞质 / 核周表达 ALK（Lee et al. 2017；Marino-Enriquez et al. 2011）。已发现 *ALK* 呈阴性的 IMT 中有 *ROS1* 的重排（Lovly et al. 2014）和 *PDGFR-β*（Lovly et al. 2014）或 *ETV-NTRK3* 易位（Alassiri et al. 2016）。

在过去，大多数子宫 IMT 被归为平滑肌肿瘤（常为黏液性平滑肌瘤或平滑肌肉瘤）。诊断 IMT 的线索在于肿瘤细胞的核特征（开放的染色质和明确的位于中央的核仁）、明显的淋巴浆细胞浸润，以及肌源性标记物的表达低于真性平滑肌肿瘤。

IMT 具有局部侵袭性，已经证实如果不完整切除会出现局部复发，所以通常建议手术完整切除。尽管曾有少数发生转移的女性生殖道外 IMT 的病例报道（Montgomery et al. 2006），但这种现象似乎非常罕见。多认为本病通常是一种较局限的病变，所以尽可能避免过激的治疗方法。基于 10 例子宫 IMT 的数据分析显示，老年人、肿瘤体积、浸润宽度、黏液样基质、高核分裂活性和肿瘤坏死与 IMT 的临床侵袭性（定义为子宫外扩散、局部复发或远处转移）有关（Parra-Herran et al. 2015），但这些预测指标对于子宫外 IMT 是不可靠的。有一些证据

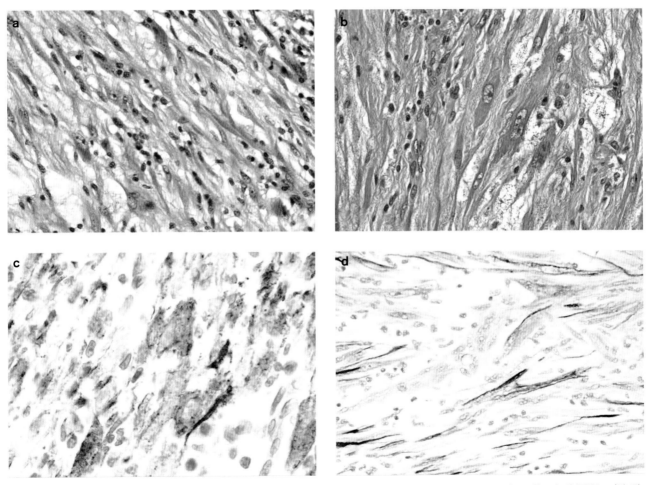

图 22.22　子宫炎性肌成纤维细胞瘤（IMT）。中倍镜（a）和高倍镜图像（b）显示，肿瘤细胞排列疏松，淋巴细胞浸润，瘤细胞呈梭形，胞质呈嗜双色性，细胞核大，染色质"透亮"，核仁明显。图 c 和 d 分别显示瘤细胞表达 ALK-1 和 desmin

提示极少数 IMT 可随着时间的推移而转变为完全恶性的肿瘤，但是目前很难预测哪些病例会发生恶性转化。侵袭性 IMT 患者可能会受益于靶向酪氨酸激酶抑制剂（克唑替尼）治疗（Lovly et al. 2014；Parra-Herran et al. 2015）。

22.2.4　手术后梭形细胞结节

手术后梭形细胞结节（POSCN）（Clement 1988；Kay et al. 1985；Manson et al. 1995；Proppe et al. 1984）是一种独特的（反应性或肿瘤性）旺炽性成纤维细胞 / 肌成纤维细胞性增生性病变，还是炎性肌成纤维细胞瘤（IMT）形态学谱系的一部分，目前尚有争议。笔者认为目前的资料尚不足以明确解决这个问题。根据定义，POSCN 一过性地与某些类型的局部外伤（包括器械检查）密切相关。该病变通常发生于中老年人，常表现为突出于黏膜的息肉样或结节样肿块，有时浸润其下的间质。POSCN 中成纤维细胞 / 肌成纤维细胞在形态学和免疫组化方面类似于 IMT 中的肿瘤细胞，包括偶尔表达 ALK-1。本病与 IMT 的不同之处（报道不一致）包括核分裂象更多，间质水肿更明显，浆细胞更少，以及缺乏神经节样肌成纤维细胞。保守的局部切除通常对女性生殖道的 POSCN 有效。

22.2.5　血管周上皮样细胞肿瘤（肌黑色素细胞性肿瘤）

血管周上皮样细胞肿瘤（PEComa）包括一组间叶性肿瘤，这些间叶性肿瘤具有共同的细胞形态学和免疫组化特征，即肿瘤细胞呈上皮样和梭形、胞质呈淡嗜酸性至透亮，它们可能与血管关系密切，并且特征性地共同表达黑色素标记物和肌源性标记物（Fadare 2008a，2008b；Folpe et al. 2005）。这组肿瘤家族的原型包括血管平滑肌脂肪瘤（肾内和肾外亚型）、淋巴管肌瘤病和肺透明细胞糖瘤。非特殊型（NOS）PEComa 是这组肿瘤家族中的新成员，可发生于很多不同部位，但唯一最常见的部位是子宫。所有血管周上皮样细胞肿瘤亚型都好发于女性。血管平滑肌脂肪瘤和淋巴管肌瘤病与结节性硬化复合症（TSC）有很密切的关系，不到 10% 的结节性硬化症患者罹患妇科和软组织起源的非特殊型 PEComa。

临床表现

在女性生殖道中，子宫体是 PEComa 最常发生的部位，迄今已有 75 例报道（Conlon et al. 2015）。子宫体 PEComa 患者的发病年龄为 7~79 岁（中位年龄为 37 岁）。异常子宫出血是最常见的临床表现，但也有疼痛和腹腔积血的报道。文献中有 4 例子宫颈 PEComa 的报道（患者年龄为 25~48 岁）。PEComa 罕见发生于盆腔、外阴、阴道、阔韧带和卵巢。

病理表现

肿瘤直径为 1~30 cm。肿瘤常境界清楚，但可有明显浸润，有时呈舌状延伸，类似于低级别子宫内膜间质肉瘤（Vang et al. 2002）。组织学上，肿瘤由上皮样细胞和数量不等的梭形细胞组成，胞质从淡嗜酸性到透亮（有时被描述为"虫蚀样"）（图 22.23a）。在有些病例中，嗜酸性胞质在细胞核周围聚集，并从细胞膜处退缩，留下丝状胞质，形成蜘蛛样外观。上皮样肿瘤细胞核为圆形至卵圆形，梭形肿瘤细胞核较长。大多数病例中，肿瘤细胞核相对一致，仅有轻度非典型性，但少数病例有明显的异型性和多形性。可见散在的多核巨细胞。通常很难见到核分裂象，但在恶性病例中可有大量核分裂象和非典型核分裂象。

肿瘤内部具有特征性的弥漫性小毛细血管网，有些肿瘤具有透明变性的小动脉或其他厚壁血管。可见肿瘤细胞紧密围绕血管生长。肿瘤细胞呈巢状、束状和片状生长。少数病例可有丰富的纤维或透明变性的间质。病理学检查时如果发现多个单独的 PEComa 细胞在肌层或血管周围聚集，就将该病变称为 "PEComa 瘤病"（Fadare et al. 2004；Yang et al. 2012），其在结节硬化症患者中的发生频率更高。

肿瘤细胞总是表达 HMB-45（图 22.23b）或 Melan-A（决定性的特征是前者的表达比后者更常见），常表达 α-SMA（70%~90%）、cathepsin K（>90%）（Agaram et al. 2015；Rao et al. 2013）和 calponin。肿瘤细胞也可表达 desmin（>50%）、MSA（>30%）、h-caldesmon（Fadare 2008a，2008b；Folpe et al. 2005；Schoolmeester et al. 2014），很多肿瘤表达小眼畸形转录因子（核阳性）、TFE3（核阳性）（Folpe et al. 2005；Argani et al. 2010；Schoolmeester et al. 2015）、ER 和 PR。少数肿瘤表达 S-100 蛋白，罕见 CK 阳性（Fadare 2008a，2008b；Folpe et al. 2005）。肿瘤细胞不表达 CD34 和 CD117。

TSC1 和 *TSC2* 基因功能丧失，其改变类似于血管脂肪瘤中的改变，在结节性硬化症相关和散发性 PEComa 中的发生频率都较高。PEComa 往往具有强的（3+）TFE3 核表达，这一点证明肿瘤含有 *TFE3* 突变（Argani et al. 2010；Schoolmeester et al. 2015）而缺乏 *TSC* 突变（Agaram et al. 2015；

Malinowska et al. 2012）。这种特殊的亚群多见于没有结节性硬化症的患者，肿瘤主要由透明和颗粒状的色素（含黑色素）上皮样细胞组成，上皮样细胞较少表达肌细胞标记物且主要呈嵌套状或齿槽状生长（Agaram et al. 2015；Malinowska et al. 2012）。其他异常基因融合（如 *RAD51B-RRAGB/OPHN1*、*HTR4-ST3GAL1* 和 *RASSF1-PDZRN3*）非常罕见（Agaram et al. 2015）。

鉴别诊断

需要与 PEComa 相鉴别的主要病变是子宫上皮样平滑肌肿瘤，其次为少见的转移性恶性黑色素瘤或透明细胞肉瘤。尽管大部分学者认可子宫平滑肌瘤和 PEComa 在形态学和免疫组化上有重叠，但真正的上皮样平滑肌肿瘤通常缺乏 PEComa 中非常独特的血管网，并且通常含有一些灶性的具有普通平滑肌瘤形态的（如明确的梭形细胞、明显的和更加均质的嗜酸性胞质、拉长的雪茄形细胞核以及核端空泡）的区域。由于 HMB-45 可在 "正常" 子宫肌层和多种类型的平滑肌肿瘤以及子宫内膜间质肿瘤中表达（Simpson et al. 2007），并且透明细胞改变并不仅见于 PEComa 中，因此一些专家认为，若其他方面符合普通平滑肌肿瘤，存在上述两种表现中的任何一种都不足以诊断为 PEComa

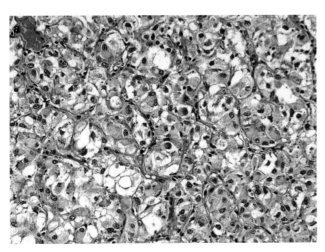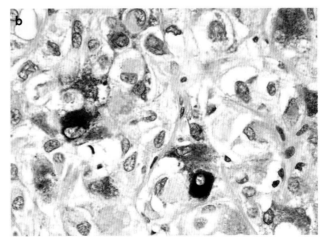

图 22.23　子宫颈血管周上皮样细胞肿瘤（PEComa）。图示肿瘤细胞为上皮样细胞，胞质呈透明至嗜酸性（a），且胞质呈 HMB-45 局灶阳性（b）

（Fadare 2008a，2008b）。

转移性恶性黑色素瘤和透明细胞肉瘤的特征为广泛的核异型性、明显的巨大核仁、显著的核分裂象，常见细胞核和细胞质呈 S-100 蛋白和 SOX10 强阳性。有时这些肿瘤对黑色素标记物的表达比 PEComa 更广泛。另外，临床病史对鉴别诊断很有帮助。从遗传学角度看，仅有透明细胞肉瘤存在 t（12;22）（q13;q13）伴 *EWS-ATF1* 融合基因。

临床行为和治疗

关于妇科 PEComa 是否应当从平滑肌肿瘤的分类中独立出来仍有争议（Fadare 2008a；Simpson et al. 2007；Vang et al. 2002）。形态学、免疫组化（磷酸 –p70S6K 表达水平升高和磷酸 –AKT 表达水平降低，符合 TSC1/TSC2 功能丧失）和遗传学（少数患者有 TSC）（Bonetti et al. 2001；Fadare 2008b；Vang et al. 2002）的发现表明，妇科 PEComa 与血管周上皮样细胞肿瘤家族中其他成员的关系比其与真正的平滑肌肿瘤的关系更密切，从而支持将二者区分开（Kenerson et al. 2007）。而且，目前的资料表明，用于预测妇科 PEComa 的形态学标准（核分裂阈值）与目前用于预测上皮样平滑肌肿瘤的标准不一样。

妇科良、恶性 PEComa 的区分标准仍然处于演化过程中。Folpe 等（2005）提议，当出现以下 2 种或 2 种以上特征时，可将软组织 PEComa 和妇科 PEComa 定为恶性：肿瘤直径 >5 cm、浸润性生长、核级别高和细胞丰富、肿瘤凝固性坏死、血管浸润和核分裂象计数 >1/50 HPF。如果仅有肿瘤体积大或核多形性而没有其他形态学特征，则是恶性潜能未定肿瘤。如果肿瘤没有上述特征，则认为其仅有很低的侵袭性行为的风险而被暂定为良性。最近的 3 项研究进一步揭示了局限于妇科部位的 PEComa 的 行 为（Fadare 2008a；Schoolmeester et al. 2014；Bennett et al. 2018）。针对 41 例先前报告的子宫肿瘤（Fadare 2008a）的一项分析表

明，定义子宫体内恶性肿瘤的最有意义的标准如下：肿瘤较大（肿瘤的直径数值作为连续变量，阈值为 5 cm，超过 10 cm 者其为恶性的可能性增加），凝固性坏死，核分裂象计数增高（生物学良性肿瘤的核分裂象计数通常 ≤ 1/50 HPF，只有极少数例外为 ≤ 1/10 HPF）。该文献作者还提出其他标准（如显著的细胞核多形性）可能也是相关的，但需要标准化的定义和进一步的研究。第二项研究（Schoolmeester et al. 2014）包括了 16 例妇科 PEComa，研究人员提出了修改标准，其中恶性由以下标准中的 4 个或更多来定义：肿瘤直径 ≥ 5 cm，明显的核非典型性，坏死，淋巴管浸润和核分裂象计数 ≥ 1/50 HPF。作者建议将不符合上述任何标准的肿瘤归类为良性，将符合其中 1~3 个标准的肿瘤归类为具有不确定生物学行为的肿瘤。包括 32 例子宫 PEComa 的第三项研究（Bennett et al. 2018）提出了修改后的分类标准，即将具有上述 3 个或 3 个以上特征的肿瘤归类为恶性，建议将其余的（那些具有 3 个以下上述特征的）肿瘤归类为具有不确定的恶性潜力（排除良性类别）。值得注意的是，缺乏核分裂象并不能保证肿瘤为良性。当 PEComa 发生转移时，它们常扩散至肺、肝、骨和淋巴结，卵巢和网膜转移者也有文献记载。

结节性硬化症相关和散发性 PEComa 中 TSC1/TSC2 功能的丧失导致 mTOR 途径的激活，因此 mTOR 抑制剂成为一种治疗选择（Fadare 2008b；Kenerson et al. 2007）。早期的数据表明，对晚期或恶性 PEComa，这种靶向治疗的有效率可以达到 50%~100%（Dickson et al. 2013；Starbuck et al. 2016）。

22.3　恶性软组织肿瘤

22.3.1　腺泡状软组织肉瘤

腺泡状软组织肉瘤是一种罕见的恶性肿瘤，

通常发生于女性生殖道以外的部位（Ordonez 1999），最常见于儿童头颈部以及青少年和成年人（发病高峰年龄为 30~40 岁）的大腿和臀部。迄今约有 50 例原发于外阴、阴道（Carinelli et al. 1990；Chapman et al. 1984；O'Toole et al. 1985；Schoolmeester et al. 2017）、子宫颈（Carinelli et al. 1990；Chapman et al. 1984；O'Toole et al. 1985；Schoolmeester et al. 2017）、子宫体（Burch et al. 1994；Guillou et al. 1991；Kasashima et al. 2007；Nolan et al. 1990；Radig et al. 1998；Roma et al. 2005；Schoolmeester et al. 2017；Giordano et al. 2016）和阔韧带（Burch et al. 1994；Guillou et al. 1991；Kasashima et al. 2007；Nolan et al. 1990；Radig et al. 1998；Roma et al. 2005；Schoolmeester et al. 2017；Giordano et al. 2016）的腺泡状软组织肉瘤被报道。其中有 20 例经免疫组化和分子检测确诊。AFIP 资料库中有另外 7 例未报道的病例及 2 例已报道的病例，在所有女性患者中占 7.4%。

临床表现

大多数妇科腺泡状软组织肉瘤发生于子宫颈和子宫体，这两个部位的发病率几乎相当；少数发生于阴道，其他部位十分罕见。患者的年龄为 8~62 岁，肿瘤直径为 0.2~9.8 cm。患者的平均年龄为 30 多岁，肿瘤的直径平均约为 3 cm。最常见的临床体征为肿块形成、月经间期异常出血和月经过多。有些肿瘤偶见于因其他疾病而切除的子宫标本。

病理表现

肿瘤一般境界清楚，呈实性，颜色呈灰白色到黄褐色，偶尔可见灶性出血。有些肿瘤呈息肉样。

组织学上，肿瘤血管丰富，较大的肿瘤偶有完好的纤维性间隔（图 22.24）。肿瘤细胞呈上皮样，胞质较丰富，呈嗜酸性颗粒状到局灶性透亮和富含糖原。所有病例中近 80% 的肿瘤和妇科病例中约 65% 的肿瘤中可见 PAS 染色呈阳性的、耐淀粉酶

消化的胞质内结晶体（图 22.24c），其余大多数病例的胞质中可见染色特点相似的颗粒状或球形物质（Nielsen et al. 1995；Radig et al. 1998）。肿瘤细胞核大，呈空泡状，核仁巨大、明显且居中。肿瘤的核分裂象很少，通常 <1/10 HPF。肿瘤细胞可呈单个或小团，典型病例中呈腺泡状大团巢。

特征性的胞质内结晶体最近被证实为单羧酸盐运载体 1（MCT1）及其伴侣蛋白 CD147 的复合物（Ladanyi et al. 2002）。超微结构显示这些结晶体有一个内部网格构型，其周期约为 10 nm(100 Å)。它们通常为膜结合型，但偶尔在胞质内游离漂浮。

已经证实腺泡状软组织肉瘤具有 Xp11.2 染色体 *TFE3* 基因和 17q25 染色体 *ASPL* 基因的非相互易位（Heimann et al. 1998；Ladanyi et al. 2001）。除了 TFE3 呈核阳性（异常的 ASPL/TFE3 融合蛋白积聚在核内的结果）外（图 22.24d）（Argani et al. 2003；Kasashima et al. 2007；Roma et al. 2005），免疫组化在腺泡状软组织肉瘤中的诊断价值不大，在鉴别诊断中应除外其他可能的疾病。肿瘤细胞不同程度地表达 vimentin、desmin 和 actin，不表达 CgA、Syn、myogenin 和 Myo-D1，除了极少数例外，也不表达 S-100 蛋白、CK（2 例呈局灶性 ± 或点状阳性）和 HMB-45（2 例呈局灶阳性，但 S-100 蛋白呈阴性）（Nielsen et al. 1995；Ordóñez 1999；Roma et al. 2005）。

鉴别诊断

需要与腺泡状软组织肉瘤相鉴别的病变包括副神经节瘤、转移性肾细胞癌、恶性黑色素瘤、上皮样平滑肌肿瘤和 PEComa。副神经节瘤含糖原少，免疫组化显示其表达 CgA 和 Syn。罕见的肾细胞癌（主要发生于儿童和青少年）具有与腺泡状软组织肉瘤一样的 *ASPL-TFE3* 基因融合和 TFE3 核阳性，但肾细胞癌的 t（X;17）是平衡的，肿瘤常有假乳头样结构和砂粒体，表达 RCC 抗原和 PAX8，近一半病例局灶性表达 EMA 或 CK

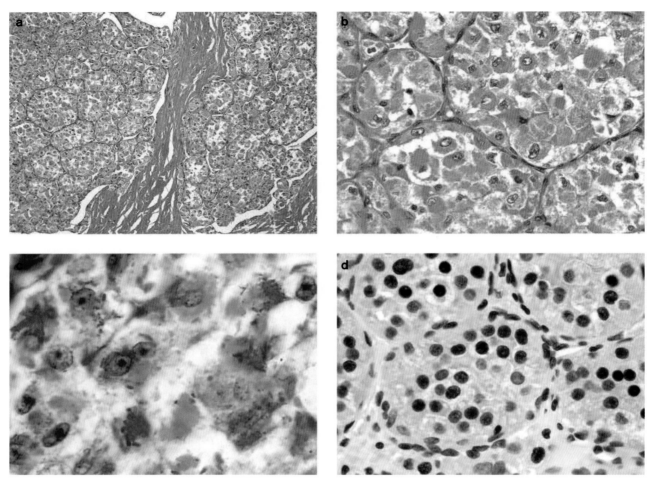

图 22.24　腺泡状软组织肉瘤。a.注意巢状生长方式、丰富的血管和纤维性间隔；b.高倍镜下可见肿瘤细胞形成腺泡状大团巢，注意嗜酸性颗粒状细胞质伴局灶性透明、核大、核仁明显等特征，这些肿瘤的核分裂指数通常低；c.特征性的 PAS/D 染色呈阳性的胞质内结晶体；d.TFE3 呈核阳性

（Argani et al. 2001，2003，2003）。恶性黑色素瘤具有更大的间变性、更加明显的核分裂活性，常表达 S-100 蛋白、SOX10、Melan-A 和 HMB-45。上皮样平滑肌肿瘤通常有（至少是局灶性）梭形细胞成分，而该特征不见于腺泡状软组织肉瘤中，肿瘤细胞强阳性表达 α-SMA。血管周上皮样细胞肿瘤（PEComa）通常可见梭形和上皮样细胞的混合存在，胞质淡染到透亮"虫蚀样"，肿瘤细胞共同表达黑色素和平滑肌的标记物。在这些需要鉴别的病变中没有哪种肿瘤会有大多数腺泡状软组织肉瘤病例中见到的特征性的胞质内结晶体。

临床行为和治疗

　　大多数情况下，腺泡状软组织肉瘤是一种缓慢进展性疾病，但最终会转移至肺、脑和骨，并且通常致死。然而，文献中报道发生于子宫体或子宫颈的病例（不是其他妇科部位）可有相当好的预后（迄今为止仅 1 例发生转移），这可能与肿瘤体积小（肿瘤直径＜5 cm）和可切除有关（Kasashima et al. 2007；Nielsen et al. 1995；Roma et al. 2005）。然而，为了确切地判断预后需要长期随访，因为一项大宗研究中发现，软组织原发性局限性肿瘤从诊断到首次发生转移的中位间隔时间为 6 年，其中近 40% 的患者在首次诊断后 10 年及 10 年以后才出现肿瘤转移（Lieberman et al. 1989）。在确定腺泡状软组织肉瘤原发于生殖道之前，建议进行仔细的临床评估以除外转移的可能。该肿瘤的治疗方法应为完整的肿瘤切除。尽管淋巴结转移不很常见，但仍建议对局部淋巴结进行评估。旧辅助治疗已被证实无效，但目前使用选择性 MET 抑制剂和 VEGF 信号抑制剂治疗有一定的前景（Goldberg et al. 2014；Stacchiotti et al. 2011）。

22.3.2　上皮样肉瘤

Enzinger 于 1970 年首次将上皮样肉瘤定义为一种独特的临床病理实体，经典型（或"远端型"）上皮样肉瘤是一种组织发生不确定的肿瘤，其主要发病年龄为 20~40 岁（平均年龄为 27 岁），好发于四肢（上肢＞下肢），尤其是远端（Chase et al. 1985；Enzinger 1970）。上皮样肉瘤的特征性表现为上皮样和梭形细胞混合，具有明显的假肉芽肿样生长趋势。最近被提出的"近端型"上皮样肉瘤（Guillou et al. 1997；Hasegawa et al. 2001）好发于老年人的躯干、盆腹腔和生殖道，其特征包括体积大的异型上皮样和横纹肌样细胞，假肉芽肿样生长趋势少见。后者比经典型（"远端型"）上皮样肉瘤更具有侵袭性，文献中有些病例被诊断为"非典型"上皮样肉瘤或恶性肾外横纹肌样瘤（MERT）（Guillou et al. 1997；Perrone et al. 1989）。

临床表现

女性生殖道上皮样肉瘤患者的发病年龄范围较宽，但发病高峰年龄为 30~50 岁（Argenta et al. 2007；Guillou et al. 1997；Miettinen et al. 1985；Piver et al. 1972；Tan et al. 1989；Tjalma et al. 1999）。肿瘤最常累及大阴唇，其次为小阴唇、阴蒂和前庭大腺。临床上，该肿瘤常表现为无症状的结节状肿块，生长速度不一。有些病例的临床表现类似于前庭大腺囊肿或脓肿。

病理表现

大体表现，肿瘤为单个或多结节状鱼肉样白色肿物，有时可见灶性坏死和出血。肿瘤位置表浅者直径常 < 5 cm，而位于深部的肿瘤体积可较大。镜下，经典型上皮样肉瘤由不同比例的上皮样细胞和肥硕梭形细胞混合组成，上皮样细胞的体积中等到较大，具有轻度到中度异型性。肿瘤细胞在坏死区、渐进性坏死区、透明变性和黏液样变的周围聚集，形成非常特征性的多结节性、花环样（假肉芽肿样）生长方式（图 22.25a，22.25b）（Chase et al. 1985；Enzinger 1970）。肿瘤细胞的细胞质通常呈嗜酸性和毛玻璃样，核呈圆形到卵圆形，略微深染，但有较丰富的常染色质，常有单个较小的核仁，核仁清晰且居中。多形性通常不显著，但偶尔会很明显。某些病例中，小灶肿瘤细胞呈横纹肌样，罕见呈印戒细胞样（黏蛋白染色呈阴性）。核分裂象不一，但通常很少。不到 20% 的病例可有营养不良性钙化或者化生性骨形成。

相比之下，大多数近端型（"大细胞型"）上皮样肉瘤（图 22.25c，22.25d）特征性地表现为肿瘤细胞体积大，呈上皮样，胞质呈嗜双色性或嗜酸性，细胞核显著且具有明显的异型性。细胞核可表现出多形性、深染，核仁小或不明显；亦可表现为细胞核体积大且呈空泡状，可见大核仁（Guillou et al. 1997）。有些病例中含有大量横纹肌样细胞，横纹肌样细胞是由胞质内存在较大的透明包涵体并将细胞核挤向一侧所致。肿瘤细胞主要呈多结节状和呈片状生长。肿瘤内常见坏死，但是很少见到假肉芽肿样结构。当病变内出血明显时，则可见假血管肉瘤样结构，表现为受损细胞围绕在血池旁。虽然横纹肌样细胞均可见于两种类型的上皮样肉瘤内，但更常见于"大细胞型"上皮样肉瘤中。"纤维瘤样型"上皮样肉瘤是最近文献报道的一种非常罕见的亚型，肿瘤细胞形态相对温和，含有大量的胶原，具有局灶性席纹状或旋涡状（纤维组织细胞瘤样）生长方式。

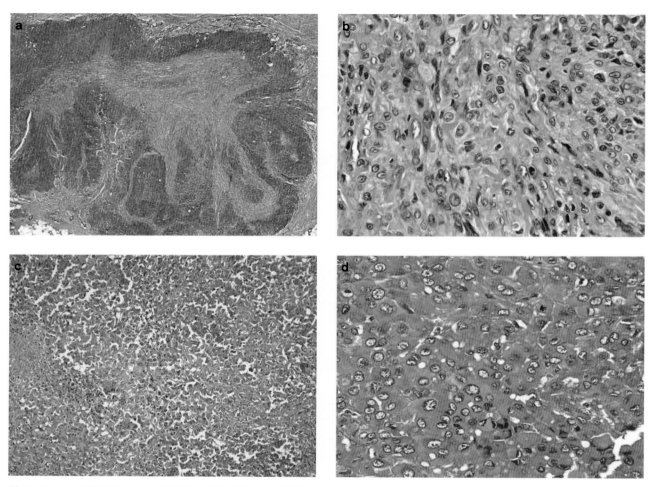

图 22.25　上皮样肉瘤。a、b. 经典型上皮样肉瘤；a. 花环样生长方式；b. 梭形细胞和上皮样细胞混合，可见轻度到中度核异型性；c、d. 近端型上皮样肉瘤，呈片状生长和局灶性坏死，肿瘤细胞的胞质丰富（伴有小灶横纹肌样形态），核异型性明显，但此例中未见明显的核仁

上皮样肉瘤通常表达 vimentin、CK（特别是 CK8 和 CK19）和 EMA，1/2~2/3 的病例表达 CD34（Miettinen et al. 1999）。有些病例局灶性表达 MSA。经典型上皮样肉瘤通常不表达 S-100 蛋白和 desmin。近端型上皮样肉瘤的免疫组化染色结果不同于经典型（远端型）上皮样肉瘤，前者偶尔可表达 desmin（主要表达于横纹肌样细胞），但两种类型的上皮样肉瘤通常都缺乏 INI1 的核表达（Modena et al. 2005；Hornick et al. 2009）。

鉴别诊断

需要与上皮样肉瘤相鉴别的病变主要包括肉芽肿性炎症反应、鳞状细胞癌、皮肤附属器癌、

SMARCB1 缺陷的肌上皮癌（又称 SMARCB1 缺陷型外阴肉瘤，NOS）、假肌源性血管内皮瘤（上皮样肉瘤）、恶性黑色素瘤和恶性肾外横纹肌样瘤。上皮样肉瘤易与肉芽肿性炎症反应相区分，因为后者常缺乏明显的核分裂象和细胞异型性。单核样组织细胞比上皮样肉瘤的肿瘤细胞体积小，核常呈肾形，胞质为细小空泡状或颗粒状。多核巨细胞常见于肉芽肿性炎症反应中，而在上皮样肉瘤中很少见。上皮样肉瘤常表达 CK 和 EMA，而肉芽肿性炎症反应内的组织细胞（出于实际需要）不表达 CK 和 EMA，常表达 CD163、CD68（KP-1）、溶菌酶和（或）CD45RB。

在有些情况下很难区别上皮样肉瘤和癌。存

在表面上皮异型增生和恶性改变、胞质角化和细胞间桥形成，以及肿瘤细胞表达 CK5 或 CK6（如果分布特别广泛）和 p63 或 p40，上述特征有助于支持鳞状细胞癌的诊断。相邻的皮肤附属器存在细胞异型性和结构异型性、肿瘤成分内存在具有肌上皮免疫表型（如联合使用 CK、GFAP、actin、calponin、S-100 蛋白和 p63）的成分支持该肿瘤为皮肤附属器来源的肿瘤。细胞内黏液不是上皮样肉瘤的特征，但提示存在腺性分化。最后，癌很少表达 CD34，但其在许多上皮样肉瘤中表达。

在成年人中，上皮样肉瘤是最常见的 SMARCB1 缺陷型外阴肿瘤，其次是肌上皮癌（约 50% 的肿瘤存在 SMARCB1 缺失）以及一种难以定义的恶性肿瘤，即 "SMARCB1 缺陷型外阴肉瘤，NOS"（Folpe et al. 2015；Yoshida et al. 2015）。肌上皮癌形态多样，可含有与近端型上皮样肉瘤相似的区域。支持诊断肌上皮癌的证据包括癌细胞呈网状或小梁状生长并嵌入丰富的黏液样或透明基质中，伴不同程度的软骨 - 骨样分化区域，局部伴导管分化，共表达典型的肌上皮标记物［CK 和（或）EMS、S-100、p63、GFAP 和 actin］，以及 *EWSR1* 基因重排（存在于 <50% 的病例中）。"SMARCB1 缺陷型外阴肉瘤，NOS" 并不是一个明确的实体，而是对于那些存在 SMARCB1 缺陷，有近端型上皮样肉瘤和（或）恶性肌上皮瘤特征，但是缺乏足够的组织学、免疫组化和分子基因证据，不足以明确分类的肿瘤的一种 "保有分类"。这些肿瘤倾向于弱表达或不表达 CK，且不表达 S-100、SMA 和 desmin。

纤维型上皮样肉瘤这一定义和描述最近受到假肌源性（上皮样肉瘤样）血管内皮瘤的挑战（Billings et al. 2003；Hornick et al. 2011）。这种低级别的血管肿瘤由大的梭形细胞和偶见的上皮样细胞组成，梭形细胞表达 CK，上皮样细胞胞质丰富且呈嗜酸性。罕见的胞质内空腔的存在提示该肿瘤

来源于血管。与上皮样肉瘤相比，血管内皮瘤的这种变异型表达内皮相关的标记物——ERG（本质上是 100% 表达）、CD31（>50% 表达）和 FLI-1（不是 CD34），弱表达或不表达 EMA，重要的是，其保留了 InI-1 的表达。

恶性黑色素瘤细胞的细胞核和细胞质通常表达 S-100 蛋白，许多病例还表达 SOX10、HMB-45、Melan-A、酪氨酸酶和（或）小眼畸形转录因子。仅有罕见的恶性黑色素瘤病例表达 CK。极少数上皮样肉瘤可局灶性（仅在胞质内）地弱表达 S-100 蛋白，因此 S-100 蛋白不能单独用于区分这两种疾病，而应当使用一组抗体。

恶性肾外横纹肌样瘤（MERT）的特征性表现为：①细胞呈圆形或多角形，胞质含大量球形嗜酸性物质，细胞核呈空泡状，核仁明显；②可见 PAS 染色阳性的透明球形胞质内包涵体；③免疫组化显示，肿瘤细胞表达 CK、EMA 和 vimentin；④免疫组化显示，肿瘤细胞不表达 S-100 蛋白（通常）、desmin、Myo-D1、myogenin、GFAP 和 NF；⑤ SMARCB1 缺失（Hoot et al. 2004）。然而，大多数专家认为这些特征不足以界定一种特殊的临床病理类型，因为上述特征也可见于癌、间皮瘤和多种类型的肉瘤（包括滑膜肉瘤和上皮样肉瘤）。笔者认为成人 MERT 是一组具有共同终末期形态学特征的、具有侵袭性生物学行为的异质性肿瘤。因此，笔者很少在儿童病例之外做出这个诊断，只有在排除了其他所有的考虑后才会诊断为 MERT。由于近端型上皮样肉瘤和 MERT 在形态学和免疫组化上具有许多共同特征（包括 SMARCB1 表达缺失），因此区分二者可能非常困难，并且偶尔导致不同专家对同一肿瘤做出不同的诊断。虽然区分这两种疾病的标准不太可靠，但以下特征支持近端型上皮样肉瘤的诊断：发生于成年人，存在局灶性非常类似于经典型上皮样肉瘤的形态，细胞质表达 CD34 和 desmin（Guillou et al. 1997；Oda et al. 2006）。

临床行为和治疗

经典型（远端型）上皮样肉瘤的进展相当缓慢，但有时可局部复发。如果肿瘤未被完整切除，可发生局部复发，最后会发生局部淋巴结转移和远处转移。迄今最大宗的研究（Chase et al. 1985）中，77% 的肿瘤发生复发，45% 的肿瘤发生转移（最常见的转移部位为肺，其次为淋巴结、头皮和骨），31% 的患者死于该病。与侵袭性行为相关的因素包括肿瘤发生于近端部位、年龄、性别、肿瘤体积大和位置深、核分裂象多、坏死、血管浸润和切除不彻底（Bos et al. 1988；Chase et al. 1985；Fisher 2006；Halling et al. 1996）。根据笔者的统计，文献中外阴上皮样肉瘤中有 40%~50% 的肿瘤发生了复发或转移，约 45% 的患者死于该病。

对于经典型上皮样肉瘤，通常建议采取广泛或根治性肿瘤切除术，并仔细评估局部淋巴结。文献报道的几个系列研究中，通过采取手术治疗联合放射治疗取得了令人振奋的效果（Bos et al. 1988；Chase et al. 1985；Halling et al. 1996）。多药物化疗的效果尚不明确。

近端型（大细胞型）上皮样肉瘤比经典型上皮样肉瘤具有更强的侵袭性（Fisher 2006；Guillou et al. 1997；Hasegawa et al. 2001）。这类肿瘤通常对多种治疗方法不敏感，早期肿瘤相关性死亡常见。因此，肿瘤的生物学行为非常类似于恶性肾外横纹肌样瘤，这使得有些专家认为努力区别这两种肿瘤只有学术意义（Argenta et al. 2007）。

22.3.3 滑膜肉瘤

据报道，滑膜肉瘤可见于各种解剖学部位和器官系统，近年因发现特征性的 t（X; 18）而使得对滑膜肉瘤的认识水平得以提高。罕见病例发生于外阴（Ambani et al. 2006；Holloway et al. 2007；Nielsen et al. 1996b；White et al. 2008；Sumathi et al. 2011）、阴道（Pelosi et al. 2007；Sumathi et

al. 2011）、输卵管（Mitsuhashi et al. 2006）、卵巢（Smith et al. 2005）和盆腔（Fisher et al. 2004）。妇科相关的滑膜肉瘤患者的年龄为 23~72 岁，发生于外阴者的年龄为 30~40 岁。组织学上，妇科滑膜肉瘤与其他部位的滑膜肉瘤相似（图 22.26）。肿瘤一般分为双相型、单相纤维型与低分化型。低分化型可为单纯性，但往往混有前两种类型之一。双相型含有上皮细胞、梭形成纤维细胞样细胞并且常有少量上皮样或"移行"细胞。上皮细胞形态不一，从立方形到柱状，排列成条索状、巢状或腺样。单相纤维型肿瘤的特征性表现为大量纤细的梭形细胞和极少量散在的上皮样细胞，但缺乏明确的上皮成分。低分化型滑膜肉瘤代表肿瘤进展的一种形式，在所有病例中所占的比例不到 20%（van de Rijn et al. 1999）。该型滑膜肉瘤主要以体积相对较大的上皮样细胞为主，有显著的核异型性和较多的核分裂象；但有些病例显示小细胞（Ewing 肉瘤 /PNET 样）模式或高级别梭形细胞模式，类似于恶性外周神经鞘瘤（MPNST）（van de Rijn et al. 1999）。低分化型滑膜肉瘤的特征是核分裂指数高，核分裂象计数 >10/10 HPF。

滑膜肉瘤通常表达 CK（如 AE1/AE3、CK7、CK19）、EMA 和 vimentin，许多病例表达 calretinin，CD34 常呈阴性。对于有争议的病例，可通过 FISH 检测基因重排或通过 RT-PCR 检测 SYT-SSX 融合转录确定。应该注意不要将此肿瘤与一些良性疾病（如子宫内膜异位症和乳头状汗腺瘤）、肛门生殖道乳腺腺样分叶状肿瘤或妇科生殖道其他恶性肿瘤（包括癌肉瘤和腺肉瘤）相混淆。

滑膜肉瘤为中 – 高级别恶性肿瘤。最易发生转移的部位是肺、淋巴结和骨。治疗方法受多种因素的影响，这些因素包括肿瘤大小、肿瘤分级、患者年龄和可切除性等（Bergh et al. 1999；Guillou et al. 2004；Oda et al. 1993）。它是软组织肉瘤中对化疗比较敏感的肿瘤之一（Holloway et al. 2007；Mitsuhashi et al. 2006）。

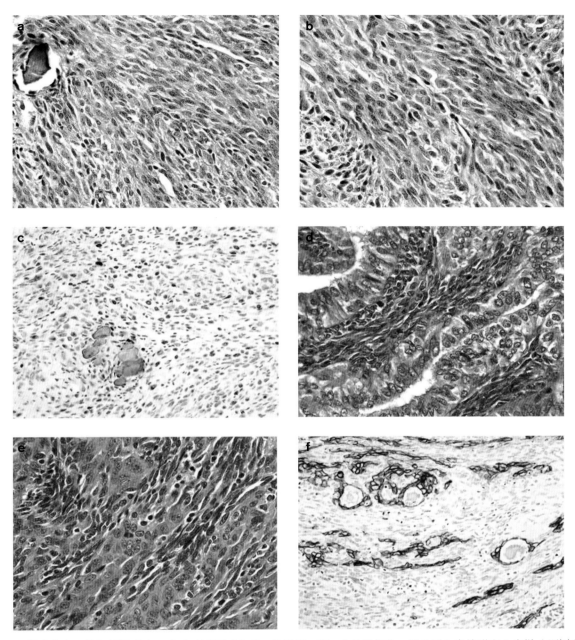

图 22.26　滑膜肉瘤，单相纤维型（a~c）和双相型（d~f）。注意图 a 和 c 中的微钙化，以及图 b 中梭形和上皮样（"移行"）肿瘤细胞的混合。上皮样细胞通常呈 CK 强阳性（c）。在双相型滑膜肉瘤中，上皮成分在形态学上虽有较大的差异，但梭形肿瘤成分在不同病例之间形态相似（d、e）。图 f 为 CK 鸡尾酒免疫染色

22.3.4　血管肉瘤

　　血管肉瘤很少累及女性生殖道。最近一项文献综述总结了 51 例原发性血管肉瘤，它们大多发生于卵巢，其次是子宫外阴和阴道（Kruse et al. 2014）。外阴或下腹壁（Cerri et al. 1998；Goette et al. 1985；

Guirguis et al. 2007；Kim et al. 1998；Leborgne et al. 1980；Maddox et al. 1981；Paik et al. 1976）和阴道 部 位（Chan et al. 1991；McAdam et al. 1998；Morgan et al. 1989；Tohya et al. 1991；Prempree et al. 1983）的血管肉瘤通常为放疗后肿瘤，发生在外阴、子宫颈或子宫内膜癌治疗后 4~29 年。大多

数患者的年龄为 70~80 岁，临床表现为放射性皮炎处形成无痛的、紫红色病变。肿瘤可形成境界不清的斑片或斑块，也可以为丘疹结节状，有些病例可有溃疡形成，有时可伴有淋巴水肿。

子宫血管肉瘤主要发生于围绝经期和绝经后女性（发病高峰年龄为 50 岁），患者表现为阴道出血、贫血、体重下降和盆腔或腹部肿块（Mendez et al. 1999；Morrel et al. 1993；Ongkasuwan et al. 1982；Schammel et al. 1998；Witkin et al. 1987；Kruse et al. 2014；Liu et al. 2016；Olawaiye et al. 2008）。子宫血管肉瘤患者通常没有放疗史。少数病例可伴有良性平滑肌增生（Drachenberg et al. 1994；Tallini et al. 1993）。肿瘤通常体积大，浸润深。

与其他两种类型的血管肉瘤不同，卵巢血管肉瘤主要发生于 20~40 岁的人（发病高峰年龄为 20~30 岁）（Cunningham et al. 1994；Lifschitz-Mercer et al. 1998；Nielsen et al. 1997b；Nucci et al. 1998；Ongkasuwan et al. 1982；Cambruzzi et al. 2010；Contreras et al. 2009；Pillay et al. 2001；Platt et al. 1999）。腹痛、腹胀和腹腔内出血是重要的临床表现。尽管极少数病例可伴有皮样囊肿、纤维瘤、黏液性和浆液性肿瘤，但大多数病例没有明确的易感因素（den Bakker et al. 2006；Jylling et al. 1999；Nielsen et al. 1997b；Ongkasuwan et al. 1982；Cambruzzi et al. 2010；Contreras et al. 2009；Pillay et al. 2001）。

血管肉瘤具有很宽的形态学谱系（图 22.27），但几乎所有的病例都含有一些相互沟通的血管网区域，血管网衬覆异型内皮细胞，核分裂象多，排列结构紊乱（包括肿瘤细胞的堆积和脱落）。常见破坏性生长和坏死。有些病例的内皮细胞具有明显的上皮样形态，而另一些病例中则呈明显的梭形。免疫组化显示，肿瘤细胞通常表达 CD31 和Ⅷ因子，

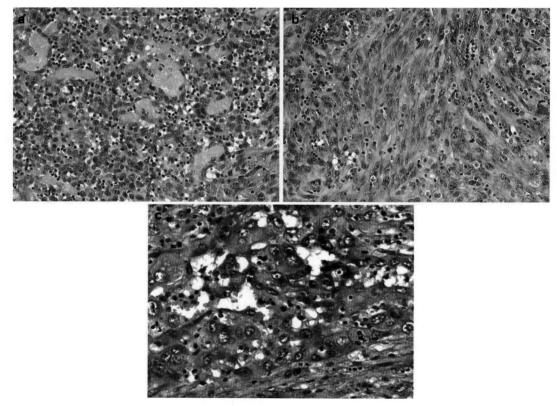

图 22.27 　血管肉瘤。血管肉瘤的形态学变化非常大，即使在同一肿瘤内也是如此，如本例所示。注意图 a 中存在血管生长方式，图 b 中实性束状生长方式更明显，有些病例中可见上皮样形态（c）

而 CD34 的表达变化不一。有时可见到局灶性 CK 阳性，特别是在上皮样血管肉瘤中。

血管肉瘤的预后很差，其生存时间通常以月计算。治疗的最佳时机是当肿瘤体积小和分期低时。

22.3.5　恶性外周神经鞘瘤

恶性外周神经鞘瘤（MPNST）又称恶性神经鞘瘤（malignant schwannoma）或神经纤维肉瘤，可发生在外阴（Lambrou et al. 2002；Maglione et al. 2002；Terada et al. 1988）、子宫颈（Fadare 2006；Keel et al. 1998）、子宫体和卵巢。然而，有些病例因为缺乏与神经组织的关系、缺乏 S-100 蛋白的表达以及没有 NF1 的临床病史而难以被明确诊断。在不符合以上任意一项常用的诊断标准的情况下，MPNST 最好作为推测性诊断。尽管只有不到 5% 的 NF1 患者最终发展为 MPNST，但通常有 40%~50% 的 MPNST 患者存在 NF1（Ducatman et al. 1986；Hruban et al. 1990）。伴 NF1 的 MPNST 患者比不伴 NF1 者平均小 10 岁以上（Ducatman et al. 1986；Sordillo et al. 1981；Wanebo et al. 1993；Wong et al. 1998），并且前者的病变通常侵袭性更强（Ducatman et al. 1986；Sordillo et al. 1981；Wong et al. 1998）。5%~10% 的 MPNST 是由辐射诱导的（Hruban et al. 1990；Sordillo et al. 1981；Wong et al. 1998），这些患者的预后也很差。大多数 MPNST 与主要神经干有关或起源于大的、长期存在的丛状神经纤维瘤。MPNST 易转移至肺，但局部淋巴结转移非常少见（Ducatman et al. 1986；Hruban et al. 1990；Wong et al. 1998）。

在患有 NF1 的情况下，先前存在的神经纤维瘤迅速增长或出现疼痛通常预示着 MPNST 的发生。子宫颈 MPNST 常表现为息肉状肿块伴随着异常阴道出血。

组织学上，肿瘤细胞可为梭形或梭形和上皮样，细胞丰富，核异型性明显，核分裂象多。许多高级别肿瘤可有地图状坏死区域。有些病例可见独特的肾小球样血管增生，并且多达 10%~15% 的病例（所有解剖学部位）有局灶性多向（通常为软骨 - 骨样、横纹肌母细胞性或罕见的血管肉瘤样）分化（Ducatman et al. 1986；Hruban et al. 1990）。至少 50% 的病例表达 S-100 蛋白，但通常呈局部表达（Hruban et al. 1990）。少于 50% 的病例表达 SOX10（Miettinen et al. 2015；Nonaka et al. 2008）。H3K27me 完全缺失对诊断 MPNST 有较高的敏感度和特异性（Prieto-Granada et al. 2016；Schaefer et al. 2016），但还需要更多的研究。

大多数 MPNST 需要采用激进的手术治疗，肿瘤切缘应较宽，因为当肿瘤不完全切除时，肿瘤的局部复发率非常高，一旦复发，其补救措施的效果很差。肿瘤对辅助放射治疗（特别是当总剂量 <60Gy 时）和化疗均有抵抗，且病死率很高（Ducatman et al. 1986；Hruban et al. 1990；Sordillo et al. 1981；Terada et al. 1988；Wong et al. 1998）。

22.3.6　Ewing 家族肿瘤

Ewing 家族肿瘤（EFT）包括尤因肉瘤（EWS）和外周型原始神经外胚层肿瘤（pPNET）。据报道，EFT 可原发于外阴（McCluggage et al. 2007；Scherr et al. 1994；Vang et al. 2000b；Boldorini et al. 2010；Cetiner et al. 2009；Fong et al. 2008；Kelling et al. 2012；Tunitsky-Bitton et al. 2015）、阴道（McCluggage et al. 2007；Vang et al. 2000b；Bancalari et al. 2012；Tunitsky-Bitton et al. 2015）、子宫颈（Afenyi-Annan et al. 2001；Cenacchi et al. 1998；Fadare 2006；Pauwels et al. 2000；Snijders-Keilholz et al. 2005；Tsao et al. 2001；Khosla et al. 2014；Masoura et al. 2012）、子宫体（Park et al. 2007；Sinkre et al. 2000；Euscher et al. 2008；Taïeb et al. 1998；Varghese et al. 2006）、卵巢（Fischer et al. 2006；Kawauchi et al. 1998；Kim et al. 2004；Ostwal et al. 2012）、阔韧

带（Lee et al. 2005）和直肠阴道隔（Petković et al. 2002）。在有些病例中将免疫组化与分子遗传学或细胞遗传学研究结合起来，使得这些病例的诊断依据详细而充分。而有些病例虽没有充足的诊断依据，但含有支持该诊断的确凿的推测性依据。然而其他病例则无法令人信服。一个主要的混淆是将伴有中枢神经系统（CNS）型神经分化的子宫肿瘤和卵巢肿瘤误认为是 EFT 的一种类型。经典的外周型（骨 / 软组织型）PNET/EWS 不会显示团块状的神经纤维网或神经节细胞、室管膜、星形细胞或髓上皮的分化。另外从实用角度出发（极其罕见的病例除外），此类肿瘤不会含有明显的上皮样分化，尽管最近有数例经分子生物学证实的子宫和卵巢的 pPNET/EWS 可伴有少量子宫内膜样腺癌区域。大多数伴 CNS 型分化的子宫原始神经外胚层肿瘤表现为绝经后女性的子宫腔内息肉样肿物，并被认为有米勒系统衍化（Daya et al. 1992；Hendrickson et al. 1986），而大多数伴有相似分化的卵巢神经外胚层肿瘤（特别是那些伴有畸胎瘤者）为生殖细胞来源（Kawauchi et al. 1998；Kleinman et al. 1993；Vang et al. 2000b）。伴有 CNS 型分化的原始神经外胚层肿瘤通常呈 CD99 阴性，并且缺乏外周型（骨 / 软组织型）PNET/EWS 中特征性的细胞遗传学异常（Kawauchi et al. 1998；Lee et al. 2005）。

最近一项研究将 19 例妇科生殖道肿瘤分为中央型 PNET（cPNET）和外周型 PNET（pPNET/EWS），并提出这两组间存在一定的形态学、免疫组化和分子遗传学差异（Chiang et al. 2017）。CD99 和 FLI-1 在这两种类型的肿瘤中都有表达（包括每种类型中一些具有共表达特征的肿瘤）。cPNET 与 CNS 型肿瘤的形态谱有重叠，缺乏 EWSR1 重排；而 pPNET/EWS 缺乏这些形态学特征，但 50% 的 pPNET/EWS 有 EWSR1 重排。

女性生殖道 EFT 的临床表现为阴道异常出血或肿块形成。文献中明确的外阴 EFT 的发病年龄不足 40 岁，大多数发生于 10~30 岁。阴道 EFT 患者在被诊断时多为 30~35 岁。子宫颈 EFT 患者的年龄为 20~45 岁。子宫体和卵巢 EFT 的发病年龄为 20~80 岁，但经典型病例常发生于 40 岁以前。一些发生在绝经后女性的 EFT 常伴有少量子宫内膜样腺癌成分（通常为低级别）（Fischer et al. 2006；Sinkre et al. 2000）。

EFT 通常由形态非常一致的上皮样小细胞组成，这些细胞随着神经外胚层的分化程度而有所变化（图 22.28）。较原始的经典型 EWS 由片状的圆形细胞组成，胞质稀少、透亮到呈淡嗜酸性，富含糖原。经典型 pPNET 的形态常表现为细胞轻微增大，局灶可见两端渐细的胞质突起或梭形细胞，

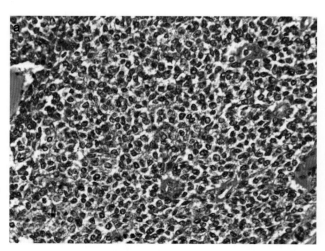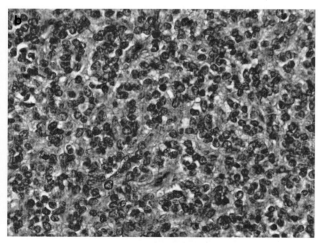

图 22.28 　来自 pPNET/EWS 家族的两个肿瘤。这组肿瘤形成连续的形态学谱系。a. 肿瘤细胞的分化程度低，符合经典型 Ewing 肉瘤的形态学；b. 肿瘤细胞的分化程度较高，局部有（假）菊形团形成，提示向 pPNET 形态进展

胞质含有少量糖原或没有糖原。经典型 pPNET 内倾向于形成少见的 Homer Wright（假）菊形团，而 Flexner-Wintersteiner 菊形团更少见。核分裂活性不一，或高或低。肿瘤细胞膜常呈 CD99 强阳性，细胞核呈 FLI-1、NKX2.2 阳性，以及细胞质呈 vimentin 阳性。有些病例可表达 Syn、Leu-7 和 S-100 蛋白（特别是在 pPNET 中），超过 30% 的病例可少量表达斑片状 CK。肿瘤细胞通常不表达 CgA、GFAP、desmin 和 actin。85%~90% 的病例存在 t（11; 22）（q24; q12）基因易位（通常为 1 型或 2 型），从而导致 22 号染色体的 *EWS* 基因和 11 号染色体的 *FLI-1* 基因发生融合（Lee et al. 2005；McCluggage et al. 2007）。采用细胞遗传学方法在新鲜组织中能够检出这种易位。通过 RT-PCR 检测处理后的组织可以间接得到基因融合的证据。荧光原位杂交可提供一种替代的研究方法，对 10%~15% 含有易位变异型［如 t（21; 22）（q22; q12）］但不能被 RT-PCR 方法检出的病例特别有价值。在女性生殖道中，证实一种特征性的基因易位异常是 EFT 的诊断金标准（McCluggage et al. 2007）。

EFT 通常对化疗和放疗敏感，有些妇科患者对常规的 pPNET/EWS 综合治疗表现出明显的疗效（Afenyi-Annan et al. 2001；Petković et al. 2002；Tsao et al. 2001；Fong et al. 2008）。有人推测外阴和阴道 EFT 的预后可能比女性生殖道其他部位的相似肿瘤更好（McCluggage et al. 2007；Fong et al. 2008），然而这类病例太少，并且随访时间有限，因而不能得出任何有价值的结论。

22.3.7 其他可能发生于女性生殖道的恶性或潜在恶性软组织肿瘤

非常罕见于女性生殖道的软组织肿瘤包括多形性未分化肉瘤 / 恶性纤维组织细胞瘤（Davos et al. 1976；Nirenberg et al. 1995；Webb et al. 1974）、脂肪肉瘤（Brooks et al. 1987；Nucci et al. 1998；Takeuchi et al. 2000；McDonald et al. 2011）、骨肉瘤（De Young et al. 1992；Fadare et al. 2006a；Hines et al. 1990；Hardisson et al. 2001；Tsukasaki et al. 2016；Vyas et al. 2006）、软骨肉瘤（Clement 1978；Talerman et al. 1981；Namizato et al. 2008）和多形性横纹肌肉瘤（Ferguson et al. 2007；Ordi et al. 1997；Fadare et al. 2010）。在诊断上述肿瘤为原发性肿瘤之前，应该排除转移性、邻近器官肿瘤的直接蔓延或来源于其他类型的妇科肿瘤（如恶性米勒混合瘤、畸胎瘤等）。其他已报道的肿瘤包括副神经节瘤（Colgan et al. 1991；Hassan et al. 2003；McCluggage et al. 2006；Van Leeuwen et al. 2011）、血管瘤样纤维组织细胞瘤（Chen et al. 2011）、低级别纤维肌样肉瘤（Billings et al. 2005）、子宫巨细胞肿瘤（Bennett et al. 2015）、浅表 CD34⁺ 成纤维细胞瘤（Carter et al. 2014）、Langerhans 细胞组织细胞增生症（Issa et al. 1980；Zudaire et al. 2017）、（砂粒体性）黑色素性神经鞘瘤（Devaney et al. 1991）、Kaposi 肉瘤（Agarossi et al. 1991；Audouin et al. 1988；Laartz et al. 2005；Rajah et al. 1990）、上皮样血管内皮瘤（Strayer et al. 1992）和透明细胞肉瘤（Němejcová et al. 2016）。根据笔者的观点，所有发生于女性生殖道的胃肠道间质瘤（GIST）都应该被假定为邻近肠道的直接蔓延或转移（Irving et al. 2005；Wingen et al. 2005；Miettinen et al. 2009）。

参考文献

Abbott JJ, Oliveira AM, Nascimento AG (2006) The prognostic significance of fibrosarcomatous transformation in dermatofibrosarcoma protuberans. Am J Surg Pathol 30:436– 443

Abeler V, Nesland JM (1989) Alveolar soft-part sarcoma in the uterine cervix. Arch Pathol Lab Med 113:1179–1183

Afenyi-Annan A, Paulino AF (2001) Abnormal uterine bleeding. Arch Pathol Lab Med 125:1389–1390

Agaram NP, Sung YS, Zhang L et al (2015) Dichotomy of genetic abnormalities in PEComas with therapeutic implications. Am J Surg Pathol 39:813–825

Agarossi A, Vago L, Lazzarin A et al (1991) Vulvar Kaposi's sarcoma. A case report. Ann Oncol 2:609–610

Ahern JK, Allen NH (1978) Cervical hemangioma: a case report and review of the literature. J Reprod Med 21:228–231

Alassiri AH, Ali RH, Shen Y et al (2016) ETV6-NTRK3 is expressed in a subset of ALK-negative inflammatory myofibroblastic tumors. Am J Surg Pathol 40:1051–1061

Albores-Saavedra J, Gilcrease M (1999) Glomus tumor of the uterine cervix. Int J Gynecol Pathol 18:69–72

Allen PW, Dymock RB, MacCormac LB (1988) Superficial angiomyxomas with and without epithelial components. Report of 30 tumors in 28 patients. Am J Surg Pathol 12:519–530

Altchek A, Deligdisch L, Norton K et al (2007) Prepubertal unilateral fibrous hyperplasia of the labium majus: report of eight cases and review of the literature. Obstet Gynecol 110:103–108

Althausen AM, Kowalski DP, Ludwig ME et al (2000) Granular cell tumors: a new clinically important histologic finding. Gynecol Oncol 77:310–313

Alvarez M, Cerezo L (1986) Ovarian cavernous hemangioma. Arch Pathol Lab Med 110:77–78

Alvarez-Canas MC, Mayorga M, Fernandez F et al (1996) Dermatofibrosarcoma protuberans of the vulva: clinicopathological, immunohistochemical and flow cytometric study of a case. Acta Obstet Gynecol Scand 75:82–85

Ambani DS, White B, Kaplan AL et al (2006) A case of monophasic synovial sarcoma presenting as a vulvar mass. Gynecol Oncol 100:433–436

Aranda FI, Laforga JB (1998) Nodular fasciitis of the vulva. Report of a case with immunohistochemical study. Pathol Res Pract 194:805–807

Argani P, Ladanyi M (2003) Recent advances in pediatric renal neoplasia. Adv Anat Pathol 10:243–260

Argani P, Antonescu CR, Illei PB et al (2001) Primary renal neoplasms with the ASPL-TFE3 gene fusion of alveolar soft part sarcoma: a distinctive tumor entity previously included among renal cell carcinomas of children and adolescents. Am J Pathol 159:179–192

Argani P, Lal P, Hutchinson B et al (2003) Aberrant nuclear immunoreactivity for TFE3 in neoplasms with TFE3 gene fusions: a sensitive and specific immunohistochemical assay. Am J Surg Pathol 27:750–761

Argani P, Aulmann S, Illei PB et al (2010) A distinctive subset of PEComas harbors TFE3 gene fusions. Am J Surg Pathol 34:1395–1406

Argenta PA, Thomas S, Chura JC (2007) "Proximal-type" epithelioid sarcoma vs. malignant rhabdoid tumor of the vulva: a case report, review of the literature, and an argument for consolidation. Gynecol Oncol 107:130–135

Audouin AF, Lopes P, Lenne Y (1988) Sarcome de Kaposi du col utérin associé á un condylome atypique chez une femme transplantée cardiaque (lors du post-partum). Arch Anat Cytol Path 36:226–228

Autio-Harmainen H, Apaja-Sarkkinen M, Martikainen J et al (1986) Production of basement membrane laminin and type IV collagen by tumors of striated muscle: an immunohistochemical study of rhabdomyosarcomas of different histologic types and a benign vaginal rhabdomyoma. Hum Pathol 17:1218–1224

Aynardi JT, Kim SH, Barroeta JE (2016) Epithelioid glomus tumor of the uterine cervix: a case report and review. Int J Gynecol Pathol 35:275–278

Azuno Y, Yaga K, Suehiro Y et al (2003) Inflammatory myoblastic tumor of the uterus and interleukin-6. Am J Obstet Gynecol 189:890–891

Bancalari E, de Álava E, Tardío JC (2012) Primary vaginal Ewing sarcoma: case report and review of the literature. Int J Surg Pathol 20:305–310

Banet N, Ning Y, Montgomery EA (2015) Inflammatory myofibroblastic tumor of the placenta: a report of a novel lesion in 2 patients. Int J Gynecol Pathol 34:419–423

Bennett JA, Sanada S, Selig MK et al (2015) Giant cell tumor of the uterus: a report of 3 cases with a spectrum of morphologic features. Int J Gynecol Pathol 34:340–350

Bennett JA, Nardi V, Rouzbahman M et al (2017) Inflammatory myofibroblastic tumor of the uterus: a clinicopathological, immunohistochemical, and molecular analysis of 13 cases highlighting their broad morphologic spectrum. Mod Pathol 30:1489–1503

Bennett JA, Braga AC, Pinto A et al (2018) Uterine PEComas: A morphologic, immunohistochemical, and molecular analysis of 32 tumors. Am J Surg Pathol 42:1370–1383

Bergh P, Meis-Kindblom JM, Gherlinzoni F et al (1999) Synovial sarcoma: identification of low and high risk groups. Cancer 85:2596–2607

Bhandari RN, Dragun AE, Aguero EG et al (2006) External beam radiotherapy for perirectal angiomyxoma results in a dramatic clinical response and allows a patient to avoid abdominoperineal resection. Am J Clin Oncol 29:318–319

Bhargava R, Shia J, Hummer AJ et al (2005) Distinction of endometrial stromal sarcomas from "hemangiopericytomatous" tumors using a panel of immunohistochemical stains. Mod Pathol 18:40–47

Bhattacharya B, Dilworth HP, Iacobuzio-Donahue C et al (2005) Nuclear beta-catenin expression distinguishes deep fibromatosis from other benign and malignant fibroblastic and myofibroblastic lesions. Am J Surg Pathol 29:653–659

Biedrzycki OJ, Singh N, Habeeb H et al (2007a) Solitary fibrous tumor of the female genital tract a case report and review of the literature. Int J Gynecol Pathol 26:259–264

Biedrzycki OJ, Singh N, Faruqi A (2007b) Nodular fasciitis of the vulva with an unusually long clinical history; the importance of making this unexpected diagnosis in such an unusual site. Histopathology 51:547–550

Bigby SM, Symmans PJ, Miller MV et al (2011) Aggressive angiomyxoma [corrected] of the female genital tract and pelvis – clinicopathologic features with immunohistochemical analysis. Int J Gynecol Pathol 30:505–513

Billings SD, Folpe AL, Weiss SW (2003) Epithelioid sarcoma-like hemangioendothelioma. Am J Surg Pathol 27:48–57

Billings SD, Giblen G, Fanburg-Smith JC (2005) Superficial low-grade fibromyxoid sarcoma (Evans tumor): a clinicopathologic analysis of 19 cases with a unique observation in the pediatric population. Am J Surg Pathol 29:204–210

Blandamura S, Cruz J, Faure Vergara L et al (2003) Aggressive angiomyxoma: a second case of metastasis with patient's death. Hum Pathol 34:1072–1074

Blickstein I, Lurie S (1990) The gynaecological problems of neurofibromatosis. Aust N Z Obstet Gynaecol 30:380–382

Bock JE, Andreasson B, Thorn A et al (1985) Dermatofibrosarcoma protuberans of the vulva. Gynecol Oncol 20:129–135

Boikos SA, Stratakis CA (2006) Carney complex: pathology and molecular genetics. Neuroendocrinology 83:189–199

Boldorini R, Riboni F, Cristina S et al (2010) Primary vulvar Ewing's sarcoma/primitive neuroectodermal tumor in a post-menopausal woman: a case report. Pathol Res Pract 15:476–479

Bonetti F, Martignoni G, Colato C et al (2001) Abdominopelvic sarcoma of perivascular epithelioid cells. Report of four cases in young women, one with tuberous sclerosis. Mod Pathol 14:563–568

Bos GD, Pritchard DJ, Reiman HM et al (1988) Epithelioid sarcoma. An analysis of fifty-one cases. J Bone Joint Surg Am 70:862–870

Brandfass RT, Everts-Suarez EA (1955) Lipomatous tumors of the uterus: a review of the world's literature with report of a case of true lipoma. Am J Obstet Gynecol 70:359–367

Brasfield RD, Das Gupta TK (1972) Von Recklinghausen's disease: a clinicopathological study. Ann Surg 175:86–104

Bridge JA, Kanamori M, Ma Z et al (2001) Fusion of the ALK gene to clathrin heavy chain gene, CLTC, in inflammatory myofibroblastic tumor. Am J Pathol 159:411–415

Brooks JJ, LiVolsi VA (1987) Liposarcoma presenting on the vulva. Am

J Obstet Gynecol 156:73–75

Burch DJ, Hitchcock A, Masson GM (1994) Alveolar soft part sarcoma of the uterus: case report and review of the literature. Gynecol Oncol 54:91–94

Busby JG (1952) Neurofibromatosis of the cervix. Am J Obstet Gynecol 63:674–675

Calonje E, Fletcher CD (1996) Myoid differentiation in dermatofibrosarcoma protuberans and its fibrosarcomatous variant: clinicopathologic analysis of 5 cases. J Cutan Pathol 23:30–36

Calonje E, Guerin D, McCormick D et al (1999) Superficial angiomyxoma: clinicopathologic analysis of a series of distinctive but poorly recognized cutaneous tumors with tendency for recurrence. Am J Surg Pathol 23:910–917

Cambruzzi E, Pegas KL, Milani DM et al (2010) Angiosarcoma arising in an ovarian fibroma: a case report. Pathol Res Int 2010:842592

Cao D, Srodon M, Montgomery EA et al (2005) Lipomatous variant of angiomyofibroblastoma: report of two cases and review of the literature. Int J Gynecol Pathol 24:196–200

Carinelli SG, Giudici MN, Brioschi D et al (1990) Alveolar soft part sarcoma of the vagina. Tumori 76:77–80

Carlson JW, Fletcher CD (2007) Immunohistochemistry for beta-catenin in the differential diagnosis of spindle cell lesions: analysis of a series and review of the literature. Histopathology 51:509–514

Carney JA, Headington JT, Su WP (1986) Cutaneous myxomas. A major component of the complex of myxomas, spotty pigmentation, and endocrine overactivity. Arch Dermatol 122:790–798

Carter JM, Weiss SW, Linos K et al (2014) Superficial CD34-positive fibroblastic tumor: report of 18 cases of a distinctive low-grade mesenchymal neoplasm of intermediate (borderline) malignancy. Mod Pathol 27:294–302

Cenacchi G, Pasquinelli G, Montanaro L et al (1998) Primary endocervical extraosseous Ewing's sarcoma/PNET. Int J Gynecol Pathol 17:83–88

Cerri A, Gianni C, Corbellino M et al (1998) Lymphangiosarcoma of the pubic region: a rare complication arising in congenital non-hereditary lymphedema. Eur J Dermatol 8:511–514

Cetiner H, Kir G, Gelmann EP et al (2009) Primary vulvar Ewing sarcoma/primitive peripheral neuroectodermal tumor: a report of 2 cases and review of the literature. Int J Gynecol Cancer 19:1131–1136

Chamberlain BK, McClain CM, Gonzalez RS et al (2014) Alveolar soft part sarcoma and granular cell tumor: an immunohistochemical comparison study. Hum Pathol 45:1039–1044

Chan WW, SenGupta SK (1991) Postirradiation angiosarcoma of the vaginal vault. Arch Pathol Lab Med 115:527–528

Chan IM, Hon E, Ngai SW et al (2000) Aggressive angiomyxoma in females: is radical resection the only option? Acta Obstet Gynecol Scand 79:216–220

Chapman GW, Benda J, Williams T (1984) Alveolar softpart sarcoma of the vagina. Gynecol Oncol 18:125–129

Char G, Hanchard B, Manjoo RB (1982) Neurofibromatosis of the cervix uteri. West Indian Med J 31:90–92

Chase DR, Enzinger FM (1985) Epithelioid sarcoma. Diagnosis, prognostic indicators, and treatment. Am J Surg Pathol 9:241–263

Cheah AL, Billings SD, Goldblum JR et al (2014) STAT6 rabbit monoclonal antibody is a robust diagnostic tool for the distinction of solitary fibrous tumour from its mimics. Pathology 46:389–395

Chen E, Fletcher CD (2010) Cellular angiofibroma with atypia or sarcomatous transformation: clinicopathologic analysis of 13 cases. Am J Surg Pathol 34:707–714

Chen G, Folpe AL, Colby TV et al (2011) Angiomatoid fibrous histiocytoma: unusual sites and unusual morphology. Mod Pathol 24:1560–1570

Chen BJ, Marino-Enriquez A, Fletcher CD et al (2012) Loss of retinoblastoma protein expression in spindle cell/pleomorphic lipomas and genetically related tumors: an immunohistochemical study with diagnostic implications. Am J Surg Pathol 36:1119–1128

Cheng L, Scheithauer BW, Leibovich BC (1999) Neurofibroma of the

urinary bladder. Cancer 86:505–513

Chestnut DH, Szpak CA, Fortier KJ et al (1988) Uterine hemangioma associated with infertility. South Med J 81:926–928

Chiang S, Snuderl M, Kojiro-Sanada S et al (2017) Primitive neuroectodermal tumors of the female genital tract: A morphologic, immunohistochemical, and molecular study of 19 cases. Am J Surg Pathol 41:761–772

Chien AJ, Freeby JA, Win TT et al (1998) Aggressive angiomyxoma of the female pelvis: sonographic, CT, and MR findings. AJR Am J Roentgenol 171:530–531

Chiodi NE, Siegel IA, Guerin PF et al (1957) Granular-cell myoblastoma of the vulva and lower respiratory tract: report of a case. Obstet Gynecol 9:472–480

Chmielecki J, Crago AM, Rosenberg M et al (2013) Whole-exome sequencing identifies a recurrent NAB2-STAT6 fusion in solitary fibrous tumors. Nat Genet 45:131–132

Chu PW, Liu JY, Peng YJ et al (2006) Solitary fibrous tumor of the uterus. Taiwan J Obstet Gynecol 45:350–352

Chuang WY, Yeh CJ, Jung SM et al (2007) Plexiform schwannoma of the clitoris. APMIS 115:889–890

Chugh R, Wathen JK, Patel SR et al (2010) Efficacy of imatinib in aggressive fibromatosis: results of a phase II multicenter Sarcoma Alliance for Research through Collaboration (SARC) trial. Clin Cancer Res 16:4884–4891

Clement PB (1978) Chondrosarcoma of the uterus: report of a case and review of the literature. Hum Pathol 9:726–732

Clement PB (1988) Postoperative spindle-cell nodule of the endometrium. Arch Pathol Lab Med 112:566–568

Cohen PR, Yaw JR, Tovell HM (1989) Angiokeratoma of the vulva: diagnosis and review of the literature. Obstet Gynecol Surv 44:339–346

Colgan TJ, Dardick I, O'Connell G (1991) Paraganglioma of the vulva. Int J Gynecol Pathol 10:203–208

Comstock CH, Monticello ML, Johnson TW et al (2005) Cavernous hemangioma: diffuse enlarged venous spaces within the myometrium in pregnancy. Obstet Gynecol 106:1212–1214

Conlon N, Soslow RA, Murali R (2015) Perivascular epithelioid tumours (PEComas) of the gynaecological tract. J Clin Pathol 68:418–426

Contreras AL, Malpica A (2009) Angiosarcoma arising in mature cystic teratoma of the ovary: a case report and review of the literature. Int J Gynecol Pathol 28:453–457

Cook CL, Sanfilippo JS, Verdi GD et al (1989) Capillary hemangioma of the vagina and urethra in a child: response to short-term steroid therapy. Obstet Gynecol 73:883–885

Cormio G, Cormio L, Marzullo A et al (1997) Fibromatosis of the female pelvis. Ann Chir Gynaecol 86:84–86

Cunningham MJ, Brooks JS, Noumoff JS (1994) Treatment of primary ovarian angiosarcoma with ifosfamide and doxorubicin. Gynecol Oncol 53:265–268

Curry JL, Olejnik JL, Wojcik EM (2001) Cellular angiofibroma of the vulva with DNA ploidy analysis. Int J Gynecol Pathol 20:200–203

Czuczwar P, Stepniak A, Szkodziak P et al (2016) Unusual location of a plexiform neurofibroma in the fallopian tube: a case report. J Obstet Gynaecol Res 42:1618–1622

D'Antonio A, Caleo A, Boscaino A et al (2010) Vulvar lymphoedematous pseudotumours mistaken for aggressive angiomyxoma: report of two cases. Gynecol Obstet Investig 69:212–216

Dane B, Dane C, Basaran S et al (2010) Vaginal schwannoma in a case with uterine myoma. Ann Diagn Pathol 14:137–139

Davani M, Chablani VN, Saba PR (1998) Aggressive angiomyxoma of pelvic soft tissues: MR imaging appearance. AJR Am J Roentgenol 170:1113–1114

Davis GD, Patton WS (1983) Capillary hemangioma of the cervix and vagina: management with carbon dioxide laser. Obstet Gynecol 62:95S–96S

Davos I, Abell MR (1976) Sarcomas of the vagina. Obstet Gynecol 47:342–350

Dawood MY, Teoh ES, Ratnam SS (1972) Ruptured haemangioma of a gravid uterus. J Obstet Gynaecol Br Commonw 79:474– 475

Daya D, Lukka H, Clement PB (1992) Primitive neuroectodermal tumors of the uterus: a report of four cases. Hum Pathol 23:1120–1129

De Young B, Bitterman P, Lack EE (1992) Primary osteosarcoma of the uterus: report of a case with immunohistochemical study. Mod Pathol 5:212–215

Demicco EG, Wagner MJ, Maki RG et al (2017) Risk assessment in solitary fibrous tumors: validation and refinement of a risk stratification model. Mod Pathol 30:1433–1442

den Bakker MA, Ansink AC, Ewing-Graham PC (2006) "Cutaneous-type" angiosarcoma arising in a mature cystic teratoma of the ovary. J Clin Pathol 59:658–660

Devaney K, Tavassoli FA (1991) Immunohistochemistry as a diagnostic aid in the interpretation of unusual mesenchymal tumors of the uterus. Mod Pathol 4:225–231

Dharkar DD, Kraft JR, Gangadharam D (1981) Uterine lipomas. Arch Pathol Lab Med 105:43– 45

Di Sant'Agnese PA, Knowles DM 2nd (1980) Extracardiac rhabdomyoma: a clinicopathologic study and review of the literature. Cancer 46:780 –789

Dickson MA, Schwartz GK, Antonescu CR et al (2013) Extrarenal perivascular epithelioid cell tumors (PEComas) respond to mTOR inhibition: clinical and molecular correlates. Int J Cancer 132:1711–1717

Doyle LA, Vivero M, Fletcher CD et al (2014) Nuclear expression of STAT6 distinguishes solitary fibrous tumor from histologic mimics. Mod Pathol 27:390–395

Drachenberg CB, Faust FJ, Borkowski A et al (1994) Epithelioid angiosarcoma of the uterus arising in a leiomyoma with associated ovarian and tubal angiomatosis. Am J Clin Pathol 102:388–389

Dreux N, Marty M, Chibon F et al (2010) Value and limitation of immunohistochemical expression of HMGA2 in mesenchymal tumors: about a series of 1052 cases. Mod Pathol 23:1657–1666

DuBay D, Cimmino V, Lowe L et al (2004) Low recurrence rate after surgery for dermatofibrosarcoma protuberans: a multidisciplinary approach from a single institution. Cancer 100:1008–1016

Ducatman BS, Scheithauer BW, Piepgras DG et al (1986) Malignant peripheral nerve sheath tumors: a clinicopathologic study of 120 cases. Cancer 57:2006 –2021

Dundr P, Němejcová K, Laco J et al (2017) Anastomosing hemangioma of the ovary: a clinicopathologic study of six cases with stromal luteinization. Pathol Oncol Res 23:717–722

Duran B, Guvenal T, Yildiz E et al (2004) An unusual cause of adnexal mass: fallopian tube schwannoma. Gynecol Oncol 92:343–346

Eastley N, McCulloch T, Esler C et al (2016) Extraabdominal desmoid fibromatosis: a review of management, current guidance and unanswered questions. Eur J Surg Oncol 42:1071–1083

Edelweiss M, Malpica A (2010) Dermatofibrosarcoma protuberans of the vulva: a clinicopathologic and immunohistochemical study of 13 cases. Am J Surg Pathol 34:393– 400

Ellison DW, MacKenzie IZ, McGee JO (1992) Cellular schwannoma of the vagina. Gynecol Oncol 46: 119–121

Emoto M, Tamura R, Izumi H et al (1997) Sonodynamic changes after transcatheter arterial embolization in a vaginal hemangioma: case report. Ultrasound Obstet Gynecol 10:66 –67

Enzinger FM (1970) Epithelioid sarcoma. A sarcoma simulating a granuloma or a carcinoma. Cancer 26: 1029–1041

Enzinger FM, Smith BH (1976) Hemangiopericytoma. An analysis of 106 cases. Hum Pathol 7:61–82

Erickson-Johnson RM, Chou MM, Evers BR et al (2011) Nodular fasciitis: a novel model of transient neoplasia induced by MYH9-USP6 gene fusion. Lab Investig 91:1427–1433

Espat NJ, Lewis JJ, Leung D et al (2002) Conventional hemangiopericytoma: modern analysis of outcome. Cancer 95:1746–1751

Euscher ED, Deavers MT, Lopez-Terrada D et al (2008) Uterine tumors with neuroectodermal differentiation: a series of 17 cases and review of the literature. Am J Surg Pathol 32:219–228

Fadare O (2006) Uncommon sarcomas of the uterine cervix: a review of selected entities. Diagn Pathol 1:30

Fadare O (2008a) Perivascular epithelioid cell tumor (PEComa) of the uterus: an outcome-based clinicopathologic analysis of 41 reported cases. Adv Anat Pathol 15:63–75

Fadare O (2008b) Uterine PEComa: appraisal of a controversial and increasingly reported mesenchymal neoplasm. Int Semin Surg Oncol 5:7

Fadare O, Parkash V, Yilmaz Y et al (2004) Perivascular epithelioid cell tumor (PEComa) of the uterine cervix associated with intraabdominal "PEComatosis": a clinicopathologic study with comparative genomic hybridization analysis. World J Surg Oncol 2:35

Fadare O, Bossuyt V, Martel M et al (2006a) Primary osteosarcoma of the ovary: a case report and literature review. Int J Gynecol Pathol 26:21–25

Fadare O, Ghofrani M, Stamatakos MD et al (2006b) Mesenchymal lesions of the uterine cervix. Pathol Case Rev 11:140–152

Fadare O, Bonvicino A, Martel M et al (2010) Pleomorphic rhabdomyosarcoma of the uterine corpus: a clinicopathologic study of 4 cases and a review of the literature. Int J Gynecol Pathol 29:122–134

Fanburg-Smith JC, Meis-Kindblom JM, Fante R et al (1998) Malignant granular cell tumor of soft tissue: diagnostic criteria and clinicopathologic correlation. Am J Surg Pathol 22:779–794

Ferguson SE, Gerald W, Barakat RR et al (2007) Clinicopathologic features of rhabdomyosarcoma of gynecologic origin in adults. Am J Surg Pathol 31: 382–389

Fernández-Aguilar S, Fayt I, Noel JC (2004) Spindle cell vulvar hemangiomatosis associated with enchondromatosis: a rare variant of Maffucci's syndrome. Int J Gynecol Pathol 23:68–70

Fetsch JF, Laskin WB, Lefkowitz M et al (1996) Aggressive angiomyxoma: a clinicopathologic study of 29 female patients. Cancer 78:79–90

Fetsch JF, Laskin WB, Tavassoli FA (1997) Superficial angiomyxoma (cutaneous myxoma): a clinicopathologic study of 17 cases arising in the genital region. Int J Gynecol Pathol 16:325–334

Fine BA, Munoz AK, Litz CE et al (2001) Primary medical management of recurrent aggressive angiomyxoma with a gonadotrophin-releasing hormone agonist. Gynecol Oncol 81:120–122

Fingerland A (1938) Ganglioneuroma of the cervix uteri. J Pathol Bacteriol 47:631–634

Fischer G, Odunsi K, Lele S et al (2006) Ovarian primary primitive neuroectodermal tumor coexisting with endometrioid adenocarcinoma: a case report. Int J Gynecol Pathol 25:151–154

Fisher C (2004) Myofibroblastic malignancies. Adv Anat Pathol 11:190–201

Fisher C (2006) Epithelioid sarcoma of Enzinger. Adv Anat Pathol 13:114–121

Fisher C, Folpe AL, Hashimoto H et al (2004) Intraabdominal synovial sarcoma: a clinicopathological study. Histopathology 45:245–253

Fishman A, Girtanner RE, Kaplan AL (1996) Aggressive fibromatosis of the female pelvis. A case report and review of the literature. Eur J Gynaecol Oncol 17: 208–211

Fletcher CD, Tsang WY, Fisher C et al (1992) Angiomyofibroblastoma of the vulva. A benign neoplasm distinct from aggressive angiomyxoma. Am J Surg Pathol 16:373–382

Flint A, Gikas PW, Roberts JA (1985) Alveolar soft part sarcoma of the uterine cervix. Gynecol Oncol 22:263–267

Flucke U, van Krieken JH, Mentzel T (2011) Cellular angiofibroma: analysis of 25 cases emphasizing its relationship to spindle cell lipoma and mammary-type myofibroblastoma. Mod Pathol 24:82–89

Folpe AL, Mentzel T, Lehr HA et al (2005) Perivascular epithelioid cell neoplasms of soft tissue and gynecologic origin: a clinicopathologic study of 26 cases and review of the literature. Am J Surg Pathol 29:1558–1575

Folpe AL, Schoolmeester JK, McCluggage WG et al (2015) SMARCB1-deficient vulvar neoplasms: a clinicopathologic, immunohistochemical, and molecular genetic study of 14 cases. Am J Surg Pathol 39:836–849

Fong YE, López-Terrada D, Zhai QJ (2008) Primary Ewing sarcoma/peripheral primitive neuroectodermal tumor of the vulva. Hum Pathol 39:1535–1539

Foschini MP, Eusebi V, Tison V (1989) Alveolar soft part sarcoma of the cervix uteri. A case report. Pathol Res Pract 184:354–358

Fuehrer NE, Keeney GL, Ketterling RP et al (2012) ALK-1 protein expression and ALK gene rearrangements aid in the diagnosis of inflammatory myofibroblastic tumors of the female genital tract. Arch Pathol Lab Med 136:623–626

Fukunaga M (2000) Atypical solitary fibrous tumor of the vulva. Int J Gynecol Pathol 19:164 –168

Fukunaga M, Nomura K, Matsumoto K et al (1997) Vulval angiomyofibroblastoma. Clinicopathologic analysis of six cases. Am J Clin Pathol 107:45–51

Gal R, Dekel A, Ben-David M et al (1988) Granular cell myoblastoma of the cervix. Case report. Br J Obstet Gynaecol 95:720–722

Ganesan R, McCluggage WG, Hirschowitz L et al (2005) Superficial myofibroblastoma of the lower female genital tract: report of a series including tumours with a vulvar location. Histopathology 46:137–143

Gantchev S (1997) Vascular abnormalities of the uterus, concerning a case of diffuse cavernous angiomatosis of the uterus. Gen Diagn Pathol 143:71–74

Gehrig PA, Fowler WC Jr, Lininger RA (2000) Ovarian capillary hemangioma presenting as an adnexal mass with massive ascites and elevated CA-125. Gynecol Oncol 76:130 –132

Gengler C, Guillou L (2006) Solitary fibrous tumour and haemangiopericytoma: evolution of a concept. Histopathology 48:63–74

Gersell DJ, Fulling KH (1989) Localized neurofibromatosis of the female genitourinary tract. Am J Surg Pathol 13:873–878

Ghorbani RP, Malpica A, Ayala AG (1999) Dermatofibrosarcoma protuberans of the vulva: clinicopathologic and immunohistochemical analysis of four cases, one with fibrosarcomatous change, and review of the literature. Int J Gynecol Pathol 18: 366 –373

Gifford RR, Birch HW (1973) Granular cell myoblastoma of multicentric origin involving the vulva: a case report. Am J Obstet Gynecol 117:184–187

Gilks CB, Taylor GP, Clement PB (1987) Inflammatory pseudotumor of the uterus. Int J Gynecol Pathol 6:275–286

Giordano G, D'Adda T, Varotti E et al (2016) Primary alveolar soft part sarcoma of uterine corpus: a case report with immunohistochemical, ultrastructural study and review of literature. World J Surg Oncol 14:24

Gloster HM Jr, Harris KR, Roenigk RK (1996) A comparison between Mohs micrographic surgery and wide surgical excision for the treatment of dermatofibrosarcoma protuberans. J Am Acad Dermatol 35:82–87

Goette DK, Detlefs RL (1985) Postirradiation angiosarcoma. J Am Acad Dermatol 12:922–926

Gökden N, Dehner LP, Zhu X et al (2003) Dermatofibrosarcoma protuberans of the vulva and groin: detection of COL1A1-PDGFB fusion transcripts by RT-PCR. J Cutan Pathol 30:190–195

Gold BM (1972) Neurofibromatosis of the bladder and vagina. Am J Obstet Gynecol 113:1055–1056

Gold JH, Bossen EH (1976) Benign vaginal rhabdomyoma: a light and electron microscopic study. Cancer 37:2283–2294

Gold JS, Antonescu CR, Hajdu C et al (2002) Clinicopathologic correlates of solitary fibrous tumors. Cancer 94:1057–1068

Goldberg JM, Gavcovich T, Saigal G et al (2014) Extended progression-free survival in two patients with alveolar soft part sarcoma exposed to tivantinib. J Clin Oncol 32:e114–e116

Gordon MD, Weilert M, Ireland K (1996) Plexiform neurofibromatosis involving the uterine cervix, endometrium, myometrium, and ovary. Obstet Gynecol 88:699–701

Granter SR, Nucci MR, Fletcher CD (1997) Aggressive angiomyxoma: reappraisal of its relationship to angiomyofibroblastoma in a series of 16 cases. Histopathology 30:3–10

Gray GF Jr, Glick AD, Kurtin PJ et al (1986) Alveolar soft part sarcoma of the uterus. Hum Pathol 17:297–300

Griffin CA, Hawkins AL, Dvorak C et al (1999) Recurrent involvement of 2p23 in inflammatory myofibroblastic tumors. Cancer Res 59:2776–2780

Gücer F, Özyilmaz F, Balkanli-Kaplan P et al (2004) Ovarian hemangioma presenting with hyperandrogenism and endometrial cancer: a case report. Gynecol Oncol 94:821–824

Guillou L, Lamoureux E, Masse S et al (1991) Alveolar soft-part sarcoma of the uterine corpus: histological, immunocytochemical, and ultrastructural study of a case. Vircows Archiv A Pathol Anat 418:467–471

Guillou L, Wadden C, Coindre JM et al (1997) "Proximal-type" epithelioid sarcoma, a distinctive aggressive neoplasm showing rhabdoid features. Clinicopathologic, immunohistochemical, and ultrastructural study of a series. Am J Surg Pathol 21:130 –146

Guillou L, Gebhard S, Coindre JM (2000) Orbital and extraorbital giant cell angiofibroma: a giant cell-rich variant of solitary fibrous tumor? Clinicopathologic and immunohistochemical analysis of a series in favor of a unifying concept. Am J Surg Pathol 24:971–979

Guillou L, Benhattar J, Bonichon F et al (2004) Histologic grade, but not SYT-SSX fusion type, is an important prognostic factor in patients with synovial sarcoma: a multicenter, retrospective analysis. J Clin Oncol 22:4040–4050

Guirguis A, Kanbour-Shakir A, Kelley J (2007) Epithelioid angiosarcoma of the mons after chemoradiation for vulvar cancer. Int J Gynecol Pathol 26:265–268

Gupta R, Singh S, Nigam S et al (2006) Benign vascular tumors of the female genital tract. Int J Gynecol Cancer 16:1195–1200

Gusdon JP (1965) Hemangioma of the cervix: four new cases and a review. Am J Obstet Gynecol 91:204–209

Gutmann DH, Aylsworth A, Carey JC et al (1997) The diagnostic evaluation and multidisciplinary management of neurofibromatosis 1 and neurofibromatosis 2. JAMA 278:51–57

Gwavava NJ, Traub AI (1980) A neurilemmoma of the cervix. Br J Obstet Gynaecol 87:444–446

Haimes JD, Stewart CJR, Kudlow BA et al (2017) Uterine inflammatory myofibroblastic tumors frequently harbor ALK fusions with IGFBP5 and THBS1. Am J Surg Pathol 41:773–780

Halling AC, Wollan PC, Pritchard DJ et al (1996) Epithelioid sarcoma: a clinicopathologic review of 55 cases. Mayo Clin Proc 71:636–642

Hanafy A, Lee RM, Peterson CM (1997) Schwannoma presenting as a Bartholin's gland abscess. Aust N Z J Obstet Gynaecol 37:483–484

Haraoka M, Naito S, Kumazawa J (1988) Clitoral involvement by neurofibromatosis: a case report and review of the literature. J Urol 139:95–96

Hardison D, Simón RS, Burgos E (2001) Primary osteosarcoma of the uterine corpus: report of a case with immunohistochemical and ultrastructural study. Gynecol Oncol 82:181–186

Hasagawa T, Matsuno Y, Shimoda T et al (1999) Extrathoracic solitary fibrous tumors: their histological variability and potentially aggressive behavior. Hum Pathol 30:1464 –1473

Hasegawa T, Matsuno Y, Shimoda T et al (2001) Proximal-type epithelioid sarcoma: a clinicopathologic study of 20 cases. Mod Pathol 14:655–663

Hassan A, Bennet A, Bhalla S et al (2003) Paraganglioma of the vagina: report of a case, including immunohistochemical and ultrastructural findings. Int J Gynecol Pathol 22:404 –406

Heimann P, Devalck C, Debusscher C et al (1998) Alveolar soft-part sarcoma: further evidence by FISH for involvement of chromosome band 17q25. Genes Chromosomes Cancer 23:194–197

Hendrickson MR, Scheithauer BW (1986) Primitive neuroectodermal tumor of the endometrium: report of two cases, one with electron microscopic observations. Int J Gynecol Pathol 5:249–259

Herszkowicz L, dos Santos RG, Alves EV et al (2001) Benign neonatal hemangiomatosis with mucosal involvement. Arch Dermatol 137:828–829

Hines JF, Compton DM, Stacy CC et al (1990) Pure primary osteosarcoma of the ovary presenting as an extensively calcified adnexal mass: a case report and review of the literature. Gynecol Oncol 39:259–263

Holloway CL, Russell AH, Muto M et al (2007) Synovial cell sarcoma of the vulva: multimodality treatment incorporating preoperative external-beam radiation, hemivulvectomy, flap reconstruction, interstitial brachytherapy, and chemotherapy. Gynecol Oncol 104:253–256

Hoot AC, Russo P, Judkins AR et al (2004) Immunohistochemical analysis of hSNF5/INI1 distinguishes renal and extra-renal malignant rhabdoid tumors from other pediatric soft tissue tumors. Am J Surg Pathol 28:1485–1491

Hornick JL, Dal Cin P, Fletcher CD (2009) Loss of INI1 expression is characteristic of both conventional and proximal-type epithelioid sarcoma. Am J Surg Pathol 33:542–550

Hornick JL, Fletcher CD et al (2011) Pseudomyogenic hemangioendothelioma: a distinctive, often multicentric tumor with indolent behavior. Am J Surg Pathol 35:190–201

Horowitz IR, Copas P, Majmudar B (1995) Granular cell tumors of the vulva. Am J Obstet Gynecol 173:1710–1714

Howitt BE, Fletcher CDM (2016) Mammary-type myofibroblastoma: a clinicopathologic characterization in a series of 143 cases. Am J Surg Pathol 40:361–367

Hruban RH, Shiu MH, Senie RT et al (1990) Malignant peripheral nerve sheath tumors of the buttock and lower extremity. A study of 43 cases. Cancer 66:1253–1265

Huang HJ, Yamabe T, Tagawa H (1983) A solitary neurilemmoma of the clitoris. Gynecol Oncol 15:103–110

Inoue T, Kato H, Yoshikawa K et al (2004) Retroperitoneal schwannoma bearing at the right vaginal wall. J Obstet Gynaecol Res 30:454–457

Irving JA, Lerwill MF, Young RH (2005) Gastrointestinal stromal tumors metastatic to the ovary: a report of five cases. Am J Surg Pathol 29:920–926

Issa PY, Salem PA, Brihi E et al (1980) Eosinophilic granuloma with involvement of the female genitalia. Am J Obstet Gynecol 137:608–612

Iversen UM (1996) Two cases of benign vaginal rhabdomyoma. Case reports. APMIS 104:575–578

Iwasa Y, Fletcher CD (2004a) Distinctive prepubertal vulvar fibroma: a hitherto unrecognized mesenchymal tumor of prepubertal girls: analysis of 11 cases. Am J Surg Pathol 28:1601–1608

Iwasa Y, Fletcher CD (2004b) Cellular angiofibroma: clinicopathologic and immunohistochemical analysis of 51 cases. Am J Surg Pathol 28:1426–1435

Jagadha V, Srinivasan K, Panchacharam P (1985) Glomus tumor of the clitoris. N Y State J Med 85:611

Janinis J, Patriki M, Vini L et al (2003) The pharmacological treatment of aggressive fibromatosis: a systematic review. Ann Oncol 14:181–190

Jelinek JA, Stelzer KJ, Conrad E et al (2001) The efficacy of radiotherapy as postoperative treatment for desmoid tumors. Int J Radiat Oncol Biol Phys 50:121–125

Jylling AM, Jørgensen L, Hølund B (1999) Mucinous cystadenocarcinoma in combination with hemangiosarcoma in the ovary. Pathol Oncol Res 5:318–319

Kapadia SB, Norris HJ (1993) Rhabdomyoma of the vagina. Mod Pathol 6:75A

Kardhashi A, Assunta Deliso M, Renna A et al (2012) Benign granular cell tumor of the vulva: first report of multiple cases in a family. Gynecol Obstet Investig 73:341–348

Kargi HA, Özer E, Gökden N (1995) Inflammatory pseudotumor of the uterus: a case report. Tumori 81:454–456

Kasashima S, Minato H, Kobayashi M et al (2007) Alveolar soft part sarcoma of the endometrium with expression of CD10 and hormone receptors. APMIS 115:861–865

Katz VL, Askin FB, Bosch BD (1986) Glomus tumor of the vulva: a case report. Obstet Gynecol 67:43S–45S

Kawauchi S, Fukuda T, Miyamoto S et al (1998) Peripheral primitive neuroectodermal tumor of the ovary confirmed by CD99 immunostaining, karyotypic analysis, and RT-PCR for EWS/FLI-1 chimeric mRNA. Am J Surg Pathol 22:1417–1422

Kay S, Schneider V (1985) Reactive spindle cell nodule of the endocervix simulating uterine sarcoma. Int J Gynecol Pathol 4:255–257

Keel SB, Clement PB, Prat J et al (1998) Malignant schwannoma of the uterine cervix: a study of three cases. Int J Gynecol Pathol 17:223–230

Kelling K, Noack F, Altgassen C et al (2012) Primary metastasized extraskeletal Ewing sarcoma of the vulva: report of a case and review of the literature. Arch Gynecol Obstet 285:785–789

Kemmann E, Conrad P, Chen CK et al (1977) Pelvic neurilemmoma. Report of a case, electron microscopic studies, and review of the literature. Gynecol Oncol 5:387–395

Kenerson H, Folpe AL, Takayama TK et al (2007) Activation of the mTOR pathway in sporadic angiomyolipomas and other perivascular epithelioid cell neoplasms. Hum Pathol 38:1361–1371

Khosla D, Rai B, Patel FD et al (2014) Primitive neuroectodermal tumor of the uterine cervix diagnosed during pregnancy: a rare case with review of literature. J Obstet Gynaecol Res 40:878–882

Kim DH, Goldsmith HS, Quan SH et al (1971) Intraabdominal desmoid tumor. Cancer 27:1041–1045

Kim MK, Huh SJ, Kim DY et al (1998) Secondary angiosarcoma following irradiation – case report and review of the literature. Radiat Med 16:55–60

Kim KJ, Jang BW, Lee SK et al (2004) A case of peripheral primitive neuroectodermal tumor of the ovary. Int J Gynecol Cancer 14:370–372

Kirkham YA, Yarbrough CM, Pippi Salle JL et al (2013) A rare case of inguinolabial lipoblastoma in a 13-month old female. J Pediatr Urol 9:E64–E67

Kleinman GM, Young RH, Scully GM (1993) Primary neuroectodermal tumors of the ovary. A report of 25 cases. Am J Surg Pathol 17:764–778

Kobayashi T, Yamazaki T, Takahashi M (1999) Characteristic radiologic findings for cavernous hemangioma of the uterus. AJR Am J Roentgenol 172:1147–1148

Kohorn EL, Merino MJ, Goldenhersh M (1986) Vulvar pain and dyspareunia due to glomus tumor. Obstet Gynecol 67:41S–42S

Konrad EA, Meister P, Hübner G (1982) Extracardiac rhabdomyoma: report of different types with light microscopic and ultrastructural studies. Cancer 49:898–907

Kopolovic J, Weiss DB, Dolberg L et al (1987) Alveolar soft-part sarcoma of the female genital tract. Case report with ultrastructural findings. Arch Gynecol 240:125–129

Kruse AJ, Sep S, Slangen BF et al (2014) Angiosarcomas of primary gynecologic origin: a clinicopathologic review and quantitative analysis of survival. Int J Gynecol Cancer 24:4–12

Kryvenko ON, Gupta NS, Meier FA et al (2011) Anastomosing hemangioma of the genitourinary system: eight cases in the kidney and ovary with immunohistochemical and ultrastructural analysis. Am J Clin Pathol 136:450–457

Laartz BW, Cooper C, Degryse A et al (2005) Wolf in sheep's clothing: advanced Kaposi sarcoma mimicking vulvar abscess. South Med J 98:475–477

Lack EE, Worsham GF, Callihan MD et al (1980) Granular cell tumor: a clinicopathologic study of 110 patients. J Surg Oncol 13:301–316

Ladanyi M, Lui MY, Antonescu CR et al (2001) The der (17)t(X;17) (p11;q25) of human alveolar soft part sarcoma fuses the TFE3 transcription factor gene to ASPL, a novel gene at 17q25. Oncogene 4:48–57

Ladanyi M, Antonescu CR, Drobnjak M et al (2002) The precrystalline cytoplasmic granules of alveolar soft part sarcoma contain monocarboxylate transporter 1 and CD147. Am J Pathol 160:1215–1221

Lambrou NC, Mirhashemi R, Wolfson A et al (2002) Malignant peripheral nerve sheath tumor of the vulva: a multimodal treatment approach. Gynecol Oncol 85:365–371

Laskin WB, Fetsch JF, Tavassoli FA (1997) Angiomyofibroblastoma of the female genital tract: analysis of 17 cases including a lipomatous variant. Hum Pathol 28:1046–1055

Laskin WB, Fetsch JF, Mostofi FK (1998) Angiomyofibroblastomalike tumor of the male genital tract: analysis of 11 cases with comparison to female angiomyofibroblastoma and spindle cell lipoma. Am J Surg Pathol 22:6–16

Laskin WB, Fetsch JF, Tavassoli FA (2001) Superficial cervicovaginal myofibroblastoma: fourteen cases of a distinctive mesenchymal tumor arising from the specialized subepithelial stroma of the lower female genital tract. Hum Pathol 32:715–725

Lawhead RA, Copeland LJ, Edwards CL (1985) Bilateral ovarian hemangiomas associated with diffuse abdominopelvic hemangiomatosis. Obstet Gynecol 65:597–599

Lawrence B, Perez-Atayde A, Hibbard MK et al (2000) TPM3-ALK and TPM4-ALK oncogenes in inflammatory myofibroblastic tumors. Am J Pathol 157:377–384

Leborgne F, Falconi LM (1980) Lymphangiosarcoma of the anterior abdominal wall: a case report. Cancer 46:1228–1230

Lee KM, Wah HK (2005) Primary Ewing's sarcoma family of tumors arising in the broad ligament. Int J Gynecol Pathol 24:377–381

Lee JC, Li CF, Huang HY, Zhu MJ et al (2017) ALK oncoproteins in atypical inflammatory myofibroblastic tumours: novel RRBP1-ALK fusions in epithelioid inflammatory myofibroblastic sarcoma. J Pathol 241: 316–323

LeMaire WJ, Kreiss C, Commodore A et al (2002) Neurilemmoma: an unusual benign tumor of the cervix. Alaska Med 44:63–65

Levavi H, Sabah G, Kaplan B et al (2006) Granular cell tumor of the vulva: six new cases. Arch Gynecol Obstet 273:246–249

Lieb SM, Gallousis S, Freedman M (1979) Granular cell myoblastoma of the vulva. Gynecol Oncol 8:12–20

Lieberman PH, Brennan MF, Kimmel M et al (1989) Alveolar soft-part sarcoma. A clinico-pathologic study of half a century. Cancer 63:1–13

Lifschitz-Mercer B, Leider-Trejo L, Messer G et al (1998) Primary angiosarcoma of the ovary: a clinicopathologic, immunohistochemical and electron microscopic study. Pathol Res Pract 194:183–187

Lin GY, Sun X, Badve S (2002) Pathologic quiz case. Vaginal wall mass in a 47-year-old woman. Vaginal rhabdomyoma. Arch Pathol Lab Med 126:1241–1242

Liu Y, Guo S, Wang L et al (2016) Uterine angiosarcoma: a case report and literature review. Int J Gynecol Pathol 35:264–268

Long SR, Whitfeld MJ, Eades C et al (1996) Bacillary angiomatosis of the cervix and vulva in a patient with AIDS. Obstet Gynecol 88:709–711

Lovly CM, Gupta A, Lipson D et al (2014) Inflammatory myofibroblastic tumors harbor multiple potentially actionable kinase fusions. Cancer Discov 4:889–895

Maddox JC, Evans HL (1981) Angiosarcoma of skin and soft tissue: a study of forty-four cases. Cancer 48: 1907–1921

Maggiani F, Debiec-Rychter M, Vanbockrijck M et al (2007) Cellular angiofibroma: another mesenchymal tumour with 13q14 involvement, suggesting a link with spindle cell lipoma and (extra)-mammary myofibroblastoma. Histopathology 51:410–412

Maglione MA, Tricarico OD, Calandria L (2002) Malignant peripheral nerve sheath tumor of the vulva. A case report. J Reprod Med 47:721–724

Magro G, Caltabiano R, Kacerovská D et al (2012a) Vulvovaginal myofibroblastoma: expanding the morphological and immunohistochemical spectrum. A clinicopathologic study of 10 cases. Hum Pathol 43: 243–253

Magro G, Righi A, Casorzo L et al (2012b) Mammary and vaginal myofibroblastomas are genetically related lesions: fluorescence in situ hybridization analysis shows deletion of the 13q14 region. Hum Pathol 43: 1887–1893

Magro G, Righi A, Caltabiano R et al (2014) Vulvovaginal angiomyofibroblastomas: morphologic, immunohistochemical, and fluorescence in situ hybridization analysis for deletion of 13q14 region. Hum Pathol 45:1647–1655

Maire G, Martin L, Michalak-Provost S et al (2002) Fusion of COL1A1 exon 29 with PDGFB exon 2 in a der(22)t (17;22) in a pediatric giant cell fibroblastoma with a pigmented Bednar tumor component. Evidence for age-related chromosomal pattern in dermatofibrosarcoma protuberans and related tumors. Cancer Genet Cytogenet 134:156–161

Majmudar B, Castellano PZ, Wilson RW et al (1990) Granular cell tumors of the vulva. J Reprod Med 35:1008–1014

Majmudar B, Ghanee N, Horowitz IR et al (1998) Uterine arteriovenous malformation necessitating hysterectomy with bilateral salpingo-oophorectomy in a young pregnant patient. Arch Pathol Lab Med 122:842–845

Malinowska I, Kwiatkowski DJ, Weiss S et al (2012) Perivascular epithelioid cell tumors (PEComas) harboring TFE3 gene rearrangements lack the TSC2 alterations characteristic of conventional PEComas: further evidence for a biological distinction. Am J Surg Pathol 36:783–784

Manetta A, Abt AB, Mamourian AC et al (1989) Pelvic fibromatosis: case report and review of literature. Gynecol Oncol 32:91–94

Manson CM, Hirsch PJ, Coyne JD (1995) Post-operative spindle cell nodule of the vulva. Histopathology 26:571–574

Mariani A, Nascimento AG, Webb MJ et al (2000) Surgical management of desmoid tumors of the female pelvis. J Am Coll Surg 191:175–183

Marino-Enriquez A, Wang WL, Roy A et al (2011) Epithelioid inflammatory myofibroblastic sarcoma: an aggressive intra-abdominal variant of inflammatory myofibroblastic tumor with nuclear membrane or perinuclear ALK. Am J Surg Pathol 35:135–144

Masoura S, Kourtis A, Kalogiannidis I et al (2012) Primary primitive neuroectodermal tumor of the cervix confirmed with molecular analysis in a 23-year-old woman: a case report. Pathol Res Pract 20(8):245–249

McAdam JA, Stewart F, Reid R (1998) Vaginal epithelioid angiosarcoma. J Clin Pathol 51:928–930

McArthur G (2006) Dermatofibrosarcoma protuberans: recent clinical progress. Ann Surg Oncol 14:2876–2886

McCluggage WG, Smith JH (2011) Reactive fibroblastic and myofibroblastic proliferation of the vulva (Cyclist's nodule): a hitherto poorly described vulvar lesion occurring in cyclists. Am J Surg Pathol 35:110–114

McCluggage WG, Young RH (2006) Paraganglioma of the ovary: report of three cases of a rare ovarian neoplasm, including two exhibiting inhibin positivity. Am J Surg Pathol 30:600–605

McCluggage WG, Patterson A, Maxwell P (2000) Aggressive angiomyxoma of pelvic parts exhibits oestrogen and progesterone receptor positivity. J Clin Pathol 53:603–605

McCluggage WG, Perenyei M, Irwin ST (2002) Recurrent cellular angiofibroma of the vulva. J Clin Pathol 55:477–479

McCluggage WG, Jamieson T, Dobbs SP et al (2006) Aggressive

angiomyxoma of the vulva: dramatic response to gonadotropin-releasing hormone agonist therapy. Gynecol Oncol 100:623–625

McCluggage WG, Sumathi VP, Nucci MR et al (2007) Ewing family of tumours involving the vulva and vagina: report of a series of four cases. J Clin Pathol 60:674–680

McCluggage WG, Nielsen GP, Young RH (2008) Massive vulvar edema secondary to obesity and immobilization: a potential mimic of aggressive angiomyxoma. J Gynecol Pathol 27:447–452

McCluggage WG, Connolly L, McBride HA (2010) HMGA2 is a sensitive but not specific immunohistochemical marker of vulvovaginal aggressive angiomyxoma. Am J Surg Pathol 34:1037–1042

McCluggage WG, Longacre TA, Fisher C (2013) Myogenin expression in vulvovaginal spindle cell lesions: analysis of a series of cases with an emphasis on diagnostic pitfalls. Histopathology 63:545–550

McDonald AG, Dal Cin P, Ganguly A et al (2011) Liposarcoma arising in uterine lipoleiomyoma: a report of 3 cases and review of the literature. Am J Surg Pathol 35:221–227

McPeak CJ, Cruz T, Nicastri AD (1967) Dermatofibrosarcoma protuberans: an analysis of 86 cases—five with metastasis. Ann Surg 166:803–816

Medeiros F, Erickson-Johnson MR, Keeney GL et al (2007) Frequency and characterization of HMGA2 and HMGA1 rearrangements in mesenchymal tumors of the lower genital tract. Genes Chromosomes Cancer 46:981–990

Mendez LE, Joy S, Angioli R et al (1999) Primary uterine angiosarcoma. Gynecol Oncol 75:272–276

Mentzel T, Beham A, Katenkamp D et al (1998) Fibrosarcomatous ("high-grade") dermatofibrosarcoma protuberans: clinicopathologic and immunohistochemical study of a series of 41 cases with emphasis on prognostic significance. Am J Surg Pathol 22:576–587

Merker VL, Esparza S, Smith MJ et al (2012) Clinical features of schwannomatosis: a retrospective analysis of 87 patients. Oncologist 17:1317–1322

Miettinen M, Virtanen I, Damjanov I (1985) Coexpression of keratin and vimentin in epithelioid sarcoma. Am J Surg Pathol 9:460–462

Miettinen M, Fanburg-Smith JC, Virolainen M et al (1999) Epithelioid sarcoma: an immunohistochemical analysis of 112 classical and variant cases and a discussion of the differential diagnosis. Hum Pathol 30:934–942

Miettinen M, Sobin LH, Lasota J (2009) Gastrointestinal stromal tumors presenting as omental masses—a clinicopathologic analysis of 95 cases. Am J Surg Pathol 33:1267–1275

Miettinen M, McCue PA, Sarlomo-Rikala M et al (2015) Sox10 – a marker for not only schwannian and melanocytic neoplasms but also myoepithelial cell tumors of soft tissue: a systematic analysis of 5134 tumors. Am J Surg Pathol 39:826–835

Mirkovic J, Fletcher CDM (2015) Lipoblastoma-like tumor of the vulva. Further characterization in 8 new cases. Am J Surg Pathol 39:1290–1295

Mitsuhashi A, Nagai Y, Suzuka K et al (2006) Primary synovial sarcoma in fallopian tube: case report and literature review. Int J Gynecol Pathol 26:34–37

Modena P, Lualdi E, Facchinetti F et al (2005) SMARCB1/INI1 tumor suppressor gene is frequently inactivated in epithelioid sarcomas. Cancer Res 65:4012–4019

Mohajeri A, Tayebwa J, Collin A et al (2013) Comprehensive genetic analysis identifies a pathognomonic NAB2/STAT6 fusion gene, nonrandom secondary genomic imbalances, and a characteristic gene expression profile in solitary fibrous tumor. Genes Chromosomes Cancer 52:873–886

Montgomery EA, Meis JM (1991) Nodular fasciitis. Its morphologic spectrum and immunohistochemical profile. Am J Surg Pathol 15:942–948

Montgomery EA, Shuster DD, Burkart AL et al (2006) Inflammatory myofibroblastic tumors of the urinary tract: a clinicopathologic

study of 46 cases, including a malignant example inflammatory fibrosarcoma and a subset associated with high-grade urothelial carcinoma. Am J Surg Pathol 30:1502–1512

Moreno-Rodríguez M, Pérez-Sicilia M, Delinois R (1999) Lipoma of the endocervix. Histopathology 35:483–484

Morgan MA, Moutos DM, Pippitt CH Jr et al (1989) Vaginal and bladder angiosarcoma after therapeutic irradiation. South Med J 82:1434–1436

Morrel B, Mulder AF, Chadha S et al (1993) Angiosarcoma of the uterus following radiotherapy for squamous cell carcinoma of the cervix. Eur J Obstet Gynecol Reprod Biol 49:193–197

Moscovic EA, Azar HA (1967) Multiple granular cell tumors ("myoblastomas"). Case report with electron microscopic observations and review of the literature. Cancer 20:2032–2047

Mosquera JM, Fletcher CD (2009) Expanding the spectrum of malignant progression in solitary fibrous tumors: a study of 8 cases with a discrete anaplastic component – is this dedifferentiated SFT? Am J Surg Pathol 33:1314–1321

Murray J, Fox H (1991) Rosai-Dorfman disease of the uterine cervix. Int J Gynecol Pathol 10:209–213

Namizato CS, Muriel-Cueto P, Baez-Perez JM et al (2008) Chondrosarcoma of the uterus: case report and literature review. Arch Gynecol Obstet 278:369–372

Němejcová K, Dundr P, Krajsová I (2016) Clear cell sarcoma of the vulva. A case report. Cesk Patol 52:215–217

Nielsen GP, Young RH (1997) Fibromatosis of soft tissue type involving the female genital tract: a report of two cases. Int J Gynecol Pathol 16:383–386

Nielsen GP, Young RH (2001) Mesenchymal tumors and tumor-like lesions of the female genital tract: a selective review with emphasis on recently described entities. Int J Gynecol Pathol 20:105–127

Nielsen GP, Oliva E, Young RH et al (1995) Alveolar softpart sarcoma of the female genital tract: a report of nine cases and review of the literature. Int J Gynecol Pathol 14:283–292

Nielsen GP, Rosenberg AE, Young RH et al (1996a) Angiomyofibroblastoma of the vulva and vagina. Mod Pathol 9:284–291

Nielsen GP, Shaw PA, Rosenberg AE et al (1996b) Synovial sarcoma of the vulva: a report of two cases. Mod Pathol 9:970–974

Nielsen GP, Young RH, Dickersin GR et al (1997a) Angiomyofibroblastoma of the vulva with sarcomatous transformation ("angiomyofibrosarcoma"). Am J Surg Pathol 21:1104–1108

Nielsen GP, Young RH, Prat J et al (1997b) Primary angiosarcoma of the ovary: a report of seven cases and review of the literature. Int J Gynecol Pathol 16:378–382

Nirenberg A, Östör AG, Slavin J et al (1995) Primary vulvar sarcomas. Int J Gynecol Pathol 14:55–62

Nishimura K, Sugao H, Sato K et al (1991) Neurofibroma of the clitoris. A case report. Urol Int 46:109–111

Nolan NP, Gaffney EF (1990) Alveolar soft part sarcoma of the uterus. Histopathology 16:97–99

Nonaka D, Chiriboga L, Rubin BP (2008) Sox10: a pan-schwannian and melanocytic marker. Am J Surg Pathol 32:1291–1298

Nucci MR, Fletcher CD (1998) Liposarcoma (atypical lipomatous tumor) of the vulva: a clinicopathologic study of six cases. Int J Gynecol Pathol 17:17–23

Nucci MR, Granter SR, Fletcher CD (1997) Cellular angiofibroma: a benign neoplasm distinct from angiomyofibroblastoma and spindle cell lipoma. Am J Surg Pathol 21:636–644

Nucci MR, Krausz T, Lifschitz-Mercer B et al (1998) Angiosarcoma of the ovary: clinicopathologic and immunohistochemical analysis of four cases with a broad morphologic spectrum. Am J Surg Pathol 22:620–630

Nucci MR, Weremowicz S, Neskey DM et al (2001) Chromosomal translocation t(8;12) induces aberrant HMGIC expression in aggressive angiomyxoma of the vulva. Genes Chromosomes Cancer 32:172–176

Nucci MR, Castrillon DH, Bai Het al (2003) Biomarkers in diagnostic obstetric and gynecologic pathology: a review. Adv Anat Pathol 10:55– 68

O'Connell JX, Young RH, Nielsen GP et al (1997) Nodular fasciitis of the vulva: a study of six cases and literature review. Int J Gynecol Pathol 16:117–123

O'Toole RV, Tuttle SE, Lucas JG et al (1985) Alveolar soft part sarcoma of the vagina: an immunohistochemical and electron microscopic study. Int J Gynecol Pathol 4:258–265

Oda Y, Tsuneyoshi M (2006) Extrarenal rhabdoid tumors of soft tissue: clinicopathological and molecular genetic review and distinction from other soft-tissue sarcomas with rhabdoid features. Pathol Int 56:287–295

Oda Y, Hashimoto H, Tsuneyoshi M et al (1993) Survival in synovial sarcoma. A multivariate study of prognostic factors with special emphasis on the comparison between early death and long-term survival. Am J Surg Pathol 17:35– 44

Olawaiye AB, Morgan JA, Goodman A et al (2008) Epithelioid angiosarcoma of the uterus: a review of management. Arch Gynecol Obstet 278:401– 404

Ongkasuwan C, Taylor JE, Tang CK et al (1982) Angiosarcomas of the uterus and ovary: clinicopathologic report. Cancer 49:1469–1475

Ordi J, Stamatakos MD, Tavassoli FA (1997) Pure pleomorphic rhabdomyosarcomas of the uterus. Int J Gynecol Pathol 16:369–377

Ordóñez NG (1999) Alveolar soft part sarcoma: a review and update. Adv Anat Pathol 6:125–139

Ostwal V, Rekhi B, Noronha V et al (2012) Primitive neuroectodermal tumor of ovary in a young lady, confirmed with molecular and cytogenetic results – a rare case report with a diagnostic and therapeutic challenge. Pathol Oncol Res 18:1101–1106

Outwater EK, Marchetto BE, Wagner BJ et al (1999) Aggressive angiomyxoma: findings on CT and MR imaging. AJR 172:435– 438

Paik HH, Komorowski R (1976) Hemangiosarcoma of the abdominal wall following irradiation therapy of endometrial carcinoma. Am J Clin Pathol 66:810–814

Park JY, Lee S, Kang HJ et al (2007) Primary Ewing's sarcoma-primitive neuroectodermal tumor of the uterus: a case report and literature review. Gynecol Oncol 106:427– 432

Parra-Herran C, Quick CM, Howitt BE et al (2015) Inflammatory myofibroblastic tumor of the uterus: clinical and pathologic review of 10 cases including a subset with aggressive clinical course. Am J Surg Pathol 39:157–168

Pauwels P, Ambros P, Hattinger C et al (2000) Peripheral primitive neuroectodermal tumour of the cervix. Virchows Arch 436:68–73

Pelosi G, Luzzatto F, Landoni F et al (2007) Poorly differentiated synovial sarcoma of the vagina: first reported case with immunohistochemical, molecular and ultrastructural data. Histopathology 50:808–810

Penel N, Le Cesne A, Bui BN et al (2011) Imatinib for progressive and recurrent aggressive fibromatosis (desmoid tumors): an FNCLCC/French Sarcoma Group phase II trial with a long-term follow-up. Ann Oncol 22:452– 457

Perrone T, Swanson PE, Twiggs L et al (1989) Malignant rhabdoid tumor of the vulva: is distinction from epithelioid sarcoma possible? Am J Surg Pathol 13:848–858

Petković M, Zamolo G, Muhvić D et al (2002) The first report of extraosseous Ewing's sarcoma in the rectovaginal septum. Tumori 88:345–346

Pichler Sekulic S, Sekulic M (2016) Nodular fasciitis of the vulva: a challenging histopathologic diagnosis supported by the detection of USP6 gene rearrangement. APMIS 124:534–537

Pillay K, Essa AS, Chetty R (2001) Borderline serous cystadenocarcinoma with coexistent angiosarcoma: an unusual form of ovarian carcinosarcoma. Int J Surg Pathol 9:317–321

Piver MS, Tsukada Y, Barlow J (1972) Epithelioid sarcoma of the vulva. Obstet Gynecol 40:839–842

Platt JS, Rogers SJ, Flynn EA et al (1999) Primary angiosarcoma of the ovary: a case report and review of the literature. Gynecol Oncol 73:443– 446

Prempree T, Tang CK, Hatef A et al (1983) Angiosarcoma of the vagina: a clinicopathologic report. A reappraisal of the radiation treatment of angiosarcomas of the female genital tract. Cancer 51:618–622

Pressoir R, Chung EB (1980) Granular cell tumor in black patients. J Natl Med Assoc 72:1171–1175

Prieto-Granada CN, Wiesner T, Messina JL et al (2016) Loss of H3K27me3 expression is a highly sensitive marker for sporadic and radiation-induced MPNST. Am J Surg Pathol 40:479– 489

Proppe KH, Scully RE, Rosai J (1984) Postoperative spindle cell nodules of genitourinary tract resembling sarcomas. Am J Surg Pathol 8:101–108

Prus D, Rosenberg AE, Blumenfeld A et al (1997) Infantile hemangioendothelioma of the ovary: a monodermal teratoma or a neoplasm of ovarian somatic cells? Am J Surg Pathol 21:1231–1235

Rabban JT, Zaloudek CJ, Shekitka KM et al (2005) Inflammatory myofibroblastic tumor of the uterus: a clinicopathologic study of 6 cases emphasizing distinction from aggressive mesenchymal tumors. Am J Surg Pathol 29:1348–1355

Radig K, Buhtz P, Roessner A (1998) Alveolar soft part sarcoma of the uterine corpus. Report of two cases and review of the literature. Pathol Res Pract 194:59–63

Rajah SB, Moodley J, Pudifin DJ et al (1990) Kaposi's sarcoma associated with acquired immunodeficiency syndrome presenting as a vulvar papilloma. A case report. S Afr Med J 77:585–586

Ramos PC, Kapp DS, Longacre TA et al (2000) Malignant granular cell tumor of the vulva in a 17-year-old: case report and literature review. Int J Gynecol Cancer 10:429– 434

Rao Q, Cheng L, Xia QY et al (2013) Cathepsin K expression in a wide spectrum of perivascular epithelioid cell neoplasms (PEComas): a clinicopathological study emphasizing extrarenal PEComas. Histopathology 62:642–650

Reitamo JJ, Häyry P, Nykyri E et al (1982) The desmoid tumor. I. Incidence, sex-, age-, and anatomic distribution in the Finnish population. Am J Clin Pathol 77:665–673

Rezvani FF (1997) Vaginal cavernous hemangioma in pregnancy. Obstet Gynecol 89:824–825

Riccardi VM (1981) Von Recklinghausen neurofibromatosis. N Engl J Med 305:1617–1627

Rink RC, Mitchell ME (1983) Genitourinary neurofibromatosis in childhood. J Urol 130:1176–1179

Robertson AJ, McIntosh W, Lamont P et al (1981) Malignant granular cell tumor (myoblastoma) of the vulva: report of a case and review of the literature. Histopathology 5:69–79

Robinson DR, Wu YM, Kalyana-Sundaram S et al (2013) Identification of recurrent NAB2-STAT6 gene fusions in solitary fibrous tumor by integrative sequencing. Nat Genet 45:180–185

Roma AA, Yang B, Senior ME et al (2005) TFE3 immunoreactivity in alveolar soft part sarcoma of the uterine cervix: case report. Int J Gynecol Pathol 24:131–135

Roses DF, Valensi Q, LaTrenta G et al (1986) Surgical treatment of dermatofibrosarcoma protuberans. Surg Gynecol Obstet 162:449–452

Saha SC, Dogra M, Malhotra S (1993) Pelvic plexiform neurofibroma—an obstetric dilemma. Int J Gynecol Obstet 43:61–62

Sahin AA, Silva EG, Ordonez NG (1989) Alveolar soft part sarcoma of the uterine cervix. Mod Pathol 2:676 –680

Santos LD, Currie BG, Killingsworth MC (2001) Case report: plexiform schwannoma of the vulva. Pathology 33:526–531

Savargaonkar PR, Wells S, Graham I et al (1994) Ovarian haemangiomas and stromal luteinization. Histopathology 25:185–188

Scanlon R, Kelehan P, Flannelly G et al (2003) Ischemic fasciitis: an unusual vulvovaginal spindle cell lesion. Int J Gynecol Pathol 23:65–67

Schaefer IM, Fletcher CD, Hornick JL et al (2016) Loss of H3K27 trimethylation distinguishes malignant peripheral nerve sheath tumors from histologic mimics. Mod Pathol 29:4–13

Schammel DP, Tavassoli FA (1998) Uterine angiosarcoma: a morphologic and immunohistochemical study of four cases. Am J Surg Pathol 22:246–250

Scherr GR, d'Ablaing G 3rd, Ouzounian JG (1994) Peripheral primitive neuroectodermal tumor of the vulva. Gynecol Oncol 54:254–258

Schoolmeester JK, Fritchie KJ (2015) Genital soft tissue tumors. J Cutan Pathol 42:441– 451

Schoolmeester JK, Lastra RR (2015) Granular cell tumors overexpress TFE3 without corollary gene rearrangement. Hum Pathol 46:1242–1243

Schoolmeester JK, Sukov WR (2017) ALK-rearranged inflammatory myofibroblastic tumor of the placenta, with observations on site of origin. Int J Gynecol Pathol 36:228–229

Schoolmeester JK, Howitt BE, Hirsch MS et al (2014) Perivascular epithelioid cell neoplasm (PEComa) of the gynecologic tract: clinicopathologic and immunohistochemical characterization of 16 cases. Am J Surg Pathol 38:176–188

Schoolmeester JK, Dao LN, Sukov WR (2015) TFE3 translocation-associated perivascular epithelioid cell neoplasm (PEComa) of the gynecologic tract: morphology, immunophenotype, differential diagnosis. Am J Surg Pathol 39:394– 404

Schoolmeester JK, Carlson J, Keeney GL et al (2017) Alveolar soft part sarcoma of the female genital tract: a morphologic, Immunohistochemical, and molecular cytogenetic study of 10 cases with emphasis on its distinction from morphologic mimics. Am J Surg Pathol 41:622–632

Schreiber MM (1963) Vulvar von Recklinghausen's disease. Arch Dermatol 88:320–321

Schwartz BM, Kuo DY, Goldberg GL (1999) Dermatofibrosarcoma protuberans of the vulva: a rare tumor presenting during pregnancy in a teenager. J Lower Genital Tract Dis 3:139–142

Schwartz PE, Hui P, McCarthy SJ (2014) Hormonal therapy for aggressive angiomyxoma: a case report and proposed management algorithm. J Low Genit Tract Dis 18:E55–E61

Sheth A, Terzic M, Arsenovic N (2011) Vulvar hibernoma. Indian J Pathol Microbiol 54:817–818

Shimizu A, O'Brien KP, Sjöblom T et al (1999) The dermatofibrosarcoma protuberans-associated collagen type I alpha 1/platelet-derived growth factor (PDGF) B-chain fusion gene generates a transforming protein that is processed to functional PDGF-BB. Cancer Res 59:3719–3723

Shin C, Low I, Ng D et al (2016) USP6 gene rearrangement in nodular fasciitis and histological mimics. Histopathology 69:784–791

Shintaku M, Fukushima A (2006) Inflammatory myofibroblastic tumor of the uterus with prominent myxoid change. Pathol Int 56:625–628

Siassi RM, Papadopoulos T, Matzel KE (1999) Metastasizing aggressive angiomyxoma. N Engl J Med 341:1772

Simon NL, Mazur MT, Shingleton HM (1985) Pelvic fibromatosis: an unusual gynecologic tumor. Obstet Gynecol 65:767–769

Simpson KW, Albores-Saavedra J (2007) HMB-45 reactivity in conventional uterine leiomyosarcomas. Am J Surg Pathol 31:95–98

Sims SM, Stinson K, McLean FW et al (2012) Angiomyofibroblastoma of the vulva: a case report of a pedunculated variant and review of the literature. J Low Genit Tract Dis 16:149–154

Sinkre P, Albores-Saavedra J, Miller DS et al (2000) Endometrial endometrioid carcinomas associated with Ewing sarcoma/peripheral primitive neuroectodermal tumor. Int J Gynecol Pathol 19:127–132

Sirvent N, Maire G, Pedeutour F (2003) Genetics of dermatofibrosarcoma protuberans family of tumors: from ring chromosome to tyrosine kinase inhibitor treatment. Genes Chromosomes Cancer 37:1–19

Skálová A, Michal M, Hušek K et al (1993) Aggressive angiomyxoma of the pelvioperineal region. Immunohistochemical and ultrastructural study of seven cases. Am J Dermatopathol 15:446 – 451

Smith CJ, Ferrier AJ, Russell P et al (2005) Primary synovial sarcoma of the ovary: first reported case. Pathology 37:385–387

Smith HG, Thway K, Messiou C et al (2016) Selective marginal resections in the management of aggressive angiomyxomas. J Surg Oncol 114:828–832

Snijders-Keilholz A, Ewing P, Seynaeve C et al (2005) Primitive neuroectodermal tumor of the cervix uteri: a case report – changing concepts in therapy. Gynecol Oncol 98:516–519

Snow SN, Gordon EM, Larson PO et al (2004) Dermatofibrosarcoma protuberans: a report on 29 patients treated by Mohs micrographic surgery with long-term follow-up and review of the literature. Cancer 101:28–38

Sobottka Ventura AC, Remonda L, Mojon DS (2001) Intermittent visual loss and exophthalmos due to the blue rubber bleb nevus syndrome. Am J Ophthalmol 132:132–135

Sonobe H, Ro JY, Ramos M et al (1994) Glomus tumor of the female external genitalia: a report of two cases. Int J Gynecol Pathol 13:359–364

Sordillo PP, Helson L, Hajdu SI et al (1981) Malignant schwannoma – clinical characteristics, survival, and response to therapy. Cancer 47:2503–2509

Stacchiotti S, Negri T, Zaffaroni N et al (2011) Sunitinib in advanced alveolar soft part sarcoma: evidence of a direct antitumor effect. Ann Oncol 22:1682–1690

Starbuck KD, Drake RD, Budd GT et al (2016) Treatment of advanced malignant uterine perivascular epithelioid cell tumor with mTOR inhibitors: single-institution experience and review of the literature. Anticancer Res 36:6161–6164

Steeper TA, Rosai J (1983) Aggressive angiomyxoma of the female pelvis and perineum. Report of nine cases of a distinctive type of gynecologic soft-tissue neoplasm. Am J Surg Pathol 7:463– 475

Stratakis CA, Kirschner LS, Carney JA (2001) Clinical and molecular features of the Carney complex: diagnostic criteria and recommendations for patient evaluation. J Clin Endocrinol Metab 86:4041– 4046

Strayer SA, Yum MN, Sutton GP (1992) Epithelioid hemangioendothelioma of the clitoris: a case report with immunohistochemical and ultrastructural findings. Int J Gynecol Pathol 11:234–239

Strickland KC, Nucci MR, Esselen KM et al (2016) Solitary fibrous tumor of the uterus presenting with lung metastases: a case report. Int J Gynecol Pathol 35:25–29

Strong EW, McDivitt RW, Brasfield RD (1970) Granular cell myoblastoma. Cancer 25:415– 422

Suarez Vilela D, Gimenez Pizarro A, Rio Suarez M (1990) Vaginal rhabdomyoma and adenosis. Histopathology 16:393–394

Suleiman M, Duc C, Ritz S et al (2006) Pelvic excision of large aggressive angiomyxoma in a woman: irradiation for recurrent disease. Int J Gynecol Cancer 16:356–360

Sumathi VP, Fisher C, Williams A et al (2011) Synovial sarcoma of the vulva and vagina: a clinicopathologic and molecular genetic study of 4 cases. Int J Gynecol Pathol 30:84–91

Sutphen R, Galán-Goméz E, Kousseff BG (1995) Clitoromegaly in neurofibromatosis. Am J Med Genet 55:325–330

Taïeb S, Cabaret V, Bonodeau F et al (1998) MRI of primitive neuroectodermal tumor of the uterus. J Comput Assist Tomogr 22:896–898

Takeuchi K, Murata K, Funaki K et al (2000) Liposarcoma of the uterine cervix: case report. Eur J Gynaecol Oncol 21:290 –291

Talerman A, Auerbach WM, van Meurs AJ (1981) Primary chondrosarcoma of the ovary. Histopathology 5:319–324

Tallini G, Price FV, Carcangiu ML (1993) Epithelioid angiosarcoma arising in uterine leiomyomas. Am J Clin Pathol 100:514–518

Tan GW, Lim-Tan SK, Salmon YM (1989) Epithelioid sarcoma of the vulva. Singap Med J 30:308–310

Terada KY, Schmidt RW, Roberts JA (1988) Malignant schwannoma of the vulva. A case report. J Reprod Med 33:969–972

Thanner F, Suetterlin M, Kenn W et al (2001) Pregnancy-associated

第 22 章 女性生殖道的软组织病变   1277

diffuse cavernous hemangioma of the uterus. Acta Obstet Gynecol Scand 80:1150–1151

Tiltman AJ, Duffield MS (1996) Postpartum microneuromas of the uterine cervix. Histopathology 28: 153–156

Tjalma WA, Hauben EI, Deprez SM et al (1999) Epithelioid sarcoma of the vulva. Gynecol Oncol 73:160–164

Tohya T, Katabuchi H, Fukuma K et al (1991) Angiosarcoma of the vagina. A light and electronmicroscopy study. Acta Obstet Gynecol Scand 70:169–172

Tsao AS, Roth LM, Sandler A et al (2001) Cervical primitive neuroectodermal tumor. Gynecol Oncol 83:138–142

Tsuji T, Yoshinaga M, Inomoto Y et al (2007) Aggressive angiomyxoma of the vulva with a sole t(5;8)(p15;q22) chromosome change. Int J Gynecol Pathol 26:494– 496

Tsukasaki N, Mori T, Yasukawa S et al (2016) Primary osteosarcoma of the uterine corpus: a case report. J Obstet Gynaecol Res 42:1604–1608

Tunitsky-Bitton E, Uy-Kroh MJ, Michener C et al (2015) Primary Ewing sarcoma presenting as a vulvar mass in an adolescent: case report and review of literature. J Pediatr Adolesc Gynecol 28:e179–e183

Ueda M, Okamoto Y, Ueki M (1996) A pelvic retroperitoneal schwannoma arising in the right paracolpium. Gynecol Oncol 60:480– 483

Uzunlar AK, Yilmaz F, Kilinç N et al (2002) Cavernous hemangioma of the uterus (a case report). Eur J Gynaecol Oncol 23:72–73

Vallat-Decouvelaere A-V, Dry SM, Fletcher CD (1998) Atypical and malignant solitary fibrous tumors in extrathoracic locations: evidence of their comparability to intra-thoracic tumors. Am J Surg Pathol 22:1501–1511

van de Rijn M, Barr FG, Xiong QB et al (1999) Poorly differentiated synovial sarcoma: an analysis of clinical, pathologic, and molecular genetic features. Am J Surg Pathol 23:106 –112

Van Leeuwen J, van der Putten HW, Demeyere TB et al (2011) Paraganglioma of the uterus: a case report and review of literature. Gynecol Oncol 121:418– 419

Vang R, Kempson RL (2002) Perivascular epithelioid cell tumor ('PEComa') of the uterus: a subset of HMB-45-positive epithelioid mesenchymal neoplasms with an uncertain relationship to pure smooth muscle tumors. Am J Surg Pathol 26:1–13

Vang R, Connelly JH, Hammill HA et al (2000a) Vulvar hypertrophy with lymphedema. A mimicker of aggressive angiomyxoma. Arch Pathol Lab Med 124:1697–1699

Vang R, Taubenberger JK, Mannion CM et al (2000b) Primary vulvar and vaginal extraosseous Ewing's sarcoma/peripheral neuroectodermal tumor: diagnostic confirmation with CD99 immunostaining and reverse transcriptase-polymerase chain reaction. Int J Gynecol Pathol 19:103–109

Vanni R, Faa G, Dettori T et al (2000) A case of dermatofibrosarcoma protuberans of the vulva with a COL1A1/PDGFB fusion identical to a case of giant cell fibroblastoma. Virchows Arch 437:95–100

Vargas SO, Kozakewich HP, Boyd TK et al (2005) Childhood asymmetric labium majus enlargement: mimicking a neoplasm. Am J Surg Pathol 29:1007–1016

Varghese L, Arnesen M, Boente M (2006) Primitive neuroectodermal tumor of the uterus: a case report and review of literature. Int J Gynecol Pathol 25:373–377

Vyas V, Rammah AM, Ashebu SD et al (2006) A case report of primary osteosarcoma of the ovary. Int J Gynecol Cancer 16(Suppl 1):349–352

Wakami K, Tateyama H, Kawashima H et al (2005) Solitary fibrous tumor of the uterus producing highmolecular-weight insulin-like growth factor II and associated with hypoglycemia. Int J Gynecol Pathol 24:79–84

Wanebo JE, Malik JM, VandenBerg SR et al (1993) Malignant

peripheral nerve sheath tumors: a clinicopathologic study of 28 cases. Cancer 71:1247–1253

Webb MJ, Symmonds RE, Weiland LH (1974) Malignant fibrous histiocytoma of the vagina. Am J Obstet Gynecol 119:190–192

Wei EX, Albores-Saavedra J, Fowler MR (2005) Plexiform neurofibroma of the uterine cervix: a case report and review of the literature. Arch Pathol Lab Med 129:783–786

Weissman A, Talmon R, Jakobi P (1993) Cavernous hemangioma of the uterus in a pregnant woman. Obstet Gynecol 81:825–827

White J, Chan YF (1994) Aggressive angiomyxoma of the vulva in an 11-year-old girl. Pediatr Pathol 14:27–37

White W, Shiu MH, Rosenblum MK et al (1990) Cellular schwannoma. A clinicopathologic study of 57 patients and 58 tumors. Cancer 66:1266–1275

White BE, Kaplan A, Lopez-Terrada DH et al (2008) Monophasic synovial sarcoma arising in the vulva: a case report and review of the literature. Arch Pathol Lab Med 132:698–702

Wilcken N, Tattersall MH (1991) Endocrine therapy for desmoid tumors. Cancer 68:1384–1388

Wingen CB, Pauwels PA, Debiec-Rychter M et al (2005) Uterine gastrointestinal stromal tumour (GIST). Gynecol Oncol 97:970–972

Witkin GB, Askin FB, Geratz JD et al (1987) Angiosarcoma of the uterus: a light microscopic, immunohistochemical, and ultrastructural study. Int J Gynecol Pathol 6:176–184

Wolber RA, Talerman A, Wilkinson EJ et al (1991) Vulvar granular cell tumors with pseudocarcinomatous hyperplasia: a comparative analysis with welldifferentiated squamous carcinoma. Int J Gynecol Pathol 10:59–66

Wong WW, Hirose T, Scheithauer BW et al (1998) Malignant peripheral nerve sheath tumor: analysis of treatment outcome. Int J Radiat Oncol Biol Phys 42:351–360

Woodruff JM, Marshall ML, Godwin TA et al (1983) Plexiform (multinodular) schwannoma. A tumor simulating the plexiform neurofibroma. Am J Surg Pathol 7:691–697

Wrotnowski U, Cooper PH, Shmookler BM (1988) Fibrosarcomatous change in dermatofibrosarcoma protuberans. Am J Surg Pathol 12:287–293

Xiao P, Peng J-J, Li Y et al (2013) Unusual calcifying fibrous tumor in the fallopian tube: review and discussion of the differential diagnosis. Int J Gynecol Pathol 33:40 – 44

Yamashita T, Yamada T, Ueki K et al (1996) A case of vulvar schwannoma. J Obstet Gynaecol Res 22:31–34

Yamawaki T, Hirai Y, Takeshima N et al (1996) Ovarian hemangioma associated with concomitant stromal luteinization and ascites. Gynecol Oncol 61:438– 441

Yang W, Li G, Wei-qiang Z (2012) Multifocal PEComa (PEComatosis) of the female genital tract and pelvis: a case report and review of the literature. Diagn Pathol 7:23

Yoshida A, Tsuta K, Ohno M et al (2014) STAT6 immunohistochemistry is helpful in the diagnosis of solitary fibrous tumors. Am J Surg Pathol 38:552–559

Yoshida A, Yoshida H, Yoshida M et al (2015) Myoepithelioma-like tumors of the vulvar region. A distinctive group of SMARCB1-deficient neoplasms. Am J Surg Pathol 39:1102–1113

Yousem HL, Dorfman HD (1962) Myometrial involvement in von Recklinghausen's disease: report of a case. Obstet Gynecol 20:781–784

Zreik RT, Fritchie KJ (2016) Morphologic spectrum of desmoid-type fibromatosis. Am J Clin Pathol 145:332–340

Zubor P, Kajo K, Szunyogh N et al (2007) A solitary fibrous tumor in the broad ligament of the uterus. Pathol Res Pract 203:555–560

Zudaire T, Guarch R, Valcayo A et al (2017) Primary Langerhans cell histiocytosis of the vulva: case report and review of the literature. Int J Gynecol Pathol 36:111–114